肿瘤放射治疗学

RADIATION ONCOLOGY

（第四版）

名誉主编 谷铣之

主　编 殷蔚伯　余子豪　徐国镇　胡逸民

编委会（按姓氏笔画为序）

王绿化　刘新帆　余子豪　李晔雄　杨伟志
胡逸民　徐国镇　殷蔚伯　高　黎　戴建荣

编著者（按姓氏笔画为序）

王维虎　王绿化　冯宁远　冯勤付　任　骅　刘跃平
刘新帆　余子豪　吴令英　宋永文　张红志　李晓光
李晔雄　李素艳　杨伟志　肖建平　肖泽芬　林冬梅
周宗玫　易俊林　罗京伟　金　晶　俞高志　胡逸民
徐　波　殷蔚伯　高　黎　黄晓东　黄曼妮　惠周光
戴建荣

中国协和医科大学出版社

图书在版编目（CIP）数据

肿瘤放射治疗学/殷蔚伯等主编. —4 版. —北京：中国协和医科大学出版社，2007. 11
ISBN 978-7-81072-948-2

Ⅰ. 肿…　Ⅱ. 殷…　Ⅲ. 肿瘤-放射治疗学　Ⅳ. R730. 55

中国版本图书馆 CIP 数据核字（2007）第 117518 号

肿瘤放射治疗学（第四版）

主　　编：殷蔚伯　余子豪　徐国镇　胡逸民
责任编辑：陈永生　谢　阳
策划编辑：林呈煊

出版发行：中国协和医科大学出版社
（北京东单三条九号　邮编 100730　电话 65260431）
网　　址：www.pumcp.com
经　　销：新华书店总店北京发行所
印　　刷：北京新华印刷有限公司

开　　本：889×1194 毫米　1/16 开
印　　张：87. 5
字　　数：2680 千字
版　　次：2008 年 2 月第四版
印　　次：2017 年11月第十次印刷
定　　价：225. 00 元

ISBN 978-7-81072-948-2

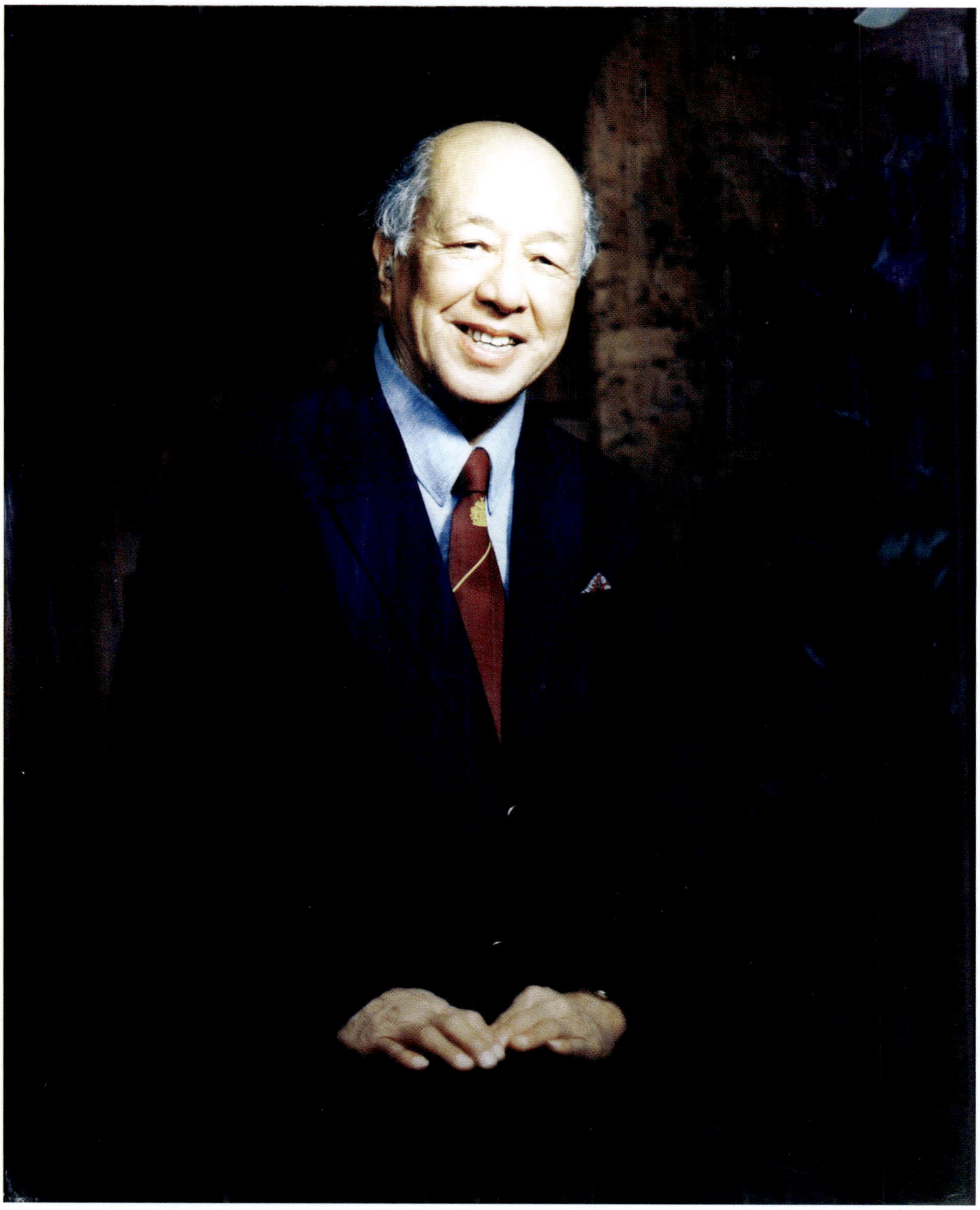

献给我们的老师吴桓兴教授

第四版前言

众所周知，近十多年来肿瘤放射治疗学飞速发展，知识、技术迅速更新。在我国，特别是近五年来放射肿瘤事业发展的更快，无论在人员、设备以及技术都有了显著进步。据调查，截至 2006 年 6 月 30 日，我国拥有放射治疗单位 952 个，电子直线加速器 918 台；开展三维适形放射治疗的单位 579 个，开展调强放射治疗单位 115 个，开展立体定向放射治疗单位 488 个，影像引导放射治疗约 15 个。第三版至今已出版四年多，一些新技术未能包括，因此，必须再版。

为了保证实时性及实用性，著者全部是本科人员，并且均为临床第一线的工作人员。但是由于时间有限，难免遗漏一些重要内容以及产生一些错误。希望读者给予指正。

在这里要感谢陈波医生给予的帮助。

殷蔚伯

2007 年 7 月

第三版前言

《肿瘤放射治疗学》第二版于1993年出版，至今已近10年。在这10年中，放射肿瘤学飞速发展，知识、技术迅速更新。在我国，特别是近5年来放射肿瘤事业发展得更快，无论在人员、设备以及技术都有了显著进步，原有论述已不能反映当前世界真实情况，不能满足临床工作的需要。因此，我们邀集有专长的技术人员，编撰本书的第三版。

为了保证及时出版，作者全部是中国医学科学院中国协和医科大学肿瘤医院的临床第一线专业人员，以保证其实用性。

因为临床医师工作繁忙，撰稿拖了一些时间；更重要的是因为时间仓促，难免遗漏一些重要内容以及产生一些错误，希望读者给予指正。

田凤华、惠周光、吴君心、关莹等同志对本书给予了热忱帮助，特致衷心的感谢。

殷蔚伯

2002年10月

再 版 前 言

肿瘤放射治疗学自第一版发行以来的十多年间，放射肿瘤学科得到了迅速的发展。国内的放疗临床、物理、生物均有长足的进展。设备、人员不断增多，积累了更多的新鲜的经验，肿瘤放射治疗学的再版适应了发展中新形热的要求。

新版肿瘤放射治疗学基本上保持了原版的写作风格，以自己的材料为主，结合国内实际情况及国外先进经验，强调理论基础与临床实践的结合。与第一版的相比，再版的内容有较大的改动，如淋巴系统肿瘤和乳腺癌都重新改写，均按国际最近的分类法和治疗原则进行分析，并加入国内情况介绍。放射物理改动较大，就肿瘤放射治疗计划设计与执行中的有关物理问题进行了较详细的叙述和讨论，重点将放射物理应用于临床实践。放射治疗的质量保证和质量控制是新增加的一篇，分析、讨论了整个放射治疗过程中误差的可能来源及其对治疗结果的影响，提出了保证和提高靶区剂量准确性的措施，是从事放射治疗的各类工作人员必读的一篇，对提高我国放射治疗事业将起到很大作用。放射生物篇也基本作了重写，在较全面地介绍临床放射生物基本知识的同时，增加了自第一版以来在该领域的新知识和新概念，为放射治疗工作者掌握有关基础理论及设计新的放射治疗方案提供参考。本书也会有不少不足之处，希望得到读者们的批评和建议，以便今后再版时加以改进。

本书得以再版要感谢香港谭荣佳先生和全国肿瘤防治办公室的资助，并感谢田凤华、张春利、熊京红等同志协助完成全书的打字、绘图及整理工作。

谷铣之　胡逸民

1991 年 8 月于北京

前　　言（第一版）

我国解放以来，放射治疗事业有了迅速的发展。我们的老前辈，谢之光教授和梁铎教授，生前在放射治疗学中作了大量工作，为我国放射治疗事业作出了卓越的贡献，给我们留下了宝贵的经验。《肿瘤放射治疗学》的出版，正是由于这两位教授给我们的工作打下了良好的基础。本书是我国第一部较全面的放射治疗专业书籍，它的出版，实现了谢、梁两位教授生前的心愿。

目前，在恶性肿瘤的治疗中，放射治疗仍然是主要的疗法之一。这是一个专业性很强的医学学科，而并非有些人所认为的只是机械地执行一个处方。从事放射治疗，不但要懂得照射技术，还要懂得根据不同的情况予以最合适的处理。我们在编写中，强调了放射治疗学的理论基础及临床实施方面，尽量避免重复《实用肿瘤学》的内容。

国内肿瘤防治工作的发展极需要这样一本放射治疗的专业书籍，以解决实际工作中的许多问题。本书较详细地介绍了放射物理学和放射生物学的基本概念，也叙述了这些学科的发展动向。在各论方面，以自己的材料为主，结合国内实际情况及国外先进经验，提供了各种恶性肿瘤的具体治疗方案。因此，放射治疗技术写得较具体，包括放射线的选择、野的设计、剂量的分布、疗前准备、疗中疗后处理等等。在“个别对待”方面，也有较全面的探讨。

我们希望放射治疗专业医师看了本书以后，能够初步掌握恶性肿瘤的放射治疗。

张去病
吴桓兴

目　录

总 论

第一篇

第一章 概 述

放射治疗是治疗恶性肿瘤的主要手段之一. 放射治疗主要用于治疗恶性肿瘤，所以被称之为放射肿瘤学（radiation oncology）。它和外科肿瘤学（手术治疗），内科肿瘤学（化学治疗）组成了恶性肿瘤治疗的主要手段。放射治疗除用于恶性肿瘤外，还用于治疗一些良性肿瘤（如垂体肿瘤）及很多种良性疾病。

一、放射治疗的目的

放射治疗是给一定的肿瘤体积准确的、均匀的剂量，而周围正常组剂量很小，因此在正常组织损伤很小的情况下，根治了恶性肿瘤，这样既保证了患者的生存又保证了患者的生存质量。根治性放射治疗是放射治疗的主要任务，但也不可忽视其姑息治疗的作用，如镇痛，开通由于肿瘤压迫或阻塞的管道使之再畅通等。据 Fletcher 1983 报告，50% 的放射治疗患者为根治性放射治疗。

根治性放射治是指在足够剂量的放射治疗后肿瘤可治愈，患者可获得者长期生存，在治疗过程中或治疗后可发生一些放射治疗毒副作用是不可避免的，但应控制在可接受的限度为。姑息治疗的目的在缓解症状，延长寿命及在一定程度上控制肿瘤，放射治疗的剂量较低，一般不会产生严重的毒副作用，应以不增加病人痛苦为原则。但有时在姑息治疗中肿瘤缩小较好，患者一般情况改善，可将姑息治疗改为根治性放射治疗。

二、放射治疗的历史

1895 年伦琴发现了 X 线，1896 年居里夫妇发现了镭，它的生物学效应很快就得到认识。1899 年放射治疗治愈了第一例病人。1913 年 Coolidge 研制成功了 X 线管，1922 年生产了深部 X 线机，同年在巴黎召开的国际肿瘤大会上 Coutard 及 Hautant 报告了放射治疗可治愈晚期喉癌，且无严重的合并症。1934 年 Coutard 发明了分割照射，一直沿用至今。放射治疗在初始阶段经过了艰难的历程，20 世纪 30 年代建立了物理剂量——伦琴（r），50 年代制造了钴-60 远距离治疗机，放射治疗也逐渐形成了独立的学科。60 年代有了电子直线加速器，70 年代建立了镭疗的巴黎系统，80 年代发展了现代近距离治疗。近 10 年来开展了立体定向放射外科，三维适形放射治疗，调强放射治疗等，放射治疗有了飞跃的发展。

在我国，1920 年初北平协和医院安装了一台浅层 X 线治疗机，1923 上海法国医院有了 200kV 深层 X 线治疗机，协和医院还有了 500mg 镭及放射性氡发生器。1927 谢志光医师接任了北平协和医院放射科，不但添置了放射治疗设备还聘用了美籍放射物理师，我国第一次有了专业放射物理师。1932

年梁铎教授在北京大学附属医院建立了放射治疗科。1949 年解放时，全国在北京、上海、广州及沈阳等地约有 5 家医院拥有放射治疗设备。新中国成立后，放射治疗发展迅速，特别是改革开放后放射治疗飞速发展。1986 年中华放射肿瘤学会成立，出版了《中华放射肿瘤杂志》。1986 年统计全国拥有放射治疗的医院 264 家，从事放射治疗的专业医务人员达 4679 人，其中专业医师 1715 人，电子直线加速器 71 台，钴-60 远距离治疗机 224 台。2006 年统计全国拥有放射治疗的医院 952 家，从事放射治疗的专业医务人员达 18992 人，其中医师 5247 人，电子直线加速器 918 台，钴-60 远距离治疗机 472 台。目前我国能制造中低能电子直线加速器、钴-60 远距离治疗机、模拟定位机、遥控后装近距离治疗机、剂量仪、治疗计划系统及立体定向放射治疗设备等。

三、放射治疗在治疗恶性肿瘤中的地位

1973 年统计了北京、上海、广州及杭州四家肿瘤医院治疗的病人，其中 65% ~75% 的患者在治疗过程中接受过放射治疗。在美国每年约有 60% 的癌症患者接受过放射治疗。Tubiana 1999 年报告 45% 的恶性肿瘤可治愈。其中手术治愈 22%，放射治疗治愈 18%，化学药物治疗治愈 5%。

四、放射肿瘤科与放射肿瘤医师

放射肿瘤学科（放射治疗科）是一个临床学科，它是用射线治疗癌症，是和肿瘤内科、肿瘤外科一样的学科。不同的是肿瘤内科是用药物治疗癌症，肿瘤外科采用手术治疗癌症，而放射肥瘤科用放射线治疗癌症。

放射肿瘤医师和肿瘤外科医师及肿瘤内科医师一样，是一位临床医师，只是所使用的手段不一样。Bushcke 1962 年指出，放射肿瘤医师全面且独立对病人负责，和外科医师一样的治疗病人，这意味着放射肿瘤医师要亲自检查病人，复习病理资料，必要时亲自取活体组织送检。放射肿瘤医师通过全面检查，制定出治疗方案及计划，或请其他科医师会诊。治疗期间直接处理病人以及任何时间发生的急症。1975 年 Bushcke 在美国放射肿瘤年会上再次强调了这一观点。

吴桓兴和谷铣之教授早在 20 世纪 60 年代初期即提出放射治疗科是一个临床科室，放射治疗医师是一位临床医师，必须亲自询问病史、检查病人、申请所需的 X 线检查、化验，必要时亲自做活体组织检查，独立作出诊断，确定治疗原则，制定放射治疗方案。治疗前向病人及家属交代病情、注意事项、可能的反应及其预防和处理、预后等，并取得患者签字的知情同意书。在放射治疗过程中亲自观察病人并作出相应的处理，治疗结束时书写总结，对预后作推断，亲自随诊病人，定期总结经验。

五、循证放射肿瘤学

循证医学（evidence - based oncology）的定义是“负责、明确、明智地应用临床证据为每一个病人制定诊疗方案”。循证医学与传统医学的差别见表 1 - 1 - 1。在这个信息时代，医学信息增长非常迅速。据报告每年有大约 2 万种生物医学出版物，超过 600 万篇文章，截止到 2001 年 4 月 15 日美国国家医学图书馆的 Medline 医学文献数据库已收录有关肿瘤文章 1 296 782 篇，其中肿瘤的治疗文章 189 470 篇，肿瘤的诊断文章 457 223 篇，肿瘤的预后文章 93 715 篇。因此，我们在日常临床工作中无法获得足够的信息。在这样的情况下，制定诊疗方案的证据常常是差别较大，甚至截然相反，创造一种为医学证据分级方法学，据此制定不同的临床推荐等级是十分必要的（证据类型见表 1 - 1 - 2，建议分级见表 1 - 1 - 3）。

表 1-1-1　循证医学与传统医学的差别

	循证医学	传统医学
最终指标（死亡/生存）	中间指标	判断疗效的指标
治疗方法依据	可得到的最佳研究证据	基础研究　理论推导　个人经验
病人治疗选择	参与	不参与

表 1-1-2　证据类型

Ⅰ. 荟萃分析：多项设计好的随机对照研究，随机研究假阳性及假阴性误差小
Ⅱ. 至少有一项设计好的随机对照研究，随机研究假阳性及假阴性误差较高
Ⅲ. 设计好的非随机对照研究
Ⅳ. 设计好的非实验研究，回顾性分析
Ⅴ. 个案报道或临床经验

表 1-1-3　建议分级

A 级	Ⅰ类证据或多项Ⅱ，Ⅲ，Ⅳ类证据，结论相同
B 级	Ⅱ，Ⅲ或Ⅳ类证据结论基本相同
C 级	Ⅱ，Ⅲ或Ⅳ类证据结论不相同
D 级	无系统证据或经验

（殷蔚伯）

第二章 放射治疗的基础

一、一般临床知识

如前所述，放射肿瘤科是一个临床学科，放射肿瘤医师是一位临床医师. 他直接接受患者，进行诊断及治疗，因此必须具有一般的临床知识及经验，并能处理放射治疗前、中、后的临床问题。

二、肿瘤学知识

放射治疗主要用于治疗恶性肿瘤，所以必须具有一般的肿瘤学知识，如肿瘤流行病学、病因、发病机制以及肿瘤分子生物学等，特别是应熟悉临床肿瘤学，要了解不同肿瘤的生物学行为、转归，每一个肿瘤的分期以及不同期别的治疗，放射治疗在各种肿瘤不同期别治疗中的作用等。

三、临床放射物理学知识

放射治疗是用射线治疗肿瘤，因此必须具有射线的物理知识，如熟悉各种设备的性能、各种射线的特点及其应用、剂量及临床剂量学，了解剂量计算等，这是每天都要用的，对放射肿瘤医师来讲是十分重要的。

四、肿瘤放射生物学知识

肿瘤放射生物学的最基本目的是解释照射以后所产生的现象并建议改善现在治疗的战略，也就是从三个方面为放射治疗提供了发展，即提供概念，治疗战略以及研究方案（protocol）。概念：首先是放射治疗基本知识，照射后正常组织及肿瘤效应的过程及机制，它将有助于我们了解照射后发生的现象，如有关乏氧，再氧合，肿瘤细胞再增殖以及 DNA 损伤后的修复。治疗战略：协助我们研究放射治疗的新方法，如乏氧细胞增敏剂，高 LET 放射治疗，加速分割及超分割放射治疗。研究方案：可为临床放射治疗研究方案提供意见，如为不同的分次治疗及剂量率提供转换因子，在治疗过程中何时应用增敏剂，将来进一步建议个体化治疗方案。综上所述放射肿瘤医师必须具备肿瘤放射生物知识，吴桓兴教授曾生动的形容说，肿瘤放射生物就是肿瘤放射治疗的药理学。

五、放射治疗过程

放射肿瘤医师、放射物理师、放射技师等，在放射治疗过程中各有不同的任务，如表 1－2－1 所述。

六、放射治疗前的准备工作

1. 病人及病人亲友的思想准备　包括病情、治疗方案、预后、治疗中及治疗后可能发生的反应及晚期反应等，并取得同意，签订知情同意书。

2. 医疗上的准备　如纠正贫血、脱水、控制感染等；头颈部照射时保持口腔清洁、洁牙，拔除照射野内残牙等。

表 1－2－1　放射治疗过程

临床检查及诊断 （明确诊断，判定肿瘤范围，做出临床分期，了解病理特征）	放射肿瘤医师
确定治疗目的 根治、姑息、综合治疗（与手术综合，术前，术中或术后放射治疗，与化疗综合）或单一放射治疗	放射肿瘤医师
确定放射源 （体外照射——常规照射、三维适形照射、调强放射治疗等，近距离照射）	放射肿瘤医师
制作病人固定装置与身体轮廓	模拟机技师
模拟机下摄片或 CT 模拟	模拟机技师
确定靶区体积 确定肿瘤体积及剂量 确定危险器官及剂量	放射肿瘤医师
制定治疗计划 设计照射野并计算选择最佳方案	放射物理师
制作铅挡块	模室技师
确定治疗计划	放射肿瘤医师 放射物理师
验证治疗计划	放射肿瘤医师 模拟机技师
签字	放射肿瘤医师 放射物理师
第一次治疗　摆位	放射肿瘤医师 放射物理师 放射治疗技师
摄验证片	放射治疗技师 放射肿瘤医师
每周摄验证片	放射治疗技师 放射肿瘤医师
每周核对治疗单	放射肿瘤医师 放射物理师
每周检查病人（必要时更改治疗计划）	放射肿瘤医师
治疗结束时进行总结	放射肿瘤医师
随诊	放射肿瘤医师

（殷蔚伯）

第三章 与临床放射治疗有关的放射生物学概念

一、放射敏感性与放射治愈性

早在 1906 年，Bergonie 及 Tribondeau 基于他们的照射大鼠睾丸实验，提出了关于放射敏感性的定律。“放射对有较大繁殖能力，较长期分裂，形态及功能尚未固定的细胞更有效”。从中可以看出放射可以破坏肿瘤细胞而很小损伤正常组织，但是这一定律后来的实践证实并不完善。肿瘤的放射敏感性取决于它们的组织来源、分化程度、肿瘤的大体类型以及病人的一般状况如是否贫血，肿瘤有无感染等等。

放射治疗是一种局部及区域治疗的手段，放射治愈是指治愈了原发及区域内转移的肿瘤，因此可能与病人的最终结果不一致。

放射敏感性是指放射效应，按放射治疗肿瘤的效应把不同肿瘤分成放射敏感，中等敏感及放射抗拒的肿瘤。放射敏感的肿瘤常常是分化程度差，恶性程度高的肿瘤，它们易转移，放射治疗局部疗效虽好，但由于远地转移而病人最终未能治愈。但是，目前有了较强的全身治疗，其生存率较高，如小细胞肺癌，淋巴瘤等。放射抗拒的肿瘤经过放射治疗难以治愈。中等敏感的肿瘤由于它有一定敏感性且远处转移相对少，放射治疗疗效好，如子宫颈癌、头颈部鳞状上皮细胞癌等。

放射敏感性的四个主要因素是肿瘤细胞的固有敏感性，是否乏氧细胞，乏氧克隆细胞所占的比例以及肿瘤放射损伤的修复等。

二、肿瘤控制概率

已公认，放射治疗剂量高其肿瘤局部控制率高，所以从很早的文献就开始报道剂量效应的资料。1934 年 Miescher 发表了放射治疗皮肤癌的剂量效应资料，10 年以后，Strandqvist 发表了著名的放射治疗皮肤癌的剂量效应曲线，以后又出现了 NSD TDF 等公式。Fletcher 指出只有在一些均一的肿瘤放射治疗时，才能应用这些公式说明剂量与肿瘤控制概率的关系。肿瘤控制概率（tumor control probability，TCP）诸如肿瘤的敏感性，肿瘤的大小等的很多因素，如亚临床病灶 45 ~ 50Gy 则可能控制 > 90%，显微镜下残存的癌需要较高的剂量如 60 ~ 65Gy，临床检查出的肿瘤则需更大的剂量，如 T_1 期的肿瘤需 60Gy，T_4 期则需 75 ~ 80Gy 甚至更高（上述剂量是指常规照射方案，即每日一次 2Gy，每周照射 5 天）。

三、正常组织并发症概率

工作中，我们不仅考虑 TCP，而更主要的是考虑正常组织并发症概率（normal tissue complication probablity NTCP）。控制肿瘤的同时不能给病人造成不可接受的放射损伤。放射诱发的正常组织改变取决于放射治疗的总剂量，单次剂量以及照射体积。放射治疗的早期反应与晚期反应常常是不平行的，因此结果不一。例如，照射膀胱 50 Gy ~ 60Gy，会产生非常痛苦的急性膀胱炎（反应），但消退后无明显后遗症。低剂量照射全肾不会产生明显的早期反应，但肾实质可产生进行性萎缩，导致肾功能丧失，脊髓也是这样。这些晚期反应是不可逆的，有时是致命的，因此我们更应重视放射的晚期损伤，这也就二次线性方程式取代 NSD，TDF 的重要原因。

晚期正常组织损伤可以将不同的器官按其次级功能单位（ functional subunits，FSUs）的排列方式来划分。次级功能单位可分为串形排列，平行排列还是两者均有。串形排列的器官如脊髓，肠道，当其中一部分受损时，可能导致整个器官功能丧失。平行排列的器官如肺，肝等等，当其中一部分受损时，不会导致整个器官功能丧失。

需要指出的是，照射肿瘤的剂量是取决于正常组织的耐受量及肿瘤控制剂量的平衡而主要考虑正常组织耐受剂量。NTCP 影响因素很多，故仅能参考。

Andews 根据 Shukovsky 放射治疗舌腭沟癌的材料发表的图（图 1－3－1）可以清楚地看出肿瘤控制率与正常组织损伤概率的关系，最佳剂量的范围是很小的。

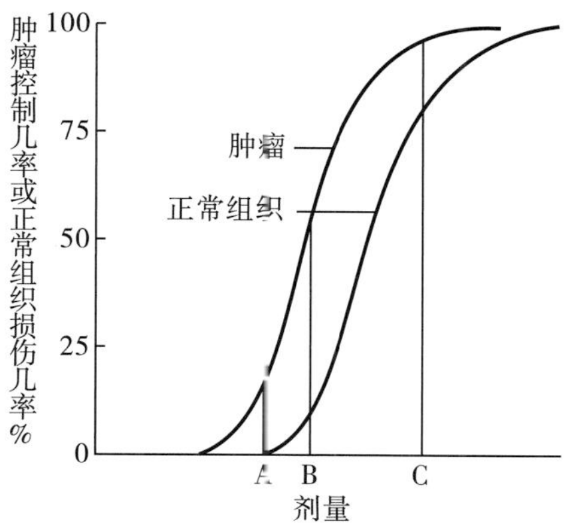

图 1－3－1　肿瘤控制几率及正常组织损伤几率的关系

四、正常组织的耐受剂量

见附录 1。

五、时间－剂量

在 20 个世纪初就已知道，相同的剂量分次照射比一次照射的生物效应小，当时只是每天照射一次，还不了解疗程中分次的关系。Strandvist 1944 首次建立了总治疗时间与放射效应的数学模式，根据 1933～1937 治疗的 97 例皮肤癌，15 例复发，14 例发生合并症，Strandvist 建立了著名的散布图（scattergram）（图 3－6－8）。Cohen1949 年对其进行了仔细研究及修正。Ellis 1969 根据 Cohen 的观察及 Fowler 的照射猪皮肤的实验提出了 NSD（nominal standard dose）公式。这个公式沿用了多年，其主要缺点是低估了正常组织的晚期并发症。二次线性方程式（LQ 模式），不但考虑了正常组织的晚反应，同时还适用于总等效剂量与分次剂量从每次 1 Gy 到单次很大的剂量照射，被认为是近年来肿瘤放射生物学对治疗最大的贡献。值得提出的是，总剂量影响晚反应组织，而分次剂量影响早反应组织。

分割照射的基础是正常组织的修复，肿瘤细胞再氧合以及肿瘤细胞的再增殖。目前常用的分割方案有：超分割，加速超分割，后程加速超分割等，前者的目的是保护正常组织，后两者是克服肿瘤细胞再增殖。

（一）疗程延长对疗效的影响　目前已证实延长放射治疗疗程将导致局部控制率下降，复发率升高。中国医学科学院肿瘤医院放射治疗 $T_1N_0M_0$ 声门癌 223 例，对于疗程≤42 天，43～49 天以及≥50 天，局部分控制率分别为 94%，76. 9% 以及 66. 2%。放射治疗鼻咽癌疗程延长时复发率上升（表 1－3－1）。表 1－3－2 报告了头颈部癌放射治疗疗程延长对局部控制率的影响，非小细胞肺癌也获得同样的结论。

表 1－3－1　放射治疗鼻咽癌疗程延长与复发

疗程延长天数	复发例数/总例数	复发率（%）
0	9/45	20. 0
1 － 4	38/124	30. 7
5 － 10	20/44	45. 5
＞10	14/17	82. 3
共计	81/230	35. 2

表 1-3-2 放射治疗头颈部癌疗程延长与局部控制

作者	肿瘤部位	例数	延长时间（天）	对局部控制影响（%）
Taylor	喉	473	7	15～25
Amdur	头、颈	161	14	35
Maciejewski	喉	310	20	50
Wang CC	口咽	140	11	16～34
Overgard	喉	92	28	40～50
Bataini	扁桃体	466	10	29
Mandenhall	舌	31	10	13～20
Budihna	喉	52	21	13～45
Barton	喉	1012	14	17
Parson	声门上	468	10	4
Hoekstra	头	203	14	7～12

（二）超分割放射治疗 总剂量与常规放射治疗相同，只是把每天照射一次改为两次，每次1.1～1.2Gy，两次照射间隔4～6小时，其目的是保护正常组织。因此，大多数放射治疗医师用它来增加总的剂量而不增加正常组织合并症。例如，EORTC 22791 下咽癌研究，超分割放射治疗组：80.5Gy/70次/7周（1.15 Gy每天两次）。常规放射治疗组：70Gy/35次/7周。结果是超分割放射治疗组提高了局部控制率及生存率，而不增加合并症。RTOG 83～113 超分割放射治疗Ⅲ期非小细胞肺癌的研究，每天照射两次，每次1.2Gy，两次照间隔4小时，848例入组，分为60Gy，64.8Gy，69.6Gy，74.4Gy及79.0Gy共5组，其2年生存率分别为18%，18%，29%，19%及22%. 急性反应64.8Gy组以上各组都一样，晚期反应各组都一样说明超分割放射治疗保护了正常组织。

（三）加速超分割放射治疗 Saunder1997 报道了连续加速超分割放射治疗（continuous hyper-fractionation accelerated radiation therapy，CHART）Ⅲ期非小细胞肺癌的结果，英国13个中心参加，随机分组研究，共563例入组。CHART组，1.5Gy，每天照射3次，8am，2pm及6pm，总剂量54Gy/36次/12天，其中大野照射37.5Gy，小野照射16.5Gy；常规放射治疗组每日照射1次，每次2Gy，每周照射5天，总剂量60Gy/30次/6周，其中大野照射44Gy/22次，小野照射16Gy/8次。2年生存率CHART组为29%，常规放射治疗组为20%，$P=0.004$. 其中鳞状上皮细胞癌2年生存率CHART组为33%，常规放射治疗组为19%，$P<0.001$。当然，CHART组正常组织反应大，只能进流质饮食的急性放射性食管炎CHART组为19%，常规放射治疗组为3%。

（四）后程加速分割放射治疗 考虑照射后肿瘤细胞加速增殖，上海医科大学肿瘤医院施学辉报告后程加速超分割放射治疗食管癌的结果，85例入组，随机分常规分割组及后程加速超分割组，常规分割组42例，1.8Gy/次/天，每周照射5次，总剂量为68.4Gy/7.6周；后程加速超分割组42例，常规分割41.6Gy/4.6周，然后每日照射2次，每次1.5Gy，总剂量为68.4Gy/6.4周。1、3及5年生存率常规分割组分别为47.7%、19.0%及14.3%，后程加速超分割组分别为72.1%、41.9%及32.6%。Fu 1999年报道晚期头颈部鳞癌各种分割照射随机分组研究结果，其中包括口腔、口咽、下咽及声门上癌共1073例，915例随访2年以上，分为标准分割组（SFX）2Gy/次/天，5天/周，总量70Gy/35次/7周，超分割组（HFX）1.2Gy/次，2次/天，间隔6小时，5天/周，总量81.6Gy/68次/7周，加速超分割+分段组（AFX-S1）2Gy/次 2次/天，间隔6小时，5天/周，总量67.2Gy/42次/6周，在38.4Gy时休息2周，加速超分割+小野加量组（AFX-C）标准分割照射36Gy后大野1.8Gy/次/天，小野照射5Gy/次/天，5天/周，2次照射间隔6小时，结果见表1-3-3，说明后程加速组疗效好，能耐受，晚期反应大但为短暂的。需要注意的是，每日照射超过一次，其间隔时间应不小于6个小时。

表 1－3－3　头颈部鳞癌各种分割照随机分组研究结果

组别	例数	LRC（%）	DSS（%）	DFS（%）	OS（%）	3 级以上急性反应（%）	3 级以上晚反应（%）
SFX	231	45	55	31	45	36	26
HFX	229	53	61	37	54	55	28
AFX－S	228	47	56	33	46	52	27
AFX－C	227	54	61	39	51	59	37

（五）分段照射　RTOG 曾报道，在头颈、宫颈、肺及膀胱癌行分段治疗未获得好处。佛罗里达大学报道分段治疗头颈部、子宫颈及前列腺癌其肿瘤控制率及生有率均较低，我国过去曾用于治疗鼻咽癌，疗效不好，已不再使用。现仅用鼻咽癌分段与连续放射治疗的结果来说明（表 1－3－4 及表 1－3－5）。

表 1－3－4　鼻咽癌分段或连续放射治疗后的复发比较

组别	例数	复发部位			
		鼻咽或颅底		颈淋巴结	
		例数	%	例数	%
分段	56	18	32.1	11	19.6
连续	51	6	11.8	6	11.
P		<0.05		<0.05	

表 1－3－5　鼻咽癌分段或连续放射治疗后的 5 年，10 年生存率及 5 年无癌生存率的比较

组别	例数	5 年生存率		10 年生存率		5 年无癌生存率	
		例数	%	例数	%	例数	%
分段	56	12	21.4	7	12.5	9	16.1
连续	51	21	41.2	15	29.4	20	39.2
P		<0.05		<0.05		<0.05	

（殷蔚伯）

第四章 放射治疗中的若干问题

一、亚临床病灶

所谓亚临床灶是指用一般临床检查方法不能发现的，肉眼也看不到的，而且显微镜下也是阴性的病灶，这种病灶常常位于肿瘤主体的周围或远隔部位，有时是多发病灶。例如，乳癌约20.2%左右为多发灶，如亚临床灶不加以消灭，势必造成相当大数目的病人的治疗失败。从局部来看，如乳腺癌根治术后照射患侧胸壁及淋巴引流区以降低局部复发。从远地转移来看，如骨肉瘤和肾母细胞瘤，手术后全肺预防照射，以消灭了亚临床转移灶，可以明显降低肺转移率，提高生存率，放射治疗称它为预防性照射或选择性照射。治疗亚临床灶一般为5 000cGy，但是全肺最大剂量为1 800～2 000cGy。目前尚不能测出亚临床灶，只能按临床规律进行治疗，带有一定盲目性，因此亚临床灶的研究是肿瘤研究的一个重要问题。

二、对放射敏感性的认识

肿瘤的放射敏感性取决于它们的固有敏感性、组织来源、分化程度、大体类型、瘤床、贫血、局部合并感染、生活指数等。因此，在治疗前应纠正一般情况，应纠正贫血，控制感染等。敏感性是一个十分复杂的问题，影响因素是多方面的，目前缺乏准确、快速、便宜的预测敏感性的方法。

组织来源与放射敏感性的关系已众所周知。例如，精原细胞瘤，淋巴瘤等等是放射敏感性的肿瘤；鳞状上皮细胞癌，腺癌等等是中等敏感的肿瘤；软组织肉瘤，骨肉瘤则不敏感。

分化程度与放射敏感性的关系也已是众所周知。一般来说分化越差对放射越敏感。

贫血：早在1932年Mottram即报告了大鼠皮肤及移植性肿瘤在贫血时的放射效应研究。1965年Evans及Bergsio报告了子宫颈癌，贫血患者的生存率低，且Ⅱ，Ⅲ期患者的局部残存率高。1997 Tarnawski声门上癌贫血是影响预后的重要因素。黄晓东等2006年报告了放射治疗前贫血降低放射治疗鼻咽癌生存率。Dunst 2003报告了放射治疗贫血降低放射治疗子宫颈癌，贫血患者的生存率低，且局部复发率高，与乏氧及血管生成有关。

近年来促红细胞生成素（EPO）应用于临床来改善患者贫血。Henke 2003年报告了放射治疗头颈部肿瘤EPO治疗贫血：随机分组，双盲，安慰剂对照研究。多中心研究：奥地利、法国、德国及瑞士等共23个单位，1997年3月～2001年4月351例病人入组，结论为EPO可以改善Hb水平，但不提高局部、区域控制率，不提高生存率。根治性放射治疗的癌症病人使用尚待进一步对照研究。Leyland－Jones 2003报告了乳癌的EPO研究意外终止。该研究由Johnson & Johnson及一些有学术地位的肿瘤专家组成，20个国家（欧洲、加拿大、南非及澳大利亚）139个单位参加，939例病人入组，对象为转移性乳癌，化疗时用EPO以维持Hb＞120g/L。结果EPO组及对照组1年生存率分别为70%、76%，病情进展分别为6%、3%，血栓及血管病分别为1%、0.2%。结论为虽然本结果不支持转移性乳癌作第一线化疗时用EPO，但仍需一个在病人安全的条件下的设计好的随机分组研究。EPO有适应证是肯定的，在有适应证的情况下还是要用EPO（如在化疗期间贫血）应用于临床来改善患者贫血。

三、对放射抗拒肿瘤的认识

以往对这类肿瘤多采取姑息态度或拒绝治疗。近来由于放射治疗技术的改进和综合治疗的开展，放射治疗所起的作用已有了改变。例如，前列腺癌的根治性放射治疗已被广泛应用，疗效与手术治疗一样。对一些放射“抗拒”的脂肪肉瘤，横纹肌肉瘤快中子治疗有一定优势。手术、放射治疗、化学药物的综合治疗大大提高了这类肿瘤的疗效及生存率。

四、局部控制对远处转移影响的认识

放射治疗效是一个局部或区域治疗的手段，提高放射治疗的疗效只能是提高局部或区域控制率。是否影响生存及远处转移呢？回答是肯定的（表1－4－1）。

表1－4－1 人癌症治疗后局部失败对远处转移的影响

病种	期别	例数	远处转移（%）	
			局部控制	局部失败
乳腺	Ⅰ～Ⅳ	1175	9～22	67～90
肺	$T_{1\sim3}/N_0$	108	7～24	67～90
头颈	Ⅰ～Ⅳ	9866	3～29	17～41
前列腺	$A_2\sim C$	2936	24～41	49～77
妇科	Ⅰ～Ⅳ	3491	4～30	46～90
直肠	$B_1\sim C_3$	306	3～32	50～93
肉瘤	Ⅰ～Ⅳ	828	25～41	56～71

五、肿瘤治疗后生活质量的认识

恶性肿瘤治疗后的5年生存在不断提高，从20世纪初的5%，30年代15%，60年代30%提高到90年代达45%。由于治愈的病人逐年增多，治愈后的生活质量问题则日益突出。一个成功的治疗应是既治愈病人又保存病人的生活质量，保存功能问题则日益突出。扩大根治术，由于对功能影响大，且不能提高治愈率，一些肿瘤综合治疗后可以达到与根治术同样的生存率，但保存或较好地保存了功能及生活质量，如早期乳腺癌保乳手术加放射治疗等。目前正在研究低位直肠癌，下咽癌，膀胱癌（表1－4－2）等保存器官及功能的综合治疗。

表1－4－2 经尿道切除肿瘤加化疗及放射治疗膀胱癌的最新结果

著者	治疗	例数	5年生存率（%）	5年膀胱保存率（%）
Sauer	TURBT 同时＋DDP＋XRT	93	61	47
Tester	DDP＋XRT	42	52	42
Tester	MCV＋DDP＋XRT	91	62	44
Kashnic	TURBT＋MCV 同时＋DDP＋XRT	106	52	43
Shipley	TURBT＋MCV 同时＋DDP＋XRT	123	50	38

（殷蔚伯）

第五章 综合治疗

目前，恶性肿瘤治疗后的5年生存率达45%，生存率提高的原因，一是早期病人的比例升高；二是综合治疗的进步。综合治疗不但是提高生存率而且是提高生存质量的主要研究课题。综合治疗不是简单的先手术，手术失败后放射治疗，放射治疗失败后化疗，而是目的明确，有根据，有计划且合理的综合治疗。

一、放射治疗与手术综合治疗

（一）手术前放射治疗　其优点是照射可使肿瘤缩小，减少手术野内癌细胞的污染，允许手术切除范围小些，降低癌细胞的生命力可能减少播散。缺点是缺乏病理指导，延迟手术。手术前放射治疗价值较为肯定的有头颈部癌，肺尖癌等。

（二）手术中放射治疗　其优点是在直视下进行照射，靶区清楚，可很好保护正常组织。其缺点是只能照射一次，不符合分次照射原则。较肯定的报告为胃癌的手术中放射治疗（表1－5－1）。

（三）手术后放射治疗　其优点是大部分肿瘤已被切除，有手术及病理指导放射治疗。其缺点是损伤了血运可能造成残存的癌细胞乏氧而不敏感，如乳腺癌、软组织肉瘤的术后放射治疗。

（四）手术前及后放射治疗　头颈部癌，软组织肉瘤。

表1－5－1　胃癌的手术中放射治疗与单一手术的生存率

组别	例数	生存率（%）		
		1年	3年	5年
Ⅰ期				
术中放射治疗	43	100	97.6	93.0
单一手术	24	95.9	87.2	87.2
Ⅱ期				
术中放射治疗	20	90.0	83.5	83.5
单一手术	11	90.0	63.6	61.8
Ⅲ期				
术中放射治疗	38	93.1	75.1	62.3
单一手术	30	81.5	57.8	30.6
Ⅳ期				
术中放射治疗	27	37.0	14.7	14.7
单一手术	18	22.2	0	0

二、放射治疗与化疗综合治疗

放射治疗与化疗合用治疗恶性肿瘤，称为放化疗，详见第20篇。其根据常常是用放射治疗控制局部，且同时放化疗增加局部控制，化疗控制远处转移病灶。在晚期病例放射治疗常用来治疗化疗后残存病灶，放射治疗与化疗综合治疗肺小细胞癌，淋巴瘤均取得较好的结果。放、化疗同时进行在一些肿瘤不但增加局部疗效而且可以减少或消灭远处转移，但是会增加全身毒性或增加局部毒性反应。

三、手术前放、化疗

目前在一些肿瘤中试用，如Ⅲ期非细胞肺癌，晚期食管癌。已较广泛应用，但还不是常规治疗。在非小细胞肺癌及食管癌已有随机分组研究。非小细胞肺癌：SWOG 8805 Ⅱ期临床研究，对经活检或穿刺证实纵隔淋巴结转移的病例给予术前同期放化疗 + 手术。化疗方案：顺铂，Vp－16 同时放疗（45Gy，1.8Gy/次，每周 5 次）。2～4 周后开胸手术。全组病人中位生存期 15 个月，2 年生存率为 40%。RTOG 组织了多个中心的Ⅲ期临床研究（RTOG 93－09；INT0139：T1－3N2 NSCLC）。随机分为两组：A 组：同时化疗放射治疗（45Gy）+手术+化疗；B 组：同时化疗放射治疗（45Gy）+放射治疗（Boost 16Gy）+化疗。化疗同 SWOG 8805。该研究的目的是观察对ⅢA（N_2）病例，手术在综合治疗中的价值。2003 年和 2005 年 ASCO 大会报告了 Intergroup 0139（RTOG 9309）的研究结果，1994 年 3 月至 2001 年 11 月入组病人 429 例。可分析病例 396 例，结论是：①对ⅢA（N_2）病例，手术组 PFS 优于非手术组，但总生存率无差别；②术前同期放化疗 + 手术有提高 5 年生存率的趋势；③术后病理 pN_0的病例预后好；④对合适的病例可选择术前同期放化疗 + 手术治疗方式，5 对需要做全肺切除的病例，这种术前同期放化疗 + 手术方式可能不是最佳的选择。EORTC 08941：非小细胞肺癌ⅢA N_2 病例，先给予 3 周期顺铂为基础的方案诱导化疗。对化疗有效的病例进行随机分组，根治性手术或胸部放疗。登记入组进行诱导化疗的病例 572 例，诱导化疗有效率为 61.5%，333 例进入随机分组，手术组 167 例，放射治疗组 166 例。154 例接受了手术治疗，其中，探查手术 14%，根治性切除术 51%，病理降期（pathological downstaging）42%，手术死亡 4%；39% 的病例接受了手术后放疗。随机进入放疗组的病人，155 例接受了放疗，纵隔 照射剂量 40Gy，局部补量 20Gy。放疗组 3 或 4 级毒性发生率 3.9%。中位随诊 72 个月，手术组和放疗组中位生存时间分别为 16.4 个月和 17.5 个月；2 年、5 年生存率分别为 35%，41%；16% vs 13%。中位 PFS 为 9.0 个月 vs 11.4 个月；2 年 PFS 为 27% vs 24%，$P=0.6$。研究结论认为，对诱导化疗有效的ⅢAN_2 病例，手术与放射治疗比较既不能改善生存率也不能改善无病生存率。食管癌法国 1997 年多中心随机研究资料报道食管癌术前化疗合并放射治疗 297 例。治疗方法：放射治疗：第一周 18.5Gy/w/5 次，3.7Gy/次和第四周 18.5Gy/w/5 次 3.7Gy/次，总剂量为 37Gy/10 次/4w。化疗：顺铂。最后一次术前治疗后第 4～8 周手术。结果：两组的生存率无差异（$P=0.78$）。1994 年法国 Prise 报道 104 例食管癌随机术前化放疗研究，按计划完成 86 例：单一手术组 45 例，化疗 + 放疗 + 手术组 41 例。化疗：5-FU 及顺铂。放疗为 20Gy/10 次/12 天。手术在化放疗后 42 天。结果单一手术组及化疗 + 放疗 + 手术组的 1，3 年生存率分别为 46.7%，13.8% 及 46.6%，13.2%，无显著差异。

（殷蔚伯）

第六章 近距离治疗

“近距离治疗（brachytherapy）”的名词来源于希腊字 brachy，是“近”的意思，它与希腊字 tele“远”是相对的。远距离治疗（teletherapy）是指外照射，即通过人体体表的照射，如钴-60 远距离治疗，电子直线加速器的高能 X 线及电子束治疗等。近距离治疗则是指腔内（intra - cavitary）、管内（intraluminal）治疗，组织间（interstitial）、手术中（intraoperative）治疗及模（mould）治疗等。

近距离治疗已有很长的历史，1898 年居里夫人发现镭，1905 年即进行了第 1 例镭针插置治疗。1930 年 Paterson 及 Parker 建立了曼切斯特（Manchester）系统，即建立了镭模制作及插植的规则以及剂量计算方法。1935 年小居里夫妇发现了人工放射性同位素。50 年代，外照射发展很快，钴-60 远距离治疗机以及后来迅速发展的电子直线加速器，它们的防护性能好，深度剂量高，因而近距离治疗的发展受到一定限制。1965 年 Pierquin 及 Dutrex 建立了巴黎系统，80 年代中期现代近距离治疗迅速发展起来。它安全、可靠、防护好以及灵活性高，因而近年来发展很快，取代了传统的近距离治疗。

一、近距离治疗的特点

1. 局部剂量高，达到边缘后剂量陡然下降，但单管照射时（如照射食管癌）则近源处剂量很高而距离稍远后剂量下降很快（图 1 - 6 - 1）。

2. 照射范围内剂量分布不均一，近源处高。

3. 照射时间短。

4. 一次连续照射或数次照射。

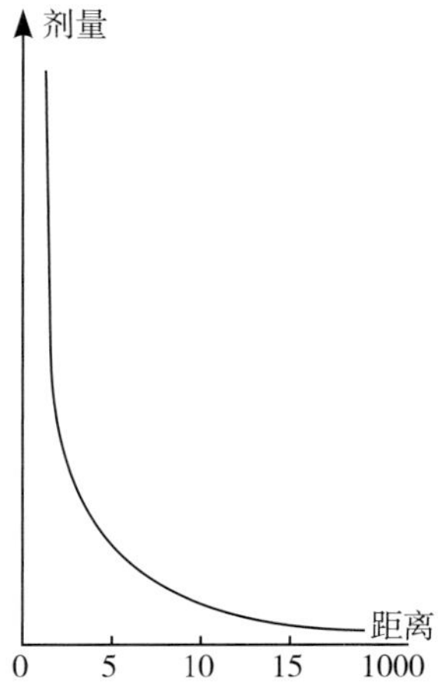

图 1 - 6 - 1 单管照射的度量曲线

二、现代近距离治疗的特点

1. 后装。

2. 单一高活度放射源，源运动由微机控制的步进马达驱动。

3. 放射源微型化。

4. 剂量分布由计算机进行计算。

由上述特点来看，后装不但安全，而且保证治疗更准确，剂量分布更合理。因为开始治疗时，仅施源器放入体内，施源器内置 X 线定位尺，而后进行摄片及剂量分布计算，剂量分布达不到要求，可以调节施源器的位置，再摄片及计算剂量分布，直到满意为止。单一高活度放射源，可以按剂量分布的要求命令放射源在不同的驻留点，驻留不同的时间，源的运动由微机控制，保证了驻留点及时间的准确性。高活度源保证了治疗时间短，因而保证了治疗的准确性，同时也减少了很多护理工作。源的微型化保证源可以使施源管进入细管内并通过任何角度，计算机计算剂量保证快而准确，因此，保证了整个治疗过程安全、准确、迅速，同时又扩大了使用范围。

三、现代近距离治疗常用的放射性核素

表 1 - 6 - 1 列出了现代近距离治疗常用的放射性核素。其中铯-137 已少用，因为它的活度低，体积大。作为暂时性插植，腔内及管内照射主要用钴-60，而铱 Ir-192 更合适更常用，这是因为其能量低便于防护，作为永久性插植则用碘-125 及钯-103。

四、近距离治疗剂量率的划分

低剂量率　　<2 ~ 4Gy/h；

中剂量率　　<4 ~ 12Gy/h；

高剂量率　　>12Gy/h。

应当指出的是，传统使用的低剂量率连续照射已取得了丰富的经验及较好的疗效，而目前广泛使用的高、中剂量率照射，其生物效应与低剂量率相比还不十分清楚，但十分明确的是，使用高剂量率，最好采用分次照射，而且每次剂量及总剂量均低于低剂量率。

表 1-6-1　现代近距离治疗常用的放射性核素

核素	符号	半衰期	能量（MeV）		
			α	β	γ
铯 137	Cs	30.0 年	−	+	0.66
钴 60	Co	5.26 年	−	+	1.17 ~ 1.33
铱 192	Ir	74.2 天	−	+	0.03 ~ 0.4
碘 125	I	59.4 天	−	+	0.028 ~ 0.035
金 198	Au	2.7 天	−	+	0.41
钯 103	Pd	16.79 天	−	+	0.020 ~ 0.023

五、近距离治疗的内容，适应证及禁忌证

近距离治疗主要用于外照射后残存或复发的病变，或者是小病变，且没有淋巴结或淋巴结转移已控制，无远地转移。

（一）腔内或管内照射　广泛用于鼻腔、鼻咽、口腔、气管、支气管、食管、胆管、肝管、阴道、宫颈、宫体、直肠及肛管等部位的治疗。

（二）组织间照射　其适应证：①最常用于外照射以后；②病变小；③界限清楚，局限，最好是放射敏感性在中度以上，无淋巴结或远处转移者。其禁忌证：①靶体积过大，组织间照射后易发生坏死；②肿瘤界限不清楚；③肿瘤侵犯骨，治愈机会小而且容易造成骨坏死；④肿瘤体积难以确定，容易形成某一部位超量或低量。组织间照射使用广泛，包括脑、头颈部、肺、胸膜及肢体软组织肉瘤。

（三）术中照射　术中置管、术后照射，其优点是可以克服一般术中只能照射一次的缺点，可以在术后一定时间内进行分次照射。

（四）模照射　可以制成不同的模（施源器）来照射不同部位的肿瘤。

六、近距离治疗的一些结果

现仅举一些例子说明。

（一）腔内或管内照射

鼻咽癌：高黎 1992 年报告 45 例为残存或复发的鼻咽癌，没有颈淋巴结转移，没有远处转移，腔内每周 1 次，每次 8Gy，共 2 ~ 3 次，中位随诊 17 个月，结果见表 1-6-2。并发症为软腭穿孔 3 例，例 1 为两疗程外照射后进行近距离，治疗后 4.5 月发生穿孔；例 2 为两疗程外照射后进行近距离治疗，以后又加了外照射，治疗后 6 个月发生穿孔；例 3 为治疗前肿瘤已侵犯软腭，9 个月后穿孔。高黎 1997 年报告了外照射加腔内放射治疗与单一外照射的随机分组研究，124 例入组，均为 T_1T_2 初治病人，外照射剂量为 50 ~ 50Gy，然后行 CT 或 MRI 检查，咽旁间隙消退满意者，随机分组入单一放射治疗组及放射治疗加腔内治疗，前者继续外照射至 70 ~ 80 Gy（中位 75Gy），后者休息一周后行腔内

治疗，每周 1 次，每次 6～8Gy，8～22 Gy（中位 16 Gy）。结果：单一放射治疗组 5 年局部控制率为 85.2%，5 年生存率为 85.2%。放射治疗加腔内治疗分别为 93.9% 及 88% $P=0.05$。Wang 1991 年报告外照射加腔内照射，5 年生存率：加腔内照射组 T_1 为 93%，T_1+T_2 为 88% 及 T_3 为 91%；而单纯外照射组则分别为 54%，63% 及 60%，说明加腔内治疗提高了 5 年生存率。

表 1－6－2 鼻咽癌腔内治疗的近期疗效

治疗方法	例数	完全消失（%）	部分消失（%）
一程外照射后残存	33	33（100）	0
二程外照射后残存	6	6（100）	
三程外照射后局部复发	6	3（50）	3（50）
共计	45	42（93.3）	3（6.7）

食管癌：苗延浚 1982 年报告中国医学科学院肿瘤医院林县医疗队单一钴-60 腔内治疗的结果：其 1、3 及 5 年生存率分别为 34.5%（70/203）、13.8%（23/203）及 8.4%（17/203），这组病人中包括了不少早期病例。赵瑞芳 1990 年报告腔内治疗加外照射以及单一外照射治疗食管癌随机分组的结果，腔内治疗加外照射组其 1、3 及 5 年生存率分别为 78%（78/100）、31%（31/100）及 17%（15/88），单一外照射生存率分别为 56%（56/100）、19%（19/100）及 10%（9/89）。初步看来，腔内照射加外照射优于单一外照射。Flores 1990 年报告单一外照射治疗食管癌 483 例，5 年生存率为 9%，外照射加腔内照射 160 例，2 年生存率为 33%。

宫颈癌：外照射加腔内照射治疗宫颈癌疗效好这一事实早已为人所熟知。Orton 1992 年调查了 68 个单位共 17 068 例的治疗结果（表 1－6－3），他比较了高剂量率与低剂量率腔内治疗的结果及合并症（表 1－6－4，1－6－5）。

表 1－6－3 宫颈癌放射治疗 5 年生存率的比较

	调查组高剂量率	调查组低剂量率	FIGO	法国
病例数	7468	4738	21508	1383
5 年生存率（%）	68.1	68.1	52.7	69

FIGO：国际妇产科联盟

表 1－6－4 高剂量率与低剂量率治疗不同期别宫颈癌的 5 年生存率
（68 个单位，17068 例）

期别	5 年生存率（%）		P
Ⅰ	高剂量率	82.7	0.88
	低剂量率	86.6	
Ⅱ	高剂量率	66.6	0.89
	低剂量率	66.8	
Ⅲ	高剂量率	47.2	<0.05
	低剂量率	42.6	
Ⅳ	高剂量率	20.4	
	低剂量率	14.3	

调查结果表明，高剂量率组的 5 年生存不低于低剂量率组，且与以往想法相反，其合并症低于低剂量率组。匹斯堡大学曾作过这样观察：低剂量率组治疗时间长，在治疗前及治疗拍片，结果 50% 的病人其施源器有所移动，而高剂量率治疗时间短，治疗前及治疗拍片见施源器移动小，故合并症少。

表 1－6－5　宫颈癌高剂量率及低剂量率的合并症发生率

合并症		例数	合并症（%）	P
严重	高剂量率	10331	2.23	<0.001
	低剂量率	5274	5.34	
中度	高剂量率	18887	9.05	<0.001
	低剂量率	4709	20.66	

（二）组织间照射　头颈部肿瘤插植效果好早已众所周知，这里不再重复。仅列举法国 Gustave－Roussy 肿瘤研究所 Gerbaulet 1992 年报道的 1140 例组织间照射头颈部恶性肿瘤的结果（表 1－6－6）。

表 1－6－6　几种头颈部恶性肿瘤近距离治疗的结果及合并症

部位	5 年无瘤生存率（%）	5 年局部控制率（%）	合并症（%）			
			Ⅰ及Ⅱ级	Ⅲ级	粘膜坏死	骨坏死
鼻腔	68	86	23	6	0	0
唇	66	95	86	14	13	
口底	74	89	0	0	11	21
舌	67	87	0	0	1	8

（三）模治疗　这方面应用很广泛，现仅举一例说明之。Gerard 1988 年报告用 Ru－106 或 Ir-192 制成盘状模照射眼黑色素瘤 88 例，中位随诊 30 个月，其中 78 例健在，60% 病人保存了视力。

放射粒子永久性植入是近距离治疗的方法之一，有很久历史。最早开展的放射治疗就是近距离治疗，近 10 年来发展很快，常用的放射性粒子为碘-125 及钯-103。在美、英、法等国此项技术 95% 以上用于早期前列腺癌，这是一个多学科技术，治疗时应有有关科室（如泌尿外科等等）医师、放射肿瘤科医师及放射物理师协作进行。

永久性植入照射具有一定的优点，和根治性前列腺切除相比，粒子植入简单、方便，操作时间短，创伤小，无手术切口和缝合，硬膜外麻醉相对安全，出血少，恢复快。和体外照射比较，超声导引经会阴永久性粒子植入应用实时超声显像，放射源能安全而精确地植入前列腺，保证照射剂量局限于前列腺；低能量放射源如碘-125（I-125）和钯-103（Pd-103）衰减快，周围正常组织照射少，降低了治疗相关并发症；前列腺运动影响外照射精确性，但组织间照射不存在这一问题；治疗时间短、方便，对医护人员辐射极少。前列腺癌现代近距离放射治疗技术包括 3 个步骤：治疗计划，粒子植入和术后剂量计算与评估。粒子植入目前最常用于永久性粒子植入的放射性核素为 I-125 和Pd-103，其物理特性总结如表，两者的最大差别为半衰期（表 1－6－1）。

现代近距离治疗的特点是准确、安全、可靠，近年来发展很快，治疗了多种恶性肿瘤，成为放射治疗的主要手段之一。但应强调指出，它主要用于配合外照射，很少单独使用。高剂量率近距离治疗使用合适，局部控制率不低于低剂量率，而且合并症可能减少，将来可望与组织间热疗、化疗、放射增敏剂及放射防护剂合并使用以期提高疗效。

（殷蔚伯）

第七章 放射治疗当前研究的问题

一、时间－剂量的研究

也即不同的分次照射，这个问题很复杂，不同的肿瘤，同一病理类型但分化程度不一，所需分次也不一样，这个问题在第三章第四节已进行了简单叙述，在此不重复。

二、放射增敏剂及放射防护剂的研究

乏氧细胞对放射抗拒被认为是放射治疗局部不能控制或放射治疗后复发的主要原因之一。早期曾研究在高压氧舱内照射，肺癌，宫颈癌及头颈部肿瘤取得阳性结果，但操作复杂，病人需在全麻醉状态，而且只能采用大剂量少分次照射，因而不再使用。继之，乏氧细胞增敏剂，5 硝基咪唑等在一些肿瘤提高疗效，但因毒性大而停用。在头颈部肿瘤采用烟酰胺等血管扩张剂，照射时吸入 95% 氧及 5% 二氧化碳取得了阳性结果。

放射防护剂主要是氨基丙氨乙基硫代磷酸酯（amifostine WR 2721），在临床研究证实可保护肺及头颈部正常组织。Sasse 2006 年报告了 Amifostine 减轻放射治疗毒副作用提高肿瘤完全缓解率（complete response，CR）率的荟萃分析。随机分组研究 1451 例，其中头颈部肿瘤 5 个随机分组研究，胸部肿瘤 6 个随机分组研究，盆腔肿瘤 3 个随机分组研究。Amifostine 静脉注入 12 组，皮下注射 2 组。结果是 amifostin 降低了放射治疗Ⅲ及Ⅳ级粘膜炎，降低了放射治疗头颈部肿瘤的食管炎发生率，降低了放射肺炎。放射性膀胱炎发生率，提高头颈、胸及盆腔肿瘤的完全缓解率。结论认为：amifostine 显著减轻了放射治疗毒副作用且提高了肿瘤完全缓解率。应注意的是本身也有毒副作用。

三、高 LET 射线或重粒子放射治疗的研究

在日常临床工作中，习惯用线性能量传递（linear energy transfer，LET）来区分放射源。LET 是指单位长度上的能量转换，一般分为高、低 LET 射线，低 LET 射线包括 X 线、γ 线、电子线等，如 γ 线的 LET 值为 0.3keV/μm。高 LET 包括中子、质子、α 粒子、碳离子等，α 粒子的 LET 值为 100keV/μm，中子并非带电粒子为何列入高 LET 呢？中子不与组织中原子周围的电子作用产生电离，中子与原子核作用产生慢的，密集的带电质子，由于这个次发作用列入高 LET 范畴。

（一）物理学特点　高 LET 射线的剂量分布特点是具有 Bragg 峰（图 1－7－1），峰以外及皮肤入射处剂量很小，峰的位置及体积可以调节，可以获得三维适形照射的剂量分布，且横向散射小。

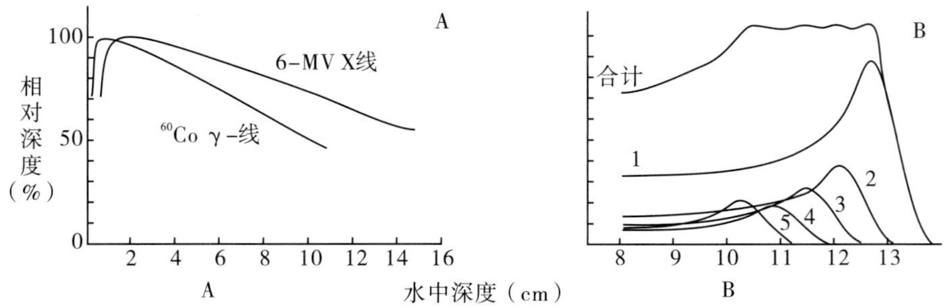

图 1－7－1　A. ^{60}Co 及 6MVX 线的深度曲线
B. 1. 质子 Bragg 峰
B. 质子扩张后 Bragg 峰

（二）生物学特点　高 LET 照射后的细胞存活曲线比低 LET 照射后细胞存活曲线陡，且肩区小（图 1－7－2），说明致死损伤比潜在损伤及亚致死损伤高，损伤修复差。高 LET 治疗的氧增强比（oxygen enhancement ratio，OER）小，不同的细胞周期对敏感性影响小，总之相对生物效应（RBE）高。

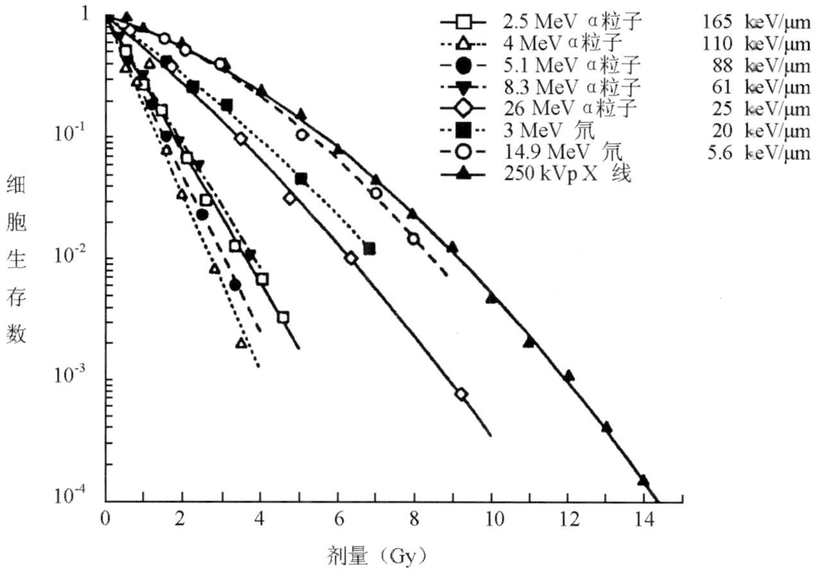

图 1－7－2　不同 LET 照射人肾细胞的生存曲线

相对生物效应加上剂量分布的优势其优点更加突出（图 1－7－3），特别是峰区的 RBE 高于坪区。不同射线、粒子、离子的物理学及生物学特点不一（图 1－7－4），不难看出中子具有较高生物学特性而无 Bragg 峰，相反质子的剂量分布优势大而无生物学优势，负 π 介子，碳，氖等具有上述两个优势。

（三）临床结果

1. 快中子治疗　1932 年 Chadwick 发现快中子，1938～1943 年 Stone 即开始用快中子治疗多种晚期恶性肿瘤，但是几乎所有长期生存者的肿瘤周围正常组织均有损伤。Stone 1943 年的结论是，快中子所致严重的晚期合并症与少数较好疗效相比，应停止快中子治疗。经过大量放射生物学研究，发现当时不了解多次分割照射与单次照射相比，快中子的 RBE 要高得多，因而造成严重晚期损伤。1965 年英国 Hammersmith 医院又重新开始了快中子治疗，并在一些肿瘤中取得较好疗效，于是很快便在英国其他地区，美国、加拿大、荷兰、德国及日本相继开展了快中子治疗。目前治疗人数已超过 10 000 例，其中欧洲主要采用单一快中子照射，而美国则除单一快中子照射外，还进行了光子及快中子混合照射。我国北京于

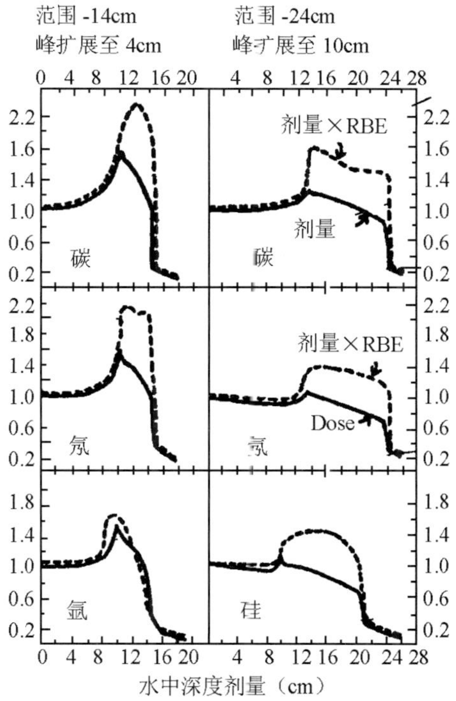

图 1－7－3　带电粒子 Bragg 峰处生物效应增加。3 种不同的离子束，峰扩至 4cm 及 10cm。实线代表剂量分布，虚线代表生物有效剂量（剂量 XRBE）

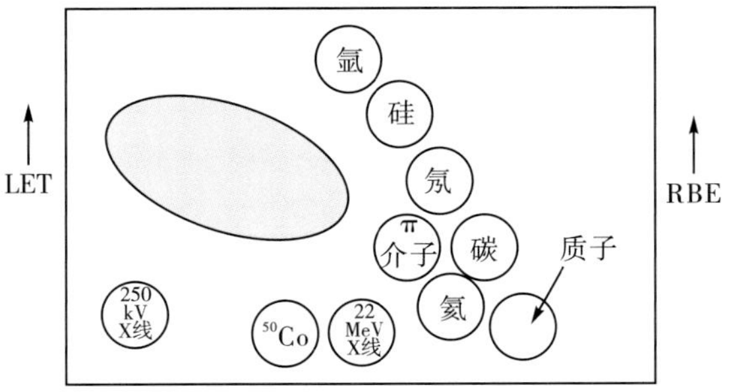

图1-7-4 现有射线的生物效应（RBE）及物理（LET）优势

1991 年开始了快中子治疗。近年来有两篇很好的文献复习，认为快中子治疗对头颈部晚期肿瘤、涎腺癌、前列腺癌、软组织肉瘤及骨肉瘤疗效较好。

晚期头颈部肿瘤：Catterall 1977 年报告快中子治疗局部控制率为 76%（53/70），光子为 19%（12/63），但因病为晚期故两组生存率均低。Ducan 1984 年报告了 Edingburgh，Essen 及 Amtercam 的随机分组结果：完全消失率快中子为 70%（70/100），光子为 66%（63/95），最终控制率快中子为 44%（44/100），光子为 40%（38/95）。Griffin 1983 年报告了 RTOG 300 多例的结果，完全消失率单纯快中子组为 52%，光子组为 17%，$P=0.038$。快中子治疗晚期鼻窦癌的疗效也较好，Hammersmith 医院结果肿瘤消失率为 86%（37/43），症状完全缓解，3 年生存率为 30%，其中 50% 局部仍能控制。

涎腺肿瘤：众所周知，局部晚期不能手术的腮腺癌是快中子治疗的首选指征。Schmitt 及 Wambevisie 1990 年复习了这方面文献，快中子治疗腮腺恶性肿瘤 12 篇文章 289 例，5 年局部 - 区域控制 194 例（66%）。光子治疗文献 12 篇、188 例，5 年局部 - 区域控制 52 例（28%）。

软组织肉瘤、骨和软骨肉瘤：快中子治疗对分化好的软组织肉瘤具有较好的疗效，但缺乏随机分组的研究。Schmitt 及 Wambevisie 1990 年复习了快中子治疗软组织肉瘤文章 11 篇，共 297 例，局部控制 158 例（53%），光子治疗 5 篇 128 例，局部控制 49 例（38%）。原发骨肉瘤，光子不能控制大的骨肉瘤，治愈剂量可致骨坏死，而快中子的骨 Kerma 低，吸收量低 25%. 所以治愈剂量不产生骨坏死。快中子治疗骨肉瘤 88 例，局部控制率达 62%。快中子治疗 41 例分化好的肉瘤，长期局部控制率为 56%（23/41），而光子治疗 27 例，长期局部控制率为 30%（8/27）。

黑色素瘤：Hammersmith 医院报告快中子治疗 8 例，84 个病灶，均为手术后复发或不能手术切除者。最短随诊 3 个月，长久局部控制率为 62%。所以，不能手术的、转移的、复发的黑色素瘤，快中子治疗是另一个可选择的方法。

脑瘤：快中子治疗脑瘤的疗效不好。据统计 5 篇文献共 74 例Ⅲ及Ⅳ级星形细胞瘤，1 年生存率快中子治疗为 22%（16/74），混合束为 31%（12/38）及光子治疗为 32%（31/116），疗效不好的原因是肿瘤中心坏死，肿瘤周围较大范围的白质脱髓鞘，说明正常脑组织的 RBE 高。所以，快中子被认为不适于治疗脑瘤。

总之，快中子治疗已应用了半个世纪，经过对快中子放射生物学的进一步研究，特别是一些临床研究的结果，当前已很少使用，一些适应证及无效病种已较清楚，疗效最好是腮腺恶性肿瘤，其次是前列腺癌 C 及 D 期、软组织瘤、骨肉瘤、局部晚期头颈部癌、直肠癌术后复发、鼻窦囊性腺样上皮癌、黑色素瘤等。北京快中子治疗协作组在过去 10 年治疗了符合上述适应证患者 600 多例，取得较好的疗效，但也观察到正常组织的晚期反应大。近年来，美国发展了快中子调强放射治疗将正常组织的反应降低。

2. 质子治疗　如前所述，质子的物理特点很显著，而缺乏高 LET 的生物学特点，Kraft 报告质子治疗有下述优点：①剂量分布好；②旁散射少；③穿透性强；④局部剂量高。Austin - Seymour 1990

报告分次照射的结果，110 例脊索瘤或颅底低分化软骨肉瘤，68 例最少随诊 17 个月，中位剂量 69Gy（钴-60 Gy 当量），5 年局部控制率为 82%，5 年无瘤生存率为 76%；13 例脑膜瘤手术次全切除术后，中位剂量 59.4cGy，随诊 26 个月，病变无进展；颅咽管瘤 12 例，剂量为 59.9 Gy，中位随诊 42 个月，1 例 4 个月后囊肿变大，手术引流，随访 17 个月无进展，1 例双目失明，1 例记忆力丧失，其他病例病情无进展。Suit 1992 报告了数个中心用质子治疗了 11 763 例病人，其中大约 40% 为良性病变（主要是垂体瘤及动静脉畸形），32% 为眼肿瘤，3 个中心用质子治疗眼黑色素瘤 2 800 例，局部控制率为 90%。Maror 1990 年报告质子治疗肢端肥大症 26 例，临床症状改善同时激素水平下降为 38%，临床症状改善而激素水乎无改变 46%，二者均无改善 15%。世界第一台医院用质子加速器 1990 年在 Lomalinda 大学使用以来，治疗了大量的病例，如眼脉络膜黑色素病、垂体瘤、听神经瘤、颅咽管瘤、颅底软骨瘤及软骨肉瘤等，如治疗颅底脊索瘤 33 例、软骨肉瘤 25 例，局部控制率：肿瘤 $<25cm^3$ 为 100%，肿瘤 $>25cm^3$ 为 56%，5 年生存率分别为 79% 及 100%。美国麻省总医院（Massachusetts General HOSPITAL）报告质子治疗眼色素膜黑色素瘤 780 例，中位随诊 2.2 年。5 年生存率 80%，局部复发率 5%。Egger 2001 报告瑞士 Paul Scherrer Institute（PSI）质子治疗眼色素膜黑色素瘤 2435 例，5 年局控率 90.6 ± 1.7%。10 年肿瘤专项生存率为 72.6 ± 1.95%。

3．离子治疗的临床结果　近年来，日本专门建立了为医疗用的粒子加速器并有了初步结果（表 1－7－3）。Miyamoto 2003 报告日本碳离子治疗非小细胞肺癌的结果。Ⅰ A 期 40 例，5 年生存率 42%，5 年肿瘤专项生存率 60%。Ⅰ B 期 41 例，5 年生存率 22%。5 年肿瘤专项生存率 40%。肺早期及晚期反应均不大。不难看出，重离子治疗的局部控制率明显高于常规放射治疗。

表 1－7－3　日本放射医学研究所碳离子治疗后 12 个月局部控制率

肿瘤	12 个月局部控制率（%）
头颈部肿瘤	83
肺癌	75
原发性肝癌	92
宫颈癌	70
前列腺癌	85

（殷蔚伯）

第八章 电离辐射的诱发恶性肿瘤效应

一、继发性恶性肿瘤和放射相关癌的发生

随着放疗的设备和技术不断进展，越来越多的肿瘤可获有效控制；某些儿童或青少年罹患的病种，由于肯定的疗效而长期存活下来；综合治疗成为普遍实施的策略因而毒副作用亦相叠加；另一方面，生存质量在受到越来越严格的衡量。在这种情况下，临床医疗 不断出现了新的问题。放射治疗是临床肿瘤学重要的治疗方式，电离辐射可以抑制肿瘤，但同时又可能诱发恶性肿瘤（radiation - induced carcinogenesis，RIC），看起来是一种悖论，但均有其合理的生物 - 物理学基础。RIC 反映医疗的一种成功同时继发医源性癌瘤又是一种不幸。例如，青少年女性霍奇金淋巴瘤（HL）患者放射治疗后的长期生存者，潜在有高于普遍人群自然发生乳腺癌的 RIC 乳腺癌的危险；睾丸肿瘤的患者放射治疗后可能诱发胃肠道和泌尿系统的恶性肿瘤和白血病；各种放射治疗中，不可避免许多的骨和大量结缔组织会受到非目的性的照射，从而导致放射相关 骨肉瘤和软组织肉瘤的发生，那么，越来越多的保存形体和功能完整的肿瘤术式辅助以放射治疗的临床策略，是否会导致不可以忽视的继发性肿瘤的问题呢。根据 Stanford 医学中心和 Boston 联合治疗中心的资料，病理诊断ⅠA ~ ⅢA 期预后良好型 HL，单予放射治疗或联合以化疗，疗后 15 ~20 年的随诊结果，有 41% ~45% 的患者最终死于 HL；12% ~16% 死亡于心血管疾病；26% ~29% 的患者死于继发性肿瘤。据此，我们完全有理由关注和讨论医源性肿瘤的问题。

继发性恶性肿瘤（second malignant neoplasm，SMN）可以认为是遗传学缺陷表现的易感性倾向和主要是化学药物和电离辐射对原发疾病的临床治疗，或遗传学因素和医源性因素相互关联所导致的结果，放射治疗所诱发的癌症（RIC）则是其中的一部分。由于原发肿瘤及其治疗方式的不同，成人所发生的 SMN 多为上皮型，而儿童多为胚胎型或骨和软组织肉瘤。除恶性肿瘤外，一些良性疾病的放射治疗，如儿童期头癣、胸腺过度增殖给予的照射；成人结核性关节炎、子宫内膜异位症、强直性脊柱炎、甲状腺增生、产后乳腺炎和乳腺小叶增生，如果采用了放射治疗，也存在 RIC 的问题。事实上，某些成人 SMN 的发生是儿童和青少年期非恶性疾患或恶性肿瘤成功治疗后的远期并发症，推测在接受照射后的 25 年中，SMN 的发生几率为 2.6% ~12.1%。电离辐射导致恶性肿瘤或白血病发生的流行病学证据还包括：原子弹爆炸后幸存者日后发生的种种不幸；结核病患者疗中/疗后频繁的透视和摄片以及辐射职业暴露的工作人群表现有为高的肿瘤发生率等。

在临床放射治疗中，当女性 HL 患者给予斗篷野（MF）照射时，乳房会受到直接的照射，即使是遮挡区亦会受到相当于 3% ~5% 的治疗剂量的照射；当保留乳房的手术或乳房切除术后辅助以放射治疗时，对侧乳房可能受到 5% ~10% 治疗剂量的照射；在上述两种常见的治疗形式中，部分的肺脏亦完全非目的性暴露于电离辐射。在 SMN 中乳腺癌和肺癌是常见的两种实体肿瘤形式，有报告认为乳腺癌放射治疗后对侧乳房发生 RIC 乳腺癌的相对危险度为 3.0 ~5.8，而 HL 放射治疗导致 RIC 乳腺癌发生的危险高于普通人群患乳腺癌危险的 75 倍，尤其当患者处于青春期时，而相当一部分 HL 患者是青少年。Stanford 医学中心 1 507 例 HL，疗后 15 年发生 SMN 的实际危险度为 17.6% ±3.1%，其中实体瘤 SMN 的发生率为 13.2% ±3.1%。在上述两种放射治疗后 10 年，非目的性受到照射的肺脏，同侧发生 RIC 肺癌的相对危险度为 8.1，如果患者不吸烟，相对危险度为 6.7，而如果吸烟，则上升高达 16.6；接受照射后 15 年，发生对侧肺癌的相对危险为 2.8。如癌症患者需要治疗，治疗需要采用电离辐射，则什么是患者的真正危险，哪一种危险是可承受的，医源性危险的接受限度是什么，所有可能发生的危险是否不仅医师，患者和家属也应了解，这种危险会否成为患者作出选择的理

由或医师拟定治疗方案的制约因素，这些都是需要我们面对的问题。

二、诱发恶性肿瘤研究的困难

1. 电辐射是一种弱致癌性因素，无论动物实验还是临床医疗，真正诱导发生的 RIC 只表现为小概率事件。

2. 在 SMN 中，诱导发生血液病的潜伏期可能较短，约 4 ~ 9 年；而诱导发生实体瘤或肉瘤均有很长的潜伏期，如甲状腺癌超过 15 年；皮肤癌 25 年；头颈部癌 20 ~ 25 年；乳腺癌 15 年；肉瘤 10 ~ 20 年，因此 5 ~ 10 年的较短随诊时间，很难获得有意义的数据。

3. 有一种癌症的患者，有更高于普通人群再患同一种癌或另一恶性肿瘤的可能性；恶性肿瘤的自然发生率和 RIC 发生的敏感性之间亦相关，因此对 RIC 危险度的估计显然是相对性的，很难对较自然发生率稍高一些的 RIC 发生率独立作出准确的判断。

4. 放射作为一种潜伏期很长的弱致癌因素而进行观测时，患者生存状态中可能同时存在的其他致癌因素就显得十分重要了，视野会变得相当复杂，如放射治疗同时联合使用的化疗药物，尤其是烷化剂；内分泌药物如己烯雌酚；其他医疗药物如苯妥英钠等。此外，职业和生活方式中也可能有其他致癌因素的同时存在，如砷剂接触或吸烟。

5. 受照组织体积越大，所照射剂量不太高时，发生 RIC 的可能性越明显，如可研究全身照射（total body irradiation，TBI）、半身照射（half body irradiation，HBI）和全淋巴结照射（total nodes irradiation，TNI）的 RIC 问题，但患者基因型可能存在的先天遗传学缺陷和疗后机体免疫状态不同程度的改变，使对 RIC 效应的认定变得复杂化。

6. 恶性肿瘤患者多为老年，他们的生理－病理状态中同时存在的其他异常和合并症可能构成着对生命更大的威胁，从而掩盖了 SMN 的表现。

7. 影响 RIC 发生的因素，已知有受照射时的年龄、照射剂量和照射后的时间等多种宿主因素，但对其他有独立或协同影响作用的物理因素，如射线的 LET、剂量率、分割方式等所知不多。

8. 临床均为回顾性研究或依据于流行病学的资料，普遍存在有方法学上的缺欠，如群体的选择性、统计方法、可比性、观察时限、解释的偏性等，造成研究结论相对纷纭。

三、诱发恶性肿瘤的生物学基础

恶性肿瘤发生的机制不是单一的，在恶性转化的过程中需要多种相关事件的发生，包括遗传缺陷造成的易感性背景、等位基因杂合性的丧失、染色体畸变或 DNA 突变等恶性转化的启动因素，以及宿主的生理病理性内在因素，如免疫状态和激素环境的促进因素，因此是一个多因素、多步骤的复杂转化过程。然而，无论是在恶性肿瘤自然发生或为电离辐射诱导发生的过程中，借以表现转化主要变异特征的初始事件则是相似的。虽然 RIC 的分子机制尚未十分明确，但是电离辐射作为动因，诱发了染色体的易位或缺失，导致了某些重要基因的激活或失能，从而改变破坏了细胞正常复制过程的启动程序，发生转化，对这样的一个基本机制，研究者还是共识的。放射作为动因或者通过功能表现性突变（“gain of function” mutation）释放基因的活性，使原癌基因转化为癌基因；或者通过功能丧失性突变（“loss of function” mutation）降低或消弭了肿瘤抑制基因的活性，最终造成细胞功能调控失常，阻抑分化，异常增殖，肿瘤形成。RIC 研究认为，其发生机制主要为抑制子的失能，其次为原癌基因的激活。肿瘤抑制基因的存在和程序死亡的准备在于调控或阻抑细胞周期的进程，使 DNA 被损伤了的细胞发生凋亡，而放射诱导的突变可能使细胞不启动死亡程序，细胞构成永生性，端粒酶的活性异常增强，维持染色体端粒不随细胞的每一次复制而缩减，这是 RIC 发生机制的重要的一环。

肿瘤抑癌基因的失活，需要两个等位基因功能的丧失（loss of hetorozygosity，LOH），在乳腺导管原位癌（DCIS）中，或一个浸润癌病灶周围表型正常的导管上皮细胞中，或乳腺小叶增生的细胞中，均发现有 LOH 的表现，这可以认为是乳腺浸润癌发生的伴随现象，亦可理解为乳腺局部高癌症发生倾向可能的一种区域易感性，电离辐射则可能通过 LOH 而成为 RIC 的促发因素。Wazer 对取自人类乳腺具有野生型 p53 活性的乳腺上皮细胞，给予 HL 治疗的模拟照射，30Gy，2Gy/次。照射后对 p53 蛋白表达丧失而表现有永生性的细胞进行 DNA 序列的检验，发现其一个等位基因丢失，而另一个缺失了 26 个碱基对的片段。将这些细胞注射给小鼠，结果 100% 诱发了肿瘤。这种照射导致的改变，提示了放射在 SMN 发生过程中的作用。在被照射的细胞中还发现有正常上皮特异基因-1（normal epithelial specific gene number 1，NES-1）表达的极度下降，在正常细胞中 NES-1 是充分表达的，编码丝氨酸蛋白酶和前列腺特异抗原的同系物。NES-1 可能是调控细胞生长和分化的另一肿瘤抑制基医。

在 RIC 机制的研究中，理论上来说，电离辐射可能直接作用于靶细胞，诱发恶性转化，但亦可能仅只是在靶细胞与宿主组织共存相融的关系中，加速了可能自然发生的癌变出现的时间。当利用放射线治疗肿瘤时，所利用的是电离辐射对 DNA 极限的破坏作用，而 RIC 机制中，所阐述的是一种电离辐射诱导一些表现转化特征的 DNA 改变的发生。Gray 认为，放射作为动因，肿瘤的发生可理解为低几率诱导转化效应和高几率细胞杀灭效应复合的结果，当剂量增加时 RIC 诱导效应下降，而当细胞杀灭效应降低时，RIC 诱导转化效应将上升。同样，Hall 和 Miller 亦证实，对一定的照射剂量，分割和延时会使灭活的生物效应下降，而肿瘤诱发效应相反会增强。对于 C3H/10T1/2 细胞，1.5Gy 的照射量，剂量的分割和延时将使细胞发生转化的几率增加，在 1.0Gy 以上时，剂量效应曲线显示为二次指数相关，而剂量 <0.3Gy 时，曲线斜率表现为正比相关。

四、诱发恶性肿瘤的遗传学背景

在 SMN 的发病机制中，作为促发因素的电离辐射或化学药物是重要的，然而与遗传学缺陷所导致的肿瘤发生的易感性亦密切相关，某种意义上来说，是更重要的因素。概括对 20 世纪 70～80 年代世界免疫缺陷癌症的回顾，携带有原发免疫缺陷综合征（PIDS）的家族成员，在其一生中发生恶性肿瘤的几率高达 15%～25%；获得性免疫抑制状态（如 AIDS）造成同样的易感性倾向。16 000 例肾移植患者，恶性肿瘤的发生率，NHL 上升 32 倍；肝胆癌症上升 30.4 倍；膀胱癌 5.5 倍；宫颈癌 4.7 倍；肺癌 2.4 倍。Kinlen 报告，肾移植者，非霍奇金淋巴瘤（NHL）（尤 CNS 部位）发生的 RR 显著上升，为 58.6，而基底细胞癌、恶性黑色素瘤和鳞癌的 RR 分别为 1.2，8 和 23。肿瘤易感性或免疫缺陷的遗传学背景导致高几率罹患癌症的生物学依据主要在于：可能激活原癌基因的病毒感染，控制程序失能，染色体的不稳定性，对生理性基因重组和 DNA 损伤修复失误的固定。例如，外周 T 细胞 DNA 随机性失误的发生率为 1/200～500，然而染色体背景的不稳定性将使几率上升 25 倍，在这些失误中遮蔽有表达恶性转化的畸变或突变。

美国多所医疗中心回顾了 1914～1984 年疗后存活超过一年的视网膜母细胞瘤（RB）患者，其中 961 例为遗传型，在 RB 诊断后的 5 年中，SMN 的累积发生率遗传型为 51.0% ±6.2%，而非遗传型相应仅为 5.0% ±3.0%；在遗传型 RB 中，接受过放射治疗者，累积发生率为 58.3% ±8.9%，而未放射治疗者，相应几率为 26.5% ±10.7%。Hawkins 报告，在儿童肿瘤，接受过放射的存活者中，累积骨肉瘤的发生率上升，对遗传型 RB 患儿为 7.2%，而对于非 RB 患儿，仅为 0.5%。这些资料典型地印证了遗传缺陷在 SMN 发生中的重要相关性。

多数肿瘤，或者说人类肿瘤的全部，都是以体细胞的突变为动因的，罹病可有两种途径，其一，如细胞原癌基因为反转录病毒启动而活化；另一途径即为癌症的遗传易感性基因，或称隐性癌症基因，如乳腺癌的 BRCA-1、BRCA-2；结肠癌的 MSH-1、MSH-2、APC、DCC；恶性黑色素瘤的 CDK-2 以及肾细胞癌的 RCC 基因等。BRCA-1 基因定位于染色体 17q21，乳腺癌家族携带突变 BRCA-1 的女性，70 岁时患乳腺癌的累积危险度高达 85%。这样的遗传学背景也会极易导致她们发生 SMN。显然，临床认为携带有隐性染色体断裂和修复障碍或处于先天性免疫缺陷状态遗传背景，如着色性干皮病、运动失调 性毛细血管扩张症、Wiskott - Alrich 综合征、Fanconi 贫血症或 Bloon 综合征的患者，潜在有同样的危险。

所谓遗传易感性基因，意味在其 DNA 基因组中已存在某种癌症发生相关的遗传学缺陷；例如上述视网膜母细胞瘤，40% 的病例为遗传型发病，具常染色体隐性遗传特征，所携带的基因异常涉及 Rb 基因或 13q 上抑癌基因的缺失或突变。Wilms 瘤的患儿在疗后亦有很高 SMN 的发生率，Li 报告，成功治疗后的生存者中，20 年累积 SMN 的发生率为 6% ±6%，且 SMN 均发生于接受过放射治疗或放线菌素 D 的患者。Breslow 报告，Wilms 瘤诊断后的 15 年中，SMN 的累积危险度为 1.6%，接受过放射治疗者相对危险度则更高，且阿霉素的治疗将使危险进一步上升。Wilms 瘤基因缺陷的遗传学位点定位于 11p13（WT1）和 11p15，其肿瘤相关基因的突变是可以延续传递的。在 Li – Fraumeni 综合征家族，基因组中已携带有 p53 基因内的突变；而 Le Beau 在实体肿瘤治疗相关急性髓样细胞白血病（tAML），发现有特征性 del（5q）和 del（7q）异常；Detourmignies 则报道治疗相关急性前髓细胞白血病（tAPL）和 tAML 携带有 t（15；17）、t（8；21）、t（9；11）和 inv（16）遗传学异常，临床表现有 SMN 较短的潜伏期。

依托于前面的论述，现在我们可以说电离辐射诱导肿瘤发生的敏感性是与某一恶性肿瘤的自然发生率相关联的，亦即，对 RIC 危险度的推测是相对性的，而非绝对。RIC 所导致某种癌症过高发生的危险性相对于其自然发生率，表达为以一个百分率相关，就动物实验资料而言，也证实了上述的这种相关性，且就某一特定肿瘤而言，小鼠诱发恶性转化的几率与人类 RIC 的危险几率是相似的。Fry 推测，每照射的一个 cGy 剂量，可能使 RIC 的危险几率上升 0.024 ~0.05。Phillips 和 Sheline 报告，骨 X 线片正常而受到了治疗性剂量照射的 2 300 例患者 5 年 RIC 骨肉瘤的发生率为 0.1%；而在 6000 例放射治疗过的患者中，其发生率为 0.03%。我们再来回顾一下有遗传基因缺陷或突变的病种，在 9170 例儿童肿瘤治疗后成功存活 20 年的病例中，累积骨 SMN 的发生率为 2.8%，然而对于 RB 患者，其危险几率上升，为 14.1%，对于 Ewing 肉瘤，则高达 22.1%，且其中接受过放射治疗的患者，其 RIC 发生的相对危险度为 2.7。

五、诱发恶性肿瘤的相关因素

潜在发生 SMN 危险的宿主生物学因素，放射治疗的物理因素以及外环境其他致癌因素的同期暴露均可能对 RIC 的发生产生影响。

（一）宿主因素

1. 年龄　儿童或青少年肿瘤患者在成功的治疗之后，25 年累积的 SMN 发生率为 2.6% ~12.1%。人类许多恶性肿瘤的发病率都是随年龄的增加而上升的，RIC 的发生率、肿瘤类型、潜伏期和临床转归亦与受照射时患者的年龄相关。从原子弹爆炸后幸存者的资料来看，年青人和老年者相对于中年人潜在更大诱发白血病的危险；而颈部受到照射后，青少年比幼儿更易于诱发甲状腺癌；强直性脊柱炎采用放射治疗后，随治疗时年龄的增加，诱发白血病的几率上升。关于视网膜母细胞瘤和 Wilms 瘤放射治疗后 RIC 的危险已在前文陈述。在儿童髓母细胞瘤、横纹肌肉瘤、HL 和急性淋巴母细胞型白血病的治疗中，颈部区域受到照射，发生甲状腺癌的危险度上升。Stanford 医学中心，儿童 HL 患者，疗后 RIC 甲状腺癌的发生率为 0.8%。Ewing 肉瘤治疗后有很高骨肉瘤的发生率，多医疗中心资料的分析报告，诊断后 20 年，SMN 的累积发生率为 9.2%，而继发性肉瘤的发生率为 6.5%。患有头癣的儿童接受照射后，CNS 肿瘤，包括脑脊膜瘤和胶质瘤的发生率均上升。Neglia 报告，儿童急性淋巴母细胞型白血病在接受脑预防照射后，RIC 的相对危险度为 21.7，而年龄 <6 岁是重要的危险因素。在为异体骨髓移植准备，实施全身照射后，RIC 实体肿瘤的累积危险度，13 年后为 8.3%。

年龄因素事实上还包含有下述的生物学含义，机体某些器官和组织需要顺应机体不同生理发育阶段的内分泌环境而进行增殖和分化，但也正因此成为了相应组织发生转化和癌变在不同阶段的差异倾向性的依据。例如，乳腺组织，乳腺导管和滤泡上皮细胞在青春期接受雌激素的作用而表现有活跃的增殖和分化；在发育成熟期和妊娠期，接受雌激素和孕激素的共同作用而表现有更强的增殖和分化能力，处于对卵巢激素最为敏感的阶段时，同时也潜在最大恶性转化发生的可能。在首次足月妊娠和泌乳后，上皮细胞分化完成，干细胞对各种致癌因素作用的敏感度下降。动物模型的实验资料支持这一认识，8 周龄大鼠照射 1.2Gy，较 17 周龄时受到照射，乳腺癌的诱发几率要高 2 倍；处于妊娠期和哺乳期的大鼠，电离辐射诱发乳腺癌的机会最大；而在子宫内期时受到照射，则不会诱发乳腺癌。从原子弹爆炸后生存者和年幼时甲状腺接受过照射患者的资料来看，婴幼儿阶段暴露于辐射，即可能导致乳腺癌发生率的上升，有报告女童 HL 治疗后，继发性乳腺癌的累积发生率高达 12.5%。一致认为，从青春期到 30 岁年龄段，女性 HL 患者放射治疗后有最高 RIC 乳腺癌发生的相对危险度（RR）。Bhatia 报告 483 例 <16 岁女性 HL 患者，接受放射治疗 ± 化疗后，10 ~ 16 岁年龄组相对于 <10 岁年龄组，有显著为高乳腺癌的危险性，RR 6.7（95% CI，1.2 ~ 28.6）。Hancock 报告 885 例女性 HL，放射治疗 ± 化疗后，<15 岁组 SMN 乳腺癌的 RR 为 136（95% CI，34 ~ 371），而 >30 岁组，RR 仅为 0.7（95% CI，0.2 ~ 1.8）。Aisenberg 报告同样临床情况，≤19 岁；20 ~ 29 岁和≥30 岁者，RR 分别 56（95% CI，23.3 ~ 107）；7.0（95% CI，2.3 ~ 16.4）和 0.9（95% CI，0 ~ 5.3）。Swerdlow 报告 2085 例女性 HL 放射治疗后，RIC 乳腺癌 RR 为 2.5（95% CI，1.4 ~ 4.0），而其中 <25 岁者 RR 为 14.4（95% CI，5.7 ~ 29.3）。显然，RIC 乳腺癌的相对危险度随受到照射时年龄的上升而明显下降。

2. 性别 RIC 在两性有相似的病理类型分布和相似的危险几率。Parker 分析头颈部照射后 RIC 的分布，其中 59% 为男性，肿瘤类型亦两性相似。有报道结核病患者反复胸透拍片后，男性继发性乳腺癌的几率亦上升。男性乳腺大体上由导管构成，而缺乏小叶成分，结构相似于女性青春发育期前的阶段，因此男性 RIC 乳腺癌的 RR 和潜伏期相似于女性成熟期前受到照射时的诱发癌特征。

3. 基因型　宿主基因型是影响 RIC 易感性的重要因素，已在前文论述。一般而言，已发生过一个癌症的患者，较普通人群有更高的危险性再发生另一个肿瘤，这与体内外复杂的遗传和环境因素相关，因此，有时很难对于较一种癌症的自然发生率或重复癌的几率稍高一些的 RIC 危险性作出准确的估计。Buiatti 追踪 19 252 例成人原发结肠、直肠、肺、胃和乳腺的癌症患者，其中 463 例（2.4%）发生了另一个癌肿，似有如下的相关性：原发直肠癌和继发性肾癌；原发结肠癌和继发性卵巢癌；原发乳腺癌（除另一侧乳腺癌外）和继发性直肠癌，当然并非所有的 SMN 都是医源性的原因。

4. 组织体积　如果 RIC 与受照细胞的总数量相关，则在临床放射治疗中结缔组织可能是被笼罩于照射体积中数量构成比最大的组织系。的确，在低 LET 射线的治疗中，RIC 最常见的组织型是软组织肉瘤（radiation - induced sarcoma，RIS），然而原子弹爆炸后生存者的资料分析似并未提示发生于结缔组织、皮肤和脉管系统的 RIS 有格外增高的发生率。

5. 照射后时间的延续　诊断 RIC，照射后至发生的间隔时间是一个重要的参照因素，尤其 RIC 与原发肿瘤组织来源相似时，更需分辨一下是否是原发肿瘤并未控制的继续。一般而言，SMN 白血病的潜伏期为短，约 4 ~ 9 年，而 RIC 实体肿瘤多有较长的潜伏期，如 RIC 甲状腺癌超过 15 年；皮肤癌 25 年；头颈部癌 20 ~ 25 年；软组织肉瘤常需 10 ~ 20 年。然而，目前普遍认为，上述一般的规律性并不排除照射后短期内即发生 RIC 或 RIS 的可能性，即使短于两年，亦可能作出诊断。Hancock 报告女性 HL 患者照射后，追随观察 <15 年，RIC 乳腺癌的 RR 为 2.0（95% CI，1.0 ~ 3.5），而≥15 年，RR 则为 13.6（95% CI，7.9 ~ 18.2）。从多项类似的报告来看，HL 治疗后发生 RIC 乳腺癌的平均时间为 15（4 ~ 20）年，故继发性乳腺癌出现时患者的一般年龄多在 30 ~ 45 岁。是否在疗后 15 年 RIC 达到一个平台，亦或随照射后时间的继续延长而 RIC 的 RR 持续上升，目前缺乏相关的资料。

6. 宿主对其他致癌因素的暴露　电离辐射事实上是一种弱致癌因素，如果患者同时还暴露于其他的致癌因素，而未予充分的考虑，则 RIC 的危险度会变得十分模糊。实际上，基因型所携带的倾向性；外科治疗的方式；同期使用的化疗药物；全部治疗完成后机体的免疫抑制程度以及患者职业或生活方式中隐藏的某些因素，均可能放大 RIC 的危险度，有些甚至是很强的影响因素，如化疗的烷化剂；替代性雌激素；可导致淋巴细胞过度增殖的化学或病毒感染因素以及吸烟等。Hancock 报告 HL 放射治疗 RIC 乳腺癌的 RR 为 0.8（0.1 ~ 2.5），而加用 MOPR 化疗者，RR 上升为 6.3（3.1 ~ 11.6）。在临床观察中，亦有相反结论的报告，如 Gervais - Fagnou 分析 427 例≤30 岁女性 HL 疗后 SMN 乳腺癌的发生率，单予放射治疗者为4.6%，而放射治疗合并化疗者仅为2%。吸烟对于胸腔受到照射后RIC肺癌的发生很重要，同侧肺照射后10年发生RIC肺癌的RR为8.1，其中不吸烟者为6.7，而吸烟者高达16.6。Lavey报告313例HL、686例NHL疗后发生SMN急性白血病的几率，联合放化疗组较单予放射治疗组RR明显上升，但并未高于单纯化疗组。显然，烷化剂和吸烟可能是更强的致SMN因素。

（二）放射物理因素

1. 总照射剂量 从RIC发生机制的生物学理论来判断，对于低LET（linear energe transfer，线性能量传输）射线照射，当处于低照射剂量水平时，RIC的诱导效应为明显，亦即随每单位照射剂量的增加，RIC危险度上升，细胞发生恶性转化的几率与给予剂量的平方成比例。然而，随照射剂量持续的累积，射线的杀灭效应愈趋主导，依然潜在有转化可能的细胞数量明显减少，因此RIC的危险度由低水平上升达一定高度后，则会随总剂量的增加而下降。这与动物模型中，小的总照射量却相应于高危的RIC是符合的，临床亦有相似的报道，只接受几个Gy的照射后即可能诱发甲状腺癌、乳腺癌和白血病，而临床常规治疗中，给予超过45Gy更高剂量的照射时，相应RIC的几率并未增加。理论上来讲，似乎RIC更应多发生于临床照射体积的周围，然而缺乏这方面的证据，临床治疗的总剂量多在中、高量范围，分析结果多随剂量的上升而RIC危险度增高。对不同类型的肿瘤，相应于每单位照射量的RIC危险度是不同的。Boice报告41 109例乳腺癌，接受包括放射的治疗后4年，对侧RIC乳腺癌的发生率为2.7%，对侧乳腺受到非目的性照射的剂量从2Gy上升到4Gy，其RR相应由1.54上升到2.35。Tinger报告152例女性HL，MF照射，≤40Gy，RIC乳腺癌的RR为2.6，而>40Gy，RR为6.2。Bhatia分析同样的临床情况，20～40Gy相对于<20Gy，RR为5.9（95% CI，1.2～30.3）。

2. 照射的剂量方式 多种不同的剂量方式，均可能诱导恶性肿瘤的发生，如单次照射，典型的例证为原子弹爆炸的受害者；长期不确定性的职业暴露，如辐射工作者；不规则几次照射剂量的累积，如婴儿期甲状腺受到照射，规则的几周时日每日照射量的累积，如临床治疗。动物模型的资料提示，低LET射线一定剂量分割方式的照射，降低了RIC的危险几率，但在很低的剂量时，则RIC又会上升。Sheline报告，放射方式抑制垂体腺瘤，当较少分次，较大分割剂量的照射时，几乎所有的RIC都发生在照射体积内。大家知道，LQ模式认为较少次数累积一定剂量的照射方式，要比较小剂量多次累积的方式所造成的正常组织损伤为重，显然RIC发生与剂量方式的相关实质上是与正常组织的损伤程度相关。高LET射线照射，则分割剂量和延长时限将使RIC危险度上升。

3. 剂量率 美国国家辐射防护委员会（NCRP）认为，低LET射线照射时，低剂量率照射RIC的效应要相对于高剂量率照射弱2～10倍。辐射诱发卵巢肿瘤的动物模型实验证实，当每小时的辐射量由112cGy降到1.75cGy时，剂量率效应表现为下降斜率的线性相关。这表明RIC的发生需要在较短的时限内和相对为小的体积内发生两个或更多，以电离辐射为原因而恶性转化为结果的相关事件。高线性能量传输射线造成穿射介质高密度的电离，因此在相对不大的体积内可能几乎同时导致多个相关事件的发生，所以剂量率的效应不明显。

4. 剂量体积和剂量分布 原则上来讲，受照射体积细胞密度越大，RIC的危险度越高，但缺乏具体比对资料的证实。近距离组织间照射时，剂量分布的不均一性是难于避免的，但无证据表明，RIC几率上升。曾认为设备和技术的进步，降低了骨的吸收剂量，可相对降低RIC骨肉瘤的发生率，然而针对性设计的实验研究表明，高低压照射阶段，RIC无相对危险度的差异。

5. 放射线质 低LET、高LET和快中子束不同质的射线，诱发恶性肿瘤的规律亦不等同，与RIC效应相应的RBE尚未建立。中子束诱发白血病的效应与高LET线束相似，重粒子束（>500keV/μm）照射的RIC危险度可能类似于低LET射线。实验表明，哺乳动物细胞恶性转化的发生率，于低LET射线，与照射剂量的二次幂相关；于高LET射线，与剂量一次线性相关。随剂量的降低，以RIC为效应的特异RBE值将增加，低LET射线将逐渐过渡向高LET线束的线性剂量相关。对于某些类型靶组织的RIC，高LET射线的RBE可达5。

六、电离辐射诱发的癌

电离辐射几乎可致所有各种受到照射的组织发生转化，可诱导发生几乎所有各种类型的肿瘤，最常见的是发生于结缔组织的肉瘤；上皮型癌肿中则以乳腺癌和肺癌常见；诱发实体肿瘤的危险性为诱发白血病几率的约5倍。我们并不能从组织形态特征上去区别原发性或继发性癌肿，但似乎RIC的侵袭性和恶性度要高于同型自然发生性病变。动物实验证实，γ射线照射小鼠，尤其是低剂量率和多分割照射方式时，所诱发Harderian腺肿瘤的致死性更强。临床Hancock报告，女性HL，30岁以前接受放射治疗的患者，死亡于乳腺癌的相对危险度为23（95% CI，10.0～45.4），绝对危险度为10.8，高于流行病学统计每年每10万人口的死亡危险。在其他一些方面，文献认为RIC亦表现有某些特征性，如自然发生的乳腺癌位于中央区的约占20%，而RIC乳腺癌40%～50%位于中央区；自然发生的乳腺癌同期或先后双侧罹病的几率为0.3%～3.0%和7%～12%，而HL放射治疗后RIC乳腺癌同期或先后双侧诱发癌的几率为21%和29%。在原发肿瘤的治疗方式和SMN类型方面似无明确的相关关系。

通常认为，原发头颈部的恶性肿瘤照射后，RIC的潜伏期为10～25年，照射剂量可以很低，2～6Gy，但RIC甲状腺癌可能曾接受的照射剂量均相对较高。Seydel报告1 464例原发头颈部癌，放射治疗后23例发生了野内/外的SMN，几率1.6%，其中放射治疗后生存超过5年的611例患者，RIC的几率为1.5%。Parker和Enstrom报告UCLA治疗的2 151例头颈部癌，其发生于头颈部的SMN的危险度超过2.5/年·1000人，这一几率大于单外科治疗后同样追随期内发生第二个头颈部癌的可能性。Som和Peiner报告7例喉癌患者，放射治疗后17年，2例发生了环后癌，Lawson和Som报告，喉部在接受照射后，RIC的几率为10%。Boysen和Loven报告714例头颈部癌疗后存活者中，81例患者（11.3%）发生了84个SMN病灶，相当于生存者中每年有3.5%发生SMN，其RR为2.4；疗后存活的时间越长，累积SMN的比率就越高，需要临床给予的关注已相似于局部复发的危险。脑组织在受到照射后亦有放射相关脑肿瘤发生的报道，最常见的为RIC脑脊膜瘤和高分级的星形细胞瘤。在垂体瘤的放射治疗中，当成年患者，小野、常规剂量时，RIC的几率低，但如患者年龄小，大野高量照射，RIC的危险性增加，且有相对为短的潜伏期。

皮肤受到照射后可能诱发皮肤癌，可以是基底细胞癌或鳞状细胞癌，在相对低剂量照射后最常发生的组织类型则是基底细胞癌。其他上皮组织在受到照射后有同样的危险，如纵隔在受到照射后所诱发的食管鳞癌。睾丸恶性肿瘤的患者放射治疗后有很高的存活率，追踪发现可发生食管、肺、结直肠、膀胱和盆腔脏器的多种SMN，多发生在照射范围以内。Glanzmann报告，其发生率为5.5%；Moller报告，其危险度为1.2～2.3，其中发生白血病的危险度为2.4，而软组织肉瘤为3.0。

骨髓受到高剂量的照射会导致完全的失活和功能丧失，低于失活剂量的照射则可能导致突变的发生。电离辐射所导致的实性肿瘤潜伏期很长，且随时间的延长危险性上升，而放射相关的白血病则多出现在照射后的几年内，10年后相对危险性下降，15年后则恢复到正常人群的发病水平。Storm报告低于失活剂量照射后，诱发急性非淋巴母细胞型白血病（ANLL）的RR为3.5；Curtis报告，照射后发生ANLL或骨髓发育不良综合征的RR为2.4，但Hutchinson报告宫颈癌照射后5年，白血病的发生率并无显著的上升。SMN白血病的发生，化疗是更强的诱发因素，Swerdlow报告HL治疗相关白血病出现的RR为16.0，然而其中仅接受放射治疗的患者RR很低，仅2.5，且未达到统计学显著意义的差异。Valagussa报告，米兰国家癌症研究所1 329例主要是成人HL，接受ABVD+RT治疗的患者，中值随诊8.5年，无ANLL发生，而接受MOPP+RT治疗者，2.7%（9/335）发生了ANLL。Tucker报告，放射相关白血病均有很强的致命性，而放射相关实体瘤在1.6年后仍有45%存活；放射相关NHL在诊断后2.1年的存活率为55%，均较RIC白血病预后为好。

HL疗后SMN发生的临床研究报告较多，前面已提供了相当一些资料。Swerdlow回顾了Royal Marsden医院2 846例HL，疗后15年SMN的发生率，儿童为9%，成人为11%～12%，其中结肠、肺、甲状腺和骨继发性实体瘤的 RR 分别为 3.2、3.8、9.4 和 15.2。Tucker 报告 Stanford 医学中心 1 507 例 HL，疗后 15 年，全部 SMN 的实际发生危险度（AR）为 17.6% ±3.1%，其中实体肿瘤为 13.2% ±3.1%；白血病的发生率在 10 年时达到一平台值 3.3% ±0.6%；继发 NHL 的几率在 15 年时缓慢增加到 1.6% ±0.7%；继发肺癌的 RR 为 7.7，且全部发生在吸烟的患者。

在乳腺切除术或保留乳房手术后辅助以放射治疗，关注的问题是，这是否会导致对侧乳房由于可能受到 5% ~10% 治疗剂量的照射而使 RIC 乳腺癌的危险性上升。文献报告其 RR 在 3.0 ~5.8 之间，但 Levitt 和 Mandel 认为主要的报告均存在有分析方法学上的缺陷而使 上述危险度的估计偏高。Lavey 回顾 Duke 大学医学中心无转移乳腺癌疗后 10 年追随的资料，认为放射治疗并未增加对侧乳腺发生另一个癌的危险性，其中 407 例单外科治疗者，AR 为 8.7，RR 为 4.2；226 例术后化疗者，AR 为 1.7，RR 为 1.1；140 例外科手术辅以术后放射治疗者，AR 为 3.3，RR 为 2.1；303 例手术、术后放射治疗、化疗者，AR 为 1.4，RR 为 0.5。或许，我们尚不能做出结论，乳腺癌术后乳房和胸壁的照射导致了 RIC 更高的危险性；我们需要更长时间随诊资料的证据。

七、电离辐射诱发的肉瘤

晚期效应的统计学调查已明确，电离辐射为继发性肉瘤的诱发因素之一。放射诱导间质组织发生恶性转化所形成的肉瘤称为放射诱发肉瘤（RIS），或放射相关肉瘤（radiation - associated sarcoma，RAS），或放射后肉瘤（postradiation sarcoma，PRS），可发生于多种恶性肿瘤或良性疾病的放射治疗后。一般认为，RIS 的发生率 <1%，如 Tountas 报告，各种类型的癌症患者在其初始治疗时被意外照射到了的骨，以后发生 RIS 的几率为 0.02%；在存活已超过 5 年的患者中，RIS 骨肉瘤的发生率为 0.035%。Storm 回顾了丹麦 24 970 例侵袭性宫颈癌和 19 470 例原位癌，疗后超过 30 年的追踪资料，发现 SMN 的发生率为 64/年·10000 人，相对危险度为 1.9，增殖活跃的上皮组织和骨髓细胞更易于诱导发生转化，而结缔组织肉瘤的发生率亦显著增加。

临床报告 RIS 发生的年龄域很宽，从 3 岁到 81 岁。儿童肿瘤患者治疗后 25 年 SMN 的累积发生率可高达 12%，而接受过放射治疗者为 17%。在发生于照射野内的肿瘤中，<2% 为肉瘤。RIS 中最常见的组织学类型为分化不良的骨肉瘤或恶性纤维组织细胞瘤（MFH）。Huvos 分析了 Sloan - Kettering 纪念癌症中心 66 例继发性骨肉瘤，其中 24 例为原发病灶在骨而接受放射治疗，42 例骨为非目的性照射，其骨吸收剂量均在 16.6Gy 以上，潜伏期为 10.5（3.5 ~33）年。Laskin 报告 53 例 RIS，其中 MFH 占 68%，而 Murray 报告 80% 的 RIS 组织学为高分级的肉瘤，其他 RIS 可见的病理类型还包括有梭形细胞肉瘤、纤维肉瘤、横纹肌肉瘤、滑膜肉瘤、血管肉瘤、软骨肉瘤和骨髓纤维肉瘤等。照射后子宫发生的肉瘤均属于 MMMT（malignant mixed mullerian tumor），现代概念认为是一种组织化生的肉瘤样癌（metalplastic carcinoma），而不是癌与肉瘤的混合体。

现代文献报告的 RIS 发生的潜伏期已不再遵循 Cahan 最初所提出的 5 年以上的判断标准。Robinson 报告最短的潜伏期为 1.2 年；Murray 报告为 1.9 年，而最长者可达 50 年。Kim 报告 20 例放射相关软组织肉瘤，中位值潜伏期为 12（3 ~40）年；27 例放射相关骨肉瘤，中位值潜伏期为 11(4 ~27) 年。发生横纹肌肉瘤的潜伏期显然较其他 RIS 肉瘤为短，认为横纹肌肉瘤本身就具有发生第二肿瘤，尤其是肉瘤的遗传易感性倾向，因此对辐射诱导转化的发生更为敏感。发生于儿童或成人的 RIS，潜伏期并无明显的差异。

RIS 的诱发与照射剂量相关，动物实验和儿童骨肉瘤疗后追随的研究，均获高量高危的结论。LESG（late effects study group）报告，9170 例各种类型的癌症患者，在接受放射治疗 2 年后，其中 64 例发生了骨肉瘤（0.7%），分析认为照射量 <10Gy 的 RR 为 0.6，而 >60Gy 者 RR 为 38.3，表现了明确的剂量相关性。是否高能射线或高量累积会导致 RIS 的潜期相对缩短，目前尚无结论性的认定。Murray 报告诱导发生 RIS 的平均照射量为 48Gy，中值剂量 49Gy。认为受到低剂量的照射，同样可诱导 RIS 的发生，然而原子弹爆炸时受到 6Gy 辐射量的存活者，其肉瘤的发生率并无显著性增加。巨细胞瘤受到照射后发生的 RIS，据报告，剂量均在 40Gy 以上。

RIS 的诊断标准最初由 Cahan 于 1948 年提出，以后诸多学者不断予以讨论，我们建议可参考下述要点来进行判断：

1. RIS 所发生曾接受照射的区域，在照射前组织病理学和/或临床影像学均无已存在肉瘤的证据，以尽可能排除与放射治疗无关诱因所导致的自发性肉瘤。

2. RIS 有组织病理学的证实，明确为与原治疗肿瘤不同的病理诊断。组织形态学描述不能提供 RIS 的鉴别。

3. 曾接受照射，RIS 发生于 5% 等剂量线范围以内。

4. 一般有相对为长（10～20 年）的潜伏期，但亦接受 <2 年的短暂潜伏期。

RIS 的预后明显为差，组织学的高分级导致病变更具局部的侵袭性。治疗依然首选外科根治性切除术，但常会受到限制而难于实施；由于原放射治疗导致的纤维化，化疗没有满意的疗效；仍不排除放射治疗联合以手术会成为实际的选择，但再度放射治疗会受到曾照射过正常组织及结构剂量耐受阈的限制。Murray 报告 20 例 RIS，挽救治疗的中值存活期仅为一年。尽管如此，RIS 不应成为大量临床常规根治性或姑息性放射治疗，在作出决策时考虑的限制性因素。

八、电离辐射诱发恶性肿瘤危险性的对策

已发生了一个恶性肿瘤的儿童，生存下去，本身即已存在着高危发生第二个恶性肿瘤的可能性，基因缺陷、各种治疗方式、疗后机体的免疫状态以及环境和生活方式的某些因素均可使 上述的可能性被放大和实现。当然，严格放射线的应用，消除各种协同因素以及对于潜在 SMN 的长期生存者进行适宜的医疗监视，可认为是对 RIC 危险性的临床对策总则。我们以 HL 治疗后 RIC 乳腺癌为例，各医疗中心的监视计划虽然不同，但倾向于认为：没有足够的证据反对或支持乳腺自我检查的意义，然而积极的影像学检查和发现病灶后的活检，使 80% ～90% 的 RIC 获得了诊断。因此，无论患者年龄，HL 治疗后 8 年应开始每 6 个月一次的体检，每年一次的乳腺 X 线检查；或 25 岁时拍摄乳腺基线片，开始每 6 个月一次的体检，每 2～3 年一次 X 线检查，40 岁以后则改为每年一次。

化疗导致的闭经状态可降低乳腺癌发生的危险，但低雌激素水平导致的症状群和骨代谢以及心血管功能方面的改变有时又会需要外源雌激素的替代治疗（hormone replacement therapy，HRT），则又逆转了闭经状态的预防作用。抗雌激素（tamoxifen 和 raloxifene）的化学预防研究认为，可能更适于成熟期前诱导闭经状态的患者，而不适于 HRT 的患者。另一途径则是在 HL 放射治疗期间给予口服避孕药物或 LHRH/GnRH，实施卵巢激素阻断，达到化学预防的效果，但需要进一步的证实。

光线增多以后，更多的阴影也会随之而来。当我们讨论放射治疗可能带来 RIC 问题时，纵观所有的医疗手段，可能不同程度地均存在有阴影的问题。化学药物（尤其是烷化剂）是更强的 SMN 诱发因素，已如前述，外科也同样存在相似的危险。治疗膀胱外翻症，实施输尿管乙状结肠吻合术，可能导致发生于吻合口位置的结肠腺癌，其发生率为 9.9/1000，中值潜伏期为 22 年，而在普通人群的发生率仅为 9.9/100000。在乳腺癌根治术后，可能发生的后遗症之一是局部结构的淋巴水肿（Stewart - Treves 综合征），而这是诱导发生血管肉瘤的原因，发生于淋巴水肿区而非术后照射区。外科更大的阴影问题是手术和麻醉意外死亡，尤其是对于普遍年龄为高、体能下降的癌症患者，Ziffren 报告根治性颈清扫的手术死亡率，对于 60～69 岁、70～79 岁和 80 岁以上的患者，死亡率分别为 3.1%、3.7% 和 18.1%。Vacanti 报告 58 078 例患者的麻醉意外死亡率，相应于体能状态Ⅰ、Ⅲ和Ⅴ级，分别为 0.07%、1.40% 和 8.10%。更何况，手术和麻醉意外基本上是即时发生且不可逆转的死亡，而 RIC 有相当长时间的潜伏期和仍有救治的可能，这使得患者生命受到的威胁趋于缓和。

RIC 威胁趋于缓和的另一原因是其漫长的潜伏时间。癌症患者多数是高龄者，虽然各种癌症的疗效不同，但多数患者已难能再保持其年龄的预期生命时间，这使得相当一部分 RIC 的威胁已被掩盖，而对于治疗后获得了相当长时间的存活者而言，不应该否认是放射治疗使他们的生命和健康获益，对

于不幸发生的 RIC 病灶的控制，综合的治疗，其中包括放射依然会发挥作用。

电离辐射可用于癌症的治疗，这是事实，电离辐射可诱发恶性肿瘤，这是另一个事实，不存在没有阴影的光线。放射治疗对于临床肿瘤学的意义，在于其相对外科覆盖面更大的肿瘤局部控制方面肯定的疗效，当疗后长期获得了治愈的患者发生了 RIC 问题时，恰也证明了放射治疗的成功，这就使得我们面对一个原发癌症患者的治疗策划时，虽然了解对于流行病学意义的这一群体存在有预期小几率 RIC 的危险，我们依然会竭尽放射治疗的优势，为具体的一位患者去争取最大限度的、也是最现实的治疗利益。Coleman 作了一项让放射治疗医师更有信心的推测，假定 7 000 个新病人，放射治疗 30% 可获治愈，如果存活 5 年，发生 SMN 的几率为 12%，其中 75% 为 RIC，25% 与其他复杂因素相关，那么我们可以获得 27% 的实际 5 年生存率，挽救 1 905 例患者；而如果我们更积极完善的治疗，使治愈率提高 1 倍，同时 SMN 的危险性也上升 1 倍的话，我们最终可以获得 49% 的整体生存率而挽救 3 419 例患者。显然，电离辐射诱发恶性肿瘤的效应不应成为临床治疗抉择的限制性因素。

（刘新帆）

第九章 展 望

近年来，由于电子计算机及影像学的发展，放射治疗有了飞速发展，由二维放射治疗发展为三维，四维放射治疗。主要是，目前已经能做到精确定位，精确设计以及精确治疗。在更好的保护正常组织的前提下，提高肿瘤剂量以期提高而控制率，进而提高生存率及生存质量，这在放射治疗前列腺癌已证实。鼻咽癌调强放射治疗的初步结果也给予证实。立体定向放射治疗一些早期病变也玟得进展，如最近，日本放射治疗学者治疗早期非小细胞肺癌也取得可喜的苗头。肿瘤内有生长活跃的部分，有坏死区，乏氧的癌细胞，肿瘤的周围也还有亚临床病灶是众所周知。它们的致死剂量不一，调强放射治疗（intensity modulated radiation therapy，IMRT）可以做到给予肿瘤内不同区域不同剂量，但目前影像学还不能提供上述信息，随着影像学的发展如 PET，fMRI，MRS，分子显像，基因显像等，可能在不远的将来提供上述信息，放射治疗对不同肿瘤，同一肿瘤不同的部位照射不同的剂量。肿瘤在照射过程中体积及位置的变化，摆位的误差，器官运动特别是呼吸运动带来肿瘤位置的变化，给精确治疗带来了困难。门控系统等尚不理想，进而发展了影像引导放射治疗，剂量引导放射治疗及自适应放射治疗。

肿瘤放射生物学研究如时间 - 剂量，放射效应预测指标，放射增敏剂，放射防护剂都有了进展。Sasse 2006 年荟萃分析阿米福汀可以减轻放射治疗毒副作用并提高了肿瘤的完全缓解率。特别是近年来放射治疗与化疗的综合治疗提高了一些恶性肿瘤的生率及患者的生存质量。

（殷蔚伯）

参 考 文 献

1. Tubiana M. The role of local treatment in the cure of cancer. Eur J Cancer, 1992, 28A: 2061 ~ 2069.
2. 陈光耀. 放射线诊断和治疗学在中国大陆和台湾的发展史. 放射治疗与肿瘤学，1995，2: 1 ~ 10.
3. Andrews JR. Benefit, risk and optimation by ROC analysis in cancer radiotherapy. Int J Radiation Oncology, Biol Phys, 1985, 11 : 1557 ~ 1562.
4. Koukourakis M, Hlouverakis G, Kosmoa L, et al. The impactof overall treatment time on the results of radiotherapy for non small cell lung carcinoma. Int J Radiation Oncology Biol Phys, 1996, 34 (2): 315 ~ 322.
5. 陈明，赵森. 非小细胞肺癌放疗中的时间 - 效应关系. 中华放射肿瘤学杂志，1998，7 (3): 193 ~ 198.
6. 屈会起，林珊，邱明才. 积极发展循证肿瘤学. 中国肿瘤，2001，10 (8): 435 ~ 437.
7. Cox JD. J Clin Oncol, 1990, 8 (9): 1543 ~ 1555.
8. Saunders M, Dische S, Barret A, et al. Continuous hyperfractionated accelerated radiotherapy (CHART) versus conventional radiotherapy in non - small - cell lung cancer: A randomized muticentre trial. Lancet, 1997, 350 : 161 ~ 165.
9. 施学辉，吴根娣，刘新伟，等. 后程加速超分割放射治疗食管癌的长期疗效. 中华放射肿瘤学杂志，1997，6 (1): 12 ~ 15.
10. Evans IC, Bergsio P. Radiolog 1965, 84 : 709 ~ 717.
11. Tarnawski B, Skladowski K, Maciejewski B. Prognostic value of hemoglobin concentration in radiotherapy for cancer of supraglotic larynx. Int J Radiat Oncol Biol Phys, 1997, 38 (5): 1007 ~ 1011.
12. 黄晓东，易俊林，高黎，等。放疗前贫血对鼻咽癌预后的影响. 中华放射肿瘤学杂志，2006，15 (2): 73 ~ 76.
13. Dunst J, KuhntStrauss HG. et al. Anemia in cervival cancer: Impact on survival, pattern of relapse, and association with hypoxia and angiogenesis. Int J Radiat Oncol Biol Phys, 2003, 56 (3): 778 ~ 787.
14. Henke M, Laszig R, Rube C, et al. Erythropoietin to treat head and neck cancer patients with anaemia undergoing radiotherapy: randomised, double - blind, placebo - controlled trial. Lancet, 2003, 362: 1255 ~ 1260.

15. Leyland – Jones B. Breast Cancer Erythropoietin Trial (BEST) Breast cancer trial with erythropoietin terminated unexpectedly. Lancet Oncol, 2003, 4 : 459 ~ 460.
16. 王淑莲，刘跃平，孙倩，等译. 放射肿瘤学——治疗策略与实施. 天津科技翻译出版公司，2000.
17. Sasse AD, Clark LG, Sasse EC, et al. Amifostine reduces side effects and improves complete response rate during radiotherapy: Results of a meta – analysis. Int J Radiat Oncol Biol Phys, 2006, 64 (3): 784 ~ 791.
18. Schmitt G & Wambersie A. Review of the results of fast neutron therapy. Radiother Oncology, 1990, 17 : 47 ~ 56.
19. Budach V. The role of neutrons in radiooncology – A critical apprasal. Strahlenther Onkol, 1991, 17: 677 ~ 692.
20. 高黎，徐国镇，殷蔚伯，等. 鼻咽癌高剂量率近距离治疗的近期疗效. 中华放射肿瘤学杂志，1992，1 (2): 86.
21. 高黎，徐国镇，肖光莉，等. 鼻咽癌外照射及近距离治疗的前瞻性随机分组研究. 中华放射肿瘤学杂志，1997，6 (4): 206 ~ 211.
22. Egger E, Schalenbourg A, Zografos L, et al. Maximizing local tumor control and survival after proton beam radiotherapy of uveal melanoma. Int J Radit Oncol Biol Phys 2001, 51 (1): 128 ~ 147.
23. Miyamoto T, Yamamoto N, Nishimura H, et al. Carbon ion radiotherapy for stage I non – small cell lung cacer. Radiother & Oncol 2003, 66 : 127
24. Clemons M, Loijens L, Goss P. Breast cancer risk following irradiation for Hodkin's disease. Cancer Treatment Reviews, 2000, 26 : 291 ~ 302.
25. Swerdlow AJ, Barber JA, Vaughan Hudson G, et al. Risk of second malignancy after Hodgkin disease in a collaborative British cobort: the relation to age at treatment. J Clin Oncol, 2000, 18 : 498 ~ 509.
26. Murray EM, et al. Postradiation Sarcomas: 20 cases and a literature review. Int J Radiat Oncol Biol Phys, 1999, 45 : 951 ~ 961.
27. Tinger A, Wasserman TH, Klein EE, et al. The incidence of breast cancer following mantle field radiation therapy as a function of dose and technique. Int J Radiat Oncol Biol Phys, 1997, 37 : 865 ~ 870.
28. Aisenberg AC, Finkel stein DM, Dopppke KP, et al. High risk of breast carcinoma after irradiation of young women with Hodgkin disease. Cancer, 1997, 79 : 1203 ~ 1210.
29. Peters MH, Indukumar MS, Batra MK. Breast cancer in women following mantle irradiation for Hodgkin diseas. Am Surg, 1995, 61 : 763 ~ 766.
30. Parker RG. Radiation – induced cancer as a factor in clinical decision making. Int J Radiat Oncol Biol Phys, 1990, 18 : 993 ~ 1000.
31. Abeloff MD, Armitage JD, Lichter AS, et al (eds). Second Malignant neoplasms, Clinical Oncology. second edition, Harcourt Asia PTE LTD and Sciences Press, Harcourt Publishers Limited, 2001.
32. Sasse AD, Clark LO, Sasse EC, et al. Amifostine reduces side effects and improves complete response rate during radiotherapy: Results of a Meta – analysis. Int J Radiat Oncol Biol Phys, 2006, 64 : 4 ~ 791.

第二篇　放射物理学基础

第一章　照射野剂量学

在放射治疗，患者所接受的辐射剂量，一般不能在患者的体内直接测量，通常是在人体组织替代材料，如水模体中，对各种类型的外照射治疗机进行剂量校准，剂量分布测定等，并将水模体中的吸收剂量转换为患者所接受的剂量。为此需要利用和发展外照射照射野剂量学系统。以下将简要介绍照射野剂量分布的描述和 X（γ）射线及高能电子束剂量分布的特点。

第一节　照射野及照射野剂量分布的描述

根据国际辐射测量和单位委员会（ICRU）和英国生物医学工程和物理研究所（BIPEMB）及英国放射学研究所（BIR）的建议，下面给出有关照射野剂量学的一些名词和剂量学参数的定义。

一、一些名词的定义

射线束（beam）从放射源出发沿着光子或电子等辐射粒子传输方向，其横截面的空间范围称为射线束。

射线束中心轴（beam axis）定义为射线束的对称轴，并与由光阑所确定的射线束中心、准直器的旋转轴和放射源的中心同轴。

照射野（field）由准直器确定射线束的边界，并垂直于射线束中心轴的射线束平面称为照射野。照射野的大小一般有两种定义方法。一是几何学照射野，即放射源的前表面经准直器在模体表面的投影；再一为物理学照射野，这是剂量学概念，即以射线束中心轴剂量为 100%，照射野相对两边 50% 等剂量线之间的距离，为照射野的大小。

源皮距（SSD）　从放射源前表面沿射线束中心轴到受照物体表面的距离。

源轴距（SAD）　从放射源前表面沿射线束中心轴到等中心的距离。

参考点（reference point）　模体中沿射线束中心轴深度剂量确定为 100% 的位置。对于势能低于 400kV 的 X 射线，该点定义为模体表面。高能 X（γ）射线，定义为最大剂量点位置。

校准点（calibration point）　国家技术监督部门颁布的剂量学规程所规定的放射治疗机剂量校准的测量点。

射线质（beam quality）　用于表示射线束在水模体中穿射本领的术语，该质是带电和非带电粒子能量的函数。

二、剂量学参数

为便于定义和比较照射野剂量学常用的一些剂量学参数，参照图 2－1－1 所示，分别简述如下。

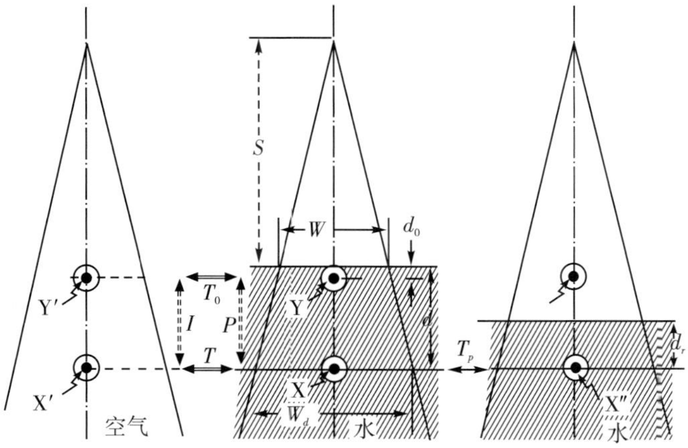

图 2－1－1　定义百分深度剂量（P）、组织空气比（T）、组织模体比（T_p）等参数的图示

注：图中 I 表示平方反比规律，T_0 表示最大剂量点处的组织空气比。

（一）平方反比定律（inverse square law，ISL）　平方反比定律是放射源在空气中放射性强度（可表示为照射量率和吸收剂量率）随距离变化的基本规律，即图 2－1－1 中 X' 和 Y' 两点的吸收剂量的比值，应等于：

$$ISL（d，d_0d，S）=\frac{D_x'}{D_y'}=（\frac{S+d_0}{S+d}）^2 \qquad (2-1-1)$$

考虑到放射源强度在空气中的衰减，以及射线束引出系统，如准直器、均整器等的影响，实际应用平方反比定律作剂量计算时，应根据临床应用条件通过实际测量予以验证，特别在距离变化较大情况时。

（二）百分深度剂量（percentage depth dose，PDD）　百分深度剂量是最常用的照射野剂量学参数之一，水模体中定义为以百分百数表示的，射线束中心轴某一深度处的吸收剂量，与参考深度的吸收剂量的比值。在图 2－1－1 中，表示为：

$$PDD（E，S，W，d）=\frac{D_x}{D_y}\times 100\% \qquad (2-1-2)$$

式中 E：射线束的能量；S：放射源到水模体表面距离；W：水模体表面的照射野大小；d：水模体中的任一深度

参考深度的选择依赖于射线束的能量。通常，对于势能低于 400kV 的 X 射线，参考深度选择在水模体表面。高能 X 射线，及钴-60γ 射线，参考深度选择在最大剂量深度处。

影响百分深度剂量分布的因素包括射线能量、照射野、源皮距离和深度，对于不同类型的射线束，如目前放射治疗中常用的 X（γ）射线和高能电子束，其百分深度剂量及影响因素的特性不尽相同，每个放射治疗中心应根据所使用不同类型的放射治疗机，具体测量和建立不同射线束的百分深度剂量数据。

（三）组织空气比（tissue air ratio，TAR）　组织空气比是加拿大物理学家 Johns 于 20 世纪 50 年代初提出的，目的是解决钴-60 和中低能量等光子射线束旋转治疗的剂量计算。组织空气比定义为水模体中射线束中心轴某一深度的吸收剂量，与空气中距放射源相同距离处，在一刚好建立电子平衡的模体材料中吸收剂量的比值。参照图 2－1－1，组织空气比表示为：

$$TAR\ (E,\ W_d,\ d)\ =\frac{D_x}{D_{x'}} \qquad (2-1-3)$$

与百分深度剂量比较，组织空气比定义时的照射野大小，不在水模体的表面，而是在定义深度 d 处的照射野大小。作为组织空气比的特例，如果深度正好位于参考深度 d_0 处，即图 2－1－1 的 Y 点，其组织空气比通常取名为反向散射因子（back scatter factor，BSF），或峰值散射因子（peak scatter factor，PSF）。

根据组织空气比的定义，可以看出该参数表示的是空间同一点，即与放射源的距离相同，不同散射条件下，即水模体和空气中，吸收剂量的比值。因此，影响组织空气比的因素仅为射线束的能量，照射野的大小和水模体中深度，而不受源皮距离的影响。实验表明，不同源皮距离条件下的 TAR 值仅有细小的变化，通常小于 2%。

随着高能光子射线在放射治疗中的应用，在这一条件下测量组织空气比，存在一些技术上的困难。主要是测量空气中的吸收剂量，需要在刚好达到电子平衡厚度的模体中测量，对钴-60γ 射线及中低能量的 X 射线，所需的平衡厚度小于 1cm 而高能量的 X 射线，所需的平衡厚度要大于 2cm，则模体材料的直径有时会等于或大于一些治疗的照射野，显然给测量带来一些困难。因此定义和应用组织空气比这一剂量学参数，一般多限于钴-60 及中低能量的光子射线。

（四）组织模体比（tissue phantom ratio，TPR）和组织最大剂量比（tissue maximum ratio，TMR）

对于高能量光子，不依赖于源皮距离变化而改变的剂量学参数是组织模体比，定义为水模体中，射线束中心轴某一深度的吸收剂量，与距放射源相同距离的同一位置，校准深度处吸收剂量的比值。参考图 2－1－1，表示为：

$$TPR\ (E,\ Wd,\ d)\ =\frac{D_x}{D_{x''}} \qquad (2-1-4)$$

校准深度的选择依赖于光子射线的能量，通常能量低于 10MV 的光子射线，选择的校准深度为 5cm，大于 10MV 至 25MV 为 7cm。如果上式中的校准深度的吸收剂量，用参考深度即最大剂量深度的吸收剂量替代，作为组织模体比的特例，定义该参数为组织最大剂量比。

与组织空气比的特性相同，组织模体比与组织最大剂量比，都表示的是空间同一位置，水模体中某一深度的吸收剂量，与其位于校准深度或参考深度时的吸收剂量的比值。因此影响这两个参数变化的因素为能量、照射野和深度。

（五）散射空气比（scatter air ratio，SAR）和散射最大剂量比（scatter maximum ratio，SMR） 应用散射空气比和散射最大剂量比是为了计算模体中的散射线的剂量。分别计算原射线和散射线的剂量在不规则形状照射野的剂量学中具有特别意义。

散射空气比定义为水模体中某一深度的散射线剂量，与空间同一点空气中吸收剂量的比值。医模体中某一点的散射线剂量等于该点的总剂量减去原射线剂量。用实验方法可以测量得到照射野中某一位置原射线剂量，这一照射野定义为零野。则某一照射野的散射空气比可以用该照射野的组织空气比与零野的组织空气比计算得出，即：

$$SAR\ (E,\ W_d,\ d)\ =TAR\ (E,\ W_d,\ d)\ -TAR\ (E,\ O,\ d) \qquad (2-1-5)$$

散射最大剂量比定义为水模体中某一深度的散射线剂量，与空间同一点刚好位于最大剂量点的有效原射线剂量的比值。即：

$$SMR(E,W_d,d)=TMR(E,W_d,d)\left(\frac{Sp(W_d)}{Sp(0)}\right)-TMR(E,O,d) \qquad (2-1-6)$$

式中 Sp 为体模散射因子，后文详述。

（六）准直器散射因子（collimator scatter factor，Sc）和模体散射因子（phantom scatter factor，Sp） 模体中某一点的吸收剂量是由接受两部分射线造成的，一是经由治疗机准直器准直入射的射线束，另一部分是由其在模体中产生的散射线。前一部分射线束中包括从放射源辐射的原射线，和经准直器后产生的散射线。为与模体中的散射线相区别，并在剂量计算中分别考虑，定义原射线和经准直器产生的散射线之和为有效原射线。

准直器散射因子也称为输出因子（output factor），定义为空气中某一大小照射野的输出剂量与一参考照射野（通常为 10×10cm）的输出剂量之比。准直器散射因子反映的是有效原射线随照射野变化的特点。

模体散射因子定义为保持准直器开口不变，模体中最大剂量点处某一照射野的吸收剂量与参考照射野（通常为 10cm×10cm）吸收剂量之比。根据定义，模体散射因子反映的是固定准直器开口条件下，随模体受照射体积的改变，散射线变化的特点。实际上，直接测量模体散射因子较为繁琐，通常用以下公式计算得到，即：

$$Sp(w) = \frac{Sc, p(W)}{Sc(W)} \qquad (2-1-7)$$

式中 Sc, p 称为总散射因子（total scatter factor）定义为模体中参考深度处某一照射野吸收剂量与参考照射野吸收剂量的比值。图 2－1－2 给出测量准直器散射因子和总散射因子的示意图。

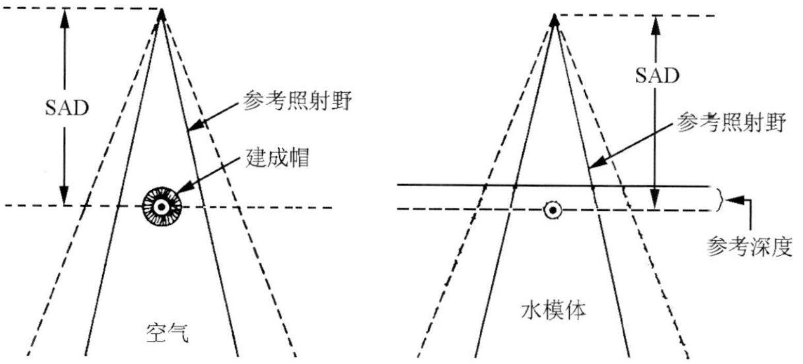

图 2－1－2　测量 Sc、Scp 示意图

（引自 Khan FM，et al. Med Phys，1980，7：230）

第二节　X（γ）射线射野剂量分布的特点

放射治疗中最常用的是 X（γ）射线，即各种类型的 X 射线治疗机产生的中低能（势能在 400kV 以下）X 射线，医用加速器产生的高能（MV 级）X 射线，和钴-60 治疗机产生的 γ 射线。必须了解和掌握 X（γ）射线照射野剂量分布的特点，以利于在临床中的应用。

一、X（γ）射线百分深度剂量的特点

如上一节所介绍的，百分深度剂量受到射线束能量、模体深度、照射野大小和源皮距离的影响。对于不同类型的放射线，其程度有所不同。

（一）能量和深度的影响　图 2－1－3 显示不同能量 X（γ）射线百分深度剂量分布特性。从图中可以看出，随射线能量的增加，模体表面剂量下降，最大剂量点深度增加，百分深度剂量（最大剂量点后）增加。中低能 X 射线，最大剂量点基本位于或接近模体表面，随着深度的增加，深度剂量逐渐减少，而高能 X（γ）射线，表面剂量比较低，随着深度的增加，深度剂量逐渐增加，直至达到最大剂量点。过最大剂量点以后，深度剂量才逐渐下降，其速率依赖于射线能量，能量越高，下降速率越慢，表现出较高的穿透能力。从表面到最大剂量点深度称为剂量建成区。

高能 X（γ）射线的剂量建成效应，要优于中低能 X 射线，在临床应用中可起到保护皮肤的作用，即在使较深部的肿瘤得到较高剂量的同时，使皮肤免于高剂量的损伤。剂量建成效应主要源于高能光子与物质相互作用的物理机制。高能光子进入模体或人体后，与物质相互作用产生高速次级电

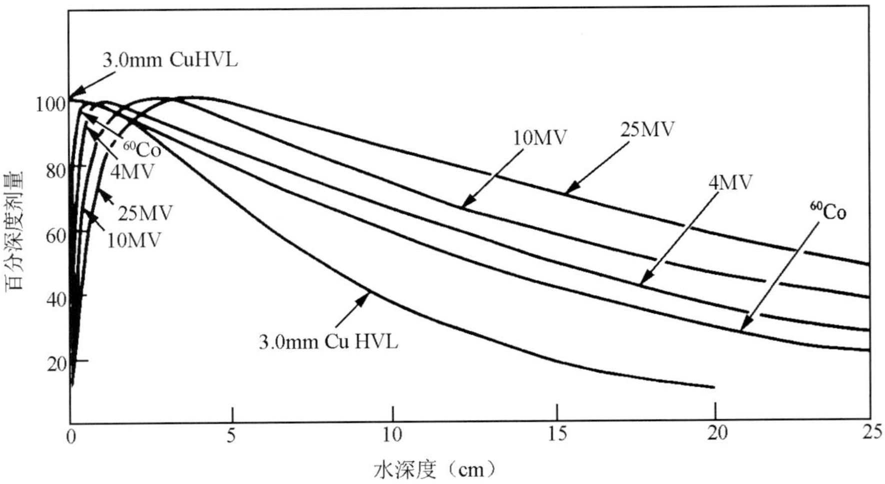

图 2－1－3 不同能量 X 线的深度剂量比较

子，次级电子在其运动径迹上损失能量，显示吸收剂量随深度增加而增加，并逐渐达到最大值，深度继续增加，光子注量减少，产生的次级电子也会减少，其结果是吸收剂量随深度增加而逐渐减少。

（二）照射野的影响 模体内某一点的剂量是原射线和散射线共同作用的结果。当照射野很小时，主要是原射线的贡献，而散射线很小。随着照射野变大，散射线对吸收剂量的贡献增加，在模体中较深处的散射剂量要大于最大剂量点处，因此表现为随着照射野尺寸的增加，百分深度剂量会增加。其增加的幅度取决于射线束的能量，如图 2－1－4 所示，中低能 X 射线的百分深度剂量随照射野变化要比高能 X（γ）射线显著。这主要是由于高能 X（γ）射线散射方向，更多的是沿其入射方向向前散射的缘故。

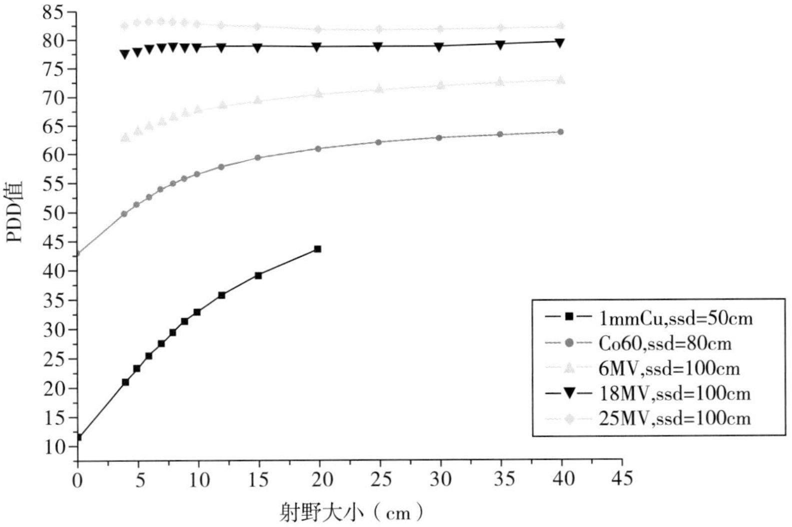

图 2－1－4 不同能量射线束百分深度剂量随照射野变化示意图

不同形状照射野的百分深度剂量可进行转换。例如，临床中常用的长方形或不规则形状照射野的百分深度剂量，可以用一百分深度剂量与之相等的正方形照射野的数值表示，则称这一正方形照射野是该长方形或不规则形状照射野的等效方野。表 2－1－1 给出基于 Clarkson 的散射原理，导出的长方形照射野与其等效方野的转换表，

表 2－1－1　等效方野转换表

Long Axis (cm)	2	4	6	8	10	12	14	16	18	20	22	24	26	28	30
2	2.0														
4	2.7	4.0													
6	3.1	4.8	6.0												
8	3.4	5.4	6.9	8.0											
10	3.6	5.8	7.5	8.9	10.0										
12	3.7	6.1	8.0	9.6	10.9	12.0									
14	3.8	6.3	8.4	10.1	11.6	12.9	14.0								
16	3.9	6.5	8.6	10.5	12.2	13.7	14.9	16.0							
18	4.0	6.6	8.9	10.8	12.7	14.3	15.7	16.9	18.0						
20	4.0	6.7	9.0	11.1	13.0	14.7	16.3	17.7	18.9	20.0					
22	4.0	6.8	9.1	11.3	13.3	15.1	16.8	18.3	19.7	20.9	22.0				
24	4.1	6.8	9.2	11.5	13.5	15.4	17.2	18.8	20.3	21.7	22.9	24.0			
26	4.1	6.9	9.3	11.6	13.7	15.7	17.5	19.2	20.9	22.4	23.7	24.9	26.0		
28	4.1	6.9	9.4	11.7	13.8	15.9	17.8	19.6	21.3	22.9	24.4	25.7	27.0	28.0	
30	4.1	6.9	9.4	11.7	13.9	16.0	18.0	19.9	21.7	23.3	24.9	26.4	27.7	29.0	30.0

此表引自：Day MJ, et al. Br J Radiol, 1996, Suppl 25

由 Sterling 等发展的一种经验方法，即如果一个长方形照射野与一个正方形照射野具有相同的面积与周长比值，则它们之间等效。具体公式为：长方形照射野，边长分别为 a 和 b，面积（A）与周长（P）的比值等于：

$$A/P=\frac{a\times b}{2(a+b)} \tag{2-1-8}$$

正方形照射野，边长为 c

$$A/P=\frac{c}{4} \tag{2-1-9}$$

由式 2－1－8 和 2－1－9 可导出：

$$c=2\times\frac{a\times b}{(a+b)} \tag{2-1-10}$$

这种面积与周长比值的等效方法，虽然没有很强的理论根据，但作为一种经验公式在临床得以广泛应用。比较表 2－1－1 和 A/P 方法的结果，在长方形照射野边长不超过 20cm，A/P 值不大于 4 时，两者最大值的差别为 3mm。

（三）源皮距离的影响　百分深度剂量随源皮距离（SSD）的变化规律，是由于平方反比定律的影响，如图 2－1－5 所示，随距放射源距离的改变，按照平方反比定律，剂量变化的特点可以看出，任一点实际剂量随距放射源距离增加而减小。但任意两点剂量减小的速率，近源处要大于远源处。根据这一规律，不难得出百分深度剂量随源皮距离变化的一般特点，即近源处百分深度剂量下降要比远源处快得多。换言之，百分深度剂量随源皮

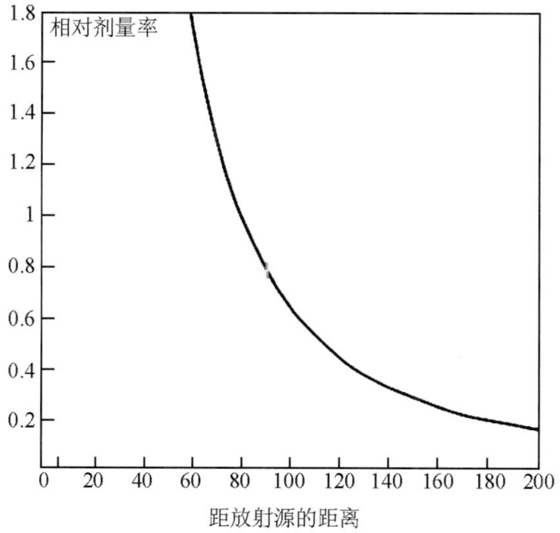

图 2－1－5　平方反比定律示意图

距离增加而增加。

在放射治疗临床实践中，源皮距离是一个很重要的参数，从剂量学角度考虑，选择该参数要综合权衡输出剂量和百分深度剂量，选择较小的源皮距离，虽然可以得到较高的输出剂量，但百分深度剂量会较小。应用高能量的 X（γ）射线治疗较深部的病变，最小源皮距离一般为 80cm。

为临床应用，百分深度剂量一般在标准源皮距离条件下测量。当源皮距离变化时，可应用平方反比定律进行换算。如 SSD =f，照射野边长为 r，d 深度处的百分深度剂量为：

$$PDD(d、r、f_1)=100(\frac{f_1+dm}{f_1+d})^2 * e^{-\mu(d-dm)} * K_s \qquad (2-1-11)$$

式中 μ 为线性吸收系数，K_s 为散射线剂量影响。当源皮距离从 f_1 变化至 f_2 时，d 深度处的百分深度剂量为：

$$PDD(d、r、f_2)=100(\frac{f_2+dm}{f_2+d})^2 * e^{-\mu(d-dm)} * K_s \qquad (2-1-12)$$

上两式相除，得到：

$$\frac{PDD(d、r、f_2)}{PDD(d、r、f_1)}=(\frac{f_2+dm}{f_1+dm})^2 * (\frac{f_1+d}{f_2+d})^2 \qquad (2-1-13)$$

式 2 -1 -13 右侧称为 F 因子，即

$$F=(\frac{f_2+dm}{f_1+dm})^2 * (\frac{f_1+d}{f_2+d})^2 \qquad (2-1-14)$$

F 因子方法计算不同源皮距离时的百分深度剂量是一种较为近似的方法。这一方法对于低能 X 射线，较大照射野，较大深度和较长源皮距离，会有明显偏差，这是由于这一条件下，散射线相对较大。此时可用 1 + F/2 对 F 因子给予修正。不同源皮距离百分深度剂量的转换，可利用组织空气比或组织最大剂量比方法换算。此方法可给出更为准确的结果，详细论述可参考相关文献。

二、等剂量曲线

为了解射线束在模体中照射野剂量分布的特点，除了中心轴深度剂量分布以外，对于特定的治疗机，还需要测量并绘制等剂量分布，即用连线将模体内剂量相同点连接，形成等剂量曲线。图 2 -1 -6分别给出沿射线束中心轴平面和垂直于射线束中心轴平面的等剂量分布曲线图。

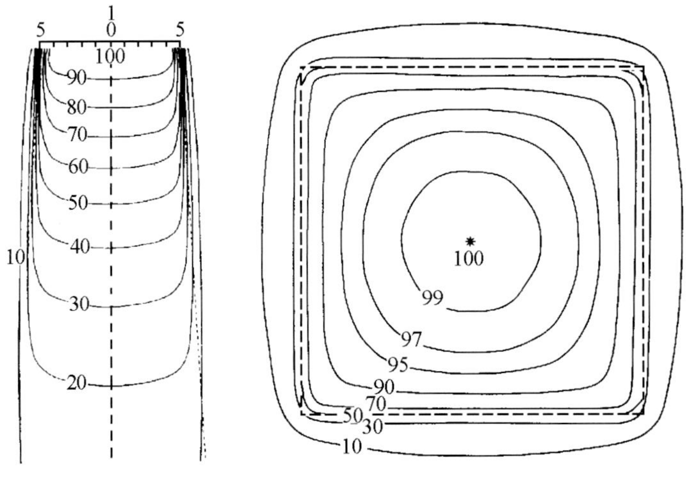

图 2 -1 -6 等剂量曲线示意图

（一）照射野离轴比和半影 参考图 2 -1 -6 垂直于射线束中心轴平面的等剂量分布曲线图，沿照射野 X 或 Y 轴方向测量，可以得到照射野离轴剂量分布曲线，即离轴比（OAR）曲线，如图 2 -1 -7 所

示。该值反映了垂直于中心轴平面剂量分布的特点。它受源到准直器距离、准直器设计、束流均整器（相对于加速器）、放射源尺寸（相对于钴-60 治疗机）等因素影响。

利用离轴比曲线，可以描述和评价照射野的平坦度和对称性。照射野平坦度定义为标准源皮距条件或等中心条件下，模体中 10cm 深度处，照射野 80% 宽度内，最大或最小剂量与中心轴剂量的偏差值，应好于 ±3%。照射野对称性定义为与平坦度同样条件下，中心轴对称任一两点的剂量差与中心轴剂量的比值，应好于 ±3%。

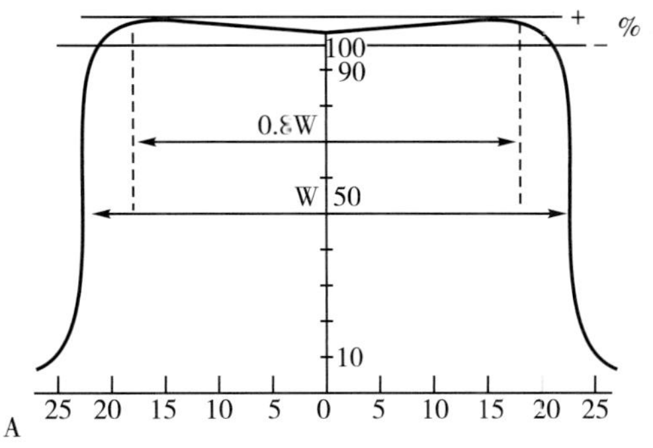

图 2－1－7　线束离轴比的定义

与照射野内均匀的剂量相比，照射野边缘剂量变化剧烈，迅速跌落，形成所谓的半影区，即 80% 与 20% 等剂量曲线之间的宽度，表示物理半影的大小。半影分为几何半影、穿射半影和散射半影。几何半影主要指钴-60 治疗机，是由放射源的大小、源到准直器的距离和源皮距离形成的，穿射半影受准直器漏射线影响，散射半影是准直器和模体内的散射线形成。

（二）等剂量曲线　等剂量曲线受射线束的能量、放射源的尺寸、准直器、照射野大小、源皮距离和源到准直器距离等诸多因素的影响。图 2－1－8 给出不同能量等剂量曲线的分布。

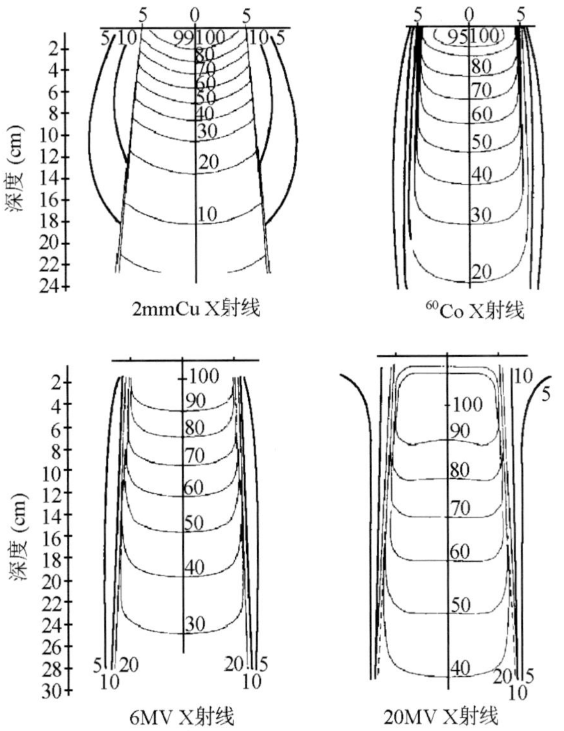

图 2－1－8　不同能量 X 线的等剂量线相互比较

首先，不同能量射线束的特定等剂量曲线的深度，随能量的增加而增加，表示高能射线束在模体中有较强的穿透能力。其次，低能射线束的等剂量曲线较为弯曲，而能量增加时，等剂量曲线逐渐变得平直，这是由于高能射线的散射线方向更趋于向前（沿入射方向）。第三，低能射线束的等剂量曲线在边缘中断，形成断续的分布，而对于高能射线束，其穿透力比较强，准直器不能完全吸收，等剂量曲线基本是连续分布。第四，在照射野边缘，低能射线束的旁向散射份额较大，使低值等剂量曲线向外膨胀。第五，对于钴-60γ 射线，由于放射源具有一定的尺寸，一般约 2cm 直径，而加速器产生的高能 X 射线，靶的焦点尺寸一般要小于 2mm，结合源到准直器的距离、源皮距离的影响，使得钴-60治疗机比高能 X 射线具有较大的半影区。

三、楔形滤过板

在临床治疗中，有时会需要用诸如滤过板和补偿器对等剂量曲线予以改造，其中最常用的是楔形滤过板，如图 2－1－9 所示，它的作用是改变等剂量曲线与中心轴基本垂直相交的特点，使沿横轴方向的吸收剂量发生渐变，等剂量曲线由平直变为倾斜。描述等剂量曲线倾斜程度的为楔形等剂量曲线角，即楔形角。

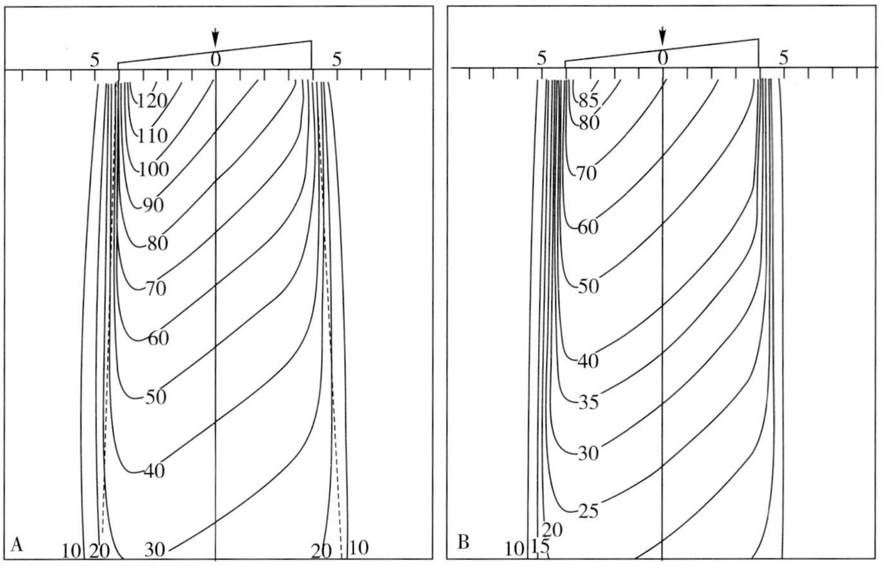

图 2－1－9 楔形滤过板等剂量曲线示意图

A，以最大剂量归一；B，以开放野最大剂量归一

如图 2－1－10 所示，楔形角定义为模体内特定深度，楔形照射野等剂量曲线与 1/2 照射野宽的交点连线和射线束中心轴垂直线的夹角。由于随着模体内深度的改变，等剂量曲线的倾斜角度会有所变化，特别是较低能量的 X 射线，为此定义楔形角时必须明确特定深度。尽管这一深度的选择尚有争议，但较为普遍的做法是指定模体中 10cm 深度处为楔形角定义深度。

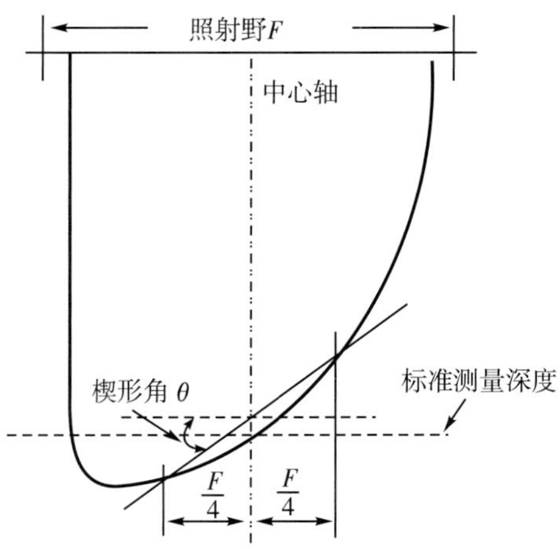

图 2－1－10 楔形角的定义

楔形板多为不锈钢或铅材料制成，放置照射野内不仅改变了等剂量曲线形状，也由于其对射线束的吸收作用，改变了照射野的输出剂量。通常使用楔形因子（F_w）对其校正。楔形因子定义为模体内射线束中心轴某一深度 d 处，楔形照射野和开放照射野，分别照射时吸收剂量的比值。即：

$$F_w = \frac{D_w}{D_0} \qquad (2-1-15)$$

式中：D_w 表示楔形照射野的吸收剂量；D_0 表示开放照射野的吸收剂量。

使用楔形板时，对于 X 射线会有所谓的“硬化”作用，即 X 射线的辐射质会有变化，低能 X 射线表现会更为明显，高能 X 射线影响较小。楔形板多用于高能 X （γ）射线，因此可以近似认为楔形板不影响照射野相关剂量学参数，如百分深度剂量、组织空气比及组织最大剂量比等。

目前临床应用的楔形板主要有两类，一类为物理楔形板，一类为虚拟楔形板。物理楔形板分为固定角度楔形板，楔形角多为15°、30°、45°和60°4种，另一类是所谓的一楔合成楔形板，即利用一个60°楔形板，以其形成的楔形照射野和开放照射野按照不同的剂量比依次照射，从而形成小于60°的任一楔形角效果。虚拟楔形板，也称为动态楔形板，是在照射时，通过控制射线束准直器的运动，调制射线束的强度，使等剂量曲线形成一定的楔形分布，从而达到与使用楔形板同一的效果（图2-1-11）。

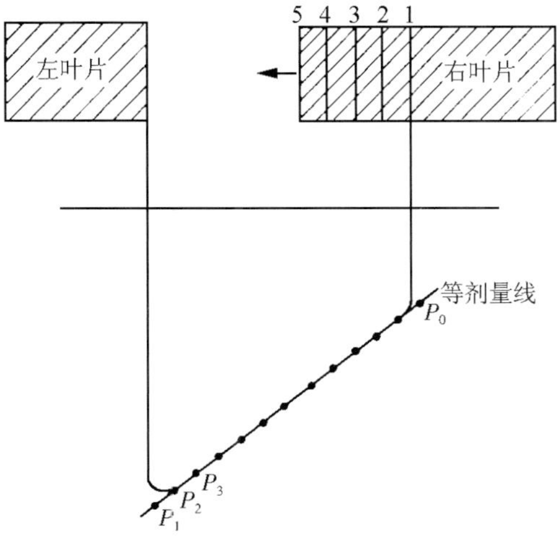

图2-1-11　用独立准直器产生所要求的一维线性等剂量分布

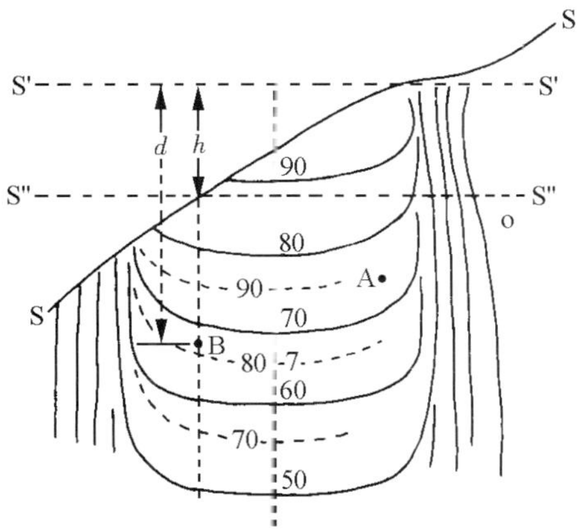

图2-1-12　人体曲面校正示意图
（图中符号见正文。引自文献1）

四、体曲面和不均匀组织对剂量分布的影响

以上介绍的X（γ）射线剂量分布的特点，都是在标准模体中射线束垂直入射时情况。而临床实践中，由于人体曲面的影响，以及人体内不均匀组织的存在，会改变原射线及散射线的分布，和改变次级电子的注量，致使剂量分布较之标准条件时会有所变化，需在剂量计算时给予修正。

（一）体曲面的校正　人体曲面的校正通常可采用以下3种方法，即组织空气比（或组织最大剂量比）方法、有效源皮距离方法和等剂量曲线移动方法，如图2-1-12所示，计算B点的剂量，S-S为人体曲面，S'-S'为假设的标准平面，S"-S"为假设相对于B点的标准平面。S'-S'与S"-S"相比较的差为h。

应用组织空气比或组织最大剂量比方法，校正因子CF为：

$$CF=\frac{TAR(d-h,w_d)}{TAR(d,w_d)} \qquad (2-1-16)$$

式中W_d为d深度时照射野边长。

应用有效源皮距方法，假设源皮距离以S"-S"为标准平面的百分深度剂量为P'_B，以S'-S'为标准平面的百分深度剂量为P_B，则：

$$P_B=P'_B=(\frac{SSD+d_m}{SSD+h+d_m})^2 \qquad (2-1-17)$$

应用等剂量曲线移动方法，考虑组织缺损值为h，致使B点剂量有所增加，即过B点等剂量曲线移动，移动距离为d。

$$d=k\cdot h \qquad (2-1-18)$$

式中 k 为移动系数，此系数与能量有关，表 2－1－2 给出相对不同能量的移动系数值。

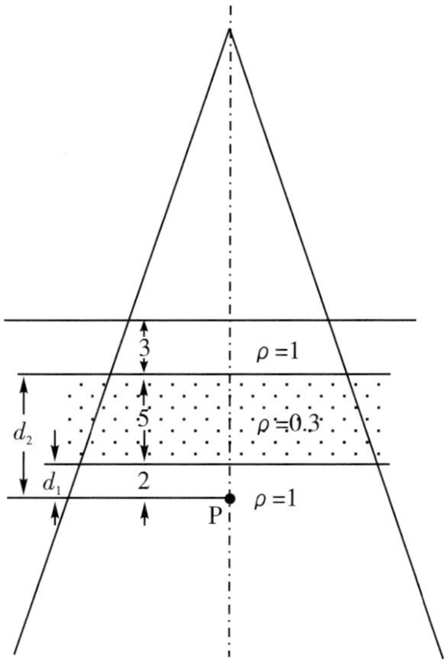

图 2－1－13 组织不均匀性校正示意图
ρ 表示组织密度（引自文献 1）

表 2－1－2 不同能量射线等剂量曲线移动表

辐射能量	K
150kV～1MV X 射线	0.8
1～5MV X 射线	0.7
5～15MV X 射线	0.6
15～30MV X 射线	0.5

（二）组织不均匀性的校正 如图 2－1－13 所示，由于组织不均匀性的影响，X（γ）射线的剂量分布将会有所改变，校正方法通常采用组织空气比（组织最大剂量比）方法，有效吸收方法、等剂量曲线移动法和组织空气比指数方法。

应用组织空气比方法，校正因子 CF 为：

$$CF = \frac{TAR(d', w_d)}{TAR(d, w_d)} \qquad (2-1-19)$$

式中 d 为实际厚度，d'为等效组织厚度。其中不均匀组织的厚度用其密度与水（或软组织）密度的比值给予校正。

应用有效吸收方法，校正系数 CF：

$$CF = e^{-\mu(d-d')} \qquad (2-1-20)$$

式中 μ 为射线束的有效线性吸收系数，不均匀组织厚度同样由与水或软组织的等效厚度表示。不同能量的射线相对与肺组织的有效线性吸收系数分别列于表 2－1－3。

表 2－1－3 不同能量射线的有效线性吸收系数值

辐射值	μ（1/cm）
铯-137 γ 射线	0.06
钴-60 γ 射线	0.05
4MV X 射线	0.05
22MV X 射线	0.025

应用时注意，校正系数与计算点的位置有关，特别对于较低能量的射线束尤为如此，需要应用位置校正系数 CP 给予修正。CP 值由表 2－1－4 给出。

表 2－1－4 位置校正系数表

d_1（cm）	0	2	5	>10
CP	0.92	0.95	0.97	1.00

应用等剂量曲线移动方法，即不均匀组织的存在，致使等剂量曲线产生移动，移动方向视不均匀组织不同而改变，对于骨组织等剂量曲线向表面方向移动，肺及气腔则反之。移动的距离由系数 n 乘以不均匀组织的厚度。表 2－1－5 给出不同组织的 n 值。

表 2-1-5　不同组织的 n 值

不均匀组织	N
气腔	-0.6
肺	-0.4
硬质骨	0.5
海绵骨	0.25

应用组织空气比指数方法，校正系数为：

$$CF = \frac{TAR(d_2, w_d)}{TAR(d_1, w_d)}(\rho e^{-1}) \qquad (2-1-21)$$

式中 d_1 为计算点到不均匀组织的距离，d_2 为计算点到不均匀组织前表面的距离，ρ_e 为不均匀组织相对与水的电子密度，即相对电子密度。表 2-1-6 给出不同组织的相对电子密度值。

表 2-1-6　不同组织的相对电子密度值

组织	ρ_e
肺	0.3
脂肪	0.92
骨	1.2~1.8

第三节　高能电子束剂量分布特点

高能电子束应用于肿瘤的放射治疗始于 20 世纪 50 年代初期。据估计，在大的放射治疗中心，接受放射治疗的患者中，约 15% 左右的患者在治疗过程中要应用高能电子束。放射治疗的计划设计，要求在给予靶区足够剂量的同时，必须注意保护正常器官。对于 X（γ）射线，沿射线入射方向靶体积后方的正常组织，不可避免地会接受到一定程度的辐射剂量，高能电子束则由于具有有限的射程，可以有效地避免对靶区后深部组织的照射，这是高能电子束最重要的剂量学特点。但高能电子束易于散射，皮肤剂量相对较高，且随电子束能量的增加而增加；随着电子束限光筒到患者皮肤距离的增加，射野的剂量均匀性迅速变劣、半影增宽；百分深度剂量随射野大小特别在射野较小时变化明显；不均匀组织对百分深度剂量影响显著；拉长源皮距照射时，输出剂量不能准确按平方反比定律计算；不规则射野输出剂量的计算，仍存在问题。基于高能电子束的上述特点，它主要用于治疗表浅或偏心的肿瘤和侵袭的淋巴结。本节主要介绍高能电子束剂量分布特点。

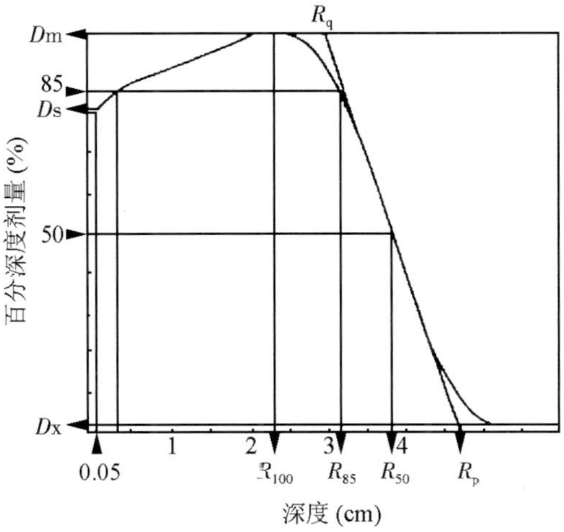

图 2-1-14　电子束百分深度剂量曲线

一、电子束深度剂量

（一）基本特点　图 2-1-14 示出了模体内电子束中心轴百分深度剂量的基本特性及有关参数。入射或表面剂量 D_s，以表面下 0.5mm 处的剂量表示；D_m，最大剂量点剂量；R_{100} 最大剂量点深度；D_x，电子束中的 X 射线剂量；R_t（R_{85}），有效治疗深度，即治疗剂量规定值（如85% D_m）处的深度；R_{50}，50% D_m 或半峰值深度（HVD）；R_p，电子束的射程；R_q，百分深度剂量曲线上，过剂量跌落点的切线与 D_m 水平交点的深度。

高能电子束的百分深度剂量分布，大致可分为4部分：剂量建成区、高剂量坪区、剂量跌落区和X射线污染区。与高能X（γ）射线相比，高能电子束的剂量建成效应不明显，表现为：表面剂量高，一般都在75%～80%以上，并随能量增加而增加；随着深度的增加，百分深度剂量很快达到最大点；然后形成高剂量“坪区”。这主要是由于电子束在其运动径迹上，很容易被散射，形成单位截面上电子注量的增加。

剂量跌落是临床使用高能电子束极为重要的一个概念。往往用剂量梯度G作为剂量跌落的变量。记为 $G = R_p / (R_p - R_q)$，该值一般在2.0～2.5之间。

任何医用加速器产生的电子束都包含有一定数量的X射线，形成或表现为百分深度剂量分布曲线后部有一长长的“拖尾”。电子束在经过散射箔、监测电离室、X射线准直器和电子限光筒装置时，与这些物质相互作用，产生了X射线。对采用散射箔系统的医用直线加速器，X射线污染水平，6～12MeV电子束，约为0.5%～2.0%；12～20MeV电子束，约为2.0%～5.0%。

（二）能量对电子束百分深度剂量的影响　从图2－1－15可以看出，电子束百分深度剂量分布随电子束能量的改变有很大变化。其基本特点是：随着射线能量的增加，表面剂量增加，高剂量坪区变宽，剂量梯度减小，X射线污染增加，电子束的临床剂量学优点逐渐消失。由于电子束易于散射，造成电子束的表面剂量 D_s，随电子束能量增加而增加。表现为：4～6MeV电子束，表面剂量约为75%；而20～25MeV电子束，表面剂量会高于90%（图2－1－16），并且高剂量坪区变宽。电子束能量愈低，电子束愈易于被散射，散射角愈大，剂量建成更迅速。表面剂量相对于最大剂量点剂量的比值，低能电子束要小于高能电子束。对于相同入射的电子注量（cm^{-2}），低能电子束的剂量跌落要比高能电子束的更陡。

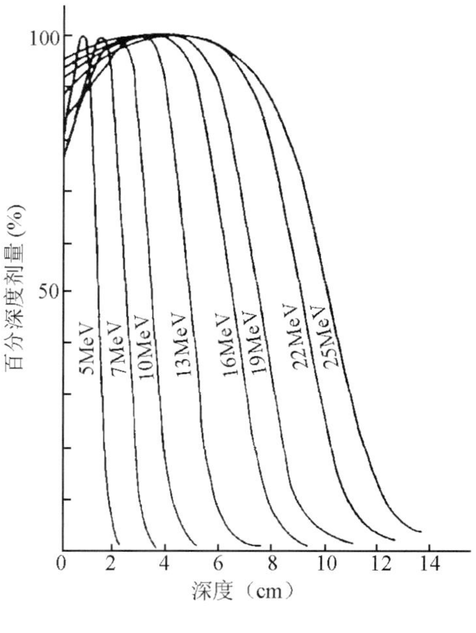

图2－1－15　不同能量电子束的百分深度剂量曲线

由于上述特点，临床中应用的高能电子束，其能量应在4～25MeV范围。

（三）照射野对百分深度剂量的影响　照射野较小时，因相当数量的电子被散射出照射野，中心轴百分深度剂量随深度增加而迅速减小。当照射野增大时，较浅部位中心轴上电子的散射损失被照射野边缘的散射电子补偿逐渐达到平衡，百分深度剂量不再随射野的增加而变化。图2－1－17分别给出8MeV和32MeV电子束百分深度剂量随照射野大小变化的情况。一般条件下，当照射野的直径大于电子束射程的1/2时，百分深度剂量随照射野增大而变化极微。因此，低能时，因射程较短，射野对百分深度剂量的影响较小；但对较高能量的电子束，因射程较长，使用较小的照射野时，百分深度剂量随射野的变化较大。

（四）源皮距对百分深度剂量的影响　医用直线加速器中电子束限光筒的设计，为保持电子束的剂量分布特点，随筒紧贴皮肤表面或仅留有5cm左右的空隙。对一些特殊的照射技术，如全身皮肤照射，或因患者照射部位体表的弯曲使摆位条件受到限制，或因使用大照射野，都必然会改变限光筒到皮肤之间的距离，从而造成源皮距的变化，这种变化会直接影响到百分深度剂量及剂量分布，如图2－1－18（图中阴影部分为实验数据，实线和虚线为理论计算数据）所示，当源皮距不同时，百分深度剂量的一些主要参数的变化规律，主要表现为：

当限光筒至皮肤表面的距离增加时，表面剂量降低，剂量梯度变陡，X 射线污染略有增加，而且高能电子束较低能电子束变化显著。造成这一现象的主要原因，是由于电子束有效源皮距的影响和电子束的散射特性。由于电子束百分深度剂量随源皮距变化的这一特点，要求临床应用中，除非特殊要求，应保持源皮距不变，否则要根据实际的临床使用条件，具体测量百分深度剂量有关参数的变化。

如前所述，电子束的表面剂量较高，很快到达最大剂量点深度后，进入剂量“坪区”，至射程末端，剂量急剧跌落。因此，不同能量的电子束具有确定的不同的有效治疗深度。电子束的这一剂量分布特点，决定了临床用它来治疗表浅的、偏体位一侧的病变时，具有高能 X（γ）射线所不能及的突出优点：单野照射，靶区剂量均匀，靶区后正常组织和器官剂量很小。根据电子束百分深度剂量随深度变化的规律，电子束的有效治疗深度（cm）1/3 ~ 1/4 电子束的能量（MeV）。临床中选择电子束能量，一般应根据深度，靶区剂量的最小值及危及器官可接受的耐受剂量等因素综合考虑。如果靶区后部的正常组织的耐受剂量较高，可以 90% 等剂量曲线包括靶区来选择电子束的能量：如果靶区后部的正常组织的耐受剂量低，如乳腺癌的术后治疗，往往以保证胸壁和肺的界面处百分深度剂量不超过 80%（甚至 70% 左右）来选择射线能量，以尽量减少肺组织的受量。

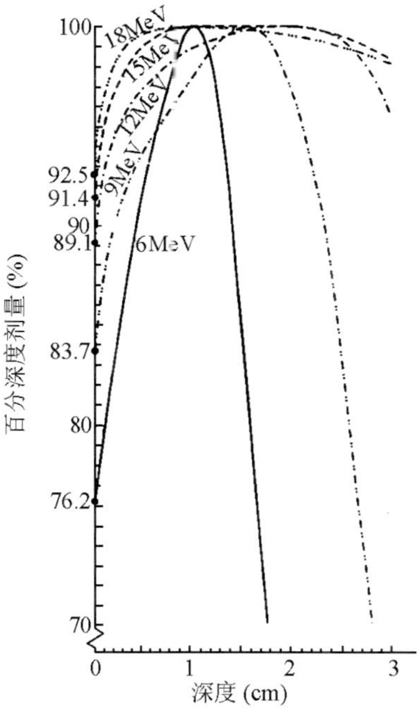

图 2 - 1 - 16　不同能量电子束的表面剂量（引自文献 9）

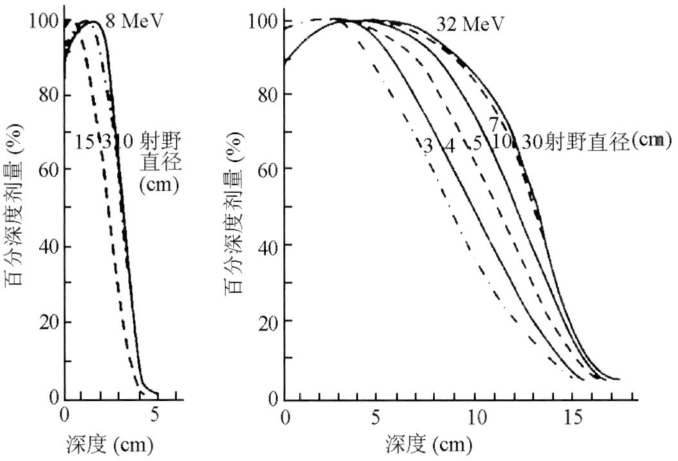

图 2 - 1 - 17　不同能量电子束百分深度剂量随射野大小的变化

二、电子束的等剂量分布

高能电子束等剂量分布的显著特点为：随深度的增加，低值等剂量线向外侧扩张，高值等剂量线向内侧收缩，并随电子束能量而变化，特别是能量大于 7MeV 时后一种更为突出。如图 2 - 1 - 19 所示，10MeV 的电子束，表面射野为 7cm × 7cm，模体下 3cm 深度处，90% 等剂量曲线的宽度仅有 4cm 左右。除能量的影响外，照射野大小也对高值等剂量的形状有所影响。如图 2 - 1 - 20 所示，13MeV 的电子束，照射野从 3cm × 3cm ~ 20cm × 20cm，其 90% 等剂量线的底部形状，由弧形逐渐变得平值。

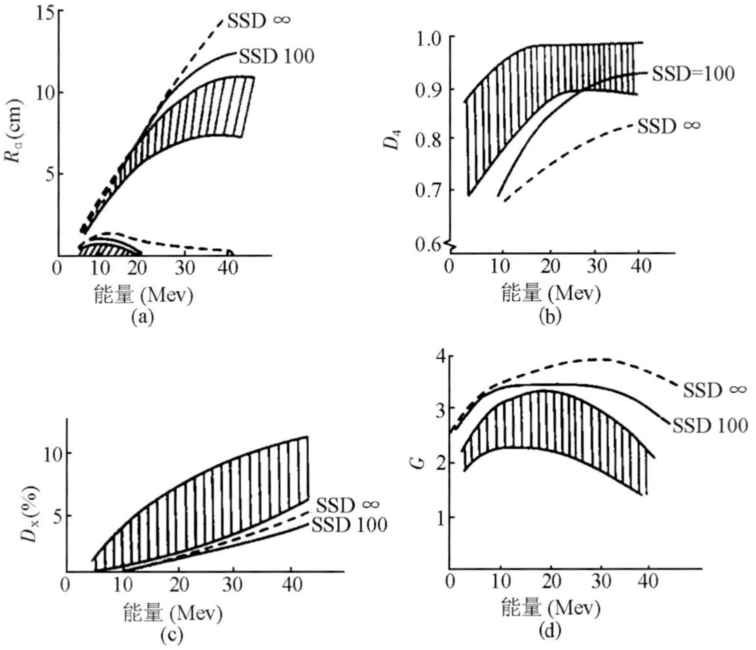

图 2－1－18 不同能量电子束，源皮距对百分深度剂量参数的影响

（a）治疗深度；（b）表面剂量；（c）X 射线污染；（d）剂量梯度。

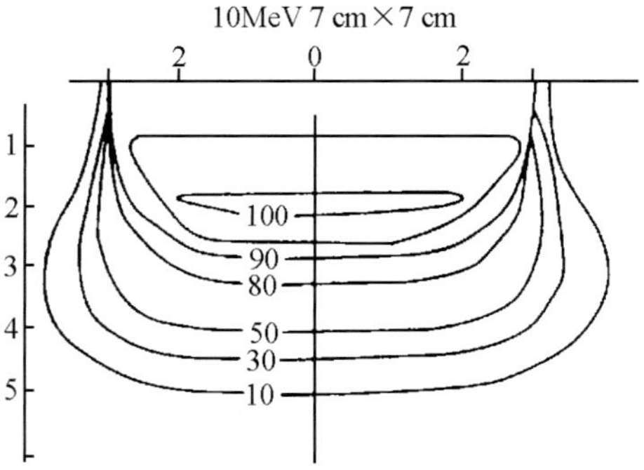

图 2－1－19 10MeV 电子束等剂量曲线

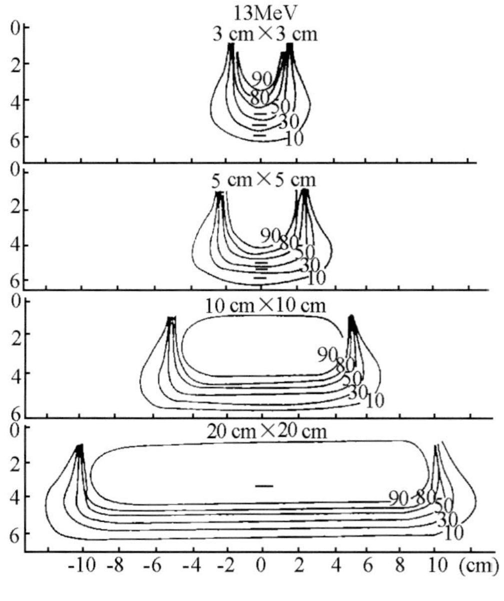

图 2－1－20 13MeV 电子束等剂量曲线随射野大小的变化

如前所述，造成电子束等剂量曲线这些特点的主要原因，是电子束易于散射的特性。对于不同类型、不同限束系统的治疗机，这些特点会有显著的不同。限光筒的下端面与患者皮肤之间的距离，患者体表的弯曲程度，电子束的入射方向等，都会影响电子束等剂量分布曲线的形状。在临床应用时，电子束治疗选择照射野大小的原则，应确保特定的等剂量曲线完全包围靶区。正上所叙述的，电子束高值等剂量曲线，随深度增加而内收，在小野时此现象尤为突出。因此表面位置的照射野，应按靶区

的最大横径而适当扩大。根据 $L_{90}/L_{50} \geqslant 0.85$ 的规定，所选择电子束射野应至少等于或大于靶区横径的1.18倍。并在此基础上，根据靶区最深部分的宽度的情况射野再放0.5～1.0cm。

三、电子束射野均匀性及半影

垂直于电子束射野中心轴平面的剂量分布可以用射野的均匀性、平坦度及半影等参数来描述，如图2－1－21所示，通过 $1/2R_{85}$ 深度与射野中心轴垂直的平面图2－1－21（a）中的B－B截面为用于定义和描述电子束照射野均匀性、平坦度和半影的特定平面。ICRU建议电子束射野的均匀性用均匀性指数表示，即 $U_{90/50}$，其数值等于特定平面内90%与50%等剂量分布曲线所包括的面积之比，对 $100cm^2$ 以上的照射野，此比值应大于0.70，即沿射野边和对角线方向上，90%，50%等剂量线的边长之比 $L_{90}/L_{50} \geqslant 0.85$，同时必须避免在该平面内出现峰值剂量超过中心剂量的3%的剂量“热点”，它所包括的面积即图2－1－21（b）中的面积（a）的直径应小于2cm。

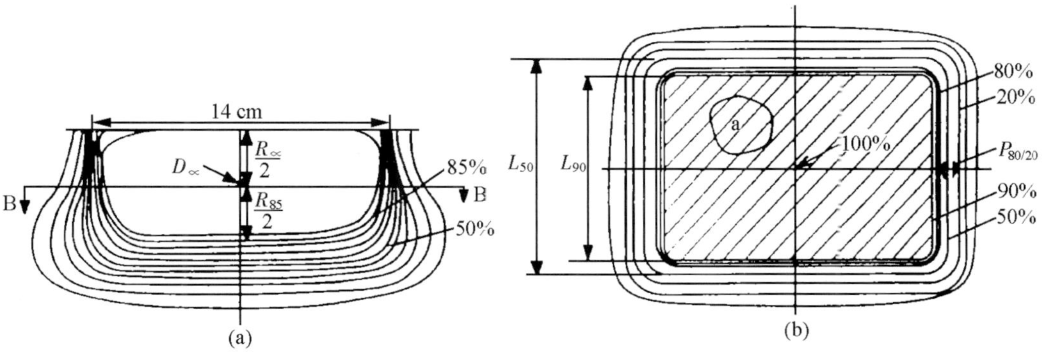

图2－1－21 电子束射野均匀性和半影定义示意图

（a）电子束等剂量曲线和1/2R85深度定义方法图示；（b）a中B－B位置，垂直于射野中心轴特定平面的剂量分布，和射野均匀性指数及半影定义方法图示。（引自文献10）

电子束的物理半影 $P_{80/20}$ 由特定平面内80%与20%等剂量曲线之间的距离确定。一般条件下，当限光筒到表面距离在5cm以内，能量低于10MeV的电子束，半影约为10～12mm；能量为10～20MeV的电子束，半影约为8～10mm；而当限光筒到表面距离超过10cm时，半影可能会超过15mm。

四、电子束的输出剂量

对X（γ）射线，射野输出剂量率随射野的增大而单调增加。高能电子束由于其本身的物理特点，如具有一定的射程、易于散射等，加上限束系统的影响，使得电子束输出剂量率随射野变化的规律变得复杂。对每一个电子束限光筒，X射线治疗准直器应取一个特定的位置。如果改变了X射线治疗准直器位置的设定，即使电子束限光筒不变，电子束的输出剂量率也会有较大的变化，特别是对低能电子束。

如图2－1－22所示，对10cm×10cm电子束限光筒，剂量最大点 d_m 处的电子束的输出剂量率随着X射线准直器的大小而改变。特别是4MeV电子束的输出剂量率的变化有近一倍之多。此点证明，X射线准直器大小的设定，不仅影响电子束射野的平坦度和对称性，同时也会影响其输出剂量率，是电子束剂量学中的一个重要参数。现代医用直线加速器中，电子束治疗模式下，均采用X射线准直器射野跟随系统，即随电子限光筒的插入，自动选定相应的X射线治疗准直器的开口，以获得最好的电子束射野的平坦度和对称性。

对采用散射箔展宽束流的加速器，随机配置有射野大小不同的电子限光筒。电子束输出剂量随射野大小（限光筒尺寸）的变化，由于其设计上的差别，不同厂家的加速器，也会表现出不同的特点。

图2－1－23 给出了 Philips 公司的 SL25 型加速器与 Varian 公司的 Clinac2100 型加速器，6MeV 和 20MeV 电子束，限光筒的几何尺寸由 4cm×4cm～20cm×20cm，相对输出剂量的比较。显示电子束输出剂量的变化，不仅变化幅度要大于 X 射线输出量的变化（此处最大变化超过 20%），同时变化的规律性也不像 X 射线那样明确，呈现或单调增加，或单调下降，或先增加然后再下降。因此，在临床应用时，应对所配置的电子束限光筒进行实际测量。

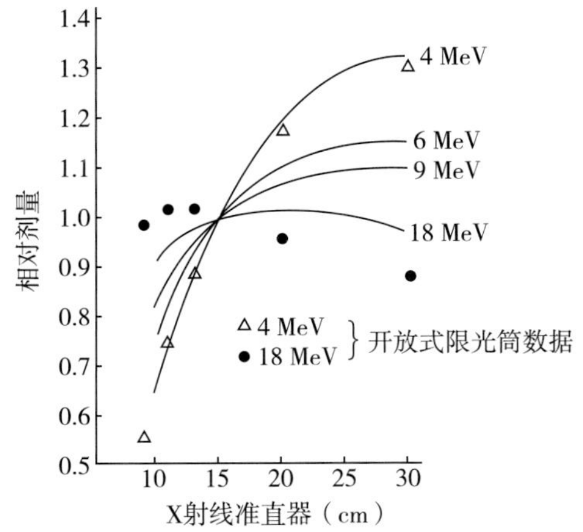

图2－1－22 10cm×10cm 电子束限光筒，不同能量电子束的相对输出剂量随 X 射线准直器大小的变化规律

（引自 Biggs PJ 等. Int J Radiat Oncol Biol Phys，1979，5：433.）

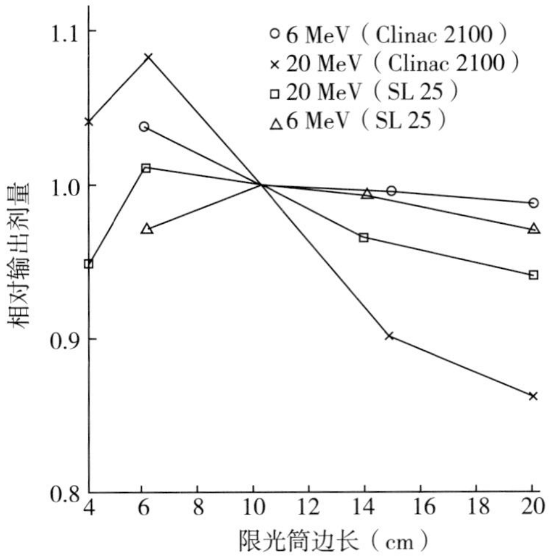

图2－1－23 SL25 和 Clinac2100 型加速器电子束相对输出剂量的比较

（引自 Palta JR，et al. Med Phys，1990，17：23）

影响电子束输出剂量的另一因素，是限光筒与患者皮肤表面（或测量模体表面）的空气间隙，即源皮距的改变。用于平方反比定律校正的电子束有效源皮距，与电子束的能量和限光筒的大小有关。即是说，相同的空气间隙，所引起的输出剂量的改变，视能量和限光筒的不同而有所不同。图2－1－24示出，7MeV 电子束相对不同限光筒时，空气间隙对输出剂量的影响；以及 7～18MeV 电子束，6cm×6cm 限光筒，不同能量时，输出剂量随空气间隙的变化。从这两种情况可以看出，空气间隙对电子束输出剂量的影响，低能量、小照射野时较大，高能量、大照射野时较小。

五、组织不均匀性校正

在不均匀性组织如骨、肺和气腔中，电子束的剂量分布会发生显著变化，应对其校正。通常采用的校正方法为等效厚度系数法（coefficient of equivalent thickness，CET）。假设某种不均匀组织的厚度为 Z，它对电子束的吸收的等效水的厚度为 Z×CET，其中 CET 由不均匀性组织对水的相对电子密度求得。如果计算位于厚度为 Z 的不均匀性组织后的某一点深处 d 处剂量，应先计算该点的等效深度 d_{eff}，然后经平方反比定律 $(\frac{f+d}{f+d_{eff}})^2$ 校正（f 为有效源皮距），可得到该剂量点，d_{eff}的计算公式为：

$$d_{eff}=d-Z(1-CET) \qquad (2-1-22)$$

人体骨组织的 CET 值的范围为 1.1（疏松骨）～1.65（致密骨）。对肺组织，实验表明，其 CET 值平均约为 0.5，并依赖于在肺组织中的深度。图 2－1－25 给出水/软木（模拟胸壁与肺）模体中，电子束百分深度剂量变化的示意图。由于低密度软木的散射减小，水与软水交界处剂量减少；而在一定深度后，随着穿射的增加，弥补了散射的减小，使得软木中的剂量增加。

肺组织对水的相对电子密度，也可认为近似等于其对水的相对密度。CT 扫描结果显示，肺相对

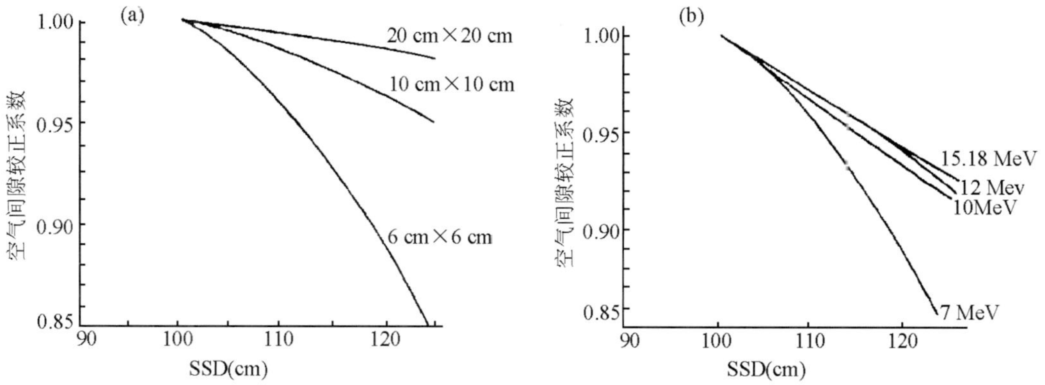

图 2－1－24　空气间隙对输出剂量的影响

（a）7MeV 电子束筒照射野空气间隙的影响；（b）6cm×6cm 照射野，不同能量点数空气间隙的影响。

（引自 Meyer JA，et al. Med Phys，1984，11：670）

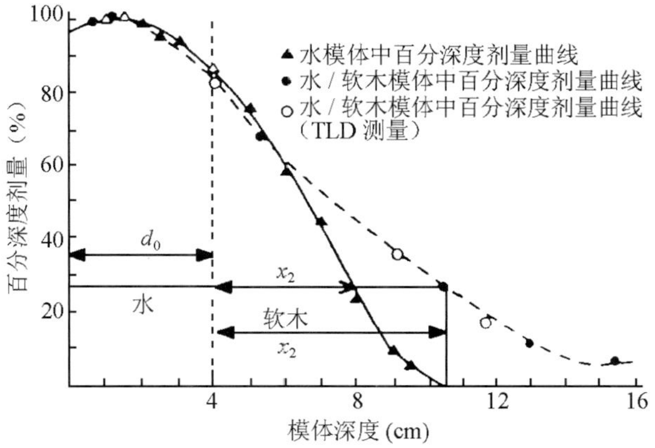

图 2－1－25　18MeV 电子束在水模体和水/软水模体中深度剂量的变化

（引自 Giarratano JC，et al. Med Phys，1975，2：336）

与水的电子密度为 0. 2～0. 25。如果假设 CET 值等于其对水的相对电子密度，（2－1－5）式中的 CET 值可用肺对水的相对密度代替来做肺剂量的校正。图 2－1－26 示出了利用笔形束模型，电子束照射胸壁作肺修正和不作肺修正时对剂量分布的影响。

应该指出，对组织不均匀性作校正的上述方法都是近似的。无论是用电子密度还是用 CET 方法，有效深度的计算都是有误差，临床应用时应给予注意。

六、电子束的补偿技术

电子束的补偿技术用于：①补偿人体不规则的外轮廓；②减弱电子束的穿透能力；③提高皮肤剂量。图 2－1－27 示出胸壁照射的示例：不加补偿时，肺前缘的剂量较高（80%），并有一高剂量区（139%）；沿胸壁添加补偿材料，并有意增加高剂量区位置处补偿材料的厚度，既降低了肺前缘的受量，又减弱了高剂量区的剂量。

临床常用的补偿材料有石蜡、聚苯乙烯和有机玻璃，其密度分别为 0. 987g/cm^3，1. 026g/cm^3 和 1. 11g/cm^3。前两种材料，因密度接近于软组织，使用较多。石蜡易于成型，能很紧密地敷贴于人体表面，避免或减少补偿材料与皮肤间的空气间隙，常被用作类似胸壁照射时的补偿材料。聚苯乙烯和

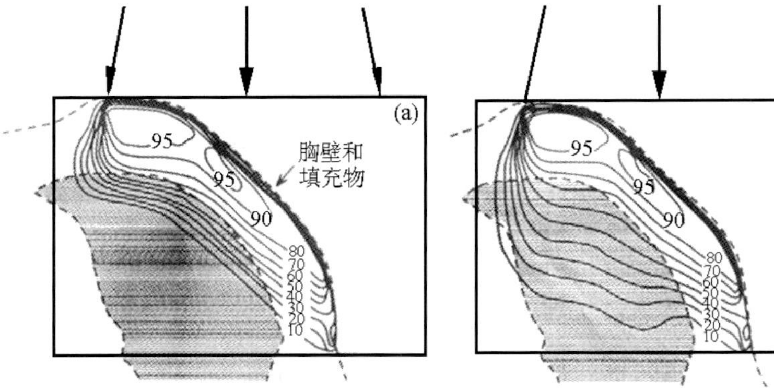

图 2-1-26 10MeV 电子束胸壁照射，肺组织对剂量分布的影响

（a）未作肺校正；（b）作肺校正。（引自文献 8）

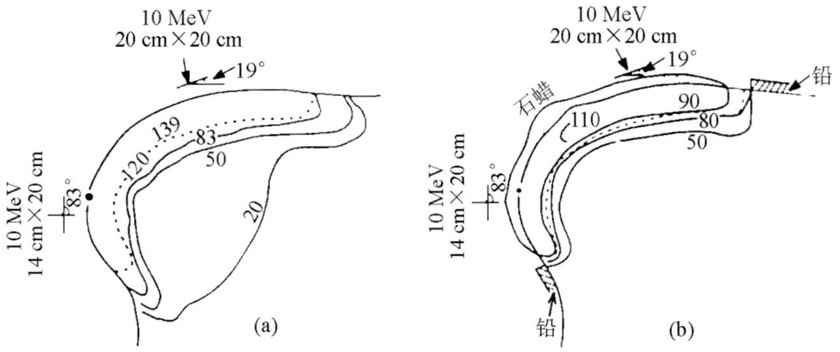

图 2-1-27 电子束照射胸壁的剂量分布

（a）未加补偿材料；（b）填加补偿材料。

有机玻璃可制成不同厚度的平板，在一些特殊照射技术中，如电子束全身皮肤照射，用它作电子束能量的衰减材料时，因其有效原子序数较低，不会增加因轫致辐射产生的 X 射线成分。

七、电子束照射的衔接技术

对一些特殊部位的病变的照射，如全脑全脊髓照射中的脊髓野，乳腺癌术后的胸壁照射野等，因单一电子束照射野不可能包括整个靶区，需要采用多个相邻野衔接构成大野进行照射，必须恰当处理，避免靶区内超、欠剂量的发生。

电子束照射野衔接的基本原则是，根据射线束宽度随深度变化的特点，在皮肤表面相邻野之间，或留有一定的间隙，或使两野共线，最终使其 50% 等剂量曲线在所需要深度相交，形成较好的剂量分布。具体采取何种方式衔接，要依据所使用的电子能量的电子射野的等剂量分布情况。图 2-1-28 示出了 7MeV 和 16MeV 电子束两野衔接或重叠、或共线、或间隔时，等剂量曲线分布的情况。值得注意的是，用于确定相邻野衔接方式的等剂量曲线，一般是在均匀模体内测得的。由于患者曲面及体内组织的影响，剂量分布会因人而有所变化，建议在整个治疗过程中，经常变换其衔接位置，以避免固定位置衔接造成过高或过低的剂量。

临床中，特别是在头颈部肿瘤的治疗时，会遇到电子束和 X（γ）射线照射野的衔接问题。采用的方法往往是使两照射野在皮肤表面共线相交。这会使得 X（γ）射线照射野一侧出现剂量热点，电子束一侧出现剂量冷点。其原因是由于电子束照射野产生的侧向散射。图 2-1-29 显示 9MeV 电子

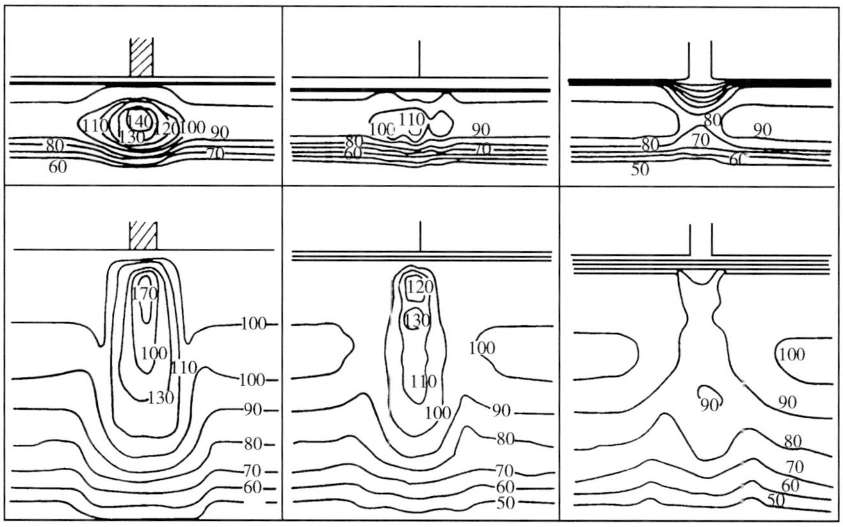

(a)　　　　(b)　　　　(c)

图 2-1-28　7MeV（上图）和 16MeV（下图）电子束照射野不同衔接方式的剂量分布

（a）相邻野重叠 0.5cm；（b）共线衔接；（c）间隔 0.5cm。

束和 6MV X 射线照射野在皮肤表面共线衔接时的剂量分布。可以看到，剂量的冷、热点还同时受到电子束源皮距影响。图 2-1-29（a）为标称源皮距情况，图 2-1-29（b）为源皮距延长至 120cm 时的情况。空气间隙的增加，使得电子束等剂量曲线变得较标称条件下的更加弯曲，冷、热点剂量区域变宽。

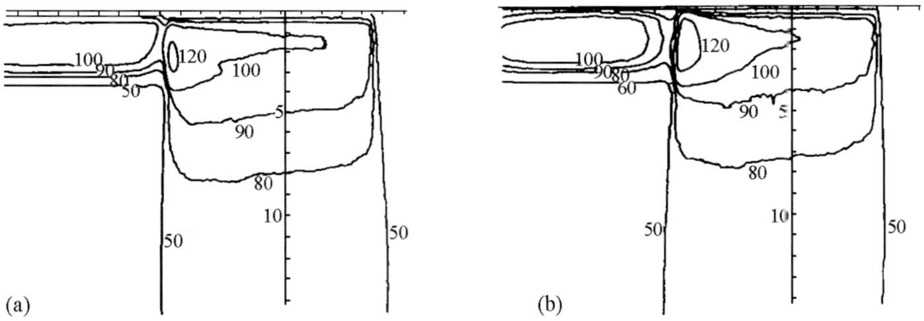

图 2-1-29　9MeV 电子束和 6MV X 射线相邻共线衔接式的剂量分布

（a）电子束为标称源皮距照射；（b）电子束源皮距延长至 120cm。

（引自 Lamber GD，et al. Phys Med Biol，1982，27：721）

当靶区范围较大，且治疗深度不同时，如图 2-1-30 所示，在两个照射野相邻的边缘，放置用聚苯乙烯等组织替代材料制成的楔形板，改变射野边缘的剂量分布，使包括衔接部位的整个靶区的剂量分布均匀。

如上所述，决定相邻组织照射野是否共线或留有间隙，是基于使得靶区剂量分布均匀为前提的。由于电子束治疗的肿瘤大多位于表浅部位，治疗的深度较浅，同时在治疗区域内往往没有重要的敏感器官存在，在注意了可能会出现的剂量热点的位置、范围后，如若临床可以接受，则电子束的相邻照射野［包括与 X（γ）射线照射野相邻］，就可在皮肤表面共线衔接。

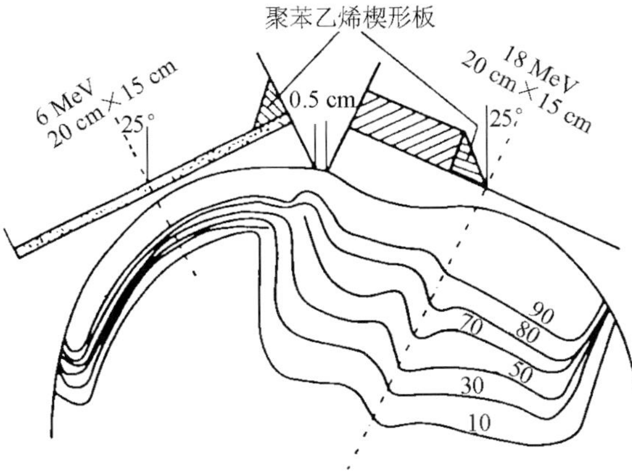

图 2－1－30 利用聚苯乙烯楔形板改善照射野边缘的剂量分布，以实现照射野的衔接

八、电子束照射野的挡铅技术

临床应用中，一般用附加铅挡改变限光筒的标准照射野为不规则野，以适合靶区的形状，并保护周围的正常组织。附加铅挡块可固定在限光筒的末端，也可直接放在患者体表被遮挡的位置。

（一）挡铅厚度的确定 图 2－1－31 示出电子束在铅介质中的衰减情况。可以看出，铅厚度的微小变化，都会对电子束的剂量有很大的影响。如果挡铅厚度过薄，剂量不仅不会减少，反而会有所增加。一般情况下，挡铅厚度应略大于所需要的最小铅厚度值。但在有些情况下，特别在射野内遮挡时，如照射眼睑部位的肿瘤，为保护晶体，挡铅过厚使用起来不方便，而接近临界值，特别是在大照射野情况下，1～2mm 微小的变化，都可能起不到对正常组织的保护作用。

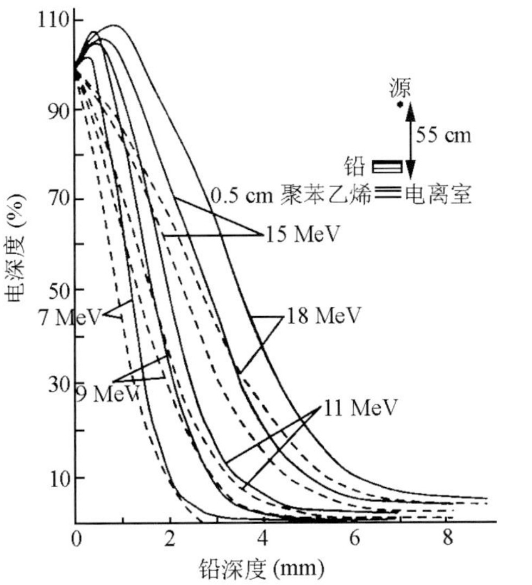

图 2－1－31 不同能量电子束在铅介质中的衰减曲线

平行板电离室测量，照射野分别为 10.5cm×10.5cm（实线）和 6.3cm×6.3cm（虚线）。

（引自 Giarratano JC，et al. Med Phys，1975，2∶336）

挡铅厚度的正确选择，要依据不同电子束能量的挡铅材料的穿射曲线。穿射曲线的测量，一般采用平行板电离室，在固体模体内进行。由于穿射剂量的最大贡献主要发生在表浅部位，因此测量深度不应超过 5mm。另外，测量应在宽束条件下，以适应临床使用的所有照射野。内遮挡时，因需要最小的遮挡厚度，应对使用的电子束能量、对特定的照射野和深度，作特殊的测量。

图 2－1－32 给出完全阻止穿射电子所需要铅的厚度与入射电子束最大能量的关系曲线。显示，最低的挡铅厚度（以 mm 为单位）应是电子束能量（以 MeV 为单位）数值的 1/2。同时从安全考虑，可将挡铅厚度再增加 1mm。

（二）电子束的内遮挡 如图 1－33 示，用电子束治疗某些部位的病变，如嘴唇、耳翼等，常需要用内遮挡以保护正常组织。这会在铅挡和组织接触的界面处产生电子束的反向散射，使其界面处的剂量大约增加 30%～70%（在 4～20MeV 的能量范围内）。

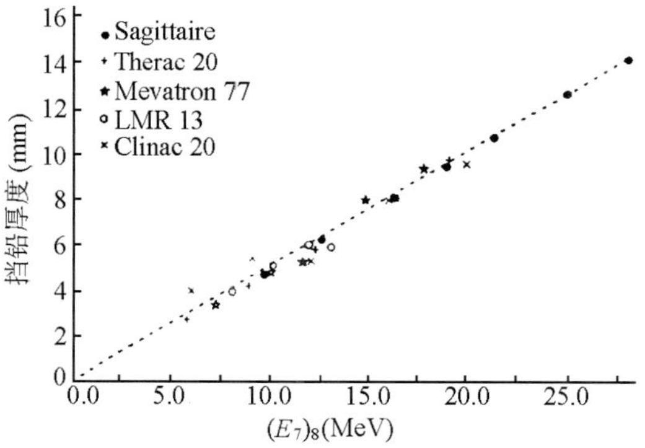

图 2-1-32　完全阻止不同能量电子束所需要挡铅厚度

注：图中左上角文字表示不同型号的加速器。

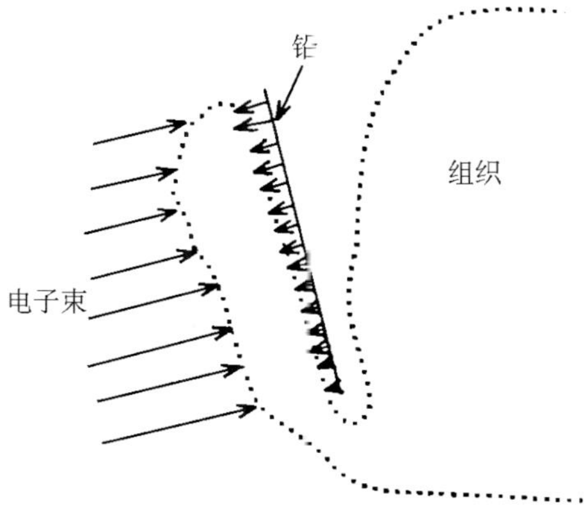

图 2-1-33　内遮挡引起电子束反向散射示意图

电子束反向散射的强弱用电子反向散射因子 EBF（electron backscatter factor，EBF）表示，定义为组织-遮挡界面处的剂量与均匀组织中同一位置剂量之比。

图 2-1-34 显示不同能量和遮挡介质的电子反向散射因子。它随着遮挡介质的有效原子序数 Z 的增高而增大，随界面处电子平均能量的增加而减小。因此，临床上为削弱这一效应的影响，作内遮挡时，在铅挡与组织之间加入一定厚度的低原子序数材料，如有机玻璃等。此类型材料本身产生的反向散射低，同时可以吸收铅挡所产生的反向散射。考虑反向散射电子的射程，如图 2-1-35 所示，用于界面间隙填塞的低原子序数材料的质量厚度为 $2g/cm^2$ 左右。

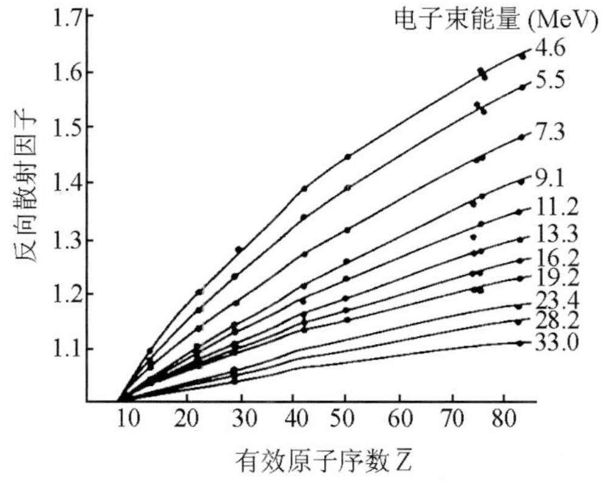

图 2-1-34　不同能量电子束内遮挡引起的反向散射因子随遮挡材料有效原子序数的变化

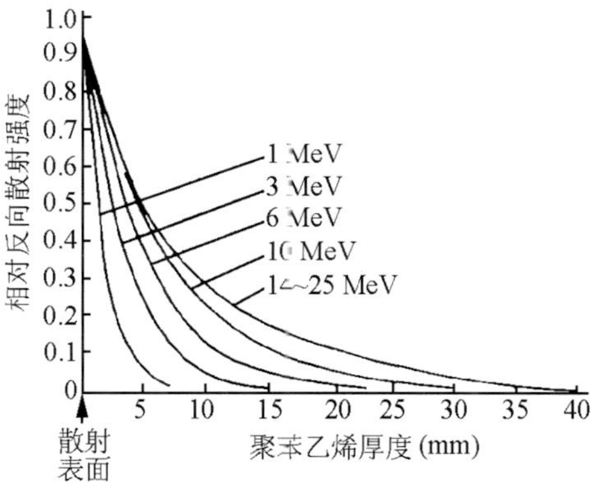

图 2-1-35　不同能量的电子束内铅挡产生的反向散射电子，在聚苯乙烯中的衰减曲线

（引自 Lamber GD，et al. Med Biol，1982，27∶721）

（三）挡对剂量参数的影响　铅挡会影响电子束标准限光筒的射野的剂量学参数，其程度依赖于铅挡所形成的照射野大小和电子束的能量。图 2-1-36 和图 2-1-37 给出了在 Philips SL75-14 直线加速器上，测试所得到的电子束百分深度剂量和射野输出因子随铅挡的变化规律。特点为：①标准电子束限光筒足够大（如 6cm×6cm 以上）时，不同能量电子束的百分深度剂量不受限光筒大小的影响；铅挡所形成的照射野，在较高能量（12～14MeV）条件下，照射野小于 8cm×8cm 时，治疗深度变浅，剂量梯度变小；较低能量（≤10MeV）时没有显著变化；②标准电子束限光筒的输出因子，在不同能量条件下，都有很大变化（最大为 23.2%），但没有规律性；铅挡所形成的照射野，射野输出

因子变化的规律性明显，即照射野越小，输出因子越大［与高能 X（γ）射线的恰恰相反］，较低能量时变化小，（约 1.0%），较高能量时变化大（约 6.0%）；③对较高能量的电子束，铅挡确定的照射野，即使和标准限光筒大小一致，在小野（如 6cm×6cm）条件下，输出因子的差别为 16.8%，90% 剂量深度 R_{90} 相差约 6mm，剂量梯度也由固定限光筒的 2.2 变为 1.9。

上述铅挡的剂量学效应，对不同类型及厂家的加速器来说，呈类似的规律性，但有变化幅度上的差别。由于不同机器的电子束限束系统和限光筒设计上的差异，临床应用时，应对其规律和变化进行实际测量。

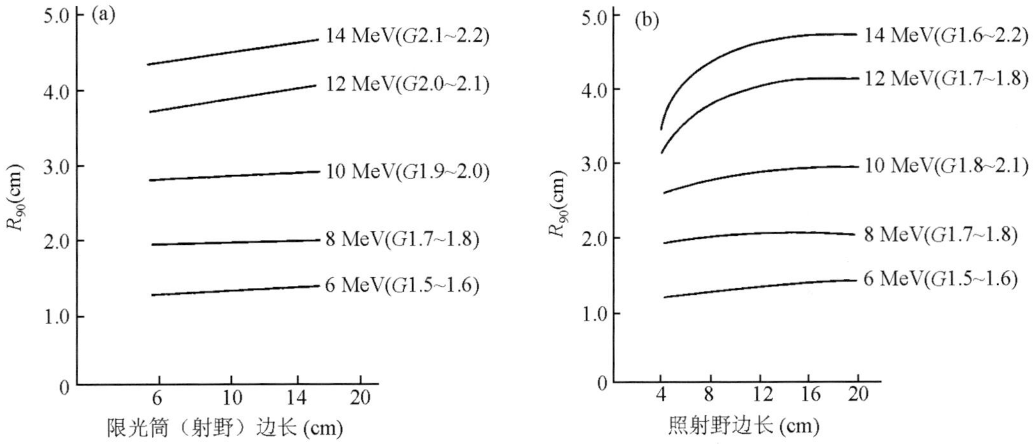

图 2-1-36 不同能量的电子束的治疗深度 R_{90} 随射野边长的变化

（a）标准电子束限光筒；（b）在电子束限光筒下附加电子束挡铅筒。

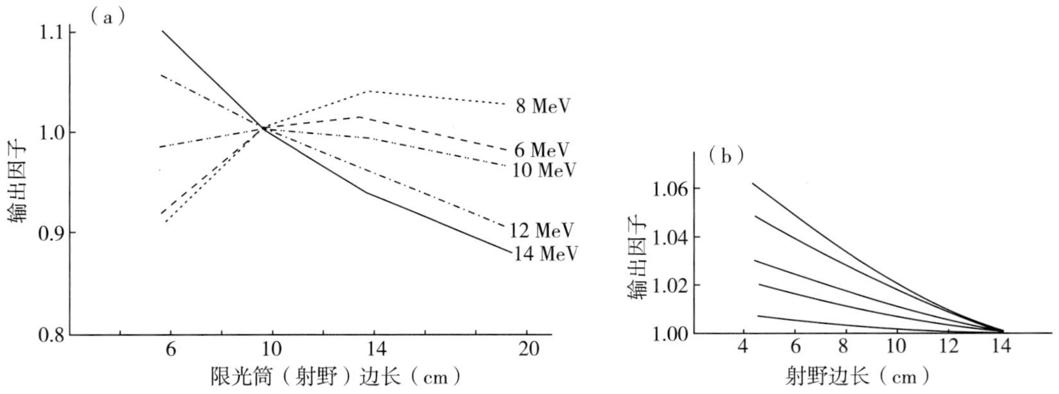

图 2-1-37 不同能量电子束输出因子随射野边长的变化

（a）标准电子束限光筒；（b）在电子束限光筒下附加电子束挡铅筒。

（张红志）

参 考 文 献

1. ICRU. Report 24 Determination of absorbed dose in a patient irradiated by beams of X or gamma rays in radiotherapy procedures, International Commission on Radiation Units and Measurements, Bethesda, MD, USA, 1976.

2. BIR, BIPEMB. Central axis depth dose data for use in radiotherapy: 1996. British Journal of Radiology, 1996, Suppl:25.

3. Johns HE, Whitmore GF, Watson TA, et al. A system of dosimetry for rotation therapy with typical rotation distributions, J Canad Assoc Radiol, 1953, 4:1~14.
4. Johns HE, Bruce WR, Reid WB. The dependence of depth dose on focal skin distances. Br J Radiol, 1958, 31:254.
5. Khan FM, Sewchand W, Lee J, et al. Revision of tissue - maximum tatio and scatter maximum ratio concepts for cobalt 60 and high X ray beams. Med Phys, 1980, 7:230.
6. Day MJ, Aird EGA. The equivalent field method for dose determination in rectangular fields. Br J Radiol, 1996, Suppl:25.
7. Sterling TD, Perry H, Katz I. Derivation of a mathemetical expression for the percent depth dose of cobalt 60 beams and visualization of multiple field dose distributions. Br J Radiol, 1964, 37:544.
8. Khan FM. The physics of radiation therapy. Williams & Wilkins, Baltimore, 1994.
9. Turner AP. Surface dose measurements clinic 18 electron beams. Proceedings eight varian clinac users meeting, 1980.
10. ICRU. Report 35 Radiation dosimetry: Electron beams with energies between 1 and 50 MeV. International Commission on Radiation Units and Measurements, Bethesda, MD, USA, 1984.
11. Biggs PJ, Boyer AL, Doppke KP. Electron dosimetry of irregular fields on the clinac 18. Int J Radiat Oncol Biol Phys, 1979, 5:433.
12. Palta JR, Daftari IK, Ayyangar KM, et al. Electron beam characteristics on Philips SL 75. Med Phys, 1990, 17:23.
13. Meyer JA, Palta JR, Hogstrom KR. Demonstration of relatively new electron dosimetry measurement techniques on the Mevatron 80. Med Phys, 1984, 11:670.
14. Glasgow GP, Sampiere VA, Purdy JA. External beam dosimetry and treatment planning, In: Perez CA, Brady LW (eds). Principles and practice radiation oncology, J B Lippincott Company, Philadelphia, 1987.
15. Johnson JM, Khan FM. Dosimetric effects of abutting extended SSD electron fields with photons in the treatment of head and neck cancers. Int J Radiat Oncol Biol Phys, 1992, 24 (Suppl 2):202.
16. Giarratano JC, Duerkes TR, Almond PR. Lead shielding thinkness for dose reduction 7 to 18 MeV electron. Med Phys, 1975, 2:336.
17. Khan FM, et al. Clinical electron beam dosimetry, Report of AAPM radiation therapy committee task group No. 25. Med Phys, 1991, 18:73.
18. Klevenhagen SC, Lamber GD, Arbari A. Backscattering in electron beam therapy for energies between 3 to 35 MeV. Phys Med Biol, 1982, 27:363.
19. Lamber GD, Klevenhagen SC. Penetration of backscattered electron in polystyrene for energies between 1 - 25 MeV. Phys Med Biol, 1982, 27:721.
20. 张红志. 高能电子束剂量学. 见：谷铣之，殷蔚伯，刘泰福等主编. 肿瘤放射治疗学. 北京医科大学中国协和医科大学联合出版社，1993.

第二章 近距离放疗剂量学基础

第一节 概 述

2001 年是近距离放疗开展第 100 周年，在过去的 100 年中近距离放疗作为放射治疗的一个重要组成部分，涉及多种解剖部位癌瘤的治疗，如皮肤、脑、头颈、眼、口腔、食管、肺、乳腺、胰腺、胆管、软组织、直肠、尿道、前列腺、妇癌（宫颈、宫体、阴道、外阴）等。施治技术可归纳为以下 5 种：腔内（intracavitary）、管内（intraluminal）、组织间植入（interstitial）、术中（intraoperative）和体表敷贴（surface mould）。目前，在国内约有 400 家放疗部门装备了近距离放疗后装机（afterloading machine），接受近距离放疗的肿瘤患者约占放疗病人总数的 5% ~10% 左右，它独具的物理剂量学及放射生物学特点使其与其他肿瘤治疗技术之间存在着互补关系。除此之外，心血管内照射（vascular, intravascular 或 endovascular brachytherapy）作为该领域的新秀，近年来在技术、设备和剂量学方面已不断完善，在临床预防或延缓血管成形术后动脉再狭窄很有效，本章第六节将对有关剂量学做详细介绍。

近距离放疗的模式按剂量率大小划分成以下几个区段和类别：低剂量率（LDR）指参考点剂量率限定在 0.4 ~2Gy/h；中剂量率（MDR）为 2 ~12Gy/h；高剂量率（HDR）大于 12Gy/h；脉冲剂量率（PDR）指剂量率在 1 ~3Gy/h，照射间隔一小时一次，治疗实施仅十分钟左右的模式。以上区段的划分表面看是按物理剂量率的高低，实质上却是依据放射生物学效应。有关高、中、低及脉冲剂量率模式之间，以及与外照射的等效生物剂量转换关系的理论将本章第六节阐述。

说到放射源，至少有 20 种核素先后用于近距离放疗，其中有的已被淘汰，有的正在被替换，有的处于试用阶段，但国内临床上用的大多还是 20 世纪 60 ~70 年代的钴 Co-60、铯 Cs-137、铱 Ir-192 等；碘 I-125、锎 Cf-252 虽不属新源范畴，但在国内近距离治疗领域还算是新面孔；西方国家研制的钯 Pd-103、镅 Am-242、钐 Sm-145、镱 Yt-169 等，以及用于心血管照射的放射源锶/钇 Sr/Y-90、钒（音凡）Vanadium-48、氙（音仙）Xenon-133、铼（音来）Rhenium-186，188 等尚未普及。

源的置放方式主要有手工和“后装（afterloading)”两种方式：手工操作大多限于低剂量率和易于防护的放射源；“后装”技术则是指先将施用器（applicator）置放于接近肿瘤的人体天然腔、管道或将空心针管植入瘤体，再导入放射源的技术，多用于计算机程控近距离放疗设备。

从放射源在人体置放时间长短划界，近距离放疗又可分为暂时驻留（temporary dwell）和永久植入（permanent implantation）两大类：暂时驻留是指治疗后将施用器以及放射源回收；永久植入则是将治疗时放置的放射源永远保留在人体内。后者尽管是一项传统技术，但由于在治疗前列腺肿瘤方面颇为成功，以及源的不断改进和更新，使其仍然占有一席。目前，国内原子能研究院开发了 I－125 放射源，科霖众等后装治疗医疗设备公司也适时推出了剂量分布计算软件，为该项治疗技术在国内的健康发展提供了条件。

在我国，近距离放疗始于 20 世纪 40 年代，由上海镭锭医院开创了镭疗的先河。在随后的 50 年中，基本上同步于国际上放射源和设备的发展，但临床应用主要限于妇癌治疗。直到 1989 年由中国医科院肿瘤医院和辽宁省肿瘤医院引入荷兰核通公司 micro Selectron－HDR 后装机后，治疗领域有了显著的拓宽。

在过去的 10 多年里，国内的近距离放疗经历了潮涨潮落的过程，人们从最初对 HDR 的激情和过高的期望值，转为更客观、更理智的认识，积累了许多成功的经验和失败的教训，在适应证方面有了更恰当的定位，对剂量率、分次剂量、分次数及总剂量等因素的影响有进一步的理解，这些都应归功于放射生物学 LQ 理论的普及。可以这样说，近距离放疗的实践和发展离不开放射生物学理论的指导；尽管物理剂量学十分重要，但当前潜心钻研近距离放疗的放射生物效应及正确审慎地使用这一放疗手段仍是放疗医师面临的紧迫课题。

第二节　近距离放疗使用的放射源

表 2-2-1 给出了国内外临床常用的放射性核素的物理参数及其计量学特点。不同核素在水中的剂量递减情况见图 2-2-1。

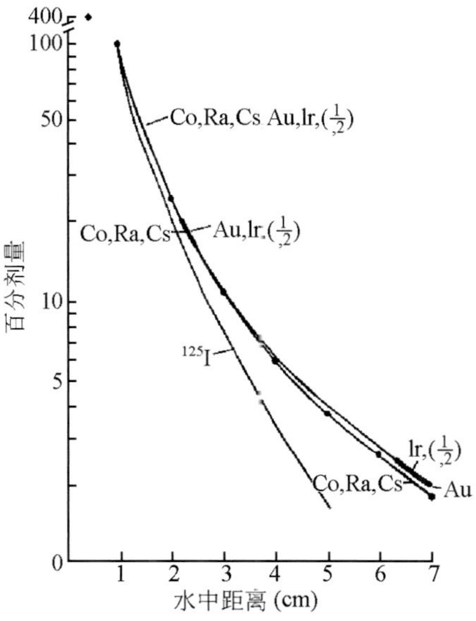

图 2-2-1　不同核素在水中的剂量递减变化

表2-2-1　临床常用放射性核素的物理参数

核素名称	符号	半衰期	应用辐射线	主要辐射线能谱 (keV) 和发生几率	防护半值厚 mmPb	(HVL) cmH_2O	Γ 常数 $R.cm^2/(h.mCi)$
钴 Cobalt	Co-60	5.26年	光子	γ 1173 (0.99) γ 1332 (0.99)	12	10.8	13.07
铯 Cesium	Cs-137	30年	光子	γ 662 (1.00)	6.5	8.2	3.275
金 Gold	Au-198	2.70天	光子	γ 412 (0.96)	3.3	7	2.327
铱 Iridium	Ir-192	73.83天	光子	γ 316 (0.83) 468 (0.48) 308 (0.30) 296 (0.29)	3	6.3	4.62
碘 Iodine	I-125	59.4天	光子	γ 27~35.5 (1.40)	0.002	2	1.45~1.51 AAPM TG43
镅 Americium	Am-241	432年	光子	γ 59.5 (0.36)	0.12		
钯 Palladium	Pd-103	16.97天	光子	X 20~23(0.71)	0.0008	1.6	1.48
钐 Samarium	Sm-145	340天	光子	X 38~45(1.40) γ 61 (0.13)	0.04		
磷 Phosphorus	P-32	14.3天	电子	β 1710max(1.00)	800(mg/cm^2)	0.1	
铑 Rhodium	Rh	367天	电子	β 3050max			
锶 Strontium	Sr-90	28.1天	电子	β 2280max(1.00)	0.14	0.15	
钇 Yttrium	Y-90	64天	电子		1100(mg/cm^2)		
锎 Californium	Cf-252	2.65年	中子	裂变2350avg		5	
镭 Radium	Ra-226	1622年	光子	γ 830	14	10.6	8.25

第三节 近距离放疗的物理量、单位制和剂量计算

在过去的100年间随着近距离放疗专业的发展，所涉及的物理概念、定义、单位制和剂量测量和计算方法也不断发生变化，准确理解和掌握这些知识对临床医师同样是必要的。本节力求避开繁琐的数学推导和对历史演变的阐述，以简捷明了的方式做较全面的介绍。

一、放射性

1896年物理学家亨利·贝克勒尔（Henri Becquerel）首先发现了物质的放射性，即元素的原子核释放辐射线的过程。这种辐射以粒子形式，或者以电磁辐射形式，甚至是二者兼而有之的形式发生。

二、衰变与放射源的活度

客观上说原子核内存在有防止粒子进入或从核内逸出的势垒，所以尽管原子核内的粒子具有动能，但所具有的能量在稳定核内尚不足以使其攀越核的势垒逸出；放射性核素则不同，其核粒子具有过剩能量，可经相互碰撞而在核子间不断进行能量再分配。某个核粒子在某个时刻有可能获得足够的能量从原子核逃逸，从而使原子核迁至低能态；此外，发射粒子后的原子核也可能处于受激态，这时原子核只有继续发射粒子或γ射线才能降到低能态，直至达到稳态或基态，这一过程称作衰变。

（一）衰变常数（λ） 放射性衰变（decay）或蜕变（disintegration）过程是一种随机现象。尽管人们可以准确地预测在给定期限内含有大量原子的物质中有多少原子将发生衰变，但却无法知道某特指的原子会在什么时刻发生衰变。放射性衰变在数学上定义为单位时间内衰变的原子数，它遵循指数递减规律：

$$N = N_0 \exp(-\lambda t) \qquad (2-2-1)$$

式中，λ 是一比例常数，又称衰变常数，负号表示放射性原子数随时间增长而减少。N_0 为放射性原子的初始数量，N 是 t 时刻尚存的原子数。

（二）放射源的活度（activity） 放射性物质的活度定义为源在 t 时刻衰变率（decay rate），即

$$A = A_0 \exp(-\lambda t) \qquad (2-2-2)$$

式中，A 表示在时间 t 时的放射活度，A_0 为初始放射活度，它等于 λN_0。

放射活度的旧单位是居里（Curie），符号 Ci，它定义为 $1Ci = 3.7 \times 10^{10}$ 衰变/秒（decay/s，dps）♣，且 $1mCi = 10^{-3}Ci = 3.7 \times 10^{7}dps$，$1\mu Ci = 10^{-6}Ci = 3.7 \times 10^{4}dps$；在标准单位制下放射活度单位是贝克勒尔（Bq），$1Bq = 1\ dps = 2.70 \times 10^{-11}Ci$ 或 $1Ci = 3.7 \times 10^{10}\ Bq = 3.7 \times 10^{4}\ MBq$。

♣注：居里原定义为1克镭的衰变频率，最初测定值为 $3.7 \times 10^{10}dps$。而用现代仪器设备测定的准确值是 $3.61 \times 10^{10}dps$/克镭。

（三）单位质量活度（Ci/g） 不同核素的活度常用单位质量的活度来标识，即 Ci/g，它等于阿佛迦德罗常数 $N_A = 6.023 \times 10^{10}$（原子数/克）与衰变常数 λ 的乘积再除以原子量 M 的商。例如，钴Co-60的单位质量活度为200、铯Cs-137仅为10；而铱Ir-192为450、碘I-125和钯Pd-103分别高达1739和7448，比其他源都高，这是因为它们的原子量低、半衰期短，因此可加工成微型源。

（四）密封源的外观活度（apparent activity－Aapp） 在实际应用中，源的有效活度直接受源尺寸、结构、壳壁材料的衰减及滤过效应的影响，源在壳内的内含活度（contained activity），即裸源活度与有外壳时放射源的活度测量值可能存在很大差异，因此派生所谓外观活度的概念，它定义为同种核素、理想点源的活度，它在空气介质中、同一参考点位置上将产生与实际的有壳密封源完全相同的照射量率。目前随着源尺寸的微型化，外壳材料变得更薄，导致外观活度与内含活度的差异日趋缩小，根据IAEA（1967）和ICRU（1970）报告建议，外观活度又可称作等效活度（equivalent activity）。

（五）半衰期（HVL）和平均寿命（T_a） 放射性物质的半衰期 $T_{1/2}$ 定义为放射活度或放射性原

子数量衰减到初始值之半所需用的时间，且

$$T_{1/2}=0.693/\lambda \tag{2-2-3}$$

平均寿命是指放射性原子衰变的平均期限。虽然从理论上讲，所有放射性元素的寿命都是无限长的；但是，引入平均寿命 T_a 的概念可区分彼此的差异。读者可假想一等效放射源，该源按初始活度的恒定速率衰变，经 T_a 时间间隔后全部 N_0 个原子均发生衰变，即等于该源按指数规律从时间 $t=0$ 到 $t=\infty$ 衰变产生的总蜕变数，则

$$T_a\lambda N_0=N_0 \text{ 或 } T_a=1/\lambda=1.44T_{1/2} \tag{2-2-4}$$

三、放射性核素的质（quality）

放射性核素射线的质量用核素符号、半衰期和辐射线的平均能量三要素表示。如钴 Co-60 的 HVL =5.24 年，γ 辐射线平均能量为 1.25MeV。

四、源的强度（strength）

源的强度与源的活度是两个既有关联性，又有区别的概念，历史上居里（Ci）曾作为源强的单位，源强越强、居里数值大，体现在单位时间衰变的次数也高；随后，源强的概念有所改变，侧重在源的剂量学特征上，表达成单位活度的放射源在单位距离处的剂量率，并衍生了五花八门的物理量、定义和单位。

（一）Γ 常数（gamma ray constants）与照射量率常数（exposure rate constant）$(\Gamma_\delta)x$　源的特征不仅取决于源内所含放射性物质的质量，同时还取决于单位质量的放射源在单位时间辐射的射线量。早期 Γ 常数定义如下：假设源自吸收或沿轴向的衰减可忽略，在特定源壳厚度（如 0.5mm）和材料（如金属铂）条件下，单位质量的放射源在单位距离处的纯 γ 线量。

1971 年后 Γ 常数演变为照射量率常数（Γ_δ）x。它是用于描述不同核素，单位活度，距源单位距离处照射量率大小的物理量，它把非核辐射（湮没辐射、特征辐射及韧制辐射）也包括在内，并考虑了射线的衰减和散射。其定义是：与活度为 A 的 γ 射线点源相距为 L，由能量大于 Δ = 11.3 keV 的光子产生的照射量率 $(dX/dt)_\Delta$ 与 L^2 相乘后再被 A 除所得的商，即

$$(\Gamma_\delta)x=(dX/dt)_\Delta\cdot L^2/A \tag{2-2-5}$$

$(\Gamma_\delta)x$ 的单位是 $C\cdot kg^{-1}\cdot m^2\cdot h^{-1}\cdot MBq^{-1}$，有时也用 $R\cdot m^2\cdot h^{-1}\cdot Ci^{-1}$。鉴于照射量使用的局限性，照射量率常数的概念现已被空气比释动能率常数逐步替代，而且未被 SI 单位制选用。

（二）照射量率$\dot{X}$（dX/dt）　其定义是外观活度为 A_{app} 的点状密封源，距源 L（cm）处，在空气介质中的照射量率，且

$$\dot{X}=(dX/dt)_\Delta=\Gamma_\Delta\cdot A_{app}\cdot L^{-2} \tag{2-2-6}$$

（三）介质中的吸收剂量率（$\dot{D}_{med}$）　照射量的概念仅适用于 X 线和 γ 线，即光子束，是量度射线在空气中电离的一种手段，且只限于能量低于 3 MeV 的光子束。因为能量再高的话，电离室电子平衡很难建立，壁衰减的不确定因素增加，无法进行准确测量；吸收剂量则不然，它被广泛应用于各种类型的电离辐射（带电粒子及非带电粒子）、各种介质和各种能量，同时还是评价生物效应的基本量。

吸收剂量定义为 $d\bar{E}/dm$ 的商，$d\bar{E}$ 为电离辐射在质量为 dm 的介质中沉积的（imparted）的平均能量。旧单位为拉德（rad），SI 单位为戈瑞（Gy），且有以下转换关系

$$1\ \text{rad}=100\ \text{ergs/g}=10^{-2}\text{J/kg}=10^{-2}\ \text{Gy}=1\ \text{cGy} \tag{2-2-7}$$

近距离治疗领域放射线能量较低，计算在肌肉组织或水中的吸收剂量率$\dot{D}$ med 时，若忽略源几何形状、外壳材质、射线在介质中的散射与吸收衰减，则等于该点空气中的照射量率$\dot{X}$与拉德～伦琴转换因子 $f$med 的乘积；$f$med 又等于 X 线在干燥空气中产生一对离子所消耗的平均电离功 $\overline{W}$ 与电离电荷

e 的商 $\overline{W}/e$，再与因子（$\bar{\mu}tr/\rho)_{air}^{med}$ ×（$1-\bar{g}$）的乘积。$\overline{W}/e$ 数值为 33.97J/C 或 0.876 cGy/R，公式中（$\bar{\mu}tr/\rho)_{air}^{med}$是介质对水的平均能量转移系数，$\bar{g}$ 是能量转移过程中韧制辐射的份额，对近距离放射源 $\bar{g} \leq 0.003$，可忽略不计。因此，吸收剂量率

$$\begin{aligned}\dot{D}\,\mathrm{med} &= \dot{X} \times f\mathrm{med} \\ &= \dot{X} \times (\overline{W}/e) \times (\bar{\mu}_{tr}/\rho)_{air}^{med} \times (1-\bar{g}) \\ &= \dot{X} \times (\overline{W}/e) \times (\bar{\mu}_{en}/\rho)_{air}^{med} \qquad (2-2-8)\end{aligned}$$

式中（$\bar{\mu}_{en}/\rho)_{air}^{med}$是介质对水的质能吸收系数比（详见后续解释）

考虑到源与介质的实际相互作用和影响，即 $\overline{\Phi}(r)_{an} \times T(r)$，在垂直源轴线的中平面上，距源 r 处吸收剂量的一维表达式为

$$\dot{D}(r)_{med} = A_{app} \times f_{med} \times (\Gamma_{\delta})_{x} \times (1/r^2) \times \overline{\Phi}(r)_{an} \times T(r) \qquad (2-2-9)$$

式中：A_{app}：源的外观活度（mCi）

f_{med}：伦琴～拉德转换因子（$cGy \cdot R^{-1}$）

$(\Gamma_{\delta})_{x}$：放射源照射量率常数（$R \cdot cm^2 \cdot h^{-1} \cdot mCi^{-1}$）

$\overline{\Phi}(r)_{an}$：剂量空间分布不均匀校正函数，为简化运算通常取平均值，$\overline{\Phi}_{an}$ = 常数（r＜5cm）

$T(r)$：组织散射和衰减因子，它定义为空间某点周围为水介质时的照射量率与周围是空气介质时的照射量率之比（详见后续解释）。

（四）比释动能 K（kinetic energy released in the medium，Kerma） Kerma 是电离辐射在介质中释放电离粒子的动能，定义为 dE_{tr} 除以 dm 的商，其中 dE_{tr} 为不带电的粒子（如光子）在质量为 dm 的介质中释放的全部电离粒子（电子和正电子）的初始动能，即

$$K = dE_{tr}/dm \qquad (2-2-10)$$

比释动能 K 的单位与吸收剂量相同，为 J/kg，SI 单位也是戈瑞（Gy）。

（五）空气比释动能率（air kerma rate，$\dot{K}_{air}$） 自 1985 年空气比释动能率$\dot{K}_{air}$被推荐并取代空气照射量率$\dot{X}$，它与空气照射量率的关系，在忽略次级电子与原子核发生辐射碰撞，即韧致辐射（Bremsstrahlung）的能量损失后，近似为

$$\dot{K}_{air} = \dot{X} \times (\overline{W}/e) \qquad (2-2-11)$$

（六）空气比释动能率常数 $(\Gamma_{\delta})_{K}$ 空气比释动能率常数 $(\Gamma_{\delta})k$ 与照射量率常数 $(\Gamma_{\delta})x$ 概念密切相关，用于描述不同核素，单位活度，距源单位距离处比释动能率大小的物理量。其定义是：发射光子的放射性核素的空气比动率常数 $(\Gamma_{\delta})_{K}$ 是 L^2 乘$\dot{X}_{air}$被 A 除的商，$\dot{K}_{air}$是与活度为 A 的该种核素点源，相距 L，由能量大于 δ 的光子产生的空气比释动能率，即

$$(\Gamma_{\delta})_{K} = \dot{K}_{air} \times L^2/A \qquad (2-2-12)$$

$(\Gamma_{\delta})_{K}$ 的单位是 $J \cdot C \cdot kg^{-1} \cdot m^2 \cdot h^{-1} \cdot MBq^{-1}$，当空气比释动能率$\dot{K}_{air}$单位用 $Gy \cdot s^{-1}$，距离用 m 米，活度用 Bq 时，$(\Gamma_{\delta})_{k}$ 的单位是 $Gy \cdot m^2 \cdot s^{-1} \cdot Bq^{-1}$；当空气比释动能率用 $cGy \cdot s^{-1}$，L 用 m，A 用 Ci（居里）时，$(\Gamma_{\delta})_{K}$ 的单位是 $cGy \cdot m^2 \cdot s^{-1} \cdot Ci^{-1}$，这个单位暂时尚可使用。

$(\Gamma_{\delta})_{K}$ 与 $(\Gamma_{\delta})_{X}$可以相互转换，步骤是：

1. 将伦琴换算成比释动能，在空气中，电离辐射产生一对正负离子平均消耗的能量（又是称电离功）为 $33.97\ J \cdot C^{-1}$因此 $2.58 \times 10^{-14}\ C \cdot kg^{-1} \times 33.97 J \cdot C^{-1} = 8.76 \times 10^{-3} J \cdot kg^{-1}$。

2. 将居里换算成百万贝克勒尔，且 $1Ci = 3.7 \times 10^{-4} MBq$。

3. 计算得出 $1R \cdot m^2 \cdot h^{-1} \cdot Ci^{-1} = 0.2367 \mu Gy \cdot m^2 \cdot h^{-1} \cdot MBq^{-1}$。

【例一】 钴 Co-60 照射量率常数为 $1.308\ Rm^2 \cdot h^{-1} \cdot Ci^{-1}$ 相当于 $1.308 \times 0.2367 = 0.310 \mu Gy \cdot m^2 \cdot h^{-1} \cdot MBq^{-1}$。

【例二】 等效活度为 10 Ci 的核通铱 Ir-192 放射源可表示成 370 GBq 或照射量率 4.66 Rm^2/h 或

参考空气比释动能率 4.0682 cGy m^2/h 4 种形式。

（七）参考空气比释动能率（$\dot{K}_{ref}$）　$\dot{K}_{ref}$是空气比释动能率$\dot{K}_{air}$的一个特例，它专指沿源轴垂直平分线上，距源参考距离为一米处的比释动能率，单位是 μGy/h。

（八）空气比释动能强度 S_k　S_k 是 AAPM 推荐的一个新物理量，是指在自由空间（free space）空气比释动能率$\dot{K}_{air}$与距离平方 L^2 的乘积，表达式

$$S_k = \dot{K}_{air} \times L^2 \quad (2-2-13)$$

单位符号为 U，单位是为 μGy·m^2/h，1U = 1μGy·m^2/h，读者不难看出 S_k 与参考空气比释动能率$\dot{K}_{ref}$数值相同，量纲不同。

由此，介质中吸收剂量率的一维表达式还可写成

$$\dot{D}(r)_{med} = \dot{K}(r)_{air} \times \overline{\Phi}_{an}(r) \times T(r) \times (\bar{\mu}_{en}/\rho)_{air}^{med} \quad (2-2-14)$$

五、空气与水（或组织）质能吸收系数比 $(\bar{\mu}_{en}/\rho)_{air}^{water}$

如前所述，若忽略源与介质的扰动影响，空气中的照射量率$\dot{X}$与拉德～伦琴转换因子 *f*med 的乘积等于介质的吸收剂量；*f*med 又等于 X 线在干燥空气中产生一对离子所消耗的平均电离功 $\overline{W}$ 与电离电荷 *e* 的商 $\overline{W}/e$ 与因子 $(\bar{\mu}_{tr}/\rho)_{air}^{med} \times (1-\bar{g})$ 的乘积，后者即质能吸收系数比 $(\bar{\mu}_{en}/\rho)_{air}^{water}$。对大多数用于近距离放疗的核素，射线能量界于 180 keV～2 MeV，相应水对空气质能吸收系数比 $(\bar{\mu}_{en}/\rho)_{air}^{water} \approx 1.11$，只有碘-125 平均能量只有 35.5 keV，其值为 1.02。

六、组织衰减及散射校正

考虑到射线在介质中的径向衰减、多重散射和非理想点源的各向异性（anisotropy），介质与空气吸收量率转换中还需进行组织衰减和散射校正，即上述公式中的 $T(r)$，$T(r)$ 的计算方法有多种：

（一）Meisberge 多项式　用电离室测量射线在空气中的照射量与在水中照射量的转换可应用早期的 Meisberget 多项式进行，它基于若干物理学家实验数据加以综合，经数学处理后沿用至今，即电离室在水中的照射量与在空气中测得的照射量之比等于 $T(r)$，常数系数 A，B，C 和 D 见表 2-2-2，适用范围 $1 \leqslant r \leqslant 10$cm。

$$T(r) = A + Br + Cr^2 + Dr^3 \quad (2-2-15)$$

表 2-2-2　不同核素在 Meisberger 多项式中对应的常数系数

核素	$A \times 10^0$	$B \times 10^{-3}$	$C \times 10^{-3}$	$D \times 10^{-4}$
Au-198	1.0306	-8.134	1.111	-1.597
Ir-192	1.0128	5.019	-1.178	-0.2008
Cs-137	1.0091	-9.015	-0.3459	-0.2817
Ra-226	1.0005	-4.423	-1.701	0.7448
Co-60	0.99423	-5.318	-2.610	1.327
I-125	1.0	-223.45	22.43	9.78

（二）Van Kleffens & Star 公式　致力于这一课题研究的其他物理学家也提出了类似的校正公式，如荷兰物理学家 Van Kleffens & Star（1979）推导的公式较 Meisberger 多项式降低了幂次，缩短了运算时间，其表达式见算式 2-2-16，不同核素的 α，β 系数见表 2-2-3；对 Ir-192 而言 σ = 1.018000，α≈0。

$$S(r) = \sigma \times (1 + \alpha r^2) / (1 + \beta r^2) \quad (2-2-16)$$

表 2－2－3 不同核素在 Van Kleffens & Star 公式中对应的常数系数（α 和 β 值）

核素	α	β
Cs－137	0.00830	0.01080
Co－60	0.01000	0.01450
Ir－192	0.00010	0.00050

（三）Webb & Fox 公式 Webb 和 Fox 1979 年用 Monte Carlo 方法计算了若干点状 γ 发射体在水介质中的扰动效应（medium perturbing），其结果与 Meisberger 平均值十分符合，扣除距离的反平方衰减因素后，其径向剂量递减系数 D_r 可分解成两部分：介质的衰减效应，由指数函数表示；多重散射（multiple scattering）由 B_r 函数计算。

$$D_r = B_r \times \exp(-\mu r) \tag{2-2-17}$$

式中 μ：水介质线性衰减系数。B_r：距源 r 处的建成系数，即水介质中照射量对空气中照射量的比值

Evans，Kornelsen & Young 进一步推导出 B_r 的数学表达公式及有关系数，见表 2－2－4。

$$B_r = 1 + K_a (\mu r)^{Kb} \tag{2-2-18}$$

表 2－2－4 由蒙特卡罗拟合推导出的 K_a 和 K_b 常数

核素	μ（cm^2/g）	K_a	K_b
Co－60	0.0632	0.896	1.063
Ra－226	0.0811	1.17	1.19
Cs－137	0.0858	1.14	1.20
Au－198	0.105	1.48	1.32
Ir－192	0.113	1.59	1.36

图 2－2－2 显示不同核素 $B_r \sim r$ 的变化关系，曲线清楚表明距源较近的范围（1～7cm）射线的衰减很大程度上被散射光子补偿，以至于同一位置水中照射量与空气介质中照射量近乎相等，直至距源较远处强度随距离衰减变化幅度超过散射贡献，曲线开始下降。

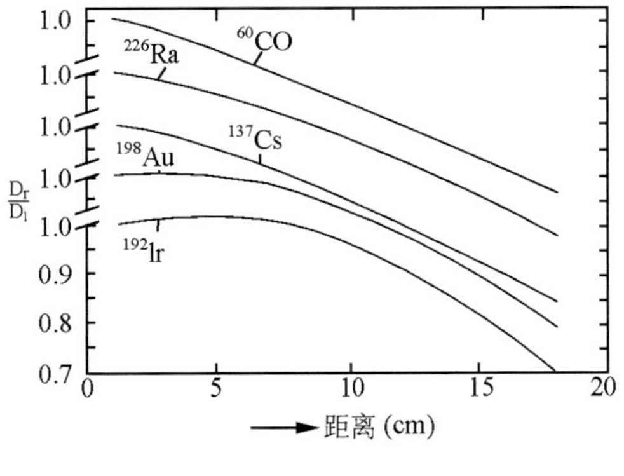

图 2－2－2 不同核素 $B_r \sim r$ 的变化关系

第四节　近距离放疗的剂量学系统和施治技术

一、妇瘤腔内照射剂量学系统

（一）经典妇瘤（宫颈癌）剂量学及发展　妇癌腔内放疗可追溯到 20 世纪初，并于 1920 年分别在斯德哥尔摩和巴黎镭疗中心形成系统，斯德哥尔摩系统源强总量 10～140 mgRa，而巴黎系统只有 60 mgRa，所以前者治疗时间每次 1 天，共两次，间隔 3 周；而后者每次需要两天。随后约在 1938 年发展的曼彻斯特系统则使用中等强度的源，每次治疗需 3 天，曼彻斯特系统因赶上了剂量单位的变迁，那时已不再采用毫克镭小时（mgRah）刻度剂量，而是改用照射量（伦琴）来描述。

曼彻斯特系统还确立了处方剂量点的概念，并把它定义在相对施源器的解剖结构上，A－B 点系统，它被广为采用并沿用至今，与此同时施源器也随之有所变化：宫腔管采用橡胶管，可视宫腔长度组装 1～3 个长 2.2cm 的镭源；阴道穹隆卵型容器各容一个镭源，按外径分为 2，2.5，3.0cm3 种类型。治疗分次剂量为 4 000R，共治疗两次，中间休息 4～7 天，A 点剂量率约为 57R/h，阴道源对 *A* 点剂量贡献仅占总量 40%，*B* 点剂量约为 *A* 点的 1/3 等。

计算机在临床剂量学的应用使人们的注意力更多的转移到靶区及邻周正常组织的剂量监控上，纽约系统就是在这一需求下发展起来的，当时在 Memorial Sloan Kettering 医院定义的剂量参考点与曼彻斯特系统类同，A－B 点分别称为参考点 Ref 和闭孔淋巴结区 Obt；此外还定义了一系列的剂量监控点（图 2－2－3）：如左右宫体表面 UTE（L & R）、宫颈 CVX（L & R）、VG1 阴道表面、VG2 阴道粘膜下 0.5cm、R_1～R_5 五个直肠监控点、BL_1～BL_2 膀胱中 Foley 导尿管中心和后表面 *Sc*－乙状结肠点。优化程序计算每个子源在上述监测点的照射剂量，并算出计算值与所需值之间的差别，平方后求和，程序对不同源位及源强组合方案做比较，直至上述平方和最小，优化结果使治疗结果与预定值控制在 8%～12% 的偏离。

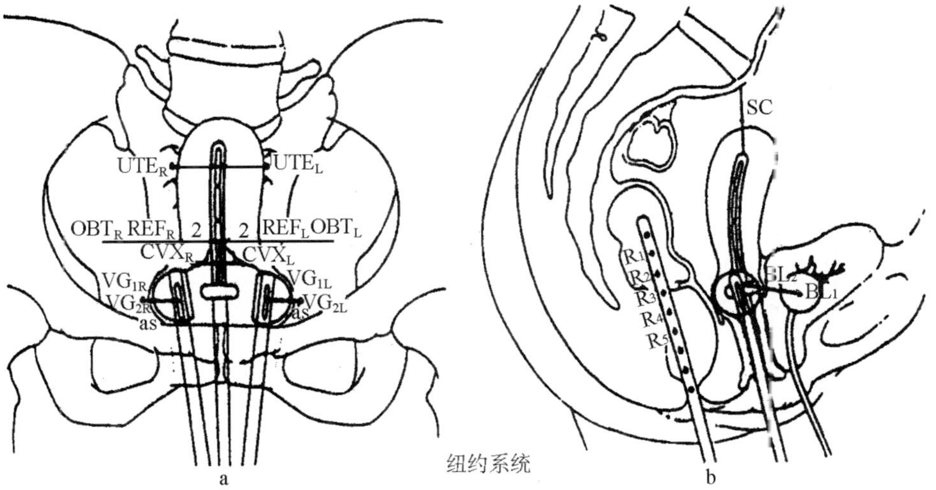

图 2－2－3　强调对邻周器官进行剂量监控及优化剂量分布的纽约系统

（二）ICRU 38 号报告的建议　ICRU 38 号报告力图使宫颈癌治疗技术及专业名词规范化，除确定靶区和治疗区外，ICRU 还定义了参考体积的概念，即参考等剂量面包罗的体积。参考剂量值对低剂量率（0.4～2Gy/h）治疗为 60Gy；对高剂量率治疗为相应的（＜60Gy）等效生物剂量值。参考体积由剂量分布反映的长（*d*l）、宽（*d*w）、高（*d*h）确定（图 2－2－4），当采用内外照射综合治疗时，参考剂量60Gy应扣除外照射剂量，点剂量除包括人体器官和近源位置的监控外，还涉及骨结构，其中：直肠剂量参考点（R）为阴道容器轴线与阴道后壁交点后0.5cm处；膀胱剂量参考点（BL）为仰位投影片造影剂积聚的最低点，即Foley气囊的中心。腹主动脉旁，髂总和外髂淋巴结参考点与Fletcher淋巴的梯形区（Lymphatic trapezoid）定义一致（图示2-2-5）；此外ICRU还建议详细记录治疗的时间-剂量模式，治疗技术（施源器）及总参考空气比释动能率。

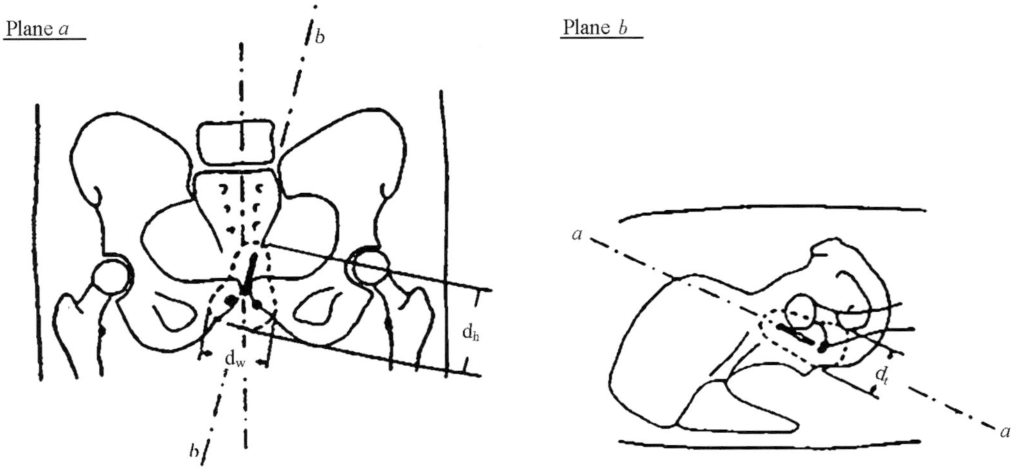

图2-2-4 ICRU 38号报告有关参考体积的定义

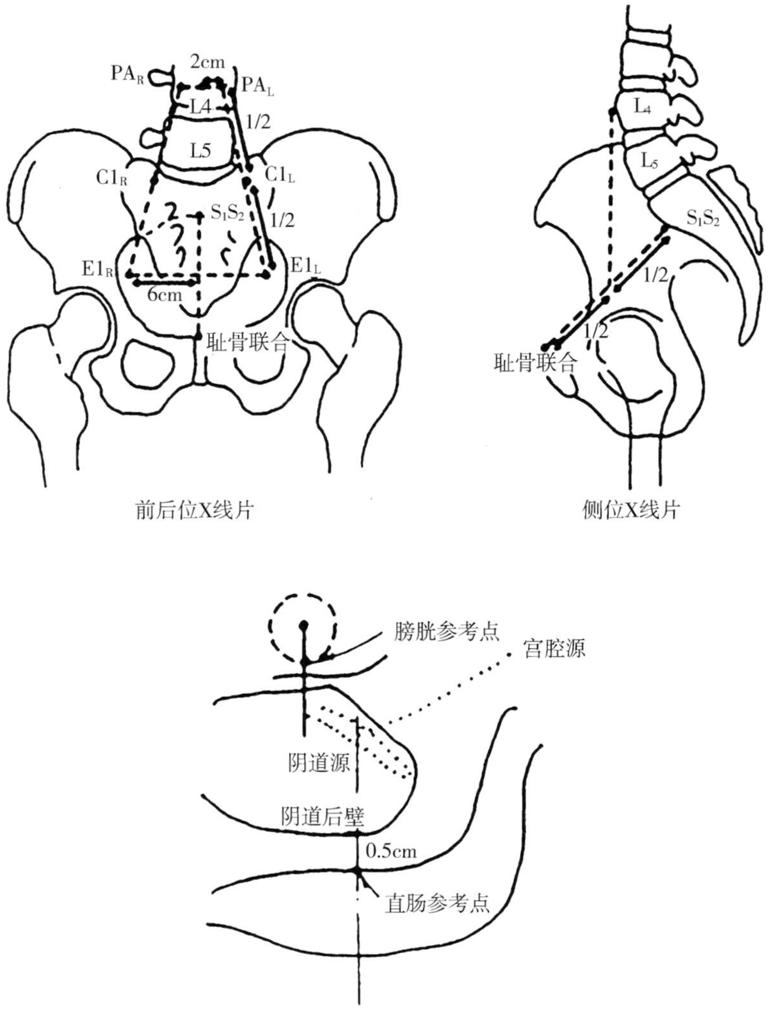

图2-2-5 ICRU 38号报告有关剂量监测点的定义

二、传统组织间插植的巴黎剂量学系统及步进源等效模拟

用于组织间插植的巴黎剂量学系统是一种手工计算方式，源于计算机问世之前，因此制订了严格的布源规范，以求获得尽可能均匀的剂量分布；但在计算机技术高度发展的今天，传统巴黎系统已退居特例的地位，现代优化软件可更灵活地应付临床千变万化的各种情况，不过该系统涉及的原则及长期积累的临床经验仍有极大的实用价值，应予继承和发展。

（一）巴黎系统的剂量学原则

1. 布源规则　巴黎剂量学系统（Paris dosimetry system，PDS）要求植入的放射源无论是铱丝还是等距封装在塑管中的串源（ribbon）均呈直线型、彼此相互平行、各线源等分中心位于同一平面、各源相互等间距、排布呈正方形或等边三角形、源的线性活度均匀且等值、线源与过中心点的平面垂直（图 2 -2 -6）。

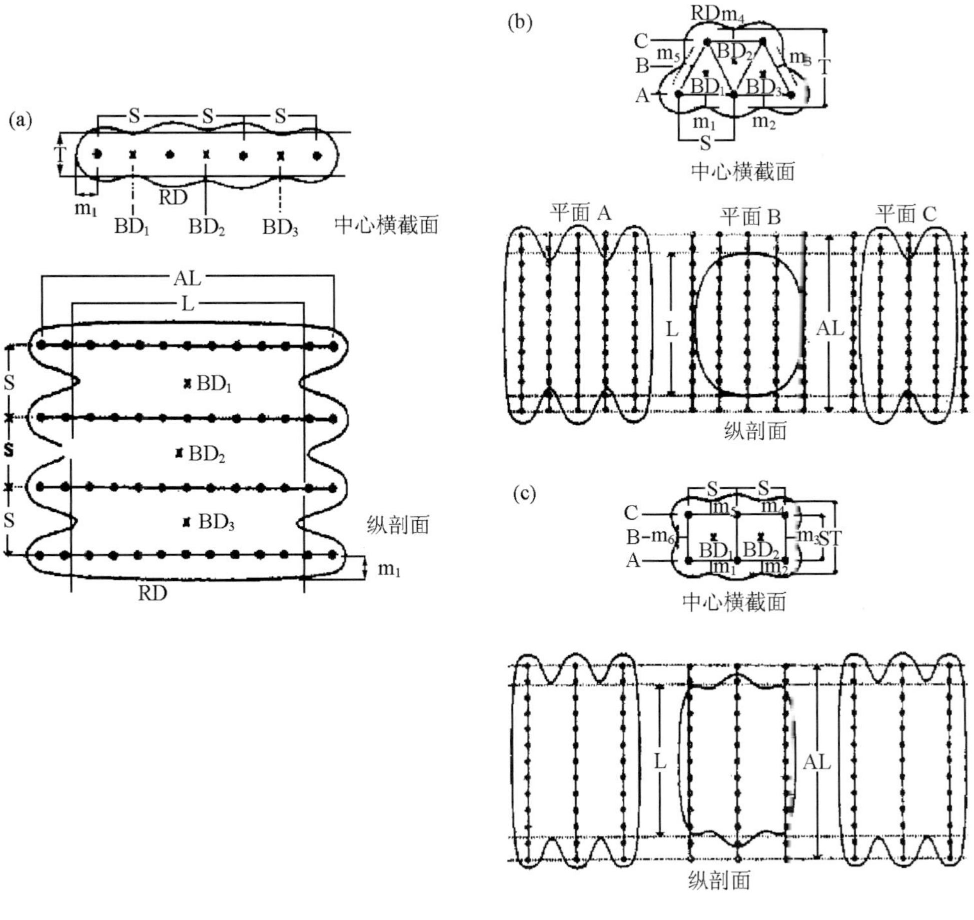

图 2 -2 -6　按巴黎剂量学系统（PDS）组织间插植规则排布的源阵列

a. 四针单平面；b. 五针双平面正三角形阵列；c. 六针双平面正方形阵列。

2. 源尺寸及布局与靶区的对应关系　参考图 2 -2 -6，其中 S 是源（针管）间距，ml 和 ms 是安全边界（safety margin）：单平面插植中 ml 是参考等剂量线与外侧针管的间距；多平面插植中 ms 是中心横断面上参考等剂量线与外侧针管的间距的平均值。

（1）针长 S 在靶区长 $L \leqslant 3$cm，源活性长度 $AL \leqslant 4$cm 时，限定在 8 ~ 15mm 之间；若 $L \geqslant 7$cm，$AL \geqslant 10$cm，S 为 15 ~ 22mm。

（2）若靶区厚度 $T \leqslant 12$mm 则用单平面插植，对正三角形排列 $S \approx T/0.6$，ml $\approx 0.35 \times S$。

若靶区厚度 $T \geq 12$mm 则用双平面插植，对正三角形排列 $S \approx T/1.3$，ms $\approx 0.2 \times S$；对正方形排列 $S \approx T/1.57$，ms $\approx 0.27 \times S$。

（3）活性长度 AL 与靶区长度 L 的关系 若用铱丝，通常 $AL \approx L/0.7$；对 0.5cm 间隔铱子粒 Ribbon$AL \approx L/0.8$。巴黎剂量学系统中 $AL > L$ 的目的是保证靶区能完全被参考等剂量面包罗，针管两端等剂量线凹进部分亦在靶区外。

（4）基准剂量点（basal dose points） 定义在正三角形各边垂直平分线交点或正方形对角线的交点。该点是源（针管）之间剂量最低的位置，基准剂量（basal dose）是各基准点剂量 BD_j 的平均值$\overline{BD}$：

$$\overline{BD} = \left(\sum_{j=1}^{N} BD_j\right)/N \qquad (2-2-19)$$

且参考剂量 RD = 0.85 $\overline{BD}$，对于厚宽长分别为 $T \times W \times L$ 的靶区按上述原则布针，可望得到 0.5cm 的安全边界。

3. 用步进源模拟传统巴黎系统 用现代程控步进源模拟传统巴黎剂量系统中的铱丝效果并不难，只需按等间距（例如 0.25 或 0.5cm）设置驻留位，各源位进行等时照射，活性长度 AL 根据靶区长度 L 按巴黎系统规则设计，AL 与源步进长度 S 的关系为 $AL = N \times S$，N 为驻留位个数；基准剂量点只需设定在中心横断面上；如模拟 Ribbon 形式，步进微型源则依次在各驻留位停留照射（图 2－2－7）。

（二）步进源剂量学方法 步进源剂量学系统（stepping source dosimetry system，SSDS）是荷兰物理学家 Rob Van der Laarse 归纳的方法，它作为巴黎剂量学系统（PDS）的扩展，在保留巴黎系统基本布源规范的同时，充分利用步进源可灵活设置驻留时间的特点，对剂量分布做优化处理：

1. 各驻留位照射时间不再相等，而是中间偏低，外周加长，从而使沿纵向排布的基准点串列获得近似相同的剂量。

2. 活性长度不仅没必要超出靶区长度，甚至较靶区长度更短（一般 $AL = L - 1.0$cm）。

3. 参考剂量与基准剂量的关系仍然维持 RD = 0.85 $\overline{BD}$的关系。

图 2－2－8 为根据 SSDS 原则优化设计图 2－2－7 的七针双平面乳癌插植计划，其活性长度由 10cm 减至 7cm，源步进长度仍为 0.5cm，RD = 500cGy。读者不难看出 SSDS 方法较传统 PDS 系统不仅剂量分布更加均匀，而且在不影响靶区剂量的前提下，参考体积及治疗体积之差明显缩小，从而减少了邻周正常组织的损伤；均匀度的改善主要是由于 SSDS 方法的基准点是沿靶区纵轴方向设计，源驻留时间经优化计算处理，长短不等，这是 PDS 系统所不及的。

（三）ICRU58 号报告的建议 继 ICRU 38 号报告（1985 年）发表后，ICRU 58 号报告（1997 年）针对组织间插植治疗中吸收剂量和体积参数的表述做出了明确的建议。与外照射领域的 ICRU50# 报告类似，ICRU 58 号报告为近距离放疗也引入并定义了一系列体积和平面的概念，如显在瘤区 GTV、临床靶区 CTV、计划靶区 PTV、治疗体积 TV、中心平面（central plane）；剂量分布的描述方面引入了坪区、处方量、最小靶剂量 MTD、平均中心剂量 MCD、高剂量区 HDV、低剂量区 LDV、剂量均匀度参数（dose uniformity parameters）；对时间剂量因素严格定义了照射时间、全程治疗时间、瞬时剂量率、平均全程治疗剂量率、连续照射、非连续照射、分次照射、超分次照射、脉冲照射等概念（有关内容读者可参考冯宁远等编著《实用放射治疗物理学》第二篇第七章）；对近距离放疗病历报告的内容方面 ICRU58 号报告建议：

1. 各区域的阐述最低限度应包括：GTV、CTV 和 TV。

2. 对源的描述包括：核素及滤过壳层结构、源类型，如丝源、子粒源、塑封串源、发针型源及针状源、源的几何尺寸、源的参考空气比释动能率、源强分布（均匀分布或非均匀分布）。

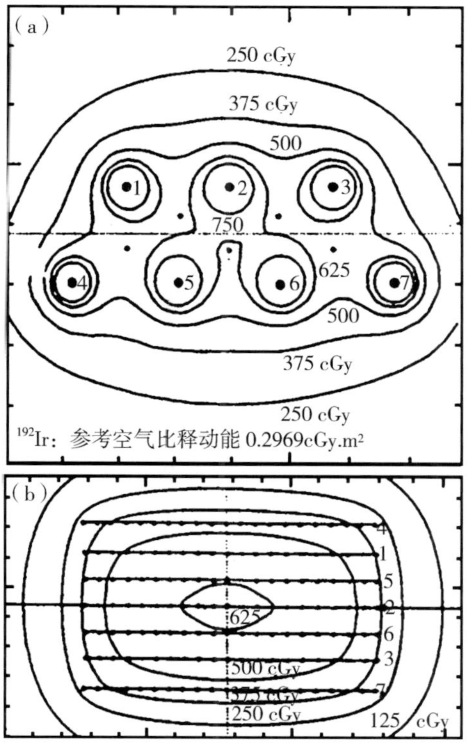

图 2－2－7　用程控步进微型铱源模拟巴黎剂量学系统中的铱丝效果

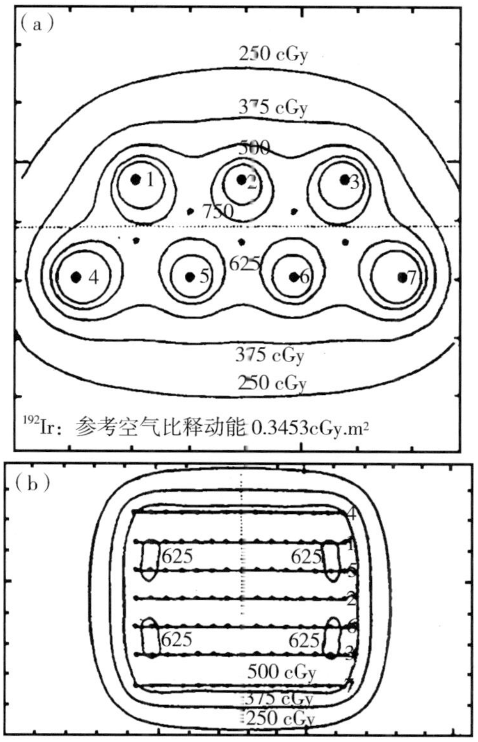

图 2－2－8　按 SSDS 原则优化设计的七针双平面乳癌插植计划

3．治疗技术和源布局　若源布局是遵从某标准剂量学系统，则需明确指出；否则应按前面段落要求描述。与此同时还需记录以下数据：源的数量、线源间距和层间距、中心平面的源布局几何形状（如三角形，正方形等）、插植表面的形状（平面或曲面）、线源是否有交叉，交叉形式如何、施源管的材料、性质（柔性或刚性）、源位置是否采用模板确定、若采用遥控后装技术需指明类型。

时间模式：对时间模式的叙述应包括与辐照方式有关的数据如剂量等，目的是计算瞬时和平均剂量率。

连续照射：记录全程治疗时间；

非连续照射：记录全程治疗时间和总照射时间以及治疗间隔时间；

分次和超分次照射：记录每次照射时间和脉冲宽度，分次间隔时间和脉冲间隔；

当不同源的照射时间不相同时需分别记录；

对移动源、步进源、应记录步长、驻留时间。

通过改变步进源的驻留时间可改变剂量分布。若采用了剂量优化处理需指出所用的类型（参考点优化还是几何优化）。

对脉冲照射需指出脉冲平均剂量率（pulse-average dose rate），即脉冲剂量与脉宽（时间）之比；另外还应指明距源 1cm 处的最大局部剂量率。

振荡源：记录源向量在不同位置的速度。

总参考空气比释动能：总照射时间内的参考空气比释动能（TRAK）应予记录。

剂量分布的描述：以下剂量参数应予记录：处方量（prescribed dose）：若处方剂量不是按 MTD 或 MCD 概念定义的需另外指明；若因临床和技术原因，接受的剂量与处方不同时需加以说明。MTD 和 MCD，此外还应记录高剂量区 HDV 的大小、任何低剂量区的尺寸、剂量均度数。

三、施治技术

目前国内、外各放疗部门采用的治疗技术尽管多种多样，但基本上可归纳为4I + 1M，即腔内（intracavitary）、管内（intralumenal）、组织间（interstitial）、术中（intraoperative）和模（mould）技术等5种类型，每种方式有各自的特点，针对特定的肿瘤患者，物理人员应与医生讨论治疗指征和施用器械，选择最适宜的手段施治。

（一）腔内、管内照射技术　该技术的特点是利用人体自身天然腔体和管道置放施源器，治疗诸如宫颈癌、鼻咽癌、食管癌、主支气管肺癌、直肠癌及阴道癌等。有关临床操作细节，如适应证禁忌证、施用器置放、靶区定位、治疗分次及单次剂量、总剂量等应在临床专题章节阐述，这里探讨三个共性问题：

1. 参考点设置　腔管治疗的剂量参考点大多相对治疗管设置，且距离固定。例如，食管癌、气管肿瘤参考点设在距源轴10mm处，直肠、阴道癌治疗参考点定在粘膜下，即施源器表面外5mm。这尽管不是强制性规定，但基本上已在国内、外文献中得到公认，国内也有医师通过患者CT数据统计支持这一选择。当然，这并不意味着认定肿瘤靶区边缘就在这一距离，而是为了施治技术的相对统一以及便于院所间交流形成的规范。因为如果不这样做，距离反平方因素将会使各院所之间的实际施治剂量大相径庭，完全丧失交流的基础，这是近距离放疗有别于外照射的一个重要方面。

2. 剂量梯度变化的影响　随之而来的另一个问题是施源器的规范化问题。因为参考点确定后，与正常组织反应有直接关联的粘膜受量将由治疗管的外径大小决定。例如，使用细塑管（Φ2mm）做食管癌腔内照射，参考点设在离管轴10mm处，在参考剂量 Dr 相同时，患者的粘膜反应比使用标准施用器（Φ6mm）严重。这点不难从图2-2-9得到解释，在上述条件下施用器表面量 D_{S1}（d = 1mm）和 D_{S3}（d = 3mm）分别是 Dr（d = 10mm）的12.5倍和3.5倍，即或扣除体积因素（Volume Effect），前者引起的反应必然高。为此，腔内照射施用器管径和参考距离的选择须控制 Ds/Dr 之比在2~3为好，必要时还需依患者反应程度减少 Dr 量。同理，阴道、直肠癌照射的参考点选在施用器表面或粘膜下5mm，这时选用较粗的柱状施用器有利于削弱靶区的梯度变化（图2-2-10），这时 $G_3 \gg G_{10}$。

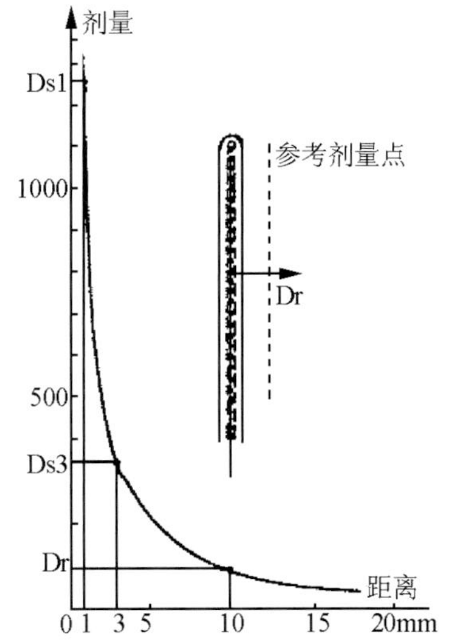

图2-2-9　不同管径食管癌施源器表面剂量 Ds 与参考点剂量的梯度变化

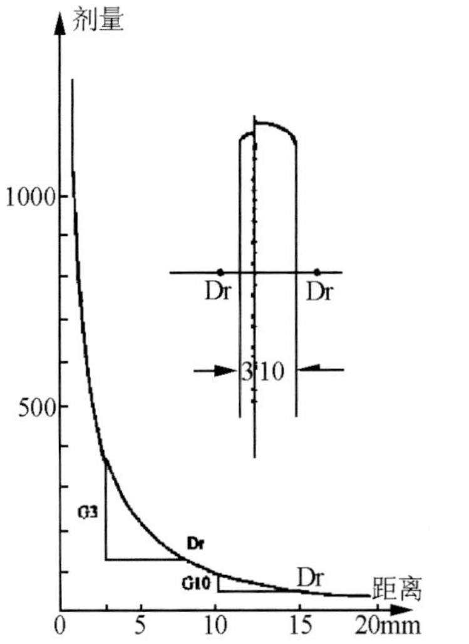

图2-2-10　不同管径直肠癌、阴道癌的柱状施源器表面粘膜下5mm范围剂量梯度变化

3. 源步进长度的影响　现代程控步进铱源后装机提供的源步进长度可在 2.5、5 甚至 10mm 等级差中选用，其中选 2.5 或 5mm 是等效的。这是因为微型铱源活性长度约在 4.5mm，选用 2.5 和 5mm 步长均达到模拟等线密度铱丝的效果，只不过后者的线密度减半（驻留时间加倍）而已，治疗管外均可得到连贯的等剂量分布；与此相反，若采用 10mm 步长将会导致高剂量岛和冷、热剂量区交错的状况（图 2－2－11），在使用外径较粗的施用器时，这一现象被隐含在施源器内尚不足虑；而用纤细塑管施治，葫芦状分布必然会影响疗效，故不应提倡采用。

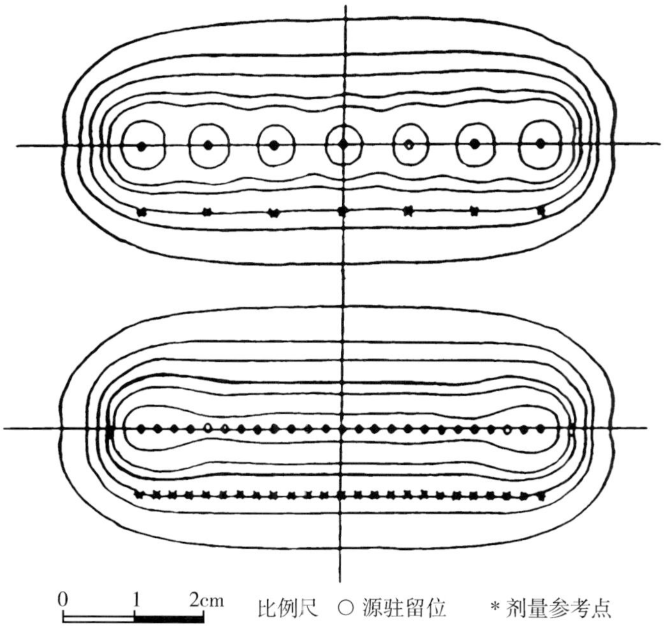

图 2－2－11　步长分别为 10mm 和 2.5mm 铱源腔内治疗剂量分布

注：参考剂量点距管轴 10mm，等剂量线分别为 5.2，1.5，1，0.75 和 0.50Gy。

（二）组织间插植照射和模板技术　组织间插植照射是指预先将空心针管植入靶区瘤体后，再导入步进源进行照射，其剂量分布直接受针管阵列的影响。若使用模板规则布阵可模拟传统巴黎剂量学系统（PDS）或按步进源剂量学系统（SSDS）获得较均匀的剂量分布，用于乳腺癌、软组织肉瘤等插植治疗；亦可采用徒手操作，非规则布阵，用于舌癌、口底癌等解剖结构较复杂，无法使用模板的部位。这时可借助优化概念及方法改善剂量分布均匀度。

目前，近距离放疗计划软件的开发相对外照射仍有较大差距，表现在充分利用 CT 解剖信息方面尚有难度，一方面是因为金属施源器在 CT 影像中会产生伪影；另一方面是实现解剖及施源器三维重建、三维显示的技术不如外照射。为此，中国医学科学院肿瘤医院近距离放疗室将 CT 影像技术和传统巴黎剂量学系统的原则相结合，发展了以 CT 影像为依据、模板辅助的插植技术，其要点是将针管按预制模板限定的针孔阵列植入 CT 断层确定的肿瘤组织（靶区）内，并在解剖图背景上打印内照射剂量分布。这一技术实用简单、准确，先后用于脑瘤（胶质瘤和脑膜瘤）、各部位（臀部、腹部和腿部）软组织肉瘤及胸膜间皮瘤插植治疗。

（三）手术中置管术后照射　该技术是电子线术中外照射的扩展，主要用于受限要害器官，手术切缘不净，亚临床灶范围不清的情况。这时可在瘤床范围预埋数根软性塑管，术后导入步进源做补充照射。该方法适用于部分脑瘤（邻近中枢部位），胰腺、胆管、膀胱癌、胸膜瘤等手术，有利于提高肿瘤控制率、减少复发以及便于分次多程照射。实施过程中需做好瘤床金属标记，理顺软塑管排布次序和走向，避免扭曲、折损和交错，最好使用有硬芯的塑料管（catheter），这是保证术后顺利施治的前提。

（四）敷贴治疗（mould） 敷贴治疗对放疗医师并不陌生，远在镭疗年代就用于表浅皮肤癌治疗，并发展了著名的 Quimby 和 Paterson - Parker 系统，对镭模布源制订了严格的规范；当今，使用程控步进源，并有先进的剂量分布优化软件相佐，可根据巴黎剂量学原则按单平面插植条件布源，为降低靶区剂量变化梯度，需避免直接将塑管贴敷在皮肤表面，可用组织等效材料、蜡块或凡士林纱布隔开。另外，切忌用于深层（≥1cm）肿瘤的治疗，因为剂量梯度落差可能导致肿瘤在达到控制剂量之前，皮肤剂量已远远超出其耐受水平，从而产生严重烧伤。

（五）立体定向组织间插植 立体定向组织间插植是与神经外科颅脑手术同期发展的近距离治疗技术，步骤是患者戴着与立体定向放射手术（stereotactic radiation surgery，SRS）类同的有创定位头架对病变做 CT/MRI 立体定位，由医师确定靶区，再由物理师根据病变位置、大小和形状在极坐标条件下，设置放射源驻留位，计算剂量分布，经医师确认后实施治疗。治疗时换上头环相同，结构不同的治疗头架，外科医师则根据计划设计的角度和深度（即 Φ，θ 和 r）通过颅骨钻孔，针管植入把放射源导入，做暂时或永久性近距离照射。这套器具和软件往往可以和 SRS 系统同时购买，针对病变特征选择外照射或内照射，或组合照射。但从目前来看该技术因涉及颅脑手术，普及程度不是太高。

第五节 近距离放疗临床剂量学步骤

和外照射一样，近距离治疗也需要一组专业人员，包括放疗医师、护士、技术员及物理师职责分明，配合默契，有条不紊地进行。

一、疗前准备、施用器置放及护理措施

适合于做近距离放疗的肿瘤患者需按照治疗病种及技术充分做好疗前准备：准备工作主要由近距离治疗室的护士负责，他们除了要了解肿瘤病人的基础护理知识外，还需掌握近距离放疗中腔内、管内、组织间插植、术中置管及模板敷贴等各具特点的技术操作。

（一）支气管肺癌

1. 首次治疗的病人应事先预约治疗日期时，由医师做必要的解释工作（尤其是对那些从未做过气管镜检查的患者），介绍腔内治疗的方法、过程及注意事项，以减少病人思想负担，达到积极配合的目的。

2. 治疗当天空腹来院，插管前肌内注射苯巴比妥、阿托品各一支，2% 利多卡因雾化吸入，麻醉口鼻部 15 分钟。由护士协助医师做气管镜检查，并将塑管施源器插置到位，然后，将体外塑管用胶布牢固粘接在鼻翼部，以防打喷嚏、咳嗽时脱落而前功尽弃；插管时还应严密观察病人的反应，及时用吸引器排出痰液，如有憋气应及时给予氧气吸入；操作医师手法应稳妥快捷，避免发生出血事故等。

3. 对支气管、肺癌病人应优先做治疗计划并优先予以治疗，尽量减少等候时间，候诊时嘱咐病人保持情绪安定，张口呼吸，以免由于施源器的刺激导致咳嗽加剧。

4. 治疗结束，拔出施源器动作要轻而快，以减轻拔管时的刺激；立即清洗施源器，再放入消毒液中浸泡后取出以备再用。消毒时塑管施源器开口需放置液面外，以防进水污染放射源并影响治疗。

5. 病人治疗结束 1 小时后方可进食，防止麻醉期恢复前食物误入气管发生意外。

（二）食管癌

1. 食管癌病人治疗当天早晨禁食，治疗前先口服 2% 利多卡因 5ml，分 3 次口含后慢慢咽下。

2. 稍后，由护士协助医师置放施源器，嘱咐病人积极配合，边插边做吞咽动作；置放到位后，将施源器塑料管旋钮旋紧固定在面罩上，让病人衔住咬口器，以免施源器活动，改变了位置，影响治疗。

3. 病人置入施源器后，唾液分泌会明显增多；这时可给一次性口杯承接，保持卫生。

4. 治疗结束后取出施用器，消毒方法同上；嘱病人两小时后进食，当天以食稀软食物为好。

（三）鼻咽癌

1. 鼻咽癌病人做腔内治疗时不必禁食，治疗当天协助医师给病人鼻腔部喷入2%利多卡因和1%麻黄素，起局麻和局部血管收缩作用。

2. 施源器置放前先在表面涂一些石蜡油，使鼻腔组织滑润，避免插入时粘膜受损出血。

3. 施源器置放后用胶布牢固固定在鼻翼部，让病人双手托住体外部分，以免分泌物浸湿胶布，施源器因重力滑出脱落。

4. 治疗完毕，将施源器轻轻拔出，清洗消毒（方法同上），嘱病人不要用劲擤鼻涕，以防出血。

（四）宫颈癌施治

1. 治疗前一天晚上做灌肠或口服泻药清肠；治疗当天排空直肠。

2. 置放施用器前做外阴备皮、阴道冲洗、排空膀胱、直肠，排空膀胱、直肠的目的是减轻压力，使这些器官尽可能远离放射源，治疗时减少辐射和直肠受量。由护士协助医师置放阴道、宫颈施源器。

3. 治疗结束后，取出施源器，清洗消毒（方法同上），病人无不适感觉后方可离院。

（五）脑瘤、胸膜间皮瘤、软组织肉瘤、头颈部肿瘤等组织间插植治疗

1. 此类患者一般都需先住院，再接受插植治疗　由于是手术治疗，故在治疗前做好多项准备工作，如备皮、模板制作、CT定位等，并对患者家属或本人实事求是地介绍治疗目的、过程和可能存在的危险性，消除不必要的恐惧和顾虑。

2. 治疗前准备好手术所必需的器械包括　无菌手术包一个，内有：22cm直、弯止血钳2把，手巾钳4把，8～10号小弯止血钳8把，针持、刀柄各1把，5ml注射器1个，长短7号针头各2个，弯盘、治疗碗各一个，小药杯2个，治疗巾4块，敷料若干，无菌手套和手术衣视手术操作者及助手人数而定，插植所用针长、类型及数目视靶区大小而准备；此外，还要准备消毒、麻醉及可能需用的抢救物品；急救药、氧气筒（袋）、减压药、止血药、输液用品、吸引器和术前备血。

3. 术前一天消毒手术间　用消毒液擦拭屋内手术床等物品，拖地，进行紫外线空气消毒；术前将塑管施用器或模板放在消毒液中浸泡备用。

4. 手术当天根据医嘱给病人肌注地西泮及哌替啶等药物，协助医师做局麻（2%利多卡因40ml加上肾上腺素5滴）及组织间插植术。术中严密观察病人血压、脉搏、输液反应情况；对病情较重的患者治疗时需通过对讲机和监视器进行监护。

5. 治疗完毕后，协助医师拔针，同时做好止血及急救准备，在确定无危险情况下，将病人护送至病房，与主管医师、护士交代病情，密切观察疗后24小时内病人情况，以便随时做应急处理。

6. 整理手术间，清除污物，更换被褥，清洗清点手术器械，再用酒精擦拭后备用。

近距离放疗涉及的护理工作面广，对人员业务素质要求较高，为高质量、安全实施治疗，除一般护理技能外，还应通过短期集中培训，使他们熟悉、掌握外科手术、妇科、内科等综合护理技能，才能得心应手协同医师工作；凡尚未配置专职的、有经验的护理人员的部门，应充分认识这一岗位的重要性，完善人员配置。在人手紧张的单位还可考虑按一职多能，各负其责的原则培训队伍，除专业性强的工作由各类人员分别处理外，还可共同掌握基本的治疗计划和治疗机操作，相互取长补短，以减少或避免差错事故。总之，要努力把该组成员培养成具有临床、放射物理专业知识，又有严谨科学态度和责任心的队伍。

二、靶区定位、施源器及解剖结构的空间重建

施用器置放后，下一步是拍摄定位片，确定靶区，选择源活性驻留位（active dwell positions），进行空间重建（reconstruction），这是非常重要的，必不可少的临床剂量学环节。

定位片的拍摄和诊断片不同，它们是在空间两个不同方位拍摄到的最能清晰无误地反映施源器、

靶区、邻周解剖结构相互关系的两张 X 线片，拍摄手段见后续重建方法介绍。

靶区是根据临床资料，即直视、内镜所见、CT、MRI 影像、X 线诊断片及解剖结构确定的治疗范围。靶区和施源器位置一旦确定，源的活性驻留位置即可依据靶区范围选定，原则是所形成的剂量分布不应存在肿瘤漏照、欠剂量或过量照射健康组织的情况。源活性驻留位又是借助摄定位片时在施源器内放入模拟源位的 X 线标尺（X ray ruler）在定位片上产生的投影来选定的。

拍摄定位片的必要性还在于医师不应孤立地通过标准模式剂量图（ATLAS）实施治疗，还需了解剂量分布与周围要害器官的关系。因为，要害器官的受量也和靶区剂量一样，直接影响着治疗的成败。另外，使用柔性塑管施源器时，管子在体内的方位和弯曲的形状是千变万化的，剂量分布也因此不同，如果不根据个体情况摄片、做计划，而套用其他计划的结果，加之不同患者的肿瘤位置、大小、形状的差异等因素，在剂量计算和施治时可能出现严重差错，甚至导致医疗事故。

综上，各放疗部门都应建立严谨、完善的剂量学步骤，任何不负责任地、盲目地简化操作程序的做法都是错误的。

（一）重建概念和重建方法　重建的概念是从两张不同视角拍摄的投影定位片，经数学处理后获取施源器、放射源或解剖结构三维空间位置坐标的过程。临床应用最普遍的是正交投影重建法和变角投影重建法。正交投影重建法（orthogonal reconstruction）适用于同中心回转模拟定位机或 X 线机，要求正侧位线束轴严格垂直且共面，即通过拍摄正位片（AP－PA）及侧位片（LAT）重建施用器及放射源在空间的坐标。正交法该方法与拍正侧位诊断片类似，是医师习惯的显示人体解剖结构的传统方式；现代数学的演算几乎能对空间任意两个不重合的投影进行重建，因此投照参数的选择可更加灵活多样。变角重建法（variable angle reconstruction）要求在两个不同的机架角条件下拍摄定位片，但两个角度无需对称，焦点-等中心距也可采用不同数值，机架角 α 和 β 的选定原则是最大限度获得清晰的、尽量避免重叠的投影，而不必垂直正交，但是 $\alpha+\beta=90°$ 时精度最高。

（二）柔性塑管施源器的特殊重建方法　针对柔细的治疗塑管，有两种灵活、准确、快捷的重建法：描迹法（catheter tracking）和描点法（points describing）。这两种方法都是把治疗管空间曲线的重建先用折线近似，再用平滑函数（smoothing fuction）拟合；不同之处是勾画折线的方式不一样。

三、剂量参考点的设置

剂量参考点概念是与参考体积概念相联系的，设置剂量参考点的目的是为了在三维空间确定参考剂量面。如前所述，参考体积定义为参考剂量面包罗的范围，一般来说参考剂量可以是指治疗区的分次照射处方剂量，这时参考体积与治疗区是一致的；剂量参考点可依据解剖、手术标记设置，可相对各种坐标系统或施源器设置；可以在三维空间，也可在二维平面设置；可设置在靶区外围，也可设置在靶区内部。下面列举几种剂量参考点设置方法：

（一）相对剂量参考点坐标系设置　荷兰核通公司 NPS 治疗计划系统建立了所谓剂量点坐标系（u，v，w），其设置过程由下面支气管肺癌计划为例加以说明：该例中两根治疗管经窥镜置放，将肿瘤夹在其间，临床要求参考点应设在靶区（也就是双管）的“外侧”，设距源驻留位均为 d 毫米。为达到上述要求，两管的参考点必须是相互制约，并随治疗管的弯曲而变换方位，从图 2－2－12 上看，满足距治疗管：①某驻留位为 d 的点的集合是个球面，但只有该驻留点与治疗管；②上距离最近的驻留点连线相交的“外侧”点（坐标－u 轴）才被选做剂量参考点；反之对管②的设置亦同。为能在二维平面上显示三维效果，程序还用＋、－和＊符号分别表示剂量参考点在平面前、后及平面上的情况，藉以反映治疗管在空间的蜿蜒曲折。

（二）相对施源器剂量坐标系设置　为反映施源器空间配置决定的剂量分布特征，往往把剂量坐标系的 Y 轴定义在选定的治疗管上，参考剂量点可在该坐标系下设置。

如按传统巴黎系统规范布局的组织间模板插值治疗，剂量坐标 Y 轴设在对称针管上，X 轴与插针平面平行，原点在该针中点，参考点则设在坐标 0，0，Z 位置，Z 的选择应控制剂量梯度变化，使参

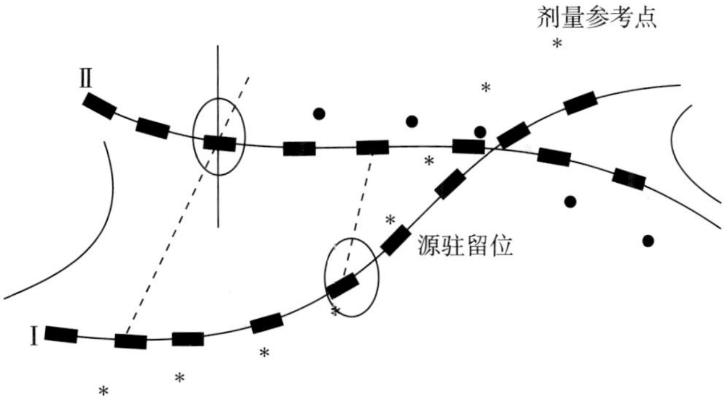

图 2-2-12　剂量点坐标系的定义

考剂量与基准剂量（basal dose）比约为 0.85（图 2-2-13）。由于传统插值采用线密度均匀的铱丝，故用程控步进电机驱动微型铱源后装机模拟时，全部驻留位照射时间相等（权重因子等于 1.000）；这时只设一个参考点，即可根据处方剂量计算出源驻留时间。

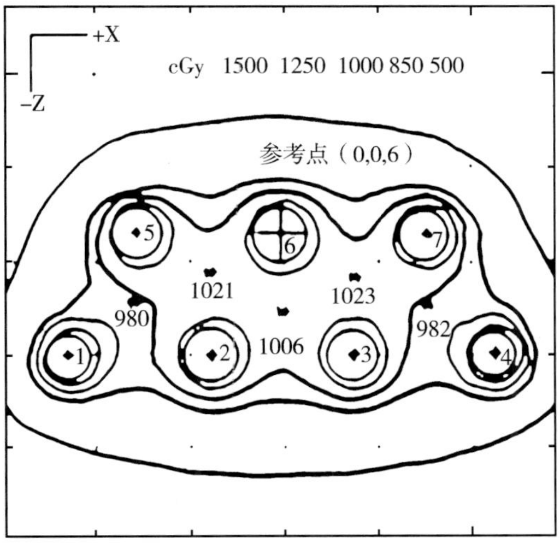

图 2-2-13　模拟传统巴黎系统插植治疗设置剂量参考点

传统妇癌治疗的曼彻斯特系统也是这样，最初，参考点 A，B 按解剖结构定义，即 A 点设在宫颈内口上方 2cm，左右旁开 2cm，以限制宫旁血管最密集，且脆弱的部分；但宫颈及穹隆受侵时解剖条件改变，A 点不得不以施源器坐标系定义，A 点按阴道容器前表面为界，上延 2cm，旁开 2cm 确定，剂量坐标 Y 轴仍定义在宫腔管上，X 轴与两阴道容器方位平行，且通过原点，参考点坐标为 ±2，0，0（cm）（图 2-2-14），三管等时照射获得正梨形分布。

（三）相对定位片胶片坐标系设置　在模拟机拍摄的定位片（如正交片）上留有十字线投影，它所代表的正是胶片坐标系的 X，Y，Z 轴，有些软件设计了这样的功能，即可以通过数字化仪的鼠标，按施源器的轮廓或医生确定的靶区灵活输入剂量参考点，再由优化程序计算各驻留位对应的照射时间。图 2-2-15 为用单管柱状施源器治疗直肠癌按靶区形状设置参考点示例。

（四）依据传统剂量学规程设置　用于组织间插植的巴黎剂量学系统布针阵列为平行、等间距、等针长的正方形或正三角形，剂量基准点（basal dose points）设在多边形的重心。因此有的软件提供直接将参考点设在基准点的功能（图 2-2-16），大大提高了设置效率。

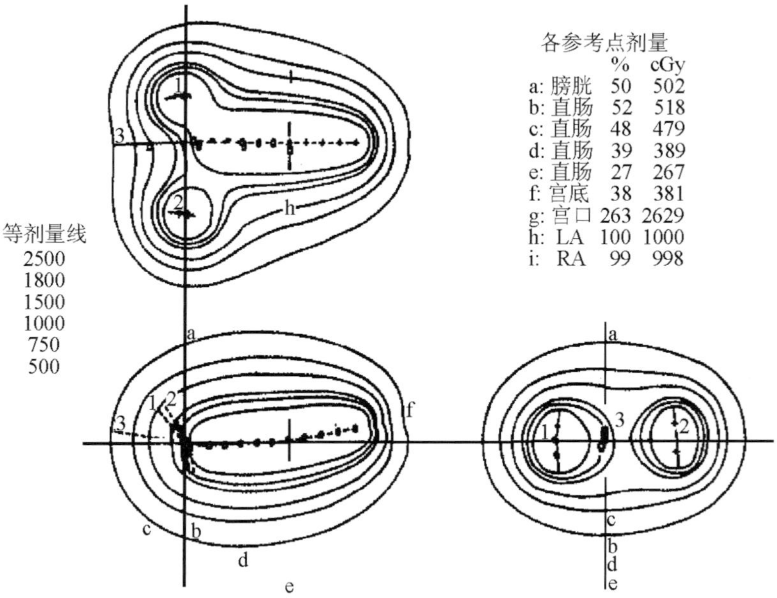

图 2-2-14 模拟传统曼彻斯特剂量学系统设置剂量参考

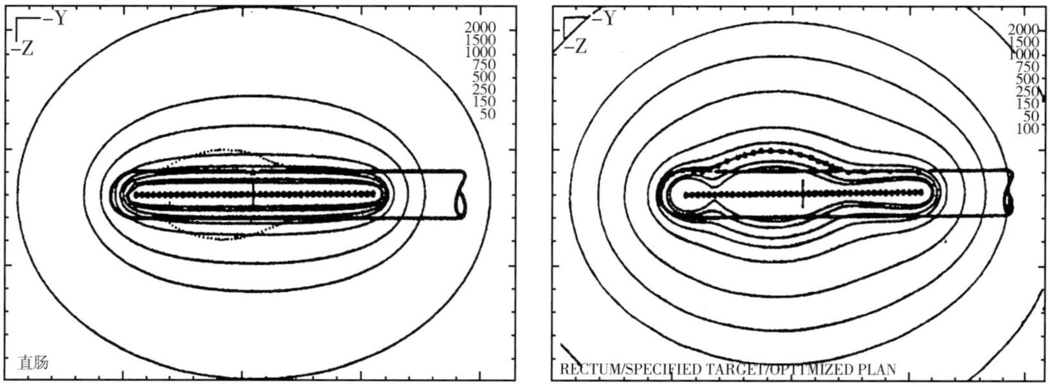

图 2-2-15 按靶区形状在胶片坐标系设置剂量参考点

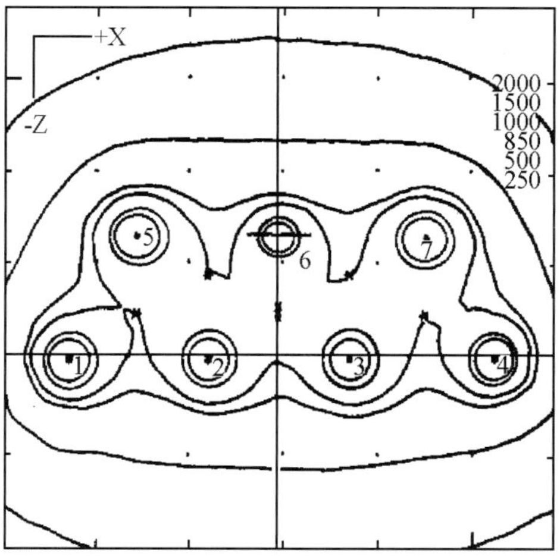

图 2-2-16 将剂量参考点直接设置在巴黎剂量学系统的基准点

四、计算源在各个驻留位的照射时间和优化处理

因这部分内容涉及较多的数学处理过程，与临床无关，故简化为概念性介绍，有意了解数学内容的读者请参考专业书籍。

（一）计算源在各个驻留位的照射时间　近距离放疗的剂量计算是指在确定与靶区相适配的源驻留位及参考剂量点的基础上，按给定的参考剂量计算源在各个驻留位的照射时间，又称‘驻留时间’。以典型的 M 个源驻留位、N 个剂量参考点的治疗计划为例，即求解 N 个线性一次方程组，解析过程存在 3 种情况，需分别用不同的数学方法处理：

1. $M<N$，源位数目少于参考点的数目，即求解未知数少于方程数，无确定解。对此，程序用最小方差处理，也就是取各参考点处方剂量与计算结果平方差之和最小时对应的那组驻留时间作为正式解。

2. $M=N$，源位数与参考点数目相同，即方程数与未知数个数相等，原则上有解，而且是唯一解。

3. $M>N$，源位数多于参考点数，即未知数多于方程数，会产生无穷多组解，程序取驻留时间平方和最小的那组结果作正式解。

上述计算结果存在两个问题：一是驻留时间代数解可能是负值，其物理意义是要求放射源在该驻留位应转化成辐射吸收体，这在实践中办不到，程序上则按零值处理，因此将产生较大的误差。造成这种情况的原因要么是参考点设置不合理，违背了物理学原则；要么是由于源驻留位过于密集，参考点可能接受高于预定值的盈余剂量。第二个问题是求解过程中对相邻源位的驻留时间变化幅度未加限制，存在负值解时可能导致邻近治疗管的高值等剂量线不连贯和高剂量岛的情况。这些都是临床不希望出现的，需通过人为的或数学的方式改进。

（二）剂量分布优化概念及方法　优化处理的概念是通过人为及数学方法改进剂量分布，使参考等剂量面通过预先设定的剂量参考点并使参考体积（即等剂量面）包罗整个靶区；其次是避免在靶区出现由负驻留时间及按零值处理后形成的错落、高低不等的剂量岛，又称剂量热点；第三，要尽量减低剂量落差，即减缓梯度变化幅度。

优化方法有多种，如荷兰物理学家 Rob van der Laarse 发展的奇异值排除法、多项式拟合法，美国物理学家 Edmundson 提出的几何优化法及其两者的结合—组合优化法。

奇异值排除法（singular value decomposition，SVD）的核心是在求解步进源驻留时间的 N 个多元一次方程组的基础上，附加 $M-1$ 个方程，限定相邻驻留位照射时间的差异不得超出特定范围，从而控制驻留时间的涨落不出现负值解。加入这一限制的代价是会降低求解精度，也就是说各参考点的实际受量与预定值存在允许接受的偏差，如 $\pm 5\%$。

SVD 方法的优点是对各种剂量设置要求给出尽可能接近的可行结果，避免出现驻留时间负值解的情况，但缺点是计算时间长，占较多的存储容量。如果源驻留位或参考点数目较多，运算速度将很慢。为克服上述缺点，在 SVD 方法的基础上发展了多项式拟合法（又称参数法，parameter method）。该方法的核心是在对驻留时间涨落做恰如其分的限定的前提下，将 SVD 方法中最小方差 χ^2（卡方）方程欲求的驻留时间 t_i 函数用多项式拟合，减少运算幂次和时间。

临床中还可能遇到这种情况，即体插植的针管由于无法采用模板技术，结果分布不规则，疏密不均或彼此不平行共面，因此剂量参考点很难设定；若用非优化处理，相对驻留时间权重系数相等，其结果必然是针管分布较紧凑的地方为高剂量区，针管稀疏处为低剂量区。几何优化法的思路是剂量的均匀化不再依靠参考点的设置，而是依据插植的几何布局和源驻留位的相互距离；驻留位相距较远的区域相应的驻留时间应当长，反之亦然，从而使靶区剂量均匀。

多项式法和几何优化法各有特点，若将两者特长结合起来则可扬长避短。做法是在多项式参数优化方法中先采用体优化（volum optimization），然后再做多项式优化，多项式优化中采用了体优化中确

定的每个治疗管的分权重概念，它定义为在该管的全部活性驻留位的照射时间总和与该计划中全部驻留位总照射时间之比，个别驻留位若出现的负驻留时间时，仍可用控制驻留时间涨落来消除。

第六节 血管内照射剂量学

血管内照射（vascular，endovascular or intravascular brachytheray），无论是针对管径较细的心动脉（Φ2～4mm）或是四肢外周动脉（Φ3～7mm），是近年来用于治疗血管非肿瘤疾患，再狭窄（restenosis，RS）的热门技术。再狭窄，即阻塞复发，是经皮或经腔冠状动脉或动脉血管成形术（percutaneous transluminal coronary angioplasty and percutaneous transluminal angioplasty，PTCA 或 PTA）后最主要的综合征，发生率高达 40%，发病期约在术后 6 个月至 3 年之间。许多专家为探索预防 RS 做出了创造性的努力，发明并采用冠脉内金属支架（coronary stent）成形术、冠脉内定向旋切术、激光冠脉成形术、冠脉内膜研磨术、内膜慢速旋切术、冠脉内超声成形术，以及各种药物预防 PTCA 后冠脉再狭窄。但临床实践结果却未能证明这些方法能长期有效地抑制 RS 的发生，而且代价昂贵。

早在 20 世纪 60 年代人们就发现辐射能抑制瘢痕疙瘩（keloids）或其他瘢痕组织的生长，并且试用铱 Ir-192 近距离放疗防止再狭窄，减少内膜增生及血管重塑变形（remodeling）。实验表明 15～30Gy 的剂量可将再狭窄发生率降至 10% 左右。在过去的 5 年中，国际上有许多医疗单位开展并完善了临床前期的实验工作，美国已有十几家公司生产心血管内照射设备，约有 1500 多位患者接受了试治疗。

美国医学物理学家协会 AAPM 在 1999 年适时调研并总结了该技术发展的现状和存在的问题，复习了从 1979～1999 年以来的 89 篇学术论文，在 AAPM 任务组（TG No. 60#）的报告中对心血管内照射的临床背景（解剖特点、动脉粥样硬化及 RS 的形成机制、物理和放射生物原理），剂量学基础（各类现行放射源的特点、选用、规范化、相对和绝对刻度方法），施治器械和技术，临床剂量学要点（剂量处方位置和范围、各类施源器的剂量分布），QA 和辐射防护安全措施等提出了颇具说服力的阐述，这些信息对我国近年方兴未艾的研讨热潮，以及全国正在开展临床前期实验的各研究中心有积极的指导和参考价值。

一、血管内照射使用的放射源和施治方法

参见表 2－2－5，用于血管内照射的放射源有多种类型和形式：如铱 Ir-192，从活度低至 30mCi 到高达 10Ci 都涉足了研究范围，低活度源可手工操作，HDR 源由程序控制的后装机施治。这种以治疗管方式施治的技术可在管外部附加了气囊（balloon catheter），目的是保证源在血管中的对中（centering），让管壁接受均匀剂量。此外，通过控制气囊气压或注水量还可调节治疗距离远近。这是因为血管内照射的靶区至今没有统一的说法，它可以是动脉血管的内膜（intima），中层（media），甚至最外层（adventitia），不同医生会有不同的侧重和选择。

气囊治疗模式还引伸到使用放射性气体实施治疗，如氙（音仙）Xe-133，它是一种透明无毒的放射性气体，具有双重角色，既可发射最大能量为 0. 36MeV 的 β 线，也能发射 0. 08MeV γ 线和 32KV X 线，半衰期 5. 2 年，治疗时将 2ml 约 0. 3mCi 氙气注入气囊，治疗仅需几分钟。γ 线放射源穿透力较强，显然不适合在心动脉区域治疗；为此，可换用 β 源，如磷 P-32 和钇 Y-90 电子发射体，这种放射源在 PTCA 过程中经心导管置入心血管。还有锶/钇-90 电子发射体，其半衰期长达 29. 1 年，除具备的 β 源的特点外，还可组装成珠串（ribbon），用于病变长度较大的非永久性置放治疗。钨铼（音来）混合源 W-188/Re-188 是渗涂在金属铝丝表层的 β 放射源，半衰期 69. 4 天，活度 0. 1Ci（3. 7GBq），用于 Nucletron 哥伦比亚分公司后装机，为步进源。

表2-2-5 用于血管内照射的放射源

核素	发射体	主要能量（MeV）	平均能量（MeV）	半衰期	物理形态	源的生产	活度(Ci)	典型尺寸	施治方式
铱^{192}Ir	γ	0.136~1.062	0.38	73.8d	LDR子粒		0.01~0.02	Φ0.5mm×30mm	手工后装
					塑封串珠	^{191}Ir(n,γ)^{192}Ir			手工后装
					金属丝		1.5	Φ0.5mm×30mm	
					HDR遥控后装		10	Φ0.9mm×4mm	遥控后装
磷^{32}P	β	1.71	0.695	14.28d	支架	中子活化	0.1μ~20μ	Φ3mm×20mm	置放支架
					支架	离子植入	4μ~13μ	Φ3mm×20mm	置放支架
					液体	不详	50Ci/L	2.5ml	带气囊导管
					导丝	不详	0.012	Φ0.3mm×27mm	附挂在Nitinol丝上
锶^{90}Sr/钇^{90}Y	β	0.54,2.28	0.93	29.1y	小球珠	核反应堆	0.035	30mm珠串	液压注射器
钇^{90}Y	β	2.28	0.93	2.67d	导丝	中子活化	0.045	Φ0.32mm×22mm	带气囊导管
					液体	不详	不详	不详	带气囊导管
					支架	离子植入	不详	不详	植入
^{133}Xe	β	0.346	不详	5.243d	气体	发生器	0.0003	2.5ml	带气囊导管
	γ	0.081							
^{186}Re	β	1.071	不详	3.777d	液体	^{185}Re(n,γ)^{186}Re	200Ci/L	2.5ml	带气囊导管
	γ	0.137							
^{188}W/^{188}Re	β	2.13	0.78	69.4d	金属丝	^{188}W/^{188}Re发生器	0.1	Φ0.46mm×40mm	遥控后装
^{188}Re	β	0.43,2.13	0.78	16.9h	液体	^{188}W/^{188}Re发生器	0.035	2.5ml	带气囊导管
^{43}V	e^+俘获	0.694	0.144	15.98d	支架	质子活化	10μ	15mm长	植入

有些核素还可制备成放射性溶液，注射到气囊施用器中实施治疗，该技术需保证在1/千的泄露几率条件下，对患者不致造成严重的伤害。如铼Re-186和铼Re-188，前者半衰期3.777天，发射1.071MeV β线和0.137MeV γ线，施用时的浓度达15Ci/mg，气囊压力达3~5个大气压，4分钟累积照射剂量20Gy；后者铼Re-188也是β源，半衰期16.9小时，发射能量2.1MeV的β线。以液态（水囊）方式施治的剂量学较为简单，因为液态源囊表面的剂量就是靶剂量。

也有的探索者通过离子植入、渗透或涂层技术（ion implantation或impregnated/coated）把微居里量级的核素植入树脂材料的支架上，做双重模式治疗，很有新意，如新型源钒（音凡）vanadium-48，它是由质子激活后以支架形式施治的β放射源，尚处于试用期。

β放射源尽管有易于防护，剂量学相对简单，施用方式多样的特点，但对四肢周缘血管病变，因射程短，鞭长未及而不适用。另外，临床情况是复杂的，有时病变部位因钙化导致壁厚形状很不规则，为此需要更精确的影像学显示方法和微剂量学手段。

除上述问题外，针对现存的两大类施治方式：暂时性置放和永久性植入，对源还有些共性要求。以暂时性置放施治的放射源为例，它的剂量率应大于5Gy/min，因为治疗时由于动脉血流供给量的减少，时间过长会产生并发症；剂量分布上应着重考虑保护心肌和减少正常血管的受量；源尺寸要有足够的灵活度，适合在管径Φ3mm~5mm及曲率半径r=3mm的弯曲血管中安全通过，源直径应小于1mm，长度短于5mm，病变长度较长时可用串型源或步进源；为保障源的对中，可用带气囊的治疗管，现已有规格商品出售；源的牢固性也是个重要指标，源在血管内脱落将是致命的事故。

以这一尺度衡量现役的低活度铱Ir-192源（1020mCi），可发现它的活度偏低，因为欲达到4~

5Gy/min 的剂量率，铱源活度起码应在 500 ~ 1000mCi 量级；在气囊施用器中直接灌注电子发射液体的做法有不少优点，欲在 2mm 距离照射 20Gy 的剂量，只需注入 0.2ml，活度 10mCi 的溶液。

血管内照射的器具和设备也必须符合血管成形术装置的相同规范。治疗管应细到可顺畅通过 french 7 和 8 号导管及更狭窄的病变区，柔性应保证通过曲率半径 2 ~ 3mm 的小弯，刚性不得过大，以防伤及血管壁；为进一步标准化，与标准导丝和导管适配，最好采用 monrail 设计，可与目前成熟的商品气囊管和支架连接；此外，治疗管应在 X 线透视下清晰可见。

二、源的剂量学方法

（一）γ 发射体（seeds 或 wire） 尽管近距离治疗用的点源和线源在 10 ~ 50mm 范围的剂量学问题从理论到实践都已经研究得很清楚；但心血管内照射涉及的近源 5mm 内的区域仍问题不少，原因是该区域剂量梯度变化大，以往的测量工具和方法尚且达不到精度要求，急需新的微剂量学工具和数学模型，解决源的次级射线的散射和吸收问题。

Amols 等 1996 年介绍了一种解析方法，并得出血管内照射源 ^{192}Ir、^{125}I、^{103}Pd、^{30}P 和 ^{90}Sr 的剂量分布，其中一些参数是根据 AAPM TG No43 的数据做线性外推得出的。图 2 - 2 - 17 为采用 Amols 解析法计算 ^{192}Ir 源的径向剂量分布与 GafChromic™ 胶片法测量结果的比较，曲线未做归一处理，纵坐标表示成绝对剂量，单位为 cGy h^{-1} · mCi^{-1}。图 2 - 2 - 18 是利用该数据计算、广泛用于临床前期试验的串源和步进源组合分布，数据归一于 r = 1.5mm，即动脉壁内表面，该距离处，剂量均匀性达 ±10%。

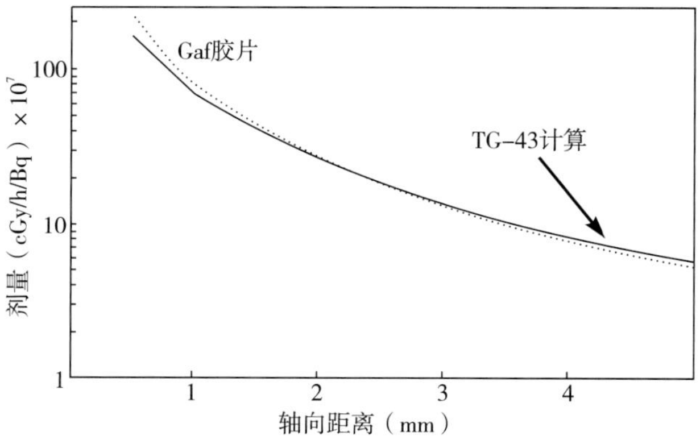

图 2 - 2 - 17 利用 Amols 解析法计算 ^{192}Ir 源的剂量分布与 GafChromic 胶片法测量结果的比较

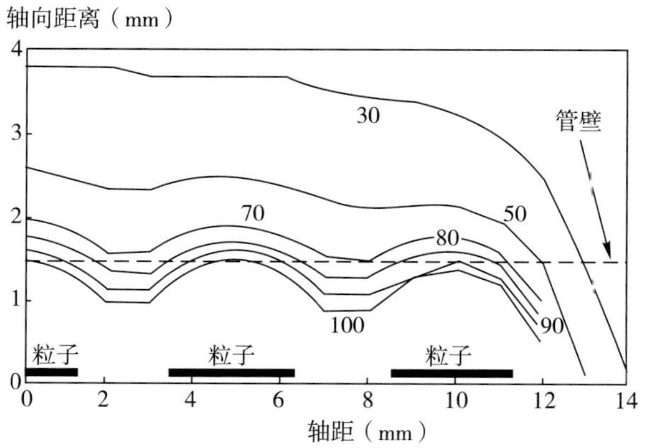

图 2 - 2 - 18 利用图 2 - 2 - 20 子源剂量数据结果合成串型源和步进源的剂量分布

Li，liu 和 Palta 1996 年采用 Williamson 在华盛顿大学开发的蒙特卡罗光子迁移 MCPT 模型评估 Gamma 源的剂量分布，结果表明，对 ^{192}Ir 子粒源，在距 1 ~ 20mm 范围与 AAPM TG-43 规程计算结果符合度在 3% 以内；其中径向分布在 1 ~ 10mm 范围为 1%，1 ~ 45mm 范围是 2%，最大偏差出现在源轴向的非均匀角分布。

因此，AAPM 仍然建议采用 AAPM TG43 规程中的剂量计算公式为基本出发点，仅做些小改动。该规程针对传统点源近似模型在处理有实际尺寸和结构的放射源时的缺陷均做了根本的修改，引入的新物理量都是可直接在水中测量的，同时还考虑到源结构、源壳材质和活性源的空间分布等影响因素，因此给出更精确的计算结果和两维剂量分布。

AAPM TG43 规程中用于心血管照射的两维（r，θ）剂量计算公式是：

$$\dot{D}(r,\theta) = S_K \cdot \Lambda r_o \cdot [G(r,\theta)/G(r_o,\theta_o)] \cdot g\, r_o(r) \cdot F(r,\theta) \qquad (2-2-28)$$

式中：剂量计算参考点 P_0（r_0，θ_0）位于源中平面上（$\theta_0 = \pi/2$）、距源 r_0 = 2mm 位置

S_K：源的空气比释动能强度，符号为 U，单位 cGy · cm^2 · h^{-1} 或 μGy · m^2 · h^{-1}

Λr_o：剂量率常数（dose rate constant）（单位 cGy · h^{-1} · U^{-1}）

G（r，θ）：几何因数（geometry factor）

g（r）：径向剂量函数（radial dose function）

F（r，θ）：空间角分布校正函数（anisotropy function）

AAPM TG43 两维（r，θ）剂量分布计算不确定度大致如下：

1. 空气比释动能强度 S_k　生产厂家刻度值5%，各部门物理师应采用4π 电离室验证。

2. 剂量率常数 Λ　5%其中确定剂量和比释动能强度的不确定度分别为3%。

3. 测定源角分布不均匀的函数 F（r，θ）也是由上述两个因素，剂量和比释动能强度的比，故不确定度也是5%。

4. 同理径向剂量分布 g（r）也是5%。

5. 只有几何因数是算术值，不确定度最小。

综上，对空间一点 P（r，θ）的剂量率总不确定度为10%。

（二）Beta 发射体（seeds 和 wire）　剂量标准中并不存在 beta 源的空气比释动能强度的定义，为此 AAPM 建议用以下公式进行剂量计算，即

$$D(r,\theta)=D(r_o,\theta_o)\cdot[G(r,\theta)/G(r_o,\theta_o)]\cdot g(r)\cdot F(r,\theta) \qquad (2-2-29)$$

其中，D（r_o，θ_o）是水介质中参考点 P_o（r_o，θ_o）］处的剂量率，其他函数定义同前。

Soares 等人采用碳极外推电离室及水等效材料（A150 塑料）测量了 Beta 源表面1mm 直径大小面积上的剂量率为：

$$\dot{D}(r,\theta)=\frac{33.97\times1.13\times B\times U}{1.197\times A}\left(\frac{\Delta I}{\Delta d}\right)_0 \qquad (2-2-30)$$

其中：$\left(\frac{\Delta I}{\Delta d}\right)_0$ 为电离室极板间隙趋于零的过渡中，电离室收集电流的变化率（nA/mm）

33.97 是空气中产生一库仑同性电荷所需的平均电离功（焦耳 J）

1.197 是22℃，标准一个大气压，干燥空气的密度（kg/m^3）

B：电离室收集极反向散射校正因子，上述条件下 B＝1.000

U：高压电极衰减校正因子，上述条件下 U＝1.000

A：收集极的面积，上述条件下 A＝0.648mm^2

总不确定度估计为±15%。

A150 材料与水等效性的校正公式为：

$$D_m(r_m,\rho_m)=\eta^3(\rho_m/\rho_w)^2D_w(\eta\, r_w,\rho_w) \qquad (2-2-31)$$

式中：η 是介质（m）相对水的比例系数，η＝0.968

ρ_m，ρ_w 为水和介质（m）的物理密度，ρ（A150）＝1.127g/cm^3

（三）非对中置放的放射源对剂量分布均匀性的影响　Amols 等人 1996 年对长度为 30mm 的 Sr/Y-90和 Ir-192 丝状源（wire）（图 2－2－19）非对中置放时所产生的剂量不均匀性做了测定，并表达成以直径5mm 的血管壁上最大和最小剂量比与偏心距的函数曲线。如图所示，当偏心 0.5mm 时剂量偏差率对 Ir-192 是1.6，对 Sr/Y-90 是2.1。对以导管方式治疗，动脉壁的剂量均匀度很大程度取决于源的对中和血管病变处本身的几何形状。

（四）放射性支架的剂量学特点　AAPM TG60 任务组对利用放射性支架实施血管内照射的剂量调研中也同样发现了极为不统一的剂量确认方法和手段，但最终确立了以支架表面 5mm 为参考深度和以 28 天为典型总参考治疗时间的建议，并对 13 种不同活度的支架的剂量数据进行分析，它们是 12 种长度为7.5mm 和7mm，活度为0.14μCi～35μCi Palmaz－Schatz 混合放射性核素及磷 P-32 支架，另外还有改良型 Strecker 支架。数据表明28 天照射在上述支架外0.5mm 处的累积剂量在0.6～414Gy 大范围分布，1μCi 磷 P-32 支架在0.5mm 处的剂量为4.5～19.6Gy/μCi。

之所以建议采用28 天照射做统计，一是因为这是动物试验的宰杀时限；二是新内膜增生（neoin-

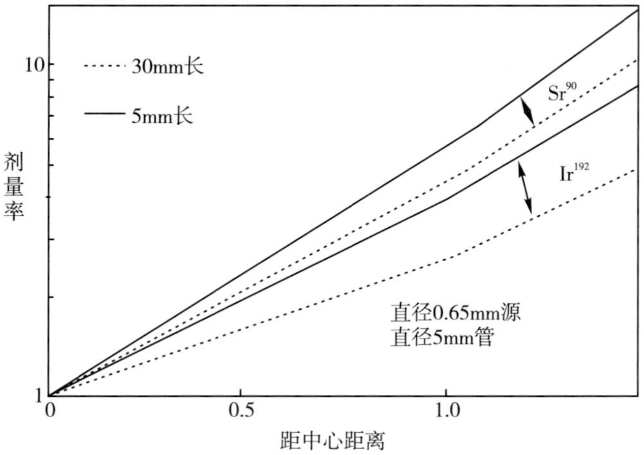

图 2-2-19 非对中置放的放射源对剂量分布均匀性的影响

timal hyperplasia）通常只发生在支架放置后几周到两个月的期间。此外，还有证据表明，行支架手术、实施治疗照射超过 3 天后，对减少新内膜增生（neointimal proliferation）的效果即逐渐减弱，不过这种论点尚有待更多的临床前期和临床期研究数据支持。另外，支架剂量数据也不便和导管型施治做直接比较，原因是剂量率效应不同。

AAPM 建议对放射性支架的参数表述应包括：支架活度，标称直径、长度类型。沿支架径向的剂量分布可用 Beta 点剂量积分核（point dose kernels），沿轴向（半径固定不变）的剂量分布可采用 Prestwich 圆柱壳（cylindrical shell）方法，对外表均布的磷 P-32 支架用 Duggan 方法计算，对普遍推广使用的 Palmaz - Schayz 支架则用 Janicki 模型，除后者外，上述计算均经 Radio Chromic 胶片法验证过。

磷 P - 32 支架的活度测量至今仍很困难，目前有以下几种方法：Larsen 和 Mohrbacher 报道韧制辐射计数法（bremssreahlung counting method），利用韧制辐射与 beta 发射呈正比的关系加以转换；Coffey 和 Duggan 初步建立了用碘化钠闪烁晶体及多道分析器（multi channel analyzer，MCA）法，对低活度磷 P - 32 的韧制辐射计数，精度达 ±10%。

对 beta/gamma 混合源，可在标准的几何条件下对 γ 光子峰做计数。例如对正电子发射体，矾 V-48，它的 511keV 湮没光子（annihilation ohotons）提供了另一种测量契机，因矾 V-48 最大 beta 线能量为 696keV，在 511keV 能级的韧致辐射剂量贡献份额不大，而在最大 gamma 线能级 1. 15MeV（发生几率 100%）韧致辐射剂量贡献几乎为零。所以，其活度可在较低的能量域值范围（包括 511keV 光子峰）确定；要么利用特殊的源容器，在 4π 电离室测量前把电子线屏蔽掉。这样少量的 Gamma 线的剂量份额用点剂量积分核计算；beta 线剂量份额则用 Monte Carlo 计算，并做支架对电子的吸收衰减校正。目前，美国 NIST（国家标准局）已提供磷 P-32 放射源活度分析参考标准，用户可参考并采用井式电离室、NaI 闪烁计数器及液体闪烁计数器测定。

AAPM 认为必须规范支架的生产，由厂家提供固定类型的支架、3D 剂量分布和支架中平面上，距表面 0. 5mm 处，28 天连续照射的剂量数据，藉以减轻用户测量的工作量和难度，有利于该治疗模式的普及。

三、血管内照射的质量保证（QA）和安全措施

血管内照射也需要建立完善的质量保证（QA）系统，以保障治疗的可靠性和人身安全，下面主要介绍手工置放的密封源、遥控技术后装源及放射性支架涉及的内容：

1. 用户应持有详述放射源基本特征（物理参数和辐射剂量数据）的文件。

2．建立放射源购买、接收和验核的规章制度。

3．建立放射源安全存贮、取用和回收规章制度，及定期核实记录。

4．使用前检查源外壳的完好程度，表面污染情况；对后装源还需进行系统检查，包括：治疗室安全连锁、声光报警，控制台对讲，闭路监视系统，应急电源等功能是否正常；源导丝的直观检查；用自显影技术检查串珠源组合的正确性，真假源到位精度、计时器准确性；源活度测定，施用治疗管是否完好，治疗紧急中断响应是否有效等。

5．建立利用本单位现有设备核查源活度的剂量方法。

6．对接触患者体液的放射源和开放式治疗管建立有效的消毒处理方法。

7．建立放射源在存储间、消毒室和组装室之间运送的规章制度。

8．建立废弃源或临床未使用的放射源的后处理规章制度。

9．充分备好各种治疗辅助器械及源应急存储铅筒。

10．建立意外事故应急处理措施和规章，如源被破坏、被污染；源在血管内脱落、在组装中失落；由于与治疗有关或无关的因素患者出现心动和呼吸停止；应急手术的条件。以上措施应和医院辐射安全部门及急救部门协调制定。

11．确立治疗过程中多学科队伍中各类人员的职责和作用，包括心导管科、放射科、放疗科医生，放射物理师，护士和协理员（coordinator）。

12．设计治疗表格，列出详尽的相关内容。

13．建立文档，确立准确的剂量计算方法，治疗前由物理人员分别独立运算并核实处方剂量所需照射时间。

14．治疗前对选用源和计划参数进行确认。

15．治疗过程及治疗后对患者（局部防护）、操作间及周围环境的辐射水平进行监测，核实辐射水平是否符合国标规定。

16．对采用放射性支架进行永久性植入的患者应完整解释治疗的安全性和随访预约。

17．对所有参与血管内照射的工作人员进行辐射安全防护的上岗培训。

（冯宁远）

参考文献

1. Jean Dutreix. The Role of Dose Rate in Brachytherapy. In: Bernard Pierquin and Ginette Marinello (eds). A Practical Manual of Brachytherapy. Madison, Wisconsin, USA: Medical Physics Publishing, 1997. 69～82.
2. Gleen P Glasgow. Brachytherapy. In: Jacob Van Dyk (eds). The Modern Technology of Radiation Oncology. Madison, Wisconsin, USA: Medical Physics Publishing, 1999. 731～751.
3. Gleen P Glasgow. Isodose Planning: Brachytherapy. In: Faiz M Kham & Roger A Potish (eds). Treatment Planning in Radiation Oncology. Boltimore, Maryland, USA: Williams & Wilkins, 1998. 243～280.
4. 冯宁远．近距离治疗的物理基础．见：冯宁远等主编．实用放射治疗物理学．北京：北京医科大学中国协和医科大学联合出版社，1999．239～307.
5. 申文江等．血管腔内近距离治疗预防血管成形术后再狭窄．见：冯宁远等主编．实用放射治疗物理学．北京：北京医科大学中国协和医科大学联合出版社，1999．375～390.
6. Nath, et al. Intravascular Brachytherapy Physics. In: AAPM 出版物 Medical Physics, Vol. 26. No. 2. Report of the AAPM Radiation Theapy Committee Task GroupNo. 60. Washington, USA, 1999. 119～152.

第三章 治疗计划的设计与执行

本章将讨论整个放射治疗计划设计和执行过程中的主要环节和每个环节应达到的目标。其中治疗计划设计是极其重要的一环。患者的临床检查和治疗方针确定后，主管医师按治疗方针的要求，确定好治疗体位和制作好体位固定器，进入 CT/MRI/模拟定位，获得为进行治疗计划设计所必需的患者治疗部位的解剖材料，包括肿瘤的位置和范围、周围重要组织及器官的位置及结构等信息，送入治疗计划系统进行治疗方案的设计和评估，经过治疗前模拟验证后进入治疗。

第一节 治疗计划设计的新概念

一、计划设计定义

计划设计定义为确定一个治疗方案的全过程。传统上，它通常被理解为计算机根据输入的患者治疗部位的解剖材料如外轮廓、靶区及重要组织和器官的轮廓及相关组织的密度等，安排合适的射野（如体外照射）或合理布源（如近距离照射），包括使用楔形滤过板、射野挡块或组织补偿器等进行剂量计算，得到所需要的剂量分布。按照这种理解，治疗计划系统只是一个代替手动剂量计算的剂量计算器和剂量分布显示器。随着人们对计划设计及执行的全部过程的深入理解，要求治疗计划系统成为整个治疗过程的有机连接体中的一个重要纽带。因此，从广义上，上述定义应理解为：确定一个治疗方案的量化的过程，包括 CT/MRI/DSA 等图像的输入及处理；医师对治疗方案包括靶区剂量及其分布、重要器官及其限量、剂量给定方式等的要求及实现；计划确认及计划执行中精度的检查和误差分析等。显然按照这种理解，计划设计过程应是一个对整个治疗过程不断进行量化和优化的过程。近年来，最新发展的治疗计划系统从哲理上打破了传统的计划设计的概念，除保留传统计划系统进行剂量计算和剂量显示的功能外，更多地强调了主管医师或物理师，通过治疗计划设计对实现治疗方案要求的程度。例如，传统中，通常由主管医师在模拟定位或 CT 机上定好肿瘤的位置和布好野，然后让治疗计划系统进行剂量计算，看看剂量分布如何。此时计划系统只是作为医师已制定的治疗方案的剂量显示器（dose display），如认为已定方案不合适仅作局部修改。现代计划设计的先进性在于，剂量显示仍是一种治疗方案的评估工具，但它将实现对治疗方案的要求视为最高的目标，优选治疗条件，对其实施的可行性进行评估，并与治疗验证片进行比较，比较结果反馈给治疗计划系统，对治疗计划进行修改。

二、2D 和 3D 计划系统的区别

利用计算机进行 2D 治疗计划设计始于 20 世纪 50 年代末。2D 系统有许多局限性，其局限性一方面由于当时没有 CT/MRI 等现代影像设备，只能借助脱体表轮廓图和拍摄治疗部位正侧位 X 线片方法，得到治疗部位有限的含有靶区、重要器官的几何近似的体模图，通常 1 ~3 层，有一层必须位于射野中心轴平面，沿患者纵轴方向离射野边缘一定距离（约 1cm 左右）处上下各置一层。中心层上附有射野中心轴和射野边的指示；三个层面重叠显示在同一张体模图上。计算后的剂量分布附加在体模图上。到了 70 年代，由于 CT 机的出现，患者治疗部位的 CT 横截面图为计划设计提供了更多的信息，横截面图层面数也比以前的多。由于只有横断面，置放射野挡块非常不直观，而且只能作共面射野的计划，非共面射野几乎不可能。2D 系统的局限性第二方面表现在，剂量计算也忽略了射野本身线束的扩散度；由于患者治疗部位的解剖材料不全，又不能作诸如组织密度、层间散射等因素对剂量分布的影响，最后的剂量分布只能分层显示，因没有评估工具，一般只靠人眼观察等剂量线与靶区和

重要器官间的关系。

3D 计划系统有多种功能。不仅有患者治疗部位 3D 图像的显示，计划设计者有更多的自由度去选择、观察和设定射野的入射方向及射野的形状，或放射源的位置，利用 1D 或 3D 剂量计算模型进行空间体积剂量的计算。一个完善的 3D 治疗计划系统不仅能克服 2D 系统的局限性，而且应具有表 2－3－1 列出的十大基本功能，使计划设计者有更多的自由去充分利用已有的治疗技术，得到精确可行的治疗计划。

表 2－3－1 3D 计划系统应具有的基本功能

1. 治疗部位解剖结构的三维描述（包括患者坐标系的确立）
2. 带有立体定位框架标记的 CT/MRI 等影像应成为计划设计的基础
3. 照射野或放射源应有三维空间位置的描述，并可在任何方向上显示其位置
4. 剂量计算应在 3D 剂量网格上进行，剂量计算网格应包括靶区及其感兴趣区的范围
5. 体外照射剂量计算必须计入下述影响因子：
（1）患者体表轮廓的 3D 形状
（2）3D 电子密度（由 CT 值转换）及其对原射线的影响
（3）射野或放射源的 3D 位置和形状
（4）射野 3D 扩散度
（5）射野 3D 平坦度、对称性
（6）楔形板、档块、补偿器等线束修正装置的 3D 散射的影响
（7）不均匀组织的 3D 散射的影响
6. 剂量分布及其评估工具必须用 3D 方式，如 3D 剂量分布显示，剂量－体积分析及其计入诸于生物效应因子等其他评估方式等
7. 计算速度必须足够快，便于治疗计划设计时人机交换信息
8. 计划系统必须带有计划验证和确认的手段和工具，以便验证治疗计划的精确性
9. 具有射野模拟（通过 DRR）显示的功能（CT simulation）
10. 具有逆向治疗计划设计（inverse planning）的功能，即做调强适形治疗（IMRT）和逆向组织间插植治疗计划设计的功能

三、患者治疗部位解剖数据的获得与输入

患者治疗部位解剖数据的获得与显示是治疗计划设计的主要内容之一，它的获得方式和数据的完整性直接影响治疗方案设计的优劣。在整个治疗计划设计过程中，患者治疗部位的解剖数据或信息主要用于下述几个方面：①阐明或帮助医师了解患者患病部位的临床情况，包括病变的性质、特征等；②提供有关靶区及靶区与周围重要组织和器官的相互关系；③有助于治疗方案的初步选择；④显示照射野或放射源的位置；⑤显示和评估剂量分布；⑥治疗计划的模拟、验证及比较；⑦观察照射反应。

患者治疗部位解剖结构的表达主要有 3 种不同的方式。现代治疗计划系统中，解剖结构主要取自于 CT/MRI 及其他影像装置。由于 CT 图像反应了组织的密度变化，故 CT 图像是计划设计的基本图像，但也需要诸如 MRI、PET 等影像的辅佐，以助于医师和计划设计者精确定出或勾画出肿瘤（GTV）及周围淋巴结和亚临床大小（CTV）的范围，以及周围重要的组织和器官的大小。它们不仅是计划设计的基础，也是计划评估的依据。3 种表达方式为：第一，在 2D 计划系统中，上述解剖结构是用少数几个层面的轮廓图的方式表示的；第二，在 3D 计划系统中，上述解剖结构以 3D 图形方

式表示的；第三，特别在3D计划系统中，所有解剖结构是以CT值转换成的3D电子密度的方式表示的。第三种方式特别方便于进行组织不均匀性对剂量分布影响的计算。3D电子密度（3D CT）图既可以表示具体的解剖结构，也可以表示为临床感兴趣的区域（ROI）。这种表达，有利于剂量分布的分析，特别有利于剂量体积直方图（DVH）的计算。

四、图像登记

患者治疗部位的解剖信息以图像方式进入计划系统后，系统对其进行图像登记。登记的主要目的是：①建立患者坐标系。它是通过附在图像上的内外标记点建立的。该坐标系直接反映患者在治疗时的体位。体位固定器是维持从定位到摆位的整个治疗过程中坐标系不变的关键措施；②在该坐标系中重建出治疗部位的3D解剖结构，确定靶区及靶区与周围重要组织和器官的关系；③利用已建立的患者坐标系，将不同来源的图像如CT/MRI/PET、模拟机射野模拟片、加速器射野证实片等进行融合、叠加和比较；④等剂量分布在不同图像中相互映射。

到目前为止，CT图像仍然是肿瘤放射治疗计划设计的基本图像。对2D系统，CT图像层片一般不超过10片；对3D系统，必须有足够数量的CT层片，才能保证3D数字重建后的图像（DRR）的质量。CT层片数的多少，很大程度上依赖于肿瘤的部位和治疗计划系统的容量。扫描范围必须远大于肿瘤的体积，一方面为了与其他设备的图像如MRI等融合时有较大的灵活性，另一方面为布置射野提供足够的组织范围。

CT图像用于治疗计划设计的缺点是CT图像的软组织分辨率较差，而MRI在这方面显示较大的优越性。虽然MRI不能提供为剂量计算需用的诸如组织的电子密度、阻止本领等参数，放疗计划设计直接使用MRI图像有一定的困难，但由于MRI扫描能直接提供横断面、冠状面、矢状面以及T_1、T_2加权扫描，使得MRI成为放疗计划设计中仅次于CT的在某些部位甚至优于CT的图像的主要来源。为了有效地利用MRI，为计划设计目的，作MRI扫描前必须确认：①MRI图像能够从几何（即坐标系）上与CT图像融合；②MRI图像能够对肿瘤诊断、靶区勾画或重要组织和器官的确定有用。

除去CT、MRI图像外，其他来源的图像如PET、SPECT、X线片、射野证实片、体模图等都可以作为计划设计和验证的图像的来源。由于这些图像的存储格式、几何大小、分辨率、图像维数等差别很大，需要经过坐标的相应转换，变成统一格式后给予登记。拍摄这些图像时，只有体位的内、外标记是不够的，必须使用相应的立体定位框架（参见本篇第五章）。

实现从一种影像A（如MRI图像）到另一种影像B（如CT扫描图像）间的融合或变换分为两步：首先实现从图像A到图像B间的坐标变换，然后按坐标变换格式进行图像相应解剖点或组织结构间的转换。设某一点在两图像各自的坐标系中的坐标分别为$\vec{X}_A$和$\vec{X}_B$，它们间的变换关系为$\vec{X}_B = \vec{A} \cdot \vec{X}_A + \vec{b}$，其中$\vec{A}$为坐标系旋转矩阵，包括X，Y，Z三轴方向的转换比例和平面偏转；$\vec{b}$为坐标系平移矢量。旋转和平移包含三组9个参数：3个旋转参数（Q_X，O_Y，O_Z）；3个平移参数（t_X，t_Y，t_Z）及3个比例参数（S_X，S_Y，S_Z）。旋转和平移计及了在不同影像设备上作影像时患者的位置和方向的变化；比例变换是统一各种影像检查时图像标尺的一致性。确定上述三组9个参数的途径或技术有：①特定点如在患者治疗部位设立的内、外解剖标记点、外部定位框架标记点等点间的相互对应技术；②直线或曲线标记变换技术；③曲面变换技术；④体积变换技术；⑤交互式变换技术等。

五、患者解剖数据的表达

经过上述输入和登记的图像，必须变成包括体表在内的体表外轮廓、靶区轮廓、重要组织和器官轮廓、某些解剖结构的轮廓等，轮廓勾画方式既可以是手动交互方式、半自动方式，也可以是全自动方式。这些轮廓在剂量分布计算中的作用是求得体内任意剂量计算点到各轮廓线与原射线交点间的距离，这些距离的计算精度直接影响了形成剂量分布的准确性。目前常用的勾画轮廓的算法有：多边形近似法勾画法；X（t）、Y（t）参数多项式曲线拟合法；样条函数曲线拟合法等。放射治疗中需要三维解剖结构，实际上，多数治疗计划系统中，将三维结构变成系列两维横断面形式。按上述的方法之一进行勾画的轮廓，按平行直接叠放或用三角连线形成解剖结构的三维表面。再利用相应算法得到靶区、或重要组织和器官等的体积。该体积对计算剂量体积直方图是需要的。

为了剂量计算，需要知道上述解剖结构的轮廓线（面）内的平均物理密度或相对电子密度。CT图像中，每个轮廓线（面）内的CT值已知，经过变换，可转换成相对电子密度。为了保证一定的剂量计算精度，计算平面内的象素单元矩阵的大小至少应为128×128。

第二节 临床剂量学原则及靶区剂量的规定

一、临床剂量学原则

根据临床的要求和我们多年的临床剂量学实践，一个较好的治疗计划应满足下列4项条件：①肿瘤剂量要求准确。放射治疗和手术治疗一样，是一种局部治疗手段。照射野应对准所要治疗的肿瘤区即靶区 。一般用临床检查方法就可以查知肿瘤的体积，对那些肿瘤范围不易确定或手术后的患者，在施行根治性放疗时，就必须注意将潜在转移区域也包括在内。例如，对不能手术的乳癌，靶区不仅要包括乳腺和胸壁，还需包括内乳、锁骨上和腋下等淋巴结；②治疗的肿瘤区域内，剂量分布要均匀，剂量变化梯度不能超过±5%，即要达到≥90%的剂量分布；③射野设计应尽量提高治疗区域内剂量，降低照射区正常组织受量范围。显然，靶区和治疗区是有区别的。靶区是根据患者的肿瘤分布情况利用解剖截面图形来说明，而不能用剂量分布来确定。因肿瘤形状不规则，靶区当然不规则。常规放疗中，由于技术条件的限制，不可能设计一个治疗方案，使得90%等剂量线按靶区形状的要求分布，只能做到使绝大部分靶区位于90%等剂量曲线之内。利用适形治疗特别是调强适形治疗技术，可以大大改善治疗区的形状与靶区形状的三维适合度（见本篇第四章）。根据治疗区的定义，90%等剂量线的范围和形状依赖于具体的治疗计划的设计。所谓照射区，即为50%等剂量线所包括的区域。显然在满足①、②两点基本要求的基础上，50%等剂量线所包括的范围愈小愈好；④保护肿瘤周围重要器官（如食管癌治疗时保护脊髓）免受照射，至少不能使它们接受超过其允许耐受量的范围。以上四点，简称临床剂量学四原则。

二、放射源的合理选择

上述放射治疗临床剂量学原则，从物理和剂量学角度看，理想的放射源在组织中形成的剂量分布应尽量符合它的要求。

本篇第一章描述了高能X线的剂量分布特性。因剂量建成区域的剂量变化显著，一般将肿瘤放在最大剂量点之后。单野照射时，肿瘤区域剂量分布不均匀，而且肿瘤之后的正常组织受到较高剂量的照射。但它的优点是肿瘤组织前的正常组织剂量较小。对高能X线，最大剂量建成深度随射线能量增加而增加。对较深部的肿瘤，应选择较高的射线能量。若将肿瘤中心处的剂量选为100%，各种能量的X线、γ线的剂量学特性示如图2-3-1。从图中可以看出，随着射线能量的提高，肿瘤区域的剂量越均匀，肿瘤组织前的正常组织的剂量越小，但肿瘤组织后的正常组织剂量稍有升高。深部X线（HVL=1.0mm Cu及HVL=3.0mm Cu）时，由于光电效应造成骨吸收很高，随着能量的增加，到钴-60γ线时，由于康普顿吸收占主要地位，骨吸收稍比软组织小；能量再增加时，电子对效应开始重要，骨吸收又开始上升，但与低能X线相比，25MV X线的骨吸收不太严重。对一般20cm体厚的患者，10~25MV能量的X线比较理想。

放射治疗技术中经常用相对野结合治疗中位或偏位病变。对不同的前后距离（一般在14~25cm）存在一个比较好的射线能量使得肿瘤剂量和周围正常组织剂量之比最大。故在一个放射治疗科内，应至少配有两档不同X线能量的加速器，而且要求两档X线能量相差大一点的较好。例如，用6MV、

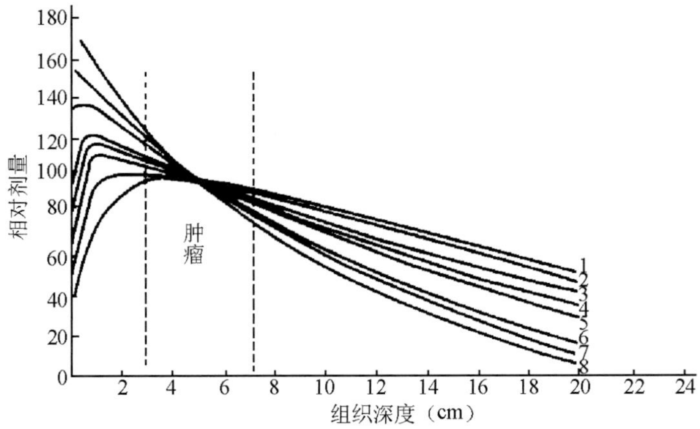

图 2-3-1 各种能量 X 射线剂量分布比较

5cm 深度处，剂量取为 100%

1：25MV X 100cm SSD；2：10MV X 100cm SSD；3：6MV X 100cm SSD；4：钴-60 γ 130cm SSD；5：钴-60 γ 80cm SSD；6：HVL = 3.0 mm X 100cm SSD；7：HVL = 3.0mm X 50cm SSD；8：HVL = 1.0mm X 50cm SSD。

18MV 两档 X 线的混合照射，可产生 6MV～18MV 间任意能量的 X 线。

在相同布野条件下，随着 X 射线能量的增加，积分剂量减少。能量愈高，肿瘤剂量愈高，而正常组织受量越小。但能量大于 25MV 以后，能量的再增加，对积分量的减少意义不太大。在实际临床工作中，除体厚特别大的情况（30cm 或更大）、或使用高能 X 射线和高能电子束混合照射时，使用较高的射线能量（如 MM50）外，一般 25MV X 线足够满足临床要求。

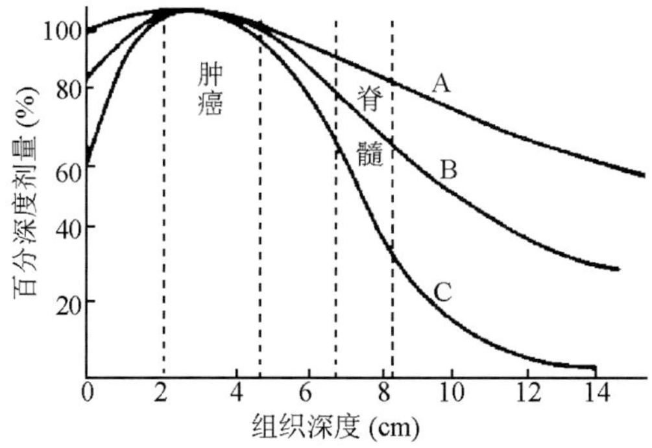

图 2-3-2 高能 X 射线、高能电子束混合使用剂量分布比较

A：8MV X 剂量分布；B：合成剂量分布（剂量比 1∶1）；C：20 MeV 电子束剂量分布。

高能电子束具有与高能 X 线不相同的单野剂量分布，肿瘤区域的剂量分布比较均匀，而且肿瘤后的正常组织剂量很小。但由于从表面到一定深度剂量分布均匀，肿瘤前的正常组织剂量很高，等于或大于肿瘤剂量。因此，高能电子束本身的剂量特性决定于它只适用于治疗表浅的、偏心部位的肿瘤，而且以单野照射较好。单野照射时的能量的选择依据患者的肿瘤深度而定。

上述高能 X 线的优点是，在最大剂量建成点以前，剂量随深度增加，皮肤剂量小，并随射线能量增加而减少，但射出剂量随能量增加而增加。高能电子束恰恰相反，随能量增加，皮肤剂量愈来愈大，并且接近最大剂量点的剂量。因此综合高能 X 线和高能电子束的优缺点，可同时使用高能电子束和高能 X 线，如图 2-3-2 示。假设位于肿瘤之后有重要器官脊髓，单独用高能 X 线，脊髓腔近似接受与肿瘤相同的剂量（曲线 A）。单独用电子束治疗，脊髓量很低，但肿瘤前的正常组织受量很高（曲线C）。两者结合后，在保证得到相同的肿瘤剂量情况下，皮肤剂量和脊髓剂量都相应得到了改善（曲线B）。显然，改变两者的剂量比，可适应位于不同深度的肿瘤治疗的需要。该方法临床称之为电子和光子混合束照射。MM50型电子回旋加速器，可提供最高能量为50MV的X线和50MeV电子束，利用它们的混合照射，治疗较深部的肿瘤时，剂量分布较理想。

快中子、π^-介子、质子和其他轻、重离子等，表现出独特的物理和生物学特点。这些粒子（质子除外）因电离密度比X线、电子束的高，称为高LET射线。高LET射线（快中子除外）具有图2－3－3所示的Bragg峰型剂量分布。如果配以调强技术，可得到极优的适形剂量分布。

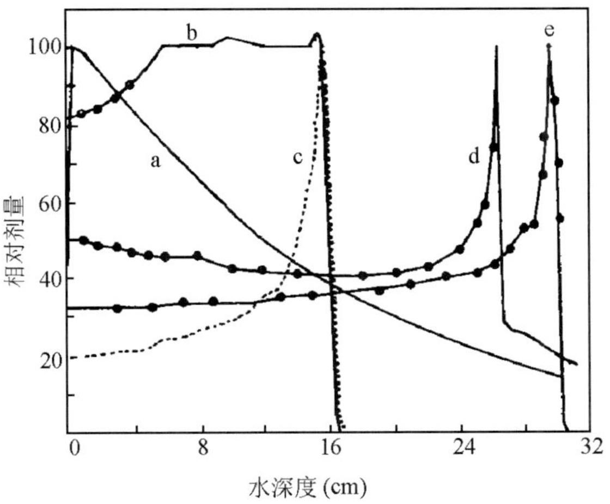

图2－3－3　不同射线射野中心轴上百分深度剂量分布

a：10cm×10cm，钴-60，SSD＝100cm；b：90%等剂量线水平质子束展宽后的百分深度剂量曲线，±3%百分深度剂量范围达11.8 cm；c：160MeV质子束百分深度剂量曲线（未展宽）；d：单核能量669MeV氖离子束百分深度剂量曲线；e：总能量934MeV氦离子束百分深度剂量曲线。

近年来，高LET射线所以备受放射治疗界重视，物理上主要由于：①质子和轻重离子（氦－氖的原子核）在其穿过组织的行程中不易被扩散，侧向散射小，束流半影小；②大部分射线能量沉积在射程的末端，形成Bragg型剂量分布，肿瘤组织接受的剂量很高，正常组织剂量很小；③它们大都经同步回旋加速器加速，易于形成聚焦的窄型笔形束，通过调能和调强，形成更好的适合度更高的适形剂量分布。生物上，除质子外，由于轻重离子的传能线密度（LET）值很高，沿离子行进的单位径迹长度上的次级粒子密度高，当射线穿过组织中细胞核的DNA时，造成双链断裂（double strand breaks，BSB）和多靶损伤（multiple damaged sites，DDS）的几率很高，致使组织内细胞含氧状态和细胞周期对其损伤修复的影响很小，因此放射生物效应（RBE）很大。但是近年来的研究表明，不是所有的高LET射线都能取得较好的治疗增益比（therapeutre gain factor，TGF）。例如，快中子的LET值很高，而且沿着穿过组织的途径上其LET值基本不变，相同物理剂量致成的肿瘤组织和正常组织的损伤是一样的，不能体现高LET射线的高治疗增益的生物学特点。原子序数位于Z＝2～6号之间的氦、锂、铍、硼、碳等轻离子，在到达射程末端（即Bragg峰值）以前，LET值相对较低，表现为类似X（γ）射线、电子束及质子的生物效应，对正常组织损伤相对较小；但当到达射程末端（即Bragg峰区）时，LET值升高，表现为高LET射线的生物效应。随着原子序数的继续升高，如氖离子，坪区和Bragg峰区的LET值继续增高，上述轻离子表现的生物学特性变劣，表现为类似快中子的生物效应：①LET值为20eV/nm的能量沉积，约高于跨越DNA 2nm厚度内所需要的40eV的能量，LET值的继续提高，不会增加DNA的损伤，反而因坪区内LET的相应提高，使正常组织受到更大的损伤；②较重的离子，在其射程末端产生的次级轻离子碎片仍需要行进一段路程，Bragg峰区后面有一个“剂量尾巴”，对肿瘤后正常组织也会产生损伤。③当LET值增加时，次级粒子分布更加集中于粒子经迹上，在 μm 级细胞核内，因剂量分布偏差增大，造成微观剂量冷点，会使疗后肿瘤局部复发。利用高能 X（γ）线和高能电子束的调强技术，基本上可以达到高能质子调强的适形剂量分布，当靶区体积较大时，质子和轻重离子的 Bragg 峰区剂量分布的物理优势将逐渐失去，而上述轻离子的独特的放射生物效应，将会给对 X（γ）线、电子束及质子抗拒的肿瘤组织的治疗带来福音。

三、外照射靶区剂量分布的规定

在进行治疗结果的分析和比较时，只有肿瘤剂量是不够的，应该了解治疗时所用的照射技术和详细的剂量分布。国际辐射单位及测量委员会（ICRU）第 29 号、第 50 号报告、第 62 号报告强调了这种重要性，并提出了有关剂量报告的一些规定，其目的是让放疗医师能够执行正确的治疗方针，并在总结经验的基础上不断改进治疗方案，同时为与科内、院外同行们交流经验提供依据，特别对开展临床课题研究的多治疗中心协作时更为重要。

（一）定义（图 2-3-4）

1. 肿瘤区（GTV） 指肿瘤的临床灶，为一般的诊断手段（包括 CT 和 MRI）能够诊断出的可见的具有一定形状和大小的恶性病变的范围，包括转移的淋巴结和其他转移的病变。转移的淋巴结或其他转移病变可认为是第二肿瘤区。确定肿瘤区的方法应与 TNM 分期标准一致。当肿瘤已作根治术后，则认为没有肿瘤区。有两个原因，临床要确定肿瘤区：①对根治性放疗，要给予肿瘤区以足够的剂量，使肿瘤得到控制；②便于观察肿瘤随治疗剂量的变化及其他因素的影响。

2. 临床靶区（CTV） 指按一定的时间剂量模式给予一定剂量的肿瘤的临床灶（肿瘤区）亚临床灶以及肿瘤可能侵犯的范围。根据这个定义，对同一个肿瘤区，可能出现两个或两个以上临床靶区的情况。肿瘤区和临床靶区是根据患者的肿瘤分布情况、肿瘤行为在静态影像（如 CT/MRI/DSA 等）上确定的，没有考虑到器官的运动，并与所采用的内外照射方式无关。

3. 内靶区（internal target volume，ITV） 上述肿瘤区（GTV）和临床靶区（CTV）都是根据肿瘤的分布特点和形态在 CT/MRI/DSA/PET 等的静态影像上确定的，没有考虑到器官的运动。但在患者坐标系中，CTV（GTV）的位置是在不断变化的。在患者坐标系中，由于呼吸或器官运动或照射中 CTV 体积和形状的变化所引起的 CTV 外边界运动的范围，称为内边界（internal margin，IM）。内边界（IM）的范围，定义为内靶区（internal target volume，ITV）ITV 范围的确定应使得 CTV 在其内出现的概率最高，以保证 CTV 在分次照射中，得到最大可能的处方剂量的照射。与下述的计划靶区（PTV）一样，ITV 也是一个几何定义的范围，虽与肿瘤本身的特性无关，但随 CTV 在体中的位置不同而有差别。ITV 应在模拟机下或根据 CT/MRI/DSA/PET 的时序影像恰当确定。ITV 一旦确定，它与患者坐标系的参照物内、外标记（本章第三节）应保持不变。ITV 的确定在适形治疗和 X（γ）立体定向治疗中具有特殊的意义和地位。

4. 计划靶区（PTV） 在布置照射野时，不仅要考虑到靶区和照射野间的相对空间关系，以及照射中由于呼吸及器官的运动引起临床靶区位置的变化、疗程中肿瘤的缩小等，而且要考虑到每天治疗摆位过程中患者体位的重复性的误差对剂量分布的影响。因此，有必要提出计划靶区的概念。ICRU 报告 62 中，将由患者坐标系通过治疗摆位转换到治疗机坐标系中，以及治疗机照射野位置的变化等因素引起的 ITV 的变化范围称为摆位边界（setup margin，SM）。SM 的范围称为计划靶区（PTV）。因此，计划靶区应是包括临床靶区（CTV）本身、照射中患者器官运动（ITV），和由于日常摆位、治疗中靶位置和靶体积变化等因素引起的扩大照射的组织范围，以确保临床靶区（CTV）得到规定的治疗剂量。显然计划靶区将决定照射野的大小。计划靶区（PTV）是联系患者坐标系和机器坐标系的几何概念，专用于治疗计划设计与执行。因此，医师和计划设计者在确定计划靶区（PTV）范围时，一定要考虑到临床靶区（CTV）的解剖位置的运动（ITV）和将使用的照射技术。如治疗头颈及颅内病变，如果采用很好的体位固定技术（如立体定向固定技术等），计划靶区（PTV）几乎与临床靶区（CTV）相同，或扩大的范围较小；但对胸腹部位的病变，即使采用立体定向固定技术，由于呼吸及器官的运动，计划靶区（PTV）亦应比临床靶区（CTV）的大，应与 ITV 一致。对同一部位的病变，采用常规治疗技术和采用适形治疗技术时，计划靶区的大小也是不同的，前者 PTV 大，后者 PTV 小。另外，临床上由于某种原因，临床靶区（CTV）或许不能明确确定时，绝对不能靠扩大计划靶区（PTV）的办法解决临床不明因素。

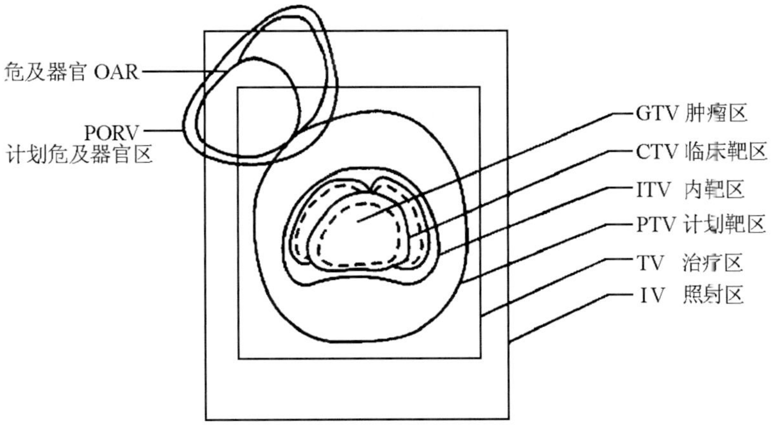

图 2-3-4 各区定义示意图

5. 治疗区 对一定的照射技术及射野安排，某一条等剂量线面所包括的范围。该等剂量线面原则上要由主管医师选定，但通常选择以 90% 等剂量线为代表的靶区最小剂量 D_{min} 作为治疗区范围的下限。一个好的治疗计划，应该使其剂量分布的形状与计划靶区的形状相一致。但由于目前照射技术的限制，不能达到这一点，这是定义治疗区的原因之一；另外治疗区的形状和大小与计划靶区的符合程度，也可提供医师一个很好的评价治疗计划的标准。

6. 照射区 对一定的照射技术及射野安排，50% 等剂量线面所包括的范围。照射区的大小，直接反映了治疗方案设计引起的体积积分剂量即正常组织剂量的大小。

7. 冷剂量区（cold volume）内靶区（ITV）内接受的剂量低于临床靶区（CTV）规定的处方剂量的允许水平的剂量范围，即在 ITV 内剂量低于 CTV 处方剂量的下限（-5%）的范围。冷剂量区的体积应根据靶区内的剂量分布精确计算。

8. 热剂量区（hot volume）在患者坐标系中，组织接受的剂量高于临床靶区（CTV）规定的处方剂量的允许水平的剂量范围，即高于 CTV 处方剂量的上线（5%）的范围。热剂量区的体积亦应根据靶区内、外剂量分布精确计算。

9. 靶区最大剂量 计划靶区内最高剂量叫靶区最大剂量。当面积大于或等于 $2cm^2$（直径 1.5cm）时，临床上才认为有意义；当面积小于 $2cm^2$ 时，临床上不考虑其影响。

10. 靶区最小剂量 计划靶区内最低的剂量。靶区最小剂量不能低于治疗区的剂量。

11. 靶区平均剂量（MTD） 计划靶区内均匀分割的剂量矩阵内的剂量的平均值。

$$MTD = \frac{1}{N}\sum_{ij} D_{ij}$$

N 为靶区内均匀分割的剂量矩阵网格点数；D_{ij} 为第 ij 个矩阵网格点内的剂量。

平均剂量表示靶组织或正常组织内经照射所接受的平均能量，它是临床治疗中的一个很重要的量，因为它不仅代表组织中的局部能量的吸收，而且与生物效应相关。对质量密度与水近似的组织，质量平均的吸收剂量和体积平均的吸收剂量几乎相同。

12. 靶区中位剂量 计划靶区内最大剂量和最小剂量的平均值剂量。

13. 靶区模剂量 计划靶区内频率出现最多的剂量。

14. 剂量热点 指内靶区（ITV）外大于规定的靶剂量的剂量区的范围。与靶区最大剂量一样，当剂量热点的面积等于或大于 $2cm^2$（1.5cm 直径）时临床上才考虑，但对较小器官如：眼、视神经、喉等，必须给予注意。

（二）靶剂量规定 因肿瘤局部控制率随靶剂量变化的剂量效应梯度很大，靶区剂量均匀性直接影响肿瘤的局部控制率。通过射野的精心设计，可以得到比较理想的符合一定均匀性要求的靶区剂量分布，但这个剂量分布仍然是不均匀的，腔内组织间照射的情况比外照射的更严重。

由于靶区剂量的不均匀性，不可能用整个剂量分布来描述靶区剂量。ICRU 29 号及 50 号报告，建议用靶剂量代替肿瘤剂量使用。所谓靶剂量（又称名义剂量）就是为使肿瘤得到控制或治愈的肿瘤致死剂量。显然不能用靶区最大剂量作为靶剂量，因为它会导致靶区内其他肿瘤组织的欠剂量照射。临床和放射生物试验证明，肿瘤的局部控制决定于靶区剂量的选定。设 σ_D 为描述剂量分布的不均匀性的变化，对较均质分布的肿瘤（quasi uniform tumors），当剂量分布的不均匀性 σ_D 较小（<5%）时，治疗效果或放射效应将主要由平均剂量 $\overline{D}$ 决定；当剂量分布的不均匀性 σ_D 较大（>5%）时，靶区最小剂量 D_{min} 将决定治疗效果。因此，对较均质分布的肿瘤和较均匀的剂量分布，使用有效剂量 D_{eff} 代表靶剂量更为合适。有效剂量 D_{eff} 定义为，它所产生的治疗效果与均匀剂量分布产生的效果相同：

$$D_{eff}=\overline{D}\left[1-\frac{\gamma}{2P(\overline{D})}\left(\frac{\sigma_D}{\overline{D}}\right)^2\right] \tag{2-3-1}$$

式中 $\overline{D}$ 为平均剂量，σ_D 为剂量分布不均匀变化，$P(\overline{D})$ 为平均剂量 $\overline{D}$ 产生的肿瘤控制概率（TCP）或正常组织的放射并发症概率（NTCP），γ 为剂量效应曲线的归一化的斜率。

对异质分布的肿瘤（heterogeneous tumors），最佳的剂量分布 $\hat{D}(\vec{r})$ 应不再是均匀的，放射抗拒的或肿瘤克隆源细胞密度较大的肿瘤应受到更高剂量的照射。此时，肿瘤的控制概率将随偏离最佳剂量分布的剂量变化幅度 $\sigma_{\overline{D}}$ 的增加而减少。因此，对异质分布的肿瘤，应根据情况，将它的靶区划分为相对较均质分布的子靶区，每个子靶区对应一个较均匀的剂量分布。

（三）剂量归一的规定 在治疗计划系统中，靶区及正常组织中的剂量分布均表示成以靶区内某一点剂量归一的相对剂量分布的形式，该点称为靶区剂量归一的规定点。ICRU 第 29 号报告及其修订本 50 号报告中推荐下述方法作为靶剂量归一的规定点（reference point）。

规定 1：所述靶剂量应针对具体的解剖部位、照射技术及其剂量分布；对一个以上的计划靶区，应该有相应的靶剂量。一旦靶剂量规定点确定，不应随疗程中射野及其安排的改变而改变。

规定 2：对只有一个计划靶区或多计划靶区的第一个计划靶区（通常是肿瘤区），靶剂量规定点选在计划靶区中心或中心附近。对多计划靶区的第 2、第 3 个计划靶区，靶剂量规定点（一个或一个以上）应是解剖部位和剂量分布的代表点，并应注明这些点的位置。

规定 3：靶剂量以及其他剂量规定点不能选在剂量梯度变化较大的地方，即是说剂量规定点应至少离开射野边缘 2cm。

规定 4：对固定野（包括等中心和固定源皮距）照射，按下述方法选取靶剂量规定点：①单野照射时，靶剂量规定点应选在射野中心轴上计划靶区中心处；②对等剂量比的两个对穿野照射时，靶区剂量规定点应选在两射野中心轴的中点；③对剂量比不等的两对穿野照射时，靶剂量规定点应选在射野中心轴上计划靶区中心；④对两野或三野以上交角照射时，靶剂量规定点应选在射野中心轴的交点处。

规定 5：X 线旋转治疗时，当旋转角 α 在 270°～360°之间时，靶剂量规定点应选在旋转主平面的旋转中心处；当旋转角 α 小于 270°时，靶剂量规定点应选在旋转主平面旋转中心或计划靶区中心处。旋转中心的安排应使得计划靶区中心的剂量接近于最大剂量。

规定 6：高能电子束单野照射*，当线束垂直入射时，靶剂量规定点应选在射野中心轴上最大剂

* 高能电子束目前只用单野，不用或极少用两野以上照射；高能电子束旋转治疗时，靶剂量规定点暂与单野照射时的相同。

量点处；当线束斜入射或使用不规则野时，若用计算机计算剂量分布，靶剂量规定点选在射野中心轴上计划靶区中心处，并注明靶剂量不均匀性超过5%或10%的偏差量。若用查表计算时，靶剂量规定点应选在假设射野垂直入射时，射野中心轴上最大剂量点位置。

规定7：如果靶区剂量分布的剂量归一点（100%）与上述靶剂量规定点一致时，100%等剂量线就代表靶剂量；如果不一致，用相应的等剂量线计算靶剂量。

上述规定中，规定1，2，3，7是ICRU剂量规定点选择的普遍原则；规定4，5，6是规定2，3对共面射野的具体应用。对某些共面射野安排，当规定4，5，6不能使用时、或对非共面射野的安排时，剂量规定点应按规定2，3的原则自己选定。

（四）危及器官（organ at risk，OAR）及其剂量　危及器官（OAR）：指可能卷入射野内的重要组织或器官，它们的放射敏感性（耐受剂量）将显著地影响治疗方案的设计或确定靶区处方剂量的大小。各种类型、不同期别肿瘤的致死剂量，以及各种器官和组织的耐受剂量 $TD_{5/5}$、$TD_{50/5}$ 列于表2-3-2及2-3-3中。在确定计划靶区时要考虑这些器官的存在。与计划靶区（PTV）的定义一样，在勾画危及器官（OAR）范围时，应考虑器官本身运动和治疗摆位误差的影响，其扩大后的范围，称为计划危及器官区（planning organ at risk volume，PORV）。

表2-3-2　不同期别肿瘤的致死剂量

放射线剂量（cGy）	肿瘤类型	期别
	精原细胞瘤	N_0
3500	Wilms 瘤	T_0（术后）
	神经母细胞瘤	T_{1-3}
	霍奇金淋巴瘤	N_0
4000	淋巴肉瘤	N_0
	精原细胞瘤	N +
	霍奇金淋巴瘤	N +
4500	组织细胞肉瘤	N_0 和 N +
	皮肤癌（基底细胞与鳞状细胞癌）	T_1
	淋巴结转移癌	N_0
	鳞癌（宫颈、头颈部）	N_0
	胚胎瘤	N_0
	乳腺癌、卵巢癌	N_0（术后）
5000	组织细胞瘤	Ts
	星形细胞瘤	T_{1-3}
	视网膜母细胞瘤	T_{1-3}
	尤文瘤	
	无性细胞瘤	$T_{3,4}$
	喉癌（小于1cm）	T_1
6000～6500	乳腺癌，单纯切除	T_0
	皮肤癌（鳞状细胞癌）	$T_{2,3}$
	口腔癌（小于2cm，2～4cm）	T_1
	口、鼻、喉、咽癌	T_2
	膀胱癌	T_2
7000～7500	宫颈癌	$T_{1,2}$
	宫体癌	T_2
	卵巢癌	T_2
	淋巴结转移癌（1～3cm）	$T_{1,2}$
	肺癌（小于3cm）	T_1
	头颈部癌	$T_{3,4}$或广泛
	乳腺癌	$T_{3,4}$或广泛

续 表

放射线剂量（cGy）	肿瘤类型	期别
8000 或 8000 以上	神经胶质细胞瘤	
	骨肉瘤	
	黑色素瘤	
	软组织肉瘤	
	淋巴结转移癌	
	甲状腺癌	T_3 或广泛

表 2－3－3 正常组织耐受剂量（单位：cGy）

器官	$TD_{5/5}$体积			$TD_{50/5}$			放射损伤
	1/3	2/3	3/3	1/3	2/3	3/3	
肾	5000	3000*	2300	—	4000*	2800	临床性肾炎
膀胱	N/A	8000	6500	N/A	8500	8000	膀胱挛缩和体积变小（有症状的）
骨							
股骨头	—	—	5200	—	—	6500	坏死
颞颌关节及下颌骨	6500	6000	6000	770	7200	7200	关节功能显著受限
肋骨	5000	—	—	6500	—	—	病理性骨折
皮肤	$10cm^2$/—	$30cm^2$/—	$100cm^2$/5000	$10cm^2$/—	$30cm^2$/—	$100cm^2$/6500	毛细血管扩张
	7000	6000	5500	—	—	7000	坏死、溃疡
脑	6000	5000	4500	7500	6500	6000	
脑干	6000	5300	5000	—	—	6500	坏死、梗死
视神经	无部分体积		5000	—	—	6500	失明
视交叉	无部分体积		5000	无部分体积		6500	失明
脊髓	5cm/5000	10cm/5000	20cm/4700	5cm/7000	10cm/7000	20cm/—	骨髓炎坏死
马尾	无体积效应		6000	无体积效应		7500	临床上明显的神经损伤
臂丛	6200	6100	6000	7700	7600	7500	临床上明显的神经损伤
眼晶体	无部分体积		1000	—	—	1800	需要处置的白内障
眼视网膜	无部分体积		4500	—	—	6500	失明
耳（中/外）	3000	3000	3000*	4000	4000	4000*	急性浆液性耳炎
耳（中/外）	5500	5500	5500*	6500	6500	6500*	慢性浆液性耳炎
腮腺	—	3200*	3200*	—	4600*	4600*	口干
				（$TD_{100/5}$ = 5000）			
喉	7900*	7000*	7000*	9000*	8000*	8000*	软骨坏死
喉	—	4500	4500*	—	—	8000*	喉水肿
肺	4500	3000	1750	6500	4000	2450	肺炎
心脏	6000	4500	4000	7000	5500	5000	心包炎
食管	6000	5800	5500	7200	7000	6800	临床狭窄/穿孔
胃	6000	5500	5000	7000	6700	6500	溃疡穿孔
小肠	5000		4000*	6000		5500	梗阻/穿孔/瘘道
结肠	5500		4500	6500		5500	梗阻穿孔/溃疡/瘘道
直肠	$100cm^3$无体积效应		6000	$100cm^3$无体积效应		8000	严重直肠炎 坏死/瘘道/狭窄
肝	5000	3500	3000	5500	4500	4000	肝衰

* 小于 50% 体积不会有显著改变

危及体积（risk volume，RV）：指危及器官（OAR）卷入射野内并受到一定剂量水平照射的范围。RV 的大小和受照射剂量水平直接关系到该器官因照射引起的可能的损伤即正常组织并发症概率（NTCP）的大小（本章第九节）。因此，在计划设计时，应注明 RV 的范围及其相应的剂量大小。例如，脊髓剂量 42Gy，10cm C_1 ~ C_4；或左肾剂量 21Gy，全肾；或左肺剂量最大 53Gy，40% 肺组织剂量高于 25Gy 等。

第三节　治疗体位及体位固定技术

治疗体位及体位固定是治疗计划设计与执行过程中极其重要的一个环节。由于高精度的放射治疗机（直线加速器、钴-60 机等）、模拟定位机、治疗计划系统和计算机断层（CT）、磁共振断层（MRI）等先进影像诊断设备的采用，不仅可得到高精度的肿瘤定位、高精度的治疗计划设计，而且还可以得到高精度的治疗。确保“三精”治疗的实施，一方面要有严格的整个治疗过程中的质保（QA）和质控（QC）作支持，另一方面一定要保证患者从肿瘤定位到治疗计划设计、模拟、确认及每天重复治疗的整个定位、摆位过程中，患者体位的一致性。

一、治疗体位的选择

有多种因素影响定位、摆位时体位的重复性：皮下脂肪层的厚度会影响皮肤的位置和皮肤的移动；皮肤和皮下脂肪层的张力亦会受到肌肉的张力和重力的影响而改变其位置。因此，皮肤的不同张力程度会直接影响患者在 CT、模拟机床上和加速器治疗床上的位置。譬如，患者从床的左侧上床和从床的右侧上床，皮肤张紧的状态会有不同。若患者先坐在床上，然后再躺下，使患者处于舒服的和自然的体位，不仅能减缓上述皮肤张力的影响，而且也可能减轻肌肉拉紧对体位重复的影响。因此，治疗体位一旦确定，要求操作技术员应严格遵守该体位要求的摆位步骤，努力减少从定位到治疗的过程中因皮肤、脂肪、肌肉等因素对其位置的影响。

治疗体位的确定，应该在治疗计划设计的最初阶段即体模阶段进行。合适的体位既要考虑到布野要求，又要考虑到患者的一般健康条件和每次摆位时体位的可重复性。前野或侧野照射时，一般采取仰卧位；后野照射时，根据治疗床面是否对射线有阻挡作用而决定是否采取俯卧位，如果治疗床面的遮挡部分可以拆去，尽量采用仰卧位。有些部位的治疗，例如用两野交角照射中耳癌时，可取侧卧体位，有些情况，需要采取坐位或斜卧位等。如前述，患者感到最舒适的体位往往是最易重复和最容易摆位的体位，可这种体位往往又不能满足最佳布野的要求。因此在确定患者治疗体位时，要首先根据治疗技术的要求，借助治疗体位固定器让患者得到一个较舒适的、重复性好的体位。图 2－3－5 到 2－3－9展示了临床的特殊部位正确体位的设置方法。前野照射双侧颈部淋巴结时，下颏尽量抬高，使其射野上缘包括上颈淋巴结而不照射到口腔（图 2－3－5）；治疗喉癌时，则要求上颏稍微放松一些，用一对水平小野进行照射（图 2－3－6）；治疗下声门癌时，则要求患者的双肩尽量向下拉，让下颈部给较多的空间方便照射；图 2－3－7 为等中心照射垂体瘤的正确体位，上颏应尽量压低，头前倾一定角度，使顶前野避开双眼，两侧用水平对穿野；对单侧头颈部病变，一般主张用侧卧位，如图

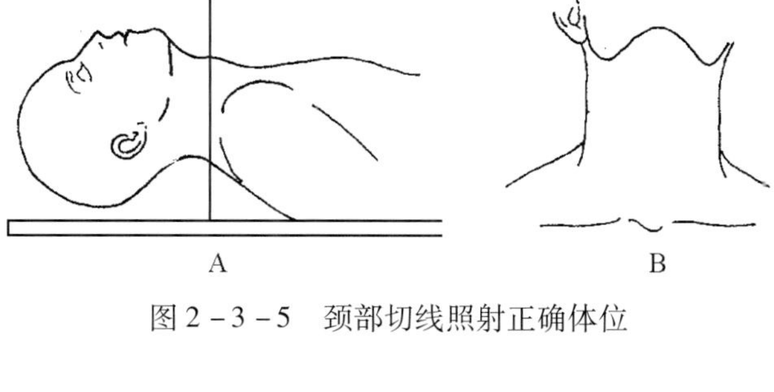

图 2－3－5　颈部切线照射正确体位

2－3－8所示治疗中耳癌，腮腺瘤或颈部淋巴转移等。图2－3－9示全中枢神经系统照射治疗髓母细胞瘤、室管膜母细胞瘤，应取俯卧位，垫头，并尽量使脊柱伸直。上述体位的正确取得与保持，均需要体位辅助装置。临床上常用的体位辅助装置见图2－3－10。虽然不主张每个患者都要做这种装置，但对每个治疗机，必须准备一套公用的各种类型的体位辅助装置，在设计制作这类辅助装置时，应取标准的尺寸。

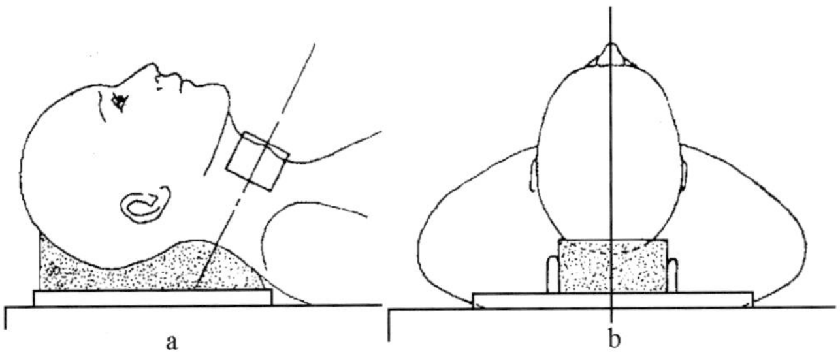

图2－3－6 喉癌照射的正确体位

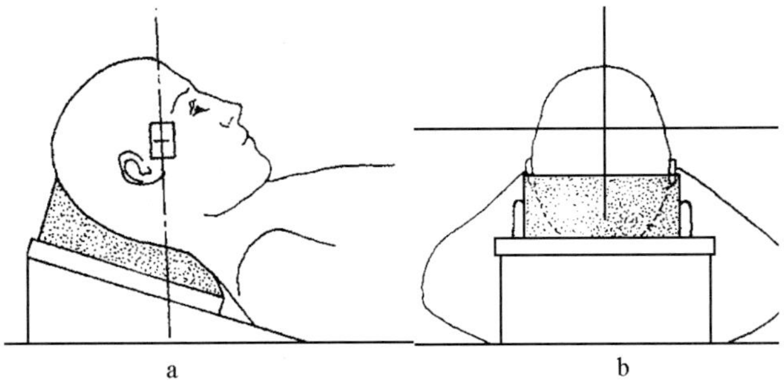

图2－3－7 垂体瘤照射的正确体位

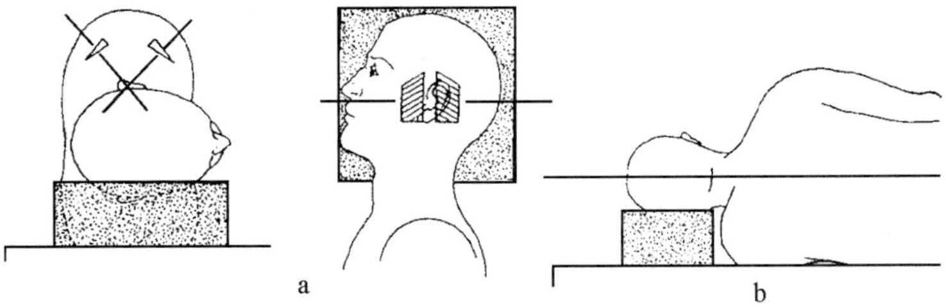

图2－3－8 中耳癌治疗的正确体位

二、体位固定技术

放疗体位的要求，一方面要按上述方法借助体位辅助装置，使患者得到正确的治疗体位，另一方面还要求在照射过程中体位保持不变，或每次摆位能使体位得到重复。因此，在体位辅助装置之上，应加诸如塑料人形面罩等防止患者因下意识运动而使治疗体位发生变化的体位固定器。目前用于制作体位固定器的常用技术和方法是：高分子低温水解塑料热压成形技术、真空袋成形技术和液体混合发泡成形技术。高分子低温水解塑料热压成形技术的原理是将它投入约75～80℃温热水中很快透明软化，取出放在治疗部位，约5分钟后变硬成形。它在成形时就可直接与体位辅助装置连接，缩短了制

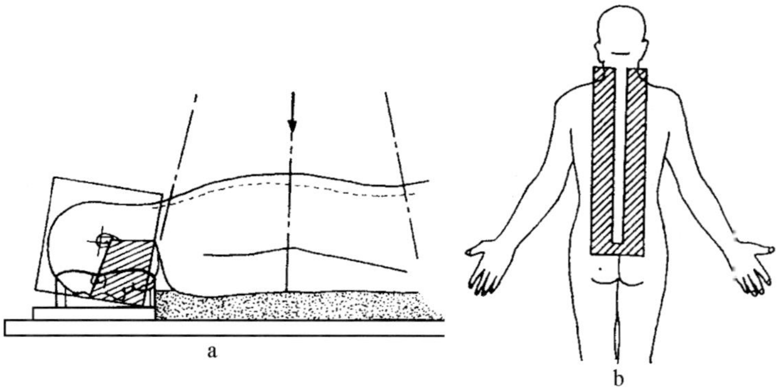

图 2-3-9　全中枢神经系统照射时的正确体位

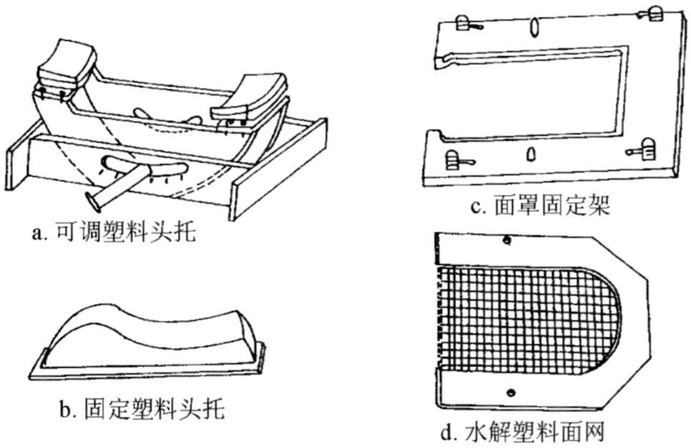

图 2-3-10　体位固定辅助装置

作时间。水解塑料成形技术主要用于头颈部体位的固定，用于胸腹部较差。即使对前者，只能保证患者体位的垂直和前后的位置，却不能保证左右体位的准确性，特别对肥胖患者，反而增加了侧位的误差。真空袋体位固定器常用于胸腹部位和儿童患者，以得到某一要求的治疗体位，如图 2-3-9 所示的全中枢神经系统照射时的体位、全身照射体位等，真空袋由一个真空泵和一个装入塑料或橡胶袋中的塑料微粒球组成。躺在真空袋上的患者得到所要求的体位后，抽真空，塑料微球彼此挤压成形。成形后的形状一般可以保持 2 个月左右。液体混合发泡成形能够改进真空袋技术的体形适合度和能保持更好的治疗体位。患者在特制的体位盒内躺好，处于要求的治疗体位后，倒入两种液体的混合物，很快发泡变硬成形。此方法的缺点是由于液体混合时化学作用产生较高的热量和体积的急剧增大，需要有训练有素的工作人员进行操作，以防烫伤患者。

另一种常用的体位固定技术，是将体位辅助装置和体位固定材料作成一体，如头颈部体位固定用的口咬牙托头部固定装置，X 线立体定向治疗用的头部面膜等，这种固定方法的优点是进一步提高了体位固定精度和改进了体位的重复性。

三、体位参考标记

体位及体位固定之后，表示患者的治疗部位与体位固定器形成一个类似刚性结构。通过模拟定位机及 CT/MRI 等影像设备，利用治疗计划系统找到患者的靶区中心，确立患者治疗部位的坐标系。患者坐标系一旦确立，靶区的相对范围、靶区与周围重要组织和器官的关系、靶区与体位固定器的关系等都被确定。对头颈部，因器官和组织运动相对较小，患者坐标系中确定的上述关系一般不会改变；

但对胸、腹部位，由于呼吸、器官运动等引起的靶区、器官和组织的相对位移扩大，患者坐标系中确定的上述关系会随时间变化；加上前述的皮肤、皮下脂肪、及至肌肉的张力及拉紧状态每次不同，造成治疗部位的整体与体位固定器发生位移。

为了评估上述各种因素引起的相对位移量，必须在患者坐标系中设置参考标记点。参考标记点的位置的选择应遵从下述原则：①该点可以是某一解剖位置，如斗蓬野照射时的胸骨切迹、食管癌照射时某一胸椎体前缘等。它们不会因呼吸和器官及组织的运动而变化太大，而且在模拟机、CT 机图像上能显像，并希望它们能在使用的射野之内，以使拍摄射野模拟和射野证实片时，可以显示它们与射野的相互关系。位于体表位置的标记，叫皮肤标记；位于体内的标记叫内标记；②对皮下脂肪层较薄的部位，体位固定器与身体形成的钢性较好，如头颈部肿瘤的照射，皮肤标记可设在体位固定面罩上；③对皮下脂肪层较厚的部位，如腹部肿瘤的照射，设立皮肤标记时，一定要选择好体罩固定方法，患者每次躺上时，使皮肤标记的位移最小；④标记点应该距离靶中心位置越近越好，即是说，内标记比体表标记引起的误差小得多，因此 X（γ）线体部立体定向治疗小病变时，在肿瘤（靶区）周围予埋金点（内标记）的方法比体表标记的方法的精度高得多。

设因影像设备的限制，临床靶区范围不能准确确定或周围亚临床病变范围不能准确判断，造成靶区确定的不确定度为 σ_T；因器官或组织运动造成靶区相对内、外标记点的位置偏差为 σ_M；体位固定器的固定偏差为 σ_F，则在患者坐标系中，靶区范围总的不确定度 σ_P 为[6]：

$$\sigma_P^{\ 2}=\sigma_T^{\ 2}+\sigma_M^{\ 2}+\sigma_F^{\ 2} \qquad (2-3-2)$$

对多数肿瘤，靶区确定的不确定度 σ_T，大约为 10mm；σ_M 可利用某些影像技术如模拟定位机进行反复测量，在腹盆区域大约为 10mm；体位固定器偏差 σ_F 随使用的固定装置和治疗部位有较大变化，头颈部面罩约 1～3mm；胸腹部约 3～10mm。后面将会看到，确定计划靶区时如何计入 σ_P 的影响。

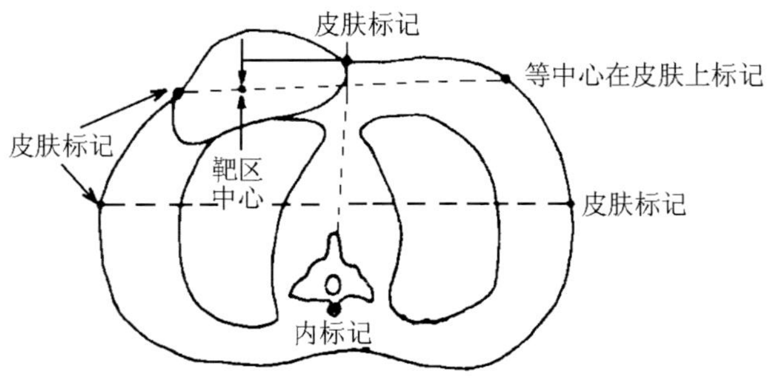

图 2－3－11 体位参考标记示意图

设置内、外标记点的另一目的，是通过它将患者坐标系和治疗机（或模拟机、CT 机）射野坐标系联系起来。如图 2－3－11 所示，当患者连同体位固定器躺在治疗机（或模拟机、CT 机）床上后，利用其两侧墙和天顶激光灯，将治疗机和模拟机的机械等中心通过体表标记置于靶区中心位置。上述过程称为体位设定或治疗摆位。摆位偏差即摆位的不确定度，主要来自于等中心的位置精度和激光灯的指示精度，统称为摆位误差 σ_S。σ_S 的大小不仅决定于治疗机（包括激光灯、距离指示等）的性能，而且也与肿瘤的位置、患者的健康条件，以及摆位技术员的经验等有关，σ_S 大约在 3～5mm 范围内。因此从定位、计划设计到治疗摆位的整个过程中，分次照射的靶位置的总不确定度 $\sigma_{总}$ 为：

$$\sigma_{总}^{\ 2}=\sigma_S^{\ 2}+\sigma_P^{\ 2}=\sigma_S^{\ 2}+\sigma_T^{\ 2}+\sigma_M^{\ 2}+\sigma_F^{\ 2} \qquad (2-3-3)$$

将 σ_T、σ_M、σ_F、σ_S 代入（2－3－3）式可得 $\sigma_{总}$。设肿瘤边界确定较难，CTV 运动较小，体位固定较好时，即 $\sigma_T=10\text{mm}$，$\sigma_M=1\text{mm}$，$\sigma_S=3\text{mm}$，$\sigma_F=1\text{mm}$，则分次照射的靶位置的总不确定度 $\sigma_{总}=\sqrt{10^2+1^2+1^2+3^2}=10.54$（mm）。如果摆位误差改进到 $\sigma_S=1\text{mm}$，则 $\sigma_{总}=\sqrt{10^2+1^2+1^2+1^2}=10.15$（mm），不能明显地改善靶位置的不确定度。但当靶边界确定较易时，$\sigma_T=1\text{mm}$，则 $\sigma_{总}=\sqrt{1^2+1^2+1^2+3^2}=3.46$（mm），靶位置的不确定度较大程度上依赖于摆位精度。对头颈部肿瘤，因组织运动对 CTV 位置影响较小，靶边界确定和体位固定较为重要；对胸、腹部肿瘤，因呼吸和器官运动引起靶位置移动较大，控制靶位置移动和靶边界确定同样重要。

总的不确定度应为计划设计时确定计划靶区范围的依据。本章第二节定义的计划靶区应包括上述不确定因素在内的将临床靶区扩大一定范围，以保证肿瘤细胞得到足量照射。根据肿瘤和周围正常组织间的相对放射敏感性，计划靶区比临床靶区周边扩大的范围 δ 为：$\delta = K \cdot \sigma_{总} = (0.40 \sim 0.80)\sigma_{总}$。当周围正常组织对射线比较敏感时，K 值取小些；当周围正常组织对射线比较抗拒时，K 值取大些，有时甚至取 K = 1。

（2－3－3）式表达的总不确定度比实际的总不确定度要小，因为 $\sqrt{\sigma_F^2 + \sigma_T^2 + \sigma_M^2}$ 代表了靶区中心相对参考标记的可变范围，而 σ_S 代表的仅是治疗机等中心及其所代表的激光灯的位置精度。只有在特殊条件下，如颅内 X（γ）线立体定向治疗小病变时，机械等中心能够直接对准临床靶区的中心，（2－3－3）式 $\sigma_{总}$ 反映了临床实际能得到的靶区的不确定度。对躯干部位的治疗时，由于多数参考标记取在患者皮肤上，机械等中心不可能直接对准临床靶区中心，（2－3－3）式 $\sigma_{总}$ 反映的靶区的不确定度偏小。因此对这些部位的肿瘤，临床靶区周边应放宽的范围为：

$$\sigma = K \cdot \sigma_{总} \qquad (2-3-4)$$

设 $\sigma_T = 10mm$，$\sigma_M = 10mm$，$\sigma_F = 3mm$，$\sigma_S = 3mm$，$K = 0.6$；按（2－3－2）式，$\sigma_P = 14.46mm$；按（2－3－3）式，$\sigma_{总} = 14.76mm$；按（2－3－4）式，$\sigma_{总} = 8.86mm$。从这些计算结果可以看出，临床靶区范围的精确确定和控制器官及组织的运动，以及体位固定器的使用，对减少靶区的总不确定度极为重要。对颅内肿瘤，采用 X（γ）线立体定向治疗方式体位固定器，$\sigma_F = 1mm$，靶组织移动约为 $\sigma_M = 1mm$，靶区范围不确定度 $\sigma_T = 5mm$，则临床靶区周边应放宽的范围为：$\delta = K \cdot \delta_{总} = K \cdot \sqrt{\sigma_M^2 + \sigma_T^2 + \sigma_F^2 + \sigma_S^2} = 3.6mm$。

综上所述，整个治疗计划设计与执行过程中，随机误差或系统误差所引起的靶区不确定度，可以用扩大临床靶区即计划靶区得以补偿，其先决条件是整个过程中必须采取较好的体位固定器和选用恰当的内、外标记。

X（γ）线立体定向定位技术（本篇第五章）在放射治疗中的使用，为实施“三精”治疗提供了必要的条件，也是区分常规放疗（conventional therapy）和精确放疗（precision therapy，PT）的一项重要标志之一，它也是实施调强适形放射治疗的前提条件。

第四节 模拟定位机和 CT 模拟机

一、模拟定位机

模拟定位机用于放射治疗始于 20 世纪 60 年代末。在此之前，一直用诊断 X 线机作肿瘤的诊断和定位。通过常规诊断 X 线机的透视和照像，可以较清楚地确定病变的性质和范围，但它们提供的平面信息主要是便于医师作疾病的诊断。由于患者的检查体位一般不是放射治疗所用的体位，所拍摄影像不能直接为肿瘤定位和计划设计之用，必须对常规诊断型 X 线机进行改造。将 X 线球管代替钴-60 机源或医用加速器的高能 X 线源，安装在模拟治疗机的等中心旋转机架的一端；影像增强器安装于类似于治疗机架的平衡锤位置；采用类似于治疗机治疗床的运动功能和结构尺寸的诊断型定位床。如图 2－3－12 所示，上述三位一体构成现代模拟定位机的基本结构。模拟定位机的机架除能模拟治疗机的等中心旋转功能外，还能上下调节，可调范围位于 80 ~ 100cm，以适应不同治疗机不同源轴距离（SAD）的要求。影像增强器视野直径一般为 9 英寸、12 英寸、14 英寸甚至 15 英寸，

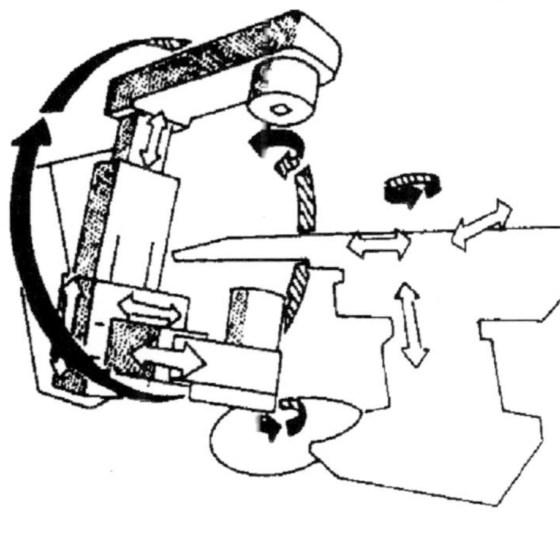

图 2－3－12 放射治疗用模拟定位机

老型机多为 9 英寸，新型机多为 12 英寸，高档机为 14 英寸或 15 英寸影像增强器。影像增强器的信号通过 X 线电视系统显示在电视监视屏上。影像增强器必须能作上下、前后、左右三个方向的运动。影像增强器顶面应安装有胶片暗盒的盒槽，并带有透视、照像连锁机构。模拟机定位床的运动方向和范围要与治疗机的治疗床完全一样，应符合 IEC 对治疗床的要求。但模拟机的床面必须是 X 线的透明体，而且应具有治疗床的刚性和承重能力，最好用碳纤维材料。床面两侧应附有为安装固定体位的体位固定器的导轨。

模拟机的 X 线机头及其准直器是模拟定位机的关键组成部分。准直器由遮线器和射野“井”型界定线组成，前者为调节和限定透视或照相时的 X 线野大小，后者为模拟治疗机照射野的位置和大小，二者运动相互独立。射野“井”型界定线有两个用途：①用于界定病变和器官的位置，即射野位置和范围；②用于双曝光，观察病变与周围器官的关系。准直器应与治疗机的准直器一样，能旋转。为适应新型直线加速器的独立准直器，现代模拟机的准直器的遮线器和射野“井”型界定线均作成独立运动式，并且能与对称式的自动切换。X 线机头内还带有灯光射野指示系统，模拟射野大小。机头下方安装有模拟治疗机挡块托架的插槽，并能承受实际铅挡块的重量。

因模拟机的焦点到机架旋转轴距离位于 80 ~ 100cm，至使焦点到片盒距离达 120 ~ 140cm，而多数诊断型 X 线机的靶焦点到影像增强器表面或到胶片暗盒的距离为 70 cm，由于平方反比关系，模拟机约需 8 倍多的曝光量（mA · s）才能获得诊断 X 线的影像质量。这就要求模拟定位机有高电压大功率输出的 X 线发生器和 X 线球管。X 线球管的靶不仅要能承受短时间大电流的曝光，而且其焦点的大小必须适当，以避免射野“井”型界定线的放大和变得模糊。

所有现代模拟定位机的机械运动均应有相应的机械刻度指示（遮线器和射野“井”型界定线除外）和数字指示，并应符合 IEC 标准的约定。位于控制室的模拟机操作台一般分 3 部分：透视照相条件的选择；各种运动及射野“井”型界定线的数字显示以及图像电视监视器。

二、模拟定位机的功能

模拟定位机在治疗计划设计过程中执行着六大重要功能（表 2 – 3 – 2），但归结起来就是完成两件事情：①为医师和计划设计者提供有关肿瘤和重要器官的影像信息，这些信息区别于来自常规诊断型 X 线机的影像信息，能直接为作治疗计划设计用，如治疗距离处射野方向的 X 线平片（BEV 片），或正侧位 X 线片等。通过治疗距离处（或按比例的焦点胶片距离 FFD 处）的射野方向 X 线片，计划设计者可以设计射野挡块；或通过垂直于射野中心轴方向的 X 线片，可以设计组织补偿器等。这些 X 线片既可以通过胶片扫描仪或网络系统进入治疗计划系统，也可以直接被用于直观比较。②用于治疗方案的验证与模拟。经过计划评估后的治疗方案在形成最后治疗方案前必须经过验证与模拟，验证与模拟是附加上治疗附件如射野挡块等之后，按治疗条件如机架转角、准直器转角、治疗床转角、射野“井”型界定线大小、源至皮肤（SSD）或源至旋转轴（SAD）距离、射野挡块等，进行透视的模拟和照相的验证，并与治疗计划系统给出的相应的 BEV 图（通过 DRR，见后叙）进行比较，完成治疗方案的模拟与验证。如本章第三节所述，治疗计划设计前的定位与计划设计后的模拟与验证，应使用同一个治疗体位，再次强调体位固定器在治疗中的重要作用。模拟机下拍摄的定位和验证 X 线片均为静态影像，可利用带有标记的定位框架或患者的内、外标记，透视下观察靶区和器官运动范围，进一步确认根据第二节确定的计划靶区（PTV）范围的可行性和与周围重要器官间的关系。一旦计划被确认，医师在患者皮肤或体位固定器上标出等中心的投影位置，因等中心的投影位置为用于分次照射摆位的依据，其标记必须可靠，在整个疗程中不能改变。

表 2-3-4　常规模拟定位机的功能

1. 靶区及重要器官的定位
2. 确定靶区（或危及器官）的运动范围
3. 治疗方案的确认（治疗前模拟）
4. 勾画射野和定位、摆位参考标记
5. 拍摄射野定位片或证实片
6. 检查射野挡块的形状及位置

模拟定位机能够精确给出射野方向观视（BEV）的优质的 X 线影像（图 2-3-13），这些 X 线片既可以用于射野设计的定位影像，也可以用于模拟验证的影像。用于后者胜过加速器的射野证实片，也优于通过 DRR 的 BEV 图（就目前 CT 机的质量和三维图像重建水平来说）。但用于前者，显得有些困难，几乎不能用它来作三维（3D）治疗计划的设计，必须借助 CT 机，或在模拟机上附加 CT 断层的功能。

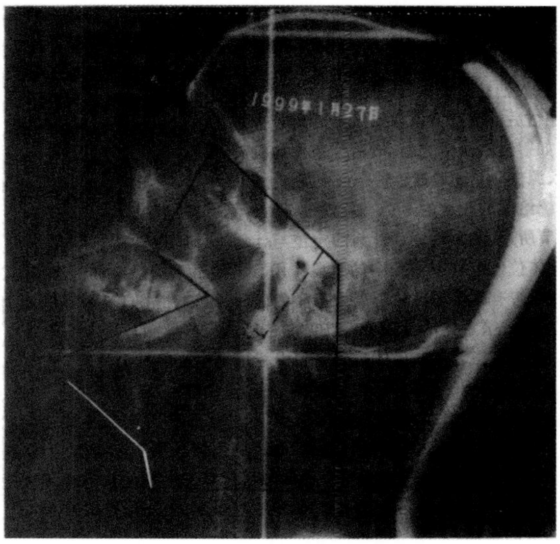

图 2-3-13　射野方向观视（BEV）X 射线片（XR）

三、模拟机 CT（simulator CT）

实现利用常规模拟机产生类似 CT 断层影像的设想，最早于 20 世纪 70 年代末 80 年代初，在 Odelft 模拟机上实现。它利用射线滤过技术，根据影像增强器的输出，进行反向投影，生成横向断层图像。当时因技术不成熟，图像质量不能被临床使用。最近 Oldelft 和 Varian 引进了数字技术，对图像质量进行改进。Varian 技术是将 X 线准直器（遮线器）开成横跨患者身体的窄长束，并偏向患者的一侧；影像增强器也偏轴设置在患者的一侧并包括等中心。影像增强器的信号输出给线阵排列的 500 个光敏二极管；另一组二极管线阵列位于影像增强器的前表面，覆盖 X 线束和患者被扫描的解剖范围。对每一个机架角，只取患者横断面的一半的数据，经 360°旋转后，可获得整个扫描截面的信息。机架旋转速度为每分钟一圈（1.0r/min），边旋转边取数据。因模拟机的旋转机架为开放式，旋转速度不能太快，长于标准 CT 机的 2～3 秒的扫描时间。由于扫描时间较长，胸腹部图像因呼吸和器官运动的影响变劣。

模拟机 CT 的主要优点是它的有效扫描射野比 CT 机的大，但大射野长距离（X 线至探头距离）的扫描增加了 X 线管的负荷和热量。实际上，二者很难进行比较，在 CT 机中，探头位于患者身后几个厘米就很安全，而模拟机，因避免影像增强器与床的相撞，影像增强器一般离开等中心 40cm 左右，或者位于距地面 5cm 处。新型设计的模拟 CT 机的有效扫描射野可增加到 90cm。Varian 模拟机目前的设计是使球管的焦点距探头距离 150cm。常规 CT 机该距离仅为 90～100cm，因此同样的扫描厚度和噪声水平，意味着模拟机的 X 线管的负荷和热量较高，它限制了模拟机 CT 在同一时间能够取得的扫描层片数；因它的限制，不可能使胸腹部 CT 的扫描薄如 0.8cm、头部的 CT 薄如 0.5cm；也增加了扫描层间的不出 X 线的停留时间。用模拟 CT 得到的 CT 层片数有限，用于治疗部位的三维（3D）图像重建，因其质量差而比较困难。如前述因为模拟定位机能够提供高质量的射野影像，不必利用模拟 CT 的扫描片重建 DRR 图像；主要是用它获得重建靶区或重要器官时所需要的一定数量的扫描层片数，为此需要 20 层左右就可以，目前模拟机 CT 的球管都可以承受，困扰的主要问题是整个扫描时间需要 20 分钟左右。由于模拟 CT 只用来作靶区和器官的重建，范围较小，模拟 CT 的扫描层厚可以减薄，以改进重建图像的质量，但此时必须注意到因扫描层减薄后到达探头的光子数目的减少，引起图像变劣的负效应。

上述模拟 CT 机的取相原理基于 CT 的取相原理，即采用扇形束扫描成像技术。新一代的模拟 CT 机，如 Elekta 和 Nucletron，正在开发整束（整野）（cone beam）扫描成像技术，不仅将大大减少了现有模拟 CT 机的多层片扫描时间，而且可直接提出治疗部位 3D 图像，达到与 CT 模拟机（下述）一样的效果，为新一代的模拟 CT 机的发展指明了方向。

四、CT 模拟（CT simulation）

放疗用的模拟机一诞生，就成为放射治疗科进行肿瘤（靶区）定位的一种必不可少的工具。常规诊断型 X 线机是将患者治疗部位或病变部位的三维实体变成两维影像，虽然图像质量很高，但因解剖结构的重叠失去了许多对诊断或定位有价值的信息。CT 的发明克服了常规诊断型 X 线机和模拟定位机拍摄平片的缺点，提供了更多的横断面内的解剖结构的细节，在放射治疗计划设计中得到了广泛的应用。随着数字计算影像重建和显示技术的发展，以及超薄 CT 扫描和螺旋 CT 扫描的出现，极大地改变了放射治疗计划设计的定位和治疗模拟的面貌。用于放疗的最初的 CT 模拟系统由一台 CT 模拟机、一台多幅图像显示器、一套视觉优化的治疗计划系统和一套激光射野投影器四部分组成，但不包括常规模拟定位机。四大部分的图像和数据在线联结。该系统用于放疗计划设计与模拟的整个过程约需 30 ~ 40 分钟。因 CT 图像能比较清楚地显示出软组织阴影，同时 CT 图像又可直接输给计划系统，改进了 CT 图像空间重建的效果和靶及重要器官的定位精度。经计划系统设计好的射野，通过激光射野投影器，将射野形状的外轮廓和射野中心轴等投射到患者皮肤上并作射野相关的标记。该系统对处理靶区紧邻重要敏感器官或靶区形状复杂等情况，显得更为优越。利用该系统作 CT 模拟时，要求患者必须处于同一个治疗体位，并且需要至少三次检查体位的准确性：CT 扫描前、后及作射野标记前。治疗体位固定器是必不可少的。

利用 CT 进行治疗方案的模拟与验证，是在患者治疗部位的“3D 假体”（virtual patient）上进行。“3D 假体”是从治疗部位的 CT 扫描层片经 3D 重建得到。一种称为数字重建的射线影像（digitally reconstructed radiograph，DRR）就是从射野方向或从类似模拟定位机的 X 线靶方向观视（以下简称 BEV）“3D 假体”的结果（图 2-3-14），此过程称为 CT 模拟（CT simulation）或虚拟模拟（virtual simulation），DRR 相当于模拟定位机的射野定位片或证实片。DRR 是利用加权的光电效应和康普顿效应，计算射线通过体素单元的 8 个顶角边（每个顶角三条边）的衰减，得到高质量的数字影像。设像素单元体积为 0.7mm × 0.7mm，140cm 靶片距（TFD）处 36cm 大小图像，则需 512 × 512 象素矩阵。早期 DRR 重建速度慢，时间长，最近有了快速技术后，重建时间大为缩短。一旦治疗计划被模拟和确认后，有关治疗参数如射野大小、形状、方向等的数字数据送入计算机控制的激光射野模拟器，在患者皮肤上作好射野的相关标记。

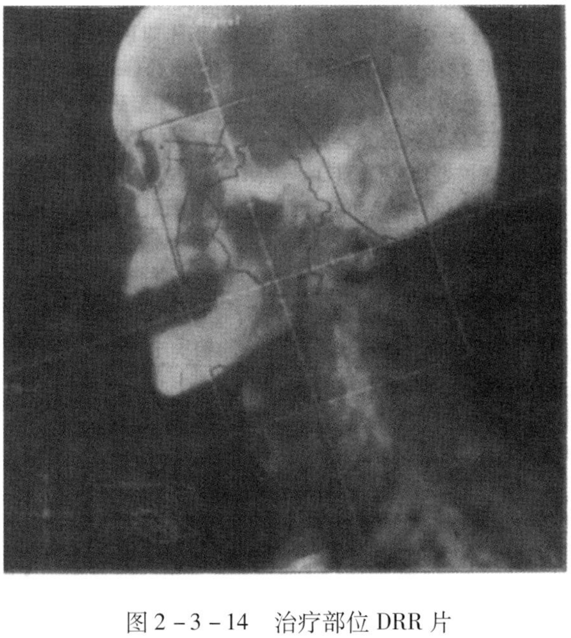

图 2-3-14 治疗部位 DRR 片

综上所述，一个完整的 CT 模拟应由三部分组成：①一台高档的大视野（FOV ≥ 70cm）的 CT 扫描机，螺旋扫描 CT 最为理想，因为能在极短时间内取得患者治疗部位的全部信息，会极大提高 DRR 的分辨率。CT 扫描视野（FOV）越大，就能允许安排各种肿瘤常见的和特殊的治疗体位及体位固定器的 CT 扫描；②一套具有 CT 图像的三维重建、显示及射野模拟功能的软件。这种软件可以独立成系统，如 GE 公司的 CT Sim，也可以融入三维（3D）治疗计划系统中，如 Helax - TMS，CMS Focus，CREAT Expert 等。因为 CT 图像是任何 3D 计划系统所必须的输入数据，而三维重建又是任何 3D 计划系统所拥有的，因此目前的大趋势是将这种软件并入 3D 计划系统。但这种计划系统须具有特定的数据输出接口，将射野的有关数据送到激光射野模拟器中。图像重建与模拟过程必须在同一个患者坐标系中进行，才能达到靶区的定位精度和患者时空及虚实位置的一致性，再次强调了体位固定器的重要性；③一套激光射野模拟器。激光射野模拟器在以下方面区别于常规射野激光定位灯：

其一，后者只是模拟定位机或治疗机的机械等中心的位置指示器，它通过患者皮肤上的靶中心的投影标记，将靶区置入模拟定位机或治疗机机械等中心位置，进行射野的验证和射野的等中心摆位（图 2 -3 -15，图 2 -3 -16）。图 2 -3 -15 所示情况是利用 CT 扫描前的“Scout”相，将射线不透明标记物大致放在病变附近，作 CT 扫描；患者下床，作治疗计划；找到靶区中心；在模拟定位机上利用激光灯定出靶中心在体表的三个（前及左右）投影，并拍摄射野证实片。这是目前多数放疗部门作 3D 治疗用的一种方法。此方法的优点是不需要专用 CT，也不用对 CT 机进行改造，可直接用于放疗。主要缺点是很难保证体位重复和标记点的不移位。图 2 -3 -16 所示情况，作 CT 扫描，通过很快勾画体表轮廓和靶区轮廓以及体内标记，很快定出病变（靶区）中心；利用 CT 机的特备激光灯系统在患者体表上作出靶区中心在体表的标记；患者下床；作治疗计划，找到靶中心的精确位置；利用坐标平移，修改靶中心在皮肤上的投影。此方法改进了图 2 -3 -15 所示方法的体位重复性，也不需要在 CT 扫描前在体表作 X 线不透明标记，但需要患者在 CT 床上停留时间较长，同时治疗计划设计好后的等中心不一定与计划设计前确定的靶中心一致。

其二，图 2 -3 -16 所示的另一种方法是利用 3D 运动激光灯进行射野模拟。其模拟过程是，按图 2 -3 -15 所示方法，先在靶区附近作出三个参考标记，3D 激光灯的三个坐标“十”字对准三个体位参考标记，激光灯坐标置为（0，0，0）。在参考标记处置 CT 或 MRI 或 PET 的显像标记物，进行 CT 或 MRI 或 PET 扫描。拍摄 CT Scout 相，确定含有参考标记点的 CT 层面为参考扫描层面，按治疗要求，进行 CT 扫描。患者下床，作治疗计划设计，方案评估后，让患者回到 CT 床上，先按参考标记点摆好体位，输入靶区等中心坐标（x，y，z）给 3D 激光灯计算机，按 3D 激光灯“十”字标记的新位置（x，y，z），标出等中心在体表或摆位框架上的三个位置，此三个标记即为摆位标记。参考标记一般建议作纹身标记，作为再次治疗或治疗随访的依据。摆位标记相同于常规等中心照射的标定方法。激光射野模拟器系统可以安装于 CT 机内或与 CT 机配套。美国 Gammex 公司推出新型激光射野模拟器系统 A1000，既可与 CT 机配套，也可安装于模拟定位机定位室内和直线加速器治疗室内，用于射野的模拟，验证和摆位。

上述 CT 扫描机要与激光射野模拟器一起构成 CT 模拟机（CT simulator）；利用体位固定器和 DRR 进行射野的模拟与验证称为“3D 假体”的计算机模拟透视与照像，即虚拟模拟（virtual simulation）。CT 模拟机与虚拟模拟一起构成的整个过程称之为 CT 模拟（CT simulation）。

CT 模拟和模拟 CT 均能作治疗计划设计前的肿瘤定位和治疗方案的模拟和验证。后者在作定位和模拟时，都是在实际患者的治疗部位上进行；前者只在作 CT 扫描定位时才有实际患者，其后的模拟和验证都是通过 DRR 在计算机中进行虚体（或假体）的透视和照像，其功能基本与模拟定位机的相同（表 2 -3 -4）。因此，模拟 CT 机的前途决定于它的 CT 图像的质量的提高和扫描时间的缩短；CT 模拟的前途取决于 DRR 的图像质量。表 2 -3 -5 给出了 DRR 和 XR（X 线平片）性能的比较，除去 DRR 目前的空间分辨率仍劣于 XR 的以外，其余指标都优于 XR。由于 DRR 是数字重建的影像，可利用数字处理技术方便医师提取所需要观察的靶区、某一组织或器官或器官的一部分，或靶区与周围器官间的相互空间关系。由于没有床的限制，利用 DRR 可得到模拟定位机难以拍摄的照片，同时可以看出，DRR 上较易附加射野外轮廓和等中心位置。因此只要 DRR 图像的质量达到一定水准，整个模拟过程中患者体位能够重复的话，CT 模拟不仅能够实现模拟机的六大功能（表 2－3－6），而且能给计划设计系统提供更多的设计信息。

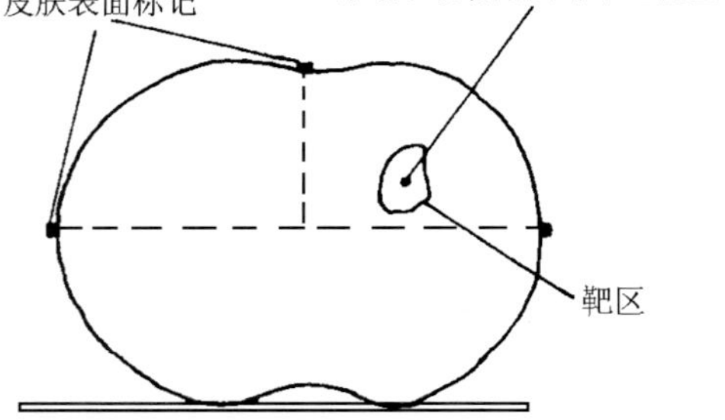

图 2－3－15 CT 模拟机定位方法Ⅰ示意图

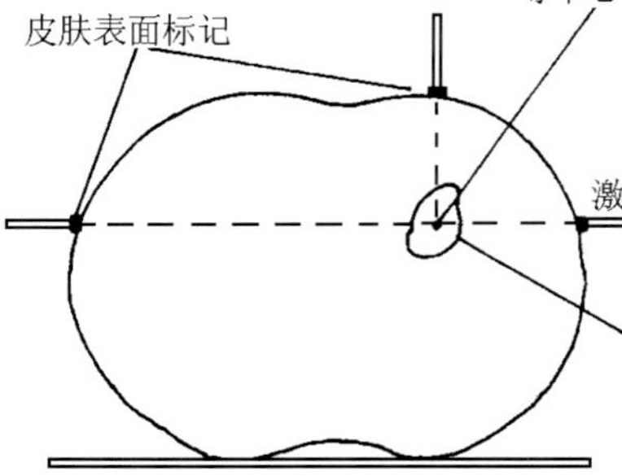

图 2－3－16 CT 模拟机定位方法Ⅱ示意图

表 2－3－5 DRR 与 XR（X 线平片）的比较

1. DRR 的空间分辨力较 XR 的低
2. DRR 可随意观察靶区、某一组织或器官、或器官的一部分
3. DRR 可以得到模拟定位机难以拍摄的照片
4. DRR 上较易附加射野外轮廓和等中心位置

表 2－3－6 CT 模拟与模拟机的对比

	CT 模拟	模拟定位机
靶区定位	+ + +	+
观察器官运动	+	+ + +
射野证实片	+ +	+ + +
计划设计	+ + +	+ *
射野皮肤标记	+ +	+ +
置放射野挡块	+ +	+

* 附加 CT 功能后。

DRR 影像的质量目前仍然劣于模拟定位机拍摄的 X 线片（XR）。主要是受到 CT 扫描的空间分辨率的限制。CT 机中象素单元（pixel）大小取决于 CT 机的探头数目、探头体积和扫描视野（FOV）的大小。头部扫描，因 FOV 较小，象素单元一般为 0.5mm；躯干部位，FOV 较大，象素单元为 1.5mm。扫描层厚决定体素（voxel）单元的长度，多数情况此厚度取为 3mm。因此，在 CT 扫描横截面内，最好的分辨率头部为 0.5mm，相当于 X 线分辨率 1.0 线对（1.0lp/mm），患者纵轴方向分辨率更差；而模拟定位机上用小焦点照相时，分辨率可达 2.0 线对（2.0lp/mm）。减薄扫描层厚以减少体素单元大小能提高分辨率，需要增加扫描层片数和拉长整个扫描时间。头部 3mm 层厚，50 层只能包括 15cm 长范围，同样躯干部 5mm 层厚，50 层仅包括 25cm 范围。这个长度大大短于模拟机的照相范围，而且靶区外正常组织也可能不在 DRR 内。若将扫描层片数目增加到 100 层，上述问题就可以避免，但给 CT 机的 X 线球管的散热带来问题。若层间扫描需要间隔 10s 为球管冷却，每片扫描时间为

2s 的话，100 层扫描约需 20 分钟。如果想进一步减薄扫描层厚的话，X 线球管的散热问题愈加严重。由于提高 DRR 的空间分辨率至关重要，新型 CT 扫描机必须使用大热容量的 X 线球管。X 线球管热容量提高后，扫描时间可以进一步缩短，可克服扫描时间过长，因器官运动对 DRR 图像质量的影响，当然大热容量的 X 线球管的价格较贵。

头部和躯干部的扫描因 FOV 不同，扫描厚度应有不同。当扫描从头颈扩展到肩部区域时，扫描厚度和 FOV 都要作相应的变化，需要重建 DRR 的软件能适应这种变化。如前述，与 XR 比较，DRR 方便医师借助数字技术如窗口技术等作不同方向观察、比较。如用三个射野照射食管癌，可用 9 个 DRR 图像进行比较：3 幅软组织 DRR 图像；3 幅骨组织 DRR 图像和 3 幅气管 DRR 图像。这就要求 DRR 重建速度快，而且要求有较高的空间分辨率，必须采取较好的 DRR 重建算法。

为保证高质量的 DRR 重建，需要有较大数目的扫描层片。如何控制整个扫描过程中因患者呼吸和器官运动对 DRR 图像质量的影响是一个现实的问题。让患者平静呼吸可获得与治疗时一样的条件，但因呼吸运动会使图像变得模糊，特别对那些不随呼吸运动的组织和器官如椎体的影像质量造成较大影响。克服的办法是利用骨窗消除其他软组织阴影的影响。

超高速螺旋扫描 CT 的出现，较大程度上可以克服上述问题，1 秒甚至亚秒级扫描，不仅因大大缩短扫描时间而改进了 DRR 图像的空间分辨率，而且几乎能在患者憋气时一次能获得 15 层左右的 CT 扫描片，减弱甚至消除了呼吸对 DRR 图像的影响。

在 DRR 图像上，应附有射野有关信息，如射野中心、射野挡块形状、准直器开口射野大小，以及射野大小标尺等，同时显示有靶区及重要器官的外轮廓等信息，便于与模拟定位机拍摄的射野验证片和加速器上拍摄的射野证实片进行比较。

第五节　照射技术和射野设计原理

照射野设计是肿瘤放射治疗计划设计中的极其重要的一环，它既要体现主管医师对具体患者的治疗要求，又要考虑到治疗计划执行过程中，治疗体位的可实现性和重复性，以及机器所能提供的极限条件。因此计划设计者应对临床和物理技术两方面都应该有清楚的了解。除主管医师外，放射物理工作者也应积极参与计划设计过程，使其射野设计更好地满足临床和物理学两方面的要求。

一、体外照射技术的分类及其优缺点

体外照射常用的照射技术有：固定源皮距（SSD）技术，等中心定角（SAD）技术和旋转（ROT）技术等 3 种。所谓固定源皮距照射，即将放射源到皮肤的距离固定，不论机头在何种位置。在标称源皮距下，即将治疗机的等中心放在患者皮肤上（A 点），而肿瘤或靶区中心 T 放在放射源 S 和皮肤入射点 A 两点连线的延长线上（图 2－3－17a）。显然该技术摆位的要点是机架转角一定要准确，同时要注意患者的体位，否则肿瘤中心 T 会逃出射野中心轴甚至射野之外。等中心定角照射是将治疗机的等中心置于肿瘤或靶区中心 T 上（图 2－3－17b）。其特点是，只要等中心在肿瘤或靶区中心 T 上，机器转角的准确性以及患者体位的误差，都能保证射野中心轴通过肿瘤或靶区中心。因此该技术的摆位要求是保证升床准确。其升床的具体数字可由模拟定位机定位确定。旋转（ROT）技术与 SAD 技术相同，也是以肿瘤或靶区中心 T 为旋转中心，用机架的旋转运动照射代替 SAD 技术中机架定角照射。

由于模拟定位机的普遍采用，多数钴-60 机和医用加速器都是等中心旋转型，加之 SAD 和 ROT 技术给摆位带来的方便和准确，SAD 技术应用越来越多，SSD 技术只是对姑息和非标称源皮距离照射时才使用。

二、高能电子束和 X（γ）线照射野设计原理

（一）高能电子束照射　根据高能电子束射野中心轴深度剂量线的特点和临床剂量学的观点，可

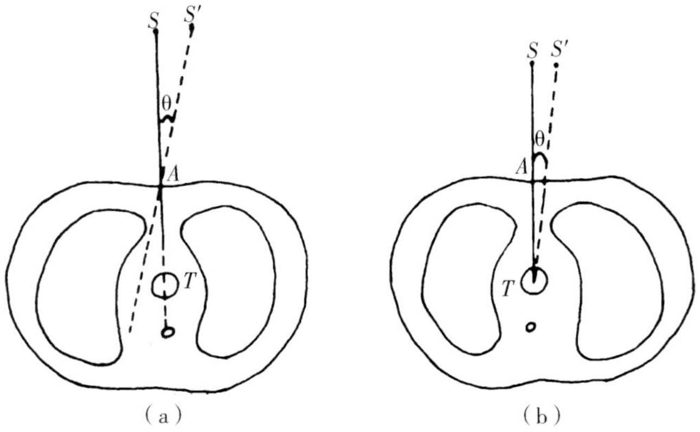

图 2-3-17 SSD、SAD 照射技术示意图
（a）SSD 照射技术；（b）SAD 照射技术

用最大剂量点深度 d_{max} 和 90%（95%）剂量深度 d_{90}（或 d_{95}）将此曲线划分成 3 个剂量区，从表面到 d_{max} 为剂量建成区，区宽随射线能量增加而增宽，剂量梯度变化较大，从 d_{max} 到 d_{90}（或 d_{95}）为治疗区，剂量梯度变化较小；d_{90}（或 d_{95}）以后，剂量突然下降，称为剂量跌落区。从电子束剂量分布的特点看，用单野治疗偏体位一侧的肿瘤，如果能量选取合适，可在靶区内获得较好的剂量分布。若将靶区后缘深度 $d_{后}$ 取在 90% 或 95% 剂量线，电子束能量可近似选为：$E_0 \approx 3 \times d_{后} + 2 \sim 3$（MeV），其中 2～3MeV 为选用不同大小射野和适应加速器上电子能量设置所加的调整数。按 IEC 对电子束射野内平坦度和对称性的要求，90% 剂量截面应不低于 50% 剂量截面（射野大小）的 85%，因此电子能量按前式设定后，射野大小应为计划靶区截面直径的 1/0.85 = 1.18 倍，即射野大小应比计划靶区横径大 20%。随着电子束能量的增加，皮肤剂量和曲线的尾部剂量也增加，医用直线加速器提供的电子束能量不能太高，4MeV～25MeV 较为理想，而且单野照射比多野照射优越。在 MM50 型电子回旋加速器中，由于使用扫描电子束形成电子束射野，不再用电子散射箔，电子束中 X 线污染成分很低，电子束深度剂量的尾部剂量不随电子能量增加而显著增加，高能量的电子束，仍能保持高能电子束在射程处剂量剧减的特点。因此，它能有效地减少射程外（病变后）的正常组织的剂量。高能电子束的这一特点，配合使用电子束对穿野、交野、或与高能 X 线混合束照射技术，治疗不同深度位置的肿瘤，达到较优的剂量分布。

（二）X（γ）线照射

1. 单野照射　根据高能 X（γ）线深度剂量曲线的特点，可用最大剂量点深度 d_{max} 将曲线分成剂量建成区和指数吸收区两部分。因剂量建成区内剂量变化梯度较大，剂量不易控制，靶区应放到最大剂量点深度之后。若用单野照射，由于深度剂量随深度增加呈指数递减，靶区范围较大时，靶区内剂量分布很不均匀。因此除外靶区范围很小（如治疗颈、锁淋巴结）时可使用单野照射外，临床上不主张用单野治疗。用单野照射时，也应将病变放到 d_{max} 之后。如果病变深度较浅，X 线能量较高时，应使用组织替代物放在射野入射端的皮肤上，将 d_{max} 深度提到病变之前。对靶区较大的病变，应该用多野照射，或用与电子束的混合照射。

2. 共面射野

（1）两野交角照射　对偏体位一侧病变，例如上颌窦等，两平野交角照射时，因几何关系，在病变区形成“内野”型剂量分布，剂量不均匀（图 2-3-18a）。用适当角度的楔形滤过板，可使靶区剂量均匀。当选用楔形角 α 与两射野中心轴的交角 θ 满足 $\alpha = 90° - \frac{\theta}{2}$ 条件时，可在两野交叉形成的菱形区内得到均匀的剂量分布（图 2-3-18b），并可以在求得的 α 角的基础上，根据临床要求，适当增减楔形角的大小，可分别在射野远、近端得到偏高的剂量（图 2-3-19a、b）。

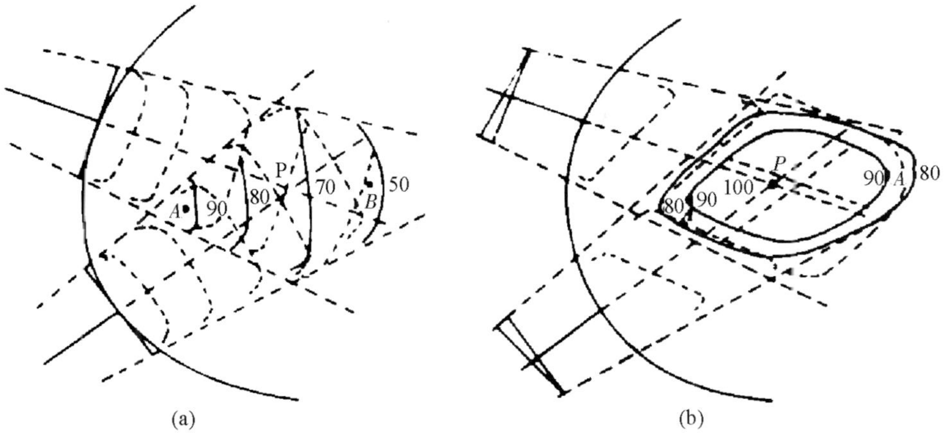

图 2－3－18　两野交角照射

（a）两平野交角照射的剂量分布；（b）用两楔形野交角照射的剂量分布。

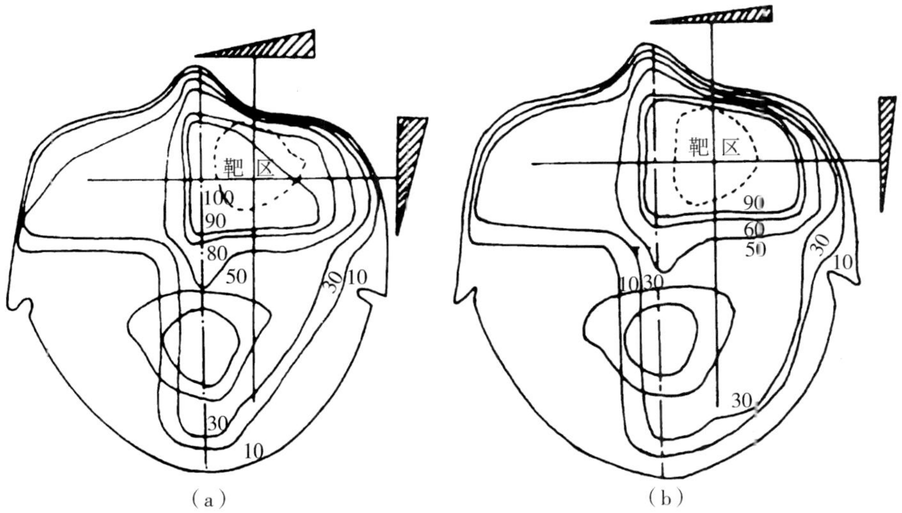

图 2－3－19　两楔形野垂直交角照射治疗上颌窦（在 a＝45°基础上加减 15°剂量分布）

（a）8MV X 射线，60°楔形板垂直照射的剂量分布，6cm×7cm，SSD＝100cm；

（b）8MV X 射线，30°楔形板垂直照射的剂量分布，6cm×7cm，SSD＝100cm。

（2）两野对穿照射　对中位病变，一般采取两野对穿照射。对野照射的特点是，当两野剂量配比相等时，可在体位中心得到左、右、上、下对称的剂量分布（图 2－3－20）。从图中可以看出，尽管剂量分布以靶区中心为对称，但由于射野侧向的剂量贡献相对较小，靶区内沿射野轴向的剂量分布要比横向的好，因此，要将射野适当扩大才能满足靶区剂量均匀性的要求。另外，靶区剂量与靶区外正常组织剂量之比即治疗增益比，亦随射线能量和射野间距变化。射野间距越小，射线能量越高，治疗增益比越大。要使靶区剂量比两侧正常组织剂量高，拉开肿瘤剂量和正常组织剂量范围，得到大于 1 的剂量增益比，一般应使每野在体位中心处的深度剂量 $PDD_{\frac{1}{2}间距} \geqslant 75\%$。当靶区所在部位有组织缺损而又必须用对穿野照射时，如乳腺癌的切线照射（图 2－3－21）、喉癌的对穿野照射（图 2－3－22）等，必须加楔形板。两野对穿既可以采用固定源皮距技术，也可以采用等中心技术。若将两对对穿野正交就变成共面四野照射（图 2－3－23）。四野照射又称箱式照射，保留了两野对穿照射形成的均匀对称的剂量分布的特点。由于采用了四野，每对对穿野的侧向剂量得到补偿，射野可以取 PTV 大小，不必放大。四野技术的剂量增益比约为两对穿野的两倍。

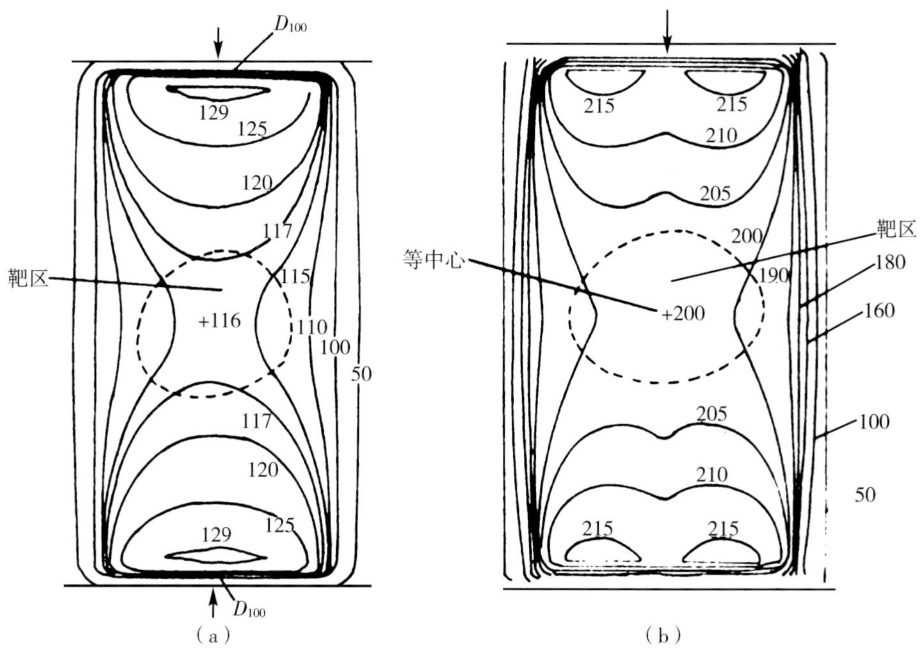

图 2-3-20 两野对穿照射的剂量分布（D_m：D_{m2} = 1.0：1.0）

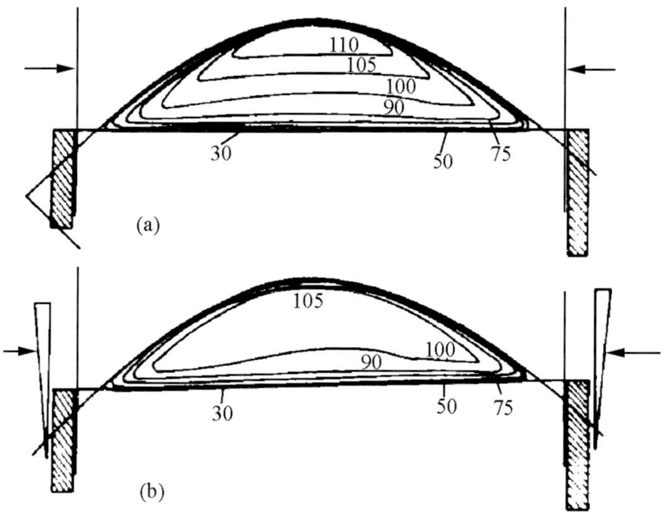

图 2-3-21 乳腺切线野照射剂量分布（6MV X）

（a）半野不加楔形板，剂量比 1∶1；（b）半野加 30°楔形板，剂量比 1∶1。

（3）三野照射 当能得到的射线能量不能满足对实际患者使用两野对穿照射的射野间距的要求时，应该设立第三野（图 2-3-24），形成三野照射。建立第三野之后虽然提高了靶区剂量，但由于单野（第三野）剂量分布的不均匀性，与对穿野照射致成的对称形剂量分布叠加，在靶区内形成不均匀的剂量分布（图 2-3-24）。因此，必须首先想办法使对野均匀对称的剂量分布变成不对称的分布（图 2-3-25a），即从第三野的方向看，造成一个随组织深度增加而深度剂量增加的剂量分布，然后与第三野的实际剂量分布合成，形成图 2-3-25b 的均匀的靶区剂量。楔形滤过板可以实现这种要求。理论计算和实验证明，当所使用的楔形板的楔形角 α 和各野剂量配比满足一定条件时，靶区内的剂量分布必然是均匀的。

图 2-3-25 所示的上述三野照射技术，因下述情况而得到普遍采用：①靶区位于体位中心而不

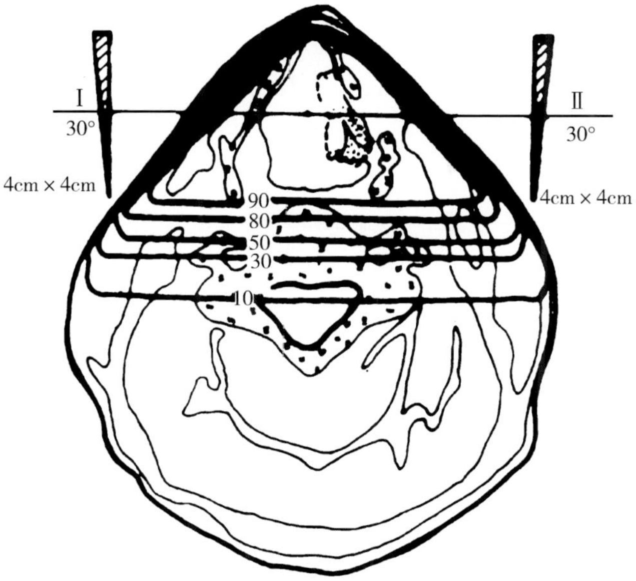

图 2-3-22 钴-60γ 射线两野对穿加楔形板照射喉癌剂量分布（SAD=80cm）

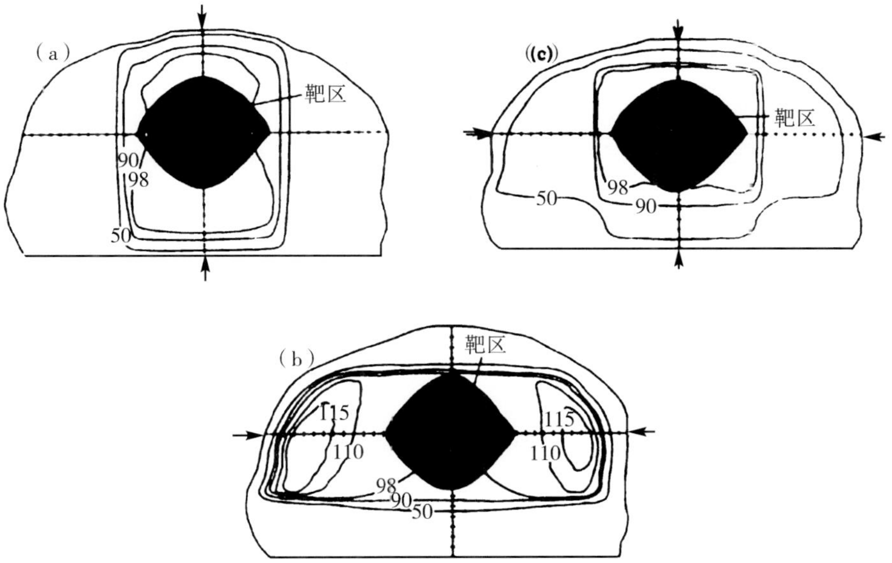

图 2-3-23 两对对穿野

（a）（b）垂直结合形成四野照射（c）治疗盆腔部位肿瘤，因（a）、（b）技术均不能加挡块，（a）、（b）结合后靶区内剂量均匀，又可保护周围重要器官。

能使用两野交角照射；②两野对穿因不能得到较高的射线能量，射野间距又很大，不能获得大于 1 的剂量增益比；③靶区附近有重要器官而不能使用四野照射技术。例如，鼻咽癌使用钴-60γ 线照射时，因两侧对穿野在靶区不能形成剂量高于两侧正常组织的剂量，必须加鼻前野（品字形野以保护眼晶体）提高靶区的剂量，若使用≥6MV X 线时，因百分深度剂量较高，对我国患者只用两侧对穿野而不使用鼻前野就可以获得大于 1 的剂量增益比。对腹部肿瘤如胰腺、腹膜后等病变，因射野间距太大，上述三野技术用得最多。三野技术中射野方向的设置步骤为：①在病变（靶区）和重要器官间设立“安全线”。如图 2-3-26 示，胰腺（靶区）周围的重要器官中，首先要保护的器官应是双侧肾及脊髓，同时要兼顾到小肠及胃的受量。显然“安全线”应置于图示 $A-A'$ 的位置；②过靶区中心作“安全线”的平行线 B-B’，B-B’ 即为对穿野的方向；③过靶区中心作 B-B’ 的垂直线 OC，

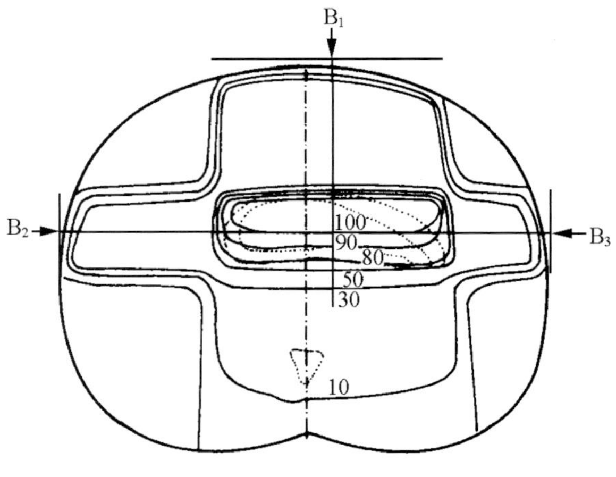

图 2-3-24 三个平野照射时的剂量分布

8 MV X（SL 75-20）；SAD=100 cm；剂量 D_T 比，B_1：B_2：B_3=1.0：0.5：0.5。

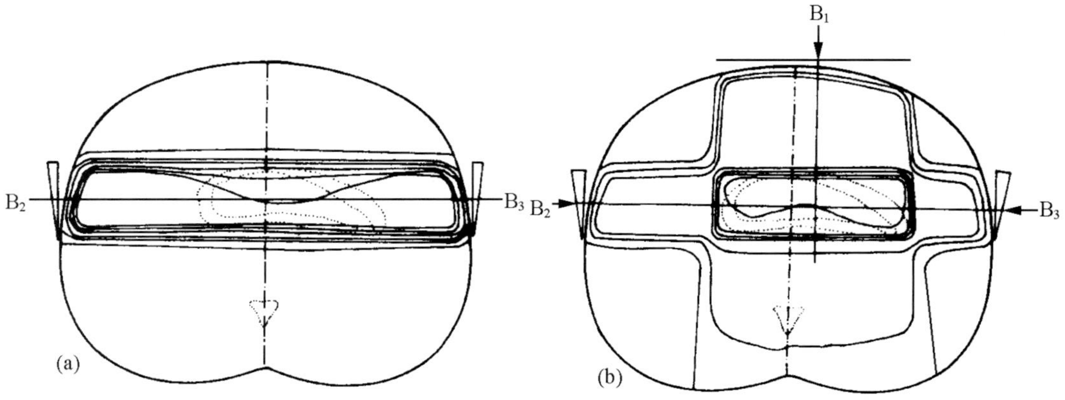

图 2-3-25 两楔形野加平野形成的剂量分布

（a）两楔形野对穿照射形成单野剂量分布

8 MV X（SL75-20）；SAD=100 cm；B_1，B_2 5cm×100 cm；40°楔形板；剂量 D_m 比，B_1：B_2=1.05：1.0；

（b）B_2，B_3 两楔形野在体内形成的“单野”与平野 B_1 合成后的分布

8 MV X（SL75-20）；SAD=100 cm；B_1：15 cm×10 cm 平野；B_2，B_3：5cm×10 cm，40°楔形板；剂量 D_m 比，B_1：B_2：B_3=1.0：1.55：1.48。

确定第三野的入射方向。射野方向确定后，根据每个射野在靶区中心的百分深度剂量，计算出对穿野应使用的楔形板的楔形角和每个野的剂量配比。在图 2-3-26 中，尽管第三野正对重要器官肾和脊髓，但它们接受的剂量却很低。当“安全线”的确定不是唯一时，如图 2-3-26 示，可以利用治疗中改变射野方向的方法，进一步降低靶区附近重要器官（此例情况的肝及小肠）的受量。当“安全线”只有一条时，可以在疗中适当调整第三野的方向，用以降低邻近重要器官的受量。图 2-3-27 给出了上述三野技术应用的实例。在有治疗计划系统的部门，可以上述布野方法为基础，微调剂量配比和射野方向，使其治疗方案进一步优化；在没有治疗计划系统的部门，可用上述布野方法借助模拟机，或 CT 亦可得到较为满意的治疗方案。

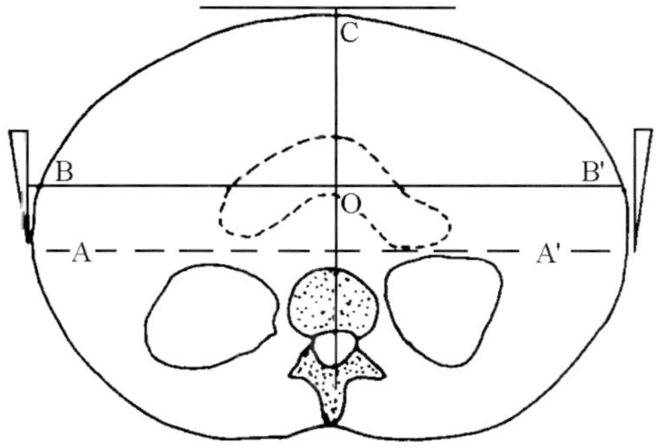

图 2-3-26　三野技术的射野设置方法

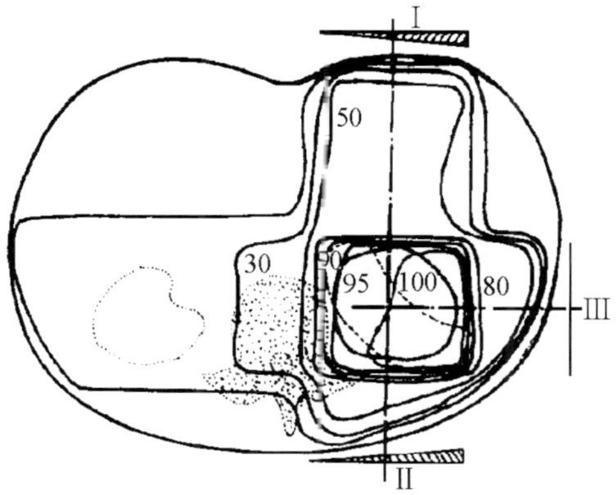

图 2-3-27　肾癌术后三野照射：
6MV X 线，Ⅰ、Ⅱ野 9×12cm，Ⅲ野 8×12cm

（4）三野交角照射　对食管肿瘤，靶区位于两侧肺之间，后面有脊髓，都是需要保护的重要器官，存在互相垂直的三条“安全线”（图 2-3-28）。如果要保护肺，只能采用高能射线对穿野照射，脊髓会受到与食管一样的甚至更高的剂量；如果要保护脊髓，当病变位于上段或颈上段时，因靶区较浅，可用两野交角照射技术，肺的受量也不会太高。但当病变位于中下段时，因靶区位于体位中心，很深，需用平行于 A-A’“安全线”的对穿野。因食管野都很长（12~16cm），用平行 A-A’的对穿野，意味着几乎全肺受到与靶区一样的剂量的照射。因此，对食管部位肿瘤，为了避免两侧肺的过多照射和减低脊髓受量，采取图 2-3-29 所示的三野交叉照射。两后野因交角形成“内野”形剂量分布，与前野构成一个相对野，故在靶区形成均匀剂量分布。此时两后野的使用，类似于图 2-3-25a 中两楔形对穿野，只是靠射野的几何因素代替了楔形滤过板。

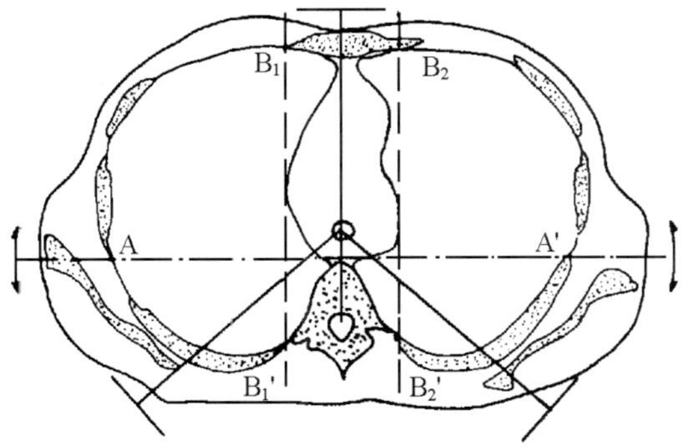

图 2-3-28　食管癌三野布野原则的应用
剂量安全线 AA′保护脊髓，剂量安全线 B1B′1、B2B′2 保护双侧肺。

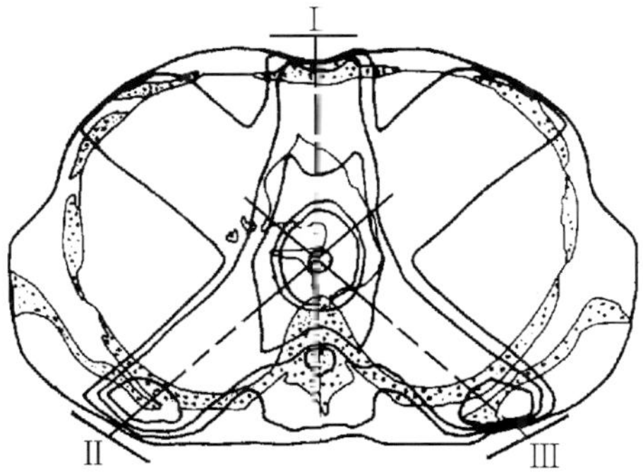

图 2-3-29　食管癌（中段）三野照射的剂量分布
钴-60γ 线；SAD=80 cm；Ⅰ，Ⅱ，Ⅲ野 4.5 cm×12cm。

（5）旋转照射　旋转照射技术可追溯到 20 世纪 40 年代，那时没有高能 X 线和 γ 线，用深部 X 线治疗深部肿瘤时，因深度剂量低皮肤剂量高，必须用足够多的射野照射深部肿瘤，才可能获得较好的剂量增益比和减轻皮肤反应。旋转照射是用单野通过靶区中心绕患者旋转一定范围。有多种方法用于旋转照射的剂量计算，最为常用的是沿旋转方向，将整个旋转按 5°或 10°分解成多个固定野交角照射。常规放疗中，因靶区较大，射野较大，分成 10°间隔的固定野，能达到较好的计算精度。当射野较小时，如 X（γ）线立体定向治疗情况，射野间隔应进一步缩小至 5°甚至更小。柯瑞特立体定向治疗计划系统和奥沃旋转式 γ 刀计划系统中，使用放射源微型旋转方法，先将射野在 5°或 10°内予积分变成“单野”型分布，然后按 5°或 10°间隔相加，得到真实的连续旋转的剂量分布。旋转治疗能够提供较多野交叉照射更好的剂量分布：皮肤剂量较小；高剂量区近圆柱形或椭圆形；靶区外剂量下降较快。高能 X 线三野或多野交角照射亦能提供足够的靶区剂量和更能适合靶区形状，加之计划设计和摆位都较简单，旋转照射相对用得较少。但随适形治疗技术的开展，旋转照射将会重返放疗舞台。

3. 共面射野的局限性　从剂量增益的角度看，上述共面射野中对穿野照射最劣。因为它们的射入部分（靶区前）正好是对侧野的射出部分（靶区后）。假设沿射野中心轴剂量变化梯度（△PDD/cm）不随深度变化的话，剂量相加的结果，使卷入整个射野内的正常组织的单位体积剂量与靶区内单位体积的剂量相等。当采用两对对穿野时，正常组织中单位体积剂量变为靶内的 50%。当采用 N 对对穿野时，正常组织中单位体积剂量变为靶内的$\frac{1}{N}$。当使用非对穿射野即交角射野时，由于每个射野的射入部分和射出部分彼此不会重合，靶区外正常组织中单位体积的平均剂量为靶内的$\frac{1}{N}$，N 为射野数。当 N =3 即三野交角照射时，正常组织单位体积的平均剂量约为靶内的 33%，相当于三对对穿野即六野对穿照射的正常组织的剂量。综上分析，在体位固定技术普遍采用的今天，射野对穿技术最好不要用于根治性放疗，应多使用共面交角或非共面交角射野。Sherouse 提出了非共面射野设计的两个基本原则：①所用射野应避免彼此构成对穿野；彼此间交角应尽量大，以使使用的楔形板角度较小；②所用射野在 3D 空间内应尽量保持几何对称。图 2 –3 –30 示出了根据上述二个原则形成的六个非共面射野照射颅内病变，98% 等剂量线包络整个靶区表面，可以得到很好的靶区剂量适合度。从高剂量区与靶区形状的适合度的角度看，共面交角射野只能在射野轴平面内适合度较理想，但它也会因靶区变大而使用大野后变劣。为避免此种情况，小靶区，射野数可以用得较多；大靶区，射野数要相应减少。共面交角射野在轴平面以外的区域适合度很差，只能用调强适形和使用非共面射野。随着三维治疗计划系统的逐步完善，特别是 CT 模拟机的出现，给布置非共面射野提供了条件。

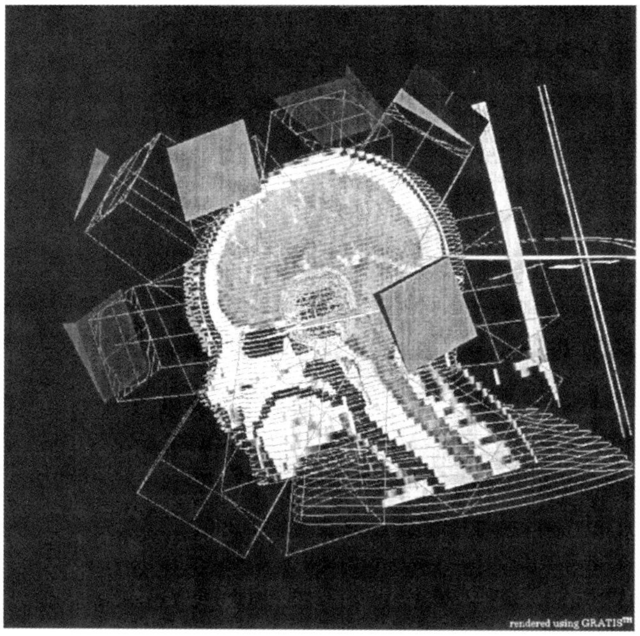

图 2 –3 –30　6 个非共面楔形野照射颅内病变的剂量分布，98% 等剂量线包络靶区表面

三、相邻野设计

射野相邻在外照射中极为常见，例如霍奇金淋巴瘤治疗中的斗蓬野和倒 Y 野相邻；头颈部肿瘤照射中的颈侧野与锁骨上野相邻；乳腺癌照射时的切线野与锁骨上野相邻等。由于射野相邻，会发生射野相接后超剂量或欠剂量，造成严重放射并发症或肿瘤的局部复发。目前有多种方法能够使得射野

交接处得到均匀的剂量分布（图 2－3－31）。图 2－3－31a 利用两共面相邻野彼此沿相邻方向向外倾斜的办法，克服射野扩散角的影响；图 2－3－31b 利用两共面相邻野在皮肤隔开造成一定深度处剂量均匀，其射野间隔可按射野几何扩散度或等剂量线相接方法进行计算：图 2－3－31c 利用半野挡块或独立准直器将其射野扩散度消除；图 2－3－31d 利用“半影产生器”（特殊楔形挡块）使其射野相邻处剂量分布均匀。浅部肿瘤治疗时，射野通常在皮肤表面相接，这时应注意深部组织的过剂量照射问题，特别要注意敏感器官如脊髓等不要超过其耐受剂量。深部肿瘤治疗时，如胸、腹和盆腔部位的肿瘤，射野通常在皮肤表面分开，此时应注意将剂量冷点移到近皮肤表面没有肿瘤的地方。

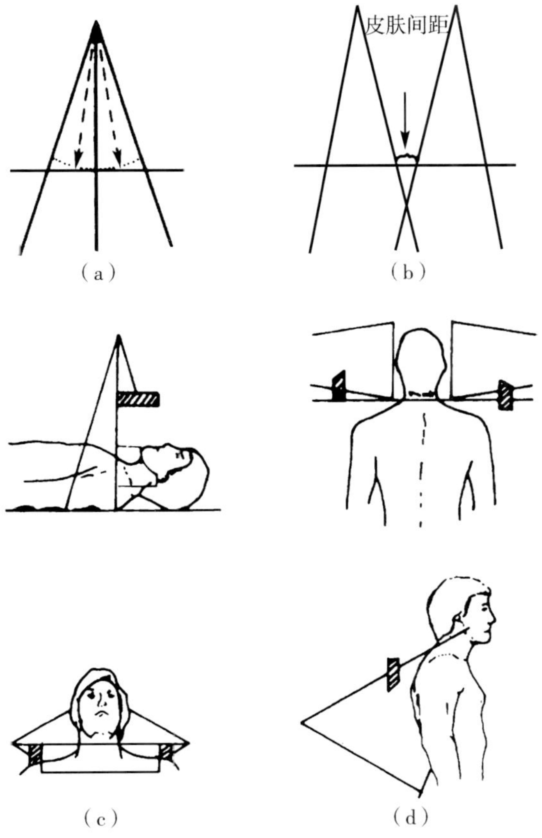

图 2－3－31 射野相邻的几种情况及其相应措施

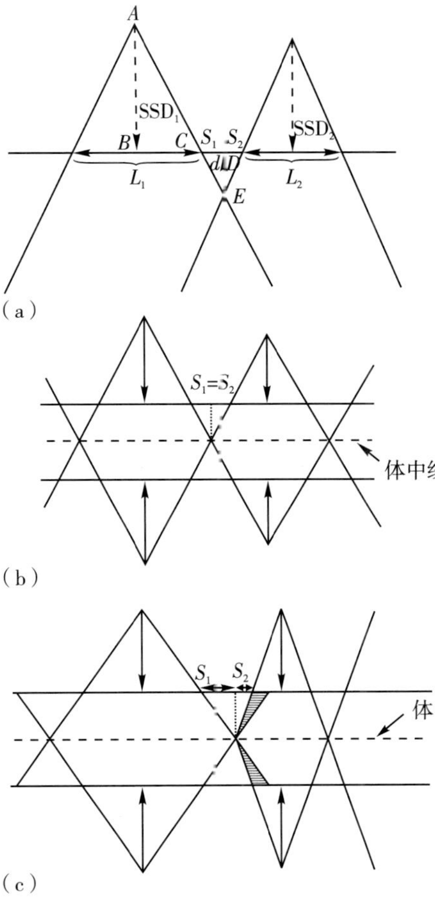

图 2－3－32 两野相邻在皮肤留有间距使在体内相交

（a）两野相邻在皮肤间距 S_1+S_2，使其深度 d 处相交；（b）两对对穿野相邻在体中线相交，不产生重叠区；（c）两对对穿野相邻在体中线相交，有射野重叠区。

（一）共面相邻射野间距的计算 如果两共面相邻野从体位一侧垂直入射，使其在深度 d 处射野边缘相接。因照射野大小定义在 50% 等剂量线，两野在 d 的交接点处将得到 100% 剂量。如图 2－3－32a 所示，因 $\Delta ABC \backsim \Delta EDC$，当 $SSD_1=SSD_2=SSD$ 时，时，推得：$S=\frac{L_1+L_2}{2}\cdot\frac{d}{SSD}$

图 2－3－32（b）示出两对穿野理想的交接情况，不产生所谓“三野重叠区”，但如像图 2－3－32（c）那样交接时，因射野长度不等时，将产生“三野重叠区”。设三野重叠区在皮肤表面的宽度为 ΔS，则 $\Delta S=S_1-S_2$。要使相邻野不产生“三野重叠区”，必须使 ΔS＝0，此时两野的源皮距离与射野长度应成正比：$\frac{SSD_1}{SSD_2}=\frac{L_1}{L_2}$

因此，如果两相邻野的野长不相等时，源皮距离必须作相应调整，以消除三野重叠区。如果将射野的皮肤间距（S_1+S_2）增加一个 ΔS，也可以消除重叠区，但此时会在体中线处产生剂量冷点。在实际工作中，可采取折中方案，使其在重要器官（如脊髓）处不要重叠，此时在式（2－3－2）计算的皮肤野间距基础上加一个修正值 ΔS′，即野间距为（S_1+S_2）+ΔS′

$$\Delta S' = \Delta S \cdot \frac{d'-d}{d}$$

式中 d' 为重要器官（脊髓）距前皮肤表面的深度。

以上讨论只是从几何相接的原理引导出来的，对实际工作有指导作用。但对具体患者的照射，其最终的邻接方案要综合考虑各方面因素的影响，包括射野半影，患者曲面，组织散射及其他因素等。当靶区剂量分布和危及器官受量相互矛盾时，应根据具体情况，改用其他的邻接方法。

（二）乳腺切线野与相邻野技术　乳腺癌放疗因靶区结构的复杂性，构成切线野与锁骨上照射野，切线野、锁骨上射野与内乳照射野的相邻。图 2－3－33 和图 2－3－34 分别给出了乳腺照射常用的三野技术和四野技术。三野技术包括内外切线野和锁骨上野，内切线野包括内乳淋巴结。四野技术包括内外切线野、锁骨上野和内乳野，内乳野用 14～16MeV 电子束。三野、四野技术中锁骨上野的下缘与切线野的上缘重合；四野技术中，内乳野患侧缘与内切野胸壁缘重合。锁骨野下缘与切线野上缘可用独立准直器（或半野挡块）（图 2－3－35a）或用梯形挡块法连接（图 2－3－35b），形成较佳的剂量分布；内乳野与内切线野用调整电子束的 50% 等剂量线的倾角（图 2－3－36）与内切野机架转角一致的方法，外加电子束体表限光筒（图 2－3－37）使其两野边缘重合。由于电子极易散射，50% 等剂量线的扩散角与射野的几何扩散角不相一致，而且随能量和射野大小改变。因此在作相邻野设计时，首先应对使用的电子能量的射野进行测量，找出 50% 等剂量线扩散角（倾角）与射野入射角间的关系，然后根据这个关系，再与 X（γ）线野相接。图 2－3－36 示出 SL75－20 直线加速器 14MeV、17MeV 电子束内乳野的 50% 等剂量线倾角 $\alpha_{50\%}$ 与射野入射角 $\alpha_{入射}$ 的关系：14MeV，$\alpha_{50\%}=\alpha_{入射}$；17MeV，$\alpha_{50\%}=\alpha_{入射}+9°$。与 X（γ）线射野相接时，使电子束射野的 $\alpha_{50\%}$ 角与 X（γ）线射野的野边平行，因此 $\alpha_{50\%}$ 代表 X（γ）线射野的几何边的方向。乳腺癌照射时，$\alpha_{50\%}$ 为乳腺内切野的机架转角或水平切线技术中的床面倾斜角。例如，当内切野的倾斜角为 50°时，用 14MeV、17MeV 电子束内乳野的入射角分别为 50°，41°，这样可以保证内乳野与切线野在体内得到较好的剂量衔接。

实现上述射野的恰当衔接，关键是保证所有射野的照射使用同一个体位，乳腺照射辅助支架是实现该体位的较好方法。根据患者实际情况，选用适当角度（5°，10°，15°，20°）的乳腺体位支架，使其胸壁走向基本与床面平等，患侧手臂上举并握住手固定杆，形成图 2－3－38 所示的体位，记录下体位支架的角度和手固定杆的位置，并在治疗单上注明。布野顺序为：首先确定锁骨野下缘与切线野上缘重合线在体表的位置，以锁骨野下缘（或切线野间距）的中点作为锁骨野和切线野的定位、摆位中心点（图 2－3－38a，b），该点应为射线中心轴与皮肤的交点，并用适当的方法作出永久或半永久性标记。在模拟机下透视升床、转动机架（小机头必须位于 0°），先使内切野胸壁缘刚好包括胸壁内缘而肺卷入范围最少（三野技术卷入范围较四野技术卷入的范围多），记录下机架转角角度。然后再将机架转到外切野的方向，使其外切野机架的角度与内切野机架的角度之和为 180°（当用另一对独立准直器时）或约为 186°（当用对称准直器时），确认外切野的后缘是否与内切野的后缘在一条直线上。机架回到零位，记录下升床高度和内（外）切野及锁骨野大小。对四野技术，内切野位置确定后，根据内切野的机架转角和内乳野所用电子束能量的 50% 等剂量线的倾角，确定内乳野的入射方向。切线野目前均提倡使用楔形板补偿因胸壁曲线而造成的剂量分布的不均匀性。使用楔形板之后，靶区所在范围变成一个类似矩形方块，此时应取内外切线野的射野中心轴上的野间距的一半作为查表深度，按不对称（偏轴）照射野计算处方剂量。

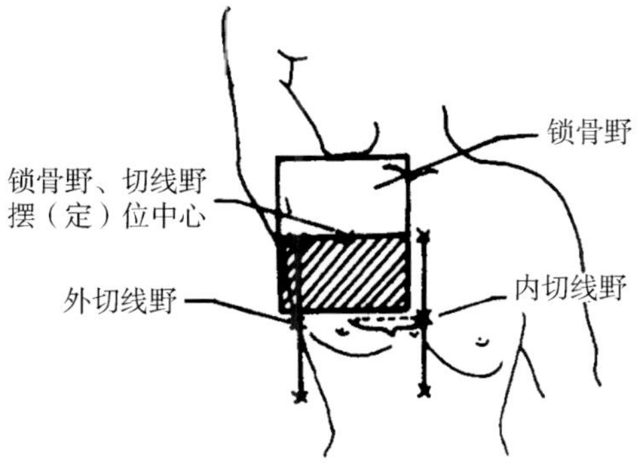

图 2-3-33 锁骨野、切线野摆（定）位方法示意图

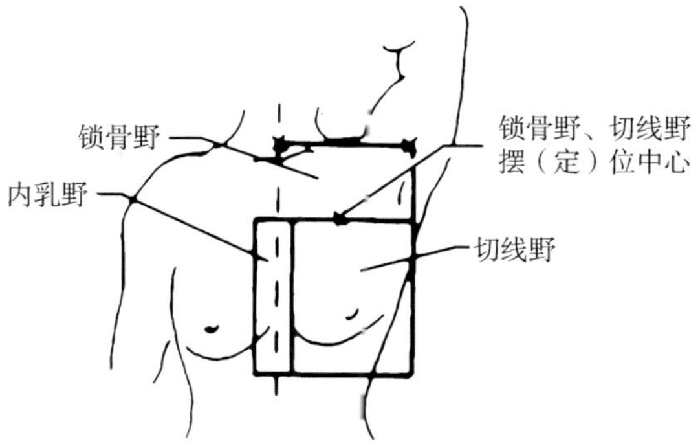

图 2-3-34 乳腺照射四野技术

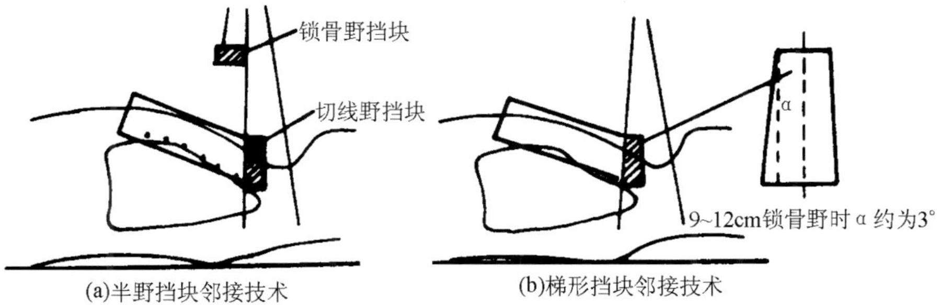

图 2-3-35 锁骨野、切线野邻接技术

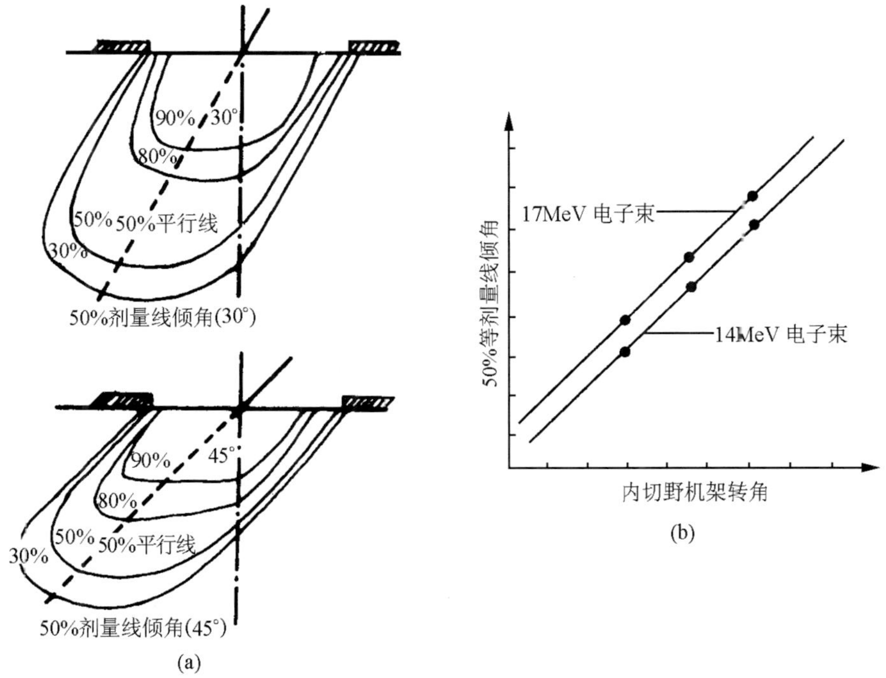

图 2-3-36 电子束内乳野 50% 等剂量线倾角与内切野机架转角关系

（a）14 MeV，17 MeV 等剂量曲线（胶片测量结果）；（b）50% 等剂量线倾角与内切野机架转角间的关系。

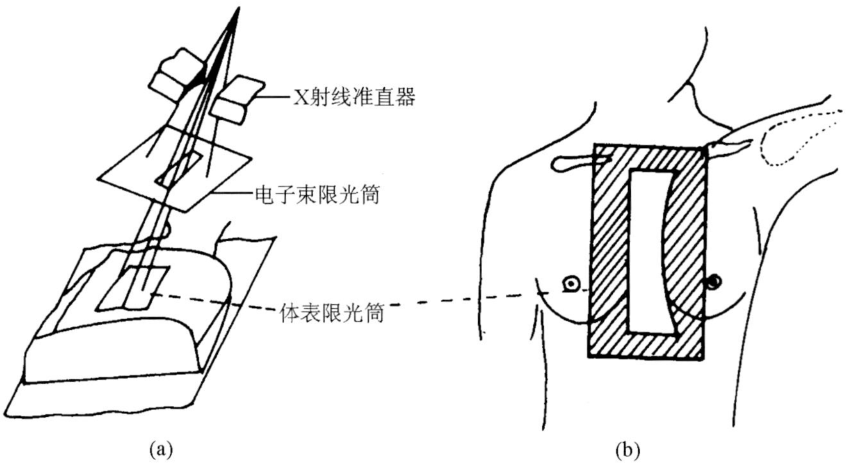

图 2－3－37 乳腺癌治疗的内乳野电子束体表限光筒

（a）内乳野体表限光筒与体位的关系；（b）内乳野体表限光筒。

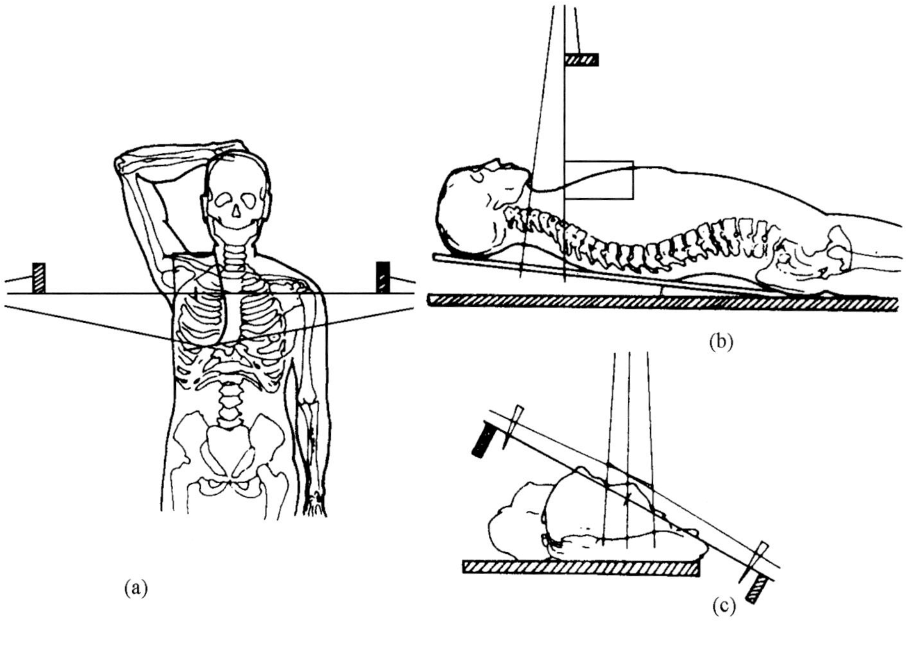

图 2－3－38 半野（独立准直器）乳腺照射技术（“＋”字为摆位中心点）

（a）体位；（b）锁骨上野；（c）切线野。

（三）正交野相邻　两野中心轴相互垂直但并不相交的射野称为正交野，或正交非共面射野。全中枢神经系统照射时的颅骨野和脊髓野，乳腺照射时的切线野和锁骨上野，头颈部肿瘤的颈侧野与锁骨上野的邻接等都属于正交非共面射野的衔接。“二”中叙述的利用独立准直器或加半野挡块构成的半野技术可以完全解决它们间的剂量衔接问题。如图 2－3－39 示，先定出一对相对野（如全中枢神经系统照射时的颅骨野或乳腺照射时的切线野）的边缘在皮肤上的交点（模拟机或治疗机的灯光野边缘），从该点起，定出间隔 S，则为正交野（全中枢神经系统的脊髓野，乳腺照射时锁骨上野）的射野上（或下）缘（图 2－3－39（a），（b））。其野间距 S 由下式计算：

$$S = \frac{L}{2} \cdot \frac{d}{SSD}$$

式中 d 为脊髓野与颅骨野在体内交接处的深度（图 2－3－39a），L 为脊髓野的射野长。图 2－3－39（b），（c）示意说明全中枢神经系统照射时水平颅骨野与正交脊髓野在皮肤上和在深度 d 处交接的情况（图中虚线表示两野在深度 d 处的交接）。乳腺癌照射时也可以按此法计算锁骨上野与切线野间的野间距，但由于胸壁的弯曲和保护肺组织，需要将切线野旋转一定角度，使相邻野计算变得复杂。“（二）”中介绍的方法更为直接和有效。

图 2－3－39 所示的正交野照射全脑、全脊髓时，要求在深度 d 处相交。由于颅骨野和脊髓野存在扩散度，使相交点外的组织受到“欠量”或“过量”照射，改用本章第七节中图 2－3－61，2－3－62介绍的技术，使“欠量”或“过量”照射得以避免。

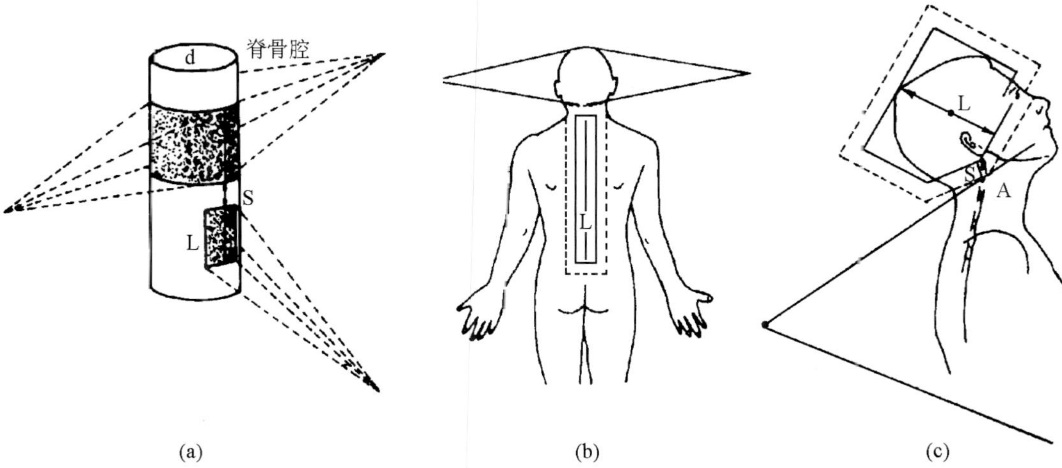

图 2－3－39　非共面射野相邻交接方法示意图

对头颈部的颈侧野与锁骨上野，因病变（淋巴结）较浅，一般不主张用上述对称野方法进行邻接。若有独立准直器，可以用图 2－3－40 所示两个半野等中心邻接的方法。此种方法非常类似乳腺切线野与锁骨上野相邻接的情况。同样原理，此方法可适用于甲状腺肿瘤（图 2－3－41）和颈胸段脊髓转移瘤的治疗（图 2－3－42）。

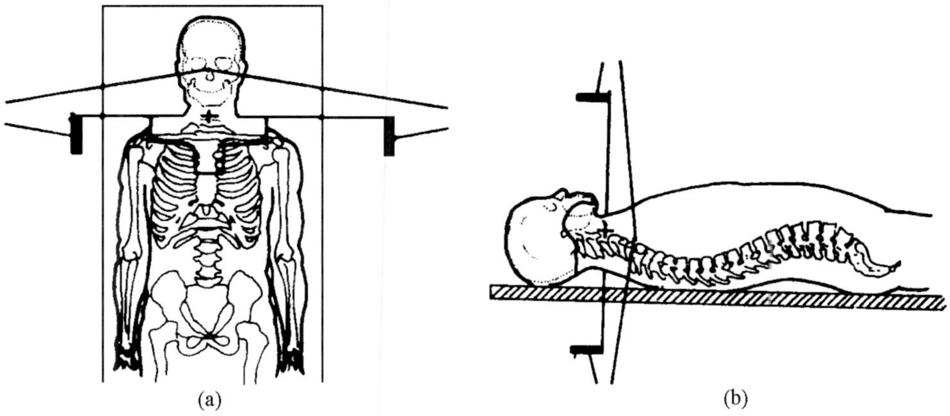

图 2－3－40　颈侧野与锁骨上野布野技术（“＋”字为等中心位置）

（a）颈侧野；（b）锁骨上野。

图 2－3－40 所示技术可用于照射上气道消化道肿瘤如鼻咽、舌、锁骨上及上纵隔淋巴结。等中心一般位于上声门附近颈段脊髓前 1cm。

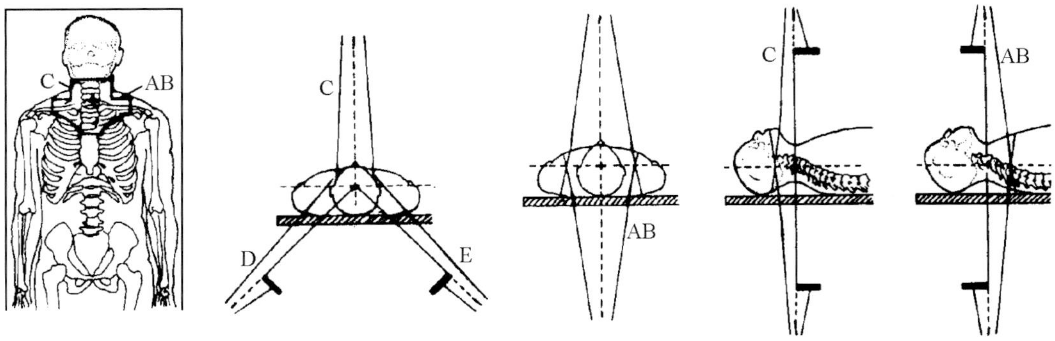

图 2－3－41 甲状腺肿瘤布野技术（“＋”字为等中心位置）
A、B、C、D、E 五个射野共一个等中心，等中心位置取在脊柱前缘，使两个斜野 D、E 避开脊髓。

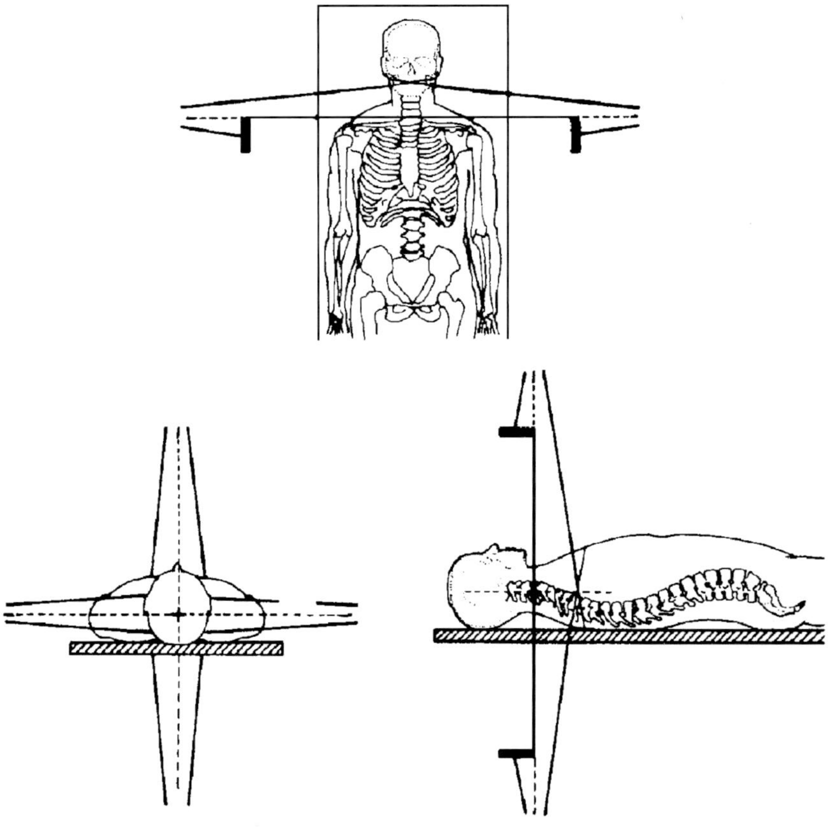

图 2－3－42 颈胸段脊髓转移瘤两半野照射技术（“＋”字为等中心位置）
照射范围上至颅底下至胸段脊髓；颈段用半野水平照射；肩胸段用半野前后照射。

四、不对称射野

射野中心轴偏离线束中心轴的射野称为不对称射野。上述由独立准直器构成的半野就是不对称射野的一种，它们在非共面射野邻接中起着极重要的作用。随着对独立准直器的功能的深入了解，由它构成的不对称射野的应用范围越来越宽。如图 2－3－43 所示的胸腰段脊髓转移瘤，常规前后野照射（图 2－3－43a），治疗结束后或治疗中，可能发现邻近上、下腰椎又有病变，常规做法使用共面相邻对称野，如图 2－3－43b，很可能在射野相邻接处欠剂量或过剂量；若在原对称野基础上使用不对称野，如图 2－3－43c，d 所示，就可以很好地避免上述问题。甚至在再程治疗一开始时，想在靶区（脊髓）中段（原病变）每次给 200cGy，而在靶区上、下段每次给 300cGy 的照射，可采用图 2－3－44a，b，c 所示的照射技术，先大野（对称野）给靶区照射 200cGy，然后用图 2－3－44b，c 所示的不对称射野各追加照射照 100cGy。

同样原理，可应用于肺癌的大野和缩野增量照射。如图 2－3－45 所示，先用前后大野（加铅挡块）行第一程治疗（图 2－3－45a，b，c）；到达给定剂量后，缩成小野，以一对不对称斜野（图 2－3－45e）或一对不对称斜野加一前不对称野（图 2－3－45f）进行追加照射。

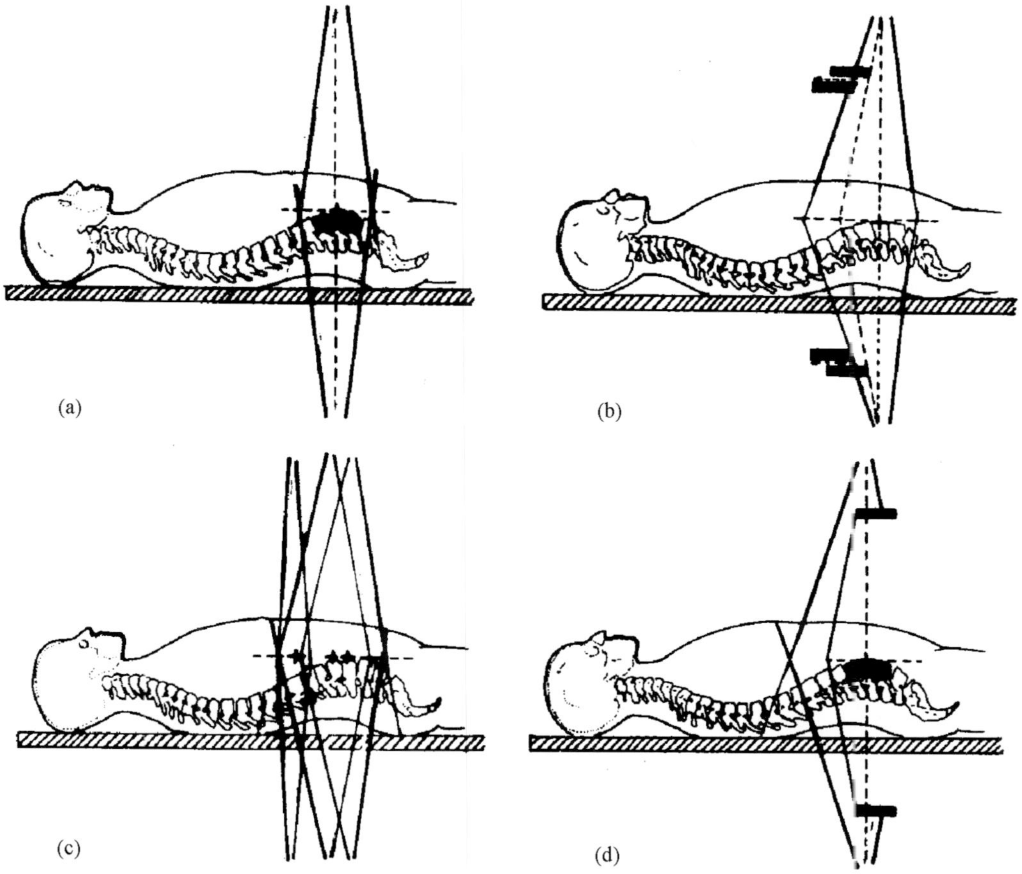

图 2－3－43　胸腰段脊髓转移瘤照射

（b）为常规前后野（a）照射后或照射中附加于（a）的对称相邻野；（d）为常规前后野（a）照射后或照射中附加于（a）的不对称射野；（a）（d）合并示如图（c）。

有些部位的肿瘤，如前列腺癌的照射，困难在于不知当前应照多少范围，将来可能还需要照射附近其他区域，因此经常因使用常规技术会带来射野重叠、留空等问题。若使用独立准直器构成的不对称射野，采用图 2－3－46 所示的技术可使医师解除上述烦恼。首程照射左侧盆腔区域，直肠、尿道、阴茎等均不包括在射野内（对妇科肿瘤，阴道也不在内），等中心设置在盆腔中心，通过髋臼线上缘 1～2cm 处，射野上缘使用半野，如图 2－3－46 a，b，c 所示；若要照射右侧，射野同样设置，共用一个等中心，如图 2－3－46 d，e，f 所示；若要进行第三程治疗，采用图 2－3－46 g，h，i 所示的布置方式，可得到很好的相邻射野的剂量衔接。

通过以上用独立准直器进行射野设计的范例，可以看出独立准直器在共面射野和非共面射野设计中处于对称式准直器所不能及的地位。

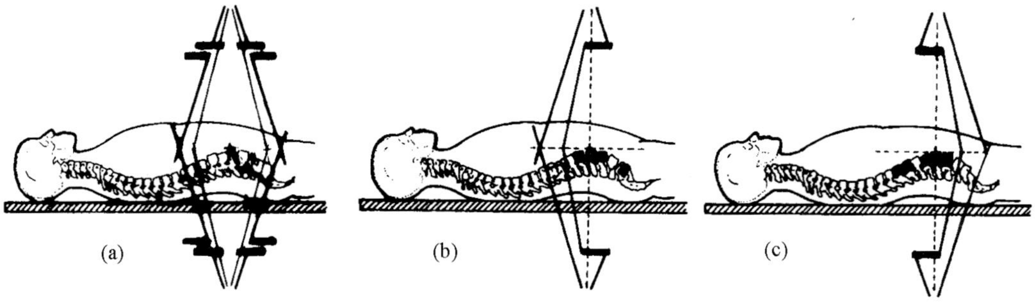

图 2－3－44 胸腰段脊髓转移瘤再程治疗照射技术

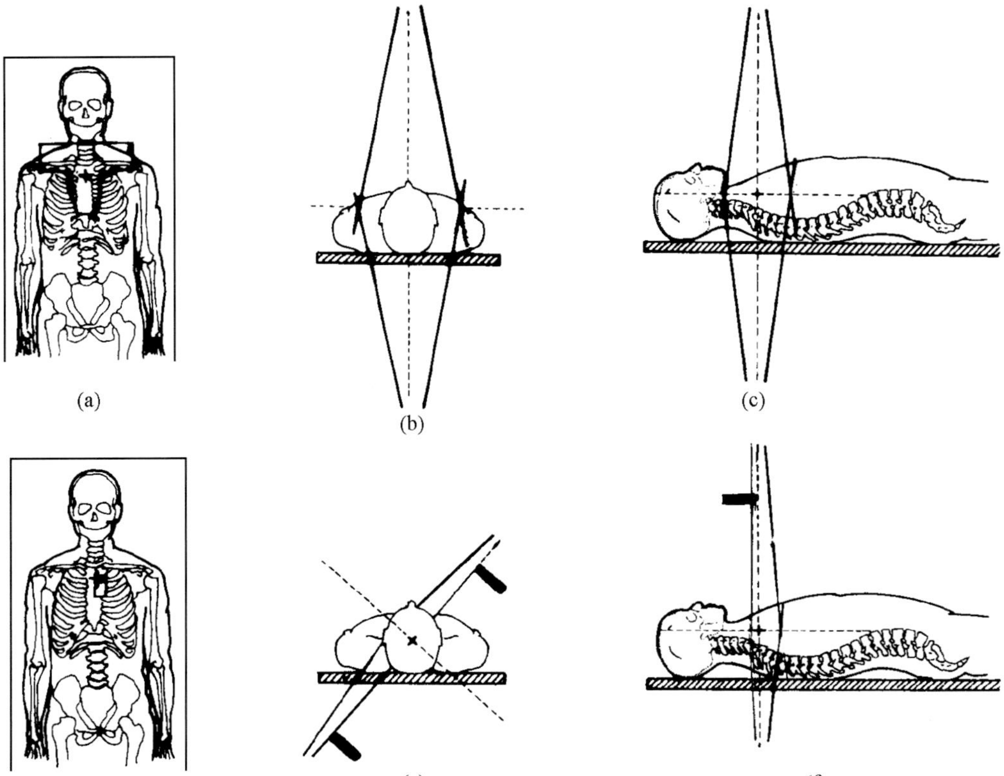

图 2－3－45 肺癌的大、小野照射技术

（b），（c）为大野（对称野）前后照射；（e），（f）为小野（不对称野）斜穿或垂直追加照射；（a），（d）正位显示等中心位置。

五、鼻咽癌布野技术

在头颈部肿瘤中，鼻咽癌是我国特别是南方的常见肿瘤。由于鼻咽解剖位置和周围淋巴结分布形式，以及周围有许多很重要器官如眼、脊髓、神经、脑干等，使射野设计在头颈部肿瘤中最为复杂和困难。鼻咽癌放射治疗分年生存率较高，周围正常组织的保护对患者预后的高质量生存至关重要。因此，计划设计中必须采取最恰当的布野，配合很好的体位固定技术，才能满足上述要求。如图 2－3－47 所示，体位固定采用鼻咽精确放疗用固定支架，在模拟定位机下透视，调整支架的角度，使其颈段脊髓的走向与床面平行，并使头部体中线矢平面严格与床面垂直，然后在此体位下制作固定面

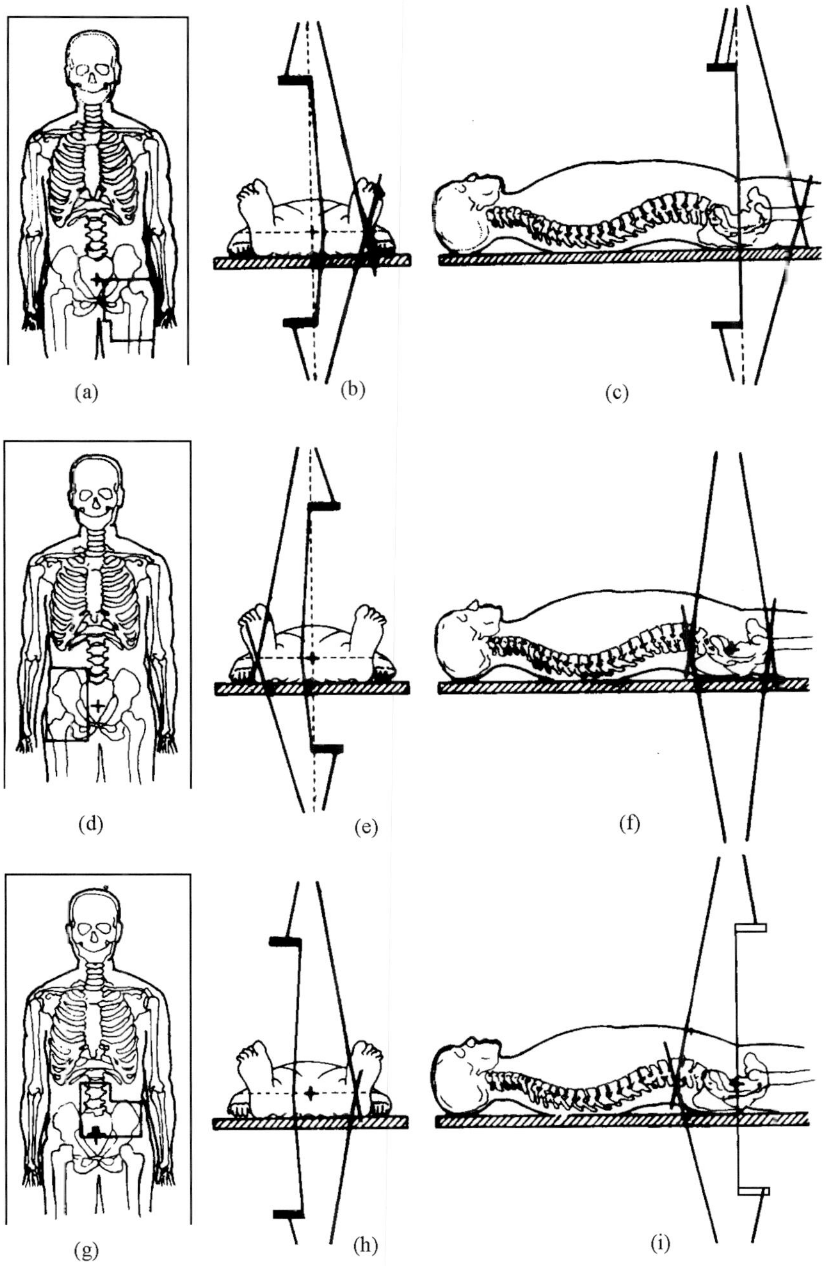

图 2－3－46　前列腺不对称野照射技术

等中心一般定在盆腔中心通过髋臼上缘 1～2cm 处，并用纹身的方法在皮肤上作出永久性标记。

罩。面罩干硬后，透视下确定射野等中心及其在体表（面罩）上的投影，治疗机等中心旋转平面一般位于下颌骨平面的下缘处，等中心应设在脊髓腔中心。机架通过等中心的旋转平面，就是鼻咽野（上半野）、颈锁野（下半野）交界面即线束中心轴平面。颈锁野采用带有双向 30°楔形野和中心脊髓挡块、互交 120°形成三野交角照射，实际上是两对交角 120°楔形野。颈锁野上缘就是鼻咽野的下缘，颈锁野的下缘边界根据患者的实际情况标定。鼻咽野采用≥6MV X 两野对穿，根据模拟机下拍摄的侧位 X 片，确定射野形状和范围，并制作个体挡块。

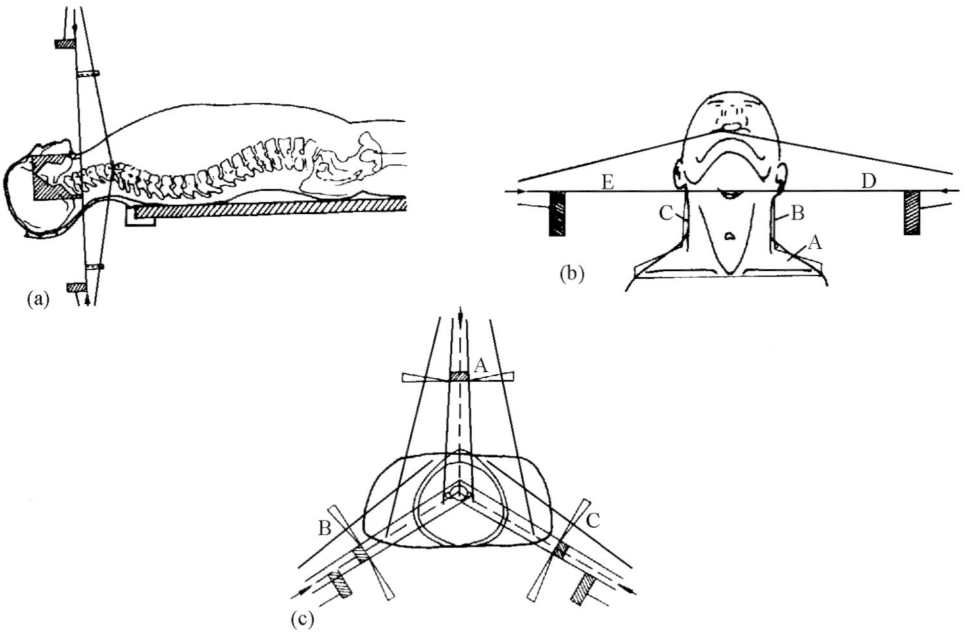

图 2－3－47 鼻咽癌立体定向适形照射技术

鼻咽及咽旁用半野适形水平照射(b)；颈、锁淋巴结用半野双楔形板带脊髓挡块三野交角或旋转照射(a)，(c)。

第六节 治疗方案的评估

上节详细介绍了射野设计原理。一些软件工具的使用可使其过程加速和有效，它们大概分成两大类：射野设计工具和计划评估工具，分叙如下。

一、射野设计工具

射野设计包括两个步骤：确定射野方向、形状；计算射野在体内的剂量分布。前者一般由医师或计划设计者根据肿瘤部位的需要和自己的经验自行设定*，后者一般由软件自动完成。软件工具的主要功能是便利计划设计者确定射野方向和射野形状，并能直接反映射野的种类如对称野、不对称野、MLC 野等。

（一）医师方向观（REV） 医师方向观是相当于医师在检查室（CT 或模拟机室）和治疗室由任意位置观察射野与患者治疗部位间的相对空间关系以及射野间的相对关系。特别对非共面射野，REV 特别方便（图 2－3－48，图 2－3－49）。

（二）射野方向观（BEV） 射野方向观是设想医师或计划设计者站在放射源位置，沿射野中心轴方向观看射野与患者治疗部位间的相互关系。医师在给患者作 X 线透视或照相时，电视监视屏上的影像和 X 线胶片的影像就是 BEV 观察的结果。BEV 是 REV 的一种特殊情况（图 2－3－50，2－3－51）。BEV 已成为 3D 治疗计划设计系统中有用的必不可少的工具，它不仅帮助设计者选择最好的入射方向，而且从该方向上，根据治疗部位在与射野中心轴垂直的通过等中心的平面上的投影影像（DRR 或 XR）布置射野、设置射野挡块、或安排 MLC 叶片的位置。

* 当用逆向设计软件时，射野方向也可以自动设置。

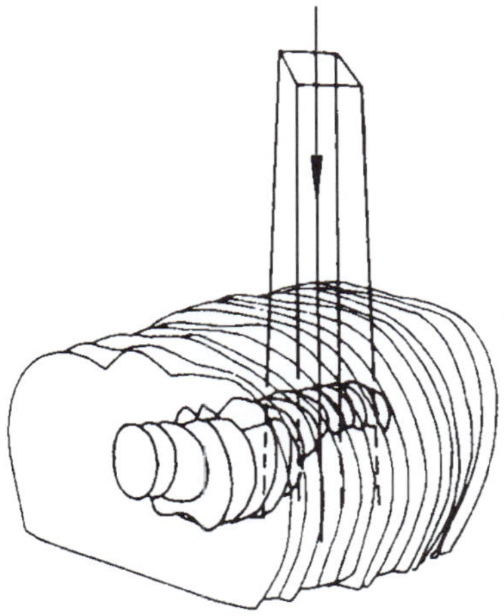

图 2-3-48　医生方向观（REV）

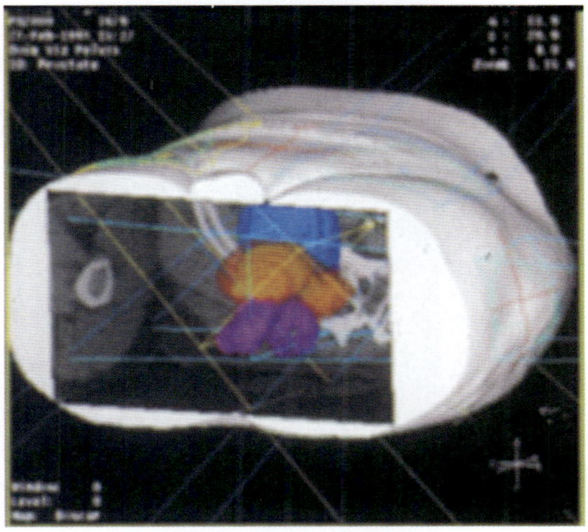

图 2-3-49　治疗部位照射 REV 视（三维观视）

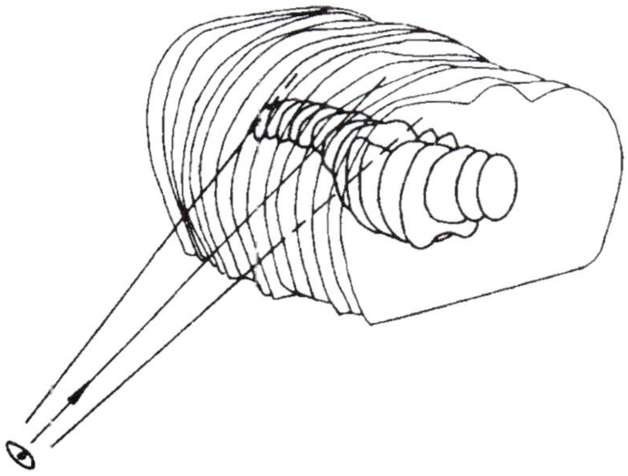

图 2-3-50　射野方向观（BEV）

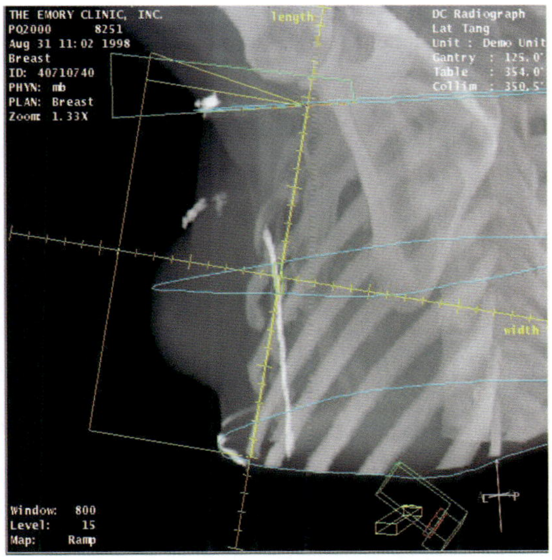

图 2-3-51　乳腺切线野 BEV 视图

二、剂量显示和计划评估工具

传统的 2D 计划系统中，剂量显示和计划评估非常简单。归一后的等剂量曲线叠加在治疗部位的轮廓图上。因为射野方向、形状和大小都在模拟机上事先确定，计划系统只作为剂量计算器和剂量分布显示器。此时对计划的评估只是看一看规定的等剂量线是否包括靶区和剂量分布是否均匀，或借助楔形板和调整射野剂量比，让靶区内得到均匀的剂量分布，并尽量避开邻近重要器官和组织。这种评估只在少数几个平面内进行。20 世纪 70 年代初 CT 出现后，为 2D 系统可以提供治疗部位的经重建后的有关冠状面、矢状面的解剖结构（以轮廓线的形式）。可以在较多的平面内进行剂量分布的考查和评估。除等剂量分布显示方式外，出现了感兴趣点（POI）和截面剂量分布（dose profile）评估方式。截面剂量分布表示为在相应剂量显示平面（如横断面、冠状面、矢状面等）内沿某一平行主轴方向

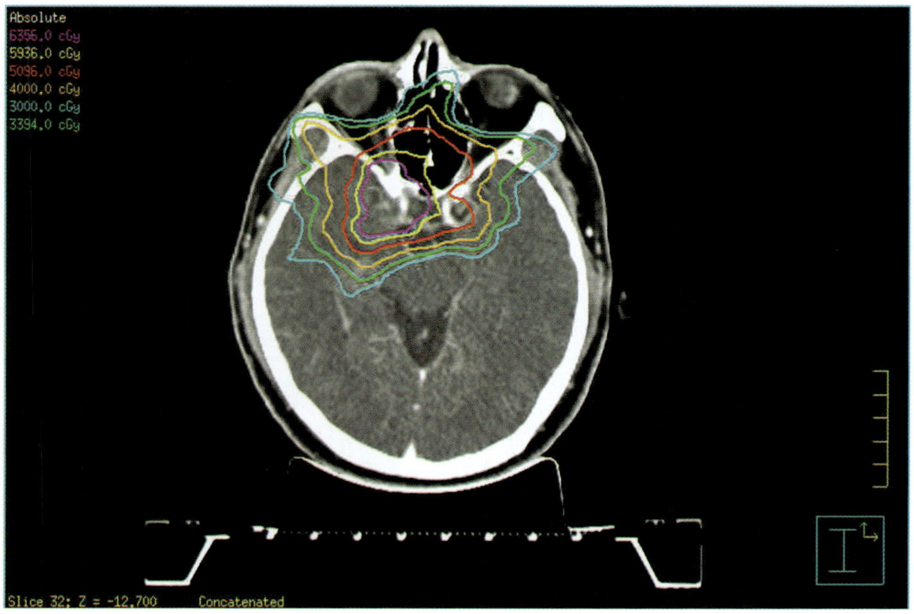

图 2-3-52 等剂量线与截面剂量分布

上诸点剂量的变化。如图 2-3-52 所示，此种显示方式是等剂量分布曲线的另一种形式，但较直观地告诉计划设计者或医师，靶区内剂量分布的均匀性、剂量分布与靶区的适合度，以及靶周边和邻近重要器官的剂量变化梯度等情况。兴趣点（POI）剂量可以给出靶区内或重要器官内特定点的绝对剂量，POI 点剂量的高低对治疗方案的取舍有相当的影响力。

新型的 3D 计划系统更加丰富了上述 2D 系统中剂量分布显示、截面剂量分布显示的功能，如采用彩色等剂量面、沿任意斜切面内截面剂量分布显示技术等，前者配以 3D 平移旋转技术，让医师和设计者从不同角度和不同距离定性观察等剂量面与靶区形状的适合度，以及重要器官卷入高剂量区的程度。后者采用多幅显示技术，可获得沿某一截面内多层面的剂量分布的显示，观察高低剂量线的走势。实际上，它是前者 3D 等剂量面显示沿某一截面内剂量分布的 2D 定量表示。

三、剂量体积直方图（DVH）

由于 3D 计划系统中，剂量计算都是在 3D 网格矩阵中进行的。上述 2D 和 3D 剂量分布的显示实际上是 3D 网格矩阵单元等剂量分布的 2D 和 3D 表示。因此，就能够计算和表示出在某一感兴趣的区域如靶区、重要器官的体积内有多少体积受到多高剂量水平的照射。这种表示方法称为剂量体积直方图（DVH）。DVH 用于治疗计划设计的剂量分布的分析是近几年来治疗计划设计系统的一项极其重要的发展。

图 2-3-53a 所示射野布置，形成如图 2-3-53b 的 2D 剂量分布。DVH 图的基本形式是某一剂量区间（范围）内出现的体积单元数即频率。为了计算这个频率，靶区或重要器官或感兴趣区内划分成体积矩阵，如图 2-3-53b 所示。每一个体积矩阵单元内的剂量数字标在相应单元内。对所要计算 DVH 的靶区、重要器官或感兴趣区，一旦计划确定，都有自己的类似于图 2-3-53b 矩阵单元剂量分布。计算每个组织结构内相应剂量区间（范围）内的矩阵单元数，即为图 2-3-53c DVH 图的纵坐标。例如，如图 2-3-53b 情况，剂量位于 $4Gy \leqslant D \leqslant 5Gy$ 区间（范围）内，矩阵单元数为 10；剂量位于 $5Gy \leqslant D \leqslant 6Gy$ 区间（范围）内，矩阵单元数为 22 等。假设每个体积矩阵单元的体积为 $5mm^3$，就可以计算出位于上述相应剂量范围内的受照射的总体积，如图 2-3-53c 右纵轴表示。图 2-3-53c表示的 DVH 图称为直接 DVH 图，如将图 2-3-53c 的纵轴频率或体积标为单位剂量频率

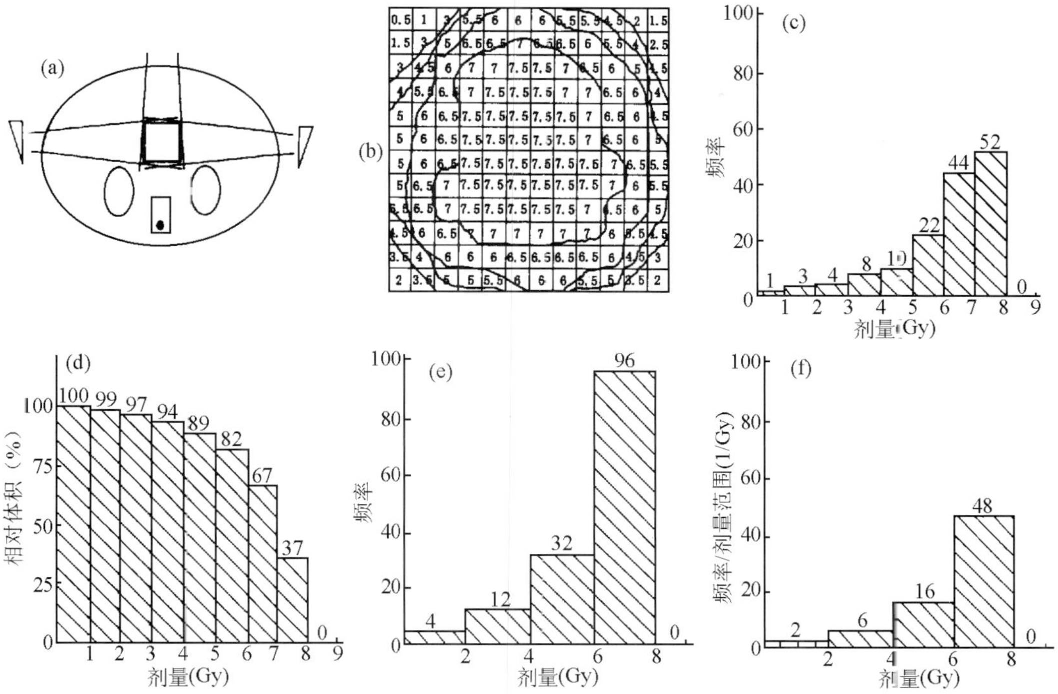

图 2－3－53　DVH 图定义以及分类示意图（引自文献 9）

或单位剂量体积，则变为微分 DVH 图（dDVH），如图 2－3－53f 所示。如将图 2－3－53c 的纵轴上的频率或体积标为仅位于某一剂量水平以上的矩阵单元数或体积的相对数称为积分（或累积）DVH 图（cDVH），如图 2－3－53d 所示。如图 2－3－53b 中，＞5Gy 以上的矩阵单元数为 118，而矩阵单元的总数为 144，则剂量≥5Gy 以上的体积占总体积的 82%；显然剂量大于等于零的相对体积为 100%。

上述形式的 DVH 图如何使用，要看具体情况。积分 DVH（cDVH）对同一治疗计划中不同器官间的剂量分布的评估非常有用；而要想了解同一器官内受照体积与剂量间的相对关系，微分 DVH（dDVH）必不可少，因为它能告诉我们多少个体积单元受到某一剂量范围内的照射。

最佳的治疗计划应使靶区内 100% 体积接受剂量规定点的剂量（100%），如图 2－3－54a 所示；同时危及器官（OAR）内 100% 体积接受的剂量为零，如图 2－3－54b 所示。计划设计中，若将射野边界适当放宽，并采用调强适形技术（第四章），可以近似实现前者靶区内 DVH 的要求，而保持后者 OAR 的剂量低于允许的剂量水平。

DVH 是评估计划设计方案的最有力的工具，根据 DVH 图可以直接评估高剂量区与靶区的适合度，由适合度挑选较好的治疗计划。但因 OAR 中接受的剂量水平不均匀，利用 DVH 鉴别治疗方案的优劣要区别具体情况：①当一个计划 OAR 的 DVH 曲线总是低于另一个的 DVH 值时，前者计划应该优于后者；②当两个计划 OAR 的 DVH 曲线有交叉时，如图 2－3－55 所示，计划Ⅱ中的 OAR 有较多的体积受到比计划Ⅰ中更高的剂量，但计划Ⅰ中有较大的体积受到较低剂量的照射。如果 OAR 是串型组织（由单元组织或细胞决定整个器官的功能），如脊髓，高剂量段将决定治疗方案的取舍，计划Ⅰ优于计划Ⅱ；如果 OAR 是并行组织（器官中大部分单元组织或细胞受伤后，器官功能才受损），如肝、肺等组织。因 DVH 曲线Ⅰ，Ⅱ下的面积近似相同，计划Ⅰ，Ⅱ可能等同。

根据 DVH 的定义，它只表示有多少靶体积或危及器官（OAR）体积受到多高剂量的照射。但它

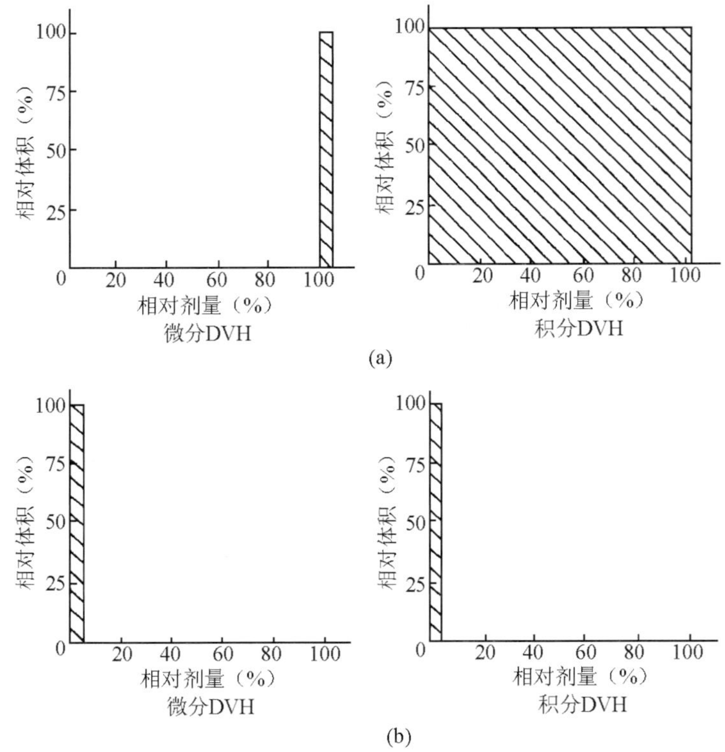

图 2-3-54 理想的治疗计划的 DVH 图

（a）靶区 DVH 图；（b）OAR 内 DVH 图。

（引自文献 9）

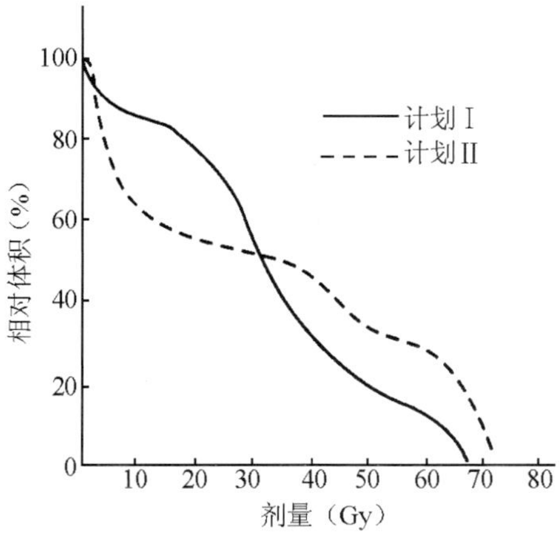

图 2-3-55 两个计划 DVH 图的比较[9]

（a）偏低剂量区靠近脑组织；（b）偏低剂量区靠近颅骨。

（引自文献 9）

没有空间的概念，不能标明靶体积内低剂量或 OAR 内高剂量区的位置。如图 2-3-56 所示，两个计划给出相同的靶区内 DVH 图，偏低剂量区所占的体积相等。但因图 2-3-56a 的偏低剂量区靠近正常脑组织，也许是亚临床病变（CTV）的范围，剂量偏低一点，对控制肿瘤无大害。相反，图 2-3-56b 的偏低剂量区靠近颅骨，也许正好是肿瘤（GTV）的范围，剂量偏低，会引起疗后肿瘤的复发。如图 2-3-57 所示，两个计划给出 OAR 内相同的 DVH 图，OAR 内高剂量区所占的体积也相同。但若 OAR 是所谓“并型”组织，图 2-3-57a 表示的治疗方案对 OAR 的损伤可能比图 2-3-57b 表示的治疗方案的损伤要大。若 OAR 是所谓“串型”组织，其结果可能恰恰相反。因此，作为计划评估工具之一的 DVH 图，应该与相应计划的等剂量分布图结合，才能充分发挥作用。

四、肿瘤控制概率（TCP）和正常组织并发症概率（NTCP）

本章第九节将详细介绍如何通过 DVH 图将 3D 剂量分布转换成肿瘤控制概率（TCP）和正常组织并发症概率（NTCP）分布。TCP 和 NTCP 是从生物效应分布的角度，进行治疗方案的评估和比较，是物理评估工具 DVH 的一个重要的发展和补充。利用恰当的时间剂量因子模型，将 3D 治疗计划系统

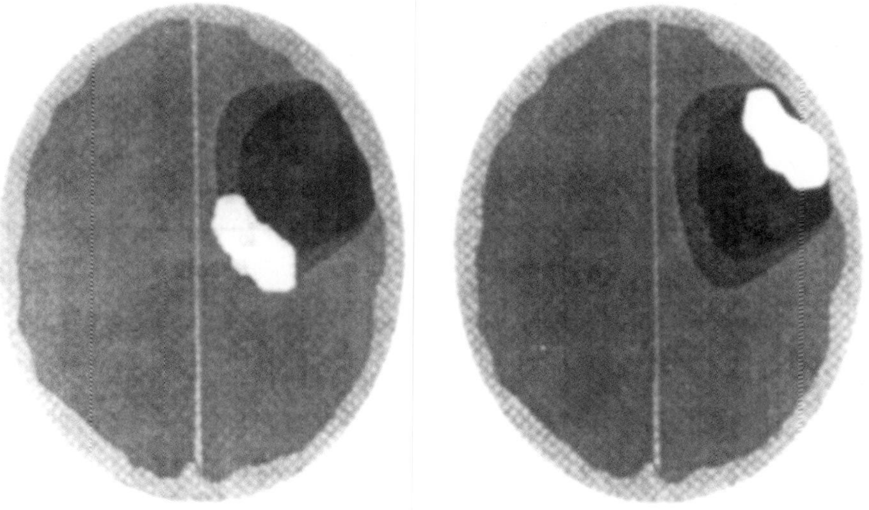

(a)　　　　(b)

图 2-3-56　DVH 图相同，偏低剂量区位置不同的比较[10]

(a) 偏低剂量区靠近脑组织；(b) 偏低剂量区靠近颅骨。

(引自文献 10)

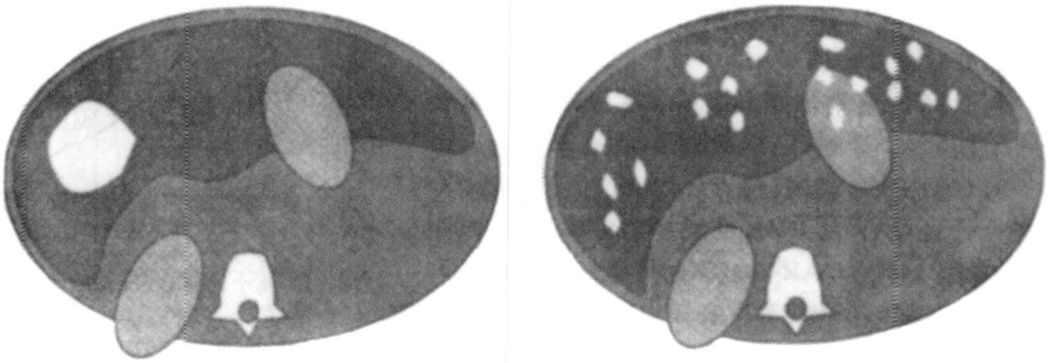

(a)　　　　(b)

图 2-3-57　危及器官（OAR）内 DVH 图相同的两种情况[10]

(a) 单个热点剂量区；(b) 分散热点剂量区。

(引自文献 10)

计算出的 3D 物理剂量分布，变成 3D 等效应剂量分布。方法是，首先将剂量体积网格矩阵中的物理剂量利用时间剂量因子的效应进行转换。设某一体积矩阵单元 i 中的物理剂量为 D_i，则相应的生物效应剂量 ERD_i 为：

$$ERD_i \cdot [1+(\beta/\alpha)\cdot d_0]=D_i\cdot[1+(\beta/\alpha)\cdot d_i]$$

式中（β/α）为早反应、后反应组织的特征参数比；d_0 为单次名义剂量，例如 2Gy；d_i 为体积矩阵单元 i 中的单次物理剂量。D_i 为生物等效后的物理剂量。然后，利用本章第九节介绍的方法，将 2D DVH 图变成 1D 分布，进行肿瘤控制概率（TCP）和正常组织并发症概率（NTCP）的计算。

第七节　肿瘤的定位、模拟及验证

肿瘤的定位、模拟及验证贯穿整个放射治疗过程，是保证在治疗过程中照射野位置和剂量准确性的极重要环节，也是提高放射治疗疗效的重要措施。整个定位、模拟及验证过程应建立必要的质保

（QA）和质控（QC）措施，主管医师和医学放射物理师负有极重要的责任，相关岗位的放疗技师应给予积极的配合。

一、肿瘤的定位、模拟及验证总则

（一）治疗体位及体位的确定 如本章第三节中所述，影响体位重复性的因素有：①皮肤脂肪层的厚度；②肌肉张力；③重力的影响。确定体位时应考虑上述因素的影响。治疗体位应在治疗方案设计的最初阶段进行。合适的体位既要考虑治疗方案（布野）的要求，又要考虑患者的健康条件和每次摆位的可重复性。因此，在符合治疗方案布野要求的情况下，患者感到舒适的体位，应该是重复性较好的体位。各种肿瘤治疗时的体位应该遵照上述原则，而且应该是每个治疗部门科室对该种肿瘤治疗方案制订的统一的体位。

（二）体位参考标记 体位参考标记是用作肿瘤定位的标记，应该位于肿瘤附近的患者皮肤上或相应面（体）罩或定位框架上。参考标记应是影像设备如 CT/MRI/PET 等的显像物，并保证在不同影像设备上作定位时，参考标记的位置的一致性。参考标记应是半永久性的，至少在整个放疗过程中保持清晰可见。参考标记的位置应尽量靠近肿瘤（靶区）的中心，减少向摆位标记点转换的误差。若参考标记定在皮肤上，建议作纹身标记。两侧皮肤及体中线上各刺一个，共 3 个，3 个点要求位于一平面内。

（三）CT 模拟机（CT simulator） CT 模拟机是实现三维精确放疗较好的一种定位工具。它由一台高档螺旋 CT 机、3D（治疗部位假体）重构软件和一套 3D 运动激光灯组成。其目的是建立治疗部位的患者的 3D 假体，利用 3D 假体进行病变的定位（透视、照像）和制订治疗方案。治疗方案确定后，利用 3D 激光灯将在 3D 假体上制定的治疗计划，利用参考标记点的坐标转换，复制到患者身上，确定摆位标记。

（四）CT/MRI 扫描 按治疗体位摆好体位后，将 CT 定位“+”字标记或核磁定位“+”字标记，贴于参考标记的相应纹身标记点处，注意“+”字叉应严格与纹身标记重合。扫描前，先拍摄平片（Scout 相），在平片上确立过参考标记点的平面为 CT 或 MRI 扫描的参考扫描平面。由参考扫描平面确定 CT 或 MRI 的扫描范围，参考标记点和肿瘤附近加密扫描。

（五）模拟定位机（simulator） 模拟定位机是进行常规 2D 定位和 3D 治疗方案实施照射前进行治疗前模拟及验证的重要工具。治疗前模拟过程应该是模拟患者照射时的真实过程。在可能的情况下，应拍摄治疗方案规定的所有的或至少几个射野的 X 线照片，便于与治疗方案制订中的射野的 DRR 照片作比较。

（六）射野影像系统（EPID） 射野影像系统是实施动态监测患者照射时患者体位和射野位置及形状的工具，治疗体位下的 EPID 影像通过局网域（例如 Lantis）进入 TPS，与 DRR 和模拟机 X 片进行比较和误差分析。

（七）射野挡块 挡块分形成不规则野挡块（外挡）和射野内组织保护挡块（内挡）。外挡块约需 5HVL 厚的材料，内挡厚度应由 TPS 确定。挡块可以由模室制作或由 MLC 形成。模拟机上作射野模拟和验证时，亦应有相对应的“射野模拟挡块”进行射野摄片。

（八）进程表格 细则中按照图 2－3－58 所示的 3D（2D）治疗定位、模拟及验证的一般进程，为肿瘤的定位、模拟及验证制订了进程表，凡是能跨步操作的均用一箭头标明，非箭头标明的不能跨步操作，每步执行完，操作者在其后的括号内签字。整个进程完成后，经主管医师核对、确认、签字。

二、肿瘤定位、模拟及验证细则（举例）

（一）鼻咽癌

1. 体位 仰卧位。头过伸，双肩及头颈下垫枕，使颈脊髓走向基本与床面平行，头部体中矢状

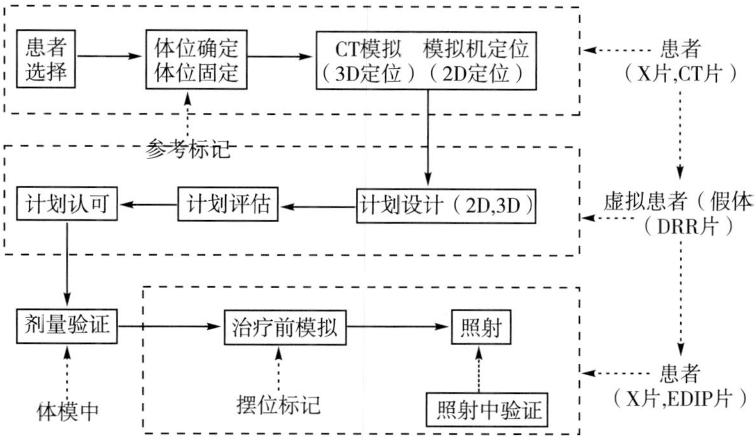

图 2-3-58　3D（2D）治疗定位、模拟及验证的一般进程

面严格与床面垂直，面罩固定，形成图 2-3-47 所示体位。

2. 参考标记　在下颌骨下缘平面的皮肤上作三点纹身标记：两侧皮肤及体中线上各刺一个。

3. CT/MRI 扫描　如图 2-3-59 所示。

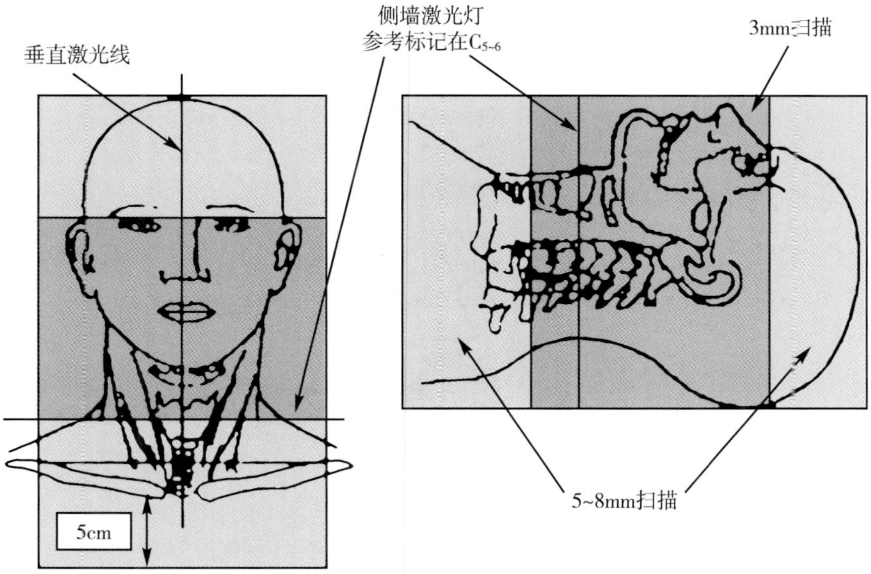

图 2-3-59　鼻咽癌 CT/MRI 扫描范围

4. 作 CT 模拟和治疗计划设计。

5. 确定摆位标记。

6. 模拟机上拍摄射野验证片（2D 治疗时，为射野定位片）。

7. 制作射野挡块或准备 MLC 处方。

8. 形成治疗单。

9. 模拟照射（Alderson 模体内）。

10. 实施照射，拍摄 EPID 片。

布野方案（图 2-3-60）：

2D 照射：≥6MV X，面颈联合，缩野后鼻咽两野对穿（用钴-60γ 线时或侵犯鼻腔时，加鼻前垂直野）；缩野后下颈部改切线照射，上中部局部用高能电子束）。

3D 照射：≧6MVX，鼻咽、颈部野分别用半野技术，用三野交角加楔形板照射，调强，避脊髓，颅底、咽旁仍有残存灶时，用 X 线立体定向追加一定剂量。

步骤进程表：

3D：①→②→③→④→⑤→⑥→⑦→⑧→⑨→⑩

（②—2D→⑤；⑧—2D→⑩）

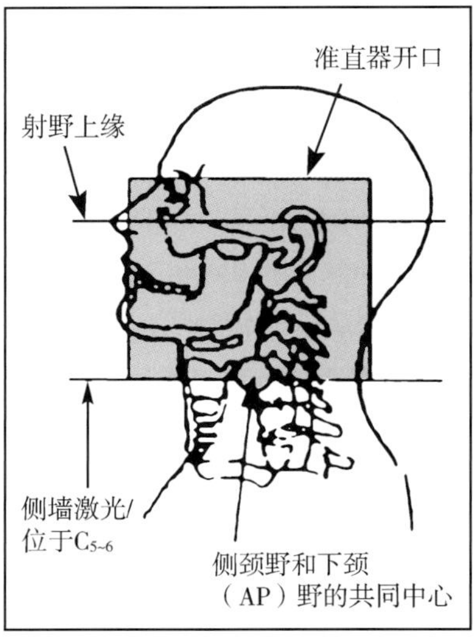

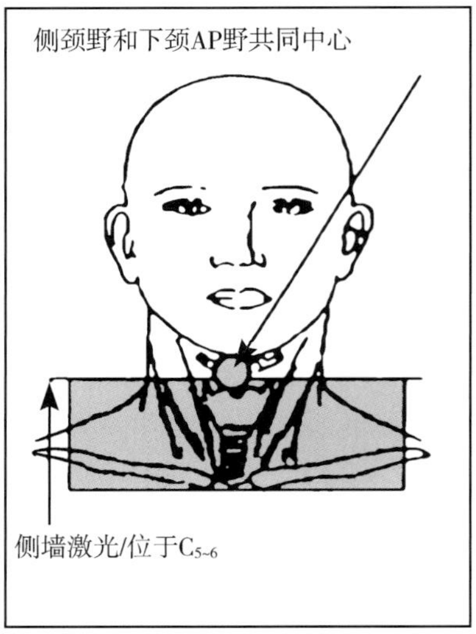

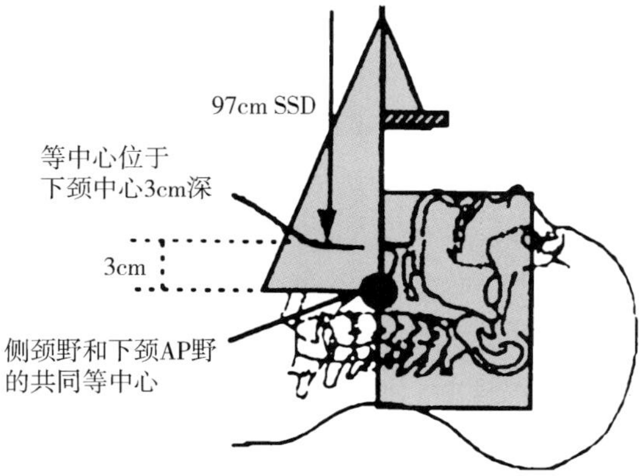

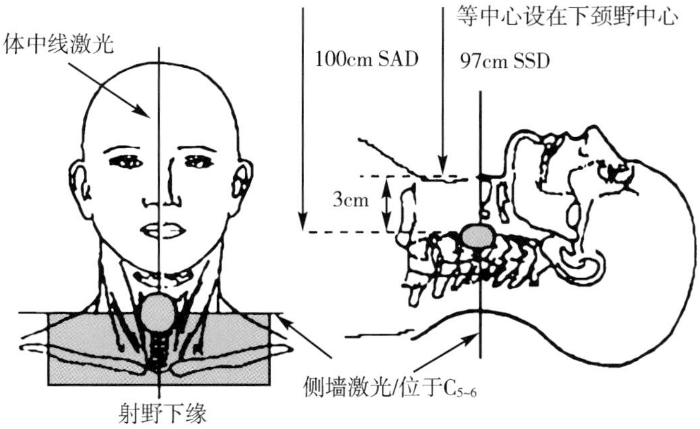

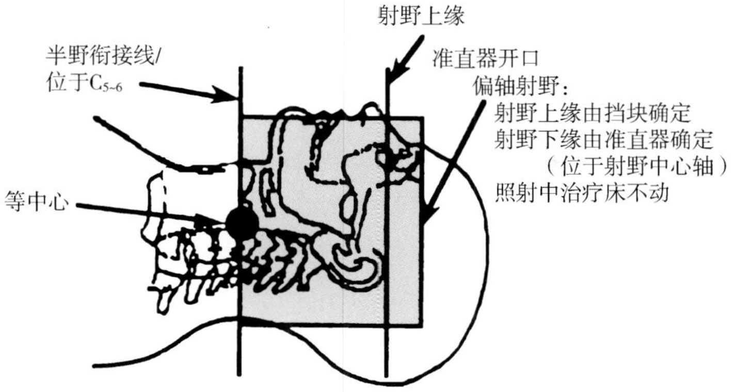

图 2-3-60 鼻咽癌布野方案

（二）喉癌，下咽癌

1. 体位 仰卧位，垫枕，颈伸直，使颈脊髓走向与床面平行，不含瓶，颈部体中矢状面严格与床面垂直，面罩固定，形成图 2-3-41 所示体位。

2. 参考标记 在通过喉结的横断面内的皮肤上作 3 点纹身标记。

3. CT/MRI 扫描 选定扫描层厚及扫描间距扫描。

4. 作 CT 模拟和治疗计划设计。

5. 确定摆位标记。

6. 模拟机上拍摄射野验证片（2D 治疗时，为射野定位片）。

7. 形成治疗单。

8. 实施照射，拍摄 EPID 片。

布野方案：

2D 照射：用水平对穿或两 120°交角楔形射野（颈 C、N 不能包括）

3D 照射：三野 120°交角射野

步骤进程表：

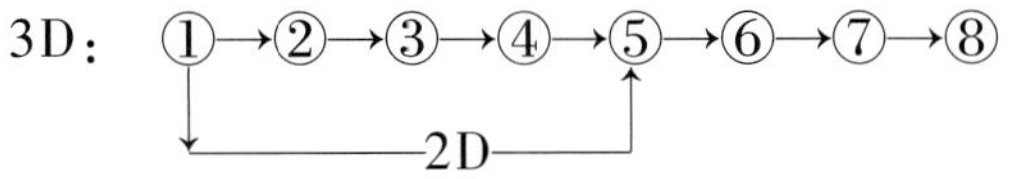

（三）乳腺癌

1. 体位 仰卧位。患者仰卧于乳腺体位辅助装置上，调节装置的角度，使胸壁走向与床面平行，患侧手臂上举并握住手固定杆，形成如图 2-3-38 所示体位，记录下体位支架的角度和手固定杆的位置。

2. 参考标记 沿锁骨野下缘和切线野上缘重合线在皮肤上作 3 点纹身标记。

3. CT/MRI 扫描 选定扫描层面厚度及间隔扫描。

4. 作 CT 模拟和治疗计划设计。

5. 确定摆位标记。

6. 模拟机上拍摄射野验证片（2D 治疗时，为射野定位片）。

7. 制作内乳野电子束照射挡块。

8. 形成治疗单。

9. 实施照射拍摄 EPID 片。

布野方式：采用半野技术，锁骨野下缘和切线野上缘的重合线为射野分界线，锁骨野垂直，乳腺野用 1/4 野或半野切线，内乳野用高能电子束。2D 照射，切线野用楔形野，3D 照射，切线野用调强。

步骤进程表：

3D：①→②→③→④→⑤→⑥→⑦→⑧→⑨

（②→2D→⑤）

图 2－3－38 所示体位，适应 CT 机的扫描孔径 70cm，但若 CT 机的扫描孔径≥80cm 时，图 2－3－38体位应作适当修改，改成上臂水平放置较好。对术后胸壁电子线照射的定位和计划设计问题请参考有关的教科书。

（四）前列腺癌

1. 体位　仰卧位，垫枕，双手抱胸，真空成形袋、体罩及双膝固定，形成如图 2－3－46 示体位。在体罩和皮肤间放置充气袋或泡沫塑料，起到限制腹壁呼吸运动，推移小肠至盆腔外可保护好小肠。

2. 参考标记　沿髋臼上缘 1～2cm 处的横断面作 3 点纹身标记。

3. CT/MRI 扫描　①准备一根三通 Foley 导尿管和一个尿袋及钡造影剂；②三通管插入膀胱后，向气囊内注入 10ml 造影剂或空气，以显示膀胱颈位置，也即前列腺上界（具体情况由医师确定），膀胱保持充盈状态（起保护膀胱作用）；③通过导管向直肠内注入大约 60ml 钡造影剂；④就绪后，选定扫描层厚和间距扫描：建议前列腺区，3～5mm 扫描其他部位 10mm 扫描。

4. 作 CT 模拟和治疗计划设计。

5. 确定摆位标记。

6. 模拟机上拍摄射野验证片（2D 治疗时，为射野定位片）。

7. 形成治疗单。

8. 实施照射，拍摄 EPID 片。

布野方式（图 2－3－46）：利用独立准直器。射野中心轴通过髋臼上缘 1～2cm 处的体表参考标记，采用不对称（偏轴）照射。2D 照射，采用等中心前后对穿或前后左右四野照射，3D 照射，用等中心部分交角调强照射。

步骤进程表：

3D：①→②→③→④→⑤→⑥→⑦→⑧

（②→2D→⑤）

（五）全脑全脊髓照射

1. 体位　俯卧位，用船形枕和真空成形袋固定，使脊髓尽量伸直与床面平行，双手伸直放于双侧，形成图 2－3－9 所示体位。

2. 布野　如图 2－3－61 所示，全脑用等中心水平对穿野（1，2）照射，脊髓用固定源皮距 SSD 垂直野照射。如果脊髓总长度＞40cm，将脊髓野分成两个射野（3，4）。颅脑野的下缘边界应与脊髓野（3）的上界的射野扩散度重合，此位置为颅脑野的准直器转角 Φ（图 2－3－62）$\Phi = \arctan\left(\frac{\frac{1}{2}l}{SSD}\right)$，$l$ 为脊髓（3）野长度。若脊髓用两野（3，4）照射，（3，4）野皮肤上的间隔，应使两野在脊髓的上缘相交。若（3，4）垂直野改为两对斜野交角照射，以骨椎体节段为等中心射野交叉点。两对斜野交角时应注意保护肾脏。（1，2）与（3，4）野一般在 $C_{1\sim2}$处交接；（3，4）野在 $L_{3\sim4}$交接。为保证脊髓垂直野（3）的边缘与颅骨野边缘重合，治疗床应转一个角度（图 2－3－62），$\Phi = \arctan(y_2/SAD)$。

3. 置长铅丝于背部与体中线的垂直激光灯线重合，拍摄（1，2）及（3，4）野的侧位 X 线片，确定脊髓深度。

4.（1，2），（3，4）野均以脊髓腔为等中心摆位深度。

5. 确定（1，2）及（3，4）野的摆位标记。

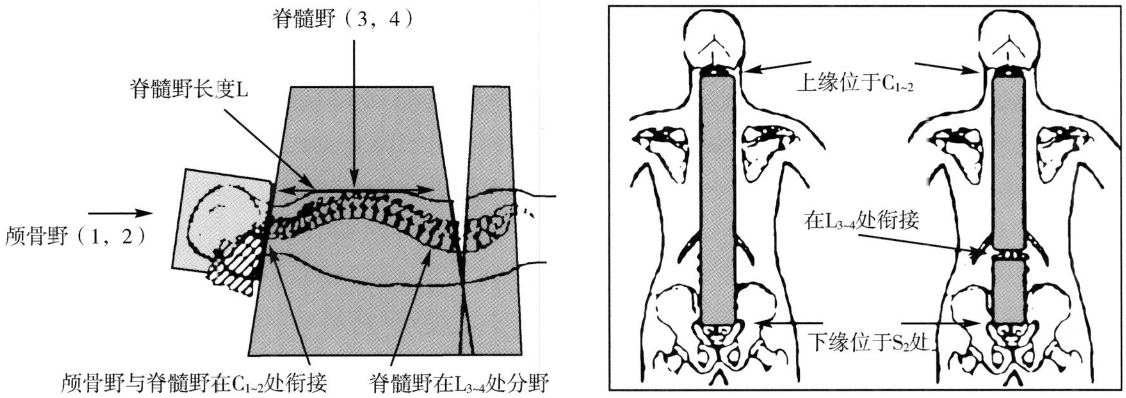

图2－3－61　全脑全脊髓照射布野方法（一）

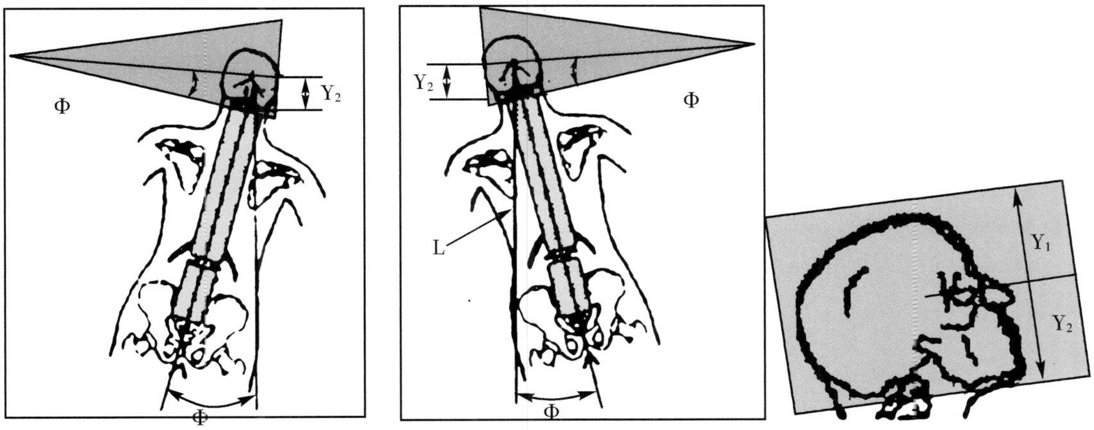

治疗床转角：Φ=arctan（Y_2/SSD）
准直器转角：Φ=arctan（1/2L/SSD）

图2－3－62　全脑全脊髓照射布野方法（二）

6．形成治疗单。
7．制作（1，2）野射野挡块，或确定MLC射野处方。
8．实施照射，拍摄EPID射野证实片。
9．应该以斜二野交叉为标准骨性标志。
（六）中枢神经系统（全脑照射）
1．体位　仰卧位，垫枕，使颈脊髓伸直，面罩固定。
2．布野　只设（1，2）两水平全脑野等中心照射，如图2－3－63所示。
3．确定摆位标记。
4．模拟机上拍摄（1，2）野的侧位片。
5．形成治疗单。
6．制作（1，2）射野挡块，或确定MLC射野处方。
7．实施照射，拍摄EPID射野证实片。
（七）脑瘤（颅内肿瘤）
1．体位　仰卧，垫枕，颈伸直，面罩固定。
2．确定颅底线　模拟机下，侧位透视下确定颅底线，如图2－3－64示。调节体位建立装置，使

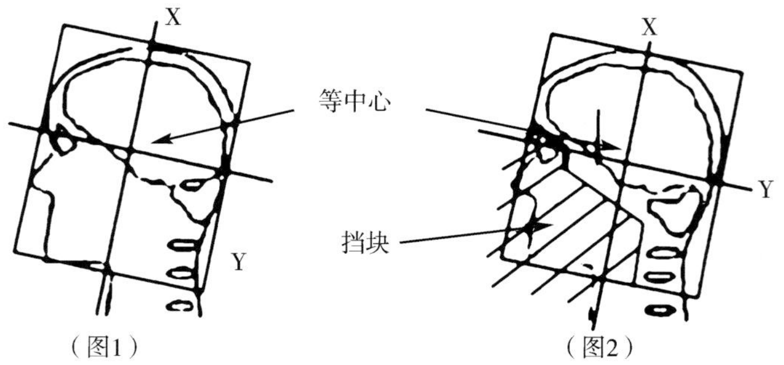

图 2－3－63 全脑照射

颅底线与颈直线的垂直线的夹角≤25°，此时固定面罩。

3．参考标记 通过颅底线与患者皮肤表面交点的平面内作 3 点纹身标记。

4．CT/MRI 扫描 选定扫描层厚及层间距扫描。

5．作 CT 模拟及治疗计划设计。

6．确定摆位标记。

7．模拟机下拍摄射野验证片（2D 治疗时，为射野定位片）。

8．制作射野挡块，或准备 MLC 射野处方。

9．形成治疗单。

10．实施照射，拍摄 EPID 片

步骤进程表：

3D：①→②→③→④→⑤→⑥→⑦→⑧→⑨→⑩

2D：②→⑥

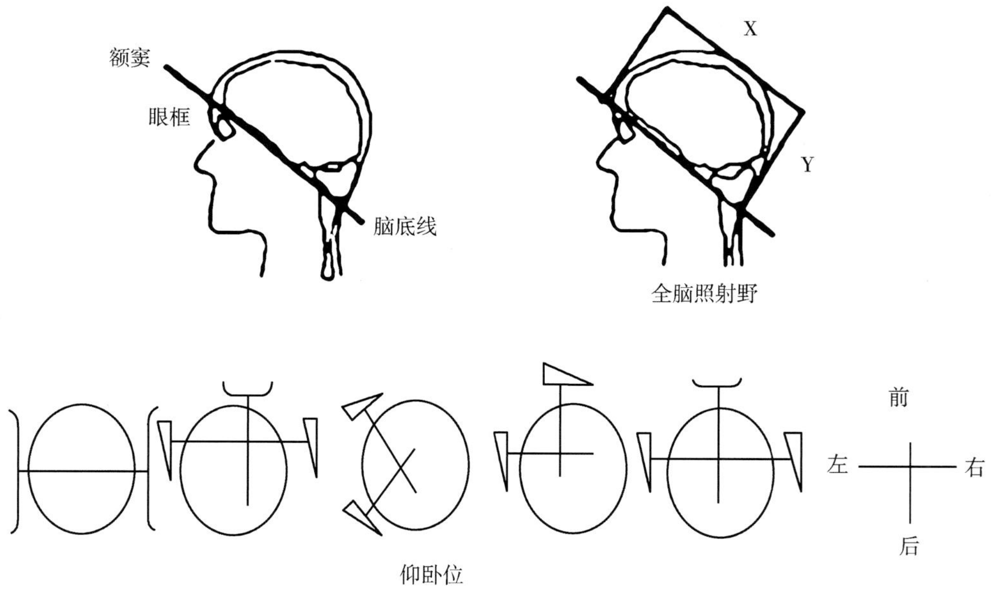

图 2－3－64 脑瘤（颅内肿瘤）照射

（八）肺癌

1. 体位　仰卧位，双手伸直放于胸两侧，真空袋体位固定。
2. 参考标记　在肿瘤相应位置的体表置3点纹身标记，3点形成的平面必须与体中线垂直。
3. CT/MRI扫描　选定扫描层厚及扫描间距扫描（图2－3－65）。
4. 作CT模拟和治疗计划设计。
5. 确定摆位标记。
6. 模拟机上拍摄射野验证片（2D治疗时，为射野定位片）。
7. 形成治疗单。
8. 实施照射，拍摄EPID片。

布野方案（图2－3－66）：

2D照射 前后对穿野照射。

3D照射 等中心多野照射。

步骤进程表：

3D：①→②→③→④→⑤→⑥→⑦→⑧

（2D：①→⑤）

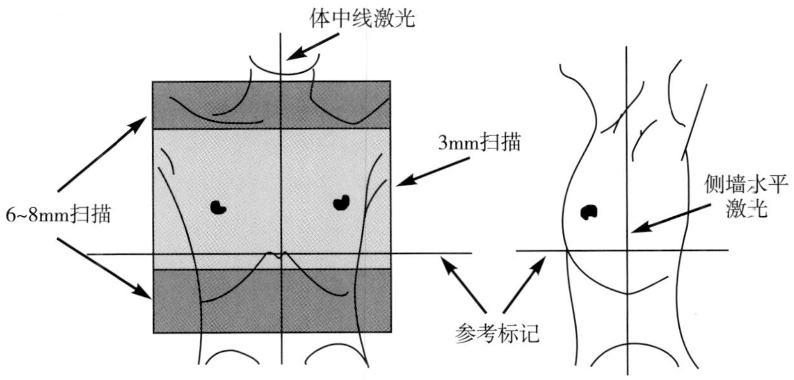

图2－3－65　肺/胸CT模拟定位

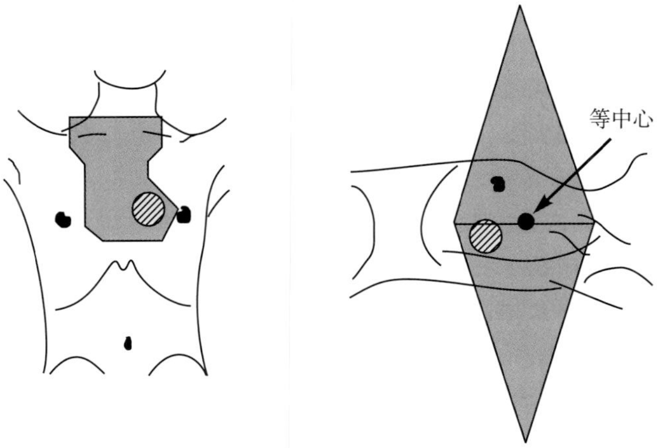

图2－3－66a　肺癌AP/PA等中心照射

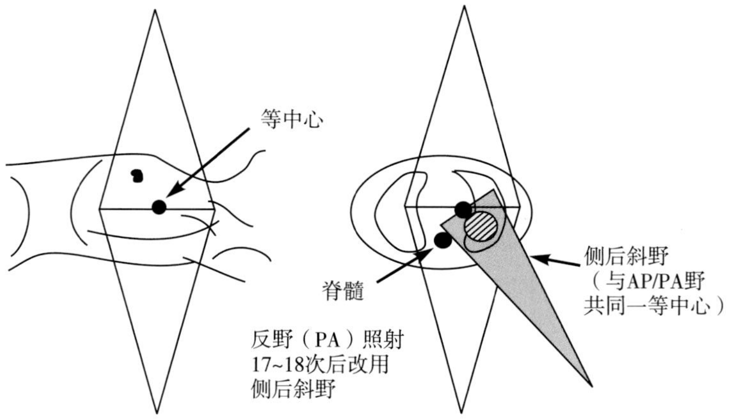

图2－3－66b 肺癌等中心照射

（九）食管癌

1. 体位 仰卧位，双手伸直放于胸两侧，真空袋体位固定。

2. 参考标记 在肿瘤相应位置的体表置3点纹身标记，3点形成的平面必须与体中线垂直。

3. CT/MRI扫描 ①准备造影剂；②就绪后，选定扫描层厚及扫描间距扫描。

4. 作CT模拟和治疗计划设计。

5. 确定摆位标记。

6. 模拟机上拍摄射野验证片（2D治疗时，为射野定位片）。

7. 形成治疗单。

8. 实施照射，拍摄EPID片。

布野方案：

2D照射 胸腔入口处肿瘤 ①两前斜野楔形板沿人体上下置，厚端上、尖端下矫正体外轮廓中、下段食管；②食管在中线部位，1前2后斜野等中心三野交角照射（图2－3－29）；③食管明显偏左，右前、左后野再加与之相交垂直野；④下段食管癌应包括胃左、胃小弯淋巴结区“凸”字形野，胃充盈度以喝水量与稀钡量相同。

3D照射 三野等中心交角调强适形照射。

步骤进程表：

3D：①→②→③→④→⑤→⑥→⑦→⑧

（2D：①→⑤）

第八节 射野挡块及组织补偿

射野加挡块不仅是为了适应靶区和计划区形状的需要，而且为了保护射野内的重要器官和正常组织免受不必要的照射。组织补偿是补偿射野入射方向上因组织缺损（如曲面）、组织不均匀性等对体内剂量分布的影响。

一、射野挡块技术

挡块的主要目的是将规则射野变成不规则射野，以使射野形状与靶区形状的投影一致；或是为了保护射野内某一重要组织或器官。用于前者，挡块是作为治疗机准直器的组成部分，应具有准直器的防护效能；用于后者，根据被挡组织和器官的剂量处方，分为全挡、半挡、1/4挡等。

以往，外加的挡块均由纯铅制成。由于铅的熔点比较高（327℃），制作较困难，一般只作为射野标准挡块使用，不易对每个患者制作特定形状的铅块。采用低熔点铅（low melting - point alloy lead，LML）以后，克服了这种缺点，可以实现适合患者个体化的不规则“限光筒”。低熔点铅的熔点约为70℃，密度近似等于9.4g/cm^3，约为纯铅密度的83%。表2-3-7，2-3-8分别列出了用这种低熔点铅合金作挡块时，不同能量X（γ）线和电子束穿射5%时所需要的厚度。挡块下的组织将受到射野内（未挡部分）散射线剂量和挡块本身的穿射剂量，因此在设计射野内挡块时，应考虑到野内散射线的贡献，适当增加或减薄计算出的厚度，以达到规定点的剂量。较高能量的电子束需要较厚的LML，以吸收高能电子击散射箔、准直器或LML后产生的韧致辐射线。表2-3-8中的厚度可能随加速器的型号不同而有所变化。例如，Varian Clinac 18和Cilinac 2100c，由于电子散射箔，电子限光筒，二种机器的设计不同，韧致辐射分量差别很大。厂家提供的电子束挡块托架允许挡块的厚度为1厘米时，对20MeV电子束，1cm厚LML可达到10%的穿射量。因此根据表2-3-8，欲达到较低的穿射量时，电子束托架必须改装。

表2-3-7　不同能量X（γ）线穿射5%时所需要的厚度

射线质	铅（mm）	LML（mm）
1mmAl HVL X	0.2	0.2
2mmAl HVL X	0.3	0.4
3mmAl HVL X	0.4	0.5
1mmCu HVL X	1.0	1.2
3mmCu HVL X	2.0	2.4
4mmCu HVL X	2.5	3.0
铯-137γ线	30.0	36.0
钴-60γ线	50.0	61.0
4MV-X	60.0	73.0
6MV-X	65.0	79.0
10MV-X	70.0	85.0
25MV-X	70.0	85.0

表2-3-8　不同能量电子束穿射5%时所需LML厚度（mm）

6MeV	2.3
9MeV	4.4
12MeV	8.5
16MeV	18.0
20MeV	25.0

加挡块之后，因X（γ）线、电子束与挡块和托架的相互作用产生的次级射线，会影响皮肤表面剂量的大小和建成区内的剂量分布。例如，在作电子束旋转照射时，可见到野下的皮肤反应，主要是由于电子束照射LML后产生的韧致X线和来自挡块托架的散射。X（γ）线切线照射乳腺时，由于挡块及挡块托架产生的次级电子污染，造成皮肤和建成区剂量的增加。临床所见和实验证明，加挡块和托架之后，不仅表面相对剂量的大小会随托架到皮肤距离的缩短而增加，而且最大建成深度变浅。为

避免挡块的次级电子达到皮肤，托架到皮肤的最佳距离与射野半径之比为$\frac{DSD}{\text{射野半径}}=4$。故对高能 X（γ）线，小野时，15 ~ 20cm 即可以避免电子污染；射野较大时，因托架到皮肤距离不可能太大（等中心距离的限制），可使用含铅的托架或电子滤过器。电子滤过器是用中等原子序数（Z 在 30 ~ 80 之间）的物质作为 γ 射线的电子吸收器。实验研究证明，中等原子序数的物质产生的正向向前散射的电子数目低于高原子序数的物质。这种滤过器不仅能减低皮肤剂量，而且能改进大野剂量建成区的特性。理论上，电子滤过器的厚度应至少等于次级电子的最大射程。对钴-60γ 线或高能 X 线，0.5g/cm^2（0.9mm 锡，$\rho_{锡}=5.75g/cm^3$）厚的锡即可使托架产生的次级电子大部分被吸收。

挡块作为准直器的一部分形成不规则射野时，其厚度要使得原射线的穿射量不超过 5%，一般需要 4.5 ~ 5 个半价层。此时的挡块称为全挡块。显然，半挡只需一个半价层，3/4（穿射 1/4）挡约需 2 个半价层等。半价层值随射线能量不同而取不同的值，如钴-60γ 线，全挡块约需 6.1cm 厚 LML；6MV X 线，约需 8cm LML，等（表 2 - 3 - 7）。

（一）新型计算机控制的热丝切割机

随着 3D 治疗计划系统的普及，用它的 BEV 功能可以直接形成使用射野的形状，并可生成射野形状文件，于是发展了计算机控制的热丝切割机。它有两种基本的实现方式：第一种方式是将镍铬丝固定不动，让聚苯乙烯泡沫塑料沿 X，Y 方向作弧形运动。运动由计划系统直接提供的射野形状文件或射野胶片（XR 片或 DRR 片）通过数字化仪或扫描仪输入的射野形状文件控制。X，Y 两方向运动的结果，形成射野形状。第二种方式是将聚苯乙烯泡沫塑料固定，而让镍铬丝沿 X，Y 方向运动，如图 2 - 3 - 67 所示。第一种方法，泡沫塑料沿半径等于源至托架距离作 X，Y 方向的弧形运动进行切割；第二种方法是利用双平面两组 X，Y 方向平行同步移动进行切割，此时热丝的长度应稍有变化，适应射野扩散度的要求。两组 X，Y 运动的位置由软件控制。由于第二种方法所占空间较小，在商售机中占主流，如丹麦的 PAR/Scientific A/S 的 PCD - 3 切割机、德国的 Hek Medical System 的切割机等。

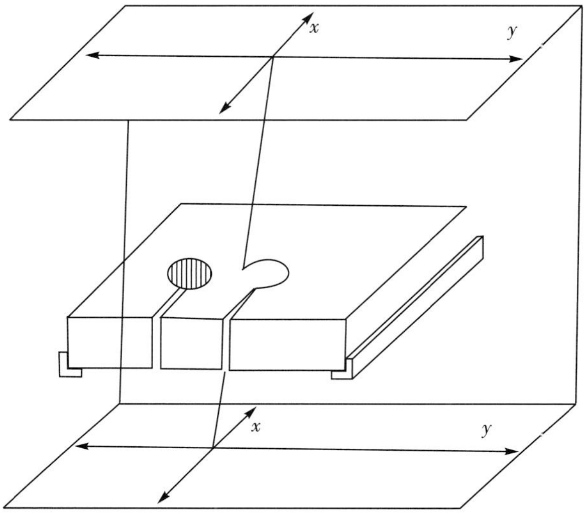

图 2 - 3 - 67 计算机控制的自动热丝切割器

（二）挡块制作与验证

挡块制作的全过程包括医师处方、热丝切割、浇注低熔点铅、修整与验证、装入托架并摄片证实。制作过程的核心是射野坐标的登记和保持挡块位置的精度，两者是相互联系的。热丝切割机的几何坐标系应精确地与治疗机的射野几何坐标系一致，物理师的责任应定期校对这两个坐标系的符合性。

二、组织补偿技术

（一）问题的提出　如图 2 - 3 - 68 所示，喉癌照射部位的射野间距变化较大，用平行对穿野照射，喉接受的剂量大约比舌根接受的剂量高 15%。如果对喉部位进行组织缺损的补偿，就可使剂量均匀。这种情况也可以用一维楔形板作补偿，但因曲面的变化梯度的复杂性，两维组织补偿要比一维楔形板更好。对乳腺癌，两楔形野切线照射也存在人体纵轴方向剂量不均匀性问题。

高能 X（γ）线使用组织补偿器的原则是：补偿器必须离开皮肤，放在射野挡块同样位置，以保

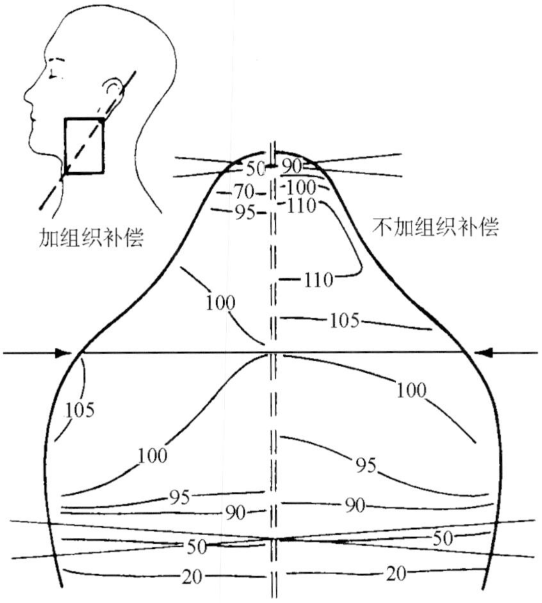

图 2-3-68　喉癌照射加和不加组织补偿时剂量分布的比较（对野照射）

护高能 X（γ）线的皮肤剂量低的优点。因此补偿器要根据缺损组织的厚度按比例制作，如图 2-3-69 所示，假设用单野垂直照射，要求在平面 S-S 上的诸点如 P、Q 点等得到同等剂量。对应平面S-S上 Q 点与放射源的连线（扇形线）上的组织缺损的厚度为 X（单位为 cm），离开射野中心轴距离为 r，扇形线上对应位置的补偿器的厚度为 t，离开射野中心轴的距离为 r'。平面 S-S 为等剂量线（面）；$S'-S''$为等效组织皮肤表面；$S'-S'$为治疗部位患者皮肤表面。P 点为距离皮肤表面 $S'-S'$的最深的位于靶区内的一点，它的深度为 d。每条扇形线上可能有密度不同的组织，d 理解为等效后的最深的深度，P 点剂量 D_P 最小。组织补偿器的目的，是调整补偿器的厚度 t，使得在 S-S 平面的诸点（如 P、Q 点）的剂量（如 D_P，D_Q）相等。组织补偿器的形成过程应为：①先确定等剂量线面：等剂量线面可以是靶区表面，也可以是某一组织（包括靶区）的层面。前者一般称为剂量补偿器，后者称为组织补偿器。组织补偿器主要是补偿射野入射方向皮肤表面的弯曲；剂量补偿器是广义的组织补偿器，包括补偿皮肤表面弯曲、补偿组织不均匀性、补偿多野结合后彼此的剂量制约关系等。不论何种补偿器，首先要确定通过补偿应达到的等剂量线面；②对组织补偿器，根据等剂量面，得到等效组织皮肤表面 $S'-S''$，求得缺损组织厚度 X 的两维分布 $\{X_{i,j}\}$，i，j 分别表示平行于射野两边的位置指数；③根据缺损组织厚度分布 $\{X_{i,j}\}$，按比例求出组织补偿器厚度 t 的两维分布 $\{t_{i,j}\}$。对剂量补偿器，则不需要缺损组织厚度分布 $\{X_{i,j}\}$，而根据要求的等剂量线、面直接求出补偿器的穿射系数分布 $\{a_{i,j}\}$，再转换成补偿器的厚度分布 $\{t_{i,j}\}$。

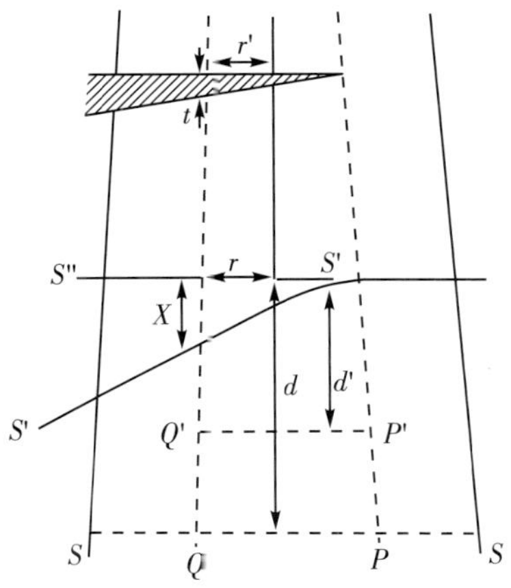

图 2-3-69　组织补偿的剂量学意义

（二）组织缺损分布 $\{X_{i,j}\}$ 的测量　组织缺损分布 $\{x_{i,j}\}$ 的最早测量方法，使用一组按扇形线束方向平行排列的圆杆组成的测量盒附在治疗机的准直器的下方，直接测量射野入射方向皮肤表面的深度；或使用图 2-3-70 所示的比例绘图器通过移动杆尖，用热丝切割成皮肤表面的缩小后的模拟

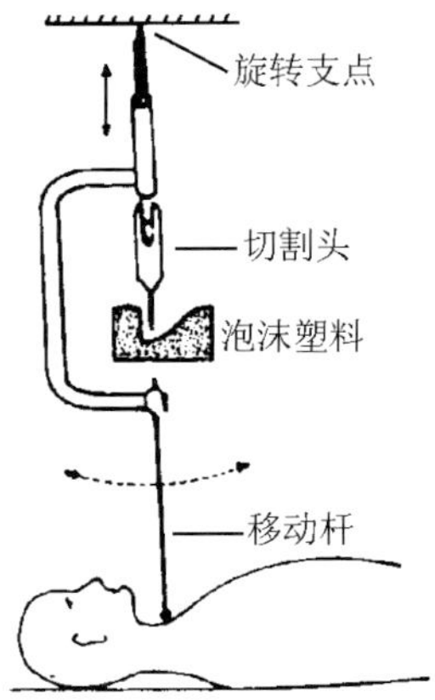

图 2-3-70 生成组织补偿器的比例绘图仪

外形，直接得到 $\{t_{i,j}\}$，比例大小要根据补偿器材料的物理密度确定。这些机械测量装置的主要缺点是消耗患者和医师的时间。目前多采用现代型的测量技术，如 3D 数字化仪技术、波纹照像技术、扇形束电视摄像技术等。数字化仪由一个含有磁场传感器的磁探头，一个低频低功率的磁场发生器、一个供应磁场发生器的电源及记录磁探头位置的数据收集系统，和一个与 PC 机的接口等四部分组成。数字化仪每秒可取 30 个点，精度为 1mm，由于脉冲磁场发生器易受外界金属的影响，应注意放置的环境，减少系统误差。波纹照像技术是将波纹照像机安装在模拟定位机上，拍摄皮肤表面波纹 BEV 图，由它可算出等 SSD 线，经数字化取样后变成 $\{X_{i,j}\}$ 分布。扇形线束电视照像技术的原理是将一组扇形束激光沿射野中心轴方向垂直投射到皮肤表面，安装于机头双侧各 30°位置的两个照像机随机架旋转记录下激光束的位置。利用三角形计算技术由计算机算出 $\{X_{i,j}\}$ 分布。图 2-3-71 示出的是一种该技术的变形技术。一束扇形光束投射到患者皮肤表面，电视照像机记录下此扇形束在皮肤的投影，在电视照像机采样过程中，治疗床沿患者纵向前进。床运动速度约为 0.6cm/s，每 1cm 取样一次。取样结果所示如图 2-3-72。Renner 将网格点投射到患者皮肤上，位于两侧的电视摄影机记录下网格点投影，与已知的网格图像进行比较，并数字化，得到 $\{X_{i,j}\}$ 分布。用于投影的网格板放在模拟机的挡块托架上，直接利用模拟机的灯光作光源，不需要另设光源，测量直接取自治疗部位的射野条件，不要任何中间的转换。单像机技术，缺损组织厚度是利用像机和光线投影间的三角形关系进行计算。缺点是被体廓挡去的投影点不能被照像机“看见”，需要转动机架得到。双像机技术，缺损组织厚度直接由像机测量，不需要三角形计算。缺点是两个像机测量点不能完全相互对应，因为总有些点不能同时被两个像机“看见”。若将双像机技术和三角形计算技术结合，就可以克服上述单、双像机技术的缺点。

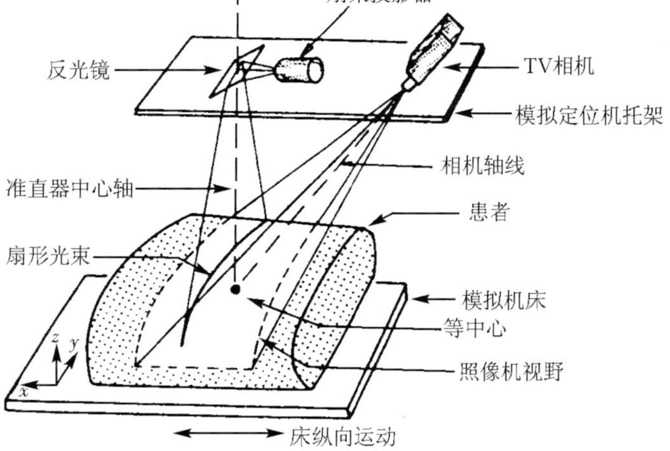

图 2-3-71 人体表轮廓线 TV 照像采样技术

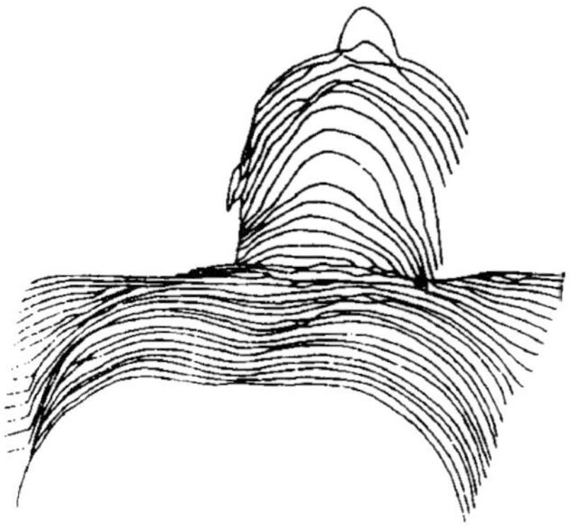

图 2-3-72 TV 照像轮廓采样结果

因3D治疗计划系统需要治疗部位的多层（50～100层）的CT扫描图像，才能重建出治疗部位的3D图像。根据CT图像可直接得到类似图2－3－72的外轮廓的分布。从这个意义上讲，CT是一种获得治疗部位组织缺省的较好的方法之一。

（三）组织补偿厚度分布 $\{t_{i,j}\}$ 的计算　基本上有4种方法将 $\{x_{i,j}\}$ 分布转换成组织补偿厚度分布 $\{t_{i,j}\}$：①物理密度比算法；②利用测量数据；③以TAR为基础的有效衰减系数计算法；④原、散射线束模型计算法等。物理密度比算法是最直接的算法，按补偿器材料相对于组织的密度比进行转换，但因没有考虑射线的影响，误差较大。针对实际使用的条件，直接进行测量不失为一种较好的方法，通过测量，得到使用的补偿材料在相应射线质（射线能量）条件下的转换因子。因补偿器的厚度为射野大小、组织深度和组织缺省厚度的函数，若以相应的TAR或TMR数据表达转换因子，可进一步减少直接测量得到的转换因子的误差。利用原、散射线计算的方法，可以得到更精确的结果，通常用于治疗计划系统中。

（四）补偿器制作　不论是组织补偿器还是剂量补偿器，制作方法都是一样的。传统的制作方法有：①铅或铜制的矩形方块叠成Ellis补偿器；②按 $\{t_{ij}\}$ 图，用已知厚度的铅皮粘贴；③先用比例绘图仪制作 $\{t_{ij}\}$ 的聚苯乙烯阴模，然后浇注低熔点铅（LML）或灌注细钢粒或钨粉末阳模 $\{t_{ij}\}$。一个较好的方法是将②、③技术结合在一起，直接用含铅粉的聚乙烯塑料块一步制作成 $\{t_{ij}\}$ 的补偿器。

新型计算机控制的补偿器生成器，它由一对步进电机控制x，y方向运动，这种运动带动一个沿Z轴方向运动的步进式钻头。Z轴方向的深度对应 $\{t_{ij}\}$，x，y运动对应i，j的位置。亦有两种实现方式，一种是先用聚苯乙烯泡沫塑料制作一个 $\{t_{ij}\}$ 的阴模，再浇注低熔点铅或灌注细钢粒或钨粉末形成 $\{t_{ij}\}$ 补偿器；另一种是直接用补偿器材料铣成。$\{t_{ij}\}$ 分布既可取自于数字化仪，也可以取自于3D治疗计划系统。

第九节　物理剂量对生物效应的转换

提高放射治疗增益比是肿瘤放射治疗的根本目标。一个优化的或经过精心设计的3D治疗计划的物理剂量分布，只有能够对应及预测肿瘤或正常组织的放射生物效应，才具有实际临床意义。本节将讨论如何将3D物理剂量分布转换成以肿瘤控制概率（TCP）和正常组织并发症概率（NTCP）为指标的生物效应分布，介绍TCP和NTCP概念的生物学基础及其相关的数学表达式。由于TCP和NTCP数学模型所需的基本放射生物学数据，特别是有关人类肿瘤放射治疗的放射生物学数据的缺乏，它们目前仅限于用来作治疗计划设计的评估工具，进行治疗方案的比较。作为预测治疗方案的临床效果仍为时过早。

一、基本概念

肿瘤控制概率（TCP）是表达消灭所有肿瘤细胞的概率随剂量的变化。达到95%的肿瘤控制概率所需要的剂量，定义为肿瘤致死剂量 TCD_{95}。正常组织并发症概率（NTCP）是表达正常组织放射并发症的概率随剂量的变化。正常组织放射并发症是指经过照射后造成器官或组织的某种损伤如放射性肺炎、眼失明、心包炎等。5年内产生5%或50%相应损伤的概率所需要的剂量，定义为正常组织的耐受剂量 $TD_{5/5}$，$TD_{50/5}$。临床和实验证明，TCP和NTCP随剂量变化的形状为“S”型曲线。图2－3－73a所示的两条曲线相距较远，治疗比较大，对治疗有利；图2－3－73b所示的两条曲线相距较近，治疗比较小，对治疗不利。一个好的治疗方案应使肿瘤得到最大可能的治愈（高的TCP）和使正常组织的并发症概率最小（尽可能低的NTCP），它可以量化为无并发症的肿瘤控制概率 P_{UTC}。P_{UTC} 可表示为肿瘤控制概率和正常组织无并发症概率的乘积：

$$P_{UTC} = TCP - NTCP + \delta\ (1 - TCP) \cdot NTCP \qquad (2-3-5)$$

其中 δ 为两种几率的相关系数。2－3－5 式表达的 P_{UTC} 随剂量变化的曲线为斗笠形分布，如图 2－3－73（c）所示（δ＝1）。图 2－3－73（c）中的 A，B 分别对应于图 2－3－73（a），（b）的两种情况，由于图 2－3－73（a）中 TCP 和 NTCP 曲线相距较远，无并发症概率 P_{UTC} 较高；图 2－3－73（b）情况，P_{UTC} 值较低。斗笠形无并发症概率 P_{UTC} 随剂量变化分布的最大值处的剂量定义为肿瘤最佳剂量 $D_{最佳}$。对治疗比很大（TCP，NTCP 两条曲线相距很远）的肿瘤，肿瘤最佳剂量 $D_{最佳}$ 可以达到肿瘤致死剂量 TCD_{95}；但对多数肿瘤，由于 TCP、NTCP 曲线相距较近，$D_{最佳}$ 永远小于 TCD_{95}。当治疗比接近于 1 时，且危及器官或组织被肿瘤部分包围时，肿瘤最佳剂量只能给到正常组织的耐受剂量水平（$TD_{5/5}$ 或 $TD_{50/5}$），称之为治疗（照射）到耐受剂量水平；当治疗比接近于 1，但危及器官和组织在靶周围时，采用适形治疗技术，$D_{最佳}$ 可以给得较高。

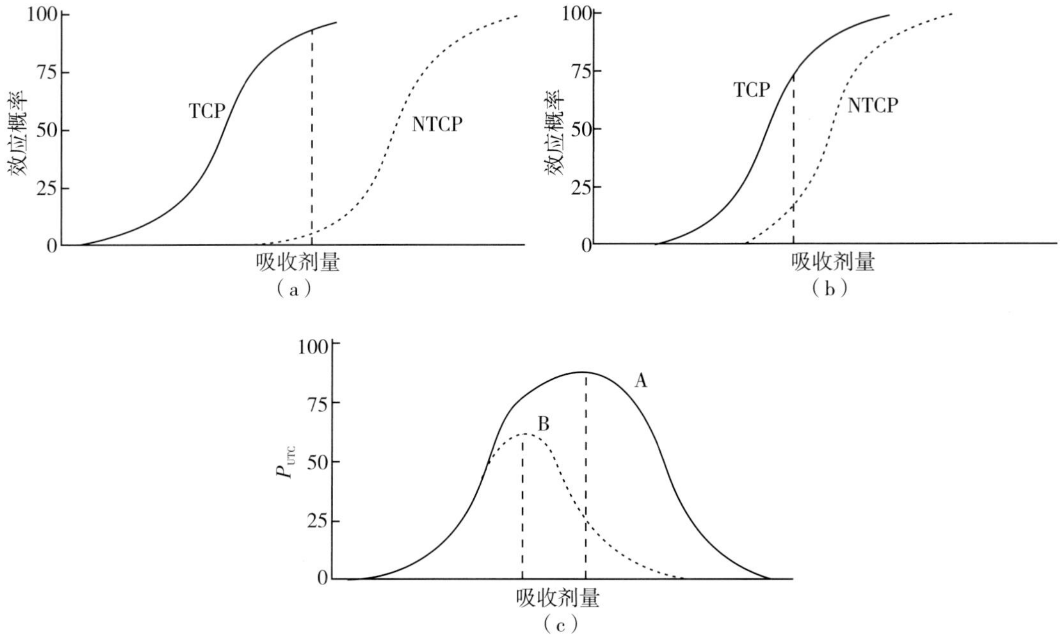

图 2－3－73 肿瘤控制概率（TCP），正常组织并发症概率（NTCP）以及无并发症肿瘤控制概率（P_{UTC}）随剂量的变化

二、肿瘤控制概率及其影响因素

如前述，有些肿瘤的体内剂量效应的数据比较少，其原因主要是不可能对肿瘤患者进行较大剂量范围的研究，临床能够观察到的剂量效应都是在治疗剂量水平的较窄范围。Deacon 于 1989 年复习了所有文献，结论指出：12 种类型的肿瘤，剂量效应曲线（图 2－3－74）变化很大，但多数肿瘤的肿瘤控制概率随剂量的变化呈“S”形曲线。TCP 不但是剂量的函数，而且随肿瘤体积变化。如图 2－3－75所示，不同体积的皮肤癌单次剂量照射后，局部 TCP 随剂量的变化。体积不仅改变了 TCP 随剂量变化的斜率，而且使肿瘤的控制剂量增高。若假设：①同种肿瘤细胞在细胞间和患者群体间的放射敏感性不存在异质性（即放射敏感相同）；②肿瘤内所有克隆源性肿瘤细胞被杀灭，肿瘤才能被控制；③细胞杀灭遵从柏松概率分布；④如分次治疗间隔足够长，允许亚致死损伤细胞完全修复，细胞存活数只决定于单次剂量的大小，则照射间的细胞存活数与肿瘤控制概率 TCP 间的关系为：

$$TCP = exp\ (-K \cdot s^N) \qquad (2-3-6)$$

式中 K 为肿瘤内克隆源细胞数，正比于肿瘤的体积，即 $K=\rho V$，其中 V 为肿瘤的体积，ρ 为其克隆源细胞的密度；S 为单次剂量照射后的细胞存活数；N 为分次照射数。将 L－Q 模型表示的细胞存活表达式 $S=exp\ (-\alpha D-G\beta D^2)$ 代入上式中，可得到：

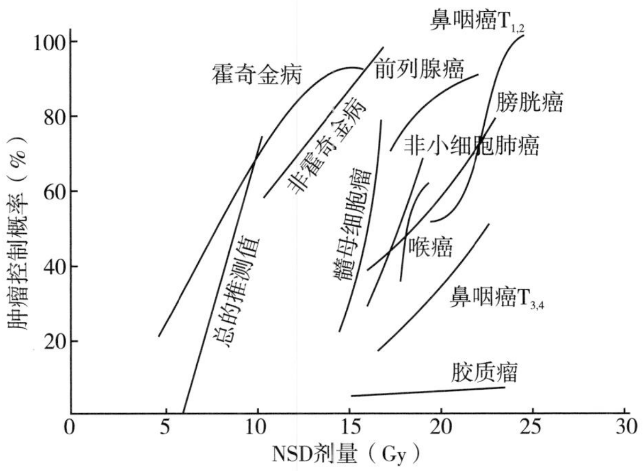

图2-3-74　肿瘤控制概率（TCP）随NSD的变化

$$TCP = exp\ [\ -k \cdot exp\ (\ -\alpha D - G\beta D^2)\ ] \qquad (2-3-7)$$

式中α，β为L-Q模型的组织特征参数；G≤1，决定于细胞的修复能力和剂量随时间的分布，即决定于分次方式。对常规分次照射，每次剂量为2Gy，根据假设（4），当照射次数很大时，分次照射的细胞存活曲线的有效斜率只近似取决于α项，因此（2-3-7）式可改写为

$$TCP = exp\ [\ -k \cdot exp\ (\ -\alpha D)\ ] \qquad (2-3-8)$$

设SF_2定义为常规分次照射2Gy的细胞存活数，由（2-3-6）、（2-3-8）式可得到SF_2与α间的关系：

$$SF_2 = exp\ (\ -2\alpha) \qquad (2-3-9)$$

当$K = 10^7$时，$\gamma_{50} \approx 6$。实际上，临床观察到的患者实际肿瘤的局部控制率为$\gamma_{50} \approx 2$，远远小于$\gamma_{50} = 6$。造成如此差别的原因是由于肿瘤细胞内存在细胞放射敏感性的差异性。由于这些差异性的存在及影响，使剂量效应曲线变化减慢（图2-3-76）。目前已有足够的临床和实验数据证明，同一肿瘤内肿瘤细胞的放射敏感性和群体间的同一种正常组织的放射敏感性确实存在着显著差别。且群体间肿瘤细胞放射敏感性的差异影响剂量效应曲线的斜率，而肿瘤细胞本身的放射敏感性的差异影响D_{50}的大小。

若影响放射敏感性的上述两个因素放进公式（2-3-8）、（2-3-9）中，模型将给出接近临床观察到的剂量效应曲线。

本章第二节已叙述，对均质分布的肿瘤，和相对较均匀的剂量分布，靶区剂量可用平均剂量表示。设$D(\vec{r})$表示靶区内的剂量分布，$\overline{D}$表示靶区内的平均剂量，它们所产生的肿瘤控制概率$TCP(D(\vec{r}))$和$TCP(\overline{D})$的关系近似表达为：

$$TCP(D(\vec{r})) = TCP(\overline{D}) - \frac{\gamma^2/2}{TCP(\overline{D})}\left[\frac{\sigma_D}{\overline{D}}\right]^2 + A \qquad (2-3-10)$$

式中γ为上述描述剂量相应曲线的特征参数，也称为剂量效应曲线的归一化斜率。σ_D为剂量分布不均匀性的变化。由式（2-3-10）可以看出，当$\sigma_D < 5\%$时，（2-3-10）式中第二项的值很小，$TCP(D(\vec{r})) \approx TCP(\overline{D})$，将$\overline{D}$值代入（2-3-7）或（2-3-8）式就可以算出靶区一定剂量分布$D(\vec{r})$所产生的肿瘤控制概率。当靶区剂量分布不均匀性$\sigma_D > 5\%$时，可用靶区最小剂量D_{min}表示靶剂量，也可以用靶区有效剂量D_{eff}代替靶剂量，它由（2-3-1）式用平均剂量$\overline{D}$算得。

对非均质分布的肿瘤，最佳的剂量分布不再是均匀的剂量分布，肿瘤细胞密集、对放射较抗拒的靶区，要用相对较高的剂量。当剂量不均匀时，可将肿瘤组织划分为若干个子区域，每个子区域内的剂量是均匀的，则肿瘤的控制概率 TCP 应为各子区域的控制概率 TCP_j 的积：

$$TCP=\prod_j TCP_j \qquad (2-3-11)$$

式中 TCP_j 可用第 j 个子区域内的平均剂量 $\overline{D}_j$ 或有效剂量 D_{jeff} 由式（2－3－7）或（2－3－8）计算。

若同时考虑到剂量分布均匀性、体积因素、细胞间和群体间放射敏感性的差异性，（2－3－8）、（2－3－11）两式的普遍式可表示为：

$$TCP=(1/l)\sum_{i=1}^{l}\sum_{j=1}^{M}\exp[-\rho_j V_t f_j \exp(-\alpha_i/D_j)] \qquad (2-3-12)$$

式中：V_t 为肿瘤的总体积，它被分成 M 个子体积，每个子体积的克隆源细胞密度为 ρ_j、剂量为 D_j（平均剂量 $\overline{D}_j$，或有效剂量 D_{jeff}、占总体积的比例为 f_j。l 为同类肿瘤的群体采样数，α_i 为采样个体的放射敏感性。l 值一般取为 10^4。

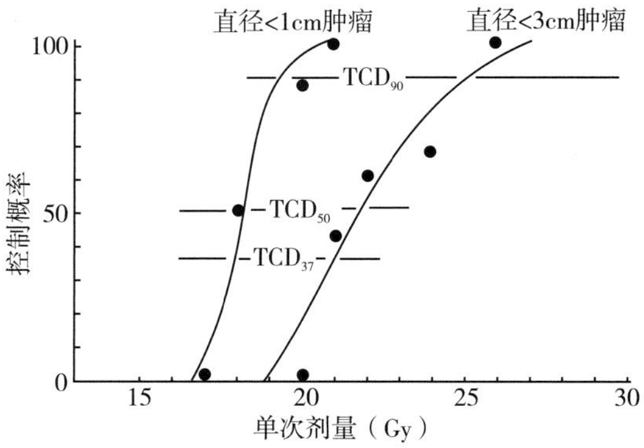

图 2－3－75 单次照射不同大小的皮肤癌对 TCP 剂量响应曲线的影响

（摘自：Trott KR. Relation between cell survival and gross endpoints of tumour response and tissue failure, In：Steel GG, et al (eds). The Biological Basis of Radiotherapy. Amsterdam：Elsevier. 65～76；1989

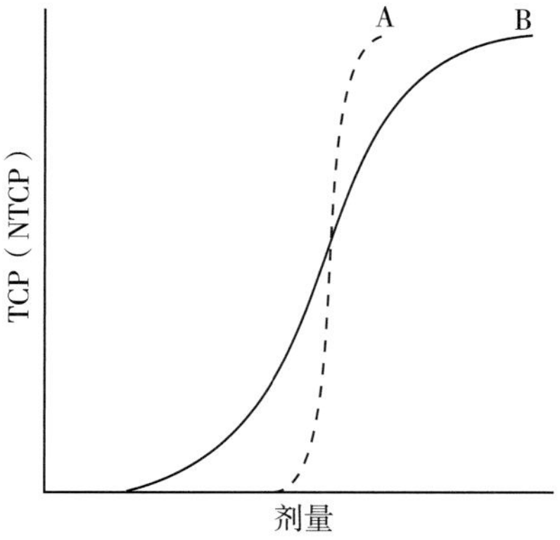

图 2－3－76 肿瘤控制概率（TCP）、正常组织并发症概率（NTCP）随剂量变化典型曲线

A：理想情况；B：考虑了肿瘤或组织间放射敏感性不同的实际情况。

三、正常组织并发症概率（NTCP）

（一）经验模型 此处讨论的器官和正常组织专指本章第二节中定义的卷入射野内的重要器官和组织，称之为危及器官（OAR），当 OAR 的全部或一部分体积受到均匀剂量 D 的照射后，其正常组织并发症概率 NTCP 由 Lyman 公式表示：

$$NTCP=\frac{1}{\sqrt{2\pi}}\int_{-\infty}^{t}\exp(-x^2/2)\,dx \qquad (2-3-13)$$

式中

$$t=[D-D_{50}(v)]/[mD_{50}(v)] \qquad (2-3-14)\text{a}$$

$$D_{50}(v)=D_{50}(v=1)v^{-n} \qquad (2-3-14)\text{b}$$

式中：D_{50}为引起某种损伤的 50% 并发症概率所需要的剂量；D_{50}（$v=1$）、D_{50}（v）分别为整个体积、部分体积 v 受照射时引起某种损伤的 50% 并发症概率所需要的剂量，它们的关系由（2－3－14）b 式表示。n 为“体积效应”因子。体积效应与 n 成正比，n 值越大，体积效应越大；n 值越小，接近于零，体积效应较小。大体积效应意味着 NTCP 更多地依赖于整个体积内受照时的平均剂量；小体积效应意味着 NTCP 应该用受照体积内最大剂量进行计算。后面将会看到，较大 n，对应于“并型”组织和器官；较小 n，对应于“串型”组织和器官。m 表征 NTCP 剂量效应曲线的斜率。（2－3－13），（2－3－14）式表达的是一个四参数（V，D_{50}，n，m）模型。模型参数［D_{50}（$v=1$），n， m]，必须依据临床观察到的数据。Burman 等根据 Emani 等最新得到的各种不同器官和组织的 $TD_{5/5}$、$TD_{50/5}$的值，拟合出 28 种器官组织的模型参数（m，n）的值列于表 2-3-9。

表 2-3-9　正常组织耐受剂量及 Lyman 模型参数

器官	耐受量及有关参数				放射损伤
	参考体积	n	m	TD_{50}	
膀胱	全器官	0.5	0.11	80	膀胱挛缩和体积缩小（有症状）
臂丛	全器官	0.03	0.12	75	临床上明显的神经损伤
脑	全器官	0.25	0.15	60	坏死、梗死
脑干	全器官	0.16	0.14	65	坏死、梗死
马尾	全器官	0.03	0.12	75	临床上明显的神经损伤
结肠	全器官	0.17	0.11	55	梗阻/穿孔/溃疡/瘘管
耳（中/外）	全器官	0.01	0.15	40	急性浆液性耳炎
耳（中/外）	全器官	0.01	0.095	65	慢性浆液性耳炎
食管	全器官	0.06	0.11	68	临床狭窄/穿孔
股骨头颈	全器官	0.25	0.12	65	坏死
心脏	全器官	0.35	0.10	48	心包炎
肾	全器官	0.70	0.10	28	临床肾炎
喉	全器官	0.11	0.075	80	软骨坏死
喉	全器官	0.08	0.17	70	喉水肿
晶体	全器官	0.30	0.27	18	需要手术的白内障
肝	全器官	0.32	0.15	40	肝功能衰竭
肺	全器官	0.87	0.18	24.5	肺炎
视神经	全器官	0.25	0.14	65	失明
视交叉	全器官	0.25	0.14	65	失明
腮腺	全器官	0.70	0.18	46	口干
直肠	全器官	0.12	0.15	80	严重直肠炎/坏死/狭窄/瘘管
视网膜	全器官	0.20	0.19	65	失明
肋骨	全器官	0.10	0.21	68	病理性骨折
皮肤	$100cm^2$	0.10	0.12	70	坏死/溃疡
小肠	全器官	0.15	0.16	55	梗阻/穿孔
脊髓	20cm	0.05	0.175	66.5	脊髓炎/坏死
胃	全器官	0.15	0.14	65	溃疡/穿孔
甲状腺	全器官	0.22	0.26	80	临床甲状腺炎
颞颌关节及下颌骨	全器官	0.07	0.10	72	关节功能显著受限

Schultheiss 等根据广义线性（GLM）模型推导出另外一个剂量效应经验模型，如下式表示：

$$NTCP\ (v=1,\ D)\ =\frac{1}{1+\ (D_{50}/D)})^{k} \qquad (2-3-15)$$

式中，模型参数 k 具有 Lyman 模型参数（n，m）的意义，它与参数 m，n 的关系分别为：$K=1.6/$ 或 $K=1/n$，该模型称之为逻辑模型，它基本上与 Lyman 积分概率模型等效，两者估计的结果相差不到 1%，但它的形式［(2-3-15) 式］，比 Lyman 模型的形式［(2-3-13)～(2-3-14) 式］直观。

（二）不均匀剂量照射　上述模型中均假设整个器官或组织、或部分器官或组织受到均一剂量 D 的照射。在靶区和 OAR 中的 3D 剂量分布可以转换成相应的靶区和 OAR 中的 DVH 分布，本章第六节中介绍了 DVH 图的积分和微分两种形式，它们是以 2D 形式表达体积与剂量的关系。因靶区中的剂量分布相对比较均匀，靶区剂量可以用平均剂量 $\overline{D}$ 或有效剂量 D_{eff} 表示。但 OAR 中的剂量分布一般都是不均匀的，为了便于 NTCP 的计算，需要进一步将 2D 形式的 DVH 图变成等效体积受到某一均匀剂量的照射或有效剂量照射到整个体积的 1D 形式。

有效剂量 D_{eff} 是指当器官或组织的部分体积 v 受到剂量 D 的照射造成的器官或组织的损伤，相当于整个器官或组织（v = 1）受到均一剂量 D_{eff} 照射造成的损伤，即 NTCP（V，D）= NTCP（V = 1，D_{eff}）（图 2 - 3 - 77）。等效体积 V_{eff} 是指当器官或组织的部分体积 v 受到均匀剂量 D 的照射，造成的器官或组织的损伤，相当于器官或组织的一部分体积 V_{eff} 受到 DVH 图中最大剂量 D_{max} 照射的损伤，即 NTCP（V，D）= NTCP（V_{eff}，D_{max}）（图 2 - 3 - 78）。

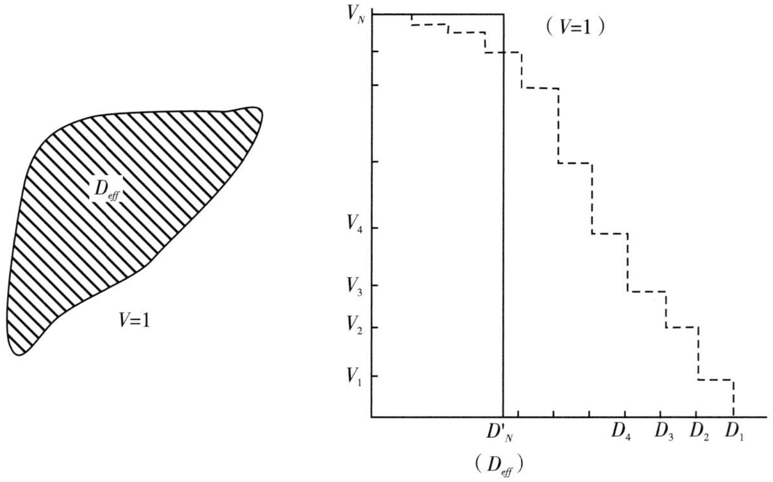

图 2 - 3 - 77 有效剂量 D_{eff} 定义示意图

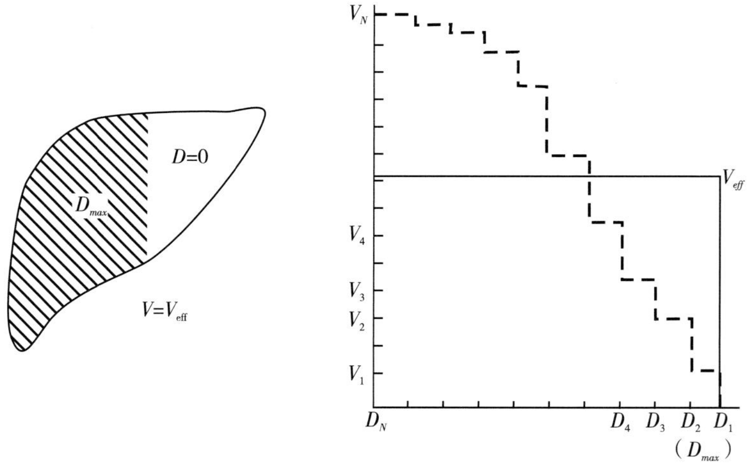

图 2 - 3 - 78 有效体积 V_{eff}（示意图）

利用体积加权剂量（VWD）、体积加权概率（VWP）、剂量加权体积（DWV）、剂量加权概率（DWP）、积分概率模型（IPW）、KB 算法等方法，首先将 DVH 图变成以等效体积或有效剂量为表示的 1 维 DVH 图，代入上述公式中计算出 TCP 和 NTCP。

分析表明，当 NTCP 值很小（与临床情况符合）时，上述算法几乎是等同的。上述算法主要依据剂量体积关系，将 2D DVH 图变成 1D 形式，便于 NTCP 的计算。但相同的 DVH 图不一定会产生相同的放射并发症，因为 DVH 图不能区别 3D 剂量分布与 OAR 的具体功能结构单元间的联系，也就是说，某一剂量可能使 OAR 的某一部分的功能产生损害，但对另一部分不一定会产生同样的损害。尽管如此，在找到更好的算法之前，上述算法仍然是 3D 治疗计划设计的一种有力的评估的工具。IPM 模型有较好的生物学基础，即损伤概率的彼此独立性，可为更新发展的数学模型提供基础。

（三）“串型”组织和“并型”组织　上述两个模型都是从已知的生物试验或临床观察得到的剂量效应数据或曲线中经数学拟合方式而得，称之为经验模型。以下讨论，更多地从放射生物反应机制上探讨剂量效应关系。

假设一个器官或组织由许多“功能单元（FSU）”组成。如果这些功能单元以“链”的方式形成整个器官或组织的功能，称之为“串型”器官或组织；如果功能单元以“并列”的方式形成整个器官或组织的功能，称之为“并型”组织。组成“串型”组织或器官链上的每个功能单元的功能的完整性直接影响了整个组织或器官的功能。表现为“串型”特征的器官和组织有：脊髓、神经、小肠等，整个器官或组织的功能会因链上任何一个功能单元的破坏而受损，且有较小的体积效应。设计治疗方案时，要注意最高剂量不要超过该组织的最大耐受剂量。另外一些组织如肺、肝、肾等，功能单元以“并列”方式影响组织或器官的功能，只有足够数量的功能单元（最低单元数）同时受损，整个组织或器官的功能才可能受损，具有较大的体积效应。设计治疗方案时，要注意该组织卷入一定剂量的照射范围。

功能单元（FSU）的划分，目前仍不清楚，模型假定每个功能单元都很小，每个器官大约有 10^4-10^6 个功能单元，每个功能单元中约含有 $N_C=10^3$ 个克隆源细胞。

四、无并发症的肿瘤控制概率与最佳靶区剂量

（2－3－5）式表达的无并发症的肿瘤控制概率随剂量变化的曲线为斗笠形或钟形分布。设最佳靶区剂量为 $\hat{D}$，它所产生的无并发症的肿瘤控制概率 $P_{UTC}(\hat{D})$ 最大，并位于50%肿瘤控制几率和50%放射并发症概率中间：

$$P_{UTC}(D) \approx P_{UTC}(\hat{D})\exp\left[-\pi\gamma^2\left[\frac{D-\hat{D}}{\hat{D}}\right]^2\right] \qquad (2-3-16)$$

式中各项意义见前述。由（2－3－16）式可以看出，当靶区剂量 D 逐步增加时，P_{UTC}（D）由于 TCP（D）的增加而增加；$D=\hat{D}$ 时，P_{UTC}（D）达到最大，等于 P_{UTC}（$\hat{D}$），称为靶区最佳剂量；但当 D 继续增加时，由于 $NTCP$（D）值的增加，抵消了 TCP（D）增加的效果，反而使 P_{UTC}（D）随剂量 D 的增加而减少。此点说明，正确选取靶剂量是极其重要的。对特定结构的肿瘤和周围重要器官及组织，最佳靶区剂量会随剂量分布和剂量分次模式而变。一旦这些因素确定之后，靶区剂量的精确度也会影响 P_{UTC}的大小。由（2－3－16）式可以导出，为至少获得 95% 的最大无并发症的肿瘤控制概率，靶剂量的偏差 ΔD 与靶区最佳剂量 $\hat{D}$ 的关系为：

$$\Delta D=\frac{\hat{D}}{10\gamma} \qquad (2-3-17)$$

例如，设 $\hat{D}=64Gy$，$\gamma=4$，则 $\Delta D=1.6Gy$，几乎允许只有一次分次照射剂量的大小的偏差，占总剂量的相对误差仅为 2.5%；设 $\hat{D}=70Gy$，$\gamma=6$，则 $\Delta D=1.17Gy$，相对误差只允许为 1.7%。由此可见，ICRU 报告 24 中规定的 ±5% 的剂量精确度的要求仍是最低限度的要求。

五、小结

TCP 模型基于细胞杀伤的统计原理，假定只有所有克隆源性肿瘤细胞被杀灭，肿瘤才能被完全控制；NTCP 模型基于类似的原理，只有足够数的正常细胞被杀死，才能出现正常组织的损伤。由上述原理推导的 TCP 和 NTCP 模型，因形式简单，预测或计算的 TCP 和 NTCP 随剂量的变化，会偏离实验或临床观察到的数据，必须用群体放射敏感性参数的平均值强迫模型去拟合临床观察到的数据。因此，NTCP 使用了两种经验模型，只从功能上简单拟合临床数据。当剂量分布不均匀时，特别对正常

组织和器官，为了利用 DVH 计算 NTCP，有必要将 2D DVH 图简化成 1D 形式。较多地使用了物理和数学手段，缺乏临床或生物实验数据的支持。

应该强调的是，剂量生物效应的计算应遵从统计规律，模型中的公式形式又比较复杂，应用时，应注意它们成立的条件和局限性。描述 NTCP 的公式大多从较少的临床数据中拟合出来的。因为放疗实践中，能够得到的有关正常组织损伤的数据，大都只是 NTCP≤5% 的情况，NTCP > 5% 的数据无法取得。而多数肿瘤的 TCP 剂量效应曲线至今没有。

虽然有上述的理由和困难，包括模型本身的不足之处，但越来越多的临床工作者，希望能用 TCP 和 NTCP 模型作治疗方案报告的预测和评估，因为它有助于两个或多个治疗计划的 DVH 图相互重叠和交叉时方案的选择；有助于回答诸如治疗优化是否值得的问题等。

（胡逸民）

参考文献

1. 胡逸民主编．肿瘤放射物理学．第八章、第九章，北京：原子能出版社，1999.
2. 胡逸民．治疗计划的设计和执行——临床剂量学原则．中华肿瘤学杂志，1989，3：152～157.
3. ICRU. Dose Specification for reporting external beam therapy with photons and electrons. ICRU. Report No. 29, 1978.
4. ICRU. Prescribing, recording, and reporting photon beam therapy. ICRU Report No. 50, 1993.
5. ICRU, Prescribing, recording, and reporting photon beam theraphy (Supplement to ICRU Report 50). ICRU Report No. 62, 1999.
6. Aaltonen P, Brahme A, Lax I, et al. Specification of dose delivery in radiation therapy. Recommendation by the Nordic Association of Clinical Physics. Acta Oncologica, 1997, 36 (Suppl): 10.
7. 胡逸民，林宁，张春利，等．楔形板临床应用的进一步探讨．中国放射肿瘤学杂志，1988，2（3）：52～55.
8. 胡逸民．临床照射野设计的一般原则．放射物理通讯，1987，1：3～4.
9. Randall K, Ten Haken, Kessler ML, et al. Use of dose - volume histograms and tumor control and normal - tissue complication probabilities for clinical planning. In: Purdy JA (ed). Syllabus: A categorical course in physics three - dimensional - radiation therapy treatment planning. 1994, 55～60.
10. Haken RKT, Kessler ML. Use of DVHs and TCP/NTCP for clinical planning. In: Sternick ES (ed). The theory and practice of intensity modulated radiation therapy. Chapter H. Advanced Medical Publishing, 1997.
11. Renner WD, O'Conner TP, Amtey SR, et al. Tissue compensator design. Part 1: Photogrammetric determination of compensator design. Radiol, 1977, 125: 505～516.
12. Agren A, Brahme A, Turesson I. Optimization of un - complicated control for head and neck tumors. Int J Radiat Oncol Biol Phys, 1990, 19: 1077～1085.
13. Suit H, Skates S, Taghian A, et al. Clinical implications of heterogeneity of tumor response to radiation therapy. Radiother Oncol, 1992, 25: 251～260.
14. West CML and Hendry JH. Radiosensitivity testing for human tumors. Proc Rontgen Centenary congress (Birmingham 1995) (London: British Institute of Radiology) 1995, 73.
15. Webb S and Nahum AE. The biological effect of inhomogeneous tumor irradiation with inhomogeneous clonogenic cell density. Phys Med Biol, 1993, 38: 653～666.
16. Webb S. Optimum parameters in a model for tumor control probability including inter - patrent heterogeneity. Phys Med Biol, 1994, 39: 2229～2246.
17. Lyman JT. Complication probability as assessed from dose volume histograms. Rad Res, 1985, 104: S - 13～S - 19.
18. Burman C, Kutcher GJ, Emami B, et al. Fitting of normal tissue tolerance data to an analytic function. Int J Radiat Oncol Biol Phys, 1991, 21: 123～135.
19. Emami B, Lyman J, Brown A, et al. Tolerance of normal tissue to therapeutic irradiation. Int J Rad Oncol Biol Phys, 1991, 21: 109～122.
20. Schultheiss TE, Orton CG, Peck RA. Models in radiotherapy: Volume effects. Med Phys, 1983, 10: 410～415.

第四章　调强适形放射治疗

第一节　适形放射治疗的物理原理

一、适形放射治疗的目的与定义

放射治疗的基本目标是努力提高放射治疗的治疗增益比，即最大限度地将放射线的剂量集中到病变（靶区）内，杀灭肿瘤细胞，而使周围正常组织和器官少受或免受不必要的照射。如第三章第九节所述，肿瘤致死剂量与正常组织耐受剂量之间的差别一般不是太大，而且正常组织特别是所谓“并行”组织的耐受剂量的大小取决于受照射组织的范围，范围越大，组织耐受射线的能力越小。在深部肿瘤的放疗过程中，一些重要器官如脑干、脊髓、肾、性腺等位于或接近肿瘤（靶区），要特别注意保护。因此，理想的放射治疗技术应按照肿瘤形状给靶区很高的致死剂量，而靶区周围的正常组织不受到照射。要使治疗区的形状与靶区形状一致，必须从三维方向上进行剂量分布的控制。X（γ）射线立体定向治疗（本篇第五章）和高能质子治疗的成功的临床经验揭示并证明，采用物理手段不仅能够改善病变（靶区）与周围正常组织和器官的剂量分布，而且能够有效地提高治疗增益。适形放射治疗（conformal radiation therapy）是一种提高治疗增益比的较为有效的物理措施。适形治疗为一种治疗技术，使得高剂量区分布的形状在三维方向上与病变（靶区）的形状一致。从这个意义上讲，学术界将它称为三维适形放射治疗（3 dimensional conformal radiation therapy，3DCRT）。为达到剂量分布的三维适形，必须满足下述的必要条件（图 2－4－1）：①在照射方向上，照射野的形状必须与病变（靶区）的形状一致；②要使靶区内及表面的剂量处处相等，必须要求每一个射野内诸点的输出剂量率能按要求的方式进行调整。满足上述两个必要条件的第一个条件的三维适形治疗（3DCRT）称之为经典（或狭义）适形治疗（classical conformal radiation therapy，CCRT）；同时满足上述两个必要条件的三维适形治疗（3DCRT），称之为调强（或广义）适形放射治疗（intensity modulated radiation therapy，IMRT）。美国同道将调强适形放射治疗评价为放射肿瘤学史上的一次变革。调强放疗（IMRT）将是 21 世纪初放射治疗技术的主流。

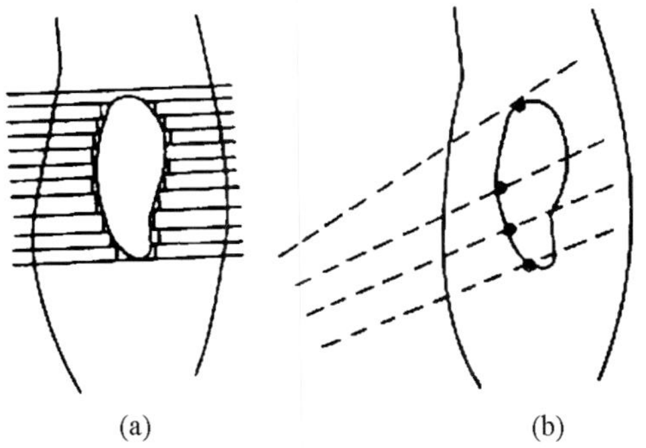

图 2－4－1　实现调强适形放射治疗的必要条件示意

（a）在照射方向上，射野形状应与靶区形状一致；

（b）射野内诸点输出剂量率应按要求分布。

二、三维方向上剂量分布的控制

靶区适合度描述适形放射治疗的剂量分布与靶区形状适合情况，定义为处方剂量面所包括的体积与计划靶区（PTV）或靶区（CTV）体积之比，亦称为靶体积比（TVR）。对圆形或椭圆形靶区，一对对穿野的靶区适合度最差；旋转照射的靶区适合度最好。对矩形靶区，沿长、短边布置的两对对穿野较好。当靶区表面沿射野方向到皮肤表面的有效深度不相等，但呈一维线性变化时，如治疗上颌窦癌，两野垂直交角加楔形板照射，亦能得到较好适合度的剂量分布（图 2－4－2）。一维楔形板将原本剂量率均匀分布的射野［图 2－4－2 中 A′，B′（Ⅰ野），C′，D′（Ⅱ野）］变成剂量率沿 A″－B″方向（Ⅰ野）、或沿 C″－D″方向（Ⅱ野）均匀减少的射野，使得两野在靶表面 A、B、C、D 4 点处的剂量率之和相等。从剂量率调节的意义上，楔形板就是一维的调强装置。所谓调强，就是将加速器或钴-60 治疗机的平坦度、对称性都满足要求的剂量率均匀输出的射野，变成剂量率输出不均匀的射野的过程。实现这个调强过程的装置称为调强装置。传统的物理固定楔形板或一楔合成式楔形板，均可作为一维调强装置。通过它调强后，射野输出剂量率随楔形方向线性递增。当沿此方向，靶区表面距皮肤表面的有效深度不是线性递增（或递减）时，或将楔形板当作组织补偿器使用时，需要非线性递增或递减的楔形板。利用独立准直器生成的动态楔形板，就是这种一维非线性楔形调强器。动态楔形板技术是多叶准直器（MLC）进行二维调强的基础。

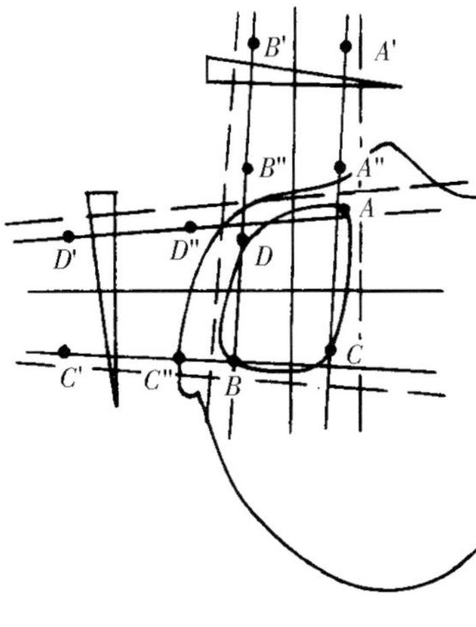

图 2－4－2 两 45°楔形野垂直交角照射

上颌窦楔形一维线性调强

当靶区形状不规则时，采取上述常规布野技术，高剂量区的剂量分布与靶区形状的适合度变劣，并随靶区体积的扩大而加剧。如果在靶区的周围又存在重要器官，如图 2－4－3 所示的前列腺癌的治疗，要想得到较好的靶区适合度，常规照射无能为力，经典适形技术虽有改进，但重要器官仍会受到较高剂量照射。

对小体积、形状比较规则、沿人体纵轴方向变化不大的凸形靶区，用适形射野，配合使用多野结合、楔形板、组织补偿技术等，有可能使高剂量分布（治疗区）的形状与靶区的形状一致。但当靶区很大、形状不规则，而且沿患者纵轴方向扭曲时，例如食管、气管、中枢神经系统、淋巴系统等部位的肿瘤，或病变周围有很多重要器官、靶区成凹形，如前列腺、头颈部鼻咽癌等，必须使用较大的复杂的适形照射野，才能包括整个靶区。同时，由于沿射野方向的靶区厚度、深度（如鼻咽癌治疗时鼻咽部和颈癌淋巴结）的不同且变化没有规律，使用传统的一维楔形板技术或补偿技术，很难获得满意的与靶区形状符合较好的剂量分布，必须采用二维调强适形技术（图 2－4－3）。

人体中射野内任意一点 P 的剂量大小 D_P 为 n 个照射野在该点的剂量率 R_{P_i} 和照射时间 Δt_i 的乘积

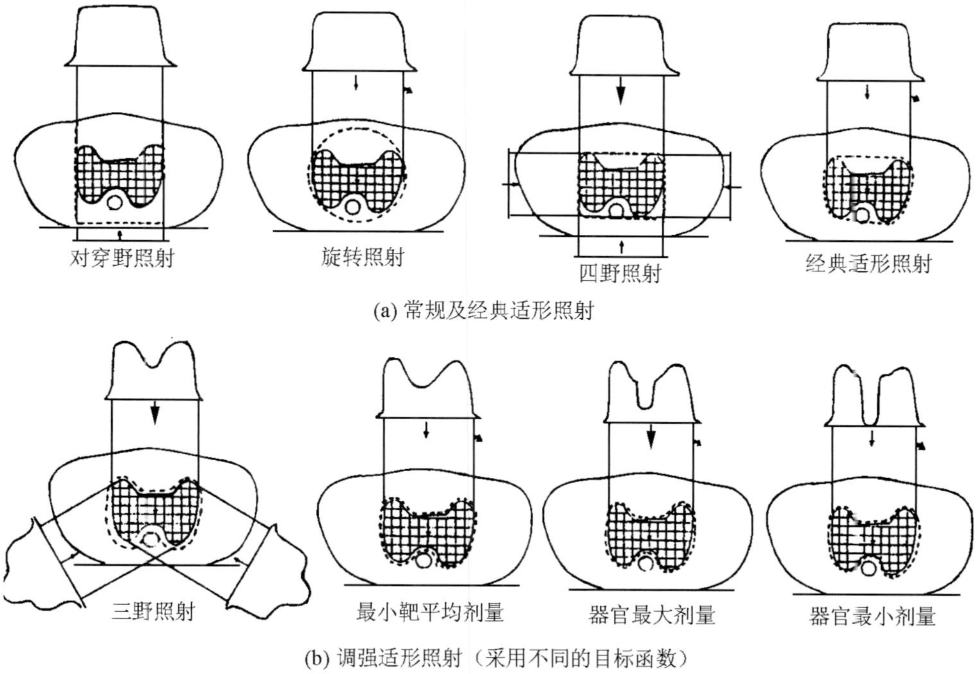

图 2－4－3 常规照射、经典适形照射、调强适形照射剂量分布及靶区适合度的比较（引自文献 2）

之和（图 2－4－4）：

$$D_p = \sum_{i=1}^{n} R_{P_i} \cdot \Delta t_i \qquad (2-4-1)$$

而各野在该点的剂量率 R_{P_i} 由下列因素确定：射线能量、源皮距离、射野大小、组织深度、离轴距离和组织不均匀等。这些因素的影响，使得 R_{P_i} 随位置而变化。根据适形放疗的定义，靶区内及靶区表面的剂量应相等，则各野到达 P 点的剂量率 R_{P_i} 和照射时间 Δt_i 的乘积之和应为常数，即：

$$\sum_{i=1}^{n} R_{P_i} \cdot \Delta t_i = \sum_{i=1}^{n} R_{Qi_i} \cdot \Delta t_i = \Lambda \qquad (2-4-2)$$

显然，有两种控制办法，使（2－4－2）式保持为常量（此常量应等于靶剂量）：①调节各射野

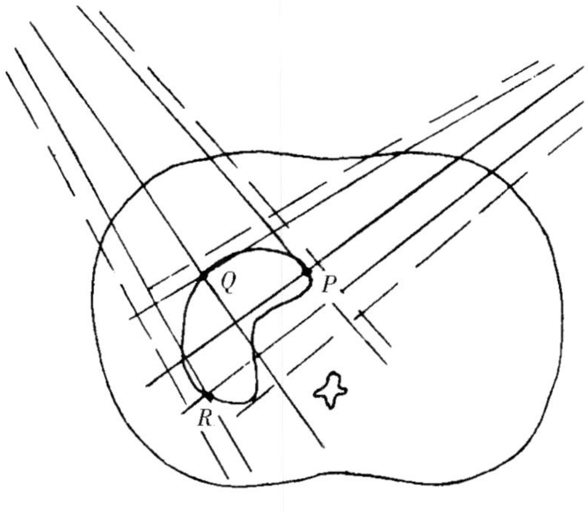

图 2－4－4 剂量分布的三维控制示意图

到达 P 点的剂量率 R_{P_i} 的大小；②调整各射野照射 P 点的时间 Δt_i。属于第一种方式的有一维物理楔形板、组织补偿器、剂量补偿器等；属于第二种方式的有独立准直器动态扫描（动态楔形板）、多叶准直器动态扫描调强、多叶准直器静态调强、笔型束电磁扫描调强等（本章第三节）。上述两种方式，最终是改变了照射野内的 X（γ）射线光子的能量注量或电子、质子等的粒子注量，即改变了射线的强度（intensity），故称为调强（intensity modulation）。当用混合射线束，如用 X 射线加电子束混合照射，或用扫描束照射时，根据治疗的要求，照射中，射野的能量还可以改变（如 MM－50 电子回旋加速器，或质子治疗），称为调能（energy modulation）。（2－4－2）式中每野在各点的剂量率 R_{P_i} 的高低或照射时间 $\triangle t_{P_i}$ 的长短，由本章第二节叙述的逆向优化算法计算得来。

三、适形治疗的历史发展

适形放射治疗概念的提出和进行临床研究最早始于 1959 年。日本的 Takahashi 博士及同事，首次提出并阐明了适形放射治疗的基本概念，以及实施的方法。他们用自行设计的一个机械控制系统，控制多叶准直器（MLC）的开口形状与射野方向的靶区投影形状一致，绕患者进行旋转适形治疗。

Proimos 博士及同事独立地提出了同步挡块旋转（synchronous shielding and beam shaping）照射方法。同步挡块法是将特殊设计的铅挡块安装在患者和机头准直器之间，并且挡块能够随机架或患者的旋转作同步运动，当机架旋转时，挡块靠重力旋转，保证挡块的形状随时与照射的靶区的投影形状一致。同步挡块可以产生一个较好的剂量分布，特别适合于防护靶区内或靶区附近的正常组织和器官。但因设计一个同步挡块非常复杂，花费时间，不利于临床推广。

Green 于 1959 年首先提出循迹扫描（tracking technique）的原理，并在英国伦敦皇家北区医院建立了这种系统的机器和计划设计的方法。当时使用的是 250kV Marconi 旋转型深部 X 射线治疗机。所谓循迹法，就是依靠治疗机和治疗床的相互配合的运动，使得靶区每个截面中心总是位于机器的旋转中心上，而射野的形状和大小靠准直器的扩缩以及床的纵向（与机架旋转平面垂直）运动得到的。因此，循迹扫描的结果，使得高剂量区的横、纵方向上均与靶区形状一致。显然治疗范围即射野大小，不仅由准直器限定，同时也由床的纵向运动范围确定，而机架旋转的速度和床的纵向运动的速度决定剂量的大小。Green 等的研究证明，利用循迹法可以治疗任意形状和大小的肿瘤，特别对治疗食管、脊髓、盆壁、胸壁等部位形状弯曲的肿瘤最有利。继 Green 的研究之后，英国 TEM 工厂生产出钴-60 循迹扫描治疗机的原型，于 1970 年安装在伦敦皇家自由医院，并于 1973 年治疗了第一例患者。Davy 于 1975 年叙述了该机的安装情况和治疗计划设计的方法。当时机器仍靠模拟系统进行控制。虽然这种机器可以用来治疗患者，但操作起来比较困难，而且不够安全，特别是当机器有故障时，机器不能自动停止。于是在总结模拟的钴-60 治疗机的基础上，进一步利用数字计算机代替模拟系统进行控制，发展成为计算机控制的循迹扫描式钴-60 治疗机。

同步挡块法，由于悬块笨重，制作困难，不易推广。循迹扫描方法，由于采用窄束沿靶区（人体）纵轴方向扫描，每个截面的靶区中心又能与等中心旋转轴一致，控制床的纵向运动的速度可使出束时间能随射野大小和组织深度变化。因此，循迹扫描法不仅能在与靶区纵轴垂直的截面内，而且在沿靶区纵轴方向上得到均匀的适合靶区形状的剂量分布。虽然窄条野间的输出剂量率和照射时间能沿纵轴方向变化，但在每个窄条野内的输出剂量率和照射时间不能改变，剂量分布的控制能力仍然较弱。它现已被步进式（如 NOMOS 的 MIMiC 系统）和螺旋扫描式（如 Tomotherapy）扇形束（fan beam）调强扫描技术所替代。

Umegaki 于 1971 年在 VARIAN CLINAC-6 直线加速器上安装一组多叶准直器，由一个旋转的盘片进行模拟控制。Mori 报道了它的应用情况：准直器的每一边装有 8 个拉片，其中 6 片由伺服系统控制，每片在等中心处形成的射野有 3cm 宽。Mantel 等于 1977 年介绍了在东芝 LMR-16 14MeV 直线加速器上应用模拟控制的多叶准直器方法，每边叶片数增至 12 片，在等中心处形成的单片射野宽 2. 5cm。起初靠手动调节，后来 Perry 等将它改为用微机控制，从而得到动态的适合肿瘤形状的剂量分布。多叶准直器提供了一种实用的适形治疗方法，它是在常规治疗准直器上的一种改进，使得射野形状能随靶区形状改变。

调强治疗（IMRT）最初由 Bjarngard、Kijewski 及其他同道于 20 世纪 70 年代提出。由于当时的计算机技术和剂量计算模型条件的限制，IMRT 还不能在临床上实现，但他们的研究，播下了调强治疗新时代之种子。多叶准直器及其计算机控制系统的建立与发展，为调强治疗（IMRT）铺平了道路。多叶准直器的原初设计，主要目的是为了替代传统的射野外加挡块，更加方便于治疗的摆位。用独立准直器生成动态楔形野，启发了用多叶准直器进行动态调强。照射中，利用每一对叶片的相对运动，可得到两维强度（输出）不均匀分布的照射野。

20 世纪最后的 10 年中，由于计算机硬件和软件技术的快速发展，放射治疗的计划设计与执行都有较大的变化。这些变化的主要标志是按治疗需要进行调能和调强。自从 Brahme 教授提出逆向计划设计概念以来，以及笔型束剂量计算模型的建立和发展（本章第二节），为调强治疗提供了先决条件。NOMOS 公司在世界上率先在加速器上利用 MIMiC 准直器，实现了调强治疗。美国的一些大学开发的原型调强治疗系统也相继投入临床使用。但调强治疗仍处在它的幼年时期，在被广泛用于临床治疗之前，一些问题仍需研究和探讨。

四、适形放射治疗的临床价值

（一）放射治疗在肿瘤治疗中的地位　放射治疗主要用于恶性肿瘤，它与手术治疗、化学药物治疗组成了肿瘤三大治疗手段。国内、外统计数字表明，约有 50% ~70% 的癌症患者需要不同程度（单纯放射治疗或与手术、药物配合治疗）地接受放射治疗。近一百年来，由于三大治疗手段的进展，肿瘤治疗的 5 年生存率不断上升，已由 20 世纪 30 年代的 15% 增加到 20 世纪 90 年代的 45%，每 30 年，5 年生存率大约提高 15%。经死因调整后的相对 5 年生存率目前可达 54%。此数字说明，目前在所有的肿瘤患者中约有半数能够被治愈。在被治愈的 45% 的肿瘤患者中，三大手段对治愈率的相对贡献分别为：肿瘤手术 22% （48.9%）；肿瘤放疗 18% （40%）；肿瘤化疗 5% （11.1%）。放射治疗与手术治疗一样，是一种局部治疗手段。约 90% 的肿瘤治愈率是局部治疗手段的贡献。

原发肿瘤的局部控制是肿瘤治愈的先决条件，因为局部控制的失败，会导致肿瘤的局部复发和肿瘤的远地转移。已有证据证明，改进局部治疗，能够导致较高的治愈率。放射治疗不仅是肿瘤局部治疗的有效手段，治愈率约占整个肿瘤治愈率的 40%，而且它能够保留器官的功能，例如乳腺、眼、喉、四肢等，改进患者愈后的生存质量。在未治愈的约占 55% 的肿瘤患者的死因调查中，因局部未控导致原发肿瘤治疗失败的病例占 18%，约占 55% 未治愈的肿瘤患者的死因的 32.7%。

因此，通过采用新的或改进的治疗方法，使所有的肿瘤患者的原发（局部）肿瘤得到完全控制，有可能使整个肿瘤患者的 5 年生存率在现有基础上，进一步提高大约 15%。

（二）物理因子（放射源）对放射治疗的贡献　如前述，放射治疗的根本目标是提高局部的治疗增益，即最大限度地增加肿瘤的局部控制概率（TCP），和减低周围正常组织的放射并发症概率（NTCP）。影响 TCP、NTCP 的因素很多（本篇第三章第九节），归结起来有物理和放射生物两类因素。这些因素的充分利用，会拉开肿瘤组织和正常组织因照射引起损伤的程度和大小。放射生物学因素，包括选用恰当的时间剂量分次因子、使用辐射增敏剂和辐射保护剂，在得到同样的物理剂量条件下，使得肿瘤组织产生相对较大的损伤。物理学因素的利用主要是改善肿瘤和周围正常组织的剂量关系和剂量水平，以及这些剂量水平所包括的体积。物理因素包括：射线种类及能量、体外照射与近距离照射的结合、靶区的精确定位、剂量三维计算及控制、重粒子束的应用等。二战后，由于高能 X（γ）射线和高能电子束的引进，大大改观了肿瘤（靶区）和周围正常组织间的剂量关系和剂量水平，使在正常组织得到同样剂量水平条件下，治疗区范围大为缩小，肿瘤剂量可以给得更高，5 年生存率大为提高（表 2-4-1）。

表 2 -4 -1 高能 X（γ）射线相对 KV X 射线放射治疗 5 年生存率

肿瘤	五年生存率（%）	
	kV X 射线	高能 X（γ）射线
霍奇金淋巴瘤	30 ~ 35	70 ~ 75
食管癌	0 ~ 2	8 ~ 16
宫颈癌	35 ~ 45	55 ~ 65
前列腺癌	5 ~ 15	55 ~ 60
鼻咽癌	20 ~ 25	45 ~ 50
膀胱癌	0 ~ 5	25 ~ 35
卵巢癌	15 ~ 20	50 ~ 60
视网膜母细胞瘤	30 ~ 40	80 ~ 85
精原细胞瘤	65 ~ 70	90 ~ 95
睾丸胚胎瘤	20 ~ 25	55 ~ 70
扁桃体癌	25 ~ 30	40 ~ 50

尽管取得了上述成绩，但目前的放射治疗仍存在下述几个急需解决的问题：

1. 虽然多数放疗部门在使用 CT/MRI 等影像工具，作为计划设计的手段，但往往只限于靶区内的少数几层 CT/MRI 片，不能获得靶区和重要器官详细的三维信息，GTV、CTV 不能明确规定，OAR 体积也不十分了解。医师或计划师在选择 PTV 大小时往往将靶区边界放得较大，影响了治疗剂量增益比和靶区剂量的提高。

2. 较难或很少计算 OAR 及其他正常组织内的剂量分布的细节，如 DVH 图等，不可能估计正常组织放射并发症概率（NTCP），而 NTCP 对肿瘤控制概率（TCP）的提高是极其相关的。

3. 常规治疗只限于共面野设计，较难实施非共面射野的照射。

4. 缺乏计划评估手段，如剂量分布的定量分析和 DVH 图的比较等。

5. 整个疗程中治疗体位不能保证精确重复，缺乏治疗验证措施，治疗误差较大。

大量临床报告证明，高剂量照射会提高肿瘤的局部控制率和无瘤生存率。Fletcher 教授很早就指出，亚临床病变的剂量应不低于 5000cGy；微型小病灶的剂量应不低于 6000cGy；病灶直径 3cm 时应不低于 7500cGy；体积更大时，不低于 10000cGy 的剂量才能使肿瘤得到控制。由于上述原因，目前的放疗治疗技术，扩大了周围正常组织的照射范围，限制了肿瘤剂量的提高（目前的技术，肿瘤剂量一般只能给到 7000cGy 左右）。因此，三维适形放疗（3D CRT）可望解决肿瘤的局控问题。

（三）适形治疗的临床研究 高能 X（γ）射线、电子束、质子束的适形放射治疗，会大大改进高剂量区与靶区形状的适合度，进一步缩小治疗体积，能最大限度地减少正常组织受照剂量。Michalski 等，对 5 例儿童脑膜旁横纹肌肉瘤的 3D 和 2D 治疗计划进行了比较，得出结论认为：虽然 PTV 的平均剂量，3D 和 2D 的相近，但 GTV 周边的表面剂量，后者明显低于前者；3D 治疗能够提供更好的靶区剂量分布的均匀性。2D 照射，肿瘤周围的危及器官和组织（OAR）受量很高，无一例能幸免于双目失明、白内障、口干、脑组织或脑干损伤、下颌骨损伤等并发症的发生。3D 治疗方案中，仅一例因肿瘤紧邻同侧视神经，使它受到的剂量超过其耐受剂量水平外，其余各例的 OAR 受量均在其耐受剂量水平以下。Perez 等报道了 MIR 和 Berres - Sewish 放射肿瘤中心于 1992 ~ 1995 年间，用 3DCRT 和常规标准放疗 2D SRT，分别治疗了 T_{1c}和 T_2 期前列腺癌患者共 257 例，其中 3D CRT 治疗 119 例，2D SRT 治疗 138 例。等剂量分布和 DVH 图显示表明：3D CRT 和 2D SRT 均能提供满意的靶区剂量适合度和靶区剂量均匀性，但周围 OAR 器官膀胱和直肠，剂量高于 65Gy 或 70Gy 的受照体积，3D CRT 的不足是 2D SRT 的一半（表 2 -4 -2），前者引起的毒性反应明显低于后者。直肠炎，直肠出血发生率，3D CRT 组只有 3%，而 2D SRT 组高达 12%。Hanks 报告的 247 例前列腺癌的 3D CRT 治疗组中，发生 2 度毒性反应的只有 34%；而 162 例用 2D SRT 治疗组中，2 度毒性反应占 57%。在全组 409 例中，仅有 12 例观察到 3 度胃肠或泌尿生殖系统的反应。两组治疗中，凡是接受盆腔淋巴结照射的患者，发生放射反应的机会较多。肿瘤总剂量的大小不会显著影响 2 度毒性反应的发生率。Sandler 等在用 3D CRT 治疗 721 例前列腺癌的总结中，报道发生 3 度和 4 度直肠放射毒性反应的仅占 3%。

肿瘤局部控制率的提高，已在前期的临床增量治疗计划中得到证实。Leibel 等报道了 324 例前列腺癌（T_{1c}，48 例；T_{2a}，39 例；$T_{2b,c}$，135 例；C，102 例）的治疗。其中 254 例参与了增量计划的治疗：64.8Gy～66.6Gy，70 例；70.2Gy，102 例；75.6Gy，57 例；81Gy，25 例。计划靶区（PTV）在影像发现的前列腺 GTV 外周放出 1cm 边界，但近直肠处只放宽 0.6cm。只有 15% 的患者有急性 2 度的放射反应，34% 患者有排尿症状，只有 1 例（0.4%）伴有严重的远期反应。经 PSA（前列腺特异性抗原）归一后的 3 年生存率分别为：T_{1c}～T_{2a}，97%；T_{2b}，86%；T_{2c}，60%；C，43%。Hanks 等观察到，在 373 例前列腺癌中，用 3DCRT 治疗的 4 年生存率为 50%，而在 2DSRT 129 例的治疗中，4 年生存率仅为 39%。

表 2－4－2　3D 适形照射和双侧等中心旋转标准照射治疗前列腺癌的有关剂量学参数的比较
（照射仅限前列腺的病例）

对比参数	3D CRT	SRT
观察例数	87	87
靶区		
剂量高于靶处方剂量的体积（%）	92.9±13.9	92.9±10.8
ICRU 剂量（靶处方剂量）（Gy）	69.1±2.6	69.2±2.6
肿瘤最低剂量（Gy）	66.3±5.3	63.5±8.6
肿瘤平均剂量（Gy）	69.8±2.6	69.7±2.8
肿瘤最高剂量（Gy）	71.7±2.4	71.3±2.8
危及器官		
剂量高于或等于 65Gy 的直肠体积（%）	33.7±15	62.7±21
剂量高于或等于 70Gy 的直肠体积（%）	8.5±11.8	28.8±28.9
剂量高于或等于 65Gy 的膀胱体积（%）	22.3±12.5	50.5±22.8
剂量高于或等于 70Gy 的膀胱体积（%）	6.3±8.4	19.4±24.4

Sibley 等报道了 1987 年 12 月～1992 年 6 月间，用 3D CRT 增量治疗了 379 例Ⅲ期（Ⅲa，183 例；Ⅲb，196 例）非小细胞肺癌的结果。所有患者的肿瘤中位剂量为 66Gy（60Gy～70Gy），单次剂量 1.8Gy～2.0Gy。全组中位生存期为 19.5 个月，1 年、2 年生存率分别为 75%、37%；肿瘤局部无进展的中位生存期为 15.6 个月，1 年、2 年生存率分别为 62%、23%。生存率与期别（Ⅲa，Ⅲb 以及 T 或 N）无关。鳞癌效果好于非鳞癌。结论是：3D CRT 增量治疗的结果显著好于放化疗或单纯常规放疗。

Graham 等报道了用 3D CRT 增量治疗 70 例Ⅰ到Ⅲb 不能手术的肺癌，其中 24 例（占 35%）患者接受了化疗。未经肺校正的靶区剂量范围为 60Gy～70Gy。随访 6～30 个月，死因调整后的 2 年生存率：Ⅰ、Ⅱ期患者为 90%；Ⅲ期（Ⅲa，Ⅲb 无差别）患者为 53%。肿瘤局部得到控制的 2 年生存率 47%，明显高于局控失败的 2 年生存率 31%。结论认为：非小细胞肺癌的生存率与肿瘤的局控紧密相关；肺组织的剂量修正非常重要；肺炎发生率与肿瘤位置有关；胸上肋肿瘤患者的肺炎发生率明显低于胸下肋肿瘤的患者，而且与受照体积有关，存在阈值反应剂量。

Leibel 等用 3D CRT 对 10 例未治的和 5 例复发的鼻咽癌患者进行了临床对比研究。2D（常规）

照射技术，先用双侧大野，包括鼻咽及颈部淋巴结，剂量给到50.4Gy，其中脊髓给到45Gy后加脊髓挡块，并用电子束补照颈部淋巴结到50.4Gy。锁骨上淋巴结用前野照到50.4Gy。然后缩野，鼻咽部剂量追加19.8Gy，使总剂量达到70.2Gy。探有淋巴结的颈侧剂量给到59.4Gy，淋巴结病理阳性的，再追加10.8Gy，达到与鼻咽一样的剂量。每周5次，每次1.8Gy。3D CRT治疗，除一例用非共面射野外，其余患者均用两对侧后斜野和一个后前野，适当加楔形板和补偿器，所有射野均采用适形挡块，尽量避开脊髓、脑干和其他重要组织。10例未治患者在2D治疗到50.4Gy后，用3D CRT对鼻咽追加剂量16.2Gy~21.6Gy（中位剂量19.8Gy），使总剂量达到66.8Gy~72Gy。复发再治的5例患者，用3D CRT给21.6Gy~54Gy（中位剂量36Gy）的再程照射。用DVH、TCP和NTCP对每例患者的2D计划和3D计划进行了比较，得出结论是：2D计划，95%等剂量线只能包括靶区体积的78%，而3D计划可达93%；3D计划可使靶区平均剂量增加18%；下颌骨及腮腺剂量大为减少，脑干、脊髓剂量也在允许剂量之内；无并发症的肿瘤控制概率P_{UTC}，3D治疗比2D治疗增加15%。Leibel等认为，3D CRT治疗，当靶区剂量给到传统剂量时，正常组织的剂量会明显减少。若维持正常组织的损伤在其允许水平以下，靶区剂量可以增加，对T_1期原发鼻咽癌，靶区剂量达到70Gy时，肿瘤局部控制率（TCP）已经很高，3D CRT的应用或许不会引起TCP的进一步提高。但对局部偏晚的鼻咽癌，因传统剂量的2D治疗时的TCP较低，用3D CRT治疗进一步提高靶区剂量，可提高TCP。例如，若将脊髓剂量限为39.6Gy，而不是45Gy时，肿瘤剂量因NTCP减少就可以给得更高。这方面仍需要进一步的增量计划的临床研究。

上述几家大的医院，RTOG合作组和NCI支持合作的10家医院，正在利用3D CRT对前列腺、肺癌进行上述类似的Ⅰ/Ⅱ期增量计划的研究。在此基础上，将会扩大到多临床研究中心的Ⅲ期临床研究，并与常规标准放疗结果进行比较。

（四）适形放射治疗的临床价值　适形治疗的结果是：高剂量分布区与靶区的三维形状的适合度较常规治疗大有提高；进一步减少了周围正常组织和器官卷入射野的范围。这已在鼻咽癌、前列腺癌、非小细胞肺癌、颅内肿瘤等三维适形治疗与常规治疗的研究比较中得到证实。靶区剂量分布的改善和靶周围正常组织受照范围的减少，可导致靶区处方剂量的进一步提高和周围正常组织并发症的减低，并且在上述几种癌瘤的临床增量计划研究中得到证实。理论和临床经验证明，靶区剂量的提高，必然导致肿瘤局部控制率的提高；肿瘤局部控制率的提高，必然减少肿瘤远地转移率，进而改进和提高生存率。肿瘤对放射线的抗拒和肿瘤的个体差异，造成剂量效应曲线随剂量继续增加变得平坦，会减弱由于靶剂量增加带来的治疗增益的提高；但由于三维适形治疗使靶区外周（边缘）剂量得到提高，靶剂量的提高总体上能提高局部控制率。因此，适形治疗不能使所有患者的生存率得到提高，而只是对因局部控制失败占主要的或对因局控失败未控癌细胞的再生致成远地转移的肿瘤患者的治疗有意义。也就是说，具有上述特征的肿瘤患者，通过适形治疗，可望提高肿瘤的局部控制率进而提高生存率。除此之外，采用适形技术，正常组织和器官可以得到保护。适形治疗特别适用于位于复杂解剖结构（例如颅内及头颈部）中、形状比较复杂、多靶点的肿瘤的治疗，可减少放射合并症和改进患者治疗后的生存质量。采用适形治疗后，周围正常组织和器官剂量的进一步减少，有可能吸取X（γ）射线立体定向治疗的经验，改变传统的剂量分次模式，加大分次剂量和减少疗程分次数，使疗程缩短，对肿瘤的控制会更有利。

第二节　治疗方案的优化

放射治疗作为肿瘤的一种局部治疗手段，一直在不断寻求解决一个基本问题：如何较好地处理肿瘤组织和周围正常组织的剂量关系，使肿瘤得到最大限度的局部控制而周围正常组织和器官的放射损伤最小。临床经验证明，肿瘤的局部控制率与正常组织的放射损伤有一定的关系。多数临床情况下，肿瘤控制率与正常组织损伤成正相关，即提高肿瘤的局部控制率必然造成对正常组织的更多的损伤。

这固然有肿瘤组织和周围正常组织的放射敏感性的因素的影响，如因肿瘤组织的放射抗拒、周围正常组织的放射敏感而不可避免，但更多的还是因为当时的治疗条件（如诊断水平、放射源、照射技术等）和对肿瘤行为的认识的限制。临床经验亦证明，通过改进照射技术、选择合理的时间剂量因子，在保持同等水平的肿瘤控制率的情况下，减低正常组织的放射损伤，以改进患者愈后的生存质量；或在维持正常组织的放射损伤不超过一定的允许水平的情况下，最大限度地提高肿瘤的局部控制率，以挽救患者的生命。治疗方案的优化是实现上述治疗个体化的唯一途径。

一、治疗方案优化与逆向计划设计

治疗方案的优化，就是治疗方案的个体化。优化的过程就是治疗方案的不断改进的过程。因此，治疗方案的优化应贯穿于整个放射治疗的计划设计和执行的过程中，包括靶区和重要组织及器官的确定、治疗目标的选择和物理方案的设计与实施。自20世纪60年代计算机用于放射治疗的计划设计以来，人们一直在寻求优化方法，进行治疗方案的筛选。但这些方法没有普遍被采用，是因为：①20世纪60～70年代期间，放射治疗机本身不具有做治疗优化的条件，即使有优化的方案，实施起来也较困难；②有关肿瘤及周围正常组织范围的确定方法受到限制，临床不能提供足够的有关患者治疗部位的详细信息，使治疗方案的优化失去了本来的意义；③没有较好的治疗计划系统能够作治疗方案的优化设计；④缺乏有效的剂量生物效应模型来做治疗方案的评估和选优。20世纪70年代以来，由于计算机技术的高速发展，CT/MRI等影像学技术的临床应用和发展，数字化控制的医用加速器的诞生和临床应用，高能X（γ）线、电子束剂量计算模型的逐渐成熟，3D剂量生物响应模型的建立与发展等，将我们带入一个崭新的肿瘤的3D影像诊断和3D治疗的时代。它的基本特征是，能够实施精确的肿瘤定位、精确的治疗计划设计和精确的治疗计划执行的三精治疗。这不仅给治疗方案的优化提供了充分的条件，而且只有进行治疗方案的优化，才能有效地实施三精治疗。

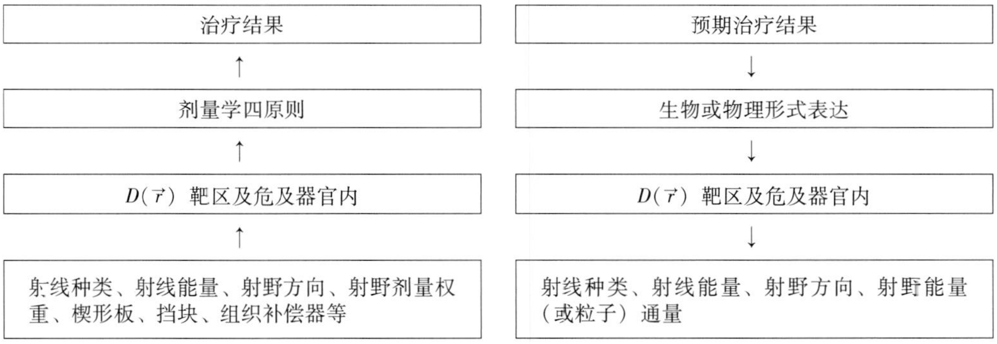

a. 正向设计过程　　b. 逆向设计过程

图2－4－5　治疗方案优化的基本过程

传统的治疗方案的优化过程，是计划设计者按治疗方案的要求根据自己的经验选择射线种类、射线能量、射野方向、射野剂量权重、外加射野挡块或楔形板，计算在体内的剂量分布，利用本篇第三章第二节中叙述的剂量学四原则，对计划进行评估，最后确定治疗方案。这是一个正向计划设计的过程，又称为“人工优化”。此方法目前仍得到广泛的应用。治疗方案的好坏很大程度上决定于计划设计者的经验。尽管目前3D治疗计划系统中带有多种治疗计划的设计工具，和计划评估工具，正向设计的计划往往是“可接受”的方案，但不是较优的方案。特别对下述情况的治疗计划的设计，“人工优化”会遇到更多的困难。例如：①当射野数目很多时；②较难用“人工优化”手段找到一个可接受的方案时；③即便能找到一个可接受的治疗方案，也不能肯定此方案是最好的。为了解决上述困难，必须将传统的正向设计过程颠倒过来，称为逆向治疗计划设计。从图2－4－5b可以看出，放射治疗计划设计的真实过程是一个逆向设计的过程，它是由预期的治疗结果来决定应使用的治疗方案，而不是相反。因为计划设计过程，就是不断在寻找最好的布野方式（或布源方式－近距离治疗），包括射线能量、射野方向、射野形状、剂量权重以及每个射野的强度分布等，使肿瘤得到最大可能的控制而保持正常组织的放射损伤最小。正向计划设计与逆向计划设计的基本区别在于，前者是先设计一个治疗方案，然后观察剂量分布是否满足治疗的要求；后者是根据治疗要求确定的剂量分布去设计一个治疗方案。显然，在整个计划设计过程中，对一个较为复杂的治疗，前者不仅会遇到上述的困难，而且寻找一个较好的治疗方案更多地依赖于设计者的经验。后者不仅符合任何医疗实践，包括放射治疗实践的思维过程，而且能够为放射治疗提供较为客观的优化的治疗方案。

由于影响治疗效果的因素太多，有些因素目前仍在探索之中，一个真正的能被普遍接受的优化计划不可能得到。因此，任何一个优化的治疗方案都是有条件的。更为重要的是，优化的方案必须要与治疗实施的可能性结合起来，不能脱离本部门的治疗机及辅助设备能够提供的条件。根据患者的肿瘤的实际情况和本部门能够得到的治疗条件，求得一个相对完美的治疗计划才是治疗优化的真正含意。

二、逆向计划设计与笔型束

如上述，逆向计划设计就是根据预期的治疗结果去确定一个治疗方案。如图2－4－6所示，预期的治疗结果是用靶区及其周围的3D剂量分布表述的，而3D剂量分布是由物理目标函数或生物目标函数来限制的。通过预期要求的3D剂量分布，求得射野入射方向（包括能量选择）和每个射野的形状及射野内的射线强度分布。由于每个射野内的射线强度分布一般是均匀的，必须将射野划小，变成单元野或笔型束野。然后利用多叶准直器（MLC）、物理补偿器或其他手段，对每个单元野或笔形束的强度进行调节，使计划得以实施。图2－4－7就是一个由笔形束组成的射野的BEV图和REV图。因笔形束野的大小一般要与使用的调强器（本章第三节）匹配，故这种笔形束又称为调强笔型束（IMPB）。

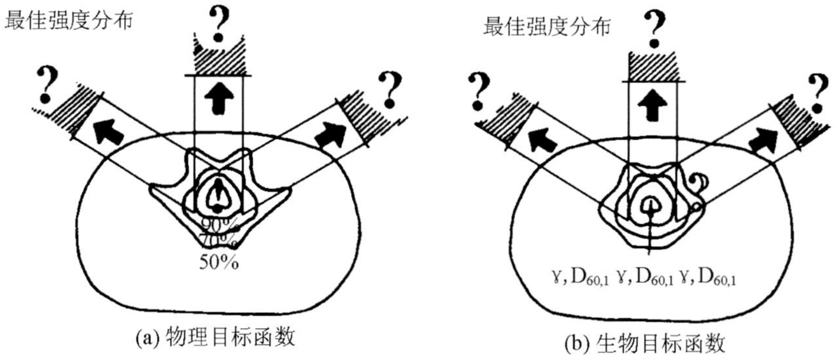

图2－4－6 逆向设计与目标函数

从物理概念上理解，逆向计划设计是CT成像原理的逆过程。如图2－4－8所示，三组平行等强度的笔型束从三个不同方向射入患者体内，每个笔型束的射线强度经其途径上的组织衰减后到达探头，探头接收到的信号代表了笔型束经衰减后的强度，它的对数正比于其途径上的各组织的物理密度之和，探头阵列的信号集合形成了该组平行笔形束穿过患者后的强度分布（图2－4－8a）。将探头接收到的信号，数学上反向投影回去，形成图2－4－8b所示的患者的解剖结构，经过数字滤过、去模糊处理后，得到接近患者真实的解剖图像。如果利用比例于图2－4－8a信号分布的一组笔型束射线，按图2－4－8b方法射入患者体内，就会形成解剖样的剂量分布。逆向计划设计的任务就是利用数学的方法按要求的类似于解剖结构的剂量分布，求解得到类似图2－4－8a所示的CT探头接收到的结果，即笔型束的强度分布。

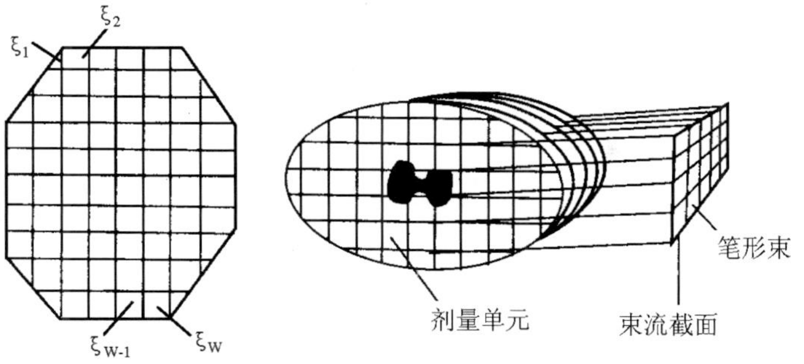

(a) BEV 图　　(b)REV 图

图 2-4-7　由笔形（单元）束构成的射野

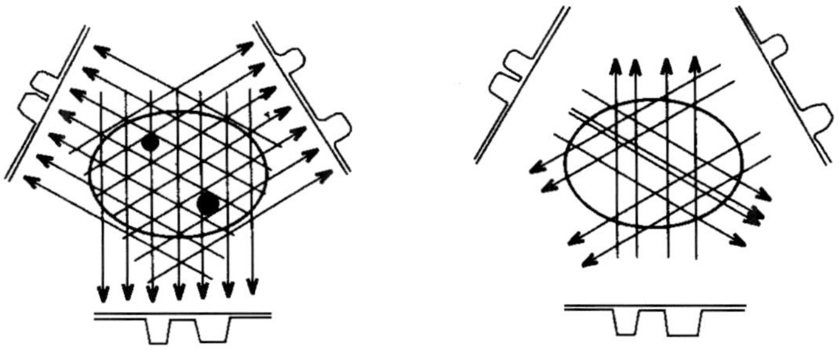

(a) 平行线束通过物体探头取样　　(b) 探头信号反向投影形成影像

图 2-4-8　CT 成像与图像重建

设矢量 $\vec{d}$ 表示为患者体内剂量分布 D（$\vec{r}$）在 3D 剂量网格点的剂量分布，每个格点的剂量为 d_i，$\vec{H}$ 为能量沉积核的卷积矩阵的分布，f 为相应卷积矢量 h 的照射密度或核密度，则 $\vec{d}$ 的矢量式表示为：

$$\vec{d} = \vec{H}\vec{f} \qquad (2-4-3)$$

设在感兴趣的计算区域（一般包括靶区和危及器官）内剂量网格点数为 n，即 $\vec{d}$（d_1，d_2，…，d_n）；有 m 个照射野，总共分为 v 个笔型束，则（2-4-3）式的矩阵或能量表示式可写成：

$$\begin{pmatrix} d_1 \\ d_2 \\ \vdots \\ d_n \end{pmatrix} = \begin{pmatrix} h_{11} & h_{12} & \cdots & h_{1w} & \cdots & \cdots & \cdots & \cdots & h_{1v} \\ h_{21} & h_{22} & \cdots & h_{2w} & \cdots & \cdots & \cdots & \cdots & h_{2v} \\ \vdots & \vdots & & \vdots & & & & & \vdots \\ h_{n1} & h_{n2} & \cdots & h_{nw} & \cdots & \cdots & \cdots & \cdots & h_{nv} \end{pmatrix} \cdot \begin{pmatrix} f_1 \\ f_2 \\ \vdots \\ f_w \\ \vdots \\ \vdots \\ \vdots \\ f_v \end{pmatrix} \qquad (2-4-4)$$

（2-4-3）和（2-4-4）式中能量沉积核 $\vec{H}$ 的物理意义是，假设每个射野中的每个笔型束单元野的照射密度或核密度为一个单位时，m 个照射野入射到体内后，在 n 个剂量网格点内形成的剂量。传统的治疗计划设计中，根据已知的能量沉积核和照射密度或核密度通过求和（积分），得到体内的剂量分布 $\vec{d}$，这是正向计算。若已知能量沉积核，求出 ν 个笔型束的照射密度，使达到要求的体内剂量分布 $\vec{d}$，这是逆向计算。求解过程中，（2-4-3）、（2-4-4）式的逆矩阵解可能出现负值；对特定的剂量分布和能量沉积核，或许可能就没有解。必须附加一些条件，借助一定的算法，使其转向有解的可能性，并避免出现负值的解。因此，从物理意义上说，逆向设计并不是真正的优化的设计，而是带有一定条件的近似解。其限定条件就是下述的目标函数。

三、目标函数

放疗实践中，使用物理和生物两种目标函数。物理目标函数是通过限定或规定靶区和危及器官中应达到的物理剂量分布，实施准确的优化的治疗。生物目标函数是通过限定应达到要求的治疗结果，如无并发症的肿瘤控制概率等，实施最佳的治疗。物理目标函数目前最为常用；生物目标函数是描述疗后患者生存质量的量化指标，是治疗的最高原则。

（一）物理目标函数　本篇第三章第二节中描述的临床剂量学四原则是物理目标函数的通则，量化后应具体包括以下内容：①靶区及重要器官内的平均剂量；②靶区内剂量均匀性（$\triangle D$）；③靶区内的最低剂量（D_{min}）；④危及器官内的最高剂量（D_{max}）；⑤治疗区与靶区的适合度；⑥DVH 图等。

（二）生物目标函数　生物目标函数就是使经照射后肿瘤的复发概率最低而正常组织或器官的损伤最小，亦就是使无并发症的肿瘤控制几率 P_{UTC}最大。生物函数 F_{UTC}的形式为：

$$F^{\circ}_{UTC} = P_{UTC}\ (Hf) \qquad (2-4-5)$$

式中 P_{UTC}由本篇第三章第九节式（2－3－5）表示。F°_{UTC}右上标记号“°”表示剂量 d 或 Hf 的实施（照射）值没有变化。但在实际放疗中，由于每次照射时摆位重复性和射野重复性等的偏差，会使剂量偏离设计值，一般用 P_{UTC}的期望值 $<P_{UTC}>$代替 P_{UTC}。$<P_{UTC}>$计及了放疗中随机过程的影响，它与 P_{UTC}的关系请参阅文献[38]。利用（2－4－4）式表达的生物目标函数进行方案优化，求得剂量分布 D（$\vec{r}$）应使 P_{UTC}最大。

四、优化算法

到目前为止，优化算法根据其求解的途径，划分为两类：积分方程的逆向直接求解，又称为解析算法，和使用迭代逐步迫近。属于前者的解法有傅里叶变换、泰勒展开、非线性楔形技术，等。它们只有在经过简化的条件下才有可能得到有限度解。解结果中可能有负值的出现，而负值解对放射治疗无意义。迭代逐步逼近解法又分为两大类：随机搜寻和系统搜寻。逆向蒙特卡罗模拟（inverse monte carlo approach）和模拟退火（simulated annealign）技术，属于随机搜寻；线性、二次规划（linear & quadratic porgramming）、最小二乘法（least square）、穷尽搜寻（exhaustive search）、可行搜寻（feasibility search）、梯度（gradient）技术，迭代重建（iterative reconstruction）技术和广义笔型束（generalized pencil beam）算法等，均属于系统搜寻。

如前述，治疗方案的优化，就是治疗方案的个体化。对体外照射，就是如何根据靶区及与周围器官和组织间关系，规划出应使用的射野的能量、射野方向，以及组成每个射野的射野单元或笔形束的通量或能量通量分布。上述的算法中，大部分算法目前仍集中在笔型束的通量或能量通量分布，即射野剂量权重的计算，射线的能量（包括射线种类）和射野入射方向仍靠人工的经验。

放射治疗计划的逆向计算问题，从物理过程上看是 CT 成像的逆过程，或与单光子发射断层（SPECT）类似（图 2－4－9）。已知的剂量分布类似于 CT 重建后的图像，或 SPECT 中放射性核素在体内的分布。迭代重建算法根据上述原理，直接从已知的剂量分布 D（$\vec{r}$）计算出所需要的光子通量分布 Φ（r_ϕ，ϕ），然后将求得的通量分布 Φ（r_ϕ，ϕ）反向投影到体内，形成体内的剂量分布D'（$\vec{r}$）。

但计算出来的分布 D（$\vec{r}$）会与要求的 D（$\vec{r}$）分布有显著不同，而且光子通量分布 Φ（r_ϕ，ϕ）会出现负值，但含负值通量的射野物理上不可能实现。必须用一个高通滤过函数，将负值通量的解变为零后，再投影到体内。Bortfield 使用这种滤过技术和逐步迭代方法，使均方根（RMS）差型目标函数达到最小。每次迭代后的解，经滤过后（使负通量为零），进入下一次迭代，直至目标函数值达到最小。

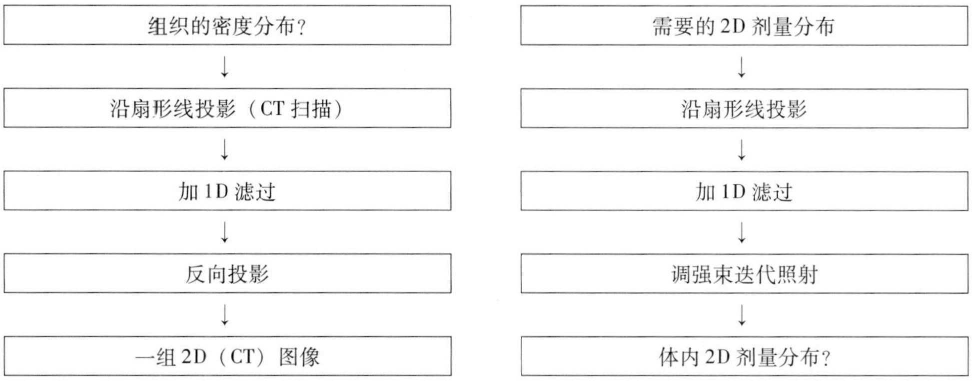

a. 影像重建（滤过的反向投影）　　b. 适形放射治疗（滤过投影）

图 2－4－9　适形放疗迭代重建与 CT 影像反向重建的类比

注：带有“？”的方框是各自的任务，其他框为实现各自任务的途径（引自：参考文献 39）

五、射野入射方向

射野入射方向的选择仍是放疗计划设计中至今未解决的一个重要问题。Bortfield 和 Schlegel 曾对调强和不调强的射野的入射方向的优化进行了探讨。他们利用均方根差（RMS）目标函数和傅里叶变换技术，对不同的入射方向和射野数生成的适形剂量分布进行了比较。主要结论认为，对未经调强的均匀射野，如果射野数较少（n≤3），射野方向对剂量分布的影响很大。射野入射方向应使射野边平行于靶区的最长边。对对称性的肿瘤的照射，或凹形靶区、周围又有重要器官、用调强束的照射，应采用 2π 内均匀分布的射野。甚至强调，“用调强束时，射野方向不必直接避开重要器官”。但对非调强束，应该直接避免照射重要器官。

Gokhale 提出对射线“最少抗拒线”概念，用于确定射野最佳入射方向。“最少抗拒线”，意味着从入射的皮肤表面到肿瘤（靶区）中心的射线路径最短。它与目前临床上计划设计者常使用的就近布野的思路基本上一致。

Sailer 等提出较为完善的做法，使用非共面四野，六野照射技术。其目的是让每个射野的射出端永远不与其他射野的入射端交叉或重叠。不同等剂量线面所包围的组织的剂量体积 DVH 图的结果证明：非共面四野、六野技术，正常组织的受量要比共面的四野、六野技术的受量少得多。非共面四野照射技术，靶中心位于“甲烷分子结构（CH_4）”几何中心即碳原子位置，射野中心轴穿过四个氢原子顶尖和碳原子几何中心，野间交角为 109.471°。在三维空间中，从任一个射野轴看，其他三野在与视野轴的垂直平面上的投影彼此正好互成 120°。非共面六野被分成两组，每组三个射野在患者横断面内互成 120°交角，第一组射野的射出端和第二组射野的射入端交角为 30°。在此基础上，两组射野的各个射野分别向患者头和脚方向再旋转 25°，构成非共面六野照射技术。在三维空间中，相邻野间的交角为 57.8°。Webb 提出一种算法，具有共同原点（射野中心轴交点）的 N 个向量方向（射野中心轴），如何在 4π 空间内彼此间隔最大。射野数 N＝2，3，…，8。当 N＝4 时，正好是前述的非共面四野技术，其他 N 也有类似的结果。

Bohsung 等建立了一个相对简单的、快速地确定射野入射方向的方法。一旦用户确定好等中心位置，对所有可能入射的射野，从放射源的方向观看，计算每个三角形物体在与射野中心轴垂直平面上的投影。设 $A_{0,i}(\phi_g, \phi_c)$ 为机架角、治疗床角分别 ϕ_g、ϕ_c 的射野包括靶区和第 i 个器官的重叠面积，$A_i(\phi_g, \phi_c)$ 为第 i 个器官的投影面积，则靶区和重要器官的相对重叠面积为：$A_{rel,i}(\phi_g, \phi_c) = A_{0,i}(\phi_g, \phi_c) / A_i(\phi_g, \phi_c)$。如果靶区和第 i 个器官间没有重叠，则靶区边缘和第 i 个重要器官边缘间的相对最小距离为：$d_{rel,i} = d_i(\phi_g, \phi_c) / d_{\max}$。其中 $d_{\max} = Max\{d_i(\phi_g, \phi_c)\}$。较好的射野的

入射方向应是 $A_{rel,i}$ 值最小，或应是 $d_{rel,i}$ 最大。对靶区周围有多个重要器官，根据每个器官的相对重要性（可按器官的耐受剂量水平划分），进行加权处理：$A_{rel,i}(\phi_g, \phi_c) = \sum_i W_i A_{rel,i}(\phi_g, \phi_c)$。

值得注意的是，这是一个极简单的算法，只能作射野方向选择的参考。因为投影面积算法中没有区分重要器官较靶区近于放射源还是远于放射源，而且算法中也没有指出应使用的射野数与射野方向间的关系。

Llacer 对均匀等角分布的共面射野，提出用几何优化的方法选择最佳射野入射方向。首先从参选的射野方向确定射野边与靶表面（用某一剂量面表示）相切处的靶表面的弯曲度（cornerness），它用高斯不变量（gaussian invariant）$LvvLw^2$ 表示，将参选射野的两边中与靶表面相切的最大弯曲度对射野序号列表，然后每个参选射野的两边与靶表面相切的最大弯曲度对射野序号列表，然后每个参选射野的最大弯曲度对所有参选射野的最大弯曲度的和值进行归一。设 N_{max} 为均匀分布的最大可能的参选射野，N_{ther} 为医生或计划设计者计划采用的射野数（$N_{ther} \leqslant N_{max}$），则可选的射野组数 N_{SET} 为：

$$N_{set} = \frac{N_{max}}{N_{ther}} \qquad (2-4-6)$$

为防止射野重叠，N_{ther} 建议用奇数野数。当参选射野在 2π 内均匀分布时，在（0，1）区间内用 N_{ther} 等分，与横坐标的交点处的角度为第一组竞争射野组；然后射野序号换一位置，重复上述操作，得到第二组竞争射野组。直到第 N_{set} 组。其中相对弯曲度之和的最大值的那一组为所选的射野组。对 π 内均匀分布的参选射野，将其中的相对野取消外，其后的选择与 2π 的步骤相同。对需要避免直接照射到重要器官的射野，或由于某种临床原因不能安排的射野，可将它们的弯曲度置为零，然后参与射野竞选。

综上所述，当射野数较少（≤5）时，不论是共面还是非共面射野，射野入射方向的选择是很重要的。射野入射方向不仅决定于靶区和周围重要器官间相互几何关系，同时也决定于靶区剂量和周围重要器官剂量。Stein 亦认为，当用调强束照射且射野数很多时，射野可以直接穿过重要器官，因为这样可较好地控制靶区的剂量分布。

第三节 调强的实现方式

射野内诸点输出剂量率按要求的方式进行调整是满足三维适形治疗的两个必要条件之一。调强的概念启发于 X 射线横向断层 CT 成像的逆原理（本章第二节）。CT X 射线球管发出强度均匀的 X 射线束穿过人体后，其强度分布反比于组织厚度与组织密度的乘积，反向投影后形成组织的影像；如果使用类似于 CT X 射线穿过人体后的强度分布的高能 X（γ）射线、电子束或质子束等，绕人体旋转（连续旋转或固定野集束）照射，在照射部位会得到类似 CT 断层影像的适形剂量分布。根据调强的概念，首先要根据病变（靶区）及周围重要器官和组织的三维解剖，和预定的靶区剂量分布和危及器官（OAR）的限量（包括 OAR 的允许体积），利用本章第二节的优化设计算法，借助计划系统计算出射野方向上的应需要的强度分布（图 2-4-10）。它是常规治疗计划设计的逆过程，称为逆向计划设计（inverse planning）；然后，按照设计好的强度分布在治疗机上采用某种调强方式实施调强治疗。

本章第一节已经指出，常规物理楔形板（包括一楔合成楔形板）是一维（1D）线性调强器，动态楔形板是一维非线性调强器，它们能在楔形平面内生成 1D 强度分布。要造成如图 2-4-10 所示的二维（2D）强度分布，则需要 2D 调强器，即通过调强器后的射野输出剂量率（射线能量注量或粒子；注量）沿射野 X、Y 方向变化。根据上述的调强原理，Brahme 和 Webb 对调强方式作了很好的总结，基本上可划分为 6 类 10 种方法，综合如下。

一、物理（2D）补偿器

补偿器原用于人体曲面和不均匀组织的补偿，本篇第三章第八节，叙述了它的设计和制作方法。

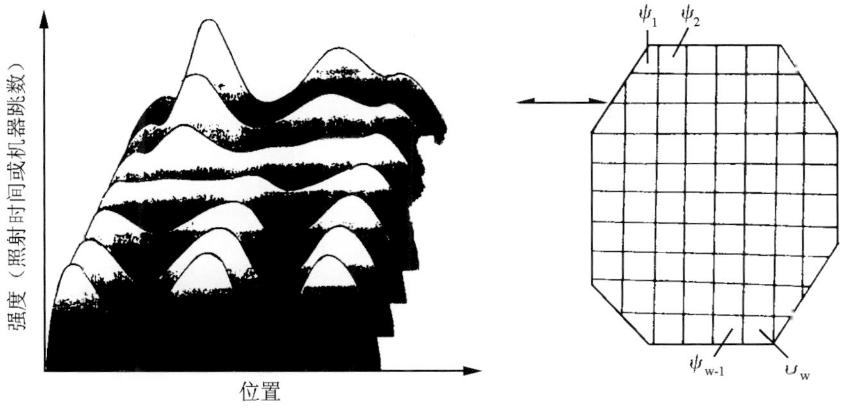

图 2－4－10　逆向计划设计输出的射野强度分布

用于调强的 2D 补偿器具有更广泛的意义。调强补偿器可作为射野挡块的一部分，放置于治疗机的挡块托架上。由具有逆向计划设计的计划系统，提供每个射野的如图 2－4－11a 所示的强度分布 $\{\Phi_{ij}\}$，或被补偿的组织厚度分布 $\{t_{ij}\}$，输出给 PC 控制的补偿器生成器（miling machine），进行补偿器的制作。在补偿器的设计与制作中，有两个问题要引起注意：①最少的穿射，意味着要使用最厚的补偿器，而厚补偿器的制作较困难；②补偿器的构成单元的大小要折中选择，以方便制作和加快加工速度。在自动补偿器生成器出现之前，制作补偿器的最常用的方法是，用不同厚度的铅方块或铅片按强度分布 $\{\Phi_{ij}\}$，或组织厚度分布 $\{t_{ij}\}$ 人工叠放。如图 2－4－11b 所示。图 2－4－11c 所示的补偿器，是用阴阳模技术由自动补偿器生成器制成的。

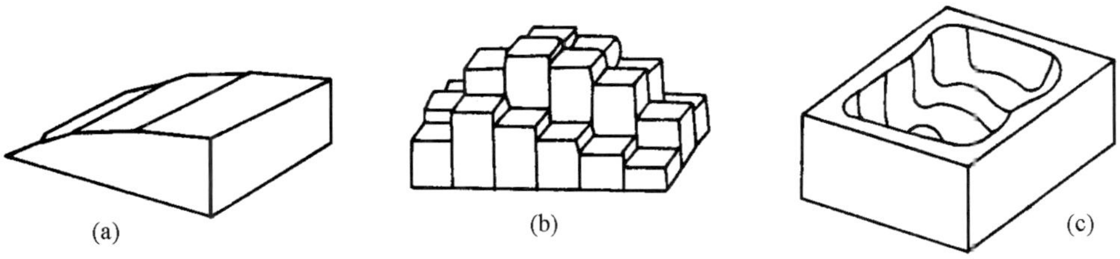

图 2－4－11　物理补偿器示意图

（a）一维补偿器；（b）铅块或铅片叠放式补偿器；（c）补偿器生成器的两维补偿器。

本章第一节介绍的同步挡块也是一种特殊用途的 OAR 器官和组织的补偿器，它随治疗机架的旋转，靠重力转动，保持与 OAR 的投影形状一致，保护重要器官。前述的 1D 楔形板技术是 2D 组织补偿器的一个特例（图 2－4－11a）。

2D 补偿器出现在用多叶准直器 MLC 作调强之前，它仍然是目前广泛使用的、可靠的物理调强技术。因每个射野都需要使用补偿器，给模室制作和治疗摆位都带来不便。补偿器作为一种滤过器，也会影响原射线的能谱分布。

二、MLC 静态调强

多叶准直器 MLC 的运动和照射不同时进行的调强方法称为静态 MLC 调强。此类调强是将射野要求的强度分布进行分级，利用 MLC 形成的多个子野（图 2－4－12）进行分步照射（stop and shot）。其特征是每个子野照射完毕后，照射切断，MLC 调到另一个子野，再继续照射，直到所有子野照射

(a)

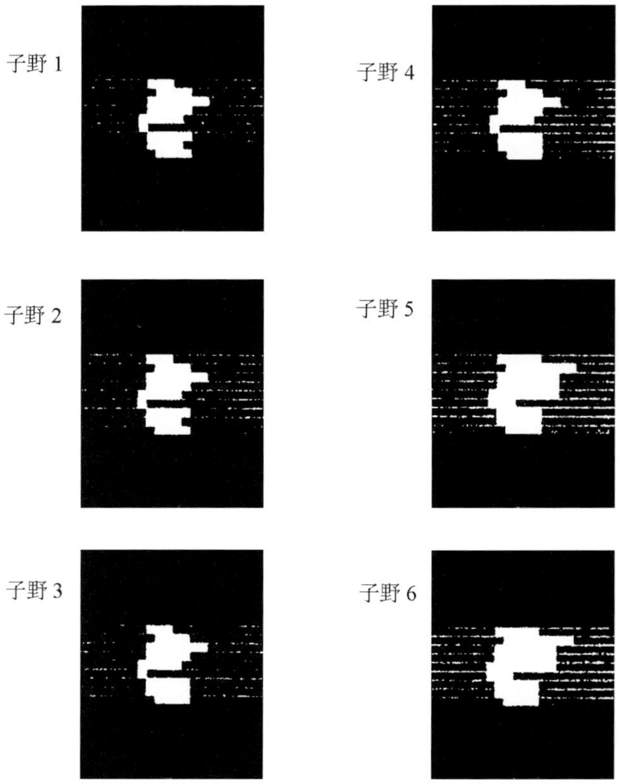

(b)

图 2－4－12 射野内强度分布（a）及子野形成（b）

完毕。所有子野的流强相加，形成要求的强度分布。

MLC 静态调强的实现，按下述步骤进行：①将计划系统输出的 2D 数字强度分布，沿叶片方向转换成如图 2－4－12a 所示的 1D 连续强度分布；②选择适当的强度间隔，对 1D 强度分布进行强度分级（$I=\sum_{i=1}^{M}\Delta I_j$）。强度分级的大小决定了本技术的剂量精确度；③根据强度分级，将 1D 连续强度分布变成数字阶梯式强度分布，如 2－4－12a 所示；④求出每个阶梯强度分级与 1D 连续强度分布的交点，即为两个叶片（此处称为左、右两叶片）的坐标，记为 $\{x_L(i,j),\ x_R(i,j)\}$ $(i=1,\cdots,N)$。$X(i,j)$ 表示第 j 级（$j=1,\cdots M$，M 为级数）强度第 i 对左、右叶片的位置坐标，N 为偶数，因为每对叶片对应两个坐标；⑤各对叶片的坐标配对后，多对叶片坐标的联合，形成 M 个子野。

MLC 静态调强，由于每个子野照射结束后，射线必须关断，才能转到下一个子野。这样，因加速器的射线“ON”、“OFF”动作，带来剂量率的稳定问题。只有，带“栅控”电子枪的加速器，才可以执行 MLC 静态调强。因子野间射线“OFF”占据的时间很短，它对剂量的影响可以忽略。MLC 静态调强技术，非常类似于物理补偿器技术。对只具有单峰型强度分布，前者肯定优于后者，而且几乎与 MLC 动态调强技术等同。但对具有多峰型强度分布，前者的效率虽由于射线的不断“ON”、“OFF”动作有所减低，但因不需要模室制作射野补偿器，以及摆位时不需手工替换补偿器，它甚远优于物理补偿器。

目前已在瑞典 Scanditronix MM50 电子回旋加速器、瓦里安 Clinac 23EX、西门子 PRIMUS 及 PRIMAT、医科达 SLi 直线加速器上，装有计算机自动控制系统，包括机架旋转、准直器旋转、MLC 位置控制、剂量控制等功能，很方便于实现 MLC 静态调强。但本技术也有不足之处，例如：因多次多个子野照射，光子利用效率较低，MLC 漏射会增加，子野间剂量衔接受 MLC 位置精度和患者呼吸及器官运动的影响，以及子野位置的验证问题等。

三、MLC 动态调强

多叶准直器 MLC 运动和照射同时进行的调强方法称为动态 MLC 调强。此类调强是利用多叶准直器（MLC）的相对应的一对叶片的相对运动，实现对射野强度的调节。属于此类的方法有：动态叶片（dynamic leaf collimation）、调强旋转（IMAT）、动态 MLC 扫描（scanning - leaf）等方法。其特征是，叶片运动过程中，射线一直处于“ON”的位置。

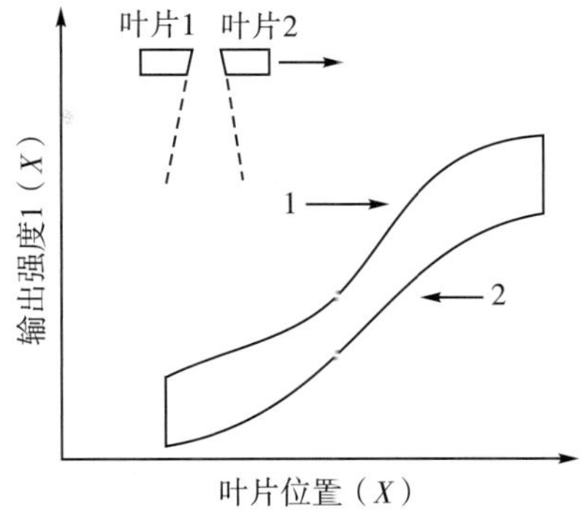

图 2-4-13 MLC 动态调强：MLC 叶片运动与输出强度的关系

（一）动态叶片（dynamic - leaf collimation） 此方法的特点是，一对相对叶片总是向一个方向运动。设叶片运动方向沿准直器的 X 轴，控制两个叶片的相对位置和停留时间，如图 2-4-13 所示，就可以得到该位置处的输出强度 $I(X)$ （加速器中，强度用剂量仪的跳数表示 MUs）。两个叶片中，有一片称为引导片（leading leaf），先运动到一个位置；然后另一片称为跟随片（trailing leaf），按选定的速度运动，给出各点所需要的强度。这种方法在文献中有不同的称呼，如相机快门技术（camera - shutter technigue）、叶片跟随技术（leaf - chasing）和滑窗技术（sliding window）等。

设在 X 位置处的强度为 $I(X)$，则 dI/dt 为加速器的输出剂量率（或能量注量率，或注量率），一般假定为常数。设 dz/dt 代表叶片运动的速度，则 dI/dx 为所需射线强度随位置 X 的变化率。变化率越大，叶片运动速度越慢，实现较容易；变化率越小，叶片运动速度越快，实现较困难，因为对强度变化率较小的区段，叶片运动速度必须很快，而这往往受到叶片运动最大速度的限制。MLC 的漏射线比传统的准直器的高，一般为 1% ~3%，计划设计时，应对其修正。

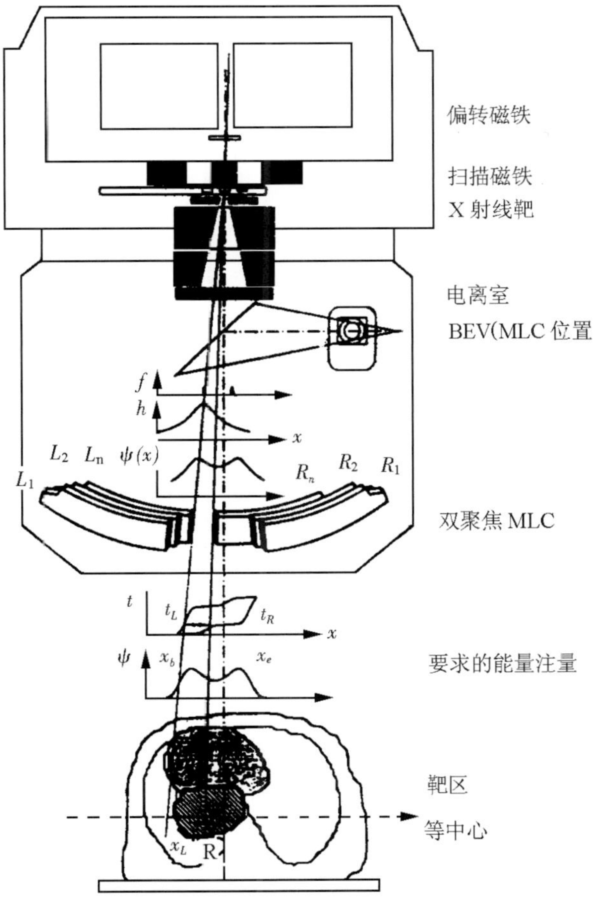

图 2-4-14 动态 MLC 扫描技术

上述整个讨论过程中，均假定在 MLC 准直器之上方，加速器的输出强度（能量注量率或注量率或剂量率）在整个 MLC 动态调强过程中保持不变。虽然新型加速器提供可变剂量率的功能，但对此种方式，需要输出剂量率在调强过程中稳定。

（二）动态 MLC 扫描技术（scanning - leaf technique） 动态 MLC 扫描技术是在（一）中叙述的动态 MLC 调强技术基础上，配以加速器笔型束输出强度的调节，即可同时用叶片运动和改变输出强度的方法来达到要求的强度分布。

动态 MCL 扫描技术的突出优点是，

可使总照射时间缩短。例如，利用独立准直器生成动态楔形板时，附加和不附加输出强度的调制，照射总时间，前者只有后者的60%，时间缩短40%。若MLC过中线运动的距离较短，如瑞典Scanditionix MM50加速器上MLC过中线只有5cm，需要使用该技术（图2-4-14）。以上讨论均假定加速器输出的流强有较理想的空间分布。实际操作中，必须针对能得到的流强分布进行调强和运动方式的计算，因此需要计算的不断迭代。

动态MLC扫描技术的实际应用中，会遇到的两个较大的障碍是：第一，MM-50中的监测电离室的监测面积较小，相当于100cm处4cm×4cm，需要扩大监测范围。第二，叶片运动必须要与输出强度调制同步，对加速器的控制要求较高。

动态MLC扫描，无疑是一项优美的技术，但应用到临床治疗之前，还需要技术上的进一步完善。

（三）旋转调强（intensity modulated ARC therapy，IMAT） Yu等建立了MLC旋转调强技术，该技术综合了MLC动态、MLC静态调强技术和断层治疗技术的优点。在整个照射过程中，治疗机机架绕患者作N次等中心旋转；每一次旋转过程中，MLC不断（一般每间隔5°）改变射野的大小和形状，故称为调强旋转治疗（IMAT）。因为MLC运动的范围和次数都低于MLC动态调强和MLC静态调强，本方法的效率较高（图2-4-15）。

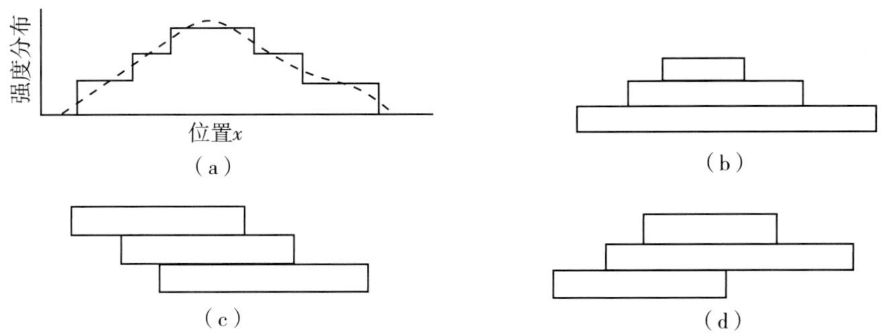

图2-4-15 调强旋转

将强度分布变换成不同大小和形状的均匀强度分布的子野

由于不是每个照射方向上的强度分布都有相同数目的强度分级，旋转数N应取最为复杂的强度分布的分级数，然后对其他较简单的强度分布按此数N进行细分。

Yu将这种技术应用到Philips SL-20直线加速器上。他设计了一个“C”型靶区，危及器官OAR位于其中。5个等中心旋转形成的剂量分布，与用NOMOS MIMiC调强得到的剂量分布相同，靶区都位于80%、90%等剂量线内，而OAR剂量只有10%~20%。

与断层治疗技术相比，IMAT具有下述特点：①可在现有的带有MLC的加速器上执行；②本技术使用整野治疗，不必将野分成窄束，光子使用效率提高；③不存在相邻窄野间的匹接问题；④沿MLC叶片方向的空间分辨力是连续的。

四、断层治疗

断层治疗（tomotherapy）技术，因模拟X射线计算机断层技术而得名，它是利用特殊设计的MLC形成的扇形束（fan beam）绕患者体纵轴（此轴一般与加速器机架旋转轴一致）旋转照射，完成一个切片治疗。然后利用床的步进，完成下一个切片的治疗。本方法酷似英国Green氏倡导的径迹扫描（tracking）技术。按床的步进方式的不同，在美国的两个不同地方，分别独立地发展了两种不同的断层治疗的方式：Carol方式和Mackie方式。前者是在每次旋转照射完毕后，床步进一段距离；后者采取类似螺旋CT扫描方式，机架边旋转床边缓慢前进。从技术意义上讲，后者才是真正的断层治疗。

（一）Carol 方式　Carol 方式利用 NOMOS 公司特殊设计的多叶调强准直器（称为 MIMiC），形成窄长条矩形野称为扇形束。在旋转照射过程中，借助 MIMiC 的进出（ON、OFF）运动，实现调强治疗。如图 2－4－16 所示，MIMiC 由两组共 40 个叶片组成，每组 20 片，相对排列，每片 8cm 高，近源端 5mm 宽，远源（近患者）端 6mm 宽，在加速器等中心处的投影大约为 10mm。相邻叶片间有 5 组“凹凸槽”，以减少漏射线。每组叶片形成的窄长条矩形野在等中心处的宽度有 10mm、20mm 两档，即叶片进出的距离为 5mm、10mm。每个叶片由气动独立控制，两组叶片同时独立运动，形成两个窄长条矩形野，即每次旋转，完成两个切片治疗。气阀打开后，高压气体推动活塞使叶片进入射野，气阀关闭时，活塞内的低压气体反向拉回活塞使叶片退出射野。活塞双方向运动时间约为 40～60ms。通过计算机控制，在出束过程中叶片（通过活塞）可全部、部分停留在或完全不在射野内，形成需要的 1D 强度分布。一次旋转，床步进一段距离，进入下一片的治疗。MIMiC 本身装有传感器和显示屏，监测叶片的位置和运动的速度。MIMiC 可装到任何直线加速器机头的挡块托架插槽内，可独立成系统，不需要对加速器作任何改动。相邻切片构成一对相邻野，它们一般在靶中心相交，因此，床步进的控制精度对相邻野剂量分布的影响是非常大的。

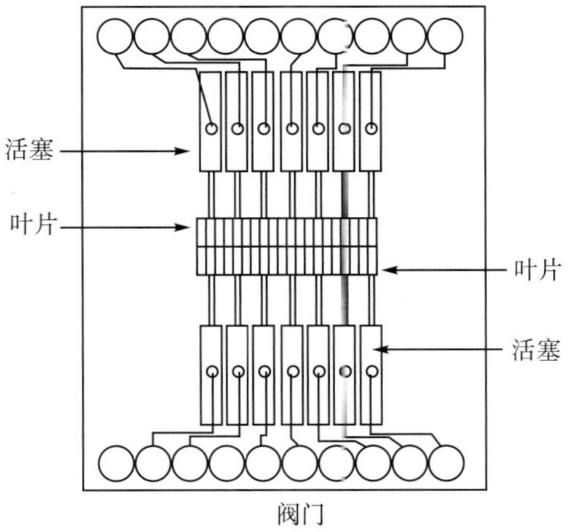

图 2－4－16　NOMOS MIMiC 调强多叶准直器结构示意图

Carol 作了这方面的剂量学研究。首先，他设计了 3 个直径分别为 4cm、10cm 和 18cm，长度均为 15mm 的靶区。此种情况，不需要床的步进，只需要一次旋转。3 个靶区内的剂量不均匀性分别为 11%、14% 和 16%，这种剂量不均匀性纯属由于调强束本身引起的。然后，使床步进，进行照射。当床步进距离非常准确时，沿患者纵轴即床运动方向的剂量不均匀性在原基础上增加 2%～3%，这是由于射野离轴分布沿纵轴相加的结果。

床步进距离的误差为 2mm 时，剂量不均匀性可达 41%。因此，非常需要床步进的精确控制。NOMOS 设计了一个特别的控制床步进的装置 CRANE，附于直线加速器的治疗床面上，使床的步进精度可达 0.1mm～0.2mm，由它引起的剂量不均匀性只有 3%。由此引伸到，患者治疗体位的固定和呼吸及器官运动的控制，直接关系到 MIMiC 切片治疗技术能否成功地应用到胸、腹部肿瘤的治疗。

MIMiC 执行的调强计划，是由 NOMOS 公司自己设计的 CORVUS 逆向治疗计划系统提供的。它使用模拟退火（SA）算法，它是世界上第一台经美国 FDA 通过的逆向治疗计划系统。该系统使用的剂量计算模型为 MIMiC 形成的单元束（FSPB）即小野的剂量分布 TMR 和 OAR 等在体内进行叠加。

（二）Mackie 方式　如前所述，Mackie 方式是采取螺旋 CT 扫描方式，机架边旋转治疗床边缓慢前进，实现扇形束的调强切片治疗。Mackie 等提出了一个带梦幻（dream－like）色彩的最新型的放射治疗机。如图 2－4－17a 所示，治疗加速器安装在一个类似 CT 框架上，可作 360°旋转；加速器对侧，在治疗床下方，安装有射野影像系统，以作射野验证和剂量测量；在与射野中心轴垂直（通过等中心）方向上，安装有 X 射线 CT，作治疗计划设计和治疗体位验证。整个系统集中了放射治疗过程中，从患者解剖数据采集、计划设计、模拟与验证及计划执行的所需要的所有设备。该机仍在设计制造中。加速器产生的 X 射线由一窄条形的一级准直器准直，形成扇形束，在与扇形束垂直方向，安装一组调强多叶（64 叶）准直器，每个叶片的物理外形像一个梯形挡块，聚焦于放射源靶点。与 NOMOS MIMiC 准直器一样，依靠气动推动活塞，使叶片进、出扇形束射野，得到 1D 调强剂量分布。随着治疗机架的旋转，治疗床缓慢前进，实现螺旋式切片调强扫描照射（tomotherapy）。治疗床前进的速度控制到恰使机架旋转一周所需要的床步进距。如果让加速器机架固定于某一角度不旋转，治疗床前进运动，进行 MLC 调强，可实现体层调强照射（topotherapy）。

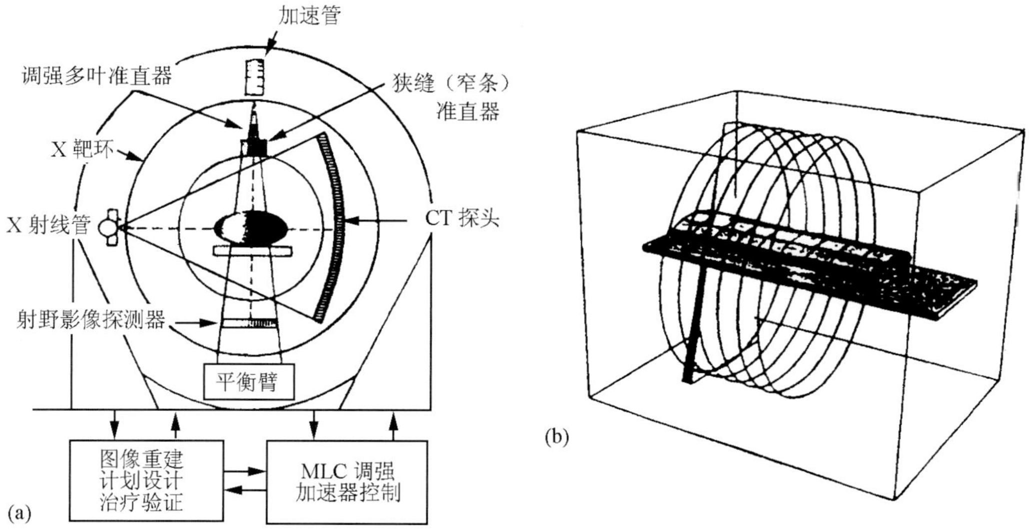

图 2-4-17 螺旋扫描式断层治疗机结构示意图

断层治疗机上使用的原型（prototype）调强准直器只从一个方向进出，尽管叶片运动速度特别快（到位时间约为 100ms），也会形成梯度型的注量分布。新型设计中，将叶片的单向进出，改为双向交替进出，即叶片从一个方向进去时，则它必须从另一方向退出。这样因叶片进出射野引起的双向梯度型注量分布，恰好被此补偿，形成平坦的注量分布。由于该准直器为单列结构，避免了 NOMOS MIMIC 因双列结构的相对叶片彼此碰撞产生的噪音。

五、电磁扫描调强

在所有的扫描技术中，电磁偏转扫描技术是实现调强治疗的最好方法。它与前述的独立准直器、MLC 运动调强相比，不仅具有 X 光子的利用率很高，治疗时间短的突出优点，而且可实现电子束、质子束的调强治疗。如图 2-4-18 所示，在 MM50 电子回旋加速器的治疗头上，安装有两对正交（四极）偏转磁铁，通过计算机控制其偏转电流的大小，在几个微秒时间内就可以形成 50×50cm（X 射线）大小的射野。第一对磁铁位于治疗头的电子偏转平面内，它的扫描中心正好位于第二对磁铁的扫描中心上。前者使电子沿 G-T 方向扫描，后者使电子沿 A-B 方向扫描。X 射线靶正好位于扫描偏转磁铁的下方，且靶的上表面伸入磁极中，使聚焦后的电子即刻打靶。电子、X 射线治疗很容易切换。按照预定的扫描方案，控制偏转磁铁的电流，改变电子射出（电子束治疗）、或电子击靶（X 射线治疗）方向，产生所需要的方向不同、强度各异的电子笔型束或 X 射线笔型束。这些笔型束在患者体内的集合，形成要求的强度分布或剂量分布。假设脉冲重复频率（在 5~300Hz 间可变）为 200Hz，则完成含有 200 个笔型束矩阵的射野，只要 1 秒时间。每个扫描脉冲宽度在 1~6s 内可变。强度调制可与宽度调制结合。因此，在照射剂量快要结束的最后几次扫描时，可利用它们进行微调，以精确达到要求的绝对剂量。如果使用栅控电子枪时，调强更加方便。对复杂的不规则的 2D 强度分布矩阵，扫描路径也要进行优化，以减少偏转磁铁的负荷，克服剩磁影响和加快扫描时间。一个特殊设计的穿射电离室，由 16 组亚室（segments）组成，每个亚室在等中心处的监测面积为 4cm×4cm。根据每个电离室的信号，监测单元束的位置和剂量。若扫描位置或单位脉冲的剂量发生偏差，设备中的验证系统可立即终止照射，或采取补偿措施纠正已发生的偏差。由一组 CWO 型光电二极管探头阵列组成的射野影像系统安装于治疗头的对侧，随治疗机架一块旋转，监测患者的治疗体位和移动。它与监测电离室一起，实时记录每一次照射的执行情况，累积分次照射的剂量，以达到规定的整个疗程的剂量。

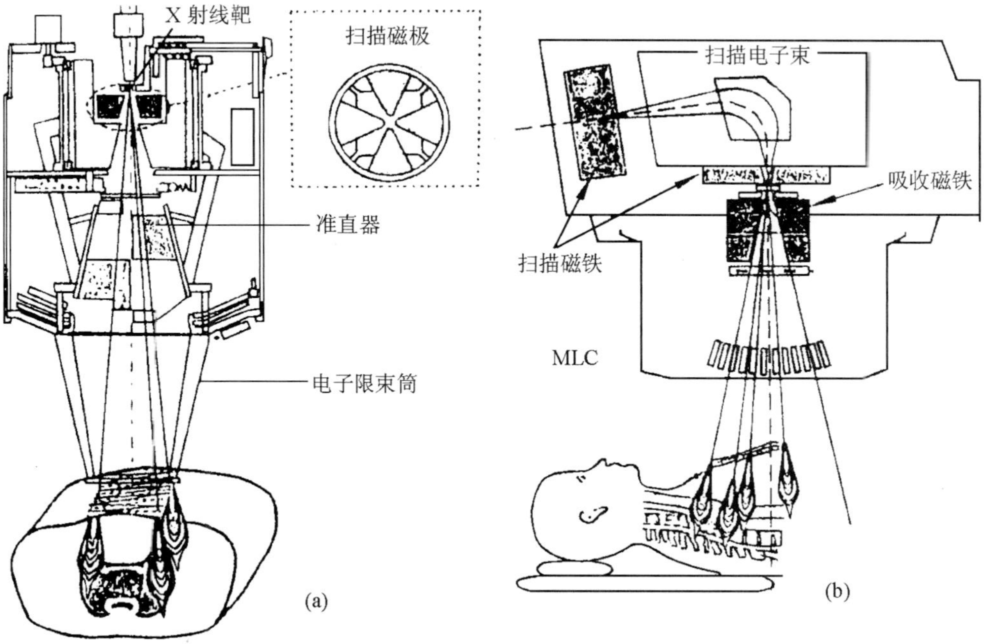

图 2 - 4 - 18　电磁偏转扫描示意图

电子回旋加速器能够提供品质好的能量束流，能谱窄能量较单一。早期的 MM 型电子回旋加速器中使用较厚的靶，未加均整的束流截面的半高宽（FWHM）在等中心处约为 5 ~ 10cm，并带有较长的尾分布。使用这种笔型束作扫描照射时，必须借助 MLC，称为前述的动态 MLC 扫描技术（scanning - leaf technique）。MM50 中采用薄铍靶，甚至气体靶，和电子吸收磁铁技术，可使束流半高宽降低到了 3cm 以下，笔型束的特性得到很大的改进。用这种笔型束扫描时，MLC 只用作规划射野的形状。

Svenssson 等认为，为了能在放射肿瘤临床上实现高精度的调强适形治疗，需要发展被誉为第五代放射治疗机。它应具有：紧凑小巧、灵活可靠、窄束扫描 MLC 布野、剂量自动监测、射野验证及较高的性能价格比等特点的全自动化的放射治疗机。照射中，不需要任何机械运动，只有笔型束电磁扫描。

六、NOMOS 2D 调强准直器

NOMOS 在总结 MLC 和 MIMiC 准直器的优缺点基础上，提出一种新型的 2D 调强准直器。它既具有 MLC 准直器的较易形成不规则大野的特性，又具有 MIMiC 准直器的二进制调强功能。如图 2 - 4 - 19 所示，这种准直器由 $N \times N$ 个准直器单元组成，类似于棋盘式的结构。图中带有黑色方块的单元准直器由 12cm 厚的固体射线衰减材料制成，让射线永不能穿过。白色方块的单元，准直器可通过计算机控制，向它充入或从它排出液体（如汞）射线阻挡材料，起到对射线瞬时阻挡作用。每个方块在等中心处形成的单元野大小为 5mm × 5mm，它们的几何形状，在放射源（X 射线靶）处聚焦。白色方块通过气道与储汞罐联结。充气时，汞从白色方块准直器中被排出让射线通过；放气时，水银自动再次充入白色方块准直器。通过调节水银在白色准直单元中的时间，可调节该准直器单元下的单元野的输出强度或剂量。

棋盘式准直器（volume box）可用于旋转式治疗或固定野照射。在每一个机架角位置，照射分两

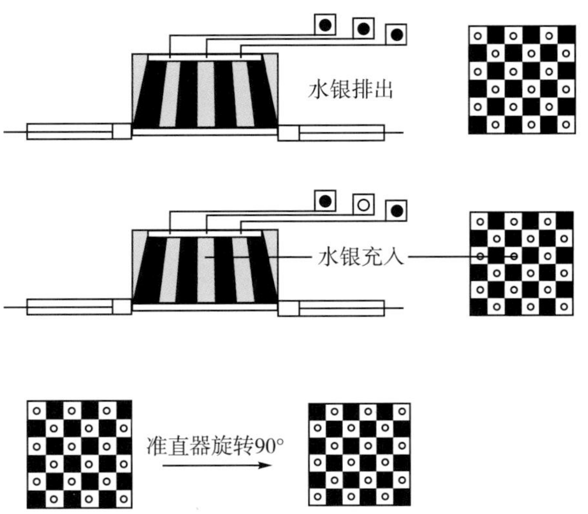

图 2-4-19 NOMOS 二维调强准直器

步：第一步，利用气道开关照射白色方块准直器下的各个单元野，其强度按计划系统输出的要求控制，完成靶区的一半的照射；第二步，准直器旋转 90°角或平移一个方块位置，此时黑白色方块准直器单元的位置，正好互换，利用气道开头照射靶区的另一半。由气道控制的白色准直单元，起到了与 MIMiC 准直器一样的二进制调强功能。由于棋盘式准直器体积较大，利用它也可以作为射野挡块和组织补偿器用，特别适用于靶区内重要器官的遮挡。黑白准直器单元交界面间的漏射线很小，整个准直器，其漏射线量只有 1% ~2%，且与射野大小无关。14cm×14cm 棋盘式准直器的重量大约为 100 磅，附加于加速器的挡块托架上，不会影响加速器机头的机械性能。由于该种准直器可替代二级准直器直接放入治疗头内，此时，棋盘式准直器形成的射野大小可达 40cm×40cm。

该种准直器，除去可能因水银蒸发引起的水银气污染外，它具有简单、可靠，易于剂量控制和射野验证等突出优点。

七、其他调强方式

（一）独立准直器（IC）静态调强　作为 MLC 的一个特例，独立准直器可看作是两对互相垂直的独立 MLC 叶片。利用它们的相对运动，也可以实现调强。动态楔形板就是利用一对独立准直器的运动，形成 1D 非线性楔形调强剂量分布。戴氏等在此基础上发展了 2D IC 静态调强技术，其出发点是将计划系统输出的 2D 射野强度分布离散为一个强度分级矩阵，强度分级数可依具体情况改变。在图 2-4-20 所示的强度矩阵中，最大强度级是 10，强度分级数是 11。

对于任何已知的强度矩阵，可以用许多个 IC 子野序列来实现。显然，效率最低的办法是每次只照射一个矩阵元素；效率稍高的一种办法是将 IC 视为 MLC 的一对叶片，也就是将所有子野的宽或长限定为一个元素的宽或长；效率最高的办法应该保证照射时间最短，因此计算子野序列实际上是一个组合最优化问题。因直接求解很困难，使用递推优化的办法。求出子野序列。当子野序列确定后，需要优化子野的照射顺序以减少照射过程中因准直器叶片移动所需的时间。

戴氏用 3 个临床例子（两例鼻咽癌和 1 例前列腺癌照射）五野照射方案，用本技术在 Varian 600C 直线加速器上进行了计算机模拟调强治疗。得出结论认为：①如果强度分布矩阵单元大小为 0.5cm×0.5cm ~1.0cm×10cm，强度分为 10 级，5 野总治疗时间约在 7 ~12 分钟（靶剂量 200cGy）。一般说来，治疗时间和叶片运动时间（Jaw motion time）随射野数增加，但出束时间（beam on time）基本不变；②总治疗时间受多种因素的影响，包括机器输出剂量率、叶片运动速度、射野数目、靶处方剂量、所选矩阵大小，以及计算模型等。出束时间正比于靶处方剂量，反比于输出剂量率。而叶片运动时间正比于射野数目，反比于叶片运动速度。

与现今其他调强技术相比，IC 静态调强具有下述优点：①因 IC 已成为新一代加速器的标准配置，IC 比 MLC 更为经济；②比制作物理补偿器更节省人力；③调强矩阵大小可在 X、Y 两个方向上同时调节，而用 MLC 时，一般在 Y 方向上，限定为 1cm；④由于调强矩阵可以选得较小，对小体积的不规则病变，IC 技术更加优越；⑤与 MLC 相比，没有凹凸槽效应，漏射线和射野半影都较小；⑥IC 运动要比 MLC 运动更为可靠，故障机会大为减少。其缺点是治疗时间较长，射线利用率较低。

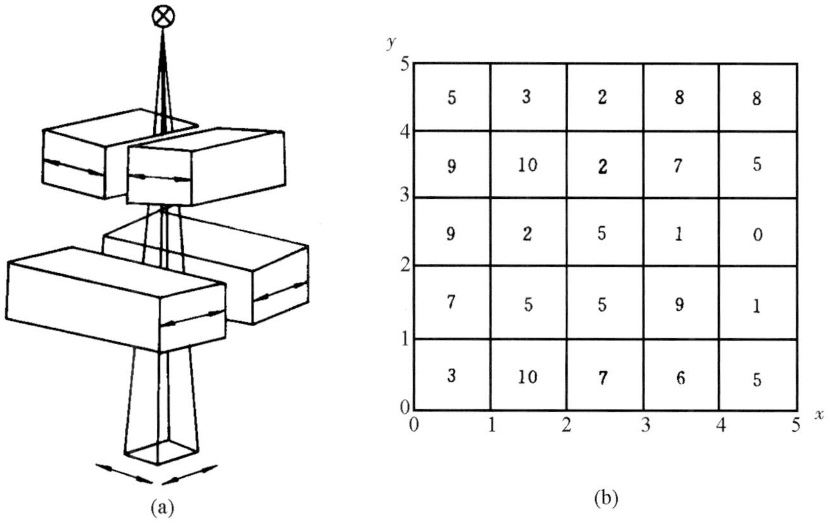

图 2－4－20　独立准直器调强及计划系统输出的射野二维强度分布

注：矩阵大小 5mm×5mm，强度分级数为 11

（二）条形挡块移动技术（moving－bar technique）　条形挡块移动技术是，利用一个长条吸收体横跨平野，以不同速度运动，形成 1D 强度分布。长条吸收体由计算机控制。它连同驱动电机一起构成的附件，直接放入加速器的挡块托架上。长条吸收体类似挡块，8cm 厚，绕源作弧形运动。与运动方向垂直放置。原初设计，主要是利用它来代替组织器补偿，形成需要的 1D 组织补偿。从这个意义上讲，它很类似于用独立准直器形成 1D 非线型动态楔形板技术。若沿吸收体运动方向，将射野分割成条状，配合此技术，可产生 2D 强度分布。该技术的优点是，它不要求加速器带有计算机控制的 MLC，可在具有独立准直器的旧型加速器上实现 2D 调强。

八、小结

调强适形治疗能够提高肿瘤治疗的效果。根据调强原理，调强方式基本上可以划分为 6 类 10 种方法（图 2－4－21）。利用物理补偿器、MLC 动、静态技术、断层扫描技术、电磁和机械扫描技术等，原理上都可以实现临床要求的 2D 强度分布。物理补偿器具有安全、可靠、易于验证的优点，虽然占据较多的模室加工和治疗摆位的时间，但仍是目前用得最为广泛的调强器。MLC 动、静态技术的主要优点是，它可适用于任何射线种类［如 X（γ）射线、电子束、质子束等］和任何能量的射线的调强。虽然 MLC 动、静态调强技术已开始用到临床，但 MLC 动、静态技术在临床推广使用仍需要一段时间。由于该技术占据的照射时间较长，叶片间的漏射线量也不能忽略。MLC 断层扫描技术中的 NOMOS 方式已在世界各地（特别是美国）的多家医院使用，但必须克服因照射时间相对较长带来的器官运动的负面影响，和注意切片射野间的剂量匹接问题。动态螺旋式断层治疗，仍处在设计和制造阶段。电磁偏转扫描几乎克服了 MLC 动、静态调强的缺点，照射加快，治疗时间缩短，MLC 运动时间相对较少。但对扫描笔型束的物理特性，如束流截面半高宽（FWMH），有很严格的要求。电子回旋加速器的输出能谱特征较好，配以簿铍靶和治疗头内充氦气，可得到束流半高宽（FWHM）小于 3cm 的扫描笔形束。笔型束扫描技术可用于射线能量和强度的同时调强，比 MLC 动静态调强更加灵活和方便。无论 MLC 动静态调强，还是电磁扫描调强，均需要可靠的射野验证和剂量验证措施。NOMOS 提出的 2D 棋盘式准直器，吸取了 MLC 动静态调强和 MLC 切片调强的优点，克服了它们的缺点，不失为是一种经济可靠的 2D 调强器，但汞气体引起的污染是必须加以考虑的问题。

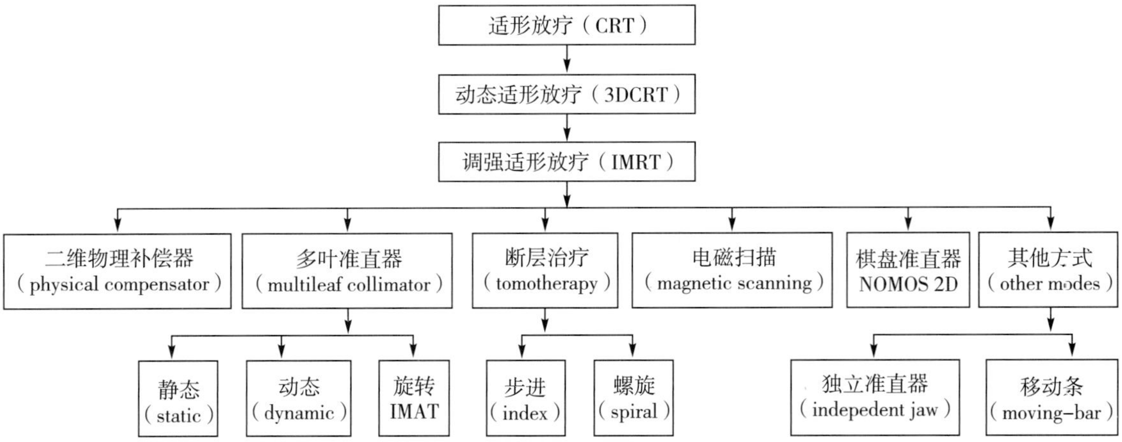

图 2-4-21 调强方式分类

第四节 适形放疗对设备的要求

如本篇第三章第一节所述，放射治疗全过程包括病变（靶区）和重要器官及组织的空间定位、治疗计划设计、治疗方案的模拟及治疗方案的实施 4 个阶段。

适形放疗（3D CRT），能够使高剂量分布的形状与靶区（病变）的形状在三维方向上一致，同时避免了对周围重要器官的照射，它是一种高精度的放射治疗（high precision therapy）。因此，适形放射治疗的实施，必须有两个前提条件：①靶区（病变）及周围重要器官的三维空间定位。20 世纪 70 年代 CT 的出现给放射治疗的肿瘤定位提供了一种较有效的和较精确的工具，特别对轮廓的勾画和组织密度（通过 CT 值转换）的确定，为放疗医师、放射物理师提供第一手的资料。但因常规 CT 只能提供两维的信息，病变（靶区）、器官和组织的三维结构是在治疗计划系统中通过简单的坐标叠加和勾画形成，这样形成的三维轮廓的精确性随 CT 扫描层厚和间距的加大而变劣。现代螺旋 CT 的出现，为三维适形放疗（3D CRT）提供了直接的准确的病变（靶区）及器官的三维信息，使三维适形放疗有了准确的目标。加之 MRI、PET 等先进影像工具的辅助和图像融合技术的发展，使靶区的三维精确定位上升到一个更高的阶段；②像常规放疗一样，三维适形放疗也需要分次照射。保证从肿瘤定位到每天重复照射时，体位的精确重复，是实施三维适形放疗的根本措施。采用精确的治疗体位的固定技术，不仅使适形放疗具有实际的临床意义，而且能够进一步缩小计划靶区（PTV）的范围，使它更加接近于临床靶区（CTV）。因此，与作 X（γ）射线立体定向治疗（本篇第五章）时一样，三维适形放疗过程中，必须采用立体定向定位摆位框架。CREAT Expert 治疗计划系统及其配置的颅内、头颈及胸腹的治疗体位的固定框架，充分地体现了这种思想。立体定向技术，是开展 X（γ）射线立体定向治疗的首要条件。但它决不是 X（γ）射线立体定向治疗所特有的，而应成为所有精确治疗的基本特征，也是开展适形放疗首要条件之一。因为，没有立体定位框架，就不能保证治疗过程中患者坐标系的一致性；没有患者坐标系的一致性，适形治疗将变得无临床意义。

治疗计划设计是放射治疗过程中极其重要的一环，治疗计划系统是放射治疗的一个重要组成部分和联系纽带。本篇第三章第一节表 2-3-1 所列的治疗计划系统的主要功能是接受 CT/MRI/PET 输出的图像（通过网络、中间介质等），病变（靶区）及重要器官和组织轮廓的勾画及重建，建立患者治疗坐标系，制订一个优化的治疗方案，输出治疗方案实施的细节到治疗机的控制计算机，以及到为实施该治疗方案所需要的治疗辅助工具（如挡块、组织补偿等）制作器上。20 世纪 90 年代以前国内外市场上销售的治疗计划系统名目繁多，但都是两维系统，加上三维图像处理和显示软件后称其为二维半系统。其主要缺点是：①由于 CT/MRT 信息为二维的，利用二维图像上的某些解剖部位进行简单的坐标叠加，不能给出准确的三维影像，造成病变（靶区）定位的失真与畸变；②从定位到摆位的过程中，没有一致不变的患者坐标系，治疗位置很难重复；③对体内不均匀组织密度对剂量分布影响的处理较为简单，剂量计算的精度不高；④由于没有采用逆向算法，优化设计很困难，甚至变得不可能。适合三维适形放疗用的3D计划系统必须克服上述四大缺点外，必须具有本篇第三章第一节表2-3-1所示的基本功能。总结起来，它必须具有下述几大特征：①必须使用立体定位框架，确立摆位过程中患者坐标系和维持它的不变性；②精确重建患者治疗部位的三维图像，和给出靶区及重要器官的三维形状及体积；③安排和设计射野时，能够模拟常规模拟定位机的射野选择功能，包括准直器种类（对称、独立、多叶准直器等），利用射野方向观（BEV）功能，设置射野挡块、MLC叶片位置等；④不仅要采用较为精确的正向剂量算法（特别对散射线和电子平衡失衡的处理），还必须有逆向算法，给出调强射野的强度分布；⑤具有多种剂量显示和计算评估功能，包括多平面剂量分布显示、3D剂量分布显示、DVH图显示、TCP和NTCP的计算与评估等；⑥治疗方案，特别是射野的安排，利用DRR能与模拟定位机和治疗机射野影像系统的射野确认片进行比较；⑦治疗方案确定后，治疗条件能够送到：治疗机的控制计算机中，包括机架、准直器、治疗床的转角与范围；射野大小、方向，MLC叶片的设置、运动范围及速度等；治疗辅助设备如挡块、补偿器的制作器上；CT模拟机或模拟机的射野激光指示器上等。新型的3D计划系统，如美国的ADAC Pinade和CMS FOCUS等，都具有上述要求的基本功能

治疗机是实现精确治疗的关键设备。医用电子加速器主要有电子回旋加速器和电子直线加速器两种，它们既可产生治疗深部肿瘤的MV级X射线，亦可产生治疗表浅肿瘤的MeV级电子束。医用电子回旋加速器以MM50为代表，成为X射线、电子束三维适形放射治疗的新一代治疗机。医用电子直线加速器在功能和技术上均有显著的进展，表现为：采用复合靶、复合均整块和电子扫描系统改善X射线和电子束的剂量分布特性；采用能量开关或功率分配技术获得能谱相同的高低两挡X射线和实现X射线能量的连续调节；采用独立运动准直器，实现非共面相邻野的剂量衔接和产生动态虚拟楔形板。适合三维调强适形放疗（IMRT）的电子加速器除具有上述的先进功能外，必须具有为实现调强治疗的由计算机控制的相应调强器，如MLC，电磁扫描束等。MLC（包括MIMiC，独立准直器等）运动，包括在照射方向上射野大小和形状的自动设置，和在照射过程中叶片能按预定要求调节射野内的输出剂量率（通过调节照射时间）。为配合动态治疗和非共面动态旋转，要求治疗机的机架、准直器和治疗床在照射过程中实现计算机控制的联合运动。治疗机中控制计算机，第一，要能与计划系统通讯（通过网络等中间介质），接收从计划系统传来的有关治疗方案的详细信息；第二，要能将治疗机上的射野影像系统的射野验证片和有关剂量信息送到计划系统进行比较。第三，要实现与治疗机中的运行计算机和治疗验证系统实现双向控制，确认治疗方案被准确、安全地执行。如第三节所述，西门子PRIMUS和PRIMAT、瓦里安Clinac 23EX、医科达SLi系列等直线加速器都基本具备了上述要求，能够实施MLC动态、静态调强。

治疗证实是适形治疗被准确执行的重要保证，包括治疗前治疗条件的模拟（利用CT模拟机和常规模拟机）；治疗中治疗条件的验证与记录——验证记录系统；照射中射野及体位的监测——射野影像系统；患者体内剂量监测——活体剂量测量系统等。

在适形治疗的模式下，通过电子计算机构成的网络系统，将上述系统连线一体，可实现高精度的病变（靶区）及器官的三维定位，高精度的计划设计（包括剂量计算）和高精度的治疗（图2-4-22）。整个治疗过程中必须保证从CT定位到加速器治疗的整个过程中患者体位的一致，必须使用类似

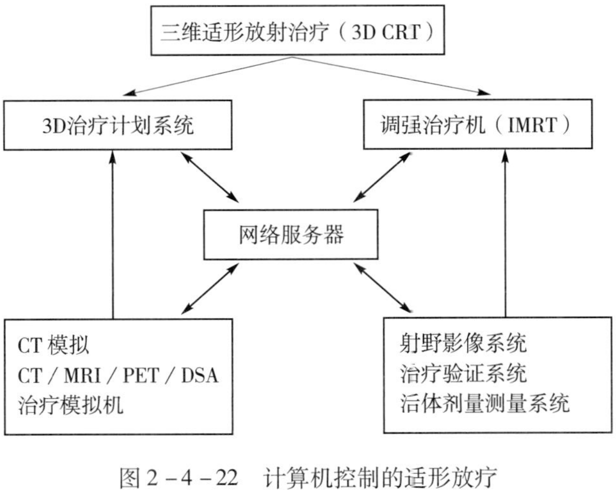

图2-4-22 计算机控制的适形放疗

X（γ）射线立体定向治疗的定位、摆位框架。

第五节 调强治疗的质量保证与质量控制

调强放疗是一种高精度的放射治疗。如上述，要实现剂量分布与靶区形状在三维方向上一致，必须调强。但要保证调强后的剂量分布（它是在射野坐标系内），和肿瘤（靶区）形状（它是在患者坐标系内）一致，必须采用精确的体位固定技术。X（γ）线立体定向治疗的经验提示我们，采用精确的立体定向（定位和摆位）是保证调强治疗取得成功的先决条件。从这种意义上讲，调强放疗是一种X（γ）线立体定向式治疗，而后者是前者的一个特殊情况，即当被治疗的病变的体积很小时，调强放疗变成X（γ）线立体定向放疗。

质量保证（QA）和质量控制（QC）是放射治疗应受到重视的问题。调强技术提出后，它会变得更加突出。除严格执行治疗机及其放疗辅助设备如CT模拟机、模拟机、治疗计划系统的常规QA（QC）工作以外（详见本篇第六章），调强放疗QA（QC）必须注意下述项目，并制订相应的QC措施：

（1）临床靶区（CTV）和内靶区（ITV）的精确确定　调强放疗提供给放射肿瘤医师一个很好的工具，借助这个工具，可对病变实施“手术”式照射。只有被照对象的形状在三维方向上被精确确定之后，适形照射才有意义。放射肿瘤医师必须充分利用多种现代影像工具，借助治疗计划系统中图像融合技术，尽可能将临床靶区（CTV）的外轮廓勾画清楚。CTV确定后，还要确定CTV在患者坐标系中因呼吸、器官运动等引起CTV边界的移动范围，该范围称为内靶区（ITV），是给予靶区规定剂量照射的最大边界。

（2）体位的精确固定　体位精确固定是实施调强放疗的基本条件。对头颈部位肿瘤，利用X（γ）线立体定向治疗的分次治疗环架，能保证每次治疗摆位时的体位精确重复。目前正在积极研究和开发新型躯干部位的体位固定装置，和开发控制和限制呼吸运动的门控装置，大体有下述方式：①采取类似瑞典Elekta立体定位框架，体位由真空成形袋固定，借助治疗部位上预置的体表多点标记进行体位校核。此种固定装置的优点是易于日常摆位，是对传统放疗体位固定技术的一种改进。但因体表标记的精确位置易受多种因素如皮肤脂肪层厚薄、患者躺上真空成形袋的姿势等的影响，不能确保体表标记与肿瘤（靶区）间相对位值的不变性。此种技术的变性技术有，体表标记、摄像机监测，它与加速器的“出光”开关节拍，避免使用体位固定框架；②为减少甚至消除体表皮肤弹性对体表标记点与肿瘤位置的相对位置的影响，将体表标记移至肿瘤内或肿瘤周围，称为内置标记点技术。因为内置标记物多采用医用纯金制成，又称为体内埋金点技术。由于标记点靠近肿瘤的位置，两者间的相对位置易于保持一致性，只要知道金点位置，就能知道肿瘤的位置，而且受体位固定技术的影响较小。该技术不足之处是，每次摆好位置后，必须先照正、侧位两张高能X线片以确定当前体位时金点的位置，再由金点推算肿瘤（靶区）等中心的位置，患者占用治疗床时间较长。该技术对躯干部位如胸、腹部位的小病变的X（γ）线立体定向治疗是不可缺少的；③尽管金点技术能够较好保证金点和肿瘤的相对位置不变，但因金点会随呼吸和器官运动而移动，上述技术只是表示保证照射某一时刻（严格说，拍X线片时刻的位置）肿瘤的位置，而不是照射中肿瘤的实际位置；④与照射同步的方法。除用上述确定内靶区（ITV）的方法抵消呼吸和器官运动对肿瘤位置的影响外，一种改进方法是在治疗机机头上安装或在治疗室内两架小型X线照相机，实时监测金点的位置，然后调整治疗床的位置，或像Cyber－刀（Cyber－knife）技术中调整射束方向，进行实时跟踪照射；⑤采用呼吸门控（gating）技术，控制患者呼吸时序；如Elekta的ABC技术，使呼吸对靶区运动的影响最小。

调强放疗中的另一种极其重要的QA（QC）项目是如何实时监测动态照射时射野的形状和射野中各点的剂量。近年来发展起来的射野影像系统（EPID），目前主要用于射野形状和位置的验证。用于射野内诸点剂量的监测正在研究发展之中。目前作调强输出和验证方法有：第一种方法是：确认和监测经调强器后的到达患者皮肤前的二维（或一维）强度分布，看是否与计划系统输出要求的强度分布在允许的精度范围内符合。这种监测还包括 MLC 的位置和 MLC 运动的可靠性。第二种方法是：在模体内进行治疗前的模拟测量和验证，确认后才转到实际患者的治疗。做法是，将经过评估和确认的调强治疗计划，如实地移植到模体内，计划系统给出该计划在模体内的剂量分布，然后在治疗机上进行治疗计划的模拟照射，得到测量的剂量分布，并与计划系统计算的分布比较。待计划系统比较无误后，再转入正式治疗。第一种和第二种方法类似，应用中的主要问题，是如何确定整个疗程中，作上述检查的频数。第三种方法是，用活体剂量测量技术，将测量元件放在射野入射或出射端患者皮肤表面上，或放入患者体内的管腔内，进行照射中的剂量测量。本方法不仅存在实际操作中的困难，而且只能监测有限的几个点，不能监测所有的调强笔型束。第四种可能性是，使用类似射野影像系统（EPID）提供一组动态的或累积的信号，进行动态监测。Dorner 和 Neumarnn 讨论了用与电视照像机连接的射野透视屏，进行调强束的实时监测的可能性；lutz 等利用 Varian 射野影像系统，进行叶片运动的监测，但同样存在时间和叶片运动速度相矛盾的问题。第五种可能性是，设计出一种剂量模拟器，它将收集到的照射信号输入计算机，进行患者体内剂量分布的重建后，与要求的强度分布进行比较。但因目前不可能有这种快速运算的计算机，能使重建后的信号与要求的分布进行实时比较，只能作照射后的重建验证。Purdy 等强调，对新一代的治疗方法和技术，必须建立相应的严格的质量保证（QA）程序和质量控制（QC）措施，对使用人员进行再教育和强迫使用治疗验证系统。AAPM TG35 已经公布了有关医用治疗加速器的 QA 程序的细节，它应成为建立调强治疗 QA（QC）的基础。

（胡逸民）

第六节　图像引导放疗的实现方式

（调强）适形放疗技术可以产生高度适合靶区形状的剂量分布，达到了剂量绘画或剂量雕刻（dose painting/sculpture）的效果，基本解决了静止、刚性靶区的剂量适形问题。但实际情况上，在患者接受分次治疗的过程，身体治疗部位的位置和形状都可能发生变化，位于体内的靶区形状，以及它与周围危及器官的位置关系也会发生，根据引起变化的原因可将这些变化分为 3 类：

第一类，分次治疗的摆位误差。治疗摆位的目的在于重复模拟定位时的体位，并加以固定，以期达到重复计划设计时确定的靶区、危及器官和射野的空间位置关系，保证射线束对准靶区照射。但实际情况是尽管采用各种辅助摆位装置，并严格按照操作规程摆位，摆位误差仍可能有数毫米、甚至更大。原因是多方面的。首先是人体非刚体，它的每个局部都有一定的相对独立运动的能力，因此严格讲体表标记对准了，只说明标记所处的局部皮肤位置重复到模拟定位时的位置，而皮下的脂肪、肌肉，更深处的靶区位置则可能重复不准。其次，摆位所依据的光距尺和激光灯有 1～2mm 的定位误差。再其次，治疗床和模拟定位机床的差别、体表标记线的宽度和清晰程度等因素均会影响摆位的准确度。另外，技术员操作不当还会引入粗差。

第二类，不同分次间（interfraction）的靶区移位和变形。消化系统和泌尿系统器官的充盈程度显著影响靶区位置，例如，膀胱充盈程度会改变前列腺癌靶区的位置。另外，随着疗程的进行，患者很可能消瘦、体重减轻，这会进行性地改变靶区和体表标记的相对位置。再则，随着疗程的进行，肿瘤可能逐渐缩小、变形，靶区和危及器官的相对位置关系发生变化，计划设计时没有卷入照射野的危及器官可能卷入。

第三类，同一分次中（intrafraction）的靶区运动。呼吸运动会影响胸部器官（肺、乳腺等）和上腹部器官（肝、胃、胰腺、肾等）的位置和形状，会使它们按照呼吸的频率做周期性的运动。心脏跳动也有类似呼吸的作用，只是影响的范围更小、程度更轻。另外，胃肠蠕动和血管跳动也会带动紧邻靶区。

针对上述的器官运动和摆位误差，目前最常用的处理方法是临床靶区外放一定的间距（margin）、形成计划靶区，间距的宽度足以保证在有靶区运动和摆位误差的情况下，靶区不会漏照。这种处理方法简单易行，但却是非常消极的，因为它是以更大范围的周围正常组织、尤其是危及器官的受照为代价的。如果采用调强放疗技术，这种处理方法还会引入一个新的问题，就是射线照射和靶区运动的相互影响（interplay），也就是说射线照射和靶区运动有可能玩猫抓老鼠的游戏。例如，乳腺癌调强切线野照射，为了形成类似楔形野的强度分布，MLC采用滑窗技术，从切线野外缘往内缘运动，如果乳腺此时随呼吸运动也从外往内运动，则乳腺靶区实际受照剂量都将高于计划剂量，相反则低于计划剂量。

更积极的处理办法应是采用某种技术手段探测摆位误差和（或）靶区运动，并采取相应的措施予以应对。对于摆位误差和分次间的靶区移位（以下合称摆位误差），可采用在线校位或自适应放疗技术；对于同一分次中的靶区运动，可采用呼吸控制技术和四维放疗技术、或实时跟踪技术。按照IGRT的定义，这些技术均属于IGRT技术的范畴，下面分别予以介绍。

一、在线校位

在线校位（online correction）是指在每个分次治疗的过程中，当患者摆位完成后，采集患者2D/3D图像，通过与参考图像（模拟定位图像或计划图像）比较，确定摆位误差，实时予以校正，然后实施射线照射。

该技术应视为最简单的IGRT技术，开展研究最早，报道也最多。例如，De Neve等1992年报道采用电子射野影像系统采集正侧位图像的方法检查每次摆位；当误差大于允许值时，通过移床予以校正，然后再做治疗。又如，中国医学科学院肿瘤医院自1995年底，开始采用在靶区附近预埋金标记、每次治疗前摄正侧位片重定位的方法开展体部立体定向治疗。该方法的特点在于充分认识到人体体部与头部结构的不同，并提出了有效的解法。人体头部有牢固的颅骨结构，并且在正常情况下，颅内脑组织相对于颅骨是静止不动的，因此可通过固定于颅骨的定位框架精确确定颅内靶区。相反，体部没有完整、近似刚性的骨结构，皮下脂肪层也更厚，同时呼吸运动、胃肠蠕动、膀胱的充盈程度等许多因素可以改变体内靶区相对体表标记的位置。显然，不认识到这种结构特点的差别，直接将头部的立体定位方法套用到体部是不科学的。相反，预埋的标记物靠近靶区、甚至在靶区内，因此可认为标记物与靶区位置是相对不变的，通过探测标记物就可以确定靶区位置；并且，由于标记物是金珠，在X射线透视图像上清楚可见，提高了定位准确度。

如上所述，在线校位的基本原理早已建立，近年新的发展主要体现在以下三个方面：

1. 射线探测装置从胶片到电子射野影像系统（EPID），提高了在线校位的自动化程度，缩短了在线校位造成的附加时间（add - on time） EPID可分为荧光摄像、液体电离室和非晶硅平板阵列等类型。非晶硅平板阵列是目前商用最先进的成像装置。它具有探测效率高、空间分辨率和对比分辨率高的优点，但使用寿命偏短，大约5年。这意味着在加速器的正常使用期限内（10～15年）需要更换一次、甚至二次成像装置。

2. 成像用射线源由治疗级MV级X射线发展到MV级X射线与kV级X射线并用、或只用kV级X射线源 采用MV级和kV级并用方式的治疗机有Elekta公司的Synergy加速器和Varian公司的Trilogy加速器。这两种机器均是在加速器机架的旋转平面内，与机架呈90°的方向安装X射线球管，球管对侧安装射线探测器阵列。只用kV级X射线源成像的治疗机有Nomos公司的Norva加速器、和CyberKnife立体定向放疗系统。这两种设备均安装了两对kV级X射线球管和射线探测器阵列，两对装置轴线正交，相对水平方向倾斜45°。

3. 校位图像从2D发展到3D 获取3D图像可采用CT - on - rail技术或锥形束（cone beam）CT技术。Siemens的Primatom采用CT - on - rail技术，即在加速器对侧的导轨上安装一台CT机，CT机与加速器共用一张治疗床，在治疗开始前做CT扫描，根据CT断层图像和3D重建图像确定摆位误差。Elekta的Synergy和Varian的Trilogy采用锥形束CT技术，即利用KV级X射线源绕患者旋转一圈或大半圈，通过采集到的不同角度的透视图像重建 3D 图像。与 2D 图像相比，3D 图像的优势表现为：①3D 图像可以提供 6 个自由度（3 个平移和 3 个旋转）的摆位误差数据，而 2D 图像最多只能提供 5 个自由度（3 个平移和 2 个旋转）的数据；②如果考虑到组织器官的形状变化，采用变形匹配技术，3D 与 2D 提供摆位误差数据的差别更大；③如果将患者的治疗计划移到校位的 3D 图像上，重新计算剂量分布，可以得到每个分次治疗时患者的实际受照剂量分布，根据实际受照剂量，可对后续的分次治疗做适当调整。

除了上述 X 射线成像方法外，对于膜部肿瘤，还可用超声做在线校位。例如，使用 Nomos 公司的超声引导摆位系统（BAT），在每次治疗前采集矢状位和横断位的超声图像，通过将计划系统产生的组织结构轮廓（如膀胱、直肠）叠加到超声图像做比较，确定摆位误差，并实时予以校正。

二、自适应放疗

在设计一位患者的治疗计划时，PTV 和 CTV 之间的间距是根据患者群体的摆位误差和器官运动数据设定的。但实际上由于个体之间的差异，每位患者实际需要的间距是不同的。对大部分患者而言，群体的间距过大，而少数患者而言，群体的间距又过小。因此有必要使用个体化的间距。自适应放疗技术正是为了这个目的而设计的。该技术的运用过程是这样的：自疗程开始，每个分次治疗时获取患者 2D/3D 图像，用离线方式测量每次的摆位误差；根据最初数次（5～9 次）的测量结果预测整个疗程的摆位误差，然后据此调整 PTV 和 CTV 之间的间距，修改治疗计划，按修改后的计划实施后续分次治疗。

除了根据个体的摆位误差调整间距，自适应放疗技术还可以扩展到更高的层面，如根据患者每个分次实际照射剂量的累积情况，调整后续分次的照射剂量，或者根据疗程中肿瘤对治疗的相应情况，调整靶区和（或）处方剂量。因此，自适应放疗可理解为根据治疗过程中的反馈信息，对治疗方案做相应调整的治疗技术或模式。

三、屏气和呼吸门控技术

对于受呼吸运动影响的靶区，屏气可以使靶区暂时停止运动。如果只在此时照射靶区，则在计划设计、由 PTV 外放生成 CTV 时可以设定更小的间距，因为靶区运动对间距的贡献可以忽略。屏气技术的代表有 Elekta 的主动呼吸控制技术（active breathing control，ABC）和美国纽约 Memorial Slaon－Kettering 癌症中心开展的深吸气屏气技术（deep inhalation breath holding，DIBH）。由于需要患者的配合和治疗前的适当呼吸训练，要求患者能承受适当时间长度的屏气动作，该技术仅适用于呼吸功能好、且愿意配合的患者。

呼吸门控（respiratory gating）技术是指在治疗过程中，采用红外线或其他方法监测患者的呼吸，在特定的呼吸时相触发射线束照射。时相的位置和长度就是门的位置和宽度。该技术的代表有 Varian 的 RPM 系统。该类技术只能减少靶区的运动范围，但不要求患者屏气，患者的耐受性好。

不管是屏气技术，还是呼吸门控技术，都只在一个呼吸周期中的某个时段实施照射，因此治疗时间会拉长，继而减少治疗机每天能治疗的患者人数。这个问题严重制约了两种技术的推广应用，尤其是在繁忙的治疗中心。处理呼吸运动更有效的技术是下面要介绍的四维放射治疗技术。它既不需要屏气，也不需要间断性的照射。

四、四维放射治疗

四维（4D）放射治疗是相对于三维放疗而言的，在 2003 年的 ASTRO 会议上，专家们将其定义为在影像定位、计划设计和治疗实施阶段均明确考虑解剖结构随时间变化的放射治疗技术。它由 4D 影像、4D 计划设计和 4D 治疗实施技术 3 部分组成。

4D 影像是指在一个呼吸或其他运动周期的每个时相采集一套图像，所有时相的图像构成一个时间序列。目前CT的4D影像技术已经成熟，并且市场上有了呼吸门控、心电门控四维影像的CT系统。图2-4-23显示呼吸门控4D CT图像的采集过程。在图像采集的同时，利用一个呼吸监控装置（如腹压带）监控患者呼吸，可以保证采集到的每层图像均带有时相标签，然后按不同时相分为多套3D图像，从而得到图像采集部位在一个呼吸周期的完整运动图像。

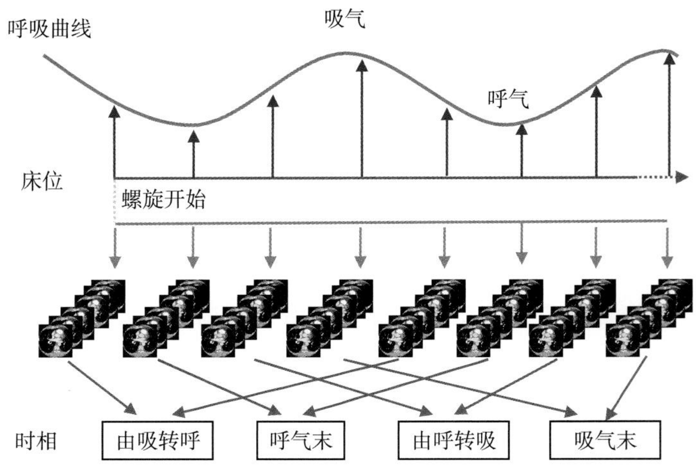

图2-4-23 四维CT图像的采集过程

4D计划设计是根据4D影像数据，优化确定一套带有时相标签的射野参数的过程。该过程包括以下步骤：①输入4D图像数据，主要指CT图像，也可能包含其他模式的图像；②以某个时相作为参考，建立不同时相的3D图像的空间坐标变换关系，由于呼吸引起的器官运动不是简单的刚体运动，需要采用变形匹配算法（deformabl registration）；③类似3D计划设计，在参考图像上定义靶区、危及器官等解剖结构；④利用已建立的空间坐标转换关系，将已定义的解剖结构映射到其他时相的3D图像；⑤设计参考时相的3D计划；⑥为所有其他时相设计类似计划，类似是指射野方向相同或接近，射野形状、权重/强度分布根据靶区、危及器官的变化作相应调整；⑦为了评价靶区、危及器官等解剖结构在不同时相的累积受照剂量，需要将所有其他时相的剂量分布映射到参考时相；⑧计算所有时相的合成剂量分布，采用与3D计划设计类似的方法评价合成剂量分布；⑨如果第七步的评价满意，输出4D计划，包括输出不同时相的射野参数至治疗记录验证系统；如果评价不满意，回到第四、五步修改计划（图2-4-24）。

4D治疗实施的基本设想是在患者治疗时，采用4D影像所用的相同的呼吸监测装置监测患者呼吸。当呼吸进行到某个呼吸时相时，治疗机即调用该时相的射野参数实施照射。因为从监测到呼吸时相的变化、到调用新的射野参数、到完成新参数的设置需要时间，也就是治疗实施对呼吸时相的变化有响应时间，所以需要预测软件以减少响应时间引入的误差。

目前，4D影像技术已较为成熟，已商业化，而4D计划设计和4D治疗实施技术还处于研究阶段，因此开展4D治疗还有待后两者的发展成熟。

五、实时跟踪治疗

尽管4D治疗技术可以完成运动靶区的不间断照射，但使用它有一个前提条件：治疗时靶区运动以及周围危及器官的运动完全与影像定位时它们各自的运动相同。这个前提只能近似成立，至少有两个原因。首先，人的呼吸运动并不是严格重复的，即使是连续的两个周期之间，也会有周期长度、呼吸幅度等差别。其次，由于治疗时间往往要比影像定位时间长，尤其是采用复杂技术（如IMRT）或分次剂量高的技术（如立体定向放疗技术），患者难以保持固定不变的姿势，患者身体会发生不自主的运动。对于这些不能预先确定的运动，只能采用实时测量、实时跟踪（realtime tracking）的技术，

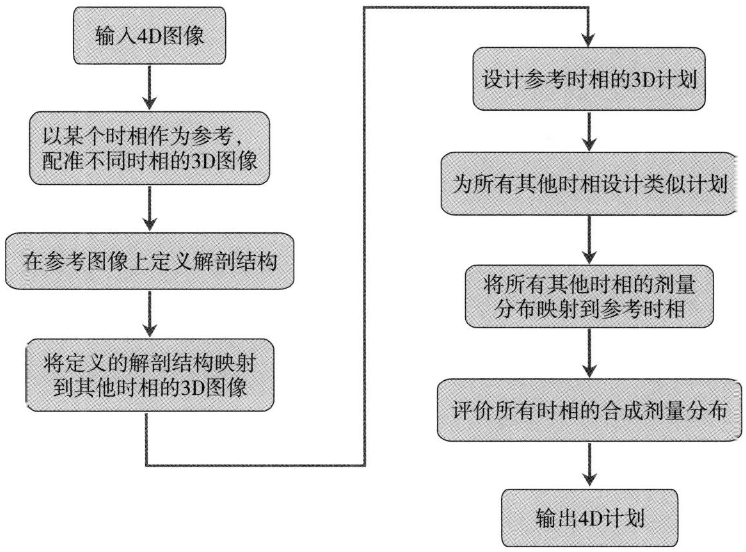

图2－4－24　四维治疗计划设计过程

即实时跟踪治疗技术。

目前最常用的实时测量方法是X射线摄影。由于不断地摄影可能会使患者接受过量照射，该方法往往与其他方法（如体表红外线监测装置）结合，以减少摄影频率，减少累积剂量。为了避免辐射剂量，其他方法（如AC电磁场和超声）也在积极研究之中。Calypso 4D定位系统就是一个AC电磁场实时定位系统。该系统利用置于患者体外的AC电磁场阵列诱导植入靶区或靶区附近的转发器，并接收转发器发回的共振信号，从而确定转发器的位置，也就是靶区的位置。转发器大小为1.8mm×8.0mm，通常植入3个。系统测量频率10Hz，测量准确度达亚毫米级。目前正在3家医院开展植入前列腺定位的临床试验。

实时跟踪要求实时调整射线束或调整患者身体，以保证射线束与运动靶区相对不变的空间位置。射线束调整有3种方式：①对于配备MLC的加速器，可以实时调整MLC叶片位置，改变照射野形状，保证照射野始终对准靶区照射；②对于电磁场控制的扫描射线束，可以调整电磁场，改变射线束方向，保证照射野对准靶区照射；③对于安装于机器手上的加速器（如CyberKnife），可以调整整个治疗机，改变射线束的位置和方向，保证照射野始终对准靶区照射。比较3种方式，显然第一种最容易实现，用途也最广，后两种只适用于一些非常规的治疗机上。患者身体调整可以通过治疗床的调整实现，该方法只适用于缓慢的间断性的运动，不适用于呼吸引起的连续运动，因此其应用价值有限。

（戴建荣）

参考文献

1. 胡逸民，谷铣之. 适形放射治疗——肿瘤放射治疗技术的进展. 中华放射肿瘤杂志，1997，6（1）：8～11.
2. Brahme A. Treatment optimization using physical and radiobiological objective functions. In Smith AR (ed). Radiation therapy physics. Springer Verlog，1995，209～246.
3. Takahash S. Conformation radiotherapy：Rotation techniques as applied to radiography and radiotherapy of cancer. Acta Radiol Suppl，1965，242：1～42.
4. Proimos BS. Synchronous field shaping in rotational megavoltage therapy. Radiology，1960，74：753～757.
5. Proimos BS. Beam－shapers oriented by gravity in rotational therapy. Radiology，1963，87：928～932.
6. Wright KA，Proimos BS，Trump JG，et al. Field shaping and selective protection in megavoltage therapy. Radiology，

1959, 72:101.

7. Trump JG, Wright KA, Smedal MJ, et al. Synchronous field shaping and protection in 2 - million - volt rotational therapy. Radiology, 1961, 76:275.

8. Green A. Tracking cobalt project. Nature, 1965, 207:1311.

9. Davy J, Johnson PH, Redford R, et al. Conformation therapy using the tracking cobalt unit. Br J Radio, 1975, 48: 122 ~ 130.

10. Kijewski PK, Chin LM, Bjarngard BE. Wedge - shaped dose distributions by computer - controlled collimator motion. Med Phys, 1978, 5:426 ~ 429.

11. Brahme A. Design principles and clinical possibilities with a new generation of radiation therapy equipment. A review. Acta Oncol, 1987, 26:403 ~ 412.

12. Boyer AL, Ochran TG, Nyerick CE, et al. Clinical dosimetry for implementation of a multileaf collimator. Med Phys, 1992, 19:1255 ~ 1261.

13. Leavitt DD, Martin M, Moeller JH, et al. Dynamic Wedge field techniques through computer - controlled collimator motion and dose delivery. Med Phys, 1990, 17:87 ~ 91.

14. Brahme A. Optimization of stationary and moving beam radiation techniques. Radiother Oncol, 1988, 12:129 ~ 196.

15. Carol MP. Integrated 3D conformal planning multivane intensity modulating delivery system for radiotherapy. In Purdy JA (ed). 3D radiation treatment planning and conformal therapy. Madison, Wisconsin: Medical Physics Publishing, 1995, 435 ~ 445.

16. Woo SY, Sanders M, Grant W, et al. Does the "Peacock" have anything to do with radiotherapy? Int J Radiat Oncol Biol Phys, 1994, 29:213 ~ 214.

17. American Cancer Society. Cancer Facts and Figures, 1995.

18. Commission of the European Communities. Medical Division: European strategy for Cancer Research (XⅡ/F - 6/AV/nv/91001P and 91002P), 1991, 1 ~ 28.

19. Suit HD. Local control and patient survival. Int Radiat Oncol Biol Phys, 1992, 23:630 ~ 660.

20. Report of the Panel of consultants on the conquest of cancer. Washington, DC, US Government Printing Office, 1970.

21. Fletcher G. Clinical dose - response curves of human malignant epithelial tumors. Br J Radiat, 1973, 46:1 ~ 12.

22. Perez CA, Bauer M, Edelstein S, et al. Impact for tumor control on survival in carcinoma of the lung treated with irradiation. Int J Radiat Oncol Biol Phys, 1996, 12:539 ~ 547.

23. Michalski JM, Sur RK, Harms WB, et al. Three dimensional conformal radiation therapy in pediatric parameningeal rhabdomyo sarcomas. Int J Radiat Oncol Biol Phys, 1995, 33:985 ~ 991.

24. Perez CA, Michalski JM, Drzy mala R, et al. 3D conformal therapy and potential for IMRT in localized carcinoma of the prostate. In: Sternick ES (ed). The theory and practice of intensity modulated radiation therapy. Chapter 14. Advanced Medical Publishing, 1997.

25. Hanks GE, Schulthesis TE, Hunt MA, et al. Factors influencing incidence of acute grade 2 morbidity in conformal and standard radiation treatment of prostate cancer. Int J Radiat Oncol Biol Phys, 1995, 31:25 ~ 29.

26. Sandler HM, Mclaughlin PW, Ten Haken RK, et al. Three - dimensional conformal radiotherapy for the treatment of prostate cancer: Low risk of chronic rectal morbidity observed in a large series of patients. Int J Radiat Oncol Biol Phys, 1995, 33:797 ~ 801.

27. Leibel SA, Zelefsky MJ, Kutcher GJ, et al. Three - dimensional conformal radiation therapy in localized carcinoma of the prostate: interim report of a phase I dose escalation study. J Urol, 1994, 52:1792 ~ 1798.

28. Hanks GE, Lee WR, Schultheiss TE. Clinical and biochemical evidence of control of prostate cancer at 5 years after external beam irradiation. J Urol, 1995, 54:456 ~ 459.

29. Sibley GS, Mundt AJ, Shapiro C, et al. The treatment of stage Ⅲ nonsmall cell lung cancer using high dose conformal radiotherapy. Int J Radiat Oncol Biol Phys, 1995, 33:1001 ~ 1007.

30. Graham MV, Purdy JA, Emami B, et al. Preliminary results of a prospective trial using three dimensional radiotherapy for lung cancer. Int J Radiat Oncol Biol Phys, 1995, 33:993 ~ 1000.

31. Leibel SA, Kutcher GJ, Harrison LB, et al. Improved dose distribution for 3D conformal boost treatments in carcinoma of the nasopharynx. Int J Radiat Oncol Biol Phys, 1991, 20:822 ~ 833.

32. Fuks Z, Leibel SA, Wallner KE, et al. The effect of local control on metastatic dissemination in carcinoma of the prostate: Long – term results in patient treated with I – 125 implantation. Int J Radiat Oncol Biol Phys, 1991. 21 : 537 ~ 547.

33. Leibel SA, Scott CB, Mohiuddin M, et al. The effect of local – regional control on distant metastatic dissemination in carcinoma of the head and neck: results of an analysis from the RTOG Head and Neck database. Int J Radiat Oncol Biol Phys, 1991, 21 : 549 ~ 556.

34. Tokars RP and Grien ML. Carcinoma of nasopharynx an optimization of radiotherapeutic management for tumor control and spinal cord injury. Int J Radiat Oncol Phys, 1979. 5 : 1741 ~ 1748.

35. Agren A. Brahme A, and Turesson I. Optimization of uncomplicated control for head and neck tumors. Int J radial Oncol Biol Phys, 1990. 19 : 1077 ~ 1085.

36. 胡逸民，苏学曾，吴雄标. 关于 CT 的若干物理学问题. 中华肿瘤杂志，1980，2 : 321 ~ 326.

37. Kallman P, Lind BK, Brahme A. An algorithm for maximizing the probability of complication free tumor control in radiation therapy. Phys Med Biol, 1992, 37 : 871 ~ 890.

38. Holmes T, Mackie RT, Simpkin D, et al. An unified approach to the optimization of brachytherapy and external beam dosimetry. Int J Radiol Oncol Biol Phys, 1991, 20 : 859 ~ 873.

39. Bortfeld T, Burkelbach J, Boesecke R, et al. Methods of image reconstruction from projections applied to conformation radiotherapy. Phys Med Biol, 1990, 35 : 1423 ~ 1434.

40. Bortfeld J and Schlegel W. Optimization of beam orientations in radiation therapy: some theoretical considerations. Phys Med Biol, 1993, 38 : 291 ~ 304.

41. Gokhale P, Hussein EM, and kulkami N. Determination of beam orientation in radiotherapy planning. Med Phys, 1994, 21 : 393 ~ 400.

42. Sailer SL, Rosenman JG, Symon JR, et al. The tetrad and hexad: Maximum beam separation as a starting point for non – coplanar 3D treatment planning (Proc. 35th ASTRO Meeting). Int J Radiat Oncol Biol Phys, 1993, 27 : Suppl. 1 : 138.

43. Sailer SL, Rosenmaan JG, Syman JR, et al. The tetrad and hexad: Maximum beam separation as a starting point for non – coplanar 3D treatment planning: Prostate cancer as a test case. Int J Radiat Oncol Biol Phys, 1994, 30 : 439 ~ 446.

44. Webb S. A note on the problem of isotropically orienting N vectors in space with application to radiotherapy planning. Phys Med Biol, 1995, 40 : 945 ~ 954.

45. Bohsung J, Nill S, Perelmouter J, et al. A software tool for geometric optimization of radiation beam entries. Proc. CAR 96 (Berlin, 1996) (Berlin: CAR), 1996.

46. Llacer Jorge. Inverse radiation treatment planning using the Dynamically Penalized Likelihood method. Med Phys, 1997, 24 : 1751 ~ 1764.

47. Webb S. Methods to create intensity – modulated beams (IMBS). In: Webb S (ed). The physics of conformal radiotherapy, advances in technology. Institute of Physics Publishing Bristol and Philadelphia, Chapter 2, 1997.

48. Yu CX. Intensity modulated arc therapy with dynamic multileaf collimation: An alternative to tomotherapy. Phy Med Biol, 1995. 40 : 1435 ~ 1449.

49. Yu CX. Intensity modulated arc therapy: A new method for delivering conformal radiation therapy. In: Sternick ES (ed). The theory & practice of intensity modulated radiation therapy. Chapter 7, Advanced Medical Publishing, 1997.

50. Carol MP, Grant WIII, Bleier AR, et al. The field matching problem as it apples to the peacock – three – dimensional conformal system for intensity modulation. Int J Radiat Oncol Biol Phys, 1996, 34 : 183 ~ 187

51. Mackie TR, Holmes TW, Swerdloff S, et al. Tomotheray: A new concept for the delivery of conformal radiotherapy using dynamic collimation. Med Phys, 1993, 20 : 1709 ~ 1719.

52. Mackie TR, Holmes TW, Reckwerdt PJ, et al. Tomotherapy: A proposal for a delicated computer – controlled delivery and verification system for conformal radiotherapy. The use of computers in radiation therapy. In: Proc 11th Conf Hounsell AR (ed). (Manchesters: ICCR), 1994, : 66 ~ 167.

53. Lind B and Brahme A. Development of treatment techniques for radiotherapy optimization. Int J Imaging Syst Technol 6, 1995, 33 ~ 42 (Special issue on Optimization of the three – dimensional dose delivery and tomotherapy).

54. Svensson R, Lind B and Brahme A. Beam characteristics and clinical possibilities of a new compact treatment unit design combining narrow pencil beam scanning and segmental multileaf collimation. Department of Medical Radiation Physics, Karolinska Institute and Stockholm University, 12 MARS 1998.

55. Carol MP. Where we go from here: one person' s vision. Chapter 7, In: Sternick ES (ed). The theory & practice of intensity modulated radiation therapy. Advanced Medical Publishing, 1997, 243 ~ 254.

56. 戴建荣，胡逸民. 独立准直器在适形放疗中的应用. 发明专利公报，1998，14（15）:15.

57. 戴建荣，胡逸民. 利用独立准直器开展调强放疗 - 算法研究. 中国医疗器械杂志，1999，23.

58. Yu CX, Jaffray DA, Wong JW. The effects of intra - fraction organ motion on the delivery of dynamic intensity modulation. Physics in Medicine Biology, 1998, 43 : 91 ~ 104.

59. De Neve W, Heuvel F, De Beukeleer M, et al. Routine clinical on - line portal imaging followed by immediate field adjustment using a tele - controlled patient couch. Radiother Oncol, 1992, 24 : 45 ~ 54.

60. Hu YM, Dai JR, Hu B. The precision and accuracy analysis of target position in Xray stereotactic radiotherapy for extracranial lesions. Internation symposium of stereotactic radiosurgery (SRS/SRT). Chungnam National University Hospital, Taejon, Korea, 1997.

61. Yan D, Vicini F, Wong J, et al. Adaptive radiation therapy. Phys Med Biol, 1997, 42 : 4123 ~ 4132.

62. Keall PJ, Chen GTY, Joshi S, et al. Time - the fourth dimension in radiotherapy (ASTRO panel discussion). Int J Radiat Oncol Biol Phys, 2003, 57 : S8 - 9.

63. Keall P. 4 - dimensional computed tomography imaging and treatment planning. Semi Radiat Oncol, 2004, 14 : 81 ~ 90.

64. Wright JN. Guided radiation therapy: Organ motion tracking with implanted AC electromagnetic transponders. Med Phys, 2005, 32 : 2145.

第五章　X（γ）射线立体定向放射治疗

第一节　X（γ）射线立体定向治疗的实现方式

一、立体定向治疗的历史发展

1951 年瑞典神经外科学家 Lars Leksell 提出立体定向放射手术概念。所谓立体定向放射手术，即用多个小野三维集束单次大剂量照射颅内不能手术的，诸如脑动静脉畸形（AVM）病等良性病变。由于多个小野集束定向照射，周围正常组织受量很小，射线对病变起到类似于手术的作用。经过 1968 年第一台、1975 年第 2 台 γ 刀装置在瑞典 Karolinska 研究所临床试用后形成现在的第三代用 201 个钴-60 源集束照射的 γ 刀装置。几乎与第三代 γ 刀装置临床安装使用的同时及稍后，美国同道提出用直线加速器的 6～15MV X 射线非共面多弧度等中心旋转实现多个小野三维集束照射病变，起到与 γ 刀一样的作用，故称为 X 射线刀（X－knife）。γ 刀（γ－Knife）、X 刀（X－knife）分别为瑞典 Elekta 公司钴-60 γ 刀装置和美国 Radionics 公司 X 刀装置的商品注册名。它们的学名称为 X（γ）射线立体定向放射手术（stereotactic radiosurgery），简称为 SRS，其特征是小野三维集束单次大剂量照射。随着 SRS 技术在肿瘤治疗中的推广应用，和适形放射治疗对定、摆位精度的要求，它们的结合，称为立体定向放射治疗（stereotactic radiotherapy），简称为 SRT。根据单次剂量的大小和射野集束的程度，SRT 目前又分为两类：第一类 SRT 的特征是使用小野三维集束分次大剂量（比常规分次剂量大得多）照射。此类 SRT 均使用多弧非共面旋转聚焦技术，附加的三级准直器一般都为圆形，治疗较小病变（直径≤3cm）。第二类 SRT 是利用立体定向技术进行常规分次的放射治疗。常规 2D 放射治疗中，由于临床靶区（CTV）不能准确认定，射野即计划靶区（PTV）都取得较大，使用立体定向的定摆位技术，会失去意义。所以第二类 SRT 特指三维适形放射治疗（3D CRT），特别是调强适形放疗（IMRT）。除去分次剂量的大小以外，第一类 SRT 和第二类 SRT 无本质区别。但由于前者使用圆形小野多弧非共面聚焦，靶区边缘剂量下降梯度较大。随着靶区体积的增大，多弧非共面照射的聚焦能力随射野增大而逐渐减弱，同时还要减少非共面旋转数，乃至采用共面非共面固定野照射。从几何意义上理解，任何一个空间形状怪异的三维实体，当其体积变得越来越小时，形状不规则的影响亦越来越小。所以第一类 SRT，虽然采用圆形准直器，仍属于三维适形放射治疗的一个特例。为以后叙述方便，将 X（γ）射线立体定向放射治疗（SRT）和立体定向放射手术（SRS）统一简称为 X（γ）射线 SRT（SRS）。

X（γ）射线 SRT（SRS）治疗一般要经过病变定位、计划设计和治疗三个过程。利用立体定向装置（stereotaxy）、CT、磁共振和 X 射线数字减影等先进影像设备及三维重建技术，确定病变和邻近重要器官的准确位置和范围，这个过程叫作三维空间定位，也叫立体定向。然后，利用三维治疗计划系统，确定 X（γ）SRT（SRS）的射线束方向，精确地计算出一个优化分割病变和邻近重要器官间的剂量分布计划，使射线对病变实施“手术”式照射。

X（γ）射线 SRT（SRS）治疗既可严格保护邻近重要器官，又可使病变得到大剂量的破坏性照射，起到不开颅也能准确、安全去病的目的，很受患者和神经外科医师们的欢迎。由于 X（γ）射线 SRT（SRS）对良性病治疗的成功，现已扩大到用它治疗小体积的恶性肿瘤，并试图结合分次治疗的原理，开始探索 X（γ）射线特别是 X 射线的立体定向分次放射治疗的经验。

二、X（γ）射线 SRT（SRS）的实现方式

图2－5－1示出了X（γ）射线SRT（SRS）实现多个小野三维集束照射病变的原理图。

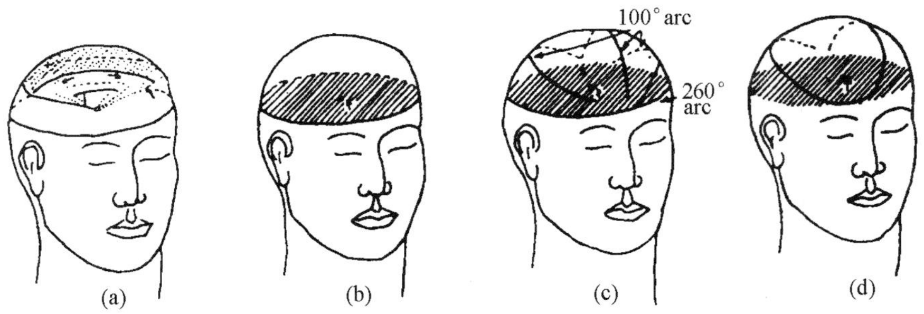

图2－5－1 X（γ）射线立体定向治疗实施原理

瑞典Elekta γ刀装置使用201个^{60}Co源，每个^{60}Co源活度为1.11TBq（30Ci），分布于头顶部北半球的不同纬度和经度上，201个源经准直后聚焦于一点，该点称为焦点。源到焦点的距离为39.5cm，焦点处射野大小为4、8、14、18mm（图2－5－2a）。我国沃发（OUR）公司创造了中国模式，用30个钴-60源螺旋排列成6组分布于14°～43°之间的纬度上。在经度上，每组源间隔60°；在纬度上每个源间隔为1°。源的直径为2.6mm，30个源总活度为6000Ci，源焦距离为39.5cm，用旋转的方法实现多野集束照射（图2－5－2b）。该机已安装在全国多家医院。由于加速器单平面旋转（图2－5－1b）形成的空间剂量分布较差，目前X射线SRT（SRS）通常采用4～12个非共面小野（图2－5－1c）绕等中心旋转，达到γ刀集束照射的同样的剂量分布。如图2－5－3所示，每个旋转代表治疗床的一个位置，即治疗床固定于不同位置，加速器绕其旋转一定角度。病变（靶区）中心一般位于旋转中心（等中心）位置，图2－5－1c所示方法的缺点是每次旋转治疗结束后，必须进入治疗室，变换治疗床的位置，摆位时间和治疗时间加长。图2－5－1d的方法称为动态旋转治疗，可大大缩短摆位时间和治疗时间，靠机架和治疗床在出束（照射）过程中的联合运动，实现非共面的连续照射。因现有商售的直线加速器不能作这种联合运动，同时治疗计划系统亦要做相应变动，故目前X射线

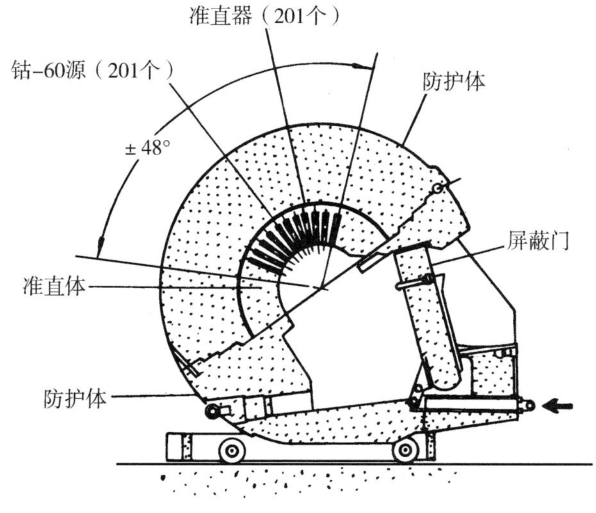

（a）Elekta γ刀装置

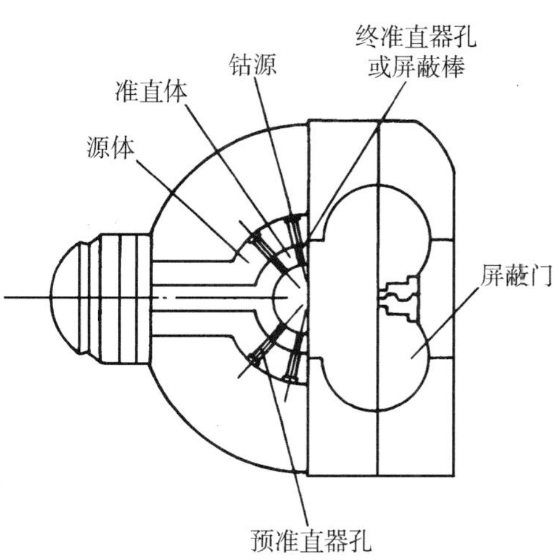

（b）OUR γ刀装置

图2－5－2 Elekta γ刀和OUR γ刀装置示意图

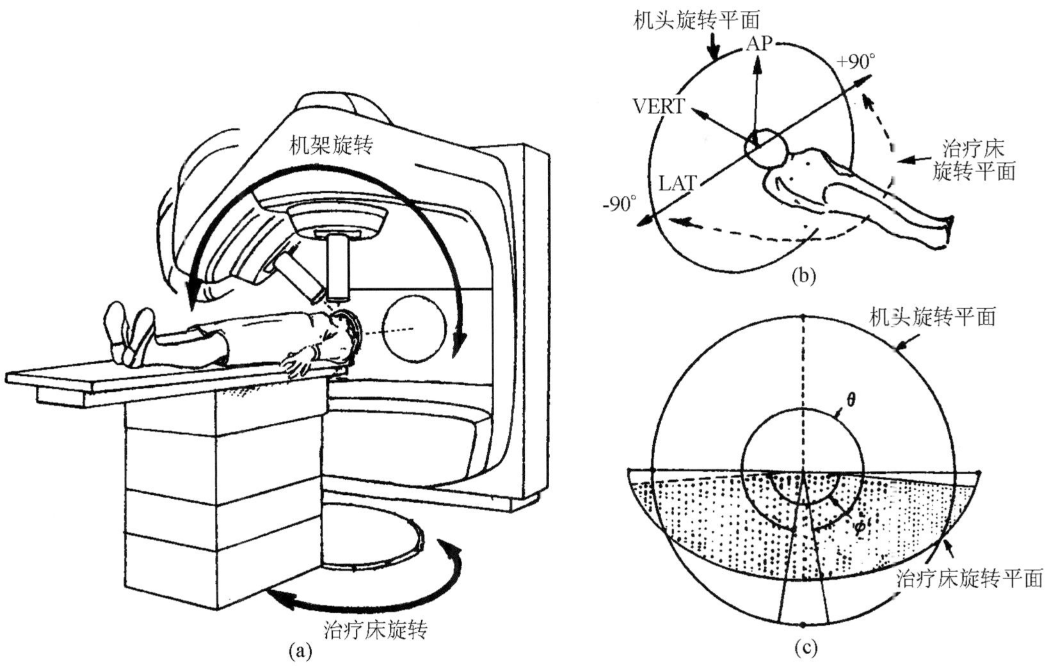

图2－5－3 直线加速器为基础的X射线立体定向治疗多弧度非共面旋转原理

SRT（SRS）系统和加速器不能作这种治疗。

Elektaγ刀机械等中心精度可以做到±0.3mm，X射线SRT（SRS）的等中心精度决定于医用直线加速器的等中心精度。目前商售的常规放疗用医用直线加速器的等中心精度只能达到±1mm。Varian公司专门设计了一个适应作X射线SRT（SRS）治疗的6MV X射线单光子直线加速器Varian 600SR，等中心精度可提高到±0.5mm。600C型加速器原来的二级准直器被圆形准直器替换，机头更加紧凑，等中心稳定性更好。X（γ）射线立体定向治疗的治疗精度，不仅决定于机械等中心精度，还决定于下述三个重要因素：靶定位精度（包括CT/MRI定位、靶坐标重建）、基础环固定系统的可靠性以及治疗摆位时的准确性。由于CT扫描层厚对靶定位精度影响较大，CT空间分辨率的误差远大于加速器的等中心精度的误差。因此，从治疗精度看，X射线SRT（SRS）和γ－SRT（SRS）的相同。Elektaγ刀装置由于受到准直器头盔尺寸的限制，等中心处最大射野只能达到18mm，而X射线SRT（SRS）射野大小可达到40～50mm。对体积稍大的良恶性病变，X射线SRT（SRS）适应面宽。特别对恶性肿瘤的分次治疗，γ－SRT（SRS）实现比较困难。除此之外，X射线SRT（SRS）具有比γ－SRT（SRS）经济、灵活等特点。

三、X（γ）射线立体定向治疗系统主要结构

图2－5－4示出了与直线加速器配套的X射线SRT（SRS）的基本结构。它包括立体定向系统、治疗计划设计系统、治疗实施系统三大部分。立体定向系统和治疗计划系统是X射线和γ射线SRT（SRS）所共有的，它们间的区别仅在于X射线SRT（SRS）治疗实施系统是以直线加速器为基础的，而γ－SRT（SRS）为γ刀钴-60源治疗装置。三大部件的基本任务是：①建立患者治疗部位的坐标系，进行靶区（病变）及重要器官及组织的三维空间定位和摆位；②制定一个优化分割病变（靶区）和重要器官及组织的治疗方案；③实施立体定向照射。

（一）立体定向系统

1．基础环　立体定向系统是保证X（γ）－SRT（SRS）治疗精度的最基本的系统，包括影像定位和治疗摆位两大部分。联系影像定位和治疗摆位两大部分的核心部件是基础环。基础环是患者治疗

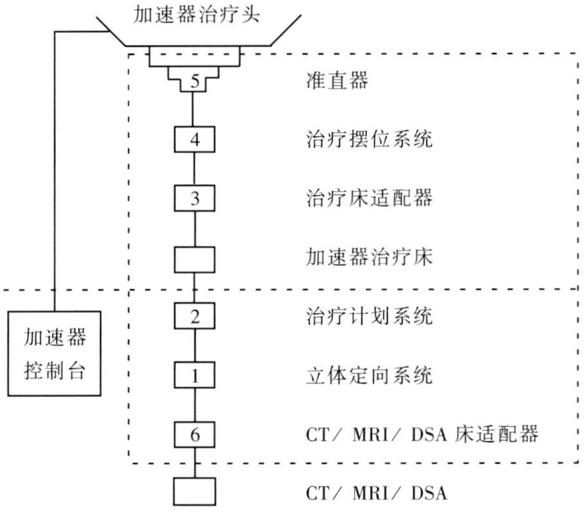

图 2－5－4 柯瑞特（CREAT）X 射线 SRT（SRS）立体定向治疗系统主结构框图

部位坐标系的参照物。Elektaγ 刀系统中使用 Elekta 型颅脑外科活检用基础环，X 射线 SRT（SRS）中多数使用 BRW（Brown－Robert－Wells）型基础环［如 Radionics X 射线 SRT（SRS）系统］，或 BRW 的变型基础环［如 Fischer 和 CREAT X 射线 SRT（SRS）系统］（图 2－5－5）。

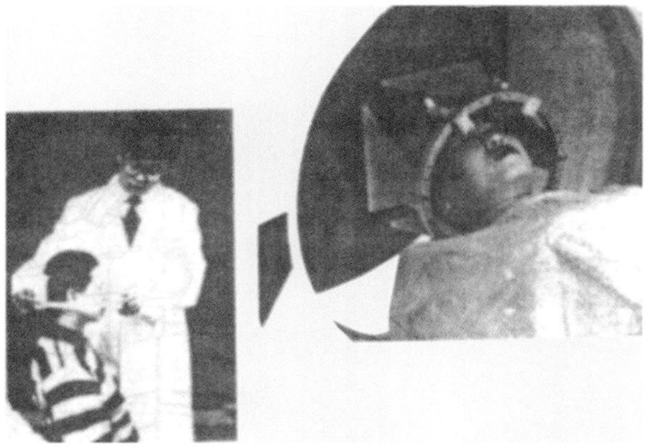

图 2－5－5 柯瑞特（CREAT）X 射线立体定向治疗基础环及定位框架

基础环是利用局部麻醉，通过特定的固定支杆和螺丝固定到患者的头骨上成为人体头骨的一部分而与头骨形成刚性结构，从而在患者的治疗部位建立一个保证在从定位、计划、治疗的整个过程中不变的可靠的患者的三维坐标系统。

这种基础环属于手术固定型（surgical fixation）或有创型，它能达到很高的体位固定精度。为了开展 X 射线 SRT，必须发展非手术固定型或无创型基础环。它们之中有 Fischer 和 CREAT 系统的分次治疗用的带有面罩的分次基础环（图 2－5－6a）；Laitinen 型三点（鼻梁及左右外耳孔）固定式基础环；和 GTC（Gill－Thomas－Cosman）型牙托式基础环（图 2－5－6b）。这三种环各有优缺点。比较之下，图 2－5－6 所示的基础环能达到 ±1mm 的体位固定精度，较 Laitinen 三点式的基础环体位固定精度高；但后者的适应面宽，不需要制作个体面罩（图 2－5－6a）和个体上牙托（图 2－5－6b）。就患者感觉的舒适性来说，图 2－5－6b GTC 牙托式的最好；图 2－5－6a 的患者有紧压迫感；Laitinen 三点式的患者有外耳孔的不舒适感。就对皮肤剂量的影响来说，图 2－5－6a 的使皮肤剂量增高。

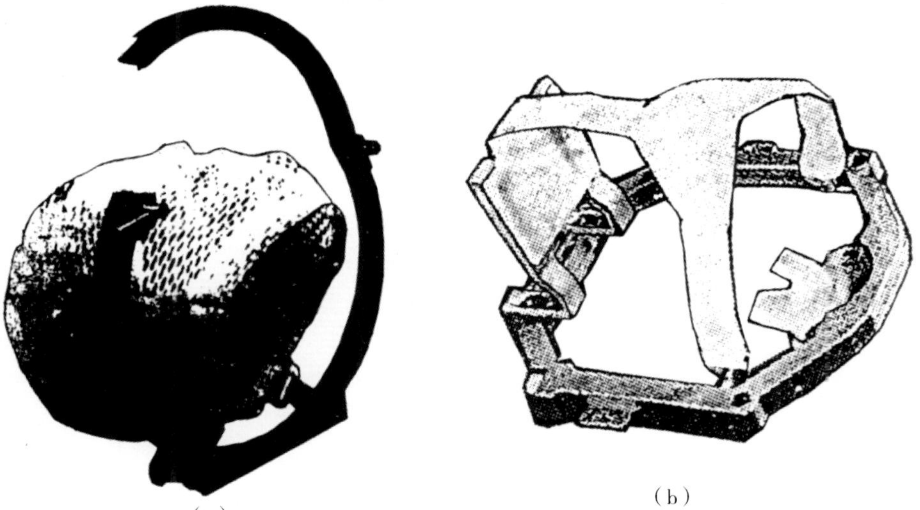
（a） （b）

图 2-5-6 分次 X 射线 SRT 治疗用基础环及面罩
（a）柯瑞特（CREAT）分次环及面罩；（b）GTC 型牙托式基础环。

颅内及头颈部因有颅骨和面部的骨结构，都便于使用上述的有创型和无创型两类基础头环。因它们都使用有形环方式，故又统一称为有环系统（frame system）。若将 X（γ）射线 SRT（SRS）技术推广到胸、腹部的病变的治疗时，因解剖部位的特殊性，不可能使用这种有环系统。如前所述，患者坐标系的建立又是实施 SRT（SRS）治疗的基本条件，因此，将 SRT（SRS）治疗推广到胸、腹肿瘤治疗时，必须建立类似于上述基础环的替代系统。如图

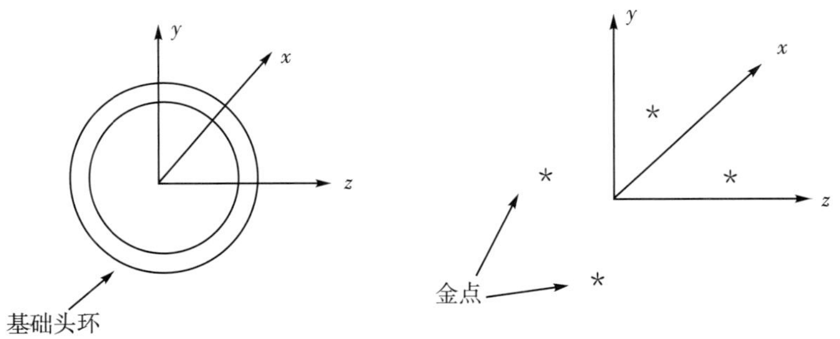

（a）有环系统 （b）无环系统

图 2-5-7A X（γ）射线立体定向治疗坐标系参照物分类

2-5-7B 所示，可用治疗部位患者体内的特殊骨结构（internal bone structure）的至少 3 个或 3 个以上的特殊点代替；或用在病变（靶区）周围手术植入至少 3 个或 3 个以上的金球标记来代替；或在治疗部位的患者皮肤上找到至少 3 个或 3 个以上的标记点。不论是体内解剖标记、体外标记、还是体内置金点标记，必须能够代替基础环，起到坐标系参照物的作用。换句话说，在从定位到分次治疗的过程中，通过它们，能够维持患者治疗部位坐标系的一致性。这就要求，上述标记点设置好后，它们与病变（靶区）间的位置，形成类似于颅内及头颈部的基础环与病变（靶区）间的似刚性体。在每次治疗摆位时，通过它们，就可以知道当时治疗体位下的靶区中心的位置。有 3 个基本因素，影响标记点与病变（靶区）间的似刚性结构：①因呼吸和器官的运动，影响标记点与病变间的相互关系；②患者治疗部位的皮肤的弹性移位对标记点实际位置的影响；③定位和摆位时，标记点的确认方法。瑞典 Elekta 公司，最先在中国市场上推出它的全身立体定向体架系统。该系统由真空成形袋、CT 定

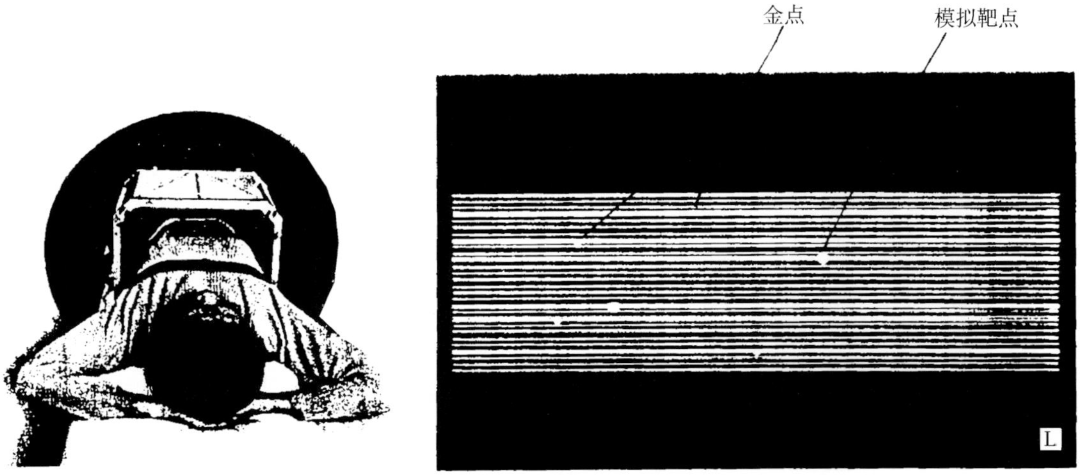

（a） （b）

图 2－5－7B 肿瘤周围预埋金点代替基础环与肿瘤形成似钢性结构（柯瑞特系统）

（a）带有内埋金点的患者进行 CT 立体定向扫描；（b）CT Scout 平片，显示模拟靶点和金点位置。

位框架、治疗摆位框架组成。它在治疗体位的皮肤表面和下肢设立 6～8 个标记点，依靠这些标记点，力求保持从 CT 定位到治疗摆位的过程中，治疗体位的一致性。因为患者皮肤因脂肪层有弹性，每次摆位时，患者躺到真空成形袋后，皮肤拉紧状态每次不同，要保持标记点之间的相互位置不变，不仅困难，而且即使人为调整皮肤的松紧状态，使其相对位置与做 CT 时一致，也不能保证它们目前的位置与病变的相对位置仍保持不变。但与常规激光灯 3 点摆位技术相比，重复摆位误差要小得多。我国深圳柯瑞特公司在世界上第一家将体内预埋金点的无环重定位技术（frameless relocalization technique）应用到胸、腹部病变（肿瘤）的 X 射线 SRT 治疗。预埋金点技术最早由 Gall 报道，用手术方式将金球置入组织内。该技术的实现原理与在体内设置特殊解剖骨结构的原理一样。在作 CT 扫描时，通过影像重建，可找到金点或解剖骨结构与病变间的相互空间关系，以及金点或解剖结构与定位框架间的相互空间关系。摆位时，体位一旦固定，在加速器下拍摄正、侧位两张照片，送入计算机，找到当时治疗体位下，金点或解剖骨结构与摆位框架（即定位框架）间的相互空间关系，通过坐标变换后，得知当时治疗体位下病变的位置。

内置金球和选择解剖骨结构技术，因它们距离皮肤较远，其位置不会受到皮肤松紧状态的影响，同时因它们距离病变较近，由非刚性结构的影响亦比皮肤标记技术小得多。3 种方法都不能克服呼吸或器官运动对位置精度的影响。对多数病变的位置，近病变的解剖骨结构不易找到，即使能找到，但多因骨结构的体积较大，高能 X 射线显像不清楚，标记点位置精度确定也较困难。目前正在用类似活检的方式代替手术，在模拟机或超声波下将金球直接置入治疗部位。但金点技术是一种创伤性技术，而且每次摆位都要拍摄重定位正侧位片，使患者占床时间拉长。美国 Gyber－Knife 公司采用 kV 级 X 线在照射中自动跟踪金球的位置，进而利用机器手臂控制 6MVX 射线的射出方向和位置，实施动态跟踪式立体定向治疗。内置金球技术适用于小体积病变的多次大剂量 X 射线立体定向照射。而皮肤标记技术适用于大病变的立体定向适形放射治疗。

2. 定位、摆位框架　基础环和金点提供了患者坐标系的参考物。它与定位、摆位框架一起，构成患者治疗部位的坐标系。用于 CT/MRI 定位的定位框架由相应的线段状的显像材料构成“N”或“V”字型。如图 2－5－8 所示，它们的特点是具有坐标的直读性。“N”字型定位条的两条边与环平面垂直，距环平面的 Z 坐标值由它们的平行边条和“N”字型斜条在影像上的相对位置 Z 和 Z′值确定。（Z＋Z′）和值若为常数，说明 CT 扫描层面与环平面精确平行，否则根据其和值大小判断扫描层面的倾斜和旋转。“V”字型条实际上为“↓”型，它的设计使“V”字两条边组成的等腰三角形的底边永远与其高值相等。“↓”型条的中间竖条与环平面垂直，根据它在CT图像上的位置，判断CT扫描层面是否与环平面平行，或计算它的倾斜与旋转。“N”字型和“V”字型框架，一般由四片组成，固定于基础环上后，组成一个长方体。用于DSA血管造影和体部无环重定位技术的加速器照像，需要另一种定位框架。它也是由四片组成的一个长方体，附加于基础环上，每片上有四个定位标记。如图2-5-9所示，在X射线片上留下8个标记点，重建后，得到血管畸形（病变）或金点的位置。

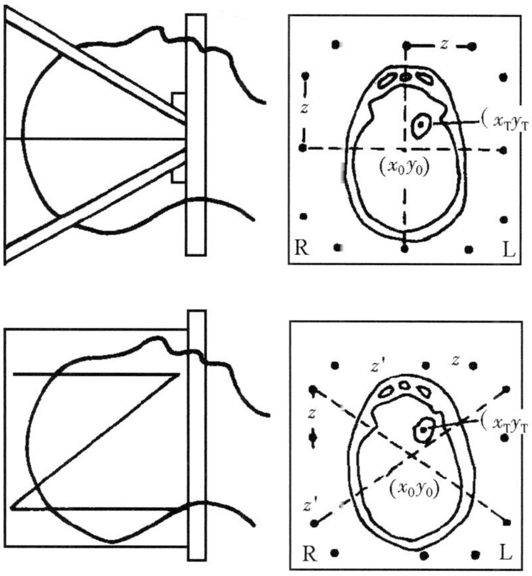

图2-5-8 N字形和V字形定位框架

摆位框架由带有x、y、z标尺和坐标指示器组成（图2-5-10）。摆位框架与定位框架的坐标系相同，均以基础环为坐标的参照物。由计划系统计算出来的靶区中心坐标（x_0，y_0，z_0），利

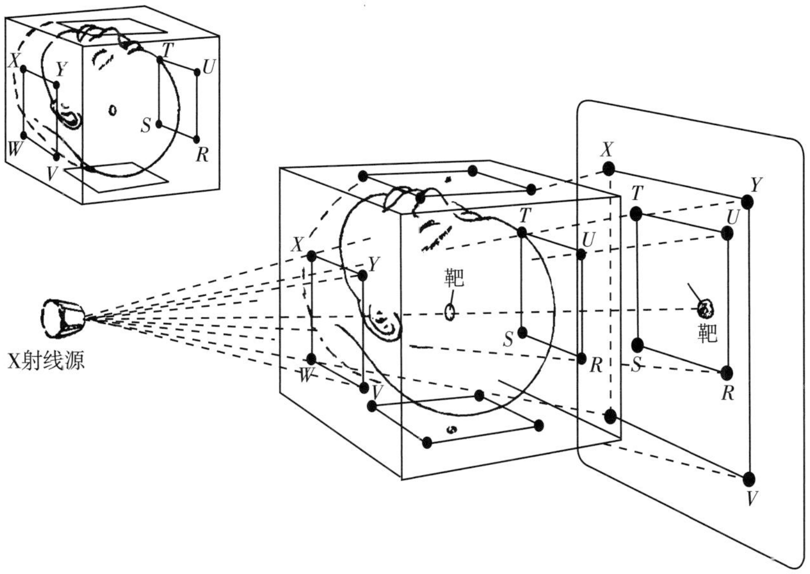

图2-5-9 X（γ）射线SRT（SRS）系统DSA/无环重定位技术中使用的定位框架

用加速器治疗室内的激光定位灯，和治疗床的运动，将（x_0，y_0，z_0）位置置于加速器的等中心位置。对像Elekta γ刀、OUR旋转式γ刀，摆位框架直接安装在治疗床头，也是由x，y，z标尺和坐标指示器组成，通过床的运动，将靶点中心坐标置于γ刀装置的焦点位置。摆位框架的坐标指示器一般都采用毫米分度尺。若用电子指示器，每次摆位时，必须先校对坐标原点。

定位框架和治疗摆位框架是立体定向系统的一个重要组成部分，它通过基础环，和各自的适配器与CT/MRI/DSA等影像设备的诊断床和加速器的治疗床连接。作CT/MRI扫描或X射线造影时，定位框架安装于基础环上，扫描结果在CT/MRI/DSA图像上留下定位框架的标记点（图2-5-8，2-5-9）。通过检测标记点间的相互位置，计划系统中的三维重建软件计算出病变和重要器官的空间位置、范围及大小。治疗时，利用治疗摆位框架将病变（靶区）中心置于加速器的等中心或γ刀的

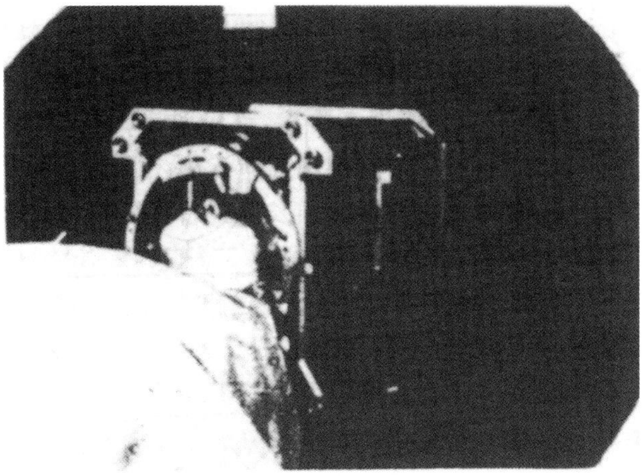

图2－5－10 柯瑞特（CREAT）系统立体定向治疗摆位框架

焦点。

（二）治疗准直器 对瑞典 Elekta 和中国 OURγ 刀装置，治疗准直器直接装入 γ 刀装置内，Elektaγ 刀有四组准直器（称为头盔），它们在焦点平面的射野直径分别为 Φ4mm、Φ8mm、Φ14mm、Φ18mm，使用时靠人力更换。OURγ 刀，四组不同准直器（Φ4，Φ8，Φ12，Φ18）加工在同一个准直体上，使用时，自动切换准直器的射野大小。

X 射线 SRT（SRS）的治疗准直器通过准直器适配器附加于直线加速器的治疗准直器下形成三级准直器。因直线加速器射野的（80%～20%）范围的半影约在 6～8mm，采用三级准直器可将加速器 X 射线射野半影进一步降低到 3mm 以下（表2－5－1），大大增加 X 射线 SRT（SRS）剂量分布的锐利度（图2－5－11）。因延长源到准直器底端的距离可有效地减少射野的半影宽度，在不影响机架旋转范围的情况下，三级准直器下端距离等中心越近越好，对头部 X 射线 SRT（SRS）系统，此距离一般取在 25～30cm 之间；对胸、腹治疗兼容的 X 射线 SRT（SRS）系统，此距离一般取在 30～35cm 之间。圆形准直器的另一优点是省去了照射过程中的准直器的旋转。当 X（γ）SRT（SRS）的适应证扩大到治疗体积较大的肿瘤时必须开展分次治疗，准直器的形状应该是不规则的。目前有手动、自动两种微型准直器，前者因照射过程中，射野形状不能改变，不能作多弧非共面旋转；后者因照射中射野形状能变，可作为多弧非共面旋转。

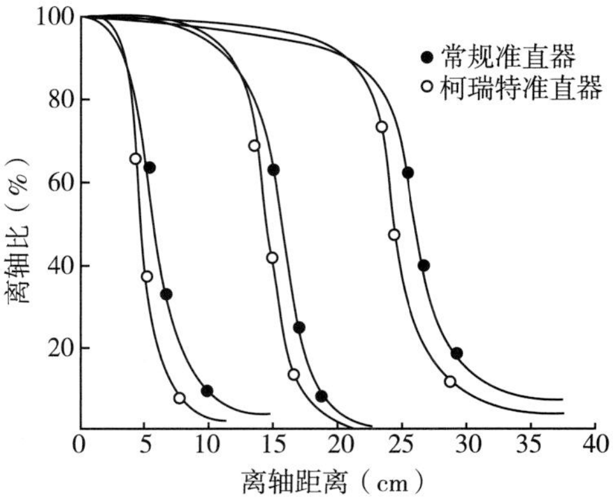

图2－5－11 X 射线立体定向准直器（CREAT）与常规准直器离轴比（剂量分布）比

表2－5－1 柯瑞特 XST－SYS 系统准直器半影宽度（80%～20%）（Varian 600C 6MVX 射线）

准直器直径（mm）	半影区宽度（mm，80%～20%）
5	2.0
10	2.3
20	2.5
30	2.7
40	2.8
50	2.9

（三）治疗计划系统 三维治疗计划系统是 X（γ）射线 SRT（SRS）治疗系统中不可缺少的极其重要的组成部分。有关治疗计划系统的细节请见本篇第三章及相关文献。本节仅对它作一扼要叙述。

X（γ）射线 SRT（SRS）治疗计划系统的重要任务是：①根据输入的带有定位标记点的 CT/MRI/DSA 图像，重建出包括体表轮廓在内的及病变和重要器官与组织结构的治疗部位的三维立体图像；②规划射野入射方向、大小及剂量权重以及等中心位置，制定出优化分割病变和正常组织特别是重要器官的剂量分布的治疗方案；③打印输出治疗方案的细节及治疗摆位的详细数据。一个好的 X（γ）射线 SRT（SRS）治疗计划系统应具备下述基本功能：

1. 系统必须是三维的，包括三维图像重建及显示功能，其中至少有横断、冠状、矢状及治疗床在不同位置时加速器机架旋转平面的 CT/MRI 图像的重建及显示。

2. 剂量计算必须是三维的，剂量归一方式及参考剂量线（面）的选取必须遵从 ICRU 报告 50 及补充版 ICRU 报告 62 的有关规定；系统具有下列基本的评价治疗方案的工具：①通过病变（靶区）及重要器官的横断、冠状、矢状面内以及 CT/MRI 图像为背景的等剂量曲线（isodose）分布，及截面剂量（dose profile）分布；②提供射野方向观（BEV）功能，从放射源方向观察射野与病变（靶区）的适合度以及重要器官和组织结构的相互空间关系；③实现 CT/MRI 图像与 X 射线血管造影（正、侧位）片间等中心位置及等剂量曲线显示的映射，这是一项极其重要的功能，它帮助医师进一步确认制定的治疗方案的等剂量分布与病变（靶区）的适合情况；④病变（靶区）及重要器官与组织内剂量体积直方图（DVH）显示。DVH 图以定量的方式告诉医师或计划设计者靶区或重要器官内剂量大小与受照射体积间的关系。一个好的治疗计划应使靶区内接受参考剂量线水平的剂量的体积应不小于靶区总体积的 90%；⑤靶体积与等剂量面的三维显示，从另一侧面定性地显示等剂量面与靶表面的三维适合情况。

第二节 X（γ）射线立体定向治疗的剂量学特点

一、小野剂量学

与常规 X（γ）射线放射治疗相比，X（γ）射线 SRT（SRS）一般使用较小射野。Elekta 和 OURγ 刀装置上最大射野为 Φ18mm；直线加速器为基础的 X 射线 SRT（SRS）使用的射野可大一些，但一般最大射野均小于或等于 Φ50mm。当射野逐步变小时，由于射线束的准直，单个小野的离轴比剂量分布逐渐接近高斯形分布形状，其特点是射野内剂量分布不均匀，射野边缘剂量梯度变化较大。由此，产生两个比较特殊的剂量学问题：①如何测量这种小野的剂量输出和剂量分布；②小野旋转时，剂量分布的计算问题。对它们的正确处理，直接影响 X（γ）射线 SRT（SRS）治疗的剂量准确性。

（一）小野剂量测量方法　X（γ）-SRT（SRS）治疗中所需要的剂量学参数为：准直器形成的射野的百分深度剂量（PDD）、射野散射因子（Sc，p）、准直器散射因子（Sc）和射野离轴比（OAR）。为了适应直径较小的圆形照射野，准确测量上述剂量学参数，选用测量探头时，除考虑诸如能响、稳定性等特性外，还应考虑其形状和灵敏体积都能与小野相适应。由于射野比较小，测量中心轴深度剂量和输出因子时，因缺乏侧向电子散射，射野中心到周边剂量有明显的跌落；测量射野的离轴比时，小照射野内有较大梯度的剂量变化，因此测量时，必须使用几何尺寸较小的探头。选用灵敏体积的直径约 2mm 或更小（≤1mm）的半导体探头，并注意测量的几何条件，可以准确、有效的测量立体定向治疗系统所需要的剂量学数据。但对离轴分布的测量，胶片剂量计能提供比微型半导体探头更好的空间分辨率。

（二）剂量分布的计算　因 X（γ）射线 SRT（SRS）系统中，一般均采用圆形准直器，每个圆形野都有一套相应的剂量学数据；射野小，原散射线不需单独处理；颅内脑组织密度较均匀，不需作组织不均匀性处理，颅骨厚度变化不大，可用简单因子修正。对给定的机架角和床角，面积为 S 的射野在深度 d 处的剂量在射野坐标系中为：

$$D(d, s, x, y, z) = D_M \cdot S_{c,p} \cdot TMR(d, s) \cdot OAR(x, y, z) \cdot \left(\frac{SCD}{SAD - Z}\right)^2 \qquad (2-5-1)$$

式中 D_M 为直线加速器或 γ 刀装置的标准输出剂量，标定几何条件为最大剂量深度处（如 6MVX 射线，为水中 1.5cm），10cm×10cm 照射野［X 射线 SRT（SRS）］或 Φ18mm（γ 刀装置）；Sc，p 为射野散射因子；*OAR*（*x*，*y*，*z*）为剂量计算点（*x*，*y*，*z*）处的射野离轴比。如何取得 *OAR*（*x*，*y*，*z*）值，有两种不同的方法。一是像我国 CREAT XST－SYS 和 OUR－γTPS 两家治疗计划系统；他们利用 z＝0cm、±2cm、±4cm 5 个不同深度处的相应离轴比值进行插值得到 *OAR*（*x*，*y*，*z*）值。一是将（2－5－1）式简化为：

$$D(d, s, x, y, z) = D_M \cdot S_{c,p} \cdot TMR(d, s) \cdot OAR(x_0, y_0) \cdot \left(\frac{SCD}{SAD - Z}\right)^2 \qquad (2-5-2)$$

式中 $OAR(x_0, y_0)$ 为垂直于射野中心轴的等中心平面与射线［（0，0，0），（x，y，z）］的交点处的离轴比值，即是说，按（2－5－2）式，则认为射野所有的等离轴比线精确为过放射源的一条直线［（0，0，0），（x，y，z）］。尽管小野条件下，散射线的影响较小，加上因钴-60 源和 X 射线靶的有限体积、准直器设计等，这种假设过于简单，易引起较大的误差。

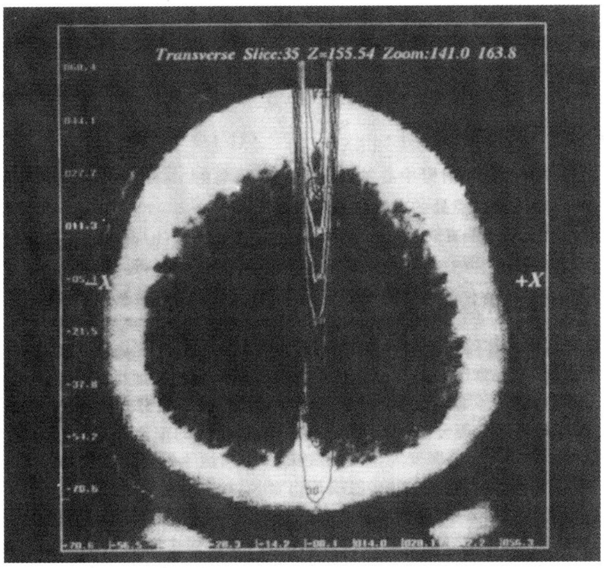

图 2－5－12　微型源旋转及等剂量分布

（三）微型源旋转原理　当射野绕靶区中心作等中心旋转照射时，通常都是在旋转范围内将连续旋转转换成等分角固定野交叉照射，它们的剂量分布在体内的相加得到合成的剂量分布。等分角的度数一般取 10°或 5°或 1°。等分角度数越小，合成的剂量分布越接近于旋转的剂量分布，但计算时间加长；反之，等分角度越大，计算加快，但合成的剂量分布越远离于实际的剂量分布，而且随射野面积减少，差距越大。因此，常规放疗中，由于射野面积较大，计划系统一般按 10°等分角计算，减少运算时间。在 X（γ）射线 SRT（SRS）治疗中，射野都较小，为得到较为符合实际旋转照射形成的剂量分布，必须将等分角减少到 5°，甚至于 1°，但运算时间成倍增加。为了解决这个矛盾，在 CREAT XST－SYS 和 OUR－γTPS 计划系统中，采用微型源旋转预计算的算法，它的原理示如图 2－5－12。等分角取 α＝5°或 α＝10°。每个等分角内成为一个微型旋转。例如，当旋转照射的机架转角 GA＝120°时，可将它等分成 12 个（等分角 α＝10°）或 24 个（等分角 α＝5°）微型源作固定野照射。多个微型源剂量分布在体内相加，得到实际旋转照射的剂量分布。单个微型源旋转的剂量分布，同样可看成是等分角为 1°的 5 个（α＝5°时）或 10 个（α＝10°时）固定野剂量分布的叠加。在上述两家治疗计划系统中，单个微型源的剂量分布，在作系统的数据配置时预先计算好，作为单个射野文件数据存入系统。

二、X（γ）射线立体定向治疗的剂量分布的特点

如前述，X（γ）射线 SRT（SRS）的小野具有高斯形的剂量分布，它们在空间的集束照射后的合成剂量分布具有下述四大特点：小野集束照射，剂量分布集中；小野集束照射，靶区周边剂量梯度变化较大；靶区内及靶区附近的剂量分布不均匀；靶周边的正常组织剂量很小（图 2－5－13）。这种剂量分布就像一把尖刀插入病变内。试验测试证明，靶区定位的 1mm 之差，可以引起靶周边最小剂量（参考剂量线剂量）变化约 10% 的量级。由此说明靶区精确定位和正确摆位是 X（γ）射线 SRT（SRS）治疗成功的关键。任何粗心大意，都会造成不可挽回的损失。从这个意义上讲，靶位置和靶

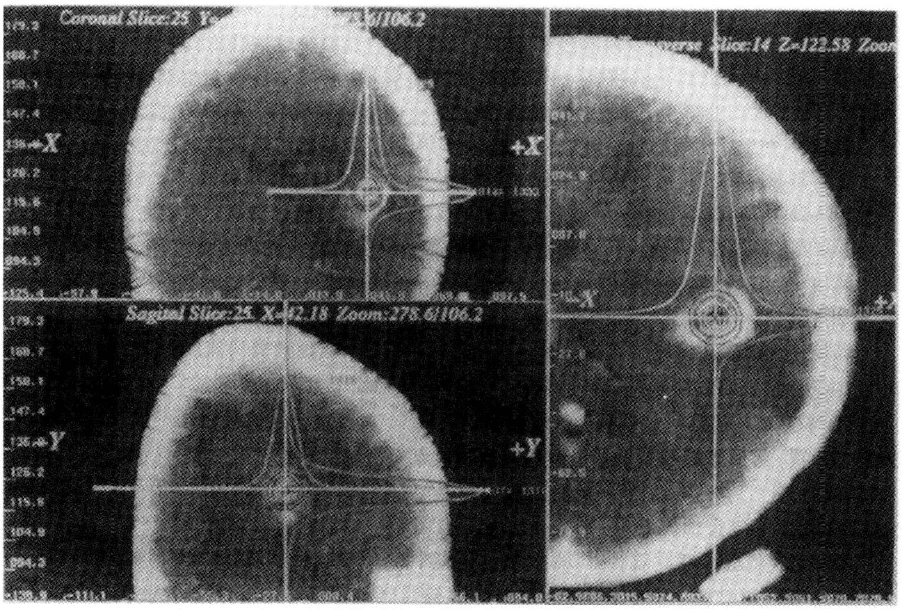

图 2-5-13 横断面、矢状面、冠状面三维剂量分布

体积的确定要比剂量大小的确定重要得多。

三、X（γ）射线立体定向治疗靶点位置精度

如上述，小野集束照射形成的高剂量大梯度变化突出了靶点位置精确度的要求，使其成为立体定向治疗的第一要素。立体定向治疗过程可分成为病变定位、计划设计和治疗 3 个阶段，治疗阶段又包括治疗摆位和出束照射两个步骤，前两个阶段构成靶点位置定位精确度，治疗摆位步骤构成摆位精确度，而定位精确度和摆位精确度的累积效果是靶点位置总的精确度，称 X（γ）射线 SRT（SRS）治疗精确度。

Lutz 等最早使用靶点模拟器和标准人头模对 BRW 环型 X 射线立体定向治疗系统进行测量，相继有其他同行使用类似的方法分析影响靶点位置精确度的各种因素。戴等报道了靶点定位精确度和靶点位置总的精确度的测定方法，前者用已知靶点模拟器测量，将计划系统给出的靶点坐标与已知靶点的位置坐标进行比较和计算定位精度；后者用标准人头模中预埋钢球或金点方法测量；作 CT 扫描，经计划系统重建出靶点坐标，按靶点坐标进行摆位，选择 30mm 直径准直器拍正侧位片，利用黑度计软件测量靶点圆斑中心到照射野圆斑中心位移误差。x 方向、y 方向误差分别由正、侧位片测定，z 方向误差由正侧位片测定值取平均，总的摆位精确度由 x、y、z 三个方向误差确定。

总的精确度是定位精确度和摆位精确度的累积效果，二者数值接近，说明人头模治疗误差主要来自定位阶段，摆位阶段贡献小（表 2-5-2）。

表 2-5-2 文献报道结果一览表

作者	定位误差（mm）	摆位误差（mm）	总的误差（mm）	最大误差（95%）（mm）
Lutz W，et al	1.28±0.71*	0.48±0.16	1.33±0.64	2.6
Yeung D，et al	0.91±0.3*	0.73±0.23	1.2±0.5	2.2
Yeung D，et al	1.58±0.5**	0.73±0.23	2.0±0.6	3.2
戴建荣、胡逸民	1.4±0.3***		1.72±0.6	2.9

* 512×512 矩阵，2mm 扫描层厚；** 256×256 矩阵，4mm 扫描层厚；*** 512×512 矩阵，3mm 扫描层厚。

影响人头模CT扫描靶点定位精确度的因素有像素点大小，扫描层厚层距，扫描层面与基环平行程度，计划系统坐标重建算法等。像素大小主要影响x、y坐标精确度，扫描范围应选择恰好包括所有标记点为宜。例如，CREAT头部定位框架间距265mm，选择扫描视野（FOV）340mm。扫描层距层厚主要影响z坐标精确度，靶点z坐标最大误差约为层距的1/2，建议不等间距扫描，靶区范围最小间距，靶区外数倍间距，靶区外定位精度只影响剂量计算，对固定野PDD计算影响大约为0.5%/mm，多弧会聚照射时影响更小。扫描层面尽量保持与基环平行。计划系统应有自动探测标记点和CT倾斜扫描校正功能。

对实际患者，影响因素还有靶区定义的不确定性。靶区（临床靶区）是需给予治疗剂量的范围，包括临床灶、亚临床灶和肿瘤可能侵犯的范围。临床病变（GTV）图像与亚临床病变范围的关系会影响靶区（CTV）定义，对AVM病变确定引起的误差约5mm；对颅内肿瘤，肿瘤侵犯特性引起类似的不确定性。CT和MRI图像关联（image correlation）和图像融合（image fusion）技术是立体定向治疗中研究热点，运用于临床可望改进靶区定义的精确度。

人头模摆位精确度的主要影响因素有摆位框架标尺精确度和激光灯代表的加速器的等中心的精确度。加速器等中心的定期检查和激光灯的定期调整是质量保证的一项内容。患者摆位的影响因素还有体重可能引起基环下沉和患者无意识运动以及分次治疗时面罩固定的重复性。基环下沉影响y、z坐标精确度，最易出现在BRW类型装置安装在旧机器的柱式床上。患者无意识运动容易在分次治疗面罩材料强度不够时出现。患者治疗前拍验证片可确定患者摆位误差，超过限值的情况（如x、y、z方向超过1mm）可及时采取补救措施，重新调整摆位。

根据上面的分析，无论是定位阶段，还是摆位步骤，实际患者靶点位置精确度均会低于标准人头模。人头模靶点位置精确度是理想情况患者治疗精确度，可作为X射线立体定向治疗系统的性能指标。对实际患者，由于组织的移位的影响，靶点位置精确度略劣于头模内的靶点位置精确度（表2-5-3）。

表2-5-3 X（γ）射线立体定向治疗的靶位置不确定度

	CT层间距1.0mm	CT层间距3.0mm
立体定位框架	1.0mm	1.0mm
加速器等中心（γ刀焦点）	1.0mm（0.3mm）	1.0mm（0.3mm）
CT图像分辨力	1.7mm	3.2mm
组织移动：单次	1.0mm	1.0mm
分次*	2.0mm	2.0mm
血管造影	0.3mm	0.3mm
位置不确定度（单次）	2.4mm（2.2mm）	3.6mm（3.5mm）
（分次）	3.0mm	4.0mm

*分次治疗时，面罩及重复摆位的误差对靶位置的影响，可看成靶组织的移动。

正侧位血管造影片（X线片）是靶区定位的另一种方式，常用于AVM病变定位，是靶区定位的较精确方法，而实际患者病变形状是不规则的，由于正侧位投影不易确定不规则物体空间形状和中心位置，作者倾向于BRAINLAB公司和CREAT公司X射线立体定向治疗系统的血管造影片使用方法，即把剂量分布投影到血管造影片图像上，观察剂量分布投影和病变投影的重合程度来调整等中心位置。

γ刀机械焦点精度（±0.3mm）高于加速器机械等中心精度（±1mm），但不能由此得出γ刀靶点位置精度高于X射线的立体定向治疗系统的结论。影响靶点位置精确度的因素包括机械精度、定位精度和摆位精度。虽然γ刀的焦点精度好于直线加速器的等中心精度，由表2－5－3可以看出，γ刀靶点位置的摆位精确度略高于X射线立体定向放疗系统，但因CT定位的不确定度占重要地位，使得γ刀的治疗精度（表2－5－3中括号内数据）与X射线立体定向系统接近。

胡等用Alderson胸、腹体模内置金点方法，模拟CREAT体部无环重定位X射线立体定向治疗系统的治疗，对靶点位置的总的治疗精确度进行了测量。靶点位置使用Φ5mm钣球，周围预埋4个Φ3mm金球，与作X射线SRT治疗的常规一样，作CT扫描，计划系统重建靶点坐标，加速器摆好体位，照正、侧位重定位像，重建治疗体位下的靶点位置的坐标，用Φ50mm准直器拍摄正、侧位验证片，分析靶点圆斑中心到照射野圆斑中心位移误差图2－5－14。为了模拟实际患者的治疗，体模体位有意移动取3个不同位置，模拟金点跟随靶点的情况（图2－5－14）。测量结果，所示如表2－5－4。

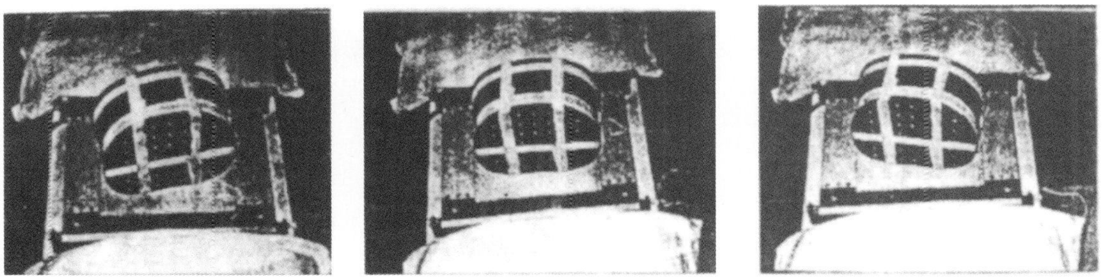

图2－5－14　含有靶点和金点标记的模体处于3个不同位置模拟分次照射摆位时，患者的实际治疗体位

表2－5－4　无环重定位技术模体内靶点位置的治疗精度

计划系统重建的原始靶点位置（x，y，z）	治疗体位（重定位数）	治疗体位下重定位后的靶点位置坐标（x，y，z）	位置偏差（mm）	平均位置偏差（mm）
（－1.7，27.1，134.2）	1	（4.4，27.9，133.9）	1.90	
	2	（0.8，27.4，103.6）	2.03	2.19±0.45
	3	（－0.6，27.7，164.8）	2.65	

表2－5－3、表2－5－4的结果表明，无环重定位技术能够得到与有环技术一样的靶点位置的总的治疗精度。但由于胸、腹部肿瘤的位置较颅内和头颈部肿瘤的位置易受呼吸及器官运动的影响，加上金点与病变间的“似刚性”程度比颅内、头颈部基础环与病变间“似刚性”程度的差，实际患者治疗时，靶点位置的总的治疗精度劣于模体内测量的结果。

第三节　X（γ）射线立体定向治疗的质量保证和质量控制

如上述，X（γ）射线立体定向治疗的突出特点是靶区定位和摆位的准确以及剂量在靶区内的高度集中。整个治疗过程中靶点位置的总精度可达1.3±0.64～2.0±0.6mm（颅内、头颈部）；2.19±0.45mm（胸、腹部），包括定位精度和摆位精度的累积效果（表2－5－3，2－5－4）。因此，质量保证（QA）和质量控制（QC）成为X射线立体定向治疗的首要问题。

QA检查的项目包括：①CT（MRI）线性；②立体定向定位框架；③三维坐标重建的精度；④立体定向摆位框架；⑤直线加速器的等中心精度或γ刀装置的焦点精度；⑥激光定位灯；⑦数学计算模型；⑧小野剂量分布的测量。

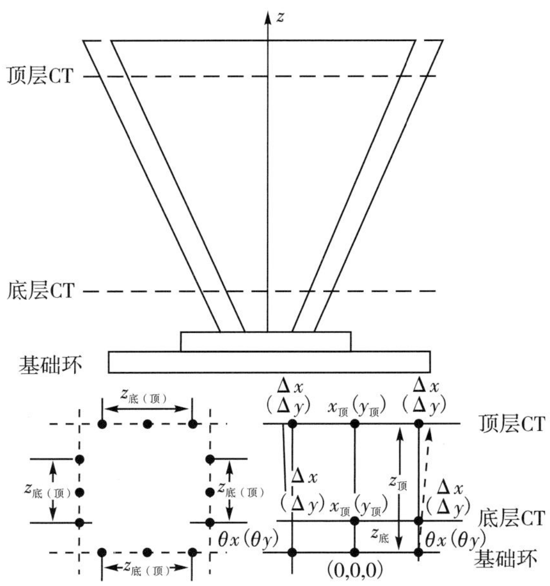

图 2－5－15 X 射线立体定向治疗立体定位框架的检验

定位框架必须检查它的 x、y 方向两侧定位板的平行度和间距偏差，以及 z 轴标记线的精度。图 2－5－15 给出了定位框架 CT 扫描层面定位标记分布示意。扫描时严格保证 CT 层面与基础环平面平行。从图 2－5－15 可以直接测量出以下数据：（$x_{底}$，$y_{底}$，$z_{底}$），（$x_{顶}$，$y_{顶}$，$z_{顶}$）。（$x_{顶}-x_{底}$），（$y_{顶}-y_{底}$）给出 x，y 轴方向的平行度；（$x_{底}-y_{底}$），（$x_{顶}-y_{顶}$）给出 x，y 轴方向的对中度；（$z_{顶}-z_{底}$）与 CT 层间距值之差给出 z 轴方向的扫描偏差，包括 CT 轴方向的线性；四边（$z_{底}$，$z_{顶}$）值给出 CT 扫描片在 x，y 轴方向的线性。

摆位框架的三维坐标是可读的，其精度由标尺的刻度误差和可读精度决定，在系统安装验收时确定，坐标原点必须定期校验，使其与定位框架的一致。

立体定向定位和摆位框架由基础头环系于共同的参考坐标系，计划系统的三维坐标重构软件根据定位框架的标记点计算靶区及重要器官的位置，给出摆位坐标。

①～④项的总效果决定靶区及重要器官的位置精度，是立体定向治疗系统的一项重要的技术性能。它包括用于定位的影像设备（如 CT）图像空间分辨率和坐标线性，但不包括直线加速器的等中心精度。直线加速器的等中心为机架旋转轴、准直器转轴和治疗床转轴的交点，该点的精度代表了直线加速器的机械性能。X 线立体定向治疗系统的治疗准直器通过适配器安装于加速器上，将其等中心指示装置调到等中心点，偏差不能大于 0.5mm，并用靶点模拟器进行检验（图 2－5－16）。

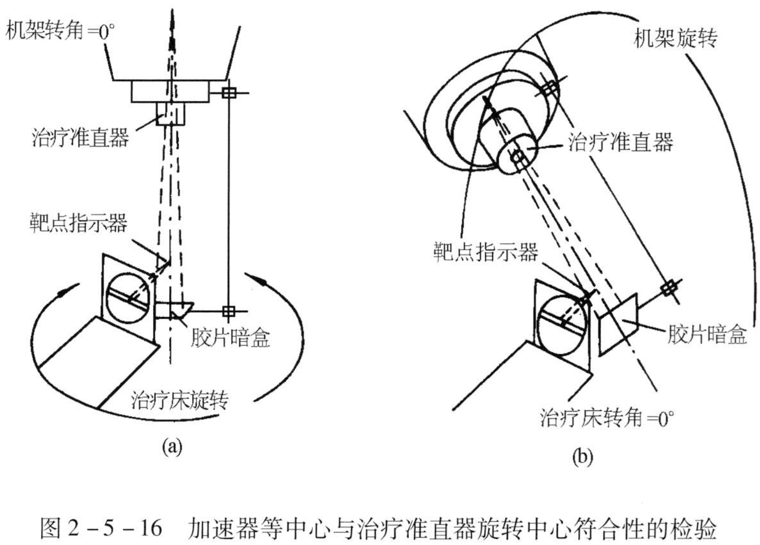

图 2－5－16 加速器等中心与治疗准直器旋转中心符合性的检验

（a）治疗床旋转中心的检验；（b）机架旋转中心的检验。

治疗室内的激光灯是将治疗摆位坐标置于加速器等中心的关键。两侧墙及天花板上的激光灯不仅要求严格交汇于加速器的等中心点，而且要求保证在治疗的范围内（治疗床左右、前后、上下运动时）两侧激光灯“+”字线的严格重合并和天顶激光灯的垂直。如果两侧激光灯在摆位框架的等中心指针处有半个线宽（0.5mm）的偏差，则摆位框架给出的摆位等中心将偏离实际等中心0.25mm（图2-5-17）。这种偏差的效果相当于使加速器等中心精度变劣。因此每次治疗前必须检查激光灯的平行度和垂直度。

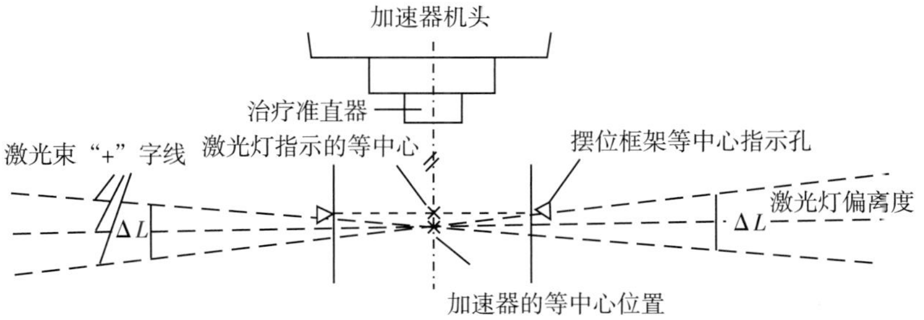

图2-5-17　激光定位灯对治疗摆位的影响

射野中心轴上深度剂量分布（PDD或TMR）、射野离轴比（OAR）、射野散射因子是X射线立体定向治疗计划系统进行剂量计算必需的数据，这些数据的准确测量是确保治疗剂量准确的基本要素。治疗准直器的剂量分布的特性用其半影宽度表示，等中心处射野离轴比的80%～20%宽度应越少越好，不能超过3mm。

数学计算模型是影响剂量分布计算精度的另一要素。显然采用多深度离轴比数学模型（如柯瑞特XST-SYS系统和OUR-γTPS系统）要比用单一深度（一般等中心处）数学模型的计算精度高。同时柯瑞特系统和OUR-γTPS系统采用微型源旋转原理，不仅进一步提高了剂量计算精度和可靠性，而且加快了计算时间。计划系统的剂量计算精度，与靶点位置的精度一样，可在如图2-5-18所示的球形模中进行测量。

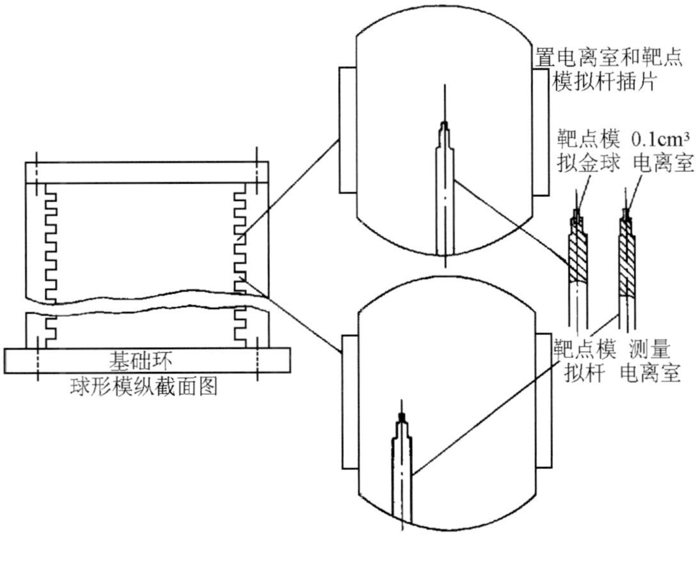

图2-5-18　X（γ）射线立体定向治疗定位精度和摆位精度的测量以及剂量输出准确性和剂量分布测量的球形模

该球形模由可以交换其位置的插片和框架组成。其中有两块插片中分别预置了靶点测量杆和测量电离室的插孔，使靶点中心和电离室探头中心的位置精确相同，并且（x，y）坐标已知；另有一块插片附有胶片测量暗盒和热释光测量片盒，胶片及热释光片通过靶点中心平面。球模框架上，标记有各插片距离基础环底平面的距离即“z”坐标值。该球形模具有如下功能：①测量靶点的定位精度、摆位精确和总的治疗精度；②测量靶点的剂量；③测量靶点及靶点周围的剂量分布。它是用于系统安装验收时和验收后定期检查靶点的位置精度和剂量准确性的必备工具。

图 2-5-19 示出了 X 射线立体定向治疗过程及误差的可能来源。图 2-5-19 右侧是应采取的质量保证的措施以确保左侧的治疗过程的准确进行。质量保证措施的内容及检查频数见表 2-5-5。

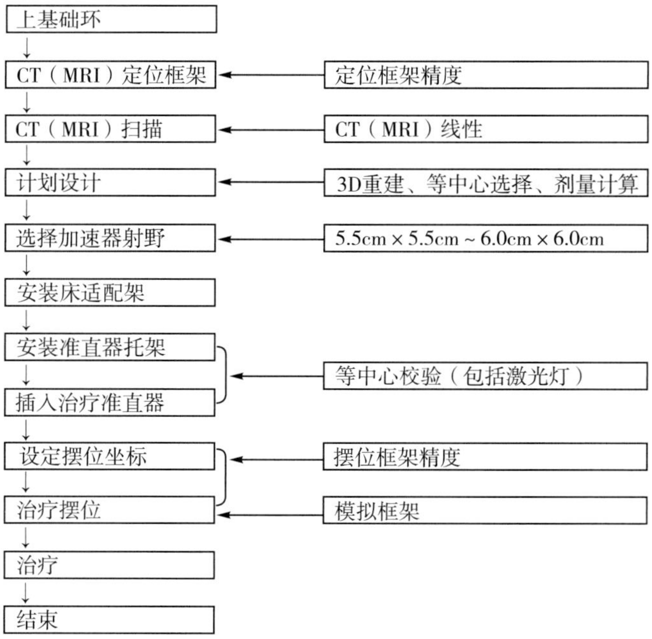

图 2-5-19 立体定向治疗过程及误差来源

CT、MRI、DSA 等用于作 X 射线立体定向定位用的影像设备必须定期检查其线性。除采用 512 × 512 扫描矩阵外，尽可能在靶区范围采用薄层扫描。而且扫描视野应尽可能小。MRI 的图像分辨率可达 1mm，但由于磁场分布的不均匀性和患者体内产生的涡流使其病变及重要器官的影像位置偏离真实位置，这种偏离可达 4mm，因此用 MRI 扫描前，用特制的模体进行这种移位的校正。DSA 是 CT、MRI、DSA 3 种影像手段中分辨率最高的一种（表 2-5-3）。对小病变，特别是功能性小病变，在用 CT 作立体定位时，还要用 DSA 影像作辅佐，并要求 X 射线立体定向治疗计划系统具有二者相互映射的功能。

常规治疗用的直线加速器的等中心精度可达 ±1mm，定期检查治疗准直器和激光灯与该中心的符合度，是进行 X 射线立体定向治疗的极其重要的质保内容，也是与 γ 刀立体定向治疗的重要区别。

X（γ）射线立体定向治疗是高精度的定点式治疗，图 2-5-19 中任何环节的 QA 失控，必然使靶区位置的总精度变劣。X 射线立体定向治疗的高精度不仅给医院物理工作者的工作提出了高要求，同时也希望主管医师在确定靶区及重要器官的位置时格外细心，以达到准确可靠的定点治疗。

表2－5－5 X射线立体定向治疗QA检验内容

过程		频数*
1. CT（MRI）线性		每周（每次）
2. CT片输入		每季度
3. X射线射野		
①特殊点剂量（d＝dmax、5cm、10cm）		每6个月
②射野离轴比（d＝8cm、10cm）		每6个月
4. 定位框架		
①CT定位框架		每季度
②MRI定位框架		每季度
③DSA定位框架		每季度
5. 靶坐标校验		
①CT定位		每月
②加速器摆位		每月
6. 计划系统（直径15～16cm球形模，30.0mm准直器）		
①双旋转		每月
等剂量比		
不等剂量比		
②6个旋转		每月
CA＝0°，30°，60°，90°，330°，300°		
7. 加速器检查		
a. 加速器等中心		每周
b. 激光定位灯	①与加速器等中心重合度	每周
	②平行度	每次治疗前
c. 射野及剂量	①输出剂量校正	每周
	②灯光野与射野的符合性	每2周**
d. 治疗连锁		每周
e. 旋转治疗功能		每月

*此处建议的频数为最低要求的频度，当相应项目的软、硬件变更时必须及时检验；

**当使用机械指针和激光灯摆位时，此项检验可不做。

第四节 治疗方案优化和立体定向适形放射治疗

一、治疗方案的优化

X（γ）射线SRT（SRS）利用圆形小野进行空间集束照射。使用圆形野的目的是：旋转照射时，准直器不要旋转，使照射技术简化；同时利用非共面旋转时，集束效果更好，靶区内剂量高度集中，靶区外正常组织的体积积分量减少。因此旋转集束是X（γ）射线SRT（SRS）的基本特征。当病变体积很小时，靶区形状越来越接近球形，越能充分发挥X（γ）射线SRT（SRS）集束照射技术的效能。

（一）冠状面内剂量分布的控制 当靶区形状为球形时，通过改变旋转方向、射野剂量权重、射野大小等措施，仍可用圆形射野的多弧旋转充分发挥SRT（SRS）集束照射的特点。如图2－5－20所示，用九个等弧（每个弧旋转100°）、等床分角（床分角10°）、等剂量权重的非共面旋转，可得到精确球形等剂量分布，各个方向的剂量下降梯度几乎相同。

若将9个旋转减少到5个旋转（图2－5－21a）或6个旋转（图2－5－21b），剂量权重仍不变，

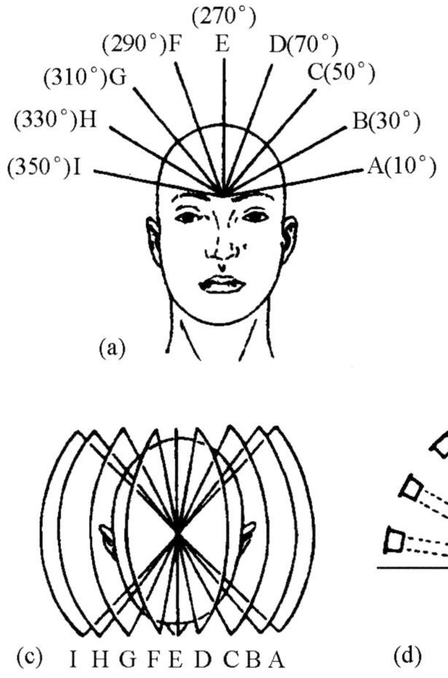

图 2 - 5 - 20 靶区为球形，分九个旋转弧，括号内数字为每个旋转弧的床角位置

会得到椭球形的剂量分布。射野布置规律是从椭球形短轴方向减少射野，以使剂量分布向长轴方向移动。例如，听神经瘤，为了避免脑干的照射，可采取图 2 - 5 - 21a 的照射方法，去掉靶区两侧的水平弧，使剂量分布沿上、下方向拉长。同理，对垂体瘤的照射，因视交叉神经位于靶区的上方，可采取

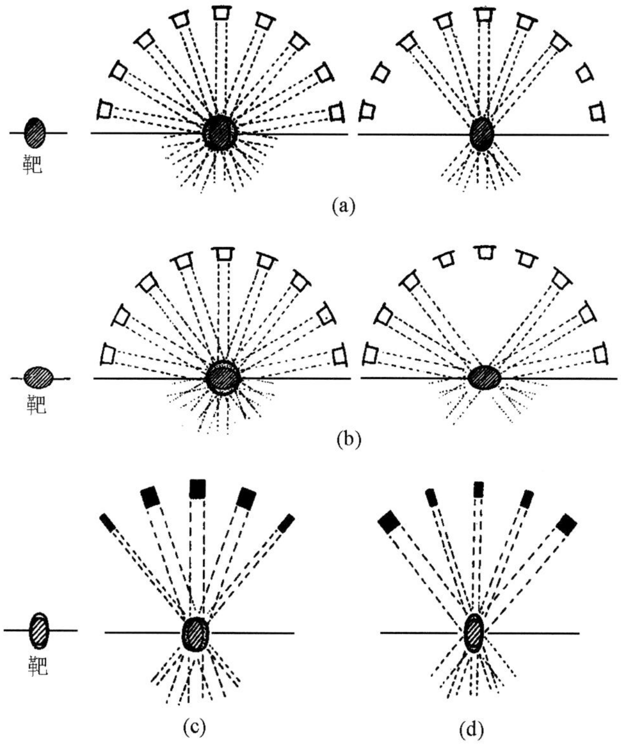

图 2 - 5 - 21 Jell - O 原理示意图

（a）、（b）将 9 个旋转分别减少到 5 个和 6 个旋转，使球形分布变成椭球分布；

（c）、（d）改变（a）中 5 个弧的射野大小和剂量权重，使剂量分布更适合靶区。

图2－5－21b的照射方法，去掉靶区上侧的3个旋转弧，使剂量分布沿左右方向伸展。垂体两侧虽有窦腔，但它们都不是射线敏感器官。图2－5－21a，b所示的减弧规则称为“Jell－O”原理，其目的是：通过某一方向的减弧，不仅使剂量分布沿另一方向伸展，增加它与靶区形状的适合度，同时增加了减弧方向的剂量变化梯度，保护了该方向上的射线敏感器官。除减弧措施之外，还可以通过用各个照射弧的剂量权重和改变每个照射弧的射野大小，进一步改善剂量分布与靶区形状的适合度。如图2－5－21（c），（d）所示。椭球靶区的长轴沿上下方向，在图2－5－21（a）的5弧基础上，减小水平方向的旋转弧的射野大小，使上、下方向等剂量分布靠近靶区（图2－5－21c）；减小垂直方向的旋转弧的射野大小，使左右方向的等剂量分布靠近靶区（图2－5－21d）区形状。

（二）矢状面内剂量分布的控制　如图2－5－20所示，每个旋转弧在矢状面内的旋转范围约为100～120°。如图2－5－22所示，通过控制旋转弧的起始角和终止角的位置，可使剂量沿椭球长轴方向分布；同时由于旋转弧范围的减少，沿AP方向的剂量变化梯度增大，可使用减少弧角范围的办法，保护靶区前后方向邻近的重要器官。它是“Jell－O”原理的另一重要应用。

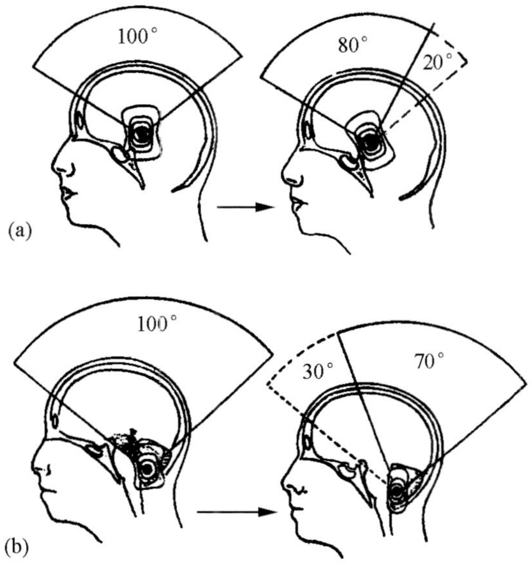

图2－5－22　靶区为椭球形，根据靶区椭球长轴方向，减少旋转范围使剂量沿病变长轴方向分布

（三）横断面内剂量分布的控制　如果靶区在横断面内为非球形而呈椭球形或不规则形，如图2－5－23所示，通常用多中心（multiple isocenters）技术，改进剂量分布与靶区的适合度。为了确定多中心位置，必须先用3D观视功能观看靶区的3D形状。如果病变形状基本上为圆柱形，可设两个等中心；如果呈三角形，可用三个等中心；如果是个矩形，可用四个等中心；形状越复杂和越不规则，应使用更多的等中心。等中心数目确定后，再确定它们的位置。方法是先重建出通过靶区最大主平面的平面（图2－5－24d），在此平面内安排等中心的位置，自动或手动设置每个等中心处准直器（射野）的大小。

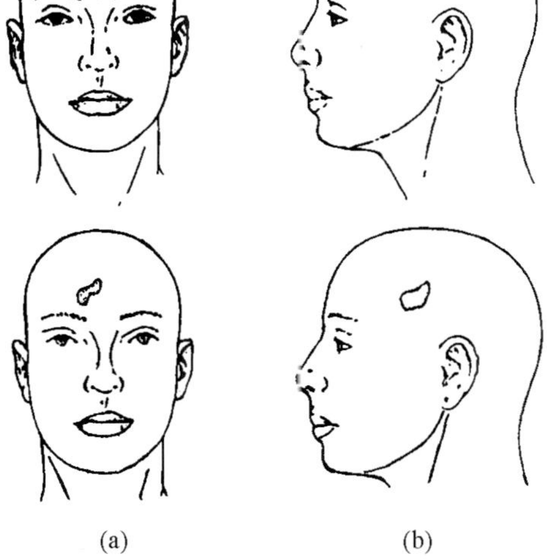

图2－5－23　靶区为非球形或非椭球形或不规则形时，用多靶点设置

综上所述，利用圆形准直器射野和多弧旋转技术，可按下述顺序和规则进行治疗方案的优化：①如果病变周围有重要器官（OAR），利用“Jell－O”原理，在冠状面内，去掉直接经OAR到达病变的照射弧；或在矢状面内，减少照射弧度的范围，以增加病变和OAR之间的剂量变化梯度；②根据病变（靶区）的3D形状，使用下列手段，使剂量分布最大适合靶区的3D形状：（a）当靶区形状为球形时，使用等床分角的多弧度的非共面照射。（b）当靶区为椭球形时：若椭球形主轴位于冠状面内，改变剂量权重和调节射野大小；若椭球形主轴位于矢状面内，改变旋转弧的起始角和终止角的位

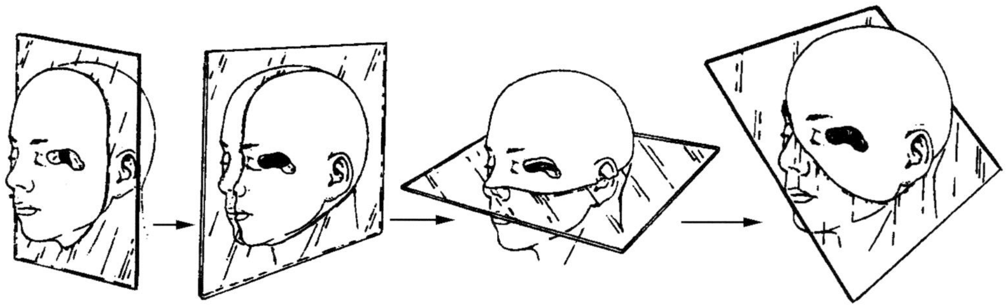

(a) (b) (c) (d)

图 2-5-24 靶区为非球形或非椭球形或不规则形时，找出最大靶截面平面

(a)→(b)→(c)→(d) 表示软件寻找最大靶截面平面的方向。

置；若椭球形主轴位于横断面内，使用多个等中心。(c) 当靶区形状为非椭球形或不规则时，使用多个等中心。

二、小病变的适形放射治疗

立体定向适形放射治疗，简称 C-SRT（SRS），是利用改变射野的形状（通过 BEV）实现高剂量分布的形状与病变（靶区）的形状一致（本篇第四章）。由于在同一床位角的同一个旋转弧内，靶区形状 BEV 图随时在改变，要利用旋转集束技术，射野形状必须跟随着改变；否则必须采取固定野等中心照射。在保持多弧非共面旋转聚焦的特点的基础上，发展了 3 种不同的射野适形技术。

（一）椭圆形准直器　针对临床大部分小病变的形状为椭球形的特点，在原有圆形准直器的基础上，替换不同大小的椭圆形准直器：对应每一个旋转，使用同一个椭圆形准直器；或将同一个旋转分成不同弧段，使用不同的椭圆形准直器，以使射野形状最大可能地与靶区（BEV）的投影形状一致。椭圆形准直器也可以用手动微型多位片准直器代替。但由于病变的形状随旋转角度变化无常，此技术具有操作的不方便性。

（二）计算机控制的四片独立准直器　在圆形准直器和准直器适配器之间，增加两对四叶独立运动准直器。每个叶片既可绕线束中心轴旋转，也可沿射野方向平移。四个叶片的独立运动和圆形准直器的配合，在旋转照射过程中，可形成更加适合靶区形状的动态照射。但对凹形靶区，该技术失去控制能力。

（三）计算机控制的微型多叶准直器（MMLC）　微型多叶准直器几乎可以造成任何形状的射野，通过计算机控制，在旋转过程中，射野形状可以跟随靶区形状变化，是一种较理想的作适形治疗的准直器。目前已有多家公司，如美国 Radionics 的 MMLC、Brainlab 公司的 M3、德国的 Leibinger GmbH 的 MRCμMLC 等微型多叶准直器，都具有很好的机械和剂量学性能。它们的每个叶片在等中心的投影的宽度分别为 4mm（MMLC）、3mm（M3）和 1.6mm（μMLC）；叶片间的漏射线也只在 1% 左右。与标准圆形准直器相比，微型多叶准直器形成的射野的半影较宽。

Kooy 等在 Varian 600SR 直线加速器上，对标准圆形准直器、圆形加四片独立准直器和微型多叶准直器，使用靶体积比（TVR）即靶体积适合度（TVC）作为指标，按病变（靶区）体积分类进行了对比研究。得出结论认为：当病变（靶区）的最大直径≤3cm 时，标准圆形准直器仍是最佳选择，有较高的性能价格比；当病变的最大直径位于 3～7cm 之间，圆形加四片独立准直器，可给出较佳的治疗方案；当病变直径≥7cm 时，微型多叶准直器的适形治疗，特别是调强适形，将会显示较大的优越性。

展望

自1968年第1台γ刀装置安装使用以来的20多年时间，X（γ）射线SRT（SRS）治疗了大量的良恶性病变，并取得了很好的疗效。立体定向放射手术（SRS）为颅脑外科医师发明，并主要用于治疗颅内小体积的孤立的良恶性病变。随着临床经验的积累和技术上的改进，目前扩大到颅内以外的部位的病变的治疗，并且开始探索分次治疗的经验。中国医学科学院肿瘤医院放疗科于1995年11月利用柯瑞特（CREAT）公司提供的无基础环和重定位立体定向技术，治疗了第1例椎管患者以来，收治了多例，使立体定向治疗技术推广到体部肿瘤的分次治疗。现行的离子刀、γ刀、X刀三种立体定向治疗装置中，从其优缺点的综合评价表2－5－6中可以看出，与直线加速器配接的X（γ）刀是今后一段时间进行立体定向治疗的主要装置。

表2－5－6　3种立体定向治疗装置的比较

项目	离子刀	X刀	γ刀
全脑受量	＋＋＋	＋	＋
射野边缘剂量梯度	＋＋＋	＋	＋
靶区正常组织的相对生物效应	＋＋＋	＋	＋
治疗计划设计灵活性	＋＋	＋＋＋	＋
治疗计划设计复杂性	－	＋＋	＋＋
小体积靶剂量控制	＋＋	＋＋	＋＋
大体积靶剂量控制	＋＋＋	＋＋	＋/－
购置（包括土建）费用	－	＋＋＋	＋
安装费用	－	＋＋	＋
医技人员费用	－	＋＋	＋＋＋
操作费用	－	＋＋	＋＋＋
操作易难度	－	＋	＋＋

注：“－”劣势，“＋”无劣势，“＋＋”优势，“＋＋＋”最有优势

立体定向放射手术的成功，关键在于病变的三维精确定位和摆位，以及非共面射野聚焦技术，使得靶区剂量的高度集中。但当病变（靶区）体积较大时，因射野较大，非共面射野数必须相应减少，才能使剂量在病变（靶区）内集中。随着射野增大，剂量聚集能力相对较弱，应使用调强适形技术，改善靶区与周围正常组织间的剂量关系。因此，开展立体适形调强分次放射治疗，肿瘤放射治疗的疗效会有较大的提高。

（胡逸民）

参考文献

1. Leksell L. The stereotactic method and radiosurgery of the brain. Acta Chir Scand, 1951, 102:316.
2. 胡逸民，苗延俊，戴建荣，等. X（γ）线立体定向［X（γ）刀］治疗的物理原理和生物学基础. 中华放射肿瘤学杂志，1996，5（2）:91～96.
3. Yeung D, Palta J, Fontanesi J, et al. Systematic analysis of errors in target localization and treatment delivery in stereotactic radiosurgery (SRS). Int J Radiat Oncol Biol Phys, 1994, 28:493.
4. 戴建荣，胡逸民. X线立体定向治疗精确度分析. 中华放射肿瘤学杂志，1996，5:107～110.
5. Chapter Ⅱ, Secteon Ⅰ, General Introduction of CREAT XST－SYS, User's Manual of CREAT XST－SYS linac Based Ste-

reotactic Treatment System, 1995.

6. Latinen LV, Lilieguist B, Fagerland M, et al. An Adapter for computer tomography - guided stereotaxis, Surg Neurol, 1985, 23:559 ~ 556.

7. Gill SS, Thomas DGT, Warrington AP, et al. Relocatable frame for stereotactic external beam radiotherapy. Int J Radiat Oncol Biol Phys, 1991, 20:599 ~ 603.

8. Hu YM, Dai JR, Hu B. The precision and accuracy analysis of target position in Xray stereotactic radiotherapy for extracranial lesions. International Symposium of stereotactic radiosurgery (SRS/SRT) 1997, Chungnam National University Hospital, Taejon, Korea, 1997.

9. Gall KP, Verhey LJ. Computer - assisted positioning of radiotherapy patients using implanted radioopague fiducials. Med Phys, 1993, 20:1153 ~ 1159.

10. 张红志，胡逸民，张春利，等. X线立体定向［X（γ）刀］治疗系统的剂量测量 - 小野剂量分布测量方法. 中华放射肿瘤学杂志，1996，5（2）:102 ~ 106.

11. Lutz W, Winston KR, Maleki N. A system for stereotactic radiosurgery with a linear accelerator. Int J Radiat Oncol Biol Phys, 1988, 14:373.

12. Yeung D, Palta J, Fontanesi J, et al. Systematic analysis of error in target localization and treatment delivery in stereotactic radiosurgery (SRS).

13. AAPM Report No. 54. Stereotactic Radiosurgery, 1995.

14. 胡逸民，戴建荣，宋天未，等. X线立体定向治疗的质量保证和质量控制. 中华放射肿瘤学杂志，1996，5（2）:111 ~ 115.

15. 胡逸民. 立体定向治疗X刀、γ刀的测量模体. 专利号:99201409. 3.

16. Friedman WA, Buatti JM, Bova FJ, et al. Radiosurgery treatment planning. In: FriedmanWA, et al (eds). Linac Radiosurgery A Practical Guide. Springer, 1997, 57 ~ 96.

17. Kooy HM, Cosman ER, Harlan RB, et al. A dynamic collimator system for conformalstereotactic radiosurgery and radiotherapy. Radiosurgery, 1996, 1:276 ~ 287.

18. Luxton G, Petrovich Z, Jozsei G, et al. Stereotactic radiosurgery: Principle and comparison of treatment methods. Neurosurgery, 1993, 12:241.

第六章　放射治疗的质量保证与质量控制

随着肿瘤放射治疗事业的发展，放射治疗的质量保证（QA）和质量控制（QC）问题，日益受到肿瘤放疗学界的专家们的重视，相关国家和地区组织了QA工作网，出版了相应的文件，力图使各部门的肿瘤放疗水平达到地区、国家或国际性水平。

放射治疗的QA是指经过周密计划而采取的一系列必要的措施，保证放射治疗的整个服务过程中的各个环节按国际标准准确安全地执行。这个简单的定义意味着质量保证有两个重要内容：质量评定，即按一定标准度量和评价整个治疗过程中的服务质量和治疗效果；质量控制，即采取必要的措施保证QA的执行，并不断修改服务过程中的某些环节，达到新的QA水平。

第一节　执行QA的必要性

肿瘤放射治疗的根本目标，不论是根治还是姑息放疗，在于给肿瘤区域足够的精确的治疗剂量而周围正常组织和器官受照射最少，以提高肿瘤的局部控制率，减少正常组织的放射并发症。实现这个目标的关键是对整个治疗计划进行精心的设计和准确地执行。肿瘤患者能否成功地接受放射治疗决定于放疗医师、物理工作者、放疗技术员的相互配合和共同努力。治疗计划的设计以较好的剂量分布和时间-剂量-分次模型为标准，划分为“临床计划”和“物理计划”两个基本阶段。前者是计划设计的基本出发点和治疗将要达到的目标，后者是实现前者的途径。两者相互依存，缺一不可。“临床计划”阶段，包括考虑使用综合治疗，时间剂量分次模型的选择，受照射部位的外轮廓，肿瘤的位置和范围、周围重要器官的位置和组织密度，并规定肿瘤致死剂量和邻近重要器官的允许剂量等。对具体部位和某一期别的肿瘤，临床医师要制订一个“最好的治疗方案”，这个方案不仅要反映主管医师、所在部门以及其他国家和地区以往的治疗经验，同时应该根据本部门的当前条件，随时调整到相应的QA工作水平。因此，最佳的临床设计，要求设计者对各类肿瘤和正常组织的放射生物学行为和临床特性有比较详细的透彻的了解。临床资料统计和分析表明，肿瘤的类型、期别相同的患者，不同的治疗中心的5年存活率有着显著的差别。例如，FIGO出版的17号报告中：Ⅰ期子宫颈癌，不同治疗中心（病例数至少100例以上）的5年存活率的范围为63.8%～94.7%；Ⅱ期子宫颈癌的范围为41.03%～78.8%，差别更大。造成生存率如此悬殊的原因是很多的，包括放疗（或手术）本身的质量，治疗方式的选择与配合，肿瘤的分期标准不一致等。但有一点是清楚的，在没有QA控制的地区和部门，肿瘤类型和期别相同的患者的治疗结果最终决定于主管医师采取的治疗方针和措施。因此，有充分的理由，需要部门间、地区间甚至国家间的放疗工作者联合起来，在总结以往临床经验的基础上，制订统一的“较好的治疗方案”的标准，此标准应不因地区、部门间的设备条件的差别而有所变化。显然执行“标准”，可以减少甚至克服上述因素的影响，从而达到较高一级的治疗水平。WHO十多年的调查结果表明，除必须制订上述治疗“标准”外，还应规定保证治疗“标准”得以严格执行的措施（QC），以减少或消除部门间、地区间甚至国家间在肿瘤定位、靶区确定、计划设计及计划执行等方面的差错和不确定性，使其达到QA规定的允许限度内。因此，必须有临床、物理和技术方面的QC，确保临床QA的顺利进行。

第二节　靶区剂量的确定和对剂量准确性的要求

临床治疗计划的制订的首要问题是确定临床靶区范围和靶区（肿瘤）剂量的大小。最佳的靶区剂量应该是使肿瘤得到最大治愈而放射并发症很少，定义为得到最大的肿瘤局部控制率而无并发症所需要的剂量（本篇第三章第九节）。该剂量一般通过临床经验的积累和比较分析后得到。有两种方法可以确定肿瘤的最佳靶区剂量：前瞻性临床研究和回顾性病例分析。美国一组 7 个治疗中心于 1956 ~ 1979 年治疗 2 026 例前列腺癌中，两年（1973 ~ 1975 年）抽样 574 例进行 PCS 病例分析的结果说明：①对所有 T 期的患者，野内肿瘤复发率随靶区剂量增加而减少；②最佳靶区剂量随 T（即随肿瘤体积）增大而增加；③对 $T_{0\sim3}$期肿瘤，当剂量小于或等于 7 000cGy 时，放射并发症率只有 3.5%；当剂量大于 7 000cGy 时，并发症率增加 1 倍，达 7%。从这种回顾性分析中，可以看到不是所有的患者肿瘤剂量都是最佳的，有些患者靶区剂量偏低，造成野内肿瘤复发；有些患者靶区剂量偏高，造成并发症增多。例如，574 例中，167 例 $T_{0\sim3}$的患者的剂量超过 7000cGy，有 12 例发生严重的并发症，如果当初的靶区剂量不超过 7000cGy 时，则有 6 例患者不该有放射并发症。从以上分析可以看出，最佳靶区剂量的确定对预后是非常重要的。但由于诊断方法、肿瘤分期标准、临床靶区范围确定方法等的不统一，使得靶区剂量的选定不可能达到最佳，这只有通过执行 QA 才能使得情况得以改善。

表 2－6－1　不同类型和期别肿瘤的局部控制率从 50% 增加到 75% 时所需要的剂量增加的百分数（剂量响应梯度）

肿瘤	剂量响应梯度（%）
T_2、T_3声门上喉癌	5
T_3 喉癌	6
各期声门上喉癌	11
各期喉癌	12
T_{4B}膀胱癌	13
头颈部鳞癌	13
T_1、T_2声门上喉癌	13
皮肤癌和唇癌	17
T_2、T_3声门上喉癌（Shukovshy 资料经校正后）	17
T_1、T_2鼻咽癌	17
鼻咽癌	19
淋巴瘤	21
T_1、T_2臼齿后三角区癌和咽前栓癌	21
各期膀胱癌	26
T_1、T_2舌根癌	31
T_3、T_4扁桃体癌	32
霍奇金淋巴瘤	46
T_3、T_4舌根癌	50

按上述，对不同类型和期别的肿瘤，应该有一个最佳的靶区剂量，即靶区剂量的大小。偏离这个最佳剂量一定范围就会对预后产生影响，这是指靶区剂量的精确性。自 1969 年以来，不少作者对靶区剂量的精确性的要求进行了大量分析和研究。ICRU 第 24 号报告总结了以往的分析和研究后指出“已有的证据证明，对一些类型的肿瘤，原发灶的根治剂量的精确性应好于 ±5%”。亦就是说，如果靶区剂量偏离最佳剂量 ±5%，就有可能使原发灶肿瘤失控（局部复发）或放射并发症增加。应指出的是，±5% 的精确性是理想和现实的折中选择。±5% 精确性是一个总的平均值的概念，肿瘤类型和期别不同，对精确性的要求也不同。表 2－6－1 指出了不同类型和期别肿瘤的局部控制率从 50% 增到 75% 时所需要的靶剂量增加的百分数，即剂量响应梯度，其范围在 5% ~50% 之间。剂量响应梯度

越大的肿瘤，对剂量精确性要求较低；相反，剂量响应梯度小的肿瘤，对剂量精确性要求较高。正常组织的放射反应随剂量变化也有类似的情况（表 2－6－2）。剂量响应梯度定义为正常组织放射反应几率由 25% 增至 50% 时所需要剂量增加的百分数，其范围在 2% ～1 7% 之间，说明正常组织耐受剂量的可允许变化范围比较小，即对剂量精确性要求更高。

表 2－6－2　不同类型正常组织放射反应几率从 25% 增加到 50% 时所需要的剂量增加的百分数（剂量响应梯度）

正常组织反应	剂量响应梯度（%）
喉严重的慢性并发症	2
外周神经病	3
晚期皮肤损伤	4
晚期小肠损伤	4
臂丛神经损伤	5
放射性肺炎	6
皮肤反应	7
小肠和膀胱严重并发症	9
皮肤和口唇	10
脊髓炎	15
喉严重和轻度并发症	17

第三节　放射治疗过程及其对剂量准确性的影响

放射治疗全过程主要分为治疗计划的设计和治疗计划的执行两大阶段。治疗计划的设计又分为治疗方针的制定和照射野的设计与剂量分布的计算，前者的中心任务是确定临床靶区和计划靶区的大小和范围，以及最佳的靶区剂量大小。后者主要是提出达到最佳靶区剂量所应采取的具体照射方案。两者的目标是在患者体内得到较好的或较佳的靶区及其照射周围的剂量分布。图 2－6－1 给出了为实现靶区剂量的总不确定度不超过 ±5% 时，计划设计过程中所允许的误差的范围。其中模体中处方剂量不确定度为 2.5%；剂量计算（包括使用的数学模型）为 3.0%；靶区范围的确定为 2%。因此，这

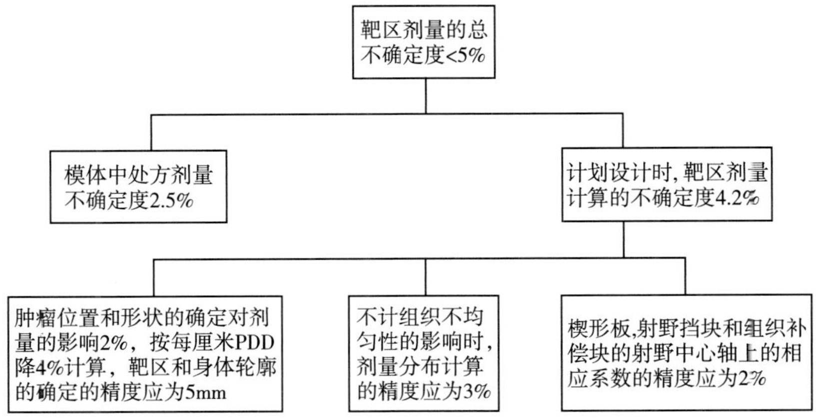

图 2－6－1　放射治疗所允许的剂量不确定度及其误差分配（95% 可信度）
（引自文献 8）

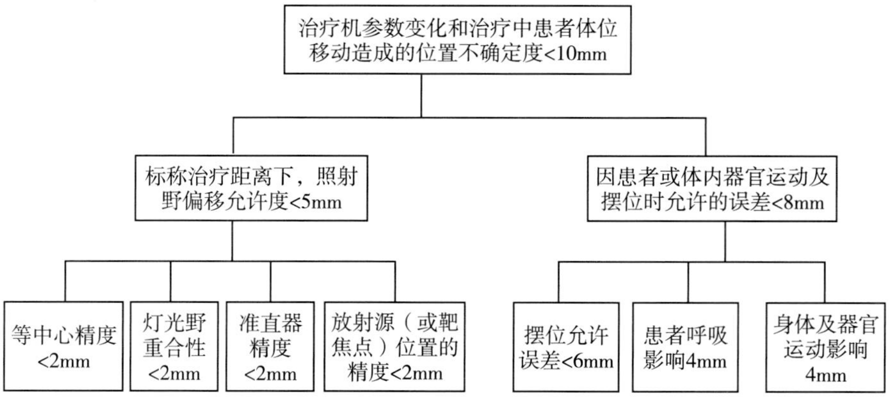

图2－6－2 治疗时允许的位置不确定度及其误差分配（95%可信度）

（引自文献8）

一阶段的QA一方面要加强对医院剂量仪的保管和校对、机器常规剂量的监测、射野有关参数的定期测量、模拟定位机和治疗计划系统的性能的保证等，同时要采取积极措施确保靶区范围确定时的精度。

治疗计划的执行，在某种意义上是计划设计的逆过程。本阶段的中心任务是保证患者体内得到计划设计阶段所规定的靶区剂量大小及其相应的剂量分布。图2－6－2给出了为保证靶区剂量的精确性达到±5%时，每天治疗摆位过程中治疗机参数变化和患者体位移动造成的位置不确定度要求。其中因治疗机参数变化而造成的射野偏移允许度为5mm；因患者或体内器官运动和摆位时允许的误差不超过8mm。

在治疗摆位过程中，可能产生两类误差：随机误差和系统误差。随机误差会导致剂量分布的变化，进而导致肿瘤局部控制率减少或正常组织并发症的增加。患者体位和射野在摆位和照射中的偏移，造成有一部分组织100%机会在射野内，有一部分组织100%机会在射野外，另有一部分组织可能在射野内也可能在射野外。如图2－6－3所示，以对野照射声门上鳞癌为例，估算上述效应对肿瘤局部控制率的影响。假设计划靶区（即射野）大小为9 cm×7cm，由于体位和射野偏移的范围为5mm。有两种解决办法：①主管医师估计到这种影响，将射野由9cm×7cm扩大到10cm×8cm。这意味着照射体积增加27%。按正常组织耐受量随体积变化的关系，将因照射体积增加而需要减少剂量

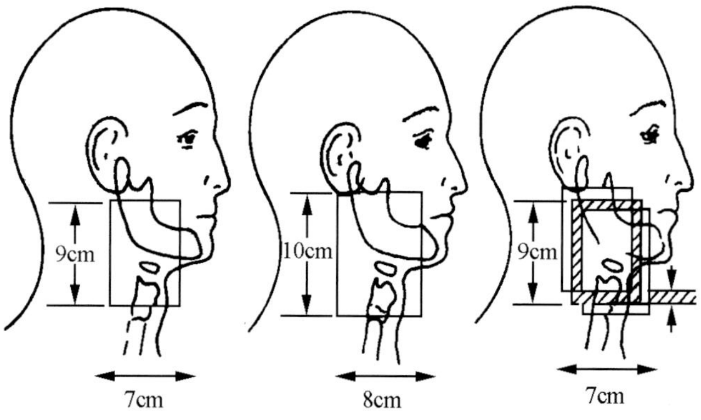

图2－6－3 声门上鳞癌照射布野方法

（a）标准野、体位固定较好；（b）扩大野，体位固定较差，扩大野比标准野扩大$\frac{10\times8}{9\times7}=27\%$；

（c）标准野：±5mm体位固定偏差造成的剂量减少的区域。

3%。如果要保持正常组织的损伤与标准野时相同，靶区剂量则应相应减少 3%。靶区剂量大小为 6600cGy 时，肿瘤局部控制率将从 60% 减少到 45%；7400cGy 时，从 95% 减少到 90%（表 2-6-3）；②如果不采用扩大野，仍然用 9cm×7cm 射野，这意味着靶区边缘剂量因体移和射野偏移而减少，造成靶区边缘肿瘤细胞复发率增高（表 2-6-3）。同样，系统误差亦会导致靶区边缘剂量的不准确，进而导致野内复发率的增加（表 2-6-4）。

表 2-6-3　声门上鳞癌照射

	射野大小 cm×cm	肿瘤局部控制率（%）	
		6600cGy 靶区剂量	7400cGy 靶区剂量
标准射野	9×7	59	95
扩大射野	10×8	44	90
射野边缘剂量			
低 18% 时	9×7	47	85
低 50% 时	9×7	19	31

表 2-6-4　靶区边缘不准确导致野内复发：霍奇金淋巴瘤（1973～1974）

	病例数	复发率（%）
边缘准确	115	8
边缘不准确	66	32

以上分析可以看出，控制治疗摆位过程中的误差对保证肿瘤的局部控制有多么重要的意义。本篇第三章就计划执行过程中注意的问题和应采取的措施进行了讨论，希望引起重视。

第四节　物理技术方面 QA

物理技术方面 QA 主要包括 4 个方面内容：治疗机和模拟机的机械和几何参数的检测与调整；加速器剂量监测系统和钴-60 计时系统的检测与校对；治疗计划系统；腔内组织间治疗和治疗安全。各项内容的 QA 必须包括建立定期检查常规，使其各项技术指标达到机器安装验收时的标准值。定期和常规检查的所有数据必须记录载册，并留意观察机器运行状态的变化情况，即时分析比较。

一、体外照射治疗机、模拟机和辅助设备

常规治疗设备包括深、浅部 X 线治疗机、钴-60 治疗机和医用电子加速器，其特点是结构复杂、易于出故障，必须对其机械和几何参数进行定期检查和调整。表 2-6-5 给出了检查的具体项目、频数以及应达到的相应的国家（或国际）标准。

治疗机分为等中心旋转型和直立型两种，除去与等中心和床运动有关的项目不同外，其他检查项目两者相同。多数钴-60 治疗机的治疗头能旋转，因此对等中心型钴-60 治疗机必须定期将治疗头回复到零位，检查射野中心轴与机架旋转轴的复合情况（两轴是否相交），对具有零度定位的机器，应检查定位的功能和位置重复性。与钴-60 治疗机相比，医用加速器结构比较复杂，易受外界条件如电源电压、供水和空调等的影响，需要有训练有素的电子工程师和维修人员进行维护。

模拟定位机的机械和几何条件与治疗机的相同，因它是用于肿瘤定位、校位和治疗计划证实之用，必须按治疗机一样的要求对其机械和几何性能进行检查，同时还要对其 X 线部分按诊断 X 线机的标准进行检测。多数模拟机的焦轴距离是连续可调的，应对所使用的几种不同的等中心距离进行等

中心精度的检测。

床是治疗机和模拟机的一个重要的组成部分，除检查其纵向、横向、垂直运动范围和精度外，要特别留意定期检查床面负荷时的下垂情况。

治疗附件包括摆位辅助装置和固定器、激光定位灯、源距离指示器、线束修整装置（包括楔形板、挡块托架、射野挡块、组织补偿器和组织填充块等），以及治疗摆位验证系统等。摆位辅助装置和固定器、射野挡块主要用目测方法检查其功能的可靠性和规格是否齐全。源距离指示器应对不同治疗距离进行检查，其距离线性偏差不能超出 ±2mm。两侧及天花板上的三个激光定位束应相交于一点，而且此交点应与治疗机的旋转中心符合，同时要利用床面侧向平行移动和垂直上、下运动分别检查两侧和天花板上激光束的重合度和垂直度。对楔形板，不论对一楔多用楔形板还是独立式楔形板，均应检查它们的连锁的有效性以及最大楔形野的大小。治疗摆位验证系统是执行放疗摆位质量保证和质量控制的比较有效的措施，各个治疗机均应配置。摆位验证系统主要用来检查和验证患者的治疗参数如机架转角、射野大小、准直器转角、治疗时间（对钴-60 机）或机器剂量仪跳数（对加速器）、射线能量等是否选择正确，因此要对系统的相关项目的性能进行定期检查。

表 2-6-5 治疗机、模拟机的机械和几何性能的要求及检查频数

项目	允许精度	检查频数	备注
机架（等中心型）	±0.5°	每年	检查垂直、水平四个位置
治疗机头（钴-60 机）	±0.2°	每月	机头零度时
	±0.5°	每年	机头零度时
机架等中心	±2mm	每年	机头零度时
源距离指示	±2mm	每周	对不同源皮距离检查
束流中心轴	±2mm	每月	十字线符合性
射野大小数字指示	±2mm	每月	标准治疗距离处
灯光野指示	±2mm	每周	标准治疗距离处
准直器旋转	±0.5°	每年	
治疗床			
横向、纵向运动标尺	±2mm	每年	
旋转中心	2mm	每年	与机械等中心
垂直标尺	2mm	每月	相对等中心高度
垂直下垂（患者坐上时）	5mm	每年	
激光定位灯（两侧及天花板）	±2mm	每周	
治疗摆位验证系统	与规定的指标符合	每月	对所控的相关项目进行检查
摆位辅助装置及固定器	±2mm	每月或新患者的固定器	检查其可靠性和重复性
射野挡块、补偿器等		每周	检查规格是否齐全

二、等中心及指示装置

现代钴-60 治疗机、医用加速器及模拟定位机均做成等中心旋转型。图 2-6-4 示出了医用加速器及治疗床的各种旋转及平移运动，其箭头指示表示沿此方向运动时，IEC（IEC-601-2-1，1981）规定的标尺指示（度数、距离）是增加的。机头或准直器旋转轴（2）应代表线束中心轴，并与治疗床的旋转轴（3）重合，它们与机架旋转轴（1）的交点称为等中心。床面旋转轴（4）应与床旋转轴（3）平行。床面除旋转外，应具有升降（5）、前后（7）和左右（6）3种平移运动，它们的运动范围必须符合IEC的要求。

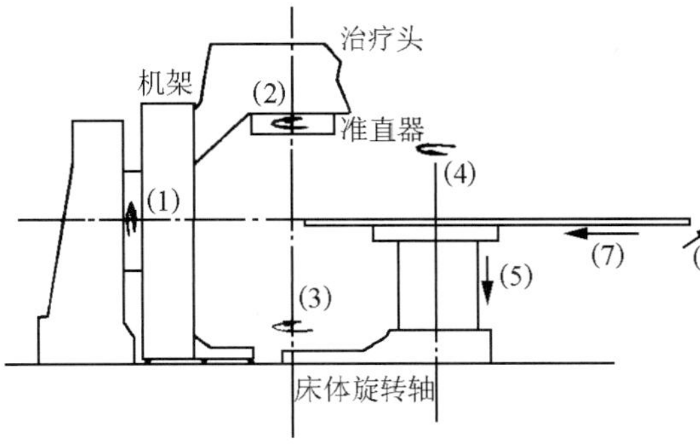

图2－6－4　直线加速器（钴-60治疗机）各种运动示意图

旋转等中心为机架转轴（1）、准直器旋转轴（2）和床体旋转轴（3）的交点。箭头方向指示各种运动标尺刻度的方向，即沿箭头方向，标尺指示数字增加。

无论是固定源皮距照射还是等中心给角或旋转照射，等中心的位置和精度的确定是非常重要的，它不仅代表了治疗机或模拟机的机械运动精度，而且它是确定射野及其射野特性的基本出发点。等中心的位置及其精度的确定方法虽然很多，如果遵从下述步骤，会使你事半功倍。

1. 验证准直器转轴（2）与治疗床旋转轴（3）的符合性　方法是：如图2－6－5a所示，利用水平仪使机架精确处于零位，治疗床面大约位于标称源皮距离处，在治疗床面上置放一张坐标方格纸，打开射野灯光。旋转准直器于不同位置，如0°，45°，90°……，270°，等，依次在方格纸上标出相应灯光“＋”字的位置。如图2－6－5b所示。如果对应准直器不同转角时的轨迹的对角最大径不大于2mm，表示准直器旋转轴（2）应位于此对角最大径的中心，并调整之，再重复上述检查，直至灯光“＋”字精确位于轨迹的对角最大径的中心，则表示灯光“＋”字已在旋转轴（2）上。然后对床面高度处于±10cm情况重复上述检查，以确认灯光“＋”字已完全与旋转轴（2）重合。将床面回复到标称源皮距离处，固定准直器于0°，旋转治疗床于不同位置，重复上述类似的操作，验证治疗床旋转轴（3）与准直器旋转轴（2）的重合性（应符合<1mm）。

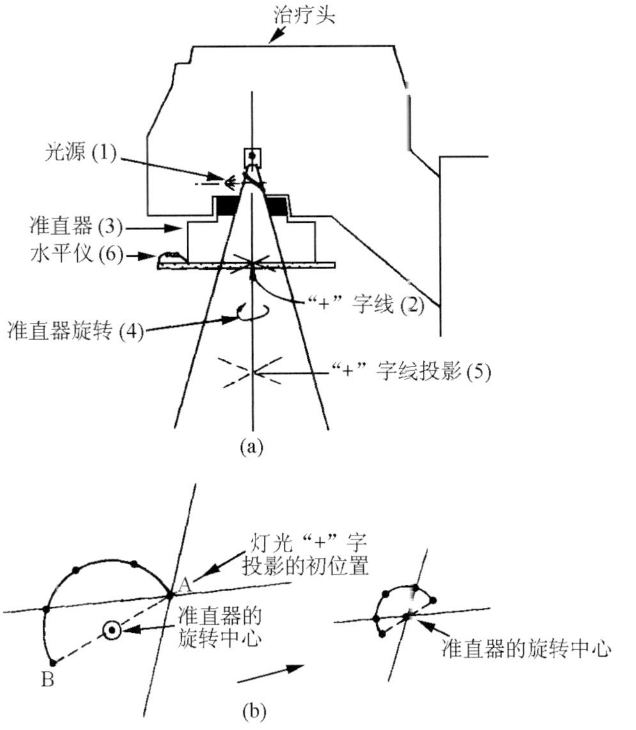

图2－6－5　确定灯光“＋”字线位于准直器旋转轴上的方法

（a）确定“＋”字线位于准直器旋转轴上；

（b）“＋”字线应位于2mm直径圆内。

2. 寻找等中心的位置和检验等中心的位置精度　将图2－6－6示的等中心检验装置放于治疗床面上，固定准直器、治疗床转角于零度，将针尖调至到机架旋转轴（1）上后，旋转机架于不同位置，如0°，90°，180°，270°等，依次观察和测量相应位置处的灯光“＋”字影与针尖影的距离（图2－6－6b）。如果对角最大径不大于2mm，表

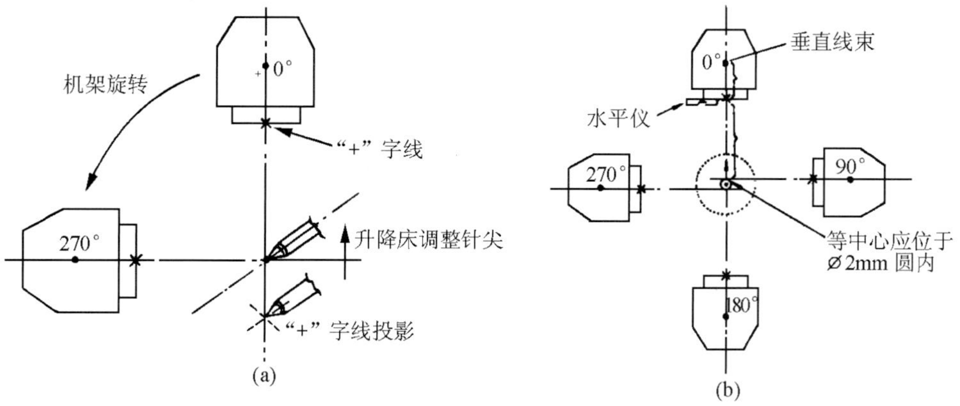

图 2-6-6 确定等中心位于机架旋转轴上的方法
（a）确定等中心位于机架旋转轴上；（b）"+"字影与针尖影的偏差应小于 2mm。

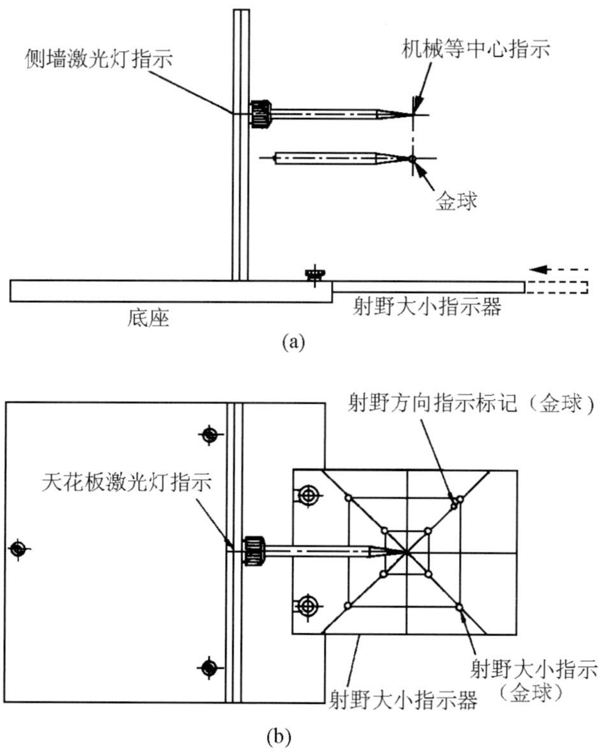

图 2-6-7 柯瑞特（CREAT）等中心检验装置
（a）侧视图；（b）俯视图。

示机架旋转轴（1）应位于此对角最大径的中心，并调整之，再重复上述检查，直至针尖影精确位于轨迹的对角最大径的中心，此时针尖的位置即为治疗机或模拟定位机的机械等中心，并且与灯光"+"字重合，表明机架旋转轴（1）与准直器旋转轴（2）和治疗床旋转轴（3）三相交在 ±1mm 范围内。装上源轴距离（SAD）机械指示杆，并调整到标称源轴距离，如加速器 SAD = 100cm，钴-60 SAD = 80cm 等。

3. 利用机械源轴距离 SAD 指示杆和灯光"+"字，标定灯光源皮距离指示器（简称光距尺 ODI），并利用治疗床面的升降，检查光距尺 ODI 的指示线性。

4. 肿瘤定位和治疗摆位过程中，要依靠激光定位系统指示和确定等中心在体内的位置。除特殊需要外，激光定位系统一般由装于两侧墙及天花板上的三个激光灯组成。如图 2-5-17 示，两侧墙的激光束必须严格水平重合，并与天花板上的垂直激光束严格相交，其交点必须与等中心严格重合。

三、照射野特性的检查

（一）灯光野与射野的一致性 灯光源（如钴-60 机）或其虚光源（如加速器）的位置应位于准直器的旋转轴上与放射源相同的位置。灯光野大小对应于实际射野的 50% 等剂量线的范围，两者的符合性应小于 ±2mm。通常用胶片法检查两者的符合性。曝光前，应在胶片上作出射野周边和十字线的标记，并在胶片上盖一层建成厚度的固体模体材料。此种方法可以就地取材，最好用袋装的低灵敏度感光胶片，灯光野周边标记应尽可能与光野边缘符合，以减少人为误差。最好采用如图 2-6-7 示的专用的机械等中心和射野符合性的 QA 检测装置。此装置可以作机械等中心检查与验证；激光定位束的检查与验证；光距尺（ODI）的检查与验证；照射野大小的检查与验证及灯光野与射野的符合性等。随同该装置配备一个专用高能 X 线照像暗盒，使用普通医用 X 线感光胶片（图 2 - 6 - 8）。曝光后胶片上留下金点表示的灯光野的大小和射野方向及等中心（灯光“十”字）的位置，可直接读出灯光野与照射野的符合情况和偏离方向及程度。射野指示器的侧面标有等中心的水平位置和垂直位置，方便于观察两侧墙及天花板激光束的水平度和垂直度。灯光野应至少每周测一次，并作记录。

（二）射野平坦度和对称性　射野均匀性、平坦度和对称性不仅是射野剂量分布特性的重要指标，也是衡量和检验加速器和钴-60 治疗机工作性能的试金石。因为有多种因素，如准直器的对称性、靶或钴-60 源的位置、均整器（或散射片）的位置和完整性、束流偏转等会直接影响射野的均匀性、对称性和平坦度。射野的对称性和平坦度的变化不应超过 ±3%，钴-60（铯-137）机应每月检查一次，加速器（X 线和电子束）应每月检查两次。

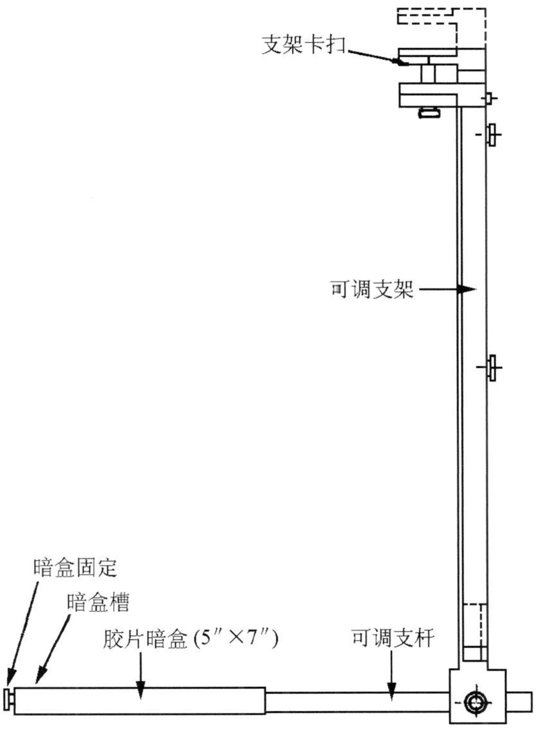

图 2 - 6 - 8　柯瑞特（CREAT）测量暗盒及支撑系统

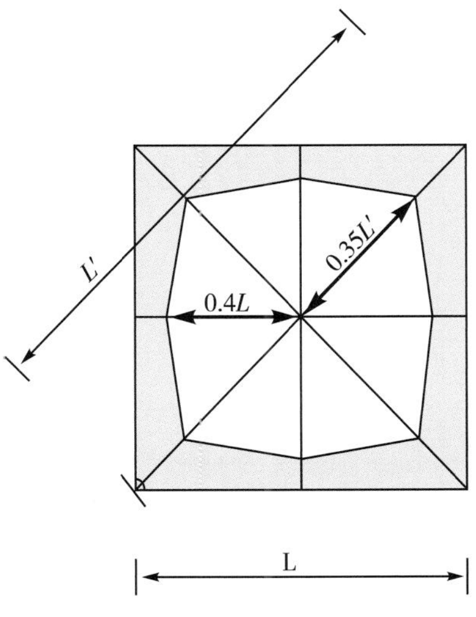

图 2 - 6 - 9　X（γ）射线射野平坦度、对称性定义的范围

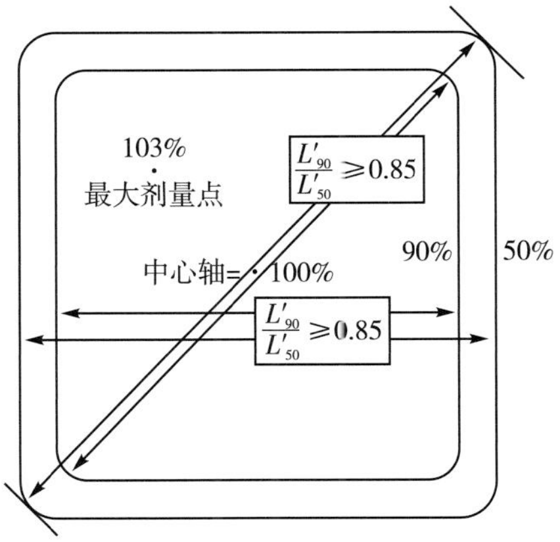

图 2 - 6 - 10　电子束射野平坦度、对称性定义的范围

图 2 - 6 - 9、图 2 - 6 - 10 分别示出了 X（γ）线和高能电子束射野平坦度和对称性定义的测量范围。对 X（γ）线，当射野面积≥10cm × 10cm 时，它们定义在标称源皮距离的参考深度处射野边长的 80%、对角线的 70% 范围内；5cm × 5cm ~ 10cm × 10cm 内的射野它们定义在射野边长的 60%。在上述定义的范围内，测量的射野平坦度应在 ±3% 范围内，射野对称性应在 ±2.5% 范围内。对高能电

子束，在标称源皮距离的参考深度平面内，最大射野的 90% 等剂量线与 50% 等剂量线之比在各方向上要大于等于 0.85，100% 归一点取在射野中心轴上；最大剂量点可以不在射野中心轴上，但必须在 90% 等剂量线范围内，且不超过 103%；90% 等剂量线内等离轴距离相对点的剂量对称性应小于 ±3%。

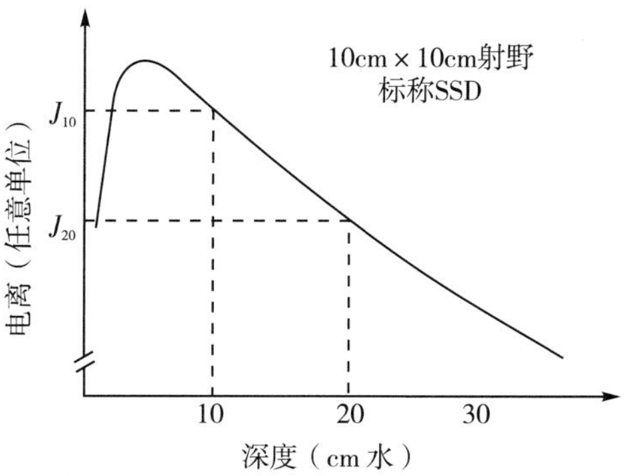

图 2－6－11　X（γ）射线质（能量）指数定义：$I = I_{20}/J_{20}$

（三）射线质（能量）　射野中心轴上深度剂量值的大小直接反映了射线质（能量）的高低。通过射野中心轴上两个不同深度处剂量比值的测量，可知射线质的稳定性。钴-60 γ 线的能量不随时间变化，此项可以不做。X 线机的半价层 HVL 应至少每半年或更换新 X 球管之后必须测量一次，加速器 X 线和电子束的能量应每月或修理后进行测量。

如图 2－6－11 示，加速器 X 射线质可以用水模体内 10cm×10cm 射野在标称源皮距离的 10cm 深度处的百分深度剂量值表示，或用两种不同深度处（如 d = 10cm 及 d = 20cm）的百分深度剂量比值表示，后者称为射线质或能量指数。各种能量的射线质指数请参考文献。电子束能量的验证方法基本上与 X 线的类似。验收时电子束能量按 $\overline{E_0} = 2.33 \cdot R_{50}$ 确定后，测出 10cm×10cm 射野在标称源皮距离处水模体下大约 50% 剂量深度处的剂量 J_{50} 与水模体下最大剂量深度处剂量 J_{100} 之比。$\left(\frac{J_{50}}{J_{100}}\right)$ 作为电子束的能量指数用于常规 QA 的检查与验证。由于标准水模体的水深度不容易测得准确，往往用 25cm×25cm×25cm 的固态片状模体代替，该模体还可以作 X（γ）线和电子束的输出剂量和射线质（能量）的校测（图 2－6－12）。

（四）射野输出剂量的校测　模体内射野中心轴上参考点（一般在最大剂量点）处的剂量输出应按规定的频数进行测量。钴-60（或铯-137）治疗机，应每月测量一次，并与衰变计算的结果进行比较，如果两者之差超过 ±2%，应该找出原因，首先应检查使用的剂量仪，确认剂量仪无误之后再查治疗机本身。深部 X 线机和加速器，因影响剂量稳定性的因素太多，检查频数要加快，X 线机至少每周，加速器每天或至少一周两次对参考射野（一般规定 10 cm×10cm）进行测量，并校对加速器的剂量监测仪的读数。如果偏差超过 ±2%，在调整加速器剂量仪刻度（cGy/MU）之前，应首先检查束流加速、偏转及束流传输和均整（或散射）系统是否工作正常。

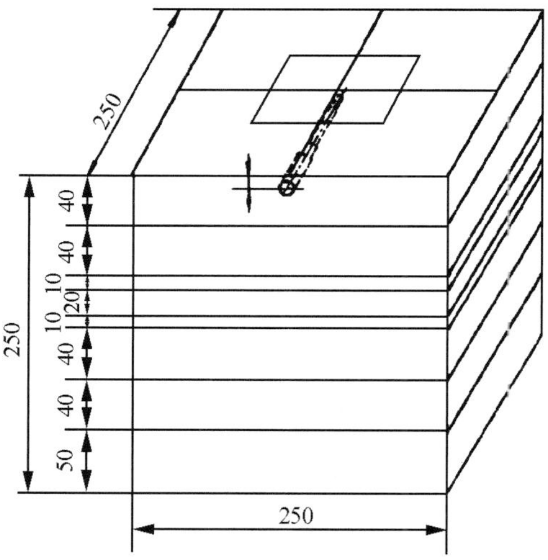

图 2－6－12　射线能量和射野输出剂量测量模体
（固体组织替代材料，片状）

（五）楔形板及治疗附件 QA　楔形板、射野挡块和组织补偿器是影响剂量分布和剂量输出的重要的治疗附件，对楔形因子和挡块托架因子必须每年校测一次，变化不能超过 ±2%。验收时，必须按规定的方法测定每块物理楔形板的楔形角；对中心型楔形板系统，必须测量准直器位于不同转角时，楔形因素的变化。一般情况，楔形因素变化的最大值不应超过 1%。如果超过，应调整楔形野中心轴与束流中心轴的符合性。

四、剂量测量和控制系统

前已叙述，放疗的成功与失败很大程度上决定于靶区剂量的准确性。在整个治疗过程中，剂量不准确性包括以下几个方面：①物理剂量的不准确性，如一级剂量标准的建立，一级剂量标准到次级剂量标准的传递，以及放疗部门剂量仪的比对等所产生的不准确性；②处方剂量测定时的不准确性，如治疗机输出剂量和照射野物理参数测定的不准确性；③照射部位解剖结构的差异，包括肿瘤的位置、大小和形状以及身体外轮廓和组织不均匀性等方面确定的不准确性；④剂量计算方法的不精确，包括对组织剂量进行校正和补偿过程中所产生的不准确性；⑤照射时患者摆位和给予处方剂量时的不准确性；⑥治疗机发生故障；⑦上述各步骤中工作人员的操作失误等。

上述各项中，第①、②项决定了处方剂量的误差，第③~⑥项决定了从处方剂量到靶区剂量转换过程中可能产生的误差。若要求靶区剂量的不准确性不超过5%，上述各项的误差允许范围列于图2-6-1。

我国现行的关于钴-60剂量标准和传递过程中所能达到的剂量准确性分别为：一级标准实验室的不确定性 $\sigma_p = \pm 1.5\%$；次级标准实验室的不确定性 $\sigma_p = \pm 3.5\%$；医院级参考剂量为 $\sigma_p = \pm 4\%$。显然转换到水模中射野中心轴上参考点剂量（即处方剂量）的准确性很难达到2.5%。因此，次级标准实验室的建立和物理学家在放疗部门工作是非常必要的。WHO和IAEA已经在北京和上海建立了次级标准剂量实验室。中华放射肿瘤学会起草并经国家剂量局、卫生部批准的关于肿瘤放射治疗剂量学的若干规定，对统一我国的剂量测量方法，提高确定处方剂量的准确性，起到了积极作用。

一个放射肿瘤科，应至少有两台电离室型剂量仪，一台作为参考剂量仪，另一台作为现场剂量仪。参考剂量仪必须定期与国家一级标准或次级标准进行比对。参考剂量仪只用来校对治疗科内其他的现场剂量仪。如果医院不具备有参考剂量仪的条件，也建议在购买现场剂量仪时至少买两个电离室，其中一个作为参考电离室，另一个作为测量电离室。现场剂量仪为日常用的剂量仪，作为校准治疗机剂量仪和剂量测量之用，这种剂量仪只需要与参考剂量仪进行比对。两种剂量仪，均应用标准源（参考源）对其长期稳定性进行检查，如果没有参考源，可用钴-60治疗机的钴-60源代替。稳定性检查的频数决定于剂量仪的使用频数。参考剂量仪应该在与次级标准进行比对前或后，或在校对现场剂量仪之前进行稳定性检查；现场剂量仪应至少每月1次。参考剂量仪应至少每3年与次级标准比对1次。或当稳定性检查发现变化超过±2%时，应即时送到国家标准或次级标准实验室进行比对。现场剂量仪应至少每年或修理后，或当稳定性检查发现变化超过±2%时，与参考剂量仪进行比对。

除去参考和现场电离室型剂量仪外，其他类型的剂量测量仪，如半导体、热释光、胶片剂量计等，主要用于相对剂量的测量。对它们，只要在使用前，将仪表读数与剂量间的相对关系确定好就可以，并尽量用其剂量响应曲线的直线部分。

电离室型剂量仪的测量灵敏度受电离室内气腔密度的影响，每次测量时，必须对气温和气压进行修正。治疗科内应具备经国家计量部门校对过的气压计和温度计（至少每年校对1次）。

带扫描装置的测量水箱是测量射野剂量分布特性的极有用的工具。扫描装置既可以是手动的，也可以是遥控的。测量探头多为半导体或小体积的电离室，附在扫描装置上。测量钴-60 γ线的剂量分布时，因钴-60 γ线的输出剂量率在测量期间是稳定的，不需用参考探头；测量加速器X线或电子束的剂量分布时，因输出剂量率不够稳定，需用参考探头。参考探头应位于射野边缘处或测量探头的后方，并要求位置固定。对水箱剂量仪的要求应该与现场剂量仪或相对型剂量仪的要求相同。除此之外，探头的位置精度直接影响测量精度，应每年或在验收机器或测量新一组数据前，对扫描装置的到位精度和重复性进行检查，并对x-y记录仪的响应进行标定。

加速器剂量仪：加速器上剂量仪是代替上述现场剂量仪直接用于患者处方剂量的监测。而处方剂量是受射线种类和能量，准直器类型和射野大小，均整器或散射箔、楔形板以及机头旋转位置等因素的影响。加速器剂量仪不仅要及时监测这些因素对剂量输出的影响，而且要能达到规定要求的剂量准确性和稳定性，因此它必须具有良好的剂量线性、剂量率线性、读数重复性、环境适应性等。为此，加速器剂量仪不仅在新机器安装验收时对其性能要给予充分的检查和验收，而且要成为常规剂量 QA 的必检内容。

加速器剂量仪的性能的检查及验收，是利用经过比对的工作剂量仪或参考剂量仪在标准水模体中进行。

1. 剂量仪读数的重复性　治疗机机架、准直器处于0°位置，在常用剂量率条件下，作5～10次测量，设 R 为加速器剂量仪读数“MU”与现场剂量仪读数之比，加速器剂量仪读数的重复性表示为：

$$C = \frac{100}{\overline{R}} \times \left[\sum_{i=1}^{n} \frac{(\overline{R} - R_i)^2}{n-1} \right]^{\frac{1}{2}}$$

式中 $\overline{R} = \sum_{i=1}^{n} \frac{R_i}{n}$，$n$ 为测量次数，剂量仪读数的重复性误差不能超过0.5%。

2. 剂量仪积分剂量线性　同上述条件，加速器剂量仪 MU 在 50MU～800MU 范围内分 N 挡设置，对第 i 次设置的 $(MU)_i$ 值做5次测量，现场剂量仪的读数的5次平均值为 $\overline{R}_i$，则加速器剂量仪的积分线性表示为：

$$\overline{L}_i = \frac{\overline{R}_i}{(MU)_i} \quad (i=1，2，\cdots，N)$$

剂量仪积分剂量线性 $\{\overline{L}_i\}$ 的偏差不能超过±1%。

3. 剂量仪剂量率响应（剂量率线性）　加速器在每种射线能量时通常有两档或多档输出剂量率，甚至带有低剂量率全身照射和高剂量率实验照射的功能，并且当微波高压加上后，要有一段时间输出剂量率才达到稳定，因此加速器的剂量仪对上述范围内的输出剂量率要有相同的剂量响应，称为它的剂量率线性。同上述测量条件，但设置 N 档改变剂量率，而固定剂量仪的读数设置，在 300MU～500MU 内选择。对第 i 档剂量率做5次测量，取平均值 $\overline{R}_i$，则加速器剂量仪的剂量率线性表示为：

$$\overline{L}_i = \frac{\overline{R}_i}{(MU)_i} \quad (i=1，2，\cdots，N)$$

剂量仪积分线性 $\{\overline{L}_i\}$ 的偏差亦不应超过±1%。

4. 剂量仪的工作稳定性　剂量仪的工作稳定性是指它的读数随时间的变化。在上述的剂量仪的性能被检验后，它随时间的稳定性应理解为随治疗室的温度和气压的变化的性能。检查的方法是在早晨开机后一小时，对选定的能量、射野、剂量率、源电离室的距离等，剂量仪设置某一 MU 值，取5次测量，得现场剂量仪的平均值 $\overline{R}_{上午}$；然后在下午4时到5时，同样条件下，取5次测量，得现场剂量仪的平均值 $\overline{R}_{下午}$，二者偏差的相对数不能超过2%。注意，用于测量的现场剂量仪必须作温度和气压的修正。

5. 剂量仪读数随机架（机头）位置的变化　现代直线加速器趋于紧凑化，均将磁控管等微波功率源放入机架内，随机架旋转。由于地磁场的影响，使加速器的输出能量和输出剂量发生变化，因此必须检查加速器剂量仪对这种变化的反应能力。该项检查应使用圆柱形模体或使用立方形模体，电离室置于圆柱形模体或立方形模体的中心，同上述测量条件，分别对机架角 GA=0°，90°，180°，270°进行测量。取其最大值 $\overline{R}_{max}$、最小值 $\overline{R}_{min}$，与平均值 $\overline{R}$ 作比较，求得偏差 H：

$$H = \left(\frac{\overline{R}_{max} - \overline{R}_{min}}{\overline{R}} \right)$$

在加速器验收时，通常只对一种 X 线能量和一种电子束能量进行检查，H 值应不大于3%。此项检查也适用于旋转照射。

6. 射野形状对剂量仪读数的影响 因加速器剂量仪的电离室位于二级准直器上方，准直器的开口大小有时会影响剂量仪的读数。同上述测量条件，对两个互相垂直的矩形野 5cm×30cm 和 30cm×5cm，进行检测，检测电离室总是与矩形野的短轴平行。两种射野的读数应相等，如不等，则在计算处方剂量时应计入射野拉长比因子。

7. 剂量仪比对 在加速器验收时，或在加速器的与射线能量、剂量有关的部件被修理或更换后，必须作上述 1～6 项检查；常规 QA 亦必须按其规定的相应频数进行上述检验，而不论加速器是否被修理过。只有在确认加速器剂量仪的性能满足上述 1～6 项的要求后才可以进行剂量仪的比对。我国国标规定，对 X 线、电子束，加速器剂量仪经比对后应使在标称源皮距离（SSD）或源轴距离（SAD）、10cm×10cm 射野条件下，标准水模体内射野中心轴上参考剂量点（最大剂量深度）处的读数 1MU＝1cGy；钴-60 γ 线，则为标称源皮距离（SSD）或源轴距离（SAD）、10cm×10cm 射野的输出剂量率。比对方法是：调整加速器剂量仪上相应能量的剂量参考信号电位器（称为剂量校正电位器）的参考电压，使其 1MU＝1cGy。现代数字化型加速器，只需调节数字化参考电压，不仅方便了比对工作，而且精度更高。

五、腔内组织间治疗的 QA

腔内组织间治疗（又称近距离治疗），现今主要采用后装源法。后装技术不仅保护了医护人员不受或少受照射，而且让医师有更多的时间去合理安排和检查放射源的位置（通过 X 线照像）。就这个意义上讲，后装技术本身就是一种积极有效的质量保证和质量控制措施。目前有手动后装和遥控后装两种，前者主要用于低剂量率照射，后者主要用于高剂量率照射。

（一）放射源 目前常用的后装放射源主要有：①微型铯-137、钴-60 放射源，主要用于腔内后装；②高活度钴-60 源，主要用于高剂量率遥控后装；③丝状、粒状铱-192 源，用于组织间后装；④碘-125 粒状源，用于永久性组织间插植。钴-60，铯-137 等长寿命放射源出厂时必须附有源活度校测证书，对没有活度测量证书的源必须在相同几何条件下与已知活度的同种核素源比对确定出它的有效活度。铱-192 丝状或粒状源的活度必须单个校测，同时在使用之前，应检查源轴方向的活度均匀性。对带（串）状源必须用 X 线照像法检查源串的几何分布。放射源自显影也是一种检查源活度均匀性的简便方法。对所有使用的后装放射源必须至少每月一次进行清点，长寿命放射源应定期修正源活度，钴-60 每月 1 次，铯-137 每年两次。铱-192、碘-125，因半衰期较短，使用前和使用中都必须进行源衰变的修正，并成为计划设计的一部分。

（二）污染检查 如果仍然使用镭源，必须每年检查 1 次镭源的逸漏情况，因镭针的铂金壁很薄（0.5mm 厚），容易损坏。一旦发现镭源逸漏，应立即封存，送有关部门处理。对其他类型的放射源，污染问题不很严重，钴-60，铯-137 一般在出厂前由厂家检查表面污染情况，并在源的检测证书上加以说明。以后每两年 1 次检查其污染程度。污染检查还应包括贮源器、铱-192 丝切割器（对手动后装）和后装施用器等。

（三）遥控后装机 遥控后装机 QA 包括下述三方面的内容：①源在施用器中的到位精度，应至少每月一次用假源检查因驱动机构控制源到达施用器的到位精度及其重复性，这种检查应包括所有可能使用的条件；②源在贮源器内的位置，当后装机处于“关闭”位时，源应回到贮源器的中心位置，应至少每年两次检查贮源器周围的防护情况，并记录在册；③计时器，后装机一般配备一道或多道计时系统，控制源的到位和照射时间，应每月 1 次对计时系统进行校验。④更换新放射源后，应进行放射源活度的校正。

（四）治疗的质量控制 后装治疗一般分 3 步：首先将带有定位标记的无源施源器按一定规则送入或插入治疗区域，按一定条件拍摄正、侧位 X 线片；第二，根据正、侧位片重建出施源器或源的几何位置，并根据医师要求，作出治疗计划；第三根据治疗计划，通过假源试运行正常后，开始正常治疗。

六、治疗计划系统

治疗计划系统的应用，有助于治疗计划的改进和治疗精度的提高。治疗计划系统已从二维发展到三维，还将从正向发展到逆向，功能不断扩大，算法不断改进。为保证系统的正常运行，必须建立完整的质量保证体系。它包括系统文档、用户培训、验收、常规质量保证和患者治疗计划的检查等内容。

（一）系统文档和用户培训　厂家提供系统文档和用户培训是系统 QA 程序的开始。通过阅读文档和接受培训，用户中负责计划的物理师应能熟练地完成患者的治疗计划设计，知道如何正确输入参数和理解系统的输出，并对系统所采用的计算机硬件和操作系统有初步认识。用户中负责系统管理的物理师除应达到对计划师的要求外，还应理解系统采用的物理模型，知道如何正确输入治疗机的测量数据，能完成系统的日常维护及处理简单的故障。

按照 Dahlin 的建议，提供的文档应包括：①系统说明，介绍计划系统和计算机软硬件的一般结构；②用户指南，清楚地介绍系统的操作方法；③数据文件格式说明；④通信文件的文本文件和用户如何编辑以供本地使用的说明；⑤算法说明，用数学表达式清楚地描述物理模型，说明模型能达到的精确度，明确指出系统的能力和局限性，最好能有一个最新的参考文献列表，还包括对剂量归一过程的详细说明；⑥如用户要求，能提供程序源代码供本地测试和调整；⑦外围硬件设备说明；⑧如用户要求，可提供必要的函数库和程序员手册供本地编程；⑨系统配置数据说明和如何输入这些数据；⑩测试范例，包括标准照射条件、表面弯曲、组织不均匀、楔形板、挡块等条件。

与纸面文档比较，在线帮助具有快捷交互的特点，因此具有在线帮助功能的系统将会是一个更好用的系统。

配合系统文档，用户培训至少可以在 3 个层面上进行：①厂商提供的培训课程，授课内容包括系统软硬件的基本结构、系统的操作使用方法和系统的配置方法以及剂量算法；②用户单位内对所有计划系统操作人员的培训；③第三方软件商或用户组提供的特殊培训课程。

（二）验收　系统规格是系统购买合同中的一项技术文件，由用户和厂商共同协商制定，将作为用户验收系统的依据. 它对系统的 3 个组成部分（硬件、系统管理软件、计划软件）规定了技术上的要求。硬件规格是指计算机（含 CPU、内存、硬盘、显示卡等部件）、网络、数字化仪、胶片扫描仪、打印机、绘图仪等硬件设备的规格和数量。系统管理软件是指计算机操作系统及其他第三方软件的规格。计划软件规格有三方面的内容：①软件的功能，可分为患者数据管理、图像处理、剂量计算、计划评价和输入输出（网络方式、文件方式和硬拷贝方式等）五类；②每项功能的定量指标，如剂量计算速度、3D 显示速度、存贮图像层数；③剂量计算的准确性，这是整个系统规格中最重要的内容。

影响剂量准确性的因素，也就是说剂量误差的来源有 4 个方面：①基本剂量学数据测量误差；②根据 CT、MRI 图像确定患者或测试体模几何尺寸时引入的误差，由 CT 值计算电子密度时引入的误差；③剂量算法的局限性，射线与物质相互作用过程很复杂，为保证能实时交互地设计治疗计划，系统采用的算法在模拟这个作用过程时，往往需要做某些假设或近似，当对假设或近似成立条件的满足程度越低，误差越大；④硬件输入输出设备空间位置准确性，应要求准确性优于 1mm。剂量计算的准确度还与计算点的位置有关，显然在射野中心区域所能达到的准确度要高于射野边缘区，通常可以划分为 4 个区域：①射野中心部分的低剂量梯度区；②高剂量梯度区，如半影区、电子束的剂量跌落区；③剂量和剂量梯度均低的区域，如射野外、挡块遮挡区；④体表入射面的剂量建成区（build - up region）和出射面的剂量跌落区（build - down region）。剂量计算的准确度还与布野的复杂程度有关，显然，当一个射野加挡块时所能达到的准确度要低于未加挡块时的。因此，误差允许值应分区域、分布野条件给出，在低剂量梯度区应以剂量误差、高剂量梯度区以位置误差来表示。ICRU、AAPM 和一些知名的物理师都曾对误差允许值的具体取值提出过建议。ICRU 42 号报告建议，对外照射放疗剂量误差应小于2%/2mm，对腔内放疗在距源0.5cm或更远处应小于3%。虽然目前的技术条件尚达不到这样的要求，但它应作为计划系统开发者的奋斗目标。针对外照射光子束、电子束和腔内放疗计算的各种条件和不同射野区域，J Van Dyk总结出一套符合目前技术水平的验收标准。电子束算法没有光子束完善，因此对它的误差要求没有光子束严格。腔内放疗治疗距离短、剂量梯度大，使得测量和计算误差大（如放射源校正误差可达到7%～10%），因此对它的剂量误差要求最宽松。

计划系统安装完毕，用户便可根据系统规格进行验收。验收分3部分顺序进行：系统硬件→系统软件→计划软件。

系统硬件　第一步：检查硬件设备的型号、数量和说明书。如果某种设备的型号与系统规格中的文件要求不符，除非前者是后者的升级产品，否则不能接受；第二步：检查硬件设备是否能正常工作，重点检查输入输出设备的空间位置准确性是否好于1 mm，具体做法是用输入设备输入一些已知尺寸的简单几何形状，观察屏幕显示和打印输出的尺寸、形状是否与原图一致。

系统软件　检查操作系统版本是否是系统规格中所要求的版本或升级版，随机的第三方软件是否完整（如外围设备的驱动程序、诊断程序等），相应的说明书是否齐备。

计划软件　第一步：运行计划系统，确认系统规格中所要求的功能均已安装，且能正常使用；第二步：确认每项功能的定量指标已符合系统规格。第三步：算法验证，这是系统验收中最复杂的一项内容，应由主管物理师负责检查。根据治疗机数据来源的不同可分为两种方式：方式1采用本单位治疗机数据，方式2采用标准的算法验证数据包（如用于外照射光子束的AAPM 55号报告和外照射电子束的ECWG报告），目前均主张用验证数据包来做算法验证，这可以减少用户的工作量，提高验证结论的可靠性。

（三）常规质量保证程序　当通过验收并且配置了本单位治疗机的数据时，系统便可以开始在临床使用。为保证系统性能一直保持在验收时的水平，需要建立常规质量保证程序。定期重复主要的验收测试项目，比较新的测试结果和验收时的结果。如果结果有差别，就需要找出原因，使系统回到验收时的状态。测试项目应包括：输入输出设备空间位置精确度、CT、MRI图像输入、外照射光子束、电子束及腔内放疗剂量计算及其他特殊照射技术。用户可根据本单位治疗计划系统各部分发生变化的可能性来设计具体测试项目和相应的测试频度。测试应在规定频度和系统升级或维修后进行。

治疗计划系统是一个专用的计算机系统，因此常规的计算机系统维护方法也适用于它。定期执行硬件测试维护程序；定期检查软件和数据文件的大小、日期及其他特性是否有变化，是简便有效的常规质量保证措施。

（四）患者治疗计划的检查　上面介绍的QA内容均是针对治疗计划系统，具体到每一个患者的治疗计划，当它完成时应进行下面3个步骤的检查，以避免因机器或人为因素造成患者治疗计划的错误：第一步：设计计划的物理师直观判断剂量分布是否正确。第二步：设计计划的物理师采用一个独立的计算机程序验算每个射野的机器跳数。对于简单布野条件，验算值与计划系统的结果差别应在2%～3%的范围；对于复杂布野条件，超过5%的情况应分析原因。第三步：另一位高年资或同年资的物理师核对全部计划资料。

七、体内剂量测量

体内剂量测量是检查整个照射过程中（从治疗机的工作性能到患者的摆位）各种因素对剂量影响的程度和判断患者接受剂量的准确性。目前主要用多通道半导体剂量计测量射野射入剂量、射出剂量或插入人体天然腔内测量射野内某一特定点的剂量。射入剂量测量不仅能判断患者体位和治疗时间是否准确，而且多点位置的剂量还能直接反映射野的平坦度和均匀性。射出剂量可间接检查患者体内的剂量分布，特别当进行组织不均匀性校正和使用组织补偿器时，利用射出剂量的大小进行剂量的修正。腔内剂量测量一般用热释光剂量计，用来检查和修正治疗计划（如食管癌治疗时）或监测重要器官受量，如宫颈癌腔内治疗时的直肠和膀胱的剂量等。体内剂量测量是放射治疗质量保证和质量控制的最有效的措施之一。

八、治疗安全

治疗安全包括工作人员和患者的安全。安全措施及检查应纳入质量保证和质量控制计划。从工作人员和患者安全的角度来看，安全措施主要包括设备（机械和电气）联锁、治疗联锁和辐射防护措施三大方面。设备联锁包括防撞装置、运动应急停止措施、射野挡块固定、机器设备接地措施、闭路电视和通话设备等。治疗联锁包括 X 线或电子束治疗模式转换、治疗室门联锁、计时器（钴-60，X 线机）和加速器剂量仪（双道）工作的可靠性、楔形板联锁、超高（低）剂量率联锁等。设备和治疗联锁的定期检查和保证其功能的可靠性是极其重要的，不能草率，更不能将其取消，国内几次辐射事故均由联锁失效而引起。辐射防护包括定期检查治疗机机头和准直器的防护以及建筑屏蔽防护的效能，必须符合国家规定的有关标准。

第五节　QA 组织及内容

一、部门内 QA 组织

从放射治疗的全过程看，执行 QA 是一个组织的问题。放射治疗医师负有治疗方针的制订、治疗计划的评定、监督治疗计划执行等责任，在 QA 组织中起主导的作用。物理工作者的主要任务是进行治疗机和其他辅助设备（如模拟定位机、治疗计划系统等）的特性的确定及定期检查，射线剂量的定期校对，参与治疗计划的设计，保证工作人员和患者的安全等。放疗技术员是放疗计划的主要执行者。治疗计划能否被忠实执行的关键决定于技术员对具体治疗计划的理解程度、对机器性能的掌握和了解以及对患者的服务态度。QA 组织的中心任务是在部门 QA 组织负责人（一般是科主任或由科主任指定的人）领导下，协调成员间的责任分工，及时发现和纠正 QA 执行过程中的差错，随时总结经验，提高本部门的 QA 工作水平。

二、部门内 QA 内容

表 2 -6 -6 列出了部门内 QA 内容，共四个方面。根据部门预想达到的 QA 级别，确定各部分的控制标准。

三、一国之内的 QA 问题

一国之内的 QA 应得到国家（卫生部）的确认，或相应的学术组织的支持。主要内容有：①建立全国性 QA 工作网；②确定 QA 工作水平；③建立和批准各种与 QA 有关的标准，如具体肿瘤的治疗方案、病历记录的统一、临床剂量标准的统一、放疗设备的规划、放射源的管理等；④人员培训计划；⑤与国际上相应组织的协调联系。

表 2－6－6　肿瘤放射治疗科内 QA 内容

目的	QA 内容		执行者
1．建立 QA 程序	（1）整个治疗环节包括临床计划、物理计划、纠正措施等		QA 负责人（一般是科主任）
	（2）治疗病例各种记录等文件的统一与保存		
	（3）QA 人员的组织		
2．患者剂量控制	（1）剂量控制	剂量学	物理人员
		体外、腔内放射源	技术员
		及治疗设备	工程师
	（2）患者材料	患者定位（标记、证实等）	医师
			物理人员
		患者材料（靶区、危险器官）	技术员
	（3）治疗计划	外轮廓等	物理人员
		剂量计算（包括体内剂量测量）	医师
		治疗单	
3．患者安全	（1）靶区和野外患者剂量		医师、物理人员
	（2）机器设备联锁（射线联锁、机械联锁）		技术员、工程师
	（3）患者监视和通话系统		物理人员
	（4）电安全（设备接地等）		技术员工程师
	（5）放射性污染、臭气、毒气排出等		
4．工作人员安全	（1）建筑防护［X（γ）线、中子］		物理人员
	（2）工作人员剂量监督［X（γ）线、β、中子］		
	（3）电器安全（高压操作、设备接地）		工程师
	（4）系统联锁（治疗室门、灯、紧急开关、设备联锁）		物理人员

（胡逸民）

参 考 文 献

1．胡逸民．放射治疗的质量保证和质量控制——提高疗效的措施之一．中国放射肿瘤学，1987，1（1）：98．

2．胡逸民．放射治疗的质量保证和质量控制——物理技术方面．中国放射肿瘤学，1988，2（1）：57．

3．WHO．Quality assurance in radiotherapy．WHO Geneva，1988．

4．Hanks GE．Optimizing the radiation treatment and outcome of prostate cancer．Int J Radiat Oncol Biol Phys，1985，11：1235～1245．

5．ICRU Report No．24．Determination of absorbed dose in a patient irradiated by beams of X－ or γ－rays in radiotherapy procedures，1976．

6．Mijnneer BJ，Battermann JJ，Wambersie A．What degree of accuracy is required and can be achieved in photon and neutron therapy? Radiother & Oncol，1987，8：237～252．

7．Wambersie A，Hanks G，Van Dam J．Quality assurance and accuracy required in radiation therapy：Biological and medical considerations．In Madvanath，U，et al（eds）．Selected topics in physicis of radiotherapy and imaging．Tata McGraw－Hill Publishing Company Limited，New Delhi，1988．

8．AAPM Report13．Physical aspects of quality assurance in radiation therapy，1984．

9．BJR Sapplement 25：Central Axis Depth Dose Data for use in Radiotherapy，1996．

10．Dahlin H，Lamm IL，Landberg T，et al．User requirements on CT based computerized dose planning system in radiotherapy．Acta Radiol Oncol，1983，22：398～415．

11．American Association of Physicists in Medcine．Radiation treatment planning dosimetry verification．AAPM Report 55，1995．

12．Shiu AS，Tung S，Hostrom KR，et al．Verification data for electron beam dose algorithms．Med Phys，1992，19：623～636．

13．戴建荣，胡逸民．治疗计划系统外照射光子束算法验证．中华放射肿瘤学杂志，1998，7：170～174．

第三篇 临床放射生物学

第一章 概 述

第一节 临床放射生物学在放射治疗中的地位和作用

从国内外现状来看，就恶性肿瘤的治疗而言，在今后相当长的一段时间内，手术、放射治疗、化学药物治疗仍会是肿瘤治疗的主要手段，其中放射治疗是重要的组成部分（虽然，生物治疗，基因治疗等作为一种有一定潜力的治疗手段已进行了不少研究和探索，但尚未达到能推上临床的水平，还有很多问题需要研究解决）。这些疗法的治疗效果是肯定的，且已积累了相当广泛的临床经验，这是人类的宝贵财富，是应该加以不断的开发和利用的。放射治疗，学科研究的发展趋势是：如何进一步提高肿瘤的局部控制率，减少正常组织并发症。这是提高恶性肿瘤放射治疗水平和病人生存质量所必须解决的高难度课题，因此得到国内外学者的广泛关注。欧美的几个放射治疗中心也始终把研究焦点放在这些方面，这些治疗中心的放射生物研究室则始终与临床配合，不断完善治疗理论，开发新的治疗模式，从而使治疗水平不断提高。

一、临床放射生物学与肿瘤放射治疗的关系

“放射生物学”主要研究放射线对生物体的作用，观察不同质的放射线照射后的各种生物效应以及不同内、外因素对生物效应的影响。“临床放射生物学”作为放射生物学的一个分支，具有一整套完整的有别于基础放射生物学的学术思想及原理。临床放射生物学的学科方向是研究和探讨人类肿瘤及正常组织在放射治疗中的生物学问题，根据临床放射生物学理论阐述放射治疗原理，探讨影响肿瘤及正常组织对放射线反应性的生物学因素，寻找减少放射治疗副作用的办法和措施，最终目标是从应用基础研究角度为临床放射治疗医生设计和改进治疗方案提供思路和研究依据，进而达到提高肿瘤放射治疗疗效、减少正常组织损伤，延长病人生命和改善生活质量的目的。因此，临床放射生物学是肿瘤放射治疗的有机组成部分，是放射治疗学家了解放射线治疗肿瘤的生物学机制和从事有关研究的思想库和实验基地，也是放射肿瘤学必不可少的专业基础之一。

仅在伦琴发现 X 射线后 4 个月，放射线对人体组织的影响就已引起有关人员的注意。到 20 世纪 20 年代有了 X 射线治疗设备后，放射生物的研究，更是从生物物理的基础生物作用直至整体各个层次都有了很多关于放射线生物作用机制的阐述。至 50 年代中期，临床放射生物学开始在实验技术上探索和建立一套能反映临床生物效应特点的实验方法学。但在那个时期临床放射生物学对放射治疗的贡献主要还是概念方面的，适合于临床应用的发现并不多。在此以前，放射治疗的发展主要得益于放

射物理在剂量学、照射技术和照射设备等方面的改进及提高。由于肿瘤放射治疗在肿瘤治疗中发挥的巨大作用日益增长，单纯依靠放射物理的改进已不能满足放射治疗继续提高的需要；而同时，随着有关生物学科的技术和研究水平的迅猛提高和深入，临床放射生物学家不断吸收新的科学技术方法，及时改造他山之石为本身的目的服务，逐步建立和完善了一整套能反映肿瘤放射治疗中临床生物效应特点的特殊实验方法和理念，充分发挥了其临床应用基础学科的优越性。

临床放射生物学以其在临床放射治疗中所起的影响，证实了前人提出的肿瘤放射治疗学的必不可少的三大基本支柱（肿瘤学、放射物理学和临床放射生物学）的正确性，也确立了临床放射生物学在放射肿瘤学中的作用和地位，逐渐形成了一系列从离体到整体各个层次的特殊而又独特的观察、检测技术和分析方法，用于反映放射线临床生物效应特点以及检测一些相应治疗措施的效价。这些独特的、专业而特殊的技术，得到了世界各国临床放射生物学界的广泛采用。临床放射技术和设备的改进又为临床放射生物提供了取之不竭的研究课题。事实证明放射治疗的提高和改进需要临床放射生物，而临床放射生物离开了放射治疗就没有生命力和研究的源泉。正因为如此，在美国目前已作为一项规定，即在所有医院的放射治疗科或放射肿瘤科内部必须设立临床放射生物室，并配备有专业人员。其他国家也基本如此，如法、德、瑞士、比利时、荷兰、丹麦、英国、挪威、瑞典和北美的加拿大等，各地的放射肿瘤科的配备情况都相似。可见临床放射生物学在肿瘤放射治疗学的学科建设上占有重要地位。

二、临床放射生物学在放射治疗中的作用

放射生物实验性和理论性的探索从最一般的到较特异的，分 3 个层次对放射治疗的发展作出贡献：

（一）概念　为放射治疗提供理论基础，确认放射线对肿瘤和正常组织的作用机制及其受照射后生物体构成反应的过程（如：DNA 损伤及修复，肿瘤乏氧细胞、再氧合及肿瘤干细胞再群体化等生物效应的发生、发展过程和机制等）。

（二）治疗策略的实证研究　配合临床研究发展新的、特异性的放射治疗方法（如加速治疗、超分割、大分割放射治疗模式、乏氧细胞增敏剂、IMRT 以及高 LET 放射治疗中的生物学问题等），并对其临床有效性及注意事项进行细胞、动物以及人癌裸小鼠移植瘤水平生物效应的实测和验证。

考虑对治疗计划的改变时，永远必须同时考虑对肿瘤的效应和对正常组织的损伤。这评估包括很宽范围的各种因素。在临床，除可定量的肿瘤反应和毒性外，还可能有一系列定量性相当差的因素，例如对病人有危险性或毒性的新的形式、对医院工作人员的操作是否方便和可能、收费是否昂贵等，这些都必须在临床方面予以安排。放射生物的作用是为治疗方法的改变提供生物学方面的定量性资料。

（三）个体化放射治疗方案的研究和设计　鉴于个体肿瘤放射敏感性预测在提高恶性肿瘤的放射可治愈性方面的重要性，放射肿瘤学家和放射生物学家在这方面已进行了六十多年的研究，虽然取得了一些有限的成功，但目前仍然不能完全准确、可靠地预测个体肿瘤的治疗反应性。因此，有人把预测个体肿瘤的放射敏感性的艰巨性比作放射治疗中的“圣杯（holy grail）”，说明这是一个长期追求的目标。

预测个案肿瘤放射敏感性的意义就在于为制定个体化放疗方案提供基础，使临床医师可根据个体肿瘤的具体情况采取与之相适合的治疗方案。例如放射敏感的肿瘤可通过降低分次剂量同时合并应用化疗以预防远地转移，而放射抗拒的肿瘤可通过加大分次剂量、应用放射增敏剂等措施使患者获益。

第二节　放射生物学发展的里程碑事件

从 1895 年伦琴发现 X 射线至今已过去了 100 多年，百余年来放射学领域发生了巨大变化，产生

了诸多重要的研究成果，影响并推动了放射医学的发展。其间的许多重要事件至今仍具有不可忽视的影响力，需要新一代记住并继续从中吸取营养获取智慧。正如 Sylvanus Thompson（第一届伦琴协会主席）在发现 X 射线不久所指出的："在科学的历史上，再没有比这更真实的事实——每个发现者，即便是最伟大的发现者，也只是他的科学父辈们的继承者，他原本是诞生他的时代的产物。"下面将影响放射生物学发展的主要里程碑事件作一简要介绍（引自 E J Hall. Radiobiology for the radiologist）。

1895 年：伦琴发现 X 射线。

1896 年：Becquerel 向巴黎科学院提交了他关于铀化合物产生放射线的发现。

1896 年：最早的关于 X 射线生物效应的报告，包括皮肤"灼伤"、脱发以及眼睛刺激症状。

1897 年：Grubbe，Despeignes，Williams 以及 Voigt 竞相宣布首先应用 X 射线治疗癌症。

1903 年：Bergonie 和 Tribondeau 法则：放射敏感性与有丝分裂活动有关。

1905 年：遗传的染色体理论。

1911 年：Jagoc 报告 5 名从事放射性工作的工人发生白血病。

1913 年：Bohr 提出原子模型；原子核居中，电子沿一定轨道绕核运动。

1915 年：伦琴协会倡导放射防护。

1923 年：Eugene Petry 发现植物根部的氧效应。

1927 年：兔子实验提示分次放疗的价值；Regaud 和 Ferraux 首次在果蝇发现 X 射线引起的突变。

1928 年：Coutard 报道分次治疗人类癌症的优越性；第二届国际放射学研讨会提出放射线强度单位；国际 X 射线及镭防护委员会成立；首次关于放射线防护的国际性建议被第二届国际放射学研讨会采纳。

1929 年：X 射线及镭防护咨询委员会成立（美国）。

1930 年：Lea，第一条放射线照射后细菌的存活曲线。

1931 年：伦琴被采纳为放射的剂量单位。

1933 年：Crabtree 和 Gramer，氧影响肿瘤的放射敏感性并推测氧在放射治疗中具有重要意义。

1935 年：Mottram 注意到蚕豆根部氧对放射敏感性的重要，认为这对放射治疗很重要。

1937 年：第五届国际放射学研讨会将"伦琴"作为国际 X 射线及 γ 射线的国际剂量单位。

1940 年：Lea 和 Catcheside 建议用线性二次公式表达辐射的生物效应；Gray 定量测定了氧增强比，发表于 1952 年；Zirke 推介了线性能量传递的概念（linear energy transfer LET）。

1941 年："一个基因 - 一个酶"原理的确立。

1943 年：生物学和医药领域首次运用放射性核素标记化合物（Hevesy）。

1944 年：Strandquist，皮肤反应剂量与总时间的关系，即剂量 d（时间 T）0. 33。

1945 年：原子弹爆炸成功（7 月 16 日，新墨西哥州）。

1946 年：X 射线及镭防护咨询委员会改组为国家放射防护委员会（美国）。

1949 年：Patt，发现半胱氨酸是一种放射防护剂。

1950 年：战前委员会改组为国际放射防护委员会和国际放射单位委员会（美国）；Erwin Chargaff 发现 DNA 中腺嘌呤与胸腺嘧啶，鸟嘌呤与胞嘧啶有着一一对应的比例关系。

1951 年：Rusell 报道受照射后小鼠的遗传效应；Linus Pauling 对螺旋多肽结构进行了精确测量。

1952 年：Gray 发表了关于氧效应的测定；DNA 被确认为遗传分子。

1953 年：国际放射单位委员会推介吸收剂量的概念；放射自显影术的发展以及细胞周期时相的阐明（Howard 和 pelc）；第一台直线加速器用于治疗患者，Hammersmith 医院，英国；发现了 DNA 的结构，Crick 和 Watson

1954 年：铱-192 被引入近距离放射治疗。

1955 年：描述了氧扩散受限所致的慢性乏氧，Thomlinson 和 Gray。

1956 年：第一条哺乳动物体外培养细胞的放射存活曲线，Puck。

1957 年：发表了氧的 K－曲线，Howard－Flander Alper。

1959 年：哺乳动物细胞的分次实验证实了细胞亚致死损伤的修复，Elkind；第一条在体肿瘤细胞的存活曲线，Hewitt 和 Wilson。

1960 年：存活曲线的形状随 LET 而变化，Barensen 及同事；肿瘤生长比的概念，Mendelsohn。

1961 年：遥控后装用于近距离放射治疗，Henscke。

1962 年：首次证实了体外培养细胞的剂量率效应，Hall 和 Bedford。

1963 年：亲电子性与放射增敏潜力的关系，Adams 和 Dewey；首次观察到细胞周期中放射敏感性的变化，Terasima 和 Tolmach；首次证实乏氧细胞限制小鼠肿瘤的放射可治愈性，Powers 和 Tolmach。

1966 年：描述了潜在致死损伤的修复，Tolmach；用高压氧治疗首例患者，Churchill Davidson；LET 依赖于氧增强比，Barensen 及同事。

1967 年：肿瘤的细胞丢失因子概念，Steel；第一条在体皮肤克隆的细胞存活曲线，Withers。

1968 年：组织放射敏感性的分类，Casarett；名义标准剂量系统的描述，Ellis。

1969 年：观察到动物肿瘤的加速再群体化，Hermens Barendsen。

1971 年：第一条加热疗法的细胞存活曲线；小鼠小肠隐窝细胞分析的发展，Withers；骨髓干细胞的存活曲线，Till 和 McCulloch；细胞周期的热敏性，Westra 和 DeWey；用双击模式解释视网膜母细胞瘤的范例，Knudsen。

1972 年：Kallman 提出“再氧合”这一术语；第一个重组 DNA 分子产生。

1973 年：受照射后正常组织增殖的时间过程，Denekamp。

1974 年：首次中子的临床试验，Catterall；在 Los Alamos 首次用负 π 介子治疗癌症患者，Kligerman。

1975 年：在 Berkeley 首次用重离子治疗患者。

1976 年：从分次实验中推导出线性二次参数，Fowler 和 Douglas；首次中子的临床随机试验，Hammersmith 医院；细胞“球体”的发展，Sutherland；首次乏氧细胞增敏剂（metronidazole）的临床试验，Urtason 及同事。

1979 年：急性乏氧细胞的描述，Brown。

1980 年：早反应、晚反应组织细胞存活曲线的不同，Withers；人类细胞的首个修复基因，Rubin。

1981 年：对放射后人遗传效应的评估，Schull，Otaka，Neel。

1982 年：生物效应剂量（BED）概念的描述，Barendsen；第一个人类癌基因被描述，Bishop。

1985 年：用活检标本测定患者肿瘤潜在倍增时间（Tpot），Begg。

1986 年：生物还原药物的发展，Brown，Adams。

1989 年：用标记的硝基咪唑测定人类肿瘤的氧合状况，Chapman，Urtason 及同事；PCR 得到发展。

1990 年：发现人克隆肿瘤中修复基因错配的重要性。

1991 年：首次动物的基因治疗；首次将 SF2（2Gy 照射的存活分数）与肿瘤控制联系，West。

1992 年：放射防护剂 Wr2721 首次临床试验，Kligerman。

1995 年；ATM 基因排序。

（杨伟志）

第二章 电离辐射对生物体的作用

第一节 辐射生物效应的时间标尺

放射生物学主要是研究电离辐射对生物体的作用，但要理解辐射的生物效应不可避免的也会涉及一些物理的概念。首先应了解辐射生物效应的时间标尺（the time - scale of effects in radiation biology），即不同水平生物效应的发生时间、顺序和过程。首先是物理吸收过程（在 10^{-15} 秒内结束），然后是化学过程（时间稍长）。DNA 残基的存在时间为 10^{-3} ~ 10^{-5} 秒，因此在生物学方面，细胞死亡需数天到数月，辐射致癌作用需数年，而可遗传的损伤需经数代才能观察到。图 3 - 2 - 1 说明了这点。

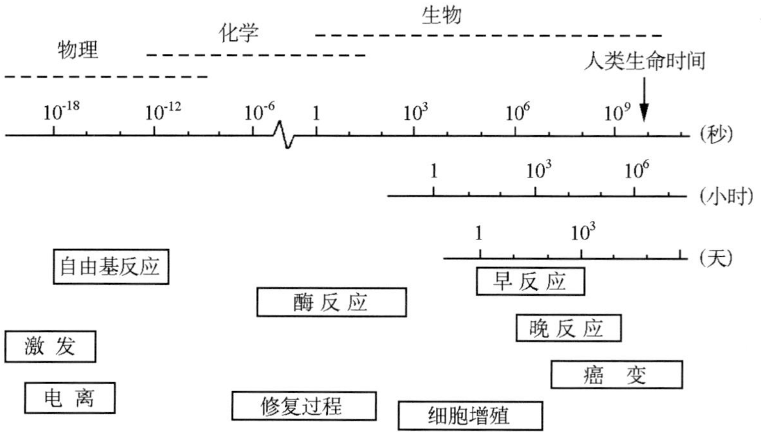

图 3 - 2 - 1 生物系统受照射后辐射效应的时间标尺
（引自 G G Steel. Basis clinic radiobiogy）

电离辐射对任何生物体的照射都将启动一系列的变化过程（这个变化过程时间差异非常大），大致可分为物理、化学和生物变化三个阶段。

物理阶段：主要指带电粒子和构成组织细胞的原子之间的相互作用。一个高速电子穿过 DNA 分子大约只需用 10^{-18}秒，而穿过一个哺乳动物细胞则只用 10^{-14}秒左右。因此，它主要与轨道电子相互作用，将原子中的一些电子逐出（电离），并使在原子或分子内的其他电子进入更高的能量水平（激发）。如果能量足够，这些次级电子可以激发或电离它们邻近的其他原子，从而导致级联电离事件。一个 10μm 体积的细胞，每吸收 1Gy 的照射剂量将发生超过 10^5 次的电离。

在放射生物学中，X 射线由光子构成的概念十分重要。如果 X 射线被生物物质所吸收，则能量就会在组织的细胞中沉积。这种能量的沉积是以分散、不连续的能量包（“packets” of energy）形式，非均匀性地被沉积下来的。一束 X 射线中的能量可被量子化为多个大的能量包，每个包的能量大到足以打断化学键而最终引起一系列生物学事件。电离辐射与非电离辐射的主要区别在于单个能量包的大小，而不是射线所含的总能量。一个简单的计算即可解释这一点。例如，单次 4Gy 的 X 射线的全身照射在许多情况下将是致死的。这一剂量，对一名 70kg 的正常人而言，所代表的能量吸收只相当于 67 卡（cal）。这一能量的微弱还可用多种方式来说明：若转化成热量，只代表温度升高 0.002℃，这几乎没有任何危害。相同的能量以热的形式被吸收，只相当于喝一口热咖啡。若与机械能做功来比较，它相当于把一个人从地面举起 16 英寸所做的功。

热能或机械能能量的吸收是均匀的，需很大的能量才能使生物体产生损伤。X 射线的潜力是它的作用不在于所吸收的总能量的大小，而在于单个能量包的大小。在光子的生物效应中，如果光子能量超过 124eV（波长小于 10^{-6}cm），就会使生物物质发生电离。

化学阶段：指受损伤的原子和分子与其他细胞成分发生快速化学反应的时期。电离和激发导致化学键的断裂和自由基（free radicals）的形成（即破损的分子）。这些自由基是高度活跃的，并参与一系列的反应最终导致电荷回归平衡。自由基反应在放射线照射后约 1 毫秒内全部完成。化学阶段的重要特点是清除反应（scavenging reactions）之间的竞争，如灭活自由基的巯基化合物，以及导致生物学上重要分子稳定化学变化的固定反应（fixation reactions）。

生物阶段：包括所有的继发过程。开始是与残存化学损伤作用的酶反应。大量的损伤，如 DNA 损伤都会被成功地修复，极小部分不能修复的损伤最终将会导致细胞死亡，细胞死亡需要一定时间，实际上小剂量照射以后细胞在死亡之前可以进行几次有丝分裂。

正是由于干细胞的杀灭，以及随之而来的干细胞的丢失使正常组织在受照射后的头几周或头几个月就会出现损伤的表现，如皮肤或粘膜破损、肠粘膜裸露和造血系统损伤。在正常组织和肿瘤内都存在细胞杀灭的继发效应，即代偿性的细胞增殖；在较后的一些时间，受照射的正常组织会出现晚期反应。这包括受到照射的皮肤毛细血管扩张、各类软组织或脏器的纤维化，中枢神经（脑或脊髓）受照射部位损伤和血管损伤。更晚的放射损伤表现是出现继发肿瘤（辐射致癌）。可观察到的电离辐射效应甚至可以延长到受照射后许多年。

第二节　电离辐射的直接作用和间接作用

电离辐射的生物效应主要由对 DNA 的损伤所致，DNA 是关键靶。任何形式的辐射，X 射线或 γ 射线，带电或不带电粒子被生物物质吸收后都有可能与细胞的关键靶 DNA 直接发生作用，靶原子本身的原子可以被电离或激发从而启动一系列导致生物变化的事件，这被称为辐射的直接作用（direct action of radiation）（图 3－2－2）。高 LET 射线（如中子或 α 粒子）主要是直接作用。

此外，辐射也可与细胞内的其他原子或分子（特别是水）相互作用，产生自由基，这些自由基可以扩散到足够远，达到并损伤关键靶 DNA，这被称为电离辐射的间接作用（indirect action of radiation）。

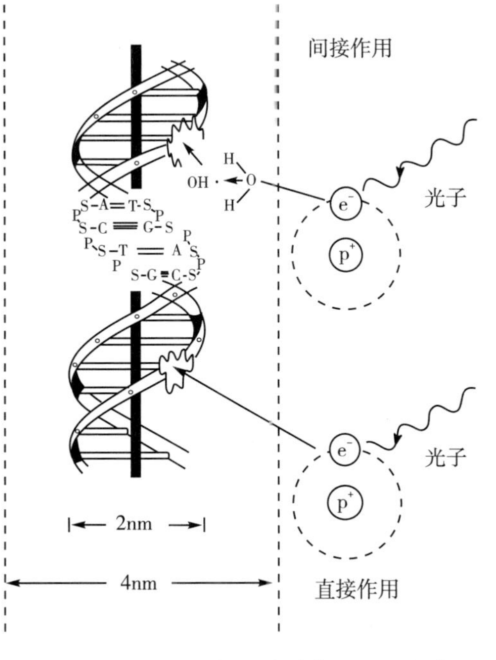

图 3－2－2　电离辐射的直接作用和间接作用

（引自 E T Hall. Radiobiology for the radiology）

自由基是一种游离的原子或分子，外层携带不成对轨道电子。这个轨道电子不仅绕原子核旋转，而且也绕自己的轴做顺时针或逆时针的旋转。在一个原子或分子中，若轨道电子数平衡则自旋是配对的，即每个顺时针旋转的电子都有一个逆时针旋转的电子与之对应，从而使其化学性质保持高度稳定。而在电子数目为奇数的原子或分子中，由于没有反向旋转的电子与之对应，呈电子不配对状态，这种状态的原子或分子具有高度的化学活性。

细胞内 80% 是水，因此我们应简单讨论一下辐射与水分子作用的情况。当 X 射线或 γ 射线的光子以及带电粒子（如电子或质子）与水分子作用时，水分子被电离，这可表示为：

$$H_2O \rightarrow H_2O^+ + e^-$$

H_2O^+ 是离子基。离子是因失去电子而带电的原子或分子。自由基的外层轨道含有不配对的电子，因此具有高度活性。H_2O^+既带电又有一个不配对电子，因此它既是离子又是自由基。初始的离子基存在时间极短（10^{-10}秒），很快便衰变成不带电的自由基（但仍有一个不配对的电子）。在水中，离子基与其他的水分子反应形成高活性的氢氧自由基（OH·）

$$H_2O^+ + H_2O = H_3O^+ + OH\cdot$$

氢氧自由基带有 9 个电子，因此有一个是不配对的。氢氧自由基具有高度活性，可以扩散一定距离达到细胞中的一个关键靶分子。这种自由基可以从直径为 DNA 双螺旋 2 倍的圆柱范围扩散到 DNA 中去。据统计，X 射线对哺乳动物细胞 DNA 的损伤，约 2/3 是由氢氧自由基所致。证据主要来自用自由基清除剂的实验，自由基清除剂能减轻稀疏电离辐射（如 X 射线）的生物效应。这部分的辐射损伤可以通过防护剂或增敏剂等化学途径来修饰，而直接作用是不能被修饰的。

对 X 射线的间接作用，从入射光子的吸收到最终生物效应的产生可作如下描述：

入射 X 射线光子

↓

快速电子

↓

离子自由基

↓

自由基

↓

由化学键断裂引起的化学变化

↓

生物效应

这一系列事件，在发生时间上存在着巨大的差别。物理过程即最初的电离可能只有 10^{-15}秒。由逐出电子产生的初始自由基的寿命只有 10^{-10}秒。在细胞内 OH·基的寿命大约为 10^{-9}秒。在有空气存在的情况下，由直接电离或与 OH·基反应而生成的 DNA 残基的寿命大概是 10^{-5}秒。化学键断裂与生物效应表达之间的时间，根据反应过程的情况可以是数小时、数天、数月或数年。如果以细胞死亡为结局，其生物效应可在数小时到数天以后，在受损细胞企图分裂时表现出来。如果辐射损伤是致癌性的，出现明显的肿瘤可能延后 40 年。如果是致突性的，在生殖细胞可导致遗传性变化，而这可能在许多代内并不表现出来。

第三节 射线质与相对生物效应

放射线可分为电磁辐射线和粒子辐射线。电磁辐射线包括 X 射线和 γ 射线，粒子辐射线有电子、中子和质子等。用“线性能量传递（linear energy transfer，LET）”的概念来比较射线的质，用“相对生物效应”来比较不同 LET 生物效应的差别。

一、线性能量传递（linear energy transfer，LET）

LET 是指单位长度径迹上能量的传递，衡量单位是：每微米单位密度物质的千电子伏（keV/μm）。国际辐射单位委员会（The International Commission on Radiological Units）1962 年对其定义如下：

在介质中带电粒子的线性能量传递（LET）是 dE/dL 的商。在此 dE 是特定能量的带电粒子在 dL 的传递距离中所给予介质的局部平均能量。即 LET = dE/dL

对 LET 的计算而言，可用许多不同方法来计算平均能量，最常用的方法是计算径迹均值（track average）和能量均值（energy average）。径迹均值是把径迹分成若干相等长度，然后计算单位长度径迹上所沉积能量的平均值。能量均值是将径迹分成相等的能量增量，然后计算超过这些沉积能量增量的径迹长度的均值。

在 X 射线这两种平均方法的计算结果相似，而在 14MeV 中子，径迹均值的结果 LET 约 12keV/μm，能量均值 LET 约 75keV/μm。中子的生物效应倾向于用能量均值相关性更好。表 3－2－1 列出了常用射线的 LET 值。

表 3－2－1 典型 LET 值

射线	LET（keV/μm）
钴 60，γ 射线	0.2
250KV X 射线	2.0
10 MeV 质子	4.7
150 MeV 质子	0.5
14MeV 中子	径迹均值 12；能量均值 100
2.5 MeVα 粒子	166

二、相对生物效应（relative biologic effectiveness，RBE）

辐射的量以术语“吸收剂量（absorbed dose）”表示，吸收剂量是一个以“gray”为单位的物理量。剂量是对单位组织质量所吸收能量的测量。不同类型射线的相同剂量产生的生物效应不同，如 1Gy 中子产生的生物效应比 1 Gy X 射线大，这主要是通过电子显微镜水平所观察到的能量沉积的形式所得出的。

不同射线生物效应的比较，一般以 X 射线为标准，用“相对生物效应”来表示。经典“相对生物效应”的定义是：以 250kV X 射线为参照，产生相等生物效应所需的 X 射线剂量与被测试射线的剂量之比。

$$RBE = D_{250}/D_r$$

式中 D_{250} 和 D_r 分别是产生相等生物效应的 X 射线的剂量和被测试射线剂量。

测试某种射线的相对生物效应时，首先应选择可以定量计数生物效应的生物系统指标。如测定快中子与 X 射线比较的相对生物效应，以植物幼苗的死亡为测试系统指标：一组植物用不同剂量的 X 射线照射，另一组用不同剂量的中子射线照射，观察结束时分别计算产生一半植物死亡时的 X 射线剂量和中子射线剂量，这种定量标准称为 LD_{50}（半数致死剂量）。如果 X 射线的 LD_{50} 是 6Gy，中子射线的 LD_{50} 是 4 Gy，则 X 射线与中子射线的生物效应之比为 6∶4＝1.5，即 RBE＝1.5。

当所用实验体系的观察指标简单明确时，RBE 的测定便相对简单明了。若选用培养的哺乳动物细胞作实验体系，情况就会复杂得多，RBE 结果将取决于所设定的生物损伤水平及照射剂量。

三、“LET”与相对生物效应

LET 的相对生物效应，是指产生同等生物效应所需的低 LET 射线参考辐射剂量与高 LET 射线的辐射剂量之比。低 LET 参考射线为 250kV X 射线。

$$\text{RBE} = -\frac{\text{低 LET 射线参考辐射剂量}}{\text{高 LET 射线的辐射剂量}}$$

随 LET 的增高，每“Gy”照射剂量可产生更多的细胞杀灭。图 3－2－3 和 3－2－4 显示人 Tig 细胞的存活比与“LET”的关系。对 RBE 的测定，与所设定的生物效应水平及分次照射的剂量有关，因此 RBE 不是固定的而是随损伤水平有所变化。图 3－2－4 显示：在 LET 为 100keV/μm 时 RBE 最大。LET 继续增高，RBE 反而下降，这与高 LET 射线存在超杀效应（overkill effect）有关。对细胞的杀灭而言，理论上，必须有一定数量的能量沉积在细胞的关键靶上。在低 LET 射线，必须有一个以上的粒子（如光子）通过才行，对细胞的杀灭相对无力；而致密电离的高 LET 射线，由于在细胞关键部位能量的沉积又超过了杀灭细胞所必须的量，从而造成过度杀伤造成剂量的浪费。

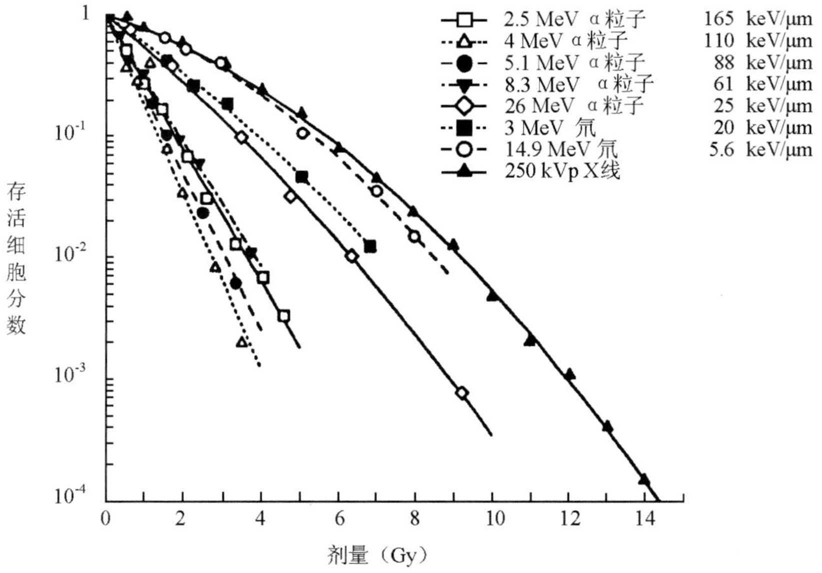

图 3-2-3 不同 LET 射线照射人肾癌细胞系的存活曲线

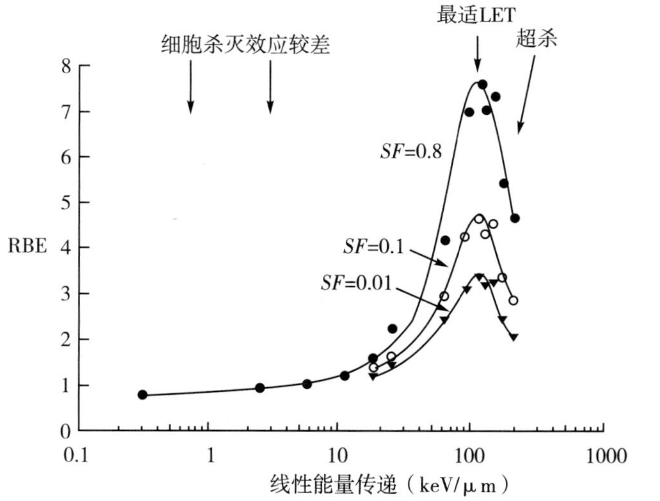

图 3-2-4 RBE 与 LET 射线的关系及特高 LET 射线的超杀效应

（杨伟志）

第三章　电离辐射的细胞效应

第一节　辐射诱导的 DNA 损伤及修复

有许多研究证据显示，DNA 是引起一系列放射生物学效应（包括细胞死亡、突变和致癌作用）的关键靶。因此，在考虑放射线的细胞效应时，逻辑上必须从由带电粒子的作用以及化学基团产物所引起 DNA 断裂开始。

脱氧核糖核酸（deoxyribonucleic acid，DNA）是双螺旋结构的大分子，由两条链组成。

细胞受 X 射线照射以后会发生许多单链断裂。如果把 DNA 变性使之失去支持结构，便可以观察到这些断裂并计数与照射剂量的函数关系。然而，在完整的 DNA，单链断裂对细胞杀灭几乎没有什么作用，因为它们很容易以对侧的互补链为模板使损伤得到修复，但如果是错误修复则可能产生突变。

如果 DNA 的两条链都发生断裂，但彼此是分开的（间隔一段距离），也很容易发生修复，因两处断裂的修复是分别进行的。相反，如果两条链的断裂发生在对侧互补碱基位置上，或仅间隔几个碱基对（图 3－3－1，D），这时可能会发生双链断裂，即染色体折成两段。双链断裂被认为是电离辐射在染色体上所致的最关键损伤，两个双链断裂的相互作用可以导致细胞的死亡、突变致癌作用。

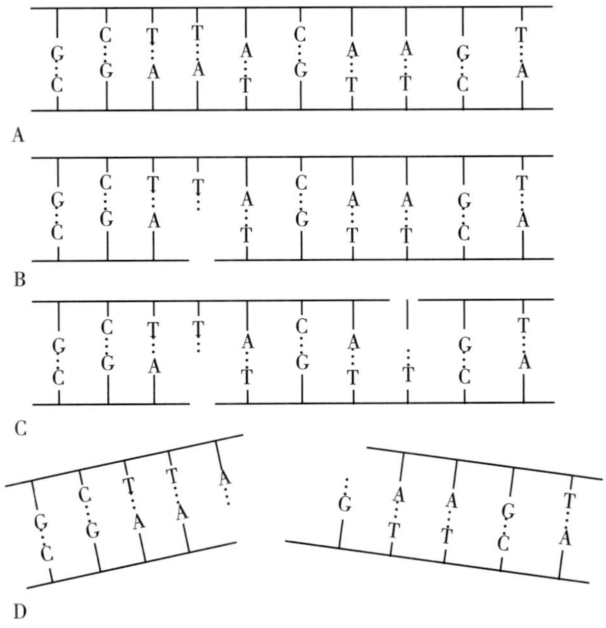

图 3－3－1　电离辐射引起的 DNA 单链断裂和双链断裂

（引自 E J Hall. Radiobiology for the radiologist）

在 DNA 的两条链上，可以有多种形式的双链断裂和不同种类的末端基团形成。在受照射细胞中，双链断裂大约是单链断裂的 0.04 倍，与照射剂量呈线性关系，表明是由电离辐射的单击所致。双链断裂可以通过两个基本过程被修复，同源重组和非同源重组（homologous recombination and non homologous recombination）（图 3－3－2）。

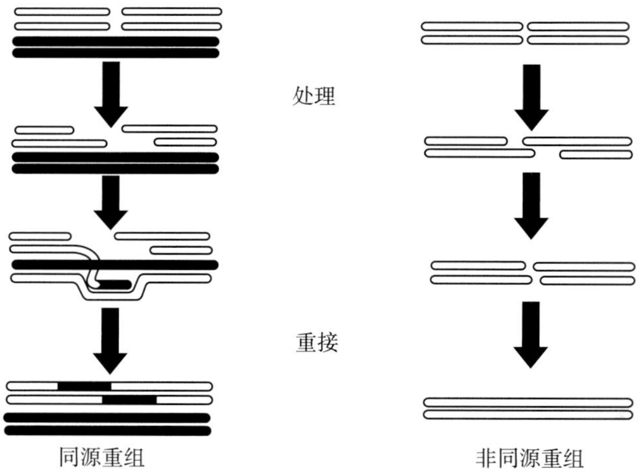

图 3-3-2 DNA 双链断裂的修复——同源和非同源重组
（引自 E J Hall. Radiobiology for the radiologist）

实际的情况要比图 3-3-1D 所显示的复杂得多。因为自由基和直接电离也会参与这个过程。如前所述。电离辐射的能量在吸收基质中的沉积是不均匀的，而是沿着穿透运动中带电粒子（在 X 射线或 γ 射线为电子，在中子束为质子和 α 粒子）的轨道沉积。辐射化学家称之为“马刺”（spurs），“斑点”（blobs）或“短轨”（short tracks）。一个“马刺”含有高至 100eV 的能量，平均包含 3 个离子对。在 X 射线或 γ 射线 95% 的能量沉积事件是“马刺”，马刺的直径约 4nm，大约是 DNA 双螺旋直径的 2 倍。在 X 射线或 γ 射线，“斑点”的发生频率很少，“斑点”的直径大约 7nm，平均包含 12 个离子对。“马刺”和“斑点”的尺寸与 DNA 双螺旋的尺寸接近，因此当它们与 DNA 双螺旋重叠时就会发生多基团攻击，可能会发生像碱基损伤和双链断裂的多重复合损伤。在致密电离辐射（如中子或 α 粒子）会产生大量的“斑点”，因此它所产生的损伤与 X 射线或 γ 射线有质的不同，细胞要修复这些损伤会困难得多。

第二节 辐射所致的细胞死亡

一、细胞死亡的概念

受照射的细胞群体中，一些细胞会发生死亡。辐射造成的细胞死亡常见于那些不断进行分裂的细胞，但也见于那些不进行分裂的细胞。不进行分裂的细胞放射敏感性很低，或者说具有很强的抗拒性，一般而言，研究中所提及的均是那些不断增殖的细胞。细胞的死亡是放射线对细胞的遗传物质和 DNA 造成不可修复的损伤所致。

辐射所致的细胞死亡主要有两种形式：①间期死亡（interphase death）：细胞受大剂量照射时发生的分裂间期死亡（细胞在进行下一次分裂前死亡）；②有丝分裂死亡（mitotic death）：指由于染色体的损伤，细胞在试图进行有丝分裂时死亡。死亡可发生在照射后的第一次或以后的几次分裂，因此是一种增殖性死亡。

二、细胞死亡的机制

（一）染色体 DNA 是关键靶 有充分的证据显示：相对于细胞质而言，辐射引起细胞死亡的敏感部位是在细胞核。在早期的实验中，人们采用非哺乳动物细胞系统（如青蛙卵、阿米巴原虫、藻类），用微射线束选择性地照射细胞核或细胞质，其结果显示：细胞核的放射敏感性要比细胞质大得多。此后，Munro 用钋源短射程 α 粒子照射哺乳动物细胞（图 3－3－3）。具体方法是将单细胞贴壁培养于盖玻片上，在已知的细胞部位安置一个微型钋针使大部分的胞质受到照射。钋的 α 粒子具有已知的确定射程，因此可以确保其只照射细胞质而不照射细胞核。用相同的方法也可以只照射细胞核。发现：细胞质受到大量的 α 粒子（相当于 250Gy）照射，对细胞增殖几乎没有影响，相反只要很少的 α 粒子（射程 1～2μm）进入细胞核就能导致细胞死亡。

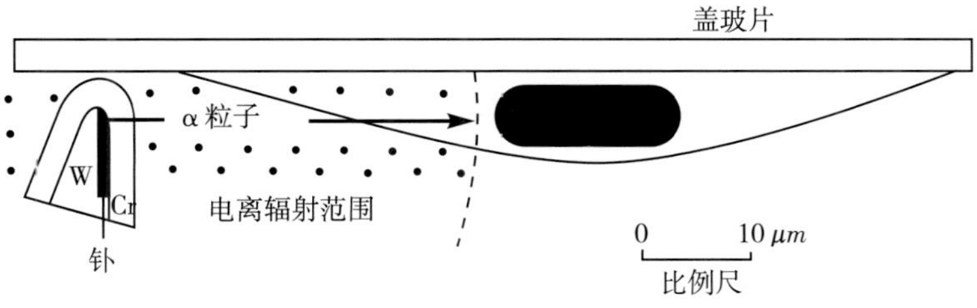

图 3－3－3　用钋源短射程 α 粒子照射哺乳动物细胞的示意图

（引自 E J Hall. Radiobiology for the radiologist）

染色体 DNA 是细胞死亡的主要靶的证据虽然不多但却是令人信服的。有证据显示，核膜也可能是作用部位。实际上这两种观点并不互相排斥，因为一部分 DNA 在细胞周期的某些时相与核膜是紧密相连的。染色体特别是 DNA 是引起细胞死亡的主要靶的证据可总结如下：

1. 把放射性 ^{3}H 标记的胸腺嘧啶掺入 DNA 可杀死细胞，这是由短射程的 α 粒子的局部照射引起的。

2. 如果在细胞培养基中加入某些胸腺嘧啶的结构类似物（特别是用卤素标记的胸腺嘧啶），可选择性地参入 DNA 中胸腺嘧啶的位置。这种置换可奇迹性地增加哺乳动物细胞的放射敏感性，且增高的程度与参入的量呈函数关系，如果替换成不能参入 DNA 的脱氧尿嘧啶，则不能对细胞的放射敏感性发生作用。

3. 影响细胞死亡的因素（如照射的类型、氧浓度以及剂量率），同样也会在质或量上影响染色体损伤的发生。这至少也是一个提示染色体的损伤和细胞死亡有关的证据。

4. 早期的研究显示病毒的大小与放射敏感性有关，而以后的工作表明与核酸的体积关系更大。许多植物的放射敏感性与间期染色体的平均体积（指细胞核体积与染色体数目之比）有关。染色体平均体积越大，放射敏感性也越大。

5. 在仓鼠细胞，已观察到畸变染色体照射后的首次分裂与细胞克隆形成障碍有直接关系。另外，受照射植物的染色体片段与花粉颗粒的发芽障碍也有相关性。

总之，上述证据说明了染色体 DNA 是照射引起细胞死亡的主要靶。

（二）凋亡（apoptosis）　“凋亡”一词，首先被 kerr Wllie 和 curri 所使用。作为辐射所引起的细胞死亡形式，它是高度细胞类型依赖性的。淋巴细胞更易于通过凋亡途径发生照射后的快速细胞死亡。而在大多数肿瘤细胞照射后是否丧失了再繁殖完整性则是最重要的。

肿瘤放射生物学的基本原理是：细胞死亡（cell death）与肿瘤细胞再繁殖完整性的丢失（loss of reproductive integrity of tumor cells）之间在概念上存在着根本意义上的不同，放射可治愈性结局的最主要依据是后者。这就是为什么几十年来临床放射生物始终把克隆源性细胞的存活比作为理解对肿瘤控制而言，什么水平的照射剂量是必须的以及如何修饰这个剂量的原因。下面我们将通过介绍细胞存活曲线来解释这个概念。

第三节 细胞存活曲线

一、细胞存活曲线的概念

毫无疑问，放射线照射后可以引起大量细胞的死亡，但放射治疗却对受照射后的“存活细胞”更加关注，因这对放射可治愈性非常重要。

细胞存活曲线（cell survival curves）：描述放射线照射剂量和细胞存活分数（surviving fraction）之间的关系，用以研究和评估电离辐射对哺乳动物细胞增殖能力（即再繁殖完整性，reproductive integrity）的影响，对放射生物学研究和临床放射治疗具有重要意义。

（一）细胞存活的概念　讨论细胞存活曲线的意义，首先必须明确“细胞存活”的含意，即什么叫“细胞存活”。对什么叫细胞的存活与死亡，不同学科根据所研究的内容赋予了不同定义。因为临床放射治疗的目的是抑制肿瘤的继续生长、阻止肿瘤细胞的繁殖传代，因此临床放射生物学规定：鉴别细胞存活的唯一标准是，受照射后细胞是否保留无限增殖的能力，即是否具有再繁殖完整性。在离体培养细胞实验体系中，细胞群受照射后，一个存活的细胞可以分裂繁殖成一个细胞群体（≥50个细胞），称为“克隆（clone）”。这种具有生成“克隆”能力的原始存活细胞，称为“克隆源性细胞（clonogenic cell）。当然，这个定义是指那些正处于增殖状态的细胞而言的，对于那些不再增殖的已分化的细胞，如神经细胞、肌肉细胞、分泌细胞，只要丧失其特殊功能便是死亡。如果细胞在受照射后，形态完整、表面毫无损伤、有能力制造蛋白质或合成DNA，甚至还能挣扎着进行一次或少数几次有丝分裂，但由于已经失去了无限分裂和产生大量子代细胞的能力，故依然被认为是死亡细胞。

（二）细胞存活的临床意义　首先，它反映和推测的是肿瘤控制的效果，是从实验角度评估疗效的良好指标；其次，在这个严格定义下，提示临床必须重视这种存活细胞，这种具有无限增殖能力的细胞是在治疗中必须根除的细胞，否则将留下导致复发和转移的隐患。而如何能更有效地消灭这种细胞则是临床放射生物和放射治疗学家所需要共同关注和加以研究的。

二、离体细胞存活曲线的实验方法

1956年Puck和Marcus用HeLa S_3细胞株建立了第一条哺乳动物细胞存活曲线，定量研究放射线对细胞增殖能力的影响。基本实验步骤如下：

（一）细胞培养　主要目的是使哺乳动物细胞在离体环境中生长、繁殖、传代。目前实验室大量使用的细胞系基本都能贴壁生长（对那些不能贴壁生长的细胞可采用软琼脂培养技术），为了维持细胞的足够营养及清除子代细胞的代谢产物需要定期更换培养基，使培养的细胞在离体环境中不断生长、分裂，很快便铺满整个瓶壁。这时，需用胰酶消化细胞使细胞脱离瓶壁。用含有血清的培养液终止胰酶的作用后，吹打、混匀，制成单细胞悬液。弃去大部分细胞，留少量作为“种子”，再加入适量培养基，在培养箱内恒温条件下继续培养。这些“种子”细胞很快又在培养瓶内繁殖生长。这样，不间断地“耕种”下去，使细胞系无限地传代下去。实验时，根据实验要求可采用指数生长期（exponential phase）或相对密度生长期（plateau phase）的细胞进行实验。

（二）测定细胞系的单细胞克隆形成率（plating efficiency，PE）　测定的方法是，先用胰酶消化细胞制成单细胞悬液，然后在细胞计数仪或血细胞计数板上计数。稀释成所需细胞浓度后，接种100～200个细胞到含有一定体积培养液（5ml左右）的培养瓶或培养皿内，置于培养箱内培养2周左右，结晶紫染色。计数≥50个细胞的克隆。

（三）测定照射后细胞的存活分数（surviving fraction，SF）　根据对照细胞的克隆形成率和照射剂量的大小，接种不同细胞数的细胞于不同培养瓶中，然后进行不同剂量（如0，1，2，4，6，8，10Gy）的照射。照射后在培养箱内继续培养10～14天左右（克隆形成期间不能移动培养瓶，以保证结果的准确性)，结晶紫染色。计数≥50 个细胞的克隆。计数时可见到下列情况：

1. 一些细胞仍然以单个细胞存在，不分裂。

2. 一些细胞可以完成一次或两次分裂，形成很小的、发育不全的克隆（它们代表最终会死亡的细胞)。

3. 一些细胞能长成大克隆，≥50 个细胞。这些细胞是照射后的存活细胞，它们保留了无限增殖的能力。

计数时，应计数那些仍保持增殖能力的克隆数（即≥50 个细胞的克隆)。然后求出不同照射剂量的细胞存活分数（surviving Fraction SF）。

$$细胞存活分数\ SF = \frac{受照射细胞的克隆形成率（PE）}{对照细胞的克隆形成率（PE）}$$

$$克隆形成率（plating\ efficicy,\ PE） = \frac{克隆数}{接种的细胞数}$$

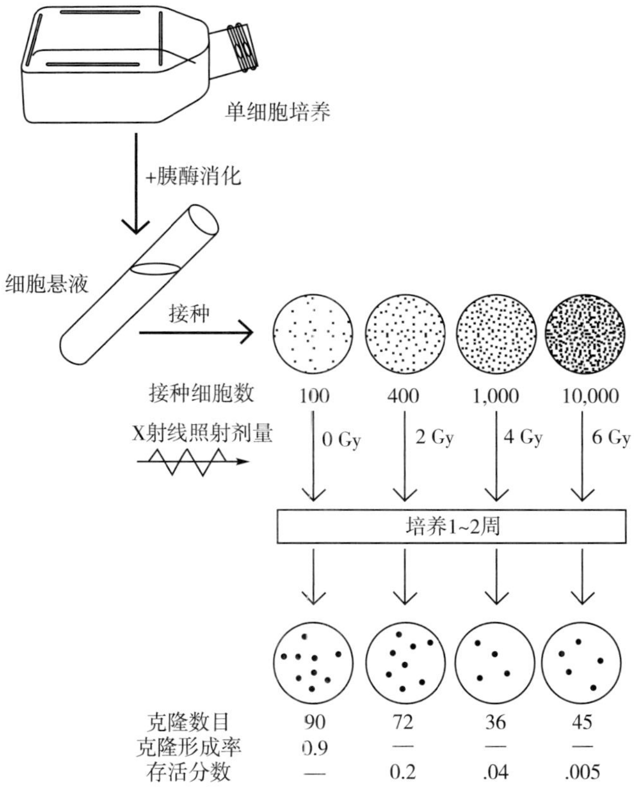

图 3-3-4　中国仓鼠细胞克隆形成实验的示意图

（引自 E J Hall. Radiobiology for the radiologist）

（四）根据各照射剂量点的存活分数作图　以照射剂量为横坐标（算术坐标），存活分数为纵坐标（对数坐标）。然后根据实验要求用适宜的数学模型进行曲线拟合，即可得到该细胞系在半对数坐标系上的细胞存活曲线。

三、细胞存活曲线的形状

细胞存活曲线的形状随研究对象（细菌、酵母、哺乳动物细胞）的不同而改变，曲线还会受多种因素的影响。为更好地拟合哺乳动物细胞的存活曲线，已有不少生物数学研究者提出了数种数学模型，在此仅介绍在临床放射生物学研究中最常用的数学模型。

（一）指数存活曲线　对于致密电离辐射（如中子、α 粒子），照射后它们的细胞存活曲线用单靶单击数学模型（是靶学说最基本的数学表达式）拟合后，在半对数坐标上是一条直线，呈指数型（图 3－3－5，左图）。其特点是只有一个参数，即 D_0 值（为斜率的倒数），通常称为平均致死剂量（mean lethal dose）。它的定义是，平均每靶击中一次所给予的剂量。

存活分数（SF）与照射剂量（D）之间的关系以下列公式表示：

$$SF=e^{-\alpha D}\text{（单靶单击模型）}$$

或

$$SF=e^{-D/D0}\quad D_0=1/\alpha$$

e 为自然对数的底。α 是与射线的质和细胞放射敏感性有关的常数。它表明细胞存活率随照射剂量的增加呈指数性下降（亦称指数性失活）。在 D_0 剂量下，平均每靶被击中一次，即 $\alpha D_0=1$ 时，$SF=e^{-1}=0.37$。也就是说，细胞群受 D_0 剂量照射后，并不是所有细胞都受到打击，实际上只有 63% 的细胞受到致死性击中，而有 37% 的细胞幸免。

（二）非指数存活曲线　对稀疏电离辐射（X、γ 射线等），照射后的细胞存活曲线的起始部（低剂量段）在半对数坐标上有一个有限的初斜率（即存活分数是照射剂量的指数函数）。在稍高剂量（肩段），存活曲线出现弯曲，弯曲部分的跨度是几戈瑞（几百拉德）。在高剂量存活曲线又趋于直线（存活分数又变成照射剂量的指数函数）。通常这种情况只在剂量超过了日常放疗剂量时才发生。

解释这个现象有许多数学模型和理论，其中最简单和常用的是多靶单击模型（single－hit multi－target model）和线性二次模型。

1．多靶单击模型　由 Elkind 和 Whitmore 提出，其数学表达式为：

$$SF=1-(1-e^{-kD})^N$$

图 3－3－5 右图，为多靶单击模型的细胞存活曲线，在该模式下，存活曲线由下列参数描述，①初始斜率 D_1，（initial slope）由单一事件的细胞杀灭所致。D_1 是初始斜率的倒数，指在存活曲线初始部分把细胞存活分数从 1.0 降到 0.37 所需的剂量，反映细胞在低剂量区的放射敏感性；②终斜率 D_0（final slope），由多次事件的细胞杀灭所致。D_0 是终斜率的倒数，指在存活曲线的直线部分把细胞存活分数从 0.1 降到 0.037 或从 0.01 降到 0.0037 所需的剂量。由于存活分数是以对数坐标来标示的，且较高剂量时存活曲线是一直线，因此把细胞群降至一个设定刻度（如 0.37），在所有存活水平所需的剂量都是一样的，它是在每个细胞引起一次致死事件所需的平均致死剂量（mean lethal dose）；③准阈剂量 Dq（quasi－threshould dose，Dq），它的定义是，将存活曲线的直线部分反向延长，通过存活分数 1.0 与剂量轴相交处的剂量。准阈剂量的意思是小于这个剂量将没有效应，但在射线作用中不

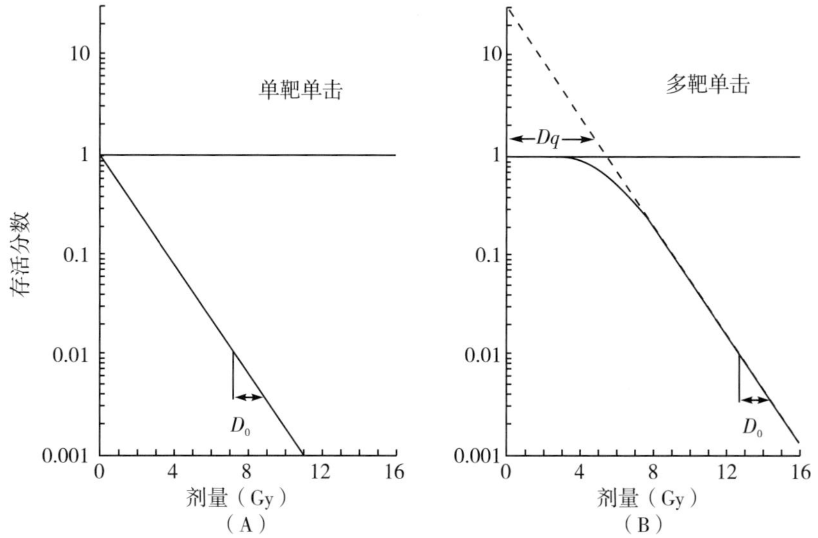

图 3－3－5　单靶单击和多靶单击模型的细胞存活曲线

存在无效应的剂量，因此将其称之为准阈剂量，用来代表存活曲线的肩宽。早期的文献用 Dq 来表示细胞对亚致死损伤修复能力的大小，*Dq* 值小，表明细胞的亚致死损伤修复能力弱，很小剂量便可使其进入指数性杀灭；④外推数 *N*（extrapolation number N 值），代表存活曲线肩区宽度大小的另一参数。如 *N* 值大（10 或 12）该存活曲线的肩区就宽，如 *N* 值小（1.5～2.0）存活曲线的肩区就窄。早期的文献用 N 值反映细胞内所含的放射敏感区域（即靶数），因实验所得的 N 值通常都不是整数，难以说明细胞的靶数。现在只称其为外推数。

三个参数之间的关系可用下式表示：

$$\log_e N = Dq/D_0$$

D_0、Dq 和 N 值三个参数中，任意两个参数便可在一定程度上反映细胞的放射敏感性。

2. 线性二次模型（linear - quadratic model）　用线性二次模型来描述细胞存活曲线图 3-3-6，是由描述交换型染色体畸变（由两个独立断裂的相互作用所致）直接发展而来。线性二次模型假设，辐射杀灭细胞有两个部分，一部分与照射剂量成比例，另一部分与照射剂量的平方成比例。据此，细胞存活曲线的表达式为：

$$S = e^{-\alpha D - \beta D2}$$

S 是照射剂量为 *D* 时的细胞存活，α 和 β 是常数。当 $\alpha D = \beta D^2$ 或 $D = \alpha/\beta$ 时，照射剂量与细胞杀灭成比例的部分与照射剂量平方成比例的部分相等。此点很重要，在这个剂量点（等于 α 和 β 的比值），线性和平方项对细胞杀灭的贡献是相等的。线性二次公式的特点是，所推导的细胞存活曲线是连续弯曲的，即没有终末的直线部分。这与实验所观察到的不甚吻合，如当细胞杀灭低至 7 个以上的数量级时，在这种情况下，细胞杀灭是照射剂量的指数函数，其剂量 - 效应关系在对数坐标上非常接近于直线。然而，在第一个数量级或临床放疗所用的日常剂量范围线性二次公式可以很好地与实验数据拟合。因它的优点是具有 α 和 β 两个参数。

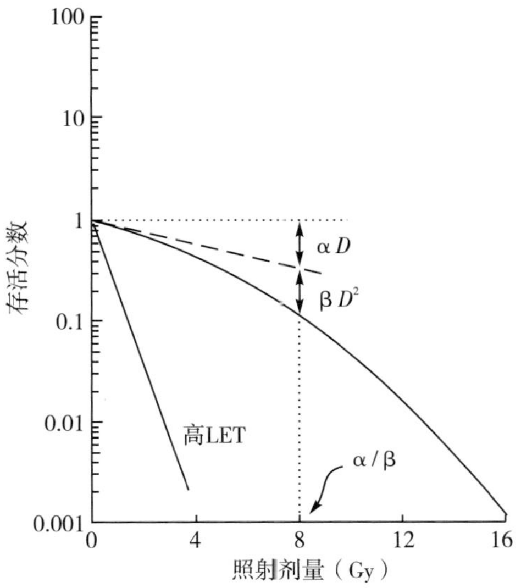

图 3-3-6　线性二次模型的细胞存活曲线

第四节　细胞周期时相与放射敏感性

一、细胞周期的基本概念

一个世纪以前，人们已经了解到多细胞动物细胞繁殖的基本机制是有丝分裂。哺乳动物细胞通过有丝分裂繁殖和传代。一个细胞分裂，会产生两个子细胞。每个子细胞都携带一套与母细胞完全相同的染色体。两次有效的有丝分裂之间的时间，称为有丝分裂周期时间（mitotic - cycle time），通常称做细胞周期时间（cell - cycle time）。

用普通光学显微镜观察分裂细胞群体时，能鉴别和辨认的只是进入周期细胞的有丝分裂象。母细胞分裂成两个子细胞之前，染色质凝聚，清晰可辨，称染色体，而在两次有丝分裂之间的间期，染色体是弥散于细胞之中的，称染色质。在单层培养的离体细胞中，有丝分裂前先是细胞变圆，松松地附着在细胞层的表面。整个有丝分裂过程——从细胞变圆，染色质凝聚，细胞分裂成两个子细胞，然后细胞重又伸展开来，贴在培养皿表面，只需 1 小时左右。细胞周期中除有丝分裂外的时间称为间期，占据了细胞周期的大部分时间，用普通显微镜观察这个时期，分辨不出什么特殊变化，但用放射自显影术（autoradiography）或细胞光度术（cytophotometry）及流式细胞光度术可进一步划分细胞周期的时相。

放射自显影术是 Howard 和 pelc 在 1953 年首先引入的。用含有^3H-TdR的培养基孵育细胞，细胞群体中那些活跃合成 DNA 的细胞，会参入放射性胸腺嘧啶，在染色体复制时成为一个组成部分。洗去多余的^3H-TdR，进行细胞固定、染色和观察。然后对各观测点的数据作图，绘制有丝分裂百分比标记曲线，细胞周期的时相便可推算出来。G_2期（DNA 合成后期或有丝分裂前的间隙）=洗去标记到 50% 有丝分裂百分比之间的间隔；S 期（DNA 合成期）=有丝分裂百分比标记曲线第一峰升段 50% 的点到降段 50% 的点之间的间隔时间；G_1期（DNA 合成前期）等于第一峰降段到第二峰升段 50% 的点之间的间隔时间。M 期（有丝分裂期），可用放射自显影术（Fry，Lesher 和 Kohn，1962）或缩时定格电影术精确计算（Sisken 和 Wilke，1967）；Tc（细胞周期时间）等于 两次有丝分裂之间的间隔时间。

细胞光度术，1948 年由 boivin 等报道，他们认为，每个细胞的 DNA 含量是恒定的。他们测定牛的不同组织细胞核的 DNA 平均含量，发现除了精子以外，所有组织中细胞的 DNA 含量平均为$6.6\times10^{-12}g$，而精子却只有$3.3\times10^{-12}g$，恰为其他细胞 DNA 含量的一半。回溯到 1948 年，这在当时确是一个了不起的发现。

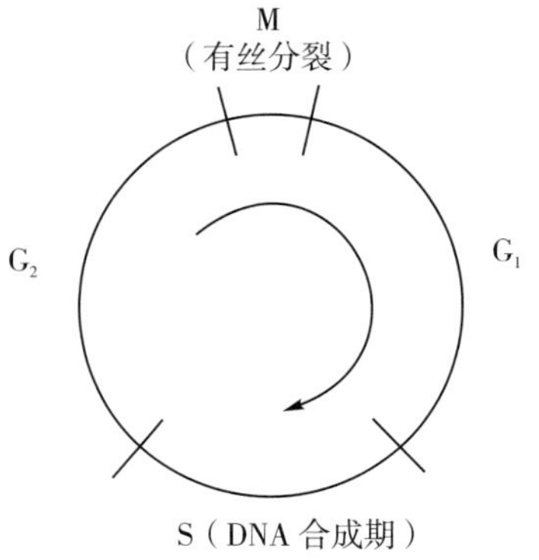

图 3－3－7 细胞周期时相示意图

现今流式细胞光度术已成为测定细胞周期时相最普遍的方法。它能快速地检测大量的活细胞，同时还能对不同细胞群体进行分类。用流式细胞光度术测定细胞 DNA 含量并测算细胞周期时相的基本原理和方法是：细胞固定后进行荧光染色，用一定波长的激光激发，使细胞产生荧光，其强度与 DNA 含量成正比。然后上机分析并对数据进行计算机拟合作图。第一个峰代表G_1期细胞，最后的峰代表G_2+M期细胞，介于两者之间为 S 期细胞。

细胞分裂是一周期性现象，重复出现在每一代细胞中，因此通常用一圆环来代表（图 3－3－7）。图中圆环代表有丝分裂周期的总时间（Tc），有丝分裂期用 M 表示。所有增殖的哺乳动物细胞（无论是培养的还是在组织中正常生长的）都有一个有丝分裂期（M），接下来G_1、S 和G_2期，然后又发生有丝分裂。应指出的是，不同环境中各种哺乳动物细胞的细胞周期时间有所不同。

二、细胞周期时相及放射敏感性

（一）离体培养分裂细胞的同步化（synchronously dividing cell cultures） 研究细胞周期不同时相细胞的放射敏感性变化，只有在发展了离体培养细胞同步化技术之后才有可能。离体培养细胞同步化的含义就是，在一特定时间内，使细胞群体中所有细胞都处于细胞周期的同一时相内。

使分裂细胞同步化主要采用两种方法，第一种方法是有丝分裂收获技术（the mitotic harvest technique），由 Terasima 和 Tolmach 建立。这项技术只适用于在培养瓶内单层贴壁生长的离体培养细胞。主要原理是：细胞即将开始有丝分裂时，变圆，并松松地附着在细胞层表面。利用这个现象，如果此时轻轻摇动培养瓶，就会使有丝分裂细胞离壁，悬浮于培养基中。将含有悬浮细胞的培养基取出，移到新的培养皿中，这时再贴壁生长的细胞群几乎全是有丝分裂期细胞。然后在 37℃ 培养箱内孵育，这些细胞一起同步地通过细胞周期。在收获细胞后的不同时间进行一定剂量的照射，即可得到不同时相细胞的剂量效应。

使细胞同步化的第二种方法是使用药物，这不仅能用于离体培养的细胞，也能用于组织内的细胞。许多不同的化合物都可作为细胞同步化的药物，而使用最广泛的是羟基脲（hydroxyurea）。把药物加到培养的细胞群体中，便可对细胞群产生两个作用，其一是正在合成 DNA 的细胞摄取药物后会被杀死，其二是加药时处于 G_2、M 和 G_1 期细胞仍可在细胞周期中行进，最后阻截于 G_1 期末期。移出药物后同步化细胞便进入细胞周期。以仓鼠细胞为例，去除药物后 5 小时，同步化细胞群体处于有丝分裂期或接近有丝分裂期。

（二）细胞周期中不同时相细胞的放射敏感性　Sinclair 用离体培养的中国仓鼠细胞的实验得到了如下结果：收集有丝分裂期细胞培养 1 小时后细胞处于 G_1 期，660cGy 照射后细胞存活率为 13%；在该剂量照射下细胞存活比例随进入 S 期的时间而增加，细胞接近 S 期终结时，同样的 660cGy 照射细胞存活率为 42%。当细胞由 S 期进入 G_2 期接着开始第二次有丝分裂，细胞存活比例又下降。许多其他学者也得到了相似的结果，这种反应形式是大多数中国仓鼠细胞的特征。

Sinclair 还测定了细胞周期中一些特定时相细胞的细胞存活曲线，图 3－3－8 显示早、晚 S 期及 G_1 和 G_2、M 期的细胞存活曲线。可以看出。最敏感的是 G_2、M 期的细胞。而晚 S 期细胞的存活曲线下降平缓，有一个很大的肩区，表明敏感性较差。G_1 期和早 S 期细胞的放射敏感性居于 M 期和晚 S 期之间。其他学者用仓鼠细胞和 Hela 细胞的不同亚系进行了比较实验，得到了相似的结果。

细胞周期中不同时相细胞放射敏感性变化的主要特征可概括为：①有丝分裂期细胞或接近有丝分裂期的细胞是放射最敏感的细胞；②晚 S 期细胞通常具有较大的放射耐受性；③若 G_1 期相对较长，G_1 早期细胞表现相对辐射耐受，其后渐渐敏感，G_1 末期相对更敏感；④G_2 期细胞通常较敏感，其敏感性与 M 期的细胞相似。

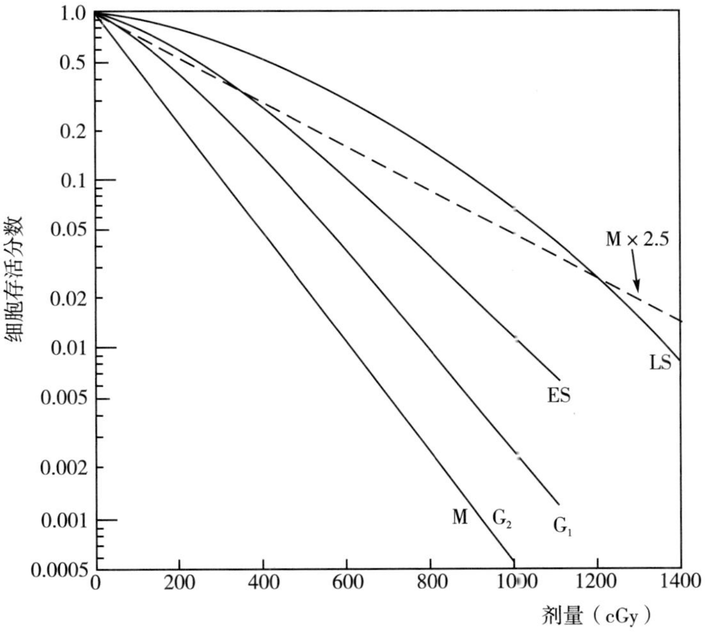

图 3－3－8　不同周期时相细胞的放射敏感性变化

除仓鼠细胞和 HeLa 细胞外，也对其他细胞系进行了研究。其中一些结果与上述结果相似，另一些却不同，因此上面归纳的几点特征虽适应范围较广但不能概括所有情况。

细胞时相效应的机制目前尚未充分了解，已提出了一些看法，主要有：X 射线照射后，分子检测基因（molecular checkpoint genes）使细胞阻滞在 G_2 期。巯基是天然放射保护剂，趋势是 S 期处于最高水平而在接近有丝分裂时水平最低。

（三）细胞周期时相效应在放射治疗中的涵义　对非同步化的细胞群进行单次放射线照射，周期内不同时相的细胞对照射的反应也不相同。有丝分裂或接近有丝分裂的细胞会被杀死，小部分处于 DNA 合成期的细胞也会受到损伤或被杀死。从而，一次照射后的总效应是倾向于细胞群体的同步化，留下来的细胞主要是处于相对放射耐受时相的细胞。分次照射之间，细胞通过周期进入更敏感时相的再分布，对增加肿瘤周期内细胞群对分次方案中以后照射剂量的敏感性可能是重要因素。

（杨伟志）

第四章 肿瘤的放射生物学概念

第一节 肿瘤的增殖动力学

一、肿瘤的细胞动力学层次（cell kinetic compartments of a tumor）

GG Steel 认为，肿瘤内的恶性细胞可根据其动力学特性分为 4 个动力学层次。**第一层次**，由活跃分裂的细胞组成，所有在这一层次内的细胞都将通过细胞周期并可以用细胞标记技术予以辨认。所有新生的肿瘤细胞都是从这一层次产生的，因此这一层次的细胞是肿瘤体积增长的主要来源。该层次细胞在整个肿瘤细胞群体中所占的比例，称为生长比例（growth fraction，GF），有时将这个层次的细胞称为“P”细胞（for proliferating）或增殖细胞。**第二层次**由静止或 G_0 期细胞组成。G_0 细胞时常被称为“Q”细胞或静止细胞（for quiescent），G_0 层次的细胞可再进入细胞周期。有些 G_0 细胞可能是克隆源性的（有能力再群体化出一个肿瘤），因此是危险的，必须在治疗中将它们消灭。**第三层次**由分化的终末细胞组成，终末分化细胞不再具有分裂的能力。一般来说，采用细胞动力学技术是不容易把 G_0 细胞和不能再分裂的终末细胞区别开的（尽管，在分化较好的肿瘤中可用形态学的方法区别出终末分化的细胞）。那些已分化的细胞在肿瘤中所占比例较大时，可能因其庞大的体积而给病人造成不便或不适，但对病人已没有什么严重的威胁。**第四层次，**由已死亡及正在死亡的细胞组成。由于血液供应不足而致坏死是肿瘤的特征，各个肿瘤被坏死细胞所占有的体积极不一样，有时可能很广泛。

其他参与形成肿瘤包块的主要成分是间质，这包括血细胞和成纤维细胞等正常组织细胞，在某些情况下可能比恶性细胞还要多。

细胞从一个层次向另一个层次的转化在肿瘤内是持续发生的。在一些治疗的进行期间或之后可能出现细胞从 Q 层次向 P 层次移动，称为再补充（recruitment），而从 P 到 Q 的转化也是必然存在的（否则，在肿瘤的生长中，由于 P 细胞的倍增，Q 细胞的比例将下降到零）。另外，有些细胞由于营养的不足（如乏氧）而不能继续分裂，有些细胞也可能由于自然分化进程而进入分化层次。最后，有些细胞可能会离开原发肿瘤包块（其中有活性的细胞会导致转移而死亡细胞会被吸收），这些过程导致了肿瘤的细胞丢失现象。

二、肿瘤的生长速度

（一）概念 肿瘤患者整个疾病的进程很大程度依赖于原发和转移肿瘤的生长速度。在治疗不成功的患者中，复发的速度和患者的存活时间以及肿瘤生长速度有关（当然生长速度并不是决定肿瘤时间进程的唯一因素，肿瘤的部位、浸润程度及范围等也起一定的作用）。对肿瘤生长速度的描述包括以下几个参数：

1．肿瘤体积倍增时间（tumor volume doubling time，Td） 它是描述肿瘤生长速度的重要参数，由 3 个主要因素所决定：细胞周期时间（the cell cycle time，Tc），生长比（the growth fraction，GF）和细胞丢失率（the rate of cell loss）。如果细胞周期时间短，生长比高，细胞丢失低，则肿瘤生长得就较快。肿瘤体积倍增时间（Td），对处于体表的肿瘤，可用卡尺测量的办法获得。体内的肿瘤有的可用 X 线片或 CT 扫描等方法获得。

2．潜在倍增时间（potential doubling time，Tpot） 它是用来描述肿瘤生长速度的理论参数，它的定义是：假设在没有细胞丢失的情况下肿瘤细胞群体增加 1 倍所需要的时间（steel，1977）。这取决于细胞周期时间和生长比。潜在倍增时间（Tpot）可以通过测定胸腺嘧啶的标记指数（LI）或S期比例（S－phase fraction Ts）根据以下关系式得到。

$$Tpot = \lambda \frac{Ts}{LI}$$

Ts 是S期持续时间，λ 是校正系数，通常在0.7和1.0之间。*Ts* 可以通过胸腺嘧啶类似物标记技术进行测算。

3．细胞丢失因子（cell loss factor）　肿瘤的细胞丢失可通过计算细胞丢失因子表达：

$$细胞丢失因子 = 1 - \frac{Tpot}{Td}$$

表3－4－1是Begg总结的人肿瘤的典型动力学参数。

表3－4－1　人肿瘤的典型动力学参数

细胞周期时间（～2天）		
生长比例（～40%）	潜在倍增时间（～5天）	
细胞丢失（～90%）		体积倍增时间（～60天）

（引自AC Begg）

（二）肿瘤的指数性和非指数性生长　指数性生长是指肿瘤体积在相等的时间间隔内以一个恒定的比例增加。一个细胞通过分裂会产生2个细胞，在下一个周期后又会生成4个，然后是8个、16个，如此等等，这就是指数生长。指数性生长的公式是：

$$V = exp\ (0.693 \cdot T/Td)$$

式中0.693是 $\log_e 2$，*T* 是时间，肿瘤体积的对数随时间呈线性增长。由于作图的一般常规是，肿瘤生长曲线的肿瘤体积是在对数坐标轴上，因此，一旦出现指数性生长的偏离是很容易被观察到的。为什么指数性生长这么重要呢？因为这是生长的最简单模式。在通常条件下，如果允许细胞增殖，且没有细胞丢失，则细胞数量的增加将是指数性的。已知有两个过程会引起肿瘤生长的倍增时间长于细胞周期时间，即细胞丢失和去周期化（decycling，指增殖细胞移动进入非增殖状态）。因此，3个因素中任何两个的组合（如细胞周期时间的延长、生长比例的下降以及细胞丢失率的增高）都会导致肿瘤的非指数性的生长。

（三）人体肿瘤的生长速度　图3－4－1是Steel根据Schwartz的资料绘制的人体肺肿瘤生长曲线。这些曲线都基本是直的或接近直的，因此它们是代表指数性生长的很好例子。

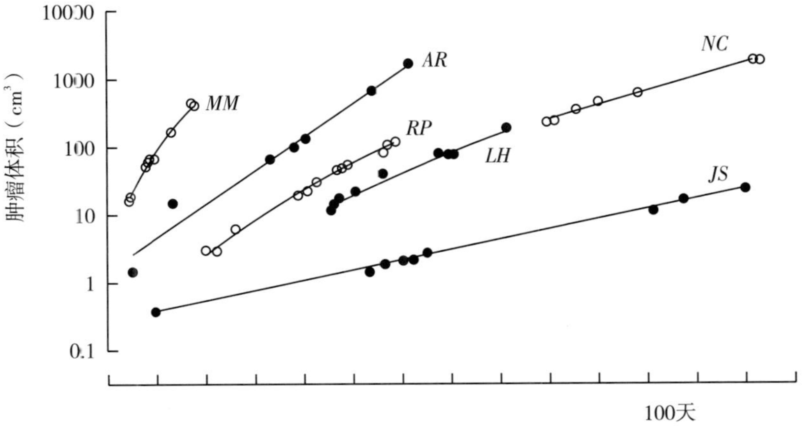

图3－4－1　人原发性肺肿瘤的生长曲线

1977 年，Steel 综合了大量已发表的人体肿瘤的生长速度，发现在任何一个肿瘤类型内都有很宽范围的体积倍增时间。例如，肺转移腺癌的体积倍增时间，有些肿瘤体积在一周内就增加 1 倍，而有些则需要一年或更长时间，其中位数则是 90 天左右。这一中位数在其他人体肿瘤类型中也是有代表性的。淋巴瘤、畸胎瘤和乳腺癌表浅转移灶比肿瘤平均值长得快；原发肺腺癌和结肠癌则生长得较慢。

第二节 肿瘤的剂量效应关系

一、肿瘤控制概率的临床特征

放射治疗对肿瘤治疗的成功水平，因肿瘤病理类型以及期别的不同而有很大的差别。一般的临床经验是，有些肿瘤有很高的放射可治愈性，而有些则并非如此，只能延长生存期或很难用放射治疗达到长期控制，如淋巴瘤有较好的放射可治愈性，而胶质母细胞瘤和骨肉瘤则是非常放射耐受的。Rubin 等（1974）总结的资料给出了不同类型肿瘤 95% 肿瘤控制概率的处方肿瘤致死剂量，范围从精原细胞瘤、Wilm's 瘤和神经母细胞瘤的 35Gy 到胶质母细胞瘤、黑色素瘤和骨肉瘤的 80Gy。

Okunieff 等（1995）总结了临床肿瘤控制（TCP）曲线，分析了 50 个研究所的研究资料。TCD_{50} 值的范围很宽，乳癌 21.4 ~90.3Gy；声门上癌 50.4 ~83.4Gy；宫颈癌 24.3 ~64.4Gy。同时还计算了肿瘤控制曲线的陡度值（γ50 值），但由于这些材料的质量不太理想，γ 值很广，很难说明问题。在这种情况下，必须说明的是，虽然不同肿瘤类型之间临床反应的差别是明显的，但目前尚无法将这些差别精确量化到实用水平。下面是 SM Bentzen 从理论上概括的放疗中的剂量效应关系。

二、放射治疗中的剂量－效应关系

（一）概述 临床放射生物学关注的是：既定物理吸收剂量与放射生物效应结果及影响因素之间的关系。我们在临床上所看到的是一个很宽的剂量范围，在这个范围特定类型放射反应的风险随照射剂量的增加从 0% 增至 100%，这就是剂量－效应关系图 3－4－2。

终点指标（end point），是指一个特定的事件（即照射以后在一个既定时间段，这个事件发生或

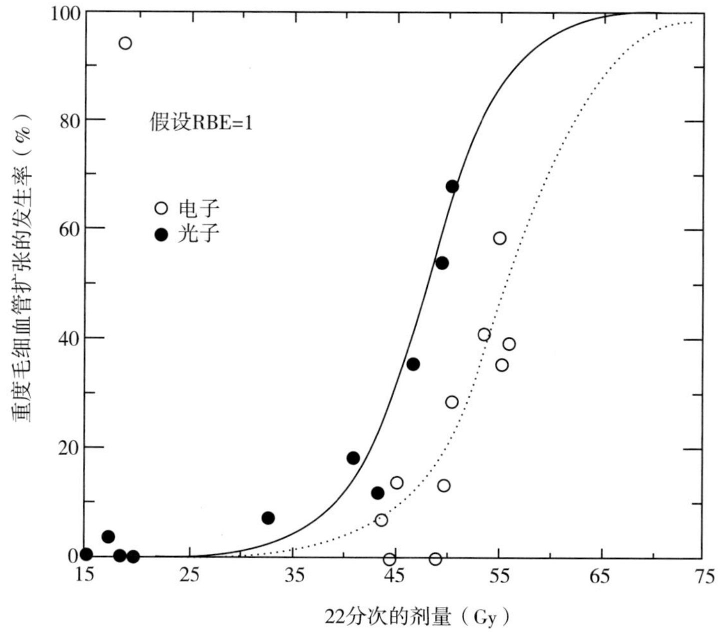

图 3－4－2 分次照射后重度毛细血管扩张的发生率

不发生）。我们期望：0 剂量以后，这个现象不或极少被见到，随照射剂量的增加，放射反应在严重程度和/或发生频率上也可能会增加，而在非常高剂量照射以后，几乎所有的病例都会见到。在儿童，不同剂量的预防性全脑照射以后，刺激性的生长激素分泌呈剂量依赖关系，即是一个随照射剂量增加损伤严重性增加的例子。

根据经验试图建立临床上的剂量－效应关系，可以追溯到放疗最初的 10 年。1936 年，临床学家 Holthusen 最早提出了一个剂量－效应关系的理论分析，对发展放疗理论产生了重要影响。他证明了正常组织反应（皮肤血管扩张）和皮肤癌的局部控制的剂量－效应曲线是“S”形的。他注意到了这些曲线间的相似性，这使他想到剂量－效应曲线简单地反映了临床上个体病人间的放射反应的差异。这是保留下来的关于剂量－效应关系起源的主要假说之一，且至今仍有影响力。

（二）剂量－效应曲线的形状　电离辐射的剂量－效应曲线呈“S”形。随着剂量趋于“0”，辐射效应的发生率也趋于“0”；在高剂量时辐射效应趋于“100%”。有许多数学函数被设计用于描述剂量效应曲线的这种性质，但只有 3 个标准公式被使用着。这就是“泊松（The poisson）”，逻辑（The logistic），和概率（The probit）剂量－效应模式。在这三个公式中，前两个是最常用的。

为描述和分析放疗中的剂量－效应关系，在这些数学模型中作出选择是不容易的事。一般来说，用哪个模型去拟合所观察的资料更好一些是个经验性问题。事实上，临床上和实验室的资料时常比较乱，很难比较出这些模型间的差别。

泊松剂量－效应模型（poisson dose－response model）　1961 年 Munro 和 Gilbert 发表了里程碑性文献，在这篇文章中，他们提出：可以把克隆源性细胞假说（clonogen hypothesis）称为肿瘤控制。肿瘤放射治疗肿瘤的目的就是损伤和破坏每一个潜在恶性细胞的扩展使其不能增殖。基于这种考虑以及放射线杀灭细胞的随机性，他们提出由 N 个相同细胞组成的照射以后肿瘤控制概率。确切地说，是指：这个概率只与每个肿瘤存活克隆源性细胞的平均数有关。

当描述肿瘤控制概率（tumor cure probability TCP）时，它是指在肿瘤中存活克隆源性细胞为 0 的概率，假设 λ 为照射以后每个肿瘤的平均克隆源性细胞数，则可以下式表达：

$$TCP = e^{-\lambda} \qquad (3-4-1)$$

假设每个肿瘤的平均存活克隆源性细胞是照射剂量的负指数函数，从而得到了特征性的“S”形曲线。Munro 和 Gilbert 的泊松剂量－效应模型对理论放射生物学具有重要影响。这个指数性的剂量－效应模型，以后被线性二次模型所取代从而得出我们称之为肿瘤控制的标准模型。

$$TCP = \exp\left[-N_0 \cdot \exp(-\alpha D - \beta dD)\right] \qquad (3-4-2)$$

式中 N_0 为照射前每个肿瘤的克隆源细胞数，第二个指数是根据线性二次模型每分次剂量 d 及剂量 D 后的存活分数。将二者相乘，得到每个肿瘤的平均存活克隆源细胞数。遗憾的是，克隆源细胞密度随组织病理的分化、不同病人及肿瘤类型而不同，因此，难以确切知道它的精确度。尽管如此，泊松模型的这个参数仍有助于直接的生物学的或机械性的解释。不足之处在于，参数的调查受生物学和剂量学异质性的影响，因此，通常不能被看作是对肿瘤的一些内在生物学性质的真实测量（Bentzen et al，1991；Bentzen，1992）。当模拟肿瘤的剂量－效应关系时，泊松模型的机械解释是比较容易理解的。

逻辑剂量－效应模型（logistic dose－response model）　逻辑剂量－效应模型时常比泊松模型更常被提到和更实用。这个模型没有简单化的机械背景，因此所调查的参数也没有简单化的生物学解释。对调查各种作用之后效应的概率确是一个方便和灵活的工具，因此广泛用于生物学而不仅是放射生物学领域。这个模型的基本思路是描述事件（p）的概率。

$$p = \frac{\exp(u)}{1 + \exp(u)} \qquad (3-4-3)$$

当分析来自分次放疗的资料时，u 具有如下形式：

$$u = \alpha_0 + \alpha_1 \cdot D + \alpha_2 \cdot D \cdot d + \cdots \qquad (3-4-4)$$

式中 D 是总剂量，d 是每分次剂量，当然以这种方式代表分次剂量的效应是吸收了线性二次模型的灵感。可通过 logistic 回归（从许多统计学软件包里可以得到）估计系数 a_0，a_1…。参数 a_1，a_2 与线性二次剂量效应关系的系数 α 和 β 的作用相似。但应注意的，机械性地翻译是不行的，a_1 不是 α，a_2 也不是 β。但可保留的是，a_1/a_2 比值就是 α/β 比值。

等式（3－4－3）可改写成下列表达式；

$$u=\ln\left(\frac{p}{1-p}\right) \quad (3-4-5)$$

（三）剂量－效应曲线的位置（position of the dose－response curve） 有几种方法被用于描述在放射剂量坐标上剂量－效应曲线的位置。它们是以放射剂量（Gy）为单位，特指产生既定水平肿瘤控制或正常组织并发症所需的放射剂量。对肿瘤而言，最常用的定位参数是 TCD_{50}（radiation dose for 50% tumor control，TCD_{50}），即产生 50% 肿瘤控制所需的放射剂量。在正常组织，相似的参数是 ED_{50}，指 50% 效应所需的放射剂量。有时也用 ED_5，指产生 5% 并发症概率的放射剂量。

（四）剂量－效应曲线陡度的表示（quantifying the steepness of dose－response curves） 表示剂量－效应曲线陡度最方便的方式是"γ"值（剂量增加 1% 效应所增加的百分数）。更精确的则是标准化的剂量－效应斜度（the normalized dose－response gradient）。

更精确的"γ"值定义需用数学的方法。设 p（D）为剂量－效应函数，ΔD 为小的剂量增加。则上述的松散定义可写为

$$\gamma \approx \frac{P(D+\Delta D)-P(D)}{(\Delta D/D)\times 100\%}\times 100\%$$

$$=D\cdot\frac{P(D+\Delta D)-P(D)}{\Delta D}=D\frac{\Delta P}{\Delta D} \quad (3-4-6)$$

令 ΔD 趋近于 0，便得到 γ 的正式定义：

$$\gamma=D\cdot P'(D) \quad (3-4-7)$$

式中 P′（D）源于 P（D）所对应的剂量，如果我们看一下等式 4.8 的右侧，便可发现如下关系：

$$\Delta P\approx\gamma\cdot\frac{\Delta D}{D} \quad (3-4-8)$$

换言之，γ 是一个增量（multiplier），它把剂量的相对变化关系转变成效应概率的绝对变化。γ 值取决于所评价那点上的效应水平，在剂量－效应曲线的顶部或底部剂量增加 1% 所产生的效应增加小于在曲线最陡峭的部分。这种局部典型的 γ 值用表示效应水平的指数（index）来描述。如 γ50 是指在 50% 效应水平的 γ 值。报告剂量效应曲线陡度的一种简便方式是采用曲线达到最大陡度效应水平的 γ 值。对泊松曲线而言，是在 37% 效应水平，对逻辑模式是在 50% 效应水平。

（五）治疗窗（theraputic window） 和其他医疗方式一样，对放射治疗过程的描述也必须体现放射治疗的风险和受益的平衡。肿瘤控制剂量－效应曲线的形状、相对位置以及所产生的放疗并发症决定着在可接受的副作用水平所能给予的最大照射剂量。这点被 Holthusen 作了很好的说明，他用肿瘤控制和正常组织并发症在同一坐标系内为这两种情况作图，有利的一种情况是这两条曲线之间有一宽的治疗窗，而另外的情况则没有增益。

在定量描述治疗窗的治疗修饰效应的文献中可以见到几种参数，Holthusen 提议的计算无并发症治愈的概率，仍在一些文献中被使用着。使用这种方法测量的困难是，它同等对待可疑的并发症和肿瘤复发，而后者时常是可能致命的同时也有违于一般常识。一种简单更易于理解的折中方法是列出在特定正常组织指标相等情况下的肿瘤控制概率。

（六）临床资料剂量－效应关系调研的方法学问题 临床放射生物资料的定量分析受到越来越多的关注，但必须强调在这种研究中的一些方法学问题，大致为：临床的，剂量学的和统计学的。

临床方面：包括对肿瘤和正常组织效应终点指标定义的评价，终点指标应是对患者长时间的观察，如局部肿瘤控制，或晚期并发症，同时还应采用实际的统计学方法，特别关注评价、分级、正常

组织损伤报告等。对来自于非随机研究的剂量效应资料，剂量的差异应当被仔细地考虑，用低/高剂量治疗的病人在术语上不能与会影响结果的其他特征的病人资料进行比较（即某些病人因各种原因，如因一般情况差，严重的急性反应或治疗期间肿瘤的进展而接受了低于处方总剂量的照射，或因其他原因接受了高于处方总剂量的照射，不能与其他病人的资料混在一起分析，否则会对统计结果造成影响）。

剂量学方面：包括治疗技术的详细记录，照射实施过程的质量保证，生物相关剂量参考点的确认以及这些点所需剂量的正确评价，

统计学方面：包括统计方法的正确选择（即所选统计方法应适用于资料的类型），采用以最适方法得到的资料，统计学意义的测定，统计学参数的可信限应完全特异。

第三节 从在体实验肿瘤的放射生物学研究中得到的一些结论

从20世纪70年代到80年代之间，大量动物实验肿瘤的放射生物实验研究结果提示了许多重要的概念，GG Steel 等的主要概括如下：

一、肿瘤体积效应

大肿瘤比小肿瘤难治愈，这主要是由于大肿瘤所需要杀灭的克隆源细胞数多。放射治疗一个疗程可能达到的存活比约为 10^{-9}，可以治愈克隆源细胞小于 10^{9} 的肿瘤，但对一个含有 10^{12} 克隆源细胞的肿瘤则不能治愈。另有一个更复杂的问题是，除这一明显的效应外，在大肿瘤中的克隆源细胞对治疗的敏感性更小。

二、再群体化的加速

1969 年，Hermens 和 Barendsen 在他们的经典观察中就已提出那些在照射中存活下来的克隆源性细胞可以使肿瘤很快再群体化。他们用 20Gy X 射线一次照射 R1 大鼠横纹肌肉瘤的移植肿瘤，然后在照射后的几个星期中测量肿瘤体积和肿瘤内的存活克隆源性细胞比例。开始肿瘤体积稍有缩小，随后就出现再生长。在照射后即刻的存活比约为 10^{-2}，并保持在这一水平达 4 天，然后存活比很快增加，于照射后 10～12 天达到 1。这些数据还说明了一个重要概念，即肿瘤体积的变化不能很好地反映克隆源性细胞的杀灭情况。一个仅能造成肿瘤轻度和暂时性缩小的治疗只可以把存活分数降低 1～2 个数量级（杀灭 99.9% 的克隆源性细胞），而这对肿瘤控制是不够的。

三、瘤床效应

研究人员很仔细地测量了接受过放射治疗后复发的实验肿瘤的生长速度，常会发现它比未接受过治疗的同样大小的肿瘤的生长速度为慢。这被称为瘤床效应。如把肿瘤接种于以前受过照射的皮下组织部位，会发现有类似的肿瘤生长速度的减慢。这一效应被认为是由于照射对间质（含血管）组织所致的损伤。

四、乏氧和再氧合

绝大部分肿瘤都含有处于不同氧合水平的细胞，乏氧细胞对辐射控制肿瘤以及提高肿瘤控制质量有深刻的影响（将在第六章中讲解）。

（杨伟志）

第五章 正常组织及器官的放射反应

相对于肿瘤组织而言，正常组织细胞的增殖是高度有规律的，细胞的增殖是高度受控的。在成人组织，正常状态下，细胞的繁殖严格地被分化成熟细胞的丢失所平衡。身体中细胞更新快的组织（如小肠上皮、皮肤及造血组织）被称为转化组织（turnover tissues）或结构等级制约组织（hierarchical tissues），这些组织的细胞丢失因子等于1.0。而有丝分裂后组织（如神经组织）细胞丢失因子是0。

正常组织细胞与细胞之间不是孤立存在的，它们形成复杂的结构。在正常情况下，细胞的生、死之间维持着精确的平衡，这是机体调节机制作用的结果。它使机体的组织结构及构成组织的细胞数量保持在稳定状态。细胞损伤时不仅要考虑死亡细胞本身而且要考虑由死亡细胞带来的连锁反应。这就有必要弄懂组织的结构及动力学。

第一节 正常组织的结构组分

一、正常组织中的细胞分化层次

增殖和功能层次内细胞的组成状态对正常组织放射反应的结局是非常重要的。正常组织被分为两个主要类型图3-5-1，第一种类型称为结构等级制约组织（hierarchical tissue），在这种组织中，干细胞群（具有无限自我繁殖能力）、扩增细胞群（快速增殖，但只具有限的分裂次数）与功能细胞层之间具有清楚的可以识别的界限。

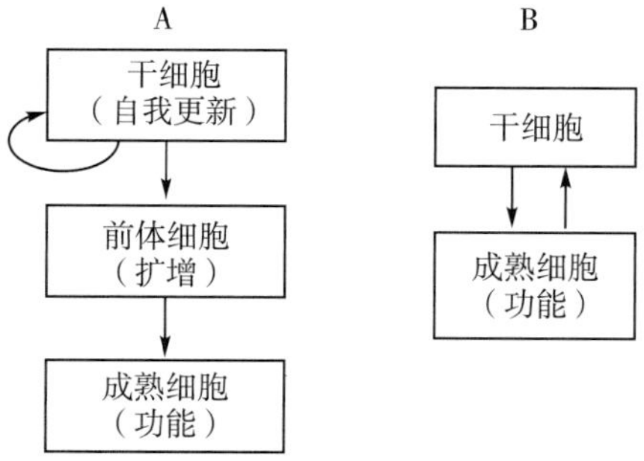

图3-5-1 结构等级制约组织（A）和灵活组织（B）图解

一般来说，这种组织中有3种不同分化层次的细胞。①干细胞（stem cells）：指可以分裂很多次并形成有一定分化特征的可辨认的干细胞和即将分化的细胞。干细胞具有自我繁殖能力，它能避开细胞分裂和分化之间的联系，即其他细胞在每次有丝分裂后就会失去部分分化潜能而最终分化成不分裂的功能性细胞。正常情况下大部分干细胞都处于G_0期，但刺激以后可很快进入细胞周期；②分化或功能细胞（differentiated or functional cells）：是与干细胞完全不同的另一层次的细胞（如血循环中的粒细胞和小肠黏膜绒毛细胞），这些细胞通常没有分裂能力最后因衰老而死亡；③正在成熟的细胞（maturating cells）：在干细胞和分化的功能细胞之间存在着一个由正在成熟的细胞组成的中间层次。在这个层次中，分化的干细胞后代在分化进程中倍增（如骨髓中的幼红细胞（erythroblats）和成粒细胞（granuloblats）就是中间层次的细胞）。

第二种组织类型称为灵活组织（flexible tissue），特点是细胞层次间没有明显的界限。在这种组织中，功能和增殖细胞可来源于相同细胞（图3-5-1）。

二、早反应组织和晚反应组织（Early and late responding tissue）

为便于理解和进行生物剂量的等效换算，根据正常组织的不同生物学特性及对电离辐射的不同反应性，也将正常组织分为早反应组织（early or acute responding tissue）和晚反应组织（slow or late effects tissue）两大类。

早反应组织的特点是细胞更新很快，因此照射以后损伤很快便会表现出来。这类组织的 α/β 比值通常较高，损伤之后是以活跃增殖来维持组织中细胞数量的稳定并进而使组织损伤得到恢复的。

晚反应组织的特点是，这些组织中细胞群体的更新很慢，增殖层次的细胞在数周甚至一年或更长时间也不进行自我更新（如神经组织），因此损伤很晚才会表现出来。晚反应组织的 α/β 比值较低。

放射生物学实验及临床研究结果显示，人体组织中，早反应和晚反应组织照射以后的反应特点是不同的。在临床放射治疗中应根据生物学特性分别考虑早反应组织和晚反应组织对分次剂量和总治疗时间的不同效应，在提高肿瘤治疗剂量的基础上应同时注意正常组织的防护，特别是晚反应组织。

（一）早反应、晚反应组织与分次剂量　早在 1978 年 Withers 就觉察出了早、晚反应组织在分次效应上的差别。用等效总剂量和分次剂量作图显示晚反应组织的曲线比早反应组织陡，说明晚反应组织比早反应组织对分次剂量的变化更敏感。加大分次剂量，晚反应组织损伤加重（与晚反应组织相比早反应组织对分次剂量的变化不太敏感）。当分次剂量大于 2Gy 时，晚期并发症明显增加。因此，在临床放射治疗中应充分注意晚反应组织的耐受性。

（二）早反应组织、晚反应组织与总治疗时间　晚反应组织更新很慢，在放射治疗期间一般不发生代偿性增殖，因此对总治疗时间的变化不敏感。缩短总治疗时间会增加对肿瘤的杀灭，一般不会加重晚反应组织的损伤。与此相反，早反应组织对总治疗时间的变化很敏感。一般来说，缩短总治疗时间，早反应组织损伤加重。因为在用 LQ 公式进行生物剂量等效换算时把肿瘤类似于早反应组织看待，因此在不致引起严重急性反应的情况下，为保证肿瘤控制应尽量缩短总治疗时间。

第二节　早期和晚期放射反应的发生机制

一般来说，早期放射反应和晚期放射反应的区别是，早期反应发生在照射期间或治疗以后的最初几天或几周；而晚期放射反应则延迟至数月或数年后才表现出来。

一、早期放射反应的发生机制

正常组织器官的早期放射反应多发生于更新快的组织，反应的发生是由等级制约系统（hierarchical system）产生的。等级制约系统是由干细胞以及正在分化的子代细胞组成的。早期放射反应的发生时间取决于分化了的功能细胞的寿命，反应的严重程度反映了死亡与存活干细胞再生率之间的平衡。

对放射的早期反应而言，靶细胞的特征通常是清楚的，相反晚期反应的潜伏期很长。值得一提的是，有些组织器官同时存在早期和晚期反应的发生机制。如皮肤，除了早期的上皮反应还会发生严重的晚期损伤（如纤维化、萎缩和毛细血管扩张）。因此，在同一器官，可以顺序地发生不同类型的损伤，其发生机制和靶细胞均不相同。

放射的早、晚期反应之间的区别具有重要的临床意义。因为早期反应在常规分次放射治疗期间可被观察到，因此有可能对剂量进行调整，以保持组织修复所需 的充足的干细胞，以免发生严重的放射损伤。那些存活的干细胞将通过再群体化恢复快增殖组织的完整性。如果治疗结束时存活干细胞数低于组织有效恢复所需的水平则早期反应可以作为慢性损伤保持下去，也被称为后果性晚期并发症（consequential late complications）。

二、晚期放射反应的发生机制 - 经典及分子机制

细胞损伤后（如照射），正常组织晚期效应表达的病生理机制是一个整体问题，它包括机体和组织器官成分的相互作用和动力学。

经典概念对晚期放射性损伤的认识是，假设正常组织中的靶细胞（target cell）决定事件的临床

过程。主要强调的是特异性靶细胞的存在以及靶细胞的放射损伤修复和再群体化能力。例如，纤维化与损伤的成纤维细胞有关，脱髓鞘与胶质细胞丢失有关，而肾损伤与肾小管细胞的耗减有关。这种“实质细胞”理论主要依据的是“原位分析法”对克隆源细胞丢失定量计数的实验结果。Travis 对“晚期反应”的定义是：晚期反应是指实质细胞耗竭后无力再生而最终导致的纤维化。

随着分子生物学技术的不断引入，我们对放射和化疗所诱发的临床病理过程认识从靶细胞学说扩展到靶细胞间的通讯－主要是细胞间细胞因子的对话（cytokine coversation），从而使我们能更好地了解细胞毒所诱导的晚期效应的机制。目前认识的重点已从靶细胞本身深入到自分泌（autocrine），旁分泌（paracrine），mRNA 信息以及贯穿细胞之间的蛋白。靶器官受到照射以后，它是多细胞的，因此导致细胞因子级联效应（cascades of cytokine）的产生，认为这就是那些使存活细胞得以恢复和/或表达晚期效应信息的扩增载体。

首先提出细胞因子级联效应的是 Rubin 及其同事（1995）。他们认为，在肺放射损伤的临床剂量范围，会诱导早期的、持续的炎性细胞因子的产生。如 IL-1α 是放射性肺炎的启动因子之一，而 TGF-β 族（包括 TGF-β1）是一种重要的纤维化形成因子。因此，目前对正常组织晚期损伤形成机制的基本认识是：受照射以后，由细胞因子和生长因子所介导的各种细胞群之间的相互作用，最终导致了晚期放射损伤形成。在不同组织中，导致晚期损伤的细胞类型和途径差别很大。在许多器官内皮细胞的损伤是基本机制之一，可以见到血栓形成、血管通透性增大所致的间质水肿。这些变化可以被直接诱发也可被其他细胞（如巨噬细胞等）产生的炎性细胞因子所诱发。

照射后即刻，由于细胞成分（如膜、胞质体和 DNA 等）的损伤便启动了细胞间的对话，从而使基因表达发生了改变。反应的过程时常是立即释放 mRNA 并立即到达各自相邻细胞的受体，通过信号传导受体细胞被激活，从而导致少量的或一系列细胞因子的表达并最终导致细胞增殖或细胞外基质蛋白的产生。在特定情况下受体细胞是成纤维细胞，可以在受损伤后 24 小时之内看到胶原基因的活化，并能持续数天、数周、甚至数月，时间跨度可以持续到病理或临床损伤的出现。

细胞初始损伤以后所激发的细胞因子级联效应是立即发生的，并通过细胞信号引发一系列的继发事件。在肺，一个潜在的反应是Ⅱ型肺泡上皮细胞和/或内皮细胞释放促炎性细胞因子，即 IL-1β，IL-6，TNFα。这些物质的表达立刻诱导巨噬细胞释放促纤维化细胞因子，即 TGFβ，PDGF。然后反过来通过一系列的自分泌、旁路分泌刺激成纤维细胞产生细胞基质蛋白。Rubin 等采用分子生物学技术和体内/体外分析的方法观察照射体积内的反应，如果单独照射体外培养的Ⅱ型肺泡上皮细胞可以见到白介素（IL-1，IL-6）的释放，反之如果单独照射巨噬细胞则见不到任何细胞因子的释放，而联合培养时在相同的条件下照射诱导Ⅱ型肺泡上皮和巨噬细胞都表达 TGF-β。于是提出，首先受激发的促纤维化细胞因子可刺激成纤维细胞，随着时间的推移导致晚期纤维化。这个过程大致可分 3 个阶段：①即刻（损伤后最初的 24 小时）；②早期（损伤后数天到大约 8 周）；③晚期（损伤后 3～6 个月或更长）。从中可以看出病理和临床过程的大致概况。因此，与经典的靶细胞理论不同，分子理论认为没有潜伏期的存在，而是照射后促炎性和促纤维化细胞因子即刻同步表达，而且不论是在早期还是晚期都是如此。另外，正如以前描述的胶原基因的表达也是在早期即可看到的（尽管晚期胶原基质蛋白的实际表达是在原位的）。分子理论还认为细胞因子和生长因子的识别是一个即刻事件，同时也是双向的，提示某些细胞因子结合物的抑制或扩增最终将决定临床事件的过程。另外，Rubin 认为，死亡的靶细胞决定临床过程的方向，但存活着的细胞通过细胞因子的级联效应决定晚期可观察到的临床表现。

第三节 正常组织器官的体积效应

一、耐受性的概念与组织结构关系

AJ van der Kogel 认为，在考虑受照射体积对正常组织耐受性的影响时，重要的是应对结构性组织耐受（structural tissue tolerance）和功能性耐受（functional tolerance）的概念加以区别。结构性组织耐受取决于细胞的放射敏感性以及在限定体积内使成熟细胞群保持在临界水平以上的干细胞活力。功能性耐受取决于作为一个整体的器官是否能继续行使功能。受照射组织的体积对临床耐受性可能有重要决定性，而对每单位体积组织的敏感性影响不大。皮肤和粘膜的溃疡就是一个例子，如果溃疡发生在一个大的区域内将会导致疼痛和功能的缺失，然后慢慢愈合。相反，一个小区域的溃疡，只会有点不舒服且会很快愈合。在这种情况下，临床耐受性主要取决受照射的体积（尽管组织耐受性不是这样）。不论是皮肤还是其他组织都没有受照射体积增加细胞放射敏感性也增加的证据。

在肾和肺，临床耐受性也取决于受照射体积的大小。当进行全肾或全肺照射时这两个器官是非常放射敏感的。而小体积的局部照射却可承受较高的剂量，这是因为它们具有很大的功能储备能力（functional reserve capacity）。在正常生理条件下，只要约30%处于健康状态即可。局部照射的耐受性及功能保持力较大的原因是由于功能性肾单位（functional nephrons）和肺泡亚单位（alveolar subunits FSU）是平行组织结构。少量功能性亚单位的失活不会导致器官功能的丧失。受照射以后，只要未达到FSU数的临界水平，功能性损伤就不会出现。其含义是，存在着一个照射的阈值体积，小于这个体积就不会出现功能性损伤，超过这个阈值，损伤通常表现为程度不同的反应，即随着照射剂量的增大功能性损害的严重性增加。反应的大小取决于被放射所破坏的FSU数。发生并发症的风险取决于在整个器官的剂量分布，而不是小“热点”（hot spots）的存在。

如果以器官结构来对体积效应分类的话，“平行”组织结构（parallel organization）的器官，如（肺、肾）与“串联”组织结构（serially organized structure）的脊髓是截然不同的。在串联组织结构，一个亚单位的失活便可导致整个器官功能的丧失。这种组织的放射损伤显示了双向效应，有一个阈值剂量，低于阈值剂量保持正常功能，超过阈值剂量功能丧失，如放射性脊髓病。在这种情况下，由给定照射剂量所致的任何特定亚单位的失活的概率将随受照射组织的长度增加而增大。对并发症的风险来说没有一个阈值体积，而是强烈地受非均匀性的热点剂量（甚至是很小的剂量热点）影响。

事实上，没有器官的构造简单得像一条链状的功能单位，也不存在纯粹的串联结构组织。另外，简单的串联和平行组织结构分类方法也不能充分说明来自照射区域以外的细胞迁徙和再生的影响。然而，以串联平行组织结构为基础的体积效应模型对解释放射敏感器官是有用的。如肾和肺在失去了它们一半以上的总体积时仍能维持不丧失功能，而脊髓受小体积照射后也可能会丧失功能。

许多器官，如脑更适合用中间型器官结构来描述，既不是串联的也不是平行的。特定区域的脑组织行使特定的功能。因此对脑的耐受性而言，与所照射的部位而不是受照射的总体积关系更大。即便是很小区域的照射也会导致其所控制区域特定功能的永久性丧失（因未损伤部分的脑组织并不能代替这些功能），但脑的其他功能可能并不受影响。

二、放射治疗中耐受性的概念

由于个体反应差别和统计学波动的影响，这里只论及损伤的概率。任何受照射组织产生5%，50%，或95%给定并发症的剂量统计，都有相当大的统计学上的不肯定性。但放射学家实践经验有可能对放疗 中的耐受阈值剂量做出估计，这一术语的意思是指该并发症是否很严重或可以接受的不太影响生存质量下降的并发症（如肌肉或关节的损伤）。第一种情况（截瘫）即使是5%的可能性也是不能接受的，而第二种情况则有较大的考虑余地。同理，不能冒可能造成脊髓神经或大脑损伤的风险，但如果发生在脑的不重要的部位还是可以接受的。在放射治疗中“可以接受的耐受性”的概念必须考虑从放射治疗得到的预期利益，以及进行其他疗法的可能性，如，外科能够切除的乳腺癌就不能接受放疗后引起的胸壁硬化和挛缩，而相似的损伤在髂骨肉瘤，或单个的骨转移的患者中是可以与允许的。年龄也起重要的作用，大脑的特定剂量照射可引起不能被接受的儿童的智力下降，而在成人则没有明显的精神效应。

对耐受剂量概念的意义不明确的另一个原因是早、晚期反应之间的区别，二者之间不平行而且结局不同，对肾和膀胱的照射可以说明这一点。50 ~ 60Gy 照射后几周可出现非常疼痛的急性膀胱炎，但消退以后没有任何后遗症；而较低剂量的全肾照射虽无明显的早期临床反应，但启动了进行性萎缩导致肾功能的丧失。实践中晚期反应一般更为重要，因为它是不可逆的，有时甚至是致命的。早期反应和晚期反应对分次反应的依赖性不同，因此必须选用合适的分次剂量和分次数以避免严重的晚期反应发生。

此外，慢性损伤可导致死亡或潜伏下来，这取决于环境状况。全肾照射后的大鼠，用含有少量蛋白质的饲料喂养比用普通饲料喂养存活的时间长。同样，受过大野照射的病人，可维持正常的血生成作用直到其脆弱的平衡机制被服用细胞抑制药物所破坏。

三、体积效应的数学模型

在文献中已提出了几个正常组织体积效应模型（dose - volume model），这些都是对有关放射治疗中体积效应的思考。得到比较广泛应用的模型是 Lyman 的模型（1985）。这个模型给出了正常组织并发症概率（the normal - tissue complication probabilityty，NTCP）。NTCP 是部分器官体积 V 与吸收剂量 D 的函数。

$$NTCP(D,V) = \frac{1}{\sqrt{2\pi}} \cdot \int_{-\infty}^{u(D,V)} \exp\left(-\frac{1}{2} \cdot x^2\right) dx \qquad (3-5-1)$$

式中体积和剂量的依赖关系是整体的上限

$$u(D, V) = \frac{D - D_{50}(V)}{m \cdot D_{50}(V)} \qquad (3-5-2)$$

D_{50}的体积依赖性假设有如下关系

$$D_{50}(V) = \frac{D_{50}(1)}{V^n} \qquad (3-5-3)$$

模型中的 3 个参数，m，$D_{50}(1)$ 和 n。$D_{50}(1)$ 是指如果整个器官受到这个剂量照射，特定终点指标发生率为 50% 时的均匀总剂量。体积因子（Volum index）n 始终在 0 和 1.0 之间，n 值越大体积效应越明显。参数 m 与剂量效应曲线的陡度呈反向关系，即 m 值越小所对应的剂量效应曲线的陡度越大。Lyman 的模型没有简单的机械背景，应被看作是一个拟合剂量体积资料的经验模型。

Lyman 模型只适用于接受均匀剂量照射的分次照射的体积，实际上这是基本不存在的情况。总结和分析器官内的非均匀剂量分布最常用的方式是剂量体积组方图（dose - volume histogram、DVH）。用 Lyman 模型调研来自 DVH 的 NTCP 时，必须把 DVH 简化成在剂量体积区间的一个简单点（a single point）。为此，最常使用的 2 个方法是插入法（interpolation mothod，Lyman，1985）和有效体积法（effective - volume mothod，kutcher Burman，1989）。

Lyman 模型正确预测患者组织并发症概率的能力已受到质疑（Boersma et al，1998），甚至 DVH 作为对剂量分布的简单测量也因器官或组织体素（voxel）空间剂量的丢失而受到批评（Travis，et al，1997）。因此 NTCP 模型在临床及剂量计划的应用是有高度争议的，目前不宜用于研究以外的目的。

已经开发了更机械的数学模型，但这些模型中至今没有一个被广泛使用。介于纯粹的经验和生物物理模型之间的是"相对连续模型"（relative seriality model，Kallman et al，1992）。在这个模型中引入了参数"S"表示连续的程度，以描述组织的功能结构。S 值趋于 0 代表"平行结构"，S 值趋于 1 代表"串联结构"。它是一个整体效应模型（integral response model，Wolbarst et al，1982；Withers et al，1988）。模型允许 FSU 具有非均匀的空间分布。功能亚单位 FSU 的定义是，单个存活克隆源细胞所能再生的最大细胞单位。每个独立 FSU 的放射效应由泊松统计决定，FSU 的空间结构决定部分体积照射的器官效应。

剂量体积模型的临床应用：

高精度照射的快速发展，以及最近 IMRT 的开展激发了临床提升剂量的研究，特别是肺和前列腺。现有的资料显示，部分器官照射剂量的耐受性超过了以前建立的水平。来自前瞻性剂量升级研究与剂量分布以及剂量－体积组方图精确知识的结合新资料显示，将可能会产生更现实的参数和能有效用于描述体积效应的数学模型。然而，在目前的多参数模型中存在着许多限制和不确定性，看来这些生物模型不能很快代替相对简单的经验性模型。

随着适形 3D－RT 的快速执行，表明剂量－体积组方图 DVH 作为评价和比较治疗计划的工具是有用的。然而在 DVH 中，剂量分布空间信息的缺失是对决定局部组织损伤和总发病率之间关系的严重制约。DVH 也不能区别器官内亚部位或层次间在功能和解剖学上的差别，且没有一个模型能够计算照射野外的效应。因此。现有的这些模型可以看作，有助于对不同治疗模式的比较而不是给出对临床治疗后果的精确预测。

第四节　正常组织和器官的放射损伤

一、消化道粘膜

在大部分腹部癌症的治疗中，照射野经常会累及胃肠组织。大于 40Gy 的照射剂量经常会出现不同程度的反应，如急性粘膜炎，临床症状为腹泻或胃炎。反应的大小与照射野有关。

小肠绒毛或隐窝的上 1/3 是没有增殖能力的细胞，有增殖活性的细胞位于隐窝中心部位（注射 ^{3}H 标记的胸腺嘧啶后的高比例的标记细胞）。干细胞位于隐窝底部附近，它们很少分裂。标记以后 4 小时，被标记的细胞开始分化，然后向隐窝上部移动而不再发生分裂，在绒毛顶部成熟并最后脱落。大鼠小肠的这个过程需 3 天，人小肠绒毛细胞的更新时间为 3～4 天。

粘膜急性损伤的机制是：粘膜前体细胞（如小肠隐窝细胞）的耗减以及功能性绒毛细胞更新的缺乏。粘膜上皮和隐窝细胞的缺失使粘膜屏障崩溃，炎症（取决于剂量）将很快平息下来，或发生渐进性的细胞因子反应导致坏死，血管闭塞和纤维化。在这个过程中所涉及的一个重要细胞类型是肥大细胞，它会产生大量的炎性和纤维生成细胞因子，这些因子中最关键的是 TGF－β1，在肠管晚期纤维化的发展中起重要作用。用可溶性受体阻断 TGF-β 的作用已显示出对受照射大鼠小肠粘膜表面的保护作用。

长期以来，有一种假说认为，粘膜崩溃以后，胰酶可以加剧小肠的损伤。这个假说现已被生长激素抑制因子对胰酶抑制作用的实验所证实。有趣的是，这个治疗也使小肠晚期纤维化下降。

人小肠的晚期反应通常在放疗结束后 12～24 个月之间出现，有时可在数年后出现。局部照射以后，小肠肠管的活动会使活动部位的肠管所受的剂量下降，这可能是回肠末端经常被损伤的原因。放疗前因外科手术造成小肠粘连，小肠放射损伤的危险度也会增加。损伤肠段的小肠壁增厚并因水肿和纤维化而硬化，常见到小肠肠腔狭窄及纤维性结肠炎，浅表性溃疡也很常见，肠系膜增厚变硬。在临床，病人有腹绞痛、脂肪消化不良、腹泻和便秘交替等症状，可出现肠管粘连而形成的腹腔包块。并发症有急性、亚急性肠梗阻、穿孔、瘘管，这时可能需要外科的介入。放疗期间少量多餐、无渣饮食可以减少晚期并发症的发生率。这些并发症一旦出现，对症处理和应用抗生素是起作用的。腹腔大野放疗，特别是以前做过手术的人，40～50Gy 中等剂量的照射即可看到这些并发症。50～60Gy 剂量照射后有 1/3 的病人发生不同程度的肠并发症。当分次剂量超过 2. 5Gy 时，这些并发症出现的机会更多，看来 2. 5Gy 应是限制剂量。

在一年内，60Gy 放疗结合化疗、(5-FU 和 Me-CCNU) 可增加晚期并发症（瘘管和穿孔）的发生率。结肠和直肠的放射敏感性较低，照射 55Gy 以后就能见到损伤，60～70Gy 照射以后 1/3 的病人受影响，照射体积的大小起关键作用。

二、涎腺

涎腺是非常放射敏感的。治疗第一周以后（累积剂量 10～15Gy）即已出现唾液分泌的下降，总剂量超过 40 Gy 以后，腮腺唾液的产生实际上已经停止。而总剂量超过 60 Gy 将不能恢复。体积效应是非常明显的。永久性的口腔干燥是涎腺功能丧失的最终表现，它不仅存在于腮腺也存在于粘液腺。

病人的这些功能性效应已被猴的组织学所证实，大于 50 Gy 剂量以后腺体组织几乎全部消失。

三、皮肤、粘膜

（一）皮肤 皮肤由表皮和真皮构成。表皮由基底层增殖活跃的小细胞（角质母细胞）形成。表皮内还含有其他细胞和黑色素细胞（合成黑色素）以及属于免疫系统的朗格汉斯细胞（Langerhans cell）。基底层上被覆着 3 ~ 4 层有核的不分裂的分化细胞，这些细胞较薄且大。这个细胞层上被覆 10 层左右角化细胞，这些细胞很薄、没有核。表皮的这些细胞大致排成圆柱状，在每个圆柱的底部有一个表皮增殖单位（epidenmal proliferative unit），它们由被覆在一个单纯平面上的大约 10 个基底细胞组成，其上被覆着一个无分裂能力的大细胞，它的上面呈柱状摞着一连串的细胞直达表面，在最表面是角化细胞。在小鼠，每个增殖单位大约每天产生 1 个细胞，这个细胞在分化过程中向表面移动，并呈扁平状，被覆着整个增殖单位并将它上面的细胞向表面推动。细胞离开基底层进行分化到最后脱落的总转化时间约 14 天左右（7 ~ 12 天，取决于身体的部位）。

真皮是致密的结缔组织，一般厚 1 ~ 2mm，真皮中由散在的成纤维细胞产生大部分真皮蛋白。真皮是慢增殖组织，它的血管成分在放射反应中起主要作用。皮肤里毛囊的数目随部位不同而异，毛囊中的干细胞有协助表皮再生的能力。

现代放射治疗设备的最大剂量沉积在皮下 0. 5 ~ 4cm，表皮反应通常限于干性脱皮和色素沉着。常规放疗总剂量 60 ~ 66Gy 可见中度皮肤反应。

单次照射的急性皮肤反应主要是：①早期的红斑：大于 5Gy 的剂量照射后几小时，由于血管的扩张、水肿，血浆成分从毛细血管渗出，出现类似于晒伤的早期红斑，这可以持续几天；②与细胞死亡有关的继发反应：在 10Gy 左右照射后大约 10 天出现与细胞死亡有关的继发反应。反应的严重性及高峰出现的时间取决于表皮基底层所受的剂量。10Gy 照射以后出现干性脱皮，15Gy 则出现湿性脱皮。随照射剂量的增高表皮再生所需的时间延长，这是由于存活的克隆源性细胞数量减少。极大剂量的照射以后，表皮的修复主要靠照射野周围的细胞。

晚期皮肤反应主要是真皮发生延迟反应，这些反应比早期反应严重，因它是不可逆的。皮肤变薄、变脆，轻微的损伤即可造成难以愈合的溃疡。还可见到血管扩张，这说明对血管结构的损伤。

早期反应（干性或湿性脱皮）和晚期损伤（纤维化）之间是不平行的（特别是分次量有改变时）因早、晚反应的发生机制是不同的，晚期反应起源于真皮。

（二）粘膜 粘膜的组织结构与表皮非常相似。位于基底层的细胞有倍增能力，分化时这些细胞离开基底层向表面移动。然而粘膜分化细胞的寿命比表皮短得多，因此粘膜反应出现得比皮肤要早。粘膜反应的严重程度可分为：伴有水肿和毛细血管扩张的红斑、斑块性溃疡或单纯粘膜炎、假性融合粘膜炎以及广泛溃疡。

粘膜的再生开始很快，完成也比皮肤快。在分次放射治疗过程中，尽管连续照射但仍能见到粘膜的再生，可以见到几个连续的粘膜反应波。粘膜下的纤维化在照射后数周或数月内发生。

四、膀胱

膀胱表皮由小二倍体细胞形成基底层，在基底层上是 3 ~ 4 层较大的移行细胞，表皮是极大的具有很厚细胞膜的能抵抗尿液刺激的多倍体细胞。细胞的更新率很低，表皮细胞 有几个月或更长的寿命。

受创伤或化学因子刺激后，基底层细胞快速进入增殖，但受照射后基底细胞在 4 个月以后才开始加速增殖。这种延缓效应可能是由于分化细胞的寿命很长（200 天），只有在分化细胞衰老死亡以后，才会暴露出有丝分裂细胞的潜伏损伤。标记指数的增高和功能障碍的发生是一致的，尿频程度与膀胱损伤、表皮细胞丢失以及上皮增生等相平行。尽管基底层细胞增生，但却不能形成膀胱表面大的多倍体细胞，看来分化没有正常进行。膀胱表面缺乏了这些保护细胞导致深层细胞受尿刺激产生长达几个月的刺激性细胞增殖。

在临床研究中，将膀胱损伤描述为3个阶段，急性期发生在开始分次照射的4～6周，特征是粘膜充血、水肿。此后早期的损伤可以演变成上皮剥脱和溃疡形成。慢性发展过程大约从6周到2年。主要表现为血管缺血及渐进性粘膜崩解（从表层脱皮到溃疡直至瘘管形成）。晚期反应是纤维化和膀胱容量下降。可发生在照射后的10年时间里。放疗与化疗联合应用加速膀胱损伤的出现，但不加速晚期效应的出现。

五、肝

肝是更新非常慢的器官，肝细胞的平均寿命是1年左右，因此增殖细胞的增殖率很低。在肝部分切除的强烈刺激下，所有肝细胞都进入增殖期。如果在照射以后的不同时期进行肝部分切除，在照射后数周及数月出现存活细胞百分数的增高，这说明细胞内有很慢的修复。

肝受照射以后，可见一些功能障碍，如缺乏对放射活性胶体的摄取，但并不出现任何功能性的后果。甚至照射相对大的剂量，在照射后的最初几个月肝脏仍能较好的耐受，但以后肝功能进行性衰退。当全肝受到4周超过35Gy的照射量时，3～6周以后可能发生致死性肝炎。肝的部分照射对肝功能的影响是有限的，这主要得益于未照射部位肝脏的代偿性肥大。

放射性肝病有两个阶段，急性期大约在照射后的2～6周，主要表现为肝肿大及腹腔积液。这个时期的肝功能测定是异常的（特别是碱性磷酸酶）。急性肝炎通常存在静脉闭塞，中央静脉血栓形成，以及小叶中心静脉闭塞引起的萎缩及周围肝细胞的丢失。慢性肝病潜伏期从照射后6个月至1年以上不等。表现为渐进性小叶中心及其周围的 纤维性变。这些改变同时伴有新生静脉的形成或再通、血流的再分布以及肝细胞和胆管细胞的再生性增殖。

六、甲状腺

甲状腺细胞的增殖动力学甚至比肝细胞更慢。正常情况下只有很少比例的细胞分裂（有丝分裂指数为0.03%，标记指数为0.1%），但甲状腺部分切除后大量细胞进入增殖周期，这时标记指数升到5%左右，这些细胞在成熟过程中能分裂2～4次，约占总数75%的分化细胞没有分裂能力。

在受照射的初期甲状腺功能细胞是非常放射耐受的，因为失去增殖能力的细胞可以继续存在并在很长时间内发挥功能。因此甲状腺和肝一样，照射后短期内放射耐受性非常强，甚至在大剂量照射后也是一样。随着损伤细胞从群体中被清除，甲状腺刺激激素（thyroid stimulating hormone，TSH）效价度升高进而刺激有丝分裂，使有丝分裂和细胞丢失加速。如果存活细胞太少，甲状腺可以在照射后几年，甚至10～20年发生萎缩并伴有功能衰竭。用放射性碘治疗的甲亢病人，因剂量的不同每年约有2%～4%变成甲状腺功能低下。

受过照射的甲状腺，尽管已遭受损伤仍能合成激素，但TSH的刺激不能增加碘的摄取能力，因它已经到了极限。由于服用抗甲状腺药或甲状腺部分切除所引起的长期TSH过度分泌的影响，正常的甲状腺可能出现增生。照射以后，有增殖能力的细胞数量减少，使甲状腺的增生能力下降，随照射剂量增加甲状腺增生的可能性减少。

七、睾丸

相当低的照射剂量便可影响精子的生成。在人，0.08Gy的照射就可造成暂时性的精子数量下降，0.2Gy的照射可引起持续几个月的精子数量明显减少，0.5Gy剂量的照射使精子数下降到2%以下，2Gy照射以后可发生持续1～2年的精子缺乏，6Gy照射以后，尽管在10～14年以后可见到再生，但通常会发生永久性的精子缺乏。另外，即使是用数十戈瑞的大剂量照射，对成人的Leydig细胞的影响也很小，因此睾丸受照射可引起不育但不影响第二性征或性欲。

Regaud 于 1906 年首先注意到精子生成作用的极端的放射敏感性是由放射敏感的分化中精原细胞造成的。胞质桥连接着一个层次的所有细胞，因此单个精原细胞 A 的死亡可导致在合胞体中整个细胞系的死亡。1 ~ 1.5Gy 剂量照射以后，精原细胞 A 和 B 完全消失，过渡型精原细胞和精原细胞 B 看来是最为敏感的。减数分裂后细胞的成熟是照射后最初 6 周精子数和生育能力不变的原因。但如果受孕，发生畸形的可能性将是照射后较晚时间受孕的 2 倍。在第 6 周和第 9 周之间，精子数的快速衰减反应了精原细胞的丧失。第 10 周以后，处于增殖周期和成熟期的细胞的子代细胞已经离开生精管，这时的精子来自受精原细胞层次去群体化刺激后的存活干细胞。这就是照射后为什么要等 3 个月以上再受孕才能减少畸胎风险的合理解释。

在动物，用极低剂量率慢速照射（1cGy/d），就足以打乱精子的生成过程。分次照射与单次照射的 效应一样。足细胞很少分裂，但高剂量率照射以后，这些细胞数量的进行性减少对精子生成的变化有一 定作用。许多细胞毒药物对精子生成作用有重要影响，这些药物与放疗一样通过杀死干细胞起作用。

八、卵巢

卵母细胞是极端放射敏感的，D_0 为 0.12Gy 左右。然而，卵母细胞的放射敏感性随成熟状态而有所不同，早期的卵母细胞是相对放射抗拒的。成熟卵泡和成熟过程中卵泡的损伤相似，因此不育是即刻的。分次效应和剂量率效应随种属不同而有差异。卵母细胞明显的对突变的诱发不敏感，对不能杀灭所有卵泡的低剂量照射，其照射的遗传学后果比睾丸小得多。

激素的分泌与卵泡的成熟有关联。因此，原始卵泡发育不良可导致在成熟卵泡消失几周后激素停止分泌。对卵巢的照射可造成与卵巢切除同样的后果（阉割的后果），能引起这种变化的照射剂量因年龄而异，还取决于分次数，20 岁的妇女为 12 ~ 15Gy，而 45 岁的妇女为 5 ~ 7Gy。很小的几戈瑞照射可造成暂时性不育和一过性激素不平衡。对女孩的癌瘤做放射治疗后，如卵巢在一个月内受照射剂量为 20 ~ 30Gy，可见到高水平的促性腺激素（FSH 和 LH），这说明对卵巢的损伤是不可逆的。有几种细胞毒药物可导致临时性闭经，甚至不育。

九、神经系统

神经系统包括脊髓、脑和外周神经。神经元不分裂，少突胶质细胞（oligodendrocyte）参与髓鞘的形成。少突胶质细胞的丢失可导致节段性的脱髓鞘而裸露出无保护的轴索，神经胶质细胞保持有恢复增殖的能力，神经胶质细胞的增殖可以使髓鞘再形成。正常情况下它们的更新率是很慢的，但受照射 2 ~ 3 个月以后它们的生长分数可能增加。

神经系统对放射损伤的敏感性低于其他一些晚反应组织，如肺、肾。但对这个器官的损伤所造成的后果是非常严重的，如截瘫。因此耐受剂量时常在 5% 并发症水平（TD_5）。

（一）脊髓　辐射诱发的脊髓改变与脑是相似的。在相对早期的并发症中，Lhermitte's 征比较常见，通常是可逆的。脱髓鞘可发生在治疗结束后的几个月、持续数月到 1 年以上。在 2Gy 分次照射，低于 35Gy 即可发生。当受照射的脊髓长度较长时，对永久性放射性脊髓病的耐受性是很低的，且无法预测到永久性脊髓病以后的发展。

经过 4 ~ 6 个月的潜伏期后，白质区可能出现坏死区域。这可能由两个原因引起，局灶性脱髓鞘快速发展成缺失神经胶质细胞核的区域，紧接着出现坏死。在细胞存活的临界水平以下，坏死发展得很快，这可能是一种细胞崩溃现象。长期以来，人们认为血管损伤、出血的存在提示血管损伤在神经胶质细胞损伤后的突出表达中起重要作用。毛细血管的阻塞使小动脉血流减慢，从而造成局部缺血性坏死。间隔很长时间以后，甚至几年，可观察到不同类型的血管损伤：毛细血管扩张、出血性栓塞及血管壁透明变性。较低剂量照射后这些血管病变所造成的晚期损伤在白质和灰质是一样的。

如同脑一样，脊髓病的晚期类型包括 2 个主要并发症。第一个发生于放疗后的 6 ~ 18 个月，主要是脱髓鞘和白质坏死。第二个发生于 1 ~ 4 年，主要是血管病变。

截瘫较少见，但后果严重，因为是不可逆的。它在照射后 6 个月到 4 年之间出现，可以是突发的，也可以是逐渐发生的，从而引起 Brown – Sequard 综合征或弛缓性截瘫。实际上，截瘫往往是由于两野交叉处剂量过大，特别是在淋巴瘤或肺癌的治疗时。在脊髓造影术或磁共振影像 MRI 可见到脊髓萎缩、脱髓鞘和坏死。阈值剂量是 4 周内 44Gy，但 5 周内 50Gy（每周 5 次）的照射以后截瘫的发生率仍相对较低，在这个水平以上，再增加一点剂量（3 ~ 5Gy）发生截瘫的危险性就大大增加。

脊髓的耐受剂量主要取决于分次剂量的大小，在常规分割总时间的变化对效应影响不大。动物实验已强调了脊髓受照射长度和分次剂量的重要性，随照射剂量的增加潜伏期缩短。

（二）脑　脑损伤发生在照射后 1 ~ 3 年。全脑照射 5 周 50Gy，5% 的病人出现明显脑损伤。局部照射的耐受性较大，对颅后窝 5.5 周照射 55Gy 的危险性是可接受的；对小野可给到 65 ~ 70Gy。脑损伤危险度的可接受性取决于病变的严重情况。

在儿童急性白血病，脑的预防性照射应限制在 3 周 30Gy，再高的剂量会使智力发育受损害。与化疗结合特别是甲氨蝶呤可使脑的耐受性降低。在 3 周 30Gy 照射以后也曾观察到脑耐受性的降低和晚期损伤。照射引起的脉络膜损伤，使甲氨蝶呤渗透进脑，从而加重了毒性。当通过鞘内给药时，由于复合作用发生并发症的危险性增加。许多其他药物对脑也有影响，但与放射损伤作用的靶细胞是不同的。

随着 X 刀、γ 刀和高剂量率近距离治疗等剂量率和/或放射剂量都相对较高，与此有关的周边相应组织的放射生物效应的观察正在增多。尤其因 X 刀及 γ 刀在脑部肿瘤的治疗中应用较多，从而，更增加了对颅内各有关组织如脑的不同部位和耳蜗管等放射生物效应的研究，而且观察的内容相当广泛，包括形态、生化以及生理功能等诸多方面。这些研究目前尚未能系统地阐明问题，然而也是值得关注的一个方面。

（三）周围神经　外周神经的放射反应主要是神经丛和神经根，可能比脊髓更常见，但未被很好地加以总结。一般认为，外周神经比脑和脊髓对放射更为耐受。这种观点尚未得到临床资料的支持。

因为在神经组织，以 2 Gy 分割的 60 Gy 剂量具有低于 5% 的损伤概率，但这个风险随照射剂量的增加而快速升高。在乳腺癌病人对腋窝和锁骨上淋巴结的照射，时常会涉及臂神经丛。在临床上，神经丛病损的主要表现是混合性的感觉和运动缺失。进展性的潜伏期从 6 个月到数年。病因包括渐进性的血管再生障碍、纤维化。

十、肺

肺是中到晚反应组织。放射以后至少可观察到两个独立的并发症：急性放射性肺炎（2 ~ 6 个月）和放射性肺纤维化（发展缓慢，时间跨度为数月至数年）。虽然肺属于敏感的晚反应器官，但由于组织结构特点它只在胸部受到大体积照射后残留肺组织无力维持最小功能时才表现出剂量限制。

总剂量大于 40Gy 的分次照射，有 10% 的病人将会出现不同程度的肺部症状。肺泡萎缩、肺泡膨胀不全和血管内物质渗进肺泡腔是放射性肺炎的特征。可能是由于肺泡表面活性物质的产生减少和肺泡毛细血管界面损伤。因此，可能性最大的两种靶细胞是血管内皮细胞和Ⅱ型肺泡上皮细胞。Ⅱ型细胞与产生表面活性物质相关，它的作用是保持肺泡表面张力，防止肺泡萎陷。Ⅱ型细胞是一个增殖群体，是不再分裂的Ⅰ型细胞的祖代细胞，其更新时间大约 1 ~ 2 个月。照射以后的最初几天到几周，Ⅱ型细胞释放表面活性物质，然后膨胀，最后从基底膜脱落。在人，照射后的最初几天，肺泡灌洗液中有表面活性物质存在，因此表面活性物质应该可以作为一个与损伤严重性有关的预测指标。

实验动物肺部受到照射以后，在较高剂量时立即表现出损伤，但存活时间只在一个小的剂量范围内有剂量依赖关系。在人，早期急性放射性肺炎出现在照射后 2 ~ 4 个月，唯一的征象常是胸部 X 线片有模糊不透明处，但也可以同时伴有功能性体征，如咳嗽、呼吸困难。从病理解剖学角度看损伤起于肺炎伴有水肿，肺泡细胞肿胀，充血并常继发感染。

纤维化是最为普遍的晚期效应之一。临床和实验研究一致认为，于照射后约6个月左右开始出现病理和临床上的肺纤维化。辐射所致肺纤维化是一系列复杂事件的继续，是辐射所致的细胞因子级联效应的结果。经常发生在肺泡的炎性反应、肺炎时期之后。但也时常和急性炎症表现没有相关性，甚至在没有早期放射损伤的迹象时，纤维化仍能在不知不觉之中作为一个晚期效应出现。

肺纤维化可以在开始时无症状的病人中出现，然后在照射后第1年末开始逐渐形成纤维化。除X射线检查的体征外还有进行性呼吸功能改变，包括肺活量下降，肺适应性减弱，血管灌注量和动脉氧含量降低。这些病变的严重性可能不断增加，1~2年才趋于稳定。一般来说，这些是不可逆的，最严重时可能使病人致残或致死。肺纤维化的严重性和发生率取决于3个因素，即肺受照射体积的大小、剂量和分次数、分次量起关键作用。当每分次剂量超过2Gy时肺是特别放射敏感的，动物实验提示每分次剂量降到0.5Gy时耐受性明显增加。

在人，单次剂量照射（骨转移的躯干照射和骨髓移植前的全身照射），照射剂量大于6Gy时可以导致肺病变，8Gy的发生率是10%，10Gy的是50%。剂量效应曲线很陡，靶细胞的D_0是0.6Gy左右，病程进行到4~6个月时相当大部分的病人死亡。对这种类型的照射，肺是限制剂量的关键器官。这种肺病变的发病机制是复杂的，因此急性白血病骨髓移植之前，全身照射时应预防性地降低肺受照射的剂量。人和小鼠一样，小的剂量变化对肺病变的发生率有明显的影响。

双侧肺的分次放疗，如骨肉瘤亚临床肺转移的治疗，当采用1周5次，每次2Gy时，最大耐受剂量是22~24Gy。增加很小的剂量（20%）可使肺病变的发生率从5%增高到50%。局部放射损伤取决于照射体积的大小，如果体积不大，每次剂量不超过2.5Gy的情况下，40~50Gy通常是可以耐受的。急性期治疗包括服用中等剂量的皮质激素，最重要的是必须注意避免继发感染。

用几种化疗药物治疗后也可发生肺损伤，如博莱霉素（bleomycin）、环磷酰胺（cyclophosphamide）和莫西汀（mustine）。这些药物与放疗联合应用时动物实验显示能降低肺的耐受性（尽管放、化疗的作用机制不同）。

十一、心脏

心脏的耐受性介于肾/肺和中枢神经系统之间。辐射诱发的最常见的心脏损伤类型是心包炎。心包炎的发生时间相对较早，~50%发生在最初的6个月内，其余发生在2年内。浆液性心包炎通常开始是一个良性的过程，但可能转化成需要做心包手术的缩窄性心包炎。一般于照射后1年左右出现，也可能更晚，病理学的改变是致密的弥漫性纤维化导致心包增厚。它可能伴有心肌炎。

辐射诱发的心肌病有一个10~20年的缓慢发展过程。心肌炎通常没有临床症状，但可以导致致命性心衰。心肌晚期损伤的主要病理表现是弥漫性间质和血管的纤维化以及心肌细胞的丢失。实验室观察显示，纤维化的发展始于心房（放疗后一个月即可见到），而心室的纤维化在9个月或更长时间以后才看到。

这些并发症取决于照射剂量和受照射心脏体积的大小。Hodgkin淋巴瘤患者受到30~36 Gy的心脏大部照射后，约15%~20%的病人发生心脏功能下降（Hector，1991）。目前的资料是，50%并发症概率在52 Gy（2 Gy分割方式）。

放疗与化疗药阿霉素合用可增加这些并发症的严重性，并可使放疗后潜伏多年的损伤表现出来。

十二、肾

肾和肺一样是最敏感的晚反应器官之一，放射损伤发展非常慢，可以在照射数年后才表现出来。放射性肾病通常表现为蛋白尿、高血压及贫血。

放射性肾病的病理机制是复杂的。最近的研究提示：肾小球上皮细胞的损伤启动了细胞因子的级联效应，最终导致肾小球硬化和肾小管纤维化。双肾中等剂量（5周30Gy）照射，可在潜伏1~5年后发生高血压肾病和贫血，耐受剂量大约是5周23Gy。单侧肾照射能相对较好地耐受，因对侧肾可出现代偿性肥大。在脾脏的放疗中，肾的上极受到40Gy剂量的照射，引起照射部位的萎缩，但很少有功能性改变。在动物，切除一侧肾加速对侧肾损伤的发展。在儿童，低剂量照射（10～15Gy）可减慢或停止肾的生长。在年幼大鼠，单侧肾切除可造成对侧肾肥大，给予7.5Gy照射可暂时性抑制对侧肾肥大，10Gy可永久性抑制对侧肾肥大。

近年来对放射性肾损伤的观察也有深入。认为肾受照射后的改变出现得并不晚。早期的形态改变表现于内皮细胞和肾小球，早期的蛋白尿是肾小球损伤的表现。在受照射后1～4周就出现细胞增殖的征象。在出现高血压前，由于近肾小球颗粒细胞的变化而导致放射性肾病后体内肾素水平的降低。

十三、血管系统

血管的结构是复杂的，血管内面覆盖着单层内皮细胞，内皮细胞下面是结缔组织，结缔组织厚度因血管类型不同而有差异。动脉和小动脉有可以改变管腔大小的平滑肌和可以控制血流的纤维网状结构。

放射对血管的作用是特别重要的，晚期损伤很大程度上是由于血管系统结构紊乱。50～70Gy照射可见到动脉的损伤，在40Gy即可见到毛细血管的损伤。

内皮细胞增殖率很低；大约1%左右细胞在S期。内皮细胞减少的程度与照射剂量有依赖关系。动、静脉血管内皮细胞的丢失导致有活力细胞的异常繁殖，出现血管的局部缩窄和闭塞，血管内皮剥落还会导致血栓形成。毛细血管内皮细胞的丢失造成血管网密度下降和毛细血管坏死。

血管壁的平滑肌细胞增殖非常低（0.1%左右），因此照射以后1年左右才出现这些细胞数量的减少。血管肌纤维的缺失对照射后数月到数年血管晚期损伤的形成有重要影响。晚期损伤有下列改变：血管壁增厚，只含有很少的肌细胞，肌细胞被胶原纤维取代，血管壁口径变小并失去弹性。

对术中大剂量照射或常规照射后一般在8年或以上可出现晚期动脉狭窄现象。实验提示，放射所致血管平滑肌细胞分泌的肿瘤坏死因子α（TNF-α）可能是照射所致慢性动脉狭窄的启动因子。

十四、骨和软骨

生长的软骨是特别放射敏感的，甚至10Gy的照射即可由于增殖带软骨母细胞的死亡和结构紊乱造成软骨生长减慢或暂时停止生长。10～20Gy的照射可使骨生长减慢，大于20Gy的照射造成不可逆的生长亏空。如果脊柱受照，可导致身高降低和脊柱侧凸。如果剂量较高而孩子又较小骨的生长紊乱更严重。2岁以下儿童后遗症特别严重，直到青春期才能看出身体明显矮小，这是儿童霍奇金淋巴瘤治疗剂量限制在20Gy的原因。

在实验动物，单次6～12Gy照射造成短暂的骨生长抑制，以后出现软骨母细胞减少，虽生长仍在进行，但无法补偿已有的生长延缓。30Gy照射除了血管形成的紊乱还造成永久性的生长抑制和骨化。

在成人，下颌骨坏死是口腔癌放疗的严重并发症。40～50Gy照射的发生率是6%左右，60～70Gy照射后达到20%。照射体积的大小，牙齿的状态和颊部卫生状况都对并发症的发生率、严重程度和发展有重要影响。继发感染特别严重，半数以上病人可用保守治疗。

65Gy以上照射可见到股骨颈的自发性骨折，但只有不到1%接受宫颈癌治疗的病人受影响。在乳腺癌病人的治疗中，可见肋骨和锁骨的骨折但不严重。

第五节　再次照射正常组织的耐受性

根治性放射治疗通常会累及一定体积的耐受性有限的正常组织，正常组织的实际耐受性将取决于器官、分次、野的大小、伴随治疗以及病人的一般状况。在临床实践中经常会遇到肿瘤复发或照射野内有新的肿瘤出现，从而必须考虑对那些已经接受过照射的区域进行再次治疗的问题。如何决定再程放疗的安全剂量是非常复杂的。它取决于增殖性再生（proliferative regeneration）的发生时间和组织恢复程度以及组织再生过程完成以后仍存在的正常组织残留损伤的程度。

有关再程治疗的正常组织耐受性问题比较复杂，还有许多问题需要解决，下面是 FA Stewart 综述的一些实验室和作者的研究结果。应注意，这些实验现象不具有普遍性，在引入临床应用时应特别小心。

一、皮肤

以皮肤红斑和湿性脱皮为观察指标的实验研究结果显示：啮齿动物在初次采用完全性耐受剂量照射后 8 周以上可以再行放射治疗（图 3-5-2）。正如这些资料所显示的低于耐受剂量的初次治疗以后急性放射损伤的恢复是很快的。

目前所能得到的再程治疗以后皮肤晚期放射损伤的分析资料不多。但一些结果提示，皮肤对再程放射治疗晚期反应的耐受性低于急性反应。例如，Brown 和 Probert（1975）证实，分次放疗以后 6 个月，小鼠后肢的再程放疗耐受量是急性皮肤反应完全耐受剂量（BED）的 85% ~95%，但同一只鼠的晚期损伤（下肢变形）对再程放疗耐受剂量仅为相应急性性反应（BED）的 50% ~70%。

已发表的皮肤急性放射反应再程放射治疗耐受性的资料表明，初次放射治疗的皮肤急性放射损伤在 8 周以内得到了很好的恢复，几乎是完全放射耐受的。这种现象与照射以后上皮细胞增殖效应的时间进程是完全吻合的。啮齿动物皮肤细胞的加速增殖发生在照射后 8 天左右，这取决于照射剂量的大小。一定水平的细胞耗减是需要的，以便激发这个加速增殖过程，然后在恢复了初始细胞数时保持稳定，此时组织的再生便完成了。这个过程在较低剂量照射后完成得更快（因低剂量照射后细胞的丢失比高剂量少）。

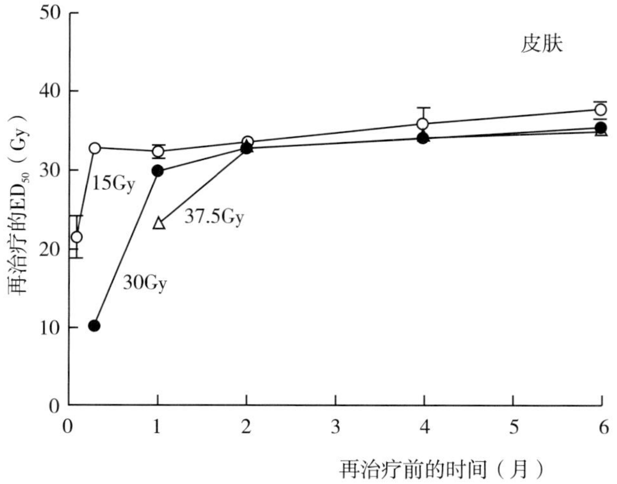

图 3-5-2 小鼠皮肤再次放射治疗的耐受性

（引自 G G Steel. Basic clinical radiobiology）

二、小肠

小鼠小肠对前次照射的再程放射治疗耐受性的表现与皮肤急性反应相似，在初次照射后 8 周内恢复了对再程放射治疗的完全耐受性（Reynaud 和 Travis，1984）。小肠损伤及再程放疗耐受性的快速恢复也与这种组织的快速增殖动力学相一致。未受过照射的小鼠隐窝细胞的细胞转换时间大约是 15 小时左右，照射后 3 天增殖加快。目前，尚没有初次照射后晚期肠管综合征对再程放疗耐受性的资料。

三、骨髓

照射以后骨髓各细胞层次的细胞急骤耗减，很快便发生再生过程。全身单次剂量（~4Gy）照射以后干细胞（克隆形成单位，CFU-S）的恢复在2~4周接近正常水平。高剂量照射以后，可发生CFU-S的持续性耗减，但这种现象可被定向前体细胞（committed precursor cells）增高而使外周血暂时保持在正常水平的假象所掩盖。然而，再次损伤（如照射）可使干细胞池降至临界水平以下。再次照射存活的CFU-S自我更新能力减弱，在这种情况下任何额外的打击都能促使平衡倾向于严重的骨髓衰竭。这已经在病人中得到证实，在初次全身照射4Gy后2~4周的再程放疗仅照射了1Gy，第二次照射产生了严重的长期性骨髓萎缩并导致病人死亡。总之，如果干细胞的再生时间是充足的，骨髓可以恢复一些对再程放疗的耐受性。但如果依据成熟的外周血水平来判断骨髓的恢复状态则是非常错误的。

四、肺

小鼠实验研究显示，以致死性肺炎为指标，肺具有一定的恢复和对再次治疗耐受性。尽管大部分肺细胞类型属于转化慢的细胞但它的急性损伤的恢复与快增殖组织（如皮肤、小肠）酷似。小鼠双肺初次给予6~8Gy照射（约为放射性肺炎BED的20%~50%），在4~8周时能够耐受一定的再次治疗（Terry，1988）。较高剂量的初次照射后恢复是较慢的。超过BED_t70%的初次照射后则不能达到对再程治疗的完全耐受（图3-5-3）。

小鼠全胸照射会出现两个分开的死亡峰，第一个峰在12~16周，以典型的组织学上的肺炎为特征，后一个峰则与胶原沉积和某些品系小鼠的纤维化有关（travis 1980）。在实验研究中所见到的受照射小鼠对再次治疗的一定耐受性可能只适用于放射性肺炎阶段。看来对晚期肺损伤而言它的再次治疗耐受性可能是很差的。

对放射性肺炎再次治疗耐受性的时间过程与所观察到的照射后Ⅱ型肺泡上皮细胞的早期增殖增加是一致的。这些细胞的增殖能充分代偿低剂量照射后的细胞丢失。高剂量照射以后，致死性肺炎出现的更早，特别是在间隔时间短的情况下进行再程治疗时。这是由于较高剂量的初次照射后靶细胞群体接近细胞耗竭的临界水平，于是需要更长时间的再群体化。

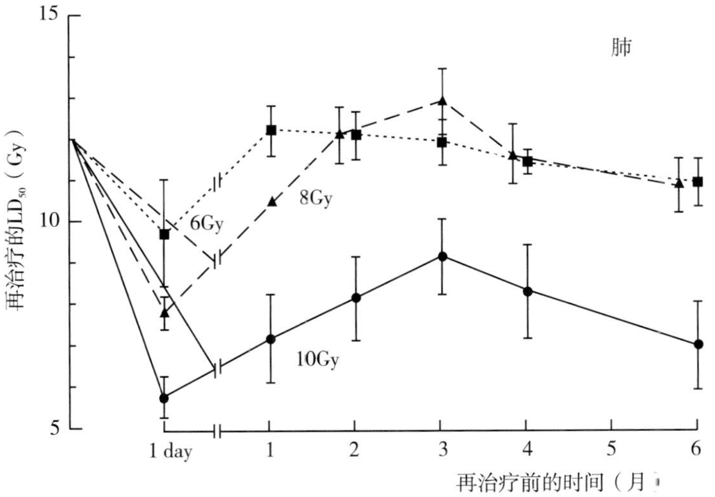

图3-5-3　小鼠肺组织再次放射治疗的耐受性

（引自 G G Steel. Basic clinical radiobiology）

五、脊髓

根据临床的实际观察，一般脊髓是不考虑做再次放疗的。因为放射治疗医师都知道超过脊髓耐受量后脊髓放射性损伤的严重后果（脊髓炎和截瘫）。以往一直认为，像这样的缓慢增殖组织的再生是不会起作用的。然而，现在有一些动物实验证据表明长期的恢复剂量发生在受过照射的脊髓，减小剂量的再次治疗可能是可行的。

对大鼠、小鼠和豚鼠脊髓损伤的资料分析得到3个主要结果：第一，再次治疗的耐受性与初次治疗照射剂量的大小呈反比关系。第二，照射后2～26周之间，对再次治疗的耐受性随时间的延长增加。第三，残存的损伤将一直保持着，特别是高剂量的初次照射以后。

这些来自啮齿动物的研究结果被猴脊髓的再次放疗耐受性的研究结果所支持。在初次照射2.2 Gy×20（等于 BED_t 的60%左右）照射后2年，这些猴能够耐受每次2.2Gy，共66Gy（等于 BED_t 的85%）。两次照射所给的总剂量等于 BED_t 的145%。

脊髓对较长时间间隔的再次放疗的耐受性增加可能与假定的靶细胞（少突胶质细胞和内皮细胞）的增殖有关。在正常情况下，成熟胶质细胞转化的非常缓慢寿命大约是140天左右。但照射以后大约21周增殖显著加快，紧接着便是胶质细胞数的急剧下降（先于白质坏死的发生）。早期的短暂的胶质细胞增殖增高也发生在照射后3周，这可能与早期的再生期有关。这种现象已在大鼠视神经照射以后的前体胶质细胞中被观察到（Vander Maazen）。照射后20周以后出现的增高的标记主峰实际上晚于所观察到的再次治疗的余量效应的跨度期（4～14周）。这提示胶质细胞晚期的爆发性增殖纯粹已着加剧进一步损伤的作用（加速已损伤了的试图分裂细胞的死亡）。照射以后受刺激胶质细胞增殖对脊髓再生的确切影响目前还不清楚。

六、膀胱

有关小鼠膀胱对再程放疗耐受性的研究结果显示，不管两次照射间隔多长时间（1天，12或40周）均未能从晚期功能性损伤（尿频、尿急或膀胱弹性下降）中恢复过来。受过照射的动物（甚至是低的亚耐受的初次剂量照射40周后），都能使其永久性功能性损伤表达的潜伏期变得非常短。

正常未受过照射的膀胱上皮细胞的转化时间很慢（超过200天），但对损伤反应方面具有快速增殖能力。在照射以后大约40周增殖加快是最明显的。在这时对膀胱进行再照射，由于膀胱上皮正处于快速转化状态损伤会很快表达出来。尽管有一些膀胱照射后存在广泛上皮细胞增殖的研究依据，但代偿性增殖加速了早期损伤的表达而并未防止或减轻晚期损伤的程度。这说明上皮损伤（导致早期的尿频效应）不是决定膀胱永久性损伤的唯一因素。

七、肾

肾属于最放射敏感的器官之一。照射后功能性损伤表达之前的潜伏期很长，低剂量照射后更是如此。啮齿动物实验已清楚地证明肾的功能性损伤是进行性和剂量依赖性的。这与临床观察到的缓慢的进行性肾损伤（至少可长达7年）是一致的，表明初次照射大剂量以后再次放疗是不可行的。目前尚没有研究证实肾的长期功能性损伤能够恢复。初次剂量仅为6Gy的照射以后（BED的25%），对再次放疗的耐受性随时间延长而降低。这与在治疗间隔期间存在着连续的进行性的隐匿损伤有关。

（杨伟志）

第六章　分次放射治疗的生物学基础

第一节　分次放射治疗的生物学因素

现代放射生物学的知识使人们有可能解释时间－剂量因子对生物效应的影响并了解其作用机制。著名放射生物学家 Withers 曾在“改变分次放射治疗方案的生物学基础”一文中指出：临床放射治疗医师在设计分次治疗方案时，应注意把握两个要点：即生物学的合理性和处方剂量设定的科学性。因此临床放射治疗医师除医学专业知识外，还应掌握肿瘤放射治疗的生物学原理和照射剂量－生物效应的量效关系。欲达此目的，必须了解影响分次放射治疗的生物学因素。其中临床放射生物学中的“4Rs”概念是重要环节。

“4Rs”是指，细胞放射损伤的修复（repair of radiation damage），周期内细胞的再分布（redistribution within the cell cycle），氧效应及乏氧细胞的再氧合（oxygen effect and reoxygenation）以及再群体化（repopulation）。

一、细胞放射损伤的修复（repair of radiation damage）

（一）细胞的放射损伤　DNA 是放射线对细胞作用最关键的靶。早期实验显示，用放射线照射会导致 DNA 溶液的粘度下降，接下来的实验证实了这主要是由于 DNA 链的断裂所致。DNA 链的断裂主要有两种形式，即单链断裂（single －strand breaks，SSB）和双链断裂（double strand breaks，DSB）。那么我们为什么会认为 DNA 损伤是放射线造成细胞死亡和突变的最关键事件呢？主要证据和理由有如下几方面：

1．微辐射研究显示，用放射线杀死细胞时，单独照射细胞质所需的照射剂量要比单独照射细胞核大得多。

2．放射性核素（如^{3}H，^{125}I）参入核 DNA 可有效地造成 DNA 损伤并杀死细胞。

3．受放射线照射后染色体畸变率与细胞死亡密切相关。

4．当特异地把胸腺嘧啶类似物，如碘脱氧尿核苷或溴脱氧尿核苷参入染色体时可修饰细胞的放射敏感性。

照射在 DNA 水平所致损伤的数量远比最终导致的细胞死亡数量大。对哺乳动物的有氧细胞而言，用 D_0 剂量（通常在 1～2Gy）照射后即刻，每个细胞 DNA 损伤的大致数目是：单链断裂～1000；双链断裂～40。另外还有 DNA 链间及 DNA－核蛋白之间的交联。因此，临床上所用的照射剂量会造成大量的 DNA 损伤，但其中的大部分被细胞成功地修复了。

为了便于叙述和理解，一般将细胞的放射损伤概括为 3 种类型，即亚致死损伤（sublethal damage），潜在致死损伤（potential lethal damage）和致死损伤（lethal damage）。

亚致死损伤是指受照射以后，细胞的部分靶而不是所有靶内所累积的电离事件，通常指 DNA 的单链断裂。亚致死损伤是一种可修复的放射损伤，对细胞死亡影响不大，但亚致死损伤的修复会增加细胞存活率。

潜在致死损伤是指正常状态下应当在照射后死亡的细胞，若在照射后置于适当条件下由于损伤的修复又可存活的现象。但若得不到适宜的环境和条件则将转化为不可逆的损伤使细胞最终丧失分裂能力。

致死损伤指受照射后细胞完全丧失了分裂繁殖能力，是一种不可修复的，不可逆和不能弥补的损伤。

（二）细胞放射损伤的修复

1. 亚致死损伤的修复　是一专业术语，指假如将某一既定单次照射剂量分成间隔一定时间的两次时所观察到的存活细胞增加的现象。

1959 年 Elkind 发现，当细胞受照射产生亚致死损伤而保持修复能力时，细胞能在 3 小时内完成这种修复，将其称之为亚致死损伤修复。后来许多学者的实验都证实了 Elkind 实验的正确性。因此这种修复也称为 Elkind 修复。

图 3－6－1 显示了用培养的仓鼠细胞得到的分次照射实验资料。单次照射 15. 58Gy 的存活分数是 0. 005，如果把这个剂量分成相等的 2 次，其间间隔 30 分钟，细胞的存活分数要比单次照射明显高一些，随着间隔时间的延长细胞存活分数会继续增高而在 2 小时左右达到平台，这时所对应的细胞存活分数是 0. 02，大约为单次照射细胞存活分数的 4 倍。此后如果进一步增加分次剂量的间隔时间其细胞存活分数并不继续增高。图中资料的实验条件是，在两次照射之间将哺乳动物细胞保持在室温（24℃），以防止细胞在这段间隔时间内发生细胞周期的移动而干扰实验结果，因此它特异说明了分次照射时细胞所存在的亚致死损伤修复现象。

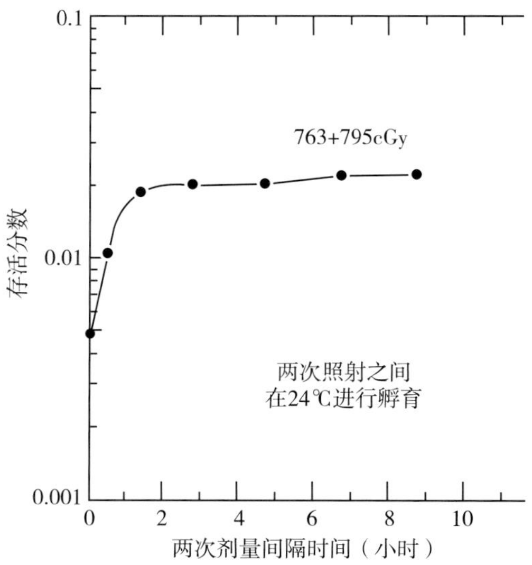

图 3－6－1　中国仓鼠细胞受 2 分次 X 射线照射后的细胞存活

（引自 E J Hall. Radioliology for the radiologist）

亚致死损伤的修复受许多因素影响，主要有：①放射线的性质：低 LET 射线照射后细胞有亚致死损伤和亚致死损伤的修复，高 LET 射线照射后细胞没有亚致死损伤因此也没有亚致死损伤的修复；②细胞的氧合状态：处于慢性乏氧环境的细胞比氧合状态好的细胞对亚致死损伤的修复能力差；③细胞群的增殖状态：未增殖的细胞几乎没有亚致死损伤的修复等。细胞亚致死损伤的修复速率一般为 30 分钟到数小时。常用亚致死损伤半修复时间（$T_{1/2}$）来 表示不同组织亚致死损伤的修复特性，目前尚不完全清楚所有组织亚致死损伤的修复速率。在临床非常规分割照射过程中，两次照射之间间隔时间应大于 6 小时，以利于亚致死损伤完全修复。

2. 潜在致死损伤的修复　指照射以后改变细胞的环境条件，因潜在致死损伤的修复或表达而影响既定剂量照射后细胞存活比的现象。由于在通常情况下这种损伤是潜在致死的因此可能会引起细胞的死亡。但如果照射后环境改变则会导致细胞存活的增加，这被认为是潜在致死损伤修复的结果。如果照射后把细胞放在平衡盐而不是完全培养基中培养几个小时潜在致死损伤会被修复。

Little 及其同事用密度抑制的平台期细胞培养研究潜在致死损伤，如果照射后在进行克隆形成分析实验前把细胞保持在密度抑制状态 6～12 小时细胞存活率同步增加。当存在潜在致死损伤修复时，潜在致死损伤与放射治疗的关系变得更加明显。这种现象既存在于离体实验也存在于在体实验肿瘤。图 3－6－2 说明了这点。

和亚致死损伤修复一样，潜在致死损伤修复也和许多因素有关，如高 LET 射线照射时没有潜在致死损伤的修复。乏氧以及细胞密度接触都是影响潜在致死损伤修复的重要因素。而且潜在致死损伤的修复也与细胞所处的周期时相有关，如果照射后 6 小时或更长时间细胞没有分裂则会发生潜在致死损伤的修复，这表现为细胞存活增高。这种修复现象在离体实验可用照射后 6 小时的平台期来证实，在体内实验，可用动物肿瘤或正常组织细胞的分析以及移动延缓来证实。

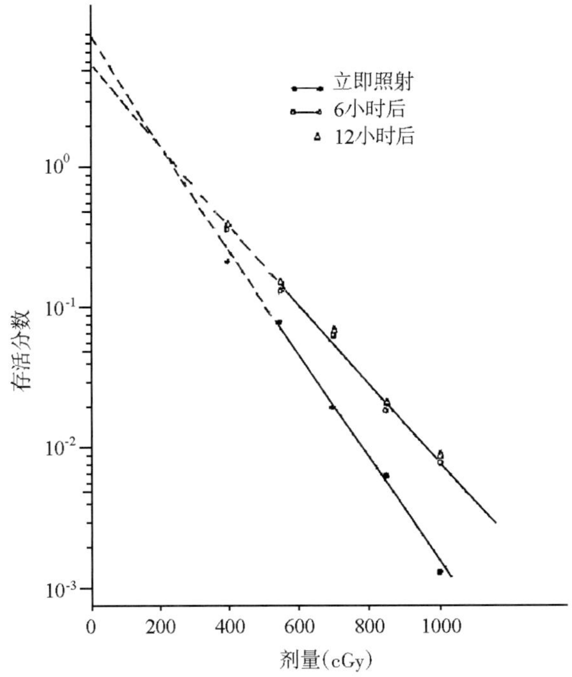

图 3-6-2 密度抑制的平台期细胞的 X 射线细胞存活曲线

(引自 E J Hall. Radiobiology for the radiologist)

潜在致死损伤修复对临床放射治疗是重要的，研究提示，某些放射耐受的肿瘤可能与它们的潜在致死损伤修复能力有关。即放射敏感的肿瘤潜在致死损伤修复不充分而放射耐受肿瘤具有较为充分的潜在致死损伤修复机制。

二、周期内细胞的再分布（redistribution within the cell cycle）

离体培养细胞实验表明，处于不同周期时相的细胞放射敏感性是不同的，细胞的放射敏感性随它们在周期内所处的时相不同而不同。在实验室已用大量的细胞系研究了这种现象，总的倾向是处于 S 期的细胞（特别是晚 S 期）是最耐受的，处于 G_2 和 M 期的细胞是最放射敏感的。可能的原因是，G_2 期细胞在分裂前没有充足的时间修复放射损伤。

图 3-6-3 显示了 Sinclair 和 Morton（1965）的经典研究结果。他们先把仓鼠细胞分别同步化在细胞周期的 5 个不同时相，然后进行细胞存活分析实验。细胞存活曲线显示，变化主要在曲线的肩区。G_2 期或 M 期细胞的存活曲线没有肩区，而 S 期细胞存活曲线的肩区最大。右图显示用这些资料重建的周期内细胞的杀灭变化。照射后即刻所有细胞倾向于处在与照射前相同的时相点，而一些将会失去它们再繁殖的完整性，而保持再繁殖完整性的细胞在数量上倾向于 S 期最多。

照射以后，在下一个周期过程中重要的效应关系变得明显了，有丝分裂延缓（mitotic delay，指从 G_2 进入 M 期的延缓）是经常被观察到的现象，另外还有从 G_1 到 S 期的延缓。这些过程所涉及的遗传学机制正在受到广泛关注。

一般认为，分次放射治疗中存在着处于相对放射抗拒时相的细胞向放射敏感时相移动的再分布现象，这有助于提高放射线对肿瘤细胞的杀伤效果；但如果未能进行有效的细胞周期内时相的再分布，则也可能成为放射耐受的机制之一。

三、氧效应及乏氧细胞的再氧合（oxygen effect and reoxygenation）

（一）氧的重要性　早期的研究发现（上世纪初），细胞对电离辐射的效应强烈地依赖于氧的存

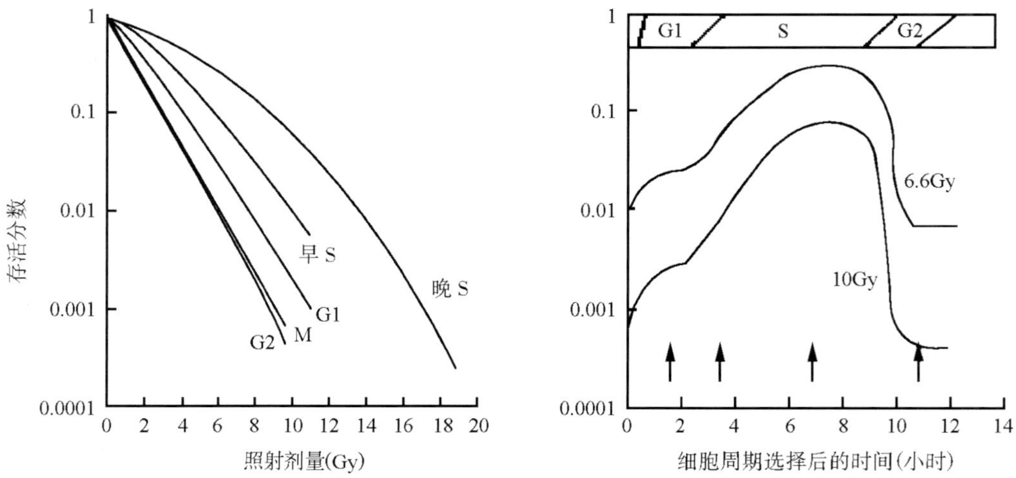

图 3-6-3 不同周期时相仓鼠细胞的放射敏感性变化

（引自 E J Hall. Radiobiology for the radiologist）

在。人们把氧在放射线和生物体相互作用中所起的影响，称为氧效应。把在乏氧及空气情况下达到相等生物效应所需的照射剂量之比叫做氧增强比（oxygen enhancement ratio，OER），通常用 OER 来衡量不同射线氧效应的大小。

实验表明，氧效应只发生在照射期间或照射后数毫秒内。随着氧水平的增高放射敏感性有一个梯度性增高，最大变化发生在 0~20mmHg。氧浓度进一步增高增至空气水平（155mmHg），甚至 100% 氧气时（760mmHg）放射敏感性也只有很小的增加。氧效应的机制尚不完全清楚，比较公认的理论是"氧固定假说（oxygen fixation hypothesis）"，即当带电粒子穿过生物物质时产生许多电子对，这些电子对寿命极短，约为 10^{-10}秒，生物物质吸收了放射线以后形成自由基。这些自由基是高活度分子，能击断化学键造成靶分子的损伤（通常是 DNA），从而启动一系列事件并最终以损伤的形式表达出来。在有氧存在的情况下，氧与自由基 $R^{\cdot}$ 作用形成有机过氧基（$RO_2^{\cdot}$），并最终在靶分子上形成 ROOH，它是靶物质的不可逆形式，于是损伤被化学固定下来，因此认为氧对放射的损伤起了"固定"作用称之为"氧固定假说"（图 3-6-4）。

在 20 世纪 50 年代和 60 年代，关于细胞杀灭中氧作用的观点在放射生物及放射治疗学家中很流行，提出了许多办法改进临床治疗，如用高压氧舱提高氧含量，及采用新的射线如中子、重离子等。

（二）肿瘤乏氧　实体瘤的生长需要不断地诱导血供，这个过程称之为血管生成。新形成的血供是原始性的，不能满足生长中肿瘤的需要，因此造成营养不良和供氧不足区域，乏氧细胞便存在于这些区域，但这些乏氧细胞仍是有活力的，至少在一段时间内如此。

首先指出实体瘤内有乏氧细胞存在是在 1955 年，由 Thomlinson 和 Gray 根据他们对人支气管癌组织切片的观察提出的。他们观察了有血管间质围绕的有活力的肿瘤部位，从间质中这些肿瘤细胞获得所需的营养和氧。随着肿瘤的生长这个区域膨大，在中心部出现坏死区域，有活力组织的厚度为 100~180μm 与计算所得的氧扩散距离相似。提示，氧在基质的扩散被细胞所消耗。当肿瘤细胞层的厚度超过氧的有效扩散距离时，细胞将不能存活。那些处于即将坏死边缘部位的细胞即是仍有一定活力的乏氧细胞，时常被称为是慢性乏氧细胞。除此之外，最近的研究提示，肿瘤的血管可以周期性的开放和关闭，导致短暂的一过性或急性乏氧。这种现象的机制还不太清楚，可能是由于血管被血细胞或循环中的肿瘤细胞堵塞，肿瘤内压高部位的血管崩溃，宿主整体血管的自发性舒缩影响下游毛细血管的血流所致。

已进行了许多测定动物肿瘤乏氧水平的尝试，但那些用于测定动物肿瘤乏氧水平的直接方法

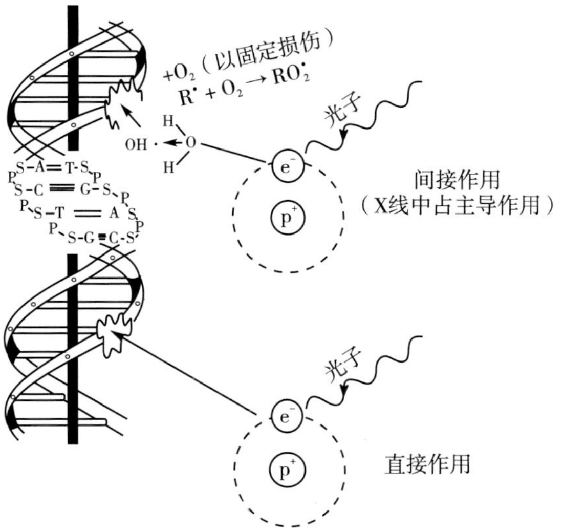

图 3-6-4 氧固定假说

（引自 E J Hall. Radiobiology for the radiologist）

（如对存活曲线的分析或夹持肿瘤血管等）均不能用于人的情况。对人肿瘤乏氧的临床调查主要采用间接的方法，如测量血管间距、血管密度，以及肿瘤细胞到最近的血管的距离；或用生化的方法测定肿瘤代谢活性；采用“Comet”法研究 DNA 损伤程度对肿瘤内乏氧细胞的含量进行间接评估；或采用特异的放射活性物质或荧光标记的化合物结合到乏氧细胞等。直接测定人肿瘤乏氧细胞的方法是采用氧电极以决定氧分压。用这些方法进行的几个临床试验已间接地证明了人实体肿瘤内有乏氧细胞存在，并能影响放射效应。

（三）乏氧细胞的再氧合 研究表明，直径 <1mm 的肿瘤是充分氧合的（Stanley et al，1977）。超过这个大小便会出现乏氧。如果用大剂量单次照射肿瘤，肿瘤内大多数放射敏感的氧合好的细胞将被杀死，剩下的那些活细胞是乏氧的。因此，照射后即刻的乏氧分数将会接近 100%，然后逐渐下降并接近初始值，这种现象称为再氧合。研究表明，再氧合现象发生于许多不同类型的肿瘤且再氧合的速度变化范围很大，有些肿瘤发生在几小时以内，而另一些却需几天时间。与照射前的值相比，再氧合后的最终乏氧水平可以高于或低于照射前值。乏氧细胞再氧合的发生机制还不甚清楚。如果再氧合发生得快，可能是由于曾短暂关闭的血管的再通或细胞呼吸的下降（这会增加氧弥散距离）。

再氧合对临床放射治疗具有重要意义，图 3-6-5 说明分次放射治疗后肿瘤内的假定情况。在这个例子里，98% 的肿瘤细胞是氧合好的，2% 是乏氧的。图中说明了大剂量分次照射氧合好的细胞和乏氧细胞的效应。假如没有再氧合发生，则每分次剂量照射后只能期望杀死极小数量的乏氧细胞，乏氧细胞存活曲线将会比氧合好的细胞的存活曲线平坦。在疗程后期，乏氧细胞群体的效应将占重要地位，如果分次间有再氧合发生则放射对初始乏氧细胞的杀灭将会增大，从而使乏氧细胞的负面效应减少。目前，尚不能直接检测到人肿瘤的再氧合，2×30 次分次放射治疗所达到的局部控制率的事实间接地支持有再氧合现象的存在。分次照射有利于乏氧细胞的再氧合，因此可采用分次放射治疗的方法使其不断氧合并逐步杀灭之。

四、再群体化（repopulation）

损伤之后，组织的干细胞在机体调节机制的作用下，增殖、分化、恢复组织原来形态的过程称作再群体化。这一概念早先用于描述正常组织损伤之后的恢复过程。例如，皮肤割伤以后出现了一连串的细胞丢失，数天以后，这个缝隙便被填满了。伤口边缘部位的细胞快速倍增使皮肤的原来的形态得到正确恢复。再群体化效应可以被增殖层次细胞的缺失或非增殖性功能细胞层的缺失所启动。

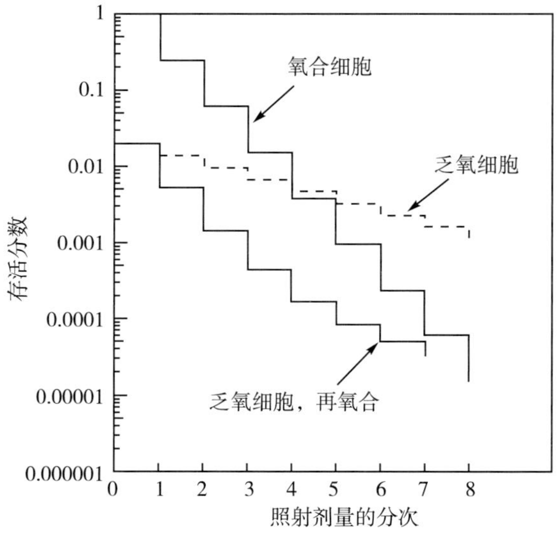

图3-6-5 计算所得的分次照射肿瘤细胞再氧合的存活曲线

（引自 E J Hall. Radiobiology for the radiologist）

再群体化的概念也用于肿瘤，但涵义有所不同。照射或使用细胞毒性药物以后，可启动肿瘤内存活的克隆源细胞，使之比照射或用药以前分裂得更快，这称之为加速再群体化（accelerated repopulation）。图3-6-6说明单次20Gy X射线照射后大鼠移植瘤肿瘤消退和再生长的总生长曲线。值得重视的是，在这段时间里肿瘤还在明显皱缩和消退着，而存活克隆源细胞的分裂数目比以前更多更快。

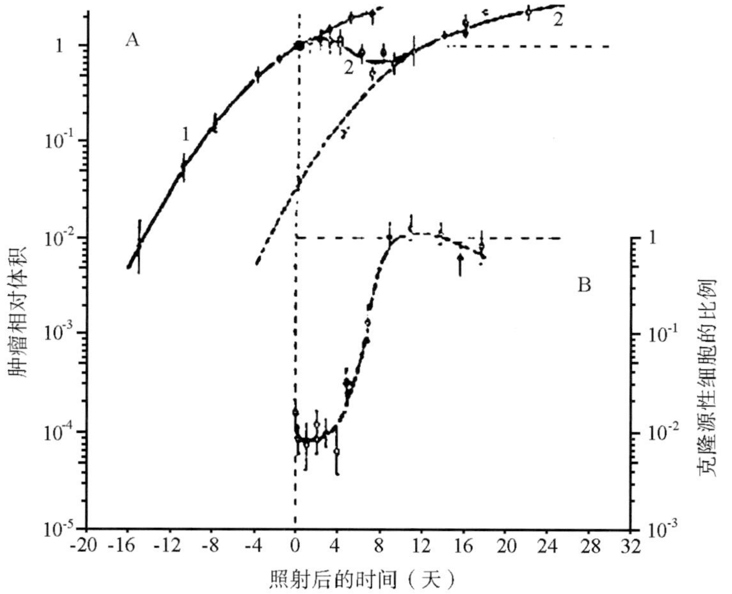

图3-6-6 加速再群体化

大鼠横纹肌肉瘤的生长曲线，A. 曲线1是未照射的对照组的生长曲线；曲线2是照射后即刻的肿瘤生长曲线；B. 照射以后不同时间克隆源细胞的比例变化。

（引自 E J Hall. Radiobiology for the radiologist）

在临床上，人的肿瘤也存在着相似现象。Withers及其同事总结了头颈部肿瘤的文献，分析了达到50%控制剂量（TCD_{50}）与分次治疗总时间的关系，结果见图3-6-7，提示，在头颈部肿瘤干细胞的再群体化在开始治疗后的28天左右开始加速，因此每天增加0.6Gy是需要的，以补偿加速再群体化所损失的效益。

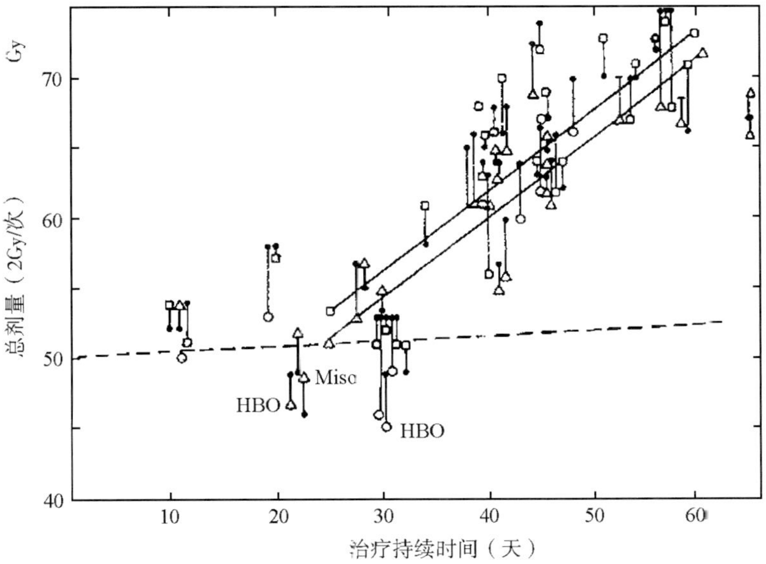

图3-6-7 头颈部鳞癌总治疗时间和 TCD_{50} 剂量的关系

（引自 E J Hall. Radiobiology for the radiologist）

受照射组织的再群体化反应的启动时间在不同组织之间有所不同。放射治疗期间存活的克隆源性细胞（clonogenic cell）的再群体化是造成早反应组织、晚反应组织及肿瘤之间效应差别的重要因素之一。在常规分割放疗期间，大部分早反应组织有一定程度的快速再群体化。而晚反应组织由于它的生物学特性一般认为疗程中不发生再群体化。如果疗程太长，疗程后期的分次剂量效应将由于肿瘤内存活干细胞已被启动进入快速再群体化而受到损害。正如 Withers 在资料中所显示的，头颈部肿瘤在疗程后期（4周左右）出现加速再群体化。因此从生物学角度来看，根据情况对治疗方案进行时间-剂量的必要调整是可行的。

除上述因素外，近年来的研究表明，肿瘤内的干细胞数和细胞内在放射敏感性也会从不同角度影响肿瘤放疗疗效。

第二节 临床放射治疗中非常规分割治疗研究

分次放射治疗的生物学基本原理是，把一次剂量分成数次时可由于分次剂量之间亚致死损伤的修复以及在总治疗时间足够长的情况下由于干细胞的再群体化而保护正常组织（但如果总治疗时间太长也会同时损失肿瘤治疗效益）。与此同时，把一次剂量分成数次还可由于分次照射之间肿瘤细胞的再氧合和再分布而对肿瘤有敏化作用。

临床上探索将上述生物学原理应用于放射治疗的主要研究实践如下。

一、超分割放射治疗（hyperfractionation）

超分割的基本目的是进一步分开早反应组织和晚反应组织的效应差别。纯粹的超分割可以被定义为：在与常规分割方案相同的总治疗时间内，在保持相同总剂量的情况下每天照射2次。但这个定义是不能令人满意的，因如果降低每分次的剂量则可能会增加总剂量。因此，在实践中的超分割往往是不纯粹的，包括总剂量的提高，有时也因一天照射2次而改变了总治疗时间。主要目的是在早反应相同或轻度增加的情况下，进一步减轻晚期反应而肿瘤的控制与常规相同或更好。欧洲协作组（The European Cooperation Group，EORTC）实施了头颈部肿瘤的超分割临床实验 EORTC 22791 方案是：超分割 80.5Gy/70 次/7 周（1.15Gy ×2/天）与常规 70Gy/35 次/7 周相比，结果如下：

1. 肿瘤控制和 5 年生存率升高（从 40% 提高到 59%），说明提高了疗效
2. 没有明显增加副作用。
3. 此方案对口咽癌的优点是明显的。

每天 2 次并不是超分割的限制，可把剂量分得更多更小（但应使分割剂量处在剂量 - 效应曲线弯曲部位以上），来进一步减轻晚期损伤。Withers 介绍了转折剂量的概念（flexure dose，Df），指在剂量 - 效应曲线开始出现有意义弯曲的那点上的剂量。他提示，在实践中这点是在 0.1α/β 比值剂量上（α/β 的 1/10），即曲线在该组织 α/β 比值的 1/10 处弯曲。早反应组织的 α/β 是 6 ~ 12Gy，晚反应组织的 α/β 是 1 ~ 5Gy。因此早反应组织的 Df 是 0.6 ~ 1.2Gy，晚反应组织是 0.1 ~ 0.5Gy，如脊髓、肾、肺或晚期的皮肤挛缩。

二、加速治疗（accelerated treatment）

纯粹加速治疗的定义是，在 1/2 常规治疗的总时间内，通过一天照射 2 次或多次的方式，给予与常规相同的总剂量。然而，在实践中因急性反应的限制达到这种状态是不可能的。必须在治疗期间插入一个休息期或降低剂量。

加速治疗的主要目的是抑制快增殖肿瘤细胞的再群体化 EORTC 进行了头颈部肿瘤（不包括口咽癌）的随机前瞻临床研究。方案是：72Gy/45 次/5 周（1.6Gy ×3/天）中间休 2 周，常规方案是 2Gy × 35/70Gy/7 周。EORTC22851 的结果是：

1. 局控率增加 15%，但对生存率无明显优点。
2. 急性反应增加。
3. 晚期反应增加（包括致死性并发症）。
4. 因此，纯粹的加速治疗只有在极端小心的情况下才能被使用。

三、连续加速超分割放射治疗（continuous hyperfractionated accelerated radiation therapy）

唯一的也是最有趣的加速治疗研究是由英国 Mount Vernon 医院和 Gray 实验室合作进行的，这个方案叫做连续加速超分割治疗（CHART）。方案是 36 次/12 天，每天 3 次间隔 6 小时，1.4 ~ 1.5Gy/次，总剂量 50.4 ~ 54Gy。按常规标准它的总剂量是非常低的，当然是在很短的时间内完成治疗。这个方案主要思路是，降低分次剂量以减轻晚期反应，缩短总治疗时间以抑制肿瘤的增殖。

CHART 方案的特点是：

1. 小剂量/次，36 次。
2. 总治疗时间短，连续 12 天。
3. 治疗期间无休息，3 次/天，间隔 6 小时。
4. 1.4 ~ 1.5Gy/次，总剂量 50.4 ~ 54Gy。

结果如下：

1. 肿瘤局部控制率是好的，因总治疗时间短。
2. 急性反应明显，但峰在治疗完成以后。
3. 大部分晚期反应是可以接受的，因每次剂量小。
4. 脊髓是例外，在 50Gy 出现严重的放射性脊髓病。因为 6 小时间隔时间对脊髓而言太短。

四、加速超分割放射治疗合并 nicotinamide 和 carbogen

这个方案的思路是：

1. 加速，以克服肿瘤的增殖。
2. 超分割以保护正常组织。
3. 吸入 carbogen 以克服慢性乏氧。
4. 给予 nicotinamide 以克服急性乏氧。

第三节　剂量率效应

正确认识肿瘤及正常组织在生物学上的剂量率效应特点，对合理进行近距离治疗具有重要意义。

一、剂量率范围的时标

放射可以按其剂量率效应的不同分别称为急速照射、慢速照射和迁延性照射。急速照射是指剂量率在 2Gy/min 以上照射。在多数真核细胞系统中有生物学意义的照射剂量将在数分钟内给完，在照射过程中极少发生或不发生 DNA 单链断裂的修复，也看不见剂量率效应。慢速照射是指剂量率低于 2×10^{-3}Gy/min，在多数真核细胞系统中，有生物学意义的照射剂量将需要数小时才能给完，DNA 单链断裂的修复大致是完全的。介于急速和慢速之间的是迁延性照射。

二、剂量率效应的机制

放射生物研究细胞和组织最常用的剂量率是 1～5Gy/min，这也是临床外照射常用的剂量率。因此对每次 2Gy 的照射而言，照射时间不会超过几分钟。在这段时间里可发生由照射引起的初始化学效应（如自由基的形成）但对 DNA 损伤的修复或任何其他生物过程的发生是不够的。随着剂量率的下降，给予既定剂量所需的照射时间延长，照射期间便可能发生一些生物学过程以修饰所观察到的放射反应，这个过程可用“4Rs”来描述。

所谓“4R”是指：①亚致死损伤的修复（repair of sublethal damage）：细胞受照射发生亚致死损伤的修复，它的速率一般为 30 分钟到数小时。计算说明，当剂量率范围从 1Gy/min 降低到 0.1Gy/min，这个速度的修复将会修饰放射效应；②周期内细胞的再分布（redistribution within the cell cycle）：快增殖组织在几天内发生周期细胞的再分布；③再群体化（repopulation）：再群体化是一个很慢的过程，人肿瘤或正常组织的再群体化不会低于 1 天，这个范围可能是很宽的，从几天到几周。只有当照射时间成为有意义的时间函数时，单次照射才会发生有意义的再群体化（快增殖组织在数周内再群体化）。因此，无论是肿瘤还是正常组织，当剂量率在很低的范围（低于 2cGy/min），将影响细胞的效应；④乏氧细胞的再氧合（reoxygenation）：乏氧细胞的再氧合是一很重要的生物学因素，尤其是在肿瘤。目前还不知道再氧合的确切发生时间，可能是几天（Steel 1986）。

降低剂量率将会导致某一既定照射剂量的完成时间延长。因此，上述医素在用 LDR 进行连续照射时将会影响生物效应。在 LDR 治疗，由于总照射时间的关系，亚致死损伤的修复是最重要的因素，再分布的影响相对次要。再分布可能只与用相对长的半衰期的放射性核素（如 ^{125}I 半衰期 59.6 天）的植入有关。最近的一些实验室工作显示，同步化的停滞大大长于一个细胞周期，于是也影响进一步的放射以及近距离治疗与外照射的结合（Williams 等 1991）。再氧合在 LDR 比 HDR 更有效，特别是那些只进行近距离治疗的病人。这是由于 LDR 与 HDR 相比，用 LDR 乏氧细胞所受的损伤大于分次 HDR 治疗；而用 HDR 氧合的肿瘤细胞所受的损伤大于氧合的正常细胞（Joslin 1992）。

三、组织内插植围绕放射源细胞杀灭的变化

插植源周的不均匀照射体积会产生重要的放射生物学结果。靠近源的部位剂量率高，对细胞的杀灭类似于急速照射的存活曲线。随着细胞距源的距离变远，在较低剂量率处的细胞会不太敏感，在插植照射期间累积剂量率也将下降。这两个因素会导致随源距的不同在细胞杀灭方面非常快的变化。组

织内（肿瘤或正常组织）靠近放射源部位的细胞杀灭水平很高，不管敏感还是不敏感的细胞都会被杀灭，而距源稍远的细胞效应又会很低甚至可能那些最敏感的细胞也会存活。在这两种极端情况之间会有一个临界带，在此将会发生不同水平的细胞杀灭。正如 Steel 等 1989 年指出的，对任何既定水平的放射敏感性而言，在数微米的照射距离内将会出现局部控制率从高到低的峭壁样变化。

四、近距离放疗等效生物剂量

剂量率效应在近距离放疗中的影响比起外照射更明显。临床实践表明，两种相同剂量分布的治疗方案可能由于剂量率的不同而产生完全不同的疗效，这表明剂量率的作用绝不仅仅是个简单的物理剂量问题，而涉及复杂的放射生物学范畴。如前所述，近距离放疗中实施的剂量率被划分为低、中、高 3 个区段；此外，还有永久植入（permanent implant）和脉冲（pulsed irradiation）照射两个特殊模式。它们之间的相互区别、内在联系和等效转换一直是临床医师和放射生物学家锲而不舍的研究课题，研究方向包括细胞存活随照射剂量率变化的机制、数学表达式、等效转换模式及其临床验证等。

（一）α/β 理论是如何解释细胞存活曲线随剂量率变化的　α/β 理论是目前比较成功解释细胞存活曲线随剂量率变化机制的有说服力的理论。它用 DNA 的单链与双链断裂导致细胞亚致死和直接致死机制替代传统的靶学说，认为单次急速（acute）照射的细胞存活曲线由初始斜率随剂量增加出现肩部，进而变化愈加陡峭的现象是由于上述两种致死机制相对份额变化导致的。其中，非修复直接死亡份额用函数 exp（$-\alpha D$）表示，有修复可能的亚致死份额用 exp（$-\beta D^2$）表示，总存活函数

$$S = \exp\left[-(\alpha D + \beta D^2)\right] \qquad (3-6-1)$$

α/β 比值反映两种机制达到平衡，即份额相等时的剂量，它随细胞类型不同而异。

关系式

$$\alpha D = \beta D^2,\ D = \alpha/\beta \qquad (3-6-2)$$

剂量率改变时，仅影响亚致死份额的改变。降低照射剂量率，亚致死状态下的死亡积累相对自身修复作用变得更加缓慢，细胞的死亡以直接致死方式为主，曲线斜率变缓，在半对数坐标中趋向于与 D 呈正比的 $\ln S = \alpha D$ 直线。这表明，欲产生相同的细胞存活比例，即相同生物效应，就必须加大照射剂量（由 Ds 增至 Dm）。剂量率有效变化范围取决 α/β 比值，但一般说来限于 0.25Gy/h ~ 10Gy/h。剂量率高于 10Gy/h 时，照射时间变短，修复可能性越小；剂量率低于 0.25Gy/h 时，细胞死亡完全由非修复型死亡支配，变得与剂量率变化无关。这表明近距离照射低、中、高剂量率区段的划分应主要依据生物效应的特征，而不是物理剂量率量值。

（二）亚致死损伤修复和再群体化　剂量率变化导致细胞存活曲线的变化仅仅是外因作用，内因是细胞本身具有亚致死修复的能力。人们通常认为修复的动力学过程也遵从时间 t 的指数函数 exp（t/Tr），Tr 被称之为半修复时间，量级在 1 ~ 1.5 小时，修复快的组织 Tr 数值小，当剂量率低至 1Gy/h 时，若组织的 Tr 值小，等效剂量与 Dm 不相上下；反之，若组织的 Tr 值大，亚致死份额就大，等效剂量将随剂量率变化发生显著涨落浮动。

将 α/β 与 Tr 一道考虑，表明在已知剂量照射下所产生的生物效应是剂量率的函数；换言之，不同组织欲获得相同的生物效应所需的照射剂量取决于细胞的生物特征，也就是亚致死的份额及修复速度。

尽管细胞修复是剂量率效应最重要的生物学因素，但另外一个因素，即再群体化（repopulation）也不容忽视。在近距离治疗中，它近乎不予考虑，因为在短暂的治疗过程中不可能发生大量细胞增殖（cellular multiplication）现象；不过在永久植入治疗中，若肿瘤具有很高的有丝分裂活动的话，则需加以考虑。

（三）剂量率作用的理论公式　放射生物学家（Liversage 1969，Dale 1985，Thams 和 Hendry 1987）很早就提出了等效生物剂量 D 作为剂量率 $\dot{D}$ 的函数与照射时间 t 的关系式：

$$D\left[\alpha/\beta + 2 \times \dot{D} \times Tr/0.693\right] = \text{Constant（常数）} \qquad (3-6-3)$$

若两种不同剂量（D_1，D_2）和剂量率（$\dot{D}_1$，$\dot{D}_2$）条件下取得等同的疗效，则

$$D_2/D_1 = [\alpha/\beta + 2 \times \dot{D}_1 \times Tr/\ln 2] / [\alpha/\beta + 2 \times \dot{D}_2 \times Tr/\ln 2] \quad (3-6-4)$$

这一基本公式被广泛用于临床实践，在法国著名放射肿瘤学家 Bemard Pierquin 和放射物理学家 Ginette Marinello 1997 年编著的《近距离放疗实用手册》一书第五章中由 Jean Dutreix 列举了大量运算示例和分析，本章将节选相关内容供国内放疗专业人员学习参考：

1. 晚反应组织对剂量率变化较早反应组织更敏感

【例一】　某肿瘤组织照射总剂量 D_1 为 60Gy，在低剂量率 $\dot{D}_1$ 为 0.42Gy/h 条件下，需连续照射 6 天，即 144 小时，试计算早反应组织（$\alpha/\beta=10$Gy）和晚反应组织（$\alpha/\beta=3$Gy）在 $Tr=1$h，$\dot{D}_2$ 提高至 0.83Gy/h（20Gy/d 天）时对应的等效剂量。

解：将数据带入公式（3-6-4），得出 $D_{2早}$（$\alpha/\beta=10$Gy）=54Gy，需照射 65 小时；$D_{2晚}$（$\alpha/\beta=3$Gy）=47Gy，需照射 57 小时，表明晚反应组织对剂量率的改变具有较高的灵敏度。

需指出的是，目前对 α/β 值的研究表明动物实验确立的数据亦可用于人类，而且直接用人体组织测定 α/β 值也不是件很困难的事情；但 Tr 值尚不够准确，大部分实验 Tr 值接近 1h，但也有的实验指出 Tr 可能与分次剂量大小有关，所循规律不是简单的指数函数关系。

公式（3-6-1）隐含着等效剂量 D 与治疗时间 t 的关系，即 $t=D/\dot{D}$，我们可根据经典治疗方案推算出与其等效的其他治疗方式，并表述成曲线或表格，以方便使用。

2. 缩短治疗时间，必将加重晚期反应的程度　以维持疗效不变为前提，若缩短治疗时间，必将加重晚期反应的程度。因此新方案的实施应以晚反应组织的耐受程度为依据。

【例二】　试计算在 8 天内实施与 55Gy/5 天方案等效的照射剂量，α/β 分别为 10 和 3Gy。

解 1：$\alpha/\beta=10$Gy，$D_1=49$Gy/5 天与 $D_2=51$Gy/8 天等效，$D_2/D_1=1.04$；且 $D_1=59$Gy/5 天与 $D_2=61.5$Gy/8 天等效，$D_2/D_1=1.04$，则 $D_1=55$Gy/5 天大致与 $D_2=57$Gy/8 天等效。

解 2：$\alpha/\beta=3$Gy$D_1=48$Gy/5 天与 $D_2=53$Gy/8 天等效，$D_2/D_1=1.10$ 且 $D_1=57.5$ Gy/5 天与 $D_2=64$Gy/8 天等效，$D_2/D_1=1.11$，应用 $D_2/D_1=1.11$，则 $D_1=55$Gy/5 天与 $D_2=61$Gy/8 天等效。

从表 3-6-1 可以看出：

（1）当照射剂量大时，等效剂量增量也大。例如 $\alpha/\beta=3$Gy，在疗程为 5 天和 8 天的等效剂量由 39Gy 增至 42Gy，涨幅 8%；而从 76Gy 增至 86Gy，涨幅 13%。

（2）以 6～7 天的治疗方案为例，缩短治疗时间引起等效剂量的改变幅度要比延长治疗时间更显著。例如 $\alpha/\beta=3$Gy，63Gy/4 天，70Gy/6 天与 75Gy/8 天等效剂量级差变小。

（3）等效剂量转换过程中，晚反应组织的剂量变化幅度比早反应组织大，例如 $\alpha/\beta=3$Gy：70Gy/8 天等效 59Gy/4 天；$\alpha/\beta=10$Gy：70Gy/8 天等效 65Gy/4 天。这就意味着照射总量不变，若改变疗程，则必改变疗效；若保持肿瘤疗效不变，晚期反应将更加严重。所以必须明确缩短治疗时间所带来的负面影响，尤其是处方剂量很大时更要谨慎。

3. 用于不同治疗方案的比较

【例三】等效剂量与治疗时间的关系转换还可用于不同放疗部门之间对同部位肿瘤、采用相同剂量分布，但不同剂量与照射时间的各种方案做评估比较。

设 A 方为 55Gy/4 天，B 方为 65Gy/8 天：

若 $\alpha/\beta=10$Gy：A 方为 55Gy/4 天等效 59Gy/8 天，表明 B 方方案的生物效应高出 A 方 10%；

若 $\alpha/\beta=3$Gy：A 方为 55Gy/4 天等效 65Gy/8 天，表明 AB 两方案对晚反应组织的生物效应相同。

（四）近距离放疗中剂量和剂量率的不均匀性的影响　近距离放疗中剂量和剂量率的不均匀性是不可避免的一个问题，无论采用何种优化处理手段，处方剂量（dose specified）对应的等剂量面内外的剂量（率）落差都很大。对一般临床治疗来说，我们排除剂量大于 120Gy 和低于 30Gy 的区域不予考虑，前者对应体积甚小，但属于可能导致组织破坏的剂量值；后者对应疗效甚少的剂量限，上下限剂量（率）变化指数可能高达 4.0。

表3-6-1 等效剂量随治疗时间的变化

肿瘤组织（α/β=10Gy）*Tr* 取值 1h								
治疗天数	3	4	5	6	7	8	10	15
等效剂量	28.5	29	30	30	30	30.5	31	31
	37.5	39	39.5	40	40.5	40.5	41	42
	46	48	49	50	50.5	51	52	53
	55	57	59	60	61	61.5	62.5	64
	64	66.5	68.5	70	71	72	73	75
	72	76	78	80	81	82.5	84	87
	80	85	88	90	92	93	95	98
晚反应组织（α/β=3Gy）*Tr* 取值 1h								
治疗天数	3	4	5	6	7	8	10	15
等效剂量	26.5	28	29	30	31	31	32	33
	34.5	37	39	40	41	42	43	45
	42.5	46	48	50	51.5	53	55	58
	50	54	57.5	60	62	64	66	71
	58	63	67	70	73	75	78	84
	65.5	71.5	76	80	83	86	90	97
	73	80	85.5	90	94	97	102	111

临床效果是剂量高的位置生物效应会更好。例如，在接受 120Gy 剂量的位置，其剂量率为 0.83Gy/h，参考上述等效转换公式和表格，它比参考剂量率为 0.42Gy/h 的位置，对肿瘤而言（α/β=10Gy）剂量等效性增加了 10%，对健康组织（α/β=10Gy）造成的损伤则提高了 30%。又如，只接受了 40Gy 吸收剂量的部位，由于剂量率下降到 0.28Gy/h，等效剂量低了 10%，对正常组织晚期反应要轻得多。正如放射肿瘤学家 Dutreix 指出的那样，对近距离治疗而言，不光要审视剂量分布，这仅仅是物理剂量概念；还应将等剂量值用剂量率因数加权，该因数的大小取决于剂量、治疗时间和被照组织的生物学特征（α/β）。

（五）低剂量率照射和分次照射的等效性及其疗效关系　对分次照射，当分次数增加时，分次剂量减小，但总等效剂量增加。假设我们只考虑治疗过程中的修复效应，忽略再增殖效应，等效剂量值将从单次急速照射剂量 Ds 增至分次量甚低时的 Dm，这时细胞杀伤仅存直接致死方式。这一变化范围（$Ds \sim Dm$）与近距离治疗剂量率由很高向很低变化时效果相同。

于是我们可以说用剂量率 $\dot{D}=D/t$ 做近距离连续照射，与它对应的、能产生相同效应的分次照射的分次数可用 N 表示，分次剂量为 $d=D/N$。其中 N 值表达式为（Thams and Hendry 1987）：

$$N=\frac{1}{2}\times\frac{\ln 2}{Tr}\times t \qquad (3-6-5)$$

在低剂量率近距离放疗中 $t \gg Tr$

$$d=\dot{D}\times t/N=\frac{2}{\ln 2}\times Tr\times\dot{D}\approx 2.89Tr\,\dot{D} \qquad (3-6-6)$$

这时，d 与 $\dot{D}$ 的关系与 α/β 无关，也就是说，对低剂量率近距离放疗，当我们认定修复时间 $Tr=1h$ 时，d（Gy）数值上等于 $2.89\,\dot{D}$。例如，当 $\dot{D}=0.42$（Gy/h），即 10Gy/天的低剂量率近距离放疗与 $d=1.2Gy$ 分次照射等效。

这一结果可引申很多推论，即不管是用 $\dot{D}=D/t$ 做连续照射，还是用 d（Gy）数值上等于 $2.89\,\dot{D}$ 做分次照射，它们在任何剂量 D 的效果都是相同的。当连续照射的剂量率为 0.42Gy/h，它与经典的 5 次/周，2Gy/次照射方案相比，$d=1.2Gy$，单次量减少了许多，因此有潜在的治疗优势；反过来说，当剂量率高于 0.69Gy/h（16.6Gy/天），它对应的等效分次剂量 $d>2Gy$。例如 20Gy/天，对应

$d=2.4Gy$。

至此，我们已经可以在近距离连续照射、分次照射和经典的以2Gy为分次量的常规照射之间做相互转换。后者转换公式为：

$$D_2/D_1=(\alpha/\beta+d_1)/(\alpha/\beta+d_2) \qquad (3-6-7)$$

【例四】　不考虑再增殖因素，建立连续照射60Gy/6天（$\dot{D}=0.42Gy/h$）与分次剂量为2Gy的分次照射等效转换关系。

解：我们已得出$\dot{D}=0.42Gy/h$连续照射对应的等效分次照射剂量关系，即连续照射$D=60Gy/6$天相当50次分次量$d_1=1.2Gy$，总剂量$D_1=50\times1.2Gy=60$ Gy的分次照射，再利用公式（3-6-7）求解$d_2=2Gy$对应的总照射剂量D_2。

当$\alpha/\beta=10Gy$，$D_2=60(10+1.2)/(10+2)=56=28\times2Gy$；

当$\alpha/\beta=3Gy$，$D_2=60(3+1.2)/(3+2)=50=25\times2Gy$。

不难看出在相同疗效前提下，近距离连续照射全程只用6天时间，而分次照射需要几周时间，可见对可实施近距离放疗的肿瘤部位和类型，低剂量率近距离放疗较外照射有很大的优越性，这也是近距离放疗至今仍占有相当比例的原因。

（六）肿瘤的再群体化因素　分次照射需延续几周的时间，在此期间再群体化因素会产生什么影响呢？先假设忽略分次照射中晚反应组织的再群体化问题，对发生在皮肤和粘膜上的早期反应组织而言，实验和临床都表明：照射头10天内动力学没有多大改变；但照射头两周内对细胞倍增（cellular multiplication）的刺激十分明显，但随后则迅速减弱。所以人们理所当然地考虑，可能需要增加剂量M以抵消细胞的增殖效应，经验表明对照设时间在4～8周的分次照射而言，M值大约为15Gy。

【例五】　在例四的转换基础上，考虑细胞再群体化，结果可修正为：

当$\alpha/\beta=10Gy$，$D_2=56+15=71Gy\approx35\times2Gy/7$周；

当$\alpha/\beta=3Gy$，$D_2=50+0=25\times2Gy/5$周。

随着对再群体化效应研究的深入，可把肿瘤再群体化考虑为恒定的过程，并用潜在倍增时间T_{pot}来表述。它是指两次相继分裂的平均时间间隔，它的数量级约为5～10天，也有的学者认为短至2天，为了抵消这种有丝分裂活动，有必要在T_{pot}间隔至少给予50%杀灭的剂量，该剂量大约是2Gy，因此用来抵消增殖的剂量M等于

$$M=2\ Gyt/T_{pot}6.8 \qquad (3-6-8)$$

表3-6-2列出不同疗程（overall time）t和倍增时间T_{pot}对应的M剂量值，数据表明当疗程长到几周时，M将占有重要的份额。近距离连续照射则不然，其疗程长度短、可在几天内完成，M即或不能忽略，也只占很小比例，何况肿瘤治疗有效性相对较高，同时又不会增大晚期反应；分次照射则不同，它必须保持较低的分次剂量，且分次间隔又要长到足以保证亚致死损伤得以修复。

表3-6-2　不同疗程t和倍增时间T_{pot}对应的抵消肿瘤细胞增殖的M剂量值

T_{pot}（天）	t 5	10	20	30	40
	剂量M（Gy）				
2	5	10	20	30	40
5	2	4	8	12	16
10	1	2	4	6	8

【例六】　某分次治疗总剂量为50Gy，5次/周，2Gy/次，随后进行3天20Gy近距离照射，试求它对应的等效单纯分次照射方案。

解：利用公式（3-6-8），3天20Gy近距离放疗相当剂量率$\dot{D}=0.28Gy/h$，分次照射量$d=$

0.8Gy，且 20Gy = 25 × 0.8Gy。若对早反应组织，α/β = 10Gy，它的等效转换为 18Gy = 9 × 2Gy。

上述混合治疗模式等效于 50 + 18 = 68 = 342Gy 单纯分次治疗；不过上述等效性是在假设两种照射总时间相同的前提下成立，如果不是这样，疗程短的方案则更有效。

上述混合治疗模式对晚反应组织（α/β = 3Gy），3 天 20Gy 近距离放疗等效 15Gy =（7.5 × 2Gy），等效剂量为 50 + 15 = 65Gy。

【例七】 近距离连续照射较经典 52Gy/周分次照射的优点。

首先，采用低剂量照射可修复细胞损伤，只要剂量率低于 0.69Gy/h，剂量 D 的生物效应将与分次剂量为 2 Gy 的分次照射等效，同时又能使邻周涉及的正常组织具有较低的晚期反应。

其次，从疗程长短看，主要优势表现在疗程较短的连续照射中肿瘤干细胞再群体化不明显；而在长达几周的分次照射中则问题很突出，如补偿剂量 M 考虑不周，甚至会导致放疗最后的失败。

（七）治疗中断对疗效的影响 治疗中断的原因很多，如护理中断、来访探视中断、设备故障中断以及医师临时决定的治疗暂停等；它还可按时间间隔另外划分为短暂 1 小时左右的中断和长达几小时甚至几天的中断。短暂中断仅导致照射的平均剂量率下降，部分亚致死修复，生物效应减弱。不过这种中断较治疗时间短得多，对疗效影响不大。这是由于生物效应随剂量率变化不是很急遽，通常 10% 的剂量率变化，即连续照射每天中断 2 ~ 3 小时并不十分重要；与此相反，长时间中断导致所有亚致死病变修复。若超过一周，问题就更大了，这时总治疗时间不得不延长，若肿瘤倍增时间短，再群体化就会发生，疗效不可能好。

（八）永久植入 永久植入治疗所用的核素的半衰期短，照射剂量率会逐日下降，理论计算表明如果剂量率效应仅仅与细胞修复有关，而忽略再增殖的影响的话，永久植入过程的总照射剂量 D 的生物效应与接受恒定 0.5 倍初始剂量率 $\dot{D}_i$ 的照射等效，其中，初始剂量率 $\dot{D}_i = \ln 2 \times D/T_{H/2}$，$T_{H/2}$ 为核素的半衰期。例如，用金 Au-198 做永久植入治疗，$T_{H/2} = 2.7$ 天，总剂量为 60Gy，初始剂量率 $\dot{D}_i$ = 0.64Gy/h，其等效治疗方案为用恒定剂量率 0.32Gy/h 照射 7.8 天（187.2 小时）给予同样 60Gy 的剂量。

该例表明，对金 Au-198，选用它做永久植入核素时，对总剂量量值的考虑是和 LDR 恒定剂量率照射类同的；但若选用碘 I-125（$T_{H/2} = 59.89$ 天）则不同，它的初始剂量率低，接近 0.1Gy/h，半衰期相对长，疗程也长。这时我们不得不考虑再增殖因素，结果通常总剂量要高达 150 ~ 200Gy。

若只考虑修复的影响，与金 Au-198 实施总剂量 60Gy 等效的治疗若换用碘 I-125 时，总剂量需增加，对 α/β = 10Gy $D = 65$Gy；对 α/β = 3Gy $D = 77$Gy。若再考虑疗程长导致的再增殖因素，等效剂量还要高。除此之外还需看到当剂量率减低到所谓“临界值”，即剂量刚好抵消再增殖，也就是在 T_{pot} 时间内施与的剂量达到 50% 的杀灭，该剂量为 2Gy（对 $T_{pot} = 6$ 天的组织剂量率降至 0.014Gy/h）。

【例八】 设碘 I-125 永久植入处方剂量 150Gy，初始剂量率 $\dot{D}_i = 0.07$Gy/h，若 $T_{pot} = 6$ 天，则约在第 140 天剂量率衰减到临界值，这时累积剂量为 120Gy，为抵消剩余的 23.5 个 T_{pot} 期间内产生的再增殖，要增补 $M = 47$Gy 的剂量。对肿瘤而言，有效剂量为 73Gy，在剂量率由 0.07 ~ 0.014Gy/h 期间进行。这一附加的剂量尽管对正常组织不利，但毕竟由肿瘤组织的控制改善得以补偿。

（九）高剂量率近距离放疗 在短时间内施予高剂量照射引起的放射生物学问题并不仅仅是近距离放疗所特有的，外照射积累的大量经验也得出同样的结论，即单次大剂量照射不会得到满意的治疗结果，因为为保证相同的肿瘤控制，必然增加晚期正常组织的反应。

从放射生物学解释，有以下几个方面：

1. 短时间内大剂量照射增加了晚反应正常组织亚致死损伤的积累。

2. 瘤体内存活的乏氧细胞的比例会增加，因为产生再氧合的条件，即两次打击之间的间隔变小。

尽管临床实践表明单次量 3Gy 的外照射效果并不如 2Gy，但对近距离治疗却可以承受，原因是外照射的治疗体积（TV）通常比近距离治疗大。临床经验还表明，高剂量单次近距离照射是不可取的，但单次量为 5 ~ 7Gy，治疗拉开，长达几周，尚能较好地耐受。我们可以用以前提到的公式（3 - 6 -

7）将分次量为 d_1，总量为 D_1 的高剂量率近距离放疗方案，转换为分次量为 $d_2=2Gy$，等效剂量为 D_2：即 $D_2=D_1$（$\alpha/\beta+d_1$）/（$\alpha/\beta+2$）的方案。表3-6-3列举了与单次高剂量率近距离放疗 $D_1=4\sim8Gy$ 等效的、分次量 $d_2=2Gy$ 的治疗方案。

D_2 与 D_1 等效的前提是忽略再增殖或者两方案的再增殖情况相同，同时不考虑乏氧细胞再氧合的问题，而该因素在分次数较少时对治疗有影响。

表3-6-3　与单次高剂量率近距离放疗 $D_1=4\sim8Gy$ 等效的、分次量为 $d_2=2Gy$ 的治疗方案

单次剂量（Gy）	分次量为 $d_2=2Gy$ 的等效方案总照射剂量	
	$\alpha/\beta=10Gy$	$\alpha/\beta=3Gy$
4	4.7	5.6
5	6.3	8
6	8	10.8
7	9.9	14
8	12	17.6

【例九】　计算与5×7Gy高剂量率近距离治疗等效，且单次量为2Gy的治疗方案。

解：参考表3-6-3，对于与单次大剂量7Gy的高剂量率近距离照射等效的，分次量为2Gy的方案当 $\alpha/\beta=10Gy$ 时是9.9Gy；$\alpha/\beta=3Gy$ 时是14Gy。所以，与5×7Gy高剂量率近距离治疗等效的分次照射总剂量对 $\alpha/\beta=10Gy$ 和 $\alpha/\beta=3Gy$ 分别是 $5\times9.9\ Gy\approx50Gy=25\times2Gy$ 及 $5\times14Gy\approx70Gy=35\times2Gy$。

这种等效关系还可进一步扩及LDR近距离放疗。因为前面已经提到了分次量为2Gy的照射与相同处方剂量，剂量率为0.69/h的连续LDR照射等效；而公式（3-6-3）$L\sim D$ 又给出其他剂量率条件下对应的剂量。这样就把HDR近距离放疗、2Gy分次照射和LDR连续照射在生物等效的原则下联系起来，彼此不再无端地或仅从物理剂量角度被割裂开来。

总体上说来采用HDR对肿瘤做几次大剂量照射的生物效果不如LDR照射，因为它趋向于产生较严重的晚期反应，加上疗程长，肿瘤的再群体化因素也变得明显。不过HDR毕竟有它的优点，特别是对姑息患者，临床上还需积累更多的克服其负面效应的经验。

（十）脉冲照射（pulsed dose rate，PDR）　高剂量率近距离放疗的一个衍生分支是所谓脉冲照射，是指用分次数量多，但单次剂量小，间隔时间短（1h左右）的照射，这种超分割照射与LDR连续照射相类似。每天24次，0.5Gy/次的PDR照射与每日剂量12Gy、剂量率为0.5Gy/h的连续照射等效。这启示我们对国内现有的HDR后装机用户，可考虑进行放射生物学研究和临床试验，对合适的肿瘤用HDR机型进行PDR模式治疗，获得LDR连续照射效果。

小结：本节概括介绍了近距离放疗中剂量率效应的影响及其等效生物剂量转换的理论基础、运算公式和示例，对国内占绝对比例的HDR机型用户提供了必要的启示，它有助于我们更深刻的理解HDR、MDR、LDR、PDR和永久性植入各类照射模式之间的区别、内在联系以及与2Gy分次外照射的转换关系；有助于医师更理性地、更客观地总结以往临床成功经验与失败的教训，以利不断改善治疗效果；当然，还应指出放射生物学研究的进展总体上还落后于临床实践需求，很多机制还未明朗，数学表达式还很近似，所以在临床实践中更要讲求严谨的科学态度和实事求是的作风。

（杨伟志　冯宁远）

第四节　肿瘤放射治疗中生物剂量等效换算的数学模型

进行“生物剂量”等效换算的作用主要有：①对临床研究中的不同分割方案进行比较；②改变

原有治疗方案或开展一个新的治疗模式与常规治疗进行“生物剂量”等效估算，以获得最好的治疗效益并使病人的利益得到保护。因此，正确理解和运用“生物剂量”的概念及相关数学换算模型是非常必要的。

一、“生物剂量”的概念

自20世纪30年代开始创立和制定辐射量化标准和剂量单位制以来，物理剂量学系统不断完善，使临床放疗、放射物理和放射生物的研究工作有了统一的标准和依据。但应注意的是：临床意义上的放射剂量学中的物理学涵义和生物学涵义有所不同，各自侧重的角度也不同。根据国际原子能委员会第30号报告定义，“生物剂量”是指对生物体辐射反应程度的测量。“生物剂量”与“物理剂量”是两个不同的概念，正如刘泰福教授所指出的“单野下的等剂量曲线，实际生物效应剂量（Gy）与物理剂量并不一致。这是由于随每次剂量的大小，生物效应也发生变化。根据Fowler公式，每次剂量越大，生物效应越大，尤其是晚反应组织；相反也如此。例如，100cGy的照射剂量时，70%物理剂量（70cGy）按Fowler公式计算其生物剂量是74.2cGy，而50%处的生物剂量就变成40.5cGy。此事实导致照射一个野与每天照射所有野的差别，这种差别在物理剂量图上是看不出来的”。

此外，在比较不同治疗中心计划的优劣时所用的也是生物剂量。在做反向治疗设计时也要首先了解重要器官和组织的耐受性和耐受剂量，然后才是进一步设计具体的放射治疗方案，这靠物理剂量是无法达到目的的。

二、放射治疗中的生物剂量等效换算模型

在放射治疗计划中有3个因素是应经常被注意的：①当改变常规治疗计划时应计算保持相等生物效应所需的总剂量；②争取一个合理的分次方案；③比较不同分次剂量、分次数、和总治疗时间的治疗技术。

通观分次放射治疗的历史，曾提出过很多生物剂量换算的模型，但只有极少数的模型具有实用价值。主要为：①立方根规则（cube root rule）；②名义标准剂量（norminal standard dose NSD）；③LQ模型（linear quadratic modle，LQ）。前两者可认为是经验性公式，后者是理论性公式。

（一）立方根规则（cube root rule） 1944年由Strandqvist提出，是第一个对现代分次放射治疗发展具有指导意义的时间剂量模型。在他的文章中，证明了皮肤反应（皮肤红斑和皮肤耐受）的等效剂量。用皮肤和唇基底细胞癌及鳞癌的复发和皮肤损伤的总剂量与总治疗时间在log－log坐标上作图得到一条直线，斜率为0.22（图3－6－8）。1949年Cohen在Strandqvist工作的基础上精心分析了3种不同皮肤损伤的资料（指标分别是轻度红斑、重度红斑和皮肤耐受性），用皮肤耐受剂量与总治疗时间在对数坐标上作图所得到的直线的斜率是0.33。因此，等效剂量D（rad）与总治疗时间T（天）的立方根呈正比。由于在Strandqvist曲线上的所有点都是按每周5次的照射方式匹配的，T是分次数N的线性函数，因此D也与分次数N的立方根呈正比。因此也被称为立方根规则。在NSD被提出以前，立方根规则一直被用来换算总治疗时间和分次数两方面关系。

（二）名义标准剂量模型（nominal standard dose model，NSD） 1969年英国放射肿瘤学家Frank Ellis以“时间、剂量和分次——临床假说”为题发表了一篇文章，在文章中他提出了一个以3个假设为基础的数学关系式。这3个假设是：①皮肤表皮损伤的愈合依赖于其下方结缔组织间质的状况；②除了骨和脑，全身其他部位的结缔组织是相似的；③在肿瘤内及周围，正常结缔组织成分构成间质。

$$D = NSD \times N^{0.22} \times T^{0.11}$$

式中NSD为名义标准剂量，以ret表示。其关系式如下：

$$D = (NSD) \times T^{0.11} \times N^{0.24}$$

式中NSD是指发生某一特定水平皮肤损伤的比例系数，即随着皮肤反应的增加NSD增加。在此，

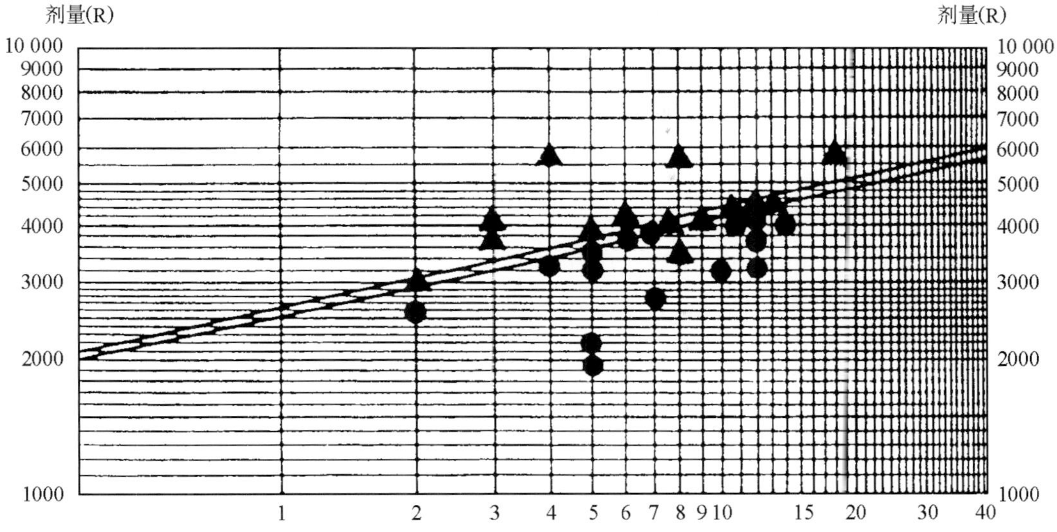

图 3-6-8　Strandqvist 散布图

（引自 G G Steel. Basic clinical radiobiolozy）

NSD 代表着生物效应水平。

$$NSD = D \times T^{-0.11} \times N^{-0.24}$$

注意，这里 *N* 的指数不是 0.22，所以 T 和 N 的两个指数之和并不像人们所期望的那样是 0.33。

对两个不同方案的比较而言，所需要做的就是比较两方案的 *NSD* 值即可。*NSD* 可被认作是一个生物效应剂量（即是时间和分次数的校正剂量）。然而，不同于物理剂量的是，*NSDs* 不能进行线性相加，因为 *NSD* 不是分次数的线性函数。事实上，对一个每周固定的分次数（T/N = 常数）和每分次固定的照射剂量（d）而言，*NSD* 与 $N^{0.65}$ 呈正比。因此在基本的 *NSD* 等式中，可用 Nd 代替 D，于是得到：

$$NSD = d \times (T/N)^{-0.11} \times N^{0.65}$$

由于 *NSD* 作为一个剂量单位不如物理剂量方便。但幸运的是，这可以通过等号两侧同乘 1/0.65（或 1.54）来补救，从而使 $NSD^{1.54}$ 成为一个生物效应剂量单位，这就是 TDF（time - dose - fraction TDF）模型的基础。

$$TDF = 10^{-3} \times NSD^{1.54}$$
$$= Nd^{1.54} \ (T/N)^{-0.17} \times 10^{-3}$$

式中 10^{-3} 只不过是一个简单的刻度因子。在 SI 单位，d 用“Gy”表示，T 用“天”表示。

$$TDF = 1.19Nd^{1.54} \ (T/N)^{-0.17}$$

当疗程中断时休息期间干细胞的再群体化是必须考虑的。根据 Ellis，治疗中断前的 TDF 应减去消减因子（decay factor），以计算中断后的 *TDF*。

$$\text{消减因子} = [T/(T+R)]^{0.11}$$

式中 *T*（天）是指疗程开始时到治疗中断的时间（天数），*R* 是休息期间的时间长度。

虽然 *NSD* 在比较长的一段时间内用做生物剂量换算的常用公式，但存在着不少争议。*NSD* 的主要缺欠如下：

1. NSD 低估了大分次剂量照射后晚期损伤的发生率　Singh（1978）的临床资料，宫颈癌腔内加外照射，两组的腔内计划是相同的（为 Manchester 系统 A 点 40Gy），外照射计划具有相等的 TDF 值，改变分次数对早反应无明显效应（每组都是 33%），但晚期损伤明显增加了（33% ~ 83%，P = 0.001）。Overgard 1987 年的结果也说明了同样的问题，在 73 例（12 分次）和 66 例（22 分次）的病人，3 级红斑的发生率是相似的（35%∶31%），但 >2 级皮下纤维化在 12 分次组明显的高（68%∶5%）。值得注意的是有些病人未出现早期反应即发展成晚期纤维化。这些资料揭示了 NSD 的缺点。

2. 不存在鉴别晚期损伤的治疗时间因子。

3. 延长总治疗时间使肿瘤控制率下降 Bentzen 和 Overgaard 归纳了在统一规划的情况下头颈鳞癌的 3 个治疗结果，肿瘤的局控率损失了 7% ~10% 。

4. 分次数 n 的指数不是常数，即便对特定的指标也是如此。支持这个结论的工作主要来自放射生物动物实验资料。

（三）线性二次模型（linear quadratic model，LQ） LQ 模型比 NSD 或 TDF 获得更多认可的主要原因是，它可从细胞存活曲线直接推导而得出。因此它不像 NSD 是一个纯粹的经验公式，当从它的初始公式外推到剂量和分次方案时会相差较多容易发生错误。LQ 是一个数学模型，根据照射与生物系统关系的基本机制，LQ 可以拟合比较大的分次范围。

LQ 是 Chadwick 和 Leenhouts 于 1973 年提出的，是将 DNA 双链断裂与细胞存活联系起来的数学模型。单次剂量 D 的效应（如细胞杀灭）可写作：

$$SF = exp\left(-\alpha D - \beta D^2\right)$$

或

$$E = \alpha D + \beta D^2 \qquad (3-6-9)$$

LQ 公式又称线性二次方程（linear quadratic formula），现已日趋广泛地应用于放射生物学研究和临床放射治疗，它对近 20 多年来的放射生物理论研究和临床放射治疗实践产生了重大影响。临床上应用 LQ 等效公式的基本条件如下：①组织的等效曲线是相应靶细胞等效存活率的表达；②放射损伤可分成两个主要类型（能修复及不能修复），而分割照射的保护作用主要来自于能修复的损伤；③分次照射的间隔时间必须保证可修复损伤的完全修复；④每次照射所产生的生物效应必须相等；⑤全部照射期间不存在细胞的增殖。

1. 等效换算的基本公式 在以后的演进过程中，根据 LQ 公式推出了几种计算临床放射治疗中等效关系换算的方法（即 LQ 的临床应用公式），所有这些方法均是以相似的假设为基础的。主要的两个原则公式是，1982 年 Barendsen 推荐的外推耐受剂量（extrapolated tolerance dose，ETD）和 1987 年 Thames 和 Hendry 的总效应（total effect，TE）。1989 年 Fowler 进行了进一步完善，提出了生物效应剂量（Biological effective dose，BED）。BED 具有的优点是可计算低于正常组织耐受性的效应水平而 ETD 的涵义是总耐受效应。

一般来说，与等效有关的细胞存活分数是不清楚的，习惯上以术语组织效应水平来表达，以“*E*”表示。等式两边除以 α，得：

$$E/\alpha = D + (\beta/\alpha)\ D^2 \qquad (3-6-10)$$

E/α 被称作生物效应剂量（biological effective dose，BED），它具有剂量的大小和量纲，对衡量生物效应很有用。是指分次数无穷多分次剂量无穷小时产生相等生物效应所需的理论总剂量。因此它也是极低剂量率单次照射所需的总剂量。BED 的单位是 Gy。必须注意它不同于物理剂量。BED 代表了整个分次照射或低剂量率连续照射过程中的生物效应，当分次剂量趋向于 0 时，BED 就相当于 D，即总剂量。在整个照射过程中，每一部分的 BED 能相加，这样可得到总的生物效应剂量。

值得一提的是在文献中 Thames 的 TE 概念也被使用着，在这个公式中是除以 β 而不是 α，从而得到 $TE = E/\beta = D\ (\alpha/\beta + d)$，*TE* 的单位是（gray）^{2}，使用起来不如 BED 方便，但有以下关系式：$TE = (\alpha/\beta) \times BED$

若分次剂量为 *d*，采用分隔时间大于 6 小时的分割照射，分次数为 *n*，且允许亚致死损伤获得完全修复，等式 2 可改写为：

$$BED = nd \times \left[1 + d/(\alpha/\beta)\right] \qquad (3-6-11)$$

式中 *n* 为分次数，*d* 为分次剂量，*nd* 为总剂量（*D*），*α/β* 比值可查表获得。*α/β* 比值作为 LQ 临床应用公式、细胞存活曲线形状或等效分割公式中 α 参数和 β 参数之比，一个特定组织或细胞群体的 α/β 比值意味着在这个剂量值单击和双击所产生的生物效应相等。α/β 比值的意义不仅反映了不同组织分次敏感性的差异，它在数值上相当于一个特征性剂量，在该剂量照射下 DNA 双链断裂与两个单链断裂组合发生几率相等。

根据以上推导，不同分割方案的等效变换基本公式为：

$$n_2 d_2\left(1+\frac{d_2}{\alpha/\beta}\right)=n_1 d_1\left(1+\frac{d_1}{\alpha/\beta}\right) \qquad (3-6-12)$$

或

$$\frac{D_2}{D_1}=\frac{1+\dfrac{d_1}{\alpha/\beta}}{1+\dfrac{d_2}{\alpha/\beta}}$$

2 带有时间因子的 LQ 等效换算公式　研究表明，在临床放射治疗期间，经常会发生总治疗时间的改变。一般来说，对晚反应组织而言，总治疗时间的变化对生物效应影响不大。但对大多数早反应组织和肿瘤来说，总治疗时间的延长会使既定方案的生物效应下降（这是受照射组织靶细胞增殖的结果），应对此进行校正。若假设肿瘤细胞的再群体化，则 InS 将随（0.693/Tpot）T 而增加。于是；

$InS=-N(\alpha d+\beta d^2)+(0.693/Tpot)\ T$

等式两侧同除 $-\alpha$：

$-InS/\alpha=BED=Nd\ [1+d/(\alpha/\beta)]-0.693/\alpha Tpot$

由于几乎没有来自个体肿瘤的 Tpot 和 α 值，即使有病人间也差别很大，因此用总再群体化速率参数 K，来代替 $0.693/\alpha Tpot$。K 可由一些特殊病人的临床资料分析确定。例如，回顾性资料分析显示对再群体化快的肿瘤可采用 K＝0.6Gy/天，增殖慢的肿瘤如前列腺癌 K＝0.1Gy。注意；因晚反应组织疗程中没有再群体化因此 K＝0。

另外，如果考虑到 kick－in 时间 T_K 以后的加速再群体化，T_K 以前的再群体化忽略不计，以后的过程以每天 K Gy 表示，则：

$$BED=Nd\ [1+d/(\alpha/\beta)]-K(T-T_K)$$

当 $T<T_k$ 时，$K=0$

值得一提的是，动物实验结果显示，效应不是时间的线性函数，恢复剂量将随初始损伤的时间函数而变化。目前尚无任何一个数学模型能够描述这种广泛时间跨度的组织恢复情况，这方面的研究还在继续着，需要不断加以关注。

3．带有不完全修复因子的 LQ 等效换算公式　LQ 基本临床公式（等式 3－6－12）所假设的条件是分次之间每次照射剂量后的亚致死损伤完全修复，这种修复至少要 6 小时［但在一些情况下（如脊髓）却可以长达 1 天甚至更长］，如果分次间隔时间短于这个值，整个治疗的总损伤会由于每次照射前上次照射损伤修复的不完全而加重。不完全修复的影响用组织的半修复时间 $T_{1/2}$ 来决定。$T_{1/2}$ 是分次剂量之间或低剂量率治疗期间修复一半损伤最大可能性所需的时间。不完全修复会降低等效剂量，因此应校正由此而损失的正常组织耐受性。未修复损伤用 Hm 来表达，由此得到分次照射的带有修复因子的 BED 公式：

$$BED=D\ [1+d/(\alpha/\beta)+Hm\cdot d/(\alpha/\beta)]$$

式中 d 是分次剂量，D 是总剂量，Hm 可查表获得。

另一种常见情况是，临床连续照射期间发生的不完全修复。随着剂量率的降低（低于外照射所用的范围）照射时间延长，一部分损伤会被抵消从而使等效剂量增高。对应于基本 BED，连续照射的 BED 公式加入了允许不完全修复的 g 因子。g 因子可查表获得。

连续低剂量率照射的 $BED=D\ [1+g\cdot d/(\alpha/\beta)]$

式中 D 是总剂量（＝剂量率×时间），d 是分次放射治疗的保留以便处理分次的低剂量率照射。

对单次连续低剂量率照射 d = D。等式假设，低剂量率照射之间损伤完全恢复。如果没完全恢复 Hm 是应加上的。

$$\phi = exp\ (\ -\mu\ (t + \Delta T))$$

$$g = 2\ [\mu t - 1 + exp\ (\ -\mu t)]\ /\ (\mu t)^2$$

$$C = g + 2\frac{cosh\ (\mu t)\ -1}{(\mu t)^2} \cdot H_m$$

$$BED = D\ [1 + C \cdot d/\ (\alpha/\beta)]$$

4．常规与非常规分割方案的等效换算　沿用多年的经典常规分割治疗方案是以临床经验为基础的，它基本符合肿瘤和正常组织对放射线反应的生物学规律，因此在一部分肿瘤取得了较好的疗效。随着肿瘤放射治疗经验的积累以及放射生物专业知识的不断深化，放射治疗医师更清楚地认识到：更好地分类和设计治疗方案，并逐步使其个体化是提高肿瘤局部控制率的重要方向。其中正确进行不同治疗方案的等效换算是重要环节。换算的主要步骤是根据上述公式将新方案中的变量正确带入公式。为便于理解下面简要举例说明。

例：头颈部癌，原计划治疗方案是 70Gy/35 次，由于头 6 次发生给量错误给成了 4Gy/次而不是 2Gy/次，于是累计剂量是 24Gy/6 次，接下来的治疗将继续用 2Gy/次治疗，问：保持与 2Gy/次相等晚期损伤应给多少次？

设：纤维化的 α/β = 3.5Gy

计算结果：

BED = 70 × (1 + 2/3.5) = 110

PE1 = 24 × (1 + 4/3.5) = 51.4

PE2 = BED - PE1 = 58.6

PE2 = D2 × (1 + 2/3.5) = 58.6

D2 = 58.6/1.57 = 37.3

2Gy/次方案的剩余分次数：37.3/2 = 18 或 19 次。

第五节　三维适形调强放射治疗的生物学问题

放射治疗的战略，几乎从一开始就是依据患者肿瘤的解剖部位和正常组织结构特点来实施照射的。也就是说，实际上适形放疗一直是在尝试着的，只不过这种适形多年来是在逐步改进的。近年来，随着工程技术和计算机科学的进步，照射技术的开发，包括线束眼观察治疗计划的计算机、多叶准直器、计算机控制的放射治疗机等，使高精度和高剂量的放射治疗成为可能并得以实施。这些潜在改进的治疗技术模式，通常称为三维适形放射治疗（3D - CRT）。

那么，增加了物理学上的适形性是否会改善治疗结果呢？一般来说，物理学上的“适形”所假设的是期望肿瘤边缘遗漏将被降到最低，并且尽量减少所涉及的正常组织。后者的改进可能会减轻正常组织损伤，换言之，即可能允许提高所给予的肿瘤治疗剂量。于是，乐观的看法认为：增加肿瘤剂量，减少边缘偏差将会增加肿瘤的控制。然而，一些放射生物学研究者指出，影像学所显示的肿瘤边缘是不太可靠的，真正靠得住的应是显微镜下的肿瘤边缘，后者才是生物学意义上的边缘。目前所增高的适形性可能只是一种奇迹。另外，生物学的研究还显示，一些肿瘤的局部控制率与照射剂量的效应曲线的斜率是很浅平的，因此提高剂量可能性的大小也是不确定的，从而引出了所能提高的剂量的程度问题。尽管如此，三维适形照射技术的推出，在改进治疗结果方面的潜力仍值得关注和探索。

一、三维适形调强照射模式下的生物学问题

一般来说，不管照射模式如何改变，生物体对放射线的反应是有一定规则的。某种照射方式是否

能取得预期效果，主要取决于所采用的照射方案是否符合生物体对放射线的反应规律，即是否具有生物学的合理性。著名的放射生物学家 Withers 曾指出：临床放射治疗医师在设计分次治疗方案时，应注意把握两个要点：生物学的合理性和处方剂量设定的科学性。这在常规放射治疗如此，在进行适形放疗方案的设计时也应如此。那么应如何考虑和把握生物学的合理性呢？正确理解和认识临床放射生物学中“4Rs”的概念，对适形放疗方案的设计也是非常重要的。Tubiana 指出在“4Rs”中，再群体化”和“细胞修复”在影响分次照射生物效应，增加正常组织耐受性及肿瘤控制可能性方面起重要作用。

（一）细胞亚致死损伤的修复 vs 适形照射　在适形调强放疗中，为达到物理剂量分布的适形性要求，物理师会根据具体情况设置若干子野。在照射期间对这些子野的照射是分步进行的，既有先后顺序又有不同强度，这样做的结果是使某一既定照射剂量的完成时间延长。例如，同样是 200cGy 剂量，常规照射只需几分钟，理论上在这样短的时间内完成照射基本可以忽略细胞亚致死损伤的修复对治疗效应的影响。进行适形调强照射时情况则会发生变化，同样 200cGy 的剂量随子野数的不同其完成照射时间可从 10～30 分钟不等，延长照射时间以后，生物效应会发生什么变化呢？放射生物学基本理论认为：延长照射时间细胞会因亚致死损伤的修复而导致生物效应的下降。因此，对靶区肿瘤组织的照射而言，根据所延长时间的多少相应增加照射剂量是必要的。鉴于上述问题在三维适形调强放射治疗中的重要性，国外已进行了这方面的研究。如美国马里兰大学放射肿瘤科的 Morgan 等用人及仓鼠细胞（GM10115，RKO 细胞）进行了 IMRT 生物效应的研究（IMRT：7 分次，29cGy/每分次，剂量率 1Gy/min，每分次间隔 3 分钟，总时间为 20 分钟。常规照射：3 分次，66.7 cGy/每分次，剂量率 1Gy/min，每分次间隔 2 分钟，总时间 6 分钟。急速照射：2 Gy 单次急速照射，剂量率 1Gy/min，总照射时间 2 分钟），实验结果显示：IMRT 延长了相同剂量的照射完成时间其生物效应（细胞杀灭）比常规和急速照射有所下降，看来可能是在照射期间发生了 DNA 损伤的修复。

国内，中国医学科学院肿瘤医院放疗科放射生物室也对 IMRT 照射模式的生物效应进行了初步研究。实验采用克隆形成分析法，模拟 IMRT 照射模式对人大肠癌细胞系 HT－29 进行了 3 种不同照射时间（急速照射、15 分钟和 30 分钟完成照射）的照射。结果显示：15 分钟组与急速照射组相比 D_0D_c 和 N 分别增加了 8.8%、13.6% 和 8.8%，SF_2 增加了 10%；30 分钟组更明显。这说明 IMRT 照射组与对照组相比生物效应下降了 10% 左右，表明随着照射完成时间的延长，相对剂量率的下降，照射期间细胞发生了亚致死损伤的修复，从而导致生物效应的下降。上述实验的研究结果从实验室角度证实了临床放射生物学基本理论的正确性。

（二）低剂量高敏感性（low dose hypersensitivity）问题　IMRT，相对于常规放射治疗属于一种新的治疗模式。对常规放射治疗而言，它的放射效应特点是比较明确的，而 IMRT 在这方面还处于不断的研究和探索之中，其中低剂量高敏感性问题是其中一个方面。

1. 低剂量高敏感性的概念　已知高剂量或中等剂量的辐射对生物体从分子到整体水平都表现为明显的损伤效应，而低剂量辐射的生物效应具双向性。早期研究低剂量的生物效应一般根据高剂量的损伤效应外推。1965 年以后，法国 Plane 和美国 Argonne 等实验室对草履虫和果蝇卵的研究发现，在低天然本底环境下，细胞分裂及生长发育过程减慢。生物在长期进化中天然辐射亦会对生物体产生兴奋效应（hormesis）。兴奋效应是指某因素在大剂量时有害而在微小剂量时对机体产生的有益作用。兴奋效应可表现于许多基本生命活动，如促进生长、繁殖，提高适应能力（如增强免疫力），刺激修复等。

从首次描述哺乳动物细胞存活曲线到意识到源于不同人肿瘤的细胞系它们的放射敏感性不同，且这些差别会反映在电离辐射治疗肿瘤的临床反应性上（这在 1981 年首先被 Fertil 和 Malaise 所强调，1984 年被 Deacon 所证实），其间经历了近 30 年。Malaise 认为，造成拖延的原因主要是一个不太合适的数学模型（单击多靶模型）的普遍使用。单击多靶模型拟合的细胞存活曲线由初始的肩区和随后的指数性部分构成。参数值 n 和 D_0 通常是从曲线的末端部分（第二、三级）得到的，因此低估了存活曲线初始部分低剂量段的杀灭作用。LQ 模型的提出和应用对研究和认识存活曲线初始部分低剂量段的效应作出了有益的贡献。

2. 低剂量高敏感性的实验研究 CRC Gray 实验室的 Marples 和 Joiner 用中国仓鼠 V79 细胞研究了单次 X 射线照射 0.01～10Gy 剂量的细胞存活。实验结果显示：1～10 Gy 照射后的细胞存活曲线可被 LQ 公式很好的拟合，但低于 0.6 Gy 照射后观察到效应增高的现象。单位剂量效应（$-\log_e$SF/dose）增高（从 1 Gy 的 0.19 Gy^{-1}到 0.1 Gy 的 0.37 Gy^{-1}）。这种现象在中子射线照射后未看到。这种低剂量高敏现象也存在于 0.016～1.7 Gy/min 的低剂量率照射。这些结果的可能解释是，这种现象反映了"诱导修复（induced repair）"或是一种"应力反应（stress response）"在体外低剂量（或体内每分次低剂量），每 gray 比高剂量的效应大，因只有在较高剂量才存在足够的损伤以启动修复系统或其他防护机制。

用 LQ 模型分析了多种细胞系的存活曲线，分析结果显示，线性部分（以 α 值为特征）或 SF2 是关键的生物学参数。认识到：①存活曲线初始部分（不是末端部分）反映了细胞内在放射敏感性的特征；②初始部分的参数 α 值和 SF2 与临床放射反应性有关联；③指数生长细胞的总存活曲线由于细胞周期异质性的影响，具有 2 个以上的 α 值和 β 值（多相存活曲线）；④觉察到低剂量（<0.5Gy）的高敏感性（hypersensitivity，HRS）以及随后稍高剂量（0.5Gy～1.0Gy）细胞群体放射耐受性增高现象（increased radiosistance，IRR），这种现象不能被常规模型所解释，认为是一种启动了修复机制的诱导性的放射耐受。

已经在近 30 种细胞系观察到低剂量高敏感性现象，包括结、直肠癌，前列腺癌，宫颈癌，膀胱癌，恶性黑色素瘤，肺腺癌，神经母细胞瘤等；但也有一些细胞系未显示这一特点，如宫颈癌细胞系 SiHa 和胶质瘤细胞系 U373 等。一般对 2Gy 更耐受的那些细胞系的 HRS 更明显，但有例外。在大多数细胞系不论其高剂量的放射敏感性的倾向如何，细胞存活曲线的 HRS 部位的放射敏感性（α_s）相似。

"Top up"动物实验结果显示，分次剂量非常小时也存在低剂量 HRS，分次剂量<1Gy，间隔时间 7～8 小时产生皮肤、肺和肾损伤所需的总剂量下降。尽管体外及动物实验有关 HRS 的研究给人印象深刻，但有关临床研究还不多，需不断关注。瑞典 Gothenburg 和 Uppsala 的放射肿瘤科（Turesson 等）对 40 例前列腺癌病人进行了研究，疗前及治疗期间取皮肤活检（3mm），包括照射野对侧皮肤以及野外 1.5～3.0cm。肿瘤剂量 2Gy×35 次，7 周；皮肤剂量 0.07，0.2，0.45 和 1.10Gy/次。终点指标：基底细胞密度（basal cell density BCD），Ki-67 指数。结果显示：0.45Gy/次，效应大于 1.1Gy/次，斜率比为 1.89，出现低剂量高敏现象。最初 3 周 Ki-67 指数低于未照射皮肤，后 4 周显著升高（意味着细胞的再群体化模糊了 HRS/IRR 现象）。另 14 例病人进行了 0.07Gy～1.0Gy/次/20 次/4 周的基底细胞密度分析。高敏感性至 0.2Gy/次，其后平缓，然后耐受性增高。0.07Gy/次和 0.2Gy/次的 DMF 分别是 3.8 和 3.4。这个临床结果符合体内、体外 HRS/IRR 实验现象。Lambin 等进行了 21 例头颈部癌的研究，评价指标为涎腺排泄功能（观察对卡巴胆碱的排泄），根据 CT 和 SPECT 图像建立每个病人的剂量-效应关系。结果显示：6 例患者 35 次照射后腮腺存在着较大的剂量梯度，最小剂量<20Gy（0.57Gy/次）。剂量-效应曲线表明，在每分次低剂量时存在高敏感性现象。

3. 低剂量高敏感性的临床意义 在临床放疗中，低剂量高敏感性的意义主要两个方面，正常组织反应（早期和晚期损伤）和辐射致癌概率。①正常组织反应：从宏观角度看，低剂量高敏感性仍是一亚临床现象。2Gy/次的分割方案，出现临床可见的放射损伤的剂量，通常在 20Gy（造血、淋巴细胞除外，EP Malaise）常规治疗（2Gy/次，总剂量 50～70Gy），照射技术好一般也有相当体积的正常组织受到 0.1～0.2Gy/次的照射. 如，宫颈癌 4 野照射盆腔，（2～3）×10^3cm^3 体积受到照射，0.1～0.2Gy/次 35 次，总量 3.5～7.0Gy。累积剂量不大；②适形调强放射治疗，在优化物理剂量时，为肿瘤的适形分布，常使用多野非共面照射。这意味着与常规相比，更大体积的正常组织受到低剂量的照射。由于理论上低剂量照射可能存在低剂量高敏，单位剂量的正常组织的生物效应相对于肿瘤区域增加，因此靶区外正常组织的生物效应将可能高于预测值。当大幅提高总剂量时应考虑野外正常组织的低剂量高敏感性问题。因此，应结合生物效应特点，设计最优的照射野数，射线方向和射线强度，野数不宜过多。

上述研究结果提示，在进行三维适形调强放射治疗时，随子野数的增多，既定照射剂量的照射完成时间延长，从而可能导致相对剂量率下降。这些变化，是否会引起正常组织低剂量高敏现象是目前放射生物研究人员和临床放疗医生所热切关注的，需对这方面的研究结果继续追踪和关注。

二、多维放射治疗（MD－CRT）——关于“生物显像”和“生物适形”的研究

三维适形放射治疗（threedimensional coformal radiotherapy，3D CRT）所取得的成就大大提高了治疗计划设计和实施中的物理适形性。调强放疗（intensity－mudulated radiotherapyIMRT）的发展增强了“描绘剂量”和“雕塑剂量”的能力，从而使所给予的剂量更符合要求。多维放射治疗（multidimensional radiotherapy，MD－CRT）则是一个“物理适形”和“生物适形”相结合的概念，它所期望的是，通过性能增强的磁共振显像、波谱学以及 PET 和 SPECT 等先进成像技术，除了解解剖学信息外还能提供更丰富的肿瘤和周围正常组织的生理和功能上的信息，并融合物理学的研究进展使放射治疗水平出现飞跃性发展。

自 1895 年伦琴发现 X 射线后，放射影像在医学领域中一直起着重要作用。近 20 余年来，CT 和 MRI 的出现使我们摹想人体解剖结构的能力大大提高了。与传统的主要提供解剖学信息的放射成像相比，生物显像期望可以显示代谢的、功能的、生理和基因表型的信息，以及无创的三维放射生物学信息，这对放射治疗是很重要的。即在放疗计划中除 GTV、CTV、PTV 之外，还应绘出生物靶体积 BTV。IMRT 具有“绘制”和“三维雕塑”剂量从而产生精妙的适形剂量分布的能力。但人们还希望借助生物显像技术获得更多的放射生物学信息（如细胞增殖潜力 Tpot，放射敏感性 SF2，乏氧细胞等）。长期以来，生物靶区问题一直受到研究人员的关注，并在此基础上提出了生物适形性（biological conformality）的概念，本文仅就这方面的研究工作进行简要概述。

（一）PET 的生物显像　人们对 PET 扫描的关注不断上升的部分原因是可用 FDG 作示踪剂。与正常组织相比，癌细胞的糖代谢增加，这是恶性生长细胞摄取 FDG 增多的根本原因。对一些部位（如乳腺、头颈，结、直肠，卵巢等）的临床研究表明，用 FDG－PET 扫描有可能提高疾病的检测、分期、治疗设计和评价的水平。FDG－PET 检测微小病变比较敏感，因此已被开发用来评估结、直肠和头颈肿瘤放疗后的治愈和复发。但也有研究表明，尽管肿瘤对 FDG 的摄取增加主要是因为代谢的变化，但仍存在一些其他影响因素，如肿瘤负荷、血流充沛度、组织炎症及乏氧等。显然，还需对这些因素对 FDG－PET 图像的影响进行更深入的研究。

除了 FDG 以外，其他 PET 示踪剂也在研发中。其中一类化合物是 DNA 前体，如胸腺嘧啶、脱氧尿嘧啶。这些分子用 ^{11}C 或 ^{124}I，标记后作 PET，或 ^{131}I 标记后作 SPECT，这些物质在细胞周期 S 期时被整合入 DNA。另一类化合物是蛋白质合成的底物，如 ^{11}C 标记的蛋氨酸或胆碱。因已知在前列腺癌中胆碱会升高。

PET 显像的另一个研究热点是检测乏氧细胞，主要示踪剂有硝基咪唑类和生物还原性化合物。硝基咪唑类示踪剂的主要作用机制是硝基基团在组织内经酶作用可形成活性阴离子，氧分压正常时该分子很快被再氧合。但在氧分压低的乏氧细胞中，该分子不能再氧合反会产生更多的还原物并与细胞内的大分子物质结合从而滞留在乏氧组织内。因此，硝基咪唑类化合物可以显示乏氧区域。代表性药物主要有：①卤素标记的硝基咪唑，以 ^{18}F-FMISO 研究得最多。用 ^{18}F-FMISO 进行肿瘤乏氧 PET 显像的研究很多，主要有晚期头颈肿瘤、肺癌、前列腺癌、鼻咽癌和胶质瘤等，所得到的研究数据大多支持这项技术有一定可行性；②含碘化糖的硝基咪唑衍生物，有 IAZR、IAZA、IAZP 等，其中 IAZP 具有较低的分配系数并且能很快从血中被清除出去；③锝-99m 标记的硝基咪唑，代表性化合物是 BMS181321 和 BRU56-21。虽然利用乏氧细胞标志物进行实体肿瘤内乏氧细胞显像研究已经做了不少

工作，也取得了一些进展，但该技术目前仍不够成熟。存在的主要问题是如何正确选择肿瘤乏氧显像的时机，以及如何界定肿瘤灌注显像与真正乏氧细胞之间的区别。另外，目前仍缺乏这些研究指标与经典指标和方法的比较研究。而肿瘤乏氧细胞寿命及放疗开始以后的动力学变化是对以乏氧图像指导的治疗计划系统的最大挑战。

（二）分子显像与生物表型的研究　使用 NMR 或核医学技术作分子显像通常有几种策略，通常采用某种药物的酶催化过程和/或一种底物的代谢途径来提供显像信号，如 Tjuvajeu 等成功地用 PET 或 SPECT 监测了用^{131}I 或^{124}I-FIAV 为受体底物的 HSV1 - tk 标记基因在体内的转导。另外一种策略是以细胞表面受体为显像示踪剂。如 Moore 等用立体保护顺磁核的新奇探针通过 NMR 显像观察到了人转铁蛋白受体的调节和表达。

虽然在分子显像与生物表型的研究方面做了不少工作，但都不够成熟，尚处于探索性研究阶段。目前需要发展和深入研究的内容至少应包括两个方面；首先应确定影响放射敏感性的基因型和表型，然后是设计出使它们显像的无创性方法。尽管一些基因（如 ATM、DNA - PK 的化合物等）对 DNA 损伤修复和放射敏感性有显著作用，但它们尚不能解释临床放疗中遇到的放射治愈性的变化，还有很多研究工作要做。另外尽管有大量关于检测 myc、ras、p53、cyclins 等基因表达对细胞放射敏感性的作用，但至今尚未能确立一种可信的相关性。这方面的研究还在继续。此外，经典的放射敏感性预测分析研究，如 Tpot、SF2 肿瘤乏氧等研究也在进行着。这些研究和探索性工作将为今后开展生物适形放疗奠定基础。

综上所述可以看出，随着科学技术的不断进步和各项生物学研究的深入，将为今后肿瘤多维放射治疗的开展奠定基础，从而促进肿瘤放射治疗总体水平的提高

（杨伟志）

第七章　肿瘤放射治疗个体化的研究

放射治疗是恶性肿瘤治疗的主要手段之一，约 65 ~ 75% 的恶性肿瘤患者需接受不同程度放射治疗。Tubiana 于 1992 年报告 45% 的恶性肿瘤可获治愈，其中手术治愈 22%，放疗治愈 18%，化疗治愈 5%。随着放射治疗设备和技术的不断发展和改进，肿瘤放疗的疗效有了一定的提高，但是局部控制率和 5 年生存率仍不尽如人意，局部残存和局部复发约占治疗失败的 2/3。即使是同一病理类型和临床分期的肿瘤在治疗后肿瘤消退率也大不相同。这说明存在着肿瘤放射敏感性的个体差异，即需要解决肿瘤放射治疗个体化的问题。而设计和实施个体化治疗方案的前提是能够在放疗前进行个体肿瘤的放射敏感性预测。

鉴于个体肿瘤放射敏感性预测在提高恶性肿瘤的放射可治愈性方面的重要性，放射肿瘤学家和放射生物学家在这方面已进行了六十多年的研究，虽然取得了一些有限的成功，但目前仍然不能完全准确、可靠地预测个体肿瘤的放射治疗反应性。因此有人把预测个体肿瘤的放射敏感性的艰巨性比作放射治疗中的“圣杯（holy grail）”，说明这是一个长期追求的目标。

预测个案肿瘤放射敏感性的意义就在于为制定个体化放疗方案提供基础，使临床医师可根据个体肿瘤的具体情况采取与之相适合的治疗方案。例如放射敏感的肿瘤可通过降低分次剂量同时合并应用化疗以预防远地转移，而放射抗拒的肿瘤可通过加大分次剂量、应用放射增敏剂等措施使患者获益。

国外已经有研究小组报告了一些模拟肿瘤和正常组织放射敏感性预测研究临床价值的模型。他们的数据显示，根据预测性分析实验的结果作出的个体化治疗有可能改善肿瘤控制概率（TCP）和正常组织并发症概率（NTCP）。临床获益的多少取决于分析实验的预测效力。但即使是实验结果和 TCP 或 NTCP 的一致性只在 0.4 和 0.6 以内，也会获得有意义的临床收益。甚至当预测分析实验只能把个体肿瘤的敏感性分成 3 个层次（低、中、高）时，估计 TCP 的增加也可在 22% ~ 33% 之间。这些模拟模型和初步的临床证据都说明了肿瘤放射敏感性预测将会对肿瘤的个体化治疗起到重要作用。

肿瘤放射敏感性预测的实验室分析主要有 3 个方面：①细胞内在放射敏感性（intrisic cellular radiosensitivity）；②氧合状态（oxygen status）；③增殖潜能（proliferative potential）以及影响细胞放射敏感性的基因研究。

细胞内在放射敏感性预测分析，主要是研究离体培养的人肿瘤细胞系与临床相应组织学类型肿瘤放射敏感性之间的相关性。这方面工作做得最多的是英国的 Deacon，Peckham 和 Steel 以及法国的 Malaise。这些研究的主要结论是，离体细胞存活曲线初斜率的陡度和临床的放射敏感性相关，存活曲线最具特征的部位在 2Gy，即 SF2（照射 2Gy 时细胞存活率）。存活曲线高剂量段终斜率的 D_0 或 LQ 方程中的 β 与临床结果无关。Malaise 及同事将肿瘤从放射最耐受到放射最敏感分成 6 组，依次是胶质母细胞瘤、黑色素瘤、腺癌、鳞癌、淋巴瘤和燕麦细胞癌。最重要的是 Malaise 及其同事证明了在同一组织学类型的组内存在着很大的放射敏感性差异，如最敏感的胶质母细胞瘤的放射敏感性相似于最耐受的淋巴瘤。

近年来，在改变分次放疗方案的研究中最可取的是改变分次形式的方案，尤其是超分割和加速治疗方案。在这两种方案中，每天给予两次或更多次的照射。加速治疗是指在短于常规放疗的时间内完成治疗计划以最大限度地减少肿瘤细胞增殖的影响。欧洲放射治疗协作组（The European Cooperative Radiotherapy Group EORTC）进行了临床实践，比较了采用常规治疗方案（70Gy/7 周/每天 1 次）和加速超分次方案（72Gy/5 周/每天 3 次）治疗头颈肿瘤的疗效。如果所有病人在一起分析常规治疗和加速分割的局部控制率并无有意义的差别。然而在实验组中所有的病人都测定了潜在倍增时间（Tpot），Tpot 可采用流式细胞分析仪测定静脉注射溴脱氧尿嘧啶（bromodeoxyuridine BudR）4 ~ 6 小时后活检样品的标记指数（labelingindex LI）值和 DNA 合成时间（DNA synthetic phase，Ts）。Tpot < 4 天的肿瘤称为“快速生长的肿瘤”，Tpot > 4 天的肿瘤称为“生长慢的肿瘤”。研究结果显示，加速分割方案对生长慢的肿瘤没有益处，而对生长快的肿瘤可以改善局部控制率。总之，这种简便的细胞群体动力学参数的测定方法为选择性地制定治疗方案提供了可能性，并为个体化治疗奠定了基础。少数生长快的头颈部肿瘤可以从加速分割方案中获益。

近年来快速增长的癌基因和抑癌基因知识以及有关基因表达和突变的快速检测技术推动了分子预测研究的发展。已知多种因素影响照射后的细胞存活，对放射敏感突变细胞株的研究显示至少存在着10种以上相关基因（Jeggo et al 1994）。随着这方面研究的增多估计相关基因的数目还会增加。细胞放射损伤的发生过程在分子水平包括切除、修复，复制后修复、复制、凋亡和细胞周期的关卡（checkpoint）。毫无疑问，这些环节的任何一环都由许多基因控制着，这些过程的一部分可以调控。但到目前为止，尚未得出一致性的结论。

最近至少有 5 个影响放射敏感性的基因被克隆出来，Ku70、Ku80 和 SCID 基因产物共同形成 DNA 依赖性蛋白激酶复合物（DNA－dependent protein kinase complex），它们在 DNA 链断裂的修复中是重要的。另外，XRCC4 也是双链断裂修复的一个关键基因（Li et al 1995）。最近毛细血管扩张共济失调基因也被克隆出来（Savitsky，et al，1995）。这些基因中任何一个的突变都会导致放射敏感性的增加，这为将来甄别这些基因的突变提供了可能性，与细胞周期关卡和凋亡基因一起有助于放射敏感性的预测。但在目前，距离实用尚有一段距离。

一、细胞放射敏感性的分析方法

（一）克隆形成分析法——软琼脂培养分析（courtenay assay） 长期以来，一直认为用单细胞贴瓶技术分析得到的克隆源性细胞的活性是判断细胞对抗癌措施（包括放射线）反应性的“黄金标准”。从一个单细胞到一个肉眼可见的克隆需要持续不断的细胞分裂，这是再繁殖完整性的最大根源。然而，直接取自人体肿瘤的活检材料不容易在离体状态生长，贴瓶率很低（时常为 1%），不容易得到某一剂量（如 2Gy）照射后的细胞存活分数。

而采用所谓的 courtenay 技术，即肿瘤细胞的软琼脂培养法（3% 琼脂）更易使新鲜标本培养成功。在这项技术中，细胞不是贴附到培养皿表面而是以球状或簇状生长在含有生长因子的半固体琼脂中。采用这项技术，英国曼彻斯特的研究人员检测了 50 例将要接受放疗的Ⅰ、Ⅱ、Ⅲ期宫颈癌病人的内在放射敏感性，发现 $SF_2 > 0.55$ 的病人的局部控制率低于 $SF_2 < 0.55$ 的病人。他们的资料显示，单纯临床分期对局部控制率的预测效果差于放射敏感性分析。这些研究提示，细胞内在放射敏感性的测定可以作为放疗后局部复发的有用指标。法国的 Malaise 及其同事采用相同的技术培养头颈肿瘤细胞，报告人活检样品的 α 值与肿瘤的局部控制率有相关性。

（二）非克隆形成分析法——细胞生长分析 由于用新鲜标本进行克隆形成分析比较困难，已尝试开发其他与生长有关的非克隆形成分析法来定量评价生长率，包括染料排除法和标记性化学前体物质参入法。本节仅介绍两种方法。

1．色彩分析法（colorimetric assay） 离体培养的细胞或取自肿瘤活检标本样品的细胞都可置入96 孔板与药物作用或进行不同剂量的照射，继续培养几天以后以一种或几种方法染色。此法对细胞生长的定量是基于只有活性的细胞才会着色的假设。用分光光度计测量的某一剂量孔内染色密度与活性细胞数相关。这项技术与克隆形成分析法相比要简便快捷的多，且可以自动测量，但不能辨别存活细胞是否是克隆源性细胞。

最早期的色彩分析技术是 MTT 分析（methyl thiazolyl tetrazolium，MTT），有活性的细胞把 tetrazolium－based 的化合物还原成蓝色有形产物，可采用分光光度计对蓝色产物进行分析。这项分析技术被 NCI 用做抗癌药的筛选，也用于初步辨别放射增敏剂和放射防护剂。最近，对这项技术进行了改进，通过对染料利用率的测量分析孔内总蛋白或 DNA 含量，而不是测定 MTT 化合物的利用。但原理是一样的。许多活检样品的细胞可在孔板内生长并给出结果，但这分析法最大的缺点是不能区别正常细胞和肿瘤细胞。

还应指出的是：这种分析方法仅适用于药物效价的筛选或照射的初筛，但不能精确测定 SF_2，尤其不能反映照射后克隆源细胞的"存活"情况，或其他需要定量的预测分析。

2．细胞基质粘着分析（cell adhesive matrix assay）　细胞基质粘着分析的基本原理是为活检样品的肿瘤细胞提供适宜细胞附着的生长条件。为此，在培养皿的表面涂布一层纤维连结素和纤维蛋白肽的混合物（CAM），细胞在含有激素和生长因子的特殊培养基中生长。活检样品的肿瘤细胞制成细胞悬液后将已知数量的细胞放入由特殊表面制成的 24 孔板。对照及实验细胞生长 2 周左右后固定并用结晶紫染色，然后用计算机图像分析系统定量分析每孔内的染色的单层细胞的生长。实验孔的染色密度与对照孔有相关性从而形成细胞存活曲线。用此法建立的剂量效应关系是一种生长分析。这种生长分析法不能衡量再繁殖的完整性，它仅限于 1log 内的杀灭。它在 2Gy 照射的精确性仍有疑问。

已经进行了评价治疗前 CAM 分析与临床反应性之间关系的临床试验。早期的令人鼓舞的结果未被以后的研究所证实，因此这一方法是否具有预测个体病人放射敏感性的价值仍不清楚。

3．成熟前染色体凝集和荧光原位杂交技术（premature chromosome condensation and fluorescent in situ hybridization，PCC + Fish）　这项技术的基本原理是第一次照射后（如 2Gy）取活检，然后通过计数该剂量所诱导的染色体畸变率评估相对放射敏感性。这使最近开发的成熟前染色体凝集与原位杂交技术的结合具有可行性。将人肿瘤细胞与有丝分裂的仓鼠细胞融合，使肿瘤细胞发生成熟前染色体凝集。通过染色体染色技术可很容易的计数染色体的对称性换位。这个实验的绝妙之处在于不一定要求人体肿瘤细胞能在离体条件下很好的生长，但要辨认那些已经发生许多染色体变化的肿瘤细胞染色体的换位可能很困难。另外，整体内照射和取活检的间隔时间必须标准化，以使不同样品间的 DNA 是处于同样的可修复时间内。

4．细胞氧合状态的分析

（1）标记的 Nitromidazoles　以克服乏氧细胞为目的的新尝试在用于临床肿瘤病人的治疗时均不太成功。事实上，对中子和乏氧细胞增敏剂而言，它们被引入的初衷是乏氧细胞对 X 射线抗拒。乏氧细胞的存在限制了 X 射线对肿瘤的治愈作用。因此，建立一个能分辨个体病人肿瘤乏氧细胞情况的分析方法是切合实际的。成功的尝试之一是采用放射活性物质标记 nitromidazole，在低氧区域，放射活性物质与细胞发生共价结合。早期的研究采用放射自显影跟踪 β 射线核素标记的 misonidazole。这项技术能用于个体病人乏氧细胞的预测分析。但分析结果显示，只有少数肿瘤含有乏氧细胞。说明这项技术还不够完善。在近年的研究中，Chapman 及同事成功地用 ^{125}I 标记了 nitromidazole，可用计算机控制的单光子层面 X 射线照像术检测那些沉积在肿瘤细胞中的放射活性标记物。到目前为止的有限研究结果显示，约有 40% 的肿瘤存在着一定比例的乏氧细胞。这代表着一种可用于个体肿瘤病人的无伤害检测方法，结果相似于选择性地给了病人乏氧细胞毒性剂或放射增敏剂。

（2）氧探针　氧探针，即在肿瘤内直接插入电极通过多普勒图像技术测量氧含量。这项技术已经研究了很长时间，但一波三折。过去这项技术未被广泛用于临床的主要原因是它的实用性尚未被确认。现在，随着技术的进步，情况已发生了变化。以前长期存在的问题是，僵硬的探针插入组织后挤压组织压迫血管引起组织损伤，从而使氧张力发生了改变。最近开发的 Eppendorf 探针是一种有商业价值的多普勒图像电极，在电子计算机控制下，可快速移动通过组织且反应灵敏。这个特性能够捕获局部组织全部有意义的反应信息（通过测量电极附近血管压力的变化和阴极氧的消耗）。在计算机控制下探针沿着轨道以大约 1mm 一步的距离通过肿瘤测量每秒的氧分压。

在德国 Mainz 大学已进行了前瞻性临床研究以了解新一代氧探针的实用性。对局限性宫颈癌病人采用外照射与近距离照射相结合的方法治疗，每位病人治疗前均测氧含量（沿着两个轨道通过肿瘤进行 15～30 次测量）。结果显示：中位氧分压值 $<10mmHg$ 的病人生存率及无复发存活情况均低于 $>10mmHg$ 的病人，差别有显著性。这批患者的总数较少但结果有统计学意义。如果这个临床试验再包括更多些病例且随诊期再长一些将会看出氧探针代表着分辨肿瘤乏氧细胞情况的实用性预测分析，它将有利于临床改变治疗方案。

5. 细胞增殖潜力的测定（proliferative potential） **潜在倍增时间（potential doubling time，Tpot）的测定：**Tpot 测定的是有连续增殖能力细胞的增长率，因此可以决定跨越一段时间的分割治疗方案的结果。如果分次放疗持续时间太长，Tpot 短的肿瘤会发生再群体化。Tpot 可由下式计算：

$$Tpot = \lambda\ (Ts/LI)$$

式中 Ts 是 DNA 合成时间长度，LI 是标记指数（指在任意时间合成 DNA 的细胞比例），λ 是细胞通过周期时非线性分布的校正系数，此值在 0.67 和 1.0 之间。精确测定 Tpot 需要 Ts 和 LI 的知识，标记指数可由单个样品决定，但精确测量 Ts 必须用氚标记的胸腺嘧啶或溴脱氧尿嘧啶标记。在大约等于细胞周期的一段时间里每小时取一次材，然后计数标记的有丝分裂比例，以此作为时间的函数。这种方法在临床情况下不易推行，但可采用静脉注射胸腺嘧啶类似物（溴脱氧尿嘧啶或碘脱氧尿嘧啶）的方法，4～8 小时后取活检用流式细胞仪测活检样品的 Ts 和 LI。活检样品制成单细胞悬液后与荧光标记的单克隆抗体作用可检测胸腺嘧啶类似物参入 DNA 的情况，样品用 PI 染色以决定 DNA 含量，用流式细胞仪测定活检样品单细胞悬液的 DNA 含量（红色），和溴脱氧尿嘧啶含量（绿色）。Ts 可由 S 期细胞相对于 G_1 和 G_2 期细胞的平均红色荧光算出。G_2 期细胞的 DNA 含量是 G_1 期细胞的 2 倍。用这种方法可看到 BrdU 标记的细胞（即 S 期细胞的 DNA 含量）随时间呈线性增加，如在给予 BrdU 后 6 小时取材，BrdU 标记细胞的相对 DNA 含量是 0.75（G_1 和 G_2 之间的中位数），Ts 是 12 小时。这种方法已被许多离体培养的细胞系和动物实验体系所证实可用于常规检查细胞动力学的研究。由于细胞悬液是由多细胞聚集而成，因此这项技术给出的是活检样品中细胞的平均 Tpot 值。

6. "彗星"分析（comet assay） 单细胞凝胶电泳或"彗星"分析是以电泳后 DNA 的显微镜图像特征而得名的，这是第一次可以在肉眼水平测量样品中全部单个细胞（包括无脊椎动物和植物细胞）的 DNA 损伤，且速度快、敏感性高，可以检测小如 5cGy 照射后淋巴细胞的初始 DNA 损伤。

这项技术最独特和有说服力的用处是用以检测异质性细胞群体中的不同单细胞的所有不同程度的 DNA 损伤。许多有效的抗癌治疗也产生 DNA 损伤，因此"comet"分析也适用于表达肿瘤异质性特征及预测肿瘤和正常组织对治疗的反应。

（1）"comet"分析的方法及原理 对大多数实体瘤，一次细针穿刺活检可获得大约 10^4 细胞，将其悬浮于 0.75% 的低熔点琼脂糖中然后散布于冷玻片上，用含高盐（1～2mol/L NaCl）和离子去污剂的裂解液作用 1～4 小时，以溶解细胞膜及胞质蛋白。然后把切片洗 3 次后（去除盐及去污剂），在含有缓冲液的电泳槽中电泳，弱电场拉动负电荷 DNA 泳向阳极，DNA 迁移的距离取决于 DNA 分子的大小及断裂的数目。电泳后用荧光染料（如 PI）对 DNA 染色，断裂片段越多，"彗星"尾越长。

（2）"comet"分析的适用范围

1）检测乏氧细胞 实体瘤内的乏氧细胞对电离辐射和一些化疗药是抗拒的。用"comet"法检测乏氧细胞主要基于电离辐射所造成的有氧细胞的 DNA 断裂比乏氧细胞大 3 倍这样一个事实。虽然有一定局限性，但肿瘤内的氧合状态，对乏氧细胞的各种修饰方法，以及治疗后的再氧合速率仍是实体瘤的一个重要性质，而在特殊病人群体中的乏氧情况可通过"comet"法发现。检测乏氧细胞的第二途径是测定肿瘤对生物还原剂（特异性损伤乏氧细胞）的反应性。

2）测定 DNA 损伤和细胞杀灭之间的关系 用"comet"分析肿瘤多细胞球体和动物肿瘤的结果显示，有可能使用初始 DNA 损伤（initialDNA damage）作为评价抗癌药细胞杀灭作用的替代指标。肿瘤细胞具有修复损伤的能力，被认为对决定细胞存活是重要的。

3）凋亡细胞的检测 "comet"分析法检测凋亡的主要原理是依据细胞水解电泳后的图像特点。凋亡细胞产生大量 DNA 片段，因此几乎都能泳动。虽然，在此法中凋亡和坏死细胞的表现时常是相似的，但用一种改良方法，即 DNA 交联试剂滴定法（可提供 DNA 片段大小的信息）可区别两种不同形式的细胞死亡。

4）测定肿瘤生长分数　实体瘤中90%的细胞是静止态的，因此对抗代谢药和抗有丝分裂药很耐受。拓扑酶Ⅱ抑制剂依托泊苷可造成增殖细胞的DNA断裂而对非增殖细胞不发生作用。因此对经过依托泊苷体外处理的肿瘤细胞进行“comet”分析，可检测实体瘤中非周期细胞的比例。以这种方法结合彗星分析所测得的生长分数与用其他方法测定的结果非常吻合。

5）在肿瘤生物学中的其他应用　“comet”分析已与其他单细胞检测技术结合应用，如作用于DNA药物的抗体。通过免疫学分析与DNA损伤相结合的方法可获得关于药物耐受的进一步信息。用“comet”分析与DNA杂交技术相结合，从而有可能深入分析某些DNA序列（如转录基因、常染色质、核－基质结合DNA）是否受损或修复。“comet”应用的多样性已被确认，毫无疑问还会有更多方式证明“comet”在验证肿瘤异质性方面的用途。

二、实体肿瘤放射敏感性预测的研究

国内在开展实体肿瘤放射敏感性预测研究方面也做了许多探索和尝试，中国医学科学院肿瘤医院放疗科头颈组与放射生物室合作，自1998年起即开始了这方面的研究，也取得了一些初步结果，简单介绍如下：

在临床上，一个好的临床检测指标应具备以下3个主要条件，①所需样品量少（因活检样品通常很小）；②实验周期短（最好能在3～7天内发报告）；③准确度较高。基于上述考虑，我们首先对多年来国际放射生物研究领域在离体培养细胞水平所推出的一些肿瘤细胞放射敏感性检测方法［如SF2（2Gy照射后的细胞存活分数），Pcc＋Fish，Tpot（肿瘤细胞潜在倍增时间），“comet”分析等］，并结合我们的研究经验进行了整理和分析，对其优缺点进行了比较。基本结论是SF2，Pcc＋Fish和Tpot这些检测方法的共同缺点是实验操作比较繁杂有些还需要进行不同时间的原代细胞培养，而这在实体瘤活检样品是难以实施的，因实体瘤活检样品原代细胞培养的成功率是很低的，无法有效用于临床大量标本的检测。上述几种方法中只有“comet”分析法有希望通过改造后用于临床。主要原因是，“comet”分析法不需细胞培养，方法相对简单。

在前期的工作基础上对经典“comet”分析法从方法学上进行了如下改良：①肿瘤活检样品细胞悬液的制备方法（消化酶的配制、消化方法及细胞悬液浓度的调制）；②细胞悬液的照射技术；③适宜的细胞裂解及电泳条件；④细胞荧光图像的摄取方法及软件；⑤“comet”图像的测量、统计方法及软件；⑥制定不同放射敏感程度的判断标准，从而具备了临床应用的可能性。在此工作基础上，又进行了105例鼻咽癌活检样品分析结果与临床肿瘤放射敏感性相关性研究，并取得了较好的一致性（Kappa＝0.38），从而具备了临床应用的可行性。与同类技术相比，本方法具有如下优点：所需样品量小（活检样品即可）；实验周期短（2～3天即可发报告），方法较稳定；准确度较高，与临床肿瘤的实际放射敏感性吻合较好。

（杨伟志）

参 考 文 献

1. Bentzen S, Thames HD. Clinical evidence for tumor clonogen regeneration: Interpretations of the data. Radiother Oncol, 1991, 22:161～166.
2. Chapman JD, et al. Radiation induced events and their time－scale in mammalian cells. Adv Radiat Biol, 1981, 9:143.
3. Ellis F, et al. Fractionation in radiotherapy. In: Deeley tJ, Wood CAP (eds). Modern trends in radiotherapy. Vol 1, London: Butterworths, 1967, 34～51.
4. Faiz MK. Treatment planning in radiation Oncology. Baltimore Maryland USA: Walliams and Wilkins, 1998.
5. Followill DS, Travis EL. Differential expression of collagen typers Ⅰ and Ⅲ in consequential and primary fibrosis in mouse colon. Radiat Res, 1995, 144, 312.
6. Fowler JF. Brief summary of radiobiological principles in fractionated radiotherapy. Semin Radiat Oncol, 1992, 2:

16 ~ 21.

7. Fowler JF. Intercomparisons of new and old schedules in fractionated radiotherapy. Semin Radiat Oncol, 1992, 2 : 67 ~ 72.
8. Friedberg EC. DNA repair and mutagenesis, Washington: ASM Press, 1995.
9. Fries KM, et al. Interlukin – 6 is an autocrine growth factor for murine lung fibroblast subsets. Am J Respir Cell Mol Biol, 1994, 54, 2582.
10. Haimovitz – Friedman A, et al. Autocrine effects of fibroblast growth factor in repair of radiation damage in endothelial cells. Cancer Res, 1991, 51, 2552.
11. Hall EJ. Radiobiology for the Radiobiologist. JB Lippincott, 1994.
12. Hall EJ. Radiobiology for the Radiologist. fifth edition, New York: Lippincott Williams and Wilkins, 2000.
13. Hopewell JW. The influence of field size on the late tolerance of the rat spinal cord to single doses of X – rays. Br J Radiol, 1987, 60 : 1099.
14. Horsman MR, et al. Relationship between radiobiological hypoxia and direct estimates of tumor oxygenation in a C3H mouse tumor model. Radiother Oncol, 1993, 28 : 6.
15. Lehmann AR, et al. Workshop on DNA repair. Mutat Res, 1992, 273 : 1 ~ 28.
16. Martinez AA, Orton CG, Mould RF. Brachytherapy HDR and LDR. Proceedings Brschytherapy Meeting. Dearborn, Michigan, USA. 4 ~ 6 May 1989.
17. McDonald S, Rubin P, et al. Biochemical markers as predictors for pulmonary effects of radiation. Radiat Oncol Invest, 1995, 3, 56 ~ 63.
18. Morgan GW, et al. Radiation and lung: a reevaluation of the mechanisms mediating pulmonary injury. Int J Radiat Oncol Biol Phys, 1995, 31 : 361.
19. Mould RF, Battermann J, Martinez AA. Brachytherapy from radium to optimization. Veenman Drukker, Wageningen, The Netherland, 1994.
20. Orton CG, Ellis F. A simplification in the use of the NSD concept in practical radiotherapy. Br J radiol, 1973, 46 : 529 ~ 537.
21. Orton CG. Rencent developments in time – dose modeling. Aust Physical Engin Sci Med, 1991, 14 : 57 ~ 64.
22. Powell SN, McMillan TJ. DNA damage and repair following treatment with ionizing radiation. Radiother Oncol, 1990, 19: 95 ~ 108.
23. Rubin P, et al. Predictive biochemical assays for late radiation effects. Int J Radiat Oncol Biol Phys, 1986, 12 : 469.
24. Schiffer LM. Cellular proliferation in tumor and in normal tissues. In: Perez CA, Brady LW (eds). Principle and practice of radiation oncology. Philadelphia: JB Lippincott Co, 1987, 67.
25. Stanley JA, et al. Influece of tumor size on hypoxic fraction and therapeutic sensitivity of Lewis lung tumor. Br J Cancer, 1977, 36 : 105.
26. Souhami R, Tobias J. Cancer and its management. Blackwell, Oxford 1986.
27. Steel GG (ed). Basic clinical radiobiology. 2nd edition, Arnold, London, New York: Sydney, Auckland, 1997.
28. Steel GG (ed). Basic clinical radiobiology. 3rd edition. Arnold, London, New York: Sydney, Auckland, 2002.
29. Steel GG. Cellular sensitivity to low dose – rate irradiation focuses problem of tumor radioresistance. Radiother Oncol, 1991, 20 : 71 ~ 83.
30. Thames HD. On the origin of dose fractionation regimens in radiotherapy. Semin Radiat Oncol, 1992, 2 : 3 ~ 9.
31. Thomlinson RH and Gray LH. The histological structure of some human lung cancer and the possible implications for radiotherapy. Br J Cancer, 1955, 9 : 539.
32. Travis El. Spatial heterogeneity of the volume effect for radiation pneumonitis in mouse lung. Int J Radiat Oncol Biol Phys, 1997, 37 : 1045.
33. Tubianna M. The role of local treatment in the cure of cancer. Eur J Cancer, 1992, 28A : 2061 ~ 69.
34. Ward JF. Mechanism of DNA repair and their potential modification for radiotherapy. Int J Radiat Oncol Biol Phys, 1986, 12 : 1027.
35. Withers HR. Biologic basis of radiation therapy. In: Perez CA, Brady LW (eds). Principle and practice of radiation oncology. Philadelphia: Co, 1987, 67.

36. Withers HR, Treatment volume and tissue tolerance. Int J Radiat Oncol Biol Phys, 1988, 14:751.
37. Yan SF, et al. Induction of interleukin 6 (IL-6) by hypoxia in vascular cells. Central role of the binding site for nuclear factor-IL-6. J Biol Chem, 1995, 270:11463.
38. Yarnold JR, Stratton M, McMillan TJ. Molecular biology for Oncologists. Second edition, Elsevier Science Publishers, Amsterdam, 1996.
39. 谷铣之等主编. 肿瘤放射治疗学. 北京医科大学中国协和医科大学联合出版社, 1993.
40. 刘泰福. 中国放射肿瘤学的发展. 中华放射肿瘤学杂志, 2000, 9(1):5.

第八章 肿瘤分子放射生物学

第一节 放射生物学与分子生物学

一、放射生物学与分子生物学的交叉

大英百科全书（Encyclopedia Britannica）和维基百科全书（Wikipedia）对放射生物学和分子生物学的定义如下：放射生物学是多学科交叉的生物学分支学科，是研究电离辐射和非电离辐射生物效应的科学领域。放射生物学对电磁辐射和生物体相互作用的研究主要从包括以下几个方面：辐射化学、分子和细胞生物学、分子遗传学、细胞死亡与凋亡、辐射修饰剂、防护与修复机制、组织放射反应、高剂量和低剂量电磁辐射效应、辐射中毒和实验放射肿瘤学等。分子生物学是在分子水平进行研究的生物学，该学科与生物学和化学的一些领域特别是与遗传学和生物化学相互交叉重叠，分子生物学着重于对细胞各系统之间相互作用的认识，包括 DNA、RNA 和蛋白质合成间的关系以及其相互作用的调节机制等。从以上定义我们不难看出，放射生物学和分子生物学互有交叉，相辅相成，密不可分。分子生物学的发展实际上和放射生物学同步，众多的分子生物学理论起源于并收益于放射生物学的基本理论。近年来分子生物学成为生物学领域中的革命性学科，其飞速发展促使很多既往难以想象的概念和问题不断涌现，目前分子生物学技术已广泛应用于生物学研究的各个领域，放射生物学也不例外。也正因如此，我们对放射生物学中传统概念和原则的认识和研究才能推陈出新，不断进步。另一方面，电离辐射、加热和氧调节等原本被放射肿瘤学家采用的临床治疗手段，现在已被广泛应用于分子生物学的研究中，这也使我们能够从其研究成果中更多了解细胞对辐射的反应，进而从生物学的角度更好地改进放射治疗和放射防护。

二、传统放射生物学及其局限性

表 3－8－1 传统放射生物学概念

描述性概念
细胞存活曲线：D_0、D_q、n、α 和 β
损伤修复：亚致死性损伤（SLDR）和潜在致死性损伤（PLDR）
模式和理论
细胞杀伤机制：克隆源性细胞死亡
靶学说：射线和 DNA 的相互作用
竞争模式：放射增敏剂和放射防护剂
微环境效应：慢性乏氧

目前仍在应用的部分传统放射生物学术语如表 3－8－1 所示。这些描述性的概念只是来源于对实验现象的经验性总结，但对临床实践却很有帮助，对近百年来肿瘤放射治疗临床常规的建立和发展发挥了重要的作用。D_0、D_q、n、α 和 β 来源于对细胞存活曲线形态的研究和认识，它们的出现引发和指导了临床上有关放射分割方案的一系列试验。而对细胞亚致死性损伤和潜在致死性损伤的认识则促使人们开展损伤抑制药物的研究，这是在临床治疗中很有潜力的研究方向。

“电离辐射后未修复的 DNA 损伤是唯一重要的细胞损伤”这一概念是建立辐射后细胞死亡模式的基础。“靶学说”用于研究 DNA 损伤和细胞死亡之间的关系。竞争模式的建立促进了乏氧细胞增敏剂（如 misonidazole 及其类似物）和放射防护剂（如 WR－2721）的开发，同时也促进了临床上其他抗乏氧治疗手段的发展，如输血、全氟化合物和乏氧细胞毒药物等。

从放射生物学的简要发展历程来看（图 3－8－1），传统放射生物学的理论和方法大多在 20 世纪

七、八十年代以前发展并逐渐完善。图 3 -8 -2 是传统放射生物学示意图：电离辐射的作用靶点是 DNA，射线穿过细胞膜、胞质及核膜后导致 DNA 损伤，位于细胞核内的修复酶能够使一部分 DNA 损伤修复；氧能够增加初始 DNA 辐射损伤，肿瘤所处的微环境决定了细胞的氧合状态。

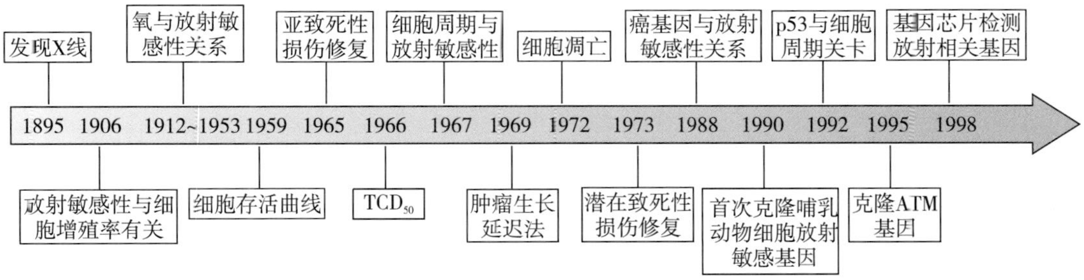

图 3 -8 -1　肿瘤放射生物学的简要发展历程

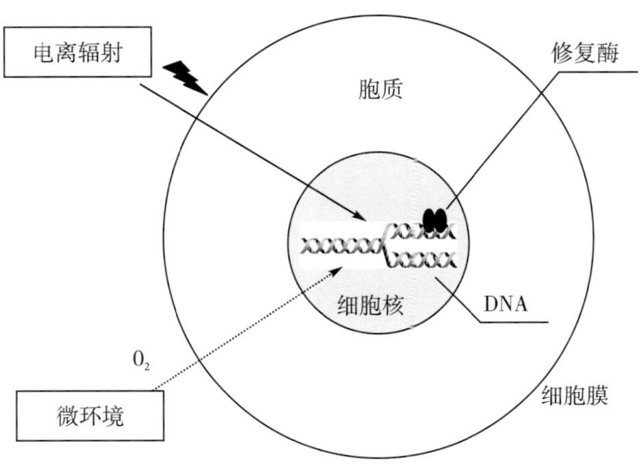

图 3 -8 -2　经典放射生物学模式图

但是，建立在对实验现象进行经验总结基础上的传统放射生物学只是一门相对“宏观”的科学，由于缺乏对细胞辐射损伤及其调控机制的深入了解，这种模式对各种矛盾的实验现象及临床问题难以做出合理的解释，也无法准确阐明和预测不同个体、组织甚至是细胞间的放射敏感性差异。经典的放射生物学需要应用其他学科先进的技术和研究成果来促进自身的发展。

三、分子生物学与传统放射生物学相结合

分子生物学起源于20 世纪30 年代，是生物化学、遗传学、微生物学和病毒学等多门学科相结合的生物学分支。1953 年 Walson 和 Crick 在《Nature》杂志上对 DNA 结构的描述标志着分子生物学的正式诞生。分子生物学技术的核心是重组 DNA 技术，具体包括凝胶电泳（Southern blot、Northern blot 和 Western blot）、聚合酶链式反应（PCR）、原位免疫荧光杂交技术（FISH）以及近期发展的基因芯片（Microarray）技术等。重组 DNA 技术是生物学领域的一场革命，该技术一经出现就被放射生物学采纳，成为现代放射生物学研究的主要组成部分。由于电离辐射的最直接作用是损伤细胞的 DNA，现代放射生物学实际上成为分子生物学最前沿的拓展学科。在细胞周期方面，人们已经揭示了细胞周期进程的复杂调节机制及照射后周期关卡对细胞周期阻滞的调控作用；在细胞对辐射的反应上，纷繁复杂的基因表达及信号传导途径发生改变（激活或抑制），生物芯片技术的出现更为该领域的研究提供了史无前例的丰富信息；在肿瘤的微环境方面，人们认识到除氧外，还存在营养、生长因子等一系列调节因素。正因为现代放射生物学的进步大多是建立在采用分子生物学实验技术及研究成果基础上的，其又被称为分子放射生物学。

分子生物学理论上的进步使我们能够对传统放射生物学的机制有所了解和补充：生存曲线中的描述性参数代表的是不同位点的 DNA 损伤，并受 DNA 构象的影响；亚致死性和潜在致死性损伤修复与放射后细胞周期阻滞及启动 DNA 修复机制密切相关；未修复的 DNA 损伤所导致的克隆源性细胞死亡并非放射线杀死细胞的唯一机制，严重的 DNA 损伤也可启动细胞凋亡进程；在“靶学说”的基础上，人们认识到某些 DNA 位点（如转录位点）更容易遭受放射性损伤；在竞争模式和微环境方面，

人们能够更真实地模拟肿瘤环境进行氧效应研究，除慢性乏氧外，急性乏氧和营养匮乏也发挥重要的调节作用，乏氧诱导因子（hypoxia induced factor，HIF）通路是氧效应中的重要途径。

四、临床分子放射生物学的重要研究方向——分子靶向治疗和靶向性增敏放疗

分子放射生物学的研究进展揭示细胞的放射敏感性受控于一系列内部因素，例如细胞周期时相、细胞凋亡启动、DNA 损伤修复效率、肿瘤基因和肿瘤抑制基因的突变积累等。同时，氧、营养因素和细胞代谢废物的清除等细胞外部因素也影响细胞的辐射反应。对细胞放射敏感性及其内外影响因素的深入了解，使人们有可能找出特异性的分子靶点，在不增加正常组织毒副作用的前提下，增加放射线对肿瘤细胞杀伤作用。本节仅从几个具体方面简要介绍有潜在临床价值的分子靶点，并借此让大家了解分子生物学在放射生物学发展过程中的巨大推动作用。

（一）细胞周期及周期关卡　很久以来，人们就发现放射线能够使细胞周期阻滞于特定的时相，而且处于不同时相的肿瘤细胞的放射敏感性各有差异。然而，直到细胞周期进程的分子调控机制和 DNA 损伤后细胞周期关卡作用被揭示后，人们才对以上现象真正有所理解。利用肿瘤细胞和正常细胞在周期调控上的差异，有可能找出特异的分子靶点进行靶向性放射增敏治疗（具体请参见本章第二节）。

（二）细胞凋亡　自从 1972 年细胞凋亡被发现以来，放射肿瘤学家一直想通过增加细胞凋亡来提高肿瘤放射敏感性。在肿瘤发展初期，癌基因激活导致肿瘤抑制基因 p53 激活，从而增加了肿瘤细胞对启动凋亡进程的敏感性，但是，随着肿瘤的发展，大部分肿瘤细胞 p53 基因突变失活，在放射后无法启动 p53 介导的细胞凋亡进程，导致放射抗拒。以 p53 信号途径为靶点，通过药物重建 p53 介导的细胞凋亡途径有可能达到放射增敏的目的。然而，目前放疗联合细胞凋亡调节药物（干扰素和酪氨酸激酶抑制剂等）的临床研究结果多为阴性，而且有一定的毒副作用。出现这些结果的原因之一是这些临床试验大多选择晚期并经过多次治疗的病例，因而这些综合治疗方案的疗效很难与原发治疗方案的疗效相比较。

（三）DNA 损伤与修复　“放疗后未修复的 DNA 损伤是导致细胞死亡的主要原因”是传统放射生物学的理论基础之一。尽管很多实体瘤细胞能够逃逸细胞凋亡进程，但其 DNA 损伤修复机制却很少改变。人们对肿瘤细胞 DNA 损伤信号传导途径和损伤修复机制的深入了解使其可能成为放射增敏治疗的又一分子靶点。在 DNA 损伤信号传导和修复机制中最受关注的是共济失调 - 毛细血管扩张症突变基因（ataxia - telangiectasia mutated，ATM），该疾病早在 20 世纪初就被报道，患者易发肿瘤并对放射线高度敏感。（具体请参见本章第三节）。ATM 基因 1995 年被成功克隆，该基因在 DNA 损伤后被激活，在 DNA 损伤信号的传导途径和修复中起关键作用，该基因在 A - T 患者体内突变，因而导致放射敏感性增加。选择性抑制肿瘤细胞 ATM 激酶作用将是放射增敏的又一有力途径。

（四）乏氧研究　Thomlinson 和 Gray 在 20 世纪 50 年代建立的模式认为乏氧发生在远离血管的细胞中。但是在该理论指导下应用高压氧进行放射增敏的研究并不成功，在 20 世纪 90 年代开展的乏氧细胞增敏剂的研究也未能取得满意的结果。1979 年，Brown 提出肿瘤内血管畸形，血流发生改变，会导致血管暂时性开放和关闭，使细胞暂时性缺氧。这一理论促使人们从乏氧细胞增敏剂的研究转向乏氧细胞毒药物的研究。细胞适应乏氧环境并存活的关键性调节分子是乏氧诱导因子 1（HIF1），目前针对 HIF1 及其通路开发的细胞毒药物虽然能够阻碍肿瘤细胞的生长，但部分肿瘤细胞仍能适应缺乏 HIF 的环境并重新生长，因此，未来药物开发的对策是寻找能够特异性杀死 HIF 高表达细胞的药物，而不仅仅是抑制 HIF 通路。近年来乏氧研究的另一重要进展是乏氧分子功能影像技术的建立，该技术采用乏氧特异性荧光探针或磁共振波谱（MRS），能够对有功能的组织和肿瘤微环境进行定量分析。乏氧分子影像可以作为研究血管生成、周期进程中细胞凋亡和能量代谢等乏氧相关问题的技术平台。这些技术如与现行的 IMRT 及 IGRT 技术相结合，可望增加乏氧区的放疗剂量，从而提高放疗效果。

（五）表皮生长因子受体（EGFR）通路　近年来肿瘤生物学研究显示：调节细胞生长和死亡的分子及其信号途径在肿瘤细胞中常常出现调节障碍，其中既包括侵袭性强的恶性肿瘤，又包括对放化

疗抗拒的肿瘤。因此联合应用相关的分子靶向药物和放疗有可能提高肿瘤疗效。EGFR 是有酪氨酸激酶活性的跨膜蛋白，调节细胞的生长、增殖和分化。正常细胞的 EGFR 信号系统受到严格的调控，但在肿瘤细胞中 EGFR 或其家族蛋白常常过量表达或发生变异，使肿瘤更具侵袭性并对常规治疗抗拒。针对该靶点研发的抗 EGFR 抗体（如 C225）和酪氨酸激酶抑制剂（如 iressa）有显著的抗肿瘤疗效。最近发表的联合放疗和 C225 治疗晚期头颈部鳞癌的随机分组资料显示，C225 使 2 年局部控制率提高 9%（$P=0.005$），3 年总生存率提高 10%（$P=0.03$），同时未增加放疗的毒副作用。

（六）肿瘤血管　早在 30 年前 Folkman 就认识到可以把肿瘤的血管生成作为治疗的靶点，其后的 20 余年并未出现能有效抑制肿瘤血管生成或破坏肿瘤血管的药物。近年来肿瘤分子生物学研究发现了血管内皮生长因子（VEGF）和血小板源性生长因子（PDGF）在血管形成中的重要作用，一系列抗 VEGF/PDGF 的药物相继开发并进入临床研究和应用，如 avastin、sunitinib、sorafenib 以及 sutent 等。2003 年 Kolesnick 和 Fuks 等的研究首次明确显示，肿瘤对放射线的反应不但取决于不同的细胞类型，还取决于肿瘤微血管的放射敏感性，从而改变了长期以来“只有肿瘤细胞自身才是放射治疗靶区”的传统认识，也使人们意识到联合放疗及抗肿瘤血管药物治疗肿瘤的美好前景。目前在细胞水平和动物模型已经证实联合放疗及抗肿瘤血管药物具有协同作用，相信该类临床试验也将相继开展。

总之，传统放射生物学在结合了分子生物学后，促进了自身的巨大进步，使人们对肿瘤放射治疗和基础研究中所遇到的问题有了更深刻、更科学地认识，同时也能从更为广泛、更加实际的角度预测和引导肿瘤放射治疗的研究方向。分子生物学对细胞信号传导途径的研究以及对人类基因功能认识的不断增加为放射肿瘤学的研究注入了新的活力，放射生物学将继续吸收、融合分子生物学在肿瘤细胞及其微环境领域的研究成果，用以发展更加合理、高效的放射治疗手段。

第二节　细胞周期及调控机制

随着人类基因组计划的启动与进展，许多癌基因、抑癌基因相继被克隆。研究表明，绝大多数癌基因或抑癌基因并不直接引起肿瘤，肿瘤是一类多步骤发生、多基因突变所致的细胞遗传性疾病。几乎所有的癌基因、抑癌基因的功能效应，最终都会集中到细胞周期调控机制上来。许多癌基因、抑癌基因直接参与 DNA 损伤后细胞周期的调控，或者其本身就是细胞周期进程的主要组成部分，它们的突变导致了细胞周期启动、运行和终止的异常，使细胞获得以无限增殖为特征的失控性生长。因此可以说，肿瘤是一类细胞周期相关性疾病。

细胞的增殖必须依次经过 DNA 合成前期（G_1 期）、DNA 合成期（S 期）、DNA 合成后期（G_2 期）和有丝分裂期（M 期）（图 3－8－3）。根据细胞功能和镜下形态 M 期又细分为前期、前中期、中期、后期和末期。每一次有丝分裂结束到子代细胞的有丝分裂结束，构成一个完整的细胞周期，在此期间，细胞必须在 S 期准确地复制一次 DNA，并在 M 期将其两套同样的遗传物质均等的分配到两个子细胞中。处于 G_1 期的细胞不一定会继续完成整个分裂周期，当缺乏分裂刺激因子时，细胞会从分裂周期中退出，进入静息期（G_0 期），G_0 期细胞的转录和翻译等基本代谢活动都受到抑制。绝大多数正常成熟组织细胞都处

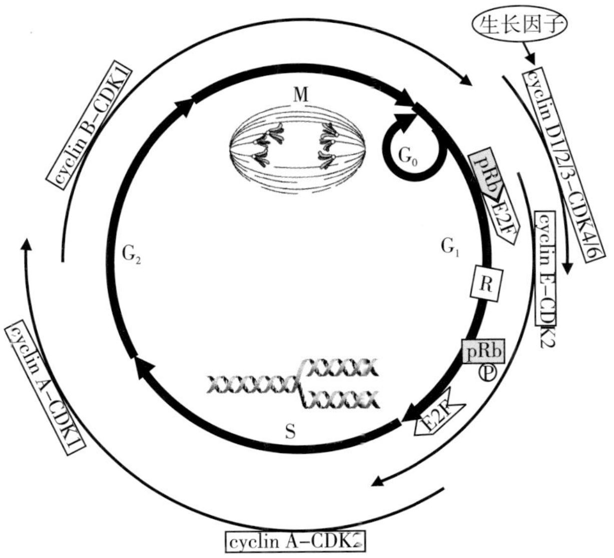

图 3－8－3　细胞周期进程及其重要调节蛋白

于 G_0 期。

一、细胞周期素依赖性蛋白激酶（CDKs）与周期素（cyclin）

细胞周期的启动与运行由一系列蛋白间相互作用来精密调控。细胞周期调控的核心成员是一组细胞周期素依赖性蛋白激酶（CDKs）。这些激酶在细胞周期内特定的时间激活，通过磷酸化相应底物来驱动细胞周期。CDKs 的周期性激活依赖于另一类在细胞周期中呈时相性表达、积累和降解的蛋白，即细胞周期素（cyclin）（图 3-8-4）。人类细胞主要的 CDK 有 CDK1（即 CDC2）、CDK2、CDK4、CDK5、CDK6 和 CDK7（CAK 的重要组成部分），CDKs 的结构和其他蛋白激酶相似，由两个球形的结构域（N 端调节区和 C 端催化区）组成，并由一个半弹性的连接域相连接。CDK 和相应的 cyclin 形成复合物后被活化，其活性位点构象改变，两个球形结构域之间有催化作用的区域开放，并和 cyclin 的相应亚单位一起结合、容纳底物。换而言之，CDK 在和 Cyclin 结合后，其活性位点的构象才会和其他蛋白激酶相似。

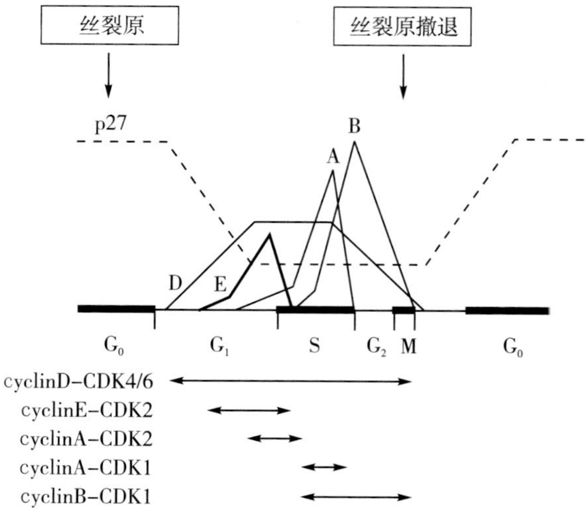

图 3-8-4 呈周期时相性表达的 cyclin 和与其特异性结合的 CDK

二、CDKs 的调节（图 3-8-5）

（一）Cyclin 对 CDKs 的调节作用 人类细胞主要的细胞周期素有 cyclin D、cyclin E、cycin A 和 cyclin B1。cyclin D 包括 cyclin D1、D2 和 D3，与其他细胞周期素相比，cyclin D 的表达缺乏高度周期性，其主要活性从 G_1 中后期开始，一直持续到细胞周期抑制性蛋白 pRb 及其相关蛋白 p107、p130 的磷酸化。Cyclin D1/2/3 的功能是结合并活化 CDK4 和 CDK6，活化后的 CDK4/6 再通过磷酸化 pRb、p107 和 p130 使其负调节作用失活，细胞进入 S 期。当细胞退出分裂周期，处于非增殖状态时 cyclin D 显著下降；当细胞在丝裂原的刺激下重新进入细胞周期时，cyclin D 的合成再次恢复。与 cyclin D 相比，cyclin E（E1 和 E2）的表达呈高度周期性，即在 G_1 晚期积累，在 S 期降解。Cyclin E 结合并活化 CDK2。实验显示，cyclin E1 提前表达能让细胞加速进入 S 期，说明其作用的靶应该是负责启动 DNA 复制的蛋白。鼠胚细胞如果缺乏 cyclin E 仍能启动 DNA 复制并维持正常的周期，提示 cyclin E 在 S 期的功能可以被 CDK2 的另一活化蛋白 cyclin A 所替代。Cyclin A 在 G_1/S 的交替时相开始积累并持续到 G_2 期，在 M 期前迅速降解。除 CDK2 外，cyclin A 还能与 CDK1 形成复合体。CDK2 被 cylin E 和 cyclin A 激活后，推动细胞周期从 G_1/S 期直到 G_2 期。Cyclin B1 在 S 期和 G_2 期积累，于 M 期在

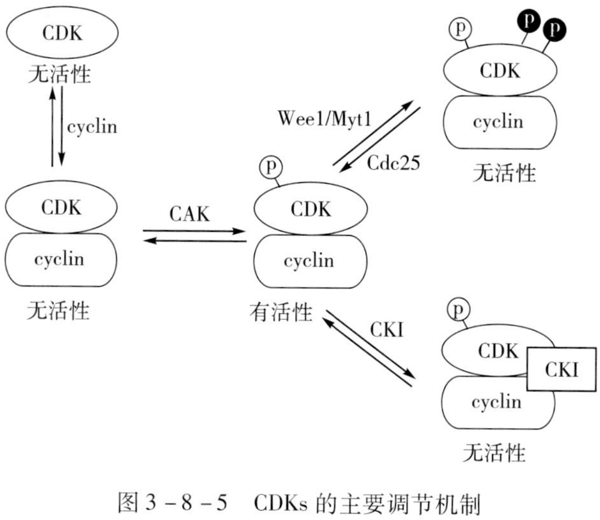

图 3-8-5 CDKs 的主要调节机制

APC（分裂后期促进复合物）的调节下降解。其功能是结合并活化 CDK1，推动细胞进入和通过 M 期。哺乳动物细胞表达多种 cyclin B，但仅 cyclin B1 是必需的。

CDK 在与相应的 cyclin 结合后能否被激活，还受其他一些复杂机制的严格调控，如 CDK 特异位点的磷酸化或去磷酸化、CDK 抑制物（CKI）的作用等（图 3－8－5），而这些调控机制又受到细胞内外信息的影响。

（二）CDK 激活性蛋白激酶（CAK）和 Cdc25 的调节作用　在 CDK 的活性 T 环上有一个保守的苏氨酸残基，如 CDK1 的苏氨酸（threonine，Thr）161，CDK2 的 Thr 160，在 CDK 激活性蛋白激酶（CAK）的催化作用下被磷酸化，使 CDK－cyclin 的结合增加，并使底物结合位点发生改变，这是 CDK 活化的必要条件之一。CDK 另外一些氨基酸序列的磷酸化对其活化起抑制作用，如 Wee1 和 Myt1 对 CDK 的 Thr 14 和 Tyr 15 的磷酸化能抑制 CDK 的激活。Cdc25A，Cdc25B 和 Cdc25C 是一组磷酸酶，能够去除 Thr 14 和 Tyr15 的抑制性磷酸基团，从而活化 CDK。这些酶的表达和活性也呈周期性，Cdc25A 的表达和活性在 G_1 晚期最高，作用是活化 CDK2，活化后的 CDK2 又能反过来增强 Cdc25A 的活性，从而形成正反馈调节。过量表达的 Cdc25A 能够缩短 G_1 期进入 S 期的时间，提示该磷酸酶对细胞进入 S 期的速度起控制作用。Cdc25B 和 Cdc25C 在细胞核内作用于 CDK1，对 G_2/M 的过渡起调控作用。Cdc25C 在分裂间期主要分布在胞质中，其丝氨酸（serine，Ser）216 被磷酸化后与 14－3－3 家族蛋白结合。与 14－3－3 结合后的 Cdc25C 失去向核内转运的信号，使其在 S 期和 G_2 期滞留在胞质中。在细胞即将进入 M 期时，Cdc25C 的 Ser 216 磷酸化水平下降，和 14－3－3 结合减少，Cdc25C 在核内的积聚增加，同时伴随 cyclin B 向细胞核加速转运。

（三）CDK 抑制物（CKI）的调节作用　CDK 抑制物（CKI）通过与 CDKs 或 CDK－cyclin 二聚体相结合发挥对 CDKs 活性的抑制作用。CKI 主要包括 KIP、INK4 两个蛋白家族和 pRb 蛋白家族中的 p107 和 p130。KIP 家族包括 p21、p27 和 p57，KIP 蛋白的氨基末端都有一个保守的抑制域，其上有 cyclin 及 CDK 的结合位点。p21 能够结合 CDK2 并使其失活，当细胞 DNA 受损时，在 p53 作用下，p21 基因表达上调。p27 通过接触性抑制 cyclin E－CDK2 复合物活性，诱导和/或维持 G_1 期阻滞，p27 受蛋白质翻译水平和泛素介导蛋白水解作用的共同调节。KIP 的另一重要作用是装配、活化 cyclin D－CDK 复合物并使其在核内定位。INK4 家族包括 p15、p16、p18 和 p19，其结构特殊的序列能够特异性地与 CDK4 和 CDK6 结合，使 CDK 构象改变而失去激酶活性，同时也阻碍 CDK 与 cyclin 的结合。pRb 蛋白家族中的 p107 和 p130 拥有 cyclin 和 CDK 的结合位点，能够结合并抑制 cyclin E/A－CDK1 的活性。

三、正常细胞周期调控机制

细胞周期中两个最活跃的时相是 S 期和 M 期，细胞在这两个时相中分别完成遗传物质复制并平均分配到两个子细胞中；在循环的细胞周期中，S 期和 M 期的间隔时相分别是 G_1 和 G_2 期，细胞利用这段时间不断生长（体积增大）并对周期进程进行精密的调控。因此在整个细胞周期中，有两个进程最为关键，即 G_1 向 S 过渡期和 G_2 向 M 过渡期，这两个进程中综合了纷繁复杂的正向和逆向调节因子，以确保分裂过程中遗传物质的准确性和完整性。

（一）G_1 时相调控机制　增殖细胞在 G_1 期体积增大，进行的分子事件是为 S 期合成新的 DNA 作准备。在 G_1 期有一个限制点（R 点，图 3－8－3），其功能是界定 G_1 早期和 G_1 晚期，细胞一旦通过 R 点进入 G_1 晚期，以后的 DNA 合成及有丝分裂就不再需要生长因子的继续刺激。细胞外的生长信号决定细胞是否通过 R 点，如果没有足够的生长因子或缺乏营养，细胞将可逆地进入静息期（G_0）。丝裂原能够刺激细胞从静息期进入增殖周期，促进 cyclin D1、D2 和 D3 表达，cyclin D 与 CDK4/6 相结合是 G_1 期运行的必要条件，cyclinD－CDK4 或 cyclinD－CDK6 复合物被 CAK 磷酸化激活，并进一步磷酸化视网膜母细胞瘤蛋白（pRb）；另外，在 G_1 晚期出现的 cyclin E 能够与 CDK2 特异结合，该复合物被 CAK 激活后，也可以使 pRb 磷酸化。pRb 磷酸化后其抑制生长的功能被解除，释放与之结合的转录因子 E2F，后者通过促进相关基因转录使细胞进入 S 期。在哺乳动物细胞中，cyclin E 和 A 在 G_1 后期开始程序性积累，但是其与 CDK2 复合物的活性被 KIP 家族蛋白抑制，如果此时细胞的内外环境适合细胞增殖，cyclin E 和 A 会持续增加，逐步滴定 KIP 抑制物，最终导致后者被过剩的 cyclin - CDK 复合物磷酸化，发生泛素介导的蛋白水解。CDK 抑制物的降解及同期所有积累的 CDK 复合物的活化确保细胞快速、不可逆的进入 S 期。

在肿瘤细胞中上述调控机制显著受损，多数肿瘤细胞缺乏 R 调控点，或细胞对细胞外的生长刺激信号和抑制信号的反应程度明显不同，从而使细胞更容易通过 R 点，导致细胞的异常分裂。

不同细胞的 G_1 期长短相差很大，主要取决于细胞外信号，如环境中的营养或生长因子的刺激等，如果 G_1 期足够长，可以明显看到 G_1 早期对放射抗拒，G_1 末期对放射线较为敏感。

（二）S 时相调控机制　目前关于 S 期调控所知甚少，但是细胞 DNA 复制一旦开始，就将一直持续，直到复制完成后才会结束。S 期的任务是精确复制超过 30 亿个碱基的基因组序列（图 3 - 8 - 3），且每一 DNA 序列在细胞周期中只被复制一次。Cyclin A 在 S 期表达，并与 CDK2、CDK1 结合形成 cyclin A - CDK2、cyclin A - CDK1 复合物，其作用可能是促进起始复合物中原点 DNA 解链，形成复制叉。在 S 期，cyclin A - CDK 复合物对 CDC6 等 DNA 复制器组分的磷酸化对启动 DNA 复制以及限制 DNA 复制在每个细胞周期只能启动一次都有重要的作用。

（三）G_2/M 时相调控机制　细胞在 S 期完成 DNA 复制后，进入 G_2 期，为有丝分裂作准备。CDK2 与 cyclin A 的结合是 G_2 事件启动和进行的必要条件。

CDK1 与 cyclin B 的结合是 M 期事件启动和进行的必要条件。在 S 晚期和 G_2 期，升高的 cyclin B 与 CDK1 相结合，使后者的 Thr 161 位点在 CAK 的作用下磷酸化，Thr 161 磷酸化的 cyclin B - CDK1 复合物从胞质向核内转移并积聚是细胞进入 M 期的必需条件；在 G_2 期 cyclin B - CDK1 复合物的功能被 CKI 抑制，即 CDK1 的 Thr14 和 Tyr15 被蛋白激酶 Wee1 和 Myt1 磷酸化，该磷酸化抑制 CDK1 的激活，在 G_2 期末，Thr14/Tyr15 在磷酸酶 Cdc25 B 和 Cdc25 C 的作用下快速去磷酸化，激活 CDK1，从而引发有丝分裂，把在 S 期复制的两套遗传物质平均分配到子细胞中，完成细胞周期进程（图 3 - 8 - 3）。CDK1 的去磷酸化除了依赖 Cdc25 的激活外，还有赖于 Wee1 被磷酸化失活并通过泛素介导降解。另外，活化的 cyclin B - CDK1 复合物也能通过磷酸化激活 Cdc25 B 和 Cdc25 C，形成正反馈调节，这些快速高效的调节机制保证了 M 期的启动和运行。

四、细胞周期关卡与细胞周期阻滞

细胞在增殖过程中常遇到各种不利因素，内源性的因素如细胞代谢副产物，外源性因素如细胞毒药物或放射线等。这些内外源因素常导致细胞的 DNA 损伤甚至细胞死亡。细胞受损后保证周期进程高度有序进行的调控机制称细胞周期关卡（checkpoints，也称 DNA 损伤关卡或细胞周期检测点）。细胞周期关卡的功能是检测 DNA 有无损伤，或 DNA 修复与合成有无错误等，直至检测无误时，才开始启动下一细胞周期时相。细胞内外不良因素导致的 DNA 损伤或突变，通过细胞关卡的调节能够使细胞分别阻滞于相应的细胞时相，以提供足够的时间进行 DNA 修复。如果缺乏细胞关卡的调节，受损的 DNA 或者阻碍 DNA 复制，或导致 DNA 的错误复制，或因染色体严重受损导致遗传物质在有丝分裂时丢失，最终危害子代细胞的存活。与细胞关卡功能相一致，受损细胞的周期进程常延缓或阻滞在三个位点：①细胞进入 S 期前（G_1 期关卡）；②S 期内（S 期关卡）；③细胞进入 M 期前（G_2 期关卡，或称为 G_2/M 期关卡）。细胞周期关卡概念的提出为生物进化，遗传稳定性，肿瘤形成以及肿瘤治疗提供了理论基础并成为近年来研究的热点。

（一）G_1 期关卡　放射线、缺氧等原因导致的细胞基因组破坏（如 DNA 单链或双链断裂、各种形式的基因突变等），通过细胞内多种检测途径将基因组改变的信号传递给 PI3K 相关的丝氨酸/苏氨酸激酶（ATM/ATR），其中 ATM 蛋白（详见本章第三节）主导电离辐射导致的 DNA 损伤反应，而 ATR 是紫外线导致的 DNA 损伤反应的功能蛋白。ATM/ATR 识别并定位于 DNA 受损部位，进一步磷酸化激活 CHK2/CHK1 激酶蛋白，后者再通过调节 Cdc25 和 p53 蛋白作用于细胞周期关卡。ATM 和 CHK2 可分别磷酸化 p53 的 Ser15 和 Ser20，该磷酸化通过干扰 p53 蛋白氨基末端的核输出位点以及阻滞 MDM－2 对 p53 的降解，将 p53 蛋白稳定于核内。p53 蛋白作为主要的转录因子启动 p21 转录，使 p21 蛋白迅速增高。p21 蛋白是细胞周期内的通用抑制物，能和多种 CDK－cyclin 复合物结合进而抑制 CDK 的活化。目前已知的 p21 蛋白的作用底物有 cyclinD－CDK4/6、cyclinE－CDK2 和 cyclinA－CDK2 等。CyclinD－CDK4/6、cyclinE－CDK2 活性被 p21 蛋白抑制后，pRb 蛋白磷酸化受阻，处于低磷酸化水平，无法通过释放 E2F 启动细胞周期 G_1/S 进程，导致受损细胞 G_1 期阻滞（图 3－8－6）。

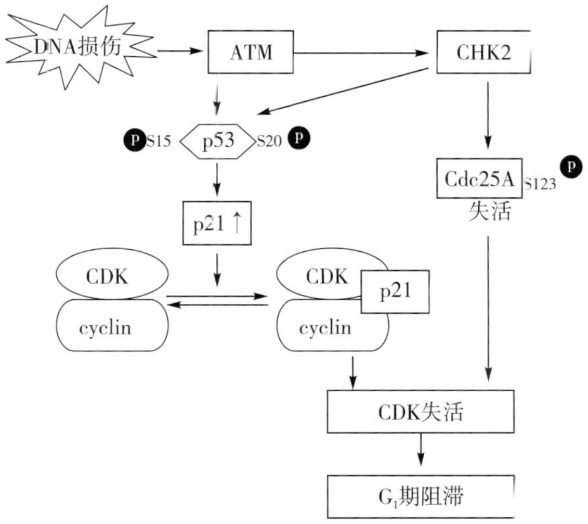

图 3－8－6 细胞 G_1 期阻滞的分子作用机制

p21 蛋白的作用底物有 cyclin D－CDK4/6、cyclin E－CDK2 和 cyclin A－CDK2 等，Cdc25C 作用底物为 CDK2。

G_1 关卡存在另一快速通路，即 CHK2 磷酸化 Cdc25A 的 Ser 123，导致 Cdc25A 快速降解，阻止其对 CDK2 的去磷酸化激活，从而导致 G_1 期阻滞。但 CHK2 缺陷细胞在 DNA 损伤后仍能启动 G_1/S 阻滞，提示该通路在 G_1 关卡的作用并非必需。

G_1 期关卡的重要作用就是通过检测细胞受损信号，使细胞阻滞在 G_1 期，提供 DNA 修复所需的时间，从而避免将受损的 DNA 带入 S 期进行复制。当 DNA 修复完成后，细胞周期进程重新启动，细胞进入 S 期；但是如果 DNA 损伤严重无法修复时，淋巴母细胞往往通过 p53 介导发生凋亡，而成纤维细胞则可能持续停滞在 G_1 期。

（二）G_2 期关卡 DNA 损伤导致细胞阻滞在 G_2 期是多数哺乳动物细胞的突出特点。当 DNA 损伤发生后，损伤信号激活 ATM/ATR，进一步使 CHK1/2 蛋白激酶磷酸化激活，激活后的 CHK1 再作用于 CDC25C，使其 Ser216 磷酸化。Ser216 磷酸化后的 CDC25C 与 14－3－3 蛋白结合，复合物被锚定于细胞质，不能作用于细胞核内 CDK1－cyclin B1 复合物。CDK1 Thr14/Tyr15 上的磷酸基团因为不能被 CDC25C 去磷酸化而无法激活，导致细胞周期 G_2 期阻滞（图 3－8－7）。

进一步地研究发现存在两种机制上截然不同的 G_2/M 期关卡。第一种发生在照射后早期，导致的 G_2/M 期阻滞非常短暂，必须有 ATM 参加。该关卡代表的是照射时已经处于 G_2 期的细胞发生的阻滞。有资料认为，这种“早期” G_2/M 关卡可能是细胞由低剂量超敏转成放射抗拒的重要机制。另一种为“晚期” G_2/M 期关卡，在照射后数小时内可通过溴化乙啶（PI）染色检测出来，这种阻滞不需要 ATM 参加，但呈照射剂量依赖性，代表的是照射时处于 G_2 期以前时相的细胞所发生的 G_2/M 期阻滞和积累。该阻滞不受“早期” G_2/M 关卡的影响，但对于缺乏 S 期关卡的细胞，

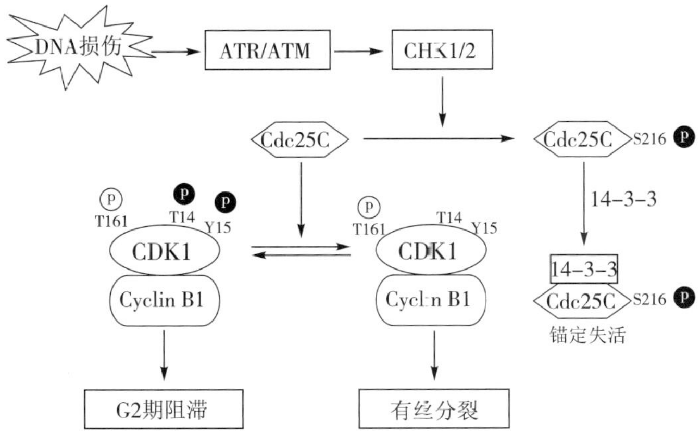

图 3－8－7 细胞 G_2 期阻滞的分子作用机制

DNA 损伤信号通过 CHK/Cdc25C/CDK1 途径导致细胞 G_2 期阻滞。

该阻滞明显增加。对这两种关卡的深入认识对设计针对细胞周期关卡的靶向性放射增敏剂有重要影响。

p53 不是启动细胞 G_2 期阻滞所必需的基因，但 p53 或 p21 缺陷细胞放射后 G_2/M 期阻滞缩短，提示两者对于维持 DNA 损伤后 G_2 期阻滞有非常重要的作用。p53 通过激活 14-3-3 蛋白，进一步作用于 CDK1-cyclin B1 复合物，使其固定于细胞质内，延长 G_2 期阻滞时间。

G_2 期关卡的重要功能是检测受损的 DNA 或未完成复制的 DNA，启动特定基因使细胞阻滞在 G_2 期，从而在有丝分裂事件开始前，启动和完成修复，以防止异常的遗传物质在 M 期分配给子代细胞。由于 G_2 期阻滞与放射敏感性之间的关系密切，所以放射生物学家对此进行了较为深入的研究。资料显示，对于相同剂量放射线所诱导的 G_2/M 阻滞时间，放射敏感性细胞明显长于正常或放射抗拒细胞。在一些酵母菌株中，已分离出对电离辐射和对紫外线的敏感性都比野生型大 10~100 倍的突变株。其突变基因经被克隆和测序后发现是一种“G_2 期分子关卡基因”。突变细胞因丧失了此基因功能，携带着受损的染色体直接进入有丝分裂，所以容易死亡，对辐射或其他 DNA 损伤剂也就更为敏感。

（三）S 期关卡　DNA 受损后 S 期关卡能暂时、可逆的延缓细胞周期进程，其作用是抑制新复制子启动，降低 DNA 复制速度。因此与 G_1 和 G_2/M 期关卡不同，S 期关卡不引起细胞时相的持续阻滞。一些常染色体隐性遗传疾病如 Fanconi Anemia，A-T，Nijmegen Breakage syndrome 等的细胞表型有 S 期关卡缺失，近年来的研究证实，这些疾病相关蛋白之间互相作用以启动 S 期关卡。DNA 损伤后被 ATM 磷酸化激活的 BRCA1、NBS1 和 SMC-1 等蛋白在 S 期关卡和启动 DNA 修复中都有重要的作用。

（四）有丝分裂纺锤体关卡　总体说来，上述 3 种关卡的作用是检测 DNA 损伤和有缺陷的 DNA 复制，延缓或阻滞细胞周期进程，因此统称为 DNA 完整性关卡。细胞周期中还存在另外一种关卡，即有丝分裂纺锤体关卡，作用是在细胞分离前确保纺锤体正确形成。

姐妹染色单体的准确分离是保证细胞基因组完整性的关键步骤。在分裂后期促进复合物（APC）的作用下，cyclin B 进行泛素化蛋白水解，细胞 M 期结束。在着丝粒区，纺锤体关卡检测染色体和微管的相互作用，并能够在分裂后期延缓染色体分离，以纠正有丝分裂纺锤体装置的缺陷；如果缺陷持续存在，细胞就会进入死亡程序。着丝粒相关的 MAD2、BUBR1、BUB1 和 BUB3 等蛋白是纺锤体关卡的关键组分：MAD2 和 BUBR1 通过直接抑制 APC 功能来调节 M 期进程，BUB1 和 BUB3 通过干扰微管功能引起有丝分裂阻滞。调控纺锤体关卡的基因缺陷能导致染色体在有丝分裂时丢失，这可能与一些肿瘤的形成密切相关。

五、辐射诱导的细胞周期阻滞及其临床意义

放射治疗利用辐射损伤 DNA 以治疗恶性肿瘤。从细胞和分子水平研究肿瘤细胞受到照射后细胞周期的变化规律，并深入了解这些变化对于肿瘤细胞存活的实际意义，有助于我们认识肿瘤对放射治疗抗拒的机制，从而制定行之有效的放射增敏策略。

电离辐射能够导致哺乳动物细胞的细胞周期紊乱，主要表现为细胞周期进程受阻。尽管这一现象早在几十年前就被发现，但直到最近随着细胞周期关卡调控机制的阐明，放射引起细胞周期阻滞的分子机制才有所明确。DNA 是放射线杀灭肿瘤细胞的关键靶，DNA 关键部位的双链断裂未能修复或修复错误，会导致细胞死亡。研究显示，照射后细胞的初始或残存 DNA 损伤均与细胞的存活率密切相关。据估算，细胞每吸收 1Gy 的辐射，会导致 200 条 DNA 单链断裂和 25~50 条 DNA 双链断裂，如上文所述，DNA 的辐射损伤分别启动 G_1 期关卡和 G_2 期关卡，通过一系列复杂的生化反应，将细胞阻滞在 G_1 和 G_2 期。

细胞在辐射后发生细胞周期阻滞的重要生物学意义目前还无定论。Weinert 等对酵母的研究发现，DNA 损伤后如果缺乏足够的修复时间，DNA 复制将产生染色体断裂和/或重排，最终导致基因扩增、迟发性突变、基因组不稳定甚至引起细胞死亡。Hartwell 和 Kastan 提出细胞周期阻滞是细胞对放射线

损伤的一种保护性反应，目的在于保证基因组的遗传稳定性，促进受损细胞的修复与存活。G_1 阻滞可以提供充足的时间来修复放射导致的 DNA 损伤，避免在 S 期复制损伤的 DNA，而损伤严重的细胞则通过凋亡被消除，从而减少了基因组的不稳定性；G_2 期阻滞可以在复杂的有丝分裂事件开始前，启动和完成修复，防止含有错误信息的遗传物质带给子代细胞，以保证细胞有丝分裂的忠实性，这一结论目前被广大学者所接受。进一步的研究已经从分子水平证实，细胞周期关卡的分子途径不仅用来保证细胞周期事件的有序性，还有启动和调节修复基因转录等其他重要功能，在此不予详述。

尽管 G_1 期阻滞在保持基因组稳定中具有重要的作用，但是对人类肿瘤细胞的一系列研究显示，放射诱导 G_1 期阻滞的时间长短与放射后细胞的存活率没有显著的联系，因此 G_1 期关卡对放射治疗的价值目前还不明确。相比较而言，细胞 G_2 期阻滞是防止 DNA 损伤向子代细胞遗传的关键，在哺乳动物细胞中已发现，某些癌基因转染细胞后，在破坏放射引起的细胞 G_2 期阻滞的同时，细胞照射后的存活率也明显下降；对酵母 Rad9 蛋白的研究发现，Rad9 G_2 期关卡不能发挥作用，细胞携带 DNA 损伤直接进入有丝分裂并死亡，这是由于缺少 G_2 期阻滞导致细胞对放射敏感性增高的典型例子。所以，去除放射引起的 G_2 期阻滞理论上能够改善细胞的放射敏感性，G_2 期关卡是潜在的放射增敏靶点。

六、p53 对细胞周期阻滞的影响及对放射增敏的意义

抑癌基因 p53 在人类细胞周期 G_1 关卡中起着关键性的作用（详见上文及图 3－8－6）。放射线及其他原因导致的细胞 DNA 损伤信号，经 ATM/ATR 蛋白传导引起 p53 基因转录增加，p53 蛋白通过增加周期通用抑制物 p21 蛋白进而抑制 CDK4/6、CDK2 的活性，从而使细胞发生 G_1 期阻滞。在所有的人类肿瘤细胞中，约 50%～60% 存在 p53 基因突变或功能缺失，绝大多数 p53 功能缺失细胞的 G_1 期关卡作用被破坏，不能发生 G_1 期阻滞，因而细胞在 DNA 受损后主要表现为 G_2 期阻滞，这对人为干预细胞周期进程意义重大。

在放射治疗过程中，对于 p53 功能缺失的肿瘤细胞，可以把去除放射引起的细胞 G_2 期阻滞作为放射增敏的重要手段，其理由主要有以下几点：

1．p53 突变在肿瘤细胞多见，人体正常组织细胞无 p53 突变　报道显示，50%～60% 的人肿瘤细胞 p53 功能缺失或失活，结肠癌、肺腺癌等细胞的 p53 突变率可高达 80%。充分利用正常组织细胞与肿瘤细胞的这一差异，就有可能在不增加正常组织细胞放射损伤的前提下，达到对肿瘤细胞选择性增敏的目的。

2．p53 突变的肿瘤细胞对放射线抗拒性增加　当肿瘤细胞 DNA 遭受严重的放射性损伤时，损伤信号可通过 p53 蛋白进一步调节编码凋亡相关蛋白的基因转录，启动细胞凋亡途径，其中最为重要的是上调凋亡蛋白 Bax，下调有抗凋亡作用的连接蛋白 Bcl－2，诱导细胞的程序性死亡。细胞凋亡是放射导致肿瘤细胞死亡的重要途径之一，因此，对于 p53 功能缺失的肿瘤细胞，在放疗后因不能启动凋亡程序导致细胞的存活增加，表现出对放射治疗的抗拒性，也正因如此，对 p53 功能缺失、放射抗拒的肿瘤细胞更有必要进行放射增敏。

3．G_2 期阻滞是肿瘤细胞对放射性损伤的普遍反应　放射线是导致肿瘤细胞 DNA 损伤的重要手段，除共济失调毛细血管扩张症（AT）细胞外，绝大多数人肿瘤细胞在放射后均能观察到明显的 G_2 期阻滞，因此采用去除 G_2 期阻滞增加放射敏感性的方法，具有广泛的应用前景。

4．p53 突变细胞在 DNA 受损后只能阻滞在 G_2 期以修复损伤　如上文所述，细胞关卡是细胞受到损伤后自我保护的重要途径，使细胞获得充分的时间进行 DNA 修复。由于 G_1 期关卡必须经 p53 蛋白才能发挥作用，因此对于 p53 功能缺失的肿瘤细胞，G_2 期关卡就成了受损细胞在有丝分裂前进行 DNA 修复的最重要的保护机制，G_2 期阻滞对这类细胞的存活至关重要。所以，通过去除放射引起的 G_2 期阻滞所能达到的放射增敏效应，理论上在这类细胞中表现得的为突出。

5．基础研究已经证实去除 G_2 期阻滞能增加肿瘤细胞的放射敏感性。

6．全身应用去除细胞阻滞药物，理论上仅对受到放射性损伤的局部细胞（发生周期阻滞的细

胞）起作用，对于身体其他部位周期进程正常的组织细胞影响较小，这是与常规化疗药物的放射增敏作用相区别的一大优势。

7. 对于肿瘤周围p53功能正常的组织细胞，在遭受放射性DNA损伤后也可能产生G_2期阻滞，但是这种G_2期阻滞可能是p53依赖型的，与前述的非p53依赖型的实体瘤细胞G_2期阻滞的机制大不相同。更有意义的是，常用的去除G_2期阻滞药物对p53依赖型的G_2期阻滞不起作用。这种差异使我们能够在更高的层次上达到对肿瘤细胞靶向性增敏的目的。

七、阻断G_2期关卡药物分类及应用现状

对辐射后细胞周期进程调控机制的深入了解，使我们有可能将其作为增加肿瘤细胞放射敏感性的一种手段。几乎所有的肿瘤细胞在放射后都会出现G_2期阻滞，而且大量研究显示，G_2期阻滞的时间长短与细胞存活之间关系密切。因此，用药物对G_2期关卡进行调控，人为去除DNA损伤后出现的G_2期阻滞，强制性启动细胞周期进程，使细胞在DNA修复之前进入M期并把DNA损伤带入子代细胞，降低肿瘤细胞的存活率，这是去除放射引起的细胞G_2期阻滞进行放射增敏的主要理论基础。目前去除G_2期阻滞的药物主要有以下几种：

1. 甲基黄嘌呤类（methylxanthines） 如咖啡因（caffeine）和己酮可可碱（pentoxifylline，PTX）等。

2. 磷酸酶抑制剂 okadaic acid，磷曲星（fostriecin），抗生素类药物和calyculin A等。

3. 蛋白激酶抑制剂 如staurosporine，7－hydroxystaurosporine（UCN－01）；氨基嘌呤（aminopurines）等。

放疗联合PTX治疗非小细胞性肺癌的Ⅲ期临床研究显示，治疗有效率较单纯放疗组显著增加，总生存率有所增加，但未能达到显著统计学意义。目前UCN-01的Ⅰ期临床研究主要有两组，分别在美国和日本进行。目前还没有关于UCN-01放射增敏的临床研究报道，但是UCN-01的Ⅰ期临床试验显示该药的游离浓度为100～600nmol/L，正好处于去除细胞G_2期阻滞的有效浓度范围。Senderowicz等在患者静脉滴注UCN-01后提取少量患者血浆，并把照射后的人类乳腺癌MCF-7细胞置入其中，结果证实照射引起的细胞G_2期阻滞被有效去除，说明在临床上能够进行UCN-01放射增敏的研究。而且UCN-01在人体内的血浆半衰期长达600小时（近30天），非常适合于在分次照射中持续对肿瘤进行放射增敏，因而具有很高的临床应用价值。与咖啡因类药物根本不同的是，UCN-01在有效去除细胞G_2期阻滞的浓度水平能够被人体很好耐受，因此该药作为放射增敏剂将具有广阔的应用前景。

第三节 ATM介导的细胞周期关卡的调控及在临床分子放射生物学研究中的意义

一、启动细胞周期关卡的决定因素

在众多的DNA损伤中，最致命的为DNA双链断裂（DNA double－strand breaks）。电离辐射所导致的DNA双链断裂将启动细胞周期关卡，而使细胞阻滞于G_1和G_2时相，同时对正处于S期的细胞，所有的DNA复制启动与延伸（initiation and elongation of DNA replication）将停止。近年来由于分子生物学，生物化学及遗传学的进展，调控细胞周期关卡的基因产物越来越多地被识别。根据这些蛋白在信号网络中的位置和功能，人们将它们分为监测DNA损伤的感应子（sensor），放大信号的传导子（transducer），和启动特异性生物反应的效应子（effector）。

感应子能够直接或间接地与感受DNA损伤。这些蛋白一般来说都能与染色质结合。新近研究表明Rad17－RFC（复制因子C）和9－1－1复合物（Rad9－Rad1－Hus1 checkpoint complex）作为识别DNA损伤复合物协同监测DNA双链断裂。Rad17与4种RFC相互作用而形成五聚体结构；而增殖细

胞核抗原（proliferating cell nuclear antigen，PCNA）的同型体 Rad9，Hus1（hydroxyurea - sensitive 1，Hus1）和 Rad1 形成一个围绕 DNA 的异源三聚体环。这两种复合体均参与 DNA 复制。第三种蛋白复合物 MRN（Mre11 - Rad50 - Nbs1）也聚集于 DNA 双链断裂点。Mre11 和 Nbs1 的突变均导致常染色体隐性遗传疾病。细胞表型包括细胞周期 S 期关卡功能丧失并高度放射敏感。Nbs1 作为感受子可以吸引下游的蛋白激酶 ATM。

DNA 损伤信号传导通路的传导子被感应子激活后可引发一系列生化反应。由于传导子需要传递并放大信号，它们都是一些蛋白激酶。蛋白激酶可通过磷酸化底物而放大信号和使信号多样化。研究最多的两个传导子是 ATM 和 ATR，这些蛋白激酶属于磷脂酰肌醇激酶（phosphatidylinositide kinase 3，PI - 3K）中的家族成员．其主要作用是调节细胞周期关卡和 DNA 重组修复。ATM 或 ATR 缺失的细胞对 DNA 损伤显出异常反应，可导致累积性的 DNA 突变和染色体变异，从而增加发育异常和遗传性疾病的可能性。DNA 双链断裂损伤后，ATM 或 ATR 可迅速被激活而磷酸化一系列效应蛋白。

效应子在 DNA 损伤信号传导通路中被传导子激活。这些效应子可以是转录刺激因子如 p53，也可以是蛋白激酶如 Chk1 及 Chk2。激活后的 Chk1、Chk2 可再传信号至二级效应子。效应子的终极反应是抑制如前所述的细胞周期素依赖性蛋白激酶与周期素，以启动细胞周期关卡。

近年来，DNA 损伤信号传导通路的第四类因子开始受到人们的重视，这些蛋白被称为介导子（mediator），包括 Brca1，Claspin，53BP1 及 Mdc1。他们作用于感应子和传导子或传导子和效应子之间，为蛋白激酶的活化及底物磷酸化牵线搭桥。当然，介导子本身也可参加 DNA 损伤信号传导的其他步骤，例如 Brca1 可以同时成为 ATM 的底物而作效应子。

对上述启动细胞周期关卡的决定因子的划分本身并没有绝对的界线。在很多时候上下游的蛋白之间会相互作用，例如 ATR 可以磷酸化 ATM，NBS1 可以激活 ATM 也可以同时被 ATM 磷酸化。总之，介导 DNA 损伤信号传导通路的蛋白本身并不参加正常细胞周期的调控，只有在 DNA 损伤发生后这些蛋白才会被启动。这些蛋白的重要作用已被很多遗传性疾病及动物模型所证明。

二、ATM 的激活机制

正如 ATM 的名字所表达的，ATM 基因缺失导致一种常染色体隐性遗传性疾病，称为共济失调 - 毛细血管扩张症（A - T）。A - T 是一种罕见的遗传性疾病，患者表现为免疫缺陷，神经系统退行性病多伴随共济失调，肿瘤易感，毛细血管扩张，对放射线极度敏感等多种症状。A - T 病人提供的细胞在离体表现为细胞周期关卡的缺失，染色体组的不稳定性，端粒体末端融合，放射线极度敏感等许多表型。ATM 基因在 1995 年由以色列学者克隆，其编码一个 370kD 的巨大的蛋白激酶。ATM 蛋白属于一系列低至酵母高至人类的高度保守的蛋白家族，这种蛋白调节细胞周期关卡并参与 DNA 修复和重组。

电离辐射引起的 DNA 双链断裂可激活 ATM 的酶活性。活化型 ATM 可磷酸化一系列靶蛋白而启动细胞周期关卡的信号通路系统，从而减慢细胞周期循环，同时诱发 DNA 修复机制使损伤的 DNA 得以修复。细胞将通过这种检测方式避免把突变的基因传递给子细胞。有关 ATM 激活的机制是近年来研究的热点。

在细胞中 30 亿 DNA 碱基对中，仅需几个 DNA 双链断裂损伤就可激活 ATM 蛋白激酶信号传导通路。细胞在没有 DNA 损伤时，ATM 以紧密耦联的无活性二聚体形式存在于细胞核内，这种状态使 ATM 无法发挥其磷酸化靶蛋白的作用。当由于某种 DNA 损伤因素造成 DNA 双链断裂时，染色体局部可发生变构，而这种染色体结构改变将导致 ATM 蛋白激酶二聚体分子构型改变。2003 年的一项著名的研究显示，ATM 二聚体将在第 1981 号氨基酸 - 丝氨酸位点相互（自主）磷酸化而使 ATM 二聚体解离，从而 ATM 蛋白激酶由无活性的二聚体形式转化为有活性的 ATM 单体构型。ATM 单体随后可通过识别并磷酸化一系列细胞内靶蛋白底物（如 H2AX，p53，NBS1 等），而引发细胞 DNA 修复机制或细胞凋亡。以后的两年里又有一些其他的自主磷酸化位点被识别，但是该模式已被动物模型所否定。

NCI 的研究人员把丝氨酸 1981 突变为丙氨酸，并成功地将突变基因转入小鼠内。实验结果证明，丝氨酸 1981 的突变并没有改变 ATM 的功能，说明丝氨酸 1981 的磷酸化对 ATM 的激活并没有影响。另一种激活 ATM 的模型是 Nbs1 和 Mre11 与 ATM 结合并把它带到 DNA 损伤区。这个模型已越来越多地得到证实。离体实验已发现断裂的 DNA 可刺激 Nbs1 去结合 ATM。目前已识别 Nbs1 的 C－端能和 ATM 结合，C－端的 NBS1 序列在物种进化过程中高度保守进一步证实了该功能区的重要性。

三、ATM 的细胞周期关卡功能及其相关底物

ATM 是如何调控电离辐射诱导的细胞周期检测点的呢？我们首先要了解的是 A－T 细胞对电离辐射的反应。照射以后，A－T 细胞因为缺乏 p53 及 p21 水平的增加而导致 G_1/S 期关卡缺失；而照射时处于 S 期的 A－T 细胞不能够及时中止 DNA 复制（RDS 表型），可视为 S 期细胞周期关卡的缺失；在照射时处于 G_2 期的 A－T 细胞不能及时停止有丝分裂，表现为 G_2/M 细胞周期关卡缺失。由于越来越多的 ATM 功能性磷酸化底物的发现，有关 ATM 介导的 DNA 损伤信号通路也渐渐清晰（图 3－8－8）。

p53 是首先被证明的 ATM 的磷酸化底物。p53 作为一种肿瘤抑制蛋白，在 DNA 损伤引起的信号传导的通路中起重要作用。当电离辐射引起 ATM 激活时，活化型 ATM 可通过磷酸化 p53 第 15 号氨基酸－丝氨酸来增强 p53 的稳定性或延长其半衰期，而引起 p53 蛋白水平的快速升高和激活。作为电离辐射刺激因子，p53 将诱导 p21 水平升高，后者作为细胞周期素 D 的抑制因子使细胞阻滞在 G_1 期。同时 p53 也通过转录诱导 cyclinE/Cdk2 介导的 RB 磷酸化来抑制 E2F 引导的 G_1－S 过程。但是，$p21^{-/-}$ 或 $RB^{-/-}$ 鼠的胚胎成纤维细胞比 $p53^{-/-}$ 细胞的 G_1 检测点损害要少，这证明可能还存在着 p21 非依赖性 p53 诱导的 G_1 阻滞。

ATM 的另一个磷酸化底物是 Nbs1。如前所述，Nbs1 是激活 ATM 的主要因子。NBS1 基因在一种常染色体隐性遗传性疾病中缺失，这种疾病称为 Nijmegen breakage syndrome（NBS）。NBS 细胞与 A－T 细胞有一些共同的特征，如对放射线敏感，S 期细胞周期关卡缺失，以及 DNA 修复和重组的缺失。因此，在 NBS1 基因被克隆出来以前，该疾病长期被认为是 A－T 疾病的一种亚型。现已证明 Nbs1 蛋白在 DNA 损伤中与 Mre11，Rad50 共同在 DNA 损伤处集合，形成灶形结构（Foci）。ATM 可以磷酸化 Nbs1 的多个丝氨酸位点，而其中一个磷酸化位点第 343 号丝氨酸的磷酸化对 S 期关卡起决定作用。Nbs1 可以恢复 NBS 细胞的 S 期关卡的功能。如果将第 343 丝氨酸进行点突变（即将丝氨酸突变为丙氨酸，使其不再被磷酸化），这些突变的 NBS1 不能恢复其缺失的 S 期关卡功能。这有力地证明了至激活 S 期细胞周期关卡需要通过 ATM 磷酸化 Nbs1。

另一种蛋白激酶 Chk2 也被证明是 ATM 的磷酸化底物。磷酸化后的 Chk2 对 S 期关卡起平行性的作用。一种重要的肿瘤抑制基因 Brca1（乳腺癌相关基因）也参与了 S 期检测点的启动。

结构蛋白 Smc1（structural maintenance of chromosomes）也是 ATM 磷酸化底物之一。Smc1 属于 DNA 损伤信号网络中的成员，且属于 S 期细胞周期关卡信号通路的效应子。研究结果表明，SMC1 的磷酸化是激活 S 期检测点信号途径所必需的过程。SMC1 是编码与染色体相关 ATP 酶家族的重要基因之一。Smc 蛋白属于高度保守的螺旋型蛋白，普遍存在于原核生物/真核生物和古生物，并在染色体结构动力学中起重要作用。在真核生物中，SMC 以两种结构复合体形式存在，即 Smc1－Smc3 和 Smc2－Smc4 复合体，Smc 蛋白在姐妹染色体组合，染色体聚缩，性染色体剂效补偿和 DNA 重组修复中起重要作用；Smc1－Smc3 蛋白复合体主要参与姐妹染色体组合和 DNA 重组修复。Smc1 基因敲除可导致染色体丢失或未成熟姐妹染色体的分离，对有机体具有致死性效应。在体或离体条件下，当细胞受到电离辐射损伤时，Smc1 的第 957 和 966 号丝氨酸可被 ATM 磷酸化，同时电离辐射所致的 Smc1 磷酸化将有赖于 ATM 及 ATM 的底物 Nbs1 和 Brca1 参与。Nbs1 和 Brca1 将驱使 ATM，Smc1，H2AX 在 DNA 损伤处形成灶形结构。研究人员将 Smc1 的两个 DNA 损伤诱导的氨基酸磷酸化位点突变为不能被 ATM 磷酸化的氨基酸，从而建立了 SMC1 敲入（Knock－in）小鼠细胞突变株。这种突变细胞株

在电离辐射后表现为正常的 ATM，Nbs1 和 Brca1 磷酸化和灶形结构形成，证明其磷酸化不影响 Nbs1 和 Brca1 的磷酸化。但这种突变细胞存在 S 期检测点缺陷，存活能力降低，和在 DNA 损伤后染色体变异增加。如果将这种突变的 Smc1 转染到正常细胞中，正常细胞将失去所具有的电离辐射诱导的 S 期关卡功能。电离辐射后，Nbs1 和 Brca1 参与趋化被活化的 ATM 将聚集到 DNA 损伤处，然后 ATM 将磷酸化 Smc1。由此表明 Nbs1 和 Brca1 是 Smc1 被 ATM 磷酸化所必需的上游连接因子。

ATM 如何调节 G_2/M 关卡也有重要的发现：ATM 可磷酸化 Brca1 的第 1423 号丝氨酸来控制组蛋白 H3 的磷酸化，后者的磷酸化是有丝分裂期染色体聚缩过程所必需的。最近的研究结果证实了另一个 ATM 的靶蛋白 Rad17，其两个磷酸化位点（第 635，645 号丝氨酸）对传导 G_2/M 关卡起了关键性的作用。如果这两个位点被突变为不能被磷酸化的 Rad17，细胞将失去 G_2/M 检测点功能。更早一些的研究证明 Chk2 也参与了 G_2/M 检测点调控。丝氨酸－苏氨酸蛋白激酶 Chk1 和 Chk2 属于被 ATM 磷酸化的传递信号的底物分子。在 DNA 损伤后，Chk1 或 Chk2 在细胞周期阻滞中起必不可少的作用。DNA 损伤使得 ATM 激活，活化型 ATM 可分别激活 Chk1 或 Chk2，然后作用于 Cdc25C 磷酸酶，促进其与 14－3－3 蛋白相联系。通过磷酸化 Cdc25 来抑制 Cdc2/cyclinB 的活性，其作用机制为通过控制组蛋白 H1 的磷酸化，但值得注意的是组蛋白 H1 的磷酸化不如组蛋白 H3 的磷酸化与细胞分裂密切相关。

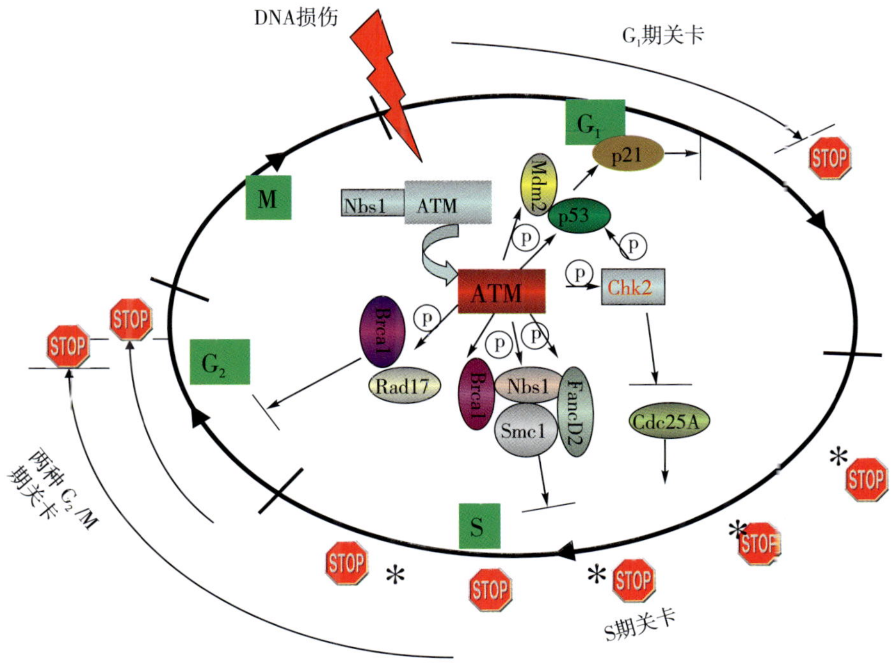

图 3－8－8　ATM 蛋白激酶及其底物在细胞周期关卡调节中的作用

四、靶向 ATM——放射增敏的新途径

ATM 的主要使命是使细胞对致命性 DNA 双链损伤作出迅速的保护性反应，其对细胞的存活和保证细胞遗传稳定性具有特别重要的意义。ATM 的功能研究已成为近几年来分子遗传学，分子肿瘤学及分子放射生物学的热点，原因在于人们关注为什么一种单一蛋白的缺失会导致如此众多的临床症状。对临床放射生物学最具意义的是 A－T 病人表现出来的高度放射敏感性。可以想象如果能够调控 ATM 的功能则有可能改变任何肿瘤细胞的敏感性，使得有些难以通过放疗治愈的肿瘤得以根治。ATM 作为一个有潜在意义的放射增敏的靶物质还在于其是一种蛋白激酶，在体内应激信号传导系统中通过其羧基末端的激酶区的活性功能而起作用。而设计一种靶物质去抑制某种激酶的活性（蛋白激酶抑制剂）是相对可行的。事实上，有一些放射增敏的药物如咖啡因已被证明其放射增敏的机制

为通过抑制 ATM 的活性。有多种途径可以抑制 ATM 的功能，如将反义 ATM 转染细胞将增加细胞放射敏感性，而外源性激酶活性缺失的 ATM（kinase inactive ATM）的表达也可抑制内源性 ATM 的功能。siRNA 技术也已应用于抑制 ATM 功能，但 ATM 基因的转录子为 13kb，由于其巨大而不易操作，最理想的方法是找到能抑制 ATM 的小分子化合物。ATM 抑制剂或者其他激酶抑制剂的研究尚处于起步阶段，这些研究在更大程度上要依赖于对 ATM 功能的了解以及在细胞周期关卡信号传导通路所起作用的认识。

（惠周光　徐　波）

参考文献

1. Ebert M. Molecular radiobiology. Br Med Bull, 1973, 29 (1): 12 ~ 15.
2. Devoret R. At the birth of molecular radiation biology. Environ Mol Mutagen, 2001, 38 (2 ~ 3): 135 ~ 143.
3. Lohman PH, Cox R, Chadwick KH. Role of molecular biology in radiation biology. Int J Radiat Biol, 1995, 68 (3): 331 ~ 340.
4. Coleman CN. Beneficial liaisons: radiobiology meets cellular and molecular biology. Radiother Oncol, 1993, 28 (1): 1 ~ 15.
5. Rodemann HP, Baumann M, Bodis S, et al. Molecular radiation biology/oncology. Radiother Oncol, 2004, 72 (3): 247 ~ 249.
6. Li L, Story M, Legerski RJ. Cellular responses to ionizing radiation damage. Int J Radiat Oncol Biol Phys, 2001, 49 (4): 1157 ~ 1162.
7. Valerie K, Dritschilo A, McKenna G, et al. Novel molecular targets for tumor radiosensitization: Molecular radiation biology and oncology workshop: Translation of molecular mechanisms into clinical radiotherapy. Int J Cancer, 2000, 90 (1): 51 ~ 58.
8. Izard MA. A role for molecular radiobiology in radiotherapy? Clin Oncol (R Coll Radiol), 1997, 9 (5): 349.
9. Gordon AT, McMillan TJ. A role for molecular radiobiology in radiotherapy? Clin Oncol (R Coll Radiol), 1997, 9 (2): 70 – 78.
10. Kearsley JH, Lavin MF. Molecular biology and the radiation oncologist. Australas Radiol, 1994, 38 (3): 215 ~ 220.
11. Coleman CN. Beneficial liaisons: radiobiology meets cellular and molecular biology. Radiother Oncol, 1993, 28 (1): 1 ~ 15.
12. Bernier J, Hall EJ, Giaccia A. Radiation oncology: A century of achievements. Nat Rev Cancer, 2004, 4 (9): 737 ~ 747.
13. Bristow RG. Canadian Association of Radiation Oncologists Task Force in Translational Radiobiology. Recommendations for the future of translational radiobiology research: A Canadian perspective. Radiother Oncol, 2004, 70 (2): 159 ~ 164.
14. Horsman MR, Bohm L, Margison GP, et al. Tumor radiosensitizers – current status of development of various approaches: report of an International Atomic Energy Agency meeting. Int J Radiat Oncol Biol Phys, 2006, 64 (2): 551 ~ 561.
15. Bonner JA, Harari PM, Giralt J, et al. Radiotherapy plus cetuximab for squamous – cell carcinoma of the head and neck. N Engl J Med, 2006, 354 (6): 567 ~ 578.
16. Hall EJ. Molecular techniques in radiobiology. Radiobiology for the radiologist. 5th ed, Hall EJ. Philadelphia: Lippincott Williams & Wilkins, 2000, 249 ~ 287.
17. Garcia – Barros M, Paris F, Cordon – Cardo C, et al. Tumor response to radiotherapy regulated by endothelial cell apoptosis. Science, 2003, 300 (5622): 1155 ~ 1159.
18. Bakkenist CJ, Kastan, MB. DNA damage activates ATM through intermolecular autophosphorylation and dimer dissociation. Nature, 2003, 421: 499 ~ 506.
19. Giaccia AJ, Siim BG, Johnson RJ. HIF – 1 as a target for drug development. Nature Rev Drug Discovery, 2003: 2, 803 ~ 811.

热　　疗

第四篇

第一章　热疗在肿瘤放射治疗中的作用

肿瘤热疗学是一门利用热的生物效应治疗肿瘤的学科。简言之，就是通过各种加热技术和方法，使肿瘤病人体内的肿瘤病灶温度升高到一定程度，借以杀灭肿瘤细胞的一种治疗方法。

利用加温治疗恶性肿瘤、尤其是晚期肿瘤在临床上应用已经有100多年的历史。早年由于医学技术及条件的限制，多是采用人为的细菌感染或注射细菌毒素等使病人产生高热的方法来进行治疗。尽管这种方法颇为原始，也带有很大的危险性，但也确实治愈了一些在当时常规治疗手段无效的晚期癌症病人。以后随着医学的发展及设备的研发，多通过各种各样的热疗机从体外对肿瘤进行加热，开始了较为系统、正规的研究。尽管应用过程中存在着有效加热设备的不完善、测温技术存在一定的困难、而且研究结果有一定分歧，但正是由于多数研究明确了热疗可以明显增加常规治疗手段对肿瘤的局部控制率、改善远期生存，具有其他治疗手段不可比拟的作用，因此1985年热疗被美国FDA认证为继手术、放射治疗、化疗、生物治疗之后的第五大肿瘤治疗手段。近年来，随着加温治疗设备的进一步研制与开发，治疗经验的丰富，加温治疗又有了明显的发展，目前在肿瘤的治疗中起着越来越重要的作用。

一、热疗的分类、温度概念及目前常用的热疗设备

（一）热疗的临床分类　根据热疗在临床上的应用，可分为3类，包括局部热疗、区域热疗和全身热疗。

1. 局部热疗　主要是增加局部肿瘤的治疗温度，包括浅表加热如颈部转移淋巴结和乳腺癌胸壁病灶的加热；腔内加热如食管癌、直肠癌、宫颈癌的腔内插管热疗，以及插植热疗技术。实施局部加热的热疗设备主要为微波治疗技术，如频率在433MHz、915MHz、2450MHz的微波热疗机，以及体外超声热疗机。

2. 区域热疗　通过加热的液体循环用于肢体肿瘤的灌注，以及胸腔、腹腔热灌注技术，主要和化疗同步应用。近年来，也有学者将以往属于局部热疗的深部肿瘤的射频热疗也归入区域热疗的范畴，而深部肿瘤的射频热疗主要以配合放射治疗为主，而全身化疗与射频热疗的配合用于增加深部肿瘤的疗效，目前也有越来越多的临床报道。

3. 全身热疗　对晚期播散性病变，尤其是放、化疗无效或一度控制后出现复发、远处转移，而病人全身情况又较好者可考虑全身热疗。全身热疗主要是配合全身化疗来使用，其目的是克服化疗的耐药性，增加化疗对肿瘤治疗的有效性。实现全身热疗的方法有多种，包括早年的蜡浴法、电热毯法、人工注射细菌毒素法，以及近年来国外使用的体外血液循环加热法、国内使用的红外线太空仓

法。使用体外设备进行全身加热，一般需要全身麻醉、而且有一定的并发症，因此限制了全身热疗技术在临床上的普及应用。

（二）热疗的温度概念及常用加热设备 根据治疗温度的不同，临床上又分为常规高温热疗（41～45℃）、固化热疗（50～100℃）、气化热疗（>200℃），以及近年来提出的亚高温热疗（39.5～41.5℃）。

1. 常规高温热疗技术在临床上应用最为广泛，主要是配合放射治疗、化学治疗。由于其对常规治疗手段如放射治疗、化学治疗不敏感的肿瘤可起到协同杀伤及增敏作用，从而提高现有治疗手段对肿瘤的局部控制率、改善预后。用于满足这一治疗要求的热疗设备主要有：用于浅表肿瘤加热的433MHz、915MHz、2450MHz的微波热疗机；用于深部肿瘤加热的有各种不同频段的射频热疗机，如国外的RF-8、BSD-1000、BSD-2000，以及国内的SR-1000、NRL热疗机等。

2. 临床常用加热设备 目前在临床上满足常规高温热疗的设备主要为各种不同频率的电磁波，其中根据频率的不同，临床上又分为：

（1）微波热疗机 采用的频率主要为433MHz、915MHz、2450MHz，主要满足浅表肿瘤如体表肿瘤、颈部转移淋巴结、乳腺癌及胸壁复发病灶等的治疗，系采用体外辐射器进行加热；同时对自然腔道发生的肿瘤如食管、直肠、宫颈等处发生的肿瘤，可采用体腔辐射器的方法进行腔内加热；另外，利用微波技术也可开展组织间插植热疗，主要是将针状辐射器刺入肿瘤内进行加热。

（2）射频热疗机 主要采用1对或两对电容极板频率，频率为10～100MHz不等，将被加热的区域置于极板之间，通过极板之间的射频电场感应，激发人体组织内带电离子做高频运动，形成射频电流，从而引起组织内分子剧烈碰撞而产生热量，达到加热升温的目的。如日本的RF-8采用的频率为13.68MHz，国内的SR-1000、NRL采用的频率为40MHz左右，主要满足于深部肿瘤的治疗。

（3）BSD系列热疗机 主要为BSD-1000、BSD-2000，由美国生产，主要在欧美国家使用。采用环性阵裂天线环绕人体，产生的电磁波可调，从而用于满足深部组织和区域性加温的目的。尤其是BSD-2000可与MRI联机，采用无损测温技术从三维方向上了解加热范围及温度变化。

（4）近年来在临床上应用的射频多弹头、超声聚焦刀等尽管其治疗温度属于凝固性坏死的温度治疗范畴，但因主要作用于肿瘤局部，所以也被归入局部热疗的范畴。

尽管目前市场上热疗机众多，但一个原则不能忘记：肿瘤的治疗强调综合治疗，而热疗是综合治疗手段中的一种，应当合理、有效地配合常规治疗手段如手术、放射治疗、化疗等，尽量避免单纯利用一种热疗设备来治疗肿瘤的被动局面。

以下介绍常规高温热疗联合放射治疗肿瘤的有关内容。

（三）热剂量学及温度测量

1. 温度测量 热疗效果的好坏与温度的高低直接相关，因此热疗过程中测温十分必要和重要。目前临床热疗采用的主要是有损测温，即在热疗时、局部麻醉下将热电偶、热敏或光纤测温元件等通过穿刺置入肿瘤内，通过肿瘤中心单点、或肿瘤周围多点测温来控制温度。但病人治疗过程中较长时间保留测温导管，存在着局部疼痛、容易合并感染等并发症，而且测温所得具体数值仍不能代替整个肿瘤的温度区域变化，因此限制了其在临床的应用。近年来国外发展的BSD2000区域热疗可与MRI联机，利用加热过程中肿瘤内分子的变化而反映肿瘤的温度及加热区域分布，取得了一定的进展，但存在着设备昂贵、临床难以普及的缺陷，因此热疗的测温技术仍是阻碍热疗进一步发展的障碍。在目前的临床治疗上，利用腔内测温仍不失一种暂时过渡手段，如对食管癌、直肠癌、宫颈癌等腔道发生的肿瘤，直接将测温线置入肿瘤附近的腔道内，病人无痛苦、乐于接受，而且也可在一定程度上反映加热效果，值得临床应用。但对于非自然腔道发生的肿瘤，仍然以有损测温为主。

2. 热剂量学 肿瘤热疗的效果与肿瘤内的温度及加热时间的长短显著相关，因此如何反应其间的相关性就成为临床热疗亟待解决的一个问题。由于热疗时肿瘤内部温度不均一、测温技术的限制，使得热疗目前仍无一个统一的剂量学单位，试用的单位包括最高温度（Tmax），最低温度（Tmin）及平均温度（Tave），近年来临床常采用 T_{90} 及 CME_{43} T_{90}，可较好地反应热疗的疗效。

T_{90} 定义为在所获得的肿瘤全部测温数据中，有 90% 的测温点的温度达到要求温度的数值。

$CME_{43}T_{90}$：为 43℃ 等效 T_{90} 累积时间，指在加温过程中，达到 T_{90} 的某一温度的累积分钟数换算成 43℃ 等效时间，然后将全过程的时间相加。

但进行相关参数的分析，主要是利用肿瘤内有损测温、而且测温点数要至少超过 10 个点才能更好地进行分析，因此目前临床上尚难以推广。

二、热疗联合放射治疗的生物学基础

热疗联合放射治疗用于肿瘤的治疗有着确切的生物学基础。其依据包括以下内容：

1．一般认为肿瘤细胞的热敏性高于正常细胞，而且正常组织和肿瘤组织在血管结构及微循环上存在着一定的差别：正常组织有着良好的血液循环、微循环毛细血管经常处于闭合状态，温度增加时毛细血管扩张、血流加速，可以很快将热量带走；而肿瘤内血管不完善、血窦内的毛细血管平常即处于扩张状态，血流相对贫乏，且不受正常机体的调控，因此加热时肿瘤散热困难、热量积蓄，如此则造成肿瘤内部温度要高于周围正常组织 3～7℃，而且肿瘤中心温度又高于肿瘤周边温度，不均匀度达 1～2℃ 或其以上。正是由于肿瘤和肿瘤周围的正常组织存在着明显的温度差别，保证了合理的热疗技术在对肿瘤细胞进行杀灭的同时对肿瘤周围正常组织并不会造成损伤。

2．实验室研究证实，杀灭癌细胞的最低作用温度为 42～43℃，这就是我们过去治疗肿瘤时过分强调肿瘤温度要达到 43℃ 的依据，其实研究早已证实在 ≥40℃ 以上的温度下，依旧对癌细胞有杀伤作用，只不过需延长加热的时间。表明杀灭癌细胞的作用，不仅与温度高低直接相关，也与加热持续时间有关：温度越高杀灭癌细胞所需时间就越短，如以 43℃ 温度下作用 1 小时杀灭癌细胞为例，则欲达到等效生物作用温度每升高 1℃，治疗时间减少 1/2；43℃ 以下每降低 1℃，则治疗时间增加 4 倍。在治疗时间不足以杀灭癌细胞的治疗温度如 39.5～41.5℃ 下，因热疗增加了肿瘤周围及内部的血流量、肿瘤氧分压增高，从而改善了肿瘤乏氧状态，增加了放疗的敏感性，因此放疗和热疗的联合应用，不仅单单表现为两者对肿瘤细胞的杀伤作用，更主要表现在热疗增加放疗的敏感性。

3．放疗不敏感的肿瘤细胞除乏氧细胞外，处于 S 期细胞对放疗表现抗拒，但对热疗表现为高敏感性。

4．热疗可以抑制肿瘤细胞放射治疗损伤的修复作用，主要是抑制 DNA 单链断裂的修复。

5．因为肿瘤周边血供较好，所以热疗对肿瘤周边细胞的杀伤作用远不及对肿瘤中央的杀伤作用，其治疗失败的主要原因为肿瘤周边性复发；而放疗局部控制失败的主要原因为肿瘤中央的局部复发。

综合以上因素，合理地应用热疗和放射治疗，可以克服放射治疗、热疗间的缺陷，起到优势互补、协同增敏的作用。

三、临床疗效及热放疗间临床相关性因素

（一）单独热疗的疗效　单独热疗尽管可取得一定的疗效（表 4－1－1），但有效率较低，总结早年单纯热疗疗效的文献报道，单纯热疗的完全缓解率（CR）从 0% 到 40% 不等，总的 CR 率在 13% 左右；部分缓解率（PR）从 0% 到 56% 不等；总有效率 51%。尽管如此，治疗有效的病人，临床缓解时间较短，中位缓解时间仅为 6 周，因此临床上一般不主张单独热疗。

表4－1－1 单独热疗的疗效

作者	热疗设备	治疗温度及时间	热疗次数	病人数	CR	PR
Manning, et al	微波（915，2450）电容式射频（0.5～3.3）	42.5～44℃×40min	2～22	11	2	3
Luk, et al	微波（915，2450）	42.5℃×60min	5～12	11	2	2
U, et al	微波（915，2450）	42～44℃×40～60min	2～9	6	0	3
Abe, et al	电容式射频（13.56）	41～46℃×30～60min	4～9	6	0	1
Corry, et al	超声（1～3）	43～50℃×60min	6～12	28	5（18%）	11（39%）
Kim and Hahn	电容式射频（27.12）	41～43.5℃×30～40min	2～9	19	4（21%）	6（32%）
Mamor	超声（1～3）	43～45℃×30min	6	44	5（11%）	14（32%）
Perez, et al	微波（915）	41～43℃×60～90min	NS	6	1	2
总数				131	19（15%）	42（32%）

引自文献5、8、9。

（二）热疗＋放射治疗的效果 热疗配合放射治疗用于肿瘤的治疗已经有几十年的历史。早年热疗的发展主要是基于一些难治性体表肿瘤的放射治疗＋热疗的效果，主要包括乳腺癌术后的胸壁复发，体表的恶性黑色素瘤、颈部的多发淋巴结转移等。由于病灶多发，在采用放射治疗技术包括全部病灶的基础上，对部分病灶做热疗，可以自身对比，观察热疗是否增加放疗的疗效，结果发现在相同的放射治疗剂量下，加用热疗的病灶CR率明显高于单纯放疗者，而且局部控制时间也较单纯的放射治疗明显延长，奠定了热疗增加放射治疗效果的临床基础，使得热疗的研究有着蓬勃的发展。但随后为检验热疗是否增加放射治疗疗效的第一个随机性研究阴性结论的问世，无疑又阻碍了热疗的进一步发展。以后又有较多的随机性研究，绝大部分的随机性研究肯定了热疗不仅增加了放疗的CR率、局部控制率，对远期生存也有改善，因此即便热疗目前仍有许多问题有待解决，但放射治疗和热疗综合治疗的疗效得到改善的事实已为多数学者认可，在临床上又得到了广泛的应用和空前的发展。表4－1－2罗列了热疗＋放射治疗与单纯放射治疗的完全缓解率比较；表4－1－3为国外进行的热疗＋放射治疗（包括部分热、放化疗）临床随机性研究并得出阳性结论的例子；表4－1－4为临床随机性研究得出阴性结论的例子。

表4－1－2 热疗＋放射治疗与单纯放射治疗的完全缓解率比较

作者	完全缓解			
	病例	单独放疗（%）	放疗＋热疗（%）	等效剂量TER
Arcangeli, et al	163	38	74	1.95
Perez, et al	154	41	69	1.68
Overgaard, et al	101	39	62	1.59
U, et al	14	14	86	6.14
Gonzalez, et al	46	33	50	1.52
Kim, et al	238	39	72	1.85
Valdagni, et al	78	36	73	2.03
Bide, et al	76	0	7	>1
Van der Zee, et al	71	5	27	5.40
Corry, et al	34	0	62	>1
Scott, et al	62	39	87	2.23

续　表

作者	完全缓解			
	病例	单独放疗（%）	放疗+热疗（%）	等效剂量 TER
Lindholm, et al	85	25	46	1.84
Li, et al	124	29	54	1.86
Steeves, et al	90	31	65	2.10
Dunlop, et al	86	50	60	1.20
Goldobneko	65	86	100	1.16
Muratkhodzhaev	313	25	71	2.84
Hiraoka, et al	33	25	63	2.52
Bey, et al	45	9	42	4.67
Shidna, et al	185	33	64	1.94
Datta, et al	65	46	66	1.43
Uozumi, et al	16	63	88	1.40
Homback, et al	66	35	72	2.06
Fuwa, et al	24	63	83	1.32

引自文献5、12。

表4-1-3　热疗、放射治疗（包括部分热、放化疗）临床随机性研究的阳性结论

肿瘤	治疗方法	病人（病变数）	观察指标	合并热疗组（%）	不合并热疗组（%）
头颈部癌	放射治疗	41（44）	完全缓解率	83	41
颈部转移			5年局部控制率	69	24
			5年生存率	53	0
黑色素瘤	放射治疗	70（138）	完全缓解率	62	35
			2年局部控制率	46	28
乳腺癌	放射治疗	306	完全缓解率	59	41
胶质母	手术+放疗	68	中位生存	85周	76周
细胞瘤			2年生存率	31	15
膀胱、宫颈	放射治疗	298	完全缓解率	55	39
和直肠癌			3年生存率	30	24
直肠癌	放疗+手术	115	5年生存率	36	7
膀胱	化疗	52	病理完全缓解率	66	22
宫颈	放射治疗	64	完全缓解率	55	31
各部位肿瘤	放射治疗	92	有效率	82	63
肺癌	化疗	44	有效率	68	36
宫颈癌	放射治疗	40	完全缓解率	85	50
直肠癌	放射治疗	14	有效率	100	20
食管癌	放疗+化疗	66	完全缓解率	25	6
外阴/阴道癌	化疗	65	有效率	59	19
膀胱癌	放疗+手术	102	3年生存率	94	67
食管癌	放、化疗+手术	53	姑息	70	8
食管癌	放射治疗	125	3年生存率	42	24
直肠癌	放疗+手术	122	病理完全缓解率	23	5

引自文献5、12。

表 4-1-4 阴性结论的随机性研究

肿瘤	治疗方法	病例数	观察指标	合并热疗组（%）	不合并热疗组（%）
各部位肿瘤	放射治疗	145	完全缓解率	32	30
各部位肿瘤	放射治疗	173	2 年生存率	36	29
头颈部	放射治疗	65	完全缓解率	74	58
乳腺癌	放疗 + 手术	507	5 年生存率	73	67
宫颈癌	放射治疗	50	18 月局部控制率	70	50
胃癌	放疗 + 手术	193	5 年生存率	51	45
食管癌	化疗	40	病理完全缓解率	41	19

引自文献 5、12。

（三）热疗 + 放射治疗的常见并发症　当正常组织超过了耐受的温度阈值则可发生加热过程中的损伤。实验证实，当正常组织温度不超过 44℃时，即便时间超过 1 小时多数正常组织也不至于出现损伤，但由于加热过程中热剂量分布的不均匀性，病人耐受性的差别，手术瘢痕区感觉迟钝，部分病人不可避免地出现热损伤，主要表现为局部皮肤水疱烫伤。这种烫伤在浅部微波加热过程中较为常见，其发生率一般为 5% ~25%。但如果在治疗过程中加以警惕并做一些处理，则这种并发症可以降低到最低点，如治疗时毛发过多的部位疗前要去除毛发；同时可考虑用循环水袋来降低表皮温度；对于特殊部位如腋下、腹股沟、手术切口瘢痕区等易出现局部烫伤的区域，应注意避免局部温度过高。对出现皮肤烫伤者，局部可按照烫伤的处理原则进行治疗。

深部肿瘤在采用深部射频机进行加热时，其皮肤烫伤几率远远低于微波治疗机，而国内生产的 SR-1000 热疗机则基本避免了此种并发症的发生。但因为深部热疗机采用的电磁波频段的影响，表现为皮下脂肪容易吸收过多的热量而形成“脂肪硬结”，尤其是对体厚肥胖者其发生率较高，病人主要表现为局部疼痛，查体加热区域脂肪较多的部位有局部硬结，这种反应在疗后数月的时间可以自行消失，对病人的生存质量并无太大的影响。

国外的随机性研究证实，热疗配合放射治疗不仅不增加放射治疗的并发症，甚至在一定程度上降低放射治疗的并发症（表 4-1-5）。尽管这是在浅表病变利用浅部热疗机治疗得出的结论，但对深部热疗工作的深入开展无疑奠定了基础。近年来深部热疗配合放射治疗的研究也发现深部肿瘤放射治疗的近期及远期并发症有不同程度的减轻。

表 4-1-5 热疗 + 放射治疗与单纯放射治疗并发症发生率的比较（浅部热疗的随机性研究结果）

并发症	发生率	
	单纯放疗（%）	放疗 + 热疗（%）
无明显反应	25	23
红斑	34	27
干性皮肤反应	16	11
湿性皮肤反应	8	3
溃疡	7	7
坏死	7	6
烫伤水疱	—	23

引自文献 10。

四、影响热疗疗效的因素

（一）热疗因素

1. 热疗的次数　热疗次数到底多少为最佳，目前仍无定论。Kapp 等通过随机性研究，比较 2 次和 6 次热疗对浅表肿瘤的疗效，结果显示 CR 率没有差别。而 Duke 大学通过对肢体软组织肉瘤术前热疗＋放射治疗的研究结果显示，每周 1 次与每周 2 次的热疗在相同的常规分割放射治疗总剂量 50Gy 的前提下，术后经病理证实，每周 2 次的热疗效果明显好于每周 1 次的热疗。Arcangeli 对病人体表的多发性病灶，随机采用 1 次或 4 次的热疗，显示 4 次热疗的效果明显好于 1 次。因单次热疗很难保证瘤体受到均匀有效的加热，而采用多次加热则在一定程度上可以克服这方面的缺陷，目前临床上多主张多次热疗。但由于热耐受的影响，两次热疗的时间间隔最短不应低于 48～72 小时，也就是说 1 周热疗的次数最多为 2 次，且两次时间间隔要超过 48～72 小时。当然也可采用 1 周 1 次热疗的方法，与放疗同步进行。

2. 热疗与放射治疗的顺序　离体细胞和动物试验均表明加温与放射治疗同时进行的增敏作用最大，如先照射或后照射增敏作用均减弱，但在照射前、后 1 个多小时的时间内加热，都还对放射有不同程度的加强作用。放射治疗与加温同时进行，一方面导致正常组织的放射损伤加重，另一方面临床实施上有一定难度，因此一般临床上不予应用。临床上经常采用的模式为先放射治疗后热疗，但先热疗后放射治疗对疗效并无明显影响，只要两者时间间隔尽量控制在 40 分钟内，最迟不超过 1 小时为好。

3. 分次热疗的间隔时间　间隔时间的长短主要取决于热耐受的问题。简而言之，热耐受定义为第一次加热后对后继加温产生的抗拒现象。此种现象为暂时性、无遗传性，一般可在加热后 48～72 小时后消失，以后细胞又再次恢复对热的敏感性，因此，两次热疗之间一般要间隔 72 小时，也就是说热疗最多 1 周 2 次。

（二）肿瘤因素

1. 肿瘤部位　对浅表病灶而言，凡病变位于较为平坦的部位如胸壁，易于加热并有较好的温度分布，热疗的效果就比较理想；而头颈部病变因部位凹凸不平，加热时温度分布受到很大影响，从而影响其疗效。如 RTOG81-04 研究显示，即便是小于 3cm 的病变，热放疗的疗效由于部位的不同而差别明显：胸壁病变的 CR 率为 62%，而头颈部转移淋巴结的 CR 率仅为 38%。对深部肿瘤而言应采用深部射频热疗，但因为射频电磁波受气体的影响，所以深部肿瘤效果总的来说，胸部肿瘤不如腹部、而腹部肿瘤不如盆腔。如果肿瘤内均能得到有效的加热，则部位对疗效基本无影响。

2. 肿瘤大小　一般认为热疗对晚期肿瘤体积大的病变治疗有优势，主要是因为大肿瘤较小肿瘤病变的热蓄积作用更为明显，因此利用热疗来治疗体积小的肿瘤价值有限，但临床实践表明，非大肿瘤病变采用热疗和放射治疗的综合治疗一样可取得满意的疗效，而且在肿瘤的完全消退率和局部控制率方面优于大病变（表 4－1－6）。因此，在临床上即便肿瘤不大，但如疗前考虑到肿瘤对放射治疗不敏感或放射治疗的局部控制较为困难，可直接选用放射治疗加热疗的治疗方案。

3. 肿瘤组织学类型　过去一般认为黑色素瘤、肉瘤效果好于上皮来源的鳞癌、腺癌等，但经过文献复习，则发现组织学类型与热疗效果没有直接相关性。

表 4-1-6 肿瘤大小与热疗疗效间的关系

作者	热疗设备	肿瘤大小	完全缓解（CR,%）
Kim, et al	射频 13.56MHz	$<10cm^3$	73
	或 27MHz	$>10cm^3$	65
Hiraoka, et al	射频 8MHz	<4cm	100
	或 13.56MHz	4~10cm	59
		>10cm	0
Luk, et al	微波 2450MHz	$<4cm^2$	70
	或 915MHz	$>4cm^2$	48
Dewhirst, et al	微波 915 MHz	$<11.8cm^3$	77
		$11.8\sim54cm^3$	32
		$>54cm^3$	23
Arcangeli et al	微波 500MHz	$2\sim10\ cm^3$	100
		$13\sim24\ cm^3$	60
		$26\sim54\ cm^3$	69
Gonzalez, et al	射频 4MHz 或	<3cm	89
	微波 433MHz	3~6cm	80
		>6cm	75
Valdagni et al	微波 280~300MHz	<6cm	75
		6~8cm	36
Kapp, et al	微波 434MHz 或超声 1~2MHz	$<5cm^3$	81
		$>5cm^3$	25
		$<300mm^2$	88
		$>300mm^2$	25
		<3cm	75
		>3cm	30
Seegenschmi, et al	微波 915MHz	$<100cm^2$	93
		$>100cm^2$	44
Perez, et al	微波 915MHz	<2cm	63
		2~4cm	48
		>4cm	18
	微波 915MHz 或	<4cm	66
	射频 0.1~1MHz（插植热疗）	≥4cm	35
Valdagni, et al	微波 280~300MHz	<6cm	83
		6~7cm	80
		$<52cm^3$	82
		$>52cm^3$	83

引自文献 10。

（三）放射治疗相关因素

1．分次剂量的大小　联合热疗的最佳放射治疗分次剂量目前仍不明确。理论上讲，如果热疗和放射治疗间为协同作用，那么采用分次大剂量放射治疗有效率高；如果热疗和放射治疗为相互独立的作用，则无必要采用分次大剂量的放射治疗。因为热疗和放射治疗间的作用到底是协同作用、还是相互独立的作用、或者是两者兼而有之，目前仍无一致的结论。故临床上配合热疗的分次剂量到底多少为合适仍不清楚。不过在临床实践中，对浅表肿瘤常采用分次 3～4Gy 的放射治疗以联合热疗；而对深部肿瘤，因分次剂量大的放射治疗容易造成放射损伤，所以还是主张常规分割放射治疗。

2．总剂量的多少　过去的观点为热疗配合放射治疗，可以降低放射治疗的总剂量，目前的研究则表明，放射治疗总剂量的高低显著影响热疗＋放射治疗的疗效。如 RTOG89-08 随机性研究证实，深部肿瘤热疗＋放射治疗的疗效与总剂量的高低显著相关：≥45Gy 放射治疗总剂量的 CR 率为 54%，而 <45Gy 的 CR 率仅为 7%（$P<0.0001$），其他研究结论相似，具体见表 4－1－7。

表 4－1－7　放疗总剂量与热疗疗效间的关系

作者/肿瘤类型	病例或病变数	放疗剂量（Gy）	完全缓解（%）
Perez 等，黑色素瘤＋腺癌	52	<20	36
		20－31	50
		32－40	76
Luk 等，多部位肿瘤	133	<40	32
		>40	75
Tan 和 Li，头颈部癌	50	<45	33
		45－60	50
		>60	66
Kapp 等，多部位肿瘤	43	<23.4	50
		36－60	71
Van der Zee 等，多部位肿瘤	111	<39	27
		≥39	62
Bicher 等，多部位肿瘤	111	20	42
		40	65
Valdagni 等，颈部淋巴结转移鳞癌	54	<60	50
		≥60	78

引自文献 5，18。

因此，为最大可能地提高放射治疗的局部控制率，放射治疗的总剂量无需降低，仍可采用标准的根治剂量，如此并未观察到放射治疗的并发症同单纯放射治疗比较有增加，相反由于热疗的介入在一定程度上降低了放射治疗并发症的发生。

五、热疗疗效评定标准

因为热疗＋放射治疗的病变基本为放射治疗不敏感的病理类型或瘤体较大的病变，单纯放射治疗较难控制者，此类病变热疗＋放射治疗尽管表现为有效，但如按照 WHO 评定疗效的标准，相当一部分有效的病变、尤其是瘤体较大的病变往往被判为无效，因此有人主张热疗＋放射治疗后疗效评定时间、应后推至治疗结束后 3 个月甚至半年时瘤体的变化才算断定是否有效。热疗治疗肿瘤有效的另外一个标准为瘤体内出现坏死区，尽管瘤体无明显变化，但如果疗后瘤体内出现坏死或原有坏死区域扩大，均视为热疗有效的一种标记。

第二章 常见肿瘤热疗加放射治疗的疗效

一、头颈部肿瘤

早在20世纪80年代初，RTOG81 - 04随机性研究即比较了单纯放射治疗与热疗 + 放射治疗对头颈部浅表癌的疗效，虽然得出的为阴性结论，但分析显示阴性结论与早年采用的热疗技术不当有关，而且相当一部分晚期病人未完成原定计划的治疗方案。尽管如此，对小于3cm的病变，热疗 + 放射治疗组无论是在CR率、局部控制率、还是远期生存上均优于单纯放射治疗。以后的随机性研究证实，热疗 + 放射治疗对头颈部癌的疗效显著好于单纯放射治疗，如Datta报道65例头颈部癌（包括颊粘膜、舌、硬腭、扁桃体、口底癌等）的随机性研究结论，热疗 + 放射治疗组的CR率55%，1.5年无瘤生存率为33%，均优于单纯放射治疗组的CR率、无瘤生存率32%、19%。Valdagni报道44例$N_{2\sim3}$头颈部癌的随机性研究结果，放射治疗均采用相同剂量的放疗技术（单纯放射治疗组的平均剂量为68Gy，热疗 + 放射治疗组平均剂量为67.5Gy），热疗于放射治疗后20～30分钟内进行，采用280～300MHz微波热疗，瘤内温度42.5℃，持续30分钟，结果显示两组在完全缓解率（83% vs 41%）、局部无复发生存率（68% vs 24%）、5年总生存率（53% vs 0%）均有显著性差异。以上研究均未观察到热疗增加放疗的急性及远期并发症。

对放疗后复发的头颈部癌，其预后很差，对此类病人采用组织间插置后装放疗，再配合化疗和热疗，仍可获得较为满意的治疗效果，如德国2002年曾报道一组15例足量放疗后（其中9例曾行过手术治疗）局部复发病人，包括9例舌癌、4例舌根癌、2例口底癌，采用局部脉冲式组织间插置后装技术，局部中位剂量55Gy，在放疗结束的最后1天，进行组织间热疗，平均治疗温度41.5°C、持续50分钟。放疗过程中DDP + 5FU同步化疗，局部控制率80%，2年生存率67%，效果满意。而且无1例病人发生放射性骨坏死，其他副作用也在允许范围内。尽管病例数不多，但对局部复发的部分头颈部癌病人无疑是一种较为理想的治疗手段，值得临床应用。

二、食管癌、肺癌

食管癌是我国常见的恶性肿瘤，其治疗失败的主要原因仍然为局部复发。而热疗配合放射治疗可以提高局部控制率，因此合理的热疗技术联合放射治疗可望改善食管癌的预后。如王建华于2001年报道了一组食管癌采用腔内热疗合并体外放射治疗食管癌的随机性研究结果：热疗 + 放射治疗组59例，放射治疗剂量为DT40Gy，腔内加温每周1～2次，每次45分钟，肿瘤表面温度大于43℃；单纯体外照射组DT60Gy。疗后热疗 + 放射治疗组CR率、5年生存率、10年生存率分别为46%、26.9%、17.3%；而单纯放射治疗组的CR率、5年生存率、10年生存率则分别为24%、16.7%、7.5%。结果显示腔内热疗合并体外照射可以提高食管癌的局部控制率、改善远期生存。

对晚期可手术的食管癌，日本从1983年即开始了相关临床研究，在晚期食管癌术前同步放化疗的基础上加用热疗，获得满意的疗效[23-24]。术前同步热疗、放疗、化疗的联合治疗方案的组成为（图4-2-1，4-2-2）：热疗采用腔内热疗，治疗温度42～45℃，每次持续30分钟，每周两次热疗；化疗在1991年前采用博莱霉素5mg，每周2次；1991年以后因博莱霉素的肺毒性反应而改为顺铂，50mg，每周1次；放疗采用常规分割照射技术，总量30Gy/15次/3周，疗后7～10天再手术。手术后的病理证实，加用热疗组病人的CR率明显好于无热疗组。早年如1988年报道结果为回顾性研究，显示能手术切除的食管癌经术前热放化疗组治疗的5年生存率为43.2%，远远超出了术前放疗 + 化疗组14.7%的5年生存率。在以后的随机性研究中，也证实了加用热疗可以明显改善食管癌的远期生存。随着病例数研究的增加，1998 年该机构将不同治疗时期的食管癌疗效做一总结，294 例综合治疗的食管癌被分为两组进行分析，其中术前放疗 + 化疗组 121 例，又分为 A 组，为放疗 + BLM 化疗组，91 例；B 组为放疗 + DDP 化疗组，30 例。术前热疗 + 放疗 + 化疗组 173 例，也被分为两组：C 组为热疗 + 放疗 + BLM 化疗，124 例；D 组为热疗 + 放疗 + DDP 化疗，49 例。结果表明，术前放疗 + BLM 化疗由于加用了热疗，明显改善了食管癌的远期生存，同样，术前放疗 + DDP 化疗组的疗效由于热疗的介入也明显改善，而且同为热疗 + 放疗 + 化疗组，又以 DDP 组的疗效好于 BLM 组，因此该机构将食管癌术前热疗 + 放疗 + 化疗采用 DDP 的综合治疗方案作为标准治疗方案。

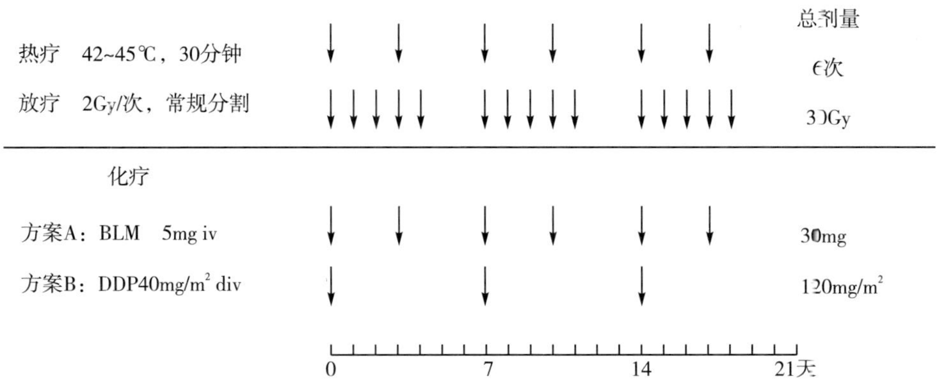

图 4 - 2 - 1 日本食管癌术前热疗 + 放疗 + 化疗实施方案

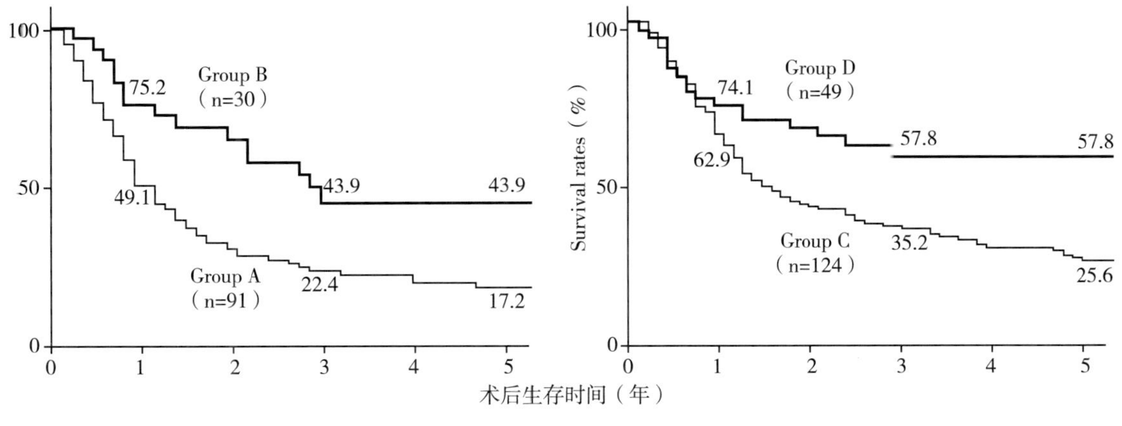

图 4 - 2 - 2 食管癌采用不同治疗方案的生存时间

肺癌病人，如果不能手术则其预后很差。此类病人尽管可采用放射治疗、化疗，或放、化疗的综合治疗，疗效均不理想。因此，不少学者在现有治疗手段的基础上加用热疗，以观察局部控制率、远期生存是否有改善。例如，1998 年 Rizzo 报道了 103 例不能手术的晚期肺癌，随机分为放射治疗 + 化疗组和放射治疗 + 化疗 + 热疗组。热疗采用射频热疗、瘤体内测温，温度 41 ~ 43.5℃，持续 1 小时，于放射治疗后 1 小时内进行。尽管两组在 2 年生存率上无显著统计学差别，但生存时间有显著性差别：放射治疗 + 化疗 + 热疗组平均生存时间为 13.4 个月，而放射治疗 + 化疗组的平均生存时间为 9.6 个月，即加用热疗后，将放射治疗 + 化疗组的生存时间平均延长了近 4 个月。国内近年来也有类似报道。例如，1999 年赵充报道一组不能手术的非小细胞肺癌随机性研究结果：单纯放射治疗组和热疗 + 放射治疗组的疗效对比。热疗采用 RF-8，1 周 1 ~ 2 次，每次 60 分钟，于放疗后 1 小时内进行。对周边性肺癌采用瘤体内测温，对中央性肺癌采用模拟测温法，平均温度 41.8℃（41.0 ~ 43.5℃）。

结果显示，热疗+放射治疗组与单纯放射治疗组有效率分别为91.2%、82.4%（$P=0.05$）；3年局部控制率分别为7.8%、5.9%（$P=0.04$）；3年生存率分别为11.8%、8.8%（$P=0.016$）。而且热疗+放射治疗组无论是急性、还是远期放射治疗并发症均较单纯放射治疗组明显减轻。

三、乳腺癌

1996年Vernon报道了306局部晚期和疗后局部区域复发的乳腺癌多中心、随机性研究结果：单纯放射治疗的CR率41%，2年局部控制率30%，加用热疗后CR率为59%，2年局部控制率为50%，组间均有显著的统计学意义。但对总的生存无显著影响，两组2年总生存率均为40%。如果以148例局部复发的乳腺癌为例，显示在二程放射治疗低剂量（28～32Gy）的前提下，加用热疗的优势更为明显。1999年van der Zee等报道134例复发乳腺癌热疗+放射治疗的结果，在可供分析的119例病人中，热疗+放射治疗的CR率73%，中位局部控制时间32月，显示了热疗+放射治疗的优势。现热疗+放射治疗已经作为晚期病人的常规治疗方案。

四、恶性黑色素瘤

体表的黑色素瘤易于加热，因此热疗合并放射治疗用于提高放射治疗的局部控制率、改善预后的多数临床研究均得出了阳性的结果。例如，Gonzalez Gonzales于1986年报道24例复发或转移的黑色素瘤病例，体表病灶共计38个，分别采用热疗+放射治疗、单纯放射治疗、单纯热疗（一个病人有多发病灶者，作为对比，同时对不同病灶采用不同的治疗方法）。放射治疗采用分次剂量6～8Gy，1周1次，共2～3次，或4～5Gy，每周2次，共4～6次。热疗采用433MHz微波加热，均于每次放射治疗后30分钟内进行。结果显示热疗+放射治疗的CR率为83%（15/18），单纯放射治疗的CR率为38%（3/8），单纯热疗者均无效。随访表明，单纯放射治疗达CR的3个病灶有2个分别于疗后8、12个月局部复发，而作为对比的热疗+放射治疗达CR者均未见局部复发，提示热疗+放射治疗对黑色素瘤的疗效明显好于单纯放疗，有效的病例，其局部控制效果也明显好于单纯放疗。而采用单纯热疗显示无效。以后的研究进一步证实了这种结论，如ESHO随机性的研究材料，来源于70个病人复发或转移的134个体表病灶，分别采用单纯放疗（分次剂量8或9Gy，分次之间间隔4天，照射3次或4次）和热疗+放射治疗（热疗采用微波或射频技术，皮下温度43℃，1小时，于放射治疗后30分钟内进行）的对照研究，结果显示单纯放射治疗与热疗+放射治疗组的CR率分别为35%、62%；2年局部控制率分别为28%、46%。组间均有显著的统计学意义。同时资料显示热疗+放射治疗疗效与放射治疗总剂量、瘤体大小显著相关：放射治疗总剂量24Gy与27Gy的CR率分别为40%、56%，2年局部控制率分别为25%、56%；而瘤体直径≤4cm与>4cm的CR率分别为54%、38%，2年局部控制率分别为42%、29%。本组病例总的5年生存率为19%，但已知病灶完全控制者有38%的病例存活5年。

五、软组织肉瘤

Hirotaka Nakano报道13例肢体软组织肉瘤（包括脂肪肉瘤、恶性纤维组织细胞瘤各3例，滑膜肉瘤、恶性神经鞘瘤各2例，平滑肌肉瘤1例、肢体癌转移2例）因与周围的血管、神经关系密切而需行扩大切除术。经过有效的术前热疗+放射治疗，然后行保留肢体的手术。放射治疗为常规分割，40～60Gy/20～30F/4～6周，热疗采用射频热疗机RF-8，瘤体内温度≥42℃，1小时，每周2次，连续8～10次。热疗+放射治疗后2～3周手术。结果热疗+放射治疗后7例PR、3例NR、3例PD。12例行保留肢体的手术。术后组织学检查，全部瘤体均表现为程度不一的坏死。其中100%坏死者4例，80%～100%坏死3例，50%～80%坏死2例，小于50%坏死区4例。中位随访27月，无1例出现局部复发。5年生存率为40.4%，无瘤生存率30.1%，远处转移是本组死亡病例的主要原因，但远处转移发生的几率与文献报道相符。更多病例的报道来自Duke大学对97例高度恶性的软组织肉瘤

（78 例为肢体肉瘤）的治疗结果，经热疗 + 放射治疗后 4 ~ 6 周手术（放射治疗为常规分割，50Gy；热疗采用 BSD-2000，瘤体内测温，42. 5℃，1 小时，每周 2 次，均于放射治疗后 1 小时热疗）。本组 10 年生存率为 50%，无瘤生存率 47%，其中 78 例肢体肉瘤的 10 年局部控制率为 94%，而且 63 例有效保留肢体。其他部位肉瘤的局部控制率为 63%。热疗 + 放射治疗组除 11 例出现Ⅱ ~ Ⅲ° 烫伤、2 例出现皮下脂肪坏死外，与常规治疗即术前放射治疗 + 手术在并发症的发生上并无明显差别。因此，作者认为术前热疗 + 放射治疗对高度恶性软组织肉瘤、尤其是位于肢体者，对于保留肢体的功能、提高局部控制率是一种有效的治疗手段。而且对远处转移的发生无明显影响。

六、宫颈癌

荷兰深部热疗协作组于 1990 ~ 1996 年进行了一项前瞻性、多中心、随机性研究，旨在探讨热疗配合放射治疗是否能提高晚期盆腔肿瘤的局部控制率、改善预后。进入该项研究共有 358 例局部晚期盆腔肿瘤（包括膀胱癌 $T_{2\sim4}N_0M_0$、宫颈癌ⅡB、ⅢB、Ⅳ、直肠癌 $M_{0\sim1}$），随机分为单纯放射治疗组 176 例，中位放疗总剂量 65Gy；热疗 + 放射治疗组 182 例，采用 BSD – 2000 热疗，1 周 1 次，连续 5 周，瘤体内温度 42℃，每次热疗持续 60 ~ 90 分钟，于放射治疗后 1 ~ 4 小时热疗，结果见表 4 – 1 – 8。

表 4 – 1 – 8 荷兰深部热疗协作组对晚期盆腔肿瘤的随机性研究结果

CR 率（%）	单放组	39	热放疗组	55	$P<0.001$
	宫颈癌	57		83	$P=0.003$
	膀胱癌	51		73	
	直肠癌	15		21	
局部控制时间	单放组	<	热放疗组		$P=0.04$
3 年局部控制率（%）	单放组	26	热放疗组	38	
	直肠癌	8		16	
	宫颈癌	41		61	
	膀胱癌	33		42	
3 年总生存率（%）	单放组	24	热放疗组	30	
	直肠癌	13		22	$P=0.44$
	宫颈癌	27		51	$P=0.009$
	膀胱癌	22		28	$P=0.33$

引自文献 36。

结果显示，热疗 + 放射治疗无论是在 CR 率、局部控制时间、局部控制率方面，均优于单纯放射治疗，但两组 3 年总生存率无显著的统计学差异。如果按病种来看，宫颈癌在 3 年总生存率方面、两组有非常显著的统计学意义。因此，荷兰从 1996 年起即把热疗 + 放射治疗作为晚期宫颈癌治疗的标准模式。

国内利用微波腔内热疗技术配合放射治疗宫颈癌也获得了满意的效果。例如，李瑞英报道：40 例Ⅱ、Ⅲ期宫颈癌采用腔内热疗 + 体外照射：热疗 1 周 2 次，1 次 40 分钟，瘤体表面温度 44 ~ 48℃，热疗总次数 6 ~ 13 次。放射治疗为常规分割照射，平均总剂量 68Gy，并与同期单纯放射治疗的 47 例Ⅱ、Ⅲ期宫颈癌做对比（其中 29 例为体外照射 + 腔内放疗，16 例为单纯体外照射）。结果显示，综合组的 3 年生存率分别为：Ⅱ期 72. 8%，Ⅲ期为 63. 6%；而单纯放射治疗组的 3 年生存率则分别为：Ⅱ期 64. 9%，Ⅲ期 20%。表明综合组的效果好于单纯放射治疗组，尤以Ⅲ期病变明显。同时结果显示病人对腔内热疗耐受良好，并明显降低了直肠和膀胱的放射治疗并发症。

尽管如此，也有热疗合并放疗得出阴性结论的报道，如 2005 年日本报道的一组 110 例局部晚期宫颈癌，随机分为两组热、放疗组和单纯放疗组，结果发现两组无论是局部控制率、还是 3 年生存率都无显著性差异，但在Ⅱb 组尽管两组局部控制率无差别，但总生存以热放疗组明显变差，而且热、放疗组的急性反应明显加重，显示热、放疗组不仅没有改善宫颈癌的预后，而且对Ⅱb 组宫颈癌还有负面影响。在分析原因时，作者仅提供了热、放疗组的平均肿瘤体积为 60.3cm^3，而单纯放疗组的肿瘤体积平均为 49.55cm^3，但分析文中内容，110 例病人来自多个国家，包括日本、印度、韩国、中国等多个国家，而且热疗设备为 RF-8 对脂肪层厚度超过 2cm 的病人难以实施满意的盆腔加温，以上因素是否影响疗效，有待于进一步研究证实。

七、直肠癌

荷兰深部热疗协作组虽然在直肠癌的研究上未得出统计学意义的结论，但热疗 + 放射治疗组无论是在 CR 率、局控率、远期生存方面均好于单纯的放射治疗，提示热疗配合放射治疗有改善局部控制率的优势。

对局部晚期可手术的直肠癌，采用术前热疗 + 放射治疗，可明显提高肿瘤的局部控制率，尽管无随机性对照，但对临床开展工作还是有其指导意义的。如 1998 年德国报道一组 37 例经病理证实、CT 和腔内超声诊断为 T_3、T_4 直肠癌病变，手术前采用三联疗法：热疗 + 化疗 + 放射治疗（HRCT），4 ~ 6 周后手术切除。热疗采用 BSD-2000，腔内如直肠、膀胱、阴道内测温，治疗时间为达到治疗温度 42℃（30 分钟后到达）后持续 60 分钟；放射治疗于热疗后 15 ~ 20 分钟进行，采用常规分割，DT 45 ~ 50Gy；化疗：d1 ~ 5，5-FU 300mg/m^2，d22 ~ 26，5-FU 350mg/m^2，然后 leucovorin（LV）50mg 静脉用药，超过 30 分钟，放射治疗前或热疗中。结果为 36 例（1 例拒绝手术）手术切除 32 例，切除率 89%，其中 31 例手术切缘阴性，5 例（14%）术后病理学检查无癌，17 例 PR（46%），有效率 60%，疗后 38 月的生存率 86%，切缘阴性的病人无一例局部复发，但有 5 例病人出现远处转移。结果显示术前 HRCT 对晚期直肠癌是一种有效的治疗方法。

2000 年该机构报告了这组病人的 5 年生存率为 60%，统计学分析预后与温度参数、肿瘤的反应直接相关。同时报告了复发直肠癌 18 例（3 例 miles，15 例 dixon）热、放疗的疗效，有效率 28%，手术切除率 22%，尽管容易加热但预后差，不增加毒性反应。

对手术 + 术后放疗后局部复发者，病人局部疼痛明显，再程放疗效果不佳，但如在二程放疗的基础上加用热疗，则可明显改善治疗效果，如荷兰 2003 年报道了 54 例此类病人，采用二程放疗，分次剂量 4Gy，一周两次，总剂量 24 ~ 32Gy；热疗采用 BSD-2000，肿瘤内测温，如肿瘤内温度达到 42℃时再加热 30 分钟，一般一次热疗时间为 60 分钟，对无法进行瘤体测温者，热疗时间延长至 90 分钟。47 例（87%）病人按原定治疗方案完成了整个治疗周期。最大的毒性反应为Ⅱ度，疼痛完全缓解者 9 例，占 17%，明显缓解者 30 例，占 56%，轻度缓解者 6 例，占 11%，无效者 9 例，占 17%，中位起效时间 17 天（1 ~ 60 天），对疼痛完全缓解及明显缓解者，疼痛的中位缓解时间为 6 月，表明热疗配合姑息放疗对术后、放疗后局部复发的晚期直肠癌可收到很好的姑息作用。

国内在直肠癌方面也做了大量的工作，但热疗主要是利用微波腔内加热技术来实施。例如，尤庆山报道 146 例病理证实的直肠癌不同治疗方案的远期结果。全组病人随机分为 3 组：术前放射治疗 + 腔内微波热疗组；术前单纯放射治疗组；单纯手术组。热疗 1 周 2 次，1 次 45 分钟，瘤体表面温度 45 ~ 50℃，共计 6 ~ 8 次；放射治疗组又分为 30Gy/8 次/4 周与 40Gy/20 次/4 周。术后常规病理学检查。结果显示，无残留癌者在热疗 + 放射治疗组为 22.7%，单纯放射治疗组 5.3%，组间有显著的统计学意义。术前放射治疗 + 腔内微波热疗组、术前单纯放射治疗组、单纯手术组三组病人疗后局部复发率分别为 15.1%、22.7%、41.2%；相应的 5 年生存率分别为 66.7%、50%、40.5%。40Gy 加热组疗效最佳，5 年生存率为 70.4%。结果术前热疗 + 放射治疗组与单纯手术组对比，无论是在局部复发率、还是在远期生存方面均有显著的统计学意义。

八、热疗与放疗并发症

热疗在增加放疗对肿瘤细胞杀伤的同时，并不增加放疗的并发症，甚至可在一定程度上降低放疗并发症的发生。如表4－1－5显示的在热疗配合放疗治疗浅表性肿瘤发生的急性放疗反应如干、湿性皮肤反应都有一定程度的降低。关于远期并发症，几乎所有的热、放疗研究均未见增加，而且也有个案报道加用热疗降低了远期并发症的发生。如 van der Zee 于 1998 年报道 1 例有详细病案记录并长期随访的乳腺癌病人，在术后、放疗后 57 个月发生胸壁复发，采用二程放疗，局部控制良好，66 个月时胸壁其他部位再次复发，采用再程放疗＋局部热疗，两次复发时的照射野无重叠，但均与第一次术后放疗的照射野部分重叠，随访中发现，第一次复发时由于无热疗，照射野与原始照射野重叠区于疗后 9 月出现毛细血管扩张症，而且随访中程度逐渐加重，按 RTOG 标准为 4 级，而放疗＋热疗的区域在疗后 52 月才出现轻度的毛细血管扩张，继续随访也无进展，为 1 级，两个区域间差别明显，提示热疗的参与明显降低了毛细血管扩张症发生的几率。其原因与实验室证实的热疗可以促进内皮细胞的再增殖、因此可以抵消放疗对血管的破坏作用。

也正是因为热疗不增加放疗的并发症，甚至在某种程度上可以降低并发症发生的几率及程度，因此临床上也有了利用单纯热疗来治疗放疗并发症的临床报道，尽管报道不多，但毕竟多了一种简单有效的治疗方法。如头颈部放疗后出现的颈部纤维化及面颈部水肿相当常见，而临床上尚缺乏有效的防治方法。用微波热疗的方法可收到一定效果。如万忠诚等报道 7 例头颈部癌、包括 4 例鼻咽癌、3 例上颌窦癌放疗后 3～7 年出现的颈部纤维化及面部水肿，采用 915MHz 微波热疗，每周两次，每次控制温度不超过 41℃，6 次为一疗程。均进行 3 个疗程的治疗。结果 7 例病人中有 5 例颈部纤维化明显变软、活动度增加、面部水肿完全消退。中国医学科学院肿瘤医院放疗科利用微波热疗治疗颈部纤维化、面颈部水肿的体会是，微波热疗简捷方便、疗效确切，治疗结束病人即感觉颈部松散、活动度增加。但治疗过程中应注意温度的控制，一般不应超过 41℃，避免产生烫伤，否则如产生烫伤则加重纤维化程度，治疗过程中应予重视。热疗防治颈部纤维化的机制与合适温度的热疗可促进瘢痕组织成纤维细胞的凋亡，改善组织内血液及淋巴液的循环、增加组织内氧含量等因素有关。

大量的临床研究表明，合理、有效地利用热疗，可以明显提高常规治疗手段如放疗、化疗不敏感肿瘤的局部控制率，从而可望进一步提高治愈率和生存率，同时热疗在不增加或降低现有治疗手段毒性反应的基础上，可以有效地缓解症状、改善全身状况、增加机体免疫系统的能力。尽管如此，热疗仍有许多有待进一步解决的问题，如有效热疗设备的开发、如何满足瘤体内均匀有效的治疗温度，如何解决测温难题等。相信在不久的将来，随着科技的发展，热疗领域难题的解决，热疗必将在肿瘤的综合治疗中发挥越来越重要的作用。

（罗京伟　殷蔚伯　徐国镇）

参 考 文 献

1. 刘泰福 主编. 现代放射肿瘤学. 上海：复旦大学出版社，上海医科大学出版社，2001，529～554.
2. 林世寅，李瑞英 主编. 现代肿瘤热疗学. 北京：学苑出版社，1996，309～332.
3. 李鼎九，胡自省 主编. 肿瘤热疗学. 郑州：河南医科大学出版社，1995.
4. 董志伟，谷铣之 主编. 临床肿瘤学. 北京：人民卫生出版社，2002，331～351.
5. Perez CA，Brandy LW. Principles and practice of radiation oncology. 3th ed，Chapter24：Hyperthermia. Lippincott～Raven Publishers，Philadelphia，1997，637～683.
6. Hahn GM. Metabolic aspects of the role of hyperthermia in mammalian cell inactivation and their possible relevance to cancer treatment. Cancer Res，1974，34：3117～3123.
7. Cavaliere R，Ciogatto EC，Giovanelli BC，et al. Selective heat sensitivity of cancer cells. Cancer，1967，20：1351～1387.

8. J van der Zee. Heating the patient: A promising approach? Annals of Oncology, 2002, 13:1173～1184.
9. Hildebrandt B, Wust P, Ahlers O, et al. The cellular and molecular basis of hyperthermia. Clinical Reviews in Oncology/Hematology, 2002, 43:33～56.
10. Perez CA, Pajak T, Emami B, et al. Randomized phase Ⅲ study comparing irradiation and hyperthermia with irradiation alone in superficial measurable tumors: Final report by the Radiation Therapy Oncology Group. Am J Clin Oncol, 1991, 14:133.
11. Perez CA, Emami B. Clinical trials with local (external and interstitial) hyperthermia: Current and future perspectives. Radiol Clin North Am, 1989, 27:525～542.
12. Wust P, Hildebrandt B, Sreenivasa G, et al. Hyperthermia in combined treatment of cancer. The Lancet Oncology, 2002, 3:487～497.
13. Fajardo LF. Pathological effects of hyperthermia in normal tissues. Cancer Research, 1984, 44:4826s～4835s.
14. Kapp DS, Petersen IA, Cox RS, et al. Two or six hyperthermia treatments as an adjunct to radiation therapy yield similar tumor responses: Results of a randomized trial. Int J Radiat Oncol Biol Phys, 1990, 19:1481.
15. Leopold KA, Harrelson J, Prosnitz L, et al. Preoperative hyperthermia and radiation for soft tissue sarcomas: Advantage of two versus one hyperthermia treatments per week. Int J Radiat Oncol Biol Phys, 1989, 16:107.
16. Arcangeli G, Casale C, Colistro F, et al. One versus four heat treatments in combination with radiotherapy in metastatic mammary carcinoma. Int J Radiat Oncol Biol Phys. 1991, 21 (6):1569～1574.
17. Myerson RJ, Scott CB, Emami B, et al. A phase Ⅰ/Ⅱ study to evaluate radiation therapy and hyperthermia for deep～seated tumours: A report of RTOG89－08. Int J Hyperthermia, 1996, 12:449～459.
18. Valdagni R, Liu FF, Kapp DS. Important prognostic factors influencing outcome of combined radiation and hyperthermia. Int J Radiat OncolBiol Phys, 1988, 15:959～972.
19. Datta NR, Bose AK, Kapoor HK, et al. Head and neck cancers: results of themoradiotherapy versus radiotherapy. Int J Radiat OncolBiol Phys, 1990, 6:479～486.
20. Valdagni R, Amichetti M. Report of long～term follow～up in a randomized trial comparing radiation therapy and radiation therapy plus hyperthermia to metastatic lymph nodes in stage Ⅳ head and neck patients. Int J Radiat OncolBiol Phys, 1994, 28:163～169.
21. Geiger M, Strnad V, Lotter M, et al. Pulsed－dose rate brachytherapy with concomitant chemotherapy and interstitial hyperthermia in patients with recurrent head－and－neck cancer. Brachytherapy, 2002, 1:149～153.
22. 王建华，张楚敏，张景伟，等. 腔内热疗合并体外放射治疗食管癌的疗效. 中华放射肿瘤学杂志，2001，10：88～90.
23. Sugimachi K, Kai H, Matsufuji H, et al. Histopathological evaluation of hyperthermo－chemo－radiotherapy for carcinoma of the esophagus. J Surg Oncol, 1986, 32:82～85.
24. Sugimachi K, Matsuda H, Ohno S, et al. Long term effects of hyperthermia combined with chemotherapy and irradiation for the treatment of patients with carcinoma of the esophagus. Surg Gynecol Obstet, 1988, 167:20～24.
25. Sugimachi K, Kitamura K, Baba K, et al. Hyperthermia combined with chemotherapy and irradiation for patients with carcinoma of the esophagus: A prospective randomized trial. Int J Hyperthermia, 1992, 8:289～295.
26. Kitamura K, Kuwano H, Watanabe M, et al. Prospective randomized study of hyperthermia combined with chemotherapy for oesophageal carcinoma. J Surg Oncol, 1995, 60:55～58.
27. Saeki H, Kawaguchi H, Kitamura K, et al. Recent advances in preoperative hyperthermochemoradiotherapy for patients with esophageal cancer. J Surg Oncol, 1998, 69:224～229.
28. Rizzo S. Survival of chemo－radiotherapy－treated and thermotherapy－treated patients with unresectable lung cancer. Oocol Rep, 1998, 5:667～671.
29. 赵充，曾详发，曾智帆，等. 放射加热疗治疗局部晚期非小细胞肺癌的研究. 中国肿瘤，1999，8:430～431.
30. Vernon CC, Hand JW, Field SB, et al. Radiotherapy with or without hyperthermia in the treatment of superficial localized breast cancer: results from five randomized controlled trial. Int J Radia Oncol Biol Phys, 1996, 35:731～744.
31. van der Zee J, van der Holt B, Rietveld PJ, et al. Reirradiation combined with hyperthermia in recurrent breast cancer results in a worthwhile local palliation. Br J Cancer, 1999, 79:483～490.
32. Gonzalez Gonzales D, van Dijk JDP, Blank LECM, et al. Combined treatment with radiation and hyperthermia in meta-

static malignant melanoma. Radiotherapy in Oncology, 1986, 6:105 ~ 113.

33. Overgaard J, Gonzalez Gonzales D, Hulshof MCCM, et al. Randomized trial of hyperthermia as adjuvant to radiotherapy for recurrent or metastatic malignant melanoma. Lancet, 1995, 345:540 ~ 543.

34. Hirotaka Nakano, Shozo Higaki, Akio Tateishi. The efficacy of hyperthermia combined with radiation therapy for high ~ grade soft tissue sarcoma. Anticancer Research, 1998, 18:1319 ~ 1324.

35. Prosnitz LR, Maguire P, Anderson JM, et al. The treatment of high ~ grade soft tissue sarcomas with preoperative thermoradiotherapy. Int J Radiation Oncology Biol Phys, 1999, 45:941 ~ 949.

36. Jacoba van der Zee, Dionisio Gonzalez, Gerard C van Rhoon, et al. Comparison of radiotherapy alone with radiotherapy plus hyperthermia in locally advanced pelvic tumours: a prospective, randomized, multicentre trial. Lancet, 2000, 355: 1119 ~ 1125.

37. 李瑞英，林世寅，王海盘，等. 腔内加温合并外照射治疗宫颈癌远期疗效. 中华放射肿瘤学，1993，2（2）：100 ~ 102.

38. Vasanthan A, Mitsumori M, Park JH, et al. Regional hyperthermia combined with radiotherapy for uterine cervical cancers: A Multi – institutional prospective randomized trial of the international atomic energy agency. Int J Radiation Oncology Biol Phys, 2005, 61:145 ~ 153.

39. Beate Rau, Peter Wust, Peter Hohenberger, et al. Preoperative hyperthermia combined with radiochemotherapy in locally advanced rectal cancer. A phase II clinical trial. Annals of Surgery, 1998, 227 (3):380 ~ 389.

40. Beate Rau, Peter Wust, W Tilly, et al. Preoperative radiochemotherapy in locally advanced rectal cancer or recurrent rectal cancer: regional frequency hyperthermia correlate with clinical parameters. Int J Radiation Oncology Biol Phys, 2000, 48 (2):381 ~ 391.

41. Juffermans JHM, Hanssensk PEJ, van Putten WLJ, et al. Reirradiation and hyperthermia in rectal carcinoma. A retrospective study on palliative effect. Cancer, 2003, 98:1759 ~ 1766.

42. You QS, Wang RZ, Suen GQ, et al. Combination preoperative radiation and endocavitary hyperthermia for rectal cancer: long – term results of 44 patients. Int J Hyperthermia, 1993, 9 (1):19 ~ 24.

43. J van der Zee, Wjinmaalen AJ, Haveman J, et al. Hyperthermia may decrease the development of telangiectasis after radiotherapy. Int J Hyperthermia, 1998, 14:57 ~ 64.

44. 万忠诚，许凡. 头颈部肿瘤放疗后局部并发症的微波处理. 中华耳鼻咽喉杂志，2002，16（7）：374.

45. Bert Hildebrandt, Peter Wust, Olaf Ahlers, et al. The cellular and molecular basis of hyperthermia. Critical Reviews in Oncology/Hematology, 2002, 43:33 ~ 56.

第五篇 头颈部肿瘤

第一章 唇及口腔癌

第一节 概 述

唇癌在解剖和治疗上与口腔的结构关系密切，故常将其一并讨论。口腔癌是一组病，是较常见的恶性肿瘤之一。在国内，口腔癌约占全身恶性肿瘤的1.9%～3.5%，约占头颈部恶性肿瘤的4.7%～20.3%，居头颈部恶性肿瘤的第二位。男性较女性发病率高（约为3～4:1）。特别是吸烟或酗酒的50～60岁男性为高发人群。在印度和巴基斯坦该病的发病率可高达40%～50%。

一、病因

目前较公认口腔癌的发病可能与口腔粘膜白斑（或红斑）、长期异物刺激（义齿）、饮酒、嚼槟榔、吸烟、紫外线（唇）与电离辐射等有关。吸烟的数量与口腔癌的死亡率有一定相关性，并且纸烟、雪茄和烟斗的危险性无明显差异。也有报道认为，可能与有些基因相关的疾病有关，如：范可尼综合征（Fanconi syndrome）、共济失调－毛细血管扩张病（ataxia telangiectasia）、干皮病色素沉着（xeroderma pigmentosum）、HIV感染等；另有报道认为，维生素A缺乏可增加口腔癌的发病率，而且，高维生素饮食、蔬菜和抗氧化剂（antioxidant）可使这种危险性降低。尽管口腔的所有部位都非常容易看到和摸到，而且口腔病变的检查手段也较为简单，但是由于疏忽或没有很好的口腔癌筛查体系，口腔癌患者就诊时，也是晚期病例较多。

二、解剖部位

从解剖学讲，口腔是上消化道的起始部，其上部为腭（至软硬腭交界处），下部为肌性口底，前方和侧方以唇和颊为界，并经位于上、下唇之间的口裂与外界相通，向后经咽峡与咽相连。2002年UICC分期中唇及口腔包括如下解剖结构（图5－1－1）：

唇：

1. 上唇（皮肤部）
2. 下唇（皮肤部）
3. 口角

口腔：

1. 颊粘膜

（1）上、下唇粘膜
（2）颊粘膜
（3）磨牙后区
（4）上、下龈颊沟（口腔前庭）
2. 上齿龈
3. 下齿龈
4. 硬腭
5. 舌
（1）轮廓乳头以前的舌体，包括舌背和侧缘（舌前 2/3）
（2）舌腹侧
6. 口底

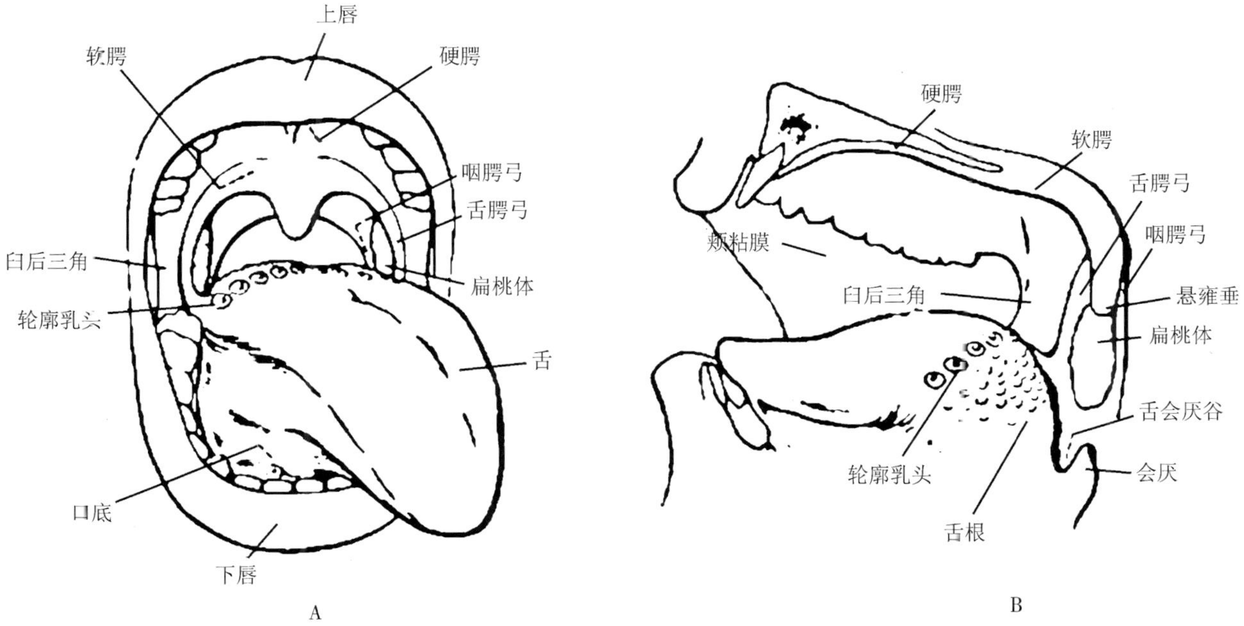

图 5－1－1　口腔的解剖结构
A. 正面观；B. 侧面观。

三、临床特点

（一）口腔癌的病理类型和临床表现　口腔癌的病理类型以鳞癌为主（图 5－1－2），且常常伴有与肿瘤有关的粘膜改变。大部分口腔癌都是原发于口腔粘膜表面，所以，仔细的观察是非常重要的。早期的粘膜病变仅感觉粘膜粗糙、或表现为几乎无症状的表浅的结节，或较软、较表浅的溃疡。尽管所有口腔癌均容易发现和能被摸到，但易被患者或医师忽略。晚期病变常常浸润深部结构如肌肉和骨，与周围器官粘连固定，至出现疼痛、影响患者讲话，可出现吞咽困难及痰中带血等。口底肿瘤常可出现裂隙样改变，粘膜表面的改变范围常常与深部浸润范围不一致，须经触诊才能明确。

（二）淋巴引流和转移

头颈部浅淋巴管的引流方向一般较为规律，由上到下。深淋巴管的引流方向不太恒定。头颈部各部位间淋巴管的交通十分丰富，表现在皮肤与皮肤、皮肤与粘膜之间（如外鼻皮肤与鼻腔粘膜，唇部皮肤与唇粘膜）。在中线有连接的器官或位于中线的器官，两侧的淋巴管常有丰富的交通，例如颈前部皮肤的淋巴管，两侧常在中线处吻合，然后越中线走向对侧；舌的毛细淋巴管网也与对侧毛细淋

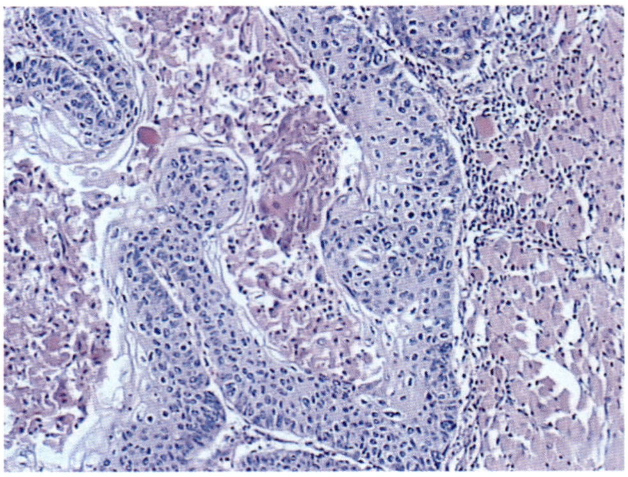

图 5-1-2 舌鳞癌（HE，200X）
见高分化鳞癌细胞浸润，累及舌横纹肌。

巴管网广泛吻合，从而引流至对侧；下唇两侧的毛细淋巴管网也相互交通；而上唇集合淋巴管则很少越过正中线（图 5-1-3）。

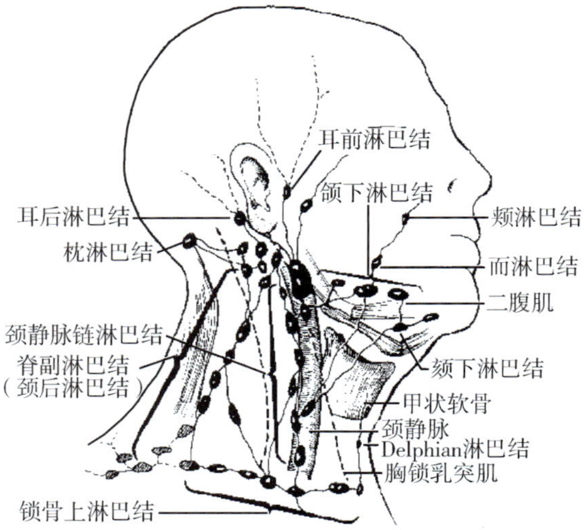

图 5-1-3 头颈部淋巴结的分布

口腔癌的淋巴结转移率约为 36%，而且与病变部位及病期有关，T_1 约为 10% ~20%，T_2 约为 25% ~30%，T_3 和 T_4 约为 50% ~70%。病变越远离中线（如颊粘膜癌）其淋巴结转移率也越低。口腔癌的淋巴结转移与肿瘤的部位相关。颈部转移率自高到低依次为舌、口底、下牙龈、颊粘膜、上牙龈、硬腭及唇。也有作者认为，器官运动与转移相关，如舌和口底癌的转移率较相对固定的齿龈和硬腭高。

原发灶大小不同其淋巴结转移概率也不同。Ramirez 等对 170 例舌活动部癌分析发现，T_3、T_4 患者的淋巴结转移率明显高于 T_1、T_2 患者。Bradfield 等报告 98 例早期舌鳞癌的隐匿性转移的颈淋巴结中，T_1N_0 为 14.59%（9/62），T_2N_0 为 30.6 %（11/36）。若将 T_1 病例再根据肿瘤大小分为 ≤1cm 以及 >1cm 两组，则前者隐匿性颈淋巴结转移率为 9.7%（3/31），而后者为 19.4%（6/31）。

肿瘤的浸润深度与颈淋巴结的转移概率也有相关性。浸润深度 <2mm 时，颈部淋巴结隐匿性转移率为 7.5 %；2 ~8mm 时，为 25.7 %；超过 8mm 时，高达 41.2 %。白斑、扁平苔藓等粘膜病恶变而来的癌初期常表现为面积广、浸润较浅；疣状癌或外生型肿瘤早期其浸润深部也常不明显。这些肿瘤的隐匿性转移率较低。原发的、以浸润为主的肿瘤，即使其面积不大，但浸润较深，常易发生淋巴结转移。Fucano 等对 34 例手术治疗的舌癌病例的回顾性分析结果也显示，总的淋巴结转移率为 35.3%（12/34），原发灶浸润深度 <5mm 者颈部转移率为 5.9%（1/17），而浸润深度 >5mm 者，其淋巴结转移率为 84.7%（11/17）。9 例由术前 N_0 转为 N_1，其中 8 例浸润深度 >5mm。据此作者以浸润深度 5mm 为界限作为 N_0 期舌鳞癌颈转移危险度的指标。

Shintani 等对 40 例舌癌的肿瘤浸润形式与颈部淋巴结转移的关系进行了分析，按浸润方式分为两组，窄基底浸润（17 例）和宽基底浸润（23 例），均行选择性颈清扫。其颈淋巴结转移率分别为

23.5%（4/17）和69.6%（16/23），具有显著性差异，即基底浸润范围越宽，其颈部淋巴结转移率越高。

口腔癌的淋巴结转移常首先至第一站淋巴结，循序转移。有报道认为，恶性肿瘤的瘤栓通常以同样的途径经过各站淋巴结。Shah 等对 501 例口腔鳞癌根治性颈清扫标本的研究证实，绝大多数颈部转移位于Ⅰ～Ⅲ区，仅6 例出现Ⅳ区淋巴结转移，且其中只有 3 例不伴有Ⅰ～Ⅲ区的转移。Zeitel 等对 84 例头颈癌颈清扫标本研究发现Ⅳ区和Ⅴ区淋巴结转移均伴有Ⅱ、Ⅲ区淋巴结的转移，仅 1 例单独出现Ⅳ区淋巴结转移，未发现单独Ⅴ区转移的病例。靠近中线的病变可出现双侧淋巴结的转移。舌活动部癌转移时第 1 站淋巴结有两组：①颈内静脉淋巴结上组；②颈内静脉淋巴结中组，即可在无颈内静脉淋巴结上组转移时，出现颈内静脉中组转移。Byers 等报告，舌活动部癌 15.8%（43/270）的病例有跳跃式淋巴结转移，指的就是颈内静脉淋巴结中组转移的情况。

文献报道对于临床淋巴结阴性的患者，其病理证实为淋巴结转移的约为 21%～27%（表5－1－1），特别是对于肿瘤浸润深度大于 2mm 及 T 晚期临床淋巴结阴性的患者，应注意其隐匿性淋巴结转移的问题。Osaki 等发现隐匿性颈淋巴结转移常见于低分化肿瘤。

表5－1－1 口腔癌颈部隐匿性转移（OM）

作者	原发灶部位	例数	OM（%）
Mc Guirt	口底	129	23
Kligerman	口底，舌（T_1T_2）	34	21
Pitman	口腔	116	41
Yuen	舌	33	27.3
Bradfield	舌（T_1T_2）	98	T_1N_0：14.59%，T_2N_0：30.6%

引自文献9～13。

颈部淋巴结分区目前较常用的是影像学分区，分为6个区（图5－1－4）。口腔癌的分期一般采用 UICC 分期（附录1）。

口腔癌一般出现远地转移较晚，大多数死于远地转移的患者也同时合并锁骨以上区域的局部或区域复发。

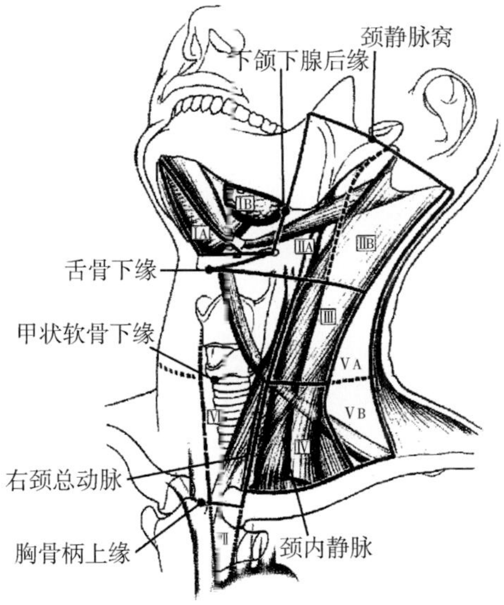

图5－1－4 颈部淋巴结分区示意图

第二节 诊 断

口腔癌的诊断依赖于细致的临床检查（包括原发灶和颈部）。确诊仍需组织病理学证实。原发灶处的 CT、MRI 检查可帮助确定病变范围和有无骨受侵情况以帮助准确分期；颈部行 MRI 检查优于 CT 检查，因为 MRI 对软组织的分辨率优于 CT。

颈部彩色超声以及用彩色超声进行动态观察对判断颈部淋巴结的性质也有一定的帮助。有专家推荐：口腔癌最初分期应采用 MRI，对于疑有骨受侵者应结合 CT 考虑（表5－1－2）。值得注意的是，在口腔癌患者的临床检查中，应包括除外原发于上消化道和上呼吸道的第二原发癌的措施，这些检查包括气管镜、胸部 CT（增强）、食管镜或下咽、食管造影等。

表5－1－2 口腔癌的临床检查

检查方法	内容	目的
望诊	仔细观察粘膜有无红斑、白斑、粘膜粗糙、溃破、结节	了解肿瘤部位和范围
触诊	细致、全面的对全部口腔粘膜进行触诊检查，特别是舌和口底（需双合诊）	了解肿瘤的部位和范围特别是粘膜下浸润或深部浸润的程度及范围，了解口底肿物与颌下腺的关系
直接或间接的全部头颈部粘膜检查	鼻腔、鼻咽、口咽、口腔、下咽、喉和食管粘膜的检查	排除第二原发癌
活检	原发灶和/或颈部转移淋巴结的活检	确诊及了解病理类型，淋巴结的活检最好能完整切除淋巴结，尽量避免切取活检
口腔增强 CT/MRI 检查（图5－1－5～9）	包括口腔及相关淋巴引流区	确定肿瘤的侵犯范围、程度及与颌骨的关系（下颌骨受侵与否）
口腔处理	包括洁齿及患牙的填充或拔除	减低或减少放射治疗并发症的发生几率
胸片或胸部 CT	了解有无肺转移及第二原发癌（肺）	
颈腹部超声检查	了解颈部淋巴结转移（作为疗效评价和随诊的对比）及肝、腹膜后淋巴结情况	
气管镜、下咽及食管造影或食管镜检查	以除外第二原发癌	

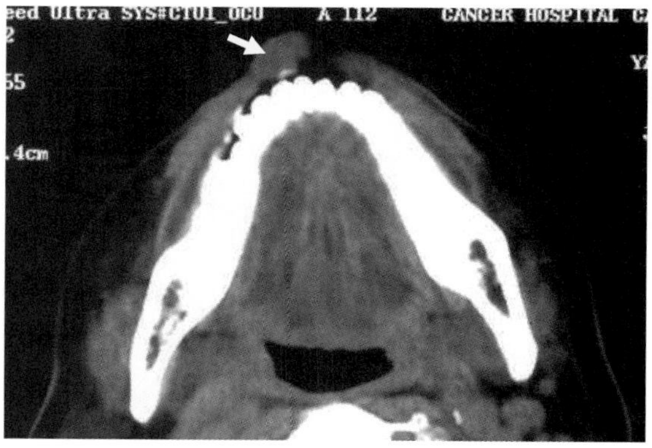

图5－1－5 下唇癌（CT横断面，软组织窗，见肿瘤位于下唇偏右，约2cm）

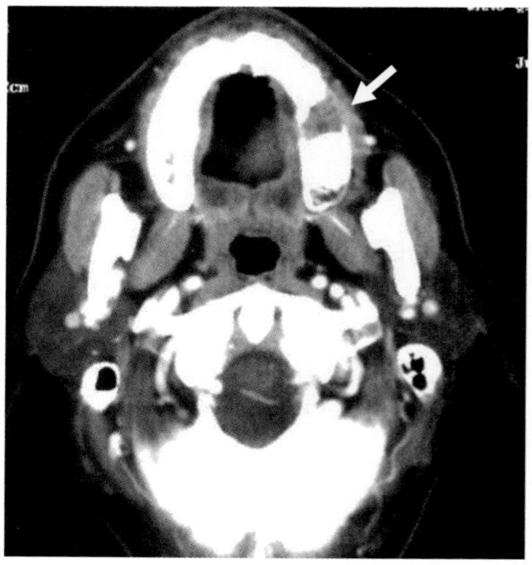

图5－1－6 齿龈癌CT横断面软组织窗，肿瘤位于左上齿龈，累及左上齿槽突侵及下颌骨（左）

第三节 治疗方式和适应证

口腔癌的治疗对功能及美容的要求均较高，治疗方式的选择应根据患者的具体情况，依治疗手段可能产生的功能和美容效果，由外科和放疗专家讨论后决定，并且要充分考虑患者的意愿。也可参考

NCCN（附录2）有关唇及口腔癌的治疗指南。对于早期唇或口腔癌病例（T_1、T_2 早）无论手术或放疗均可取得较好的疗效。对于多数唇癌、舌活动部癌和口底癌的 T_1 病变可经口腔行肿瘤切除术。部分 T_2 早病变也可行单纯手术切除，但要同时行颈淋巴结清扫术。放疗后残存灶经手术挽救，仍可获得较好的疗效。手术后切缘阳性或切缘安全界不够，可再次手术切除或行术后放疗；病理提示肿瘤侵及血管、淋巴管、肿瘤浸润深度 >5mm、淋巴结包膜受侵或侵及周围软组织时应行术后放疗或同步放化疗（对于术后放疗可能出现严重并发症的高危病例，也可仅采用化疗）。

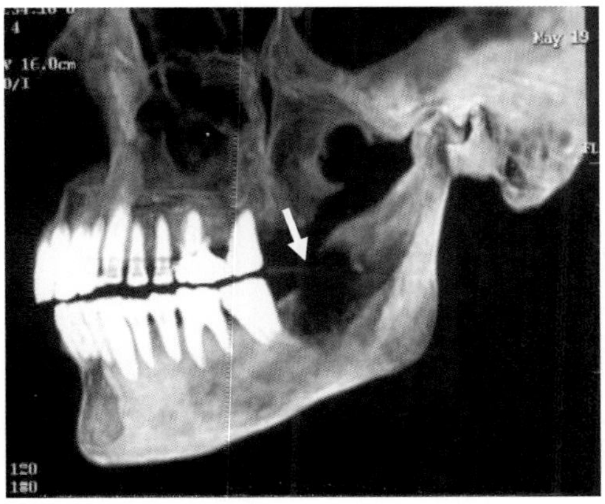

图5-1-7 磨牙后三角区癌（左）

CT 骨计算法图像，肿瘤累及左侧下颌骨约 2.5cm

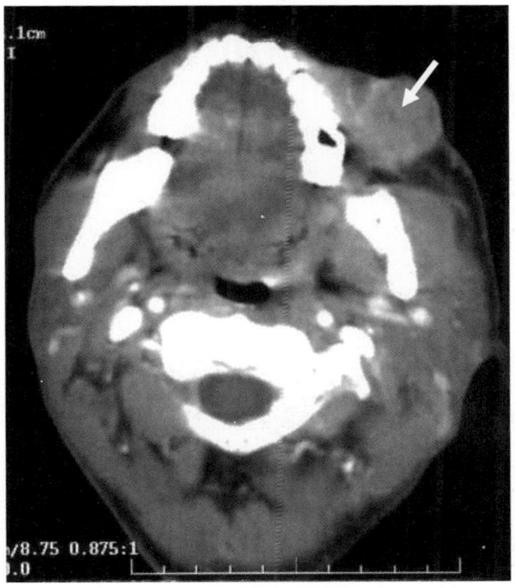

图5-1-8 颊粘膜癌

CT 横断面软组织窗示，肿瘤位于左颊部，约 2.5cm，侵犯局部皮肤

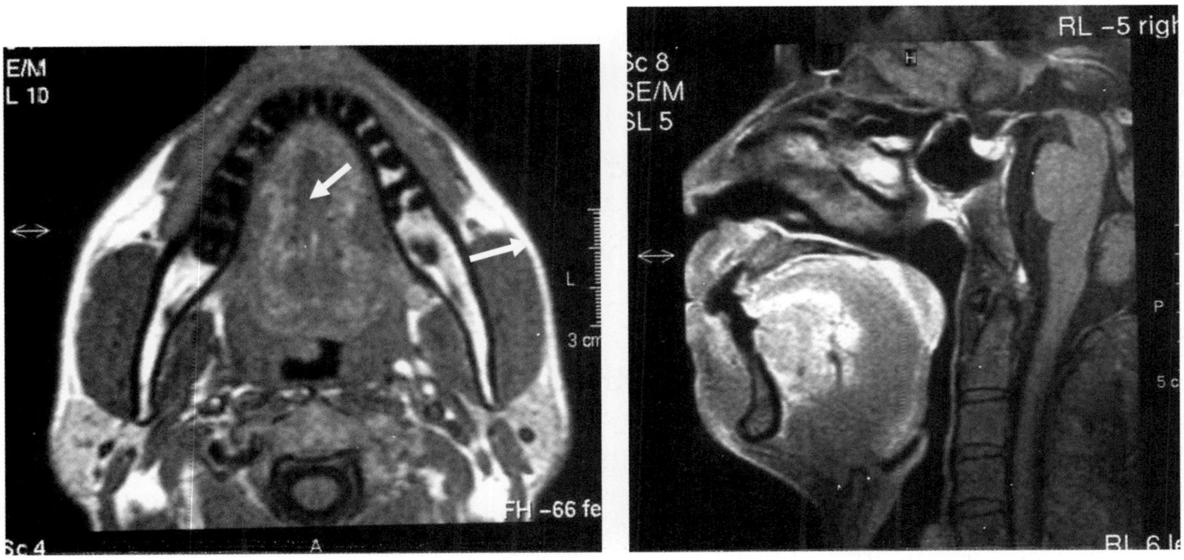

A　　B

图5-1-9 口底癌，MRI 横断面 T1 加权像

示肿瘤位于左口底并累及左舌腹侧，侵过中线（A），矢状面增强后 T1 加权脂肪抑制像，示舌、口底肌层受累，并侵及下颌骨和齿龈（B）

对于 T_3、T_4N_0 或 $T_{1\sim4}N_{1\sim3}$ 的病例应以综合治疗为主。根据患者的具体情况可先手术或先放疗。对于首选手术的病例，如果切缘阴性、肿瘤未累及血管、淋巴管并且淋巴结转移为 N_1，则术后可仅行放射治疗。而对于伴有不良预后因素（如：切缘阳性、原发肿瘤外侵明显、伴有淋巴结包膜受侵、N_2 及以上）的病例，则术后应行同步放化疗。Langendijk 等对手术 + 术后放疗的 217 例口腔鳞癌分析结果显示，伴有淋巴结包膜外受侵或镜下残存的病例并且有其他两或 3 项其他的危险因素（如：$N_{2b}\sim N_3$，1 个以上淋巴结区受累，神经包膜受侵或 T_3、T_4 病变）被认为是高危险病例，而只有其他一项危险因素的为中度危险病例。

放射治疗的原则是，根治性放疗或术后放疗时，原发灶和转移淋巴结剂量 66 ~ 70 Gy（2.0 Gy/d），或外照射 50Gy + 近距离治疗，或单纯近距离治疗；颈部高危区剂量 60 Gy（2.0 Gy/d），低危区 50 Gy（2.0Gy/d）。

第四节 唇 癌

一、解剖

唇主要由口轮匝肌及表面覆盖的鳞状上皮组成。包括介于唇红与皮肤交界，上、下唇吻合线之间的唇红及口角。唇癌是指原发于唇红表面及口角的癌。血供来自面动脉的分支——唇动脉。神经分布：运动支来自面神经。感觉支：上唇为上颌神经的眶下神经，下唇：颏神经的分支，进入下齿龈神经。上、下唇联合区：来自下颌神经的颊支。淋巴引流：上唇和口角：主要至颌下淋巴结。偶至腮腺、颊、耳前或直接引流至颈外侧深淋巴结。下唇：主要至颌下、颏下淋巴结并且向后至二腹肌淋巴结。近中线的病变可引流至颏下淋巴结，并可引流至对侧。

二、临床表现

唇癌是仅次于皮肤癌的最常见的头颈部肿瘤。约 90% 的唇癌发生于下唇；常见于 60 ~ 70 岁男性；好发于常年从事户外工作的浅肤色人种，黑人少见。有作者认为，发病可能与脏器移植时免疫抑制剂的使用有关。大多数下唇癌是中等分化或分化较好的鳞癌，上唇癌以基底细胞癌为多见（原发于皮肤但侵及唇则应诊断为皮肤癌）。下唇癌早期可表现为粘膜增厚或外生性肿物，之后出现表皮剥脱或长期不愈合的溃疡；也可以在一个有较长病史的粘膜角化症或粘膜白斑的基础上出现以上症状。它的特点为：90% 为鳞癌，且发生于下唇；90% 为男性；90% 为分化好的癌且 d < 1cm；5% 发生于上唇（常位于近中线处），口角处仅占 1% ~ 2%，上唇癌的发病与性别无关；唇癌的淋巴结转移率低 < 10%；上唇癌的颈淋巴结转移率（约 20%）> 下唇癌。

三、转移途径

以局部侵犯为主，可侵及局部软组织、皮肤和骨组织。出现淋巴结转移的概率较低。淋巴结转移率与 T 分期有关。就诊时淋巴结转移约占 3.8% ~ 5%，约有相同比例的病例在治疗期间或随访中出现淋巴结转移。不同部位肿瘤其常见转移淋巴结部位不尽相同（图 5 - 1 - 10）：下唇癌至颌下或颏下淋巴结；近中线处下唇癌至颏下淋巴结；口角处唇癌至颊淋巴结，但少见；上唇癌至颌下淋巴结、上颈淋巴结、耳前淋巴结。肿瘤的分化与淋巴结转移率的关系：Ⅰ级：7%，Ⅱ级：23%，Ⅲ级：35%。T 分期与淋巴结转移率的关系：T_1：5%，$T_{2\sim4}$：52% ~ 73%。唇癌较少出现远地转移。

四、病理类型

以分化好的鳞癌为主。其他较常见的病理类型为基底细胞癌。

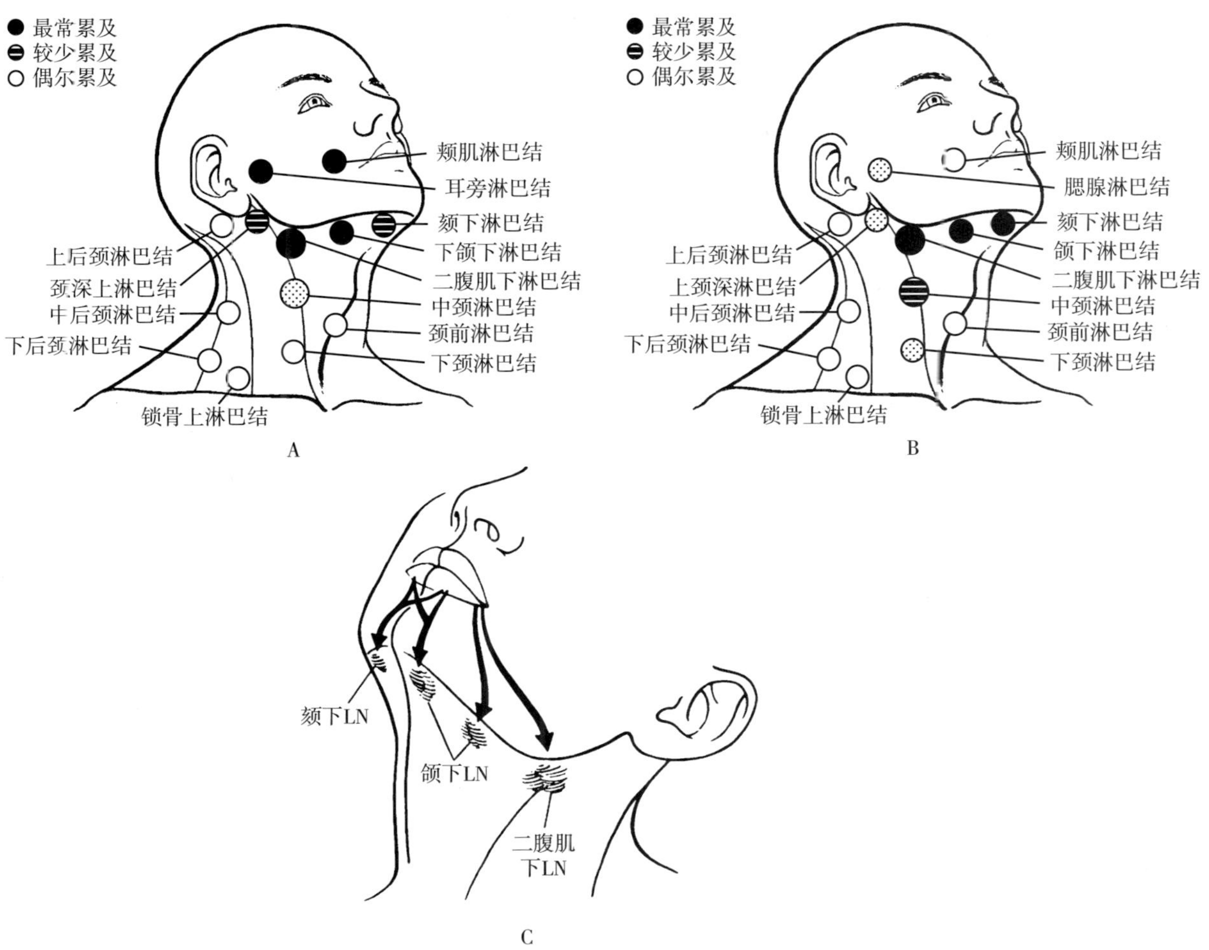

图 5-1-10　唇癌淋巴结转移

A. 上唇癌；B. 下唇癌；C. 下唇癌交叉引流。

五、唇癌的治疗

唇癌易早期发现，淋巴结转移率低，一般预后较好。外科手术和放射治疗均可获得较好疗效。治疗手段的选择依病变的部位、程度、医师对治疗技术的熟练程度、可利用的治疗设备、年龄及治疗后期望达到的功能和美容效果而定。

（一）手术　适用于大部分患者。主要用于：①可直接“V”形切除，原位修复而不会影响功能和美容效果的 $<2cm$ 的小病变。优点是简单、疗程短，比放射治疗的痛苦小；②病变 $>2cm$（放射治疗后可能造成较大的软组织缺损者）；切除肿瘤后经手术重建，仍可获得良好的功能和美容效果的病变；③年轻患者；④肿瘤侵及下颌骨的；⑤伴有淋巴结转移者；⑥放射治疗后复发的病变。

（二）放射治疗　几乎所有的放疗方式均可用于唇癌的治疗。射线质包括 4～6MVX 线、深部 X 线、高能电子线和 ^{192}Ir（组织间插植）。但是，对于病变较大的，特别是中晚期患者，采用高能 X 线治疗可获得更满意的美容效果。一般来讲，唇癌放射治疗的近期美容效果好，随着时间的推移，放射治疗区域常有不同程度的皮肤、粘膜及肌肉萎缩、毛细血管扩张，使得放射治疗的远期美容效果较手术差。

1. 放射治疗的适应证　表浅的、仅占 1/3 唇或 T_1 病变；累及口角或同时累及上下唇的病变可首选放射治疗。但一般讲，放射治疗主要用于中等度大小的浸润性病变（$\geq 3cm$），此类病变要求手术技术复杂，而且无法获得满意的功能和美容效果；另外，对手术后复发、拒绝手术者和伴有不能耐受全身麻醉的器质性疾病的老年患者也是放射治疗的适应证；对于手术切缘不净或安全界不够或颈部转移淋巴结包膜受侵的患者，可行计划性术后放射治疗；对于晚期可手术切除的唇癌也可行计划性的放射治疗加手术。

2. 放射治疗技术

（1）照射野　应在肿瘤边缘外放至少10mm。采用单前野局部照射时，应做口腔和下颌骨防护，也可采用左右对穿照射。原发灶周围的白斑改变应包括在照射野内。一般不做淋巴引流区的预防照射。射线质：采用深部X线或6～10MeV电子线。但电子线的剂量分布及治疗后的美容效果均好于深部X线。对于小的、表浅的病变可采用100～150kVX线单野照射即可；对于较大的病变可采用200～250kVX线或电子线照射（采用常规X线照射时应注意下颌骨的防护）；或用4～6MV高能X线切线照射，但应在肿瘤表面加等效组织填充物。

（2）剂量　剂量分割依赖于肿瘤体积的大小。T_1病变：外照射DT50Gy/5w（2Gy/F）加高剂量率组织间插植近距离治疗15～20Gy，可保持较好的美容效果。非常小和表浅的病变单纯外照射（DT：70Gy/7w）可以控制，无需行组织间插植治疗。治疗期间虽然粘膜反应较重，但能耐受。$T_{2\sim3}$病变，病变范围超过唇的1/2，或侵及龈颊沟，下颌骨防护困难者：外照射DT40Gy/4w加高剂量率组织间插植近距离放射治疗25～30Gy/2F/3D～4D。对于更晚期肿瘤，或有淋巴结转移，或手术后复发者：4～6MV高能X线或^{60}Co照射，照射野应包括原发灶和转移淋巴结。剂量DT60Gy/6w加组织间插植近距离放射治疗15～20Gy。如果局部肿瘤控制，残存颈部淋巴结可行手术切除。颈部一般不做预防性照射。皮肤和粘膜的湿性反应可用生理盐水局部清洗或对症处理。如果无细菌感染，一般不主张使用抗生素。

（3）技术要点　个体化的铅模；铅屏蔽下颌骨及牙齿（常规X线和高能电子线照射时）；采用9MeV以上电子线时，最好在肿瘤表面加0.5cm厚的等效组织填充物；采用组织间插植近距离治疗时，插植平面应位于皮肤和粘膜之间，施源器间最好等距，参考点距离不宜过大；在进行外照射结合组织间插植时，外照射剂量应至少予40Gy。

六、疗效

局部控制率、美容效果和功能与原发肿瘤的部位、大小和淋巴结转移有关（表5－1－3）。生存率：下唇癌＞上唇癌和口角处癌。T_1、T_2病变放疗和手术疗效相同，为90%。恰当的治疗后的局部复发率：11%（3年后复发较少见）。

表5－1－3 唇癌局部控制率

	手术	放疗
T_1和小T_2	80%～90%（98%）	80%～90%（98%）
T_3和T_4	60%	40%
淋巴结转移，可活动	50%	－－－
淋巴结转移，固定	25%	－－－

复发后的处理：放射治疗后复发，行手术挽救效果仍较好，但手术后复发（易成大块型，易出现淋巴结转移）行放射治疗挽救效果差。

第五节 舌 癌

一、一般情况

舌活动部癌的发病率仅次于唇癌，是最常见的口腔癌。约占口腔癌的1/3～1/2。80%～90%的舌癌好发于舌活动部的侧缘特别是后侧缘，8%发生于舌背，2%发生在舌尖。舌活动部的肿瘤发生率约为舌根部的3倍。肿瘤常沿着舌肌的走行呈局部浸润性生长。男性发病率较女性高，好发年龄为50～70岁，其发病与口腔卫生差、酗酒、过量吸烟等因素有关。

二、解剖

舌是一个与咀嚼、吞咽、语言和味觉有关的肌性器官。舌口腔部为舌前2/3区域。舌肌分为舌内肌（起止于舌内）和舌外肌（起于骨止于舌内）。血供主要来自舌动脉（终末支：舌下动脉和舌深动脉）。淋巴引流：舌的淋巴管经不同途径引流至颈深淋巴结及二腹肌淋巴结，一部分（舌体前1/3）可引流至颌下淋巴结。

三、病理类型

大部分舌活动部癌的病理类型为中分化或高分化鳞癌。肿瘤常呈浸润性生长趋势，易出现深部肌肉侵犯和淋巴结转移。但是白斑区恶变和原位癌较少有浸润性生长表现。其他有小涎腺来源的肿瘤如腺样囊性癌等。

四、转移途径

舌活动部癌常以局部侵犯为主，可直接侵犯口底、咽前柱、舌腹侧、下颌骨，就诊时约30%～40%的患者可伴有淋巴结转移。在口腔癌中，最易出现颈部淋巴结转移的是舌癌，最常受累的淋巴结是二腹肌淋巴结（图5-1-11），其次为颌下淋巴结和中颈淋巴结。它的特点是：舌前1/3或舌尖的淋巴常引流至颈中、下深淋巴结，而舌后部的淋巴则常引流至颈上深淋巴结。一般来说，舌侧缘的肿瘤淋巴引流至同侧，而中央区的病变淋巴引流可至对侧。因此，舌癌的颈部预防照射需双颈并包括下颈和锁骨上淋巴结。舌癌的淋巴结转移率与T分期有关：T_1、T_2患者约为20%～30%，T_3、T_4患者约为70%～80%，其中15%～20%可出现双侧淋巴结转移。远地转移较为少见。常见远地转移器官

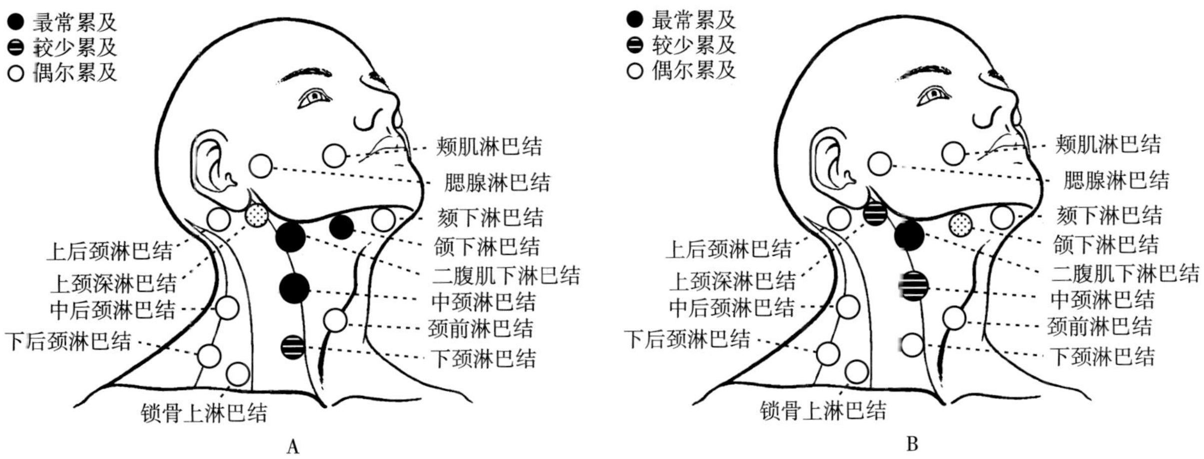

图5-1-11 舌癌淋巴结转移

A．舌前部；B．舌后部。

为肺、肝、骨。约有19%的患者在不同阶段出现第二原发癌，且大部分位于上消化道和上呼吸道。

五、诊断

早期舌癌临床表现各异，早期可表现为长期不愈合的浅溃疡，伴或不伴疼痛，或结节状肿物触之易出血，或浸润性生长伴溃疡形成。随着病期的发展可出现局部肿物变硬、固定并侵犯邻近结构，当肿瘤侵及舌神经时，可出现同侧耳痛、唾液分泌增多。当肿瘤侵犯范围较大或固定时，患者可出现舌活动受限、说话和吞咽困难。患者常死于局部肿瘤未控所致的出血、恶病质、吸入性肺炎和其他并发症。

有的舌癌伴有深部浸润的病变也仅表现为小的粘膜改变，因此需进行细致的临床检查，有时触诊对了解病变大小和浸润情况是必需的。确诊仍需经病理证实。CT和MRI检查对了解肿瘤的浸润深度、邻近器官的侵犯和颈淋巴结转移等很有帮助。另外，颈部彩色多普勒检查对颈部转移淋巴结（伴有动脉血流）的诊断和可疑淋巴结的动态观察具有一定价值。

六、治疗

治疗方法的选择应根据原发肿瘤的大小、部位、生长类型和淋巴结转移情况确定。

（一）适应证的选择

1. 单纯手术　主要用于小的、表浅的、特别是位于舌前1/3、舌尖和前侧缘的T_1N_0或小T_2N_0（2cm）病变，可行局部切除及预防性功能性同侧颈清扫；伴有邻近口底侵犯的病变（肿瘤加部分下颌骨切除和颈清扫）；靠近下颌骨或与下颌骨关系密切的病变；严重酗酒和大量吸烟的舌癌患者。单纯手术也可用于能耐受部分舌切除，且讲话功能的保留不是太重要的老年患者。尽管放射治疗后局部复发行挽救手术的成功率较低，但放射治疗后原发灶控制而颈部淋巴结转移的患者，大部分可行成功的手术挽救治疗。

2. 根治性放射治疗　放射治疗在舌活动部癌的治疗中的优势主要体现在舌功能的保留。适用位于舌前部无口底受侵的T_1N_0、小T_2N_0病变；较大但表浅的或外生性、无明显深部肌肉浸润或放射治疗中病变消退满意的病变；病变虽然较小，但部位靠后，无法经口腔手术的病变。

组织间插植近距离放疗是舌癌放疗的一个重要组成部分。早期表浅病变可采用单平面插植；对于厚度>1cm的病变，通常采用外照射+组织间插植治疗，可取得较好疗效。

3. 放射治疗加手术综合治疗　中、晚期舌癌（T_2晚、T_3和部分T_4病变）常伴有淋巴结转移或深部肌肉的侵犯，单纯手术创伤大，切除困难或对功能影响大，单纯放射治疗难以根治。可行计划性放射治疗或同步放化疗加手术。对于某些原发于梅毒性舌炎（syphilitic blossitis）基础上的伴有水肿和深部浸润的病变、侵及下颌骨的病变和侵及舌腭弓的病变均可考虑行术前放射治疗。

4. 姑息性放疗　用于T_4病变、无手术指征或有手术禁忌证，或拒绝手术的晚期病例。外生型病变对放射治疗较浸润性病变敏感。

（二）放射治疗技术

1. 外照射

（1）射线质　可采用4~6MV高能X线或^{60}Co γ线，及8~12MeV电子线补充照射。照射体位：一般采用仰卧位，头部固定用平架并选用适当头枕，用U形或头颈肩热成形面罩固定（后者较前者固定效果好）。采用整体铅挡块水平半野（原发灶和上颈野）照射和垂直半野（下颈、锁骨上野）等中心照射技术；或原发灶上颈采用等中心水平野照射，下颈锁骨上野采用前切线野照射技术。

（2）照射野　在模拟机透视下，采用等中心技术，在机架为±90°分别摄定位片，等中心约位于舌中后1/3与体中线交点处。在定位片上勾画出照射野——双侧平行相对野和下颈前切线野。原发灶野：应包括原发灶和双上颈淋巴结（图5-1-12）。上界：在含口含器，将舌压至口底状况下，应于舌面上1.5~2cm。后界：至椎体后缘，应包括颈静脉链。前界：以避开下唇为度，下界：可在舌骨水平或根据颈部淋巴结的具体情况来定，原则上尽量不在转移淋巴结上分野。颈部野：包括中下颈和锁骨上区，一般采用颈部前切线野照射（根据淋巴结的大小和部位决定全挡脊髓或部分挡脊髓）。颈部野可根据颈部病变大小，与原发灶野在舌骨下缘、喉切迹或环甲膜处分野，下界至锁骨下缘，中间挡脊髓 2 ~ 2.5cm 宽。36 ~ 40Gy 后，将原发灶野的后界前移以避开脊髓，颈部野全挡脊髓后继续推量。挡脊髓时应仔细，勿将颈静脉链遮挡。术后放疗照射野应包括整个手术区和全颈，而且放疗应在伤口愈合后即开始，一般认为手术与放疗的间隔应 <4 ~ 6 周。

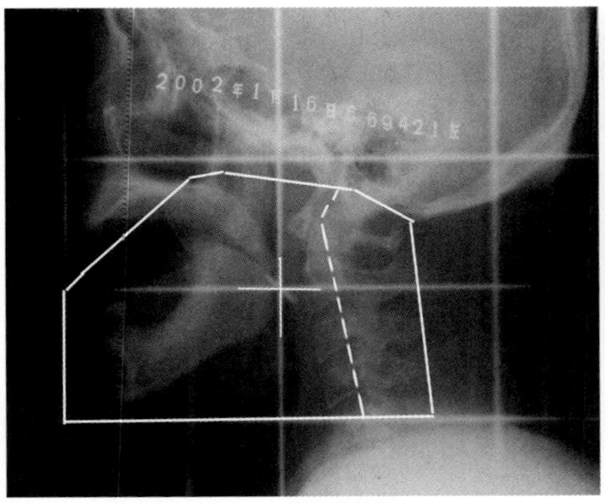
A

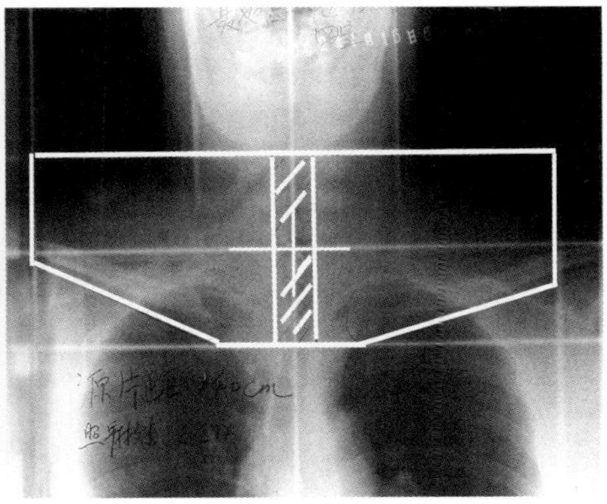
B

图 5 - 1 - 12 舌癌照射野设计

A. 等中心水平照射；B. 颈部切线野照射。

（3）根治性放射治疗剂量 原发灶 DT：70Gy/7w。对于肿瘤与正常组织的边界比较清楚的病变，在平行相对野照射 50Gy/5w 后，加用组织间插植近距离治疗，原发灶处照射剂量：20 ~ 30Gy/1 ~ 2F/1 ~ 2w。术前放射治疗和颈部预防剂量：50Gy/5w。术后放疗剂量：60Gy/6w，残存或切缘阳性区66 ~ 70Gy/6.5 ~ 7w。单次剂量为 2Gy/F。

2. 组织间插植近距离治疗技术 单纯组织间插植治疗或组织间插植治疗与外照射结合较常用于舌癌、颊粘膜癌和口底癌。目前常用的^{125}I 较适合于永久性插植，而在口腔癌目前最常用的是暂时性组织间插植，放射源常采用^{192}Ir，半衰期：74 天。施源器有金属针和软塑管（一次性）。方法：徒手或采用模板技术。近距离放射治疗的剂量学遵循距离平方反比定律。也即近放射源处的剂量较高，易导致组织坏死，而在靶区边缘剂量较低易导致复发。因此，组织间插植近距离治疗应尽可能采用多平面、多管插植（部分肿瘤厚度 <1cm 的病变可采用单平面插植）。当外照射加组织间插植治疗时，尽管外照射后肿瘤体积可能缩小，但是，插植体积应参考外照射前的肿瘤体积而定。因此，有学者推荐在计划性外照射加组织间照射的患者外照射前应对肿瘤边界进行标记，以便指导以后的组织间插植。应该强调的是，在每次插植进行布管（或布针）后，均应摄定位片，并根据实际插植情况（特别在徒手插植时，各施源器间是很不容易平行的）做治疗计划并进行优化处理。

近距离治疗剂量学系统包括两部分：确保放射源在靶区内尽可能的分布均匀的原则（由医生和物理人员共同实现）和计算达到设计剂量时源在各驻留位的停留时间（由物理人员实现）。^{192}Ir 插植应尽量遵循放射源分布原则（巴黎系统）：①. 施源器之间应等距，并且平行的穿过靶区；②施源器间距最好限于 5 ~ 12mm 之间，因 ≥15mm 近源处组织溃疡坏死的几率增加；③中心平面应正交于源轴；④插植体积中心平面的源驻留点的排布应呈等边三角形或正方形。在设置参考点的距离和参考点的剂量时应注意：在两个施源器或放射源间距中点处的剂量最低，称为中心剂量率（basal dose rate），参考剂量率（reference dose rate）是中心剂量率的 85%，也即 85% 的等剂量线包括的体积是治疗体积。同时，在近源处剂量最高，临床易造成组织坏死。对于较小的肿瘤可单纯行高剂量率组织间近距离放疗，剂量：50Gy ~ 60Gy/2F ~ 3F/3w ~ 4w，其他病变应与外照射结合，先予外照射 DT：50Gy/

5w，后行组织间插植：20Gy～30Gy/1F～2F/1～2w。因舌癌好发于舌侧缘，故行近距离治疗时，应注意下颌骨的防护，以减少高剂量致颌骨坏死的几率。

（三）颈淋巴结的处理 T_1N_0、T_2N_0 经口腔手术切除者，淋巴结转移的潜在危险可达 30%～40%，随着 T 分期的增加，特别是浸润深度的增加，淋巴结的转移率也随之增加。因此，舌癌患者应行全颈加锁骨上预防照射。预防照射剂量：50Gy/5w。伴有颈淋巴结转移的病例，单纯放射治疗难以控制，应以放射治疗和手术的综合治疗为主。

七、疗效

小的粘膜表面的肿瘤无论手术或放射治疗均可获得满意的疗效（图 5－1－13）。其 5 年生存率：T_1 病变约为 80%～90%，T_2 约为 50%。无论手术或放射治疗对 T_3、T_4 病变的局部控制率都较低，约为 25%～30%。对于晚期病变，特别是 N_2、N_3 的病例可采用同步放化疗，以期提高局部控制率。生存率与分期及淋巴结转移与否有关。性别与预后有一定的关系（女性患者的预后较男性略好）。放射治疗的局部控制率主要与肿瘤的大小和原发肿瘤的浸润深度有关，与肿瘤的分化程度关系不大。

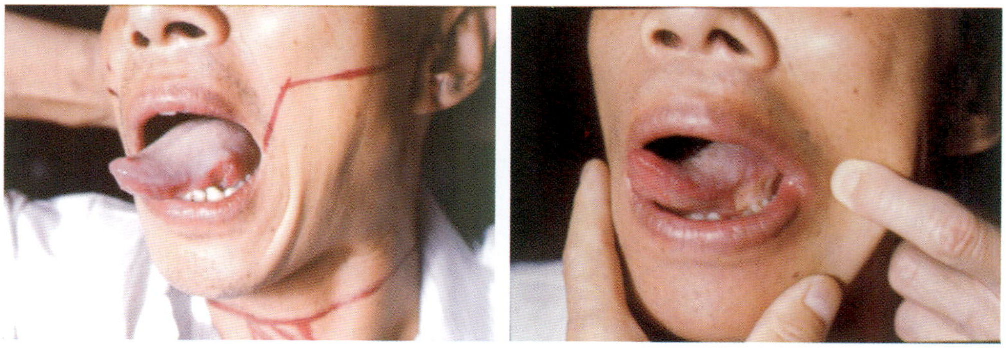

A B

图 5－1－13 舌鳞状细胞癌

A. 放疗前，肿瘤位于舌左侧缘，侵及舌腹侧，约 3cm×2.5cm×1.5cm，

B. 放疗后肿瘤完全消退，局部可见假膜形成。

八、治疗失败原因和并发症

失败的主要原因为原发灶复发及颈淋巴结转移。主要并发症为味觉减退、口干、口腔粘膜糜烂或溃疡、偶有放射性脊髓炎、放射性龋齿与颌骨骨髓炎发生。为了减少并发症的出现，放射治疗前应常规行口腔处理，包括洁齿和修补龋齿或拔除残根，拔牙后应使用抗生素，原则上休息 1～2 周才能开始放射治疗，以减少放射性骨髓炎的发生。在照射技术上，可采用高能 X 线或高能 X 线加组织间近距离治疗，以减少周围正常组织的过量照射，减少口干和放射性龋齿的发生。

目前较常采用的原发灶和上颈野仰卧水平照射和下颈锁骨上野仰卧前切线照射，其原发灶野和颈部野相邻处的剂量重叠或剂量遗漏是不可避免的。适形特别是调强适形放疗（IMRT）技术，由于其靶区的适形度高，可大大地降低周围正常组织的照射体积和剂量，可以在使靶区获得确定的剂量的同时，最大限度的保护周围的正常组织。但应注意的是，舌是一个活动的器官，而且局部浸润性生长的趋势明显，因此，在勾画 GTV 和 CTV 时应予以高度重视，以免遗漏靶区。

第六节 口 底 癌

一、解剖

口底是位于下颌骨间的一个“U”形区域。后至舌腭弓，内侧与舌腹侧相接，被覆粘膜为鳞状上皮，其淋巴引流主要至颌下淋巴结、二腹肌淋巴结，部分可引流至颏下和颈中深淋巴结。

二、临床特点

口底癌约占口腔癌的10%～15%。与舌活动部癌相似，口底癌的发病与吸烟、酗酒和口腔卫生有关。男性较女性多见，男女发病之比为2.5∶1，好发年龄为50～70岁，其发病高峰在55岁和65岁。病理类型以中～高分化鳞癌为主。好发于中线附近、口底的前部、颌下腺开口的周围，易侵及下颌神经管并沿此管生长；常易侵及舌，有时甚至难以与舌腹侧癌相鉴别。肿瘤可直接侵犯疏松的颏下、颌下间隙和舌肌。晚期患者可主诉耳痛、口水多、讲话困难和出血等。口底癌易出现上呼吸道、上消化道第二原发癌，到目前为止报道最高可达36%（55/153）。

即使为浸润性病灶临床也常表现为粘膜表面表浅的小溃疡或小结节，需用双合诊检查才能发现其实际侵犯范围。口底癌也可表现为颌下三角肿物，易与转移淋巴结相混淆，如果病变与下颌骨关系密切，则应行下颌骨CT或MRI，以除外下颌骨受侵。增强CT和/或MRI检查是分期的必查项目。

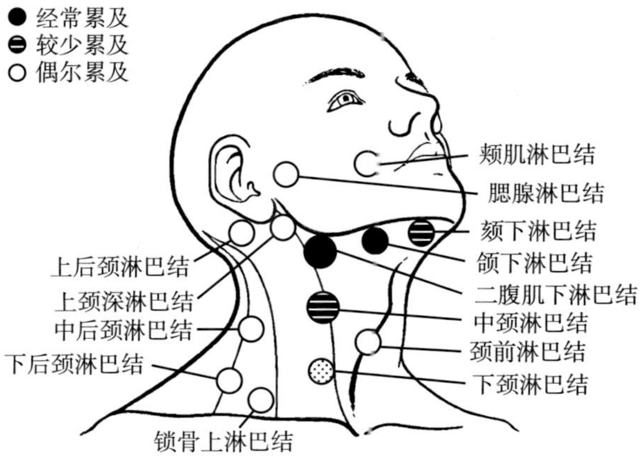

图5－1－14 口底癌淋巴结转移途径

三、转移途径

口底癌常直接侵犯舌、下齿龈、下颌骨、和颌下腺。就诊时约30%的患者伴有淋巴结转移。其中最常见的转移淋巴结为颌下淋巴结（图5－1－14），其次是二腹肌淋巴结、颈中深淋巴结和颏下淋巴结。淋巴结转移率与T分期有关：T_1病变淋巴结转移率较低约<10%，T_2为25%，T_3、T_4病变就诊时淋巴结转移率为50%～70%，其中20%是双侧淋巴结转移。约有20%淋巴结阴性的患者将来仍有可能出现淋巴结转移。远地转移率约占9%，常见受累器官为：肺、肝、骨和纵隔。

四、治疗

（一）手术 选择性用于较小（T_1、T_2早）的、局限于粘膜表面的病变。也有作者认为：对于下颌骨弓较窄或酗酒的患者应首选手术。靠近下颌骨或与下颌骨关系密切的T_1病变，应首选手术治疗包括切除下颌骨内板。有深部浸润的病变或放射治疗后复发者应行舌颈联合手术。

（二）综合治疗

1．T_2、T_3早病变，可先行放射治疗，如果病变对射线敏感，则可行单纯放射治疗，残存病灶可行外科手术挽救。T_1、T_2、病变如已行手术治疗，除非切缘不净、安全界不够或有其他不良预后因素（淋巴结包膜受侵、脉管内有瘤栓、侵及周围神经和软组织等），一般不常规行术后放射治疗。

2．对于可手术切除的晚期病变（T_3、T_4），伴有明显的下颌骨、邻近舌肌侵犯及伴有大而多的颈淋巴结转移者，首选综合治疗即术前放射治疗加手术或手术加术后放射治疗。

3. 对于晚期无手术指征的口底癌患者也可仅采用放疗加化疗，但疗效差。

（三）放射治疗 口底癌的放疗方式包括外照射、体腔管照射（已较少用）、和组织间插植近距离照射。较小的、病变至少距下颌骨 5mm，局限于粘膜表面的病变应首选放射治疗，可采用外照射加组织间插植照射。能获得满意疗效和美容效果。少数失去手术机会的晚期患者也可以此行姑息性放疗，但疗效差。

尽管放疗和手术对 T_1 病变均可获得较好的局部控制率，但放疗在保留功能和美容方面有较大的优势，因此，T_1 病变应首选放疗。由于口底粘膜对射线的耐受性较差，大剂量放疗可出现口底粘膜溃疡，并且愈合困难等不良反应，对晚期可手术的口底癌患者仍应尽量争取放疗和手术的综合治疗。

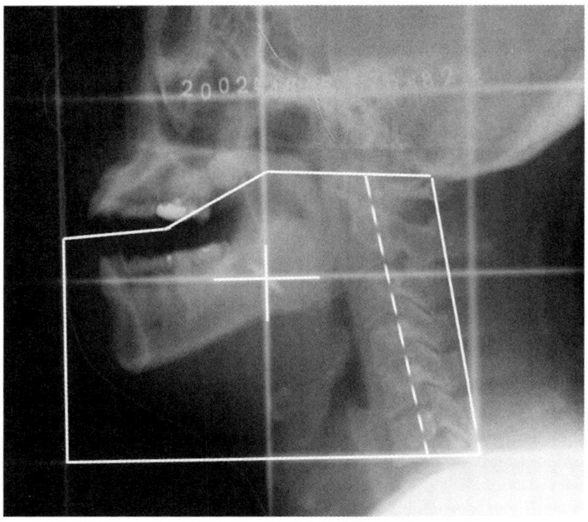

图 5-1-15 口底癌照射野设计

1. 照射技术 体位呈仰卧位，具体要求基本同舌癌，在模拟机透视下，采用双侧平行相对野，照射野的上界在口含器状况下至舌背上 1~1.5cm，下界至甲状软骨切迹，后界至椎体后缘，根据病变范围尽可能保护腮腺组织，避开上、下唇，详见图 5-1-15 所示。根治性放射治疗剂量为 DT70Gy/7w，2Gy/F，5F/w。术前放射治疗剂量 DT50Gy/5w，休息两周后行手术治疗。适合单纯放射治疗的早期病变可在 DT50Gy/5w 之后，进行局部组织间近距离治疗 20Gy。口底粘膜和下颌骨对放射线的耐受性较差，因此在做放射治疗计划时应予以足够重视。

2. 颈淋巴结的处理 T_1N_0、T_2N_0 患者是否行下颈和锁骨上淋巴结的预防照射仍有争议。中国医学科学院肿瘤医院对 T_1N_0、T_2N_0 的病变除对双侧Ⅰ~Ⅲ区颈淋巴结进行预防照射外，一般不常规做下颈和锁骨上淋巴结的预防照射。$T_{2-3}N_{1-2}$ 的晚期病例，应行下颈和锁骨上淋巴结的预防照射。剂量为 DT50Gy/5w。

3. 组织间插植近距离治疗 病变 <1.5cm（无舌肌侵犯、深部浸润和骨受侵），可行单纯组织间插植近距离治疗；病变与下颌骨间的最近距离应 >5mm。^{192}Ir 点源组织间插植可在局麻或全麻下，经颌下或颏下采用模板技术，按巴黎系统的要求进行。剂量与分割方法为 15~20Gy/F，1~2F/1~3w。治疗时应注意下颌骨的剂量不宜过高。

五、疗效

口底癌放射治疗的控制率与肿瘤的 T 分期、淋巴结转移和肿瘤的浸润深度有密切的关系，T_1N_0 5 年生存率约 80%，T_2N_0 为 50%~60%，晚期病例单纯放射治疗 3 年生存率不到 25%。Mazeron 等的大样本资料报道，单纯 ^{192}Ir（65Gy）治疗口底癌，局部控制率：T_1N_0 为 94%，T_2N_0 为 74%。计划性放射治疗加手术可提高晚期口底癌的生存期已得到证实。中国医学科学院肿瘤医院报告 32 例口底癌，单纯放射治疗 5 年生存率为 12%，单纯手术 3 例中 1 例生存 5 年，计划性放射治疗加手术 3 例均生存 5 年以上。

六、并发症

由于口底粘膜对放射线的耐受性较差，较常见的并发症为口底粘膜溃疡，特别是在组织间近距离治疗后的患者，溃疡不易愈合常伴有疼痛、合并感染和异味，临床以对症处理为主，必要时可行溃疡区手术切除。但由于大剂量放射治疗后的局部纤维化和感染，以及患者由于溃疡造成的进食困难，使得患者身体的一般状况下降，仅少数患者有手术适应证。最有力的预防措施就是避免发生。

第七节 齿 龈 癌

一、发病情况

下齿龈癌约占口腔癌的10% ~12%，通常好发于老年男性，<40 岁的患者少见。好发部位为磨牙区，可表现为溃疡、外生性或疣状肿物，有多中心发病的倾向。它的临床特点是大约80%的齿龈癌发生于下齿龈，其中60%发生于双尖牙的后部，且常伴有粘膜白斑，病因尚不甚清楚，大多数为中分化或分化好的鳞癌。大多数患者伴有“牙病史”、牙周出血史，因此，通常最早发现此病的是牙医。如果继发感染可出现耳痛；如出现骨受侵可出现局部疼痛和张口困难。

上齿龈癌较为少见，常侵犯上颌窦，临床上与原发于上颌窦底壁的上颌窦癌较难鉴别。上齿龈癌常见于50~60 岁的男性，好发于磨牙区或双根牙区，呈乳头状增生，大多数为分化好的鳞癌，极易出现骨受侵。患者常表现为，有“牙病史”、牙周溃疡长期不愈合、或出血，晚期患者可出现张口困难。

二、解剖

上齿龈：由上颌骨的腭突构成，表面覆盖粘膜和牙齿，介于上龈颊沟粘膜附着线与硬腭交界处之间后界为上翼腭弓上末端。上齿龈癌少见，临床上需将其和上颌窦癌相鉴别。下齿龈：从龈颊沟至口底的范围内覆盖在下颌骨齿槽突的表面，后至臼后三角。齿龈粘膜没有小涎腺。

三、病理类型

绝大多数为分化好的鳞癌。

四、诊断

诊断主要根据仔细的临床检查，确诊需行活检病理证实。齿龈癌有否骨受侵，对治疗手段的选择和预后有较大的影响，因此应常规拍颌骨 X 线片、曲面体层片，有条件的应常规行 CT/MRI 检查。齿龈癌骨受侵的典型 X 线表现为颌骨浅碟形骨缺损，边缘较光整。

五、转移途径

上齿龈癌常直接侵犯上颌窦或上龈颊沟，下齿龈癌就诊时下颌骨受侵率约为50%，如果加上 CT 检查证实可能还要高。齿龈癌局限于附着龈时转移率低，一旦侵入龈颊沟，转移率上升。易出现淋巴结转移。上、下齿龈的淋巴引流基本相同，淋巴引流的部位与肿瘤的原发部位有关，原发于齿龈颊面的病变淋巴引流至颌下、颏下和二腹肌淋巴结，原发于齿龈舌面的病变淋巴引流常至二腹肌淋巴结、颈上深和咽后淋巴结（图 5 -1 -16）。齿龈癌就诊时的淋巴结转移率与分期有关。确诊时约 1/3 的患者伴有淋巴结转移。但是，几乎有相同比例的临床阴性的患者将来会出现淋巴结转移。下齿龈癌淋巴结转移约占 13% ~24%，对侧淋巴结转移少见 <3%，总的淋巴结转移率约为 15% ~50%。

六、治疗

齿龈癌的治疗方式，可根据病变的 T 分期及有无颈部淋巴结转移进行选择，但决定治疗手段的最主要的因素是有否骨受侵。

（一）手术 下齿龈癌与粘膜白斑有一定关系，且肿瘤的生长倾向于多灶性，早期齿龈癌即可出现骨受侵及淋巴结转移，因此，齿龈癌以手术为首选的治疗手段。但破坏性较大。

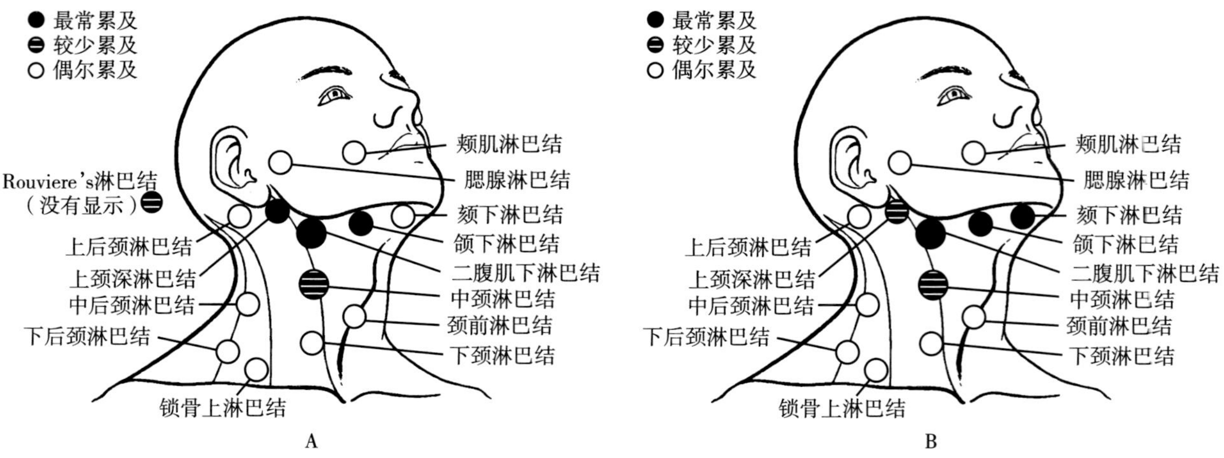

图 5－1－16 齿龈癌淋巴结转移

A. 舌侧；B. 颊侧。

（二）放射治疗

1. 适应证 齿龈癌分化较好，但早期即易出现骨受侵，而且颌骨对射线的耐受性较低，高剂量放射治疗的放射性骨坏死的发病率较高。因此，单纯放射治疗仅选择性地用于 T_1 期、无骨受侵的外生型病变及不适合行颌骨手术的患者。除上述的 T_1 病变外，放射治疗一般不作为根治的手段。对于手术切缘不净、安全界不够或伴有其他预后不良因素的病例，行术后放射治疗可降低局部复发率。

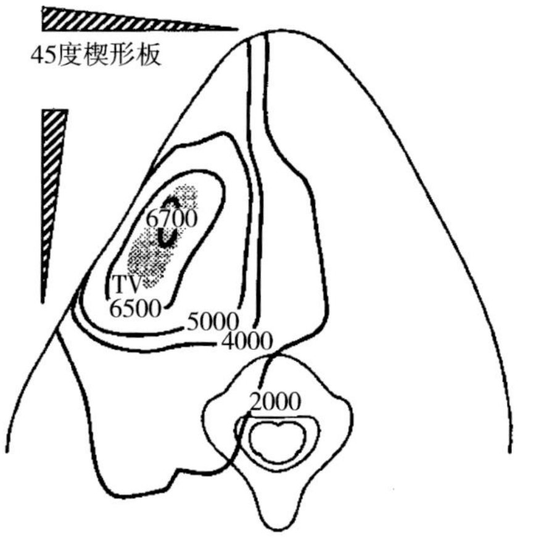

图 5－1－17 齿龈癌等中心楔形野＋电子束照射合成剂量分布

2. 照射技术 患者仰卧，张口含口含器，面罩固定，采用同侧正交楔形野照射（图 5－1－17），或两斜野加同侧电子线补充照射，以保护对侧涎腺。照射野应包括同侧全下颌骨（尤其下齿龈癌侵及颌骨时）；颈部淋巴结阴性的病例，照射野下界应至少包括二腹肌淋巴结（至舌骨下缘）。上齿龈癌常易侵及上颌骨及上颌窦，照射野在满足肿瘤情况的同时，应包括部分上颌窦。前界至下颌骨前缘（尽可能将上、下唇至于照射野外），后界至椎体后缘，DT 36～40Gy/4～4.5w 时缩野避开脊髓，50～60Gy/5～6w 后可进一步缩野推量至根治量。

3. 剂量 单纯放射治疗应注意在治疗中要逐渐缩野，至原发灶 DT66～70Gy/33～35F/6.5～7w。术前放射治疗剂量：DT50Gy/5w～60Gy/6w，颈部预防剂量 DT50Gy/5w，术后放射剂量一般为 60Gy，肿瘤残存区可至 66～70Gy，均为常规分割。

4. 近距离治疗 有报道，对非常表浅的早期病变，也可采用 ^{192}Ir 近距离敷贴治疗。但也面临局部复发率高和放射性骨坏死的问题，临床较少采用。

5. 术前放射治疗＋手术 适用于大部分患者，特别是用于肯定有骨受侵的患者。放射治疗照射原发灶和同侧Ⅰ～Ⅲ区颈淋巴引流区。术前放射治疗后休息 2 周行手术治疗。

七、疗效

齿龈癌的预后与肿瘤大小、有否骨受侵和有无淋巴结转移有关。大多数资料表明，病变＜3cm 无淋巴结转移和骨受侵者，单纯手术或放射治疗加手术综合治疗均可获得较好疗效，5 年生存率为

50% ~82%，而病变 >5cm 伴有颈淋巴结转移者，5 年生存率几乎为 0。中国医学科学院肿瘤医院资料分析结果，术前放疗加手术的 5 年生存率为 81%，手术加术后放疗为 33%，单纯手术为 45%，单纯放疗为 22%。上海医科大学肿瘤医院资料 39 例齿龈癌单纯放射治疗 5 年生存率为 27.3%，放射治疗加手术综合治疗为 5/6。

八、并发症

常见的并发症为颌骨放射性骨髓炎或骨坏死。可在局部手术去除死骨后行高压氧治疗，部分病例可痊愈。出现放射性骨坏死的临床处理非常棘手，因此在放射治疗前应进行洁齿和口腔处理，放射治疗剂量不宜过高，以避免此类情况的出现。另外，患者的口腔卫生和口腔内或面颊部的感染也是诱发颌骨骨髓炎的原因之一。

第八节　颊粘膜癌

一、解剖

颊粘膜是指所有唇和颊内侧表面的粘膜。是由颊部粘膜面、上、下唇粘膜面、和上、下龈颊沟的粘膜组成的。淋巴主要引流至颌下、二腹肌和颈上深淋巴结，部分可引流至颏下和中颈淋巴结。血供来自面动脉。神经支配：感觉支为下颌神经的分支颊神经，运动支来自面神经。

二、病理类型

最常见的病理类型为分化好的鳞癌，其他有粘膜红斑、白斑癌变、疣状癌等。

三、临床特点

颊粘膜鳞癌的发病率较低，仅占口腔癌的 5%，其发病率继唇、舌活动部癌、口底癌、和下齿龈癌之后居口腔癌的第 5 位。它是印度最常见的口腔癌。发病年龄较大，好发年龄为 60 ~70 岁，<40 岁的患者少见。男性发病多于女性，吸烟和嚼槟榔可能是致病的主要因素。颊粘膜癌常常与粘膜白斑有关，并且有多灶性倾向。好发部位为颊粘膜中后部的咬合线上，靠近下磨牙区。颊粘膜癌的浸润性生长趋势较口底癌和舌癌小，但其粘膜紧贴于肌肉表面，因此肌肉受侵也较常见。可表现为外生性肿物、溃疡或疣状生长 3 种类型。早期无症状，晚期可出现疼痛、溃疡、出血、感染和张口困难或淋巴结转移等。晚期病变肿瘤可破坏整个颊部、侵及邻近骨和颈部，并常伴有感染。

诊断依据细致的临床检查，确诊需经活检病理学证实。因病变以局部侵犯为主，因此常规行 X 线片和 CT 或 MRI 检查可能是必要的，特别是鉴别软组织受侵情况 MRI 可能较 CT 更加优越。

转移途径：以局部直接侵犯为主，可直接侵犯龈颊沟、上、下齿龈、硬腭、上颌骨、下颌骨等。淋巴结转移率较低，就诊时淋巴结转移率为 9% ~31%（图5-1-18），以颌下淋巴结转移常见，其次是上颈和腮腺淋巴结转移。T_1、T_2 病变的淋巴结转移率约为 10% ~20%，但侵及肌

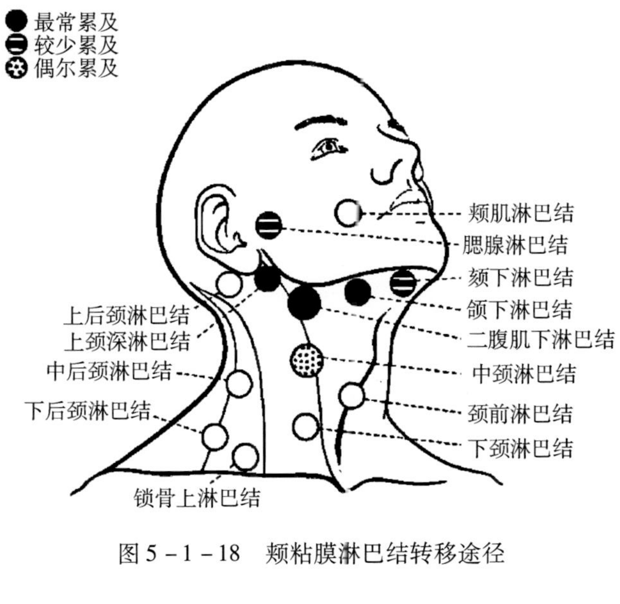

图 5-1-18　颊粘膜淋巴结转移途径

肉、骨和皮肤的晚期病变则淋巴结转移可达到50% ~60%。远地转移少见，死亡原因主要是局部肿瘤未控、营养摄入不足和全身衰竭。

四、治疗

T_1 病变：小的、表浅的、与周围正常组织边界清楚的 T_1 病变应首选手术切除，可获得满意的疗效，手术应注意将肿瘤周围的粘膜白斑一并切除。T_2 病变：由于手术切除范围和美容效果的限制，T_2 病变应首选放射治疗，可采用单纯外照射或外照射加组织间插植近距离治疗。残存灶可行手术挽救。累及深部肌肉、龈颊沟和相邻颌骨的 T_3、T_4 病变，单纯放射治疗局部控制率低，应以手术和放射治疗综合治疗。对于不能手术的晚期病变可考虑姑息性放疗加化疗。

（一）照射技术　患者取仰卧位，平架 B 或 C 枕，U 形面罩固定头部，采用同侧两楔形野（前野加侧野，夹角 90°，采用 45°楔形板）照射，照射野的上界应放至颧弓水平，后界至 1/2 椎体处（注意臼后三角区病变后界应至椎体后缘），用高能 X 线照射至 40Gy/4w 时缩野，避开脊髓，至 DT50 ~ 56Gy/5w，再行组织间插植治疗，以减少下颌骨的受量。对于已有骨受侵的病例，应以外照射为主（6 ~8MV X 线 + 高能电子束照射）。DT：66 ~70Gy/6.5 ~7w。3D 适形（图 5 -1 -19）特别是调强适形放疗技术，可使高剂量区与靶区的形状基本一致，在保证靶区剂量的前提下，可最大限度的降低周围正常组织照射体积和剂量。

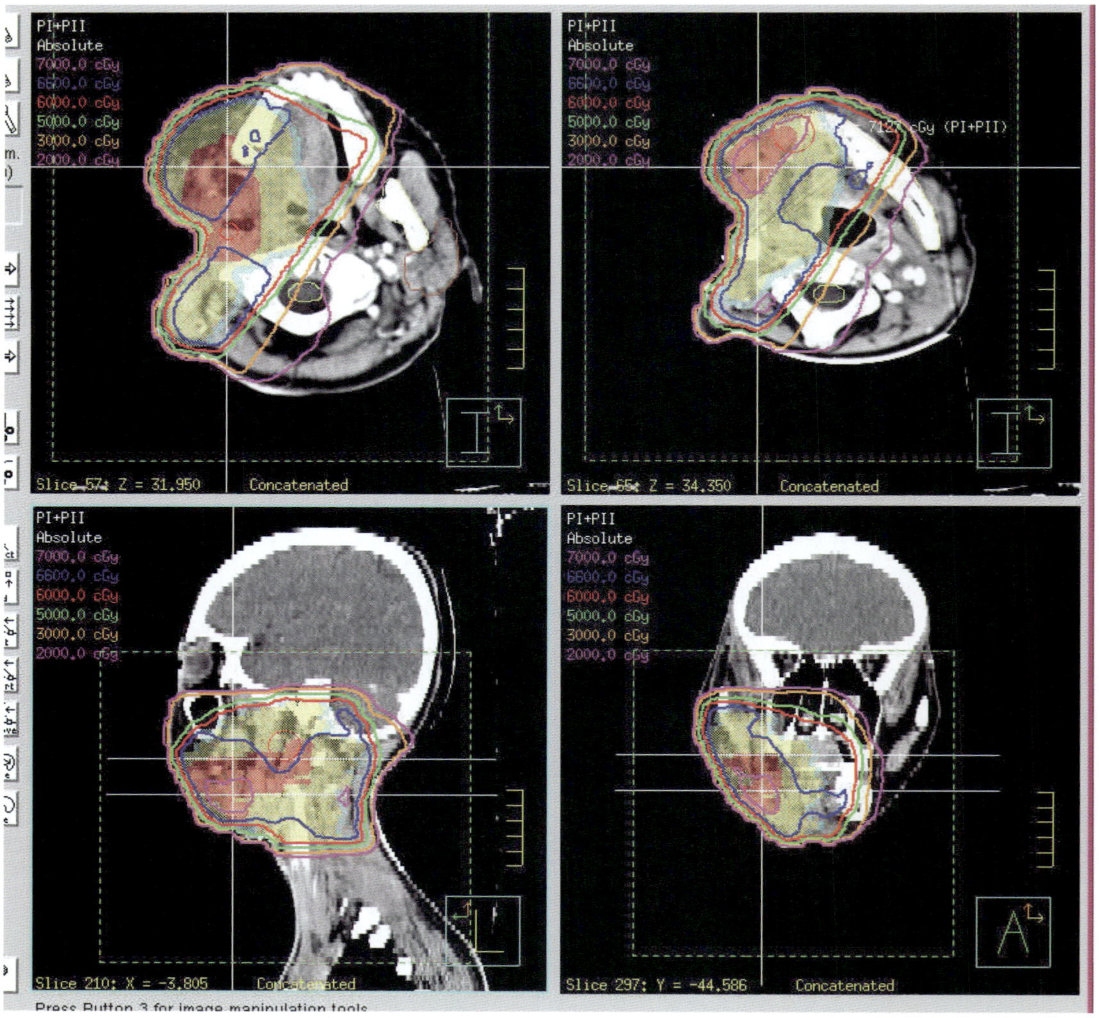

图 5 -1 -19　颊粘膜癌（T_4N_0）术后 6MVX 线 3 野适形放疗剂量分布

（二）组织间插植近距离治疗　没有邻近结构受侵，在肿瘤和距离最近的骨之间至少有 1cm 的正常粘膜的病变，则可采用组织间插植治疗。先用 4～6MV X 线，采用上述照射技术或单野（上、下唇内侧病变）DT50Gy/5w～60Gy/6w，然后行肿瘤局部^{192}Ir 组织间插植，10～15Gy/F，共 20～30Gy。可根据病变的具体情况行单或双平面多管插植（也可采用金属施源器），布源要求参考前述舌癌治疗部分。应特别注意高剂量区避开颌骨，治疗时可在口腔龈颊间用铅皮屏蔽，以避免颌骨受量过高。对于有些早期选择性的病例也可行单纯组织间近距离放疗，60～70Gy/2～3F/4～5w（中心剂量率），但是每次插植时应注意尽量避开上一次的进针点。

（三）放射治疗加手术　对于抗拒的肿瘤，治疗剂量至 40～50Gy 时，估计疗终肿瘤不可能完全消退的病例，应改为放射治疗加手术综合治疗。术前放射治疗剂量为 50Gy/5w。单纯放疗疗终仍有肿瘤残存者，可行手术挽救，仍可或获得较好的局部控制率。T_3、T_4 病变应首选放射治疗和手术综合治疗。对于手术后切缘不净或安全界不够等具有不良预后的病例，可行术后放射治疗或同步放化疗，方法基本同术前放射治疗，剂量应予 DT60～66Gy/6～6.5w。

（四）颈部淋巴结的处理　除非伴有深部肌肉浸润、骨受侵及 T_3、T_4 及分化差的癌，一般不做颈部预防照射。照射野应包括同侧颌下、颈上和颈中深、二腹肌及颏下淋巴结，可采用同侧上、中颈切线野或同侧水平野，下界至环状软骨，应注意脊髓剂量不大于 40Gy/4w。

第九节　磨牙后区癌

磨牙后区是指覆盖下颌升支的附着粘膜，位于最后一个磨牙的后部，其尖端向上与上颌结节连接，是颊粘膜的一部分。磨牙后区癌较为少见，早期即易侵犯咽前柱和颊粘膜，通常难于与原发于咽前柱和颊粘膜的肿瘤相鉴别。病理类型常以中分化鳞癌多见。

转移途径：常转移到二腹肌淋巴结，其次为颌下、上颈淋巴结。就诊时淋巴结转移约为 30%。

治疗：磨牙后三角区癌的处理基本同咽前柱癌：T_1、T_2 早病变单纯放疗或单纯手术；晚期病变则以术前放疗加手术或手术加术后放疗为佳。放射治疗可采用高能 X 线平行相对野照射（图 5－1－20），至 50Gy 后加用高能电子线照射，适形放疗或调强适形放疗可使患者有较大受益。单纯放疗剂量：66～70Gy/6.5～7w。如果伴有骨受侵则放疗至 DT50Gy/5w，休息两周后行手术治疗。

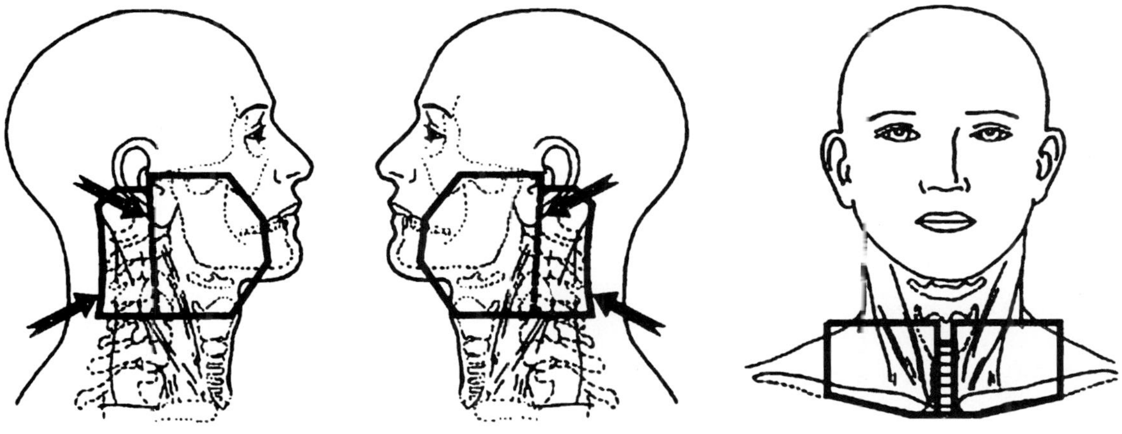

图 5－1－20　磨牙后区癌常规照射技术

第十节 硬 腭 癌

一、解剖

是指上颌齿槽突与覆盖上颌腭骨腭突粘膜之间的半月形区。硬腭是腭骨的水平板，是口腔的顶和鼻腔的底壁，软腭的肌肉附着其后缘，并且硬腭的粘膜是非常紧密的附着于骨膜表面，粘膜下有较多的小涎腺。硬腭淋巴组织稀少，转移率较低，淋巴引流主要至咽后、颌下、二腹肌和颈外侧深淋巴结。

二、病理

硬腭是口腔小涎腺癌最常见的部位，大多数肿瘤分化较好，淋巴结转移少见（约 10% ~20%）。其他常见类型为鳞癌，多呈溃疡型且分化较差。

三、诊断

早期临床可表现为无痛性肿物、硬腭处异物感等。硬腭癌主要依据肿瘤活检病理检查确诊，X 线平片（咬合片、硬腭侧位像）及 CT/MRI 检查均对了解有无骨受侵有帮助。

四、转移途径

大部分硬腭癌来源于小涎腺，其中腺样囊性癌可沿第 V_2 支脑神经上侵至中颅窝，并且较易出现远地转移到肺、骨。一般认为就诊时淋巴结转移率 10%。

五、治疗

无骨受侵的早期鳞癌病变可行单纯手术或单纯放射治疗，放疗后的残存灶可行手术挽救。晚期伴有深溃疡和骨受侵者，应首选放射治疗加手术综合治疗。对于高分级的小涎腺来源的粘表癌和腺样囊性癌应行放疗和手术综合治疗（R + S 或 S + R）。非常表浅的病变也可选择性地采用近距离模板敷贴治疗，但常易导致硬腭穿孔。

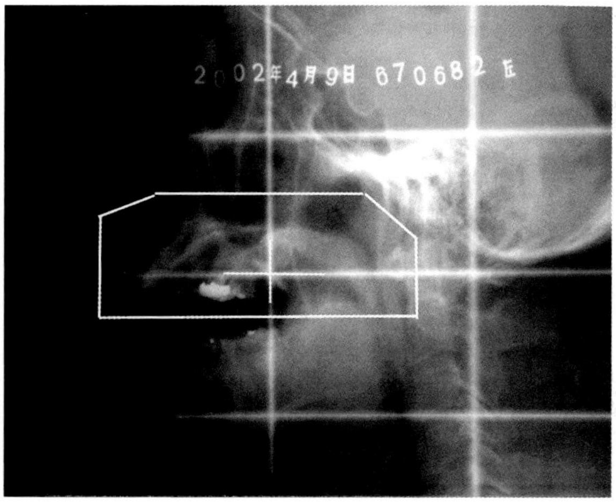

图 5 - 1 - 21 硬腭癌（T_1）照射野设计

（一）放射治疗技术 早期病变照射野应包括上颌窦下半部、全部硬腭和部分软腭（图 5 - 1 - 21）。小涎腺来源的腺样囊性癌，因其有沿神经鞘播散的可能，照射野要适当加大，上界应至颅底，后界至 1/2 椎体处，下界至舌骨水平。可采用平行相对野、平行相对野加前野或前野加侧野两楔形野照射，体位和摆位要求参照舌癌照射技术，至 DT50Gy/5w 后应根据病变范围适当缩野。

单纯放射治疗剂量为 70 ~76Gy/7 ~8w，对于较局限的病变，在外照射至 50 ~60Gy 后可用近距离多管敷贴治疗（注意参考距离不宜过大，以免造成硬腭穿孔），以减少周围正常组织的受量。小涎腺来源的腺样囊性癌的术前照射剂量为 60Gy/6w，术后照射剂量可至 66 ~70Gy/6.5 ~7w。鳞癌的术前放射治疗剂量为 50Gy/5w。术后行放射治疗的病例，在照射时应以水囊填充术腔，以减少空腔效应，尽可能使得靶区的剂量分布均匀。

（二）淋巴结的处理　硬腭癌的淋巴结转移率较低约为10%～20%。临床一般不常规行颈部预防照射。但出现淋巴结转移的病例，预后较差。

（三）并发症　主要和较严重的并发症为硬腭穿孔。预防措施即为仔细的放射治疗计划、及时缩野和避免腭骨剂量过高。其他有食欲减退，全身乏力，口干，口腔粘膜炎等接受放射治疗的患者常见的副作用，除口干外，经对症处理可缓解。

（四）疗效　硬腭癌极易伴有骨受侵，因此，临床早期病例少见。对中、晚期病变临床均以手术和放射综合治疗为主。中国医学科学院肿瘤医院治疗硬腭癌的5年生存率：放疗＋手术为54%，手术＋放疗为64%，单纯放疗为24%（主要为拒绝手术或无手术适应证的晚期病例）。上海医科大学肿瘤医院放射治疗99例硬腭癌，5年生存率为46.5%，其中单纯外照射为39.3%，外照射＋体腔管照射为68%。伴有颈淋巴结转移的病例其预后较差。Chung等报告的硬腭癌的治疗结果见表5－1－4。

表5－1－4　手术、放疗及手术＋放疗治疗硬腭癌的生存率*

病理类型	5年 绝对生存率 (Absolute)	5年 相关生存率 (Determinate)	10年 绝对生存率 (Absolute)	10年 相关生存率 (Determinate)
鳞状细胞癌	10/26（38%）	10/17（59%）	8/25（32%）	8/15（53%）
小涎腺肿瘤				
腺癌	5/7（71%）	5/7（71%）	3/6（50%）	3/5（60%）
腺样囊性癌	3/3	3/3	1/2	1/1
粘液表皮样癌				
恶性混合瘤	5/5	5/5	1/4	1/1

* 摘自Chung等，Laryngoscope，1980；90：576

小　　结

口腔癌是较常见的恶性肿瘤之一。出现症状早，可以早期诊断，早期病变可治愈。由于根治性的外科手术对功能及美容的影响，对于口腔癌治疗手段的选择应慎重。目前主要治疗手段为手术和放射治疗。疗效与肿瘤的大小和有无淋巴结转移有关。局部控制率：T_1：75%～80%，T_2：50%～60%，T_3、T_4：20%～30%。无淋巴结转移5年生存率为50%～70%，有淋巴结转移则降低1/2～1/3[14]。早期口腔癌手术和放射治疗的疗效相似，而且治愈率较高，T_1舌癌单纯放射治疗5年生存率可达95%。一般来讲，如果没有造成残疾、影响美容和功能的危险，早期癌（T ）可首选手术治疗。如果手术有造成以上情况的危险，放射治疗则应考虑是首选治疗手段。T_2早病变推荐放射治疗，残存灶可行手术挽救。单纯放射治疗或单纯手术对T_3、T_4病变均难以很好控制，术前放射治疗加手术或手术加术后放射治疗是提高局部控制率的有效办法。对于局部晚期或特别是伴有淋巴结转移的病例，在放疗同时行同步化疗，可提高晚期头颈部鳞癌的总生存率，对已失去手术机会的晚期病变，放射治疗加化学疗法也可起到姑息减症的作用。但是，放疗和化疗同时进行可加重急性放射性粘膜炎，对晚期放射损伤的影响仍尚待观察。30%～40%的T_2N_0、T_3N_0口腔癌患者有镜下淋巴结转移，因此颈部淋巴结的预防性照射或清扫是非常必要的。

（高　黎）

参 考 文 献

1. US Department of Health and Human Services. The health consequences of smoking, cancer. A report of the surgeon general. Rochville, Md: US Department of Health and Human Services, Public Health Service; 1982, DHHS Publication No.

PHS 82－50179.
2. Ramires AZ, Esquivel PL, Ochoa CFJ, et al. Cancer of the mobile tongue in Mexico. A retrospective study of 170 patients. Eur J Cancer Oral, 1995, 31:37.
3. Bradfield JS, Scruggs RP. Carcinoma of the mobile tongue: Incidence of cervical metastasis in early lesions related to method of primary treatment. Laryngoscope, 1983, 93:1332.
4. Fucano H, Matsuura H, Najamura S. Depth of invasion as a predictive factor for cervical lymph node metastases in tongue carcinoma. Head Neck, 1997, 19:205.
5. Shintani S, Matsuura H, Hasegawa Y, et al. The relationship of shape of tumor invasion and depth of cervical lymph node metastasis in squamous cell carcinoma of the tongue. Oncology, 1997, 54:463.
6. Shah J P, Anderson PE. Evolving role of modifications in neck dissection for oral squamous carcinoma. Br J Oral Maxllofac Surg, 1995, 33:3.
7. Byers RM, Weber RS, Anddrews T, et al. Frequency and therapeutic implications of skip metastases in the neck from squamous cell carcinoma of the oral tongue. Head Neck, 1997, 19 (1):12.
8. Osaki T, Hirota J, Yoneda K, et al. Clinical and histopathologic characteristics of tongue and gingiva carcinoma with occult and clinically evident cervical lymph node metastases. Int J Oral Maxillofac Surg, 1996, 25:274.
9. Mc Guirt WF, Johnson JT, Myers EN, et al. Floor of mouth carcinoma: the management of clinically negative neck. Arch Otolaryngol Head Neck Surg, 1995, 121 (3):278.
10. Kligerman J, Lima RA, Soares JR, et al. Supraomohyoid neck dissection in the treatment of T1/ T2 squamous cell carcinoma of oral cavity. Am J Surg, 1994, 168 (5):391.
11. Pitman KT, Johnson J T, Myers EN. Effectiveness of selective neck dissection for management of clinically negative neck. Arch OtoLaryngol Head Neck Surg, 1997, 123 (9):917.
12. Yuen AP, Wei WI, wong YM, et al. Elective neck dissection for management of clinically negative neck. Head Neck, 1997, 19 (7):583.
13. JA. Langendijk, MA. de Jong, Ch R Leemans, et al, Postoperative radiotherapy in squamous cell carcinoma of the oral cavity: The importance of the overall treatment time. Int J Radiat Oncol Biol Phys, 2003, 57 (3):693～700.
14. 谷铣之，殷蔚伯等. 肿瘤放射治疗学（再版），北京医科大学，协和医科大学联合出版社，1993，366～372.
15. Cancer Pignon JP, Bourhis J, Domenge C, et al. Chemotherapy added to locoregional treatment for head and neck squamous－cell carcinoma: Three meta－analyses of updated individual data. MACH－NC Collaborative Group. Meta－analysis of chemotherapy on head and neck. Lancet, 2000, 355 (9208):949～955.

附录1 UICC 2002 唇、口腔癌分期

UICC 2002 年口腔癌 TNM 分期

T：原发肿瘤

T_x：原发肿瘤未能确定

T_0：未发现原发肿瘤

T_{is}：原位癌

T_1：原发肿瘤最大径≤2cm

T_2：原发肿瘤最大径 >2cm，≤4cm

T_3：原发肿瘤最大径 >4cm

T_{4a}：（唇）肿瘤侵透骨皮质累及下齿槽神经、口底、或皮肤（颏或鼻）

T_{4a}：（口腔）肿瘤侵透骨皮质、侵及深部肌肉/舌外肌（颏舌肌、舌骨舌肌、腭舌肌和茎突舌肌）、上颌窦或面部皮肤

T_{4b}：（唇和口腔）肿瘤侵及咀嚼肌间隙、翼板、颅底或包绕颈内动脉

N：局部淋巴结

N_X：局部淋巴结未能确定

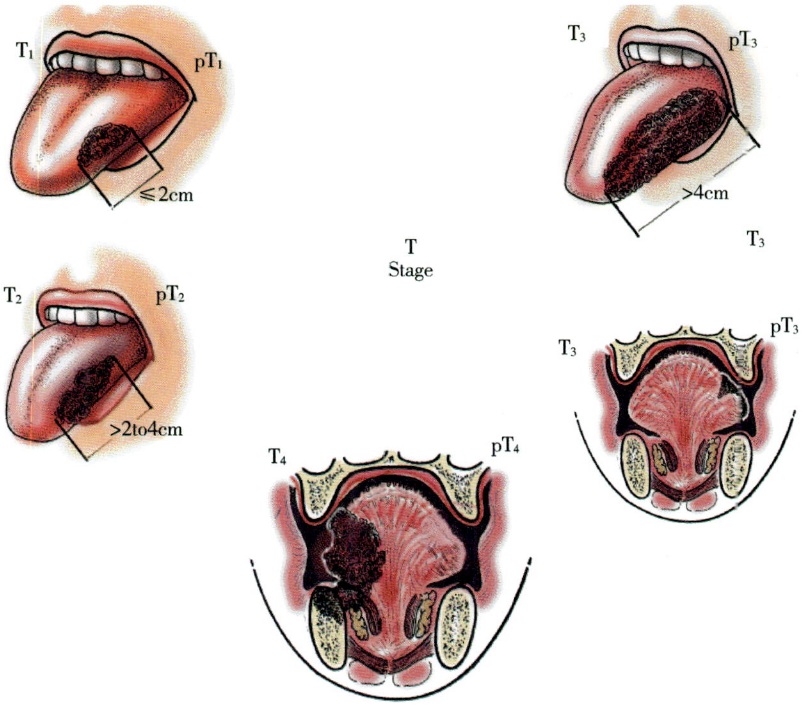

N_0：无局部淋巴结转移

N_1：同侧单个淋巴结转移，最大径≤3cm

N_2：同侧单个淋巴结，最大径 >3cm，≤6cm；或同侧多个淋巴结，最大径≤6cm；或双侧或对侧淋巴结，最大径≤6cm

N_{2a}：同侧单个淋巴结转移，直径 >3cm，≤6cm

N_{2b}：同侧多个淋巴结转移，最大径≤6cm

N_{2c}：双侧或对侧淋巴结转移，最大径≤6cm

N_3：淋巴结最大径 >6cm

注：位于中线的淋巴结被认为是同侧淋巴结

M：远地转移

M_x：远地转移未确定

M_0：无远地转移

M_1：有远地转移

0 期：$T_{is}N_0M_0$

Ⅰ期：$T_1N_0M_0$

Ⅱ期：$T_2N_0M_0$

Ⅲ期：$T_{1-2}N_1M_0$，T_3N_0，N_1M_0

ⅣA 期：$T_{1-3}N_2M_0$，$T_{4a}N_{0-2}M_0$

ⅣB 期：任何 T，N_3M_0

ⅣC 期：任何 T，任何 N，M_0

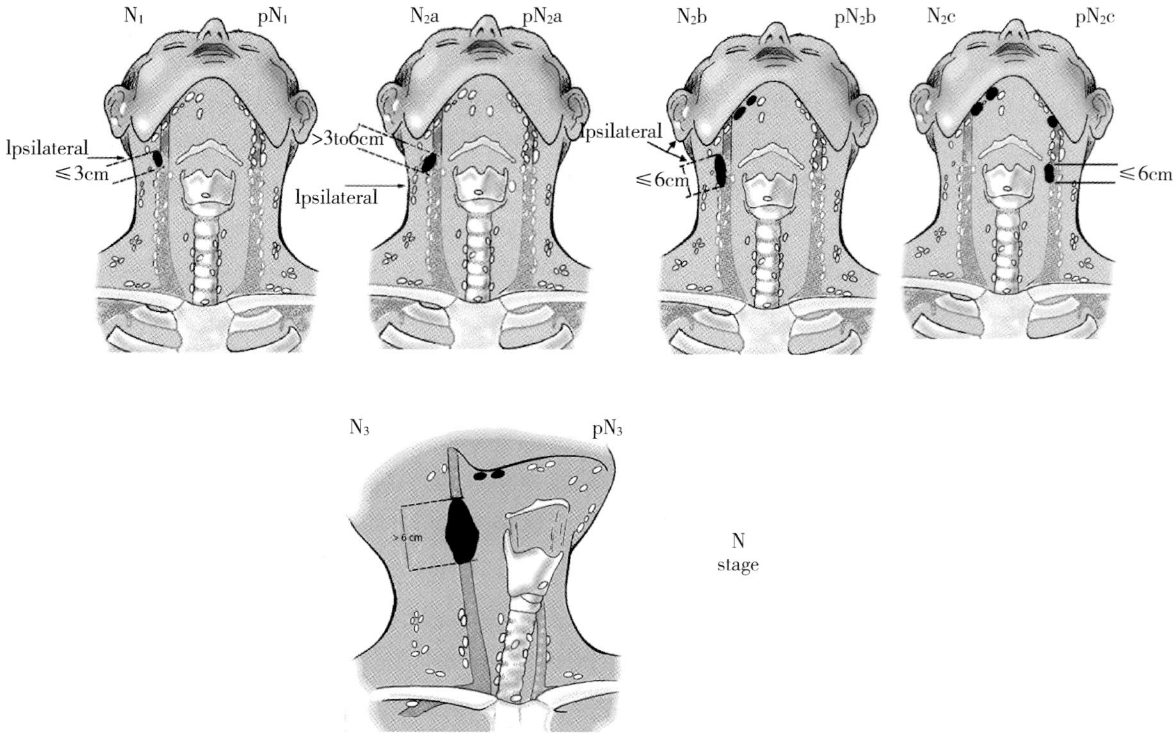
N1
pN1
Ipsilateral
≤3cm
N2a
pN2a
>3to6cm
Ipsilateral
N2b
pN2b
Ipsilateral
≤6cm
N2c
pN2c
≤6cm
N3
pN3
>6 cm
N
stage

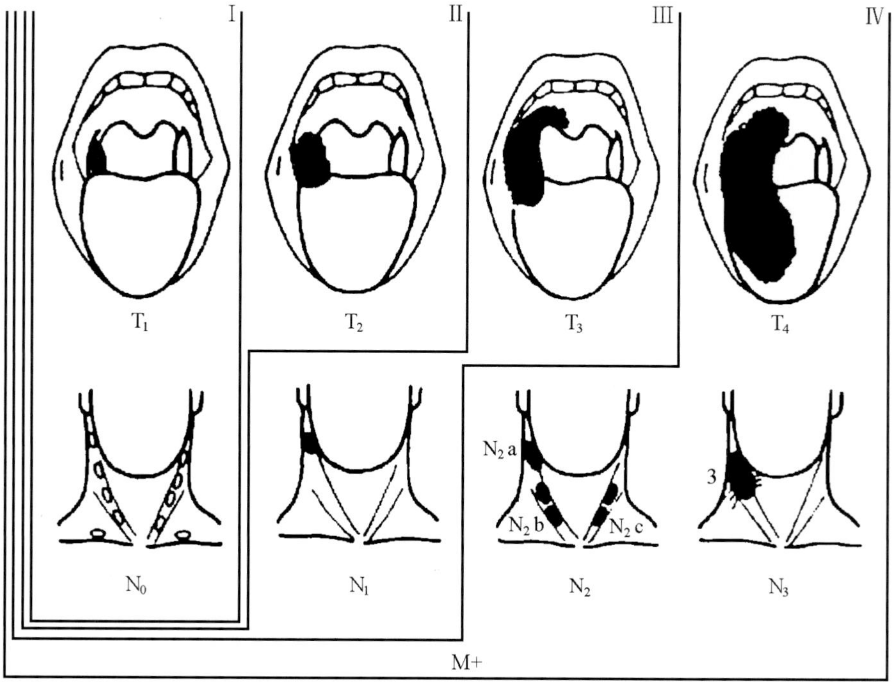
I
II
III
IV
T1
T2
T3
T4
N0
N1
N2 a
N2 b
N2 c
N2
3
N3
M+

附录2　NCCN（National Comprehensive Cancer Network）肿瘤学临床实践指南（Clinical Practice Guidelines in Oncology）－v. 1. 2006

唇癌（T_1，T_2，N_0）

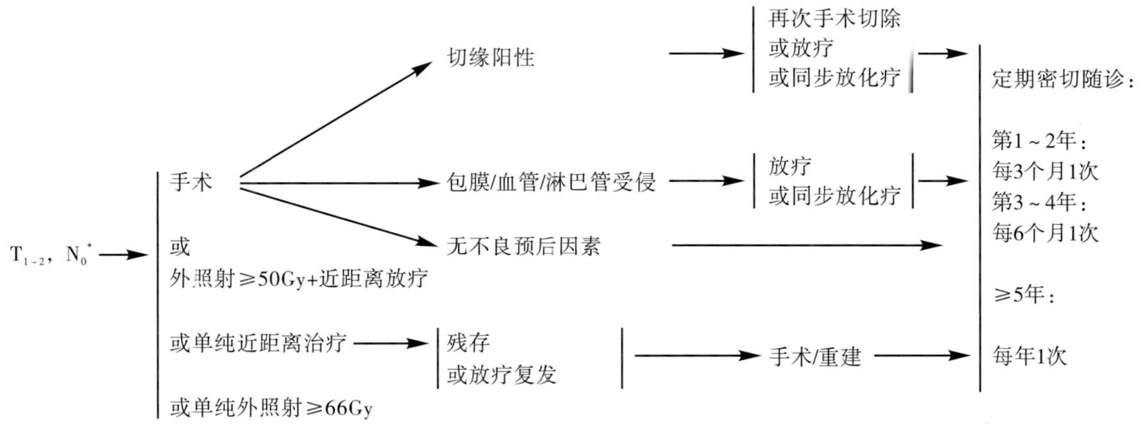

* 必须经详细的病史及体检、活检、胸片、细致地口腔专科检查（包括、原发灶和颈部的 CT/MTI）确诊；行口腔和牙的处理后经多学科会诊决定。

唇癌（可切除的T_3，T_4N_0，anyT，$N_{1\sim3}$）

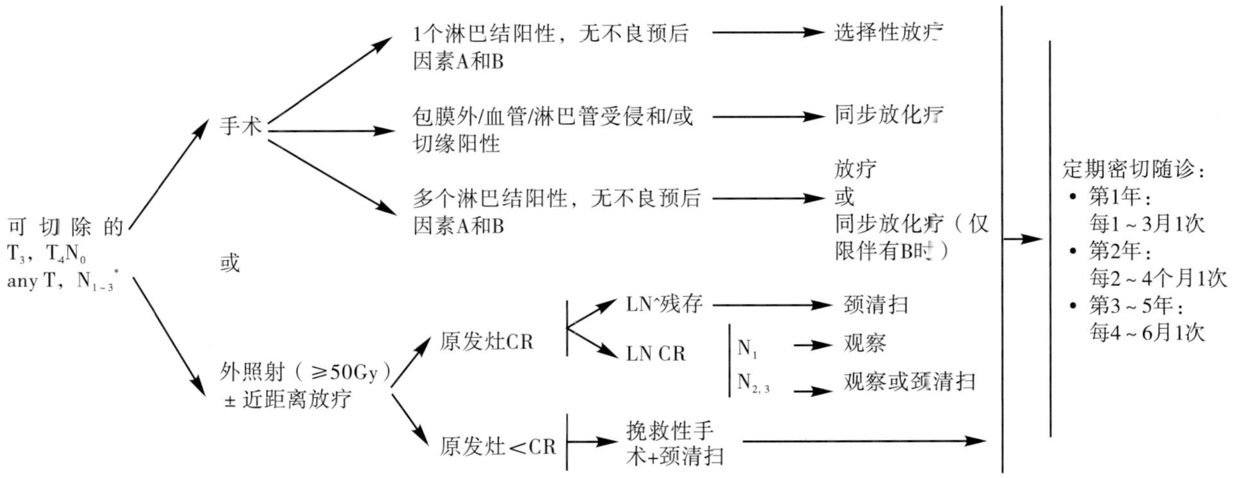

* 必须经详细的病史及体检、活检、胸片、仔细地口腔专科检查（包括、原发灶和颈部的 CT/MRI）确诊；行口腔和牙的处理后经多学科会诊决定。

A. 肿瘤侵犯至淋巴结包膜外和/或切缘阳性

B. 多外淋巴结阳性（无包膜外受侵）或周围神经、淋巴管和血管受侵

^ LN：淋巴结

口腔癌（$T_{1\sim2}$，N_0，T_3，N_0）

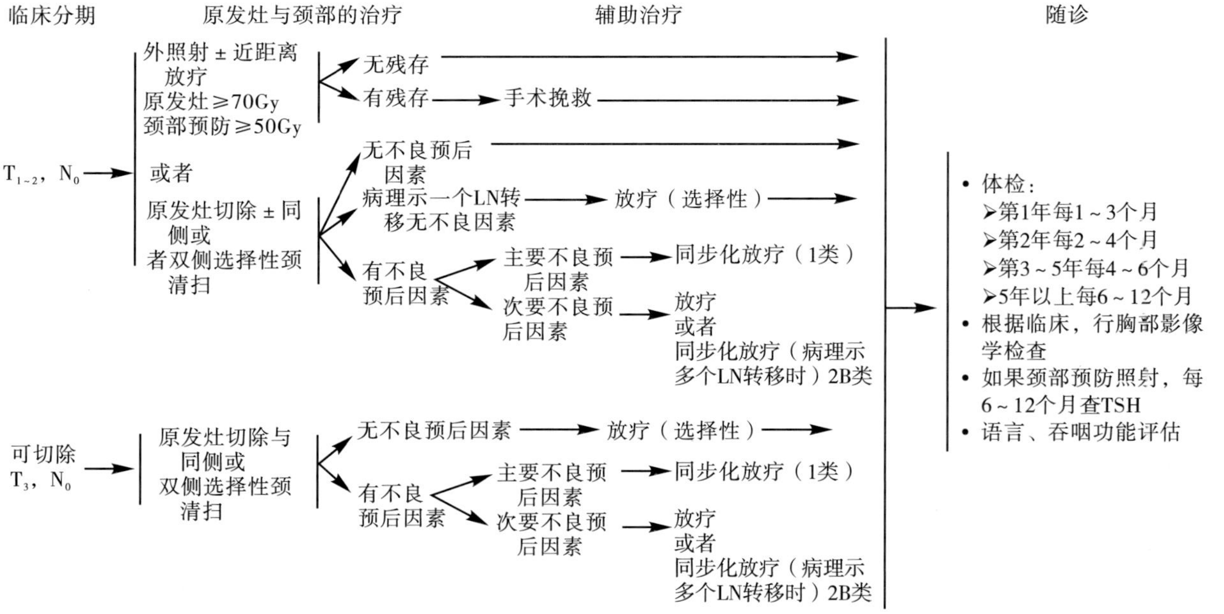

不良预后因素包括：主要不良预后因素：淋巴结包膜受侵和/或切缘阳性；次要不良预后因素：病理示多个淋巴结阳性（无包膜受侵）或神经/淋巴管/血管受侵。如果未注明，所有的推荐均为 2 类证据。临床试验：NCCN 认为临床试验对于任何肿瘤的治疗都是最好的选择，因此鼓励进行临床试验。

口腔癌（可切除 $T_{1\sim3}$，$N_{1\sim3}$）

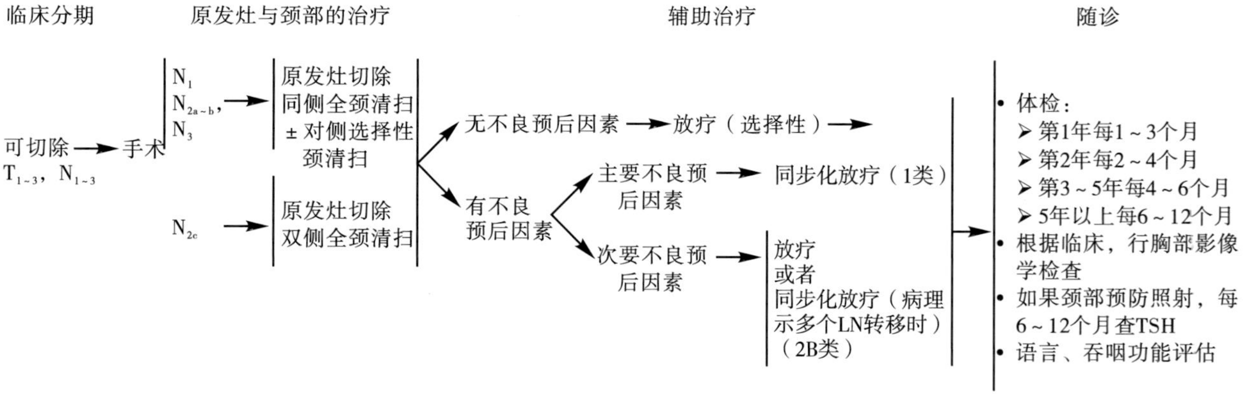

不良预后因素包括：主要不良预后因素：淋巴结包膜受侵和/或切缘阳性；次要不良预后因素：病理示多个淋巴结阳性（无包膜受侵）或神经/淋巴管/血管受侵。如果未注明，所有的推荐均为 2 类证据。临床试验：NCCN 认为临床试验对于任何肿瘤的治疗都是最好的选择，因此鼓励进行临床试验。

口腔癌（可切除 T_4，anyN）

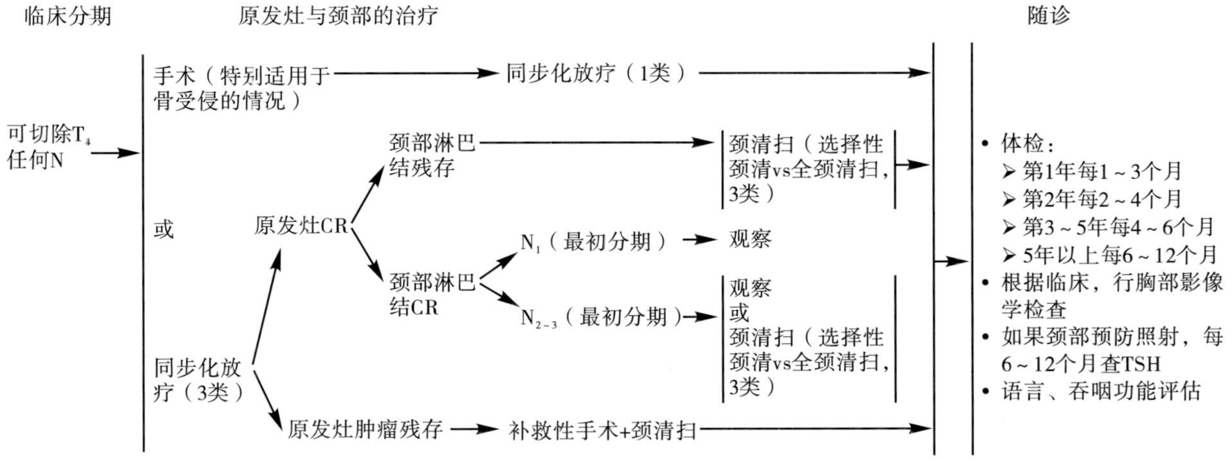

如果未注明，所有的推荐均为 2 类证据。

临床试验：NCCN 认为临床试验对于任何肿瘤的治疗都是最好的选择，因此鼓励进行临床试验。

第二章 口 咽 癌

第一节 总 论

一、解剖

整个咽部由上至下通过软腭、舌骨而分为鼻咽、口咽和下咽。三个区域相互贯通，其中口咽介于软腭与舌骨水平之间。上借软腭与鼻咽为界，下至舌会厌谷并与下咽相毗邻，前方以舌腭弓及舌轮廓乳头与口腔为界。(图 5 - 2 - 1a、b、c)。

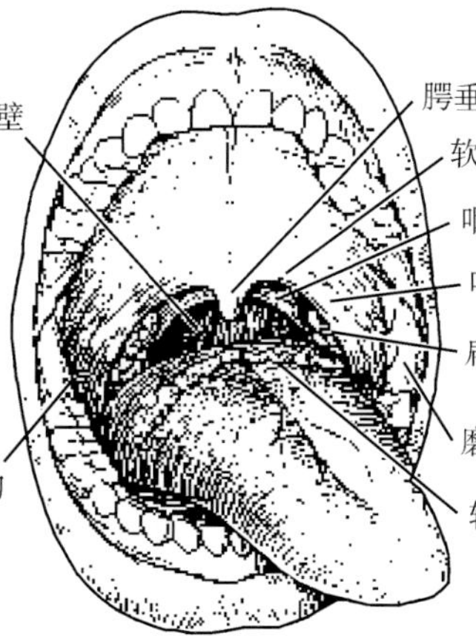

图 5 - 2 - 1a 口咽解剖正面观

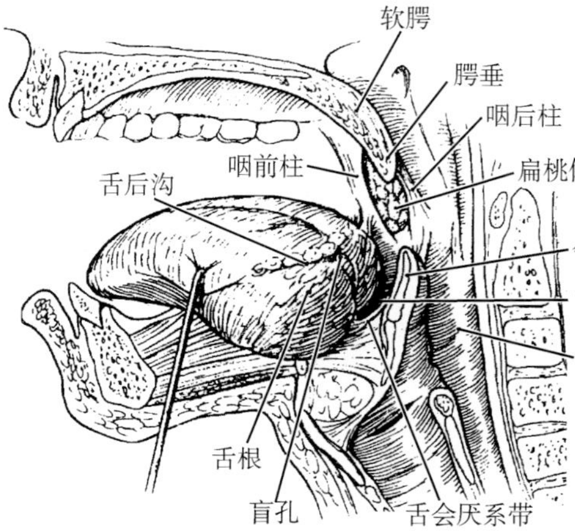

图 5 - 2 - 1b 口咽解剖侧面观

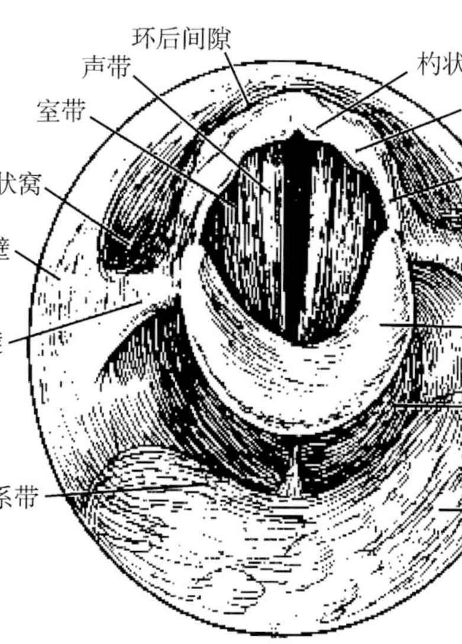

图 - 5 - 2 - 1c 内镜下口咽结构与下咽及喉的关系

按照 UICC2002 年第 6 版 TNM 分期标准，口咽分为以下 4 个解剖分区：

1. 前壁　即舌会厌区，包括舌根部（轮廓乳头以后部分或舌的后 1/3）和舌会厌谷。
2. 顶壁　包括软腭舌面及腭垂。
3. 后壁　为一层软组织覆盖于颈椎椎体的前缘。
4. 侧壁　包括扁桃体、扁桃体窝、咽柱及舌扁桃体沟。

口咽侧壁及后壁由咽缩肌包裹，与茎突后间隙及咽后间隙相毗邻，故该处发生的肿瘤易发生茎突后间隙、咽后间隙淋巴结转移。

二、淋巴引流

口咽淋巴组织丰富，淋巴引流经常交互到对侧。发生在口咽部位的肿瘤发生淋巴结转移的几率与肿瘤的原发部位、肿瘤的大小、侵犯深度、距中线的距离等关系密切。发生在腭垂、软腭、舌根等部位的肿瘤，淋巴结转移的几率非常高，而且通常转移到对侧，发生在扁桃体区的肿瘤淋巴结转移的几率与肿瘤大小、分化程度有关，病期晚、分化差的肿瘤发生淋巴结转移的几率高，也容易转移到对侧。口咽肿瘤最常见的淋巴结转移部位为Ⅱ区和Ⅲ区淋巴结。在确诊时颈部淋巴结转移的阳性率占 60% ~75%，若原发肿瘤已越过中线，则对侧淋巴结发生转移的几率为 20% ~30%。了解颈部淋巴结分区对指导照射野设计，尤其是在调强适形放射治疗的高危区（CTV1）和低危区（CTV2）范围的确定很有帮助。颈部淋巴结分区经历了一个非常漫长的发展过程，从基于颈清扫的 Dubin's 外科分区（表 5 -2 -1）发展到基于 CT 影像学的分区。目前常用的颈部淋巴结分区有 DAHANCA，EORTC，GORTEC，NCIC，RTOG 等欧美放射肿瘤机构根据头颈部 CT 影像对颈部淋巴结为 N_0 的情况达成一致的颈部淋巴结分区法（表 5 -2 -2）和 Cliford Chao 提出的影像学分区，（表 5 -2 -3），但对于放射治疗来讲，基于影像学（CT）的淋巴结分区更具有指导意义。

表 5 -2 -1 头颈部淋巴结外科分区（Rubbin's 分区）

分区	部位	定义
Ⅰa/b	颏下/颌下	颏下/颌下三角，上界：下颌骨水平支，下界：舌骨，后界：二腹肌后腹
Ⅱ	上颈淋巴结	上到颅底下到舌骨水平的颈静脉链淋巴结以颈内静脉后缘为界分Ⅱa 和Ⅱb
Ⅲ	中颈淋巴结	舌骨到环甲膜水平的颈静脉链淋巴结
Ⅳ	下颈淋巴结	环甲膜到锁骨水平的颈静脉链淋巴结
Ⅴ	脊副链淋巴结	由斜方肌前缘、胸锁乳突肌后缘、锁骨构成的三角区域，还可根据舌骨和环甲膜将其分为上中下 3 个亚区
Ⅵ	颈前组	从舌骨到胸骨切迹，两侧界为颈动脉鞘内缘
Ⅶ	上纵隔	胸骨切迹以下的纵隔淋巴结

表 5 -2 -2 DAHANCA，EORTC，GORTEC，NCIC，RTOG 颈部淋巴结分区表

分区	推荐边界			
Ⅰa	上界	颏舌肌或下颌骨下缘的切线平面	下界	舌骨
	前界	颈阔肌，下颌骨前联合	后界	舌骨体
	外侧界	二腹肌前腹内缘	内侧界	体中线结构
Ⅰb	上界	下颌舌骨肌/颌下腺上缘	下界	舌骨体中平面
	前界	颈阔肌，下颌骨前联合	后界	颌下腺后缘
	外侧界	下颌骨下缘/内侧面，	内侧界	二腹肌前腹外缘，颈阔肌，皮肤
Ⅱa	上界	C1 横突下缘	下界	舌骨下缘

续 表

分区	推荐边界			
	前界	颌下腺后缘，颈内动脉前缘，二肌后腹后缘	后界	颈内静脉后缘
	外侧界	胸乳肌内缘	内侧界	颈内动脉内缘，头长肌
Ⅱb	上界	C1 横突下缘	下界	舌骨下缘
	前界	颈内静脉后缘	后界	胸乳肌后缘
	外侧界	胸乳肌内缘	内侧界	颈内动脉内缘，头长肌
Ⅲ	上界	舌骨下缘	下界	环状软骨下缘
	前界	胸骨舌骨肌侧后外缘，胸乳肌前缘	后界	胸乳肌后缘
	外侧界	胸乳肌内缘	内侧界	颈内动脉内缘，头长肌
Ⅳ	上界	环状软骨下缘	下界	胸锁关节上 2cm
	前界	胸乳肌前内缘	后界	胸乳肌后缘
	外侧界	胸乳肌内缘	内侧界	颈内动脉内缘，椎旁肌
Ⅴ	上界	舌骨体上缘	下界	CT 上包括颈横血管
	前界	胸乳肌后缘	后界	斜方肌前外缘
	外侧界	颈阔肌，皮肤	内侧界	肩胛提肌，头夹肌
咽后	上界	颅底	下界	舌骨上缘
淋巴结	前界	咽部粘膜下筋膜	后界	椎前肌
	外侧界	颈内动脉内缘	内界	体中线

表 5-2-3 Clifford Chao's 分区（影像学分区）

分区	推荐边界			
Ⅰ区	上界	下颌舌骨肌	下界	舌骨
	前界	下颌骨前缘	后界	颌下腺后缘
	外侧界	下颌骨内侧缘	内侧界	二腹肌前腹外缘
Ⅱ	上界	颅底	下界	舌骨下缘
	前界	颌下腺的后缘	后界	胸乳肌后缘
	外侧界	胸乳肌内缘	内侧界	颈部血管鞘内缘
Ⅲ	上界	舌骨下缘	下界	环状软骨下缘
	前界	胸骨舌骨肌侧后缘	后界	胸乳肌后缘
	外侧界	胸乳肌内缘	内侧界	颈部血管鞘内缘，头长肌
Ⅳ	上界	环状软骨下缘	下界	锁骨上缘
	前界	胸乳肌后外侧缘	后界	椎旁肌前缘
Ⅴ	上界	颅底	下界	锁骨上缘
	前界	胸乳肌后缘	后界	斜方肌前缘
咽后淋巴结	上界	颅底	下界	舌骨上缘
	前界	腭帆提肌	后界	椎前肌
	外侧界	颈血管鞘内缘	内界	体中线

三、发病率及病理类型

口咽部的恶性肿瘤，有上皮或腺体腺上皮来源的癌及中胚层来源的各种肉瘤和恶性淋巴瘤。临床上以上支来源的癌及恶性淋巴瘤为最多，其他少见。从发病部位上讲，以扁桃体区恶性肿瘤最常见，约占口咽部恶性肿瘤的60%左右，其次为舌根，占25%左右，发生于软腭部位的约为15%左右。

三、病因

口咽癌的病因目前仍不明确，但与口腔癌的致病因素基本相似，如饮酒、吸烟、口腔卫生差、营养不良、白斑和增殖性红斑癌前病变等。其中酒精和烟草的消耗量是两个显著的危险因素。

四、临床分期

UICC2002年第6版分期标准：

T分期

T_1：肿瘤最大直径≤2cm

T_2：肿瘤最大直径>2cm，但≤4cm

T_3：肿瘤最大直径>4cm

T_{4a}：肿瘤侵犯下列任一结构：喉、舌深部肌肉/舌外肌（颏舌肌、舌骨舌肌、腭舌肌和茎突舌骨肌），翼内肌、硬腭和下颌骨

T_{4b}：肿瘤侵犯下列任一结构：翼外肌、翼板、鼻咽侧壁、颅底或肿瘤包绕颈动脉

N分期

N_x：区域淋巴结无法评价

N_0：无区域淋巴结转移

N_1：同侧单个转移淋巴结转移，最大直径≤3cm

N_2：a：同侧单个淋巴结转移最大直径>3cm，但≤6cm

b：同侧多个淋巴结转移，最大直径≤6cm

c：双侧或对侧淋巴结转移，最大直径≤6cm

N_3：转移淋巴结的最大直径>6cm

注：中线部位的淋巴结归入同侧淋巴结。

M（远处转移）分期

M_0：无远处转移

M_1：有远处转移

临床分期（图5-2-2）：

0期：T_{is} N_0 M_0

Ⅰ期：T_1 N_0 M_0

Ⅱ期：T_2 N_0 M_0

Ⅲ期：T_{1-2} N_1 M_0、T_3 N_{0-1} M_0

Ⅳ期：A：T_{1-3} N_2 M_0、T_{4a} N_{0-2} M_0

B：T_{4b} N_{0-2} M_0、T_{1-4} N_3 M_0

C：T_{1-4} N_{0-3} M_1

五、诊断步骤

口咽癌的诊断和治疗都要遵循正确的临床思维原则，在采取治疗之前要对患者进行全面评估，收集包括一般状况评价、疾病诊断、分期、既往治疗和合并症等资料，然后形成对该患者的个体化的治

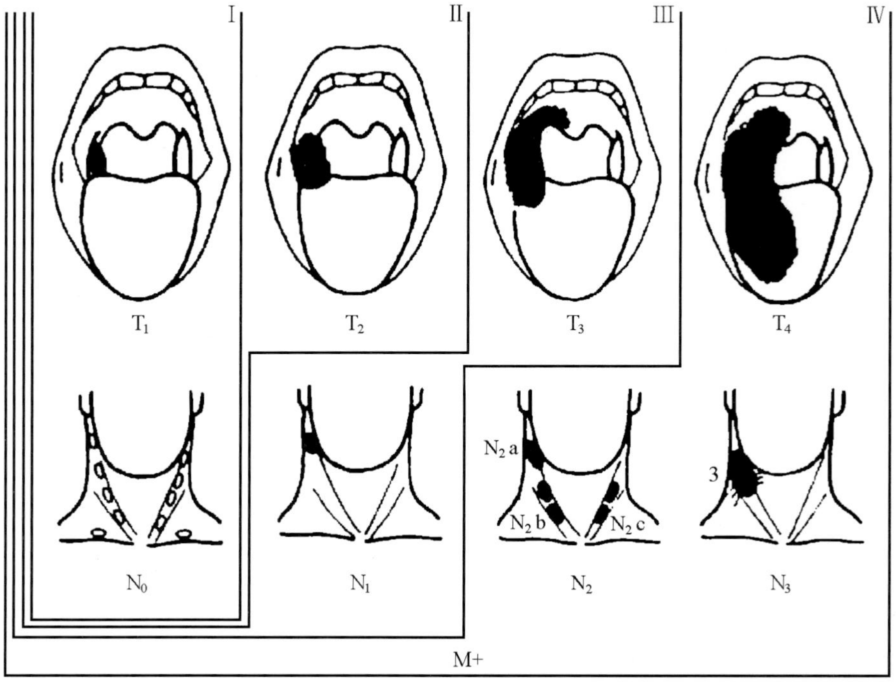

图5-2-2 口咽癌的临床分期示意图

疗方案。对口咽癌病人在治疗前，应进行详细的体格检查及辅助检查，明确诊断和分期。

（一）病史采集 通过仔细的病史询问，了解患者的首发症状，以及症状的持续时间和进展速度。首发症状对提示原发灶很有帮助。询问有无明确诱因及容易诱发头颈部肿瘤的不良生活习惯，如烟酒嗜好及持续时间，因重度嗜好烟酒者有发生多发癌及头颈部第二原发癌的高危险性，且放疗过程中的急性口腔粘膜反应也较重。了解既往诊治经过，不规则的治疗将会对进一步的临床处理和预后产生很大影响。重要的阴性体征，往往提示肿瘤侵犯的程度和对功能的影响程度，对临床分期和治疗原则的确定有重要意义。还有合并症和一般情况也将影响治疗决策，这些情况必须在病史中有记录。

（二）原发灶检查 在全身检查的基础上，应重点检查头颈部，包括应用间接咽喉镜、鼻咽镜、纤维光导显微、鼻咽喉镜等，以明确原发肿瘤的部位及侵犯范围。口咽癌具有沿软腭及咽侧壁粘膜向周围浸润性生长并向深层浸润的特性，因此其局部浸润性病变多较广泛，往往超出肉眼所见的粘膜改变。手指触诊检查常可检出超出肉眼所见的肿瘤浸润范围，且通过简单的指诊即可明确有无舌根和舌会厌谷的侵犯。

（三）颈部淋巴结检查 口咽癌发生颈部淋巴结转移相当多见，因此详细的颈部检查非常重要。在确诊时颈部淋巴结转移的阳性率占60%～75%，若原发肿瘤已越过中线，则对侧淋巴结发生转移的几率为20%～30%。临床上不少病人仅因为颈部肿块而就诊，转移淋巴结的部位对提示原发灶具有指导意义。检查时，不仅要明确有无淋巴结肿大，肿大淋巴结的部位及数目，还应明确肿大淋巴结的质地、活动度、颈部皮肤是否受侵等，为临床分期、选择治疗方案和预测颈部淋巴结能否被放疗控制提供一定的依据。

（四）辅助检查 包括诊断及分期相关的影像学检查和其他临床相关的检查。影像学检查包括口咽侧位片、下颌骨曲面体层片，CT、MRI及胸片、腹部超声等。口咽侧位片、下颌骨曲面体层片对了解原发灶的病变范围及有无骨质受侵、破坏有一定的价值。但对早期骨破坏，普通X线片的诊断价值有限，而CT又因骨伪影的影响使其作用受到一定的限制。MRI检查则不受这些方面的限制，既可对早期骨受侵作出诊断，又可从三维方向明确原发肿瘤的大小、周围软组织浸润及咽旁淋巴结、颈深淋巴结有无转移，对手术切除的范围及放疗靶区的制定都很有价值。CT 和 MRI 在组织分辨上各有优势两者结合对确定肿瘤的范围提供更多的信息，尤其在现阶段，三维适形和调强适形放射治疗是以 CT 图像为基础勾画靶区的，通过影像融合技术将 CT 和 MRI 影像提供的信息结合在一起，对确定靶区范围提供很大帮助。其他如胸片、腹部超声也是必需的常规检查，对了解有无远地转移有帮助。

头颈部肿瘤多具有相同的致癌因素，如饮食习惯，吸烟，酗酒等不良生活习惯。有一部分患者会同时出现第二原发癌，如上消化道和上呼吸道器官同时患有原发肿瘤。因此，对口腔、口咽，食管，肺等器官均应详细检查。口咽和下咽癌患者一般要求进行食管造影和食管镜检查，以除外第二原发癌。

其他临床相关检查包括口腔卫生、牙科处理、肝肾功能、心电图、肺功能及其他合并症的相关检查，对评价患者能否耐受治疗及决定患者采用何种治疗方案提供依据。

（五）病理诊断　病理诊断是开始放射治疗的前提条件。口咽癌患者通常会有咽部不适和咽部异物感，可提示原发部位，但仍有相当多的一部分患者以颈部淋巴结肿大为首发症状，细胞学和/或淋巴结活检证实为淋巴结转移癌，在这种情况下，应该通过详细查体结合影像学检查，寻找原发灶部位，获得原发灶病理。

六、疗前评价和处理

头颈肿瘤患者的疗前评价和处理十分重要，这对提高患者耐受性和减少放疗后并发症具有很大帮助。疗前评价主要包括一般行为状态、营养状况、口腔卫生和心肺功能等。疗前处理重点是口腔卫生，龋齿、残根、牙周炎、根尖炎等的处理，能够预防和减少放射性下颌骨坏死。同时对合并症进行处理。

七、治疗原则

口咽连接口腔、鼻咽和下咽，是上呼吸道和上消化道的共同通道，具有呼吸、进食、语言等重要功能。因此，决定治疗手段时，在考虑局部控制的同时，应该考虑尽量保留口咽部的功能，提高患者生活质量。目前的治疗手段主要有手术、放疗和同步放、化疗以及手术和放疗、化疗的综合应用。对不同期别，不同部位的肿瘤应该采取不同的治疗手段和不同治疗手段的结合方式。

（一）原发灶的处理

1. 早期口咽癌　放射治疗和手术治疗的效果相似。早期病人采用放射治疗，不仅可取得治愈性效果，而且能有效地保留器官解剖结构的完整性。合理的放射治疗技术除有一定程度的口干、面颈部皮肤水肿、色素沉着、纤维化外，一般不会导致其他生理功能的明显改变，因此放射治疗在早期口咽癌的治疗上较手术有一定的优势。

2. 晚期口咽癌

(1) 放射与手术的综合治疗　晚期口咽癌单纯手术和单纯放射治疗疗效均不甚理想，采用放射和手术的综合治疗则可提高手术的切除率、降低手术的局部复发率，改进生存率。因此，晚期口咽癌的治疗以手术和放射治疗的综合治疗为主，Parsons 等回顾分析了北美地区研究性医疗机构的资料，比较手术 ± 放疗或单纯放疗或放疗 ± 颈清扫在治疗扁桃体和舌根癌中的作用，总共有 6 400 多病例纳入分析。结果如表 5－2－4 所示，作者认为对于口咽部鳞癌来讲，放射治疗 ± 颈清扫在生存率上不比手术差，而功能结果和并发症发生率明显好于手术 ± 放疗组。

手术与放射治疗的先后顺序上，目前仍有一定的争议：国外文献较多主张术后放射治疗，其理由为：①术后放射治疗不耽搁手术时间；②术后放射治疗可避免术前放射治疗所引起的术中出血不易控制、以及因高剂量术前放射治疗引起的吻合口漏及手术切口不易愈合等并发症的发生；③术后放射治疗可根据术中具体所见、手术切除情况、术后病理检查结果等，更精确地制定放射治疗的靶区；④术后放射治疗可较术前放射治疗给予更高剂量，从而更有效地控制肿瘤；⑤临床研究已经证实，术后放射治疗并不影响手术切口的愈合。英文文献关于术前术后的比较只有在20世纪70～80年代完成的2个随机对照研究，1995年Wennerberg等对此问题曾进行总结，收集了上述两个随机对照研究和9篇非随机对照研究的结果，总共有1 358例入组，其中326例是随机分组研究中的病例。结论是术后放疗优于术前放疗。RTOG73-03结果显示局部控制率术前组为58%，术后组70%，$P=0.04$。在这两个随机分组研究完成后，国外一般采取术后放疗方案，术后同步放化疗研究RTOG9501和EORTC22931（后述），使得术后同步放化疗成为局部晚期头颈部肿瘤的标准治疗方案。

表5-2-4 口咽癌手术和放射治疗选择与疗效的关系

观察指标	手术±放疗	放疗±颈清扫	P
舌根癌			
局部控制率（%）	79	76	0.087
局部区域控制（%）	60	69	0.009
总生存率（%）	49	52	0.2
疾病特异生存率（%）	62	63	0.4
严重并发症（%）	32	3.8	<0.001
致死并发症（%）	3.5	0.4	<0.001
扁桃体癌			
局部控制率（%）	70	68	0.2
局部区域控制（%）	65	69	0.1
总生存率（%）	47	43	0.2
疾病特异生存率（%）	57	59	0.3
严重并发症（%）	23	6	<0.001
致死并发症（%）	3.2	0.8	<0.001

国内则主张术前放射治疗，主要基于以下几种理由：①术前放射治疗可使瘤体缩小、粘连松解，减少手术困难、增加手术切除率，使原本不能手术的病变可以手术切除，或原本可以手术的如肿瘤缩小明显而可行较为保守的手术；②术前放射治疗可使肿瘤周围小的血管、淋巴管闭塞，从而减少术中医源性播散的机会；③国内临床研究证实，40～50Gy的术前放射治疗剂量并不明显增加手术并发症的发生率；④术后放射治疗的照射野相应扩大，近期副作用如急性口腔粘膜反应、咽下困难、疼痛、刺激性咳嗽等远较术前放射治疗严重，少数病人因不能耐受而中断治疗。

尽管如此，在选用术前、术后放射治疗时不能一概而论，具体应根据肿瘤的大小、形状、病变浸润范围、病理类型、区域淋巴结转移情况、病人的全身情况等多种因素而综合考虑：如对于外生型的较大肿瘤，虽病变范围较广泛，若无明显的坏死溃疡、周围浸润及骨受侵等情况，就可首选术前放射治疗；相反，浸润型、溃疡型病变、骨受侵等，即使病变范围有限，由于放射治疗敏感性差，术前放射治疗的效果不明显，可首选手术±术后放射治疗；分化差的癌或未分化癌，不论病变范围如何，均可首选放射治疗，如疗后有残存，可考虑手术切除；腺癌（主要指分化程度较高的腺癌）因放射敏感性差，应以手术为主，术后根据具体情况而决定是否行术后放射治疗。腺癌颈部淋巴结转移相对较少且发生较晚，故不主张颈部淋巴结的预防性照射，照射野仅需包括原发病灶及局部侵犯范围即可。

（2）同步放化疗　为改善晚期口咽癌的预后，不少研究者对化疗在综合治疗中的作用进行了探索。尽管有研究表明诱导化疗+局部治疗（手术+放疗或单纯放疗）能够提高总生存率，但大多数研究表明放射治疗或手术前的诱导化疗并不能显著改善晚期头颈部鳞癌的预后。对不能手术的患者，Zorat等的随机研究10年随访结果表明，诱导化疗+放疗能够提高长期生存率，对可手术治疗的患者，诱导化疗未能提高疗效。包括口咽癌在内的头颈部肿瘤的Ⅲ期临床试验及荟萃分析都证明了同步化放疗在晚期头颈部肿瘤治疗中的作用。Pignon 等的荟萃分析表明，与单纯放射治疗相比，同步化放疗使得 5 年生存率提高 8%，具有统计学意义。Vokes 等的综述，Zackrisson 等的系统分析结果也得出同样的结论。单纯以口咽癌为研究对象的随机对照临床试验不多，主要有以下几个：Zakotnik 等报道的一组晚期不能手术的口咽鳞癌随机性研究材料，1991～1993 年收集了 64 例不能手术的头颈部肿瘤（41 例为口咽癌），随机分入同步放化疗（丝裂霉素和博来霉素）和单纯放疗组。放射治疗两组相同，66～70Gy/2Gy/F，同步化疗方案为博来霉素 5 个单位/次，每周两次，总共 70 个单位；丝裂霉素 15mg/m^2，DT10Gy 和放疗最后一天给予。由于在临床观察过程中发现口咽癌患者同步放化疗组疗效明显好于单放组，这个试验提前关闭了，随后的口咽癌患者均接受同步化放疗作为标准治疗方案。中位随访时间为 42 月。结果表明口咽癌患者在放射治疗的同时应用 MMC、BLM，无论是在 CR 率（75% vs29%，$P=0.007$），还是在无瘤生存率（10% vs48%，$P=0.0001$）、总生存率（10% vs38%，$P=0.019$）上均优于单纯放疗，两组间有显著的统计学意义。Calais，Olmi，Denis 等的研究证实了卡铂+5-FU 的同步化放疗方案与单纯放疗/加速超分割放疗等比较，提高了治疗疗效，见表 5－2－5。Denis 等报道的由法国完成了晚期口咽癌同步放化疗与单纯放疗比较的随机对照研究（French 94-01），单纯放疗组 115 例，同步放化疗 111 例，化疗方案为卡铂+5-FU，结果显示 5 年总生存率，无瘤生存率，局部控制率两组分别为 16% 和 22%（$P=0.05$），15% 和 27%（$P=0.01$），25% 和 48%（$P=0.002$）。同步放化疗的疗效明显好于单纯放射治疗。同步放化疗能够提高器官功能保全率和生存率。

表 5－2－5　同步化放疗在口咽癌中的作用

作者	年代	病例数	治疗方案	局控率（%）	P	总生存率（%）	P	无瘤生存率（%）	P
Calais	1999	226	RT	42		31（3 年）		42（3 年）	
			CRT	66		51	0.02	20	0.04
Olmi	2003	192	RT			40（2 年）		23	
			AHRT			37		20	
			CRT			51	0.13	40	0.002
Denis	2004	227	RT	25		16（5 年）		15	
			CRT	48	0.002	22	0.05	27	0.01

注：RT：常规放射治疗，CRT：同步化放疗，三个作者所用方案均为卡铂+5-FU，剂量接近。
AHRT：分段加速超分割，1.6Gy/F，每日两次，间隔 4～6 小时，中间休息 2 周。

（3）术后同步放化疗　对晚期可手术的病人，很多单位采取先手术治疗的方式，对于术后具有不良预后因素的患者，术后放射治疗能够提高局部控制率，因此，术后放疗是标准治疗手段。最近的研究结果表明，术后放射治疗加用同步化疗比术后单纯放疗更有效。如 Bachaud 等的随机性研究显示，晚期头颈部鳞癌（主要是口腔癌、口咽癌、下咽癌及喉癌）在术后放射治疗的过程中，同时加用顺铂，一次 50mg 静脉用药，每周 1 次，直至放射治疗结束。结果显示合并用药组（39 例）的局部控制率及 2 年无瘤生存率分别为 79%，65%；而单纯术后放射治疗组（44 例）的局部控制率及 2 年无瘤生存率分别为 59%，41%，两组间有显著的统计学意义。RTOG-88-24 研究通过顺铂配合术后放疗，虽将单纯术后放射治疗的局部控制率提高了 16%，但总的生存并无明显的差异。最近由美国放射治疗协作组（RTOG）和欧洲癌症研究与治疗组织（EORTC）完成的头颈部肿瘤术后同步放化疗的随机分组 RTOG-9501 和 EORTC-22931 研究进一步明确了术后同步放化疗（CCRT）在头颈肿瘤中的治疗作用（表 5－2－6）。RTOG9501 和 EORTC22931 术后同步放化疗研究方案的入组标准和术后放化疗的方案基本一致，前者两组病例数分别为 231 例和 228 例，后者两组的病例数均为 167 例，术后采用的化疗方案为顺铂 100mg/m^2，第 1，22，43 天给药，放疗方案为 60～66Gy/30～33F/6～6.6w 完成。

表 5-2-6 RTOG9501 和 EORTC22931 术后同步放化疗研究结果

评价指标	RTOG9501			EORTC22931		
	RT	CCRT	P	RT	CCRT	P
5 年局部控制率（%）	30	18	0.01	31	18	0.007
5 年无瘤生存率（%）	25	37	0.04	36	47	0.04 *
5 年总生存率（%）	40	45	0.19	40	53	0.02

* 无进展生存率

（二）颈部淋巴结的处理 在头颈部局部晚期鳞癌功能保全的同步放化疗的治疗中，为了避免不必要的手术和降低颈部淋巴引流区域复发，颈部淋巴结如何处理是一个很重要的问题。

1. 疗前淋巴结大小与治疗反应的关系 疗前淋巴结大小与放射治疗的完全缓解率明显相关。Mendenhall 等报道，淋巴结 <1.0cm，1.0 cm，1.5～2.0cm，2.5～3.0cm，3.5～6.0cm，≥7.0cm 时，单纯放射治疗的完全消退率分别为 100%，82%，83%，60%，63% 和 0%。Stenson 等发现疗前淋巴结分期预示病理完全缓解率，N_2、N_3 的病理阳性率分别为 14% 和 50%。但影像学 CR 或 PR 与病理 CR 无相关性。

2. 颈清扫在颈部淋巴结治疗中的作用 在早期的非随机研究中，Mendenhall 等报道了 109 例颈部单纯放疗和放疗加颈清扫的结果，作者发现对于 N_1 的患者，颈清扫不能提高颈部控制率，两组局控率均在 90% 以上；对于 N2/3 的患者，颈清扫能够显著提高颈部控制率，由 60% 提高到 76%。而且作者指出单纯放射治疗有很大缺点，主要表现在：局部控制率低；由于放疗后颈部皮下组织纤维化，随诊时很难检测复发病灶；复发后手术挽救效果差等。Newkirk 等报道的器官功能保全治疗患者行计划性颈清扫的结果，33 例患者颈部都得到控制。

3. 同步化放疗中颈部淋巴结处理的方法和结果 Lavertu 等报道了 100 例Ⅲ/Ⅳ期可手术切除的头颈部鳞癌病人同步放化疗Ⅲ期临床试验中颈部淋巴结的处理的结果，18 例 N_1 患者，14 例 CR，未颈清扫，无复发。4 例 PR 患者中，1 例颈清扫，未复发，3 例未颈清扫者病变进展。53 例 $N^{2\sim3}$ 患者中，行颈清扫者 35 例（18 例临床 CR，17 例 PR），8.5%（3/35 例）患者出现复发，且复发患者均为颈清扫病理阳性者；18 例未颈清扫者（临床 CR12 例，PR6 例），50%（9/18）例出现颈部复发或进展。Mcham 等分析了 $N_{2/3}$ 患者，预示临床 CR，病理 CR 和局部失败的因素。109 例患者计划在完成同步放化疗后均行颈清扫，但 65 例临床 CR 者只有 32 例行了颈清扫，44 例临床 PR 者均行了颈清扫。预示临床 CR 的因素有疗前淋巴结分期，淋巴结大小。未能发现预示病理 CR 的治疗前临床参数。临床 CR 不能预示病理 CR 和局部复发。Sanguineti 等报道 43 例同步放化疗病人颈部淋巴结控制情况，$N_{0/1}$，$N_{2a/b}$，N_3 患者 2 年颈部控制率分别为 86±13%，58±10%，和 0%。43 例患者中，25 例临床 CR 者，2 局部区域控制 85%，18 例临床评价小于 CR 者，2 年局部控制率 17%。作者认为，对于 $N_{2/3}$ 的病人，在完成同步化放疗后，应该给予颈清扫。

4. 颈部淋巴结放化疗后复发的检测 Velazquez 等分析了晚期头颈部肿瘤同步放化疗后，CT 检测淋巴结残存的敏感性为 80%，特异性为 24%，准确性 40%。

根据以上结果，建议 N_1 病人，淋巴结对非手术治疗的反应可以作为临床处理的指导，CR 者观察，PR 者颈清扫；N_{2-3} 病人，行计划性颈清扫。目前大部分头颈部晚期鳞癌的同步放化疗器官功能保全性治疗方案均采用上述颈部淋巴结处理方案。

美国全国性癌症网络（National Comprehensive Cancer Network，NCCN）肿瘤学临床实践指南 2005 年版对口咽癌治疗推荐的治疗原则是：

（1）$T_{1\sim2}N_{0\sim1}$ 病变 单纯根治性放射治疗和手术均可，基于器官功能保全原则，更倾向于首选放射治疗。根治性放射治疗后如有残存，可行挽救手术。T_2N_1 的患者可首选同步放化疗。如果选择手术治疗（原发灶切除+同侧或双侧颈部清扫），并且没有预后不良因素，则可以观察；只有 1 个阳性淋巴结，没有其他预后不良因素，术后放射治疗则为选择性。如果有不良预后因素（见术后放疗部分），则应行术后放疗或术后同步放化疗。

（2）$T_{3\sim4}N_0$病变　放疗和手术的综合治疗是目前的标准治疗手段，首选同步放化疗。如原发灶控制，则可观察，原发灶有残存，则行手术挽救治疗。如果首先选择手术治疗，则术后应行同步放化疗。

（3）$T_{3\sim4}N+$病变　首选同步放化疗，如果原发灶控制，则观察；如原发灶未控，则行挽救性手术。N_1 患者，淋巴结完全消退，则观察。$N_{2\sim3}$患者，行计划性颈清扫。如果先手术治疗（原发灶＋颈部），术后应行放疗或同步放化疗。

八、放射治疗技术

常规放射治疗

（一）设备　放射治疗设备以^{60}Co或4～6MV X线的直线加速器为首选。过高能量的射线，由于剂量建成效应的影响，颈部淋巴结因位置表浅反而受量不足。在皮肤表面加用填充物如蜡块、油纱等可弥补建成区剂量不足的缺陷，但同时增加了放射性皮肤反应。

（二）照射野　因口咽癌细胞分化程度多数较差，而且颈部淋巴结转移相当多见，多发生于上颈深和二腹肌下淋巴结转移，咽后淋巴结转移及颈后淋巴结转移也并非少见。即便是颈部临床阴性，也有30%左右的病例为隐性转移。因此，口咽癌颈部的照射非常重要，即使临床阴性，也必须行颈部的预防性照射。治疗上，上、中颈一般和原发病变区包括在一个照射野内，以两侧面颈联合野水平对穿照射为主。DT36～40Gy时注意避开脊髓。下颈、锁骨上区常规预防性照射，应另设一个单前野垂直照射。

（三）体位　面颈两侧对穿野采用仰卧位水平野照射，头、肩垫合适角度的头、肩枕，热塑面罩固定。

（四）剂量　预防性照射的剂量以50Gy为准。术前放射治疗剂量为40～50Gy，目前趋向于DT50Gy。术后预防性照射剂量也以DT60Gy为准，但对有残留者应局部加量至根治剂量。单纯放射治疗的根治剂量为DT65y～75Gy。但具体总剂量的给予应根据病变大小、病理类型、疗中肿瘤的消退速度等多方面因素而定，且疗中应注意定期缩野。目前临床研究已经证实90%以上的T_1病变，可被60～65Gy的剂量范畴所控制，T_2病变的根治剂量为65～70Gy，而T_3、T_4病变的合适剂量为75～80Gy，即便如此其局部控制作用也较差，而且局部放射损伤将明显增加。因此，对单纯放射治疗的病例，一般外照射到DT70Gy，如仍有肿瘤残存，有手术指征的，可考虑挽救性手术（如扁桃体癌）；或组织间插植后装近距离治疗局部推量10～20Gy（如舌根癌）。或者计划性术前放疗。对于颈部而言，N_0病变，50Gy/5w的剂量已足以控制；N_1病变，可为60～70Gy的剂量控制；N_2以上的病变即淋巴结直径>3cm者，单纯放射治疗难以控制，且高量放射治疗明显增加颈部纤维化的发生率，为以后的颈部挽救性手术带来困难，故目前临床上多主张对>3cm的淋巴结，且位于缩野后的原发灶照射野外，最多追加剂量至60～70Gy，观察4～6周，如有残存，行颈清扫术。如此，不仅明显提高了颈部的局部控制率，而且将治疗的合并症降到最低点。在此还需指出，疗后有无残存过去多以临床查体为主，但实际上临床查体达CR的病人，20%～30%的患者影像学检查还有残存，由于位置隐蔽如位于胸锁乳突肌深面或由于颈部放疗后水肿、纤维化等改变而不能检查出来，故目前主张判定颈部有无残存的标准应以CT或/和颈部超声为准。RTOG研究结果显示的放射治疗与肿瘤TNM分期的关系如表5－2－7。

表5-2-7 RTOG研究结果显示头颈部肿瘤的放射治疗疗效与TNM分期的关系

分期	完全缓解率（%）			
	T_1	T_2	T_3	T_4
N_0	99.7	90	67	65
N_1	80	79	55	50
N_2	78	62	65	32
N_3	43	51	39	29

（五）分割方式　对于头颈部肿瘤而言，与放射治疗疗效相关的治疗性因素主要是分割方式和总治疗时间，经典的放射治疗为常规分割放射治疗，即每天1次，每次1.8～2Gy，每周5次，连续照射至根治剂量。放射生物学研究证明，放疗后肿瘤细胞存在再群体化和加速群体化，应用不同的剂量分割模式可能提高晚期头颈部肿瘤的疗效。目前有越来越多的临床研究关注于超分割、加速超分割和后程同步补量加速超分割照射在头颈部肿瘤治疗中的作用，并比较和常规分割放射治疗的疗效。目前的结论基本一致：超分割和中等程度的加速超分割能够提高局部控制率，有利于器官功能保全治疗。下面简单介绍非常规分割方式治疗在头颈部肿瘤治疗中的作用。

1992年Horiot等报道了欧洲癌症研究与治疗组织（EORTC）完成的超分割放射治疗和常规放射治比较的随机分组试验结果，超分割组的5年局部控制率为59%，常规分割组为40%，$P=0.002$。为了比较不同分割方式对治疗结果的影响，Fu等报道了美国肿瘤放射治疗协作组（RTOG）开展了一项随机分组研究RTOG90-03，该试验设有4个分组，分别为常规放射治疗组，超分割组，加速超分割分段治疗组，超分割加后程同步补量组。常规放射治疗组时间分割方式为70Gy/35F/7w；超分割组时间分割方式为81.6Gy/68F/7w；加速超分割分段治疗组的分割方式为67.2Gy/42F/6w，包括中间休息2周。超分割加后程同步补量组72Gy/42F/6W，治疗的前3周半，常规分割照射，1.8Gy/F，后2周半加速超分割照射，上午1.8Gy/F，下午1.5Gy/F。其结果为超分割组和后程加速超分割组在局部控制率上优于常规分割照射和分段照射，P值分别为0.045和0.050。结果见表5-2-8。

表5-2-8 RTOG 9003研究不同分割照射技术的2年局部控制率、无病生存和总生存率

照射方式	病例数	局部控制率（%）	无病生存率（%）	总生存率（%）
常规分割	268	46.0	31.7	46.1
超分割	263	54.4	37.6	54.5
分段加速分割	274	47.5	33.2	46.2
同步缩野加速分割	268	54.5	39.3	50.9

（六）放射治疗总时间对肿瘤局部控制作用　在治疗过程中肿瘤细胞会出现再增殖，缩短治疗时间可以减少肿瘤细胞再增殖，提高局部控制率。缩短治疗时间的方式有加速超分割、连续加速超分割、每周6次或7次照射等方式，表5-2-9为常规分割与非常规分割放射治疗的随机分组研究。

Horiot等报道了EORTC22581随机分组研究的结果，该研究比较加速超分割（AF）和常规分割（CF）在晚期头颈肿瘤治疗中的作用。加速超分割的方案为72Gy/45F/5w，3F/d，间隔时间4小时。分2段进行，第1阶段，28.8Gy/18F/8d，休息12～14天，第2阶段，43.2Gy/27F/17d。常规分割方案为72Gy/35f/7w，共有512例患者进入研究。入组患者主要为除下咽癌以外的T_2～T_3头颈肿瘤，$T_{3/4}$占67.2%。5年局部控制率AF组和CF组分别为59%和46%，$P=0.02$。该研究表明，加速超分割能够提高肿瘤局部控制率和功能保全率。但值得提出的是在该研究也显示加速超分割组的严重晚期反应发生率比常规放射治疗高，分别为14%和4%。而且有2例在照射到42Gy和48Gy时出现放射性脊髓炎。

Dische 等报道了连续超分割加速放射治疗（CHART）与常规分割的治疗Ⅲ期多中心随机分组研究结果。CHART 方案为 54 Gy/36F/12d；常规分割方案为 66 Gy/33F/6.5w，总共有 918 例患者进入该研究。结果显示：肿瘤局部控制率，总生存率两组无明显差别。CHART 组粘膜炎急性反应比常规组严重，皮肤反应较常规治疗组轻。晚期反应 CHART 组比常规治疗组轻微。

为了缩短治疗时间，Overgaard 等报道了头颈肿瘤每周治疗 5 次（n＝726）与每周 6 次（n＝750）的随机分组研究（DAHANCA 6&7），两组照射技术相同，2Gy/F，总剂量 62～68Gy。每周 5 次组平均治疗天数为 46 天，每周 6 次组平均治疗天数为 39 天。结果显示：每周 6 次治疗较每周 5 次明显提高局部控制率，5 年局部控制为 70% 和 60%，$P = 0.0005$。尤其对喉癌患者（n＝908），在喉和发音功能保全率方面，每周 6 次明显优于每周 5 次，分别为 80% 和 68%，$P = 0.007$。尽管放疗急性反应在每周 6 次治疗组较为严重，但并没有继发性晚期反应的增加。

Skladowski 等报道了每周连续 7 天照射（CAIR）与常规分割照射（每周 5 次）对肿瘤控制和正常组织损伤的随机研究结果。100 例 $T_{2-4}N_{0-1}M_0$ 的头颈肿瘤患者进入该研究，单次剂量两组相同，1993 年 12 月～1994 年 12 月为 2.0Gy/F，以后为 1.8 Gy/F，总剂量 66～72 Gy。CAIR 组和常规放射治疗组的治疗总时间分别为 5～7 周。结果显示：3 年实际局部控制率 CAIR 组和常规放射治疗组分别为 82% 和 37%，$P < 0.0001$。CAIR 组融合的粘膜炎发生率和严重程度明显高于常规治疗组，在单次剂量为 2.0Gy 治疗的 23 例患者中，CAIR 组有 5 例在治疗后 2～4 月发生了被认为是继发于加重和持续的急性反应的粘膜坏死。在随后患者中单次剂量下降为 1.8Gy/F，晚期反应的严重程度下降，患者可以耐受每周 7 次，单次剂量为 1.8Gy 的 CAIR 方案。

表 5－2－9　常规分割与非常规分割的随机分组比较

作者	病例数	治疗方式	总生存率%（年）	*P* 值	局控率%（年）	*P* 值
Sanchiz	577	CF	17（10）	<0.001	–	
1990		HF	40（10）		–	
Pinto	98	CF	8（3.5）	0.03	–	
1991		HF	27（3.5）		–	
Horiot	323	CF	30（5）	NS	38（5）	0.01
1992		HF	40（5）		56（5）	
Horiot	410	CF	24（5）	NS	46（5）	<0.02
1994		AHF	16（5）		59（5）	
Fu	1113	CF	46（2）	NS	46（2）	0.045
2000		HF	54（2）		54（2）	NS
		S-AHF	47（2）		46（2）	
		CB	54（2）		50（2）	0.005
Poulsen	350	CF	–		47（5）	NS
2001		AF	–		52（5）	
Skladowski	100	CF	32（3）	<0.0001	37（3）	
2000		AF	78（3）		82（3）	<0.001

注：CF 常规分割，HF 超分割，S－AHF 分段加速超分割，AHF 加速超分割，CB 后程同步补量加速超分割。

Bourhis 等对不同分割方式在头颈肿瘤治疗中的作用进行了荟萃分析，收集了 1970～1998 年的 15 个随机分组试验，共有 6 515 例患者。总生存率提高了 3%，5 年总生存率由 36% 提高到 39%，$P = 0.003$。局部控制率提高 7%，5 年局部控制率由 46% 提高到 53%，$P < 0.0001$。超分割和加速超分割能够提高局部控制率，意味着提高器官功能保全率，见表 5－2－10。

表5-2-10 不同分割方式对局部控制率和生存率的影响（荟萃分析）

治疗方式	局控绝对值提高	生存绝对值提高
连续加速超分割	3%（ns）	2%（ns）
加速超分割	7%	1%（ns）
超分割	9%	9%

注：与常规分割比较。

最近，由德国完成的比较加速超分割放疗和加速超分割+同步化放疗的随机对照研究，结果显示加速超分割+同步化放疗方案比单纯加速超分割更有效。但该研究中的所比较的两组间的放疗方案有所不同是该研究的不足之处。因此，为进一步提高晚期口咽癌（包括其他晚期头颈部鳞癌）的局部控制率、改善远期生存，在采用放疗技术时，超分割或同步缩野加速超分割照射技术比常规照射技术更具有优势。同时为进一步提高疗效和器官功能保全率，同步放化疗也应该引入到临床实践中来，但同时加速超分割放疗和同步放化疗可能造成副反应的增加也不容忽视。

三维适形/调强放射治疗技术

随着治疗设备的更新，在我国越来越多的单位具备有三维适形和调强放射的条件，口咽癌由于其解剖部位特殊，与周围重要器官和功能组织的关系密切，根据具体的肿瘤部位，病理类型，临床分期，以及治疗方案，可选择三维适形/调强放射治疗技术，达到提高肿瘤肿瘤剂量，减少正常组织损伤的目的，具体的靶区确定和勾画在不同解剖部位的肿瘤中描述。

（七）放疗副作用和晚期并发症　口咽癌放射治疗最常见的急性反应是口咽部粘膜炎，中到重度的吞咽疼痛和吞咽困难。急性反应会导致的营养不良，大约10%的患者会出现严重营养不良，绝大多数患者在治疗过程中体重下降会超过10%。

针对急性反应的处理包括，放疗前给予口腔处理，拔除残根和修补龋齿，放疗中强调保持口腔卫生，使用漱口液漱口，必要时使用含有抗生素和表面麻醉剂的漱口液漱口，出现严重的口咽口腔粘膜反应时，可给予抗生素的同时给予短期激素治疗，以减轻疼痛和缩短急性反应时间。欧美国家十分注意对放疗急性反应造成的营养不良的纠正，通常需要给患者置放胃管或胃造瘘来解决患者的营养问题。我们在处理营养问题时应该保证患者能量和蛋白供应，以每天需要15~20kcal/kg计算需要补充的能量，包括保持水、电解质平衡。

口咽癌放疗晚期并发症最常见的是口干，常规照射技术条件下约有75%的患者会发生口干，其次颈面部水肿，皮肤、皮下组织肌肉纤维化，部分患者会出现张口困难。

下颌骨放射性骨坏死是比较严重的后遗症，其发生与肿瘤的部位、期别、下颌骨接受的照射剂量、疗前口腔卫生状况、是否进行了龋齿修复和/或残根拔除、疗后是否拔牙和是否受到外伤等因素密切相关。放射性下颌骨坏死的处理可以采用高压氧保守治疗，但从目前的文献看，保守治疗手段疗效相对较差，坏死段下颌骨切除+修补术疗效更肯定。

第二节　扁桃体癌

扁桃体区位于口咽的两侧壁，包括扁桃体、扁桃体窝、咽前、后柱及舌扁桃体沟。

起源于扁桃体区的肿瘤，95%以上为鳞癌和恶性淋巴瘤，其他类型的肿瘤少见。其中癌的好发年龄为50~70岁，且随年龄的增加发病率逐渐上升；淋巴瘤好发于年轻人，以20~40岁最多见。本节仅讨论扁桃体鳞癌的有关内容。

一、发病率

扁桃体癌是头颈部常见的恶性肿瘤之一，约2/3的口咽癌发生于此。其占全身恶性肿瘤的

1.3% ~5%，占头颈部恶性肿瘤的3% ~10%左右。本病以男性多见，男女之比为2~3∶1。发病年龄以50~70岁为高峰，约占各年龄组的60% ~69%。中国医学科学院肿瘤医院150例经病理证实、作单纯放射治疗的扁桃体癌分析，其中男性113例、女性47例，男女之比为2.4∶1。发病年龄14~79岁，其中30~59岁最多见，占总数的62.7%；鳞癌病人的年龄偏大，78.7%在40~69岁间；而低分化癌与未分化癌病人的年龄则偏小，以20~49岁为主，分别占77.2%及75%。诊断时应注意，有时低分化癌、未分化癌与淋巴瘤容易混淆，借助免疫组化技术可资鉴别。

二、病理

扁桃体癌形态上可表现为表浅生长型、外生型、溃疡型和浸润型。其中以外生型者较多见，而溃疡型和浸润型一般混合存在于同一肿瘤中，向周围侵袭性生长。起源于咽前、后柱的癌以鳞癌为多，同起源于扁桃体窝的癌相比，癌细胞分化程度相对较好，较少发生浸润，肿瘤生长慢，淋巴结转移率低。起源于扁桃体窝的癌除鳞癌外，低分化癌和未分化癌也常见，肿瘤以溃疡性生长为主，外生性生长较少见，容易侵犯舌咽沟和舌根。

扁桃体癌多数分化较差，易向邻近结构蔓延，侵犯至磨牙后区域、软腭、舌根、咽侧壁和咽后壁等，晚期可侵及硬腭、下颌骨等，但其发生率最高不超过10%。

扁桃体区有丰富的粘膜下淋巴管网，并汇集成4~6条淋巴管引流至二腹肌下、上颈深和咽旁淋巴结。因此，扁桃体癌容易发生这些部位的淋巴结转移。如果病变侵及磨牙后区、颊粘膜、或舌根，则可发生颌下淋巴结转移。磨牙后区、软腭、咽前柱癌很少发生颈后淋巴结转移，但原发于扁桃体窝的癌发生的几率则占5%左右。如果上颈淋巴结有转移，则中颈淋巴结发生转移的几率为25%，颈后淋巴结发生转移的几率为10%，下颈淋巴结发生转移的几率为5% ~15%。如果病变越过中线，则对侧淋巴结受侵的几率为10% ~20%。同时淋巴结转移随T分期的增加而增多，T_1病变，发生淋巴结转移的占10%，T_2占30%，而T_3、T_4病变的淋巴结转移可高达65% ~75%。

三、症状和诊断

扁桃体癌的常见症状是一侧咽喉部疼痛，并可放射至耳部，进食或饮水时疼痛加重。如肿物侵及硬腭、牙龈时可引起咬合不全。出现张口困难则表明肿瘤范围广泛已侵及翼肌。口腔检查可见扁桃体区肿物（但早期肿瘤可表现为粘膜白斑样病变），肿物可呈外突性生长、或浸润性生长，中央可出现溃疡性坏死。随着病情进展，肿瘤向上可侵犯软、硬腭，侧方可侵犯颊粘膜及舌根，前方可侵犯磨牙后区域，后方可侵犯咽侧壁（图5-2-3）。发现肿物后，在咽部充分表面麻醉后用手指触诊，了解肿瘤的质地及侵犯范围。最后局部肿瘤咬取活检作病理检查以明确性质及病理类型。

对病人的具体检查及诊断过程可参见表5-2-11。

表5-2-11 扁桃体癌的检查诊断一览表

一般检查
病史（包括有无嗜好烟酒及咀嚼烟草、槟榔的病史）
查体：
(1) 头颈部检查应包括以下内容：
口腔、口咽（强调指诊的重要性）
鼻咽（间接鼻咽镜、光导纤维鼻咽/喉镜检查）
喉咽（间接喉镜或光导纤维鼻咽/喉镜检查）
(2) 颈部检查以确定有无肿大淋巴结
(3) 活检（包括任何可疑部位）
实验室检查：
(1) 血常规
(2) 血液生化
(3) 尿液分析
影像学检查：
(1) 胸正侧位片
(2) 腹部超声
(3) 咽部CT或MRI（扫描范围上至颅底，下至喉咽）
(4) 骨放射性核素扫描（根据病情需要）

注：其他部位的口咽癌也可参照此表合理地选用辅助检查。

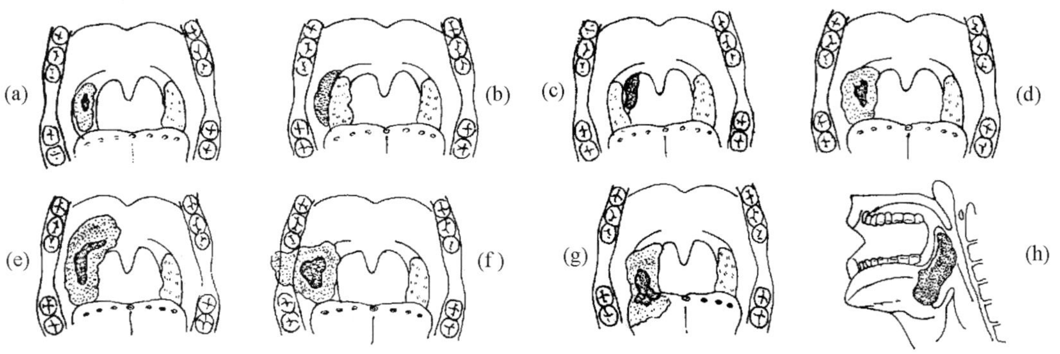

图5-2-3 扁桃体癌的病变范围示意图

病变范围：(a) 局限于扁桃体窝；(b) 局限于咽前柱；(c) 局限于咽后柱；(d) 侵犯扁桃体窝及咽前、后柱；(e) 侵犯扁桃体窝、咽后柱和软腭；(f) 同 (e)，但又侵犯磨牙后三角和颊部；(g) 侵犯扁桃体窝、咽柱和舌的后外侧缘；(h) 侵犯扁桃体窝、咽柱、舌根和咽侧壁。

四、治疗原则

我国扁桃体癌以低分化鳞癌和未分化癌居多，对放射治疗敏感，此类病例类型以单纯放射治疗为主；较晚期病例根据具体情况可行足量放疗，如有残存，则行手术挽救，或者采用计划性放射治疗+手术治疗的综合治疗原则。

中国医学科学院肿瘤医院的治疗原则为：

1. $T_{1\sim2}$病变 单纯根治性放射治疗和手术均可，基于器官功能保全原则，更倾向于选择放射治疗。

2. $T_{3\sim4}$病变 放疗和手术的综合治疗是目前的标准治疗手段，国内一般采用术前放疗/同步放化疗。

3. 同步化放疗+手术挽救治疗 这是晚期扁桃体癌目前研究的方向和发展趋势，首先采用同步化放疗，DT50Gy时进行疗效评价，原发灶完全消退，继续放疗到根治剂量，如未完全消退，行手术治疗；颈部淋巴结的处理：N_1 患者，淋巴结对非手术治疗的反应可以指导处理，CR者观察，未能达到CR者，行颈清扫；$N_{2\sim3}$病人，行计划性颈清扫。

4. 术后放射治疗 对于首先采用手术治疗的患者，应根据复发的高危因素，决定是否加用术后放射治疗。复发的高危因素有：$T_{3\sim4}$病变；切缘近或阳性；切缘原位癌；多个淋巴结阳性；淋巴结包膜外受侵；淋巴结侵犯血管/淋巴管/神经外膜；脉管瘤栓；Ⅳ区或Ⅴ区淋巴结转移

5. 术后同步化放疗 目前有研究结果表明，对有术后放疗适应证的患者给予术后同步化放疗能够进一步提高疗效。

五、疗前处理

疗前评价和处理十分重要，这对提高患者耐受性和减少放疗后并发症具有很大帮助。疗前评价主要包括一般行为状态，营养状况，口腔卫生，心肺功能等。疗前处理重点是口腔卫生，龋齿、残根、牙周炎、根尖炎等的处理，放疗前的口腔处理能够预防和减少放射性下颌骨坏死。同时对合并症进行处理。

六、放射治疗技术

(一) 常规照射技术

1. 体位选择 患者一般取仰卧位，选择合适的头枕，采用热塑膜固定体位以保证体位的重复性。

2. 照射野设计 扁桃体癌根治性放射治疗照射野的设计，应根据原发肿瘤的大小、邻近结构受

侵范围、肿瘤的病理类型、颈部淋巴结转移情况等因素而定。在治疗的初始阶段，一般采用两侧面颈联合野对穿照射技术。照射野包括原发病变、周围邻近结构（包括颊粘膜、齿龈、舌根、鼻咽和咽侧、后壁）和上颈淋巴结（包括颈后淋巴结）。上界位于颧弓水平，下界位于甲状软骨切迹水平或根据病变向下侵犯的范围而定，前界应至少超出病变前缘前2cm，后界以包括颈后淋巴结为准。两野的剂量比为1∶1。采用这样的照射野面积较大，颈段脊髓位于靶区内，故照射至肿瘤吸收剂量DT36～40Gy时，照射野后界前移至脊髓前缘，并继续加量放疗（图5－2－4）。颈后区如需继续加量时，可用合适能量的电子线补量。

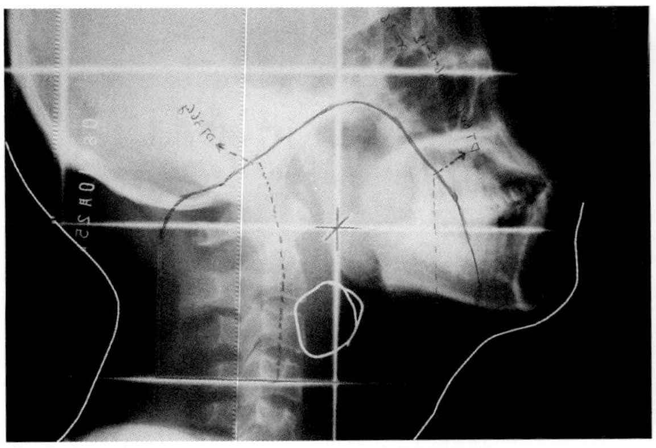

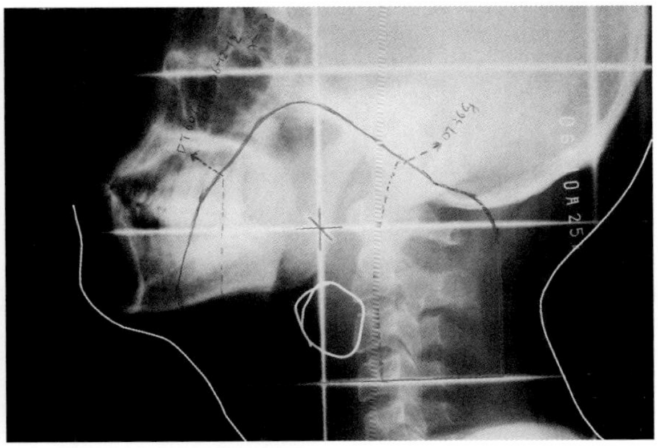

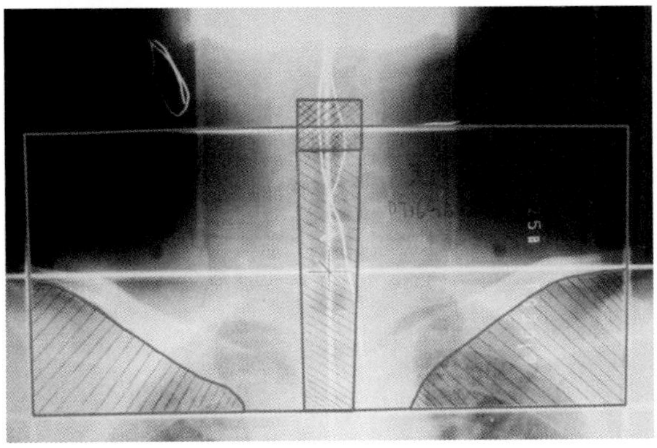

图5－2－4　扁桃体癌常规照射射野设计（$T_3N_1M_0$）

DT36～40Gy时，缩野避开脊髓（虚线表示分界线）继续照射，虚线后部分可用8～10MeV电子线补量。

因扁桃体癌多数分化较差，且颈部有较高的淋巴结转移发生率，故下颈、锁骨上区常规预防性照射，一般用单前野垂直照射，主要采用以下几种照射野（图5－2－5）：

A．用于颈部淋巴结阴性的病人。体中线处挡2～3cm宽的铅以保护喉和脊髓。

B．用于中、下颈及锁骨上区有肿大淋巴结。喉头处挡铅约2 cm×2 cm～3 cm×3cm致DT36～

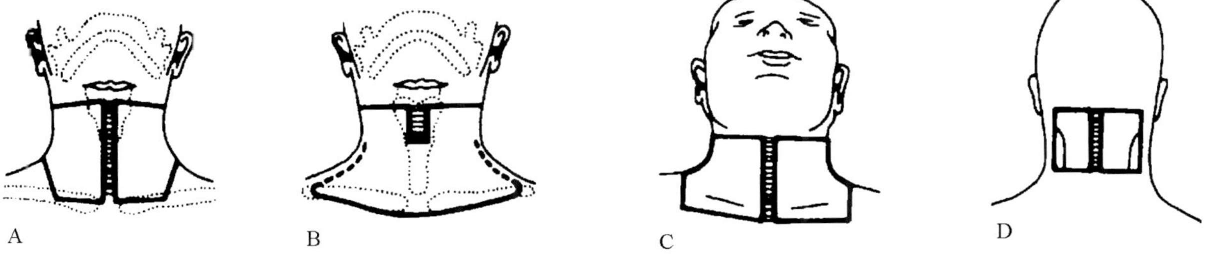

A　B　C　D

图5－2－5　下颈、锁骨上区照射野

40Gy 时，该为全挡脊髓，既保护了喉，又避免了脊髓因两野共线而造成的剂量重叠。

C. 适用于颈部需要较高剂量放疗。

D. 适用于颈后淋巴结有转移的病例。此照射野可保证颈后区有较高的剂量。

若 T_1N_0 病期，尤其是瘤细胞分化较好者，原发病变区的照射野可适当缩小，颈后淋巴结可以不包括在照射野内（图 5-2-6）。

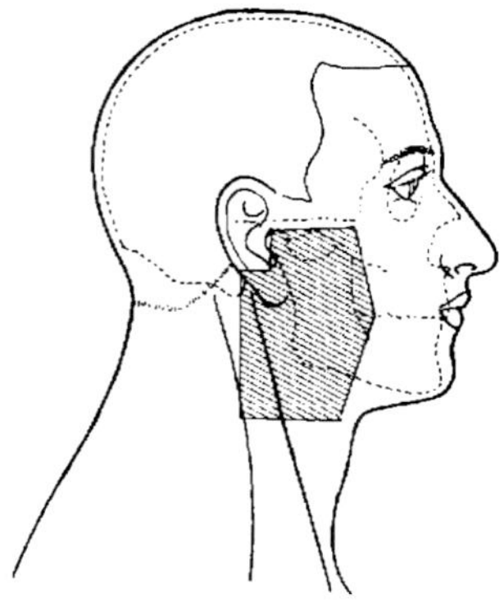

图 5-2-6 分化好的 T_1N_0 病变的照射野（也适用于其他口咽癌）

3. 术后放射治疗射野设计 对于具有术后失败高危因素的扁桃体癌患者，应该给予术后放射治疗或术后同步化放疗，照射野设计两者相同。原则是瘤床 + 手术区必须包括在照射范围内，并且作为高危区处理，并对可能出现淋巴结转移的区域给予预防性照射。

4. 照射剂量 扁桃体癌的照射剂量根据肿瘤原发灶期别、转移淋巴结的部位、大小，以及放射治疗在治疗过程中的作用（根治、术前、术后还是姑息治疗）决定放疗剂量的大小。中国医学科学院肿瘤医院推荐的照射剂量如表 5-2-12 所示。

表 5-2-12 根据原发灶及颈部淋巴结不同期别和放射治疗方式的推荐剂量（Gy）

	单纯放射治疗	术前/同步化放治疗	术后放射治疗
原发灶			
$T_{1\sim2}$	68～72		—
$T_{3\sim4}$	72～76	50	60，高危区 66 残存灶 70
淋巴结			
N_0	50	50	50
N_1	66～70（50 后缩野）	50	50，阳性淋巴结区 60
$N_{2\sim3}$	70～72（50 后缩野）	50	60，淋巴结有包膜外受侵，缩野补量到 66
分次量	1.8～2.0		

（二）特殊照射技术

1. 不同剂量比的照射技术 为增加病侧部位的剂量，可使用病变侧与对侧剂量比为 2∶1 或 3∶2 的照射技术。可在放射治疗的整个过程中使用，或在缩野加量时使用。图 5-2-8 所示 6MV X 线两侧野对穿，剂量比 2∶1 的等剂量分布。图中见高剂量区位于病变部位区，对侧颈部也可得到满意的剂量分布（60Gy）。

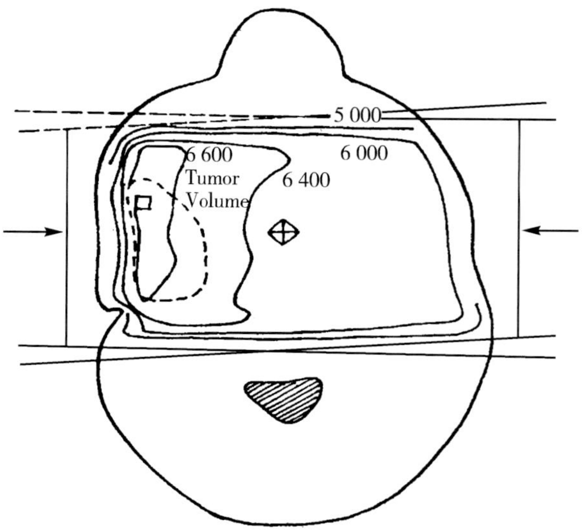

图 5-2-7 6MV X 线两侧野对穿，剂量比 2∶1 的剂量分布

2. 单侧部位的照射技术 临床研究表明，对 $N_{0\sim1}$ 的病变，如果原发病变及同侧颈部控制良好，那么对侧颈部出现复发的机会不到 10%，因此对一些早期病变可采用单侧部位照射，即病变侧两斜野交角楔性照射技

术，包括病变区及同侧上颈部（图 5－2－8a）。

同时这种技术也可用于较晚期肿瘤，当大野对穿照射 DT50Gy 时，改为单侧野针对病变区加量（图 5－2－8b）。其目的是尽量保护对侧腮腺，减少严重口腔干燥症的发生。

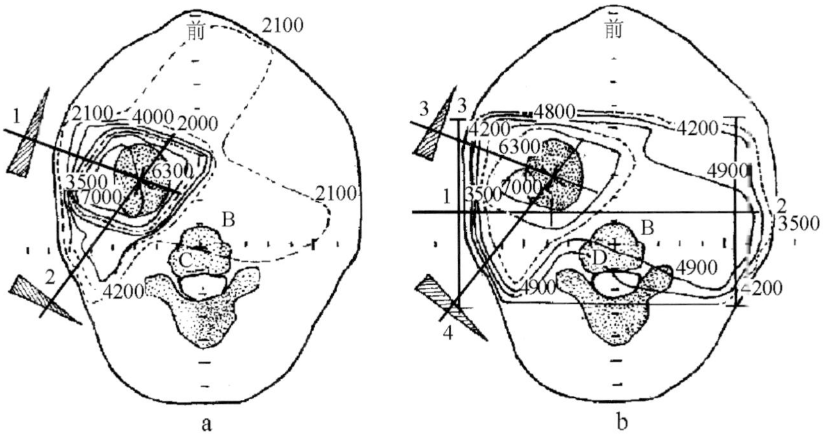

图 5－2－8　病变侧两斜野交角楔性照射技术的剂量分布（6MV X）

a. 病变侧两野交角楔性照射，靶区剂量 63Gy，对侧腮腺区受量极低（<21Gy）；b. 先两侧野对穿至 DT40Gy，然后改同侧野交角照射时的合成剂量分布。

3. 组织间插植近距离照射技术　扁桃体区癌的组织间插植近距离治疗，从操作技术上讲难度脚大，需要采用特殊的施源器，临床上较少采用。

（三）时间剂量因素　常规分割照射技术是经典的方法，即每天 1 次，每次 2Gy，每周 5 次，连续照射。大野照射至 DT36～40Gy 时注意避开脊髓。预防性照射的区域 DT50Gy 后缩野针对病变区继续加量至根治剂量。总剂量 66～76Gy，根据肿瘤大小和肿瘤消退情况，早期病变和对放射敏感的病变，总剂量可适当降低。对 T_3、T_4 病变，单纯放射治疗的肿瘤局部控制率差，故晚期病变应采以放射治疗和手术的综合治疗为主。术前放射治疗的剂量为 50Gy/25F，术后放射治疗的剂量应根据手术切除范围、病变残留情况而定。$N_{2\sim3}$的病变，单纯放射治疗的控制作用很差，因此放射治疗后多需行颈清扫术。N_1 的病变，单纯放射治疗可望得到控制，除对不能控制的病变行颈清扫术外，不主张常规行颈清扫术。

因常规分割放射治疗对晚期分化好的鳞癌疗效不佳，对此类病变可采用超分割治疗方法，超分割放射治疗可将晚期病变的局部控制率提高 10%～30%，但对 T_1、T_2 病变超分割并不能进一步提高其疗效。

对晚期病变还可采用野中野、即同步缩野加速超分割照射，如 Gwozdz 等报道 83 例扁桃体区癌采用这种方法的 5 年无瘤生存率为 71%，较常规分割放疗的疗效提高了 15%～20%。中国医学科学院肿瘤医院采用大野 DT2Gy，小野常用电子线针对肿瘤区给予 1Gy，局部控制效果满意，但治疗中应注意皮肤反应和下颌骨的受量，以免造成下颌骨剂量过高。

（四）调强放射治疗　扁桃体癌多为分化差的癌，对放射治疗比较敏感，很多患者通过单纯放射治疗可以治愈。因此，利用调强放射治疗的优势，在不降低肿瘤控制率的前提下，可以避免和减轻正常组织的损伤，提高患者生存质量，并可同时实现肿瘤区的同步加量，以提高肿瘤局部剂量，最终实现提高局部控制率的目标。

调强放射治疗只是一种先进的放射治疗技术，靶区的确定与常规治疗时不应有差别，常规治疗获得的关于扁桃体癌局部控制的经验或影响预后的因素是指导调强靶区确定的依据。调强放射治疗的操作流程见图 5－2－9，中国医学科学院肿瘤医院推荐的靶区范围和剂量要求见表 5－2－13 和表 5－2－14。

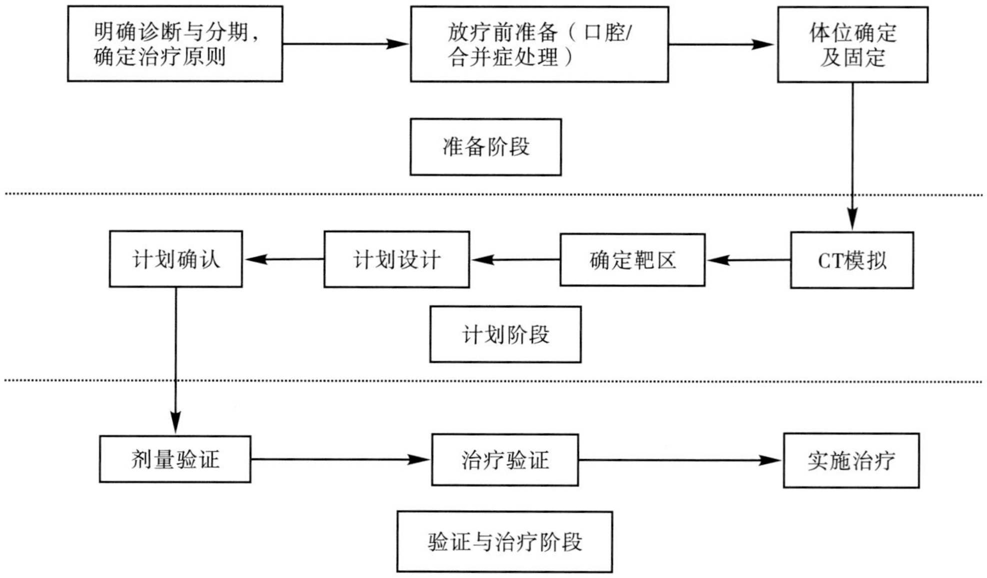

图 5-2-9 调强放射治疗流程图

表 5-2-13 扁桃体癌根治性放射治疗和术后放射疗的靶区规定和剂量要求

靶区	根治性调强放疗	高危患者术后 IMRT	中等危险患者的术后 IMRT
大体肿瘤（GTV）	影像学和临床检查所示肿瘤，包括阳性淋巴结	—	—
高危亚临床区（CTV1）	GTV 及周围邻近软组织和淋巴引流区	受累软组织的手术区和/或有包膜外受侵的淋巴结区域	未受累软组织的手术区和/或有无包膜外受侵的阳性淋巴结区域
低危亚临床区（CTV2）	选择性淋巴引流区	选择性淋巴引流区	选择性淋巴引流区

表 5-2-14 根据扁桃体癌的 TNM 分期的靶区及剂量建议

临床期别	GTV	CTV1	CTV2
$T_{1\sim2}N_0$	影像学和临床检查所示肿瘤，包括阳性淋巴结	GTV 及周围邻近软组织和淋巴引流区	同侧Ⅰb～Ⅳ，咽后淋巴引流区±对侧区Ⅰb～Ⅳ区
$T_{3\sim4}N+$	影像学和临床检查所示肿瘤，包括阳性淋巴结	GTV 及周围邻近软组织+同侧Ⅰ～Ⅴ区及咽后淋巴区	对侧Ⅱ～Ⅳ区及咽后淋巴引流区
N_{2c}	影像学和临床检查所示肿瘤，包括阳性淋巴结	GTV 及周围邻近软组织+双侧Ⅰ～Ⅴ区及咽后淋巴区	
剂量	68～76Gy	60～66Gy	50～56Gy

七、预后

扁桃体癌是一种用单纯放射治疗即可取得较好疗效的恶性肿瘤之一。放疗后总的 5 年生存率在 32.4%～83% 左右。早期病变的疗效极好，资料表明临床Ⅰ、Ⅱ期病人放疗后的 5 年生存率可分别达到 100% 与 80% 左右。即使是有淋巴结转移的 N_1 病人，单纯放疗也可取得满意的治疗效果，这是一个与口腔癌显著不同的特点。病变至晚期，放疗的治疗效果则有较明显的下降，但好的报道仍可达60%左右，而效果差的报道5年生存率仅20%左右。中国医学科学院肿瘤医院160例扁桃体癌单纯放射治疗结果显示，总的5年生存率为59.2%，其中T_1～T_4期5年生存率分别为82.4%、62.7%、55.7%、41.7%；N_0～N_3期5年生存率分别为78.4%、68.9%、44.5%、34.0%；Ⅰ～Ⅳ期的5年生存率分别为83.3%、83.7%、73.5%、40.7%。

（一）影响预后的因素

1．原发灶的期别　原发灶的大小及侵犯范围是影响预后的重要因素。T分期增加，放疗的局部控制率下降。舌根部位有无受侵也是影响放疗效果的一个显著性因素，舌根部受侵的放疗局部控制率降低1倍。中国医学科学院肿瘤医院160例扁桃体癌单纯放射治疗后，T_1～T_4期5年生存率分别为82.4%、62.7%、55.7%、41.7%；有、无舌根部受侵者的5年局部控制率分别为63.9%、80.9%，组间有显著统计学意义，结论与文献报道相符，见表5－2－15。

表5－2－15　不同T分期扁桃体癌单纯放射治疗的局部控制率

作者	T_1		T_2		T_3		T_4	
	No	%	No	%	No	%	No	%
Amornmarn	4/4	100	7/8	88	21/38	55	5/20	25
Bataini	32/36	89	78/93	84	111/173	64	77/163	47
Dubois	34/49	69%	39/84	46	7/82	9	－	－
Lusinchi	42/28	88	114/145	79	－	－	－	－
Mizono	5/10	50	25/41	61	17/55	31	3/25	12
Fein	20/23	87	69/87	79	45/63	71	12/27	44
总计	137/150	91	332/458	73	201/411	49	97/235	41

引自文献56～61。

2．颈部淋巴结转移　N_1病变对预后的影响并不大，放疗的局部控制率基本同N_0，可达80%左右，但至$N_{2\sim3}$，单纯放疗的效果将明显下降，仅为40%左右。中国医学科学院肿瘤医院160例扁桃体癌单纯放射治疗后，N_0～N_3期5年生存率分别为78.4%、68.9%、44.5%、34.0%。

3．肿瘤的生长方式　外生型肿物单纯放疗的局部控制率为85%左右，而溃疡浸润型肿物放疗的有效率则下降至58%左右。

4．病理类型　一般来说，分化差的癌对放疗相对比较敏感，原发病灶及颈部转移淋巴结均容易控制，而分化好的癌放射治疗的效果较差。中国医学科学院肿瘤医院160例扁桃体区癌单纯放射治疗结果，符合上述观点，未分化癌和低分化癌的5年生存率70.1%，明显好于分化好的鳞癌5年生存率51.4%的结果。

5．照射野的大小　扁桃体癌的瘤细胞一般分化较差，颈部淋巴结转移又多见，因此除少数分化好的T_1N_0病变外，需应用足够大的照射野，以充分包括原发病灶、邻近结构及颈部淋巴引流区。有作者报道，T_1、T_2病变，面颈照射野面积大于$80cm^2$，肿瘤局部控制率大77%，小于该面积则降为53%。

6．疗终原发灶和颈部转移淋巴结消失情况　疗终病变全部消失者的局部控制率及远期生存明显好于残存者。

（二）失败原因　放射治疗失败的主要原因仍然为原发灶或/和颈部未控或复发。其发生率随T、N分期的升高而增加。其次为远处转移。远处转移80%发生于治疗后2年之内，一般多伴有原发灶或/和颈部的复发，最常见的远处转移部位是肺，其次为骨、肝及纵隔。

不同病理类型的病变发生复发及转移的特点不同：治疗失败的病例中，鳞状上皮癌以原发灶或/和颈部复发为主；而低分化癌和未分化癌则以远处转移为多见。

中国医学科学院肿瘤医院160例扁桃体区癌单纯放射治疗后，63例死于肿瘤局部区域复发或远处转移，其中局部区域复发或未控34例占54.0%，远处转移28例占44.4%。

八、复发的治疗

单纯手术后或不足量放疗后的复发，应给予放疗，设野原则同前。

根治剂量放疗后的复发，如有手术切除的可能性，应行手术挽救。原发病灶复发应争取做扁桃体癌根治性切除术；原发灶如无法手术，可考虑用组织间插植近距离放疗，可起到一定的姑息效果。如为单纯颈部复发，可行颈清扫术。

对远处转移的病人，应根据转移部位的不同及全身情况的好坏，考虑用化疗或/和局部放疗，经积极治疗，仍有一些病人可望控制肿瘤生长、缓解症状、延长生存期。

第三节 软 腭 癌

一、一般情况

软腭构成口咽腔的顶壁，前缘与硬腭后端相接，两侧延伸为咽前柱及咽后柱，于中线处汇合形成腭垂。原发于软腭的肿瘤比较少见。对局限于软腭的肿瘤诊断比较容易，但对广泛侵犯的病变如软腭、硬腭、扁桃体区均受侵者，对肿瘤的起源部位有时就难以确定。不同部位起源的肿瘤又有不同的生物学行为：起源于软腭的病变容易向前浸润发展，除非到了晚期，一般较少向后即扁桃体区域发展；而扁桃体区癌不论病期早晚均容易侵犯软腭。

软腭张口即可见，所以该部位起源的肿瘤容易早期发现。明确诊断依赖于活体组织病理检查。

软腭粘膜是口腔粘膜的延续，因此该部位的癌以鳞状上皮癌为多。起源于小涎腺的腺癌比硬腭部位明显减少。又因软腭起源于胚基的口腔部分，故软腭癌尽管属于口咽癌的范畴，但瘤细胞的分化程度较其他口咽癌为高，而与口腔癌相类似。

早期软腭鳞状上皮细胞癌可表现为粘膜白斑或增殖性红斑样改变，或表现为浅表隆起性肿物，病变发展后大多呈溃疡浸润性癌，可沿粘膜下蔓延并向深层浸润，从而侵及硬腭、齿龈、颊粘膜、扁桃体区等，如侵犯至腭垂处容易发生咽后柱受侵。

小涎腺来源的腺癌，有时瘤体较大，呈半球状，但表面较光滑、可无溃疡。肿瘤常在粘膜下较长时间发展，一般不向深层浸润，颈淋巴结转移少见且出现较晚。腺样囊性癌具有深层浸润、破坏硬腭、侵犯神经或邻近血管与周围淋巴结转移的特点。

软腭淋巴引流丰富，并于中线处形成交叉网，因此软腭癌容易发生双侧淋巴结转移。最容易发生淋巴结转移的部位是上颈深和二腹肌下淋巴结，而颈后淋巴结和颌下淋巴结较少受侵。软腭癌在就诊时发现已有颈部淋巴结转移者约为30%～55%，其中10%～20%为双侧颈部淋巴结转移。

以中国医学科学院肿瘤医院61例单纯放疗的软腭癌病理检查结果来分析，鳞状上皮细胞癌48例，低分化癌5例，未分化癌3例，腺癌4例，不能分型者1例；有上颈深淋巴结转移和二腹肌下淋巴结转移者32例，占52.4%，其中双颈淋巴结转移者9例，占14.8%。

二、放射治疗技术

软腭癌常有局部外侵，手术切除范围大，局部修复和重建困难，常影响术后语音功能的恢复，因此除极小的浅表性病变可采用单纯局部手术切除外，一般均以放射治疗或放射治疗与手术的综合治疗为主。

主要的放疗技术包括外照射、体腔管照射、组织间插植或敷贴。因软腭为沿体中线分布的器官，且双侧颈部淋巴结转移较常见，故放疗以外照射为主，或联合应用其他放射治疗技术。初以两侧面颈联合野对穿照射，包括软腭、扁桃体区和上颈淋巴引流区（图5－2－10）。但对腺上皮来源的分化程度较高的腺癌，因颈淋巴结转移少见，故照射野的设计可以保守一点，以软腭、腭垂为中心，包绕部分周围结构即可（图5－2－11）。中下颈是否需要预防性照射应根据病理类型、上颈有无淋巴结转移而定。一般的照射原则是：①如病变为高分化鳞癌，而上颈又无转移淋巴结，则照射野仅包括原发病变及上颈部淋巴引流区即可，中、下颈不需要预防性照射。如一侧上颈淋巴结阳性，则同侧中下颈、及锁骨上区应行预防性照射，而对侧中下颈无需照射；如双侧上颈淋巴结阳性，则双侧下颈、锁骨上区均要预防性照射；②如病理为分化较低的鳞癌、或低分化癌、或未分化癌，则不论上颈是否有淋巴结转移，双侧中下颈、锁骨上区都要给予预防性照射。具体方法可参照扁桃体癌的颈部照射技术。

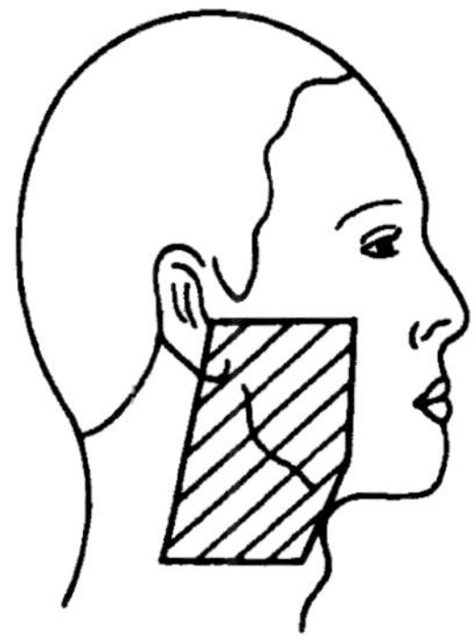

图5－2－10 软腭癌两侧相对野的体表标记

照射野基本同扁桃体癌，但因软腭癌很少发生颈后淋巴结转移，所以照射野的后界较扁桃体癌靠前，即不需要包括颈后淋巴结，仅包括上颈深和二腹肌下淋巴结即可。

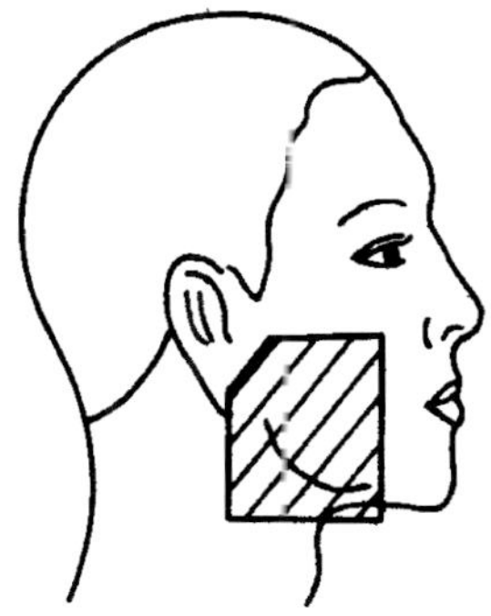

图5－2－11 腺上皮来源的癌的照射野

照射野以软腭、腭垂为中心，包括病变区及周围部分正常结构也可用于极早期的高分化鳞癌，或用于大野照射后的病变区加量至根治剂量。

照射过程中的缩野技术同扁桃体癌，即大野照射至DT36～40Gy时避开脊髓，DT50Gy时缩野，至软腭区，加量至根治剂量DT60Gy～70Gy。对小涎腺来源的癌，因放射敏感性低，故剂量常需高出肿瘤剂量70Gy。为降低周围正常组织的受量，减轻口腔干燥的程度，可在外照射至肿瘤剂量40～50Gy时，采用电子束体腔管照射技术，经口腔直接对准病变区加量20～30Gy/5F～10F/2w；或用高剂量率近距离敷贴照射技术，在剂量参考点处给予20～30Gy；若病变偏一侧，可采用不同剂量比的照射方法，或单侧野照射进行局部加量（见扁桃体癌有关内容）。其目的既保证病变区得到高剂量照射，又避免周围正常组织不必要的照射，可以最大限度地降低放疗后遗症的发生。

软腭是一个活动器官，在吞咽以及采用鼻腔或口腔呼吸时，其位置均有移动。因此，软腭癌在采用调强照射技术时，靶区的勾画应特别注意此特点，最好能够设计内靶区，以免因漏照而抵消调强放疗技术给患者带来的好处。

三、疗效与影响预后的因素

文献报道软腭癌单纯放疗的5年生存率在30%～60%左右，其中T_1病变为80%～90%，T_2病变，50%～80%，而T_3，T_4病变仅为20%～40%。中国医学科学院肿瘤医院61例单纯放疗的软腭癌总的5年生存率为39.3%（24/61）。临床Ⅰ、Ⅱ期病人5年生存率分别为100%（9/9）与53.8%（7/13）；N_0病人5年生存率为58.6%（17/29），而淋巴结阳性者仅21.9%（7/32）。低分化和未分化癌的5年生存率为62.5%（5/8），而鳞癌为35.4%（17/48），腺癌4例有2例存活。疗终病变完全消失者的5年生存率为67.8%（19/28），而病变残存者（包括原发灶和/或颈部淋巴结）仅15.1%

(5/33)。由此可见影响预后的因素基本同扁桃体癌，与T、N分期，病理类型，疗终时肿瘤有无残存等因素有关。

第四节 舌 根 癌

一、解剖

胚胎发育过程中，舌根属于内胚层来源，而舌体则属于外胚层来源。舌根位于全舌的后1/3，位于咽峡的后下方，前方借舌轮廓乳头与舌体分开，两侧通过舌咽沟与扁桃体区、口咽侧壁相接，下方至舌会厌谷及舌会厌外侧襞。舌根主要由粘膜和肌肉组成，参与语音和吞咽的形成过程，同时舌根又有丰富的淋巴结构，与扁桃体、鼻咽部淋巴结构共同组成韦氏环，组成人体重要的防御体系。因此，舌根在人体的生理活动中起着重要的作用。

二、发病率

舌根癌以男性为主，男女之比约为2~5:1，但近年来女性发病率有上升的趋势，可能与女性抽烟人数的增加有一定的相关性。发病年龄偏大，以50~70岁年龄组最为多见。

三、病理特点

起源于舌根部位的癌仍以鳞癌为多见，但瘤细胞的分化程度较舌癌差。小涎腺来源的癌也比较常见，还有未分化癌等均可见到。超过3/4的舌根部鳞癌以浸润性生长为主，肿物形状呈溃疡型，向周围结构如舌体、咽壁、扁桃体区、会厌舌面等侵犯的同时，还向舌根部深层肌肉浸润。不到1/4的舌根部鳞癌可表现为外生型肿物，以局部发展为主，很少向深层结构浸润发展。来源于小涎腺的癌也多以外生性生长为主。

舌根的淋巴组织丰富且属于中线结构，因此舌根癌不仅容易发生颈部淋巴结转移，而且双侧颈部发生转移的几率较高：约80%的病人在确诊时已有颈部淋巴结转移，其中30%为双侧转移。即使是临床检查颈部阴性的病人，20%左右的病人已有微小的淋巴结转移。最常见的淋巴结转移部位是二腹肌下组及上颈深组，其次为颈后淋巴结组和颌下淋巴结，咽后淋巴结转移也可发生但是少见。

四、症状与诊断

由于舌根部位比较隐蔽，早期病变不易发现。待出现症状时病变范围往往较广泛，已出现较深的溃疡及明显的浸润。最常见的症状是舌咽部疼痛，吞咽及咳嗽时加重。晚期病变由于舌根深层肌肉受侵，舌活动受限或固定，病人可出现语音不清及吞咽困难。有时舌根部病灶可能是隐匿的，而以颈部无痛性淋巴结肿大就诊的病人也并不少见，有这类症状的病人，应借助间接喉镜和光导纤维喉镜对这一区域作细致的检查，并应在充分表面麻醉下作指诊以免遗漏舌根部小的浸润病灶或以粘膜浸润生长为主的病灶。对每例患者应尽量争取作活体组织检查，以明确诊断和病理分型。诊断后还应行进一步的辅助检查以明确病变范围及周围组织侵犯情况，并除外远处转移及第二原发癌的可能。影像学检查中，MRI是目前舌根癌较理想的手段，不仅能自三维图像上勾勒出肿瘤的大小、浸润深度、邻近结构侵犯与否，且能显露引流区淋巴结有无转移（具体参见总论及扁桃体癌有关内容）。

五、治疗前准备

（一）明确分期 结合临床查体和影像学资料，按照UICC/AJCC分期标准（参见总论部分）对患者进行准确分期。

（二）口腔处理 根据患者的口腔状况，对患齿进行处理，合并有感染者，给予抗感染治疗。

（三）营养及合并症处理　患者如有进食困难及由此而导致的营养不良，应该给予纠正。有其他合并症者，给予相应处理，并根据内科合并症情况，决定适合患者的治疗方案。

六、治疗原则

（一）早期患者　早期病变无论是手术还是放射治疗都可取得好的局部控制效果，但因手术对人体正常结构的破坏及术后对生理功能如语音、吞咽等的影响，早期病变还是首选放射治疗。

（二）可以手术切除的晚期病变　原则上首选非手术治疗，手术作为非手术治疗失败后的挽救治疗，目前的趋势是同步放化疗与手术的综合治疗，同步化放疗作为一线治疗，放疗 DT50Gy 时进行疗效评价，如估计肿瘤在接受根治性放射治疗剂量后能够消退，原发灶继续放疗；颈部淋巴结根据颈淋巴结的转移状态和对放疗的反应决定是否行颈清扫。

如果患者首先接受了手术治疗，应该行术后放疗或同步化放疗。

（三）不能手术切除的晚期病变　可行放射治疗或同步化放疗，仍可取得较好的姑息作用，甚或因对放射治疗敏感，瘤体缩小明显，由不能手术转为可以手术，个别病人甚至因此而获得治愈。

（四）总的推荐治疗原则

1. $T_{1\sim2}N_{0\sim1}$病变　首选根治性放射治疗；$N_{2a、b、c}$病变，颈部考虑颈部淋巴结清扫术，如采用根治性放射治疗，推荐放射治疗 + 同步化疗；对放、化疗后 2 月仍有颈部残存者手术切除。

2. T_3，N_0，N_1，N_{2a}、N_{2b}病变　采用每天 1 次的常规分割照射技术、合并同步化疗，或采用一天两次的照射技术；DT50 ~ 56Gy 时评价疗效，如单纯放射治疗可以获得局部控制的病例，可继续放射治疗至根治性剂量；对肿瘤明显残存，应停止放射治疗，该为术前放疗 + 手术治疗。

3. T_4，N_0，N_1，$N_{2a、b}$，N_3 病变　手术治疗（包括颈部淋巴结清扫术），术后根据病理情况采用放射治疗，DT56 ~ 60Gy；对于高危险的复发区域，如阳性切缘、淋巴结转移部位、或淋巴结包膜外受侵区域，局部加量 10Gy，使总剂量达 66Gy；对不能手术的双侧 N_3 病变，采用加速分割或常规分割，或放疗 + 同步化疗。

七、放射治疗技术

采用双侧野对穿照射 + 下颈锁骨上垂直照射技术。

双侧照射野包括原发病变及上颈部淋巴引流区。采用常规照射技术时，患者取仰卧位，下颌上仰，张口含瓶/或楔形压舌器，将舌压于瓶底，面罩固定。确定治疗中心后，拍左右侧位片及下颈切线片。两侧对穿照射野的上界，要求超过舌和舌根表面 1.5 ~ 2.0cm，如果肿瘤侵及口咽咽前后柱，或鼻咽，上界相应提高，可达颅底，包全整个受侵的解剖结构。下界位于舌骨下缘水平，可根据颈部转移淋巴结位置适当调整位置。前界应包括咽峡及部分舌体，后界以包括颈后三角淋巴引流区为原则。如此，原发病变、咽后淋巴结，上颈深淋巴结、二腹肌下组淋巴结、颈后淋巴结全部包括在一个照射野内，而下颈锁骨上淋巴引流区另设一个单前野垂直照射，但要注意单前野脊髓挡铅或两野交界处挡 2cm × 2cm ~ 3cm × 3cm 铅，以避免两相邻野处脊髓过量照射（图 5 – 2 – 12）。

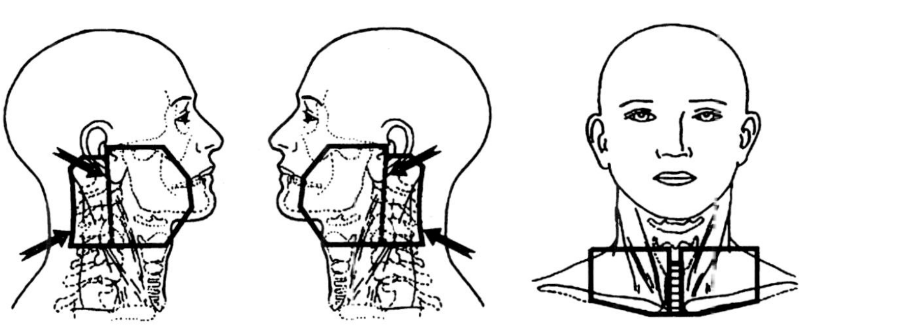

图 5 – 2 – 12　舌根癌照射野

照射至肿瘤剂量 DT36～40Gy 时，两侧野的后界前移以避开脊髓继续照射，颈后区如需要加量可选用合适能量的电子线照射，一般不超过 12MeV 能量。下颈锁骨上预防性照射区域照射剂量为 DT50Gy；原发病变区及上颈部淋巴引流区（已不包括颈后三角淋巴引流区）照射至 DT60Gy，后缩野（图 5－2－13a）至病变区加量至 DT66～70Gy。对非浸润性生长的舌根癌，高剂量率近距离后装组织间插植方法是一种较有效的手段，常在外照射肿瘤剂量达 DT50～60Gy 时，休息 2 周左右行插植，对 T_1、T_2 病变约 20～25Gy，T_3、T_4 病变约推量 30～40Gy/2F。植施源器的数量，需依据肿瘤范围而定，一般施源器间间隔为 10～12mm，勿超过 15mm。（图 5－2－13b）。Housset 等报道 110 例 $T_{1\sim2}$舌根鳞癌分别采用外照射＋组织间插植、手术＋术后放疗和单纯放疗等 3 种治疗手段，结果显示外照射＋组织间插植的局部失败率为 20.5%，与手术＋术后放疗的局部失败率 18.5% 无明显差别，而采用单纯体外照射的局部失败率为 43%，与前两种治疗手段有显著的统计学差别。因此利用组织间插植的方法进行局部加量可以明显提高单纯外照射的肿瘤局部控制率。

其他照射方法有：不同剂量比照射技术、或大野套小野的方法进行局部加量（参见以上有关内容）。

近距离放射治疗在舌根癌治疗中的作用

由于舌根的重要生理功能，外科手术会造成组织缺损而导致功能障碍，因此，非手术性的功能保全性治疗在舌根癌的治疗中有着重要的作用。头颈部肿瘤在一定的剂量范围内存在剂量效应关系，提高局部剂量能够增加局部控制率和生存率。近距离放射治疗由于其杀伤距离短，对周围正常组织损伤小，与外照射结合治疗舌根癌，既能提高局部肿瘤剂量又能避免过高外照射剂量照射而导致的正常组织损伤（如放射性下颌骨坏死，放射性脊髓炎等），虽然目前有三维适形/调强放射治疗技术，常规外照射与近距离放疗的结合，在舌根癌的治疗中仍不失是一个可选择的手段。表 5－2－16 为舌根癌不同治疗手段疗效和功能保全的结果。

表 5－2－16 舌根癌不同治疗手段疗效和功能保全的结果

作者	期别	治疗	病例数	疗效		
				局部控制（%）	总生存率（%）	功能保全率（%）
Lusinchi	$T_1\sim T_3$	EBRT＋B	108	65	26	64
Harrison		EBRT＋B	67	89		
Barrett		S＋EBRT	17	74	44	
		EBRT	16	28	24	28
		EBRT＋B/ND	20	87	33	87
Cano	Ⅳ	EBRT＋B	18	89	52	89
Gibbs	Ⅰ～Ⅳ	EBRT＋B	41	82	66	82
Nisi		S＋R	24	80		
		S alone	55	48		

S：外科手术；EBRT：单纯外照射；B：近距离放疗；ND：颈清扫。引自文献 62～67。

常规分割放射治疗对晚期舌根癌的局部控制作用差，因此通过改变分割方式可望提高肿瘤的局部控制率。如 Wang 报告 224 例舌根癌分别采用不同分割方式放疗的效果，其中常规分割放疗 105 例，5 年局部控制率，$T_{1\sim2}$病变为 78%；T_3 病变，28%；T_4 病变，17%。而超分割放疗 119 例，其 5 年局部控制率分别为：$T_{1\sim2}$病变，87%；T_3 病变，64%；T_4 病变，28%。经统计学处理，两种放疗方法对 $T_{1\sim2}$病变的治疗效果无明显差别，但对 $T_{3\sim4}$病变则有显著性差异，因此对晚期病变主张超分割放疗为好。

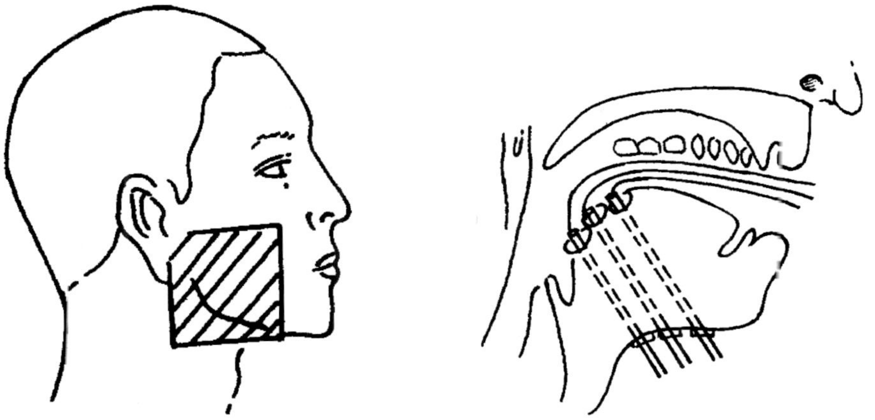

a 缩野后的局部照射野 b 组织间插植局部加量

图 5-2-13 舌根癌放疗时局部加量的几种方法

八、疗效与影响预后的因素

早年舌根癌单纯放疗的效果很差，5 年治愈率仅 11.1% ~37%。分析其原因与以下因素有关：①过去的治疗设备较为陈旧，主要为深部 X 线及^{60}Co 等；②放疗剂量低，且多为分段放疗；③当时由于认识不足及经验有限，使放疗技术的应用不尽合理；④受外科技术的限制，对放疗失败的病人不能有效地挽救。近年来，随着放疗技术的进步及治疗经验的日益完善，使舌根癌单纯放疗的效果有了较明显的改善。

Brunin 等报道法国 1960 ~1992 年 216 例舌根癌的治疗情况，原发灶的治疗方式主要为单纯外照射和外照射 + 近距离治疗两种方式，外科手术在这一时期很少作为一线治疗手段，仅作为放射治疗失败后的挽救治疗，216 例患者中 T_1 占 14%，T_2 26%；T_3 44%，T_4 16%。5 年和 10 年局部控制率分别为 45% 和 37%。目前文献报道舌根癌放疗后总的 5 年生存率可达 40% ~60%。T_1、T_2 病变放疗的局部控制率可高达 80% ~100%。即使是晚期的 T_3、T_4 病变，放疗的局部控制率也能达到 30% ~60% 左右，见表 5-2-17。如果按相同分期的治疗效果相比，则舌根癌总的治疗效果并不比头颈部其他肿瘤差。

表 5-2-17 不同期别舌根癌的治疗效果

作者	年代	病例数	治疗	局部控制率（%）			
				T_1	T_2	T_3	T_4
Jaulerry	1991	166	RT	96（2 年）	57	45	23
Mendenhall	2000	217	EBRT	96	91	81	38
Karakoyun	2005	40	RT + BT ± Chemo	100	96	67	

引自文献 70 ~72。

单纯放疗对颈部的控制情况，N_0 病变几乎 100% 可被控制；N_1 病变，70% ~85% 可被放疗控制；但至 $N_{2/3}$，则放疗的局部控制率明显下降，仅为 50% 左右。Fein 等报道，对 $N_{1\sim3}$ 病变，经根治性放疗后，不论是否达 CR，均行颈清扫术，结果发现 CR 后的颈部清扫术后病理检查仍有 30% 的阳性率，颈部的局部控制率同单纯放疗者相比，N_1 病变有提高，但无统计学意义（100% vs 86%）；$N_{2\sim3}$病变收益最大，放疗后颈清扫的颈部局控率高达 96%，单纯放疗的颈部局控率仅 62%。因此，作者主张

对 $N_{0\sim1}$ 病变，可以用单纯放疗控制，但对 $N_{2\sim3}$ 病变，尤其是放疗后残存者，应行颈部淋巴结清扫术，以最大限度地提高颈部的局部控制率。

中国医学科学院肿瘤医院 59 例舌根癌单纯放疗后的 5 年生存率为 49.1%，临床Ⅰ～Ⅳ期的 5 年生存率分别为 100%、75%、43.4% 与 36.3%。与预后显著相关的因素有 T 分期、N 分期、病理类型、疗终是否有肿瘤残存等（基本同扁桃体癌）。

九、失败原因

原发灶和/或颈部淋巴结转移未控仍是治疗失败的主要原因，占治疗失败的 30%～70% 左右。其次为远处转移，约 10%～20% 左右，多发生于治疗后 2 年内，并多伴有原发灶和/或颈部未控或复发。据中国医学科学院肿瘤医院 55 例舌根癌单纯放疗后长期随访，已知 30 例复发或转移，其中原发灶和/或颈部复发者 21 例，占 35.9%，远处转移者 7 例占 11.9%，主要为肺、骨、肝或广泛转移。高分化鳞癌以原发灶和/或颈部复发为主，腺癌、低分化癌或未分化癌以远处转移为主。

第五节 放疗后遗症

在口咽癌的放疗过程中，腮腺、口腔粘膜、下颌骨、喉及气管不可避免地包括在照射野内，因此放射治疗在治疗肿瘤的同时，会必然地造成正常组织的一些损伤。如果放疗技术选用合理适当，则可将放疗后遗症降到最低。

早年对放疗技术的认识不够及经验不足，因此口咽癌放疗后出现后遗症的几率较高。例如，Weller 等报告 104 例舌根癌的放射治疗，其中 24 例出现远期放疗合并症，占治疗总人数的 23%，主要的并发症是下颌骨坏死（6%），严重的颈部纤维化（8%）、重度粘膜水肿（4%），其他如脊髓炎、会厌溃疡、气管出血、双侧舌下神经麻痹、喉软骨炎、软骨坏死等各占 1%。Pernot 等报告其所在机构 30 年来放射治疗 1344 例口腔癌和口咽癌，其中 330 出现放疗后遗症，按严重程度分为四度：Ⅰ度，轻度放疗反应，指粘膜表面出现的比较小的浅表溃疡，持续 2～3 月消失；Ⅱ度，中度放疗反应，指溃疡超过 2～3 月不愈合或反复发作；Ⅲ度，重度放疗反应，指出现骨的后遗症或粘膜、软组织等部位深在的溃疡，需要手术或反复住院治疗者；Ⅳ度，指致命性的后遗症。Ⅰ、Ⅱ、Ⅲ、Ⅳ度放疗反应出现的几率分别为：20%、9%、4%、0.2%。出现后遗症的时间自 0～142 个月不等，中位时间为 9 个月，大多数在疗后 6～12 月出现，经分析其原因，发现放疗后遗症的出现与肿瘤部位（口底癌出现后遗症的几率最高，其次为舌，再次为口咽）、肿瘤剂量≥80Gy、剂量率 >0.7Gy/h（指近距离治疗），下颌骨缺乏防护措施等因素有关。而属重度放疗反应的骨坏死与疗前口腔卫生状况，是否有龋齿，残根，是否在放疗前进行口腔处理，放疗后近期内拔牙、治疗第二原发肿瘤或肿瘤复发有关，因此对口咽癌患者，放疗前必须进行口腔检查和必要的处理。目前随着放疗技术的发展及经验的积累，放疗后遗症已明显下降，放射性脊髓炎已很少出现，放射性喉软骨炎及骨坏死也由于高能 X 线的普遍应用及局部补量采用组织间插植、体腔管照射技术等而明显下降。口干也由于采用不同剂量比照射技术或同侧照射技术以及调强放射治疗技术的逐渐普及，使对侧腮腺接受较少的剂量，从而减轻了口腔干燥的程度。

（易俊林）

参 考 文 献

1. Morrison WH. The oropharynx. In: Cox JD, Ang KK (eds). Radiation oncology, rationale, technique, results. 8th ed, 2003, 196～218.
2. Sobin LH, Wittekind C (eds). UICC TNM dassification of malignemt Tumors. 6th ed. New York, Wiley－Liss, 2002
3. Devita VT, Rosenberg SA. Cancers of the head and neck. Chapter30, Cancer principle and practice of oncology. 6th ed,

Lippincott Racen Publisher, 2001.

4. Perez CA, Clifford CKS, Simpson JR, et al. Oropharynx (Tonsillar fossa, Faucial Arch, and Base of tongue), In: Perez CA, Brady LW (eds). Principle and practice of radiation oncology. 4th ed, 2004, 1022～1070.
5. Wang HM, Ng SH, Wang CH, et al. Correlation between computed tomographic density of lymph node metastases and response to cisplatin－based chemotherapy in patients with head and neck squamous cell carcinoma in an area in which betel quid chewing is prevalent. Cancer, 1996, 78:1972～1979.
6. 罗京伟，徐国镇. 口咽癌：见：殷蔚伯，谷铣之主编. 肿瘤放射治疗学. 第三版. 北京：中国协和医科大学出版社，2002，471～492.
7. 徐国镇. 口咽癌. 见：谷铣之，殷蔚伯，刘泰福等主编. 肿瘤放射治疗学. 第二版. 北京：北京医科大学中国协和医科大学联合出版社，1993，374～390.
8. Robbins KT, Medina JE, Wolfe GT, et al. Standardizing neck dissection terminology: Offcial report of the Academy's committee for Head and Neck Surgery and Oncology. Arch Otolaryngol Head Neck Surg, 1991, 117:601～605.
9. Gre'goire V, Levendag P, Ang KK, et al. CT－based delineation of lymph node levels and related CTVs in the node－negative neck: DAHANCA, EORTC, GORTEC, NCIC, RTOG consensus guidelines. Radiother and Oncol, 2003, 69:227～236.
10. Chao KS, Wippold FJ, Ozyigit G, et al. Determination and delineation of nodal target volumes for head－and－neck cancer based on patterns of failure in patients receiving definitive and postoperative IMRT. Int J Radiat Oncol Biol Phys, 2002, 53:1174～1184.
11. 吴雪溪，唐平章，祁永发，等. 扁桃体鳞状细胞癌的治疗选择. 中华耳鼻喉科学杂志，2003，38:379～382.
12. Parsons JT, Mendenhall WM, Stringer SP, et al. Squamous cell carcinoma of the oropharynx: Surgery, radiation therapy, or both. Cancer, 2002, 94:2967～2980.
13. Tupchong L, Scott CB, Blitzer PH, et al. Randomized study of preoperative versus postoperative radiation therapy in advanced head and neck carcinoma: long－term follow－up of RTOG study 73－03. Int J Radiat Oncol Biol Phys, 1991, 20:21～28.
14. Vandenbrouck C, Sancho H, Le Fur R, et al. Results of a randomized clinical trial of preoperative irradiation versus postoperative in treatment of tumors of the hypopharynx. Cancer, 1977, 39:1445～1449.
15. Wennerberg J. Pre versus post－operative radiotherapy of resectable squamous cell carcinoma of the head and neck. Acta Otolaryngol, 1995, 115:465～474.
16. 王中和，米列奥 RR，卡西西 NJ. 头颈部鳞癌术前放疗还是术后放疗－208 例临床分析. 中华放射肿瘤学杂志，1991，5:149～152.
17. Cooper JS, Pajak TF, Forastiere AA, et al. Postoperative concurrent radiotherapy and chemotherapy for high－risk squamous－cell carcinoma of the head and neck. N Engl J Med, 2004, 350:1937－1944.
18. Bernier J, Domenge C, Ozsahin M, et al. Postoperative irradiation with or without concomitant chemotherapy for locally advanced head and neck cancer. N Engl J Med, 2004, 350:1945～1952.
19. 唐平章，屠规益，李庆宏. 下咽癌的手术治疗及综合治疗. 中国医学科学院学报，1996，18:10.
20. 王建宏，祁永发，唐平章，等. 梨状窝癌手术前后放疗与喉功能保全. 中华耳鼻喉头颈外科，2005，40:528～532.
21. Domenge C, Hill C, Lefebvre JL, et al. Randomized trial of neoadjuvant chemotherapy in oropharyngeal carcinoma. French Groupe d'Etude des Tumeurs de la Tete et du Cou (GETTEC). Br J Cancer, 2000, 83:1594～1598.
22. Induction chemotherapy plus radiation compared with surgery plus radiation in patients with advanced laryngeal cancer. The Department of Veterans Affairs Laryngeal Cancer Study Group. N Engl J Med, 1991, 324 1685～1690.
23. Graf R, Hildebrandt B, Tilly W, et al. A non－randomised, single－centre comparison of induction chemotherapy followed by radiochemotherapy versus concomitant chemotherapy with hyperfractionated radio－therapy in inoperable head and neck carcinomas. BMC Cancer, 2006, 6:30.
24. Zorat PL, Paccagnella A, Cavaniglia G, et al. Randomized phase III trial of neoadjuvant chemotherapy in head and neck cancer: 10－year follow－up. J Natl Cancer Inst, 2004, 96:1714～1717.
25. Pignon JP, Bourhis J, Domenge C, et al. Chemotherapy added to locoregional treatment for head and neck squamous－cell carcinoma: three meta－analyses of updated individual data. MACH－NC Collaborative Group. Meta－analysis of chemotherapy on head and neck cancer. Lancet, 2000, 355:949～955.

26. Vokes EE, Haraf DJ, Kies MS. The use of concurrent chemotherapy and radiotherapy for locoregionally advanced head and neck cancer. Semin Oncol, 2000, 27:34~38.
27. Zackrisson B, Mercke C, Strander H, et al. A systematic overview of radiation therapy effects in head and neck cancer. Acta Oncol, 2003, 42:443~461.
28. Zakotnik B, Smid L, Budihna M, et al. Concomitant radiotherapy with mitomycin C and bleomycin compared with radiotherapy alone in inoperable head and neck cancer: Final report. Int J Radiat Oncol Biol Phys, 1998, 41:1121~1127.
29. Calais G, Alfonsi M, Bardet E, et al. Randomized trial of radiation therapy versus concomitant chemotherapy and radiation therapy for advanced-stage oropharynx carcinoma. J Natl Cancer Inst, 1999, 91:2081~2086.
30. Olmi P, Crispino S, Fallai C, et al. Locoregionally advanced carcinoma of the oropharynx: Conventional radiotherapy vs accelerated hyperfractionated radiotherapy vs. concomitant radiotherapy and chemotherapy--a multicenter randomized trial. Int J Radiat Oncol Biol Phys, 2003, 55:78~92.
31. Denis F, Garaud P, Bardet E, et al. Final results of the 94-01 French Head and Neck Oncology and Radiotherapy Group randomized trial comparing radiotherapy alone with concomitant radiochemotherapy in advanced-stage oropharynx carcinoma. J Clin Oncol, 2004, 22:69~76.
32. Bachaud JM, David JM, Boussin G, et al. Combined postoperative radiotherapy and weekly cisplatin infusion for locally advanced squamous cell carcinoma of head and neck: Priliminary report of a randomized trial. Int J Radiat Oncol Biol Phys, 1991, 20:243~246.
33. Al-Sarraf M, Pajak TF, Byhardt RW, et al. Postoperative radiotherapy with concurrent cisplatin appears to improve locoregional control of advanced, resectable head and neck cancers: RTOG 88-24. Int J Radiat Oncol Biol Phys, 1997, 37:777~782.
34. Mendenhall WM, Million RR, Cassisi NJ. Squamous cell carcinoma of the head and neck treated with radiation therapy: the role of neck dissection for clinically positive neck nodes. Int J Radiat Oncol Biol Phys, 1986, 12:733~740.
35. Stenson KM, Haraf DJ, Pelzer H, et al. The role of cervical lymphadenectomy after aggressive concomitant chemoradiotherapy: The feasibility of selective neck dissection. Arch Otolaryngol Head Neck Surg, 2000, 126:950~956.
36. Newkirk KA, Cullen KJ, Harter KW, et al. Planned neck dissection for advanced primary head and neck malignancy treated with organ preservation therapy: disease control and survival outcomes. Head Neck, 2001, 23:73~79.
37. Lavertu P, Adelstein DJ, Saxton JP, et al. Management of the neck in a randomized trial comparing concurrent chemotherapy and radiotherapy with radiotherapy alone in resectable stage Ⅲ and Ⅳ squamous cell head and neck cancer. Head Neck, 1997, 19:559~566.
38. McHam SA, Adelstein DJ, Rybicki LA, et al. Who merits a neck dissection after definitive chemoradiotherapy for N2-N3 squamous cell head and neck cancer?, Head Neck, 2003, 25:791~798.
39. Sanguineti G, Corvo R, Benasso M, et al. Management of the neck after alternating chemoradiotherapy for advanced head and neck cancer. Head Neck, 1999, 21:223~228.
40. Velazquez RA, McGuff HS, Sycamore D, et al. The role of computed tomographic scans in the management of the N-positive neck in head and neck squamous cell carcinoma after chemoradiotherapy. Arch Otolaryngol Head Neck Surg, 2004, 130:74~77.
41. Marcial VA, Pajak TF, Kramer S, et al. Radiation Therapy Oncology Group (RTOG) studies in head and neck cancer. Semin Oncol, 1988, 15:39~60.
42. Horiot JC, Le Fur R, N'Guyen T, et al. Hyperfractionation versus conventional fractionation in oropharyngeal carcinoma: Final analysis of a randomized trial of the EORTC cooperative group of radiotherapy. Radiother Oncol, 1992, 25:231~241.
43. Fu KK, Pajak TF, Trotti A, et al. A Radiation Therapy Oncology Group (RTOG) phase III randomized study to compare hyperfractionation and two variants of accelerated fractionation to standard fractionation radiotherapy for head and neck squamous cell carcinomas: First report of RTOG 9003. Int J Radiat Oncol Biol Phys, 2000, 48:7~16.
44. Horiot JC, Maingon P, Barillot I. Radiotherapy for head and neck cancers including chemoradiotherapy. Curr Opin Oncol, 1994, 6:272~276.
45. Dische S, Saunders M, Barrett A, et al. A randomised multicentre trial of CHART versus conventional radiotherapy in head and neck cancer. Radiother Oncol, 1997, 44:123~136.

46. Overgaard J, Hansen HS, Specht L, et al. Five compared with six fractions per week of conventional radiotherapy of squamous - cell carcinoma of head and neck: DAHANCA 6 and 7 randomised controlled trial. Lancet, 2003, 362 : 933 ~ 940.
47. Skladowski K, Maciejewski B, Golen M, et al. Randomized clinical trial on 7 - day - continuous accelerated irradiation (CAIR) of head and neck cancer - report on 3 - year tumour control and normal tissue toxicity. Radiother Oncol, 2000, 55 : 101 ~ 110.
48. Bourhis J, Etessami A, Wilbault P, et al. Altered fractionated radiotherapy in the management of head and neck carcinomas: advantages and limitations. Curr Opin Oncol, 2004, 16 : 215 ~ 219.
49. Budach, V, Stuschke M, Budach W, et al. Hyperfractionated accelerated chemoradiation with concurrent fluorouracil - mitomycin is more effective than dose - escalated hyperfractionated accelerated radiation therapy alone in locally advanced head and neck cancer: final results of the radiotherapy cooperative clinical trials group of the German cancer society 95 - 06 prospective randomized trial. J Clin Oncol, 2005, 23 : 1125 ~ 1135.
50. 布杰，高黎，徐国镇，等. 160 例扁桃体癌的放射治疗及预后. 中华放射肿瘤学杂志，2001，10 : 104 ~ 107.
51. Million RR, Cassisi NJ, Mancuso AA. In: Million RR, cassisi NJ (eds). Management of head and neck cancer: A multidisciplinary approach. 2nd ed. Philadelphia: JB Lippincott, 1994, 401 ~ 429.
52. Perez CA, Patel MM, Chao KSC, et al. Carcinoma of the tonsillar fossa: prognostic factors and long - term therapy outcome. Int J Radiat Oncol Biol Phys, 1998, 42 : 1077 ~ 1084.
53. Gwozdz JT, Morrison WH, Garden AS, et al. Concomitant boost radiotherapy for squamous carcinoma of the tonsil fossa. Int J Radiat Oncol Biol Phys, 1997, 39 : 127 ~ 135.
54. 杨香然，王雅棣，周道安，等. 100 例扁桃体癌放射治疗分析. 中华放射肿瘤学杂志，1995，4 : 104 ~ 106.
55. 洪继东，涂青松，章正. 71 例扁桃体癌放射治疗分析. 中华放射肿瘤学杂志，2002，11 : 162 ~ 164.
56. Amornmarn R, Prempree T, Jaiwatana J, et al. Radiation management of carcinoma of the tonsillar region. Cancer, 1984, 54 : 1293 ~ 1299.
57. Bataini JP, Asselain B, Jaulerry C, et al. A multivariate primary tumour control analysis in 465 patients treated by radical radiotherapy for cancer of the tonsillar region: clinical and treatment parameters as prognostic factors. Radiother Oncol, 1989, 14 : 265 ~ 277.
58. Dubois JB, Broquerie JL, Delard R, et al. Analysis of the results of irradiation in the treatment of tonsillar region carcinomas. Int J Radiat Oncol Biol Phys, 1983, 9 : 1195 ~ 1203.
59. Lusinchi A, Wibault P, Marandas P, et al. Exclusive radiation therapy: the treatment of early tonsillar tumors. Int J Radiat Oncol Biol Phys, 1989, 17 : 273 ~ 277.
60. Mizono GS, Diaz RF, Fu KK, et al. Carcinoma of the tonsillar region. Laryngoscope, 1986, 96 : 240 ~ 244.
61. Fein DA, Lee WR, Amos WR, et al. Oropharyngeal carcinoma treated with radiotherapy: A 30 - year experience. Int J Radiat Oncol Biol Phys, 1996, 34 : 289 ~ 296.
62. Lusinchi A, Eskandari J, Son Y, et al. External irradiation plus curietherapy boost in 108 base of tongue carcinomas. Int J Radiat Oncol Biol Phys, 1989, 17 : 1191 ~ 1197.
63. Harrison LB, Sessions RB, Strong EW, et al. Brachytherapy as part of the definitive management of squamous cancer of the base of tongue. Int J Radiat Oncol Biol Phys, 1989, 17 : 1309 ~ 1312.
64. Barrett WL, Gluckman JL, Wilson KM, et al. A comparison of treatments of squamous cell carcinoma of the base of tongue: Surgical resection combined with external radiation therapy, external radiation therapy alone, and external radiation therapy combined with interstitial radiation. Brachytherapy, 2004, 3 : 240 ~ 245.
65. Cano ER, Johnson JT, Carrau R, et al. Brachytherapy in the treatment of Stage Ⅳ carcinoma of the base of tongue. Brachytherapy, 2004, 3 : 41 ~ 48.
66. Gibbs IC, Le QT, Shah RD, et al. Long - term outcomes after external beam irradiation and brachytherapy boost for base - of - tongue cancers. Int J Radiat Oncol Biol Phys, 2003, 57 : 489 ~ 494.
67. Nisi KW, Foote RL, Bonner JA, et al. Adjuvant radiotherapy for squamous cell carcinoma of the tongue base: Improved local - regional disease control compared with surgery alone. Int J Radiat Oncol Biol Phys, 1998, 41 : 371 ~ 377.
68. Wang CC, Montgomery W, Efird J. Local control of oropharyngeal carcinoma by irradiation alone. Laryngoscope, 1995, 105 : 529 ~ 533.
69. Brunin F, Mosseri V, Jaulerry C, et al. Cancer of the base of the tongue: Past and future. Head Neck, 1999, 21 :

751 ~ 759.

70. Jaulerry C, Rodriguez J, Brunin F, et al. Results of radiation therapy in carcinoma of the base of the tongue. The Curie Institute experience with about 166 cases. Cancer, 1991, 67 : 1532 ~ 1538.

71. Mendenhall WM, Stringer SP, Amdur RJ, et al. Is radiation therapy a preferred alternative to surgery for squamous cell carcinoma of the base of tongue? J Clin Oncol, 2000, 18 : 35 ~ 42.

72. Karakoyun - Celik O, Norris CMJr. Tishler R, et al. Definitive radiotherapy with interstitial implant boost for squamous cell carcinoma of the tongue base. Head Neck, 2005, 27 : 353 ~ 361.

73. 李伟雄，徐国镇，谷铣之. 舌根癌55例放射治疗分析. 中华放射肿瘤学杂志，1993，2 : 13 ~ 16.

74. Weller SA, Goffinet DR, Goode RL, et al. Carcinoma of the oropharynx: Results of megavoltage radiation therapy in 305 patients. Am J Roentgenol, 1976, 126 : 236 ~ 240.

75. Pernot M, Hoffstetter S, Peiffert D, et al. Role of interstitial brachytherapy in oral and oropharyngeal carcinoma: reflection of a series of 1344 patients treated at the time of initial presentation. Otolaryngol Head Neck Surg, 1996, 115 : 519 ~ 526.

第三章　下　咽　癌

一、概述

下咽癌较为少见，约占头颈部恶性肿瘤的0.8%～1.5%，中国医学科学院肿瘤医院从1958～1987年所收治的病人中，下咽癌占头颈部恶性肿瘤的2.5%，占全身恶性肿瘤的0.25%。

下咽癌的致病因素与喉癌相似：下咽癌的发生与烟酒的消耗量呈显著正相关。过量酗酒和每天吸烟超过40支的人群下咽癌的发病率是无此嗜好人群的35倍。83%～89%的梨状窝癌和杓会厌皱襞肿瘤与嗜烟酒有关。

下咽癌患者发生上消化/呼吸道第二原发癌的几率在1/4～1/3左右，提示烟酒中所含的致癌物可导致上消化道和呼吸道上皮多中心癌变。对梨状窝癌患者而言，45%的第二原发癌与烟酒过量有关。

另外，营养因素也与本病的发生有一定的相关性，如胡萝卜素的缺乏及缺铁性贫血等。缺铁性贫血常与女性环后区癌的发生有关。

下咽癌以男性为多见，男女之比为2～3∶1，在下咽癌中，发生于梨状窝者最为常见，约占60%～70%；其次为咽后壁区，占25%～30%；而发生于环后区者少见，仅占5%左右，尤以女性多见。发病年龄多在60～65岁之间。由于下咽是相对不敏感部位，早期肿瘤不易发现，初次就诊时，大约40%的患者的疾病局限于原发灶部位，40%多为原发灶伴区域淋巴结转移，还有10%～20%的患者合并有远地转移。

一般而言，下咽癌的预后较差，主要与以下因素有关：淋巴管网丰富，容易发生淋巴结转移；病变有沿粘膜下浸润侵犯的特点，局部病变范围广泛；早期症状不典型，发现时多为晚期；远处转移及第二原发肿瘤发生的几率较高；过度的烟酒嗜好，造成病人营养不良及相关器官功能损害，从而影响到合理的治疗。

二、应用解剖

下咽是口咽的延续部分，位于喉的后方及两侧，始于咽会厌皱襞，终于环状软骨下缘，并与颈段食管入口相连，相当于第三到第六颈椎水平。下咽在临床上分为3个区域：梨状窝区、环后区和咽后壁区，下咽，口咽/喉的内镜直视下解剖关系见图5－3－1。

梨状窝区位于喉的侧面，左右各一，呈对称性分布，形同一倒置的长梨状陷窝。其上至会厌咽皱襞，下至食管入口，内邻杓会厌皱襞、杓状软骨和环状软骨，外邻甲状软骨板。梨状窝区有3个壁：前壁，内侧壁和外侧壁。梨状窝内侧壁由杓会厌皱襞和喉侧壁组成，前壁和外侧壁由甲状软骨板构成，后方开放与下咽相通。

环后区，即环状软骨后缘的区域，也即喉后方区域。其上至杓会厌皱襞，下至环状软骨下缘，外邻梨状窝。

咽后壁区为会厌溪的底部（相当于舌骨上缘水平）至环状软骨下缘之间的咽后壁（图5－3－2、5－3－3）。

3个区域之间并无任何屏障，而且下咽壁仅由粘膜、纤维筋膜、肌肉和疏松结缔组织构成，全层厚度不足1cm，几乎没有阻止肿瘤浸润的能力，所以任何一个部位发生的癌肿可以很容易地侵入另外一个部位，有时肿瘤较大或范围较广时无法确定其原发部位。

下咽血供主要来自颈内动脉的分支包括：咽升动脉，甲状腺上动脉，和舌动脉的分支。下咽静脉丛血液回流到颈内静脉。

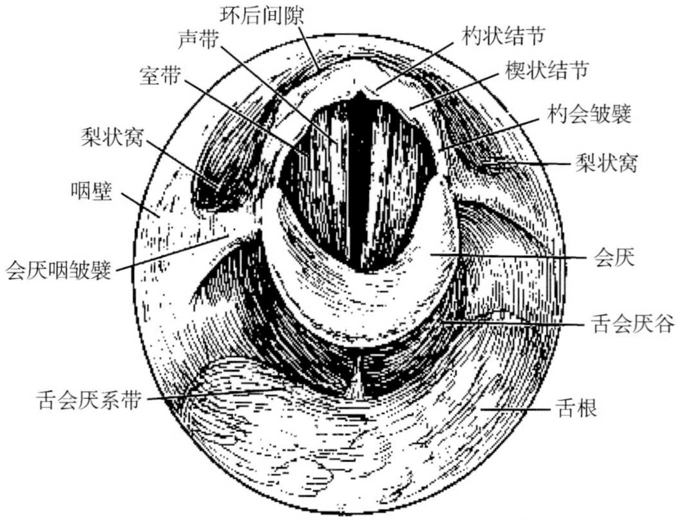

图 5-3-1 内镜示下咽与口咽/喉的关系

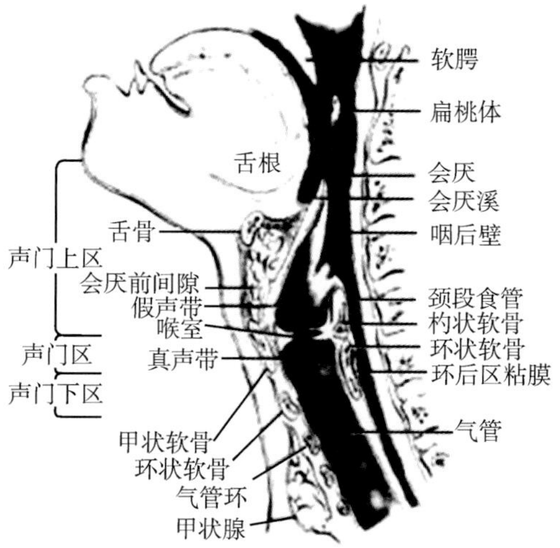

图 5-3-2 下咽的矢状面解剖

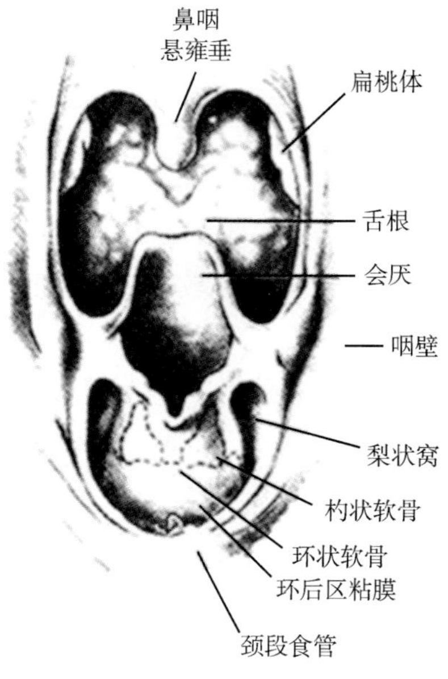

图 5-3-3 下咽解剖（后面观）

三、淋巴引流

下咽有着丰富的淋巴网，其淋巴引流主要通过甲状舌骨膜至颈内静脉淋巴链，少数可到颈后淋巴结，甚至锁骨上区。其中，同侧颈静脉二腹肌淋巴结是最常见的转移部位，其次为中颈颈静脉淋巴链，脊副链淋巴结和咽后淋巴结，对侧颌下腺区域是最常见的对侧转移区域。下咽下部如环后区、梨状窝顶部的淋巴引流还可随着喉返神经引流至气管旁、食管旁和锁骨上淋巴结；咽后壁区淋巴引流的一个显著特点是其与咽后间隙的 Rouviere 淋巴结及咽侧间隙的淋巴结相互贯通。因此，下咽癌的颈部淋巴结转移相当多见且易早期出现，颈淋巴结转移率与 T 分期相关性不明显，见表 5-3-1。超过 3/4 的病人在疾病的发展过程中发生区域性淋巴结转移，接近 2/3 的病人在临床上表现为明显的淋巴结转移。对临床 N_0 的病人行颈淋巴结清扫术，30% ~40% 已有微小转移，病理检查阴性的淋巴结在以后发生颈部复发的危险也有25%。对于梨状窝癌而言，发生隐匿性淋巴结转移的几率在$T_{1\sim2}$为60%左右，$T_{3\sim4}$则可高达84%。双侧淋巴结转移或对侧淋巴结转移也比较常见，约占10%～20%。如咽后壁受侵，则双侧淋巴结转移的几率高达60%，咽后淋巴结转移的几率可高达50%；如颈段食管受侵，则气管旁淋巴结转移由6.3%上升至71.4%。

表5-3-1 不同部位原发肿瘤和T分期的淋巴结转移情况

	淋巴结转移率（%）			
	T_1	T_2	T_3	T_4
梨状窝	38～91	67～83	69～80	60～98
咽后壁	33～70	31～79	47～85	70～82
环后区	6	17	38	50

引自文献9～14。

四、病理及生物学行为

下咽癌约95%以上为鳞癌，且其分化程度较低。比较而言，起源于咽后壁的下咽癌，其细胞分化程度最低，其次为梨状窝癌，而环后区癌的细胞分化程度相对较好。

少见的病理类型有小涎腺来源的腺癌，以及恶性黑色素瘤、恶性淋巴瘤和软组织肉瘤等，偶可见到转移性肿瘤。

生长与扩展：下咽癌具有沿粘膜或粘膜下扩散的特点，因此肿瘤的实际病变范围往往超出肿瘤的临床检查所见。80%以上的病变呈浸润性生长，易侵犯周围结构如口咽、喉和颈段食管，甚或延及鼻咽、咽旁间隙等。不到20%的病变可呈膨胀性生长，肿瘤可表现为外生型肿物，但同时多伴有粘膜下浸润。

不同部位起源的下咽癌又具有不同的生物学行为：

（一）梨状窝癌 梨状窝癌具有早期粘膜下弥漫性浸润的特点，从而使其实际病变范围往往超出肉眼所见的肿瘤边界。一组手术标本连续性病理切片研究证实，梨状窝癌粘膜下弥漫性浸润的距离平均超出原发灶1cm。梨状窝癌在确诊时，不仅局部病变范围广泛，而且约70%的病人已有颈部淋巴结转移，其中10%～20%为双侧转移。

发生于梨状窝不同部位的肿瘤，生物学行为又有所不同：发生于梨状窝外侧壁和前壁的肿瘤，甲状软骨受侵较为常见，而侵犯环状软骨少见；一旦肿瘤侵及软骨结构后，便可直接侵犯甲状腺；有时候肿瘤向后发展，沿着甲状软骨板浸润至软骨的外围而不伴有软骨的破坏。而发生于梨状窝内侧壁的肿瘤则常常侵及喉，主要通过以下途径：①沿粘膜表面浸润扩展至杓会厌皱襞和披裂，并可同时向内侧和深层浸润发展至声门旁间隙，进而侵及假声带和喉，表现出贯通性喉癌的生物学行为；②侵及环后区后，沿着勺状软骨和环状软骨的表面经后联合继续浸润生长，从而使病变侵入喉内；③通过环杓肌和环杓关节的受侵而引起声带麻痹，而喉返神经直接受侵引起的声带麻痹则较为少见。因此，梨状窝肿瘤侵犯梨状窝底部或环后区，就不适宜做声音保全性手术。

（二）咽后壁区癌 咽后壁区实际上包括咽外侧壁及咽后壁，其与口咽后、外侧壁相延续，解剖上尽管无明显分界，但生物学行为有所不同：

1. 咽外侧壁癌的特点

（1）沿粘膜下向周围浸润性生长，同时可向深层浸润，通过咽缩肌和甲状舌骨膜可侵及颈部软组织，表现为舌骨水平以下的颈部肿物，有时与转移的颈部淋巴结不易区分。咽缩肌一旦受侵即可沿肌肉和筋膜向上浸润至颅底即咽缩肌的起点，并且沿神经通路如迷走神经、舌咽神经和交感神经蔓延。

（2）甲状腺的直接受侵也比较常见。

（3）向上可侵及咽会厌皱襞、会厌溪和舌根。

（4）向下可侵及颈段食管。

2. 咽后壁癌的特点

（1）主要向上、下方向和深层浸润生长为主，但尚有局限于咽后壁的特点，至晚期时向外侧壁生长并侵犯咽缩肌形成环状肿瘤，此时病人吞咽困难明显。

（2）椎前软组织容易受侵，但椎体受侵的机会少见。

（3）易早期转移至中颈颈静脉链淋巴结和咽后淋巴结，且转移的颈部淋巴结多为双侧。

（4）发生消化道第二原发肿瘤的几率较高，可达20%左右。

（三）环后区癌 环后区癌的生物学行为及临床特点为：

1. 源于环后区的肿瘤，其细胞分化程度较高，以局部浸润扩展为主，容易侵及其周围结构如梨状窝、咽侧壁、喉、颈段食管和环状软骨等并将喉部及气管向前推移，可引起呼吸困难及吞咽困难。

2. 侵犯环状软骨、杓状软骨、环舌肌后部而出现声嘶，直接侵犯喉返神经而引起声嘶的则较少见。

3. 易转移至气管旁淋巴结和下颈深淋巴结。

五、诊断

下咽发生肿瘤的位置比较隐蔽，且早期症状又不典型，出现明显的症状时如吞咽困难、吞咽疼痛、声嘶等已是晚期。据文献统计，确诊时的原发灶为 T_1、T_2 的仅占20%左右，而颈部淋巴结肿大者占50% ~70%。约有50%的病人是以颈部肿物为首发症状而就医的，因此该病在确诊时多为晚期。

下咽癌由于肿瘤起源部位及侵犯范围的不同而可表现出不同的症状，如吞咽困难是环后区和颈段食管癌的常见症状；咽喉痛、异物感、吞咽痛和吞咽困难是咽后壁癌的常见症状；梨状窝癌早期症状隐匿，晚期时因病变范围广泛，可出现声嘶、喉鸣、痰血的症状（下咽癌常见的症状及其发生原因见表5－3－2）。

表5－3－2 下咽癌常见的症状及其发生原因

症 状	原因
吞咽痛、咽下困难	肿瘤引起下咽部分梗阻、或咽缩肌由于被肿瘤侵犯而可引起不规律的痉挛、或颈段食管受侵
声音嘶哑	
梨状窝癌	环杓关节受侵、或喉返神经受侵、或.声门旁间隙受侵或甲杓肌受侵
环后区癌	杓间或后方的环甲肌受侵
同侧耳痛	因喉上神经的内侧支（喉和下咽的感觉支）与迷走神经的耳支（Arnold 神经）会合而共同通过迷走神经传入中枢的缘故
呛咳或咳嗽	食物或液体在咽下的过程中，由于肿瘤阻塞下咽或梨状窝，食物不能顺利下行而容易进入喉内区域，从而导致呛咳或咳嗽
呼吸道梗阻的症状	肿瘤浸润至喉引起喉前庭或声带活动受限引起（称之为半喉固定）。主要是由梨状窝内侧壁或内外侧壁癌通过声门旁间隙侵犯喉内肌和杓状软骨外上方所致，表明半喉固定是下咽癌侵犯喉内结构的重要标志。喉返神经或环杓关节受侵等是半喉固定的后继原因
舌肌麻痹	少数情况下肿瘤可直接侵犯或转移的淋巴结病变侵及舌下神经，导致同侧舌肌麻痹

具体诊断过程参见表5-3-3。

表5-3-3　下咽癌诊断过程一览表

一般情况：
包括详细的病史询问、临床症状及详细查体
下咽和喉的镜检：
包括间接喉镜、直达喉镜、纤维喉镜和食管镜等
辅助检查：
颈侧位片
下咽、喉正位体层片
消化道造影
胸部正侧位片
腹部超声检查
颈部、纵隔 CT 或 MRI 检查
血常规及生化检查

六、临床分期

下咽癌的临床分期 UICC 2002 年分期标准：

T 分期（图5-3-4）

T_1：肿瘤局限于下咽的一个亚区，并且最大直径≤2cm

T_2：肿瘤侵犯一个以上的亚区或邻近结构，肿瘤最大直径>2cm，但≤4cm，不伴半喉固定

T_3：肿瘤最大直径>4cm，或伴有半喉固定

T_4：a：肿瘤侵犯下列结构：甲状/环状软骨、舌骨、甲状腺、食管、软组织中心部分（喉前带状肌和皮下脂肪

b：肿瘤侵犯椎前筋膜、包绕颈动脉，或侵犯纵隔结构

N 分期

N_1：同侧单个转移淋巴结转移，最大直径≤3cm

N_2：a：同侧单个淋巴结转移最大直径>3cm，但≤6cm

b：同侧多个淋巴结转移，最大直径≤6cm

c：双侧或对侧淋巴结转移，最大直径≤6cm

N_3：转移淋巴结的最大直径>6cm

注：中线淋巴结按同侧淋巴结处理。

M 分期

M_0：无远地转移

M_1：有远地转移

临床分期：

0期：$T_{is} N_0 M_0$

Ⅰ期：$T_1 N_0 M_0$

Ⅱ期：$T_2 N_0 M_0$

Ⅲ期：$T_{1\sim2} N_1 M_0$、$T_3 N_{0\sim1} M_0$

Ⅳ期：A：$T_{1\sim3} N_2 M_0$、$T_{4a} N_{0\sim2} M_0$

B：$T_{4b} N_{0\sim2} M_0$、$T_{1\sim4} N_3 M_0$

C：$T_{1\sim4} N_{0\sim3} M_1$。

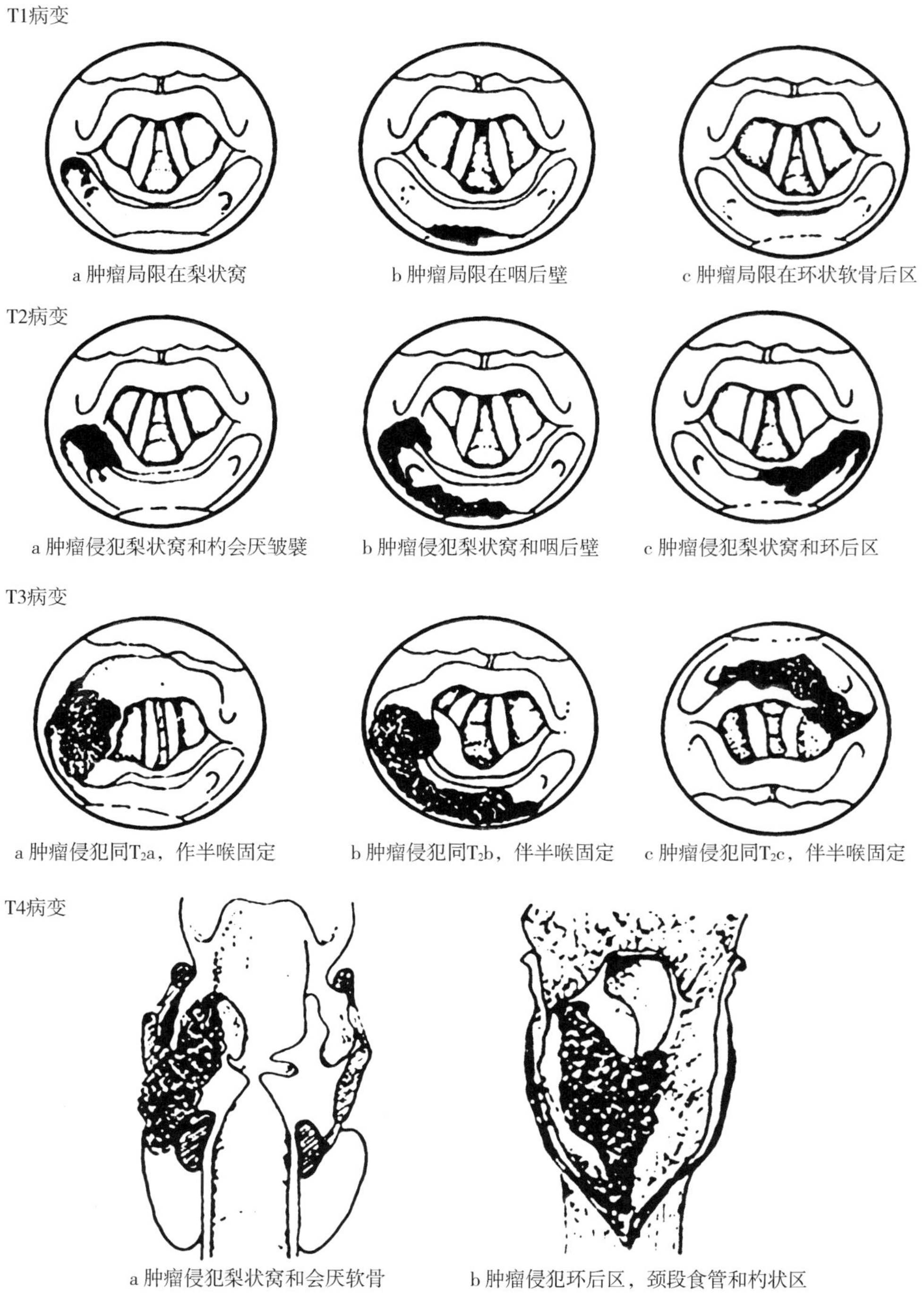

图 5－3－4　下咽癌临床 T 分期示意图

七、治疗原则与疗效

肿瘤治疗手段的选用应遵循以下的原则：既要最大可能地提高肿瘤的局部区域控制率，又要尽量降低治疗手段对器官功能损害的程度。

下咽解剖位置的特殊性：上通口咽，下接消化道入口，前邻声门上区，外科的处理必然会造成吞咽功能的紊乱及语音功能的改变。又因手术和放射治疗在早期下咽癌治疗中的效果基本相似，但放射治疗既能保证下咽、喉等器官的解剖结构的完整性，又可将下咽癌容易发生转移的部位如双侧颈部淋巴结及咽后淋巴结充分包括在照射野内。因此，早期下咽癌的治疗还是以放射治疗占优势，应该首选放射治疗。

对晚期病变，无论是单纯手术还是单纯放射治疗，总的效果均不理想，前者的5年生存率为30%～40%，后者的5年生存率为10%～20%。一般来讲，单纯放射治疗的病期较单纯手术晚，但通过综合治疗，则可降低局部复发率，改善远期生存率（表5-3-4）。因此，对晚期肿瘤应采用“手术+放射治疗”的综合治疗模式。Anderson医院的资料显示，对晚期下咽癌行术后放射治疗，将单纯手术的局部失败率降低了11%～39%。RTOG的随机性研究也证明了术前、术后放射治疗在改善肿瘤局部控制上的肯定作用，而且术后放射治疗在延长生存期方面更有优势。Elias等分析了荷兰癌症研究所20年收治的101例梨状窝癌患者的治疗情况，按照1987年UICC分期Ⅱ期23例，Ⅲ期30例，Ⅳ期48例。治疗手段包括：单纯放射治疗45例，计划性手术+术后放疗47例，单纯手术9例。总的5年生存率27%，5年无瘤生存率37%，局部区域无瘤生存率52%。手术+放射治疗的综合治疗在局部区域控制率和无瘤生存率明显好于单纯放射治疗。

表5-3-4　部分国外文献报道下咽癌生存率

部位及作者	病例数	治疗	T_1	T_2	T_3	T_4	总计
梨状窝							
Bataini	434	RT	26%		17%		19%
Mendenhall	50	RT+ND	60%		23%		49%
	53	S+RT	43%		24%		25%
Dubois	209	RT	11%		3%		5%
	154	S+/-RT	37%		30%		33%
Spector	128	RT+S	9/91	9/22	50/64	20/33	98/128（76.5%）
	49	S+RT	5/5	7/9	13/19	7/16	32/49（65.3%）
Elias	9	S					
	45	RT					
	47	S+R					
咽后壁							
Wang	43	RT（qd）	64%	29%	22%	0%	30%

RT放射治疗；S：手术治疗；ND：颈清扫。引自文献9及19～12。

国内中国医学科学院肿瘤医院的资料也证实了手术+放射治疗的价值：唐平章等于1992年报道的128例下咽癌病人（1964～1987年间收治），术前放射治疗+手术的5年生存率为49.2%（30/61）；手术+术后放射治疗者为44.4%（4/9）；放疗失败后手术挽救者为34.8%（8/23）；单纯手术的5年生存率最低，仅20.8%（5/25）。单纯放射治疗的病人70例（Ⅰ期1例，Ⅱ期6例，余均为Ⅲ、Ⅳ期病人），疗后总的3年生存率为21.4%，其中Ⅰ、Ⅱ期为42.8%（3/7），Ⅲ、Ⅳ期为19%（12/63）。

2002年肖光莉等总结的下咽癌262例治疗结果，同样表明手术+放射治疗的综合治疗，无论是在局部控制率、还是5年总生存率、无瘤生存率方面均明显优于单纯放射治疗。术前放疗组与术后放疗组在局部控制、远期生存方面则无明显差别。其中术前放射治疗组的5年局部控制率、总生存率、无瘤生存率分别为77.4%、58.1%、51.6%；而单纯放射治疗则分别为55.0%、29.4%、32.5%。组间均有非常显著的统计学差异。张宗敏等分析中国医学科学院肿瘤医院不同术前放射治疗剂量在下咽鳞癌综合治疗中的意义，总结了1973～1998年201例下咽癌综合治疗的结果，根据UICC 1997年分期标准重新分期为Ⅰ期6例，Ⅱ期14例，Ⅲ期47例，Ⅳ期134例。其结果如表5-3-5，结论认为术前放疗50Gy与40Gy相比较，前者能够提高下咽癌的远期生存率，且不增加放射治疗引起的术后并发症，有望增加喉功能的保全率。

表5-3-5 术前放疗剂量对下咽鳞癌治疗的影响

术前剂量	病例数	局部区域复发率（%）	总生存率（%）	无瘤生存率（%）	手术并发症发生率（%）	喉功能保全率（%）
40Gy	124	28.2	39.7	48.8	26.6	38.7
50Gy	77	29.9	55.4	61.8	15.6	42.9
P		>0.05	0.046	0.162	<0.05	>0.05

2001年肖光莉等分析了168例梨状窝癌的治疗结果。治疗方案为术前放射治疗组100例，术后放疗组11例，单纯手术组8例，单纯放射治疗组49例。将术前和术后放疗组归为综合治疗组，与单一治疗组比较，综合治疗组均比单一治疗手段组高，5年总生存率两组分别为63.5%和43.2%；无瘤生存率分别为57.1%和42.6%；局部控制率两组分别为75.5%和64.5%。术前放疗肿瘤达到完全缓解者5年总生存率和无瘤生存率均为78.8%。术前放射治疗有助于选择保守手术保留喉功能，且不影响生存，不增加并发症。

八、影响预后的因素

（一）性别、年龄　一般而言，女性患者预后好于男性，年轻患者预后好于年老者，其主要原因与前者的临床症状出现较早，确诊时T、N分期较低有关，但应注意，年轻患者以后发生第二原发癌危险性则明显增加。

（二）肿瘤部位　发生于杓会厌皱襞和内侧壁发生的梨状窝癌，预后明显好于环后区和咽壁区癌，其原因主要与前者的病变相对较局限有关；而发生于梨状窝底部（尖，apex）的肿瘤，容易向四周浸润发展，其预后较梨状窝其他壁发生的肿瘤明显变差（见后述部分）。

（三）原发肿瘤　随着T分期的升高，肿瘤的局部控制率和治愈率明显下降。

（四）淋巴结转移　有淋巴结转移者的生存率较无淋巴结转移者可下降28%，而且随着N分期的增加及淋巴结包膜外受侵，生存率又将继续下降12%。

（五）肿瘤细胞的分化程度　肿瘤细胞分化程度的高低对肿瘤治疗的局部控制率有一定的影响，分化程度低的肿瘤局部控制率要高于分化好的肿瘤，但前者治疗失败的主要原因为远处转移，而后者失败原因主要为局部未控或复发，因此它们对总的预后影响不大。

（六）治疗因素　随着综合治疗模式的进一步完善、放疗技术的发展，下咽癌的预后明显较前改善。以中国医学科学院的资料为例，20世纪60~70年代收治的下咽癌主要采用单一的放射治疗，而且治疗比较保守：放射治疗照射野面积小，剂量低，预后差；80年代开始强调手术和放射治疗的综合治疗；90年代放疗经验进一步完善与丰富，照射野扩大以包括全颈部，部分病人根据现代影像学检查包括整个咽旁和咽后淋巴区，放射剂量也相应增加，下咽癌的预后明显较前改善：下咽癌的5年总生存率、无瘤生存率分别由70年代以前的14.3%、23.8%，提高到80年代的45.9%、45.0%，步入90年代进一步提高到62.2%、53.7%。对单纯放疗的病人，资料显示剂量的高低显著影响放射治疗的局部控制率和无瘤生存率：放射治疗剂量≥70Gy者5年无瘤生存率和局部控制率分别为40.9%和61.7%，而放射治疗剂量<70Gy者均为0。单纯放射治疗剂量<70Gy者无3年生存，而放射治疗剂量≥70Gy者5年总生存率为34.7%。

九、放射治疗

（一）放射治疗适应证

1. T_1，T_2N_0 病变，尤其是肿物呈外生性生长的可首选根治性放射治疗。

2. 可以手术的 T_3、$T_4N_{0\sim1}$ 的病人作计划性的术前放射治疗或术前同步化放疗。对放疗反应好，DT50Gy 后肿瘤完全消退（临床及影像学评价，只有临床评价不能准确反映疗效），可采用根治性放射治疗和/或同步化放疗，手术作为挽救治疗手段。

3. 对于首先采用手术治疗的患者，有以下高危因素：手术切缘安全距不够（通常小于 5mm 为标准），切缘不净、肿瘤明显残存，淋巴结直径 >3cm，或者多个淋巴结转移，或颈清扫术后提示广泛的淋巴结转移、淋巴结包膜外受侵、周围神经受侵者，均应行术后放射治疗或者术后同步化放疗。

4. 对 $N_{2\sim3}$ 患者，如采用术前同步化放疗或术前单纯放疗，不论颈淋巴结对放疗的反应如何，均应行颈淋巴结清扫术。

5. 不能手术者可作姑息性放射治疗，少数患者放射治疗后肿瘤缩小明显，有可能手术切除。

6. 手术后复发的病人行姑息性放射治疗。

7. 病理类型为低分化癌或未分化癌者，不论病期早晚，均应首选放射治疗。如放射治疗后有残存，可行手术切除。

（二）放射治疗相对禁忌证

1. 局部肿瘤严重水肿、坏死和感染者。

2. 邻近气管、软组织或软骨广泛受侵者。

3. 有明显的喉喘鸣、憋气、呼吸困难等呼吸道梗阻症状者。

前两种情况并非是放射治疗的绝对禁忌证，主要是指放射治疗在这些情况下很难奏效，不主张首选放射治疗，应先争取手术切除，术后根据具体情况决定是否行术后放射治疗。对第三种情况，应先行气管切开术后才能考虑放射治疗问题。

（三）常规放射治疗技术

1. 放射源的选择　以 ^{60}Co 或 4～6MV 高能 X 线为首选，辅以电子线。

2. 常规放射治疗照射野　主要采用两侧面颈野对穿照射 + 下颈锁骨上野垂直照射技术。

因下咽癌有沿粘膜下扩散及易出现颈部淋巴结转移（包括颈静脉链淋巴结及咽后淋巴结）的特点，所以开始放射治疗时照射野宜大，上界一般至颅底，下界至食管入口（相当于环状软骨下缘水平），包括整个咽侧间隙、口咽、下咽部、喉部、颈段食管入口及上、中颈部和咽后淋巴引流区，后界的位置应根据颈部有无转移淋巴结而定：如颈部阴性，后界置于颈椎棘突的位置；如颈部阳性，则后界应后移以包括颈后淋巴结为准。DT36～40Gy 时，后界前移至颈椎椎体中、后 1/3 交界处以避开脊髓。DT50Gy 时照射野的上下界可适当内收继续照射。DT60Gy 时再次缩野，包括病变区，使总量 DT 达 70Gy 左右（图 5-3-5）。对淋巴结阳性的病人，如缩野后不能全部包括转移的淋巴结，则在 DT36～40Gy 改野时，颈后可用合适能量的电子线，一般不宜超过 12MeV 能量。

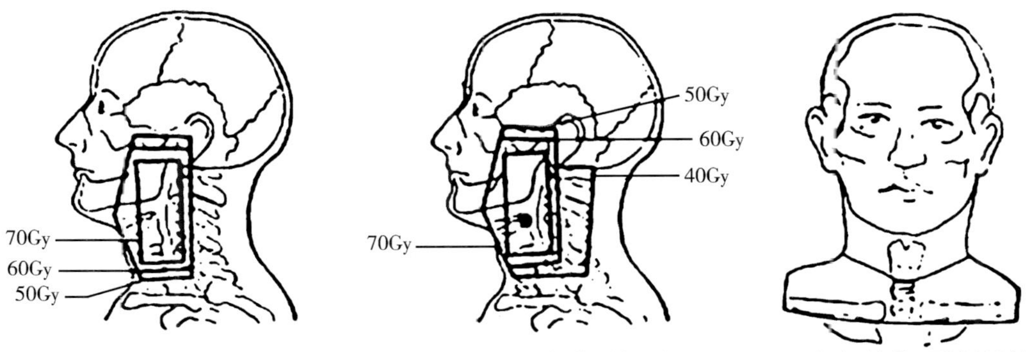

A：颈部淋巴结阴性　　B：颈部淋巴结阳性　　C：下颈、销骨上预防性照射

图 5-3-5　下咽癌照射野的体表标记

下颈锁骨上常规作预防性照射。预防性照射的剂量为50Gy/25F。

下颈、锁骨上常规作预防性照射。

为解决面颈侧野与下颈、锁骨上区前野间由于剂量重叠而造成脊髓过量，可用以下几种方法（图5－3－6）：

（1）两侧野下界脊髓投影处（透视下定位）挡铅2 cm×2 cm～3 cm×3cm（图5－3－6，A）。

（2）下颈、锁骨上垂直野的上界挡铅2 cm×2 cm～3 cm×3cm，但由于挡铅处正是食管入口附近，所以除非肯定病变下界距食管入口处尚有一定的距离外，一般不宜应用这种挡铅技术，否则有可能由于挡铅而遗漏部分病变（图5－3－6，B）。以A的挡铅技术较为合理。

（3）为克服方法B挡铅技术的缺陷，在挡铅处可用合适能量的电子线局部小野补量（图5－3－6，C）。

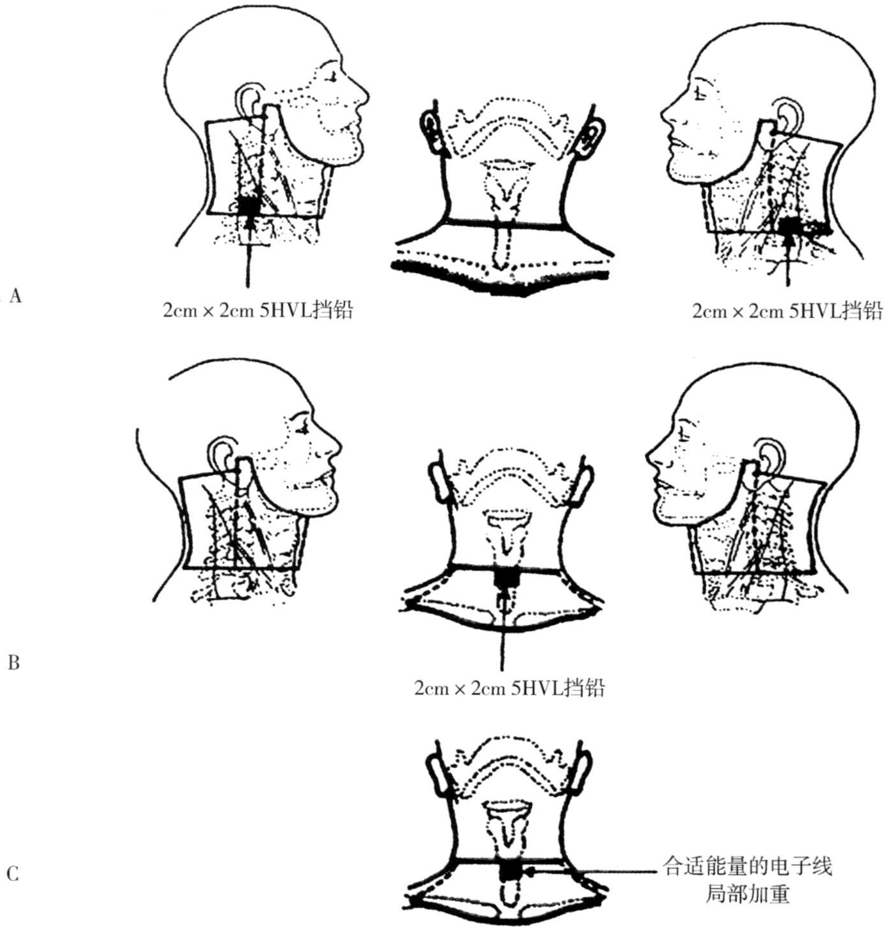

图5－3－6 避免脊髓由于两野剂量重叠而过量的几种挡铅技术

3. 照射体位 要求体位舒适，摆位简单且重复性好，最常采用的体位是仰卧位，头垫平架，选用合适型号的头枕使颈椎拉直，面罩固定，采用水平相对也，在模拟机下摄定位片，并按照照射野的形状及大小制作整体铅挡。

4. 术后放射治疗照射野设计 对术后具有高危复发因素，需要放射治疗的患者，照射范围应该包括所有手术区域。由于下咽癌需要术后放射治疗患者通常是晚期患者，颈部淋巴结转移N2以上，多数已行改良颈清扫，因此希望能够将整个颈部及原发肿瘤区域放在同一个照射范围之内，一般机架90度，床角10度；机架270度，床角350度（图5－3－7），两野水平对穿照射，DT36Gy后，避开脊髓，后颈电子线补量，脊髓以前范围继续 X 线照射至 DT50Gy 时缩野至高危区，如无明显肿瘤残存，推量至 60Gy，如有肿瘤残存，则 DT60Gy 后，再次缩野至肿瘤区，推量到 66～70Gy。

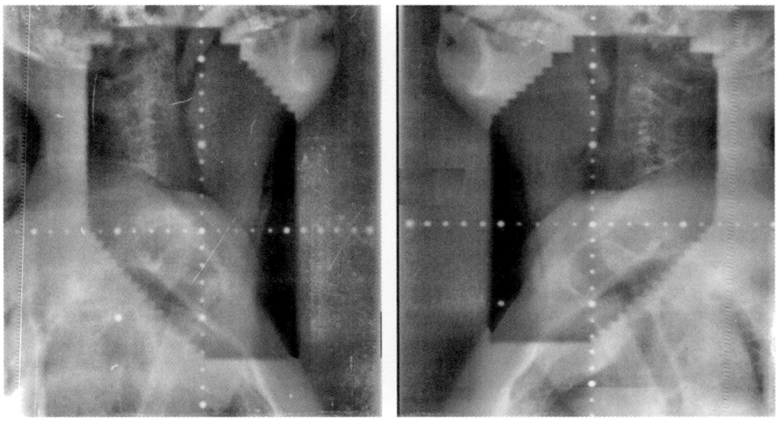

图 5－3－7 下咽癌术后放射治疗射野设计图示

5．时间剂量因素 多年以来的模式一直是常规分割照射技术，即分次剂量 2Gy，每日 1 次，每周 5 次，一直到治疗结束。需要再次强调的是为了降低放射治疗副作用而将分次剂量降低或采用分段放射治疗的作法都应被抛弃。否则因为治疗总时间的延长而使放射治疗的局部控制率下降。术前照射的剂量为 50Gy，术后预防照射剂量为 50Gy，高危区 60Gy，但对有明显的术后残存者，应针对病变残存区局部加量至 66～70Gy 左右。单纯放射治疗在采用缩野技术照射时的剂量为 DT70～76Gy。

近年来的趋势对晚期下咽癌多主张超分割、或野中野加速超分割照射技术，较常规分割放射治疗相比明显提高了肿瘤的局部区域控制率，而且远期并发症无明显增加（具体参见口咽癌的相关内容）。

（四）适形和调强放射治疗技术 随着治疗设备的换代升级及计划系统的完善，国内越来越多的单位可以开展适形调强放射治疗技术，利用调强放射治疗物理剂量分布的优势，提高肿瘤局部剂量和减少正常组织损伤。

1．适形、调强放射治疗流程参见口咽癌有关章节

2．体位固定 适形调强放射治疗对体位重复性要求高，要求很好的固定方式，一般采用热塑膜头颈肩固定方法。

3．靶区定义及确定 如果患者接受了诱导化疗，靶区应该按照化疗前的侵犯范围来确定。

下咽癌的淋巴引流区包括颌下淋巴结（Ⅰb），Ⅲ～Ⅳ区，咽后淋巴结区（rourveier lymph node，RPN），根据原发灶的期别和颈转移淋巴结的期别决定淋巴引流区的危险性，设定高危区（CTV1），中等危险度区（CTV2），无淋巴结转移的 T 早期病变，对侧下颈的危险度较低，可以设定为 CTV3 并根据危险程度给予不同的剂量（表 5－3－6）。

如果患者接受根治性调强放射治疗，CTV1 包括大体肿瘤（原发灶和转移淋巴结）以及向邻近的亚临床区域，CTV2 主要包括颈部预防性区域。如果接受术后调强放射治疗，CTV1 包括残存肿瘤及无肿瘤直接浸润的邻近区域，有肿瘤和/或淋巴结包膜外受侵的手术野；CTV2 包括预防性区域。

十、化学治疗

对晚期下咽癌，可应用化学治疗，主要是手术前或放疗前的诱导化疗，但因其对总的生存无明显影响，因此诱导化疗的作用目前基本被否定。而同步化疗则有提高放疗的肿瘤局部控制率、改善远期生存的趋势（具体参见口咽癌总论有关内容）。

表5-3-6 不同期别下咽癌推荐靶区定义及剂量

临床期别	GTV	CTV1	CTV2	CTV3
$T_{1\sim2}N_0$	原发肿瘤	GTV 外放 1cm + IN Ⅱ，Ⅲ，同侧 RPN	IN Ⅳ ~ Ⅴ	CN Ⅱ ~ Ⅴ，RPN
$T_{3\sim4}N_0$	原发肿瘤	GTV 外放 1cm + IN Ⅱ ~ Ⅴ，RPN	CN Ⅲ，RPN	CN Ⅱ，Ⅳ，Ⅴ
$T_{1\sim2}N_1$	原发肿瘤 + 阳性淋巴结	GTV 外放 1cm + IN Ⅱ ~ Ⅴ，RPN	CN Ⅲ + RPN	CN Ⅱ，Ⅳ ~ Ⅴ
$T_{1\sim2}N_{2a\sim b}$	原发肿瘤 + 阳性淋巴结	GTV 外放 1cm + IN Ⅱ ~ Ⅴ，RPN + CN RPN	CN Ⅱ ~ Ⅲ	CN Ⅳ ~ Ⅴ
$T_{1\sim2}N_{2c}$	原发肿瘤 + 阳性淋巴结	GTV 外放 1cm + IN Ⅱ ~ Ⅴ，RPN + CN 阳性 LN 区，RPN	CN 阴性 LN 区	
$T_{3\sim4}N_1$	原发肿瘤 + 阳性淋巴结	GTV 外放 1cm + IN Ⅱ ~ Ⅴ，RPN + CN Ⅲ，RPN	CN Ⅱ，Ⅳ，Ⅴ	
$T_{3\sim4}N_{2a\sim b}$	原发肿瘤 + 阳性淋巴结	GTV 外放 1cm + IN Ⅱ ~ Ⅴ，RPN + CN RPN，Ⅱ ~ Ⅲ	CN Ⅳ ~ Ⅴ	
$T_{3\sim4}N_{2c}$	原发肿瘤 + 阳性淋巴结	GTV 外放 1cm + IN Ⅱ ~ Ⅴ，RPN + CN 阳性 LN 区，RPN	CN 阴性 LN 区	
剂量范围	70 ~ 76Gy	60 ~ 66Gy	56 ~ 60Gy	50Gy ~ 56Gy

IN：同侧，CN：对侧；RPN：咽后淋巴结；淋巴结分区：参看口咽癌章节 RTOG 淋巴结分区。

十一、起源于不同部位的下咽癌的治疗原则及照射技术

（一）梨状窝癌 梨状窝癌一经确诊，多为晚期，不仅局部病变范围广泛，而且约 70% 的病人在确诊时已有颈部淋巴结转移，其中 10% ~20% 为双侧转移。梨状窝内侧壁受侵或肿瘤侵犯环后区者，容易出现对侧淋巴结转移

治疗上，对 T_1、T_2N_0 或有较小的淋巴结转移，且原发灶经临床检查（包括 CT、MRI）无明显周围浸润的外生性肿物，可首选放射治疗，手术仅作为挽救治疗手段。对局部病变范围广泛的 T_3、T_4 病人，尤其是颈部转移的淋巴结明显时，如果有手术指征，则手术和放射治疗的综合治疗为最佳的治疗模式。对原发灶适合根治性放射治疗（T_1、T_2 病变），而颈部肿块较大（$N_{2\sim3}$）单纯放射治疗不能控制的病人，可采用分别处理的方法：先放射治疗，靶区包括原发灶及颈部转移灶，DT40Gy 时缩野避开脊髓，并针对原发灶加量至根治剂量 70Gy，颈部肿块可追加剂量至 DT50Gy ~60Gy，更高剂量的颈部放射治疗不提倡，否则颈部高量放射治疗会增加颈清扫术的难度及术后并发症的发生。放射治疗结束后休息 2 ~4 周行颈淋巴结清扫术。

临床上常将梨状窝癌分为两组，即预后好的梨状窝癌和预后不好的的梨状窝癌，前者包括：所有的 T_1 病变、外生型 T_2 病变，梨状窝底部未受侵，声带活动度正常，无气道梗阻，肿大淋巴结未固定等，此类病变多采用根治性放射治疗或较为保守的手术，其余病变均宜采用放射治疗和手术的综合治疗。

放射治疗技术上，对少数早期病人（T_1N_0），尤其是位于梨状窝内侧壁的肿瘤，可以考虑用较为保守的照射野，包括整个喉咽部和上、中颈深淋巴结，下颈、锁骨上区常规预防性照射（照射野基本同声门上区癌）。其他病人均宜用大野，即常规照射野。

双侧水平野：包括原发肿瘤和上、中颈部淋巴结。

初始照射野的体表标志为：

上界：颅底水平。

下界：以充分包括肿瘤下界为准，尽可能避开肩膀。

前界：颈部皮缘前 1cm。

后界：颈椎棘突后缘或后界以充分包括肿大的淋巴结为准。

缩野原则：初始照射野的上下界应根据肿瘤消退的程度而定，但上界至少应包括杓会厌皱襞，下界至环状软骨下缘。前界仍为颈部皮缘前 1cm 为准，但如果肯定肿瘤局限于后方结构而未侵及前方结构，颈前皮肤可留下一狭窄的区域。

术后放射治疗的原则基本同单纯放射治疗，造瘘口要包括在照射野内。对于有以下指征的患者：超过两个以上的淋巴结阳性；淋巴结直径大于 3cm；手术切缘阳性或手术切缘不安全；手术和术后放射治疗的时间间隔超过 6 周；淋巴结包膜受侵等高危因素时，术后放射治疗应采用超分割、或野中野加速超分割照射技术，或同步放化疗，尽可能提高放射治疗的局部区域控制率。

梨状窝癌的放射治疗 ± 手术治疗的局部控制率与 T 分期的关系见表 5 – 3 – 7。

表 5 – 3 – 7　梨状窝癌局部控制率与 T 分期的关系

作者	病例数	治疗方式	局部控制率（%）		总计
			$T_{1\sim2}$	$T_{3\sim4}$	
肖光莉	168	RT + S	87.8	73.4	75.5
		RT	57.9	66.2	64.5
Bataini	434	RT	67	33	47
Mendenhall	50	RT + ND	74	26	49
	53	S + RT	4/6	72	25
Mendenhall	53	RT + ND	66	72	100
Dubois	209	RT	73	34	25
	154	S +/– RT	43	33	35
Wang	28	RT（qd）	68	20	44
	54	RT（bid）	82	33	61
Vandenbrouck	152	RT	77	49	45
	198	S + RT			80

RT = 放射治疗；S = 手术；ND = 颈清扫；qd = 每天 1 次；bid = 超分割，每天两次。本表引自文献 9、11、19、20、26 ~ 28。

（二）咽后壁区癌　由于咽后壁癌广泛浸润生长的特点，外科手术不易彻底切除，多因为镜下切缘不净而导致复发。因此，其治疗以放射治疗为主：早期可行根治性放射治疗；对手术切缘不净，术后加用放射治疗；颈部淋巴结转移如放射治疗不能控制，则放射治疗后可行颈清扫术。因咽后壁癌有沿着椎前筋膜扩散及咽后淋巴结转移率高的特点，所以不论病期早晚，开始放射治疗时先用大野，上至颅底，下至锁骨头下缘以包括整个咽部（鼻咽、口咽、喉、下咽）和颈段食管的上段，同时上、中颈深淋巴结、咽后淋巴结、颈后淋巴结均包括在照射野内，疗中注意定期缩野，使总量 DT 达到 70 ~ 80Gy。表 5 – 3 – 8 所示咽后壁癌局部控制与 T 分期的关系。

表5-3-8 咽后壁癌局部控制率与T分期的关系

作者	病例数	治疗方式	局部控制率（%）		总计
			T_{1-2}	T_{3-4}	
Wang	43	RT（qd）	55	36	47
	33	RT（bid）	74	44	64
Meoz - Mendez	164	RT	91~73	61~37	60
	25	S+RT	5/5	75	45
Chang	44	RT（qd）	3/3~10/18	4/19~0/4	
	13	RT（bid）	1/1~1/2	5/7~2/3	

RT=放射治疗；S=手术；qd=每天1次；bid=超分割，每天2次。本表引自文献13，22，29。

（三）环后区癌 因为确诊时的病变范围较广泛，采用手术治疗的5年生存率仅10%~20%。手术失败的主要原因是病变范围往往超出了手术切除的范围。放射治疗又因细胞分化程度较高及瘤体负荷较大的影响而造成其治疗效果很差。手术和放射治疗的综合治疗可进一步改善其生存。

放射治疗靶区包括原发灶，上、中颈淋巴结和颈段食管2~3cm。照射野的设置同图5-3-4所示的照射野相比，上界偏低，置于下颌角水平，或置于下颌骨下缘上1cm与乳突连线；下界下移以包括食管入口下2~3cm。如局部病变范围广泛，已侵及咽后壁区，或与起源于咽后壁区的病变不能区分时，则遵照咽后壁区癌的设野原则。如病变以侵犯食管为主，则可按颈段食管癌的设野原则。

十二、放射治疗合并症

下咽癌在发现时多为晚期，相当比例的病人在就诊时已有颈部淋巴结转移，因此下咽癌的治疗多为手术和放射治疗的综合治疗，即便是早期单纯放疗的病变，由于放疗采用较大的照射野，因此本病的治疗过程中不可避免地出现相应的合并症。

常见的放疗合并症包括急性期反应和晚期损伤。

（一）急性放疗反应 主要发生于照射过程中，包括：

1．急性粘膜反应 照射野内的正常粘膜受到一定剂量的照射后，可表现为程度不等的充血、水肿、糜烂或假膜形成，病人表现为口腔、咽喉肿痛、吞咽困难、声音嘶哑等。

2．口腔干燥、味觉障碍 由于涎腺、味蕾在照射过程中受到一定程度的损伤而导致口腔干燥、味觉障碍的发生。以后，随着放疗的结束及一段时间的恢复，口腔干燥、味觉障碍可有一定程度的恢复，味觉在放疗后6~18月内可恢复基本正常，但口干一般不能恢复到正常水平。

3．喉水肿 一般在放疗后6个月消退。超过6个月仍持续存在的喉水肿，应警惕有肿瘤残存或复发的危险，应紧密随访，必要时活检证实，但应注意活检有可能导致周围喉软骨坏死的危险。

4．放射性皮肤反应。

（二）晚期损伤 下咽癌放射治疗（包括单纯放射治疗及手术和放射治疗的综合治疗）的晚期损伤主要发生在接受高剂量照射的病例，包括：

1．喉软骨坏死、软组织坏死：出现的几率为2%~4%。

2．严重喉水肿需要紧急气管切开者，占1%~6%。

3．颈部皮肤纤维化出现的几率为11%。

4．单纯放射治疗后因吞咽困难而需要胃造瘘者约为2%~7%，术后放射治疗患者出现的几率为16%。

5．与放射治疗有关的死亡率，单纯放疗约为1%~3%，主要与放射治疗后咽、食管狭窄导致的恶病质、吸入性肺炎、喉水肿窒息等因素有关。对单纯放射治疗出现的晚期损伤如进行手术挽救，则死亡率上升至5%～6%，主要死因为手术切口坏死、咽瘘、颈动脉破裂出血等。

（易俊林 罗京伟）

参考文献

1. 罗京韦，徐国镇．下咽癌．见：殷蔚伯，谷铣之主编．肿瘤放射治疗学，第三版，中国协和医科大学出版社出版，2002．493～505.
2. Garden AS. The larynx and hypopharynx. In: Cox JD, Ang KK (eds). Radiation oncology, rationale, technique, results. 4th ed, 2003, 255～281.
3. Emami B, Schmidt－Ullrich R. Hypopharynx. In: Lippincotf Williams. Wilkins, phileadelphia. Principle and Practice of Radiation Oncology. 4th eds. 2004, 1071～1093.
4. Sobin SH, Wittekind C eds. UIC TNM dassification of malignant tumors 6th edition, 2002, New York: Wiley－Liss.
5. Morrison WH. The oropharynx. In: st Louis. Mosby. Cox JD, Ang, KK (eds). Radiation oncology, rationale, technique, results. 8th ed, 2003, 196～218.
6. Beauvillain C, Mahe M, Bourdin S, et al. Final results of a randomized trial comparing chemotherapy plus radiotherapy with chemotherapy plus surgery plus radiotherapy in locally advanced resectable hypopharyngeal carcinomas. Laryngoscope, 1997, 107: 648～653.
7. Biller HF, Davis WH, Ogura JH. Delayed contralateral cervical metastases with laryngeal and laryngopharyngeal cancers. Laryngoscope, 1971, 81: 1499～1502.
8. Lindberg R. Distribution of cervical lymph node metastases from squamous cell carcinoma of the upper respiratory and digestive tracts. Cancer, 1972, 29: 1446～1449.
9. Dubois JB, Guerrier B, DiRuggeriero JM, et al. Cancer of the priform sinus: treatment by radiation therapy alone and after sugery. Radiology, 1986, 160: 831～834.
10. El－Badawi SA, Goepfert H, Fletcher GH, et al. Squamous cell carcinoma of the pyriform sinus. Laryngoscope, 1982, 92: 357～361.
11. Vandenbrouck C, Eschwege F, Dela Rochefordiere A. Squamous cell carcinoma of the pyriform sinus: Retrospecctive study of 351 cases treated at the Institute Gustave－Roussy. Head Neck, 1987, 10: 4～10.
12. Marks JE, Smith PG, Sessions DG. Pharyngeal wall cancer: A reappraisal after comparision of treatment methods. Acta Otolaryngol, 1985, 111: 79～83.
13. Meoz－Mendez RT, Fletcher GH, Guillamondeque OM. Analysis of the results of irradiation in the treatment of squamous cell carcinoma of the pharyngeal wall. Int J Radiat Oncol Biol Phys, 1978, 4: 579～584.
14. Farrington WT, Weighall JS, Jones PH, et al. Postcricoid carcinoma (a ten year retrospective study). J Laryngol Otol, 1986, 100: 79～83.
15. Tupchong L, Scott CB, Blitzer PH, et al. Randomized study of preoperative versus postoperative radiation therapy in advanced head and neck carcinoma: long－term follow－up of RTOG study 73－03. Int J Radiat Oncol Biol Phys, 1991, 20: 21～28.
16. Vandenbrouck C, Sancho H, Le Fur R, et al. Results of a randomized clinical trial of preoperative irradiation versus postoperative in treatment of tumors of the hypopharynx. Cancer, 1977, 39: 1445～1449.
17. Wennerberg J. Pre versus post－operative radiotherapy of resectable squamous cell carcinoma of the head and neck. Acta Otolaryngol, 1995, 115: 465～474.
18. Elias MM, Hilgers FJ, Keus RB, et al. Carcinoma of the pyriform sinus: a retrospective analysis of treatment results over a 20－year period. Clin Otolaryngol, 1995, 20: 249～253.
19. Bataini P, Brugere J, Berniere J, et al. Results of radical radiotherapeutic treatment of carcinoma of the pyriform sinus. Int J Radiat Oncol Biol Phys, 1982, 8: 1277～1282.
20. Mendenhall W, Parsons J, Cassisi N, et al. Squamous cell carcinoma of the pyriform sinus treated with surgery and/or radiotherapy. Head Neck Surg, 1987, 10: 88～92.
21. Spector JG, Sessions DG, Emami B, et al. Squamous cell carcinoma of the pyriform sinus: A nonrandomized comparison

of therapeutic modalities and long - term results. Laryngoscope, 1995, 105 : 397 ~ 406.

22. Wang CC. Carcinoma of the hypopharynx. In: Wang C (ed). Radiation therapy for head and neck neoplasm: indication, techniques and results. 2nd ed, Chicago : Year Book, 1990.

23. 唐平章，屠规益. 下咽癌的手术方式和综合治疗. 中华耳鼻咽喉科杂志，1992，27（增刊）: 17 ~ 19.

24. 肖光莉，高黎，徐国镇，等. 下咽癌的治疗. 中华放射肿瘤学杂志，2002，11 : 1 ~ 4.

25. 张宗敏，唐平章，徐震纲，等. 不同术前放射治疗剂量在下咽鳞癌综合治疗中的意义. 中华放射肿瘤学杂志，2004，13 : 1 ~ 3.

26. 肖光莉，徐国镇，高黎，等. 梨状窝癌术前放射治疗保留喉功能的价值. 中华放射肿瘤学杂志，2001，10 : 100 ~ 103.

27. Mendenhall WM, Parsons JT, Stringer SP, et al. Radiotherapy alone or combined with neck dissection for T1 - T2carcinoma of pyriform sinus: an alternative to conservation surgery. Int J Radiat Oncol Biol Phys, 1993, 27 : 1017 ~ 1027.

28. Wang CC, Schulze - Mosgau S, Miller D, et al. Combined radiation therapy and surgery for carcinoma of the supraglottis and priforms sinus. Am J Surg, 1972, 124 : 551.

29. Chang L, Stevens KR, Moss WK, et al. Squamous cell carcinoma of the pharyngeal walls treated with radiotherapy. Int J Radiat Oncol Biol Phys, 1996, 35 : 477 ~ 483.

第四章 喉 癌

第一节 概 论

一、发病率

喉癌（carcinoma of the larynx）是头颈部常见的恶性肿瘤之一，近年来喉癌的发病率有增多的趋势。发病年龄多集中于50～70岁，小于30岁者发生喉癌的几率不超过1%。性别比例中，男性多见，男女之比为4∶1，其中女性声门上区癌多于男性，而男性声门癌则多于女性。病因学研究已肯定了吸烟与喉癌的发生有着明确的相关性，即抽烟者与非抽烟者相比，喉癌的发生率及第二肿瘤的发生率均明显增加，且疗后生存时间缩短。对单纯酗酒者是否增加喉癌的发生率目前仍无定论，但酗酒的同时合并嗜烟者喉癌的发生率则升高，尤其以声门上喉癌发病率升高明显。另外，一些癌前病变主要为喉上皮增生症，包括角化症、粘膜白斑、乳头状瘤、重度不典型增生等都有发生癌变的危险性。

二、解剖学结构

喉位于颈前中央，成人相当于第四至第六颈椎椎体水平，喉结构主要由骨骼、粘膜和肌肉组成。其上方与口咽相延续，下方与气管相通，两侧及后方与下咽相连。解剖学上将喉分为声门上区、声门区和声门下区3个区域（图5－4－1）。

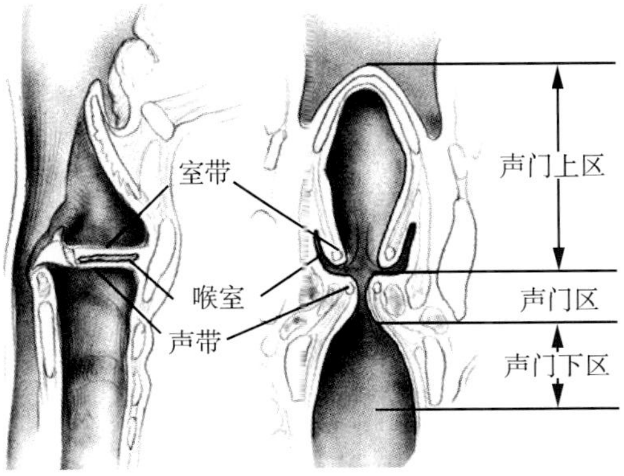

图5－4－1 喉的解剖分区

（一）声门上区 是指声带以上的喉部，按照UICC标准，声门上区具体包括以下几个亚区：

1. 舌骨上会厌，包括会厌尖、会厌舌面和会厌喉面。
2. 杓会厌皱襞、喉侧缘。
3. 杓状软骨部。
4. 舌骨下会厌。
5. 室带（假声带）。

（二）声门区 包括声带，前、后联合及声带游离缘下0.5cm范围内的区域。

（三）声门下区 是指声门区以下至环状软骨下缘水平，长约2cm，包括声带游离缘下5mm至第一气管环上缘之间的结构。

喉旁有两个间隙（图5－4－2，5－4－3），会厌前间隙和声门旁间隙。这些间隙和喉癌的局部扩展有着密切的关系。

会厌前间隙（图5－4－2）形如倒置的锥体，上宽下窄，位于会厌之前。其后界为会厌，上方为舌会厌韧带和会厌溪，前方和侧方由甲状软骨和甲状舌骨膜组成，后方为舌骨下会厌软骨。会厌前间隙内充满脂肪组织。会厌软骨下部有多个穿行血管和神经的小孔与会厌前间隙相通，故会厌癌时易侵犯会厌前间隙。声门旁间隙（paraglottic space，图5－4－3）左右各一，位于甲状软骨板内膜和甲杓肌之间，上通会厌前间隙，下达三角形膜。声门上癌常通过会厌前间隙发展到声门旁间隙，再经声门旁间隙发展到声门区。跨声门癌亦易向深层浸润侵及此间隙。

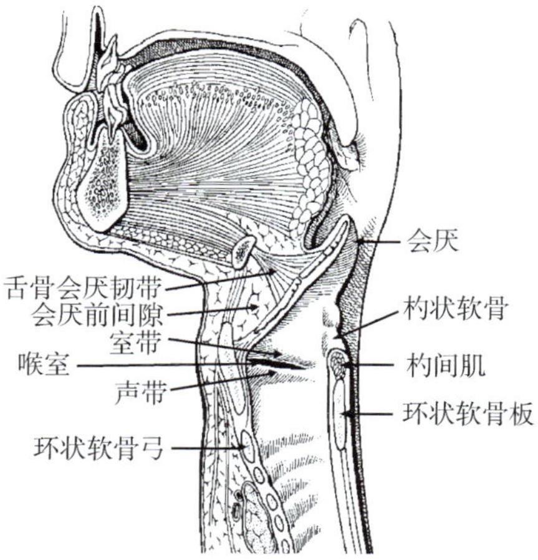

图5－4－2 喉的矢状面图

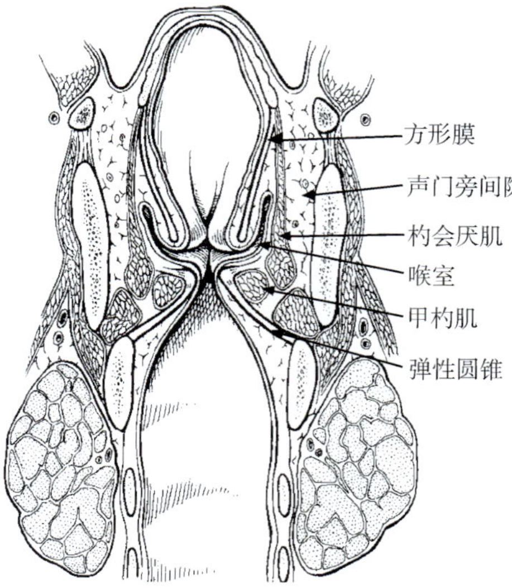

图5－4－3 喉旁间隙

三、喉的淋巴引流

声门上、下区淋巴引流以声带为界限分别引流至不同的淋巴结组（图5－4－4，5－4－5）。声门上区淋巴管较丰富，其淋巴管穿过会厌前间隙和甲状舌骨膜后，汇集引流至颈内静脉淋巴结上组及中组，一些淋巴管可直接引流至颈中深、甚至颈下深淋巴结，因此声门上型喉癌转移部位多见于颈深淋巴结的上、中组（Ⅱ区及Ⅲ区）；而声门下区毛细淋巴管相对较少，其淋巴管穿过甲状舌骨膜后，汇集引流至甲状腺峡部附近的气管前淋巴结（即delphian淋巴结）、或直接引流至颈内静脉链中、下组，同时也可向后通过环状气管膜引流至气管旁淋巴结，因此声门下型喉癌转移常见于颈中深、颈下深淋巴结即Ⅲ区及Ⅳ区，以及气管食管周围淋巴结转移（Ⅵ区）。最后可至锁骨上和上纵隔淋巴结。真声带基本没有毛细淋巴管，故早期声带癌甚少发生淋巴结转移：T_1病变淋巴结转移率为0%，T_2病变最高不超过5%。但声门癌侵及前联合、声门上区或声门下区后，淋巴结转移率则相应增加，发生率可

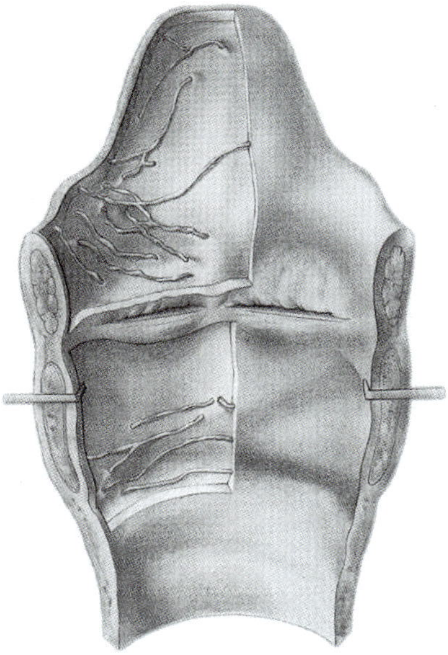

图5－4－4 声门上下区淋巴管结构比较

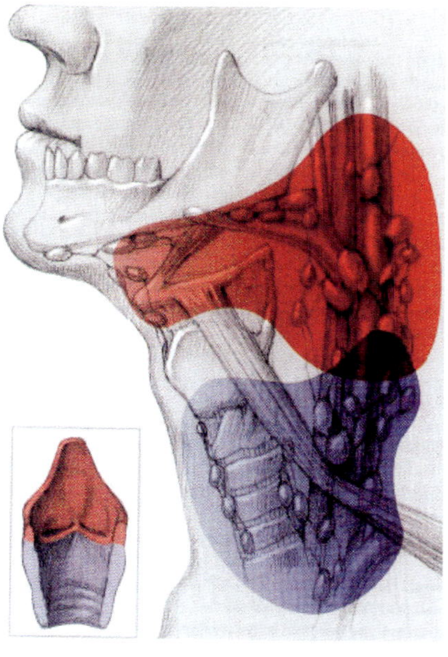

图5－4－5 声门上下区癌常见淋巴结转移部位

达 15% ~30%。

四、病理

喉结构中，除会厌和声带粘膜上皮为复层鳞状上皮外，其余均为假复层纤毛柱状上皮，因此喉内发生的恶性肿瘤 90% 以上为鳞癌，且其分化程度较高，其中分化程度最好的是声门区，而声门上区癌分化较差，声门下区癌介于两者之间。

少见肿瘤包括小涎腺来源的肿瘤，其他肿瘤如软组织肉瘤、淋巴瘤、小细胞内分泌癌、浆细胞瘤也可见到，但甚为少见。

五、侵犯途径

发生于不同部位的喉癌，生物学行为也不尽相同，病变的发展包括局部侵犯、淋巴结转移和远处转移。

（一）直接侵犯

声门上区癌：发生于不同亚区部位的声门上区癌，其生物学行为也有所不同：

舌骨上会厌病变有向上、向前发展的特点，多表现为外生型肿物，以膨胀性生长为主，很少侵及周围的软骨结构；但也有一些病变表现为侵犯破坏会厌软骨为主，此种病变容易侵犯舌会厌溪及会厌前间隙以及声门上区的其他部位；

舌骨下会厌病变则表现为不规则的结节样生长，容易破坏会厌软骨、侵犯会厌前间隙，肿瘤以环周样生长可侵及假声带、杓会厌皱襞，甚至侵及梨状窝内侧壁和咽会厌皱襞等，至晚期也可侵及前联合和真声带，甚至声门下区。

假声带发生的肿瘤多表现为粘膜下浸润生长，病变容易侵犯甲状软骨和梨状窝的内侧壁，也容易侵犯舌骨下会厌，而向舌骨上区域发展较为少见。早期可沿粘膜侵犯至声带但临床检查难以发现。当声带明显受侵时一般表明甲状软骨已经受侵。声门下区受侵不常见，只有到晚期才可出现。

杓会厌皱襞和披裂：因其毗邻梨状窝内侧壁，临床上与梨状窝内侧壁起源的肿瘤难以鉴别。因此，有学者将其称为交界性病变，其生物学行为界于声门上区癌和下咽癌之间，病变范围较为广泛。早期病变表现为外生性，病变发展容易侵犯周围结构并最终环杓肌和关节受侵而引起喉固定。晚期也可侵及舌根、咽侧壁和环后区。

声带癌：多数病变发生于声带的游离缘和上缘，因此容易早期发现和诊断。声带癌多发生于声带的前 1/3 ~1/2，容易侵犯前联合。肿瘤进展可侵犯喉室、假声带、披裂和声门下区。浸润性病变可侵犯声韧带和甲杓肌，并最终侵犯甲状软骨。当病变侵至甲状软骨时，一般先沿声门旁间隙上下侵犯而不破坏甲状软骨。弹性圆锥有限制病变向声门下区扩散的作用。晚期病变一旦侵犯甲状软骨、或环甲膜就侵犯颈部和甲状腺。

声门下区发生的病变，容易早期侵犯环状软骨，声带固定也很常见。但常难以明确到底是声带下缘发生的肿瘤侵犯声门下区、还是真正的声门下区病变侵犯声带所致。

（二）淋巴结转移　颈部淋巴结转移与肿瘤生长部位及原发肿瘤的 T 分期有关。声带部位基本没有淋巴管，因此局限于声带的声门癌很少发生颈部淋巴结的转移。但声带癌一旦侵及邻近的颈部软组织，则可发生喉前、气管前、喉旁、气管旁（delphian）淋巴结转移，以及上、中、下颈深淋巴结转移。

声门上区不仅有着丰富的淋巴管、而且双侧相互交叉，因此声门上区淋巴结转移临床上常见：确诊时约 2/3 的病例临床有淋巴结转移，其中 1/3 为双侧转移。主要转移部位为上、中颈静脉二腹肌组淋巴结，而颌下和颏下淋巴结甚少发生转移，但个别病例可发生咽后淋巴结转移。声门上区癌不仅临床淋巴结转移多见，而且潜在颈部淋巴结转移也常见：文献报道声门上区癌潜在颈部淋巴结转移的几率为 27%，其中 T_1 为 14%，T_2 21%，T_3 35%，T_4 75%。潜在淋巴结转移与分化程度及原发肿瘤 T

分期显著相关：分化程度较差、临床高 T 分期者，颈部潜在淋巴结转移的几率明显增加。

声门下区癌非常少见，侵犯至邻近软组织时发生喉前、气管前、喉旁、气管旁淋巴结转移，然后再转移至中、下颈深淋巴结。文献报道的淋巴结转移几率在 10% 左右。

（三）血性转移　喉癌的远处转移并不多见，但颈部多个淋巴结转移或颈部淋巴结包膜受侵时，则远处转移明显增加。最常见的远处转移部位为肺，其次为骨骼和肝。而纵隔淋巴结的转移一般也归入远处转移的范畴。根据国外的一组资料显示，声门癌发生远处转移的几率为 4%，声门上区癌为 3.7%，声门下区癌 14%，杓会厌皱襞癌 16%。

六、诊断

喉癌常有以下症状：声嘶（尤以声门区病变为主）、咽部不适（包括吞咽不适、咽部阻挡感、咽部异物感，多见于声门上病变），痰中带血或呼吸困难则是后期症状，故凡有原因不明的声音嘶哑、喉部异物感、咽下疼痛及痰血的病人，尤其是年龄超过 40 岁、嗜烟酒者均应作必要的检查。

（一）临床检查

1. 观察喉外形，即甲状软骨有无膨大、异位。

2. 对口底、舌体、舌根和扁桃体、舌会厌溪等部位，不仅要观察清楚，而且还应触诊，以除外第二头颈部原发肿瘤。同时观察牙齿状态，常规行放疗前口腔处理。

3. 检查双侧颈部及气管前有无肿大淋巴结。

4. 推移喉部，注意喉磨擦音是否存在（此声被认为是甲状软骨板后缘与颈椎椎体磨擦所致，也有人认为是环甲关节活动造成）。若喉磨擦音消失，常提示肿瘤向喉外发展，为局部病变晚期的表现，故不能忽视。

（二）喉镜检查　包括间接喉镜、直达喉镜和光导纤维喉镜检查，为常规检查项目。90% 以上的病人通过仔细地间接喉镜检查即可发现异常。对间接喉镜检查不满意者，可行光导纤维喉镜检查。检查过程中应注意观察口咽、喉咽区的全部解剖结构。

（三）辅助检查

1. 喉常规 X 线片　主要包括喉侧位 X 线片、喉正位体层、喉造影检查（包括吸气相、发音相、Valsalva、改良 Valsalva 4 种位相）等。通过喉侧位相可以显现喉结构如会厌软骨、会厌前间隙与舌根、甲状软骨及环状软骨等，并可观察气道及椎前软组织情况。喉正位体层通常照 4 张像，包括平静呼吸及发声像，可以看到喉前庭、会厌前间隙、杓会皱襞、室带、声带、声门下、上段气管及梨状窝的状况。通过声带发声不同时态的体层相，可以动态观察声带活动情况，有无肿胀或麻痹。随着 CT/MRI 的普及，喉常规 X 线检查目前临床已较少采用。

2. 其他常规 X 线检查　消化道造影及胸部 X 片也是必不可少的常规检查之一，因喉癌合并上消化道、呼吸道第二原发肿瘤并非少见。据国外文献总结，喉癌合并第二原发肿瘤的几率为 4% ~ 30%，多数报道为 20% 左右。其中约 1/4 为同时合并，3/4 为异时合并，而且随着疗后生存时间的延长，第二原发肿瘤的几率明显增加。其中 <40 岁的多并发上消化 - 呼吸道肿瘤，年龄 ≥40 岁则合并头颈部第二原发肿瘤的几率较高。例如，美国报道多中心登记的 20 074 例喉癌患者中，有 3 533 例占 17.6% 的病例发生第二原发癌。随着喉癌患者治疗后生存时间的延长，第二原发癌的几率也明显增加：生存 10 年者有 26% 的患者发生第二原发癌，生存 15 年者为 37%，而生存 20 年者则高达 47%。发生第二原发癌的部位依次为肺（38.8%）、前列腺（14.1%）、头颈部（9.4%）、结直肠（9.4%）、泌尿道（6.1%）和食管（3.1%）。同时发现，接受放射治疗的喉癌患者，其发生第二原发癌的风险增加约 10%，尤其是肺癌和头颈部癌。对生存时间超过 5 年者，放射治疗与头颈部第二原发癌显著相关。因此，喉癌患者疗前不仅要有详细的检查资料，治疗后随访过程中常规影像学检查也是必不可少的，一方面明确有无局部区域的复发，同时还要排除第二原发癌的可能。

3. 喉 CT 和 MRI　CT 对明确喉深层结构的侵犯范围很有好处，如可明确肿瘤的具体侵犯范围，喉周围软骨结构、颈部软组织及喉旁有无受侵，对了解病变范围、确定分期、评估预后很有帮助。例如，加拿大 Princess Margaret 医院报道 387 例喉癌病例，经过 CT 扫描后 20% 的病例需要重新修正分期：76 例声门癌中有 37 例，211 例声门上癌有 41 例需要修正，仅 1 例病例较原分期提前，其他病例分期均较前增加。目前临床随着 MRI 技术的日益普及，MRI 在喉癌中的作用也有不少报道，MRI 同 CT 比较的优势在于 MRI 区分软组织及软骨结构更为明确可靠，因此对于明确声门上喉癌有无会厌前间隙受侵及有无甲状软骨、环状软骨的受侵更有价值。而且，目前临床研究表明，通过疗前、疗后 CT、MRI 等的对比，对评价放射治疗的局部控制结果和远期生存很有帮助。

喉肿物活检可导致出血、水肿而在扫描中表现为异常，因此 CT/MRI 检查应在活检前进行，以免与肿瘤相混淆。

（四）活检与病理　临床检查发现喉部肿物，在治疗前均应有病理活检证实。多数病例在间接喉镜下或光导纤维喉镜下即可完成活检，对粘膜下肿物则需直达喉镜下活检。如果临床高度怀疑为肿瘤，患者年龄在 40 以上，两次以上活检仍不能明确诊断者可直接经喉裂开术取病理标本，术中冷冻病理检查，并结合具体术中所见决定切除范围。需要强调的是，肿瘤较大或位于声门裂边缘的病变活检时，必须要有气管切开的思想准备，因为此类病人活检后由于局部出血、肿胀有引起呼吸困难甚至窒息的危险。

喉癌的具体诊断总结于表 5 －4 －1。

表 5 －4 －1　喉癌诊断一览表

一般资料
病史
查体
间接喉镜、光导纤维喉镜检查
直达喉镜检查
活检
影像学检查
喉、颈部增强 CT（活检前进行）
喉、颈部 MRI 检查（多序列）
上消化道造影、胸正侧位片
颈部、腹部、盆腔 B 超

七、临床分期

目前临床上多采用 2002 年 UICC 提出的 TNM 分期：

T：原发病灶

T_x：原发肿瘤不能被确定

T_0：无原发肿瘤的证据

T_{is}：原位癌

声门上区癌：

T_1：肿瘤局限于声门上一侧，声带活动正常

T_2：肿瘤累及声门上区一个以上邻近结构的粘膜，或声带受侵，或病变超出声门上区，如侵及舌根粘膜、会厌、梨状窝内侧壁，不伴有喉的固定

T_3：肿瘤限于喉内，声带固定和/或侵犯以下的任何一个结构：环后区、会厌前间隙

T_{4a}：肿瘤侵及甲状软骨，和/或侵及喉外组织（如气管、颈部软组织，包括舌深部肌肉、带状肌、甲状腺、或食管）（可切除）

T_{4b}：肿瘤侵及椎前间隙、包裹颈总动脉，或侵犯纵隔结构（不可切除）

声门癌：

T_1：肿瘤限于声带，可以累及前、后联合，声带活动正常

T_{1a}：肿瘤限于一侧声带

T_{1b}：肿瘤限于两侧声带

T_2：肿瘤累及声门上区和/或声门下区，或声带活动受限

T_3：肿瘤限于喉内，声带固定

T_{4a}：肿瘤侵及甲状软骨，和/或侵及喉外组织（如气管、颈部软组织，包括舌深部肌肉、带状肌、甲状腺、或食管）（可切除）

T_{4b}：肿瘤侵及椎前间隙、包裹颈总动脉，或侵犯纵隔结构（不可切除）

声门下区癌：

T_1：肿瘤局限于声门下区

T_2：肿瘤累及声带，声带活动正常或受限

T_3：肿瘤限于喉内，声带固定

T_{4a}：肿瘤侵及环状软骨、或甲状软骨，和/或侵及喉外组织（如气管、颈部软组织，包括舌深部肌肉、带状肌、甲状腺、或食管）（可切除）

T_{4b}：肿瘤侵及椎前间隙、包裹颈总动脉，或侵犯纵隔结构（不可切除）

N：淋巴结

N_0：临床无淋巴结转移

N_1：同侧单个淋巴结转移，其最大径≤3cm

N_2：同侧单个淋巴结转移，其最大径＞3cm 但≤6cm；或同侧多个淋巴结转移，但最大径均≤6cm；或双侧、对侧淋巴结转移，但最大径均≤6cm

N_{2a}：同侧单个淋巴结转移，其最大径＞3cm 但≤6cm

N_{2b}：同侧多个淋巴结转移，其最大径≤6cm

N_{2c}：双侧或对侧淋巴结转移，其最大径≤6cm

N_3：转移淋巴结的最大径＞6cm

M：远地转移

M_x：不能确定

M_0：无远地转移

M_1：有远地转移

分期组合

0 期：$TisN_0M_0$

Ⅰ期：$T_1N_0M_0$

Ⅱ期：$T_2N_0M_0$

Ⅲ期：$T_3N_0M_0$，$T_{1\sim3}N_1M_0$

Ⅳ期 A：$T_{4a}N_0M_0$

$T_{4a}N_1M_0$

$T_{1\sim4a}N_2M_0$

Ⅳ期 B：T_{4b}，任何 N，M_0

任何 T，N_3，M_0

Ⅳ期 C：任何 T，任何 N，M_1

八、治疗原则

喉癌确诊后的治疗手段主要为手术和放射治疗。一般而言，任何部位的早期喉癌（T_1、T_2，N_0），无论是采用手术还是放射治疗，其总的生存率相似。采用放射治疗，则不仅能起到和根治性手术一样的效果，且能有效地保留患者的发音及吞咽功能的完整性。即使是放射治疗后残存、或放射治疗后复发，再采用挽救性手术也仍有着较高的治愈率，因此放射治疗在喉癌的治疗中占有重要的地位。

晚期喉癌的治疗原则为：气道梗阻明显时，行全喉切除术±术后放射治疗；气道梗阻不严重者，则以术前放射治疗＋手术治疗为主，部分患者经有效的术前放射治疗后，则可行较为保守的手术。为最大可能地增加喉保留的几率，目前已有越来越多的临床研究表明，对选择性的晚期喉癌采用单纯根治性放疗、或诱导化疗＋放疗、或同步放化疗的方法，可获得和根治性手术＋术后放疗一样的疗效，而且约半数患者的喉功能得以保留。例如，加拿大 Toronto－Sunnybrook Regional Cancer Center 报道一组有手术指征的病例采用根治性放射治疗、复发者手术挽救，并与目前文献报道的以手术治疗为主晚

期喉癌的疗效对比：82 例初治Ⅲ、Ⅳ期喉癌患者（$T_2N_1M_0$、$T_3T_4N_{0\sim1}M_0$），经 3 位头颈肿瘤外科医师根据外科标准确定 63 例可行喉切除术 + 颈清扫术。这 63 例患者接受根治性放疗，复发者采用手术挽救。疗后平均随访时间 3 年，结果显示在可评价的 20 例声门起源的喉癌中 8 例控制，局部控制率 40%，41 例起源于声门上区的喉癌中 21 例控制，局部控制率 51%。生存 5 年者有 45% 的患者正常喉功能得以保留。29 例复发者 16 例手术成功挽救，最终局部控制率 74%，其中 T_3N_0喉癌局部控制率 82%（文献报道手术的疗效为 69% ~84%），$T_{3\sim4}N_{0\sim1}$喉癌局部控制率 65%（文献报道手术治疗的疗效为 53% ~79%）。$T_{3\sim4}$喉癌的 5 年总生存率 54%（文献报道 50% ~63%）。结论为对有手术指征的 $T_2N_1T_{3\sim4}N_0$Ⅲ、Ⅳ期喉癌采用根治性放射治疗，复发手术挽救的治疗方案可获得同喉切除术 + 颈清扫术一样的效果，而且相当一部分患者的喉功能得以保留。瑞士曾报道 66 例 $T_{3\sim4}$声门癌病人，采用放射治疗为主，复发或未控者手术挽救，结果显示对 T_3 病变此治疗方案优于全喉切除术的效果，但对 T_4 病变，则显示现行手术切除的疗效较好。丹麦报道 1 005 例包括各期喉癌，先行根治性放疗，疗终残存或复发者手术挽救的远期结果（表 5 -4 -2），643 例声门癌（$T_{1\sim4}$）5 年总生存率 65. 3%、无瘤生存率 88. 6%。对声门上区癌 5 年局部控制率为 44%，手术挽救后的 5 年局部控制率则为 63%，T_1 复发病变采用喉部分切除与全喉切除者分别为 21 例和 12 例，也即 4%（12/312）的患者失去喉功能；T_2 复发病变则分别为 20 例和 41 例，全喉切除率 18%（41/233），而 T_3 病变则有半数为全喉切除术而失去喉功能。结论为对喉癌患者，采用以放疗为主的治疗方法，其疗效与同期外科为主的治疗方法相当，但相当一部分患者喉功能得以保留。

表 5 -4 -2 丹麦报道 1005 例喉癌单纯放疗及手术挽救的效果

	临床分期	手术挽救后的 5 年无瘤生存（%）	单纯放疗 5 年局部区域控制率（%）
声门癌	T_1	88. 1	98. 8
	T_2	88. 4	67. 4
	T_3	58. 6	30. 5
	T_4	37. 1	23. 8
声门上喉癌		62. 8	43. 9

Parsons 等也报道 43 例 T_4 喉癌单纯放射治疗的结果，5 年局部控制率达到 52%。局控率与肿瘤大小有直接相关性，统计分析显示大块型病变（包括：①放疗前需要紧急气管切开术者；②肿瘤巨大，占据舌根、或会厌全部被破坏，或侵犯咽壁，或肿瘤完全占据全部声带；③CT 显示会厌前间隙受侵范围 >75%，或侵犯颈部软组织）的局部控制率为 38%，而非大块型病变则为 67%。

有关诱导化疗和同步放化疗在晚期喉癌中的作用后述。

总之，在喉癌治疗方案的选择上，必须综合考虑两方面的因素：最大可能地提高喉癌的局部控制效果；在保证局部控制的基础上，尽最大可能保留患者的喉功能。因此，临床上早期喉癌可首选放射治疗，中晚期病变也可给予根治性放射治疗，如疗终残存、或疗后复发可行手术挽救。中国医学科学院肿瘤医院对喉癌的治疗原则是：早期喉癌给予根治性放疗，晚期喉癌采用术前放疗，DT50Gy 时评价疗效，如肿瘤完全消失，继续加量至根治剂量。如肿瘤消退不明显，则停止放疗，休息 2 周外科手术治疗。对晚期病变主张同步放化疗。

（一）手术治疗原则

1. Ⅲ期、Ⅳ期病例经术前放射治疗后行全喉切除术或根据情况行保留喉功能的手术。

2. 放疗后复发者可行手术挽救。

3. 伴严重喉阻塞的喉癌病例可先手术切除，术后根据具体情况决定是否需要术后放射治疗。

4. 有颈部淋巴结转移者，一般应作颈部淋巴结清扫术。原发灶的处理分两种情况：如原发病变较局限（属 T_1、T_2 期），可用放射治疗控制原发灶，放射治疗后休息 2～4 周行颈清扫术；如原发病变范围广泛如 T_3、T_4 病变，放射治疗不能控制，应以手术为主，行术前放射治疗 + 手术（包括原发灶的手术切除和颈部淋巴结清扫术）或手术 + 术后放射治疗等综合治疗。

（二）放射治疗原则

1. 早期喉癌（Ⅰ、Ⅱ期）可首选根治性放射治疗。

2. 晚期病例可作计划性术前放射治疗。

3. 低分化癌或未分化癌可首选放射治疗。

4. 晚期病例的姑息减症治疗。

5. 术后放射治疗的指征

（1）手术切缘不净、残存或安全界不够。

（2）局部晚期病变如 T_3、T_4 病变。

（3）广泛性的淋巴结转移、或淋巴结包膜受侵、或转移的淋巴结直径超过 3cm。

（4）软骨受侵。

（5）周围神经受侵。

（6）颈部软组织受侵。

术后放射治疗的病例如有以下指征，则气管造瘘口必须包括在照射野内：

（1）病变侵及声门下区。

（2）术前行紧急气管切开术者。

（3）颈部软组织受侵（包括淋巴结包膜外受侵）。

（4）气管切缘阳性或安全界不够。

（5）手术切痕通过造瘘口。

（三）放射治疗相对禁忌证

1. 肿瘤或肿瘤周围组织明显水肿者。

2. 肿瘤或肿瘤周围组织有广泛的坏死或严重感染者。

3. 肿瘤严重阻塞气道，伴有呼吸困难者。

（四）化疗

1. 诱导化疗　有关诱导化疗的作用自从 20 世纪 80 年代间，曾经风靡一时，主要用于适合手术的晚期喉癌、下咽癌及口咽癌等。其目的在保证现有治愈率的前提下，希望通过"诱导化疗 + 放射治疗"一方面获得和根治性手术一样的效果，另一方面又最大可能地保留器官的功能。例如，90 年代初 VA 协作组的随机性研究表明，对晚期可手术的喉癌采用 DDP +5 - FU 的诱导化疗 2～3 个周期，肿瘤有效率超过 80%，完全缓解（CR）率达 40%～50%。尽管单纯化疗不能起到治愈作用，但化疗有效的病例加用放射治疗则可起到治愈性作用，其 3 年生存率达 68%，与"全喉切除术 + 术后放疗"的效果相似，且有 2/3 的病例（64%）有效地保留了喉功能。研究结果提示，2～3 周期诱导化疗后，若肿瘤分期归至 T_1 或临床肿瘤完全消失，接受放射治疗；对颈部而言，$N_{2\sim3}$病变，若经诱导化疗后完全消退者，放射治疗有很好的局部控制作用。对诱导化疗反应不佳的病变，不适合放射治疗，应以手术治疗为主。以后又有很多的临床研究，结论相似。

有关诱导化疗的作用，1999 年 Wolf 曾小结如下：从 80 年代开始，已经有 1 万多病例进行了该项研究，最终的结论表明"诱导化疗 + 根治性放疗"与"全喉切除术 + 术后放疗"的疗效相比对生存率没有提高，因此诱导化疗的作用尚难以确定。尽管"诱导化疗 + 根治性放疗"疗后喉保留率为 2/3，但如果采用保留喉功能的手术方式依然可以达到相似的效果。有关此问题，屠规益教授曾专门撰文分析了诱导化疗的缺陷，因为诱导化疗在当初的方案设计时即存在着致命的弱点：纳入"诱导化疗 + 根治性放疗"研究的病例尽管全部为Ⅲ期（$T_{1\sim3}N_1$）及Ⅳ期（$T_4N_{0\sim1}$，$T_{1\sim4}N_2$），但是颈部有淋巴结转移，而喉部原发肿瘤为早期者并不需要全喉切除术来治疗，而且即使是 T_3 及部分 T_4 病变仍可以采用保留喉功能的手术方式。因此，诱导化疗的作用目前在临床上的应用价值已经不如以前。即便如此，根据RTOG发表的资料，依然认为“诱导化疗+根治性放疗”不失为一种可以替代“根治性手术+术后放疗”的另外一种治疗手段。

为进一步明确诱导化疗+根治性放疗、同步放化疗、单纯放疗在晚期喉癌治疗中的作用，RTOG也进行了相关研究，如RTOG91-11随机性研究的目的就在于比较3种治疗手段对晚期喉癌（约80%的病例为$T_3N_{0\sim1}$声门和声门上喉癌）的作用：诱导化疗方案为DDP+5-FU，用法为DDP 100mg/m^2静脉用药20~30分钟，然后5-FU 1gm/m^2/24h，持续静脉给药120小时，每3周为一周期。化疗2周期后检查评价疗效，如肿瘤达CR或PR，则继续化疗第三周期，第三周期化疗结束后进行放疗；如化疗2周期后肿瘤反应不明显，直接手术，术后根据病理检查决定是否术后放疗。第二组为同步放化疗组，在放疗的第1、22、43天分别用DDP 1次，剂量100mg/m^2。第三组为单纯放疗组。三组的放疗技术相同，均为常规分割，总剂量70Gy/35次/7周。结果显示无论是局部区域控制率还是喉保留率都以同步放化疗组最好：同步放化疗2年喉保留成功率88%，诱导化疗+放疗为75%，单纯放疗喉保留率最低为70%。诱导化疗+放疗与单纯放疗组间则无明显差异。因此临床上推荐同步放化疗的综合治疗方案。

九、放疗技术

（一）常规放疗技术

1. 能量的选择　因声门癌的位置表浅且多位于声带的前1/3~1/2，故^{60}Co或4MV直线加速器为首选。对于>6MV的高能X线，由于剂量建成效应的影响可造成声带前部至颈前缘的低剂量区。同^{60}Co相比，6MV X线照射可造成声带前联合处剂量下降12%，而10MV X线则下降18%，因此容易造成局部复发。这就是目前利用>6MV的X线治疗早期声门癌的效果要低于^{60}Co或4MVX线的重要原因。当然，随着人们认识的提高及物理技术的进步，采用一些合理的弥补措施如疗初用合适厚度的组织等效填充物及合适角度的楔形板、或多野照射技术、或分次剂量加大、或采用超分割技术可弥补>6MV高能X线在早期喉癌治疗上的不足。

对声门上、下区癌，射线能量对疗效影响不大，但如果声带尤其是前联合受侵，则其疗效会受到一定的影响。

2. 体位　照射体位为仰卧水平照射，头垫合适角度的头枕，采用热塑面罩固定技术，如此可以保证治疗的重复性与精确性，从而可避免因相关治疗因素而导致的肿瘤局部控制率下降。

3. 定位　根据临床检查，包括喉镜及影像学检查结果确定肿瘤范围。目前有以下3种定位技术：

（1）体表定位法　比较简单实用，已经在临床应用多年，主要是根据体表解剖标志来确定喉内结构的位置，如舌骨水平相当于会厌软骨上、中1/3交界水平；喉结节下0.5~1cm，也即喉结节与环甲膜连线中点相当于声带水平；环甲膜中点相当于声带下1~1.5cm。但考虑到解剖标志的个体差异，目前这种定位方法在临床上仅做参考。

（2）普通模拟机定位法　即患者躺在模拟机上，摆正体位、经面罩固定后，在透视下确定照射中心及照射范围。规则野在拍定位片、标记等中心、剂量计算后即可行治疗验证。不规则野需在定位片上画出照射范围，送交模室制作模板，并在模拟机校位，确认无误后再次送模室制作整体挡铅（图5-4-6）。此种定位技术为目前临床应用的主流技术。

（3）CT模拟机定位法　有条件的单位可应用此种定位技术。患者先在普通模拟机上摆正体位、制作面罩，然后同样的体位在CT模拟机上进行薄层扫描（一般层厚3mm），重建DRR，在DRR像上直接勾画照射范围，不规则野可采用整体挡铅或MLC技术（图5-4-7，5-4-8）。此种照射技术最大的特点是可以进行计划评估，既可以具体分析照射野内等剂量分布情况，有无存在剂量热点和冷点、正常组织和器官的具体受量，同时可通过合适角度的楔形板应用来纠正常规照射技术剂量分布的不满意，因此在临床上应用价值较大，值得推广应用。

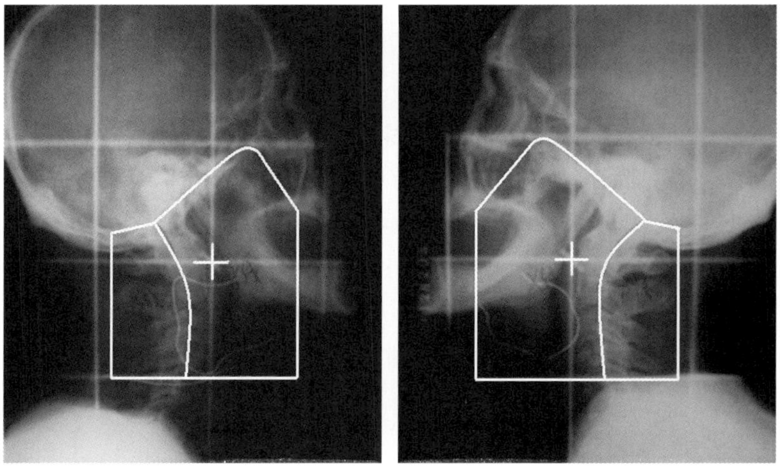

图 5－4－6 模拟机定位显示的不规则照射野为 1 例声门上癌术后咽旁复发者

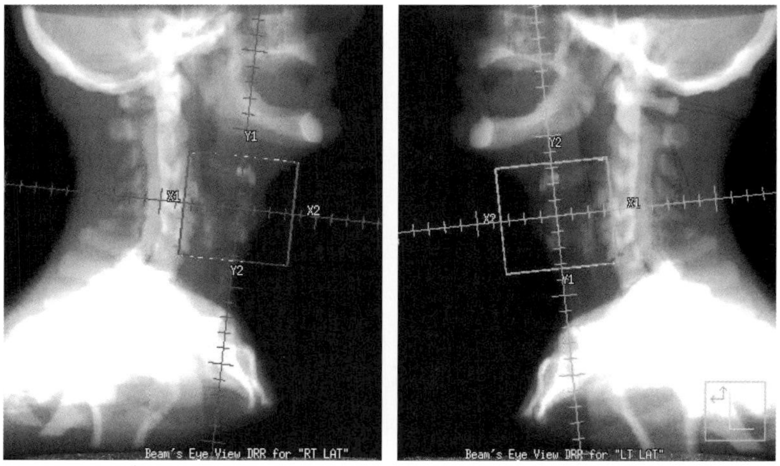

图 5－4－7 早期声门癌 DRR 上设计的照射野

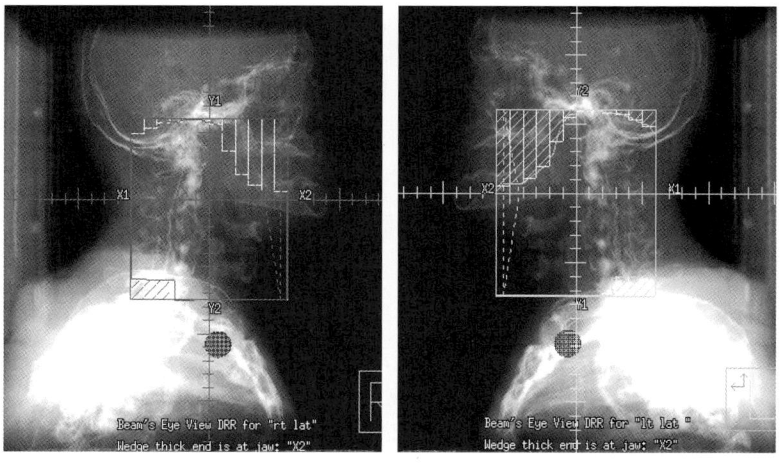

图 5－4－8 声门上癌 DRR 上设计的照射野

4. 分割方式 通常采用常规分割照射法，即每日一次，每周5次。曾有主张采用分段照射，以减少上呼吸道、上消化道并发症，但研究证实分段放疗同常规放疗相比，由于治疗总时间的延长而明显降低了局部控制率。Fower总结诸多文章取得结论为：治疗总时间延长一周则局部控制率下降14%，延长两周则下降26%，延长三周则下降35%，因此分段放疗的做法应予抛弃。如治疗过程中由于不可避免的原因如机器故障、节假日休息等造成治疗时间的延长，则通过每中断治疗一天，总剂量增加0.6Gy/d，认为如此可保证常规分割照射的局部控制率。但此推荐的增加剂量的方法，目前还缺乏实证研究结果的支持。

常规分割组中的分割剂量为1.8～2Gy，但目前研究证实分次剂量<2Gy的局部控制率较分次剂量≥2Gy的局控率为差，主张在放疗过程中，分次剂量最好不要低于2Gy。

对T_1病变，采用常规分割照射技术及分次剂量；对T_2病变，尤其是病变范围较广者，可采用分次剂量相应增加如分次剂量为2.1～2.3Gy的分割照射。

对T_3、T_4病变，根据RTOG90-03随机性研究结果（包括声门上喉癌），显示采用同步缩野加量和超分割技术将常规放疗的局部控制率提高了9%。因此，晚期病变主张超分割或加速超分割照射技术、或提高单次分割剂量，以最大可能地提高肿瘤的局部控制率。

（二）适形放疗技术 目前随着放疗技术的发展，适形放疗（包括IMRT）越来越多地应用于肿瘤的放疗。对早期声门癌而言，因病变较小、喉活动范围较大，而且常规小野放疗可获得满意的疗效、也没有明显的并发症，所以一般不考虑适形放疗；但对晚期病变、或声门上、下区癌，因照射野较大、剂量较高，常规放疗对正常组织的损伤也较为明显，因此有条件的单位可考虑应用适形放疗技术。其原则遵从ICRU50、62号文件的有关规定，勾画靶区范围应参考常规放疗照射范围及肿瘤的临床生物学规律。

现将喉癌的适形放疗技术步骤简述如下：

1. 病人常规仰卧位，头垫合适角度的头枕，在普通模拟机上透视下摆正患者体位，然后头颈肩热塑面罩固定。

2. 在CT模拟机下，患者采用同样的体位及面罩固定技术。进行3mm的薄层CT扫描，主张增强扫描，扫描范围上包括颅底、下至锁骨下缘。扫描图像经网络传至治疗计划系统。

3. 临床医师在工作站勾画靶区及需要保护的重要组织和器官，确定剂量。

4. 物理师进行计划设计，设计完成并经临床医师确认。

5. 物理师进行剂量验证后，在CT模拟机上将等中心移至照射中心，并在面罩上标记。

6. 在加速器上进行治疗中心验证后开始治疗。

晚期喉癌靶区的设计遵从以下原则：

国外在进行靶区勾画时，一般分为原发肿瘤的CTV和颈部淋巴引流区的CTV。原发肿瘤的CTV是在影像学所见显示瘤体勾画的GTV基础上外放1cm而来，将CTV再外放3～5mm即为PTV。原发肿瘤和颈部淋巴引流区分别以不同PTV给以不同的分次剂量。一般包括瘤体的PTV分次剂量2.2Gy，总剂量66Gy/30次，而预防的颈部淋巴引流区如为高危区域则给予60Gy/30次，分次剂量2.0Gy，低危区域则给予总剂量54Gy/30次，分次剂量1.8Gy。

淋巴引流区的CTV：声门上区病变应包括双侧颈部Ⅱ～Ⅳ区淋巴引流区，T_{3-4}声门癌靶区勾画同声门上区，声门下区病变在声门上区勾画的基础上包括双侧Ⅵ区淋巴结。

中国医学科学院肿瘤医院的靶区勾画原则为：按照ICRU50、62号文件规定，根据临床检查、包括影像学检查所见，分为GTV、CTV1、CTV2等。GTV以包括影像学所见的原发肿瘤及转移的淋巴结；CTV1包括GTV、全部喉结构、梨状窝、舌会厌溪、声门旁间隙、会厌前间隙和整个甲状软骨，以及淋巴引流区；CTV2包括下颈锁骨上预防照射区域。将相应靶区外放3mm即为PTV，分次剂量及总剂量按PTV给量，PGTV分次剂量2.12Gy，总剂量70Gy/33次，PTV1分次剂量1.82Gy，总剂量60Gy/33次，PTV2分次剂量1.8Gy，总剂量50～54Gy/28～30次，也可采用单前野照射50Gy/25次。

具体病例介绍（图5-4-9），男性，42岁，声门上区低分化鳞癌，侵及右侧披裂及梨状窝内侧壁，临床分期 $T_2N_0M_0$，采用全程IMRT，GTV包括内镜检查及影像学检查显示的肿瘤，分次剂量2.12Gy，总剂量DT67Gy/32F；CTV包括全喉、喉旁间隙、喉周软骨、上中颈部淋巴引流区，分次剂量1.82Gy，总剂量DT57Gy/32F。因病理为低分化鳞癌，故尽管分期为Ⅱ期，下颈锁骨上预防性照射DT50Gy/25F，采用常规照射技术。

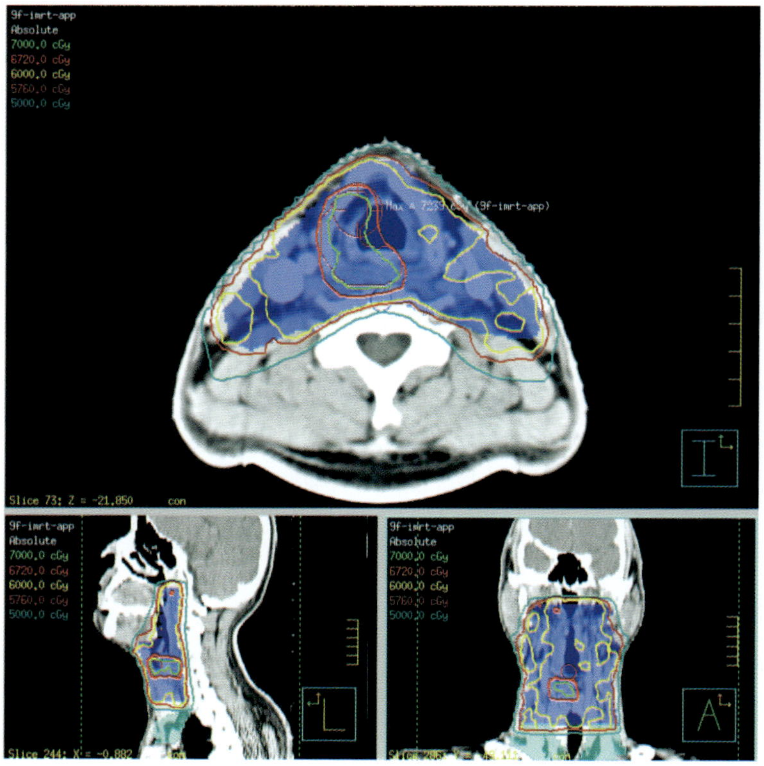

图5-4-9 声门上喉癌IMRT，九野共面照射时的靶区范围及剂量分布（绿线包括的区域为GTV，蓝线包括的区域为CTV）。

第二节 声 门 癌

声门癌在喉癌中最为常见，其占比例为50%～60%。

病理类型多为高分化鳞癌。

临床表现主要为声嘶。而且症状出现早，因此该病诊断时相当一部分为早期病例。

肿瘤多发生于声带的前1/3～1/2处，可通过前、后联合的受侵而侵及对侧声带，向上可侵及喉室、假声带，向后可侵及声带突和杓状软骨，而甲状软骨甚少受侵。但病变晚期可侵犯甲状软骨或通过环甲间隙而侵及颈部、或甲状腺。

一、声带原位癌

其治疗主要有两种治疗手段：声带剥脱术和放射治疗。但声带剥脱术仅适用于病变无粘膜下浸润的极早期病变，而且术后复发的几率较高。如反复采用声带剥脱术，则可造成声带增厚、发音质量明显变差。因此不少单位推荐放射治疗。放射治疗可作为声带原位癌的首选治疗手段、或声带剥脱术后复发病变的挽救性治疗。具体放射治疗技术同早期声门癌。

二、声门癌

（一）治疗原则 一般而言，早期声门癌（$T_{1\sim2}N_0$）目前的根治性治疗手段有激光治疗、声带切除术与放射治疗等方法。临床医师在选择治疗方案时，应在强调肿瘤治愈的同时，权衡喉正常发声功能的保留、避免出现严重并发症和较少的复发倾向。就目前临床实践，多数治疗中心推荐放射治疗为早期声门癌的首选治疗手段，手术留待放疗失败或放疗后复发挽救用。其根本原因为放射治疗与手术治疗（包括声带切除术和半喉切除术）的疗效相似，而放射治疗后患者的发音功能要明显好于手术治疗。激光治疗早期声门癌的报道目前渐趋增多，但采用激光治疗的适应证要求更为严格，一般位于声带中 1/3 的小病变适合激光治疗，而且应采用激光切除术而非激光气化。激光治疗后发音功能取决于声带切除组织的多少，一般而言，其发音功能不如放射治疗。

对声带固定的 T_3 病变，采用单独放射治疗的疗效甚差，一般不主张。但对肿瘤体积较小，病变仅局限于一侧喉结构、而且无明显气道梗阻者采用放射治疗的局部控制率相对较高。因此，可行单纯放射治疗。其余 T_3 病变主张手术 + 放疗的综合治疗。国外多主张术后放疗，而国内更多采用术前放疗。部分晚期病例表现为放疗敏感性较高，在放疗至 DT50Gy 时如肿物缩小明显，且声带恢复活动，此时也可改为根治性放疗，手术留作放疗失败或复发挽救时用。

T_4 病变不多见，因如此广泛的病变可能来自声门上癌或梨状窝癌对声带的浸润。其治疗可选用术前放疗 + 手术或全喉切除术 + 颈清扫 + 术后放疗。晚期 T_3、T_4 病变放疗时目前临床主张同步化疗。

三、放射治疗技术

（一）T_1、T_2 声门癌的放射治疗

1. 照射野的设计 以声带为中心，照射野应包括全部声带，前、后联合区，颈前缘（图 5－4－10，5－4－11）。一般上界位于舌骨或其下缘水平，下界为环状软骨下缘，后界为颈椎椎体的前缘或颈椎椎体的前、中 1/3 交界处，前界开放至颈前缘前 1cm 左右，双侧水平野对穿照射。对穿的结果使声门前部处于高剂量区，正好符合声门癌好发于声带前 1/3～1/2 的特点。照射野面积多选用 5cm×5cm、5cm×6cm 或 5cm×7cm。照射野过小如 4cm×4cm 可能会遗漏部分病变，尤其是在 ^{60}Co 照射过程中，其原因如下：①实验证实 ^{60}Co 照射过程中，照射野面积由 7cm×7cm 缩小至 4cm×4cm，声带表面剂量将降低 12%；②照射过程中由于呼吸及吞咽的影响，可造成喉位置的移动，如每吞咽 1 次，喉头可向上移动 2cm、向前移动 1cm，从而造成部分病变在照射过程中遗漏于小的照射野之外或在其边缘。尽管吞咽平均每 2 分钟 1 次，高能 X 线治疗时影响不大，但对于 ^{60}Co 照射因照射时间较长，应考虑吞咽因素的影响。因此照射野的设计在采用 ^{60}Co 照射时宜稍大于高能 X 线的照射野，但过大的

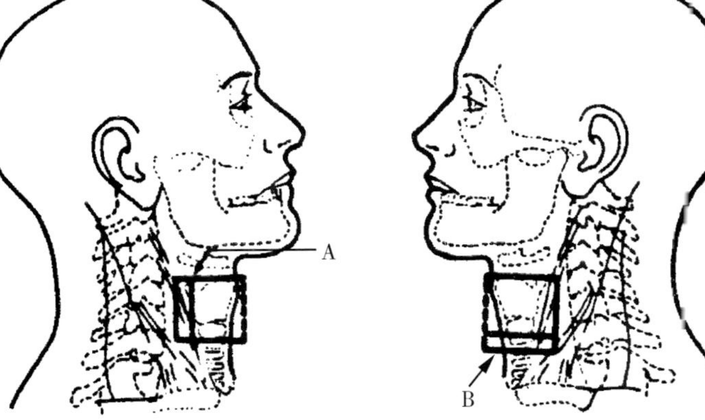

图 5－4－10 T_1、T_2 声门癌照射野的体表标志

照射野如 >50cm^2 时，局控率不仅不能提高，反而由于合并症的增加而受到一定的影响。

（1）病变靠前者，多采用两侧水平野对穿照射。

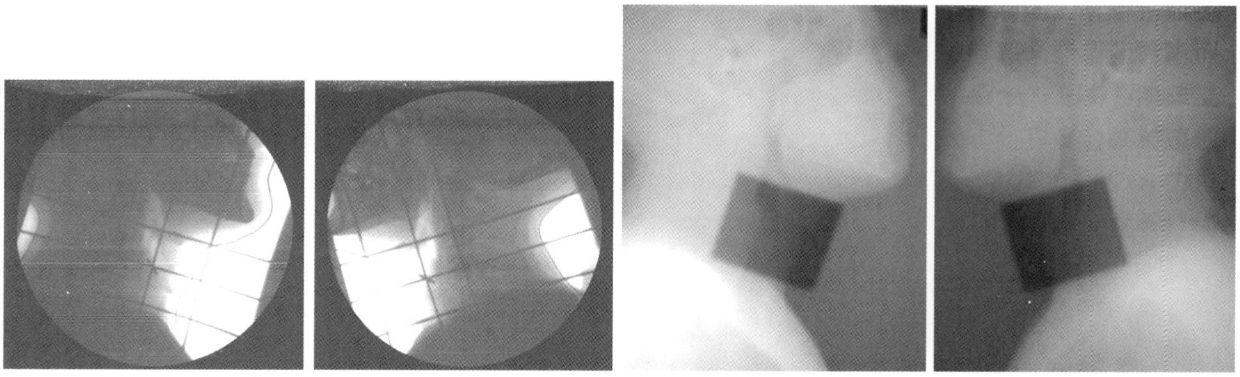

图 5-4-11 T_1N_0 声门癌的模拟机设野及加速器验证片

上界：舌骨水平、或舌骨下缘、或喉切迹上缘水平（根据具体情况选择）。

下界：环状软骨下缘水平。

前界：颈前缘前 1cm 左右。

后界：喉咽后壁的前缘，或颈椎椎体的前缘，或颈椎椎体的前、中 1/3 交界处（根据具体情况选择）。

具体照射野的设置，应根据肿瘤的具体部位、病变大小而作适当的调整。如 T_1 小病变，上界置于喉切迹水平即可，而 T_2 病变，上界最好置于舌骨水平；如 T_1 病变非常靠近声带的前部，则照射野后界可置于咽后壁前缘，而且当照射至 DT60Gy 时，照射野还可前移以避开披裂继续加量照射（如 5-4-10A 所示），如此可降低放疗后喉水肿发生的几率。但如果病变位于声带后部、杓间切迹或毗邻披裂，照射野后界应置于颈椎椎体的前缘或颈椎椎体的前、中 1/3 交界处，而且也不能采用以上所提及的缩野技术。如病变侵及前联合下缘或声门旁间隙，则照射野下界在环状软骨下缘水平的基础上还要适当下移（如图 5-4-10B 线）。

（2）病变靠后或侵及全部声带者，可采用两侧水平楔形野或两前斜野楔形照射技术，其目的是使高剂量区后移达到声带前、后部位的剂量接近，从而使整个靶区受到均匀的照射，但在选用楔形板的度数时应由计划系统根据病变范围、需要照射的区域和颈部轮廓等因素具体决定（图 5-4-12）。

2. 剂量　根治剂量为 66~70Gy，但具体剂量应根据肿瘤的侵犯范围、放射敏感性、肿瘤的消退速度等而有所不同。

（1）对 DT≤50Gy 时已消退的肿瘤，66~70Gy 的剂量已足够。

（2）对疗终仍有局部残存的有 3 种处理方法：

1）外照射再加量 2~3 次，使总量达 76Gy。

2）腔内近距离放疗 1~2 次，每周照射 1~2 次，1cm 参考点处剂量 4~5Gy。中国医学科学院肿瘤医院于 1990~1994 年对原发肿瘤较大，伴有前联合受侵或声带活动部分受限、疗中肿瘤消退缓慢或肉眼肿瘤残存等不利因素的声门癌病人 13 例（$T_{1b}N_0$6 例，$T_2N_0$7 例），在足量外照射后，用高剂量率近距离后装腔内推量照射，除 2 例 T_2N_0 期在 5 年内因局部肿瘤复发手术挽救，余 11 例均逾 5 年，本组 5 年局部控制率为 84.7%。

3）总量达 70Gy 时终止治疗，观察 1~3 月。部分患者在随访中原有残存病灶可消失。对 3 月后局部残存仍存在者可考虑手术切除。

国外对 T_1、T_2 病变则采用分次剂量不等的照射技术，具体见表 5-4-3。

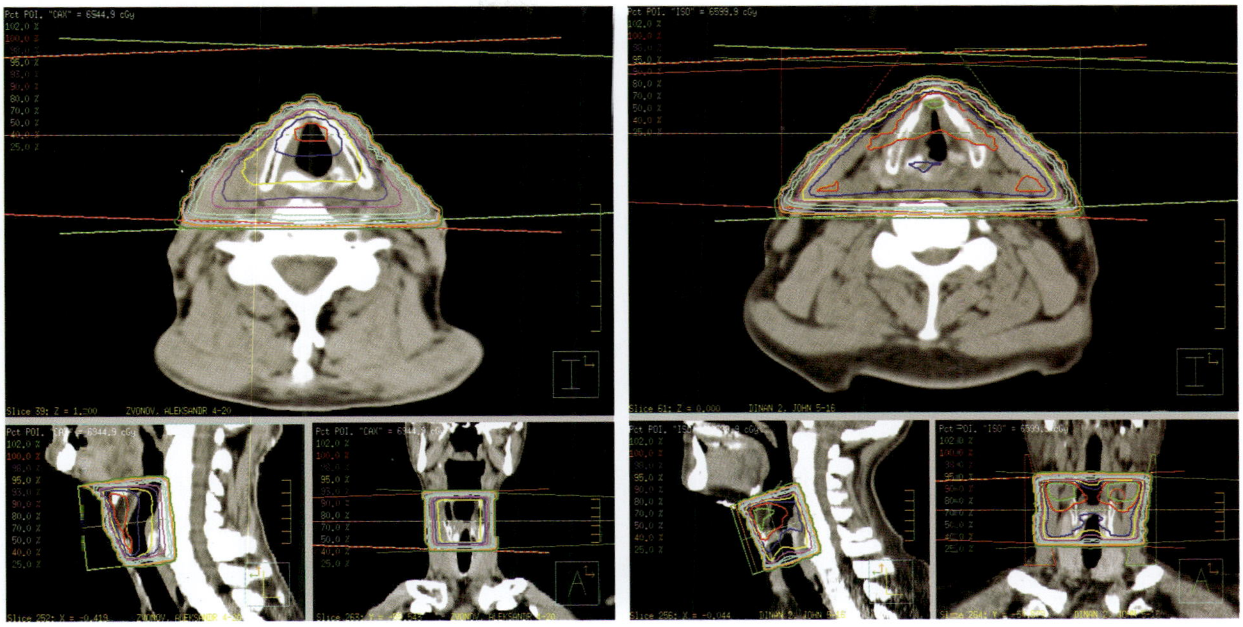

A. 无楔形板时两侧水平野照射时的等剂量分布。图中显示红线范围为100%等剂量线，范围过小。

B. 加用30° 楔形板时两侧水平野照射时的等剂量分布，100%等剂量区明显较A图增加。

图 5－4－12 两侧水平对穿野加或不加楔形板时的等剂量分布

表 5－4－3 国外一些肿瘤放射治疗中心对早期声门癌的剂量分割方式

肿瘤放射治疗中心	分割方式
Rudoltz	分次剂量 2. 1Gy，总量 63Gy 应争取在 39～42 天完成
Florida University	分次剂量 2. 25Gy
	T_1 早 5625cGy/25F/5w
	T_1 晚 6300cGy/28F/5. 5w
	T_2 6300～6525cGy/28～29F/5. 5－6w
Washington University	分次剂量 2. 25Gy
	T_1 63Gy/28F/5. 5w 或 66Gy/33F/6. 5w
	T_2 65. 25Gy/29/6w 或 70Gy/35F/7w
Cancer Institute，Netherland	分次剂量 2. 4Gy，60Gy/25F/5w
Princess Hospital，Canada	分次剂量 2. 5Gy，50Gy/20F/4w

本表引自文献 28～31。

3. 疗效

（1）声带原位癌的放射治疗效果　加拿大 Princess Margaret 医院报道 67 例声带原位癌的放射治疗效果。全部病例中，21 例占 31% 接受过 1～2 次声带剥脱术，1 例接受过激光治疗。病变局限于一侧声带者 60 例，双侧声带者 7 例，前联合受侵者 9 例。常规放射治疗技术，总量 51Gy/20F/4w。中位随访时间 6. 7 年，仅 1 例复发、发展为浸润性声门癌，5 年实际局部控制率 98%。复发者经手术成功挽救。无严重急性及慢性并发症发生。但有 11 例病人占 17% 随访过程中发生呼吸－消化道第二原发肿瘤。结论为采用放射治疗声带原位癌是一安全有效的治疗手段。

（2）早期声门癌 $T_{1\sim2}$ 的放射治疗效果　国外资料表明，单纯放射治疗的 5 年生存率在 T_1N_0 为

80% ~95%，T_2N_0 为 65% ~85%，若放射治疗失败经手术挽救的最终 5 年生存率 T_1 可高达 90% ~ 100%，T_2 可达 80% ~90%。例如，Florida 大学报道 590 例 T_1 ~ T_2N_0 声门癌病例放射治疗后的远期效果：单纯放疗的 5 年局部控制率 T_{1a}94%、T_{1b}93%；T_{2a}80%、T_{2b}72%；挽救后的 5 年局部控制率分别为 T_{1a}、T_{1b}均为 95%；T_{2a} 82%，T_{2b}76%；总的 5 年无瘤生存率分别为 T_{1a}、T_{1b}均 98%；T_{2a}95%，T_{2b}90%。国内资料如中国医学科学院肿瘤医院 1958 ~1994 年单纯放射治疗的 238 例 T_1N_0 声门癌病人的 5 年生存率为 84.0%，与文献报道相似。

4. 影响放射治疗局部控制率的因素主要包括以下内容：

（1）自身因素

1）KS 平分　Franchin 报道一组 T_{1-2}早期声门癌病人 246 例，采用根治性放射治疗技术，结果经多因素统计学分析，显示全身状况 KS 评分显著影响预后：KS >80 分与 <80 分的 5 年局部控制率显著不同，前者为 89%，而后者仅为 74%，同时还发现肿瘤呈外生型形态的较浸润型的明显为好。因此作者主张对 KS >80 分且为外生型生长的早期声门型喉癌应首选放射治疗。

2）疗前血红蛋白（Hb）的高低　Fein 最先报道接受放射治疗的 109 例 T_{1-2}声门型喉癌的病人中，疗前 Hb 的高低显著影响肿瘤的局部控制率：疗前 Hb >130g/L 的早期声门癌病人放疗后的 2 年局部控制率为 95%，而疗前 Hb≤130g/L 的 2 年局部控制率仅为 66%，组间具有显著的统计学意义。Warde 报道 735 例早期声门癌病人（T_{1-2}），采用 50Gy/20F/4w 的放疗技术，发现疗前 Hb 含量的高低与放疗的肿瘤局部控制、局部复发有显著的相关性，因此提示疗前 Hb 测定可用于评价早期声门癌的放疗局部控制效果、预测复发。中国医学科学院肿瘤医院的资料虽未发现疗前 Hb 浓度的高低对局部控制率及远期生存的影响，但显示在放射治疗过程中，如 Hb 浓度下降超过 10g/L 病人的 5 年局部控制率为 73%，低于 Hb 无明显变化的 84.9%。

3）症状持续时间的长短　目前的临床报道尽管显示活检结果与开始放疗间隔时间的长短有降低早期声门癌放射治疗局部控制率下降的风险，但均未达到统计学差异；而患者出现声嘶症状到确诊为声门癌时的时间长短却显著影响声门癌的放射治疗效果。例如，丹麦的 HANSEN 报道，其肿瘤中心治疗的 611 例Ⅰ ~Ⅲ期声门癌病人，符合标准可供分析的病人 544 例，99.3% 的患者有声嘶症状。从症状出现到确诊时的时间为 0.3 ~35.9 个月，中位时间 4.4 个月，统计结果显示症状持续时间超过中位时间者的局部控制效果明显差于小于中位时间者，在每一分期中均有显著的统计学差别。症状每延长 1 月，则放疗后的无复发生存将下降 4.5%。

（1）肿瘤因素

1）T、N 分期　随着临床分期的升高，肿瘤的局部控制率明显下降。

2）肿瘤的大小　相同分期的病人，放射治疗效果并非完全相同。资料显示，同样分期的病变，由于肿瘤大小的不同可导致放射治疗局部控制率的明显不同。Dickens 报道一组早期声门癌放射治疗效果，若病变 <5mm，无一例局部复发者；5 ~15mm 病变的局部复发率为 4%， >15mm 病变的局部复发率则高达 26%；Ruddy 等根据喉镜检查、影像学检查包括喉体层片、CT 等，将 T_1 病变又分为以下两种情况：①局限性病变：即病变局限于一侧或两侧声带前 1/3 的浅表性病变；②广泛性病变：较大的外生性和/或浸润性病变，已侵及两侧声带的 1/3 以上。114 例 T_1 声门癌按此标准分为两组，接受单纯放射治疗，结果显示 T_1 局限性病变组放射治疗的局部控制率为 91%，而 T_1 广泛性病变组仅为 58%，两组间具有非常明显的差异，而按 UICC 的 T_{1a}，T_{1b}分期标准，则未发现两者之间的局部控制率有明显差异。中国医学科学院肿瘤医院的资料也显示，局限性 T_1N_0 声门癌病变单纯放射治疗的 5 年局部控制率为 87%，而广泛性病变则为 75.9%，组间有显著的统计学差别。

3）肿瘤生长方式　对相同分期的病人，因肿瘤的生长方式不同，放射治疗的效果也不尽相同。一般而言，外生型病变较浸润型病变放射敏感性高，因而放疗有较好的控制效果。例如，国外有文献报道，肿瘤形态与 T 分期、肿瘤大小一样，显著影响早期声门癌的放疗局部控制效果。而 Franchin 报道的早期声门癌病人 246 例放射治疗效果分析中，也发现外生型肿瘤的 5 年局部控制率明显好于浸润型：前者为91%，而后者为80%。

4）前联合和双侧声带受侵　前联合和双侧声带受侵是否影响放射治疗的局部控制率目前仍有争议：Cellai 等报道，在早期声门癌的放射治疗中，前联合受侵和病变占据双侧声带（T_{1b}）的局部复发率为24%，而 T_{1a} 仅11%（$P<0.005$）；中国医学科学院肿瘤医院的资料也显示，前联合受侵的 T_1 声门癌的5年局部控制率为70.5%，无前联合受侵的 T_1 病变的5年局部控制率则为87.1%，组间差别明显。但也有不少临床报告如 Stevenson，Reddy 等的资料均未观察到前联合受侵及病变占据双侧声带的局部控制率，与病变只占据单侧声带的相比有明显差异。

5）病理组织学分级　因声门癌的瘤细胞绝大部分为中、高分化鳞癌，故多数资料显示病理组织学分级对预后无明显影响，但也有少数报道认为分化差的声门癌的放疗效果较差，如 Johansen 等报道一组放射治疗的 T_1 声门癌中，高分化、中分化、低分化鳞癌的局部复发率分别为15%，22%，48%（$P<0.05$）。中国医学科学院肿瘤医院223例 T_1N_0 声门癌的治疗结果，并未显示出病理组织学分级对预后的影响。

6）第二原发肿瘤　喉癌合并第二原发肿瘤的几率较高，文献报道一般在20%左右，常见的为呼吸道和消化道肿瘤。合并第二原发肿瘤一般对喉癌放射治疗的局部控制率无明显影响，但对总的生存影响明显，如中国医学科学院肿瘤医院238例 T_1N_0 声门癌病人中，23例占9.7%合并第二原发肿瘤，其中11例为消化道肿瘤，12例为肺部肿瘤。有、无第二原发肿瘤放疗后的5年局部控制率无明显差别，但5年生存率组差别明显：无第二原发肿瘤者为86.1%，而合并第二原发肿瘤者则下降为65.2%。

（3）治疗因素

1）射线的能量及照射分割方式的改变　Izuno 等报告 T_1N_0 声门癌用^{60}Co 或4MV 高能 X 线加速器治疗，5年局部控制率为89%，而采用8～10MV 高能直线加速器照射，5年局部控制率仅为60%；目前有文献表明如用6MV 高能 X 线治疗早期声门癌，宜采用超分割照射技术，或分次剂量增加的技术，如此可克服其能量过高在治疗方面的缺陷而获得同^{60}Co 或2～4MV X 线同样的肿瘤局部控制率。例如，Florida Bethesda Memorial 医院用6MV X 线治疗83例包括声带原位癌及 $T_{1\sim3}$声门癌，T_1 采用分次剂量为2.25Gy，总剂量63Gy/28F；$T_{2\sim3}$病变采用超分割照射技术，1.2Gy/次，一天两次，总剂量74.40Gy/62 F，全部病例至少随访2年，76%病人至少随访5年，结果声带原位癌6例100%控制，54例 T_1 病变控制53例，局部控制率98%，8例 T_2、6例 T_3 病变均100%控制。结论为通过改变分割方式6MV X 线可获得满意的治疗效果。而瑞士 Sahlgrenska University 医院对 T_2 声门癌病例采用加速超分割方式获得和 T_1 声门癌一样的效果：92例 T_1N_0 声门癌采用分次剂量2.4Gy，每天1次，每周4次，总剂量62.4Gy/6.5w 的放疗技术；T_2N_0 病变采用加速超分割，每天两次放疗，中间间隔至少6小时，分次1.7Gy，待放疗2周剂量达34.0Gy 时休息7～9天以利于急性放疗反应的恢复，然后继续加速超分割放疗，使放疗总剂量达64.6Gy/4.5w，全部病例随访至少5年，结果显示 T_1N_0 声门癌的5年局部控制率为85%，T_2N_0 声门癌的5年局部控制率则为88%，两组间局部控制率及并发症的发生无明显统计学差别，结论为通过加速超分割照射技术缩短总的治疗时间用于治疗 T_2N_0 声门癌病例可较常规分割放疗提高疗效，达到和 T_1N_0 病变一样的疗效。

2）照射野面积的大小　Small 等报道103例 T_1N_0 声门癌病人，照射野面积 >29.7cm^2 无1例出现局部复发，而照射野面积≤29.7cm^2 的局部复发率为24%（^{60}Co 治疗组）；在4～6MV X 线治疗则未发现照射野面积对局部控制率有影响。其原因如前所述，^{60}Co 照射野面积过小时可造成声带表面剂量下降，因此照射野应相对扩大，而对4～6MV X 线则无此必要。

3）治疗总时间的长短　临床研究已经肯定了因分次剂量低或分段放疗所引起的治疗总时间延长，可显著地降低放射治疗的局部控制率，因此在临床上应避免低分次剂量或分段放疗，如因机器故障、节假日休息而造成的治疗时间延长，则每延长一天时间，总剂量应增加0.35～0.8Gy。Barton 分析1 012例 $T_{2\sim4}$接受单独根治性放疗的喉癌病例结论为治疗总时间的长短显著影响预后。通过线形回归分析（logistic regression analysis）计算出治疗总时间延长应额外增加0.64~0.73Gy/d的剂量方能达到相同的局部控制率。治疗时间延长1天局部复发的危险性增加4.8%，并计算放疗时间每中断1天、如不进行弥补，则局部控制率将减少1.4%。

4）肿瘤消失剂量　据Takehiro报道330例早期声门癌放射治疗效果，肿瘤消失剂量≤40Gy组的5年局部控制率为83%，肿瘤消失剂量为60Gy的5年局部控制率仅为62%，组间差别非常显著（$P=0.003$）。中国医学科学院肿瘤医院238例T_1N_0声门癌的单纯放疗结果分析，也显示肿瘤消失剂量≤60Gy组的5年局部控制率为84.0%，而>60Gy组69.5%（$P=0.04$），表明退缩快者预后好。

（4）合并症的影响　影响早期声门癌放射治疗疗效的合并症中较为明显的是糖尿病。Marshar等报告的207例单纯放疗的早期声门癌，用相似的放射治疗技术，在有或无糖尿病合并症的患者中，肿瘤局部控制率分别为67%与87%，有显著的统计学差异。而且合并有糖尿病的患者放射治疗中的副作用明显加重，因此对这一合并症在放射治疗前、后应予以关注并作有效的处理。

（5）影像学因素　见下文内容。

（二）T_3，T_4声门癌的治疗　患者无明显呼吸困难或肿瘤广泛坏死、严重感染、喉组织水肿等放射治疗禁忌证时，均可采用术前放射治疗。术前放射治疗宜用大野，设野方法基本同声门上区癌的原则。DT40~50Gy时如肿瘤消退满意，估计放射治疗可取得较好局部控制效果的，则可改为根治性放射治疗或做较为保守的手术；如DT50Gy时肿瘤消退不满意，则行全喉切除术，术后根据病理检查是否有残留而决定是否需要术后加量放疗。

国外对T_3N_0病变，为增加放射治疗对肿瘤的局部控制率，有主张将分次剂量加大，如Jackson等报道70例T_3N_0声门癌病人，采用分次剂量为2.4Gy，总剂量60Gy/25F/5w，放疗后5年局部无复发生存率65.0%，45例病例保留了喉器官的完整性。

晚期病变，主张超分割治疗，分次剂量1.2Gy/次，一天两次，但两次间隔时间不能短于6小时，根治剂量为76.8Gy/64F左右。同时可考虑同步化疗。

（三）颈淋巴结转移的声门癌的治疗　早期声门癌出现颈淋巴结转移的非常少见，但声门癌发展至晚期由于病变已侵及声门上、下区，因此可出现颈部淋巴结转移，其淋巴结转移的几率可达30%左右。对单侧上颈淋巴结转移者，同侧下颈、锁骨上区要作预防性照射；双侧上颈淋巴结转移者，双下颈及锁骨上区均要作预防性照射。即便如此，单纯放疗对颈淋巴结转移的控制作用也很差，尤其是转移的淋巴结直径>3cm且质硬固定者，多需行颈淋巴结清扫术。

（四）声门癌放疗后复发的治疗　早期声门癌放疗后应定期复查。通过仔细的复查，可以在声嘶症状出现或加重前早期发现复发。以下体征提示局部复发：喉水肿，尤其是室带和披裂水肿，声带固定等。

放疗后复发的声门癌的治疗，主要有以下两种手段可供选择。

1. 手术挽救　手术挽救的最高成功率为80%。一般需行全喉切除术。但对复发的小病变目前也可行较为保守的手术如声带切除术或半喉切除术等。

2. 激光治疗　对一些小的复发性病变，为继续保留喉功能，国外报道采用合理的二氧化碳（CO_2）激光治疗仍可获得较为理想的效果。选用激光治疗的指征为：无大块性病变；肿瘤局限在声带或最多有声门上区的局限性侵犯；无声门下受侵；内镜检查可以窥及肿瘤全部；声带活动度正常；无前联合受侵等。符合以上条件者，采用激光治疗，仍有50%左右的病例可以有效地保留喉功能，而且即使激光治疗失败者、仍可采用手术挽救，对总的生存并无明显不利的影响。

第三节　声门上区癌

一、临床特点

声门上区癌在喉癌的发病率中居第二位，约占40%。与声门癌相比，本病的早期症状不典型，颈部淋巴结转移相当多见且易早期出现，30% ~50%的病例在明确诊断时已有颈淋巴结转移，多转移至上颈深淋巴结。即使是临床 N_0 的病例，也有1/3已经有微小的淋巴结转移，因此相当一部分病例在就诊时已属晚期，疗效总的来说不如声门癌。

二、治疗原则

声门上区癌的标准治疗模式仍是手术或/和放射治疗。一般而言，对 T_1、T_2N_0 的早期病例，无论是采用单一的手术还是放射治疗，其总的5年生存率相似，即使是采用放射治疗+手术的综合治疗模式也并不能进一步提高其疗效。但对 T_3、T_4N_{0-3} 的晚期病例，任何单一治疗手段的局部控制作用均较差，综合治疗却可望进一步改善其局部控制率，因此对晚期病变更强调综合治疗的重要性。

另外，在确定治疗方案时还必须考虑颈部淋巴结情况。如果临床阴性、或双颈潜在淋巴结转移的风险较大，可以考虑放射治疗。如采用手术治疗，则需双侧颈清扫术。

原发肿瘤早期而淋巴结晚期如 N_{2b}、N_3 时，则主张综合治疗以提高颈部控制几率。可对原发肿瘤采用根治性放疗，颈部残存考虑手术清扫。此类病例如行手术切除（包括原发肿瘤和颈清扫），术后还需放射治疗，病人器官功能受到严重影响。

T_3、T_4 病变：位于声门上区上方部位如舌骨上会厌发生的肿瘤，因多为外生性生长，也可考虑放射治疗，局部控制率较高。但应同步化疗。浸润性生长病变、或虽为外生性病变但体积较大并有声带固定者，一般不适合放射治疗，应给予全喉切除术。

Mendenhall根据临床研究将声门上鳞癌分为预后良好组及预后不良组，前者包括 T_1、T_2 及 T_3 早期病变（无声带固定者），无论是放疗还是保守性手术都有着较高的局部控制率，可选择放射治疗或声门上喉切除术；预后不良组包括浸润性生长的肿物，范围广泛的 T_3、T_4 病变，并伴有声带固定或气道梗阻者，单纯放疗的局部控制作用很差，常需行全喉切除术+颈清扫术+术后放疗；如同时考虑颈部情况，$T_{1-2}N_{0-1}$ 病变可被单纯放疗控制，T_3N_2 或 T_2 合并双颈淋巴结转移可采用先放疗，然后颈清扫，或双颈清扫+术后高剂量放疗。

三、放射治疗

（一）适应证

1. T_1、T_2N_0 的早期病变。

2. T_3、T_4N_{0-1} 的病变，可做计划性的术前放射治疗；对气道严重阻塞者应首选手术，然后行术后放射治疗；N_{2-3} 病变，单纯放射治疗的局部控制率较差，应以颈清扫术为主，辅以术前或术后放射治疗。

3. 术后放射治疗的指征同上。

（二）照射野的设计　声门上区癌具有颈部淋巴结转移率高及转移发生早的特点，故照射野的设计以充分包括原发病灶及颈部区域性引流淋巴结为原则，即使是 N_0 的病例也必须行上、中颈淋巴引流区的预防性照射，而下颈不作预防性照射。若上、中颈淋巴结阳性，则双侧下颈、锁骨上区均要作预防性照射。

照射体位取仰卧位，头垫合适角度的头枕使颈椎伸直，常规面罩固定，行双侧水平野对穿照射。

N_0 病例的设野（图5-4-13）：

上界：第一颈椎水平，如口咽或咽旁受侵，则上界置于颅底水平。

下界：环状软骨下缘。

前界：颈前缘，但如果前联合或会厌前间隙受侵，前界应在颈前缘前1~2cm以保证该部位得到足够的剂量，避免剂量冷点。

后界：颈椎横突。

颈淋巴结阳性病例的设野（图5-4-14）：

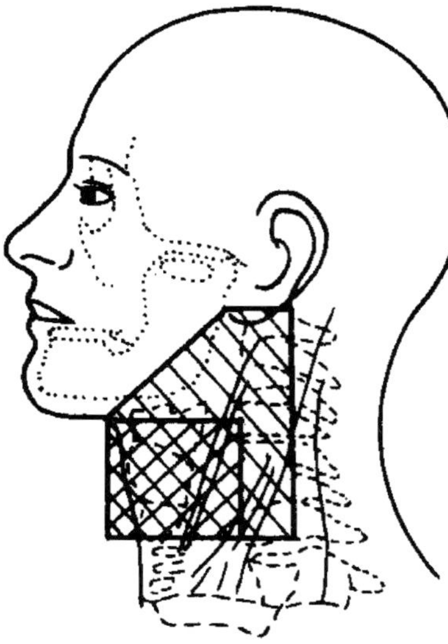

图 5 -4 -13 N_0 声门上区癌的照射野

双侧水平野 + 下颈、锁骨上野。

双侧水平野的上、下、前界同 N_0 病人，后界应相应后移包括颈后淋巴结或根据肿大淋巴结的位置以完全包括为准。

下颈锁上野的上界与双侧水平野的下界共线，但在共线与体中线相交处的下方应挡铅 2cm × 2cm ~ 3cm × 3cm（最好在侧野挡铅，详见图 5 -4 -15），以避免颈髓处两野剂量重叠而造成过量，或挡楔形挡块；下界沿锁骨下缘走行，外界位于肩关节内侧。

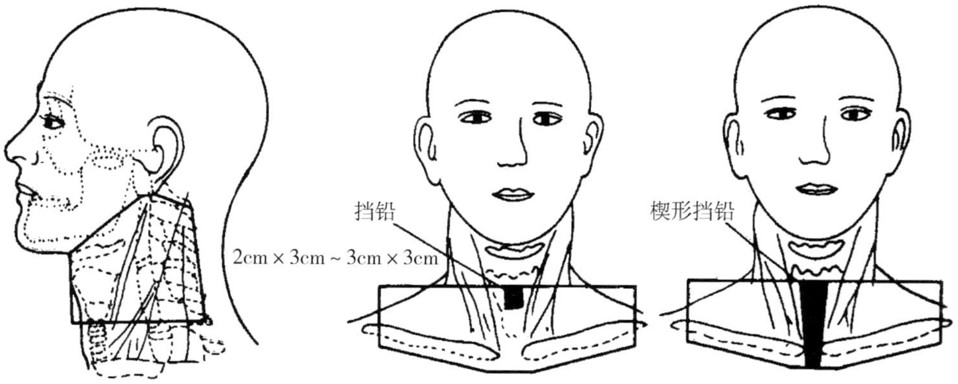

图 5 -4 -14 淋巴结转移的声门上区癌的照射野

a. 原发灶及上、中颈淋巴引流区的照射野；b. 下颈、锁骨上区照射野。

如有下咽受侵，则应避免在前方挡铅、而应置于侧方挡铅（图 5 -4 -15）。

如病人有下咽受侵、而颈部又较短时，可采用双侧水平大野对穿，下界置于锁骨下缘水平以包括全颈淋巴引流区，此时一般需转动床角 5 ~ 10°以避开同侧肩部在照射野内（图 5 -4 -16）。

（三）剂量 因脊髓在双侧水平照射野内，故 DT≤40Gy 时缩野避开颈髓继续照射喉和上、中颈部，颈后区可用合适能量的电子线照射，即增加了治疗剂量，又不使脊髓过量。至 DT50 ~ 60Gy 时，上中颈部的预防性照射可结束，继续缩野针对原发病变加量照射至 DT66 ~ 70Gy，此时的照射野仍应包括全部喉部，而且上界应位于喉切迹上 2cm 以包括舌骨上会厌部分，对会厌溪或舌根受侵者，上

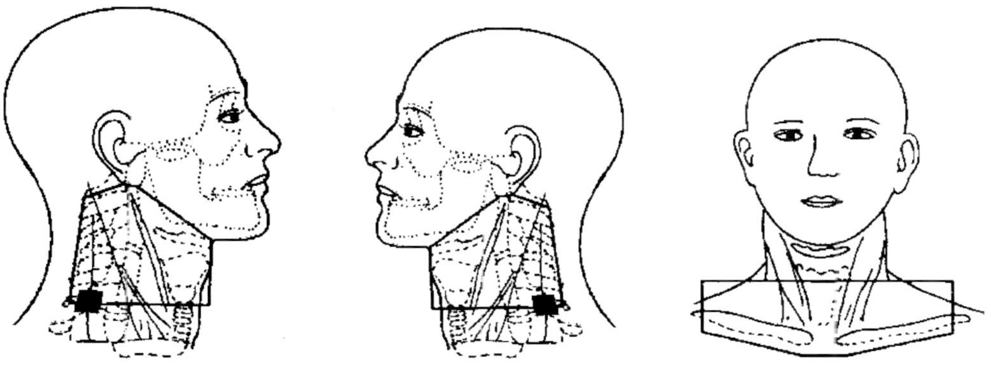

图 5-4-15 水平野侧方挡铅示意图

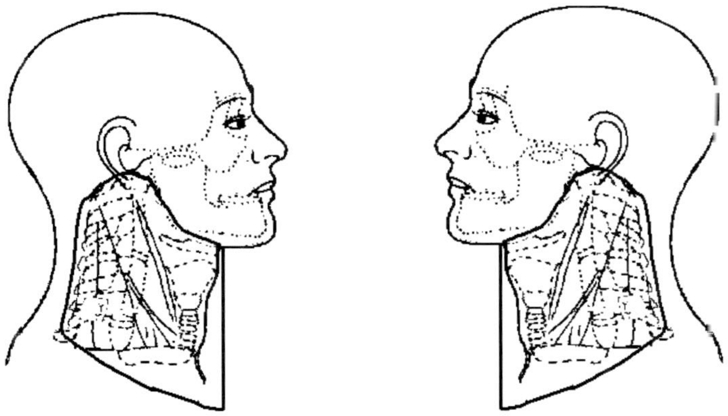

图 5-4-16 双侧水平大野示意图

界还要提高，最好是在模拟机下定位。

下颈、锁骨上预防照射的剂量为 50Gy/25F。

术前照射的剂量过去多用 40Gy/20F，但临床研究证实该剂量虽然有一定的效果，但对控制颈部的亚临床病灶、改善预后的帮助不大。例如，中国医学科学院肿瘤医院的一组随机性研究材料证实，N_0 的病人经术前放射治疗 DT40Gy + 手术的综合治疗组与单纯手术组相比，前者的颈部复发率为 15%（7/46），虽低于后者的 26%（14/54），但无统计学意义，且两者总的生存率也无大的差别。其实，Fletcher 早在 30 年前即通过临床研究证实，能够控制 90% 以上的亚临床病灶的合适剂量为 50Gy，而 30~40Gy 的放疗仅能控制 60%~70% 的亚临床病灶。因此，术前放射治疗剂量 40Gy 控制 N_0 病变的作用有限，若增加至 50Gy 可能会起到应有的作用。即便如此，单纯手术组 T_{1-3}病变的颈部复发率为 22.5%，而综合治疗组颈部复发率仅为 3.6%。结果显示术前放射治疗 DT40Gy，对降低 T_{1-3}病变术后颈部复发的作用是肯定的。

同样的道理，术后放射治疗的剂量一般也为 50Gy，但具体剂量取决于原发肿瘤的大小、侵犯范围及淋巴结转移情况而给予 50~60Gy 的剂量；对术后有明显局部残留者，还应缩野局部加量至 66~70Gy。

术后放射治疗一般在术后 3~4 周开始，最迟不超过 6 周，否则术后放射治疗的局部区域控制率明显下降，其原因与术后血供差、肿瘤细胞乏氧、放射敏感性降低及残存的肿瘤细胞加速增殖等因素有关。为弥补术后放射治疗的缺陷，目前可采用三种方法：①如果可能的话，术后 2~3 周即开始放射治疗；②增加术后放射治疗的剂量；③术后放射治疗采用超分割、或加速超分割放射治疗可望改进局部控制率。

对高危病例，术后放射治疗时间应限制在4周内开始，如Trotti通过随机性研究证实，对头颈部鳞癌（包括喉癌）术后病理检查具有以下高危因素者：淋巴结包膜外受侵、转移淋巴结数超过4个、切缘阳性、原发肿瘤侵及颈部软组织、周围神经受侵、转移的淋巴结直径超过6cm、局部复发性病变等，均采用加速超分割照射技术，63Gy/37d，每周的第一天采用每天两次照射技术，连续4周，放疗的最后4次也采用每天两次的照射技术，分次剂量均为1.8Gy，两次间隔不少于6小时。具体射野为大野套小野技术，即第二次照射为小野仅包括危险区域（局部外放1.5cm），如此大野预防照射的剂量为54Gy，而局部复发的高危险区域接受的剂量为63Gy。术后放射治疗开始的时间以4周为界，疗后中位随访时间6年，结果显示，全组病例野内复发率31%，而术后放射治疗开始时间≤4周者，无1例局部区域性复发者，而术后放疗开始时间>4周的复发率为45%，显示术后放射治疗开始时间的早晚显著影响肿瘤的局控率。

（四）疗效 总的说来，声门上区癌的放射治疗效果较声门癌差。文献报道的单纯放射治疗的局部控制率，T_1N_0 接近80%，T_2N_0 接近60%；T_3、T_4 病变有或无淋巴结转移的单纯放射治疗的局部控制率分别为37%和23%左右，而手术和放射治疗的综合治疗有着较高的有效率，接近50%~60%。近年来文献报道放射治疗的疗效较前有了明显提高，如2002年Florida大学报道，274例声门上区喉癌采用放射治疗的5年实际局部控制率 T_1、T_2 均为100%，T_3、T_4 均为62%。5年无瘤生存Ⅰ期100%，Ⅱ期93%，Ⅲ期81%，Ⅳ期A50%，Ⅳ期B13%。57例病人放疗后颈清扫。结论为声门上区癌采用放射治疗可获得满意的治疗效果。11例发生严重的晚期并发症，发生率4%，包括严重喉水肿需要气管切开者4例，软骨坏死需要全喉切除者4例，持续性进食困难需要鼻饲1例，脊髓损伤造成截瘫1例，颈动脉破裂出血1例。

上海肿瘤医院报道，对淋巴结转移者单纯放射治疗的颈部复发率为55.1%（43/78），其中淋巴结直径<2cm的复发率为28.9%，而淋巴结直径≥2cm的复发率则为80%，因此颈淋巴结转移尤其是直径>2cm者应以手术为主，术后辅以放射治疗。

晚期声门上区癌如采用超分割放射治疗技术，即每日两次放射治疗，中间间隔时间不能少于6h，每次剂量1.2Gy，总量DT70~76Gy，可较常规分割提高放疗的局部控制率，据Wang报道，常规分割放射治疗对 $T_{1\sim4}$ 声门上喉癌的5年局部控制率为74%、61%、56%和29%，总的5年局部控制率为58%，而超分割放射治疗的5年局部控制率则分别为84%、83%、71%与84%，总的5年局部控制率为78%，显示了超分割在晚期病变放疗上的优势。

第四节 声门下区癌

声门下区癌相当少见，仅占所有喉癌的1%~4%。其解剖部位位于声门区以下至第一气管环之间的气道，主要位于环状软骨内的粘膜区，其淋巴网较丰富，多引流至气管旁和上纵隔淋巴结，从而给手术带来一定的困难。

该病在确诊时的颈部淋巴结转移率为10%~20%。

由于本病早期症状隐匿，少有能早期诊断者，待出现呼吸困难、喉喘鸣时已多是晚期，需紧急气管切开，对此类病例应先行喉切除术，而后考虑补充放射治疗。对无呼吸困难、憋气等需要气管切开术的病例均可首选放射治疗，放疗后残存或复发者可行挽救手术。

放射治疗 声门下区癌的放射治疗应包括肿瘤的原发部位，下颈、锁骨上淋巴结，气管及上纵隔。可采用以下两种照射技术：

1. 小斗蓬野照射技术（mini-mantle field） 小斗蓬野照射技术主要用于声门下区癌、甲状腺癌、气管癌等需要将原发肿瘤，下颈、锁骨上淋巴结和上纵隔全部包括在一个靶区内的肿瘤（图5-4-17）。其采用前、后两野对穿的等中心照射技术，等中心点一般选在颈椎椎体前缘水平。前野颈髓不挡铅而后野颈髓挡铅，前后两野剂量比为4∶1，每日同时照射。因颈部前、后间的距离较大，因此主张用10MV高能X线照射，DT40Gy时改为双侧水平野以避开颈髓，包括喉、气管上部，加量至总量DT65～70Gy。对4～6MV X线照射，如采用此种照射技术，则可能由于后野挡铅而造成颈前相对应区域的低剂量，此时应在计划系统的指导下颈前方加一合适能量的条状电子线野以弥补这一缺失，达到10MV X线如图5－4－17的等剂量分布。

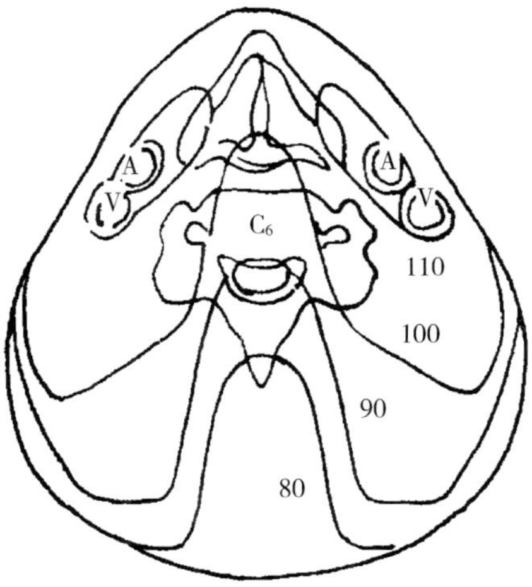

图5－4－17　小斗蓬野照射技术的剂量分布（10MV X线）

2. 先设单前野或前、后两野对穿，上界根据病变侵犯的范围而定，下界接近隆突水平以包括气管、上纵隔。高能X线照至DT≤40Gy（图5－4－18）（为消除颈薄胸厚的影响，可使用大头朝上，小头朝下的楔形板进行校正）时，脊髓处挡3cm铅，继续X线照射至DT50Gy，而挡铅处用合适能量的电子线补量10Gy使其总量也达到50Gy。因下颈、锁骨上及上纵隔已到预防剂量，可停照，然后改为双侧水平野避开颈髓针对喉和气管上段进行加量，使总量达70Gy左右。

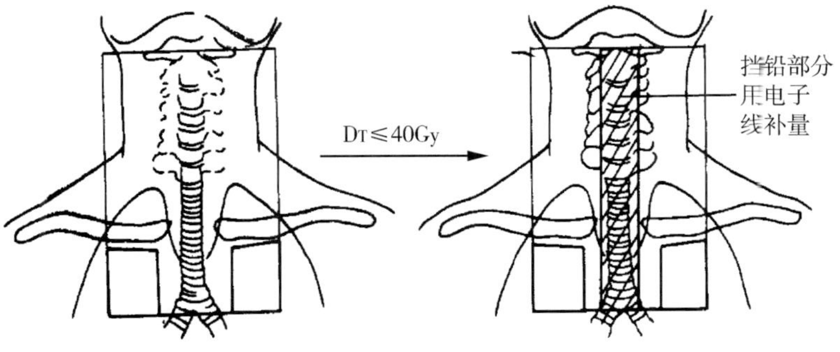

图5－4－18　声门下区癌的照射野

加拿大于2002年报道了一组声门下区喉癌的放射治疗效果：43例声门下区喉癌，接受根治性RT，总剂量DT50～52Gy/20F/4w。中位随访时间4.9年，单独放疗的局部控制率56%（24/43），其中T_1 63.6%（7/11），T_2 66.7%（8/12），T_3 50.0%（4/8），T_4 41.7%（5/12）。手术挽救成功率：$T_{1\sim2}$中8例复发手术挽救7例成功，最终局控率T_1 91%（10/11）、T_2 100%（12/12）；T_3中4例复发能手术挽救者仅2例且2例成功，最终局部控制率75%；T_4中7例治疗失败者仅3例能手术挽救，最终局控率58.3%（7/12）：1例挽救后生存7年无瘤死亡；1例术后4月死于手术并发症、但无肿瘤依据，1例手术挽救后仍局部复发。全组5年无复发实际局部控制率52%。无Ⅲ度或Ⅳ度晚期并发症。$T_{1\sim3}$无病生存率70.2% vs T_4 39.1%。

早期声门下癌单纯放疗的 5 年生存率为 40% ~50%，中、晚期者因常伴程度不等的气道梗阻，故处理方法以手术为主，少有单纯放疗的报道。

第五节 影像学因素在评价喉癌放疗疗效中的作用

随着 CT 技术在临床上应用日益普遍的今天，越来越多的资料表明 CT 资料可用以评价喉癌放射治疗的效果。例如，Hermans 等报道 147 例声门上喉癌，放射治疗前常规喉 CT 检查，根据 CT 图像测定肿瘤体积，结果显示影响喉癌放射治疗后实际生存的因素为肿瘤体积、真声带水平的声门旁间隙受侵及声门下受侵，经多因素统计学处理，3 个因素均为影响喉癌放射治疗局部控制率的独立因素，而肿瘤体积是一最显著的预后影响因素。Pameijer 等报道 59 例喉癌病例（包括 T_3 声门癌 30 例，$T_{1\sim4}$声门上癌 29 例），放射治疗前常规行 3 ~5mm 层厚的 CT 扫描，疗后 1 ~6 月再行 1 次 CT 检查，分别测定肿瘤体积并比较其变化情况。疗前全部病例根据 CT 资料分为高、低危险组两组：高危险组：声门癌肿瘤体积 >3. 5cm^3，或肿瘤较小，但至少一块以上的喉软骨钙化，如同侧杓状软骨和环状软骨的邻近部分；声门上癌的标准为 >6cm^3；反之为低危险组。疗后 CT 资料也被分为以下几种情况：1 分：原发肿瘤完全消失，喉、下咽结构显示对称；2 分：局部肿瘤有残存，最大径 <1cm 和/或喉结构左右不对称；3 分：局部肿瘤有残存，最大径 >1cm 或肿瘤体积缩小 <50%。全部病例疗后至少随访 2 年以上。结果显示如以疗前 CT 来判定，则低危险组局部控制率为 88%，而高危险组则仅为 34%（P =0. 0001）；如根据疗后 CT 评分标准，则 1 分的局部控制率为 94%，2 分 67%，3 分 10%（P = 0. 0001）；如将疗前、疗后的 CT 标准结合起来，则低危险组 24 例病人中，1 分 14 例，其局部控制率为 100%，2 分 8 例，2 例复发，局控率 88%，3 分 2 例，全部复发，局控率 0%；高危险组 35 例，1 分 4 例，1 例复发，局控率 75%，2 分 13 例，7 例复发，局控率 54%，3 分 18 例，16 例复发，局控率 11%，组间均有显著的统计学差异。因此，作者认为放射治疗前、放射治疗后的 CT 检查可以判定局部控制率，如疗前、疗后 CT 结合起来，则更有预后评估价值，且可指导下一步治疗，即疗后 3 分者应争取手术切除。

第六节 放射合并症及处理

一、急性并发症

指发生在放射治疗过程中或放射治疗后一月出现的任何不适。患者主要表现为声嘶、咽下疼痛、咽下不利，以及照射野内皮肤色素沉着等。声带癌由于照射野较小，急性放疗反应不严重；声门上区癌由于照射野较大，颌下腺及部分腮腺也在照射野内，因此放疗中除有声嘶、咽痛的症状外，还会出现口干、味觉改变、吞咽困难、体重减轻等反应，而且这种反应随着照射野面积的增加而加重。

对疗前既有声嘶的患者，在开始放疗的 2 ~3 周内，由于肿瘤的退缩声嘶会有一定程度的改善，但以后由于放疗急性反应的出现可再度导致声嘶或声嘶加重，放疗后一月左右，由于急性放射治疗反应的消退，声嘶开始恢复，通常需 2 ~3 月时达到相对稳定的发音状态。疗中用声过度、或继续抽烟者，急性放射治疗反应将明显加重。疗中如注意这些情况，并考虑定期雾化吸入，则可相应地减轻急性反应的程度。

二、晚期并发症

喉癌放射治疗最常见的并发症是喉水肿、喉软骨炎和喉软骨坏死，约占全部病人的 5% ~10%。其发生与肿瘤范围、照射野的大小、剂量的高低有关。肿瘤范围大、照射野大、分次剂量大、总剂量偏高者易发生。另外，喉软骨坏死的发生与疗前喉软骨受侵关系密切。喉软骨受侵者采用放射治疗，不仅软骨坏死的发生率高，而且放射治疗的局部控制作用也很差。因此，这类患者一般首选手术，根据情况决定是否术后放射治疗。另外晚期并发症的发生也与抽咽有直接相关性，如荷兰国立肿瘤医院采用分次剂量大于2Gy的放疗技术治疗383例T_1声门癌病例，结果发现放疗后继续抽烟者发生晚期并发症包括水肿、坏死等的几率为28%，而在放疗前或放疗中戒烟的病人其并发症的发生仅为13%，组间有显著差别，因此强调戒烟在喉癌患者中的重要性。

喉水肿出现后可给予超声雾化，必要时可加用抗炎、退肿和激素药物。一般而言，喉水肿多于放疗后3个月内消退，对超过半年仍不消退或逐渐加重者应注意有局部残存、复发或早期喉软骨坏死的危险。例如，Ward等报道一组放疗后持续性喉水肿病例，活检阴性，但喉切除术后显示60%的病例有镜下肿瘤。中国医学科学院肿瘤医院的资料证实，放射治疗后喉水肿长期存在者的生存率仅为无喉水肿病例的1/2。但也有部分病例喉水肿长期存在而未见肿瘤复发征象，因此对放射治疗后长期存在的喉水肿，应紧密观察，仔细查体，如果在随访过程中发现喉水肿进行性加重、以前活动的声带出现活动受限或固定，而且患者声嘶加重、疼痛加剧，多提示肿瘤局部复发；但如果水肿无进展且局限于披裂，而患者无疼痛症状，可定期复查。因喉水肿情况下肿瘤复发多在粘膜下生长，而表面粘膜完整，因此临床上检测复发比较困难，但借助CT、MRI等影像学检查对诊断复发有帮助，如在水肿区有坏死，则表明复发。PET检查也很有帮助。对怀疑复发者应行深层活检，但应注意活检可加重放疗并发症的发生。

Bahadury等人将放射治疗后喉水肿分为以下4种情况，并提出相应的处理意见：

1. 放疗后3月水肿仍持续存在或加重，喉部肿胀或伴有声带固定，提示存在肿瘤，需行喉切除术。

2. 放疗后6周水肿减轻，喉部检查及声带活动均正常，无需特殊检查或治疗，只需每月检查1次喉部即可。

3. 放疗3月后再次出现的喉水肿，如用抗生素治疗后消失，提示水肿可能为非肿瘤因素所致，可暂排除肿瘤残存或复发。

4. 放疗3月后再次出现的喉水肿，经用抗生素治疗后不消失，提示有肿瘤存在，需要手术。

以上处理仅供参考。据中国医学科学院肿瘤医院放疗科的经验，喉水肿的观察期限可延至6个月为界，术前最好经病理证实。

喉软骨坏死一旦出现，只有手术切除，目前尚无其他有效的保守治疗方法。

其他并发症如出血和吸入性肺炎均少见，多为老龄病人及术后放射治疗者，可根据当时的病情而作相应的处理。

三、综合治疗的并发症

对晚期喉癌主张综合治疗，一般以手术+放疗的综合治疗为主，近年来同步放、化疗越来越多地应用于晚期喉癌的治疗。一般而言，合适剂量的术前放疗并不明显增加并发症，但剂量过高则引起手术并发症发生率增加、手术治疗住院时间延长。而采用术后放疗则并发症相应减少。手术+放疗综合治疗常见的晚期并发症为颈部软组织纤维化程度加重、吻合口狭窄和咽狭窄。化疗合并放疗可引起放疗的急性反应明显加重，而且容易出现血液学毒性，但同步化疗是否增加放疗的晚期并发症目前临床上尚无明确结论。

（罗京伟 徐国镇 高 黎）

参 考 文 献

1. Wynder EL. The epidemiology of cancers of the upper alimentary and upper respiratory tracts. Laryngoscope, 1978, 88: 50. Bibliographic Links

2. Vincent RG, Marchetta F. The relationship of the use of tobacco and alcohol to cancer of the oral cavity, pharynx or larynx. Am J Surg, 1963, 106:501.
3. Esposito ED, Motta S, Cassiano B, et al. Occult lymph node metastases in supraglottic cancer of the laryngx. Otolaryngol Head Neck Surg, 2001, 124:253.
4. Gao X, Fisher SG, Mohideen N, et al. Second primary cancers in patients with laryngeal cancer: A population - based study. Int J Radiation Oncology Biol Phys, 2003, 56 (2):427 ~ 435.
5. Albert JT, Karpati R, Topham AK, et al. Second malignant neoplasms in patients under 40 years of age with laryngeal cancer. Laryngoscope, 2001, 111 (4):563 ~ 567.
6. Barbera L, Groome PA, Mackillop WJ, et al. The Role of computed tomography in the T classification of laryngeal carcinoma. Cancer, 2001, 91:394 ~ 407.
7. Ljumanovic R, Langendijk JA, Schenk B, et al. Supraglottic carcinoma treated with curative radiation therapy: Identification of prognostic groups with MR imaging. Radiology, 2004, 232 (2):440 ~ 448.
8. Jones AS, Fish B, Fenton JE, et al. The treatment of early laryngeal cancers (T_1 ~ T_2 N_0): surgery or irradiation? Head Neck, 2004, 26:127 ~ 135.
9. Mackenzie RG, Franssen E, Balogh JM, et al. Comparing treatment outcomes of radiotherapy and surgery in locally advanced carcinoma of the larynx: A comparison limited to patients eligible for surgery. Int J Radiation Oncology Biol Phys, 2000, 47 (1):65 ~ 71.
10. Finizia C, Geterud A, Holmberg E, et al. Advanced laryngeal cancer T_3 ~ T_4 in Sweden: A retrospective study 1986 ~ 1990. Survival and locoregional control related to treatment. Acta Otolaryngol Stockh, 1996, 116:906 ~ 12. s
11. Jrgensen, C Godballe, O Hansen, et al. Cancer of the larynx treatment results after primary radiotherapy with salvage surgery in a series of 1005 patients. Acta Oncologica, 2002, 41:69 ~ 76.
12. Parsons JT, Mendenhall WM, Stringer SP, et al. T_4 laryngeal carcinoma: Radiotherapy alone with surgery reserved for salvage. Int Rad Oncol BiolPhys, 1998, 40:549 ~ 552.
13. The Department of Veterans Affairs Laryngeal Cancer Study Group. Introduction chemotherapy plus radiation compared with surgery plus radiation in patients with advanced laryngeal cancer. N Eng J Med, 1991, 324:1685 ~ 1690.
14. Wolf GT, Forestiere A, Ang KK, et al. Workshop report: Organ preservation strategies in advanced head and neck cancer. Head Neck, 1999, 21:689 ~ 693.
15. 屠规益. 对化疗放疗手术待用方案的评价——兼论文献报告的误导. 中华肿瘤杂志, 2001, 23 (1):83 ~ 86.
16. Weber R, Berkey B, Forastiere A, et al. Outcome of salvage total laryngectomy following organ preservation therapy: The radiation therapy oncology group trial 91 - 11. Arch Otolary H&N Surg, 2003, 129:44 ~ 49.
17. Maor M, Berkey B, Forastiere A, et al. Larynx preservation and tumor control in stage Ⅲ and Ⅳ laryngeal cancer: A three - arm randomized intergroup trial; RTOG 91 - 11. Proc Am Soc Thera Rad Oncol (ASTRO), New Orleans, LA, Int J Radiat Oncol Biol Phys, 2002, 54 (2):2 ~ 3.
18. 罗京伟, 徐国镇, 高黎. 放疗技术本身对早期声门性喉癌治疗效果的影响. 国外医学临床放射学分册, 1998, 21 (3):186 ~ 189.
19. Parsons JT, Greene BD, Speer TW, et al. Treatment of early and moderatele advanced vocal cord carcinoma with 6MV x-rays. Int Rad Oncol BiolPhys, 2001, 50 (4):953 ~ 959.
20. Small W, Mittal BB, Brand WN, et al. Results of radiation therapy in early glottic carcinoma: Multivariate analysis of prognostic and radiation therap variables. Radiology, 1992, 183:789 ~ 794.
21. Johansen JM, Overgaard J, Hjelm - Hansen M, et al. Primary radiotherapy of T_1 squamous cell carcinoma of the larynx: Analysis of 478 patients treated from 1963 to 1985. Int Rad Oncol Biol Phys, 1990, 18:1307 ~ 1313.
22. Cellai E, Chiavacci A, Olimi P. Causes of failures radiation therapy in 205 early glottic cancers. Int Rad Oncol BiolPhys, 1990, 19:1139 ~ 1142.
23. FowerJF, Lindstrom M. Loss of local control with prolongation in radiotherapy. Int Rad Oncol Biol Phys, 1992, 23 (2): 457 ~ 467.
24. Fu KK, Pajak TF, Trotti A, et al. A Radiation therapy oncology group (RTOG) phase Ⅲ randomized study to compare hyperfraction and two variables of accelerated fractionations to standard fractionation radiotherapy for head and neck squamous cell carcinomas: First report of RTOG 9003. Int J Radiat Oncol Biol Phys, 2000, 48:7 ~ 16.

25. Marshak G, Brenner B, Shvero J, et al. Prognostic factors for local control of early glottic cancer: The rabin medical center retrospective study on 207 patients. Int Rad Oncol Biol Phys, 1999, 43:1009 ~ 1013.
26. Izuno I, Sone S, Oguchi M, et al. Treatment of early vocal cord carcinoma with ^{60}Co gamma rays, 8/10MV, or 4MV Xrays are the different? Acta Oncol, 1990, 29:637 ~ 639.
27. Hmalet S, Ezzell G, Aref A. Larynx motion associated with swallowing during radiation therapy. Int J Rad Oncol Biol Phys, 1994, 28 (2):467 ~ 470.
28. Rudoltz MS, Benammar A, Mohiuddin M. Prognostic factor for local controlled survival in T_1 squmous cell carcinoma of the glottis. Int J Rad Oncol Biol Phys, 1993, 26 (5):767 ~ 772.
29. Mendenhall WM, Parsons JT, Million RR, et al. $T_1 \sim T_2$ squamous cell carcinoma of the glottic larynx treated with radiation therapy: Relationship of dose – fractionation factors to local control and complications. Int J Radiat Oncol Biol Phys, 1988, 15:1267 ~ 1273.
30. JCM Vam Der Voet, RB Keus, AAM Hart, et al. The impact of treatment of time and smoking on local control and complications in T_1 glottic Cancer. 1998, 42:247 ~ 255.
31. Yu E, Shenouda G, Beaudet MP, et al. Impact of radiation therapy fraction size on local control of early glottic carcinoma. Int J Radiat Oncol Biol Phys, 1997, 37:587 ~ 591.
32. Spayne J, Warde P, O'Sullivan B, et al. Carcinoma in situ of the glottic larynx – results of treatment with radiation therapy. Int J Radiation Oncology Biology Physics, 1999, 45 (S3):277 ~ 278.
33. Mendenhall WM, Amdur RJ, Morris CG, et al. $T_1 \sim T_2N_0$ squamous cell carcinoma of the glottic larynx treated with radiation therapy. J Clin Oncol, 2001, 19:4029 ~ 4036.
34. Jin J, Liao ZX, Gao L, et al. Analysis of prognostic factors for $T_1N_0M_0$ glottic cancers treated with definitive radiotherapy alone: Experience of the cancer hospital of Peking Union Medical College and the Chinese Academy of Medical Sciences. Int J Radiation Oncology Biol Phys, 2002, 54 (2):471 ~ 478.
35. Franchin G, Minatel E, Gobitti C, et al. Radiation treatment of glottic squamous cell carcinoma, stage I and II: analysis of factors affecting prognosis. Int Rad Oncol Biol Phys, 1998, 40 (3):541 ~ 548.
36. Fein D, Lee W, Hanlon A, et al. Pretreatment hemoglobin level influence local control and survival of $T_{1\sim2}$ squamous cell carcinomas of the glottic larynx. Int Rad Oncol BiolPhys, 1995, 13 (8):2077 ~ 2083.
37. Warde P, Sullivan B O', Bristow RG, et al. T_1/T_2 glottic cancer managed by external beam radiotherapy: The influence of pretreatment hemoglobin on local control. Int Rad Oncol BiolPhys, 1998, 41 (2):347 ~ 353.
38. Hansen O, Larsen S, Bastholt L, et al. Duration of symptoms: Impact on outcome of radiotherapy in glottic cancer patients. Int J Radiation Oncology Biol Phys, 2005, 61 (3):789 ~ 794.
39. Dickens WJ, Cassisi NJ, Millio RR, et al. Treatment of early vocal cord carcinoma: A comparison of apples and apples. Laryngoscope, 1983, 93:216 ~ 219.
40. Reddy SP, Mohideen N, Marra S, et al. Effect of tumor bulk on local control and survival of patients with T_1 glottic cancer. Radiother and Oncol, 1998, 47:161 ~ 166.
41. Franchin G, Minatel E, Gobitti C, et al. Radiotherapy for patients with early – stage glottic carcinoma. Univariate and multivariate analyses in a group of consecutive, unselected patients. Cancer, 2003, 98:765 ~ 72.
42. Haugen H, Johansson KA, Mercke C. Hyperationated – accerated or conventional fractionated radiotherapy for early glottic cancer. Int J Radiation Oncology Biol Phys, 2002, 52 (1):109 ~ 119.
43. Le Q – T X, Fu KK, Kroll S, et al. Influence of fraction size, total dose, and overall time on local control of $T_1 - T_2$ glottic carcinoma. Int Rad Oncol BiolPhys, 1997, 39:115 ~ 116.
44. Ang k, Trotti A, Garden A, et al. Importance of overall time factor in postoperative radiotherapy. Proceedings of 4 th international Conference On Head And Neck Cancer, July28 – Aug1, 1996.
45. Duncan W, MacDougall RH, Kerr GR, et al. Adverse effect of treatment gaps in the outcome of radiotherapy for laryngeal cancer. Radiother and Oncol, 1996, 41:203 ~ 207.
46. 徐国镇，罗京伟. 头颈部肿瘤放疗进展. 实用肿瘤杂志，2000, 15 (4):223 ~ 225.
47. 罗京伟，徐国镇. 循证医学与头颈部癌. 中华放射肿瘤学杂志，2002, 11 (4):275 ~ 278.
48. Barton MB, Keane TJ, Gadalla, et al. The effect of treatment time and treatment interruptions on tumour control following radical radiotherapy of laryngeal cancer. Radiother Oncol, 1992, 23 (3):137 ~ 143.

49. Takehiro I, Toshihiko I, Hiroshi I. Prognostic factor of telecobalt therapy for early glottic carcinoma. Cancer, 1992, 70 (12): 2797.

50. Jackson SM, Hay JH, Flores AD, et al. Local control of T_3N_0 glottic carcinoma by 60 Gy given over five weeks in 2.4 Gy daily fractions. One more point on the biological effective dose (BED) curve. Radiother Oncol, 2001, 59 (2): 219 ~ 20.

51. Henriette HW de Gier, Paul PM Knegt, Maarten F de Boer, et al. CO_2 – laser treatment of recurrent glottic carcinoma. Head and Neck, 2001, 23 (3): 177 ~ 180.

52. Mendenhall WM, Million RR, Cassisi NJ. et al. Squamous cell carcinoma of the suproglottic larynx treated with radical irradiation: Analysis of treatment parameters and results. Int Rad Oncol Biol Phys, 1984, 10: 2223 ~ 2230.

53. Mendenhall WM, Parsons JT, Mancuso AA, et al. Radiotherapy for squamous cell carcinoma of The Supraglottic Larynx: An Alteration to surgery. Head and Neck, 1996, 18: 24 ~ 35.

54. 唐平章，张彬，徐国镇，等. 声门上性喉癌 N0 术前放疗的随机性研究. 中华耳鼻咽喉科杂志，1995，30 (5): 203 ~ 205.

55. Fletcher GH. Elective irradiation of subclinical disease in cancers of the head and neck. Cancer, 1972, 29: 1450 ~ 1454.

56. Trotti A, Klotch D, Endicott J, et al. Postoperative accelerated radiotherapy in high – risk squamous cell carcinoma of the head and neck: long – term results of a prospective trial. Head and Neck, 1998, 20: 119 ~ 123.

57. Hinerman RW, Mendenhall WM, Amdur RJ, et al. Carcinoma of the supraglottic larynx: Treatment result with radiotherapy alone or with planned neck dissection. Head and Neck, 2002, 456 ~ 467.

58. 施学辉，刘泰福. 喉癌放射治疗失败原因. 肿瘤，1987，7: 263 ~ 266.

59. Wang CC. Deciding on optimal management of supraglottic carcinoma. Oncology, 1991, 5: 41 ~ 46.

60. S Paisley, et al. Results of radiotherapy for primary subglottic squamous cell carcinoma. Int J Rad Oncol Biol Phys, 2002, 52 (5): 1245 ~ 1250.

61. Hermans R, Van den Bogert W, Rijnders A, et al. Value of computed tomography as outcome predictor of supraglottic squamous cell carcinoma treated by definitive radiation therapy. Int J Rad Oncol Biol Phys, 1999, 44: 755 ~ 765.

62. Pameijer FA, Hermans R, Mancuso AA, et al. Pre – and post – radiotherapy computed tomography in laryngeal cancer: Imaging – based prediction of local failure. IntJ Rad Oncol Biol Phys, 1999, 45: 359 ~ 366.

63. Van der voet JCM., Keus RB, Hart AAM, et al. The impact of treatment time and smoking on local control and complications in T_1 glottic cancer. Int J Radiation Oncology Biol Phys, 1998, 42 (2): 247 ~ 255.

64. Ward PH, Calcaterra TC, Kagan AR, et al. The enigma of post – radiation edema and recurrent or residual carcinoma of the larynx. Laryngoscope, 1975, 85 (3): 522 ~ 529.

65. 吴雪林，严洁华，胡郁华. 喉癌的放射治疗——附 330 例疗效分析. 中华放射肿瘤学，1987，1 (3): 39 ~ 42.

66. Bahadury S. The enema of post – radiation oedema and residual or recurrent carcinoma of the larynx and pyriform fossa. Laryngol Otol, 1985, 99: 763.

第五章　鼻腔及鼻窦癌

鼻腔与鼻窦解剖关系密切，而且临床表现和治疗方法也极为相似，所以将其一并论述。鼻腔、鼻窦的肿瘤多发生于鼻腔筛窦和上颌窦，并且以癌最多见。因此本章内容以鼻腔、筛窦和上颌窦癌为主。

一、发病情况

鼻腔与鼻窦恶性肿瘤占全身恶性肿瘤的0.5%～2%；占头颈部肿瘤的9.7%～11.9%。据多所医院耳鼻咽喉科统计显示，鼻腔、鼻窦恶性肿瘤以鼻腔癌最多见，上颌窦癌次之。其分布为：外鼻4.1%～10%，鼻腔癌占47.9%～55.3%，上颌窦癌占34.1%～40.3%，筛窦4%～4.4%、蝶窦0.4%～2%、额窦1.2%。鼻腔、鼻窦癌的高发年龄为50～60岁，男性发病率明显高于女性；比例约为2∶1。在国内，鼻腔、鼻窦肿瘤发病率无明显地域性差别。国外以日本和南非地区发病率较高，南非班图鼻腔与鼻窦癌的发病率占全身肿瘤的6%。

二、病因

鼻腔与鼻窦癌的发病原因目前还不十分清楚，已知的与本病可能有关的因素较多，根据流行病学调查发现，从事木器加工的工人，特别是砂纸打磨工人长期处于细木屑粉尘环境中，患病机会增加，其发病率与接触时间成正比。美国和瑞典亦有类似报道。

长期接触镍、铬、镭、二氧化钍、放射线、皮革、纺织品纤维、芥子气体、EB病毒感、慢性鼻窦炎等也会增加鼻腔、鼻窦癌的发病率；南非的班图生产鼻烟的土壤和植物镍和铬元素含量较高，当地人患鼻窦癌与长期吸用当地产的鼻烟有密切关系。

三、解剖

（一）鼻腔　鼻腔由鼻前庭、鼻甲、鼻道组成。鼻中隔将鼻腔分为左右两侧。前鼻孔与外界相通，后鼻孔与鼻咽相连。每侧鼻腔均有四个壁。上壁由鼻骨筛骨水平板和蝶窦前壁构成，与前颅凹相邻，下壁为硬腭内侧份，与口腔相隔。内壁即鼻中隔，外侧壁有上、中、下三个鼻甲突起，与上颌窦相毗邻，上方与筛窦及眼眶等相毗邻。整个鼻腔呈上窄下宽的锥形结构。

鼻前庭：为鼻腔的皮肤部分，有汗腺，皮脂腺和较多鼻毛，下壁是上颌骨，两侧是纤维脂肪组织的鼻翼，鼻前庭的后部也是与鼻腔黏膜的移行处。

鼻甲：含有丰富血管的组织，特别是下鼻甲血管极其丰富。每个上、中、下鼻甲的下外方空隙即是上、中、下鼻道。上鼻甲以下的部分为鼻腔的呼吸部，上鼻甲平面以上为鼻腔的嗅部。在上鼻甲后上方有一凹陷的隐窝，称蝶筛隐窝，此处有蝶窦的开口。中鼻甲与鼻中隔之间的空隙称嗅裂。中、下鼻甲是鼻腔癌的好发部位。

鼻道：上鼻道有后组筛窦和蝶窦开口。中鼻道有上颌窦、前组筛窦、额窦开口。下鼻道前上部，距鼻孔约3cm处有鼻泪管开口。各鼻道和鼻甲与鼻中隔之间的腔隙称为总鼻道。

鼻腔的淋巴引流：鼻腔的淋巴管极为丰富，呼吸部的淋巴管网较嗅部稀疏，其前部的淋巴管与鼻前庭的相吻合，引流至颌下淋巴结，后部引流至咽后淋巴结和颈深上淋巴结。嗅部淋巴引流至咽后淋巴结。

（二）上颌窦　上颌窦位于上颌骨内，是四对鼻窦中最大的一对，容积约为15～30ml，可分为6个壁。内壁即鼻腔外侧壁，部分骨壁较薄，肿瘤易由此侵入鼻腔。前壁犬齿窝处最薄，上颌窦开窗由此进入窦腔。顶壁即为眼眶的底壁。上颌窦底壁为硬腭外侧份和上颌骨牙槽突。上颌窦腔与第二双尖牙、第一、二磨牙仅隔非常薄的一层骨质，肿瘤容易经此向外扩展，临床出现牙齿松动或伴有疼痛。后壁与外壁分别与翼腭窝颞下窝相邻，两壁间没有明确分界线。上颌窦淋巴引流至Ⅱ区淋巴结。

（三）筛窦　筛窦位于鼻腔上部与两眶间的筛骨迷路内，两侧常不对称，每侧约有十个筛房。以中鼻甲附着缘为界，将筛窦分为前后两组。后组筛窦与视神经孔和其中的视神经关系密切。筛窦的上壁是位于前颅窝底很薄的筛骨水平板，并以此与颅腔相隔；外壁极薄，故称纸样板，与眼眶相邻，筛窦肿瘤易经此侵及眶内。成人筛窦前后径约4～5cm，上下径约2.5～3cm，后部内外径为2cm，前部内外径约1cm。前组筛窦引流至颌下淋巴结，后组筛窦引流至咽后淋巴结。

（四）蝶窦　位于蝶骨体内，鼻咽的后上方，筛窦的后方，视交叉和垂体下方，外侧与颈内动脉和海绵窦相邻。其形态常不对称，其大小变异也很大。常见被窦中隔分为左右两腔，两腔相通者很少见。淋巴引流至咽后淋巴结。

（五）额窦　额窦位于额骨的下部，数目和形状极不一致，其大小差异很大，窦内中隔常偏向一侧，左右额窦常不对称。额窦前壁的骨质较厚，后壁和低壁较薄，筛窦肿瘤易经底壁侵入额窦。原发于额窦的肿瘤罕见。淋巴引流至颌下淋巴结。

鼻腔、鼻窦解剖及淋巴引流见图5－5－1～图5－5－5。

（六）鼻腔、鼻窦的生理功能　鼻腔是正常呼吸时的主要通道，对通过的空气具有加温、湿润和清洁作用。

鼻窦的生理功能目前还不十分清楚，一般认为可湿润和温暖吸入的空气，对发音有共鸣作用。

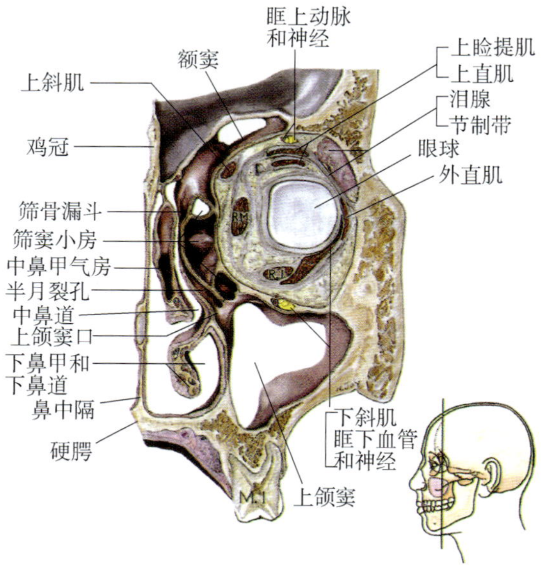

图5－5－1　鼻腔、鼻窦解剖后面观

引自参考文献69。

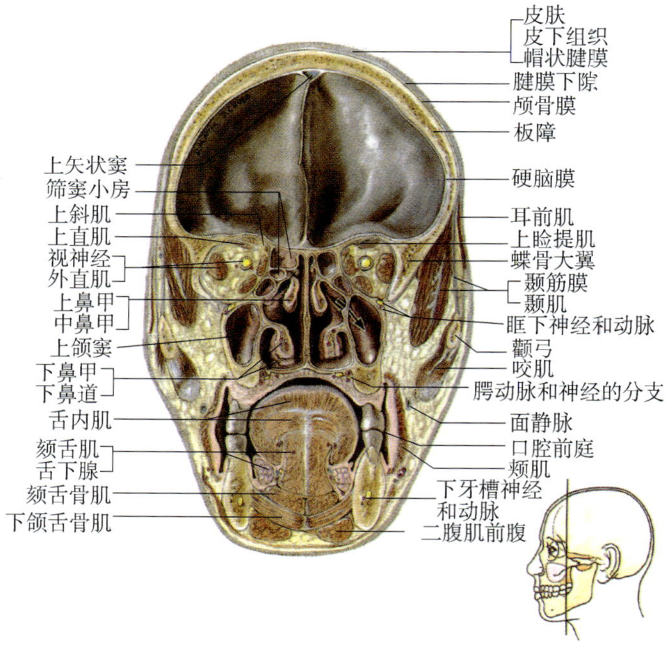

图5－5－2　鼻腔、鼻窦解剖前面观

引自参考文献69。

四、诊断

（一）鼻腔、筛窦肿瘤的临床表现

1. 血涕　早期筛窦肿瘤症状多不明显，有时涕中可见血性分泌物。鼻腔受侵或肿瘤原发于鼻腔，表现为患侧鼻腔涕中带血或鼻出血，反复发作，逐渐加重，伴有感染者则为脓血涕。

2. 鼻堵　肿瘤原发于鼻腔或由筛窦侵至鼻腔，出现鼻堵、嗅觉减退、脓血涕伴有恶臭、鼻外形

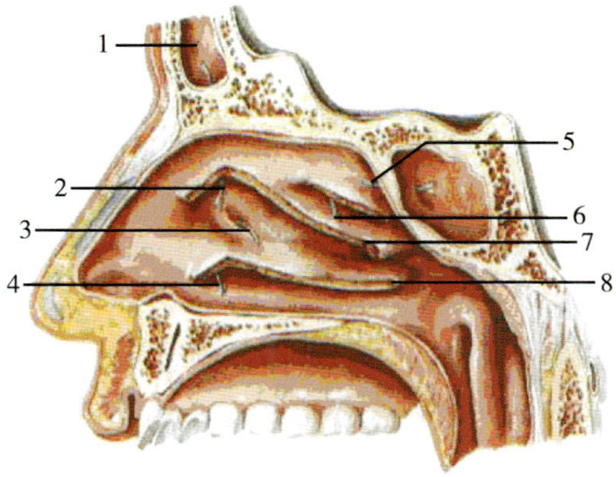

图5-5-3　鼻腔、鼻窦开口示意图

1. 额窦；2. 探针通过额窦开口至额窦；3. 探针通过上颌窦开口；4. 探针通鼻泪管；5. 探针通过蝶窦开口；6. 探针通筛窦；7. 中鼻甲；8. 下鼻甲。

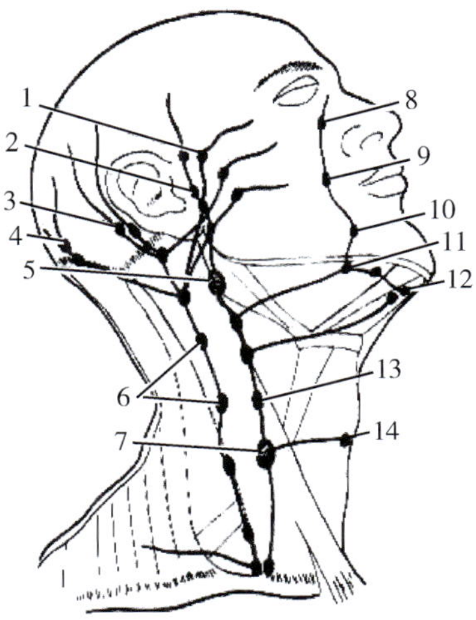

图5-5-4　头颈部淋巴结引流图示

1. 腮腺淋巴结；2. 耳前淋巴结；3. 耳后淋巴结；4. 枕淋巴结；5. 颈内静脉二腹肌淋巴结；6. 颈浅淋巴结；7. 颈内静脉肩胛舌骨肌淋巴结；8. 眶下淋巴结；9. 颊淋巴结；10. 下颌淋巴结；11. 颌下淋巴结；12. 颏下淋巴结；13. 颈深淋巴结；14. 气管前淋巴结。

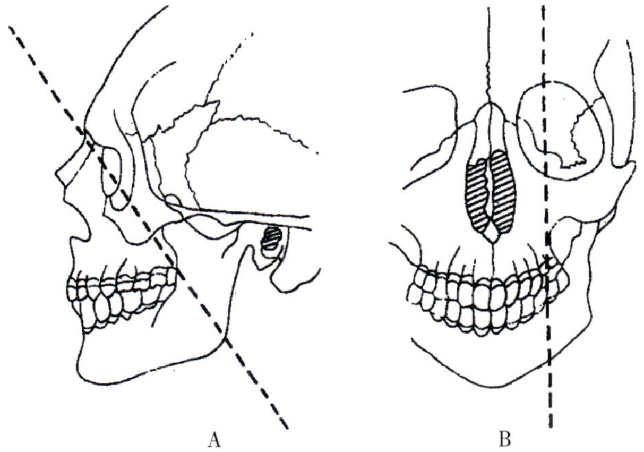

图5-5-5　上颌窦肿瘤 Ohngren 线

A. 下颌骨角与内眦连线；B. 上颌窦中心垂线。

改变等，肿瘤压迫堵塞鼻泪管或鼻泪管受侵，则出现溢泪；肿瘤在鼻腔堵塞相应的窦腔开口时，即可见相应的窦腔发生堵塞性炎症。

3. 眼球移位 肿瘤经纸样板侵入眼眶出现眼球移位、复视等，侵及眼球后部或眶尖可出现眼球外突、视力减退、Ⅱ、Ⅲ、Ⅳ脑神经麻痹等症状。

4. 其他 鼻咽受侵则出现耳鸣、听力下降，侵及鼻底出现硬腭肿块。

（二）上颌窦肿瘤的临床表现 侵及部位不同临床表现也不同。早期肿瘤局限于窦腔内粘膜，常无明显临床症状。以下按其侵犯部位叙述临床表现

1. 侵及内侧壁或鼻腔 出现上述血涕、鼻出血、鼻堵等症状。

2. 侵及底壁 可出现牙痛，牙齿松动甚至脱落，患者常因此就诊于口腔科，如果此时误诊为一般性疾病将松动牙齿拔除，则出现创口不愈，肿瘤从创口长出，甚至被误诊为牙龈肿瘤。此时颊龈沟或硬腭外份可触及肿物。

3. 前壁受侵 可出现面部疼痛，软组织受侵出现面部肿胀，严重者可发生皮肤破溃。眶下神经受侵，眼裂与唇裂间的皮肤感觉减退或面麻。

4. 顶壁受侵 出现眼球胀痛、向上移位、外突、复视等；累及眶周肌肉或视神经时，眼球活动障碍及视力减退。

5. 肿瘤穿破后壁侵及翼腭窝及翼内外肌 出现颞部疼痛；张口困难；严重者可出现牙关紧闭。

6. 肿瘤向外还可侵及颞下窝、并可侵及鼻咽、颅底等部位；同时伴有头痛、耳鸣听力下降等。

淋巴结转移 鼻腔、筛窦、上颌窦癌常见Ⅱ区淋巴结转移，当肿瘤位于或侵及鼻腔后1/3或鼻咽时，可发生咽后淋巴结转移。肿瘤侵及鼻腔前庭时，发生双侧颌下淋巴结转移的机会增加。

（三）蝶窦肿瘤的临床表现 早期多无明显临床症状，肿瘤晚期侵及窦腔骨壁时，几乎所有患者都有头痛，其具体部位可表现为头顶、枕部疼痛和/或颈项部疼痛。肿瘤向前侵及眶尖或眼眶时，可出现眼球外突，眼球固定，不同程度的视力减退，重者失明。肿瘤向两侧侵及海绵窦，出现Ⅱ、Ⅲ、Ⅳ、Ⅴ1、Ⅵ脑神经麻痹，同时伴发相应的症状和体征。

（四）影像学检查 随着影像诊断技术的不断发展和进步，目前CT和MRI增强扫描已取代了普通X线片，成为鼻腔、鼻窦癌的常规检查。此两项检查可清楚显示肿瘤部位，侵犯范围，骨质是否受侵，及肿瘤与周围组织器官的关系。对部分肿瘤广泛的晚期患者，有助于确定原发部位和临床TNM分期，有利于治疗方案的确定，并指导放射治疗计划的设计和明确手术范围。对于那些治疗前无法判断原发部位的晚期肿瘤，治疗中或治疗后的CT或MRI增强扫描，可清楚显示肿瘤回缩到原发部位，进而明确诊断。CT、MRI也是治疗后判断疗效和随诊过程中检查肿瘤有无复发或转移不可或缺的重要检查手段之一。

（五）组织学检查 鼻腔、鼻窦肿瘤在治疗前，应取得组织学或细胞学证实。原发于鼻腔的肿瘤，或鼻窦肿瘤侵及鼻腔，可直接取鼻腔肿物活检。活检前应去除肿瘤表面的坏死组织，用麻黄素收缩鼻甲，避免误取正常组织引发不必要的出血。当肿瘤伴有息肉、乳头状瘤时，需要深取或多点、多次活检才能获得阳性结果。如果肿瘤局限在上颌窦腔内则应行上颌窦开窗术，一方面取得病理证实，另一方面开窗引流。

（六）鼻腔、鼻窦常见肿瘤组织学类型

1. 鳞状细胞癌 这是鼻腔、筛窦癌中最常见的病理类型。约占鼻腔、鼻窦肿瘤的50%。根据细胞间桥和/或角化数量的多少可分为高、中、低和未分化4个级别。分化差的鳞癌发生淋巴结转移的机会增加。亦可发生远处转移。基底细胞样鳞状细胞癌并不常见，其生物学行为与鳞状细胞癌类似。

2. 腺癌 又可分为低度恶性和高度恶性，后者较前者侵袭性更强。乳头状腺癌为低度恶性肿瘤。腺泡细胞癌、粘液表皮样癌和腺样囊性癌是发生于鼻腔、鼻窦小涎腺上皮的恶性肿瘤。它们的生物学行为与发生在其他部位的同类肿瘤一样。其中以腺样囊性癌居多，好发于鼻腔上部。容易向周围组织广泛浸润。腺鳞癌为高度恶性肿瘤，侵袭性强，易发生转移，但发病率很低。

3. 肉瘤　来自软组织的纤维肉瘤多发生自鼻甲，横纹肌肉瘤可分为成人型和胚胎型两种类型，以后者最常见。但是，原发于鼻腔、鼻窦者少见。血管肉瘤发病率极低，好发于上颌窦，发生于鼻腔、鼻窦的血管肉瘤预后可能好于其他部位。鼻腔、鼻窦的软骨肉瘤和骨肉瘤非常少见。

4. 嗅神经母细胞瘤　以男性多发，发病高峰在 20 ~ 30 岁。肿瘤起源于鼻腔顶部嗅粘膜的神经上皮细胞。属高度恶性肿瘤，易发生淋巴结转移和血行转移。

5. 恶性黑色素瘤　高发年龄 40 ~ 60 岁，男女发病比例无明显差异。鼻腔、鼻窦恶性黑色素瘤并不多见。鼻腔恶性黑色素瘤多发生于鼻中隔，中下鼻甲，只有少数发生于鼻窦。淋巴结转移率约 20% ~ 40%。血行转移亦较常见。

6. 内翻性乳头状瘤　为良性肿瘤，但其生物学行为呈恶性表现，易向周围组织侵犯和破坏骨组织。内翻性乳头状瘤好发于鼻腔外侧壁和中鼻甲；鼻窦尤以筛窦多见，常为多中心、弥漫性生长，术后复发率极高，并进行性发展。约 50% ~ 70% 有既往手术史。有癌变倾向。由于肿瘤上皮向内翻转，长入肿瘤基质，临床组织学活检较难取到肿瘤组织，有时需要多次深取方可取得阳性结果。

五、放疗前准备工作

（一）口腔处理　由于放疗后颌骨的部分血管狭窄甚至闭塞，致使颌骨供血不良，创伤或感染后易发生骨坏死。因此放疗前需要由口腔科进行口腔处理。其中包括：洁齿、拔除无保留价值的残根、修补龋齿，治疗牙周炎等。口腔处理最好在放疗前一周完成，以便使口腔处理引起的组织损伤得以修复。牙齿拔除较多或周围组织损伤较重的情况下，应给予抗炎治疗。

（二）上颌窦开窗　上颌窦癌患者放疗前需要行上颌窦开窗术。其目的有两个，一是取得组织学证实、明确诊断，二是开窗引流，减轻炎症，减少乏氧细胞，提高放疗敏感性。

上颌窦开窗术后，如果出血较多，需要进行上颌窦填塞压迫止血，一般情况下 24 小时后取出填塞物，观察无活动性出血，即可置入带有侧孔的塑胶管进行引流和冲洗。放疗期间每日用生理盐水冲洗上颌窦 1 ~ 2 次，伴有感染时可在冲洗液中加入抗生素。

六、治疗

（一）治疗原则　综合治疗是鼻腔、鼻窦癌的主要治疗模式，因受很多因素的影响，在治疗中最初制定的治疗方案可能发生转变。临床医师需根据患者具体情况确定或调整治疗方案。以下治疗原则供参考。

1. 术前放疗　除分化差的肿瘤以外，凡有手术指征的鼻腔、鼻窦癌都适合采用有计划的术前放疗，部分分化差的肿瘤放疗 50Gy 时消退不满意，应及时将根治性放疗改为术前放疗。

2. 术后放疗　因大出血或肿瘤巨大引发呼吸困难的患者应先手术治疗。腺样囊性癌因浸润性强，手术不容易切净，且控制肿瘤需要较高剂量，适宜术后放疗。另外，术后放疗亦是对手术后遗留问题的一种补救措施。如术后切缘不净或安全界不够、由于其他原因先手术治疗的分化差的肿瘤、T_3、T_4 及有淋巴结转移的晚期病变、多次术后复发的内翻性乳头状瘤等，均需要行术后放疗。

3. 单纯放疗　可分为根治性和姑息性两种。姑息或根治都是相对而言，在治疗中可能因治疗效果或病情变化而互相转化。

（1）根治性放疗　组织学分化差的肿瘤原则上采用根治性放疗的方法，但是，放疗 50Gy 时肿瘤消退不满意者除外。有手术指征，但因其他疾患无法接受手术或拒绝手术者可行根治性放疗。

（2）姑息性放疗　一般情况较好的患者，肿瘤晚期无手术指征、放疗无希望根治，疼痛明显、肿瘤生长快、伴出血、肿瘤堵塞进食通道等，以姑息减症为目的进行放疗。肿瘤堵塞或压迫呼吸道时、先气管切开，再行放疗。有时姑息性放疗也可收到意想不到的效果。

4. 单纯手术治疗　分化好的早期鼻腔肿瘤或拒绝放射治疗的患者，可行单纯手术治疗。

5. 化疗　晚期肿瘤、组织学分化差、脉管内有瘤栓的患者，可考虑化疗与手术、与放射不同形式的综合治疗。拒绝手术和放疗的患者可行单纯化疗，但化疗缓解期短，效果不佳。

6. 淋巴结的处理原则

（1）早期、组织学分化好的鼻腔、鼻窦癌，因淋巴结转移率低，无需行常规颈部淋巴结预防照射。

（2）T_3，T_4 的晚期肿瘤患者，应行颈部淋巴结预防照射。

（3）组织学分化差的鼻腔、鼻窦癌应行颈部淋巴结预防性照射。

（4）已发生淋巴结转移者，无论采用哪种治疗模式，原发灶与转移灶应同时进行治疗。并行相应淋巴引流区的预防照射。

（5）根治性放疗的患者，如果原发病灶控制满意，颈部淋巴结残存，可手术挽救。

（二）放射治疗技术

1. 模拟机定位　患者采用仰卧位，张口含瓶，将舌压在瓶子的下面，目的是使舌在放疗中少受照射。根据患者的具体情况选用合适的头枕，将患者头颈部摆正后，进行热塑面罩固定。然后在模拟机拍摄定位片，或在 CT 模拟机连续扫描获得定位图像。并将定位中心及相邻野共用界线标记在面罩上。定位时应注意以下问题：①常规外照射的患者，避免头过仰，尽可能使其面部与床面平行，以利于 X 线与电子线放射野的设计、衔接和治疗的实施；②调强适形放疗的患者，在 CT 模拟机定位时，应将头颈部尽可能摆正，并行增强扫描。碘过敏患者禁忌使用碘造影剂。

2. 靶区设定　根据临床检查和影像学检查等所观察到的肿瘤情况，在普通定位片或 CT 定位图像上进行靶区勾画。以下靶区勾画原则仅供参考。

（1）肿瘤位于鼻中隔，局限于一侧鼻腔，但未侵及鼻腔外侧壁，放射野包括双侧鼻腔、筛窦和同侧上颌窦内侧壁。

（2）肿瘤位于一侧鼻腔，侵及鼻腔外侧壁或上颌窦、筛窦，或上颌窦肿瘤侵及前述部位时，放射野包括双侧鼻腔、筛窦、同侧上颌窦（图 5－5－6，5－5－7）。肿瘤侵及翼板、翼内外肌、鼻腔后 1/3 或鼻咽时，应将鼻咽腔包括在放射野内（图 5－5－8）。

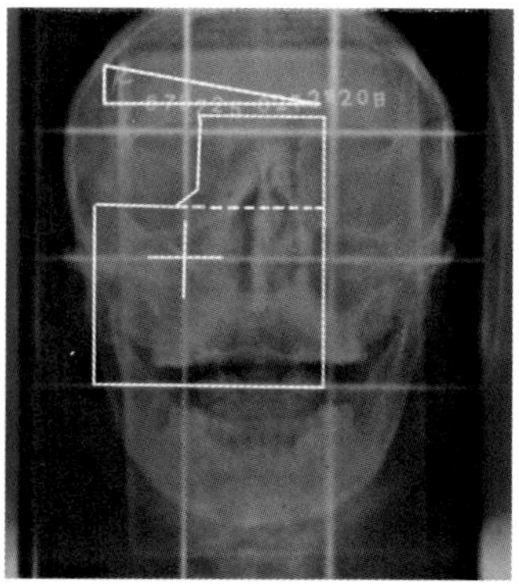

图 5－5－6　鼻腔鼻窦癌未侵及眼眶的放射野*

＊面前野实线范围为 x 线野，虚线上部为电子线野。

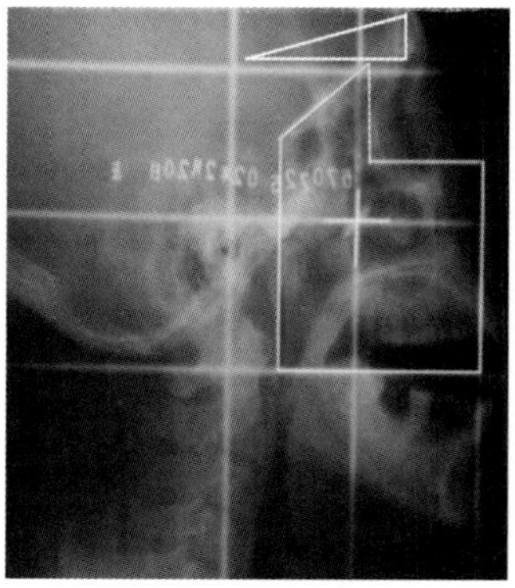

图 5－5－7　鼻腔鼻窦癌未侵及眼眶的放射野*

＊面前野实线范围为 x 线野，虚线上部为电子线野。

（3）眼眶受侵，单一纸样板受侵时，放射野外界在患侧角膜内侧缘即可，如果眼眶多壁受侵或肿瘤明显侵入眶内，则应包括整个眼眶（图 5－5－9）。

（4）蝶窦、额窦、口腔、颞下窝、颅内等部位受侵，或双侧鼻腔、筛窦、上颌窦受侵时，需相应扩大照射野范围（图 5－5－10A、B、C、5－5－11A、B）。

（5）淋巴引流区照射野设计　根据前述淋巴结处理原则，早期分化好的鼻腔、鼻窦癌无需行颈部淋巴结预防照射。无淋巴结转移、肿瘤分化差、$T_3 \sim T_4$ 病变的患者，应行颈部淋巴结预防性照射；放射范围只包括Ⅱ区淋巴引流区；病变侵及鼻腔后 1/3 时，应行咽后淋巴结及双颈Ⅱ、Ⅲ区淋巴结预防照射；鼻咽受侵时，需要行咽后淋巴结及双颈Ⅱ～Ⅴ区淋巴结预防照射。已发生淋巴结转移的患者，应行相应转移部位的治疗性照射和下颈锁骨上等淋巴结引流区预防照射。必要时包括Ⅰ区淋巴引流区。面部皮肤受侵时，应将耳前淋巴结、腮腺淋巴结、颊淋巴结等包括在放射野内。在这里仍然强调，淋巴结转移灶应与原发灶同时进行治疗。鼻腔前庭病变容易发生双侧Ⅱ区淋巴结转移，应引起临床医师注意。

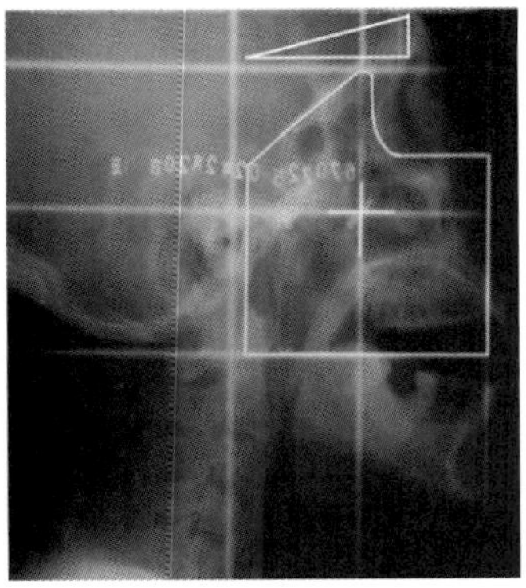

图 5-5-8　鼻腔鼻窦癌侵及眼眶鼻腔后 1/3 的放射野
面前野实线范围为 X 线野，虚线上部为电子线野。

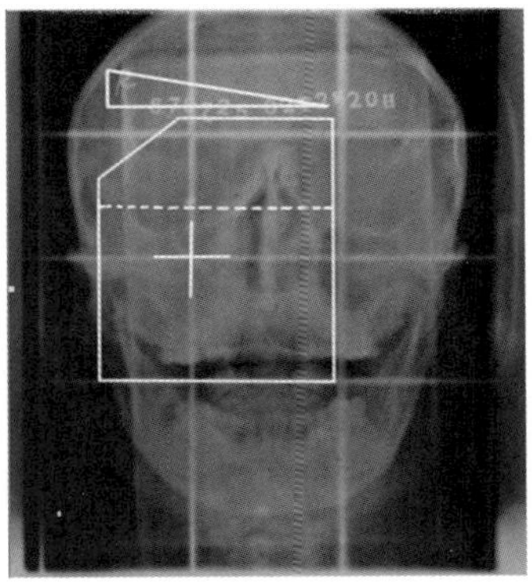

图 5-5-9　鼻腔鼻窦癌侵及眼眶鼻腔后 1/3 的放射野
面前野实线范围为 X 线野，虚线上部为电子线野。

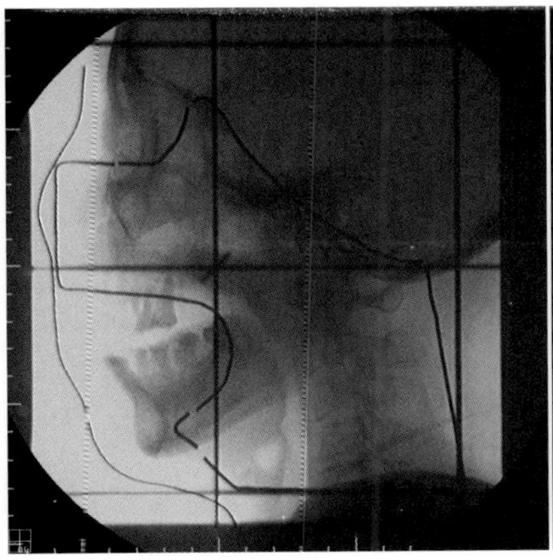

图 5-5-10A

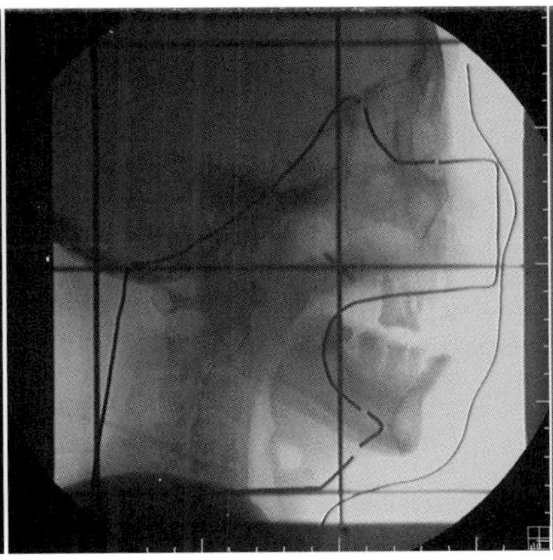

图 5-5-10B

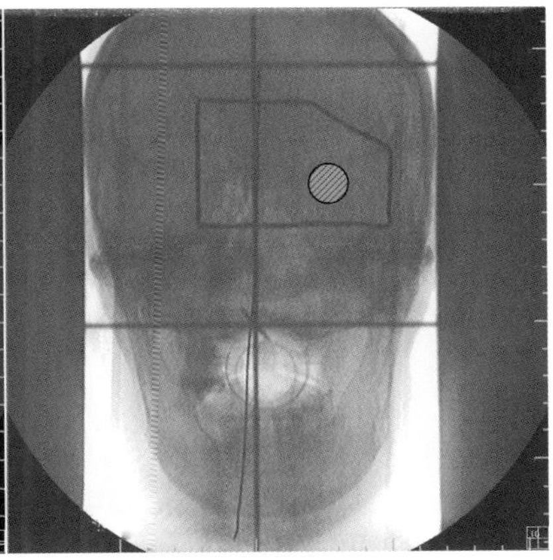

图 5-5-10C

图 5-5-10A、B、C：鼻腔鼻窦癌侵及鼻咽常规放射野
图 5-5-10C：筛窦眼眶电子线野　铅珠挡角膜和晶体

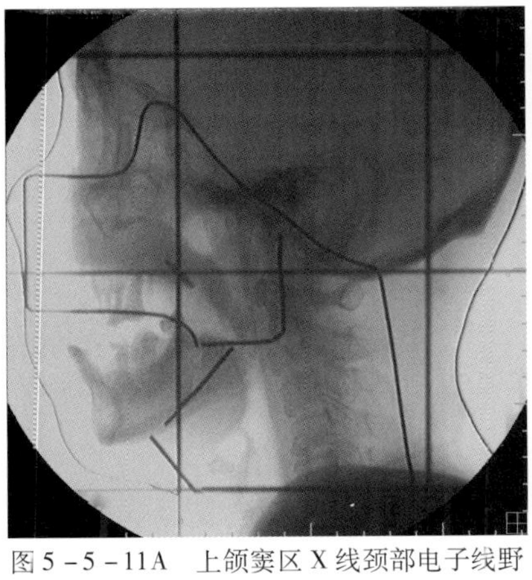

图 5-5-11A　上颌窦区 X 线颈部电子线野

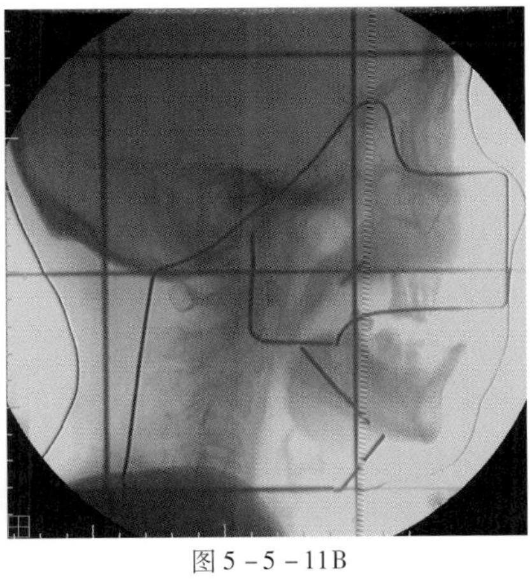

图 5-5-11B

图 5-5-11A、B：当图 5-5-10 A、B 照射 36Gy 时改野躲脊髓　上颌窦区 X 线颈部电子线野

（6）眼是否保留，应根据肿瘤范围和患者意见决定，并依此决定来确定放射野范围。在保眼的情况下，应注意在包全肿瘤的前提下尽量保护晶体，角膜和泪腺。具体做法：前野包括角膜时用X线照射令患者睁眼，使建成区落在晶体后方；用电子线照射时用铅珠遮挡角膜和晶体。如果确定不保留眶内容，在治疗计划设计时尽可能减少角膜剂量，避免发生角膜溃疡，或延缓角膜溃疡的发生时间。当双侧眼眶受侵时，治疗中尽可能保护病变较轻一侧的眼功能。

鼻腔、鼻窦癌普通常规外照射可采用一前一侧野、两前斜野、或两侧野加一前野、筛窦及眼眶区补电子线小野等布野方式，同时加楔形板，等中心照射。常规外照射采用整体挡铅或多叶光栅技术。但是多叶光栅的适形度不如整体挡铅好，所以主张使用整体挡铅技术。

调强适形放疗靶区须根据近期的影像学检查、CT定位图像和临床检查等来确定，分别勾画出GTV或GTVtb（瘤床）、CTV、GTVnd、PTV和重要器官，确定不同靶区的靶体积要求达到的处方剂量，和重要器官的剂量限制要求，（图5－5－13A、B、C、D）然后在治疗计划系统进行治疗计划设计。

3. 治疗计划设计　治疗计划力求个体化，无论采用常规外照射或调强适形放疗，都应在取得定位图像后，到治疗计划系统进行治疗计划设计。通过调整放射野数目、射野角度、楔形板角度、各野之间剂量配比、X线与电子线能量的搭配等，来保证靶区内剂量分布均匀和周围重要组织或器官得以保护。（图5－5－12A、B、C）但是，由于各种条件所限，目前尚无法做到所有患者的治疗计划都在治疗计划系统进行设计。即便如此，也应避免用非定位片设计二维治疗计划给治疗带来的不准确性。

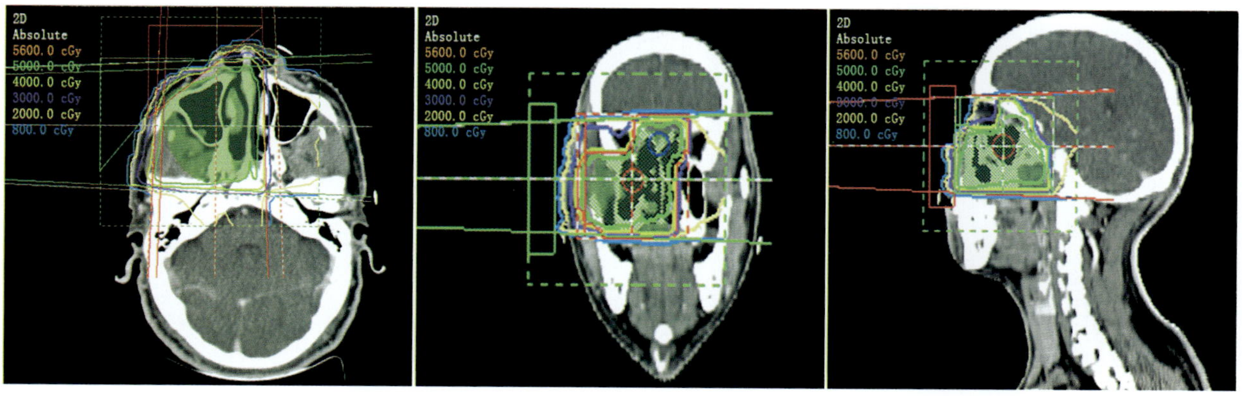

图5－5－12　上颌窦肿瘤二维放射治疗计划剂量分布图

二维治疗需在定位相上勾画靶区→制作模板→校对模板→制作整体挡铅→验证→治疗。

调强适形治疗计划设计完成后，需要进行治疗计划验证，确认误差在允许范围内后，需要患者在CT模拟机进行第二次扫描，根据治疗计划找出治疗中心，并将标记在面罩上的定位中心移至治疗中心，再到治疗机照治疗中心的验证像，确认无误后开始实施治疗。

4. 能量选择　多选用6MV高能X线进行治疗，电子线用于筛窦、眼眶区和颈部淋巴结补量照射，需根据患者的实际情况分别选择不同照射区域的电子线能量。一般选择6～12MeV的能量。当角膜和晶体受照射时应注意保护，方法如前所述。

5. 靶区剂量　普通外照射每周5次，2Gy/次，一般情况下术前剂量为50～60Gy/5～6w。当上颌窦后壁受侵或腺样囊性癌行术前放疗时，剂量应达到60Gy/6w。术后放疗或单纯放疗剂量60～70Gy/6～7w。切缘阳性或安全界不够，应按根治性放疗处理，但要注意及时缩野。

调强适形放疗每周5次，每日1次。

术前放疗剂量GTVp，GTVnd，2.12～2.3Gy/次，总剂量59.36～64.4Gy/28次，PTV_1，1.82～2.0Gy/次，总剂量50.96～56Gy/28次。

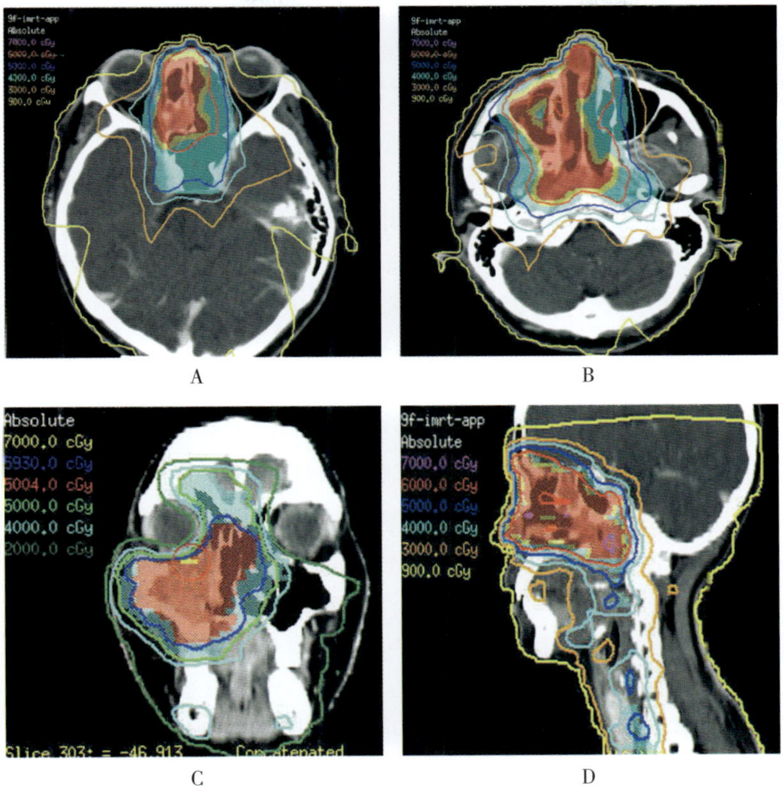

图 5－5－13　鼻腔鼻窦癌调强适形放疗计划剂量分布图

术后放疗剂量 GTVp 或 GTVtb、GTVnd，2.12～2.3Gy/次，总剂量 63.6～69Gy/30 次，PTV，1.82～2.0Gy/次，总剂量 54.6～60Gy/30 次。术后肿瘤残存或切缘阳性时，按根治放疗处理。GTVp 总剂量相应提高。

单纯放疗 GTVp、GTVnd，2.12～2.3Gy/次，总剂量 60.96～75.9Gy/33 次，PTV_1，1.82～2.0Gy/次，60.06～66Gy/33 次。PTV_2，1.82Gy/次，总剂量 50.96Gy/28 次

七、预后及影响预后的因素

鼻腔、鼻窦癌早期症状不明显，就诊时多为晚期。由于周围组织及要害器官与之关系密切，常被肿瘤广泛侵及，手术治疗有一定难度，广泛切除肿瘤对患者的器官功能和生存质量都会造成严重影响。经过多年的探索和总结发现，鼻腔及鼻窦癌治疗失败的主要原因是局部未控或复发；其次是淋巴结转移和远地转移。综合治疗可明显降低局部复发率和淋巴结转移率，提高局部控制率和 5 年生存率。近年来鼻腔、鼻窦癌综合治疗的益处已被广泛认同，综合治疗的方法亦被广泛采用。

（一）鼻腔、筛窦癌的预后及影响预后的因素　鼻腔、筛窦癌总 5 年生存率 42.1%，介于国外报告的 35%～60% 之间。不同治疗模式和临床分期的早晚对治疗效果影响较大。中国医学科学院肿瘤医院 231 例鼻腔、筛窦癌不同治疗方法的 5 年生存率为：单纯放疗 34.1%，综合治疗 R＋S 61.9%，S＋R 75.0%。早期病变单纯放疗或综合治疗均可获得较好的 5 年生存率；晚期病变以综合治疗效果最佳。21 世纪以前，鼻腔、筛窦肿瘤缺乏公认的 TNM 临床分期，各家报道所采用的分期标准各不相同，治疗效果无法作详细比较。但是，预后仍遵循早期病变好于晚期这一规律。

20 世纪 80 年代后，影像学检查技术快速发展，CT 和 MRI 逐渐普及，使很多原来采用普通 X 线片检查不易判断原发肿瘤部位的问题得以解决。准确的诊断是正确治疗的基础。近些年来单纯鼻腔癌治疗效果的报道逐渐增多，原发性鼻腔癌总的 5 年生存率为 42.2%～62.2%，不同治疗模式的 5 年生

存率为：单纯放疗33.7%～38.3%，不如放疗加手术和手术加放疗分别的57.1%～76.0%和61.5%；早期病例单纯放疗和综合治疗的5年生存率无显著差异，但晚期病例综合治疗的5年生存率明显高于单纯放疗。组织学类型、临床分期、治疗模式是影响预后的主要因素。

原发筛窦癌的报道较少，据统计，综合治疗效果介于鼻腔癌与上颌窦癌之间，5年生存率30%～50%。治疗主要失败原因是局部复发和远地转移。

不同的组织学类型其生物学行为各异，预后也不尽相同。中国医学科学院肿瘤医院资料显示，腺样囊性癌单纯放疗与综合治疗的5年生存率基本相同（80.3% vs 80%）。未分化癌单纯放疗也可获得较好的5年生存率（45.8%）；鳞癌、腺癌和低分化癌综合治疗5年生存率分别为62.5%，50%，57.1%，效果明显好于单纯放射治疗的25.9%，28.6%，26.9%。另一组128例原发性鼻腔癌治疗分析结果，鳞癌和低分化癌综合治疗的5年生存率也明显高于单纯放疗。证实了本院上述观点。

鼻腔、鼻窦恶性黑色素瘤并不多见，在有手术指征的情况下以外科手术治疗为主，由于手术不易彻底，术后复发率高。需要配合放射治疗和生物化学治疗。根据恶性黑色素瘤放射生物学行为抗拒的特点，放射治疗单次剂量应大于2Gy。术后放疗可提高肿瘤局部控制率，降低区域淋巴结转移率。目前恶性黑色素瘤尚无统一治疗模式，因该肿瘤生物学行为高度恶性，较早发生淋巴结转移或血行转移，多数作者支持综合治疗。临床工作中，对怀疑恶性黑色素瘤诊断的患者，应采取直接手术的方法，禁忌钳取活检。以免促进转移。

嗅神经母细胞瘤并不罕见，可发生于任何年龄。颈部淋巴结转移率和原地转移率均较高。Monroe等进行多篇文献分析发现，淋巴结转移率为17%～33%。另有报道，累积远地转移率33%～40%。有淋巴结转移者5年生存率（17.8%～29.0%）明显低于无淋巴结转移者（64%～70.8%）。本院24例嗅神经母细胞瘤分析结果为，总5年生存率60.7%，手术与放射综合治疗效果好与单纯放疗。复发再治仍可获得28.8%的5年生存率。远地转移是影响预后的主要因素。年龄≤30岁的患者，远地转移率高，预后差。

手术是内翻性乳头状瘤的主要治疗方法，但是术后复发率非常高，癌变机会也随复发次数增加而升高。对于反复多次复发的病例，建议采取综合治疗方法。术后放疗可降低内翻性乳头状瘤的复发率，或延缓复发时间。有报道指出，放射治疗可能导致内翻性乳头状瘤恶变，但是根据我院资料显示，放射治疗与否与恶变无显著相关性。

鼻腔、筛窦癌初治时的淋巴结转移率为9.4%～20.8%。组织学分化差的癌淋巴转移率高于其他病理类型。一组87例鼻腔鳞癌回顾性分析显示，低分化鳞癌的淋巴结转移率19.2%，明显高于中、高分化者的9.1%，7.1%。本院分析的231例鼻腔筛窦癌中，低分化和未分化癌占111例，淋巴结转移率为28.8%（32/111例）；在初诊时即有淋巴结转移的48例患者中，低分化癌占60.4%（29/48例）。33例行颈部淋巴结预防照射的患者中，2/3为低分化和未分化癌，随诊中预防照射组9.1%发生淋巴结转移，未行颈部预防性照射的淋巴结转移率为12.7%。从随诊过程中发生淋巴结转移的数据来看，两组之间似乎无明显差别，但是，此结果间接说明了对分化差的癌行颈部预防照射可降低淋巴结转移率。颈部淋巴结转移是影响预后的重要原因之一。治疗前有淋巴结转移的5年生存率12.5%；明显低于无淋巴结转移的47.5%。对组织学分化差且无颈部淋巴结转移的鼻腔、筛窦癌患者，进行颈部淋巴结预防性照射，是提高其5年生存率的有效方法。有作者认为鼻腔、鼻窦癌的淋巴结转移率低，仅7%～17%，除同时伴有局部复发外，单纯颈部淋巴结失败比较少见。这也从另一个方面提示我们，在随诊中发现淋巴结转移的同时，还应警惕原发灶有无复发。

鼻腔、筛窦癌治疗失败原因约1/2为局部复发，远地转移占第二位。鳞癌以局部失败为主，低分化和未分化癌以远地转移为主。

综合治疗需注意放疗与手术间隔时间应限制在4周之内。术前放疗剂量需≥50Gy，颈部预防照射剂量不低于50Gy（目前本院的颈部预防剂量普遍为50Gy），以求减少术后标本肿瘤残存和淋巴结转移率，降低局部复发率，提高5年生存率。

（二）上颌窦癌的预后　放射治疗与手术综合的模式已成为治疗上颌窦癌的首选。大量资料显示，上颌窦癌总的5年生存率为32.5%～43.6%。不同治疗模式的5年生存率为：单纯手术24.0%～24.9%；单纯放疗16.4%～30.4%；术前放疗56.2%～60%；术后放疗45.6%～65.4%。上述数据表明，综合治疗的5年生存率明显优于单纯放疗和单纯手术。而在综合治疗中术前放疗与术后放疗的5年生存率无明显差异。是选择术前放疗还是术后放疗，各家意见并不统一。目前本院仍主张有计划地术前放疗。特殊情况和特殊病理类型除外。术前放疗的益处有：①瘤床血供较好，乏氧细胞少，放射敏感性高；②可消灭肿瘤亚临床病灶；③降低肿瘤活性，减少因术中操作挤压引起肿瘤种植或转移的机会；④减小肿瘤负荷，提高手术切除率，从而降低复发率；⑤有利于功能保全，提高生存质量。李树玲等认为不但术前放疗效果好于术后放疗，而且降低了张口困难和骨坏死等并发症的发生率。

上颌窦癌预后因素分析显示临床分期是影响预后的重要因素之一，不同临床分期的5年生存率差别较大。Ⅰ、Ⅱ期为80%～85.7%，Ⅲ、Ⅳ期32.7%～45.8%。在临床实际工作中和各家文献报道中，Ⅰ期患者非常少见，而Ⅲ、Ⅳ期患者占绝大多数。这也是上颌窦癌预后不佳的主要原因。上颌窦癌初诊时的淋巴结转移率为8%～27%，累计淋巴结转移率为23%～30%（初诊+随诊）；T_3～T_4患者容易发生淋巴结转移，鳞癌和未分化癌约50%发生淋巴结转移；并且有淋巴结转移的患者5年生存率明显低于无淋巴结转移者。因此，在降低局部复发率的同时，降低淋巴结转移率是提高生存率的另一关键所在。治疗后的淋巴结转移多发生在一年内。如果随诊两年未发生淋巴结转移，则97%以上的患者可避免再有转移的危险。降低淋巴结转移率有以下途径：一是提高患者早期就诊的意识，以便早期诊断和治疗，二是对颈部淋巴结阴性的晚期肿瘤患者或有其他淋巴结转移高危因素的患者进行颈部预防照射。较多的国内外作者认为对上颌窦鳞癌、未分化癌、及$T_{3\sim4}$颈部淋巴结阴性患者进行颈部预防性照射，可有效防止颈部淋巴结转移，降低远地转移率，提高5年生存率。淋巴结阳性患者放疗和清扫手术可获得相似的5年生存率。晚期上颌窦癌可发生咽后淋巴结转移，需引起警惕。

上颌窦鳞癌与其他部位的鳞癌相比，具有更强的局部侵袭性，局部复发率高达55%～80%，淋巴结转移率也高达23%～48%，远地转移率17%～25%。5年生存率较低24.1%～30.2%。腺样囊性癌的5年生存率与手术切除彻底与否密切相关。一组22例腺样囊性癌回顾性分析结果显示，手术后的切缘阳性率高达62%；5年生存率只有22.7%。而另外一组腺样囊性癌的5年生存率为72.5%。术后切缘阳性率为28.6%。由此可以看出手术切除不彻底是影响预后的重要因素。与其他病理类型相比，由于该肿瘤局部浸润性强、易侵犯神经和周围组织器官、手术很难切净、放射治疗需要较高的放疗剂量方可得到肿瘤控制等原因，适宜术后放疗。蒋国樑报道的腺样囊性癌及粘液表皮样癌治疗预后结果支持术后放疗的观点。腺癌5年生存率25%～57.5%，未分化癌5年癌症相关生存率和无进展生存率分别为40%和3.3%，与Dulguerovp等报道相近。横纹肌肉瘤和恶性黑色素瘤的淋巴结转移和血性转移率高，预后最差。发生于鼻窦的恶性黑色素瘤预后不如发生于鼻腔粘膜的好。上颌窦恶性纤维组织细胞瘤恶性度高，局部浸润性强，术后复发率高，适宜综合治疗。

解剖与预后的关系：1933年Ohngren通过内眦与下颌角的假想线，将上颌骨分为前下结构和后上结构。并且认为两者间预后有明显差异。国内作者证实，肿瘤位于前下结构的比后上结构的预后好。上下结构均受侵时预后最差。从2002年版UICC临床分期中可以看出，只要肿瘤侵犯上颌窦后上结构的任何一个解剖部位，如上颌窦后壁、翼板、眼眶各壁、眶内容、眶尖、翼腭窝、颞下窝、筛窦、筛板、额窦、脑膜、脑、中颅窝、颅神经、鼻咽、斜坡、颊部皮肤等，即为晚期。预后将受到影响。本院报道上颌窦后壁受侵患者的3年生存率28.3%，明显低于无后壁受侵者的66.7%。由于后上结构解剖结构复杂，手术治疗困难较大。对于上颌窦后壁受侵的患者，术前放疗提高后壁剂量，外科采用上颌骨切除和翼板完整切除可提高患者生存率（单纯上颌骨切除3年生存率14.8%，上颌骨切除加翼板完整切除为47.7%）。

上颌窦开口位于中鼻道，由于位置较高而不利于引流。上颌窦癌患者放疗中因鼻腔粘膜水肿或肿瘤占据堵塞窦口，致使窦腔内分泌物和肿瘤坏死物难以排出，导致感染加重或不易控制，在此条件下，肿瘤细胞处于乏氧状态，降低了放疗敏感性，最终影响患者的预后。有作者认为，上颌窦癌术前或根治性放疗无需上颌窦开窗引流。但是，本院等资料表明，放疗前行上颌窦开窗引流的5年生存率31.3%～32.2%，明显高于未开窗引流的19.8%。在本院，上颌窦癌放疗前开窗引流已成为治疗常规中的一项重要内容。

上颌窦癌局部复发率约45.2%～60%，是治疗的主要失败原因，其次是淋巴结转移和远地转移。复发时间多在治疗后2年之内。局部复发的主要原因是治疗后肿瘤残存（包括切缘阳性），肿瘤残存的主要原因是肿瘤晚期，周围组织器官广泛受侵，或组织学类型具有较强的侵袭性，根本无法切净，或因放疗时肿瘤靶区未包全，靶区内剂量分布不均匀，肿瘤区域未达到所要求的处方剂量，或已达到处方剂量而肿瘤对放疗抗拒等。局部复发或淋巴结转移都会增加远地转移的危险。远地转移最常见于肺部，还可见于骨、肝、脑和皮下多发转移。鳞状细胞癌和未分化癌与腺样囊性癌相比，肺转移发生得较早，且生存时间短。腺样囊性癌肺转移发生后的生存时间相对较长，可有选择的采取较积极的治疗手段。

经过多年的研究，上颌窦癌的疗效虽然得到了改善，但是并不理想。为提高晚期上颌窦癌的疗效，国内很多学者采取了与上述不同的治疗模式治疗上颌窦癌。如加速超分割，同期加量放疗等。虽然与常规治疗相比可提高疗效，但仍不如综合治疗效果好。由于放疗剂量普遍在80Gy左右，晚期损伤有待评价。日本1965年以保全上颌骨功能为主要目的，采用肿瘤刮除术配合放射治疗和动脉灌注化疗的治疗模式，获得了58%的5年生存率。近些年又开展了在上述模式基础上加保守性手术或广泛切除肿瘤等多项研究。进一步提高了上颌窦的5年生存率。引起了很多学者的关注。国内尚未见相关报道。Roa等应用三维适形放疗技术治疗上颌窦癌的结果显示，综合治疗效果明显高于单纯放疗。

（三）蝶窦癌的预后　蝶窦恶性肿瘤多以周围恶性肿瘤直接侵犯所致；亦可由其他组织或器官的恶性肿瘤转移而至；结合病史及CT、MRI影像学检查，有助于临床鉴别诊断。最终诊断仍依靠组织学。原发性蝶窦癌发病率很低，有关文献报道主要讨论临床表现和诊断问题，只有少数谈及治疗方法和效果。本院治疗的7例原发性蝶窦癌，全部行单纯放疗，剂量60～70Gy/6～7w。其中5例治疗后随诊2年以上，结果为2例无瘤生存，1例治疗后2年局部复发带瘤生存，2例死于远地转移。因随诊时间短，而无法判断远期疗效。另一组27例原发性蝶窦癌的报道，其治疗方法包括单纯手术、手术加放疗、手术加化疗、手术加放疗加化疗多种治疗模式。对其中25例平均随诊41个月的患者进行评价，结果12例存活，13例死亡，其中11例死于肿瘤局部复发及远处转移，2例非肿瘤原因死亡；鳞癌的2年生存率为44%。从两组的预后结果看，近50%患者在短期内死于局部复发和远地转移，说明蝶窦癌的预后很差。报道中所采用的治疗方法较多，但因病例数少，无法判断最有效的治疗模式。由于蝶窦位置深在，术野小，操作困难，并且明确诊断时多为晚期，周围组织已广泛受侵，手术很难彻底，加上术后并发症多，预后差等原因，建议病变局限者可考虑手术与放射治疗的综合模式，病变广泛以放射治疗为主。

（四）原发性额窦癌　原发性额窦癌非常罕见，临床鲜见原发性额窦癌的报道，亦未曾见有关其治疗及疗效的报道。

放射治疗与手术的综合模式是鼻腔及鼻窦癌目前最常用和最有效的治疗方法。近年来放疗技术不断进步，随着三维适形和调强适形的兴起和应用，以及多学科联合治疗肿瘤的模式进一步广为应用等，给提高治疗效果带来一线希望。

八、放疗并发症的预防和处理

（一）早期并发症　参见头颈部肿瘤其他相应章节。

（二）晚期并发症　放射治疗后常见的晚期放射损伤有：口腔、鼻腔粘膜干燥、放射性龋齿、张口困难、视力损伤、脑坏死、骨坏死、听力下降甚至丧失、垂体内分泌功能不足等。

鼻腔、鼻窦癌放射治疗后，大小涎腺受到损伤，几乎所有患者都会出现不同程度的口腔、鼻腔粘膜干燥。由于唾液分泌量减少，口腔内 pH 值发生改变，促进了龋齿形成。

张口困难也是最常见的晚期并发症之一，究其原因，有以下几点：①放疗剂量过高，导致局部软组织纤维化，加之功能锻炼不够；②治疗后由于口腔卫生差，局部组织抗病能力下降，反复发生颌面间隙感染或蜂窝组织炎，治疗不及时或不得当，加重局部纤维化；③肿瘤复发，肿瘤侵及翼腭窝或翼肌等。上述原因都可导致张口困难。

由于鼻腔、鼻窦癌晚期患者占大多数，眼眶受侵比较常见，保留眶内容的单纯放疗患者，发生眼部损伤的机会最高。眼部损伤可能出现以下情况，①视力下降：轻度的视力减退对患者的生存质量影响不大，但是由于放射性视网膜及视神经损伤，导致视力丧失将是很严重的问题，最严重的是视交叉损伤，引起双侧眼睛失明；②角膜溃疡：放射性角膜炎或角膜溃疡的患者，疼痛较重，如不注意眼部卫生，反复刺激，有可能出现角膜穿孔，晶体脱出，甚至发生交感性眼炎，导致健侧眼视力丧失。

发生脑损伤和骨坏死的机制并不十分清楚，可能与下列因素有关：①放疗剂量过高。剂量过高的原因有：因肿瘤侵犯脑膜或脑组织，为有效控制肿瘤所给放疗剂量偏高；还有因治疗计划设计不合理，靶区内剂量分布不均匀，使高剂量点落在正常脑组织或下颌骨部位；②血管损伤，放疗后血管腔变得狭小，甚至闭塞，导致脑及颌骨供血不良。上颌骨的血液供应比下颌骨好，发生骨坏死的机会相对少一些。周围软组织纤维化同样影响血管的供血功能；③外伤或感染，放疗后拔牙所致颌骨损伤或同时并发感染都会促进骨坏死的发生；④易感性，每个人对放疗的耐受性差别很大，同样的照射剂量在不同的人会出现不同程度的反应，其机制尚不清楚，有待进一步研究。

严重听力减退多见于放疗后的鼻咽癌患者，鼻腔、鼻窦癌放疗后亦可发生听力下降，但其严重程度和发生率都低于鼻咽癌患者。

为防止上述严重放疗并发症的发生，临床医师需要准确掌握治疗适应证和制定合理的治疗方案。在治疗计划设计时，需要充分考虑到孰重孰轻的取舍问题，在尽可能满足靶区需要的前提下，最大限度的保护正常组织和器官。保护涎腺组织功能，不仅缓解口干症状，还可减少放射性龋齿的发生。目前，对放疗后的口腔、鼻腔粘膜干燥尚无有效的治疗方法，有一些缓解口干的药物，但是不能从根本上解决口干问题。人工唾液可缓解口干症状，并维持口腔正常 pH 值及各种酶的成分；但口感较差，不易被人接受。油剂滴鼻、雾化吸入可缓解鼻腔粘膜干燥。多学科的综合治疗不但有望提高局部控制率和生存率，并且可减少张口困难及骨坏死的发生率。对发生放射性脑损伤的患者，可视情况选择不同的治疗方法，对病情较轻但又有症状者，可采用保守性治疗，可用营养脑神经或脑细胞、扩张血管、活血化淤及减轻脑水肿的药物。发生脑坏死且症状较重者，可视情况选择手术治疗，切除坏死病灶可明显缓解患者的临床症状，部分患者可获得较好疗效，另一部分患者可能再次发生脑坏死。角膜穿孔的患者应及时行眶内容摘除术，以防带来更严重的后果。放疗前口腔处理可有效减少放射性骨坏死的发生。发生骨坏死早期在无肿瘤复发的情况下，可行高压氧治疗，一旦瘘道形成则长久不愈，需手术治疗。为减轻或防止张口困难的情况发生，医师有义务指导患者进行功能锻炼，嘱咐患者定期随诊，力求降低放射损伤的发生率或减轻放射损伤的程度。放疗前、后和随诊过程中，检查患者的内分泌功能已成为常规项目。根据检查结果可判断患者的垂体功能和甲状腺功能受损程度，有利于及时进行必要的内分泌调整或治疗，使患者保持良好的生存状态。

上颌窦 TNM 分期（2002，6th，UICC）

T：原发肿瘤

T_1：肿瘤局限于窦腔粘膜，无骨受侵或骨质破坏

T_2：肿瘤侵犯骨或有骨质破坏，包括侵犯硬腭和/或中鼻道，未侵犯上颌窦后壁和翼板

T_3：肿瘤侵及下列任何一个组织结构：上颌窦后壁、皮下组织、眼眶底壁或内侧壁、翼腭窝、筛窦

T_{4a}：肿瘤侵及下列任何一个组织结构：前部眶内容、颊部皮肤、翼板、颞下窝、筛板或额窦

T_{4b}：肿瘤侵犯下列任何一个组织结构：眶尖、脑膜、脑、中颅窝、颅神经（三叉神经上颌支

除外）、鼻咽、斜坡

鼻腔筛窦 TNM 分期（2002，6th，UICC）

T：原发肿瘤

T_1：肿瘤局限于鼻腔或筛窦的一个亚区，有或无骨质破坏

T_2：肿瘤侵犯一个解剖部位的两个亚区，或侵及鼻腔筛窦内的一个相邻结构

T_3：肿瘤侵犯眼眶底壁或内侧壁、上颌窦、腭、或筛板

T_{4a}：肿瘤侵犯下列任何一个组织结构：前部眶内容物、鼻或颊部皮肤、前颅窝微小受侵、翼板、蝶窦或额窦

T_{4b}：肿瘤侵犯下列任何一个组织结构：眶尖、脑膜、脑、中颅窝、脑神经（三叉神经上颌支除外）、鼻咽、斜坡

N：局部淋巴结

N_0：无淋巴结转移

N_1：同侧单个淋巴结转移，最大径≤3cm

N_{2a}：同侧单个淋巴结转移，最大径大于 3cm，小于等于 6cm

N_{2b}：同侧多个淋巴结转移，最大径≤6cm

N_{2c}：双侧或对侧淋巴结转移，最大径≤6cm

N_3：转移淋巴结最大径 >6cm。

M：远处转移

M_0：无远地转移

M_1：有远地转移

临床分期：

0 期：$T_{is}\ N_0\ M_0$

Ⅰ期：$T_1\ N_0\ M_0$

Ⅱ期：$T_2\ N_0\ M_0$

Ⅲ期：$T_3\ N_{0\sim1}\ M_0$；$T_{1\sim2}\ N_1\ M_0$

Ⅳ期：A：$T_{1\sim3}\ N_2 M_0$；$T_{4a}\ N_{0\sim2}\ M_0$

B：$T_{4b}\ N_{0\sim3}\ M_0$；$T_{1\sim4}\ N_3\ M_0$

C：$T_{1\sim4}\ N_{0\sim3}\ M_1$

（李素艳）

参考文献

1. 董志伟，谷铣之，等，主编. 临床肿瘤学. 北京：人民卫生出版社，2003，500.
2. 李树玲主编. 头颈肿瘤学. 天津：科学技术出版社，1993，369.
3. 汤钊猷主编. 现代肿瘤学. 上海：上海医科大学出版社，1993 年，772.
4. 张传享，邓德光，等. 耳鼻咽喉恶性肿瘤 1776 例分析. 中华耳鼻咽喉科杂志，1979，4∶240.
5. DeMonte F，Ginsberg LE，Clayman GL，et al. Primary malignant tumors of the sphenoidal sinus. Neurosurgery，2000，46∶1084.
6. Fukuda K，et al. Squamous cell cancer of the maxillary sinus in Hokkaido，Japan：A case－control study. Br J Ind Med，1987，44∶263.
7. Shimizu H，et al. Chronic sinusitis and woodworking as risk factors for the maxillary sinus in northeast Japan. Laryngoscope，1989，99∶58.
8. Decker J，Goldstein JC，et al. Risk factors in head and neck cancer. N Engl J Med，1982，306∶1151.
9. Brinton LA，Blot WJ，Becker J，et al. A case－control study of cancers of the nasal cavity and paranasal sinuses. Am J

Epidemiol, 1984, 119：896.
10. Clifford P, et al. Malignant disease of the nose and nasal sinuses in East Africa. Br J Surge, 1960, 48：15.
11. Muir CS, et al. Discriptive epidemiology of malignant neoplasms of nose, nasal cavites, middle ear and accessory sinus. Clin Otolaryngol and Allied Sciences, 1980, 5：195.
12. Battsista G, Comba P, Orsi D, et al. Nasal cancer in leather workers：An occupational disease. J cancer Res Clin Oncol, 1995, 121：1.
13. 赵路军，高黎，徐国镇，等. 嗅神经母细胞瘤的预后因素和治疗结果分析. 中华肿瘤杂志，2005，27：561.
14. Ulusal BG, Karatas O, Yildiz AC, et al. Primary malignant melanoma of the maxillary gingival. Dermatol Surge, 2003, 29：304.
15. 高黎，徐国镇，胡郁华. 上皮源性鼻腔筛窦癌（附 231 例临床及疗效分析）. 中华放射肿瘤学杂志，1999，8：5.
16. Jakobsen MH, Larsen SK, Kirkegaard J, et al. Cancer of the nasal cavity and paranasal sinuses：Prognosis and outcome of treatment. Acta Oncol, 1997, 36：27.
17. Pavel D, Michael SJ, Abdelkarim SA, et al. Nasal and paranasal sinus carcinoma：Are we making progress. Cancer, 2001, 92：3012.
18. 董志伟，谷铣之，等，主编. 临床肿瘤学. 北京：人民卫生出版社，2003，518.
19. 丘玥生，蒋国樑，高志宏. 鼻腔与鼻窦肿瘤. 见：汤钊猷，主编. 现代肿瘤学. 上海：上海医科大学出版社，1993，772.
20. 庄承海，齐玉琴，蔡伟明，等. 鼻腔筛窦癌的分期和治疗. 中华放射学杂志，1979，14：50.
21. AJCC. TNM 临床分期标准. 2002
22. 王可敬，赏金标，许亚萍. 原发性鼻腔癌 128 例的治疗分析. 中华耳鼻咽喉科杂志，2000，3：168.
23. 袁伟，程庆芳，何少琴，等. 鼻腔癌治疗效果分析. 中华放射肿瘤学杂志，2000，2：30.
24. Temam S, Mamelle G, Marandas P, et al. Postoperative radiotherapy for primary mucosal melanoma of head and neck. Cancer, 2005, 103：313.
25. Perry G, Cras P, Siedlak SL, et al. Beta protein immuoresctivity is found in the majority of neurofibrillary tangles of Alzheimer disease. Am J Pathal, 1992, 140：283.
26. Monroe AT, Hiermn RW, Andra RT, et al. Radiation therapy for esthesioneuroblastoma：Rationale for elective neck irradiation. Head Neck, 2003, 25：529.
27. Koka VN, Julieron M, Bourhis I, et al. Esthesioneuroblastoma. J Laryngology Otol, 1998, 112：628.
28. Festo VA, Eisele DW, Forastie A, et al. Esthesioneuroblastoma the johns Hopkins experience. Head Neck, 2000, 22：550.
29. 刘文胜，唐平章，徐国镇，等. 嗅神经母细胞瘤 34 例临床治疗经验. 中华耳鼻咽喉科杂志，2004，39：328.
30. 胡伟汉，谢方云，方盛华，等. 163 例鼻腔恶性肿瘤治疗分析. 中华肿瘤杂志，2005，27：117.
31. 胡伟汉，谢方云，方盛华，等. 87 例鼻腔鳞状细胞癌的治疗与预后. 中华放射肿瘤学杂志，2004，13：159.
32. Jeffrey DS, Kee CS, Donald HS, et al. Squamous carcinoma of the nasal cavity and paranasal sinuses. Am J Surge, 1989, 158：328.
33. Gadeberg CC, Hjelm Hansen M, Sogaard H, et al. Malignant tumors of the paranasal sirus and nasal cavity：A series of 180 patients. Acta Radiol Oncol, 1984, 23：181.
34. 和云霞，陶运淦，付慈禧，等. 上颌窦癌 74 例的治疗与影响预后的因素. 中国癌症杂志，2001，11：462.
35. 郭桂芳，杨安奎，谢汝华，等. 151 例上颌窦恶性肿瘤的预后分析. 癌症，2004，23：1546.
36. 哈献文. 上颌窦癌放射和手术综合治疗. 中华耳鼻咽喉科杂志，1980，15：211.
37. 张国义，胡伟汉，潘燚，等. 124 例上颌窦癌预后分析. 中华放射肿瘤学杂志，2005，14：378.
38. 李树玲. 上颌窦癌术前 60Co 放射与手术综合治疗的远期疗效. 天津医药杂志，1974，2：395.
39. 李树玲. 上颌窦癌 15 年治疗经验. 天津医药肿瘤学附刊，1978，5：50.
40. 徐雅娟，刘文书. 上颌窦癌 100 例临床分析. 实用肿瘤学杂志，2000，14：116.
41. 蒋国樑. 上颌窦癌的术后放疗. 中国放射肿瘤学，1991，5：153.
42. Ozsaran Z, Yalman D, Baltalarli B, et al. Radiotherapy in maxillary sinus carcinoma：evaluation of 79 cases. Rhinology, 2003, 41：44.
43. Gallagher TM, et al. Symposium：Treatment of malignancies of paranasal sinuses：Carcinoma of the maxillary antrum.

Laryngoscope, 1970, 80:924.
44. Jeremic B, Shibamoto Y, MilicicB, et al. Elective ipsilateral neck irradiation of patients with locally advanced maxillary sinus carcinoma. Cancer, 2000, 88:2246.
45. Le QT, Fu KK, Kaplan MJ, et al. Lymph node metastasis in maxillary sinus carcinoma. Int J Radiate Once Boil phys, 2000, 46:541.
46. Yagi K, Fukuda S, Oridate N, et al. A clinical study on the cervical lymph node metastasis of maxillary sinus carcinoma. Auris Nasus Larynx, 2001, 28:S77.
47. Shah JP, Patel SG. Head and neck surgery and oncology (third edition). Edinurg London New York Oxford Philadelphia St Louis Sydney Toronto, 2003, 58:92.
48. 张震东，刘爱华，杨红健. 上颌窦癌282例临床分析. 耳鼻咽喉科——头颈外科，1994，1:99.
49. Kim GE, Park HC, Keum KG, et al. Adenoid cystic carcinoma of the maxillary antrum. Am J Otolaryngol, 1999, 20:77.
50. 张延平，黄德亮. 上颌窦腺样囊性癌14例临床分析. 临床耳鼻咽喉科杂志，2003，17:466.
51. DulguerovP, Jacobsen MS, Allal AS, et al. Nasal and paranasal sinus carcinoma: are we making progress? A series of 220 patients and a systematic review. Cancer, 2001, 92:3012.
52. 任保元，崔雨田，陈晋丽，等. 晚期上颌窦鳞癌远期疗效分析. 中华耳鼻咽喉科杂志，1999，34:201.
53. 屠规益. 上颌窦癌侵蚀后壁的诊断与处理. 中华耳鼻咽喉科杂志，1985，20:194.
54. Neal AJ, Habib F, Hope-stone HF, et al. Carcinoma of the maxillary antrum treated by pre-operative radiotherapy or radical radiotherapy alone. J Laryngol Otol, 1992, 106:1063.
55. 秦德兴，胡郁华，谷铣之. 开窗引流对提高上颌窦癌疗效的意义. 肿瘤防治研究，1983，10:142.
56. 王爱芬，王兆星，刘金安，等. 开窗引流在中晚期上颌窦癌放射治疗中的作用. 中华放射肿瘤学杂志，1996，5:281.
57. Harbo-G, Grau-C, Bundgaard-T, et al. Cancer of the nasal cavity and paranasal sinuses. Acta Oncol, 1997, 36:45.
58. Paulino AC, Fisher SG, Mars JE, et al. Is Prophylactic neck of irradiation indicated in patients with squamous carcinoma of the maxillary sinus? Int J Radiat Oncol Boil Phys, 1997, 39:283.
59. Hayashi T, Nonaka S, Bandoh N, et al. Treatment outcome of maxillary sinus squemous cell carcinomas. Cancer, 2001, 57:167.
60. Stata K, Aoki Y, Karasawa K, et al. Analysis of the results of combined therapy for maxillary carcinoma. Cancer, 1993, 7:2715.
61. SatoY, MoritaM, Takahashi H, et al. Combined surgery radiation therapy and regional chemotherapy in carcinoma of the paranasal sinuses. Cancer, 1970, 25:571.
62. Roa WHY, Hazuka MB, Sandler HM, et al. Results of primary and adjuvant CT-based 3-dimeusion radiotherapy for malignant tumors of the paranasal sinuses. Int J Radiate Once Boil phys, 1994, 28:857.
63. 薛刚，尚小领，岳海清. 原发性蝶窦癌1例报告. 中国综合临床，2000，9:715.
64. 王胜军，胡燕明，肖波. 以视力下降为首发症状的蝶窦占位病变5例. 临床耳鼻咽喉科杂志，2001，15:225.
65. 王瑞花. 原发性蝶窦的囊肿和肿瘤. 中华肿瘤杂志，1990，12:130.
66. 张龙城，刘达根，杨伟炎. 蝶窦炎性病变和肿瘤的诊断与治疗. 中华耳鼻咽喉科杂志，1994，29:140.
67. 陈三三. 蝶窦肿瘤的影像学诊断. 放射学实践，2004，19:385.
68. 严洁华，胡郁华，杨宗贻，等. 原发性蝶窦恶性肿瘤. 中华肿瘤杂志，1983，5:202.
69. 基思·L·莫尔，等（李云庆主译）. 临床应用解剖学. 第4版. 郑州：河南科学技术出版社，2006

第六章　鼻　咽　癌

第一节　流行病学与病因学

一、流行病学

鼻咽癌的发病有明显的地域及种族差异，并存在家族高发倾向。

（一）地域聚集性　鼻咽癌在世界各国均有发病，但有明显的地域高发现象。西南太平洋地区即中国及东南亚各国发病率高，北非次之，欧美大陆及大洋洲发病率低于1/10万。在我国，鼻咽癌的发病也有明显的地域差异，呈南高北低趋势。以华南、西南各省高发，如广东、广西、海南、港澳和江西一带较多。华北、西北地区较少。

（二）种族易感性　鼻咽癌发病有明显的人种差异，在世界四大人种中蒙古人种高发。典型例子是同属蒙古人种但已世代居住于北极地区的爱斯基摩人鼻咽癌的发病率仍高，男性约10/10万，女性约4/10万。又如已移居欧美大陆多年的华侨及其在欧美出生的华裔后代发病率仍明显高于当地人群。

（三）家族高发倾向　广东、香港、海南、台湾等地流行病学调查显示有鼻咽癌高发家族存在。例如，中山医大资料显示，在200例鼻咽癌组中有癌家族史的33例，其中鼻咽癌14例，而对照组200例中有癌家族史的10例，其中鼻咽癌2例，两组有明显差异，即在鼻咽癌组中有癌家族史和鼻咽癌家族史的明显高于对照组。海南一家族两代49人中有鼻咽癌13例。广东中山县244例鼻咽癌中25例有家族史，占10.4%。上述资料表明鼻咽癌发病存在某些家族高发倾向。

（四）人群分布　部分蒙古人种为鼻咽癌的高发人群，包括东南亚地区和我国华南地区。其中以中国人发病率最高。男女发病率之比为2.4～2.8∶1。中国医学科学院肿瘤医院的资料男女之比为2.8∶1。年龄分布文献报道为3～86岁，中国医学科学院肿瘤医院资料为8～81岁，其中以30～60岁多见，40～59岁为发病高峰。

二、病因

鼻咽癌的病因尚不确定。目前认为鼻咽癌是一种多基因遗传病（遗传的或获得的）。它往往涉及多个基因之间或基因与环境之间的交互作用。目前较为肯定的致病因素为：EB病毒感染、化学致癌因素或环境因素、遗传因素等。

（一）EB病毒感染　自1964年Old等人在鼻咽癌患者的血清中检出EB病毒抗体以来，EB病毒感染在鼻咽癌发病研究中已取得重要进展。业已证明：①在鼻咽癌活检瘤细胞中检出EB病毒的DNA和病毒抗原；②鼻咽癌患者的血清中大多有EB病毒抗体效价升高，且其效价水平常与病变好转或恶化呈正相关；③曾毅教授的临床普查资料（1985）指出，在3536例VCA-IgA（+）者中检出鼻咽癌87例，比同龄人群鼻咽癌发病高82倍。上述种种结果表明，EB病毒感染可能与鼻咽癌发病关系密切。

（二）化学致癌因素　鼻咽癌发病的地区聚集性反映了同一地理环境和相似生活饮食习惯中某些化学因素致癌的可能性。例如，高发区人群嗜食的咸鱼、腌肉、腌菜中致癌物质亚硝酸盐的含量非常高。烹饪中析出高浓度的亚硝胺及其多种化合物，其中的二亚硝基哌嗪（DNP）已被证实可诱发小鼠鼻咽粘膜上皮增生、原位癌、浸润癌，诱发率高达40%，并可使妊娠大鼠子代的27%出现鼻腔鼻咽肿瘤，说明亚硝胺及其化合物与鼻咽癌发病关系密切。食用咸鱼已被证实是鼻咽癌的另一个危险因素。

地区自然环境造成人群对某些微量元素摄入失衡，如镍摄入量过多而硒摄入量较少，亦可能促进癌的发病。已证实过量摄入镍，可促进亚硝胺诱发实验动物鼻咽癌。调查发现，广东鼻咽癌高发区的土壤、水、大米中镍的含量高于其他地区，鼻咽癌患者头发中镍的含量亦高。高镍饮食可能成为鼻咽癌发病的促进因素。

（三）遗传因素　鼻咽癌发病的种族特异性和家族高发倾向现象，提示鼻咽癌发病可能与血缘或遗传有关。2002 年由中山大学肿瘤防治中心为主的科研小组，把鼻咽癌易感基因定位在 4p15. 1 - q12 的 14CM 区域内，这项研究标志着鼻咽癌易感基因的探索迈进了重要的一步。也有研究证实 4 号染色体短臂可能存在鼻咽癌易感基因，但仅适用于部分鼻咽癌患者。到目前为止鼻咽癌的易感基因仍在研究中。

第二节　解剖结构

一、鼻咽的部位及结构

鼻咽又称上咽部或咽的鼻部，位于咽的上 1/3，位于颅底与软腭之间，连接鼻腔和口咽，为呼吸的通道（图 5 - 6 - 1，5 - 6 - 2）。鼻咽多以骨为支架，除软腭外，其余各壁结构不能做大幅度活动，因此鼻咽腔的大小较恒定：垂直径和横径各约 3 ~ 4cm，前后径约 2 ~ 3cm。鼻咽腔由六个壁构成：前、顶、后、底和左右两侧壁，顶和后壁相互连接，呈倾斜形或圆拱形，因而常合称为顶后壁。鼻咽各壁结构及与肿瘤的关系分述如下。

（一）顶后壁　自后鼻孔上缘向上，直至软腭水平。由蝶骨体蝶窦底、枕骨体和第 1、2 颈椎构成，形如圆拱穹隆状，其粘膜下淋巴组织丰富，形成咽扁桃体，是咽淋巴环即韦氏环（Waldeye's ring）的一部分。咽扁桃体在幼童时增殖形成腺样增殖体，位于顶壁和顶前壁，甚至延伸至咽鼓管口周围，形成咽鼓管淋巴组织，有深的裂隙形成纵行沟，易于辨认。随年龄增大腺样体组织逐渐萎缩，正常情况下，顶壁顶后壁为一颇光滑的粘膜面。在有急、慢性炎症或腺样体增生合并炎症时，可见散在的淋巴滤泡增生小节或较大的结节样隆起，或伴糜烂出血，此时需与肿瘤鉴别。枕骨基底中心部为凸起的咽结节。

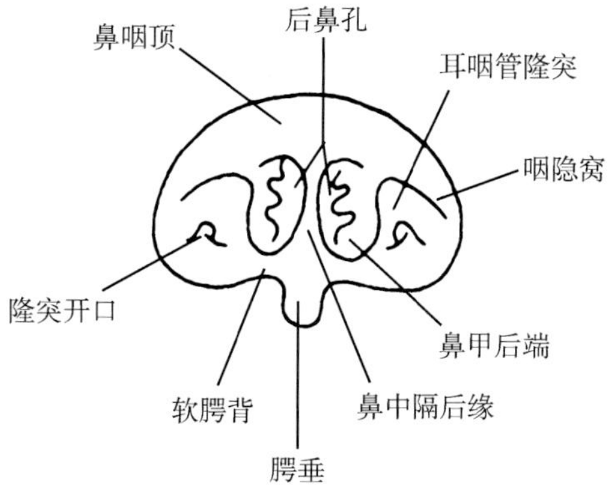

图 5 - 6 - 1　鼻咽腔后前位观解剖结构

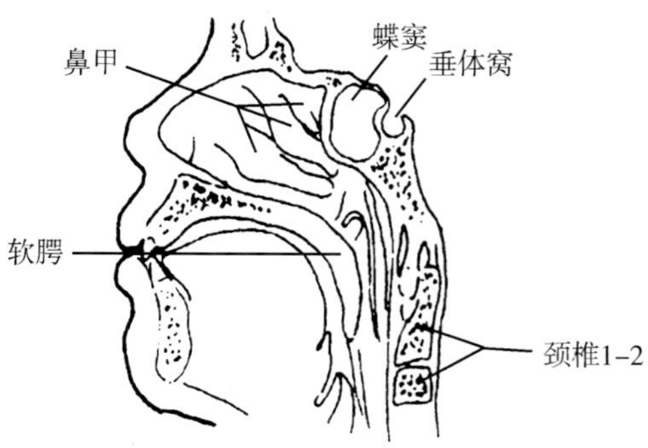

图 5 - 6 - 2　鼻咽腔相邻结构（矢状面）

（二）侧壁　鼻咽腔的两侧壁是由腭帆张肌、腭帆提肌、咽鼓管咽肌及咽鼓管软骨构成。包绕耳咽管软骨的组织形成隆突样结构，称耳咽管隆突。隆突中央有耳咽管咽口的开口，开口的上部为隆突的圆枕部，前部为前唇，后部为后唇。在咽鼓管开放时，如吞咽或呵欠动作，空气通过咽鼓管咽口进入鼓室，保持鼓室与外界空气间的压力平衡。若有肿瘤侵犯，通气及淋巴回流受阻，可致传导性耳聋、耳鸣、鼓膜穿孔溢液，偶或可在外耳道处窥见沿耳道外侵的肿瘤。隆突前方为咽鼓管前区，与后鼻孔后端及咽侧方相接。隆突后为耳咽管后区，它恰在后唇与顶后壁之间，形成深约 1cm 的隐窝，称为咽隐窝（pharyngeal recess）或称 Rosenmüller's 窝。咽隐窝向外侧经咽上缩肌的上缘延伸到 Morgagni 窦，该区是鼻咽癌最好发的部位。咽隐窝顶端正对破裂孔，距破裂孔仅 1cm，肿瘤易由此上侵至颅底，是鼻咽癌入颅的重要途径之一。

（三）前壁　由双后鼻孔缘、下鼻甲后端及鼻中隔后缘组成，上端与顶壁相连，侧方与咽鼓管前区相接。原发于顶侧壁的肿瘤都可能突入或侵入后鼻孔、鼻腔，出现鼻塞、血涕症状。

（四）底壁　由软腭背面构成，是鼻咽各壁中唯一活动幅度较大的部位。原发在底壁的鼻咽癌少见，但原发在顶侧壁的肿瘤较大时，可推压或侵及软腭。在检查咽部时，可见软腭不对称，一侧软腭下塌或鼻咽面肿胀隆起或受侵处软腭硬化上抬，导致软腭活动障碍，影响吞咽。巨大肿瘤阻塞或侵入口咽、阻塞气道可致呼吸及吞咽困难。

二、鼻咽相邻重要结构及与肿瘤的关系

（一）颅底和颈椎

1. 颅底　颅底中线及中线旁结构如蝶窦、海绵窦、斜坡、岩尖等位于鼻咽顶壁及顶侧壁上方，并有破裂孔、卵圆孔等天然孔道相通（图 5－6－3）。海绵窦内及周围有多对脑神经（Ⅲ～Ⅵ）由后向前穿行。由顶壁、顶侧壁侵入颅内的肿瘤可压迫或侵犯相应部位的颅底骨组织和脑神经而引起相应症状。尤以破裂孔、岩尖、斜坡、卵圆孔一带及Ⅴ、Ⅵ对脑神经损伤最多见。有时肿瘤可以向前、上发展经眶下裂进入球后，或向后越过岩脊、岩枕裂侵及后颅窝、颈静脉孔及枕骨髁一带。临床有不同程度和相应部位的头痛，和/或有单一或多对颅神经麻痹的表现。

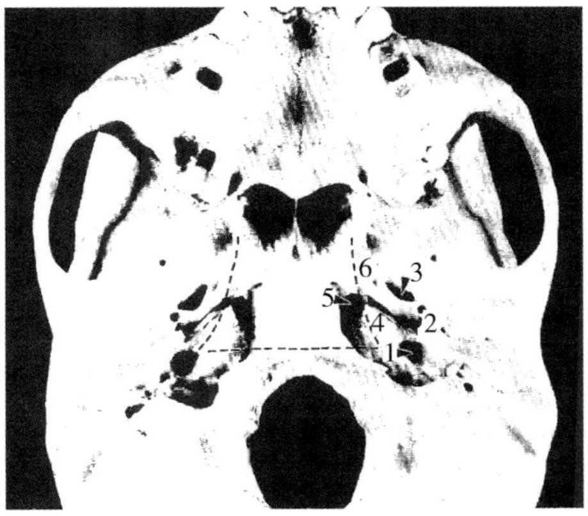

图 5－6－3　颅底

1. 颈内动脉管；2. 棘孔；3. 卵圆孔；4. 岩蝶裂；5. 破裂孔；6. 翼板。

2. 颈椎　第 1、2 颈椎组成鼻咽的后壁结构，虽有头长肌和坚实的椎前筋膜相隔，肿瘤仍可通过后壁软组织直接侵袭第 1、2 颈椎，或通过侵犯至咽侧间隙的肿瘤进一步侵犯至第 1、2 颈椎侧块。临床出现项枕部及后颈项痛，颈强直或活动障碍，严重的可致脊髓受损产生定位体征或高位截瘫。

（二）咽部筋膜及咽旁间隙　咽腔周围软组织被上至颅底，下至咽缩肌的咽部筋膜分隔，咽旁间隙即在其中，与鼻咽腔的顶侧壁结构及与肿瘤的外侵关系密切（图 5－6－4，5－6－5）。

1. 咽部筋膜　咽部筋膜左右对称。在内侧的称咽颅底筋膜，在外侧的称颊咽筋膜。咽颅底筋膜从枕骨基底颅外面的咽结节起向外走行，经颞骨岩部颈动脉管内侧折向前内方止于翼内、外板间的舟状窝，其顶端与破裂孔相连。颊咽筋膜连接咽上缩肌与蝶骨大翼，其走行自蝶骨棘至舟状窝，分内外两层，内层包绕咽鼓管组成其底部，外层包绕腭帆张肌后附于颅底。内外两层在 Morgagni 窦处会合，称 Morgagni 膜，构成咽隐窝顶后外壁，与破裂孔仅隔 1cm 左右。

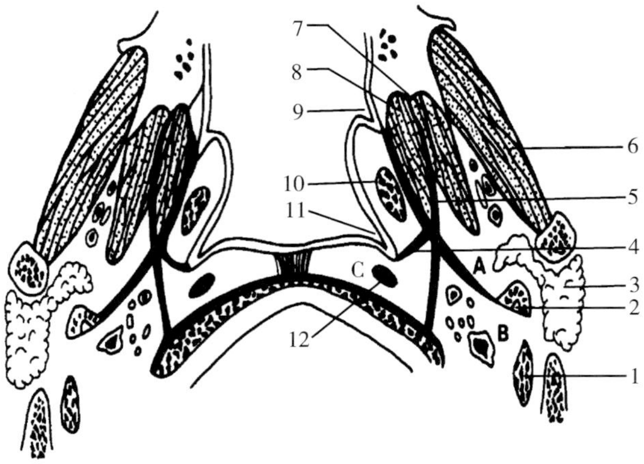

图 5-6-4 鼻咽咽旁间隙横切面（鼻咽腔水平）

1. 二腹肌；2. 茎突；3. 腮腺；4. 咽颅底筋膜；5. 颊咽筋膜；6. 翼外肌；7. 翼内肌；8. 腭帆张肌；9. 咽鼓管开口；10. 腭帆提肌；11. 咽隐窝；12. 咽后淋巴结。

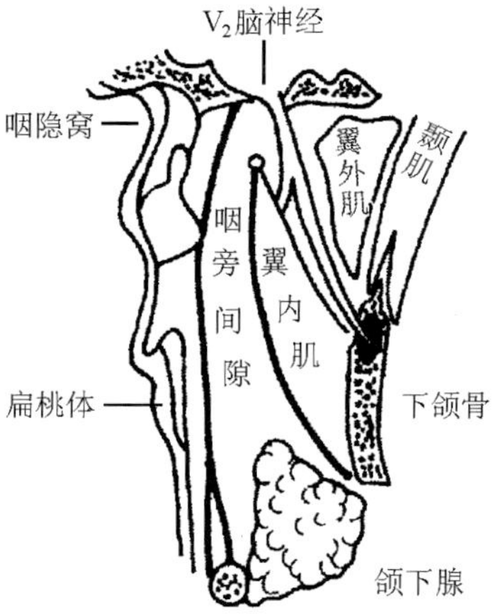

图 5-6-5 鼻咽咽旁间隙矢状面

2. 咽旁间隙　是位于面、颌及上颈部的一个深在脂肪间隙。与口咽、鼻咽为邻，在颅底下颈椎前构成一个以颅底为底、以舌骨小角为顶的倒锥形，前窄后宽，内侧围绕咽部筋膜，外侧是翼肌及腮腺深叶。以咽部筋膜、茎突及其附着肌肉为边界，咽旁间隙可划分为咽腔外侧的咽侧间隙和咽腔后方的咽后间隙，前者以茎突为界又分为茎突前间隙和茎突后间隙。

（1）茎突前间隙　占据咽侧间隙的茎突前部分，其内上方与咽隐窝为邻，顶端恰为中颅窝底、蝶骨大翼、卵圆孔及破裂孔前外侧。三叉神经下颌支自卵圆孔出颅后即在此间隙内穿行。本间隙有肿瘤侵犯时可出现单一的三叉神经第三支麻痹症状。肿瘤向前发展可侵袭翼板、翼腭窝、上颌窦后壁乃至窦腔。往前上发展可至眶底，经眶下裂进入眼眶。向外发展可达颞下窝并侵犯邻近结构。临床可有张口困难、三叉神经第二支支配区麻痹及视力障碍等。

（2）茎突后间隙　占据咽侧间隙的茎突后部分，其内侧与咽后间隙为邻。自内而外有颈内动脉、Ⅸ~Ⅻ对脑神经、交感神经节、颈内静脉及颈静脉淋巴链在此穿行。其后外方与腮腺深叶相邻，下方与颈间隙相接。肿瘤可从鼻咽直接侵犯至此间隙，也可通过上颈深淋巴结转移至此间隙，在该间隙内形成大小不等的结节肿块，常多包绕或侵蚀颈内动、静脉鞘。临床可有因静脉回流不畅所致的搏动性头痛、Ⅸ~Ⅻ对脑神经及交感神经麻痹。肿瘤向内后扩展至颈椎侧块可出现颈痛及颈部活动障碍等。茎突后间隙的癌侵犯，给常规体外放射治疗技术带来较大的困难，是导致预后不良和生存质量下降的重要因素之一。目前采用的调强适形放射治疗，可使茎突后间隙获得较常规照射更确切的剂量。

（3）咽后间隙　此间隙为内脏后间隙上分，在咽腔后壁正中，夹在颊咽筋膜和椎前筋膜之间，以体中线为界分为左右两侧，向上延伸达颅底，向下止于气管分叉平面，与咽侧间隙和椎前间隙毗邻。分为内、外侧组，尤以外侧组更为重要，谓 Rouviere's 淋巴结。该淋巴结一般位于寰椎水平体中线两侧各约 1.5cm，正常 <0.5 ~0.7cm，是鼻咽癌淋巴结转移的常见部位，可见于颈部淋巴结转移之前。临床资料表明，椎前肌或咽后淋巴结受侵，与远处转移有密切关系。

鼻咽癌咽旁间隙的受侵与否不仅与颈淋巴结转移及远地转移的几率有关，而且与 5 年实际生存率也有相关性。中国医学科学院肿瘤医院分析了自 1987 年 1 月至 1994 年 12 月间治疗的、均经 CT 跟踪随访检查的197例鼻咽癌的结果显示，疗前CT扫描茎突后区（+）者，88.5%伴有颈部淋巴结转移率，其中双侧颈部淋巴结转移率是58.9%（$P=0.03$，$P=0.003$）；86.4%的锁骨上淋巴转移病例同时伴有茎突后区肿瘤受侵（$P=0.008$）；咽后淋巴结阳性者远地转移率高达32%，而阴性者远地转移率为13%；咽旁间隙无受侵（34例）5年实际生存率为：87.9%，茎突前间隙受侵（67例）与茎突后间隙受侵（96例）两者的5年实际生存率分别为75.0%与60.5%。因此，对咽后淋巴结转移甚至椎前软组织受侵与远地转移间的关系应引起重视。

三、淋巴引流

鼻咽淋巴管网丰富、粗大并且左右交叉。局限于鼻咽一侧的原发癌可出现双侧或对侧颈淋巴结转移。鼻咽粘膜下淋巴管网汇集后，通常沿着淋巴管引流的方向依次转移（表5-6-1），较少出现跳跃现象（淋巴结巨大、淋巴结侵犯皮肤、既往颈部有放疗或手术史等情况除外）。鼻咽癌的前哨淋巴结一般认为是咽后淋巴结和颈上深淋巴结。鼻咽癌的通常的淋巴引流途径如图5-6-6，5-6-7所示。

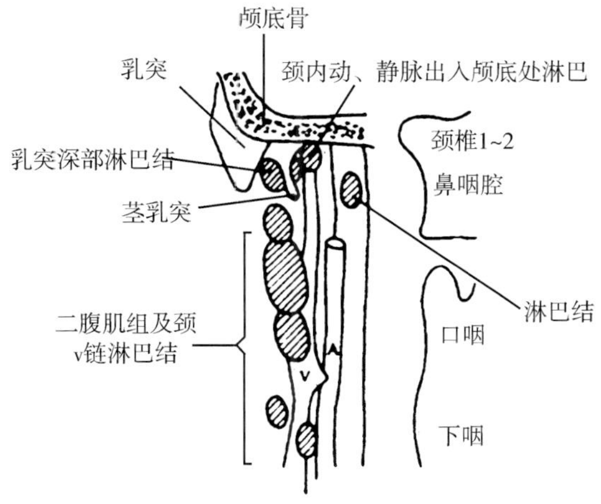

图5-6-6　鼻咽癌颈淋巴结转移（冠状面后前位观）

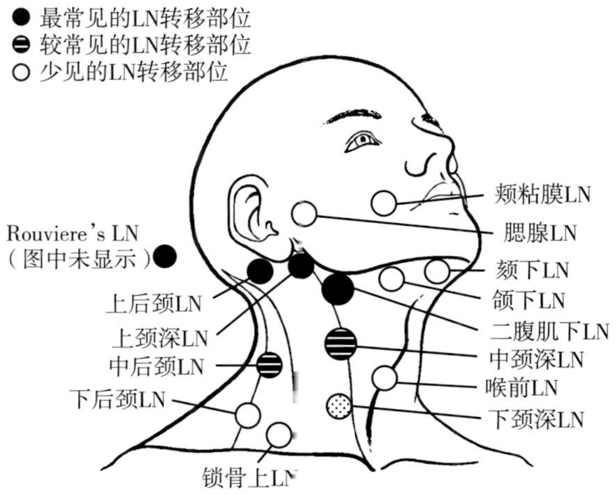

图5-6-7　鼻咽癌颈淋巴结转移好发部位

（一）咽穹及后壁　咽穹及鼻咽后壁→咽后淋巴结→颈淋巴结，或直接到颈内静脉链周围淋巴结及脊副链淋巴结。

（二）侧壁　鼻咽侧壁向上→颅底颈内动、静脉出颅处的淋巴结及乳突尖深部淋巴结；或鼻咽侧壁向下→颈内静脉链前组淋巴结。

上述淋巴引流最终均到达颈上深淋巴结，所以，鼻咽癌最多见的是上颈深淋巴结转移，包括下述各组：

1. 颈深上组　①颅底颈内动静脉出入颅处的淋巴结，转移时可伴Ⅸ~Ⅻ脑神经和交感神经麻痹；②咽后内、外侧组，尤以外侧组即Rouviere's淋巴结转移常见，行MRI检查其检出率较高。

2. 颈深后组　在乳突尖深面、耳后、下颌骨后方、胸锁乳突肌深处，此组淋巴结有转移时因部位深在边界常触摸不清，常伴有Ⅸ~Ⅻ脑神经和交感神经麻痹。

3. 颈深前组或颈内静脉链前后组　多沿胸锁乳突肌深面下行，或可在二腹肌下颈动脉窦旁触及转移结节，巨大的转移淋巴结可能推压下咽、喉、颈动脉窦并引发相应症状。

4. 脊副链淋巴结　位于颈后三角区斜方肌前缘。

由上颈深顺流而下的转移淋巴结可达下颈锁骨上区，少数可有跳跃转移。但对于颈转移灶巨大、淋巴结侵犯皮肤、既往颈部有放疗或手术史等情况的病例可出现逆流转移而致颌下、颏下、颊部面动脉旁淋巴结转移。分化差的癌可有更广泛的转移，如耳前、枕后、腮腺区淋巴结等。晚期病例可有远地淋巴结转移，如腋下、纵隔、腹膜后、腹股沟淋巴结，这些可能是血行转移所致。

表 5 -6 -1 905 例鼻咽癌颈部淋巴结转移分布

颈部淋巴结	病例数	百分比（%）
阴性	160	17.7
同侧（单侧）	428	47.3
对侧（单侧）	35	3.9
双侧	282	31.2
上颈	525	57.9
中颈	141	15.6
全颈	61	6.7
上颈 + 下颈	7	0.7
中颈 + 下颈	1	1.2
下颈 + 锁骨上	10	11.1

中国医学科学院肿瘤医院资料。

第三节 病理类型及其生物学特性

鼻咽癌起源于鼻咽粘膜上皮，光镜和电镜下有鳞状分化特征。鼻咽癌组织病理学类型包括鳞状细胞癌、非角化癌（分化型或未分化型）、基底细胞样癌。腺癌及涎腺来源的癌不包括在内。

以往的名称有淋巴上皮样癌、间变癌、未分化癌、移行细胞癌、泡状核细胞癌、鳞状细胞癌、非角化型癌等。

一、大体分型

从大体肿瘤的表现，尽管有报道将鼻咽癌分为 4 个类型：结节型，菜花型，溃疡型，粘膜下浸润型，但一般都表现为局部粘膜隆起，表面可有或无溃疡形成，或表现为平坦浸润性外观，甚至肉眼无明显异常改变。粘膜下型在临床常表现为对放疗较为抗拒。

二、镜下分型

按照世界卫生组织（WHO）1978 的分类标准，鼻咽癌分为 3 型：Ⅰ型为鳞状细胞癌，经典型；Ⅱ型为非角化型癌；Ⅲ型为未分化癌。

经典型鳞状细胞癌相当于其他器官的高、中分化鳞状细胞癌，常见于老年人，且有研究显示可能与 EB 病毒感染无关。非角化型癌相当于光镜下呈巢状、或梭形无明显鳞状分化的癌，而未分化癌则指以往诊断的淋巴上皮癌或泡状核细胞癌。大部分儿童和青少年鼻咽癌属于第Ⅱ和第Ⅲ型，这两种组织类型的鼻咽癌与 EB 病毒感染有关。我国鼻咽癌病理类型中，即使是老年人第Ⅰ型也非常少见，90% 以上的鼻咽癌患者属于第Ⅱ或第Ⅲ型，由于此两型鼻咽癌的临床预后类似，并且都与 EB 病毒感染有关，故多年来基本将鼻咽癌诊断为低分化癌或未分化癌。

2003 年 WHO 将鼻咽癌的病理类型分为 3 型：非角化型癌（non - keratinizing carcinoma），角化型鳞状细胞癌（keratinizing squamous cell carcinoma），基底细胞样鳞状细胞癌（basaloid squamous cell carcinoma）。非角化型癌相当于 1978 年分类中的Ⅱ型和Ⅲ型，角化型鳞状细胞癌即 1978 年分类中的Ⅰ型。

目前上述几种鼻咽癌镜下分型标准均在使用，给临床工作带来一定的不便，但具体国内到底是用哪个标准，尚有待病理学家的统一认识。

三、各病理类型的特点

（一）非角化型癌 又可分为两型：分化型和未分化型。两型划分并无临床及预后意义，并且活检标本中由于取材所限可能存在形态上的差别，因而会造成诊断上的不一致，故提议诊断时也可不细分该两型。

未分化型比较常见。瘤细胞排列呈巢状，细胞体积较大，边界不清呈合体细胞样。核圆形或卵圆形，染色质密集或空泡状，大而中位的嗜酸性核仁是其特点。细胞质少，偶尔有小灶细胞胞质稍多、红染，似有细胞间桥。间质常有明显淋巴细胞浸润，有时上皮巢内还有其他反应性炎症细胞成分如：浆细胞、嗜酸性粒细胞等，因而既往又称之为淋巴上皮样癌。与未分化型相比，分化型癌细胞呈复层排列，似膀胱移形细胞癌。细胞界限清楚，但间桥不明显，间或有角化细胞。相比而言，该型细胞偏小，核质比例低，核染色质丰富，核仁相对不明显。

免疫组织化学染色（immunohistochemical stain，IHC）特点：所有鼻咽癌癌细胞均表达广谱角蛋白（pan－cytokeratin）如 AE1/AE3，MNF－116 等，对于高分子量角蛋白如 cytokeratin5/6，34βE12 呈强阳性表达，上皮膜抗原（EMA）呈灶状阳性，而对低分子量角蛋白如 CAM5.2 呈弱阳性表达。大部分病例会表达 p53。间质中混合的淋巴细胞通常是 T 或 B 细胞，T 细胞为活化的细胞毒细胞，浆细胞为多克隆性。另外还有数量不等的散在的 S－100 阳性的树突状细胞。有研究表明，提示鼻咽癌良好预后的指标有：多量的树突状细胞；间质较多淋巴细胞浸润等。

（二）角化型鳞状细胞癌（keratinizing squamous cell carcinoma） 该类型与头颈部其他部位原发鳞状细胞癌形态类似。光镜下可见明显鳞状分化特征如细胞间桥、角化形成等，依据分化程度分为高、中、低分化，以高分化常见，肿瘤主要呈巢状，细胞界限清楚，间桥明显。癌细胞呈多角形或复层，细胞巢中央可见含有嗜酸性胞质形细胞内角化，偶尔有角化珠形成。癌巢周围间质纤维化明显，有多少不一的炎细胞成分。表面上皮有时可见原位癌改变。

免疫组化染色特点与 EBV 检测：免疫组化染色特点与非角化型癌相同。由于角化型鳞状细胞癌可由放射线引起，常与 EBV 感染无关，而 EBV 感染对原发性的角化型鳞状细胞癌的影响说法不一，总的来说角化型鳞状细胞癌患者抗 EBV IgA 效价与非角化型癌相比偏低。原位杂交检测技术显示 EBER 也常见于低分化癌细胞中（如癌巢的基底层细胞），在明显鳞化的细胞中则检测不到。

（三）基底细胞样鳞状细胞癌（basaloid squamous cell carcinoma） 该型发病率低，形态与发生于头颈部其他器官的基底细胞样鳞状细胞癌相同。目前仅有的 6 例报道，研究显示其侵袭性不如其他部位强，其中 4 例进行 EBV 检测，结果为 3 例亚洲患者阳性，1 例高加索人阴性。

另外，鼻咽其他癌较少见，其组织类型有腺癌、腺样囊性癌、粘液表皮样癌以及恶性多形性腺瘤，其具体形态特点与涎腺同样类型的癌一致。

（林冬梅）

第四节 临 床 表 现

耳鼻症状、头痛、面麻、复视、颈肿块是鼻咽癌患者最常有的主诉。由于癌的原发部位、大小、外侵及转移部位情况的不同，可有不同程度复杂多变的临床表现。医科院肿瘤资料显示，颈部包块为最常见首发症状，约占 40%；回缩涕血者占 18.7%，耳部症状占 17%。

一、原发癌引发的临床表现

早期鼻咽癌可以无症状，仅在常规体检或普查时检出，或直至颈淋巴结转移才被发现。鼻咽癌常见症状表现为：

（一）血涕 占初发症状的 18%～30%，确诊时超过 70% 的患者有此症状。回吸血涕一般为鼻咽瘤外生型病变的较早期表现之一。原发于鼻咽任一壁的肿瘤都可因肿瘤表面丰富的小血管破裂、肿瘤表面糜烂或溃破而表现为回吸性血涕或涕中带血，尤以清晨起床后回吸血涕更有诊断意义。鼻咽部肿瘤伴有大块坏死、脱落或深大溃疡可出现鼻咽大出血。

（二）耳鸣及听力下降　原发于鼻咽侧壁咽鼓管咽口、隆突的肿瘤常引发咽鼓管通气及内耳淋巴液循环障碍，造成鼓室负压，出现一侧耳闷、堵塞感、耳鸣及听力下降。鼻咽癌的好发部位为咽隐窝，因此单纯一侧耳闷、耳鸣也是鼻咽癌的较早期临床表现之一，约占初发症状的 17% ～30%，确诊时约 80% 的患者有此症状。查体可见鼓膜内陷或充血，部分患者可出现鼓室积液，听力检测常表现为传导性耳聋，易被误诊为中耳炎，给予抽吸中耳积液治疗，抽液后症状可暂时改善但短期内又复出现，严重者可出现鼓膜穿孔、耳道溢液。偶见肿瘤由鼓膜处穿出，在外耳道深处形成肉芽样肿瘤结节，可伴出血、坏死、合并感染时可伴有疼痛和异味。

（三）鼻堵　原发于鼻咽顶壁、侧壁的肿瘤逐渐增大可堵塞或侵入后鼻孔和鼻腔，引起进行性加重的单侧或双侧鼻堵，严重的可致张口呼吸。约占初发症状的 10% ～20%，确诊时约 40% 的患者有此症状。

（四）头痛　初发症状为头痛的患者约占 20%，确诊时约 50% ～70% 的患者伴有头痛。多表现为持续性一侧为重的偏头痛，少数为颅顶枕后或颈项部痛。头痛的部位和严重程度常与病变侵犯的部位和程度相关。头痛的原因有：

1．合并感染　原发肿瘤表面溃疡、坏死合并感染，刺激颅底骨膜而导致头痛。感染所致头痛症状较为严重，呼气时常有明显的异味，经局部冲洗、抗炎治疗后症状常可减轻甚至消失。

2．肿瘤侵及筋膜、骨膜、颅底骨、三叉神经脑膜支、鼻窦、血管（或血管受压）、颅内及颈椎等，均可出现头痛并可呈进行性加重，经抗炎治疗症状往往不缓解或仅轻度缓解，并以患侧持续性疼痛为特征。

3．颅内受侵　可因颅内占位、脑水肿、颅内高压而出现全头痛并可伴恶心、呕吐。颅底和颅内受侵除头痛外，常可伴有相应的脑神经受累症状。枕骨髁、寰枕关节、颈椎受侵可致枕后、颈项部、肩部疼痛，并可伴颈强直或颈部活动障碍，严重时可出现脊髓压迫症状。

（五）面部麻木　约 15% ～27% 患者有面部麻木症状，这是三叉神经受侵或受压所致的浅感觉异常，包括三叉神经分布区皮肤蚁爬感、触觉过敏或麻木，是鼻咽癌前组脑神经受损发生率最高的症状。因肿瘤侵及的部位不同，临床表现与相关受累的三叉神经分支有关：单独的 V_1 或 $V_{1,2,3}$ 麻痹其损伤部位应在颅内；单独的 V_2 或 V_3 麻痹其肿瘤侵犯可能在颅内或颅外，而以颅外受侵更多见。例如，眶下区面部麻木常是肿瘤侵犯眶下裂、眶下孔区或上颌窦前壁引起 V_2 麻痹所致；一侧下颌部下齿槽麻木是病变侵及卵圆孔 V_3 出颅处或累及茎突前间隙 V_3 穿行处所致；$V_{2,3}$ 麻痹则病损多在颅内海绵窦靠后处；$V_{1,2}$ 麻痹则病损多在颅内海绵窦偏前处。

（六）复视及眼部表现　约占鼻咽癌患者的 10% ～16%，可因肿瘤侵至眶内或侵及颅底、海绵窦、眶尖及眼外肌支配神经而致复视。

1．眼眶受侵　原发癌可沿下述途径进入眼眶内：

（1）鼻咽肿瘤侵及鼻腔、筛窦→筛窦纸样板→眼眶内侧　眼球被肿瘤推压挤向外侧，出现复视，眼球内收困难并向前、外移位，可伴患侧眼球外突或筛窦引流不畅合并感染而致头痛。

（2）鼻咽肿瘤侵及翼突→翼管→翼腭窝→眶尖、眶下裂→眶内　临床可表现有复视、下视困难，眼球向上移位，常不伴疼痛。另外，侵及后鼻孔的肿瘤还可沿蝶腭孔侵入翼腭窝继而侵入眶内、颅内、颞下窝、筛窦、蝶窦等。

（3）原发肿瘤自顶壁侵入蝶窦→筛窦→纸样板→眼眶　常伴有复视、头痛、眼胀痛、眼球活动障碍、视力下降等。

（4）肿瘤侵入中颅窝，向前上发展通过眶上裂或眶尖进入眼眶，形成球后占位　先期有头痛、复视或面部麻木，继而患眼视力下降，眼球各向活动受限，上睑下垂，瞳孔光反射消失，最终致眼球固定，突眼性眼盲，伴球结膜水肿。

2. 颅底或眼外肌支配神经受侵

（1）外展神经（Ⅵ）麻痹 外展神经自脑桥出脑沿蝶骨大翼内侧、海绵窦下外侧前行至眶上裂出颅进入眶内，支配外直肌司眼球外展活动。它在中颅窝底的行程最长，在12对脑神经中它又最纤细，所行经之处是鼻咽癌上侵颅底最多发的部位，最易受到已侵入颅内的肿瘤的推压或侵袭。外展神经麻痹发生率约在15%－18%，在颅神经损伤中仅次于三叉神经三支受损的总和。单一外展神经麻痹时有复视、眼球外展活动受限或外展不能，常伴同侧头痛而无眼球胀痛或外突。要注意的是早期外展麻痹常是看远物时有复视，近看时无复视或间歇发生复视，这时客观检查可能无法确认眼球外展障碍，这意味外直肌协调活动欠佳但尚未麻痹，随着病情进展，会逐渐发展到完全麻痹。

（2）原发癌侵入蝶窦、海绵窦、中颅窝底后往前上发展，到达眶上裂引发眶上裂综合征或到达眶尖视神经管引发眶尖综合征而致复视，这是肿瘤经颅内进入眼眶形成球后占位的早期表现。临床表现与肿瘤侵至球后所致的神经麻痹相仿（详见下述）。

（七）张口困难 为晚期症状，一般为肿瘤侵及翼内、外肌及翼腭窝所致。

（八）颅底受侵引发的颅神经麻痹综合征 鼻咽癌一旦侵及颅底或颅内，则易造成颅底或颅内相邻结构受损，除表现为头痛外，也可出现由颅神经损伤而导致的综合征。

1. 眶上裂综合征 眶上裂是Ⅲ、Ⅳ、V_1、Ⅵ脑神经出颅处，有肿瘤侵犯时上述脑神经可由部分麻痹发展到全部且完全性麻痹，出现复视、眼球活动障碍或固定伴轻微眼球外突（因全部眼外肌麻痹松弛所致）、上睑下垂、瞳孔缩小、光反射消失（动眼神经交感支麻痹）、V_1支配区麻木触痛觉减退，多伴有明显头痛。

2. 眶尖综合征 肿瘤侵犯致眶尖视神经管一带，可先有视力下降→复视→失明，一旦失明则复视消失，表现为患侧眼固定性眼盲加上部分或全部眶上裂综合征的表现，即Ⅱ、Ⅲ、Ⅳ、Ⅵ、V_1脑神经麻痹及头痛。

3. 垂体蝶窦综合征 肿瘤侵及蝶窦后筛窦，Ⅲ、Ⅳ、Ⅵ脑神经先受累，继而V_1和Ⅱ颅神经损伤致失明。

4. 岩蝶综合征 又名海绵窦综合征或破裂孔综合征，是肿瘤侵及破裂孔、岩骨尖后继续往前外卵圆孔和海绵窦一带发展，首先出现外展神经麻痹，继而顺次出现$V_{3,2,1}$、Ⅲ、Ⅳ、Ⅱ脑神经麻痹。

5. 颈静脉孔综合征 肿瘤从破裂孔岩骨尖往后发展越过岩脊或肿瘤自岩枕裂入颅，均可侵犯到后颅凹颈静脉孔一带，出现Ⅸ、Ⅹ、Ⅺ脑神经麻痹症状，包括软腭活动障碍，咽反射减弱或消失，吞咽困难，声哑，并常伴明显头痛。

6. 舌下神经孔症状 肿瘤侵犯枕大孔舌下神经孔一带可致舌下神经损伤，出现舌肌麻痹、舌活动障碍，影响说话、咀嚼和吞咽活动。检查可见患侧舌肌萎缩，伸舌时舌尖偏向患侧。值得注意的是早期的舌下神经麻痹并无肌萎缩的表现，而是患侧舌肌松弛，收缩无力，舌表面呈皱褶状，患侧舌面反而高于健侧舌面，患侧舌体积反而大于健侧，触诊患侧舌软、肌力差。

（九）软腭麻痹 因鼻咽部肿瘤侵犯耳咽管周围，造成腭帆张肌、腭帆提肌功能损害以至于软腭上提不能。这是周围肿瘤浸润所致，而非神经侵犯所致。

二、淋巴结转移引发的临床表现

鼻咽癌淋巴结转移发生率高，初诊时以颈部肿块为主诉的达40%～50%左右，检查发现颈部淋巴结有转移达700%以上，但颏下、颌下淋巴结转移则少于2%。颈淋巴结转移一般无明显症状，若转移肿块巨大，侵透包膜并与周围软组织粘连固定，则可能引发血管神经受压的表现，包括：

（一）颈内动静脉受压或受侵 出现与脉率一致的搏动性头痛或回流障碍的面颈胀痛。

（二）颈深上组淋巴结转移 压迫或侵犯颈动脉窦而致颈动脉窦过敏综合征，表现为发作性突然晕厥，这常在头颈部扭动、低头等转动体位时发生，有多次发作者其预后不良。

（三）颈深上组的后上组淋巴结转移 即在颈动脉出入颅处或乳突深面淋巴结转移，可压迫或侵犯后四对脑神经和颈交感神经节，临床有头痛，第Ⅸ、Ⅹ、Ⅺ、Ⅶ支脑神经麻痹及 Horners 征，如有双侧喉返神经麻痹，则可出现重度呼吸困难而窒息。

三、远地转移及临床表现

（一）远处淋巴结转移 较为少见。纵隔淋巴结转移可有胸闷及通气不畅；腹膜后散在多发的淋巴结转移可有持续性发热，由低热至持续性高热，但白细胞数不高，抗感染无效，腋下、腹股沟淋巴结转移一般无明显症状。

（二）血行转移 鼻咽癌血行转移率较高，占初治患者的 10% ~13% 左右，死亡患者中远地转移率高达 45% ~60% 左右，T_4、N_3 或颈转移灶曾作非正规的穿刺和/或切取活检者远地转移危险性更大。远转部位以骨转移最多见，其中又以扁骨高发，如椎体、肋骨、骶髂骨、胸骨都极常见；肺及肝转移次之；皮肤或皮下转移或骨髓侵犯是在已有多脏器转移的患者中发生；脑实质转移罕见，本院资料脑转移的发生率为 <2‰。

骨转移或肝转移发生在治疗前后较短时间内，多伴有局部疼痛、叩压痛、贫血、发热及伴有消化系统症状等。肺转移则可见于治疗后较长时间发生，常见于放射治疗结束 1 ~2 年后在复查时由肺 X 线平片检出，但也可见于疗中或疗毕时。多数无症状，偶或有少许轻微咳嗽却并不介意，直至胸膜受累出现胸腔积液时才有胸痛或呼吸困难而被重视。多脏器转移时除系统症状外常伴有发热、贫血、消瘦和恶病质。

第五节 诊 断

一、病史及体检

凡有五官症状或有头痛、颈部肿块或普查 EB 病毒抗体效价尤其是 EA－IgA 效价明显增高者或来自于鼻咽癌高发区，或有鼻咽癌家族史者，均应作鼻咽镜、影像学及病理学等一系列临床检查以便确诊、了解病变范围、提供临床分期的证据和为疗效判定及随访奠定基础。

临床检查除包括一般状况评价（KPS）、体重、身高、视力、生命体征的测定，心、肺、肝、脾、骨（略）及神经系统（颅神经见后述）检查外，还应作详细的专科检查。

二、专科检查

（一）五官检查

1. 眼 两眼是否对称、有无突眼，视力、视野等（余见颅神经检查）。

2. 耳 外耳道有无分泌物或肿物、鼓膜有无内陷、充血、穿孔，有条件的要测听力（参看听神经检查）。

3. 鼻 外形有否异常，是否有鼻堵等。前鼻镜检查：主要观察鼻道内有无肿瘤，并且描述肿瘤的侵犯范围。

4. 鼻咽检查 见间接鼻咽镜及内镜检查的相关内容。

（二）口腔 检查有无牙及牙周疾病、观察口咽侧壁和后壁有无隆起或肿瘤情况并进行记录。

（三）颈部检查 鼻咽癌发生颈部淋巴结转移的几率甚高，可高达 82%（医科院肿瘤医院 905 例分析）。最常见的颈淋巴结转移部位为颈深上淋巴结，其次为颈后淋巴结和咽后淋巴结。而颌下、颏下淋巴结发生转移较少见（1% ~2%），但如果既往有颈部淋巴结活检、颈部手术史或曾进行过头颈部放疗，则出现颌下、颏下甚至耳前淋巴结转移的几率增加。

在行颈部检查时，检查者应站在患者的后方，手法不宜过重，自上而下或自下而上顺序检查，以免遗漏。首先要明确颈部有无肿大淋巴结；如发现颈部肿大淋巴结，应注意其部位、大小、质地、活动度、是否侵皮等。推荐采用 WHO 的肿瘤测量方法（肿瘤最大径×最大径的垂直径×厚度）来描述淋巴结的大小，采用颈部影像学分区（图5－6－8，表5－6－2）描述淋巴结的部位。若下颈、锁骨上发现有肿大淋巴结，还应常规检查腋窝有无肿大淋巴结。

表5－6－2　颈部淋巴结的影像学分区

分区		推荐边界
Ⅰ区		上界：下颌舌骨肌，下界：舌骨，前界：下颌骨前缘，外侧界：下颌骨内侧缘，后界：颌下腺后缘，内侧界：二腹肌前腹外缘
	ⅠA：	颏下淋巴结（前正中线至二腹肌前腹与舌骨下缘之间的区域）
	ⅠB：	颌下淋巴结（下颌骨上缘、二腹肌前腹与颌下腺后缘间的区域）
Ⅱ区		上界：颅底，下界：舌骨下缘，前界：颌下腺后缘，后界：胸乳肌后缘，内侧界：颈部血管鞘内缘，外侧界：胸乳肌内缘
	ⅡA：	颈A前区
	ⅡB：	颈A后区
Ⅲ区		上界：舌骨下缘，下界：环状软骨下缘，前界：胸骨舌骨肌侧后缘，后界：胸锁乳突肌后缘，内侧界：颈部血管鞘内缘，头长肌，外侧界：胸锁乳突肌内缘
Ⅳ区		上界：环状软骨下缘，下界：锁骨上缘，前界：胸乳肌后外侧缘，后界：椎旁肌前缘
Ⅴ区		上界：颅底，下界：锁骨上缘，前界：胸乳肌后缘，后界：斜方肌前缘
	ⅤA：	环状软骨下缘以上区域
	ⅤB：	环状软骨下缘至锁骨上缘区域
Ⅵ区		颈前淋巴结（上界：舌骨，下界：胸骨切迹，后界：颈动脉鞘前方）
Ⅶ区		上纵隔淋巴结（至主动脉弓上缘）
咽后 LN		上界：颅底，下界：舌骨上缘，前界：腭帆提肌，后界：椎前肌，内界：体中线，外侧界：颈血管鞘内缘

（四）脑神经的检查　由于鼻咽癌容易侵犯颅底，颈部淋巴结转移率高，导致肿瘤直接侵犯脑神经或由于肿大淋巴结的压迫而引起的相关脑神经的麻痹较为常见。因此，在鼻咽癌的体格检查中，特别强调12对脑神经的检查，一方面通过相关检查明确受侵的脑神经、了解病变范围，并且可通过不同脑神经症状出现的早晚及先后顺序，间接判定出病变的侵犯途径及范围。另外，也可作为治疗中的疗效观察指标。

由于鼻咽癌的临床特点，晚期病例临床上可见多对脑神经的相继或同时受累，其中以三叉神经、外展神经、舌咽神经和舌神经的受累多见，而嗅神经、面神经、听神经则相当少见。医科院肿瘤医院905例资料示，确诊时颅神经受侵者179例，占19.8%，其中，单侧受侵159例，双侧受侵20例。单一脑神经受损56例，多对脑神经受损123例。脑神经受损分布情况见表5－6－3。

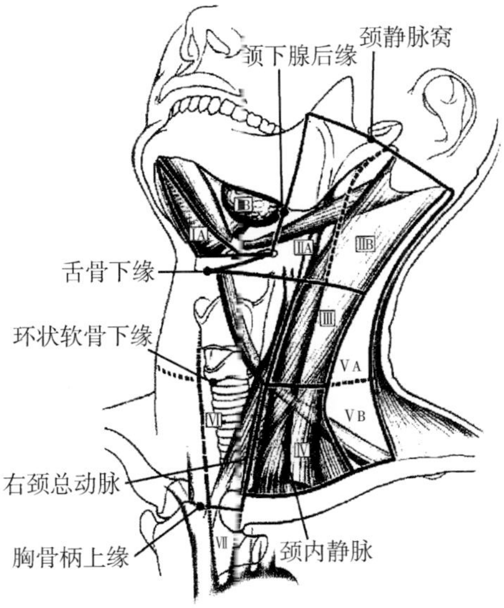

图5－6－8　颈部淋巴结分区
（引自 Som PM，Curtin HD，Mancuso AA. Arch Otolaryngal Head Neck Surg，1999，125：388～396）

表 5－6－3 905 例鼻咽癌颅神经受损分布*

Nerve	Ⅰ	Ⅱ	Ⅲ	Ⅳ	V1	V2	V3	Ⅵ	Ⅶ	Ⅷ	Ⅸ	Ⅹ	Ⅺ	Ⅻ	Sym
Events	7	25	33	27	74	100	80	62	21	17	26	22	3	40	11
						124									
%	0.8	2.8	3.6	3.0		13.7		6.9	2.3	1.9	2.9	2.4	0.3	4.4	1.2

* 由于有的病例伴有多对脑神经受侵，所以总的脑神经受侵例数大于 179 例。三叉神经受累也有同样的情况（中国医学科学院肿瘤医院资料）。

（五）镜检

1. 后鼻镜（间接鼻咽镜）检查　这是诊断鼻咽癌必不可少的最基本的检查，简单、易行且经济。经口腔后鼻镜检查，一般可观察到鼻咽腔内有无肿块及鼻咽粘膜有无糜烂溃疡，出血坏死等异常改变，并可在后鼻镜明示下钳取病变处组织送病理检查。后鼻镜检查应特别注意：①咽隐窝是否对称，有无浅窄或消失；②隆突有无变形增大、移位、不对称或结构不清，耳咽管开口变形或消失；③顶后壁、顶侧壁有无粘膜下隆起增厚或鼻咽腔穹隆形状改变、不对称；④圆拱形的后鼻孔缘有无变形、增厚、被掩盖、堵塞或有无结节肿块；⑤口咽后壁、侧壁有无肿物或粘膜下隆起，软腭有无下塌或软腭背有无肿胀或局限性隆起。

2. 前鼻镜检查　有鼻堵、血涕的均应行前鼻镜检查，以观察鼻道有无肿块、出血、坏死物等，并要排除下鼻甲肥大，鼻中隔偏曲引起的鼻堵。有时仅通过鼻部前鼻镜即可行鼻腔鼻咽肿物活检。

3. 光导纤维鼻咽镜检查　经鼻腔表面麻醉及收缩鼻腔粘膜血管后由鼻腔进路置入光导纤维鼻咽镜，可以清楚观察到鼻腔及鼻咽腔内病变，已成为鼻咽癌放疗前必备的检查之一。光导纤维镜检查优点有：①不受患者张口大小及咽反射制约；②能更好地发现粘膜表面细微病变，尤其是深藏于隐窝顶、咽鼓管咽口处的小病灶都可以查出并可直接钳取活检；③与前后鼻镜相比，侵犯后鼻孔、鼻腔的检出率高，与 CT 比检出率也高而且准确。笔者曾统计我院Ⅲ～Ⅳ期鼻咽癌 100 例，前后鼻镜检出后鼻孔鼻腔受侵犯 20 例；CT 检出为 36 例，而其中 3 例后来证实是脓稠分泌物而非癌侵犯；光导纤维镜检出 68 例，即在光导纤维镜下活检，病理阳性 58 例。所以，后鼻孔鼻腔受侵犯以光导纤维镜发现率最高最准确；④在光导纤维镜直视下，令病人做吞咽动作时的动态检查，易鉴别疗中或疗毕粘膜下有无残存肿瘤。在双侧鼻道狭窄或堵塞时，可于口腔、口咽部表面麻醉后，经软腭缘置入鼻咽腔同样能取得上述效果。

三、影像检查

（一）X 线平片检查　鼻咽侧位像、颅底像、颈静脉孔像、舌下神经孔像、蝶窦侧位体层像及鼻咽钡胶浆造影像等是过去诊断鼻咽癌常规影像检查，目前已常被 CT 和 MRI 取代。肺正侧位片和骨 X 线平片仍然是目前排除转移的必备检查项目。

（二）CT/MRI 检查　可清楚显示鼻咽腔内病变，更可清楚显示病变腔外侵犯的部位、范围大小、深在的转移淋巴结及骨、肺、肝的转移情况，对病变分期、治疗方案及放疗计划的设定、预后估计、随诊等都大有帮助，这是常规 X 线平片检查难以达到的，现在已成为放疗前必不可少的检查。本院余子豪等（1983）及其他作者报道显示：CT 检查可把 T_2～T_3 期病变提高到占全部病变的 50% 以上，咽旁间隙侵犯检出率达 60%～80% 甚至更高。文献报道利用 CT/MRI 显示病变设计放射治疗计划可使 5 年局部控制率有所提高。

CT 与 MRI 检查两种方法相比，CT 显示颅底骨破坏较直观清晰；而 MRI 有横断面、冠状面、矢状面等三维显示，可更清楚检查咽旁侵犯的软组织肿物、淋巴结肿大、颅底各天然孔道肿瘤侵犯情况、脑神经受侵的增粗、脑膜受侵的不规则增厚、椎体转移脊神经受压的改变等。此外，脑实质的病变（如腔隙性脑梗死、放射性脑坏死等）、放射治疗后咽旁间隙改变的定性（放射性纤维变抑或肿瘤残存与复发）

MRI 显示比 CT 更清晰。建议作鼻咽 CT 扫描时，应同时作冠状面扫描，并作注射对比剂增强扫描及调节窗位显露骨窗，观察颅底骨的改变。MRI 检查时，同样应作增强扫描才能正确评价。

（三）B 超检查　该项检查比较经济且无创伤，可短期内重复检查，便于密切随诊动态观察，主要用于颈部和腹部的检查：①有助于检出临床触诊阴性的深在的肿大淋巴结；②可判断颈肿块是实性或是囊性，即转移淋巴结有无液化坏死，有助于临床考虑转移淋巴结放射治疗效果及进一步处理；③多普勒彩超检查颈部淋巴结，更可依据结内有无血流、高血流还是低血流及其分布部位，来判定是否属转移淋巴结。目前认为超声多普勒对颈转移淋巴结的诊断符合率约为 95% 左右，高于 MRI 和 CT 的结果。此外，超声多普勒检查用以观察颈内、外及颈总动脉疗前、后缩窄改变也是一种可信的方法；④肝、肾、腹膜后淋巴结的随诊等。

（四）放射性核素骨显像　最常用来作骨 ECT 扫描的检查，这一检查灵敏度高，可能在骨转移症状出现前 3 个月或 X 线平片检出骨破坏前 3 ~ 6 个月内即有放射性浓集表现。在有骨痛或骨叩压痛区放射性核素骨显像阳性符合率一般比 X 平片高 30% 左右。当然，放射性核素检查时有假阳性的情况，尤其曾遭受骨外伤或骨炎症时，故应以病史、临床查体、X 线片或 CT/MRI 等综合证据作为诊断依据。

近年来应用的正电子发射体层扫描（PET）检查，对发现原发病灶、颈转淋巴结或远处转移灶的存在、疗后残存或复发有帮助。

四、血清学检查

鼻咽癌患者常伴有血清 EB 病毒抗体 VCA-IgA 和 EA-IgA 效价增高。可能在有临床症状前已有 EB 病毒抗体阳性，其效价水平常随病情进展而增高随病情好转而下降。作为一种辅助诊断方法，目前血清 EB 病毒抗体测定主要应用于：①普查，如血清 EB 病毒抗体效价高，应进一步作鼻咽镜等临床检查，可发现更多的早期病人；②协助原发灶不明的颈部淋巴结转移癌寻找可能隐匿在鼻咽的原发癌；③鼻咽癌患者放疗前后随诊检查，动态观察疾病控制的辅助检查。

五、病理学检查

鼻咽癌的病理分类及其各自生物学特点中，需要强调的是：①肿瘤活组织病理检查是确诊鼻咽癌的唯一定性手段，是其他临床检查所不能替代的。无论是初诊初治还是疗后复发再治，治疗前都必须先取得病理证实；②鼻咽、颈部都有肿物时，活检取材部位应首选鼻咽，因鼻咽活检方便快捷、损伤小、对预后影响小，若一次活检阴性，还可重复再取；③鼻咽重复活检病理阴性或鼻咽镜检未发现原发灶时，才行颈部淋巴结的活检。颈淋巴结活检应取单个的、估计能完整切除的为好，尽量不要在一个大的转移淋巴结上切取一小块的活体标本或反复穿刺活检，有报告认为颈淋巴结切取或穿刺活检会增加远转率，最高可达 20%，对预后有明显的影响。

第六节　临床分期

迄今国内外已有多种临床分期，计有 1965 年的上海分期，1979 年的长沙分期，1981 年的广州分期，1992 年的福州分期，香港何氏分期，美国的 AJCC，UICC 分期等。因上述分期都未能满意地反映鼻咽癌患者的疗效及预后，故仍在不断探索改进中，1998 年 2 月在新加坡召开的国际鼻咽癌研讨会上，鼻咽癌临床分期仍然是重点讨论内容。目前国内惯用的是 1992 年福州分期，国际上常用的是 UICC 分期，介绍如下：

一、1992 年福州分期（引自文献 4）

T

T_{is}：原位癌

T_x：未发现癌灶

T_1：局限于鼻咽腔内

T_2：局部浸润至鼻腔、口咽、茎突前间隙、软腭、椎前软组织、颈动脉鞘区部分侵犯

T_3：颈动脉鞘区被肿瘤占据、单一前组脑神经损害、颅底、翼突区、翼腭窝

T_4：前后组脑神经均受损害、鼻窦、眼眶、颞下窝侵犯、颈椎 1～2 直接受侵

N

N_0：未触及肿大淋巴结

N_1：上颈淋巴结直径 <4cm，活动

N_2：下颈有肿大淋巴结，或直径 4～7cm，或活动受限

N_3：锁骨上区有肿大淋巴结，或直径 >7cm，或固定及皮肤浸润

M

M_0：无远处转移

M_1：有远处转移

注：上下颈分界线为环状软骨下缘

临床分期：

Ⅰ：$T_1N_0M_0$

Ⅱ：$T_2N_{0\sim1}M_0$，$T_{1\sim2}N_1M_0$

Ⅲ：$T_3N_{0\sim2}M_0$，$T_{1\sim3}N_2M_0$

Ⅳa：$T_4N_{0\sim3}M_0$，$T_{1\sim4}N_3M_0$

Ⅳb：M_1

二、2002 年国际抗癌联盟（UICC）分期（引自文献 5）

T

T_{is}：原位癌

T_x：未发现癌灶

T_1：局限于鼻咽腔内

T_2：肿瘤侵犯软组织

a：口咽和/或鼻腔

b：咽旁间隙

T_3：肿瘤侵犯骨结构和/或鼻窦

T_4：肿瘤侵及颅内和/或脑神经、颞下窝、下咽、眼眶或咀嚼肌间隙

N

N_0：未触及淋巴结

N_1：锁骨上窝以上单侧颈部淋巴结转移，最大直径≤6cm

N_2：锁骨上窝以上双侧颈部淋巴结转移，最大直径≤6cm

N_3：a：颈部转移淋巴结的最大直径 >6cm

b：锁骨上窝淋巴结转移

M

M_0：无远处转移

M_1：有远处转移

临床分期：

0：$T_{is}N_0M_0$

Ⅰ：$T_1N_0M_0$

Ⅱ：Ⅱa：$T_{2a}N_0M_0$；Ⅱb：$T_{1\sim2a}N_1M_0$，$T_{2b}N_{0\sim1}M_0$

Ⅲ：$T_3N_{0\sim2}M_0$，$T_{1\sim3}N_2M_0$

Ⅳ：Ⅳa：$T_4N_{0\sim2}M_0$；Ⅳb：$T_{1\sim4}N_3M_0$；Ⅳc：$T_{1\sim4}N_{0\sim3}M_1$

第七节　鉴别诊断

一、恶性淋巴瘤

起源于鼻咽及颈部的非霍奇金淋巴瘤，临床在鼻咽和颈部也可发现肿物，但发病常较年轻，少见头痛及脑神经麻痹但常伴发热，肝脾大等全身症状和体征。鼻咽肿块多为粘膜下球形隆起，光滑少有溃疡坏死，颈部肿大淋巴结中等硬或呈韧性感时或偏软，单个或多个融合呈分叶状较大但仍能推移。可同时伴有多处淋巴结肿大或骨髓像异常。病理免疫组化最后确诊，取材部位以淋巴结比鼻咽诊断率及可靠性高，故病理活检部位首选淋巴结。

二、纤维血管瘤

这是鼻咽部最常见的良性肿瘤。瘤体由致密结缔组织、大量弹性纤维和血管组成，因而与一般纤维瘤的构成不同。青少年多见，以鼻咽反复出血为特征，常无淋巴结肿大，少见头痛和脑神经麻痹。鼻咽肿物血管丰富呈暗紫红色如紫红葡萄样，极易出血。CT/MRI 增强扫描或 MRA 可基本确诊。经后鼻镜咬取活检应慎重，以免大出血，必要时可在手术室活检或经手术切除后病理确诊。

三、颅底脊索瘤

脊索瘤是胚胎发育时残存的脊索发生的肿瘤，位于中线骨骼部位、从蝶枕区至骶尾部的任何轴向位置均可发生。发生于颅底斜坡者约占全部脊索瘤的1/3。以30～50岁间多见，男性多于女性。

颅底脊索瘤的特点属于低度恶性。生长慢，以局部侵袭性生长为主，可有溶骨性破坏。本病在诊断时肿瘤常较大，且易累及周围脑神经，使大动脉移位或包绕并侵及海绵窦。病理学特点：肉眼观瘤体为半透明分叶状肿物，有不完整包膜，充满胶冻状组织，易出血、坏死、囊变及钙化。镜下细胞大小不一，嗜伊红的胞质中见大量的空泡形成，免疫组化检查 S－100、Keratin、EMA、Vimentin 等均为阳性，而 CEA 为阴性。

临床表现以头痛、脑神经麻痹及中线部位的颅底骨破坏为特征。肿瘤向颅内生长亦可向下侵至鼻咽顶或顶后壁呈现粘膜下肿物隆起，颈部无肿大淋巴结。

因颅底脊索瘤多有明显的骨质破坏，而且瘤体内可有钙化，因此普通平片可发现异常。结合 CT/MRI 有助于确诊，经鼻腔肿物活检或立体定向穿刺活检可明确诊断，诊断仍不明确而又高度怀疑颅底脊索瘤的可能时，可直接行手术切除。

四、鼻咽结核

结核病变在顶壁、顶后壁呈散在，多数肉芽样小结节，可伴溃疡坏死。多无五官症状或头痛，无脑神经麻痹，常有午后低热、乏力、盗汗等全身症状。可同时有其他部位结核灶或结核病的既往史，最终要靠病理鉴别。

五、鼻咽慢性炎症增殖性病变

多在顶壁、顶后壁单个或散在淋巴滤泡样小结节，无溃疡坏死，粘膜光滑可伴有充血，口咽后壁亦常伴有类似改变，无头痛及颈淋巴结肿大，可能有反复发作的咽下痛，一般经抗炎后可好转。部分抗炎无效病例，在诊断困难时则依靠病理确诊。

六、腺样体

典型的腺样体见于青少年，在顶前壁呈束状、桔子瓣状有深纵行沟，常易于辨认无需活检。在合并感染时，可明显肿大成结节状，纵行沟变浅或消失而成红肿块状，有脓性分泌。可有脓血涕，但一般无头痛及颈淋巴结肿大。可局部冲洗抗炎观察，活体组织病理检查可确诊。

第八节 放射治疗

目前鼻咽癌公认和有效的根治性治疗手段为放射治疗，或以放疗为主的综合治疗。早期一般采用单纯放射治疗，晚期采用同步放化疗。其他如选择性病例行放疗加生物治疗也具有较好的前景。残存或复发病例在符合手术治疗条件时，行手术挽救可取得较好的临床结果。

一、常规放射治疗

尽管随着放射治疗技术的进步，如三维适形放疗技术（包括调强适形放疗技术）在临床上得到了越来越广泛的应用，但是，从目前国情来看，在未来的一段时间内，常规放射治疗仍是主流放射治疗技术。

（一）体位及体位固定　一般取仰卧位、平架、头部置于合适角度的头枕（根据患者的体型条件可选用 B 或 C 枕，以患者舒适为度。但如拟采用耳前野时，最好使用 C 枕，以使头过伸，便于设颈部切线野）上，采用三维激光灯摆位，使患者身体的水平面平行于床面，身体的矢状面垂直于床面，特别要注意颈部要与体中线在一条直线上，必要时可在模拟机下调整体位直至满足上述条件。如拟采用常规照射技术，则体位固定采用 U 型热塑面罩固定即可，如拟采用适形或调强适形放疗技术，则最好采用头颈肩热塑面罩固定，以期达到更可靠的固定效果。

（二）模拟定位（常规照射技术）

1. 面颈联合野　鼻咽癌一般采用两侧水平野等中心照射，透视下确定照射野的前、后、上、下界及射野中心。方法是：首先在透视下将射野中心移至体中线，再将机架转至 90 度，将等中心移至鼻咽腔的位置（等中心位于或靠近照射野的中心较为理想），将“井”字线打开至照射野所需的大小（下界一般为舌骨水平或根据淋巴结下界调整），摄定位片（GA =90°，HA =0°），并在面罩上标记射野中心，记录该射野深度并将射野下界标记在面罩上。将机架转至对侧（GA =270°，HA =0°，等中心不变），摄另一侧野的定位片（图 5 -6 -9A、B），同样在面罩上标记射野中心，记录该射野深度。最后将机架回至零度，在面罩上标记射野中心，记录升床高度。

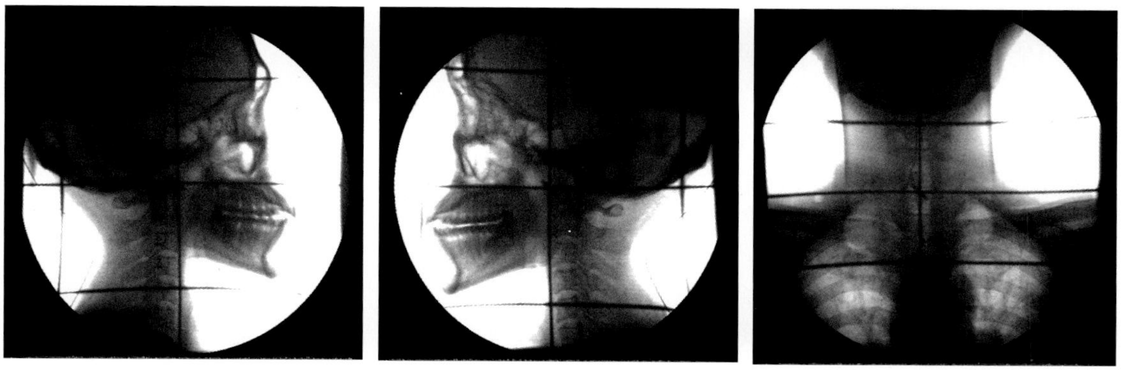

A　　B　　C

图 5 -6 -9　面颈联合野定位片

A. 左侧位，B. 右侧位，C. 中下颈、锁骨上。

2. 颈部锁骨上野 采用源皮距垂直照射技术，其上界与面颈野下界共线（最好在缩野时移动此线），下界沿锁骨下缘走行，两侧界位于肩锁关节内侧缘（以避开肩锁关节），将射野中心置于体中线与1/2野长的交点，摄定位片一张（GA=0°，HA=0°）（图5-6-9C），并标记射野中心。摄片的放大系数最好固定，以便于与模室达成默契。

（三）设计照射野

1. 靶区 对于鼻咽癌来讲，无论采用何种放射治疗技术，鼻咽癌放射治疗所涵盖的靶区应该是一致的。包括临床检查及影像学检查可见的肿瘤及邻近可能受侵部位和亚临床灶，即鼻咽、咽旁间隙、鼻腔及上颌窦腔的后1/3（包括翼腭窝），并且颅底和颈部淋巴引流区均需包括在照射野内。对于常规照射技术来讲，推荐采用面颈联合野+下颈切线野（图5-6-10）。

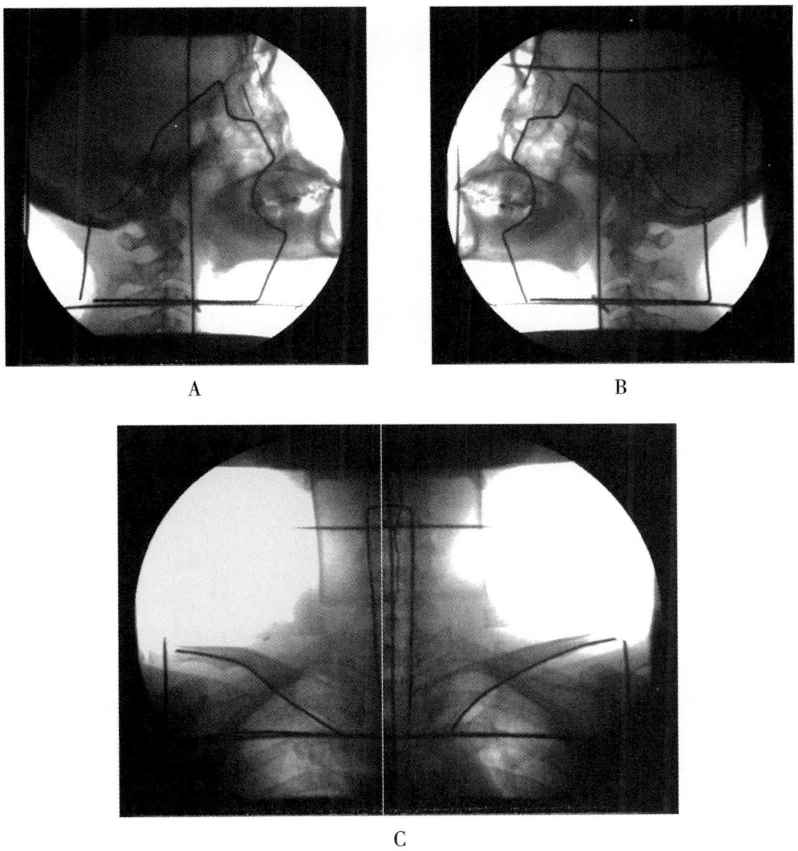

图5-6-10 鼻咽癌面颈联合野+下颈锁骨上垂直野

A. B. 双侧面颈联合野；C. 下颈锁骨上垂直野。

在定位片上勾画照射野，经模室制作模板，并在模拟机上校对后再制作整体铅模。原则上照射野应由大到小，采用逐步缩野技术，给予肿瘤区以高剂量，并要尽量切实减少脑、脊髓、眼晶体等正常组织的受量至可接受的范围内。尽量不在一个连续肿瘤靶区内或一个巨大肿块上分野，以避免两相邻野处的剂量不确定性影响局部的照射剂量。

特殊情况时，在准备治疗计划期间可先给某一局部区域小范围照射，例如，因颅底受侵致剧烈头痛者可先给颅底小野，鼻咽大出血时可先给鼻咽部小野，颈部巨大转移淋巴结引起咽或喉、气管受压时，可先行颈部切线照射，但是，一旦治疗计划做好后，要尽快改为规范照射野。

2. 照射野范围和边界

（1）原发灶照射范围 应根据具体病变情况而异。①$T_{1\sim2}$病变，照射野应包括：后组筛窦、翼板基部翼腭窝、上颌窦后壁及后鼻孔水平前1.5～2cm；后界至椎体约2/3～1/2；上界包括蝶骨体及枕骨体、破裂孔岩尖；下界包括鼻咽后壁约在舌骨水平；② T_2 以上的超腔病变，应在上述照射范围基础上按不同超腔部位再适当扩大该处照射边界，例如：蝶窦底受侵时，蝶窦应包括在照射野内；鼻腔侵犯的要包括全部骨性鼻腔；眶内、球后和后组筛窦侵犯的要适当将侧野前界前移（但要注意保证对侧晶体的剂量在可接受的范围内，等中心照射时一般前界可放在对侧眶后缘），必要时可加面前筛窦野（根据具体情况包括患侧眼眶全部或部分、前后组筛窦，但要注意保护角膜）；海绵窦、枕骨体、颅内侵犯时则应参考 CT 或 MRI 的冠状或矢状位影像提供的信息上界适当上移（但要在 36 ~ 40Gy/3.5 ~4w）后缩野避开脊髓。脑干剂量要限制在 54Gy 以下）。

面颈联合野（图 5 -6 -11）的推荐剂量为 36 ~40Gy，然后缩野为小面颈野（图 5 -6 -12）推量至 50Gy，结合疗前和 50GyMRI/CT 检查结果，如果疗前口咽、咽旁间隙受侵，咽后淋巴结（ - ），或咽旁、口咽仅为轻度受侵，而且 50Gy 时肿瘤完全消退者，则缩野为耳前野 + “L”形颈部电子线野（图 5 -6 -13），耳前野推量至 70Gy，反之，根据具体病变情况仍需采用适当缩野后的小面颈联合野退量至 60Gy，进一步缩野后推量至 70Gy。对于 70Gy 后咽旁仍有残存的病例，可根据具体情况采用立体定向放疗、IMRT 或 CRT 加量，但要注意正常组织的受量和总剂量不宜过高。单纯局限于粘膜的残存灶，可经腔内近距离照射补量，或休息 2 月后，经激光手术切除。无论颈部淋巴结消退与否，建议颈部剂量一般不要超过 70Gy，以免出现严重的颈部软组织纤维化。残存淋巴结观察 2 ~3 月后，根据具体情况由外科行残存淋巴结切除或区域淋巴结清扫术。

值得注意的是，脊髓及脑干剂量应限定在可接受的范围内（参见 IMRT 中相关内容）。在照射野涵盖上述靶区的基础上，还要考虑摆位误差，并在设野时予以考虑，具体数据应根据各单位自己的质控情况来决定。

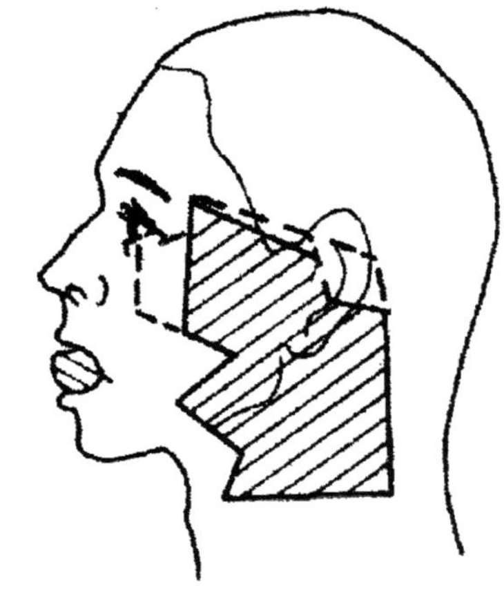

图 5 -6 -11 面颈联合野示意图

如肿瘤向上侵及颅底、海绵窦等或向前侵犯后鼻孔、鼻腔时，其相邻边界可适当外放。

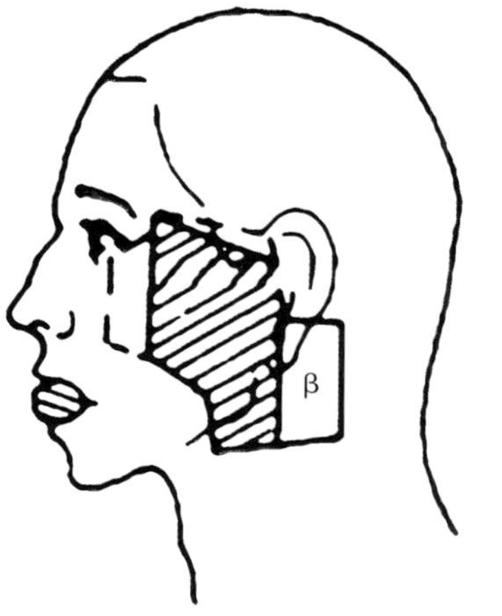

图 5 -6 -12 小面颈野 + 后上颈电子线野示意图

电子线能量选择不宜过高，要保证脊髓剂量在可接受的范围内。

（2）颈部照射范围　无论颈部有无转移，均应照射全颈。淋巴结转移的颈区给予治疗剂量，无淋巴结转移的颈区给予预防性照射。循证医学证据表明，鼻咽癌的颈部淋巴结转移率高，约为70% ~ 80%，故即使颈淋巴结在临床未能触及也应常规作全颈预防照射。中国医学科学院肿瘤医院的 905 例鼻咽癌分析结果显示，淋巴结转移率为 82.2%。文献报道不做颈部预防照射的 5 年生存率为 23%（26/113）；预防照射到下颈区的 5 年生存率为 45%（248/551）；预防至锁骨上区的 5 年生存率为 53.8%（135/251）。香港李泳梅教授也曾报告鼻咽癌行全颈放疗后，原有颈部淋巴结转移或无转移者随访中出现复发的可能分别为 12%（215/1756）与 11%（19/167），而未行全颈放疗，即使照射前无颈淋巴结转移，以后颈部复发率达 38%（189/499）；N_0 病例作预防性颈照射的生存率为

86.6%，没作颈预防性照射只为58.8%。因此建议：鼻咽癌的淋巴结预防照射应至锁骨上区。对于淋巴结巨大、融合固定、皮肤浸润、既往有颈部手术史等有导致逆流转移可能时，或病理属未分化癌者，则还应行颌下或颏下淋巴结预防照射。请参见表5－6－4内的相关内容。

颈部照射范围：上起颈静脉孔水平，下至锁骨上缘或锁骨下缘下及胸骨切迹下2～3cm，外侧界至肩关节囊内侧（注意避开肩关节囊）。在采用面颈联合野技术时，咽后淋巴结及上颈淋巴结包括在面颈联合野内，颈部野包括中、下颈及锁骨上区。

颈前大切线野（颈部野图5－6－14A）目前已较少为作为颈部主野使用，主要是由于该切线野常与耳前野在下颌骨角附近有剂量重叠，按医科院肿瘤医院资料分析表明，该处重叠剂量超过20Gy时，后组脑神经损伤的发生率明显提高。而且如果颈部后仰不足时，易造成部分VA区淋巴结漏照或低剂量。

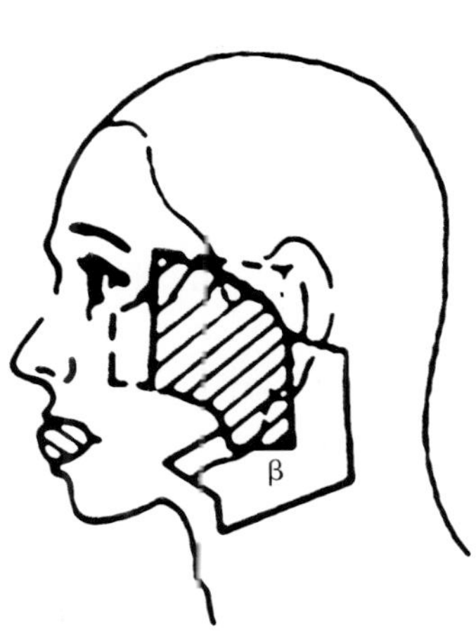

图5－6－13　耳前野＋“L”形电子线野

电子线能量选择不宜过高，要保证脊髓剂量在可接受的范围内。

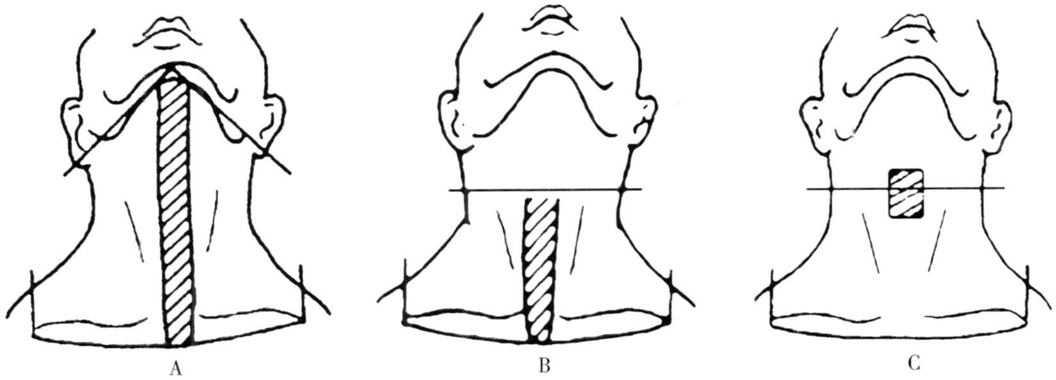

图5－6－14　鼻咽癌颈部照射野的设计

颈深淋巴结是沿着颈静脉链走行的，即在冠状面上双颈淋巴结转移的走行方向是呈上宽下窄的“V”形分布的。所以下半颈前切线野的内界也应按此“V”形设在甲状软骨板侧翼前内1cm，即在体中线旁各1.5cm左右（颈部图5－6－14B）。上界与面颈联合射野下界为相邻共线，但应在每次改野时移动此线，以减少此处的剂量重叠。

如需照射Ⅵ区淋巴结时也应该在中线处铅挡3cm×4cm（挡块上界应在照射野上界上2cm，下界应在照射野上界下2～3cm），目的是避免摆位误差造成相邻野脊髓处的剂量重叠（图5－6－14B，C）。出现下述情况时，一般认为初始照射野应包括Ⅵ区淋巴结，也即采用（图5－6－14C）所示照射野：①凡上颈淋巴结直径＞6～7cm；②中、下颈部或锁骨上淋巴结转移；③颈部既往有手术史或行颈淋巴结切取活检的病例；④转移淋巴结侵及皮肤。注意，照射至DT 36～40Gy时应铅挡脊髓（图5－6－14B）。

应该强调的是，在放疗过程中，原发灶区域和颈转移灶区域的照射应始终在相同的体位下完成，以避免由于体位不同而造成照射野交界处的剂量重叠或漏照。应定期摄验证片（图5－6－15），至少在第一次治疗和每次改野时应摄验证片。

（四）照射方法及剂量分割

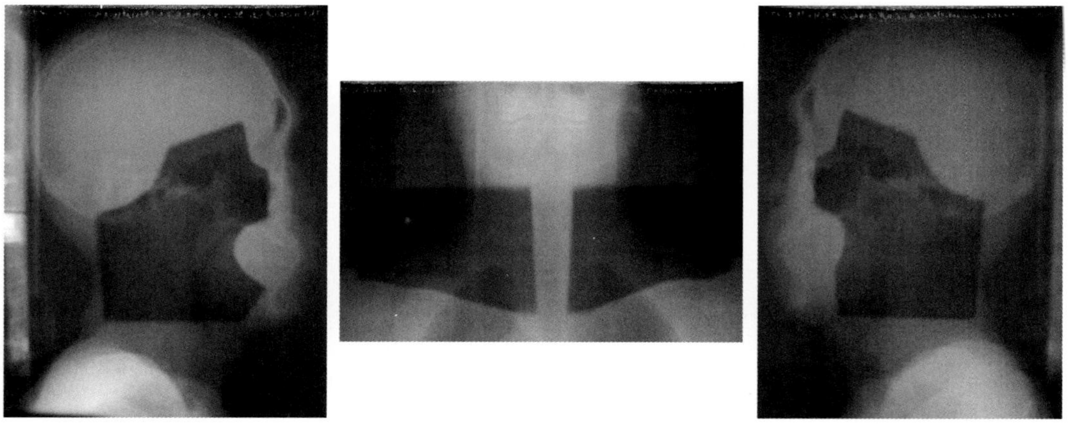

图 5－6－15 鼻咽面颈联合野加速器验证片

A. 左侧野；B. 下颈锁骨上野；C. 右侧野。

1. 常规分割法 这是鼻咽癌放射治疗最常用的剂量分割方法，即每周连续照射 5 天，1 次/天，DT 1.8～2Gy/次。根治剂量 DT 70～72Gy/35～40 次/7～8 周，预防剂量 DT 50Gy/25～28 次/5～5.5 周。未分化癌或泡状核细胞癌等放疗敏感的类型，如 40～50Gy 时肿瘤完全消退（临床及影像），治疗量可适当降低，可给 DT 66～70Gy。高分化鳞癌、腺癌、鳞腺癌、囊腺癌等放疗不敏感类型，或癌周围浸润广泛，特别是有颅底骨广泛破坏、多对脑神经麻痹，或放疗中肿瘤消退缓慢者，可根据具体情况，足量放疗后，采用小野加至总量 DT 76～78Gy/38～39 次/7～8 周左右。或足量放疗后根据肿瘤的具体情况采用其他治疗技术如近距离治疗、CRT/IMRT、SRS 等推量；或足量放疗后粘膜表面的局限性残存灶，可观察 2 月后行局部激光手术切除，不仅创伤小而且可以获得病理诊断。

2. 分段照射法 按连续照射法把总剂量平分在两段时间内完成，两段之间休息 2～4 周，即 DT 30～40Gy/3～4 周，休 2～4 周再照射 DT 30～40Gy/3～4 周。因恰好在急性粘膜放射反应期给予暂停放疗，故可大大缓解口咽疼痛、咽下疼痛而保持病人的营养摄取。但因延长了治疗总时间，从放射生物学效应角度考虑，对肿瘤局部控制会有不利影响。临床分段治疗结果的诸多报告也显示，无论是肿瘤的局部控制率还是生存率，分段治疗都比连续治疗差。VIkran（1985）报告一组鼻咽癌用分段照射法，局部控制率由连续组的84%降到分段组的34%。Pansons（1988）报告的一组头颈部鳞癌468 例，其中鼻咽癌 41 例，随机分组结果表明连续治疗组比分段治疗组 5 年生存率高 10%。这说明分段照射延长总疗程有利于肿瘤细胞加速再增殖，而不利于肿瘤的控制，故这一方法已不采用。

3. 超分割照射法 引入 α/β 值的概念，正常晚反应组织对单次量依赖性大于肿瘤等早反应组织，增加照射的分割次数同时减少分割照射剂量，可在相同时间内给肿瘤组织相对较高的剂量而不增加正常组织的放射损伤，又可通过细胞在周期内的再分布，将在细胞周期敏感时相的瘤细胞破坏，从而提高治疗比。超分割照射是采取每周连续照射 5 天，每天照射 2 次，两次相隔 6～8 小时，DT 1.1～1.2Gy/次，DT 2.2～2.4Gy/天，总量在 7 周内可达到 DT 76～82Gy/68 次左右。国外已有不少临床报告，认为对头颈鳞癌行超分割照射可提高局部控制率，由 49%～55% 提升到 80%～89% 不等。但超分割照射的优势主要见之于中晚期患者。国内上海、杭州等地对鼻咽癌超分割治疗尚未显示有明显的疗效提高。总之，对鼻咽癌行超分割治疗增益与否，还待进一步随机分组研究并长期随诊对比。目前建议可用于放疗敏感性较差、肿瘤消退较慢、偏晚期或复发再程放疗患者。

4. 后程加速超分割照射法 放疗后肿瘤细胞的潜在倍增时间缩短，人体肿瘤放疗后 4 周左右出现加速再增殖，肿瘤细胞的再增殖随放疗疗程的延长而增加，由此而出现了后程加速超分割放疗。朱小东报道的后程加速超分割治疗鼻咽癌结果：入组病例 268 例，早期鼻咽癌分成常规分割放疗组（A

组）和后程加速超分割组（B组），晚期鼻咽癌随机分成常规分割放疗组（C组）、后程加速超分割组（D组）和后程加速超分割同步应用DDP及5-FU化疗组（E组）。各组病例均先予面颈联合野（少数用耳前野）常规分割放疗至36～40Gy后缩成耳前野，A、C组继续按常规分割方案放疗总量70～76Gy，B、D、E组则改为加速超分割放疗，1.5Gy/F，2次/天（间隔6小时以上），10次/w，总剂量69Gy/6w/40F，少数总剂量70～72Gy。结果发现不管在早期还是晚期病例中后程加速超分割加或不加同步化疗其原发灶肿瘤消退剂量明显低于常规分割组（$P<0.01$ 或 $P<0.05$），在晚期病例中前者肿瘤消退率也高（$P<0.01$ 或 $P<0.05$），但在早期病例中后程加速超分割并无优势，同时各组急性反应无差异。

5. 超分割后程加速照射　上海复旦大学肿瘤医院何霞云等报告，自1995年12月～1998年4月治疗178例鼻咽癌采用此方法，即前4周常规超分割照射（1.2Gy/次，2次/日，5天/周，两次间隔=6小时），剂量达48Gy时改为加速超分割治疗（1.5Gy/次，2次/日，间隔≥6小时，5天/周），予以30Gy，总计剂量达78Gy/60次/6周。其结果如下：5年鼻咽肿瘤局部控制率：87.7%；5年颈转移灶局部控制率：85.7%；5年生存率为67.9%。粘膜反应主要为1级～3级，4级反应有3例。

6. 连续加速分割照射法（CAIR）　在放射治疗期内，尤其是放疗开始的前4周左右，肿瘤干细胞的加速倍增与总的治疗时延长，对头颈部肿瘤局部控制有十分重要的影响。近年来一些文献报告在头颈部肿瘤临床治疗采用连续加速分割照射，即每周6次或7次照射，每次剂量DT 1.8～2.0Gy，总剂量为66Gy，已取得良好的结果，在鼻咽癌的治疗中采用这一方法也得到较好的疗效。香港一组鼻咽癌的研究结果表明，常规每周5次照射组（167例）的3年局部控制率为63%，而每周6次照射组（158例）的3年局部控制率则是74%，尤其对T_{3-4}的病例3年局部控制率差异更为明显，常规组为62%而连续加速分割照射组是87%。但是这一治疗方法的副作用明显增加，应用此照射方法时应予以重视。

鼻咽癌常规放射治疗的整个流程要求规范，有严格的质量控制和质量保证措施，治疗单要有核对和双签字（两级医师或物理师和医师），尽量避免人为的错误发生。

二、适形及调强适形放射治疗

随着计算机技术、影像学技术和加速器的不断发展和进步，三维适形和三维调强适形放射治疗技术以其放射剂量在三维方向与靶区一致（CRT）/同时靶区内各点剂量强度也可进行调节（IMRT）为特点，使靶区可以得到更为确定的给定剂量，使周围正常组织的受量减少。这对于鼻咽癌这种局控率与剂量呈正相关、而且周围正常组织的剂量限制成为提高肿瘤剂量的关键因素的肿瘤来讲，此项技术无疑是带来了突破性的进展。对于鼻咽癌的治疗来讲，IMRT的优势远较CRT明显。下面主要介绍鼻咽癌的IMRT的相关内容。

（一）IMRT在鼻咽癌治疗中的优势

1. 重要器官的保护　鼻咽位置深在，周围要害器官多且密集。常规照射技术无法避开或保护这些器官，并且鼻咽癌患者放疗的疗效较好，生存期长，对生存质量要求高。因此，在不降低鼻咽癌患者局部控制率的前提下，最大限度的降低周围正常组织的受量是IMRT的主要优势之一。

2. 鼻咽癌生物学行为特点　大部分鼻咽癌是低分化癌，对放疗敏感；但靶区大而且极不规则，肿瘤区与临床靶区的形状不一致性大，常规照射技术很难达到高剂量区与靶区的形状一致，而且局控率与剂量呈明显的正相关性，因此，从理论上讲鼻咽癌患者是从IMRT获益最大的肿瘤之一。

3. 鼻咽癌临床解剖部位的优势　器官移动小、易固定，具备精确放射治疗的可行性。

4. 物理剂量分布的优势　对于鼻咽癌来讲，正常组织的剂量限制成为限制提高肿瘤剂量的主要因素，IMRT的物理剂量分布优势，使进一步提高肿瘤剂量成为可能。

5. 不同期别鼻咽癌治疗的个体化　IMRT使高剂量区可以在三维方向上与靶区的形状一致，适形度高，可以使临床医生有机会对于不同肿瘤情况的病例进行分别对待，最大限度的提高肿瘤控制率和降低周围正常组织的照射剂量。

（二）鼻咽癌IMRT需要做的工作

1. 治疗前的准备

（1）医师的准备 IMRT是一个精确治疗手段，也就是说，要求医师精确的确定和勾画靶区的范围，这对放射治疗医师来讲是一个空前的挑战。尽管经过几代放射肿瘤学家的努力和研究对鼻咽癌的发生、发展和治疗有了一定的了解，并取得了相当大的成绩，将鼻咽癌的5年生存率从20世纪80年代的50%左右，提高到90年代末的70%左右，但是，对在影像图像上精确的勾画靶区，仍是非常困难的事，因为靶区勾画太小则可能使靶区被“精确的”遗漏，如果靶区勾画过大，则会造成周围正常组织的照射体积和剂量的增加，上述两种情况均使IMRT的优势大打折扣。

如何能使鼻咽癌患者从IMRT中得到最大的收益，关键就在于靶区的确定和勾画，也就是说关键在医师。精确放射治疗对放射肿瘤学医师的资质的要求也是空前的。要求医师熟练掌握临床肿瘤学知识、放射肿瘤学知识、解剖学知识、影像学知识（CT/MRI）了解相关放射生物学知识、相关放射物理学知识。了解肿瘤的发生、发展、预后等生物学行为，利用掌握的各种知识处理临床问题：不同分次剂量和总剂量的生物学效应、乏氧细胞的放射生物学特性以及了解鼻咽癌各靶区和危及器官的范围及临床处理原则等。应尽量避免由于自身影像学知识的欠缺而使靶区勾画出现偏差，必要时，可与影像学家一起勾画靶区。当然也要熟悉和了解现代放疗技术对靶区的定义和要求（参见ICRU50号及62号报告）。

现代放疗技术均是基于计算机来实现的。因此，除了上述与医学相关的知识外，临床医师还要学会操作计算机、了解所使用的TPS软件的基本功能，才可能最大限度的利用它的优势。

并不是所有鼻咽癌患者从IMRT中的获益一定大于常规放射治疗。因此，在决定放射治疗前，应对患者进行一个综合的评价，如：患者的意愿、患者的经济承受能力；患者的一般状况（能否耐受约10分钟左右的治疗体位）；预计生存期（一般应>6个月）；肿瘤与要害器官/敏感器官的关系、常规照射技术无法实现满意的剂量分布；预计患者生存期较长（如早期病例，对生存质量要求高）等。

（2）患者的准备 需要强调的是，任何一种治疗技术都不是完美的和能解决一切问题的。因此，在选择治疗手段之前，应让患者客观地了解IMRT的优势（如：与常规照射技术比可减少正组织的照射剂量，改善生存质量，在一定程度上可提高肿瘤剂量，从而可望提高局部控制率）和不足（费用高，整个治疗过程复杂，需要患者的密切配合，技术要求高，从准备到治疗需要的时间较长，治疗时间较长，要能够坚持）等。以取得患者的配合和理解。

2. 靶区的确定

（1）肿瘤区（gross target volume，GTV） 之所以将“volume”译为“区”而不是体积，是因为靶区它不仅是一个体积，还包含有位置和形状的含义。肿瘤区是指临床检查和各种影像学技术能够发现的肿瘤，包括原发灶和转移淋巴结（和远地转移灶），是一个临床解剖学概念。在临床上不同医疗机构的命名略有不同，一般采用下标来分别定义原发灶和转移淋巴结，如GTVp/GTVnx（GTVprimary/GTVnasopharynx）或 GTV_T（GTVtumor）来代表原发肿瘤，GTVnd1，GTVnd2 或 GTV_{N1}，GTV_{N2}（GTVnode）代表转移淋巴结。

鼻咽癌的GTV包括鼻咽原发肿瘤，咽后淋巴结和所有的颈部转移淋巴结，转移淋巴结的定义是根据临床检查和影响学检查的证据确定的。在鼻咽癌的淋巴引流区、淋巴结肿大经细胞学或病理学证实或在颈静脉链转移淋巴结=8mm（中国医学科学院肿瘤医院资料），咽后外侧组淋巴结最小直径=4mm，而咽后内侧组淋巴结只要发现即可诊断为转移淋巴结；淋巴结伴有坏死；在淋巴引流区3个或以上相邻的淋巴结，即使每个淋巴结的最小径在5～8mm之间，也应警惕有转移淋巴结之可能；淋巴结的包膜外侵犯（或融合的淋巴结）均为判定鼻咽癌颈转移的依据。

目前GTV的勾画多基于CT影像的基础上，由于受CT影像技术本身的软组织密度的分辨率、扫描时相、窗宽窗位、对比剂的使用情况等的局限性的影响，常常会影响到靶区的确定和勾画的准确性。因此，勾画颅底病变时，应在骨窗下进行，以便能够更好的显示病变。另外，对于拟作 IMRT 的病例，最好能有 MRI 的图像，以作为勾画靶区时的信息补充，有条件者，也可行 PET/CT/PET 检查，并进行多种图像融合，目的是尽量减少靶区勾画的位置误差。这一误差是整个 IMRT 治疗过程中最大和最重要的误差。

（2）临床靶区（clinical target volume，CTV）　临床靶区是一个临床解剖学概念。根据 ICRU-62 报告，它是根据 GTV 的大小和范围以及肿瘤的生物学行为来决定的。CTV 包括两部分，一部分是原发肿瘤周围极有可能受侵的邻近区域或极有可能转移的区域（高危区），第二部分是根据肿瘤的生物学行为推断出的可能出现转移的淋巴结区域（预防照射区）（表 5－6－4）。

表 5－6－4　中国医学科学院肿瘤医院鼻咽癌 IMRT 临床靶区的定义

福州分期	CTV1 包括范围	CTV2 包括范围
$T_{1\sim2}N_0$	P＋BN（RPN＋Ⅱ、Ⅴa 区淋巴结）	BN（Ⅲ、Ⅳ、Ⅴb 区淋巴结）
$T_{1\sim4}N_1$（单颈）	P＋BN（RPN＋Ⅱ、Ⅴa）＋IN（Ⅲ）	IN（Ⅳ、Ⅴb）＋CN（Ⅲ、Ⅳ、Ⅴb）
$T_{1\sim4}N_1$（双颈）	P＋BN（RPN＋Ⅱ、Ⅲ、Ⅴa）	BN（Ⅳ、Ⅴb）
$T_{3\sim4}N_2$（单颈） $T_{3\sim4}N_3$（单颈）	P＋IN（RPN＋Ⅱ～Ⅴ）＋CN（Ⅱ、RPN）	BN（Ⅲ、Ⅳ、Ⅴb）
$T_{3\sim4}N_2$（双颈） $T_{3\sim4}N_3$（双颈）	P＋BN（Ⅱ～Ⅴ，RPN）	——

注：同侧Ⅱ区淋巴结＝2cm、上颈淋巴结侵及皮肤或上颈部有手术史时，应考虑将Ⅰb 区包括在 CTV1 内。P：原发肿瘤的 CTV 定义区域及转移淋巴结；RPN：咽后淋巴结；IN：同侧颈淋巴结；CN：对侧颈淋巴结；BN：双侧颈淋巴结。

确定 CTV 的范围是非常困难的，通常会遇到以下问题：①目前影像学无法发现的原发灶外侵（镜下）范围；②这种外侵或亚临床灶是纯体积的外侵还是纯解剖的外侵？还是二者都有，程度如何？也就是说，在其外侵在各个方向上一致还是与周围的解剖结构有关；③这一区域应该给予与 GTV 相同的剂量还是亚临床灶剂量。由于鼻咽癌的生物学特点和局部解剖结构的特点，这些问题表现得更为突出。虽然几十年来，几代学者们通过不断地临床实践、经验的积累使鼻咽癌的发生发展有了进一步的了解，但是仍有很多问题没有答案或尚待解决，如鼻咽原发肿瘤只占据鼻咽一侧壁，鼻咽腔其他结构部位给予根治剂量还是给予亚临床剂量？在这一过程中，实施治疗的医师对该病的生物学行为的认识和理解对决定 CTV 的大小和范围有很大的影响，使靶区的勾画有很大的不确定性。但是，在没有更有说服力的证据之前，目前鼻咽癌的靶区的设定均是参照原来常规照射的靶区范围，并利用三维适形照射的优势加入尽可能保护正常器官的内容。在勾画鼻咽癌的靶区时，应注意掌握一个原则，在强调保护周围正常组织的同时，应以不降低肿瘤局部控制率（与常规照射结果比较）为前提，这样才能真正使患者从此项新技术中获益。

对鼻咽癌而言，根据受累的危险程度的不同，可以定义 CTV1 代表高危区，CTV2 代表低危区（预防照射区）。CTV1 包括整个鼻咽、咽后淋巴结区域、斜坡、颅底、咽旁间隙、翼腭窝、蝶窦（T_1T_2 者根据具体情况可仅包括部分蝶窦）、鼻腔和上颌窦后 1/3，而且 CTV1 应该完全涵括 GTV，包括原发灶和有转移淋巴结的淋巴结区域。在满足上述条件下，CTV1 与 GTV 的距离最好 ＞5～10mm。但在下述情况时可例外：①当 GTV 与脑干或脊髓邻近时，为了避免脑干和脊髓出现严重的放射性损伤，根据具体情况 CTV1 与 GTV 的距离可以为 1～3mm；②颈部皮下脂肪较少的病例，由于考虑到颈部皮肤受量的问题，CTV1 与 GTVnd（转移淋巴结）之间 10mm 的距离有时是很难实现的，在具体病例中应根据具体情况综合考虑。一般情况下，距皮肤的距离最好不小于 5mm；③GTV 邻近骨组织但未侵及骨（至少有两项影像学证据），或 GTV 外是空腔时，CTV1 外放距离可根据情况适当减小。

CTV2 包括没有转移淋巴结的颈部林巴引流区，如颈部为 N_0，上颈及咽旁间隙，咽后间隙为高危区，下颈锁骨上淋巴引流区为低危区。上颈转移淋巴结较小而且少，下颈淋巴引流区也可按低危区处理。颈部 N_2 或以上，全颈一般均应视为高危区。Ⅰ区应视具体情况决定是否需要照射，对于ⅡA 区转移淋巴结的病例，CTV1 应该包括Ⅰb 区，Ⅰb 区有转移淋巴结，则Ⅰa 区应该包括在 CTV1 内。

下颈可以与原发灶一并采用调强适形放射治疗，也可以用常规单前野或前后对穿野照射，如果采用常规照射技术，要注意调强放射治疗射野与常规射野的衔接，避免在衔接区形成高量或欠量。推荐采用鼻咽和颈部全调强，其优点是，剂量分布均匀、鼻咽和颈部均可得到指定的剂量、方便计划间的比较、因为是一次摆位，可减少摆位误差，缺点是皮肤剂量、气管和喉的剂量相对较高。

3. 计划靶区（planning target volume，PTV）的设计　计划靶区是考虑到日常治疗过程中，由于存在器官的运动和靶区或靶器官的形状或位置变化以及摆位误差和系统误差等，为了保证靶区获得规定的剂量，就需要在 CTV 基础上外放一定范围（margin），CTV + "margin" 即为 PTV。在治疗计划中，CTV 所接受的吸收剂量是通过 PTV 来描述的，PTV 的形状和大小主要决定于 GTV、CTV 以及肿瘤和器官的形状和位置的变化、放射治疗技术、危及器官和靶区的位置和相互关系以及各机构的质量控制情况（摆位误差）。在鼻咽癌患者中，由于头颈部受呼吸、心跳等的影响较小，治疗过程中，靶器官运动相对较小（除软腭外）。"Margin" 主要考虑摆位误差和系统误差。通常，PTV = GTV/CTV + 5mm 可以满足要求。但相对于不同的治疗设备和计划系统，不同单位的系统误差和摆位误差也不尽相同，因此，在开展调强放射治疗前，都应该对自己的治疗设备、计划系统和摆位误差进行精确测量和了解（包括系统误差和随机误差，误差范围和均值等），来指导本单位的 PTV 设计。

鼻咽癌靶区较大、形状极不规则、周围的重要器官多且密集，因此在 CTV 基础上外放形成 PTV 时，各个方向上并不是均匀外放，原因有二，第一，靶区在 X、Y、Z 三个方向上，也就是前后、左右、头脚方向的移动不一致，第二，在这三个方向上，靶区与毗邻的危及器官和重要功能脏器的相对位置不同，并且各危及器官的重要性和放射敏感性也各不相同，为了保护重要功能脏器，即使在重要功能脏器方向上发生的误差较多，在设计 PTV 时，重要功能脏器的权重总是大于靶区（后述）。因此，PTV 的外放实际是综合各种因素的一种最终妥协。总而言之，不管靶区如何运动或变化，它都应该始终在 PTV 所包括的范围内，以确保靶区获得规定的吸收剂量。

4. 靶区的处方剂量和剂量规定　中国医学科学院肿瘤医院的做法是：早期病例，GTV 的靶区剂量为 70Gy，局部晚期患者剂量可以为 76 - 78Gy，或者 70Gy 后根据具体残存肿瘤情况，选择合适的治疗手段进行补量。靶区的处方剂量定义为：PGTV：2.12 ~ 2.2Gy/f × 33F，5f/w，总剂量：69.96 ~ 72.6Gy/6.5w；PTV1：1.8 ~ 2.0Gy/f × 33F，5f/w，总剂量 59.4 ~ 66Gy/6.5w；PTV2：1.8 ~ 2.0Gy/f × 25f ~ 28f，5f/w，总剂量：50 ~ 56Gy/5 ~ 5.5w。如鼻咽颅底和上颈使用 IMRT，下颈采用适形放疗或单前野照射时，下颈锁骨上处方剂量为：全颈 N_0 时，下颈锁骨上区 DT50Gy；上颈 N + 时，下颈锁骨上区 DT56 - 60Gy。对于 T_3、T_4 的病例，原发灶剂量根据具体情况可适当提高，但对足量放疗后颈部淋巴结残存病例不推荐采用局部推量，观察 2 ~ 3 月后有部分病例淋巴结可以完全消退，仍旧残存者可根据具体情况行局部残存淋巴结切除或区域性颈清扫。

5. 危及器官计划体积（planning organ at risk volume，PRV）　在定义 GTV、CTV、PTV 后，需要以解剖为基础定义危及器官和重要功能脏器，并给出限制性条件供物理师进行计划设计和计算。ICRU-62 报告中危及器官的定义是指：其放射敏感性显著影响治疗计划和/或处方剂量的一些正常组织。由于摆位误差和器官运动，ICRU-62 报告引入了危及器官计划体积的概念。PRV 是危及器官外放边界后的体积，类似于根据 CTV 形成 PTV。例如，在脊髓/脑干边界上外方 0.5 和 0.1cm 形成脊髓和脑干的 PRV。RTOG-0225 研究方案中也规定在脊髓的 PRV 为脊髓各方向上外方 0.5cm，脑干和视交叉的外放至少 1mm 形成 PRV。有些单位 PRV 是由物理师根据临床医师的危及器官轮廓来完成勾画的。

无论是 GTV、CTV 还是 OR（Organ at risk），在横断面上勾画好以后，在外放 PTV 以前，均应在三维方向上对靶区进行修饰，使上下层之间的靶区能够衔接或形状不要变化太大。

重要功能脏器和危及器官的限量（PRV）为：脑干 = 54Gy，脊髓 = 40Gy，视神经和视交叉 =

54Gy，颞颌关节 =50Gy，颞叶 =54～60Gy，下颌骨 =60Gy，腮腺 50% 体积 =30～35Gy 等。

所有处方剂量均为 PTV/PRV 所接受的剂量。由不同危险程度形成的不同靶区，可以按给定的处方剂量定义各自的 PTV，如拟 GTV 的处方剂量为 70Gy，可以定义为 PGTV，或 PTV_{70}，CTV1、CTV2 的处方剂量为 60Gy、50Gy，可以定义它们的 PTV 为 PTV_{60}，PTV_{50} 或 PTV1、PTV2 等。评价各靶区剂量分布时以不同靶区的 PTV 的体积来衡量，通常要求至少 95% PTV 满足上述靶区的处方剂量，但也有些单位要求 98% PTV 满足靶区处方剂量。PTV 接受 >110% 的处方剂量的体积应 <20%，PTV 接受 <93% 的处方剂量的体积应 <3%，PTV 外的任何地方不能出现 >110% 处方剂量。

6．计划的评估　医科院肿瘤医院采用的是 6MV X 线，Pinnacle 逆向调强适形放射治疗计划系统，9 野共面照射技术，采用此技术可以比较好的满足上述靶区及正常组织的剂量要求。对于一般患者来讲，一个治疗计划即可完成整个处方剂量，但是，对于一些特殊病例，如：①肿瘤体积较大；②估计对放疗的敏感性较低（如粘膜下型）；③坏死严重；④肿瘤与敏感器官关系密切或已累及敏感器官等时，一个治疗计划是很难满足临床需求的。可能需要调整治疗计划，也就是整个的治疗计划要分 2～3 个阶段进行（逐步缩野）。此时，治疗计划的评价应是对各阶段治疗计划整合后的治疗计划的总的评价。

评估包括靶区和危及器官的剂量体积直方图（DVH）的评价和逐层评价。首先要看靶区和危及器官的剂量体积直方图是否满足处方剂量的要求和限定剂量，然后要仔细的逐层的检查等剂量线的分布，确认靶区的剂量分布满意，PRV 的剂量在可接受的范围内。最后此治疗计划通过验证、有剂量师和物理师两级签字、主管医师签字方可开始治疗。第一次治疗要求物理师、主管医师到场参加摆位，并摄等中心验证片或 Cone beam CT 扫描。

7．IMRT 的流程

（1）体位及固定　尽量减少摆位误差，提高摆位的重复性，是常规放射治疗更是精确放射治疗的基本保证，对于鼻咽癌 IMRT，摆位误差最好能控制在 2～3mm 以内。治疗体位一般采用仰卧位、选择适当的头枕（B 或 C 枕）、用头颈肩热塑面罩固定，并将患者的姓名、病案号、头枕型号记录在面罩上。

（2）在 CT 模拟机上确定扫描中心，并在三维激光灯下，将等中心在皮肤上的投影（一前、两侧）用金属点标记，以便在 CT 扫描的图像上能够识别（图 5－6－16）。

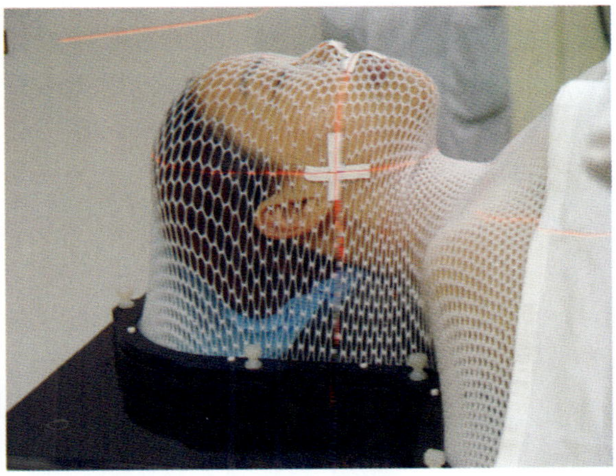
图 5－6－16　体位、固定、体表标记

（3）CT 扫描　直接用增强连续扫描，层厚 3mm，扫描范围从头顶至锁骨下 3cm 范围，并将获得的影响信息通过网络系统传输到计划系统工作站进行患者信息登记，在工作站进行数据/图像重建并确认。

（4）勾画靶区及危及器官　勾画靶区最好能结合 MRI 影像资料，以最大限度的减少靶区勾画中的位置误差（图 5－6－17）。

（5）填写剂量处方和要求　见表 5－6－5。

（6）照射野的设计、计算和优化　满足剂量处方的要求并尽量减少子野数、缩短照射时间（图 5－6－18）。

（7）治疗计划的验证　未经验证的治疗计划不得执行。

（8）治疗计划的确认　要求两位物理人员的签字和主管医师的签字认可。

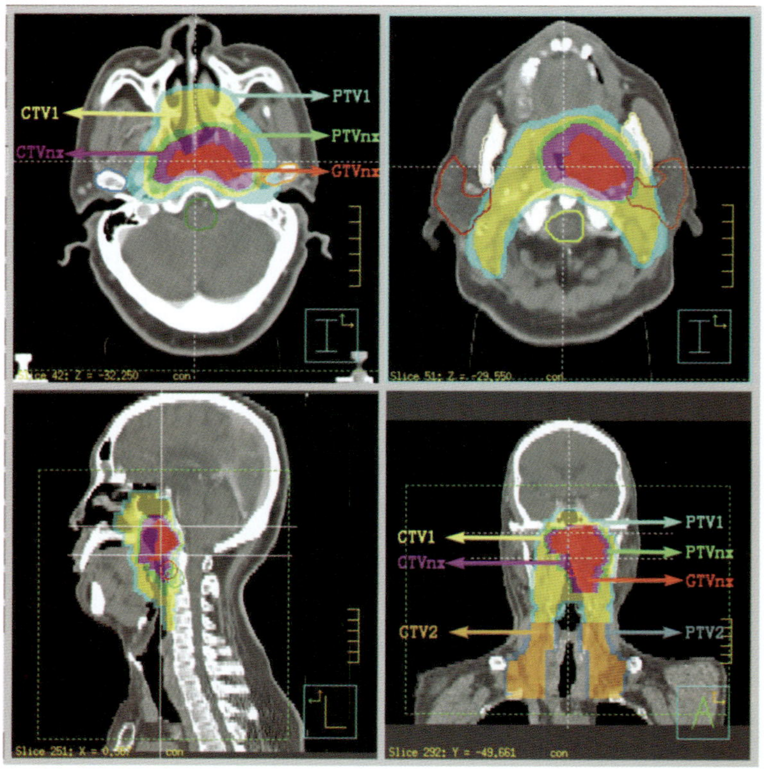

图 5-6-17 鼻咽癌（T_2N_0）靶区的勾画和命名

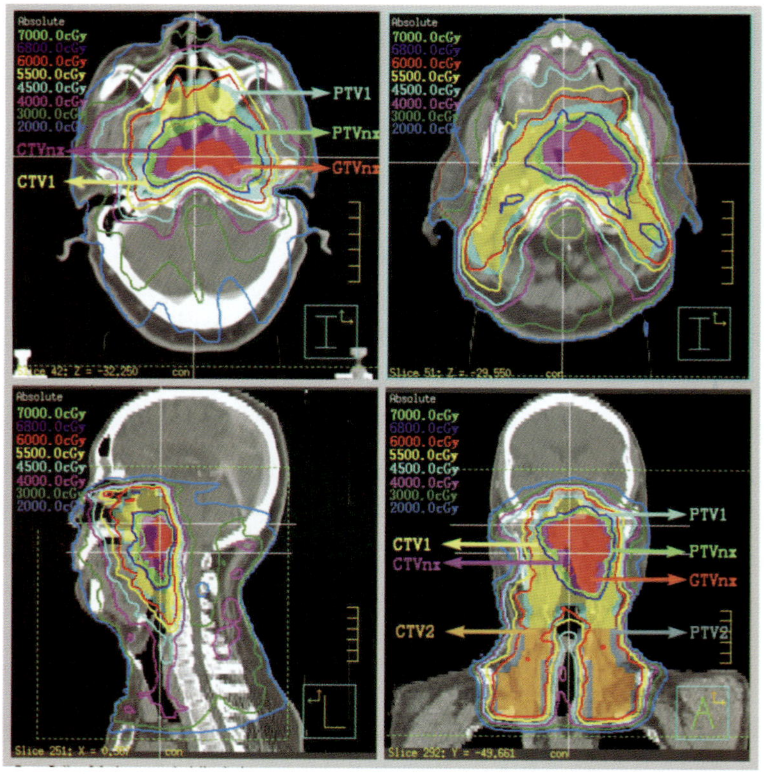

图 5-6-18 鼻咽癌 IMRT6MV X 线 9 野（共面）等剂量曲线分布

表5－6－5 中国医学科学院肿瘤医院调强适形放射

姓名		病案号		性别		年龄	
诊断							

既往治疗史及治疗方案意见

靶区处方剂量

靶区	总剂量 Gy	__% 靶区体积	分次剂量 Gy	分次数	实际达到靶区体积

危及器官剂量

器官	剂量（Gy）＝	体积%＝		器官	剂量（Gy）＝	体积%＝	
		要求	实际达到			要求	实际达到
脊髓				食管			
脑干				胃			
左晶体				心脏			
右晶体				肝			
视神经（左右）				左肾			
视交叉				右肾			
腮腺（左右）				直肠			
气管				膀胱			
左肺				小肠			
右肺				股骨头（左右）			

治疗实施方式

治疗类型	调强　适形（子野优化、射野数不限、射野数＝3）　2D（野长　cm）
计划系统	Pinnacle³　Xio　TMS　其他________
遮挡方式	MLC　BLOCK　COMPENSATOR
加速器室	一室　二室　四室　五室　六室　八室

计划设计进度

任务	收费	靶区轮廓	靶区核准	计划设计	计划确认	计划核准	传输
完成时间							备份
签字							登记

主管医师信息

科　组	头颈　胸组　腹组　妇瘤科　姓名：　联系电话________

（9）治疗及治疗验证 第一次治疗要求物理师和主管医师参加摆位，并摄等中心验证片与模拟定位 CT 等中心图像进行比对，无误时才可开始治疗。治疗的前 3 次最好每天摄验证像一次，之后每周摄验证像一次，以确保 IMRT 治疗的误差保持在可接受的范围内（图 5－6－19）。

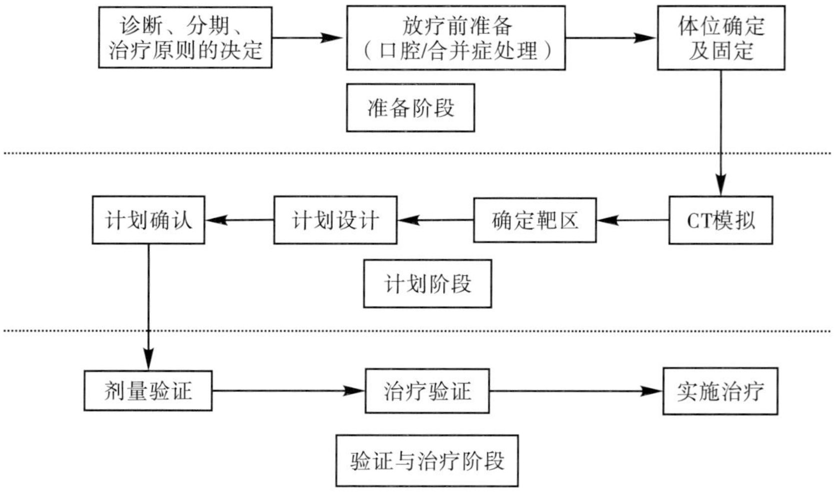

图 5－6－19 鼻咽癌调强适形放射治疗流程图

三、影像引导的调强适形放射治疗

（一）图像引导放射治疗的意义 对鼻咽癌而言，由于其部位属于刚性器官，器官运动（包括单次治疗时间内和不同治疗分次之间的运动）相对较小，导致不确定性的主要原因是靶区位置误差（体积误差）、摆位误差。前者主要是由于照射中患者体重的改变和靶区的变化使相邻器官的相对位置变化而引起的。目前大多数单位能够做到的是通过正侧位 10cm × 10cm 大小射野图与调强计划重建出的正侧位图像进行等中心校对。这种射野影像指导下的等中心调整虽然能够减少摆位误差，但只是二维方向上进行调整，不能从三维的摆位误差校正。Hong 等介绍了一种利用射野影像图获得 X、Y、Z 三个轴摆位误差的数据，同时利用一个高精度的光学介导定位系统，获得在 X、Y、Z 的每一个轴上的旋转误差，一共 6 个方向的摆位误差，如果将这 6 个自由度方向上的摆位误差进行调整，将进一步减少 PTV 所需要外放的范围。目前的发展趋势是通过在加速器上增加影像获得装置——Cone－beam CT，来获得照射范围内的靶区和正常组织的结构图像，与治疗计划的图像进行比较和调整，从而实现真正意义上的影像介导的调强放射治疗。目前国外三大加速器生产厂家通过不同的方式均实现了在加速器上配置有 Cone－beam CT。为影像介导的调强放射治疗提供了硬件基础。

（二）功能影像在调强适形放射治疗中的应用 图像引导的调强放射治疗的另外一个研究热点和方向是功能影像引导的调强放射治疗。根据肿瘤内不同区域的肿瘤细胞的不同生物学行为而给予不同的控制剂量，由此也产生了一个新的概念——生物学靶区（biological target volume，BTV）。在这一领域的研究主要集中在肿瘤乏氧细胞/区域的确定。众所周知，对于一个实体瘤而言，由于肿瘤内血管的结构和新血管生成与肿瘤细胞的生长速度的不平衡，导致在肿瘤组织内部，肿瘤细胞与血管的距离不同而出现富氧区、乏氧区和肿瘤坏死区，免疫组织化学技术的进步，可以通过多重染色在同一切片上显示上述不同区域。由于乏氧细胞对放射抗拒，如果能够了解它在肿瘤内的分布，并通过调强放射治疗给予该区域较高剂量，有望能够提高肿瘤局部控制率。目前，应用乏氧示踪剂结合 PET 来显示乏氧区域在实体瘤中分布已经在临床上得到应用。

尽管肿瘤组织在受到照射后，乏氧区域和乏氧程度会发生很大变化，使得其在临床上的应用受到一定的限制，但随着检验技术的发展，有可能通过每次治疗前确定乏氧区域，通过新的调强放射治疗计划，每次照射保证给予乏氧区域合理的高剂量照射，从物理影像和功能影像两方面实现真正意义上的影像介导的调强放射治疗，以实现放射治疗的两大目标——提高肿瘤的控制率和保护正常组织。但是，目前在临床应用前仍有很多工作需要做。

四、腔内近距离放疗

目前多采用高剂量率近距离后装治疗机，这一设备的优点体现在：①利用高剂量率^{192}Ir源为放射源；②计算机治疗计划系统设计治疗计划，治疗计划可实现个体化和优化处理；③高精度计算机控制的步进马达驱动的放射源，使放射源能精确到位；④高度适应临床治疗的操作方法。但放射性^{192}铱源因其剂量衰减是依源与被照部位距离的平方反比定律迅速递减，故在鼻咽癌的治疗中，这一方法主要适用于局限在鼻咽壁的浅表肿瘤，又因鼻咽癌的生物学行为决定了以外照射为主，腔内近距离治疗仅作为外照射后粘膜表浅残存灶的补量，或早期鼻咽癌计划性外照射（适当降低外照射剂量）+腔内近距离治疗的手段。据我院经验下述适应证和方法可供参考。

（一）适应证

1. 初程根治性放疗的T_1、T_2早病变可计划性外照射DT56～60Gy后（茎突前间隙受侵者DT60～66Gy）加腔内放疗。

2. 初程根治性放疗后鼻咽腔内肿瘤残存，经病理检查确证后可补充腔内放疗。

3. 根治量放疗后局部复发时，再程外照射超分割放疗DT50～60Gy后，补充腔内放疗。

4. 有蝶窦或咽侧间隙的茎突前间隙受侵，在外照射后仍有残存经病理证实后，可试用窦腔插植或经下颌骨升支后、颌下区行茎突前间隙组织间插植置管的方法予以局部补量，以获得较好的效果。

（二）施源器的设置方法　就目前国内、外对鼻咽癌采用高剂量率近距离后装治疗布管的方法大致有：①模法；②橡皮导管法；③金属丝法；④硬管法；⑤气囊法等。上述各种方法各有其特点，应按病变的具体情况、操作者对其的熟悉程度等进行选择，力求快捷、简便、可靠、无痛苦且重复性好。

（三）剂量分割方法　国内常用的分割方法有：①大分割法，即每周1～2次近距离治疗，总疗程：每周1次者，治疗共2～3次，6～8Gy/次；选用每周两次治疗者，则为4～6次；4～5Gy/次；②超分割法，即每日两次，3Gy/次，间隔6小时，总疗程4～5次；③间插法，即在外照射疗中与疗毕各行近距离治疗一次，总疗程共2次。正如前述，施行高剂量率近距离后装治疗鼻咽癌应注意其剂量衰减的特点，加之布施源器的方法不一，单次照射剂量不宜过高，否则易造成不良的晚反应，必须注意鼻腔及软腭处的剂量控制，以免造成鼻中隔或软腭粘膜坏死或穿孔。

（四）剂量参考点与监测点　剂量参考点是根据ICRU38#报告所采用的名词概念，有了参考点才可能决定并获得正确的参考体积、参考剂量与治疗处方剂量。引入参考点与参考剂量的另一个目的在于统一各单位内与单位间能相互比较技术和疗效。设置监测点可反映采用这一治疗方法时，鼻咽邻近敏感器官的受量情况，临床医师在提高鼻咽肿瘤控制率的同时，应尽量减少并发症和后遗症。中国医学科学院肿瘤医院的剂量监测点的设置方法如图5－6－20。

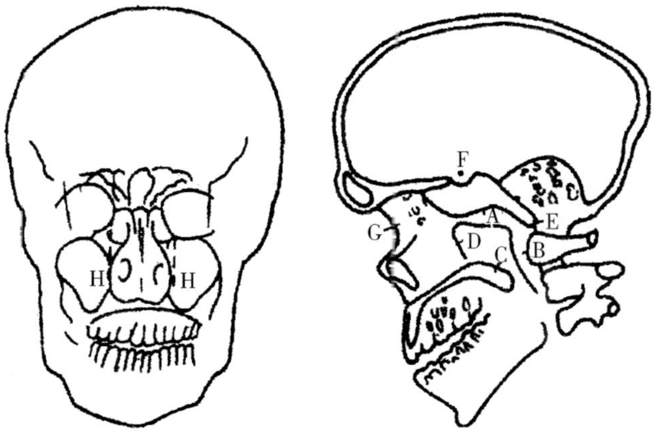

图5－6－20　鼻咽癌腔内治疗剂量监测点示意图

五、放疗联合分子生物靶向治疗

随着分子生物学的发展和检测手段的不断进步，鼻咽癌预后的一些相关基因逐渐被研究者认识。现在发现的与鼻咽癌预后相关的基因有：表皮生长因子受体（EGFR）、HER2/neu、血管内皮生长因子（VEGF）以及c-KIT等等。目前，研制成功并已开始应用至临床有EGFR单克隆抗体Erbitux（C-225）和尼妥珠单抗（Nimotuzumab，泰欣生）。这两种抗体联合放化疗治疗头颈肿瘤得到了较好的疗效。Bonner等报道了C225联合放疗治疗头颈部肿瘤的一个多中心前瞻随机研究。共424例患者加入了该研究，结果显示：R+C225组的疗效显著高于单纯放疗组，3年总生存率提高了10%（55%对45%），无进展生存率提高9%（46%对37%），P值均有显著性。Crombet等应用h-R3联合放疗治疗头颈部肿瘤的研究显示：3年总生存率在h-R3 400mg组可达到66.7%。这两个研究表明，EGFR抗体在头颈肿瘤的治疗中有很好的疗效。在鼻咽癌中的研究较少，目前仅有2个Ⅱ期临床研究：

Chan等在临床Ⅱ期随机研究中使用C-225联合卡铂治疗顺铂治疗失败的复发和转移的鼻咽癌患者，结果显示：有效率11.7%，肿瘤稳定48.3%，中位生存期233天，中位无进展生存时间在有效的患者中可达173天。

在我国，由中国医学科学院肿瘤医院主持的一个由7家医院参与的多中心的Ⅱ期随机对照临床研究，观察了h-R3（重组人源化抗人表皮生长因子受体的单克隆抗体）联合放疗治疗局部晚期鼻咽癌（EGFR阳性）患者的疗效和毒副作用，结果显示放疗后17周的CR率h-R3组为90.5%，对照组仅为51.5%，两者有显著差异，$P<0.05$。而且研究表明，h-R3的毒副作用较低，在用药的70例患者中，仅3例患者出现发热，2例出现轻度低血压，恶心和皮疹各1例。这些患者经对症处理后均好转，未影响放疗的正常进行。h-R3的长期疗效还在随诊分析中。

关于针对VEGF和HER2/neu在NPC中的靶向治疗尚没有报道。Sraathof等采用EB病毒特异性抗原的免疫治疗：细胞毒性T细胞（CTL）治疗鼻咽未分化癌。结果显示，在6例放化疗抗拒的患者中，2例CR，1例PR，1例稳定，2例无效。结果表明，在对常规治疗抗拒的EB病毒抗体阳性的患者中，可采用针对EB病毒免疫治疗来进一步提高疗效。

到目前为止，研究的结果还是令人振奋的，靶向治疗为鼻咽癌的治疗又提供了一个崭新的方式。但是，目前在临床应用中，还需积累经验和观察远期疗效。

第九节 特殊类型鼻咽癌

一、鼻咽囊性腺样上皮癌

囊性腺样上皮癌发病率低，张传淳（1979）报道的耳鼻咽喉恶性肿瘤1 779例中，囊性腺样上皮癌共8例只占0.45%，原发于鼻咽的仅1例。中国医学科学院肿瘤医院1958年3月~1984年12月共收治鼻咽癌2 040例中，囊性腺样上皮癌有12例，占0.59%。这类肿瘤的生物学行为倾向于局部浸润生长，破坏深广，多在鼻咽粘膜下隆起，脑神经或/和颅底破坏高达80%，肿瘤易沿神经鞘膜、血管外膜侵犯到远隔部位，多因肿瘤直接侵犯鼻咽颅底结构或压迫神经等引起的症状和体征就诊。就诊时多已为晚期。本病淋巴结转移比低分化鼻咽癌明显低，但远地转移率高，血行转移最常见的部位是肺。

由于鼻咽腺样囊腺癌局部侵犯明显，MRI对颅底受侵病变的显示较之CT有明显的优势，在鼻咽腺样囊腺癌的分期手段上，建议行鼻咽颅底MRI检查或者CT/MRI同时检查，以利于明确肿瘤侵犯范围，这对常规治疗的照射野设计或三维适形/调强放射治疗靶区确定非常有帮助。

多数对放疗不敏感，放疗中肿块消退缓慢。所以，原发于顶壁、顶后壁的小病变可以选择手术或手术后加放疗，但大多数鼻咽囊性腺样上皮癌病变范围广，手术难以切净，故放疗仍然是主要的治疗手段。照射范围为局部大野，应包括鼻咽、咽旁间隙、颅底及脑神经走行处，至 DT 50～60Gy 后再按 CT/MRI 所见缩野（采用 IMRT 技术对保护周围正常组织更为有利）。总剂量要求高，一般要达 DT 80Gy 左右。病变常在 DT 40～50Gy 后才开始缓慢缩小，部分病例疗中肿瘤甚至不缩小而在疗后随诊中才逐渐缩小。

疗效及预后：病程发展相对缓慢。部分患者可在较长时期内带瘤生存。本院 1958 年 3 月～1984 年 12 月收治了 10 例鼻咽囊性腺样上皮癌，疗后 5 年存活率 86%，10 年为 50%。中山大学肿瘤医院 1978 年～1993 年收治的 9 例患者，4 例生存超过 5 年。

囊性腺样上皮癌至今仍被认为是不可治愈性癌，无论手术和/或放疗，无论疗后肿瘤是否消退，仍会出现局部复发及远地转移。但是，即使在有复发或肺转移、骨转移的情况下，患者还有可能带瘤生存 2～3 年甚至更长。

二、足量放疗后复发癌

首程根治量放疗后鼻咽或/和颈转移灶复发率各家报道不一，约在 20%～40%。医科院肿瘤医院 1 379 例根治量放疗后死亡的 959 例中，鼻咽和/或颈转移灶复发的 405 例，占 42.2%。70%～80% 的复发发生在放疗后 2～3 年内，以后逐渐减少。该院对 90 年代收治的 935 例 NPC 的分析结果基本与之吻合。本院最长 1 例在放疗后 29 年鼻咽局部复发。诊断复发除依据症状和体征 CT/MRI 等外，必须取得活检病理证实。

（一）复发癌的处理　可考虑再程放疗，但再放疗距首程放疗时间越短疗效越差，放疗后遗症越重。总结本院结果及文献报道，放疗后 1 年内复发，再放疗后无 5 年存活；放疗后 >2 年复发的，再放疗后 5 年生存率达 15%～30% 不等。

常规再程放疗方法仅鼻咽或/和颅底复发者，只设鼻咽或/和颅底照射野，不作颈预防照射，即再程放疗原则上是尽量设小野、多野，尽量从与首程放疗不同的部位、不同的入射角度投照，以免同一部位正常组织重复照射剂量过高，放射损伤过重。放疗总剂量应达到 DT 60Gy 或更高，超分割照射或连续照射。若鼻咽病变局限，可在体外放疗 DT 50～60Gy 后补充高剂量率腔内近距离照射 2～3 次。适合情况下也可补充立体定向放射治疗或适形放射治疗。

鉴于再程常规外照射不可避免的产生正常组织的放射性损伤，应尽量采用调强适形放射治疗技术，在达到在保证靶区剂量的同时，最大限度的降低周围正常组织的剂量。

原发灶控制良好的颈转移灶复发，应首选手术治疗。单个活动的、<3cm 的可行局部切除术，否则应行区域性颈清扫。若转移淋巴结 >6cm、固定，或手术中或术后病理见淋巴结包膜外侵，软组织粘连受侵，癌生长活跃或颈清扫淋巴结转移率 >30%（1/3 以上），应补充术后放疗 DT 50～60Gy。

（二）再放疗的疗效　总结国内外文献，再程放疗的疗效与再程治疗的总剂量和复发后分期有关。总剂量 DT =60Gy 的，再放疗后 5 年生存率最高达 45%，DT <50Gy 的无 5 年生存率。与一程放疗间隔 >2 年、DT =60Gy 的 5 年生存率最高达 66%，间隔 1～2 年者，再放疗 5 年生存率仅有 13%。再程放疗后复发行 3 程放疗者，5 年生存率 <4%～10% 且后遗症严重。由此，3 程放疗仅为姑息对症目的。本院 219 例复发再放疗的病例，仅有鼻咽或/和颅底复发的，再放疗后 5 年生存率 25%，仅有颈部转移灶复发的 5 年生存率 34%，鼻咽及颈部均复发的 5 年生存率 23%。<3 年复发的再放疗后 5 年生存率 21%，>3 年复发的 5 年生存率 38%，DT 50Gy 的 5 年生存率 20%，>50Gy 的 5 年生存率 25%。3 程以上放疗的 5 年生存率 <4%。我们认为，再程放疗是有意义的　尤其是复发在首程放疗后 3 年以上，再放疗剂量在 DT 60Gy 以上效果较好，但多程放疗后再复发仍用放射治疗手段往往难以奏效。

再程放疗照射野不宜过大，如果颈部没有淋巴结转移（临床及影像）再程放疗时一般不常规作颈部淋巴结的预防照射。尽管非常困难，但仍要严格限制敏感器官的剂量，以尽量减少或避免严重晚期放射性损伤的发生。尽管如此，多程放疗后，严重纤维化、组织坏死、大出血的概率明显上升。

（三）外科解救治疗 鼻咽癌的治疗，由于肿瘤位置深在、隐蔽，常合并颅骨破坏、脑神经受累，且癌细胞分化差、手术不彻底，有可能促使癌细胞扩散转移。20世纪50年代末60年代初国内曾有学者尝试手术+放疗治疗鼻咽癌，并未取得令人满意的治疗效果。相反，由于功能损害较为严重，患者多不愿接受。更重要的是对放疗敏感，故其治疗首选放射治疗，尤其近年来放射设备不断更新，放射技术不断发展鼻咽癌局部-区域病灶的控制率有显著提高，5年局控率可达70%左右。

但不可否认在治疗的群体中就以鼻咽原发灶言，根治性放射治疗结束时仍有约10%肿瘤残存，约30%左右病人随访过程中出现原发部位复发，如何挽救这一部分病人外科手术治疗是一种方法。本院自60年代起在头颈外科密切配合下，对鼻咽癌放射治疗后鼻咽和/或颈部残存或复发病例选择性手术治疗获得较好的结果。由此证明鼻咽癌放疗后失败或复发用外科解救手术是可行的。回顾本院鼻咽癌挽救手术的发展，及至80年代，在总结经验的基础上，进一步改进手术方法，形成了较完整的手术挽救模式，并得到了两科医师的认同。这就是：①首次放疗失败后行解救手术是最好的时机，二程或多程放疗后复发者病变多较广泛，局部及颈部瘢痕组织增生，手术常难以彻底切除；②鼻咽局部宜根据不同部位和病变侵及范围选用不同术式，以尽可能小的手术最大限度切除肿瘤；③颈部淋巴结在放疗结束后1~3个月内如不消退，经超声多普勒检查有明显血流应手术切除；④解救手术后是否需再行放疗，应视手术术式及病理结果等具体情况而定；⑤解救手术后是否需再行放疗，应视手术术式及病理结果等具体情况而定。

1. 手术适应证 ①全身状况好，无严重合并症及无远处转移，能适应全身麻醉手术者；②放射治疗后鼻咽部或颈部未控或复发（原发灶需经病理证实）；③咽旁间隙虽受侵但没包绕或侵及颈动脉鞘，无后组脑神经损伤；④无颅底骨破坏或颅内受侵；⑤颈部淋巴结不固定或虽固定但颈动脉鞘没受累。

2. 手术方法

（1）鼻咽原发灶手术 根据病变部位及侵犯范围不同而选择不同术式。

1）经腭入路（transpalate approach）鼻咽肿物切除术 适合鼻咽顶、侧壁的病灶。

2）经鼻侧切开入路（lateral rhinotomy）鼻咽肿物切除术 主要适用于贴近或累及后鼻孔的鼻咽病灶。

3）颈侧入路（translateral cervical approach）鼻咽肿物切除术 主要适用于咽旁间隙受累的病例，病灶尚未侵及颈鞘者。

4）颈颌腭入路（lateral transmandibular approach）鼻咽肿物切除术 主要适用于软腭和/或口咽受累的病灶。

5）上颌骨掀翻入路（maxillary swing）鼻咽肿物切除术 该术式是近年来发展起来的新术式。可用于鼻咽顶、后、侧壁及咽旁间隙受累的病例。该术式显露手术腔较为充分，易使手术完整切除鼻咽壁、耳咽管软骨部、咽旁间隙组织，切除后缺损的修复也方便，复位后功能及面颧部外观影响较小。

6）激光手术切除 对于足量放疗后局限于鼻咽粘膜的残存灶，在观察1~2月后肿瘤认为未消退者，根据具体情况可行激光肿瘤切除术。此种治疗技术对患者的创伤较小。但要注意的是，激光切除之肿瘤标本均应送病理检查，以便为患者的后续治疗提供依据。

（2）颈部淋巴结手术

1）颈部单个淋巴结肿大，小于3cm且活动者，可行局部淋巴结切除术。这样创伤小，功能损害轻微。

2）颈部多个淋巴结肿大时，根据具体情况需行区域性或根治性颈淋巴结清除术。

3. 解救手术的效果 中国医学科学院肿瘤医院应用解救手术治疗鼻咽癌放疗失败的结果：鼻咽部原发灶手术患者术后5年生存率为34%（12/35），颈部淋巴结肿大患者5年生存率为40%（26/65）。其中颈部单个淋巴结肿大与多个淋巴结肿大的5年生存率分别为56%（13/25）和33%（13/

40）。术后随访5年以上的100例患者中，62例死亡。其中42例死于鼻咽癌相关疾病（8例局部复发、4例颈部复发、30例远地转移）远地转移者48%。考虑可能与鼻咽癌多为低分化癌容易引起血行播散、放射治疗及手术后患者体质较弱、免疫功能低下有关。故应进一步研究对高危患者作术后化疗或免疫治疗，以期减少远地转移，提高生存率。

三、少年儿童鼻咽癌

少年儿童鼻咽癌发病率低，文献报道最小年龄为3岁，但本院统计鼻咽癌发病最年幼者8岁，<10岁发病的在1 379例中只有2例，占0.15%。所以，<10～12岁患儿的鼻咽肿物应注意与腺样体、纤维血管瘤、恶性淋巴瘤鉴别。

病理分化多数较差，未分化癌较成年人多见，需要免疫组化检查，诊断要慎重应与恶性淋巴瘤鉴别特别是非霍奇金淋巴瘤鉴别。

儿童期鼻咽癌对放疗大多敏感，肿瘤即时反应良好，疗后存活率亦较高。文献报道<16岁的鼻咽癌放疗后5年生存率多数=60%。本院资料表明，放疗后5年生存率在<10岁组的100%（2/2）；10～16岁组的5年生存率为65%（36/55）；10～19岁组为63.1%（41/65）。对鼻咽病变晚，伴有鼻咽大出血或明显颅底骨破坏甚至出现远地转移的少年儿童患者，仍有可能获得根治疗效。

因少儿患者处于生长发育期，要特别警惕放射线对正常组织的损伤，否则放射性后遗症对患儿生存质量的影响比成人患者更严重。除有一般的张口小、放射性龋齿、颈部纤维化导致细颈外，可有生长发育迟缓。严重的可有垂体性侏儒、性发育障碍、甲状腺功能低下及白内障等后遗症。为避免日后严重并发症，放疗时照射野的设计要更侧重于“小而不漏”，要注意及时地改野、缩野，注意遮挡脑、垂体和甲状腺。每天照射剂量可降至DT 1.8Gy，总剂量DT 60～65Gy，不要过分积极提高剂量。但对一个别放疗抗拒的病例，可根据具体情况采用小野或立体定向等，将剂量提高到70～72Gy。

文献报告儿童期鼻咽癌并用化疗有有利之处，但针对儿童鼻咽癌的化疗方案尚在探索中。

四、妊娠期鼻咽癌

女性鼻咽癌患者的预后一般略好于男性，但妊娠哺乳期鼻咽癌预后差。其病情进展较急，原发灶及颈部转移灶常在短期内迅速增大，血行转移高发故预后不良。放疗局部和/或全身反应较大，正常组织放疗耐受性较低，我院曾见1例放射剂量<DT 40Gy，然于1年内出现放射性脊髓炎并截瘫。

中山医大肿瘤医院报告妊娠哺乳期鼻咽癌26例，在放疗后已死亡的18例中，55%（10/18）死于1年内局部复发及远处转移，5年生存率23%。本院统计妊娠期鼻咽癌9例，放疗后有7例在1.5年内死于局部复发及血行转移，1例死于放射性脊髓炎（颈髓量DT=36Gy）高位截瘫伴鼻咽局部复发，仅1例存活5年，5年生存率11%（1/9）。

本院资料表明，先期终止妊娠（流产或引产）也未能改善预后，但在去除胎儿后有利于患者接受并完成放、化疗，并可解除放、化疗对胎儿的影响。所以，原则上在治疗前应劝告患者终止妊娠、停止哺乳。建议凡育龄期女性鼻咽癌患者，疗前、疗中要详细询问月经情况，发现早孕要及时处理，放疗后应良好避孕至少2～3年。

第十节 化 疗

鼻咽癌远处转移率高，是致死的主要原因之一。文献报道初诊时远转率约5%～11%，Ahmad等报道临床远地转移率为36%，而尸检中发现转移率则更高，可达51%。本院1 379例鼻咽癌放疗后已死亡的959例有随访记录的血行转移表现的患者463例，占48.2%。因此，鼻咽癌除局部失败外，远地转移也是主要失败原因之一。已有资料表明，采用化疗联合放疗治疗晚期鼻咽癌可以提高局部区域控制率，并且降低肿瘤远地转移率，从而提高总生存率和无瘤生存率。

鼻咽癌有效的药物有：顺铂（PDD）、卡铂（CBP）、环磷酰胺（CTX）、5-氟尿嘧啶（5-FU）、博莱霉素（BLM）或平阳霉素（PYM）、阿霉素（ADM）、长春新碱（VCR）等，而以铂类为主的多药联合化疗方案的疗效较好，常用的联合用药方案有：①PF 方案（PDD + 5-FU）；②PFB 方案（PDD + 5-FU + BLM）；③PFA 方案（PDD + 5-FU + ADM）；④CF 方案（CTX + ADM）；⑤CBF 方案（CTX + BLM + 5-FU）；⑥CO 方案（CTX + VCR）。近年用泰素类药物治疗鼻咽癌认为疗效较上述药物更理想，常以铂类药物、博莱霉素与泰素类药物联合应用。

对鼻咽癌计划性的化、放疗有 3 种不同的综合方式：

一、新辅助化疗（诱导化疗）

它是指放疗前使用的化疗。它的作用是可以抑制肿瘤细胞的着床，从而杀灭这些在体循环中的肿瘤细胞，减少亚临床转移灶；在未接受治疗的患者中使用化疗的依从性较好，可以很好的按计划完成治疗；对于原发肿瘤来说，新辅助化疗可以降低局部和区域的肿瘤负荷，从而提高局部控制率。但是，由于先做化疗，局部放疗延迟或中断，放疗增敏的作用较弱，对放疗抗拒肿瘤细胞的抑制作用较小，此外化疗还可以加速肿瘤细胞的再增殖速度。因此，在理论上，新辅助化疗可以削弱其后的放疗疗效。

（一）回顾性研究　1987 年 Clark 等报道了 24 例，1993 年 Dimery 等报道了 47 例和同年 Bachouchi 等报道的新辅助化疗回顾性研究结果均显示了新辅助化疗可以提高局部晚期的鼻咽癌的有效率和生存率。但样本量均较小。

（二）前瞻性研究　从 20 世纪 90 年代初开始陆续有新辅助化疗治疗局部晚期鼻咽癌的前瞻性研究结果的报道。目前为止约有 4 个随机分组研究对新辅助化疗的疗效进行了评价：

1996 年 Cvitkovics 等报道了第一个大规模的多中心Ⅲ期临床研究是由国际鼻咽癌研究组的结果。339 例 WHO Ⅱ、Ⅲ型，N_{2-3}病例，中位随诊 49 个月，研究采用 3 周期的 BEP（BLM + EPI + DDP）方案化疗，显示 5 年无瘤生存率化疗组有显著提高（38% vs 30%），局部区域失败率和远地转移率显著降低，但对总生存无显著影响。然而，这种化疗方案的治疗相关死亡率达 8%（单纯放疗组仅为 1%），因此，不建议采用此种化疗方案作为常规方案。

Chua 等于 1998 年报道了亚太临床肿瘤合作组（AOCOA）进行的大型随机研究初期结果，化疗采用的是 PE（DDP + EPI）方案 2 ~ 3 周期，研究显示新辅助化疗组可以提高 3 年的无瘤生存率（48% vs 42%）和总生存率（78% vs 71%），但统计学上无显著差异。在此研究中，对于淋巴结直径 >6cm 的患者来说，新辅助化疗可以显著提高 3 年的无复发生存率（63% vs 28%，$P = 0.02$）。

其后，于 2001 年国内中山大学医学院马骏等开展的前瞻性研究，采用了 2 ~ 3 周期的 BFP 方案，结果显示两组的 5 年无瘤生存率分别为 59% 和 49%（$P = 0.05$）；总生存率稍有提高（63% vs 56%），但统计学无显著性差异（$P = 0.11$）；化疗组的局部控制率也有显著的提高（82% vs 74%，$P = 0.04$）。此研究结果与国外的前瞻性研究一致。

继之，日本的 Hareyama 等在 2002 年也报道了关于新辅助化疗联合放疗治疗局部晚期 NPC 患者的研究结果。采用的化疗是 2 周期的 PF（DDP + 5-FU）方案，病例数仅有 80 例，是个小样本的研究。5 年无瘤生存率和总生存率新辅助化疗组（55% 和 60%）均较单纯放疗组（43% 和 48%）高。但统计学上无显著性差异。

2004 年 Chua 将 AOCOA 和 Ma 的两个随机研究的数据进行了重新综合分析，结果显示 5 年的无瘤生存率新辅助化疗组有显著提高（51% vs 43%，$P = 0.014$），而且新辅助化疗还可以降低局部区域和远地的失败率，但对总生存率无显著影响。

到目前为止，随机研究均显示了新辅助化疗可以降低远地转移率，而且对提高局部控制率和无瘤生存率也有一定作用，但未提高总生存率。

二、同步化、放疗

同步化放疗是指在放射治疗的同时使用化疗。它的作用是化疗药物直接对肿瘤细胞的杀伤；或使肿瘤细胞周期同步，停滞在 G_2/M 期；或通过抑制肿瘤细胞的亚致死损伤修复来增加放疗对肿瘤的杀伤作用。同步化放疗较其他方式的化放综合治疗的优势在于和放疗有协同作用，肿瘤血供未破坏，没有新辅助化疗后的肿瘤在增值速度加快的现象，也不会有放疗延迟的出现。它的主要目标不仅是要提高局部控制，而且还要降低远地转移的发生，这在其他头颈部肿瘤中已经得到证实。许多研究认为局部区域的失败（特别是淋巴结的复发）与远地转移的发生是呈正相关的，因此同步放化疗降低远地转移的机制可能是：化疗药物对微小转移灶的杀灭，并通过提高局部区域控制率来降低远地转移率。

对于同步化放疗来说，最佳化疗药物和方案尚有争论。目前常采用的方案是：单药小剂量每日给药；单药每周给药或单药/联合用药，每 3 周 1 次给药。目前有关同步化放疗的前瞻性研究主要有 2 个，结果均显示可提高总生存率（表 5 －6 －6）。

表 5 －6 －6 放化疗综合治疗的前瞻性随机研究

作者	病例数	综合方式	化疗方案	DFS（%）			OS（%）		
				单放	放化	*P*	单放	放化	*P*
Lin（2003）	284	同步	PF	53	72	0.0012	54	72	0.0022
Chan（2002）	350	同步	DDP	52	60	0.059	59	70	0.048
Al－Sarraf（1998）	147	同步＋辅助	DDP＋PF	29	58	<0.01	37	67	<0.01
*Wee（2004）	220	同步＋辅助	DDP＋PF	62	76	NS	77	85	0.02
&Lee（2004）	348	同步＋辅助	DDP＋PF	61	67	NS	76	77	NS
&Kwong（2004）	219	同步＋辅助	UFT	57.8	69.3	0.14	86.5	76.8	0.06
VUMCA（1996）	339	新辅助	PEB	30	38	<0.01	39	42	NS
Hareyama（2002）	80	新辅助	PF	43	55	NS	48	60	NS
&Chua（1998）	334	新辅助	PE	42	48	NS	71	78	NS
Ma（2001）	456	新辅助	PBF	49	59	0.05	56	63	NS
#Rossi A（1988）	229	辅助	COA	50	54	NS	61	55	NS
#Chi（2002）	157	辅助	PFL	56	58	NS	67	59	NS
*Chan（1995）	77	诱导＋辅助	PF	81	80	NS	72	68	NS

*：2 年生存率；&：3 年生存率；#：4 年生存率。

三、辅助化疗

辅助化疗的主要目的就是要减少远地转移的发生几率，理论上辅助化疗还可以巩固局部放疗的疗效。一些Ⅱ期研究的结果显示辅助治疗可以增加无瘤生存率。到目前为止，辅助化疗的前瞻性研究主要有 2 个（表 5 －6 －6），结果显示，辅助化疗对晚期鼻咽癌患者的生存率无显著影响，而且，由于辅助化疗的依从性较差，在 Chi 的研究中，辅助化疗组仅有 66% 的患者接受了化疗，而且这部分患者中也仅有 70% 按计划完成了化疗。因此，辅助化疗的应用还需进一步的研究。

（一）同步＋辅助化疗 由于考虑到同步放化疗中化疗剂量较低，对远地转移的作用不肯定，而辅助化疗的主要目的是减少远地转移的发生，因此，许多研究者将两者结合用于治疗晚期鼻咽癌患者。目前，同步放化疗＋辅助化疗的前瞻性分析主要有 4 个（表 5 －6 －6），结果显示同步＋辅助化疗可提高或有趋势提高生存率。Lee 的研究结果还显示化疗组局部复发率较低（7% vs 8%，*P* =

0.01)。Kwong 等的研究进行 Cox 回归分析显示同步化放疗是总生存的独立影响因素。而辅助化疗无论是对肿瘤的控制率还是生存方面均无显著作用，同步化放疗+辅助化疗组对生存的作用主要是同步化疗的作用。

目前，同步+辅助化疗在中国台湾和香港等地已成为了鼻咽癌的标准治疗方式。

（二）新辅助+辅助化疗 Chan 等还将新辅助+辅助化疗应用于鼻咽癌的治疗，初期结果是阴性的，2 年的无瘤生存率（80% vs 81%，$P>0.05$）和总生存率（68% vs 72%，$P>0.05$）均无提高。

应该注意的是，鼻咽癌放射治疗伴用化疗，不同临床病例有不同程度的获益，但也易致化疗毒副作用与并发症发生。尤其在同步放化疗的研究中，毒副作用的发生率显著高于单纯放疗组。Chan 等报道同步放化疗组 3～4 度不良反应显著提高，急性粘膜炎发生率提高了 13%，胃肠道反应增加 12%，血液毒性发生率增加了 14.8%，体重下降超过 10% 的比例增加了 23.6%。与单纯放疗组比较均有显著性差异。Wee 等报道同步放化疗中 3 度粘膜炎发生率为 75%，40% 患者需要降低化疗的剂量，并有 58% 的患者未能按要求完成辅助化疗。在 VUMCA Ⅰ研究（为Ⅲ期临床研究）中报道了治疗相关的死亡率达到了 8%。因此，化疗合并放疗可以提高晚期 NPC 的疗效，但同时也显著增加了治疗的毒副作用，在临床工作中应引起足够的重视。

第十一节 放疗前、中、后的临床处理

近年来随着放射治疗技术的不断改进和提高，患者的生存率也得到了改善。生存期的延长，意味着将生存质量提到了一个新的高度。为了减轻患者的临床症状，改善营养状态，提高生活质量，减轻或减少放射治疗的早期反应和晚期损伤，提高随诊率，放疗前的准备工作、放疗中合并症和并发症的及时、正确地处理及放疗后的功能锻炼指导显得更为重要。

一、放疗前准备

（一）核对资料 在放疗前必须要核对相关医学资料，包括病理诊断、影像学资料（CT、MRI、胸片、超声、晚期病例需作骨 ECT）、内镜检、EKG、化验室检查（血常规、EBV、血生化、传染病指标、垂体和甲状腺激素等）。

（二）确认肿瘤的分期和肿瘤侵犯范围（在病历中详细记载） 上述两个内容，是主管医师清楚了解和确认患者的治疗原则和方案所必需的。

（三）知情同意或委托书的签署 随着我国各项法律、法规的健全和完善，法律规定患者对自己的疾病和治疗有知情权。现代卫生保健愈来愈倾向于患者在医疗决策中的参与性和自主性。为维护患者或家属的知情权，避免和减少医疗纠纷的发生，放射治疗前让患者或受委托人（或监护人）签署放射治疗和/或同步放化疗知情同意书已成为一项必须履行的职责。自愿的知情同意原则是现代医学伦理学的核心基础。患者有权接受或拒绝医师提出的检查或治疗。因此医师在提供诊断检查或治疗前必须征得患者的同意。知情同意是通过协商来完成的，患者必须在知情同意书上签字，表明已经了解和同意之后，方可实施相应的诊疗计划。

（四）放疗前的口腔处理 据报道，放疗前作过口腔处理的患者放射性龋齿的发生率（17.2%～48.7%）明显低于未作口腔处理者（88%）。由此可见放疗前口腔处理的重要性。

由于人们的生活习惯不同，口腔卫生条件也各异。严格地说，放疗前大多数患者需要进行口腔疾患的处理，其中包括清除牙垢、修补龋齿、去除金属牙套、拔除残根或无法保留的患齿，同时治疗根尖炎、牙龈炎等。

一般性的口腔处理完成后，间隔 2～3 天即可开始放疗。由于创伤是造成放射性下颌颌骨坏死的重要原因之一，肿瘤患者的抵抗力较低，在拔除牙齿后（特别是在拔除牙齿较多且较困难，对周围组织损伤程度较重，甚至有骨创面暴露者、老年患者、糖尿病患者及口腔卫生差的患者），根据具体

情况应予使用抗生素治疗。拔牙后最好休息 1 ~ 3 周，甚至更长时间，以便创面有足够的时间完全修复。降低颌骨放射性骨髓炎、骨坏死的发生率。

（五）疼痛的处理　疼痛、特别是头痛是晚期鼻咽癌较为常见的症状之一。严重者患者常处于强迫体位，疼痛严重影响患者的精神状况、吃饭、睡眠等，可以在短时间内使患者的体重及全身状况下降、导致贫血等，对预后造成影响，应予以重视。在放疗镇痛治疗之前，应予以镇痛药物治疗。

世界卫生组织（WHO）关于缓解癌痛的阶梯式镇痛方案：轻度疼痛用非阿片类药物 ± 辅助药物，如阿司匹林，对乙酰氨基酚或非固醇类消炎药。中度疼痛用作用弱的阿片类药 ± 非阿片类药 ± 辅助药物。顽固性剧烈疼痛选作用强的阿片类药 ± 非阿片类药 ± 辅助药物。口服镇痛药是肿瘤镇痛治疗的首选方法。此方法安全，有效，经济。

二、疗中放射反应的处理

（一）放射性皮肤、粘膜反应　放射性口腔粘膜炎一般在放射治疗后 1 ~2 周出现（10 ~20Gy，粘膜炎Ⅰ级），出现时间的早晚个体差异较大，常伴有轻度味觉改变、口干和唾液变得粘稠。多数患者放疗两周后，味觉改变和受照射区域粘膜充血明显加重，伴有疼痛。其后出现由纤维蛋白、白细胞等渗出物形成的点状或小片状假膜，随着假膜的逐渐形成部分患者可能疼痛症状有短暂的减轻，但大部分患者表现为疼痛较前加重（30 ~40Gy 粘膜炎Ⅱ级），患者进食受限，仅能进软食或半流。放疗 5 ~6 周（50 ~60Gy）时甚至更早些时间，大片假膜形成，口干及咽喉疼痛加剧（粘膜炎Ⅲ级），此时，患者因咽痛而致进食困难，常需给予积极的治疗和营养支持。

放射性口腔粘膜炎的处理主要是对症处理，在保持口腔卫生的同时，可采用漱口水、消炎的喷剂、含麻醉剂的含漱液、促进粘膜愈合的制剂，严重者可使用抗生素治疗。进食困难者，可进行鼻饲或静脉补充营养。

为提高放射治疗摆位的准确性和重复性，目前普遍采用面罩固定。因此，皮肤表面量比不用面罩时增加。医科院肿瘤医院测量数据显示，采用 U 形及头颈肩面罩最高可提高皮肤量 23%，全包面罩搭扣处最高可提高皮肤量 40%。文献报道一般面罩可提高皮肤量 18% ~27%。另外，加用化疗也可明显提高皮肤反应的严重程度。此外，放射性皮肤反应的个体差异也很大。

皮肤放射性反应的严重程度不仅与剂量有关，与放疗期间的局部护理也很有关系。如尽量避免衣领等对颈部照射野内皮肤的摩擦、忌搔抓、不能用化纤类的围巾、忌暴晒等可以减轻局部的皮肤反应。Ⅰ度放射性皮肤反应，一般不用处理，如瘙痒可用 3% 薄荷淀粉局部使用。Ⅱ ~ Ⅲ度皮肤反应可用氢地油外用，同时局部使用促进表皮生长的药用，Ⅲ度皮肤反应时应密切观察其变化，必要时应停止放疗。

（二）急性放射性腮腺炎　一般出现在放疗的第 1 ~3 天，主要表现为一侧（个别为双侧）的腮腺区肿胀、疼痛、严重者局部皮肤红、皮温增高，并伴有发热。追问病史，往往患者有进食刺激唾液分泌较多的食物（如辣椒、带酸味的水果、西红柿、醋等）或饮料（橙汁、苹果汁、酸楂汁等）。主要原因是，由于腮腺导管很细，放疗使导管上皮细胞水肿致唾液潴留所致。

无特效的治疗手段，仅为对症处理。关键在于预防，如果在放疗前告知患者，在放疗的前几次，尽量不要吃任何可能导致唾液分泌增加的食品，即可避免。

三、放疗后注意事项

（一）保护射野内的皮肤　放疗结束后一个月左右开始出现面颊、颏下、上颈部软组织水肿，其特点是局部不红、不热、不痛，无功能障碍，水肿可随体位而变化，早晨起床时较重，活动后水肿减轻，这种情况一般在水肿发生后 10 个月左右开始缓解，1 ~2 年左右症状可消失。这主要时颈部淋巴回流不畅造成的。与肿瘤复发没有关系。

放疗对软组织的损伤是长期的。由于放疗后受照射区域软组织纤维化，皮肤丧失了正常的弹性，原有的皮脂腺分泌功能和皮肤保护功能均被破坏，出现皮肤干燥，变薄，血管及淋巴管壁增厚甚至闭塞，皮肤的愈合能力下降等。此时应特别注意保持放疗区皮肤清洁，避免化学（局部涂抹或敷贴刺激性化学药物，清洁剂，化妆品等）及物理（冷风刺激和烈日暴晒，热敷，衣领摩擦，搔抓等）的不良刺激因素。同时要预防感冒，防止发生急性蜂窝织炎。如果局部软组织发生反复感染，则会加重软组织纤维化，导致张口困难及颈部活动受限等，或使原有的功能障碍进一步加重，严重者还会出现喉头水肿，呼吸困难等，影响患者的生存质量。放疗区皮肤破溃应尽早就诊，以便得到及时和正确的治疗。严重的放射性皮肤损伤长期不愈，可能需要外科的帮助。但是这种情况很少发生。

（二）注意口腔卫生　保持良好的口腔卫生，是减少口腔疾患发生的最基本条件和要求。鼻咽癌根治性放射治疗疗后，涎腺（包括腮腺、颌下腺、舌下腺、口腔口咽的小涎腺）受到不同程度的损伤，使唾液分泌量减少（正常成人每日唾液分泌量约 1 ~ 1.5L）且变得粘稠（浆液细胞受损伤所致），口腔内的 pH 值也同时发生改变，其原有的冲洗杀菌作用随之减弱，因此餐后应及时漱口或刷牙，保持良好的口腔卫生。推荐使用含氟牙膏。有条件者可每年洁齿 1 次。放疗后在急性放疗反应消退前，应避免进食刺激性食物。

放疗后应尽量避免拔牙，在出现牙齿或齿龈疾患时，应积极保守治疗，在所有保守治疗均告失败的情况下，迫不得已时才考虑拔牙。并且在拔牙前一定要告知牙科医师既往接受放射治疗的病史。拔牙前要清洁口腔及牙齿，拔牙后应使用抗生素治疗，以便减少口腔及颌面间隙感染机会，减少张口困难和发生颌骨放射性骨髓炎或骨坏死的机会。

（三）功能锻炼　鼻咽癌放疗后的主要功能锻炼即是张口训练。赵京文等总结了张口锻炼的方法，并取得了较好临床效果。

（四）饮食要求　不忌口、不挑食、均衡营养饮食。

（五）定期复查　一般情况下，鼻咽癌治疗后随诊期限为终身随诊，随诊的频率根据治疗结束时的具体情况而定。比如鼻咽癌放疗后局部或颈部淋巴结有肿瘤残存，或怀疑骨，肺、肝等部位转移，或严重的早期放射损伤需要密切观察者，应在治疗后每个月至少复查 1 次，如果放疗后不存在上述问题，一般情况下在治疗后第 1 ~3 年内，每 3 个月复查 1 次，最长不超过 4 个月，每年做 3 ~4 次全面检查（包括实验室检查指标，胸部正侧位片、颈腹部超声、CT 或 MRI 等。后面详述。），第 4 ~5 年内每 4 ~5 个月复查 1 次，最长不超过半年，每年至少做 1 ~2 次全面检查。5 年后每年复诊 1 次。以免间隔过长，延误诊断，失去最佳治疗时机。医科院肿瘤医院资料显示，鼻咽癌放疗后局部失败中位时间为 18 个月，治疗后 3 年内局部失败率和远地转移率均较其他时间高（局部失败率占 79%，远地转移率占 88%）。因此我们特别强调 3 年内的随诊频率，即每 3 个月复诊 1 次。

第十二节　疗效及影响预后的因素

一、疗效

近 10 年来资料已显示鼻咽癌的放疗疗效有了显著的提高。早期病变的局部控制率可达到 70% ~ 90%，但 T_{3-4}期者仅为 50%，远地转移率为 30% ~65%。5 年总生存率（OS）40% ~70% 左右。部分研究的结果见表 5 -6 -7。

表5－6－7　鼻咽癌射治疗疗效

研究者	病例数	5年OS（%）	5年DSS（%）	5年DFS（%）
Palazzi（2004）	171	72	74	62
Ma（2001）	621	60	—	57
Sanguineti（1997）	378	48（实际生存率）	—	—
Santos（1995）	228	42	35	—
Erkal（2001）	447	39	41	38
Heng（1999）	677	56.6	—	—
Tombolini（2001）	66	54	—	48
Franchin（2002）	78	62	—	—
Leung（2005）	1070	66.5	71.4	62.7
Yi（2006）	905	76.7	81.7（LCR）	76.1

LCR：局部控制率，OS：总生存率，DSS：疾病相关生存率，DFS：无瘤生存率。

中国医学科学院肿瘤医院对该院自1990年1月到1999年5月共收治的接受足量放疗的905例鼻咽癌患者分析结果显示，Ⅰ～Ⅳ期5年生存率分别为95.5%，87%，76.9%和66.9%。

鼻咽癌的疗效与分期呈负相关，放疗后局控率与剂量呈正相关。随着对疾病的认识不断地增加、影像技术的发展、治疗技术的改进，特别是调强适形放疗技术的应用，可以更加准确地确定靶区和分期，在保证正常组织剂量在可接受的范围的情况下，使肿瘤区域的剂量提高，有望进一步提高局控率，而对晚期病例采用同步放化疗，有望进一步提高生存率。

二、影响预后的因素

（一）患者相关性因素

1．年龄　年龄对预后的影响，文献中有较多争论。Santos等回顾性分析了228例患者的资料，结果显示年龄<40岁和≥40岁的5年总生存率分别为53%和40%，$P=0.045$，有统计学差异。Tombolini和Leung等的观点与Santos一致，但Liu等的分析则为阴性结果。

2．性别　多数研究均显示女性的预后好于男性，Teo等对903例患者进行分析显示男性和女性的5年生存率分别为62.7%和75.5%，$P=0.0125$，具有统计学意义。Ma等和Teo等在多因素分析中也显示女性的生存率显著高于男性。但Liu等得出了不同结论。医科院肿瘤医院905例回顾性分析结果也未显示有性别差异。

3．行为状态评分（KPS）　在多种肿瘤中，患者的行为状态均与预后有相关性。中国医科院肿瘤医院对905例患者进行分析发现：KPS评分>70分和≤70分的总生存率分别为77.8%和64.2%，$P=0.014$，KPS评分≤70分的病例其生存率显著下降。

4．人种　MDAnderson癌症中心在对378例患者进行分析时显示阿拉伯人的区域控制率低，而亚洲人则高，$P=0.03$，有统计学差异，但与总生存率和局部控制率无关。

5．疗前血红蛋白　同其他头颈部肿瘤一样，贫血对鼻咽癌的预后也有显著影响。Altun. 等对98例患者进行了分析，结果发现疗前贫血（<110g/L）的患者5年总生存率（OS）为43%，显著低于无贫血的患者（5年OS为69%，$P=0.01$）。国内谢良喜等发现，疗前血红蛋白（Hb）水平降低对早期NPC患者的预后也有显著影响。雷风等发现低Hb水平的患者远地转移率显著高于正常Hb患者（41.6%对4.0%，$P=0.01$）。目前有较多的方法来改善患者疗前的贫血状况，如输血、高压氧以及促红细胞生成素等，但是否可以通过贫血的改善来提高肿瘤的控制率还有待进一步研究。

（二）疾病相关因素　已有证据证明，分期、病理类型、原发肿瘤的体积、颅底和脑神经受侵、咽旁间隙受侵等是影响鼻咽癌放射治疗的预后因素。

（三）治疗相关因素　放疗的方式（分段治疗、连续治疗、加速超分割治疗）、总剂量、化疗与否等均对预后有影响。

（四）分子生物学相关因素　目前研究较多的主要有表皮生长因子受体（EGFR）。EGFR是一种跨膜糖蛋白，分子量为170kD，EGFR细胞外部分与表皮生长因子（EGF）相结合，可使细胞膜内的酪氨酸激酶活化，从而调节细胞的生长、分化。是肿瘤形成和侵袭性生长的主要促进因素，是不良预后的指标（图5-6-21）。体内外试验证明，EGFR过度表达可使肿瘤细胞的侵袭性和转移性增加，对放、化疗的敏感性下降。EGFR在不同部位肿瘤中的表达不同，在头颈部鳞癌中的表达可达80%~100%。文献报道晚期鼻咽癌EGFR表达及预后的关系见表5-6-9。并且已有针对EGFR的单克隆抗体（C225，泰欣生）上市，并且取得了一定的疗效。其他如EBV、血管内皮生长因子（VEGF）及内皮素受体A（ET_AR）等，虽然在实验室已证实与预后有关，但是针对其的临床靶向治疗仍在研究中。

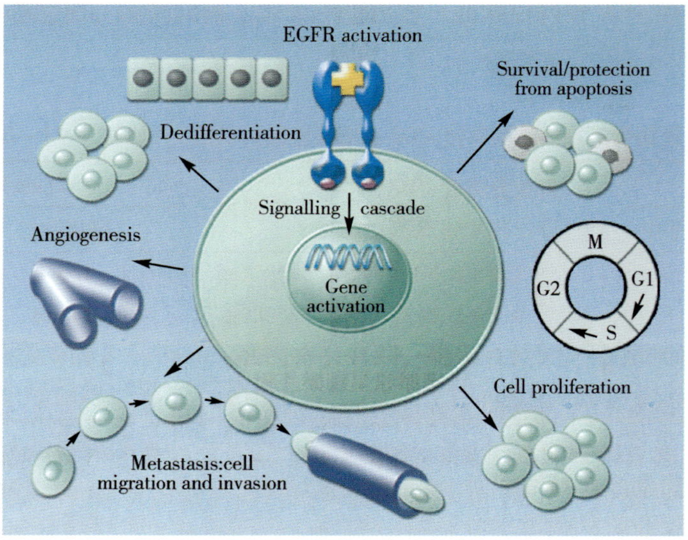

图5-6-21　EGFR在肿瘤细胞的凋亡、增殖分化、浸润转移和对射线和化疗药物的抗性等方面的作用
（摘自Baselga. Eur J Cancer 2001；37 Suppl 4：S16~S22）

表5-6-8　晚期鼻咽癌EGFR表达及预后的关系

结果		5年（%）	10年（%）	P值
疾病专项生存率				
EGFR表达范围	≥25%	48	40	0.012
	<25%	86	78	
无复发生存				
EGFR表达范围	≥25%	36	30	0.007
	<25%	80	73	
局部-区域无复发生存				
EGFR表达范围	≥25%	60	48	0.026
	<25%	93	85	
无远地转移				
EGFR表达范围	≥25%	55	55	0.11
	<25%	86	78	

本表引自文献36。

（高　黎）

参 考 文 献

1. 骆兆平. 咽的应用解剖学. 见：黄兆选主编. 耳鼻咽喉科学. 第三版，北京：人民卫生出版社，1990.
2. Chen CL, Hsu MM. Second primary epithelial malignancy of nasopharynx and nasal cavity after successful curative radiation therapy of nasopharyngeal carcinoma. Hum Pathol, 2000, 31 : 227 ~ 232.
3. 易俊林，高黎，黄晓东，等. 鼻咽癌的临床表现和预后. 中国医学科学院学报，2006，28（3）: 315 ~ 317.
4. 刘泰福，徐国镇. 全国鼻咽癌会议纪要. 中华放射肿瘤杂志，1992，1（4）: 204.
5. International Union Against Cancer (UICC). TNM classification of malignant tumors. 6nd ed, Geneva, 2002.
6. 高黎，易俊林，黄晓东，等. 鼻咽癌放射治疗经验总结. 中华放射肿瘤学杂志，2006，15（4）: 249 ~ 256.
7. Qin DX, Hu YH, Yan JH, et al. Analysis of 1379 patients with nasopharyngeal carcinoma treated by radiation. Cancer, 1988, 61 (6): 1117 ~ 24.
8. 李咏梅，潘若芙，罗振基，等. 鼻咽癌复发方式及不做预防性颈部照射的结果. 中华放射肿瘤学，1991，4 : 213 ~ 215.
9. 朱小东，王安宇，李龄，等. 后程加速超分割放射治疗Ⅰ、Ⅱ期鼻咽癌的疗效观察. 癌症，2001，20（2）: 180 ~ 182.
10. 何霞云，何少琴，环素兰，等. 鼻咽癌超分割放射治疗疗程与局部控制的关系. 中华放射肿瘤学杂志，2002，11（4）: 259 ~ 260.
11. Hong TS, Tome WA, Chappell RJ, et al. The impact of daily setup variations on head – and – neck intensity – modulated radiation therapy. Int J Radiat Oncol Biol Phys. 2005, 61 : 779 ~ 788.
12. 高黎，袁智勇，徐国镇，等. 早期鼻咽癌单纯外照射与加近距离治疗的远期结果比较. 中华放射肿瘤杂志，2004，13（4）: 263 ~ 267.
13. Bonner JA, Harari PM, Giralt J, et al. Radiotherapy plus Cetuximab for squamous cell carcinoma of the head and neck. N Engl J Med, 2006, 354 : 567 ~ 578.
14. rombet T, Osorio M, Cruz T, et al. Use of the humanized anti – epidermal growth factor receptor monoclonal antibody h – R3 in combination with radiotherapy in the treatment of locally advanced head and neck cancer patients. J Clin Oncol. 2004, 22 : 1646 ~ 1654.
15. Chan ATC, Hsu MM, Goh BC, et al. A phase Ⅱ study of cetuximab (C225) in combination with carboplatin in patients (pts) with recurrent or metastatic nasopharyngeal carcinoma (NPC) who failed to a platinum – based chemotherapy. Proc Am Soc Clin Oncol, 2003, 22 : 497 (abstract 2000).
16. Straathof KCM, Bollard CM, Popat U, et al. Treatment of nasopharyngeal carcinoma with Epstein – Barr virus – specific T lymphocytes. Blood, 2005, 105 : 1898.
17. 李宝实，钱士良，王晋权，等. 鼻咽癌手术放射综合疗法的初步疗效分析. 中华耳鼻咽喉科杂志. 1964，10 : 5 ~ 8.
18. 吴山，宓锡裕. 鼻咽癌的手术和放射治疗，中华耳鼻咽喉科杂志，1964，10 : 9 ~ 10.
19. Wei WI, Lam KH, Sham JST. New approach to the nasopharynx: the maxillary swing approach. Head & Neck, 1991, 13 (3): 200 ~ 207.
20. Wei WI, Ho CM, Yuen PW, et al. Maxillary swing approach for resection of tumors in and around the nasopharynx. Arch Otol Head Neck Surg, 1995, 121 : 638 ~ 642.
21. Ahmad A and Stefani S. DM of nasopharyngeal carcinoma: A study of 256 male patients. J Surg Oncol, 1986, 33 : 194 ~ 197.
22. Spano JP, Busson P, Atlan D, et al. Nasopharyngeal carcinomas: An update. European J Cancer, 2003, 39 : 2121 ~ 2135.
23. Mould, RF and Tai THP. Nasopharyngeal carcinoma: treatments and outcomes in the 20th century. British J of Radiol, 2002, 75 : 307 ~ 339.
24. Preliminary results of a randomized trial comparing neoadjuvant chemotherapy (cisplatin, epirubicin, bleomycin) plus radiotherapy vs radiotherapy alone in stage Ⅳ (> or $= N_2$, M_0) undifferentiated nasopharyngeal carcinoma: a positive effect

on progression – free survival. International Nasopharynx Cancer Study Group VUMCA Ⅰ trial. Int J Radiat Oncol Biol Phys, 1996, 35：463～469.

25. Chua DT, Sham JS, Choy D, et al. Preliminary report of the Asian – Oceanian Clinical Oncology Association randomized trial comparing cisplatin and epirubicin followed by radiotherapy vs radiotherapy alone in the treatment of patients with locoregionally advanced nasopharyngeal carcinoma. Asian – Oceanian Clinical Oncology Association Nasopharynx Cancer Study Group. Cancr, 1998, 83：2270～2283.

26. Ma J, Mai HO, Hong MH, et al. Results of a prospective randomized trial comparing neoadjuvants chemotherapy plus radiotherapy with radiotherapy alone in patients with locoregionally advanced nasopharyngeal carcinoma. J Clin Oncol, 2001, 19：1350～1357.

27. Hareyama M, Sakata K, Shirato H, et al. A prospective, randomized trial comparing neoadjuvant chemotherapy with radiotherapy alone in patients with advanced nasopharyngeal carcinoma. Cancer, 2002, 94：2217～2223.

28. Chan AT, Teo PM, Ngan RK, et al. Concurrent chemotherapy – radiotherapy compared with radiotherapy alone in locoregionally advanced nasopharyngeal carcinoma: progression – free survival analysis of a phase Ⅲ randomized trial. J Clin Oncol, 2002, 20：2038～2044.

29. Wee J, Tan EH, Tai BC, et al. Phase Ⅲ randomized trial of radiotherapy vs concurrent chemo – radiotherapy followed by adjuvant chemotherapy in patients with AJCC/UICC (1997) stage 3 and 4 nasopharyngeal cancer of the endemic variety. J Clin Oncol, 2004, 22：488s (abstract 5000).

30. 李振权等主编. 鼻咽癌临床与实验研究. 广州：广东科技出版社，1983.

31. 赵京文，高黎，黄晓东. 张口功能锻炼预防鼻咽癌放疗后张口困难. 中华放射肿瘤学杂志，2005，14（3）：199～200.

32. Ma J, Mai HQ, Hong MH, et al. Is the 1997 AJCC staging system for nasopharyngeal carcinoma prognostically useful for Chinese patient populations. Int J Radiat Biol Phys, 2001, 50：1181～1189.

33. Teo P, Lee WY, Yu P. The prognostic significance of parapharyngeal tumour involvement in nasopharyngeal carcinoma. Radiother and Oncol, 1996, 39：209～221.

34. Liu MT, Hsieh CY, Chang TH, et al. Prognostic factors affecting outcome of nasopharyngeal carcinoma. Jpn J Clin Oncol, 2003, 33 (10)：501～508.

35. Baselga J. The EGFR as a target for anticancer therapy——focus on cetuximab. Eur J Cancer, 2001, 37 Suppl 4：S16～S22.

36. Daniel TT Chua, John M. Nicholls, Jonathan ST Sham, et al. Prognostic value of epidermal growth factor receptor expression in patients with advanced stage nasopharyngeal carcinoma treated with induction chemotherapy and radiotherapy. Int J Radiat Oncol Biol Phys, 2004, 59：11～20.

第七章　甲状腺癌

一、概述

（一）流行病学　甲状腺癌（thyroid cancer）的发病率较低，仅占全身恶性肿瘤中的0.5%～1%左右，但在头颈部恶性肿瘤中其发病率却居首位，约占30%左右，其中甲状腺乳头状癌和滤泡状癌约占90%。一般而言，发病以女性居多，男∶女=1∶3。20～40岁为发病年龄高峰，50岁以后其发病率则有明显下降。

（二）发病原因

1. 电离辐射　电离辐射是目前唯一一个已经确定的致癌原因。Sadetzki等对接受放疗治疗头癣的患儿进行了随访，结果发现患儿的甲状腺癌发生率有显著增加，并与剂量有相关性。患者在接受照射10～19年后，甲状腺癌的发病率明显上升，20～30年时达到高峰，40年后有所下降。

2. 癌基因和生长因子

（1）生长因子　一般认为促甲状腺激素（TSH）具有调节甲状腺滤泡细胞的生长和分化功能，动物实验研究显示TSH可以促进甲状腺细胞的DNA合成，因此认为TSH与甲状腺癌的发生有相关性。其他生长因子包括类胰岛素生长因子（IGF）、表皮生长因子（EGF）、转化生长因子（TGF）及血小板衍生生长因子（PDGF）等，均对甲状腺细胞的生长和分化起到重要的调节作用。

（2）癌基因　在甲状腺癌的标本中发现有多种癌基因的表达，包括ptc癌基因、H－ras、c－myc等。

3. 碘缺乏　研究显示缺碘可以刺激TSH的分泌，而且以间变/未分化型甲状腺癌多见。

4. 其他　家族遗传性疾病患者常伴有甲状腺癌，如Gardner综合征等。此外，雌激素可以促进TSH的分泌，也是甲状腺癌可能病因之一。

二、局部解剖及淋巴引流

甲状腺分为左、右两个侧叶，中间以峡部相连形同“蝶”状或“H”状。两叶贴附在甲状软骨和颈段食管的前面及两侧。甲状腺前面宽约5.0cm，侧叶高4.9cm，侧叶厚2.0cm，峡部高1.8cm。

甲状腺侧叶上极在甲状软骨后缘中、下1/3交界处附近，多数在环状软骨上缘上方，平均高出环状软骨上缘1.2cm；侧叶下极在第4、5气管软骨环高度，少数位于第3或第6气管软骨环水平；峡部的位置多在第1～3或2～4气管软骨环范围。

甲状腺毗邻：前缘：借筋膜与甲状腺前肌贴近，但峡部前面正中约0.5～1.0cm宽区域无肌肉覆盖，直接与筋膜和皮肤相邻；外缘：颈内静脉；后缘：颈总动脉和甲状旁腺。前上缘：贴于甲状软骨斜线下方和环甲肌的外侧；内缘：与颈部四个管状器官（喉、咽、气管和食管）相贴邻，甲状腺下动脉的两个腺体支、喉返神经和喉上神经外支也通行于侧叶内缘。

甲状腺的淋巴管起源于甲状腺滤泡周围，在腺体内形成丰富的淋巴管网，淋巴引流随着甲状腺上下血管而走行，可向上方、下方和侧方引流至颈内静脉上、中、下组，少数入咽后淋巴结。甲状腺癌发生区域性淋巴结转移较为常见，转移的第一站淋巴结为喉旁、气管旁和喉前淋巴结（Delphian淋巴结），此站淋巴结位于颈前正中部，为Ⅵ区淋巴结。甲状腺的不同部位也有其不同的淋巴引流区域：一般的甲状腺峡部向上至Delphian淋巴结，向下至上纵隔淋巴结；侧叶的下部和中部则首先引流至沿喉返神经分布的气管食管沟淋巴结；侧叶上部引流至沿甲状腺上动静脉分布的淋巴结。第二站淋巴结则为颈内静脉淋巴结中、下组、锁骨上淋巴结，少数可以转移至颈内静脉淋巴结上组及副神经淋巴结

（Ⅱ区和Ⅴ区），上纵隔淋巴结前后均可受累，但并不常见，颈部广泛淋巴结转移患者常可见到咽后淋巴结的转移，病变晚期时可由于淋巴管受阻引流至其他少见的淋巴结部位，包括颌下、颏下等，有些还可以沿甲状腺下静脉注入膈淋巴结（图5－7－1，5－7－2）。甲状腺癌双侧以及同侧多个区域淋巴结转移较常见，边学等报道分化型甲状腺癌的淋巴结双侧转移率为21.5%，同侧多分区淋巴结转移者为81.4%。

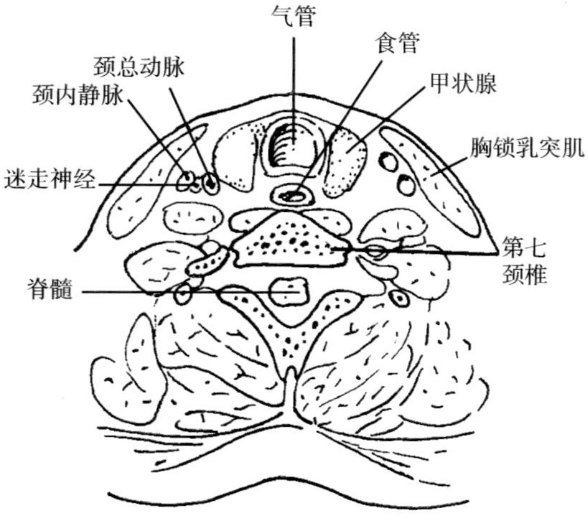

图5－7－1 甲状腺横断面结构

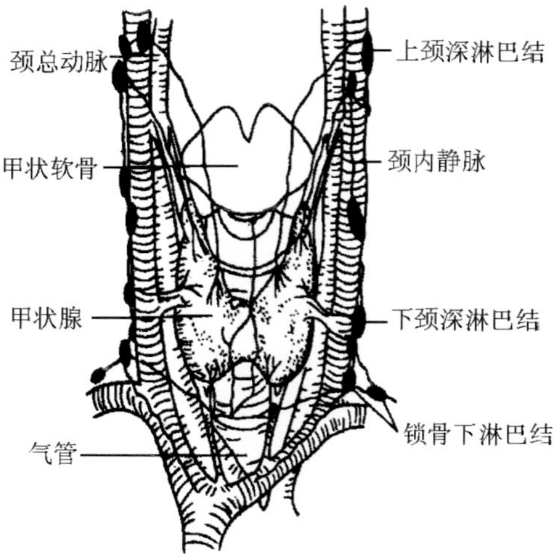

图5－7－2 甲状腺淋巴引流

三、病理分类及临床生物学行为

甲状腺癌可以起源于滤泡上皮细胞、滤泡旁的C细胞和间质细胞。

（一）分化型甲状腺癌 包括乳头状癌、乳头－滤泡混合型癌和滤泡状癌，均起源于滤泡细胞。

1. 乳头状癌 最常见，占全部甲状腺癌的70%～80%左右，女性多见，男∶女＝1∶3，好发年龄为30～40岁，为低度恶性，病程缓慢。病理表现的特点为：微血管周围的分支状乳头为其特点，肿瘤细胞的核分裂相偶见，另一个特点是有钙化的沙瘤样小体。微小癌（肿瘤直径≤1.0cm）绝大多数为乳头状癌。乳头状癌常表现为多灶性，颈部淋巴结转移较多见：无论临床是否触及肿大淋巴结均需行颈淋巴结清扫，经病理证实的淋巴结转移率为80%～90%，即使是临床阴性的患者经颈清扫后病理证实的淋巴结转移率也有46%～72%。血行转移少见，初诊时有远地转移者仅为5%～10%，其中肺转移最为多见，其次为骨。即使发生远地转移，经积极治疗仍有治愈的希望。

2. 滤泡状癌 约占原发性甲状腺肿瘤的5%～20%，女性更为常见。滤泡状癌可发生于任何年龄，但发生于年龄较大者相对为多，确诊时的一般年龄为50～58岁。一般病程较长，肿瘤生长较缓慢。同乳头状腺癌相比，较少淋巴结转移，约为15%～20%，但血行转移相对多见，约15%～20%，主要转移部位为肺，其次为骨。

（二）甲状腺髓样癌 甲状腺髓样癌来源于滤泡周围的C细胞，又称为滤泡旁细胞癌或C细胞癌，这些细胞可分泌降钙素和癌胚抗原（CEA），属于APUD瘤的范畴。其发病、病理以及临床表现均不同于一般的甲状腺癌。其特点是：

1. 占所有甲状腺癌的5%～10%。发病主要为散发性，发病中位年龄为50岁；约20%有家族史，常为多种内分泌肿瘤综合征中的一种表现，发病年龄较轻，常在20岁左右或以前发病，病变常两侧多发。

2. 中度恶性，可发生于任何年龄，男女发病率无明显差异。

3. 除了甲状腺肿块和颈淋巴结肿大外，还有类癌综合征的症状。

4. 淋巴结转移和血性转移率均较高。

（三）未分化癌　起源于滤泡细胞。

1. 临床少见，占甲状腺癌的5%左右。老龄患者多见，男女比例相当。

2. 常发生于碘缺乏的甲状腺肿高发地区，80%的患者有甲状腺肿的病史，尤其在大细胞型未分化癌中更为明显。

3. 病理上包括小细胞型、大细胞型和梭形细胞型。

4. 属高度恶性，生长较快，常广泛侵犯甲状腺周围组织，Chang等报道此型甲状腺癌的外侵率高达90%。

5. 颈淋巴结转移及血行转移相当多见。

四、临床诊断

（一）病史　包括患者的年龄、性别、放射线接触史以及家族病史等等。

（二）临床症状

1. 颈前肿物　多为患者、家人或医师在无意中发现，可为单发或多发。肿物质硬、边界不清、缓慢生长，随吞咽上下移动，但无特异性。有时肿物合并出血时可出现肿瘤短期内增大或伴有疼痛等。

2. 周围结构受侵的症状　病变至晚期，由于周围结构的侵犯而出现相应的症状，如喉返神经受侵或受压表现为声音嘶哑；如气管、食管受侵或受压，则表现为呼吸困难或吞咽困难；如颈静脉受侵，则表现为颈静脉怒张、面部水肿等。

3. 合并颈淋巴结肿大或其他脏器的转移　甲状腺乳头状癌较容易出现颈部淋巴结转移，滤泡状癌的远地转移率较高，间变/未分化癌两者均常见。

（三）辅助检查

1. 实验室检查　甲状腺功能：多数患者的甲状腺功能表现为正常；甲状腺球蛋白轻度升高但无特异性，但效价超过10倍则提示甲状腺癌的可能。血清降钙素的检测对诊断甲状腺髓样癌具有特异性，此外髓样癌可以合并其他内分泌综合征而出现相应的内分泌水平增高。其他病理类型的甲状腺癌尚缺乏特异性的实验室指标。

2. 影像学检查

（1）颈部超声　可以确定肿物的位置、大小以及区分肿物与甲状腺的关系，并鉴别肿物为实性或囊性，实性肿物的恶性可能性大，但不能排除囊性肿物的恶性可能，在甲状腺恶性肿瘤中约25%表现为部分囊性结节。但是甲状腺超声可以随诊肿物大小变化、肿瘤的数量以及双侧叶和峡部的情况；检查甲状腺结节的钙化情况，如在甲状腺双侧叶的中上1/3处出现钙化可提示髓样癌（出现率约40%）；超声引导下甲状腺肿物细针穿刺是术前甲状腺癌病理细胞学诊断的主要方法之一。

（2）CT/MRI　可在三维图像上观察甲状腺肿物的情况以及和周围的关系。如果发现有周围组织的侵犯、颈部或纵隔淋巴结异常肿大等等可提示恶性可能。此外，在肿物为恶性情况下可以为手术提供肿瘤的范围以及淋巴结的情况，帮助医师决定手术方式和手术范围。

（3）PET　可以发现较小的甲状腺肿瘤，尤其在碘摄取较少的肿瘤中有更高的FDG摄取，与其他影像学检查相比，PET的敏感性更高，但由于部分炎性结节也可以吸收FDG，故特异性不高。此外，PET还可以发现肿瘤的淋巴结转移和远地脏器的转移。但是此种检查费用昂贵，目前尚不能作为术前的常规检查。

（4）甲状腺放射性核素扫描　^{131}I、^{125}I、^{123}I和^{99m}Tc是甲状腺扫描最常用的放射性核素。其作用包括：对临床可触及的甲状腺结节提供精确的解剖位置定位，并了解结节的功能状态；发现高危患者潜在或微小的癌灶；检出已发生区域性或远处转移的甲状腺癌的原发灶；发现出现于甲状腺的转移性病灶；以及评价治疗效果等。约15%～25%的甲状腺单发冷结节为甲状腺癌，余75%～85%为腺瘤或胶质囊肿。但应注意热结节中有4% ~7%为癌，因此核素扫描的特异性低，对扫描提示的热结节也不能完全掉以轻心。

3. 细针穿刺细胞学检查（fine needle aspiration，FNA） 对于1 ~3cm的结节往往可获得满意的检查结果。这种技术可区分良、恶性结节，其准确率可高达95%，假阴性率不足5%，假阳性率仅为1% ~3%，其结果受操作者水平以及肿物大小的影响。超声引导下的FNA可以对小、不能触及的肿瘤进行穿刺细胞学检查。对有经验的医师而言，使用FNA并结合免疫组化技术使相当一部分患者可于手术前确诊，且部分病例的病理分型如乳头状癌，髓样癌，未分化癌也可明确。尽管如此，不少患者仍依靠手术切除肿物，术中快速冰冻诊断、术后标本常规病检来明确组织学类型及肿瘤扩展范围。

临床上如何处理可参见图5 -7 -3所示的诊治过程。

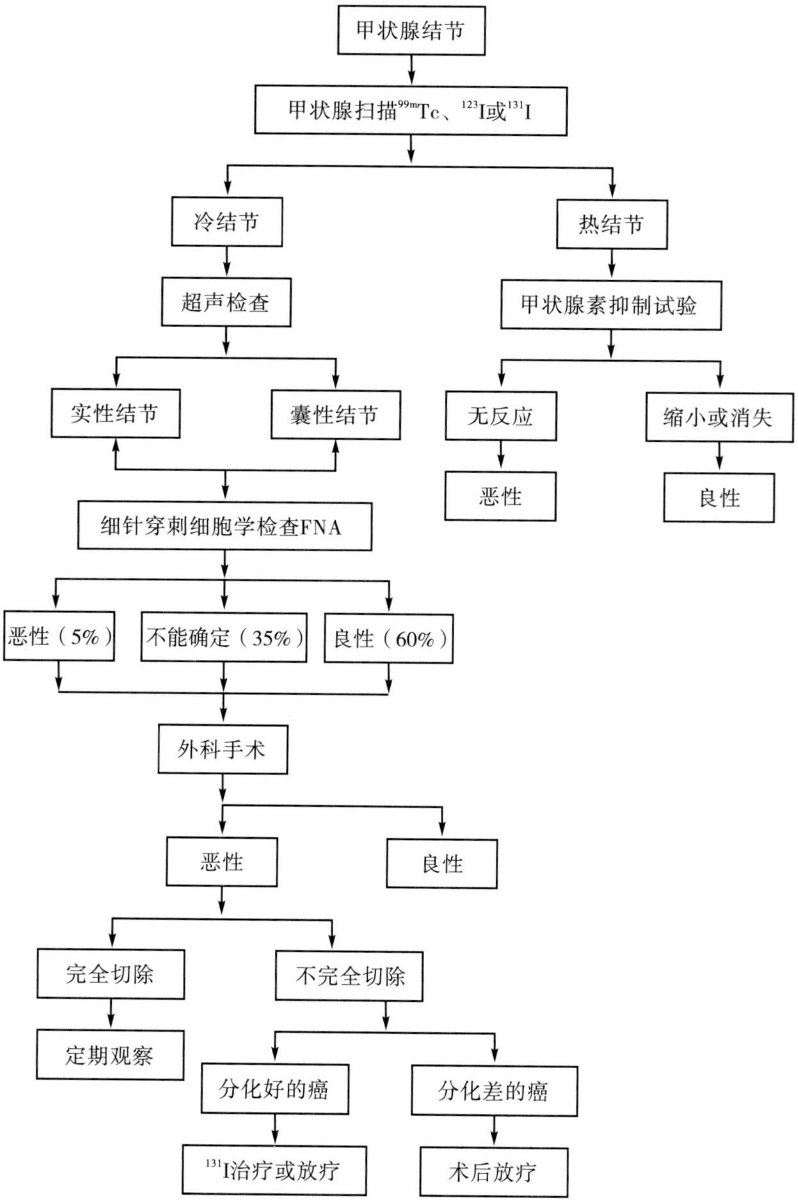

图5 -7 -3 甲状腺结节的诊治过程

五、临床分期

T：原发肿瘤

Tx：无原发肿瘤证据

T_1：肿瘤最大直径≤2cm，局限于腺体内

T_2：肿瘤最大直径＞2cm，但≤4cm，局限于腺体内

T_3：肿瘤最大直径＞4cm，局限于腺体内，或任何大小肿瘤伴有腺体外微小受侵（如：胸骨甲状肌或甲状腺外软组织）

T_4：a：肿瘤侵犯甲状腺包膜外，并侵犯下列任意结构：皮下软组织、喉、气管、食管、喉返神经等

b：肿瘤侵犯椎前筋膜、纵隔血管或包绕颈动脉间变/未分化型甲状腺癌，均为 T_4

T_{4a}：局限于腺体内的任意大小肿瘤（肿瘤被认为能行手术切除）

T_{4b}：侵犯至腺体包膜外的任意大小肿瘤（肿瘤被认为不能手术切除）

N：区域淋巴结

N_X：区域淋巴结无法评估

N_0：无淋巴结转移

N_1：a：转移淋巴结位于Ⅵ区（气管前和气管旁淋巴结包括喉前和 Delphian 淋巴结，后者指邻近甲状腺峡部的喉前淋巴结）

b：转移淋巴结位于同侧其他区、双侧或对侧颈部，或上/前纵隔

M 远处转移

M_X远处转移无法评估

M_0无远处

M_1有远处转移

分期：

乳头状癌和滤泡状癌，年龄＜45 岁

Ⅰ期：$T_{1\sim4}N_{0\sim1}M_0$

Ⅱ期：$T_{1\sim4}N_{0\sim1}M_1$

乳头状癌和滤泡状癌，年龄≥45 岁，以及髓样癌

Ⅰ期：$T_1N_0M_0$

Ⅱ期：$T_2N_0M_0$

Ⅲ期：$T_3N_{0\sim1a}M_0$，$T_{1\sim2}N_{1a}M_0$

Ⅳ期：A：$T_{1\sim3}N_{1b}M_0$，$T_{4a}N_{0\sim1}M_0$

B：$T_{4b}N_{0\sim1}M_0$

C：$T_{1\sim4}N_{0\sim1}M_1$

间变/未分化型甲状腺癌（均为Ⅳ期）

Ⅳ期：A：$T_{4a}N_{0\sim1}M_0$

B：$T_{4b}N_{0\sim1}M_0$

C：$T_{1\sim4}N_{0\sim1}M_1$

六、治疗原则

甲状腺癌的首选治疗方式为手术切除。不论病理类型如何，只要有指征就应尽可能地手术切除。因甲状腺癌对放射治疗敏感性差，单纯放射治疗对甲状腺癌的治疗并无好处。但对于手术后有残留者，术后放射治疗有价值，如医科院肿瘤医院的一组资料分析，甲状腺癌术后有残留癌者，加用术后

放射治疗者的5年生存率为77%（33/43），未加放射治疗者的5年生存率仅为38%（17/45），故放射治疗原则上应配合手术使用，主要为术后放射治疗。具体实施应根据手术切除情况、病理类型、病变范围、年龄等因素而定：对恶性程度较低的癌如分化好的乳头状癌或滤泡癌，术后微小残存可用^{131}I治疗，即使是术后局部复发者也可再作手术或颈清扫术，仍能达到根治或长久的姑息作用。如对这些患者进行较大范围的放射治疗后，一旦复发则很难再次手术或是手术变得很困难，因此，对这类病例放疗仅在无法手术切除时才考虑介入。肿瘤累及较重要的部位如气管壁、气管食管沟、喉、动脉壁或静脉内有瘤栓等而手术又无法切除干净，且^{131}I治疗又因残存较大无明显效果时才可考虑术后放射治疗，但宜用较小的照射野，包括残存病灶即可。对年轻患者，病理类型一般分化较好，即使是出现复发转移也可带瘤长期存活，且^{131}I治疗和再次手术都为有效的治疗手段，因此外照射的应用需慎重，否则不仅效果有限，而且影响下一步的治疗，同时放疗后遗症明显：既可导致颈部发育畸形，又有发生放射诱发癌的可能。但对分化差的癌或未分化癌，如手术后有残留或广泛的淋巴结转移，则不受以上原则的限制，应及时给予大范围的术后放射治疗，以尽可能地降低局部复发率，改善预后。

（一）高分化的乳头状腺癌和滤泡状腺癌　该病治疗应首选手术治疗，即使是局限性的病变也主张行甲状腺次全切术，因为其有多灶性及弥漫性浸润的特点。对术前可触及肿大淋巴结者常规行颈清扫术，但对临床检查淋巴结阴性的患者的处理则有分歧，因为其颈部淋巴结转移尽管多见，但可长期留置在淋巴结包膜内而不发展，且大量临床资料证实作预防性颈清扫术和对照组预后并无明显差异，因此对颈部淋巴结的处理目前有不少方案，但归纳起来不外乎以下3种治疗意见：①仅切除原发灶，颈部观察；②常规行颈淋巴结清扫术；③根据原发灶具体侵犯情况决定是否行颈清扫术。

滤泡状腺癌同乳头状腺癌相比，较少淋巴结转移，但血行转移相对多见。手术上原发灶的处理同乳头状腺癌，对有颈淋巴结转移者行颈清扫术，但对临床阴性者因颈部淋巴结转移的几率低，故治疗意见比较统一：一般不作预防性颈清扫。

上述两种病理类型的甲状腺癌具有高浓缩吸收^{131}I的功能，所以对其术后微小残存或复发转移者可行^{131}I治疗，一般不行术后放疗，除非是有以下情况才考虑放射治疗：①病变穿透包膜并侵及邻近器官，术后局部复发的危险性大；②肿瘤肉眼残存明显、而且不能手术切除，单纯依靠放射性核素治疗不能控制者；③术后残存病灶不吸碘者。

对分化好的乳头状腺癌和滤泡状腺癌，国外常用的治疗方法为：行甲状腺次全切或全切术。术后4周，常规行^{131}I扫描，如甲状腺区域外无任何吸收区，定期复查甲状腺扫描即可；如有超出甲状腺区域外的吸收区存在，常规给予100mCi的^{131}I。其远期效果甚佳，且副作用有限。即使再次复发，也不影响下一步的治疗。

（二）髓样癌　治疗为甲状腺次全切除术+颈清扫术，对手术不能全切者应行术后放疗。

（三）未分化癌　放疗可作为术前、术后综合治疗的一部分发挥作用，也可以采用单纯放疗的形式缓解患者症状，控制病变生长，从而延长生存期，起到姑息治疗的目的。由于本病发展迅速，绝大多数患者在确诊时已无法手术切除，可行高剂量放疗（疗前有呼吸困难及憋气者可行气管切开术）以暂时控制瘤体生长，缓解症状，但不能根治，多于半年内死亡。但对有手术指征者仍应争取手术切除，术后常规行放疗，个别患者仍可长期存活。

未分化癌远地转移率高达50%左右，因此化疗的作用也不能忽视，过去常使用阿霉素（ADM）单药化疗，有效率为22.1%，现在则多采用多药联合化疗的方案（DDP、BLM、马法兰及泰素等），疗效有所提高。但总的来说化疗疗效不佳，仅部分患者达到部分缓解，少数报道有个别病例达到完全缓解。

在诊断甲状腺小细胞性未分化癌时，应考虑到甲状腺非霍奇金淋巴瘤（NHL）的可能，因为两者有时不易鉴别，多数情况下采用术后病理切片检查并结合免疫组化技术以资鉴别。两者鉴别的重要意义在于两者的预后明显不同，甲状腺NHL是一种单用放疗即有可能治愈的肿瘤。

七、放疗技术

（一）放疗前准备　放疗前应详细检查以明确肿瘤的具体情况，为靶区的制定作准备：

1. 出现声嘶、吞咽困难、喘鸣者表明肿瘤已侵出甲状腺体范围而达喉返神经、食管、气管等。

2. 颈部详细检查有无肿大淋巴结以确定有无区域性淋巴结转移。

3. 间接喉镜检查以明确有无声带麻痹而肯定是否有喉返神经受侵。

4. 颈部超声、CT可用于明确肿瘤具体侵犯范围及颈部淋巴结肿大情况；胸片，腹部超声、骨扫描应常规检查以除外远地转移的可能。

5. 术后放疗者应详细了解手术情况、术后有无残留及术后病理结果。

（二）放疗适应证

1. 甲状腺未分化癌应常规行术后放疗，如不能手术切除可行单纯姑息性放疗。

2. 分化型甲状腺癌的放疗指征

（1）手术切缘不净或残留者，尤其是不摄取^{131}I的甲状腺癌。

（2）外科医师认为局部区域复发高危患者。

（3）术后残存病灶较大，虽然吸收^{131}I，但不足以达到治疗剂量者。

（4）手术无法切除或^{131}I治疗后复发的患者。

（5）广泛淋巴结转移，尤其是包膜受侵者。

（三）靶区的制定　靶区的设计应根据病理类型、病变范围、淋巴结有无受侵等具体情况而定。一般而言，对高分化癌用小野，低分化或未分化癌用大野。由于甲状腺床的位置位居舌骨至气管分叉水平之间，且颈部淋巴结很少发生舌骨水平以上的转移，所以甲状腺癌照射野在包括全部甲状腺体及区域淋巴引流的原则上，上界至舌骨水平即可，下界可根据具体病变侵犯范围而定。但对未分化癌而言，上界应包括上颈部淋巴结，下界应至气管分叉水平以包括上纵隔淋巴结（图5－7－4）。

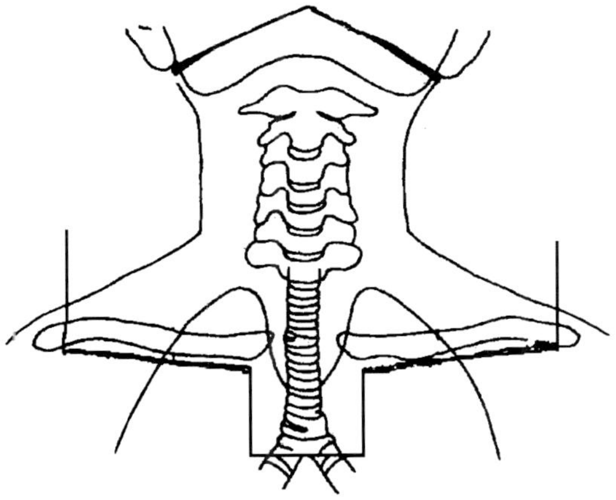

图5－7－4　甲状腺未分化癌的标准照射野

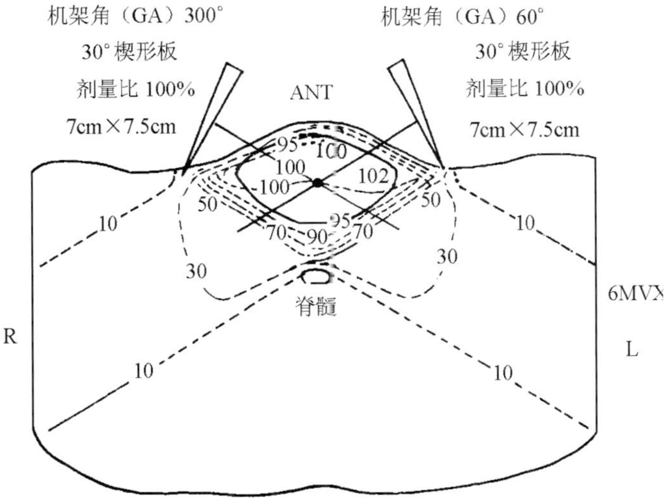

图5－7－5　两前斜野交角楔形照射技术

（四）定位　最佳体位为仰卧位，头垫合适角度的头架（保证头尽量仰伸）和头枕，面罩固定。

（五）放射野设计

1. 常规照射野

（1）两前斜野交角楔形照射技术　见图5－7－5。

（2）电子线单前野照射（图5－7－6）　根据TPS颈前选用合适厚度的蜡块、油纱等充填物可保证甲状腺及颈淋巴结得到满意的剂量分布，而脊髓则处于低剂量区，但应注意该方法的皮肤反应较

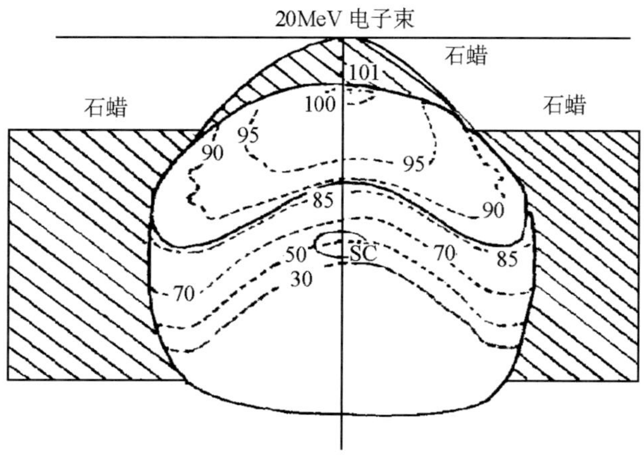

图 5 -7 -6 20MeV 电子线单前野照射的剂量分布

大，所以一般不能单独给至根治剂量，可与高能 X 线配合使用以达到根治剂量。

（3）X 线与电子线的混合照射技术（图 5 -7 -7） 先高能 X 线前后大野对穿照射或单前野 X 线照射，DT36 ~40Gy 时颈前中央挡铅 3cm 继续 X 线照射，而挡铅部分用合适能量的电子线照射，即保证了靶区足够的剂量，又使脊髓的受量处于安全剂量范围内。

（4）小斗蓬野（mini - mantle field）照射技术（图 5 -7 -8） 是一种前后野对穿技术，均用高能 X 线，前野颈髓不挡铅而后野颈髓挡铅，两野每日均照，前后野的剂量比例为 4∶1。剂量参考点选在颈

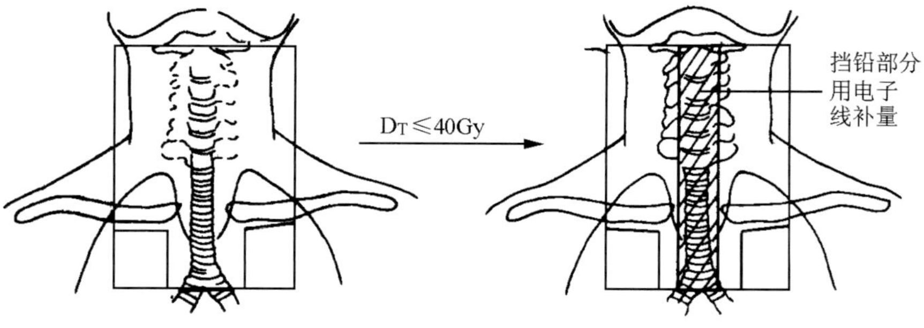

图 5 -7 -7 高能 X 线与电子线混合照射技术

椎椎体前缘左右。DT40Gy 时，脊髓受量仍在耐受剂量范围内，且甲状腺、颈部及上纵隔均可得到满意的剂量分布。最后加量时将下界上移至胸切迹水平，改为双侧水平野对穿或两前斜野楔形照射，使总量达到根治剂量。

2. 调强适形放射治疗 一般的，由于接受放疗的甲状腺癌病变期别较晚，需要照射的范围较大，其周围的喉、气管、脊髓以及腮腺限制了剂量的提高以及均匀性。纽约纪念医院采用 IMRT 的方法治疗了 27 例甲状腺癌的患者，并总结了治疗经验。

（1）高危区（CTV1） 包括甲状腺区域、周围的淋巴结引流区以及所有的有病理证实的淋巴结阳性区域。

（2）选择治疗区（CTV2） 包括无病理证实但可能出现转移的Ⅱ ~Ⅵ淋巴结引流区和上纵隔淋巴结，常规治疗不包括咽后淋巴结和Ⅰ区淋巴结，但如果高度可疑有淋巴结转移时，也应包括在治疗范围内。CTV2 的上界一般为乳突尖水平，下界为主动脉弓水平（如果上纵隔有病理证实的淋巴结转移时，下界应适当向下移）。

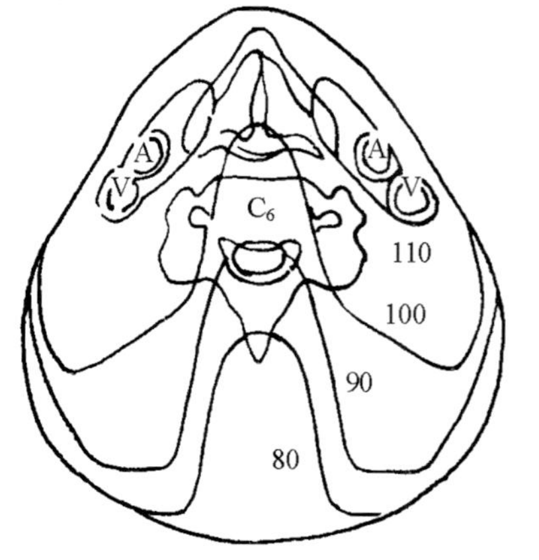

图 5 -7 -8 小斗蓬野照射技术的剂量分布（10MV X 线）

（六）放射源：^{60}Co 或 4 ~6MV 高能 X 线，8 ~15MeV 电子线。

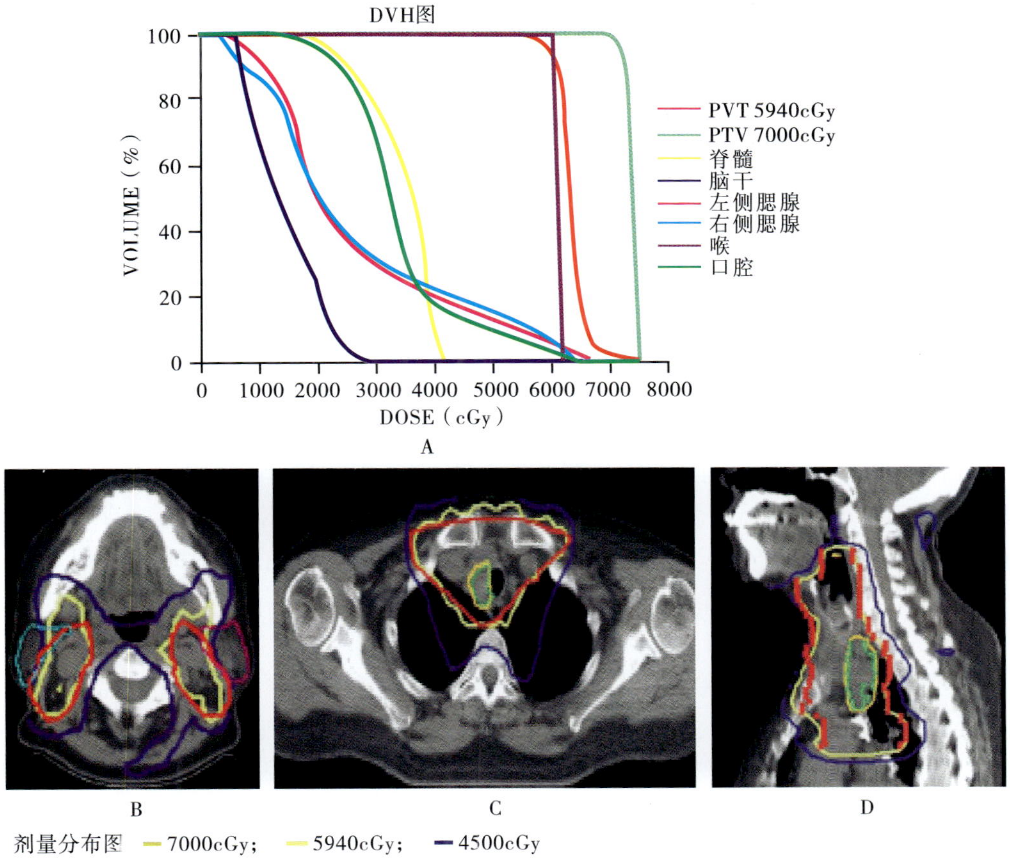

图 5－7－9　甲状腺调强适形放射治疗的靶区和剂量分布

（七）照射剂量

1．常规照射技术　在实际应用过程中，应根据患者的具体情况而采用合理的照射野，同时也可在同一治疗过程中分别采用以上不同的照射技术而完成放疗总量。

在剂量实施中，按常规剂量分割方式：分次剂量 200cGy，每日 1 次，每周 5 次，大野照射 5000cGy，然后缩野针对残留区加量至 6000～7000cGy，注意脊髓量勿超过耐受量。Meadows 等根据其治疗经验，推荐剂量为≥6400cGy。

2．IMRT　在甲状腺癌的治疗中采用 IMRT 可以提高靶区治疗剂量，在重要器官受到保护的情况下，高危区的单次剂量还可以提高至 2.2～2.25Gy（图 5－7－9）。

（1）选择性治疗区（或低危区）　一般给予 54Gy。

（2）高度可疑受累区　59.4～63Gy。

（3）切缘病理阳性区　63～66Gy。

（4）肉眼残存区域　66～70Gy。

（5）正常组织限量　脊髓最高剂量≤4000cGy；腮腺平均剂量≤2600cGy；喉的最高剂量≤7000cGy（在喉的区域不应有热点出现）。

八、疗效和预后

（一）疗效

1．生存率　不同病理类型的甲状腺癌生存率有很大差别。分化型甲状腺癌约占甲状腺癌的 90% 以上，其生物行为偏良性，生存期较长，最近报道的 10 年生存率：甲状腺乳头状癌为 74%～95%，滤泡状癌为43% ~95%。未分化型甲状腺癌的恶性度极高，Are 等总结了近年来报道，其中病例数超过 50 例的报道显示中位生存期仅为 2.5 ~7.5 个月，2 年生存率仅为 10%。

中国医学科学院肿瘤医院分析 1958 ~1980 年手术治疗的 407 例甲状腺癌患者，显示乳头状癌，滤泡状癌，髓样癌的 10 年总生存率及无瘤生存率分别为：87.1%，85.2%；59%，54%；69.7%，57.5%；而未分化癌的 5 年生存率仅为 17.5%。

2. 局部区域控制率 乳头状癌的局部复发率约为 20%，但复发的患者淋巴结转移率高达 85%。滤泡状癌的局部复发率稍高为 35%，淋巴结的复发率为 7.2%。

3. 远地转移率 乳头状癌远地转移率也可达 12%，滤泡状癌则可达 25% 左右。

（二）预后因素

1. 患者情况

（1）性别 女性甲状腺癌的生存率高于男性。Yildirim 等报道了分化型甲状腺癌中男性的 10 年生存率为 50% ±8%，儿女性为 75% ±3%，$P=0.02$，有显著性差异。Kebebew 等对未分化型甲状腺癌的单因素分析中也显示了男性的生存率显著低于女性，$P=0.0028$。

（2）年龄 Yildirim 等的结果表明年龄超过 45 岁的分化型癌患者的 10 年生存率为 47% =6%，而 45 岁及以下的患者则为 91% ±2%。未分化型癌发病年龄晚，高峰在 50 ~60 岁，以 60 岁划分进行分析，结果显示未分化型癌的预后也与年龄有相关性，$P=0.0009$。

2. 肿瘤情况

（1）病理类型 不同的病理类型有不同的生物学行为，决定了预后不同，一般的乳头状癌预后最佳，其次是滤泡状癌和髓样癌，未分化癌最差。Yildirim 等的报道显示乳头状癌的 10 年生存率为 74% ±3%，滤泡状癌为 56% ±7%。Kebebew 等分析的未分化癌的 1 年生存率仅为 20%，疗效最差。

（2）分期 Yildirim 等的研究显示，有颈淋巴结转移的患者生存率显著低于无淋巴结转移者（52% vs 75%，$P=0.002$）；有远地转移者生存率显著低于无远地转移者（82% vs 13%，$P=0.00001$）；包膜受侵者预后差（84% vs 49%，$P=0.00001$）；血管受侵生存率低（82% vs 40%，$P=0.00001$），肿瘤大者生存率低（80% vs 47%，$P=0.008$）等等。是否双侧受侵、是否多灶性以及是否合并坏死和出血不影响预后。

3. 治疗

（1）手术类型 甲状腺癌可以在双侧叶多发，行腺叶切除后，对侧叶复发几率为 10% ~24%，而全切后仅为 2%，因此在国外多主张行甲状腺全切术，Yildirim 等研究显示，行甲状腺全切或近全切者预后好于次全切者（79% vs 35%，$P=0.00001$）。但也有不同意见认为诊断时未发现双侧叶病灶可多选择甲状腺次全切除，如果出现对侧叶复发，再次手术不影响预后。

（2）^{131}I 治疗 可作为甲状腺全切手术后的辅助治疗，杀灭隐性存在的肿瘤细胞，降低远地转移和局部区域复发率。

（3）放射治疗 对于术后有镜下或肉眼残存的病变，放疗可以提高局部区域控制率。Tsang 等对 155 例术后有镜下残存的乳头状癌患者进行分析，结果显示行术后放疗的患者 10 年局部区域控制率为 93%，未行放疗者为 78%，两者间有显著差异，$P=0.01$。对于未分化癌患者，如果给予积极的综合治疗，部分患者可以延长生存期。De Crevoisier 等报道，根治术后使用放化疗可以提高生存率，此研究的病例数较少，3 年生存率可达 27%，但治疗并发症有明显的提高。

多个研究单位都试图通过对预后因素的分析来将患者分为不同的危险度组，从而综合的判断患者的预后。

Mayo Clinic 医院根据大量患者治疗结果而总结的 MACIS 评分，用于评定乳头状癌、滤泡状癌的预后，很有参考意义（表 5 –7 –1，5 –7 –2）。

表 5-7-1　MACIS 评分

影响因素	评分
年龄（岁）	
<39	3.1
=40	0.08×年龄
原发肿瘤大小（cm）	0.3×肿瘤大小（cm）
不全切除	1
甲状腺外受侵	1
远地转移	3

表 5-7-2　MACIS 评分与远地转移和死亡率的关系

MACIS 评分	10 年局部复发或远地转移率（%）	20 年死亡率（%）
<6	3	1
6～6.9	18	13
7～7.9	40	45
>8	60	76

注：MACIS 评分不适合用于甲状腺其他病理类型的肿瘤。

美国 Memorial Sloan - Kettering Cancer Center 55 年里收治了 1 038 例分化好的甲状腺癌病例，经过长期随访、总结，将所有病例分为 3 组：低危组、中度危险组及高危组，显示预后因素分组对评价预后、局部复发及远处转移有很好的参考作用。同时为分化好的甲状腺癌手术治疗后的后续治疗提供了治疗依据（表 5-7-3、5-7-4）。

表 5-7-3　分化好的甲状腺癌患者预后分组

预后因素	低危组	中度危险组		高危组
年龄（岁）	<45	<45	>45	>45
肿瘤大小（cm）	<4	>4	<4	>4
甲状腺外侵犯	无	有	无	有
远处转移	M_0	M_0	M_0	M_1
组织学分级	乳头状	滤泡状	乳头状	滤泡状

表 5-7-4　低、中、高危组病例的生存和局部复发率

危险组分类	病例数（%）	生存率（%）		复发率（%）				死亡例数
		5 年	20 年	局部	区域	远处转移	全部	
低危	403（39）	100	99	5	10	2	13	1
中危	403（39）	96	85	10	14	12	26	10
高危	232（22）	72	57	18	17	34	50	33

2005 年，Yildirim 等通过对 347 例分化型甲状腺癌进行分析，将疗前的各个因素对预后影响的危险度转换成数学模式［预后模式（Pm）：$\lambda(t, X)/\lambda_0(t)$ =exp［（0.2×肿瘤大小 cm）+（1，如果患者年龄>45 岁）+（0.7，如果原发灶有血管侵犯）+（1，如果疗前有远地转移）］，并将患者区分为 4 组：Pm≤55% 为极低危组，共 37 例（10.7%）；55%<Pm≤85% 为低危组，共 219 例（63.1%）；85%<Pm≤95% 为高危组，共 64 例（18.4%）；Pm>95% 为极高危组，共 27 例（7.8%）。该 4 组的总死亡率分别为 0%、11%、59% 和 85%（P=0.00001）。他们还将治疗的情况加入至预后数学模式［预后模式（Pm）：$\lambda(t, X)/\lambda_0(t)$ =exp［（0.2×肿瘤大小 cm）+（0.8，如果患者年龄>45 岁）+（0.5，如果原发灶有血管侵犯）+（0.6，如果疗前有远地转移）-（0.9，如果患者接受了甲状腺全切或近全切除术）-（0.7，如果患者接受了辅助性核素治疗）］，因为甲状腺全切除和辅助性核素治疗可以提高生存率，所以接受治疗的患者复发和死亡的危险度下降（表 5-7-5）。

表 5-7-5 不同的危险度组的生存情况，以及不同治疗组之间的生存情况

组别	术式	5 年 OS	10 年 OS	p 值	核素治疗	5 年 OS	10 年 OS	P 值
极低	次全	1.00	1.00	NS	否	1.00	1.00	NS
					是	1.00	1.00	
	全切	1.00	1.00		否	1.00	1.00	NS
					是	1.00	1.00	
低	次全	0.86 ±0.06	0.50 ±0.10	<0.00001	否	0.71 ±0.10	0.36 ±0.10	NS
					是	0.91 ±0.06	0.54 ±0.10	
	全切	0.98 ±0.01	0.95 ±0.01		否	0.91 ±0.05	0.68 ±0.20	0.01
					是	0.99 ±0.10	0.96 ±0.01	
高	次全	0.50 ±0.10	0.00	0.0002	否	0.46 ±0.10	0.00	NS
					是	0.57 ±0.10	0.00	
	全切	0.80 ±0.05	0.36 ±0.10		否	0.50 ±0.10	0.10 ±0.01	0.002
					是	0.91 ±0.04	0.52 ±0.10	
极高	次全	0.48 ±0.10	0.00	0.05	否	0.44 ±0.10	0.00	NS
					是	0.52 ±0.20	0.00	
	全切	0.71 ±0.10	0.10 ±0.01		否	0.49 ±0.10	0.00	0.01
					是	0.75 ±0.20	0.25 ±0.02	

此表引自文献 25。

虽然分化型甲状腺癌疗效较好，可以经手术及核素治愈，但仍有相当部分的患者出现复发和转移；未分化癌的治疗也仍然是个难点。因此对于这些患者来说应该寻找更好的治疗方法。

部分研究者将研究方向转向基因治疗，Schoenberger 等采用血管生长因子的抑制剂来治疗接种了滤泡状甲状腺癌细胞的小鼠，结果显示用药组肿瘤较对照组缩小 41%，且有早期坏死的表现，病理检查显示肿瘤的血管生成显著减少。

还有些研究者采用外源性的 TSH 以刺激肿瘤对放射性 ^{131}I 的吸收，从而增加核素治疗的疗效。

随着基础研究的发展，更多的新型的治疗方式将会出现，但均需要进一步的临床研究来证实。

（黄晓东 罗京伟 徐国镇）

参 考 文 献

1. Welker MJ and Orlov D. Thyroid nodules. Am Fam Physician, 2003, 67:559~566.
2. Haq M and Harmer C. Thyroid Cancer: an overview. Nucl Med Commun, 2004, 25:861~867.
3. 李树玲，刘科和张仑. 甲状腺癌。见：李树玲主编，头颈肿瘤学. 天津科学技术出版社. 1993, 717~757.
4. Sessions RB and Burman KD. Cancer of the thyroid gland. In: Harrison LB, Sessions RB and Hong WK (eds). Head and Neck Cancer: A multidisciplinary approach, 2nd ed, Philadelphia: Lippincott Williams & Wilkins, 2003, 715.
5. Sadetzki S, Chetrit A, Lubina A, et al. Risk of thyroid cancer after childhood exposure to ionizing radiation for tinea capitis. J Clin Endocrinology & Metabolism, 2006, 91:4798~4804.
6. 钟世镇. 第七章第四节颈前部. 见：张为龙、钟世镇主编. 临床解剖学丛书头颈部分册. 北京：人民卫生出版社，1988, 361~362.
7. 边学，徐震钢，张彬，等. 中华耳鼻喉头颈外科杂志，2006, 41:599~602.
8. 刘复生. 甲状腺癌病理特点与预后关系. 中华病理学杂志，1993, 15:381.
9. Are C and Shaha AR. Anaplastic thyroid carcinoma: Biology, pathogenesis, prognostic factors, and treatment approaches.

Annals of Surgical Oncology, 2006, 13：453 ~ 464.

10. Chang HS, Nam KH, Chung WY, et al. Anaplastic thyroid carcinoma: a therapeutic dilemma. Yonsei Medical Journal, 2005, 46：759 ~ 764.

11. Frates MC, Benson CB, Charboneau JW, et al. Management of thyroid nodules detected at US: Society of radiologists in ultrasound consensus conference statement. Radiology, 2005, 237：794 ~ 800.

12. Khan N, Oriuchi N, Higuchi T, et al. PET in the follow - up of differentiated thyroid cancer. Bri J Radiology, 2003, 76：690 ~ 695.

13. Castro MR and Gharib H. Continuing controversies in the management of thyroid nodules. Ann Intern Med, 2005, 142：926 ~ 931.

14. Suen KC. Fine - needle aspiration biopsy of the thyroid. CMAJ, 2002, 167：491 ~ 495.

15. Greene FL, Page DL, Fleming ID, et al. AJCC cancer staging manual, 6th ed, New York Springer - Verlag, 2002.

16. 吴雪林，胡郁华和李庆宏. 甲状腺癌手术后放射治疗的价值. 中华放射肿瘤学，1988，2：8 ~ 11.

17. O'Connell ME, A'Hern RP and Harmer CL. Results of external beam radiotherapy in differentiated thyroid carcinoma: A retrospective study from the Royal Marsden Hospital. Eur J Cancer, 1994, 30A：733 ~ 739.

18. Rosenbluth BD, Serrano V, Happersett L, et al. Intensity - modulated radiation therapy for the treatment of nonanaplastic thyroid cancer. Int J Radiation Oncology Biol Phys, 2005, 63：1419 ~ 1426.

19. Meadows KM, Amdur RJ, Morris CG, et al. External beam radiotherapy for differentiated thyroid cancer. Am J Otolaryngology - Head and Neck Medicine and Surgery, 2006, 27：24 ~ 28.

20. Eustatia - Rutten CFA, Corssmit EPM, Biermasz NR, et al. Survival and death causes in differentiated thyroid carcinoma. J Clini Endocrinology & Metabolism, 2006, 91：313 ~ 319.

21. Gimm O. Thyroid cancer. Cancer Lett, 2001, 163：143 ~ 156.

22. Passler C, Prager G, Scheuba C, et al. Application of staging systems for differentiated thyroid carcinoma in an endemic goiter region with iodine substitution. Ann Surg, 2003, 237：227 ~ 234.

23. Steinmüller T, Klupp J, Rayes N, et al. Prognostic factors in patients with thyroid carcinoma. Eur J Surg, 2000, 166：29 ~ 33.

24. Lerch H, Schober O, Kuwert T, et al. Survival of differentiated thyroid carcinoma studied in 500 patients. J Clin Oncol, 1997, 15：2067 ~ 2075.

25. Yildirim E. A model for predicting outcomes in patients with differentiated thyroid cancer and model performance in comparison with other classification system. J Am Coll Surg, 2005, 200：378 ~ 392.

26. Kebebew E, Greenspan FS, Clark OH, et al. Anaplastic thyroid carcinoma. Cancer, 2005, 103：1330 ~ 1335.

27. Tsang RW, Brierley JD, Simpson WJ, et al. The effects of surgery, radioiodine, and external radiation therapy on the clinical outcome of patients with differentiated thyroid carcinoma. Cancer, 1998, 82：375 ~ 388.

28. De Crevoisier R, Baudin E, Bachelot A, et al. Combined treatment of anaplastic thyroid carcinoma with surgery, chemotherapy, and hyperfractionated accelerated external radiotherapy. Int J Radiation Oncology Biol Phys, 2004, 60：1137 ~ 1143.

29. McConahey WM, Hay ID, Wooler LB, et al. Papillary thyroid cancer treated at the Mayo Clinic, 1946 ~ 1970: Initial manifestations, pathologic findings, therapy and outcome. Mayo Clinic Proc, 1986, 61：978 ~ 996.

30. Shaha AR, Shah JP and Loree TR. Patterns of failure in differentiated carcinoma of the thyroid based on risk groups, Head and Neck, 1998, 20：26 ~ 30.

31. Burman KD. A new Paradigm in the treatment of carcinoma: specific molecular targeting. Endocrinology, 2004, 145：1027 ~ 1030.

32. Schoenberger J, Grimm D, Kossmehl P, et al. Effects of PTK787/ZK222584, a tyrosine kinase inhibitor, on the growth of pooly differentiated thyroid carcinoma: an animal study. Endocrinology, 2004, 145：1031 ~ 1038.

33. Robbins RJ and Robbins AK. Recombinant human thyrotropin and thyroid cancer management. J Clini Endocrinology & Metabolism, 2003, 88：1933 ~ 1938.

第八章 涎腺恶性肿瘤

一、流行病学

涎腺肿瘤可发生于任何年龄，儿童涎腺肿瘤以恶性肿瘤居多，成人涎腺肿瘤则以良性居多。老年人涎腺肿瘤中85.6%为良性。不同国家，不同地区，涎腺肿瘤的发病率亦不同。我国目前尚无涎腺肿瘤发病率的资料。根据上海市1982年和1993年市区恶性肿瘤发病登记显示，涎腺肿瘤的发病率为：男性0.5～0.6/10万，女性0.4～0.5/10万。根据国内4所肿瘤医院资料，涎腺恶性肿瘤占全身恶性肿瘤的0.7%～1.6%，占头颈部恶性肿瘤的2.3%～10.4%。国外文献报道涎腺恶性肿瘤占头颈部恶性肿瘤的5%。加拿大的爱斯基摩人涎腺肿瘤发病率为，男性3.9/10万，女性7.7/10万。英美等国家资料显示，涎腺肿瘤的发病率为1～3/10万，占头颈部肿瘤的6%。

在不同的涎腺中，肿瘤的发病率和良性肿瘤与恶性肿瘤的比例也有差异。大涎腺中腮腺肿瘤的发病率最高，但良性肿瘤占绝大多数，恶性肿瘤不足20%，颌下腺肿瘤中良恶性肿瘤约各占一半，舌下腺肿瘤最少见，其中80%～90%为恶性肿瘤。小涎腺肿瘤中恶性肿瘤略多于良性。小涎腺恶性肿瘤的发病率约占口腔恶性肿瘤的10%。小涎腺肿瘤最常发生于腭腺，唇腺及颊腺次之。

二、病因学

涎腺肿瘤的发病原因目前尚不清楚。可能与下列因素有关：①物理因素：如头颈部肿瘤放疗后引发涎腺肿瘤；②化学因素：动物实验证明多环芳香烃化合物可引起涎腺导管系统上皮化生，进而发展为癌；③生物因素：实验证明多瘤病毒可诱发涎腺肿瘤。亦有作者报道EB病毒感染与涎腺良性淋巴上皮病损发生癌变可能有密切关系；④维生素A缺乏可能是重要的致病因素之一；⑤遗传因素、内分泌因素和机体免疫状况等。

三、应用解剖及生理功能

解剖学将涎腺分大涎腺和小涎腺。大涎腺包括腮腺、颌下腺和舌下腺（图5－8－1）。小涎腺数以百计，广泛分布于上呼吸道和上消化道的粘膜下。

（一）腮腺　腮腺是三大腺体中最大的一对，系浆液性腺体。腮腺区位于颧弓以下，颌骨下缘沿线以上，前外界为下颌支内面后份和翼内肌后缘，后外界为外耳道的前下部并延伸到乳突尖部。腮腺长约4～5cm，宽约3～3.5cm，厚约2～2.5cm，重约15～30g。不但每个人的腮腺大小不同，而且由于受周围结构的影响，以致腮腺的结构也很不规则。大体呈楔形。底向外尖向内，以面神经为界将腮腺分为深叶和浅叶。浅叶较大，覆盖于咬肌后部的浅面，腮腺肿瘤约90%发生在浅叶。腮腺深叶较小，在外耳道软骨下方绕下颌骨后缘向内，紧邻咽旁间隙。腮腺表面覆有由颈深筋膜浅层形成的筋膜，由于深面的腮腺筋膜较薄弱，肿瘤易穿透筋膜侵入咽旁间隙或口咽。腮腺后缘上端有颞浅静脉，颞浅动脉和耳颞神经穿出。腮腺前缘和下端有面神经分支和面横动脉穿出。腮腺导管全长约3.5～5cm，直径约0.3cm，自腮腺前缘穿出后，平行于颧弓下约1.5cm水平的咬肌表面，至咬肌前缘几乎呈直角转向内侧，开口于上颌第二磨牙相对应的颊粘膜处。开口处形成腮腺乳头。约50%的人有副腺体，多位于腮腺导管的上方，但是副腮腺的数量和大小均无定数。由于副腮腺的组织结构和生理功能与腮腺完全一致，所以腮腺的疾患完全可能发生在副腺体。

腮腺淋巴结可分为腮腺浅淋巴结和腮腺深淋巴结，即腺内和腺外淋巴结。腺内淋巴结位于腮腺实质内，面后静脉周围。腺外淋巴结主要在耳屏前，腮腺前缘的咬肌浅面以及腮腺后面和胸锁乳突肌间。腮腺的淋巴引流经腮腺浅和腮腺深淋巴结至颈浅和颈深上淋巴结。

（二）颌下腺　颌下腺是混合性腺体，以浆液腺泡为主。颌下腺位于二腹肌前腹、后腹和下颌骨下缘所形成的颌下三角内。腺体外面紧邻下颌骨的内面和翼内肌的下部。舌下神经是舌的运动神经，它经由腺体的内下方行于舌骨舌肌浅面入舌。舌神经管理舌前1/3的一般感觉和味觉，它在腺深部的上方经舌骨肌浅面入舌。颌下腺被致密的颈深筋膜所包裹，与周围组织有清楚分界。颌下腺亦可分为深浅两叶，浅叶大，深叶小。其内侧有一延长部，与舌下腺后端相连。颌下腺导管自腺体发出后，向前上经舌下区，开口于口底粘膜的舌下肉阜。颌下腺周围有4～6个淋巴结，腺体内无淋巴结。淋巴引流自颌下至颈深上组。

（三）舌下腺　舌下腺是三大腺体中最小的一对，为混合腺体，以黏液腺泡为主。舌下腺呈扁平梭形，分内外两面，前后两端。位于颌下腺的内上方偏前的部位。其下方有下颌舌骨肌，外面与下颌骨体内侧面的舌下腺窝相接，内侧面紧邻颏舌肌，其间有舌神经和颌下腺管通过。前端与对侧舌下腺相邻。舌下腺导管开口于舌系带两侧。舌下腺的淋巴引流从颏下及颌下淋巴结至颈深上淋巴结。

（四）小涎腺　小涎腺主要分布于口腔粘膜下组织内，可见于软硬腭、颊、磨牙后、唇（上唇多于下唇）、口底、舌（分为舌前腺、舌中腺、舌后腺三部分）、扁桃体区和口咽。只有少部分小涎腺分布于上呼吸道的鼻腔、鼻窦、鼻咽喉等部位。小涎腺腺体均无包膜，腺体总数450～750个，其中以腭腺最多，分布于软腭及后1/3硬腭处，前2/3硬腭无腺体分布。硬腭的淋巴引流主要是颌下和颈深上淋巴结群，也可转移至咽后淋巴结。软腭的淋巴引流主要至颈深上淋巴结。磨牙后腺和唇腺为混合腺，颊腺是以黏液腺泡为主的混合腺，舌前腺、舌后腺、腭腺为黏液腺，舌中腺为浆液腺。

（五）唾液的生理功能　唾液分泌的调节完全是神经反射性的（包括条件反射和非条件反射）。条件反射是因食物的色、味、形及进食环境甚至谈论美味所引起的唾液分泌。非条件反射性唾液分泌是由食物对口腔粘膜机械、化学和温度刺激引起的。

唾液是无色、无味、近于中性的低渗液体。腮腺、颌下腺、舌下腺和小涎腺每天分泌的唾液量约为1000～1500ml，其中有机物和无机物只占很少一部分，水分占99%。有机物主要有粘蛋白、球蛋白、唾液淀粉酶和溶菌酶等。有机物是一些离子，如Cl^-、Ca^{2+}等。

唾液的功能有：

1. 消化和营养功能　①湿润溶解食物，帮助咀嚼，引起味觉并易于吞咽；②在唾液淀粉酶的作用下，使淀粉分解为麦芽糖；③浓缩和吸收多种无机成分。

2. 保护功能　①当有害物质入口时可冲淡中和这些物质，并将其从口腔粘膜上冲洗掉；②溶菌酶有杀菌作用；③促进上消化道的组织修复过程；④唾液中的蛋白质和脂质覆盖于牙釉质上，形成保护膜，抑制菌斑，维持口腔正常pH值，维持牙齿矿化。

四、诊断

（一）临床表现　涎腺肿瘤多表现为缓慢生长的无痛性肿块，质地中等或偏硬，边界不清，部分可有囊性感，少数患者肿瘤生长较快，同时伴有间断或持续性疼痛，此时应警惕有无骨质受侵，部分患者有神经受侵表现，如与病变相关局部的麻木感。肿块的活动度依肿瘤与周围组织的粘连或浸润程度而定。当皮肤或粘膜受侵时，可出现经久不愈的溃疡。乳头状囊腺癌皮肤破溃后，可有粘液样或脓性分泌物。

1. 腮腺　腮腺浅叶肿瘤多表现为耳垂前下或耳垂后的无痛性肿块。腮腺深叶肿瘤因其部位深在，不容易早期发现，有时可见肿瘤突入口咽侧壁。发生于腮腺的囊腺癌，鳞癌，涎腺导管癌、未分化癌等容易侵及面神经而出现面神经麻痹。Eneroth等分析报道，在1 029例腮腺恶性肿瘤中，14%有面神经麻痹。腮腺肿瘤可侵及颌骨，颞下窝，翼腭窝，咽旁间隙等部位。当咀嚼肌受侵时出现张口受限。

2. 颌下腺、舌下腺　颌下腺及舌下腺肿瘤多表现为颌下或舌下生长速度不一的肿块。舌下腺肿瘤不易被患者察觉，常因肿瘤生长影响某些功能而就诊，如张口受限。少数患者可有患侧舌痛或舌麻

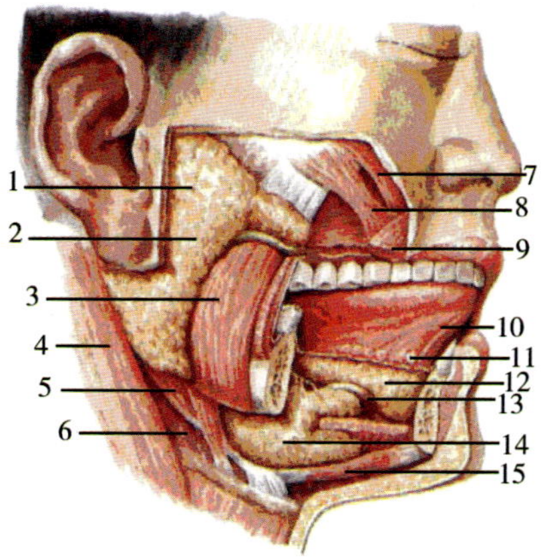

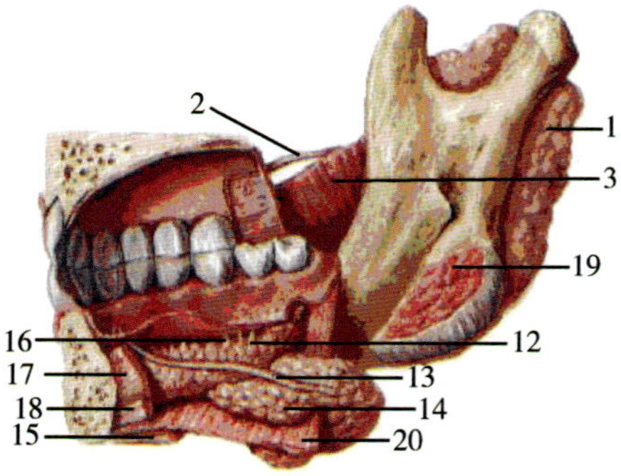

图 5-8-1 涎腺的解剖结构

1. 腮腺；2. 腮腺管；3. 咬肌；4. 胸锁乳突肌；5. 二腹肌后腹；6. 茎突舌骨肌；7. 提上唇肌；8. 颧肌；9. 口轮匝肌；10. 舌下襞；11. 舌下阜；12. 舌下腺；13. 颌下腺管；14. 颌下腺；15. 二腹肌前腹；16. 舌下腺管；17. 颏舌肌；18. 颏舌骨肌；19. 翼内肌；20. 下颌舌骨肌。

等症状。晚期肿瘤需与口底癌相鉴别。医师行双合诊检查舌下区及颌下区，有助于临床诊断和鉴别诊断。

3. 小涎腺 小涎腺肿瘤约 1/2 发生在腭腺，软硬腭交界处是好发部位，另外 1/2 的小涎腺肿瘤发生在颊腺、磨牙后腺、唇腺、舌后腺等部位。多数腺样囊性癌的肿瘤表面粘膜完整，发生在腭腺或磨牙后腺的粘液表皮样癌，肿物有囊性感，表面粘膜可呈浅蓝色。发生于腭腺的腺样囊性癌可沿腭大神经侵至颅底。肿瘤侵及部位不同，其临床症状也各异。

（二）辅助检查 随着影像学技术的迅速发展，涎腺造影，放射性核素，超声，CT，MRI 等检查技术提高了涎腺肿瘤诊断的准确率。

1. 涎腺造影 该检查是根据涎腺导管受压移位、腺泡的充盈缺损、造影剂的溢出及颌骨变化等情况来判断肿瘤位置、大小和良恶程度。但在如今超声、CT、MRI 广泛应用的条件下，可采用涎腺造影技术与 CT、MRI 结合，以显示腮腺及颌下腺导管的病变。单纯涎腺造影技术的临床应用价值显得微不足道，基本被淘汰。

2. 超声 是涎腺肿瘤常用的辅助检查方法之一。对于检查腮腺浅叶、颌下腺、舌下腺有无肿瘤及肿瘤大小和颈部有无淋巴结转移是简便易行的方法。它根据声像图特点和血供情况判断肿瘤的囊实性和良恶性质。其缺点是对腮腺深叶的病变显示远不及 CT 和 MRI。

3. CT、MRI 检查 与超声相比，CT、MRI 增强扫描的优越性在于它可清晰显示涎腺原发性肿瘤和转移淋巴结的位置、大小及其与周围组织结构的关系。MRI 软组织的分辨率高于 CT，MRI 不但能清晰显示肿瘤与周围软组织及血管的关系，还可显示腮腺、颌下腺的被膜及转移淋巴结被膜是否受侵，区分涎腺内和涎腺外病变等，并有利于与其他疾病的鉴别。

4. X 线平片 在检查腭部、颌下腺、舌下腺肿瘤有无骨质破坏方面有时优于 CT。

5. 放射性核素显像检查 此检查是根据放射性核素示踪原理，利用核医学显像仪器，如单光子发射，计算机断层成像（SPECT）和正电子发射断层显像（PET）等，对引入机体的放射性核素极其标记化合物进行检测，获得受检部位的三维或四维图像，由此显示肿瘤的位置大小，结合动态和静态显像，了解涎腺功能和生理代谢的变化，综合判断肿瘤的性质。其缺点是，不易鉴别腺体内外病变和难以检测较小的占位病变。

6. 组织学检查 大涎腺肿瘤禁忌在手术前做切取活检，一般情况下是在术中进行冷冻切片检查，明确肿瘤性质，确定手术范围。对于无手术指征的大涎腺肿瘤患者，在做其他治疗（放疗或化疗）之前，为明确肿瘤的性质，减少肿瘤种植和转移的机会，可行细针穿刺细胞学检查，或超声引导下穿刺活检，以便指导临床治疗。穿刺细胞学检查有其局限性，由于只是获取肿物某一点的细胞进行诊断，难免出现偏差，亦不可因涂片中未见癌细胞而否定肿瘤的存在。对于口腔等部位的小涎腺肿瘤，由于肿瘤表面粘膜完整，可采取穿刺或切取活检；表面粘膜已破溃者可直接咬取活检。本院 42 例腭部腺样囊性癌多因素分析资料显示，活检未增加转移率。免疫组化检查有助于肿瘤的鉴别诊断。

五、组织学类型

涎腺肿瘤绝大多数来自于腺上皮，少数来源于中胚叶。病理类型十分复杂，因其生物学行为不同，临床表现和预后也各异。下面概要介绍涎腺恶性肿瘤组织学分类，生物学特性及临床特点。

（一）粘液表皮样癌　它是涎腺肿瘤中最常见的恶性肿瘤。可发生于任何年龄，女性略多于男性。大涎腺中多见于腮腺，小涎腺常见于腭腺和磨牙后腺，较少发生于颌下腺及舌下腺。绝大多数肿瘤直径在 4cm 左右。根据细胞分化程度分为高、中、低分化 3 型。高分化粘液表皮样癌较多见，因为肿瘤生长较慢，多数患者病史较长，肿瘤内部分区域有囊腔形成，内含淡黄色粘稠液体，可有波动感。发生在腭部及磨牙后区的肿瘤位置浅表，肿块某些区域或粘膜下可出现淡蓝色或暗紫色，表面粘膜光。穿刺可抽出淡黄色或暗紫色液体。应注意与血管瘤或粘液囊肿相鉴别。中低分化癌生长较快，囊腔较少，多呈浸润性生长，边界不清，活动差，常伴有疼痛，粘膜皮肤受侵可出现溃疡，可累及神经。发生于腭腺的粘液表皮样癌容易侵及上颌骨。淋巴结转移率与其分化程度及肿瘤直径大小密切相关。肿瘤分化差、直径大于 3cm 时，容易发生区域淋巴结转移，亦可血行转移至肺、骨、皮下等部位。手术后复发率较高。

（二）腺样囊性癌　又称圆柱瘤或筛状癌，在涎腺恶性肿瘤的发病率中占第二位，仅次于粘液表皮样癌。占涎腺恶性肿瘤的 24%。40～60 岁年龄多发，其发病率无明显性别差异。好发于腭部小涎腺和三大涎腺中较小的腺体。腺样囊性癌肿瘤生长较慢，很少发生淋巴结转移。但肿瘤侵袭性极强，与周围组织界限不清，易沿神经、血管向周围侵袭，甚至侵及肌肉、骨髓腔、血管等，因手术不易切净，术后复发率高。当血管内受侵时，极易形成瘤栓，发生血行转移，最常见的转移部位是肺，偶有肝，骨等其他部位的转移。淋巴结转移少见。发生于颌下腺的腺样囊性癌较其他部位预后差。

（三）腺泡细胞癌　较粘液表皮样癌和腺样囊性癌少见。中年以上发病率高，男性与女性的发病率各家报道不一。好发部位是腮腺，少数患者发生双侧病变。颌下腺及小涎腺发病率较低。发生于小涎腺时，肿瘤表面常形成溃疡。此肿瘤虽然属低度恶性，但常侵犯包膜，可发生淋巴结转移或血行转移。远地转移部位常见于肺和骨；而骨转移多发生于椎骨。此病理类型是涎腺恶性肿瘤中预后最好的。

（四）腺癌　又称非特异性腺癌，是指组织学有不同程度的腺性分化，但又不能归于某一特定类型的癌瘤。发病率虽低，其生物学行为高度恶性，易发生区域淋巴结转移和远地转移，局部复发率也高。

（五）癌在多形性腺瘤中　又称恶性多形性腺瘤，恶性混合瘤，40～60 岁发病率较高，男女之比约为 1.5∶1。以腮腺多发，只有 10%～15% 发生在颌下腺和小涎腺。癌在多形性腺瘤中约 10%～15% 为多形性腺瘤（良性混合瘤）恶变而来，多形性腺瘤是临床常见的良性肿瘤，术后容易复发，随着复发次数的增多和复发间隔时间的缩短，恶性变的危险性随之增加。WHO 将癌在多形性腺瘤中分为 4 型：①非侵袭性癌，是其恶性区域未侵犯周围组织，指包膜内癌或原位癌。不发生淋巴结转移和远地转移。预后很好；②侵袭性癌，可发生区域淋巴结转移和远地转移；③癌肉瘤，极其罕见。恶性成分表现为癌和肉瘤两种组织形态，癌成分可为鳞癌、腺癌、未分化癌等，以后两种成分常见。肉瘤成分主要是软骨肉瘤。癌肉瘤的转移灶也常含有上述两种恶性成分。预后极差；④转移性多形性腺瘤、极为少见，国内尚未见报道。

亦有作者认为，癌在多形性腺瘤中与恶性混合瘤不同。恶性混合瘤可分为两大类，一类是较常见的良性混合瘤恶变，而第二类则为没有先存的良性肿瘤，镜下呈软骨肉瘤样改变，侵袭性强，患者常在短期内死亡。

（六）鳞状细胞癌 原发于涎腺的鳞状细胞癌很少见。约占涎腺上皮肿瘤的0.1%。多见于中老年男性。好发于腮腺及颌下腺，小涎腺少见。其恶性程度高，肿瘤生长迅速，易侵及面神经或颌下神经，淋巴结转移率高，很少发生远地转移。预后差。

（七）涎腺导管癌 多见于老年男性，但发病率很低。好发于腮腺，也可见于颌下腺。因其恶性度高，侵袭性强，肿瘤生长较快，面神经受侵较常见，发生于颌下腺时，亦会出现颌下神经麻痹。易发生淋巴结转移及远地转移。术后复发率极高。预后较差。

（八）基底细胞腺癌 多见于老年人，好发于腮腺，颌下腺次之。此肿瘤具有浸润性，可沿神经扩散或侵犯血管。淋巴结转移率<10%，约1/4患者治疗后局部复发。很少发生远地转移。

（九）乳头状囊腺癌 又称乳头状腺癌；恶性乳头状囊腺瘤等，男性发病率高于女性。可发生于所有的大小涎腺。腮腺多见，颌下腺及腭腺次之，偶可见于口腔内其他小涎腺。属低度恶性，偶有远地转移发生。术后复发率高，近1/3发生淋巴结转移率，预后较差。

（十）未分化癌 少见，常见于爱斯基摩人、阿拉斯加和中国南方的鼻咽癌高发区。老年男性多发。好发于腭部小涎腺。大涎腺中多见于腮腺。属高度恶性肿瘤。肿瘤易向周围组织广泛浸润，常边界不清，容易发生区域淋巴结转移和远地转移。预后最差。

（十一）上皮-肌上皮癌 又称腺肌上皮瘤，透明细胞腺瘤；透明细胞癌；恶性肌上皮瘤；管状实性腺瘤等。此肿瘤发病率很低，老年男性相对多发。约1/2发生于腮腺，腭腺和颌下腺次之。此肿瘤为低度恶性，因其具有较强的局部浸润性和破坏性，治疗后局部复发率较高。淋巴结转移率10%~20%，远地转移率7.5%~26.3%。可转移至肺、肝、骨、肾脏及脑组织。预后较差。

（十二）肌上皮癌 又称恶性肌上皮瘤，是一种很少见的肿瘤，多见于男性，好发于腮腺，其次为颌下腺和腭腺。淋巴结转移机会较少，晚期可出现血行转移，常见血行转移部位为肺、肝、骨。局部复发率高。放射敏感性差。

（十三）多形性低度恶性腺癌 又称终末导管癌，涎腺小叶癌，女性多见，50~70岁为高发年龄。几乎全部发生于小涎腺，其中以腭部小涎腺最多见，偶见于鼻腔。临床常表现为无痛、无溃疡，局部隆起的固定或半固定肿块。此肿瘤具有侵袭性，可发生区域淋巴结转移，淋巴结转移率约10%，但是极少发生血行转移，预后较好。

（十四）嗜酸细胞癌 又称恶性嗜酸细胞瘤，是一种罕见肿瘤。老年人腮腺多发，其他腺体罕见。此肿瘤的局部复发率、淋巴结转移率和远地转移率均较高。预后较差。

六、治疗原则

涎腺肿瘤的治疗原则是以外科手术治疗为主，一般不做术前放疗及单纯放疗。以往认为涎腺恶性肿瘤对放射线抗拒，放射治疗仅为姑息治疗的手段之一。20世纪70年代后，许多学者认为术后放射治疗是非常重要的。越来越多有关涎腺肿瘤放疗的研究报告证实，放射治疗在涎腺肿瘤的治疗中，在降低局部复发率，提高治愈率方面占有非常重要的地位。涎腺肿瘤在什么情况下需要行放射治疗，应根据患者治疗前的临床表现、临床检查、辅助检查、术中所见、术后病理等具体情况而定。

（一）术后放疗适应证 对有下述情况之一者应行术后放射治疗。

1. 肿瘤组织学高度恶性 如分化差的粘液表皮样癌，鳞状细胞癌，腺癌，涎腺导管癌，未分化癌，嗜酸细胞癌等。

2. 侵袭性强容易侵及神经的组织学类型 如腺样囊性癌，鳞状细胞癌，涎腺导管癌，粘液表皮样癌，未分化癌等。

3. 治疗前已发生神经麻痹（面神经、舌神经、舌下神经麻痹）者 需行术后放疗。马大权等指出，由于涎腺肿瘤的起源和生长方式不同，对面神经浸润的能力和程度有很大差异，术中面神经保留与否，取决于临床和术中表现，而不是病理诊断。也就是说只要手术中见肿瘤侵及面神经、舌神经、舌下神经或与之关系密切，无论是否已行神经解剖及神经切除，无论术后病理结果神经受侵与否，均应行术后放疗。

4. 手术切缘阳性，或肿瘤残存，或由于解剖条件限制安全界 <5mm　且无再手术机会者。

5. 局部病变晚期（$T_3 \sim T_4$）　肿瘤侵及包膜或包膜外，或术中肿瘤外溢污染术床，或肿瘤广泛侵及周围肌肉、神经、骨骼等组织，腮腺肿瘤深叶受侵。

6. 已发生区域淋巴结转移者。

7. 单纯手术后复发的涎腺恶性肿瘤患者，或多次术后复发的良性混合瘤以往未行放射治疗者。

8. 腮腺肿瘤术后发生腮腺瘘，经加压包扎等一般性处理仍不能完全控制时，可行患侧腮腺区小剂量放疗。

（二）单纯放疗适应证

1. 拒绝手术治疗或因其他疾患不能接受手术治疗者。

2. 因肿瘤晚期无手术指征且疼痛较重者。

3. 或肿瘤占据进食通道影响进食者，患者一般情况好，可试行单纯放射治疗。

4. 肿瘤堵塞呼吸通道者，需先行气管切开术，再行放疗。

上述情况的放射治疗属姑息减症治疗，部分患者可得到不同程度的缓解。个别患者可能

长期生存。

（三）术前放疗适应证　涎腺肿瘤一般情况下不做术前放放疗。个别晚期患者可能通过放疗获得手术机会。

（四）颈部区域淋巴结放射治疗指征

1. 颈部淋巴结阳性。

2. 局部晚期（$T_3 \sim T_4$）肿瘤。

3. 高度恶性、易发生淋巴结转移的组织学类型，如：腺癌、鳞癌、未分化癌、涎腺导管癌，嗜酸细胞癌，癌肉瘤等。

4. 发生在颌下腺、舌下腺、舌腺、软腭及咽部涎腺的肿瘤。

七、放射治疗技术

涎腺肿瘤的放射治疗，无论是二维普通放射治疗还是三维适形或三维调强适形治疗，普遍采用仰卧位，面罩固定装置，必要时张口含瓶。普通常规外照射采用整体挡铅或多叶光珊技术。其目的就是利用现有技术，使靶区的剂量分布更合理，使周围的正常组织和重要器官如脊髓、脑干、眼、脑组织、正常的涎腺和不必照射的其他正常组织等得到最大限度地保护。在此前提下提高肿瘤局部计量，以期达到改善局部控制率，提高生存率的目的。

普通常规外照射：第一步：在模拟机下患者取仰卧位，选择合适的头部垫枕，头适度后仰，将手术瘢痕的位置用细铅丝标记出来，以便准确的勾画治疗靶区。模拟机透视下将患者头颈部摆正，再用面部网罩或头颈肩罩进行体位固定，待面罩冷却固定后，首先确定照射野中心，然后拍摄相应治疗角度的定位片。无论是单野还是多野照射技术，为保证治疗的准确性和摆位的重复性，都要在面罩上分别标出每个射野中心的左、右、前或左、右、中三个点标记（分别为升床数据和肿瘤深度）以及相邻野的共用边界。第二步：根据临床检查和影像学检查所见肿瘤情况，在拍摄的定位片上勾画靶区。第三步：将勾画好靶区的定位片送至模室制作模板。第四步：患者回到模拟机下进行模板校对，确认与定位片上所画靶区一致后。第五步：模室按校对后的模板标记制作整体铅挡块，并用双面胶将整体铅挡块固定于该模板上。第六步：在治疗机拍摄治疗验证像，与定位片相比较，必要时做适当调整，确认符合要求后。第七步：实施治疗。

三维适形或调强适形技术：治疗计划设计的第一步：患者取仰卧位，选择合适的头部垫枕，用头颈肩罩进行体位固定，在面罩上标记定位中心的3个点，然后进行增强CT模拟定位扫描（增强扫描前作碘过敏试验，碘过敏患者禁用碘造影剂），层厚3mm，它所反映的是当前最新的肿瘤情况（如果在治疗计划中需要做某一重要器官的计量评估，最好将该器官全面扫描），然后将扫描图像传至治疗计划系统。第二步：医师在定位图像上勾画靶区和重要器官。GTVp为临床检查及影像学检查所见的原发性肿瘤或术后残存肿瘤，GTVtb为术后瘤床，GTVnd为转移淋巴结，CTV1包括亚临床灶和高危淋巴引流区，CTV2为低危淋巴引流区；PTV是在CTV的基础上外放0.3cm。第三步：确定不同靶区处方剂量，同时确定各重要组织器官结构的最高限量。第四步：物理师进行治疗计划设计和调整。第五步：物理师和医师确认并通过治疗计划。第六步：验证通过治疗计划。第七步：CT模拟机下校对治疗中心，既根据治疗计划将定位中心移至治疗中心，确认无误后，在面罩上做出标记。第八步：治疗机下拍摄验证像，确认治疗中心无误后。第九步：实施治疗。

二维治疗计划：第一步：在模拟机下患者取仰卧位，选择合适的头部垫枕，头适度后仰，模拟机透视下将患者头颈部摆正，用加长U型面罩或头颈肩罩进行体位固定，待面罩冷却固定后，首先确定照射野中心，并在面罩上标记定位中心的3个点，然后进行增强CT模拟定位扫描，层厚3～5mm，也可扫上、中、下3层，然后将扫描图像传至治疗计划系统。第二步：医师在定位图像上勾画靶区，和重要器官。第三步：确定靶区剂量，同时给出各重要组织器官结构的最高限量。第四步：物理师进行治疗计划设计和调整，根据需要选择多叶光栅或整体挡铅。第五步：物理师和医师确认并通过治疗计划。第六步：模拟机下校对治疗中心，既根据治疗计划将定位中心移至治疗中心，确认无误后，在面罩上做出标记。第七步：治疗机验证治疗中心无误后。第八步：模拟机下校对治疗射野图。第九步拍摄治疗验证像。第十步，实施治疗。这样做可保证靶区剂量和治疗摆位的准确性，明确重要器官所受照射计量。避免以往那种用非治疗体位扫描图像（外院或本院诊断扫描片）制作二维计划进行治疗所带来的误差。

所有涎腺肿瘤的照射靶区应包括瘤床、术床、手术瘢痕外1.5～2cm的范围，对于高度恶性和局部晚期的涎腺肿瘤还应包括相应的颈部淋巴结引流区。

（一）腮腺肿瘤

1. 可采用患侧前后两野交角、等中心、加楔形板照射技术（图5－8－2A、B），此方法可得到一个比较好的计量分布曲线，但表面计量往往偏低，为使表面得到比较合理的计量，有时需要做等效组织补偿。放射野大小及两野夹角度数应在治疗计划系统获得。

2. X线和电子线混合束单野照射　此技术通过X线与电子线剂量的合理配比，既减少了眼，脑，脑干，脊髓的受量，又无须组织补偿提高了皮肤表面计量。由于术后改变，每位患者的情况相差很大，因此，X线与电子线的剂量比例一定要在治疗计划系统确定，不可以想当然的完全套用其他患者的计划。单野照射时，应视肿瘤具体情况来确定放射野各部位界限。一般情况下前界：咬肌前缘，后界：至乳突后缘，上界：颧弓上缘或更高，下界：下颌骨水平下1.0～1.5cm。具体界限应根据术前

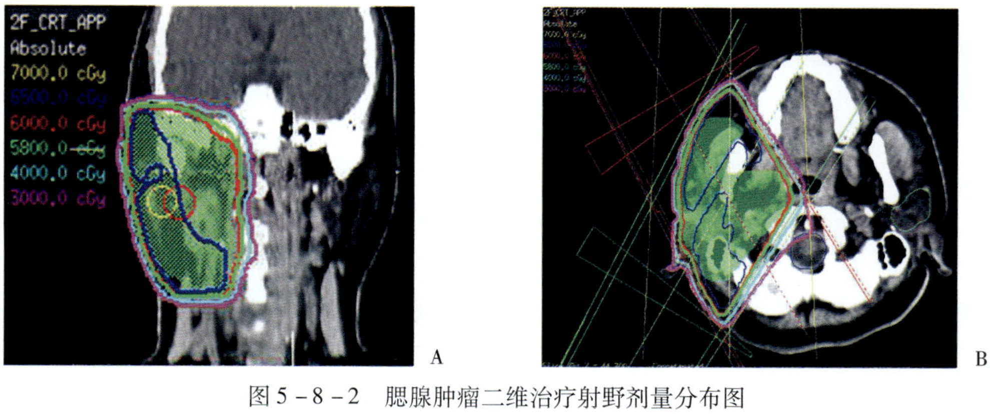

图5－8－2　腮腺肿瘤二维治疗射野剂量分布图

及术后CT或MRI及术后病理类型确定。腮腺癌淋巴结转移率Ⅱ、Ⅲ、Ⅳ、Ⅰ、Ⅴ区顺序递减。

（二）颌下腺 舌下腺肿瘤 双侧平行对穿野照射适合舌下腺肿瘤及过中线或已达中线、或肿瘤分化差接近中线、或局部广泛浸润的颌下腺晚期肿瘤（图5-8-5）。一前或一前斜野加一侧野，加楔形板照射技术，适合分化好的距中线大于1cm的颌下腺肿瘤。侧野 上界：对于易侵及神经的组织学类型及已有神经受侵的患者应包括颅底（颅神经出颅及至病灶的途径）。下界：根据术前肿瘤情况、手术瘢痕、淋巴结转移位置及面罩固定后头后仰的程度等具体情况来确定 一般情况下在甲状软骨切迹水平。后界：包括Ⅱ区淋巴引流区。前下界开放，前上界适当保护口腔粘膜和部分鼻腔。前野内界：根据肿瘤情况应过中线0.5~1cm。适时避开脊髓，使脊髓的受量限制在40 Gy以内。外界开放，前野上下界要求与侧野一致。在不丢靶区的前提下使口腔粘膜和鼻腔少受照射。颌下腺淋巴结转移率依Ⅰ、Ⅱ、Ⅲ、Ⅳ、Ⅴ区顺序递减。上颈已有淋巴结转移者，只做了区域性清扫，应行下颈锁骨上淋巴结预防照射。已行根治性颈清扫的患者，原则上不做下颈淋巴结区域照射。如果为不规范的颈清扫，且淋巴结转移较多者应考虑行颈部照射。

（三）小涎腺肿瘤 腭腺，舌腺、唇腺部位的肿瘤多采用双侧对穿野（图5-8-4），颊腺、部分局限的磨牙后腺肿瘤采用单侧野或一前一侧野，加楔形板照射。照射范围依具体肿瘤部位、侵及范围和病理类型而定。上颌窦底骨质受侵时，放射野应包括整个上颌窦。特别应该指出是，腭腺的腺样囊性癌具有极强的侵袭性，易侵犯相邻的骨壁，并沿骨髓腔、上颌窦粘膜、咽旁间隙、腭大神经及上颌神经等向周围蔓延生长。因此，放射野除包括相应受侵部位外，上界一定要包括颅底。

（四）颈部淋巴结的处理 对于分化好且无淋巴结转移的涎腺肿瘤，或病理为腺样囊性癌的患者无需行下颈锁骨上区淋巴结常规预防照射。如果肿瘤分化差，临床分期晚，神经受侵或已有淋巴结转移，应行颈部照射。已行淋巴结清扫，术后病理显示淋巴结包膜受侵或多个淋巴结转移亦应做颈部放疗。

（五）能量选择及照射剂量 涎腺肿瘤放射治疗可选择^{60}Co或6MV X线。混合线照射时，需在治疗计划系统进行治疗计划设计，获得合适的电子线能量及其与X线的剂量配比。

术后常规外照射为每周5次，2.0Gy/次，一般总剂量不低于60Gy/6w。术后切缘阳性或肿瘤残存者，需将照射剂量提高到66~70Gy/6~7w。腺样囊性癌照射总剂量不应低于66 Gy。

单纯放疗剂量应视患者全身状况和肿瘤消退情况而定，一般在70Gy左右。腺样囊性癌可适当提高剂量。

三维适形或调强适形术后放疗，如果有肿瘤残存，或组织学为腺样囊性癌，照射剂量应掌握在95% GTVp：66~74Gy，GTVnd：66~70Gy，术后无肿瘤残存GTVtb（瘤床部位）：60~66Gy，PTV-1：54~56 GY。PTV-2：50Gy。GTVtb或GTVp单次剂量2.12~2.3Gy，PTV单次剂量1.8~2.0Gy（图5-8-3）。

亦有文献报道，由于涎腺肿瘤晚期或术后复发无法手术切除，或常规光子放疗效果差的涎腺肿

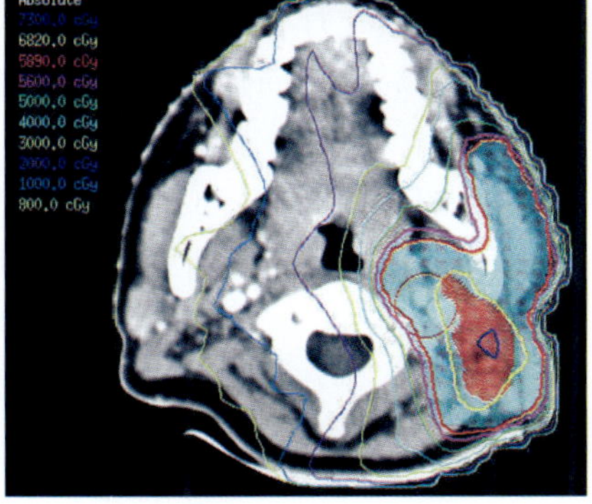

A. 腮腺区剂量分布图

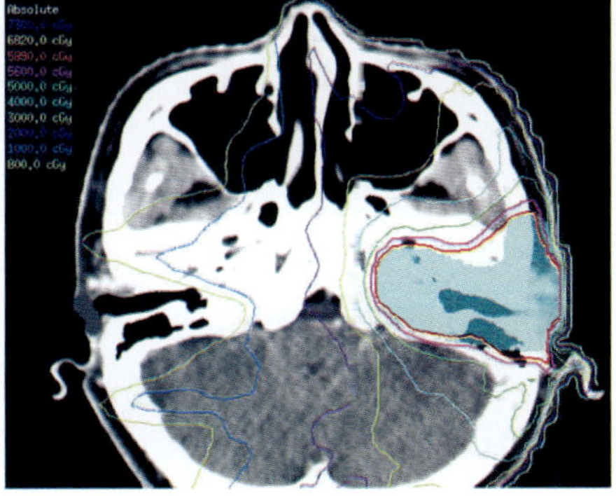

B. 颅底区剂量分布图

图5-8-3 腮腺腺样囊性癌调强适形靶区及治疗计划剂量分布图

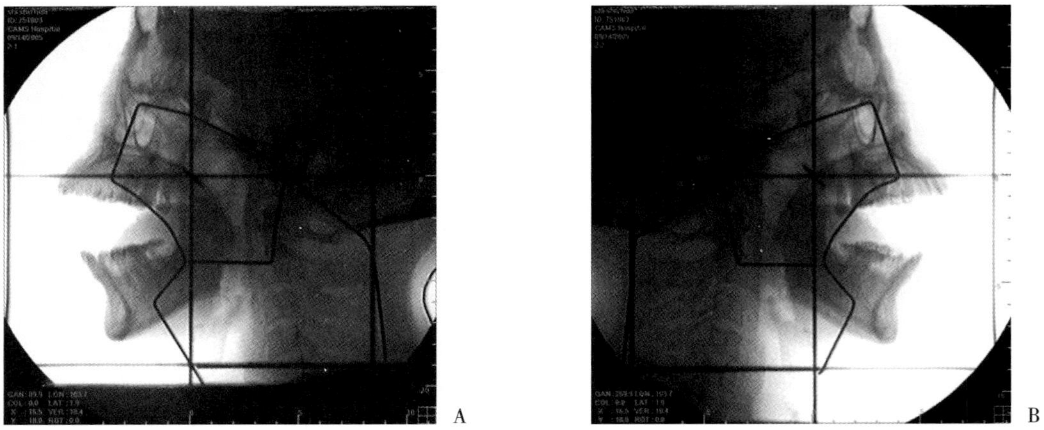

图 5-8-4 软腭肿瘤及颈部预防野示意图

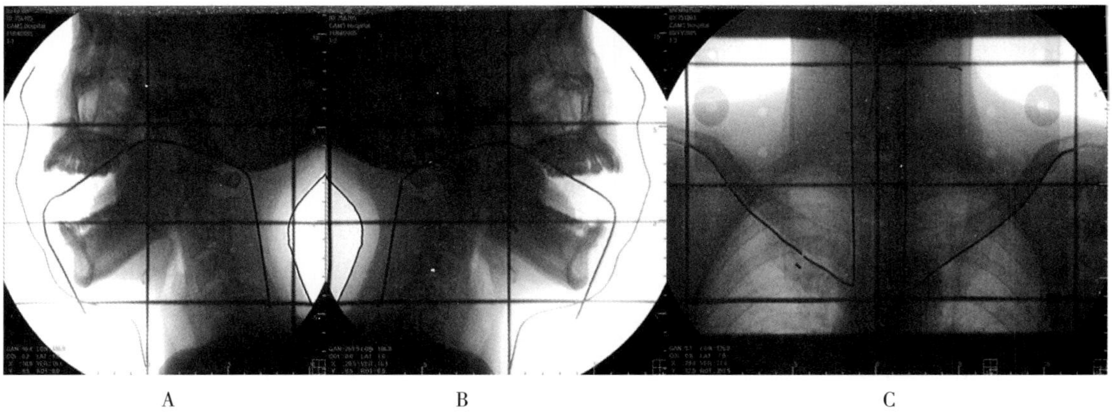

图 5-8-5 舌下腺与颌下腺癌放射野（A. B），下颈锁骨上照射野（C）

瘤，快中子放射治疗可提高局部控制率。

（六）其他治疗 对于分化差的晚期涎腺肿瘤，化疗可安排在术后或放疗后，也可采用同步放化疗。化疗可单药或多药联用，单药化疗通常多与其他治疗方法（放射治疗或手术治疗）联合应用，以增加治疗敏感性为目的。多药联合用于手术或放射治疗前后。常用的药物有顺铂（PDD），羟基喜树碱（HCPT），阿霉素（ADM）、甲氨蝶呤（MTX）、5-氟尿嘧啶（5-FU）环磷酰胺（CTX）等。

以往，化疗主要用于涎腺晚期肿瘤的术后和放疗后姑息性治疗患者。近年来随着对综合治疗的认识不断加深，各种形式的综合治疗相继开展起来。如术前化疗，术后化疗，同期放化疗等。长期疗效观察结果不多。对于某些无手术指征的患者，单纯化疗可明显减轻局部疼痛症状，并在短期内有效控制肿瘤进一步发展的作用。

同期放化疗的机制，是利用药物和放射治疗作用于肿瘤细胞的不同周期，或使细胞周期循环同步化，达到增加疗效的目的。近年来偶见相关涎腺晚期肿瘤术后化疗和同期放化疗的报道，其疗效尚待长期随诊观察。

除上述治疗方法外，苏涛等报道的通过 hTERT Promoter 驱动 Bax 进行表达，对解决涎腺肿瘤基因靶向性治疗可能有一定帮助。

八、预后及影响预后的因素

（一）预后　大涎腺癌中腮腺癌发病率最高，但是预后最好。总的5年生存率57%～80.2%，10年生存率43%～62.0%。不同病理类型和分化程度对预后影响很大。本院106例腮腺癌资料显示，粘液表皮样癌和腺泡细胞癌预后最好，5年生存率均为100%；未分化癌和鳞癌预后最差，5年生存率均未超过50%。腮腺癌不同临床分期的5年生存率分别是：Ⅰ期96.8%～100%；Ⅱ期87%～95.7%；Ⅲ期43.7%～66.7%；Ⅳ期28.6%～44.4%。有淋巴结转移即提示临床分期晚，预后差。病理淋巴结阴性或阳性的5年生存率分别为91.2%和49.3%。不同治疗方法5年10年生存率：单纯手术为56.9%～77%和54.8%～61.9%；手术加放疗为68.0%～86%和70%；手术加化疗为50%～76.9%和0%。组织学分化差的腮腺癌术后放疗可提高5年生存率。我院总结116例中晚期（肿瘤体积大，固定或淋巴结固定无法切除，或肿瘤部分切除，或术后复发）腮腺癌放疗结果显示，5年、10年、15和20年生存率分别为61.2%、45.4%、43.7%和33.3%。

腮腺癌治疗失败以局部复发为多，占5～10年死亡患者的66.7%。腮腺癌复发后再治的5年生存率虽然低于首次治疗者，但是仍可获得比较满意的效果。单纯手术治疗后复发，再程治疗时应选择综合治疗，因为手术加放疗的5年生存率远远高于单纯手术治疗。

颌下腺癌在大涎腺癌中预后最差，总的5年生存率32.1%～58.3%，10年生存率21.1%～33.3%。局部复发是颌下腺癌治疗后的主要失败原因之一，各病理类型的局部复发率从高到低依次为鳞癌、腺癌、腺样囊性癌、未分化癌和恶性混合瘤。总的局部复发率为35.4%。局部复发率高可能与肿瘤生长快、侵及包膜外、神经及肌肉受侵、淋巴结转移等因素有关。远地转移是颌下腺癌另一主要失败原因，其中肺转移占绝大多数。Choi，Goode等发现，大涎腺粘液表皮样癌男性患者术后生存率低于女性，年龄大的患者更容易发生转移或死亡。Goode的研究还证实相同情况下发生在颌下腺的粘液表皮样癌预后远不及发生在腮腺及舌下腺者。粘液表皮样癌的局部复发率为18.75%～19.4%。

舌下腺肿瘤的3、5年生存率分别为64.7%，41.7%，术后复发率为52.9%。

发生在不同部位的小涎腺癌预后差别不大。小涎腺恶性肿瘤总的5年和10年生存率分别为65.6%～74.6%和47.9%～56.3%。发生在腭腺的粘液表皮样癌容易侵及骨组织，应特别引起重视。分化好的粘液表皮样癌较少发生淋巴结转移和血行转移，肿瘤分化差、直径大于3cm的粘液表皮样癌，容易发生区域淋巴结转移，淋巴结转移多数发生在手术后2年内。Ⅲ，Ⅳ期的患者往往肿瘤直径较大，或已存在骨受侵及淋巴结转移。那些治疗前已发生淋巴结转移的患者容易死于远地转移。国内一组128例粘液表皮样癌治疗结果显示，总的5年生存率为90.7%。马大权等报告，发生于小涎腺的粘液表皮样癌术后5年生存率90.6%，颈淋巴结转移率14.7%，发生于舌部的较其他部位更容易发生淋巴结转移。由于多数粘液表皮样癌分化较好，所以5年和10年的生存率差别不大。但是组织学分化差和临床晚期患者的局部复发率明显增加。

腺样囊性癌有四大临床特点，①局部浸润强，广泛侵及周围组织；②易侵及神经，并沿神经向颅底或颅内浸润；③易发生血行转移，主要是肺转移；④淋巴结转移率低。

大涎腺和小涎腺的腺样囊性癌5年生存率分别为84.6%和79.2%，10年生存率为72.5%和57.2%，15年生存率分别为31.7%和43.5%。发生于腭部的腺样囊性癌总5、10、15年生存率分别为85%、61.8%、28.1%。由于腺样囊性癌具有局部浸润性强和易沿神经向颅底浸润的生物学特性，故手术难以切净，以致局部复发率高达35%～58.5%，对预后的影响非常大。腺样囊性癌的远转率29.5%～33.9%，神经受侵率为66.3%～86%；淋巴结转移率低，仅为5.4%～18.3%。神经受侵可能增加淋巴结及远地转移的机会。淋巴结阳性和淋巴结阴性预后差别很大，其5年生存率分别为31.8%和86.5%。有作者研究发现，腺样囊性癌的淋巴结转移都是肿瘤直接侵入淋巴结所致，同时其周围组织也都存在肿瘤细胞浸润，并未见到瘤栓转移的病例。涎腺腺样囊性癌患者普遍生存时间较长，随诊15年甚至20年仍可见到肿瘤复发患者。原发病灶治疗后30年仍可出现远地转移，由此提示涎腺腺样囊性癌长期随诊的过程中仍需警惕远地转和局部复发的问题。

由于腭部腺样囊性癌常侵及腭前神经，易沿腭大孔向上累及翼腭管甚至达颅底。因此，放射野是否包括颅底直接影响局部控制率。放射野包括颅底的 15 年局部复发率（61%）低于不包颅底的（84.9%）。手术切缘阳性是术后复发的重要原因。本院资料显示治疗前影像学检查（X 线片，CT 及 MRI）骨破坏的假阴性率高达 64.5%。即便根据术前影像检查和术中探查到的病变范围切除肿瘤，仍有 50% 的患者切缘阳性。而切缘阳性患者的 5 年和 10 年生存率 42.7% ~78.7% 和 32.0% ~57.7%，明显低于切缘阴性者的 81.6% ~84.3% 和 73.1% ~69.9%。腺样囊性癌对骨的侵犯是通过狭窄的骨膜、神经与血管周围或纤维之间的间隙扩散，不破坏骨小梁。因此，镜下常见骨髓腔广泛受侵，而影像检查不显示明显病变。所以对涎腺腺样囊性癌不能完全根据影像学检查来判断有无骨质受侵。术中密切配合冷冻检查是非常重要的。也是减少切缘阳性率，降低局部复发率的有效方法。

大涎腺腺样囊性癌的血行转移率为 60.7%，腮腺腺样囊性癌血行转移率 50%，颌下腺为 55%，小涎腺为 28%。很多作者指出，原发于颌下腺的腺样囊性癌血行转移率高，预后最差。腺样囊性癌血行转移以肺部最多见，约占血行转移的 86% ~88.5%，肝和骨转移少见，发生肺转移的患者仍可带瘤生存多年，但肺以外的血行转移预后差。多数作者认为肿瘤发病部位及神经受侵是影响预后的重要因素。Spiro 等认为不仅肿瘤原发部位是影响涎腺肿瘤预后的重要因素，临床分期比其他因素更重要。他报告的 129 例涎腺腺样囊性癌Ⅰ、Ⅱ、Ⅲ期的 10 年生存率为 53.6%，16.7% 和 9.5%。

Parsons 等提出小涎腺腺样囊性癌手术加放疗效果明显优于单手术。术后放射治疗可提高局部控制率和无瘤生存率。单手术组局部复发率 55%，手术加放疗组则为 27%，两组的远转率分别为 73% 和 9%。腺样囊性癌单纯手术和手术加放疗 5 年生存率分别为 54.2% ~82.2% 和 72.4% ~83.6%；单纯放射治疗的 5 年生存率为 62%。手术后化疗也有利于降低局部复发率和远地转移率。相应的一组数据表明，单纯手术组的局部复发率和远地转移率分别为 71%，57%，而术后化疗组分别为 36% 和 18%。

癌在多形性腺瘤中，术后复发率高达 50%。根据病理分型非侵袭性预后较好，侵袭性较差，癌肉瘤最差。一组 26 例涎腺癌肉瘤随访结果平均存活 29.3 个月。若肿瘤生长于腮腺区，手术治疗容易在茎乳孔部位肿瘤残留，因此放射治疗时应充分考虑到这个问题。有文献报道此肿瘤发生于小涎腺的预后好于大涎腺。同时伴有淋巴结转移者的预后不如原发灶控制后出现淋巴结转移者。

腺泡细胞癌是涎腺恶性肿瘤中预后最好的。Spiro 等 1978 年报道一组涎腺腺泡细胞癌病历，结果显示 5 年生存率 76%，10 年 63%，15 年 55%。腺泡细胞癌局部复发率为 12% ~37%。可发生淋巴结转移（10% ~20%）或血行转移（8.8% ~12%）。

乳头状囊腺癌高分化型局部复发率、区域淋巴结转移率及远地转移率均较低，预后也较好。低分化型则属中高度恶性，其恶性程度高于粘液表皮样癌和腺泡细胞癌，与腺样囊性癌相似。术后复发率高，淋巴和血行转移率也高。术后复发率 40% ~64%，淋巴结转移率 21% ~32%。乳头状囊腺癌高分化型和低分化型复发率分别为 20% 和 66.7%，其 5 年生存率分别为 65% 和 47%。

俞光岩等分析 342 例涎腺癌生存率时发现，病理类型对预后影响显著，按 5 年生存率高低排列，依次为：腺泡细胞癌 > 粘液表皮样癌 > 乳头状囊腺癌 > 恶性混合瘤 > 腺样囊性癌 > 腺癌 > 鳞癌 > 未分化癌。除恶性混合瘤外，其排列顺序与文献报告一致。

（二）影响预后的因素　涎腺癌的预后受以下因素影响。

1. TNM 分期　肿瘤体积大于 3cm，骨受侵、神经受侵、肿瘤侵及包膜或周围软组织、淋巴结转移等，提示肿瘤晚期，容易发生淋巴结转移或血性转移。

2. 组织学类型及分化程度　涎腺恶性肿瘤与其他所有的恶性肿瘤一样，组织学类型和分化程度与预后密切相关。组织学分化差、侵袭性强的涎腺肿瘤其预后差。

3. 治疗方法　手术是涎腺肿瘤的主要治疗方法，手术加放疗不但可降低局部复发率，而且可提高生存率。对那些术后有放射治疗指征的涎腺癌患者，应在短期内采取积极的放射治疗。在手术后 2

周内进行放射治疗的5年生存率为86.67%，手术与放疗间隔时间大于4周的5年生存率为57.14%。

4. 第一次手术是否彻底　解剖结构的限制、浸润性强的组织学类型和肿瘤晚期是手术切缘阳性的主要原因。切缘阳性又是肿瘤复发的主要原因。涎腺肿瘤治疗后的失败原因和死亡原因，局部复发占第一位，远地转移占第二位。由于局部复发率高，而直接影响了患者的生存率。

5. 肿瘤生长部位　相同病理生长在不同的解剖部位，其预后相差甚远。

在以上所有影响预后因素中TNM分期和组织学类型对预后影响最大。

附：涎腺TNM分期（2002，6th，UICC）

T_1：肿瘤直径≤2cm，无实质外侵犯*

T_2：肿瘤最大径大于2cm，小于等于4cm，无实质外侵犯*

T_3：肿瘤最大径大于4cm，和/或侵犯实质外结构*

T_4：a：肿瘤侵犯皮肤，下颌骨，耳道或面神经

b 肿瘤侵犯颅底，翼板，或包绕颈动脉

*：实质外受侵是指临床或肉眼可见的软组织或神经受侵证据，T_{4a}和T_{4b}除外。显微镜下实质外受侵不作为分期因素。

N

N_0：无淋巴结转移

N_1：同侧单个淋巴结转移最大直径≤3cm

N_2：a：同侧淋巴结转移最大径>3cm，但小于等于6cm

b：同侧单个淋巴结转移，最大径小于等于6cm

c：双侧或对侧淋巴结转移，最大径小于等于6cm

N_3：转移淋巴结的最大径大于6cm

临床分期

0期：T_{is} N_0 M_0

Ⅰ期：T_1 N_0 M_0

Ⅱ期：T_2 N_0 M_0

Ⅲ期：T_3 $N_{0\sim1}$ M_0　$T_{1\sim2}$ N_1 M_0

Ⅳ期：a：$T_{1\sim3}$ N_2 M_0　T_{4a} $N_{0\sim2}$ M_0

b：T_{4b} $N_{0\sim3}$ M_0　$T_{1\sim4}$ N_3 M_0

c：$T_{1\sim4}$ $N_{0\sim3}$ M_1

（李素艳）

参考文献

1. 蔡业军，朱岳，裘丽娟，等. 104例老年人涎腺肿瘤的临床分析. 中华老年医学杂志，2004，23：400～401.
2. 实用肿瘤学编辑委员会. 实用肿瘤学第三册. 北京：人民卫生出版社，1979.
3. Douglas Jg，Koh WJ，Austin－seymour M，et al. Treatment of salivary gland neoplasms with fast neutron radiotherapy. Arch Otolaryngol Haed Neck Surge，2003，129：944～948.
4. Spiro RH，Koss LG，Hajdu SI，et al，Tumors of minor salivary origin——A clinicopathologic study of 492 cases. Cancer，1973，31：117～129.
5. 吴兰雁，程君，卢勇，等. EB病毒感染与涎腺良性淋巴上皮病变的关系. 中华口腔医学杂志，2004，39：291～293.

6. 刘文胜，唐平章，祁永发，等. 腭部腺样囊性癌的诊治及预后因素的探讨. 中华肿瘤杂志，2004，26：485～489.
7. 俞光岩，吴奇光，马大权，等. 11 例涎腺导管癌的病理研究. 中华口腔医学杂志，1993，28：134～136.
8. 马大权，等. 涎腺癌的诊断与治疗现状. 中华口腔医学杂志，1998，14：259～260.
9. 苏涛，孙宏晨，欧阳喈，等. hTERT Promoter/Bax 靶向性涎腺恶性肿瘤基因治疗系统的构建. 口腔医学研究，2004，20：567～569.
10. 郭良，王可敬，刘爱华，等. 244 例腮腺癌治疗评估. 耳鼻咽喉头颈外科，1999，6：15～153.
11. Spiro RH，Huros AG，Strong EW，et al. Cancer of the parotid gland. A clinicopathologic sdudy of 288 primary case. Am J Surg，1975，130：452～459.
12. 屠规益，蒋佩珏，等. 腮腺癌的手术与综合治疗. 中华口腔科杂志，1982，17：133～136.
13. 徐洪泉，孟令秋，相金贵，等. 腮腺癌 102 例的治疗和预后探讨. 口腔医学，2003，23：149～150.
14. 范风云，魏文胜，郭艳，等. 腮腺癌术后放疗的评价. 实用口腔医学杂志，2004，20：678～680.
15. 陈建武，刘秀英，李建成，等. 腮腺癌术后放疗价值探讨. 临床肿瘤学杂志，2003，8：105～107.
16. 孟彦，曹淑芬，许燕玲，等. 腮腺癌 189 例回顾分析. 实用口腔医学杂志，2001，17：349～350.
17. 秦德兴，严洁华，徐国镇，等. 中晚期腮腺癌放疗 116 例分析. 中华放射肿瘤学杂志，1993，2：160～161.
18. 俞光岩，马大权，等. 涎腺癌 342 例临床分析. 中华肿瘤杂志，1986，8：395～398.
19. 陆东辉，万飞，等. 颌下腺癌 19 例临床病理及治疗分析. 现代口腔医学杂志，1995，9：76～78.
20. 贾超英，屠规益，等. 颌下区恶性肿瘤. 中华耳鼻咽喉科杂志，1994，6：346.
21. Choi CS，Choi G，Jung KY，et al. Low experession of p27（Kip 1）in advanced mucoepidermoid carcinoma of head and neck，Head Neck，2001，23（4）：292～297.
22. Goode RK，Auclair PL，Ellis GL，et al. Mucoepidermoid carcinoma of the major salivary glands：Clinical and histopathology analysis of 234 cases with evaluation of grading criteria. Cancer，1998，82（7）：1217～1224.
23. 郭海鹏，杨熙鸿，林建英，等. 口腔小涎腺肿瘤的诊断和治疗. 现代肿瘤医学，2005，13：93～94.
24. 徐慧高，王隆香，等. 小涎腺恶性肿瘤不同疗法的疗效分析. 南京医科大学学报，2000，20：75～76.
25. 刘学奎，曾宗渊，陈福进，等. 硬腭小涎腺癌的疗效评价和预后因素分析. 癌症，2003，22：1088～1092.
26. Le QT，Birdwell S，Terris DJ，et al. Postoperative irradiation of minor salivary gland malignancies of the head and neck. Radiother Oncol，1999，52：165～171.
27. 顾晓明，等. 粘液表皮样癌 128 例疗效观察. 实用口腔医学杂志，2001，17：41～43.
28. 马大权，俞光岩，等. 小涎腺肿瘤 184 例临床病理分析. 中华口腔科杂志，1985，20：81～82.
29. 李正江，唐平章，徐国镇，等. 126 例涎腺腺样囊性癌的疗效及预后因素. 中华放射肿瘤学杂志，1999，4：204.
30. 薛桂平，袁文化，周正岩，等. 涎腺肿瘤的复发转移及治疗初析. 肿瘤，2004，24：176～178.
31. 黄敏娴，马大权，孙升华，等. 涎腺腺样囊性癌预后因素的探讨. 中华口腔医学杂志，2000，35：430～433.
32. Matsuba HM，Spector GJ，Thaw ley SE，et al. Adenoid cystic salivary patterns. Cancer，1986，57：519～524.
33. 吴运堂，赵燕平，赵福运，等. 口腔颌面部恶性肿瘤肺转移（70 例报告分析）. 中华口腔医学杂志，1989，24：130～133.
34. Seaver PR，Kuehn PG，et al. Adenoid cystic carcinoma of the salivary glands：A study of ninety－three cases. Am J Surg，1979，137：449～455.
35. Batsakis JG，et al. Pathology consultation. Metastatic Patterns of salivary gland neoplasms. Ann Otol Rhinol Laryngol，1982，91：465.
36. Bosch A，et al. Lymph node metastases in adenoid cystic carcinoma of the submaxillary gland. Cancer，1980，45：2872.
37. Marsh WL，Allen MS，et al. Adenoid cystic carcinoma：biologic in 38 patients. Cancer，1979，43：1463.
38. Allen MS，Marsh WL，et al. Lymph node involvement by direct extension in adenoid cystic carcinoma. Absence of classic embolic lymph node metastasis. Cancer，1976，38：2017.
39. Garden AS，Weber RS，Morrison WH，et al. The influence of positive margins and nerve invasion in adenoid cystic carcinoma of the head and neck treated with surgery and radiation. Int J Radiate Once Boil Phys，1995，32：619.
40. Fordice J，Kershaw C，El－Naggar A，et al. Adenoid cystic carcinoma of the head and neck：Predictors of morbidity and mortality. Arch Otolaryngol Head Neck Surge，1999，125：149.
41. Spiro RH，Huvos AG，Strong EW，et al. Adenoid cystic carcinoma of salivary origin. A clinico－pathologic study of 242 cases. Am J Surge，1974，128：512.

42. Skbka JL, Hurley JD, Ravelo HV, et al. Complete response of a metastatic adenoid cystic carcinoma of the parotid gland to chemotherapy. Cancer, 1981, 47:2543.
43. Sune JY, Johns ME. Chemotherapy for salivary gland cancer. Laryngoscope, 1982, 92:235.
44. 郭传宾，俞光岩，黄敏娴，等. 临床因素在涎腺腺样囊性癌血行转移中的作用. 现代口腔医学杂志，1997，11：109～122.
45. Spiro RH, Huvos AG, Strong EW. Adenoid cystic carcinoma: factors influencing servival. Am J Surg, 1979, 138：579～583.
46. Parsons JT, Mendenhall WM, Stringer SP, et al. Management of minor salivary gland carcinoma. Int J Radiate Once Boil Phys, 1996, 35:443～454.
47. Ampil FL, Misra RP, et al. Factors influencing survival of patients with adenoid cystic carcinoma of the salivary glands. J Oral Maxillofacial Surge, 1987, 45:1005～1010.
48. 顾云峰，周正炎，季振威，等. 口腔小涎腺腺样囊性癌47例局部复发及转移的临床分析. 口腔颌面外科杂志，2001，11:98～101.
49. Gnepp DR, et al. Malignant mixed tumors of the salivary gland: A review. Pathol Ann, 1993, 28:279～328.
50. Ellis GL, Corio RL, et al. Acinic cell adenocacinoma——A clinicaopathologic analysis of 294 cases. Cancer, 1983, 52:542～559.
51. 张晓珊，刘瑗如，刘桢，等. 45例涎腺腺泡细胞癌临床病理分析. 中华口腔医学杂志，1989，24:4～7.
52. Kagan AR, et al. Recurrences from malignant parotid salivary gland tumors. Cancer, 1976, 37:2600～2604.

第九章　原发灶不明的颈部转移癌

一、概述

原发灶不明颈部转移癌的诊断、治疗以及随诊是肿瘤学中的难点。尤其在寻找原发灶的过程中需要了解不同肿瘤的自然病程，转移途径以及发生早期潜在转移几率等。而且在转移淋巴结的病理为分化差的癌或非鳞癌时，则需要更先进的诊断手段，如免疫组化等，治疗上也存在着较大的差异。

即使是颈部转移性鳞状细胞癌，在不同分期的治疗原则上也存在着较大的争议。治疗方式的选择不但要考虑到原发灶可能延迟出现，还要考虑到头颈部肿瘤较高的第二原发癌发生率。

由于原发灶不明颈部转移性鳞癌以局部－区域治疗为主，放疗是主要治疗手段之一，本章主要阐述此病的临床表现以及治疗原则，对于其他病理类型的颈部转移癌仅作简要介绍。

（一）流行病学　原发不明转移癌（carcinoma of unknown primary，CUP）发生约占所有肿瘤的2.3%～4.2%，位于世界肿瘤发生的第7～8位，位于肿瘤死亡原因的第四位。除了原发灶不明肺转移、肝转移和骨转移外，颈部淋巴结转移所占比例也较大，Weber等报道约占19%。其中约70%～80%病变的原发灶位于头颈部，尤其病理为鳞状细胞癌者。

原发灶不明颈部转移癌仅占头颈部肿瘤的3%～11%。丹麦的调查显示，从1975年1月1日到1995年5月30日，全国原发灶不明颈部转移性鳞癌的年发病率平均为0.34/10万，发病率从2.5%降到1.7%，调查者认为是由于影像、纤维内镜等诊断技术的提高和广泛应用的结果。

发病的一般年龄为55～65岁，部分研究显示，发病年龄较年轻，可能是因为未分化癌的比例高的原因。中国医科院肿瘤医院殷玉林等报道的114例患者，年龄18～78岁，中位年龄48岁，但此组病例中大部分为分化差的癌（71/114）。

和其他头颈部肿瘤相似，男性此病的发病率高于女性。Weir等的调查显示，男女发病比例约为3.2∶1。法国的一篇报道显示，男女发病比例为8.6∶1。多数报道结果显示从首发症状到获得诊断的中位时间为3个月。

原发灶不明颈部转移癌最易受累的淋巴结区为Ⅱ区，其次是Ⅲ区，而Ⅰ、Ⅳ、Ⅴ区单独受累少见。单侧淋巴结受累常见，双侧同时受累者仅占10%。Erkal等报道的126例患者中，双侧淋巴结转移者14例（占11%），单侧淋巴结转移者112例（占89%）；其中Ⅱ区受累率最高为68%，其次为Ⅲ区19%，Ⅰ区为9%，Ⅳ、Ⅴ区仅为3%和1%；转移淋巴结的中位直径为5cm（2～14cm）；分期以N_2为主，约占57%。

原发灶出现的几率各家报道不同，1.7%～66%不等，多数为6%～22%，与治疗方式不同有关。

到目前为止，此病的发病原因或相关危险因素尚不清楚。对于原发灶不明颈部转移性鳞癌来说，多数患者有吸烟和饮酒的病史。

（二）定义　根据WHO的定义，原发灶不明转移癌（CUP）是指有组织病理学证实的淋巴结转移或远地转移，而在常规检查中无法确定原发灶部位的不同种类疾病的总称。Davidson等认为目前较为确切的定义为：①无可疑恶性病变切除的病史；②无特定器官系统相关特异性症状的病史；③无临床或实验室的证据证明有原发病变的存在；④组织病理学或细胞学证实颈部转移灶为癌。他还认为这项定义应包括头颈部的全面检查，包括麻醉下的内镜检查未发现原发病灶者，而对于头颈部临床正常粘膜的盲取活检，不列为常规检查中。而Haas等通过包括扁桃体切除等的活检手段，使原发灶不明颈转移癌的发生率由3.5%降到2.3%，因此，他认为盲取活检是有必要的诊断手段。到目前为止，对于CUP的检查应该包括哪些项目还没有一致的意见。

二、颈部淋巴结的分区

（一）解剖 对于原发灶不明颈部转移癌的诊断，以及原发灶的寻找，确切地了解颈部淋巴结的解剖以及引流的区域是非常重要的。

颈部淋巴组织较丰富，颈部淋巴结约占全身淋巴结的20%。颈部淋巴结可分为中间群和终末群两部分，前者可根据其位置和淋巴输入管的收集范围又分为深浅。

1. 中间群淋巴结

（1）浅组

枕浅淋巴结：收集枕部淋巴管，注入枕深淋巴结或直接注入颈外侧浅淋巴结及副神经淋巴结。

耳后淋巴结：收集颞部和顶部头皮以及耳郭后面和外耳道后壁的淋巴管，注入颈深淋巴结上群和腮腺淋巴结。

耳前淋巴结：收集颞部和额部头皮、眼睑外侧部、耳郭前面上部以及外耳道前壁的淋巴管，注入颈深淋巴结上组和腮腺淋巴结。

腮腺淋巴结：收集范围与耳前淋巴结相似，并收集中耳及腮腺的淋巴管，注入颌下淋巴结。

颌下淋巴结：收集鼻、颊、上唇、下唇外侧、几乎全部牙及牙龈（下颌前部诸牙及牙龈除外）以及舌外侧部前1/3的淋巴管，并收集来自面深淋巴结、舌淋巴结和颏下淋巴结的输出管，注入颈浅淋巴结或颈深上、下淋巴结。

颏下淋巴结：收集颏部、舌尖、口底和下唇中央部粘膜和皮肤、下颌前部诸牙和牙龈处的淋巴管，注入颌下淋巴结或颈深上淋巴结。

颈浅淋巴结：收集耳垂、外耳道底、下颌角和腮腺下部皮肤的淋巴管，注入颈深上淋巴结或颈深下淋巴结。

颈前淋巴结：收集舌骨以下颈前部淋巴管，注入两侧颈深淋巴结，或舌骨下淋巴结、喉前和气管前淋巴结等。

（2）深组

枕深淋巴结：收集枕浅淋巴结的输出管以及枕部深层肌肉及骨膜的淋巴管，注入副神经淋巴结。

咽后淋巴结：收集鼻腔、鼻窦、鼻咽腔、咽鼓管咽口附近以及硬腭部分淋巴管，注入颈深上淋巴结。

气管旁淋巴结：收集气管和甲状腺下部的淋巴管，注入颈深下淋巴结。

舌骨下淋巴结、喉前淋巴结和气管前淋巴结：收集颈前淋巴结的输出管以及喉下部、气管颈段和甲状腺下部的部分淋巴管，注入颈深淋巴结。

舌淋巴结：此组淋巴结有时缺如，收集舌背轮廓乳头附近及其深部的淋巴管丛，注入颌下淋巴结。

2. 终末群淋巴结 即颈深淋巴结，主要沿颈内动静脉和颈总动脉排列，数目较多，一般为15～30格，多按上、中、下3群分类。

（1）上群 包括颈内静脉二腹肌淋巴结和颈内静脉前淋巴结。

颈内静脉二腹肌淋巴结：又称角淋巴结，收集鼻咽部、舌根和腭扁桃体的淋巴管。

颈内静脉前淋巴结：收集颈外侧浅淋巴结的输出管。

上群淋巴结注入颈深淋巴结的中群。

（2）中群 包括颈内静脉外侧淋巴结、副神经淋巴结和颈静脉肩胛舌骨肌淋巴结。

颈内静脉外侧淋巴结：收集颈深淋巴结上群的输出淋巴管和枕淋巴结、耳后淋巴结的输出管，注入副神经淋巴结及颈内静脉肩胛舌骨肌淋巴结。

副神经淋巴结：收集枕部、项部、肩部的淋巴管，鼻咽部一部分淋巴管可经咽后淋巴结注入此组淋巴结。注入颈深淋巴结下群。

颈内静脉肩胛舌骨肌淋巴结：收集舌尖部的输出淋巴管，舌癌常可累及此淋巴结区。

（3）下群 收集副神经淋巴结输出管以及胸上部和上肢来的淋巴管，左颈斜角肌淋巴结又称 Virchow 淋巴结，是胃癌或食管下段癌常受到侵害的淋巴结之一。此组淋巴结注入颈淋巴干、胸导管或右淋巴导管，有时可直接汇入静脉角。

（二）分区 为了便于诊断和治疗，许多研究者按照颈部淋巴结的引流情况将颈部淋巴结分为Ⅵ区。具体分区情况见口咽癌一章。对不同解剖位置淋巴结引流部位的详细了解可有助于原发灶的寻找和发现。

三、疾病诊断

头颈部肿瘤中以颈部转移淋巴结为首发症状者约占 10%，其中通过各种检查（包括盲取活检）发现原发灶者约 7%，仅有 3% 左右为真正的原发灶不明转移癌。

（一）详细询问病史

临床表现：典型的临床表现是单侧颈部无痛性肿块，进行性增大。部分患者伴有感染或坏死的情况下可出现局部疼痛。此外，患者还可能出现发热、体重下降及盗汗等全身症状。对于颈部淋巴结的情况还应了解发生的时间、最先出现的部位、如何进一步发展、生长速度、接受了何种治疗以及颈部淋巴结的变化等。还应询问患者有无其他相关症状以及既往有无手术史等。

患者的个人史也有助于原发部位的寻找，如吸烟及饮酒史与粘膜发生的鳞状细胞癌相关；过度的阳光暴晒与皮肤癌的发生有关；放射线接触史与甲状腺、腮腺和皮肤癌相关等等。

另外，患者的籍贯（如鼻咽癌以两广地区多见等）、肿瘤家族史等，也可提供寻找原发灶的信息。

（二）应做的临床检查

一般的常规检查可以检出 40% 以上的原发灶，当常规检查未能发现原发灶时，则采用扁桃体切除术（目前仍有争议）或^{18}F-FDG PET/FMISO PET 检查，也有助于原发灶的发现。

1. 全面的体格检查 包括胸部、腹部及生殖泌尿系统的体格检查。

（1）颈部淋巴结 记录位置、大小、质地、活动度以及表面的皮肤情况等。

（2）头颈部专科检查 全面检查头颈部各器官的粘膜，包括鼻咽、口咽、下咽、口腔（包括颊部、颚部、舌、齿龈、唇、口底等）、喉、鼻腔、眼结膜、巩膜等部位；还应包括头皮和颈面部的皮肤，包括耳郭及外耳道的检查。对各咽腔应采用间接镜来观测有无可疑病变部位，并进行详细的口腔、口咽、涎腺等部位的触诊。

2. 实验室检查 此项检查缺乏特异性和敏感性，但部分指标的提高对原发灶部位有所提示。

（1）血清 EB 病毒抗体的测定 有助于对鼻咽癌和淋巴瘤进行诊断。

（2）血清 Cyfra21 有助于对肺癌的诊断。

（3）SMA-20 是肝脏受损的指标。

3. 内镜检查 目前多采用纤维内镜对上呼吸消化道进行检查，范围包括鼻咽、口咽、口腔、下咽、喉、食管和气管支气管，并对可疑部位进行活检。除了纤维内镜，麻醉下行直达喉镜、鼻咽镜、直达食管镜检查，可以更加细致地进行观察。Weber 等报道由于 1995 年后内镜成为常规检查项目，原发灶经内镜检查发现者从 25% 提高到 47%。因此，内镜的检查在原发灶不明颈部转移癌的诊断中是不可缺少的。

4. 影像学检查

（1）形态影像学 包括胸片、颈部和腹部 B 超、下咽及上消化道造影、有条件者可行包括头颈部、胸部和腹部的全身 CT/MRI 检查，CT/MRI 的使用可使 15% ~20% 的患者发现原发病灶。

B 超：操作简单，费用较低，但需要诊断医师有较丰富的经验。彩色超声还可探查颈部淋巴结的血流情况，有助于对良恶性的判断。

CT：有较高的密度分辨率，对肺部和骨质病变的诊断有较高的价值，螺旋 CT 可做多维重建图像，立体的显示解剖结构、深部病变和毗邻的关系。通过增强扫描还可以显示病变部位由轻到中度的增强。此外，CT 重建内视技术可起到内镜的作用，观察管腔内的细小病变。

MRI：有较高的软组织分辨率，通过 T_1 和 T_2 等权重对比，可显示较小的病灶。强化后肿瘤组织可增强，能很好的分辨肿瘤、炎症、水肿和出血等；并可提供三维图像。但对骨质的微小损伤不易发觉。

中国医学科学院肿瘤医院报道的 B 超诊断的敏感性、特异性和准确性分别为 88.3%、97.2% 和 89.7%；CT 诊断分别为 94.6%、94.4% 和 94.6%。

（2）功能影像学　甲状腺核素扫描、骨扫描和 SPECT（单光子发射计算机断层扫描）、PET（正电子发射断层扫描）。

PET：对于 PET 在原发灶不明转移癌的诊断上仍有较大争议。Rusthoven 等对 1994～2003 年发表的关于 PET 检测 CUP 的 16 篇文献 302 例患者进行了总结，结果显示：PET 可以增加原发灶的检出率 24.5%，它的敏感性、特异性以及准确性分别为 88.3%、74.9% 和 78.8%。

作者分析假阳性率较高的原因为：丰富的淋巴组织，如扁桃体等；反应性淋巴结增生；咀嚼肌以及涎腺内的良性结节等均可有高 FDG 摄取，导致 PET 阳性表现。假阴性率的原因为：头颈部的本底较高，尤其是在脑部，可能影响肿瘤的诊断；分化较好的肿瘤 FDG 摄取较低；部分原发灶位于粘膜较表浅的部位且直径≤5mm。Stoeckli 等设计了一个前瞻性研究来观察 PET 在原发灶不明颈转移性鳞癌中的作用，结果显示，敏感性、特异性以及准确性分别为 63%、90% 和 78%，在此研究中 PET 与常规影像 + 内镜检查相比没有优势。但作者认为全身 PET－CT 有助于准确分期，发现远地转移部位；在非鳞癌的 CUP 中有较大的诊断价值。此外，其他示踪迹的 PET 可能增加原发灶的诊断，但需要进一步地研究证实。

5. 病理组织学检查　淋巴结的病理组织学获得：对于耳鼻喉科医师和头颈外科医师来说，当发现颈部肿块时应先对头颈部进行详尽的全面的检查，而非对颈部肿块进行活检，这是对此疾病处理的准则。

（1）穿刺细胞学检查　当未能寻找到原发灶时，可先对淋巴结行细针穿刺细胞学检查。此种操作对组织的创伤较小，水肿不明显，可以在影像学检查之前进行。细针穿刺细胞学检查可以显示多种恶性形态，而且采用免疫组化和分子学诊断技术，还可以对分化差的细胞学类型进行进一步地分类。

（2）切取活检和切除活检　当常规影像 + 内镜检查未发现原发病灶，穿刺细胞学未能获得准确诊断时，应行切除活检或切取活检（根据转移淋巴结情况而定，但不推荐后者）。此项操作对疗效的影响存在争议。McGuirt 等认为在疗前接受颈部淋巴结活检的患者有较高的颈部复发率和远地转移率，但不影响总生存。但是 Ellis 等认为疗前淋巴结的活检并不影响预后。Davidsen 等认为在放疗作为治疗的一部分时，疗前的活检对预后影响不大，但不提倡行颈淋巴结的切除活检。

（3）原发灶病理获得　在临床正常的粘膜部位盲取活检的真正价值，各家看法不一。多数主张对鼻咽、扁桃体、舌根和梨状窝等部位做随机活检。中国医科院肿瘤医院报道的 114 例原发灶不明颈部转移癌患者的回顾性分析显示：对于颈部分化差的转移癌来说，鼻咽癌的发生率最高。杨宗贻等对 22 例原发灶不明中、上颈部转移癌，对鼻咽行随机活检，阳性率为 3/22（13.6%）。

因此，对于中国的患者来说，鼻咽部的盲取活检是必不可少的诊断手段之一。

Randall 等认为腔镜的活检取材表浅，而扁桃体的病变多较深在，活检常导致假阴性诊断，扁桃体切除活检有助于原发病灶的确定，他的研究现实通过扁桃体切除术可有 6/34（18%）发现原发灶。但部分作者认为影像学未发现可疑病灶时，扁桃体切除的阳性率≤10%，有的报道甚至仅为 3%，而且切除术后，部分患者可出现咽部不适等症状。Lapeyre 等认为当颈部淋巴结为单发，部位位于扁桃体癌的前哨淋巴结部位时应行扁桃体切除活检，发现率可达 26%。到目前为止，对扁桃体切除活检的价值有较大争议。

（三）病理诊断

1. 常规病理检查　原发灶不明颈部转移癌的病理类型多以鳞状细胞癌为主，约占 60% 左右，其次是低分化或未分化癌，约占20%左右，其他病理类型包括恶性黑色素瘤、腺癌、软组织肉瘤等的发生率较低。

2. 免疫组化

(1) TTF-1（甲状腺转录因子-1） 在甲状腺或肺肿瘤中表达。

(2) CK20（细胞角蛋白20） 它是胃肠道腺癌的标志物。

3. 分子生物学检查

(1) EB病毒 对转移性低分化鳞癌进行原位杂交，如果发现EBV，则支持鼻咽癌的诊断。

(2) HPV（乳头状瘤病毒） 采用PCR技术检测人乳头状瘤病毒有助于口咽癌的诊断。

(3) 微卫星变异分析 对转移淋巴结和正常咽部粘膜的标本进行微卫星变异分析，如果变异相同，则有助于寻找原发灶。

四、原发灶的寻找

根据颈部淋巴结转移的部位和病理类型来对原发灶进行寻找。

颈部转移癌约76%来源于头颈部，尤其分布于上中颈部的淋巴结转移。这些淋巴结通常为前哨淋巴结，不同的原发灶有其转移的特点。表5-9-1列出了不同原发部位的前哨淋巴结。

表5-9-1 不同部位原发病变的淋巴结转移部位一览表

解剖部位	前哨淋巴结
泪腺	耳前淋巴结、腮腺淋巴结和颌下淋巴结
眼睑、结膜	耳前淋巴结、腮腺淋巴结和颌下淋巴结
鼻翼	耳前淋巴结、腮腺淋巴结、耳后淋巴结和颈深淋巴结上群
鼻外侧	颌下淋巴结
鼻腔	咽后淋巴结和颈深淋巴结上群
外耳道	腮腺淋巴结和颈深淋巴结上群
中耳	耳前淋巴结、咽后淋巴结和颈深淋巴结上群
鼻窦	咽后淋巴结和颈深淋巴结上群
上唇	颌下淋巴结、颏下淋巴结和耳前淋巴结
下唇	颌下淋巴结和颏下淋巴结
颊部皮肤	颌下淋巴结、颏下淋巴结和耳前淋巴结
颊部粘膜	颌下淋巴结
舌尖	颏下淋巴结和颈深淋巴结上、中群
舌侧缘和后部	颌下淋巴结和颈深淋巴结上群
口底	颌下淋巴结、颏下淋巴结和颈深淋巴结上、中群
下齿龈	颌下淋巴结、颏下淋巴结和颈深淋巴结上、中群
上齿龈	颌下淋巴结、咽后淋巴结
硬腭和软腭腹面	颈深淋巴结上群、颌下淋巴结和咽后淋巴结
软腭背面	颈深淋巴结上群和咽后淋巴结
扁桃体	颈深淋巴结上群
鼻咽	颈深淋巴结上群、咽后淋巴结和副神经淋巴结
梨状窝、环后区	颈深淋巴结上、中群
咽后壁上部	咽后淋巴结和颈深淋巴结上群
咽后壁下部	颈深淋巴结中群
喉声门上区	颈深淋巴结上、中群
喉声门下区	颈深淋巴结中、下群、颈段气管前淋巴结和喉前淋巴结
颈段气管	颈段气管前淋巴结、颈段气管旁淋巴结和喉前淋巴结
甲状腺	颈段气管前、气管旁淋巴结、颈深淋巴结上、中、下群和咽后淋巴结
腮腺	腮腺淋巴结和颌下淋巴结
颌下腺、舌下腺	颌下淋巴结和颈深淋巴结上群

本表引自文献23。

需要注意的是部分中线结构，如软腭、舌根、鼻咽等可以出现双侧或对侧颈部的转移；锁骨上淋巴结转移多来源于锁骨下病变；还有2%～10%左右的淋巴结为跳跃性转移，如舌癌等。

此外，不同的病理类型及分化程度也可提示不同的原发灶（表5-9-2）。

表5-9-2　病理类型和分化程度与原发灶部位的关系

最常见的原发部位	淋巴结的病理类型
Waldeyer's ring肿瘤	多为低分化鳞癌和未分化
口腔肿瘤	高分化鳞癌常见
喉部肿瘤	高、中分化鳞癌
下咽肿瘤	中、低分化鳞癌常见
鼻腔、鼻窦肿瘤	鳞癌为主，小涎腺肿瘤也较常见
涎腺肿瘤	腺癌
甲状腺	乳头状腺癌或滤泡状腺癌常见
其他	食管：鳞癌；肺：鳞癌、腺癌、小细胞癌；乳腺癌：腺癌等等

最常见的原发部位为扁桃体和舌根，其次为鼻咽、下咽和喉。后三者的发生率有所下降是由于内镜的常规使用使鼻咽、下咽和喉癌的检出率上升的原因。

五、临床分期

目前国内外普遍采用的分期是根据其他头颈部肿瘤的颈部转移和远地转移标准制定的（AJCC分期）（文献15、24、25）。

T

T_x或T_0：原发灶不明或无原发灶证据

N

N_x：无法判断转移淋巴结情况

N_1：单个淋巴结转移，最大径≤3cm

N_2：单个淋巴结转移，最大径>3cm，但≤6cm；或同侧多个淋巴结转移，最大径均≤6cm；或双侧多个淋巴结转移，最大径均≤6cm

N_{2a}：单个淋巴结转移，最大径>3cm，但≤6cm

N_{2b}：同侧多个淋巴结转移，最大径均≤6cm

N_{2c}：双侧多个淋巴结转移，最大径均≤6cm

N_3：淋巴结转移，最大径>6cm

M

M_x：无法判断远地转移的情况

M_0：无远地转移

M_1：有远地转移

在AJCC肿瘤分期手册第六版中，将位于上颈部的淋巴结（环状软骨以上部位）标记为“U”，而下颈部的淋巴结（环状软骨以下部位）标记为“L”。

由于患者均有淋巴结转移，因此原发灶不明颈部转移癌的病变均为Ⅲ、Ⅳ期。

Ⅲ期：T_x或T_0，N_1

Ⅳ期：T_x或T_0，$N_{2\sim3}$，M_1

六、治疗

原发灶不明颈部转移癌的治疗包括同侧颈部放疗、单纯颈清扫±同侧颈部放疗、可疑原发部位及双全颈放疗（±化疗）±颈清扫。由于缺少前瞻性随机研究，治疗多根据回顾性分析的结论进行选择，因此各研究单位的治疗原则有较大的差异。

一般情况下，影响治疗方式选择的主要有3个因素：转移淋巴结的病理类型、转移发生的部位和分期以及患者的年龄和患者个人的意愿等。

中国医学科学院肿瘤医院目前对原发灶不明颈部转移癌的治疗原则为：单纯手术治疗的适应证：N_1 鳞癌，转移淋巴结包膜无受侵以及无淋巴结切除或切取活检史者可行单纯手术治疗也可选择单纯放疗；对中、上颈转移性低分化或未分化癌患者采用单纯放疗，放疗后如有残存可行手术挽救治疗；N_1 但有淋巴结包膜受侵、有活检手术史或手术切除不净以及 $N_{2\sim3}$ 且病理分化较好的病变应行肿瘤切除或颈淋巴结清扫术+术后放疗；对于转移性腺癌，则采用单纯手术或以手术为主的综合治疗，如果病理可提示甲状腺来源者，应同时行甲状腺腺叶切除术；锁骨上区淋巴结转移多来源于锁骨下部位，患者一般情况允许时，可给予积极的局部治疗+化疗；对于晚期病变，可使用同步放化疗或辅助化疗。

（一）放疗技术

照射野设计：全颈加全咽部野（图5-9-1、5-9-2）：主要用于上颈和中颈部转移性鳞癌、低分化癌和未分化癌的病例。

两侧面颈联合野+下颈锁骨上区单前野照射（表5-9-3、5-9-4）：照射范围包括韦氏环、下咽、喉和双颈、锁骨上淋巴引流区。

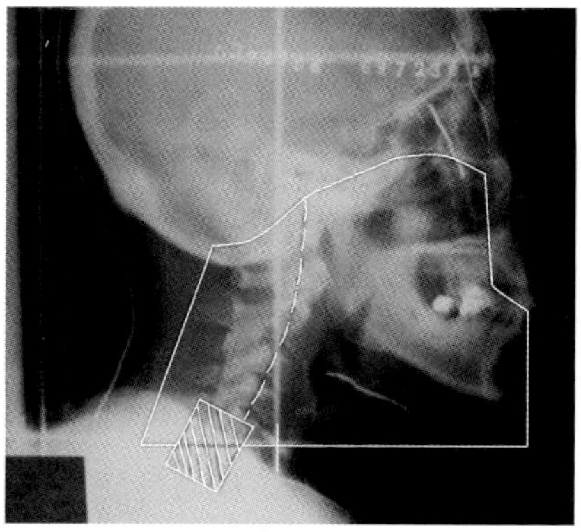

图5-9-1 全颈全咽部野——面颈联合野

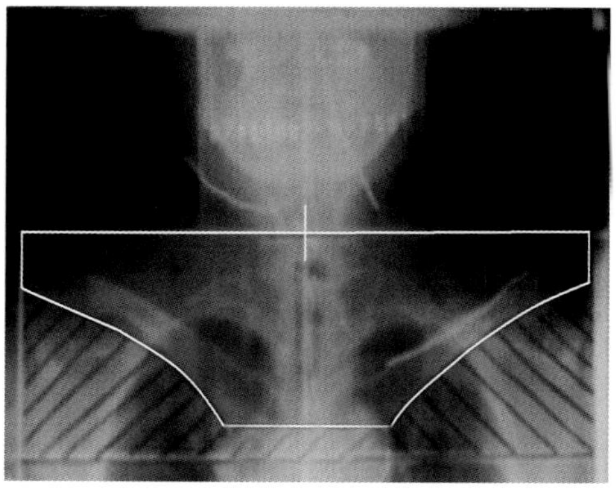

图5-9-2 全颈全咽部野——下颈锁骨上单前野

表5-9-3 面颈联合野边界

	面颈联合野
上界	颅底线
下界	环状软骨下缘（C_6 下缘）
前界	同侧眼眶后缘-颈前开放；根据淋巴结的位置选择是否包括Ⅰ区淋巴结
D后界	脊突后缘后0.5~1cm，并根据颈部淋巴结的大小进行调整

表5-9-4 下颈切线野边界

下颈切线野	
上界	环状软骨下缘（C_6 下缘），正中挡铅2cm~2.5cm×2cm*
下界	锁骨下缘；如合并有锁骨上区淋巴结转移，应放在锁骨下缘下0.5~1cm
侧界	肩关节内侧

*如果高度怀疑下咽、颈段食管病变，在面颈联合野下界当脊髓2.5cm×2cm。

放疗至36~40Gy后，面颈联合野后界前移至椎体的后1/3，避开脊髓。后颈部分采用9MeV电子线补量（根据淋巴结的大小和脊髓深度调整电子线的能量）。

但是，美国佛罗里达州大学医学院的Mendenhall等认为原发灶不明颈部转移癌的原发灶约83%位于口咽部（舌根和扁桃体），下咽和喉的发生率极低，因此该机构从1997年开始将面颈联合野的下界移至甲状软骨前上缘水平，以保护喉免受照射。

大面颈联合野对穿照射（图5－9－3、5－9－4）：照射范围同上。由于患者颈短，或淋巴结位置或大小的原因，面颈联合野的下界无法达到 C_6 下缘者可采用此照射野，上界与面颈联合野相同，下界到锁骨下缘，床转角 ±5° ~ ±10°，以避开同侧肩部的遮挡。放疗至36Gy时，后界前移至椎体中后1/3交界处，避开脊髓，后颈部分采用9MeV电子线补量。

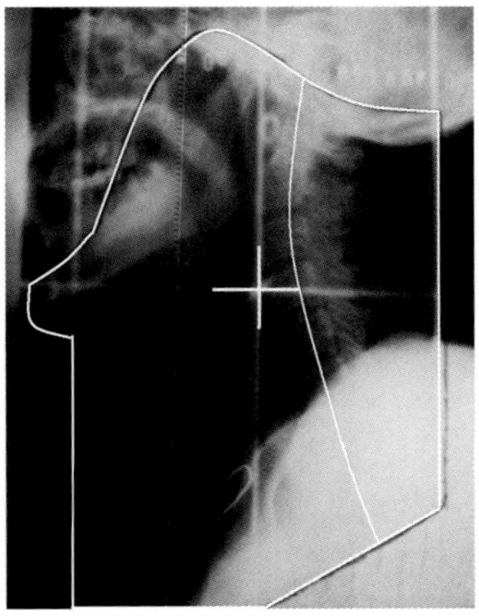

图5－9－3 全颈全咽部野—大面颈联合野（左侧）

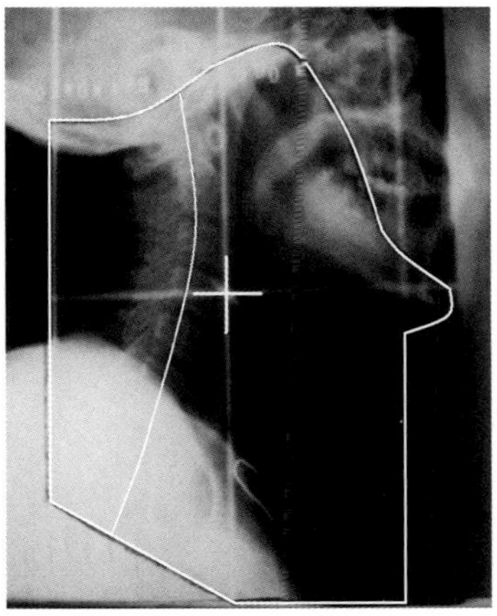

图5－9－4 全颈全咽部野—大面颈联合野（右侧）

全颈加次全咽部野：主要用于中下颈转移性鳞癌，可疑原发部位排除鼻咽来源可能，主要为下咽和喉者，放疗野上界可以放至软腭水平，不包括鼻咽部。但由于下咽癌可转移至咽后和Ⅱ区淋巴结，因此照射范围应包括颅底下缘，照射野可参照全颈＋全咽部照射，在放疗至50Gy后，可将照射野上界下移避开鼻咽，继续加量照射。

单纯颈部照射野：主要用于颈部转移性腺癌、排除口咽和鼻咽病变可能、一般情况差，不能耐受大面积照射者、有远地转移，放疗为姑息减症治疗者。

全颈照射野（表5－9－5）：照射范围包括颏下、颌下、颈深淋巴结组、副神经链组、锁骨上组淋巴结。采用仰卧位、颈过伸体位，使听眦线（OM线）尽量垂直于治疗床面。此照射野可通过单前野照射，也可通过前后野对穿照射（等中心照射技术）。后者可通过后也挡脊髓或调整前后野的剂量权重来保证脊髓的照射剂量在安全范围（≤40Gy）。

下颈锁骨上野（表5－9－6）：照射范围包括下颈和锁骨上淋巴结引流区。主要用于锁骨上淋巴结转移者，原发灶多数来源于锁骨下部位，预后较差。

表5－9－5 全颈照射野边界

	全颈照射野
上界	至颅底，如疑NPC则上界应包括中颅窝在内
下界	环状软骨下缘（C_6 下缘）
前界	同侧眼眶后缘－颈前开放；根据淋巴结的位置选择是否包括Ⅰ区淋巴结
后界	脊突后缘后0.5~1cm，并根据颈部淋巴结的大小进行调整

表5－9－6 下颈锁骨上野边界

	下颈锁骨上野
上界	环状软骨下缘（C_6 下缘），正中挡铅 2~2.5cm×2cm*
下界	锁骨下缘；如合并有锁骨上区淋巴结转移，应放在锁骨下缘下0.5~1cm
侧界	肩关节内侧

（二）放射源选择 ^{60}Co 或 4 ~ 6MV 高能 X 线以及 8 ~ 12MeV 电子线

（三）照射剂量分割方式及剂量 放疗一般采用常规照射方式 200cGy/次，5 次/周。

预防照射区域可根据不同的病理类型给予总剂量 50 ~ 56Gy/5 ~ 5.5w。

隐性原发灶的放射剂量为：60 ~ 66Gy/6 ~ 6.5w。

术前放疗剂量：应在保证隐性原发灶的剂量的条件下，颈部给予 50Gy/5w 的剂量。

术后放疗剂量：对于手术切除彻底，病理切缘阴性，淋巴结外侵不严重者，照射剂量为 56 ~ 60Gy/5.5 ~ 6w；对于手术镜下残存者，照射剂量为 60 ~ 66Gy/6 ~ 6.5w，对术中肉眼残存的病灶，照射剂量为 66 ~ 70Gy/6.5 ~ 7w。

具体的照射技术以及剂量设定，应根据肿瘤情况以及患者的情况给予，应做到治疗个体化。肿瘤较大，或生长较快时，可采用超分割或加速超分割的照射技术，提高肿瘤照射剂量或缩短肿瘤放疗总时间，以提高肿瘤的控制率。

对直径大、质地硬、固定的病变还应采用局部热疗来提高放射敏感性。

七、并发症

（一）放疗相关的急性副作用 包括皮肤和粘膜反应，以及由粘膜反应引起的暂时性的咽部疼痛、进食困难和声嘶，其程度与照射野的大小、照射剂量、剂量分割、采用的照射技术和个体差异有关，以 WHOⅡ度较常见，一般经对症处理可以缓解，放疗结束后症状可以自行消失。Christiansen 等报道的放疗急性副反应：皮肤粘膜Ⅲ度反应仅为 4% 和 7%，其他未见有Ⅲ度反应者。

（二）放疗相关的晚期副作用 常见的放射性晚反应有放射性皮肤和软组织纤维化、口干、吞咽困难和放射性龋齿，其他张口困难、放射性下颌骨坏死、放射性脊髓炎、放射性脑坏死、喉和气管软骨坏死以及喉水肿等较严重的并发症和放射致癌均较少见。有证据证明，全甲状腺和垂体受照射后，其甲状腺功能减退（hypothyroidism）的发生率较高（30% ~ 40%）。

放疗加手术的主要并发症：喉水肿、软组织纤维化、伤口不愈合和感染，瘘道或窦道形成等等，颈内动脉破裂的发生率较低。

八、疗效及预后

（一）疗效

1. 生存率 各家报道差异较大，5 年总生存率为 13.3% ~ 82%，采用颈清扫和放疗技术，5 年生存率可达 35% 以上。Nieder 等经文献分析及病例总结，结果显示：根治性放疗（包括双颈 + 可疑原发灶）的 5 年生存率为 34% ~ 63%（中位 50%），而单侧颈部放疗仅为 22% ~ 41%（中位 36.5%）。Barker 等采用单纯根治性放疗 ± 颈清扫治疗 17 例鳞癌患者，放疗野采用面颈联合野包括韦氏环及全颈淋巴结，未照射喉及下咽。5 年总生存率和肿瘤特异性生存率分别为 82% 和 88%。

2. 原发灶出现率 颈部转移性鳞癌的原发灶出现率为 2% ~ 44%。Nieder 等分析不同治疗范围原发灶出现率，仅做同侧颈部治疗者，原发灶出现率为 5% ~ 44%，而双侧颈部治疗者为 2% ~ 13%，但中位出现率两组相似，分别为 8% 和 9.5%。Grau 等分析显示单纯手术者，原发灶出现率为 54 ± 1%，而合并放疗者仅为 15 ± 3%。多数研究者认为原发灶在 2 年内出现，时间较长者应与第二原发癌相区别。随着诊断技术的提高以及内镜的常规使用，原发灶检出率逐渐提高，放疗野缩小有可能成为治疗趋势。Reddy 等报道原发灶出现后再治的生存率为 20% 左右。

3. 区域控制率 淋巴结区域控制率对原发灶不明颈部转移癌来说是主要的生存指标。各家报道对此指标相似，均为 70% 左右。对于接受手术 + 放疗综合治疗的患者，N_1 的控制率为 82% ~ 88%、N_2 的控制率为 70% ~ 94%、N_3 的控制率为 50% ~ 69%。Nieder 等认为单侧颈部治疗的颈部复发率可达 31% ~ 63%（中位 51.5%），双侧颈部则复发率降低至 8% ~ 45%（中位 19%）。因此，治疗方式应根据不同的 N 分期等具体情况选择，在保持区域控制率的同时，减少治疗范围。

4. 远地转移率 中上颈部鳞癌患者的远地转移率较低，多数报道为15%左右，但腺癌或锁骨上区淋巴结转移者则较高。出现远地转移的患者中位生存期仅为4~6个月。

第二原发癌：原发灶不明颈部转移癌的第二原发癌发生率与其他头颈部肿瘤相似，甚至有发病率低的报道。

（二）预后因素

1. N分期 N分期是原发灶不明颈部转移癌的主要预后因素。随着N分期的增加，区域控制率和总生存率均显著下降。Grau等报道综合治疗后 N_{1-3} 的颈部控制率分别为69%、58%和30%，$P=0.00001$；5年生存率分别为48%、38%和25%。

2. 淋巴结固定或包膜外侵 与其他头颈部肿瘤一样，淋巴结包膜受侵是预后不良的指征一样。Boscolo-Rizzo等报道转移淋巴结临床检查活动者5年生存率为68.6%，固定者仅为19.8%，$P=0.0096$。Colletier等报道转移淋巴结有包膜受侵者，5年生存率为69%，而无受侵者为82%，后者高于前者，但由于病例数少，两者之间无显著差异，$P=0.1$。

3. 颈部转移灶部位 锁骨上区转移者，病理为腺癌的比例较高，且原发灶多位于锁骨下区，远地转移率较高，预后较差，即使均为鳞癌患者，预后也显著低于中上颈转移患者。Colletier等经回顾性分析发现转移部位位于下颈部的，远地转移率为36%，中上颈部者仅为11%，$P=0.03$。

4. 病理类型 颈部淋巴结转移性腺癌的远地转移率高，预后较差。Lee等分析的233例腺癌患者，76%淋巴结位于锁骨上，86%出现颈部外的转移，中位生存期仅为8个月，5年生存率为9%，但上颈的转移性腺癌的5年生存率可达20%。不同分化的鳞癌对原发灶出现率有较显著的影响。Grau等报道了低分化和未分化癌的原发灶出现率和5年肿瘤特异性生存率分别为14%和51%，而中高分化鳞癌为38%和43%，P值分别为0.0009和0.05，均有显著性差异。

5. 治疗方式 单纯手术治疗的患者，原发灶出现率高。Issing等报道显示，单纯手术的10年原发灶出现率为25%，而接受放疗者为6.0%，$P=0.004$。Reddy等研究显示，不同的手术方式也影响预后，行颈淋巴结清扫术+放疗患者的5年无瘤生存率为61%；仅做活检+放疗者为37%，$P=0.05$。但Nieder等认为，对早期pN1，无淋巴结包膜受侵者可行单纯手术治疗。手术的最佳术式还需进一步的进行分析。

6. 放疗技术

（1）放疗范围 目前认为双颈部+可疑原发灶部位的照射范围是最佳的治疗范围。Strojan等报道，56例患者接受大野治疗的5年肿瘤相关性生存率为71%，而单侧颈部照射者仅为37%。Grau等研究显示，放疗患者中单侧颈部治疗原发灶出现危险性为双侧治疗的1.9倍。Barker等采用不包括喉和下咽的照射野治疗，获得了良好的生存率，且喉的并发症有所下降，原发灶无1例出现，5年生存率为82%。但这只是个别报道，应进行进一步的研究。

（2）放疗剂量 Harper等研究发现，当放疗剂量超过55Gy时，原发灶控制率为93%，而<50Gy时为81%，有显著下降。中国医学科学院肿瘤医院的报道显示，全颈剂量≥50Gy时，5年颈部控制率为70.4%，不足者为45.3%。

（3）放疗时间 对于接受放疗的患者来说，放疗总时间的延长可导致疗效的下降。Grau等发现放疗总时间超过50天者，颈部淋巴结控制率显著下降（45%对55%，$P=0.03$）。

隐性原发灶的出现：在接受放疗±手术治疗后，原发灶出现后的再程治疗较困难。Issing等报道了原发灶出现者的10年生存率为6.0%，未出现者为25%。但在治疗前发现原发灶则可以有的放矢的治疗，Weber等报道疗前未检出原发灶患者的5年总生存率为10.3%，检出原发灶者为21.3%，因此他认为原发灶的寻找是非常重要的。

7. 其他 部分作者报道了患者相关因素，如疗前行为状态、年龄大以及血红蛋白水平低也是预后不良的因素。Grau等报道了年龄大于和小于62岁者5年生存率分别为43%和28%，$P=0.002$；患者一般情况差者的生存率仅为21%，而好者为50%，$P=0.009$；血红蛋白水平低于正常者的生存率为25%，而正常者为45%，$P=0.01$。

虽然有大量的回顾性研究报道，但是对最佳的诊断和治疗方式仍有较大的争议。目前，内镜已被普遍认为是诊断原发灶不明颈部转移癌的必不可少的手段之一，但是对于PET是否可以作为常规检查手段仍没有统一意见，需要在世界范围内建立诊断标准及常规检查范围。对于治疗，一方面要考虑患者的生存率，另一方面还要提高患者的生存质量，并评价新型治疗方法的价值，如同步放化疗，热疗等。2004年，EORTC和RTOG进行了第一个随机研究来寻找术后放疗射野的最佳范围。

（黄晓东　高　黎）

参考文献

1. Pavlidis N and Fizazi K. Cancer of unknown primary (CUP). Critical Reviews in Oncology/Hematology, 2005, 54: 243~250.
2. Weber A, Schmoz S and Bootz F. CUP (carcinoma of unknown primary) syndrome in head and neck: clinic, diagnostic, and therapy. Onkologie, 2001, 24: 38~43.
3. Haas I, Hoffmann TK and Engers R. Diagnostic strategies in cervical carcinoma of an unknown primary (CUP). Eur Arch Otorhinolaryngol, 2002, 259: 325~333.
4. Grau C, Johansen LV, Jakobsen J, et al. Cervical lymph node metastases from unknown primary tumours results from a national survey by the Danish Society for head and neck oncology. Radiotherapy and Oncology, 2000, 55: 121~129.
5. Jereczek-Fossa BA, Jassem J and Orecchia R. Cervical lymph node metastases of squamous cell carcinoma from an unknown primary. Cancer Treatment Reviews, 2004, 30: 153~164.
6. Yalin Y, PingZhang T, Smith GI, et al. Management and outcome of cervical lymph node metastases of unknown primary sites: a retrospective study. Britishi Journal of Oral and Maxillofacial Surgery, 2002, 40: 484~487.
7. Weir L, Keane T, Cummings B, et al. Radiation treatment of cervical lymph node metastases from an unknown primary: an analysis of outcome by treatment volume and other prognostic factors. Radiotherapy Oncol, 1995, 35: 206~211.
8. Lapeyre M, Malissard L, Peiffert D, et al. Cervical lymph node metastasis from an unknown primary: is a tonsillectomy necessary? Int J Radiation Oncology Biol Phys, 1997, 39: 291~296.
9. Ekal HS, Mendenhall WM, Amdur RJ, et al. Squamous cell carcinomas metastatic to cervical lymph nodes from an unknown head-and-neck mucosal site treated with radiation therapy alone or in combination with neck dissection. Int J Radiation Oncology boil Phys, 2001, 50: 55~63.
10. Iganej S, Kagan R, Anderson P, et al. Metastatic squamous cell carcinoma of the neck from an unknown primary: management options and patterns of failure. Head Neck, 2002, 24: 236~246.
11. Reddy SP and Marks JE. Metastatic carcinoma in the cervical lymph nodes from an unknown primary site: Results of bilateral neck plus mucosal irradiation vs. ipsilateral neck irradiation. Int J Radiat Oncol Biol Phys, 1997, 31: 854~859.
12. Coster JR, Foote RL, Olsen KD, et al. Cervical nodal metastasis of squamous cell carcinoma of unknown origin: indications for withholding radiation therapy. Int J Radiat Oncol Biol Phys, 1992, 23: 743~749.
13. Friesland S, Lind MG, Lundgren J, et al. Outcome of ipsilateral treatment for patients with metastases to neck nodes of unknown origin. Acta Oncologica, 2001, 40: 24~28.
14. Christiansen H, Hermann RM, Martin A, et al. Neck lymph node metastases from an unknown primary tumor. Strahlentherapie Onkol, 2005, 181: 355~362.
15. Davidson BJ and Harter KW. Metastatic cancer to the neck from an unknown primary site. In: Harrison LB, Sessions RB and Hong WK (eds). Head and Neck Cancer: A multidisciplinary approach. 2nd ed, Philadelphia: Lippincott Williams & Wilkins, 2003, 254.
16. 肖光莉. 原发灶不明的颈部转移癌. 见：殷蔚伯，谷铣之主编. 肿瘤放射治疗学. 第三版，北京：中国协和医科大学出版社，2002，590~591.
17. Rusthoven KE, Koshy M and Paulino AC. The role of fluorodeoxyglucose positron emission tomography in cervical lymph node metastases from an unknown primary tumor. Cancer, 2004, 101: 2641~2649.
18. Stoeckli SJ, Mosna-Firlejczyk, K and Goerres GW. Lymph node metastasis of squamous cell carcinoma from an unknown

primary: Impact of positron emission tomography. Eur J Nucl Med, 2003, 30:411 ~416.

19. McGuirt WE and McCabe BF. Significance of node biopsy before definitive treatment of cervical metastatic carcinoma. Laryngoscope, 1978, 88:594 ~597.

20. Randall DA, Johnstone PAS, Foss RD, et al. Tonsillectomy in diagnosis of the unknown primary tumor of the head and neck. Otolaryngol Head Neck Surg, 2000, 122:52 ~55.

21. Roh MS and Hong SH. Utility of thyroid transcription factor – 1 and cytokeratin 20 in identifying the origin of metastatic carcinomas of cervical lymph nodes. J Korean Med Sci, 2002, 17:512 ~517.

22. Califano J, Westra WH, Koch W, et al. Unknown primary head and neck squamous cell carcinoma: Molecular identification of the site of origin. J Natl Cancer Inst, 1999, 91:599 ~604.

23. Martinez – Monge R, Fernandez PS, Gupta N, et al. Cross – sectional nodal atlas: A tool for definition of clinical target volumn in three – dimensional radiation therapy planning. Radiology, 1999, 211:815 ~828.

24. Greene FL, Page DL, Fleming ID, et al. AJCC cancer staging manual. 6th ed, New York: Springer – Verlag, 2002.

25. Sobin LH and Wittekind CH. TNM Classification of Malignant Tumours. 6th ed, New York, USA: John Wiley & Sons, 2002.

26. Barker CA, Morris CG and Mendenhall WM. Larynx – sparing radiotherapy for squamous cell carcinoma from an unknown head and neck primary site. Am J Clin Oncol, 2005, 28:445 ~448.

27. 罗京伟、徐国镇和高黎编著. 头颈部肿瘤放射治疗图谱. 北京：人民卫生出版社，2005，146 ~150.

28. 高黎. 原发不明的颈淋巴结转移癌. 见：屠规益、徐国镇主编. 头颈恶性肿瘤的规范性治疗. 北京：人民卫生出版社，2003，279 ~295.

29. Nieder C, Gregoire V and Ang KK. Cervical lymph node metastases from occult squamous cell carcinoma: Cut down a tree to get an apple? Int J Radiation Oncology Biol Phys, 2001, 50:727 ~733.

30. 杨宗贻. 原发灶不明的颈部转移癌. 见：谷铣之、殷蔚伯、刘泰福、潘国英主编. 肿瘤放射治疗学. 第二版，北京：北京医科大学中国协和医科大学联合出版社，1993，485.

31. Mendenhall WM, Mancuso AA, Amdur RJ, et al. Squamous celll carcinoma metastatic to the neck from an unknown head and neck primary site. Am J Otolaryngol, 2001, 22:261 ~267.

32. Colletier PJ, Garden AS, Morrison WH, et al. Postoperative radiation for squamous cell carcinoma metastatic to cervical lymph nodes from an unknown primary site: outcomes and patterns of failure. Head Neck, 1998, 20:674 ~681.

33. Issing WJ, Taleban B and Tauber S. Diagnosis and management of carcinoma of unknown primary in the head and neck. Eur Arch Otorhinolaryngol, 2003, 260:436 ~443.

34. Boscolo – Rizzo P, Da Mosto MC, Gava A, et al. Cervical lymph node metastases from occult squamous cell carcinoma: analysis of 82 cases. ORL J Otorhinolaryngol Relat Spec, 2006, 68:189 ~194.

35. Guntinas – Lichius O, Klussmann JP, Dinh S, et al. Diagnostic work – up and outcome of cervical metastases from an unknown primary. Acta Oto – Laryngologica, 2006, 126:536 ~544.

36. Lee NK, Byers RM, Abbruzzese JL, et al. Metastatic adenocarcinoma to the neck from an unknown primary source. Am J Surg, 1991, 162:306 ~309.

37. Strojan P and Anicin A. Combined surgery and postoperative radiotherapy for cervical lymph node metastases from an unknown primary tumour. Radiotherapy and Oncology, 1998, 49:33 ~40.

38. Harper CS, Mendenhall WM, Parsons IT, et al. Cancer in neck nodes with unknown primary site: role of mucosal radiotherapy. Head Neck, 1990, 12:463 ~469.

39. Ellis ER, Mendenhall WM, Rao PV, et al. Incisional or excisional neck node biopsy before definitive radiotherapy, alone or followed by neck dissection. Head Neck, 1991, 13:177 ~183.

第十章 神经内分泌肿瘤

第一节 嗅神经母细胞瘤

一、概述

嗅神经母细胞瘤（esthesioneuroblastoma，ENB）是一种少见的恶性肿瘤。尽管其组织学来源仍未最终确定，但一般认为起源于鼻腔顶部的嗅神经上皮，属于神经外胚层肿瘤。嗅神经分布于鼻甲上方及鼻中隔上方1/3的嗅粘膜，经筛孔入颅，向上终止于嗅球的前端，因而嗅神经母细胞瘤的好发部位及病变中心多位于上鼻腔及前组筛窦，但少见情况下病变中心可位于中鼻甲、上颌窦、鼻咽，甚或蝶窦等部位，常称之为异位嗅神经母细胞瘤。

该病首先由Berger于1924年报道并命名为嗅神经母细胞瘤。因为该病组织学起因不明，所以命名较为混乱、但在临床常用的英文命名有两种：esthesioneuroblastoma和olfactory neuroblastoma，中文命名均为嗅神经母细胞瘤。组织学表现为小细胞成分或未分化成分，与鼻腔起源的未分化癌较难鉴别，需特殊染色技术如免疫组化或电镜技术方能确诊。ENB临床生物学行为表现多样，有的自然病程可长达数年，有的仅为数月，尽管如此，其一般情况下还是表现出小细胞的高度恶性行为。

二、鉴别诊断

因为嗅神经母细胞瘤表现为均匀一致的小圆细胞形态，细胞排列成真菊形团、或假菊形团，中间有纤维血管间隔分割。因此，依靠单纯的光镜检查与鼻腔发生的其他小细胞癌鉴别诊断较为困难，诊断时应注意与恶性黑色素瘤、胚胎性横纹肌肉瘤、髓外浆细胞瘤鉴别，特别应注意与鼻窦发生的未分化癌和神经内分泌癌鉴别。此时应进行特殊的免疫组化染色技术和电镜检查。ENB表现为S-100 protein neurofilaments、chromogranin、synaptophysin染色阳性，而对其他染色如cytokeratin、desmin、vimentin、actin、glial fibrillary acidic protein、UMB45和common leucocytic antigen表现为阴性。若组化技术仍不能确诊，则可应用电镜技术。电镜下可观察到均匀一致的小圆细胞核，密集分布的神经内分泌颗粒、包含微管和神经丝的神经突起。与恶性黑色素瘤的鉴别要点为：黑色素瘤表现为UMB45阳性。尽管黑色素瘤对S-100也呈阳性，但表现为弥漫性分布的强阳性，与ENB的散在、周边分布不同。胚胎性横纹肌肉瘤因表现为条索状横纹肌母细胞、组化染色desmin，vimentin和actin阴性而与ENB区分；与淋巴瘤的鉴别要点为淋巴瘤leucocyte antigen阳性而ENB为阴性。鼻窦未分化癌的组织学特点为有丝分裂象多见、坏死、血管受侵、缺乏腺样分化，结合组化特点如cytokeratin阳性可与ENB鉴别。与鼻腔、鼻窦神经内分泌癌的鉴别为，cytokeratin染色阳性尤其是核旁呈点状染色是神经内分泌癌的特征性诊断标志物，电镜下可见连接复合体和张力丝是其特点。鼻窦Ewing肉瘤尽管少见，但与ENB鉴别较为困难，通过Ewing肉瘤组化myc-2特异性表现而与ENB鉴别，因为ENB表现为阴性。

因此，在ENB的诊断和鉴别诊断中，应常规应用组化染色技术，仍有困难者，进行电镜检查。

三、临床特点

ENB的发病率并不高，仅占所有鼻腔肿瘤的3%～5%，至1997年全世界共报道约1000余例。可发生于任何年龄，文献报道3～79岁的年龄均可发生，其中有两个发病高峰：20～30岁、40～50岁。男女发病相似。

最常见临床表现为单侧鼻塞和反复鼻出血，与其他鼻窦病变的症状相似，缺乏特异性，因此常造成延误诊断。其他有头痛、溢泪、嗅觉丧失、眼球突出、视力障碍、颈部肿块等，有极少数病例出现内分泌异常，主要为抗利尿激素分泌增加和库欣综合征。为提高本病的早期诊断率，建议对有鼻堵、反复鼻出血病期超过 1 月的应详细检查，发现肿物应积极活检以明确诊断。

临床检查可见位于鼻顶、上鼻甲或鼻中隔后上方息肉样肿物，部分肿物呈结节状，质地偏脆，触之易出血。病变以鼻腔内生长为主，但易向周围浸润、呈破坏性或膨胀性生长，就诊时病变常已累及筛窦，并可侵犯上颌窦、眼眶、视神经、颅底及颅内脑组织。

颈部淋巴结转移较多见，就诊时 4% ~16% 的病人伴有颈部淋巴结转移，累积颈淋巴结转移率 20% ~33%。早期病例一般不超过 10%，但病变至晚期如 Kadish C 期颈部淋巴结转移可高达 44%。累积远地转移率可高达 33% ~40%，最常见部位为骨和肺，少数病人可发生乳腺、大动脉、脾脏、前列腺等部位的转移。

四、影像学检查

对原发肿瘤的检查主要包括 CT、或 MRI。CT/MRI 对了解肿瘤侵犯范围、确定分期和治疗计划都很有帮助。在 CT 上，肿瘤较小时可表现为均匀强化的肿物，肿瘤较大时瘤体内常有坏死、钙化和骨化，使肿瘤密度不均匀，强化时表现为不均匀强化。肿瘤可侵袭或破坏周围骨质，常侵犯单侧或双侧筛窦，向上发展则可破坏筛板或沿嗅神经向颅内扩展侵犯前颅窝、浸润脑实质，向外则通过破坏筛窦外侧壁纸样板侵入眼眶，也可从后面通过眶上裂侵入眼眶、累及视神经。向外下发展则容易侵犯破坏上颌窦。根据中国医学科学院肿瘤医院 15 例 ENB 的 CT 资料，显示肿瘤中心位于筛窦 10 例，鼻腔 5 例；9 例呈膨胀性生长，6 例浸润性生长，侵犯范围为鼻腔及筛窦各 14 例，眼眶及上颌窦各 9 例，蝶窦、额窦、脑实质及鼻咽各 3 例，海绵窦及颞下窝各 1 例。14 例伴有相邻骨质破坏。7 例增强扫描中，轻度强化 4 例，中度强化 3 例，1 例出现钙化。

MRI T1 像肿瘤表现为中等或低信号病变，信号可均匀，但由于瘤体内部也可发生囊变、钙化及血管流空等信号，故也可表现为信号不均匀；T2 像上表现为稍高信号。增强扫描时病变明显不均匀强化，而囊变及钙化区不强化。

因此，CT、MR I 能清楚地显示肿瘤侵犯的范围，尤其肿瘤与周围重要器官如眼眶、视神经、颅内、脑组织的关系，对术前、放疗前的分期、帮助临床医师制定手术或放疗计划具有重要临床意义。因 MRI 可多方位扫描，没有骨的伪影，对鼻腔鼻窦内肿瘤的显示及对颅内和脑实质的浸润显示较 CT 有一定的优势，但是 CT 在显示肿瘤的钙化、骨化和骨质破坏方面比 MRI 敏感。

五、临床分期

目前在临床上尚无一种类似于 UICC/AJCC 的可广泛接受的分期，临床上常用 1976 年的 Kadish 分期系统。因该分期将淋巴结转移及远处转移和局部晚期均归入 C 期，影响预后判定，因此 1993 年由 Morita 在 Kadish 分期的基础上增加了 D 分期，即将淋巴结转移及远处转移归入 D 期，以和局部晚期 C 期相区别，即 Morita 改良分期；1992 年 Dulguerov 和 Calcaterra 根据 UICC/AJCC 原则提出了 TNM 分期原则。几种分期标准详见表 5-10-1。

表 5-10-1 Kadish 及改良 Morita 临床分期、以及 Hyams 分类的组织学分级

1. Kadish 分期
   A 期：肿瘤局限于鼻腔
   B 期：肿瘤局限于鼻腔和鼻窦
   C 期：肿瘤超出鼻腔和鼻窦范围，包括筛板、颅底、眼眶、颅内受侵，以及颈部淋巴结转移和远处转移
2. Morita 提出的改良 Kadish 分期
   A、B 期：同 Kadish 分期
   C：肿瘤超出鼻腔和鼻窦范围，包括筛板、颅底、眼眶、颅内受侵
   D：肿瘤发生颈部淋巴结转移或远处转移
3. Dulguerov 和 Calcaterra TNM 分期
   T_1：肿瘤累及鼻腔和/或鼻窦（不包括蝶窦），但筛窦最上筛小房未受侵
   T_2：肿瘤累及鼻腔和/或鼻窦（包括蝶窦），同时侵达或破坏筛板
   T_3：肿瘤侵入眶内或突入前颅窝，未累及硬脑膜
   T_4：肿瘤侵及脑组织
   N_0：无颈淋巴结转移
   N_1：任何形式的颈淋巴结转移
   M_0：无远处转移
   M_1：远处转移
4. Hyams 病理分级（低度恶性：1，2 级；高度恶性：3，4 级）

	1 级	2 级	3 级	4 级
小叶结构	存在	存在	±	±
核分裂象	无	可见	较多	明显
核多形性	无	较明显	明显	非常显著
菊形团	真菊形团 ±	真菊形团 ±	假菊形团 ±	无
坏死	无	无	偶有	常见
钙化	可有	可有	无	无

本表引自文献 7～10。

临床上常用 Kadish 分期及改良分期、并参考 Hyams 组织学分级，可以为治疗方案的确定及评估预后提供帮助，因此在临床上具有重要的意义。

六、治疗原则

因为该病少见，所以临床上尚无成熟的治疗模式。

Broichi 等通过文献复习自 1924 年报道该病以来总共 945 例病例，其中单独手术治疗病例为 25.17%，单独放疗者 18.37%，而手术和放疗综合治疗者 43.21%，单纯化疗者仅 13.2%。

自从 1924 年 Berger 第一次报告 ENB 以来，放疗就作为一种有效的治疗手段而用于该病的治疗，以后由于外科技术的进步，外科越来越多地取代放疗而介入到该病的治疗中，尽管不同的文献报道单纯手术和单纯放疗的疗效不尽相同，但如果放疗和手术综合治疗，则明显改善了该病的预后：单独外科手术的局部复发率在 44%～86%，而通过手术＋放疗的综合治疗则可明显降低其局部复发率 0%～40%。其远期效果综合治疗也明显优于单纯手术，如 Bailey 等报道 117 例采用不同治疗模式的远期结果。单纯放疗的 5 年生存率为 36%，单纯手术者 56%，而手术和放疗综合治疗的 5 年生存率最高达 67%。Dulguerova 报道的病例则显示，手术和放疗综合治疗的无复发局部区域控制率高达 92%，而单一手术仅为 14%，单一放疗为 40%。结果均表明，手术和放疗的综合治疗模式是 ENB 最有效的治疗手段。因此，对 ENB 的治疗强调手术和放疗的综合治疗，以尽可能地改善其预后。

目前，随着临床预后指标如 Kadish 分期和 Hyams 病理分级的普及应用，多数学者主张治疗方案

的确定应根据具体情况决定，如有学者提出 ENB 治疗方案的确定应根据 Kadish 分期，推荐对 Kadish A 和 B 期病变可采用单纯放射治疗，而对 C 期病变，则应采用手术和放疗的综合治疗。Urdaneta 和 Broich 则主张所有期别的病变均应综合治疗。一般而言，术前放疗剂量为 50 Gy，术后放疗剂量为 50 ~60 Gy，而单纯放疗剂量应达到 60 ~ 70Gy；Morita 等通过 49 例病人的回顾性分析，低分级（grade Ⅰ，Ⅱ）的 5 年生存率为 80%，而高分级（grade Ⅲ，Ⅳ）的 5 年生存率仅为 40%。总的 5 年生存率 69%。作者主张治疗方案应根据 Hyams 病理分级而确定：单纯外科手术用于低分级肿瘤，如果切缘阴性，无需术后放射治疗，如果切缘不净、安全界不够、或复发性肿瘤，或其他任何分期的高分级肿瘤，均应放射治疗。对高分级肿瘤还应考虑化疗以尽可能改善预后。

在综合治疗中是采用术前放疗还是术后放疗目前尚无定论。如 Eden 等的资料显示无论是采用术前、还是术后放疗在总生存上无明显区别，但术前放疗较术后放疗改善了局部肿瘤控制率；而 Spaulding 等报道了 34 病人采用术前放疗 + 手术的综合治疗，5、10 年总生存率分别达到 81%、54.5%。其中 30 例病人分析显示，由于外科采用了颅面联合外科手术、放疗采用了高能射线放疗，使的该病的 2 年生存率由 1969 ~1975 的 70% 提高到 1976 ~1990 年的 87%。

（一）手术治疗　采用外科手术在治疗 ENB 的一个显著进步是在 20 世纪 70 年代。其标志为在 1976 年由 Virginia 大学的 Jane and Fitz – Hugh 医师介绍的颅面联合外科手术用于治疗 ENB，使 5 年生存率由颅外手术切口的 37.5% 提高到颅面联合外科手术的 82%，因此目前颅面联合外科手术是治疗 ENB 的标准手术模式。

（二）放射治疗　在放射治疗与手术治疗的顺序上，国内外有一定区别，国外多主张先行手术切除，然后根据分期、手术情况决定术后的放射治疗方案，如 Anderson 肿瘤中心的治疗原则为先行颅面外科手术，然后术后放疗；国内如中国医学科学院肿瘤医院则主张对已经病理明确诊断的 ENB 应先行放射治疗，DT50 ~60Gy 时评价疗效，如肿瘤达完全消退，或消退明显，可给予根治性放疗，手术留待失败时挽救用；如肿瘤消退不明显，则休息 2 ~4 周外科手术切除，如此可以最大限度地保留病人的解剖结构及功能的完整性。

早期病变颈部淋巴结转移的几率不超过 10%，一般不主张颈清扫或颈部预防性放疗。但晚期病变如 Kadish C 期在其病程中发生颈部淋巴结转移的几率可高达 44%，即使初诊病人颈部淋巴结转移者也有 15%（2/13）。因此，对晚期病变应常规颈清扫或颈部预防性照射。

放射治疗技术同鼻腔筛窦癌相同，根据病变的侵犯范围而设计一正一侧两野交角楔形照射技术（图 5 –10 –1）、或两侧野对穿照射技术，有条件的单位主张适形照射或调强照射技术。

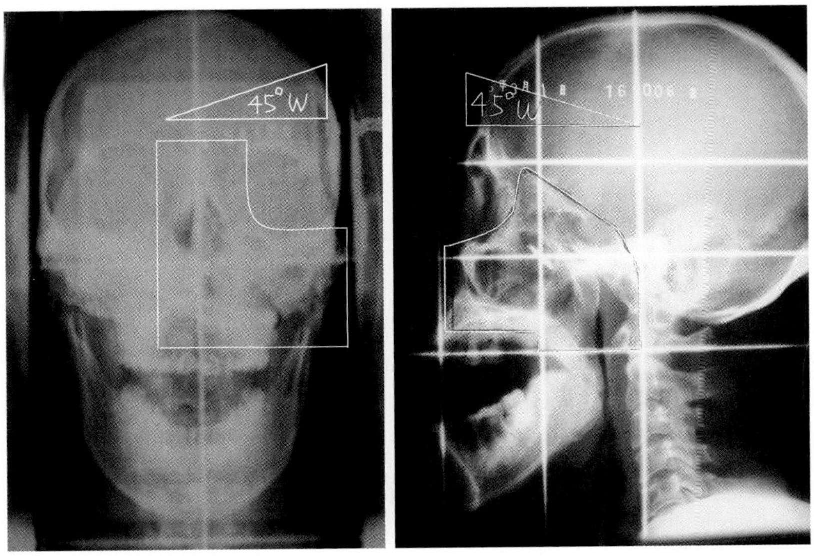

图 5 –10 –1　两野交角楔形照射技术

因侧野未照射到筛窦前组，因此前野单开一小电子线野，对前组筛窦进行补量，电子线能量多选择6~9MeV。同时全颈预防性照射（图5-10-2）。

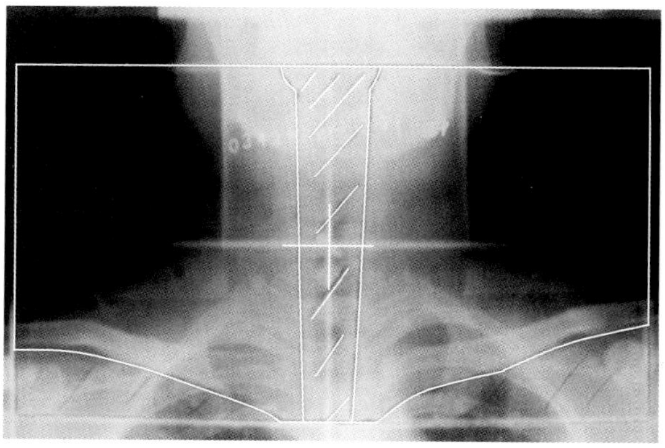

图5-10-2 全颈预防性照射技术

（三）化学治疗 目前，化疗仍不作为一线治疗方案，主要用于不能手术的晚期病变、复发或转移的ENB。采用的主要药物为顺铂、依托泊苷、阿霉素、环磷酰胺、长春花新碱和氟尿嘧啶等。对C期病变，有些单位采用诱导化疗收到一定的效果，如Virginia大学对Kadish C期病变一般先给予2个周期的诱导化疗，方案及剂量为：环磷酰胺（300~650 mg/m^2）和长春新碱（1~2 mg），合并或不合并阿霉素，然后行50 Gy放疗，最后给予颅颌面外科切除。此种综合治疗方案的5年总生存率达72%、10年生存率为60%。但也有报道单独采用手术和放疗也可取得类似的治疗效果，因此化疗的作用尚难以具体的评估。其他单位采用的多是以铂类为主的联合化疗方案，而且有主张同步放、化疗的应用趋势。

七、预后

因为该病少见，各个机构报道的病例数不一，从2例到49例不等。其中一些报道时间跨度太长，由于治疗方法的明显改进，不能确切分析其效果。另外，一些报道将发生于该部位的神经内分泌癌同ENB混在一起进行讨论，因此这两个因素影响了ENB临床生物学行为和目前治疗效果的评估。目前文献报道的最高5年生存率可达70%，综合文献报道的5年生存率可达45%。而新近Anderson肿瘤中心报道的一组病例则避开了以上两个缺陷因素，为目前ENB的治疗结果得出了一个较为明确的结论。1979~2002年，共有30例ENB治疗，其中3%的病人属于A期，33%为B期，63%为C期。手术均采用颅面外科联合手术，总的5、10年生存率分别为89%、81%；总的5、10年无瘤生存率分别为69%、38%。11例早期病人，总的5年、10年总生存率均为91%，总的5、10年无瘤生存率均为100%。19例C期病人，5、10年总生存率分别为88%、75%，5、10年无瘤生存率分别为61%、0%。9例病人出现复发均为C期病变，复发的平均时间为4.67年，55%的病例复发发生于治疗5年后。

国内如中国医学科学院肿瘤医院报道49例ENB的治疗效果，总的5年生存率为60.7%，5年无瘤生存率为41.9%。本组有24例患者在随访期内出现了复发或进展（中位随访时间26月），首次复发进展时间2~77个月，中位复发时间10.2个月。有13例出现原发部位复发，6例出现区域淋巴结复发，14例出现远处转移。最常见的远处转移部位为骨转移（7/14例），其次为腹膜后淋巴结转移（4例）和肺转移（3例）。复发患者中，22例接受了挽救性治疗，复发后中位生存时间20.9个月。

综合文献报道，ENB常见治疗失败部位为局部复发，约30%左右，如采用手术和放疗的综合治疗，则局部复发率可降至10%左右。其次治疗失败为区域性复发，在原发肿瘤控制的情况下，颈部区域复发的几率为15%～20%。而远处转移在原发、区域肿瘤控制的情况下并不常见，一般在8%左右，但一旦发生远处转移，则预后明显变差。

ENB的复发可以晚期出现。一般文献报道复发出现的时间平均为2年，但时间跨度较大，有的疗后10年仍可出现复发转移。Eden等报道39%的复发病例出现在确诊5年后，Anderson肿瘤中心的资料显示，平均复发时间为4.67年，其中55%病例出现在治疗5年后。因此，ENB应坚持长期随访。

影响预后的因素包括：

（一）临床分期 多数文献报道肯定了Kadish分期对预后的指导作用。Anderson肿瘤中心最新资料也显示，早期病变（KadishA、B期）无复发者，而复发者均为C期病变，无论是局部还是区域复发均常见。

（二）病理分级 低病理分级（Ⅰ/Ⅱ级）5年生存率为56%～80%，高分级者（Ⅲ/Ⅳ级）为25%～40%。

（三）颈部区域淋巴结转移的有无 有无颈部淋巴结的转移显著影响预后，如Dulguerov复习文献报道390例ENB，疗前发现有淋巴结转移者的5年生存率仅为29%，而无淋巴结转移的5年生存率则高达64%。中国医学科学院肿瘤医院报道49例ENB有颈部淋巴结转移和无颈部淋巴结转移的5年总生存率分别为17.8%和70.8%，5年无瘤生存率分别为0和53.4%，组间有显著差别。

（四）治疗方式

1. 手术治疗

（1）手术切除的彻底程度明显影响预后 如Gruber通过28例病人治疗效果分析，其中13例手术完全切除肿瘤，15例手术部分切除肿瘤或仅为活检手术，均给予术前、或术后放疗，完整手术切除的局部复发率仅8%，肿瘤进展（包括局部、区域复发和远处转移）仅23%；而手术不彻底或仅为活检术者的局部复发率高达47%，肿瘤进展达67%。这提示肿瘤手术切除的程度明显影响局部控制率和总的生存。

（2）手术方式的改进 采用颅面联合手术，使ENB的手术治疗效果明显得到改善。如Biller等比较了1977年采用颅面外科手术前与1978～1990年间采用颅面外科手术的治疗效果，而且两组病人均接受放射治疗，结果显示前者的局部复发率高达60%，而采用颅面外科手术的局部复发率仅12%. Levine等报道，1975年前手术治疗的生存率为37.5%，1976年后由于采用的颅面外科使得总生存率明显改善，达到82%。

2. 综合治疗 多数研究认为，ENB的综合治疗疗效较好，但由于病例数较少均未得出有统计学意义的结果。以中国医学科学院肿瘤医院报道49例ENB治疗结果为例，本组患者仅有4例接受单纯手术治疗，无法比较单纯手术和综合治疗的疗效区别，但将单纯手术4例和单纯放射治疗的11例合并，与综合治疗相比较，则综合治疗组及单一治疗组的5年总生存率分别为69.7%和46.3%，5年无瘤生存率分别为52.2%和21.8%，结果表明综合治疗明显优于单一治疗方案。

3. 颈部预防性放疗 尽管初诊病人发生颈部淋巴结转移的几率并不高，但在其病程中出现颈部复发却有着较高的几率，尤其是晚期病人，因此颈部阴性的病例放疗时是否行颈部预防性放疗，尽管目前仍有一定争议，但多数报道肯定了预防性放疗的价值。例如，Koka报道33例疗前无颈部淋巴结转移病例，12例行颈部预防性放疗，疗后无1例出现颈部的复发，而21例未做颈部预防性放疗的病人，在疗后有4例出现颈部的复发，发生率19%；组间接近统计学差异（$P=0.06$）。Monroe报道24例接受放疗的ENB，其中Kadish A期1例，B期4例，C期17例，D期2例。2例仅接受姑息放疗、不进行统计分析。颈部阴性的20例（2例疗前有颈部淋巴结转移）中有11例进行颈部预防性放疗，9例未进行颈部放疗。随访过程中发现，22例病人中有6例（27%）疗后出现颈部复发。11例预防性照射中无1例出现颈部复发，而9例未行颈部预防性放疗者，有4例出现颈部复发，颈部复发率44%，组间有统计学差异（$P=0.02$）。因此，主张颈部预防性照射。

（罗京伟 徐国镇 高 黎）

参 考 文 献

1. Dulguerov P, Allal AS, Calcaterra TC. Esthesioneuroblastoma: a meta – analysis and review. Lancet Oncology. 2001, 12: 683 ~ 690.
2. Bailey BJ, Barton S. Olfactory neuroblastoma: Management and prognosis. Arch Otolaryngol, 1975, 101 : 1 ~ 5.
3. Schmidt JL, Zarbo RJ, Clark JL. Olfactory neuroblastoma: clinicopathologic and immunohistochemical characterization of four representative cases. Laryngoscope, 1990, 100 : 1052 ~ 8.
4. Moss WT. Esthesioneuroblastoma (olfactory neuroblastoma). In: Cox JD, (ed). Moss'Radiation Oncology. St. Louis, MO : Mosby, 1994, 144 ~ 5.
5. 李二妮，罗德红，周纯武. 嗅神经母细胞瘤的 CT 表现. 癌症进展，2006，4（3）：255 ~ 258.
6. 杨智云，钟运其，张翎，等. 嗅神经母细胞瘤的 CT 和 MRI 表现. 中华放射学杂志，2005，39（3）：244 ~ 247.
7. Kadish S, Goodman M, Wang CC. Olfactory neuroblastoma: A clinical analysis of 17 cases. Cancer, 1976, 37 : 1571 ~ 1576.
8. Morita A, Ebersold MJ, Olsen KD, et al. Esthesioneuroblastoma: Prognosis and management. Neurosurgery, 1993, 32: 706 ~ 15.
9. Dulguerov P, Calcaterra T. Esthesioneuroblastoma: The UCLA experience 1970 ~ 1990. Laryngoscope, 1992, 102 : 843 ~ 848.
10. Hyams VJ. Tumors of the upper respiratory tract and ear. In: Hyams VJ, Batsakis JG, Michaels L (eds). Atlas of tumor pathology. Second series, fascicle 25. Washington (DC): Armed Forces Institute of Pathology, 1988, 240 ~ 8.
11. Broich G, Pagliari A, Ottaviani F. Esthesioneuroblastomas : A general review of the cases published since the discovery of the tumor in 1924. Anticancer – Res, 1997; 17 : 2683 ~ 2706.
12. Foote RL, Morita A, Ebersold MJ, et al. Esthesioneuroblastoma: The role of adjuvant radiation therapy. Int J Radiat Oncol Biol Phys, 1993, 27 : 835 ~ 842.
13. O'Connor TA, McLean P, Juillard GJF, et al. Olfactory neuroblastoma. Cancer, 1989, 63 : 2426 ~ 2428.
14. Dulguerow P, Calcaterra T. Esthesioneuroblastoma: The UCLA experience 1979 ~ 1990. Laryngoscope, 1992, 102 : 843 ~ 848.
15. Perez CA, Clifford Chao KS. Unusual nonepithelial tumors of the head and neck. In: Perez CA, Brady LW (eds). Principles and practice of radiation oncology. 3rd ed, Philadelphia: Lippincott – Raven Publishers, 1998, 1111 ~ 1116.
16. Urdaneta N, Fischer JJ, Knowlton A. Olfactory neuroblastoma: Observations on seven patients treated with radiation therapy and review of the literature. Am J Clin Oncol, 1988, 11 : 672 ~ 678.
17. Morita A, Ebersold, MJ, Olsen KD, et al. Esthesioneuroblastoma: Prognosis and management. Neurosurgery, 1993, 32 : 706 ~ 714.
18. Eden BV, Debo RF, Larner JM, et al. Esthesioneuroblastoma. Long – term outcome and patterns of failure – the University of Virginia experience. Cancer, 1994, 73 : 2556 ~ 2562.
19. Spaulding CA, Kranyak Ms, Constable WC, et al. Esthesioneuroblastoma: a comparison of two treatment eras. Int J Radiat Oncol Biol Phys, 1988, 15 : 581 ~ 590.
20. Levine PA, McLean WC, Cantrell RW. Esthesioneuroblastoma: The university of virginia experience 1960 ~ 1985. Laryngoscope, 1986, 96 : 742 ~ 746.
21. Diaz EM, Johnigan RH, Pero C, et al. Olfactory Neuroblastoma: The 22 – year experience at one comprehensive cancer center. Head Neck, 2005, 27 : 138 ~ 149.
22. 赵路军，高黎，徐国镇，等. 嗅神经母细胞瘤的预后因素和治疗结果分析. 中华肿瘤杂志，2005，27（9）：561 ~ 564.
23. Gruber G, Laedrach K, Baumert B, et al. Esthesioneuroblastoma: Irradiation alone and surgery alone are not enough. Int J Radiation Oncology Biol Phys, 2002, 54 (2): 486 ~ 491.
24. Biller HF, Lawson W, Sachdev P, et al. Esthesioneuroblastoma: Surgical treatment without radiation. Laryngoscope, 1990, 100 : 1199 ~ 1201.

25. Koka VN, Julieron M, Bourhis J, et al. Aesthesioneuroblastoma. J Laryngol Otol, 1998, 112 (7): 628 ~ 33.
26. Monroe AT, Hinerman RW, Amdur RJ, et al. Radiation therapy for esthesioneuroblastoma: Rationale for elective neck irradiation. I. J Radiation Oncology Biology Physics, 2002 (S), 54 (2): 286.

第二节 甲状腺髓样癌

一、概述

甲状腺髓样癌（medullary thyroid carcinoma, MTC）来源于滤泡周围的C细胞，又称为滤泡旁细胞癌或C细胞癌，因C细胞是神经内分泌细胞，和甲状腺滤泡细胞无关，因此病理学家将MTC归为APUD系统肿瘤。其特点是：

1. 发病率较低，占所有甲状腺癌的5% ~10%。

2. MTC可分为散发性和家族性，其中散发性甲状腺髓样癌（sporadic medullary thyroid carcinoma, SMTC）临床上最多见，约占甲状腺髓样癌的80% ~90%，不伴有其他内分泌腺部位的肿瘤、无特殊的临床表现，而且发病人群多为中老年，女性稍多；而家族性甲状腺髓样癌（family medullary thyroid ccarcinoma, FMTC）仅占MTC的10% ~20%，有明显家族史，为常染色体显性遗传，发病年龄比SMTC提前约10 ~20岁，男女发病率无明显差别，其特点为一个家族中可同时或先后有多人发病，表现为甲状腺内多中心性结节，大多累及双侧腺体。FMTC又分为两种类型：一类为多发内分泌肿瘤ⅡA型（multiple endocrine neoplasia ⅡA, MEN ⅡA），特点是同时发生MTC、嗜铬细胞瘤和甲状旁腺功能亢进；另一类为多发内分泌肿瘤ⅡB型，同时伴有神经组织增生的表现，如粘膜神经瘤和神经节细胞瘤。MEN ⅡB型患者有MTC和嗜铬细胞瘤，但是一般没有甲状旁腺功能亢进。

3. 中度恶性，发生于任何年龄，男女发病率无明显差异。一般而言MTC生长缓慢，但呈浸润性生长的特点，可侵犯甲状腺以外的颈部器官，如气管、食管、喉返神经及颈部肌肉脂肪组织等。

4. 区域淋巴结转移多见，而且容易早期发生，最常见的转移部位是颈中央组淋巴结和外侧组淋巴结，少数可转移至上纵隔淋巴结。血行转移也常见，常见的远处转移部位为肝、肺和骨。

二、临床诊治

（一）临床症状

1. 颈前肿物 多为病人无意发现，可为单发或多发。肿物质硬、边界不清、缓慢生长，随吞咽上下移动，和/或颈部有肿大淋巴结。

2. 周围结构受侵的症状 病变至晚期，由于周围结构的受压侵犯而出现相应的症状，如喉返神经受侵或受压表现为声音嘶哑，气管、食管受侵或受压则表现为呼吸困难或吞咽困难；如颈静脉受侵，则表现为颈静脉怒张、面部水肿等。

3. 颈淋巴结肿大，发生区域淋巴结肿大往往表现为颈侧区肿块。

4. 类癌综合征的症状 C细胞属于神经内分泌细胞，因此来源于C细胞的MTC癌细胞可合成、分泌多种生物活性物质，其中尤以降钙素、癌胚抗原为常见，少见情况下也可分泌神经特异性烯醇化酶、5-羟色胺、嗜铬粒蛋白、胃泌素释放肽、P物质、生长激素释放抑制因子等激素样物质，使得部分MTC病人可表现为相对应的类癌综合征，如顽固性水样腹泻，但肠吸收功能影响不严重，常伴有面部潮红等。但临床上MTC合并类癌综合征的并不多见，如有此临床表现者，再结合甲状腺可及肿块，则临床上可以很容易作出MTC的诊断。对无此类症状者，难以和其他病理类型的甲状腺癌鉴别，应按常规诊断程序处理。

（二）辅助检查

1. 颈部超声、甲状腺放射性核素扫描、细针穿刺细胞学检查（fine needle aspiration, FNA）在MTC诊断中的作用同一般甲状腺癌，可参见具体有关章节。

2. 实验室检查 血清降钙素的检测用于诊断甲状腺髓样癌具有特异性。

三、临床分期

不同甲状腺癌病理类型的临床分期不同，MTC 的临床分期标准为（AJCC/UICC）：

Ⅰ期：$T_1N_0M_0$

Ⅱ期：$T_{2\sim4}N_0M_0$

Ⅲ期：任何 T，N_1，M_0

Ⅳ期：任何 T，任何 N，M_1

即肿瘤局限在甲状腺内为Ⅰ、Ⅱ期，有淋巴结转移为Ⅲ期，有血行转移为Ⅳ期，如此分期有助于指导临床治疗和预后分析。

四、治疗原则

（一）手术治疗 甲状腺癌的首选治疗方式为手术切除。不论病理类型如何，只要有指征就应尽可能地手术切除。甲状腺髓样癌也不例外。对于 MTC，如果临床上双侧甲状腺均触及肿块，行全甲状腺切除则没有争议。但当病灶局限于一侧腺叶时，对甲状腺原发灶的手术处理国内外则有较大分歧。国外学者一致认为，由于 MTC 有腺内播散的可能及呈多中心性的特点，尤其是 FMTC 中累及双侧腺叶者可达 80% ~90%，SMTC 亦有 20% 累及双侧腺叶，全甲状腺切除后复发率低，因此不管散发还是遗传型 MTC，最佳手术方式是全甲状腺切除。但国内绝大多数患者为散发性，遗传性少见，因此国内多主张单侧病变者常规采用一侧腺叶加峡部切除并探察对侧腺体。MTC 有早期颈淋巴结转移倾向，据文献报道，颈淋巴结总转移率为 60% ~80%，因此国内外均主张常规颈清扫术。

（二）放射治疗 尽管对放射治疗不敏感，而且放射治疗还有一定的并发症发生，如颈部软组织纤维化、慢性吞咽困难、放射性气管炎、脊髓炎等并发症，但多数临床研究表明，放疗对手术不能切净的残存或复发病变，能够降低局部区域的复发率，如 Brierley 等报道，镜下残存、淋巴结广泛转移、腺体外组织受侵者加用术后放疗、与单纯手术治疗的 10 年局部区域控制率显著不同，前者为 86%、后者为 52%；但对总的生存则无明显影响。因此，手术残存、广泛淋巴结转移、甲状腺体外颈部软组织受侵、或复发时可考虑术后放射治疗。靶区的设计同一般甲状腺癌。

（三）碘-131 治疗 MTC 起源于甲状腺 C 细胞，不具备吸收浓缩碘的功能，因此一般不考虑放射性碘治疗，但也有个别文献报道通过 C 细胞旁边的滤泡细胞吸碘而间接地照射到 MTC 细胞，但因疗效有限临床上少有应用。

（四）靶向治疗 近年来有利用靶向治疗如针对 CEA 的单克隆抗体来治疗晚期 MTC，但因病例太少、仅是初步结果，其临床价值尚有待进一步验证。

（五）化疗 因为 MTC 多数临床病程较长、发展缓慢，即使复发、转移也可生长较长时间，一般不考虑化疗。对少数表现为快速进展的复发、转移者，可以试用化疗，但有效率一般较低。

（六）手术后复发或转移的 MTC 的治疗 MTC 术后随访主要采用基础及应急血浆降钙素的检测。因为降钙素是预测肿瘤残存或复发的一种生化标志。血浆 CEA 的检测也有一定意义，在随访过程中如出现高浓度表达或持续升高，常提示肿瘤残存或转移，若降低后有升高，或术后持续升高病人，则表明肿瘤复发或残存进展。所有病人术后 2 月常规降钙素检查，如为阴性，建议五肽促胃酸激素刺激试验，如仍在正常范围，表明手术治愈。然后，每 6 ~12 月定期检查血浆降钙素和颈部。如术后血浆降钙素不降或持续升高，常表明肿瘤残存或复发，应详细全面检查，如利用超声检查颈、腹部，CT/MRI 检查颈、纵隔、胸、腹部，放射性核素全身骨骼检查，近年来，PET-CT 在临床上的普及应用，为寻找残存或复发、转移的病灶提供了一种有效的检查手段。发现局限性的残存或复发灶，外科手术仍是有效和首选的治疗手段。经过有效地手术切除则可降为正常，但也有术后降钙素持续升高而积极检查不能发现残存或转移者、但病人长期生存的病例。

五、预后

MTC 的预后较分化好的乳头状癌和滤泡状癌差，但又明显好于未分化癌。根据国外 Modigliani 等报道的899 例 MTC 的远期效果，5，10，15 年的无瘤生存率分别为 86%、78%、70%。只有 13% 的病人死于 MTC。尽管生存效果理想，但仅43% 的病人达生化治愈（即术后降钙素降至正常）；11%的病人发生远处转移后仍然带瘤存活；27%的病人术后降钙素升高，但临床检查未发现有肿瘤残存或复发的迹象。国内复旦大学肿瘤医院报道 147 例 MTC 的预后，总的 5、10 和 15 年生存率分别为85.4%、77.4%和73.1%。术后约10%的病人（13/147）降钙素持续升高，但随访5 个月～6 年，未见明确复发病灶。

影响预后的因素包括：

（一）临床分期　根据 Modigliani 的资料，UICC/AJCC Ⅰ～Ⅳ期的 10 年生存率分别为 100%、93%、71%、20%；无淋巴结转移、单侧淋巴结转移和双侧淋巴结转移的10 年生存率则分别为96%、74%、65%，但也有学者认为淋巴结转移增加复发率但不影响死亡率。

（二）年龄　这是一重要的预后因素，即随着年龄的增长，MTC 的预后逐渐变差，如 Modigliani 的资料显示，不同年龄段如年龄 <20、20～39、40～59、>60 岁的 10 年生存率分别为 98%、88%、75% 和41%。

（三）手术切除程度显著影响预后　国内外的临床资料显示，预后最好的患者是行甲状腺全切和功能颈清扫的年轻患者，故手术根治的彻底性是影响预后的重要因素之一。

（四）其他预后指标　一般认为女性患者的预后好于男性患者，手术后降钙素下降为正常者即生化治愈者的预后好于非生化治愈者，但也有不少学者认为，生化治愈者的无瘤生存期虽高于非生化治愈者，但总的生存两组间差别不明显。

（罗京伟　徐国镇　高　黎）

参考文献

1. Vitale G，Caraglia M，Ciccarelli A，et al. Current approaches and perspectives in the therapy of medullary thyroid carcinoma. Cancer，2001，91（9）：1797～1807.
2. Cohen EG，Shaha AR，Rinaldo A，et al. Medullary thyroid carcinoma. Acta Otolaryngol，2004，124：544～557.
3. 张文瑾综述，徐少明审校. 甲状腺髓样癌临床研究现状. 中国现代普通外科进展，2003，6（1）：11～14.
4. Brierley J，Tsang R，Simpson WJ，et al. Medullary thyroid cancer：Analyses of survival and prognostic factors and the role of radiation therapy in local control. Thyroid，1996，6：305～10.
5. Modigliani E，Cohen R，Campos JM，et al. Prognostic factors for survival and for biochemical cure in medullary thyroid carcinoma：results in 899 patients. The GETC Study Group. Groupe d'etude des tumeurs a calcitonine. Clin Endocrinol（Oxf），1998，48：265～273.
6. 黄彩平，朱永学，田敖龙. 147 例甲状腺髓样癌临床分析. 中华肿瘤杂志，2003，25（5）：490～492.

第三节　头颈部小细胞癌

一、概述

肺小细胞肺癌（lung small cell carcinoma，SCLC）相当常见，约占全部肺癌的20%左右，发生于肺外的小细胞癌（extrapulmonary small cell carcinoma，EPSCC）则甚为少见，而发生于头颈部者则称之为头颈部小细胞癌，同 SCLC 一样同属于神经内分泌癌（neuroendocrine carcinoma，NEC）的范畴。

自 1949 年报道第一例原发头颈部的小细胞癌来，以后陆续散在的报道，几乎所有的头颈部器官都有发生 SCC 的报道，包括涎腺、口腔、口咽、下咽、喉、甲状腺、鼻腔、鼻窦等。尤以发生于喉、涎腺、鼻窦等部位的较为常见，其中发生于鼻窦的小细胞癌主要起源于鼻腔，涎腺小细胞癌发生于腮腺最常见；而发生于其他部位如口腔、口咽、下咽等部位的小细胞癌几乎均为散在的个案报道。

发病年龄上，多数年龄较大，在 60 岁以上，男性多见，80% 的病人同肺 SCLC 类似，与吸烟直接相关，表明吸烟可能与原发头颈部的 SCC 有直接相关性。其他病因目前尚不清楚。

二、临床表现

临床表现取决于发病部位，如发生于喉的 SCC 表现为声音嘶哑、吞咽疼痛、困难等，涎腺 SCC 主要表现为局部肿物，口腔 SCC 表现为疼痛性肿物。本病的表现与常见的头颈部鳞癌相比并无特殊性。

三、分期

国外有学者主张将所有的 SCC 如同肺 SCLC 一样分为局限期和广泛期，其定义分别为：局限期，凡病变局限于所发生的器官或组织，可同时有局部区域性淋巴结转移，但可被照射野所包括的病变；反之超出上述病变范围则分为广泛期。尽管这种分期方法比较简单，但较为粗糙，所以多数学者还是主张以发生于相关部位的 TNM 分期为主。

四、诊断

对原发于头颈部的 SCC，首先要有病理诊断。如病理诊断明确为 SCC，则还需全面的进一步检查以排除 SCLC 转移的可能，即胸片、胸部 CT、纤支镜检、痰细胞学检查应为阴性，方可诊断头颈部原发小细胞癌。同时明确诊断后，还应进行脑部 CT、骨显像、骨髓穿刺、肝脏显像等，以除外远处转移的存在。

病理学诊断标准同肺 SCLC：镜下特点为瘤细胞体积小，呈圆性、梭形、或雀麦形，细胞之间界限不清；胞质稀少；核染色质粗、深染、明显异型；核仁不清，核分裂象不易辨别；癌细胞形成大团块状，有较多坏死。

免疫组化标志物可分为上皮标志物如细胞角蛋白（CK）、癌胚抗原（CEA）、上皮膜抗原（EMA）等，以及神经内分泌标志物如嗜铬素（CgA）、神经特异烯醇化酶（NSE）、突触素（Syn）等。小细胞癌免疫组化表现为细胞角蛋白、上皮膜抗原、癌胚抗原、嗜铬素、突触素、CD57、神经特异烯醇化酶为阳性，其中以嗜铬粒蛋白 A 和/或突触素特异性较强。电镜对该病的诊断意义较大，电镜下发现肿瘤细胞的胞质内含有神经内分泌颗粒对诊断有确切意义。但应注意并非所有的小组胞癌均属于神经内分泌癌，如 Gnepp 等研究证实，起源于大涎腺的 SCC 并非所有的肿瘤电镜下均含有神经内分泌颗粒，因此将原发于大涎腺的 SCC 根据电镜下有无神经内分泌而分为两类：小细胞内分泌癌（small cell neuroendocrine carcinoma，SNEC）和小细胞管状癌（small cell ductal carcinoma）。

五、鉴别诊断

（一）低分化鳞癌　该瘤为头颈部最常见的恶性肿瘤之一。镜下癌细胞呈卵圆形、梭形或多边形，有明显的癌巢形成，组织病理学上与低分化类癌酷似，需免疫组化检测 NSE、CgA 等鉴别。

（二）恶性淋巴瘤　瘤组织中有大量异型淋巴样细胞弥漫浸润，成分较单一。瘤细胞表达 LCA 及 B 或 T 细胞标志。与神经内分泌癌的鉴别有赖于免疫组化染色。

（三）嗅神经母细胞瘤　典型的组织学特点是小叶结构和血管性间质，可见假菊形团，与 NEC 的最大差异是后者缺少支柱细胞，可通过免疫组化染色和电镜确诊。

（四）副神经节瘤　典型的组织学特点为器官样或细胞球结构，瘤细胞无异型，核分裂少见，坏死极少或无。免疫组化显示瘤细胞表达 NSE、CgA、Syn，不表达 EMA。该瘤需与不典型类癌鉴别，后者除神经内分泌标记外，亦表达上皮性抗原，如 CK、EMA。

（五）恶性黑色素瘤 组织结构呈多样性，可见巢状、条索状或腺泡状排列。瘤细胞具多形性，常有粗大的嗜酸性核仁，胞质丰富，内含细小的黑色素颗粒，也有不含色素者称为无色素性黑色素瘤。HMB45 标志有助于鉴别。

（六）胚胎性横纹肌肉瘤 好发于头颈部管腔器官。瘤组织中分化差的区域主要由原始的小圆形细胞组成。与 NEC 鉴别点在于前者光镜下可见典型成横纹肌细胞，免疫组化证实有结蛋白和肌红蛋白。

（七）侵袭性乳头状中耳肿瘤 该瘤来自内淋巴囊，常位于颞骨岩部后面中部、内听道和乙状窦之间，呈局部侵袭性生长；镜下主要改变为乳头状囊腺样结构。与中耳 NEC 鉴别需综合组织病理学特征和临床、X 线片表现。

六、治疗

原发于头颈部的小细胞癌的生物学行为基本同 SCLC，癌细胞分化低，恶性程度高，容易发生区域淋巴结转移及远处转移，单纯手术治疗罕能治愈，但对化疗和放疗均较敏感，故多采取手术切除加放疗或化疗的综合治疗方案。

因头颈部 SCC 少见，目前并无成熟的治疗方案，多是以 SCLC 的治疗方案为参考，同时又考虑肿瘤的发生部位，如对发生于涎腺的 SCC，一般先行手术切除，然后常规术后放、化疗。对其他部位的 SCC，如口腔、口咽、下咽、喉等部位的病变，如疗前即明确为 SCC，一般采用放、化疗的综合治疗方案，过去多主张诱导化疗 2～3 周期，然后放疗，放疗后再行巩固化疗，目前的趋势则主张同步放、化疗，然后巩固化疗的趋势。

放射治疗技术取决于原发肿瘤部位，但不论区域淋巴结有无转移，一般均主张全颈的预防性照射。

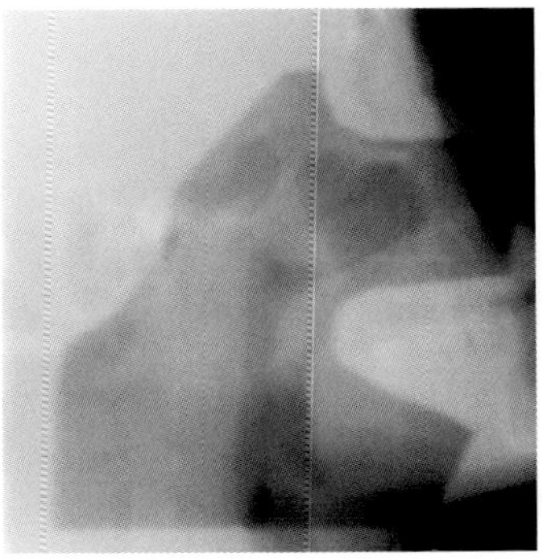

A．右侧面颈联合野

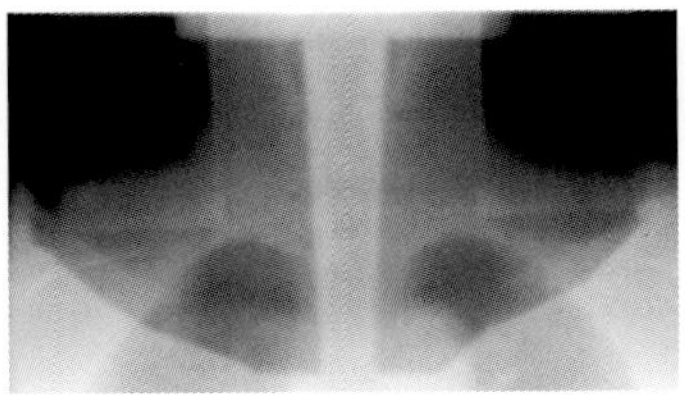

B．中下颈锁骨上切线野

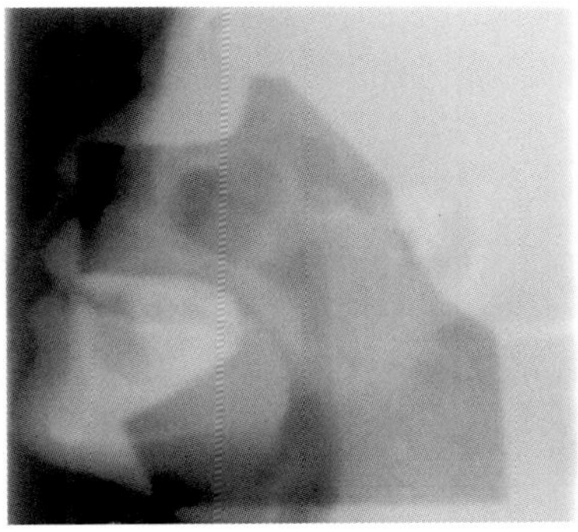

C．左侧面颈联合野

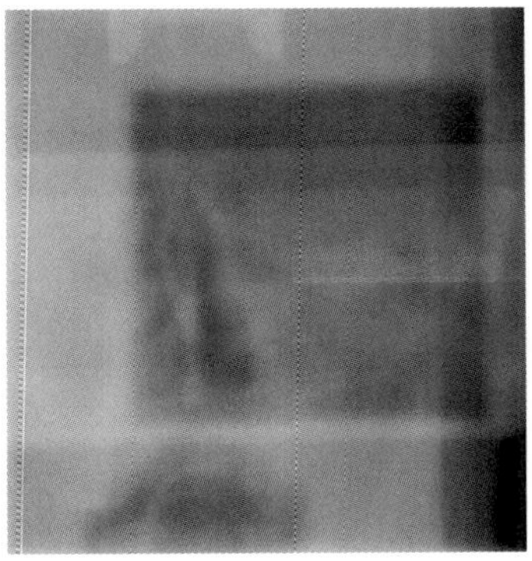

D．DT50Gy后继续照射的前野

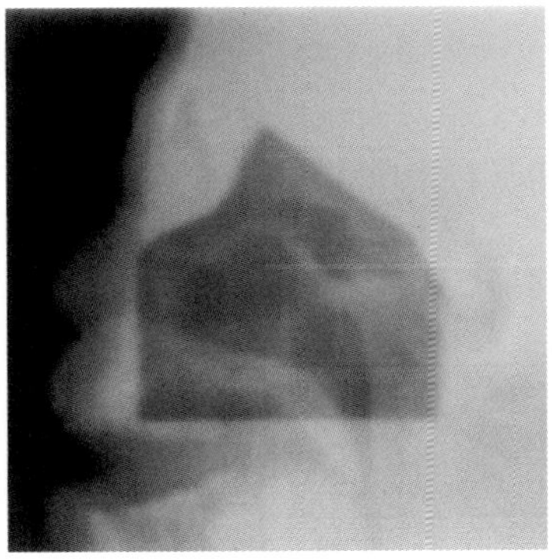

E．DT50Gy后继续照射的侧野

图 5－10－3 1 例鼻腔上颌窦小细胞癌的照射技术

化疗方案同 SCLC，多采用以“DDP + VP-16”的联合化疗方案，有效率较高，可达到 70% 以上。

图 5－10－3 显示为 1 例鼻腔上颌窦小细胞癌侵及同侧眼眶的照射野（以验证片方式显示具体照射野）：先采用两侧面颈联合野 + 中下颈锁骨上照射野，因左侧眼眶受侵，所以在高能 X 线照射的同时，利用合适能量的电子线对左侧眼眶及筛窦的前部进行照射（电子线照射时用铅珠保护左侧角膜晶体）。DT36Gy 时双侧面颈野避开脊髓继续照射至 DT50Gy，而避开部分用合适能量电子线加量至 DT50Gy。DT50Gy 时预防性照射区域包括中下颈锁骨上区域停止照射，针对原发肿瘤区域改为一正一侧两野交角照射技术，并加用 45 度楔形板，继续加量至根治剂量。

七、预后

因该病少见，文献报道多为散在，但一般均表明该病预后恶劣，最大病例数的报道为 Mayo Clinic 1997 年报道的 81 例原发肺外小细胞癌，其中发生于头颈部位的仅 22 例，综合治疗后总的 5 年生存率 13%，但其中 7 例鼻窦 SCC 的中位生存仅 14.5 月。

也有文献报道，头颈部 SCC 因发病部位的不同而预后不同，如 1986 年 Gnepp 报道原发于涎腺部位的小细胞癌 12 例（腮腺、颌下腺各 6 例）疗后的 2 年、5 年生存率分别为 70%、46%，明显好于头颈部其他部位 SCC 及 SCLC 远期预后。

（罗京伟　徐国镇　高　黎）

参 考 文 献

1. Galanis E, Frytak S, Lloyd RV. Extrapulmonary small cell carcinoma. Cancer, 1997, 79 (9): 1729～1736.
2. Pierce ST, Cibull ML, Metcalfe MS, et al. Bone marrow metastases from small cell cancer of the head and neck. Head Neck, 1994, 16: 266～271.
3. Gnepp DR, Wick MR. Small cell carcinoma of the major salivary glands. An immunohistochemical study. Cancer, 1990, 66: 182～192.
4. 张菊，代晓波，陈晓品. 神经内分泌癌的诊断和治疗. 重庆医学，2004，33 (10): 1490～1491.
5. 朱莉，王纾宜，郑斯馨. 耳鼻喉神经内分泌癌 13 例临床病理分析. 诊断病理学杂志，2002，9 (1): 12～14.
6. Gnepp DR, Corio RL, Brannon RB. Small cell carcinoma of the major salivary glands. Cancer, 1986, 58: 705～714.
7. Reed NS. Management of neuroendocrine tumours. Clinical Oncology. 1999, 11: 295～302.

第十一章　中耳外耳道肿瘤

一、发病情况

在头颈部肿瘤中，外耳道、中耳乳突恶性肿瘤发病率非常低。原发于外耳道和中耳的肿瘤统称为颞骨肿瘤。根据1968～1995年中国医学科学院肿瘤医院收治的肿瘤患者统计数据显示，颞骨恶性肿瘤占同期头颈部恶性肿瘤的1/180，占全身肿瘤的1/1100。多数患者就诊时外耳道和中耳均已被肿瘤侵犯，不易区分肿瘤的原发部位。外耳以皮肤癌最常见，本章不作重点讨论，详见皮肤癌一章。外耳道肿瘤高发年龄50～60岁，女性多于男性，中耳癌高发年龄为40～60岁。男性与女性发病比例基本相同，成年人以癌常见，儿童多为胚胎性横纹肌肉瘤。成年人发生肉瘤的年龄比癌年轻。

颞骨除原发肿瘤外，亦可见继发性肿瘤；其中包括血行转移性肿瘤和周围器官组织肿瘤直接侵犯两种来源。乳腺癌、肾上腺癌、肺癌转移至颞骨较前列腺癌、肝癌、甲状腺癌常见，消化道肿瘤转移至颞骨最少见。腮腺癌、耳周皮肤癌和鼻咽癌晚期可侵及外耳及中耳。

二、病因

中耳、外耳道肿瘤的确切病因尚不清楚，可能与下列因素有关。

物理因素：长期阳光照射、从事放射专业的工作人员，或因头颈部肿瘤、耳周围其他肿瘤接受放射治疗诱发耳郭皮肤癌、外耳道癌和中耳癌。

长期慢性炎症刺激：文献报道约54.5%～90%的外耳道、中耳癌患者有长期反复发作的慢性化脓性中耳炎病史。中耳鼓室内受到长期慢性炎症刺激，局部血循环和营养不佳，加之鼓室内氧气和二氧化碳比例发生变化等因素，可能是中耳粘膜癌变的组织学基础。

还有另外一些学说，如内分泌因素、化学及环境因素、自身免疫因素、真菌及病毒感染等。

三、解剖及生理功能

（一）解剖　耳由外耳、中耳及内耳3部分构成。

1. 外耳　包括耳郭、外耳道和鼓膜。耳郭的支架是弹性软骨，其表面覆以皮肤和附属器。外耳道全长2～3.5cm，外1/3为软骨部，与耳郭软骨相连，内2/3为骨性部，为颞骨的一部分。耳郭的皮下组织较少，故与软骨膜骨膜紧贴。耳道软骨部皮肤及皮下组织较厚，其内有毛囊、皮脂腺和耵聍腺。鼓膜将外耳和中耳分隔开。耳郭前上部的淋巴引流主要至耳前淋巴结，少部分至腮腺浅淋巴结；后上部引流至乳突淋巴结；外耳道和鼓膜的淋巴引流至腮腺区淋巴结；最终均引流至颈深上区淋巴结。

2. 中耳　包括鼓室、咽鼓管（耳咽管）、鼓窦和乳突小房四部分。淋巴引流至腮腺淋巴结或咽喉淋巴结，最终引流直至颈深上淋巴结。

3. 内耳　深藏于颞骨岩部内，呈回旋弯曲的间隙，又称迷路。其内含有淋巴液。

（二）生理功能　听觉是通过骨传导和空气传导，将音波刺激通过耳蜗神经将来自螺旋器的听觉冲动传入大脑中枢，并经处理后成为我们所能感受到的声音。平衡功能是依靠本体感受、视觉及前庭器感觉等协同作用完成的。其中以前庭器最重要（图5－11－1）。

四、诊断

（一）临床表现

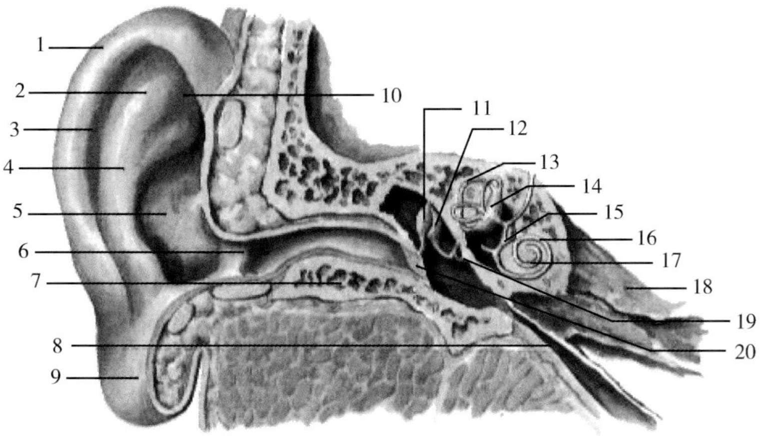

图 5-11-1 前庭蜗器（切面）

1. 耳轮；2. 对耳轮脚；3. 耳舟；4. 对耳轮；5. 耳甲；6. 外耳道；7. 鼓室；8. 耳咽管；9. 耳垂；10. 三角窝；11. 锤骨；12. 砧骨；13. 骨半规管；14. 椭圆囊；15. 球囊；16. 前庭；17. 耳蜗；18. 岩部；19. 镫骨；20. 鼓膜。

1. 外耳肿瘤 始发症状可为耳郭部皮肤发痒，逐渐增厚，进而形成鳞屑状斑丘疹，或菜花样或结节样肿物，亦可行成边缘隆起的溃疡，易出血。原发于外耳道的肿瘤，初期肿瘤较小，患者多无明显症状，肿瘤外观呈红色或粉红色，带假蒂或浸润性生长，部分表面光滑，破溃后常有血性溢液，患者有夜间疼痛的主诉。肿瘤堵塞外耳道可出现传导性耳聋。原发于外耳道前壁的肿瘤，向前可侵及下颌关节，甚至破坏下颌骨髁状突，生长于外耳道下壁的肿瘤，常侵及腮腺，外耳道后壁肿瘤可侵及乳突、乙状窦等；肿瘤向内发展易穿破鼓膜侵及中耳，向外生长侵及耳郭，并出现相应的临床症状。无论原发于耳郭还是外耳道的肿瘤，当其侵及软骨骨膜时，可引发剧烈疼痛，并向患侧颞、枕、颈等部位放射。晚期可出现耳前或上颈淋巴结转移。

2. 中耳肿瘤 早期患者可有耳鸣，听力下降，耳聋，早期为传导性，晚期为神经性耳聋。耳道流出水样或脓血性分泌物，有时伴有臭味。这些是最常见的临床症状，但是由于既往患有中耳炎，多未引起重视。耳内胀痛感，是患者常见的就诊原因。随着病情的进展，疼痛逐渐加重，临床检查见中耳腔或骨性耳道后壁有肉芽样组织，质脆易出血，早期耳部疼痛多不明显，晚期常为持续性耳深部跳痛或刺痛，并向患侧颞部、面部、额部、枕部和颈部放射，患侧睡眠时加重。患者常因疼痛而前来就诊。晚期由于骨质破坏和血管受侵，而发生不同程度的出血，累及颈内动脉可引发大出血，危及生命。眩晕是中耳肿瘤晚期迷路受侵的临床表现，因为在中耳癌早期迷路骨壁不易受到侵犯。面神经麻痹出现可早可晚。肿瘤侵及颞颌关节或翼肌而出现张口困难。甚至出现多组脑神经麻痹（Ⅴ，Ⅵ，Ⅶ、Ⅸ，Ⅹ，Ⅺ，Ⅻ）。患者还可有恶心、呕吐、眼球震颤等。由于硬脑膜的屏障保护作用，在肿瘤早期脑组织受侵比较少见。肿瘤晚期广泛侵及咽旁间隙、翼腭窝、翼肌、颞下窝、腮腺、鼻咽、颞颌关节、岩骨尖、中颅窝、小脑延髓池等周围组织结构，颈淋巴结转移常发生于患侧颈部，晚期可发生双侧颈部淋巴结转移。血行转移可至肺、肝、骨等部位。

由于中耳癌病变部位隐匿，长期的中耳炎病史干扰了患者的警惕性，就诊时多数已属晚期，甚至无法鉴别原发肿瘤部位是在中耳还是外耳，因此其预后不容乐观。

慢性化脓性中耳炎患者有以下情况应警惕恶性肿瘤的可能：①外耳道或中耳发现肉芽样肿物生长较快，易出血；②耳痛伴有面瘫；③乳突无痛性肿胀，影像检查有骨质破坏。

（二）影像学检查

1. CT 和 MRI 检查 耳颞区结构多而复杂，传统的 X 线检查因不能适应现代医疗发展的需要，而被 CT 和 MRI 所取代。CT 和 MRI 不仅可提供详细的立体影像资料，明确肿瘤范围，依此判断原发肿瘤的部位，制定治疗方案，提高手术治疗的安全性，还能为今后制定耳部肿瘤的临床分期标准提供可靠的依据。

外耳道、中耳肿瘤需要在特定的体位和角度下进行高分辨率 CT 薄层增强（0.1cm 左右）扫描，并获得横断面、矢状面、冠状面图像，根据不同的窗位可准确判断肿瘤侵及的部位或范围。特别是面神经骨管，颈动脉骨管，颈静脉球，乙状窦等重要解剖结构，在特定的扫描角度可获得非常满意的影像。中耳癌的 CT 特征是以中下鼓室为中心的软组织密度肿块，增强扫描中度强化。外耳道后壁或前壁可见骨质破坏。骨质破坏多呈溶骨性改变。肿瘤可侵入颞叶，小脑或脑干形成肿块，但周围脑水肿并不明显。高分辨率薄层 CT 扫描的优点是容积效应少，病灶和内部结构可清晰显示，由于中耳结构以骨质和气体为主，所以在显示面神经管是否受侵方面 MRI 远不如 CT。薄层高分辨率 CT 检查特别适用于微小骨性结构为主的解剖结构。缺点是，对软组织的分辨率低，伪影较多，而 MRI 则可弥补这一缺陷。

MRI 检查耳颞部病变一般采用 3mm 层厚，平扫 T1、T2 加权像、脂肪抑制像及增强扫描可清晰显示脑膜和脑组织是否受侵，对颈静脉球瘤无需强化，即可清晰显示颈静脉孔的神经、血管结构，并可满意的观察到静脉窦是否有肿瘤侵犯。MRI 不但可多方位多序列扫描，任意方向成像，还可在无创伤条件下进行血管成像，了解血管是否受侵。

2. 超声波检查　了解颈部淋巴结情况及腹部有无转移和其他病变。

3. 其他检查　包括必要的实验室检查和其他辅助检查。

（三）组织学检查　单纯放疗或术前放疗的患者，放疗前必须取得组织学证实。手术治疗后的患者已有明确的病理诊断，无需进一步的组织学检查。如果手术后患者耳道内仍可见肉芽样新生物应再取活检。

五、组织学类型

常见的原发性肿瘤有上皮来源的各种癌和间叶来源的肉瘤。继发性耳颞部肿瘤包括其周围器官肿瘤直接侵犯和其他脏器或部位肿瘤转移而来。以下重点介绍较常见的外耳道及中耳原发性肿瘤的组织学类型。

（一）鳞状细胞癌　在耳部肿瘤中鳞状细胞癌最常见，它可发生于外耳、中耳和乳突。其中以外耳最多见，90% 以上为高分化鳞癌，分化差的鳞癌非常少见。

（二）基底细胞癌　多发生于耳郭，亦可发生于外耳道、耳后等部位。耳部的基底细胞癌少见，属低度恶性肿瘤，可向深部浸润，一般不发生转移，预后较好。

（三）恶性黑色素瘤　主要发生在外耳，发生于外耳者道少见，中耳乳突更少见。国内文献报道耳部恶性黑色素瘤占耳部恶性肿瘤的 0.6% ~2.6%。国外文献报道耳部恶性黑色素瘤约占耳部恶性肿瘤的 1/3。外耳的恶性黑色素瘤源于皮肤黑色素痣恶变。中耳乳突的恶性黑色素瘤来源于中耳乳突粘膜内的黑色素细胞。恶性黑色素瘤属度高恶性，预后差，淋巴结转移与肿瘤浸润的深度密切相关。

（四）腺样囊性癌　这是外耳道耵聍腺肿瘤中较常见的一种类型，国外文献报道占耵聍腺肿瘤的 32% ~64%，国内资料为 58.4%。中耳的腺样囊性癌可能来自中耳的粘膜上皮或异位涎腺组织。40 ~50 岁为高发年龄，男性与女性发病比例无明显差异。有文献报道女性略高于男性。腺样囊性癌是一种浸润性非常强的肿瘤，早期即可沿神经向颅内、周围软组织、骨组织、中耳、腮腺、颞颌关节等部位广泛浸润。远地转移明显高于淋巴结转移，远地转移以肺部最常见。

（五）耵聍腺腺癌　较少见。约占耵聍腺肿瘤的 14% ~21%，约占耳部恶性肿瘤的 4%。属低度恶性肿瘤。具有局部侵袭破坏能力，也可发生转移。采用临床活检的小标本进行组织学诊断时，应注意与腺瘤鉴别。

（六）中耳腺癌　少见。根据其组织学分化程度可分为高度恶性和低度恶性，其中以低度恶性腺癌最常见。肿瘤主要发生在中耳和乳突，肿瘤生长缓慢，属低度恶性，但侵袭性较强，不但破坏中耳乳突骨壁，还可破坏岩骨进入颅内，很少发生远地转移。单纯放疗效果不佳。

（七）中耳类癌 很少见，肿瘤生长较慢，肿瘤细胞内可见神经内分泌颗粒。虽然属低度恶性肿瘤，但具有局部侵袭性，可扩展到乳突或咽鼓管，无转移发生。

（八）侵袭性乳头状中耳肿瘤 是一种少见肿瘤。肿瘤常发生于颞骨岩部，内听道和乙状窦之间。肿瘤来自内淋巴囊或淋巴管，具有较强的局部侵袭破坏作用，所有患者都会发生不同程度的岩骨溶骨性破坏，前庭迷路受损，治疗后可出现局部复发，几乎不发生转移。

（九）Merkel 细胞癌 亦有称其为皮肤内分泌癌，皮肤原发性小细胞癌、皮肤小梁癌等。Merkel 细胞存在于皮肤和口腔粘膜。文献报道，Merkel 细胞癌约 50% 发生于头颈部，发生在颊、眼睑、额等部位皮肤多于耳部。此肿瘤局部浸润性较强，复发和转移均较常见。约 34% 的 Merkel 细胞癌内有鳞癌成分，是不良预后因素之一。

（十）颈静脉球瘤（颈静脉鼓室球瘤，非嗜铬性副神经节瘤，化学感受器瘤等） 临床甚为少见，多发生在中耳腔，起自与舌咽神经耳支相随的副神经结组织。女性较男性多发。免疫组化和电镜下均可见到神经内分泌颗粒。其生物学行为属低度恶性或界于良恶性之间的肿瘤，一般生长较慢，患者病程较长。可侵及邻近周围软组织、骨组织，并且可侵及鼻咽、颈静脉孔和颅内，出现颈静脉孔综合征——Ⅸ，Ⅹ，Ⅺ和Ⅴ、Ⅶ、Ⅻ等脑神经麻痹、Horner 症等，耳出血者亦不少见。少数患者可发生转移。

（十一）常见间叶组织来源的耳颞部肿瘤 有横纹肌肉瘤、纤维肉瘤、平滑肌肉瘤、骨肉瘤及软骨肉瘤等。多发生在中耳乳突和颞骨岩部。横纹肌肉瘤多发生于 15 岁以下男性儿童。软骨肉瘤则以 30～50 岁多见。由于肉瘤的生物学行为高度恶性，可发生广泛的骨质破坏，继而发生脑神经麻痹，最常见第Ⅶ脑神经损伤，亦可发生Ⅲ、Ⅴ、Ⅵ、Ⅷ、Ⅸ、Ⅹ、Ⅺ、Ⅻ等脑神经麻痹。患者多死于颅内侵犯或远地转移。

中国医学科学院肿瘤医院 72 例外耳中耳癌统计，60% 为鳞状细胞癌，29% 为腺癌，6.9% 为黑色素瘤，4.1% 为横纹肌肉瘤。

六、治疗

外耳道中耳癌的发病率很低，各家治疗方法不一。虽然不乏可参考的分期标准，但缺乏公认的 TNM 分期，其预后评价标准也不尽相同。多年来随着经验的不断积累，逐步认识到以往采用的颞骨整块切除方法，手术难度大，风险大，并发症多，生存质量差。目前较为广泛采用的治疗方法为乳突根治术加术前或术后放射治疗，并且取得了较好的 5 年生存率，降低了术后并发症的发生率。

（一）治疗原则

1. 外耳道肿瘤 中晚期外耳道癌以外科手术治疗为主，病变较广泛的外耳道癌，可采用先放疗后手术的综合治疗方法。早期外耳道癌可采用单纯放疗。由于单纯放疗可能导致软骨或骨坏死，临床工作中应特别注意掌握放疗剂量。对于那些因其他严重疾患无法接受手术、或因局部肿瘤晚期无手术机会、以及拒绝手术治疗的患者可考虑行单纯放疗。耳郭部肿瘤以皮肤癌最多见，其治疗治疗详见皮肤癌一章。

2. 中耳肿瘤 采用综合治疗方法。手术加有计划的术后放疗或术前放疗可收到较好效果。这种治疗方法特别适合于肿瘤局限于中耳和乳突的患者。

（二）治疗模式

1. 手术治疗 手术治疗方式主要有乳突根治术、颞骨次全切除术和全颞骨切除术。由于颞骨附近重要功能器官结构较多，即便颞骨整块切除，也很难将肿瘤完全切除干净，而且术后并发症和死亡率高，中国医学科学院肿瘤医院的总结数据和其他文献资料证明，乳突根治术加计划性放疗的患者，术后对功能和外形损害小，并发症较低，并且治疗效果不亚于颞骨全切术。因此，目前较普遍采用的手术方式为乳突根治术。

2. 术后放射治疗（S＋R） 乳突根治术并非肿瘤根治术，特别是那些浸润性较强的肿瘤，单纯手术难以切除彻底，手术只是将大部分肿瘤去除后，起到肿瘤定位和通畅引流的作用，所以需要行术后放射治疗。术后放疗的有利点是，手术减小了肿瘤负荷，局部引流改善，感染减轻或容易得到控制，乏氧细胞减少，有利于提高放射治疗的敏感性。术后放疗与术前放疗比较，最大的好处是可提高肿瘤靶区的放疗剂量，有利于提高肿瘤的局部控制率。如果 R + S 后肿瘤仍有残存，再补量放疗，不但剂量较难掌握，并且会增加严重放射损伤的机会。另外，中耳位于岩骨内，因岩骨致密而坚硬，其血供并不丰富，术前或术后放疗区别不大。手术后放疗应在术后 2 ~4 周内进行。

3. 术前放射治疗（R + S）　凡有手术指征的中耳癌患者均适合综合治疗，特别是那些因肿瘤范围较广，手术有一定困难的中晚期中耳肿瘤患者，术前放疗可缩小肿瘤体积，有效控制亚临床病灶，提高肿瘤切除率，减小器官功能损害。部分无手术指征的晚期中耳肿瘤，术前剂量的放疗可能因肿瘤缩小满意，从而获得手术机会。

4. 单纯放射治疗（R）　适用于早期外耳道癌和晚期无手术指征或拒绝手术的外耳中耳癌患者，前者为根治目的，而后者则为姑息治疗。为避免发生放射性骨坏死和大出血，放疗剂量不宜过高。部分无手术指征的晚期中耳肿瘤患者，放疗 50Gy 后，由于肿瘤消退满意，可能获得手术机会。一些因其他疾患不能接受手术治疗的患者，如果能恰当掌握放射治疗技术和剂量，单纯放疗可达到不亚于术前或术后放疗的效果。

中国医学科学院肿瘤医院曾采用夹心治疗（放疗 + 手术 + 放疗）方法治疗中耳外耳道癌，并获得了较好的疗效。术前与术后放疗这种治疗模式，中间间隔在 30 天左右，放疗总剂量特别是术后再放疗的剂量不容易掌握，剂量过低对局部肿瘤控制不利，照射剂量过高可能发生颞骨放射性坏死，甚至由此引发大出血，危及患者生命，因此，到目前为止夹心治疗尚未被推荐为常规治疗方法。

5. 颈部淋巴结的处理　外耳道、中耳癌的淋巴结转移率较低，多数文献报道不超过 15.0%。因此，在无淋巴结转移的情况下，无需行颈部淋巴结预防性照射。对于已发生淋巴结转移的患者，无论采取手术或放射治疗，原发灶和颈部转移灶应同时给予治疗。颈部淋巴结清扫术后，可根据清扫范围、术中所见、淋巴结转移数目、是否侵犯包膜及肿瘤分化程度等决定是否需要术后放疗。

颞骨转移癌的治疗原则，以治疗原发肿瘤为主，在原发病灶控制满意的情况下，可采用较积极的治疗手段。转移的肿瘤恶性程度较原发部位高，姑息治疗可收到一定效果。

6. 复发再治　为避免出现严重的晚期损伤，中耳和外耳道癌放疗后原发灶复发，一般不适宜行再程放射治疗，有手术指征的患者应进行再次手术。单纯颈部淋巴结转移灶放疗后复发，首选治疗方法为手术，必要时补充术后放疗，但预后不佳。

放疗前大多数外耳道、中耳癌患者伴有不同程度的局部感染，因此放疗前应首先控制局部炎症，放疗中保持耳道清洁，减轻临床症状，改善全身情况。有利于提高放疗敏感性和提高局部控制率。

（二）放射治疗技术　外耳、中耳癌可采用二维普通常规外照射，也可选择三维适形或调强放疗。

为提高摆位的重复性和治疗的准确性，目前普遍采用体位固定装置。用体位固定后获得的定位 CT 图像进行二维或三维治疗计划的设计，目的是最大限度的保护周围正常组织和器官，提高靶区剂量和局部控制率。

二维放射治疗多采用患侧耳前与耳后两野交角照射，或三野照射，同时加楔形板图 5 - 11 - 2A，B。也可采用单一照射野混合线（电子线与 X 线混合）治疗外耳道癌，无论采用几个照射野，都需在治疗计划系统进行二维放射治疗计划设计。确定野与野间的夹角和楔形板的角度。采用混合线照射的患者，需要在治疗计划系统调整 X 线与电子线的配比。由于人与人之间的外轮廓和解剖结构有一定差异，手术后差异更大，所以不可随便套用他人计划。耳道和术后残腔会影响剂量分布的均匀性，可置水囊或其他等效材料进行填充。放射野大小依肿瘤范围而定。通过治疗计划设计，明确靶区的剂量分布情况，同时可准确掌握周围正常组织和器官的准确受量。减少晚期损伤的发生率。

二维常规治疗每周 5 次，每次剂量 2.0Gy。术前放疗 50 ~60Gy/5 ~6w，术后放疗或单纯放射治疗总剂量 60 ~70Gy。放疗总剂量不应低于 60Gy/6w。恶性黑色素瘤以手术治疗为主，放疗为辅。为防止发生骨坏死，大出血等严重并发症，尽可能避免单次大剂量（每次 400 ~800cGy）照射。

高剂量率近距离后装治疗可作为外耳道癌的补量治疗，需严格掌握外照射与近距离治疗的间隔时间，分次剂量、分割次数及剂量参考点，以免发生放射性骨坏死。

三维适形放射治疗计划的设计图 5-11-3A，B，C，D 是根据定位 CT 图像所显示的肿瘤情况，勾画 GTVp 或 GTVtb（瘤床），GTVnd，CTV1，PTV1。GTVp、GTVtb 单次剂量 2.12~2.3Gy，GTVnd 单次剂量 2.12~2.2Gy，PTV1，单次剂量不应低于 1.82 Gy。

术前放疗 GTVp 或 GTVtb 总剂量 60Gy/27~28 次，PTV1 剂量 51Gy/27~28 次。

术后放疗 GTVp 或 GTVtb 总剂量 70~75.9Gy/33~35 次。PTV1 剂量 60Gy//33 次。PTV2 为预防照射区，总剂量 50Gy/27 次。

单纯放射治疗总剂量 GTVp 可达到 72.6~75.9Gy/33~35 次。PTV1 剂量 60Gy//33 次左右。

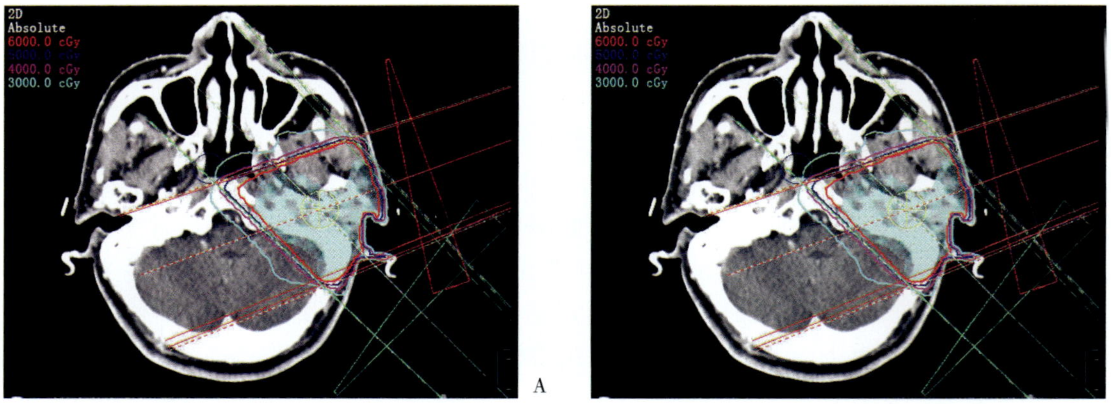

图 5-11-2 中耳外耳肿瘤二维治疗计划剂量分布图

七、预后及影响预后的因素

（一）治疗模式对预后的影响 1977 年本院总结了 14 例外耳中耳癌，结果显示外科与放射综合治疗的 5 年生存率明显高于单纯放疗。这个结果给了我们很大启发，之后继续采用综合治疗方法治疗外耳中耳癌。1998 年本院总结了 33 例颞骨鳞癌初治病例，结果显示，总的 5 年生存率为 51.7%，综合治疗和单纯放射治疗的 5 年生存率分别为 59.6% 和 28.7%。国内外其他作者报道外耳道中耳癌不同治疗方法的 5 年存率分别为：单纯手术 28.5% ~75%；单纯放疗 38.1% ~65.3%，术前放疗 25% ~73.6%，术后放疗 58.3% ~76.1%，术前术后放疗 50%。上述结果均显示综合治疗效果好于单纯手术或单纯放疗。

（二）肿瘤部位和侵犯范围对预后的影响 外耳道中耳癌的预后不仅与治疗方式有关，也与肿瘤部位、侵及范围、是否发生淋巴结转移等因素密切相关。单纯外耳道癌疗效好于中耳癌，5 年生存率 78.6% ~100%；病变局限于中耳的 5 年生存率为 33.3% ~88.2%；中耳外耳均有肿瘤的 5 年生存率为 57.1% ~70.4%。虽然外耳道癌预后好，但有作者提示局限性外耳道癌是一种尚未被认识的具有高度复发倾向的侵袭性疾病，它的复发率和转移率均高于全身其他部位皮肤鳞癌。中耳肿瘤侵及邻近大血管，是预后不良的征兆。有作者根据 Stell 提出的中耳癌分期方法进行分析，其结果为 T_1、T_2、T_3 的 5 年生存率分别为 77.8% ~100%，53.3% ~55.6%，9.5% ~42.3%。本院根据 Prasad 等文献综述中所采用的分期方法，将 33 例颞骨鳞癌患者分成 3 个亚组，Ⅰ组为肿瘤局限于外耳道，Ⅱ组肿瘤侵犯中耳或乳突，或面神经麻痹；Ⅲ组肿瘤侵及岩尖、脑膜或脑组织，分析Ⅰ组、Ⅱ组、Ⅲ组的 5 年生存率分别为 100%；68.8% 和 9.6%。由于缺乏统一的临床分期标准，各家根据临床分期计算生存率的数据会有一些差别。但总体上仍遵循早期病变预后好于晚期，外耳道癌预后好于中耳及中耳外耳均有肿瘤这一规律。

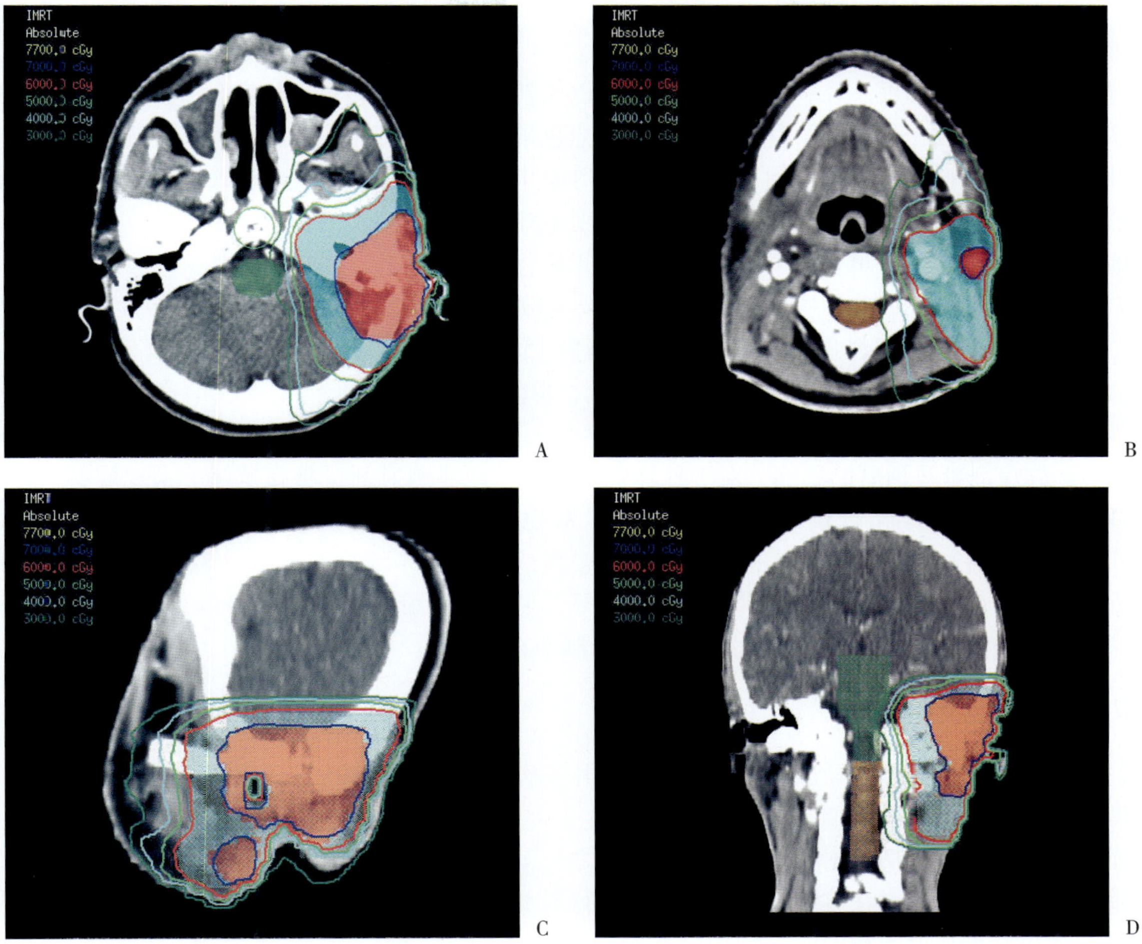

图 5－11－3　中耳外耳肿瘤及颈部转移性淋巴结三维治疗计划剂量分布图

（三）淋巴结转移和远地转移与预后的关系　在所有影响预后的因素中，淋巴结转移和远地转移对生存率的影响最大。外耳道、中耳癌的淋巴结转移率低，约为 9.1% ～15.0%。颞颌关节及腮腺受侵时咽旁间隙淋巴结转移率为 8%。已发生淋巴结转移的患者多在 2～3 年内死亡。虽然淋巴结转移对预后影响很大，但是因其发生率低，无需行常规淋巴结预防照射。治疗后的淋巴结转移率不足 5%。远地转移可发生于肺、肝、骨、腹腔等部位。远地转移率 2.9% ～14.9%。

（四）解剖部位、病理与预后的关系　外耳道鳞癌 5 年生存率 65.1% ～83.3%，腺癌 83% ～90%，乳头状瘤癌变 72.9% ～80%，基底细胞癌 100%。中耳鳞癌 5 年生存率 33.3%。外耳中耳鳞癌 5 年生存率 60%。

腺样囊性癌主要发生于大小涎腺。发生于外耳道的腺样囊性癌与发生于其他部位一样具有较强的侵袭性，常侵及腮腺、颞颌关节、中耳、面神经、甚至颅内，淋巴结转移少见。早期 5 年生存率可达 90% 以上，中晚期病变 5 年生存率约为 30% ～70%。失败原因主要是局部复发和血行转移。血行转移最常见于肺部，部分发生肺转移的患者可带瘤长期生存。

发生于外耳皮肤的 Merkel 细胞癌，浸润性较强，肿瘤周围的血管和淋巴管常被累及，因此常见区域淋巴结转移及远地转移。局部复发率较高，特别是 Merkel 细胞癌内有鳞癌成分的比无鳞癌成分的复发率更高。Merkel 细胞癌又被称为内分泌癌，实际上一般无多肽类内分泌功能，只有少数患者 ACTH 和 CT（Clitoris 甲状腺降钙素）增高，在随诊过程中可观察 Clitoris 的变化，如果升高，提示可能肿瘤复发。

中耳类癌由于恶性程度低，多数患者病变范围局限，未曾见淋巴结转移的报道，预后较好。

横纹肌肉瘤发生于耳部非常少见，治疗后局部复发率高，多半发生在治疗后一年内。患者生存期很少超过5年。

恶性黑色素瘤属高度恶性，局部复发率、淋巴结转移率、远地转移率均较高，预后差，淋巴结转移与肿瘤浸润的深度密切相关。耳郭周边部恶性黑色素瘤比中心部位预后好。

中耳颈静脉球瘤可广泛侵及周围骨组织。因肿瘤生长缓慢，多数患者病程较长。手术中因易出血而难以切除干净，肿瘤残存率和复发率较高，放射治疗有抑制其生长的作用。由于肿瘤进展缓慢，需长期随诊观察。少数患者可发生淋巴结转移和血行转移。

（五）复发时间　外耳道中耳癌治疗后的主要失败原因为局部复发，局部复发多发生于治疗后2年左右。上海肿瘤医院资料显示，总局部复发率为15.3%，其中45.2%在一年内复发，83.2%在3年内复发。患者生存3年后局部复发率明显降低。本院33例患者中有12例在治疗后2年内死于肿瘤，其中10例（83.3%）死于肿瘤局部复发。

（六）放疗剂量对预后的影响　对于外耳中耳肿瘤，并非照射剂量越高越好。常规放射治疗受周围组织和重要器官的限制 剂量很难提高。另外，放射治疗的晚期并发症也不允许将剂量推得太高。本院1例放射性骨坏死的患者，术前术后放疗剂量高达90Gy，于治疗后第10年死于骨坏死导致的大出血。近年来，我们将单纯放疗或术后放疗的常规外照射总剂量多控制在70Gy以内。适形调强治疗可考虑将PTV剂量适当提高。可能对提高局部控制率有好处。

八、并发症及其处理

感染：外耳道、中耳肿瘤患者半数以上有中耳炎病史，如果炎症得不到有效控制，可继发感染并发脑膜炎或硬膜外脓肿。

脑脊液漏：是颞骨切除术后最多见的并发症之一，可经久不愈，形成瘘孔，很难自愈，可并发危及生命的脑膜炎。因此，在放疗前及放疗中需进行局部清洁换药和必要的全身用药，积极控制感染，局部换药还可减少耳道闭锁的发生。

全颞骨切除：可能因损伤脑膜致使脑组织膨出、还可出现眩晕、恶心、呕吐、疼痛等。应给予相应的对症处理，减少患者痛苦，改善全身情况，提高患者对治疗的耐受性。

放射性骨坏死：与射线的质和放疗剂量有关。20世纪70年代以前，受医疗设备和医疗条件的限制，有相当数量的肿瘤患者接受深部X线外照射及镭腔内后装治疗，由于骨吸收高，加之照射总剂量高，引发颞骨坏死和大出血的机会也随之增加。早在1965年Holmes就报道了不同射线治疗中耳癌的结果，深部X线治疗36例，5年生存率20%，4MeV X线治疗24例，5年生存率54%，共有10例发生放射性骨坏死，其中X线治疗占6例。近30年来，我国临床普遍采用^{60}Co和加速器治疗较深部的肿瘤，近年来随着三维适形和调强适形放疗在临床逐渐推广应用，有望进一步提高外耳道中耳癌的局部控制率，同时减少放疗后并发症的发生。

张口困难：外耳道中耳癌放疗后发生张口困难，可能由于以下原因引起：炎症、肿瘤、放疗后纤维化，三者间应根据辅助检查进行鉴别诊断，并给予患者相应的治疗或指导。以改善张口困难。

分期

Stell等1985年提出的中耳癌分期标准仅供参考：

T_1 肿瘤局限于鼓室腔，无面神经麻痹及骨质破。

T_2 肿瘤局限于中耳乳突，有面神经麻痹或骨质破。

T_3 肿瘤超出颞骨范围，侵犯周围结构（如硬脑膜、颅底、腮腺及颞颌关节等）。

T_x 缺乏明确的分期资料，包括以前在其他医院就诊和治疗者。

（李素艳）

参 考 文 献

1. 董志伟，谷铣之，等主编. 临床肿瘤学. 北京：人民卫生出版社，2003，495.
2. 王新春，王梦，等. 中耳癌20例报告. 临床耳鼻咽喉科杂志，2003，17:600.
3. 张彬，屠规益，徐国镇，等. 颞骨鳞癌33例远期疗效分析. 中华耳鼻咽喉科杂志，1998，33:261.
4. 上海肿瘤医院放射科. 外耳道及中耳癌的治疗——附274例临床分析. 中华肿瘤杂志，1979，1:41.
5. 王敏，故牧，刘翠苓，等. 中耳癌人类乳头状瘤病毒DNA表达的研究. 临床耳鼻咽喉科杂志 2001，15:293.
6. Tsai ST, Li C, Jin YT, et al. High prevalence of human papilomavirus types 16 and 18 in middle - ear carcinomas. Int J Cancer, 1994, 59:463.
7. Wetli CV, Pardo V, Millard M, et al. Tumours of cerumiomas glands. Cancer, 1972, 29:1169.
8. Dehner LP, Chen KTK, Primary tumors of the external and middle ear, Benign and malignant glandular neoplasms. Arch Otolaryngol, 1980, 106:134.
9. 刘复生，刘彤华，等主编. 肿瘤病理学. 北京医科大学中国协和医科大学联合出版社，1997，549.
10. Toker C. Trabecular carcinoma of the skin. Arch Dermatol, 1972, 105:107.
11. Rice RD, JR, Chonkich GD, Thompson KS, et al. Merkel cell tumor of the head and neck, five new cases with literature review. Arch Otolaryngol HNS, 1993, 119:782.
12. Leong AS, Philips GE, Pieterse AS, et al. Cirteria for the diagnosis of primary endoxrinecarcinoma of the skin (Merkel cell carcinoma). A histological, immunohistochemical and Ultrastructural study of 13 cases. Pathology, 1986, 18:393.
13. Hanna GS, Ali MH, Akosa EJ. Merkel - cell carcinoma of the pinna. J Laryngol Otol, 1988, 102:608.
14. Steel MC, Cormick MS. Carcinoma of the external auditory meatus and middle ear: prognostic factors and a suggested staging system.. J Laryngol Otol, 1985, 99:847.
15. Arriaga MA, Curtm H, Hirsch Be, et al. Staging proposal for external auditory meatus carcinoma based on preoperative clinical examination and computed tomography fingings. Ann Otol Rhinol Laryngol, 1991, 99:114.
16. Prasad S, Janecka JP. Efficacy of surgical treatment for squamous cell carcinoma of the temporal bone: a literature review. Otolaryngol Head Neck Surge, 1994, 110:270.
17. Kubel WI, Hume CR, selesnick SH, et al. Cancer of the external auditory canal and temporal bone. Otolaryngol Clin North Am, 1996, 29:827.
18. Lewis JS, et al. Surgical management of the middle ear and mastoid. J Laryngol, 1983, 97:299.
19. 中国医学科学院日坛医院外科，放射科. 外耳中耳癌的治疗14例远期疗效报道. 肿瘤防治研究，1977，4:48.
20. 邹苑斌 黄检男，赵晓明，等. 24例中耳癌的分析. 中国耳鼻咽喉颅底外科杂志，2004，10:153.
21. 田双莲，罗定泰，等. 55例外耳道及中耳癌的临床及疗效分析. 肿瘤研究与临床，2003，15:722.
22. 张海燕，程庆芳，等. 外耳道埃及中耳癌52例临床分析. 中国癌症杂志，1999，9:503.
23. 白雅珍，邱淑文，陈延治，等. 35例外耳道埃及中耳癌的放射治疗分析. 中国医科大学学报，1997，26:417.
24. Waldemar E, Sorensen T, Brelau P, et al. Cancer in the middle ear and the auditory canal. Lgeskr - Loeger, 1995, 157:2139.
25. Min Yoon, Prakash Chugule, Raymond Dufresne, et al. Localized carcinoma of the external ear is an unrecognized aggressive disease with a high propensity for local regional recurrence. Am J Surge, 1992, 164:574.
26. 陈锡辉，杨月，苏振忠，等. 手术后放疗治疗外耳道中耳癌的临床观察. 临床耳鼻咽喉科杂志，2003，17:414.
27. Prasad S, et al. Efficacy of surgical treatment for squamous cell carcinoma of the tempral bone: A literature review. Otolaryngol Head Neck Surge, 1994, 110:270.
28. Homles KS. Carcinoma of the middle ear. Clin Ridio, 1965, 16:400.
29. Wang CC. Radiation therapy in the management of carcinoma of the external auditory canal middle ear and mastoid. Radiology, 1975, 196:713.
30. Johannes J Manni, Daniel RG. S Faverly, Urbain JG. M Van haelst, PhD. Primary carcinoid tumors of the middle ear. Report on four cases and a review of the literature. Arch Otolaryngol head Neck Surg, 1992, 118:1341.

第六篇 胸部肿瘤

第一章 食 管 癌

流行病学：流行病学除与国家，人种，饮食习惯，性别有关外，即使在一个国家的不同地区发病率和死亡率也有明显差异。我国是食管癌的高发国家，据世界卫生组织1978年公布的五大洲食管癌的死亡率资料与我国1974～1976年恶性肿瘤病死亡回顾调查资料相比，全世界食管癌死亡率以中国为最高，男性为31.66/10万，女性为15.93/10万。高的发病率地区与低的发病率地区食管癌的死亡率为700倍之差。据1990～1992年中国肿瘤防治办公室资料显示，我国抽样调查地区食管癌的死亡率17.38/10万，其中男性22.14/10万，女性12.34/10万，与1976年相比其死亡率有下降的趋势。但是，食管癌的死亡占全部恶性肿瘤死亡的16.05%，居第四位，在世界各国中仍然位居前列。食管癌的发病率和死亡率有明显的地域性和性别的差异。在我国的河南、山西、河北三省交界的太行山南侧地区其发病率高达100/10万还多。在全国27各省市自治区263个调查点中，食管癌的死亡率在0.22/10万～127.93/10万。调查点中，食管癌死亡率男性最高为155.98/10万，女性为98.60/10万。除亚洲食管癌的发病率高以外，在南非、东非和法国的北部也是食管癌发病率高的国家和地区。在美国，食管癌的发病率占所有恶性肿瘤的1%。据报道，2006年在美国新诊断食管癌14 550例，死亡13，770例，发病率和死亡率因人种而不同，如美国黑种人的发病率和死亡率是白种人的3.5倍。病因：迄今为止还没有肯定引起食管癌的病因，但国内外已做了大量的有关食管癌病因的研究，认为是多因素协同作用所致。相关因素有：亚硝胺，真菌，营养不足，维生素，微量元素，饮洱，吸烟等。

食管的解剖：食管上接咽起于环状软骨，相当第六颈椎下缘，沿气管后缘经上纵隔，后纵隔通过横膈的食管裂孔，相当于第11胸椎水平止于胃的贲门。成人的食管长度一般为25～30cm，但随人体身高和胸部的长度不同有所差别。食管正常有3个生理性狭窄：第一个狭窄位于食管入口处，即由环咽肌和环状软骨所围成。第二个狭窄位于主动脉弓处，由主动脉弓从其左壁越过和左支气管从食管前方越过而形成。第三个狭窄位于膈肌入口处，即食管穿经膈的食管裂孔。

食管癌病变部位分段标准与食管镜检查的相应长度：按UICC1987年分段标准分为：颈段，胸上段，胸中段，胸下段。颈段（长度约5cm）：自食管入口或环状软骨下缘起至胸骨柄上缘平面，距门齿约18cm。其前方借结缔组织与气管后壁相连，后方借椎前筋膜与脊柱相隔，两侧近端处与甲状腺的侧叶相邻。临床上常看到上段食管癌侵犯甲状腺。在食管与气管之间两侧形成的沟内有左右喉返神经通过，因此，临床上常看到食管癌出现声音嘶哑时，提示纵隔有淋巴结转移压迫喉返神经。胸上段（长度约6 cm）：从胸骨柄上缘平面至气管分叉平面，距门齿约24cm。胸中段：气管分叉至贲门口（食管贲门交界处）全长中点的上1/2，距门齿约30～32cm。胸下段：中点以下的部分，距门齿40～

45cm。跨段病变以病变中点归段。胸段食管在气管与脊柱之间，稍偏向左侧，其前面与气管下段，左主支气管，主动脉弓及心包相邻。一旦肿瘤（原发肿瘤和/或转移肿大淋巴结）侵及和/或压迫上述相邻器官就产生相应症状如肺不张，食管气管瘘，食管主动脉瘘等。

食管的组织：食管壁由粘膜，粘膜下层，肌层和外膜组成。粘膜位于食管壁的内层，包括上皮（为未角化的复层扁平上皮，受损后修复能力很强），固有膜（由致密结缔组织构成）和粘膜肌（由纵行平滑肌和细弹性纤维网组成）。粘膜下层：由疏松结缔组织组成。粘膜和粘膜下层突入管腔，形成7～10条纵行皱襞，在食管造影粘膜像显示食管粘膜紊乱和/或粘膜连续性中断要怀疑早期食管癌。肌层：分内环，外纵两层。食管各段的肌组织成分不同，在食管上1/4段为骨骼肌，其下1/4段含有骨骼肌和平滑肌两种成分。而食管癌下半段只有平滑肌。外膜：为纤维膜。由疏松结缔组织构成，与周围结缔组织相连续，富含淋巴管，血管，神经。

第一节　食管癌的蔓延及转移途径

食管癌的蔓延及转移通过3个途径：直接浸润，淋巴转移和血行转移。

一、直接浸润

由于食管外膜为疏松结缔组织，与周围结缔组织连续，故食管癌侵入外膜时可累及邻近器官。食管各段所邻近的组织器官不同，造成的后果则不一样。尸检报道：肿瘤直接侵犯到邻近组织器官占32%～36%。最常见为气管及支气管，表6－1－1为尸检资料显示食管癌侵犯的部位及发生率。

表6－1－1　食管癌直接侵犯的部位及发生率（尸检）

受侵部位	发生率	
	例数	%
气管支气管	54/111～16/30	49～53
主动脉	20/111～3/30	6～18
心包	15/111	13
无浸润	103/111	39

原发肿瘤所在部位不同而侵犯邻近的组织器官不同且发生率也有所不同，如颈段和上段食管癌。侵犯甲状腺约占6%～12%。

二、淋巴结转移

食管粘膜层，粘膜下层和外膜内的淋巴毛细管交汇成网，且因食管癌原发部位和病期的早晚不同，以及手术时淋巴结清扫的范围（如两野或三野的清扫）不同，转移淋巴结的阳性率也有一定的差异；手术时发现淋巴结转移率45%～55%（两野清扫）和59%～74.1%左右（三野清扫 图6－1－1）。尸检淋巴结转移率为43～74.5%。表6－1－2为尸检和手术时三野淋巴结清扫资料显示淋巴结的转移部位和淋巴结的转移率。

表6－1－2　食管癌淋巴结的转移率（尸检和手术时两野/三野淋巴结清扫）

病变部位	锁骨上淋巴结（%）	纵隔淋巴结（%）	膈下淋巴结（%）
上段	6～46.3	56.1～75	9～40
中段	6～35	53～55	25～46
下段	4～38	38～52	42～74.1

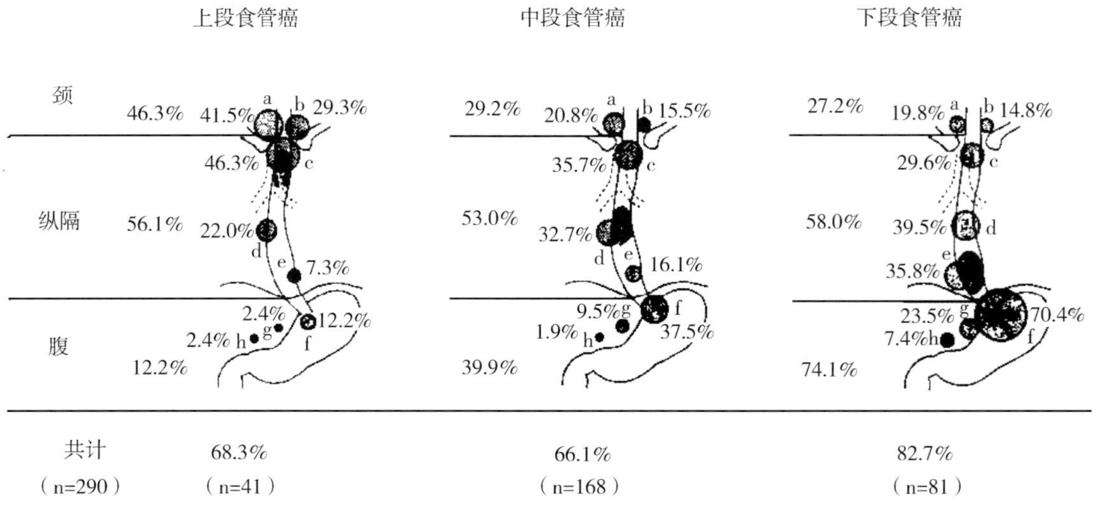

图 6-1-1 胸段食管癌三野淋巴结清扫时淋巴结转移率与病变部位的关系

a. b. 左、右颈淋巴结；c. 上纵隔淋巴结；d. 中纵隔淋巴结；e. 下纵隔淋巴结；f. 胃上淋巴结；g. 腹腔干淋巴结；h. 肝总动脉淋巴结。

一、血行转移

食管癌放射治疗后因局部失败率高，生存时间短，因此远地转移在临床上发现比例低。殷蔚伯1980年报道3 798例放射治疗食管癌，远地转移占4.5%。肖泽芬等2005年报道549例食管癌根治术后预防性放射治疗后分析失败原因时发现，远地转移率为37% [其中远处淋巴结转移率为16.5%（80/486例）]；血性转移率为20.6%（100/486例）。因此，远地转移除与病期早晚有关外，与是否定期全面的检查有关。随着检查设备的更新、技术的提高和患者定期的复查，远地转移的阳性率也随之提高。尸检发现内脏转移率为39%～57%。最常见的部位为肝（23%～57%），肺（18%～52%）。但值得注意：尸检时，食管癌肾上腺转移率占9%～12%，且各内脏的转移比率与其细胞的分化程度有关，见表6-1-3。

表6-1-3 不同细胞类型内脏转移和淋巴结转移率（111例尸检资料）

转移部位	总例数（98例）	鳞状细胞癌（73例）	未分化癌（23例）	其他（2例）
内脏转移	49（50%）	29（40%）	20（87%）	0
肺	30（31%）	16（22%）	14（61%）	0
肝	23（23%）	13（18%）	10（43%）	0
胸膜	17（17%）	10（10%）	7（3%）	0
骨	13（13%）	6（8%）	7（30%）	0
肾	10（10%）	5（7%）	5（22%）	0

第二节 食管癌的诊断

食管癌的诊断方法目前包括：①症状；②食管造影检查；③食管MRI和CT扫描；④细胞学诊断；⑤食管腔内超声；⑥食管镜检查及病理诊断。

一、症状

（一）早期食管癌 症状多为非特异性，时隐时现，多数病人没有引起重视而延误病情。李国文报道52例早期食管癌其中73.1%（38/52）的病人无任何症状，或仅有轻微的症状。临床上常见的症状和发生的频率为：

1. 吞咽食物梗咽感 占51%～63%，多数病人在大口吞咽干性食物和其他不宜咀嚼完善的食物较为明显，多数患者此症状可未经治疗自行消失，但如重复出现，或逐渐加重且频率增多时，要高度怀疑食管癌。

2. 胸骨后不适或闷胀 其机制与食管癌早期的粘膜糜烂和浅溃疡有关。当食物接触此面时，即可出现以上症状。

3. 食管内的异物感 有20%左右的病人在吞咽时有食管内的异物感。

4. 咽喉部干燥及紧缩感 约30%的病人常常有此症状。

5. 食物通过缓慢并有滞留感 有少部分病人能感觉到当食物通过食管病变时下行缓慢或停滞感。

（二）中晚期食管癌 最常见的典型症状为进行性吞咽困难。在仔细追问病人的病史时，可发现病人有相当长一段时间已有上述早期的自觉症状，以后逐渐加重，频率增加。由于肿瘤直接侵犯和转移淋巴结浸润和压迫周围不同的邻近组织器官而出现不同的伴随症状如侵犯椎前筋膜可伴有胸背痛或后背发沉不适等。常见伴随症状：

1. 声音嘶哑 肿瘤或转移淋巴结侵犯或压迫喉返神经可导致声带麻痹，造成声音嘶哑。

2. 颈部和/或锁骨上肿物 这是食管癌较常见的淋巴结转移部位。

3. 压迫症状 决定于肿瘤原发部位和转移病灶侵犯和压迫相邻的组织器官而造成相应的症状。例如，压迫气管或支气管可引起刺激性干咳或血痰，肺不张或肺阻塞性改变以及食管气管瘘；侵及主动脉造成胸背疼痛甚至发生食管主动脉穿孔大出血。

二、相关检查

（一）X线检查 食管X线钡餐检查是诊断食管癌特别是中晚期食管癌既简便又实用且容易被病人所接受的一种常规检查方法。对医师定位定性有较大的帮助。特别是X分型对放射敏感性判断与预后有一定的相关性。

食管癌的X表现主要有以下特点：

1. 早期食管癌 食管粘膜皱襞增粗，中断迂曲，粘膜破坏和/或龛影。

2. 中晚期食管癌 食管钡餐显示食管腔内粘膜充盈缺损，管壁有程度不同的僵硬，扩张受限甚至狭窄。在病变上端的正常食管有不同程度的扩张。食管X钡餐造影在显示食管腔内的病变，管壁僵硬程度和明确诊断方面有较突出的特征。其诊断符合率占70%～94.5%。但食管X钡餐造影检查在判断肿瘤的大小，浸润程度上仍有一定的局限性。因此，建议结合食管CT扫描或MRI检查。

（二）食管的CT/MRI检查 CT扫描显示正常食管壁的厚度一般为3～5mm。当食管有肿瘤时，管壁成环状或不规则增厚。食管癌CT扫描能在横截面上显示肿瘤的最大左右径和前后径，肿瘤与食管管腔的关系以及肿瘤的最大侵润深度，特别是三维重建技术可清楚的显示病变段食管肿瘤与食管腔间的关系，肿瘤的大小、肿瘤的走向。据施学辉，肖泽芬报道（图6－1－2a，6－1－2b）：肿瘤偏向管腔一侧占82%～88.7%。因此，作放射治疗前必须了解肿瘤的大小及走向，对照射野的设计和定位，照射野的大小是非常有帮助的。CT-PET由于高昂费用在国内仅有少数医院有该设备，因此在临床的应用报道例数较少且目前还不能普及，但对放射治疗靶区的确定有较大的帮助。

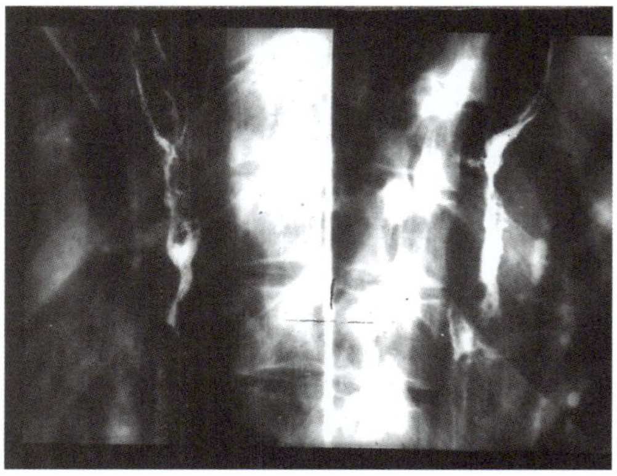

图6－1－2a 食管癌放疗前的X线片

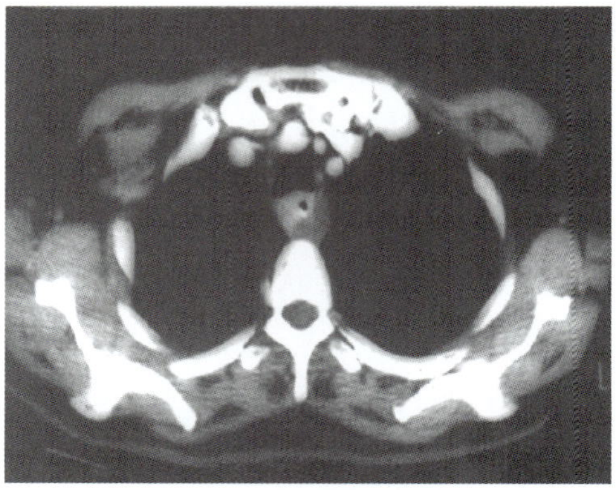

图6－1－2b 食管癌放疗前CT图像

（三）食管内镜超声（EUS）检查术（图6－1－3） 近年来，随着食管内镜超声（EUS）在临床的研究与应用，对食管癌的分期特别是非手术食管癌治疗前的分期有明显的帮助。Massari报道EUS食管癌T分期的准确率为86%～92%。Shinkai报道高频率探头超声诊断早期食管癌的准确率为82.5%～92%，进展期T_3～T_4期患者采用低频率探头（5MHz），可显示管壁的浸润深度及邻近组织器官的受侵情况。Catalano报道149例食管癌患者的EUS图像特征，其诊断敏感性为79%～80%，特异性为63%～87.5%。本院陈贵余2004年报道61例内镜超声检查对食管癌术前分期与术后病理分期的比较结果显示，T分期总的准确率为86.9%（53/61例），其中T_1为100%（4/4例），T_2为62.5（5/8例），T_3为94.9%（37/39例），T_4为70%（7/10例）。对纵隔淋巴结分期总的准确率为52.5%（32/61例），敏感性和特异性分别为88.9%（24/27例）和23.5%（8/34例）。目前本院食管癌在治疗前如患者身体状况、病变部位许可的情况下，常规行食管内镜超声检查。

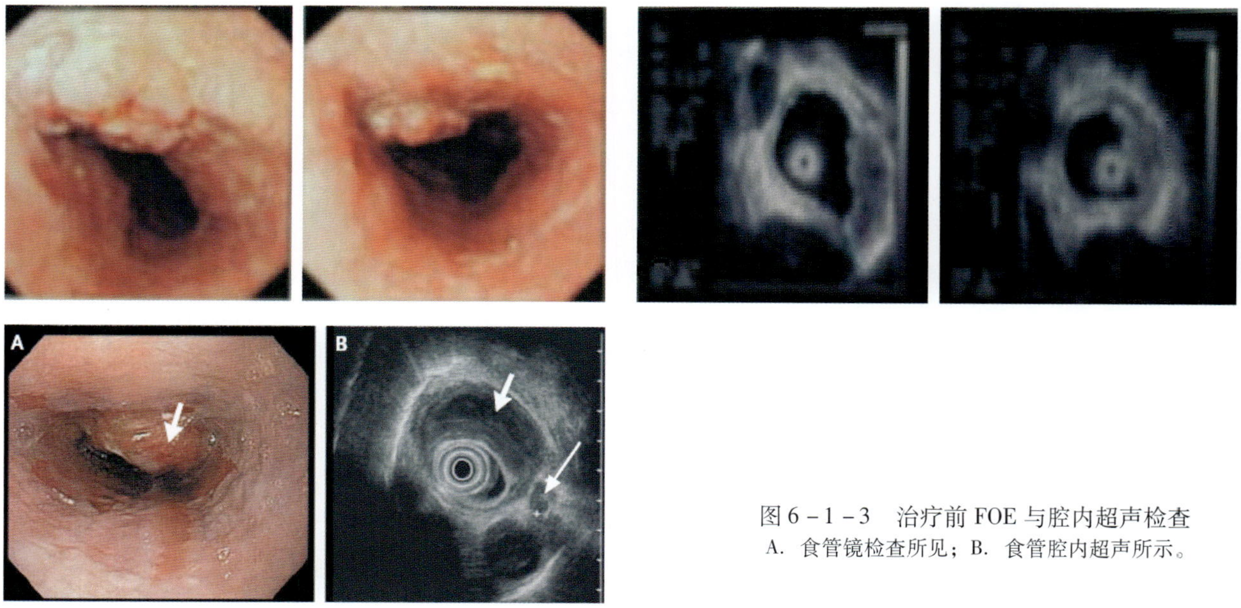

图6－1－3 治疗前FOE与腔内超声检查
A. 食管镜检查所见；B. 食管腔内超声所示。

（四）食管癌病理分型和病理类型

1. 病理分型 早期食管癌临床病理的大体分型分别为：隐伏型、糜烂型、斑块型、乳头型；中晚期大体临床病理的分型分别为髓质型、蕈伞型、溃疡型、缩窄型及腔内型。

（1）髓质型（56%～61%） 癌组织主要向食管壁内扩展，食管壁明显增厚。癌的上下呈坡状隆起，表面常有深浅不一的溃疡。癌组织多累及该段食管周径之大部或全部。绝大多数病例癌已侵透食管肌层或已达食管纤维组织中。髓质型又分为善型，中间型和凶型。在食管 X 线造影时善型表现为：均匀性充盈缺损，无扭曲，病变和正常组织交界处的改变是逐渐的。凶型：明显不对称充盈缺损，扭曲，病变和正常组织交界处呈陡坡或明显的扭曲。中间型：介于善型和凶型之间。

（2）蕈伞型（12.1% ~17%）　癌组织常呈卵圆形并突向食管腔内类似蘑菇状。癌的边缘界限明显高起，且外翻。癌表面多有浅溃疡，多数病例的癌组织并不累及食管全周，仅侵犯食管壁的一部分或大部。

（3）溃疡型（11% ~12.6%）　癌组织常累及食管壁的一部分。癌组织很薄，在食管内形成一个较深的溃疡。溃疡边缘稍高起，其底部多数穿入肌层或侵入食管周围纤维组织中。

（4）缩窄型（5.5% ~8.5%）　病变癌组织呈明显的狭窄与梗阻，局部食管壁常常缩短。病变几乎累及食管壁的全周。肿瘤大小一般在 3 ~5cm。癌组织向食管壁内及食管两端呈侵袭性生长和明显增厚，癌组织已穿透肌层。病变上段食管扩张明显。

（5）腔内型（3.3%）　肿瘤突向食管腔内呈圆形或卵圆形隆起，无蒂或有蒂，与食管壁相连。肿瘤表面常有糜烂和浅溃疡。

由于不同分型与预后有相关性，一般认为蕈伞型和腔内型对放射线敏感，髓质型中等敏感，缩窄型较抗拒。因此，分型对判断放射治疗后的好坏有一定的帮助。

2. 病理类型　食管癌 90% 以上的病理类型为鳞状细胞癌或腺癌。偶见食管其他的恶性肿瘤（如未分化癌占 1.4% ~1.5%，其他如恶性黑色素瘤、平滑肌肉瘤、淋巴瘤和良性肿瘤等约占 1.7%）。在全球，食管癌发病率高的国家和地区以鳞状细胞癌多见占 68.5% ~90.6%（中国人以此型为多），但在发病率不高的国家和地区腺癌也是常见的病理类型之一，如北美和多个西欧国家。食管腺癌占 6.1% ~30.2%。据报道在 1976 年 ~1987 年间，在美国的食管腺癌发病率由原来的 4% 上升到 10%，且多见于白种男性患者，女性则罕见。到 1980 年中期，在白种人的男性患者中食管腺癌约占食管癌的 1/3。

（五）细胞学涂片诊断　食管脱落细胞学检查方法简便，经济，阳性检出率在 88% ~98% 左右，是常用的检查方法之一。

（六）食管镜检查　这是明确食管癌诊断的常规检查手段之一。因为内镜下可直接观察到病变的特征并取病变组织行病理检查。即使早期食管癌食管镜的判断准确性可达到 95%。

第三节　食管癌的分期

食管癌不同期别是影响预后的主要因素，UICC 提出的分期标准仅适合于外科病理分期，因此对于非手术病例的分期国内外尚缺乏公认的，较一致的分期标准。近年来，随着医院设备的更新、人民群众经济状况的改善，在治疗前的检查更为全面，对分期的判断更为准确。治疗前的各项检查均有相互补充的作用如 EUS 和 CT 的检查能更准确的、客观的反应原发肿瘤的浸润深度（T 分期），和胸内淋巴结转移情况。食管造影对溃疡或有穿孔前征象和食管病变的长度显示得非常清楚。而且多数文献报道手术后病理标本所示肿瘤的浸润深度与肿瘤长度呈正相关，而淋巴结转移率除与手术淋巴结清扫程度有关外，与肿瘤浸润深度有关。因此，在治疗前上述对分期有帮助的检查是很有必要的。下面仅介绍 1997 年 UICC 食管癌国际 TNM 分期标准：

T：原发肿瘤

T_x：原发肿瘤不能测定

T_0：无原发肿瘤证据

T_{is}：原发癌

T_1：肿瘤只侵及粘膜固有层和粘膜下层

T_2：肿瘤侵及肌层

T_3：肿瘤侵及外膜

T_4：肿瘤侵及邻近器官

N：区域淋巴结

N_x：区域淋巴结不能测定

N_0：无区域淋巴结转移

N_1：区域淋巴结转移

M：远处转移

M_x：远处转移不能测定

M_0：无远处转移

M_1：有远处转移

胸上段食管癌

M_{1a}：颈淋巴结转移

M_{1b}：其他的远处转移

胸中段食管癌

M_{1a}：不应用

M_{1b}：非区域淋巴结或其他的淋巴结

胸下食管癌

M_{1a}：腹主动脉旁的淋巴结

M_{1b}：其他的远地转移

临床分期

0 期：　T_{is}　N_0　M_0

Ⅰ期：　T_1　N_0　M_0

$Ⅱ_a$ 期：　T_2　N_0　M_0

　　　　T_3　N_0　M_0

$Ⅱ_b$ 期：　T_1　N_1　M_0

　　　　T_2　N_1　M_0

Ⅲ期：　T_3　N_1　M_0

　　　　T_4 任何 N，M_0

Ⅳ期：任何 T，任何 N，M_1

$Ⅳ_a$ 期：任何 T，任何 N，M_{1a}

$Ⅳ_b$ 期：任何 T，任何 N，M_{1b}

注：食管癌区域淋巴结定义：颈段食管癌：颈淋巴结包括锁骨上淋巴结，胸段食管癌：纵隔淋巴结和胃周淋巴结，不包括腹主动脉旁淋巴结。

第四节　治 疗 原 则

目前比较肯定治疗食管癌有效的方法有：① 手术；② 放疗；③ 综合治疗（包括：放疗 + 手术；放疗 + 化疗 + 手术；化疗 + 手术；手术 + 放疗）。

根据病期早晚，病变部位，年龄大小，一般身体状态来决定治疗方法。但手术治疗仍为首选方法。

一、食管癌的体外放射治疗

食管癌手术治疗有较明确的适应证，如肿瘤有明显的外侵或已有明显淋巴结转移，或有并发症，如较严重心脏病等不适合手术。因此，能根治性手术治疗的病人仅占全部病人的1/4。放射治疗是目前食管癌主要的、有效的、安全的手段之一，其适应证较宽：① 早期或病期能手术而因内科疾病如心脏病、高血压等不能手术或不愿手术者，放射治疗的5年生存率为20% ~73%；② 对局部病期偏晚又没有淋巴结转移者，可采取先行术前放疗，其结果可提高切除率降低淋巴结转移率，使部分不能手术患者获得成功手术，特别是达到放疗后病理反应程度为重度甚至无癌者其生存率明显提高，5年生存率可达50% ~61%；③ 单一放射治疗，由于多数病人在就诊时已为中晚期，对已失去手术治疗机会者，可根据病人的情况行根治性和姑息性放射治疗或放疗合并化疗；④ 术后放射治疗：姑息手术后的病人，采取术后放射治疗能达到较好的效果。根治术后预防性放射治疗目前国际上没有肯定的结论。但由于手术后失败的主要原因仍为吻合口复发和胸内淋巴结转移，并且我院2005年大宗病例报道根治术后预防性放射治疗能降低放疗部位淋巴结转移复发率，不增加吻合口的狭窄，更主要的是能提高Ⅲ期食管癌和有淋巴结转移患者的生存率。因此，目前认为有选择性进行术后放射治疗对部分患者是有益的。

（一）放疗前准备工作

1. 病人及家属的思想准备　多数病人得知患癌后有较多的顾虑和恐惧。心情不愉快，思想负担重，要帮助病人解决思想上的问题，争取病人的配合，理解。与病人家属交代病情，放疗中可能出现的问题和不良反应，如有不适，应及时与医师汇报，争取早作处理。

2. 医师的准备

（1）对诊断进行核实　①要有病理和细胞学的诊断；②应有最近（1月内）的食管X线片；③胸部CT；④B超声检查或CT检查颈部/锁骨上和腹腔淋巴结以明确分期和治疗性质；⑤食管腔内超声的检查。

（2）作食管的定位CT　全面了解肿瘤的大小和肿瘤的范围，以明确治疗性质（根治性或姑息性），照射范围的大小，照射野的设计，放疗剂量，放疗分次等。

（3）放疗前的对症治疗　①营养状态不良，脱水或其他并发症者应及时积极处理；②X线片显示有尖刺，龛影或胸背痛或白细胞数升高者应积极地抗感染治疗。

放射治疗方法可分为：单一放射治疗和综合治疗（包括术前，术后放射治疗和放射治疗+化疗）。

放射治疗方式：体外照射和腔内照射。

（二）单一外照射的适应证和禁忌证

1. 根治性放射治疗

（1）目的　期望局部肿瘤得到控制，获得较好的效果。放射治疗后不能因放射所致的并发症而影响生存质量。因此，要求放疗部位精确，肿瘤内剂量分布均匀，正常组织受量少，照射技术重复性好。

（2）适应证　一般情况好，病变比较短，食管病变处狭窄不明显（能进半流），无明显的外侵（症状：无明显的胸背疼痛，CT示未侵及主动脉或气管支气管树等邻近的组织和器官）。无锁骨上和腹腔淋巴结转移（包括CT无明显肿大的淋巴结），无严重的并发症。

（3）禁忌证　食管穿孔（食管气管瘘或可能发生食管主动脉瘘），恶病质，已有明显症状且多处远处转移者。

2. 姑息放射治疗

（1）目的　减轻痛苦（如骨转移的止痛放疗，转移淋巴结压迫症状等），缓解进食困难延长寿命。

（2）禁忌证　已有食管穿孔，恶病质。

（三）定位方法　目前常用的定位方法是模拟机定位法。但是模拟机是利用一般透视机的原理设计成类似治疗机的一种专门定位的机器。因此，它具有普通食管钡餐造影显示病变部位的特点，但因食管钡餐造影是无法显示食管管腔外肿瘤的大小，最大浸润深度。施学辉，肖泽芬报告 CT 显示食管腔与肿瘤的关系。82% 以上的病人是偏心生长，且食管照射野的宽度多数情况下是 5～6 cm 宽，如以食管钡餐显示的管腔为设野中心，将有部分病人的部分肿瘤漏照或处于低剂量区。因此，最精确的方法应当是三维适形放射治疗。但是如果没有该设备，最好做到：①体位固定做到体位重复性好；②胸部 CT 扫描并做 TPS 计划；③模拟机下校位。所以，放疗前做 CT 扫描是非常重要的。

（四）照射野的设计　传统常规照射的方法有：等中心照射（常用一前二后斜野和两前斜野）；非等中心前后对穿野 + 斜野照射。

1. 中下段食管癌等中心、非等中心照射　前者特点：①肿瘤内剂量分布好，剂量分布均匀，剂量梯度为 ±5%；②脊髓受量低，多数在≤65% 左右；③肺受量少。

照射野的宽度和长度：肖泽芬报道食管 CT 扫描分析肿瘤最大横径平均为 3.5 ±0.8 cm，肿瘤最大横径≤4.6 cm 为 64.9%；4.7～5.0 cm 为 15.8%；≥5.1 cm 为 19.7%，且 82.2%（60/73 例）的肿瘤与管腔的关系为偏心生长。因此，将三野等中心照射一前两后斜野 90% 等曲线的分布列于表 6－1－4。

表 6－1－4　6MV X 线不同照射野大小 90% 的等剂量曲线与脊髓受量

照射野的大小（cm）		机架角	90% 等剂量曲线	脊髓受量	
正中野	二后斜野		（左右径 × 前后径）	中平面（%）	上平面（%）
6×14	5×14	±130°	4.8×4.2	26.8	35.1
7×14	6×14	±130°	5.2×5.4	33.3	65.7
8×14	6×14	±130°	6.6×5.2	37.7	66.5
8×14	7×14	±130°	7.0×6.6	47.9	75.4

不同大小照射野绘制 90% 等剂量曲线及相应脊髓受量情况：从表 6－1－4 可以看出：肿瘤横径≤4.6 cm，以肿瘤为中心或对称性浸润的肿瘤以食管腔为中心，90% 的等剂量曲线包全肿瘤且脊髓和肺受量低，剂量分布均匀（图 6－1－4a；6－1－4b）。但随着照射野宽度的加大，90% 等剂量曲线的左右径 × 前后径增大，然而脊髓受量明显增加。因此，当肿瘤直径≥5.0 cm，和/或肿瘤左右前后不对称性浸润和/或纵隔有淋巴结转移时，应采用非等中心前后对穿野照射，待 DT 36～40Gy 以后再行病变区域 CT 扫描，据肿瘤缩小情况采用分野的照射技术。这样肿瘤内的剂量分布不如等中心照射均匀，脊髓受量和肿瘤剂量相同，但能保证不漏照肿瘤且肺受量少。照射野的长度多数情况下为肿瘤上下端各外放 3～5cm。

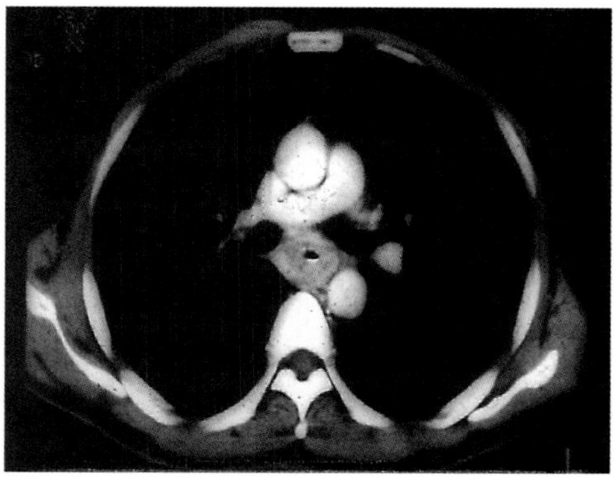

图 6－1－4a　放疗前 CT 所示肿瘤大小为 4.5cm

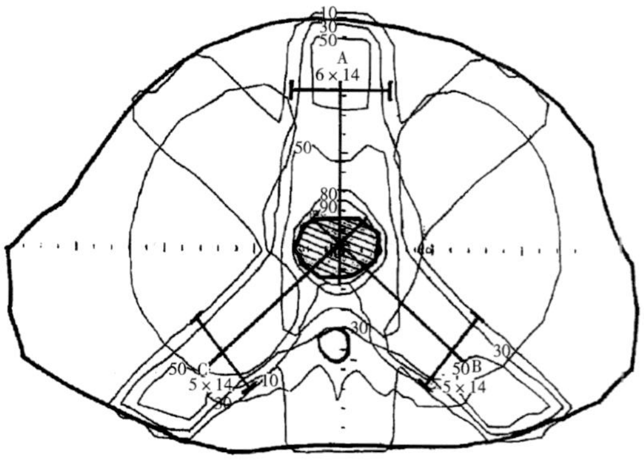

图 6－1－4b　以肿瘤为射野中心的等剂量曲线

2. 上段食管癌 多采用两前斜野等中心照射，二前野宽 4.5～5.0cm，机架角 50～60°，30°楔形板，90%等剂量曲线，径线为 5.0×4.0cm，6.4×4.4cm，脊髓受量分别为 21.6%，32.5%，剂量分布好，脊髓受量低（图 6-1-5a；6-1-5b），有条件的医院应做 T P S 计划。当肿瘤较大或有肿大的淋巴结，上述的照射野不能包全肿瘤时，应采用纵隔+锁骨上联合照射野，前后对穿照射到 DT 36Gy 以后，再行病变区域 CT 扫描，据肿瘤缩小情况采用分野的照射技术。

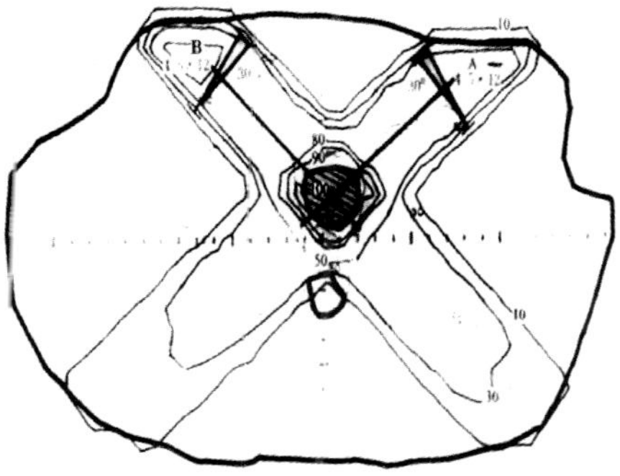

图 6-1-5a 上段食管癌 照射野宽度为 4.5cm

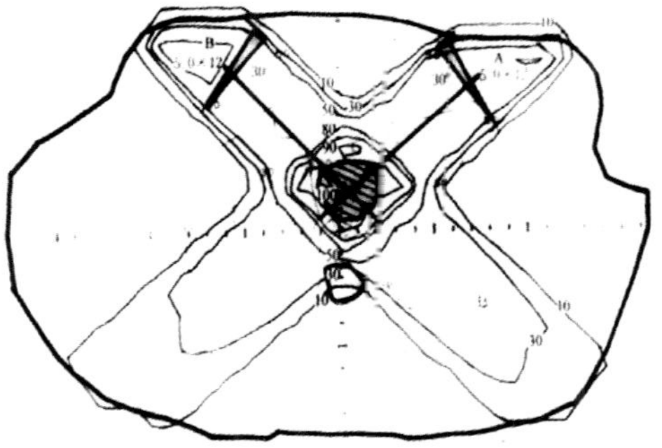

图 6-1-5b 上段食管癌 照射野宽度为 5.0cm

中段食管癌三野等中心照射不同大小照射野肺受量情况见表 6-1-5。

表 6-1-5 不同大小照射野肺的受量情况

照射野的大小（cm）		机架角	50%等剂量曲线所	20%等剂量曲线所
正中野	二后斜野	（度）	包罗肺体积（%）	包罗肺体积（%）
6×14	5×14	±130	9	30
7×14	6×14	±130	10	40
8×14	6×14	±130	17	42
8×14	7×14	±130	18	49

采用中国科学院大恒公司 Crane 的容积-剂量百分比直方图软件，从肺尖到膈肌水平间隔 1cm 的 CT 扫描图输入计算机计算不同大小照射野肺的受量。

（五）放疗技术的改进 随着诊断技术的发展如 CT、MRI、腔内超声或 CT-PET 等检查在食管癌中的应用，放疗医师能更准确地掌握食管原发肿瘤的大小、浸润的范围和淋巴结转移的情况，提高食管癌分期的准确和预后的判断。近年来，三维适形放射治疗、IMRT 或简单 IMRT（sIMRT）新技术的开展，使食管癌放射治疗的准确性提高并且使受照射的靶体积达到所给的处方剂量、准确计算正常组织和危及器官受照射的剂量与体积。目前已有多家医院已开展适形放射治疗。但是目前对照射靶区的范围和最佳照射剂量与食管癌的局部控制率、并发症间的关系正在研究中。

几十年来，食管癌常规技术放射治疗后生存率没有明显提高，5 年生存率约在 10%。其失败的原因主要是局部复发。针对此问题，目前临床上已开展提高肿瘤的总剂量和增加肿瘤放射敏感性的前瞻性研究。但是，首先必须搞清楚，常规放射治疗技术能否保证肿瘤靶体积达到理想的处方剂量。已有多位学者在 1993～2001 年间提出常规放射治疗技术使肿瘤内存在低剂量区。为此，肖泽芬 2004 年报道用三维治疗计划系统评估食管癌常规放射治疗中肿瘤剂量的分布（图 6-1-6a～6-1-6e）。其结果显示（表 6-1-6a；表 6-1-6b），常规照射野（即经典的三野等中心照射）的处方剂量为 60Gy（处方剂量指射野中心点的剂量）时，60Gy 所覆盖的 GTV 体积仅为 36.6%，而假如患者因摆位和呼吸等的误差在 0.5cm（即设定的 CTV 范围）时，60Gy 所覆盖的 CTV 体积仅为 27%。即使采用扩大照射野，60Gy 所覆盖的 GTV 和 CTV 的体积也只有 38%、33%。如果采用三维适形放射治疗，其处方剂量为95% CTV体积为60Gy时（在常规放射治疗的时代仅考虑GTV并没有考虑到摆位和呼吸等的误差。因此，我们在作方法学研究时与目前的三维适形放射治疗以95% PTV为处方剂量不同），60Gy所覆盖的GTV体积为100%，CTV为95%。因此，常规照射野、扩大照射野和适形放射治疗100% GTV体积受照射的剂量（处方剂量设定为60Gy/30次/6周）分别为44Gy、57Gy和62Gy，说明常规照射野不能使肿瘤靶体积达到所给的处方剂量。如果采用扩大照射野的方法来保全肿瘤的剂量，就不能保证肺（常规野、扩大照射野、适形放射治疗肺受照射的剂量，双肺V20体积分别为22.9%、31.2%和20.1%）和脊髓在安全剂量范围内。从上述方法学研究结果显示，我们假设食管癌局部高复发的主要原因之一是由于常规放疗技术不能使靶体积较大的肿瘤患者达到理想的剂量而造成的，那么三维适形放射治疗理应降低局部复发率。但该技术是否能实现，有待临床资料进一步的证实。

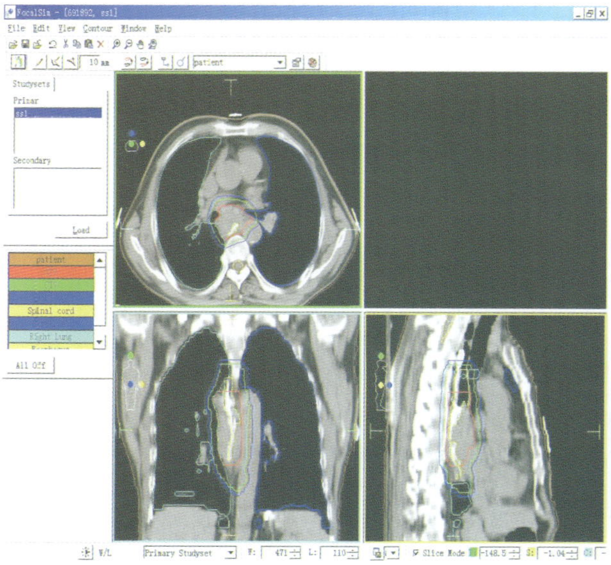

图6-1-6a 体膜上显示常规模拟机定位的标记点

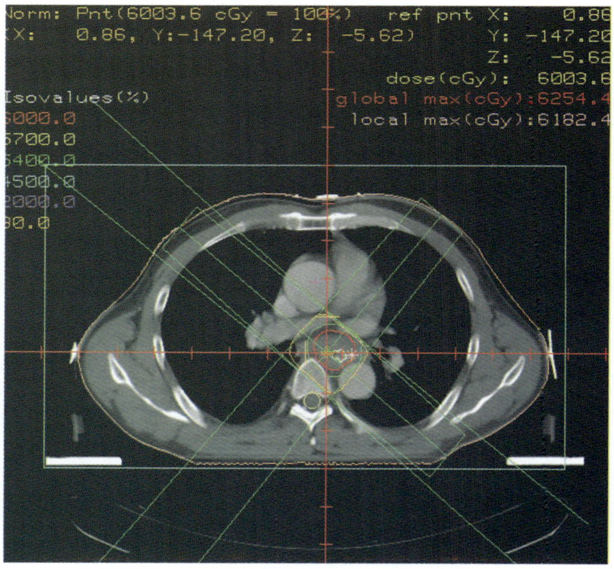

图6-1-6b CT扫描显示肿瘤非对称性浸润

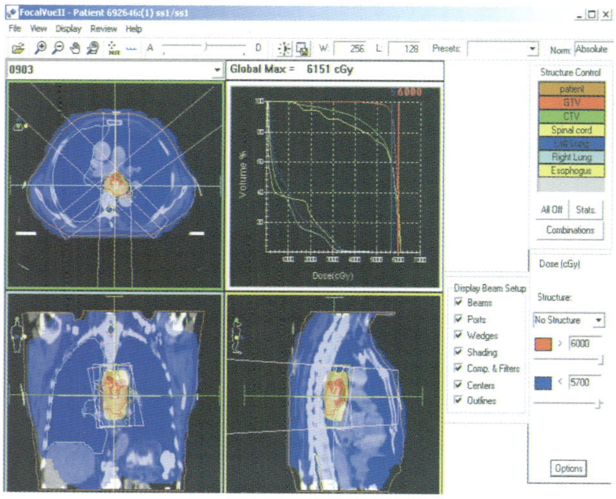

图6-1-6c 常规照射野 归一点处方剂量60Gy所覆盖肿瘤靶体积（GTV 20%，CTV 13%）红色为60Gy区域

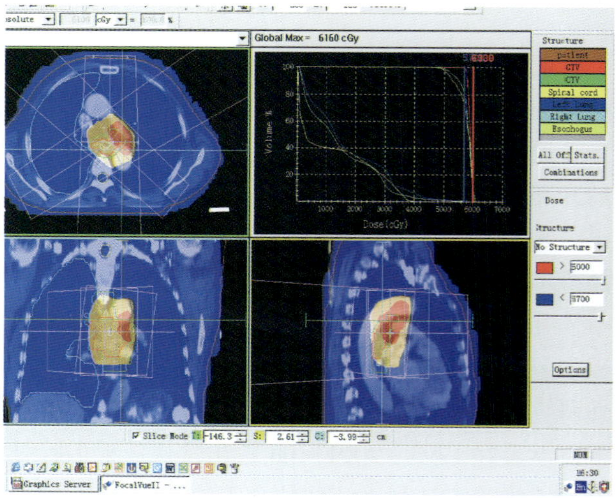

图6-1-6d 扩大照射野 归一点处方剂量60Gy所覆盖肿瘤靶体积（GTV 28%，CTV 25%）红色为60Gy区域

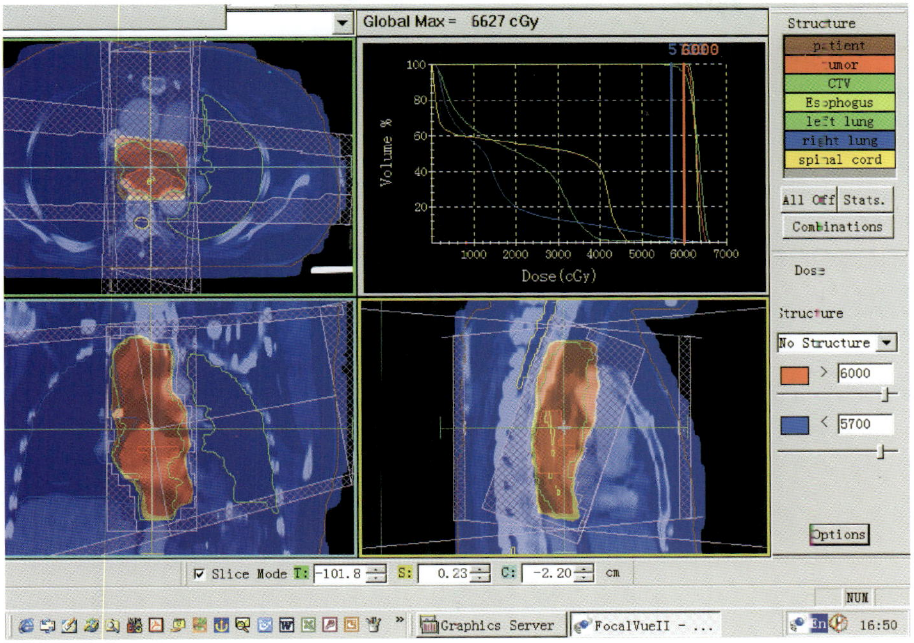

图 6-1-6e　适形放疗以 95% CTV 体积处方剂量 60Gy 所覆盖肿瘤靶体积 GTV 100%，CTV 95%

表 6-1-6a　胸段食管癌不同射野大小肿瘤的剂量（cGy）

照射野	GTV			CTV			
	最大剂量	平均剂量	100% 体积剂量	最大剂量	平均剂量	95% 体积剂量	100% 体积剂量
常规野	6250.17 ± 167.08	5899.83 ± 75.93	4438.33 ± 836.82	6293.00 ± 186.87	5352.33 ± 472.49	2927.50 ± 1955.20	1577.75 ± 1301.95
扩大野	6213.42 ± 108.57	5969.00 ± 39.67	5721.17 ± 104.01	6270.00 ± 118.08	5815.75 ± 400.10	5208.75 ± 1545.84	4857.08 ± 1509.60
适形野	6806.36 ± 221.29	6480.40 ± 136.21	6221.57 ± 61.96	6869.90 ± 309.69	6450.70 ± 98.84	6000 ± 0.000	5692.29 ± 163.90
t 值	*1.206 **8.551	*2.666 **8.608	*5.049 **9.986	*0.635 **5.779	*4.643 **4.025	*4.317 **2.216	*7.269 **2.236
P 值	*0.253 **0.000	*0.022 **0.000	*0.000 **0.000	*0.538 **0.000	*0.000 **0.001	*0.001 **0.051	*0.000 **0.048

*常规野与扩大野；**扩大野与适形野。

表 6-1-6b　胸段食管癌不同射野大小正常组织受照射的剂量（cGy）

照射野	肺受照剂量（cGy）			肺受照 V_{20} 体积（%）			脊髓受照剂量（cGy）		
	最大值	最小值	平均值	左肺	右肺	双肺	最大值	平均值	V_0 体积的剂量
常规野	6191.3 ± 176.0	13.0 ± 15.3	1164.1 ± 288.9	25.5 ± 6.5	21.4 ± 6.8	22.9 ± 6.2	3869.6 ± 964.8	963.4 ± 522.8	3288.3 ± 889.7
扩大野	6215.3 ± 202.3	20.9 ± 16.0	1546.8 ± 508.8	35.5 ± 15.1	28.6 ± 13.3	31.2 ± 11.2	4537.2 ± 1127.6	1459.4 ± 583.8	4035.0 ± 1215.7
适形野	6576.5 ± 213.2	14.8 ± 16.1	1134.9 ± 344.8	25.6 ± 10.9	16.8 ± 10.5	20.1 ± 6.9	911.4 ± 879.7	1554.5 ± 614.2	3685.00 ± 927.24
t 值	*0.385 **4.887	*2.551 **1.724	*3.556 **3.731	*3.093 **2.801	*2.084 **4.153	*3.220 **4.082	*2.226 **2.030	*2.564 **0.578	*2.314 **0.949
P 值	*0.707 **0.000	*0.027 **0.113	*0.005 **0.003	*0.010 **0.017	*0.061 **0.002	*0.008 **0.002	*0.048 **0.067	*0.026 **0.575	*0.041 **0.363

*常规野与扩大野；**扩大野与适形野。

三维适形放射治疗：食管癌三维适形放射治疗计划的实施及工作流程：

在 CT 模拟机做体位固定→胸部 CT 扫描→局域网传送 CT 扫描的图像→医师勾画肿瘤靶区（必须参照食管造影和/食管镜检的结果勾画靶区/CT-PET/食管腔内超声）→上级医师确定并认可治疗靶区→由物理师设计照射野→物理主任核对并认可治疗计划→副主任以上的医师认可治疗计划→CT 模

拟校位→由医师/物理师/放疗的技术人员共同在加速器校对照射野－照射计划的实施。勾画食管癌肿瘤靶区在不同的医院、不同的医师有不同的看法。

但是GTV无明显的差异，就CTV应包括多大的范围（如是否包括淋巴引流区或GTV外放1.0cm等）在国际上有不同的意见。目前有单位正在开展CTV照射范围合理性的研究。

下面简单介绍中国医学科学院肿瘤医院食管癌三维适形放射治疗靶区照射范围和照射剂量临床实施方案。

单一放射治疗

一、较早期食管癌（临床Ⅰ～ⅡA期）

（一）适应证　①拒绝手术或有心肺疾患等不能手术患者；②CT显示没有明显肿大/转移淋巴结患者。

（二）食管癌放射治疗靶区定义　勾画靶区的标准分为两种方式：①预防照射淋巴引流区域靶区的勾画；②不做预防照射淋巴结引流区域靶区的勾画。

1. 预防照射淋巴引流区域靶区的勾画原则

GTV：以影像学（如食管造影片）和内镜（食管镜和/或腔内超声）或CT－PET可见的肿瘤长度。

CT片（纵隔窗和肺窗）显示食管原发肿瘤的（左右前后）大小为GTV。

CTV：以大体肿瘤范围定义在GTV左右前后方向（四周）均外放0.8cm（平面），外放后将解剖屏障包括在内时需做调整，病变上下（在GTV上下方向）各外放5cm。同时包括淋巴结转移率较高的相应淋巴引流区域：

上段：锁骨上淋巴引流区、食管旁、2区、4区、5区、7区。

中段：食管旁、2区、4区、5区、7区的淋巴引流区。

下段：食管旁、4区、5区、7区和胃左、贲门周围的淋巴引流区。

PTV：在CTV的基础上各外放0.5cm。

上述靶区（预防照射区域）的剂量为40Gy/20次/4周，在CT模拟机做CT扫描，并进行CT－CT（放疗前）图像融合，观察肿瘤缩退情况后再勾画GTV1、CTV1和PTV1。肿瘤缩退后GTV1、CTV1和PTV1的勾画与“2. 不做预防照射淋巴结引流区域靶区的勾画”一致，并将治疗计划对肿瘤靶体积、正常组织的受量进行综合评估。

2. 不做预防照射淋巴结引流区域靶区的勾画

GTV：勾画GTV与预防照射淋巴引流区域靶区GTV的勾画一致。

CTV：在GTV左右前后方向（四周）均放0.8（平面），外放后将解剖屏障包括在内时需做调整。在GTV上下方向均外放3～5cm。

PTV：在CTV的基础上各外放0.5cm。

（三）放疗剂量：95%PTV 50～60Gy/25～30次（2Gy/次）＋选择性腔内放疗。

或95%PTV 50Gy/25次/5周＋95% PTV1 10Gy/5次～14Gy/7次。

二、中晚期食管癌［原发肿瘤较大（≥T_3）和/或CT扫描片显示肿大淋巴结Ⅱb～Ⅳ］

（一）勾画靶区的标准

GTV：为食管原发病灶。以食管造影片显示和/或食管镜检和/或腔内超声所示的肿瘤长度。肿大转移淋巴结为GTVnd：如CT片显示肿大转移淋巴结远离原发病灶或/和触诊可确定的转移淋巴结部位如锁骨上淋巴结，气管旁淋巴结等部位。

CTV：包括GTV和GTVnd＋淋巴引流区（各段食管癌靶区勾画的标准与早期食管癌预防照射淋巴引流区域的CTV勾画一致），并在GTV和GTVnd左右前后方向（四周）均放0.8（平面），外放后将解剖屏障包括在内时需做调整。在GTV和GTVnd上下方向均放3～5cm，或在有淋巴结肿大转移的CT层面的上下各外放1.5～2.0cm。

PTV：在 CTV 基础上各外放 0.5cm。

（二）单一放疗剂量 95% PTV 60～64Gy/30～33 次（2Gy/次）

推荐中晚期食管癌进行同步放化疗。

建议方案：

1. PDD 25～30mg/m^2 ×3～5 天

5－FU450－500mg/m^2 ×5 天（推荐静脉连续输注）

28 天为一周期 ×2 周期

2. 紫素 + PDD（21 天为一周期，共 2 周期）。

同步放化疗时的放疗剂量：95% PTV 56～60Gy/30 次（1.8～2Gy/次）

术后放射治疗

（一）完全切除手术后（根治性手术）中上段 Ⅱa（$T_{2\sim3}N_0M_0$－淋巴结阴性组）食管癌患者 推荐进行术后放射治疗。

（二）勾画靶区的标准

1. 胸上段 CTV 的勾画 上界：环甲膜水平；下界：隆突下 2～3cm。包括吻合口、食管旁、气管旁、下颈、锁骨上、2 区、4 区、5 区、7 区等相应淋巴引流区（图 6－1－7a）。

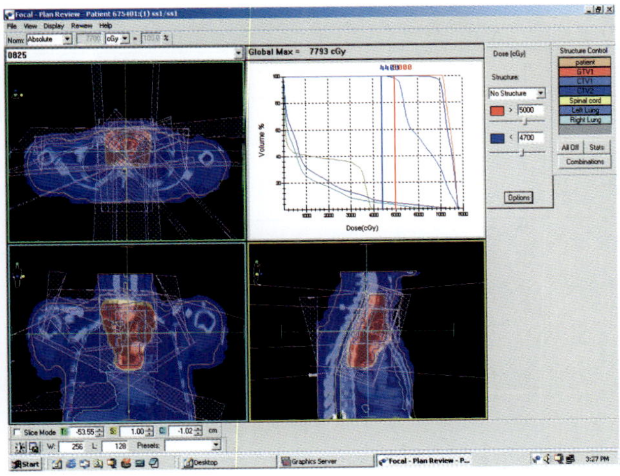

图 6－1－7a 胸上段食管癌术后放射治疗的靶区范围

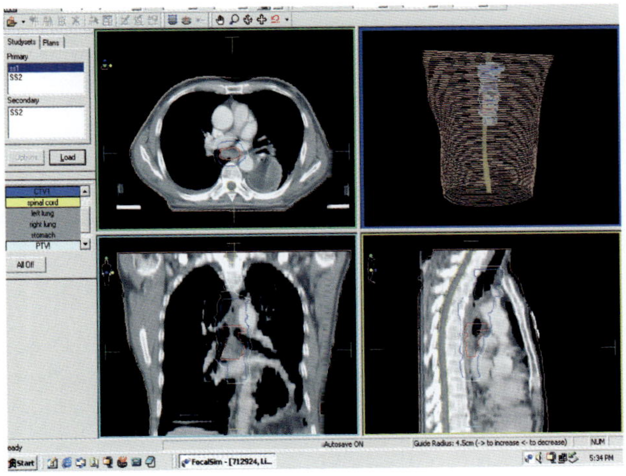

图 6－1－7b 胸中段食管癌术后放射治疗的靶区范围

2. 胸中段 CTV 的勾画（6－1－7b）

CTV：上界为胸 1 椎体的上缘包括锁骨头水平气管周围的淋巴结，包括相应纵隔的淋巴引流区（如食管旁、气管旁、下颈、锁骨上、2 区、4 区、5 区、7 区等相应淋巴引流区），下界为瘤床下缘 2～3cm。

PTV：在 CTV 基础上均外放 0.5cm。

3. 处方剂量：95% PTV DT 54～60Gy/27～30 次/5.4～6 周。

（三）Ⅱb～Ⅲ期（该期患者推荐放疗－化疗同步进行）

1. 上段食管癌患者 CTV 的勾画与淋巴结阴性组相同

上界：环甲膜水平；下界：隆突下 3～4cm。包括吻合口、食管旁、气管旁、锁骨上、2 区、4 区、5 区、7 区等相应淋巴引流区。

2. 中、下段食管癌 CTV 的勾画 原发病变的长度 + 病变上下各外放 5cm + 相应淋巴引流区。（建议：中段食管癌患者的放疗上界设在 T_1 上缘）。

PTV：在 CTV 基础上均放 0.5cm。

3. 处方剂量：95% PTV DT 54～60Gy/27 次～30 次（2Gy/次）。

靶体积内的剂量均匀度为95% ~105%的等剂量线范围内，PTV：93% ~107%。

建议方案：

（1）PDD 25 ~30mg/m^2 ×3 ~5 天

5-FU 450 ~500mg/m^2 ×5 天（推荐静脉连续输注）

28 天为一周期×2 周期

1 ~3 月后巩固化疗 3 ~4 周期

（2）紫素 +PDD（21 天为一周期，共2 周期）。

1 ~3 月后，进行3 ~4 周期的巩固化疗。

正常组织剂量

1. 肺剂量　平均剂量≤13Gy，两肺 V_{20}≤28%，两肺 V_{30}≤20%。同时化放疗者两肺V_{20}≤27%。
2. 脊髓剂量　平均剂量9 ~21Gy 和0 体积剂量≤45Gy/6 周。
3. 心脏　V_{40}≤40% ~50%
4. 术后胸胃　V_{40}≤40% ~50%（不能有高剂量点）。

（六）照射剂量　食管癌放疗剂量及时间剂量因子目前意见各异。表6 –1 –7 文献报道（随机研究资料）放疗剂量与生存率的关系。

表6 –1 –7　放疗剂量与生存率的关系

放疗剂量	生存率（%）		
	1 年	3 年	5 年
50Gy/5w	55.6 ~64	22 ~24	8 ~16.7
70 Gy/7w	47.9 ~79	24 ~28	9 ~17.2

因此，有学者认为 DT 50 ~70Gy 放疗效果一样。提倡放射剂量为 DT 50 Gy/5w/25 次，以减少放射损伤。Manson1981 年尸检资料表明：放疗剂量为 <50Gy，无癌率 4/25（16%）；>50Gy，无癌率为 12/52（23.1%）。杨宗贻 1982 年 报告无癌率与放疗剂量的关系见表6 –1 –8。

表6 –1 –8　不同放疗剂量与无癌率

照射剂量（Gy）	例数	标本上无癌	无癌率（%）
≤40Gy	158	6	3.8
40 ~	117	23	19.7
50 ~	10	4	40
60	14	3	21.4
70	25	9	36
80	3	2	66
90	2	0	0
合计	329	47	14.2

由此可见肿瘤达到50Gy 以后无癌率在33%（18/54 例）左右。表6 –1 –8 还显示 DT 90Gy 2 例仍有肿瘤残存。本院术前放疗的资料显示，常规 DT 200cGy/次，放疗 DT 40 Gy/4W/20 次 出现轻、中、重度病理放疗反应率为22.1%（53/240），37.5%（90/240），40.8%（97/240 例）。因此，我们认为食管癌对放射敏感性存在明显的差异。目前本院采用根治剂量为60 ~64Gy/6 ~6.4w，姑息剂量为50Gy/5w。

（七）分次方法 常规分割放疗后的5年生存率令人失望。随着放射生物和肿瘤细胞动力学基础与临床研究的深入，在国内由上海肿瘤医院首先提出并开展后程加速超分割放射治疗，其研究结果取得较好的5年生存率，见表6－1－9a、b。但该研究组有较为严格的病历选择，在符合该研究组条件的患者采用后呈加速超分割放射治疗使部分患者获益。

表6－1－9a 后程加速分割放射治疗生存率

照射方法	生存率（%）		
	1年	3年	5年
常规分割	47.5～62	19～22	14.3
后程加速超分割	71～84	41.9～48	32.6

2001年邹长林等报道的6个后程加速超分割的随机分组研究进行了荟萃分析（表6－1－9b），结果为1、3年生存率后程加速超分割放疗组是常规放疗组的2.43倍，结论是后程加速超分割放射治疗优于常规分割放射治疗。然而，在2003年河南新乡杨留勤报道82例胸上中段食管鳞癌后程加速超分割放射治疗的随机研究结果显示，后超组的4年生存率（31.3%），较常规组（19.6%）高，4年的局部控制率分别为45%和22.8%，但差异均无显著性（$P=0.22$；$P=0.08$）。2003～2004两年内食管癌后程加速超分割放射治疗的报道有13篇，多为阳性结果，但报道的病例数均不多。最好能进行多中心、大宗病例、相同入组条件随机分组研究，找到和发现对后程加速超分割放射治疗有效的患者，进一步推动食管癌放射治疗个性化或分类化的研究进程。

表6－1－9b 后程加速超分割放射治疗荟萃分析

研究者	1年生存率（%）		3年主存率（%）	
	后超组	常规组	后超组	常规组
施学辉	72.1	47.6	41.9	19.0
靳 春	84.0	62.0	48.0	22.0
郭继泉	81.0	47.6	57.1	19.0
周道安	56.1	57.5	29.3	22.5
牛印怀	64.3	39.3	39.3	10.7
杨长滨	77.4	53.3	45.2	20.0

（八）放疗效果与影响预后的因素（表6－1－10，6－1－11） 食管癌放疗后效果的好坏主要受以下医素的影响：

1. 病期的早晚（原发肿瘤的浸润深度和淋巴结转移状况） 由于非手术科室的医师很难明确掌握T浸润情况，目前常规判断方法仍是：①病变的长度；②X钡餐显示为病变的早晚；③ 有一定的扩张度，表明肿瘤浸润不深或非全周性侵润；④食管腔内超声检查。

2. 食管癌的放射敏感性 目前判断的方法是①疗前X线分型：腔内型、蕈伞型较其他类型敏感；②疗后X线改善情况的判断为基本正常、明显改善、改善、不变或恶化；或者采用万钧1989年提出食管癌放射治疗后近期疗效评价标准为：完全缓解（CR）：肿瘤完全消失，食管片边缘光滑，钡剂通过顺利，但管壁可稍显强直，管腔无狭窄或稍显狭窄，粘膜基本恢复工常或增粗。部分缓解（PR）：病变大部分消失，无明显的扭曲或成角，无向腔外溃疡，钡剂通过尚顺利，但边缘欠光滑，有小的充盈缺损及/或小龛影，或边缘虽光滑，但管腔有明显狭窄。无缓解（NR）：放疗结束时，病变有残留或看不出病变有明显好转，仍有明显的充盈缺损及龛影或狭窄加重。

表 6－1－10a 单一放射治疗后的生存率

早期食管癌不同治疗方式的生存率				
治疗方式	作者	时间	例数	5 年生存率（%）
手术治疗	邵令方	1993	204（原位癌 92 例）	92.6
手术治疗	邵令方	1994	9107（病变≤5cm）	43.2
手术治疗	张仪德	1982	4310（病变≤3cm）	43.9
放射治疗	李国文	1995	52（普查发现）	73.1
放射治疗	陈志贤	1982	27（普查发现）	59.3
放射治疗	陈秋立	1997	193（病变≤3cm）	30.1
放射治疗	丁仁平	1996	40	52.5
放射治疗	陈东福	1996	180（可手术）	23.3

表 6－1－10b 食管癌单一放射治疗的生存率

作者	报道年限	病例数	生存率（%）		
			1 年	3 年	5 年
上海肿瘤医院	1978	1023	48.4	19.4	14.6
殷蔚伯	1980	3798	38.1	13.1	8.3
朱孝贞	1988	2722	44	16	8.8
杨民生	1992	1160	45.9	19.6	13.3
陈延条	1994	1110	55.9	20.8	13.8
季永喜	1998	780	50.6	17.1	10.5

表 6－1－11 生存率的主要影响因素

影响预后的因素	5 年生存率		
	例数	%	p
病变长度（cm）			
<5.0	*63/411～**34/288	*15.3～**11.8	
5.0～6.9	108/1167～77/513	9.3～15	
7.0～8.9	80/1177～37/277	6.8～13.4	
≥9.0	11/325～6/82	3.4～7.3	
疗前 X 线分型			
髓质型	240/2812～94/754	8.2～12.5	
蕈伞型	26/180～22/118	14.4～18.6	<0.01
疗后 X 线示肿瘤消退			
基本正常	72/402	19.7	<0.01
明显改善	76/755	10	
改善	126/1732	7.3	
不变或恶化	1/225	0.6	
锁骨淋巴结转移			
有	14/446～8/97	3～8.2	<0.05
无	267/2993～146/1063	8.9～13.7	

*殷蔚伯报道：$P<0.001$； **杨民生 1160 例 $P>0.05$。

3. 淋巴结转移情况 治疗前是否有淋巴结转移和转移部位不同，和淋巴结转移多少与生存率有一定的相关性。

较早期食管癌，即部分患者因年龄大、心肺功能差或拒绝手术而采用放射治疗。5 年生存率较高，见表 6－1－10。1995 年李国文报道 52 例早期食管癌的放射治疗。该组患者是 1975～1976 年在我国食管癌高发区河南省林县普查发现早期食管癌 187 例中 52 例进行单一放射治疗。该组的临床表现：①无任何自觉症状或仅有轻微的咽下不适、烧灼感、或轻度刺痛或食物通过缓慢等；②无进行性的吞咽困难及声音嘶哑；③能进普食，无肿大淋巴结及远地转移。食管造影显示：①病变长度≤3cm；②粘膜粗糙、中断或粘膜皱襞排列紊乱或有浅性溃疡等；③无大的充盈缺损、环形狭窄和肿瘤侵犯肌层的现象。52 例均有细胞学和病理学诊断。放疗后的 5 年、10 年实际生存率分别为 73.1%（38/52 例），50%（26/52 例）。中国医学科学院肿瘤医院陈东福 1996 年报道 180 例有病理证实、外科医师确认病变可手术的食管癌患者，因心、肺功能，一般情况差，年龄大或拒绝手术者采用单一根治性放射治疗，5 年实际生存率为 23.3%（42/180 例）。因不手术的不同原因又分为拒绝手术组和其他原因（包括心肺功能、一般情况差或年龄大）两组的 5 年实际生存率分别为 31.7%（26/82 例）；16.3%（16/98 例），差异有显著性 $P<0.05$。与我国外科手术的生存率比较，差异不明显。以上结果显示，普查中发现的食管癌，无论是手术还是放疗其生存率均较有症状来医院治疗者好。对早期能手术而因种种原因未手术的患者，放疗也有较好的效果，应积极治疗。中晚期食管癌放疗生存率较低。

（九）放射治疗后失败的原因 放射治疗后影响预后的主要因素：尸检资料表明，放射治疗后失败的主要原因为原发部位肿瘤的残存占 75%～96%。放射治疗后局部无癌率为 6.3%～32%，临床常常被忽略则是纵隔淋巴结和内脏的转移。尸检资料表明，纵隔淋巴结转移率为 49%～74.5%。内脏转移为 25%～57%，其中以肺肝转移率最高占 47%～52%。尸检资料要比临床治疗者病期晚，但外科手术时的纵隔淋巴结转移仍在 50% 左右。因此，要提高生存率应根据不同的病期，采取有效的综合治疗，取长补短。临床资料表明：单一放射治疗后远地转移率为 4.5%～4.7%，说明临床上仍以局部未控复发表现出的吞咽困难更为突出，而远地转移在较小时并未造成病人的主要表现或未常规全面检查而被忽略或被遗漏。

二、腔内放射治疗

临床正是利用近距离治疗剂量的特点（即随肿瘤深度的增加，剂量迅速下降），以提高食管局部剂量，降低局部复发率，达到提高生存率的目的。日本 Hishikawa 35 例食管癌尸检资料表明：外照射合并腔内放疗，局部复发率为 7/16（44%），而单一外照射为 93%～100%（表 6－1－12）。医科院肿瘤医院苗延浚 1982 年报道 203 例食管癌单一腔内放射治疗（X 线分型为表浅型）3 年生存率为 48.3%（13/27），但发生急性放射性食管炎（表现为下咽疼痛）占 66%（134/203），远期放射性食管损伤为放射性食管狭窄占 11.8%（23/203）。日本 Yasumasa 1999 报告 21 例表浅型食管癌采用单一照射，和外照射合并腔内放射治疗。前者 13 例，后者 8 例，3 年局部控制率和 caurse specific Survival（肿瘤专项死亡生存率）分别为 85%，100%；45%，67%，$P<0.05$。3 年生存率分别为 45%，85%，$P<0.05$。为了克服放射性食管损伤，选择合适的病人，适当的时机行腔内放射治疗。

表 6－1－12 外照射合并腔内放疗（35 例尸检）

失败的原因	合并腔内放疗	>50Gy 放疗	<50Gy 放疗	All
肿瘤复发（残存）	7/16（44%）	13/14（93%）	5/5（100%）	5/35（71%）
淋巴结转移	13/16（81%）	11/14（79%）	4/5（80%）	28/35（80%）
远地转移	12/16（75%）	10/14（71%）	4/5（80%）	26/35（74%）
中位生存时间（月）	11.3	6.9	3.6	8.4

肖泽芬报道：①采用气囊施源器由普通施源器半径 0.3 ~ 0.4cm 增加到平均 0.6cm，食管粘膜处的受量由 2031cGy 下降为 903cGy（设参考点为 1.0 cm，剂量为 500 cGy），急性放射性食管炎不明显，18 例中仅 3 例有轻微的下咽疼痛但无需处理；② 做腔内放疗时行 MRI 或 CT 扫描检查，以明确肿瘤最大浸润深度，施源器在气囊内的位置，可以精确地知道肿瘤最大外缘的受量，食管粘膜的受量；③ 腔内放射治疗仅适合肿瘤最大外缘浸润深度≤1.5 cm 的患者。否则肿瘤最大外缘（如在 2 ~ 2.5 cm，图 6 - 1 - 8a）的剂量仅为 224 ~ 166 cGy，达不到有效剂量。目前医科院肿瘤医院行腔内放疗，在外照射 DT 50 ~ 60Gy 时加两次腔内，参考点剂量为 500 ~ 600 cGy。参考点据 MIR 所示气囊的大小，施源器的位置，肿瘤的大小决定。多数情况参考点为 1.2 cm（图 6 - 1 - 7b）。

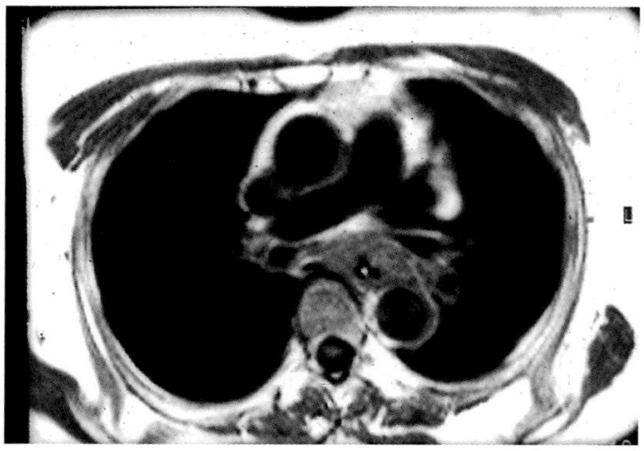

图 6 - 1 - 8a　MRI 显示气囊施源器腔内放疗时肿瘤与气囊间的关系（白点为施源器）

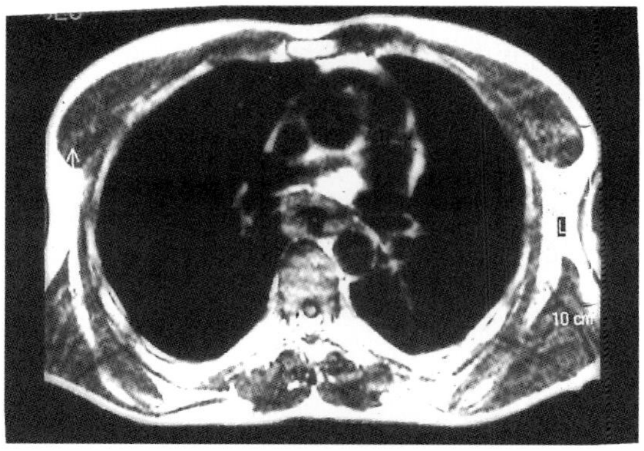

图 6 - 1 - 8b　MRI 显示气囊施源器腔内放疗时肿瘤与气囊间的关系（白点为施源器）

腔内放疗时机的选择：目前已有明确的报道，食管癌的近距离治疗，仅作为辅助治疗手段之一。其主要原因为肿瘤很大时（最大浸润深度 > 2.0cm），近距离治疗剂量达不到理想的剂量分布。肖泽芬报道（表 6 - 1 - 13）的一组资料表明单一外照射组治疗前 CT 扫描显示，肿瘤最大浸润深度≤ 2.0cm 者仅占 28.3%（15/53），对称性浸润仅占 17.8%（13/73 例）。因此，仅有少部分病人在外照射开始时适合做腔内放疗。图 6 - 1 - 8a 为放疗前带气囊施源器行 MRI 检查的图像，肿瘤最大浸润深度为 2.0cm，如参考点选择为 1.4cm，参考点剂量为 500cGy，肿瘤最外缘处的剂量为 251 cGy。选用不同施源器，不同参考点时，不同部位的照射剂量不同（表 6 - 1 - 14）。肖泽芬报道的另一组资料表明：放疗后有 16/18 例（88.9%）病人肿瘤最大浸润深度≤1.5cm。因此，腔内放疗应在外照射之后。腔内放射治疗时如不采用带气囊施源器的医院，可遵循万均 建议参考点为 0.8 ~ 1.0 cm，参考点剂量为 500 ~ 600 cGy 较好，以减少食管粘膜的受量，降低吞咽疼痛的发生率。必须了解肿瘤的最大浸润深度，如肿瘤较大，就不适合腔内治疗。否则出现较严重的并发症，而肿瘤达不到有效控制剂量。

表 6 - 1 - 13　放射治疗前 CT 所示肿瘤浸润方式及最大浸润深度

	非对称性浸润及浸润深度			对称性浸润及浸润		
	例数	≤2.0cm	>2.0cm	例数	≤2.0cm	>2.0cm
手术组	13	8	5	7	5	2
放疗组	47	10	37	6	5	1
合计	60	18	42	13	10	3

注：CT 所示肿瘤为非对称性浸润占 82.2%（60/73 例），其中手术组为 65%（13/20 例），放疗组 88.68%（47/53），对称性浸润占 17.8%（13/73 例）。

表 6－1－14　不同参考点、不同部位的照射剂量 cGy（各参考点处方剂量为 500cGy）

	各参考点的距离（cm）			
	1.0（cGy）	1.2（cGy）	1.4（cGy）	1.6（cGy）
不带气囊施源器的剂量（施源器的半径 0.3cm）	2031	2547	3091	3669
带气囊施源器的剂量（施源器的半径 0.6cm）	903	1129	1369	1626
肿瘤最外缘的剂量				
（1.6cm）	298	372	451	536
（2.0cm）	224	284	340	403
（2.5cm）	166	207	251	298
气管膜状部的剂量				
（1.0 cm）	514	643	778	926

三、综合治疗

（一）术前放射治疗　本院从 1960 年开始，对能手术治疗的食管癌患者进行术前放疗与单一手术的前瞻性随机对照研究，和外科医师认为手术有困难者进行非随机计划性术前放疗研究，结果表明术前放疗：①能提高手术切除率，其放疗作用使瘤体缩小；淋巴结转移率下降；②不增加手术的死亡率及吻合口瘘的发生率（表 6－1－15）；③提高生存率，吻合口残端癌发生率下降。

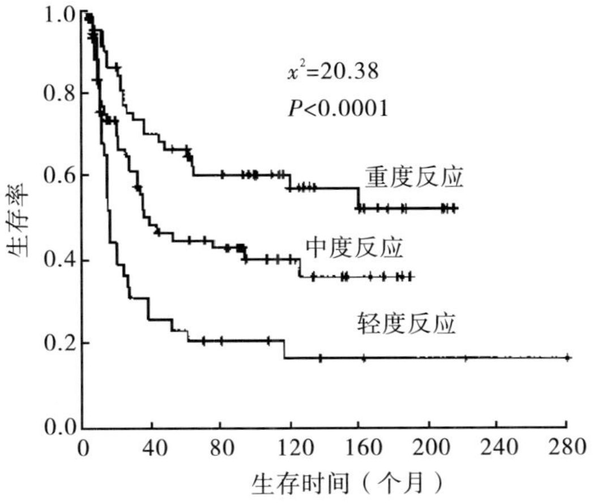

图 6－1－9a　不同放射治疗反应生存曲线的比较

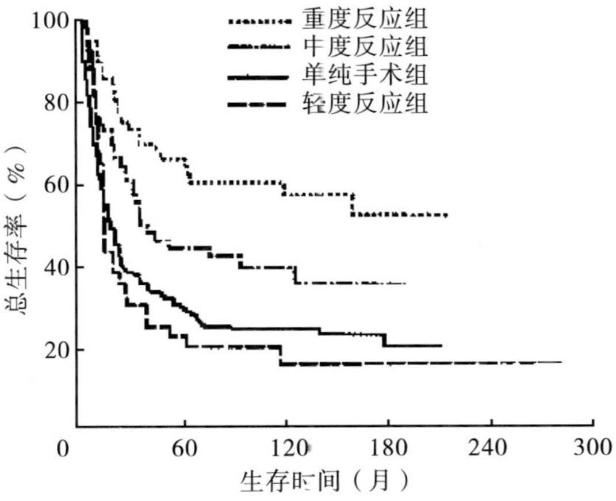

图 6－1－9a　不同放疗反应组和单纯手术组的中生存率

中国医学科学院肿瘤医院汪楣等 2001 年报道了该院 1977～1989 年间对 418 例可手术的食管癌随机分为手术组（S，223 例），术前放疗＋手术组（R＋S，195 例）的长期结果显示：手术切除率提高分别为 85.7% 和 90.3%（P＝0.08）；不增加手术死亡率分别为 4.2% 和 2.2%；淋巴结转移率降低，分别为 40.8% 和 22.2%，差异有显著性（图 6－1－9a，P＜0.001）。局部和区域复发率分别为 41.4% 和 22.7%，差异有显著性（P＝0.01）。两组生存率 R＋S 组明显的优于 S 组，差异有显著性（P＝0.042）。随机研究结果显示术前放疗组 5 年生存率提高约 9.7%，P＝0.0420。为了进一步评价食管癌术前放射治疗的意义，2003 年该院欧广飞等就该组资料进一步分析放射治疗反应程度与生存率的关系，其结果显示，重度、中度、轻度放疗反应的5年生存率分别为60.7%，46.4%和21.1%，差异有显著性。与单一手术组5年生存率（38.8%）比较，重度放疗反应组优于手术组，差异有显著性（图6－1－9b，$P=0.000$），中度放疗反应组稍优于手术组，但差异无显著性（$P=0.295$），轻度放疗反应组低于手术组，差异有显著性（$P=0.034$）。因此认为，对放射治疗不敏感的患者，术前放疗无好处。

但是，英国牛津大学统计组对世界5个食管癌术前放射治疗随机研究资料进行荟萃分析却没有获得相同的阳性结果。有7组随机研究可选，但有5组入选（包括汪楣报道组），共有1 147例食管癌患者，2、5年生存率术前放疗组分别为34%、18%，手术组分别为30%、15%，差异无显著性($P=0.062$)。荟萃分析的结果认为，5年生存率提高3%～4%，如果病例数扩大到2 000例，其结果更为可靠。但是入组的这5篇文献的资料有较明显的差异，如鳞状细胞癌占86%，有一定比例的腺癌，国外有较多的文献报道食管的鳞癌和腺癌预后本身就存在差异。放疗剂量不同，为20Gy～40Gy不等；或合并化疗等。因此，对入组研究的资料、和治疗方式存在不同，在可比性上存在一些不足。

中国医学科学院肿瘤医院张志贤分析从1960～1986年，经外科、放疗科医师会诊判断手术切除有困难的食管癌（276例）进行有计划的术前放射治疗，放疗剂量为40Gy/20次/4周，放疗范围为病变上下各外放3～5cm。放疗后2～4周手术，并与同期单一手术（736例）比较。结果显示，手术切除率和手术死亡率两组无差异，但5年生存率分别为29.7%和19.2%，差异有显著性（$P<0.001$）。1999年河南安阳吉占全等报道，1990～1994年间对手术有困难的食管癌116例进行术前放疗，与同期能手术的食管癌（466例）比较，术后30天的死亡率分别为2.6%（3/116例）和2.6%（12/466例），手术切除率分别为93%（108/116例）和94%（438/466例）。但术后淋巴结转移率术前放疗组（29.6%）明显的低于手术组（60.7%），差异有显著性（$P<0.05$）。虽然术前放疗组的5年实际生存率（34.3%）稍高于手术组（30.1%），但差异无显著性。该作者认为术前放疗的病期明显地比手术组晚。

1. 术前放疗范围　目前没有明确的放疗范围，因此有必要了解淋巴结转移规律和不同病变部位淋巴结的转移率，尸解资料所示淋巴结转移部位与转移率和手术时淋巴结转移的情况（表6－1－16），可为术前放疗范围提供参考。国内外多数文献报道放疗范围多为病变上下各放5cm或全纵隔淋巴结引流区。

表6－1－15　食管癌术前放疗（随机和非随机计划性术前放疗）的临床研究

	随机						非随机					
	术前放疗组			单一手术组			术前放疗组			单一手术组		
	总例数	发生例数	百分率（%）	总例数	发生例数	百分率（%）	总例数	发生例数	百分率（%）	总例数	发生例数	百分率（%）
根治术	195	143	73.3	223	148	66.4	276	187	68	736	442	60
姑息术	195	33	16.9	223	43	19.3	276	53	19	736	172	23
探查手术	195	19	9.7	223	32	14.3	276	36	13	736	122	17
手术死亡率	176	4	2.2	191	8	4.2	276	8	3	736	38	5.2
吻合口瘘	176	6	3.4	191	11	5.8	240	14	5.8	614	37	6
残端癌（+）	176	0	0	191	4	2.1	240	4	1.7	614	38	6.2
LNM	195	39	22.2	223	78	40.8	240	87	36.3	614	323	52.6
5年生存率（%）	42.8			33.1			29.7			19.2		
P	<0.05						<0.01					

发生率：指术前放疗组，单一手术组在根治术，姑息术，探查术等各项的发生百分率。

表 6-1-16　病变部位与转移部位及转移率（手术时两野和三野淋巴结清扫）

病变部位	淋巴结转移率（%）		
	锁骨上	纵隔	膈下
上段	3.6~46.3	21~56.1	0~12.2
中段	0~29.2	41~53	25~39.9
下段	0~27.2	27.4~58	53~74.1

以上数据仅供参考。因为淋巴结转移阳性率与手术探查，淋巴结清扫范围和病变部位有关。颈段和上段食管癌术前放疗建议包括双锁骨上区和中上纵隔，因为在三野淋巴结清扫时发现锁骨上淋巴结转移可高达 46.3%。下段食管癌放射治疗时重点应考虑包括膈下即胃左贲门旁淋巴结，因至少有 1/2 的病人有膈下淋巴结转移。建议采用适形或调强放射治疗技术或常规放疗技术治疗。

2. 术前放疗剂量与病理的放疗反应程度　据张志贤和冯勤富报道（表 6-1-17，6-1-18），术前放疗剂量研究结果可以看出：放疗剂量与病理的放疗反应程度，与预后的关系。汪楣报道术前放射治疗后，病理显示放疗反应程度越重，5 年生存率越高，差异有显著性 $P<0.0001$。放疗剂量，近期疗效与并发症见表 6-1-19。

表 6-1-17　术前放疗剂量与放疗反应程度

剂量（Gy）	轻度	中度	重度	5 年生存率（%）
10~29	59.6（31/52）	28.8（15/52）	11.5（6/52）	21（20/95）
30~39	28.6（18/32）	42.8（27/63）	28.6（18/63）	25（20/80）
40~49	22.1（53/240）	37.5（90/240）	40.8（97/240）	29.7（82/276）
≥50	7.7（3/39）	35.9（14/39）	56.4（22/39）	28.6（14/49）

表 6-1-18　不同放疗反应程度与 5 年生存率的关系

反应程度	例数	5 年生存率%	*P*
重度	*12/24~**51/97	*50~**52.6	
中度	*10/32~**22/97	*31~**24.4	<0.001
轻度	*4/12~**8/53	*33~**15.1	

* 为一组研究资料的结果；** 为另一组研究资料的结果。

表 6-1-19　术前放疗剂量与并发症的关系

	放疗剂量			
	40Gy		≥50Gy	
	例数	%	例数	%
切除率	240/276	87	40/49	81.6
切缘残癌率	4/240	1.7	1/40	2.5
淋巴结转移率	7/240	36.3	12/40	30
吻合口瘘	14/240	5.8	3/40	7.5
手术死亡率	8/276	2.9	5/49	10.2

表6－1－19 的数据显示，在40Gy和≥50Gy两组的切除率、切缘残癌率和淋巴结转移率并没有明显的变化，但是手术死亡率却明显的高。因此，目前本院胸段食管癌术前放疗的推荐剂量为40Gy/4周/20次。

本院大宗研究资料结果显示，术前放射治疗与单一手术比较能提高对重度和中度放疗敏感的食管癌患者的生存率。但是，病理显示为轻度放疗反应者，其生存率不如手术组。因此，不是所有的食管癌患者术前放疗都获益。然而，哪些患者对放疗敏感，放疗后能达到重度和中度的放疗反应？就目前临床的检查手段在治疗前是无法准确的预测其放射敏感性。

以上资料归结如下：

（1）能手术的患者 在本院术前放疗不是常规，但因局部病变晚手术有困难者应行术前放疗，放疗后如病理显示为重度放疗反应时，其5年生存率明显比中度或轻度放疗反应好。

（2）放疗范围 据大量的外科手术资料显示，在手术时发现淋巴结转移的比例为50%左右，且放疗后能降低淋巴结的转移率。但淋巴结转移部位和转移比例的高低与手术淋巴结清扫程度，清扫的范围和原发病变部位有关。因此，放疗应包括相应的淋巴引流区。

（3）放疗剂量 据本院冯勤富回顾性研究资料显示，放疗剂量DT 50Gy达重度放疗反应率高，但其5年生存率并未提高。其主要原因为手术并发症高。因此，中下段食管癌术前放疗推荐DT 40Gy较好。颈段或上段食管癌放疗剂量可达DT 50Gy。

以上研究结果显示，术前放射治疗目前还存在争议。但对放射敏感者，放射治疗可以达到重度甚至局部无癌的放疗反应。因此，食管癌对放射治疗的敏感性存在明显的差异，也进一步推动制定不同放射敏感性治疗方案的研究。但是，目前还没有成熟的、特异性较强的预测放射敏感性的方法和有效的指标。

（二）术前化疗＋放疗或化疗的综合治疗（表6－1－20，6－1－21）目的：提高肿瘤局部的无癌率；降低胸外淋巴结的转移率和血行转移率；不增加手术死亡率和因化放疗所引起的并发症，最终达到提高手术切除率，提高生存率的目的。目前术前化放疗或化疗的综合治疗其结果不一，还没有形成常用的有效治疗方法之一。因此，我们选用三组前瞻性研究资料供参考。

表6－1－20 术前化放综合治疗随机研究

	单一手术组	综合治疗组	*P*
根治性手术	94/137（68.6%）	112/138（81.1%）	0.017
病理反应（CR）	0	29/112（26%）	
T_1+T_2	43/94（45.7%）	50/112（44.6%）	
T_3	47/94（50%）	31/112（27.2%）	0.001
N_0	41/94（43.6%）	66/112（58.9%）	0.003
N_1	52/94（55.3%）	42/112（37.5%）	
纵隔淋巴结	66/115（57.4%）	26/105（24%）	0.001
腹腔淋巴结	48/117（41%）	44/115（38.3%）	NS
死亡率	5/137（2.69%）	17/138（12.3%）	0.012

第一组资料：法国1997年多中心随机研究资料报道食管癌术前化疗合并放射治疗297例。治疗方法：放射治疗和放疗剂量：第一周18.5Gy/w/5次（DT 3.7Gy/次）和第四周18.5Gy/w/5次（DT 3.7Gy/次）总剂量为37Gy/10次/4w。放疗范围：肿瘤上下各放5cm。化疗：顺铂50～80mg/m^2。放疗前1～2天/次。手术时间：最后一次术前治疗后第4周～8周。结果：①手术性质和病理反应见表6－1－20； ②病理T分期和淋巴结阳性率明显下降；③并发症：心肺功能差，吻合口狭窄。生存

率：全组的中位生存时间为 18.6 月；两组的生存率无差异（$P=0.78$）。综合治疗组的无瘤生存率明显高于单一手术组（$P=0.003$）。死于食管癌在综合治疗组为 67.6% 明显的低于单一手术组的 86.1%。

第二组资料：1994 年法国 Prise 报道 104 例食管癌随机术前化放疗研究，按计划完成 86 例：单一手术组 45 例，化疗 + 放疗 + 手术组 41 例。化疗：5-FU 600mg/m^2 第 2 ~ 5 日；第 22 ~ 25 日；顺铂 100mg/m^{2}第 1 日；第 21 日。放疗剂量和时间：DT 20Gy/10 次/12 天第 8 ~ 19 。手术：在化放疗后 42 天。本组所示病理的 CR 率仅为 10.3%（4/39 例），认为与放疗剂量低有关。其结果见表 6 - 1 - 20。

表 6 - 1 - 21　术前化放综合治疗随机研究

	单一手术组	化放手术综合治疗组	p
1 年生存率（%）	46.7	46.6	0.56
3 年生存率（%）	13.8	19.2	NS
无瘤生存（月）	5	7	0.1
术后并发症（%）	44	42	NS
手术死亡率（%）	7	8.5	NS
术后住院天数	27	27	NS

第三组资料：1997 年美国 100 例食管癌术前化放疗随机研究。化疗：5-FU 300mg/m^2 第 1 ~ 21 日；顺铂 20mg/m^2/第 1 ~ 5 ；17 ~ 21 日；长春碱（vinblastine）1mg/m^2 第 1 ~ 4；17 ~ 21 日。术前放疗：加速超分割放射治疗 DT 150cGy/次，每日 2 次，第 1 ~ 5；8 ~ 12 和 15 ~ 19 日。总剂量 DT 45Gy/3w。手术：约 42 天。结果：① 综合治疗组的病理反应达 CR：28%（14/50 例）；② 单一手术组和综合治疗组的中位生存时间分别为 16.9 月，17.5 月；3 年生存率分别为 32%，15%，$P=0.0734$，但肿瘤的局部失败率分别为 19%，39%，$P=0.0390$ 差异有显著性。病理反应达 CR 者其生存率明显的提高与单一手术组比较 $P=0.006$。

术前化疗随机研究文献报道较多，常用化疗方案多以顺铂和 5-FU，但病理达完全反应率多在 4% ~ 12.8%。

综合近年来术前化疗或术前化放疗综合治疗随机研究资料，有以下几个特点：① 术前化或化放综合治疗是可以耐受的；② 化放综合治疗的病理反应率特别是 CR（25% ~ 30%）较术前单一化疗高（CR≤13%）；③ 分期提早，根治性（R0）手术率提高；④ 以顺铂为主的化疗方案；⑤ 生存率：总的生存率无明显提高，但是病理为 CR 者，其生存率较无放疗或化疗反应者明显提高，且无瘤生存率，肿瘤局部复发率似乎有好的苗头；⑥ 术后并发症，病理反应程度和术后死亡率决定术前化放疗的剂量和疗程。

目前着重要解决的问题是如何将病理反应程度提高且不增加术后并发症和手术死亡率，最终提高生存率。

（三）术后放射治疗

1. 食管癌手术后的生存率、复发和转移　医科院肿瘤医院黄国俊 1987 年报道，单一手术后 2 年内死于肿瘤复发或（和）转移者占 77.4%，5、10 年生存者仍有 40% 和 24.2% 的患者死于肿瘤复发和转移。河南省肿瘤医院陈建华等 1998 年报道，根治手术后淋巴结复发转移占 74.1%，复发中位时间为 321 天（约 10.7 月），血行转移占 8.0%，转移中位时间为 304 天（约 10 月）。其中有 75% 的患者在术后 18 月复发和转移，有 25% 的患者 4.8 月复发和转移。Orringer 等报道，Ⅱa 和Ⅲ食管癌手术后的 5 年生存率分别为 22%、10%，因此大量的研究资料显示，手术后多数患者在 2 年内因肿瘤复发、转移而失败。因此单一手术治疗的有效率是有限的，为综合治疗提供了治疗的依据和证据。

表 6-1-22 术后放射治疗与生存率的关系（随机研究）

作 者	治疗方式	例数	生存率（%）			P
			1 年	3 年	5 年	
Teniere	S + R	102			18.6	1.62
(France)	S alone	119		17.6		
Zieren	*S + R	33	57	22		NS
(German)	S alone	35	53.5	20		
Zieren	S + R	11	41	18		NS
Stage Ⅱ	S alone	13	47	19		
肖泽芬全组	术后放疗	220	79.3	50.9	41.3	0.4474
	单一手术	275	79.1	43.5	37.1	
肖Ⅲ期	术后放疗	129	75.5	43.2	35.1	0.0027
	单一手术	143	67.5	23.3	13.1	
肖淋巴结（+）	术后放疗	132	73.3	39.9	34.1	0.0378
	单一手术	148	70.6	29.3	17.6	

目前国际上有多篇文章报道食管癌根治术后预防性放射治疗的研究结果（表 6-1-22）。多数文章研究的例数均在 200 例左右或小于 200 例。因此，术后放射治疗除能降低放疗部位复发率的结论较一致外，生存率均没有提高。香港 Mandson 等报道食管癌术后放射治疗采用放疗剂量为 350cGy/次，3 次/w，共 14 次，总剂量为 49~52Gy，发生胃出血或胃溃疡等合并症为 37%，明显的高于对照组（6%）。因此，我们建议术后放射治疗应采用常规分割剂量，以减少因放射引起的并发症。法国 Teniere 1991 和德国 Zieren 1995 报道 221 例和 68 例随机术后放射治疗和单一手术，放疗剂量为 55.8Gy/6~7 周和 45~55Gy/5~6w。术后放射治疗的 5 年生存率没有明显的提高，可能的原因是病例数少。中国医学科学院肿瘤医院放射治疗科肖泽芬分析该院 1986 年 9 月至 1997 年 12 月行食管癌根治性手术切除 549 例，随机进入单一手术组（n=275 例）和术后放射治疗组（n=220 例，另有 54 例患者因多种原因未完成放射治疗）。术后 3~4 周开始放射治疗。放疗部位：双锁骨上区和全纵隔（包括胃左贲门旁淋巴结）。放疗剂量为：双锁骨上区 50Gy/25 次/5w；全纵隔 50~60Gy/25~30 次/5~6w。其结果显示：单一手术组和术后放疗组的 5 年生存率分别为 37.14% 和 41.3%，差异无显著性（$P=0.4474$）。在Ⅲ期时显示出了术后放射治疗的好处。术后放疗组的 5 年生存率为 35.1% 明显高于单一手术的 13.1%，差异有明显的显著性（$P=0.0027$）。复发率：术后放疗组的胸内淋巴结，吻合口，锁骨上淋巴结转移的失败率均比单一手术组低分别为 16.8%；0.5%；3.1% 和 25%；5.8%；13.2%，$P<0.05$。腹腔淋巴结和血性转移失败率单一手术组和术后放疗组无差异。约 1/3 的病人有放疗所致的恶心，食欲降低；7% 的病人有白细胞数减少和 3% 左右的病例在后期出现肺纤维变，心包和胸腔非肿瘤性积液。吻合口狭窄的发生率分别为 1.8%（单一手术组）和 4.0%（术后放疗组）。在多因素分析时发现，淋巴结转移数对预后有明显的影响。因此，对该组资料据淋巴结转移的个数分为 3 组：1 组，无淋巴结转移 269 例（47.2%）；2 组，淋巴结转移个数 1~2 枚 159 例（29.5%）；3 组，淋巴结转移个数≥3 枚 121 例（23.2%）。结果：①相同 T 分期（pT_3）时，1、2、3 组的 5 年生存率分别为 50.6%、29.3% 和 11.7%（$P=0.0000$）；相同的Ⅲ期（pStageⅢ）患者，5 年生存率 1 组（$T_4N_0M_0$），2 组（$T_3 \sim T_4N_1M_0$），3 组（$T_3 \sim T_4N_2M_0$）分别为 58.1%，30.6%，14.4%。差异有显著性（$P=0.0092$），因此，提出根据淋巴结不同转移个数分为 N_0：没有淋巴结转移，N_1：淋巴结转移个数 1~2 枚，N_2：淋巴结转移个数≥3 枚。在淋巴结有转移组（即 2 和 3 组），单一手术和术后放射治疗组的 5 年生存率分别为 17.6%，34.1%，差异有显著性（$P=0.0378$）；②在淋巴结阳性组（2

+3 组)，单一手术组和术后放疗组因胸内淋巴结转移而失败的比率分别为 35.9% 和 21.5% (P = 0.014)；锁骨上淋巴结转移分别为 19.7% 和 4.6% (P = 0.012)；在淋巴结阴性组 (1 组)，单一手术组和术后放疗组的胸内淋巴结转移失败率分别为 27.8%、13.3% (P = 0.0063)；1、2、3 组的腹腔淋巴结转移率分别为 3.9%、9.4% 和 17.5% (P = 0.000)。血行转移率以 3 组最高，为 27.5%。结论：①食管癌根治术后预防性放射治疗能提高Ⅲ期的生存率，提高淋巴结有转移组的生存率；②能降低放疗部位的复发率；③ 术后放疗不增加吻合口狭窄的发生率；④淋巴结转移个数是影响食管癌生存率的另一主要因素之一；⑤提出食管癌分期新建议：Ⅲa ($T_4N_0M_0$：没有淋巴结转移)，Ⅲb (T_3 ~ $T_4N_1M_0$：淋巴结转移个数 1 ~ 2 枚)，Ⅲc (T_3 ~ $T_4N_2M_0$：淋巴结转移个数≥3 枚)。

目前国际上仅有这一组大宗病例数的报道并显示了以上的研究结果。因此，我们还是推荐对Ⅲ期和有淋巴结转移者，术后应进行预防性放射治疗并能使部分患者获益。

2. 姑息手术后的放射治疗　姑息手术指外科医师在手术时肉眼未切净和病理检查时显微镜下见有肿瘤残存（可能为肿瘤直接浸润和转移性淋巴结所致）。多数与邻近组织器官紧密粘连，如大血管，气管，支气管，椎前筋膜和病理检测时，有切缘不净者。对姑息性手术者应及时行放射治疗。文献报道能明显改善其预后。香港 Marson Fok 在 1993 年报道，70 例姑息手术 + 放射治疗和单一外科，其局部复发率明显下降，分别为 20% (7/35) 和 46% (16/35) P = 0.04。医科院肿瘤医院杨宗贻 1991 年报告姑息手术后有计划的放射治疗，其生存率明显高于不放疗组（表 6 - 1 - 23)。放疗后的 3 年、5 年生存率分别为 20%，18%。而未放疗组无 3 年生存率。由于肿瘤残存部位不同，生存率也有所差异，见表 6 - 1 - 24。

3. 照射技术与照射剂量　多采用前后对穿垂直照射野和/或斜野照射，目前本院多采用适形调强放疗技术。放疗剂量 DT 60Gy/6w 见表 6 - 1 - 23。个别残存部位小野加到 DT 70Gy/7w。照射范围主要据术前 CT 所示肿瘤可能残存部位或外科医师手术后所示金属标记为主，其次要参考病人的一般情况和术后淋巴结转移的阳性个数适当的扩大到转移比例较高的淋巴引流区。

表 6 - 1 - 23　姑息术后非随机研究结果

	1 年生存率		3 年生存率		5 年生存率	
	例数	%	例数	%	例数	%
姑息术后						
放疗组	20/46	43	9/46	20	8/46	18
未放疗组	11/28	39	0/28	0	0/28	0
放疗组的剂量						
≥60cGy	6/11	55	3/11	27	3/11	27
<60cGy	14/35	40	6/35	17	5/35	14

表 6 - 1 - 24　姑息手术后肿瘤残存部位与生存率

肿瘤残存部位	1 年生存率		3 年生存率		5 年生存率	
	例数	%	例数	%	例数	%
胸腹内淋巴结转移	4/20	20	0/20	0	0/20	0
大血管壁残存癌	6/9	67	2/9	22	2/9	22
气管心包椎前经膜	11/17	65	7/17	41	6/17	35
吻合口残癌	23/30	77	11/30	37	8/30	27

（四）化放综合治疗的研究 多年来食管癌放射治疗后总的生存率并没有明显提高。因此，肿瘤专家们一直在寻找和探索提高治疗效果的有效方法，且试图能推荐一个标准的治疗模式如放疗合并化疗，但化疗合并放疗是否能提高其生存率？其治疗方式应是如何治疗（化放同时或化放序贯）更为合理还需要大量的前瞻性研究资料的结果。因此，我们从13个随机研究（包括8个化放疗同时治疗的769例和5个化放序贯治疗的453例）Meta分析的资料可以看出：比较两组的总的生存率，无瘤生存率，局部复发率，急慢性毒性反应和生存质量。但目前国内外大量的临床资料表明，其结果有较大的差异，所用化疗药物有所不同，观察时间仅有2个研究资料可提供5年生存率，但经资料的荟萃分析后发现同时化放疗的1和2年的结果其比数比分别为（OR）0.61（95%的可信区间0.44～0.84，$P=0.003$）和0.53（95%的可信区间0.32～0.88，$P=0.009$），表明化疗和并放疗同时治疗组与单一放疗两组间有差异性，并且从RTOG研究资料中发现对生存率有明显的好处，比数比为0.02（95%的可信区间0～0.32），3年4年和5年的死亡绝对危险降低为28%（95%CI 16%～39%）。以顺铂为主的化放序贯治疗对生存率并没有显示有好处，比数比（OR）0.91（95%的可信区间0.42～1.61，$P=0.8$）和以5-FU为主的化疗方案对生存率也未显示有好处，比数比（OR）为0.5（95%的可信区间0.22～1.12）。从资料分析中发现，局部复发率在化放同时治疗组较单一放疗组明显的下降，比数比为（OR）0.52（95%的可信区间0.31～0.89，$P=0.004$），但化放序贯治疗两组并没有显示有好处。

急性毒副反应：按RTOG的评价标准综合治疗组（化放同时治疗组）毒副反应较单一放疗组明显，3～4级毒副反应增加，绝对危险度为0.17（95%的可信区间0.02～0.32），急性毒副反应主要为血液和胃肠道的反应。但化放序贯治疗与单一放射治疗的毒副反应两组的差异并不明显。

1995年，西安医科大学王晓丽报道180例食管癌放射治疗同时化疗与单一放射治疗的临床前瞻性研究结果显示，化放综合治疗（不同的化疗药物）组的5年生存率分别为16.2%～30%，而单一放疗组为9.4%，差异有显著性。Cooper1999年报道了RTOG85-01食管癌化放综合治疗与单一放疗的Ⅲ期临床研究的长期随访结果显示，两组的5年生存率分别为26%和0%。但是，在以后化放综合治疗放疗剂量的研究中（即放疗剂量由50Gy/5周/25次，提高到64.8Gy）发现，两年的生存率两组分别为40%和31%，无统计学意义。在2003～2004年有较多相同研究的文章报道，但是病例数均不多，是否在临床上作为标准的治疗方案，还需要更大的病例数，更重要的是患者的身体和经济状况能否允许。

第五节 放射治疗副反应的处理

一、全身放疗反应

多数病人无明显的全身反应或有很轻，无需处理。有个别的病人较明显。常表现为乏力，食欲缺乏，恶心欲吐。给予输液，支持治疗及增加食欲的药物治疗，即可保证顺利完成放射治疗。

二、放射性食管炎

多数病人表现为吞咽疼痛，进食困难的症状较前有加重。或术后放疗病人出现吞咽梗阻的症状。发生时间多数为DT 20Gy，40 Gy左右，主要原因为食管粘膜的充血，水肿，渗出，及糜烂。处理：① 消除病人误认为病情加重的思想负担，解释其原因；②轻者观察，重者则给予输液。适当少量的激素和抗生素治疗，可获得较好的效果。

三、气管反应

多数表现为刺激性干咳或痰不易咳出。轻病人无需处理，或对症治疗，如氯化铵等，雾化治疗

（可加用糜蛋白酶和少量的激素行雾化吸入治疗），可以帮助排痰。

第六节　放射治疗注意事项

一、放射治疗中及结束后穿孔问题

食管癌穿孔被认为是灾难性的并发症之一。肖泽芬 1997 年报道 277 例食管癌穿孔患者中有 62.2% 的病人在 3 月内死亡，81.5% 的病人在 6 月内死亡，当然与穿孔部位和穿孔性质不同有关。穿孔性质的诊断和处理非常关键。

（一）穿孔原因　放疗中穿孔的基本理论认为是肿瘤的消退速度与正常组织修复速度不均衡所致：

1. 肿瘤的消退速度过快　①与肿瘤对放疗很敏感有关（如 X 线片显示腔内型或草伞型）；②照射剂量大速度快，常常是周剂量和/或单次剂量大。

2. 影响正常组织修复能力的因素　①放疗后的纤维化和/或局部供血差；②从尸检病理看，多数情况下合并感染，局部有大量的急慢性炎性细胞渗出，是影响正常组织的修复能力的主要因素之一。

（二）临床表现　①白细胞数升高特别是中性粒细胞数高；②发热，常常低热；③胸背疼痛或胸部不适，发沉的感觉。

（三）处理

1. 放疗前 X 线片显示有穿孔前（如尖刺，龛影等）的征象时　①放疗速度为 180～200cGy/次。周剂量 900～1000cGy。因为放疗速度至少要达到肿瘤的有效剂量；②加强抗感染和促进正常组织修复能力的治疗，使用有效的抗生素；加强和及时补充营养，蛋白，纠正贫血，促进食欲等；③动态观察：在放疗过程中，每周 X 线钡餐透视 1 次，观察穿孔前征象的变化。经上述处理，多数患者能顺利完成放疗。

2. 放疗中或结束以后 X 线片显示溃疡或诊为穿孔的处理　溃疡或穿孔性质的诊断及处理：在放疗 DT ≥40Gy 或放疗结束后出现溃疡或穿孔者，有一定的比例（22%～32% 左右）为非癌性，即放射性溃疡。前者常表现为：①放疗前 X 线造影片显示多数为敏感型如腔内型或蕈伞型；②放疗过程中原充盈缺损明显改善或消失或仅显示溃疡或穿孔者；③吞钡透视下显示病变扩张较好。要考虑非癌性穿孔的可能性。后者在原病变部位或/和放疗区内出现溃疡或穿孔，不伴有明显的充盈缺损。但因放疗后的纤维化可能出现局部管腔狭窄。在诊断上有困难，建议处理如下：①先进行积极有效地抗感染治疗和促进蛋白合成的药物治疗；②食管镜检并取活检，镜下可直接观察局部的情况，诊断的阳性率比未消炎治疗前要高；③动态观察。动态观察原发病变及溃疡的变化。杨宗贻报告，58.3%（14/24）的病人进行了长期有效的抗炎，鼻饲/或胃造瘘，促进蛋白合成等保守治疗，使局部感染得到控制。穿孔或溃疡愈合。肖泽芬 1997 年报道放射治疗食管癌穿孔预后因素的分析发现，无癌性穿孔的 1，3，5 年生存率分别为 93.8%，68.8%，42.9%，而癌性穿孔无 1 年生存率。肖泽芬 2001 年报告 32 例食管癌放射治疗后死亡的尸检分析发现，9/32 例（28.1%）为非癌性死亡，其中因穿孔死亡占 88.9%，在穿孔前 5～90 天（中位 30 天）100%（9/9 例）有穿孔征象。77.8%（7/9）的病人有低热、白细胞数升高等感染征象。55.6%（5/9）的病人有胸痛。张大为 1981 年报道 41 例食管癌放射治疗后诊为局部复发，经外科手术切除后标本病理检查，有 12 例（占 29.3%）局部癌细胞无残存，临床均误诊为肿瘤复发。

二、放疗中和放疗后梗阻问题

放疗前能进半流以上的病人，在放疗过程中，很少发生滴水不入的情况。多数是在放疗前仅能进流食或进流质有困难者，在放疗开始前3周有可能出现滴水不入的现象。其原因多为病变全周性浸润性生长，食管失去正常的弹性。肿瘤侵及和占据食管管腔，加之放疗引起的水肿，局部的炎性渗出所致。

其处理办法为：①保证病人的每日入量，包括输液和静脉高营养或鼻饲，以保证病人每日所需的液体，蛋白质和热卡。此时鼻饲多数较为困难。因为一旦发生滴水不入，胃管很难通过狭窄部位，因此对流质患者可在放疗前放鼻饲管或食管支架；② 积极消炎及消水肿治疗。用少量的激素治疗可减轻水肿；③ 肿瘤所致梗阻不影响放射治疗，多数病人在放疗 DT 40Gy 左右进食梗阻可得到缓解。

放疗后出现梗阻问题：多数病人是由于放射治疗所引起放疗部位的纤维化，使食管失去正常的弹性功能。在原本扩张差，管腔狭窄的情况下，进食不小心很容易发生因食物残渣阻塞在狭窄部位。同时出现局部的水肿。这种情况有以下特点：① 多数发生很突然；② 梗阻前能进半流或进流质顺利；③ 梗阻后滴水不入；④ 明显与进食有关。处理：① 输液，消炎，消水肿治疗，多数情况 3 ~7 天即可缓解；② 如经上述处理无改善，可行食管镜检。

三、放射治疗后局部复发的处理

根治性放疗后多数病人在1 ~2 年内复发，同时伴有放疗后纤维化且放疗后仍有一定比例的患者为局部无癌或重度放疗反应。中国医学科学院肿瘤医院肖泽芬等 2001 年报道该院 1958 ~1985 年间，32 例食管癌放射治疗后死亡尸检资料分析结果显示，根治量放疗后局部无癌率 28.1% （9/32 例），该9 例的病理显示，食管穿孔周围有大量的急慢性炎性细胞浸润，甚至有脓腔的形成和大量的纤维素断裂。肿瘤残存 71.9%，淋巴结转移率 46.9%，脏器转移率 37.1%。以食管穿孔死亡为主要原因占75%，其中局部无癌因感染穿孔死亡 33.3%。1981 年该院胸外科张大为等报道 41 例食管癌放射治疗后外科治疗的病理检查发现，有 12 例占 29.3% 局部无癌。1982 年该院杨宗贻报道食管癌放射治疗后有 17 例因无癌性溃疡经非抗癌保守治疗后溃疡愈合成功的例子。因此，在选择治疗前，肯定诊断是必不可少的。治疗方法：

（一）手术治疗 这是治疗放疗后复发的手段之一。根治性放疗后手术难度大，手术死亡率和并发症较单一手术组高。张大为和王鹤皋报道放疗后复发再行手术，其死亡率为 18.8% ~37.5%。但手术成功后的效果较其他方法要好。1981 年张大为报道，根治性手术切除后 5 年生存率为 36.4%，姑息性手术切除 22.2%。山西省肿瘤医院王鹤皋 1996 年报道根治性放疗后复发 78 例随机分为手术切除组和再程放疗组，其 1，3，5 年生存率分别为 82.8% （24/29），34.5% （10/29），27.6% （8/29）；40.5% （15/37），8.1% （3/37），2.7% （1/37） $P<0.01$。因此，一旦确诊为复发，在病人身体状况较好无远地转移，能手术者争取手术治疗以取得更好的效果。但在首程行放疗者中多数是病期偏晚，已失去手术机会者居多。因此，能手术治疗的患者并不多。

（二）放射治疗 复发后放射治疗的效果各家意见不一。西安市中心医院报告 41 例食管癌复发后再程放疗的结果，认为再程放疗的并发症多，疗效不佳。医科院肿瘤医院 1986 年报告 81 例再治者与未治者比较，前者平均生存时间为 6.59 ±4.66 月，后者为 4.51 ±4.4 $P<0.01$。1 年生存率为 13.6% （11/81），6.0% （8/137）。

上述结果表明，再程放疗确有延长生存期的作用。但是，在放疗过程中有 25.5% 的病人因全身情况及症状恶化或因食管穿孔，大出血死亡而终止治疗。因此，认为有以下情况者不宜再作放射治疗：① 全身情况不佳，年迈体弱者；② 梗阻严重，只能进流食者；③ 食管钡餐造影有明显的尖刺突出或有大龛影者。但上述情况只是相对而言。目前的治疗手段和静脉高营养比 20 世纪 60 ~80 年代明显改善，而且对食管穿孔或尖刺认为感染是主要原因。因此，可考虑加强营养，积极有效抗感染治疗，或食管支架以改善进食困难问题的同时，可试探性放射治疗，放疗剂量 DT 50 ~60Gy 较好。

（肖泽芬）

参　考　文　献

1. 杜百廉主编. 食管癌. 北京：中国科学技术出版社，1994.
2. 邹小农，鲁风珠，张思维等. 中国 1990 年 ~ 1992 年食管癌死亡分布特征分析. 中国肿瘤，2002，11（8）：446 ~ 449.
3. Jemal A，Siegel R，Ward E，et al. Cancer statistics，2006. CA Cancer J Clin，2006，56：106 ~ 130.
4. Parkin DM，Muir CS. Cancer incidence in five contients. Camparability and quality of data. IARC Sci Publ，1992，：45 ~ 173.
5. Munoz N，Day NE. Esophageal cancer. In：Cancer epidemiology and prevention. 2nd ed，New York：Oxford university Press，1996，681 ~ 706.
6. Rambo VB，O，brien PH，Mimer MC，et al. Carcinoma of the esophagus. J Sury Oncol，1975，7：355 ~ 365.
7. Mandard AM，Chasle J，Marnay J. Autopsy finding in 111 cases of esophageal cancer. Cancer，1981，48：329 ~ 4335.
8. Mantravadi Rao VP，Thomas Lad，Henry Briele. Carcinoma of the Esophagus：Sites of Failure. Int J Radiation Oncology Biology Physics，1982，8（11）：1897 ~ 1901.
9. Bosch A，Frias Z，Caldell WL，et al. Autopsy findings in carcinoma of the esophagus. Acta Radiologica Oncology，1979，18（7）：103 ~ 112.
10. Lynn L，Anderson，Thomas E Lad. Autopsy finding in squamous – cell carcinoma of the esophagus. Cancer，1982，50：1587 ~ 1590.
11. Akiyawa H，FACS（Hon），FRCS（Eng，Hon），et al. Radical lymph node dissection for cancer of the thoracic esophagus. Annal of Surgery，1994，220（3）：364 ~ 373.
12. Kato H，Tachimori Y，Watanabe H，et al. Lymph node metastasis in thoracic esophageal carcinoma. Journal of Surgical Oncology，1991，48：106 ~ 111.
13. Ze – fen Xiao，Zong – yi Yang，Yan – jun Miao，et al. Influence of number of metastatic lymph node on the survival of curative resected thoracic esophageal cancer and the value of radiotherapy：A reported 549 cases. Int J Radiation Oncology Boil Phys，2005，62（1）：82 ~ 90.
14. Massari M，Pavoni GM，Gioffi G，et al. The role of ech – endoscopy in the staging of squamous – cell carcinoma of the esophagus. Minerva Chir，1999，54；205 ~ 212.
15. Shinkai M，Niwa Y，Arisawa T，et al. Evaluation of prognosis of squamous cell carcinoma of the esophagus by endoscopy ultrasonography. Gut，2000，47：120 ~ 125.
16. Catalano MF，Alcocer E，Chak A，et al. Evaluation of metastastic lymph celiac in patients with esophageal carcinoma：Accuracy of EUS. Gastrointest Endosc，1999，50：352 ~ 356.
17. 陈贵余，苏凯，张汝刚，等. 内镜超声检查术在食管癌术前分期的临床应用. 中华消化内镜杂志，2004，21（5）：310 ~ 312.
18. Jesper L，Reinhold B，Anders L . et al. Symptomatic gastroesophageal reflux as a risk factor for esophageal adenocarcinoma. N Engl J Med，1999，340：825 ~ 831.
19. Levi F，La Vecchia C. Adenocarcinoma of the esophagus in Switzerland（letter）. JAMA，1991，265：2960.
20. Powell J，McConkey CC. Increasing incidentce of adenocarcinoma of the gastric cardia and adjacent sites. Br J Cancer，1991，62；440 ~ 443.
21. 施学辉，吴广，姚伟强，等. 食管癌放射治疗照射野大小的预测. 中华放射肿瘤学杂志，1992，1（4）：219 ~ 222.
22. 肖泽芬，章众，王铸，等. 食管癌照射野合理使用的初步探讨. 中华放射肿瘤学杂志 1999，8（1）：27 ~ 31.
23. 殷尉伯，张力军，杨宗贻，等 放射治疗食管癌 3 798 例临床分析. 中华肿瘤杂志，1980，2（3）：216 ~ 220.
24. 上海市肿瘤医院放射治疗科. 1 034 例食管癌放射治疗临床分析. 肿瘤防治研究，1978，4：46 ~ 51.
25. 朱孝贞，尹淑玲，陈秋立，等. 2722 例食管癌放射治疗分析. 1988，2（4）：18 ~ 19.
26. 杨民生，五兆星，王经建，等 . 1160 例食管癌放射治疗 10 年疗效. 中国放射肿瘤学杂志，1992，1：17 ~ 176.
27. 陈延条，韩俊庆，李建彬，等 1110 例食管癌放射治疗疗效分析. 实用癌症杂志，1994，9（4）：250 ~ 252.

28. 季永喜. 780 例食管癌放射治疗效果分析. 徐州医学院学报, 1998, 18 (3): 250 ~ 251.
29. 陈志坚, 陈创珍, 李东升, 等. 食管癌放射治疗 CT 模拟和常规模拟定位的对比. 中华放射肿瘤学杂志, 2001, 10: 85 ~ 87.
30. 肖泽, 章众, 张宏志, 等. 用三维治疗计划系统评估食管癌常规放射治疗中肿瘤剂量的分布. 中华放射肿瘤学杂志 2004, 13 (4): 273 ~ 277.
31. 杨宗贻, 严洁华, 余子豪, 等. 食管癌放射治疗后无癌病例分析. 中华放射学杂志, 1982, 16: 63 ~ 65.
32. 施学辉, 吴根娣, 刘新伟, 等. 后程加速超分割放射治疗食管癌的长期疗效. 中华放射肿瘤学杂志, 1997, 6 (1): 12 ~ 15.
33. 邹长林, 胡美龙. 后程加速超分割放射治疗食管癌疗效荟萃分析. 中华放射肿瘤学杂志, 2001, 10 (1): 18 ~ 20.
34. 杨留勤, 梁乃器, 武莉萍, 等. 胸上中段食管鳞癌后程加速超分割放射治疗的随机研究结果. 中华放射肿瘤学杂志, 2003, 12 (2): 77 ~ 80.
35. 邵令方, 高宗人, 李章才, 等. 204 例早期食管癌和贲门癌切除治疗的远期结果. 中华外科杂志, 1993, 31 (3): 131 ~ 133.
36. 邵令方, 高宗人, 卫功栓, 等. 食管癌和贲门癌外科治疗进展 - 9107 例资料分析. 中华胸心血管外科杂志, 1994, 10 (1): 41 ~ 41.
37. 张毓德, 杜喜群, 张纬, 等. 食管癌和贲门癌 4310 例的外科治疗经验. 中华肿瘤杂志, 1982, 4 (1): 1 ~ 4.
38. 李国文, 樊锐太, 郭有中, 等. 52 例早期食管癌 10 年生存报告. 中华放射肿瘤学杂志, 1995, 4 (4): 239 ~ 240.
39. 陈志贤, 顾大中, 钱图南, 等. 临床早期食管癌的放射治疗. 肿瘤防治研究 1982, 9 (1): 16 ~ 17.
40. 陈秋立, 韩春, 朱孝贞, 等. 小于 3cm 食管癌放射治疗的疗效分析. 中华放射肿瘤学杂志, 1997, 6 (3): 154 ~ 156.
41. 丁仁平, 邓健. 早期食管癌放射治疗结果分析. 河北医学, 1996, 2 (6): 578 ~ 579.
42. 陈东福, 杨宗贻, 谷铣之, 等. 180 例可手术食管癌单纯放疗的疗效分析. 中华肿瘤杂志, 1996, 16 (3): 195 ~ 198.
43. Yoshio Hishikawa, Midori Taniguchi, Norihiko Kamikonya, et al. External beam radiotherapy alone or combined with high - dose - rate intracavitary irradiation in the treatment of cancer of the esophagus: Autopsy findings in 35 cases. Radiotherapy and Oncology, 1998, 11: 223 ~ 227.
44. 苗延浚, 谷铣之, 胡逸民, 等. 食管癌腔内放射治疗. 中华肿瘤杂志, 1982, 4 (1): 45 ~ 46.
45. Yasumasa N, Yoshishige O, Koji O, et al. External beam radiation therapy with or without high - dose - rate intraluminal brachytherapy for patients with superficial esophageal carcinoma cancer, 1999, 86 (2): 220 ~ 228.
46. 肖泽芬, 苗延浚, 王亚非, 等. 食管癌腔内放射治疗技术的改进. 中华放射肿瘤学杂志, 2000, 9 (1): 29 ~ 32.
47. 汪楣, 谷铣之, 黄国俊, 等. 食管癌术前放射治疗的前瞻性临床研究. 中华放射肿瘤学杂志, 2001, 10 (3): 168 ~ 172.
48. 欧广飞, 汪楣, 王绿化, 等. 食管癌术前放疗后病理反应与预后的关系. 中华肿瘤杂志, 2003, 25 (3): 278 ~ 281.
49. 张志贤, 冯勤富, 谷铣之, 等. 食管癌术前放疗的评价—附 1012 例分析. 中华放射肿瘤学杂志, 1992, 1 (3): 169 ~ 171.
50. 冯勤富, 张志贤, 杨宗贻, 等. 食管癌术前放疗剂量探讨. 中华放射肿瘤学杂志, 1992, 1 (3): 172 ~ 173.
51. 吉占全. 术前放疗对食管癌切除术后的影响. 河南医学信息, 1999, 7 (10): 4 ~ 5.
52. Bosset JF, Gignoux M, Triboulet JP, et al. Chemoradiotherapy followed by surgery compared with surgery alone in squamous - cell cancer of the esophagus. N Engl J Med, 1997, 337 (3): 161 ~ 167.
53. Prise EL, Etienne PL, Meunier B, et al. A Randomized study of chemotherapy, radiation therapy, and surgery versus surgery for localized squamous cell carcinoma of the esophagus. Cancer, 1994, 73 (7): 1779 ~ 1784.
54. Adelstein DJ, RiceTW, BeckerM, et al. Use of concurrent chemotherapy, accelerated fractionation radiation, and surgery for patients with esophageal carcionma. Cancer, 1997, 80: 1011 ~ 1020.
55. Perrahia A, Bonavina L, Ruol A, et al. Esophageal cancer: A european prospective: Rec. Res Cancer Res, 2000, 155: 119 ~ 122.
56. 黄国俊, 汪良骏, 张大为, 等. 食管癌外科治疗的远期结果. 中华外科杂志, 1987, 25 (8): 449 ~ 451.
57. 陈建华, 桑玫, 陈宇航, 等. 食管癌术后复发转移的类型及预后的分析. 中华肿瘤杂志, 1998, 20 (4):

293 ~ 295.

58. Siewerc JR, Roder JD. Lymphadenecyomy in esophageal cancer surgery. Dis Esoph, 1992, 5:1991 ~ 1997.

59. Orringer MB, Farastiere AA, Perez TC, et al. Chemotherapy and radical therapy before transhiatal esophagectomy for esophageal carcinoma. Ann Thorac Surg, 1990, 49:348 ~ 355.

60. Teniere P, Hay JM, Fingerhut A, et al. Postoperative radiation therapy does not increase survival after curative resection for squamous cell carcinoma of the middle and lower esophagus as shown by a multicenter controlled trial. Surg Gynecol Obstet, 1991, 173:123 ~ 130.

61. Fok M, Sham JS, Choy D, et al. Postoperative radiotherapy for carcinoma of the esophagus: A prospective, randomized controlled study. Surgery, 1993, 113 (2):138 ~ 147.

62. Zieren HU, Muller JM, Jacobi CA, et al. Adjuvant postoperative radiation therapy after curative resection of squamous cell carcinoma of the thoracic esophagus: A prospective randomized study. World J Surgery, 1995, 19:444 ~ 449.

63. Wong R, Malthaner R. Combined chemotherapy and radiotherapy (without surgery) compared with radiotherapy alone in localized carcinoma of the esophagus (review). Cochrane Library, 2005, Issue 1.

64. 王晓丽，张哲舫，唐五一，等．放疗加化疗综合治疗食管癌的远期疗效分析．中华放射肿瘤学杂志，1995，4 (1):12 ~ 14.

65. Cooper JS, Guo MD, Herskovic A et al. Chemoradiotherapy of locolly advanced esophageal cancer: Long - term follow - up of a prospective randomized trial (RTOG - 85 - 01), Radiation Oncology Group. JAMA, 1999, 281 (17): 1623 ~ 1627.

66. 肖泽芬，林冬梅，吕宁，等．32 例食管癌放射治疗后死亡的尸检分析．中华放射肿瘤学杂志，2001，10 (2): 80 ~ 82.

67. 张大为，黄国俊，朱志斌，等．食管癌放射治疗后复发的外科治疗．中华外科杂志，1981，19 (5):268 ~ 270.

68. 杨宗贻，张力军，余子豪，等．食管癌放射治疗后无癌性溃疡．中华肿瘤杂志，1986，8 (4):291 ~ 293.

69. 杨宗贻，严洁华，余子豪，等．食管癌放射治疗后无癌病例分析．中华放射学杂，1982，16:63 ~ 65.

70. 杨宗贻，殷蔚伯，张志贤，等．食管癌术后放射治疗的评价．中国放射肿瘤学，1991，5 (3):141 ~ 143.

71. 肖泽芬，杨宗贻，吕宁，等．放射治疗食管癌穿孔因素的分析．中华放射肿瘤学杂志，1997，6 (4):218 ~ 220.

72. 王鹤皋，戴建荣，邱志钧，等．根治性放疗后食管癌复发的手术切除和再程放疗的比较．中华放射肿瘤学杂志，1996，5 (1):2 ~ 4.

73. 余子豪，苗延浚，殷蔚伯．食管癌放射治疗后复发的再程治疗．中华肿瘤杂志，1986，8 (4):294 ~ 296.

第二章 肺 癌

肺癌是世界范围内为最为常见的恶性肿瘤之一。根据来自全国肿瘤防治办公室的报告，国内肺癌的发病率和死亡率占城市恶性肿瘤之首位。非小细胞肺癌占全部肺癌病例的80%，临床Ⅰ、Ⅱ期病例手术治疗的5年生存率约为40%。遗憾的是可手术病例仅占全部肺癌病例的20%~30%。约30%~40%的病人在确诊时为局部晚期，40%的病人确诊时发现有远地转移。肺癌的治疗需要采用综合治疗手段，这是从事肿瘤临床工作的各个专业的医师的共同认识。放射治疗是肺癌治疗的重要手段之一。放射治疗由于专业的特殊性，以及医学教育对放射治疗所涉及的不足（包括放射物理学和放射生物学的知识），使得放射治疗的知识普及存在明显的缺陷，直接影响临床实践中综合治疗的有效开展。本章将从不同方面讨论肺癌的放射治疗，希望不仅对从事放射治疗专业的同道有参考价值，更希望能帮助从事肺癌治疗的非放射治疗专业的同道了解肺癌的放射治疗。

放射治疗是局部治疗手段，与同样为局部治疗手段的外科手术相比，其适应范围更为广泛，不仅能够用于局部病变的治疗（早期和局部晚期病例），对晚期病例，合理地选择放射治疗，将能够获得满意的姑息治疗效果。

Scott Tyldesley 等应用循证医学的方法对放射治疗在肺癌治疗中的作用进行分析，在小细胞肺癌的治疗中，53.6%病例在其病程的不同时期需要接受放射治疗，45.6%的病例在首程治疗中需要接受放射治疗。而在非小细胞肺癌（NSCLC）的治疗中，64.3%的病例需要接受放射治疗，45.9%的病例在首程治疗中接受放射治疗。不同期别的NSCLC治疗方式的选择不同。Ⅰ、Ⅱ期NSCLC以手术治疗为主，但其中约20%~30%的早期病例因合并内科疾病（心肺功能不全，糖尿病）、病人高龄或拒绝手术而选择放射治疗。Ⅰ、Ⅱ期接受手术的病例中，约15%因手术切缘阳性或术后复发而需要接受放射治疗。在临床Ⅲ期NSCLC中，可手术病例不足20%。80%的病例需要行放疗或放疗/化疗综合治疗。对手术切除的Ⅲ期病例，放射治疗仍然作为术后治疗的指征。Ⅳ期NSCLC放射治疗作为姑息治疗手段，65%的病例在其病程的不同阶段需要接受放射治疗。

第一节 解剖及淋巴引流

肺位于左、右胸膜腔内。两肺借助肺根及肺韧带固定于纵隔两侧。右肺分为上、中、下三叶，左肺分为上、下两叶，上、下叶之间的裂隙称为叶间裂。肺的体表投影：右肺前缘与胸膜投影线约相一致；左侧肺前缘在第4胸肋关节后方向外侧弯曲，最远可距中线5cm；两肺下界在锁骨中线处越过第7肋；腋中线上交第8肋，此处肺下界与胸膜下界约距7~8cm；后方肺下界平第10胸椎，与胸膜下界相距约5cm。右肺下界因受肝的影响较左肺略高。两侧叶间裂的投影，可自后方第3胸椎棘突向前下方，在锁骨中线处交第6肋；或两臂高举过肩，将手置于颈后，此时肩胛骨的脊椎缘的方向与叶间裂约相一致。右肺水平裂与第4肋一致，向外侧达腋中线与叶间裂相交。肺门在前方约对胸骨角下方水平，后方相当于第4-6胸椎棘突高度，并位于背中线与肩胛骨脊柱缘连线之间。气管长11~13cm，由16~20节半环形软骨和韧带构成，横径2~2.7cm，前后径1.5~2cm，位于第6颈椎至胸骨角水平，向下分为左右主支气管。左主支气管长5cm，直径1~1.5cm，与体中线呈50~60°角，右支气管长2.5cm，直径1.5~2.3cm，与体中线呈30°角。隆突相当于4~5胸椎和胸骨角水平。肺的淋巴引流见图6-2-1。

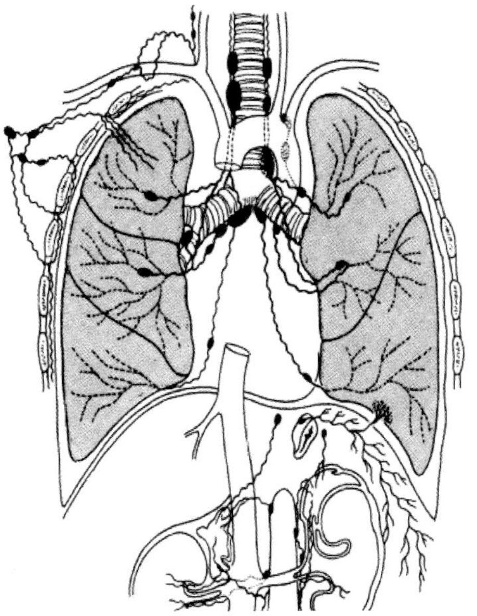

图 6－2－1　肺淋巴引流

第二节　病理分型及肿瘤的蔓延、转移和播散

一、病理分型

世界卫生组织肺癌的组织学分类（WHO histological typing of lung and pleural tumors，third edition. 1999）。

1.2　浸润癌前病变

1.2.1　鳞状上皮不典型增生/原位癌

1.2.2　不典型腺瘤样增生

1.2.3　弥漫性特发性肺神经内分泌细胞增生

1.3　恶性

1.3.1　鳞状细胞癌

变异型

1.3.1.1　乳头状鳞癌

1.3.1.2　透明细胞型鳞癌

1.3.1.3　小细胞型鳞癌

1.3.1.4　基底细胞样型鳞癌

1.3.2　小细胞癌

变异型

1.3.2.1　混合性小细胞癌

1.3.3　腺癌

1.3.3.1　腺泡样腺癌

1.3.3.2　乳头状腺癌

1.3.3.3　支气管肺泡癌

1.3.3.3.1　非粘液性支气管肺泡癌

1.3.3.3.2　粘液性支气管肺泡癌

1.3.3.3.3　混合性粘液和非粘液性或不确定细胞型支气管肺泡癌

1.3.3.6.2　粘液样（胶样）腺癌

1.3.3.6.3　粘液样囊腺癌

1.3.3.6.4　印戒细胞腺癌

1.3.3.6.5　透明细胞腺癌

1.3.4　大细胞癌变异型

1.3.4.1　大细胞神经内分泌癌

1.3.4.1.1　复合性大细胞神经内分泌癌

1.3.4.2　基底细胞大细胞癌

1.3.4.3　淋巴上皮样大细胞癌

1.3.4.4　透明细胞大细胞癌

1.3.4.5　伴有横纹肌样表型的大细胞癌

1.3.5　腺鳞癌

1.3.6　伴有多形性，肉瘤性或肉瘤样成分的癌

1.3.6.1　伴有梭形和/或巨细胞的癌

1.3.6.1.1　多形性癌

1.3.6.1.2　梭形细胞癌

1.3.6.1.3　巨细胞癌

1.3.6.2　癌肉瘤

1.3.6.3　肺母细胞瘤

1.3.7　类癌

1.3.7.1　典型类癌

1.3.7.2　不典型类癌

1.3.8　涎腺型癌

1.3.3.4 粘液性腺癌
1.3.3.5 含有混合成分亚型的腺癌
1.3.3.6 变异型
1.3.3.6.1 分化好的胎儿腺癌
1.3.8.1 粘液表皮样癌
1.3.8.2 腺样囊性癌
1.3.8.3 其他
1.3.9 不能分类的癌

二、肿瘤的直接蔓延

肺癌可直接侵犯邻近组织及器官产生相应的症状，如侵犯胸膜可产生胸腔积液；侵犯胸壁可破坏肋骨并局部产生软组织肿块；侵犯心包产生心包积液；侵犯喉返神经或膈神经造成声带麻痹或横膈麻痹；侵犯气管或食管引起呼吸或吞咽困难。详见第四节。

三、淋巴道转移

肺癌往往沿淋巴道依次转移至同侧肺门淋巴结、隆突下淋巴结、纵隔淋巴结、锁骨上淋巴结，然后进入血循环。也可见到跳站性转移（图6－2－1）。在肺组织内，淋巴引流和支气管血管系统是平行的，淋巴结位于段和叶支气管旁。下叶引流至后纵隔和隆突下区淋巴结，右肺上叶引流至右上纵隔，而左肺上叶同时引流至主动脉弓旁、前纵隔、锁骨下动脉淋巴结，也可沿主支气管至左上纵隔。如肿瘤侵犯胸壁，可转移至腋下淋巴结，临床分期为 M（远地转移）。Mountain and Dresler 提出的肺癌淋巴结分期被广泛应用（图6－2－2）。

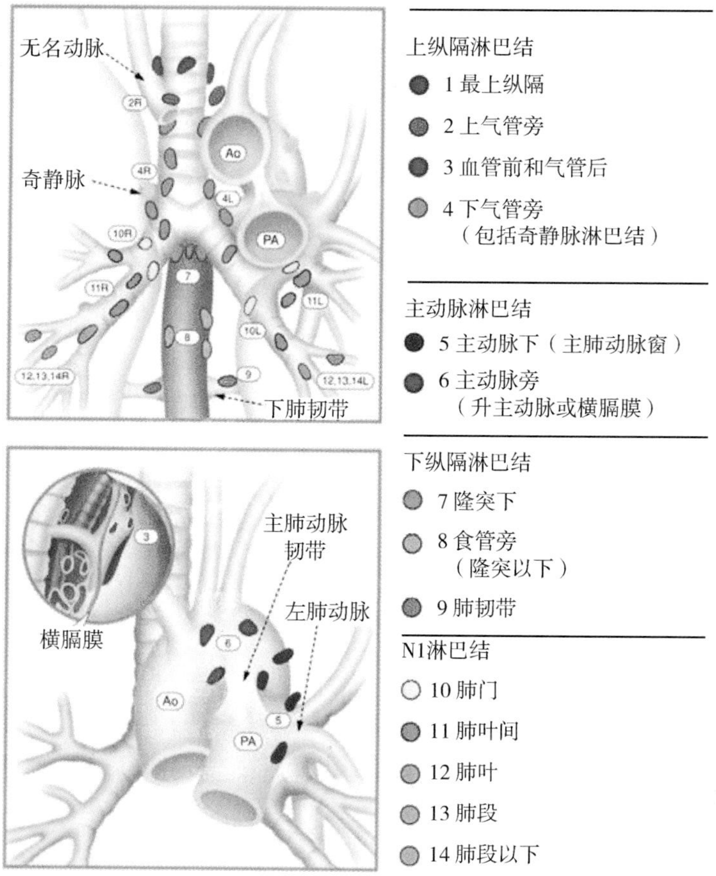

图6－2－2 Mountain 和 Dresler 淋巴结分期系统（1997）
［Chest，111（6）:1718～1723］

四、血行转移

肺癌常发生血行转移到多个器官。尸检502例，其不同病理类型的转移见表6－2－1。Winstanley（1968）分析了伦敦胸科医院肺癌肺切除或肺叶切除后1个月内死亡的79例尸检材料。发现21例（26%）已有转移，其中肾上腺转移9例，肾转移6例，肝转移2例，以及脑转移7例。Mathew（1973）报告肺癌根治术后30天死亡尸检结果。202例中73例已有转移，其中49例（24%）为远地转移。说明肺癌远地转移是治疗失败的重要因素。

表6－2－1 不同病理类型转移部位

转移部位	病理类型		
	鳞状细胞癌（%）	小细胞癌（%）	腺癌（%）
淋巴结	137（54）	163（85）	12（75）
肝	58（23）	122（64）	26（17）
肾上腺	54（21）	84（44）	17（30）
骨	59（23）	75（39）	23（41）
脑	26（17）	45（42）	13（39）
肾	39（15）	28（14.5）	11（20）
胰腺	9（3.5）	46（24）	3（5）
肺	31（12）	13（7）	8（14）
腕膜	18（7）	21（11）	3（5）
共计	255	191	56

第三节 非小细胞肺癌的临床分期及检查

一、分期

世界卫生组织肺癌的TNM分期（WHO 1997）：

T：原发肿瘤

T_x：支气管肺分泌物中找到癌细胞但X线或支气管镜检未见病灶，不能评估的肿瘤

T_0：无原发瘤的证据

T_{1s}：原位癌

T_1：肿瘤最大径≤3cm，为肺或脏层胸膜包绕，支气管镜检查肿瘤未侵及叶支气管近端（即未侵犯主支气管）①

T_2：肿瘤直径与外侵具备下列任何特征：肿瘤最大径＞3cm；肿瘤侵犯主支气管但距隆突≥2cm；肿瘤侵犯脏层胸膜；已扩展到肺门区的肺不张或阻塞性肺炎，但未累及全肺

T_3：任何大小的肿瘤侵犯以下结构者：胸壁（包括肺上沟瘤）、膈肌、纵隔胸膜、壁层心包；肿瘤位于主支气管内且距隆突＜2cm，但未累及隆突；肿瘤合并一侧全肺不张或阻塞性肺炎

T_4：任何大小肿瘤侵犯以下结构者：纵隔、心脏、大血管、气管、食管、椎体、隆突；肿瘤合并有恶性胸腔积液，心包积液②；原发癌肺叶内有卫星病灶

N：淋巴结转移

N_x：区域淋巴结不能评估

N_0：无区域淋巴结转移

N_1：支气管周围或同侧肺门区淋巴结转移，或两者均存在，包括直接侵犯

N_2：同侧纵隔和/或隆突下淋巴结转移

N_3：对侧纵隔淋巴结，对侧肺门淋巴结，同侧或对侧斜角肌或锁骨上淋巴结转移

M：远处转移

M_X：远地转移不能评估

M_0：无远地转移

M_1：有远地转移—标明位置③

①少见的浅表性肿瘤，沿支气管壁浸润，侵及主支气管，仍为 T_1；②肺癌胸腔积液多为恶性，少数非血性、非渗出性积液多次检验不能查出恶性细胞，不能分为 T_4，心包积液相同；③非原发癌肺叶内有转移病灶为 M_1。

二、分期检查

（一）胸部 X 线检查　胸部 X 线检查是诊断肺癌的必要手段，肺癌的 X 线表现可以是肿瘤本身的影像，或者是由于肺癌造成支气管阻塞（肺不张，阻塞性肺炎，）所形成的继发肺部改变，或由于肺癌在肺内或胸外的表现，如肺门或纵隔淋巴结转移，胸膜、胸壁侵犯，胸腔积液或胸外转移等。

表 6-2-2　肺癌 WHO 1997 年分期

分期	T	N	M
隐性癌	T_s	N_0	M_0
0 期	T_{1s}	N_0	M_0
Ia 期	T_1	N_0	M_0
Ib 期	T_2	N_0	M_0
Ⅱa 期	T_1	N_1	M_0
Ⅱb 期	T_2	N_1	M_0
	T_3	N_0	M_0
Ⅲa 期	T_{1-2}	N_2	M_0
	T_3	N_{1-2}	M_0
Ⅲb 期	T_{1-3}	N_3	M_0
	T_4	N_{0-3}	M_0
Ⅳ期	任何 T	任何 N	M_1

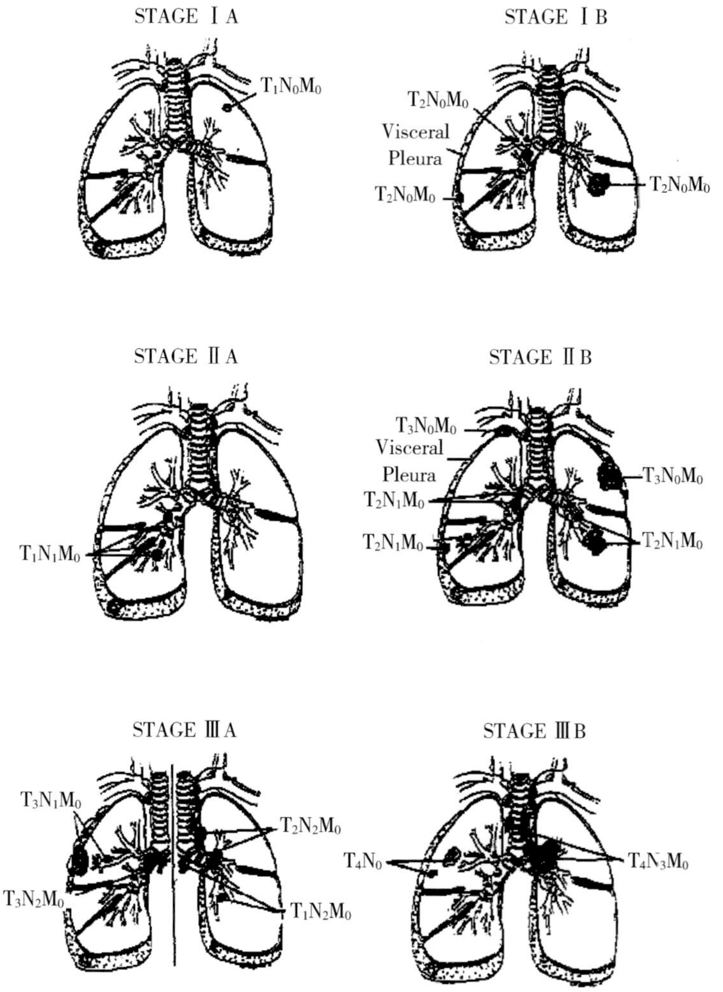

（二）胸部CT检查 CT的出现是肺癌影像诊断的巨大进步，CT能够进一步明确X线片上所发现的胸部异常改变，能发现早期病变，发现纵隔病变和转移淋巴结。用CT影像作肺癌分期比常规X线检查更准确，是目前应用最广泛的肺癌分期诊断方法。Dales（1990）根据42项研究报告进行多因素分析，增强CT扫描对纵隔最短径 >1cm 肿大淋巴结诊断敏感性79%，特异性78%。由于肺癌肾上腺转移多见，胸部CT扫描应扫描至肾上腺以下水平，以确定有无小的肾上腺转移。但CT的不足是对于累及纵隔的病变，CT不能准确地区分 T_3 或 T_4 病变；对累及胸壁的病灶，不能准确区分 T_2 或 T_3；对合并肺不张的病变，CT不易区分肿瘤和不张肺组织的界限，增强CT会有一定的帮助，但常不能满意。

（三）MRI检查 MRI是对CT检查的补充，对于肺内病灶的分辨不如CT，但对CT造影剂过敏的病例，MRI能很好地诊断纵隔病变。MRI对鉴别肺门及纵隔区的血管或是淋巴结转移有帮助，对纵隔病变能够分辨血管、神经的受侵，心包心脏的受侵及其范围。对肺尖癌能够较准确地判断周围组织器官受累的程度。

（四）PET和PET/CT检查 PET的出现为肿瘤的诊断提供了新的功能性诊断的手段，提高了肺癌分期的敏感性和特异性，见表6-2-3。与CT相比，PET对放疗科医师最大的帮助是，能够较好地区分肿瘤与肺不张、阻塞性炎症，以及诊断直径小于1cm的淋巴结。除此之外，还可发现远地转移病灶。使用［^{15}O］行PET检查可估计肿瘤的乏氧和血流情况，可推测肿瘤对放射治疗的敏感性。

表6-2-3 纵隔影像学分期

研究类型	病例数	敏感性	特异性	阳性预测值	阴性预测值
CT	3438	0.75	0.82	0.56	0.83
MRI	20	1.0	0.91	0.96	1.0
PET	1045	0.84	0.89	0.79	0.93

本表引自Pass HI. Semin Oncol，32：269-278。

（五）痰脱落细胞检查 当临床上怀疑为肺癌时，痰中脱落细胞检查是一种简便、有效而无痛苦的方法。中心型肺癌痰脱落细胞检查阳性率75%～86%，假阳性1%～3%。周围型肺癌阳性率约为20%。其阳性率与选择标本有关，若以全部送检标本计算，其阳性率为14%。标本满意时，1次痰检阳性率为41%，两次为46%，3次69%以及4次为85%。因此，送检数次应不低于3次，必要时可送至7次。痰脱落细胞检查用于普查时，可以先于X线检查而确诊，痰细胞学诊断与病理符合率，鳞癌91%，腺癌80%～95%以及小细胞未分化癌79%。近期开展的痰脱落细胞基因检查及计算机图像辅助分析，提高了痰检敏感性。

（六）纤维光导支气管镜检查 此法不但是获取组织学诊断的可靠手段，同时还可以提高临床分期的准确性。纤维导光镜检查的合并症很少，其活检阳性率可达60%～70%，假阳性0.8%。在24 500人次检查中合并症为0.08%，死亡率为0.01%，合并症主要是气胸及出血。

（七）经皮或CT导向下针吸活检 此法已有百余年历史，简便易行。并发症主要为咯血及暂时性气胸，国外报告气胸发生率约20%，仅4%需处理。约26%肺内出血，无需处理，2%～4%咯血。活检阳性率一般70%～80%，假阳性率2.4%，假阴性率23%。秦德兴（2000）报告胸内穿刺1 485例，阳性率为80.2%，只有19例出现气胸。穿刺通道种植转移率极低，Sinner（1976）报告5300例中仅1例种植转移。Dick（1974）总结了文献报告9 000例资料，6例死亡，其中3例大咯血，1例气胸，1例空气栓塞，1例死因不明。CT导向下针吸活检阳性率约为90%，并发症极少，安全可行。

（八）纵隔镜检查 纵隔镜经颈部入镜可以检查出上纵隔2、4区和肺门10区淋巴结有无转移，经左前胸骨旁入镜可以检查出纵隔5、6和7区淋巴结有无转移。Jepson（1970）分析了170例纵隔镜检查阴性结果，手术切除152 例占85%，开胸探查不能切除肿瘤27 例占15%。其中10 例（6%）不能切除，原因是肿瘤侵犯心脏，心包或血管，这是纵隔镜下看不到之处。另外17 例（占14%）侵犯上纵隔是理应检查出来的，但出现了假阴性。纵隔镜检查是安全的，合并症主要为出血，感染，脏器穿孔，心肌梗死，声带麻痹及肺栓塞。Goldberg（1974）报告连续检查235 例，3 例出血，均用止血药物及压迫止血成功，4 例发生心动过缓，用阿托品后改善，2 例暂时性喉返神经麻痹，3 例气胸或纵隔气肿，全部合并症为5%。

（九）胸腔镜检查　此法1910 年即开始应用于临床，Michael（1992）报告对诊断和治疗胸膜和肺的良性疾病，周围型肺癌，肺和胸膜转移癌，胸腔积液等有作用，无手术并发症。胸腔镜还可检查纵隔5 ~9 区淋巴结有无转移。

（十）超声波检查　超声波检查上腹部及锁骨上区对于有无肝、肾、肾上腺转移及腹膜后，锁骨上淋巴结有肯定意义，也可以检查有无胸腔积液以及紧贴胸壁肿块的性质。

（十一）骨髓检查　Hansen（1972）报告了150 例肺癌骨髓检查结果，骨髓转移为25/150（16.6%），其中小细胞未分化癌为13/28（46.4%），鳞癌2/55（3.6%），腺癌5/27（18.5%），大细胞未分化癌5/40（12.5%）。Muggia（1974）报告了NCI ~ VA 组连续200 例不能手术肺癌骨髓检查结果。在确诊时，骨髓阳性分别为：小细胞未分化癌15/35（43%），腺癌7/40（17.5%），鳞癌2/78（2.6%），大细胞未分化癌8/47（1%），故NSCLC 不常规检查骨髓。

第四节　临床表现及鉴别诊断

一、临床表现

临床症状可人为分为原发病灶直接产生的肺部症状，原发病灶或转移淋巴结外侵与压迫局部相邻器官造成的邻近组织受侵症状和远地转移及副肿瘤综合征产生的胸外器官或全身症状，这些症状常常互相关联。

（一）肺部症状

1. 咳嗽　这是最常见的初发症状，在疾病的发展过程中几乎都要出现咳嗽。初期多为干咳，且较轻，日久加重。有时可听到金属咳音。胸膜受侵常为疼痛性干咳。上纵隔受侵在平卧时可出现阵咳，且常为抽搐状。有时为偶咳，或只见于夜晚。有时持续咳嗽，经久不愈。一般随活动量加大而咳嗽加重。

2. 咳痰　患者以咳痰为初发症状者约占15%，以后几乎全部病人皆会出现不同程度的咳痰。痰性质与痰量各异。血痰极为常见，约占50%，大口咯血约占5%。

3. 胸痛或不适　胸部胀满、疼痛或压迫感，当用力、体位改变、咳嗽或深呼吸时加重，可呈游走性，有时放射至颈、背或上腹部。纵隔、胸膜、神经丛、肋间神经、气管、支气管、肺血管、肺门组织受侵、受压或刺激皆可导致胸痛。

4. 喘鸣　支气管痉挛、气管或支气管部分梗阻造成狭窄，可出现哮喘声。

5. 气短　支气管痉挛、梗阻，或肺感染、不张，或胸腔积液而出现气短。呼吸困难的程度因罹病前肺功能、肺部病变范围和患者的耐受力不同而异。

6. 发热　支气管梗阻，远端分泌物引流不畅，可引起不同程度的炎性发热，约占初发症状的10%，占全部肺癌患者的20% ~30%。如发生肺脓肿可表现为持续性高热。久治不愈的肺炎，应考虑有肺癌的可能性。

（二）邻近组织受侵症状

1. 声带麻痹　左侧因左上纵隔淋巴结转移，右侧因锁骨上淋巴结转移可累及喉返神经造成声嘶、吞咽呛咳等症状。

2. 膈肌麻痹　如膈神经受累，表现为患侧膈肌升高，出现矛盾运动。

3. Horner 综合征（颈交感神经麻痹综合征）　颈交感神经通路受侵，表现为患侧眼球内陷、上睑下垂、眼裂狭窄、瞳孔缩小、患侧颜面无汗和发热潮红等。

4. 吞咽困难　食管受压和受侵所致。纵隔转移淋巴结侵入食管，易误诊为食管癌，肺鳞癌多见。

5. 上腔静脉综合征（SVCS）　这是上腔静脉或无名静脉阻塞所致。主要症状为气短、咳嗽、面颈部、胸部及上肢水肿和头痛，卧位及前弓位时加重，其他症状依次为声嘶、鼻塞、嗜睡、昏睡、健忘、头昏、吞咽困难、眩晕、胸痛和鼻出血。临床体征为上肢和头颈部水肿、颈静脉怒张、眼结合膜充血、口唇发绀、皮肤可见暗红色和青紫色毛细血管扩张，卧位时明显，因非特异性颅压升高，偶见视神经盘水肿，可能出现舌和喉头水肿，也可能出现胸腔积液。奇静脉入口上方受压仅表现为头颈和胸部静脉曲张，奇静脉入口下方或奇静脉本身受压，上臂、下胸和中上腹壁静脉扩张，偶见下腹壁及腹股沟静脉曲张。

6. Pancoast 综合征　肺尖发生的癌瘤导致肩背部和上肢的疼痛，可伴有皮肤感觉异常（烧灼样）和不同程度的肌肉萎缩（以手部小肌肉为主，但上臂肌亦可受累），严重者可出现神经麻痹。肿瘤多累及第1或第2肋骨及椎体，椎管以及脊髓亦可受侵，而表现出脊髓肿瘤症状，同时伴有 Horner 综合征。偶可合并上腔静脉综合征。

7. 心脏症状　因心包或心肌的直接受累或转移而引起心脏症状，表现为心包积液、心动过速、心律不齐或心力衰竭等。

（三）胸外症状

1. 肺外转移　以血行转移为首发症状的肺癌并不少见。转移到骨（以骨痛为主）、肝（以肝肿大为主）、脑（出现颅压增高、神经或精神症状）、锁骨上淋巴结（肿大且硬韧）、皮肤（皮下结节）等各有其表现。

2. 副肿瘤综合征

（1）全身症状（31%）　厌食、恶病质、体重下降*、发热*、游走性血栓性静脉炎*、直立性低血压、非细菌性血栓性心内膜炎、多发性皮肌炎、系统性红斑狼疮。

（2）皮肤症状（1%）　继发性多毛症、肢端角化症、杵状指，趾*、皮肌炎、匐行性环状红斑、脱屑性红皮病、肥大性骨关节病、表浅性血栓性静脉炎*、肝掌、黑棘皮症、继发性鱼鳞癣、继发性掌趾角化症、离心性环形红斑、疱疹样皮炎、乳腺外派杰病、菜花状皮肤乳头状瘤、天疱疹、玫瑰糠疹、瘙痒、莱-特征、斯威特综合征、疱疹。

（3）内分泌或代谢症状（1%）库欣综合征、高钙血症*、低钠血症*、高血糖*、高血压、肢端肥大症、甲状腺功能亢进、高降钙素血症、男性乳房发育、溢乳症、类癌综合征、低血糖症、低血钾症、乳酸性酸中毒、低尿酸血症、高淀粉酶血症。

（4）血液病症状（8%）　贫血*、高凝血症、血小板减少性紫癜、淀粉样变性、白细胞增多症、嗜酸细胞增多症。

（5）神经症状（1%）　周围性神经炎*、肌无力综合征*、坏死性脊髓病、脑白质变性、视力丧失、自主神经紊乱。

（6）肾脏症状（1%）　肾小球病、肾小管病。

注：（ ）内为发病率，*为常见症状。

二、鉴别诊断

（一）肺结核　最易与肺癌相互误诊，如诊断结核后抗结核治疗无效，应进一步检查排除肺癌。

（二）肺炎　咳嗽较轻，咯血少见，感染中毒症状重，X 线片上呈云絮状阴影，跨段、叶。

（三）肺脓肿　有急性病史、高热、咳大量脓性臭痰；脓腔壁薄，抗感染可收效。肺癌形成的脓肿排痰量较少。

（四）支气管扩张　反复感染、咯血，病史长，X 线片上无具体肿块影。

（五）肺曲菌病　好发于中下肺野，曲菌球边光，与囊壁间有半月形间隙，随体位移动。

（六）肺炎性假瘤　女性多，发病年轻。多数无症状。X 线片上示孤立圆形阴影，边缘锐利，密度均匀，偶见斑点状钙化和肺门淋巴结肿大，病变多长期无变化。

（七）纵隔肿瘤　纵隔型肺癌（靠近纵隔胸膜的周围型肺癌原发癌甚小而纵隔淋巴结转移癌巨大）常与纵隔肿瘤难以鉴别。可通过支气管造影、支气管镜、诊断性人工气胸及采集到的组织学形态等鉴别。

（八）肺内孤立性转移瘤　常与周围型肺癌混淆。可从病史、体检及病变形态等方面做鉴别。原发灶常位于乳腺、胃、甲状腺、肾、子宫、骨、软组织、鼻咽、肝、结肠和食管等。

（九）结节病　肺与肺门淋巴结受累者占 80% ~90%。X 线表现为支气管和气管周围淋巴结肿大，双侧对称性，呈分叶状，边界清晰。约 20% 患者无肺门淋巴结肿大。肺表现为网状或结节状，或为不清晰的暗影，似肺泡影，可分散或融合，或为大而致密的圆形病变，似转移癌。肺病变可在肺门淋巴结肿大之前或后出现，亦可同时出现。X 线的其他表现为空洞、肺不张、胸腔积液、自发气胸，肺纤维化。

（十）肺良性肿瘤　肺脏的错构瘤、平滑肌瘤、血管瘤、脂肪瘤、良性透明细胞瘤、嗜酸性细胞瘤、肌母细胞瘤、神经鞘瘤、原发性副神经节瘤、肺囊肿等。一般无症状或症状少而轻微，病程长，生长慢，与肺癌较易区别，大肿块有时良恶性较难鉴别。

（十一）肺的其他恶性肿瘤　肺的纤维肉瘤、平滑肌肉瘤、横纹肌肉瘤、原发恶性淋巴瘤、癌肉瘤、肺母细胞瘤、原发浆细胞瘤等。瘤体皆较大，X 线片表现类似良性瘤，但边缘略呈分叶状，生长快。

第五节　早期非小细胞肺癌的放射治疗

一、常规剂量分割放射治疗

在非小细胞肺癌（NSCLC）中，20% ~30% 为早期肺癌（Ⅰ、Ⅱ期），其标准的治疗是外科手术。术后 5 年的生存率Ⅰ期约为 55%，Ⅱ期约为 33%。但是此类患者中有一部分采用非手术治疗，其原因：一是由于有严重的内科合并症，多为心肺方面的，可能造成围手术期的高风险，而不能手术；二是因为高龄，心肺功能储备不足；三是因为部分患者拒绝手术。对上述患者，放射治疗提供了可能根治的机会，因而被认为是标准的治疗模式。2001 年 Rowell 和 Williams 对Ⅰ/Ⅱ期 NSCLC 根治性放射治疗的结果进行了系统评估（systematic review），资料包括所有接受放射治疗剂量 >40Gy/20 次或相等生物剂量的Ⅰ、Ⅱ期 NSCLC 病例。一个随机对照研究和 26 个非随机对照研究符合上述条件。非随机对照研究 26 组共 2003 例，2 年生存率为 33% ~72%，3 年生存率 17% ~55%，5 年生存率 0% ~42%。肿瘤特异生存率（cancer - specific survival），2 年为 54% ~93%，3 年为 22% ~56%，5 年为 13% ~39%；完全缓解率（CR）为 33% ~61%。局部失败率为 6% ~70%。约 25% 的病例发生远地转移；非肿瘤死亡占 11% ~43%。该分析结果显示，肿瘤缓解率和生存率与肿瘤大小和照射剂量有关。尽管随着放射治疗技术的改进，早期 NSCLC 的效果有了一定的提高，但是，放射治疗的总剂量、靶区范围、分割剂量等问题尚未根本解决。

Jeremic 总结了最近 20 年报道的早期非小细胞肺癌放射治疗的结果（表 6 -2 -4），虽然不同的报道在治疗方法、放疗剂量、入选条件方面有不同，总体上，Ⅰ期病例的 5 年生存率约为 30%，Ⅱ期病例约为 25%。

表 6-2-4 早期非小细胞肺癌常规放射治疗结果

作者（年代）	病例数	中位年龄（岁）	分期	剂量（Gy）	中位生存（月）	5 年总生存率（%）
Haffty et al（1988）	43	64	$T_{1\sim2}N_{0\sim1}$	54~60	28	21
Noordijk et al（1988）	50	74	$T_{1\sim2}N_0$	60	27	16
Zhang et al（1989）	44	57	$T_{1\sim2}N_{0\sim2}$	55~70	>36	32
Talton et al（1990）	77	65	$T_{1\sim3}N_0$	60	~16[a]	17
Sandler et al（1990）	77	72	$T_{1\sim2}N_0$	<50~>60	20	10
Ono et al（1991）	38	-	T_1N_0	39~70	~40	42
Dossretz et al（1992）	152	74	$T_{1\sim3}N_{0\sim1}$	<50~>70	17	10
Hayakawa et al（1992）	64	-	$T_{1\sim2}N_{0\sim1}$	<50~>80	19	24
Rosenthal et al（1992）	62	68	$T_{1\sim2}N_1$	18~65[b]	17.9	12
Kaskowitz et al（1993）	53	73	$T_{1\sim2}N_0$	<50~>70	20.9	6
Slotman et al（1994）	47	75	$T_{1\sim2}N_0$	32~56	20	15
Graham et al（1995）	103	67	$T_{1\sim2}N_{0\sim1}$	18~60[b]	16.1	14
Gauden et al（1995）	347	70	$T_{1\sim2}N_0$	50	27.9	27
Krol et al（1996）	108	74	$T_{1\sim2}N_0$	60~65	~24	15
Slotman et al（1996）	31	75	$T_{1\sim2}N_0$	48	33	8
Kupelian et al（1996）	71	-	$T_{1\sim4}N_0$	<50~>60	~16	12
Morita et al（1997）	149	75	$T_{1\sim2}N_0$	55~74	27.2	22
Jeremic et al（1997）	49	63	$T_{1\sim2}N_0$	69.6	33	30
Sibley et al（1998）	141	70	$T_{1\sim2}N_0$	50~80	18	13
Hayakawa et al（1999）	36	-	$T_{1\sim2}N_0$	60~81[c]	~33[a]	23
Jeremic et al（1999）	67	60	$T_{1\sim2}N_1$	69.6	27	25
Cheung et al.（2000）	102	71.5	$T_{1\sim3}N_{0\sim1}$	50~52.5	24	16
Zierhut et al.（2001）	60	69	$T_{1\sim2}N_{0\sim1}$	60	20.5	-
Hayakawa et al.（2001）	114	69	$T_{1\sim2}N_{0\sim1}$	60~80	-	12
Cheung et al.（2000）	33	72	$T_{1\sim2}N_0$	48	22.6	46（2 年）
Lagerwaard et al.（2002）	113	-	$T_{1\sim2}N_0$	<66~70	20	12
Firat et al.（2002）	50	69	$T_{1\sim2}N_0$	31~77	13[a]	5

[a] Estimated from the available survival curve; [b] median dose, 60 Gy; [c] one patient irradiated with 48 Gy.

二、放疗总剂量

对 NSCLC 的放射治疗，很多学者进行了剂量方面的研究，人们大多注意到高的剂量能得到好的疗效。Sibley 研究了 156 例Ⅰ期 NSCLC，发现剂量≥65Gy 和≤64Gy 两组相比，前者有更好的总生存率。Bradley 等利用三维适形技术，研究了 56 例Ⅰ期 NSCLC，常规分割方式，单因素和多因素分析均显示剂量≥70Gy 有更好的生存率（$P=0.04$）。因为这些研究的分割剂量、总剂量、分割方式、治疗时间都不同，所以加拿大作者 Cheung 等的研究结果似乎更有说服力。他们应用生物等效剂量（biologically effective dose，BED）比较了 6 组研究例数 >30 的早期 NSCLC 的粗局部控制率与 BED 的关系，如表格 6 -2 -5 所示，他们发现 BED 和局部控制率呈正相关（$P<0.01$）。但作者同时指出，由于 Slotman 一组的病例数较少，可能在一定程度上影响了此结果的可信度。

表 6 -2 -5 BED 与局部失败率的关系

研究者	肿瘤总剂量（Gy）	每次剂量（Gy）	总治疗时间（天）	肿瘤 BED（Gy）	局部失败率（%）
Haffty	54（中位）	2.75（中位）	40	59.6	47（15/32）
Kaskowitz	60（中位）	2	40	62.8	42（22/53）
Noordijk	60	3	47	63.4	70（35/50）
Morita	64.7（平均）	2	44	65.3	44（66/149）
Cheung	52.5	2.625	26	67.8	41（42/102）
Slotman	48	4	16	76.4	6（2/31）

$BED = D \times [1 + d/\alpha/\beta] - ln2 \times (T - T_K) / (\alpha \times T_p)$，$D$ 是总剂量，d 是每次剂量，T 是总治疗时间；T_K 是"kick - off time"（按 28 天计算），T_p 潜在倍增时间（按 3 天计算），α 按 0.3 计算，肿瘤的 α/β 按 10 计算。

因此，尽管剂量上尚存争议，但大多数肿瘤学家推荐常规分割照射时，照射剂量应不低于 60Gy。Jeremic 建议，以治愈为目的的治疗（curative），在常规剂量分割条件下，照射剂量应 >65 ~ 70Gy，或在改变分割时给予相对应的生物等效剂量。利用三维适形放射治疗，在正常组织充分保护的情况下，剂量递增的实验还在进行。RTOG-9311 的初步结果显示，利用三维适形放射治疗，在一些经过选择的病人，最大耐受剂量可达到 90.3Gy。

三、靶区范围

临床纵隔淋巴结未受侵的早期 NSCLC 的放疗中，靶区范围的关键是是否给予纵隔淋巴结预防性照射（elective lymphnode irradiation，ENI），这是临床上尚未解决的问题，目前临床上存在 3 种情况。

（一）做 ENI　淋巴结区一直是肺癌常规治疗范围的一部分，在没有资料证明淋巴结区照射无效的情况下，临床应用中总是遵循经验性的方法。另一方面，文献报道肺癌淋巴结转移率较高，这也是 ENI 的重要原因。有很多作者研究了隐匿性淋巴结问题。Suzuki 研究了 389 例临床分期为 I A 的非小细胞肺癌，全部采用肺大部切除加纵隔淋巴结清扫术。术后病理淋巴结阳性或肺内转移高达 23%，若肿瘤 >2cm 或中到差分化或有胸膜侵犯，则淋巴结阳性的几率更高（$P<0.001$）。Koike 的资料显示，T <2cm 和 2 ~3cm 中分别有 18% 和 23% 的病例会有淋巴结转移。当免疫组化染色应用于周围型 <2cm的腺癌时，肺门、纵隔隐匿性淋巴结转移约 20%。以上是传统上给予淋巴结预防照射的依据。

（二）不做 ENI　虽然在肺癌的常规放射治疗中，纵隔、同侧肺门淋巴结区域一直作为放射治疗的范围，但这种治疗的临床效果和价值没有文献报道，或者说没有这方面的临床研究资料：①因为放射治疗后 X 线片及 CT 上的改变，难以区分纤维化和复发；②放射治疗后原发病灶控制率低，医师不注重评价淋巴结的情况。另外，有人认为纵隔淋巴结对放射治疗反应要比原发灶好。临床上不注意报道淋巴结的治疗结果，非手术肺癌放射治疗后失败原因分析多数报道为局部复发或区域复发。因此，在以往的临床资料中，很难评价肺癌选择性淋巴结照射意义。由于 ENI 临床价值的不确定性，在肺癌放射治疗时不做 ENI，在正常组织耐受剂量范围内更容易实现提高靶区照射剂量，可以减少肺的损伤，另外还可以观察 ENI 的作用。

很多文献研究了早期 NSCLC 的失败模式，试图从失败模式上说明不做 ENI 的合理性。研究表明，早期 NSCLC 根治性放射治疗后的失败原因在局部，文献报告单独局部复发率（指仅有局部复发）为 11% ~55%，总的局部失败率（包括局部复发合并区域复发和或远处转移）最高为75%。单独区域失败仅有 0% ~7%，总的区域失败率最高 15%。单独远处转移 3% ~33%，总的远处失败率最高 36%。在 Cheung 的研究中，近一半的首次复发为单纯局部复发，单独区域复发仅占 6.6%。Jeremic 研究了 49 例 Ⅰ 期的 NSCLC，每次 1.2Gy，每天 2 次，总量 69.6 Gy，不作化疗和免疫治疗，也不作纵隔淋巴结的预防照射，无 1 例单独区域复发。所以，从以上的失败模式分析，局部控制仍是 NSCLC 治疗的难题，单独区域失败率很低，故 ENI 可不作。

（三）选择性 ENI　Sawyer 等分析了 346 例临床 Ⅰ、Ⅱ 期的 NSCLC 手术患者，中位随访 48 个月，探讨术前气管镜发现、肿瘤大小、病理分级、组织分类与术后病理 N_1/N_2 淋巴结转移和或随诊中出现局部、区域复发的关系，如表格 6 -2 -6 所示，他们按气管镜发现、肿瘤大小、病理分级把病人分为“低危组”、“低中危组”、“中高危组” 和 “高危组”。研究发现，N_1/N_2 淋巴结和或局部、区域复发的几率 4 个组分别为 15.6%、35.2%、41.7% 和 68.2%。

表 6 -2 -6　N_1、N_2 和或局部、区域复发的危险分组

N_1/N_2/LRR 相对危险	危险因素	N_1/N_2/LRR 发生率%
低危（32 例）	气管镜阴性，肿瘤 1 ~2 级	15.6
低中危（227 例）	气管镜阴性，肿瘤 3 ~4 级	35.2
中高危（22 例）	气管镜阳性，肿瘤≤3 cm	41.7
高危（44 例）	气管镜阳性，肿瘤 >3 cm	68.2

Suzuki 用同样的方法研究了 389 例临床 ⅠA 期的手术患者，88 例（23%）有病理淋巴结受侵或肺内转移。病理分级和胸膜受侵能预测局部或区域受侵，若同时具备这两个因素，则 >40% 的临床 ⅠA 期的患者会有病理的淋巴结受侵或肺内转移。该作者此前分析了 379 例临床 N_{0-1} 的患者，发现 68 例（17.9%）有病理的 N_2。多因素分析显示，肿瘤大小、血浆 CEA 的高水平、腺癌是显著的 N_2 预测指标。

人们在提出问题时，总期望能够得到肯定或否定的答案。但事实上往往不行，也不可能如此的简单明了。在淋巴结预防照射上存在着同样的问题。临床研究显示，术前分期检查淋巴结阴性的早期病例，术后病理淋巴结转移的可能性以及单纯手术后区域淋巴结复发率与肿瘤的部位、大小、病理分级、组织学类型等有密切关系，上述指标能够预示淋巴结转移可能性的高低。

在临床放疗中，靶区的范围不是对所有病例都一成不变的。要在对其生物学规律认识和理解的基础上，结合患者的具体情况，体现治疗的个体化。这是临床医学中最难掌握的，也是临床医学的精髓。因此，在我们是否选择 ENI 时，根据具体病例淋巴结转移可能性（危险性）的高低，还要考虑患者的情况，包括一般状况、肺功能、年龄等。综合上述因素，评估何种治疗方案患者可能获得最大的益处，从而决定治疗的选择。近年来 PET 在肺癌临床分期中的应用，提高了肺癌区域淋巴结转移和远地转移的诊断敏感性，对早期肺癌临床放疗中精确地确定靶区范围具有重要的参考价值。

四、分割剂量的研究

100 多年的临床实践证实，分割放射治疗是行之有效的放射治疗基本原则。常规分割放射治疗已沿用了半个世纪，然而疗效并不满意。对放射治疗的时间 - 剂量 - 分割等因素的合理调整，提高晚反应组织的耐受量，增加肿瘤的放射生物效应，是放射治疗研究的一个重要方面。根据放射生物学近年的观点，在改变放射治疗分割方案的时候应该考虑以下因素：①分次剂量：晚反应组织损伤与分割剂量的大小密切相关，因此降低每次照射剂量就会提高晚反应组织对于放射线的耐受性。相反，增大每次照射剂量而总的治疗剂量不变就可能产生严重的后期并发症，这一点已在头颈部肿瘤临床研究中得到证实；②照射间隔时间：应使得靶区内晚反应组织在照射间隔的时间内完成亚致死性损伤的修复，以避免严重的并发症。一般认为两次照射的间隔时间至少6小时，才可使得94%的细胞损伤得到修复；③总的治疗时间：虽然延长总的治疗时间可以减轻正常组织急性反应，但却可能导致肿瘤控制率的降低，这一点也在头颈部肿瘤治疗中得到了证实。对于肿瘤倍增快、放疗后加速再群体化明显的肿瘤，为了克服肿瘤干细胞的增殖，放射治疗必须在尽可能短的时间内完成。

近年来，关于早期NSCLC分割的研究主要集中在大剂量分割（hypofractionation）和超分割放射治疗（hyperfractionated radiotherapy）上。

（一）大剂量分割放射治疗　Slotman报告了31例早期NSCLC，用“邮票野”（postage stamp放射野不包括纵隔和肺门）照射，48Gy/12F（周一到周五，每天照射1次），结果较好。中位生存时间33个月；1、2、3、4、5年的总生存率分别为81%、72%、42%、33%、8%；疾病相关生存率（disease - specific survival）2年为93%，4年为76%；复发率为19%。加拿大的Cheung用同样的方法研究了33例早期周围型NSCLC，不作选择性淋巴结区的照射，中位生存时间22.6个月，两年的总生存率、疾病相关生存率和无复发生存率分别为46%，54.1%，40%。复发15例，其中单独局部复发5例，单独区域复发2例，单独远处复发5例，局部加区域复发1例，局部加区域加远处复发2例。其结果比Slotman的要差，确切的原因尚未完全明了，可能是病例选择的问题，Slotman的研究中肿瘤>5㎝的仅有6%，而Cheung的研究中肿瘤>5㎝的有25.7%。用Cheung的方案，假如从周一开始放射治疗，则整个疗程16天可结束，这对于有很多内科合并症、一般情况差的NSCLC来说，无疑是增加了耐受性和依从性，患者能更加方便地完成放射治疗计划，而且效价比（cost/effectiveness）更高。此方案比较安全，无治疗相关的死亡，没有3级以上的症状性肺炎，食管炎1例，最常见的毒性反应是急性皮炎和皮肤、皮下组织纤维化。

（二）超分割放射治疗　在Rowell和Williams对Ⅰ/Ⅱ期NSCLC根治性放射治疗的结果进行的系统评估中，随机对照研究显示连续加速超分割照射（CHART 54Gy/36次/12天）的结果优于常规分割照射（60Gy/30次），2年生存率分别为37%和24%。

Jeremic等研究了Ⅰ、Ⅱ期NSCLC，每次1.2Gy，每天2次，总量69.6Gy。49例Ⅰ期的NSCLC不作化疗和免疫治疗，也不作纵隔淋巴结的预防照射，中位生存时间33个月，5年生存率30%，5年的无复发生存率为41%。3级急性肺炎、食管炎各1例，3级晚期反应3例。用同样的方法，67例Ⅱ期NSCLC，得到了中位生存时间27个月，5年生存率25%，5年局控率44%。3级急性肺炎、食管炎各2例，3级晚期肺炎1例、食管炎2例。同期常规放射治疗（1.8~2Gy/天/次，总量60Gy）的中位生存时间19个月，5年生存率17%。单因素分析显示高的KPS评分、疗前体重下降<5%、T_1分期有更好的疗效。

评价一个分割方案的优劣，应该看是否满足下述要求：①提高放疗疗效；②正常组织的放射损伤减轻或不超过常规方案；③疗效与常规分割方案相同，但疗程明显缩短，方便病人，提高设备利用率。从上述研究结果看，分割方案的改变在一定程度上提高了NSCLC的疗效，但上述研究多为可顾性分析，且病例数较少，确切的结果有待于未来大宗的随机分组研究。

五、立体定向放射治疗

立体定向放射治疗（stereotactic radiotherapy，SRT）是利用立体定向装置、CT、磁共振和X射线减影等先进影像设备及三维重建技术确定病变和邻近重要器官的准确位置和范围，利用三维治疗计划系统确定X（γ）射线的线束方向，精确地计算出靶区与邻近重要器官间的剂量分布计划，使射线对病变实施“手术”式照射。SRT与常规的外照射相比具有靶区小、单次剂量高、靶区定位和治疗立体定向参数要求特别精确、靶区与周边正常组织之间剂量变化梯度大、射线从三维空间分布汇聚于靶区等特点。

2001 年，日本学者 Uematsu 等报告了 50 例早期（$T_{1\sim2}N_0$）NSCLC 的立体定向放射治疗结果。50 ~ 60Gy/5 ~ 10 次/1 ~ 2 周。中位随访 36 个月。3 年总生存率 66%，3 年的肿瘤特异生存率（cause – specific survival）为 88%，29 例可手术的病例，3 年的总生存率为 86%。作者认为 SRT 对早期 NSCLC 是安全有效的治疗方法。

2002 年日本的 Hara 等报告了单次大剂量照射周围型肺癌的初步结果。共 23 例，肿瘤 ≤40 ㎜，利用呼吸门控技术，随访 3 ~ 24 个月。结果显示，10 例剂量 < 30Gy 的病人中有 3 例复发，13 个月的局部无进展率为 63%；剂量 > 30Gy 的 13 例病人中只有 1 例复发，13 个月的局部无进展率为 88%（P = 0.002）；1 例病人出现 2 级放射性肺炎。尽管随访时间较短，此结果首次证明，单次 > 30Gy 的大剂量照射可控制≤40 ㎜的周围型肺癌。

2003 年德国的 Hof 等报告了他们的 NSCLC SRT 的结果，共 10 例，均为 Ⅰ 期，剂量 19 ~ 26Gy，中位随访 14.9 个月，结果显示，1、2 年实际生存率分别为 80%、64%；无局部进展生存率分别为 88.9%、71.1%。未见≥2 级的放疗反应。

SRT 为早期 NSCLC 的治疗提供了一种新的治疗手段，初步的临床实验表明，SRT 是安全、可行的。SRT 在降低正常组织受照剂量的同时增加了肿瘤剂量，提高了局部控制率，缩短了整个治疗时间，改善了生存率，是一种很有发展潜力的治疗方法。但应该看到，多数文献报告的病例数较少，随访时间较短，同时还有一些未完全解决的问题，如呼吸运动的控制、靶区的确定、是否需要同时配合化疗等，还需要在今后的工作中不断完善和发展。

外科手术仍然是早期 NSCLC 的首选治疗手段。Ⅰ Ⅱ 期病例手术治疗的 5 年生存率分别为 53% ~ 70% 和 48% ~ 56%。然而，部分早期病例因心肺功能差、合并其他内科疾病或病人体弱而不能耐受手术治疗；或病人拒绝手术治疗。临床经验认为，对这组病人，放射治疗是一种有效的治疗手段。新的临床研究结果显示，对早期可手术的非小细胞肺癌，精确放射治疗（立体定向放射治疗和三维适形放射治疗）获得与手术治疗相似的结果。

适形放射治疗和立体定向放射治疗的临床研究进展显示了放疗在早期 NSCLC 治疗中的应用前景。Cheung 和 Mackillop 等对 102 例早期非小细胞肺癌行局部野（involved – field）照射，照射剂量为 52.5Gy/20F/4w。中位生存期 24 个月，3 年生存率 35%，5 年生存率 16%。因此认为，对早期非小细胞肺癌局部野照射能使部分病例获得治愈，早期非小细胞肺癌局部野照射的治疗技术可应用于不能适应手术的病例和因严重肺功能不全不能耐受大野照射的病例。

Hirosh O 在 2003 年 ASTRO 会议报道了日本早期 NSCLC 立体定向放射治疗多中心临床研究结果，1995 ~ 2002 年共治疗 241 例 Ⅰ 期 NSCLC（$T_1N_0M_0$ 153 例，$T_2N_0M_0$ 88 例），其中 161 例因高龄或合并慢性肺部疾患不能手术。中位随诊 18 个月。Ⅱ 级以上的肺部放疗并发症发生率为 2.1%，近期疗效 CR 22.7%，PR 62.1%。原发灶局部复发率为 10.4%，区域淋巴结复发率为 5.8%，远地转移率 12.4%。非肿瘤死亡 29 例（12%）。3 年总生存率 56%，3 年疾病专项生存率（cause – specific survival rate），ⅠA 75.8%，ⅠB 62.9%。该研究结果显示大剂量低分割（hypofractionation）立体定向放射治疗是 Ⅰ 期 NSCLC 有效的根治性治疗手段。

随着全社会对肿瘤防治意识的提高，肿瘤早期诊断技术的发展，临床诊断早期肺癌的病例在增加。虽然手术仍然是早期肺癌病例的主要治疗手段，但由于肺癌多发生于高龄人群，并且常因长期吸烟合并慢性肺部疾患，使手术的危险性增加，手术后恢复和生活质量难以保证。近 10 年放射治疗技术得益于计算机技术的发展而不断提高，三维适形放射治疗技术（3-Demensional comformal radiotherapy，3D CRT）和 SRT 的临床应用结果，显示了放射治疗在早期 NSCLC 治疗中的价值。放射治疗成为早期 NSCLC 继手术之后的另一根治性治疗手段。放射治疗在早期 NSCLC 治疗中的地位的确立，是肺癌治疗进展中的一个里程碑。它既是对早期 NSCLC 单一外科治疗的挑战，也减轻了外科医师面对手术高风险病例所造成的压力。美国和日本在考虑对 Ⅰ 期非小细胞肺癌进行随机对照 Ⅲ 期临床研究，比较立体定向放射治疗与外科手术治疗。

第六节 局部晚期非小细胞肺癌的放射治疗

放射治疗在以往被认为是局部晚期 NSCLC 的标准治疗方法。放射治疗能够提高生存率并对大部分病例起到姑息治疗效果。放射治疗后病人的中位生存期为 9 个月，2 年生存率 10% ~15%，5 年生存率为 5%。临床研究显示化疗合并放射治疗能够提高生存率。放射治疗与化疗的综合治疗是目前局部晚期 NSCLC 的治疗策略，而同期放化疗已成为局部晚期 NSCLC 的临床治疗模式。

最早的同时化放疗研究是 EORTC 应用单药顺铂合并放疗。其目的是试图应用顺铂的放射增敏作用提高局部控制率。该研究分 3 组：放疗 + 顺铂 30mg/m^2 每周 1 次；放疗 + 顺铂 6mg/m^2 每日 1 次；单纯放疗。结果显示综合治疗组局部控制率和生存率均优于单纯放疗组。日本的一组研究比较序贯化放疗和同时化放疗对Ⅲ期 NSCLC 的作用。化疗方案为顺铂、长春酰胺和丝裂霉素。对化疗有效的病例，在放疗结束后再追加一周期化疗。5 年生存率同时化放疗组优于序贯组，分别为 15.8% vs 8.9% P =0.04。中位生存期为 16.5 个月和 13.3 个月。1、3 年无局部复发生存率分别为 49.9%、33.9% 和 33.9%、21.1%。该研究结果认为，同时化放疗能提高局部控制率和生存率。RTOG 9410 将 611 例不能手术切除的（medically inoperable）Ⅱ期和Ⅲ期 NSCLC 随机分为 3 组：①序贯化疗放射治疗（SEQ）：顺铂 100mg/m^2，第 1，29 天；长春花碱 5mg/m^2 每周 1 次连用 5 周，放射治疗在第 50 天开始，60Gy/30 次，每周 5 次；②同时化疗放射治疗（CON－QD）：化疗和放射治疗方案和剂量司①，放射治疗在治疗的第一天开始；③同时化疗 + 超分割放射治疗（CON-BID）：顺铂 50mg/m^2，第 1，8，29，36 天，VP-16 50mg，bid（第 1，2 周，和第 5，6 周），放射治疗在治疗的第一天开始，总量 69.6Gy，1.2Gy，bid。中位生存期分别为：14.6，17，15.6 个月。非血液系统毒性反应同时化放疗组高于序贯化放疗组。3 级急性和晚期非血液系统毒性发生率分别为：30%，48%，62% 和 14%，15%，16%。该研究结果显示，CON-BID 并不优于 CON-Q 发生率，且前者急性和晚期毒性均大于后者。

以上两个研究是同步化放疗与序贯化放疗的比较，虽然获得阳性结果，证实同步化放疗能够提高局部控制率和生存率，然而，从肿瘤内科的角度认为，在同步放疗/化疗中仅仅接受两个周期的化疗作为全身治疗，治疗强度显然不足，因此，在同步化放疗前给予诱导化疗或在其后给予巩固化疗是否会得到更好的结果，成为 CALGB 的研究和 SWOG 研究试图回答的问题。

CALGB－39801 研究目的是观察诱导化疗能否提高局部晚期非小细胞肺癌的治疗结果，即改善生存率。研究分为 A 组：同步化放疗组（CT/X），B 组：诱导化疗 + 同步化放疗组（Ind→CT/X）。A 组：化疗采用泰素 + 卡铂每周方案，泰素 50mg/m^2，卡铂 AUC =2；胸部放疗剂量 66Gy/33 次。B 组：在同步化放疗前给予两个周期的诱导化疗，诱导化疗采用泰素 + 卡铂方案，泰素 200mg/m^2，卡铂 AUC =2，21 天为一周期。其同步放化疗方案与 A 组相同。

1998 年 10 月 ~2002 年 5 月，入组 366 例，A 组 182 例；B 组 184 例。中位随诊时间 26 个月，可分析病例 A 组 161 例，B 组 170 例。有效率（CR + PR），A 组为 66%，B 组为 62%。中位生存时间（MST）分别为 11.4 个月和 13.7 个月，2 和 3 年生存率分别为 28%，18% 和 32%、24%，P =0.14。中位无复发生存时间分别为 7.0 个月和 7.8 个月，2、3 年无复发生存率（PFS）分别为 15%，11% 和 17%，14%，P =0.11。多因素分析（cox model）显示，年龄、KPS 评分和体重减轻是独立预后因素。

研究结论认为，两组的生存时间均令人失望，同步化放疗加上诱导化疗虽然从表面数据上提高中位生存时间 2 个月，但没能显著提高无复发生存率（PFS）和总生存率（OS）。诱导化疗增加了中性粒细胞减少的发生和总的最大毒性，但没增加放疗相关毒性。CALGB 39801 同步化放疗的生存时间与以往文献报道的单纯放疗的结果相近，而诱导化疗 + 同步化的结果与以往文献报道的序贯化放疗的结果相近。该研究结果对目前被广泛采纳的低剂量的卡铂/泰素每周方案是否为最佳的治疗方案提出质疑，重新引起对剂量强度的重视。

BROCAT Study（Huber RM）选择不能手术的ⅢA/ⅢB 期非小细胞肺癌，先给予泰素 + 卡铂方案（paclitaxel 200mg/m^2，carboplatinum AUC = 6）化疗 2 个周期，化疗后无进展的病例随机分为单纯放射治疗或放疗同时化疗，化疗给予每周方案，泰素 60mg/m^2。2002 年 5 月至 2003 年 11 月，303 例病人入组，275 例完成诱导化疗，219 例进入随机分组。诱导化疗加单纯放疗（C + R）115 例，诱导化疗加同时放化疗（C + R/C）104 例。中位生存时间分别为 14.1 个月和 18.7 个月，$P = 0.007$。中位 PFS 时间为 5.6 月 vs11.4 月，$P = 0.0003$。复发率为 88.8% vs. 62.1%，（pearson chi - square：$P < 0.001$）。

以上研究结果显示，PC 方案诱导化疗后每周泰素的同时化放疗优于 PC 方案诱导化疗加单纯放疗，但该研究并不能说明同时化放疗加或不加诱导化疗的作用。在该研究中，同时化放疗选择的单药每周给药的模式，其目的偏重于增加放疗的局部效果。若无诱导化疗，仅靠每周低剂量的单药化疗，全身治疗强度明显不足。

Carter 的研究方案是：诱导化疗 + 同时放化疗 ± 巩固化疗，目的是研究巩固化疗的作用。入组病人为不能手术的ⅢA/ⅢB 期非小细胞肺癌，先给予泰素 + 卡铂方案（paclitaxel 200mg/m^2，carboplatinum AUC = 6）化疗 2 个周期，然后病人接受泰素 + 卡铂每周方案（paclitaxel 45mg/m^2，carboplatinum AUC = 2）化疗同时合并放疗，放疗剂量 66.6Gy/37 次。以上被称为标准治疗，完成上述治疗后再进行随机分组，分为观察组和巩固化疗组，后者给予泰素 70mg/m^2 每周方案，连续 6 个月。入组病人 220 例，119 例进入随机分组。观察组和巩固治疗组有效率为 71% vs 63%，中位生存期分别为 26.9 个月和 16.1 个月，3 年生存率分别为 34% 和 23%。观察组优于巩固治疗组。结论认为在该研究中，巩固化疗没能改善生存率。虽然文章报道 3/4 级治疗相关毒性反应两组之间无显著差别，从研究结果可以得出，病人并没能从巩固化疗中获益。

SWOG 同步化放疗后巩固化疗的系列研究：

SWOG 首先对同步化放疗后巩固化疗进行了系列的Ⅱ期临床研究，S 9019 和 S 9504 研究方案分别是 PE/RT→PE 巩固化疗和 PE/RT→D（泰索帝）巩固化疗。PE 方案：顺铂 50mg/m^2，d1，8，29，36；VP-16 50mg/m^2 d1 ~ 5；29 ~ 33。放疗在第一天开始，总剂量 61Gy，1.8 ~ 2Gy/次。S 9019 采用同样的化疗方案巩固化疗 3 个周期，S 9504 采用单药泰索帝化疗，75 ~ 100mg/m^2 d1，21 天为一个周期，连续给 3 个周期。2005 年 ASCO 报道了两个研究的长期随访结果（表 6 - 2 - 7）。

表 6 - 2 - 7　S9504，S9019 远期随诊结果

研究方案	中位生存（月）	3 年总生存率（%）	4 年总生存率（%）	5 年总生存率（%）
PE/RT→D（S9504）	26（CI 18 ~ 43）	40（CI 24 ~ 55）	29（CI 19 ~ 29）	29（CI 19 ~ 29）
PE/RT→PE（S9019）	15（CI 10 ~ 22）	17（CI 7 ~ 27）	17（CI 6 ~ 28）	17（CI 6 ~ 28）

S：美国西南肿瘤组；PE：DDP + VP-16；RT：放射治疗；D：泰索帝。

该研究结果显示，S9019 的结果与文献报道的同步化放疗的结果相近，提示 PE 巩固化疗没能有效提高同步化放疗的效果。而 S9504 的结果则显示较好的治疗结果，被称为是ⅢB 期最好的结果。

在此基础上，SWOG 设计了 S0023 研究，S0023 是Ⅲ期临床研究，其研究设计为：

```
              gefitinib
             ↗
PE/RT → D
             ↘
              placebo
```

该研究包括 3 个部分：PE 方案同步化放疗，泰索帝巩固化疗，gefitinib 维持治疗。由于 gefitinib 作为 2 线和 3 线用药在非小细胞肺癌治疗中的阴性研究结果，SWOG 于 2005 年 4 月提前关闭

（closed）了此项研究，并对已入组的病例进行分析，在 2005 年 ASCO 大会上报道了初步分析结果。

574 例完成了同步化放疗到达巩固化疗阶段（consolidation phase），263 例到达维持治疗阶段（maintenance phase）。

研究的初步评价指标是生存率（overall survival），第二指标是无进展生存率（progression－free survival）和治疗毒性。

该研究没有报道总的中位生存期，维持治疗病例的中位生存见表 6－2－8，似重复了 S 9504 的结果，显示 PE 方案同步化放疗后单药泰索帝巩固化疗在局部晚期非小细胞肺癌治疗中取得较为满意的临床疗效，作者提出 PE/RT→D 应作为局部晚期非小细胞肺癌的一个标准治疗选择。

关于毒性反应，完成 PE/RT→D 治疗的 277 例，≥3 级肺炎的发生率为 8%，与 RTOG 9410，CALGB 39801 等比较，放射性肺炎的发生率并不高。提醒大家重新评估 gefitinib 与肺损伤的关系及可能机制，根据不断积累的临床研究结果，间质性肺纤维化发生率并不像初期的报告那样高，使临床医师对间质性肺纤维化的担忧有所减轻。同时也激发临床上探讨 gefitinib 联合放射治疗的可能性。

研究没能显示 gefitinib 具有提高生存的作用，并且认为继续该研究也不大可能显示出生存的益处。当然，以上仅是 S 0023 的初步结果，最终的结论尚待远期随诊结果。

表 6－2－8 S 0023 研究的 MST 和 MPFT

观察指标	Gefitinib	Placebo	*P*
MST	19m	29m	NS
MPFT	11m	10m	NS

NS：无统计学差异（no significance）；MST：中位生存（median survive time）；MPFT：中位无进展生存（median progression－free survive time）；Placebo：安慰剂；Gefitinib：吉非替尼。

同时放/化疗是当前局部晚期 NSCLC 治疗的模式。Langer 等对非小细胞肺癌放射治疗模式进行的抽样调查分析，显示 3/4 以上的局部晚期非小细胞肺癌采用同步化放疗。新的临床研究将体现在以下方面：①含有新的化疗药物组成的化疗方案；②采用三维适形放射治疗技术；③探讨同时放/化疗前或后给予全身化疗（诱导化疗或巩固化疗）对控制远地转移的作用；④生物靶向治疗与放/化疗的联合应用。

第七节 局部晚期非小细胞肺癌单纯化疗与放疗＋化疗

对不能手术的局部晚期非小细胞肺癌放射治疗是经典的治疗手段，而近 10 年的临床研究显示，放疗/化疗综合治疗是目前局部晚期非小细胞肺癌治疗的基本模式。化疗在非小细胞肺癌治疗中的价值是不言而喻的，而单纯化疗对局部晚期非小细胞肺癌的疗效是非常有限的。Kubota 等报道了日本的一组Ⅲ期临床研究结果。比较化疗＋放疗与单纯化疗，显示单纯化疗的效果明显低于化疗/放疗综合治疗的结果（表 6－2－9）。

表 6－2－9 单纯化疗与放疗＋化疗Ⅲ期临床研究

	中位生存（天）	2 年生存率（%）	3 年生存率（%）	5 年生存率（%）
化疗→放疗	461	36	29	9.7
化疗	447	9	3.1	3.1

引自：Kubota. J Clin Oncol，1994，12：1547～1552.

鉴于上述研究结果，Hak Choy 等提出局部晚期非小细胞肺癌患者应由肿瘤内科医师和肿瘤放射治疗医师联合决定治疗方案。单纯化疗的病例仅限于因肿瘤体积大、肺受照射体积大、病人的肺功能差等因素放射治疗医师认为不宜放疗的患者。而对一般情况差、合并内科疾病、明显的体重减轻，肿瘤内科医师认为不宜化疗的患者应考虑行姑息性放射治疗。

第八节　可手术ⅢA（N_2）期非小细胞肺癌的综合治疗

SWOG 8805 Ⅱ期临床研究，对经活检或穿刺证实纵隔淋巴结转移的病例给予三联综合治疗，即术前同期放化疗＋手术。化疗方案：顺铂 50mg/m^2，第 1，8，29，36 天，VP-16 50mg/m^2，第 1～5，29～33 天，同时放疗（45Gy，1.8Gy/次，每周 5 次）。2～4 周后开胸手术。全组病例中位生存期 15 个月，2 年生存率为 40%。该结果与局部晚期 NSCLC 同期放化疗的结果接近（Curran W，Furuse K）。比较上述结果之后，对ⅢA（N_2）病例手术治疗的价值提出疑问。在此基础上，由 RTOG 牵头组织了多个协作中心共同参与的Ⅲ期临床研究（RTOG 93-09；INT0139：$T_{1\sim3}N_2$ NSCLC）。随机分为两组：A 组：同时化疗放射治疗（45Gy）＋手术＋化疗；B 组：同时化疗放射治疗（45Gy）＋放射治疗（Boost 16Gy）＋化疗。化疗同 SWOG 8805。该研究的目的是观察对ⅢA（N_2）病例，手术在综合治疗中的价值。2003 年和 2005 年 ASCO 大会报告了 Intergroup 0139（RTOG 9309）的研究结果，1994 年 3 月～2001 年 11 月入组病人 429 例。可分析病例 396 例，A 组 202 例，B 组 194 例。治疗相关死亡（treatment－related deaths）A 组 10 例（5%），B 组 4 例（2.1%）。手术类型与治疗相关死亡的关系，简单全肺切除（simple pneumonectomies）治疗相关死亡为 5/23（22%），复杂全肺切除（complex pneumonectomies）为 9/31（29%），肺叶切除（lobectomy）为 1/98（1%）。手术组术后病理结果：T_0N_0 29 例（18%），全部 N_0 病例 76 例（46%）。手术组无疾病进展生存时间（PFS）高于非手术组，5 年 PFS 分别为 22% vs11%；中位 PFS 分别为 12.8 个月和 10.5 个月，$P=0.008$。而 A 组非肿瘤死亡高于 B 组，$P=0.021$。两组中位生存期无明显差别（23.6 个月 vs 22.2 个月，$P=0.24$），HR 0.87（0.70，1.10）。5 年生存率分别为，27.2% vs 20.3%，5 年生存的风险比（odd ratio）为 0.63（0.36，1.10，$P=0.10$）。女性和体重减轻是独立的预后因素。在 A 组中，5 年生存率与术后病理的关系，术后病理 pN_0 者 5 年生存率为 41%，而 $pN_{1\sim3}$者，为 24%；未手术的病例，为 8%。该研究的结论是：①对ⅢA（N_2）病例，手术组 PFS 优于非手术组，但总生存率无差别；②三联治疗（trimodality therapy）有提高 5 年生存率的趋势；③手术后病理 pN_0的病例预后好；④对合适的病例可选择 CT/RT＋手术的治疗方式；⑤对需要做全肺切除的病例，这种三联治疗方式可能不是最佳的选择。因此，ⅢA（N_2）病例仍然是综合治疗临床研究的热点。

EORTC 08941：选择非小细胞肺癌ⅢA N_2 病例，先给予 3 周期顺铂为基础的方案诱导化疗（platinum－based induction chemotherapy）。对化疗有效的病例随机分为根治性手术组（radical surgery，S）和胸部放疗组（thoracic radiotherapy，TRT）。登记入组进行诱导化疗的病例 572 例，诱导化疗有效率为 61.5%，333 例进入随机分组，手术组 167 例，放射治疗组 166 例。154 例接受了手术治疗，其中，探查手术 14%，根治性切除术 51%，病理降期（pathological downstaging）42%，手术死亡 4%；39% 的病例接受了手术后放疗。随机进入放疗组的病人，155 例接受了放疗，纵隔照射剂量 40Gy，局部补量 20Gy。放疗组 3/4 级毒性发生率 3.9%。中位随诊 72 个月，S 和 TRT 组中位生存时间分别为 16.4 个月和 17.5 个月；2 年、5 年生存率为 35% vs 41%；16% vs 13%。中位 PFS 为 9.0 个月 vs 11.4 个月；2 年 PFS 为 27% vs 24%，$P=0.6$。研究结论认为，对诱导化疗有效的ⅢAN_2 病例，手术与放射治疗比较既不能改善生存率也不能改善无病生存率。

第九节　非小细胞肺癌的术后放射治疗

临床诊断的非小细胞肺癌中，仅 20% 的病例能够行根治性手术切除（complete resection）。并且，即使是手术切除的病例，其5年生存率仅为30%～40%。治疗失败的原因主要是局部复发和/或远地转移。

为提高局部控制率和生存率，术后放射治疗被广泛应用于N_1（Ⅱ期）和N_2（ⅢA期）病例。对术后放射治疗的作用——对局部控制率和生存率的影响，以及放射治疗的副作用，随着临床研究资料的积累有了新的认识。

1998年MRC应用荟萃分析（Meta analysis）方法对9组非小细胞肺癌术后放射治疗随机临床研究结果进行综合分析（PORT）。全部2128例，手术+放射治疗1056例，单纯手术1072例。中位随访时间3.9年。术后放射治疗生存率不但没能提高反而有所降低（hazard ratio 1.21，CI 1.08～1.34）。2年生存率S+R组和S组分别为48%和55%，$P=0.001$。2年无复发生存率分别为46%和50%，$P=0.018$。分层分析（stratification）显示，术后放射治疗对生存率的负相作用与分期有相关性。Ⅰ期最为明显，其次为Ⅱ期。对Ⅲ期病例术后放射治疗对生存率没显示出明显影响。认为对根治术后的Ⅰ，Ⅱ期病例，不提倡常规术后放疗，对Ⅲ（N_2）病例需要进行进一步的临床研究。

中国医学科学院肿瘤医院对肺癌术后N_1、N_2的病例进行术后放射治疗随机分组研究，可供分析的病例296例，S+R 134例，单纯手术162例。3年和5年生存率分别为51.9%和42.9%、50.2和40.5%（$P=0.56$），3年和5年无病生存率为50.7%和42.9%，44.4%和38.2%、（$P=0.28$）。对$T_{3\sim4}N_1M_0$病例，术后放射治疗显示具有提高生存率和无病生存率的趋势，但未达到统计学意义水平，（$P=0.092$，$P=0.057$）。术后放疗能明显降低胸腔内复发率（12.7% vs 33.2%，$P<0.01$）。

因此认为，Ⅰ、Ⅱ期病例术后放射治疗对总生存率有负相影响，不宜行术后放疗。ⅢA病例虽然单纯手术后复发率和死亡率高，但术后放疗的价值仍不明确。目前认为肺癌术后放射治疗宜限于以下方面：①术后有肿瘤残存的病例；②N_2或$T_{3\sim4}N_1$病例根治术后需要进行计划性临床研究（包括放射治疗和化疗）；③采用三维适形放射治疗技术，明确治疗体积，优化剂量分布以降低肺和心脏的受照射体积和照射剂量；④总剂量不超过60Gy，分次剂量≤2Gy；⑤放射治疗和化疗联合应用时，要注意放射治疗和化疗毒性作用的相互加强。

以上的研究似乎对非小细胞肺癌的术后放射治疗有了结论性的结果。然而，2002年来自意大利的对Ⅰ期非小细胞肺癌术后放射治疗的Ⅲ期研究结果，使得我们需要对非小细胞肺癌术后放射治疗重新认识和审慎地评价。罗马天主教大学对104例Ⅰ期非小细胞肺癌进行术后放疗的随机对照临床研究。可评价病例98例。手术为≥肺叶切除加肺门、同侧纵隔淋巴结清扫术。放射治疗技术：采用前野和后斜野照射，靶区包括支气管残端，同侧肺门。同侧纵隔的受照射剂量在90%的剂量线内。照射剂量50.4Gy，1.8Gy/次。平均照射面积50cm^2。两组局部复发率分别为2.2%和23%。5年无复发生存率（DFS）为71%和60%，（$P=0.039$）。5年总生存率为67%和58%，（$P=0.048$）。术后放疗组中，仅6例出现Ⅰ级急性毒性反应。该研究结果显示，Ⅰ期非小细胞肺癌术后放射治疗能够提高局部控制率，能够改善总生存率和无病生存率。治疗相关毒性可以耐受。该文的作者对PORT的分析结果提出不同的意见，PORT分析的临床研究中所采用的照射野大，平均照射野72～150cm^2。放疗设备和照射技术陈旧；放疗剂量不一，多数研究采用了较高的照射剂量，部分照射剂量为30～50 Gy，分次剂量1.8～3 Gy/次。作者认为，PORT分析的研究中缺乏同质性（homogeneity）。对缺乏同质性的资料进行META分析，其结果的可信性值得讨论。

在2005年的ASTRO年会上，耶鲁大学的Lally为了确定术后放疗在Ⅱ、Ⅲ期NSCLC根治术后的应用价值，从SEER数据库中筛选了1988～2001年确诊为Ⅱ、Ⅲ期NSCLC患者6953例，其中采用术后放疗的患者共3390例（48.76%）。观察指标是总生存率（OS）及疾病专项生存率（DSS）。入组标准主要为：手术为根治性切除，不包括N_3患者，为了避免围手术期死亡的影响，手术后3月内死亡的患者均出组。作者在单因素分析中发现，肿瘤直径>3cm、T分期晚（T_3，T_4）、淋巴结阳性、3个或更多的阳性淋巴结、肺支气管肺泡癌、术后放疗的使用等因素均提示总生存率差，但进入多因素分析时后两者却未保持其统计学差异。当对疾病专项生存率分析时发现无论是在单因素分析还是在多因素分析中术后放疗均提示 DFS 差；对 N_2 患者的亚组单因素分析发现术后放疗可以提高总生存率（$P=0.0029$）及疾病相关生存率（$P=0.0336$），术后放疗的 N_2 患者的 5 年生存率为 26.9 ±1.4%，不行术后放疗的则为 18.7 ±2.0%，疾病专项生存率则分别为 35 ±1.6% 及 25.8 ±2.4%。多因素分析显示术后放疗对于 N_2 患者明显提高了 OS（HR：0.826，CI：0.736 ~ 0.926，$P=0.0011$）及 DFS（HR：0.854，CI：0.751 ~0.970，$P=0.0150$）。作者提出术后放疗似乎对病人总生存并无不利影响，但术后放疗组的 DFS 明显降低，这可能是由于在临床实践中对于有更多预后不良因素的早期肺癌医师往往推荐行术后放疗的缘故，而对于 N_2 患者，术后放疗既能够提高总生存率也能够提高疾病专项生存率。

术后放疗的临床应用虽然缺乏充分的临床证据，但术后放疗仍然在各临床指南中广为推荐应用，NCCN 2005 年指南推荐在下列情况考虑为使用术后放疗的指征：阳性手术切缘、N_2 和 T_4 根治切除后、N_1 根治术后有预后不利因素（淋巴结清扫不充分、包膜受侵、多个肺门淋巴结转移以及切缘过近）。

第十节 非小细胞肺癌的适形放疗

放射治疗是肺癌的主要治疗手段之一，但常规放射治疗的疗效尚不能令人满意，临床Ⅰ、Ⅱ病例 2 年生存率为 33% ~72%，3 年生存率 17% ~55%，5 年生存率 0 ~43%。完全缓解率（CR）为 33% ~61%。局部失败率为 6% ~70%。局部晚期病例（ⅢA/B），5 年生存率为 5% ~10%。局部控制率低是造成这种结果的一个主要原因，临床随诊结果显示局部控制率为 13% ~70%。用支气管镜活检的方法进行随诊，局部控制率为 15% ~17%。临床剂量学研究显示，提高剂量可提高局部控制率和生存率。根据 Fletcher 的基础放射生物学原理，要杀灭临床治疗中的局部晚期 NSCLC 可能需要接近 100Gy 的剂量。Martel 等应用数学模型对密执根大学的资料分析显示，对 NSCLC 要达到 >50% 的局部控制率，常规照射需要 84Gy。但由于肺组织耐受剂量的限制，给予 60Gy 以上更高的剂量在常规放疗中是不可能的。3D CRT 为解决这一难题提供了可行的手段。3D CRT 的两个目的：一是提高靶区的精确性，确保靶区内剂量的较均匀分布，提高靶区剂量，提高局部控制率；二是降低靶区周围正常组织的受照射剂量，从而降低并发症的发生率。3D CRT 治疗计划能够提供精确的组织剂量分布（dose volume histogram，DVH）。DVH 对正常组织的受照射剂量提供一个量化的体积 - 剂量分布图。根据 DVH 能够精确判断某一治疗计划产生正常组织并发症的可能性（hormal tissue complication probability，NTCP）。

肺癌的放疗技术复杂，是进行治疗计划评价研究的最佳范例。精确的治疗计划需要应用不规则野、组织补偿、给角照射以及摆位重复性要求。真正的最佳治疗计划设计是非常困难的，表现在以下几个方面：①精确的靶区确认困难；②胸腔内敏感器官（心脏、肺、食管、脊髓）；③胸廓外轮廓不规则；④治疗区组织密度不均一（肺、骨）；⑤需要不规则野计算；⑥器官运动幅度大（呼吸运动，心脏和血管的搏动）。1991 年 Emami 等报道了美国 4 个研究机构对肺癌 3D TP（treatment plan）临床应用研究结果：认为 3D TP 在肺癌的治疗中，在肿瘤区剂量分布和正常组织保护方面提供优化的治疗计划。比较常规治疗计划与 3DTP，常规治疗难以给予一个安全的肿瘤区高剂量照射、不能控制正常组织的照射在一适当的剂量范围内。3D TP 的应用使放射肿瘤学家走向高剂量无并发症的肺癌治疗。

精确的靶区确认是实现精确放射治疗的前提。肿瘤诊断的影像学技术的发展为精确放射治疗的实现提供可能。生物影像技术 - PET 的应用克服了 CT、MRI 的不足，从解剖诊断向功能诊断发展，使放射治疗靶区的确定更为精确。影像指导下放射治疗（image - guided radiotherapy，IGRT）将是放射治疗发展的方向。

随着计算机技术和医学影像技术的进步，肿瘤放射治疗技术从二维的常规放射治疗进入了三维适形放疗（3D CRT）的时代。3D CRT 是一种治疗技术，使得高剂量区剂量分布的形状在三维方向上与病变（靶区）的形状一致，在临床应用越来越广泛，其相对于传统的常规放疗，其准确性明显提高，可以使肿瘤组织得到更高的剂量，同时能够更好地保护周围正常组织，提高了治疗比。在非小细胞肺癌中替代常规放疗已成为趋势。3D CRT 是一种高精度的放疗，其实施过程需要有严格的流程和规范，本节将对 3DCRT 在肺癌放疗实施的流程及每一步骤的基本要求进行讨论。

一、临床准备阶段

实施精确放疗前必须有完善的分期检查和临床分期诊断，应利用一切临床信息以准确合理实施 3D CRT。影像学资料非常重要，主要有胸部 X 线片、CT、MRI、PET、PET-CT 等，其中 CT 应用较为广泛，在骨与软组织受侵时可考虑 MRI，PET 是代谢影像，在确定病变范围尤其是纵隔淋巴结的分期上有一定的优势。其他的重要检查如支气管镜，纵隔镜，腔内超声。支气管镜可以明确气管受侵的情况，从而为病变分期和确定放疗靶区提供可靠的依据；纵隔镜和腔内超声的使用在国内还不普及，可以准确鉴定纵隔淋巴结转移情况，但因其固有缺点，检查均有盲区。

二、CT 扫描及靶区定义

（一）病人的体位与体位固定　肺癌放疗通常选用的体位应为仰卧位，双手抱肘上举过顶，使用不同的固定装置。国内目前较为常用的体位固定技术主要为 3 种：水解塑料成形技术，真空袋成形技术和液体混合发泡成形技术，国外尚有丁字架及肺板等固定装置。总体上应遵循两个原则：一是病人的舒适性好，二是体位重复性强。

（二）放射治疗专用 CT 模拟定位机　CT 模拟定位机是高质量的三维适形放疗实施的重要设备，其特点是除了普通 CT 的功能外还带有放射治疗专用的激光定位系统及图像软件系统。扫描要求：层厚应该小于 5mm 以更好识别纵隔小淋巴结。采用 2 ~ 3mm 层厚所得的 CT 图像可以生成高质量的数字重建射野影像（DRR），而高质量的 DRR 是虚拟定位（virtual simulation）所必需的。中心点的确定：既往使用 CT 模拟机扫描时一般是要给出一个参考中心并予以标记，设计三维计划时会再次设计一个合适的中心，计划完成以后于 CT 模拟机或普通定位机上找出计划中心，整个过程需要两次上定位机，这种做法已被证实增加了系统误差，故多位作者均提倡 3D CRT 的治疗中心应该在 CT 模拟机扫描时就确定，而不应该在设计三维计划时确定，对计划的校正应该在计划系统生成的 DRR 图像与加速器上的射野摄片之间进行。静脉增强及其影响：如果没有近期的增强 CT 可用，做定位 CT 扫描时应该做静脉增强。McGibney 等发现使用静脉增强 CT 勾画 GTV 与无增强 CT 相比可以减少 22% ~ 34% 的 GTV 体积，而增强 CT 对三维计划系统的运算没有明显的影响。

（三）靶区定义及靶区勾画　靶区定义：根据 ICRU50 及 ICRU62 号报告，GTV、CTV、PTV、ITV：GTV 指肿瘤的临床灶，为一般的诊断手段能够诊断出的、可见的、具有一定形状和大小的恶性病变的范围，包括转移的淋巴结和其他转移的病变；CTV 指在 GTV 的基础上包括周围的亚临床灶可能侵犯的范围包括淋巴引流区；ITV 是包括人体内部运动所致的 CTV 体积和形状变化的范围；PTV 指包括 CTV、ITV、摆位误差及疗中靶位置和靶体积变化等因素以后的照射范围。

1. GTV　包括原发灶和转移淋巴结。肺内病变在肺窗中勾画，纵隔病变则应在纵隔窗中勾画。而 Giraud 等证实肺窗窗宽 1600，窗位 -600、纵隔窗窗宽 400，窗位 20 时 CT 显示的病变大小与实际大小最为接近，故这些参数应预置在软件系统内以便医师更准确地勾画靶区。对纵隔淋巴结勾画应根据改良 Naruke 纵隔淋巴结分区图。CT 扫描中纵隔淋巴结短径≥10mm 通常被作为纵隔淋巴结转移的标准，阳性淋巴结均勾画入 GTV。

PET 及 PET-CT 已越来越多地运用到临床，已有研究证实 PET 的应用使得放疗医师勾画 GTV 的个体差异减小。另有研究证实，对于有肺不张和胸膜浸润的患者应用 PET 可以明显减小靶区范围。如果病人有梗阻性肺不张，应考虑根据 PET 或 PET-CT 图像将不张的部分置于 GTV 以外，如无条件行 PET 或 PET-CT 检查，增强 CT 也有助于肺不张范围的判断。经过一段时间治疗，不张的肺可能已经张开，肿瘤可能移位，此时应重新定位。PET 对于纵隔淋巴结的诊断明显优于 CT。

2. CTV Giroud 等在研究 70 份标本以后指出：肺腺癌的平均微小浸润距离是 2.69mm，鳞癌是 1.48mm；如欲包及 95% 的微小浸润病变腺癌需外放 8mm，鳞癌需外放 6mm。来自手术切缘的研究表明，鳞癌较腺癌更易向近端支气管浸润，鳞癌的最大浸润距离是 3cm，腺癌的最大浸润距离是 2cm，1.5cm 的支气管切缘可以保证 93% 的 NSCLC 患者切缘干净，这个标准同样适用于放疗。实际临床工作中为了简化工作程序及减少失误可能，考虑均外放 8mm。中心性肺癌近主支气管处应外放 1.5cm。实际勾画过程中应注意不要超出解剖边界，除非有外侵证据。例如，如果没有 CT/MRI 的影像学表现证明有外侵，CTV 就不应包括胸壁或者椎体，纵隔内的器官和大血管有一定的屏障作用，在勾画 CTV 的时候应考虑。

目前多数学者赞成不做预防性淋巴结照射（elective node irradiation，ENI），在以下情况下实施特定区域的预防性照射：对于右中下叶或者左舌叶，左下叶病变，如果纵隔淋巴结受侵，隆突下淋巴结应包入 CTV；对于左上叶病变，如果纵隔淋巴结包括隆突下淋巴结受侵，主肺动脉窗的淋巴结应包入 CTV；如果隆突下淋巴结或者纵隔淋巴结受侵，同侧肺门应包入 CTV。

在临床实际工作中不宜教条，应在提高肿瘤剂量与降低正常组织剂量之间取得一个较好的平衡。如果病人的肺功能很差，或者 CTV 体积较大，需要在使肿瘤获得良好剂量分布的同时考虑到放射毒性，必要时可以考虑修改 CTV。

3. ITV 这是 ICRU62 号报告针对运动问题特别提出的一个概念，指由于运动而致的 CTV 体积和形状变化的范围。

可以通过以下方法生成 ITV：①在普通模拟定位机上测量运动的范围；②合成“运动 GTV”得到。具体方法是用慢速 CT 扫描（4 秒/层），通过延长扫描时间获得肿瘤在呼吸过程中的整个轨迹，即为“移动 GTV”，此基础上勾画出的 CTV 即为 ITV；普通 CT 多次扫描后进行图像融合也可以获得近似的效果，有研究证实将慢速 CT 扫描肿瘤图像加上 5mm 的边缘所得的“运动 GTV”与快速螺旋定位 CT 6 次扫描后图像融合所获的“运动 GTV”相似且重复性很强。合成“运动 GTV”对设备要求不高，相对简便易行；③通过四维 CT 获取 ITV。四维 CT 是一组在呼吸的不同时相所获的 CT 图像。它使得放疗医师可以观察到三维状态下肿瘤的运动情况，而且所获图像质量远较胸透高。但扫描时间延长、海量数据、过多的辐射都使得其使用价值备受争议，其对照射野边界的影响目前尚需更多验证。以上方法各单位可以根据自身情况选用。

4. PTV 等于 CTV 加上运动及摆位误差。肺癌的运动主要包括呼吸运动及心血管搏动，前者尤其重要。既往研究显示呼吸运动没有规律，不同病人呼吸运动是不一样的，而同一病人不同呼吸之间也会变异。头足方向的肿瘤位移大于前后及侧方位移，下叶大于上叶。而 Jenkens 等通过对纵隔钙化淋巴结的研究发现在头脚，前后及侧方纵隔淋巴结的呼吸移动均值分别为 6.6mm，2.6mm 和 1.4mm，小于原发灶的运动，与原发肿瘤的大小及呼吸幅度的大小无明显关联，各区淋巴结之间运动幅度也无明显差异。

目前通常做法是在 CTV 的基础上外放一个所谓的“标准边缘”形成 PTV，但是由于 CT 模拟定位机扫描只是取得了体内肿瘤和风险器官运动的瞬间图像，用建立在这种静态 CTV 基础上的“标准边缘”治疗动态肿瘤是不合适的，已有研究证实这种方法既会造成肿瘤遗漏又会让正常组织受到不必要的照射，故应在 ITV 的基础上形成 PTV，由于运动的无规律性及影像检查的误差应给 ITV 加上一定的误差范围，目前考虑为 3～5mm，另外再加上摆位误差就形成 PTV，也就是最终的照射靶区。

由于呼吸运动明显增加了靶区体积，故有很多研究致力于减小呼吸的影响。常用的方法有：①网罩固定可以减小呼吸幅度，但影响有限；②浅呼吸法，需要对病人训练；③腹部压迫法，部分病人难以耐受；④纽约纪念医院的深吸气屏气法这种方法能有效缩小野边界，但约有 40% 的患者难以忍受，且并不能排除心血管搏动造成的运动；⑤主动呼吸门控系统需专门的设备及训练；⑥靶区跟踪技术这项技术已经成功地运用在头颈部肿瘤，但在胸部由于呼吸所致的运动没有规律，有很多变异，尚需更多的研究才能完善；⑦呼吸门控技术应选择早期病例使用，如肿瘤体积 <100cm^3（若类圆形则通常直径小于 5cm）。以上这些方法有些比较简单，有些则需要复杂的操作和不菲的费用才能实现，目前还不知道何种类型的病人应选择什么样的方法，但临床工作中仍应根据实际条件尽可能地限制呼吸以提高靶区剂量及保护正常组织。

由于摆位误差受机器设备、人员训练、质控状况等多种因素影响，各个治疗中心的误差水平是不一样的，为了更准确地界定 PTV 的边界各治疗中心均应测出各自的误差值。在线校正（online correction）和离线校正（off-line correction）两种方法可以减小误差，前者需要在每个病人治疗前完成，明显增加了每个病人的治疗时间；后者则是通过在每个病人治疗时采用电子射野影像系统（EPID）多次摄片，测算出误差的均值并予以校正。

三、三维治疗计划的评估

三维治疗计划完成以后应进行评估，包括对靶区剂量的评估及风险器官剂量的评估两个方面，剂量体积直方图（DVH 图）是基本工具，从中可以看到 PTV 等靶区及风险器官的剂量分布，但其不能提供等剂量曲线在三维空间中的分布。对于靶区应尽可能的提高剂量并兼顾其剂量均匀度及冷热点分布，要求至少 95% 的 PTV 达到处方剂量，剂量均匀度 95% ~107%。临床工作中因肿瘤的体积或位置等原因有时很难兼顾，临床医师应根据经验决定取舍。已有研究显示，放宽对靶区内最大剂量的限制就可以使肿瘤获得更高的剂量。

需要注意的正常组织限量包括肺、食管、脊髓、心脏等。肺是主要的风险器官，具体见表 6-2-10。已有的一系列研究显示，V_{20}、V_{30}及平均肺剂量（MLD）等 DVH 参数与放射性肺炎的发生明显相关。而同步放化疗与序贯放化疗相比相同的 V_{20}意味着更高的放射性肺炎发生几率。

华盛顿大学的研究显示，是否同步放化疗及食管最大剂量是否超过 58Gy 与重度放射性食管炎的发生明显相关。Hirota 等认为将全周食管接受剂量≥45Gy 的长度限制在 9.5cm 以内将明显减少重度放射性食管炎的发生。Patel 等发现在实施同步放化疗或超分割放疗的病人中体重指数及食管的 V_{50}与二级以上放射性食管炎发生密切相关。

脊髓受照体积增加时，发生脊髓损伤的几率也会加大。当较大体积的脊髓已经接受到极限剂量时，医师应考虑尽早避开脊髓。脊髓剂量不应当超过 45Gy，大分割照射时脊髓剂量上限应为 40Gy。

有关心脏毒性研究还缺乏足够的数据。

表 6-2-10 剂量体积的一些限定

正常器官	单纯放疗（Gy）	同步放化疗（Gy）	同步放化疗（Gy）+手术
脊髓	45	45	45
肺	20（<35%）	20（<30%）	10（<40%） 15（<30%） 20（<20%）
心脏	40（<100%） 50（<50%）	未知	未知
食管	60（<50%）	55（<50%）	未知

计划评估应由医师与物理师共同完成，但医师与物理师的角度不同，后者多从物理角度出发，而前者必须兼顾生物及物理剂量两个方面，综合权衡利弊。一个从物理学角度合格的计划从临床和生物学角度出发未必满意。

四、三维适形放疗的实施与疗效毒性的评估

现有资料强烈支持 EPID 的使用，其在 3D CRT 的治疗中能明显减少摆位误差。在线校正系统操作复杂，占用时间多，相比之下建立在 EPID、DRR 和图像比较软件基础上的离线校正系统有优势，可以有效地减少 CTV 到 PTV 的边界。在图像比较的过程中，前后位重复性最高的参考标记是胸壁和气管，侧位方向上则为椎体和胸骨。Brugmans 等提出使用能量大于 10MV 的射线是不合适的，因为会导致增加散射电子线在肺内运动的距离从而增宽了照射野的半影。

疗效评估应采用 RECIST 标准；毒性评估则应采用 CTC3.0 标准（common toxicity criteria v3.0），这个版本由欧洲和美国的协会共同制定，涵盖了各种肿瘤的急性和晚期治疗反应，而 RTOG 和 SOMA - LENT 分级系统仍有价值。

肺癌适形放射治疗的初步临床结果：

肺癌适形放疗经过近 10 年的临床研究，有一些初步的研究结果报道。1995 年 Sibley 等率先报告了 37 例Ⅲ期 NSCLC 适形放疗结果，1、2 年生存率分别为 75% 和 37%。Armstrong 等报道了 45 例 NSCLC，中位剂量 70.2Gy（52.2 ~ 72Gy），全组中位生存期 15.7 月，4.9 年生存率 12%，局控率 54%。Sim 等 2001 年报告了 152 例Ⅲ期 NSCLC 3D CRT 的结果。70 例单独放疗，中位剂量 70.2Gy；82 例采用诱导化疗加放疗，中位剂量 64.8Gy。单放组和综合组的中位生存时间分别为 11.7 个月、18.1 个月（$P = 0.001$）；2 年的局部控制率分别为 35.4%、43.1%（$P = 0.1$）。2002 年 Brdley 等报告了 207 例不能手术 NSCLC 的 3D CRT 的结果。中位剂量 70Gy。1、2 年生存率分别为 59% 和 41%。这几个临床结果都表明用适形放疗后患者生存率高于常规放疗，但其放疗并发症并无明显增加。中国医学科学院肿瘤医院一组 91 例首程放疗的非小细胞肺癌病例适形放射治疗结果，完全缓解（CR）11%（10/91），部分缓解（PR）46.2%（42/91），稳定（SD）33%（30/91），进展（PD）1.1%（1/91），疗效未评价 8.8%（8/91），有效率 57.2%。1 年 OS 为 68.0%，2 年 OS 为 33.5%，MST 为 18.6 个月（13.3 ~ 24.0 月）。1、2 年的 LPFS 分别为 86.0%、66.1%。单因素分析显示，无疗前体重下降≥5% 的患者有较好的疗效，统计学上有显著性差异。多因素分析显示，无疗前体重下降≥5%、高 KPS 评分和分期早都是预后好的因素，统计学分析均有显著差异。29 例术后复发的患者，1 年 OS 为 66.2%，2 年 OS 为 44.6%，MST 为 14.9 个月，1 年的 LPFS 为 86.7%、2 年的 LPFS 为 75.9%。这些数据说明适形放疗的效果优于常规放疗，也说明对于术后局部复发的 NSCLC，3D - CRT 能提供很好的疗效，且放疗的损伤并不增加。

第十一节 小细胞肺癌的治疗

支气管肺癌分为两种不同的类型：小细胞肺癌和非小细胞肺癌，两种类型在临床特征，病理学、生物学特性方面均有不同。小细胞肺癌约占全部肺癌的 20%，在 20 世纪 70 年代以前，小细胞肺癌和非小细胞肺癌的临床治疗没有区别，无论是外科治疗或放射治疗，其生存率均非常之低。直到 70 年代才将肺癌的临床研究分为小细胞肺癌和非小细胞肺癌。这一突破是由于在 60 年代末认识到小细胞肺癌对化疗药物比非小细胞肺癌敏感。此后，全身化疗（systemic therapy）± 局部治疗成为小细胞肺癌的标准治疗（standard care）。

一、小细胞肺癌的病理特点

癌细胞较小，呈圆形或卵圆形，有的如淋巴细胞样，核深染，胞质稀少或看不清，分裂象多见。癌细胞常弥漫散在，也可排列呈条索状、片块或小梁状，但无器官样结构，坏死常见。人为地受挤压现象及血管的嗜碱性也为其特点。根据癌细胞的形态特征，可分为 3 个亚型：①燕麦细胞型，占 15%；②中间细胞型，占 70%；③混合细胞型，占 15%。

二、临床分期

按照国际肺癌研究会（IASLC）1989 年第三届小细胞肺癌专题讨论会，一致通过经修订的小细胞肺癌临床分期标准。

（一）局限期（LD） 病变限于一侧胸腔，有/无同侧肺门、同侧纵隔、同侧锁骨上淋巴结转移，可合并少量胸腔积液，轻度上腔静脉压迫综合征。

（二）广泛期（ED） 凡是病变超出局限期者，均列入广泛期。

三、治疗原则

（一）局限期

1．手术治疗 根据美国 2006 年 NCCN 中提出的小细胞肺癌的治疗指南，对手术的适应证限制较为严格。仅对临床分期 $T_{1\sim2}N_0$ 的病变，对纵隔进行分期检查阴性的（纵隔镜或 PET/CT）病例选择肺叶切除（lobectomy）和纵隔淋巴结清扫或取样手术，根据术后病理分期选择术后化疗或化放疗，具体见图 6－2－3。

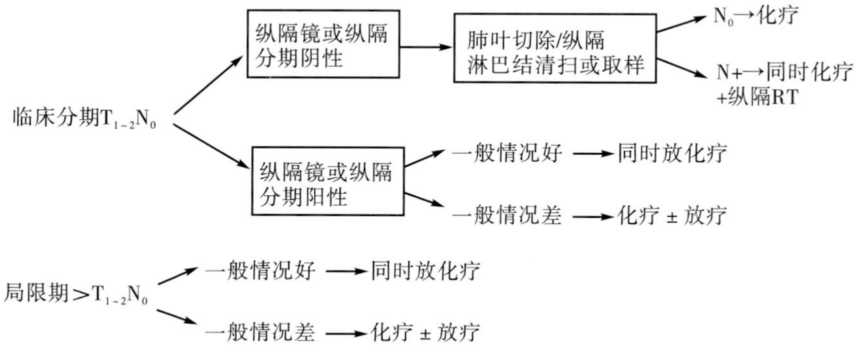

图 6－2－3 小细胞肺癌治疗选择流程图

2．化疗/放疗综合治疗 这是局限期小细胞肺癌的基本治疗模式，同时化放疗在国外已被广泛接受，在国内，目前仍常采用序贯化疗放疗。推荐进行同时化疗/放疗的临床研究，若采用序贯化放疗，建议诱导化疗以 2 个周期为宜。已经有研究结果显示，延迟放疗开始时间治疗疗效降低。

3．局部病变不大但肺门和/或纵隔转移灶大不能手术的病人应以化、放疗为主。

（二）广泛期 广泛期病人应以化疗为主，根据病人的一般情况，病变累及的范围以及对全身化疗的反应，选择性地给予胸部放疗或转移部位的姑息放疗，如脑转移、骨转移、上腔静脉压迫综合征等。

四、小细胞肺癌的放射治疗

（一）放射治疗在 LD 期 SCLC 治疗中的价值 小细胞肺癌由于恶性度高，生长快，远地转移率高，但对化疗敏感，化疗可以获得 40%～68% 的完全缓解率。在全身化疗作为主要的临床治疗手段后，一些学者对放射治疗在局限期 SCLC 治疗中的价值提出疑问，即局限期小细胞肺癌是否需要合并放射治疗，化疗后 CR 的病例是否也需要放疗，放射治疗对局部控制率、生存率的影响。自 20 世纪 70 年代后期，开始对放射治疗在局限期小细胞肺癌治疗中的价值进行了大量的临床研究。研究结果显示，胸部照射能够提高局部控制率和生存率。化疗合并胸部照射的病例局部和区域（locoregional）复发率为 30%～60%，而单纯化疗的病例为 75%～80%。Pignon（1992 年）等应用荟萃分析（Meta-analysis）方法对 13 个随机对照研究共 2140 例进行分析，得出结论，化疗合并放射治疗优于单纯化疗，3 年生存率分别为 15% 和 9%；5 年生存率分别为 11% 和 7%（$P=0.001$）。2 年局部复发率分别为 23% 和 48%（$P=0.0001$）。此后，放射治疗加化疗的综合治疗成为局限期小细胞肺癌的临床治疗模式。

（二）照射剂量 照射剂量是临床上实施放射治疗时所必须面对的问题，小细胞肺癌是对放射敏感的恶性肿瘤。然而，对于小细胞肺癌的最佳照射剂量，并不像对恶性淋巴瘤的放疗那样有较明确的临床研究结果。在 70 年代，往往给予 25～30Gy/10 次。而后逐渐提高到 60Gy/30～33 次。对所谓的“最佳剂量”，直到目前仍无明确答案。

肿瘤的临床治疗中，可宏观地分为局部病变的治疗和远地转移病灶或称亚临床病灶的治疗两个方面。这两个方面在临床治疗中的重要性，随肿瘤临床治疗的发展而相互转变。在早年的治疗中，化疗药物种类少，缺乏有效的化疗药物和恰当的化疗方案，远地转移是临床治疗的主要矛盾。治疗失败和病人死亡的主要原因是广泛转移。随着更多的有效的化疗药物的出现和肿瘤内科学的发展，全身治疗在控制亚临床转移灶方面取得显著疗效，小细胞肺癌患者的生存期得到延长，局部失败变得显著和重要，需要有效的方法降低局部复发的危险性。放射治疗的剂量是直接影响局部控制率的重要因素。

LD SCLC 放射治疗剂量的研究仅有一个Ⅲ期临床研究。NCIC（National Cancer Institute of Canada）将接受 3 个周期化疗有效的病例，随机分为 25Gy/10 次/2 周（SD）和 37.5Gy/15 次/3 周（HD）两组。放射野根据化疗前肿瘤边界外放 2cm。可分析病例 168 例，完全缓解率 SD 组为 65%，HD 组为 69%；中位局部病变无进展时间两组分别为 38 周和 49 周（$P=0.05$）；两年局部未控率分别为 80% 和 69%，（$P<0.05$）；总生存率两组无显著差别。吞咽困难发生率 SD 组和 HD 组分别为 26% 和 49%（$P<0.01$）。Work 等报道 197 例 LD SCLC 的治疗结果。比较不同放射治疗剂量组的治疗疗效，近期疗效和远期疗效见表 6-2-11。45Gy 组与 40Gy 组比较，显示有提高生存率的趋势，但无统计学显著意义。

表 6-2-11 照射剂量与近期疗效和生存率

剂量组	病例数	CR（%）	PR（%）	2 年生存率（%）	5 年生存率（%）
40Gy	85	60	26	15.1	9.3
45Gy	112	60	28	22.1	12.8
P 值					0.18

MGH 回顾性分析 1974～1986 年收治的 154 例 LD SCLC，放射治疗剂量 1974～1977 年 30～40Gy 提高到 1978～1986 年 44～52Gy。分析照射剂量与局部复发率的关系，50Gy，45Gy，40Gy，35Gy，30Gy 组的 2.5 年局部和区域失败率分别为 37%，39%，49%，79%，84%。50Gy 组与 35Gy 组比较，$P<0.05$。50Gy 组与 40Gy 组比较差别无显著意义。该研究结果显示局部控制率随剂量增加而提高的趋势。

虽然对最佳剂量临床上尚无有力的证据和明确的答案，但是在临床治疗和研究中，多数学者具有一定的共识，低于 40Gy 将导致局部控制率降低，而高于 54～56Gy 似乎无明显的益处。

（三）照射体积 在制定放射治疗计划时，照射体积与照射剂量同样重要。到目前为止，照射体积仍是一个没有明确结论的问题．Mira 在 1980 年报道了 17 例综合治疗的病例，7 例出现胸腔失败，其中 5 例失败部位是在放射野外，而放射野的大小是根据化疗后病变的大小决定的。因此，Mira 认为失败的原因是放射野偏小所致。Perez 等把照射体积作为质量控制的一部分进行回顾性分析，照射野被分为“恰当”（adequate）和不恰当（inadequate），前者局部复发率为 33%，而后者局部复发率为 69%，$P=0.02$。White 对 SWOG 的研究结果进行了相同的回顾性分析，照射野恰当组和照射野不恰当组的局部复发率分别为 43% 和 69%，$P=0.04$。上述临床报道倾向于支持大野照射（generous TRT field）。例如，对原发灶位于左上叶的病变伴同侧肺门、纵隔淋巴结转移的病例，照射体积应包括：

肿瘤边缘外2cm，左、右肺门区，纵隔（胸廓入口至隆突下）和双侧锁骨上。如此大野照射其原因之一是由于SCLC对放射治疗相对敏感，中等剂量的照射能够获得较好的局部效果，但大野照射阻碍了提高照射剂量的可能。根据化疗前（pre - chemotherapy）肿瘤体积还是化疗后（post - chemotherapy）肿瘤体积设计照射野成为争议的问题。

1980～1990年的临床研究证据显示，小的照射体积不影响肿瘤的局部控制率。Liengswangwong等回顾性分析Mayo Clinic治疗的59例LD SCLC治疗失败原因与治疗体积的关系，根据诱导化疗前肿瘤体积设计照射野28例，根据诱导化疗后肿瘤体积设计照射野31例。全组19例出现胸腔内复发为最早复发部位，化疗前肿瘤体积照射组9/28，化疗后肿瘤体积照射组为10/31。复发部位均为野内复发。该作者认为按照化疗后肿瘤体积照射不增加照射野边缘失败和放射野外胸腔失败。

Kies等报道了SWOG对SCLC照射体积的随机对照研究结果，也是唯一的关于照射体积的随机对照研究。将诱导化疗后PR和SD的病人随机分为大野照射（wide - volume）和小野照射（reduced - volume），可分析病例191例。远期生存率和复发形式两组无明显差别（表6－2－12）。并发症的发生率则大野照射组高于小野照射组（表6－2－13）。

Brodin等报道了Uppsala大学的研究结果，86%的胸腔内复发是野内复发，提示是照射剂量不恰当（inadequate）而不是照射野不恰当。Lichter和Turissi综述了局限期小细胞肺癌的照射剂量和照射体积，提出减少照射体积不但不影响治疗结果，而且减少照射体积可以在不超过正常组织耐受的范围内，提高照射剂量。对侧肺门和锁骨上区的预防照射对局部控制率和生存率均无帮助。

表6－2－12 照射体积与生存期和缓解期

组别	病例数	中位生存期（周）	缓解期（周）
Pre - field	93	51	31
Post - field	98	46	30
*P*值		0.73	0.32

表6－2－13 照射体积与严重并发症

	Pre - field S	Pre - field LT	Pre - field F	Post - field S	Post - field LT	Post - field F
食管炎	1	0	0	2	0	0
放射性肺炎	4	0	1	2	1	0
PLT	2	1	0	0	0	0
WBC	32	15	2	27	7	1

S：严重的（severe），LT：威胁生命的（life threatening），F：致死性的（fatal）。

美国Intergroup trial 0096的临床研究中所采用的照射野为：肿瘤边缘外放1.5cm，同侧肺门，纵隔从胸廓入口至隆突下区。不做对侧肺门和双侧锁骨上区预防照射。这一设野原则已广泛被北美和欧洲的临床研究中所采纳。

（四）在综合治疗中放射治疗的顺序和时间（timing and sequence） 放射治疗和化疗联合应用有3种方式：①序贯治疗；②交替治疗；③放射治疗化疗同时进行，见表6－2－14。同时放化疗的益处是缩短总治疗时间，治疗强度提高，放疗和化疗具协同作用。缺点是治疗毒性增加，主要是食管炎、肺炎和骨髓抑制，难于评价肿瘤对化疗的反应。随着PE方案作为SCLC的标准化疗方案的应用，多数临床研究认为PE方案化疗同时合并放射治疗是可以耐受的，并被广泛接受。交替治疗方法可以降低治疗毒性和耐受性，由于需要间断放射治疗被认为是不合理的放射治疗模式。

表6－2－14 放疗化疗结合的时间顺序模式

综合治疗模式
序贯（sequential）：
CT→RT ；RT→CT
交替（alterating）：
CT→RT→CT→RT→CT→RT
同时（concurrent）：
early：CT/RT→CT →CT→CT
mid：CT→CT →CT/RT→CT
late：CT→CT →CT→CT/RT

Murray 对放射治疗和化疗联合应用的时间间隔与治疗疗效的关系进行了荟萃分析，虽然该项荟萃分析不是为特定的时间 - 顺序治疗模式设计的，也不能明确具体一种模式的优越之处，并且许多研究中涉及不同的综合治疗模式（如早期交替治疗与后期的序贯治疗），但其结果仍具有重要的参考价值，见表 6 - 2 - 15。

表 6 - 2 - 15　放疗和化疗的间隔时间的荟萃分析

间隔时间（周）	平均间隔时间（周）	病例数	3 年无进展生存率（%）
0 ~ 2	0	426	18.9
3 ~ 5	4	304	22.2
6 ~ 10	9	376	14.1
11 ~ 19	17	453	12.7
20 +	20	388	13
never	n/a	493	6.7

n/a = not applicable。

有 7 个放射治疗时间和顺序的Ⅲ期临床研究。EORTC 的研究比较交替治疗与序贯治疗。全组 169 例，化疗采用 CDE 方案（cyclophosphamide，doxorubicin and etoposide），交替治疗组放疗在治疗开始后的第 6 周进行，照射剂量 50Gy/20 次/89 天；序贯组放疗在化疗完成后（第 14 周）开始，照射剂量 50Gy/20 次/26 天。局部复发率两组无显著差别（50% vs 45%），3 年生存率两组相同（14%）。

法国的一组研究比较交替放化疗与同时放化疗，可分析病例 156 例。化疗采用 CDE 方案（在第 2、3 周期长春新碱取代阿霉素以避免心脏毒性）。同时放化疗组 82 例，放疗在第 2 周期化疗结束后立即开始，照射剂量 50Gy，20 次 36 天。交替治疗组 74 例，化疗方案相同，放射治疗：第 36 ~ 47 天，20Gy/8 次；第 64 ~ 75 天，20Gy/8 次；第 92 ~ 101 天，15Gy/6 次。中位生存期分别为 13.5 个月和 14 个月；3 年生存率分别为 6% 和 11%，差别无显著意义。

Work 等报道了 199 例病人的研究结果，放疗化疗同时进行，早放疗组在治疗的第 1 天同时开始化疗和放疗，照射 20 ~ 22.5Gy/11 次，然后给予 1 周期 PE 方案化疗，接着再给予 20 ~ 22.5Gy 的照射，放疗完成后给予继续化疗。晚放疗组分别在治疗的第 18 周和 23 周给予第一部分和第二部分照射。剂量和剂量分割同早放疗组。两组局部复发率分别为 76.6% 和 72.8%，5 年生存率分别为 10.8% 和 12%，两组无显著性差异。

CALGB 将 390 例局限期 SCLC 随机分为早放疗组：放疗同时合并 COE 方案（CTX，VCR 和 VP-16 在治疗的第一天开始，照射剂量 50Gy/25 次/5 周；晚放疗组：放疗在治疗的第 12 周开始，放疗同前。两组均接受了脑预防照射。第 3 组为单纯化疗组。5 年局部复发率早放疗组和晚放疗组分别为 49% 和 68%，而单纯化疗组为 82%。5 年生存率早放疗组和晚放疗组分别为 6.6% 和 12.8%，$P = 0.007$。早放疗组生存率降低被认为是早放疗组接受的化疗剂量强度低于晚放疗组的原因。

Murray 等报道了加拿大国立肿瘤研究所（NCIC）的随机对照研究，比较早放射治疗（化疗开始后的第 3 周进行）和晚放射治疗（化疗开始后的第 15 周进行）对预后的影响，化疗采用 CAV/EP 交替。虽然两组的局部控制率相同（55%），远期疗效早放射治疗组优于晚放射治疗组，3、5、7 年生存率分别为 26%、22%、16% 和 19%、13%、9%（$P = 0.013$），见表 6 - 2 - 16。

Jeremic 等报道的研究结果，103 例病人随机分为早放疗组和晚放疗组，放疗同时合并 EP 方案化疗分别在第 1 天和第 42 天开始，放疗给予 54Gy/36 次/4 周（1.5Gy，bid）。早放疗组优于晚放疗组，局部复发率分别为 42% 和 65%；5 年生存率分别为 30% 和 15%。

来自日本的资料同样显示早放疗好于晚放疗，可分析病例 228 例，化疗采用 EP 方案，放疗分别在化疗的第 1 周期和第 4 周期进行，45Gy/30 次/3 周，（1.5Gy，bid）。中位生存期分别为 31.3 个月和 20.8 个月，5 年生存率分别为 30% 和 15%，$P=0.013$。

表 6－2－16 放疗时间与预后

研究组	病例数	CT	RT（Gy）	中位生存（月）	5 年生存率（%）	P 值
CALGB		CEVA	50			
Early－RT	125			13.04	6.6	
Late－RT	145			14.54	12.8	NS
Aarhus		CAV/EP	40～45			
Early－RT	99			10.7	10	
Late－RT	100			12.9	10	NS
NCIC		CAV/EP	40			
Early－RT	155			21.2	22.0	
Late－RT	153			16.0	13.0	0.013
Yugoslavia		Carb/EP	54			
Early－RT	52			34	30	
Late－RT	51			26	15	0.027
JCOG		EP	45			
Early－RT	114			31.3	30	
Late－RT	113			20.8	15	<.05

CALGB：美国癌症和白血病研究组；NCIC：加拿大癌症研究中心；JCOG：日本临床肿瘤研究组；CEVA，cyclophosphamide，etoposide，vincristine，and doxorubicin；XRT，radiation therapy；NS，not significant；CAV，cyclophosphamide，doxorubicin，and vincristine；EP，etoposide and cisplatin；carbo，carboplatin。

综上所述，根据现有临床研究证据，有关放射治疗的时间－顺序可总结为以下几点：①放射治疗提高 LD SCLC 的生存率与治疗的时机（"therapeutic window" of opportunity）有关，即与化疗结合的时间关系；②在同时放化疗的模式中，虽然放射治疗的最佳时间尚不确定，加拿大、日本和南斯拉夫的研究证据支持在治疗疗程的早期给予放疗（early radiotherapy）。而 CALGB 的研究结果显示晚放疗（delayed radiotherapy）优于早放疗，但该研究中存在早放疗组降低了化疗剂量这一混杂因素；③没有证据支持在化疗全部结束以后才开始放射治疗；④对一些特殊的临床情况，如肿瘤巨大，合并肺功能损害，阻塞性肺不张，2 个周期化疗后进行放疗是合理的。这样易于明确病变范围，缩小照射体积，使病人能够耐受和完成放疗。

放射生物学研究显示，当所有的细胞丢失（all cell loss）停止（shut off）时，肿瘤的克隆原细胞的倍增时间甚至短于潜在倍增时间。可以设想诱导化疗（induction chemotherapy）所产生的肿瘤细胞杀伤将会被因治疗疗程的延长所致的肿瘤细胞的再增殖所抵消。因此，缩短总治疗时间将降低肿瘤细胞在治疗中再增殖的机会。在讨论治疗时间时包括两个方面，一是放疗的时间（duration of RT），二是放疗与总治疗时间的关系（the time from the start of any therapy to the end of RT）。

若放疗给予早并且与化疗同时应用，由于化疗药物的同步化与放射的共同作用，不仅放射非常敏感的细胞，那些放射不太敏感的或高度增殖的细胞同样将被杀灭。Murry 提出在同时放化疗中，放疗的最佳时间应该是在化疗开始后的 6 周以内给予。超过上述时间肿瘤加速再增殖将会增加，产生治疗抗拒的细胞克隆。早放疗指放射治疗在化疗的第一周期或第二周期开始，此治疗方法在北美的许多研究中心和多中心临床研究中已被采纳作为标准治疗方案（standard approach）。

（五）放射治疗的剂量分割　由于应用常规放射治疗提高照射剂量的方法在 SCLC 的治疗中是不成功的，临床上转向对提高局部治疗强度的研究——改变剂量分割，缩短治疗时间，这也是放射治疗学家惯用的手段。加速超分割照射技术正适合应用于 SCLC——因其细胞增殖快，照射后细胞存活曲线的肩区不明显。理论上应用加速超分割照射能够提高治疗增益。

Turrisi 等于 1988 年报道了每天两次照射，每次照射 1.5Gy，同时合并 EP 方案化疗的Ⅱ期临床研究结果，此后有多家类似的临床研究报道（表 6－2－17），显示了较好的前景。2 年生存率 40% 左右，毒性反应主要为骨髓抑制和食管炎，但可耐受，3 级粒细胞减少 70% ～80%，3 级食管炎 35% ～40%。

表 6－2－17　每天两次照射＋EP 化疗的Ⅱ期临床研究

作者	剂量（Gy）	分次数	Course/timing	病例数	2 年生存率（%）	局部控制率%
Turrisi	45	30	1C	23	56	91
ECOG	45	30	1C	40	36	90
NCI－Navy	45	30	1C	31	60	91
ECOG	45	30	1A	34	40	86
Mayo Clinic	48	30	3C	29	47	83

C：concurrent（同步）；A：alternating（交替）。

在上述Ⅱ期临床研究的基础上，美国（1989～1992）开展了多中心Ⅲ期临床研究（Intergroup 0096）。419 例局限期小细胞肺癌随机分为加速超分割治疗组（AHF-RT），每天 2 次照射，1.5Gy/次，总量 45 Gy，和常规分割治疗组（standard-RT），每天照射 1 次，1.8 Gy/次，总量 45 Gy。两组均在治疗的第 1 天同时应用 EP 方案化疗，化疗共 4 个周期。全部病例均随诊 5 年以上。AHF-RT 组明显优于常规治疗组（表 6－2－18）。

表 6－2－18　加速超分割与常规分割治疗的结果（Intergroup Trial 0096）

	1.8Gy/qd	1.5Gy/bid	*P* 值
病例数	206	211	
中位生存期（月）	19	23	
2 年生存率（%）	41	47	
5 年生存率（%）	16	26	0.04
无复发生存率（%）	24	29	0.10
局部失败率（%）	52	36	0.06
局部＋远地失败率（%）	23	6	0.005
3 级食管炎	11	27	<0.001

Intergroup：美国协作组。

Bonner 等报道了 Mayo Clinic 的研究结果。该研究将局限期 SCLC 先给予 3 个周期的 PE 方案化疗，然后随机分为每日 2 次照射组（twice－daily thoracic irradiation，TDTI）和每日 1 次照射组（once－daily thoracic irradiation，ODTI），两组均同时合并 PE 方案化疗。照射剂量，TDTI 组 48 Gy/32 次，24 Gy 后休息 2.5 周；ODTI 组 50.4 Gy/28 次连续照射。放疗结束后再给予 6 个周期的 PE 方案化疗，完全缓解者给予脑预防照射。入组病人 311 例，262 例参加随机分组。两组 3 年生存率无差别，TDTI 组和 ODTI 组分别为 29% 和 34%，$P=0.46$。

（六）脑预防照射（prophylatic cranial irradiation，PCI） 脑是小细胞肺癌常见的转移部位，脑转移的发生率高达 50%。多药联合化疗和放射治疗的应用，长期生存率提高，脑转移的发生也随之增加。文献报道，治疗后生存 5 年以上的病例中枢神经系统转移率高达 80%。

选择性 PCI 能够降低 SCLC 的脑转移率在临床上已被证实。Pedersen 等报道 PCI 组中枢神经系统复发率为 6%，而对照组为 22%。直到最近 Arriagada R 的荟萃分析结果报道之前，PCI 对生存率的作用一直存在争议。PCI 综合分析协作组（The Prophylactic Cranial Irradiation Overview Collaborative Group）对 SCLC 完全缓解病例，PCI 随机对照研究资料进行荟萃分析，结果显示，SCLC 完全缓解病例脑预防照射能够提高生存率和无病生存率（DFS）。PCI 组 3 年生存率提高了 5.4%（20.7% vs 15.3%）。与对照组比较，PCI 组死亡的相对危险性（RR）为 0.84（95% CI = 0.73 ~ 0.97，$P=0.01$）。DFS 提高（RR = 0.75，95% CI = 0.65 ~ 0.86，$P<0.001$）。脑转移率降低（RR = 0.46，95% CI = 0.38 ~ 0.57，$P<0.001$）。对不同照射剂量（8Gy，24 ~ 25Gy，30Gy，36 ~ 40Gy）分析显示，脑转移率随剂量增加而降低。PCI 给予的时间对脑转移的影响显示：PCI 给予早，脑转移率有降低的趋势。

第十二节 肺癌的姑息性放疗

一、适应证

不考虑远期效应，减轻近期症状，局部晚期肿瘤或远地转移灶已出现或极可能出现临床症状病例，应行姑息放疗减症。广泛骨转移可行半身照射。

根据 Erkurt（2000）调查，现约 75% 临床医师认为放疗不能治愈手术不能切除的局部晚期 NSCLC，仅能达到缓解症状，有限延长存活期目的。尽管采用根治性放疗技术照射，实质为姑息治疗。

二、照射技术

（一）胸部 胸部照射野仅包入产生症状的病灶。建议预期存活 <6 月者照射 DT20Gy/5 次/1w，预期存活 6 ~ 12 月者 DT30Gy/10 次/2w 或 DT45Gy/15 次/3w，一般情况好，瘤体直径 <10cm 者采用根治性放疗技术照射。应避免过度照射可能出现急性放射反应的器官。缓解阻塞性肺炎症状可行腔内近距离照射，剂量参考点粘膜下 1.5cm，只照射 1 次 DT10 ~ 15Gy。

（二）脑 多发脑转移者，全脑照射 DT30Gy/10 次/2w 或 DT40Gy/15 次/3w；单发转移局部加量 DT12Gy/4 次/1w，也可以不行全脑照射，单纯手术或者光子刀治疗。（参见第十五章）

（三）骨 骨转移照射野应包入整块受累骨，也可单纯照射局部。一般照射 DT30Gy/10 次/2w 或 DT8Gy/1 次。半身照射一般照射 DT6 ~ 8Gy/1 次。（参见第十五章）

三、结果

（一）症状及体征消失情况 中国医学科学院肿瘤医院报告放射治疗后咯血、胸痛、气短、发热、上腔静脉压迫综合征缓解情况见表 6-2-19。可以看出，放射治疗对改善局部症状，消除上腔静脉压迫综合征有效。肺不张的复张主要和不张时间长短有关，复张率约 23%，声嘶消失约 6%，二者症状缓解率与症状出现时间长短有关。姑息性放疗肺癌脑转移有效率在 70% ~ 90% 之间，骨转移疼痛缓解率 >80%。

表6－2－19　姑息性放射治疗后局部症状改善情况

症状	例数	消失		改善		改善率（%）
		例数	%	例数	%	
血痰	244	188	77.0	35	14.3	19.3
胸痛	273	124	45.4	104	38.1	83.5
气短	218	93	42.7	89	40.8	83.5
发热	72	46	63.9	12	16.7	86.0
SVCS	25	18	72	5	20	92

（二）胸部病灶姑息性放疗结果　Teo（1988）报告姑息性放疗随机分组研究结果，高剂量长时间照射对患者无任何益处。Nestle（2000）随机分组研究了152例Ⅲ～Ⅳ期病例，一组常规剂量分割照射DT60Gy，一组超分割姑息照射，每次2Gy，每日2次，间隔6小时，总量DT32Gy/10d，MST姑息组稍长，2年存活同为9%。Girling（2000）随机分组姑息治疗了230例T_4有轻微胸部症状的病例，分为即刻放疗或症状出现加重后再放疗甚至不行放疗，放疗剂量DT8.5Gy/2次/1w或10Gy/1次，结论是各组存活质量和存活时间无差异。Dixon（2000）随机分组比较了184例加拿大DT20Gy/5次/1w姑息放疗方式和英国DT10Gy/1次方式，2组疗效无差异。RTOG随机研究报告照射DT30Gy/10次/4w，分程DT40Gy/10次/4w和DT40Gy/20次/4w，3种治疗方式姑息效果无差异，回顾性与照射剂量＞DT60Gy比，还是照射剂量高于DT60Gy者预后好，但延长的生存时间却无统计学差异。目前尚无高于DT60Gy剂量与低量姑息比较的随机研究资料。Ron（2000）随机分组比较了99例晚期NSCLC姑息腔内或外照射放疗的结果，结果外照射组存活时间和症状缓解率均优于腔内治疗组。

（王绿化　张红星　陈东福）

参 考 文 献

1. Tyldesley S，Boyd C，Schulze K，et al. Estimating the need for radiotherapy for lung cancer：An evidence－based，epidemiologic approach. Int J Radiat Oncol Biol Phys，2001，49：973～985.
2. Minoru U，Akira H，Hiroyuki T，et al. Computed tomography（CT）guided stereotatic radiation therapy（SRT）for stage I non small cell lung cancer（NSCLC）：An 8 year results of initial 50 patients.（Abstr）Int J Radiat Oncol Biol Phys，2003，57：S281.
3. Hiroshi O，Yasushi N，Hiroki S，et al. Stereotactic hypofractionated high－dose irradiation for patients with stage I non－small cell lung carcinoma：clinical outcomes in 241 cases of a Japanese multi－institutional study.（Abstr）Int J Radi at Oncol Biol Phys，2003，57：S124.
4. Le Chevalier T，Arriagada R，Quoix E et al. Radiotherapy alone versus combined chemotherapy and radiotherapy in unresectable non－small cell lung cancer. First analysis of a randomized trial in 353 patients. J Natl. Cancer Inst，1991，83：417～423.
5. Furuse K，Fukuoka M，Kawahara M，et al. Phase Ⅲ study of concurrent versus sequential thoracic radiotherapy in combination with mitomycin，vinblastine and cisplatine in unresectable stage Ⅲ non－small cell lung cancer. J Clin Oncol，1999，17：2692～2699.
6. Curran W，Scott C，Langer C，et al. Phase Ⅲ comparison of sequential vs. Concurrent chemoradiation of pts with unresected stage Ⅲ non－small cell lung cancer（NSCLC）：initial report of Radiation Therapy Oncology Group（RTOG）9410. Pro. Am Soc Clin Oncol J Clin. Oncol，2000，19（abstract 1891）.
7. Albain K，Rusch VW. Crowley JJ，et al. Concurrent cisplatin/etoposide plus chest radiotherapy followed by surgery for stage ⅢA（N2）and ⅢB non－small cell lung cancer：mature results of Southwest Oncology Group phase Ⅱ study 8805. J Clin Oncol，1995，13：1880～1892.
8. Albain KS，Scott CB，Rusch VR，et al. Phase Ⅲ comparision of concurrent chemotherapy plus radiotherapy（CT/RT）

and CT/RT followed by surgical resection for stage ⅢA (PN2) non – small cell lung cancer (NSCLC): Initial results from intergroup trial 0139 (RTOG 93 –09). Pro Am Soc Clin Oncol J Clin Oncol, 2003, 22 (abstract 2497).

9. Schaake – Koning C, van den Bogaert W, Dalesio O, et al. Effects of concomitant cisplatine and radiation versus radiotherapy on inoperable non – small – cell lung cancer. N Engl J Med, 1992, 326:524 ~530.

10. Murray N, Coy P, Pater JL, et al. The importance of timing for thoracic irradiation in the combined modality treatment of limited – stage small – cell lung cancer. J Clin Oncol, 1993, 11:336 ~344.

11. Jeremic B, Shibamato Y, Acimovic L, et al. Initial versus delayed accelerated hyperfractionated radiation therapy and concurrent chemotherapy in limited small – cell lung cancer: A randomized study. J Clin Oncol, 1997, 15:893 ~900.

12. Takada M, Fukuoka M, Furuse K, et al. Phase Ⅲ study of concurrent vs sequential thoracic radiotherapy (TRT) in combination with cisplatin (C) and etoposide (E) for limited stage (LS) small – cell lung cancer (SCLC): Preliminary results of the Japan Clinical Oncology Group (JCOG). Proc Am Soc Clin Oncol, 1996, 15:372 (abstract).

13. Turrisi AT, Glover DJ, Mason B, et al. Concurrent twice – daily multi – field radiotherapy (2X/D XRT) and platinum – etoposide chemotherapy (P/E) for limited small cell lung cancer (LSCLC): Update 1987. Proc Am Soc Clin Oncol, 1987, 6:172 (abstract).

14. Turrisi AT, Kim K, Blum R, et al. Twice – daily compared with once – daily thoracic radiotherapy in limited small – cell lung cancer treated concurrently with cisplatin and etoposide. N Engl J Med, 1999, 340:265 ~271.

15. Arriagada R, Auperin A, Pignon JP, et al. Prophylactic cranial irradiation overview in patients with small cell lung cancer in complete remission. Proc Am Soc Clin Oncol, 1998, 17:457a. Abstract 1758.

16. 王绿化，殷蔚伯. 肺癌的适形放射治疗. 见：申文江，王绿化，夏廷毅主编. 放射治疗新技术进展. 北京：北京科学技术出版社，2003，92 ~97.

17. 王绿化. 肺的放射性损伤. 见：申文江，王绿化主编. 放射治疗损伤. 北京：中国医药科技出版社，2001，95 ~103.

18. Sibley GS, Mundt AJ, Shapiro C, et al. The treatment of stage Ⅲ non – small cell lung cancer using high dose conformal radiothetapy. Int J Radiat Oncol Biol Phys, 1995, 33:1001 ~1007.

19. Armstrong JG, Raben A, Zelefky M, et al. Promising survival for high dose 3 – dimensional conformal radiation therapy for NSCLC. Radiother Oncol, 1997, 14:17 ~22.

20. Sim S, Rosenzweig KE, Schindelheim R et al. Induction chemotherapy plus three – dimensional conformal radiation therapy in the definitive treatment of advanced non – small cell lung cancer. Int J Radiat Oncol Biol Phys, 2001, 51: 660 ~665.

21. Bradley J D, Ieumwananonthachai N, Purdy JA et al. Grosstumor volume, critical prognosic factor in patients treated with three – dimensional conformal radiation therapy for non – small cell lung carcinoma. Int J Radiat Oncol Biol Phys, 2002, 52:49 ~57.

22. Pignon U, Arriagada R, Ihdel D, et al. A meta – analysis of thoracic radiotherapy for small cell lung cancer. N Engl J Med, 1992, 327:1618 ~1622.

23. Coy P, Hodson I, Payne D. et al. The effect of dose of thoracic irradiation on recurrence in patients with small cell lung cancer. Initial results of a Canadian multicenter randomized trial. Int J Radiat Oncol Biol Phys, 1988, 14:219 ~226

24. Work E, Nielsen OS, Bentzen SM, et al. Randomized study of initial versus late chest irradiation combined with chemotherapy in limited stage small cell lung cancer. J Clin Oncol, 1997, 15:3030 ~3037.

25. Choi N, Carey R. Importance of radiation dose in achieving improved locoregional tumor control in limited stage small cell lung cancer: An update Int J Radiat Oncol Biol Phys, 1989, 17:307 ~310.

26. Walter J. Curran Jr. Therapy of limited stage SCLC. (In: David S (ed). Thoracic oncology Kluwer Academic Publisher, 2001, 229 ~254.

27. Mira J, Livingston R. Evaluation and radiotherapy implications of chest relapse patterns in small cell lung carcinoma treated with radiotherapy chemotherapy: study of 34 cases and review of the literature. Cancer, 1980, 46:2565 ~2565.

28. Perez CA, Krauss S, Bartolucci AA, et al. Thoracic and elective brain irradiation with concomitant or delayed multiagent chemotherapy in the treatment of localized small cell carcinoma of the lung: a randomized prospective study by the Southeastern Cancer Study Group. Cancer, 1981, 47:2407 ~2413.

29. Liengwangwong V, Bonner J, Shaw E, et al. Limited – stage – small – cell lung cancer: Pattern of intrathoracic recurrence and implications for thoracic radiotherapy. J Clin Oncol, 1994, 12:496 ~502.

30. Kies MS, Mira JG, Crowley JJ, et al. Multimodal therapy for limited stage small cell lung cancer. A randomized study of induction combination chemotherapy with or without thoracic radiation in complete responders and with wide – field versus reduced – field radiation in partial responders: A Southwest Oncology Group study. J Clin Oncol, 1987, 5:592 ~ 600.
31. Brodin O, Rikner G, Steinholz L, et al. Local failure in patients treated with radiotherapy and multidrug chemotherapy for small cell lung cancer. Acta Oncol, 1990, 29:739 ~ 746.
32. Gregor A, Drings P, Burghouts J, et al. Randomized trial of alternating versus sequential radiotherapy/chemotherapy in limited – disease patients with small – cell lung cancer: A European Organization for Research and Treatment of Cancer Lung Cancer Cooperative Group study. J Clin Oncol, 1997, 15:2840 ~ 2849.
33. LeBeau B, Chastang C, Urban T, et al. A randomized clinical trial comparing concurrent and alternated thoracic irradiation in limited small – cell lung cancer (SCLC). Proc Am Soc Clin Oncol, 1996, 15:383 (abstract).
34. Perry MC, Eaton WL, Propert KJ, et al. Chemotherapy with or without radiation therapy in limited small – cell carcinoma of the lung. N Engl J Med, 1987, 316:912 ~ 918.
35. Murray N, Coy P, Pater JL, et al. The importance of timing for thoracic irradiation in the combined modality treatment of limited – stage small – cell lung cancer. J Clin Oncol, 1993, 11:336 ~ 344.
36. Jeremic B, Shibamato Y, Acimovic L, et al. Initial versus delayed accelerated hyperfractionated radiation therapy and concurrent chemotherapy in limited small – cell lung cancer: a randomized study. J Clin Oncol, 1997, 15:893 ~ 900.
37. Takada M, Fukuoka M, Furuse K, et al. Phase Ⅲ study of concurrent vs sequential thoracic radiotherapy (TRT) in combination with cisplatin (C) and etoposide (E) for limited stage (LS) small – cell lung cancer (SCLC): Preliminary results of the Japan Clinical Oncology Group (JCOG). Proc Am Soc Clin Oncol, 1996, 15:372. (abstract).
38. Turrisi A, Wagner H, Glover DJ, et al. Limited small cell lung cancer (LSCLC): Concurrent BID thoracic radiotherapy with platinum – etoposide (PE): An ECOG study. Proc Am Soc Clin Oncol, 1990, 9:230.
39. Johnson BE. Concurrent approaches to combined chemotherapy and chest radiotherapy for thr treatment of patients with limited stage small cell lung cancer (review). Lung Cancer, 1994, 10 (Suppl):281 ~ 287.
40. Johnson DH, Turrisi AT, Chang AY, et al. Alternating chemotherapy and twice daily thoracic radiotherapy in limited – stage small – cell lung cancer: a pilot study of the Eastern Cooperative Oncology Group. J Clin Oncol, 1993, 11: 879 ~ 884.
41. Shaw E, So J, Eagan R, et al. Analysis of long term survival and impact of prophylactic cranial irradiation (PCI) in complete responders with small cell lung cancer (SCLC): Analysis of Mayo Clinic and North Central Cancer Treatment Group (NCCTG) data bases. Proc Am Soc Clin Oncol, 1993, 12:328.
42. Arriagada R, Auperin A, Pignon JP, et al. Prophylactic cranial irradiation overview in patients with small cell lung cancer in complete remission. Proc Am Soc Clin Oncol, 1998, 17:457a. Abstract 1758.
43. Vokes EE, Derndon JE, Kelly MJ, et al. Induction chemotherapy followed by concurrent chemoradiotherapy (CT/XRT) versus CT/XRT alone for regionally advanced unresectable non – small cell cancer: Initial analysis of a randomized phase 3 trial. (ASCO annual meeting proceeding 2004 Abstract#7005).
44. Kelly K, Gaspar LE, Chansky K et al. Low incidence of pneumonitis on SWOG 0023: A preliminary analysis of an onging phase 3 trial of concurrent chemoradiotherapy followed by consolidation docetaxel and gefitinib/placebo maintenance in patients with inoperable stage 3 non – small cell lung cancer. (ASCO annual meeting proceeding 2005 Abstract#7058).
45. Gandara DR, Chansky K, Gaspar LE, et al. Long term survival in stage 3b non – small cell lung cancer (NSCLC) treatment with consolidation docetaxel following concurrent chemoradiotherapy (SWOG 9504) (ASCO annual meeting proceeding 2005 Abstract#7059).
46. Huber RM, Flentje M, Gosse H, et al. Induction chemotherapy and following simultaneous radiochemotherapy versus induction chemotherapy and radiotherapy alone in inoperable NSCLC (stage ⅢA/ⅢB): Update of CT/RT 99/97. (ASCO annual meeting proceeding 2004 Abstract#7075).
47. Carter DL, Keller AM, Tolley RC, et al. A randomized phase Ⅲ trial of combined paclitaxel, carboplatin, and radiation therapy followed by either weekly paclitaxel observation in patients with stage Ⅲ non – small cell lung cancer. (ASCO annual meeting proceeding 2004 Abstract#7076).

第三章 纵隔肿瘤

第一节 概 述

纵隔内的器官和组织种类繁多，有心脏、大血管、气管、主支气管、食管，还有丰富的神经、淋巴和结缔组织。胚胎发育过程中发生异常或后天性的囊肿或肿瘤形成，就成为纵隔肿瘤，它有实质性和囊性，良性和恶性，先天和后天性之分。

一、解剖和分区

纵隔位于胸腔正中，在两侧胸膜腔之间，两侧外缘为纵隔胸膜，前为胸骨和附着的肌肉，后达脊柱及其两侧脊柱旁沟，上界为第1胸椎与胸骨柄形成的胸廓入口，下界为膈肌。

由于不少纵隔病变在纵隔内有其好发部位，所以纵隔分区对纵隔肿瘤的诊断十分重要。虽然纵隔分区方法较混乱，但从胸部侧位像上的四区分区方法最为实用，即上纵隔（前纵隔，后上纵隔）、前下纵隔、中下纵隔和后下纵隔。

（一）上纵隔　自胸骨柄、体分界处至第4、5胸椎间之连线，相当于主动脉弓水平面以上为上纵隔。如再以气管分界，气管以前为前上纵隔，气管以后为后上纵隔。上纵隔内有主动脉弓、无名动脉、左颈总动脉、左锁骨下动脉、上腔静脉（上段）、无名静脉、迷走神经干、左喉返神经、膈神经、气管、食管、胸导管、残留的胸腺及若干淋巴结等。

（二）前下纵隔　为一狭窄，尖端向下的三角形区，其前为胸骨，后为气管、升主动脉和心包前缘，又称为胸骨后间隙。内有残留的胸腺、升主动脉、腔静脉、淋巴结、疏松结缔组织及脂肪组织等。

（三）中下纵隔　前界为心包和大血管的前缘，后界为心包和肺门后缘，也可以取食管前缘作为中、后纵隔的分界。其内有心脏、心包、气管、主支气管、升主动脉、肺动脉干、肺静脉、奇静脉、上腔静脉（下段）、食管、膈神经和支气管周围淋巴结等。

（四）后下纵隔　位于心包后缘或食管前缘以后至脊柱之间的空间，包括脊柱旁沟。其内有降主动脉、奇静脉、半奇静脉、食管、胸导管、迷走神经及后纵隔淋巴结等。

二、纵隔肿瘤的分类及其发病情况

胸腺肿瘤、神经源性肿瘤、畸胎瘤、各类囊肿和甲状腺肿瘤是最常见的纵隔肿瘤，它们的发病占纵隔肿瘤的80%～90%，其中前三者占纵隔肿瘤的2/3。成人的上、前下、中下和后下纵隔肿瘤分布分别为20%、20%、20%及26%；儿童则62%位于后纵隔，26%位于前纵隔，中纵隔仅占11%。纵隔肿瘤多数为良性，成人的恶性肿瘤仅占10%～25%，儿童则一半以上是恶性的。上述五大类常见的纵隔肿瘤均有其特定的好发部位（图6－3－1），表6－3－1显示纵隔各区的解剖结构和肿瘤分类。

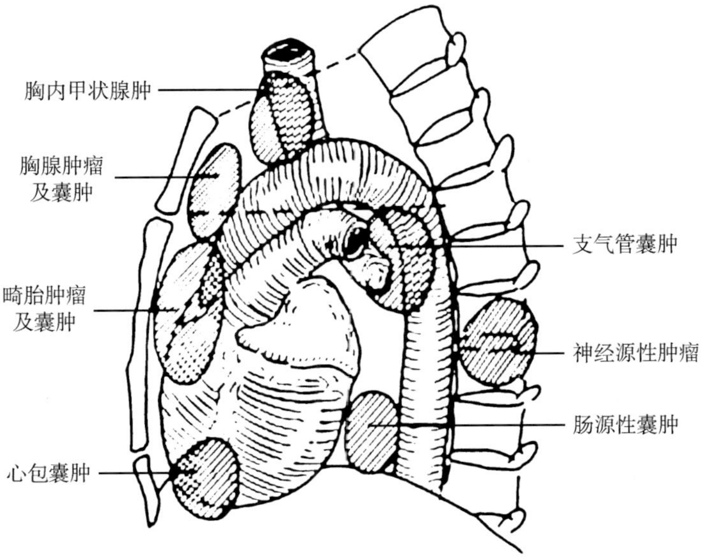

图 6－3－1　纵隔肿瘤和囊肿的好发部位示意图

表 6－3－1　纵隔各区的解剖结构和肿瘤分类

上纵隔	前纵隔	中纵隔	后纵隔
解剖结构			
横向主动脉、大血管、胸腺、淋巴结	升主动脉、腔静脉、胸腺	心、心包、气管、肺血管、淋巴结	交感神经链、迷走神经、食管、胸导管、降主动脉、淋巴结
纵隔肿瘤			
淋巴瘤	淋巴瘤、畸胎瘤	淋巴瘤	神经源肿瘤
甲状腺肿瘤	胸腺肿瘤	类肉瘤病（结节病）	淋巴瘤
胸腺肿瘤	生殖细胞肿瘤	心包肿瘤	食管肿瘤
	副节细胞瘤		
甲状旁腺肿瘤	（主动脉体瘤、化学感受器瘤）	血管肿瘤	甲状腺肿瘤
气管圆柱瘤		气管肿瘤	脊柱肿瘤
支气管囊肿	甲状腺肿瘤		

三、临床表现

40% 的纵隔肿瘤无症状，60% 病人症状为肿瘤直接压迫或侵犯纵隔及其周围组织结构造成。良性肿瘤生长缓慢，大多数无症状，常由查体时胸透或胸部 X 线检查发现。恶性肿瘤除有占位性的临床表现外，常有消瘦、贫血、疼痛及恶病质等表现。纵隔肿瘤的常见症状有胸闷、胸痛、咳嗽、声音嘶哑、呼吸困难、疲劳、神经痛、上腔静脉压迫综合征、神经麻痹、吞咽困难等。不同肿瘤也有其特殊的表现，如胸内甲状腺肿常有甲状腺功能亢进的表现；胸腺瘤可有重症肌无力；神经源性肿瘤常有肿瘤压迫脊髓或上肢臂丛神经所致的症状及体征；畸胎瘤也可因肿瘤溃破入气道或肺内，咳出毛发或豆腐渣样物质；囊肿继发感染可引发咳嗽、脓痰及发热等现象。

四、诊断与鉴别诊断

（一）诊断

1. 询问病史　由于纵隔肿瘤的多样性及不同部位肿瘤的特殊表现，详细询问病史及全面体格检查有助于诊断。诊断的手段有多种，但要根据患者具体的临床表现进行选择，大多数纵隔肿瘤的诊断主要靠X线检查。

2. 常规X线检查 胸透、胸部正侧位片和/或加体层摄影对纵隔肿瘤的部位、形态、大小、轮廓、密度及与邻近组织的关系提供有价值的信息。畸胎瘤的密度不均，内可见软骨、骨和牙齿等组织，X线片上呈高密度；20%～25%胸内甲状腺肿伴有斑点状钙化，约10%胸腺瘤伴斑点或线状钙化；约20%神经源肿瘤可见瘤体周围肋间隙增宽，肋骨或椎体压迫性骨吸收，若瘤体伸入椎管，可见椎间孔扩大；62%胸内甲状腺肿和27%支气管囊肿在吞咽时可见肿物随吞咽向上下移位。若透视下发现肿块有搏动，需做记波摄影，以利于与血管病变鉴别。

3. CT或MRI检查 CT检查可以对肿瘤的浸润情况进行评价，明显优于普通X线片，提高了纵隔肿瘤和囊肿诊断的准确性；确定纵隔肿物与邻近组织的关系，它有助于肿瘤的定性和估计手术切除的可能性；能够检出纵隔内、胸膜或肺内转移灶，并决定纵隔肿物诊断性穿刺活检的最佳途径。MRI平扫能准确分辨纵隔淋巴结和血管（无需增强扫描），同时能三维立体观察纵隔肿瘤与大血管及心脏的关系，对后纵隔肿瘤，能观察肿瘤与脊柱和脊髓的关系，并清楚观察肿瘤是否侵犯心血管、胸壁、肺及脊柱；因MRI无放射性，避免使用含碘造影剂，并能做冠状位及矢状位扫描；有利于识别残留肿瘤与纤维化。

4. 放射性核素^{131}I扫描 可用于胸内甲状腺肿物及甲状腺肿的诊断，其阳性率达55%～89%。

5. 纵隔超声波检查 有助于实性与囊性病变的鉴别，阳性率达70%，特别对紧贴胸骨后的肿瘤。

6. 经皮针吸活检 是一种简单而有效的可获得组织细胞学或病理诊断的方法，它可为非手术治疗的患者取得明确细胞学或病理诊断。但此项检查不合适于淋巴瘤，因为淋巴瘤的诊断往往需要较多的组织，以便进行分型及免疫病理学检查。

7. 纵隔镜检查 适用于气管前、气管旁、左无名静脉及右侧支气管上动脉区肿大淋巴结的活检。

8. 胸腔镜检查 对后纵隔肿瘤有时颇为实用，但必须先排除主动脉瘤的情况下方可进行。

9. 其他特殊检查 包括支气管造影、心血管造影、纵隔充气造影、支气管镜、食管镜等，这些方法有助于进一步明确病变范围及鉴别大血管异常。

10. 实验室检查 血常规，血生化和尿分析，可疑生殖细胞肿瘤病例，行β-HCG，AFP，CEA及LDH等检查。

通过以上诊断检查方法，80%纵隔肿瘤的术前可以明确诊断。

（二）原发性纵隔肿瘤与一些疾病的鉴别诊断

1. 纵隔恶性淋巴瘤 它是不适合外科手术治疗的疾病。它起病急，病程短，早期出现气管或上腔静脉严重受压的症状，也常伴随表浅淋巴结及肝脾肿大。X线片上显示一侧或双侧气管或支气管周围迅速增大的巨大结节状肿块，有时伴有胸腔积液，试探性放疗或化疗使症状很快改善及X线片上见肿块阴影明显缩小。

2. 纵隔结核性淋巴结炎 常见于儿童及青年。一般无症状，有时伴低热、盗汗、乏力、消瘦、体重下降等结核的全身中毒症状。X线片表现为有上纵隔（气管旁或支气管旁），边界清楚的结节样肿块，如融合成团，呈波浪状则诊断无困难，但如果是单个肿大淋巴结，边缘光整时，仔细观察肿块内密度不均，而且肺内常有结核的卫星病灶。结核菌素试验常呈强阳性。

3. 中心型肺癌 一般呼吸道症状出现早（刺激性咳嗽，痰中带血），X线征象可见肺门部单侧边缘毛刺状肿块或伴肺叶不张；常伴腔静脉压迫及神经麻痹等晚期表现，痰中可找到癌细胞，支气管镜检查常可确诊。胸部CT或MRI可区别肿块在肺内还是在纵隔内。

4. 血管肿块 包括主动脉迂曲膨隆、右位主动脉弓、静脉瘤样扩张、动脉瘤及各种先天血管异常等。纵横、垂直记波摄影及血管造影可以鉴别，CT及MRI对鉴别诊断意义很大，如被误诊为纵隔肿瘤而实施放疗或手术，可因大出血造成死亡。其中动脉瘤最为多见，升主动脉瘤应与胸腺肿瘤、畸胎瘤鉴别，降主动脉瘤与神经源性肿瘤鉴别，无名动脉瘤与胸内甲状腺肿鉴别。其鉴别点是：一般动脉瘤患者胸前有血管杂音，X线片上动脉瘤密度较高，多轴透视与主动脉分不开，肿块有搏动，其根部与动脉成钝角，边缘有时有致密分层现象，梅毒血清反应阳性；无名动脉瘤不随吞咽而上下活动。反之，纵隔肿瘤密度较低，肿瘤与主动脉间可见主动脉边缘，肿瘤根部与主动脉壁呈锐角，局部主动脉不但不增宽，反而偶尔有缩窄现象。必要时做血管造影明确诊断。

5. 纵隔转移性淋巴结肿大　结合恶性肿瘤的病史，伴纵隔淋巴结肿大，往往呈多发的，诊断并不困难。

6. 结节病　其他需要鉴别的疾病如食管平滑肌瘤，贲门痉挛引起的食管扩张，贴近纵隔面的肺内囊肿，肋骨或胸骨源性的胸壁肿瘤以及胸脊膜膨出等。另外应与纵隔包虫病、巨大淋巴结增生等疾病的鉴别诊断。

五、治疗

（一）治疗原则　外科手术是纵隔肿瘤的首选治疗方法。即使是良性的纵隔肿瘤也可因增大而压迫周围重要器官或组织，或因继发感染，溃破或恶性变造成不良后果。所以一旦纵隔肿瘤被诊断，只要无外科手术禁忌证，均应进行开胸探查，力争完整切除肿瘤，对不能完整切除或无法切除者则应标记肿瘤范围，以便术后进行放射治疗。

（二）放射治疗　放射治疗分单纯放射治疗和与手术综合的放疗。单纯放射治疗又根据病人和肿瘤两方面的不同情况分为诊断性放疗，姑息性放疗和根治性放疗。

1. 单纯放疗

（1）诊断性放疗　诊断性放疗主要用于经临床仔细检查未能取得病理证实的病人，或上腔静脉压迫综合征患者，压迫症状明显的急症减症性放疗。诊断性放疗仅对放射线极敏感的肿瘤有价值，对放射线不敏感的肿瘤价值不大，甚至会对以后诊断和治疗造成混乱，故不应轻易使用诊断性放疗。一般常用于前、中纵隔的巨大肿瘤，压迫症状明显又不宜行手术治疗的病人。放疗方法可采用前后野或单前野，给予DT10～20Gy/1～2w，应强调至少每周透视1～2次，观察肿瘤退缩情况。

（2）根治性放疗　主要用于淋巴类肿瘤（在有关章节详述）和不宜手术病人或已经手术的浸润型胸腺瘤和精原细胞瘤等。一般采用多野等中心照射，使用X线定位片或CT扫描图，通过计算机作治疗计划。总剂量根据不同病理类型和放疗敏感性而定，根据肿瘤退缩情况及时缩野。

（3）姑息性放疗　主要用于晚期病人，目的是解除病人的痛苦和缓解压迫症状。一般采用单前野或前后对穿野，给予肿瘤吸收剂量DT20～40Gy/2～4w。

2. 与手术综合的放射治疗　放射和手术综合治疗分术前和术后放疗两大类。术前放疗在纵隔肿瘤中不常用，有时用于临床诊断为非淋巴瘤类肿瘤，估计单纯手术困难的病人，为提高手术切除率，采用前后野，给予DT30～40Gy/3～4w，或采用多野技术，设野要注意避免在手术切口部位给予太高的剂量，放疗后2周进行手术。术后放疗常用于浸润型胸腺瘤和精原细胞瘤术后，或其他纵隔肿瘤因术前估计不足，术后肿瘤有残存（术中已有金属标记）。一般术后2～4周后给予局部放疗，剂量根据不同病理类型而定。

（三）化学治疗　自铂类药物问世以来，铂类药物为主的联合化疗方案明显提高了某些纵隔肿瘤（如胸腺肿瘤、非精原细胞瘤、神经母细胞瘤）的缓解率和生存率。目前化疗也较多的应用于纵隔肿瘤的综合治疗中。

第二节　常见纵隔肿瘤

一、胸腺肿瘤

（一）胸腺瘤　胸腺瘤约占纵隔肿瘤的20%，男女发病率基本相同，通常在50～60岁最常见。

儿童发生率低，但如果发生多为恶性。胸腺位于前纵隔，通常在出生后继续生长，到青春期最盛，以后随年龄的增长逐渐萎缩，变小，最后被脂肪组织所代替。成年后胸腺很难辨认，胸腺由皮质和髓质组成。髓质内以网状上皮细胞为主，有散在分布的胸腺淋巴细胞，髓质内可见胸腺所特有的哈氏小体（Hasall）；皮质内密集胸腺淋巴细胞。胸腺瘤是指发源于胸腺网状上皮细胞的肿瘤，其内可伴有不同程度的淋巴细胞。

1. 胸腺解剖　胸腺位于前上纵隔，是一个不规则的分叶状的器官，上至颈部甲状腺下缘，下达第4肋软骨水平，有时可达第6肋软骨水平，前方紧贴胸骨，后方从上至下贴附于气管、无名静脉、主动脉弓和心包。胸腺分颈、胸两部分，颈部包括甲状腺韧带和胸骨体，胸部位于胸骨柄和胸骨体后方。

2. 胸腺瘤的病理

（1）大体标本　肿瘤大小不一，可由1mm～20cm大小，多数为实性，结节状，切面为灰白或灰黄色，常可见纤维组织分隔成多个小体，有时可见灶状出血及钙化，但一般少见坏死。胸腺瘤多数呈膨胀性生长，有时虽生长巨大，但仍有完整包膜，与周围组织无粘连或仅有纤维性粘连，易被完整切除，这一类称为非浸润型胸腺瘤。部分胸腺瘤（约40%～60%），无完整包膜或无包膜，呈浸润性生长，侵犯包膜或包膜外周围脂肪组织和器官组织如胸膜、心包、肺、纵隔大血管和胸壁等，称为浸润性胸腺瘤。

（2）组织学分类　主要可见两种细胞成分，即来源于内胚层（也可能少数来源于外胚层）的上皮细胞和来源于骨髓的淋巴细胞。根据上皮细胞的部位、形态及表型等特征，可分为如下亚型：皮质的、被膜下的、髓质的及胸腺小体相关（如Hasall小体）的等。胸腺瘤镜下细胞形态无或仅有轻度细胞异型，表现为由肿瘤性上皮细胞和非肿瘤性淋巴细胞混合组成，各型肿瘤和同一肿瘤的不同区域细胞成分差异很大。

1961年Bernatz根据胸腺细胞的形态和肿瘤中上皮细胞和淋巴细胞的比例将胸腺瘤分为4种类型即L－B分类：①上皮细胞为主型，以上皮细胞增生为主，淋巴细胞数量少，散在于上皮细胞之间；②淋巴细胞为主型，以淋巴细胞增生为主，形成弥漫结节样增生，上皮细胞不多；③混合型，两种细胞均匀的增生，间质中结缔组织增生明显；④梭形细胞型。

1985年Marino等提出了M－H分类，将胸腺瘤分为髓质型、混合型、皮质为主型、皮质型和分化好的胸腺癌。M－H分类使人们认识到由分化良好的梭形/卵圆形细胞组成的肿瘤几乎总有包膜被覆，并且预后良好；由圆形/多角形上皮细胞组成的肿瘤，其侵袭性与上皮细胞数量优势以及上皮细胞的异型性和异型性程度直接相关。它可以较好地预测肿瘤的行为，成为WHO关于胸腺上皮肿瘤分类的主要依据之一。1999年WHO公布了新的分型方案见表6－3－2。

表6－3－2　1999年WHO胸腺瘤新的分型方案

A型：	（梭形细胞，髓质型）梭形/卵圆形肿瘤上皮细胞均匀分布，缺乏核异型性，无或很少见非肿瘤性淋巴细胞
AB型：	肿瘤由具有A型特征的局限小灶和富含淋巴细胞的局部小灶混合而成，两种小灶可分界清楚，也可不清
B1型：	（淋巴细胞富有型，皮质优势型，器官样型）肿瘤表现为类似于正常功能的胸腺样组织，即由与正常胸腺皮质无法区别的膨大区和与其相连的近似胸腺髓质的区域组成
B2型：	肿瘤表现为在浓重的淋巴细胞背景中，散在分布着饱满的肿瘤细胞成分，细胞内带有小囊泡状的核及清楚的核仁。血管周围间隙常见
B3型：	（上皮型，非典型性，鳞状上皮性，高分化胸腺癌）肿瘤主要由圆形或多角形、表现为轻度异型性的上皮细胞组成，其间夹杂少量淋巴细胞和鳞状化生灶，血管周围间隙常见
C型：	胸腺癌。具有明显细胞异型性，肿瘤小叶间和边缘可见淋巴细胞和浆细胞，无各型胸腺瘤的细胞排列特征，类似其他器官的癌

WHO 分类强调细胞超微结构、细胞形态和核异型性与肿瘤行为的联系，能更好地反映肿瘤分型与预后的关系，WHO 分型与其他分型的关系见表 6－3－3。

表 6－3－3　各类胸腺肿瘤分型比较

WHO 分类	传统分类	M－H 分类
A	梭形细胞型	髓质型
AB	混合细胞型	髓质型
B1	淋巴细胞为主型	皮质型
B2	混合细胞型	皮质型
B3	上皮细胞为主型	高分化胸腺癌

大多数胸腺瘤通过常规光学显微镜检查可作出诊断，必要时可做免疫组织化学检查，因为胸腺上皮细胞可表达不同分子量的角蛋白。

3. 临床表现　文献上“良性胸腺瘤”是指早期非浸润型胸腺瘤。“恶性胸腺瘤”是指浸润型胸腺瘤或/和已有淋巴或血行转移的胸腺瘤。

胸腺瘤一般生长相对缓慢，30% ~40% 病例无症状。它的临床症状及体征一般是由于伴随疾病而造成的。严重的病例有胸骨后疼痛，呼吸困难，胸膜渗出，心包积液，上腔静脉阻塞综合征等，一般提示为浸润型胸腺瘤。扩散方式即使是浸润型胸腺瘤，也是以胸内进展为主，它们可向颈部延伸侵犯甲状腺。侵及胸膜及心包时，出现胸腔积液、心包积液，并可直接侵犯周围组织及器官。淋巴结转移少见，血行转移更少见。中国医学科学院肿瘤医院 105 例临床分析，胸外淋巴结转移率为 6.7%，血行转移为 4.8%，以肝、肺和骨为常见转移部位。

伴随疾病：

(1) 重症肌无力（myasthenia gravis，MG）　重症肌无力是一种神经肌肉传递障碍性疾病，由于循环系统内存在乙酰胆碱受体的抗体，致使运动终板（重点累及骨骼肌神经一肌肉接头处突触后膜上）乙酰胆碱受体缺乏的一种继发性自身免疫性疾病。大约 1/3 胸腺瘤病人合并重症肌无力；此外，2/3 的重症肌无力病人存在着胸腺淋巴细胞样增生，并且 8.5% ~15% 伴有胸腺瘤。胸腺瘤伴有 MG 要比不伴有 MG 的胸腺瘤发生浸润性生长的机会少，组织学上淋巴细胞较上皮细胞的比例高。

随着病变发展，早期症状隐匿，表现为受累肌群无力和疲劳，常见的部位是发生在眼外周肌肉，产生上睑下垂和复视；也可发生在面颈部肌肉，四肢肌肉等，如延髓支配的肌肉受累时，可表现吞咽困难、言语不清和面部无表情；一些严重病例累及呼吸肌。受累病人表现为肌肉无力及异常疲劳，晨轻暮重，活动后加重，休息或用药后减轻。

诊断：①受累肌肉连续使用后出现异常疲劳或肌无力加重，休息或用药后减轻为特征性肌无力病史；②腾喜龙试验阳性（静脉注射 2 ~10mg，一分钟内原有症状改善为阳性）；③对重症肌无力可疑病例可做重复低频电刺激或肌电图检查，有利于诊断。

治疗：①抗胆碱酯酶药：用药方法为初治者先选用短效的新斯的明，剂量为 22.5 ~180mg/d，15 分钟起效，2 ~6 小时失效。病情重者可用皮下或肌内注射，不宜于静脉注射（因其容易引起心脏骤停及血压下降）；病情稳定后，可用吡啶斯的明，它的作用时间可长达 6 ~8 小时，剂量 180 ~720mg/d，以上用药量大时，可用阿托品 0.15 ~0.3mg 缓解之。治疗中注意必须配合其他免疫抑制治疗，如症状消失，也不能突然停药，而应逐渐减量，口服维持一段时间；一旦肌无力加重，可寻找诱因，同时调整剂量，及时应用肾上腺皮质激素；②肾上腺皮质激素：适用于单眼肌型，胆碱酯酶抑制剂疗效不理想而准备做胸腺摘除的全身型患者，及病情恶化又不适合或拒绝作手术的患者。用法：一般主张每日大量（泼尼松 60 ~1000mg）开始，当出现好转时逐渐减量。注意事项：应用肾上腺皮质激素时，必须注意有早期病情加重，其出现率为48%，其中86%需用呼吸机；静脉用药需慎重。

（2）单纯红细胞再生障碍性贫血（pure red cell aplasia，PRCA） 胸腺瘤病人中其发生率约为5%。表现为贫血，外周血中的网织红细胞几乎完全缺失；亦有1/3的病人存在白细胞和血小板的减少。胸腺切除术可以使大约30%的病人症状得到改善，但病理生理学机制尚不清楚。

（3）获得性丙种球蛋白缺乏症 约5%～10%的胸腺瘤病人当中可有此症。这些病人细胞免疫和体液免疫功能低下，表现为易感染，特别是腹泻。治疗除胸腺切除外，需输入新鲜血，单纯输入丙种球蛋白无效。

（4）胸腺瘤合并库欣综合征、系统性红斑狼疮或硬皮病等。

4. 诊断 胸腺瘤主要靠胸部X线检查，胸部正侧位像诊断阳性率达到80%，当正位片阴性时，侧位片阳性占60%。当然，行胸部CT或MRI检查最好，诊断阳性率达92.6%，可显示肿块的全貌，是判断肿瘤位置、范围及与周围组织结构关系的最佳方法，也可发现胸膜、心包、肺内种植转移情况，避免不必要手术。

胸腺肿瘤的X线表现为肿块位于前纵隔，紧贴于胸骨后，绝大多数位于心基部，升主动脉前；多数向纵隔一侧凸出，肿块较大可向纵隔两侧凸出；肿瘤形态变化较大，可为圆形、扁圆形、锥形或薄片状，多数肿块轻度分叶。包膜完整的肿块轮廓光整，密度均匀或少数有斑点状钙化，有人报道钙化发现率约5%～10%；如肿瘤是浸润性生长，则轮廓毛糙，不规则，有明显分叶现象，也可出现胸腔积液或心包积液。

对不能进行开胸探查术的病例，治疗前经皮针吸活检是必要的，以求明确病理诊断，尤其对前纵隔病变广泛的肿瘤，应与淋巴瘤或生殖细胞肿瘤鉴别。另外，对伴肌无力者，测定血清内乙酰胆碱受体的抗体，一般90%左右是阳性。

5. 临床分期 用于胸腺瘤的临床分期有不少方案，常用的为Masaoka提出的标准，它与预后有明显的相关性。

（1）1978年Bergh分期

Ⅰ期：完整包膜或在包膜内生长

Ⅱ期：包膜周围生长至纵隔脂肪组织

Ⅲ期：浸润性生长至周围组织或胸内转移或二者皆有

（2）1981年Masaoka修订分期

Ⅰ期：肉眼所见，完整的包膜，显微镜下，包膜未受侵

Ⅱ期：肉眼所见，周围脂肪组织或纵隔胸膜受侵或显微镜下见包膜受侵

Ⅲ期：肉眼所见，邻近器官受侵（如心包、大血管或肺）

Ⅳa期：胸膜或心包播散

Ⅳb期：淋巴系统或血行转移。

6. 治疗

（1）治疗原则 ①外科手术是胸腺瘤治疗的首选方法，尽可能的完整切除或尽可能多的切除肿瘤；②对浸润型胸腺瘤即使外科医师认为肉眼已“完整切除”的，术后一律应给予根治性放疗；③对Ⅰ期非浸润型胸腺瘤，不需常规术后放疗，术后定期复查，一旦发现复发，争取二次手术后再行根治性放疗；④对晚期胸腺瘤（Ⅲ、Ⅳ期），只要病人情况允许，不要轻易放弃治疗，应积极给予放疗或/和化疗，仍有获得长期生存的可能。

（2）外科手术治疗 术前尽可能做CT增强扫描或MRI检查，了解肿瘤范围及与邻近结构关系；对切除可能性不大的巨大肿瘤，可先行术前放疗，剂量为DT40Gy/4w，提高手术切除率；一般术式以胸骨正中开口，胸膜外操作，尽可能完整切除肿瘤或尽可能多切除肿瘤浸润的邻近组织，完整切除肿瘤后，应做纵隔脂肪清扫术，以清除所有胸腺组织。

（3）生存率和复发率 胸腺瘤发病率低，目前没有大宗的随机分组结果。表6－3－4中显示其

术后5年生存率相当好，即使是Ⅲ、Ⅳ期的病变疗效也较好。胸腺瘤的3、5、10和15年总生存率为：66.7%～90.3%、63.7%～83.2%、40.0%～75.6%和15.0%～44.0%。类癌的3、5和10年生存率为：71.4%、50.0%和50.0%。胸腺癌的5和10年生存率为：33%～50%和0%～6.3%。目前认为与胸腺瘤外科治疗预后相关的因素为：手术方式、临床病理分期（Masaoka分期）、组织学分类（WHO1999）及术后放疗。

表6－3－4 胸腺瘤根治术后的总生存率

作者	例数	完全切除（%）	5年生存率（%）				10生存率（%）			
			Ⅰ	Ⅱ	Ⅲ	Ⅳa	Ⅰ	Ⅱ	Ⅲ	Ⅳa
Kondo et al	924	92	100	98	89	71	100	98	78	47
Regnard et al	307	85	89	87	68	66	80	78	47	30
Maggi et al	241	88	89	71	72	59	87	60	64	40
Verley et al	200	－	85	60	33		80	42	23	
Nakahara et a	141	80	100	92	88	47	100	84	77	47
Wilkins et al	136	68	84	66	63	40	75	50	44	40
Blumberg	118	73	95	70	50	100	86	54	26	－
Quintanila－Marthnez	116	94	100	100	70	70	100	100	60	0
pan	112	80	94	85	63	41	87	69	58	22
Elert	102	－	83	90	46	－	－	－	－	－
平均			92	82	68	61	88	70	57	38

无瘤生存率可以更好的评价外科手术的疗效。文献报道胸腺瘤Ⅰ、Ⅱ、Ⅲ、Ⅳ期10年的平均无瘤生存率分别为92%，87%，60%和35%。同时，基于根治术后复发率的情况也可对疗效进行评估。表6－3－5示胸腺瘤根治术后复发率。胸腺瘤各期复发、转移率分别为Ⅰ期4%、Ⅱ期14.7%、Ⅲ期25.1%和Ⅳ期37.9%。其中局部复发在总复发病例中占81%，胸膜或肺受侵占58%，心包或纵隔复发占41%。远地转移占9%，局部加远地转移占11%。Ⅰ期的中位复发时间为10年，Ⅱ、Ⅲ、Ⅳ期约为3年。

表6－3－5 胸腺瘤根治术后复发率

作者	例数	治疗方式（%）			复发率（%）			
		完全切除	化疗	放疗	Ⅰ期	Ⅱ期	Ⅲ期	Ⅳa期
Kondo et al	862	100	12	32	1	4	28	34
Regnard et al	307	85	极少	半数	4	7	16	58
Maggi et al	241	88	7	12	2	13	30	25
Verley et al	200	－	极少	多数	6	36	38	
Cowen et a	149	42	100	50	0	7	23	25
Wilkins et al	136	68	7	37	8	10	24	0
Monden	127	80	－	74	3	13	27	54
Blumberg	118	73	32	58	4	21	47	80
Ruffini	114	100	－	25	5	10	30	33
Quintanila－Marthnez	105	100	0	24	0	13	13	0
平均					4	14	16	46

胸腺瘤的治疗是尽可能的完整切除肿瘤，这一点目前已达到共识。但是次全切除能否带来益处仍有争论。Masaoka 及 Cowen 等一些学者认为部分切除的生存率好于单纯活检及未切除者，总的来说，10 年生存率分别为 39% 及 33%，见表 6-3-6。多数文献报告他们之间的差别很小。

表 6-3-6 胸腺瘤不完全切除术后的生存率

作者	例数			10 年生存率（%）			P 值
	完全切除	不完全切除	穿刺活检	完全切除	不完全切除	穿刺活检	
Kondo et al	186	50	24	93	64	36	<.003
Maggi et al	211	21	9	81	72	27	0.001
Nakahara et al	113	16	12	94	68	0	<0.01
Blumberg et al	86	18	14	70	28	24	NS
Mornex et al	4	31	55	--	43	31	<0.02
regnard et al	43	28	12	75	29	35	NS
Gamondes et al	45	15	5	91	32	53	--
Wang et al	34	9	18	48	20	20	NS
Kaiser et al	39	13	7	82	48	44	--
平均				75	39	33	

表 6-3-7 显示的是一组回顾性资料，完整切除术后加或不加放疗复发率的结果比较，对于Ⅰ期胸腺瘤，复发率低，不做术后放疗已为大家所肯定。但是，对于Ⅱ、Ⅲ期胸腺瘤完整切除术后，放疗的价值仍未完全明了。虽然一些文献报告Ⅱ期完整切除术加放疗有降低局部复发的趋势，但是，大量的文献表明，完整切除术后加或不加放疗统计学上并无差异。

不完全切除的病例，Maggi 及 Curran 等的两组报道显示，术后辅助放疗有较好的结果，尽管这两组的病例数较少。同样，Monden 等的研究包括完全切除和部分切除的Ⅲ期病例共 44 例，结合辅助性放疗后两组的复发率都很低（24% vs 40%）；Monden 等还发现Ⅳ期不完全切除的病例，经过辅助性放疗后同样有较低的复发率（44% vs 75%，13 例病人）。Curran 等报道 26 例Ⅲ期次全切除辅助放疗的病例，其纵隔局部的复发率也相对低一些。另外，有多组报道显示，在有肉眼残留的不完全切除的病例，经过辅助性放疗后其局部复发率很低，约为 16% ~21%。总之，辅助放疗的作用还缺乏大样本研究的支持。Ⅱ、Ⅲ期胸腺瘤完整切除术后，由于结果有不同及回顾性分析有潜在的选择偏差，放疗的价值仍未明了。对于不完全切除的病例已显示辅助放疗能降低局部复发率。

表 6-3-7 完整切除术后加或不加放疗的复发率

作者	完全切除（%）	复发率（%）						P 值	
		Ⅰ		Ⅱ		Ⅲ			
		观察组	放疗组	观察组	放疗组	观察组	放疗组	Ⅱ	Ⅲ
Kondo*	100	–	–	4	5	26	23	NS	NS
Ruffini	100	5	0	4	31	16	64	0.02	0.02
Regnard	100	–	–	22**	13**	–**	–**	—NS**—	
Haniuda*	100	0	0#	24	19	25	25	–	–
Monden*	100	8	0	29	8	–	–	–	–
Curran	100	0	0#	–**	–**	42**	0**	—NS**—	
Blumberg	100	–	–	–	–	52	48	NS	NS
平均		3	0	15	16	30	44		

注：* 不包括胸腺癌；** Ⅱ、Ⅲ合并；# 病例数小于 5 个。

（4）放射治疗　胸腺瘤为放射敏感的肿瘤，放射治疗在胸腺瘤治疗中已建立了比较完善的技术和经验。

1）放疗适应证　①浸润性生长的胸腺瘤外科术后；②胸腺瘤未能完全切除的患者、仅行活检切除的患者及晚期患者；③部分胸腺瘤的术前放疗；④复发性胸腺瘤的治疗。

2）放射源　钴-60或高能X线或电子束线。

3）放疗范围　局部瘤床边缘外放1cm（包括胸腺肿瘤和可能被浸润的组织或器官），对已有明确心包种植转移或心包积液者，应先给予全纵隔、全心包放疗，给予肿瘤量DT30～35Gy/3～3.5w后，局部瘤床加量。如已有胸膜或肺转移结节者，应用全胸膜照射，或行半胸放疗，半胸放疗DT 15～20Gy/2～3w后，局部瘤床和转移结节加量。如为明确转移性血性胸腔积液，而转移结节不明显时，可采用同侧胸膜电子束旋转照射。

4）放射剂量　单纯放疗包括胸腺瘤未能完全切除的患者、仅行活检的患者和晚期的患者；淋巴细胞为主型者给予DT50Gy/5w，上皮细胞为主型或混合型的给予DT60～70Gy/6～7w；据文献报道，这类患者的5年生存率Ⅲ期为50%～70%，Ⅳ期为20%～50%，局部控制率为35%～74%。大多数作者认为，对手术完整切除的浸润型胸腺瘤，术后放疗剂量为DT40～50Gy/4～5w。

5）放疗野设计　一般多采用二维计划两前斜野等中心治疗（图6-3-2）。对肿瘤巨大和/或病情偏晚的病例及部分浸润型胸腺瘤术后病例，可以采用高能X线和电子束线综合使用，一般可先给予前后对穿治疗，采用前后野不同剂量比，注意脊髓受量控制在肿瘤吸收剂量DT30～35Gy以下，前后野比例一般2∶1或3∶1，然后改两前斜野等中心治疗。这样可以提高肿瘤靶区剂量，同时减少肺受量（图6-3-3）。如肿瘤巨大，位置较深时，可采用两前斜野加楔行板和一正中后野等中心照射，剂量分配为正中后野的剂量为两前斜野的1/4或1/3。双锁骨上区不需常规做预防照射。对不伴重症肌无力的胸腺瘤放疗时，一般分次量为DT2Gy，每周5次；至少每周透视1次，了解肿块退缩情况，对肿块缩小明显的，应在剂量达30～40Gy后即时缩野，避免放射性肺炎的发生。胸腺瘤合并重症肌无力时，放射治疗应慎重，放疗前应先用抗胆碱酯酶药物控制肌无力，放射开始时剂量要小，可以从DT1Gy起，缓慢增加剂量至2Gy/次；治疗中或治疗后要密切观察肌无力的病情变化，一旦出现肌无力加重，应及时处理。近年来，肌无力患者死亡率已大为降低。

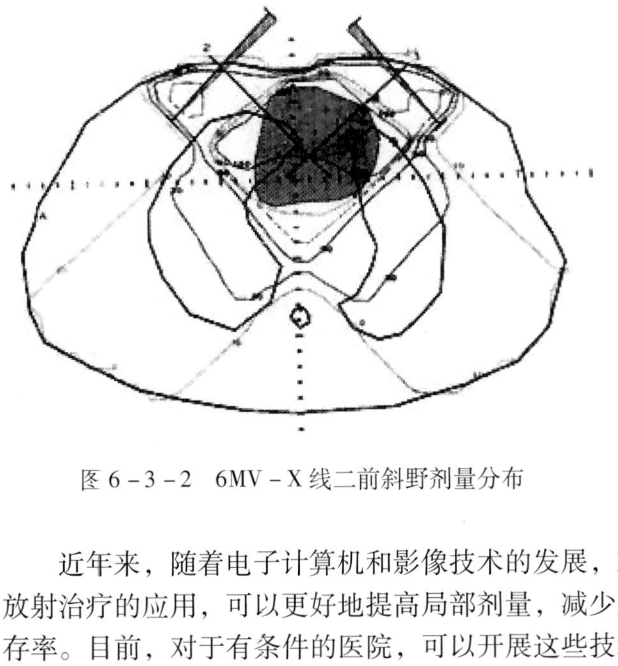
图6-3-2　6MV-X线二前斜野剂量分布

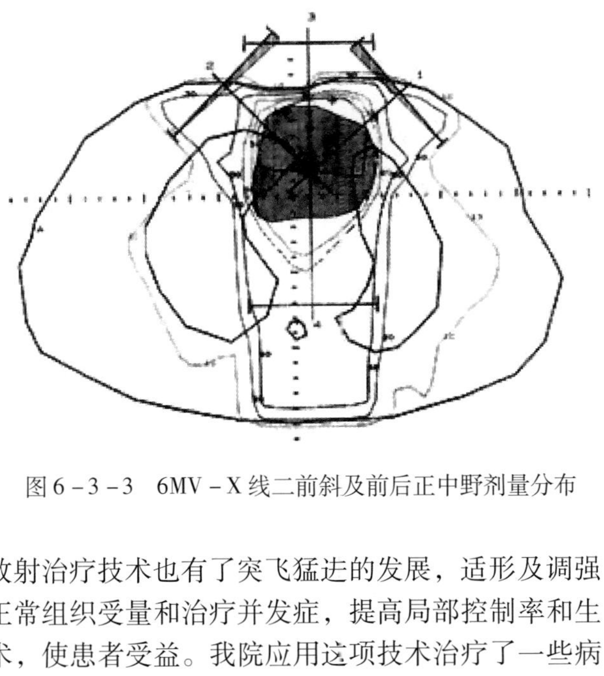
图6-3-3　6MV-X线二前斜及前后正中野剂量分布

近年来，随着电子计算机和影像技术的发展，放射治疗技术也有了突飞猛进的发展，适形及调强放射治疗的应用，可以更好地提高局部剂量，减少正常组织受量和治疗并发症，提高局部控制率和生存率。目前，对于有条件的医院，可以开展这些技术，使患者受益。我院应用这项技术治疗了一些病例，无论从剂量分布、适形度、肿瘤剂量及正常组织受量等都比以前常规及二维治疗要好。以下各图为一些适形及调强放射治疗的靶区及剂量分布（图6-3-4～6-3-7）。

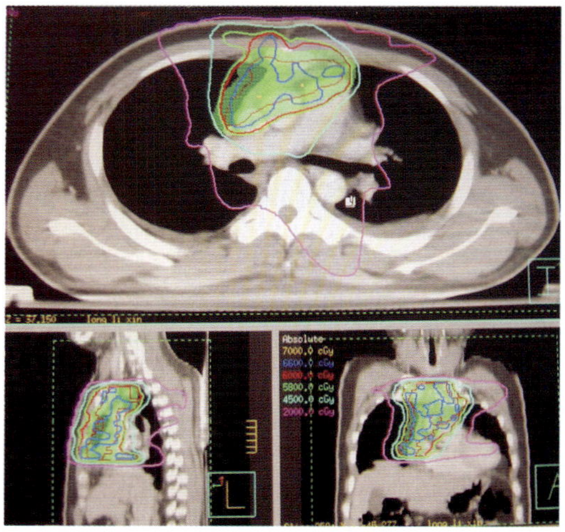

图 6-3-4　3D-CRT 在横断面、冠状面和矢状面的剂量分布图

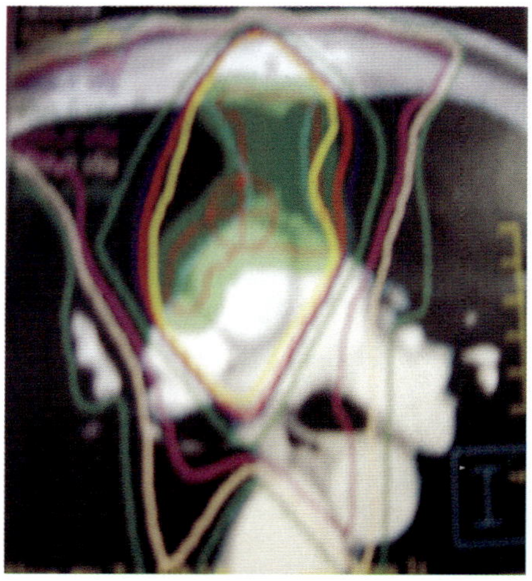

图 6-3-5　横断面局部剂量分布图

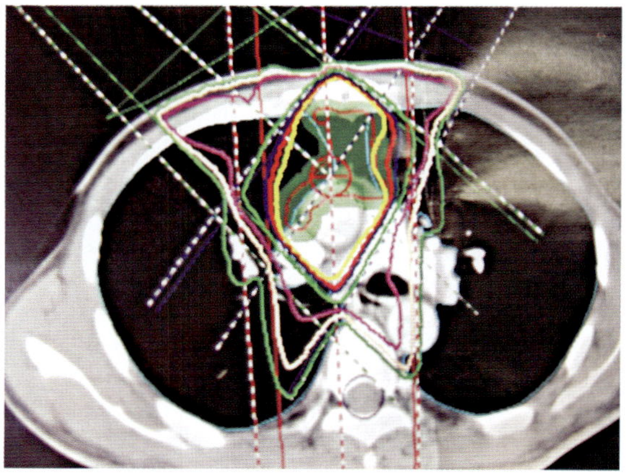

图 6-3-6　横断面剂量分布及射野方向

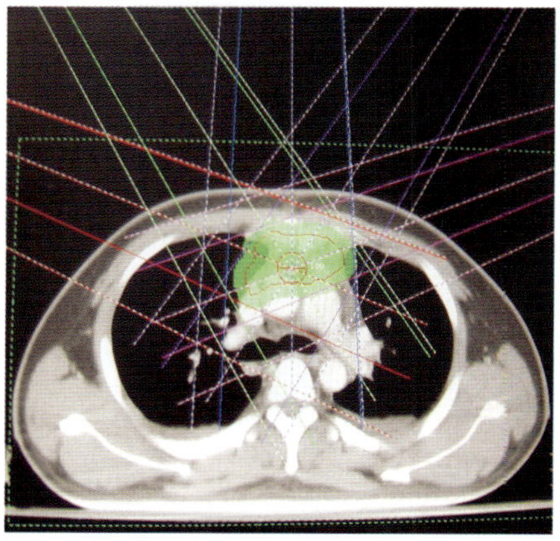

图 6-3-7　横断面射野方向图

（5）术前放射治疗　当胸腺瘤侵犯周围结构时，有些作者报道应用术前放疗，提高手术的完整切除率，与Ⅲ期的单纯手术的 50% 切除率相比，他们的完整切除率分别为 53%、59% 和 75%。有两组研究（19 例和 12 例）报道，术前放疗的患者生存率与其他进展期病例相比没有明显提高，10 年生存率为 44% vs 48%。Yagi 等也报道Ⅲ期胸腺瘤术前放疗或不放疗对生存率没有明显影响。

（6）化学治疗　近年来，胸腺瘤的化疗已有不少报道。具有肯定疗效的药物有顺铂、阿霉素、异环磷酰胺和皮质激素，应用含顺铂的联合化疗方案具有较好的效果（表 6-3-8）。胸腺瘤是化疗敏感的肿瘤，其有效率约占 70%，完全缓解率约占 1/3（0%～43%）。Cowen 报道了一组多中心回顾性研究，149 例接受放疗未见全身转移的病人，化疗能明显减少肺、胸膜及远地转移（17%～38%，$P<0.05$）。Mornex 报告了 90 例Ⅲ及Ⅳ期接受放疗的病人，其中 34% 进行了部分切除，61% 未做手术，辅助化疗的病人其无瘤生存率有潜在优势（5 年生存率 55% 及 32%，10 年为 41% 及 24%，$P>0.05$）。在一些小样本研究中，加或不加化疗生存率未见明显差异。法国 Rembert 等最近报道一组Ⅲ～Ⅳ期胸腺瘤术后和放疗后加或不加化疗的随机分组研究，结果显示无病生存率分别为 49.7% 和 16.7%（$P<0.01$），建议对晚期胸腺瘤行综合治疗。但多数作者认为，化疗对胸腺瘤治疗的有效方案及剂量均需深入研究探讨。

表 6－3－8　Ⅲ、Ⅳ期胸腺瘤化疗后疗效

作者	例数	化疗方案	CR（%）	PR（%）	RR（%）	总生存率（月）	发表时间
Berruti	6	ADM，DDP，CPM，VCR	0	83	83	15＋	1993
Dy	4	DDP，VLB，BLM	50	25	75	－－	1988
Evans	5	CPM，VCR，PROC，PRED	0	80	80	－－	1980
Fornasiero	37	ADM，DDP，VCR，CPM	43	48	92	15	1991
Goldel	13	CPM，ADM，VCR，PRED，±BLM	38	0	38	－－	1989
Hanna	5	High－dose carboplatin，VP-16	40	60	100	－－	2001
Highley	15	IFO	39	8	46	13＋	1999
Kosmidis	5	CPM，ADM，VCR	40	60	100	12＋	1988
Loehrer	30	ADM，DDP，CPM	10	40	50	38	1994
Macchiarini	7	DDP，EPI-ADM，ETP	0	100	100	8＋	1991

有一些研究显示在Ⅲ～Ⅳ期的病人使用综合治疗（术前化疗、手术和术后化疗或放疗）可提高手术切除率和生存率，肿瘤对化疗的敏感性为70%～90%，CR 为23%，病理完全反应率为20%。Ⅲ～Ⅳ期的病人经综合治疗后完全切除率为72%，较单纯手术组（分别50%和25%）明显提高，综合治疗组的5年生存率（平均78%）也较单纯手术组略高（平均为65%和62%）（表6－3－9）。

表 6－3－9　术前化疗与放疗的结果

作者	例数	术前化疗	辅助治疗	治疗反应率（%）	完全切除（%）	病理完全切除（%）	5年生存率（%）
Venuta	25	PEEpi×3	RT/Ch	－－	80	4	80
Kim	22	CAPPr×3	RT/Ch	77	82	18	95
Rea	16	CAPV×3	RT or Ch	100	69	31	57
Macchiarini	7	PEEpi×3	RT	100	57	29	－－
平均				92	72	21	78

7. 肌无力危象及处理　重症肌无力危象是指重症肌无力病情加重或治疗不当引起的呼吸肌无力的严重呼吸困难状态，其发生率达25%。诊断要点包括：①重症肌无力的诊断确定；②排除了其他肌病（如多发性肌炎）和其他神经－肌肉接头处疾病（如肌无力样综合征）引起的严重呼吸困难；③确定呼吸困难与重症肌无力有关。在重症肌无力危象确定后，用腾喜隆试验和阿托品试验鉴别是重症肌无力危象、胆碱能危象或反拗性危象。腾喜隆试验阳性为重症肌无力危象，约占重症肌无力危象的95%；而腾喜隆试验阴性，阿托品试验阳性为胆碱能危象，约占重症肌无力危象的4%；两种试验均阴性为反拗性危象，约占重症肌无力危象的1%。

重症肌无力危象的治疗包括急救和危象处理。①一般急救：紧急气管插管或气管切开，正压呼吸；纠正水、电解质紊乱；控制或/和预防感染，维持营养；②各型危象的处理：a. 肌无力危象的处理：除一般急救外，加大胆碱酯酶的剂量，同时加用皮质激素；b. 胆碱能危象的处理：除一般急救外，停用胆碱酯酶，并输液加速体内胆碱酯酶的排泄，同时静注阿托品1～2mg/h，直至阿托品轻度中毒，在腾喜隆试验连续两次阳性后，才可使用胆碱酯酶抑制剂；c. 反拗性危象，其发病机制不详，除一般急救外，主要是对症治疗。

8. 疗效和预后因素 非浸润性胸腺瘤和浸润型胸腺瘤的5年生存率分别是85%～100%和33%～55%，“恶性胸腺瘤”的单纯放疗5年生存率为31%～60%。中国医学科学院肿瘤医院105例临床分析，非浸润型和浸润胸腺瘤的5年生存率分别是89%和55%，“恶性胸腺瘤”单纯放疗5年生存率是31%。

影响预后因素有：①肿瘤的浸润性是最重要的预后因素，肿瘤浸润与否为外科医师肉眼所见及肿瘤标本的病理检查后确定；②手术切除的完整程度；③伴有肌无力，不少作者认为伴MG的胸腺瘤恶性程度低，其术后复发及转移少，生存率高；④病理类型：对预后的意义争论较多，多数作者发现，上皮细胞为主型胸腺瘤中，浸润型的比例明显高于其他两型；⑤其他：年龄，儿童胸腺瘤比成人恶性度高，年龄大于60岁的预后也差。

（二）胸腺癌

1. 临床表现及组织病理学 多数胸腺癌（thymic carcinoma，TC）初始症状表现为咳嗽、胸痛、上腔静脉压迫征或膈神经麻痹等，进一步检查常可显示纵隔肿块。与胸腺瘤相似，TC也常发生在前上纵隔。胸腺癌一般病程短，进展快，除表现为胸内快速进展和侵犯，如胸膜、心包和肺的直接侵犯或种植转移外，胸外淋巴结转移及血行转移多见，约占半数以上，其预后比胸腺瘤明显差。国外已有鳞状细胞癌合并重症肌无力的报道，胸腺类癌约34%伴库欣（Cushing）综合征。

影像学检查发现绝大多数肿瘤位于前纵隔内，约80%肿瘤侵犯邻近的纵隔结构，40%有淋巴结肿大。与胸腺瘤相似，肿瘤的局部转移包括胸膜、纵隔淋巴结，有时转移到颈部和腋下淋巴结。远地转移部位包括肺、肝脏、脑和骨。胸腺癌在影像学上常常有坏死、囊变或钙化。肿瘤侵犯周围结构的征象包括肿瘤边界不清和周围的脂肪线中断或消失。肿瘤常常侵犯胸膜和心包，或胸膜和心包种植转移，有时还经横膈扩散。CT扫描显示胸腺癌比其他胸腺肿瘤外形更不规则。有作者报道利用MRI的信号特点鉴别胸腺癌和胸腺瘤。目前，也有报道运用PET诊断胸腺癌，并能确定肿瘤侵犯的范围，观察肿瘤的复发，为临床的诊断和治疗计划提供帮助。放射性核素骨扫描常用于可疑骨转移。

胸腺癌来源于胸腺上皮的恶性肿瘤，但其所具有的细胞恶性特征有别于胸腺瘤，细胞学形态呈现严重的原始化和细胞排列很不规范的恶性特点。1999年WHO提出的胸腺肿瘤国际组织学分类中将胸腺癌归为C型胸腺瘤。B3型胸腺瘤与胸腺癌的区别：B3型胸腺瘤与胸腺癌两者都很少见，好发于40岁以后中年人，肿瘤呈浸润性生长，初诊时多数病例已经为进展期，单纯的根据临床表现和影像学难于鉴别，两者的鉴别主要根据镜下不同的组织形态。B3型胸腺瘤为圆形或卵圆形的肿瘤细胞，细胞成巢状排列，间质中可见未成熟的淋巴细胞，但细胞的异型性轻，而且具有其他类型胸腺瘤的组织结构，如血管周围间隙、胸腺髓质分化、缺少Hassall小体等。胸腺癌的上皮细胞有明显的异形性，已形成癌的形态，包括鳞状细胞癌、梭形细胞癌、淋巴上皮样癌、粘液表皮样癌、透明细胞癌和腺鳞癌等。胸腺癌的诊断应很慎重，必要时进一步作电镜及免疫组化检查，可见特异性抗原表达（角蛋白阳性）而确定是胸腺上皮细胞来源，以明确诊断。其中鳞状细胞癌占42%，而淋巴上皮样癌占32%，一些学者建议将TC分为低分级组恶性肿瘤（包括鳞状细胞癌、粘液表皮样癌）和高分级组恶性肿瘤（淋巴上皮样癌、未分化癌、小细胞癌及透明细胞癌等）。通常病理为高分级组的恶性肿瘤其侵袭性、局部复发率及远地转移率明显高于低分级组恶性肿瘤。由于胸腺癌的外侵和死亡率较高，通常需要多种形式的治疗。

2. 治疗 胸腺癌治疗手段的选择仍未确定，主要由于病例数太少。目前还是多学科的综合治疗为主。首选手术，争取尽可能多的切除肿瘤，如估计肿瘤巨大或与邻近结构关系密切而切除困难时，可先作术前放疗DT40Gy/4w，以利提高切除率，术后一律作根治性放疗，部分病人行化疗。

（1）手术治疗 手术治疗仍是胸腺癌的主要的治疗手段。由于胸腺癌外侵明显，常常侵及重要血管（SVC、主动脉、肺血管、无名静脉）及纵隔重要组织，但是如果能将原发肿瘤连同受侵组织完整切除，还是能够获得较高的5年生存率。目前，比较一致的看法认为，进行广泛手术完整切除肿瘤是获得长期5年生存的决定性因素。广泛手术就是把原发肿瘤连同受侵组织包括受侵肺组织、重要血管和受累的心包切除，进行重要的血管置换及心包修补术等。但是在：①上腔静脉综合征；②声音嘶哑；③膈神经麻痹、胸腔积液；④心包积液、包绕大血管（肺血管、主动脉、无名动脉）4 种情况下应尽量避免手术。另外，有明确的远处转移或明显的 SVC 综合征，也不建议切除和重建 SVC。

多数胸腺癌（50% ~95%）治疗时肿瘤为进展期（Ⅲ或Ⅳ期），获得完整切除的机会并不多，减瘤术是否有意义呢？Kondo 报道，对于不能完整切除的胸腺瘤，减瘤术后 5 年生存率 64%，明显高于不能手术的 36%。但是对于胸腺癌，减瘤术和不能手术的 5 年生存率分别为 30% 和 24%，并没有统计学差异。7 例减瘤术和 21 例不能手术的病人中位生存时间相近，分别为 25 和 17.4 个月。文献报道 TC 的预后差，其 5 及 10 年生存率分别约为 40% 及 33%。有文献报道，低分级组肿瘤和高分级组肿瘤 5 年生存率分别为 57% 及 13%。胸腺癌治疗后大约 75% 的病人局部复发，50% 可见远地转移。肿瘤部分切除与不能手术病人的中位生存期分别为 36 个月及 12 月。表 6 – 3 – 10 是胸腺癌的治疗结果。

表格 6 – 3 – 10　胸腺癌的治疗结果（放疗）

作者及年代	治疗年代	治疗方式	例数	分期（Ⅲ + Ⅳ%）	完整切除率（%）	放疗剂量（Gy）	放疗范围	失败（%）	5 年生存率（%）	中位生存（月）
Chang 1992 Taiwan	1982 ~ 1990	全部手术 ± 放疗	16	87 外侵	31	50 ~ 60	瘤床	局部 20 远地 56 （淋巴结 38，肺 25）	31	30
Blumberg 1998 New York	1949 ~ 1993	全部手术 ± 放疗 ± 化疗	43	58	67	–	–	局部：87.5 远地 25	65	–
Hsu 2002 Taiwan	1987 ~ 1997	全部手术 + 放疗	26	77	65	60	瘤床 1.5 ~ 2cm	局部：19 远地：43	77	–
Liu 2002 Taiwan	1977 ~ 1991	全部手术 ± 放疗 ± 化疗	38	92	21	40 ~ 65	–	局部：23.7（胸膜 53.8，胸壁 15.4） 远地：18.4（骨 23.1，肺 15.4，肝 15.4）	27.5	24.1
Ogawa 2002 Japan	1984 ~ 1998	部分手术 ± 放疗 ± 化疗	40	83	40	完整切除中位 50	瘤床 1 ~ 2cm	局部：37.5 远地：20（骨 25）	38	–
Tseng 2003 Taiwan	1998 ~ 2002	7 术前化疗，全部手术 ± 放疗	38	84	71	完整切除后 50 ~ 60	–	完整术后 局部：33.3（胸膜 100） 远地：25.9	62	81
Kondo 2003 Japan	1990 ~ 1994	全部手术 + 放疗	186	86	51	–	–	完整术后 局部：51	50.5	–
Francisco 2004	1997 ~ 2001	部分手术 ± 放疗 ± 化疗	22	83 外侵	23	40 ~ 60	–	局部 + 远地 63.6	–	44.7
Li Jian 2004 China	1969 ~ 2002		54	45	40	60	–	局部 – 远地 47.2	44.4	–

（2）放射治疗 因胸腺癌就诊时病期晚，局部侵犯广泛，多数病人难以获得完整切除，并且胸膜和心包直接侵犯或种植转移率高，锁骨上淋巴结转移率高，根据局部胸腺瘤的治疗经验，认为即使完整切除术后也应进行常规放疗，所以多数病人需行术后放疗。放疗范围应包括相应纵隔和部分或全心包，如包括全心包的照射剂量为 DT30～35Gy/3～3.5w，然后缩野包括瘤床加量 DT60～70 Gy/16～7 w，双锁骨上区预防照射 DT40～50 Gy/4～5 w。多数文献报道，放疗范围多为瘤床外放 1～2cm。目前三维适形放射治疗及调强适形放射治疗已应用于胸腺癌的治疗中，可以更好的保护正常组织，减少放射毒副作用，提高肿瘤局部剂量。Hsu 报道 26 例患者中 9 例不能获得完整切除者联合术后放疗，对局部晚期和切缘状况不详的术后放疗 60Gy，5 年局控率达 88%。Liu 2002 年报道未完整切除的术后放疗与未放疗的中位生存时间分别是 23.8 个月和 7.2 个月。以上作者认为术后放疗应该成为常规治疗，辅助放疗可以提高生存率，增加局部控制率。术后放疗剂量多为 50～60Gy。局部复发多在照射野外，纵隔及胸膜等。最近 Kondo 报道的日本 1320 例胸腺上皮肿瘤中，对Ⅲ、Ⅳ期胸腺瘤完整切除术后放疗提出了质疑。92 例完整切除的胸腺癌加或不加放疗的 5 年生存率为 74% 和 72%，但因病例数不多，并没有给出结论性意见。总之，对于不能完整切除的胸腺癌，术后进行辅助性放疗已有统一的意见即提高局部控制率。对于不能手术的或仅做单纯活检的放疗剂量要达到 60Gy 以上。Ogawa 认为完整切除的局部放疗剂量 50Gy 可以预防局部复发。关于术前放疗的文章较少，目前没有明确理由证明术前放疗可以提高手术切除率和降低分期的作用。

（3）化疗 因为其发病率低，化疗方案和综合治疗的组成不同，且缺乏大规模临床试验，到目前为止尚没有统一关于胸腺癌的化疗标准。有报道给予顺铂为主，包含长春花碱、阿霉素和环磷酰胺的联合化疗方案对胸腺癌有一定效果。Tseng 2003 年报道 7 例接受同步放化疗的胸腺癌中有 2 例从ⅣB 期降到Ⅲ期，获得手术治疗的机会。Ogawa 认为对于组织学低分级的胸腺癌手术联合术后放疗已经足够，不需要化疗。Hsu 报道手术联合术后放疗虽然能获得 91% 的局控率，但是远处转移仍是主要问题，从理论上讲，应当给予辅助化疗。虽然 Liu 认为术后化疗对生存没有明显影响，但是由于胸腺癌手术切除率低，仍推荐不能完整切除的胸腺癌应该给予辅助放疗和化疗，以求消灭全身的微小转移灶。近来有文献报道，诱导化疗在 TC 的综合治疗中取得了一些进展。Lucchi 报告 7 例 Masaoka 三期患者，诱导化疗后 4 例实施完整切除，3 例仍生存达 62～136 月。

（4）预后因素 手术切除程度、Masaoka 分期、组织学分级及组织学分类、治疗模式等为主要的预后因素。KPS、年龄、性别、肿瘤大小不影响切除率和生存率。

二、纵隔生殖细胞肿瘤

纵隔生殖细胞肿瘤的发病率与胸腺瘤及神经源性肿瘤相似，占恶性纵隔肿瘤的 5%～13%，约占所有纵隔肿瘤的 2.5%。纵隔是年轻人生殖细胞肿瘤发生在性腺外最常见部位。与睾丸生殖细胞肿瘤一样，纵隔生殖细胞肿瘤包括畸胎瘤和恶性纵隔生殖细胞瘤，后者分为精原细胞瘤和非精原细胞瘤［包括胚胎癌、绒毛膜上皮细胞癌、内胚窦瘤（卵黄囊瘤）及混合细胞瘤］，畸胎瘤又分为成熟型和未成熟型畸胎瘤。单纯精原细胞瘤占恶性纵隔生殖细胞瘤的 40%。

（一）畸胎瘤 纵隔畸胎瘤的发病年龄从 1 个月～73 岁，中位年龄是 28 岁，男、女发病率相仿，一半以上患者无症状，多数病人是由于其他原因需要摄 X 线胸片时意外发现的。如果有症状出现，通常是前纵隔肿块增大所致，压迫邻近器官造成胸痛、咳嗽及气短等症状，严重呼吸困难常提示肿块压迫气道或肺血管（详见概述）。X 线片典型表现是前纵隔近心基部向一侧生长的圆形或椭圆形阴影，多数边缘清晰，常可见囊壁钙化或不规则骨及牙齿影，CT 及 MRI 可进一步显示肿瘤轮廓及范围。

畸胎瘤的病理类型分为成熟型及未成熟型畸胎瘤。分化好的组织构成的畸胎瘤为成熟型畸胎瘤；只有成熟的角化鳞状上皮和皮肤附属成分时称为皮样囊肿；肿瘤中含有分化不成熟的组织成分如原始外胚、中胚和内胚层组织为未成熟畸胎瘤。无论成熟型或未成熟型畸胎瘤内，在看到除胚胎瘤、精原细胞瘤或绒癌的成分以外的恶性成分，这种现象称为畸胎瘤恶变，它可以是肉瘤成分，也可以是癌的成分。成人畸胎瘤（无论组织上分化成熟或不成熟）都可以发生转移，只有皮样囊肿未见转移的报道，而婴幼儿畸胎瘤即使见到有未分化组织成分，其预后也是良好的，不出现转移。

畸胎瘤的治疗以手术为主。良性畸胎瘤采取彻底的手术切除可达到治愈，没有必要进行术后辅助治疗；未成熟型畸胎瘤为潜在恶性肿瘤，其预后与肿瘤的部位、患者的年龄和肿瘤的分级有关。恶性畸胎瘤手术切除后，应给术后化疗或/和放疗，有望提高长期生存率。畸胎瘤的转移以淋巴道为主，其次是血行转移。转移灶内的畸胎瘤组织可出现向成熟组织分化，故切除这种转移灶，病人预后较好。

（二）恶性纵隔生殖细胞瘤　恶性生殖细胞肿瘤90%以上发源于睾丸，生殖系统以外的恶性生殖细胞肿瘤不常见，发病率约占生殖细胞肿瘤的1%～5%。纵隔恶性生殖细胞肿瘤有原发和继发之分，后者是指睾丸恶性生殖细胞瘤的纵隔淋巴结转移，此时多伴有腹膜后淋巴结转移。美国纽约 Memorial sloan－Kettering 肿瘤中心报道：纵隔内转移性生殖细胞肿瘤与原发性纵隔生殖细胞瘤的发生率比例是47∶1.4，发病年龄20～35岁，男性发病9倍于女性。按病理类型可分为精原细胞瘤和非精原细胞瘤。非精原细胞瘤包括卵黄囊瘤、胚胎性癌、绒癌、恶性畸胎瘤，部分为两种以上组织类型合并存在的混合型，少数合并存在非生殖细胞性恶性成分。不含畸胎瘤成分的纵隔非精原细胞瘤中卵黄囊瘤发生率最高。

1．纵隔精原细胞瘤

（1）临床表现　原发性纵隔精原细胞瘤生长相对缓慢隐匿，20%～30%无症状且多为常规X线胸片发现，由于其常在诊断时，肿瘤已达20～30cm或更大，也仅有很少的症状。症状均是由压迫或侵犯局部纵隔结构引起，近期不少报道，60%～70%的纵隔精原细胞瘤在诊断时，已发现远地转移，肺及胸内结构为常见的转移部位（详见概述）。

（2）诊断　纵隔精原细胞瘤的胸部X线或CT、MRI检查显示，前纵隔的中部一个大而密度均匀的肿块，没有坏死及钙化。因它没有特殊典型的X线表现，难以与其他恶性肿瘤鉴别。

近90%的纵隔精原细胞瘤的血清生化检查是正常的，大部分患者血清LDH水平升高。甲胎蛋白（AFP）效价正常，约7%～10%患者β绒毛膜促性腺激素（β-HCG）效价可有轻度升高，如β-HCG＞100ng/ml或AFP升高则提示有非精原细胞成分存在，即“混合型精原细胞瘤”。

对年轻男性的前纵隔肿块应考虑到纵隔生殖细胞瘤的可能，应做胸部和腹部CT或MRI及AFP和β-HCG等血清学检查。如发现腹膜后肿块，则应做睾丸检查和/或睾丸超声波等检查，以除外睾丸原发肿瘤。多数作者主张开胸活检，一般不主张经皮针吸活检的细胞学检查。

（3）治疗　因发病率低，目前缺乏大样本前瞻性随机分组研究，与其他肿瘤一样，提倡综合治疗模式。对所有纵隔精原细胞瘤的治疗，其目的应考虑是根治性的，因为绝大多数患者给予合适的治疗是可治愈的。因几种有治愈可能的治疗方法并存，而尚难对治疗下确切的结论。对于小的、非浸润型、无症状的、可切除性的肿瘤，建议开胸探查完整切除肿瘤后辅以放射治疗。对于孤立纵隔精原细胞瘤无远地转移，通常放疗可达长期生存。局部进展或有远地转移病例首选以顺铂为主的联合化疗方案。目前以顺铂为基础的联合化疗方案对纵隔精原细胞瘤有很好的效果，完全缓解率高，联合化疗逐渐成为主要的治疗手段。常用的是4个周期足量联合化疗方案如PEB（顺铂，VP-16及博莱霉素），PVB（顺铂，长春花碱及博莱霉素）或PVB＋A（阿霉素）等。

放射治疗范围包括全纵隔及双锁骨上区。大多数作者主张放疗量DT35～40Gy。少数作者发现总量低于DT45Gy，有较高复发率，故主张总量应达DT45～50Gy。原发性纵隔精原细胞瘤与原发于睾丸的精原细胞瘤相似，均对放疗敏感。所以，放疗作为原发性纵隔精原细胞瘤的首选治疗已有许多年了，其长期生存率高达60%～80%。Hainsworth 等推荐对性腺外精原细胞瘤使用放射治疗，采用35～40Gy的放射剂量，也有作者报道低于45Gy的放射剂量复发率较高，放射设野应包括纵隔和双锁骨上区。中国医学科学院肿瘤医院近年报道了原发性纵隔恶性生殖细胞瘤的临床研究，其中6例精原细胞瘤中，1 例放射剂量为 30Gy 外，余病例均超过 40Gy（40～50Gy）。本组病例由于来源复杂，初诊多数在外科，均接受了姑息手术，术后放疗和联合化疗，6 例中有 4 例仍存活，3 例为无瘤生存，1 例有肿瘤残留，但稳定。由于 60%～70% 的原发性纵隔精原细胞瘤确诊时已有周围器官受侵或远处转移，单纯放疗的复发率可高达 30%～50%。以顺铂为主的联合化疗在原发性纵隔精原细胞瘤的治疗上取得较好疗效，文献报道其完全缓解率为 67%～89%，Bokemeyer 等报道一组多中心的结果，以顺铂为主的联合化疗加或不加手术的性腺外的精原细胞瘤 5 年总生存率为 88%，而纵隔精原细胞瘤和腹膜后无差异。由于原发纵隔精原细胞瘤诊断时多为巨大肿块，以顺铂为主的联合化疗方案应给 3～4 周期，对足量化疗后仍有肿瘤残留的患者，采用放疗或手术治疗有争议。大多数作者认为手术已不是原发纵隔精原细胞瘤的决定性的治疗手段，化疗后仍有肿瘤残留的患者的手术病理显示，仅有 8% 残余肿瘤内有存活的肿瘤细胞，对于巨大肿瘤行外科减瘤术也不能提高局部控制率。

对于足量化疗后影像学检查仍有残存者，有学者认为残余病灶是否含精原细胞瘤成分与病灶直径大小相关，直径小于 3cm 时恶性成分可能性小，可以密切随诊并行胸部 CT 观察。大于 3cm 的病变纵隔精原细胞瘤残存的可能性可达 30%，建议手术切除或放射治疗。原发性纵隔精原细胞瘤按国际生殖细胞肿瘤协作组危险因素分析属低危组，当有肺外转移时为中危组。

2. 非精原细胞瘤

（1）症状　与精原细胞相比，非精原细胞瘤的病程短，发展快，诊断时常有自觉症状。日本 Takeda 等报告 90% 患者诊断时有肿瘤压迫引起胸痛、呼吸困难等症状，体重下降、发热、乏力等全身表现比精原细胞瘤更常见。有人报道，在诊断时已有 85%～95% 病例已有远地转移，常见部位包括肺、胸膜、锁骨上和腹膜后淋巴结和肝脏，骨骼转移的发生率少于精原细胞瘤。

（2）诊断　结合病史，影像学检查等过程，酌情选择病理检查方法。胸部 X 线检查不同于精原细胞瘤，在 CT 或 MRI 上典型的表现为一个大的密度不均匀的肿块位于前纵隔，其内可见出血和坏死区。

血清肿瘤标志物常明显升高，80% 患者 AFP 水平升高，30%～35% 患者 β-HCG 水平升高。100% 绒毛膜癌的 β-HCG 水平明显升高，50% 胚胎癌 β-HCG 水平升高。80%～90% 纵隔非精原细胞瘤患者有上述一种或两种肿瘤标志物水平升高。这两种肿瘤标志物不仅有诊断意义，而且有估价预后的意义，它们应做为治疗中及治疗后定期复查的监测指标。

对年轻男性，前纵隔肿块伴 AFP 或/和 β-HCG 水平升高者，可诊断为纵隔非精原细胞肿瘤，一般不需要常规活检证实。

（3）治疗　以顺铂为主的联合化疗是纵隔非精原细胞瘤的主要治疗方法。总的来讲，纵隔非精原细胞瘤与睾丸非精原细胞瘤比较，其预后差些，总的生存率不高。最近一系列文献报道，应用顺铂为基础的联合化疗方案，大多数病例的完全缓解率达到 50%～70%，而长期生存率可达 40%～50%，以前认为预后极差的内胚窦瘤及绒毛膜癌的预后也有改善。原发纵隔非精原细胞瘤的治疗较原发纵隔精原细胞瘤要困难得多，预后差。几十年前原发纵隔非精原细胞瘤治疗后长期生存者罕见，以顺铂为主的联合化疗方案的应用明显提高了疗效，多数治疗组总的完全消退率达 50%～70%。Bokemeyer 等报道一组多中心的结果，以顺铂为主的联合化疗加或不加手术的性腺外的非精原细胞瘤 5 年总生存率为 45%。Walsh 等报道一组原发纵隔非精原细胞瘤以顺铂为主的联合化疗方案（加强化疗），化疗后行手术切除，20 例中有 11 例为初治病例，9 例为挽救治疗组，2 年的生存率分别为 72% 和 42%。中国医学科学院肿瘤医院近年报道了原发性纵隔恶性生殖细胞瘤的临床研究，12 例中有 2 例首次治疗达 PR，8 例首次治疗后好转，但短期内复发或进展，2 例未控，12 例中仅 1 例 45 个月仍存活，余均死亡，病人的中位生存期为 13 个月。本组的疗效明显低于文献的结果，可能原因为治疗不统一和规范，大部分病例初诊在外科，所有病例在接受化疗前行了姑息手术或探查活检。日本 Takeda 等分析原发性纵隔恶性生殖细胞瘤的治疗情况，1985 年以前以手术为主的治疗方式时，中位生存时间仅为 7.6 个月，无长期生存的病例，1985 年以后应用以顺铂为基础的联合化疗，治疗 6 例患者，5 例化疗后给以手术治疗，均无病生存，中位随诊时间为58.3个月。

原发纵隔非精原细胞瘤治疗后复发率高，肿瘤复发后的治疗比较困难。Hartmann等报道一组多中心的肿瘤复发后的治疗结果，142例非精原性EGCT（extragonadal germ cell tumors）接受以顺铂为主的联合化疗，19%无瘤长期生存（27/142），纵隔病例占11%，34%（48/142）复发后接受高剂量化疗和自体骨髓移植，10例（21%）无瘤生存。Motzer等报道用大量卡铂、依托泊苷和环磷酰胺，结合自体骨殖移植，治疗难治性EGCT完全缓解率为23%。

以顺铂为基础的化疗方案如PEB（顺铂、VP-16、博莱霉素）4个周期后定期复查，如肿瘤标志物水平恢复正常，X线检查也无残留肿瘤，可不做进一步治疗；如肿瘤标志物持续不正常则提示有“残存肿瘤”存在，应进一步行挽救性化疗，最近报道使用VIP方案（VP-16、异环磷酰胺和顺铂），可使20%~30%患者获长期生存。而对肿瘤标记正常而X线片可见“残存肿瘤”者，外科手术是适应证，应完整切除“残存肿瘤”。按国际生殖细胞肿瘤协作组危险因素分层，无论转移与否、肿瘤标志物情况如何，原发纵隔非精原细胞瘤均属高危组。Schneidual等的资料显示，发病时肿瘤标志物高低与预后无关，肺外转移为预后不良因素。

（三）神经源性肿瘤　神经源性肿瘤是纵隔最常见的3种肿瘤之一，约占纵隔肿瘤的30%。成人神经源性肿瘤占纵隔肿瘤的10%~35%，居第一、二位，绝大多数是良性的，仅10%是恶性的。儿童神经源性肿瘤占儿童纵隔肿瘤的50%~60%，其中一半以上是恶性的。此瘤大多数起源于脊柱旁沟的神经组织，亦可起源于肋间神经、迷走神经和膈神经等。肿瘤多位于后纵隔的中1/3部分，亦可位于中纵隔或上纵隔。女性多于男性。因神经源性肿瘤的细胞分化程度不同及形成细胞类型的多样性，其分类方法较多，以下显示的为以神经类型为主的神经源性肿瘤的分类：①起源于神经鞘的肿瘤包括神经纤维瘤、神经鞘瘤、神经源肉瘤亦称恶性施万（Schwann）瘤；②起源于交感神经细胞的肿瘤包括节细胞瘤、神经节母细胞瘤、神经母细胞瘤；③副神经节系统肿瘤包括嗜铬细胞瘤及非嗜铬性细胞瘤（源于迷走神经相连的细胞群，不嗜铬、无内分泌活性、亦称肾上腺外副神经节瘤、主动脉体瘤、化学感受器瘤）。

神经源性肿瘤可发生在任何年龄，交感神经系肿瘤发病年龄比较年轻，神经节母细胞瘤1/3见于2岁以内，一半见于3岁以内，4/5见于10岁以内。神经母细胞瘤好发于婴幼儿，1岁以内最多，70%见于4岁以内，成人少见（分期见表6-3-11）。发病率性别上无差别。良性肿瘤多无症状，多在查体时胸部X线检查时偶被发现。当肿瘤生长巨大或恶变时，可出现明显的疼痛及压迫症状。成神经系肿瘤是高度恶性的肿瘤，发展迅速，早期出现转移，常以发热为首发症状，热型不规则，诊断时有半数病人远地转移，肝转移占65%，骨髓占50%，皮下转移占35%，幼儿常有骨转移，患者尿中儿茶酰胺代谢物香草扁桃酸和高香草酸增高，具有诊断意义。其他神经源性肿瘤，各有其不同的神经压迫症状或内分泌改变，在此不再叙述。

表6-3-11　国际神经母细胞瘤分期系统

分期	描述
Ⅰ期	局限的肿瘤可完整切除，有或无镜下残余病变；有代表性的同侧淋巴结镜下未见肿瘤组织（与病变相连或与原发病变一起切除的淋巴结可能为阳性）
Ⅱ期A	局限的肿瘤不能完整切除，同侧有代表性的非粘附性的淋巴结镜下阴性
Ⅱ期B	局限的肿瘤，完整或不完整切除，同侧非粘附性淋巴结发现肿瘤，对侧肿大的淋巴结必须为阴性
Ⅲ期	不能切除的单侧肿瘤已浸润过中线（以脊柱为界），有或无局部淋巴结受累；或局限化单侧肿瘤有对侧淋巴结转移；或中线肿瘤（不可切除）浸润累及双侧或通过淋巴结累及两侧
Ⅳ期	任何原发肿瘤有远处淋巴结、骨、骨髓、肝、皮肤、或其他器官（Ⅳ-S期限定的除外）转移
Ⅳ-S期	局限化原发肿瘤（如Ⅰ、ⅡA、ⅡB），播散仅限于皮肤、肝或骨髓（恶性有核细胞不到10%）（仅限于不到1岁的婴儿）

胸部X线检查显示单侧后纵隔圆形或半圆形阴影，紧贴椎体，部分病人有椎间孔扩大。CT或MRI显示肿瘤位于后纵隔的脊柱旁沟内，呈半圆形突向肺内，部分病例病变沿椎间孔向椎管内生长，椎间孔扩大，并推压脊髓，恶性病变可见椎体骨质破坏改变。

神经源性肿瘤不论良、恶性，原则上一经诊断，应早期手术切除。良性肿瘤完整切除后均能治愈，个别术后复发者，再次手术切除，治愈率仍较高。对神经母细胞瘤的治疗原则是：Ⅰ期完整切除，不需常规化疗；Ⅱ期尽可能多切除肿瘤，术后化疗；Ⅲ期，尽可能多切除肿瘤，术中放标志物，术后放疗和化疗；Ⅳ期，术前化疗，择期手术，术后放疗和化疗；Ⅳ－S期，手术切除原发肿瘤，术后化疗。放疗适用于姑息性手术、无远地转移者，给予DT15～35Gy/3～4w，Ⅲ、Ⅳ期化疗不敏感者试行放疗，可缓解症状，提高生存质量。近年来采用手术、化疗及放疗的综合治疗，疗效较10年前明显提高。欧美国家神经母细胞瘤的5年生存率Ⅰ、Ⅱa期达90%以上，Ⅱb为70%～80%，Ⅲ期40%～70%，Ⅳ期<1岁>60%，1～2岁20%，>2岁10%，Ⅳ－S期>80%。

（周宗玫）

参 考 文 献

1. 谷铣之主编. 现代肿瘤学（临床部分）. 北京医科大学协和医科大学联合出版社，1993，422～435.
2. 王德元主编. 胸部肿瘤学. 天津科学技术出版社，1994，214～224.
3. 刘复生，刘彤华主编. 肿瘤病理学，北京医科大学协和医科大学联合出版社，1997，464～487.
4. 徐从高等主译. 癌－肿瘤学原理和实践. 第5版，济南：山东科学技术出版社，2001，983～997.
5. 汪椐，等. 胸腺瘤105例临床分析. 中国放射肿瘤学杂志，1991，5（1）:14.
6. 孙桂香，等. 神经母细胞瘤治疗现状. 中华儿科杂志，1995，33（5）:305.
7. Franciose M, et al. Radiotherapy and chemotherapy for invase thymomas: a multicentric retrospective review of 90 cases. Int J Radiat Oncol Biol Phys, 1995, 32 (3):651.
8. Palmisani MT, Evoli A, Batocchil AP, et al. Myasthenia gravis associated with thymoma: clinical characteristics and long－term outcome. Eur Neurol, 1993, 34:78.
9. Masaoka A, Hashimoto T, Shibata K, et al. Thymomas associated with pure red asplasia: Histology and follow up studies. Cancer, 1989, 64:1872.
10. Tomiak EM, Evans WK. The role of chemotherapy in invase thymoma: a review of the literature and consideration for future clinical trials. Crit Rev Oncol Hematol, 1993, 15:113.
11. Yano T, Hara N, Ichinose Y, et al. Treatment and prognosis of primary thymic carcinoma. J Surg Oncol, 1993, 52:255.
12. Haniuda M, Miyazawa M, Yoshida K, et al. Is postoperative radiotherapy for thymoma effective? Ann Surg, 1996, 51 (2):219～224.
13. Uetsu M, Yoshida H, Kondo M, et al. Entire hemithorax irradiation following complete resection in patients with stage Ⅱ－Ⅲ invasive thymoma. Int J Radiat Oncol Biol Phys, 1996, 35 (2):357～360.
14. Ogawa K, Toita T, Kakinohana Y, et al. Postoperative radiation therapy for completely resected invasive thymoma: Prognosis value of pleural invasion for intrathoracic control. Jpn J Clin Oncol, 1999, 29 (10):474～478.
15. Osada H, Kojima K, Yamate N. Primary mediastinal seminoma: Efficacy of chemo－radiotherapy alone. Jpn J Thorac Cardiovasc Surg, 1998, 46 (9):810～814.
16. Fizazi K, Culine S, Droz JP, et al. Initial management of primary mediastinal seminoma: radiotherapy or cisplatin－based chemotherapy? Eur J Cancer, 1998, 34 (3):347～352.
17. Jyothirmayi R, Ramadas K, Jacob R, et al. Primary malignant germ cell tumors of the mediastinum——Results of multimodality treatment. Acta Oncol, 1997, 36 (3):317～322.
18. Adams GA, Shochat SJ, Smith EL, et al. Thoracic neuroblastoma: a pediatric oncology group study. J Pediatr Surg, 1993, 28:372.
19. Bernatz PE, Harrison EG, Clagett OT. Thymoma: a clinicopathologic study. J Thorac Cardiovasc Surg, 1961, 42:

424 ~444.

20. Levine GD, Rosai J. Thymic hyperplasia and neoplasia: a review of current concepts. Hum Pathol, 1978, 9: 495 ~515.
21. Marino M, Muüller – Hermelink HK. Thymoma and thymic carcinoma. Virchows Arch A Pathol Anat Histopathol, 1985, 407: 119 ~149.
22. Rosai J, Sobin LH. Histological typing of tumors of the thymus. 2nd ed, International histological classification of tumors, New York: Springer, 1999.
23. Lardinois D, Rechsteiner R, Lang RH et al. Prognostic relevance of masaoka and muller – hermelink classification in patients with thymic tumors. Ann Thorac Surg, 2000, 69: 1550 ~1555.
24. Rea F, Marulli G, Girardi R, et al. Long – term Survival and prognostic factors in thymic epithelial tumors. European Journal of Cardio – Thoracic Surgery, 2004, 26 (2): 412 ~418.
25. Nakagawa K, Asamura H, Matsuno y, et al. Thymoma: A clinicopathologic study based on the new WHO classification. J Thorac Cardiovasc Surg, 2003, 126 (4): 1134 ~1140.
26. Chen G, Marx A, Chen WH, et al. New WHO clssification predicts prognosis of thymic epithelial tumors: A clinicopathologic study of 22 thymoma cases from China, Cancer, 2002, 95 (2): 420 ~429.
27. Okumura M, Ohya M, Tateyama, et al. The World Health Organization histologic classification system reflects the oncologic behavior of thymomas: A clinical study of 273 patients. Cancer, 2002, 94 (3): 624 ~632.
28. Detterbeck FC, Parsons AM. Thymic tumors. Ann Thotac Surg, 2004, 77: 1860 ~1869.
29. Kondo K, Monden Y. Therapy for thymic epithelial tumors: A clinical study of 1320 patients fom Japan. Ann Thorac Surg, 2003, 76: 878 ~884.
30. Regnard J – F, Magdeleinate P, Dromer C, et al. Progrnostic factors and long – term results after thymoma resection: a series of 307 patients. J Thorac Cardiovas Surg, 1996, 112: 376 ~384.
31. Maggi G, Casadio C, Cavallo A, et al. Thymoma: results of 241 operated case. Ann Thorac Surg, 1991, 51: 152 ~156.
32. Verley JM, Hollmann KH. Thymoma. A comparative study of clinical stages, histologic features, and survival in 200 cases. Cancer, 1985, 55: 1074 ~1086.
33. Nakahara K, Ohno K, Hashimoto J, et al. Thymoma: Results with complete resection and adjuvant postoperative irradiation in 141 consecutive patients. J Thorac Cardiovasc Surg, 1988, 95: 1041 ~1047.
34. wilkins KB, Sheikh E, Green R, et al. Clinical and pathologic predictors of survival in patients with thymoma. Ann Surg, 1999, 230: 560 ~562.
35. Blumberg D, Port JL, Weksler B, et al. Thymoma: A multivariate analysis of factors predicting survival. Ann Thorac Surg, 1995, 60: 908 ~914.
36. Quintanilla – Martinez L, wilkns EJ, Choi N, et al. Thymoma. Histologic subclassification is an independt prognostic factor. Cancer, 1994, 74: 606 ~617.
37. Pan CC, Wu HP, Yang CF, et al. The clinicopathological correlation of epithelial subtyping in thymoma: a study of 112 consecutive cases. Hum Pathol, 1994, 25: 893 ~899.
38. Elert O, Buchwald J, Wolf K. Epithelial thymus tumors—therapy and prognosis. Thorac Cardiovasc Surg, 1988, 36: 109 ~113.
39. Cowen D, Richaud P, Mornex F, et al. Thymoma. Results of a multicentric retrospective series of 149 non – metastatic irradiated patients and review of the literature. FNCLCC tralists. Federation Nationale des centres de Lutte contre le cancer. Radiother Oncol, 1995, 34: 9 ~16.
40. Monden Y, Nakahara K, Iioka S, et al. Recurrence of thymoma; clinicopathological features, therapy and prognosis. Ann Thorac Surg, 1985, 39: 165 ~169.
41. Ruffini E, Mancuso M, Oliaro A, et al. Recurrence of thymoma: Analysis of clinicopathologic features, treatment, and outcome. J Thorac Cardiovasc Surg, 1997, 113: 55 ~63.
42. Mornex F, Resbeut M, Richaud P, et al. Radiotherapy and chemotherapy for invasive thymomas: a multicentric retrospective review of 90 cases. FNCLCC tralists. Federation Nationale des centres de Lutte contre le cancer. Int J Radiatr Oncol Biol Phys, 1995, 32: 651 ~659.

43. Gamondes JP, Balawi A, Greenland T, et al. Seventeen years of surgical treatment of thymoma: Factors influencing survival. Eur J Cardiothorac Surg, 1991, 5:121~131.
44. Wang LS, Huang MH, Lin TS, et al. Malignant thymoma. Cancer, 1992, 70:443~450.
45. Kaiser LR, Martini N. Clinical management of thymomas: the memorial sloan – Kettering cancer center experience. In: Martini N, Vogt – Moykopf I (eds). Thoracic surgery: Frontiers and uncommon neoplasm. Vol 5, St Louis: CV Mosby, 1989, 176~183.
46. Haniuda M, Miyazawa M, Yoshida k, et al. Is postoperative radiotherapy for thymomas effective? Ann Surg, 1996, 224: 219~224.
47. Curran WJ Jr, Kornstein Mj, Brooks JJ, et al. Invasive thymoma: The role of mediastinal irradiation following complete or incomplete surgical resection. J Clin Oncol, 1988, 6:1722~1727.
48. Venuta F, Rendina EA, Pescarmoma EO, et al. Multimodality treatment of thymoma: A prospective study. Ann Thorac Surg, 1997, 64:1585~1592.
49. Rea F, Sartori F, Loy M, et al. Chemotherapy and operation for invasive thymoma. Cardiovasc Surg, 1993, 106: 543~549.
50. Macchiarini P, Chella A, Ducci F, et al. Neoadjuvant chemotherapy, surgery and postoperative radiation therapy for invasive thymoma. Cancer, 1991, 68:706~713.
51. Ribert M, Voisin C, Pruvot FR, et al. Lympho – epithelial thymomas: A retrospective study of 88 resections. Eur J Cardiothorac Surg, 1988, 2:261~264.
52. 周宗玫，等. 原发性纵隔恶性生殖细胞肿瘤临床研究. 医学研究通讯，2005, 34 (2):10~12.
53. Akaogi E, ohara K, Mitsui K, et al. Preoperative radiotherapy and surgery for advanced thymoma with invasion to the great vessels. J Surg Oncol, 1996, 63:17~22.
54. Yagi K, Hirata T, Fukuse T, et al. Surgical treatment for invasive thymoma, especially when the superior vena cava is invaded. Ann Thorac Surg, 1996, 61:521~524.
55. Masaoka A, Monden Y, Nakahara K, et al. Follow – up study of thymomas with special reference to their clinical stages. Cancer, 1981, 48:2485~2492.

第四章 原发气管癌的放射治疗

原发性气管癌是指发生于第一气管环至隆突范围内的一类少见的肿瘤，占全部恶性肿瘤的1% ~3.5%，在气管支气管肺肿瘤中亦不超过2%。约50%为恶性，且多属于低中度恶性，生长缓慢，早期无特异症状而常被误诊。值得临床医师注意的是，患者常因咳嗽、痰血等症状就诊，行气管镜检查时发现气管内肿瘤。在详细询问病史和详细检查后发现由于甲状腺癌，食管癌、肺癌等局部复发后肿瘤侵及气管所致，气管肿瘤并非原发。Grillo 1990 年报道 198 例原发气管癌，其中有 2 例为转移性肿瘤。因此，要详细询问病史以免误诊。

发病年龄：好发年龄在40~69岁，但因气管癌病理类型不同而发病年龄稍有差异，如腺样囊性癌和燕麦细胞癌的发病年龄比鳞癌要早5~10岁，且男性发病率比女性多。

病理类型：原发气管癌的恶性肿瘤中，以鳞癌最常见，占40% ~65%，其次为腺样囊性癌30% ~40%，肉瘤占5% ~10%，腺癌2% ~10%，未分化癌为1% ~4%。

肿瘤部位：原发于下1/3段气管的气管肿瘤占40% ~65%，上1/3段气管占20~40%，中1/3段气管为1% ~4%。

临床症状：约20%的患者可能没有明显的临床症状。早期症状也没有特异性，可能表现为刺激性干咳或咳痰，轻度的气促或喘鸣等症状与呼吸道感染，哮喘或气管炎等引起的症状常常难以鉴别，因此到明确诊断时多数病期较晚。肖泽芬报道一组资料从有症状到明确诊断的时间为2周~5年，中位时间为12月，Field 报道的中位时间为5月，说明患病初期症状隐匿，到中晚期时常常出现以下症状：① 呼吸困难：因肿瘤阻塞气道所致，一般认为气道梗阻到75%以上才出现明显的气促，喘鸣和呼吸困难；② 刺激性干咳或咳痰；③ 痰中带血；④ 压迫症状：因肿瘤压迫其周围的组织和器官产生相应的症状如压迫喉返神经出现声哑，压迫食管则出现吞咽困难等症状。

诊断：除以上症状外，常规采用以下检查方法即可明确诊断：① 胸正侧位X线片和气管断层片：多数能清楚地显示肿瘤所在的位置和肿瘤的大小；② 胸部CT或MRI：除清楚的显示气管腔内的肿瘤外还能清楚的显示气管腔外肿瘤的大小与肿瘤周围组织间的关系；③ 纤维支气管镜检：能在直视下观看肿瘤的位置，大小，更重要的是获得病理证实。

治疗：手术治疗是首选治疗方法之一，由于病理类型不同生存率有所差异。上皮样癌5年生存率为20% ~40%，腺样囊性癌为60% ~100%。根治性手术切除多数为气管节段（肿瘤）切除+气管重建端端吻合术。由于气管节段切除端端吻合术要考虑到切除气管的长度，如太长可能因其张力过大，或淋巴结较广泛的清扫可能损害气管的血供应，造成吻合口坏死。因此，多数认为气管切除长度在4~4.5 cm，同时给予肺门松解术，气管切除长度会有所增加。而多数病人在就诊时常常失去根治性手术治疗的机会，而采用其他手术方式如内腔镜肿物摘除术；气管裂开肿物刮除基底电灼术均为姑息性手术，容易在较短的时间内复发。因此，建议术后及时采取放射治疗。

放射治疗：能起到控制症状，延长生命的作用，是失去手术治疗机会或姑息手术治疗包括肿瘤距切缘近或切缘不净，淋巴结转移和手术后局部复发患者较好的治疗方法之一。Field 报道 24 例原发气管癌放射治疗后5年生存率为25%，10年生存率为13%。Jeremic 1996 年报道 22 例气管鳞状细胞癌60~70Gy 常规分割放射治疗后中位生存时间24个月，5年生存率27%。70Gy 的放疗剂量比 60Gy 稍好一些，但差异无显著性。纵隔淋巴结转移是明显预后的不良因素。

放疗剂量和照射方法：多数作者认为根治性放疗剂量应在≥60Gy。照射方法多为前后对穿照射DT40Gy/20次/4w后，改为两前斜野等中心照射DT20Gy/10次/2 w。目前有三维适形放射治疗技术，在肿瘤的靶区和剂量方面可能比常规放射治疗更好一些。

如肿瘤局限在气管腔内包括切缘不净，可适当加用腔内放射治疗，建议参考点剂量为 600～800cGy/10 mm/1 次×2～3 次，总剂量为 1200～2400cGy/2～3 次/2～3w。Saito 等 2000 年报道 79 例 X 线检查为隐匿性气管癌，其中 64 例接受标准的外照射（剂量 40Gy）+低剂量率的腔内放射治疗（25Gy）。5 年肿瘤相关生存率、总生存率和无瘤生存率分别为 96.1%，72.3%，和 87.3%。其结论是外照射+低剂量率的腔内放射治疗是有效的治疗方法，其并发症是可接受的。Lorchel 等 2003 年报道 35 例气管、支气管癌接受标准的高剂量率的腔内放射治疗，剂量为 5Gy/6 次/3～6w。其中 31 例行手术治疗，分期为 T_{1s}和 T_1 期。肿瘤位于气管 2 例、主气管 5 例、叶支气管 20 例、段支气管 8 例。治疗后 2 月、6 月无局部复发率分别为 94.3%、86.2%。15 例（45.5%）局部复发的中位时间 9 月。1、2 年总生存率分别为 71.4% 和 53.8%。后期并发症 6 例感染，12 例气管狭窄，但没有致死性的并发症。

影响预后的因素：①肿瘤大小，范围和淋巴结转移；②病理类型；③治疗性质；④放疗剂量和放射反应的程度。1964 年 McCafferty 等复习文献并报道 381 例原发气管肿瘤仅有 13%（51/381 例）生存 3 年以上，局部复发率为 40%～90%，远地转移率为 20%～50%。Bararka 等报道原发气管癌 63% 的病人死于局部失败，3% 死于远地转移，27% 死于局部合并远地转移。随着手术技术的改进，Grillo 1987 年报道 19 例气管鳞状细胞癌手术切除后随访 64 个月达 42% 无瘤生存率，18 例腺样囊性癌随访 55 个月无瘤生存率达 61%。Pearson 和 Grillo 等作者提倡辅助性放射治疗，特别是有局部复发高危情况如肿瘤近于切缘，淋巴结有转移应行术后放射治疗。Chow 报道 22 例原发气管癌放射治疗，因治疗方法不同分为 3 组：单一手术组；手术+术后放射治疗组；单一放射治疗组。其局部控制例数分别为 1/5 例，4/5 例，4/12 例，且局部控制与放疗剂量有关，放疗剂量≥60Gy，<60Gy 的局部控制例数分别为 3/4 例，1/8 例。Field 等报道 24 例原发气管癌的预后不仅与病理类型有关而且放疗反应程度明显与放疗剂量有关，18 例单一放射治疗，放疗剂量≥60Gy 达完全反应者 6/7 例（86%），而放疗剂量<60Gy 达完全反应者仅 1/11 例（9%）差异有显著性 $P<0.001$。肖泽芬 1999 年报道 23 例原发气管癌根治性放射治疗的 5 年生存率为 45.2%（6/13 例），姑息量放疗为 10%。

肿瘤局部控制率与放疗剂量有关，且放疗后所引起的并发症（常见的并发症为食管和气管的狭窄）也与高剂量有关，因此外照射后加用腔内放射治疗能提高局部肿瘤的控制率，但建议在以下情况考虑使用：①肿瘤局限在气管腔内，没有明显的外侵或手术切缘不净者；②没有明显肿大的淋巴结；③外照射后肿瘤瘤体明显缩小者。这可能会降低外照射高剂量引起的并发症同时提高局部控制率。但也要注意高剂量的腔内放疗引起的气管狭窄和刺激性咳嗽等并发症。

（肖泽芬）

参 考 文 献

1. 刘新帆. 原发性气管肿瘤. 国外医学临床放疗册，1984，1：49～52.
2. Fields JN，Rigaud G，Bahaman N. Primary tumours of the trachea. Resulds of radiation therapy. Cancer，1989，63：2429～2433.
3. Jeremic B，Shibamoto Y，Acimovic L. Radiotherapy for primary squamous cell carcinoma of the Trachea. Radiother Oncol，1996；41（2）：135～138.
4. Saito M，Yokoyama A，Kurita Y，et al. Treatment of roentgenographically occult endobronchial carcinoma with external beam radiotherapy and intraluminal low－dose－rate brachytherapy：Second report. Int J Radiat Oncol Biol Phys，2000，47（3）：673～680.
5. Lorchel F，Spaeth D，Scheid P. High dose rate brachytherapy：a potentially curative treatment for smallinvasive T1N0 endobronchial carcinoma and carcinoma in situ. Rev Mal Respir，2003，20（4）：515～520.
6. Li W，Ellerbroek NA，Libshitz HI. Primary malignant tumours of the trachea. A radiologic and clinical study. Cancer，1990，66：894～899.

7. David J, Howard FRCS, Vijay V. Primary tumours of the trachea: Analysis of clinical features and treatment results. Journal of Laryngology and Otology, 1994, 108 : 230 ~ 232.

8. Rostom AY, Morgan RL. Results of treating primary tumours of the trachea by irradiation. Thorax, 1978, 33 : 387 ~ 393.

9. Salm R. Primary carcinoma of the trachea: A review. Br J Dis Chest, 1964, 58 : 61 ~ 72.

10. Richardson JD, Graver, Trinkle JK. Adenoid cystic carcinoma of the trachea. Thorac. Cardiovasc Surg, 1973, 66 : 311 ~ 314.

11. Grillo HC, Mathisen DJ. Primary tracheal tumours: treament and resulds. Ann Thorac Surg, 1990, 49 : 69 ~ 77.

12. 肖泽芬，宋永文，苗延竣，等. 23 原发气管癌的放射治疗. 中华放射肿瘤学杂志，1999，8 (3): 152 ~ 154.

第五章 肺的放射性损伤

第一节 前 言

在肺部肿瘤以及其他邻近肺组织肿瘤的放射治疗中，肺组织往往会受到一定剂量的照射，造成不同程度的放射损伤。肺放射损伤所产生的并发症——急性放射性肺炎和放射性肺纤维化，是胸部肿瘤放射治疗的剂量限制因素。肺放射损伤机制的分子生物学研究对肺损伤过程中一些蛋白质的表达和机体反应过程中细胞间的信息传递过程有了新的认识。放射肿瘤学和放射物理学的研究表明，对正常组织耐受剂量要考虑到体积因素。在制定治疗计划时，要根据照射剂量、照射体积等因素，评价产生正常组织损伤并发症的可能性（NTCP）。综合治疗的普遍应用（化疗、生物治疗）也是判断肺耐受剂量时不应忽视的因素。在三维适形放射治疗中，如何确定肺的耐受剂量，以及如何评价治疗计划是否能够接受，是目前临床和放射物理研究的一个重要方面，需要严谨的临床研究资料得到判断 NTCP 的量化参数，这是三维适形放疗中不可缺少的。

对放射损伤评定和分级要有统一可行性的标准，RTOG/EORTC 于 1995 年共同制定了晚期正常组织损伤（late effects normal tissues，LENT）评价指标，即 SOMA 分级（SOMA scales）方法，分级评价标准包括 4 个方面，主观症状、客观体征、治疗方式和检测方法（subjective，objective，management，analytic，SOMA）。

第二节 病 理 生 理

肺组织受到一定剂量的照射后，即可以产生组织学上肺损伤改变。肺损伤形态学改变表现为肺间质充血水肿、肺泡内渗出增加。动物试验显示，给予全肺致死剂量照射后，在数周至数月内将产生明显的肺内充血、肺泡间质水肿、肺泡内充满渗出液。结果造成气体交换障碍。随后是炎性细胞浸润，肺泡上皮细胞脱落。数周后，间质肺水肿转变为胶原纤维，肺泡间隔增厚，这一过程持续数周至数月，临床上是否表现为急性放射性肺炎，取决于受照射肺的体积和照射剂量。

目前认为，放射性肺炎的发生与肺泡Ⅱ型细胞的损伤和血管内皮细胞的损伤关系密切。肺泡Ⅱ型细胞合成和分泌表面活性物质，维持肺泡张力，照射后最早表现为Ⅱ型细胞的反应：细胞质内 Lamelar 小体减少、畸形或Ⅱ型细胞脱落至肺泡内。结果导致肺泡张力变化，肺的顺应性降低，肺泡塌陷和不张（atelectasis）。从照射后肺损伤病理生理变化发生的时间顺序，最早可以测到的是肺泡内表面活性物质增加，发生在照射后数小时，并在数周内维持在高水平。在放射性肺炎阶段，表面活性物质回落到正常水平。

内皮细胞损伤导致肺血流灌注改变，血管通透性增加。照射后几天内可以发现毛细血管内皮超微结构的改变，细胞呈多形性，细胞内空泡形成，内皮细胞脱落，血管内膜裸露，并可以发生微血栓形成，毛细血管堵塞。上述改变，其程度具有剂量依赖性，在单次 5Gy 照射剂量时可以见到散在的变化，致死剂量时则表现为弥漫性改变。上皮细胞的变化发生在放射性肺炎之前，但在放射性肺炎期间和之后，可以持续存在。

图 6－5－1 是放射性肺损伤的临床病理发展过程，肺的放射性损伤达到一定程度（clinical threshold）即可表现为临床放射性肺炎的发生。放射性肺炎的发生除放疗剂量，照射体积等因素影响外，基础肺功能，其他原因的肺损伤，化疗药物，年龄等因素会促进临床放射性肺炎的发生。

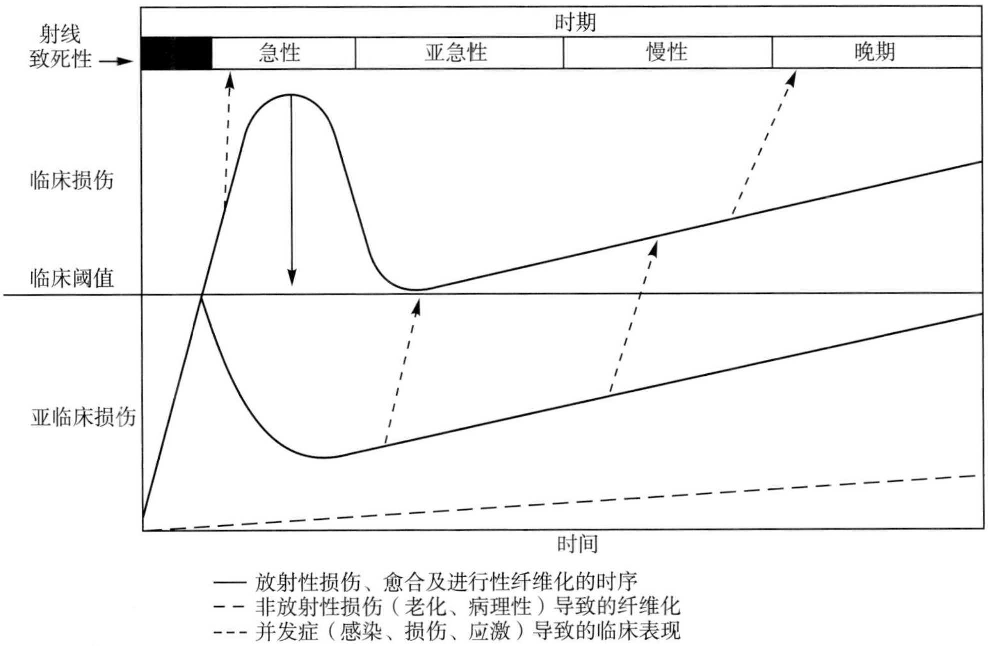

图 6 – 5 – 1　放射性肺损伤的发生和影响因素

第三节　靶细胞和细胞因子

分子生物学研究进展使得对放射性肺损伤和化疗药物所致肺损伤的发生机制有了深入的认识。细胞的损伤是在照射后即刻发生的，并由此引起一系列细胞因子的合成增加，通过细胞内和细胞间的信息传递和信号放大，从而启动临床上可见的和不可见的病理生理过程。图 6 – 5 – 2 显示肺放射损伤的 4 种靶细胞：肺泡巨噬细胞，成纤维细胞，内皮细胞，肺Ⅱ型细胞。

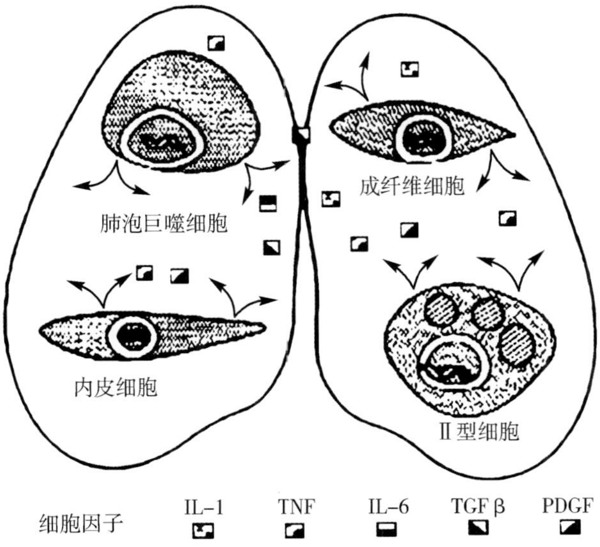

图 6 – 5 – 2　肺的 4 种靶细胞和照射后分泌的促炎性细胞因子和促纤维化因子

Rubin 等最早研究发现肺照射后细胞因子的变化。发现 IL-1β，TGFβ，IL-6，TNFα 的水平照射后升高。进一步的研究显示，上述细胞因子的 mRNA 水平随照射后时间变化，提示这一变化在肺的延迟反应中起一定的作用。从分子生物学角度，肺的放射性损伤表现有以下特点。

1. 细胞因子的放大效应 作为靶细胞的肺Ⅱ型细胞和内皮细胞受照射后，释放促炎性细胞因子——IL-1β，IL-6，TNFα。诱导巨噬细胞释放促纤维化因子（TGFβ，PDGF），并继而通过一系列自分泌和旁分泌过程刺激成纤维细胞增生和合成细胞基质蛋白。

2. 遗传因素导致内在放射反应性的差异 在临床实践中常能遇到，给予相同剂量和相似体积的照射，放射反应的发生时间和程度则有很大的差别，也就是说放射反应存在着个体差异。产生这种差异的原因比较容易理解为遗传异质性的存在，但在人体难以证实。在小鼠则发现放射敏感性不同的两个品系，C57BL/6 和 C3H/HeJ。前者放射敏感而后者放射耐受。在受到相同剂量的照射后，两者细胞因子表达水平和最终的纤维化程度均有不同。

3. 放射性肺炎是炎性因子介导的急性自发性免疫样反应 目前认为放射性肺炎是一种淋巴细胞性肺泡炎，可能是一种超敏反应的部分结果。炎性因子引起炎性细胞的趋化和激活，并使信息放大增强。

TGFβ1 与正常组织放射损伤：TGFβ1 是一个多功能细胞因子，已知其具有 3 种主要的生物学功能。①细胞生长调节作用：主要是抑制细胞生长。研究发现 TGFβ1 对一些正常细胞（鼠肝细胞，兔内皮细胞，人角质化细胞）有诱导凋亡的作用，对肿瘤细胞具有生长抑制作用，对间质细胞（成纤维细胞和成骨细胞）则具有促进增殖的作用；②免疫抑制活性：表现为 T 细胞，B 细胞和 NK 细胞的生长抑制作用和抑制免疫球蛋白的生成。通过抑制一氧化氮的合成对巨噬细胞产生细胞毒作用；③调节细胞外基质：TGFβ1 的一个重要功能是控制细胞外基质的自身稳定（homeostasis of extrocellular matrix）。TGFβ1 能够同时刺激细胞外基质的合成增加和降低基质降解蛋白酶的生成，并增加蛋白酶抑制因子的生成。TGFβ1 的活性和功能异常将导致纤维增生性疾病的发生。放射治疗后正常组织损伤其特征为间质细胞丢失和过度的纤维化形成。TGFβ1 在放射引起的正常组织损伤中的作用最早是通过对小鼠肝脏模型的研究证实的。结果显示，放射后 TGFβ1 表达具有剂量依赖（dose - dependent）关系。动物实验研究显示 TGFβ1 与多种组织照射后纤维化有关（皮肤，小肠，乳腺和肺）。

Rubin 等对放射性肺损伤的研究发现，照射后间质细胞释放细胞因子，如 TGFβ1，进而引起成纤维细胞增殖和细胞外基质合成增加。Johnson 等对肺放射敏感小鼠和放射抗拒小鼠两个种系进行研究，发现两种小鼠的细胞放射敏感性相似，而照射后 TGFβ1 mRNA 表达水平却不同。放射敏感鼠系 TGFβ1 mRNA 表达升高，放射抗拒鼠系 TGFβ1 mRNA 表达则无升高。TGFβ1 mRNA 表达升高伴随细胞外基质蛋白合成增加。

TGFβ 拮抗剂的研究：研究显示，TGFβ 拮抗剂具有降低纤维组织形成的作用，对 TGFβ 在纤维化过程中的作用的认识，为抗纤维化治疗和抗纤维化药物的研究提供了新途径。以往的观点认为纤维化是死的，不可逆转的组织，临床上是不可治愈的。临床试用于抗纤维增生性疾病的药物包括抗炎药物如皮质激素，秋水仙碱，D 青霉胺；促进血液循环的药物如肝素，pentoxiphylline 和干扰素类。糖皮质激素仍然是一线的治疗药物，虽然其作用主要是减轻炎性反应所致的症状。有几种药物在动物实验研究中具有预防纤维化发生，但却未能减轻已形成的纤维化的作用，如干扰素类，虽然临床上有一定的作用，但毒性反应大。

新的研究结果对放射性纤维化的不可逆转性这一概念提出挑战。脂质超氧化物歧化酶是第一个对已形成的放射性纤维化有效的药物。应用牛 Cu/Zu SOD 和人重组 Mn SOD 对猪皮肤纤维化研究中显示了良好的效果。居里研究所的临床研究，局部表面应用 Cu/Zu SOD 治疗乳腺纤维化，每天两次连用 6 个月获得了一定的效果。SOD 确切的作用机制尚不清楚，离体研究显示，SOD 能够下调肌成纤维细胞对 TGFβ1 的分泌。

研究认为血管紧张素转换酶抑制剂（angiostensine converting enzyme inhibitor，ACEI）具有抗纤维化作用。ACEI 阻断血管紧张素Ⅰ转化为血管紧张素Ⅱ。后者能够使细胞外基质的合成增加，降解减少。上述作用部分是通过调控 TGFβ 表达实现的。实验研究证明，ACEI 对放射引起的肺和肾损伤具有保护作用。目前尚缺乏 ACEI 临床应用研究的结果。

Giri 等报道，抗 TGFβ 抗体能够显著降低博来霉素所致的小鼠肺内胶原形成。但是，并非 TGFβ 拮抗剂能够完全消除正常组织损伤，而是由于 TGFβ 抗体的应用改变了其他前炎症细胞因子及前纤维化细胞因子（proinflammatory and profibrotic cytokines）的基因表达形式。

放射性纤维化不再被认为是不可逆的，死亡的瘢痕组织，Martin 等将其称之为“一种尚未愈合的创伤”（a wouod that does not heal）。照射组织中持续地产生 TGFβ 与放射引起的纤维化之间是因果关系。尽管纤维增生性疾病的起因有了一些认识，对正常伤口愈合过程中的反馈调节和其转化为纤维组织的确切机制仍然是一个“黑匣子”。TGFβ 信息传递的新发现为深入研究提供了途径。Smad 家族是一组蛋白质，具有转化蛋白和转录因子活性。该系统包括 TGFβ 激活蛋白如 Smad2，Smad3；和 TGFβ 抑制蛋白 Smad6 和 Smad7。

部分肺照射的野内 - 野外效应（in - field and out - field effect）：经典的放射性损伤的概念认为放射损伤发生在放射野内，这也是临床上最常见的现象。然而临床上也能够遇到一种少见的情况，即放射性肺炎反应发生在肺的照射野以外。这一现象在近期的研究中有了较为深入的认识。Morgan and Breit 对肺的放射性损伤的研究中发现，一侧肺照射后出现双侧放射性肺炎的改变。对于这种放射野外出现放射性反应的确切机制尚不清楚。Morgan 提出放射性肺炎的两种机制，一是经典的照射野内的损伤；二是照射野外的反应。后者是免疫介导的反应。照射野内激活的巨噬细胞迁徙至放射野外的区域或对侧肺，引起照射野以外的放射反应，称为“远地伴随效应”（abscopal effect），见图 6 - 5 - 3。

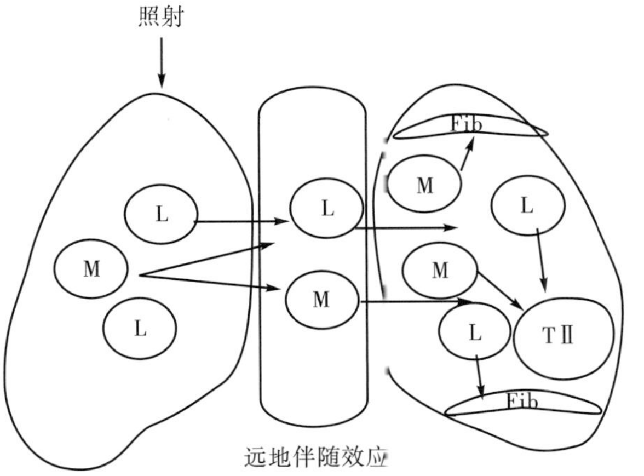

图 6 - 5 - 3　放射性肺炎的野外效应的可能的机制
M. 巨噬细胞；TⅡ. Ⅱ型细胞；Fib. 成纤维细胞。

部分肺照射的实验研究不仅显示了照射野外效应（out - field effect）存在，并且发现野外效应不仅与照射剂量和照射体积有关，而且与照射部位有关。Khan 等研究部分肺照射后肺细胞 DNA 损伤、DNA 损伤与受照射部分肺的解剖部位的关系、照射野外 DNA 损伤的可能机制。结果显示，小鼠肺尖（apex）和肺底（base）分别给予同样剂量照射后，肺底细胞产生更多的 DNA 损伤。给予全肺照射时，肺底和肺尖区域 DNA 损伤相近。肺底照射后发现肺尖细胞 DNA 损伤，肺尖照射后则没有明显的肺底细胞 DNA 损伤。野外效应的机制可能为放射诱导的炎性细胞因子所介导。

给予小鼠 SOD（活性氧自由基俘获剂），或 NO（一氧化氮）生成抑制剂能够减轻野外损伤，提示放射诱导的细胞因子可能会引起放射野外的其他细胞产生氧自由基。这种继发过程同样可以引起野内损伤。细胞因子既可引起照射后的即刻作用也可导致后期作用。

Anderson 癌症中心的研究结果显示，对 C3Hf/Kam 小鼠肺尖和肺底分别进行照射，肺底产生放射性肺炎的等效剂量（iso - effect dose）低于等体积肺尖照射的剂量。研究认为部分肺照射的效应随照射部位不同有很大的差异。照射相同体积的肺组织，肺底比肺尖敏感。

第四节　化疗药物与肺损伤

药物诱导的肺损伤是引起急性和慢性肺部疾病的一个常见的原因。很多的细胞毒和非细胞毒性的药物能引起肺损伤。化疗药物是引起药物性肺损伤的重要原因，约有 10% 接受化学治疗的病人出现肺损伤。文献报道引起肺损伤性疾病的抗肿瘤药物正在继续增加，见表6－5－2，临床上最常见的是环磷酰胺（CTX）、白消胺、卡莫司汀（BCNU）、博莱霉素、甲氨蝶呤（MTX）等，最近新加的药物有紫杉醇、多西紫杉醇、NVB、拓扑替康、伊立替康、健择，以及酪氨酸激酶抑制剂iressa等。

表6－5－2 文献报道引起肺损伤的抗肿瘤药物

细胞毒抗生素：博莱霉素、派来霉素、丝裂霉素、阿霉素、放线菌素D
亚硝脲类：卡莫司汀、甲环亚硝脲、洛莫司汀
烷化剂：白消安、环磷酰胺、异环磷酰胺、苯丁酸氮芥、苯丙氨酸氮芥、甲基苄肼
抗代谢药：甲氨蝶呤（MTX）、阿糖胞苷（Ara-C）、氟达拉宾（FA）、一磷酸（盐）、10-EDAM、健择（GEM）
植物类：依托泊苷（VP-16）、威猛（VM-26）、长春花碱（VLB）、长春新碱（VCR）、长春地辛（VDS）、长春瑞滨（NVB）、伊立替康（CPT-11）、泰素（TAX）、多西紫杉醇（DOC）
生物反应调节剂：干扰素（IFN）、白介素2（IL-2）、肿瘤坏死因子（TNF）、重组粒细胞集落刺激因子（G-CSF）、重组粒细胞巨噬细胞集落刺激因子（GM-CSF）、BCG
激素：三苯氧胺（TAM）
其他：细胞分化诱导剂：全反式维甲酸、三氧化二砷；抗血管生成抑制剂：反应停、内皮抑素；酪氨酸激酶抑制剂：易瑞沙（iressa）；骨髓移植；中性粒细胞输注

一、发病情况

关于药物肺损伤发生率的报道差异较大，可能是采用不同诊断标准的原因。含博莱霉素化疗的发生率为0%～46%，大多数研究报告为3%；BCNU在总剂量900～1200mg/m^{2}时发生率为20%，而在大于1500 mg/m^2，发生率为30%～50%；MMC为3%～36%；ADM约为10%；Act－D约为10%；白消安发生率约为4%。在同种异基因骨髓移植后间质性肺炎发生率约为40%，而同种同基因移植时约为17%。

二、发生机制

除了博莱霉素外，其他化疗药物诱发肺损伤的详细病理生理学机制尚不清楚。对于化疗药物肺损伤机制的研究多通过对博莱霉素的研究资料获得。博莱霉素水解酶是体内博莱霉素的灭活酶，肺脏和皮肤组织细胞因为此酶水平最低而成为最常见毒性反应的靶器官。有人提出了药物诱导肺毒性的几种机制：

（一）化疗药物对肺泡细胞、肺毛细血管内皮细胞的直接细胞毒损伤。

（二）氧化损伤（oxidative injury） 某些药物可能通过触发包括活化中性粒细胞等机制产生超氧阴离子、过氧化氢、羟基等反应性氧代谢结合物来诱导肺损伤。博莱霉素与Fe^{3+}形成结合物诱导（活性氧自由基）反应性氧基。

（三）炎症反应介导的损伤 在体外实验中，博莱霉素活化巨噬细胞使产生TNF-α、IL-1β。在睾丸肿瘤使用含博莱霉素化疗的病人的血清中，可以检测到在治疗后3、4.5、24小时TNF－α比治疗前明显增高。在1例第二次使用Paclitaxel（紫杉醇）治疗的肺癌患者经活检证实出现间质性肺炎，肺泡灌洗液示淋巴细胞和嗜酸性粒细胞增加、Th/Ts增加，Paclitaxel在白细胞迁移试验阳性，提示为迟发性超敏反应和T细胞在炎症过程中的可能重要作用。

（四）细胞毒药物影响局部免疫系统 因为肺经常接触很多可能激活其免疫系统的物质，显然在肺脏存在一种免疫耐受状态来避免不必要的过度反应。在某种程度上，这种免疫耐受状态是激活因子和抑制因子之间的平衡。细胞毒药物能改变正常的激活和抑制因子之间的平衡，这样可能引起组织损伤。

（五）胶原纤维合成与分解平衡的破坏 通过调节成纤维细胞的增殖和表型，过量的胶原纤维沉积可导致严重的、不可逆的肺纤维化。在博莱霉素诱导肺毒性的动物模型中，肺泡巨噬细胞释放白介素-1（IL-1）、巨噬细胞炎症蛋白-1（MIP-1）、单核细胞趋化蛋白-1（MCP-1）和TGF-β等细胞因子。博莱霉素就是一种具备这种潜能的细胞毒药物；另外，博莱霉素通过自分泌TGF-β和通过原胶原-α启动子的一个TGF-β反应元件直接刺激转录过程来上调成纤维细胞中胶原的合成。G/GM-CSF可增加TGF-β产生，促使成纤维细胞增殖。肥大细胞也可能参加了炎症反应和纤维化过程。药物毒性引起的一系列肺功能失调涉及蛋白酶和抗蛋白酶系统之间的平衡。

药物也可能通过其他多种机制损伤肺，需要做更多的研究来证实和明确各种化疗药物肺损伤的具体机制。

三、病理组织学表现

药物诱导的肺损伤的组织病理学变化有共同特点。与放射诱导损伤相似，主要表现为内皮细胞和上皮细胞变性。血管损害为内皮细胞肿胀、液体渗入间质和肺泡间隔；Ⅰ型肺泡上皮破坏脱落和Ⅱ型肺泡上皮增生；单核细胞浸润，成纤维细胞增生，常见纤维素沉着；炎症细胞浸润可能是区分不同药物毒性的一个特征。支气管肺泡灌洗研究甲氨蝶呤肺毒性患者显示T淋巴细胞浸润性肺泡炎，然而研究博莱霉素肺毒性患者却表现为中性粒细胞性肺泡炎；嗜酸性粒细胞浸润则与那些引起明显变态反应的药物有联系，如甲氨蝶呤、博莱霉素、甲基苄肼等。

虽然药物诱导肺损伤的组织病理学表现变化多端，但经常可以分为弥漫性肺泡损害（diffuse alveolar damage，DAD）、非特异性间质性肺炎（nonspecific interstitial pneumonia，NSIP）、闭塞性细支气管机化性肺炎（brochiolitis obliterans organizing pneumonia，BOOP）、嗜酸性粒细胞性肺炎（eosinophilic pneumonia，EP）、肺出血（pulmonary hemorrhage）、静脉阻塞性疾病（pulmonary veno - occlusive disease）、胸膜渗出、非心源性肺水肿（noncardiogenic pulmonary edema）、肺泡蛋白质沉积症以及包括支气管痉挛的过敏性反应等。但各种不同的病理变化同时出现于各种药物的毒性反应中，而且单个药物也可导致不同的病理学改变。

四、发病的危险因素

有很多的学者对药物诱导肺损伤的危险因子进行研究，研究目标主要集中在博莱霉素上，有可能增加发病危险的因素有以下几个；

（一）年龄　老年尤其是>70岁的患者易于发生博莱霉素肺损伤，但也有报道在非常年轻的患者中发生；有一个研究对博莱霉素肺损伤发生作了描述，结果发现在30岁以上的年龄中，每10年年龄段的肺损伤发生危险性均有所增加。确切的原因未知，但可能与年龄增加自由基清除能力下降和肾脏生理功能降低有关。

（二）累积剂量　在动物实验中，博莱霉素的肺损伤发生率与使用剂量呈正相关。接受总剂量<300mg发生率为3%～5%，而>500mg时发生率为20%；但也有报告在小剂量20mg发生损伤。BCNU在>500mg时才可能发生肺损伤，900～1200mg/m^{2}时发生率为20%，而在>1500mg/m^{2}时发生率上升至30%～50%。白消安在累积剂量>500mg易于发生肺损伤；瘤可宁在报告时12/14病例的累积剂量>500mg。

（三）肾功能不全　博莱霉素在使用后的24小时内，约有60%以原形经过肾脏排泄，故肾功能下降可延迟药物的清除从而增加肺损伤的发生机会。有研究提示肌酐清除率在25～35ml/min时，博莱霉素的终末清除半衰期明显延长。有研究报道当DDP静注后使用博莱霉素时，45例病人有9例发生肺毒性9/45（20%）；使用DDP导致肾功能损伤，加上随后的博莱霉素的剂量积累可能是容易引起肺毒性的一个原因，死亡率为6/9（67%）。在使用联合博莱霉素顺铂应给予高度注意，尽可能在DDP滴注前使用博莱霉素以减少发生肺毒性的可能。

（四）吸烟史　一些研究发现在有长期吸烟史的患者中，博莱霉素的肺损伤发生率为55%，而不吸烟者发生率为0%。在BCNU的研究中发现，在大于10支/日的长期吸烟史的患者以及戒烟5年内的患者中，肺损伤的发生率增加。

（五）给药途径　有研究发现博莱霉素持续静脉滴注的肺毒性比静脉推注低，而肌内注射给药又比静脉给药方法毒性低。

（六）高浓度给氧　博莱霉素可通过诱导自由基的产生而引起肺损伤，因此高浓度的氧气吸入可能有害。

（七）药物相互作用　化疗后使用G/GM - CSF可能增加药物肺损伤的发生率。MTX与VP-16合用可能使肺损伤的危险性增加；长春花碱类药物在单用时，罕见肺损伤发生，通常只见于与MMC联合化疗时，有报告VLB或VDS + MMC发生较严重的肺毒性反应。

（八）联合胸部放射治疗　放射治疗主要通过诱导自由基而产生靶器官的损伤，单独胸部放疗就可能发生放射性肺炎及肺纤维化。在一个对比化疗 + 放疗与单用化疗治疗SCLC的回顾性分析中，联合组11/40（28%）出现肺损伤，表现为双侧照射野外肺浸润，中位发生时间为63天，而化疗组的发生率为2/40（5%），中位发生时间为217天。放射治疗后使用阿霉素（ADM）可引起放射性炎症回忆效应，胸部放疗后使用含ADM化疗的病人发生肺损伤的危险性大大提高，其中约有10%的病人发生ARDS（急性呼吸窘迫综合征）。ADM的肺脏的放射回忆反应范围比单纯放疗更广泛，肺炎可发生于放射野外、乃至对侧健肺。

（九）在博莱霉素的研究中有提示在NHL的病人中易于发生肺损伤。

五、肺功能检测

化疗药物肺毒性最常见肺功能障碍是一氧化碳弥散能力（diffuse capacity for carbon monoxide DLco）下降和限制性通气障碍。表现为弥散功能下降和动脉低氧血症的单一性换气障碍在运动时尤其明显。在一个化疗药物对肺功能影响的前瞻性研究中，33例接受紫杉醇 + 卡铂治疗的肺外原发恶性肿瘤，在治疗前后进行肺功能检测主要包括forced vital capacity FVC、forced expiratory volume in 1 second FEV1、TLC、DLco等项，结果治疗后出现DLco下降（治疗前101% ±20%预测值、疗后96% ±21%，$P<0.05$），另有4/33（12%）的DLco在疗前、疗后、疗后6月时进行性下降，其余指标的改变无显著意义。在对慢性粒细胞白血病（CML）进行异基因骨髓移植治疗的研究中，疗前、疗后3、6、12、24个月肺功能检查提示持续而显著的FVC和DLco水平下降，其中DLco小于80%正常水平者不能完全恢复治疗前水平，FEV_1和VC也见显著下降，但FEV_1/FVC比值保持仍在正常范围内。在博莱霉素引起肺毒性的临床研究中，最终发展为间质性肺炎的病人可见TLC和VC显著降低。但肺功能的降低和肺部症状之间并没有明显的联系，肺功能的一些指标的改变可以在患者没有症状、体征和影像学表现时出现。DLco水平是药物肺损伤较敏感的检测指标，有人认为DCco比基础水平降低20%提示肺毒性可能已发生。肺功能检测筛选预测哪些接受化疗病人可能出现肺毒性可能是有帮助的，但至今并没有作为大多数肺毒性化疗药物的常规措施。

六、核素扫描

镓 - 67是现有对肺部炎症最敏感的检测方法，在早期肺泡炎症期胸部影像学表现正常时，镓扫描结果即可为阳性。在化疗后经肺活检证实药物性肺炎的3个病人中，其中两个没有症状和体征，使用核素扫描提示肺部弥漫性摄取铟标记白细胞（Indium - 111 - labeled Leukocytes），这表明此检查可以作为药物肺损伤的早期检测手段之一。

七、诊断与鉴别诊断

抗肿瘤药物诱导肺损伤的诊断主要应该根据患者的用药史、症状，联合胸部X片、CT、肺功能检测。在一些病例中可以使用经纤维支气管镜肺活检（FOB）来除外感染、肿瘤浸润以及其他可能引起肺纤维化的疾病，在 FOB 未能取得足够组织供病理诊断时，经胸腔镜肺活检也可以选用。

临床上也有人制定了药物肺损伤的诊断标准：①在病人接受药物治疗时出现新的呼吸系统症状和影像学异常表现；②无充血性心力衰竭；③无明显的职业暴露史；④对于观察到的肺部异常表现没有其他的解释；⑤停用可疑的药物后，肺部异常表现改善或缓解。本标准的不足在于没有包括治疗结束后出现的肺损伤，因为大多数抗肿瘤药物的损伤发生于治疗结束 2 月后，而且有些药物即使停用后病情仍进展。

Chap 在一组接受大剂量化疗（CTX+DDP+BCNU）+自体干细胞移植的乳腺癌病人中，为了早期诊断和治疗肺损伤而采用一个非损伤性的临床评分诊断标准：肺部听诊有啰音，2 分；校正后 DLco 下降 10%，3 分；两分钟步行后血氧饱和度下降≥4%，3 分；胸部 X 线片提示间质浸润，3 分。病人≥6 分则给予泼尼松治疗。结果大剂量化疗后有 37 例给予泼尼松治疗（治疗开始时间平均为化疗后 56 天）。没有病人出现致死性并发症和肺纤维化。

因为药物肺损伤的症状和影像学表现是非特异性的，故诊断时应与一些疾病相鉴别。

1. 常见的和较少见的机会性感染　包括细菌、真菌、病毒、衣原体等。血培养、痰培养、PCR 病原体检测、肺活检、BAL 等有助于排除诊断。

2. 肿瘤的浸润和癌性淋巴管炎　肺活检、BAL 等有助于排除诊断。

3. 心源性肺水肿。

4. 血小板减少症病人的肺出血。

第五节　常规照射中肺的耐受剂量

一、全肺单次照射耐受剂量

全肺单次照射剂量的数据来自全身照射和半身照射。给予照射剂量 8~10Gy（不加肺校正），骨髓移植或治疗肺转移瘤时，病人在治疗后死亡，追究其死亡原因，往往认为是肺部机会性感染，或肺内淋巴管肿瘤浸润。以后认为是肺的放射损伤造成的死亡。Fryer 等报道照射后肺损伤致死的剂量效应关系。认为全肺照射校正后单次照射耐受剂量（threshold dose）为 7Gy，TD5/5 为 8.2Gy，TD50/5 为 9.3Gy，TD90/5 为 11Gy。剂量曲线陡直，从耐受剂量（无死亡）到 50% 致死剂量数相差 2.2Gy，降低剂量率可以提高肺的耐受剂量（图 6-5-4）。

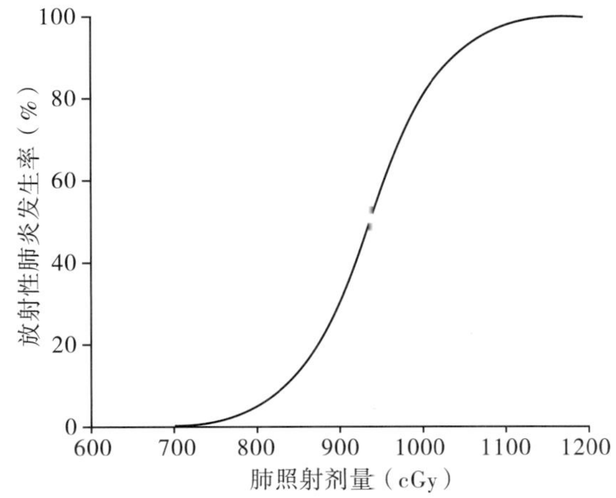

图 6-5-4　单次全肺照射放射性肺炎发生的剂量关系

二、全肺分次照射

全肺分次照射在动物实验和临床治疗上均有时间剂量方面的报道，临床资料主要来自 Wilm's 瘤的肺照射，4 周 20 次照射的 TD5 为 26.5Gy，TD50 为 30.5Gy。年龄越小，晚期损伤越大，可能是由于年龄小受照射后除肺纤维化外，还有对肺及胸廓发育的影响的综合作用，对青少年和成年照射 16~25Gy，单次量 1.6~2Gy，临床上较少发生肺损伤。合并纵隔照射，约有 15% 的病例表现有肺炎的症状。

三、部分肺分割照射的剂量体积关系

这是临床治疗中最常遇到的，Emami 等根据临床报道的资料及数据总结出常规分割 2Gy/次成人不同组织的体积耐受剂量，肺在受照射体积为 1/3，2/3，3/3 时的 TD5 为 45Gy、30Gy、17.5Gy，TD50 为 65Gy、40Gy 和 24.5Gy，Burman 等应用 Lyma's 模型推算出的肺耐受剂量与 Emami 总结的结果接近。TD5 分别为 45Gy、25Gy、17Gy，TD50 分别为 64Gy、35Gy、25Gy。

第六节 放射性肺炎相关的临床因素

在肺癌的放射治疗中，常规放射治疗，中－重度（≥Grade 2）的放射性肺炎的发生率为 2% ~ 9%，放疗合并化疗的病例其发生率为 10% ~20%。文献报道的放射性肺炎一般指有明显临床症状的病例。一些作者将≥ Grade 3 放射性肺炎称为严重的放射性肺炎。放射性肺炎相关的临床因素有以下方面：年龄，性别，一般状况，治疗前肺功能，是否接受化疗等因素。文献报道有所不同，见表 6-5-3。可能与病例选择，治疗方法及评价方法的差异有一定关系。

表 6-5-3 放射性肺炎相关的临床因素

作者	例数	放射诱发的肺损伤		
		增加	无影响	降低
Robnett	148	女性 KPS 低 疗前肺功能差	化疗时间 肿瘤部位 年龄	
Jeramic	131		化疗	
SchaakepKoning	331		化疗	
Johansson	405			吸烟
Yamada	60	肿瘤部位 化疗时间		
Robert	43	化疗		
Brooks	80	化疗	年龄 KPS	
Quon	608		年龄	
Byhardt	461	化疗时间		
Lee	79	化疗		
Hernando	201			体重下降 吸烟

Robnett 等分析肺癌化放疗病人与放射性肺炎相关的因素，认为一般状况，性别和治疗前肺功能与严重的放射性肺炎有相关性。女性放射性肺炎的发生率明显高于男性（15% vs 4%，$P = 0.01$）。一是认为女性肺体积相对较小，同样的照射野更容易发生放射性肺炎；其次，认为放射性肺炎是一种超敏反应，类似于自身免疫性疾病，而自身免疫性疾病在女性更为常见。

临床前研究资料显示，化疗合并放疗增加肺损伤的危险性。一些临床研究结果也支持此观点。RTOG 对非小细胞肺癌进行的Ⅰ、Ⅱ期和Ⅲ期临床研究，化疗和放疗的联合应用，肺的放射性损伤增加。

Johansson 和 Hernando 分别报道吸烟对放射性肺损伤有保护作用。Johansson 分析 405 例乳腺癌和食管癌放射治疗病例，吸烟组放射性肺炎发生率显著低于非吸烟组。Hernando 对 201 例肺癌三维放射治疗的资料分析，同样显示吸烟对肺的放射保护作用（$P=0.03$）。Bjermer 对乳腺癌放疗病人支气管肺泡灌洗液分析显示，吸烟病人放射引起（radiation induced）炎性反应受到抑制。吸烟所致的低氧（hypoxia）和免疫抑制作用可能是吸烟患者肺放射耐受性增加的原因。

第七节　放射性肺炎相关的生物学因素

放射性肺损伤发生发展过程中细胞因子的变化可以是导致损伤发生的原因或启动因素，也可以是损伤发生过程中的伴随变化，检测相关细胞因子的变化有望预测放射性肺损伤的发生或检测其发展过程，细胞因子还可以作为放射性肺损伤的干预靶点，预防放射性肺损伤的发生。

一、致炎因子

与放射性肺损伤相关的炎性因子有白介素 6（IL-6）、白介素 1（IL-1）、C 反应蛋白（CRP）、肿瘤坏死因子（TNF）等等。

IL-6 可由肺实质内的多种细胞分泌，包括肺泡巨噬细胞、Ⅱ型肺泡细胞、T 淋巴细胞、肺成纤维细胞等，它是一种重要的多功能细胞因子，调节机体的免疫反应和炎症反应，最初发现是由 T 淋巴细胞分泌的，促进 B 淋巴细胞的成熟，后来发现其在调节免疫反应、自体免疫疾病的发病机制等方面起着重要作用。

临床研究发现，IL-6 的变化和放射性肺损伤的发生有明显相关性，Barthelemy - Brichant 等观察 11 例肺癌病人，照射前、照射中及照射后 1、3、6 个月收集双侧肺 BALF（支气管肺泡灌洗液），并测定 IL-6 浓度，发现接受照射的一侧肺患者的 IL-6 浓度明显升高，而未接受照射的对侧肺 IL-6 浓度较疗前没有明显变化。Chen 等观察 24 例肺癌病人（随访时间均大于 12 个月），放疗前 IL-6 值为 63.9 ± 23.2pg/ml，疗后其值降为 23 ± 10.8pg/ml。未发生放射性肺炎、发生 1 级放射性肺炎、2 级放射性肺炎分别有 5、6、13 例病人，其疗前 IL-6 值分别为：0.4 ± 0.4（0～2）pg/ml、110.6 ± 68.8（27～317）pg/ml 和 69.9 ± 32.9（0～350）pg/ml。发生和未发生放射性肺炎者其 IL-6 差异有显著性意义（$P=0.01$）。治疗后未发生放射性肺炎者其 IL-6 值仍处于低值，而发生放射性肺炎者其值虽略有下降，但仍明显高于未发生放射性肺炎者，发生 1 级及 2 级放射性肺炎者其 IL-6 浓度分别为 61 ± 32pg/ml 和 24 ± 10.8pg/ml。

CRP（C 反应蛋白）是一种急性期蛋白（acute - phase protein）前体，是非特异但敏感的炎症标志物，在 IL-6，IL-1 和 TNF-α 等多种炎症因子的作用下在肝脏合成分泌。Inoue 等回顾性分析 256 例接受根治性放射治疗的肺癌病人，其中 191 例可评价病人中有 94 例（49%）发生了放射性肺炎，25 例（13%）症状严重，有严重的咳嗽、呼吸困难、静息状态下需要吸氧或需要应用激素治疗。分析发现疗前 CRP 水平 >1.0 ng/ml 发生严重放射性肺炎的几率明显增多，RTOG 3 级以上急性放射性肺炎的发生率为 22%，而 CRP <1.0ng/ml 者其发生率为 9%（$P=0.013$）。

也有作者报道 IL-1、细胞间粘附分子 1（ICAM-1）和放射性肺炎发生的关系，认为血液中两者浓度和放射性肺炎的发生存在相关性，发生放射性肺炎组两者水平均较未发生者高。而 TNF-α、单核细胞趋化蛋白 1（MCP-1）、E - 选择素（E-selectin）、L-选择素（L-selectin）、基质金属蛋白酶 9（MMP-9）及金属蛋白酶组织抑制剂-1（TIMP-1）的变化与放射性肺炎的发生无明显相关。

二、上皮相关标志物

肺泡上皮细胞受损伤后细胞表面的某些标志物可能会脱落并进入血液循环，检测这些标志物对放射性肺损伤的预测具有一定的价值。

KL-6 抗原是在Ⅱ型肺泡细胞及支气管上皮细胞表达的一种粘蛋白样高分子量糖蛋白，血液中其含量的高低与几种不同类型间质性肺病的活动性具有很好的相关性。Kohno 等观察 15 例肺癌根治性放射治疗病人，有6例发生了放射性肺炎，其血清KL-6水平均相应地随着放射性肺炎的发生明显升高。Goto等观察16例肺癌放射治疗病人，8例发生了严重放射性肺炎，另8例发生局限性（局限于射野内）放射性肺炎，应用改良ELISA法测量了血清KL-6水平，发生严重放射性肺炎病人血清KL-6水平有升高的趋势，其中4例KL-6的升高在临床确定放射性肺炎的诊断之前发生，而在局限性肺炎组，放疗中及放疗结束血清KL-6水平没有任何升高的趋势。此外，血清KL-6水平升高超过疗前水平1.5倍的病人，发生对激素治疗抗拒的放射性肺炎而导致死亡的危险增大。Hara等观察接受单次大剂量立体定向放射治疗的16例肺肿瘤病人，发现3例发生3级以上放射性肺炎者，KL－6水平均较疗前升高1.5倍以上，疗后两个月KL-6水平与疗前水平比值明显与放射性肺炎的发生相关。

血清细胞角蛋白19片段（Cyfra21-1）在肿瘤病人，尤其是肺癌病人常见升高，有研究发现Cyfra21-1的含量和放射性肺损伤的发生也有一定的关系。Fujita等检测了16例放射性肺炎病人和10例健康吸烟者的血清，Cyfra 21-1水平在弥漫性放射性肺炎病人较健康吸烟者及局限性放射性肺炎者明显升高，Cyfra 21-1的变化伴随弥漫性放射性肺炎的进展及改善而变化，死于放射性肺炎的病人尸检结果发现透明膜及增生的肺泡Ⅱ型上皮细胞均被抗人细胞角蛋白19抗体浓染，提示Cyfra21-1为一反映上皮细胞损伤的指标。

Fujita等还发现抗上皮细胞抗体的出现有可能与严重放射性肺炎的发生有关，他们解剖了两例单侧胸部放疗而死于双侧放射性肺炎的病例，两例病人的血清中应用蛋白印迹（Western blot）法都检测到了细胞角蛋白8、18及19的抗体。这提示上皮细胞抗体的出现预示着不良的预后。

三、血管相关因子

血管紧张素转换酶（ACE）以表面糖蛋白的形式存在于内皮细胞的管腔面，肺的毛细血管是体内最大的血管床，血液循环中的ACE多源于肺内皮细胞，肺内皮细胞ACE合成或分泌减少、肺血管形成异常或血液分流等都会导致循环血液中ACE水平的降低。

ACE的生物学功能是将血管紧张素Ⅰ转化为血管紧张素Ⅱ，而后者是已知的致纤维化因子，能够刺激核增殖因子NF-κB的表达，NF-κB可以调节IL-6、MCP-1等炎性因子的表达，血管紧张素转换酶抑制剂（ACEI）能够减少MCP-1的产生，从而抑制了单核细胞及巨噬细胞的聚集及其活性，抑制TNF-α的产生，抑制豚鼠BALF肺泡巨噬细胞氧自由基的产生，抑制炎性反应和纤维化的发生。ACEI和肺组织纤维化的发生有着密切的关系，Marshall等研究了ATⅡ对离体胎儿肺成纤维细胞及成人肺纤维细胞的增殖刺激作用，通过细胞免疫化学发现肺成纤维细胞仅有血管紧张素Ⅰ型受体而没有发现Ⅱ型受体，ATⅡ可以明显刺激肺成纤维细胞的DNA合成，且此作用可被特异性血管紧张素Ⅰ型受体阻滞剂所抑制。当和TGF-β的中和抗体共同孵育后，ATI的促DNA合成作用被抑制，而应用血小板源性生长因子（PDGF）中和抗体不能抑制ATI导致的DNA合成作用。提示ATⅡ的促成纤维细胞增殖作用是通过血管紧张素Ⅰ型受体的激活实现的，此作用还涉及TGF-β的自分泌活动。

健康人或肺动脉高压患者每天应用依那普利5mg，一周后，肺组织内80%左右的ACE即被阻断。但是临床报道服用抗高血压剂量的ACEI不能有效降低放射性肺炎的发生，Wang等观察213例因肺癌接受根治性放疗的病例，放疗期间26例因高血压接受ACEI治疗，其余病例没有服用ACEI，两组病例症状性放射性肺炎发生率分别为15%和12%（$P=0.75$），提示服用抗高血压剂量的ACEI对放射性肺炎的发生没用预防作用。ACE在放射性肺炎发生发展过程中的作用及ACEI在预防放射性肺炎中的作用均有待于进一步研究阐明。

中国医学科学院肿瘤医院对42例肺癌放疗患者的研究发现，发生放射性肺炎组放射治疗前血清ACE含量明显低于未发生放射性肺炎组，两者分别为394.17ng/ml和518.22ng/ml，$P=0.02$。照射至40～50Gy时，发生放射性肺炎组ACE含量仍明显低于未发生放射性肺炎组，分别为375.52ng/ml和497.32ng/ml，$P=0.05$。这可能是由于肿瘤原因或其他慢性疾病等导致肺内毛细血管内皮损伤，ACE水平低者表明内皮细胞损伤严重，受到电离辐射的进一步损伤后更易出现放射性肺炎症状。该研究结果提示，血浆 ACE 含量可望作为放射性肺炎的预测指标。

四、纤维增生因子

纤维增生因子和放射性损伤关系的研究较多，较多涉及的细胞因子有 TGF-β、血小板衍化生长因子（PDGF）、碱性成纤维细胞生长因子（bFGF）等。

TGF-β 水平升高和组织纤维化有因果关系的证据有以下几个方面：①直接给健康动物应用TGF-β 可以产生组织纤维化，给大鼠静脉注射 TGF-β 两周可以产生肾及肝的纤维化，给裸鼠腹腔应用 TGF-β 10 天可以产生广泛的组织纤维化；②TGF-β 高表达的转基因动物可以产生严重的组织纤维化；③应用可溶性 TGF-β Ⅱ型受体阻断 TGF-β 和 TGF-β 膜受体的结合可以减轻放射性肺纤维化的发生。Rabbani 等将能表达可溶性 TGF-β Ⅱ型受体的重组人腺病毒载体注入大鼠体内，24 小时后予右肺照射 30Gy，发现 4 周后治疗组大鼠呼吸频率明显低于对照组小鼠，组织学检查也发现肺损伤明显减轻，巨噬细胞数量及活性均较对照组降低。日本的动物实验研究同样发现，腺病毒介导产生的可溶性 TGF-β Ⅱ型受体可以减轻大鼠肺受照射后的纤维增生性改变。

TGF-β 和肺损伤的关系首先在大剂量化疗加自体骨髓移植治疗进展期乳腺癌时被发现，随后 Anscher 等进一步研究肺癌放射治疗病人血浆 TGF-β 水平，8 例肺癌病人中有 5 例发生放射性肺炎，未发生放射性肺炎 3 例 TGF-β 疗终均达正常，发生放射性肺炎 5 例有 4 例 TGF-β 仍高于正常。其后一系列的临床研究显示，疗前 TGF-β 水平与放射性肺炎的发生无关，疗中疗后 TGF-β 持续升高、疗后和疗前比值大于 1 与放射性肺炎发生明显相关。2001 年 Fu 等报道 103 例肺癌根治性放疗病人，2 年内 21% 的病人发生了有症状的放射性肺损伤，疗终 TGF-β 高于疗前和低于疗前者 2 年放射性肺损伤的发生率分别为 39% 和 11%（$P=0.007$），多因素分析显示，TGF-β 水平高于疗前是发生放射性肺损伤的独立危险因子（$P=0.004$）。

Anscher 等根据上述结果应用加速超分割技术对非小细胞肺癌进行放射治疗剂量递增实验，发现 TGF-β 疗中正常者放疗最高耐受剂量可达 86.4Gy，发生 4～5 级晚期损伤者均为 TGF-β 水平高仅照射 73.6Gy 者。

虽然多数研究证实 TGF-β 升高和放射性肺炎的发生具有明确的相关性，但 TGF-β 值在放射治疗过程中波动较大，Novakova－Jiresova 等动态观察 46 例肺癌根治性放疗病人，其中有 11 例（24%）发生了有症状的放射性肺炎，作者发现放疗前后 TGF-β 的绝对值和放射性肺炎的发生无明显相关性，其动态变化和放射性肺炎的发生有关，发生和未发生放射性肺炎者在放射治疗的第三周 TGF-β 的动态变化差别最大，接近显著性水平（$P=0.055$），其后至放疗结束这种趋势逐渐减弱。De Jaeger 等通过多因素分析比较放射治疗的平均肺剂量（MLD）、疗前及疗后 TGF-β 水平发现，MLD 是唯一一个与放射性肺炎明显相关的因素，放疗后 TGF-β 水平与 MLD 明显相关（$P<0.001$），且与疗前 TGF-β 水平相关（$P=0.001$），因而认为其不是一个发生放射性肺炎的独立风险因素。

关于碱性成纤维细胞生长因子（bFGF）和放射性肺炎的关系报道较少，Chen 等发现在放射治疗过程中 bFGF 含量波动较大，但发生和未发生放射性肺炎两组 bFGF 无明显差异。

第八节　3DCRT 中放射性肺炎相关的剂量学因素

正常肺组织接受的放疗剂量是公认的放射性肺炎（RP）的相关因素。Roach 等分析了 27 个研究组中的 1911 例肺癌患者，放疗均采用二维技术，发现随着放疗总剂量的提高，RP 的发生率明显增高：放疗剂量 <45Gy，RP 发生率为 6%，45～54Gy 为 9%，≥55Gy 为 12%。二维治疗计划时代放疗医师对正常肺组织耐受剂量的评估一直是使用较粗糙的模式，如 Emami 等提出的 1/3，2/3 和全肺的放疗耐量，临床工作中，医师经常根据经验在照射野大小和照射剂量之间权衡，以追求疗效的最大化和放疗毒性的最小化。当剂量体积直方图用于临床后，医师能够以量化的手段评价和限制 DVH 参数

来限制放射性肺炎的发生，从而使得放射剂量的大小等传统放射性肺炎预测因子退居次要地位。RTOG 9311 试验的结果也印证了这个观点，该研究以 V_{20} 作为三维治疗计划的主要剂量体积限制因素进行剂量爬坡，结果 $V_{20}<25\%$ 组剂量从 70.9Gy 成功地增至 90.3Gy，V_{20} 25%～36% 组剂量从 70.9Gy 增至 77.4Gy，而 $V_{20}\geq 37\%$ 组则因入组病例少及 RP 风险较大而提前关闭，整个试验显示在 V_{20} 值稳定的前提下，随着放疗剂量的提高重度 RP 发生率并未明显上升。

MLD、V_{20} 和 V_{30} 为最多研究证实的与放射性肺炎相关的 DVH 参数。Graham 等首先报道了一组 99 例肺癌 3DCRT 治疗患者，以≥2 级（RTOG 标准）RP 作为观察指标，单因素分析中发现 V_{20}、MLD、有效体积（Veff）及原发肿瘤的部位与 RP 的发生相关，进一步的多因素分析显示 V_{20} 是 2 级以上放射性肺损伤的唯一相关因素。Tsujino 等研究了 71 例行同步放化疗的肺癌患者，化疗药物以铂类为主，单因素与多因素分析均显示 V_{20} 是唯一的二级以上放射性肺损伤的影响因素。本组患者对于≥2 级 RP 的分析显示 V_{20} 是唯一的多因素分析阳性结果，当 $V_{20}>30\%$ RP 发生率为 56%（15/27），$30\%\geq V_{20}>20\%$ 发生率为 38%（18/48），$V_{20}\leq 20\%$ 发生率为 19%（6/32）（$P=0.012$）。

中国医学科学院肿瘤医院对接受 3DCRT 治疗的 107 例局部晚期非小细胞肺癌临床剂量学参数与 RP 发生的相关性进行分析，其中包括单肺或双肺的 V_{dose}（接受大于某剂量照射的肺占双肺总体积的百分比）、全肺、患肺及健肺 MLD。V_{dose} 和 MLD 作为预测因素在既往研究中被广为采用，其中 V_5，V_{13}，V_{15}，V_{20}，V_{25}，V_{30} 和 MLD 均显示与放射性肺炎的发生有很强的相关性，本组资料对≥2 级放射性肺炎单因素分析阳性因素做了相关性检验，结果显示多数阳性因素间有明显的相关性。其中，V_{20}，V_{25} 和 MLD 与其余参数间的相关性更强（P 值均为 0.000），提示对于≥2 级的 RP 虽然多个 DVH 参数显示了阳性结果，但各参数之间关联性很强，其中最具代表的指标可能还是 V_{20}，V_{25} 和 MLD。Rodrigues 等分析了 12 篇 DVH 预测 RP 的研究后提出 DVH 参数与放射性肺炎的发生有明显的关联，建立在 DVH 三维计划上的三维适形放疗可以将 RP 的风险降至最低，但是其预测 RP 的把握度尚欠佳，应该采用多个预测因子组成联合模式以提高预测 RP 的能力。从我们的结果来看，因各指标之间的关联性，联合两个以上 DVH 参数的方法可能对于提高预测 RP 能力帮助不大，未来研究的方向应该是 DVH 参数联合其他类别的预测因子如生物预测因子和临床预测因子。傅小龙等分析了 103 例肺癌，将 DVH 参数 V_{30} 和生物预测因子血浆转化生长因子 β1（TGFβ1）组成联合指标将患者分为 RP 低危、中危和高危 3 组，结果发现 3 组间 RP 的发生率有明显差异。华盛顿大学分析了 219 例 NSCLC 患者，联合了最大肺剂量和 D_{35}（35% 最低剂量区的肺接受的最大剂量）两个 DVH 参数和肿瘤位置一个临床参数组成联合指标预测 RP，结果发现优于任何单个的 DVH 参数。

对≥3 级放射性肺炎（SRP）进行了 DVH 参数的研究，结果显示 SRP 虽然在单因素分析结果中与≥2 级 RP 的结果相近似，MLD，IV_{20}（Ipsilateral）V_{20}，IV_{25}，IV_{30}，CV_5（Contralateral V_5），CV_{10}，V_{10}，V_{15}，V_{20}，V_{30} 达到统计学差异，但多因素分析结果却不同，CV_{10} 在多因素分析中为唯一阳性的结果（$P=0.028$），SRP 组患者的 CV_{10} 水平明显高于无 SRP 组的患者（$P=0.028$），见图 6-5-6，6-5-7，6-5-8。

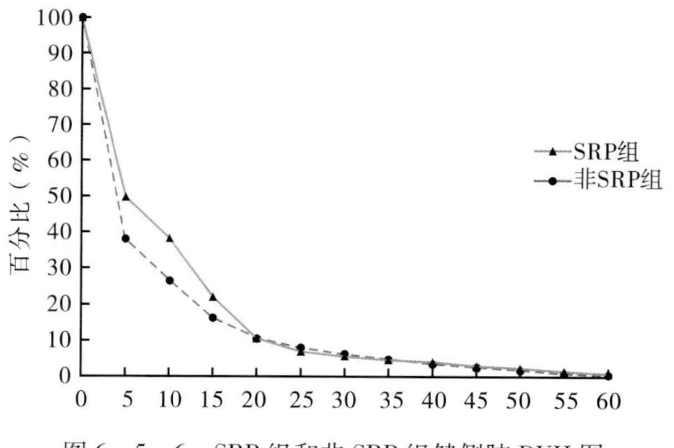

图 6-5-6 SRP 组和非 SRP 组健侧肺 DVH 图

在 CV5 和 CV10 水平均达到统计学差异。

早期的 DVH 参数的研究认为，低剂量区体积与放射性肺炎的发生无相关性，这些研究多建立在≥2 级 RP 的基础上分析的。Willner 等则认为高剂量区与 RP 的发生更为相关，让更多的肺分摊剂量、减少受到大于 40Gy 照射的肺的体积可以减少放射性肺炎的发生率。但近年来，越来越多的研究提示肺损伤的发生与低剂量区体积密切相关，Sephenwoodle 等提出 V_{13} 是最好的预测放射

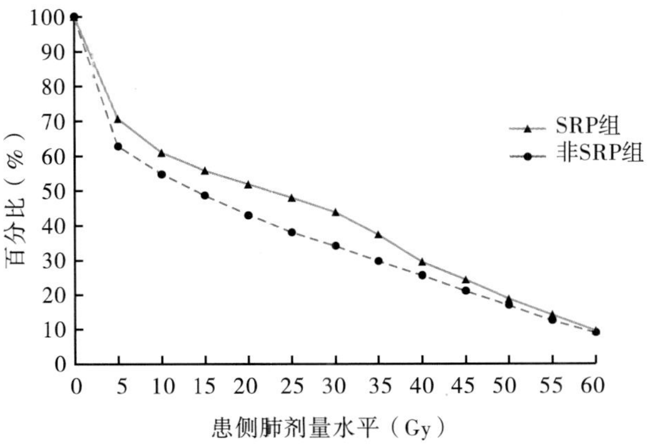

图 5－5－7　SRP 组和非 SRP 组患侧肺 DVH 图
在 V20、V25 和 V30 水平均达到统计学差异。

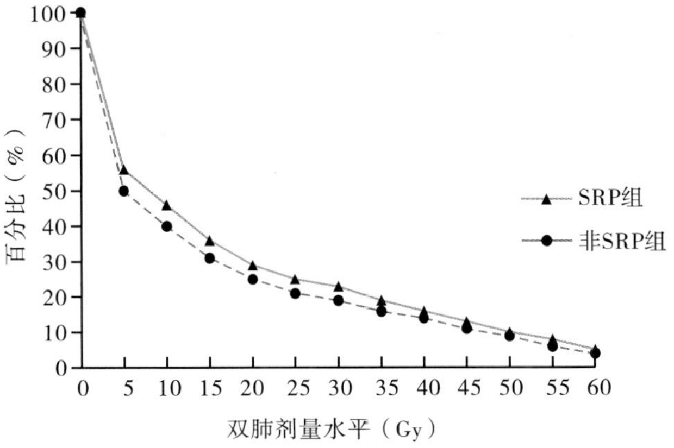

图 6－5－8　SRP 组和非 SRP 组双肺 DVH 图
在 V10、V15、V20 和 V30 水平均达到统计学差异。

性肺炎的 V_{dose} 参数。Gopal 等认为 DLco 的变化与肺局部所受剂量明显相关，当局部放疗剂量＜10Gy 时，DLco 丧失 0%，10～20Gy 的肺丧失 72%，＞20Gy 的肺丧失 90%，正常肺接受＞13Gy 的照射，DLco 下降的曲线非常陡峭，由此推断对小体积的肺给予高剂量的照射要优于对大体积的肺给予低剂量照射（即所谓的 a little to a lot vs a lot to a little 争议）。MSKCC 报道了 78 例 NSCLC 患者，均采用增量放疗，中心剂量为 70.2～90Gy，其中有 10 例（13%）发生 RTOG 3 级以上的放射性肺炎，统计分析显示全肺和同侧肺的 $V_{5\sim40}$ 均与重度放射性肺炎的发生相关，但关系最紧密的是同侧肺的 V_{5-13}，对侧肺的 DVH 参数无统计学意义，该作者认为重度放射性肺炎的发生与同侧肺的低剂量区大小密切相关。Anderson 中心的研究也发现双肺 V_5 是多因素分析中 3 级以上放射性肺炎发生的唯一因素。华盛顿大学的研究显示重度 RP 的发生与肿瘤的位置、肺的高剂量区及低剂量区均相关，219 例照射≥50Gy 的 NSCLC 患者中 52 例（24%）发生 RTOG 3 级以上的放射性肺炎。

为什么重度放射性肺炎的发生会与肺的低剂量区相关？究其原因有可能与“低剂量超敏”有关。低剂量超敏是指细胞对很低剂量照射（约 0.02～0.5Gy）很敏感而对其后区域（0.5～1.0Gy）敏感性下降的现象。Singh 等体外试验中发现人肺上皮细胞采用不同的单次分割照射模式在低剂量区域细胞存活明显低于 LQ 模式的预期。也有研究证实人体皮肤和腮腺低剂量超敏现象的存在。常规放疗对于 NSCLC 通常采用两程计划，前后野照射至脊髓耐受剂量后改为斜野对穿照射至根治量，照射野范围内大部分的组织器官每日剂量达到或接近常规分割剂量，而三维适形放疗则与此不同，照射野数较常规放疗有所增加，而每野每日均照射，相对常规放疗更多正常肺组织受到每日低剂量照射，这就增加了低剂量超敏的可能。

肺组织的低剂量超敏现象虽尚未有体内研究的证据，然而临床工作中却一直有此方面的顾虑。与头颈部肿瘤不同，调强治疗在肺癌中的应用进展缓慢，其重要原因之一就是顾虑低剂量超敏所导致的肺部损伤。三维适形及调强放射治疗所致的肺损伤尚需从放射生物学、放射物理学及临床角度进一步的深入探讨。

第九节　临床表现

放射性肺炎的发生时间一般在放射治疗后的 1～3 个月。目前由于化疗的广泛应用，在化疗后进行放射治疗的病人，放射性肺炎常可以发生在放射治疗中或放射治疗即将结束的时候。放疗后进行化疗的患者，可在化疗过程中，因为化疗的应用而诱发放射性肺炎的发生，临床上称为“回忆效应”（recall effect），实际上是放疗和化疗共同造成肺损伤的表现。在淋巴瘤、肺癌和乳腺癌的放射治疗中，约5% ~15%的病人出现放射性肺炎的临床症状。其严重程度取决于肺受照射的体积和剂量，可以表现为低热，非特异性呼吸道症状，如咳嗽，胸闷等。重者可出现呼吸困难，胸痛，持续性干咳，可以有少量白痰或痰中带血丝。胸部体征一般不明显。但有时也可以发现相应部位叩诊浊音，听诊发现胸膜摩擦音以及CT显示有少量胸腔积液和肺间质密度增高的表现。超过耐受剂量可以产生严重的放射性肺炎，临床症状严重，出现急性呼吸窘迫，高热，常可导致患者死亡。病人渡过急性期，肺炎症状会持续数月。在此阶段仍易产生合并症危及生命。急性期过后，临床症状减轻，但组织学改变将继续发展，逐渐进入纤维化期。放射性肺纤维化发生在放射治疗结束后的2~4个月以后。

X线影像改变：一些病人即使没有肺炎明显的临床症状，也常表现有影像学改变。早期胸片显示与放射野一致的弥漫性片状密度增高影。组织学改变为局部急性渗出，间质水肿。放射野以外的影像学改变也有描述，但这种情况较少发生，可能是由于机会性感染或其他原因。近年的研究认为，肺放射损伤诱发一些细胞因子的过度表达，通过信息传递和放大效应，引发炎性细胞浸润产生照射野以外肺的炎性反应，被认为是一种超敏反应。

CT发现肺部放射后改变比胸片敏感性高。50%以上的肺癌和纵隔淋巴瘤病例表现有CT改变，显示为组织密度的改变，并可根据放射后肺组织密度改变研究照射剂量和效应的相关性。

核素扫描检查肺通气－血流（灌注）变化、采用平片扫描发现照射后53% ~95%的病人灌注（perfusion）异常，35% ~45%通气异常。SPECT扫描能够提供通气－灌注的三维图像（V/Q）。对发现区域性肺损伤更为敏感。临床上在研究如何应用V/Q的三维图像设计放射治疗计划，减少或避免对有功能的肺组织照射以减轻肺的放射损伤。

肺功能检查：肺功能改变表现为以下方面，一是肺活量和肺容量降低，小气道阻力增加，肺的顺应性降低；二是弥散功能障碍，气血屏障增加。严重情况下可表现为血氧和血二氧化碳水平改变。

放疗结束后4~8周内一般无明显的肺功能异常。随着肺体积的改变出现限制性通气改变，并随时间而逐渐加重。气体交换异常与肺容积改变同时发生，表现为气体弥散功能降低和活动后轻度低氧血症，二氧化碳分压正常或降低，这一改变与肺间质通气/灌注分离相一致。核素检查显示低灌注而不是低通气，提示微血管的放射损伤。对多项肺功能指标进行检查，肺弥散功能降低表现最显著。其解释为当部分受照射肺无功能时，通气良好未照射部分肺代偿性过度通气，使肺体积增加（FEV_1，TLC）。但是，这部分通气并不能增加肺泡表面面积和气体交换，仅仅是增加无效腔。因此，弥散功能是最敏感的指标。

大剂量照射后可以造成肺的顺应性降低。在急性肺炎期就可以表现为肺的顺应性降低，并且持续存在。肺的顺应性改变在儿童比成人明显。在儿童期受照射后造成胸廓和肺的发育障碍，体积降低，顺应性和DLco均降低。

放射导致的胸部影像学、临床症状及肺功能改变情况见表6－5－4，6－5－5，6－5－6。

表6－5－4 肺部照射后影像学改变发生的时间和发生率

检查方法	放射量（Gy）	时间（年）	异常率（平均值）（%）
X线胸片	50~60	<1~10	40~90（68）
CT	50~60	<1	39~95（73）
V/Q扫描			
通气	≈30~45	<1~3	53~95（40）
灌注	≈30~50	<1~3	53~95（75）
SPECT灌注	≈>35	<1~3	84~85（85）

表 6-5-5　胸部照射后临床症状和影像学改变

组别	影像学异常率（%）	临床症状（%）
乳癌	27~40	0~10
肺癌	≈65	5~15
纵隔淋巴瘤	60~92	0
其他	67~87	0~18

表 6-5-6　不同疾病胸部照射后肺功能改变（降低%）

病种	FEV_1	FVC	FEV_1/FVC	TLC	VC	DL_{CO}
乳腺癌	15	10	5			20
肺癌	11~18	22		10	20	14~24
霍奇金病	0~10	4~10	0	0~13	5~13	8~34

注：大多数是治疗结束后 12 周内评价的结果。

第十节　放射性肺炎的预防和治疗

放射性肺炎的预防：对于肺的放射性损伤预防比治疗更为重要。放射性肺炎的预防包括三个方面。一是通常的临床意义上的预防；二是放射防护剂的应用；三是放射损伤的预测指标。

在治疗前和治疗中的一些临床方面的相关因素：①在给予病人进行放射治疗前需要了解病人的情况，如病人的一般状况，肺功能，是否已经用过化疗，化疗药物的种类及剂量，或准备同时合并应用化疗（chemoradiotherapy）；②设计放射治疗计划时，要清楚地了解正常肺所受照射的体积，照射剂量，肺的体积耐受剂量（volume and tolerance），确保肺的照射剂量在耐受范围以内；③疗中的密切观察。这一点是极其重要的。首先，肺对放射线的耐受性存在个体差异，所谓的耐受剂量在临床上是一个参考值，部分病例（也可能是很小部分）在这一参考值之内就会出现放射性肺炎的表现。第二，提高对放射性肺炎的认识。从放射性肺炎的分级可以看出，放射性肺炎最早和最常见的症状是咳嗽和呼吸困难，并且症状是渐进的。注意放射性肺炎的早期症状和早期诊断，并给以及时和恰当的处理，把放射性肺炎控制在 1~2 级内，避免升级至 3~4 级。最后，在以往的认识中可能对放射性肺炎有错误的认识，一是仅在病人出现发热，呼吸困难和影像学改变时才诊断为急性放射性肺炎，而忽视放射性肺炎的早期诊断。二是放射性肺炎的范围与照射野完全一致，放射野外不会发生放射性肺炎。实际上，由于认为放射性肺炎可以是一种超敏反应，其炎性反应也可以累及到放射野以外的区域。

Amifostine 对肺的放射防护作用：amifostine 是 IRA（International Regulatory Agencis）批准的第一个广谱的细胞保护剂，amifostine 经细胞膜碱性磷酸酶作用产生含有自由巯基的活性分子（WR-1065）。WR-1065 迅速被摄入细胞内，经氧化形成对称的双硫键并提供两个氢原子，发挥抗氧化细胞保护作用。Amifostine 最初是作为放射保护剂研究发现的。以后的研究发现其对化疗药物具有广谱的细胞保护作用。Amifostine 已用于肺癌的放疗和化放疗的临床研究。Antonadcu 等对 146 例肺癌患者进行放射治疗合并 amifostine 的Ⅲ期临床研究。结果显示，放疗加 amifostine 组≥Ⅱ级放射性肺炎的发生率明显低于单纯放疗组（9% vs 43%，$P<0.001$）。在治疗后 6 个月，纤维化发生率两组分别为 28% 和 53%，$P<0.05$。Amifostine 不仅降低了肺损伤的发生率，同时降低了食管炎的发生率。没有发现 amifostine 对肿瘤组织的放射防护作用。

对有明显症状的急性放射性肺炎的临床治疗包括以下方面：①吸氧，祛痰和支气管扩张剂的应用，以保持呼吸道通畅，是对缺氧和呼吸困难的对症处理；②肾上腺皮质激素，能够减轻病变部位的炎性反应和间质水肿。可根据病人的症状确定泼尼松的用药剂量，一般为每天 30~60mg。连续应用 2~4周，而后逐渐减量；③抗生素的应用，如上所述，放射性肺炎是一种淋巴细胞性肺泡炎，其病因不是细菌感染。在没有合并感染时，抗生素的应用仅仅是作为预防用药。当合并细菌感染时，可以根据细菌的种类和药敏试验结果选择抗生素。

对放射性肺损伤分子生物学机制的认识，阐明其发生过程中信息传递过程，使得通过生物学方法干预和预防放射性肺炎的发生成为可能。国内一些学者研究活血化淤类中药对放射性肺纤维化的治疗和预防作用，动物实验显示具有较好的效果，但目前尚缺乏系统的临床研究结果。

临床放射性肺炎的产生受多种因素的影响。首先是病人自身的一些基本因素，诸如性别、年龄、一般状况、是否接受化疗、化疗的时间、肿瘤的部位、是否吸烟、病人的基础肺功能状态等。第二是放射物理学方面的考虑——体积剂量因素。在常规治疗中，有关体积——耐受剂量已积累了一些经验。对新的放射治疗技术——三维立体放射治疗技术，体积剂量与放射性肺炎的关系是临床放射物理学研究的活跃领域，从物理学上提出了计算 NTCP 的模型。第三，生物学研究对放射损伤的认识，放射所致的炎性细胞因子表达增加和信息传递是放射损伤的本质，对临床预测，预防和治疗放射性损伤具有深远的意义。另外，仍不可忽视间质细胞和内皮细胞的损伤在放射反应中的作用。总之，影响放射性肺损伤的因素是复杂的，需要对上述各方面知识的了解和对其他相关因素的了解，才可能更为精确地判断个体病例对放射的反应，预测治疗效果（TCP）和正常组织并发症（NTCP）。

第十一节 放射性肺损伤的分级

各研究对放射性肺炎的分级标准及急慢性放射性肺炎的定义不同。分级主要有 SWOG、RTOG 和 NCICTC（2.0 和 3.0 版）4 种标准（表 6－5－7～6－5－9），这 4 种分级标准的差别主要在 2 级和 3 级上，而几乎所有研究的起评标准都是 2 级或 3 级的放射性肺炎。NCICTC3.0 是欧洲和美国的协会共同制订的最新毒性评估标准，已被 EORTC 推荐为临床试验使用标准并得到越来越多的应用，其次急性放射性肺炎和晚期放射性肺损伤是一个连续过程的不同阶段，其分界点存在争议，有研究采用 3 个月，也有研究采用 6 个月作为分界点，有研究从放疗开始时间计算，也有研究从放疗结束时间计算。故本研究采用了 NCICTC3.0 分级放射性肺炎，同时采用放疗结束后 3 月内定义放射性肺炎的发生时间，第三，放射性肺炎的诊断存在困难，放射性肺炎的三个主要症状是气短、咳嗽及低热，在放疗后的肺癌患者中，这 3 个症状均缺少特异性，易与其他心肺合并症混淆。Duke 大学前瞻性地评估了 251 例随访大于 6 月的肺癌放疗患者的肺损伤状况，由 4 位肿瘤放疗医师（其中一位也是呼吸内科医师）逐一对肺损伤分级，结果发现在 47 例出现≥2 级（需使用激素）的 RP 患者中，有 13 例（28%）由于有心肺合并症而诊断存有疑问，作者认为准确诊断放射性肺炎是临床面临的挑战。最后，各研究采用的起评标准不同，早期的研究多采用二级作为标准，由于三级放射性肺炎的临床威胁更大，近年来的研究更多采用三级评价风险因素。

表 6－5－7 RTOG 急性放射性肺炎和肺损伤的分级标准

	0	1	2	3	4	5
急性：	无变化	轻微的干咳或用力时呼吸困难	持续性咳嗽，需要麻醉性镇咳药，轻微用力时呼吸困难	严重咳嗽，麻醉性镇咳药无效，安静时呼吸困难，临床及放射学证实的急性放射性肺炎，间断吸氧，或激素治疗	呼吸功能不全，持续吸氧或辅助通气	死亡
晚期：	－	无症状或轻微干咳，轻微的放射学变化	中度症状的肺纤维化或肺炎（严重咳嗽）低热放射学片状改变	重度症状的肺纤维化或肺炎放射学呈致密影	严重呼吸功能障碍，持续吸氧辅助通气	死亡

表 6－5－8 SWOG、RTOG、NCI CTC 3.0 放射性肺损伤的分级标准比较

	1 级	2 级	3 级	4 级	5 级
SWOG	影像学改变，有症状但不需要激素	需要激素或渗出性改变	需要吸氧	需要通气支持	死亡
RTOG	轻度的干咳或剧烈活动后气喘	需要麻醉性镇咳药物的持续性咳嗽，轻微活动后气喘	麻醉性镇咳药物无效的剧烈咳嗽/有急性放射性肺炎临床或影像学证据/间歇性吸氧/激素使用	严重的呼吸功能损伤/持续吸氧或辅助通气	死亡
NCI－CTC3.0	无症状，仅影像学改变	有症状，不影响基本日常活动	有症状，影响基本日常活动，需要吸氧	生命威胁，辅助通气	死亡

表 6－5－9 肺晚期放射性损伤（LENT）的 SOMA 分级

	Grade 1	Grade 2	Grade 3	Grade 4
主观症状：				
咳嗽	偶尔	间断性	持续性	顽固性
呼吸困难	剧烈活动呼吸困难	轻微活动呼吸困难	平静时呼吸困难活动限制	不能进行任何体力活动
胸痛/不适	偶尔并且轻微	间断可耐受	持续剧烈	顽固性剧痛
客观体征：				
肺纤维化	影像学异常	影像学斑片状致密影	影像学上放射野内弥漫致密影	致密的纤维化影严重瘢痕化牵拉正常肺组织
肺功能	呼吸容积和/或弥散能力降低 10%～25%	呼吸容积和/或弥散能力降低＞25%～50%	呼吸容积和/或弥散能力降低＞50%～75%	呼吸容积和/或弥散能力降低＞75%
治疗方法：				
疼痛	偶尔，非麻醉性药物	定时，非麻醉性药物	定时，麻醉性药物	需外科处理
咳嗽		非麻醉性镇咳药	麻醉性镇咳药物间断性激素治疗	呼吸机，持续激素治疗
呼吸困难		偶尔吸氧	持续吸氧	
评分方法：对 8 项 SOM 按 1～4 级进行评分；无毒性反应分级为 0；总分数除以 8 其结果为 LENT 评分值。				
检测方法：				
FFT	减低至疗前的 75%～90%	减低至疗前的 50%～75%	减低至疗前的 25%～50%	减低至疗前的≤25%
DLco	减低至疗前的 75%～90%	减低至疗前的 50%～75%	减低至疗前的 25%～50%	减低至疗前的≤25%
% O_2/CO_2 饱和度	＞70% O_2，≤50% CO_2	＞60% O_2 ≤60% CO_2	＞50% O_2 ≤70% CO_2	≤50% O_2，＞70% CO_2
CT/MRI	评价肺体积和纤维化区域			
灌注扫描	评价肺通气血流			
肺泡液	测量细胞和细胞因子			

（王绿化 赵路军 朱向帜 王惠杰）

参 考 文 献

1. Tyldesley S, Boyd C, Schulze K, et al. Estimating the need for radiotherapy for lung cancer: an evidence - based, epidemiologic approach. Int J Radiat Oncol Biol Phys, 2001, 49 (4):973 ~ 985.
2. 王颖杰，王绿化，冯勤付，等. 肺癌三维适形放射治疗中肺和食管损伤的相关因素分析. 中国肺癌杂志，2005，8 (5):454 ~ 458.
3. Trott KR, Herrmann T, Kasper M. Target cells in radiation pneumopathy. Int J Radiat Oncol Biol Phys, 2004, 58 (2): 463 ~ 469.
4. Williams J, Chen Y, Rubin P, et al. The biological basis of a comprehensive grading system for the adverse effects of cancer treatment. Seminars in Radiation Oncology, 2003, 13 (3): 182 ~ 188.
5. Gibson PG, Bryant DH, Morgan GW, et al. Radiation - induced lung injury: A hypersensitivity pneumonitis? Ann Intern Med, 1988, 109 (4):288 ~ 291.
6. Roberts CM, Foulcher E, Zaunders JJ, et al. Radiation pneumonitis: A possible lymphocyte - mediated hypersensitivity reaction. Ann Intern Med, 1993, 118 (9):696 ~ 700.
7. Rosiello RA, Merrill WW, Rockwell S, et al. Radiation pneumonitis, Bronchoalveolar lavage assessment and modulation by a recombinant cytokine. Am Rev Respir Dis, 1993, 148 (6 Pt 1): 1671 ~ 1676.
8. Cromwell O, Hamid Q, Corrigan CJ, et al. Expression and generation of interleukin - 8, IL - 6 and granulocyte macrophage colony - stimulating factor by bronchial epithelial cells and enhancement by IL - 1b and tumor necrosis factorα. Immunology, 1992, 77 : 330 ~ 337.
9. Crestani B, Cornillet P, Dehoux M, et al. Alveolar type Ⅱ epithelial cells produce interleukin - 6 in vitro and in vivo. J Clin Invest, 1994, 94 : 731 ~ 740.
10. Arnold R, Humbert B, Werchau H, et al. Interleukin - 8, interleukin - 6, and soluble tumor necrosis factor receptor type I release from a human pulmonary epithelial cell line (A549) exposed to respiratory syncytial virus. Immunology, 1994, 82 : 126 ~ 133.
11. Elias JA, Lentz V, Cummings P. Transforming growth factor - b regulation of IL - 6 production by unstimulated and IL - 1 stimulated human fibroblasts. J Immunol, 1991, 146 : 3437 ~ 3443.
12. Hirano T. Interleukin - 6 and its relation to inflammation and disease. Clin Immunol Immunopathol, 1992, 62 : s60 ~ 65.
13. Yoshida M, Sakuma J, Hayashi S, et al. A histologically distinctive interstitial pneumonia induced by over expression of the interleukin 6, transforming growth factor beta 1, or platelet - derived growth factor B gene. Proc Natl Acad Sci USA, 1995, 92 : 9570 ~ 9574.
14. Barthelemy - Brichant N, Bosquee L, Cataldo D, et al. Increased IL - 6 and TGF - beta1 concentrations in bronchoalveolar lavage fluid associated with thoracic radiotherapy. Int J Radiat Oncol Biol Phys, 2004, 58 (3): 758 ~ 767.
15. Dupuy AM, Terrier N, Senecal L, et al. Is C - reactive protein a marker of inflammation? Nephrologie, 2003, 24 (7): 337 ~ 341.
16. Inoue A, Kunitoh H, Sekine I, et al. Radiation pneumonitis in lung cancer patients: A retrospective study of risk factors and the long - term prognosis. Int J Radiat Oncol Biol Phys, 2001, 49 (3): 649 ~ 655.
17. Chen Y, Williams J, Ding I, et al. Radiation pneumonitis and early circulatory cytokine markers. Semin Radiat Oncol, 2002, 12 (1 Suppl 1): 26 ~ 33.
18. Ishii Y, Kitamura S. Soluble intercellular adhesion molecule - 1 as an early detection marker for radiation pneumonitis. Eur Respir J, 1999, 13 (4): 733 ~ 738.
19. Terry NH, Brinkley J, Doig AJ, et al. Cellular kinetics of murine lung: Model system to determine basis for radioprotection with keratinocyte growth factor. Int J Radiat Oncol Biol Phys, 2004, 58 (2): 435 ~ 444.
20. Kohno N, Hamada H, Fujioka S, et al. Circulating antigen KL - 6 and lactate dehydrogenase for monitoring irradiated patients with lung cancer. Chest, 1992, 102 (1): 117 ~ 122.
21. Hara R, Itami J, Komiyama T, et al. Serum levels of KL - 6 for predicting the occurrence of radiation pneumonitis after stereotactic radiotherapy for lung tumors. Chest, 2004, 125 (1): 340 ~ 344.

22. Fujita J, Ohtsuki Y, Bandoh S, et al. Elevation of cytokeratin 19 fragment (CYFRA 21 –) in serum of patients with radiation pneumonitis: possible marker of epithelial cell damage. Respir Med, 2004, 98 (4): 294 ~ 300.

23. Fujita J, Bandoh S, Ohtsuki Y, et al. The role of anti – epithelial cell antibodies in the pathogenesis of bilateral radiation pneumonitis caused by unilateral thoracic irradiation. Respir Med, 2000, 94 (9): 875 ~ 880.

24. Villani F, Bacchella L, Bulgheroni A, et al. Study of functional and biochemical indicators of subclinical lung damage in bleomycin – treated patients. Respir Med, 1992, 86 (4): 327 ~ 333.

25. Ward WF, Kim YT, Molteni A, et al. Pentoxifylline does not spare acute radiation reactions in rat lung and skin. Radiat Res, 1992, 129 (1): 107 ~ 111.

26. Ward WF, Molteni A, Ts'ao CH, et al. Captopril reduces collagen and mast cell accumulation in irradiated rat lung. Int J Radiat Oncol Biol Phys, 1990, 19 (6): 1405 ~ 1409.

27. Ward WF, Molteni A, Ts'ao CH, et al. Radiation pneumotoxicity in rats: modification by inhibitors of angiotensin converting enzyme. Int J Radiat Oncol Biol Phys, 1992, 22 (3): 623 ~ 625.

28. Molteni A, Moulder JE, Cohen EF, et al. Control of radiation – induced pneumopathy and lung fibrosis by angiotensin – converting enzyme inhibitors and an angiotensin Ⅱ type 1 receptor blocker. Int J Radiat Biol, 2000, 76 (4): 523 ~ 532.

29. Wang R, Zagariya A, Ang E, et al. Fas – induced apoptosis of alveolar epithelial cells requires ANG Ⅱ generation and receptor interaction. Am J Physiol, 1999, 277 (6 Pt 1): L1245 ~ 1250.

30. Wang R, Alam G, Zagariya A, et al. Apoptosis of lung epithelial cells in response to TNF – alpha requires angiotensin Ⅱ generation de novo. J Cell Physiol, 2000, 185 (2): 253 ~ 259.

31. Wang R, Ibarra – Sunga O, Verlinski L, et al. Abrogation of bleomycin – induced epithelial apoptosis and lung fibrosis by captopril or by a caspase inhibitor. Am J Physiol Lung Cell Mol Physiol, 2000, 279 (1): L143 ~ 151.

32. Soejima H, Ogawa H, Yasue H, et al. Angiotensin – converting enzyme inhibition reduces monocyte chemoattractant protein – 1 and tissue factor levels in patients with myocardial infarction. J Am Coll Cardiol, 1999, 34 (4): 983 ~ 988.

33. Fukuzawa M, Satoh J, Sagara M, et al. Angiotensin converting enzyme inhibitors suppress production of tumor necrosis factor – alpha in vitro and in vivo. Immunopharmacology, 1997, 36 (1): 49 ~ 55.

34. Teramoto S, Suzuki M, Matsuse T, et al. Inhibitory effects of angiotensin – converting enzyme (ACE) inhibitors on oxygen radicals produced by bronchoalveolar lavage cells in young and aged guinea pigs. Aging (Milano), 2000, 12 (1): 22 ~ 28.

35. Sun Y, Zhang J, Zhang JQ, et al. Local angiotensin Ⅱ and transforming growth factor – beta1 in renal fibrosis of rats. Hypertension, 2000, 35 (5): 1078 ~ 1084.

36. Shin GT, Kim SJ, Ma KA, et al. ACE inhibitors attenuate expression of renal transforming growth factor – beta1 in humans. Am J Kidney Dis, 2000, 36 (5): 894 ~ 902.

37. Marshall RP, McAnulty RJ, Laurent GJ. Angiotensin Ⅱ is mitogenic for human lung fibroblasts via activation of the type 1 receptor. Am J Respir Crit Care Med, 2000, 161 (6): 1999 ~ 2004.

38. Qing F, McCarthy TJ, Markham J, et al. Pulmonary angiotensin – converting enzyme (ACE) binding and inhibition in humans. A positron emission tomography study. Am J Respir Crit Care Med, 2000, 161 (5): 2019 ~ 25.

39. Wang LW, Fu XL, Clough R, et al. Can angiotensin – converting enzyme inhibitors protect against symptomatic radiation pneumonitis? Radiat Res, 2000, 153 (4): 405 ~ 410.

40. Huang L, Ogushi F, Tani K, et al. Thrombin promotes fibroblast proliferation during the early stages of experimental radiation pneumonitis. Radiat Res, 2001, 156 (1): 45 ~ 52.

41. Pircher R, Jullien P, Lawrence DA. β – Transforming growth factor is stored in human platelets as a latent high molecular weight complex. Biochem Biophys Res Commun, 1986, 136: 30 ~ 37.

42. Martin M, Vozenin MC, Gault N, et al. Coactivation of AP – 1 activity and TGF – β1 gene expression in the stress response of normal skin cells to ionizing radiation. Oncogene, 1997, 15: 8, 981 ~ 989.

43. Zhang Y, Geng XH, Wu RY, et al. receptor – associated MAD homologues synergize as effectors of the TGF – β response. Nature, 1996, 383: 832 ~ 836.

44. Kretzschmar M, Massague J. Smads: Mediators and regulators of TGF – b signaling. Current Op Genet Develop, 1998, 8: 103 ~ 111.

45. Bartram U, Speer CP. The role of transforming growth factor beta in lung development and disease. Chest, 2004, 125

(2):754～765.

46. Terrel TG, Working PK, Chow CP, et al. Pathology of human recombinant TGF－β in rats and rabbits. Int Rev Exp Pathol, 1993, 34:43～67.

47. Clouthier DE, Comerford SA, Hammer RE. Hepatic fibrosis, glomerulosclerosis and a lipodystrophy－like syndrome in PEPCK－TGF－b1 transgenic mice. J Clin Invest, 1997, 100:2697～2713.

48. Rabbani ZN, Anscher MS, Zhang X, et al. Soluble TGFbeta type Ⅱ receptor gene therapy ameliorates acute radiation－induced pulmonary injury in rats. Int J Radiat Oncol Biol Phys, 2003, 57 (2):563～572.

49. Nishioka A, Ogawa Y, Mima T, et al. Histopathologic amelioration of fibroproliferative change in rat irradiated lung using soluble transforming growth factor－beta (TGF－beta) receptor mediated by adenoviral vector. Int J Radiat Oncol Biol Phys, 2004, 58 (4):1235～1241.

50. Anscher MS, Peters WP, Reisenbichler H, et al. Transforming growth factor beta as a predictor of liver and lung fibrosis after autologous bone marrow transplantation for advanced breast cancer. N Engl J Med, 1993, 328:1592～1598.

51. Anscher MS, Murase T, Prescott DM, et al. Changes in plasma TGF－βlevels during pulmonary radiotherapy as a predictor of the risk of developing radiation pneumonitis. Int J Radiation Oncology Biol Phys, 1994, 30 (3):671～676.

52. Anscher MS, Kong FM, Marks LB, et al. Changes in plasma transforming growth factor beta during radiotherapy and the risk of symptomatic radiation－induced pneumonitis. Int J Radiation Oncology Biol Phys, 1997, 37 (2):253～258.

53. Anscher MS, Kong FM, Andrews K, et al. Plasma transforming growth factor β1 as a predictor of radiation pneumonitis. Int J Radiation Oncology Biol Phys, 1998, 41 (5):1029～1035.

54. Vujaskovic Z, Groen HJM. TGF－β, radiation－induced pulmonary injury and lung cancer. Int J Radiat Biol, 2000, 76 (4):511～516.

55. Fu XL, Huang H, Bentel G, et al. Predicting the risk of symptomatic radiation－induced lung injury using both the physical and biologic parameters V (30) and transforming growth factor beta. Int J Radiation Oncology Biol Phys, 2001, 50 (4):899～908.

56. Kornfeld S. Structure and function of the mannose 6－phosphate/insulin－like growth factor Ⅱ receptors. Ann Rev Biochem, 1992, 61:307～330.

57. Kong FM, Anscher MS, Sporn TA, et al. Loss of heterozygosity at the mannose 6－phosphate insulin－like growth factor 2 receptor (M6P/IGF2R) locus predisposes patients to radiation－induced lung injury. Int J Radiat Oncol Biol Phys, 2001, 49 (1):35～41.

58. Anscher MS, Marks LB, Shafman TD, et al. Risk of long－term complications after TFG－beta1－guided very－high－dose thoracic radiotherapy. Int J Radiat Oncol Biol Phys, 2003, 56 (4):988～995.

59. Anscher MS, Marks LB, Shafman TD, et al. Using plasma transforming growth factor beta－1 during radiotherapy to select patients for dose escalation. J Clin Oncol, 2001, 19 (17):3758～3765.

60. Novakova－Jiresova A, Van Gameren MM, Coppes RP, et al. Transforming growth factor－beta plasma dynamics and post－irradiation lung injury in lung cancer patients. Radiother Oncol, 2004, 71 (2):183～189.

第六章　恶性胸膜间皮瘤

恶性胸膜间皮瘤是发生于胸膜的恶性肿瘤，发病率非常低，但呈上升的趋势。手术切除、放射治疗和化疗效果均差，被认为是属于对以上治疗抗拒的肿瘤。直到目前，尽管一些选择性手术结果显示有效，但对大多数恶性胸膜间皮瘤的作用仍不肯定。因肺组织对放射线的耐受性差，使放射治疗的作用也有限。尽管化疗进展很快，但对改变它的自然病程的作用也小。

一、流行病学

胸膜间皮瘤发生病率非常低，约占恶性肿瘤的 0.04%，在国外的发病率高于国内，其原因可能与石棉工业发达有关。在美国大约为 1.2/10 万，有增加的趋势，每年大约新发 2500 例恶性间皮瘤，以恶性胸膜间皮瘤为主。在北京，男性胸膜恶性肿瘤发病率为 0.3/10 万，女性为 0.2/10 万，我国云南省大姚县为高发区，高达 17.75/10 万。尽管发达国家对石棉的接触于 20 世纪 80 年代得到了控制，但石棉接触的人群向我国及亚洲等国和地区转移，另外，石棉致癌作用有较长的潜伏期。因此，在世界范围内的恶性胸膜间皮瘤的发病率将会继续升高。欧洲进行的一个研究预测，在 2018 年，其新发病例将是目前的两倍。

恶性胸膜间皮瘤的发病高发年龄多为 40～60 岁，中位年龄 60 岁，此年龄发病占 60%，在 60 岁以上的发病率是 30～34 岁的 10 倍。男性比女性多发，一般在 3∶1 以上，中位一般自然病程为 4～18 个月 。

二、病因学

石棉是导致胸腹膜间皮肿瘤的主要病因，约 75% 以上的病例先前有石棉接触史，特别是在高发人群中更明确。另外，接触石棉的年龄愈小发病愈早。由于石棉有隔热耐高温的作用，过去常用于隔热保温的材料。尽管 Pliny 最早发现石棉矿工的健康状况比其他矿工差，但直到 20 世纪人们才意识到石棉的危害性。在石棉矿工和石棉加工者石棉接触多。另外，在一些早期建筑物，石棉也用于隔热保温。美国对 9 个存在石棉建筑物的学校的老师进行了跟踪调查，提示它是危险因素。在 20 世纪 40 年代末，已有病例报道显示胸膜间皮瘤可能与石棉有关，但直到 1960 年才被 Wagner 首次提出胸膜间皮瘤与石棉粉尘的接触有关。其后，不少类似研究结果证实此见，胸膜间皮瘤与石棉粉尘的接触有关才逐渐引起世界的注意。

石棉主要以两种形式存在——温石棉和闪石棉（也称曲状石棉和棒状石棉），与胸膜间皮瘤有关的主要是闪石棉，它比前者有更强致癌性 。其发病机制是石棉被吸入肺内和胸膜腔内形成含氧化小体，它不但不能被吞噬细胞消化，还可以引起反应性多核吞噬细胞增生，增生失控导致胸膜间皮细胞变异、发生癌变。石棉纤维可引起基因的持续表达改变，如 c-fos 和 c-jun，或形成氧化物引起基因损伤，如 DNA 损伤、突变、基因表达或癌变等；还可扩大 γ 射线对乳腺细胞的癌变作用 。有研究显示，SV40（simian virus 40）也是胸膜间皮瘤的重要病因，并且提示它与石棉之间可以互相促进本身的致癌作用。有研究显示、感染此病毒时，其胸膜间皮瘤预后差。除石棉是胸膜间皮瘤的病因外，亚硝胺、玻璃纤维、放射线以及肺部疾病（结核、脂质吸入性肺炎等）等也是病因。石棉所致的胸膜间皮瘤潜伏期平均为 48.7 年（14～72 年），还有报道为 20～30 年，但比其他病因者所致的胸膜间皮瘤潜伏期短。

关于胸膜间皮瘤的分子学病因也有不少了解，这些部位被认为是肿瘤抑制基因所在，如 NF2、$p16^{INK\alpha}$、$p14^{ARF}$ 等。而这些基因的改变使肿瘤凋亡减少，导致对各种治疗的抗拒，但如何导致凋亡的减少尚待了解。

三、病理与临床分期

恶性胸膜间皮瘤容易累及周围组织和器官，在早期就可能侵犯心包、胸壁、膈肌和纵隔组织和器官。大体标本见肿瘤分布在胸膜的壁层和脏层，有些肿瘤病变像果皮一样的增厚，有些肿瘤的病变大小直径可达到5cm以上，病变还可累及胸壁，甚至累及肺组织与纵隔的组织和器官。在尸检资料中，约70%的病人有胸腔内淋巴结转移，远处转移约为33%～60%，远多于临床所见。这可能与临床中没有能仔细检查或小的病灶不能检查出来有关。

恶性胸膜间皮瘤的组织学形态为多样性，分为上皮来源的上皮型、肉瘤型与混合型。上皮型多见，约占胸膜肿瘤的50%～60%，预后较好；其次为肉瘤型与混合型；这是在临床中使用比较广泛的病理分型。由于组织学的多样性和没有明显的临床特征，在诊断上皮型胸膜间皮瘤时有困难，上皮型恶性胸膜间皮瘤要与腺癌来源的胸膜病变相鉴别，要排除从肺、乳腺和胃为原发灶的胸膜转移性腺癌，在肉瘤型要与其他软组织来源的肿瘤相鉴别。间皮瘤极少出现PAS-D（透明质酸）阳性，当PAS-D阳性时，结合其他病理表现基本可以排除诊断恶性胸膜间皮瘤。一些单克隆抗体的免疫组织化学染色也可以用于鉴别诊断，如角蛋白（keratin protein）在间皮瘤的细胞质内或在细胞内形成环状强阳性，而腺癌是细胞周围染色阳性。Leu-M1在恶性间皮瘤缺乏表达，而腺癌染色可以为中强度阳性。另外，约50%的胸膜间皮瘤有p53阳性表达，这些也可用于其鉴别诊断。然而，其鉴别诊断的作用是有限的，光学镜下病理特征仍是诊断的主要依据。另外，电镜下的细胞超微结构改变也可用于间皮瘤的鉴别诊断，电镜下腺癌的细胞绒毛较宽而短，而间皮瘤细胞的绒毛较细长。

尽管有几个分期系统，因本身的局限性，没有一个被广泛认同和使用，主要原因是所有分期都需要病理学证据，而能够手术者仅仅是少数病人。国际间皮瘤协作组（IMIG）提出了一个较详细的TNM分期（表6－6－1），但对于大多数不能进行手术的恶性胸膜间皮瘤使用仍有困难。Butchart与Sugarbaker也提出了恶性胸膜间皮瘤的分期，由于比较粗简，也限制了它的使用（表6－6－2）。另外，美国的癌症和白血病协作组（CALGB）和EORTC在分别分析恶性胸膜间皮瘤后提出一些与预后有关的因素。Curran认为白细胞数的高低、有无组织学诊断、组织学分类、性别与预后有关，预后评分为白细胞大于8.3×10^9/L（0.55）、无组织学诊断（0.52）、PS评分1或2（0.6）、软组织肉瘤（0.67）和男性（0.6）。预后好者为<1.27，预后差者为>1.27，其中位生存分别为10.8月与4.5月，1年生存率为40%与14%。James分析了337例恶性胸膜间皮瘤，认为在PS评分1或2分、年龄大于49岁、胸膜受累程度重、LDH 500IU/L、胸痛重、DLT>400000/μl、非上皮来源等为预后差的因素，预后因素好者与差者的中位存活时间分别为13.9月与1.4月。

表6－6－1 国际间皮瘤协作组（IMIG）TNM分期

T：原发肿瘤和范围

T_{1a}：肿瘤局限在同侧壁层胸膜腔，包括纵隔和膈肌胸膜，没有脏层胸膜受累

T_{1b}：肿瘤累及同侧壁层胸膜腔，包括纵隔和膈肌胸膜，累及脏层胸膜或有散在结节

T_2：肿瘤累及同侧的壁层、脏层、纵隔和膈肌胸膜，同时伴有下列一项：①肿瘤累及膈肌；②脏层胸膜病变融合（包括叶间裂）或肿瘤直接累及肺实质

T_3：局部晚期肿瘤累及所有同侧的胸膜（壁层、脏层、纵隔和膈肌胸膜），但肿瘤尚有切除的可能，并且伴有下列一项：①肿瘤累及胸内筋膜；②肿瘤累及纵隔脂肪；③孤立性、可完整切除的胸壁软组织病变；④非穿透性心包受侵

T_4：局部晚期病变，手术不能切除。肿瘤累及所有的同侧胸膜（壁层、脏层、纵隔和膈肌胸膜），并伴有下列一项：①胸壁广泛弥漫的结节，伴或不伴有肋骨受累；②肿瘤侵透膈肌或累及腹膜；③肿瘤直接累及对侧胸膜；④肿瘤直接累及一个以上纵隔内器官；⑤肿瘤累及椎体；⑥肿瘤累及脏层心包，伴或伴有心包积液或累及心肌

续　表

N：转移淋巴结
N_x：淋巴结无法评估
N_0：无区域淋巴结受累
N_1：转移到同侧肺门淋巴结
N_2：隆突下或同侧纵隔淋巴结转移，包括同侧的内乳淋巴结
N_3：转移到对侧纵隔、内乳区、同侧或对侧锁骨上淋巴结
M：远处转移
M_0：无远处转移
M_x：远处转移无法评估
M_1：伴有远处转移
Ⅰ期
$Ⅰ_a$：T_{1a} N_0 M_0
$Ⅰ_b$：T_{1b} N_0 M_0
Ⅱ期：T_2 N_0 M_0
Ⅲ期：T_3 N_{0-3} M_0，任何 T_{1-4} N_{1-2} M_0
Ⅳ期：T_4 N_{0-3} M_{0-1}，T_{1-4} N_3 M_{0-1}；M_1

表 6－6－2　Butchart 与 Sugarbaker 分期

Butchart 分期：
Ⅰ期：肿瘤局限于同侧胸膜、肺和心包
Ⅱ期：肿瘤累及胸壁或纵隔器官，如食管、心脏、对侧胸膜或胸内淋巴结
Ⅲ期：肿瘤穿透膈肌累及腹膜和胸腔外淋巴结转移
Ⅳ期：远处血行转移
Sugarbaker 分期
Ⅰ期：肿瘤局限于壁层胸膜内，可累及同侧胸膜、肺、心包和膈肌或肿瘤累及胸壁部位局限于进行了活检处
Ⅱ期：Ⅰ期肿瘤加胸腔内淋巴结转移（N_1 和 N_2）
Ⅲ期：肿瘤扩散到胸壁或纵隔、心脏或穿透膈肌累及腹膜，或伴有无胸外淋巴结转移（N_3）
Ⅳ期：远处血行转移

四、临床表现和诊断

恶性胸膜间皮瘤的临床表现不一，大多数随病情的发展可能出现呼吸困难、咳嗽、胸痛、消瘦乏力以及胸腔积液（一侧）等。王小震等分析了国内报道的 2219 例恶性胸膜间皮瘤，发现以胸痛多见（约 80%），其次是咳嗽（60%）、呼吸困难（42%）和胸腔积液（40%），而消瘦乏力（25%）、胸壁肿物（约 20%）、发热（10%）等相对少见；还可以出现关节肿痛、贫血等。因以上表现均无特异性，故临床上容易出现误诊。许多是因胸腔积液后伴呼吸困难就诊，才被发现有胸膜间皮瘤，但多数此时已经失去手术机会。

此病发病率非常低，又无特异性症状和体征，使诊断困难和误诊率高，即使临床病理诊断也困难，文献报道高达 50%。发生部位以右侧胸膜多见，约占 60%；发生在双侧胸膜者仅占 5%。影像学是胸膜间皮瘤的主要诊断依据之一。①X 线胸部正侧位片：胸腔积液、胸膜结节、肿块或弥漫性增厚是最常见的表现，它对于较小病变的检出敏感性差；②胸部 CT：多为胸膜弥漫多发结节和肿块或增厚，约为92%；74%为少量或中等量胸腔积液，胸膜钙化为20%～50%，但比活检标本中钙化少，87%活检标本中有钙化。还可发现伴有肺叶间裂肿物或结节，纵隔淋巴结肿大、胸膜周边组织和器官受累的表现。尽管胸部CT是诊断胸膜病变较好手段，但对于区分为胸膜间皮瘤还是转移性病变仍有困难；③MRI和PET：都已经用于临床诊断胸膜间皮瘤，或作为鉴别诊断的手段。MRI对于胸膜原发病变的诊断要差于胸部CT，但对于了解是否累及周围组织和器官帮助较大。随着PET的广泛使用，它对于诊断胸膜间皮瘤优势将会显示出来。肿物穿刺活检和胸腔镜下活检可得到病理诊断，而且创伤性小。但可能因获得组织少，可能影响诊断结果，特别是上皮来源时，要与转移性肿瘤相鉴别。

五、手术治疗

对于孤立性胸膜间皮瘤，手术治疗无疑是首选。尽管手术治疗有进展，但对于弥漫性胸膜间皮瘤，其治疗作用还存在争议。胸膜间皮瘤的手术可分为根治性、姑息性或减瘤性与减状性手术。胸膜剥脱术一般被认为是姑息性手术，因为约80%的手术者可能有肿瘤残留，其残留部位多为脏层胸膜、膈肌、纵隔和胸壁。根治性手术一般指胸膜全肺切除术（EPP），比较胸膜剥脱术能更广泛的切除肿瘤。减状性手术为胸膜固定术，目前一般多在胸腔镜下等行胸膜固定术，还可以对肿瘤进行大部分切除。胸膜全肺切除术（EPP）是切除患侧的胸膜、肺、部分心包和膈肌以及受累的胸壁等，但手术创伤大，在早期的手术死亡率非常高，有报道为30%以上。尽管随外科技术的进展，手术死亡明显下降，但仍为5%左右。胸膜剥脱术是尽可能切除剥离的壁、脏层胸膜，并切除胸膜肿瘤保留肺组织。此手术创伤性和手术难度相对较小，并发症和手术死亡少。然而，由于肿瘤容易累及胸壁、膈肌、肺组织以及纵隔内组织器官，胸膜剥脱术不易完全切除肿瘤，容易出现肿瘤残留，使此手术在根除肿瘤存在局限性。由于肿瘤残存，需要给予术后辅助治疗——放射治疗或放射治疗加化疗等。然而，由于肺组织对放射线的耐受性低，当给予肿瘤术后放射治疗剂量照射时，肺组织将产生严重而不可逆的损伤。另外，由于胸腔和胸膜的特殊结构，当照射胸膜病变时，不易达到既保护肺组织又给予肿瘤高剂量照射，这样将严重影响肿瘤的照射剂量和肿瘤控制。

胸膜剥脱术和胸膜全肺切除术（EPP）疗效如何？因发病率低，从目前报道结果中尚没有随机分组研究结果。因治疗方法不一，回顾性分析结果也没有显示在胸膜剥脱术和胸膜全肺切除术（EPP）有明显的疗效差别。胸膜剥脱术的手术并发症和死亡率要少，通常的并发症为术中剥离胸膜时可能伤到肺组织，愈合延期导致胸腔漏气（超过7天），大约有10％的病人发生此并发症。约50％的胸腔引流管置放时间延长超过5天（一般在4天拔管）和引流口愈合延期，严重并发症脓胸发生率约为2%。早期的手术死亡率为10%～18%，而目前为2%左右，主要原因是一些报道没有手术死亡，呼吸衰竭和出血。其手术对胸腔积液控制是非常有效的，胸腔积液的控制率大约为88%～98%。单纯的胸膜剥脱术的长期疗效见表6－6－3所示。总的说来，胸膜剥脱术疗效不满意，仅仅起姑息治疗作用。由于单纯胸膜剥脱术为姑息性治疗，为了改善预后，近十几年来多采用了手术后辅助其他治疗的综合治疗。

根治性胸膜全肺切除术（EPP）的指征：一般为Ⅰ期病变、上皮型、病变局限在壁层胸膜者。由于术前活检的标本少，术后很难达到100%的病理类型均为上皮来源的胸膜间皮瘤。实际上，不少进行胸膜全肺切除术（EPP）的病例并不适合于此手术。Butchart分析了46例，发现仅有29例（63%有适应证，而DaValle报道仅为59%（33/56），Sugarbaker报道为50%；不适宜胸膜全肺切除术的主要原因为病变晚而不能完全切除所致（54%），其他为呼吸功能不适宜手术（33%）、同时伴有医学疾病（10%）和Ⅳ病变（11%）。在20世纪70年代，手术死亡率为23%～31%，如此之高令人不能接受。随手术技术的进展，手术死亡率在稳定下降，目前在5%左右。手术并发症发生率为20%～40%；其中心律不齐（30%），支气管瘘发生率约为3%～20%，多见于右侧病变。

表 6-6-3　单纯胸膜剥脱术的治疗结果

作者	发表时间	病例数	死亡率（%）	中位生存（月）
Brenner 等	1981	69		5
Chahininian 等	1982	30	0	13
Law 等	1984	28	1	20
DavValle 等	1986	23	13	11
Chailleux 等	1988	29		14
Ruffie 等	1989	63	0	10
Rusch 等	1991	26		16
Brancatisano 等	1991	50	2	10
Allen 等	1994	56	5	9
Soysal 等	1997	100	1	13
Ceresoli 等	2001	38		17
				11.5

单纯胸膜全肺切除术的结果见表 6-6-4，其手术疗效仍非常令人失望。Wörn 报道中位生存为 19 个月，2、5 年生存率为 37%、10%。然而，仅有 16% 的病人被选择行手术治疗。也就是说，仅 16% 的病人能从手术中得到了益处。大多数文献报道胸膜全肺切除术后的中位生存仅为 9.3～13.5 个月。Rusch 报道单纯胸膜全肺切除术为 10 月，当结合多种治疗时，疗效有所改善，中位生存为 33.8 个月（Ⅰ期与Ⅱ期）与 10 个月（Ⅲ期与Ⅳ期）。Lee 等报道手术加术中放疗后给予三维适形放射治疗 32 例，部分辅加化疗，取得 18 个月的中位生存。

表 6-6-4　胸膜全肺切除术（EPP）的部分结果

作者	发表时间	病例数	死亡率（%）	中位时间（月）
Worn 等	1974	62	20～30	19
Bamlar 等	1976	17	23	
Butchart 等	1978	29	31	10
Davelle 等	1986	33	9	13.5
Ruffe 等	1989	23	13	9.3
Probst 等	1990	55	5.5	10.2
Rusch 等	1995	50	6	9.9
Sugarbaker 等*	1995	52	4.8	21
Lee 等*	2002	32	6	18.1
Rusch 等*	2001	88	7.9	33.8（Ⅰ和Ⅱ期） 10（Ⅲ和Ⅳ期）
Maruyama 等	2005	12	1.6	11

* 手术加术后半胸放射治疗。

六、放射治疗

恶性胸膜间皮瘤生长位置的独特性，使肿瘤易累及周围组织和器官，根治性手术切除困难，需要手术后的辅助治疗。从临床结果和基础研究中，胸膜间皮瘤对放射线并不抗拒，应该属于对放疗敏感。放射治疗疗效差的主要原因与胸膜的特殊结构和在胸膜弥漫生长有关。当照射胸膜病变时，不易避开肺组织、纵隔器官和肝脏，特别是肺组织耐受性非常差，照射几 Gy 就可以出现损伤，在 20Gy

时，将出现病理性损伤。另外，肺组织损伤的修复属于非功能性，也就是说，即使修复了也在不同程度丧失其功能。Law 在 1984 年报道了一组综合治疗（52 例）和最好支持治疗（64 例）的结果，没有发现疗效的不同，2 年生存率分别为 33%。在放射治疗的 12 病人中，有 3 例用了旋转治疗，剂量在 50 ~ 55Gy，1 例有气短、胸腔积液和疼痛并发症存活 4 年，另 2 例胸内复发。Alberts 报道了他们在 1965 ~ 1985 年的治疗结果，在给予放疗、化疗或两者结合治疗，中位生存时间为 9.6 月。而在放疗加阿霉素的亚组中位时间达 23 个月。由于治疗方式、病情和放疗设野与剂量的明显不一，要比较疗效或评价哪种治疗疗效好是困难的。总之，放疗时考虑提高肿瘤照射剂量的同时，要注意减少肺损伤，这样才能达到比较满意的肿瘤控制和姑息治疗的目的。

有研究显示，给予穿刺部位、手术引流口或胸腔镜的切口的放射治疗，可以明显减少肿瘤的局部复发或局部种植。Boutin 等报道用 12 ~ 15MeV 电子线照射 21Gy/3 次，在 24 例中无肿瘤种植发生，而没有进行照射者高达 61%。Cellerin 也报道了相似结果，在 33 例给予预防性放疗的病人有 7 例复发（21%），其中在治疗部位复发者仅为 4 例；而在 25 例观察者中，有 12 例复发（48%）。以上结果显示了放射治疗对疗效改善的作用和胸膜间皮瘤对放射线的敏感性，也说明即使在完全切除的病人也应给予选择性的局部放射治疗。

约 80% 进行胸膜剥脱术者有可能肿瘤残留，其残留部位多为脏层胸膜、膈肌、纵隔和胸壁；尽管胸膜全肺切除术（EPP）能更广泛的切除肿瘤，如果不进行辅助治疗，胸腔内复发仍是主要失败原因。因此，术后辅助治疗是非常必要的。尽管没有术后随机分组研究结果，但放射治疗作为综合治疗的一部分，在改善疗效方面发挥了重要作用。Rusch 报道单纯胸膜全肺切除术后的中位存活时间仅为 10 个月，而给予多种治疗的综合治疗后，疗效有所改善，中位生存时间为 33.8 月（Ⅰ期和Ⅱ期）与 10 个月（Ⅲ、Ⅳ期）。Sugarbaker 对Ⅰ期病变 EPP 手术后给予铂类、阿霉素为主的化疗，放疗 55Gy，得到 24 个月的中位生存和 39% 的 5 年生存率。综合文献报道，手术加术后综合治疗的中位生存期为 17 ~ 24 个月，显示出加放射治疗可改善胸膜间皮瘤的疗效。

三维适形放射治疗和三维调强放射治疗的剂量学优势和近年来的广泛应用，可能对术后放射治疗带来一定程度的突破。Forster 对 7 例胸膜全肺切除术（EPP）病人进行了三维调强放射治疗的剂量学研究，发现能给予更多的潜在的肿瘤治愈剂量，而且治疗靶区内剂量均匀，其他正常组织的剂量在能够接受的范围内。因此，有条件者应该给予三维适形放射治疗和三维调强适形放射治疗。如果为胸膜全肺切除术，剂量应该在 55Gy 以上，可以合并同步化疗或放疗后的化疗，放射治疗靶区应该包括同侧的胸壁、膈顶和纵膈胸膜。而在胸膜剥脱术者，由于肺对放射线耐受性差，除了考虑照射靶区高剂量和剂量均匀外，要注意肺照射体积和剂量，特别是中低剂量的肺照射体积。治疗靶区仍为胸壁、膈顶和纵膈胸膜，争取肿瘤剂量达到 50Gy 或以上。如果疗前肺功能正常，在综合评价高剂量照射肺体积低和肝脏剂量的情况下，肺 V20 可控制在 35% 以下。总之，对于胸膜剥脱术者的术后放射治疗的难度大，即使用三维调强适形放射治疗。

常规放射治疗的难度更大，目前尚没有较佳的设野既能达到肿瘤高剂量和肿瘤剂量均匀，不漏照肿瘤或全胸膜，又使正常组织在正常耐受照射范围内。

1. 胸膜剥脱术的放射治疗　首先，应该让外科医师在术中标记可能有肿瘤残留处和手术困难的部位，综合文献报道的易复发部位，给予适当局部扩大野和各种切线野照射技术，这样可能给予较高的肿瘤剂量（45 ~ 55Gy），而后肿瘤残留部位补量，不足处是没有进行全胸膜照射，局部复发的可能性增加。如果进行全胸膜照射，因肺组织对放射线的耐受性差，限制了肿瘤的剂量，不易达到治疗目的。要尽量给予全胸膜照射较高的肿瘤剂量（40 ~ 55Gy），肿瘤残留部位补量。总之，治疗中要特别注意保护肺组织，否则可能因并发症使治疗失败。

2. 胸膜全肺切除术（EPP）后的放射治疗　因患侧的肺已经切除，放射治疗对肺组织的影响不存在了。因此，在治疗时除要注意保护心脏和肝脏外，可以适当的提高肿瘤剂量，达到更好的局部控制率。照射范围仍为胸壁、纵隔和膈顶胸膜处，可以采用各种切线照射野技术加电子线照射，也可以先采用半胸照射技术，而后肿瘤瘤床局部加量。在保护好心脏和肝脏的同时，给予 50 ~ 55Gy 或以上的照射剂量。

3. 对没有进行手术患者的放疗 可采取整体挡铅方法，前后野照射纵隔、膈肌、胸顶和侧胸壁的胸膜，肺组织挡铅保护，对于因挡铅没有照射的前后胸壁的胸膜用电子线照射。虽然，能较好的照射胸膜肿瘤，对保护肺组织欠佳。必须尽可能的减少肺组织的照射，减少这个影响疗效因素的影响。可以先照射 30 ~ 40Gy 后，肿瘤局部补量 10 ~ 20Gy。也可根据病情，只是给予肿瘤累及范围加适当的扩大野照射。还可以采用旋转治疗，照射全胸膜，而后肿瘤局部补量 10 ~ 15Gy 使肿瘤达到根治剂量，但是此方法也要求技术性强。

常规放射治疗的难度很大，很难得到比较满意的放射治疗方案。因此，在治疗中要权衡各方面，尽可能的保护肺组织、心脏和肝脏，给予肿瘤较高治疗剂量，仍有可能取得相对满意的治疗效果，使病人得到更多的治疗益处。

总之，放射治疗对部分恶性胸膜间皮瘤病人能改善疗效，对其他病人也有姑息治疗的作用。在考虑治疗肿瘤的同时，也要注意正常组织的保护，特别是与化疗同时进行时。要进行个体化治疗和进行多种治疗措施的综合性治疗，这样有可能达到其治疗目的。

七、化学治疗

单药化疗的疗效有限，反应率为 10% ~20%，有效的单药为阿霉素、铂类、丝裂霉素、吉西他宾等。阿霉素的单药反应率最高，但仅仅在 20% 以下。顺铂单药的反应率为 14%，而每周 80mg/m^2 的剂量可获得 36% 的较高反应率。

联合化疗的反应率分别为 30 ~40%，（表 6 -6 -5）。Chahinian 报道 79 例顺铂加阿霉素与顺铂加丝裂霉素的治疗结果，反应率分别为 24%，中位时间分别为 8.8 和 7.7 个月，加阿霉素者稍微好些。

表 6 -6 -5 部分化疗方案的治疗疗效

化疗方案	反应率（%）
Doxorubicin + cyclophosphamide	12
Doxorubicin + cisplatin	25
Gemcitabine + cisplatin	16 ~ 48
Pemetrexed + cisplatin	41
Raltitrexed + cisplatin	23
Oxaliplatin + raltitrexed	30 ~ 35
Oxaliplatin + gemcitabine	40
Oxaliplatin + vinorelbine	23
Vinorelbine (weekly)	24
CPT-11 + docetaxel	0
CPT-11 + cisplatin	27
Methotrexate + leucovorin + alpha – interferon + gamma – interferon	29

此表引自文献 44。

肿瘤化疗发展很快，一些新药已经用于治疗恶性胸膜间皮瘤，而且取得比较满意的效果。

Pemetrexed 被用于治疗恶性胸膜间皮瘤，Ⅱ期临床研究结果显示为 14% 的有效率，中位生存时间为 10.7 月。Chahinian 报道了一个 pemetrexed 加顺铂与单纯顺铂的Ⅲ期研究结果，显示反应率分别为 41% 与 17%，中位生存时间分别为 12.1 与 9.3 个月。但并发症高，3 ~ 4 级的血液毒性达 46%。EORTC 与 NCIC 也进行了顺铂加 reltitrexed 与单纯顺铂的研究，中位生存时间分别为 11.2 个月与 8.8

个月，1 年生存率分别45% 与40% 。总的说来，尽管化学治疗恶性胸膜间皮瘤已经显示好处，但其改善有限。结合一些新药，可能疗效进一步改善。

八、其他治疗

胸膜腔内化疗的主要是利用胸膜腔内是血浆的 3 ~ 5 倍的药代学原理，由高的药物浓度将肿瘤细胞杀死。肺癌研究组对 47 例胸膜间皮瘤进行了胸膜腔内化疗的研究，主要是用顺铂和 cytarabine，49% 病人的胸腔积液有 75% 以上的减少。van Ruth 报道了 22 例手术加胸腔内化疗（顺铂与阿霉素）加热疗、手术切口和引流处放疗的研究结果，总的并发症发生率达 63% ，中位生存 11 个月，1 年生存率为 42% 。

给予积极的支持治疗，可以改善生存质量，可能取得与化疗或常规放疗相近或稍差的疗效。另外，还有利于下一步治疗的实施。

总的说来，恶性胸膜间皮瘤发病率非常低，但恶性度高，预后差。给予积极的综合治疗后，疗效仍非常不满意，中位生存仅为 17 ~ 24 个月。放射治疗有效，但由于胸膜结构的特殊性和肺组织对放射线的耐受性低，限制了取得更好疗效的努力。放疗中除了重视肿瘤剂量和剂量均匀性外，要特别注意保护正常组织，达到提高疗效和保证生存质量。

（冯勤付）

参 考 文 献

1. McDonald AD, McDonald JC. Epidemiology of malignant mesothelioma. In: Antman K, Aisner J (eds). Asbestcs - related malignancy. Orlando: Grune & Stratton, 1987 : 31.
2. Price B. Analysis of current trends in United States mesothelioma incidence. Am J Epidemiol, 1997, 145 : 211 ~ 218.
3. 全国肿瘤防治研究办公室，卫生部卫生统计信息中心. 中国试点市、县恶性肿瘤的发病与死亡（1993 - 1997）. 北京：中国医药科技出版社，68 ~ 71.
4. 宸绪，周珊珊，乔友林. 我国部分地区胸膜间皮瘤的描述流行病分析. 2002 年第 1 版. 肿瘤研究与临床，2004，16 : 143.
5. Peto J, Decarli A, la Vecchia C, et al. The European mesothelioma epidemic. Br J Cancer, 1999, 79 : 666 ~ 672.
6. Anderson HA, Hanrahan LP, Schirmer J, et al. Mesothelioma among employees with likely contact with in - place asbestos - containing building materials. Ann NY Acad Sci, 1991, 643 : 550.
7. Wagner JC, Sleggs CA, Marchand P. Diffuse pleural mesothelioma and asbestos exposure in North Western Cape Province. Br J Ind Med, 1996, 17 : 260 ~ 271.
8. Hodgson JT, Darnton A. The quantitative risks of mesothelioma and lung cancer in relation to asbestos exposure. Ann Occup Hyg, 2000, 44 : 565 ~ 601.
9. Heintz NH, Janssen YM, Mossman BT. Persistent induction of c - fox and c - jun expression by asbestos. Proc Natl Acad Sci USA, 1993, 90 : 3299.
10. Suzuki K, Hei TR. Induction of heme oxygenase (HO) in mammalian cell by mineral fibers: distinctive effect of reactive oxygen species. Calcinogenesis, 1996, 17 : 661.
11. Hei TK, Piao CQ, He ZY, et al. Chrysotile fiber is a strong mutagen in mammalian cell. Cancer Res. 1992, 52 : 6305.
12. Bocchetta M, Di Resta I, Powers A et al. Human mesothelial cells are unusually susceptible to simian virus 40 - mediated transformation and asbestos cocarcinogenicity. Proc Natl Acad Sci USA, 2000, 97 : 10214 ~ 10219.
13. Bianchi C, Giarelli L, Grandi G et al. Latency periods in asbestosrelated mesothelioma of the pleura. Eur J Cancer Prev, 1997, 6 : 162 ~ 166.
14. Antman KH. Natural history and epidemiology of malignant mesothelioma. Chest, 1993, 103 : 373S ~ 376S.
15. Papp T, Schipper H, Pemsel H et al. Mutational analysis of N - ras, p53, p16INK4a, p14ARF and CDK4 genes in primary human malignant mesotheliomas. Int J Oncol, 2001, 18 : 425 ~ 433.
16. Fennell DA, Rudd RM. Defective core - apoptosis signalling in diffuse malignant pleural mesothelioma: opportunities for

effective drug development. Lancet Oncol, 2004, 5 : 354 ~ 362.

17. International Mesothelioma Interest Group. A proposed new international TNM staging system for malignant pleural mesothelioma. Chest, 1995, 108 : 1122 ~ 1128.

18. Butchart EG, Ashcroft T, Barnsley WC, et al. Pleuropneumonectomy in the management of diffuse malignant mesothelioma of the pleura: experience with 29 patients. Thorax, 1976, 31 : 15 ~ 24.

19. Sugarbaker DJ, Strauss GM, Lynch TJ, et al. Node status has prognostic significance in the multimodality therapy of diffuse, malignant mesothelioma. J Clin Oncol, 1993, 11 : 1172 ~ 1178.

20. James E, Herndon JE, Mark R, et al. Factors predictive of survival among 337 patients with mesothelioma treated between 1984 and 1994 by the Cancer and Leukemia Group B. Chest, 1998, 113 : 723 ~ 731.

21. Curran D, Sahmoud T, Therasse P et al. Prognostic factors in patients with pleural mesothelioma: the European Organization for Research and Treatment of Cancer experience. J Clin Oncol, 1998, 16 : 145 ~ 152.

22. 王小震，李宁综述. 恶性胸膜间皮瘤的临床研究进展. 癌症进展杂志，2006，4 : 21 ~ 25.

23. McComack P, Nagasaki K, Hilaris BS, et al. Surgical treatment of pleural mesothelioma. J Thorac Cardiovasc Surg, 1982, 84 : 834.

24. Brancatisano RR, Joesph MG, McCaughan BC. Peurectomy for mesothelioma. Med J Aust, 1991, 154 : 455.

25. Law MR, Gregor A, Hodson MF, et al. Malignant mesothelioma of the pleura: a study of 52 treatment and 64 untreated patients. Thorax, 1984, 39 : 255.

26. Antman KH, Schiff PB, Pass HI. Benign and malignant mesothelioma. In: DeVita VT, Hellman S, Rosenberg SA (eds). Cancer principles & practice of oncology. fifth edition. Lippincott – Raven Publishers, Philadelphi, 1997.

27. Balmer KJ, Maassen W. Malignant pleura mesothelioma. Thorxchirurgic, 1974, 22 : 386.

28. Sugarbaker DJ, Flores RM, Jaklitsch MT, et al. Resection margins, extrapleural nodal status, and cell type determine postoperative long – term survival in trimodality therapy of malignant pleural mesothelioma: results in 183 patients. Thorac Cardiovasc Surg, 1999, 117 : 54 ~ 63.

29. Politi L, De Anna D, Navarra G, et al. Extrapleural pneumonectomies with pericardial and diaphragmatic plasty. Minerva Chir, 2001, 56 : 251 ~ 255.

30. WÕrn HW, Moglichkeiten und Ergebnisse der chirurgischen Behandlung des malignen Pleuramesothelioms. Thoraxchirurgie, 1974, 22 : 339.

31. Rucsh VW, Piantdose S, Holmes EC. The role of extrapleural pneumonectomy in malignant pleural mesothelioma. A lung Cancer Study Group trial. J Thorac Cardiovasc Surg, 1991, 102 : 1.

32. Rusch VW, Rosenzweig K, Venkatraman E, et al. A phase II trial of surgical resection and adjuvant high – dose hemithoracic radiation for malignant pleural mesothelioma. J Thorac Cardiovasc Surg, 2001, 122 : 738 ~ 795.

33. Lee TT, Everett DL, Shu HK, et al. Radical pleurectomy/decortication and intraoperative radiotherapy followed by conformal radiation with or without chemotherapy for malignant pleural mesothelioma. J Thorac Cardiovasc Surg, 2002, 124 : 1183 ~ 1189.

34. Alberts AS, Falkson G, Goedhals L, et al. Malignant pleural mesothelioma: A disease unaffected by current therapeutic maneuvers. J Clin Oncol, 1988, 6 : 527.

35. Boutin C, Rey F, Viallant JR. Prevention of malignant seeding after invasive diagnostic procedures in patients with pleural mesothelioma: A randomized trial of local radiotherapy. Chest, 1995, 108 : 754.

36. Cellerin L, Garry P, Mahe MA, et al. Malignant pleural mesothelioma: radiotherapy for the prevention of seeding nodules. Rev Mal Respir, 2004, 21 : 53 ~ 58.

37. Forster KM, Smythe WR, Starkschall G, et al. Intensity – modulated radiotherapy following extrapleural pneumonectomy for the treatment of malignant mesothelioma: Clinical implementation. Int J Radiat Oncol Biol Phys, 2003, 55 : 606 ~ 616.

38. Magri MD, Veronesi A, Foladore S, et al. Epirubicin in the treatment of malignant mesothelioma: a phase II cooperative study. Tumori, 1991, 77 : 49 ~ 51.

39. Baas P. Chemotherapy for malignant mesothelioma: from doxorubicin to vinorelbine. Semin Oncol, 2002, 29 : 62 ~ 69.

40. Steele JP, O' Doherty CA, Shamash J, et al. Phase II trial of liposomal daunorubicin in malignant pleural mesothelioma. Ann Oncol, 2001, 12 : 497 ~ 499.

41. Lemer HJ, Schoenfeld DA. Malignant mesothelioma: The eastern Cooperative Oncology Group (ECOG) experience. Cancer, 1983, 52:1981.

42. Zidar BL, Green S. A phase II elalution of cisplatin in unresectable diffuse malignant mesothelioma: A Southwest Oncology Group Study. Invest New Drug, 1988, 6:223.

43. Plantin AST, Schellens JHM. Weekly high - dose cisplatin in malignant mesothelioma. Ann Oncol, 1994, 5:373.

44. Steele JPC, Klabatsa A. Chemotherapy options and new advances in malignant pleural mesothelioma. Annals of Oncology, 2005, 16:345 ~ 351.

45. Chahinian AP, Antman K, Goutson M, et al. Randomised phase II trial of cisplatin with mitomycin or doxorubicin for malignant mesothelioma by the Cancer and Leukemia Group B. J Clin Oncol, 1993, 11:1559.

46. Scagliotti GV, Shin DM, Kindler HL et al. Phase II study of pemetrexed with and without folic acid and vitamin B12 as front - line therapy in malignant pleural mesothelioma. J Clin Oncol, 2003, 21:1556 ~ 1561.

47. Chahinian AP, Pajak TF, Holland JF, et al. Diffuse malignant Mesothelioma. Psospeetive evaluation of 69 patients. Awa Interm Med. 1982, 96:746.

48. Vogelzang NJ, Rusthoven JJ, Symanowski J et al. Phase III study of pemetrexed in combination with cisplatin versus cisplatin alone in patients with malignant pleural mesothelioma. J Clin Oncol, 2003, 21:2636 ~ 2644.

49. van Meerbeeck JP, Manegold C, Gaafar R et al. A randomized phase III study of cisplatin with or without raltitrexed in patients (pts) with malignant pleural mesothelioma (MPM): An intergroup study of the EORTC Lung Cancer Group and NCIC. Proc Am Soc Clin Oncol, 2004, (Abstr 7021).

50. van Ruth S, Baas P, Haas RLM, et al. Cytoreductive surgery combined with intraoperative hyperthermic intrathoracic chemotherapy for stage I malignant pleural mesothelioma. Ann Surg Oncol, 2003, 10:176 ~ 182.

恶性淋巴瘤

第七篇

第一章　淋巴瘤总论

恶性淋巴瘤是指原发于淋巴系统的一组疾病，来源于B淋巴细胞、T淋巴细胞或自然杀伤（natural killer，NK）细胞的非正常克隆性增殖，包括霍奇金淋巴瘤（Hodgkin's lymphoma，HL）和非霍奇金淋巴瘤（non－Hodgkin's lymphoma，NHL）两大类。在REAL和WHO分类中，将恶性淋巴瘤归于淋巴血液系统肿瘤，包括白血病、浆细胞瘤、霍奇金淋巴瘤（HL）和非霍奇金淋巴瘤（NHL）。NHL是一类异质性很大的疾病，不同的病理类型具有独特的病理和临床表现，预后和治疗也存在很大差别。即使是同一种病理类型，原发部位不同，临床表现和预后也不相同。

在过去10年中，恶性淋巴瘤的研究取得了巨大的进展，分子生物学和免疫学的进展产生了新的淋巴瘤组织病理分类，加深了对该类疾病的认识，单克隆抗体的应用和化疗、放疗的进展，这些都改变了淋巴瘤的治疗原则。

一、流行病学和病因

（一）发病和流行特点　全世界在2002年约有30万NHL新发病例，占所有恶性肿瘤的2.8%。NHL在发达国家略多见（占50.5%），澳大利亚、北美、西欧和太平洋岛国的发病率最高，而东欧、亚洲和中国的发病率较低。在中国，NHL的发病率在4.6/10万，HL的发病率约为0.5/10万。最近几十年，恶性淋巴瘤特别是NHL的发病率有明显的上升趋势。在美国，2005年预计有7.374万恶性淋巴瘤新病人，2.061万人死于该病，发病率分别占全部新发生肿瘤病人的第六位，死亡病人在男女分别占第六位和第七位。

与欧美淋巴瘤发病特点相比，中国淋巴瘤的流行病学特点主要表现为，发病率低于西方国家，NHL多于HL，原发结外NHL多见，原发于韦氏环NHL常见。NK/T细胞淋巴瘤多见，其中鼻腔NK/T细胞淋巴瘤更为常见，而皮肤淋巴瘤如蕈样霉菌病少见。

（二）病因　有多种因素和恶性淋巴瘤的发生相关，例如肿瘤家族史、免疫缺陷、自身免疫性疾病、感染和环境因素等。

1. 肿瘤家族史　流行病学研究显示，直系亲属中已患过NHL的人发生NHL的几率高于健康人群的两倍，有其他肿瘤家族史的人发生恶性淋巴瘤的几率同样增高。

2. 免疫缺陷和免疫性疾病　原发或继发性免疫缺陷是淋巴系统疾病发生的高危因素，这些高危因素包括遗传性免疫缺陷疾病、器官移植后免疫抑制、自身免疫疾病、感染引起的免疫抑制如感染人类免疫缺陷病毒（HIV）。通常，免疫缺陷与淋巴瘤危险性的相关强度和免疫缺陷程度相关。

遗传性（原发性）免疫缺陷如遗传性毛细血管扩张－共济失调症（ataxia－telangiectasis）和威－

奥综合征（Wiskott－Aldrich syndrome）的病人容易发生中度恶性或侵袭性淋巴瘤。遗传性毛细血管扩张－共济失调症病人发生肿瘤的危险性高50～150倍，约10%的毛细血管扩张－共济失调症儿童将发生恶性淋巴瘤，且多为B细胞淋巴瘤。

自身免疫性疾病如风湿性关节炎、系统性红斑狼疮、干燥综合征（Sjögren's syndrome）、桥本甲状腺炎和腹腔感染性疾病等是淋巴瘤的高危因素。干燥综合征和桥本甲状腺炎的病人容易发生腮腺和甲状腺粘膜相关淋巴瘤。

器官移植病人经过免疫抑制治疗后容易发生结外高度恶性B细胞淋巴瘤。欧洲和北美的一项多中心研究显示，0.2%的肾移植病人和1.2%的心移植病人在5年内将发生淋巴瘤，发生危险性比正常人群高20～120倍。

3．感染 病毒和其他病原体感染可导致恶性淋巴瘤发生率明显增高，发生机制可能和免疫功能抑制、影响炎症过程等有关。高危因素与淋巴瘤的相关性包括HIV和侵袭性淋巴瘤、人类嗜T淋巴细胞病毒I型（HTLV-1）和成人T细胞淋巴瘤/白血病、EB（Epstein－Barr）病毒和伯基特淋巴瘤/霍奇金淋巴瘤、HPV-8/卡波西肉瘤相关疱疹病毒和原发渗出性淋巴瘤、幽门螺杆菌（Hp）感染和胃肠道粘膜相关淋巴瘤等（表7－1－1）。

表7－1－1 恶性淋巴瘤发生的相关高危因素

高危因素	相关淋巴瘤
年龄	
免疫缺陷（遗传性或获得性）	HIV相关淋巴瘤
移植后免疫抑制	
人类T细胞淋巴瘤病毒I	成人T细胞白血病/淋巴瘤
Hp	MALT淋巴瘤
EBV	伯基特淋巴瘤/霍奇金淋巴瘤
HPV8	原发渗出性淋巴瘤

二、病理分类

国际淋巴瘤研究组于1994年提出了新的修正欧美淋巴瘤分类（REAL），此后，世界卫生组织（WHO）根据REAL分类原则对NHL的病理分类做了进一步修改。新的REAL/WHO分类明确指出，NHL不是一种疾病，而是一类疾病，它包含不同的病理类型，每一种病理类型即一种疾病，它有各自的病理形态学、免疫表型、遗传学、相应的正常组织来源、临床表现和预后等特点。不同病理类型的治疗方法不同。

（一）REAL和WHO淋巴瘤分类 在REAL分类前，存在多种NHL的分类。20世纪70年代以前的分类以HE染色形态学为基础，如Rappaport分类。70年代后的分类引入了免疫学的概念，Lukes－Collins根据细胞来源进行分类，在欧洲应用最多的则是Kiel分类。1982年提出了工作分类（working formulation，WF），它主要基于临床预后和HE形态学，按各种淋巴瘤的自然病程、治疗反应和生存率而综合分类。然而，这些病理分类方法都存在一些缺陷，例如，仅根据肿瘤的细胞来源进行分类，或根据形态学特点进行分类。最近十多年来，随着免疫学和分子遗传学的进展，对淋巴瘤的认识不断深入，免疫组化广泛应用于NHL的病理分类。发现了许多新的病理类型，如套细胞淋巴瘤、单核浆样B细胞淋巴瘤、结外粘膜相关淋巴瘤、脾边缘带B细胞淋巴瘤、鼻腔和鼻型NK/T细胞淋巴瘤、原发于纵隔B细胞淋巴瘤和间变性大细胞淋巴瘤等。这些病理类型都未能归于以前的病理分类中。

1．分类原理 1994年国际淋巴瘤研究组提出了新的“修订欧美淋巴瘤分类方案（REAL）”。REAL分类原理根据形态学、免疫表型、细胞来源、遗传学和临床特征来定义不同的疾病。WHO淋巴瘤分类接受 REAL 分类作为淋巴瘤的分类方案，并在此基础上做了一些修改。首先，改变了某些淋巴瘤的名称，如用滤泡淋巴瘤代替滤泡中心淋巴瘤，鼻腔和鼻型 NK/T 细胞淋巴瘤代替血管中心性淋巴瘤等。其次，删除了伯基特样淋巴瘤和霍奇金样间变性大细胞淋巴瘤等在 REAL 分类中为建议或暂定的淋巴瘤，将这些淋巴瘤归入相应的淋巴瘤病理亚型中。此外，随着对 REAL 分类中某些暂定病理类型的认识，在 WHO 分类被确认为独立的病理类型，如脾边缘带 B 细胞淋巴瘤、皮下脂膜炎样 T 细胞淋巴瘤和原发皮肤间变性大细胞淋巴瘤等。

WHO 和 REAL 分类先将恶性淋巴瘤分成 HL 和 NHL 两大类，HL 分为结节性淋巴细胞为主型和经典型 HL 两类。NHL 根据细胞来源分为 B 细胞淋巴瘤和 T/NK 细胞淋巴瘤两大类。T 细胞和 B 细胞淋巴瘤再分为前体细胞（或淋巴母细胞）淋巴瘤和成熟（外周）细胞淋巴瘤（表 7－1－2）。在 WHO 分类中，B 细胞淋巴瘤共有 13 种，T/NK 细胞淋巴瘤共有 14 种。

表 7－1－2　修订欧美淋巴瘤（REAL）分类和 WHO 淋巴瘤分类

REAL 分类	WHO 分类
B 细胞肿瘤	
Ⅰ　前体 B 细胞肿瘤	
◆B 淋巴母细胞白血病/淋巴瘤	◆B 淋巴母细胞白血病/淋巴瘤
Ⅱ　外周 B 细胞肿瘤	
◆B 细胞慢性淋巴细胞性白血病/	◆B 细胞慢性淋巴细胞性白血病/
小淋巴细胞淋巴瘤/	小淋巴细胞淋巴瘤
幼淋巴细胞性白血病	◆幼淋巴细胞性白血病
◆淋巴浆细胞淋巴瘤（免疫母细胞瘤）	◆淋巴浆细胞淋巴瘤
◆套细胞淋巴瘤	◆套细胞淋巴瘤
◆滤泡中心淋巴瘤	◆滤泡淋巴瘤
◆边缘带 B 细胞淋巴瘤	
结外粘膜相关淋巴组织淋巴瘤	◆结外粘膜相关边缘带 B 细胞淋巴瘤
结内边缘带 B 细胞淋巴瘤*	◆结内边缘带 B 细胞淋巴瘤
◆脾边缘带 B 细胞淋巴瘤*	◆脾边缘带 B 细胞淋巴瘤
◆弥漫性大 B 细胞淋巴瘤	◆弥漫性大 B 细胞淋巴瘤
◆伯基特淋巴瘤	◆伯基特淋巴瘤（包括伯基特样淋巴瘤）
◆高恶 B 细胞淋巴瘤，伯基特样*	
◆毛细胞白血病	◆毛细胞白血病
◆浆细胞瘤/浆细胞骨髓瘤	◆浆细胞瘤/浆细胞骨髓瘤
T 细胞和假设 NK 细胞肿瘤	
Ⅰ　前体 T 细胞肿瘤	
◆T 淋巴母细胞白血病/淋巴瘤	◆T 淋巴母细胞白血病/淋巴瘤
Ⅱ　外周 T 细胞和 NK 细胞肿瘤	
◆T 细胞慢性淋巴细胞性白血病/	◆T 细胞幼淋巴细胞性白血病
幼淋巴细胞性白血病	
◆大颗粒淋巴细胞白血病（LGL）	◆T 细胞颗粒淋巴细胞白血病
（T 或 NK 细胞）	◆侵袭性 NK 细胞白血病
◆蕈样霉菌病/赛塞利（Sézary）综合征	◆蕈样霉菌病/赛塞利（Sézary）综合征
◆外周 T 细胞淋巴瘤，非特指*	◆外周 T 细胞淋巴瘤，非特指
◆血管免疫母 T 细胞淋巴瘤	◆血管免疫母 T 细胞淋巴瘤
◆血管中心性淋巴瘤	◆结外 NK/T 细胞淋巴瘤，鼻腔和鼻型

续 表

REAL 分类	WHO 分类
◆肠 T 细胞淋巴瘤	◆肠病型 T 细胞淋巴瘤
◆肝脾 γ/δ T 细胞淋巴瘤*	◆肝脾 γ/δ T 细胞淋巴瘤
◆皮下脂膜炎样 T 细胞淋巴瘤*	◆皮下脂膜炎样 T 细胞淋巴瘤
◆间变性大细胞淋巴瘤	◆间变性大细胞淋巴瘤，原发系统型
［T 细胞/裸细胞（null）］	◆间变性大细胞淋巴瘤，原发皮肤型
◆成人 T 细胞淋巴瘤/白血病	◆成人 T 细胞淋巴瘤/白血病
霍奇金淋巴瘤（霍奇金病）	霍奇金淋巴瘤（霍奇金病）
Ⅰ 结节性淋巴细胞为主型霍奇金淋巴瘤	Ⅰ 结节性淋巴细胞为主型霍奇金淋巴瘤
Ⅱ 经典型霍奇金淋巴瘤	Ⅱ 经典型霍奇金淋巴瘤
◆结节硬化型	◆结节硬化型
◆混合细胞型	◆混合细胞型
◆淋巴细胞衰减型	◆淋巴细胞衰减型
◆富于淋巴细胞经典型霍奇金淋巴瘤*	◆富于淋巴细胞经典型霍奇金淋巴瘤

* 为暂定分型

2. 分类评价 REAL 和 WHO 分类已在国际上得到广泛应用。1997 年国际淋巴瘤研究组评价了 REAL 分类的临床应用价值，其诊断精确性和重复率均为 85%，类似于以前应用的淋巴瘤分类方案如工作分类等，说明该方案能被病理学家准确地掌握。免疫组化在 REAL 分类中起非常重要的作用，10～45% 的病人通过应用免疫组化提高了诊断的精确性。免疫组化的应用能够改善套细胞淋巴瘤、弥漫性大 B 细胞淋巴瘤和 T 细胞淋巴瘤等的诊断，提高了诊断精确性。但是，有明显组织病理特征的滤泡淋巴瘤、结外粘膜相关淋巴瘤和小淋巴细胞性淋巴瘤等，常规 HE 染色即可明确地诊断这些疾病。与此同时，基因突变、过度表达和基因重组等分子生物学检测技术的开展，对某些特殊类型的淋巴瘤特别是 T 细胞来源的 NHL 有非常重要的诊断价值，如间变性大细胞淋巴瘤、外周 T 细胞淋巴瘤和 T 淋巴母细胞淋巴瘤。原发纵隔（胸腺）B 细胞淋巴瘤和结内弥漫性大 B 细胞淋巴瘤在组织病理形态上相似，单纯依靠组织学和免疫学诊断的准确性较低，需要结合临床特点才能有较高的诊断率。相反，某些 NHL 如结内边缘带 B 细胞淋巴瘤和淋巴浆细胞样淋巴瘤无论应用组织学、免疫组化或结合临床表现的诊断准确性都低（表 7－1－3）。

表 7－1－3 NHL 各种病理类型的诊断符合率

病理类型	组织学（%）	组织形态＋免疫表型（%）	形态＋免疫＋临床表现（%）
滤泡淋巴瘤	93	94	94
结外粘膜相关淋巴瘤	84	86	86
小淋巴细胞淋巴瘤	84	87	87
弥漫性大 B 细胞淋巴瘤	73	87	87
套细胞淋巴瘤	77	87	87
间变性大细胞淋巴瘤（T 细胞）	46	85	85
前体 T 淋巴母细胞淋巴瘤	73	87	87
外周 T 细胞淋巴瘤	41	86	86
原发纵隔 B 细胞淋巴瘤	51	58	85
结内边缘带 B 细胞淋巴瘤	53	63	63
淋巴浆细胞样淋巴瘤	53	56	56

（二）免疫表型和遗传学异常　NHL 来源于相应的淋巴细胞，大部分 B 细胞或 T 细胞淋巴瘤具有相应正常淋巴细胞不同分化阶段的免疫特征。不同病理类型的淋巴瘤具有相应正常淋巴细胞的抗原表达，免疫组化是鉴别诊断的重要依据。表 7－1－4 总结了 B 细胞和 T 细胞的抗原表达情况，也显示了部分淋巴瘤典型的抗原表达特征。

表 7－1－4　NHL 的抗原特征和免疫表型

淋巴瘤类型	CD 抗原特征
B 细胞抗原	CD19，CD20，CD22
T 细胞抗原	CD2，CD3，CD4，CD7，CD8
间变性大细胞淋巴瘤	CD30＋（Ki-1 抗原）
鼻腔和鼻型 NK/T 细胞淋巴瘤	CD2＋，CD56＋，表面 CD3－，CD3ε＋
小淋巴细胞淋巴瘤 （B 细胞慢性淋巴细胞白血病）	CD5＋，CD10－，CD23＋，B 细胞抗原＋
滤泡淋巴瘤	CD5－，CD10＋，CD23±，CD43－，B 细胞抗原＋
边缘带细胞淋巴瘤	CD5－，CD10－，CD23－，B 细胞抗原＋
套细胞淋巴瘤	CD5＋，CD10±，CD23－，CD43＋，B 细胞抗原＋

成熟 B 细胞淋巴瘤最常见，多来源于生发中心（GC）或生发中心后 B 细胞（激活/活化 B 细胞）。NHL 具有系列基因变异，包括癌基因激活和抑癌基因失活等。和上皮类恶性肿瘤不同的是，淋巴瘤细胞的基因相对稳定。染色体易位是 NHL 癌基因激活的主要机制，导致相关癌基因产物的高表达（表 7－1－5）。此外，NHL 常有特异性染色体缺失、体细胞突变等。

表 7－1－5　NHL 常见的细胞遗传学异常

病理类型	染色体易位	癌基因	基因产物	百分比（%）
滤泡淋巴瘤	t（14；18）（q32；q21）	BCL2	BCL2	90
结外粘膜相关淋巴瘤	t（11；18）（q21；q21）	API2，MLT		50
	t（1；14）（p22；q32）	BCL10		极少
套细胞淋巴瘤	t（11；14）（q13；q32）	BCL1	cyclin D1	70
淋巴浆细胞淋巴瘤	t（9；14）（p13；q32）	PAX5		50
弥漫性大 B 细胞淋巴瘤	der（3）（q27）	BCL6	BCL6	35
伯基特淋巴瘤	t（8；14）（q24；q32）	c-myc	c-myc	80
	t（2；8）（p12；q24）			15
	t（8；22）（q24；q11）			5
全身间变性大细胞淋巴瘤	t（2；5）（p23；q35），	NPM－ALK	ALK	60（成人）
	2p23 相关易位	ALK，TPM3	ALK	80（儿童）
前体 T 淋巴母细胞淋巴瘤	t（1；4）（p32～34；q11）	TAL1		

（三）NHL 病理类型的构成与地区分布　在欧美成人结内淋巴瘤中，以 B 细胞淋巴瘤为主，占全部 NHL 的 85%，T 细胞淋巴瘤只占 15%。相反，儿童结内淋巴瘤以 T 细胞淋巴瘤为主，占 65%，B 细胞淋巴瘤占 35%。国际淋巴瘤研究组分析 1378 例 NHL，根据 REAL 分类，最常见的病理类型为弥漫性大 B 细胞淋巴瘤（30%），其次为滤泡性 B 细胞淋巴瘤（22%），其他的淋巴瘤如套细胞淋巴瘤、边缘带 B 细胞淋巴瘤、外周 T 细胞淋巴瘤相对少见。在欧美成人结外原发性淋巴瘤中，以原发性胃

NHL最多见。而胃NHL又以弥漫性大B细胞淋巴瘤最多，占胃NHL的55%，其次为惰性的粘膜相关淋巴瘤，占40%。骨和中枢神经系统NHL以恶性程度高、侵袭性的弥漫性大B细胞淋巴瘤最常见，而皮肤原发NHL以T细胞淋巴瘤多见，常见为蕈样霉菌病。

除了REAL分类构成比例的不同以外，病理亚型还具有地区性分布差别。在北美洲，滤泡性淋巴瘤的比例明显高于其他国家（31% vs 14%）。外周T细胞淋巴瘤在香港和伦敦比其他地区较多见（9% vs 3%）。在中国，成人NHL以B细胞淋巴瘤最常见，弥漫性大B细胞淋巴瘤是最常见的病理类型，滤泡淋巴瘤相对少见，外周T细胞淋巴瘤常见，特别是鼻腔NK/T细胞淋巴瘤是最常见的结外NHL，占全部NHL的8%～10%。欧美极少见鼻腔NK/T细胞淋巴瘤的发生。中国医学科学院肿瘤医院的材料证明，鼻腔原发NHL是我国较常见的一类淋巴瘤，占所有NHL的10%，病理以NK/T细胞来源为主（表7-1-6）。

表7-1-6 欧美和中国成人结内NHL的分类构成

病理类型	欧美成人结内（%）	欧美儿童结内（%）	中国成人（%）
B细胞淋巴瘤	85	35	68.3
弥漫性大B细胞淋巴瘤	30～35	5	35.1
滤泡淋巴瘤	20～30	<1	8.6
套细胞淋巴瘤	5		2.6
B小淋巴细胞淋巴瘤	5		3.6
淋巴浆细胞淋巴瘤	1～2		2.3
边缘带B细胞淋巴瘤	1～2		12.2
前体B细胞淋巴瘤		<1	1
伯基特淋巴瘤		30	0.3
其他	<10		
T细胞淋巴瘤	15	65	30.6
外周T细胞淋巴瘤（未分类）	5	5	12
间变性大细胞淋巴瘤	5	15	4.2
T淋巴母细胞淋巴瘤	2	45	7
血管免疫母细胞淋巴瘤	2		2.3
其他	1		

三、临床诊断和分期

（一）分期检查 准确的临床分期是确定治疗方案的前提，临床分期步骤包括下列几方面。

1. 必要检查项目

（1）病理检查 临床上考虑为淋巴瘤的病人均应完整切除淋巴结，再做病理检查。原发于结外NHL，如伴有淋巴结肿大，除原发病灶活检外，应同时做淋巴结切除活检。

（2）病史 包括淋巴结肿块首次出现的时间、大小、质地、增长情况等，有无B组症状。

（3）体格检查 一般状况评分、全身浅表淋巴结、肝脾、韦氏环、下咽、喉和皮肤等。

（4）实验室检查 全血计数，肝肾功能，血沉（ESR），乳酸脱氢酶（LDH），β微球蛋白，蛋白电泳，免疫球蛋白（IgG，IgA，IgM，IgD）。

（5）血清中相关抗体检测（抗HIV、抗EBV）。

（6）胸正侧位片 测定纵隔肿瘤和胸廓横径的比值等。

（7）头颈部 CT　原发肿瘤位于头颈部时，常规做头颈部 CT，以评价原发肿瘤大小，侵犯范围等。

（8）胸部/腹部和盆腔 CT　常规做胸腹部和盆控 CT，只有在病人经济困难时才考虑 B 超检查。

（9）骨髓活检或/和骨髓穿刺　治疗开始前进行，骨髓活检准确性优于骨髓穿刺。

（10）心电图。

2. 选择检查项目

（1）胃肠道钡餐检查，钡灌肠。

（2）内镜检查（胃镜、肠镜、咽喉镜、气管镜、纵隔镜等）。

（3）静脉肾盂造影。

（4）放射性核素骨骼扫描、骨骼 X 线片。

（5）腰椎穿刺与脑脊液检查。

（6）磁共振检查。

（7）剖胸探查术。

（8）镓扫描　纵隔大肿块或淋巴结大肿块时应做镓-67（^{67}Ga）检查。

（9）渗出液细胞学检查　胸腔积液和心包积液检查等。

（10）PET 和 PET/CT 检查。

胸正侧位 X 线片是常规和必需检查，可观察纵隔淋巴结肿大情况，肺门淋巴结及肺是否受侵，如果纵隔淋巴结肿大，应测量纵隔肿瘤大小和胸廓横径之比，判断是否为大纵隔。不能因胸部 CT 而免做胸正侧位片检查。HD 容易侵犯纵隔，约 50% ~60%。NHL 极少侵犯纵隔淋巴结，但原发纵隔 B 细胞淋巴瘤和 T 淋巴母细胞淋巴瘤原发于胸腺，常表现为纵隔肿物，易侵犯邻近器官出现压迫症状，如上腔静脉压迫综合征、心包积液和胸腔积液等。胸部 CT 能准确判断纵隔和肺门淋巴结肿大，肿瘤是否侵及肺、心包或胸壁。胸部 MRI 和 CT 比较，没有诊断上的优势。B 超可应用于心包积液的检测。

放射性核素检查如镓-67 和 FDG-PET 扫描检测胸廓内病变不如 CT 准确，但可用于观察放疗、化疗前后或治疗中肿瘤对核素的摄取，以判断肿瘤残存情况和预后。横膈下 CT 扫描能够明确腹主动脉旁、腹腔、盆腔淋巴结、肝脏和脾脏病变。CT、MRI、淋巴造影和镓-67 扫描对于横膈下小淋巴结病变诊断的可靠性低。淋巴造影可以观察淋巴结结构，和 CT 比较，对于小淋巴结受侵的诊断更有价值，特别是对于原发腹股沟淋巴结 HD 的诊断意义更大。PET – CT 越来越广泛应用于淋巴瘤的诊断分期、疗效判断和预后等。

骨髓活检是常规的分期检查手段，B 细胞淋巴瘤易侵犯骨髓，但临床ⅠA 和ⅡA 期 HL 极少（<1%）侵犯骨髓。骨髓活检检出率高于骨髓穿刺，有条件时，应尽量做骨髓活检。

实验室检查包括血液生化，如血常规、肝肾功能等。血沉、乳酸脱氢酶（LDH）和 β – 微球蛋白对 NHL 或 HL 的预后有指导意义，应常规检查。胸腹腔积液、心包积液时，应做渗出液和漏出液常规和细胞学检查，在细胞学检查未发现肿瘤细胞时，不改变临床分期。原发中枢神经系统淋巴瘤应常规做脑脊液检查。

（二）临床分期　Ann Arbor 分期和 Cotswolds 分期是应用最广泛的淋巴瘤分类原则，适用于 HL 和 NHL。对于结外原发 NHL，该分期未能有效地反映原发肿瘤侵犯程度对预后的影响，因此，某些结外原发 NHL 如胃肠道、皮肤淋巴瘤等也同时应用其他临床分期原则。

1. Ann Arbor 分期和 Cotswolds 分期　恶性淋巴瘤的临床分期最早应用于 HL，由 Peters 在多伦多皇家玛丽医院提出。1965 年纽约 Rye 会议上提出了 HL 新的临床分期原则，1970 年在 Ann Arbor 会议上做了进一步的修正（表 7 – 1 – 7）。1997 年和 2002 年 AJCC 的 TNM 分期原则中，推荐 Ann Arbor 分期应用于 HL 和 NHL 的临床分期。1989 年修正了 Ann Arbor 分期，称之为 Cotswolds 分期（表 7 – 1 – 8）。

表 7－1－7 Ann Arbor 分期

分期	描述
Ⅰ期	一个淋巴结区域或淋巴样结构（如脾、胸腺或韦氏环）受侵（Ⅰ期）；或一个淋巴结外器官或部位受侵（$Ⅰ_E$）
Ⅱ期	横膈一侧两个或两个以上淋巴结区域受侵（Ⅱ）；或者一个淋巴结外器官/部位局部延续性受侵合并横膈同侧一个或多个区域淋巴结受侵（$Ⅱ_E$）
Ⅲ期	横膈两侧的淋巴结区域受侵（Ⅲ），可合并局部结外器官或部位受侵（$Ⅲ_E$）；或合并脾受侵（$Ⅲ_S$）；或结外器官和脾受侵（$Ⅲ_{S+E}$）
Ⅳ期	同时伴有远处一个或多个结外器官广泛受侵
下列定义适用于各期	
A	无全身症状
B	有全身症状，定义如下述，只要具有其中之一即认为 B 症状
E	连续性的结外部位受侵，或淋巴结侵及邻近器官或组织
S	脾受侵
CS	临床分期
PS	病理分期

Ann Arbor 分期没有考虑肿瘤大小和肿瘤侵犯淋巴结区域范围对预后和治疗选择的影响，对肝脾受侵的定义不明确。因此，1989 年英国 Cotswolds 会议上对 Ann Arbor 分期做了一些修改（表 7－1－8），主要有以下几方面的变化：①肝脾受侵定义：肝脾肋下可触及或两种影像诊断证明肝脏或脾脏有局灶缺损，即可诊断为临床肝、脾受侵，但肝功能可以正常；②大肿块或大纵隔定义：大肿块定义为肿瘤最大直径 >10 cm，用下标 X 表示；大纵隔为纵隔肿块直径 $>T_5 \sim T_6$ 水平胸廓内径的 1/3；③新的治疗反应分类：用完全缓解未定（CRu）表示在治疗后疗效评估困难时的持续性影像学异常；④对Ⅱ期病人用下标表示受侵淋巴结部位数目。

表 7－1－8 Cotswolds 分期（1989 年）

分期	描述
Ⅰ期	一个淋巴结区域或淋巴样结构（如脾、胸腺或韦氏环）受侵（Ⅰ期）；或一个淋巴结外器官或部位受侵（$Ⅰ_E$）
Ⅱ期	横膈一侧两个或两个以上淋巴结区域受侵（Ⅱ）；或者一个淋巴结外器官/部位局部延续性受侵合并横膈同侧一个或多个区域淋巴结受侵（$Ⅱ_E$）。淋巴结受侵区域的数目用下标注明（如$Ⅱ_3$）
Ⅲ期	横膈两侧的淋巴结区域受侵（Ⅲ），可合并局部结外器官或部位受侵（$Ⅲ_E$）；或合并脾受侵（$Ⅲ_S$）；或结外器官和脾受侵（$Ⅲ_{S+E}$）
Ⅲ1 期	有脾门、脾、腹腔、肝门淋巴结受侵
Ⅲ2 期	伴有腹主动脉旁淋巴结、盆腔淋巴结和肠系膜淋巴结受侵
Ⅳ期	同时伴有远处一个或多个结外器官广泛受侵
下面的定义适用于各期	
A	无全身症状
B	有全身症状
X	有大肿块（包括大纵隔或淋巴结大肿块 >10 cm）
E	连续性的结外部位受侵，或淋巴结侵及邻近器官或组织
CS	临床分期
PS	病理分期

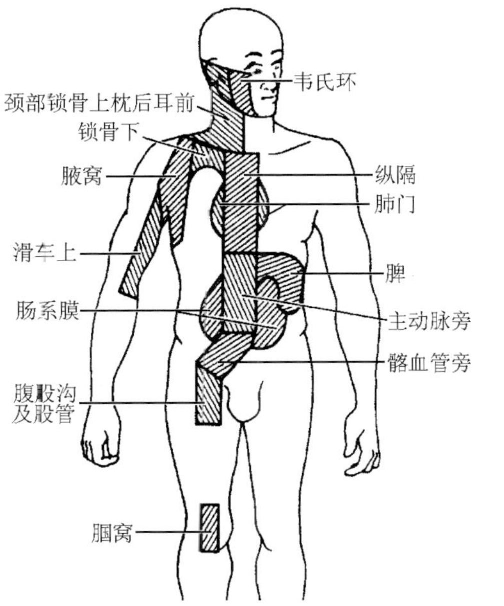

图 7－1－1　淋巴结区域的定义

（1）淋巴受侵区域（部位）的定义　Ann Arbor 分期主要根据淋巴受侵区域的部位和个数、横膈上下以及有无远处结外器官受侵作为临床分期原则。因此，淋巴区域的定义非常重要。Ann Arbor 分期将淋巴区域定义为：①韦氏环；②耳前、枕后、颈部和锁骨上淋巴结；③锁骨下淋巴结；④纵隔淋巴结；⑤肺门淋巴结；⑥腋窝和胸部淋巴结；⑦滑车上淋巴结；⑧脾；⑨腹主动脉旁淋巴结；⑩肠系膜淋巴结；⑪盆腔淋巴结；⑫腹股沟和股三角淋巴结；⑬腘窝淋巴结。分期诊断时，淋巴结区域划分见图 7－1－1。

根据淋巴区域的定义，将对称部位考虑为不同的区域或部位，例如双颈淋巴结受侵应诊断为Ⅱ期，而非Ⅰ期；并将韦氏环和脾归于结内器官。韦氏环（鼻咽、口咽、舌根和扁桃体）具有丰富的淋巴样结构，但严格意义上应属于结外器官。因此，韦氏环属于结内或结外器官尚有争议。脾脏属于结内器官，膈上原发 HL 伴脾受侵考虑Ⅲ期，而非Ⅳ期；膈下原发 HL 伴脾受侵时，诊断为Ⅱ期，而非Ⅲ期。在 Ann Arbor 临床分期中，原发于淋巴结的恶性淋巴瘤局部直接侵犯邻近结构或组织时，用 E 表示直接侵犯。原发结外 NHL，当肿瘤直接侵犯邻近器官/结构或组织时，仍为 IE 期。例如，鼻腔 NHL，当肿瘤直接侵犯鼻咽、鼻窦，如果无区域淋巴结受侵或远处器官转移，仍为 I_E。

（2）B 组症状定义　B 组症状定义为下列任何症状之一：连续 3 天不明原因发热超过 38℃；6 个月内不明原因体重减轻＞10%；盗汗。因感染或其他原因引起的发热，或因胃肠道疾病等引起的体重减轻，不能认为是 B 组症状。

（3）肝脾受侵的诊断标准　肝脾受侵的临床诊断标准为：①肋下可以扪及肝肿大或脾肿大，同时合并影像学肝脾肿大；②如果肝脾肋下未扪及，则需要两种影像检查手段证明肝脏或脾脏有局灶缺损才能诊断为临床肝、脾受侵，但肝功能可以正常。如果影像学检查仅仅表现为脾大，无局灶缺损，肋下未扪及，不能诊断为脾受侵，因为脾肿大在临床上很常见。

（4）大纵隔的定义　临床上常用的大纵隔定义有两种：站立位胸正位 X 线片时纵隔肿瘤最大横径和胸廓最大横径之比＞1/3；或纵隔肿瘤最大横径和第 5、6 胸椎间胸廓内横径之比＞1/3。在中国医学科学院肿瘤医院和美国 MD Anderson 癌症中心应用后者作为大纵隔的定义。极少数单位将大纵隔定义为纵隔肿瘤大于 10 cm。当纵隔肿瘤偏于一侧时，胸正位 X 线片上难以准确测量肿瘤大小，因此，临床上可考虑以 CT 为标准确定大纵隔定义。CT 和胸正位 X 线片为标准测量的大纵隔定义对预后同样有重要意义，两者有很好的相关性。

无论 HL 或 NHL，大纵隔或大肿块是影响治疗和预后的重要因素。HL 容易侵犯纵隔（约 60%），而 NHL（除少数病理类型外）极少侵犯纵隔。NHL 侵犯纵隔主要见于 T 淋巴母细胞淋巴瘤和原发纵隔 B 细胞淋巴瘤。临床Ⅰ～Ⅱ期 HL 约有 20% 表现为大纵隔。大纵隔 HL 或 NHL 容易直接侵犯肺、心包或胸壁。根据 Ann Arbor 分期，应以下标 E 表示。大纵隔Ⅰ～Ⅱ期 HL 单纯放疗后，膈上淋巴结或结外复发危险性高，单纯化疗后则容易局部复发。

2. 原发胃肠道淋巴瘤的临床分期　原发胃肠道淋巴瘤是最常见的结外 NHL 之一，诊断时常局限于腹腔。为更好地反映其预后，常应用修正的 Modified Blackledge 分期原则（表 7－1－9）。

表 7-1-9 Modified Blackledge 分期

分期	描述
Ⅰ期	肿瘤局限于胃肠道
Ⅱ期	伴淋巴结受侵
$Ⅱ_1$期	累及胃或肠周围淋巴结
$Ⅱ_2$期	累及肠系膜淋巴结，腹膜后、盆腔、腹股沟淋巴结
$Ⅱ_E$期	肿瘤侵及浆膜并累及邻近器官或组织，并注明受侵的实际部位。如果同时有淋巴结受侵者应以下标的方式标明 1 或 2 及 E
Ⅳ期	广泛淋巴结外组织或器官受侵或同时伴膈上淋巴结受侵

四、治疗

恶性淋巴瘤的治疗手段包括化疗、放疗、免疫治疗、放射免疫治疗、抗感染治疗等。放射治疗是早期惰性淋巴瘤的根治性治疗手段，对于某些特殊类型的侵袭性 NHL 如鼻腔 NK/T 细胞淋巴瘤，由于肿瘤对化疗抗拒，Ⅰ～Ⅱ期以放疗为主可取得好的疗效，放疗是主要的治疗手段。化疗和放疗综合治疗是大部分早期侵袭性淋巴瘤的主要治疗手段如弥漫性大 B 细胞淋巴瘤、Ⅲ级滤泡淋巴瘤、原发纵隔 B 细胞淋巴瘤和间变性大细胞淋巴瘤等，通常采用化疗后放疗模式。对于晚期（Ⅲ～Ⅳ期）恶性淋巴瘤和任何期别的高度侵袭性 NHL 如 T/B 淋巴母细胞淋巴瘤、伯基特淋巴瘤和套细胞淋巴瘤，化疗是主要治疗手段。B 细胞淋巴瘤如弥漫性大 B 细胞淋巴瘤、滤泡淋巴瘤和套细胞淋巴瘤可以采用化疗联合抗 CD20 的免疫治疗和放射免疫治疗（表 7-1-10）。

表 7-1-10 常见恶性淋巴瘤的治疗原则和结果

病理类型	临床分期	治疗原则	5 年生存率（%）
霍奇金淋巴瘤	Ⅰ～Ⅱ期	综合治疗	>80
	Ⅲ～Ⅳ期	化疗	50～60
弥漫性大 B 细胞淋巴瘤	Ⅰ～Ⅱ期	综合治疗	70～80
	Ⅲ～Ⅳ期	化疗为主	40～50
Ⅰ～Ⅱ级滤泡淋巴瘤	Ⅰ～Ⅱ期	放疗为主	50～83（10 年）
	Ⅲ～Ⅳ期	观察、化疗、免疫治疗	50
结外粘膜相关淋巴瘤	Ⅰ～Ⅱ期	单纯放疗	>90
	Ⅲ～Ⅳ期	观察或化疗	8～10 年（中位生存）
小淋巴细胞淋巴瘤	Ⅰ～Ⅱ期	放疗为主	50
	Ⅲ～Ⅳ期	化疗＋免疫治疗	8～10 年（中位生存）
间变性大细胞淋巴瘤	Ⅰ～Ⅱ期	综合治疗	65～90
	Ⅲ～Ⅳ期	化疗为主	
套细胞淋巴瘤	Ⅰ～Ⅱ期	放疗为主	71
	Ⅲ～Ⅳ期	化疗＋免疫治疗	2～4 年（中位生存）
T/B 淋巴母细胞淋巴瘤	任何期别	化疗为主	28
原发纵隔 B 细胞淋巴瘤	Ⅰ～Ⅱ期	综合治疗	60～80
	Ⅲ～Ⅳ期	化疗为主	50
鼻腔 NK/T 细胞淋巴瘤	Ⅰ～Ⅱ期	放疗为主	35～92
	Ⅲ～Ⅳ期	化疗为主	<20%
胃粘膜相关淋巴瘤	Ⅰ（Hp 阳性）	抗 HP 治疗	>90
	Ⅰ～Ⅱ期	放疗	>90

（一）放射治疗　放射治疗为主要治疗手段的恶性淋巴瘤包括：Ⅰ～Ⅱ期结节性淋巴细胞为主型HL、Ⅰ～Ⅱ期Ⅰ～Ⅱ级滤泡淋巴瘤、Ⅰ～Ⅱ期小淋巴细胞淋巴瘤和Ⅰ～Ⅱ期结外粘膜相关淋巴瘤，这些疾病通过放疗可以取得非常好的治疗效果。局限期原发皮肤淋巴瘤如蕈样霉菌病、皮肤滤泡中心细胞淋巴瘤、皮肤间变性大细胞淋巴瘤由于病变局限，病程进展缓慢，放疗是主要治疗手段，放射治疗可取得长期生存率。

放射治疗曾经是Ⅰ～Ⅱ期侵袭性 NHL 的主要治疗手段，放疗剂量为 35～50Gy，局部控制率达 90%以上，5 年生存率为 50%～60%，但无病生存率仅为 40%～50%。多项随机对照研究显示，综合治疗和单纯放疗比较，生存率和无病生存率提高了约 10%～20%。因此，化疗后受累野照射已成为早期侵袭性 NHL 的标准治疗原则。$Ⅰ_E$～$Ⅱ_E$ 期鼻腔 NK/T 细胞淋巴瘤对化疗抗拒，放疗可取得较好的疗效，放疗是主要的治疗手段。由于单纯放疗可治愈约 50%的早期侵袭性 NHL，对于化疗抗拒或不能耐受化疗的早期病人，放射治疗仍然是一种根治性治疗手段。

（二）化疗　化疗是大部分早期和晚期 HL 和 NHL 的主要治疗手段，大部分恶性淋巴瘤对化疗敏感。CHOP 方案目前仍然是 NHL 的标准化疗方案。

1. 化疗方案　临床Ⅰ/Ⅱ期研究认为，在有选择的病人中应用高强度化疗方案可能改善中晚期 NHL 的生存率。然而，20 世纪 90 年代开始的大量临床随机研究证明，CHOP 化疗方案和高强度化疗方案如 m-BACOD，ProMACE－CytaBOM，MACOP-B 的疗效一致，而后者的毒副作用显著增加，因此，CHOP 方案仍是中高度恶性 NHL，特别是弥漫性大 B 细胞淋巴瘤（T 淋巴母细胞淋巴瘤除外）的一线化疗方案。

2. 化疗联合干扰素治疗　对于惰性 B 细胞 NHL，化疗联合干扰素治疗优于单纯化疗。Smalley 和 Solal－Celigny 在较早期的两项随机对照研究中证明，化疗（CHOP 或 CHVP）联合干扰素治疗优于单纯化疗。Neri 等在一组小的随机研究证明，滤泡淋巴瘤应用 COPP 加干扰素（IFN）的无病生存率优于单纯 COPP，但总生存率无差别。

最近几年有较多的临床研究化疗后干扰素维持治疗的作用。惰性或滤泡淋巴瘤的随机研究中，3 组随机对照研究证明化疗加干扰素维持治疗的无进展生存率优于单纯化疗，另外 3 组则未能证明干扰素维持治疗的疗效。中度或高度恶性 NHL 应用化疗加干扰素维持治疗并不优于单纯化疗。

（三）免疫治疗　B 淋巴细胞分化的过程中出现 CD20 表达，最早见于前体 B 细胞，在次级淋巴组织中的成熟 B 细胞达最高水平。抗 CD20 抗体——美罗华治疗 B 细胞淋巴瘤是 NHL 免疫治疗的一大进展。临床Ⅰ～Ⅱ期试验证明，许多惰性或侵袭性 B 细胞淋巴瘤单克隆抗体治疗有效，耐受性好。对化疗抗拒的滤泡淋巴瘤应用美罗华治疗有效率超过 50%，但慢性淋巴细胞白血病和小淋巴细胞淋巴瘤应用美罗华治疗的反应率低，和 CD20 低表达有关。越来越多的Ⅲ期随机研究证据显示，化疗联合美罗华已成为晚期弥漫性大 B 细胞淋巴瘤、滤泡淋巴瘤或套细胞淋巴瘤等 B 细胞淋巴瘤的标准方案。

（四）抗感染治疗　某些淋巴瘤的发生发展和感染有关，对于某些惰性淋巴瘤，单纯抗感染治疗取得了好的疗效。例如，幽门螺杆菌（Hp）阳性 $Ⅰ_E$ 期胃 MALT 淋巴瘤应用抗 Hp 治疗，可取得根治性效果。此外，已有文献报道，衣原体阳性眼 MALT 淋巴瘤抗感染治疗和丙肝病毒阳性的脾淋巴瘤应用 IFN-α 治疗能取得明显的疗效。

（五）化疗和放疗综合治疗　最近几年，早期侵袭性 NHL 的综合治疗改善了病人的生存率。放疗局部控制率高，化疗作为一种全身治疗，能有效地控制远处器官亚临床转移。综合治疗的另一个重要目的在于降低治疗毒性。因此，4～6 周期 CHOP 方案化疗合并受累野照射是Ⅰ～Ⅱ期侵袭性 NHL 的治疗原则。

五、近期疗效评价

HL 和 NHL 放疗或化疗后部分病人可以达到完全缓解，但仍有部分病人有持续性的影像学异常。在 1999 年的国际工作组中，对淋巴瘤的近期疗效评价进行了标准化（表 7－1－11）。最近，进一步提出了包括 PET 检查在内的评价标准。

表 7-1-11 淋巴瘤治疗的疗效评价标准（未包括 PET）

反应分类	体格检查	淋巴结	淋巴结肿块	骨髓
CR（完全缓解）	正常	正常	消失	正常
CRu	正常	正常	消失	不肯定
（未定 CR）	正常	正常	缩小>75%	正常或不肯定
PR（部分缓解）	正常	正常	消失	阳性
	正常	缩小≥50%	缩小≥50%	无关
	肝脾缩小	缩小≥50%	缩小≥50%	无关
复发/进展	肝脾增大，新病灶	新病灶或增大	新病灶或增大	再出现

六、预后

NHL 的预后和疾病本身及病人状态两大类因素有关。肿瘤相关因素包括病理类型、临床分期、LDH、部位、肿瘤大小、原发肿瘤侵犯范围等，病人相关因素包括年龄和一般状态等。HL 的预后因素详见另一章节。

（一）常见预后因素　病理类型是最重要的预后因素，不同病理类型的临床表现、预后和治疗原则都不相同。惰性淋巴瘤如滤泡淋巴瘤、结外粘膜相关淋巴瘤、小淋巴细胞淋巴瘤的预后较好，弥漫性大 B 细胞淋巴瘤、原发纵隔 B 细胞淋巴瘤、鼻腔 NK/T 细胞淋巴瘤和原发全身间变性大细胞淋巴瘤的预后中等，但套细胞淋巴瘤、外周 T 细胞淋巴瘤和 T 淋巴母细胞淋巴瘤的预后很差。

原发部位是重要的预后因素，同一病理类型但原发部位不同，意味着不同的疾病，预后和治疗均有明显不同。例如，原发中枢神经系统和睾丸弥漫性大 B 细胞淋巴瘤的预后明显低于结内弥漫性大 B 细胞淋巴瘤。肿瘤负荷也是影响预后的重要因素，如临床分期晚、LDH 异常、远处结外器官受侵等都是预后不良因素。原发结外淋巴瘤的原发肿瘤大小、侵犯范围也是重要的预后因素。年龄是 NHL 的重要预后因素，由于老年病人对化疗的耐受性差，预后较差。

非霍奇金淋巴瘤不同病理类型的生存率见表 7-1-12。

表 7-1-12 NHL 不同病理类型的生存率

病理类型	5 年总生存率（%）	5 年无进展生存率（%）
B 细胞淋巴瘤		
结外粘膜相关淋巴瘤	74	60
滤泡淋巴瘤	71	41
结内边缘带 B 细胞淋巴瘤	57	29
B 小淋巴细胞淋巴瘤	57	24
淋巴浆细胞淋巴瘤	59	25
原发纵隔 B 细胞淋巴瘤	50	48
弥漫性大 B 细胞淋巴瘤	46	41
伯基特淋巴瘤	44	44
套细胞淋巴瘤	28	11
T 细胞淋巴瘤		
间变性大细胞淋巴瘤	77	58
外周 T 细胞淋巴瘤	24	18
T 淋巴母细胞淋巴瘤	29	26
鼻腔 NK/T 细胞淋巴瘤	35～80	

（二）国际预后指数（IPI）　国际预后指数（International Prognostic Index，IPI）对判断 NHL 的预后有非常重要的指导意义，已广泛地应用于中高度恶性、惰性、弥漫性大 B 细胞淋巴瘤、间变性大细胞淋巴瘤和韦氏环 NHL 的预后。根据 IPI 进行分层，可以指导临床治疗或临床研究。

1993 年 Shipp 等分析了 2031 例侵袭性 NHL，应用多因素回归分析证明，年龄、乳酸脱氢酶（LDH）、一般状况、分期和结外受侵等 5 项指标和预后明显相关。年龄 >60 岁、LDH 高于正常、一般状况 2 ~4 级、Ⅲ/Ⅳ期和 >1 个结外器官受侵是预后不良因素。年龄调整后，在≤60 岁的病人中，仅临床分期、LDH 与一般状况和预后有关。每一个预后不良因素计算为一分，根据分数，将其划分为低危（0 ~1 分）、低中危（2 分）、中高危（3 分）和高危（4 ~5 分）4 组。

国际预后指数和病人的生存率有显著相关性，随着危险度的增加，完全缓解率、生存率和无病生存率逐步下降。M. D. Anderson 癌症中心的研究证明，弥漫性大 B 细胞淋巴瘤的生存率优于外周 T 细胞淋巴瘤，总生存率分别为 63% 和 38%。弥漫性大 B 细胞淋巴瘤病人 IPI≤2 时，其 5 年总生存率和无病生存率为 71% 和 64%，而 IPI 3 ~4 时的生存率和无病生存率分别为 40% 和 35%。外周 T 细胞淋巴瘤病人 IPI≤2 时，其 5 年总生存率和无病生存率为 55% 和 49%，而 IPI 3 ~4 时的生存率和无病生存率 10% 和 11%。无论是 T 细胞还是 B 细胞淋巴瘤，IPI 都有重要的应用价值，对临床预后有指导意义。

IPI 在 NHL 得到了广泛的应用，已经扩展应用至淋巴结外 NHL、惰性 NHL、套细胞淋巴瘤及 CD30 阳性间变性大细胞淋巴瘤（ALK 淋巴瘤）等。中国医学科学院肿瘤医院的资料证明，韦氏环 NHL 和鼻腔 NK/T 细胞淋巴瘤的预后和 IPI 密切相关。

（李晔雄）

参 考 文 献

1. Jemal A, Murray T, Samuels A, et al. Cancer statistics, 2003. CA Cancer J Clin, 2003, 53：5 ~26.
2. Harris NL, Jaffe ES, Stein H, et al. A revised European – American classification of lymphoid neoplasms：A proposal from the International Lymphoma Study Group. Blood, 1994, 84：1361 ~1392.
3. Harris NL, Jaffe ES, Diebold J, et al. The World Health Organization classification of neoplastic diseases of the haematopoietic and lymphoid tissues：Report of the clinical advisory committee meeting, Airlie House, Virginia, November 1997. Histopathology, 2000, 36：69 ~86.
4. Lukes R, Butler J, Hicks E. Natural history of Hodgkin's disease as related to its pathologic picture. Cancer, 1966, 19：317.
5. Miller TP, Dahlberg S, Cassady JR, et al. Chemotherapy alone compared with chemotherapy plus radiotherapy for localized intermediate – and high – grade non – Hodgkin's lymphoma. N Engl J Med, 1998, 339：21 ~26.
6. Aviles A, Delgado S, Ruiz H, et al. Treatment of non – Hodgkin's lymphoma of Waldeyer's ring：Radiotherapy versus chemotherapy versus combined therapy. Eur J Cancer, 1996, 32B：19 ~23.
7. Fisher RI, Gaynor ER, Dahlberg S, et al. Comparison of a standard regimen（CHOP）with three intensive chemotherapy regimens for advanced non – Hodgkin's lymphoma. N Engl J Med, 1993, 328：1002 ~1006.
8. Gordon LI, Harrington D, Andersen J, et al. Comparison of a second – generation combination chemotherapeutic regimen（m – BACOD）with a standard regimen（CHOP）for advanced diffuse non – Hodgkin's lymphoma. N Engl J Med, 1992, 327：1342 ~1349.
9. Shipp MA, Harrington DP, Anderson JR, et al. A predictive model for aggressive non – Hodgkin's lymphoma. N Engl J Med, 1993, 329：987 ~994.
10. 李晔雄，高远红，袁志勇，等. 国际预后指数在韦氏环非霍奇金淋巴瘤的预后意义. 中华放射肿瘤学杂志，2002，11：105 ~110.
11. Anderson JR, Armitage JO, Weisenburger DD, et al. Epidemiology of the non – Hodgkin's lymphomas：Distributions of the major subtypes differ by geographic locations. Ann Oncol, 1998, 9：717 ~720.

12. Kimby E, Brandt L, Nygren P, et al. A systematic overview of chemotherapy effects in aggressive non - Hodgkin's lymphoma. Acta Oncologica, 2001, 40:198~212.
13. The non - Hodgkin's lymphoma classification project. A clinical evaluation of the International Lymphoma Study Group classification of non - Hodgkin's lymphoma. Blood, 1997, 89:3909~3918.
14. Melnyk A, Rodriguez A, Pugh WC, et al. Evaluation of the revised European - American lymphomas classification confirms the clinical relevance of immunophenotype in 560 cases of aggressive non - Hodgkin's lymphoma. Blood, 1997, 89:4514~4520.
15. Alizadeh A, Eisen MB, Davis RE, et al. Distinct types of diffuse large B - cell lymphoma identified by gene expression profiling. Nature, 2000, 403:503~511.
16. Rosenwald A, Wright G, Chan WC, et al. The use of molecular profiling to predict survival after chemotherapy for diffuse large B cell lymphoma. N Engl J Med, 2002, 346:1937~1947.
17. Coiffier B, Lepage E, Briere J, et al. CHOP chemotherapy plus rituximab compared with CHOP alone in elderly patients with diffuse large B cell lymphoma. Blood, 2002, 346:235~242.
18. Smalley RV, Andersen JW, Hawkins MJ, et al. Interferon alfa combined with cytotoxic chemotherapy for patients with non - Hodgkin's lymphoma. N Engl J Med, 1992, 327:1336~1341.
19. Solal - Celigny P, Lepage E, Brousse N, et al. Recombinant interferon alfa - 2b combined with a regimen containing doxorubicin in patients with advanced follicular lymphoma. N Engl J Med, 1993, 329:1608~1614.
20. Isaacson P, Wright DH. Malignant lymphoma of mucosa - associated lymphoid tissue. A distinctive type of B cell lymphoma. Cancer, 1983, 52:1410~1416.
21. Raderer M, Vorbeck F, Formanek M, et al. Importance of extensive staging in patients with mucosa - associated lymphoid tissue (MALT) - type lymphoma. Br J Cancer, 2000, 83:454~457.
22. Fischbach W, Dragosics B, Kolve - Goebeler ME, et al. Primary gastric B cell lymphoma: results of a prospective multicenter study. Gastroenterology, 2000, 119:1191~1202.
23. Bayerdorffer E, Neubauer A, Rudolph B, et al. Regression of primary gastric lymphoma of mucosa - associated lymphoid tissue type after cure of Helicobacter pylori infection. Lancet, 1995, 345:1591~1594.
24. Morgner A,. Miehlke S, Fischbach W, et al. Complete remission of primary high - grade B cell gastric lymphoma after cure of Helicobacter pylori infection. J Clin Oncol, 2001, 19:2041~2048.
25. Wotherspoon AC, Doglioni C, Diss TC, et al. Regression of primary low - grade Bcell gastric lymphoma of mucosa - associated lymphoid tissue type after eradication of Helicobacter pylori. Lancet, 1993, 342:575~577.
26. Koch P, del Valle F, Berdel WE, et al. Primary gastrointestinal non - Hodgkin's lymphoma: Ⅱ. Combined surgical and conservative or conservative management only in localized gastric lymphoma - results of the prospective German multicenter study GIT NHL 01/92. J Clin Oncol, 2001, 19:3874~3883.
27. Lichtenstein A, Levine A, Taylor C, et al. Primary mediastinal lymphoma in adults. Am J Med, 1980, 68:509~514.
28. Zinzani PL, Martelli M, Magagnoli M, et al. Treatment and clinical management of primary mediastinal large B - cell lymphoma with sclerosis: MACOP - B regimen and mediastinal radiotherapy monitored by (67) gallium scan in 50 patients. Blood, 1999, 94:3289~3293.
29. Majlis A, Pugh WC, Rodriguez MA, et al. Mantle cell lymphoma: correlation ofclinical outcome and biologic features with three histologic variants. J Clin Oncol, 1997, 15:1664~1671.
30. Weisenburger DD, Armitage JO. Mantle cell lymphoma - an entity comes of age. Blood, 1996, 87:4483~4494.
31. Li YX, Coucke PA, Li JY, et al. Primary non - Hodgkin's lymphoma of the nasal cavity: Prognostic significance of paranasal extension and the role of radiotherapy and chemotherapy. Cancer, 1998, 83:449~456.
32. 李晔雄，顾大中，黄一容，等. Ⅰ、Ⅱ期鼻腔非何杰金淋巴瘤的预后和治疗. 中华放射肿瘤学杂志，1994，3:97~100.
33. Li YX, Yao B, Jin J, et al. Radiotherapy as primary treatment for stage IE and IIE nasal natural killer/T Cell lymphoma. J Clin Oncol, 2006, 24:181~189.
34. Liang R, Todd D, Chan TK, et al. Treatment outcome and prognostic factors for primary nasal lymphoma. J Clin Oncol, 1995, 13:666~670.
35. Harabuchi Y, Imai S, Wakashima J, et al. Nasal T cell lymphoma causally associated with Epstein - Barr virus: clinico-

pathologic, phenotypic, and genotypic studies. Cancer, 1996, 77:2137～2149.
36. Kanavaros P, Lescs MC, Brieer J, et al. Nasal Tcell lymphoma: A clinicopathologic entity associated with peculiar phenotype and with Epstein－Barr virus. Blood, 1993, 81:2688～2695.
37. Ribrag V, Ell Hajj M, Janot F, et al. Early locoregional high－dose radiotherapy is associated with long－term disease control in localized primary angiocentric lymphoma of the nose and nasopharynx. Leukemia, 2001, 15 (7):1123～1126.
38. Shikama N, Ikeda H, Nakamura S, et al. Localized aggressive non－Hodgkin's lymphoma of the nasal cavity: A survey by the Japan Lymphoma Radiation Therapy Group. Int J Radiat Oncol Biol Phys, 2001, 51 (5):1228～1233.
39. Hu W, Chen M, Sun Y, et al. Multivariate prognostic analysis of stage I (E) primary non－Hodgkin's lymphomas of the nasal cavity. Am J Clin Oncol, 2001, 24 (3):286～289.
40. Kim WS, Song SY, Ahn YC, et al. CHOP followed by involved field radiation: Is it optimal for localized nasal natural killer/T－cell lymphoma? Ann Oncol, 2001, 12 (3):349～352.
41. Falini B, Pileri S, Zinzani PL, et al. ALK＋lymphoma: Clinico－pathological findings and outcome. Blood, 1999, 93:2697～2706.
42. Tham IW, Lee KM, Peng YS, et al. Outcome of patients with nasal natural killer (NK)/T－cell lymphoma treated with radiotherapy, with or without chemotherapy. Head Neck, 2006, 28 (2):126～134.
43. Cheson BD, Pfistner B, Malik E Juweid ME, et al. Revised response criteria for malignant lymphoma. J Clin Oncol, 2007, 25:579～586.

第二章 霍奇金淋巴瘤

第一节 流行病学与病因

霍奇金淋巴瘤（Hodgkin's lymphoma，HL）原名霍奇金病（Hodgkin's disease，HD）。1832 年 Thomas Hodgkin 首次描述了和结核等炎症不同，以淋巴结为原发病变的一类疾病。1865 年 Samuel Wilks 将这类疾病命名为霍奇金病，并在显微镜下初步描述了肿瘤细胞的形态。Sternberg 和 Reed 分别在 1898 年和 1902 年详细描述了显微镜下 HD 肿瘤细胞的形态，以后被称为 RS 细胞。最近几十年的研究证明了 RS 细胞的克隆源性，肿瘤来源于单一的恶性细胞。

一、流行病学

在美国，2005 年估计有新发 HL 病人 7 350 例，死亡 1 410 例。在发达国家，经典 HL 的发病高峰年龄显双峰分布，第一高峰在 30 岁，第二高峰在 50 岁。淋巴细胞为主型 HL 的发病高峰年龄在 20 ~ 30 岁。发展中国家 HL 发病率低于发达国家。HL 男性发病率略多于女性，男女之比为 1.4∶1。

中国恶性淋巴瘤的死亡率居全部肿瘤的第 11 位，全国 12 个城市的统计资料表明，HL 占全部恶性淋巴瘤的 10.9%。发病年龄双峰模式不明显，年龄高峰在 20 ~ 30 岁。

二、病因

HL 的病因不明，可能和 EB 病毒感染有关。在 EB 病毒引起的单核细胞增多症的病人，其 HL 发病率高 2 ~ 3 倍。应用分子生物学技术，如 DNA 杂交、原位杂交和聚合酶链反应（PCR）技术，在 30% ~50% 的 HL 诊断性 RS 细胞中发现了 EB 病毒感染的证据。免疫组化证明，48% 的 HL RS 细胞在胞质和细胞膜发现了 EB 病毒编码基因蛋白的表达。在美国和欧洲，约 50% 的经典型 HL EB 病毒阳性。结节硬化型 HL EB 病毒阳性率较低，约 15% ~30%，而混合细胞型阳性率较高，约 60% ~70%。体外研究证实，EB 病毒表达产物能够导致细胞转染和永生化。最近，Hjalgrim 等的流行病学研究表明，急性 EBV 感染和 EBV 阳性的 HL 危险性增高有关，而与 EBV 阴性的 HL 无关。EB 病毒并非存在于所有的病例中，对于 EB 病毒阴性病例的发病机制，以及 EB 病毒阳性 HL 的真正发病机制，仍需深入研究和探讨。其他可能与 HL 发病有关的因素包括扁桃体切除术后、脾切除术后、家族性和木工等。

第二节 病理与诊断

一、定义

HL 定义为在非肿瘤细胞性反应细胞的背景上具有少量特征性的 RS 肿瘤细胞及其变异型 RS 细胞的恶性淋巴瘤，根据 RS 肿瘤细胞形态和免疫表型以及反应细胞组成的背景进行进一步病理分类。

HL 病理上完全不同于其他淋巴瘤，表现为炎症背景上有数量极少的肿瘤细胞即 RS 细胞及其变异型，肿瘤细胞仅占所有细胞的 0.5% ~1%。RS 细胞是诊断 HL 的重要依据，典型的 RS 细胞为直径约 15 ~45 μm 的巨细胞，胞质丰富、双核、核圆形、染色质稀少，含有大而红染的核仁，核仁边界清晰且其周围有空晕，双核形态基本相同，表现为典型的“镜影”细胞形态。RS 细胞变异型有如下 4

种：爆米花样细胞又叫多倍型，多个核膜极薄，核仁小，染色质稀少，核互相重叠，常见于结节性淋巴细胞为主型；陷窝型，细胞大而圆，胞质丰富，核仁 1～2 个或多个成串，在陷窝样背景上有多个巨大的细胞核，常见于结节硬化型；单核型，细胞表现为典型 RS 细胞的一半，仅有单个核，HL 各型均可见；肉瘤型，背景包括良性细胞，反应性淋巴细胞，组织细胞，浆细胞和嗜酸性粒细胞。

HL 的特异性免疫反应在疾病的临床表现起重要作用，在特异性免疫反应的背景上有数量极少的肿瘤细胞是 HL 和 NHL 鉴别诊断的重要依据。非霍奇金淋巴瘤（NHL）常有广泛的肿瘤细胞浸润。因此，HL 的预后较好，其临床特点和治疗疗效不同于 NHL。20 世纪 80 年代发现，结节性淋巴细胞为主型 HL（NLPHD）的变异型 RS 细胞表达 B 细胞相关抗原，而大部分结节硬化型和混合细胞型缺乏这些抗原。最近的免疫表型和分子遗传学研究证实，经典 HL 中的结节硬化型和混合细胞型同样能表达 B 细胞相关抗原，并具有重组免疫球蛋白 Ig 基因。此外，经典 HL 和 NLPHD 具有共同的病理特点：在广泛的反应细胞背景上，仅有少量的肿瘤细胞。这点和大部分 B 细胞 NHL 有明显的差别。已知大部分淋巴细胞为主型和经典 HL 肿瘤细胞为单克隆源性 B 淋巴细胞来源。最近几年的分子生物学研究也证明了 RS 细胞来源于 B 淋巴细胞，发生于生发中心细胞或生发中心后细胞。

二、病理分类

HL 主要根据肿瘤细胞的形态、免疫表型和反应细胞背景进行病理分类。1966 年 Rye 会议上提出了 HL 的 4 种病理分类：淋巴细胞为主型、结节硬化型、混合细胞型和淋巴细胞削减型。这一分类方案为世界各国病理学家及临床医师广泛接受。1994 年国际淋巴瘤研究组提出了新的修正欧美淋巴瘤分类方案，根据基因免疫表型和遗传学特点将 HL 分为两大类疾病：结节性淋巴细胞为主型 HL 和经典 HL，后者包括结节硬化型、混合细胞型、淋巴细胞富有经典 HL 和淋巴细胞削减型。此后，世界卫生组织（WHO）确认了 REAL 分类中对 HL 的病理分类（表 7－2－1）。

表 7－2－1　霍奇金淋巴瘤的病理分类

Jackson & Parker	Lukes & Butler	Rye（1966 年）	REAL（1994 年）	WHO（1997 年）
副肉芽肿型	结节性淋巴细胞或组织细胞型	淋巴细胞为主型	结节性淋巴细胞为主型	结节性淋巴细胞为主型
	弥漫性淋巴细胞或组织细胞型	—	淋巴细胞富有经典 HL	淋巴细胞富有经典 HL
肉芽肿型	结节硬化型	结节硬化型	结节硬化型	结节硬化型
	混合细胞型	混合细胞型	混合细胞型	混合细胞型
肉瘤	弥漫性纤维化	淋巴细胞削减型	淋巴细胞削减型	淋巴细胞削减型
	网状细胞	—	—	未分类

REAL 和 WHO 分类中将 Rye 分类中的淋巴细胞为主型分为淋巴细胞富有经典型 HL 和新的结节性淋巴细胞为主型 HL，前者有明显的诊断性 RS 细胞，后者常为爆米花样（多倍型）肿瘤细胞。结节性淋巴细胞为主型 HL 的生长类型常表现为结节性生长，伴有或不伴有弥漫区域，完全弥漫性生长极少见，但生长类型对预后无影响。背景主要为淋巴细胞和组织细胞，浆细胞、红细胞和中性粒细胞极少见。新的结节性淋巴细胞为主型 HL 表达 B 细胞相关抗原 CD45 阳性，但缺乏 HL 相关抗原 CD30 和 CD15 表达。此外，恶性细胞还表现为 CD20＋，CD45＋和 CD57＋。淋巴细胞富有经典型 HL 具有经典 RS 细胞、主要以淋巴细胞为背景。

经典型 HL 指在结节硬化、混合细胞或淋巴细胞削减的背景上有经典、诊断性的 RS 细胞，免疫表型 CD15 和 CD30 阳性，而 T 细胞或 B 细胞相关抗原 CD45 阴性。结节硬化型是最常见的病理类型，占全部 HL 的 60%～80%，常侵犯膈上淋巴结和纵隔。混合细胞型占 15%～30%，纵隔受侵少见，腹部淋巴结和脾受侵常见。淋巴细胞削减型是最少见的类型，仅占1%，以老年人、HIV 阳性和发展中国家多见，常表现为腹腔淋巴结、脾、肝和骨髓受侵，周围淋巴结受侵少见，预后差。

结节性淋巴细胞为主型 HL 和经典 HL 在肿瘤细胞形态、生长类型和免疫表型等方面存在较大的差别，综合上述病理特点总结如表 7-2-2。最近的一项研究表明，无纵隔侵犯的Ⅰ～ⅡA 期结节性淋巴细胞为主型 HL 和经典 HL 的临床表现和预后相似，生存率明显优于有纵隔侵犯的经典 HL。

表 7-2-2 结节性淋巴细胞为主型 HL 和经典 HL 的病理免疫学差别

	结节性淋巴细胞为主型 HL	经典型 HL
生长类型	结节状，至少部分结节状	弥漫、滤泡间或结节状
肿瘤细胞典型形态	爆米花样细胞（多倍型） 淋巴细胞和组织细胞（L&H）	诊断性 RS 细胞；单核细胞或 陷窝细胞
诊断性 RS 细胞	罕见或缺乏	总是存在
背景	淋巴细胞、组织细胞	淋巴细胞、组织细胞、 红细胞、浆细胞
纤维化	罕见	常见
CD15，CD30	阴性	常阳性
CD20，CD45	阳性	常阴性
CD57 阳性 T 细胞	阳性	阴性
RS 细胞中 EB 病毒	常阴性	常阳性（20%～70%）
淋巴细胞背景	B 细胞 > T 细胞	T 细胞 > B 细胞

三、病理活检

HL 最常发生于淋巴结，应完整切除淋巴结做病理检查，以明确诊断。淋巴结结构、肿瘤生长类型和 HL 的病理形态学特点对诊断和确定病理亚型非常重要，因此，不适宜做淋巴结穿刺细胞学检查。怀疑为恶性淋巴瘤时，应完整切除淋巴结，而不是做淋巴结穿刺。在已有明确病理诊断的基础上，为了进行临床分期，其他部位可行淋巴结穿刺细胞学检查。例如，当已有病理证实的膈上 HL，腹股沟淋巴结肿大不能肯定为受侵时，建议做腹股沟淋巴结穿刺或活检，以利正确分期和指导治疗。

第三节 临床表现与临床分期

一、转移途径

HL 转移途径从一个淋巴结区域向邻近淋巴区域转移，而不像 NHL 那样出现跳跃性转移。有较强的证据证明，HL 原发于单一淋巴结，然后转移到邻近淋巴区域。随着肿瘤细胞恶性程度的增加，最后侵犯血管，转移至其他远处器官。结节硬化型和混合细胞型 HL 易侵犯中央区域淋巴结如颈部、纵隔和腹主动脉旁淋巴结，而肠系膜、髂血管旁、骶前、滑车和腘窝淋巴结极少受侵。肝受侵机会极少见，占2%～6%，肝受侵时常同时合并脾受侵。骨髓受侵和 B 症状、广泛病变、病理类型密切相关。骨受侵常表现为破骨性改变，也可为成骨性。骨受侵不同于骨髓受侵，HL 伴有单发骨病灶时，放射治疗可得到长期无病生存。晚期 HL 可见皮肤、皮下组织和乳腺受侵，但极少侵犯中枢神经系统。胸腔积液表现为漏出液或乳糜样渗出液，和淋巴管或静脉梗阻有关，常见于纵隔大肿块。如果胸腔穿刺或胸膜活检未找到恶性细胞，胸腔积液并不改变临床分期。心包受侵在纵隔大肿块病变时常可以见到。淋巴结从一个部位向邻近部位转移是早期 HL 放射治疗扩大野照射的理论基础。

二、临床分期

（一）分期原则 Ann Arbor 分期和 Cotswolds 分期被广泛应用于 HL 的临床分期中，详见总论。治疗原则依赖于临床分期和预后因素，因此，需要对淋巴瘤进行准确的临床分期。在 Ann Arbor 分期和 Cotswolds 中，对淋巴区域、B 组症状和大肿块或大纵隔有明确的定义。

大纵隔或大肿块是影响治疗和预后的重要因素，临床Ⅰ～Ⅱ期 HL 有60%侵犯纵隔，约有20%表现为大纵隔。大纵隔Ⅰ～Ⅱ期 HL 单纯放疗后，膈上淋巴结或结外复发危险性高，单纯化疗后则容易局部复发。

（二）分期检查 准确的临床分期是确定治疗方案的前提，有些检查是临床分期所必须做的，另外一些检查则需要根据病情决定，临床分期检查包括下列几方面。

1．必要检查项目

（1）病理检查 临床上考虑淋巴瘤诊断的病人均应做手术完整切除淋巴结，然后做病理检查。原发于结外 HL，如伴有淋巴结肿大，除原发病灶活检外，应同时做淋巴结切除活检。

（2）病史 包括淋巴结肿块首次出现的时间、大小、质地、增长情况等，有无全身症状等。

（3）全面体格检查 一般状况评分、全身浅表淋巴结、肝脾。淋巴瘤的病人应常规检查鼻咽、扁桃体、下咽和喉等。

（4）常规实验室检查 全血计数，肝肾功能，血沉（ESR），乳酸脱氢酶（LDH），β 微球蛋白。

（5）蛋白电泳、免疫球蛋白（IgG，IgA，IgM，IgD）。

（6）胸正侧位 X 线片 测定纵隔肿瘤和胸廓横径的比值，确定是否大纵隔等。

（7）胸部/腹部和盆腔 CT 常规做胸腹部和盆腔 CT，只有在病人经济困难时才考虑 B 超检查。

（8）骨髓活检或/和骨髓穿刺涂片 治疗开始前进行，骨髓活检准确性优于骨髓穿刺。

（9）心电图。

2．选择性检查项目

（1）胃肠道钡餐检查，钡灌肠。

（2）内镜检查（胃镜、肠镜、咽喉镜、气管镜、纵隔镜等）。

（3）静脉肾盂造影。

（4）放射性核素骨骼扫描、骨骼 X 线片。

（5）腰椎穿刺与脑脊液检查。

（6）磁共振检查 中枢神经系统和肝受侵时，MRI 优于常规 CT 检查。

（7）剖胸探查术。

（8）镓扫描 纵隔大肿块或淋巴结大肿块时应做镓67（^{67}Ga）检查。

（9）渗出液细胞学检查 胸腔积液和心包积液检查等。

（10）PET 或 PET/CT 检查 可用于疗效判断、预后和鉴别诊断。

（11）血清中相关抗体检测（抗 HIV、抗 EBV）。

骨髓受侵在临床ⅠA 和ⅡA 期 HL 中极少见，<1%，可以不做骨髓检查。有全身症状，骨受侵或骨病变伴有骨疼痛，血清碱性磷酸酶增高或临床ⅢA～ⅣB 期，应常规做骨髓活检或穿刺，以明确骨髓有无受侵。骨髓活检检出率高于骨髓穿刺，有条件时，应尽量做骨髓活检。

（三）剖腹探查分期 剖腹探查分期最早由斯坦福（Stanford）大学提出，目的在于为早期 HL 单纯放疗提供准确的临床分期。由于综合治疗应用于早期 HL 的治疗，多项随机研究证明，剖腹探查并未改善早期 HL 的生存率，并有一定的副作用。目前，全世界已不再应用剖腹探查作为常规临床分期手段。

膈上临床ⅠA/ⅡA 期和ⅠB/ⅡB 期 HL 病人分别有20%～30%和35%的脾或上腹部淋巴结亚临床转移。因不能被常规影像学诊断，这类病人是剖腹探查适应证。但临床ⅠA 或ⅡA 期、女性、年龄≤26 岁、淋巴结受侵个数少，或者临床ⅠA、男性、淋巴细胞为主型或富于淋巴细胞经典型，腹部亚临床转移机会极少（6% ~9%），不必做剖腹探查。

欧洲癌症研究与治疗协作组（European Organization for Research and Treatment of Cancer，EORTC）H2 和 H6F 两项随机研究都证明了剖腹探查并未改善早期 HL 的生存率。在 EORTC H6F 研究中，262 例预后好的临床Ⅰ~Ⅱ期 HL 随机分为剖腹探查和次全淋巴结照射组，前者如果剖腹探查阳性，则行综合治疗，阴性则行单纯斗蓬野照射。剖腹探查组和次全淋巴结照射组的 6 年总生存率分别为 83% 和 78%，无病生存率为 89% 和 93%，均无显著差别。剖腹探查分期不影响总生存率，其副作用和缺点包括 3% 的脓肿和小肠梗阻发生率、<1% 的手术死亡率、白血病发病率增高、治疗费用增加和治疗延迟等。

三、临床表现

（一）经典 HL　HL 的临床表现主要为无疼痛性淋巴结肿大，孤立或多个融合，质地中等、软或韧，抗生素治疗有时可缩小，但总体上表现为进行性增大。肿块较小时，可活动，当肿块大且侵及邻近组织时，肿块可固定。巨大肿块可侵及邻近皮肤。约 20% 的病人有全身症状。

80% 的 HL 发生于横膈上淋巴结，并常侵犯纵隔淋巴结，<10% ~20% 的病人原发于膈下淋巴结。纵隔淋巴结受侵在结节硬化型和混合细胞型中较常见，部分病人出现肺受压或肺侵犯表现如咳嗽、气短等，上腔静脉压迫综合征少见。最常侵犯的外周淋巴结包括颈部、锁骨上和腋窝，而腹股沟淋巴结较少侵犯。HL 极少侵犯韦氏环、耳前、滑车上、后纵隔和肠系膜淋巴结。膈下淋巴结肿大常引起腹膜后、椎旁或腰部不适或疼痛，腹主动脉淋巴结直接侵犯硬膜外可引起神经症状。巨大腹膜后病变压迫邻近器官可导致输尿管或肾静脉阻塞、腹腔积液。脾受侵在 B 症状、MC 或 LP 组织类型、膈下原发病人中常见。

HL 可直接侵犯邻近结外器官（临床分期为 E），通过血行转移播散至远处结外器官（Ⅳ期），最常受侵的结外部位为肺、肝和骨髓。<5% 的病人有肝受侵，肝受侵时常合并脾受侵。骨髓受侵可局灶性，在大部分病例则表现为广泛性骨髓病变。实验室检查如白细胞减少、血小板减少、碱性磷酸酶增高与骨髓受侵有关。中枢神经系统受侵极少见。结外器官侵犯可产生相应的症状，如肺受侵引起咳嗽，肝受侵引起的黄疸，胃肠道病变引起腹部疼痛等。

（二）结节性淋巴细胞为主型 HL 的临床特点　结节性淋巴细胞为主型 HL 占全部 HL 的 5% ~6%，临床特点主要有以下几方面：中位发病年龄 30 岁，但年青人和老年人均可发病。男性多见，男女比为 3∶1 或更高。肿瘤常侵犯周围淋巴结，而非中央淋巴结，因此，纵隔受侵极少见。病期较早，80% 病人为临床ⅠA 期或ⅡA 期，常无 B 组症状，死亡率低，90% 病人生存超过 10 年。死亡原因主要为 NHL、其他癌症、治疗并发症，极少死于 HL。较易转变为 NHL（2% ~6.5%）。淋巴细胞富有经典型 HL 的预后介于 NLPHL 和经典 HL 之间，分期早、男性多见、常无 B 组症状、非大肿块或大纵隔。早期结节性淋巴细胞为主型 HL 和无纵隔受侵经典 HL 的预后相似。

第四节　治　　疗

霍奇金淋巴瘤的治疗原则经历了逐步演变的过程。20 世纪 20 年代初，瑞士放射肿瘤学家 Gilbert 首先认识到 HL 沿邻近淋巴引流途径转移的规律，并开始淋巴区域的预防照射。Peters 等应用扩大野照射治愈了早期 HL。随后，Kaplan 和 Rosenberg 规范了早期 HL 的放射治疗技术。从 70 年代开始，高能 X 线和 γ 线得到广泛应用，扩大野照射成为早期 HL 有效的治疗方法，HL 的死亡率明显下降。最近 10 ~15 年，为了减少治疗引起的远期并发症，开展了早期 HL 的综合治疗。由于 HL 是可以治愈的恶性肿瘤，研究重点在于保证高生存率的前提下，降低治疗引起的并发症和死亡率。因此，在早期 HL 综合治疗时应寻找有效和毒性更少的化疗方案，减少化疗周期，并降低照射剂量和缩小照射靶区。

晚期（Ⅲ/Ⅳ期）HL 的治疗以化疗为主，放疗主要应用于化疗前大肿块或化疗后残存肿瘤的治疗。

一、Ⅰ～Ⅱ期（早期）HL

放疗和综合治疗（化疗加放疗）是早期 HL 的有效治疗方法，综合治疗和单纯放疗比较，显著改善了无病生存率，但未改善总生存率。放疗后复发可以被化疗成功挽救治疗。目前早期 HL 的治疗原则主要决定于病人的预后因素，如淋巴结受侵部位数、年龄、大肿块、大纵隔和 B 组症状等，将其分成两大类：预后好早期 HL 和预后不良早期 HL。预后好的早期 HL 考虑综合治疗或单纯放疗，预后不良 HL 行化疗和放疗综合治疗。

（一）预后因素及治疗分组　早期（Ⅰ～Ⅱ期）HL 的预后因素能够预测治疗后肿瘤复发危险性和生存率，根据影响预后因素分为 2～3 组，即预后极好或预后好的早期 HL 和预后不良早期 HL。这些预后因素决定了首程治疗方案和临床研究计划。

回顾性分析证明，在病理Ⅰ～Ⅱ期 HL 单纯放疗时，大肿块或大纵隔和 B 组症状是两个最重要而且独立的预后不良因素。临床Ⅰ～Ⅱ期 HL 单纯放疗时，预后不良因素包括①高龄；②男性；③混合细胞型；④B 组症状；⑤大纵隔；⑥淋巴结受侵区域多；⑦血沉 ESR 增高；⑧贫血和低蛋白血症。在这些预后不良因素中，高龄与治疗并发症较多、治疗延迟或治疗强度下降、挽救治疗效果差有关。混合细胞型、B 组症状、血沉增快、大纵隔、淋巴结受侵部位多与腹部亚临床病变增多有关。性别对预后的影响相对较小。EORTC 的前瞻性随机研究发现，临床Ⅰ～Ⅱ期 HL 单纯放疗、单纯化疗或综合治疗后的预后不良因素包括男性、老年、多部位受侵、ESR 增快、混合细胞型和大纵隔。

影响早期 HL 最重要的预后因素包括年龄、大纵隔或大肿块、受侵部位个数、血沉和 B 组症状。临床上，将Ⅰ～Ⅱ期 HL 划分为预后好组和预后不良组，以指导预后和治疗原则。目前，全世界主要采用欧洲 EORTC 和德国 GHSG 两种标准。在 EORTC 有关预后好和预后不良因素的定义中，预后好的临床Ⅰ～Ⅱ期 HL 指年龄 <50 岁、非大纵隔、无 B 症状且 ESR <50 或有 B 症状但 ESR <30、病变局限于 1～3 个部位。预后不良Ⅰ～Ⅱ期 HL 指具有下列因素之一：年龄≥50 岁、大纵隔、无 B 症状但 ESR >50 或有 B 症状且 ESR >30、≥4 个部位受侵。从 1982 年开始，EORTC 在早期 HL 的 H7、H8、H9 临床随机研究中，采用了上述分组标准。这一标准同时被美国德克萨斯大学 MD Anderson 癌症中心和中国医学科学院肿瘤医院所接受。德国霍奇金淋巴瘤研究组（German Hodgkin's Lymphoma Study Group，GHSG）从 1988 年开始，对于临床Ⅰ～Ⅱ期 HL，只要具有大纵隔、受侵区域≥3 个、血沉增快、局部结外受侵或结节状脾受侵之一，即认为预后不良，这些病人均接受综合治疗。表 7－2－3 总结了 EORTC 和 GHSG 临床研究协作组 HL 预后分组的定义。

表 7－2－3　早期 HL 根据预后因素进行治疗分组的定义

治疗组	GHSG 危险因素	EORTC/GELA 危险因素
	A　大纵隔 B　结外受侵 C　无 B 症状但 ESR >50 或 ESR >30 伴 B 症状 D　≥3 个部位受侵	A'　大纵隔 B'　年龄≥50 岁 C'　无 B 症状但 ESR >50 或 ESR >30 伴 B 症状 D'　≥4 个部位受侵
预后好的早期 HL	CS Ⅰ～Ⅱ期，无危险因素	膈上 CS Ⅰ～Ⅱ期，无危险因素
预后不良早期 HL	CS Ⅰ～ⅡA 期伴一个或多个危险因素 或 CS ⅡB 期伴 C/D，但无 A/B	膈上 CS Ⅰ～Ⅱ期伴一个或多个危险因素
晚期 HL	CS ⅡB 期伴 A/B，或 CS Ⅲ～Ⅳ期	CS Ⅲ～Ⅳ期

CS：临床分期；ESR：血沉；GHSG：德国霍奇金淋巴瘤研究组；EORTC：欧洲癌症研究与治疗协作组；GELA：法国成人淋巴瘤协作组（Groupe d'Etude des Lymphomes de l'Adulte）。

剖腹探查结果证明上述预后因素能够预测临床Ⅰ～Ⅱ期 HL 腹部亚临床转移的危险性。女性临床

ⅠA 期，局限于上颈部的男性临床ⅠA 期，淋巴细胞为主或混合细胞型临床ⅠA 期的病人，腹主动脉旁和脾受侵的危险性仅为4% ~6%，其他临床Ⅰ~Ⅱ期 HL 腹腔亚临床转移达24% ~36%。

全世界对预后好和预后不良早期 HL 的治疗做了大量的临床随机研究。根据循证医学的观点，临床随机对照研究结果的可靠性高，是制订 HL 治疗原则的重要依据，下面将详细讨论。

（二）放射治疗　放射治疗是早期 HL 的根治性治疗手段，大面积扩大野照射取得了非常好的疗效。20 世纪 60 年代后期，直线加速器的应用改进了照射技术，能够实行大面积和高剂量照射，新的临床分期和病理分类的建立，精确的影像诊断和外科手术（淋巴造影和剖腹探查）分期的建立，随机对照研究使 HL 的治疗取得了重要进展，大部分 HL 病人得到治愈。60 年代以来，斯坦福大学、EORTC 和其他研究组开始早期 HL 射野大小和合并化疗的临床随机研究。

1. 单纯放疗扩大野照射与小野照射比较　HL 邻近淋巴结受侵的规律性是扩大野照射的理论基础，扩大野照射使早期 HL 得以治愈。Ⅰ~Ⅱ期 HL 扩大野照射和小野照射的临床随机研究始于 20 世纪 60 年代，大量的研究证明扩大野照射优于小野照射。

Specht 等应用荟萃分析法（Meta - analysis）分析早期 HL 单纯放疗时照射野大小对预后的影响。全世界共有 8 个相关的随机对照研究，但这些临床研究包括了预后好和预后不良的Ⅰ~Ⅱ期 HL，如大肿块和 B 组症状。扩大野照射和小野照射比较，10 年复发率分别为 31.3% 和 43.4%（$P<0.00001$），但两组 10 年总生存率相同，均为 77%（$P>0.1$）。进一步分析ⅠA 期的 10 年复发率，扩大野照射为 24.1%，而小野照射为 36.3%。总生存率相同和放疗后复发有效的挽救性治疗有关。

2. 病理ⅠA 和ⅡA 期 HL 的单纯斗蓬野照射　预后好Ⅰ~Ⅱ期 HL 经剖腹探查阴性（预后好的病理Ⅰ~Ⅱ期），单纯斗蓬野照射取得了非常好的疗效。需说明的是，剖腹探查分期已不再用于临床。

1977 ~1982 年 EORTC H5 随机对照研究预后好的病理 Ⅰ~Ⅱ期 HL 次全淋巴结照射和斗蓬野照射的疗效，入组条件为结节硬化型或淋巴细胞为主型、≤40 岁、血沉 <70 mm。次全淋巴结照射组和斗蓬野照射组的 9 年治疗失败率分别为 30% 和 31%，9 年总生存率分别为 91% 和 94%。1997 年更新资料显示，15 年总生存率和无病生存率仍无显著差别。1989 年哈佛大学应用单纯斗蓬野照射治疗 77 例病理ⅠA ~ⅡA 和 6 例临床ⅠA 期 HL，未包括大纵隔和 B 症状病人，5 年实际无病生存率为 86%，总生存率 100%。这些随机研究和回顾性研究证明，病理Ⅰ~Ⅱ期 HL 单纯斗蓬野照射可以取得非常好的效果。

3. 临床Ⅰ-Ⅱ期 HL 单纯斗蓬野照射　为降低毒副作用，开展了临床Ⅰ~Ⅱ期 HL 单纯斗蓬野照射而非次全淋巴结或全淋巴结照射的研究。单纯斗蓬野照射的目的在于避免腹部照射产生的长期并发症，并有利于挽救性化疗。现有前瞻性和回顾性分析均证明，未经选择的临床Ⅰ~Ⅱ期 HL 不适宜于单纯斗蓬野照射，疗效差。

中国医学科学院肿瘤医院 1984 ~1997 年用单纯斗蓬野治疗未经选择的临床Ⅰ~Ⅱ期 HL，其无病生存率和总生存率显著低于次全淋巴结照射或全淋巴结照射，5 年无病生存率分别为 54%、79% 和 80%。

EORTC H1 将临床Ⅰ~Ⅱ期 HL 随机分成单纯斗蓬野照射和斗蓬野照射 + 长春花碱。综合治疗的无病生存率和总生存率优于单纯斗蓬野照射，但两组的复发率都很高，15 年复发率分别为 58% 和 38%。加拿大多伦多的另一组研究得到了相似的结果，临床Ⅰ~Ⅱ期 HL 斗蓬野照射后的 10 年复发率为 54%。这两项研究结果说明，单纯斗蓬野照射不适宜于未经选择的临床Ⅰ~Ⅱ期 HL。

预后极好的临床Ⅰ~Ⅱ期 HL，目前也不推荐应用单纯斗蓬野照射。EORTC H8VF 的结果显示，单纯斗蓬野照射治疗 40 例预后极好的临床早期 HL，预后极好早期 HL 定义为女性、年龄 <40 岁、临床ⅠA 期、淋巴细胞为主型或结节硬化型和 ESR <50 mm，无其他预后不良因素。全组 23% 的病人在治疗后出现复发，6 年无进展生存率仅为 68%，6 年总生存率为 97%。EORTC 认为无进展生存率低而不可接受，故中止了预后极好早期 HL 的单纯斗蓬野照射。在以后的随机研究中，EORTC 将预后极好早期 HL 归入预后好早期 HL 的治疗方案。相反，加拿大 Wirth 等应用单纯斗蓬野照射治疗预后好

的临床ⅠA期和淋巴细胞为主型临床Ⅰ～Ⅱ期HL，取得了好的疗效，淋巴细胞为主型临床Ⅰ期和Ⅱ期的10年无病生存率分别为81%和78%。

综上所述，预后好的病理Ⅰ～Ⅱ期HL单纯放射治疗时，可行斗蓬野照射。预后好的临床Ⅰ～Ⅱ期HL则应考虑次全淋巴结照射，而不是斗蓬野照射。对于预后极好临床ⅠA期HL，是否可行单纯斗蓬野照射则存在争议。膈上原发的临床Ⅰ～Ⅱ期HL单纯放疗时，建议做次全淋巴结照射而非全淋巴结照射，避免盆腔照射产生的毒副作用。次全淋巴结照射时，极少有盆腔复发，20年盆腔复发率仅为3%～7%。

4．单纯放疗结果 病理Ⅰ～Ⅱ期HL次全淋巴结照射可取得非常好的疗效，10～15年的无病生存率和总生存率超过80%，低于10%的病人死于HL。表7－2－4总结了预后好和预后不良临床Ⅰ～Ⅱ期和病理Ⅰ～Ⅱ期HL单纯放疗的结果，10～15年总生存率为73%～91%，无病生存率为75%～93%。中国医学科学院肿瘤医院报道，预后好或预后不良临床Ⅰ～Ⅱ期HL接受次全淋巴结照射或全淋巴结照射，5年总生存率和无病生存率分别为94%和80%。这一结果和国外的大宗早期HL治疗结果相似。美国MD Anderson癌症中心应用次全淋巴结照射治疗EORTC预后极好和预后好的临床ⅠA或ⅡA期HL，10年无病生存率75%～80%，10年总生存率达90%。

HL治疗后15～20年，非HL死亡原因超过了HL本身，其他死因中主要为第二原发肿瘤。有证据表明，第二原发肿瘤的发生和HL的照射范围有关。治疗范围的减少降低了第二原发肿瘤发生的可能性。

表7－2－4 病理和临床Ⅰ－Ⅱ期HL单纯放疗结果

研究单位	时间	例数	分期	10年DFS（%）	10年OS（%）
Univ. of Minnesota	1987	20	PⅠA－B	100	92
		58	PⅡA	79	92
		7	PⅡB	67（5年）	57（5年）
Univ. of Chicago	1988	28	PⅠA～Ⅱ	83	83
Univ. of Rochester	1998	40	PⅠA	92	91
		44	PⅡA	48	83
JCRT	1984	315	PⅠA，ⅡA	82（14年）	93（14年）
Stanford	1982	109	PⅠ～Ⅱ	77	84
Univ. of Florida	1994	120	PⅠ～Ⅱ	75	77
St. Bartholomew's Hospital	1990	90	CPⅠ	78（15年）	75（15年）
Med College of Wisconsin	1994	153	CPⅠ～Ⅱ	－	79
Rush Presbyterian	1990	176	PⅠA	93	94
			PⅡA	84	89
中国医学科学院肿瘤医院	2001	130	CⅠ～Ⅱ	94（5年）	80（5年）

P：病理分期；C：临床分期；DFS：无病生存率；OS：总生存率。

5．单纯放疗照射剂量 HL的根治性照射剂量为（DT）40Gy，预防照射剂量为20～30 Gy。德国GHSG－HD4进行了早期HL单纯放疗时照射剂量的随机对照研究，30Gy即可很好地控制亚临床灶。376例剖腹探查分期阴性、预后好的ⅠA～ⅡB期HL进入该组研究，但未包括下列危险因素的病人：大纵隔、脾受侵、结外受侵、B症状和ESR≥30、无B症状但ESR≥50、或≥3个受侵区域。病人均接受单纯放疗，随机分为两组：一组为扩大野照射40 Gy，另一组扩大野照射30 Gy，然后缩野至受累淋巴结区域，加量10 Gy，因此，这组病人的亚临床病灶仅接受30 Gy照射。最新资料显示，30 Gy组和40 Gy组的7年总生存率分别为96%和91%（$P=0.16$），7年无病生存率为83%和78%（$P=0.093$）。

（三）综合治疗　扩大野照射是早期 HL 的治愈手段，10～15 年总生存率和无病生存率约为 80%。放疗后 10～15 年，长期心血管毒副作用和第二原发肿瘤的死亡危险性明显高于疾病本身。因此，Ⅰ～Ⅱ期 HL 作为一种可以治愈的疾病，最近这些年研究的重点在于不降低生存率的前提下，减少治疗引起的并发症。因此，开展了早期 HL 综合治疗的系列随机对照研究，比较了综合治疗和单纯放疗或单纯化疗的疗效，并研究综合治疗时的最佳化疗方案和化疗周期数、照射野大小和照射剂量。化疗加受累野照射的综合治疗方案已成为预后好和预后不良早期 HL 的标准治疗。

1. 随机对照研究（循证医学证据）

（1）综合治疗和单纯放疗比较　Ⅰ～Ⅱ期 HL 综合治疗和单纯放疗的随机对照研究证明，综合治疗提高了 10%～15% 的无病生存率，但未提高总生存率。综合治疗时，为减少治疗毒性，应选择合理的化疗方案和化疗周期，并减少照射体积。基本原则是，应用联合化疗控制腹部或全身亚临床病灶，仅做受累野照射控制局部病灶。

Specht 等应用荟萃分析，收集全世界 23 组早期 HL 临床随机研究，分析综合治疗和单纯放疗时照射野大小对长期生存的影响。在这些随机研究中，包括预后好Ⅰ～Ⅱ期、预后不良Ⅰ～Ⅱ期 HL 和极少部分ⅢA 期。化疗多应用 MOPP 或 MOPP 类似方案。共有 13 项随机对照研究比较综合治疗和单纯放疗的疗效，两组的 10 年复发率分别为 15.8% 和 32.7%（$P < 0.0001$），10 年实际生存率分别为 79.4% 和 76.5%（$P > 0.1$）。ⅠA 期单纯放疗和综合治疗 10 年复发率分别为 20.4% 和 11%。综合治疗显著改善了无病生存率，但未提高总生存率。

最近，EORTC H7F 临床研究中，333 例预后好的临床ⅠA 和ⅡA 病人随机分为 6 周期 EBVP + 受累野照射和次全淋巴结照射两组，无病生存率和无复发生存率综合治疗组明显高于单纯放疗组，10 年无事件生存率分别为 88% 和 78%（$P = 0.0113$），但两组的 10 年生存率无差别，均为 92%（$P = 0.79$）。需要说明的是，在 EORTC H7 预后不良早期 HL 的研究中证明，389 例病人随机接受 EBVP + 受累野或 MOPP/ABV + 受累野照射，MOPP/ABV 方案疗效明显优于 EBVP 方案，两组的 10 年无事件生存率分别为 88% 和 68%（$P < 0.001$），10 年总生存率分别为 87% 和 79%（$P = 0.0175$）。因此，EBVP 方案不适于预后不良早期 HL 的治疗。SWOG 9133 报道 348 例ⅠA～ⅡA 期 HL 综合治疗和次全淋巴结照射结果，中位随诊 3.3 年，两组无失败生存率分别为 94% 和 81%（$P < 0.001$）。德国 GHSG HD7 临床研究中包括了 643 例预后好的临床ⅠA～ⅡB，随机分为 2 周期 ABVD + 次全淋巴结照射和次全淋巴结照射两组，初步结果显示，综合治疗优于单纯放疗，其无治疗失败生存率分别为 96% 和 87%（$P = 0.05$），总生存率无差别。

EORTC H5U 随机比较了预后不良Ⅰ～Ⅱ期 HL 全淋巴结照射和 3 周期 MOPP + 斗蓬野照射 + 3 周期 MOPP 的疗效，综合治疗组和单纯放疗组的 15 年无病生存率分别为 84% 和 65%（$P < 0.001$），但两组总生存率无显著差别，均为 69%。

（2）综合治疗和单纯化疗比较　综合治疗和单纯化疗比较，显著提高了无病生存率或无进展生存率，在预后不良早期 HL，综合治疗显著提高了总生存率。因此，单纯化疗不是Ⅰ～Ⅱ期 HL 的标准治疗方案，综合治疗仍然是早期 HL 特别是预后不良Ⅰ～Ⅱ期的标准治疗原则。对于预后好的早期 HL，更长周期的单纯化疗可能取得和综合治疗同样的疗效，但毒副作用有待更长期随诊。

表 7－2－5 总结了国际上综合治疗和单纯化疗的八项随机对照研究，大部分研究包括了预后好或预后不良的Ⅰ～Ⅱ期 HL，仅有两项研究也包括了Ⅲ～Ⅳ期，后两项研究对象主要为儿童。由于儿童 HL 的预后好于成人，即使是Ⅲ～Ⅳ期的病人，也可以取得很好的疗效，因此，在这两项以儿童为主要对象的研究中包括了晚期病例。

1988 年阿根廷 GATLA/GLATHEM 开展了一项单纯化疗和综合治疗的临床随机研究，277 例预后好和预后不良临床Ⅰ～Ⅱ期 HL 进入该研究。预后不良因素包括年龄 >45 岁、大肿块和 2 个以上部位受侵。近半数病人年龄 <16 岁。随机分为 6 周期 CVPP 或 3 周期 CVPP + 受累野照射 + 3 周期 CVPP。综合治疗组的无病生存率明显高于单纯化疗，但总生存率无显著差别。分层研究显示，预后好早期

HL 综合治疗和单纯化疗的无病生存率（77% vs 70%）和总生存率（92% vs 91%）均未见显著差别。但综合治疗显著提高了预后不良Ⅰ～Ⅱ期 HL 的无病生存率和总生存率。

Aviles 等报道 307 例大肿块早期 HL 随机分成 3 组：单纯放疗（扩大野照射，常为斗蓬野），单纯化疗（6 周期 ABVD）和综合治疗（3 周期 ABVD + 放疗 +3 周期 ABVD）。综合治疗组的无病生存率和总生存率明显优于单纯放疗或单纯化疗。

MSKCC 包括临床Ⅰ～ⅢA，非大纵隔或大肿块，6 周期 ABVD 化疗后随机分为 35 Gy 斗蓬野照射和未照射，以比较预后好的早期 HL 综合治疗和单纯化疗疗效。由于该组病人入组速度非常慢，在未达到统计学差别所需要的病例数之前即终止了此项研究，152 例分别接受综合治疗和单纯化疗，其总生存率分别为 97% 和 90%（$P=0.08$）。

表 7－2－5 综合治疗和单纯化疗随机对照研究（预后好和预后不良早期 HL）

研究者	时间	预后分组	例数	治疗分组	5 年 DFS（%）	5 年 OS（%）
GATLA（Pavlovsky 等）	1988	预后好或不良，Ⅰ～Ⅱ期	277	3 CVPP + IF +3 CVPP	71（7 年）	89（7 年）
				6 CVPP	62	81
					$P=0.01$	$P=0.3$
		预后不良Ⅰ～Ⅱ期		3 CVPP + IF +3 CVPP	84（7 年）	75（7 年）
				6 CVPP	66	34
					$P<0.001$	$P<0.001$
Mexico（Aviles 等）	1988	大肿块Ⅰ～Ⅱ期	307	3 ABVD + IF +3 ABVD	76（12 年）	88（12 年）
					48	59
				6 ABVD	$P<0.01$	$P<0.01$
MSKCC（Straus 等）	2004	Ⅰ、Ⅱ和ⅢA 期，非大肿块	76	6 ABVD + EF/IF	86（PFS）	97
			76	6 ABVD	81	90
					$P=0.61$	$P=0.08$
NCIC/ECOG（Meyer 等）	2005	>16 岁，Ⅰ～ⅡA 非大纵隔或非大肿块*	203	2 ABVD + STNI 或 STNI	93（FFP）	94
			196		87	96
				4～6 ABVD	$P=0.006$	$P=0.4$
		预后不良组	139	2 ABVD + STNI 或 STNI	95	92
			137		88	95
				4～6 ABVD	$P=0.004$	$P=0.3$
EORTC－GELA H9F（ASCO）	2005	预后好，Ⅰ～Ⅱ期，化疗后达 CR	619	6 EBVP + IF 36 Gy	87（4 年 EFS）	98（4 年）
				6 EBVP + IF 20 Gy	84	98
				6 EBVP	70	98
					$P<0.001$	$P>0.05$
CCG 5942（Nachman 等）	2002	年龄 <21 岁，Ⅰ～Ⅳ期，化疗后 CR	251	4～6 COPP/ABV 等 + IF	93（3 年 EFS）	98（3 年）
			250		85	99
				4～6 COPP/ABV 等	$P=0.0024$	$P>0.05$
India（Laskar 等）	2004	Ⅰ～Ⅳ期化疗后 CR，47% <15 岁	95	6 ABVD + EF/IF	88（3 年 EFS）	100（8 年）
			84	6 ABVD	76	89
					$P=0.01$	$P=0.002$
POG 8625（Kung 等）	2006	年龄 <21 岁，Ⅰ/ⅡA，ⅢA1，化疗后 CR/PR	81	4 MOPP/ABVD + IF	91（8 年 EFS）	96.8（8 年）
			78	6 MOPP/ABVD	82.6	93.6
					$P=0.151$	$P=0.785$

* 低危病人除外，指包括下列所有条件：淋巴细胞为主或结节硬化型，肿瘤小于 3cm，血沉 <50mm/h 和肿瘤仅侵犯耳前或上颈部。

加拿大 NCI/ECOG 的随机对照研究包括年龄大于 16 岁的成人临床Ⅰ期和ⅡA 期 HL，但未包括预后不良的大纵隔或大肿块，也未包括低危的病人如：肿瘤位于上颈部、<3cm、ESR<50mm/h、淋巴细胞为主型/结节硬化型的ⅠA期。但该组研究包括下列任何预后不良因素的病人：年龄≥45岁、ESR≥50mm/h、混合细胞型/淋巴细胞削减型、≥4个部位受侵。随机分成两组，一组为单纯ABVD化疗（化疗组，199例），任何有或无预后不良因素的病人均接受2个周期ABVD化疗，如果达到CR或CRu，则巩固性化疗2周期（共4周期）；其余病人接受4周期化疗。另外一组病人按预后因素分层（放疗组，206例），预后好的病人单纯接受次全淋巴结照射（64例），如果有预后不良因素，则接受2周期ABVD和次全淋巴结照射（139例）。接受放疗组改善了全组的无进展生存率，但无事件生存率和总生存率无显著差别。亚组分析显示，预后不良病人组放疗组的PFS明显高于单纯化疗组（表7-2-5）。但需指出的是，此项研究随诊时间仍短，在放疗组有部分病人接受了单纯放疗，综合治疗的病人不是应用受累野照射，使用的是次全淋巴结照射。

EORTC H9F正在进行研究，预后好的临床Ⅰ~Ⅱ期HL接受6周期EBVP方案化疗，完全缓解后随机分为0 Gy，20 Gy和36 Gy，受累野照射。在2005年的ASCO会上报道，EBVP方案单纯化疗组的4年无事件复发率仅为70%，显著低于EBVP+36Gy或EBVP+20Gy的87%和84%，因此，提前中止了单纯化疗组的研究。3组的4年总生存率相同，为98%。结果有待正式发表。

最近，儿童癌症组CCG5942随机研究包括829例年龄<21岁的儿童和年轻Ⅰ~Ⅳ期HL，根据预后不良因素应用不同的化疗方案如COPP/ABV，阿糖胞苷+VP-16或环磷酰胺+长春新碱+阿霉素+泼尼松。501例化疗后达到完全缓解，随机分组为低剂量放疗和未做放疗组，化疗完全缓解后的放疗改善了无事件生存率，未改善总生存率。在印度的随机研究中，Ⅰ~Ⅳ期6周期ABVD化疗后达到完全缓解，放疗能改善无事件生存率和总生存率。POG 8625的研究目的在于应用足量化疗能否去除放疗，儿童Ⅰ~Ⅲ期HL4周期MOPP/ABVD化疗后，2周期巩固化疗或巩固放疗的疗效相同。

2. 化疗方案　ABVD是目前HL的标准化疗方案。早期HL综合治疗时，应考虑有效、毒副作用小的化疗方案和有效而最少的化疗周期数。从20世纪90年代开始，广泛开展了早期HL和晚期HL最佳化疗方案的研究，根据这些随机对照研究结果，ABVD已经取代MOPP成为HL的标准化疗方案。ABVD的疗效优于MOPP方案，而且毒副作用更少。正在进行的临床研究如EORTC H9U，GHSG HD11和ECOG2496中，均以ABVD为标准方案，比较ABVD和BEACOPP或Stanford V等新方案的疗效，探索预后不良早期HL综合治疗时毒性小且有效的化疗方案（表7-2-6）。

两组随机研究比较了ABVD加受累野照射和MOPP加受累野照射的疗效。EORTC H6U和意大利的随机研究中，预后不良Ⅰ~Ⅱ期HD随机分为3 MOPP+扩大野+3 MOPP或3 ABVD+扩大野+3 ABVD，10年总生存率两者相同，但无病生存率ABVD组优于MOPP组。阿根廷白血病治疗研究组（GATLA）和EORTC H7U分别比较烷化剂方案CVPP或MOPP/ABV和非烷化剂方案AOPE或EBVP在预后不良HL的疗效，病人均行受累野照射。非烷化剂方案的复发率明显高于烷化剂方案（见表7-2-6）。最近，Le Maignan等证明，早中期HL应用含有烷化剂方案ABVD+扩大野照射的无病生存率优于不含烷化剂方案EBVMm+扩大野照射。

3. 化疗周期数　为确定预后好早期HL综合治疗的最佳化疗方案和化疗周期数，已完成或正在进行多项随机研究。在已经完成的研究中，多采用2~4周期联合化疗，结合受累野或斗蓬野照射。表7-2-7总结了目前国际上已完成或正在进行的随机研究，化疗周期均少于或等于4周期，寻找早期HL综合治疗时的最佳化疗周期数，探讨化疗周期数减少时的照射野大小，以达到最佳疗效和最低毒副作用的目的。

表 7-2-6　临床Ⅰ-Ⅱ期 HD 的随机对照研究：理想的化疗方案

临床试验	入组条件	治疗方案	例数	5 年 EFS（%）	5 年 OS（%）
1. EORTC H6U	预后不良，	A. 3 MOPP + 斗蓬野 + 3 MOPP	165	68（10y FFTF）	87
1982～1988	临床Ⅰ～Ⅱ	B. 3 ABVD + 斗蓬野 + 3 ABVD	151	90	87
				$P<0.0001$	=0.52
2. Milan	病理ⅡB	A. 3 MOPP + EF + 3 MOPP	33	66（FFP）	
1974～1982		B. 3 ABVD + EF + 3 ABVD	36	72	
				$P=0.2$	
3. GATLA	按预后不良	A. 3 CVPP + IF + 3 CVPP	92	85	95
1986～1992	因素计分	B. 3 AOPE + IF + 3 AOPE	84	66	87
				$P=0.009$	=0.16
4. EORTC H7U	预后不良，	A. 6 EBVP Ⅱ + IF（36 Gy）	160	68（10y）	79
1988～1992	临床Ⅰ～Ⅱ	B. 6 MOPP/ABV + IF	156	88	87
				$P<0.001$	=0.0175
5. Le Maignan	中早期 HL	A. 3 ABVD + EF	200	91.4（10y FFP）	90.4
1990～1996		B. 3 EBVM + EF	186	80	90.3
				$P=0.002$	
6. EORTC H9U	预后不良，	A. 6 ABVD + IF（30 Gy）	808	94（4y EFS）	96（4y）
1988～1992	临床Ⅰ～Ⅱ	B. 4 ABVD + IF		89	95
（ASCO 2005）		C. 4 BEACOPP + IF		91	93
				$P=0.23$	$P=0.89$
7. GHSG HD11	预后不良的	A. 4 ABVD + IF（30 Gy）	1363	2 年 OS 和 FFTF	
1998～2002	临床Ⅰ～ⅡA	B. 4 ABVD + IF（20 Gy）		ABVD : BEACOPP 和	
（ASCO 2005）	或ⅡB	C. 4 BEACOPP + IF（30 Gy）		20 Gy : 30 Gy 无差别	
		D. 4 BEACOPP + IF（20 Gy）			
8. ECOG 2496	临床Ⅰ～Ⅱ，	A. 6 ABVD + IF（36 Gy）		正在进行	
1998	大纵隔	B. 12 周 Stanford Ⅴ + IF			
9. GHSG HD14	预后不良	A. 4 ABVD + IF（30 Gy）		正在进行	
2003	临床Ⅰ～Ⅱ期	B. 2 BEACOPP + 2 ABVD + IF（30 Gy）			

EF：扩大野照射；IF：受累野照射；FFTF：无治疗失败生存率；FFP：无进展生存率；EFS：无病生存率；EORTC：欧洲癌症研究与治疗协作组；GHSG：德国霍奇金淋巴瘤研究组；GELA：法国成人淋巴瘤协作组；GATLA：阿根廷白血病治疗研究组（Groupo Argentino de Tratamiento de la Leucemia Aguda）；ECOG：美国东部肿瘤协作组。

表 7-2-7　最佳化疗周期数：预后好和预后不良临床Ⅰ～Ⅱ期 HD 随机对照研究

研究者	时间	预后分组	例数	治疗分组	5 年 DFS（%）	5 年 OS（%）
GHSG HD10	2005	预后好，	1131	2 ABVD + IF（20 Gy）	96.6（2 年 FFTF）	98.5（2 年）
（ASCO）		ⅠA～ⅡB 期		2 ABVD + IF（30 Gy）	96.6	98.5
				4 ABVD + IF（20 Gy）	96.6	98.5
				4 ABVD + IF（20 Gy）	96.6	98.5
					$P>0.05$	$P>0.05$
EORTC H8U	2000	预后不良，	995	4 MOPP/ABV + IF	中期分析无显著差别	
（Ferme 等）		Ⅰ～Ⅱ期		4 MOPP/ABV + STNI		
				6 MOPP/ABV + IF		
EORTC H9U	2000	预后不良，		4 ABVD + IF	正在进行	
		Ⅰ～Ⅱ期		6 ABVD + IF		

IF：受累野照射；STNI：次全淋巴结照射；FFTF：无治疗失败生存率（freedom - from - treatment failure）；OS：总生存率；EORTC：欧洲癌症研究与治疗协作组；GHSG：德国霍奇金淋巴瘤研究组。

GHSG HD10 的初步结果显示，预后好的早期 HL 2 周期 ABVD 和 4 周期 ABVD 加受累野照射的疗效相同。已有多项随机比较预后不良早期 HL 综合治疗时的化疗周期数。在 EORTC H8U 的预后不良Ⅰ～Ⅱ期随机研究中，995 例初步结果显示，4 周期和 6 周期 MOPP/ABV + 受累野或扩大野照射的 4 年总生存率和无病生存率无差别。最近的 EORTC H9U 正在比较 4 周期 ABVD + IF 和 6 周期 ABVD + IF 的疗效（表 7-2-8）。这些研究结果表明，预后不良Ⅰ～Ⅱ期 HD 综合治疗时至少需要 4 周期化疗，是否需 6 周期 ABVD 化疗仍在研究中。

4. 照射野大小　早期 HL 应用 ABVD 化疗后，建议受累野照射，而不是扩大野照射。已有 4 项临床随机研究比较预后不良早期 HL 综合治疗时射野大小对预后的影响，标准 ABVD 化疗后应用受累野照射和扩大野照射的疗效完全相同（表 7-2-8）。

1976～1981 年法国对 218 例预后不良Ⅰ～Ⅱ期 HL 应用 6 周期 MOPP 化疗，在化疗 3 周期时随机分为受累野照射和扩大野照射。两组生存率无差别，受累野照射和扩大野照射组的 6 年无病生存率分别为 87% 和 83%（$P = 0.15$）。随后，意大利米兰癌症研究所和德国 GHSG HD8 研究进一步证明了预后不良早期 HL 4 周期 ABVD 或 COPP/ABVD 化疗后，扩大野或受累野照射的生存率无显著差别。在意大利的研究中，临床Ⅰ期大肿块或ⅠB 期、ⅡA 期、ⅡA 大肿块和ⅡEA 期随机分成两组，4 周期 ABVD 化疗后次全淋巴结照射或受累野照射，受侵部位或未受侵部位照射剂量 30～36Gy，最新的长期随诊结果显示，12 年无进展生存率分别为 93% 和 94%，总生存率分别为 96% 和 94%。1993～1998 年 GHSG HD8 进行了另一项随机对照研究，有一项或一项以上预后不良因素的临床Ⅰ/Ⅱ期和无预后不良因素的临床ⅢA 期进入此项研究，病人在接受 4 周期 COPP/ABVD 交替化疗后达到完全缓解的病人随机分成 EF 和 IF 两组，共 1064 例病人可供分析，两组的 5 年 FFTF 分别为 85.8% 和 84.2%，5 年总生存率分别为 90.8% 和 92.4%，都无显著差别。同样，两组在 CR 率（98.5% vs 97.2%）、病变进展（0.8% vs 1.9%）、复发（6.4% vs 7.7%）、死亡（8.1% vs 6.4%）和第二原发肿瘤（4.5% vs 2.8%）上无显著差别。急性毒副作用如白细胞减少、恶心、胃肠道毒性和喉毒性在扩大野照射组明显高于受累野照射组。

EORTC H8U 正在进行研究预后不良早期 HL 综合治疗时 ABVD 的化疗周期数及照射野大小，995 例病人的初步结果表明，次全淋巴结照射和受累野照射组的 4 年无治疗失败生存率均为 92%，无显著差别。

表 7-2-8　综合治疗时照射野大小：预后不良Ⅰ～Ⅱ期 HL 治疗的随机对照研究

研究者	时间	预后分组	例数	治疗分组	5 年 DFS（%）[A]	5 年 OS（%）[A]
French		预后不良，	82	3 MOPP + IF + 3 MOPP	87（6 年）	92（6 年）
（1976～1981）		Ⅰ～Ⅱ期	91	3 MOPP + EF + 3 MOPP	93	91
Italy Milan	1997	预后好和不良，	70	4 ABVD + IF（36－40Gy）	94（12 年 FFP）	94（12 年）
（Santoro 等、	2004	Ⅰ～ⅡA 期	66	4 ABVD + STNI（30Gy）	93	96
Bonadonna 等）						
GHSG HD8	2003	预后不良，	532	4 COPP/ABVD + IF	84.2（FFTF）	92.4
（1993～1998）		ⅠA～ⅡA、ⅢA	532	4 COPP/ABVD + EF	85.8	90.8
EORTC H8U	2000	预后不良，	995	4 MOPP/ABV + IF	中期分析无显著	
（Ferme 等）		Ⅰ～Ⅱ期		6 MOPP/ABV + IF	差别	
				4 MOPP/ABV + STNI		

EF：扩大野照射；IF：受累野照射；STNI：次全淋巴结照射；DFS：无病生存率；FFP：无进展生存率；FFTF：无治疗失败生存率；EORTC：欧洲癌症研究与治疗协作组；GHSG：德国霍奇金淋巴瘤研究组；[A] 所有生存率比较均无显著性意义。

上述随机研究证明了预后不良Ⅰ～Ⅱ期HL应用4周期ABVD、4周期COPP/ABVD或6周期MOPP化疗后，扩大野或受累野照射疗效相同。因此，预后不良Ⅰ～Ⅱ期HL在4～6个周期ABVD或MOPP/ABVD化疗后应做受累野照射而非扩大野照射。

5. 时间顺序　综合治疗的模式通常为化疗后放疗。目前没有随机研究比较早期HL化疗和放疗综合治疗的最佳时间顺序。先化疗后放疗的优点在于化疗可同时治疗原发灶和亚临床病灶，化疗后肿瘤缩小，可缩小照射野，降低毒副作用。在早期研究中，多数病人采用放疗后化疗，最近则应用化疗后放疗。部分研究中使用“夹心”治疗，3周期化疗＋放疗＋3周期化疗。“夹心”治疗的优点在于，因耐受性差不能接受连续6周期化疗的病人，受累野照射期间可得到较好的恢复。夹心治疗的缺点是放疗后可能需减少化疗剂量。早期HL如果仅做3～4周期化疗，放疗常在化疗结束后进行。

6. 照射剂量　早期HL联合化疗2～4周期后，化疗前不是大肿块、化疗后达到完全缓解，20～30 Gy即可；如果化疗后未达CR或化疗前为大肿块，照射剂量为（DT）36～40 Gy。

德国GHSG－HD1随机对照研究中，中危HL在4周期COPP/ABVD化疗后接受扩大野照射，所有大肿块均接受40 Gy照射，非大肿块随机分为20Gy（71例）和40 Gy（76例）照射两组。此后在GHSG－HD5研究中，比较中危HL应用COPP/ABVD和COPP/ABV/IMEP的疗效，但非大肿块都采用30 Gy照射。两组随机研究的入组条件均为临床Ⅰ～ⅢA HL具有下列一个或多个预后不良因素：大纵隔、结外受侵（E）或脾受侵。结合这两项随机对照研究结果分析表明，应用COPP/ABVD化疗4周期后20 Gy、30 Gy和40 Gy照射的生存率无显著差别，4年无治疗失败生存率分别为79%、86%和80%，4年总生存率分别为93%、94%和88%。复发的主要部位是大肿块和结外受侵，大肿块接受40Gy照射后5年局部复发率为10%。

此外，德国GHSG－HD4进行了早期HL单纯放疗时照射剂量的随机对照研究显示，单纯放疗30Gy即可很好地控制亚临床灶。在GHSG－HD11研究中，应用4周期ABVD或BEACOPP方案化疗，照射剂量（DT）20 Gy或30 Gy，所有大肿块均未超过30 Gy，初步结果显示无差别。有几项回顾性研究也显示，ABVD或MOPP化疗后达到CR或CRu的病人应用≥28Gy能得到很好的控制。低于28Gy照射的局部复发率明显增高。

二、Ⅲ～Ⅳ期（晚期）HL的治疗

（一）化疗方案　HL联合化疗始于20世纪60年代，1970年NCI发表了MOPP治疗晚期HL的结果。晚期HL应用MOPP化疗后完全缓解率达80%，约50%的病人可以治愈。但MOPP方案的毒副作用大，长期毒副作用主要为生殖功能损害和第二原发肿瘤发生率增高，50%的女性不育和停经，大部分男性因精子减少而不育，髓细胞性白血病和骨髓异常增生综合征达3%～5%。为进一步提高疗效和降低毒副作用，开展了系列不同化疗方案的临床研究，开发了一些MOPP类似方案。Bonadonna首次使用ABVD方案，化疗疗效得到提高，ABVD治疗晚期HL的5年无病生存率达60%～70%，20%经MOPP方案治疗失败的病人能用ABVD治愈。

预后不良早期HL（表7－2－6）和晚期HL（表7－2－9）的大量随机研究证明，阿霉素联合方案ABVD和MOPP/ABV（D）疗效明显优于烷化剂联合方案，但阿霉素为基础的不同化疗方案之间疗效无显著差别。MOPP/ABV或MOPP/ABVD杂交或交替方案的急性和远期毒副作用显著高于ABVD方案，并且有较高的治疗相关死亡率和第二原发肿瘤的发生率。因此，ABVD方案已成为HL的标准化疗方案。ABVD的主要毒副作用为博莱霉素的肺毒性和阿霉素的心脏毒性，在儿童或合并纵隔放疗时这些毒副作用可能会更明显。

国际上正在开展研究新的化疗方案如Stanford V，VAPEC-B，BEACOPP和ChlVPP/PAB1OE等，比较这些新方案和ABVD标准化疗方案的疗效。德国GHSG HD9随机对照研究1195例预后不良ⅡB、ⅢB或Ⅳ期HL，BEACOPP加强方案、BEACOPP基础方案和COPP/ABVD方案的5年治疗无失败生存率分别为87%、76%和69%（BEACOPP加强方案比较BEACOPP基础方案和COPP/ABVD方案，$P <$

0.001；BEACOPP 基础方案比较 COPP/ABVD 方案，$P=0.04$），5 年总生存率分别为 91%、88% 和 83%（BEACOPP 加强方案比 COPP/ABVD 方案 $P=0.002$，BEACOPP 加强方案比 BEACOPP 基础方案 $P=0.06$，BEACOPP 基础方案比 COPP/ABVD 方案 $P=0.16$）。BEACOPP 方案组发生急性髓性白血病 13 例、实体瘤 9 例和第二原发 NHL9 例，COPP/ABVD 组分别为 1 例、3 例和 7 例。

意大利Ⅲ期临床研究的结果显示，大肿块Ⅱ期和Ⅲ/Ⅳ期 HL 应用 3 周期 Stanford V 化疗的无进展生存率、无复发生存率和 CR 率都显著低于 6 周期 ABVD 和 MOPPEBVCAD 方案，但总生存率无差别。ECOG2496 正在进行Ⅲ期临床研究比较 Stanford V 和标准 ABVD 方案在 HL 的疗效。

表 7-2-9 晚期 HL 化疗方案的随机对照研究

研究者	时间	预后分组	例数	治疗分组	5 年 FFS（%）	5 年 OS（%）
Milan	1987	ⅡB、Ⅲ期	116	3 ABVD + EF	80.8（7 年）	77.4（7 年）
(Santoro 等)			116	3 MOPP + EF	62.8	67.9
					$P=0.002$	$P=0.03$
CALGB	1992	Ⅲ～Ⅳ期，放疗	123	6～8 MOPP	50[a]	66[b]
(Canellos 等)		后复发	123	12 MOPP/ABVD	65[a]	75[b]
			115	6～8 ABVD	61[a]	73[b]
EORTC	1994	ⅢB 和Ⅳ期，	96	8 MOPP	43（6 年）	
(Somers 等)		非大肿块	96	8 MOPP/ABVD	60	
					$P<0.01$	
ECOG	1998	Ⅲ 2A ～ Ⅳ 期，	347	MOPP/ABV 杂交	64（8 年）	79
(Glick 等)		放疗后复发	344	MOPP－ABVD 序贯	54	71
					$P=0.02$	$P=0.01$
New York	2003	Ⅲ～Ⅳ期	433	ABVD	63	82
(Duggan 等)			419	MOPP/ABV 杂交	66	81
					$P>0.05$	$P>0.05$
GHSG HD9	2003	预后不良ⅡB	260	8 COPP/ABVD	69	83
(Diehl 等)		期，Ⅲ～Ⅳ期，	469	8 BEACOPP 基础	76	88
		15～65 岁	469	8 BEACOPP 加强	87	91
GHSG $HD9_{elderly}$	2005	ⅢB～Ⅳ期，	26	8 COPP－ABVD	55（FFTF）	50
(Ballova 等)		66～75 岁	42	8 BECOPP	74	46
					$P=0.13$	$P>0.05$
GHSG HD6	2004	ⅢB～Ⅳ期	291	COPP/ABVD	54（7 年）	73（7 年）
(Sieber 等)			293	COPP/ABV/IMEP	56	73
Italy	2005	ⅡB、Ⅲ～Ⅳ期，	122	6 ABVD	78	90
(Gobbi 等)		16～65 岁	107	3 Stanford V	54	82
				6 MOPPEBVCAD	81	89
ISRCTN97144519	2005	大肿块Ⅰ～Ⅱ期、	391	ABVD	75（3 年 EFS）	90（3 年）
(Johnson 等)		Ⅲ～Ⅳ期	389	ChlVPP/PABlOE 或 ChlVPP/EVA	75	88

EF：扩大野照射；FFP：无进展生存率 freedom－from－progression；FFS：无失败生存率（failure－free survival）；OS：总生存率；EFS：无病生存率（event－free survival）；EORTC：欧洲癌症研究与治疗协作组；ECOG：美国东部肿瘤协作组；CALGB：癌症与白血病 B 组；

a. MOPP vs MOPP/ABVD＋单用 ABVD　P＝0.02　MOPP vs ABVD　P＝0.006

b. MOPP vs MOPP/ABVD＋单用 ABVD　P＝0.28

（二）化疗周期　晚期 HL 的化疗周期数通常为 6～8 周期，但不同方案使用的周期数不同。NCI 在最初设计 MOPP 化疗方案时，肿瘤完全缓解后再巩固 2 周期 MOPP 化疗。但 DeVita 等报道，化疗达完全缓解后延长 2～3 周期化疗未能改善局部控制率和总生存率。CALGB 证明了 6～8 周期 ABVD 和 12 个周期 MOPP/ABVD 疗效相同。CALGB 则比较 6 周期和 12 周期 CVPP，无病生存率和总生存率差别无显著性。瑞典报道晚期 HL 用固定 4 周期 MOPP/ABVD 和 MOPP/ABVD 化疗至 CR 比较，10 年无进展生存率分别为 81% 和 68%（$P<0.05$），但 10 年疾病专项生存率无差别，分别为 82% 和 83%（$P=0.18$）。3 个月疗程的高强度化疗方案如 BEACOPP 和 Stanford V 方案能取得和标准化疗方案同样的疗效。

（三）高剂量化疗和骨髓移植　高剂量化疗和自体干细胞移植或骨髓移植不是晚期 HL 的首程治疗方案，多作为晚期 HL 常规化疗后早期复发或进展、但肿瘤仍对化疗敏感的挽救治疗。晚期 HL 常规 ABVD、MOPP/ABV 杂交和 MOPP/ABVD 杂交方案化疗后，有 5%～10% 的病人不能达到 CR，30% 的病人复发。

法国的一组随机研究证明，高剂量化疗/骨髓移植作为常规 ABVD 化疗后达 CR 或 PR 病人的巩固性治疗（首程治疗），和常规化疗比较，未改善总生存率和无病生存率。入组条件为：ECOG 一般状态评分 0～2 分，15～60 岁的晚期 HL，并且具有下列至少两项预后不良因素：LDH 增高、大纵隔、Ⅳ期伴有至少二个结外部位受侵、血细胞容积低（女性＝34%，男性＝38%）或腹股沟淋巴结受侵。163 例病人在 4 周期 ABVD、MOPP/ABVD、MOPP/ABV 化疗后达 CR 或 PR，随机分为两组：高剂量化疗加自体干细胞移植（HDT－ASCT，BEAM/CVB）或 4 周期同样化疗方案。大肿块或残存肿瘤的病人行受累野照射。HDT 和常规化疗组的 CR 率分别为 92% 和 89%（$P=0.6$），5 年无失败生存率分别为 75% 和 82%（$P=0.4$），5 年总生存率分别为 88% 和 88%（$P=0.99$），相应无复发生存率分别为 88% 和 94%（$P=0.3$）。

（四）放疗在晚期 HL 治疗中的作用　放疗在晚期 HL 的作用主要有以下几方面：一是化疗后完全缓解后辅助性放疗；二是放疗作为综合治疗的一部分；三是化疗部分缓解后的放疗。晚期 HL 化疗后肿瘤残存或化疗前大肿块或大纵隔的病人，放射治疗能改善生存率。非大肿块或非大纵隔的晚期 HL，化疗后达到完全缓解，没有证据证明放疗能改善生存率。

晚期 HL 放疗的理论基础包括以下几方面：放疗对 HL 局部控制有肯定疗效，肿瘤对放疗和化疗没有交叉抗拒作用，单纯化疗后主要的进展或复发部位在原发受累淋巴结部位或区域。在 SWOG 的报道中，MOP－BAP 化疗后复发有 80% 位于原发部位。化疗失败的病人经放疗后，约 30% 可取得长期缓解。

1. 完全缓解后的辅助性放疗　有多项随机研究探讨晚期 HL 化疗达到完全缓解后是否需要放疗。表 7－2－10 总结了全世界 6 组随机对照研究结果，哥伦比亚大学和 CCG 5942 两组研究来源于儿童，其余研究均来源于成人。CCG 5942、印度和哥伦比亚大学的随机研究包括了部分Ⅰ～Ⅱ期病例，其余 3 组研究均为Ⅲ～Ⅳ期。晚期 HL 在 6 周期 COPP/ABVD，MOPP/ABV（D）或 ABVPP 化疗后，完全缓解病人随机分为 2 周期巩固化疗和受累野或全淋巴结照射。这些研究都证明，阿霉素基础方案化疗达完全缓解后的辅助性放疗未能改善生存率。但在 GELA 应用 ABVPP 化疗方案时，放疗能改善无病生存率和总生存率（表 7－2－10）。在 Hutchinson 等报道的 111 例儿童病理Ⅲ/Ⅳ期 HL 中，ABVD 化疗后扩大野照射或 MOPP 巩固化疗的疗效相同。EORTC 于 2003 年报道既往未治疗的 739 例Ⅲ～Ⅳ期 HL 用 MOPP/ABV 化疗 6～8 周期，421 例达到完全缓解，随机分成两组，161 例未进一步治疗，172 例接受受累野照射，中位随访 79 个月，5 年无病生存率分别为 84% 和 79%（$P=0.35$），5 年总生存率分别为 91% 和 85%（$P=0.07$），放疗未改善生存率。

1998 年 Loeffler 等对晚期 HL 化疗后放疗的随机研究进行荟萃分析，共包括 1 700 例病人。分析结果认为放疗降低了 40% 的复发危险性，纵隔受侵时放疗作用更明显，但放疗并未减少Ⅳ期的复发。由于放疗后复发病人死亡率增加和复发前其他死因增加，单纯化疗总生存率优于化疗加放疗组。这一荟萃分析收集到的随机研究结果来源于 MOPP 方案，其结果需慎重考虑。

Duke 大学和纽约 MSKCC 癌症中心回顾性分析证明，晚期 HL 化疗完全缓解后 15 ~ 30 Gy 受侵区域的照射提高了无病生存率和总生存率。Duke 大学报道，放疗和未放疗组的 10 年无复发生存率分别为 87% 和 56%，总生存率分别为 93% 和 59%（$P<0.001$）。而 MSKCC 报道的 10 年无复发生存率分别为 89% 和 68%，总生存率分别为 94% 和 71%（$P<0.001$）。这些研究说明晚期 HL 在达到影像学 CR 后仍有相对高的残存或微小病灶。

表 7-2-10 晚期 HL 化疗完全缓解后放疗的随机对照研究

研究者	时间	预后分组	例数	治疗分组	5 年 DFS（%）	5 年 OS（%）
SWOG（Fabian 等）	1994	Ⅲ ~ Ⅳ期化疗达 CR	278	6 MOP - BAP 6 MOP - BAP + RT	67 85 $P=0.002$	
		大肿块（亚组）		6 MOP - BAP 6 MOP - BAP + RT	57 75 $P=0.05$	
		结节硬化（亚组）	169	6 MOP - BAP 6 MOP - BAP + RT	60（PFS） 82 $P=0.02$	
GHSG HD3（Diehl 等）	1995	ⅢB ~ Ⅳ期	100	8 COPP/ABVD 8 COPP/ABVD + IF	78 81	96 88
Columbia Univ（Weiner 等）	1997	儿童ⅡB、Ⅲ ~ Ⅳ期	179	8 MOPP/ABVD 6 MOPP/ABVD + TNI	79（EFS） 80	96 87
GELA - H89（Ferme 等）	2000	ⅢB ~ Ⅳ期	92 114 116 96	8 MOPP/ABV 6 MOPP/ABV + STNI 8 ABVPP 6 ABVPP + STNI	76（10 年） 79 70^{A} 76^{A}	78 82 90^{B} 77^{B}
		6 周期化疗达 CR	208 210	8 MOPP/ABV 或 ABVPP 8 MOPP/ABV 或 ABVPP + IF	73（10 年） 78	84 79
CCG 5942（Nachman 等）	2002	<21 岁，Ⅰ ~ Ⅳ期	250 251	COPP/ABV 等 COPP/ABV 等 + IF	85（3 年 EFS） 93 $P=0.057$	99 98
EORTC（Aleman 等）	2003	Ⅲ ~ Ⅳ期	161 172	MOPP/ABV MOPP/ABV + IF	84（EFS） 79	91 85 $P=0.07$
Tata，India（Laskar 等）	2004	<70 岁，Ⅰ ~ Ⅳ期	84 95	6 ABVD 6 ABVD + IF/EF	76（8 年 EFS） 88 $P=0.01$	89 100 $P=0.002$
GHSG HD12（Diehl 等）	2003	ⅢB ~ Ⅳ期	291 293	8 BEACOPP 8 BEACOPP + IF	24 个月中期分析	

IF：受累野照射；TNI：全淋巴结照射；EF：扩大野照射；OS：总生存率；EFS：无事件生存率（event - free survival）；DFS：无病生存率（disease - free survival）；GHSG：德国霍奇金淋巴瘤研究组；GELA：法国成人淋巴瘤协作组；$^{A}P=0.09$；$^{B}P=0.03$；其余 P 值均无显著性差别。

2. 部分缓解或化疗前大肿块的辅助性放疗 非大纵隔或非大肿块晚期 HL 在有效的化疗方案如 ABVD 达到完全缓解后不需考虑辅助性放疗。化疗前肿块 >5cm 或大纵隔，或化疗后仍有肿瘤残存，应做受累区域照射。多数作者认为晚期 HL 化疗为主时，淋巴结病变照射剂量在 20 ~ 35Gy，不应超过

35～40 Gy。35～40 Gy 是 HL 单纯放疗时的照射剂量。大纵隔病变的巩固性放疗剂量应提高至 35～40 Gy。全器官照射（全肺或全肝）应低于 15 Gy，以避免产生治疗毒性。

前瞻性和回顾性分析证明了晚期 HL 化疗后部分缓解（肿瘤残存）或疗前有大肿块的病人需做辅助性放疗。SWOG 收治 278 例成人临床Ⅲ～Ⅳ期 HL，6 个周期 MOP－BAP 化疗后达到完全缓解后随机分为受累野照射和随诊组。分层分析证明结节硬化型 HL 和化疗前肿瘤≥6 cm，辅助放疗能提高无病生存率和总生存率。169 例结节硬化型 HL 化疗加放疗组的 5 年生存率为 82%，单纯化疗组仅为 60%（$P=0.002$），对于大肿块病人，化疗加放疗组和单纯化疗组的 5 年无病生存率分别为 75% 和 57%（$P=0.05$）。

EORTC/GPMC 用 MOPP/ABV 方案治疗 405 例Ⅲ～Ⅳ期 HL，完全缓解率 59%，部分缓解率 37%，进展 4%。90% 的部分缓解病人接受了受累野照射，这部分病人的 5 年无病生存率和总生存率为 75% 和 87%。完全缓解后病人随机分为放疗和未放疗组，其随机研究结果尚未分表。Horning 等应用 12 周期 Stanford V 方案治疗大纵隔或大肿块临床Ⅰ～Ⅱ期和Ⅲ～Ⅳ期 HL，≥5 cm 肿瘤接受 36Gy 受累野照射，<5 cm 则未做放疗，5 年无进展生存率和总生存率分别为 85% 和 96%。此外，2003 年 EORTC 等的研究证明，晚期 HL 化疗后未达完全缓解的病人接受放射治疗后的 5 年生存率为 85%～90%，疗效和单纯化疗达 CR 病人相同，说明放疗在晚期 HL 化疗后肿瘤残存病人中的肯定作用。

（五）晚期 HL 的预后因素　晚期 HL 的 7 项独立预后因素包括：血红蛋白 <105 g/L、白细胞计数≥15×10^9/L、淋巴细胞计数 <0.6×10^9/L 或 <白细胞的 8%、男性、年龄≥45 岁、Ⅳ期和血清白蛋白 <40g/dl。每一预后不良因素每年减少生存率 7%～8%。德国霍奇金淋巴瘤研究组报道，低白蛋白是早期 HL 的独立预后不良因素。MDACC 研究证明，血清 IL-10 水平是预后不良因素。同时，血清 CD30 和 RS 细胞中 Bcl-2 蛋白表达是新的预后不良因素。

三、临床研究证据和治疗建议

（一）HL 临床研究证据类型　按照循证医学的观点将 HL 临床研究的证据类型总结如下，这些证据是制订临床治疗常规和随机研究的重要依据。

1. 预后好Ⅰ～Ⅱ期 HL 综合治疗和单纯放疗比较，提高了无病生存率，总生存率相同（Ⅰ类证据）。
2. 早期 HL 单纯放疗时，预防照射剂量 30Gy 可很好地控制亚临床病灶（Ⅱ类证据）。
3. 预后好的膈上临床Ⅰ～Ⅱ期采用单纯放疗时，应考虑次全淋巴结照射（Ⅱ类证据）。
4. 预后不良早期 HL 综合治疗疗效优于单纯放疗或单纯化疗，预后不良早期 HL 应做综合治疗（Ⅰ类证据，A 级建议）。
5. 早期 HL 综合治疗时，受累野照射或扩大野照射疗效一样，建议化疗后做受累野照射（Ⅰ类证据，A 级建议）。
6. ABVD 和 MOPP/ABV（D）方案疗效优于 MOPP 及其类似方案，但 ABVD 方案毒副作用比 MOPP/ABV（D）少。ABVD 是标准化疗方案（Ⅰ类证据，A 级建议）。
7. 晚期 HL 化疗前大肿块或大纵隔、肿瘤残存建议做受累野照射（Ⅱ类证据，A 级建议）。
8. HL 放疗后复发比化疗后复发更容易被化疗挽救性治疗（Ⅱ类证据）。

（二）治疗建议　根据临床研究证据，对早期和晚期 HL 的治疗提出下列建议（表 7－2－11）。预后好的临床Ⅰ～Ⅱ期 HL 建议做综合治疗或次全淋巴结照射，综合治疗时需采用 2～4 周期 ABVD＋20－30 Gy 受累野照射。预后不良临床Ⅰ～Ⅱ期 HL 应考虑综合治疗，2～4 周期 ABVD＋20－40 Gy 受累野照射，而不是单纯化疗或单纯放疗。放疗治疗是Ⅰ～Ⅱ期 HL 的根治性治疗手段，如果肿瘤对化疗抗拒、病人不能耐受化疗或化疗中出现严重毒副作用时，应考虑根治性放疗。

Ⅲ～Ⅳ期 HL 先接受 4 周期 ABVD 化疗，病变达到部分缓解或完全缓解，则继续 2～4 周期化疗，化疗结束后，如果化疗前肿瘤 >5 cm 则给予受侵区域 20～40Gy 照射。如果 4 周期化疗后肿瘤缩小 <

50%且镓显像阳性，或肿瘤增大和病变进展，建议取病理活检，如果病理证实仍为 HL，建议做高剂量化疗和外周干细胞移植。

表 7-2-11 HL 首程治疗规范性指导原则

预后分组	分期和定义	治疗建议
结节性淋巴细胞为主型	ⅠA 上颈部	单纯放疗（扩大野或斗蓬野）
	其他Ⅰ～Ⅱ期	处理原则同经典 HL
预后好早期 HL	临床Ⅰ～Ⅱ期，无预后不良因素	2～4 周期化疗+受累野照射（20～30 Gy）或扩大野照射（30～36 Gy）
预后不良早期 HL	临床Ⅰ～Ⅱ期，有预后不良因素	4～6 周期化疗+受累野照射（20～40 Gy）
晚期 HL	临床Ⅲ～Ⅳ期	6～8 周期化疗±放疗（20～40 Gy），化疗前大肿块或化疗后肿瘤残存做放疗

ABVD 是临床各期 HL 的标准化疗方案

四、进展或复发 HL 的挽救治疗

HL 首程治疗后常在 1～5 年内复发，极少 10 年以上复发。HL 复发时，需要和第二原发肿瘤如 NHL 或实体瘤鉴别，部分 NHL 可能被误诊为 HL。因此，HL 病变进展或复发时建议重新取病理活检证实。HL 复发或进展时，可重新进行临床分期，再分期对预后有一定的指导意义。单一淋巴结复发的预后优于广泛受侵。早期 HL 治疗后复发可分成两组：放疗后复发和化疗后复发。挽救性治疗方法主要取决于首程治疗方法及失败间隔时间。

（一）放疗后复发 早期 HL 放疗后复发的治疗应以 ABVD 方案为标准的化疗。

早期 HL 单纯放疗后约有 20%～35%的复发率，75%～85%的复发发生在 3 年以内，晚期复发少见，4 年约 5%，5 年约 3.4%。最常见的复发部位为腹股沟、盆腔、腋下和纵隔淋巴结，结外受侵少见。结外器官复发部位主要为肺、骨、骨髓和肝。放疗后复发的挽救性化疗可取得和晚期 HL 首程化疗同样的疗效，总生存率和无病生存率在 57%～71%。复发时再分期是重要的预后因素，再分期为临床ⅠA 和ⅡA（无 B 组症状），再治后 10 年无病生存率达 90%。复发时年龄>40 岁、结外受侵、Ⅳ期预后差。再分期为Ⅲ～Ⅳ期或有 B 症状病人的 10 年无病生存率仅为 58%和 34%。淋巴细胞为主或结节硬化型复发后的预后好于混合细胞型或淋巴细胞削减型。

（二）化疗后复发或进展 晚期 HL 应用 MOPP 方案化疗，约 33%的病人不能达到完全缓解。完全缓解病人中，20%～30%将在化疗后复发。将近 50%的在 1 年内复发，近期复发的挽救治疗极少能达到完全缓解，长期生存率明显低于晚期复发。Ⅲ～Ⅳ期 HL 首程化疗后的晚期复发少见，4 年后复发率仅占 4%。化疗后复发部位以受侵区域最常见，占 92%，又以受侵淋巴结区域是最主要的复发部位，占 75%。淋巴结复发部位以中央区淋巴结和左锁骨上最常见。如复发部位在既往病变区域外，则常发生在其邻近部位或淋巴结。早期 HL 化疗后复发类型和晚期 HL 化疗后相似，主要为既往受侵淋巴区域。

晚期 HL 化疗失败的挽救治疗和化疗缓解期有明显相关性，基本上可分为 3 组：①首程治疗中进展：指病变未达完全缓解，占所有病人的 10%；②早期复发：指完全缓解后 12 个月内复发，占 15%；③晚期复发：完全缓解 12 个月后复发，占病人的 15%。早期复发和晚期复发再治的 20 年生存率分别为 11%和 22%。首程化疗中进展，如果仍继续常规化疗，则疗效差，无 8 年生存率。

化疗后复发比放疗后复发更难挽救治疗，意大利随机研究中已经证明了，85%的放疗后复发病人可达到完全缓解和生存，而 MOPP 化疗后复发病人仅有 15%达到完全缓解（$P=0.02$）。

化疗后复发的挽救性治疗困难和复杂，治疗方法包括放疗、常规化疗和高剂量化疗＋自体骨髓移植。当复发病变较局限且无 B 组症状时可做放疗，挽救性放疗的 5 年生存率达 48%～63%，在德国 GHSG 应用挽救性放疗 100 例化疗后复发或抗拒（进展）的 HL，5 年生存率和无治疗失败生存率分别为 51% 和 28%。MOPP 或 ABVD 方案化疗后病变进展或早期复发说明肿瘤对常规化疗方案抗拒，应用二线或三线常规化疗方案的疗效极差，中位生存期在 2.5～4 年。晚期复发应用 MOPP 类似方案化疗，约 85% 的病人可取得再次缓解。第二线化疗方案包括 CEP、CEVP、Deca－BEAM，Mini－BEAM，MIME，DHAP，MINE 等。首程化疗中进展和在化疗后 90 天内复发的病人预后较差，挽救性常规化疗 8 年生存率 0～8%，高剂量化疗和自体骨髓移植可取得较好的疗效，生存率在 30%～48%。

（三）高剂量化疗和骨髓移植　晚期 HL 化疗中进展或早期复发，应考虑挽救性高剂量化疗和骨髓移植。复发和进展 HL 挽救性高剂量化疗和骨髓移植临床Ⅱ期结果的长期生存率达 30%～70%。英国 BNLI 和德国 GHSG 两组随机研究中证明，复发后高剂量化疗优于常规挽救性化疗，见表 7－2－12。在 Schmitz 的报道中，对化疗相对敏感的复发 HL，在接受 2 周期 DEXA－BEAM 化疗后达 CR 或 PR 的病人，随机分为 2 周期 DEXA－BEAM 或高剂量 BEAM 加自体干细胞移植，后者改善了无治疗失败生存率，但未改善总生存率。因此，对于化疗敏感的复发 HL，建议高剂量化疗。法国里昂的随机研究则表明高剂量化疗加骨髓移植同时改善了复发 HL 的总生存率和 EFS。

对挽救性化疗抗拒的 HL，高剂量化疗疗效明显低于化疗敏感肿瘤，极少数病人对化疗有效。法国 GELA H89 临床研究中，157 例ⅢB～Ⅳ期 HL 首程化疗失败、部分缓解或复发的病人应用高剂量化疗加自体干细胞移植挽救治疗，中位随诊 50 个月，3 组病人的 5 年生存率分别为 30%、72% 和 76%，对化疗抗拒和失败的晚期 HL，高剂量化疗仍取得较好的效果，但疗效明显低于化疗敏感肿瘤。在其他回顾性研究中，高剂量化疗同样取得了较好的疗效。

表 7－2－12　HL 复发或进展治疗的随机研究：常规挽救性化疗和高剂量化疗比较

临床试验	例数	治疗方案	EFS 和 FFTF（%）	*P* 值
1. BNLI	40	A. 2～3 Mini－BEAM	EFS（3 年）10	
(Linch D, 1993)		B. BEAM	EFS 53	0.025
2. GHSG/EBMT	161	A. 4 Dexa－BEAM（常规）	FFTF（3 年）34	
(Schmitz N, 2002)		B. 2 Dexa－BEAM＋ASCT	FFTF 55	0.019

EFS：无事件生存率（event－free survival）；FFTF：无治疗失败生存率（freedow－from treatment failure）；OS：总生存率；ASCT：自体干细胞移植；BNLI：英国淋巴瘤研究组；GHSG：德国霍奇金淋巴瘤研究组。

（四）治疗建议　早期 HL 放疗后复发用常规化疗可取得极好的治疗结果，这些病人不必考虑高剂量化疗和骨髓移植，对于化疗后复发或抗拒的 HL 应考虑高剂量化疗加自体骨髓移植。HL 进展或复发的治疗建议总结如表 7－2－13。

表 7－2－13　复发或进展 HL 的治疗建议

复发或进展情况	治疗建议
首程放疗后复发	常规化疗
化疗抗拒/复发或不能耐受化疗，再分期为临床Ⅰ～Ⅱ期	放射治疗
晚期 HL 首程治疗中进展	HDCT＋ASCT
常规化疗后早期复发	HDCT＋ASCT
常规化疗后晚期复发	二线化疗或 HDCT＋ASCT

HDCT：高剂量化疗；ASCT：自体干细胞移植。

五、儿童 HL

儿童 HL 的生物学行为、自然病程和成人 HL 相似，但预后优于成人。斯坦福大学分析 2 238 例 HL 发现，儿童 HL 仅占全部 HL 的 15%，结节硬化型是所有年龄 HL 最常见的病理类型，但儿童 HL 混合细胞型和淋巴细胞为主型比青春期和成人 HL 更多见，淋巴细胞削减型在儿童极罕见。纵隔受侵在青春前期儿童 HL 较少见，而青春期和成人 HL 纵隔受侵多见。≤10 岁儿童 Ⅰ 期病例较多，而Ⅳ期少。

德国和澳大利亚 DAL－HD－90 多中心研究证明，应用 OPPA/OEPA 和 COPP 交替化疗加受侵部位放射治疗 578 例年龄小于 18 岁的Ⅰ～Ⅳ期 HL，全组 5 年总生存率和无病生存率分别为 98% 和 91%，临床各期 5 年总生存率≥94%，无病生存率≥86%。此项研究中，应用 OPPA/OEPA 方案而非 ABVD 方案，减少了 ABVD 方案对儿童心脏和肺的毒性。放疗采用受侵部位照射，仅包括部分受侵区域，而非受累野包括整个区域的照射，以进一步减少化放疗的综合毒副作用。Ⅰ～ⅡA 期儿童 HL 用 OPPA 或 OEPA 化疗两周期后加低剂量受累野照射，ⅡB 和ⅢA 期用 2 周期 OPPA 或 OEPA＋2 周期 COPP 加低剂量受累野照射，ⅢB 和Ⅳ期用 2 周期 OPPA 或 OEPA＋4 周期 COPP 加低剂量受累野照射，均取得了非常好的疗效。德国和澳大利亚 DAL－HD－90 应用 2 周期 OPPA 或 OEPA＋4 周期 COPP 加低剂量受侵部位照射治疗晚期 HL，和儿童研究组的 8 周期 MOPP/ABVD 杂交（加或不加低剂量全射照射）、St. Jude 儿童医院的 3～4 周期 COP（P）＋3～4 周期 ABVD＋低剂量受累野照射的治疗疗效相同。

在 Stanford 大学应用 VAMP（长春花碱，阿霉素，甲氨蝶呤和泼尼松）和低剂量受累野照射治疗预后好的临床Ⅰ～Ⅱ期儿童 HL，110 例病人接受 4 周期 VAMP 化疗，CR 病人接受 15Gy 受累野照射，VAMP2 周期化疗后达 PR 的病人接受 25.5 Gy 受累野照射。5 年 EFS 和 OS 分别为 93% 和 99%，10 年分别为 89.4% 和 96.1%。无严重的早期和晚期毒副作用。本组研究避免了应用烷化剂、博莱霉素、VP-16 和高剂量扩大野照射。

儿童 HL 高剂量放疗（DT35～45 Gy）和高剂量化疗均可产生较严重的毒副作用。放疗可产生肌肉和骨骼生长抑制，成人照射剂量可导致锁骨变窄、身高降低等。特别是青春期前儿童，如果使用成人剂量照射将产生不可逆的严重副作用。儿童 HL 的放射剂量应减少至 15～25Gy，青春期后，发育良好的儿童则可考虑使用成人照射剂量，但合并化疗时仍应减少照射剂量，降低毒副作用。化疗可引起儿童生殖功能损害，应用 MOPP 方案时，还可导致白血病和实体瘤的发生率明显增高。

表 7－2－14 儿童 HL 的治疗结果

研究者	时间	预后分组	例数	治疗	放疗	EFS（%）	OS（%）
CCG 5942（Nachman 等）	2002	年龄＜21 岁，Ⅰ～Ⅳ期，化疗后 CR	251 250	4～6 COPP/ABV 等 4～6 COPP/ABV 等	IF	93（3 年） 85 *P*＝0.0024	98（3 年） 99 *P*＞0.05
POG 8625（Kung 等）	2006	＜21 岁，Ⅰ/ⅡA，ⅢA1，化疗后CR/PR	81 78	4 MOPP/ABVD 6 MOPP/ABVD	IF	91（8 年） 82.6 *P*＝0.151	96.8（8 年） 93.6 0.785
DAL－HD－90（Schellong 等）	1999	＜18 岁，Ⅰ～Ⅳ期	578	OPPA/OEPA 和 COPP	IF	91（5 年）	98（5 年）
Canada（Chow 等）	2006	＜19 岁，Ⅰ～Ⅳ	124	MOPP/ABV	EFRT	88（10 年）	94（10 年）
Stanford Univ（Donaldson 等）	2007	＜21 岁，Ⅰ～Ⅱ，无大纵隔，＜6cm	110	4 VAMP＋15 Gy 或 25.5 Gy IF	IFRT	89.4（10 年）	96.1（10 年）

VAMP：长春花碱，阿霉素，甲氨蝶呤和泼尼松。

六、老年 HL

HL 极少发生于60 岁以上老年人。老年 HL 主要有两方面的临床问题：治疗毒性高和易早期复发。和年青人不同的是，老年人病期较晚，混合细胞型多见。其次，老年病人的治疗毒性高，影响化疗强度，从而影响治疗疗效，老年 HL 的5 年生存率仅为65%，FFTF 为60%。考虑到治疗产生较大毒性，预后好的Ⅰ～Ⅱ期老年 HL 建议做2 周期 ABVD 加受累野照射，而预后不良Ⅰ～Ⅱ期 HL 做2～4 周期 ABVD 和受累野照射，晚期 HL 仍考虑做6～8 周期 ABVD 化疗。

第五节　放射治疗技术

霍奇金淋巴瘤扩大野照射的靶区包括受侵的淋巴区域和相邻未受侵的淋巴区域，包括斗蓬野、次全淋巴结照射（subtotal node irradiation，STNI）和全淋巴结照射（total node irradiation，TNI）。全淋巴结照射包括斗蓬野和倒 Y 野，后者分为锄形野（腹主动脉旁和脾脏）和盆腔野，次全淋巴结照射指斗蓬野和锄形野照射。小斗蓬野（mini－mantle）指在斗蓬野的基础上不做腋窝照射。受累野照射指照射野仅包括临床上肿瘤受侵的淋巴区域，而不包括相邻的未受侵淋巴区域。

全淋巴结照射的靶区包括 HL 容易侵犯的区域和部位，如膈上所有的淋巴结区域如颈部、锁骨上、腋窝、纵隔。膈下区域如腹主动脉旁、脾、盆腔、腹股沟和股三角。HL 极少侵犯的区域如肠系膜、骶前、髂内、腘窝、耳前和滑车上淋巴结未包括在标准照射野内。大部分Ⅰ～Ⅱ期 HL 发生于膈上，盆腔淋巴结受侵极少见，因此，膈上原发 HL 常做次全淋巴结照射，射野未包括盆腔。

一、射野技术

（一）斗蓬野

1．治疗体位　斗蓬野常用的治疗体位有两种：双手上举位和双手体侧位，两种治疗体位各有利弊。在中国医学科学院肿瘤医院采用双手体侧位，双手略外展，置于身体两侧，摸髂前上棘。此体位能较好地将腋窝淋巴结包括在照射野内，并较好地保护肱骨头。双手上举体位时，腋窝淋巴结向外侧移动，可较多地保护肺组织，但需照射肱骨头下方以更好地包括腋窝淋巴结，见图7－2－1。治疗时，病人仰卧或俯卧，头尽量后仰，仰卧时可使用平架 B 或 C 枕，使下颌骨和耳垂或乳突底连线基本垂直，即射野上界，仰卧位时，头后仰使1/2 下颌骨体与乳突尖连线垂直于床面。如果病人采用坐位照射，则能更好地保护肺组织，但需有好的固定装置以保证摆位的重复性。

2．定位片　仰卧或俯卧位，以胸骨切迹为中心，源皮距110～120 cm，以减少野内剂量分布不均匀性。为减少摆位误差，应采用仰卧位，头颈肩网罩固定，等中心照射。模拟机下摄前野和后野定位片。在射野中心左侧、右侧和下方各10 cm 做标记，以作摆位标记。

3．靶区确定、校位和验证　斗蓬野照射范围包括颌下、颈部、锁骨上下、腋窝、纵隔、隆突下和肺门淋巴结。在定位片上勾划照射野上下界、射野中心、摆位标记和要保护的重要器官。重要器官主要包括双肺、心脏、喉、脊髓和肱骨头。两种治疗体位时斗蓬野靶区见图7－2－2所示。

上界：1/2 下颌骨体与乳突尖或耳垂连线。

下界：第10 胸椎椎体（T_{10}）下缘。

外界：双侧肱骨头外缘。

肺：前野肺挡块上界位于锁骨下缘下2 cm，以包括锁骨下腋顶淋巴结；后野上界位于锁骨下缘，或第3 后肋下缘，未包括锁骨下淋巴引流区，以减少肺组织照射。当锁骨下淋巴结有明确受侵时，后野照射时可考虑前野电子线补量照射锁骨下淋巴结。肺挡块向外沿胸壁内0.5cm 至第8 胸椎椎体下缘。内界包括纵隔和肺门，宽度应有8～10 cm，以完全包括纵隔淋巴结。

喉：前野照射时，以声带为中心3 cm×3 cm 挡喉，如果上颈淋巴结明显受侵，可不挡喉。

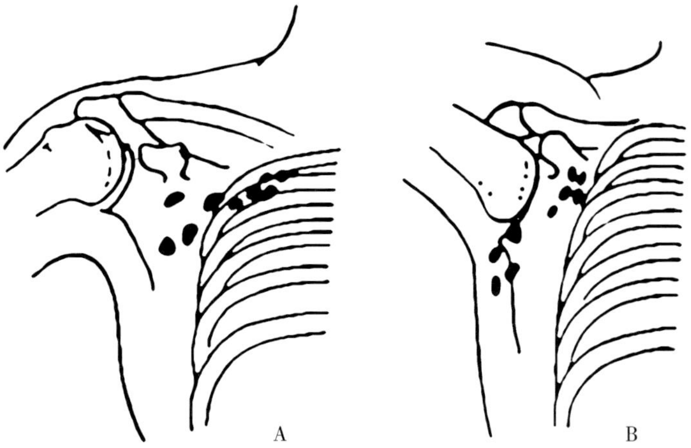

图 7-2-1 腋窝淋巴结的位置

A. 双手体侧位（akimbo）；B. 双手上举位。

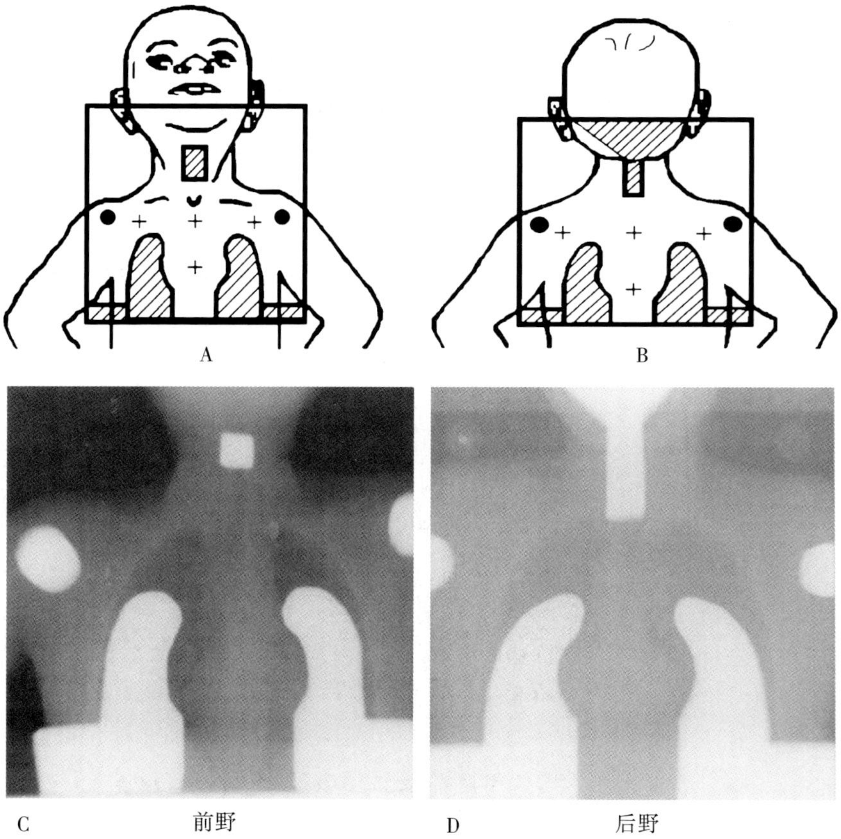

图 7-2-2 斗蓬野靶区前野（A）和后野（B），射野验证片前野（C）和后野（D）

小脑和颈段脊髓：如果肿块未达体中线，由于斗蓬野内照射剂量的不均匀性，颈段脊髓剂量较高，在 105% ~110%，后野从开始即保护小脑和颈段脊髓。颈段脊髓挡铅 2 cm，下界至第 7 颈椎椎体下缘。如果颈部肿块较大，可不挡颈颈段脊髓。

肱骨头：前后野都勾划出肱骨头，圆形。

定位片送模室做模板，然后在模拟机下校位，观察和调整铅挡块位置，做治疗计划后在加速器室照前后野验证片。

4. 照射剂量　斗蓬野照射剂量应限制在30～36 Gy。对于淋巴结受侵部位，斗蓬野照射结束后可局部加量至40 Gy，总量一般不超过40 Gy。综合治疗时，特别是肿瘤对化疗反应良好，预防照射剂量应减少至25～30 Gy，受侵区域至35～40 Gy。青春前期病人在综合治疗时，剂量应减少至15～25 Gy。全心照射剂量不超过30 Gy，当使用阿霉素时，剂量不超过25 Gy。全肺照射剂量限制在15～18 Gy。随着综合治疗广泛应用于大纵隔早期HL的治疗，没有证据表明，综合治疗时需要照射全肺或全心包。

前后野剂量比为1∶1，而不是2∶1，每天前后野同时照射，以减少长期心脏毒性。斗蓬野内不同部位照射剂量差别在20%～30%。腋窝和颈部深度浅，接受相对高的剂量，而纵隔相对较低。通过离轴比校正和延长源皮距至110～120 cm，可减少野内剂量分布的不均匀性。如果应用治疗计划系统做斗蓬野设计，可采用野中野技术，减少颈部照射剂量，使剂量分布均匀。单次剂量在150～180 cGy，如果照射野包括整个心脏或全肺，单次剂量应≤150 cGy。喉和颈段脊髓剂量在105%～110%，应考虑保护脊髓和喉。

（二）锄形野　锄形野靶区包括脾脏和腹主动脉旁淋巴结，脾切除术后则仅包括脾蒂。射野上界从第10胸椎椎体下缘至第4腰椎椎体下缘，两侧包括腹主动脉旁淋巴结，一般为9～10 cm宽。脾切除时，术中应置银夹于脾蒂，射野包括脾蒂即可。未做脾切除时，照射野应包括整个脾脏。建议根据CT确定脾的位置，并尽量保护左侧肾脏。模拟定位时，脾脏上界位于左侧膈顶，下界在12肋下缘，如果脾肿大，射野则相扩大至脾下缘下1 cm，脾外界至侧腹壁。

腹主动脉旁没有大肿块时，单纯放疗照射剂量不超过35 Gy。由于斗蓬野和腹主动脉旁照射野存在连接问题，必须在腹主动脉旁照射野中的后野上界挡铅2 cm×2 cm，以防止斗蓬野和锄形野脊髓剂量重叠。或者根据斗蓬野和锄形野大小、源皮距计算两野间距。

（三）盆腔野　盆腔野靶区包括髂血管旁淋巴结、腹股沟和股三角淋巴结。盆腔野照射时，用铅保护双侧睾丸，防止射线对睾丸的散射剂量（图7-2-3）。

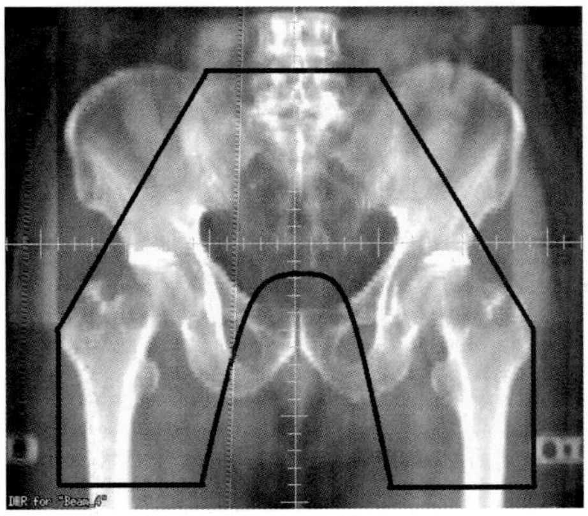

图7-2-3　盆腔野

上界：L_4下缘，中线左右各旁开4～5 cm，骶髂关节中部。

下界：股骨小转子下5 cm或闭孔下缘下7 cm。

外界：L_4下缘旁开4～5 cm和股骨大转子连线，沿股骨大转子垂直向下或受侵淋巴结外缘外放2 cm。

内界：闭孔中缘，耻骨联合上2 cm。

髂总淋巴结受侵时，射野上界延伸L_4～L_5间隙和受侵淋巴结上至少2 cm。

（四）受累野　受累野照射（involved-field radiotherapy，IF）并非局部照射，射野应该包括整个受侵淋巴结区域。2001年在德国举行的第五届国际HL专题讨论会上发现，不同的肿瘤放疗中心在受累野定义、照射范围和照射剂量存在很大的差别。大部分单位应用Ann Arbor分期原则中淋巴结受侵区域图解来定义和确定受累野区域和照射范围。但该分期中淋巴区域的定义不是为了设计具体的照射野，也未提供淋巴区域/部位的确切边界。此外，纵隔和肺门是解剖和临床射野设计中不可分割的整体，但在Ann Arbor分期中则分成两个淋巴区域。2002年CALGB提出了受累野照射的建议，下列概念应用于受累野照射的定义和设计中。

1. 受累野照射的基本概念

（1）治疗一个区域，而非治疗具体的淋巴结。因此，受累野照射不是局部照射，照射野应该包括受侵部位的整个淋巴区域。

（2）受累野区域的定义主要包括以下几个淋巴区域：A. 颈部（单侧）；B. 纵隔（包括双侧肺门）；C. 腋窝（包括锁骨上和锁骨下淋巴结）；D. 脾；E. 腹主动脉旁淋巴结；F. 腹股沟淋巴结（包括股三角和髂血管旁淋巴结）。

（3）使用化疗前受侵部位和体积概念：对Ⅰ～Ⅱ期HL，化疗后达到CR或未达CR的病灶区域都应该进行照射。Ⅲ～Ⅳ期HL化疗后，只对肿瘤残存的区域或化疗前有大肿块的区域进行受累野照射。

（4）确定射野时，需明确化疗前和化疗后淋巴结部位和大小。对纵隔和腹主动脉旁淋巴结，照射靶区应使用化疗后缩小的体积，应用CT检查肿瘤退缩后靶区，以减少照射体积，保护周围正常组织。

（5）锁骨上淋巴结是颈淋巴区域的一部分，如果锁骨上淋巴结受侵或锁骨上合并其他颈部淋巴结受侵，应做单侧全颈照射。假如纵隔受侵延伸至锁骨上淋巴结区，而其他颈部淋巴结未受侵，需保护喉以上的颈部，并保护腮腺。

（6）纵隔受侵时，无论肺门淋巴结是否受侵，受累野照射时，纵隔和两侧肺门都应作为一个整体，靶区包括纵隔和肺门。

（7）所有界限最好使用骨性标记，并容易勾划。CT数据用于勾划纵隔和肺门区，并用于定义腋窝野。

（8）根据淋巴区域概念，一侧颈部和锁骨上淋巴结考虑为一个淋巴结区，而腹股沟和股三角考虑为一个淋巴结区，受累野照射应包括整个腹股沟和股三角区域。

2. 受累野照射的定义

（1）单颈野

肿瘤侵犯范围：一侧颈部和/或锁骨上淋巴结，但无耳前淋巴结受侵。

靶区定义：一侧颈部和同侧锁骨上下区，未包括耳前区（图7－2－4）。

上界：下颌骨体中线和乳突尖或耳垂连线。

下界：锁骨下缘下2 cm。

外界：肱骨头内缘，包括锁骨内2/3。

内界：如果锁骨上淋巴结未受侵，位于同侧横突，如果肿瘤位于中线，或锁骨上淋巴结受侵，则包括对侧横突。如果为临床Ⅰ期、无中线部位淋巴结受侵，可挡喉及以上椎体（脊髓）。

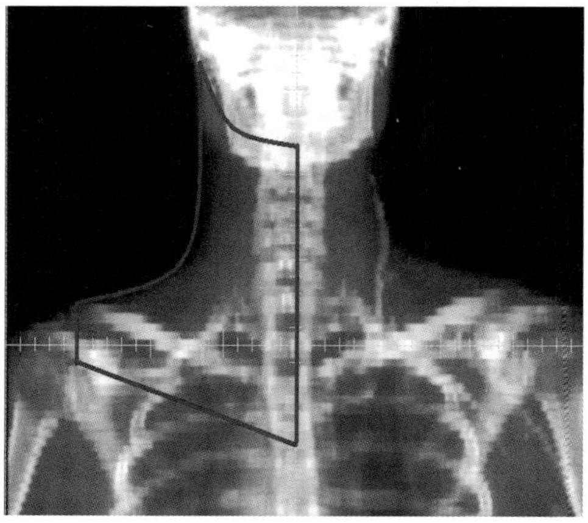

图7－2－4 单颈野图示和DRR图像

挡铅：脊髓剂量超过40Gy时，再考虑后野挡脊髓。以中颈部深度计算肿瘤剂量和最大脊髓剂量。如果肿瘤未侵犯喉周围组织，应常规挡喉，3cm×3cm挡铅；有肿瘤位于喉周围时，（DT）20Gy后挡喉。

（2）双颈野

肿瘤侵犯范围：双侧颈部±锁骨上淋巴结，但无耳前淋巴结受侵。

靶区定义：双侧颈部和同侧锁骨上下区，未包括耳前区（图7－2－5）。

上界：下颌骨体中线和乳突尖或耳垂连线。

下界：锁骨下缘下2cm。

外界：肱骨头内缘，包括锁骨内2/3。

挡铅：脊髓剂量超过40Gy时，再考虑后野挡脊髓。如果肿瘤未侵犯喉周围组织，应常规挡喉，3cm×3cm挡铅。

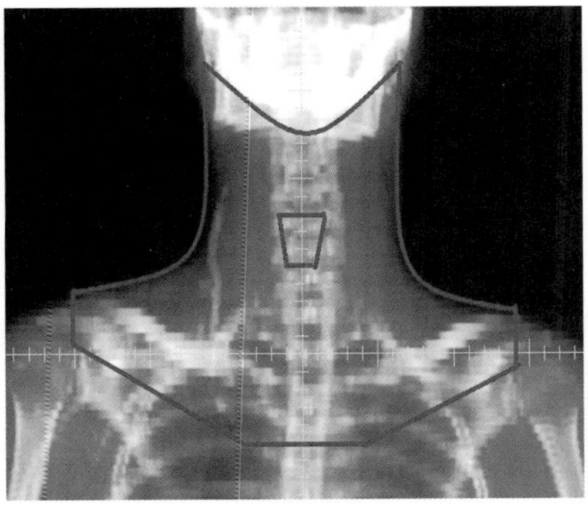

图 7－2－5　双颈野图示和 DRR 图像

注：前野挡喉。

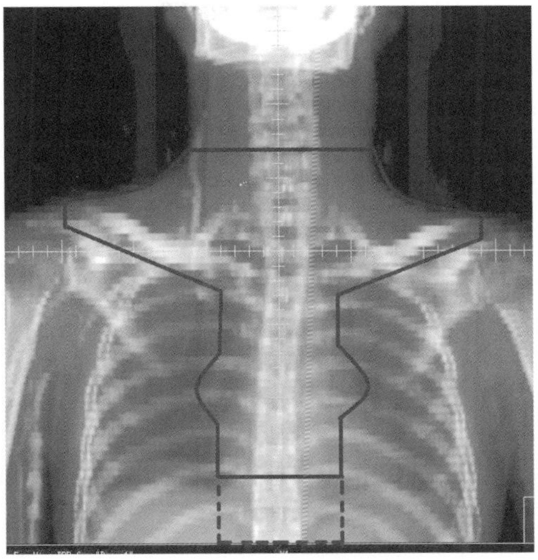

图 7－2－6　纵隔野图示和 DRR 图像

注：实线为胸 8 椎体下缘，虚线为胸 10 椎体下缘。

以中颈部深度计算肿瘤剂量和脊髓剂量，前后野等中心照射。

（3）纵隔野

肿瘤侵犯范围：纵隔和/或肺门淋巴结。

靶区定义：纵隔、双侧肺门，双侧锁骨上区和下颈部。虽然无双锁骨上淋巴结受侵，但锁骨上淋巴引流区应常规包括在照射野内（图 7－2－6）。

上界：颈 6 上缘。

下界：①隆突下 5cm 或 T_8 下缘；②化疗前肿瘤下界下 2cm。

外界：体中线左右各旁开 4～5 cm，双锁骨上外界为肱骨头内缘。

肺门：包括 1cm 边缘，如果肺门受侵，则包括 1.5cm 边缘。

HL 主要表现为前上纵隔受侵，小纵隔时，为减少心脏照射，下界至 T_8 下缘。大纵隔时，下界可移至 T_{10} 下缘。

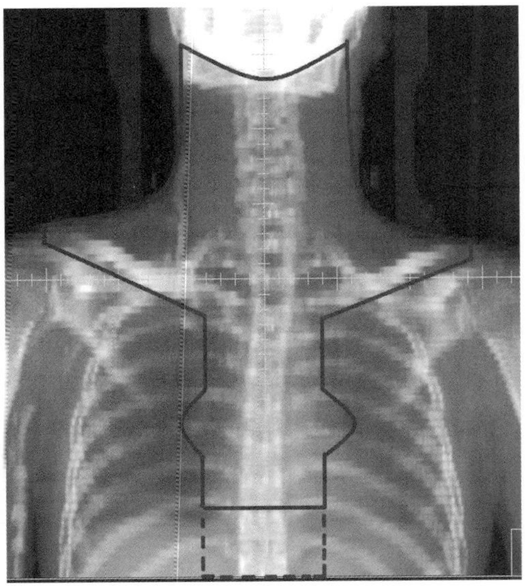

图 7－2－7　小斗蓬野图示和 DRR 图像

注：实线为胸 8 椎体下缘，虚线为胸 10 椎体下缘。

（4）小斗蓬野（双颈纵隔野）

肿瘤侵犯范围：双颈淋巴结和纵隔淋巴结 ± 肺门淋巴结。

靶区定义：纵隔、双侧肺门和双侧颈部，未包括耳前区。射野为未包括双侧腋窝的小斗蓬野（图 7－2－7）。

上界：下颌骨体中线和乳突尖或耳垂连线。

下界：①隆突下 5cm 或 T_8 下缘；②化疗前肿瘤下界下 2cm。

外界：体中线左右各旁开 4～5cm，双锁骨上外界为肱骨头内缘。

肺门：包括 1cm 边缘，如果肺门受侵，则包括 1.5cm 边缘。

肿瘤侵及心旁淋巴结时，全心治疗 15Gy，受侵淋巴结照射 30Gy，未侵及心旁淋巴结时，不做全心照射。

(5) 单颈纵隔野

肿瘤侵犯范围：纵隔淋巴结 ± 肺门淋巴结和一侧颈部淋巴结。

靶区定义：纵隔、双侧肺门和一侧颈部区域，未包括耳前区（图 7－2－8）。

上界：同侧上界为下颌骨体中线和乳突尖或耳垂连线，对侧上界位于颈 6 上缘。

下界：①隆突下 5cm 或 T_8 下缘；②化疗前肿瘤下界下 2cm。

内界：颈部为体中线，保护未受侵侧的上颈部。

外界：体中线左右各旁开 4～5 cm，双锁骨上外界为肱骨头内缘。

肺门：包括 1cm 边缘，如果肺门受侵，则包括 1.5cm 边缘。

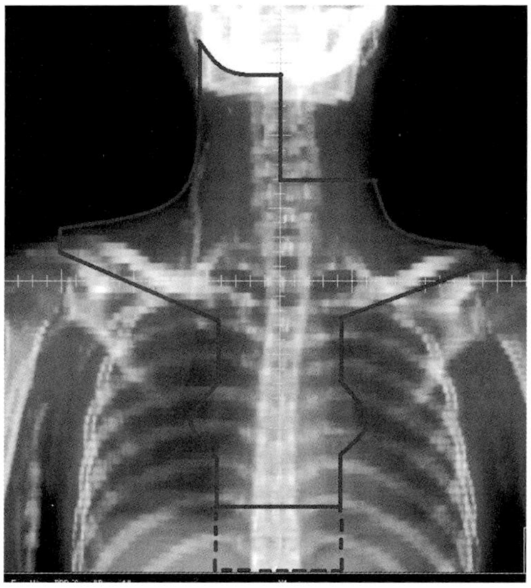

图 7－2－8　单颈纵隔野图示和 DRR 图像

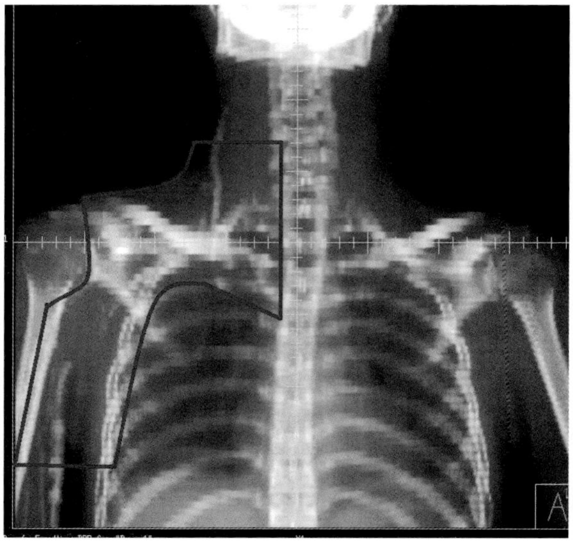

图 7－2－9　腋窝野图示和腋窝野照射的 DRR 图像

(6) 腋窝野

肿瘤侵犯范围：一侧腋窝淋巴结。

靶区定义：一侧腋窝和同侧锁骨上下区（图 7－2－9）。

上界：颈 6 上缘。

下界：第 8 胸椎体（T_8）下缘水平或最低的腋窝淋巴结下缘下 2cm。

内界：颈部位于体中线同侧 1cm，向下达锁骨下缘下 2cm，然后沿胸壁包括 <1cm 肺组织。

外界：肱骨头内缘，沿肱骨内缘向下。

(7) 脾脏野

脾脏显像显示肿瘤受侵时，做脾照射。化疗后体积外放 1.5 cm。

在治疗计划或射野影像片上勾画左肾。

应用 CT 确定脾照射范围。

(8) 腹主动脉旁野

肿瘤侵犯范围：腹主动脉旁淋巴结。

靶区定义：腹主动脉旁淋巴引流区（7－2－10）。

上界：胸 11 椎体上缘。

下界：L_4 下缘。

外界：体中线左右各旁开 4～5 cm。

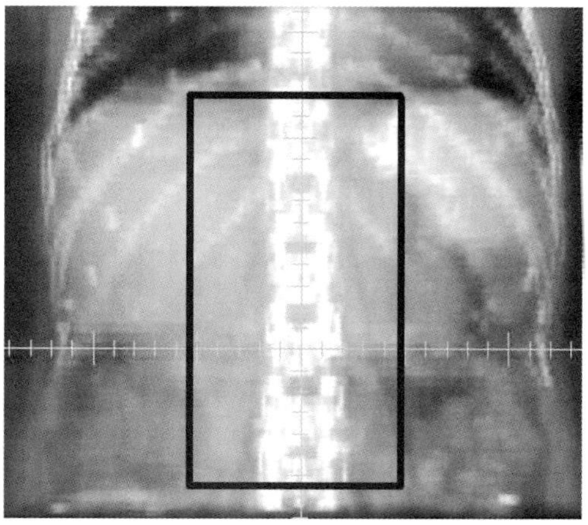

图 7－2－10　腹主动脉旁野

肝门区受侵时，用 CT 确定肝门区照射范围。

挡肾时，勾画肾脏。

（9）单侧盆腔野

肿瘤侵犯范围：一侧腹股沟/股三角/髂外淋巴结，任何一组或多组淋巴结受侵时，均采用同一照射野。

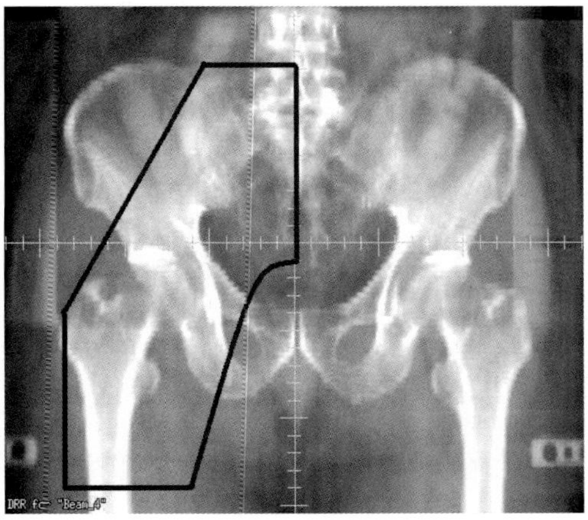

图 7－2－11 单侧盆腔野

靶区定义：一侧腹股沟、股三角和髂外淋巴结（图 7－2－11）。

上界：骶髂关节中部。如果髂总淋巴结受侵，射野上界延伸至 $L_4 \sim L_5$ 之间和受侵淋巴结上缘上 2cm。

下界：股骨小转子下 5cm。

外界：股骨大转子垂直向下或受侵淋巴结外缘外放 2cm。

内界：闭孔中线，耻骨联合上 2cm，直至体中线。

综上所述，受累野照射目前主要应用于早期 HL 综合治疗和晚期 HL 化疗前大肿块或化疗后肿瘤残存的病人，明确受累野的定义和照射范围，为临床规范化治疗提供了依据。但是，某些受累野定义的合理性需进一步临床研究。需要特别考虑的是，儿童时期对骨骼、肌肉和软组织的照射会影响儿童的生长发育，产生不良的影响。一侧颈部高照射可导致单侧软组织和骨骼发育不良，导致儿童颈部不对称性生长、畸形。因此，儿童 HL 颈淋巴结受侵时，受累野应同时照射双侧颈部，而不是行单颈照射。

（五）特殊问题

1. 耳前淋巴结和韦氏环预防照射 早期 HL 单纯放疗时，根据扩大野照射原则，上颈淋巴结受侵或原发上颈 HL，常做耳前淋巴结预防照射。然而，没有足够的证据证明，原发上颈 HL 或 HL 上颈淋巴结受侵必须做耳前淋巴结预防照射。中国医学科学院肿瘤医院的一组研究资料表明，在 56 例上颈部淋巴结受侵的临床Ⅰ～Ⅱ期 HL，34 例未做耳前淋巴结预防照射，其中 30 例接受单纯放疗，仅 4 例综合治疗，2 例出现耳前淋巴结复发，仅占这组病人的 5.9%（2/34）。22 例预防性耳前照射病人中未见耳前淋巴结复发。由此可见，HL 上颈部受侵时，未做耳前淋巴结照射时，该部位淋巴结的复发极少见。综合治疗时，化疗可消灭亚临床病灶，耳前淋巴结预防照射的价值可能会更小。

HL 极少侵犯韦氏环，即使在 HL 上颈部淋巴结受侵时，不必考虑韦氏环预防照射。

2. 肺预防照射 综合治疗时，化疗后的放疗一般不再考虑肺预防照射或全心照射。1990 年 Tarbell 报道 590 例ⅠA～ⅢB HL 病人斗蓬野照射或斗蓬野照射＋化疗，67 例肺门受侵或大纵隔使用低剂量全肺预防照射。与未做全肺预防照射比较，全肺预防照射并未减少肺部复发。放射性肺炎在全肺预防照射或放疗结合化疗时明显增高，分别达 15% 和 11%，而单纯放疗的放射性肺炎发生率仅为 3%（$P<0.01$）。考虑到大纵隔早期 HL 以综合治疗为主，全肺预防照射未降低肺部复发，但增加肺炎的发生，这些病人不需做全肺预防照射。

大纵隔 HL 综合治疗时，如果照射化疗前大纵隔体积将产生很高的肺毒性。因此，大纵隔 HL 化疗后肿瘤明显缩小时，照射野应相应缩小至纵隔和双侧肺门，不必包括化疗前纵隔大肿块体积。

3. 纵隔肿瘤残存 大纵隔 HL 放化疗后在影像学上可见肿瘤残留，实际上，由于这些病人的预后很好，大部分残留病灶主要为硬化或纤维化组织。残留病灶镓显像或 FDG－PET 阳性和复发有关，但假阴性率有 17%。PET-CT 在预测 HL 化疗的早期疗效方面起重要的作用。大纵隔 HL 化疗后放疗常包括受累区域如纵隔和双侧肺门和锁骨上区。

二、照射剂量

早期 HL 单纯放疗时，临床肿瘤和亚临床病灶照射剂量的临床研究相对较少。1966 年 Kaplan 在综合性回顾性研究中发现，肿瘤局部复发率和照射剂量呈直线相关，35 ~ 40 Gy 照射后的局部复发率仅为 4.4%。随后，Fletcher 和 Shukovsky 进行相似的临床分析，观察到肿瘤局部控制率和照射剂量呈 S 形，而非线性相关，20 ~ 30Gy 之间局部控制率随剂量增加明显升高，而 30 Gy 后局部控制率达到平台，35 Gy 照射后野内或边缘复发≤5%。此后，有多项研究认为超过 30Gy 对局部控制率的影响较小。在一定照射剂量范围内，原发肿瘤大小是影响局部控制率的重要预后因素，Florida 大学的研究表明，若肿瘤≤6cm 接受 30 ~ 35Gy 照射，局部失败率低于 6%，说明更高剂量照射对进一步提高局部控制率的价值不大。对于肿瘤 >9 cm，照射剂量超过 35Gy 且合并化疗，局部复发率仍然较低。在 4 117 例 HL 回顾性分析中，肿瘤 <6 cm 时照射 36.9 Gy，肿瘤 >6 cm 时照射 37.4 Gy 即可达到 98% 的局部控制率。对于亚临床病灶，Seydel 等认为 20 ~ 30Gy 即可控制亚临床灶，Vijayakumar 等报道 27Gy 预防照射后的野内复发仅为 5%。

德国 GHSG 进行了目前为止唯一的照射剂量随机对照研究。376 例剖腹探查分期阴性、预后好的 ⅠA ~ ⅡB 期 HL 进入该组研究。有下列危险因素的病人未包括在内：大纵隔、脾受侵、结外受侵、B 症状和 ESR≥30、无 B 症状但 ESR≥50、或≥3 个受侵区域。病人均接受单纯放疗，随机分为两组：一组为扩大野照射 40 Gy，另一组扩大野照射 30 Gy，然后缩野至受累淋巴结区域，加量 10 Gy。5 年无治疗失败生存率 30 Gy 组高于 40 Gy 组，分别为 81% 和 70% (P = 0.026)，5 年总生存率分别为 98% 和 93% (P = 0.067)。更新资料显示，长期生存率两组仍无显著差别，30 Gy 组和 40 Gy 组的 7 年总生存率分别为 96% 和 91% (P = 0.16)，7 年无病生存率为 83% 和 78% (P = 0.093)。根据这一随机研究结果和回顾性的研究分析，目前认为 HL 单纯放疗时，30 Gy 可很好地控制亚临床灶。表 7 - 2 - 15 是 Florida 大学根据目前的临床研究资料，推荐的成人和儿童 HL 的照射剂量，供临床应用时参考。

表 7 - 2 - 15 成人和儿童 HL 单纯放疗或化疗加放疗时的参考照射剂量

分类	肿瘤体积（cm）	单纯放疗（Gy）	化疗周期和反应（%） 2 ~ 4 周期	≥6 周期 CR	 PR
成人结内病变	亚临床灶	25 ~ 30	25 ~ 30	NA	NA
	小体积（≤6）	30 ~ 35	30 ~ 35	20 ~ 30	30 ~ 35
	中等体积（6 ~ 9）	35 ~ 40	30 ~ 35	25 ~ 30	30 ~ 35
	大肿块或大纵隔（>9）	35 ~ 40	30 ~ 35	25 ~ 30	35 ~ 40
儿童结内病变	小体积（≤6）	25 ~ 35	20 ~ 25	15 ~ 25	20 ~ 30
	中等体积（6 ~ 9）	NA	20 ~ 25	15 ~ 25	20 ~ 30
	大肿块或大纵隔（>9）	NA	20 ~ 25	15 ~ 25	20 ~ 30
肺	亚临床灶	10	10	NA	10
	临床受侵	15	15	10	15
肝，心包	亚临床灶	15	15	NA	15
	临床受侵	NA	NA	15	20 ~ 30

NA：未做放疗。

综合治疗时，肿瘤对化疗不敏感或肿瘤残存时，照射剂量应考虑为单纯放疗时的根治性照射剂量 35 ~ 40 Gy。肺预防照射剂量为 10 Gy，肺受侵化疗后的照射剂量为 15 Gy；肝预防照射剂量为 15 Gy，肿瘤受侵时，照射 30 Gy。

第六节 治疗毒副作用

放射治疗的长期并发症包括肺及心脏毒性，甲状腺功能低下，第二原发肿瘤和拉塞综合征(Lhermitte's syndrome)。在现代放射技术条件下，不应发生截断性脊髓炎和缩窄性心包炎。盆腔照射时，对女性生殖系统会产生毒副作用，引起绝育和闭经。化疗所致的长期毒副作用主要为心脏毒性、生殖功能损害和第二原发肿瘤。

一、肺毒性

放射性肺炎常发生在斗蓬野照射后 1～6 个月，症状包括干咳、低热、呼吸困难。有症状放射性肺炎的发生率低于 5%，当大纵隔或斗蓬野照射合并 MOPP 化疗时，肺炎的发生率增高 2～3 倍，达 10%～15%。放射治疗和 ABVD 合并应用时，肺炎的发生率是否增加，则有待进一步观察。通常，急性肺炎不会产生长期的肺功能障碍。

二、心脏毒性

心脏大血管照射可以引起心律失常、心肌梗死、冠心病、心包炎、心肌炎、心包积液和心脏压塞等。有报道认为，放射治疗能够轻微增加心肌梗死的危险性，特别是在未应用现代放疗技术的年代。心脏并发症的发生和不合适的照射技术使前纵隔和心脏照射剂量增高有关。这些不适当技术包括使用低能射线、前野权重大、单次剂量大于 200 cGy、每天仅照射一野。在现代放射技术中，通过严格限制全心照射剂量、疗中部分挡隆突下心脏、前后野等量（1∶1）、减少照射剂量和照射体积可大大降低心脏毒副作用，取得比较满意的效果。

三、第二原发肿瘤

第二原发肿瘤是影响 HL 治疗后长期生存率的重要因素。烷化剂化疗方案和急性非淋巴细胞性白血病发病率密切相关，而 ABVD 的应用降低了白血病发生率。单纯放疗并未增加急性非淋巴细胞性白血病的危险性。大部分研究证明，放疗结合化疗和单纯化疗比较，并未增加第二原发肿瘤的危险性，但当化疗结合扩大野照射如 TNI 时，其危险性可能增高。化疗后白血病发生率 10 年为 2%～6%。HL 治疗后发生 NHL 在 15 年时为 0.9%～2.5%，几乎均为中高度恶性 NHL。

实体肿瘤的发生常在 HL 治疗后 10 年，放疗、化疗和放化疗综合治疗后实体瘤的发生率均有增高。最常见为肺癌和乳腺癌，其他肿瘤包括肉瘤、黑色素瘤等。放射可能引起的第二原发实体肿瘤增多是放弃放射治疗作为早期 HL 主要治疗手段的重要原因。然而，BNLI 的研究发现，放疗和单纯化疗或综合治疗比较，放疗所致第二原发实体瘤的危险性并未高于单纯化疗或综合治疗，单纯放疗后第二原发实体瘤的相对危险度为 5.7，和单纯化疗及综合治疗相似，分别为 4.8 和 5.8。这一结论和最近 Dores 等的大样本研究结果相一致，在 32 591 例 HL 的长期随访中，单纯放疗、单纯化疗和综合治疗发生实体瘤的危险性分别为 2.3、1.7 和 3.1。HL 治疗后 25 年发生第二原发实体肿瘤的实际危险性分别为 21.9%，男女各为 19.3% 和 24.8%。在另一组大宗病例对照研究中，单纯化疗发生肺癌的危险性两倍于单纯放疗或综合治疗，但研究样本大部分来源于 MOPP 或 MOPP 类似方案。有关 ABVD 引起第二原发肿瘤的发生率有待进一步长期观察。斗蓬野照射后 15～20 年，乳腺癌发生危险性明显增高，特别是 30 岁以前女性的危险性更高。

四、生殖功能损害

3～6 周期 MOPP 或 MOPP 类似方案化疗使 50%～100% 男性病人精子缺乏，生殖细胞增生和滤泡刺激素增高，但黄体激素和睾酮分泌正常，仅 10%～20% 的病人在治疗后的长期观察中精子能够恢复正常。MOPP/ABVD 杂交方案化疗后，永久性无精为 50%。MOPP 方案足量化疗后有 50% 的妇女出现闭经，这一毒副作用和卵巢的成熟程度有关。年龄 > 30 岁的女性，化疗后闭经发生率为 75% ~ 85%；而年龄≤30 岁，闭经发生率约 20%。

ABVD 方案对生殖系统的毒性较少，男性可产生一过性生殖细胞毒性，但未能使女性闭经。为了避免化疗引起的生殖功能损害，化疗方案不应含有烷化剂甲基苄肼及其衍生物。男性病人在 MOPP 或 MOPP/ABVD 方案化疗前应贮存精子备用。

五、其他毒性

斗蓬野照射后约 30% 的病人出现甲状腺功能低下，早期表现为 TSH 增高，但血清甲状腺素正常，如不做激素替代治疗，大部分病人将发展成为临床和生化性甲状腺功能低下。因此，这些病人应常规做激素替代治疗。放疗后 6 周 ~ 3 月，10% ~ 15% 的病人发生急性一过性脊髓炎或拉塞综合征，症状表现为低头时下肢麻木感。

（李晔雄）

参 考 文 献

1. Chan WC. Cellular origin of nodular lymphocyte - predominant Hodgkin's lymphoma: immunophenotypic and molecular studies. Semin Hematol, 1999, 36: 242.
2. Chan WC. The Reed - Sternberg cell in classical Hodgkin's disease. Hematol Oncol, 2001, 19: 1.
3. Marafioti T, Hummel M, Foss HD, et al. Hodgkin and Reed - Sternberg cells represent an expansion of a single clone originating from a germinal center Bcell with functional immunoglobulin gene rearrangements but defective immunoglobulin transcription. Blood, 2000, 95: 1443.
4. Lukes R, Butler J, Hicks E. Natural history of Hodgkin's disease as related to its pathologic picture. Cancer, 1966, 19: 317.
5. Harris NL, Jaffe ES, Stein H, et al. A revised European - American classification of lymphoid neoplasms: A proposal from the International Lymphoma Study Group. Blood, 1994, 84: 1361.
6. Diehl V, Sextro M, Franklin J, et al. Clinical presentation, course, and prognostic factors in lymphocyte - predominant Hodgkin's disease and lymphocyte - rich classical Hodgkin's disease: report from the European Task Force on Lymphoma Project on Lymphocyte - Predominant Hodgkin's Disease. J Clin Oncol, 1999, 17: 776.
7. Carbone PP, Kaplan HS, Musshoff K, et al. Report of the committee on Hodgkin's disease: Staging classification. Cancer Res, 1971, 31: 1860 ~ 1861.
8. Lister T, Crowther D, Sutchliffe S, et al. Report of a committee convened to discuss the evaluation and staging of patients with Hodgkin's disease: Cotswolds Meeting. J Clin Oncol, 1989, 7: 1630.
9. Bradley AJ, Carrington BM, Lawrance JA, et al. Assessment and significance of mediastinal bulk in Hodgkin's disease: comparison between computed tomography and chest radiography. J Clin Oncol, 1999, 17: 2493.
10. Carde P, Hagenbeek A, Hayat M, et al. Clinical staging versus laparotomy and combined modality with MOPP versus ABVD in early - stage Hodgkin's disease: the H6 twin randomized trials from the European Organization for Research and Treatment of Cancer Lymphoma Cooperative Group. J Clin Oncol, 1993, 11: 2258.
11. Specht L, Gray RG, Clarke MJ, et al. Influence of more extensive radiotherapy and adjuvant chemotherapy on long - term outcome of early - stage Hodgkin's disease: a meta - analysis of 23 randomized trials involving 3, 888 patients. International Hodgkin's Disease Collaborative Group. J Clin Oncol, 1998, 16: 830.
12. Tubiana M, Henry - Amar M, Carde P, et al. Toward comprehensive management tailored prognostic factors of patients with clinical stages Ⅰ and Ⅱ in Hodgkin's disease. The EORTC Lymphoma Group controlled clinical trials: 1964 ~ 1987. Blood, 1989, 73: 47 ~ 56.
13. Ganesan TS, Wrigley PFM, Murray PA, et al. Radiotherapy for stage I Hodgkin's disease: 20 years experience at St Bartholomew's Hospital. Br J Cancer, 1990, 62: 314.

14. Backstrand KH, Ng AK, Takvorian RW, et al. Results of a prospective trial of mantle irradiation alone for selected patients with early - stage Hodgkin's disease. J Clin Oncol, 2001, 19 : 736 ~ 741.

15. Mandelli F, Anselmo AP, Cartoni C, et al. Evaluation of therapeutic modalities in the control of Hodgkin's disease. Int J Radiat Oncol Biol Phys, 1986, 12 : 1617.

16. Mauch PM, Canellos GP, Shulman LN, et al. Mantle irradiation alone for selected patients with laparotomy - staged ⅠA to ⅡA Hodgkin's disease: Preliminary results of a prospective trial. J Clin Oncol, 1995, 13 : 947.

17. 于大海, 顾大中. 260例成人早期霍奇金病的放射治疗. 中华放射肿瘤学杂志, 2001, 10 : 115.

18. Noordijk EM, Carde P, Hagenbeek A, et al. Combination of radiotherapy and chemotherapy is advisable in all patients with clinical stage Ⅰ and Ⅱ Hodgkin's disease. Six year results of the EORTC - GPMC controlled clinical trrials 'H7 - VF', 'H7 - F' and 'H7 - U'. Int J Radiat Oncol Biol Phys, 1997, 39 : 173.

19. Noordijk EM, Carde P, Dupouy N, et al. Combined - modality therapy for clinical stage Ⅰ or Ⅱ Hodgkin's lymphoma: long - term results of the European Organisation for Research and Treatment of Cancer H7 randomized controlled trials. J Clin Oncol, 2006, 24 : 3128 ~ 3135.

20. Wirth A, Chao M, Corry J, et al. Mantle irradiation alone for clinical stage Ⅰ - Ⅱ Hodgkin's disease: Long - term follow - up and analysis of prognostic factors in 261 patients. J Clin Oncol, 1999, 17 : 230.

21. Wirth A, Byram D, Chao M, et al. Long term results of mantle irradiation (MRT) alone in 261 patients with clinical stage Ⅰ and Ⅱ supradiaphragmatic Hodgkin's disease. Int J Radiat Oncol Biol Phys, 1997, 39 : 174.

22. Tate DJ, Hoppe RT. Pelvic relapse following subtotal lymphoid irradiation in early stage Hodgkin's disease. An anlysis of risk, management, and outcome. Int J Radiat Oncol, Biol, Phys, 1995, 32 : 1239 ~ 1244

23. Mendenhall NP, Rodrigue LL, Moore - Higgs GJ, et al. The optimal dose of radiation in Hodgkin's disease: an analysis of clinical and treatment factors affecting in - field disease control. Int J Radiat Oncol Biol Phys, 1999, 44 : 551.

24. Duhmke E, Diehl V, Loeffleer M, et al. Randomized trial with early - stage Hodgkin's disease testing 30 Gy vs. 40 Gy extended field radiotherapy alone. Int J Radiat Oncol Biol Phys, 1996, 36 : 305.

25. Duhmke E, Franklin J, Pfreundschuh M, et al. Low - dose radiation is sufficient for the noninvolved extended - field treatment in favorable early - stage Hodgkin's disease: long - term results of a randomized trial of radiotherapy alone. J Clin Oncol, 2001, 19 : 2905.

26. Loeffler M, Diehl V, Pfreundschuh M, et al. Dose - response relationship of complementary radiotherapy following four cycles of combination chemotherapy in intermediate - stage Hodgkin's disease. J Clin Oncol, 1997, 15 : 2275.

27. Cleary SF, Link MP, Donaldson SS, et al. Hodgkin's disease in the very young. Int J Radiat Oncol Biol Phys, 1994, 28: 77.

28. Horning SJ, Hoppe RT, Mason J, et al. Stanford - Kaiser Permanente G_1 study for clinical stage Ⅰ to ⅡA Hodgkin's disease: Subtotal lymphoid irradiation versus vinblastine, methotrexate, and bleomycine chemotherapy and regional irradiation. J Clin Oncol, 1997, 15 : 1736 ~ 1744.

29. Bates N, Williams M, Bessell E, et al. Efficacy and toxicity of vinblastine, bleomycin, and methotrexate with involved - field radiotherapy in clinical stage ⅠA and ⅡA Hodgin's disease: A British National Lymphoma Investigation pilot study. J Clin Oncol, 1994, 12 : 288.

30. Press OW, LeBlanc M, Lichter AS, et al. Phase Ⅲ randomized intergroup trial of subtotal lymphoid irradiation versus doxorubicin, vinblastine, and subtotal lymphoid irradiation for stage ⅠA to ⅡA Hodgkin's disease. J Clin Oncol, 2001, 19 : 4238 ~ 4244.

31. Cimino G, Biti GP, Anselmo AP, et al. MOPP chemotherapy vs extended - field radiotherapy in the management of pathological stages in Ⅰ - ⅡA Hodgkin's disease. J Clin Oncol, 1989, 7 : 732.

32. Biti GP, Cimino G, Cartoni C, et al. Extended - field radiotherapy is superior to MOPP chemotherapy for the treatment of pathologic stage Ⅰ ~ ⅡA Hodgkin's disease: eight - year update of an Italian prospective randomized study. J Clin Oncol, 1992, 10 : 378.

33. Longo DL, Glatstein E, Duffey PL, et al. Radiation therapy versus combination chemotherapy in the treatment of early - stage Hodgkin's disease: seven - year results of a prospective randomized trial. J Clin Oncol, 1991, 9 (6): 906.

34. Pavlovsky S, Maschio M, Santarelli MT, et al. Randomized trial of chemotherapy versus chemotherapy plus radiotherapy for stage Ⅰ ~ Ⅱ Hodgkin's disease. J Natl Cancer Inst, 1988, 80 : 1466.

35. Pavlovsky S, Schvartzman E, Lastiri F, et al. Randomized trial of CVPP for three versus six cycles in favorable - prognosis and CVPP versus AOPE plus radiotherapy in intermediate - prognosis untreated Hodgkin's disease. J Clin Oncol, 1997, 15 : 2652.

36. Rueda A, Alba E, Guma J, et al. Six cycles of ABVD in the treatment of stage Ⅰ and Ⅱ Hodgkin's lymphoma (HL): A pilot study. J Clin Oncol, 1997, 10 : 1118.

37. Aviles A, Delgado S. A prospective clinical trial comparing chemotherapy, radiotherapy and combined therapy in the treatment of early stage Hodgkin's disease with bulky disease. Clin Lab Haemotol, 1998, 20 : 95 ~ 99.

38. Santoro A, Bonfante S, Viviani M, et al. Four cycles of ABVD followed by involved field irradiation (IF - RT) is the treatment of choice for early - stage Hodgkin's disease (HD): 5 - year results of a randomized trial. Eur J Cancer, 1997, 33 : S262.

39. Duhmke E, Sehlen S, Diehl V, et al. Prospective randomized trial in combined modality treatment of intermediate risk Hodgkin's disease using extended field vs. involved field radiation therapy. Int J Radiat Oncol Biol Phys, 1999, 45: 2159.

40. Bartlett NL, Rosenberg SA, Hoppe RT, et al. Brief chemotherapy, Stanford V, and adjuvant radiotherapy for bulky or advanced - stage Hodgkin's disease: A preliminary report. J Clin Oncol, 1995, 13 : 1080.

41. Hughes - Davies L, Tarbell NJ, Coleman CN, et al. Stage ⅠA - ⅡB Hodgkin's disease: Management and outcome of extensive thoracic involvement. Int J Radiat Oncol Biol Phys, 1997, 39 : 361.

42. Bonadonna G, Zucali R, Monfardini S, et al. Combination chemotherapy of Hodgkin's disease with adriamycin, bleomycin, vinblastine, and imidazole carboxamide versus MOPP. Cancer, 1975, 36 : 252.

43. Santoro A, Bonadonna G, Valagussa P, et al. Long - term results of combined chemotherapy - radiotherapy approach in Hodgkin's disease: Superiority of ABVD plus radiotherapy versus MOPP plus radiotherapy. J Clin Oncol, 1987, 5 : 27.

44. Canellos GP, Anderson JR, Propert KJ, et al. Chemotherapy of advanced Hodgkin's disease with MOPP, ABVD, or MOPP alternating with ABVD. N Engl J Med, 1992, 327 : 1478.

45. Somers R, Carde P, Henry - Amar M, et al. A randomized study in stage ⅢB and Ⅳ Hodgkin's disease comparing eight courses of MOPP versus an alteration of MOPP with ABVD: A European Organization for Research and Treatment of Cancer Lymphoma Cooperative Group and Groupe Pierre - et - Marie - Curie controlled clinical trial. J Clin Oncol, 1994, 12: 279.

46. Glick JH, Young ML, Harrington D, et al. MOPP/ABV hybrid chemotherapy for advanced Hodgkin's disease significantly improves failure - free and overall survival: The 8 year results of the intergroup trial. J Clin Oncol, 1998, 16 : 19.

47. Connors JM, Klimo P, Adams G, et al. Treatment of advanced Hodgkin's disease with chemotherapy - comparison of MOPP/ABV hybrid regimen with alternating courses of MOPP and ABVD: A report from the National Cancer Institute of Canada Clinical Trials Group. J Clin Oncol, 1997, 15 : 1638.

48. Viviani S, Bonadonna G, Santoro A, et al. Alternating versus hybrid MOPP and ABVD combinations in advanced Hodgkin's disease: ten - year results. J Clin Oncol, 1996, 14 : 1421.

49. Jones S, Haut A, Weick J, et al. Comparison of adriamycin - containing chemotherapy (MOP - BAP) with MOPP - bleomycin in the management of advanced Hodgkin's disease. A Southwest Oncology Group Study. Cancer, 1983, 51 : 1339.

50. Sieber M, Rueffer U, Tesch H. Rapidly alternating COPP + ABV + IMEP (CAI) is equally effective as alternating COPP + ABVD (CA) for Hodgkin's disease: final results of two randomised trial for intermediate (HD5 protocol) and advanced (HD6 protocol) stages. Leuk Lymph, 1998, 29 : 93.

51. Sieber M, Tesch H, Pfistner B, et al. Rapidly alternating COPP/ABV/IMEP is not superioe to conventional alternating COPP/ABVD in combination with extended field radiotherapy in intermediate - stage Hodgkin's lymphoma: Final results of the German Hodgkin's Lymphoma Study Group trial HD5. J Clin Oncol, 2002, 20 : 476 ~ 484.

52. Diehl V, Franklin J, Hasenclever D, et al. BEACOPP, a new dose - escalated and accelerated regimen, is at least as effective as COPP/ABVD in patients with advanced - stage Hodgkin's lymphoma: Interim report from a trial of the German Hodgkin's Lymphoma Study Group. J Clin Oncol, 1998, 16 : 3810 ~ 3821.

53. Coleman M, Rafla S, Propert KJ, et al. Augmented therapy of extensive Hodgkin's disease: Radiation to known disease or prolongation of induction chemotherapy did not improve survival. Results of a Cancer and Leukemia Group B Study. Int J Radiat Oncol Biol Phys, 1998, 41 : 639.

54. Bjorkholm M, Axdorph U, Grimfors G, et al. Fixed versus response – adapted MOPP/ABVD chemotherapy in Hodgkin's disease. A prospective randomized trial. Ann Oncol, 1995, 6:895.
55. Brizel DM, Winer EP, Prosnitz LP, et al. Improved survival in advanced Hodgkin's disease treated with the use of combined modality therapy. Int J Radiat Oncol Biol Phys, 1990, 19:535.
56. Yahalom J, Ryu J, Straus DJ, et al. Impact of adjuvant radiation on the patterns and rate of relapse in advanced – stage Hodgkin's disease treated with alternating chemotherapy combinations. J Clin Oncol, 1991, 9:2193.
57. Diehl V, Loeffler M, Pfreundschuh M, et al. Further chemotherapy versus low – dose involved – field radiotherapy as consolidation of complete remission after six cycles of alternating chemotherapy in patients with advanced Hodgkin's disease. German Hodgkin's Study Group (GHSG). Ann Oncol, 1995, 6:901.
58. Ferme C, Sebban C, Hennequin C, et al. Comparison of chemotherapy to radiotherapy as consolidation of complete or good partial response after six cycles of chemotherapy for patients with advanced Hodgkin's disease: results of the groupe d'etudes des lymphomes de l'Adulte H89 trial. Blood, 2000, 95:2246～2252.
59. Ferme C, Mounier N, Casasnovas O, et al. Long – term results and competing risk analysis of the H89 trial in patients with advanced – stage Hodgkin Lymphoma: a study by the Groupe d'Etude des Lymphomes de l'Adulte (GELA). Blood, 2006, 107:4636～4642.
60. Weiner MA, Leventhal B, Brecher ML, et al. Randomized study of intensive MOPP – ABVD with or without low – dose total – nodal radiation therapy in the treatment of stages ⅡB, ⅢA2, ⅢB, and Ⅳ Hodgkin's disease in pediatric patients: A Pediatric Oncology Group study. J Clin Oncol, 1997, 15:2769.
61. Hutchinson RJ, Fryer CJ, Davis PC, et al. MOPP or radiation in addition to ABVD in the treatment of pathologically staged advanced Hodgkin's disease in children: results of the Children's Cancer Group Phase Ⅲ trial. J Clin Oncol, 1998, 16:897～906.
62. Loeffler M, Brosteanu O, Hasenclever D, et al. Meta – analysis of chemotherapy versus combined modality treatment trials in Hodgkin's disease. International Database on Hodgkin's Disease Overview Study Group. J Clin Oncol, 1998, 16:818.
63. Fabian CJ, Mansfield CM, Dahlberg S, et al. Low dose involved field radiation after chemotherapy in advanced Hodgkin disease: A Southwest Oncology Group randomized study. Ann Int Med, 1994, 120:903.
64. Raemaekers T, Burgers M, Henry – Amar M, et al. Patients with stage Ⅲ/Ⅳ Hodgkin's disease in partial remission after MOPP/ABV chemotherapy have excellent prognosis after additional involved – field radiotherapy: interim results from the ongoing EORTC – LCG and GPMC phase Ⅲ trial. The EORTC Lymphoma Cooperative Group and Groupe Pierre – Marie – Curie. Ann Oncol, 1997, 8 (Suppl 1): 111.
65. Hasenclever D, Diehl V. A prognostic score for advanced Hodgkin's disease. International Prognostic Factors Project on Advanced Hodgkin's Disease. N Engl J Med, 1998, 339:1506.
66. Roach MD, Brophy N, Cox R, et al. Prognostic factors for patients relapsing after radiotherapy for early stage Hodgkin's disease. J Clin Oncol, 1990, 8:623.
67. Longo D, Duffey P, Young R, et al. Conventional – dose salvage combination chemotherapy in patients relapsing with Hodgkin's disease after combination chemotherapy: The low probability for cure. J Clin Oncol, 1992, 10:210.
68. Wirth A, Corry J, Laidlaw C, et al. Salvage radiotherapy for Hodgkin's disease following chemotherapy failure. Int J Radiat Oncol Biol Phys, 1997, 39:599.
69. Linch D, Winfield D, Goldstone A, et al. Dose intensification with autologous bone marrow transplantation in relapsed and resistant Hodgkin's disease: results of a BNLI randomised trial. Lancet, 1993, 341:1051.
70. Schemitz N, Pfistner B, Sextro M, et al. Aggressive conventional chemotherapy compared with high – – dose therapy with autologous haematopoietic stem cell transplantation for relapsed chemosensitive Hodgkin's disease: a randomized trial. Lancet, 2002, 359:2066～2071.
71. Hudson MM, Greenwald C, Thompson E, et al. Efficacy and toxicity of multiagent treatment with chemotherapy and low – dose involved – field radiotherapy in children and adolescents with Hodgkin's disease. J Clin Oncol, 1993, 11:100～108.
72. Schellong G, Potter R, Bramswig J, et al. High cure rates and reduced long – term toxicity in pediatric Hodgkin's disease: The German – Austrian multicenter trial DAL – HD – 90. J Clin Oncol, 1999, 17:3736～3744.
73. Behrendt H, Brinkhuis M, Van Leeuwen E. Treatment of childhood Hodgkin's disease with ABVD without radiotherapy.

Med Pediatr Oncol, 1996, 26 : 244.

74. Tarbell NJ, Thopson L, March P. Thoracic irradiation in Hodgkin's disease: Disease control and long – term complications. Int J Radiat Oncol Biol Phys, 1990, 18 : 275.

75. King SC, Reiman RJ, Prosnitz LR. Prognostic importance of restaging gallium scans following induction chemotherapy for advanced Hodgkin's disease. J Clin Oncol, 1994, 12 : 306.

76. Salloum E, Brandt DS, Caride VJ, et al. Gallium scans in the management of patients with Hodgkin's disease: A study of 101 patients. J Clin Oncol, 1997, 15 : 518.

77. Rueffer U, Josting A, Franklin J, et al. Non – Hodgkin's lymphoma after primary Hodgkin's disease in the German Hodgkin's Lymphoma Study Group: Incidence, treatment, and prognosis. J Clin Oncol, 2001, 19 : 2026.

78. Mauch P, Kalish LA, Katin M, et al. Patterns of presentation of Hodgkin's disease. Cancer, 1993, 71 : 2062.

79. Kandil A, Bazarbashi S, Mourad WA. The correlation of Epstein – Barr virus expression and lymphocyte subsets with the clinical presentation of nodular sclerosing Hodgkin disease. Cancer, 2001, 91 (11): 1957.

80. Longo DL, Glatstein E, Duffey PL, et al. Alternating MOPP and ABVD chemotherapy plus mantle – field radiation therapy in patients with massive mediastinal Hodgkin's disease. J Clin Oncol, 1997, 15 (11): 3338.

81. Horning S, Hoppe R, Hancock S. Vinblastine, Bleomycin, and methotrexate: An effective adjuvant in favorable Hodgkin's disease. J Clin Oncol, 1988, 6 : 1822.

82. Zittoun R, Audebert A, Hoerni B, et al. Extended versus involved fields irradiation combined with MOPP chemotherapy in early clinical stages of Hodgkin's disease. J Clin Oncol, 1985, 3 : 207.

83. Raemaekers J, Aleman B, Henry – Amar M, et al. Interim results from the ongoing EORTC randomised trial on involved – field radiotherapy in stages Ⅲ/Ⅳ Hodgkin's lymphoma and the impact of the International Prognostic Score. Ann Oncol, 1999, 10 : 71.

84. Behar RA, Horning SJ, Hoppe RT. Hodgkin's disease with bulky mediastinal involvement: Effective management with combined modality therapy. Int J Radiat Oncol Biol Phys, 1993, 25 : 771.

85. Hancock SL, Tucker MA, Hoppe RT. Factors affecting late mortality from heart disease after treatment of Hodgkin's Disease. JAMA, 1993, 270 : 1949.

86. Horning SJ, Hoppe RT, Breslin S, et al. Stanford V and radiotherapy for locally extensive and advanced Hodgkin's disease: mature results of a prospective clinical trial. J Clin Oncol, 2002, 20 : 630 ~ 637.

87. Diehl V, Franklin J, Pfreundschuh M, et al. Standard and Increased – Dose BEACOPP Chemotherapy Compared with COPP – ABVD for Advanced Hodgkin's Disease. N Engl J Med, 2003, 348 : 2386 ~ 2395.

88. Nachman JB, Sposto R, Herzog P, et al. Randomized comparison of low – dose involved – field radiotherapy and no radiotherapy for children with Hodgkin's disease who achieve a complete response to chemotherapy. J Clin Oncol, 2002, 20 : 3765 ~ 3771.

89. Aleman BMP, Raemaekers JM, Tirelli U, et al. Involved – field radiotherapy for advanced Hodgkin's lymphoma. N Engl J Med, 2003, 348 : 2396 ~ 2406.

90. Donaldson SS, Hudson MM, Lamborn KR, et al. VAMP and low – dose, involved – field radiation for children and adolescents with favorable, early – stage Hodgkin's disease: results of a prospective clinical trial. J Clin Oncol, 2002, 20 : 3081 ~ 3087.

91. Dores GM, Metayer C, Curtis RE, et al. Second malignant neoplasms among long – term survivors of Hodgkin's disease: a population – based evaluation over 25 years. J Clin Oncol, 2002, 20 (16): 3484 ~ 3494.

92. Bonfante V, Viviani S, Devizzi L, et al. Ten – year expereince with ABVD plus radiotherapy: subtotal nodal (STNI) vs involved – field (IFRT) in early stage Hodgkin's disease. Proc Am Soc Clin Oncol, 2001, 20 : 281a (abstr 1120).

93. Ferme C, Eghbali H, Hagenbeek A, et al. MOPP/ABV (M/A) hybrid and irradiation in unfavorable supradiaphragmatic clinical stages Ⅰ ~ Ⅱ HD: Comparison of three treatment modalities, preliminary results of the EORTC – GELA H8 – U randomized trial in 995 patients. Blood, 2000, 96 : 576a (Abstr 2473).

94. Sweetenham JW, Taghipour G, Milligan D, et al. High – dose therapy and autologus stem cell rescue for patients with Hodgkin's disease in first relapse afterchemotherapy: Results from the EBMT. Bone Marrow Transplant, 1997, 20 : 745 ~ 752.

95. Crump M, Smith AM, Brandwein J, et al. High – dose etoposide and melphalan, and autologous bone marrow transplan-

tation for patients with advanced Hodgkin's disease: importance of disease status at transplant. J Clin Oncol, 1993, 11: 704～711.

96. Chopra R, McMillan AK, Linch DC, et al. The place of high－dose BEAM therapy and autologous bone marrow transplantation in poor－risk Hodgkin's disease: a single－center eight－year study of 155 patients. Blood, 1993, 81: 1137～1145.

97. Sweetenham JW, Carella AM, Taghipour G, et al. High－dose therapy and autologous stem－cell transplantation for adult patients with Hodgkin's disease who do not enter remission after induction chemotherapy: Results in 175 patients reported to the European Group for Blood and Marrow Transplantation. J Clin Oncol, 1999, 17: 3101～3109.

98. Ferme C, Mounier N, Divine M, et al. Intensive salvage therapy with high－dose chemotherapy for patients with advanced Hodgkin's disease in relapse or failure after initial chemotherapy: results of the Groupe d/Etudes des Lymphomes de l'Adulte H89 trial. J Clin Oncol, 2002, 20: 467～475.

99. Schewe KL, Reavis J, Kunn LE, Cox J. Total dose, fraction size, and tumor volume in the local control of Hodgkin's disease. Int J Radiat Oncol Biol Phys, 1988, 15: 25.

100. Duggan DB, Petroni GR, Johnson JL, et al. Randomized comparison of ABVD and MOPP/ABV hybrid for the treatment of advanced Hodgkin's disease: report of an intergroup trial. J Clin Oncol, 2003, 21: 607～614.

101. Le Maignan C, Desablens B, Delwail V, et al. Three cycles of adriamycin, bleomycin, velban, and dacarbazine (ABVD) or epirubicin, bleomycin, velban, and methotrexate (EBVM) plus extended field radiation therapy in early and intermediate Hodgkin's disease: 10－year results of a randomized trial. Blood, 2004, 103: 58～66.

102. Engert A, Schiller P, Josting A, et al. Involved－field radiotherapy is equally effective and less toxic compared with extended－field radiotherapy after four cycles of chemotherapy in patients with early－stage unfavorable Hodgkin's lymphoma: Results of the HD8 trial of the German Hodgkin's Lymphoma Study Group. J Clin Oncol, 2003, 21: 3601～3608.

103. Ganz PA, Moinpour CM, Pauler DK, et al. Health status and quality of life in patients with early－stage Hodgkin's disease treated on Southwest Oncology Group Study 9133. J Clin Oncol, 2003, 21: 3512～3519.

104. Hjalgrim H, Askling J, Rostgaard K, et al. Characteristics of Hodgkin's lymphoma after infectious mononucleosis. N Engl J Med, 2003, 349: 1324～1332.

105. Laskar S, Gupta T, Vimal S, et al. Consolidation radiation after complete remission in Hodgkin's disease following six cycles of doxorubicin, bleomycin, vinblastine, and dacarbazine chemotherapy: Is there a need? J Clin Oncol, 2004, 22: 62～68.

106. Ng AK, Bernardo P, Weller E, et al. Second malignancy after Hodgkin disease treated with radiation therapy with or without chemotherapy: Long－term risks and risk factors. Blood, 2002, 100: 1989～1996.

107. Federico M, Bellei M, Brice P, et al. High－dose therapy and autologous stem－cell transplantation versus conventional therapy for patients with advanced Hodgkin's lymphoma responding to front－line therapy. J Clin Oncol, 2003, 21: 2320～2325.

108. Sieber M, Tesch H, Pfistner B, et al. Treatment of advanced Hodgkin's disease with CCPP/ABV/IMEP versus COPP/ABVD and consolidating radiotherapy: final results of the German Hodgkin's Lymphoma Study Group HD6 trial. Ann Oncol, 2004, 15: 276～282.

109. Bonadonna G, Bonfante V, Simonetta Viviani S, et al. ABVD plus subtotal nodal versus involved－Field radiotherapy in early－stage Hodgkin's disease: Long－term results. J Clin Oncol, 2004, 22: 2835～2841.

110. Vassilakopoulos TP, Angelopoulou MK, Siakantaris MP, et al. Combination chemotherapy plus low－dose involved－field radiotherapy for early clinical stage Hodgkin's lymphoma. Int J Radiat Oncol Biol Phy, 2004, 59: 765～781.

111. Diehl V, Schiller P, Engert A, et al. Results of the third interim analysis of the HD12 trial of the GHSG: 8 courses of BEACOPP with or without additive radiotherapy for advanced stage Hodgkin's lymphoma. Blood, 2003, 102 (Suppl 1): 85.

112. Straus DJ, Portlock CS, Qin J, et al. Results of a prospective randomized clinical trial of doxorubicin, bleomycin, vinblastine, and dacarbazine (ABVD) followed by radiation therapy (RT) versus ABVD alone for stages Ⅰ, Ⅱ, and ⅢA nonbulky Hodgkin disease. Blood, 2004, 104: 3483～3489.

113. Josting A, Nogova L, Jeremy Franklin J, et al. Salvage radiotherapy in patients with relapsed and refractory Hodgkin's lymphoma: A retrospective analysis from the German Hodgkin Lymphoma Study Group. J Clin Oncol, 2005, 23: 1522～

1529.

114. Schellong G, Dorffel W, Claviez A, et al. Salvage therapy of progressive and recurrent Hodgkin's disease: Results from a multicenter study of the pediatric DAL/GPOH - HD study group. J Clin Oncol, 2005, 23:6181 ~ 6189.

115. Meyer RM, Gospodarowicz MK, Connors JM, et al. Randomized comparison of ABVD chemotherapy with a strategy that includes radiation therapy in patients with limited - stage Hodgkin's lymphoma: National Cancer Institute of Canada Clinical Trials Group and the Eastern Cooperative Oncology Group. J Clin Oncol, 2005, 23:4634 ~ 4642.

116. Hoskin PJ, Smith P, Maughan TS, et al. Long - term results of a randomised trial of involved field radiotherapy vs extended field radiotherapy in stage Ⅰ and Ⅱ Hodgkin lymphoma. Clin Oncol (R Coll Radiol), 2005, 17 (1):47 ~ 53.

117. Chisesi T, Federico M, Levis A, et al. ABVD versus Stanford V versus MEC in unfavourable Hodgkin's lymphoma: Results of a randomised trial. Ann Oncol. 2002, 13 (Suppl 1):102 ~ 106.

118. Gobbi PG, Levis A, Chisesi T, et al. ABVD versus modified Stanford V versus MOPPEBVCAD with optional and limited radiotherapy in intermediate - and advanced - stage Hodgkin's lymphoma: Final results of a multicenter randomized trial by the Intergruppo Italiano Linfomi. J Clin Oncol, 2005, 23:9198 ~ 9207.

119. Johnson PW, Radford JA, Cullen MH, et al. Comparison of ABVD and alternating or hybrid multidrug regimens for the treatment of advanced Hodgkin's lymphoma: Results of the United Kingdom Lymphoma Group LY09 Trial (ISRCTN97144519). J Clin Oncol, 2005, 23:9208 ~ 9218.

120. Martin Hutchings, Annika Loft, Mads Hansen, et al. FDG - PET after two cycles of chemotherapy predicts treatment failure and progression - free survival in Hodgkin lymphoma. Blood, 2006, 107:52 ~ 59.

121. Ballova V, Ruffer JU, Haverkamp H, et al. A prospectively randomized trial carried out by the German Hodgkin Study Group (GHSG) for elderly patients with advanced Hodgkin's disease comparing BEACOPP baseline and COPP - ABVD (study $HD9_{elderly}$). Ann Oncol, 2005, 16:124 ~ 131.

122. Feugier P, Labouyrie E, Djeridane M, et al. Comarison of initial characteristics and long - term outcome of patients with lymphocyte - predominant Hodgkin lymphoma and classical Hodgkin lymphoma at clinical stages ⅠA and ⅡA prospectively treated by brief anthracycline - based chemotherapies plus extended high - dose irradiation. Blood, 2004, 104: 2675 ~ 2681.

123. Engert A, Ballova V, Haverkamp H, et al. Hodgkin's lymphoma in elderly patients: a comprehensive retrospective analysis from the German Hodgkin's Study Group. J Clin Oncol, 2005, 23:5052 ~ 5060.

124. Chow LML, Nathan PC, Hodgson DC, et al. Survival and late effects in children with Hodgkin's lymphoma treated with MOPP/ABV and low - dose, extended - field irradiation. J Clin Oncol, 2006, 24:5735 ~ 5741.

125. Donaldson SS, Link MP, Weinstein HJ, et al. Final results of a prospective clinical trial with VAMP and low - dose involved - field radiation for children with low - risk Hodgkin's Disease. J Clin Oncol, 2007, 25:332 ~ 337.

第三章　B 细胞淋巴瘤

第一节　弥漫性大 B 细胞淋巴瘤和侵袭性淋巴瘤

弥漫性大 B 细胞淋巴瘤（diffuse large B cell lymphoma，DLBCL）是最常见的非霍奇金淋巴瘤（NHL），约占全部 NHL 的 30% ~40%。它可原发于淋巴结或结外器官和组织，也可从惰性淋巴瘤转化而来。DLBCL 为非均质性疾病，在 REAL 和 WHO 分类中分为多种病理亚型，其病理形态和免疫表型基本相似，但临床表现明显不同。病理形态学上存在多种变异型。在 REAL 和 WHO 分类应用前，文献报道的中高度恶性或侵袭性淋巴瘤以弥漫性大细胞或弥漫性大 B 细胞淋巴瘤为主，因此本节的部分研究证据来源于侵袭性 NHL。

一、病理

DLBCL 在 Kiel 分类中属于中心母细胞、B 免疫母细胞和 B 细胞来源的间变性大细胞淋巴瘤。在工作分类中，属于弥漫性大细胞（有裂或无裂）或免疫母细胞型，偶属于弥漫性大小混合细胞型。在 REAL 和 WHO 分类中，DLBCL 包括 3 种病理亚型和 6 种变异型（表 7 -3 -1）。

表 7 -3 -1　DLBCL 病理亚型和形态变异型

病理亚型
原发纵隔（胸腺）B 细胞淋巴瘤
原发渗出性淋巴瘤
血管内大 B 细胞淋巴瘤
形态学变异
中心母细胞型
免疫母细胞型
间变性大 B 细胞型
T 细胞/组织细胞富有型
浆母细胞型
淋巴瘤样肉芽肿型

DLBCL 病理形态上肿瘤细胞表现为大细胞，胞核大，两倍于小淋巴细胞淋巴瘤。大部分情况下，主要的肿瘤细胞与中心母细胞（大无裂细胞）或免疫母细胞相似，最常见的表现为中心母细胞样和免疫母细胞样混合。其他细胞类型包括大裂或多叶细胞、间变性大细胞，后者和 T/裸细胞来源间变性大细胞淋巴瘤相一致。某些 DLBCL 富有小的 T 细胞或组织细胞，在工作分类中属于弥漫性大小混合细胞型，它和 T 细胞淋巴瘤或淋巴细胞为主型霍奇金淋巴瘤相似。

二、免疫表型和基因异常

DLBCL 表达 B 细胞相关抗原：CD19、CD20、CD22 和 CD79a 阳性，SIg 和 CIg +/-，CD45 +/-，CD5 +/-，CD10 +/-。30% 的病人有 bcl -2 基因重组。

根据基因分析结果，DLBCL 可分为两种或 3 种亚型：生发中心 B 细胞型（GCB）、激活外周 B 细胞样型（ABC）和第 3 型，后两者也称为非生发中心型。生发中心型的预后明显优于非生发中心型。bcl-6 和 CD10 是生发中心 B 细胞的标志物，而 MUM-1 主要表达于浆细胞和 B 细胞发育的晚期阶段，为非 GCB 的标志物。应用免疫组化方法检测 CD10、bcl-6 和 MUM-1 表达，可以诊断 DLBCL 的病理亚型：生发中心型和非生发中心型。GCB 诊断标准为 CD10 阳性（bcl-6 ± 或 MUM-1 ±）或 CD10 和 bcl-6 共同阳性；如果 CD10 和 bcl-6 均阴性，诊断为非 GCB 型。如果 bcl-6 阳性而 CD10 阴性，根据 MUM-1 表达决定亚型：MUM1 阳性为非 GCB，阴性为 GCB（图 7 -3 -1）。

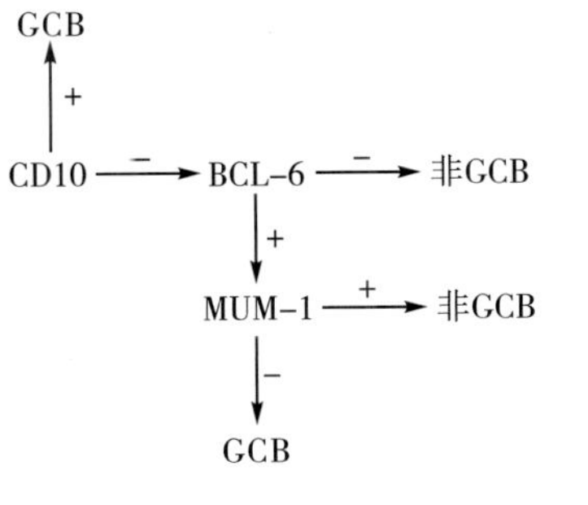

图 7 -3 -1　DLBCL 病理亚型免疫组化诊断标准

应用寡核苷酸阵列分析技术分析 DLBCL 的基因图谱，可将其分为两个预后不同的群体：B 细胞受体调节信号、重要苏氨酸/丝氨酸磷酸化途径和凋亡相关基因高表达和低表达两组，高表达组病人预后不良。p53 基因突变在 DLBCL 占 6% ~33%，P53 蛋白表达占 13% ~70%。

三、临床表现

DLBCL 可发生于任何年龄段，中位发病年龄 50 ~60 岁，男性略多于女性，男女比为 1.4∶1。DLBCL 可原发于淋巴结，约占 60%，也可原发于结外器官或组织，约占 40%。约 55% 的病人为临床Ⅰ~Ⅱ期。结内 DLBCL 常表现为淋巴结进行性肿大。DLBCL 的临床病程为侵袭性，可治愈，治疗后 CR 率达 67% 左右，5 年生存率约为 50%。

结外原发 DLBCL 常常表现为不同的生物学行为和临床特征，原发睾丸或中枢神经系统 DLBCL 的预后明显较结内 DLBCL 差，而皮肤 DLBCL 预后较好。原发纵隔 B 细胞淋巴瘤是一种独立的疾病，有独特的免疫表型和临床表现，预后和 DLBCL 相似。各种不同形态学变异型的预后无显著差别，但有几项研究认为免疫母细胞型的预后较其他亚型差。

四、治疗

（一）Ⅰ~Ⅱ期（早期） REAL 和 WHO 淋巴瘤分类提出了弥漫性大 B 细胞淋巴瘤的诊断，从 1994 年应用至今有十余年，目前尚没有针对早期 DLBCL 综合治疗和单纯化疗或单纯放疗的随机对照研究。然而，已有多项随机研究证明了Ⅰ~Ⅱ期侵袭性 NHL 的化疗和放疗综合治疗显著改善了病人的无病生存率和总生存率。这些研究中包括了工作分类中的中高度恶性 NHL，大部分病人为弥漫性大细胞淋巴瘤或 DLBCL。综合治疗的原理和优势在于，全身化疗能有效地控制远处器官亚临床转移，而放疗能有效地控制局部复发。

1. 单纯放疗 放射治疗曾经是Ⅰ~Ⅱ期侵袭性 NHL 的主要治疗手段，单纯放疗可以治愈约 50% 的早期病人。放疗剂量为 35 ~50Gy，局部控制率达 90% 以上。表 7 -3 -2 总结了Ⅰ~Ⅱ期中高度恶性 NHL（大部分为弥漫性大 B 细胞淋巴瘤）单纯放疗的疗效，5 ~10 年生存率为 40% ~60%，但无病生存率仅为 31% ~50%。中国医学科学院应用单纯放疗治疗 84 例Ⅰ期结内和结外 NHL，5 年总生存率达到 84%。在韦氏环 NHL，34 例Ⅰ期单纯放疗的 5 年生存率为 90%，100 例Ⅱ期单纯放疗的 5 年生存率为 61%。

表 7 -3 -2 Ⅰ/Ⅱ期弥漫性大细胞淋巴瘤的单纯放疗临床Ⅱ期结果（选择）

作者	时间	例数	分期	照射剂量（Gy）	CR（%）	5 年 PFS（%）	5 年 OS（%）
李晔雄等	2002	34	Ⅰ	50（中位）	NA		90（CSS）
		100	Ⅱ	50（中位）			61（CSS）
Chen 等	1979	53	Ⅰ~Ⅱ	35 ~45		37	59
Bush 等	1982	204	Ⅰ~Ⅱ	30 ~50		39	50（10）
Kaminski 等[a]	1986	148	Ⅰ~Ⅱ	35 ~50		37	40（10）
Vaughan Hudson 等	1994	243	Ⅰ	40	84	45	61（10）
Van der Maazen 等	1998	202	Ⅰ~ⅠE	36 ~40		47	43
Wylie 等[b]	1998	81	Ⅰ~Ⅱ	6 ~40	72	31	33
Kamath 等	1999	92	Ⅰ~Ⅱ	30 ~50		50	~60
王绿化等	2000	84	Ⅰ[c]	45 ~55			84
Hayabuchi 等	2003	41	Ⅰ~Ⅱ	45			67
Spicer 等 (BNLI)	2004	377	Ⅰ~Ⅱ		78		51（10） 63（10）[d]

[a]18% 的病人同时接受化疗；[b] 所有病人年龄大于 70 岁；[c] 结内和结外中高度恶性淋巴瘤；[d] 疾病相关生存率，年龄 >60 岁的疾病相关生存率为 47%，年龄≤60 岁为 75%。

因此，放射治疗也是早期侵袭性NHL的治愈手段之一，虽然综合治疗是目前标准治疗原则，但如肿瘤对化疗抗拒或病人不能耐受化疗，需要考虑根治性放疗。

2. 综合治疗　化疗加受累野照射的综合治疗方案逐步取代单纯放疗，成为中高度恶性或侵袭性NHL的标准治疗。有多项随机研究证明，综合治疗和单纯放疗或单纯化疗比较，显著改善了病人的无病生存率和/或总生存率。

（1）单纯放疗和综合治疗随机研究　综合治疗和单纯放疗比较，（综合治疗）改善了Ⅰ～Ⅱ期侵袭性NHL的生存率。单纯放疗的复发率比综合治疗高10%～20%（表7-3-3）。虽然临床Ⅲ期研究组的病例数比较少，在某些研究中使用CVP方案，而不是标准CHOP方案，但这些证据表明，化疗和放疗综合治疗显著改善了生存率，CR率将近90%，无失败生存率和总生存率为63%～85%。

表7-3-3　Ⅰ/Ⅱ期弥漫性大细胞淋巴瘤的单纯放疗和综合治疗随机对照研究结果

研究者	时间	病例数	分期	照射剂量（Gy）	化疗方案	CR（%）	无失败生存率（%）	总生存率（%）（年）
Landberg等	1979	27	Ⅰ/Ⅱ	40	-	-	41	90（2.5）
		24	Ⅰ/Ⅱ	40	CVP×6	-	85	90（2.5）
Monfardini等	1980	37	Ⅰ/Ⅱ	40～50	-	-	45	52（5）
		31	Ⅰ/Ⅱ	40～50	CVP×6	-	76	80（5）
Nissen等	1983	22	Ⅰ/Ⅱ	37～60	-	-	50	57（5）
		34	Ⅰ/Ⅱ	37～60	CSVP×3年	-	～90	～70（5）
Yahalom等	1993	14	Ⅰ	30～50	-	97	20	47（10）
		12	Ⅰ	30～50	CHOP×6	97	86	92（10）
Aviles等	1996	112	Ⅰ*	45	-	93	48	56（5）
（墨西哥）		116	Ⅰ*	45	CHOP×6	97	83	90（5）
		112	Ⅰ*	-	CHOP×6	87	45	58（5）
Aviles等	2003	61	Ⅰ/Ⅱ	40～48	-	95	58	72（10）
（墨西哥）		69	Ⅰ/Ⅱ	40～48	CHOP×6	91	90	89（10）

CHOP：环磷酰胺，阿霉素，长春新碱，泼尼松；CVP，环磷酰胺，长春新碱，泼尼松；CSVP：环磷酰胺，链霉黑素，长春新碱，泼尼松；*韦氏环NHL，大部分为弥漫性大细胞淋巴瘤。

（2）单纯化疗和综合治疗随机研究　化疗后受累野照射是Ⅰ～Ⅱ期侵袭性NHL和弥漫性大B细胞淋巴瘤的标准治疗手段。分期调整IPI=0的病人，3周期CHOP化疗加受累野照射即可取得非常好的治疗效果，生存率大于90%；分期调整IPI≥1时，应考虑6周期CHOP方案化疗加受累野照射；对于年龄大于60岁、无预后不良因素（分期调整IPI=0）的病人，可以考虑4周期CHOP或R-CHOP方案化疗。目前全世界已经正式发表了五项随机对照研究，比较综合治疗和单纯化疗的疗效（表7-3-4）。

SWOG8736的随机对照研究包括401例Ⅰ/ⅠE和非大肿块Ⅱ/ⅡE期中高度恶性NHL，但未包括淋巴母细胞淋巴瘤，75%为弥漫性大细胞淋巴瘤。37%为结外原发病变，Ⅰ期占绝大多数，为68%。随机分为8个周期CHOP化疗组和3周期CHOP化疗加受累野照射组。综合治疗组的5年总生存率和无病生存率都显著高于单纯化疗组，而且，综合治疗组的毒副作用比单纯化疗组要低，严重的毒副作用分别为30%和40%（$P=0.06$）。然而，长期随诊结果显示，3周期化疗加放疗组长期的远处失败明显增高，两组的无病生存率和总生存率不再有显著差别。这一结果表明，3周期CHOP方案化疗对早期侵袭性NHL是不够的。在另外一项法国GELA LNH93-1的随机对照研究中，年龄<61岁、无预后不良因素的Ⅰ～Ⅱ期侵袭性NHL，更强化疗方案ABCVP疗效（ABCVP剂量强度达到>150%3周期 CHOP）优于 3 周期 CHOP 加受累野照射，但毒副作用明显增加。这两项研究结果说明，放射治疗并不能弥补或替代不适宜（不足量）的化疗。然而，3 周期化疗＋放疗对分期调整 IPI＝0 的病人是合适的治疗原则。在 SWOG8736 的亚组分析中，无任何预后不良因素的病人（Ⅰ期，IPI＝0），3 周期化疗＋放疗的 5 年生存率达到 94%，而 IPI≥1 病人的 5 年总生存率仅为 70%。这一结果和 Shenkier 等的长期结果相似，分期调整 IPI＝0 的病人接受 3 周期 CHOP 类似方案化疗和放疗后的 5 年和 10 年疾病相关生存率分别为 98% 和 95%，相应的总生存率分别为 97% 和 90%。

ECOG1484 的研究组和对照组中都使用同样的化疗方案和周期数，直接比较放疗在化疗后达 CR 病人中的作用，此项研究包括了更多的含有预后不良因素的病人。入组条件为年龄大于 16 岁的成人早期弥漫性侵袭性 NHL，根据工作分类包括弥漫性大细胞型、混合细胞型和小核裂细胞型，82% 的病人为弥漫性大细胞淋巴瘤。临床分期包括Ⅰ/ⅠE 和Ⅱ/ⅡE 期，临床Ⅰ期可合并纵隔受侵、腹膜后淋巴受侵或大肿块超过 10cm。大部分病人为临床Ⅱ期，占 68%，结外原发病变占 47%，31% 的病人为大肿块。352 例可供分析的病人接受 8 周期 CHOP 方案化疗，215 例（61%）化疗后达 CR，98 例（28%）达 PR。CR 病人随机分成 30Gy 照射组和未照射组，PR 病人均接受 40 Gy 受累野照射。放射治疗显著改善了化疗后 CR 病人的无病生存率（6 年 DFS：73% vs56%，$P=0.05$）、无进展生存率（6 年 PFS：70% vs53%，$P=0.05$）和进展时间（6 年 TTP：82% vs71%，$P=0.06$）。但两组总生存率无显著差别，受累野照射组的 5、10 和 15 年总生存率分别为 87%、68% 和 60%，单纯化疗组相应为 73%、65% 和 44%（$P=0.24$）。71 例化疗后 PR 病人全部接受 40Gy 照射，6 年 FFS、TTP 和 OS 分别为 63%、66% 和 69%，取得了和 CR 病人同样的效果。

对于老年（年龄＞60 岁）早期、无预后不良因素（年龄调整 IPI＝0）的侵袭性 NHL，4 周期 CHOP 方案和 4 周期 CHOP＋放疗比较，生存率无统计学差别。根据 SWOG 的研究结果，该项研究的随诊时间相对较短（中位随诊时间仅为 7 年），需要更长期随诊观察有无远期复发。老年 NHL 死于其他疾病的可能性增加（未等到远期复发之前），因此老年预后好（分期调整 IPI＝0）的早期侵袭性 NHL，4 周期 CHOP 化疗是适当的。

表7－3－4 Ⅰ/Ⅱ期弥漫性大细胞淋巴瘤的综合治疗和单纯化疗临床Ⅲ期结果

作者 研究组	入组条件 时间		例数	化疗方案	放疗 （Gy）	CR （%）	无失败生存率 （%）	5年总生存率 （%）
Horning 等 （ECOG1484）	2004	Ⅰ～Ⅱ期化疗达 CR	112 103	CHOP×8 CHOP×8	无 30～40	53 70（5年） $P=0.05$	73 87（5年） $P>0.05$	
Miller 等 （SWOG8736）	1998	Ⅰ期和非大肿块Ⅱ期	201 200	CHOP×8 CHOP ×3	无 40～55	73 75	64 77 $P=0.03$	72 82 $P=0.02$
Aviles 等 （墨西哥）	1996	韦氏环Ⅰ期	112 116 112	CHOP×6 CHOP×6	无 45 45	87 97 93	45 83 48 *$P<0.05$	58 90 56 $P<0.05$
Reyes 等 （GELA LNH93－1）	2005	年龄＜61 岁，Ⅰ～Ⅱ期，IPI＝0	318 329	ABCVP＋巩固 CHOP×3	无 40	93 92	82 74 $P<0.001$	90 91 $P=0.001$
Bonnet 等 （GELA LNH93－4）	2007	年龄＞61 岁，Ⅰ～Ⅱ期，IPI＝0	277 299	CHOP×4 CHOP×4	无 40	89 91	61（EFS） 64 $P=0.56$	72 68 $P=0.54$

* 综合治疗和单纯化疗或单纯放疗比较；CHOP：环磷酰胺，阿霉素，长春新碱，泼尼松。

1996 年 Aviles 等治疗 316 例Ⅰ期韦氏环 NHL，根据工作分类，弥漫性大细胞和免疫母细胞型分别占 57.3% 和 21.8%。病人随机分组接受放疗后化疗综合治疗、单纯放疗或单纯化疗，其 5 年总生存率分别为 90%、56% 和 58%，相应 DFS 分别为 83%、48% 和 45%。综合治疗疗效明显优于单纯放疗或单纯化疗，统计学上差别有显著意义（$P<0.05$）。

ECOG 和 GELA LNH93-4 两项研究中，研究组和对照组均使用同样的化疗方案和化疗周期数，都显示放疗降低了原发部位的复发，ECOG 从 47%（15/31，31 例复发病人中有 15 例原发部位复发）降低至 17%（3/17），而 GELA LNH93-4 从 47%（37/79）降低至 21%（14/66）。最近的研究认为，放疗合并有效化疗时，局部控制率的提高可以转化为无病生存率和总生存率的提高，这已经在早期乳腺癌的治疗中得到了证实。与此同时，三维适形放疗和调强放疗的应用，可以更好地保护腮腺等正常组织，降低放疗毒副作用。因此，有效的化疗后加受累野照射仍然是早期侵袭性 NHL 的标准治疗原则。需要进一步研究的是，R-CHOP 方案化疗已成为晚期 DLBCL 的标准方案，应考虑 R-CHOP 在早期侵袭性 NHL 的作用，并探讨放疗在 R-CHOP 化疗中的作用。

（3）综合治疗结果　化疗后放疗的综合治疗模式已被广泛接受为成人Ⅰ~Ⅱ期 B 细胞来源中高度恶性 NHL、特别是弥漫性大 B 细胞淋巴瘤的标准治疗。表 7-3-5 总结了综合治疗的长期结果，Ⅰ~Ⅱ期弥漫性大细胞淋巴瘤综合治疗后的 5~10 年总生存率和无病生存率为 63%~85%。

中国医学科学院肿瘤医院于 1983~1997 年收治 507 例韦氏环 NHL，大部分为 B 细胞淋巴瘤，全组 5 年癌症相关生存率和无病生存率分别为 62% 和 51%，临床各期 5 年癌症相关生存率分别为：Ⅰ期 91%、Ⅱ期 68%、Ⅲ期 35% 和Ⅳ期 20%。Ⅰ期单纯放疗和综合治疗组的 5 年癌症相关生存率分别为 90% 和 93%（$P=0.823$），Ⅱ期分别为 61% 和 69%（$P=0.079$），综合治疗显著改善了 5 年无病生存率，分别为 62% 和 50%（$P=0.037$）。

表 7-3-5　Ⅰ/Ⅱ期弥漫性大细胞淋巴瘤化疗和放疗综合治疗结果（选择）

作者	时间	例数	分期	治疗方案	CR（%）	5 年 PFS（%）	5 年 OS（%）
李晔雄等	2002	43	Ⅰ	CHOP + RT	NA	NA	93（CSS）
		208	Ⅱ	CHOP + RT		62（DFS）	69
Hayabuchi 等	2003	114	Ⅰ~Ⅱ	CHOP 类似 + RT		73	
Shenkier 等	2002	308	Ⅰ~Ⅱ	3 CHOP + RT	97	74（10 年）	63（10 年）[a]
Krol 等	2001	140	Ⅰ~Ⅱ	4 CHOP + RT	67~91	~70	~80
Kamath 等	1999	121	Ⅰ~Ⅱ	不同方案 + RT		63（10 年）	70（10 年）
Van der Maazen 等	1998	94	Ⅰ~ⅠE	不同方案 + RT		83（10 年）	70（10 年）
Munck 等	1996	96	Ⅰ~Ⅱ	CHVmP + RT	91	70	77
Tondini 等	1993	183	Ⅰ~Ⅱ	4~6 CHOP + RT	98	83	83
Velasquez 等	1991	57	Ⅰ	8 BACOP + RT	95	75（10 年）	72（10 年）
			Ⅱ	8 BACOP + RT	87	57	43
Jones 等	1989	142	Ⅰ~Ⅱ	CHOP + RT		82	80
Connors 等	1987	78	Ⅰ~Ⅱ	4~6 CHOP + RT	99	85	85
Prestidge 等	1988	23	Ⅰ	不同方案 + RT	95	78	81
			Ⅱ	不同方案 + RT	95	70	72

CHOP：环磷酰胺，阿霉素，长春新碱，泼尼松；CHVmP：环磷酰胺，阿霉素，替尼泊苷（或猛），泼尼松；NA：未分析；[a] 癌症相关生存率为 82%。

这些研究证明，CHOP 方案化疗加受累野照射的综合治疗是目前Ⅰ/Ⅱ期弥漫性大 B 细胞淋巴瘤或Ⅰ~Ⅱ期侵袭性 NHL 的标准治疗方案，但需要使用理想的化疗周期数。长期随诊已经证明，化疗能导致白血病、第二原发实体瘤和心血管疾病发病率增高。

3. 早期 DLBCL 的预后分组　Ⅰ～Ⅱ期弥漫性大 B 细胞淋巴瘤的预后存在很大的差异，大肿块是影响预后的重要因素。根据临床分期、国际预后指数和大肿块，将早期 DLBCL 分为 3 组：Ⅰ或ⅠE 期 IPI = 0 的病人，应用 3 周期 CHOP 方案化疗 + 受累野照射，5 年生存率超过 90%；而Ⅰ/ⅠE 期和非大肿块Ⅱ/ⅡE 期合并 IPI≥1，应用 3 周期 CHOP 方案化疗 + 受累野照射，5 年生存率为 70%；Ⅱ/ⅡE 大肿块、无论 IPI 如何，8 周期 CHOP 化疗后 5 年生存率只有 50%（表 7－3－6），这组病人的预后接近于Ⅲ～Ⅳ期病人，需研究更为有效的治疗方案。

表 7－3－6　局限早期 NHL 临床分期、危险因素和治疗结果的相关性

临床分期	分期调整 IPI 危险因素	治疗	5 年生存率（%）	局限期	描述
Ⅰ，ⅠE	0	3CHOP + IF	> 90	是	非常局限
Ⅰ，ⅠE，非大肿块Ⅱ/ⅡE	≥1	3CHOP + IF	70	是	局限
大肿块Ⅱ或ⅡE	任何	8CHOP	50	否	晚期

分期调整 IPI 的预后不良因素：任何Ⅱ期，年龄大于 60 岁，LDH 增高，一般状态 > 0～1。

（二）Ⅲ～Ⅳ期（晚期）　晚期中高度恶性 NHL 应用常规化疗能取得较好的治疗效果，长期缓解率 30%～50%。CHOP 是中高度恶性 NHL 首程治疗的标准化疗方案。R－CHOP 方案可改善成人或老年 DLBCL 的生存率，已逐步成为标准治疗方案。高剂量化疗加骨髓移植作为首程治疗未能改善晚期中高度恶性 NHL 生存率，但可能对高危侵袭性 NHL 或复发病人的生存有益。

1. 化疗方案和周期　晚期 DLBCL 的治疗以化疗为主，CHOP 仍然是侵袭性 NHL 的标准化疗方案。Kimby 等发表侵袭性 NHL 化疗的综述，包括 35 个临床随机对照研究，44 个前瞻性研究，11 个回顾性分析，共 21 830 例病人，大部分病人为弥漫性大 B 细胞淋巴瘤。在未经选择的晚期病人，CHOP 可治愈近 1/3 的病人。20 世纪 90 年代开始了大量临床随机研究，CHOP 标准化疗方案和高强度化疗方案如 m-BACOD、ProMACE-CytaBOM 和 MACOP-B 等或密集化疗比较，生存率相同，而后者的毒副作用较高。化疗方案最为经典的随机对照研究发表于 1993 年，Fisher 等应用不同的化疗方案治疗中高度恶性 NHL。1 138 例中晚期（大肿块Ⅱ期、Ⅲ期和Ⅳ期）NHL，随机分为 CHOP、m-BACOD、ProMACE-CytaBOM 和 MACOP-B 方案，总生存率和无病生存率无显著差别。仅有一项随机研究证明，在预后不良的侵袭性 NHL，高剂量 ACVBP 方案和常规 CHOP 方案比较，显著改善了总生存率和无病生存率。

2. 化疗加免疫治疗　侵袭性 NHL 高发年龄为 60 岁左右，占全部病人的 50%，80% 为 DLBCL。CHOP 是年轻侵袭性 NHL 的标准化疗方案，但足量 CHOP 方案化疗在老年病人可产生较大的毒性。老年 DLBCL 应用较低剂量 CHOP 方案化疗的疗效差，完全缓解率仅为 40%，3 年无病生存率和总生存率分别为 30% 和 35%～40%。为提高老年 DLBCL 的疗效，临床上常应用化疗合并免疫治疗或干扰素治疗。

临床Ⅱ期研究证明，中高度恶性 B 细胞淋巴瘤首次复发或第二次复发单用美罗华的总有效率为 32%。法国 GELA 的一项随机对照研究表明，老年 DLBCL 应用 CHOP 方案加美罗华的疗效优于单纯化疗。入组标准为既往未治的Ⅱ～Ⅳ期老年 DLBCL，年龄 60～80 岁，一般状态评分（ECOG）0～2 分，有严重心脏或神经系统疾病而不能耐受阿霉素和 VCR 的病人除外。399 例接受随机分组研究，R－CHOP 的近期疗效、无复发生存率和总生存率均优于 CHOP 方案，5 年 EFS 分别为 47% 和 29%（$P = 0.0002$），5 年 PFS 分别为 54% 和 30%（$P = 0.0001$），5 年 DFS 分别为 66% 和 45%（$P = 0.00031$），5 年总生存率分别为 58% 和 45%（$P = 0.0073$），两组毒性无显著差别。分层分析显示，bcl-2 阳性表达病人，R-CHOP 方案显著优于 CHOP，中位随诊时间 2 年的总生存率分别为 67% 和 48%（$P = 0.004$），无事件生存率分别为 58% 和 32%（$P < 0.001$），而 bcl-2 阴性的两组的总生存率分别为 72% 和 67%，无事件生存率分别为 60% 和 40%（$P > 0.05$）。另外一项 ECOG/CALGB 老年人 DLBCL

的随机研究中，入组标准为年龄≥60 岁、ECOG0 -3 分、Ⅰ ~Ⅳ期，至少有一项可观察指标。632 例病人先随机分成 R-CHOP（n =318）和 CHOP（n =314）两组，然后 415 例治疗有效的病人接受第二次随机分组：美罗华维持（MR，n =207）或观察（n =208）。R-CHOP 和 CHOP 组的 3 年 EFS 有显著差别，但总生存率无差别。美罗华维持治疗组和观察组的 2 年 EFS 分别为 76% 和 61%（P =0. 009），但总生存率无差别。CHOP 化疗后应用美罗华维持治疗可显著改善 EFS，但 R-CHOP 化疗后美罗华维持治疗未改善 EFS，各组 2 年 EFS 分别为 77%（R-CHOP）、79%（R-CHOP + MR）、74%（CHOP + MR）和 45%（CHOP）。如果将美罗华维持治疗的病人除外，R-CHOP 和 CHOP 比较，显著降低了失败率，并提高了生存率。3 年 EFS 分别为 52% 和 39%（P =0. 003），3 年总生存率分别为 67% 和 58%（P =0. 05）。

成年 DLBCL 在标准化疗 CHOP/CHOEP 方案化疗加用美罗华能够进一步提高疗效，MInT 的研究中包括年龄在 18 ~60 岁、低危（IPI 0 ~1）、Ⅱ ~Ⅳ期和大肿块Ⅰ期、ECOG0 -3 分，824 例随机分成 CHOP 类似方案单纯化疗和 CHOP 类似方案加美罗华，化疗 6 周期，化疗方案包括 CHOP-21、CHOEP-21、MACOP-B 和 PMitCEBO，美罗华为 375mg/m^2，每 3 周 1 次。原发大肿块或结外病变接受 30 ~40Gy 照射。中位随诊 34 个月，美罗华加 CHOP 类似方案的 CR 率、无进展生存率和总生存率均优于单纯 CHOP 类似方案，3 年无事件生存率分别为 79% 和 59%（P <0. 0001），3 年无进展生存率分别为 85% 和 68%（P <0. 0001），3 年总生存率分别为 93% 和 84%（P =0. 0001）。然而，在 HIV 阳性的 B 细胞淋巴瘤中，R-CHOP 方案并不优于 CHOP 方案。因此，CHOP + 美罗华已逐步成为 HIV 阴性晚期 DLBCL 的标准治疗方案（表 7 -3 -7）。

表 7 -3 -7　R -CHOP 方案在成人和老年 DLBCL 的随机对照研究

研究	时间	入组条件	例数	治疗原则	EFS（%）	OS（%）
GELA	2002	60 ~80 岁，	202	8 R-CHOP	66（5y）	58
		Ⅱ ~Ⅳ期，	197	8 CHOP	45	45
		ECOG 0 ~2			P =0. 0003	P =0. 0073
ECOG/	2006	>60 岁，	267	6 ~8 R-CHOP	53（3y）	NA
CALGB		Ⅰ ~Ⅳ期，	279	6 ~8 CHOP	45	NA
		ECOG 0 ~3			P =0. 04	P =0. 18
MInT	2006	18 ~60 岁，	413	R-CHOP 类似	79	93
		大肿块Ⅰ和Ⅱ ~Ⅳ期，	411	CHOP 类似	59	84
		IPI 0 ~1，ECOG 0 ~3			P <0. 0001	P =0. 0001
AMC 010	2005	HIV 阳性，	99	R-CHOP	45 w（PFS）	139 w（OS）
		80% 为 DLBCL，	50	CHOP	38 w	110 w
		KPS≥70			P =0. 67	P =0. 76

3. 高剂量化疗加干细胞移植　CHOP 虽然是晚期侵袭性 NHL 的标准化疗方案，但高危病人应用 CHOP 方案化疗的疗效仍然很差。大部分随机对照研究认为高剂量化疗加骨髓移植作为侵袭性 NHL 的首程治疗和常规化疗比较，未能提高生存率。但是，侵袭性 NHL 化疗后复发，且对化疗敏感的病人，高剂量化疗加骨髓移植或自体干细胞移植挽救治疗能提高其生存率。

（1）首程治疗　目前全世界共有 7 项大的随机对照研究比较常规化疗和高剂量化疗加干细胞移植首程治疗侵袭性 NHL 的疗效，年龄都在 60 或 65 岁以下，多伴有一项或多项预后不良因素的临床Ⅲ ~Ⅳ期。这些研究中，五项研究表明高剂量化疗和常规化疗结果相同，一项研究认为 ABCVP 化疗优于高剂量化疗，仅一项研究结果显示高剂量化疗优于常规 CHOP 方案化疗。因此，根据这些临床证据，高剂量化疗加干细胞移植仍不是侵袭性 NHL 首程治疗的标准治疗方案。

法国 GELA LNH -87 的进一步分层研究中发现，根据国际预后指数分层为中高危和高危（IPI =2 ~3）

的病人应用高剂量化疗加骨髓移植作为首程治疗能改善其无失败生存率和总生存率。常规化疗和高剂量化疗+骨髓移植的8年总生存率分别为49%和64%，8年无病生存率分别为39%和55%（$P=0.02$）。

对常规化疗相对不敏感的侵袭性NHL，高剂量化疗加骨髓移植未改善病人的生存率。此外，常规CHOP化疗3周期后达PR的病人随机分为高剂量化疗和常规化疗，高剂量化疗未提高生存率。

（2）挽救治疗 有一项前瞻性随机研究证明侵袭性NHL复发后，对化疗敏感的病人采用高剂量化疗能改善生存率。1995年法国报道，109例中高度恶性淋巴瘤首程治疗后复发、对化疗敏感的年轻病人，高剂量化疗+自体骨髓移植和标准挽救性化疗比较明显改善了无病生存率和总生存率，5年EFS分别为46%和12%（$P=0.001$），5年总生存率为52%和32%（$P=0.038$）。在美国的临床Ⅱ期研究中取得了相似的结果。

（三）照射野和剂量 NHL化疗后多应用受累野照射或局部扩大野照射，结内原发DLBCL的受累野照射定义多参考HD的受累野定义。对于结外原发NHL的受累野定义，不同的部位采用不同的照射野。

目前缺乏比较弥漫性大细胞淋巴瘤在综合治疗情况下放射治疗照射剂量的随机对照研究，现有的结论来源于回顾性分析。DLBCL放疗的局部控制率为93%～98%。大肿块是影响预后和局部控制率的重要因素，在文献中，大肿块的定义多以5～10cm为标准。在综合治疗的前提下，放射治疗剂量建议如下：化疗后达到CR的病人，如果化疗前原发肿瘤小于3.5 cm（或6 cm），照射剂量为30～30.6 Gy；肿瘤为3.5～6 cm，照射剂量为36 Gy；肿瘤7～10cm时，照射剂量为40Gy；>10cm，不超过45Gy。化疗后未达CR病人，照射剂量多采用50Gy照射。

五、预后

DLBCL的预后因素包括临床分期、LDH、结外受侵、年龄、国际预后指数。和预后相关的其他因素包括：CD5表达，bcl-2、p53等基因表达。

国际预后指数（IPI）是DLBCL重要预后指标，MD Anderson癌症中心的研究证明，弥漫性大B细胞淋巴瘤IPI≤2时，其5年总生存率和无病生存率为71%和64%，而IPI 3～4时的生存率和无病生存率分别为40%和35%。在中国医学科学院肿瘤医院报道的原发韦氏环NHL中，国际预后指数仍然是预后的重要因素。因此，IPI可用于指导临床分层研究和治疗。早期侵袭性NHL的预后存在明显的不同，其治疗原则也应有所区别。

CD5阳性的DLBCL容易侵犯结外器官、一般状态差、LDH增高多见、预后差，其生存率明显低于CD5阴性DLBCL。DNA阵列分析和免疫组化都证明了bcl-6和CD10阳性（生发中心型）是预后好的因素，而bcl-2表达是预后不良因素。LMO2，BCL6，FN1，CCND2，SCYA3和BCL2等6个基因是重要的预后因素。p53突变也是影响预后的重要因素，Leroy等报道69例DLBCL，23%有p53突变，有p53突变和无p53突变的6年生存率分别为44%和79%（$P=0.01$）。儿童DLBCL大部分为生发中心型，因此预后优于成人，仅有50%成人DLBCL为生发中心型，而80%的儿童DLBCL为生发中心型。相反，颅内原发DLBCL绝大部分为激活B细胞型，预后差。

六、治疗指南

根据已有的随机研究证据，综合治疗是Ⅰ～Ⅱ期侵袭性NHL的标准治疗原则，Ⅲ～Ⅳ期以化疗为主。美国癌症综合治疗网（NCCN，http：//www. nccn. org/professionals/default. asp）提出的DLBCL治疗指南如下：非大肿块（肿瘤大小<10 cm）Ⅰ、Ⅱ期建议用CHOP±R化疗4周期后局部区域放疗；大肿块（>10 cm）Ⅰ、Ⅱ期建议CHOP±R化疗6周期后再考虑局部放疗。对于Ⅲ、Ⅳ期病人，如果国际预后指数≤2，建议6周期R-CHOP化疗；如果国际预后指数≥3，预后差，建议优先考虑临床试验研究，或者6周期R-CHOP化疗。高剂量化疗加自体干细胞移植可能对中高危或高危病人首程治疗或复发后挽救治疗有益。

第二节 滤泡淋巴瘤

滤泡淋巴瘤（follicular lymphoma，FL）是欧美常见的非霍奇金淋巴瘤（NHL），占成人结内原发NHL的22% ~35%，仅少于弥漫性大B细胞淋巴瘤。根据WHO/REAL淋巴瘤病理分类方案，按中心母细胞的数量将滤泡淋巴瘤分成Ⅰ~Ⅲ级，Ⅲ级滤泡淋巴瘤更容易复发，经阿霉素方案化疗后，预后和滤泡淋巴瘤1~2级基本相同。Ⅰ~Ⅱ级滤泡淋巴瘤恶性程度低，病程进展缓慢，预后好，易复发。大部分滤泡淋巴瘤为临床Ⅲ~Ⅳ期，伴有脾和骨髓受侵，Ⅰ~Ⅱ期少见。早期滤泡淋巴瘤Ⅰ~Ⅱ级单纯放疗可取得好的疗效，而Ⅰ~Ⅱ早期Ⅲ级滤泡淋巴瘤应考虑综合治疗，晚期滤泡淋巴瘤则难以治愈。滤泡淋巴瘤Ⅲ级含有较多的大细胞成分，治疗原则和弥漫性大B细胞淋巴瘤相似，预后相似。本节重点讨论Ⅰ~Ⅱ级滤泡淋巴瘤的病理、治疗原则和预后。

一、病理

滤泡淋巴瘤定义为滤泡中心细胞淋巴瘤，常为中心细胞（核裂滤泡中心细胞）和中心母细胞混合（大无裂滤泡中心细胞）。肿瘤细胞以中心细胞为主，而中心母细胞较少。生长类型至少部分为滤泡性，但可见弥漫性区域生长。由于淋巴滤泡来源于生发中心，滤泡生长类型的淋巴瘤极少见大量的中心母细胞。在工作分类中，FL属于滤泡小核裂（FSC）和滤泡混合细胞型。

根据WHO和REAL淋巴瘤分类建议，对FL进行分级的同时，要记录和定量分析弥漫区域。根据中心母细胞数量，将滤泡淋巴瘤分为3级：Ⅰ、Ⅱ和Ⅲ级，目前推荐应用Berard细胞计数法。病理Ⅰ~Ⅱ级可互相移行，常难以区分，但Ⅰ~Ⅱ级和Ⅲ级有较明显差别（表7-3-8）。根据REAL分类的推荐，将弥漫区域面积定量如下：滤泡为主（滤泡>75%），滤泡及弥漫性（滤泡25% ~75%），弥漫性为主（滤泡<25%）。Ⅲ级滤泡淋巴瘤的弥漫区面积代表弥漫性大B细胞淋巴瘤的面积，报告为："滤泡淋巴瘤，3/3级（75%）伴弥漫性大B细胞淋巴瘤（25%）"，而不是"滤泡淋巴瘤，3级，滤泡及弥漫性"。弥漫区域面积可能影响预后，但对治疗的指导意义尚不明了。Ⅰ~Ⅲ级滤泡淋巴瘤同时存在弥漫性大B细胞淋巴瘤成分，提示需要全身化疗。

表7-3-8 滤泡淋巴瘤的病理分级和变异型

病理分级
Ⅰ级：0~5个中心母细胞/高倍视野
Ⅱ级：6~15个中心母细胞/高倍视野
Ⅲ级：>15个中心母细胞/高倍视野
Ⅲa级：>15个中心母细胞/高倍视野，但仍有中心细胞
Ⅲb级：中心母细胞形成瘤片，无残留中心细胞
变异型
皮肤滤泡中心淋巴瘤
弥漫性滤泡中心淋巴瘤
Ⅰ级：0~5个中心母细胞/高倍视野
Ⅱ级：6~15个中心母细胞/高倍视野

二、免疫表型和基因异常

FL来源于生发中心B细胞，B细胞相关抗原如CD19、CD20阳性和SIg+，而CD5和CD45阴性，CD10+/-，CD23-/+。CD5和CD45阴性可鉴别套细胞淋巴瘤，而CD10阳性可鉴别边缘带B细胞淋巴瘤。

70% ~95%的滤泡淋巴瘤有t（14；18）染色体易位，导致bcl-2基因表达和重组。bcl-2蛋白抑制凋亡的发生，在正常生发中心细胞，bcl在转录水平处于关闭状态。t（14；18）染色体易位发生于早期发育的B细胞（Ig基因重组阶段）。

三、临床表现

滤泡淋巴瘤主要发生于成人，男女比例基本相同，大部分病人表现为广泛性病变，Ⅰ~Ⅱ期少见，仅为10%~20%，80%为Ⅲ~Ⅳ期。FL主要侵犯淋巴结，并常侵及脾和骨髓，结外器官受侵较少见。肿瘤进展缓慢，晚期FL认为不可治愈，但恶性程度低，病情进展缓慢，预后好。FL可进展为弥漫性大B细胞淋巴瘤。

四、治疗

FL的治疗主要根据病理分级和临床分期，Ⅰ~Ⅱ级FL的治疗同Ⅲ级FL不同，后者的治疗原则和弥漫性大B细胞淋巴瘤相同。除特别提及以外，本文指的是Ⅰ~Ⅱ级FL，未包括Ⅲ级FL。早期Ⅰ~Ⅱ级FL以放射治疗为标准治疗，可合并化疗，大部分病人可治愈。在过去30年中，晚期滤泡淋巴瘤的生存率得到了提高，但大部分病人仍不能治愈。晚期滤泡淋巴瘤的治疗方法包括临床观察、口服烷化剂、嘌呤核苷酸类似物、联合化疗、干扰素和单克隆抗体治疗等。化疗基础上联合放射标记的单克隆抗体、干扰素和高剂量化疗加骨髓移植提高了无病生存率，但未改善总生存率。晚期FL预后好，中位生存期为8~10年。

（一）Ⅰ~Ⅱ期FL 最近10年恶性淋巴瘤的病理分类发生了很大的变化，但滤泡淋巴瘤病理诊断的一致性和重复性一直很高。在REAL分类以前的惰性淋巴瘤中，以滤泡淋巴瘤比例最高，高达80%，但部分研究中包括了套细胞淋巴瘤、小淋巴细胞淋巴瘤和结外粘膜相关（MALT）淋巴瘤。

1. 单纯放疗 滤泡淋巴瘤对放射治疗高度敏感。几十年来，放射治疗是早期惰性淋巴瘤的标准治疗方案，至少有6项回顾性分析报道了50例以上临床Ⅰ~Ⅱ期惰性淋巴瘤（主要为滤泡淋巴瘤）单纯受累野照射的治疗结果。单纯放疗的10~15年无病生存率为28%~53%，10~15年总生存率为43%~79%（表7-3-9）。Ⅰ期总生存率约50%，Ⅱ期约25%，10年后极少复发。照射剂量28~30Gy或更高时，局部控制率超过90%。Wilder等报道Anderson癌症中心Ⅰ~Ⅱ期滤泡淋巴瘤Ⅰ~Ⅱ级单纯放疗长期结果，15年无进展生存率和总生存率分别为41%和43%。

表7-3-9 Ⅰ~Ⅱ期惰性淋巴瘤单纯放疗结果

作者	例数（Ⅱ期%）	中位年龄（岁）	病理类型（例数）	照射剂量（Gy）	10年（%）		备注
					DFS	OS	
Gospodarowicz	130			25~40	53	72a	
1984	190(45)	56	全部为FL	中位30	53(12年)	58	24例结节类型中的部分
McLaughlin 1991,BNLI	82(57)	60	FSC(46),FM(19) FL(4),DSL(10)	腹部25 其他35	28	52	随机研究的单纯放疗组
Pendlebury,1995	58(31)	55	FSC(37),FM(12) DSL(9)	中位40	43	79	23例EF
MacManus,1996	177(58)	52	FSC(101),FM(76)	35~50	44	64	45例剖腹分期,32例TNI
Vaughan,1994	208(0)	59	FSC(81),FM(72)	35	49	71[a]	多中心回顾
Hudson,et al.			FL(10),DSL(27) DSC(18)			64[b]	全部为Ⅰ期
Krol,1998	56(0)	-		-	75(5年)	73	全部为Ⅰ期
Kamath,1999	72(25)	-	所有惰性	30~50	59	46	
Wilder,2001	80(59)	54	FSC(50),FM(30)	中位40	41(15年)	43	23例剖腹分期,37%EF
Ott,2003	58(Ⅰ~Ⅲ)	51	FL(48)	40	63	69	22%合并化疗

FSC：滤泡小核裂细胞；FM：滤泡大小混合细胞；FL：滤泡大细胞；DSL：弥漫性小淋巴细胞；DSC：弥漫性小核裂细胞；DFS：无病生存率；OS：总生存率；a：癌症相关生存率，b：总生存率。

扩大野照射或全淋巴结照射是否优于受累照射仍是未解决的临床问题。Paryani 等报道 124 例Ⅰ～Ⅱ期惰性淋巴瘤受累野、扩大野和全淋巴结照射（TNI），照射剂量 25～30Gy，中位随诊 5.5 年，TNI 组 10 年无进展生存率为 85%，优于受累野和扩大野的 40% 和 50%，但 3 组的总生存率相同，8～10 年时约 50% 的病人仍无病生存。

2. 综合治疗　目前仍不能明确化疗加入放疗的综合治疗能否提高早期惰性淋巴瘤的生存率。有 6 项随机研究比较Ⅰ～Ⅱ期惰性淋巴瘤受累野照射加化疗和单纯受累野照射的疗效，均未发现无进展生存率和总生存率有显著差别，但这些研究的样本数相对较少。

1974～1981 年英国淋巴瘤研究组（British National Lymphoma Investigation）进行了一组大的随机对照研究，148 例病人分别接受受累野照射和受累野照射 + 口服苯丁酸氮芥 6 个月，两组的无病生存率和总生存率相同。根据这些随机研究结果，大部分放射肿瘤学家认为Ⅰ～Ⅱ期滤泡淋巴瘤应做单纯放疗，而肿瘤内科学家认为这些随机研究的样本少，甚至不能检测到 20% 的差别（表 7-3-10）。

表 7-3-10　早期 FL 综合治疗和单纯放疗临床Ⅲ期结果

作者	时间	例数	分期	放疗剂量（Gy）	化疗	无复发生存率（%）	总生存率（%）
Landberg 等	1979	55	Ⅰ/Ⅱ	40	–	41	90
				40	CVP×9	86　$P=0.02$	90
Monfardini 等	1980	11	Ⅰ/Ⅱ	40～50	–	55	61（5）
		15		40～50	CVP	63	93
Nissen 等	1983	11	Ⅰ/Ⅱ	37～60	–	～40	～100（5）
		6		37～60	CSVP	～13	～83（5）
Carde 等	1984	124	Ⅰ/Ⅱ	?	–	?	?
					CVP	?　$P<0.05$	?
Yahalom 等	1993	10	Ⅰ/Ⅱ		–	64　（7-y）	无
		6			CHOP	83	无
Kelsey 等	1994	82	Ⅰ/Ⅱ	35	–	38	52（5）
		66		35	苯丁酸氮芥	48	42（5）

MD Anderson 癌症中心和其他医院的回顾性研究认为，综合治疗能提高Ⅰ～Ⅱ期滤泡淋巴瘤的生存率。最近的一项临床Ⅱ期研究显示，102 例Ⅰ～Ⅱ期惰性淋巴瘤（滤泡淋巴瘤 85 例，小淋巴细胞淋巴瘤 17 例）全部接受 30～40Gy 受累野照射，然后接受 10 个周期 CVP-Bleo 或 CHOP 方案化疗，其中滤泡型占 85%，Ⅱ期占 52%。全组 10 年无失败生存率和总生存率分别为 76% 和 82%，滤泡型淋巴瘤的 10 年无失败生存率和总生存率分别为 72% 和 80%。表 7-3-11 总结了 FL 综合治疗的回顾性研究结果，10 年无进展生存率和总生存率分别为 42%～76% 和 42%～82%。最近，Trans-Tasman Radiation Oncology Group（TROG）和 Australasian Leukemia and Lymphoma Group（ALLG）在 Seymour 和 MacManus 教授的领导下，从 1999 年开始随机对照研究，Ⅰ～Ⅱ期 WHO 1-2 级滤泡淋巴瘤随机分成 30～36Gy 受累野照射和受累野照射加 6 周期 CVP 化疗，假定放疗后 CVP 化疗使 5 年无进展生存率从 60% 提高至 75%，需入组约 200 例病人。

表7-3-11 早期FL放疗加化疗综合治疗结果（节选）

作者	单位	时间	例数	治疗	FFR（10年）（%）	OS（10年）（%）
Lawrence等	NCI	1988	54	RT±CT	48	69
Soubeyran等	Fondation Bergonie	1988	103	RT±CT	49	56
Besa等	MDACC	1995	144	RT+CT	46（15y）	63（15y）
Seymour等	MDACC	2003	102	RT+CT	76	82

BNLI：British National Lymphoma Investigation；MSKCC：Memorial Sloan－Kettering Cancer Center；PMH：Princess Margaret Hospital；MDACC：MD Anderson Cancer Center；NCI：National Cancer Institute.

（二）Ⅲ～Ⅳ期 晚期滤泡淋巴瘤的治疗原则包括临床观察、单药化疗、联合化疗、放疗、干扰素治疗、免疫治疗和高剂量化疗加骨髓移植等多种治疗手段。化疗缓解期短，难以达到长期无病生存。苯丁酸氮芥低剂量长期应用和6个月比较，能延长缓解期。联合化疗和烷化剂单药比较，提高了完全缓解率，但未改善总生存率。由于FL为惰性淋巴瘤，病情进展缓慢，即使是晚期病人也可长期生存，预后好。最近的一项以癌症登记为FL人群基础的研究显示，从20世纪80～90年代，晚期FL的中位生存期从84个月提高到93个月。

1. 观察 对于无症状的晚期FL可不做任何治疗，病变进展或出现症状后再治。有3项随机对照研究证明，无症状晚期FL即时治疗和临床观察比较，未改善病人的总生存率。

在英国1981～1990年比照无症状晚期FL临床观察和化疗的结果，309例无症状的晚期惰性NHL进入此研究，临床无进展性病变定义为没有下列任何情况：①B组症状或皮肤瘙痒；②最近3个月内全身病变明显进展；③危及生命的器官受侵；④明显骨髓受侵导致骨髓抑制，需要立即化疗（定义为Hb＜100g/L，WBC＜3.0×10^9/L，或血小板＜100×10^9/L）；⑤影像学诊断为局部骨受侵；⑥肾受侵，无论肾功能是否正常；⑦肝侵犯表现为大肿块。单纯大肿块不是排除标准。158例进入全身治疗组，口服苯丁酸氮芥20mg/（kg·d），连续服用至CR后再巩固化疗3个月，或3个月或6个月时病变进展或无效时则中止化疗。151例进入观察组，疾病进展再做全身治疗，两组病人均可允许局部放疗。中位随访16年，观察和治疗组的中位生存期分别为6.7年和5.9年（$P=0.84$），10年总生存率分别为34%和35%，癌症相关中位生存期分别为9.1年和9年（$P=0.44$），10年癌症相关生存率分别为46%和47%。在观察组，19例病人存活且未接受过化疗，19%的病人不需化疗，年龄大于70岁的病人中，40%不需要接受化疗。年龄小于60岁、ESR≤20mm/h和Ⅲ期是重要的预后好的因素。

2. 化疗

（1）单药化疗和联合化疗 晚期滤泡淋巴瘤单药化疗如苯丁酸氮芥或环磷酰胺的CR率约50%，CVP联合化疗方案的CR率达50%～85%，中位缓解期为1.5～3年。随机对照研究证明，CVP联合化疗和单药苯丁酸氮芥/环磷酰胺比较，未改善晚期惰性淋巴瘤的长期生存率。但这些研究同时包括其他惰性淋巴瘤，且样本量相对较少。此外，CVP和苯丁酸氮芥＋泼尼松作为首程治疗比较，也未能改善慢性淋巴细胞白血病的生存率。EORTC正在比较单药氟达拉宾和CVP治疗381例Ⅲ～Ⅳ期滤泡淋巴瘤的疗效，氟达拉宾的CR率和PR率为38%和30%，显著高于CVP方案的15%和36%，但治疗失败时间（TTF）无显著差别，分别为21个月和15个月，总生存率也无差别。

CHOP方案是侵袭性NHL的标准化疗方案，晚期病人的治愈率为30%～35%。虽然CHOP方案广泛应用于滤泡淋巴瘤的化疗中，但大部分研究都未能证明阿霉素为基础化疗方案优于其他方案。在多项随机对照研究中，含有阿霉素的方案（CHOP或类似方案）的疗效并不优于CP或单药CTX。最近，CALGB 7951报道228例Ⅲ～Ⅳ期滤泡小裂淋巴瘤和滤泡混合淋巴瘤，随机分组为单药环磷酰胺（CTX）和联合化疗CHOP-B，化疗有效病人持续化疗2年，阿霉素在累积剂量达450mg/m^2时不再应用。CTX和CHOP-B的完全缓解率分别为66%和60%（$P=0.36$），10年总生存率分别为44%和46%（$P=0.79$）。分层分析表明，在46例滤泡性混合淋巴瘤，两组生存率分别25%和61%，联合化疗方案明显优于单药化疗（$P=0.024$），但急性毒副作用以联合化疗方案多见。此外，最近的随机对照研究也证明，氟达拉宾加米托恩醌作为首程治疗的 CR 率和分子缓解率显著高于 CHOP 方案，CR 率分别为 68% 和 42%，但未改善总生存率和无进展生存率。

（2）化疗联合干扰素治疗　晚期滤泡淋巴瘤化疗后缓解期短，为改善无病生存率，目前应用干扰素、免疫治疗等巩固治疗或维持治疗方案，干扰素与化疗联合应用或化疗后维持治疗是治疗方法之一。

两组大的随机研究证明了 CHOP 或 CHVP 方案同时合并干扰素治疗惰性淋巴瘤优于单纯化疗。Smalley 等报道 291 例 CHOP + 干扰素和 CHOP 化疗的 2 年总生存率分别为 87% 和 79%（$P=0.014$），2 年无病生存率分别为 71% 和 46%（$P<0.001$）。Solal - Celigny 等报道 242 例 CHVP + 干扰素和 CHVP 的总生存率分别为 86% 和 69%（$P=0.02$），中位无病生存期分别为 34 个月和 19 个月（$P<0.001$）。Neri 等在一组小的随机研究证明，55 例滤泡淋巴瘤应用 CVPP 加干扰素的无病生存率优于单纯 CVPP（100% vs70%，$P<0.05$），但总生存率无差别（72% vs72%）。

（3）化疗加干扰素维持治疗　由于干扰素和化疗同时应用改善了惰性 NHL 的生存率，最近几年有较多的临床研究应用干扰素作为惰性 NHL 化疗后的维持治疗。至少有 10 组随机对照研究比较惰性或滤泡淋巴瘤化疗和化疗联合干扰素的疗效，结果不一致。有些研究证明化疗加干扰素维持治疗的无进展生存率优于单纯化疗，而另外几组研究则未能证明干扰素维持治疗的疗效。因此，干扰素维持治疗不是标准治疗，需更多的临床研究证据。

最近的一项荟萃分析包括了 10 项随机对照研究结果，共 1922 例 FL，结果显示干扰素 - α_2 在下列情况下加入化疗对提高生存率有意义：和较强化疗方案联合使用；剂量≥500 万单位或每月累积剂量≥36 百万单位；和化疗同时使用而不是维持治疗。

（4）化疗和放疗综合治疗　仅有一项报道认为，晚期滤泡淋巴瘤化疗达到 CR 后，巩固性放疗能改善病人的无病生存率和总生存率。1981 ~ 1995 年，Aviles 等报道 469 例病人在联合化疗达到完全缓解后，随机分成放疗和观察两组，20 年无病生存率分别为 68% 和 41%，总生存率分别为 89% 和 71%（$P<0.01$）。

3. 化疗和单克隆抗体联合治疗　临床Ⅰ ~ Ⅱ期试验证明，惰性或侵袭性 B 细胞淋巴瘤单克隆抗体治疗有效，耐受性好。美罗华治疗化疗抗拒或化疗后复发的滤泡淋巴瘤有效率超过 47% ~ 68%。联合化疗方案（FCM，氟达拉宾、环磷酰胺和米托恩醌）联合美罗华提高了复发和治疗抗拒的 FL 和 MCL 的反应率，并改善了生存期。进一步的研究显示，CVP 或 CHOP 化疗联合美罗华作为首程治疗方案改善了晚期 FL 的近期疗效和生存率。美罗华维持治疗可延长晚期惰性淋巴瘤的无进展生存率。ECOG 进行了一项随机对照研究，应用美罗华作为化疗后维持治疗，包括Ⅰ ~ Ⅱ级Ⅲ ~ Ⅳ期滤泡淋巴瘤和Ⅲ ~ Ⅳ期小淋巴细胞淋巴瘤，常规 CVP 方案化疗后，随机分成两组：美罗华维持治疗组和观察组，美罗华使用 $375mg/m^2$，每周 1 次，连用 4 次，每 6 个月重复，共 4 个疗程。治疗后两年，4 年无进展生存率分别为 58% 和 34%，统计学上差别有显著意义（表 7 - 3 - 12）。

4. 放射免疫治疗　应用放射性核素 ^{131}I 标记抗 CD20 抗体的治疗对化疗抗拒、化疗后复发或美罗华治疗后复发 FL 的总有效率为 47% ~ 68%，完全缓解率为 20% ~ 38%。最近，应用 ^{131}I - Tositumomab 作为首程治疗 76 例晚期 FL，95% 的病人治疗有效，75% 达完全缓解。PCR 检测 BCL2 显示，80% 的临床完全缓解病人达到分子缓解，中位随访 5.1 年，5 年无进展生存率为 59%，中位无进展生存时间为 6.1 年。57 例达完全缓解的病人中，40 例在 4.3 ~ 7.7 年仍然无病。

表 7-3-12 惰性淋巴瘤化疗联合美罗华（维持或同时）的随机对照研究

作者	时间	入组条件	例数	化疗方案	CR（%）	PFS
Marcus	2005	未治的 FL	162	R-CVP	41	32 月（median）
			159	CVP	10	15 月
					$P<0.0001$	$P<0.0001$
Hochster (ECOG)	2004	未治的 FL 或 CLL	154	CVP+R（维持）		58%（4y）
			149	CVP		34%
						$P<0.05$
Hiddemann	2005	未治的Ⅲ~Ⅳ期 Ⅰ~Ⅱ级 FL，≥18 岁	223	R-CHOP	20	95%（2y）
			205	CHOP	17	90%
					>0.05	$P=0.016$
Forstpointner (GLSG)	2004	复发或抗拒	66	R-FCM	33	16
	2006	的 FL 或 MCL	62	FCM	13	10
					$P=0.005$	$P=0.0381$
Van Oers MHJ (EORTC20981)	2006	复发或抗拒的 FL	234	R-CHOP	29.5	33.1 月（median）
			231	CHOP	15.6	20.2 月
					$P<0.001$	$P<0.001$

5. 放疗 晚期滤泡淋巴瘤对全身治疗抗拒时，放疗可得到好的姑息治疗效果。放射治疗可采用全身照射、全身低剂量照射、全淋巴结照射和受累野照射等。早在 1987 年，Jacobs 等随机对照研究苯丁酸氮芥+泼尼松和全身照射（TBI）的疗效，包括 108 例Ⅲ/Ⅳ淋巴细胞淋巴瘤、滤泡淋巴瘤和慢性淋巴细胞白血病，两组在 CR、生存率和骨髓毒性等均无显著差别。CP 组和 TBI 组的 CR 率分别为 59% 和 52%，中位生存期分别为 48 和 51 个月。在 46 例滤泡淋巴瘤中，分别有 22 例和 24 例接受 CP 和 TBI，CR 率两组分别为 72% 和 50%，中位生存期分别为 55 和 56 个月。

Stanford 大学从 1963~1982 年应用全淋巴结照射或全身照射治疗 66 例Ⅲ期滤泡小裂细胞和滤泡性混合细胞淋巴瘤，13 例做辅助性化疗。中位随诊 9.5 年，中位总生存期、癌症相关生存率、无复发生存率和无事件生存率分别为 9.5 年、18.9 年、7.1 年和 5.1 年。

美国 MDACC 应用中枢淋巴照射（central lymphatic irradiation，CLI）治疗Ⅰ~Ⅲ期滤泡淋巴瘤，中枢淋巴照射在全淋巴结照射的基础上包括了肠系膜淋巴结，射野包括斗蓬野、全腹照射和全盆腔照射，照射剂量为 30.6 Gy，大肿块 DT 40.5 Gy。1993 年~2000 年共治疗 47 例，Ⅰ期 5 例，Ⅱ期 14 例，Ⅲ期 28 例，45 例生存病人的中位随访期为 54 个月，5 年总生存率和无进展生存率分别为 94% 和 53%，28 例Ⅲ期滤泡淋巴瘤的 5 年无进展生存率和总生存率为 50% 和 91%。

全身低剂量照射对晚期 FL 能取得完全缓解，总剂量为 1.5~2.5 Gy，单次照射剂量为 10~15 cGy。对于复发或有症状的晚期滤泡淋巴瘤，低剂量受累野照射能够缓解症状，并达到完全缓解。最近，Haas 等应用 4 Gy 单次剂量受累野照射治疗 109 例复发的惰性淋巴瘤（98 例为 FL，9 例为结外 MALT 淋巴瘤，2 例小淋巴细胞淋巴瘤），共 304 个照射部位，总有效率为 92%，CR 和 PR 分别为 61% 和 31%，中位进展时间为 14 个月，67 例达到 CR 病人的中位进展时间为 25 个月。HOVON 47/EORTC 20013 正在比较Ⅲ/Ⅳ期未治滤泡淋巴瘤单药苯丁酸氮芥治疗和 2×2Gy 受累野照射的疗效和毒副作用（表 7-3-13）。

表 7 - 3 - 13　晚期惰性淋巴瘤姑息性放疗结果

作者	时间	例数	临床分期	照射剂量（Gy）	照射野	CR（%）	PR（%）	生存率
Ganem 等	1994	27	Ⅲ ~ Ⅳ	2 × 2	IF	10（37）	14（52）	
Sawyer 等	1997	11	Ⅲ ~ Ⅳ	2 × 2	IF	（38）	（56）	
Johnnssan 等	2001	21	Ⅳ	2 × 2	IF	12（55）	5（22）	
Girinsky 等	2001	48	复发或化疗抗拒	2 × 2	IF	（57）	（24）	2 年 FFLP56%
Haas 等	2003	109	Ⅲ ~ Ⅳ	4	IF	67（61）	34（31）	
Ha 等	2003	47	Ⅰ ~ Ⅲ	30 ~ 30.6	CLI	46		5 年 OS 94%
Murtha 等	2001	66	Ⅲ	40 ~ 48	TLI/WBI	OS/CSS/EFS		9.5/18.9/5.1 年

FFLP：freedom from local progression；CLI：central lymphatic irradiation；TLI：total lymphoid irradiation；WBI：whole body irradiation。

（三）高剂量化疗 + 干细胞移植　大部分滤泡淋巴瘤为临床Ⅲ ~ Ⅳ期，多出现骨髓受侵，常伴有一个或多个结外器官受侵。常规化疗不能治愈大部分肿瘤，中位生存时间 8 ~ 10 年。因此，高剂量化疗加自体或异体干细胞移植成为一种治疗选择。最近从 GLSG 和 GELA 的两项研究表明，年龄小于 60 岁的晚期 FL 化疗后达到 CR 或 PR 的病人接受高剂量化疗加干细胞移植改善了无事件生存率或总生存率。

自体干细胞移植（ASCT）技术简单、便宜，死亡率低于 5%，提高了复发或进展滤泡淋巴瘤的生存率。同种异基因干细胞移植死亡率高，和自体骨髓移植比较，未提高生存率，限制了其临床应用。现有的随机研究表明，高剂量化疗作为首程治疗并未改善晚期 FL 的总生存率。

1. 首程治疗　有 3 组Ⅲ期临床研究比较高剂量化疗加干细胞移植和常规化疗治疗预后不良 FL 的疗效。GLSG 和 GOELAMS 研究结果显示，高剂量化疗提高了无进展生存率，而 GELA 的结果显示未提高无进展生存率。GLSG（German Lymphoma Study Group）报道，307 例年龄 18 ~ 59 岁的Ⅲ ~ Ⅳ期滤泡淋巴瘤/套细胞淋巴瘤/浆细胞淋巴瘤在 4 ~ 6 周期 CHOP 或 MCP（mitoxantron - chlorambucil - prednisone）常规诱导化疗后，240 例达到完全或部分缓解，随机分成两组：高剂量化疗（Dexa-BEAM）加 ASCT 和干扰素维持治疗，5 年无进展生存率分别为 64.7% 和 33.3%（$P < 0.0001$）。高剂量化疗加自体干细胞移植显著改善了无病生存率，但总生存率有待进一步随诊。GOELAMS（Groupe Ouest - Est pour l'Etude des Leucemies Aigues et des Maladies du Sang）的结果显示，高剂量化疗组和常规化疗组的 5 年 PFS 分别为 60% 和 48%（$P = 0.027$），而总生存率无差别（见表 7 - 3 - 14）。GELA（Groupe d'Etude des Lymphomes de l'Adulte）的结果为阴性。高剂量化疗加干细胞移植首程治疗 FL 的临床Ⅱ期疗效显示，中位随诊 30 ~ 78 个月，总生存率为 63% ~ 92%，无病生存率为 55% ~ 83%。

表 7-3-14 FL 诱导化疗后高剂量化疗加自体干细胞移植首程治疗临床Ⅲ期结果

作者	时间	入组条件	例数	诱导化疗	巩固化疗	5 年 EFS（%）	OS（%）
Lenz 等（GLSG）	2004	18～59 岁，Ⅲ～Ⅳ期 达 CR 或 PR	153 154	4-6CHOP/MCP	TBI/ASCT IFN 维持	64.7（PFS） 33.3 $P<0.0001$	NA
Deconinck 等（GOELAMS）	2005	18～60 岁，Ⅱ～Ⅳ期	86 80	4VCAP+ 6CHVP	TBI/ASCT CHVP+INF	60 48 $P=0.05$	83 80 >0.05
Sebban 等（GELF-94）	2006	大肿块Ⅱ和Ⅲ～Ⅳ期 FL，<61 岁	192 209	4CHOP+HDT 6CHVP/IFN	TBI/ASCT CHVP+IFN	38（7 年） 28 $P=0.11$	76（7 年） 71 $P=0.53$

HDT：高剂量化疗；IFN：干扰素；ASCT：自体干细胞移植。

2. 复发或进展 FL 的高剂量化疗 仅有一组临床随机对照研究认为高剂量化疗加自体骨髓干细胞移植显著改善了复发滤泡淋巴瘤的无进展生存率，但总生存率无显著差别。Schouten 等比较复发滤泡淋巴瘤常规化疗和高剂量化疗+自体骨髓移植的疗效，140 例复发滤泡淋巴瘤进入该组研究中，首先行 3 周期 CHOP 常规化疗，89 例病人达 CR 或 PR 后随机分组为常规化疗、高剂量化疗+未净化自体骨髓移植和高剂量化疗+净化自体骨髓移植。2 年的无进展生存率分别为 26%、58% 和 55%（$P=0.037$），4 年总生存率分别为 46%、71% 和 77%（$P=0.079$）。因此，年龄低于 60～65 岁，对化疗敏感的复发 FL，特别是复发时有预后不良因素的病人，可考虑高剂量化疗。

五、预后

滤泡淋巴瘤的预后与年龄、性别、结外部位受侵数目、B 组症状、血清 LDH 和血沉有关。2004 年根据 4 167 例滤泡淋巴瘤的结果，提出了滤泡淋巴瘤国际预后指数（FLIPI），共有 5 个预后不良因素：年龄>60 岁 vs ≤60 岁；Ann Arbor 分期Ⅲ～Ⅳ期 vs Ⅰ～Ⅱ期；血红蛋白≥120g/L vs <120g/L；淋巴结受侵数目>4 个 vs ≤4 个；血清 LDH 异常 vs 正常。将上述不良预后因素计分后分成 3 组，低危组（0～1 分，占 36% 的病人），中危组（2 个因素，占 37%），高危组（≥3 个因素，占 27%）。3 组的 5 年生存率分别为 90.6%、77.6% 和 52.5%，10 年生存率分别为 70.7%、50.9% 和 35.5%。

基因表达是 FL 的重要预后因素，FL 的预后和浸润性免疫细胞的分子特征直接相关。在另一项研究中，FL 的预后和 81 个基因相关。

六、结论和治疗原则

根据目前的临床研究证据，滤泡淋巴瘤的治疗策略如下：

Ⅰ～Ⅱ期：

可被治愈，不应延迟治疗；

单纯放疗，受累野或扩大野照射；

可以考虑放疗和化疗联合治疗，但目前仍无肯定证据表明，化疗加入放疗提高总生存率。

Ⅲ～Ⅳ期：

绝大部分病人不可治愈，为姑息性治疗；

单药化疗如口服苯丁酸氮芥有效，临床缓解率为 65%；

联合化疗改善了完全缓解率，但未改善总生存率；

化疗和美罗华联合治疗改善了完全缓解率和无病生存率；

高剂量干扰素和化疗联合同时应用、而非维持治疗改善了生存率；

高剂量化疗加骨髓移植对年龄小于60岁的病人可能有益；

放疗对有选择的部分病人可能有益，为姑息治疗手段。

Ⅰ～Ⅱ期滤泡淋巴瘤Ⅰ～Ⅱ级的治疗可采用单纯放疗（受累野或扩大野照射）或综合治疗。晚期滤泡淋巴瘤的治疗以化疗为主，多采用CHOP方案，更强的化疗方案并未改善滤泡淋巴瘤的生存率。Ⅲ级滤泡淋巴瘤的治疗原则同弥漫性大B细胞淋巴瘤。

第三节　边缘带B细胞淋巴瘤

边缘带B细胞淋巴瘤包括3种病理类型：结外粘膜相关淋巴瘤，结内边缘带B细胞淋巴瘤和脾边缘带B细胞淋巴瘤。3种病理类型具体明显的临床特征和预后，治疗原则也有所不同。

一、边缘带和边缘带细胞

淋巴结、脾和结外淋巴组织的次级淋巴滤泡组成了两个形态学和功能相同的区域：滤泡中心和外套细胞（mantle），后者组成淋巴冠（lymphatic corona）和边缘带。边缘带在脾脏白髓、派氏集合淋巴结（Peyer's patches）等次级淋巴组织和肠系膜淋巴结中得到了很好发育，但在除肠系膜淋巴结以外的其他淋巴结发育差，极少见明显的边缘带形成。边缘带包括了一组特别的淋巴细胞，称之为边缘带B细胞，细胞特征为胞质丰富，核苍白而不规则，核位于细胞中央。由于边缘带B细胞类似于滤泡中心细胞，又称之中心细胞样细胞。边缘带在大部分外周淋巴结发育欠佳，但在反应性淋巴结炎中常见。边缘带位于或接近于被膜下淋巴窦，这些增殖区域的部分细胞和单核细胞样特征的B细胞相似。

二、粘膜相关淋巴组织概念

粘膜相关淋巴组织（mucosal－associated lymphoid tissue，MALT）的概念最早由免疫学家提出，主要指呼吸道、胃肠道及泌尿生殖道粘膜固有膜和上皮细胞下散在的无被膜淋巴组织以及某些带有生发中心的器官化的淋巴组织，如扁桃体、小肠的派氏集合淋巴结、阑尾等。MALT包括3部分：①鼻相关淋巴组织（nasal－associated lymphoid tissue，NALT）：包括咽扁桃体、腭扁桃体、舌扁桃体及鼻后部其他淋巴组织；②扬相关淋巴组织（gut－associated lymphoid tissue，GALT）：包括派氏集合淋巴结、淋巴滤泡、上皮间淋巴细胞和固有层淋巴组织等；③支气管相关淋巴组织（bronchial－associated lymphoid tissue，BALT）：主要分布于肺叶的支气管上皮下，其结构与派氏集合淋巴结相似，滤泡中淋巴细胞受抗原刺激常增生成生发中心。除胃肠道和支气管外，其他部位如腮腺、甲状腺和肺等有相似的结构。这些结外MALT淋巴瘤有共同的病理特点，在病理、免疫学和临床表现上不同于其他惰性B细胞淋巴瘤。

三、边缘带B细胞的免疫表型

边缘带B细胞的免疫表型和单核细胞样B细胞大部分相似，两者都表达B细胞抗原：CD20和CD79a阳性，但缺乏CD5、CD10、CD23和CD43表达。然而，边缘带B细胞通常表达IgM和bcl-2，而单核细胞样B细胞缺乏IgM和bcl-2表达。边缘带B细胞IgD低表达或阴性，这点有别于套区淋巴细胞IgD强表达。其他抗原表达为ALP，CD21/CD35和CD3阳性。MALT淋巴瘤缺乏CD5和CD10的表达可鉴别结内慢性B细胞白血病/小淋巴细胞淋巴瘤、滤泡淋巴瘤和中心细胞淋巴瘤。

四、边缘带B细胞淋巴瘤病理分类

在REAL分类中，边缘带B细胞淋巴瘤被认为是一种具有明显临床病理特征的B细胞来源NHL，它包括了淋巴结外边缘带B细胞淋巴瘤/MALT型惰性B细胞淋巴瘤和淋巴结内边缘带B细胞淋巴瘤。后者又被描述为单核细胞样B细胞淋巴瘤，最近的研究表明，结内和结外边缘带B细胞淋巴瘤有不同的形态学、免疫表型和临床特点。脾边缘带 B 细胞淋巴瘤的形态学、临床特点和前两者有明显差别。因此，结内边缘带 B 细胞淋巴瘤和脾边缘带 B 细胞淋巴瘤在 REAL 分类中作为一种建议分类。在新的 WHO 分类中，将边缘带 B 细胞淋巴瘤分为 3 种独立病理类型：MALT 型结外边缘带 B 细胞淋巴瘤，淋巴结 MZCL 和脾 MZCL（表 7－3－15）。

表 7－3－15 边缘带 B 细胞淋巴瘤的病理类型

Updated Kiel 分类
单核细胞样，包括边缘带细胞
REAL 分类
边缘带 B 细胞淋巴瘤
结外边缘带 B 细胞淋巴瘤（惰性 B 细胞淋巴瘤，MALT 型）
淋巴结边缘带 B 细胞淋巴瘤（建议分型）
脾边缘带 B 细胞淋巴瘤（建议分型）
WHO 分类
MALT 型结外边缘带 B 细胞淋巴瘤
淋巴结边缘带 B 细胞淋巴瘤（±单核细胞样 B 细胞）
脾边缘带 B 细胞淋巴瘤（±绒毛状淋巴细胞）

五、临床特点

虽然 3 种 MZCL 的形态学、免疫表型和基因表型相似，但其临床表现各不相同。3 种 MZCL 均表现为惰性淋巴瘤，病程进展缓慢。结内边缘带 B 细胞淋巴瘤的预后明显差于结外 MALT 淋巴瘤和脾 MZCL。

（一）结内边缘带 B 细胞淋巴瘤　结内 MZCL 和滤泡淋巴瘤相似，病变广泛，Ⅲ～Ⅳ期多见，常侵及外周和中央区淋巴结、骨髓、肝和脾，其生存率明显低于结外 MZCL。结外 MZCL 病变常局限，Ⅰ～Ⅱ期多见，较少侵犯外周淋巴结，极少侵犯肝、骨髓和脾，病程进展缓慢，预后好，生存率高，临床进展常和肿瘤转化为弥漫性大 B 细胞淋巴瘤有关。

国际淋巴瘤研究组比较结外 MZCL 和结内 MZCL 的临床表现和预后，结外 MZCL 定义为惰性边缘带细胞淋巴瘤侵及一个粘膜相关组织或其他结外器官，但不论其他部位是否受侵。结内 MZCL 定义为边缘带 B 细胞淋巴瘤侵及一个或多个淋巴结部位，但无结外粘膜部位的受侵。这些研究表明，结内边缘带 B 细胞淋巴瘤并不是结外 MALT 淋巴瘤的晚期发展阶段，而是一种独立的疾病。虽然结内 MZCL 晚期较多，但 LDH 异常、发病年龄、B 症状与结外 MZCL 基本相同，容易侵犯颈部和腹主动脉旁淋巴结。相反，结外 MZCL 大肿块比结内 MZCL 更多。结外 MALT 淋巴瘤的预后优于结内边缘带 B 细胞淋巴瘤，其 5 年总生存率分别为 81% 和 56%（$P=0.09$），5 年无病生存率分别为 68% 和 31%（$P=0.03$）。

（二）脾边缘带 B 细胞淋巴瘤　脾边缘带 B 细胞淋巴瘤是一种少见的惰性淋巴瘤，仅占所有 NHL 的 1%。Schmid 等于 1992 年提出了脾边缘带淋巴瘤的概念，报道了 4 例女性原发脾的惰性 B 细胞 NHL，其病理形态和免疫表型的特征与脾边缘带细胞相似。脾边缘带淋巴瘤的外周血具有绒毛状突出的淋巴细胞，被称之为绒毛状淋巴细胞性脾淋巴瘤（splenic lymphoma with villous lymphocytes，SLVL）。目前普遍认为，SLVL 是脾边缘带 B 细胞淋巴瘤侵犯骨髓的一种表现形式。将近 2/3 的 SLVL 通过细胞学和流式细胞仪分析外周血循环的淋巴细胞作出诊断，有时做骨髓活检作为诊断，但诊断常没有脾脏的组织学证实。细胞学特征上，SLVL 细胞略大于慢性淋巴细胞（性）白血病细胞，核圆，染色体浓缩，大部分为单核。绒毛淋巴细胞胞质少，不规则，绒毛状突出，偏于一侧。细胞总是表达

B 细胞抗原，CD19 和 CD20 阳性，大部分病例 CD22、CD24 和 FMC7 阳性，而仅 1/3 表达 CD23 和 CD38，50% 表达 CD11C，25% 表达 CD25（表 7－3－16）。

大部分病人表现为无症状性脾大，贫血相关症状或 B 组症状少见。自身免疫现象常和 SMZL 有关。发病年龄大，中位年龄 60 岁以上，男性略多，预后好。

表 7－3－16　脾边缘带 B 细胞淋巴瘤 ± 绒毛淋巴细胞的临床特点和生存率

作者	例数	诊断	诊断标准	男:女	中位年龄（岁）	生存率（%）
Mulligan，1991	50	SLVL	细胞学＋免疫	1.77	68	5y OS：78
Troussard，1996	100	SLVL	细胞学＋免疫	0.7	70	5y OS：78
Thieblemont，2002	81	SMZL/ SLVL	组织学 细胞学＋免疫	0.95	66（所有） 63（SMZL） 75（SLVL）	全部病人的 中位生存期 10.5 年
Chacon，2002	60	SMZL	组织学（脾）	1.7	63	5y OS：65
Iannitto，2002	57	SMZL/ SLVL	组织学（脾） 细胞学＋免疫	1.59	61	5y OS：78

SMZL：脾边缘带 B 细胞淋巴瘤；SLVL：脾淋巴瘤＋绒毛淋巴细胞。

（三）结外粘膜相关淋巴瘤　结外边缘带 B 细胞淋巴瘤原发于结外部位，也称之为结外粘膜相关组织（MALT）淋巴瘤，占所有淋巴瘤的 4% ～13%。MALT 淋巴瘤最常见的原发部位为胃肠道，占全部 MALT 淋巴瘤的 45% ～56%。其他较常见部位包括肺、眼和结膜、甲状腺、腮腺、皮肤和乳腺等。66% ～74% 的病人为Ⅰ～Ⅱ期。同时发生多部位 MALT 淋巴瘤约 11% ～23%。MALT 淋巴瘤可转移至远处淋巴结和其他血液系统如骨髓、肝或脾，但外周淋巴结转移相对少见。

中位年龄 60 岁，以女性多见。放疗是Ⅰ～Ⅱ期结外 MALT 淋巴瘤最重要的治疗手段，既可取得非常好的疗效，又可保留器官功能。在最近的大宗文献报道中，早期结外 MALT 淋巴瘤单纯放疗的 5 年生存率达 95% 以上，无病生存率为 77%。胃和甲状腺 MALT 淋巴瘤的预后优于其他结外部位 MALT 淋巴瘤。

1. 胃肠道 MALT 淋巴瘤　胃肠道是最常见的原发部位，占全部 MALT 淋巴瘤的 50%，其中又以胃原发最常见。胃 MALT 淋巴瘤常局限于胃，发病年龄较大，中位年龄约 60～69 岁。最常见的症状为上消化道出血、上腹疼痛和消化不良，B 组症状极少见。最常受侵的部位为胃体部（64%），其次为胃窦（43%）。20% ～30% 的病人表现为胃内多灶性病变。肿瘤常位于粘膜下，有时呈弥漫性改变。未形成明显肿块时，应在内镜检查时做多点随机活检，以提高诊断的准确性。此外，活检后应常规做免疫组化检查，包括幽门螺杆菌染色检查。

2. 眼眶　非胃肠道原发部位 MALT 淋巴瘤最常见的部位为眼附件，包括结膜和眼软组织。虽然有很多研究报道原发眼 NHL，但大部分将 MALT 淋巴瘤和其他病理类型一起报道。因此，眼 MALT 淋巴瘤的临床表现和治疗资料较少。

MGH 于 1974～2000 年治疗的 48 例眼附件 MALT 淋巴瘤中，75% 的病例局限于眼眶，10% 的病例同时发生双侧眼眶受侵。在眼眶，最常受侵的部位为眼眶内软组织（70%），结膜（40%），和泪腺（20%）。由于眶内受侵常见，建议做 CT 和 MRI 扫描明确病变范围。

病变局限于一侧或双侧眼眶时可单纯放疗，照射技术依病变范围而定。球后病变可用前野和前斜野加楔形板照射。病变局限于结膜时，可用单前野电子束照射，包括整个结膜，晶体用特制的、含有 12mm 铅的塑料接触晶体遮挡保护。有效保护角膜后，白内障的发生率低于 10%。

MGH 报道，照射剂量 30～35Gy 可有效地控制了眼眶 MALT 淋巴瘤，CR 率达 100%，6 年局部控制率为 100%。Ⅰ期病人的 6 年无复发生存率为 68%。复发部位主要位于照射野外，大部分为结外其他部位。复发后经化疗或放疗挽救治疗，无1例死于淋巴瘤，Ⅰ期的6年总生存率为61%，皆死于其他原因。

3. 腮腺和涎腺 涎腺通常缺乏淋巴组织，慢性炎症导致淋巴组织聚集和增生。涎腺MALT淋巴瘤常以良性淋巴上皮样病变肌上皮涎腺炎（myoepithelial sialadenitis，MESA）为背景。MESA和干燥综合征（Sjogren's syndrome）有关，临床特征为干性角膜结膜炎、粘膜干燥、面部毛细血管扩张和双侧腮腺增大。女性中伴有干燥综合征的病人，淋巴瘤的发生率是未患该疾病女性的43.8倍。

任何大涎腺或小涎腺都可发生MALT淋巴瘤，最常侵犯的部位为腮腺。病人常有长期腮腺肿大。双侧受侵少见，大部位病人伴有干燥综合征。

有效治疗方法包括放疗、化疗和综合治疗。放疗是Ⅰ～Ⅱ期腮腺MALT淋巴瘤的主要治疗手段。1996年Aviles等报道39例ⅠE～ⅡE期腮腺MALT淋巴瘤随机治疗结果，单纯放疗和放疗加CVP化疗综合治疗比较，将化疗加入放疗并未改善病人的生存率，5年无进展生存率分别为80%和90%，6年总生存率分别为95%和90%，差别无显著意义。

4. 肺 原发肺淋巴瘤极少见，约占结外淋巴瘤的1.1%，最常见的病理类型为MALT淋巴瘤。大部分病人无症状，常在胸部体检时发现，常见的症状包括咳嗽、气短、胸痛和咯血。X线片上表现为结节或肿块，大部分病例为单发，5%～10%的病人为多发肿块。肺原发MALT淋巴瘤通常在手术后才能得到明确的病理诊断，治疗原则包括手术、放疗和化疗（图7－3－2）。

5. 其他部位 其他部位淋巴瘤包括甲状腺、乳腺和皮肤等，上呼吸道MALT淋巴瘤极少见，可见于鼻咽、喉、气管，其他部位包括胸腺、胆囊、肝、前列腺、肾、颅内硬脑膜和直肠等。放射治疗是有效治疗方法，并可保留器官功能，早期病人不需合并广泛手术和化疗（表7－3－17）。

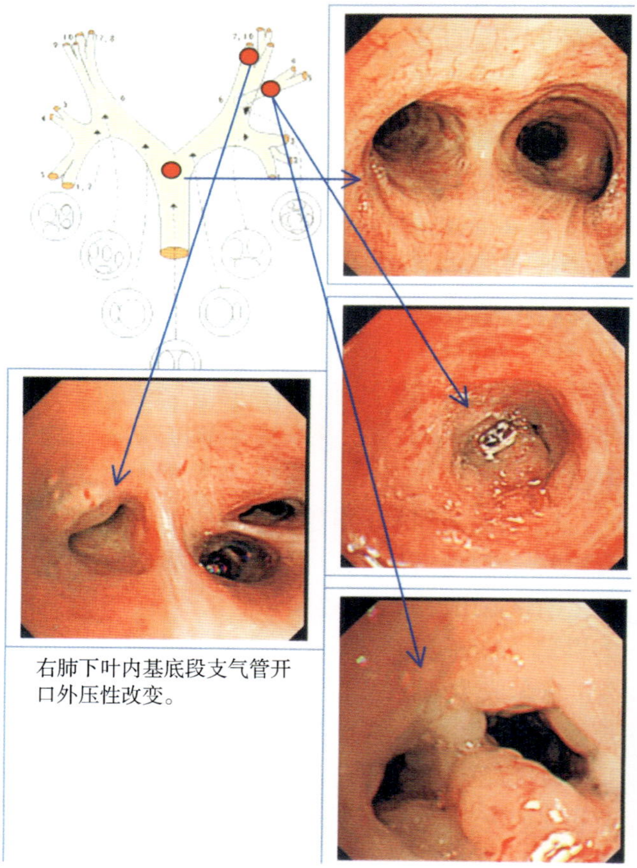
右肺下叶内基底段支气管开口外压性改变。

图7－3－2 肺原发MALT淋巴瘤

支气管纤维镜检查见右肺中叶支气管向心性狭窄，粘膜表面充血水肿、粗糙。右肺下叶内基底段支气管开口外压性改变。

表7－3－17 胃以外MALT淋巴瘤原发部位分布

原发部位	百分率（%）
头颈部	30
眼	24
肺	12
皮肤	12
肠道	8
甲状腺	7
乳腺	2
泌尿道	1

注：表中数据来源于IELSG和其他发表的文献。

六、治疗

（一）结内边缘带B细胞淋巴瘤 结内边缘带B细胞淋巴瘤极少见，早期可考虑放疗和化疗，晚期考虑化疗，也可合并美罗华治疗，预后差。

（二）脾边缘带B细胞淋巴瘤 至今为止，SMZL无标准治疗方案。诊断时，2/3的病人无症状，1/3的病人无需任何治疗。由于SMZL病例少、病程长、无前瞻性研究，无临床缓解和预后评价标准，其治疗方法和时间选择完全依赖于临床经验。目前主要有4种治疗方法：观察，脾切除，脾照射和化疗。在未做脾切除术的病人，临床诊断依赖于外周血/骨髓形态学和免疫学检查。

预后好的SMZL病人在临床上可不做任何治疗，仅观察。预后好指轻度淋巴细胞增多、无白细胞减少，未治疗病人的5年总生存率为88%。脾放射治疗的报道相对较少，当SMZL/SLVL不能做脾切除术或因全血细胞减少不能耐受化疗时，放疗是有效的治疗手段。化疗是晚期SMZL的首选治疗，但目前仍无标准的化疗方案，瘤可宁和环磷酰胺的作用有限。在疾病进展后，特别是脾切除术后，烷化剂治疗有效，但极少完全缓解。烷化剂或烷化剂合并其他药物的中位缓解期仅为6个月，5年总生存率为64%。

通常认为脾切除术是最好的治疗选择，脾切除的主要适应证为巨脾伴有症状或严重白细胞减少。脾切除术后白细胞减少和腹部不适可得到长期缓解。脾切除不能减少脾外淋巴受侵，但可改善骨髓受侵情况。

其他治疗方法包括抗CD20单克隆抗体美罗华（rituximab）、碘或铱放射性核素标记的单克隆抗体治疗、干扰素等。丙型肝炎阳性的脾边缘带B细胞淋巴瘤，应用干扰素α-2b和抗病毒治疗可取得完全缓解。

（三）胃MALT淋巴瘤 胃MALT淋巴瘤的治疗方法包括手术、抗Hp感染、放疗和化疗。既往的主要治疗手段为手术治疗，最近几年，保留胃功能的放疗和化疗已成为主要治疗手段，ⅠE期胃惰性B细胞MALT淋巴瘤对抗Hp感染治疗有效，抗Hp感染治疗失败、Hp阴性的ⅠE～ⅡE期胃MALT淋巴瘤单纯放疗可取得很好的治疗效果。治疗原则：非大肿块临床ⅠE期、Hp阳性病人应用抗Hp治疗3周，同时合并应用H_2受体阻滞剂。3个月后通过内镜做病理和Hp检查，如果淋巴瘤和Hp均阴性，则可随访观察；如果Hp阳性，但淋巴瘤阴性或淋巴瘤阳性而病情稳定，可考虑选用二线抗生素治疗3周；不管Hp阳性还是阴性，淋巴瘤未控或者病情进展时，必须考虑放疗。对于大肿块IE期或ⅡE期，Hp阴性病人，首先考虑放射治疗。Ⅲ/Ⅳ期胃MALT淋巴瘤，如果有胃肠道出血、大肿块、过去6个月内病变进展、有症状、危及器官功能或病人要求治疗，应考虑化疗或放疗；如无上述指标，可考虑临床观察。

1．抗Hp治疗

ⅠE期胃惰性MALT淋巴瘤Hp阳性时，抗Hp感染治疗有效，肿瘤完全缓解率为60%～100%，平均约80%。大部分病例在治疗后12个月内达完全缓解，最迟为45个月。完全缓解后的长期随诊证明，复发率低于10%。抗Hp治疗是早期（ⅠE）惰性胃MALT淋巴瘤的有效治疗方法，5年生存率达90%，并能保存胃功能。由Hp再感染后引起的复发，再程抗Hp治疗仍能治愈部分病人。应用三联抗感染治疗的Hp阴性率达90%。

ⅡE期或ⅡE期以上的胃MALT淋巴瘤抗Hp感染治疗CR率低，仅为0%～60%。大部分研究结果表明，转化的胃MALT淋巴瘤或高度恶性胃MALT淋巴瘤（原发胃弥漫性大B细胞淋巴瘤）抗Hp感染治疗无效，应考虑放疗和化疗。

2．放疗 胃淋巴瘤对放疗敏感，由于放疗为非创伤性治疗手段，能保留胃功能，提高生存质量，放疗合并或不合并化疗逐步成为Ⅰ～Ⅱ期胃NHL保留胃功能治疗的主要手段之一。胃MALT淋巴瘤放疗适应证主要包括以下几方面：抗感染治疗无效或Hp阴性的ⅠE期、ⅡE期、有t（11；18）（q21；q21）易位或转化的胃MALT淋巴瘤和高度恶性胃MALT淋巴瘤（弥漫性大B细胞淋巴瘤）。ⅠE/ⅡE期胃MALT淋巴瘤放疗的5年总生存率和无病生存率分别超过90%和80%（表7－3－18）。

表 7-3-18 早期胃 MALT 淋巴瘤放疗结果

作者	时间	例数	病理	分期	CR 率（%）	结果
Burgers	1988	24	NHL	ⅠE		4 年无病生存率为 83%
Schechter	1998	17	MALT	ⅠE～ⅡE	100	中位随诊 27 个月，无病生存率 100%
Fung	1999	4	MALT	ⅠE	100	2～8 年内无病生存
Tsang	2001	15	MALT	ⅠE～ⅡE	100	4 年无病生存率 100%
Park	2002	6	MALT	ⅠE	100	随诊 5～65 个月，全部无瘤生存
Noy A*	2005	51	MALT	ⅠE～ⅡE	89（FFTF）	中位随诊 4 年，3 例复发，癌症相关生存率 100%
Sugimoto	2006	3	MALT	ⅠE	100	无病生存

*此项研究来源于美国 MSKCC，51 例中包括了 1998 年 Schechter 发表的 17 例病人，其中有 5 例为化疗后病变持续存在（3 例）或复发（2 例）。FFTF＝无治疗失败生存率。

Ⅰ～ⅡE 期胃 MALT 淋巴瘤的照射靶区包括胃及胃周围淋巴结。胃钡餐造影下，胃周围外放 2 cm，射野上界位于 T_8 上缘，下界至 $L_{2\sim3}$ 或 $L_{4\sim5}$ 水平。亚临床病灶照射剂量 DT 30Gy，可局部肿瘤补量至 36～40Gy/20～22 次/4 周半，1.5 Gy/次。胃 NHL 放疗极少引起胃穿孔或出血、肾毒性或第二原发肿瘤。在已有的文献报道中，应用低剂量照射胃 MALT 淋巴瘤，均未发现严重毒副作用。放疗直接引起的胃出血、严重肾功能衰竭和肾性高血压的危险性极低。

3. 手术　由于胃 NHL 粘膜下广泛浸润，常需做全胃切除以去除全部肿瘤病灶，胃全部切除后严重影响病人的生存质量，部分胃切除的病人可出现残胃复发。手术治疗已不再是胃 NHL 的主要治疗手段，惰性胃 MALT 淋巴瘤的手术治疗仅限于肿瘤合并胃穿孔或急性出血等急症情况。单纯手术或手术合并放疗/化疗治疗局限期胃 MALT 淋巴瘤，ⅠE 期的 5 年总生存率为 90%～100%，ⅡE 期为 82%。

4. 化疗　化疗常应用于胃 MALT 淋巴瘤术后或放疗后辅助治疗，单纯化疗为主要治疗手段的报道极少见，而且化疗方案不一致。单一药物环磷酰胺或苯丁酸氮芥（瘤可宁）治疗的 5 年无病生存率和总生存率分别为 50% 和 70%。Hammel 等报道用瘤可宁或环磷酰胺单药治疗 24 例惰性胃 MALT 淋巴瘤，ⅠE 期 17 例，Ⅳ期 7 例，CR 率为 75%，5 例病人复发，均在原发部位。5 年无病生存率和总生存率分别为 50% 和 75%。单纯化疗的局部控制率约 40%。最近，德国报道 15 例Ⅰ～Ⅳ期 MALT 淋巴瘤以 MCP（美托恩醌、瘤可宁、泼尼松）化疗为主，其中 5 例为Ⅰ～Ⅱ期胃 MALT 淋巴瘤，短期随诊 1～2 年，全部存活。

直肠 MALT 淋巴瘤放疗前后的结肠镜检查所见见图 7-7-3。

（四）非胃肠道 MALT 淋巴瘤　早期非胃肠道部位 MALT 淋巴瘤的治疗以受累野放疗为主要治疗手段。Zinzani 等治疗 75 例ⅠE～Ⅳ期非胃肠道 MALT 淋巴瘤，其中 57 例ⅠE～ⅡE 期，主要为受累野照射，其 5 年无进展生存率为 71%。

第四节　原发纵隔 B 细胞淋巴瘤

原发纵隔（胸腺）B 细胞淋巴瘤（primary mediastinal B-cell lymphoma，PMBL）是指来源于胸腺的 B 细胞淋巴瘤，约占进展型 NHL 的 5%。Lichtenstein 在 1980 年首次描述了这一疾病。PBML 具有弥漫性大 B 细胞淋巴瘤的病理形态学特点，临床表现为肿瘤常局限于纵隔，ⅠE～ⅡE 期常见，年轻女性多见，易侵犯上腔静脉和邻近结构。尽管临床上早已确立其临床病理特征，但在 REAL 和 WHO 淋巴瘤分类中，PMBL 作为弥漫性大 B 细胞淋巴瘤的一种特殊病理亚型。最新的研究发现，PMBL 来源于胸腺髓质 B 淋巴细胞，其 B 细胞免疫表型和其他 B 细胞 NHL 不同。分子生物学研究表明，PMBL 是 NHL 中一种独立疾病，其免疫表型、基因异常和临床表现与 DLBCL 有明显不同。

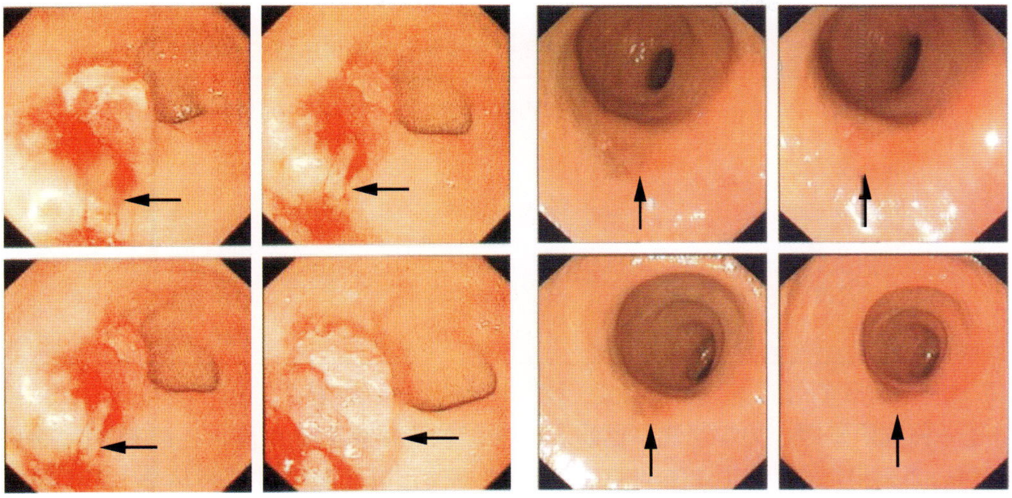

图 7-3-3　直肠 MALT 淋巴瘤

结肠镜检查：距肛门缘约 5～6 cm 处 6～9 点直肠不规则隆起肿瘤，基底宽，活动差，表面糜烂。全盆腔照射 DT40Gy 后结肠镜检查：肿物消失，可见瘢痕。

一、病理形态

PMBL 肿瘤细胞呈弥漫性生长，细胞大小不一，但多为大细胞。细胞形态学呈不均质性，包括弥漫性混合细胞、弥漫性大细胞和免疫母细胞。大细胞可表现为有裂或无裂。在工作分类中，大部分 PMBL 为弥漫性大无裂细胞淋巴瘤，在 Kiel 分类中则分为中心母细胞淋巴瘤。背景为纤维化或硬化（50%），包绕或缠绕肿瘤细胞。组织学亚型和预后无明显相关性。

二、细胞来源和免疫学

PMBL 来源于 B 细胞，肿瘤细胞大，具有弥漫性大 B 细胞淋巴瘤的形态。大的肿瘤细胞均匀性表达 CD45 和 CD20，CD19 和 CD22 常阳性。虽然 PMBL 有 B 细胞抗原表达，但少见表面免疫球蛋白（sIgs）和胞质 Igs 表达。PMBL 明显的 B 细胞特征为 CD79a 阳性而无 sIg 表达，这一特征偶见于滤泡性淋巴瘤，但其他 NHL 极少见。CD3 和其他 T 细胞特异抗原阴性，CD30 有时可阳性，但表达弱且不均匀。间变性大细胞淋巴瘤 CD30 强阳性，而且均匀性表达，两者可资鉴别。

PMBL 的发生部位和某些病理特征说明其来源于胸腺，例如病理上偶可见上皮囊肿、胸腺小叶和 Hassall 小体。虽然胸腺是 T 淋巴细胞发育的主要部位，但 Issacson 等发现了胸腺 B 细胞亚群，其免疫特征为 CD19+CD20+CD22+和 IgM 表达，而 CD21 阴性。PMBL 可能来源 CD19+/CD21-的胸腺 B 淋巴细胞亚群。因此，原发纵隔 B 细胞淋巴瘤被认为是结外原发非霍奇金淋巴瘤。

三、细胞遗传和基因异常

PMBL 特征性的染色体异常表现为染色体片段增加，肿瘤常为二倍体。50% 的病人有 9 号染色体片段增加，而此种现象在其他淋巴瘤极少见。30% 的病例有 12q31 染色体片段增加，1/3 的病例有 X 染色体片段增加。

单纯从病理形态上难以鉴别 PMBL 和外周弥漫性大 B 细胞淋巴瘤，但两者在癌基因表达和突变上有明显差别（表 7-3-19）。PMBL 缺乏 bcl-6 突变和 bcl-2 基因重组，但常有 mal 基因过度表达。bcl-6 基因参与生发中心 B 细胞的成熟并产生点突变，因此，在正常生发中心后 B 细胞存在 bcl-6 的突变。50% 的外周弥漫性大 B 细胞淋巴瘤存在 bcl-6 突变，而 PMBL 无 bcl-6 突变，说明 PMBL 来源于生发中心前B淋巴细胞（表7-3-19）。

表7-3-19 PMBL和外周弥漫性大B细胞淋巴瘤基因异常

	PMBL	外周 DLBCL
bcl-2 重组	无	20%
bcl-2 过度表达	20% ~30%	20% ~30%
bcl-6 突变	无	50%
Mal 过度表达	21/33（70%）	1/33（3%）
STAT6	8/11	1/10

bcl-2是一种抗癌基因，80%滤泡淋巴瘤和20%结内弥漫性大B细胞淋巴瘤有bcl-2重组，但纵隔淋巴瘤常无bcl-2重组。相反，PMBL可见bcl-2过度表达，mal基因过度表达是PMBL最具特征性的基因异常。Mal位于2号染色体长臂，编码一种膜蛋白，在膜转运和信号传递中起重要作用。Mal表达最早报道于T淋巴细胞的生长发育中，此后，在胸腺、甲状腺、肾脏和脑组织中都可见Mal表达。此外，在正常B淋巴细胞，mal基因表达仅局限于胸腺髓质B细胞亚群，偶表达于位于扁桃体和淋巴结中的成熟浆细胞。最近Copie-Bergman等的进一步研究发现，在110例B细胞淋巴瘤中，33例PMBL中有21例表达mal（70%），5例浆细胞瘤和骨髓瘤中有3例表达，33例非原发纵隔的弥漫性大B细胞淋巴瘤中仅有1例表达mal，其他B细胞淋巴瘤则未见mal表达。在T细胞淋巴瘤中，淋巴母细胞淋巴瘤高表达（5/6），而成熟T细胞淋巴瘤基本上为阴性（27/28）。41例HL中，3例侵犯纵隔的结节硬化型HL的RS细胞中表达mal。这证明胸腺B淋巴细胞是PMBL的发生来源，Mal基因是鉴别原发于纵隔弥漫性大B细胞淋巴瘤的分子标志物。基因表达的差异说明了PMBL和外周弥漫性大B细胞淋巴瘤是两种疾病。

最近应用基因谱技术发现，PMBL的B细胞受体信号低表达，而IL-13和它的下游基因JAK2和STAT1、TNF家族和TRAF1基因高表达，这些基因特征和经典HL结节硬化型相似。IL-4/IL-13上游调节基因STAT6高表达，可鉴别PMBL和DLBCL。

四、鉴别诊断

PMBL是成人原发纵隔NHL最常见的病理类型，但需与淋巴母细胞淋巴瘤、霍奇金淋巴瘤、Ki-1阳性间变性大细胞淋巴瘤、原发纵隔生殖细胞瘤和胸腺瘤等鉴别诊断。T淋巴母细胞淋巴瘤好发于儿童，除容易侵犯纵隔外，常侵犯骨髓，免疫组化、骨髓和外周血检查可作为鉴别诊断。纵隔生殖细胞瘤通过AFP和HCG检查有助于鉴别诊断。HL在淋巴细胞、浆细胞、红细胞和白细胞的背景上有RS肿瘤细胞存在，肿瘤细胞表达CD15，但无CD45表达，而大部分PMBL表达CD45和B细胞抗原。有时HL和B细胞淋巴瘤具有同样的免疫学特征，极难鉴别，此时称之为“灰区淋巴瘤”。Ki-1阳性的间变性大细胞淋巴瘤病理形态为大的间变细胞，CD30（Ki-1）强阳性，常有t（2；5）染色体异常，并出现ALK和NPM癌基因融合。

五、临床表现和分期

PMBL好发于年轻人，大部分病人年龄在10~45岁，中位年龄30岁。女性略多，男女之比约为1：2。肿瘤位于前上纵隔，常为大肿块，50%~78%的病人肿块超过10cm，肿瘤常侵犯邻近器官或组织如肺、上腔静脉、胸膜、心包和胸壁等。肿瘤压迫邻近器官产生咳嗽、胸痛、气短、声音嘶哑、膈神经麻痹和呼吸困难等症状，30%~50%的病人有上腔静脉压迫综合征，30%的病人有心包或胸腔积液。骨髓或胸腔外结外器官受侵较少见。肿瘤复发时，易侵及实质性脏器如肝、肾、脑和肾上腺。

大部分病人为临床Ⅰ～ⅡE 期，占 60%～80%，尤以ⅡE 期最常见，Ⅲ～Ⅳ期少见，肿瘤较少侵犯外周淋巴结（表 7－3－20）。

表 7－3－20　弥漫性大 B 细胞淋巴瘤和原发纵隔大 B 细胞淋巴瘤的区别

特征	PMBL	DLBCL
临床特点		
发病年龄	年轻多见，中位年龄 30 岁	老年多见，中位年龄 60 岁
性别	女性多见，男∶女＝1∶2	男∶女＝1∶1
原发部位	纵隔	淋巴结原发多见
纵隔肿物	常为大纵隔，易侵及邻近器官	结内原发则极少侵犯纵隔
临床分期	Ⅰ～Ⅱ期多见，占 60%～80%	50% 为临床Ⅰ～Ⅱ期
免疫组化		
Ig 基因重组	+	+
Ig 表达	无	有
bcl－2 重组	无	有
bcl－6 突变	无	有
Mal	常见表达	极少见表达
常见复发部位	实体器官：脑、肝、肾	淋巴结和结外部位

临床分期检查应常规包括 X 线胸片、腹盆腔和胸部 CT，骨髓活检，LDH 和 β 微球蛋白，胸腔积液或心包积液检查。镓扫描可评价治疗反应，近 100% 的 PMBL 表现为镓扫描阳性。PET-CT 扫描对残存肿瘤的鉴别诊断和预后有重要的指导意义。

六、治疗

治疗原则和弥漫性大 B 细胞淋巴瘤相同，通常认为含阿霉素方案化疗加受累野照射是早期 PMBL 的标准治疗方法，单纯手术和单纯放疗均不是本病的根治性治疗手段。表 7－3－21 总结了大部分 PMBL 的临床治疗结果，多数研究采用以阿霉素为基础的化疗方案如 CHOP 或高剂量方案如 M-BACOD，MACOP-B 等，除个别肿瘤中心在化疗后未做局部放疗外，其余都在化疗后合并受累野照射，照射野主要包括纵隔、肺门和锁骨上区。PMBL 治疗后的 5 年生存率为 60%～80%，但长期无进展生存率在不同的研究中有较大的差别，为 38%～89%（表 7－3－21）。

（一）化疗　在侵袭 NHL 的首程治疗中，大的随机对照研究已经证明，更强化疗方案和 CHOP 比较，并未改善总生存率和无病生存率。因此，在 PMBL 的治疗中，欧美大部分医院都应用 CHOP 方案化疗。欧洲的回顾性分析显示，第三代化疗方案 MACOP-B 可能优于 CHOP 方案，应用 MACOP-B 加放疗能产生好的治疗效果。Zinzani 等回顾性总结意大利多中心不同化疗方案加受累野照射治疗结果，20 个中心治疗了 426 例硬化型 PMBL，分别接受 CHOP 或 CHOP 类似方案、三代化疗方案（如 MACOP-B，VACOP-B，ProMACE/CytaBOM）高剂量化疗（HDS/ABMT），3 组的 CR 率分别为 49%、51% 和 53%，复发率为 23%、12% 和 0%，10 年无进展生存率分别为 44%、67% 和 78%（$P=0.000$），10 年总生存率分别为 44%、71% 和 77%（$P=0.000$）。因此，作者认为，硬化型 PMBL 应用 MACOP-B 加受累野照射可能是一种好的治疗选择。Todeschini 等在另外一组大的回顾性研究中得到了同样的结论。这些研究均为临床Ⅱ期研究，因病例选择产生较大了偏差，理想的化疗方案仍然有待进一步研究。

表 7-3-21 PMBL 化疗和放疗结果

作者	例数	化疗方案	放疗	PR (%)	CR (%)	5 年 FFS/DFS/PFS (%)	5 年 OS (%)
Jacobason, 1988	30	CHOP, C-MOPP 其他阿霉素方案	+		80	59	65
Haioun, 1989	20	CHOP 或其他	+	55	45	40	
Todschini, 1990	21	CHOP-bleo, MACOP-B m-BACOD, FMACHOP	+	25	64	52	
Bertini, 1991	18	MACOP-B (Ⅱ期)	+	6	89	73	
Kirn, 1993	57	m/M-BACOD, CHOP	+	39	53	45	
Lazzarino, 1993	30	CHOP, MACOP-B VACOP-B	+		55	38 (3 年)	
Rodriguez, 1994	35	阿霉素方案	+	12	67	61	72
Falini, 1995	18	MACOP-B, F-MACHOP	+	61	33	61	
Zinzani, 1996	22	MACOP-B/F-MACHOP	+		95	89 (62 月)	87 (中位 24 月)
Cazals-Hatem, 1996	141	不同方案	无	31	48	61	64 (3 年)
Lazzarino, 1997	106	阿霉素方案	+	42	23	71 (3 年)	52 (3 年)
Martelli, 1998	10	F-MACHO	无	90	10	60	70
	27	MACOP-B	+	85	10	91	93
郭小毛, 1998	36	COPP, COP, CHOP	+	19	64	58 (DFS)	61
Abou Ellela, 1999	43	CAP-BOB, 其他方案	NS	NS	63	38	46
Zinzani, 1999	50	MACOP-B	+		86	80	
Biere, 1999	27	CVP, 阿霉素方案	+	15	55	44	
Nguyen, 2000	40	阿霉素方案 (Ⅰ~Ⅱ期)	+	41	41	67	72
Aviles A, 2002	68	CEOP-Bleo	+		64	51	54
		阿霉素加强方案	+		81	70	70 ($P<0.01$)
Sun A, 2002	63	CHOP, VACOP-B	+		86	64	65
Zinzani, 2002	105	CHOP, CHOP 类似方案	+	32	49	35	44 (10 年)
	277	MACOP-B, VACOP-B 等	+	36	51	67	71 (10 年)
	44	高剂量化疗+自体骨髓移植	+	35	53	78	77 (10 年)
Todeschini, 2004	43	CHOP	+	6.9	51	39.5 EFS	
	95	MACOP-B/VACOP-B		10.5	80	75.7	
Hamlin, 2005	141	CHOP/ASCT	23%				66 (10 年)
Savage, 2006	153	MACOPB/CHOP±R	±				75 (5 年)

（二）放疗　在绝大多数肿瘤中心，PMBL 首程化疗后应用受累野巩固性放疗，并取得了好的疗效。原发纵隔大 B 细胞淋巴瘤大部分为大肿块或大纵隔，在化疗后常常难以达到 CR，通过放疗后 CR 率可以达到 80% 以上。

在意大利的多中心合作研究中，大部分 PMBL 在 MACOP-B 化疗后纵隔残存肿瘤镓扫描阳性，放疗 30~36Gy 照射后，部分病人可转为镓扫描阴性，并且极少在放疗后复发。Bieri 等观察到同样结果。Martelli 等报道 27 例 PMBL 接受 MACOP-B+受累野照射，10 例仅接受 F-MACHOP 单纯化疗，两组的 PFS 分别为 91% 和 60% ($P<0.02$)，OS 分别为 93% 和 70% ($P>0.05$)，作者认为MACOP-B加受累野照射优于单纯化疗，而且毒副作用较小。Cairoli 等报道，15 例预后不良、国际预后指数高的 PMBL 应用 VACOP-B 诱导化疗后，5 例 CR，7 例 PR，3 例 PD，所有病人接受高剂量 CTX 和 VP-16 化疗+ASCT，14 例达到 CR，中位随诊时间 35 个月，DFS 为 93%。在另外两组大的回顾性研究中，即使在化疗后达到 CR 的病人，受累野照射能显著改善无病生存率和总生存率。

（三）高剂量化疗加骨髓移植 在中高度 NHL 或侵袭性 NHL 的首程治疗中，有多项随机研究证明高剂量化疗加自体骨髓干细胞移植作为首程治疗并未改善其生存率。但在法国和意大利的研究中，发现高剂量化疗可能对 IPI 指数高的 NHL 病人有效。具体到 PMBL 的高剂量化疗，缺乏随机对照研究。最近，Aviles 等报道 68 例 PMBL 接受常规 CEOP-Bleo 和加强 CEOP-Bleo 方案化疗加斗蓬野照射，两组的 5 年实际 EFS 分别为 51% 和 70%（$P<0.01$），5 年总生存率分别为 54% 和 70%（$P<0.01$）。

PMBL 治疗后失败最常见于治疗后 6 ~ 12 个月，许多病人在化疗中肿瘤缩小，但在化疗周期中又迅速增大，复发部位多为纵隔，或实质性脏器如肾、肝和 CNS。

（四）治疗指南 PMBL 的治疗原则和弥漫性大 B 细胞淋巴瘤相同，CHOP 是标准化疗方案，早期 PMBL 进行 4 ~ 6 周期 CHOP 化疗后行受累野照射。晚期 PMBL 应以化疗为主，对于大纵隔病变，应考虑局部放疗。

七、预后

PMBL 的预后和弥漫性大 B 细胞淋巴瘤相似，主要预后不良因素包括一般状态差、心包受侵、化疗未达完全缓解、治疗后残存肿瘤镓显像阳性。也有报道认为年龄大、LDH 增高、大纵隔、晚期与预后不良有关。

（李晔雄）

参 考 文 献

弥漫性大 B 细胞淋巴瘤（DLBCL）

1. Alizadeh A, Eisen MB, Davis RE, et al. Distinct types of diffuse large B－cell lymphoma identified by gene expression profiling. Nature, 2000, 403：503 ~ 511.
2. Rosenwald A, Wright G, Chan WC, et al. The use of molecular profiling to predict survival after chemotherapy for diffuse large Bcell lymphoma. N Engl J Med, 2002, 346：1937 ~ 1947.
3. Shipp MA, Ross KN, Tamayo P, et al. Diffuse large B cell lymphoma outcome prediction by gene－expression profiling and supervised machine learning. Nature Med, 2002, 8：68 ~ 74.
4. Hans CP, Weisenburger DD, Greiner TC, et al. Confirmation of the molecular classification of diffuse large B cell lymphoma by immunohistochemistry using a tissue microarray. Blood, 2004, 103：275 ~ 282.
5. Møller MB, Pedersenl NT, and Christensen BE. Diffuse large Bcell lymphoma：Clinical implications of extranodal versus nodal presentation － a population－based study of 1575 cases. Brit J Haemat, 2004, 124：151 ~ 159.
6. Vaughan Hudson B, Vaughan Hudson G, MacLennan KA, et al. The clinical stage I non－Hodgkin's lymphoma：long－term follow－up of patients treated by the BritishNational Lymphoma Investigation with radiotherapy alone as initial therapy. Br J Cancer, 1994, 69：1088 ~ 1093.
7. van der Maazen RW, Noordijk EM, Thomas J, et al. Combined modality treatment is the treatment of choice for stage I/IE intermediate and high grade non－Hodgkin's lymphoma. Radiother Oncol, 1998, 49：1 ~ 7.
8. Kamath SS, Marcus RB Jr, Lynch JW, et al. The impact of radiotherapy dose and other treatment－related and clinical factors on in－filed control in stage I and II non－Hodgkin's lymphoma. Int J Radiat Oncol Biol Phys, 1999, 44：563 ~ 568.
9. Wylie JP, Cowan RA, Deakin DP. The role of radiotherapy in the treatment of localized intermediate and high grade non－Hodgkin's lymphoma in elderly patients. Radiother Oncol, 1998, 49：9 ~ 14.
10. 王绿化，王维虎，黄一容，等. Ⅰ期非霍奇金淋巴瘤的治疗及预后分析. 中华放射肿瘤学杂志，2000，9：14 ~ 16.
11. 王维虎，韩嘉珠，黄一容，等. 探讨Ⅰ、Ⅱ期非霍奇金淋巴瘤的综合治疗. 中华放射肿瘤学杂志，1998，7：206 ~ 209.
12. Spicer J, Smith P, Maclennan K, et al. Long－term follow－up of patients treated with radiotherapy alone for early－

stage histologically aggressive non - Hodgkin's lymphoma. Br J Cancer, 2004, 90 (6): 1151 ~ 1155.

13. Monfardini S, Banfi A, Bonadonna G, et al. Improved five year survival after combined radiotherapy - chemotherapy for stage Ⅰ - Ⅱ non - Hodgkin's lymphoma. Int J Radiat Oncol Biol Phys, 1980, 6 : 125 ~ 134.
14. Nissen NI, Ersboll J, Hansen HS, et al. A randomized study of radiotherapy versus radiotherapy plus chemotherapy in stage Ⅰ - Ⅱ non - Hodgkin's lymphoma. Cancer, 1983, 52 : 1 ~ 7.
15. Yahalom J, Varsos G, Fuks Z, et al. Adjuvant cyclophosphamide, doxorubicin, vincristine, and prednisone chemotherapy after radiotherapy in stage low - grade and intermediate - grade non - Hodgkin's lymphoma: results of a prospective randomized study. Cancer, 1993, 71 : 2342 ~ 2350.
16. Aviles A, Fernandez R, Calva A, et al. Radiotherapy versus combined therapy in early stages with bulky disease aggressive malignant lymphoma. Hematology, 2003, 8 (1): 7 ~ 10.
17. Miller TP, Dahlberg S, Cassady JR, et al. Chemotherapy alone compared with chemotherapy plus radiotherapy for localized intermediate and high - grade non - Hodgkin's lymphoma. N Engl J Med, 1998, 339 : 21 ~ 26.
18. Horning SH, Weller E, Kim KM, et al. Chemotherapy with or without radiotherapy in limited - stage diffuse aggressive non - Hodgkin's lymphoma: Eastern Cooperative Oncology Group Study 1484. J Clin Oncol, 2004, 22 : 3032 ~ 3038.
19. Prestidge BR, Horning SJ, Hoppe RT. Combined modality therapy for stage Ⅰ - Ⅱ large cell lymphoma. Int J Radiat Oncol Biol Phys, 1988, 15 : 633 ~ 639.
20. Tondini C, Zanini M, Lombardi F, et al. Combined modality treatment with primary CHOP chemotherapy followed by locoregional irradiation in stage Ⅰ or Ⅱ histologically aggressive non - Hodgkin's lymphoma. J Clin Oncol, 1993, 11 : 720 ~ 725.
21. Shenkier TN, Voss N, Fairey R, et al. Brief chemotherapy and involved - region irradiation for limited - stage diffuse large - cell lymphoma: An 18 year experience from the British Columbia Cancer Agency. J Clin Oncol, 2002, 20 : 197 ~ 204.
22. Andre M, Mounier N, Leleu X, et al. Second cancers and late toxicities after treatment of aggressive non - Hodgkin lymphoma with the ACVBP regimen: A GELA cohort study on 2837 patients. Blood. 2004, 103 : 1222 ~ 1228.
23. Fisher RI, Gaynor ER, Dahlberg S, et al. Comparison of a standard regimen (CHOP) with three intensive chemotherapy regimens for advanced non - Hodgkin's lymphoma. N Engl J Med, 1993, 328 : 1002 ~ 1006.
24. Gordon LI, Harrington D, Andersen J, et al. Comparison of a second - generation combination chemotherapeutic regimen (m - BACOD) with a standard regimen (CHOP) for advanced diffuse non - Hodgkin's lymphoma. N Engl J Med, 1992, 327 : 1342 ~ 1349.
25. Khaled HM, Zekri ZK, Mokhtar N, et al. A randomized EPOCH vs CHOP front - line therapy for aggressive non - Hodgkin's lymphoma patients: Long - term results. Ann Oncol, 1999, 10 (12): 1489 ~ 1492.
26. Tilly H, Lepage E, Coiffier B, et al. Intensive conventional chemotherapy (ACVBP regimen) compared with standard CHOP for poor - prognosis aggressive non - Hodgkin's lymphoma. Blood, 2003, 102 : 4284 ~ 4289.
27. Bailey NP, Stuart NS, Bessell EM, et al. Five year follow - up of a prospective randomised multi - centre trial of weekly chemotherapy (CAPOMEt) versus cyclical chemotherapy (CHOP - Mtx) in the treatment of aggressive non - Hodgkin's lymphoma. Central Lymphoma Group. Ann Oncol, 1998, 9 (6): 633 ~ 638.
28. Coiffier B, Lepage E, Briere J, et al. CHOP chemotherapy plus rituximab compared with CHOP alone in elderly patients with diffuse large Bcell lymphoma. New Engl J Med, 2002, 346 : 235 ~ 242.
29. Kluin - Nelemans HC, Zagonel V, Anastasopoulou A, et al. Standard chemotherapy with or without high - dose chemotherapy for aggressive non - Hodgkin's lymphoma: Randomized phase Ⅲ EORTC study. J Natl Cancer Inst, 2000, 93 : 22 ~ 30.
30. Kaiser U, Uebelacker I, Abel U, et al. Randomized study to evaluate the use of high - dose therapy as part of primary treatment for "aggressive" lymphoma. J Clin Oncol, 2002, 20 : 4413 ~ 4419.
31. Martelli M, Gherlinzoni F, De Renzo A, et al. Early autologous stem cell transplantation versus conventional chemotherapy as front - line therapy in high - risk, aggressive non - Hodgkin's lymphoma: An Italian multicenter randomized trial. J Clin Oncol, 2003, 21 : 1255 ~ 1262.
32. Milpied N, Deconinck E, Gaillard F, et al. Initial treatment of aggressive lymphoma with high - dose chemotherapy and autologous stem - cell support. N Engl J Med, 2004, 350 : 1287 ~ 1295.

33. Philip T, Guglielmi C, Hagenbeek, A, et al. Autologous bone marrow transplantation as compared with salvage chemotherapy in relapses of chemotherapy – sensitive non – Hodgkin's lymphoma. N Engl J Med, 1995, 333：1540～1545.
34. Shipp MA, Harrington DP, Anderson JR, et al. A predictive model for aggressive non – Hodgkin's lymphoma. N Engl J Med, 1993, 329：987～994.
35. Yamaguchi M, Seto M, Okamoto M, et al. De novo CD5 + diffuse large B cell lymphoma：A clinicopathologic study of 109 patients. Blood, 2002, 99：815～821.
36. 李晔雄，高远红，袁志勇，等. 国际预后指数在韦氏环非霍奇金淋巴瘤的预后意义. 中华放射肿瘤学杂志，2002，11：105～110.
37. 高远红，李晔雄，袁智勇，等. 原发扁桃体非霍奇金淋巴瘤的预后因素. 中华肿瘤杂志，2002，24：483～485.
38. 赵路军，李晔雄，袁智勇，等. 原发于舌根非霍奇金淋巴瘤临床特点和预后. 中华放射肿瘤学杂志，2003，12：21～24.
39. 袁智勇，李晔雄，赵路军，等. 鼻咽非霍奇金淋巴瘤的临床和预后分析. 中华肿瘤杂志，2004，26：425～429.
40. Lossos IS, Debra K, Czerwinski DK, et al. Prediction of survival in diffuse large – B cell lymphoma based on the expression of six genes. N Engl J Med, 2004, 350：1828～1837.
41. Melnyk A, Rodriguez A, Pugh WC, et al. Evaluation of the revised European – American lymphomas classification confirms the clinical relevance of immunophenotype in 560 cases of aggressive non – Hodgkin's lymphoma. Blood, 1997, 89：4514～4520.
42. Pfreundschuh M, Trumper L, Kloess M, et al. Two – weekly or 3 – weekly CHOP chemotherapy with or without etoposide for the treatment of elderly patients with aggressive lymphomas：Results of the NHL – B2 trial of the DSHNHL. Blood, 2004, 104：634～641.
43. Monti S, Savage KJ, Kutok JL, et al. Molecular profiling of diffuse large B cell lymphoma identifies robust subtypes including one characterized by host inflammatory response. Blood, 2005, 105：1851～1861.
44. Reyes F, Lepage E, Ganem G, et al. ACVBP versus CHOP plus radiotherapy for localized aggressive lymphoma. N Engl J Med, 2005, 352：1197～1205.
45. Feugier P, Van Hoof A, Sebban C, et al. Long – term results of the R – CHOP study in the treatment of elderly patients with diffuse large B cell lymphoma：A study by the Groupe d' Etude des Lymphomes de l' Adulte. J Clin Oncol, 2005, 23：4117～4126.
46. Pfreundschuh M, Lorenz Trümper L, Osterborg A, et al. CHOP – like chemotherapy plus rituximab versus CHOP – like chemotherapy alone in young patients with good – prognosis diffuse large B cell lymphoma：A randomised controlled trial by the MabThera International Trial (MInT) Group. Lancet Oncol, 2006, 7：379～391.
47. Habermann TM, Weller EA, Morrison VA, et al. Rituximab – CHOP versus CHOP alone or with maintenance rituximab in older patients with diffuse large B cell lymphoma. J Clin Oncol, in press, 2006.
48. Bonnet C, Fillet G, Mounier N, et al. CHOP alone compared with cHOP plus radiotherapy for localized aggressive lymphoma in elderly patients：A study by the Groupe d' Etude des Lymphomes de l' Adulte. J Clin Oncol, 2007, 25：787～792.

滤泡淋巴瘤（follicular lymphoma）

49. Pendlebury S, el Awadi M, Ashley S, et al. Radiotherapy results in early stage low grade nodal non – Hodgkin's lymphoma. Radiother Oncol, 1995, 36：167～171.
50. MacManus MP, Hoppe RT. Is radiotherapy curative for stage Ⅰ and Ⅱ low – grade follicular lymphoma? Results of a long – term follow – up study of patients treated at Stanford University. J Clin Oncol, 1996, 14：1282～1290.
51. MacManus MP, Seymour JF. Management of localized low – grade follicular lymphomas. Australias Radiol, 2001, 45：326～334.
52. Wilder RB, Jones D, Tucker SL, et al. Long – term results with radiotherapy alone for stage Ⅰ – Ⅱ follicular lymphomas. Int J Radiat Oncol Biol Phys, 2001, 51：1219～1227.
53. Vaughan Hudson B, Vaughan Hudson G, MacLennan KA, et al. Clinical stage I non – Hodgkin's lymphoma：Long – term follow – up of patients treated by the British National Lymphoma Investigation with radiotherapy alone as initial therapy. Br J Cancer, 1994, 69：1088～1093.

54. Krol AD, Hermans J, Dawson L, et al. Treatment, patterns of failure, and survival of patients with stage I nodal and extranodal non - Hodgkin's lymphomas, according to data in the population - based registry of the Comprehensive Cancer Centre West. Cancer, 1998, 83 : 1612 ~ 1619.
55. Kamath SS, Marcus RB Jr, Lynch JW, et al. The impact of radiotherapy dose and other treatment - related and clinical factors on in - filed control in stage Ⅰ and Ⅱ non - Hodgkin's lymphoma. Int J Radiat Oncol Biol Phys, 1999, 44 : 563 ~ 568.
56. Carde P, Burgers JM, van Glabbeke M, et al. Combined radiotherapy - chemotherapy for early stages non - Hodgkin's lymphoma: The 1975 ~ 1980 EORTC controlled lymphoma trial. Radiother Oncol, 1984, 2 : 301 ~ 312.
57. Landberg TG, Hakansson LG, Möller TR, et al. CVP - remission maintenance in stage Ⅰ or Ⅱ non - Hodgkin's lymphomas: Preliminary results of a randomized study. Cancer, 1979, 44 : 831 ~ 838.
58. Kelsey SM, Newland AC, Hudson GV, et al. A British National Lymphoma Investigation randomised trial of single agent chlorambucil plus radiotherapy versus radiotherapy alone in low grade, localised non - Hodgkins lymphoma. Med Oncol, 1994, 11 : 19 ~ 25.
59. Seymour JF, Pro B, Fuller LM, et al. Long - term follow - up of a prospective study of combined modality therapy for stage Ⅰ ~ Ⅱ indolent non - Hodgkin's lymphoma. J Clin Oncol, 2003, 21 : 2115 ~ 2122.
60. Raphael B, Andersen JW, Silber R, et al. Comparison of chlorambucil and prednisone versus cyclophosphamide, vincristine, and prednisone as initial treatment for chronic lymphocytic leukaemia: long - term follow - up of an Eastern Cooperative Oncology Group randomized clinical trial. J Clin Oncol, 1991, 9 : 770 ~ 776.
61. Dana B, Dahlberg S, Bharat N, et al. Long term follow up of patients with low grade malignant lymphomas treated with doxorubicin - based chemotherapy or chemoimmunotherapy. J Clin Oncol, 1993, 11 : 644 ~ 651.
62. Kimby E, Bjorkholm M, Gahrton G, et al. Chlorambucil/prednisone vs CHOP in symptomatic low - grade non - Hodgkin's lymphomas: A randomized trial from the Lymphoma Group of Central Sweden. Ann Oncol, 1994, 5 (Suppl 2): 67 ~ 71.
63. Solal - Celigny P, Lepage E, Brousse N, et al. Recombinant interferon alfa - 2b combined with a regimen containing doxorubicin in patients with advanced follicular lymphoma. N Engl J Med, 1993, 329 : 1608 ~ 1614.
64. Smalley RV, Andersen JW, Hawkins MJ, et al. Interferon alfa combined with cytotoxic chemotherapy for patients with non - Hodgkin's lymphoma. N Engl J Med, 1992, 327 : 1336 ~ 1341.
65. Peterson BA, Petroni GR, Frizzera G, et al. Prolonged single - agent versus combination chemotherapy in indolent follicular lymphomas: A study of the cancer and leukemia group B. J Clin Oncol, 2003, 21 : 5 ~ 15.
66. Hagenbeek A, Carde P, Meerwaldt JH, et al. Maintenance of remission with human recombinant interferon alfa - 2a in patients with stages Ⅲ and Ⅳ low - grade malignant non - Hodgkin's lymphoma. European Organization for Research and Treatment of Cancer Lymphoma Cooperative Group. J Clin Oncol, 1998, 16 (1): 41 ~ 47.
67. Arranz R, Garcia - Alfonso P, Sobrino P, et al. Role of interferon alfa - 2b in the induction and maintenance treatment of low - grade non - Hodgkin's lymphoma: Results from a prospective, multicenter trial with double randomization. J Clin Oncol, 1998, 16 (4): 1538 ~ 1546.
68. Fisher RI, Dana BW, LeBlanc M et al. Interferon alpha consolidation after intensive chemotherapy dose not prolong the progression - free survival of patients with low - grade non - Hodgkin's lymphoma: results of the Southwest Oncology Group randomized phase Ⅲ study 8809. J Clin Oncol, 2000, 18 : 2010 ~ 2016.
69. Rohatiner A, Radford J, Deakin D, et al. A randomized controlled trial to evaluate the role of interferon as initial and maintenance therapy in patients with follicular lymphoma. Br J Cancer, 2001, 85 (1): 29 ~ 35.
70. Baldini L, Brugiatelli M, Luminari S, et al. Treatment of indolent B cell nonFollicular lymphomas: Final results of the LL01 randomized trial of the Gruppo Italiano per lo Studio dei Linfomi. J Clin Oncol, 2003, 21 : 1459 ~ 65.
71. Aviles A, Delgado S, Fernandez R, et al. Combined therapy in advanced stages (Ⅲ and Ⅳ) of follicular lymphoma increases the possibility of cure: Results of a large controlled clinical trial. Eur J Haematol, 2002, 68 : 144 ~ 149.
72. McLaughlin P, Grillo - López AJ, Link BK et al. Rituximab chimeric anti - CD20 monoclonal antibody therapy for relapsed indolent lymphoma: Half of patients respond to a four - dose treatment program. J Clin Oncol, 1998, 16 : 2825 ~ 2833.
73. Foran JM, Rohatiner AZS, Cunningham D et al. European phase II study of rituximab (chimeric anti - CD20 monoclonal

antibody) for patients with newly diagnosed mantle – cell lymphoma and previously treated mantle – cell lymphoma, immunocytoma, and small B cell lymphocytic lymphoma. J Clin Oncol, 2000, 18 : 317 ~ 324.

74. Colombat P, Salles G, Brousse N et al. Rituximab as single first – line therapy for patients with follicular lymphomas with a low tumour burden: Clinical and molecular evaluation. Blood, 2001, 97 : 101 ~ 106.

75. Murtha AD, Knox SJ, Hoppe RT, et al. Long – term follow – up of patients with stage Ⅲ follicular lymphoma treated with primary radiotherapy at Stanford University. Int J Radiat Oncol Biol Phys, 2001, 49 : 3 ~ 15.

76. Ha CS, Kong JS, Tucker SL, et al. Central lymphatic irradiation for stage Ⅰ ~ Ⅲ follicular lymphoma: Report from a single institutional prospective study. Int J Radiat Oncol Biol Phys, 2003, 57 : 316 ~ 320.

77. van Besien K, Loberiza FR, Bajorunaite R, et al. Comparison of autologous and allogeneic hematopoietic stem cell transplantation for follicular lymphoma. Blood, 2003, 102 : 3521 ~ 3529.

78. Apostolidis J, Gupta RK, Grenzelias D, et al. High – dose therapy with autologous bone marrow support as consolidation of remission in follicular lymphoma: long – term clinical and molecular follow – up. J Clin Oncol, 2000, 18 (3): 527 ~ 536.

79. Cao TM, Horning S, Negrin RS, et al. High – dose therapy and autologous hematopoietic cell transplantation for follicular lymphoma beyond first remission: The Stanford University experience. Biol Blood Marrow Transplant, 2001, 7 (5): 294 ~ 301.

80. Schouten HC, Qian W, Kvaloy S, et al. High – dose therapy improves progression – free survival and survival in relapsed follicular non – Hodgkin's lymphoma: results from the randomized European CUP trial. J Clin Oncol, 2003, 21 : 3918 ~ 3927.

81. Horning SJ, Negrin RS, Hoppe RT, et al. High – dose therapy and autologous bone marrow transplantation for follicular lymphoma in first complete or partial remission: Results of a phase Ⅱ clinical trial. Blood, 2001, 97 (2): 404 ~ 409.

82. Ladetto M, Corradini P, Vallet S, et al. High rate of clinical and molecular remissions in follicular lymphoma patients receiving high – dose sequential chemotherapy and autografting at diagnosis: A multicenter, prospective study by the Gruppo Italiano Trapianto Midollo Osseo (GITMO). Blood, 2002, 100 (5): 1559 ~ 1565.

83. Federico M, Vitolo U, Zinzani PL, et al. Prognosis of follicular lymphoma: A predictive model based on a retrospective analysis of 987 cases. Blood, 2000, 95 : 783 – 789.

84. Ardeshna KM, Smith P, Norton A, et al. Longterm effect of a watch and wait policy versus immediate systemic treatment for asymptomatic advanced – stage non – Hodgkin lymphoma: A randomized controlled trial. Lancet, 2003, 362 : 516 ~ 522.

85. Haas RLM, Ph Poortmans, D. de Jong, et al. High response rates and lasting remissions after low – dose involved field radiotherapy in indolent lymphomas. J Clin Oncol, 2003, 21 : 2474 ~ 2480.

86. Haas RLM, Girinsky T. HOVON 47/EORTC 20013: chlorambucil vs 2x2 Gy involved field radiotherapy in stage Ⅲ/Ⅳ previously untreated follicular lymphoma patients. Ann Hematol, 2003, 82 : 458 ~ 462.

87. Zinzani PL, Pulsoni A, Perrotti A, et al. Fludarabine plus mitoxantrone with and without rituximab versus CHOP with and without rituximab as front – line treatment for patients with follicular lymphoma. J Clin Oncol, 2004, 22 : 2654 ~ 2661.

88. Solal – Celigny P, Roy P, Colombat P, et al. Follicular lymphoma international prognostic index. Blood, 2004, 104 : 1258 ~ 1265.

89. Dave SS, Wright G, Tan B, et al. Prediction of survival in follicular lymphoma based on molecular features of tumor – infiltrating immune cells. N Engl J Med, 2004, 351 : 2159 ~ 2169.

90. Glas AM, Kersten MJ, Delahaye LJ, et al. Gene expression profiling in follicular lymphoma to assess clinical aggressiveness and to guide the choice of treatment. Blood, 2005, 105 : 301 ~ 307.

91. Forstpointner R, Dreyling M, Repp R, et al. The addition of rituximab to a combination of fludarabine, cyclophosphamide, mitoxantrone (FCM) significantly increases the response rate and prolongs survival as compared with FCM alone in patients with relapsed and refractory follicular and mantle cell lymphomas: results of a prospective randomized study of the German Low – Grade Lymphoma Study Group. Blood, 2004, 104 : 3064 ~ 3071.

92. Lenz G, Dreyling M, Schiegnitz E, et al. Myeloablative radiochemotherapy followed by autologous stem cell transplantation in first remission prolongs progression – free survival in follicular lymphoma: Results of a prospective, randomized trial of the German Low – Grade Lymphoma Study Group. Blood, 2004, 104 : 2667 ~ 2674.

93. Robert Marcus, Kevin Imrie, Andrew Belch, et al. CVP chemotherapy plus rituximab compared with CVP as first – line treatment for advanced follicular lymphoma. Blood, 2005, 105：1417 ~ 1423.
94. Kaminski MS, Zasadny KR, Francis IR, et al. Radioimmunotherapy of B cell lymphoma with ^{131}Ianti – B1 (anti – CD20) antibody. N Engl J Med, 1993, 329：459 ~ 465.
95. Swenson WT, Wooldridge JE, Lynch CF, et al. Improved survival of follicular lymphoma patients in the United States. J Clin Oncol, 2005, 23：5019 ~ 5026.
96. Hiddemann W, Kneba M, Dreyling M, et al. Frontline therapy with rituximab added to the combination of cyclophosphamide, doxorubicin, vincristine, and prednisone (CHOP) significantly improves the outcome for patients with advanced – stage follicular lymphoma compared with therapy with CHOP alone: results of a prospective randomized study of the German Low – Grade Lymphoma Study Group. Blood, 2005, 106：3725 ~ 3732.
97. Rohatiner AZS, Gregory WM, Peterson B, et al. Meta – analysis to evaluate the role of interferon in follicular lymphoma. J Clin Oncol, 2005, 23：2215 ~ 2223.

结外粘膜相关淋巴瘤（MALT lymphoma）

98. Isaacson P, Wright DH. Malignant lymphoma of mucosa – associated lymphoid tissue. A distinctive type of B cell lymphoma. Cancer, 1983, 52：1410 ~ 1416.
99. Du MQ, Isaccson PG Gastric MALT lymphoma: from aetiology to treatment. Lancet Oncol, 2002, 3：97 ~ 104.
100. Bayerdorffer E, Neubauer A, Rudolph B, et al. Regression of primary gastric lymphoma of mucosa – associated lymphoid tissue type after cure of Helicobacter pylori infection. Lancet, 1995, 345：1591 ~ 1594.
101. Morgner A, Miehlke S, Fischbach W, et al. Complete remission of primary high – grade B cell gastric lymphoma after cure of Helicobacter pylori infection. J Clin Oncol, 2001, 19：2041 ~ 2048.
102. Krol AD, Hermans J, Kramer MH, et al. Gastric lymphomas compared with lymph node lymphomas in a population – based registry differ in stage distribution and dissemination patterns but not in patients survival. Cancer, 1997, 79：390 ~ 397.
103. Schechter NR, Portlock Cs, Yahalom J. Treatment of mucosa – associated lymphoid tissue lymphoma of the stomach with radiation alone. J Clin Oncol, 1998, 16：1916 ~ 1921.
104. Levy M, Copie – Bergman C, Traulle C, et al. Conservative treatment of primary gastric low – grade B – cell lymphoma of mucosa – associated lymphoid tissue: predictive factors of response and outcome. Am J Gastroenterol, 2002, 97 (2)：292 ~ 7.
105. Kim YS, Kim JS, Jung HC, et al. Regression of low – grade gastric mucosa – associated lymphoid tissue lymphoma after eradication of Helicobacter pylori: Possible association with p16 hypermethylation. J Gastroenterol, 2002, 37：17 ~ 22.
106. Tsang RW, Gospodarowicz MK, Pintilie M, et al. Stage Ⅰ and Ⅱ MALT lymphoma: Results of treatment with radiotherapy. Int J Radiat Oncol Biol Phys, 2001, 50 (5)：1258 ~ 1264.
107. Papa A, Cammarota G, Tursi A, et al. Helicobacter pylori eradication and remission of low – grade gastric mucosa – associated lymphoid tissue lymphoma: A long – term follow – up study. J Clin Gastroenterol, 2000, 31 (2)：169 ~ 171.
108. Steinbach G, Ford R, Glober G, et al. Antibiotic treatment of gastric lymphoma of mucosa – associated lymphoid tissue. An uncontrolled trial. Ann Intern Med, 1999, 131 (2)：88 ~ 95.
109. Ruskone – Fourmestraux A, Lavergne A, Aegerter PH, et al. Predictive factors for regression of gastric MALT lymphoma after anti – Helicobacter pylori treatment. Gut, 2001, 48 (3)：297 ~ 303.
110. Montalban C, Manzanal A, Boixeda D, et al. Helicobacter pylori eradication for the treatment of low – grade gastric MALT lymphoma: follow – up together with sequential molecular studies. Ann Oncol, 1997, 8 (Suppl 2)：37 ~ 39.
111. Nathwani BN, Anderson JR, Armitage JO, et al. Marginal zone B – cell lymphoma: a clinical comparison of nodal and mucosa – associated lymphoid tissue types. J Clin Oncol, 1999, 17：2486 ~ 2492.
112. Morgner A, Miehlke S, Fischbach W, et al. Complete remission of primary high – grade B cell gastric lymphoma after cure of Helicobacter pylori infection. J Clin Oncol, 2001, 19：2041 ~ 2048.
113. Thieblemont C, Berger F, Dumontet C, et al. Mucosa – associated lymphoid tissue lymphoma is a disseminated disease in one third of 158 patients analyzed. Blood, 2000, 95：802 ~ 806.
114. Zinzani PL, Magagnoli M, Galieni P, et al. Nongastrointestinal low – grade mucosa – associated lymphoid tissue lympho-

ma: analysis of 75 patients. J Clin Oncol, 1999, 17:1254~1258.
115. Aviles A, Delgado S, Huerta-Guzman J. Marginal zone B cell lymphoma of the parotid glands: Results of a randomized trial comparing radiotherapy to combined therapy. Eur J Cancer B Oral Oncol, 1996, 32B:420~422.
116. Zucca E, Roggero E, Bertoni F, et al. Primary extranodal non-Hodgkin's lymphomas. Part 2: Head and neck, central nervous system and other less common sites. Ann Oncol, 1999, 10:1023~1033.
117. Zucca E, Roggero E, Bertoni F, et al. Primary extranodal non-Hodgkin's lymphomas. Part 1: Gastrointestinal, cutaneous and genitourinary lymphomas. Ann Oncol, 1997, 8:727~37.
118. Mattia AR, Ferry JA, Harris NL. Breast lymphoma: A B cell spectrum including the low grade B cell lymphoma of mucosa associated lymphoid tissue. Am J Surg Pathol, 1993, 17:574~587.
119. Bailey EM, Ferry JA, Harris NL, et al. Marginal zone lymphoma (low-grade B cell lymphoma of mucosa-associated lymphoid tissue type) of skin and subcutaneous tissue. Am J Surg Pathol, 1996, 20:1011~1023.
120. Isaacson PG, Banks PM, Best PV, et al. Primary low-grade hepatic B cell lymphoma of mucosa-associated lymphoid tissue (MALT)-type. Am J Surg Pathol, 1995, 19:571~575.
121. Mulligan SP, Matutes E, Dearden C, et al. Splenic lymphoma with villous lymphocytes: natural history and response to therapy in 50 cases. Br J Haematol, 1991, 78:206~209.
122. Troussard X, Valensi F, Duchayne E, et al. Splenic lymphoma with villous lymphocytes: Clinical presentation, biology and prognostic factors in a series of 100 patients. Groupe Francais d' hematologie cellulaire (GFHC). Br J Haematol, 1996, 93:731~736.
123. Thieblemont C, Felman P, Berger F, et al. Treatment of splenic marginal zone B cell lymphoma: An analysis of 81 patients. Clin Lymphoma, 2002, 3:41~47.
124. Chacon JI, Mollejo M, Munoz E, et al. Splenic marginal zone lymphoma: Clinical characteristics and prognostic factors in a series of 60 patients. Blood, 2002, 100:1648~1654.
125. Iannitto E, Ambrosetti A, Ammatuna E, et al. Splenic marginal zone lymphoma with or without villous lymphocytes. Hematological findings and outcome in a series of 57 patients. Blood, 2002, 100 (Suppl 1): 602a, (abstract).
126. Burgers JM, Taal BG, van HP, et al. Treatment results of primary stage Ⅰ and Ⅱ non-Hodgkin's lymphoma of the stomach. Radiother Oncol, 1988, 11:319~326.
127. Schechter NR, Portlock Cs, Yahalom J. Treatment of mucosa-associated lymphoid tissue lymphoma of the stomach with radiation alone. J Clin Oncol, 1998, 16:1916~1921.
128. Zucca E, Bertoni F, Roggero E, et al. The gastric marginal zone B cell lymphoma of MALT type. Blood, 2000, 96: 410~419.
129. Schechter NR, Yahalom J. Low-grade MALT lymphoma of the stomach: A review of treatment options. Blood, 2000, 96:410~419.
130. Tsang RW, Gospodarowicz MK, Pintilie M, et al. Localized mucosa-Associated lymphoid tissue lymphoma treated with radiation therapy has excellent clinical outcome. J Clin Oncol, 2003, 21:4157~4164.

原发纵隔（胸腺）B细胞淋巴瘤

131. Lichtenstein A, Levine A, Taylor C, et al. Primary mediastinal lymphoma in adults. Am J Med, 1980, 68: 509~514.
132. Lazzarino M, Orlandi E, Paulli M, et al. Treatment outcome and prognostic factors for primary mediastinal (thymic) B-cell lymphoma: A multicenter study of 106 patients. J Clin Oncol, 1997, 15:1646~1653.
133. Zinzani PL, Martelli M, Magagnoli M, et al. Treatment and clinical management of primary mediastinal large B cell lymphoma with sclerosis: MACOP-B regimen and mediastinal radiotherapy monitored by (67) gallium scan in 50 patients. Blood, 1999, 94:3289~3293.
134. Aviles A, Garchia EL, Fernandez R, et al. Combined therapy in the treatment of primary mediastinal Bcell lymphoma: Conventional versus escalated chemotherapy. Ann Hematol, 2002, 81:368~373.
135. Copie-Bergman C, Plonquet A, Alonso MA, et al. MAL expression in lymphoid cells: Further evidence for MAL as a distinct molecular marker of primary mediastinal large B cell lymphomas. Modern Pathol, 2002, 15:1172.
136. Martelli MP, Martelli M, Pescarmona E, et al. MACOP-B and involved field radiation therapy is an effective therapy

for primary mediastinal large B cell lymphoma with sclerosis. Ann Oncol, 1998, 9:1027~1029.

137. Biere S, Roggero E, Zucca E, et al. Primary mediastinal large B cell lymphoma (PMLCL): The need for prospective controlled clinical trials. Leuk lymphoma, 1999, 35:139~146.

138. Nguyen L, Ha CS, Hess M, et al. The outcome of combined modality treatments for stage Ⅰ and Ⅱ primary large B cell lymphoma of the mediastinum. Int J Radiat Oncol Biol Phys, 2000, 47:1281~1285.

139. 郭小毛, 王坚, 施学辉, 等. 原发于纵隔大B细胞恶性淋巴瘤36例临床分析. 中华放射肿瘤学杂志, 1998, 7:210~213.

140. Savage KJ, Monti S, Kutok JL, et al. The molecular signature of mediastinal large B cell lymphoma differs from that of other diffuse large B cell lymphomas and shares features with classical Hodgkin's lymphoma. Blood, 2003, 102:3871~3879.

141. Todeschini G, Secchi S, Morra E, et al. Primary mediastinal large B cell lymphoma (PMLBCL): Long-term results from a retrospective multicentre Italian experience in 138 patients treated with CHOP or MACOP-B/VACOP-B. Br J Cancer, 2004, 90 (2):372~376.

142. Guiter C, Dusanter-Fourt I, Copie-Bergman C, et al. Constitutive STAT6 activation in primary mediastinal large B cell lymphoma. Blood, 2004, 104:543~549.

143. Zinzani PL, Martelli M, de Renzo A, et al. Primary mediastinal large B cell lymphoma with sclerosis: A clinical study of 89 patients treated with MACOP-B chemotherapy and radiation therapy. Haematologica, 2001, 86:187~191.

144. Zinzani PL, Martelli M, Bertini M, et al. Induction chemotherapy strategies for primary mediastinal large Bcell lymphoma with sclerosis: a retrospective multinational study on 426 previously untreated patients. Haematologica, 2002, 87:1258~1264.

第四章 T/NK 细胞淋巴瘤

第一节 细胞毒细胞亚群和病理

REAL 和 WHO 分类中的 T 淋巴细胞包括前体（胸腺或淋巴母细胞）或外周（成熟或胸腺后）淋巴细胞。新的淋巴瘤分类方法在依赖于生物学的同时，更重要的是需要考虑临床病理特点。这一点在结外原发淋巴瘤显得尤其重要。REAL 和 WHO 分类强调结外淋巴瘤有别于结内淋巴瘤，特别是特殊结外部位的淋巴瘤具有明显的临床特征。

一、细胞毒细胞亚群

细胞毒细胞分为 3 种亚群：T 淋巴细胞、NK 样 T 淋巴细胞和自然杀伤（NK）细胞。大部分结外淋巴瘤发生于细胞毒细胞，包含有细胞毒颗粒蛋白如 TIA-1，颗粒酶 B（granzyme B）和穿孔素（perforin）。T 细胞和 NK 细胞在抗原表达、功能和疾病类型有重叠之处，但通过免疫表型和分子遗传学研究可作区别。大部分 T 细胞表达 αβ TCR（T 细胞受体）蛋白，并有辅助（CD4 +）或抑制细胞毒（CD8 +）表型。小部分 T 细胞亚群表达 γδ TCR，CD4 和 CD8 常常阴性，但也可能表达 CD8 或极少见 CD4 表达。正常的 γδ T 细胞常位于结外部位如脾红髓、胃肠道和皮肤。

NK 细胞来源于多能干细胞，和 T 细胞的生长发育有关，在某些点上生长发育分化为不同的系列。NK 细胞缺乏 TCR 基因重组和 TCR 蛋白，缺乏表面 CD3（Leu 4）和 CD5 表达。NK 和 T 细胞都能表达 CD2、CD7、胞质 CD3、CD45RO 和 CD43。NK 细胞常表达一个或多个 NK 相关抗原（CD16，CD56，CD57），但某些 NK 细胞亚群不表达这些抗原，需要功能研究才能鉴别。某些细胞毒 T 细胞亚群同样表达 NK 相关抗原，称之为“NK 样”T 细胞（表 7 -4 -1）。

表 7 -4 -1 细胞毒细胞的免疫表型、分子表型和功能参数

参数	T 细胞	NK 样 T 细胞	NK 细胞
NK 细胞抗原（CD16，CD56，CD57）	-	+	+
表面 CD3（Leu 4）	+	+	-
胞质 CD3（epsilon chain）	+	+	+/-
CD4，CD8	CD8 + > > > CD4 +	CD8 + > CD4 - CD8 - > > CD4 +	CD4 - CD8 +/-
TCRαβ，γδ	+	+	-
细胞毒性颗粒	+	+	+
杀伤机制	MHC 限制性	非 MHC 限制性	非 MHC 限制性

TCR：T 细胞受体；MHC：主要组织相容性复合物。

二、病理分类

几乎所有的 NK 细胞淋巴瘤和约 1/3 的 T 细胞淋巴瘤原发于结外部位，难于诊断，易与反应性病理过程相混淆。T/NK 细胞淋巴瘤有一些共同的特征：临床上，它们易发生结外部位的复发或转移，结内病变极少见，病变部位是定义疾病的重要依据。病理上，细胞形态非均质性，从多形性大、中、

小混合细胞到大细胞为主，多数情况下免疫表型没有特异性，但大部分有细胞毒T细胞或NK细胞基因表型，并常伴凋亡和坏死。

在WHO/REAL分类中，根据外周NK/T细胞淋巴瘤的临床表现，可分类为白血病为主、淋巴瘤为主和结外病变为主的恶性肿瘤，后者又可根据疾病的进程分为惰性和侵袭性两种（表7-4-2）。鼻腔NK/T细胞淋巴瘤是我国最常见的结外T细胞淋巴瘤，其次为间变性大细胞性淋巴瘤、反肤蕈样霉菌病等。

表7-4-2 外周（胸腺后）T细胞和NK细胞肿瘤：WHO/REAL分类

白血病为主恶性肿瘤
前体T淋巴细胞白血病
T细胞颗粒性淋巴细胞白血病
侵袭性NK细胞白血病
成人T细胞白血病/淋巴瘤（HTLV-1+）
淋巴瘤为主恶性肿瘤
外周T细胞淋巴瘤，未分型
血管免疫母T细胞淋巴瘤（AILD样）
成人T细胞白血病/淋巴瘤（HTLV-1+）
间变性大细胞淋巴瘤（T细胞和裸细胞）
结外病变为主恶性肿瘤
惰性
蕈样真菌病/赛塞利综合征
原发皮肤间变性大细胞淋巴瘤
侵袭性
结外NK/T细胞淋巴瘤，鼻腔和鼻型
NK母细胞淋巴瘤
肠病型T细胞淋巴瘤
皮下脂膜炎样T细胞淋巴瘤
肝脾γ/δ T细胞淋巴瘤

第二节 鼻腔NK/T细胞淋巴瘤

原发鼻腔非霍奇金淋巴瘤（NHL）是亚洲、拉丁美洲和南美洲较常见的恶性淋巴瘤。在中国，鼻腔NHL是韦氏环以外最常见的结外NHL，占全部恶性淋巴瘤的2%~10%。欧美鼻腔NHL极少见。鼻腔NHL可来源于T/NK淋巴细胞或B淋巴细胞，在REAL淋巴瘤分类中，来源于T/NK细胞的原发鼻腔NHL是一种独立的病理类型，并被命名为血管中心性淋巴瘤。WHO分类中命名为鼻腔、鼻型NK/T细胞淋巴瘤。

鼻腔NK/T细胞淋巴瘤以血管中心性病变为主要病理特征，和EB病毒感染有关，临床表现为鼻腔肿瘤坏死性改变、中年男性多见，诊断时病变常为局限性Ⅰ~Ⅱ期，较少有区域淋巴结，极少有远处转移。肿瘤对放疗敏感，对化疗抗拒，晚期预后极差。早期鼻腔NK/T细胞淋巴瘤通过放射治疗可以取得好的效果，放射治疗是主要治疗手段。

一、病理和免疫表型

（一）定义 鼻腔、鼻型NK/T细胞淋巴瘤指原发于结外NHL，具有广泛的病理形态学表现，以血管中心性病变、血管破坏和坏死为主。大部分病人表现为 NK 细胞来源（CD3ε + CD56 + EBV + ），极少病例表现为 EBV + CD56 - 的 T 细胞表型，故命名为 NK/T 细胞（而不是 NK 细胞）淋巴瘤。鼻腔 NK/T 细胞淋巴瘤专指原发于鼻腔的病例，其他结外部位原发、具有鼻腔 NK/T 细胞淋巴瘤临床病理特征的淋巴瘤称为鼻型 NK/T 细胞淋巴瘤。鼻腔外鼻型 NK/T 细胞淋巴瘤最常见的原发部位包括韦氏环、皮肤、胃肠道、睾丸、肾和上呼吸道，国内以韦氏环最常见，国外以上呼吸道和皮肤来源最常见，而眼和眼眶罕见。

（二）相同病理诊断和历史　在 Lukes - Collins、Kiel 和工作分类中都没有鼻腔和鼻型 NK/T 细胞淋巴瘤的诊断和命名。在 REAL 分类中，根据其病理特点，命名为血管中心性淋巴瘤。但血管中心性病变不是鼻腔和鼻型 NK/T 细胞淋巴瘤所特有，在其他的淋巴瘤中也可见到。此外，并非所有的鼻型 NK/T 细胞淋巴瘤都有血管中心性变化和坏死。因此，在 WHO 分类中，将其命名为鼻腔和鼻型 NK/T 细胞淋巴瘤。

（三）病理形态　发生于不同部位的结外鼻型 NK/T 细胞淋巴瘤的病理特征相似，表现为原发粘膜部位常有广泛的溃疡和弥漫性淋巴细胞浸润。特征性表现为血管中心性病变，肿瘤细胞侵犯小血管壁或血管周围组织，导致组织缺血和广泛坏死，血管坏死性病变约 60% ~80%。肿瘤坏死导致炎性反应，镜下可见较多的急性或慢性反应性炎症细胞，而肿瘤细胞较少。病理形态上表现为非均质性，大部分肿瘤细胞为中等大小细胞或小细胞和大细胞混合，极少见大细胞、免疫母细胞或间变性大细胞形态。众多反应性细胞的背景容易模糊肿瘤细胞浸润。活检样本小、肿瘤细胞少、常伴坏死等使鼻腔 NK/T 细胞淋巴瘤的病理诊断很困难，需多次活检以获得病理确诊。

（四）免疫表型和基因表型

1. 免疫表型　鼻型 NK/T 细胞淋巴瘤典型的免疫表型为 CD2 + CD56 + 表面 CD3 - 和胞质 CD3（CD3ε）+，大部分病人表达细胞毒性相关蛋白如颗粒酶 B、TIA-1 和穿孔素阳性。其他 T 细胞和 NK 细胞相关抗原常为阴性，如 CD4、CD5、CD8、TCRβ、TCRγ、CD16 和 CD57。所有病例都不表达 B 细胞抗原如 CD19、CD20、CD22 等。

许多研究都把 CD3ε + CD56 -，但细胞毒分子 + EBV + 的淋巴瘤包括在鼻型 NK/T 细胞淋巴瘤内，因为它们具有和 CD56 + 病人相似的临床表现。如果 CD56 阴性，也无细胞毒分子和 EBV 表达，则不能诊断为鼻型 NK/T 细胞淋巴瘤。因此，鼻腔或其他结外部位淋巴瘤表现为 CD3ε +，而细胞毒分子和 EBV 阴性时，在 WHO 分类中建议诊断为外周 T 细胞淋巴瘤、未分类。

2. 遗传学特征　鼻型 NK/T 细胞淋巴瘤无特征性细胞遗传学改变，可见 del（6）（q21q25）或 i（6）（p10）。鼻腔 NK/T 细胞淋巴瘤可表现为 p53 功能缺失，p53 功能缺失和肿瘤对化疗抗拒有关。在墨西哥、中国和日本，p53 突变在鼻腔 NK/T 细胞淋巴瘤的发生率约为 24% ~48%，显著高于其他部位发生的 NHL。

（五）与 EBV 的关系

鼻腔 NK/T 细胞淋巴瘤的发生与 EB 病毒感染有关，约 80% ~100% 的鼻腔 NK/T 细胞淋巴瘤 EB 病毒阳性。相反，仅有 15% ~40% 的鼻腔外鼻型 T/NK 细胞淋巴瘤 EB 病毒阳性。免疫组织化学和 EB 病毒检查可帮助鼻腔 NK/T 细胞淋巴瘤的病理诊断。鼻腔 NK/T 细胞淋巴瘤在流行病学方面表现出一定的地域性，多发于亚洲及拉丁美洲，可能与这些地区 EBV 感染率高有关。有作者认为 NK/T 细胞淋巴瘤的多药耐药性、嗜血综合征可能与 EBV 感染有关。

（六）细胞来源　结外鼻型 NK/T 细胞淋巴瘤最可能的正常组织来源是激活 NK 细胞或细胞毒 T 细胞（后者极少见）。鼻腔 NK/T 细胞淋巴瘤约 80% 来源于真正的 NK 细胞，10% ~30% 来源于 γδ > αβ 型 T 淋巴细胞。在中国和韩国，鼻腔 NHL 主要为鼻腔 NK/T 细胞淋巴瘤，占鼻腔 NHL 的 74% ~96%。

二、临床表现

男性多见，男女比约为 2 ~4 : 1，中位年龄约 44 岁。最常见的症状为鼻塞，局部广泛受侵时，出现眼球突出、面部肿胀、硬腭穿孔、脑神经麻痹、恶臭和发热等症状和体征。B 组症状常见，约 30%。肿瘤常局限于鼻腔及其邻近结构，邻近器官或结构受侵以同侧上颌窦和筛窦最常见，其他依次为鼻咽、局部皮肤、硬腭、软腭、眼球和口咽等。42% 的病人有多部位直接侵犯。

在亚洲，67% ~98% 的病人在诊断时为临床ⅠE 或ⅡE 期，肿瘤常局限于鼻腔或直接侵犯邻近结构或组织，而较少有远处淋巴结受侵或结外器官转移。中国医学科学院肿瘤医院最近报道了 107 例经过免疫组化证实的鼻腔 NK/T 细胞淋巴瘤中，105 例为Ⅰ ~ Ⅱ期，83 例Ⅰ期（78%），22 例ⅡE 期（21%）Ⅳ期仅 2 例（2%）。就诊时，颈部淋巴结受侵和远处结外器官转移少见，颈淋巴结受侵以颌下淋巴结最常见，其次为中上颈淋巴结，这和鼻腔淋巴引流途径相符合。远处转移以皮肤最常见，和 T 淋巴细胞归巢现象有关（图 7 -4 -1）。

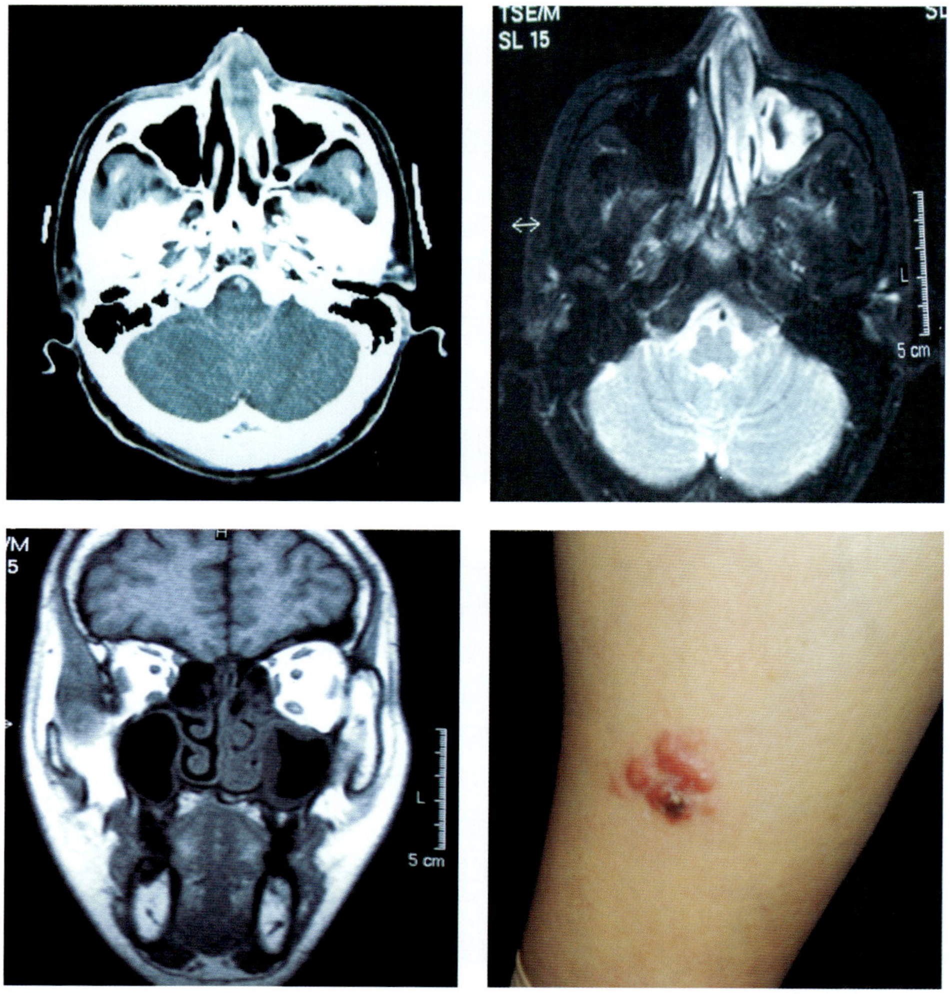

A

B

图 7 -4 -1A　鼻腔 NK/T 细胞淋巴瘤侵犯左侧鼻腔和左筛窦 CT 和 MRI

（来源于中国医学科学院肿瘤医院）

图 7 -4 -1B　左鼻腔 NK/T 细胞淋巴瘤 IEA，放疗后一年出现左小腿皮肤转移性病变（病理证实）

（来源于中国医学科学院肿瘤医院）

三、临床分期

临床分期检查应常规做头部 CT 和 MRI，判断原发肿瘤的侵犯范围。影像学 CT 表现为软组织肿块，鼻道及上颌窦消失，伴有骨侵袭的局部破坏，约 50% 的病变侵及邻近器官如上颌窦、筛窦、硬腭、眼眶、鼻咽。78%的 NK/T 细胞淋巴瘤有骨质破坏，常见部位为上颌窦内壁、鼻中隔和纸样板。CT 表现无特异性。局部受累范围能为临床分期及治疗提供依据。

由于 Ann Arbor 分期不能正确地反映结外 NHL 原发肿瘤的侵犯程度，中国医学科学院肿瘤医院使用修正后的 Ann Arbor 分期原则，将 Ann Arbor 分期中的ⅠE 期鼻腔 NHL 划分为局限ⅠE 期和广泛ⅠE 期（即超腔ⅠE 期），Ⅱ~Ⅳ期仍采用 Ann Arbor 分期原则。局限ⅠE 期指肿瘤局限于鼻腔，未侵及周围邻近器官；广泛ⅠE 期指肿瘤超出原发结外部位直接侵犯周围器官，但均未合并淋巴结或远处转移。

四、治疗

放射治疗是早期鼻腔 NK/T 细胞淋巴瘤的主要治疗手段。放疗作为ⅠE 期鼻腔 NK/T 细胞淋巴瘤的主要治疗手段能取得较好的疗效。鼻腔 NK/T 细胞淋巴瘤对放疗敏感，但对化疗抗拒。现有 4 项较大宗病例回顾性研究表明，单纯放疗或放化疗综合治疗的疗效优于单纯化疗。另外 4 项临床研究则显示，化疗加入放疗并未显著改善早期 NK/T 细胞淋巴瘤的生存率，即单纯放疗和放疗加化疗的疗效相同。晚期鼻腔 NK/T 细胞淋巴瘤病例数少，由于肿瘤对化疗抗拒，化疗疗效差，预后极差，极少有Ⅲ~Ⅳ期病人能生存 5 年以上。

（一）鼻腔 NHL 鼻腔 NK/T 细胞淋巴瘤作为一种新的病理类型，从 1994 年的 REAL 分类认为是一种独立的疾病，广泛应用仅有 10 年的时间，临床专题报道较少见。2000 年以前的文献报道多为鼻腔 NHL，包括了来源于 T 或 B 细胞的淋巴瘤。在亚洲和南美洲，特别是中国大陆、香港、台湾、韩国和墨西哥，鼻腔 NHL 以 T/NK 细胞来源最常见。因此，这些报道中的大部分鼻腔 NHL 为鼻腔 NK/T 细胞淋巴瘤。由于鼻腔 NHL 以Ⅲ~Ⅳ期少见，仅两组大的研究包括了Ⅲ~Ⅳ期。鼻腔 NHL 的 5 年生存率为 46%~91%。

中国医学科学院肿瘤医院发表了 1983~2003 年鼻腔 NHL 和鼻腔 NK/T 细胞淋巴瘤的系列研究结果。1983~1995 年共治疗 175 例鼻腔 NHL，有免疫组化证实的 48 例病人中，46 例为 T/NK 细胞来源，仅 1 例为 B 细胞来源，1 例未分类。Ⅰ期 133 例，Ⅱ期 28 例，Ⅲ~Ⅳ期 14 例，占 8%。ⅠE~ⅡE期以放射治疗为主要治疗手段。133 例 Ann Arbor ⅠE 期病人中，58 例接受单纯放疗，48 例接受放疗后化疗，25 例化疗后放疗，2 例接受单纯化疗。5 例ⅡE 期接受单纯放疗，9 例放疗后化疗，13 例化疗后放疗，1 例单纯化疗。Ⅲ~Ⅳ期以化疗为主。全组 5 年总生存率和无病生存率为 65% 和 57%，ⅠE 期、ⅡE 期和Ⅲ/Ⅳ期的 5 年总生存率分别为 75%、35% 和 31%。和单纯放疗比较，化疗加入放疗中未显著改善早期鼻腔 NHL 的生存率，局限ⅠE 期鼻腔 NHL 综合治疗和单纯放疗的 5 年生存率分别为 92% 和 89%（$P>0.05$），广泛ⅠE 期分别为 58% 和 54%（$P>0.05$）。在随后的系列研究中，分析了 1995~2003 年的 129 例病理证实的Ⅰ~Ⅱ期鼻腔 NHL，得到了同样的结果，5 年总生存率为 68%（表 7-4-3）。

表 7-4-3 鼻腔 NHL 和鼻腔 NK/T 细胞淋巴瘤的系列研究结果

时间	病理诊断标准	例数	免疫组化例数	临床分期	5 年生存率（%）全组	Ⅰ	Ⅱ	Ⅲ~Ⅳ
1983~1995	病理形态诊断为 NHL	175	48	Ⅰ~Ⅳ，Ⅰ期占 76%	65	75	35	31
1996~2002	病理形态诊断为 NHL	129	57	Ⅰ~Ⅳ，Ⅰ期占 79%	68	72	71	未分析（5 例）
1996~2002	病理形态诊断为 NK/T 细胞	116	50	Ⅰ~Ⅱ，Ⅰ期占 79%	74	75	68	未包括
1983~2003	病理和免疫组化为 NK/T 细胞	105	105	Ⅰ~Ⅱ，Ⅰ期占 74%	71	78	46	未分析（2 例）

材料来自中国医学科学院肿瘤医院。

（二）鼻腔和鼻型NK/T细胞淋巴瘤　早期鼻腔NK/T细胞淋巴瘤的治疗结果存在很大的差别，Ⅰ期的5年总生存率从42%～91%（表7-4-4和表7-4-5）。最近几年的大宗研究报道表明，鼻腔NK/T细胞淋巴瘤对放疗敏感，但对化疗抗拒；Ⅰ～Ⅱ期以放射治疗为主，能取得较好的生存率，放疗为主的治疗优于化疗为主的治疗或单纯化疗；而化疗加入放疗未显著改善早期病人的总生存率；晚期病人化疗后的预后极差。Ⅲ～Ⅳ期鼻腔NK/T细胞淋巴瘤少见，仅少部分研究包括了晚期病例，预后极差。

表7-4-4　鼻腔非霍奇金淋巴瘤的治疗结果

作者	时间	例数	细胞来源(例数)		临床分期(例数)			治疗原则	5年总生存率(%)
			T/NK	B	Ⅰ	Ⅱ	Ⅲ+Ⅳ		
李晔雄等(北京)	1998	175	46(96%)	1	133	28	14	Ⅰ+Ⅱ期:放疗为主 Ⅲ+Ⅳ期:化疗为主	全组65,Ⅰ期75, 局限Ⅰ期90, 超腔Ⅰ期57,Ⅱ期35
Liang 等	1995	100	35(81%)	8	52	15	33	Ⅰ+Ⅱ期:放疗39例或化疗后放疗28例	Ⅰ期66,Ⅱ期33(香港) Ⅳ期9
Shikama 等	1997	25	未分	25				放疗±化疗	全组91,5年 DFS 83
Yu 等	1997	21	8(80%)	2	17	4		放疗或化疗±放疗	全组24,Ⅰ期47
Hu 等(广州)	2001	71	未分		71			放疗±化疗	全组56,局限Ⅰ期70, 超腔Ⅰ期41
张小建等(上海)	2000	90	51(74%)	18	74	16		放疗+化疗:72例 放疗或化疗:18例	全组46
Shikama 等(日本)	2001	42	9(75%)	3	42(Ⅰ+Ⅱ)			放疗+化疗:30例 放疗:12例	全组57
姚波等	2006	129	116	5	102	22	5	Ⅰ+Ⅱ期:放疗为主 Ⅳ期:化疗	全组68,Ⅰ期72, Ⅱ期71

表7-4-5　鼻腔和鼻型(头颈部)NK/T细胞淋巴瘤根据临床分期的生存率

作者	时间	例数	临床分期(例数)			治疗原则	5年总生存率(%)			
			Ⅰ	Ⅱ	Ⅲ+Ⅳ		全组	Ⅰ期	Ⅱ期	Ⅲ/Ⅳ期
Aviles 等	2000	108	108(Ⅰ+Ⅱ)			RT+CT	86(8年)			
Kim 等	2001	17	13	4		CHOP+放疗	59(3年)			
Kim GE 等	2001	143	94	27		放疗或化疗+放疗	38	47	14	
Kim 等	2003	59	41(Ⅰ+Ⅱ)		18	化疗,化疗+放疗	44.2(2年)			
Cheung 等	2002	79	63	16		化疗±放疗或放疗	37.9	42	19	—
Chim 等	2004	67	51	5	11	放疗或化疗±放疗	42.5(10年)			
Li CC 等	2004	77[A]	56(Ⅰ+Ⅱ)		21	CT,RT 或 CMT	36	42(Ⅰ+Ⅱ)		25
Kuo TT 等	2004	22	21	1		放疗为主	63.6			
You 等	2004	46	46(Ⅰ+Ⅱ)			RT,CT,CMT	36.5			
Kim K 等	2005	53	42	11		RT,CMT	69			
唐琼兰等	2003	120	78	31	11	RT,CMT,CT	54	63(Ⅰ+Ⅱ)		23.6(2年)
Lee J 等	2005	70	55(Ⅰ+Ⅱ)		15	CT,CMT,RT	54			
Huang 等	2005	21	21(Ⅰ+Ⅱ)			RT,CMT,CT	40			
Kim TM 等	2005	114	83	31		CMT,CT,RT	53	56	44	
潘战和等	2005	93	75(Ⅰ+Ⅱ)		18	CMT,CT	17.6	–	–	
李晔雄等	2006	105	83	22		RT,CMT	71	78	46	
Lee J 等	2006	262[B]	200(Ⅰ+Ⅱ)		62	CMT,CT,RT	49.5			
Isobe 等	2006	35[B]	32	3(Ⅱ～Ⅳ)		RT,CMT	47.3			

[A] 头颈部T/NK细胞淋巴瘤，43例原发鼻腔，17例鼻窦，15例鼻咽，2例口咽，喉和扁桃体各1例；[B] 包括鼻腔外鼻型NK/T细胞淋巴瘤。

已报道的鼻腔和鼻型 NK/T 细胞淋巴瘤的 5 年总生存率 34% ~86%，生存率的巨大差别可能和以下因素有关：以化疗为主的治疗、晚期病例多、局部复发率高和地域差别等。中国医学科学院肿瘤医院报道 105 例Ⅰ~Ⅱ期鼻腔 NK/T 细胞淋巴瘤，所有病人经免疫组化证实，5 年总生存率和无进展生存率分别为 71% 和 59%，ⅠE 期分别为 78% 和 63%，ⅡE 期为 46% 和 40%。迄今为止，墨西哥和中国医学科学院肿瘤医院的研究是仅有的两组以放射治疗为主治疗早期鼻腔 NK/T 细胞淋巴瘤的大宗病例报道。墨西哥 Aviles 等应用放疗后化疗治疗 108 例Ⅰ~Ⅱ期鼻腔 NK/T 细胞淋巴瘤，全部病人先扩大野照射，然后 6 周期 BACOP 化疗，99 例（92%）达到完全缓解，8 年无病生存率和总生存率达 86%。

（三）鼻腔和鼻型 NK/T 细胞淋巴瘤放疗和化疗近期疗效和生存率比较　已有充分的证据表明，早期鼻腔 NK/T 细胞淋巴瘤以放射治疗为主能取得好的疗效。

1. 近期疗效比较　鼻腔 NK/T 细胞淋巴瘤对化疗抗拒，单纯化疗或首程化疗近期疗效较差，但对放疗敏感。表 7-4-6 总结了最近几年首程化疗或首程放疗治疗鼻腔或鼻型 NK/T 细胞淋巴瘤的近期疗效，全部病例经免疫组化证实。虽然鼻腔 NK/T 细胞淋巴瘤主要为临床Ⅰ/Ⅱ期，以化疗为首程治疗时，化疗后的完全缓解率仅为 0~59%，大部分低于 40%。而早期弥漫性大 B 细胞淋巴瘤化疗的完全缓解率可达 85% ~90%。以放疗为首程治疗或短程化疗（1~2 周期）后放疗的近期疗效 CR 率达到 52% ~100%，显著高于以化疗为主要治疗手段的疗效。中国医学科学院肿瘤医院的资料显示化疗的 CR 率为 20%，放疗为 83%，这一结果和国内外的大宗报道结果相似。

2. 放疗为主的治疗疗效优于化疗　来自香港、台湾和中山医肿瘤防治中心的 4 项回顾性研究表明，以放射治疗为主的治疗（单纯放疗或化疗和放疗综合治疗）优于单纯化疗或化疗为主的治疗结果。

香港大学 Queen Mary 医院 Chim 等报道 67 例Ⅰ~Ⅳ期鼻腔 NK 细胞淋巴瘤，鼻腔 NK 细胞淋巴瘤定义为胞质 CD3ε+CD56+和 EBV+。7 例接受单纯放疗，47 例接受阿霉素方案（CHOP，m-BACOD，ProMACE-CytaBOM）化疗后巩固性放疗，12 例病人接受非阿霉素方案（COPP，IMVP-16，DHAP）化疗后放疗。全组 CR 率为 64.2%，10 年总生存率和 CR 病人的 10 年无病生存率分别为 42.5% 和 52%。作者比较了放疗和化疗作为首程治疗的结果，7 例放疗病人全部达到缓解，CR 率为 100%，而 59 例先化疗的病人中仅 35 例达 CR，CR 率为 59.3%（$P=0.04$），10 年总生存率分别为 83.3% 和 32%，放疗组明显优于先化疗组（$P=0.03$）。24 例化疗后放疗未达到 CR，其中 22 例局部病变进展或持续残存，2 例进展为全身转移，所有病人均接受挽救性化疗，但只有 1 例达到 CR。台湾 You 等报道 46 例Ⅰ~Ⅱ期鼻腔 NK/T 细胞淋巴瘤，单纯放疗 6 例，单纯化疗 22 例，化疗后行挽救性放疗 18 例。以放疗为主和化疗为主要治疗手段的 5 年总生存率分别为 83.3% 和 28.5%（$P=0.0269$），5 年无失败生存率分别为 83.3% 和 27.1%（$P=0.0247$）。18 例化疗组失败病人应用放疗作为挽救治疗的 5 年总生存率（42.2% vs 20.0%，$P=0.0252$）和无失败生存率（41.0% vs 20.0%，$P=0.0352$）显著优于 22 例单纯化疗组。Li 等报告 56 例Ⅰ~Ⅱ期鼻腔或鼻型 NK/T 细胞淋巴瘤，11 例接受单纯放疗，27 例先放疗后化疗，18 例单纯化疗，5 年 OS 分别为 50%、59% 和 15%（$P=0.01$）。中山医肿瘤防治中心的资料表明，35 例鼻型 NK/T 细胞淋巴瘤单纯化疗的 CR 率仅为 41%，无一例生存超过 5 年，54 例化疗和放疗综合治疗的 CR 率为 83%，5 年生存率约为 30%，综合治疗优于单纯化疗。由于该组病人多采用单纯化疗或先化疗后用挽救性放疗，全组 5 年生存率仅为 17.6%，显著低于中国医学科学院肿瘤医院以放疗为主的治疗结果。

3. 化疗加入放疗未改善生存率　对于局限Ⅰ~Ⅱ期鼻腔 NK/T 细胞淋巴瘤，中国医学科学院肿瘤医院的研究表明，化疗加入放疗并没有带来更好的治疗结果，和肿瘤对化疗抗拒有关。ⅠE 期患者综合治疗的 5 年 OS 和 PFS 分别为 80% 和 64%，和单纯放疗结果相似，5 年 OS 和 PFS 分别为 73%（$P=0.9274$）和 63%（$P=0.8533$）。这一研究结果确立了放射治疗在早期鼻腔 NK/T 细胞淋巴瘤治疗中的地位，极大地改变了治疗模式。在另外 3 项研究中，单纯放射治疗的疗效与综合治疗结果相似，反映了化疗加入放疗并未提高生存率，但放疗的例数均较少（表7-4-6）。

表7-4-6 大宗文献报道的鼻腔和鼻型NK/T细胞淋巴瘤放疗或化疗为主要治疗的近期疗效和生存率比较

作者	时间	例数	原发鼻腔 例数（%）	分期	治疗	*首次治疗后 CR(%)	5年总生存率 (%)	P
Aviles, et al[11]	2000	108	108（100）	Ⅰ~Ⅱ	RT+CHOP-bleo:108例	92	86(8年)	
Ribrag, et al[1]	2001	20	20（100）	Ⅰ~Ⅱ	RT±CT:8例	100	NA	
					CT±RT:12例	25	35个月(中位)	
Cheung, et al[13]	2002	79	79（100）	Ⅰ~Ⅱ	RT±CT:18例	78	29.8	
					CT±RT:61例	49(CR+PR)	40.3	0.693
Chim, et al[26]	2004	67	67[C]（100）	Ⅰ~Ⅳ	RT:7例	100	83.3(10年)	
					CT+RT:59例	59	32	0.03
You, et al[28]	2004	46	46（100）	Ⅰ~Ⅱ	RT:6例	-	83.3	
					CT±RT:40例	-	28.5	0.027
Kim GE, et al[30]	2001	143[A]	74（52）	Ⅰ~Ⅱ	RT:104例	69	35	
					CT+RT:39例	8	38	0.93
Yong, et al[50]	2001	37	19（51）	Ⅰ~Ⅳ	CT±RT:37例	27(CR+PR)	43(2年)	
Kim BS, et al[25]	2003	59	45（76）	Ⅰ~Ⅳ	CT±RT:59例	35.6	44.2(2年)	
Li CC, et al[27]	2004	56	43/77[B](56)	Ⅰ~Ⅱ	RT:11例	55	50	
					RT+CT:27例	74	59	
					CT:18例	50	15	0.01
Kim K, et al[31]	2005	53	29（55）	Ⅰ~Ⅱ	RT:33例	52	76	
					CT+RT:20例	38	59	0.27
Li YX, et al 李晔雄等	2006	105	105（100）	Ⅰ~Ⅱ	RT:31例	97	66	
					RT+CT:34例	71	77	
					CT+RT±CT:37例	19	74	0.518
潘战和等	2005	93	未分析	Ⅰ~Ⅳ	CT:34例	41	约0	
					CT+RT:54例	83[D]	约30	<0.05
Kim等	2006	43	29(67)	Ⅰ~Ⅱ	CEOP-B±放疗:43例	44.2		
Bossard, et al	2007	48	48(100)	Ⅰ~Ⅳ	CT(4 with RT):48例	50	49	
Wang, et al	2007	53	53(100)	Ⅰ~Ⅱ	CT+RT:53例	49	75.6(2年)	

[A]56例经免疫组化证实；[B]77例Ⅰ~Ⅳ期鼻腔和头颈部鼻型NK/T细胞淋巴瘤中，56例Ⅰ~Ⅱ期进行生存率分析；[C]一例单纯手术，未做化放疗；[D]为化疗和放疗综合治疗后的CR率；*定义为化疗（未合并放疗）或放疗（未合并化疗）的CR率；NA（not available）：未报道；CHOP：环磷酰胺，阿霉素，长春新碱，泼尼松；RT：放疗；CT：化疗；OS：总生存率；CR：完全缓解；PR：部分缓解。本表资料引自文献1，11，13，25~28，30，31，50。

4．化疗后局部失败可被放疗挽救治疗　香港Cheung等治疗79例Ⅰ~Ⅱ期鼻腔NK/T细胞淋巴瘤，51例化疗后放疗，10例单纯化疗，16例单纯放疗，2例放疗后化疗。61例首程化疗的病人中，31例（51%）在化疗中病变进展，其中17例为局部区域进展，后者经放疗挽救治疗，9例达到完全缓解。18例首程治疗为放疗的病人中，14例（78%）完全缓解，4例病变进展，进展病人中无1例被化疗挽救治疗。

化疗方案可选择CHOP，更强化疗方案并未改善生存率。对常规化疗药物的抗拒可能与鼻腔淋巴瘤p53基因突变和多药耐药基因表达有关。

（四）失败原因　鼻腔和鼻型NK/T细胞淋巴瘤以远处结外器官受侵为治疗失败主要部位，达60%~78%，多在治疗中进展或1~2年内复发。而韩国的报道以局部失败最常见，占失败原因的47%~50%，与照射剂量偏低和照射野小有关，远处结外器官受侵和区域淋巴结失败相对少见。

全身远处结外器官受侵以皮肤最常见，占 22% ~49%，其次为肺 20% ~27% 和肝 12% ~40%，但也可见其他少见结外器官受侵，如脾、骨髓、脑、喉、睾丸和胃肠道等。局部复发多在照射野内，放疗野边缘失败并不多见。区域淋巴结或远处淋巴结失败少见。无论是局部失败还是全身失败，挽救治疗效果均差，生存期迅速下降，2 年总生存率仅 1.4% ~20%。晚期病人多死于广泛的全身播散，部分死于噬血细胞综合征和败血症。

五、照射方法

（一）靶区和照射野　肿瘤局限于一侧鼻腔，未侵犯邻近器官或组织结构（局限ⅠE 期），射野靶区应包括双侧鼻腔、双侧前组筛窦、硬腭和同侧上颌窦。肿瘤超出鼻腔时（广泛ⅠE 期），靶区应扩大至受累的邻近器官或结构，如果前组筛窦受侵，应包括同侧后组筛窦。如果肿瘤邻近后鼻孔或侵犯鼻咽，照射野应包括鼻咽。ⅡE 期在原发病灶和受侵器官/结构照射时，需同时做双颈照射。Ⅲ ~Ⅳ期化疗后放疗，照射野包括原发灶和区域淋巴引流区。肿瘤照射剂量 DT 50 Gy，预防照射剂量 40 Gy。

1. 常规照射野

（1）L 形野　肿瘤侵犯一侧鼻腔，位于鼻腔中前部，未侵犯后鼻孔及鼻咽（图 7 -4 -2）。

靶区包括双侧鼻腔、同侧上颌窦和同侧前组筛窦，如果前组筛窦受侵，则包括后组筛窦。6MV X 线照射和 15 ~21 MeV 电子线混合照射。

上界：眉弓水平，筛窦未受侵时，沿内眦向下。筛窦受侵时，需包括同侧前后组筛窦，眼向患侧看，沿瞳孔内缘（眶中线）向下，达眼眶下缘连线。

外界：患侧包括同侧上颌窦，外界达上颌窦外侧缘。对侧外界为内眦和鼻翼外侧。

下界：唇红缘以包括硬腭（即鼻腔底壁）。

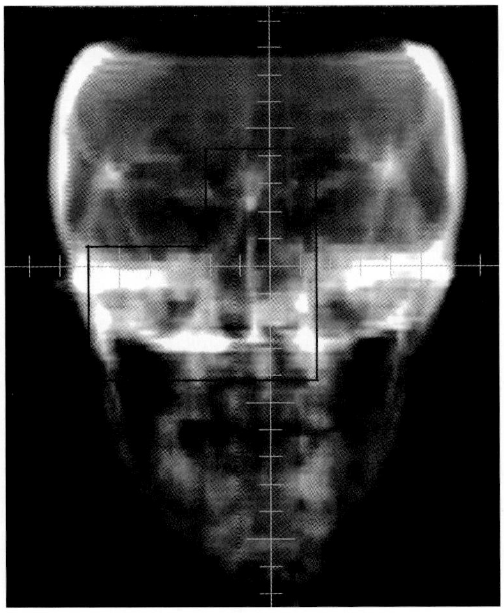

图 7 -4 -2　L 型野 DRR 图像
（来源于中国医学科学院肿瘤医院）

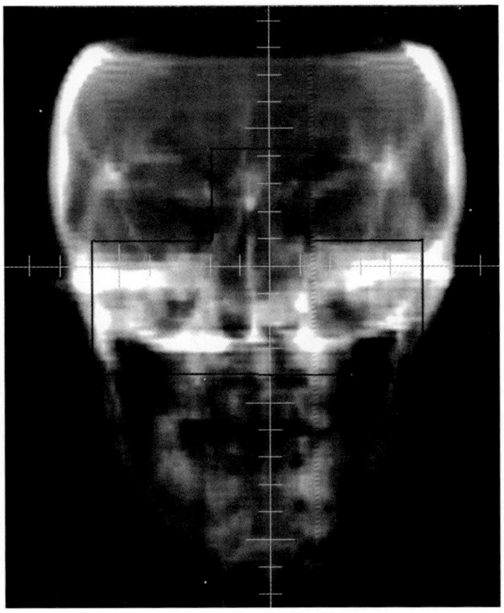

图 7 -4 -3　凸字型野 DRR 图像
（来源于中国医学科学院肿瘤医院）

（2）凸字型野　肿瘤侵犯双侧鼻腔或侵犯鼻中隔，位于鼻腔中前部（图 7 -4 -3）。

靶区射野包括双侧鼻腔、双侧上颌窦和双侧前组筛窦，如果前组筛窦受侵，则包括后组筛窦。6MV X 线照射，上界、下界和L形野相同。

外界：包括双侧上颌窦，上颌窦外缘。

（3）耳前野加筛窦野　肿瘤侵达鼻腔后1/3或鼻腔肿瘤直接侵犯鼻咽、口咽（图7－4－4）。射野靶区包括双鼻腔、上颌窦、筛窦和鼻咽或口咽。

上界：眉弓结节至外耳孔上缘连线。

前界：眼眶水平在眶后缘向前至眶下缘，前界开放。

后界：外耳孔前缘。

下界：下颌角至唇红缘或上牙根部。如果肿瘤侵犯口咽，下界应适当下移。

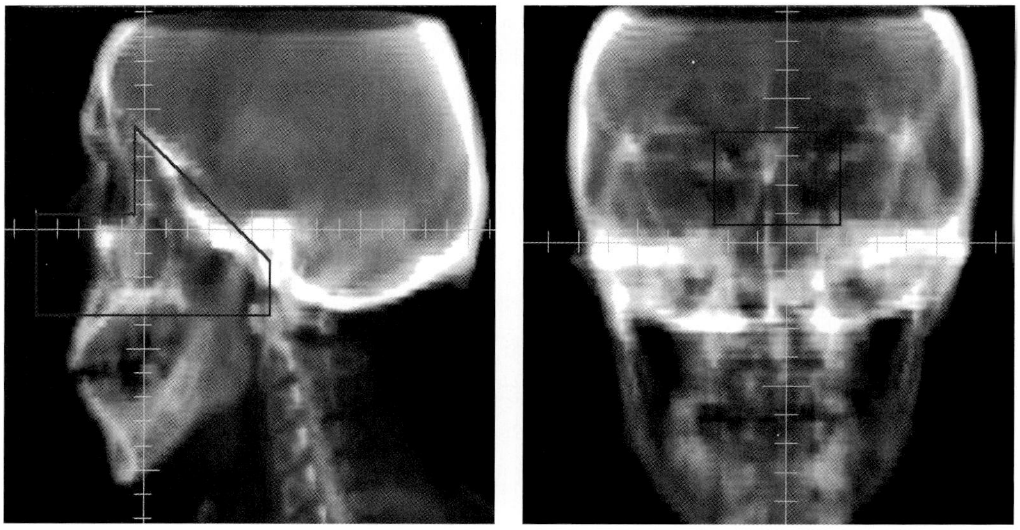

图7－4－4　耳前野加筛窦野DRR图像

（来源于中国医学科学院肿瘤医院）

（4）面颈联合野和下颈切线野　原发肿瘤伴有颈淋巴结受侵时，多采用面颈联合野和下颈切线野照射。

2. 三维适形放疗或调强适形放疗　常规照射野不能很好地包括靶区，靶区剂量分布不均匀。病变广泛时，难以很好地保护正常组织。应用三维适形放疗或调强适形放疗能更好地包括肿瘤，使靶区剂量分布均匀，并更好地保护正常组织，如腮腺、脑干、晶体等重要器官（图7－4－5）。

（二）颈预防照射　鼻腔NHL的主要治疗失败原因为远处结外器官转移，颈淋巴结复发极少见。因此，局限ⅠE期和广泛ⅠE期鼻腔NK/T细胞淋巴瘤不考虑做颈淋巴结预防照射。中国医学科学院肿瘤医院1983～2002年共治疗232例ⅠE期鼻腔NHL（大部分为NK/T细胞淋巴瘤），185例未做颈预防照射，仅4例出现颈淋巴结复发（2.2%）。47例做颈预防照射，无颈部复发。日本Shikama等报道37例ⅠE期病人，均未行颈部预防照射，仅1例颈部复发。韩国Koom等分析36例颈部预防照射的病人，无一例复发，46例未做颈预防照射仅1人颈部淋巴结复发。因此ⅠE期病变不必做颈淋巴引流区预防照射。

（三）照射剂量　鼻腔NK/T细胞淋巴瘤的根治性照射剂量为50～55 Gy。中国医学科学院肿瘤医院一直使用50～55Gy作为鼻腔NK/T细胞淋巴瘤的根治剂量，取得了非常好的局部控制率，达90%以上。Ⅰ～Ⅱ期鼻腔NK/T细胞淋巴瘤放疗后的局部复发或进展率为7.8%。相反，韩国Koom等应用45Gy作为根治性照射剂量，局部复发率高。102例头颈部鼻腔和鼻型NK/T细胞淋巴瘤放疗后有60例治疗失败，其中48例（47%）局部失败。在局部失败的病人中，以野内复发为主，为42例，3例边缘复发，5例野外局部复发。<45Gy和≥45 Gy的局部失败率分别为64%和38%。照射剂量为

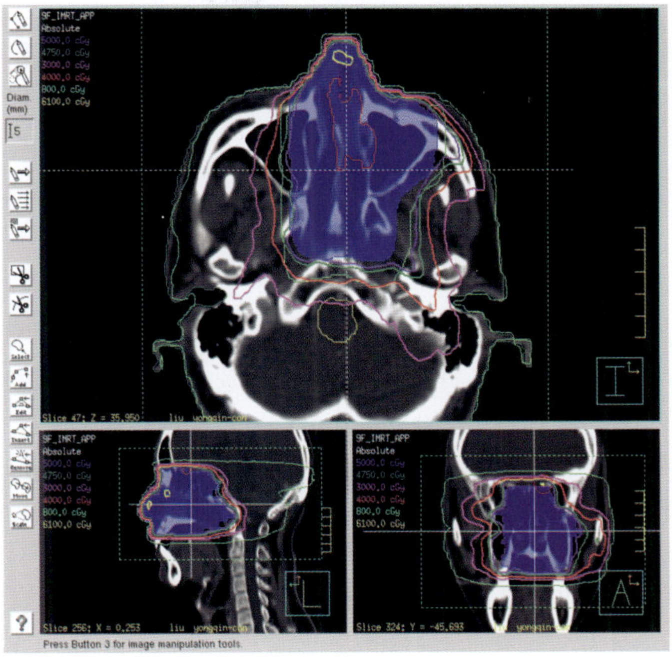

图 7-4-5 鼻腔 NK/T 细胞淋巴瘤调强适形放疗剂量分布
（来源于中国医学科学院肿瘤医院）

20~70Gy，78%（80 例）的病人照射剂量为 40~54 Gy，11 例病人照射剂量低于 40 Gy。局部控制率的剂量效应曲线为 S 形分布，局部控制率在 20~54 Gy 之间随照射剂量提高而增加，在 54 Gy 后达平台。局部复发率高可能和较低照射剂量有关。在日本 Shikama 等比较了放疗剂量≥50Gy 和 <50Gy 的局部控制率，前者 5 年 100%，后者仅 67%（$P=0.013$）。6 例局部复发的病人中，5 例照射剂量低于 50Gy。Iscbe 等报道了同样的结果，≥50Gy 和 <50Gy 的局部失败率分别为 23% 和 67%。Cheung 等也比较了 >50Gy 和 <50Gy 的放疗剂量，前者 CR 和总生存率均好于后者，但未达到统计学差异。此外，局部复发率高和照射野小也有很大的关系（表 7-4-7）。

表 7-4-7 鼻腔或鼻型 NK/T 细胞淋巴瘤局部复发与照射剂量和范围的关系

作者	时间	分期	原发部位	参数（Gy）	局部复发率		*P* 值
					复发/总例数	%	
Shikama	1997			≥50		0	0.013
				<50		36	
Koom	2004	Ⅰ~Ⅱ期	头颈部	<45	16/25	64	0.02
				≥45	29/77	38	
Isobi	2006	Ⅰ~Ⅱ期	头颈部	≥50	6/26	23	0.038
				<50	6/9	67	
				外放 2 cm	6/27	22	0.07
				扩大野	6/8	75	

六、结论和治疗建议

目前鼻腔、鼻型 NK/T 细胞淋巴瘤的临床研究证据和治疗策略总结如下。无预后不良因素的局限

ⅠE 期鼻腔 NK/T 细胞淋巴瘤建议单纯放疗，ⅠE 期伴有预后不良因素和ⅡE 期建议放疗后化疗。Ⅲ/Ⅳ期应以化疗为主，辅以原发部位的放疗。由于ⅡE 期Ⅲ/ⅣE 期化疗疗效差，肿瘤对化疗抗拒，需要考虑新的有效的全身治疗方案或临床研究。鼻腔外鼻型 NK/T 细胞淋巴瘤是否具有和鼻腔 NK/T 细胞淋巴瘤相同的临床病理特征有待进一步的研究，有文献报道认为，鼻腔外鼻型 NK/T 细胞淋巴瘤的预后比鼻腔 NK/T 细胞淋巴瘤差。

Ⅰ~Ⅱ期（局限期）：

Ⅰ~Ⅱ期鼻腔 NK/T 细胞淋巴瘤对放疗敏感，完全缓解率达 80% 以上，以放疗为主要治疗的 5 年生存率为 40%~92%。

肿瘤对化疗抗拒，完全缓解率仅为 0~59%，大部分 CR 率低于 40%，5 年生存率为 15%~40%；

单纯放疗或放疗加化疗疗效优于单纯化疗或化疗为主的治疗；

大部分研究证据表明，常规化疗方案加入放疗未能提高无病生存率或总生存率；

化疗失败后，如果肿瘤仍然局限于局部区域，可经放疗挽救治疗；

早期应以放射治疗为主要治疗手段，受累野照射，不做颈部预防照射。照射剂量为 50~55Gy，肿瘤残存时，应补量照射 10~15 Gy。

Ⅲ~Ⅳ期（晚期）：

化疗为主要治疗手段，合并局部区域放疗，但预后极差；

需考虑更为有效的全身治疗方案。

第三节 间变性大细胞淋巴瘤

1985 年 Stein 等首次描述间变性大细胞淋巴瘤（anaplastic large cell lymphoma，ALCL），并确认为一种新的淋巴瘤类型。ALCL 具有下列特征：肿瘤细胞呈间变性，生长粘合成团倾向，侵犯淋巴结窦，肿瘤细胞 CD30（Ki-1）强阳性。ALCL 以前称之为 Ki-1 阳性大细胞淋巴瘤。虽然 ALCL 具有上述共同特征，但病理形态、基因表型和临床表现有广泛的异质性。ALCL 从细胞来源可分为 B 细胞或 T/null 细胞（非 T 非 B 细胞），从原发部位可分为原发系统型 ALCL、原发皮肤型 ALCL 和继发性 ALCL，后者从其他淋巴瘤转化而来（表 7-4-8）。B 细胞来源 ALCL 在 REAL 和 WHO 分类中归于弥漫性大 B 细胞淋巴瘤。本文中如未提到细胞来源，则特指 T/null 细胞 ALCL。

表 7-4-8 ALCL 的异质性

临床亚型	原发系统型
	原发皮肤型
	继发系统型
形态学变异	经典型（普通型）
	小细胞型
	淋巴组织细胞型
	巨细胞富有型
	霍奇金样
	其他罕见变异型
细胞来源	T 细胞
	B 细胞
	裸（null）细胞（非 T 非 B 细胞）
细胞遗传学	t（2；5）
	其他染色体易位
分子生物学	ALK 阳性
	ALK 阴性

一、病理

ALCL 诊断性病理特点为淋巴结结构部分消失，肿瘤细胞易侵犯淋巴窦，类似于转移性肿瘤。常被误诊为转移癌、黑色素瘤或恶性组织细胞增生症。肿瘤生长类型常聚合成团，肿瘤细胞常和炎性成分如组织细胞和浆细胞混合，较少见红细胞和多形性粒细胞。有时炎性细胞丰富，掩盖了肿瘤细胞成分，使诊断更加困难。肿瘤细胞呈间变性，细胞大小从小到大。

形态学上将 ALCL 分为普通型、小细胞型、淋巴组织细胞型、巨细胞富有型、霍奇金样等变异型。以普通型最常见，占 ALCL 的 70%，肿瘤细胞大、多形性，胞质丰富，胞核呈马蹄形或肾形。小细胞型和淋巴组织细胞型各占5% ~10%。

二、免疫表型和分子异常

ALCL 特征性免疫表型为 CD30（Ki-1）阳性。CD30 属于肿瘤坏死因子（TNF）受体家族，分子量为 120 kD，是一种跨膜细胞因子受体。ALCL 仅依靠病理形态学诊断的准确性和可靠性仅为46%，如果形态学结合 CD30 阳性，诊断准确性提高到85%。

原发系统型 ALCL 可来源于 T 细胞、null 细胞（裸细胞）或 B 细胞。大部分病人为 T 细胞来源，常表达一种或多种 T 细胞抗原，特别是 CD3 阳性。裸细胞 ALCL 常表达细胞毒分子如颗粒酶 B 和 TIA-1，并有重组 TCRγ/β，可能属于 T 细胞型。原发皮肤型 ALCL 总是来源于 T 细胞，但它和系统型 ALCL 不同的是 ALK 阴性，而且常不表达 EMA 和细胞毒分子。

ALCL 主要遗传学变化为 t（2；5）（p23；q35）染色体易位，产生 NPM-ALK 融合蛋白，30% ~60% 的 ALCL 表达 NPM – ALK 蛋白。应用 RT – PCR、原位杂交、FISH 和免疫组化等技术可检测到基因融合产物。免疫组化应用广泛，特异性高、快速和价廉。ALK 融合蛋白还存在其他的形式，如 TPM3 – ALK，TFG – ALK，CLTCL – ALK，ATIC – ALK 等。

三、临床表现

临床上，ALCL 可区分为原发性和继发性，后者从其他 T 细胞淋巴瘤转化而来。原发系统型 ALCL 占成人 NHL 的5%，占儿童大细胞淋巴瘤的20% ~30%。系统型间变性大细胞淋巴瘤 ALK 阳性和阴性的比例分别为60%和40%，ALK 阳性和阴性的系统型 ALCL 的临床特点和预后不同。系统型 ALCL 病理和临床特点的非均质性总结如表 7 –4 –9。

表 7 –4 –9 原发系统型 ALCL 和原发皮肤型 ALCL 的病理形态和临床特点比较

类型	病理形态	ALK	年龄	临床特点	预后
ALK 阳性系统型 ALCL	所有变异型	阳性	30 岁	常Ⅲ ~ Ⅳ期伴 B 症状	好
ALK 阴性系统型 ALCL	普通型多	阴性	老年	常为Ⅲ ~ Ⅳ期	差
原发皮肤 ALCL	普通型或淋巴细胞型多	阴性	老年	单发或多发皮肤结节，无 B 症状	好

（一）ALK 阳性系统型 ALCL　ALK 阳性系统型 ALCL 大部分发生于30岁以内，男性多见，男女比为1.2 ~2∶1。侵犯淋巴结，常表现为外周或腹部淋巴结肿大，大肿块多见，占30% ~54%。40%的病人为弥漫性广泛浸润，常伴腹股沟淋巴结受侵。纵隔受侵比 HL 少见，25%的病人有脾肿大。43% ~63%的病人为Ⅲ/Ⅳ期并伴 B 组症状，高热和体重下降常见。60%的病人有结外受侵，而多个结外部位受侵占40%，皮肤、骨和软组织是最常见的结外受侵部位，胃肠道和中枢神经系统受侵极少见。和 HL 不同的是，ALCL 较少侵犯纵隔。表达 NPM-ALK 和其他 ALK 融合蛋白 ALCL 的临床表现和预后无差别。在儿童 ALCL，ALK 阳性率更高。

（二）ALK 阴性系统型 ALCL

ALK 阴性系统型 ALCL 的病理形态、免疫表型、临床表现和 ALK 阳性系统型 ALCL 基本相似，主要区别为 ALK 阴性，发病年龄较大，预后差。

霍奇金样 ALCL 常发生于年青人，85%的病人为 ALK 阴性，常为ⅡA 期，约50%的病人表现为大纵隔，但无皮肤和骨受侵。这些临床表现和 ALK 阳性系统型 ALCL 有较明显差别。

四、治疗和预后

原发系统型 ALCL 的治疗以化疗为主要治疗手段，辅以放疗，预后较好。早期 ALCL 行化疗后做受累野照射，晚期以化疗为主。化疗多采用含有阿霉素的方案如 CHOP、ABVD 和 MACOP-B 等，也有人应用强化的化疗方案加骨髓移植治疗晚期系统型 ALCL。Zinzani 等应用 ABVD 和 MACOP-B 方案随机分组治疗 40 例霍奇金样 ALCL，所有大纵隔接受放疗，随诊 3 年的无复发生存率两组相同，无显著差别。根据基因表型和组织学、但不考虑 ALK 表达状况的 ALCL 治疗结果总结如表 7－4－10，部分研究中包括少部分 B 细胞 ALCL，5 年总生存率约为 52%～95%。

表 7－4－10 原发系统型 ALCL 治疗结果

作者	时间	例数	T/裸细胞（%）	B 组症状（%）	治疗	OS（%）	中位随诊时间（月）
Nakamura	1991	30	100		CHOP ± RT	52	60
Shulman	1993	31	70	30	CHOP 为主	78	24
Zinzani	1996	90	75	22	F-MACHOP/MACOP-B ± RT	60～65	63
Zinzani	1998	40	100		ABVD/MACOP-B ± RT	90～95	37
Longo	1999	36	72	28	MOPP/EBV/CAD ± RT	69	74
Tilly	1997	146	56	38	强化化疗/CAD ± RT	66	60
Fanin	1999	40	58	42	F-MACHOP ± RT + 骨髓移植	85	48
Deconinck	2000	15	73	27	强化化疗 + 骨髓移植	87	60
Williams	2002	72	100		COPADM	65	4.3 年

ALK 阳性 ALCL 的预后明显优于 ALK 阴性 ALCL，5 年生存率分别为 71%～95% 和 15%～46%。表 7－4－11 比较了最近几年报道的 ALK 阳性和阴性系统型 ALCL 的临床表现和治疗结果。在儿童和年轻病人的侵袭性 NHL 中，ALK 阳性系统型 ALCL 治愈可能性最大，预后优于任何其他形式的外周 T 细胞淋巴瘤。

ALK 阳性 ALCL 预后好可能和肿瘤增殖率高、化放疗敏感有关。ALK 阴性 ALCL 预后差和凋亡信号传递途径抑制有关，抗凋亡蛋白 Bcl－2 和 PI9 表达增高；而 ALK 阳性 ALCL 的 caspase 3 活性明显增高。Suzuki 等报道 ALK 阴性 ALCL 的发病年龄高、LDH 异常多、一般状态差、结外器官受侵多和 IPI 评分高。

表 7－4－11 ALK 阴性和阳性系统型 ALCL 的临床表现和预后比较

作者	ALK	例数	T/null（%）	中位年龄（岁）	LDH 正常（%）	Ⅲ/Ⅳ期（%）	IPI 0～1（%）	5 年生存率（%）
Shiota	阳性	30	100	16				80
1995	阴性	75	85	51				33
Nakamura	阳性	43	100	17		46		72
1997	阴性	24	83	60		62		30
Falini	阳性	53	100	22	51	70	47	71
1999	阴性	25	100	43	52	40	68	15
Gascoyne	阳性	36	86	30	69	53		79
1999	阴性	34	76	61	50	65		46
Suzuki	阳性	83	100	21	58	67	50	73
2000	阴性	60	100	57	27	68	28	39
ten Berge	阳性	25	100	26		31	88	95
2002	阴性	39	100	39		46	56	45

国际预后指数和 CD56 是 ALCL 独立的预后因素，IPI 评分高和 CD56 阳性病人预后差。CD56 是一种神经细胞粘附分子，在自然杀伤（NK）细胞、某些 T 细胞亚群和单核细胞中表达。在 Suzuki 等的研究中，18% 的 ALCL 病人 CD56 阳性，82% CD56 阴性，两组临床表现相同，但 CD56 阴性组总生存率优于 CD56 阳性组。

第四节　肝脾 T 细胞淋巴瘤

肝脾 T 细胞淋巴瘤少见，侵犯肝脾红髓窦。肿瘤细胞显均质性，中等大小，染色质部分分散，核不清晰，胞质通常少而不规则。在疾病过程中，外周血中可见 25% ~50% 的肿瘤细胞。大部分肿瘤细胞来源于 γδ T 细胞，αβ T 细胞少见，但两者的临床和病理相似。60% ~70% 表达 NK 细胞相关抗原 CD56 +，因此，大部分病例为 NK 样 T 细胞基因表型。所有病人 TIA -1 阳性，约 50% 缺乏颗粒酶、穿孔素。约 20% 肝脾 T 细胞淋巴瘤发生于肾移植免疫抑制的病人。

肝脾 γ/δT 细胞淋巴瘤发病年龄较小，中位年龄 34 岁，临床上主要表现为肝脾肿大和血小板减少，但无淋巴结肿大。肝功能正常或异常，即使在肝功能正常情况下，肝活检仍可见肿瘤侵犯。病变进展时，局限于肝脾和骨髓，而无淋巴结转移，其他结外部位受侵少见。几乎所有病人都有血液学异常，血小板减少最常见，见于大部分病人。化疗缓解期短，中位生存期仅为 16 个月，预后差。

（李晔雄）

参 考 文 献

鼻腔 NK/T 细胞淋巴瘤

1. Gallamini A, Stelitano C, Calvi R, et al. Peripheral Tcell lymphoma unspecified (PTCL - U): A new prognostic model from a retrospective multicentric clinical study. Blood, 2004, 103:2474 ~2479.
2. Harris NL, Jaffe ES, Stein H, et al. A revised European - American classification of lymphoid neoplasms: A proposal from the International Lymphoma Study Group. Blood, 1994, 84:1361 ~1392.
3. Li YX, Coucke PA, Li JY, et al. Primary non - Hodgkin's lymphoma of the nasal cavity: Prognostic significance of paranasal extension and the role of radiotherapy and chemotherapy. Cancer, 1998, 83:449 ~456.
4. 李晔雄，顾大中，黄一容，等. Ⅰ、Ⅱ期鼻腔非何杰金淋巴瘤的预后和治疗. 中华放射肿瘤学杂志，1994，3：97 ~100
5. 李晔雄，黄一容，顾大中，等. 鼻腔非何杰金淋巴瘤治疗失败原因分析. 中华放射肿瘤学杂志，1994，3：224 ~226.
6. 姚波，李晔雄，宋永文，等. 原发鼻腔非霍奇金淋巴瘤的治疗选择和疗效. 中华肿瘤杂志，2006，28:58 ~61.
7. Li YX, Yao B, Jin J, et al. Radiotherapy as primary treatment for stage ⅠE and ⅡE nasal natural killer/T cell Lymphoma. J Clin Oncol, 2006, 24:181 ~189.
8. 王维虎，李晔雄，林晨，等. 人鼻腔 NK/T 细胞淋巴瘤基因表达谱的建立与分析. 中华肿瘤杂志，2006，28：518 ~522.
9. Cheung MMC, Chan JK, Lau WH, et al. Early stage nasal T/NK - cell lymphoma: Clinical outcome, prognostic factors, and the effect of treatment modality. Int J Radiat Oncol Biol Phys, 2002, 54:182 ~190.
10. Aviles A, Diaz NR, Neri N, et al. Angiocentric nasal T/natural killer cell lymphoma: A single center study of prognostic factors in 108 patients. Clin Lab Haematol, 2000, 22:215 ~220.
11. Altemani A, Barbosa AC, Kulka M, et al. Characteristics of nasal T/NK - cell lymphoma among Brazilians. Neoplasma, 2002, 49:55 ~60.
12. 张小建，蒋国梁，曹军宁. 鼻腔非霍奇金淋巴瘤的综合治疗. 中华放射肿瘤学杂志，2000，9:162 ~165.
13. Harabuchi Y, Imai S, Wakashima J, et al. Nasal Tcell lymphoma causally associated with Epstein - Barr virus: Clinicopathologic, phenotypic, and genotypic studies. Cancer, 1996, 77:2137 ~2149.
14. Shikama N, Ikeda H, Nakamura S, et al. Localized aggressive non - Hodgkin's lymphoma of the nasal cavity: A survey

by the Japan Lymphoma Radiation Therapy Group. Int J Radiat Oncol Biol Phys, 2001, 51:1228~1233.

15. Ribrag V, Ell Hajj M, Janot F, et al. Early locoregional high－dose radiotherapy is associated with long－term disease control in localized primary angiocentric lymphoma of the nose and nasopharynx. Leukemia, 2001, 15:1123~1126.
16. Kim GE, Lee SW, Chang SK, et al. Combined chemotherapy and radiation versus radiation alone in the management of localized angiocentric lymphoma of the head and neck. Radiother Oncol, 2001, 61:261~269.
17. Kim GE, Cho JH, Yang WI, et al. Angiocentric lymphoma of the head and neck: patterns of systemic failure after radiation treatment. J Clin Oncol, 2000, 18:54~63.
18. Koom WS, Chung EJ, Yang WI, et al. Angiocentric Tcell and NK/T－cell lymphomas: radiotherapeutic viewpoints. Int J Radiat Oncol Biol Phys, 2004, 59:1127~1137.
19. Chim CS, Ma SY, Au WY, et al. Primary nasal natural killer cell lymphoma: long－term treatment outcome and relationship with the international prognostic index. Blood, 2004, 103:216~221.
20. Li CC, Tien HF, Tang JL, et al. Treatment outcome and pattern of failure in 77 patients with sinonasal natural killer/Tcell or Tcell lymphoma. Cancer, 2004, 100:366~375.
21. You JY, Chi KH, Yang MH, et al. Radiation therapy versus chemotherapy as initial treatment for localized nasal natural killer (NK)/T－cell lymphoma: A single institute survey in Taiwan. Ann Oncol, 2004, 15 (4):618~25.
22. Kim GE, Yang WI, Lee SW, et al. Lack of correlation between P－glycoprotein and chemotherapy resistance in nasal NK/T－cell lymphomas. Leuk Lymphoma, 2004, 45 (9):1857~1864.
23. Kim GE, Koom WS, Yang WI, et al. Clinical relevance of three subtypes of primary sinonasal lymphoma characterized by immunophenotypic analysis. Head Neck, 2004, 26:584~593.
24. Kuo TT, Shih LY, Tsang NM. Nasal NK/T cell lymphoma in Taiwan: A clinicopathologic study of 22 Cases, with analysis of histologic subtypes, Epstein－Barr virus LMP－1 gene association, and treatment modalities. Int J Surg Pathol, 2004, 12:375~387.
25. Kim K, Chie EK, Kim CW, et al. Treatment outcome of angiocentric T cell and NK/T cell lymphoma, nasal type: radiotherapy versus chemoradiotherapy. Jpn J Clin Oncol, 2005, 35:1~5.
26. 唐琼兰，刘卫平，李甘地，徐缓，等. 西南地区鼻和鼻型 NK/T 细胞淋巴瘤的临床病理特征及预后分析. 肿瘤，2003，23:411~413.
27. Lee J, Kim WS, Park YH, et al. Nasal－type NK/T cell lymphoma: clinical features and treatment Outcome. Br J Cancer, 2005, 92:1226~1230.
28. Lee J, Park YH, Kim WS, et al. Extranodal nasal type NK/T cell Lymphoma: Elucidating clinical prognostic factors for risk－based stratification of therapy. Eur J Cancer, 2005, 41:1402~1408.
29. Kim TM, Park YH, Lee SY, et al. Local tumor invasiveness is more predictive of survival than international prognostic index in stage IE/IIE extranodal NK/Tcell lymphoma, Nasal Type. Blood, 2005, 106:3785~3790.
30. 潘战和，黄慧强，林旭滨，等. 鼻型 NK/T 细胞非霍奇金淋巴瘤预后因素探讨——附 93 例长期随访结果分析. 癌症，2005，24:1493~1497.
31. Tham IW, Lee KM, Peng YS, et al. Outcome of patients with nasal natural killer (NK)/T－cell lymphoma treated with radiotherapy, with or without chemotherapy. Head Neck, 2006, 28 (2):126~134.
32. Lee J, Suh C, Park YH, et al. Extranodal natural killer Tcell lymphoma, nasal－type: A prognostic model from a retrospective multicenter study. J Clin Oncol, 2006, 24:612~618.
33. Isobe K, Uno T, Tamaru JI, et al. Extranodal natural killer/Tcell lymphoma, nasal type. Cancer, 2006, 106 (3): 609~615.
34. Wang B, Lu JJ, Ma X, et al. Combined chemotherapy and external beam radiation for stage ⅠE and ⅡE natural killer T cell lymphoma of nasal cavity. Leuk Lymph, 2007, 48:396~402.
35. Bossard C, Belhadj K, Reyes F, et al. Expression of the granzyme B inhibitor PI9 predicts outcome in nasal NK/T－cell lymphoma: results of a Western series of 48 patients treated with first－line polychemotherapy within the Groupe d'Etude des Lymphomes de l'Adulte (GELA) trials. Blood, 2007, 109:2183~2189.

大细胞间变性淋巴瘤

36. Kutok JL, Aster JC. Molecular biology of anaplastic lymphoma kinase－positive anaplastic large cell－lymphoma. J Clin

Oncol, 2002, 20：3691～3702.

37. Pileri S, Bocchia M, Baroni CD, et al. Anaplastic large cell lymphoma (CD30+/Ki-+): Results of a prospective clinico-pathological study of 69 cases. Br J Haematol, 1994, 86：513～523.

38. Herbst H, Anagnostopoulos J, Heinze B, et al. ALK gene products in anaplastic large cell lymphomas and Hodgkin's disease. Blood, 1995, 86：1694～1700.

39. Zinzani PL, Martelli M, Magagnoli M, et al. Anaplastic large cell lymphoma Hodgkin's like: A randomized trial of ABVD versus MACOP-B with and without radiation therapy, Blood, 1998, 92：790～794.

40. Zinzani Pl, Bendandi M, Martelli M, et al. Anaplastic large-cell lymphoma: Clinical and prognostic evaluation of 90 adults patients. J Clin Oncol, 1996, 14：955～962.

41. Longo G, Fiorani C, Sacchi S, et al. Clinical characteristics, treatment outcome and survival of 36 adult patients with primary anaplastic large cell lymphoma. Gruppo Italiano per lo Studion dei Linfomi (GISL). Haematologica, 1999, 84：425～430.

42. Tilly H, Graulard P, Lepage E, et al. Primary anaplastic large-cell lymphoma in adults: Clinical presentation, immunophenotype, and outcome. Blood, 1997, 90：3727～3734.

43. Fanin Rr, Sperotto A, Silvestri F, et al. The therapy of primary adult systemic CD30 positive anaplastic large cell lymphoma: results of 40 cases treated in a single center. Leuk Lymphoma, 1999, 35：159～169.

44. Deconinck E, Lamy T, Foussard C, et al. Autologous stem cell transplantation for anaplastic large-cell lymphomas: results of a prospective trial. Br J Haematol, 2000, 109：736～742.

45. Williams DM, Hobson R, Imeson J, et al. Anaplastic large cell lymphoma in childhood: Analysis of 72 patients treated on The United Kingdom Children's Cancer Study Group chemotherapy regimens. Br J Haematol, 2002, 117：812～820.

46. Shiota M, Nakamura S, Ichinohasama, R, et al. Anaplastic large cell lymphomas expressing the novel chimeric protein p80NPM/ALK: A distinct clinicopathologic entity. Blood, 1995, 86：1567～1574.

47. ten Berge RL, Meijer CJ, Dukers DF, et al. Expression levels of apoptosis-related proteins predict clinical outcome in anaplastic large cell lymphoma. Blood, 2002, 99：4540～4546.

48. Rassidakis GZ, Sarris AH, Herling M, et al. Differential expression of bcl-2 family proteins in ALK-positive and ALK-negative anaplastic large cell lymphoma of T/null-cell lineage. Am J Pathol, 2001, 159：527～535.

49. Suzuki R, Kagami Y, Takeuchi K, et al. Prognostic significance of CD56 expression for ALK-positive and ALK-negative anaplastic large-cell lymphoma of T/null cell phenotype. Blood, 2000, 96：2993～3000.

50. Nakamura S, Shiota M, Nakagawa A, et al. Anaplastic large cell lymphoma: a distinct molecular pathologic entity: A reappraisal with special reference to p80 (NPM/ALK expression. Am J Surg Pathol, 1997, 21：1420～1432.

51. Falini B, Pileri S, Zinzani PL, et al. ALK+lymphoma: clinico-pathological findings and outcome. Blood, 1999, 93：2697～2706.

52. Gascoyne RD, Aoun P, Wu D, et al. Prognostic significance of anaplastic lymphoma kinase (ALK) protein expression in adults with anaplastic large cell lymphoma. Blood, 1999, 93：3913～3921.

53. Beljaards RC, Meijer CJ, Scheffer E, et al. Prognostic significance of CD30 (Ki-1/Ber-H2) expression in primary cutaneous large-cell lymphomas of T-cell origin. A clinicopathologic and immunohistochemical study in 20 patients. Am J Pathol, 1989, 135：1169～1178.

54. de Bruin PC, Beljaards RC, van Heerde P, et al. Differences in clinical behaviour and immunophenotype between primary cutaneous and primary nodal anaplastic large cell lymphoma of Tcell or null cell phenotype. Histopathol, 1993, 23：127～135.

55. Willemze R, Kerl H, Sterry W, et al. EORTC classification for primary cutaneous lymphomas: a proposal from the Cutaneous Lymphoma Study Group of the European Organization for Research and Treatment of Cancer, Blood, 1997, 90：354～371.

56. Chou WC, Su IJ, Liang DC, et al. Clinicopathologic, cytogenetic, and molecular studies of 13 Chinese patients with Ki-1 anaplastic large cell lymphoma. special emphasis on the tumor response to 13-cis retinoic acid. Cancer, 1996, 78：1805～1812.

57. ten Berge RL, de Bruin PC, Oudejans JJ, et al. ALK-negative anaplastic large-cell lymphoma demonstrates similar poor prognosis to peripheral Tcell lymphoma, unspecified. Histopathology, 2003, 43 (5)：462～469.

第五章 结外原发淋巴瘤

第一节 原发皮肤淋巴瘤

原发皮肤淋巴瘤（primary cutaneous lymphoma，PCL）是一组来源于T细胞或B细胞的异质性淋巴瘤，其组织学、免疫表型、分子特点、临床表现和预后明显不同。其临床表现和同样组织来源的结内淋巴瘤存在很大的差别。PCL是欧美常见的结外恶性淋巴瘤，占结外原发淋巴瘤的第二位。在中国，皮肤淋巴瘤相对少见。EORTC的原发皮肤淋巴瘤分类定义中，严格限定在诊断时和诊断后6个月内无皮肤外病变。最近，提出了新的WHO－EORTC皮肤淋巴瘤分类。

一、定义

原发皮肤淋巴瘤具有高度的临床和病理特征，临床表现、预后和同样组织学类型的原发结内淋巴瘤（或侵犯皮肤）明显不同，诊断时未同时合并皮肤以外病变。PCL存在特异的染色体易位、癌基因表达、病毒序列和粘附受体的表达。由于淋巴细胞亚群的克隆增殖，结外淋巴瘤获得了原发部位相应正常组织来源的许多特征，因此，其在淋巴循环和器官特异性亲和力存在差别。原发皮肤淋巴瘤的病程常表现为惰性，不同病理类型需采用不同的治疗方法。

二、流行病学

PCL是欧美常见的结外恶性淋巴瘤，占结外原发淋巴瘤的第二位，仅次于原发胃肠道非霍奇金淋巴瘤，年发病率约为0.5～1/10万。皮肤T细胞淋巴瘤（CTCL）占全部原发皮肤淋巴瘤的65%～80%，其余20%～25%为皮肤B细胞淋巴瘤。皮肤T细胞淋巴瘤中以蕈样真菌病（mycosis fungoides，MF）最常见，CD30＋间变性大细胞淋巴瘤次之，占25%，其次为CD30阴性原发皮肤外周T细胞淋巴瘤。皮肤B细胞淋巴瘤中以滤泡中心细胞淋巴瘤最常见，其次为腿原发大B细胞淋巴瘤和皮肤边缘带B细胞淋巴瘤。国内原发皮肤淋巴瘤少见，以皮肤蕈样霉菌病较多见。

三、病理分类

大多数情况下，原发皮肤淋巴瘤的形态学和结内原发淋巴瘤有明显不同。REAL/WHO分类方案应用临床特点来定义淋巴瘤的病理亚型，不同原发部位的NHL病理类型常常意味着不同的生物学行为。在工作分类或KIEL分类中，病理类型和原发部位的诊断无关，皮肤原发或继发淋巴瘤均以结内NHL的组织学分类原则进行分类。因此，应用REAL/WHO分类对原发皮肤淋巴瘤分类，存在一定缺陷。结内淋巴瘤的分类原则不适于原发皮肤淋巴瘤，相同病理类型的结内淋巴瘤临床表现为中高度恶性，而皮肤淋巴瘤表现为惰性。原发皮肤淋巴瘤的分类不能仅仅依靠组织病理表现，还需结合临床表现。1997年EORTC提出了原发皮肤淋巴瘤的病理分类，2005年提出了新的WHO-EORTC病理分类原则（表7－5－1），分类构成和生存率见表7－5－2。

表 7－5－1 WHO－EORTC 原发皮肤淋巴瘤的病理类型

- 皮肤 T 细胞和 NK 细胞淋巴瘤
  - 蕈样霉菌病（mycosis fungoides，MF）
  - 蕈样霉菌病亚型和变异型
    - 嗜毛囊性 MF
    - 佩吉特病样网状细胞增多症（Pagetoid reticulosis）
- 肉芽肿性皮肤松弛症（granulomatous slack skin）
  - 赛塞利综合征（Sézary's syndrome，SS）
  - 成人 T 细胞淋巴瘤/白血病
  - 原发皮肤 CD30＋淋巴增殖性疾病
    - 原发皮肤间变性大细胞淋巴瘤
    - 淋巴瘤样丘疹病（lymphomatoid papulosis）
  - 皮下脂膜炎样 T 细胞淋巴瘤
  - 结外 NK/T 细胞淋巴瘤，鼻型
  - 皮肤 T 细胞淋巴瘤，未分类
    - 原发皮肤侵袭性嗜表皮 CD8 T 细胞淋巴瘤（建议）
    - 皮肤 γ/δT 细胞淋巴瘤（建议）
    - 原发皮肤 CD4＋中小细胞多形性 T 细胞淋巴瘤（建议）
- B 细胞淋巴瘤
  - 原发皮肤边缘带 B 细胞淋巴瘤
  - 原发皮肤滤泡中心淋巴瘤
  - 原发皮肤弥漫性大 B 细胞淋巴瘤－腿型
  - 原发皮肤弥漫性大 B 细胞淋巴瘤－其他
    - 血管内大 B 细胞淋巴瘤
- 前体血液肿瘤
  - CD4＋/CD56＋血液肿瘤（NK 母细胞淋巴瘤）

表 7－5－2 1905 例原发皮肤淋巴瘤根据 WHO－EORTC 分类构成和生存率（荷兰/奥地利皮肤淋巴瘤登记）

WHO－EORTC 分类	例数	比例（%）	5 年疾病相关生存率（%）
皮肤 T 细胞淋巴瘤			
惰性淋巴瘤			
蕈样真菌病	800	44	88
嗜毛囊性 MF	86	4	80
佩吉特病样网状细胞增多症	14	＜1	100
肉芽肿性皮肤松弛症	14	＜1	100
原发皮肤间变性大细胞淋巴瘤	146	8	95
淋巴瘤样丘疹病	236	12	100
皮下脂膜炎样 T 细胞淋巴瘤	18	1	82
原发皮肤 CD4＋中小细胞多形性 T 细胞淋巴瘤	39	2	75
侵袭性淋巴瘤			
赛塞利综合征	52	3	24
原发皮肤 NK/T 细胞淋巴瘤，鼻型	7	＜1	NR
原发皮肤侵袭性 CD8＋T 细胞淋巴瘤	14	＜1	18
原发皮肤 γ/δT 细胞淋巴瘤	13	＜1	NR
皮肤 T 细胞淋巴瘤，未分类	47	2	16
原发皮肤 B 细胞淋巴瘤			
惰性淋巴瘤			
原发皮肤边缘带 B 细胞淋巴瘤	127	7	99
原发皮肤滤泡中心淋巴瘤	207	11	95
中度恶性淋巴瘤			
原发皮肤弥漫性大 B 细胞淋巴瘤－腿型	85	5	55
原发皮肤弥漫性大 B 细胞淋巴瘤－其他	4	＜1	50
原发皮肤血管内大 B 细胞淋巴瘤	6	＜1	65

四、原发皮肤 B 细胞淋巴瘤

原发皮肤 B 细胞淋巴瘤（primary cutaneous B-cell lymphona，PCBCL）在欧洲占所有皮肤淋巴瘤的5% ~10%，美国占4.5%。有6% ~10%的全身 B 细胞淋巴瘤出现继发性皮肤受侵。PCBCL 女性略多于男性，男女比为1：2，平均年龄 59 岁。病理类型以低度恶性淋巴瘤多见，侵袭性淋巴瘤少见。在 WHO－EORTC 分类中，低度恶性皮肤淋巴瘤包括皮肤边缘带 B 细胞淋巴瘤和皮肤滤泡淋巴瘤。原发皮肤大 B 细胞淋巴瘤主要分成两种亚型：原发皮肤大 B 细胞淋巴瘤－腿型（PCLBCL-leg）和原发皮肤大 B 细胞淋巴瘤－其他。肿瘤为中心母细胞或中心细胞，大小不等。原发皮肤滤泡中心淋巴瘤（primary cutaneous follicle center cell lymphona，PCFCCL）病变局限于头颈和躯干皮肤，不论其大细胞的多少或组织亚型，预后极好。而原发皮肤大 B 细胞淋巴瘤－腿型主要为大细胞形态，和 PCFCCL 有显著的差别：发病年龄较大、易多灶性皮肤受侵、多为无裂细胞（圆形细胞）、bcl-2 表达，预后差。最近的基因谱分析显示，PCLBCL-leg 的细胞增殖、原癌基因 Pim-1/pim-2/c-Myc、转录因子 Mum1/IRF4/Oct-2 表达明显增高，而 PCFCCL 的 SPINK2 表达显著增高。PCFCCL 和 PCLBCL-leg 具有分别类似于生发中心 B 细胞样和激活 B 细胞样弥漫性大 B 细胞淋巴瘤的基因表达谱，其临床表现、病理、遗传学和治疗原则总结如表 7－5－3 和 7－5－4。原发皮肤弥漫性大 B 细胞淋巴瘤－其他的临床表现和预后则介于两者之间。

表 7－5－3 原发皮肤滤泡中心淋巴瘤（PCFCL）和原发皮肤大 B 细胞淋巴瘤－腿型（PCLBCL-leg）的临床病理、基因特征和治疗

	PCFCL	PCLBCL-leg type
病理形态学		
细胞形态	中心细胞，大裂细胞为主（85%）；中心母细胞可存在，但不成片	中或大细胞为主，圆细胞形态（90%）；类似中心母细胞或免疫母细胞
生长类型	滤泡、或混合弥漫	弥漫生长
遗传学		
bcl－2	－/＋，如阳性则为弱表达	＋＋，大部分肿瘤细胞强、均匀表达
bcl－6	＋	＋/－
CD10	＋/－，弥漫区域大部为阴性	—
Mum1	—	＋
基因谱	生发中心 B 细胞样（GCB）	激活 B 细胞样（ABC）
临床表现		
中位年龄	62 岁（14 ~88 岁）	75 岁（27 ~92 岁）
男女之比	1 : 1	1 : 3
部位	躯干和头（90%）	腿，常位于小腿，＜10% 发生在腿以外
肿瘤形状	肿瘤结节，可有卫星灶	有时为双侧病变
广泛转移（%）	11	50
预后		
5 年生存率（%）	>95	52
治疗原则	放疗	化疗为主

临床上，PCBCL 常表现为单发病变，红色到青灰色丘疹、疱疹、斑疹、结节，偶表现为多发或广泛的皮肤病变。后者和组织病理亚型有关。

表 7-5-4　皮肤 B 细胞淋巴瘤单纯放疗结果

作者	时间	病理	例数	照射剂量（Gy）	CR（%）	复发率（%）	5 年生存率（%）
Santucci	1991	PCBCL	44	40	100	14/44	31 月（中位无病生存）
Piccinno	1993	PCBCL	31	10~40	100	68	68（中位随诊 68 月）
Rijlaarsdam	1996	FCC	40/55	30~40	100	20	89
Eich	2003	PCBCL	35		34/35	31	75
							50（5 年 DFS）
Smith*	2004	PCBCL	34	20~48		21	96
							55（5 年无复发生存率）

PCBCL：原发皮肤 B 细胞淋巴瘤，FCC：滤泡中心细胞淋巴瘤；*4 例合并化疗。

（一）原发皮肤滤泡中心细胞淋巴瘤

1．定义　原发皮肤滤泡中心细胞淋巴瘤（primary cutaneous follicle center lymphoma，PCFCL）定义为皮肤原发的 B 细胞淋巴瘤，肿瘤由滤泡中心细胞组成，通常为中心细胞（小和大裂滤泡中心细胞）和不同数量的中心母细胞（大无裂滤泡中心细胞伴核仁）混合而成。生长类型为滤泡性、滤泡和弥漫性混合或弥漫性，常侵犯头部和躯干。无论发生在哪个部位，肿瘤细胞均为单克隆的中心母细胞和免疫母细胞。弥漫性生长的淋巴瘤定义为原发皮肤大 B 细胞淋巴瘤。部分 PCFCL 和免疫细胞瘤应被归为皮肤边缘带 B 细胞淋巴瘤，目前尚没有一致标准鉴别这两种类型的惰性皮肤淋巴瘤。皮肤 B 细胞淋巴瘤原发于腿部时，表现为大的滤泡中心细胞，呈弥漫性增殖，临床表现和生物学行为和原发于头颈或躯干相同病理类型淋巴瘤有明显的不同，定义为腿原发大 B 细胞淋巴瘤。

2．病理、免疫表型和基因特征　PCFCL 表现为结节性或弥漫性浸润，但常不侵犯表皮（上皮）。组织病理形态与年龄、活检处皮肤生长率和部位相关。早期小病变为包含中心细胞、较少中心母细胞和较多反应性 T 细胞的混合体。PCFCL 的常见特征为大而多分裂的中心细胞。大的肿瘤细胞可表现为成纤维细胞样形态。在 Kiel 分类中定义为中心母细胞/中心细胞淋巴瘤，而 REAL 分类中为滤泡中心淋巴瘤，可见残存的滤泡中心。随着病变进展为瘤块，肿瘤细胞数量增加，细胞增大，而 T 细胞数量减少。

肿瘤细胞表达 B 细胞抗原 CD20+和 CD79a+，sIgs 表达，但肿瘤区域缺乏 sIg 表达。肿瘤细胞表达 bcl-6，CD5 或 CD43 阴性。滤泡生长类型可见 CD10 表达，但弥漫性生长类型常缺乏 CD10 表达。和结内滤泡淋巴瘤或继发皮肤侵犯不同的是，PCFCL 不表达 bcl-2 或者在少量肿瘤细胞中微弱表达 bcl-2。MUM-1 和 IRF-4 阴性。

PCFCL 基因表型主要表现为大部分病例有克隆性 Ig 重组，并有不同轻链和重链的体细胞高度突变。和原发于淋巴结的滤泡淋巴瘤不同的是，大部分 PCFCL 无 t（14；18）易位，无或极少有 bcl-2 表达。分别有 10% 和 30% PCFCL 有 p15 和 p16 抑癌基因失活，后者由启动子高度甲基化引起。PCFCL 具有生发中心型大 B 细胞淋巴瘤的基因表达谱特征。

3．临床特点　PCFCL 是皮肤 B 细胞淋巴瘤最常见的病理类型。皮肤病变表现为单个或成片的红斑、斑块或/和肿块、无鳞，周边可有环形红斑。大部分病例病变局限于头皮、额部皮肤和躯干，极少见于腿部皮肤。发生在躯干时，病变周围环绕红斑样丘疹和坚硬斑块，数年或数月后可进展为肿瘤。过去将发生在背部并具有如此典型病变的 PCFCL 称为背网状组织细胞瘤或 Crosti 淋巴瘤。少部分病人表现为皮肤多灶病变，预后较差。未治时，皮肤病变在多年内缓慢增大，但皮肤以外的结外播散极少见。

4．治疗和预后　局限性病变或相对广泛病变，放射治疗是主要治疗方法。放疗后有 20% 的病人出现皮肤复发，但不是进展性病变，这些病人仍可接受再程放疗。极少部分病人出现非常广泛的皮肤病变或皮肤外受侵，应考虑以阿霉素为主的联合化疗。部分病人对美罗华治疗有效，但长期疗效有待随诊。

PCFCL 的预后极好，5 年生存率在 95% 以上，预后与滤泡或弥漫性生长类型、母细胞数量多少、局限或多灶性病变无关。在一组大的报道中，5 年癌症相关生存率和总生存率分别为 94% 和 85%。Grange 等报道，弥漫性大细胞类型的 PCFCL 表达 bcl-2 的预后较差。

（二）腿型原发皮肤弥漫性大 B 细胞淋巴瘤

1. 定义 腿型原发皮肤弥漫性大 B 淋巴瘤（primary cutaneous diffuse large B-cell lymphoma，leg type，PCLBCL－leg type）

具有大 B 细胞形态（中心母细胞或免疫母细胞）为主或成片病变，特征性位于或局限于腿部皮肤，极少数病人可以原发于腿以外的皮肤。

在大部分病例，肿瘤细胞具有大滤泡中心细胞的形态学特征，因此在 updated Kiel 分类中作为中心母细胞淋巴瘤的一个亚型。有些病例显示为单纯的 B 免疫母细胞形态。两者的临床表现基本相同，因此，统一命名为腿大 B 细胞淋巴瘤。在 REAL 分类中，这些淋巴瘤被命名为弥漫性大 B 细胞淋巴瘤。

2. 病理、免疫表型和基因特征 病变主要表现为弥漫性非嗜表皮浸润，肿瘤细胞为大 B 细胞，如中心母细胞、大的中心细胞和免疫母细胞，分裂象多见。小核裂 B 细胞和反应性 T 细胞相对少见。

肿瘤细胞表达单型性 sIg 和/或 cIg，同时表达 CD20 和 CD79a 等 B 细胞相关抗原。和滤泡中心细胞淋巴瘤不同的是，腿型 PCLBCL 的 bcl-2 高表达，同样表达 MUM-1 和 IRF-4。大部分病人表达 bcl－6，而不表达 CD10。

腿型 PCLBCL 具有 bcl-2 高表达，但无 t（14；18）易位，bcl-2 高表达和 t（14；18）无关。Bcl－2 表达与染色体基因扩增有关。腿型 PCLBCL 分别有 11% 的 p15 和 44% 的 p16 抑癌基因失活。85% 的病人有染色体不均衡，18q 和 7p 获得和 6q 缺失。最新研究显示，腿型 PCLBCL 具有激活 B 细胞基因表达谱。

3. 临床特点 老年多见，80% 的病例发生于 70 岁以上，女性多见，女性和男性之比为 3～4∶1。病变位于一侧或双侧下肢，红色或带蓝色结节或肿块，进展迅速。和 PCFCL 不同的是，本病容易播散至皮肤外结外器官，预后差。原发腿以外腿型皮肤大 B 细胞淋巴瘤报道极少，Grange 等报道 17 例局限于躯干和头部的腿型皮肤大 B 细胞淋巴瘤，7 例出现皮肤外进展。

4. 治疗和预后 本病以阿霉素联合方案化疗为主要治疗手段，单发、小的皮肤病变可以考虑放疗。有些病人对美罗华治疗有效。

腿型 PCLBCL 的预后比其他部位原发 PCLBCL 差，诊断时多发病变是重要的预后不良因素。5 年生存率为 52%～55%。欧洲的一组研究显示，腿部单发病变的 5 年疾病相关生存率为 100%，而一侧或双侧腿部多发病变的 5 年疾病相关生存率仅为 45% 和 36%。

（三）原发皮肤弥漫性大 B 细胞淋巴瘤－其他 原发皮肤弥漫性大 B 细胞淋巴瘤－其他（primary cutaneous diffuse large B-cell lymphoma，other，PCLBCL-other）指发生于皮肤的大 B 细胞淋巴瘤，极少见，它不属于腿型皮肤弥漫性大 B 细胞淋巴瘤，也不属于原发皮肤滤泡中心细胞淋巴瘤。这些病例包括弥漫性大 B 细胞淋巴瘤的形态学变异型，如间变性、浆母细胞性或 T 细胞/组织细胞富有的 B 细胞淋巴瘤等。常为全身淋巴瘤皮肤侵犯表现。浆母细胞淋巴瘤仅见于 HIV 感染或其他免疫缺陷疾病。偶见报道 T 细胞/组织细胞富有的 B 细胞淋巴瘤。临床上，它们和 PCFCL 和 PCMZL 相似，常表现为头、躯干和四肢皮肤病变。和结内弥漫性大 B 细胞淋巴瘤不同的是，原发皮肤弥漫性大 B 细胞淋巴瘤－其他的预后极好。另外，原发皮肤血管内大 B 细胞淋巴瘤可包括在本病范围内，但极少见。

血管内大 B 细胞淋巴瘤是大 B 细胞淋巴瘤的病理亚型，定义为大的、肿瘤性 B 淋巴细胞聚集于血管壁。易侵犯中枢神经系统、肺和皮肤，预后差。病人常为广泛病变，也可见皮肤局限性病变。血管内大 B 细胞淋巴瘤常表现为下肢或躯干皮肤的紫罗兰色斑点或斑块。组织学上，真皮或皮下组织血管壁扩大，填满了增殖的大 B 细胞（肿瘤细胞），这些细胞导致小静脉、毛细血管和小动脉闭塞。在某些病例，血管壁周围可见少量肿瘤细胞。建议联合化疗。

（四）原发皮肤边缘带 B 细胞淋巴瘤

1．定义　原发皮肤边缘带 B 细胞淋巴瘤（PCMZL）为惰性淋巴瘤，来源于小 B 淋巴细胞，后者包括边缘带细胞（中心细胞样）、淋巴浆细胞样细胞和浆细胞。PCMZL 包括从前命名的皮肤免疫细胞瘤、某些皮肤滤泡淋巴细胞增生（伴浆细胞）、原发于皮肤的髓外浆细胞瘤（未合并多发性骨髓瘤）。PCMZL 被认为是边缘带 B 细胞淋巴瘤原发于结外粘膜相关组织（MALT 淋巴瘤）的一部分。

2．病理、免疫表型和基因特征　PCMZL 的病理特征表现为小淋巴细胞、边缘带 B 细胞、淋巴浆细胞样细胞和浆细胞结节状或弥漫性浸润，但不侵及表皮。某些病例混合有不同数量的中心母细胞、免疫母细胞和反应性 T 细胞。淋巴浆细胞或浆细胞常位于浸润病变的周围，病变中心区有不同数量的反应性 T 细胞、小 CD20 + B 细胞。在大部分病例可见反应性滤泡结构。核内或细胞内常见 PAS 阳性内含物。PCMZL 极少转化为弥漫性大 B 细胞淋巴瘤，但某些病例中可见增多的转化的大细胞。

PCMZL 的免疫表型主要表现为 CD20、CD79a 和 bcl-2 阳性，CD5、CD10 和 bcl-6 阴性，后者可和 PCFCL 鉴别。反应性生发中心表现为 bcl-6 +、CD10 + 和 bcl-2 -。浆细胞表达 CD138 和 CD79a，但通常不表达 CD20，并表达单型性的免疫球蛋白轻链（cIg 阳性）。

可见免疫球蛋白重链（IgH）基因克隆性重组，但无特异性易位。部分 PCMZL 存在 t（14；18）（q32；q21）和 t（3；14）（p14.1；q32），14 号染色体和 IgH 有关，18 号染色体和 MLT 基因有关，3 号染色体和 FOXP1 基因有关。但是，PCMZL 未观察到在胃 MAL 淋巴瘤出现的 t（11；18）（q21；q21）和 t（1；14）（p22；q32）。

3．临床特点　临床上常表现为单个或多个皮肤/皮下红色或紫红色斑块、结节，易侵犯肢体和躯干，以上肢最常见。而 PCFCL 常有多灶皮肤受侵。溃疡少见，易在皮肤复发，但极少转移到皮肤以外部位。某些病例可出现自发性消退，预后极好。

4．治疗和预后　单发或少量多发的病变建议单纯放疗或手术治疗。对于皮肤广泛病变，瘤可宁或瘤内/皮肤内注射 α - 干扰素可达到 50% 缓解。病变内注射或全身应用美罗华可取得很好的治疗效果。对于皮肤反复复发病变，可采用光动力疗法或病变内激素治疗。此外，也可应用和惰性 B 细胞淋巴瘤类似的治疗原则。预后极好，5 年生存率达到 96% ~99%。

五、原发皮肤 T 细胞淋巴瘤

（一）蕈样霉菌病

1．定义　蕈样霉菌病（mycosis fungoides，MF）是一种嗜上皮的皮肤 T 细胞淋巴瘤，肿瘤细胞中小形态、筛状核。MF 定义为①经典的“Alibert - Bazin”型 MF：病变从红斑期、斑块期至瘤块期逐步进展；②组织学、临床表现和经典 MF 临床过程相似的其他临床变异型 MF。MF 是皮肤 T 细胞淋巴瘤（CTCL）最常见的病理亚型，占所有皮肤淋巴瘤的 50%。MF 也是原发皮肤淋巴瘤中最常见的病理类型，病变可进展为 CD30 + 或 CD30 - 大 T 细胞淋巴瘤，转化后淋巴瘤和病程进展有关。

2．病理、免疫表型和基因特征　MF 嗜表皮、呈斑块样侵犯，可侵及乳头状真皮，肿瘤细胞小或中等大小，偶有大的单核细胞、核深染、筛状，伴有不同数目的混合性炎症细胞。特征性表现为表皮下层有单个或小组的肿瘤细胞克隆性形成。随着病变进展至瘤块期，真皮受侵更为广泛，肿瘤细胞数目增多，形态增大，同时伴有反应性 T 细胞数目减少，嗜表皮现象不再存在。

肿瘤细胞 CD3 +、CD4 +、CD45RO +、CD8 - 和 CD30 -。极少数病例为 CD3 +、CD4 - 和CD8 + 成熟 T 细胞免疫表型。在瘤块期，可缺乏某些 T 细胞抗原表达。大部分病例有 TCR 基因重组，但无稳定的细胞遗传学异常。

3．临床特点和分期　中老年发病，中位发病年龄 55 ~60 岁，男性多见，男女之比为 1.6 ~2∶1。病程进展缓慢，从红斑、斑块至瘤块期需数年或十多年时间，晚期可合并淋巴结和内脏器官受侵。皮肤蕈样霉菌有独特的 TNM 临床分期原则（表 7 -5 -5）。

表 7-5-5 皮肤蕈样霉菌病 TNM 分期（1979 年 Bunn 和 Lamber）

分期	定义
T：皮肤	
T_0：	临床或组织学怀疑的病变
T_1：	斑片状或湿疹样病变 <10% 皮肤面积
T_2：	T_1 病变面积超过 10% 皮肤面积
T_3：	出现肿瘤
T_4：	红皮病
N：淋巴结	
N_0：	无淋巴结受侵
N_1：	临床上异常淋巴结肿大，但病理阴性
N_2：	临床无异常淋巴结肿大，但病理阳性
N_3：	临床发现异常淋巴结肿大和病理阳性
M：内脏器官	
M_0：	无内脏器官受侵
M_1：	有内脏器官受侵
B：血液	
B_0：	外周血无非典型单核细胞（赛塞利细胞）（<5% 全部淋巴细胞）
B_1：	外周血有非典型单核细胞（赛塞利细胞）（≥5% 全部淋巴细胞）
临床分期：	
ⅠA 期：	$T_1N_0M_0$
ⅠB 期：	$T_2N_0M_0$
ⅡA 期：	$T_{1-2}N_1M_0$
ⅡB 期：	$T_3N_{0-1}M_0$
ⅢA 期：	$T_4N_0M_0$
ⅢB 期：	$T_4N_1M_0$
ⅣA 期：	$T_{1-4}N_{2-3}M_0$
ⅣB 期：	$T_{1-4}N_{0-3}M_1$

4．治疗和预后病变局限于皮肤时，治疗包括皮肤靶向治疗（如光化学治疗 PUVA）、氮芥或 BCNU 和放射治疗。全身电子线照射是广泛期（斑块期和红斑期）病人的主要治疗方法，斑块期和红斑期不考虑化疗。瘤块期对局部治疗相对不敏感，淋巴结受侵和器官受侵时应考虑多药联合化疗。病变广泛时，可考虑大剂量化疗加自体干细胞移植。皮肤 MF 预后好，DCLWG 报道 278 例的 5 例生存率为 87%。

（二）赛塞利综合征　赛塞利综合征（Sézary's syndrome，SS）定义为红皮病、广泛淋巴结病变和皮肤、淋巴结、外周血存在肿瘤性 T 细胞 Sézary 细胞）三联征。SS 的病理特征和 MF 相似，但细胞浸润常呈单一性，有时无嗜表皮样浸润。典型的淋巴结受侵表现为致密、单一的 S 细胞侵犯，正常淋巴结构消失。肿瘤细胞 CD3＋、CD4＋、CD45RO＋、CD8－或 CD30－。大部分病例有 TCR 基因重组。无肯定一致的细胞遗传学异常。外周血克隆性 T 细胞的存在是鉴别良性红皮病的重要标准。

SS 的特征性表现为瘙痒性红皮病。淋巴结病变、脱发、指甲营养不良和表皮角化。骨髓可见肿瘤细胞，但极少见淋巴结构完全被肿瘤细胞取代。MTX 加瘤可宁和泼尼松、体外光敏疗法治疗有效。预后极差，5 年生存率为 11%。

（三）CD30 阳性皮肤间变性大细胞淋巴瘤

1．定义　原发皮肤 ALCL 定义为病变局限于皮肤、未见全身受侵，无蕈样霉菌病、外周 T 细胞淋巴瘤、淋巴瘤样丘疹病或 HL 病史。

2．病理和免疫表型　根据 WHO 分类原则，原发系统型 ALCL 和原发皮肤型 ALCL 是两种独立的病理亚型，其临床表现和预后明显不同，两者是不同的病种。原发系统型 ALCL 为侵袭性，需全身化疗，而原发皮肤型 ALCL 表现为惰性，仅需局部治疗（手术或放疗）。原发皮肤型 ALCL 常需和淋巴瘤样丘疹病鉴别，其临床特点和病理特点鉴别如下（表 7－5－6）。

3．临床特点　原发皮肤 ALCL 占皮肤淋巴瘤的 10%，中位发病年龄 60 岁。和 ALK 阳性系统型 ALCL 不同的是，皮肤 ALCL 的 ALK 为阴性，缺乏细胞毒基因表达。预后好，临床病程多为惰性。临床表现为单发、无症状的皮肤或皮下紫红色结节，表面常可破溃。多发结节少见。常发生于四肢和躯干。约 25% 的病人可出现部分或完全性自发性肿瘤消退。

表 7－5－6　原发皮肤 ALCL 和淋巴瘤样丘疹病的鉴别诊断

	淋巴瘤样丘疹病（LyP）	原发皮肤 ALCL
临末表现		
病变类型	丘疹，结节	结节，肿瘤
数目	多发	单发或成片
大小	常 < 1 cm	>2 cm*
病变部位	四肢，躯干	四肢，头颈
消退	是，常有瘢痕	25% 有消退
组织学和免疫表型		
浸润类型	楔形/血管旁	弥漫性
皮下浸润	无或少见	存在
混合性炎症细胞	多	少至多
CD30 阳性细胞	分散单个或小群	大而或团或片状
EMA	10%～30% 阳性	10%～30% 阳性
ALK	常阴性	常阴性

* >3 cm 多为淋巴瘤；边缘病变通常为 1～2cm；EMA：上皮膜抗原；ALK：间变性淋巴瘤激酶。

4．治疗和预后　原发皮肤型 ALCL 局限期的治疗以局部治疗为主，手术切除或活检后局部放疗可取得极好的治疗效果，5 年生存率达 90%～100%。广泛期病变应考虑化疗，但化疗后易复发。化疗抗拒的原发皮肤 ALCL 维生素 A 酸治疗有效。

（四）皮下脂膜炎样 T 细胞淋巴瘤

1．定义　皮下脂膜炎样 T 细胞淋巴瘤（subcutaneous panniculitis－like T-cell lymphoma，SPTL）是一种细胞毒性 T 细胞淋巴瘤，小、中或大的多形性 T 细胞和巨噬细胞主要侵犯皮下，腿是主要侵犯部位，常伴溶血综合征。SPTL 分为两个亚型：α/βT 细胞和 γ/δT 细胞，前者 CD8 阳性，病变局限于皮下，无真皮和表皮侵犯，病程进展缓慢，惰性。而 γ/δT 细胞 SPTL 占 25%，CD4 和 CD8 阴性，但常表达 CD56，病变不仅侵犯皮下，也侵犯真皮和表皮，预后极好。在 WHO－EORTC 分类中，SPTL 仅指 α/βT 细胞型，γ/δT 细胞表型包括在皮肤 γ/δT 细胞淋巴瘤中。

2．病理、免疫表型和基因特征　SPTL 病理形态表现为小、中或大的多形性 T 细胞和巨噬细胞，主要侵犯皮下，腿部最常受侵，表皮和真皮无受侵，独立的脂肪细胞有助于诊断。肿瘤细胞为 α/βT 细胞、CD3＋CD4－CD8＋、细胞毒蛋白阳性，极少表达 CD30 和 CD56。有 TCR 基因重组，EBV 阴性。

3．临床特点　见于成人和儿童，男女比例相同，病变为单个或多个结节、斑片，多侵犯腿部，但也可见广泛病变。溃疡少见，可见全身症状如发热、体重下降和盗汗。合并溶血综合征的病人预后差，但具有脂膜炎样病变的皮肤 γ/δT 细胞淋巴瘤较少合并溶血综合征。皮肤外受侵少见，病程进展缓解，脂膜炎样病变可持续几年到十多年。

4．治疗和预后　阿霉素联合方案加放疗是 SPTL 的治疗原则，最近报道，全身激素治疗也可较好地控制病变。CD8＋α/βT 细胞 SPTL 的预后好，5 年生存率为 80% 以上。

第二节 原发中枢神经系统淋巴瘤

原发中枢神经系统淋巴瘤（Primarg center never system lymphoma，PCNSL）指发生于脑和脊髓的结外 NHL，是少见的恶性肿瘤，分别占中枢神经系统恶性肿瘤和恶性淋巴瘤的 5% 和 1% ~2% 。早在 1974 年即被认为是一种独立的疾病。临床上，PCNSL 可发生于免疫功能正常的人群或有先天性或获得性免疫缺陷综合征（AIDS）的病人，后者 HIV 感染是最主要的危险因素，且常发生于 AIDS 晚期。免疫功能正常和免疫功能异常 PCNSL 在病理类型和临床表现上均有差别。

健康人群和 AIDS 病人中 PCNSL 的发病率均有不同程度的上升，后者发病率增高和 HIV 感染增高、AIDS 生存期延长有关。在美国，1973 年健康人群 PCNSL 的发病率为 0. 25/10 万，1992 年增加至 0. 43/10 万，2000 年增加至 0. 5/10 万。免疫正常和免疫异常 PCNSL 的临床表现和预后明显不同，治疗方法也有所不同。PCNSL 的预后差，生存率明显低于其他部位结外高度恶性 NHL。

一、病理

大部分 PCNSL 病理为高度恶性 B 细胞淋巴瘤。免疫功能正常的病人以弥漫性大 B 细胞淋巴瘤最常见，高度恶性 NHL 较少，低于 25% 。AIDS 病人多为高度恶性 NHL，免疫母细胞型或小无裂细胞型占 60% 。

根据新的 REAL 淋巴瘤分类原则，PCNSL 主要为两种病理类型：弥漫性大 B 细胞和 Burkitt 样淋巴瘤，而 CD30 阳性间变性大细胞淋巴瘤、T 细胞淋巴瘤和原发脑的霍奇金淋巴瘤极罕见。1998 年 Blay 等报道 226 例 PCNSL，根据工作分类原则，90% 为弥漫性大细胞和免疫母细胞淋巴瘤，仅 5% 为 Burkitt 淋巴瘤，其余为低度恶性小淋巴细胞淋巴瘤。Camilleri – Broet 等报道 83 例 PCNSL，几乎所有的病人均表达激活 B 细胞型弥漫性大 B 细胞淋巴瘤免疫表型，其预后差，和全身性激活 B 细胞型弥漫性大 B 细胞淋巴瘤的预后相同。

二、临床表现

免疫功能正常和异常的 PCNSL 的中位发病年龄分别为 55 岁和 31 岁，后者发病年龄低和 AIDS 发病年龄低有关。男性比女性略多，男女之比约为 1. 5 : 1。病程短，症状发生时间至诊断常为 1 ~3 个月（表 7 –5 –7）。

表 7 –5 –7 免疫功能正常和异常 PCNSL 的临床表现

	免疫正常 PCNSL	免疫异常 PCNSL
中位年龄（岁）	55	31
精神症状（%）	少见，约 35	多见，约 50
颅高压症状（%）	少见，约 14	多见，约 32
颅内病变（%）	占位性病变为主 多发病灶占 25	弥漫性病变多见 多发病灶占 50，伴环状增强
脑脊液受侵（%）	30	23
脑膜受侵（%）	约 40	

PCNSL 除原发肿瘤部位引起的定位症状外，还伴有精神症状和颅高压症状。B 组症状极少见。免疫正常 PCNSL 原发肿瘤多为占位性病变，25% 的病人可表现为多发病灶。AIDS 病人 PCNSL 由于颅内肿瘤常显弥漫性病变，多发病灶占 50% ，后者精神症状和颅高压症状多见。PCNSL 可出现脑脊髓和脑膜受侵。

原发肿瘤主要位于脑室旁，常侵犯胼胝体、基底神经节和丘脑，这一特点和肿瘤细胞沿体液播散特征有关。仅7%的病人有孤立的软脑膜病灶，单一和局限性脊髓受侵极少见。脑脊液检查阳性率低于40%。15%～20%的病人有视神经受侵，造成视野缺损、局盲，但复视极少见。肿瘤常局限于颅内，淋巴结或其他结外器官转移极少见。即使在晚期PCNSL，颅外受侵的发生率低于7%。

三、影像学诊断

影像学检查对PCNSL的诊断有指导意义，MR扫描是所有脑肿瘤，包括脑原发淋巴瘤的标准影像学检查方法。大部分颅内淋巴瘤表现为结节状，边缘欠清晰，肿瘤浸润性生长，伴水肿。MR扫描T1权重像为等信号，T2权重为高信号，MRI和CT增强扫描可见90%的病灶信号增强或密度增高，50%表现为非均质性。90%的病人CT平扫时肿瘤为等密度或高密度，而转移性脑肿瘤常为低密度，可资鉴别。10%的病人增强扫描未见信号增强或密度增高，说明这小部分病人的化疗药物通透性差，为预后不良因素。AIDS病人PCNSL的影像学表现和免疫正常病人略有差别，前者50%为多发病灶，50%伴环状强化，而环状强化在免疫功能正常的PCNSL极少见。不建议常规做脊髓MRI检查。

放射性核素扫描在鉴别颅内良恶性肿瘤中起重要作用，^{201}Tl-SPECT可用于鉴别PCNSL和感染性疾病，肿瘤病灶摄取放射性核素比炎性病灶更多，并滞留更长时间。应用延迟滞留指数（delayed retention index）特异性增加至100%。中枢神经系统淋巴瘤的细胞密度高，糖代谢加速，F18脱氧葡萄糖正电子发射断层显像（^{18}FDG-PET）显示肿瘤为高代谢，高于正常脑组织和高分级恶性胶质瘤，诊断敏感性高于85%。

四、临床诊断和分期

PCNSL任何情况下都需要做立体定向活检和免疫功能检查，明确病理诊断和免疫状态。对于肿瘤部位邻近重要器官不能手术活检、无明确活检结果和CSF细胞检查的病人，如果MRI为均匀信号增强，病变位于脑室旁，高度怀疑为PCNSL时，可依据影像学诊断标准，并指导常规临床治疗。无病理证实的病人在做MR检查后，建议进一步做^{201}Tl-SPECT和FDG-PET作为鉴别诊断。无病理确诊的病人不能进入临床研究中，以避免误差。

临床检查应包括中枢神经系统检查，如眼底检查、裂隙灯显微镜检查等。常规脑脊液（CSF）生化和细胞病理检查，有利于临床分期和治疗。CSF检查通常表现为蛋白含量增高，免疫电泳显示为单克隆免疫球蛋白。LDH或β_2微球蛋白增高，但糖含量正常。淋巴细胞常增多，但免疫组化证实为反应性T淋巴细胞增多。分子生物学技术可检测脑脊液中少量的肿瘤细胞。

原发中枢神经系统淋巴瘤通常定义为在诊断时未合并全身性的淋巴结病变和颅外病变，因此，根据Ann Arbor分期原则，所有PCNSL病人的病变局限于颅内时均为IE期。

临床分期检查建议

1. 病理检查　病理复阅，分子表型。

2. 临床检查

（1）全身体格检查和中枢神经系统检查。

（2）眼底检查、裂隙灯显微镜检查。

（3）预后因素记录：年龄、一般状态等。

（4）认知和判断力的系统评估。

3. 实验室检查

（1）血清HIV。

（2）LDH和血清生化。

（3）脑脊液细胞学检查、流式细胞计、IgH PCR。

（4）24小时尿肌酐清除率。

4. 影像学检查

（1）颅内 MRI（平扫和增强）。

（2）胸腹盆腔 CT。

（3）骨髓活检和穿刺。

（4）老年人需做睾丸超声。

五、治疗

目前的主要治疗原则为 MTX 为基础方案化疗加放疗，单纯放疗曾经是 PCNSL 的主要治疗手段，但综合治疗提高了生存率。大剂量 MTX 化疗加全脑照射是目前公认的 PCNSL 有效治疗方法，能明显改善病人的生存率，但长期神经毒性发生率明显增多。

（一）激素治疗　怀疑原发颅内淋巴瘤的病人，在病理确诊前不应使用激素，激素可使肿瘤缩小，导致活检和 CSF 细胞学检查产生假阴性。皮质激素治疗能使部分病人的肿瘤消退，并减轻脑水肿。极少数病人在治疗后肿瘤完全消失，但几乎全部在数月内复发，对拒绝化疗或不能耐受放化疗的病人，激素治疗可控制症状。PCNSL 不做任何治疗，仅做支持疗法的中位生存期为 3.3 个月。

（二）手术治疗　手术治疗是大部分原发脑肿瘤的重要治疗手段，但 PCNSL 病变广泛、部位深，手术切除困难，单纯手术治疗未改善长期生存率，治疗结果接近于未治疗的病人。中位生存期仅为 1～4.6 个月。目前 PCNSL 手术的主要目的为立体定向活检，明确病理诊断。

（三）单纯放疗　放疗是 PCNSL 的有效治疗手段，单纯放疗和手术相比，改善了生存率。PCNSL 对放疗高度敏感，近期有效率超过 90%，中位生存期延长至 12～18 个月，但 5 年生存率仅为 3%～4%。虽然大部分 PCNSL 病人放疗能取得完全或部分缓解，但主要复发部位仍为颅内。单纯放疗后 80% 的病人在 10～14 个月内复发，复发后预后极差。

由于 PCNSL 多为弥漫性病变，照射靶区应为全脑照射 DT40～45Gy，瘤床或肿瘤局部补量 10 Gy。根据目前的治疗趋势，化疗后完全缓解的病人，全脑照射剂量减少至 30 Gy，补量 10 Gy。局部照射剂量高于 50 Gy 的剂量递增试验未增加近期疗效，也未延长无进展生存时间，但增加神经毒性。如果 CSF 检查发现肿瘤细胞或 MRI 检查脑脊膜有明确肿瘤受侵，可考虑全脑全脊髓照射，但 CSF 阴性或 MRI 未见脑膜受侵时，不做脊髓预防照射，后者未改善 PCNSL 的生存率。

放疗并发症包括记忆力丧失或识别障碍，通常发生在放疗后 1～2 年，高龄或合并化疗的病人神经毒副作用明显增加。

（四）化疗和放疗综合治疗　非霍奇金淋巴瘤常用的化疗药物如阿霉素、环磷酰胺和长春新碱都不能通过完整的血脑屏障。研究表明，颅内肿瘤区的血脑屏障已有部分破坏，此外，颅内照射和化疗也可部分开放血脑屏障，但放疗或化疗后血脑屏障可以重建。化疗和放疗综合治疗可提高总生存率，所有 PCNSL 病人均应在化疗后接受放疗。

1. 甲氨蝶呤（MTX）为基础的化疗方案　甲氨蝶呤是一种抗代谢类化疗药物，大剂量静脉给药能通过血脑屏障。1980 年首次报道应用 MTX 治疗 PCNSL。此后，以 MTX 为基础的化疗方案结合放疗得到广泛应用。最近的主要研究结果表明，大剂量 MTX 化疗（$>1\ g/m^2$）加放疗有效率为 80%～90%，2 年生存率约为 60%～65%，中位生存期 14～42 个月，疗效明显优于单纯放疗。其他更为复杂的方案如 CHOD/BVAM 疗效并未明显提高生存率，但毒副作用增加。

大剂量 MTX 是目前对 PCNSL 最有效的单药，但尚需研究其最佳剂量，以及是否应和其他药物组成联合方案。鞘内注射化疗药物对于 PCNSL 没有肯定作用。因为治疗失败的病人中仅有 5% 伴有脑膜受侵，脑膜侵犯易同时合并脑部复发，超过 90%。脑部复发是主要影响预后的因素。

MTX 的常用剂量为 $3\sim 8g/m^2$，4、6 或 24 小时内连续注射，每 7、14 或 21 天为一周期。根据 Glass 等 1994 年的研究结果，10 天和 21 天为一周期的有效率相同。MTX 鞘内注射（蛛网膜下腔）时，药物直接到达脑脊膜表面，但极少到达深部脑组织，并可产生化学性脑膜炎，已不再作用为常规治疗。在 CSF 侵犯或因故静脉用药 MTX 剂量低于 $3g/m^2$ 时，可考虑鞘内注射。鞘内注射化疗仅用于脑脊液阳性的病人。大剂量 MTX（≥3g/m²）方案已足够治疗脑膜病灶。

两组前瞻性非随机研究比较单纯放疗和综合治疗的疗效，综合治疗优于单纯放疗。在 RTOG 93 - 10 多中心协作的临床Ⅱ期研究中，98 例病人接受5 周期静脉用 MTX（2.5 g/m²）、长春新碱和甲基片肼化疗，鞘内注射 MTX 12 mg，然后全脑照射 45Gy，再静脉用阿糖胞苷（3g/m²）。近期有效率为 94%（58% CR，36% PR），中位随诊 30 个月，中位生存期 36.9 个月，中位无进展生存期为 24 个月。年龄是影响预后的重要因素，年龄 <60 岁和 =60 岁的中位生存期分别为 50.4 个月和 21.8 个月（$P<0.001$）。53% 的病人诱导化疗后产生Ⅲ~Ⅳ级毒副作用，半数为骨髓抑制。15%（12 例）有严重的晚期神经系统毒性，其中 8 例病人死亡。

Blay 等回顾性分析 226 例不同化疗方案加放疗治疗 PCNSL 结果，含有高剂量 MTX 方案的有效率和生存率优于其他方案。多因素分析显示，高剂量 MTX 化疗是独立的预后好的因素（表 7 -5 -8）。

表 7 -5 -8　MTX 化疗方案 + 放疗治疗结果

作者	时间	例数	化疗方案	鞘内化疗	全脑照射（Gy）	中位生存时间（月）
Gabbai 等	1989	13	MTX3.5g/m²	无	30~44	9+
Brada 等	1990	10	pre-RT MACOP-B,（MTX 400 mg/m²）	** MTX + Ara-C	30~40+15 全脊髓 30	14
DeAngelis 等	1992	31	MTX + Ara-C + Dex	MTX	40+14	42
Glass 等	1994	25	MTX 3.5g/m²	无	30 + 补量	33
Glass 等	1996	18	MTX 3.5g/m²	无	30 + 补量	25.5
Brada 等	1998	31	MACOP-B/MACOP，MTX 2g/m²	** MTX + Ara-C	30~45 +15	23
Boiardi 等	1999	20	MACOP-B + RT	无	40+14	32
		38	RT			18
O'Brien 等	2000	46	MTX 1g/m²	** Ara-C	45 + 全脊髓	33
Bessell 等	2001	31	CHOD/BVAM		45	5 年 OS
		26	CHOD/BVAM		30.6	36%
DeAngelis 等 RTOG93-10	2002	98	MTX，VCR，PCZ	MTX	45	36.9
Poortmans 等 EORTC20962	2003	52*	2 周期 MBVP	MTX	40	46
Omuro 等	2005	17	MTX 1g/m² + PCZ	MTX12		32
Gavrilovic 等	2006	57	MTX 3.5mg/m² + VCR ×5，PCZ ± RT，2 × Cytarabine	MTX	±45	51

WBRT：全脑照射；RT：放射治疗；MTX：甲氨蝶呤；

* 全组病人年龄小于 65 岁；** 对于脑脊液阳性患者行鞘内化疗。

2. 其他化疗方案　CHOP 是淋巴结内 NHL 的有效化疗方案，但环磷酰胺和阿霉素难以穿透血脑屏障，对 PCNSL 的疗效差。和单纯放疗比较，CHOP 和 CHOP 类似方案并未提高生存率。CHOP 方案化疗加放疗综合治疗结果，中位生存期为 9~25 个月。CHOP 等非 MTX 化疗方案对 PCNSL 的疗效有限，不作为标准化疗方案。中国医学科学院肿瘤医院报道 19 例经病理证实的原发脑 NHL 放疗结果，其中 10 例合并 CHOP 方案化疗，单发病灶 11 例，多发病灶 8 例，中位年龄 51 岁，全组中位生存期 20 个月，5 年生存率为 8%。

3. 综合治疗的神经毒性　综合治疗最严重的毒副作用为晚期神经毒性，MTX 基础化疗方案联合放疗的晚期神经毒性发生率在 20%~33%。放射引起的脑白质病症状发生的中位时间为 9 个月，MRI 检查见双侧大脑半球脑实质弥漫性白色信号异常，脑萎缩和脑室扩大。临床症状主要表现为记忆障碍、共济失调和尿便失禁。年龄超过60岁、MTX和放疗同时应用或放疗后用MTX化疗更易发生脑白质病。鞘内注射药物、年龄大于60岁和既往放疗的病人是晚期神经毒性的重要危险因素。

（五）单纯化疗 为减少综合治疗引起的晚期神经毒性，首程治疗应用单纯化疗，肿瘤复发后再用放疗。以MTX为基础方案化疗的中位生存期12.8～41个月。最近，意大利多中心MTX治疗370例原发中枢神经系统淋巴瘤，98例单纯放疗，单纯化疗32例，放疗后化疗36例，化疗后放疗197例，其中169例病人应用高剂量MTX化疗，中位随诊24个月，2年总生存率为37%，高剂量MTX化疗后放疗的病人生存率优于单纯放疗，椎管内化疗未改善病人的生存率。

2003年EORTC报道应用MTX治疗年龄大于60岁的老年CNS淋巴瘤，50例病人中，24例达CR（42%）或PR（6%），中位生存时间为14.3个月，1年无进展生存率为40%。Ⅲ/Ⅳ度骨髓抑制为19%，大部分病人的KPS评分改善，治疗后延迟神经毒性引起的识别障碍和KPS下降分别为8%和12%，这一结果表明，老年CNS淋巴瘤单纯化疗可以取得和单纯放疗同样的疗效。

到目前为止，PCNSL单纯化疗的总病例数相对较少，约300例，需要进一步研究单纯化疗后的延迟放疗是否未降低局部控制率，并提高了生存质量。理论上，省略放疗而应用单纯化疗治疗PCNSL，首先要证明化放疗综合治疗时能否降低全脑放疗的剂量。1990～1999年Bessell等应用CHOD/BVAM方案化疗结合不同放疗剂量治疗57例PCNSL，31例化疗后全脑照射45Gy，另26例照射剂量减少至30.6Gy。年龄小于60岁达CR病人的3年复发率分别为29%和70%，3年总生存率分别为92%和62%（$P=0.04$）。此组研究说明，年龄小于60岁化疗后取得CR的病人，降低颅内照射剂量，局部复发率增高，生存率下降。

六、预后

多因素分析证明，年龄≤60岁和一般状态好是重要的预后好的因素，而脑干受侵或脊髓受侵、多灶性、脑脊液蛋白含量增高是重要的预后不良因素。IELSG提出预后差的因素包括年龄>60岁；PS评分>1；LDH升高；脑脊液蛋白浓度升高和深部脑组织受累。在美国MSKCC的预后模型中，仅年龄和一般状态评分为预后因素，根据RPA方法将其分成3类：Ⅰ类，年龄<50岁；Ⅱ类，年龄≥50岁和KPS评分≥70；Ⅲ类，≥50岁和KPS<70。中位生存期分别为8.5年、3.2年和1.1年（$P<0.001$），无失败生存期分别为2.0年、1.8年和0.6年（$P<0.001$）。

第三节 胃肠道淋巴瘤

胃肠道原发非霍奇金淋巴瘤（NHL）是结外淋巴瘤最常见的部位之一，占结外淋巴瘤的30%～45%，占所有NHL的4%～20%。但胃NHL仅占胃恶性肿瘤的1%～7%。在中国，结外原发NHL以鼻腔、韦氏环最常见，而胃肠道原发NHL相对少见。原发胃淋巴瘤和原发肠道淋巴瘤在病理、临床特征、治疗和预后存在明显差别。

过去几十年中，胃肠道NHL的病理诊断和治疗发生了很大的变化，根据REAL和WHO分类，大部分病人为弥漫性大B细胞淋巴瘤，其次为MALT淋巴瘤。胃NHL的治疗从以手术治疗为主逐步转变为保留胃功能性治疗如抗Hp治疗、化疗和放疗。

一、病理

胃肠道原发NHL主要为B细胞淋巴瘤，常见的病理类型包括弥漫性大B细胞淋巴瘤和结外粘膜相关淋巴瘤，前者占60%，MALT淋巴瘤约占38%，其他少见B细胞淋巴瘤包括滤泡淋巴瘤和套细胞淋巴瘤，而T细胞淋巴瘤极少见，后者主要为肠病型T细胞淋巴瘤。

二、临床表现

胃肠道NHL的原发部位以胃最常见（55%～75%），其次为小肠（包括回盲部）和结肠。中位年龄60～65岁，男性多见，男∶女=2～3∶1。临床表现主要为上腹部疼痛，但无特异性，容易误诊。其他常见症状为体重下降、恶心、呕吐、腹部饱满、消化不良等，20%～30%的病人有胃出血，但胃梗阻或穿孔极少见。胃肠道多部位受侵约为2%～6.9%。Ⅰ～Ⅱ期最常见，占70%～90%，Ⅲ～Ⅳ期少见，LDH增高约为15%。

三、诊断和分期

除Ann Arbor分期可以应用于胃肠道NHL的临床分期外，国内外对原发胃肠道淋巴瘤或其他部位结外淋巴瘤提出了一些新的临床分期方法。1977年Musshoff修正Ann Arbor分期用于胃肠道淋巴瘤的临床分期（表7-5-9），随后，国际淋巴瘤工作组推荐的胃肠道NHL分期原则见表7-5-10。这些分期原则可应用于原发胃NHL的临床分期。

表7-5-9　胃淋巴瘤的Musshoff临床分期标准

分期	描述
Ⅰ期	肿瘤局限于胃
ⅡE_1期	胃和邻近连续性淋巴结受侵
ⅡE_2期	胃和非连续性的膈下淋巴结受侵
Ⅲ期	胃和横膈两侧淋巴结受侵
Ⅳ期	胃合并一个或多个远处结外器官/组织受侵

表7-5-10　胃肠道NHL的临床分期（Modified Blackledge分期标准）

分期	描述
Ⅰ期：	肿瘤局限于胃肠道，无浆膜受侵，单一原发病变或多个非连续性病变
Ⅱ期：	肿瘤侵及区域淋巴结
Ⅱ$_1$：	局部淋巴结（胃旁或肠道旁淋巴结）受侵
Ⅱ$_2$：	远处膈下淋巴结（肠系膜、腹主动脉旁、腔静脉旁、盆腔和腹股沟淋巴结）受侵
ⅡE期：	肿瘤穿透浆膜侵及邻近器官或组织
Ⅱ$_{1E}$：	同时有局部淋巴结（胃旁或肠道旁淋巴结）受侵
Ⅱ$_{2E}$：	同时有远处膈下淋巴结（肠系膜、腹主动脉旁、腔静脉旁、盆腔和腹股沟淋巴结）受侵
Ⅳ期：	远处结外器官受侵或胃肠道病变伴膈上淋巴结受侵

四、治疗

目前，胃NHL以保留胃功能治疗如抗Hp治疗、放疗和化疗为主要治疗手段，ⅠE期Hp阳性应抗Hp感染治疗，ⅠE～ⅡE期低度恶性胃MALT淋巴瘤以放疗为主，中高度恶性胃NHL局限期以化疗后放疗为综合治疗手段。肠道NHL的预后较差，通常在原发肿瘤切除后才能明确病理诊断，建议术后化疗和放疗（表7-5-12）。

（一）Ⅰ～Ⅱ期　Ⅰ～Ⅱ期胃NHL的治疗原则主要根据病理类型，低度恶性胃MALT淋巴瘤和滤泡淋巴瘤以抗Hp治疗或放疗为主要治疗手段，胃粘膜相关淋巴瘤的治疗见另一章节。Ⅰ～Ⅱ期胃DLBCL化疗后局部区域放疗是标准治疗原则，手术治疗不再是主要治疗手段。

墨西哥的一组随机研究证明，胃原发DLBCL术后化疗或单纯化疗的疗效显著优于局部治疗如单纯手术或手术加放疗。共有589例病人随机分成4组：单纯手术148例，手术加放疗138例，手术加化疗153例，单纯化疗150例。CHOP方案化疗后，放疗40Gy。4组的10年无事件生存率分别为

28%、23%、82%和92%（$P<0.001$），10年总生存率分别为54%、53%、91%和96%（$P<0.001$）。化疗显著提高了生存率。这是胃弥漫性大B细胞淋巴瘤唯一的随机对照研究。

越来越多的研究显示，保留胃功能的非手术治疗（化疗和放疗）可以取得和手术（加化疗）同样的疗效。在德国多中心前瞻性研究中（GIT NHL 02/96），1996年12月~2004年1月共治疗747例病人，入组条件为胃肠道NHL、年龄≥18岁、Ⅰ~Ⅱ期，Hp阳性的Ⅰ期胃MALT淋巴瘤只有在抗Hp治疗失败后才能入组。至2003年共有Ⅰ~Ⅱ期520例，除外病变进展、抗Hp治疗有效、复查无病理证实或治疗前死亡的病人外，对398例进行了分析。其中335例接受保留胃功能治疗，63例接受手术加其他治疗。治疗原则：低度恶性淋巴瘤接受手术治疗后，如为Ⅰ期R0切除，则观察；如为Ⅱ期都接受术后扩大野（R0）或全腹照射（R1或R2）；非手术治疗组均接受扩大野照射（Ⅰ期）或全腹照射（Ⅱ期）。对于高度恶性淋巴瘤，手术治疗后接受4周期（R0切除）或6周期（R1~2切除）CHOP-14方案化疗加受累野照射（30~40Gy）；非手术治疗组全部接受6个周期CHOP-14化疗加受累野照射（40Gy）。中位随访42个月，全部病人手术组和非手术组的生存率分别为86%和91%。低度恶性淋巴瘤手术组和非手术治疗组的总生存率分别为82.5%和93.1%，高度恶性为86.6%和87%，高度恶性合并小细胞成分淋巴瘤分别为90.9%和96%。Willich等报道169例Ⅰ~Ⅱ期胃NHL，保守治疗和手术治疗的两组5年生存率分别为86%和88%（表7-5-11）。

表7-5-11 胃DLBCL的治疗结果

作者	时间	病理	分期	例数	治疗原则	CR（%）	5年生存率（%）	5年EFS（%）
Raderer等	2002	DLBCL	ⅠE	37	CHOP	89	死亡3例	49月
Binn等	2003	DLBCL	Ⅰ~Ⅱ	58	化疗±放疗		79	
				48	手术+化疗		90	
							$P=0.03$	
Oh等	2005	74% DLBCL	Ⅰ~Ⅳ	58	化疗	71	46	
Wohrer等	2004	DLBCL	Ⅰ~Ⅱ	15	R-CHOP	87	3例死亡	
Ishikura等	2005	DLBCL	Ⅰ~Ⅱ	52	3 CHOP+IF	92	94（2年）	
Schmidt等	2004	DLBCL、	Ⅰ~Ⅱ	60	化疗+IF		93（10年）	
		/MALT等		32	S+化疗/放疗		93（CSS）	
							$P=0.8$	
Aviles等	2004	胃DLBCL	Ⅰ~Ⅱ	148	S		54（10y）	28
				138	S+RT		53	23
				153	S+Chemo		91	82
				150	Chemo		96	92
							$P<0.001$	$P<0.001$
Koch等	2001	DLBCL、	Ⅰ~Ⅱ	106	放疗±化疗		84.4	
		/MALT等		79	手术±化放疗		82	
							$P>0.05$	
Koch等	2005	DLBCL、	Ⅰ~Ⅱ	335	放疗±化疗		91（42月）	86
		/MALT等		63	手术±化放疗		86	83.2
							$P>0.05$	
Nakamura等	2003	胃肠NHL	Ⅰ~Ⅳ	102	放疗±化疗		86	71
				343	手术±化放疗		69	67
							$P=0.0118$	$P=0.3056$
Fischbach等	2000	DLBCL	Ⅰ~Ⅱ	266	手术为主		89~96（低度）	
							83~88（高度R0/R1）	
Park YH	2006	DLBCL	Ⅰ~Ⅱ	50	4CHOP+IFRT	92	92（2年）	92（2年）

（二）Ⅲ～Ⅳ期

Ⅲ～Ⅳ期低度恶性胃淋巴瘤如胃 MALT 淋巴瘤或滤泡淋巴瘤的治疗，如果无明显症状，可考虑观察，有症状或重要器官受侵的病人考虑全身化疗。Ⅲ～Ⅳ期胃 DLBCL 的治疗以化疗为主，辅以局部放疗。

（三）治疗原则　胃淋巴瘤的治疗原则主要根据病理类型和临床分期，目前胃淋巴瘤的治疗主要为保留胃功能的放疗和化疗，手术治疗已经不再是标准治疗手段（表 7－5－12）。肠道淋巴瘤通常需要手术探查，切除后才能取得病理证实，术后再行放疗和化疗。

表 7－5－12　胃 NHL 的治疗原则

病理类型	临床分期	治疗原则
MALT 淋巴瘤	ⅠE、Hp 阳性	抗 Hp 治疗
	ⅠE、Hp 阴性或抗 Hp 失败	放疗（36Gy）
	ⅡE 期	放疗（36～40Gy）
	Ⅲ～Ⅳ期	观察或化疗
其他低度恶性淋巴瘤	ⅠE～ⅡE 期	放疗（36Gy）
（滤泡淋巴瘤）	Ⅲ～Ⅳ期	观察或化疗
弥漫性大 B 细胞淋巴瘤	ⅠE～ⅡE 期	化疗（4～6CHOP）＋放疗（40～45Gy）
（包括 MALT 淋巴瘤伴大细胞转化）	Ⅲ～Ⅳ期	化疗（6～8×CHOP）

五、预后

影响预后的重要因素包括病理类型、临床分期和原发部位等。低度恶性淋巴瘤的生存率高于侵袭性 NHL，原发胃 NHL 的预后优于原发肠道 NHL。同时，DLBCL 的生发中心型预后明显优于非生发中心型。

Willich 等报道 169 例Ⅰ～Ⅱ期胃 NHL，包括各种病理类型，无事件生存率在不同病理类型间存在差别，低度恶性、高度恶性和高度恶性含有低度恶性成分的 5 年无事件生存率分别为 90%、80% 和 63%，但总生存率无差别，分别为 92%、81% 和 88%。Koch 等报道，Ⅰ～Ⅱ期弥漫性大 B 细胞淋巴瘤通过以化疗＋受累野照射可以取得和 MALT 淋巴瘤同样的疗效。Chen 等分析 43 例胃淋巴瘤中，包括 33 例 DLBCL，4 例 MALT，6 例 DLBCL 伴 MALT 成分，Bcl－6 表达和总生存率有关，将胃淋巴瘤分为生发中心型和非生发中心型，预后也有显著差别。

六、照射技术

胃 NHL 的照射范围包括全胃、胃周淋巴结和腹主动脉旁淋巴瘤。造影剂显示胃和小肠，常规模拟机下摄定位片，胃周围外放 2cm，射野上界位于 T_8 上缘，下界至 $L_{2\sim3}$ 或 $L_{4\sim5}$ 水平，侧野保护肾脏。也可采用 CT 模拟定位，应用适形或 IMRT，能更好地保护肾脏。胃 MALT 淋巴瘤的根治性照射剂量为 36～40Gy。胃 DLBCL 化疗后的照射剂量为 40Gy，如果有肿瘤残存，照射剂量为 45Gy，DT 1.5～1.8Gy/次（图 7－5－1，7－5－2）。

第四节　韦氏环淋巴瘤

韦氏环 NHL 定义为原发于咽淋巴环的淋巴瘤，包括鼻咽、扁桃体、舌根和口咽。韦氏环 NHL 在我国常见，占全部 NHL 的 23.5%，也是最常见的头颈部 NHL。其次为原发鼻腔 NHL，占全部淋巴瘤的 10%。韦氏环 NHL 病理类型以弥漫性大 B 细胞淋巴瘤为主，治疗原则主要根据病理类型和临床

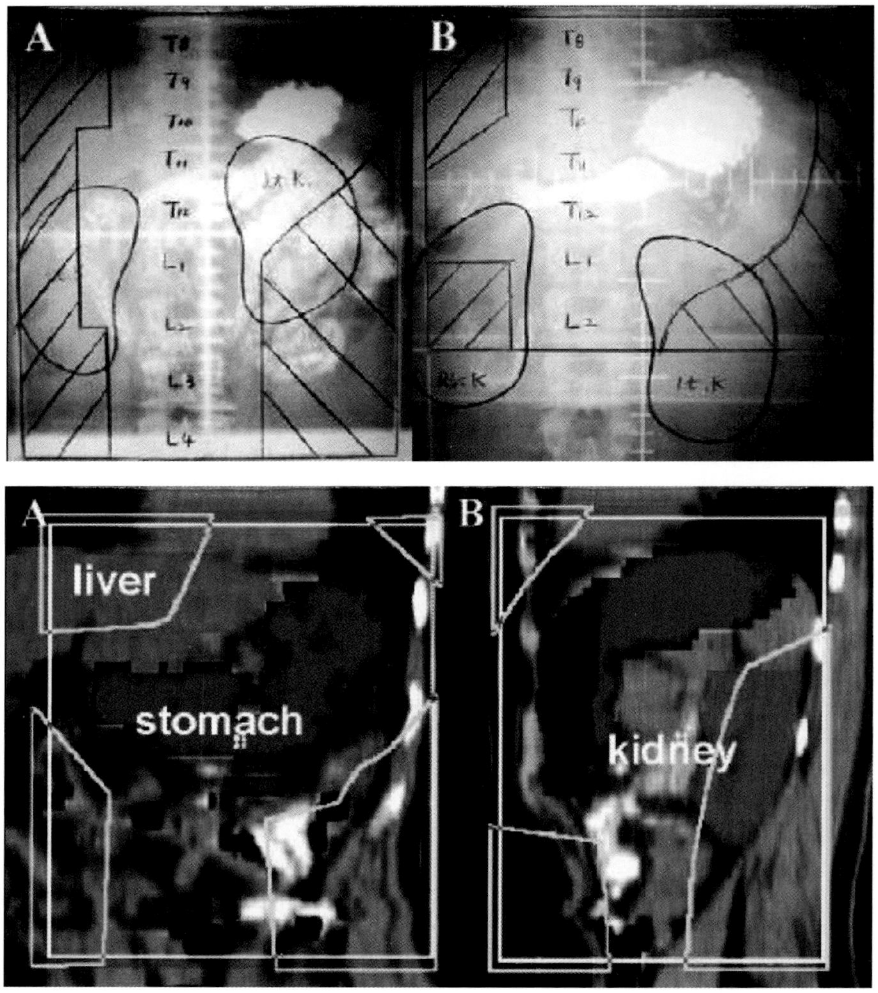

图 7-5-1 胃 NHL 常规照射野示意图

(摘自 Park HC 等. Yonsei Medical Journal, 2002, 43: 601~606.)

分期。

一、病理

韦氏环原发 NHL 主要为 B 细胞淋巴瘤，常见的病理类型为弥漫性大 B 细胞淋巴瘤，NK/T 细胞淋巴瘤少见。极少数为滤泡淋巴瘤和结外粘膜相关淋巴瘤。

二、临床表现

男性多见，男:女=2~3:1，中位年龄为 43 岁，国外为 60~65 岁。原发部位以扁桃体最常见，约为 60%，其次为鼻咽、舌根和口咽。临床表现和原发部位有关，主要表现为鼻咽出血、耳鸣、扁桃体肿大、颈部肿物等。临床Ⅰ~Ⅱ期多见，占 77%，但Ⅰ期少见，约 15%，Ⅱ期 62%，Ⅲ~Ⅳ期占 33%。就诊时，多存在区域淋巴结转移或/和远处转移，占 85%。

三、诊断和分期

临床分期检查包括病史询问、体格检查、血常规、肝肾功能、LDH、头颈部 CT、胸腹部 CT、盆腔 CT、骨髓活检或穿刺等。应用 Ann Arbor 分期作为临床分期标准。

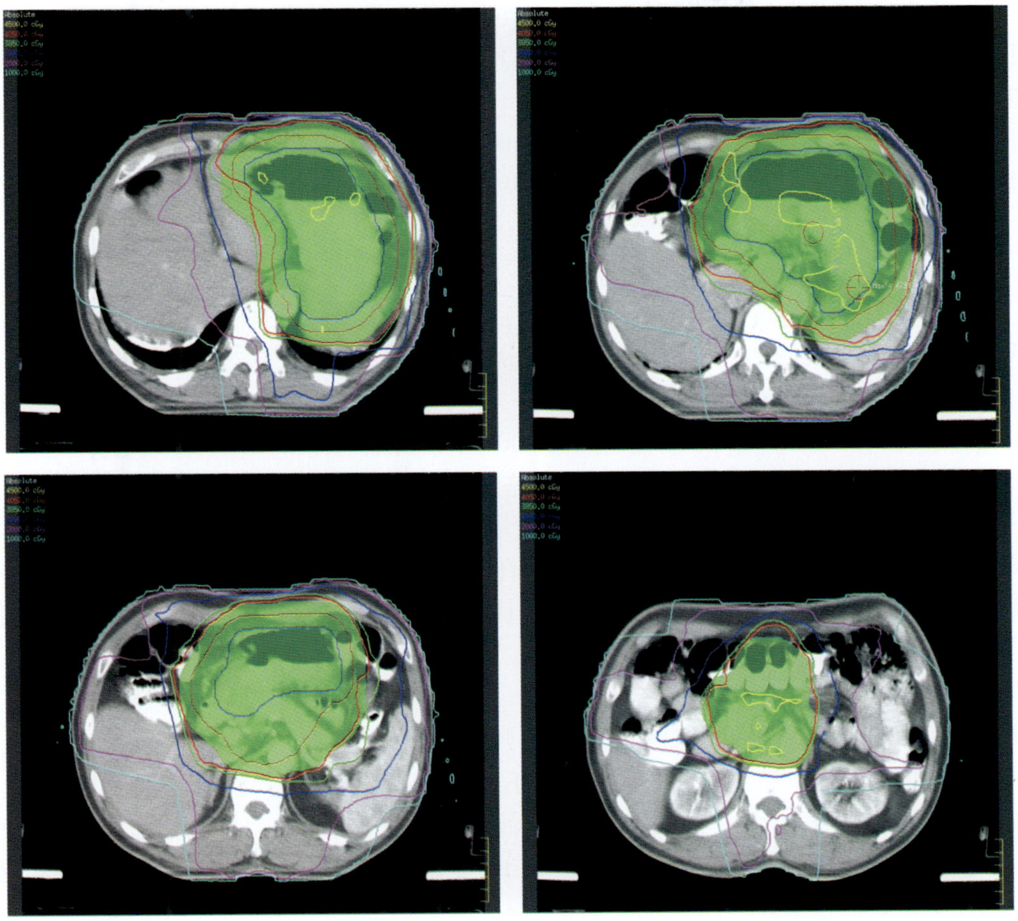

图 7－5－2　胃 MALT 淋巴瘤 IMRT 计划图
（来源于中国医学科学院肿瘤医院，753976）

四、治疗

韦氏环 NHL 的治疗原则主要根据病理类型和临床分期，早期弥漫性大 B 细胞淋巴瘤仍然以 3～4 周期 CHOP 化疗加受累野照射为治疗手段，Ⅲ～Ⅳ期以化疗为主。早期低度恶性 NHL 建议放疗，晚期以化疗为主。

墨西哥 Aviles 等对 316 例临床Ⅰ期韦氏环 NHL 随机研究证明，综合治疗和单纯放疗或单纯化疗比较，5 年无病生存率和总生存率优于后者，5 年总生存率分别为 90%、56% 和 58%，而 5 年 DFS 分别为 83%、48% 和 45%，差别有非常显著意义。RTOG 和 ECOG 中高度恶性淋巴瘤综合治疗和单纯化疗的随机对照研究结果也显示，综合治疗提高了生病生存率和总生存率。

中国医学科学院肿瘤医院回顾性分析了 390 例 Ann Arbor Ⅰ～Ⅱ期韦氏环 NHL 接受综合治疗或单纯放疗的结果。Ⅰ期 77 例，单纯放疗 34 例，死亡 4 例，5 年癌症相关生存率（CSS）为 90%。综合治疗 43 例，4 例死于肿瘤，5 年 CSS 为 93%，生存率无显著差别（$P=0.823$）。Ⅱ期 313 例中，单纯放疗 100 例，综合治疗 208 例，仅 5 例单纯化疗。单纯放疗和综合治疗的 5 年 CSS 分别为 61% 和 69%，综合治疗组生存率高于单纯放疗，生存率倾向于有显著差别（$P=0.0788$）。单纯放疗和综合治疗组的 5 年 DFS 分别为 50% 和 62%，综合治疗组 DFS 显著高于单纯放疗，统计学上有显著意义（$P=0.037$）。

Takagi 等报道，Ⅰ期韦氏环 NHL 单纯放疗后复发率高。Kondo 等的回顾性分析证明，Ⅱ期韦氏环

NHL 综合治疗疗效明显优于单纯放疗，其 5 年无病生存率分别为 44% 和 10% （$0.05 < P < 0.06$）。Harabuchi 等报道，Ⅰ/Ⅱ期病人综合治疗及单纯放疗疗效无显著差别。在 MD Anderson 早期的研究中发现，Ⅰ期扁桃体 NHL 单纯放射治疗的生存率达 86%，单纯放疗即可取得较好的疗效，但综合治疗可改善Ⅱ期病人的生存率。

基于 RTOG、ECOG 和墨西哥在早期侵袭性 NHL 的 3 项随机对照研究和回顾性研究结果，早期韦氏环弥漫性大 B 细胞淋巴瘤应考虑综合治疗，常规 CHOP 方案化疗 3～4 周期后行韦氏环及区域淋巴结照射。

五、预后

韦氏环 NHL 影响预后的主要因素包括临床分期、部位、国际预后指数（IPI）和病理类型等。Ann Arbor 分期是影响预后的重要因素，Ⅰ、Ⅱ、Ⅲ和Ⅳ期的 5 年和 10 年 CSS 分别为 91%、86%、68%、62%，35%、29%、20% 和 15% （$P = 0.0000$）。相应 5 年和 10 年 DFS 分别为 72%、66%，58%、55%，19%、15%，16%、13%，生存率差别有显著意义（$P = 0.0000$）。

中国医学科学院肿瘤医院的结果证明，国际预后指数是重要的预后因素，舌根 NHL 预后优于扁桃体、鼻咽和口咽 NHL，可能与舌根 NHL 早期病例较多有关。相反，Harabuchi 等分析 71 例韦氏环 NHL，认为原发于舌根 NHL 的生存率低于韦氏环其他部位 NHL，而 Liang 等报道鼻咽 NHL 预后较差。

六、照射技术

韦氏环 NHL 照射采用面颈联合野和下颈切线野。面颈联合野包括鼻咽（颅底）、口咽、扁桃体、舌根和中上颈淋巴引流区。下颈切线照射，包括下颈和锁骨下淋巴结。面颈联合野在 DT 30～35Gy 分野，后颈采用 6～8MeV 电子线补量照射。根治性照射剂量为 DT 50Gy。非大肿块、化疗后达到 CR 的病人照射剂量为 DT 40Gy，单次照射剂量 1.8～2.0Gy。下颈切线野上界必须挡脊髓，以避免面颈联合野和下颈切线野照射剂量重叠（图 7－5－3）。

第五节 原发睾丸淋巴瘤

原发睾丸 NHL 定义为以睾丸肿块为首发症状或主要症状、无明显其他结外器官受侵。它是一种高度侵袭性疾病，易向其他结外部位转移，预后差。法国医师 Malassez 于 1877 年首次对原发睾丸 NHL 进行了描述，1878 年 Curling 提出应将该病看成是一种独立的临床疾病。晚期 NHL 侵犯睾丸时，原发睾丸 NHL 与继发睾丸 NHL 难于鉴别。

一、发病率和病因

原发睾丸 NHL 极少见，仅占所有 NHL 的 1%～2%，结外 NHL 的 2%～4%，睾丸肿瘤的 5%。发病年龄多为 60 岁以上老年人，占 25%～70%，与其他高度恶性 NHL 发病年龄相当。原发睾丸 NHL 的病因不明，可能与外伤、慢性炎症感染和隐睾有关。最近的研究表明，睾丸 NHL 缺乏 HLA-Ⅰ和 HLA-Ⅱ分子表达致使机体免疫监视功能缺陷。该病在 AIDS 患者的发病率较高，其发生机制与机体免疫功能受损有关。

二、病理与遗传学异常

根据工作分类，原发睾丸 NHL 主要为中度恶性淋巴瘤，其中弥漫性大无裂占 57%，免疫母细胞型占 20%，低度恶性少见。根据 WHO 和 REAL 分类原则，弥漫大 B 细胞淋巴瘤是最常见的病理类型，占 80%～90%，淋巴母细胞淋巴瘤和 T 细胞淋巴瘤罕见。发生于儿童的睾丸 NHL 以 Burkitt's 小无裂细胞淋巴瘤为主，滤泡淋巴瘤在任何年龄均少见。

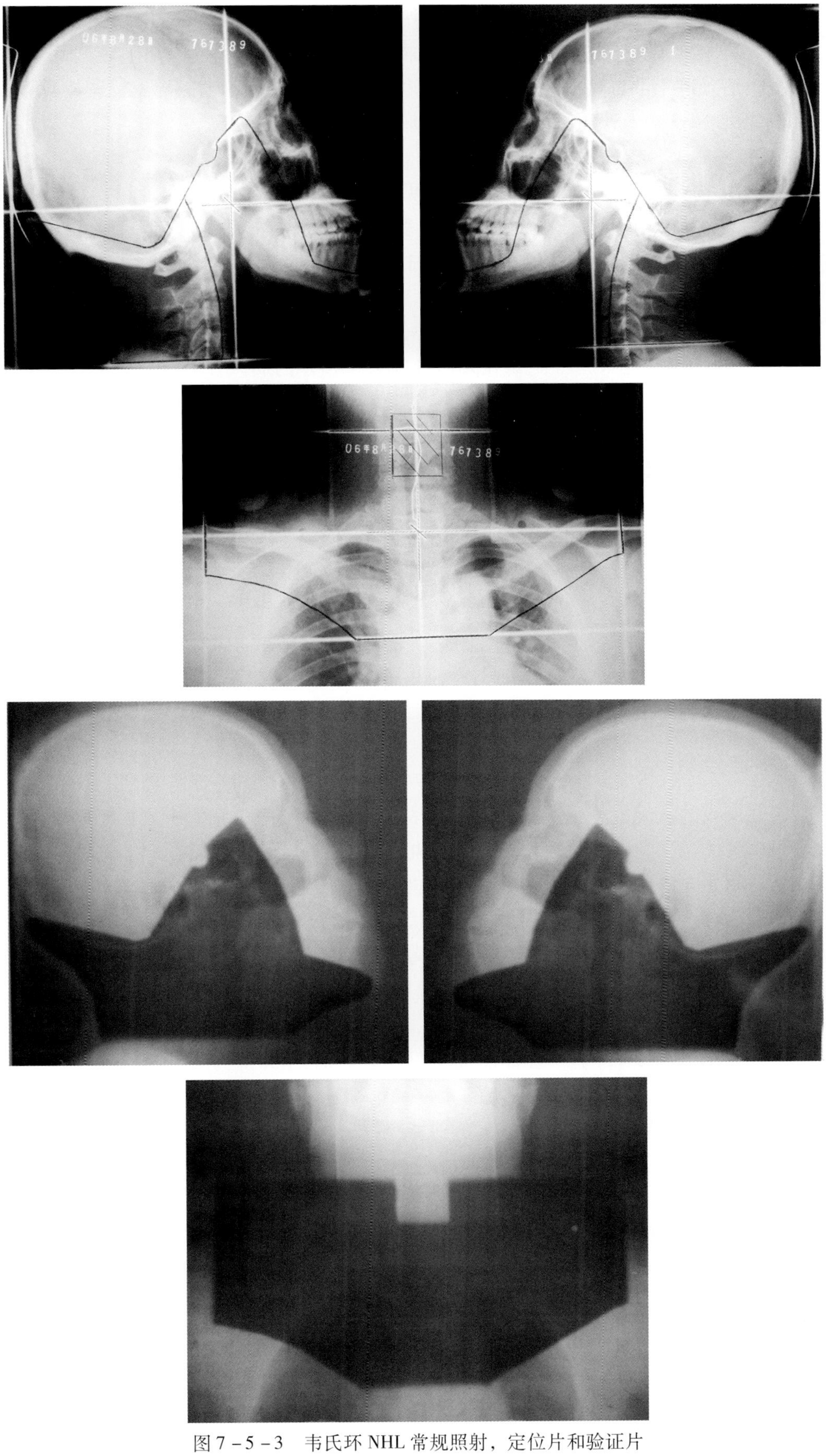

图7－5－3　韦氏环NHL常规照射，定位片和验证片

（来源于中国医学科学院肿瘤医院）

大体标本上，肿瘤直径从1.5～16cm不等，切面呈均质鱼肉状，质软，灰色、褐色或粉红色，可有出血、坏死，界限常不清。光镜下瘤细胞多由未成熟的淋巴细胞构成，细胞多型性，核大小不等，核分裂象常见。瘤细胞沿曲细精管周围弥漫浸润并渗入其中，使曲细精管萎缩，很少见到曲细精管的侵袭与破坏。睾丸NHL常可见血管壁侵袭与破坏。附睾、精索易受侵，亦可累及睾丸被膜和阴囊皮肤。

原发睾丸NHL缺乏滤泡和套细胞淋巴瘤常见的染色体（14；18）和（11；14）的易位，可见IgH的核苷片段V－D－ 和J的重排。原发睾丸弥漫大B细胞淋巴瘤有bcl-2高表达，但无染色体（14；18）易位，这是该病区别于其他弥漫大B细胞淋巴瘤的一个生物学特征。

三、临床表现

原发睾丸NHL的主要症状为一侧睾丸无痛性肿大，10%的病人伴有疼痛，右侧睾丸多见。全身症状包括发热、盗汗和体重下降少见，占5%～25%。体检可触及与睾丸难于区分的肿块，可活动，从正常大小到16cm不等。附睾受侵时，可触及固定、结节样肿物。

原发睾丸NHL常见双侧睾丸受侵，双侧睾丸受侵同时发生者占5%～16%，高于睾丸生殖细胞肿瘤的1%～3%。非同时发生的双侧睾丸受侵更常见，在治疗过程中及治疗后对侧睾丸受侵达15%～50%。当对侧睾丸的病理类型不同于首发睾丸时，表明是第二原发睾丸NHL。

睾丸NHL易侵及邻近结构，如附睾、精索和阴囊皮肤。区域淋巴结受侵包括腹膜后淋巴结和盆腔淋巴结。睾丸NHL容易向其他结外器官转移是该病的一大特点。最常见的结外器官受侵为中枢神经系统（CNS），占14%～30%，其次为韦氏环4%～15%，皮肤4%～15%，骨髓7%～9.7%，偶可见肾、肝、肺和骨受侵。CNS受侵主要为大脑实质，其次为脑膜，临床表现主要为头痛及颅神经症状，淋巴母细胞型或弥漫未分化型侵袭率更高。

四、诊断与分期

超声是睾丸疾病的常规检查手段。正常睾丸表现为均匀一致的高回声，睾丸NHL多为弥漫低回声或点状低回声肿块，独特的超声表现为，沿睾丸纵隔周围可见低回声的条纹状放射带，这种表现与睾丸的解剖结构和睾丸淋巴瘤的特点相一致：睾丸NHL瘤细胞沿睾丸精曲小管和淋巴管侵袭，而睾丸精曲小管和淋巴管走行在睾丸小隔内，呈放射状汇集于睾丸纵隔。

其他常规检查包括血常规、生化检查、X线胸片、胸部和腹盆腔CT、骨髓穿刺。由于CNS侵犯多见，建议腰椎穿刺做为常规检查的一部分。淋巴造影可作为选择性检查手段。原发睾丸NHL的AFP、HCG、LDH多正常。

根据Ann Arbor分期原则，Ⅰ～ⅡE期最多见，就诊时约60%为ⅠE期，ⅡE与Ⅳ期病人各占20%，ⅢE期少见，不足4%。严格意义上的原发睾丸NHL仅指Ⅰ～Ⅱ期病人，Ⅳ期是原发于睾丸还是由于结内淋巴瘤的广泛播散引起，需慎重鉴别。

五、治疗

原发睾丸NHL的治疗，从最初的单纯肿块切除到今天的放疗加化疗综合治疗，经历了一个较为漫长的过程。ⅠE期仅行睾丸切除术，5年总生存率仅为12%～20%，且多在2年内复发。19世纪80年代后采用手术后加区域淋巴结放疗使ⅠE期病人的5年生存率提高到50%～70%，但仍低于其他结外淋巴瘤的80%～95%。此后，睾丸切除术后放疗和化疗综合治疗应用于睾丸NHL治疗中，提高了缓解率及生存率。

由于该病罕见，至今未有规范的治疗模式。目前已达成共识的是先经腹股沟精索高位结扎睾丸切除术，Ⅲ～ⅣE期病人可待全身化疗达完全缓解（CR）后再行睾丸切除。由于血睾屏障的存在，化疗药物难于进入睾丸组织，使睾丸成为恶性肿瘤细胞的“庇护所”，所以睾丸切除既可以取得病理诊断，又可以消除这个“庇护所”。早期病人术后多考虑放疗和化疗综合治疗，放疗可降低局部复发，常考虑对侧睾丸预防照射。

（一）放疗　许多作者研究表明，术后区域淋巴结预防照射有好处，不放疗者区域淋巴结复发率达50%，放疗后几乎无野内复发。中国医学科学院肿瘤医院易俊林等分析的19例原发睾丸NHL，12例进行了术后放疗，照射野包括腹主动脉旁加盆腔淋巴引流区，照射剂量30～50Gy。放疗总的失败率为66.7%（8/12），其中放疗野外失败率占58.3%（7/12），仅1例病人为放疗野内复发。睾丸NHL对放疗敏感，放疗毒副作用轻，多数病人对放疗可耐受，早期病人行区域淋巴结放疗可降低局部复发。

睾丸NHL与睾丸生殖细胞肿瘤一样，经相同的淋巴引流路径首先到达腹膜后淋巴结。放疗部位应包括腹主动脉旁、腔静脉旁及盆腔淋巴结，采用倒“Y”野或“狗腿野”，前后对穿。用6或8MV X或^{60}Co。分次剂量1.5～2.0cGy，总剂量30～45Gy。

放疗后主要的失败部位为结外器官，约70%在放疗后复发，但放疗后极少出现腹膜后复发。因此，睾丸NHL的治疗均应以化疗为主要治疗手段（表7－5－13）。

表7－5－13　原发睾丸NHL睾丸切除术后放射治疗结果

作者	临床分期	例数	CR（%）	总生存率（%）	复发率（%）	复发部位
Martenson	ⅠE	16	－	39月（中位生存）	75	CNS、韦氏环、睾丸、肺、局部淋巴结、肾上腺、骨髓
Duncan	ⅠE/ⅡE	16	－	65（5年）	61	骨髓、韦氏环、CNS、局部、全身
Ostronoff	ⅠE/ⅡE	16	100	－	89	CNS、全身
Connors	ⅠE/ⅡE	29	－	50（4年），	50	CNS、睾丸、全身
Buskirk	ⅠE/ⅡE	11		ⅠE 73，ⅡE 25（2年）	63	韦氏环、CNS、睾丸、肝、皮肤、腹部淋巴结
Niitsu	ⅠE	19	75	37.5	75	CNS、睾丸

CNS：中枢神经系统。

（二）早期病人的化疗　原发睾丸NHL是全身性疾病，具有广泛播散的特点，虽然首程治疗后完全缓解率高达70%～80%，但复发率也较高，ⅠE期亦不例外。复发后挽救治疗效果差，因此早期病人也应采用积极的全身化疗。

早期病人放疗后复发率达50%～89%，且主要为结外器官复发。合并化疗后，复发率明显降低。目前化疗方案仍以CHOP为首选，或含有蒽环类药物的其他方案。

目前研究文献多以回顾性为主，无前瞻性随机对照研究，且病例数少。从目前的临床资料看，原发睾丸NHL预后差，单纯手术或术后放疗容易出现结外器官转移，即使是Ⅰ～ⅡE期术后放疗后，绝大部分病人将出现远处转移，因此，应采用积极的综合治疗方法（表7－5－14）。

（三）晚期病人的治疗　ⅢE/ⅣE期睾丸NHL预后极差，化疗完全缓解率低于25%，中位生存时间9个月，多在2年内死亡。化疗方案以CHOP为主，建议6～8周期化疗，但常规的CHOP方案对原发睾丸的弥漫大细胞淋巴瘤比其他部位的弥漫大细胞淋巴瘤效果差。然而，其他更强化疗方案如m-BACOD、CNOP、CEOP、PACE-BOM、VCAP和更多的化疗周期未显著改善生存率。

表 7-5-14 原发睾丸 NHL 睾丸切除术后综合治疗结果

作者	临床分期	例数	CR（%）	生存期	复发率（%）	复发部位
Ostronoff 等	ⅠE/ⅡE	7	100	-	43	CNS、肺、皮肤
Connors 等	ⅠE/ⅡE	15	-	4 年 OS 93%	6.7	腹腔淋巴结
Niitsu 等*	ⅠE	7	100	5 年 OS 100%	0	无
Linassier 等	ⅠE/ⅡE	16	100	73.5 月 DFS 70%，OS 65	31	CNS、睾丸、腹部淋巴结、皮肤、全身
Zouhair 等	ⅠE/ⅡE	30	-	5 年 OS 63%，DFS 64%	-	CNS、睾丸、皮肤、肺、腹膜后淋巴结
Sasai 等	ⅠE～ⅣE	8	7/8	5 年 OS 45%，DFS 33%	57	CNS、睾丸、肺、皮肤、韦氏环、淋巴结
Crellin 等	ⅠE～ⅡE	4	58.3	中位 OS 31 月 中位 TTP 17 月	25	CNS
Touroutoglou 等	ⅠE～ⅣE	22	73	153 个月 FFS 21% OS 50%	50	CNS、睾丸、全身
Tondini	ⅠE～ⅡE	16	87	TTF 44 月 OS 41 月	45	CNS、睾丸、其他结外器官

CR：完全缓解率；OS：总生存率；DFS：无病生存率；FFS：无失败生存率；TTF：治疗失败时间；TTP：治疗进展时间；CNS：中枢神经系统；* 治疗方式为放疗 + 化疗 + 鞘内注药。

（四）对侧睾丸预防照射　睾丸 NHL 对侧睾丸受侵率高达 20%～50%，是主要的失败原因之一。复发后挽救治疗效果差，多数人主张做对侧睾丸预防照射。由于血睾屏障的作用，化疗药物难以进入睾丸，全身化疗对对侧睾丸无预防作用，使其成为恶性细胞的“避难所”，只有通过放疗才能达到预防转移的目的。此外，原发睾丸 NHL 多为 60 岁以上老年人，保留睾丸意义不大。Zucca 等回顾性总结了 373 例原发睾丸弥漫性大 B 细胞淋巴瘤，多因素分析表明，对侧睾丸预防性照射改善了生存率。

（五）CNS 的预防治疗　血脑屏障的存在使常规化疗药物无法进入颅内，全身化疗对降低 CNS 复发无效，CNS 复发率高达 15%～30%。因此，有作者建议对首程治疗达到 CR 的病人进行 CNS 的预防治疗。预防治疗多应用鞘内注射甲氨蝶呤，但鞘内注射 MTX 能否预防颅内复发，仍存在较大的争议。全脑预防放疗可引起较严重的中枢神经系统毒性，尤其是老年患者，生活质量严重下降，不宜采用。

六、失败原因

睾丸 NHL 即使达完全缓解后仍有较高的复发率，多数报道在 60%～88%。复发部位与首程治疗方式有关。早期病人仅行高位睾丸切除术者，无论局部还是远处复发率均高。给予腹膜后淋巴引流区放疗后，局部复发少见，以全身复发为主。其中 50%～70% 为结外复发，且与分期无关。CNS 和对侧睾丸复发率最高，其次为韦氏环、皮肤、骨、肾、肺。70% 的病人在治疗后 2 年内复发，而 CNS 复发风险性一直持续 10 年，睾丸未做预防照射者，对侧睾丸亦有持续复发的高风险。复发后预后极差，任何解救治疗的方法均无效。Crellin 等认为原发睾丸 NHL 因缺乏表面粘附因子，其“归巢”倾向相对于其他结外 NHL 要弱，因此具有广泛播散的特点。

七、预后因素

原发睾丸 NHL 的预后比其他结外 NHL 差，与中枢神经系统 NHL 近似，预后与国际预后指数、临床分期、病理类型、B 组症状和双侧睾丸受侵等有关。LDH、β_2 微球蛋白、血沉（ESR）与预后关系不大。

结论

原发睾丸 NHL 在病理、复发方式及预后等方面与结内 NHL 或其他结外 NHL 差别较大，应将其看成是一种独特的临床疾病。在睾丸 NHL 的治疗策略、预后因素的研究方面也要区别对待。

治疗建议：所有病人应做睾丸肿瘤切除术，以明确病理诊断。ⅠE/ⅡE 期做术后全身化疗，再考虑区域淋巴引流区照射。ⅢE/ⅣE 期以蒽环类药物化疗为主，至少 6 周期。由于睾丸 NHL 对 CHOP 方案缓解率低，早期或状态好的病人可考虑高剂量化疗；晚期或状态差的病人，不能耐受高强度化疗者，可试用新药及其他研究性化疗方案。晚期病人和脑脊液阳性者可应用预防性鞘内化疗。老年患者可考虑对侧睾丸预防照射。

（李晔雄）

参 考 文 献

原发皮肤淋巴瘤

1. Willemze R, Kerl H, Sterry W, et al. EORTC classification for primary cutaneous lymphomas: A proposal from the cutaneous lymphoma study group of the European Organization for Research and Treatment of Cancer. Blood, 1997, 90:354 ~ 371.
2. Willemze R, Elaine S. Jaffe ES, et al. WHO – EORTC classification for cutaneous lymphomas. Blood, 2005, 105:3768 ~ 3785.
3. Grange F, Hedelin G, Joly P, et al. Prognostic factors in primary cutaneous lymphomas other than mycosis fungoides and the sezary syndrome. Blood, 1999, 93:3637 ~ 3642.
4. Fink – Puches R, Zenahlik P, Back B, et al. Primary cutaneous lymphomas: Applicability of current classification schemes (European Organization for Research and Treatment of Cancer, World Health Organization) based on clinicopathologic features observed in a large group of patients. Blood, 2002, 99:800 ~ 805.
5. Smith BD, Glusac EJ, McNiff JM, et al. Primary cutaneous B cell lymphoma treated with radiotherapy: A comparison of the European Organization for Research and Treatment of Cancer and the WHO classification systems. J Clin Oncol, 2004, 22:634 ~ 639.
6. Eich HT, Eich D, Micke O, et al. Long – term efficacy, curative potential, and prognostic factors of radiotherapy in primary cutaneous B cell lymphoma. Int J Radiat Oncol Biol Phys, 2003, 55:899 ~ 906.
7. Yap LM, Blum R, Foley P, et al. Clinical study of primary cutaneous B cell lymphoma using both the European Organization for Research and Treatment of Cancer and World Health Organization classifications. Australas J Dermatol, 2003, 44: 110 ~ 115.
8. Storz MN, van de Rijn M, Kim YH, et al. Gene expression profiles of cutaneous B cell lymphoma. J Invest Dermatol, 2003, 120:865 ~ 870.
9. Grange F, Bekkenk MW, Wechsler J, et al. Prognostic factors in primary cutaneous large B cell lymphomas: A european multicenter study. J Clin Oncol, 2002, 19:3602 ~ 3610.
10. Mirza I, Macpherson N, Paproski S, et al. Primary cutaneous follicular lymphoma: An assessment of clinical, histopathologic, immunophenotypic, and molecular features. J Clin Oncol, 2002, 20:647 ~ 655.
11. Grange F, Hedelin G, Joly P, et al. Prognostic factors in primary cutaneous lymphomas other than mycosis fungoides and the Sézary syndrome. Blood, 1999, 93:3637 ~ 3642.
12. Bekkenk MW, Vermeer MH, Jansen PM, et al. Peripheral T cell lymphomas unspecified presenting in the skin: Analysis of prognostic factors in a group of 82 patients. Blood, 2003, 102:2213 ~ 2219.
13. Hoefnagel JJ, Dijkman R, Basso K, et al. Distinct types of primary cutaneous large B cell lymphoma identified by gene expression profiling. Blood, 2005, 105:3671 ~ 3678.
14. Grange F, Petrella T, Beylot – Barry M, et al. Bcl – 2 protein expression is the strongest independent prognostic factor of survival in primary cutaneous large B cell lymphomas. Blood, 2004, 103:3662 ~ 3668.
15. Ferreri AJM, Campo E, Seymour JF, et al. Intravascular lymphoma: Clinical presentation, natural history, management and prognostic factors in a series of 38 cases with special emphasis on the "cutaneous variant." Br J Haematol, 2004, 127: 173 ~ 183.
16. Rubin MA, Cossman J, Freter CE, et al. Intravascular large cell lymphoma coexisting within hemangiomas of the skin.

Am J Surg Pathol, 1997, 21:860～864.
17. Kobayashi T, Murakata S, Sugiura H, et al. Angiotropic lymphoma: proliferation of B cells in the capillaries of cutaneous angiomas. Br J Dermatol, 2000, 143:162～164.
18. Kodama K, Massone C, Chott A, et al. Primary cutaneous large B cell lymphomas: Clinicopathologic features, classification, and prognostic factors in a large series of patients. Blood, 2005, 106:2491～2497.
19. Smith BD, Smith GL, Cooper DL, et al. The Cutaneous B cell lymphoma prognostic index: A Novel prognostic index derived from a population－based registry J Clin Oncol, 2005, 23:3390～3395.
20. Zinzani PL, Quaglino P, Pimpinelli P, et al. Prognostic factors in primary cutaneous B cell lymphoma: The Italian Study Group for Cutaneous Lymphomas. J Clin Oncol, 2006, 24:1376～1382.
21. Molina A, Zain J, Arber DA, et al. Durable clinical, cytogenetic, and molecular remissions after allogeneic hematopoietic cell transplantation for refractory Sezary syndrome and mycosis fungoides. J Clin Oncol, 2005, 23:6163～6171.

胃肠道淋巴瘤

22. Nakamura S, Matsumoto T, Lida M, et al. Primary gastrointestinal lymphoma in Japan. A clinicopathologic analysis of 455 patients with special reference to its time trends. Cancer, 2003, 97:2462～2473.
23. Binn M, Ruskoné－Fourmestraux A, Lepage E, et al. Surgical resection plus chemotherapy versus chemotherapy alone: Comparison of two strategies to treat diffuse large B cell gastric lymphoma. Ann Oncol, 2003, 14:1751～1757.
24. Raderer M, Chott A, Drach J, et al. Chemotherapy for management of localized high－grade gastric B cell lymphoma: How much is necessary? Ann Oncol, 2002, 13:1094～1098.
25. Daum S, Ullrich R, Heise W, et al. Intestinal non－Hodgkin's lymphoma: A multienter prospective clinical study from the German Study Group on intestinal non－Hodgkin's lymphoma. J Clin Oncol, 2003, 21:2740～2746.
26. Aviles A, Nambo MJ, Neri N, et al. The role of surgery in primary gastric lymphoma. Results of a controlled clinical trial. Ann Surg, 2004, 40:44～50.
27. Kohno S, Ohshima K, Yoneda S, et al. Clinicopathological analysis of 143 primary malignant lymphomas in the small and large intestines based on the new WHO classification. Histopathology, 2003, 43:135～143.
28. Fischbach W, Dragosics B, Kolve－Gobeler ME, et al. Primary gastric B cell－lymphoma: Results of a prospective multicenter study. Gastroenterology, 2000, 119:1191～1202.
29. Koch P, del Valle F, Berdel WE, et al. Primary gastrointestinal non－Hodgkin's lymphoma Ⅱ: Combined surgical and conservative or conservative management only in localized gastric lymphoma—Results of the prospective German multicenter study (GIT NHL 01/92). J Clin Oncol, 2001, 19:3874～3883.
30. Koch P, del Valle F, Berdel WE, et al. Primary gastrointestinal non－Hodgkin's lymphoma Ⅰ: Anatomical and histological distribution, clinical features, and survival data of 371 patients registered in the German multicenter study (GIT NHL 01/92). J Clin Oncol, 2001, 19:3861～3873.
31. Koch P, Probst A, Berdel WE, et al. Treatment results in localized primary gastric lymphoma: Data of patients registered within the German multicenter study (GIT NHL 02/96). J Clin Oncol, 2005, 21:7050～7059.
32. Wang SL, Liao ZX, Liu XF, et al. Primary early－stage intestinal and colonic non－Hodgkin's lymphoma: Clinical features, management, and outcome of 37 patients. World J Gastroenterol, 2005, 11 (37): 5905～5909.
33. 王淑莲，刘新帆，李晔雄，等. 41例原发肠道淋巴瘤的治疗结果. 中华放射肿瘤学杂志，2005，14:189～192.
34. Oh DY, I S Choi IS, Kim JH, et al. Management of gastric lymphoma with chemotherapy alone. Leuk Lymphoma, 2005, 46 (9): 1329～1335.
35. Chen YW, Hu XT, Liang AC, et al. High BCL6 expression predicts better prognosis, independent of BCL6 translocation status, translocation partner, or BCL6 deregulating mutations, in gastric lymphoma. Blood, 2006, [Epub ahead of print].
36. Ishikura S, Tobinai K, Ohtsu A, et al. Japanese multicenter phase Ⅱ study of CHOP followed by radiotherapy in stage Ⅰ－Ⅱ, diffuse large B cell lymphoma of the stomach. Cancer Sci, 2005, 96 (6): 349～352.
37. Wohrer S, Puspok A, Drach J, et al. Rituximab, cyclophosphamide, doxorubicin, vincristine and prednisone (R－CHOP) for treatment of early－stage gastric diffuse large Bcell lymphoma. Ann Oncol, 2004, 15:1086～1090.
38. Willich NA, Reinartz G, Horst EJ, et al. Operative and conservative management of primary gastric lymphoma: interim

results of a German multicenter study. Int J Radiat Oncol Biol Phys, 2000, 46：895～901.

39. Schmidt W－P, Schmitz N, Sonnen R. Conservative management of gastric lymphoma：The treatment option of choice. Leuk Lymphoma, 2004, 45：1847～1852.

40. Aviles A, Nambo MJ, Neri N, et al. Mucosa associated lymphoid tissue（MALT）lymphoma of the stomach：Results of a controlled clinical trial. Med Oncol, 2005, 22：57～62.

41. Radaszkiewicz T, Dragosics B, Bauer P. Gastrointestinal malignant lymphomas of the mucosa－associated lymphoid tissue：factors relevant to prognosis. Gastroenterology, 1992, 102：1628～1638.

42. d'Amore F, Brincker H, Grømbæk K, et al. Non－Hodgkin's lymphoma of the gastrointestinal tract：A population－based analysis of incidence, geographic distribution, clinicopathologic presentation features, and prognosis. J Clin Oncol, 1994, 12：1673～1684.

43. Liang R, Todd D, Chan TK, et al. Prognostic factors for primary gastrointestinal lymphoma. Hematol Oncol1995, 13：153～163.

44. Park HC, Park W, Hahn JS, et al. Low grade MALT lymphoma of the stomach：Treatment outcome with radiotherapy alone. Yonsei Medical Journal, 2002, 43：601～606.

45. Biancia CD, Hunt M, Furhang E, et al. Radiation treatment planning techniques for lymphoma of the stomach. Int J Radiat Oncol Biol Phys, 2005, 62：745～751.

46. Park YH, Lee SH, Kim WS, et al. CHOP followed by involved field radiotherapy for localized primary gastric diffuse large B cell lymphoma：Results of a multi center phase Ⅱ study and quality of life evaluation. Leuk Lymphoma, 2006, 47：1253～1259.

47. Chen YW, Hu XT, Liang AC, et al. High BCL6 expression predicts better prognosis, independent of BCL6 translocation status, translocation partner, or BCL6－deregulating mutations, in gastric lymphoma. Blood, 2006, 108：2373～2383.

韦氏环淋巴瘤

48. Aviles A, Delgado S, Ruiz H, et al. Treatment of non－Hodgkin's lymphoma of Waldeyer's ring：radiotherapy versus chemotherapy versus combined therapy. Eur J Cancer, 1996, 32B：19～23.

49. 李晔雄，高远红，袁志勇，等．国际预后指数在韦氏环非霍奇金淋巴瘤的预后意义。中华放射肿瘤学杂志，2002，11：105～110.

50. 高远红，李晔雄，袁智勇，等．原发扁桃体非霍奇金淋巴瘤的预后因素．中华肿瘤杂志，2002，24：483～485.

51. 赵路军，李晔雄，袁智勇，等．原发于舌根非霍奇金淋巴瘤临床特点和预后．中华放射肿瘤学杂志，2003，12：21～24.

52. 高远红，李晔雄，袁智勇，等．早期原发扁桃体非霍奇金淋巴瘤的治疗．中华血液学杂志，2003，24（4）：190～192.

53. 袁智勇，李晔雄，赵路军，等．鼻咽非霍奇金淋巴瘤的临床和预后分析．中华肿瘤杂志，2004，26：425～429.

54. Kondo M, Mikata A, Ogawa K, et al. Prognostic factors in stage Ⅰ and Ⅱ non－Hodgkin's lymphoma of Waldeyer's ring. Acta Radiol Oncol, 1985, 24：153～158.

55. Sihmm DS, Dosoretz DE, Harris NL, et al. Radiation therapy of Waldeyer's ring lymphoma. Cancer, 1984, 54：426～431.

56. Saul SH, Kapadia SB. Primary lymphoma of Waldeyer's ring：Cliniccopathologic study of 68 cases. Cancer, 1985, 56：157～166.

57. Liang R, Chiu E, Todd D, et al. Combined chemotherapy and radiotherapy for lymphomas of Waldeyer's ring. Oncol, 1991, 48：362～364.

58. Shipp MA, Harrington DP, Anderson JR, et al. A predictive model for aggressive non－Hodgkin's lymphoma. N Engl J Med, 1993, 329：987～994.

59. The non－Hodgkin's lymphoma classification project. A clinical evaluation of the International Lymphoma Study Group classification of non－Hodgkin's lymphoma. Blood, 1997, 89：3909～3918.

60. Mok TS, Steinberg J, Chan AT, et al. Application of the international prognostic index in a study of Chinese patients with non－Hodgkin's lymphoma and a high incidence of primary extranodal lymphoma. Cancer, 1998, 82：2439～2448.

61. Miller TP, Dahlberg S, Cassady JR, et al. Chemotherapy alone compared with chemotherapy plus radiotherapy for local-

ized intermediate - and high - grade non - Hodgkin's lymphoma. N Engl J Med, 1998, 339:21 ~26.
62. Glick J, Kim K, Earle J, et al. An ECOG randomized phase Ⅲ trial of CHOP vs. CHOP + radiotherapy (XRT) for intermediate grade early stage non - Hodgkin's lymphoma (NHL). In: Perry MC (ed). Proceedings of the Thirty - First Annual Meeting of the American Society of Clinical Oncology, Los Angeles, California, May 20 ~23, 1995.
63. Banfi A, Bonadonna G, Carnevali G, et al. Lymphoreticular sarcomas with primary involvement of Waldeyer's ring: Clinical evaluation of 225 cases. Cancer, 1970, 26:341 ~350.
64. Anderson JR, Armitage JO, Weisenburger DD, et al. Epidemiology of the non - Hodgkin's lymphomas: distributions of the major subtypes differ by geographic locations. Ann Oncol, 1998, 9:717 ~720.
65. Harabuchi Y, Tsubota H, Ohguro S, et al. Prognostic factors and treatment outcome in non - Hodgkin's lymphoma of Waldeyer's ring. Acta Oncologica, 1997, 36:413 ~420.
66. Barton JH, Osborne BM, Butler JJ, et al. Non - Hodgkin's lymphoma of the tonsil. A clinicopathologic study of 65 cases. Cancer, 1984, 53:86 ~95.
67. Yuen A, Jacobs C. Lymphomas of the head and neck. Semin Oncol, 1999, 26:338 ~345.
68. Rodriguez J, McLaughlin P, Hagemmeister FB, et al. Follicular large cell lymphoma: An aggressive lymphoma that often presents with favorable prognostic features. Blood, 1999, 93:2202 ~2207.
69. Falini B, Pileri S, Zinzani PL, et al. ALK + lymphoma: Clinico - pathological findings and outcome. Blood, 1999, 93:2697 ~2706.
70. Kobayashi Y, Ogino T, Hayashi T, et al. Prognostic factors in non - Hodgkin's lymphoma of Waldeyer's ring and the lymph nodes of the neck [Article in Japanese]. Nippon Jibiinkoka Gakkai Kaiho, 2000, 103:761 ~9.
71. Takagi T, Sampi K, Iida K. Stage I malignant lymphoma of Waldeyer's ring: Frequent relapse after radiation therapy. Ann Oncol, 1992, 3:137 ~139.

原发 CNS 淋巴瘤

72. Ahsan H, Neugut AL, Bruce JN. Trends in incidence of primary malignant brain tumors in USA, 1981 -1990. Int J Epidemiol, 1995, 24:1078 ~1085.
73. Blay JY, Conroy T, Chevreau C, et al. High dose methotrexate for the treatment of primary central nervous system lymphomas: analysis of survival and late neurological toxicity in a retrospective series. J Clin Oncol, 1998, 16:864 ~871.
74. Bataille B, Delwail V, Menet E, et al. Primary intracerebral malignant lymphoma: report of 248 cases. J Neurosurg, 2000, 92:261 ~266.
75. Talbot JN, Haioun C, Rain JD, et al. ^{18}F - FDG positron imaging in clinical management of lymphoma patients. Crit Rev Oncol Hematol, 2001, 38:193 ~221.
76. Weller M. Glucocorticoid treatment of primary CNS lymphoma. J Neurooncol, 1999, 43:237 ~239.
77. Blay JY, Ongolo - Zogo C, Sebban C, et al. Primary cerebral lymphomas: unsolved issues regarding first line treatment, follow - up, late neurological toxicity and treatment of relapses. Ann Oncol, 2000, 11:39 ~44.
78. Nelson DF, Martz KL, Bonner H, et al. Non - Hodgkin's lymphoma of the brain: can high dose, large volume radiation therapy improve survival? Report on a prospective trial by the Radiation Therapy Oncology Group (RTOG): RTOG 83 ~15. Int J Radiat Oncol Biol Phys, 1992, 23:9 ~17.
79. Qin DX, Zheng R, Tang J, et al. Influence of radiation on the blood - brain barrier and optimum time of chemotherapy. Int J Radiat Oncol Biol Phys, 1991, 19:1507 ~1510.
80. DeAngelis LM, Seiferheld W, Schold SC, et al. Combination chemotherapy and radiotherapy for primary central nervous system lymphoma: radiation therapy oncology group study 93 -10. J Clin Oncol, 2002, 20:4643 ~4648.
81. Brada M, Hjiyiannakis D, Hines F, et al. Short intensive primary chemotherapy and radiotherapy in sporadic primary CNS lymphoma. Int J Radiat Oncol Biol Phys, 1998, 40:1157 ~1162.
82. O'Brien P, Roos D, Pratt G, et al. Phase Ⅱ multicenter study of brief single - agent methotrexate followed by irradiation in primary CNS lymphoma. J Clin Oncol, 2000, 18:519 ~526.
83. Bessell EM, Guillermo AL, Villa S, et al. Importance of radiotherapy in the outcome of patients with primary CNS lymphoma: an analysis of the CHOD/BVAM regimen followed by two different radiotherapy treatments. J Clin Oncol, 2001, 20:231 ~236.

84. Mead GM, Bleehen NM, Gregor A, et al. A medical research council randomized trial in patients with primary cerebral non－Hodgkin lymphoma: Cerebral radiotherapy with and without cyclophosphamide, doxorubicin, vincristine, and prednisone chemotherapy. Cancer, 2000, 89: 1359～1370.

85. Corn BW, Dolinskas C, Scott C, et al. Strong correlation between imaging response and survival among patients with primary central nervous system lymphoma: A secondary analysis of RTOG studies 83－15 and 88－06. Int J Radiat Oncol Biol Phys, 2000, 47: 299～303.

86. 张玉晶，刘新帆，房辉，等. 脑原发淋巴瘤19例临床分析. 中华放射肿瘤学杂志，2002，11: 183～186.

87. Ferreri AJ, Reni M, Pasini F et al. A multicenter study of treatment of primary CNS lymphoma. Neurology, 2002, 58: 1513～1520.

88. Hoang－Xuan K, Taillandier L, Chinot O, et al. Chemotherapy alone as initial treatment for primary CNS lymphoma in patients older than 60 years: a multicenter phase Ⅱ study (26952) of the European Organization for Research and Treatment of Cancer Brain Tumor Group. J Clin Oncol, 2003, 21: 2726～2731.

89. McAllister LD, Doolittle ND, Guastadisegni PE, et al. Cognitive outcomes and long－term follow－up results after enhanced chemotherapy delivery for primary central nervous system lymphoma. Neurosurgery, 2000, 46: 51～60.

90. Ng S, Rosenthal MA, Ashley D, et al. High－dose methotrexate for primary CNS lymphomas in the elderly. Neuro－Oncology, 2000, 2: 40～44.

91. Batchelor T, Carson K, O'Neill A, et al. Treatment of primary CNS lymphoma with methotrexate and deferred radiotherapy: A report of NABTT 96－07. J Clin Oncol, 2003, 21 (6): 1044～1049.

92. Shibamoto Y, Hayabuchi N, Hiratsuka J, et al. Is whole－brain irradiation necessary for primary central nervous system lymphoma? Cancer, 2003, 97: 128～133.

93. Ferreri AJ, Blay JY, Reni M, Prognostic scoring system for primary CNS lymphomas: the International Extranodal Lymphoma Study Group experience. J Clin Oncol, 2003, 21: 266～272.

94. Poortmans P, Kluin－Nelemans HC, Reiche HH, et al. European Organization fro Research and Treatment of Cancer Lymphoma Group phase Ⅱ trial 20962 evaluating high－dose methotrexate－based chemotherapy followed by consolidating radiotherapy in non－AIDS－related primary CNS lymphoma. J Clin Oncol, 2003, 21: 4483～4489.

95. Pels H, Schmidt－Wolf IGH, Glasmacher A, et al. Primary central nervous system lymphoma: Results of a pilot and phase Ⅱ study of systemic and intraventricular chemotherapy with deferred radiotherapy. J Clin Oncol, 2003, 21: 4489～4495.

96. Shenkier TN, Voss N, Chhanabhai M, et al. The treatment of primary central nervous system lymphoma in 122 immunocompetent patients. Cancer, 2005, 103: 1008～1017.

97. Shenkier TN, Blay JY, O'Neill BP, et al. Primary CNS Lymphoma of T cell origin: A descriptive analysis from the International Primary CNS Lymphoma Collaborative Group. J Clin Oncol, 2005, 23: 2233～2239.

98. Omuro AM, DeAngelis LM, Yahalom J, et al. Chemoradiotherapy for primary CNS lymphoma: An intent－to－treat analysis with complete follow－up. Neurology, 2005, 11, 64: 69～74.

99. Shibamoto Y, Ogino H, Hasegawa M, et al. Results of radiation monotherapy for primary central nervous system lymphoma in the 1990s. Int J Radiat Oncol Biol Phys, 2005, 62: 809～813.

100. Camilleri－Broet S, Criniere E, Broet P, et al. Auniform activated B cell like immunophenotype might explain the poor prognosis of primary central nervous system lymphomas: Analysis of 83 cases. Blood, 2006, 107: 190～196.

原发睾丸淋巴瘤

101. Hurley LJ, Burke CR, Shetty SK, et al. Bilateral primary non－Hodgkin's lymphoma of the testis. Urology, 1996, 47: 596～598.

102. Touroutoglou N, Dimopoulos MA, Younes A, et al. Testicular lymphoma: late relapses and poor outcome despite doxorubicin－based therapy. J Clin Oncol, 1995, 13 (6): 1361～1367.

103. Tweed CS, Peck RJ, Goel S, et al. A sonographic appearance of testicular lymphoma. Clin Radiol, 1991, 43 (5): 341～342.

104. Zouhair A, Weber D, Belkacemi Y, et al. Outcome and patterns of failure in testicular lymphoma. A multicenter rare cancer network study. Int J Radiat Oncol Biol Phys, 2002, 52: 652～656.

105. Crellin AM, Hudson BV, Bennett MH, et al. Non – Hodgkin's lymphoma of the testis. Radiother Oncol, 1993, 27 (2):99 ~ 106.

106. Pectasides D, Economopoulos T, Kouvatseas G, et al. Anthracycline – based chemotherapy of primary non – Hodgkin's lymphoma of the testis. the hellenic cooperative oncology group experience. Oncology, 2000, 58 (4):286 ~ 292.

107. 崔晓利，李伟，于振涛，等. 睾丸非霍奇金淋巴瘤的治疗. 中华放射肿瘤学杂志，2000，9 (4):240.

108. Buzelin F, Karam G, Moreau A, et al. Testicular tumor and the acquired immunodeficiency syndrome. Eur Urol, 1994, 26:71 ~ 72.

109. Roche H, Suc E, Pons A, et al. Stage ⅠE non – Hodgkin's lymphoma of the testis. A need for a brief aggressive chemotherapy. J Urol, 1989, 141 (3):554 ~ 556.

110. Seymour JF, Solomon B, Wolf MM, et al. Primary large cell non – Hodgkin's lymphoma of the testis. A retrospective analysis of patterns of failure and prognostic factors. Clin Lymphoma, 2001, 2 (2): 109 ~ 115.

111. Zietman AL, Coen JJ, Ferry JA, et al. The management and outcome of stage ⅠAE non – Hodgkin's lymphoma of the testis. J Urol, 1996, 155 (3):943 ~ 946.

112. Emura A, Kudo S, Mihara M, et al. Testicular malignant lymphoma: imaging and diagnosis. Radiat Med, 1996, 14: 121 ~ 126.

113. Nonomura N, Aozasa K, Ueda T, et al. Malignant lymphoma of the testis: histological and immunohistological study of 28 cases. J Urol, 1989, 141 (6): 1368 ~ 1371.

114. Martenson JA, Buskirk SJ, Ilstrup DM, et al: Patterns of failure in primary testicular non – Hodgkin's lymphoma. J Clin Oncol, 1988, 6:297 ~ 302.

115. Kim YB, Chang SK, Yang WI, et al. Primary NK/T cell lymphoma of the testis: A case report and review of the literature. Acta Haematol, 2003, 109:95 ~ 100.

116. Ferry JA, Harris NL, Young RH, et al. Malignant lymphoma of the testis, epididymis, and spermatic cord. A clinicopathologic study of 69 cases with immunophenotypic analysis. Am J Surg Pathol, 1994, 18 (4):376 ~ 390.

117. Dalle JH, Mechinaud F, Michon J, et al. Testicular disease in childhood B – cell non – Hodgkin's lymphoma. The French society of pediatric oncology experience. J Clin Oncol, 2001, 19 (9):2397 ~ 2403.

118. Hyland J, Lasota J, Jasinski M, et al. Molecular pathological analysis of testicular diffuse large cell lymphomas. Hum Pathol, 1998, 29 (11): 1231 ~ 1239.

119. Lambrechts AC, Looijenga LH, Veer MB, et al. Lymphomas with testicular localisation show a consistent BCL – 2 expression without a translocation (14; 18). A molecular and immunohistochemical study. Br J Cancer, 1995, 71:73 ~ 77.

120. Sussman EB, Hajdu SI, Lieberman PH, et al. Malignant lymphoma of the testis: a clinicopathologic study of 37 cases. J Urol, 1977, 118 (6): 1004 ~ 1007.

121. 易俊林，黄晓东，余子豪. 原发于睾丸非霍奇金淋巴瘤 19 例治疗结果分析. 中华放射肿瘤学杂志，2000，9: 17 ~ 19.

122. Connors JM, Klimo P, Voss N, et al. Testicular lymphoma: Improved outcome with early brief chemotherapy. J Clin Oncol, 1988, 6 (4):776 ~ 781.

123. Linassier C, Desablens B, Lefrancq T, et al. Stage Ⅰ ~ ⅡE primary non – Hodgkin's lymphoma of the testis: Results of a prospective trial by the GOELAMS Study Group. Clin Lymphoma, 2002, 3 (3): 167 ~ 172.

124. Lagrange JL, Ramaioli A, Theodore CH, et al. Non – Hodgkin's lymphoma of the testis: A retrospective study of 84 patients treated in the French anticancer centers. Ann Oncol, 2001, 12 (9): 1313 ~ 1319.

125. Tondini C, Ferreri AJ, Siracusano L, et al. Diffuse large – cell lymphoma of the testis. J Clin Oncol, 1999, 17 (9): 2854 ~ 2858.

126. Zucca A, Conconi A, Mughal TI, et al. Patterns of outcome and prognostic factors in primary large – cell lymphoma of the testis in a survey by the International Extranodal Lymphoma Study Group. J Clin Oncol, 2003, 21 (1):20 ~ 27.

消化系统肿瘤

第八篇

第一章 胃 癌

第一节 概 述

一、流行病学

胃癌是最常见的恶性肿瘤之一。根据全球肿瘤研究机构（International Agency for Research on Cancer）官方网站（http：//www－dep. iarc. fr）公布的全球肿瘤发病率和死亡率结果，在2002年，男性年龄调整的胃癌的发病率为22.0/10万人口，女性为10.4 /10万人口；男性胃癌的死亡率为16.3 /10万人口，女性为7.9 /10万人口。在男性常见肿瘤中，胃癌位于第3位，仅次于肺癌和前列腺癌，死亡率在肺癌之后位于第2位；胃癌是女性常见肿瘤中的第5位，死亡率位于乳腺癌、宫颈癌、肺癌和/或结直肠癌之后，居第4位。

在地域分布上，胃癌发生率最高的国家分别为日本、韩国、南美洲、东欧以及中东的部分国家，北美洲、澳大利亚、新西兰、北欧以及印度的各个国家胃癌的发病率较低。

在许多国家，胃癌的发病率在近几十年间呈显著下降的趋势。主要可能因为饮食习惯的改变、食物储存方式的变化和其他环境因素的改变，这种变化在美国尤为显著，目前死于胃癌的比率在美国肿瘤死亡率中列第7。由于积极开展早期发现和治疗，日本的早期胃癌的诊断率达50%，5年生存率高达76.3%。

在中国，胃癌是威胁人们身体健康的主要肿瘤。2000年全国有40万胃癌新发病例，同年有30万人死于胃癌。在2005年，预计胃癌是第3位最常见的恶性肿瘤（男性位于肺癌和肝癌之后，女性位于乳腺癌和肺癌之后）。我国曾于1973～1975年和1990～1992年先后进行了两次全国人口死因调查。从第1次的调查结果来看，死于胃癌的地区主要集中在中国北部地区，包括辽东半岛、山东半岛、长江流域、太行山脉以及河西走廊沿线地区。第2次死因抽样调查资料显示全国死于胃癌的粗死亡率为25.2 /10万人口，其中男性32.8 /10万人口，女性17.0 /10万人口，占1990～1992年全国死亡人数的23.2%，列于癌症死亡的第1位。比较两次死因调查结果，偏远地区无论男女死于胃癌人数均有增加，而在城市地区，无论男女，死于胃癌的人数则为下降趋势（表8－1－1）。1987～1999年根据卫生部统计结果，无论在城市和农村，在各个年龄阶段，胃癌的死亡率均呈缓慢下降趋势。

我国胃癌发病率和死亡率在最近20年间的下降，主要原因是人们生活水平的提高，具体表现为生活环境的改善、知识水平的提高、卫生保健意识增强、食品冷冻储存、减少对腌制食品的摄入以及对新鲜蔬菜水果摄入的增加等因素。

二、病因

胃癌的发生与多种因素有关，包括饮食习惯、职业特性、家族遗传史以及一些基础病史（表8-1-2）。

表8-1-1 1973~1975年和1990~1992年两次全国死因调查结果，显示死于胃癌的年龄调整死亡率的变化（率/10万人口）

地区	1973~1975			1990~1992			变化（%）		
	男性	女性	合计	男性	女性	合计	男性	女性	合计
全国	27.1	13.0	19.8	30.1	13.8	21.8	11.0	6.3	10.0
城市	27.3	13.3	20.1	21.2	9.8	15.3	-22.2	-26.7	-23.8
农村	26.7	12.6	19.4	33.7	15.4	24.4	26.4	22.1	25.8

本表引自文献4。

表8-1-2 胃癌发生的相关因素

宿主因素	
营养	职业特点
盐摄入过多	橡胶工人
高氮饮食	煤矿工人
低Vit A和Vit C	吸烟
腌制食品摄入	幽门螺旋杆菌感染
食品未进行冷冻储存	EB病毒感染
饮用水不洁	放射线照射
	良性胃溃疡术后
遗传因素	前驱病变
A型血	胃腺瘤样息肉
恶性贫血	慢性萎缩性胃炎
家族史	肠化生
遗传性非息肉性结肠癌病史	
Li-Fraumeni综合征	

国外胃癌的总体发病率在近20年间呈显著下降趋势，但是近端胃癌（主要指贲门癌）的发生率呈增高趋势，而胃体、幽门区胃癌（远端胃癌）的发生呈显著下降趋势。贲门癌的病因主要与肥胖、食管反流有关，而胃体胃窦癌主要与缺乏胃酸和幽门螺旋杆菌感染有关；贲门癌治疗疗效劣于胃体胃窦癌。

第二节 临床表现和诊断

一、胃的解剖、血液供应以及淋巴引流

（一）胃的解剖 胃由贲门接于食管，下由幽门止于十二指肠。胃的上缘短而凹陷，称为胃小弯；下缘长而外凸，称为胃大弯。解剖学上通常以贲门口、角切迹和幽门口为标记把胃分为4部分：贲门部、胃底、胃体和幽门部。

胃周围组织脏器众多，上方为横膈，右邻肝左叶；前方为腹壁，胃的后方以及左后方邻近的脏器包括脾、胰腺、左侧肾上腺、左肾和结肠脾曲；下方为横结肠、结肠系膜和大网膜（图8－1－1）。胃周围有如此众多的脏器和组织，因此如果胃癌晚期肿瘤外侵，依据肿瘤位于胃的不同部位，可以侵犯其周围不同的组织和器官。

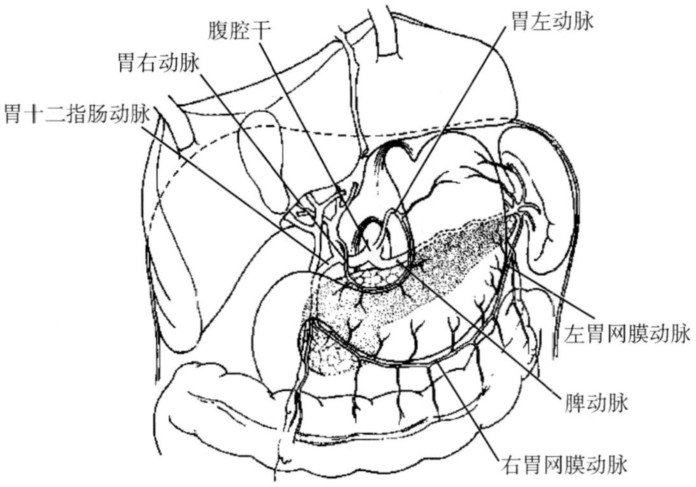

图8－1－1　胃与邻近脏器的关系以及胃的血液供应

胃壁分4层，由内到外依次为粘膜层、粘膜下层、肌层和浆膜层。胃排空状态下粘膜层可形成许多皱襞，贲门及幽门处的皱襞呈放射状排列，胃小弯处呈纵向走行，约4～5条，比较恒定。粘膜下层为疏松的结缔组织，内有较丰富的血管、淋巴管和神经纤维丛。肌层由内向外由斜肌、环肌和纵肌3层共同组成，其中环肌在幽门处增厚，形成幽门括约肌。浆膜层即腹膜脏层，是胃的最外一层，在胃小弯和胃大弯处分别与双层小网膜和大网膜延续，对肿瘤的直接浸润有屏障作用。

（二）胃的血液供应　胃的动脉供应全部来自腹腔动脉，并借胰十二指肠动脉与肠系膜上动脉相交通。腹腔动脉发出胃左动脉、肝总动脉和脾动脉（图8－1－1）。发自肝固有动脉或肝总动脉的胃右动脉和发自腹腔动脉的胃左动脉相吻合，形成胃小弯侧动脉弓，形成小弯侧的血供；发自脾动脉的胃网膜左动脉和发自胃十二指肠动脉的胃网膜右动脉，沿胃大弯走行，相互吻合形成大弯侧动脉弓，提供大弯侧的血液供应。两个动脉弓分别发出多个分支，支配除胃底以外的大部分胃壁。发自脾动脉的终末分支的胃短动脉支配胃底的血供。此外，左膈下动脉发出一胃底支经膈胃韧带分布于胃底。

胃静脉大多与同名动脉伴行。胃左和胃右静脉收集胃小弯的静脉回流，直接注入门静脉；胃网膜左和胃网膜右静脉收集胃大弯和胃底静脉回流，分别经脾静脉和肠系膜上静脉注入门静脉。因此，肝脏是胃癌血行转移最常见的部位。

（三）胃的淋巴引流　胃的淋巴管来自胃粘膜，在胃壁各层形成淋巴管网并形成广泛的交通，并通过交通支与食管粘膜下淋巴管丛相连。胃的淋巴管收集胃壁淋巴液后传出浆膜流向胃壁周围的区域淋巴结，然后按由近到远的方式引流向胃外更远的淋巴结。日本胃癌研究会把胃淋巴结分成16组（表8－1－3、图8－1－2），目前这一分组已被各国学者接受。根据原发肿瘤的不同部位，又将这16组淋巴结分为4站，分别以N_1、N_2、N_3和N_4来表示。了解胃癌淋巴结的分站，对胃癌的根治性手术的了解、淋巴结清扫的范围以及疗效判断有十分重要的意义。

二、胃癌的病理和转移途径

95%的胃部恶性肿瘤为胃腺癌，通常所说的胃癌也是指胃腺癌。其他胃部恶性肿瘤包括胃鳞癌、类癌、平滑肌肉瘤、胃间质细胞肉瘤、淋巴瘤等。

（一）病理分型　胃癌有许多种不同的病理分型，早期胃癌和进展期胃癌各有不同的大体分型标准。国内外一般采用日本内镜学会提出的早期胃癌分型标准和Borrmann提出的进展期胃癌的分型标准。

表 8-1-3 胃癌淋巴结的分组

胃癌各组淋巴结的划分				
胃周淋巴结组			胃周以外的淋巴结组	
第 1 组：右贲门旁			第 7 组：胃左动脉	
第 2 组：左贲门旁			第 8 组：肝总动脉	
第 3 组：胃小弯			第 9 组：腹腔动脉周围	
第 4 组：胃大弯			第 10 组：脾门淋巴结	
第 5 组：幽门上			第 11 组：脾动脉	
第 6 组：幽门下			第 12 组：胃十二指肠韧带	
			第 13 组：胰十二指肠后	
			第 14 组：肠系膜根部	
			第 15 组：结肠中动脉	
			第 16 组：腹主动脉旁	
站别/肿瘤部位	胃窦部	胃体部	贲门部	全胃
第一站（N_1）	3、4、5、6	1、3～6	1～4	1～6
第二站（N_2）	1、7、8、9	2、7～11	5～11	7～11
第三站（N_3）	2、10～14	12、13、14	12、13、14	12、13、14
第四站（N_4）	15、16	15、16	15、16	15、16

本表引自文献 5。

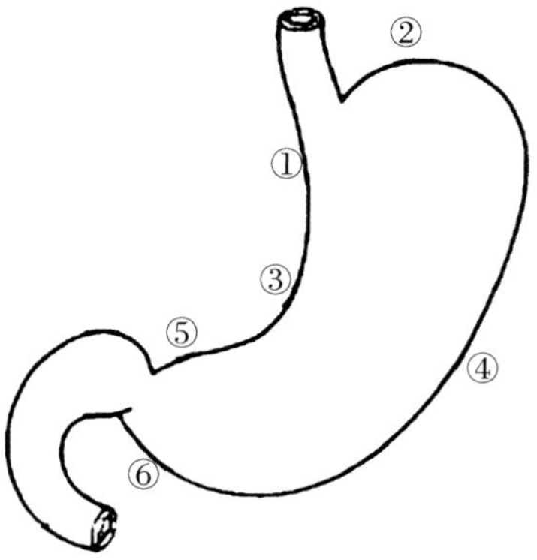

A.胃周淋巴结区（第1～6组）

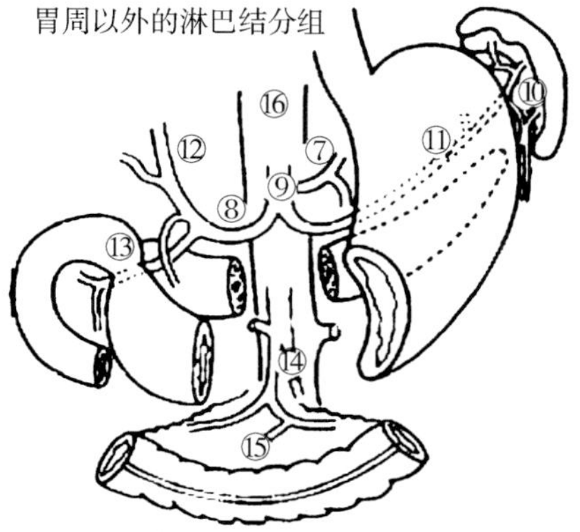

B.胃周以外淋巴结分组（第7～16组）

图 8-1-2 胃癌淋巴结的分组
（引自文献 5）

早期胃癌，是指肿瘤局限于粘膜或粘膜下层，而不论肿瘤大小和/或有无论淋巴结转移。根据 1962 年日本内镜学会所提出的早期胃癌大体分型标准，分为Ⅰ型（隆起型）、Ⅱ型［浅表型（Ⅱa 型：浅表隆起型；Ⅱb 型：浅表平坦型；Ⅱc 型：浅表凹陷型）］、Ⅲ型（凹陷型）。混合型包括Ⅱa + Ⅱc、Ⅱb + Ⅱc，Ⅱc + Ⅲ等。

癌组织侵入胃壁肌层、浆膜层或浆膜外，无论肿瘤大小和有无转移，均称为进展期胃癌，也称为中、晚期胃癌。目前国内外采用的进展期胃癌大体分型是 Borrmann 分型，共分为 5 型：Ⅰ型为隆起型和溃疡型；Ⅱ型为局限溃疡型，溃疡深陷，其边缘呈堤状隆起；Ⅲ型称为浸润溃疡型，溃疡边缘呈坡状，与周围胃壁分界不清；Ⅳ型为弥漫浸润性生长，又称“皮革胃”，肿瘤在胃壁内呈弥漫浸润生长，胃壁广泛增厚变硬，肿块与正常胃壁无明显界限，胃表面粘膜消失，胃腔变小，胃蠕动消失；Ⅴ型为未分型。

Lauren 根据肿瘤的组织学特点、流行病学特点和病因学，将胃癌分为肠型（intestinal type）和弥漫型（diffuse type）两种。肠型胃癌的肿瘤细胞在镜下倾向于为腺样排列，而弥漫型则表现为大量聚集的小细胞，在粘膜下的广泛浸润性生长。肠型胃癌更常见，多见于远端胃癌；弥漫型常见于贲门区胃癌，预后比肠型胃癌差。

（二）转移途径 胃癌的生长方式表现为原发肿瘤直接侵犯周围邻近器官、腹腔种植转移、淋巴结转移和远地血行转移。我国的回顾性研究表明，早期胃癌所占比例较低，为 1.5% ~4.7%，绝大多数为进展期胃癌。由于积极开展早期发现和治疗，日本的早期胃癌的诊断率达 50% 以上。手术中发现 60% ~90% 进展期胃癌可侵透浆膜或侵犯邻近脏器，并且 50% 左右伴随淋巴结转移。詹友庆分析了 1964 ~2004 年在中山大学肿瘤防治中心收治的 2 633 例胃癌患者，其中 2 561 例接受了手术治疗（97.3%）。2561 例中，术中发现浆膜受侵者 1 619 例（63.2%），邻近器官受侵 1 010 例（39.4%），腹腔种植转移 510 例（19.9%），淋巴结转移率达 72.8%。1985 ~1998 年在美国纽约纪念医院收治 1 221 例接受手术的胃癌患者中，肿瘤穿透浆膜层者占 60%。另外，肿瘤位于不同部位，相应的区域淋巴结转移率不同，但是无论原发肿瘤位于何处，胃左动脉区淋巴结转移率均较高（表 8 –1 –4）。

表 8 –1 –4 肿瘤原发部位与区域淋巴结转移率

区域淋巴结/原发部位	胃上 1/3（%）	胃中 1/3（%）	胃下 1/3（%）
贲门旁	22	9	4
胃小弯/大弯	25	36	37
胃右动脉/幽门上	2	3	12
幽门下	3	15	49
胃左动脉	19	22	23
肝总动脉	7	11	25
腹腔动脉	13	8	13
脾动脉/脾门	11	3	2
胃十二指肠动脉	1	2	8
其他	0 –5	0 –5	0 –5

本表引自文献 13。

三、临床表现和临床检查分期

（一）临床表现 胃癌的中位发生年龄为 50 ~60 岁，男性多见于女性，男女比例约为 1.5 ~3.9∶1。早期胃癌可以完全没有症状，或有跟胃炎、胃溃疡相似的非特异性症状。最常见为上腹部不适，疼痛和消化不良。贫血少见，伴随胃肠道出血不到 25%，体重减轻不到 40%。

就诊时多为进展期胃癌，以上早期症状延续并加重，厌食伴轻度恶心，常有黑便史和贫血，偶见呕血。体重减轻者高达 60% 以上。肿瘤侵犯贲门时，可出现吞咽困难、吞咽异物感；侵犯幽门时，可导致幽门梗阻而出现呕吐宿食现象。詹友庆分析的 2633 例胃癌资料显示，腹痛是最常见的主诉，占所有病人的 67.3%，其他症状包括体重减轻（63.7%）、腹胀（45.9%）、食欲减退（38.3%）、吞咽困难（29.4%）、反酸（36.3%）、嗳气（35.5%）、呕吐（32.1%）、乏力（26.2%）、恶心（25.9%）、消化不良（24.1%）、黑便（19.9%）、呕血（6.3%）。

肿瘤位于幽门或胃前壁较大肿瘤或肿瘤侵及周围脏器时，在上腹部可扪及包块。肿瘤侵及结肠可以形成胃结肠瘘，此时患者口腔能闻到臭粪味，粪便内可有未消化的食物。肿瘤侵透浆膜在腹腔内种植时，可产生腹腔积液，出现与腹腔积液相应的体征；种植于直肠膀胱（子宫）窝时，直肠指诊可触及盆腔包块；肿瘤种植转移到卵巢时可形成 Krukenberg 瘤，在下腹部可扪及包块。肿瘤累及肝门造成胆管压迫梗阻，可形成梗阻性黄疸。肿瘤经淋巴管转移到腹腔以外的淋巴结，最常见于左锁骨上淋巴结，临床可在查体时发现左锁骨上肿大的淋巴结。另外，经血行转移到肝脏，可使肝脏肿大。大宗病例分析显示，最常见的体征和实验室检查依次为：贫血、腹部肿块、上腹部压痛、浅表淋巴结肿大、恶病质、幽门梗阻、盆底结节、腹腔积液等。

（二）分期检查

1. 血生化和肿瘤标志物检查　血常规和肝肾功能是常规的血生化检查，有助于了解患者的营养状态、有无肝肾功能的损害、电解质是否平衡以及是否可以承受手术。另外，癌胚抗原（CEA）等肿瘤标志物也是胃癌患者术前常规的检查项目，大约1/3患者疗前出现CEA升高，但其敏感性和特异性比较低，CEA升高的水平与肿瘤的分期相关。CEA与组织多态抗原（TPA）、CA19-9和CA50等其他肿瘤标志物的检查可以提高对肿瘤诊断的敏感性。

2. X线钡餐造影　X线钡餐造影是胃癌的首选检查方法之一，它对观察胃腔内肿瘤的大小、形态和病变的定性等方面具有优越性，但无法观察肿瘤有无外侵及病变与周围脏器的关系或有无转移等。

3. 腹部B超和腹盆腔CT　腹部B超和腹盆腔CT是无创性检查，可以弥补X线钡餐造影的不足。腹部B超和腹盆CT可以显示胃部肿瘤与周围脏器之间的关系、肿瘤有无外侵、腹腔内有无肿大的淋巴结、盆底有无结节、肝脏有无转移以及有无腹腔积液等。但是腹部B超和腹盆腔CT对早期胃癌的诊断远不如X线钡餐造影和胃镜检查，在判断胃部肿瘤是否侵犯邻近脏器方面存在局限性。另外CT和B超对腹腔小的转移灶（特别是直径小于1.0 cm）的检出和诊断上仍有困难。不过，随着近些年螺旋CT技术的发展，胃癌CT分期的敏感性在逐步增高。

4. 胃镜和内镜下超声　胃镜是胃癌最重要的诊断方法。通过胃镜，除了可以直接观察胃粘膜的变化，更重要的是可以获取组织学证据，即利用胃镜的活检钳取得胃部可疑病灶的活检或进行细胞学刷片，进行病理组织学或细胞学的诊断。内镜下超声越来越多地用于胃癌的诊断和分期。它可以比较清楚地显示胃癌侵犯胃壁各层的深度，并且可以发现胃周淋巴结有无肿大，因此可以进行术前的T和N分期，对治疗有指导作用。内镜下超声对T分期的诊断准确率达90%，N分期达75%，高于腹部CT对胃癌分期诊断的准确率。

5. PET/PET-CT　PET和PET-CT已经广泛用于多种恶性肿瘤的诊断和鉴别诊断、分期检查、治疗指导和疗后的随诊检查。但是目前仅有少数报道PET/PET-CT对于胃癌的诊断价值，因此，PET/PET-CT在胃癌的诊断中的价值还有待于进一步的研究。

胃癌常规分期检查步骤和内容归纳为表8-1-5。

表8-1-5　胃癌的分期检查

病史
体格检查
全血细胞计数、肝肾功能、肿瘤标志物
胸正侧位X线片
腹部B超
气钡双重上消化道造影
腹盆CT或MRI
胃镜
内镜下超声（有条件者）
组织学活检

四、分期和预后

（一）分期　目前国内外通用的分期为AJCC/UICC TNM分期，基于肿瘤原发部位（T）、区域淋巴结转移（N）和远处转移（M）来确定的。胃食管结合部的肿瘤难以分为是胃还是食管起源时，通常认为当肿瘤的50%以上位于食管时，就定为食管癌；而当肿瘤的50%以上位于食管胃交界以下，就归为胃癌；如果上下各半，就由组织学决定，鳞癌、小细胞癌和未分化癌归为食管，腺癌、印戒细胞癌归为胃癌。在有Barrett's食管时（肠上皮化生）时，不论腺癌是在胃贲门还是食管下端，都考虑是食管起源。

区域淋巴结的定义：AJCC/UICC要求胃癌根治术以及病理检查必须至少检出15枚淋巴结，关于胃的淋巴结分组见“胃的淋巴引流”。一般而言，胃的淋巴引流按肿瘤的部位，按由近到远的方式从胃周到区域，再引流向胃外更远的腹腔内的淋巴结区，因而，像胃十二指肠动脉、胰后、肠系膜和腹主动脉旁的淋巴结组被认为是远处转移，其他的淋巴结组为区域淋巴结。

胃癌的分期分为临床分期和病理分期，前者依据治疗前的体格检查、放射影像学检查、内镜、活检和实验室检查确定；后者依据临床资料、手术探查和切除标本的病理检查结果确定分期。邻近胃癌的脂肪组织中的癌结节（无论有无残存淋巴结组织成分）被认为是淋巴结转移，但是种植在腹膜表面的癌结节则定义为远处转移。如果遇到不能判断 T、N、M，应选择病期较轻的一档，分期时也遵循这一原则。2005 年第 6 版 AJCC 分期见表 8－1－6。

表 8－1－6 胃癌的 TNM 分期（2005 年，第 6 版 AJCC）

T：原发灶

T_x：原发肿瘤无法评价

T_0：无原发肿瘤证据

T_{is}：原位癌：上皮内癌未浸润固有膜

T_1：肿瘤侵犯固有膜或粘膜下层

T_2：肿瘤侵犯肌层或浆膜下层*

T_{2a}：肿瘤侵犯肌层

T_{2b}：肿瘤侵及浆膜下层

T_3：肿瘤穿透浆膜（脏层腹膜），未侵及邻近结构**，***

T_4：肿瘤侵及邻近结构**，***

注：*肿瘤穿透肌层，进入胃结肠或肝胃韧带，或进入大网膜、小网膜，但未穿透覆盖这些结构的脏层腹膜，这种情况就为 T_2，如果穿透了覆盖这些结构的脏层腹膜，肿瘤就为 T_3；

**胃的邻近结构包括脾、横结肠、肝、膈肌、胰腺、腹壁、肾上腺、肾、小肠和后腹膜；

***肿瘤由胃壁延伸到十二指肠或食管，由包括胃在内的浸润最严重处的深度决定 T 分期。

N：区域淋巴结

N_x：区域淋巴结无法评估

N_0：无区域淋巴结转移

N_1：有 1～6 个区域淋巴结转移

N_2：有 7～15 个区域淋巴结转移

N_3：大于 15 个区域淋巴结转移

注：不论切除及检查的淋巴结总数，若所有的淋巴结都没有转移，定为 pN_0。

M：远地转移

M_x：远地转移无法评估

M_0：无远地转移

M_1：有远地转移

TNM：临床分期

0：	T_{is}	N_0	M_0
ⅠA	T_1	N_0	M_0
ⅠB	T_1	N_1	M_0
	$T_{2a/b}$	N_0	M_0
Ⅱ	T_1	N_2	M_0
	$T_{2a/b}$	N_1	M_0
	T_3	N_0	M_0
ⅢA	$T_{2a/b}$	N_2	M_0
	T_3	N_1	M_0
	T_4	N_0	M_0
ⅢB	T_3	N_2	M_0
Ⅳ	T_4	N_{1-3}	M_0
	T_{1-3}	N_3	M_0
	任何 T	任何 N	M_1

本表引自文献 16。

日本胃癌研究会（Japanese Research Society for Gastric Cancer，JRSGC）提出的胃癌分期与AJCC分期相比，前者比后者对胃癌的分期更细。例如，在日本分期里，不仅包括了腹腔种植转移、肝转移和腹腔细胞学检查的分期，还分成临床分期、病理分期和最终分期（表8－1－7）。

表8－1－7　胃癌的分期（1998年，JRSGC英文版第2版）

T：原发灶

T_X：原发肿瘤无法评估

T_1：肿瘤侵犯粘膜层和/或粘膜肌层或粘膜下层

T_2：肿瘤侵犯肌层或浆膜下层

T_3：肿瘤穿透浆膜（脏层腹膜）

T_4：肿瘤侵及邻近结构

N：区域淋巴结

N_X：淋巴结转移无法评估

N_0：无区域淋巴结转移

N_1：第1站淋巴结有转移，第2、3站淋巴结无转移

N_2：第2站淋巴结有转移，第3站淋巴结无转移

N_3：第3站淋巴结有转移

注：不论切除及检查的淋巴结总数，若所有的淋巴结都没有转移，定为pN0。
各站淋巴结的定义见表8－1－3。

H：肝转移分期

H_X：远地转移无法评估

H_0：无肝转移

H_1：有肝转移

P：腹腔种植转移分期

P_X：腹腔种植转移无法评估

P_0：无腹腔种植转移

P_1：有腹腔种植转移

CY：腹腔细胞学分期

C_{YX}：未进行腹腔细胞学检查

C_{Y0}：腹腔细胞学检查显示良性/不确定细胞成分

C_{Y1}：腹腔细胞学查到癌细胞

注：细胞学怀疑有恶性细胞，应分期为CY_0

M：其他部位的远处转移

M_X：远处转移无法评估

M_0：无其他部位的远处转移（腹腔、肝脏、或腹腔细胞学可能已有转移）

M_1：除腹腔、肝脏、或腹腔细胞学以外，出现其他部位的转移

TNM：临床分期

T_1：	N_0：	N_1：	N_2	N_3
T_2	ⅠA	ⅠB	ⅢA	
T_3	ⅠB	Ⅱ	M_0	
T_4	Ⅱ	ⅢA	ⅢB	Ⅳ
H_1，P_1，C_{Y1}，M_1	ⅢA	ⅢB		

本表引自文献17。

（二）预后 胃癌术后的疗效与分期直接相关，图 8－1－3 显示 1 039 例胃癌术后的患者依据 AJCC 计算 5 年无瘤生存率的情况。表 8－1－8 显示各国大宗病例报告的各期胃癌术后 5 年生存率。我国资料显示，Ⅰ、Ⅱ、Ⅲ、Ⅳ期胃癌术后的 5 年总生存率分别为 86.8%、58.7%、28.4%和 7.6%。

表 8－1－8 各期胃癌术后 5 年生存率（%）

研究组	病例数	分期					
		ⅠA	ⅠB	Ⅱ	ⅢA	ⅢB	Ⅳ
西方国家							
Hundahl（美国）	50 169	71	56	37	18	11	5
Siewert（德国）	16 54	86	69	55	38	17	16
Wanebo（美国）	18 365	50		29	13		3
亚洲研究							
Kim（韩国）	10 783	93	84	69	46	30	9
Hayashi（日本）	940	95.8	77.7	51.2	30.1	14.8	6.2
Morowaki 日本）	1 468	98.4	97.8	65	48.3	35.5	15.9
詹友庆（中国）	2 561	86.8		58.7	28.4		7.6

注：因各国手术切除范围和淋巴结清扫范围不用，以及术后辅助治疗的不同，各国各期胃癌的术后 5 年生存率略有不同。（本表引自文献 8，27～32）

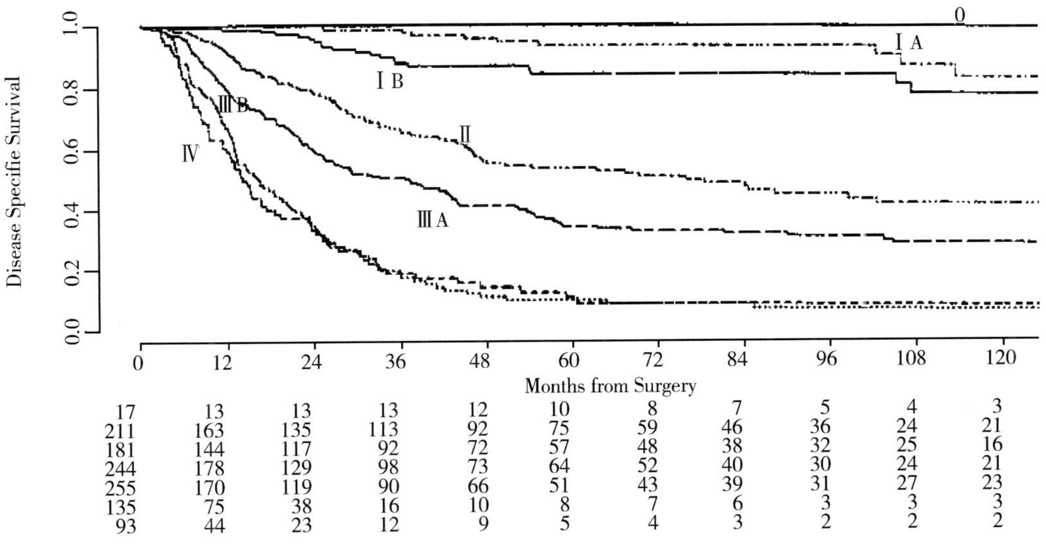

图 8－1－3 根据 AJCC 分期计算胃癌的无瘤生存率曲线
（引自文献 18）

胃癌术后疗效随 T 分期增加而逐渐下降（表 8－1－9）。淋巴结转移的数目也是影响胃癌术后生存率的重要影响因素，N_0 的 5 年生存率达 78.9%，而 N_1、N_2、N_3 分别为 46.2%、39.0% 和 19.3%。同时，转移淋巴结占检出淋巴结的比率（淋巴结转移率）也是影响胃癌预后的重要因素。淋巴结转移率为 0 者，5 年生存率为 90.3%，当淋巴结转移率为 0～10%、10%～30% 和 30% 以上时，相应的 5 年生存率分别为 69.9%、45.7% 和 10.6%。除了 T 分期和 N 分期，多因素分析结果表明，术后 TNM 分期高、手术范围小、Borrmann 分型和肿瘤体积大是导致胃癌治疗疗效差的重要预后因素，而综合治疗可以提高疗效。

表8-1-9 胃癌根治术后生存率与T分期的关系

作者/国家	年代	例数	5年生存率（%）					
			T_1		T_2		T_3	T_4*
			粘膜	粘膜下	T_{2a}	T_{2b}		
Hermanek（德国）	1986	977	84	75	73	40	24**	25
Noguchi（日本）	1989	3 143	94	87	75	51	23	5
Maruyama（日本）	1989	3 176	95	87	82	65	34	14
Boku（日本）	1998	238	--	--	90	--	42	29
Baba（日本）	1989	142	--	--	55	--	34**	32
Bozzetti（意大利）	1986	361	82	69	38		--	--
袁兴华（中国）	1999	132	97.4		80.1		--	--
Karpeh（美国）	2000	944	91		56		26**	--
詹友庆（中国）	2005	2 561	85.9		56.4		39.2	12.7

* 肿瘤侵透浆膜，伴或不伴腹腔内种植；** 腹膜内可找到癌细胞。（本表引自文献8，13~14，19，33~37）

腹腔内复发是胃癌根治术后最主要的失败原因。对经临床、二次手术、尸检确诊已经转移的病例进行分析，局部区域复发最常见（瘤床和区域淋巴结），占22%~94%，腹腔种植转移占17%~50%，而远地转移相对少见，为17%~54%，腹腔以外的远处转移更少见（表8-1-10）。美国明尼苏达州立大学的Gunderson和Sosin对胃癌术后的患者进行了二次剖腹探查手术，107例患者中69%发现局部复发或/和伴淋巴结转移，局部腹膜种植转移率为42%。绝大多数复发病灶位于瘤床（81%），其中吻合口复发39%，区域淋巴结复发63%。另一组数据表明，胃癌根治术后局部区域复发率为38%，主要的复发部位位于瘤床；肝转移率为30%，腹膜复发率为23%，腹腔外的血行转移仅为13%。

表8-1-10 胃癌根治术后的复发部位

作者（年代）	病例	局部区域复发（%）	腹腔种植（%）	远地转移（%）
Gunderson（1982）	107*	69	42	--
Wisbeck（1986）	145（尸检）	94	50	44（肝脏） 13（肺）
Allum（1989）	145	27	--	22
Landry（1990）	130	38	23	30（肝脏） 13（腹腔以外）
Yoo（2000）	508#	--	45.9	--
Maehara（2000）	130	12（淋巴结） 22（局部）	43	54
Roviello（2003）	441	22	17	17
阚永丰	334	22.5	47.6	27.8

* 二次手术证实复发；# 临床证实复发或经二次手术证实。（本表引自文献22~26，39~41）

早期胃癌和进展期胃癌术后淋巴结的转移率和复发率是不同的。早期胃癌术后复发率为1.5%~13.7%，进展期胃癌根治术后复发率高达50%~70%。美国纽约纪念医院收治的1 577例胃癌患者中，R0切除后pT1者淋巴结转移率18%，pT2则上升到60%。中国医学科学院肿瘤医院袁兴华分析132例接受根治性手术的T_1、T_2患者术后淋巴结转移率，pT1为15.2%，pT2则高达56.2%，两者的差别具有显著性统计学意义（$P<0.05$）。另外，在复发类型上，早期胃癌和进展期胃癌也不同。早期胃癌血源转移（如肝脏、骨髓）多见，而进展期胃癌以腹腔种植转移最常见，其次为残胃、局部区域淋巴结和肝转移。据日本14 000例临床随访资料，腹腔种植占50.4%，残胃和区域淋巴结转移占25.9%，肝脏等远地转移占14.7%，其他类型占4.4%。以上数据说明，对于早期胃癌（T_1N_0），根治术后局部区域复发率均较低，单纯手术的疗效很好；而对于进展期胃癌，单纯手术疗效较差，腹腔内的复发率较高，仅行单纯手术治疗是远远不够的，需要多学科的综合治疗。

第三节 可手术切除胃癌的治疗

一、手术治疗

手术是胃癌的主要治愈手段，长期以来，原发肿瘤的切除范围、淋巴结清扫范围一直是外科界争论的焦点。手术治疗应首先明确“D分级”和“R分级”的概念。

D分级是指胃癌手术中，胃周淋巴结的清扫范围和程度（dissection）。根据日本胃癌研究会对胃周淋巴结的分站定义（表8-1-3），第1站淋巴结未完全清除为D0，完全清除为D1，第2站淋巴结完全清除为D2，第3站或第4站淋巴结完全清除为D3或D4。也就是说，随着D的递增，淋巴结清扫范围越大。不过，D仅代表胃癌手术淋巴结的清扫范围，并不代表手术的根治程度。手术的根治程度由R来定义。R分级是指胃癌术后残存肿瘤的多少。R0是指术后肿瘤无肉眼和镜下残存，R1指肿瘤有镜下残存，R2指肿瘤肉眼残存。与D相反，R分级越低，说明手术的根治程度越大，R分级越高，术后肿瘤残存越多。另外，国内还习惯用A、B、C三级来表示手术的根治程度：A级表示淋巴结的清扫范围超过淋巴结的转移的组站数（D>N），切缘净，且切缘外1cm内无癌浸润。B级表示淋巴结清扫的范围达到淋巴结转移的组站数（D = N），切缘净，但距切缘1cm内有癌浸润。C级表示淋巴结的清扫范围不及淋巴结转移的组站数（D <N），或切缘不净。

胃癌就诊时95%以上为进展期胃癌，就诊时手术的切除率仅为76.1%，其中根治性切除率仅占46.5%，有23.9%仅行转流、造瘘和单纯探查术。因此，胃癌手术最基本的要求就是尽量达到R0切除。以下将讨论有关胃癌手术范围的临床研究，着重在以下三个方面：原发肿瘤的切除范围、淋巴结清扫范围以及联合脏器切除的利弊，而手术的具体操作步骤等在此不做探讨。

（一）原发肿瘤的切除范围 肿瘤位于贲门区时，可行经腹切除、经胸手术或胸腹联合手术，具体的手术方案与各医院外科医师的习惯有关，但是无论实施哪种手术，根本的原则是尽量实行R0手术。

肿瘤位于胃体、胃窦等远端胃时，可行全胃切除或部分胃切除（又称胃大部切除）。3项前瞻性随机分组研究比较了远端胃癌全胃切除术和胃大部切除术的疗效，结果表明胃大部切除可以取得与全胃切除术同样的疗效，而大范围的原发肿瘤切除、联合脏器切除和广泛的淋巴结清扫可导致围手术期死亡率和并发症发生率增高，降低长期生存率（表8-1-11）。因此，如果能保证进行R0手术，对于远端胃癌（肿瘤位于胃窦、幽门或中下胃体部），建议进行胃大部切除术。

表 8-1-11 远端胃癌行胃大部切除与全胃切除术的随机分组研究

研究组	胃大部切除术	全胃切除术	*P*
法国			
例数	76	93	
5 年生存率（%）	48	48	–
手术死亡率（%）	3.2	1.3	–
手术并发症（%）	34	32	–
香港			
例数	25	29	
中位生存期（天）	1511	922	0.04
手术死亡率（%）	0	4.0	–
手术并发症（%）	0	58.6**	–
意大利			
例数	319	303	
5 年生存率（%）	65.3	62.4	NS
手术死亡率（%）	1	2	NS
手术并发症（%）	9	13	NS
住院时间（天）	13.8	15.4	NS

* 香港研究组的胃大部切除定义为：胃大部切除 + 网膜切除；全胃切除为：全胃切除 + 网膜切除、脾切除、胰体尾切除 + D3 淋巴结清扫；

** 包括 14 例膈下脓肿、3 例吻合口瘘。（本表引自文献 42 ~45）

（二）淋巴结的清扫范围　淋巴结清扫范围一直是东西方肿瘤外科学者争论的焦点。目前，我国以及日本等东南亚国家把 D2 手术作为胃癌淋巴结清扫的标准术式，而西方国家则未认可。一些回顾性研究结果提示对于进展期胃癌，广泛的淋巴结清扫（至少是 D2）可以提高长期生存率。有数个随机分组研究对西方国家通常采用的胃周淋巴结清扫（D1）与前面已提到的广泛淋巴结清扫（D2）进行了比较（表 8-1-12）。

Dent 研究是最早进行的随机分组研究，但是入组病例数太少，结论不足以相信。英国 MRC 和荷兰的研究入组病例数很多，设计比较严谨。MRC 研究组起初入组 737 例，但剖腹探查术发现仅 54% 符合入组条件（无腹腔种植转移、无远地转移）。接受 D2 手术患者，无论围手术期死亡率还是术后并发症发生率均显著高于接受 D1 手术者（表 8-1-12），而 5 年总生存率两组无显著差别（D1 组 35%，D2 组 33%，$P=0.43$）。另外，胃癌的癌症相关生存率和无复发生存率，D1 和 D2 组亦无显著差别，说明 D2 手术并不能提高胃癌的长期治疗疗效以及局部治疗疗效。

荷兰研究组是迄今最大的探讨胃癌淋巴结清扫范围的随机分组研究，但得出了与 MRC 相似的结论。根据日本胃癌研究会对 D1、D2 手术的定义，进行 D1 与 D2 淋巴结清扫手术的随机对照研究，其中 711 例（D1 组 380 例，D2 组 331 例）符合入组要求。荷兰研究组进行的这个随机分组研究有两个特点：一是确定了根治性手术的定义：所有患者均进行剖腹探查，如果外科医师当场判断原发肿瘤可以完整切除、无腹腔内播散、无肝转移、腹主动脉旁淋巴结冰冻取样无转移者，才认为可行根治手术，符合入组条件。二是实行手术质量控制制度。在研究进行的最初 6 个月，一个对 D2 手术有丰富经验的日本外科专家对每台手术亲自进行现场指导；以后，11 个经过培训的外科医师分别负责所在地区入组患者的所有手术的现场指导、督察；另外，所有参与手术的外科医师事先都会给予录像指导和发放指导手册，并定期与手术督察员共同探讨手术质量问题。经过这样严格的控制质量，结果仍表明 D2 手术并不能提高长期生存率，并且手术的并发症发生率、围手术期死亡率以及住院时间均显著高于 D1 手术，因此不推荐 D2 手术作为胃癌的常规手术方法。

表 8-1-12　比较胃癌 D1 与 D2 手术的前瞻性随机分组研究

研究组	D1 手术	D2 手术	*P*
Dent			
例数	22	21	
手术时长（h）	1.7±0.6	2.33±0.7	<0.005
输血量（U）	4	25	<0.05
住院天数（d）	9.3±4.7	13.9±9.7	<0.05
5 年生存率（%）	69	67	NS
香港			
例数	25	29	
手术时长（min）	140	260	<0.05
中位失血（ml）	300	600	<0.05
住院天数（d）	8	16	<0.05
手术死亡率（%）	0	4.0	--
手术并发症（%）	0	58.6	--
中位生存期（d）	1511	922	0.04
英国 MRC			
例数	200	200	
围手术期死亡率（%）	6.5	13	<0.04
术后并发症（%）	28	46	<0.001
5 年生存率（%）	35	33	0.43
荷兰研究组			
例数	380	331	
围手术期死亡率（%）	4	10	0.004
术后并发症（%）	25	43	<0.001
住院天数（d）	18	25	<0.001
5 年生存率（%）	42	47	NS
5 年失败率（%）	43	37	0.22
意大利胃癌研究组（IGCSG）			
例数	76	86	
术后并发症（%）	10.5	16.3	<0.29
围手术期死亡率（%）	1.3	0	NS
二次手术（%）	2.6	3.4	NS
台湾研究组			
例数	110	111（D3 手术）	
5 年生存率（%）	53.6	59.5	0.041
5 年复发率（%）	50.6	40.3	0.197

* 其中包括 14 例膈下脓肿，3 例吻合口瘘。（本表引自文献 43，48～54）

尽管荷兰研究组对手术的质量进行了严格的控制，人们仍对这个研究提出了疑问，在 D2 组，病理医师在 51% 已清扫的淋巴结区组未找到一枚淋巴结；而在 D1 组，6% 患者淋巴结清扫范围超出了规定的范围，而 36% 患者低于所要求的清扫范围。因此，模糊了两组的治疗界限，对结果有影响。

无论 MRC 研究还是荷兰研究，两组研究均显示 D2 手术可导致显著增高的围手术期死亡率和术后并发症发生率，这可能跟 D2 手术要求联合脏器切除、外科医师手术技术不足以及术后并发症处理经验不足有关。意大利胃癌研究组（IGCSG）的系列研究表明，经过严格训练（不仅在手术操作方面，同时包括术后并发症的处置方面）、保留胰腺的 D2 手术并没有显著增加术后并发症以及围手术期死亡率，而 5 年总生存率和无瘤生存率高于荷兰研究组和英国 MRC 的结果。我国和日本的回顾性研究也显示 D2 手术未导致高手术死亡率和并发症发生率。詹友庆回顾分析了 20 年间 2561 例胃癌手术，大多数进行了 D2 或 D2⁺手术，术后 1 月内死亡的患者为 20 例，占 0.8%，另有 5.1% 发生术后较严重的并发症，多为吻合口漏、吻合口狭窄或各部位感染等。另外，阚永丰等回顾分析了 782 例胃癌手术，接受 D0/D1、D2、D3/D3⁺手术的术后并发症发生率分别为 9.4%、10.8% 和 14.5%（$P>0.05$），三组淋巴结清扫术后的死亡率依次为 4.3%、3.0%、4.6%（$P>0.05$）。以上数字远远低于 MRC 和荷兰的研究数据。

基于以上东西方手术的差异，日本于 1995 年开始进行胃癌手术的前瞻性随机分组研究，共收入 523 例（D2 组 263 例，D2⁺组 260 例）。就所报道的初步结果，更大手术范围的 D2⁺手术（包括腹主动脉旁淋巴结清扫）并没有显著增加术后并发症发生率（D2：20.9%；D2⁺：28.1%，$P=0.067$）和围手术期死亡率（均为 0.8%，$P=0.99$），这篇报道并没有说明 D2⁺手术是否能提高生存率，仅对手术安全性做出了阐述。另一个小的随机分组研究（D3 vs D4，各 35 例）表明，D4 手术（D3 + 腹主动脉旁淋巴结清扫）与 D3 手术相比，两组围手术期死亡率和术后并发症发生率均无统计学差异，但是 D4 手术亦并没有显著提高长期生存率。但是，我国台湾的一篇随机分组研究显示，接受 D3 手术患者（$n=111$）的 5 年总生存率显著高于接受 D1 手术者（$n=110$）（59.5% vs 53.6%，$P=0.041$）。

胃癌手术应该如何界定淋巴结的清扫范围，目前东西方科学家仍存在争论。尽管根据两项西方随机分组的结果，胃癌 D2 手术并没有提高生存率和局部区域控制率，反而 D2 手术的围手术期死亡率和术后并发症发生率明显增高，但是，更大范围的淋巴结清扫可以检出更多的淋巴结，从而精细了术后分期。从这个意义而言，目前更多的国家愿意将 D2 手术或大于 D1 手术作为胃癌的标准术式。另外，D2 手术 + 联合脏器切除与手术并发症和围手术期死亡率升高显著相关（详见下文），有可能中和 D2 手术带来的局部/区域控制率和长期生存率的益处。而保留胰腺/脾脏的 D2 手术可以降低并发症发生率和手术死亡率，应该在该种术式的基础上，进行随机分组研究，进一步明确保留脏器的 D2 手术是否可以提高局部和长期的疗效。

（三）联合脏器切除的必要性　D2 手术的围手术期死亡率和并发症发生率较高，可能与 D2 + 联合脏器切除有关（脾切除和/或部分胰腺切除）。以往位于贲门或近端 1/3 的胃癌，要求 D2 淋巴结清扫范围包括脾动脉淋巴结和脾门淋巴结的清扫，因此，通常将脾脏或胰体尾一并切除。MRC 和荷兰研究组中，如果原发肿瘤位于胃贲门部或近端 1/3 胃，要求 D2 手术进行联合脏器切除；而在 D1 组，除非原发肿瘤直接侵犯胰腺或脾脏，才会要求联合脏器切除。因此，在 MRC 和荷兰研究组，D2 组联合脏器切除的比率显著高于 D1 手术组（荷兰研究组 D1 组∶D2 组脾切除 = 11%∶38%；远端胰腺切除 D1∶D2 = 3%∶30%；MRC 研究组联合脏器切除比例 D1∶D2 = 4%∶57%）。研究发现，联合脏器切除（脾切除和/或胰体尾切除术）是导致围手术期死亡率和术后并发症发生率升高的独立影响因素，同时也是影响长期生存的独立影响因素。在这两个研究组中，D2 组联合脏器切除比率显著高于 D1 组，因此人们怀疑是否由于联合脏器切除带来的手术并发症发生率和死亡率升高，降低了 D2 组长期生存率，致使与 D1 组生存率相比无统计学差异。

智利进行了一个小样本的随机分组研究。187 例胃癌患者随机分为全胃切除组（97 例）和全胃切除 + 脾切除组（90 例）。两组的 5 年生存率无显著差别（36% vs 42%，$P>0.05$），但是，脾切除组术后各类感染发生率（体温 >38 度的发热、肺炎、膈下脓肿）显著高于脾未切除组，而两组手术时间、住院时间、围手术期死亡率无显著差别。日本于 2002 年 6 月开始进行近端胃癌脾切除 vs 脾保留手术的随机分组研究（JCOG 0110 – MF 研究），拟收入 500 例患者，观察指标包括总生存率、手术并发症发生率、手术时间和失血量，目前该项研究正在进行中。

我国的回顾性研究证实了联合脏器切除导致手术并发症发生率升高。目前，我国和日本已经不再将联合脏器切除作为 D2 手术的内容之一，以降低手术并发症和死亡率，延长生存期，提高生存质量。只有肿瘤直接侵犯脾脏或胰腺时才是脾切除或部分胰腺切除的指征。

根据以上国内外资料的回顾和分析，就胃癌原发灶手术范围、淋巴结清扫范围和联合脏器的切除的必要性，提出以下治疗建议（表 8-1-13）。

表 8-1-13 胃癌手术的治疗建议

争取行 R0 切除术
远端胃癌（肿瘤位于胃窦、幽门或中下胃体部），建议进行胃大部切除术
推荐进行 >D1 的手术，对于有经验的外科医师，建议进行保留脏器的 D2 手术
区域淋巴结清扫数目应≥15 枚
除肿瘤直接侵犯胰腺或脾脏，不建议进行胰体尾或/和脾脏切除术

二、胃癌术后的辅助治疗

局部进展期胃癌接受根治术后，局部区域仍有很高的复发比例。为了降低局部区域复发率，人们尝试进行术后的放射治疗或同步放化疗。但是，术后放疗或同步放化疗是否可以提高长期生存率，尤其对于接受 D2 淋巴结清扫术的患者，是人们争论的焦点。

（一）胃癌术后单纯放疗/同步放化疗

1. 胃癌术后同步放化疗　随着同步放化疗在胃肠道其他肿瘤中的成功应用，20 世纪 60 年代人们开始尝试胃癌术后的同步放化疗。最初的尝试是在局部进展期胃癌患者中进行的，随机分组结果表明同步放化疗与单纯放疗相比，可以延长中位生存期。

最初有 3 个小样本的研究，探讨胃癌术后同步放化疗的价值（表 8-1-14）。Dent 研究包括 142 例患者，根据肿瘤分期，在 $T_{1\sim3}$、R0 切除的患者（n=66）和晚期（T_4 或 M_1）、局部手术残存的患者中，分别进行随机分组研究：手术组和术后同步放化疗组［20Gy/8 次/10 天 +5-FU 12.5mg/（kg·d），连续 4 天］，无论在局部早期组还是在晚期组，生存期均无显著差别。Moertel 进行了更小样本的随机分组研究，所有入组患者均进行了 R0 手术但是都伴随不良预后因素（浆膜受侵、区域淋巴结转移、侵犯邻近组织/脏器或肿瘤原发于贲门），术后同步放化疗采用 37.5Gy 放疗 +5-FU，其 5 年生存率同步放化组为 23%，而单纯手术组仅为 4%（$P=0.05$）。第 3 个随机分组研究将胃癌 R0 和 R1 患者随机分为单纯手术、术后放疗、术后序贯放疗 + 化疗和术后同步放化疗 + 化疗，但由于样本量太少，虽然各组间中位生存期呈显著差别（$P=0.041$），但如果将预后因素计算其中，则未呈现各组间在生存期上的差别。

上述 3 个小样本的随机分组研究，因为存在样本量小、入组条件不一致、手术术式不统一和放疗剂量和 5-FU 剂量互不相同等因素，不能从中看出胃癌术后同步放化疗的价值。20 世纪 90 年代，美国进行了一个设计较为完善、样本量较大的胃癌术后随机分组实验（Intergroup 0116）。该试验收入 556 例胃癌术后患者（20% 为贲门癌），全部患者均先接受根治性胃癌手术（但是该试验并没有把淋巴结清扫范围 D2 手术作为入组条件之一），术后病理为ⅠB～ⅣM_0 患者为本研究的对象，其中 275 例入单纯手术组，281 例为术后同步放化组，同步放化疗的具体治疗方法见图 8-1-4。治疗结果显示术后同步放化组的中位生存期显著高于单纯手术组（36 月 vs 27 月，3 年生存期：50% vs 41%，$P=0.005$），3 年无复发生存期亦显著高于单纯手术组（48% vs 31%，$P<0.001$）。治疗的 3、4 级不良反应发生率分别为 41% 和 32%，仅 1% 死于治疗相关的并发症。该试验证明胃癌术后同步放化疗可以提高 $T_{3\sim4}N_0M_0$ 或无论 T 分期、$N+M_0$ 胃癌患者的长期生存率、降低复发率，成为胃癌术后的标准治疗方案。

表 8－1－14 胃癌术后同步放化疗的临床分组研究

作者（年代）	例数	治疗方案	生存期（%）	*P* 值
Dent（1979）				
（n＝142）	31*	S	15（80 个月）	NS
	35	S＋20Gy/5-FU	14	
	24**	S	0（80 个月）	NS
	26	S＋20Gy＋C	8	
	26	S＋噻替哌	0	
Moertel（1984）				
（n＝ 62）	23	S	4（5 年）	0.05
	39	S＋37.5Gy/5-FU	23	
Bleiberg（1989）				
（n＝115）	30	S＋55.5Gy	12 月（MST）	0.041
	30	S＋CRT	10 月	
	26	S＋55.5Gy＋C	15 月	
	29	S＋CRT＋C	18 月	
Macdonald（2001）				
（n＝556）	275	S	41vs 50（3 年 OS）	0.005
	281	S＋C＋CRT（45Gy） ＋C	31 vs 48（3 年 DFS）	＜0.001

* 早期组（T_{1-3}）；** 晚期组（T_4 或 M_1）；S：手术；5-FU：5－氟尿嘧啶；C：化疗；CRT：同步放化疗；OS：总生存率；DFS：无瘤生存率。（本表引自文献 66～69）

但是，该试验对手术的要求仅限于进行切缘阴性的胃癌根治术，没有规定淋巴结的清扫范围，因此，入组患者中仅 10% 接受了 D2 手术，36% 为 D1 手术，而一半以上（54%）患者为小于 D1 的手术。不过，这也反映了美国外科医师进行胃癌手术的实际情况。一项对美国外科医师进行胃癌治疗的调查表明，77.1% 的美国胃癌患者接受手术治疗，但是其中仅 4.7% 接受了 D2 手术。因此，从 Intergroup 0116 的研究中，可以得出较为肯定的结论应该是：胃癌术后如果病理为 $T_{3-4}N_0M_0$ 或无论 T 分期，区域淋巴结有转移 M_0，且淋巴结清扫范围未达到 D2 手术者，术后同步放化疗可以进一步提高疗效。

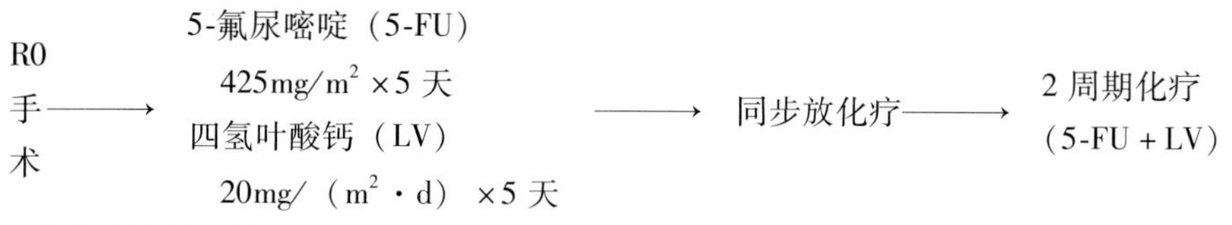

同步放化疗方案：

RT：DT45 Gy/28 次/5 周，包括瘤床、区域淋巴结区、切缘上下各放 2cm。

化疗：放疗头 4 天和最后 3 天；5-FU 400 mg/（m^2·d），LV 20mg/（m^2·d）

图 8－1－4 Intergroup 0116 同步放化疗治疗方案

（引自文献 69）

如果已进行 D2 手术，术后的同步放化疗是否可以进一步提高疗效？目前，还没有一项随机分组研究来解答这个问题。韩国发表了一个临床Ⅱ期试验，入组条件和同步放化疗方案与 Intergroup 0116 一样，但所有患者接受了 D2 的胃癌根治术。经过同步放化疗后，5 年总生存率高达 62%，5 年无瘤生存率为 58%。局部复发率仅为 7%（定义为吻合口、十二指肠吻合口、瘤床和残胃的复发），区域淋巴结复发率为 12%（定义为放射野内的淋巴区域复发），而在放射野内的局部＋区域淋巴结复发率仅为 16%，占全部复发者的 35%。野外复发的 65% 患者中，最常见为腹腔内种植转移。尽管这是一个Ⅱ期临床试验，没有设立对照组，但是野内较低的局部区域复发率有可能是D2手术和术后同步放化疗的双重功效。除此以外，韩国进行了一项多中心、大宗病例的回顾性研究。在1995～2001年间，韩国各医院共收治3 447例进行胃癌根治性手术的患者，990例ⅠB～Ⅳ期患者进入该项回顾性研究，其中544例接受单纯D2手术，446例在D2术后进行了同步放化疗，其治疗方案与Intergroup 0116相同。这两组患者在性别、手术类型、联合脏器的切除比例、肿瘤部位和淋巴结清扫数目等条件均无显著差别，不过同步放化疗组中，年龄小于65岁者显著多于单纯D2手术组（83.6% vs 76.9%，$P<0.0001$）。另外，术后病理提示分化不良者在同步放化组中多于单纯手术组，并且ⅢB和Ⅳ期患者的比例在同步放化组亦显著高于单纯手术组。在中位随访期为66月中，术后同步放化疗组无论在5年总生存率还是无复发生存率均显著高于单纯D2手术，并且这种增高见于Ⅱ、ⅢA、ⅢB和Ⅳ期各期中。另外，放疗野内的局部区域复发率同步放化组显著低于单纯手术组（表8－1－15）。尽管同步放化疗组中分化不良者和局部晚期者所占比例比单纯手术者高，但是该组仍取得更高的长期生存率、无复发生存率以及更低的野内复发率。虽然这不是一个随机的对照研究，不过该研究提示在D2基础上，同步放化疗仍有可能进一步提高局部和长期疗效，因此，有必要对胃癌D2术后进行随机对照试验，对术后同步放化疗的必要性提出进一步的证据。

表8－1－15　韩国回顾性研究对比胃癌D2手术与D2＋术后同步放化疗的疗效

	单纯D2手术（n＝544）	D2＋同步放化疗/辅助化疗（n＝446）	P
5年OS（%）	51.0	57.1	0.0198
5年RFS（%）	47.9	54.5	0.0161
放疗野内LRR（%）	21.7	14.9	0.0050

OS：总生存率；RFS：无复发生存率；LRR：局部区域复发率。（本表引自文献71）

综上所述，胃癌根治术后进行辅助性同步放化疗的必要性在一些小型随机分组实验和一个大宗病例的随机分组实验中得到证实。在病理显示伴有高危不良预后因素、胃癌术中淋巴结清扫不足D2范围或淋巴结检出较少的情况下，进行术后同步放化疗可以提高局部和长期的疗效；当淋巴结清扫范围达到或超过D2范围时，术后同步放化疗能否进一步提高疗效，还有待于随机分组研究。

2. 胃癌术后单纯放射治疗　胃癌术后单纯放疗的研究比较少。英国胃癌研究组将胃癌术后的患者随机分为术后放疗组、术后化疗组（5-FU、阿霉素和丝裂霉素）和单纯手术组3个组。经过5年的随访，单纯手术组、术后放疗组和术后化疗组的5年总生存率分别为：20%、12%和19%（$P=0.14$），其组间无显著差别。不过，在术后放疗组中，局部复发率显著低于单纯手术组（10% vs 27%，$P<0.01$）。

（二）胃癌术后辅助化疗　多项随机分组研究均未能证实胃癌根治术后辅助化疗可以显著提高疗效，因此胃癌术后的辅助性化疗存在争议。Hermans最早进行了胃癌术后辅助性化疗的荟萃分析研究。这个荟萃分析囊括了自1980年发表的胃癌术后辅助化疗的随机分组研究，对照组均为单纯手术。结果表明，胃癌术后的辅助性化疗可以降低12%死亡率，但是未达到统计学意义，因此，不能将辅助性化疗推荐为胃癌术后的常规治疗方法。随后，Earle和Mari先后发表了两篇荟萃分析，与Hermans的相比，包括了最近几年的新的随机分组研究，但是Earle和Mari两个作者选择的随机分组研究不同。Mari选择自1965～1996年发表的随机分组研究，包括亚洲国家和英语国家的研究。另外，部分随机分组研究中还包括了胃癌术后残存的患者。Earle的荟萃分析排除了亚洲的研究，仅包括英语国家的随机分组研究，同时，排除了胃癌术后残存的研究，因此，Earle所选择的研究组异质性较小。两组结果均表明胃癌术后进行辅助性化疗可以提高生存期，其差别具有统计学意义（表8－1－16）。在Janunger所做的胃癌术后化疗的综述中，如果把亚洲国家和欧美国家的随机分组研究分别进行统计学计算，术后辅助性化疗可以显著提高亚洲人的生存率，但是对于欧美患者没有显著收益。

表 8-1-16 胃癌术后辅助性化疗的荟萃分析结果

荟萃分析	发表年代	研究组数	总例数	RCT 年代	OR	95% CI	*P*
Hermans	1993	11	2 096	1980 ~	0.88	0.78 ~ 1.08	>0.05
Earle	1999	13	1 990	1980 ~ 1996	0.80	0.66 ~ 0.97	0.024
Mari	2000	21	3 658	1965 ~ 1999	0.82	0.75 ~ 0.89	0.00001
Janunger	2001，2002	21	3 962	1969 ~ 1996	0.84	0.74 ~ 0.96	<0.05
欧美研究					0.96	0.83 ~ 1.12	>0.05
亚洲研究					0.58	0.44 ~ 0.76	<0.05
Hu	2002	14	4 543	1980 ~ 1999	0.56	0.40 ~ 0.79	0.0008

RCT：随机分组研究（randomized trial）；OR：比率（odds ratio）；95% CI：95% 可信区间。（本表引自文献 73 ~ 78）

虽然 5 个荟萃分析中 4 个研究的结果显示，胃癌术后辅助化疗疗效显著不同于单纯手术的疗效，但是，不约而同的是，4 个荟萃分析的结论均告诫读者对于辅助性化疗要持谨慎态度。这主要的原因是，在这 5 个荟萃分析中所选择的随机分组研究，大多数为小样本，病例数太少而不能足以从随机分组研究中得到一个可信的结论。第二个原因是，这些随机分组研究完成的质量不高，影响了结论的可靠性。还有，化疗方案多种多样，包括单药化疗、联合方案化疗，所用的方案也不统一，等等。因此，对于胃癌根治术后，辅助性化疗是否可以进一步提高生存期，目前尚无肯定的结论。

三、胃癌的新辅助治疗

术前放疗可以提高手术切除率，降低局部复发率在很多恶性肿瘤的治疗中得以证实。中国和欧美国家在局部进展期胃癌的新辅助放/化疗中进行了有益的尝试，初步结果表明，无论是术前单纯放疗还是单纯化疗，都可以提高根治性切除率、局部/区域控制率和长期生存率，是值得进一步尝试的治疗手段。

（一）胃癌的术前放疗　中国医学科学院肿瘤医院放疗科与外科合作，进行了对贲门癌术前放疗与单纯手术的随机分组研究，这是唯一的一个大宗胃癌术前放疗的随机对照研究。370 例有病理证实的贲门癌患者随机分为单纯手术组（n = 199 例）和术前放疗组（n = 171 例）。放射治疗采用 8MV X 线，前后对穿野，DT40 Gy/20 次/4 周，射野包括原发灶、肿瘤上缘上 4 ~ 5cm、包括下段食管、胃底、胃小弯、肝胃韧带以及区域淋巴结区（图 8-1-5）。结果表明，术前放疗可以显著延长贲门癌患者的长期生存率，同时可以显著提高手术的切除率（提高 10.1%）、降低分期（T4 降低 11.0%；淋巴结转移率降低 20.6%），另外，还显著降低了腹腔内区域淋巴结复发率（术前放疗 64.3%，单纯手术

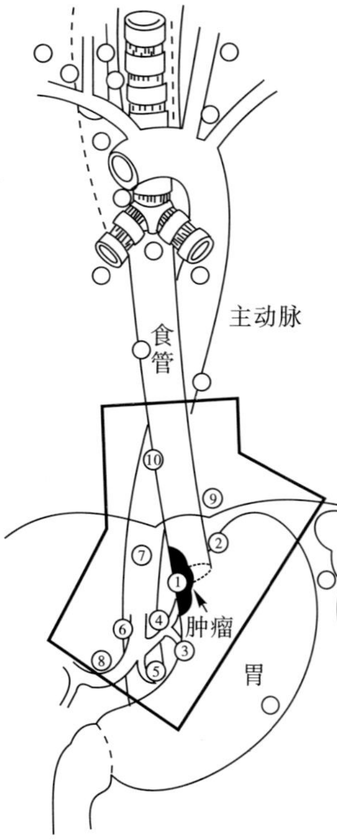

图 8-1-5　贲门癌术前放疗野设计

1 ~ 10 为淋巴结区域，1：贲门右；2：贲门左；3：胃小弯；4：胃左动脉；5：脾动脉；6：腹腔动脉；7：局部腹主动脉旁；8：肝固有动脉；9：横膈下；10：胸腔内下段食管旁。（引自文献 79）

84.9%，$P<0.001$）（表8-1-17，图8-1-6）。

表8-1-17　中国医学科学院肿瘤医院贲门癌术前放疗的随机对照研究结果

	术前放疗组（n=171）	单纯手术组（n=199）	P
5年OS（%）	30.1	20.26	0.0094
10年OS（%）	19.75	13.30	
切除率（%）	89.5	79.4	<0.01
T_2（%）	12.9	4.5	<0.01
T_3（%）	46.2	44.2	NS
T_4（%）	40.3	51.3	<0.05
淋巴结转移率（%）	64.3	84.9	<0.001
腹腔内淋巴结复发（%）	38.6	51.7	<0.025
远地转移率（%）	24.3	24.7	NS

本表引自文献79。

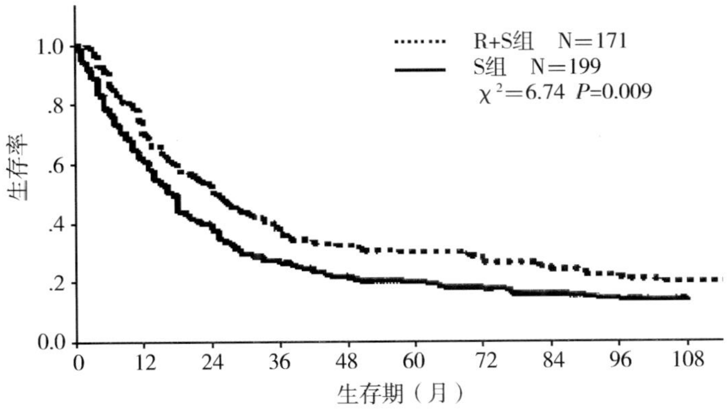

图8-1-6　贲门癌术前放射治疗与单纯手术的生存率曲线（引自文献79）

（二）胃癌新辅助化疗　先后有一系列Ⅱ期临床研究对局部进展期胃癌进行了新辅助化疗+手术的研究。新辅助化疗后，肿瘤的切除率为29%～82%，中位生存期在15～18月，2年生存率为26%～64%，而新辅助化疗所产生的不良反应可以为病人接受。在此基础上，开展了两项随机对照的Ⅲ期临床研究。其中来自英国MRC的MAGIC研究，是一个设计完好、样本量较大的胃癌新辅助化疗临床Ⅲ期研究。在该研究中，503例可切除的局部晚期胃癌患者随机分为3周期新辅助化疗+手术+3周期术后化疗组（化疗方案为表阿霉素、顺铂和5-FU，ECF方案）与单纯手术组。结果表明，新辅助化疗组的5年总生存率显著高于单纯手术组（36% vs 23%，$P=0.009$），5年无复发生存率也显著高于单纯手术组（$P=0.0001$）；同时降低了复发率（14.4% vs 20.6%，$P=0.009$）。另外，新辅助化疗将R0切除率提高了10%（79% vs 69%，$P=0.018$），而且具有降低分期的疗效（T_3/T_4的比例，新辅助化疗组49% vs 单纯手术组64%，$P=0.011$）。随着这个研究结果的报道，人们对胃癌新辅助化疗产生浓厚的兴趣，各种新药Ⅱ期正在进行，成为局部晚期胃癌治疗的一个新的研究方向。

（三）胃癌术前同步放化疗　目前胃癌术前同步放化疗的研究也在进行中，大多为临床Ⅰ/Ⅱ期研究（表8-1-18）。MDACC也进行了胃癌术前同步放化疗系列研究。3个系列研究中的患者均为临床判断可切除的胃癌，Lowy等对24例入组患者进行术前5-FU 300 mg/m^{2}静脉持续滴注+局部放疗DT45 Gy，最终83%患者进行了手术，术后病理显示完全缓解率达11%。随后，他们进行了新辅助化疗+同步放化疗+手术的Ⅱ期临床研究。术前经腹腔镜和内镜超声确定可手术切除、无肝转移和腹膜内种植的患者方可入组。2004年报道的方案是用5-FU、四氢叶酸钙（LV）和顺铂（DDP）诱导化疗

2 周期，随后进行 5-FU + 局部放疗 DT45 Gy，再进行手术；2005 年的新辅助化疗方案改为 2 周期的 5-FU、泰素（taxol）和顺铂，同步化疗改为 5-FU + taxol。两个方案均采用新辅助化疗 + 术前同步放化疗的模式，后者更是采用了新药 taxol，因此，病理完全缓解率均高于 20%，两个报道均显示，病理完全/部分缓解是影响生存的独立预后因素。经新辅助化疗 + 术前同步放化疗治疗后，达到完全缓解和/或部分缓解患者的中位生存期显著高于未达到者（63.9 月 vs 12.6 月，$P=0.03$）。

对于局部进展期胃癌，无论是术前单纯放疗，还是术前单纯化疗，都可以提高 R0 切除率，达到降低术后分期、提高局部/区域控制率和长期生存率的疗效。术前同步放化疗对于局部进展期胃癌而言，尚处于初步研究阶段。术前同步放化疗与术前放疗或术前化疗孰优孰劣，尚有待于前瞻性随机分组研究决定。

表 8-1-18 胃癌术前同步放化疗临床Ⅱ期研究结果

临床研究	例数	分期	新辅助化疗	同步放化疗	手术（%）	R0（%）	MST（月）	pCR（%）
Lowy（2001）	24	可切除	无	5-FU PVI 45 Gy	83	NS	NS	11
Ajani（2004）	34	可切除	5-FU/LV/DDP 2 周期	5-FU + 45 Gy	85	70	33.7	30
Ajani（2004）	43	可切除	CPT-11/DDP 2 周期	5-FU/taxol + 45Gy	91	91	22.1	28
Ajani（2005）	41	可切除	5-FU/Taxol/DDP 2 周期	5-FU/Taxol + 45 Gy	98	78	NR	20
Balaudraud（2004）	42	局部晚期	无	5-FU/DDP + 45 Gy	91	81	23	14
Klaulke（2004）	21	局部晚期	无	5-FU/DDP/taxol + 50.4 Gy	58	53	18	14

5-FU：5-氟尿嘧啶；PVI：持续静脉滴注；NS：不详；LV：四氢叶酸钙；DDP：顺铂；taxol：泰素；NR：未达到；MST：中位生存期；pCR：病理完全缓解率。（本表引自文献 91～95）

四、胃癌的姑息放疗

50%～75% 胃出血、梗阻或疼痛的晚期胃癌症状可由放疗减轻，症状的中位缓解时间为 4～18 月。如果患者一般状况良好、肿瘤术后镜下残存而不是肉眼残存，可以通过放疗 ± 同步化疗而得到良好的治疗疗效。

五、胃癌综合治疗的研究方向

胃癌无特征性症状，普查无特异性指标，因此，很难做到早期发现。今后胃癌的研究方向之一就是试图发现胃癌筛查的特征性指标，做到早期发现、早期治疗。

对于局部进展期胃癌，今后的研究方向主要是辅助性治疗和新辅助治疗，详见表 8-1-19。

表 8-1-19 局部进展期胃癌综合治疗研究方向

胃癌 D2 手术 vs D2 + 术后同步放化疗
术前化疗 vs 术前放疗 vs 术前同步放化疗
术前同步放化疗 vs 术后同步放化疗
同步放化疗新药的研究
胃癌标准化疗方案的确定
胃癌的靶向治疗

第四节　胃癌的放射治疗技术

瘤床、吻合口和区域淋巴结为胃癌术后复发的最常见部位。一般而言，胃癌术后的照射区域包括瘤床（根据术前上消化道造影、CT 等影像学资料或根据术中放置的银夹来确定）、部分残余的胃、区域淋巴结区。肿瘤的瘤床是指疗前肿瘤所在范围。对于 $T_{3\sim4}$ 原发肿瘤，瘤床不但应包括原发肿瘤，还应包括外侵的周围组织和器官，一般放射野的外界需包括左侧横膈的 2/3 或 3/4 才能包括原发肿瘤的瘤床。

一、胃癌术后常规野照射

在复习了大量文献后，Smalley 认为不同位置的原发肿瘤，可导致淋巴转移的区域不同，因此，需要照射的淋巴结区域亦不同。例如，原发于胃窦部或胃下 1/3 的肿瘤，出现脾门/脾动脉淋巴结转移的几率 <10%（第 10 组），而转移到幽门上淋巴结区（第 6 组）则高达 50%；相反，当肿瘤原发于上 1/3 胃或贲门时，第 10 组淋巴结区转移的几率达 12% ~42%，但第 6 组则小于 10%。因此，Smalley 认为应该根据肿瘤部位来确定相应应照射的淋巴结引流区。例如，如果原发肿瘤发生于贲门区或上 1/3 胃，为了包括食管旁淋巴结，需要包括下段 5cm 的食管，还要包括脾门区淋巴结（10 组），但可以不必包括幽门上下淋巴结区；如果肿瘤位于下 1/3 胃，如胃窦或小弯侧，可不必包括贲门左右淋巴结区和脾门区域淋巴结。常规模拟定位下胃癌的照射野设计见表 8－1－20、图 8－1－7。

表 8－1－20　胃癌放射治疗布野参考

不同位置的原发肿瘤，需要照射的淋巴结区域
中段胃癌（胃体癌）：
贲门旁淋巴结（第 1、2 组）、小弯和大弯侧淋巴结（第 3 ~6 组）、胃左动脉（第 7 组）、脾动脉/脾门区（第 10、11 组）、胰十二指肠后（第 13 组）、肝十二指肠韧带（第 12 组）
贲门癌或上 1/3 胃癌
食管旁淋巴结、贲门旁淋巴结（第 1、2 组）、小弯和大弯侧淋巴结（第 3、4 组）、胃左动脉（第 7 组）、脾动脉/脾门区（第 10、11 组）。可不必包括幽门上下组（第 5、6 组），除非胃周伴广泛淋巴结转移时
胃窦部/下 1/3 胃
小弯和大弯侧淋巴结（第 3 ~6 组）、胃左动脉（第 7 组）、肝总动脉（第 8 组）、腹腔动脉（第 9 组）、胰十二指肠后（第 13 组）和肝十二指肠韧带（第 12 组）。不必包括脾动脉/脾门区（第 10、11 组）和贲门左右（第 1、2 组）
具体定位标记
前后位的射野标记（AP/PA）
上界：T_8 或 T_9 椎体下缘，包括胃左动脉淋巴结、贲门区、胃底（如果是贲门癌，则上界则需包括食管下 5cm）
下界：L_3 椎体下缘，包括胃十二指肠淋巴结和胃窦（贲门癌可在 L_2 椎体下缘）
左侧界：2/3 或 3/4 左侧膈肌，包括胃底、胰上淋巴结和脾门淋巴结区
右侧界：椎体右侧旁开 3 ~4cm，包括肝固有动脉淋巴结区和胃十二指肠淋巴结侧野的射野标记
上下界：同前后位射野的上下界
前界：腹壁内侧壁
后界：椎体一半或后 2/3

胃比邻肝脏、肾脏、脊髓和小肠，上述器官为胃照射的剂量限制性器官。为了保证肿瘤区域得到足够剂量照射，同时尽量减少对周围重要器官的损伤，应该充分完善定位前的准备和充分考虑放射技

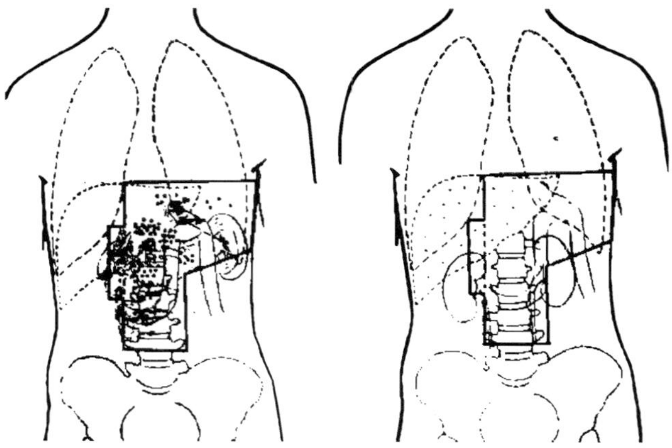

图 8－1－7 根据胃癌术后局部区域复发规律设计前后对穿照射野
（照射野具体边界见表 8－1－20）

术（表 8－1－21）。在做常规放射治疗时（二维照射技术），可以用前后野对穿照射，也可以用前后野、侧野 3～4 野照射。由于射野偏左、偏前，建议使用计划系统，给予各照射野一定的权重以及使用楔形板技术，以便使靶区内的剂量更加均匀。

表 8－1－21 减少正常组织和器官受量的技术

用高能 X 线（≥6MV）
多野照射，每日每野均予照射
每周拍摄校位片
用计划系统进行计划设计，减少靶区内热点，可适当使用楔形板
CT 模拟定位下进行三维适形照射，勾画正常组织器官，并定义剂量－体积限制条件
靶区照射剂量 DT 45 Gy，1.8～2.0 Gy/d，5 次/周
脊髓照射剂量≤40 Gy
左肾应予遮挡 1/3 或一半，右肾照射体积＜1/3
侧野照射肝脏的剂量必须小于 20Gy

二、胃癌术后三维适形/调强适形照射

近年来，三维适形和调强适形放射治疗技术（3D CRT，IMRT）的优势在多种肿瘤的放疗中得以证实，与常规放射治疗技术相比，3D CRT 可以更好地治疗肿瘤同时可以降低周围正常组织的受量。目前这项新技术也尝试运用于胃癌的治疗。胃癌进行 CT 模拟定位时，参照美国纽约纪念医院定位胃淋巴瘤的方法，在 CT 模拟定位前进行胃肠道的定位前准备，原则上要求患者在胃排空的基础上进行定位和治疗，具体步骤见表 8－1－22。胃癌根治术后放疗者，临床靶区（CTV）所包括的范围与常规放疗范围相同，在 CT 图像上逐层予以勾画（图 8－1－8）。PTV 在 CTV 的基础上外放 0.5～1.0cm，但是由于膈肌的呼吸运动，可在头脚方向外放 2cm，或根据常规模拟定位下监测到的膈肌运动范围予以外放。另外，也可以运用图像引导下的放射治疗技术（IGRT）确定胃癌术后 PTV 的范围。除了放射治疗靶区的勾画，胃癌术后进行 3D CRT 还需勾画正常组织和器官，如：脊髓、肝脏、双侧肾脏、治疗区域的小肠、心脏（尤其是贲门癌术后患者）。靶区的处方定义为 95% PTV 最小剂量 DT 45Gy/5 周，脊髓≤40Gy，60% 肝脏接受的最大剂量≤30Gy，一侧肾脏（多为右侧）33% 体积接受的最大剂量≤22.5Gy，另侧肾脏的 1/3 体积接受的剂量≤45Gy。胃癌术后 3D CRT 计划见图 8－1－9。

表 8-1-22　胃癌术后 3D CRT/IMRT 定位步骤

定位前空腹 4 小时
定位前 10 分钟口服 20% 泛影葡胺 + 水 200ml，以显影残胃
仰卧位，双手抱肘置于额头，激光灯摆位，用或不用体膜固定器
CT 模拟定位，可用造影剂增强扫描
扫描范围从膈上 5cm 左右至脐水平（如为贲门癌，扫描上界最好在胸骨角水平），层间距为 5mm
用高能 X 线（≥6MV）
采用多野技术
用剂量 - 体积直方图（DVH）评价靶区适形度和正常组织器官受量
95% PTV 最小剂量 DT45Gy/5 周
脊髓≤40Gy
60% 肝脏接受的最大剂量≤30Gy
一侧肾脏（多为右侧）33% 体积接受的最大剂量≤22.5Gy，另侧肾脏的 1/3 体积接受的剂量≤45Gy

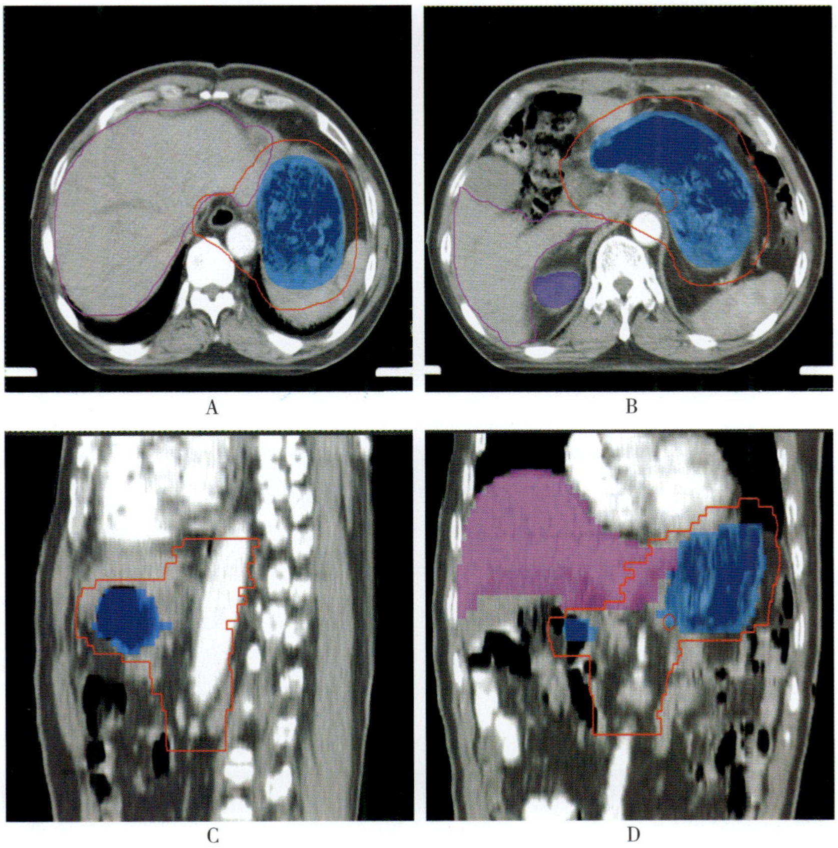

图 8-1-8　胃癌术后 3D CRT 治疗靶区定义

A、B 为横断面；C：矢状面；D：冠状面。红色实线：CTV；蓝色区域：残胃；粉红色区域：肝脏；紫色区域：右肾。

三、胃癌术后常规野照射与 3D CRT/IMRT 技术的比较

Leong 就胃癌术后的前后对穿野（AP/PA）计划与 3D CRT 计划进行了比较。根据 Intergroup0116 对治疗范围的规定，在 CT 模拟定位图像上勾画 CTV、PTV、肝脏、双肾、脊髓。3D CRT 采用分野照射技术，上半野的 CTV 包括肿瘤瘤床、吻合口和脾门淋巴结区，采用前后和左侧野的 3 野技术；下

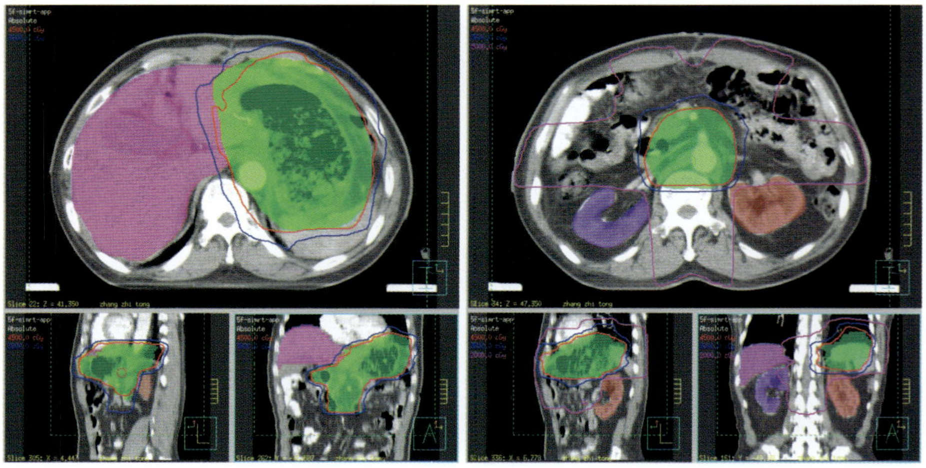

A

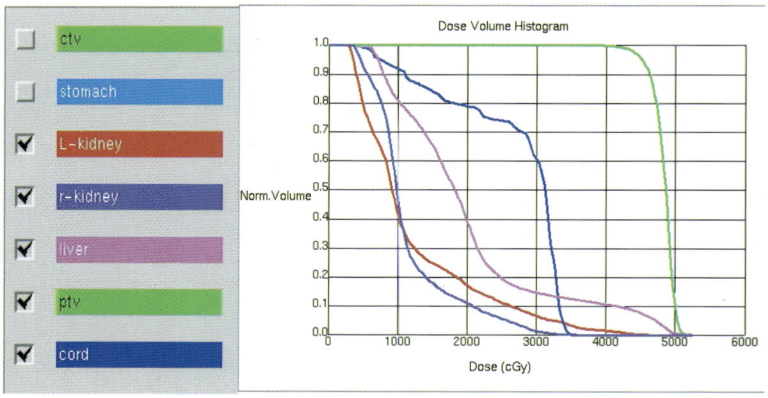

B

图 8－1－9 胃癌术后 3 D CRT 的 5 野计划

A：CT 横断位、冠状位和矢状位的剂量分布图；B：DVH 图示。A 中绿色区域为 PTV，粉红色为肝脏，红色为左肾，紫色为右肾。红实线为 95% 剂量曲线，蓝色实线为 90% 剂量曲线。

半野的靶区包括幽门上下淋巴结区、胰十二指肠淋巴结区和局部的腹主动脉旁淋巴结区，采用水平野＋前野 3 野照射（图 8－1－10）。结果表明，3D CRT 分野计划的靶区的剂量分布优于 AP/PA 常规照射，并且，3D CRT 计划中重要器官（双肾、脊髓）的受量低于常规 AP/PA 照射（表 8－1－23、图 8－1－11）。

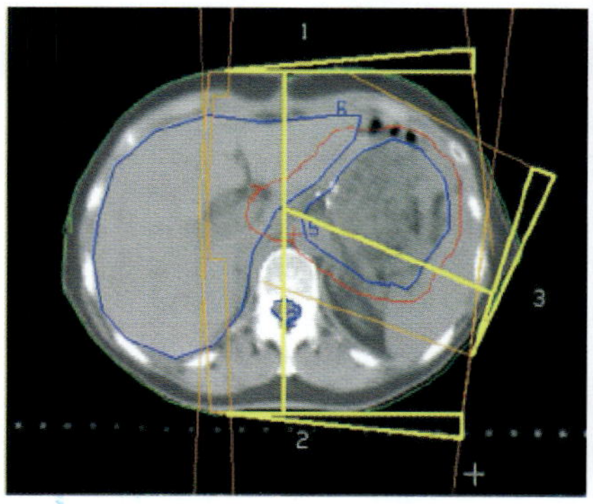

A

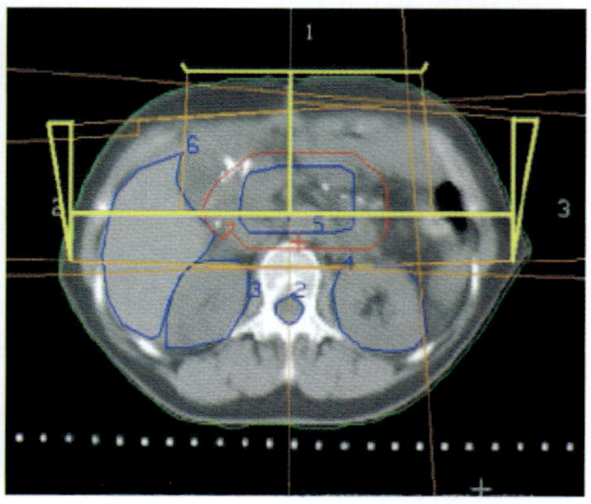

B

图 8－1－10 胃癌术后 3D CRT 分野照射示意图

A：上半野 3 野适形；B：下半野 3 野适形。

表 8-1-23 3D CRT 分野技术与常规 AP/PA 照射的靶区剂量分布和重要器官受量

	3D-CR	TAP/PA
99% PTV 接受的剂量百分比（%）	95	93
接受 98% 剂量的 PTV 百分比（%）	95	71
1/3 脊髓接受的剂量（Gy）	17	45
脊髓接受 45Gy 照射的体积（%）	1	37
1/3 右肾受照射剂量（Gy）	18	35
2/3 右肾受照射剂量（Gy）	6	4
1/3 左肾受照射剂量（Gy）	18	40
2/3 左肾受照射剂量（Gy）	5	5
1/3 肝脏受照射剂量（Gy）	31	10
2/3 肝脏受照射剂量（Gy）	10	2

引自文献 98。

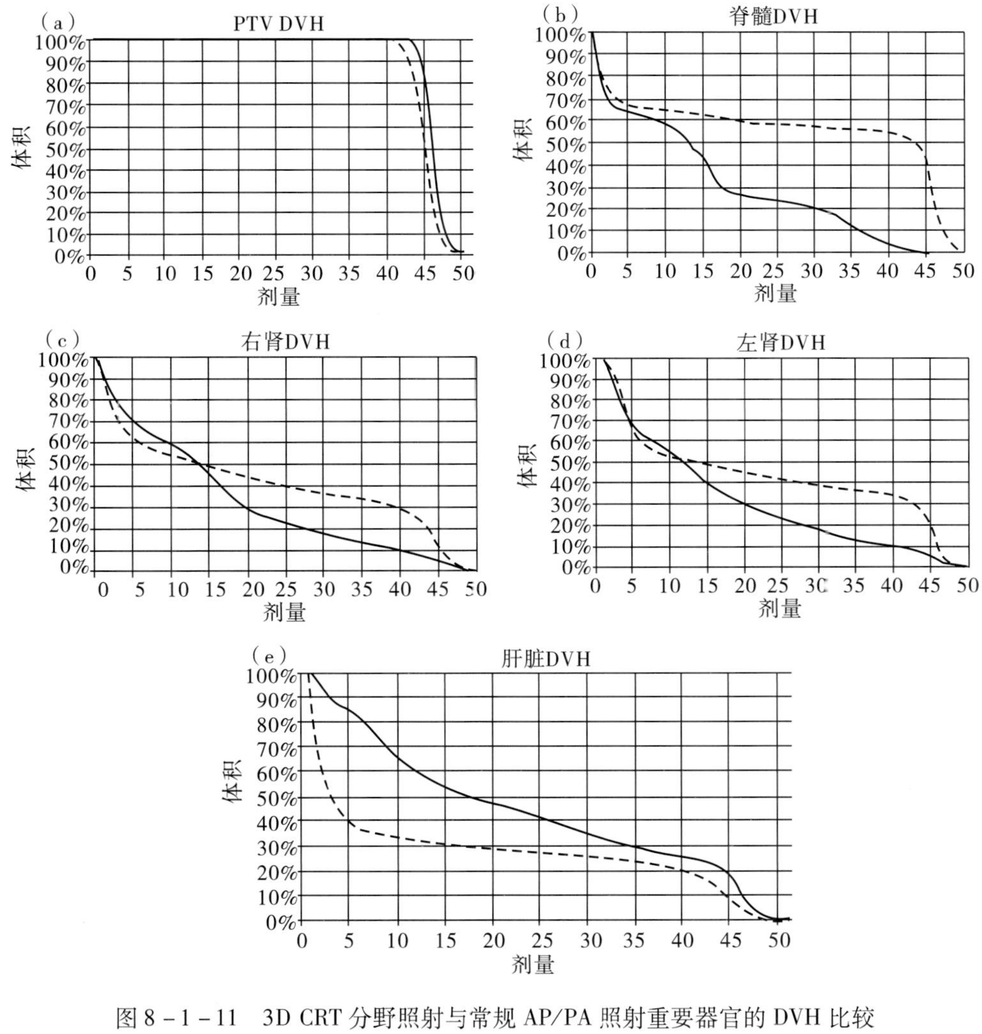

图 8-1-11 3D CRT 分野照射与常规 AP/PA 照射重要器官的 DVH 比较

（a）PTV 的 DVH；（b）脊髓的 DVH；（c）右肾的 DVH；（d）左肾的 DVH；（e）肝脏的 DVH。图中实线代表 3D CRT；虚线代表 AP/PA 常规照射。（引自文献 98）

Chung 比较了 3D CRT 放疗计划与二维常规放疗计划（2 野前后对穿或多野照射），三维计划的射野面积显著小于二维计划，同时，三维计划中，右肾小于 20Gy 受到照射的体积显著大于二维计划（三维 24.7% vs 二维 10.3%，$P=0.05$），而肝脏照射大于 DT30 Gy 的体积，三维计划显著低于二维计划（三维 21.9% vs 二维 26.9%，$P=0.04$）。另外，Ringash 比较了 7 或 9 野 IMRT 与 5 野 3D CRT 的区别，IMRT 可以提高靶区的适形度，并可以进一步降低脊髓的最大受量（IMRT 36.85 Gy vs 3D CRT 45.65 Gy）、50% 肝脏（IMRT 17.29 Gy vs 3D CRT 27.97 Gy）、心脏（IMRT 12.89 Gy vs 3D CRT 15.50 Gy）和左肾的受量（IMRT 15.50 Gy vs 3D CRT 16.06 Gy）。

总而言之，胃癌术后需照射瘤床、吻合口和区域淋巴引流区。最好在 CT 扫描的基础上进行多野适形照射，以均匀靶区内的剂量并降低周围重要器官的受照射剂量。与三维适形照射相比，IMRT 可以更好地保护靶区周围重要器官。

（金　晶）

参考文献

1. http://www-dep.iarc.fr, 2002.
2. Maehara Y, Kakeji Y, Koga T, et al. Therapeutic value of lymph node dissection and the clinical outcome for patients with gastric cancer. Surgery, 2002, 131:S85~91.
3. Yang L, Parkin DM, Ferlay J, et al. Estimates of cancer incidence in China for 2000 and projections for 2005. Cancer Epidemiol Biomarkers Prev, 2005, 14:243~250.
4. Yang L. Incidence and mortality of gastric cancer in China. World J Gastroenterol, 2006, 12:17~20.
5. Kajitani T. The general rules for the gastric cancer study in surgery and pathology. Part I. Clinical classification. Jpn J Surg, 1981, 11:127~139.
6. The general rules for the gastric cancer study in surgery. Jpn J Surg, 1973, 3:61~71.
7. Lauren P. The two histological main types of gastric carcinoma: Diffuse and so-called intestinal-type carcinoma. An attempt at a histo-Clinical classification. Acta Pathol Microbiol Scand, 1965, 64:31~49.
8. 詹庆友，李威，孙晓卫，等. 胃癌外科治疗的远期疗效研究. 中华外科杂志，2005，43:1109~1113.
9. 詹友庆，孙晓卫，李威，等. 影响根治术后胃癌的多因素分析. 癌症，2005，24:596~599.
10. 詹友庆，李威，孙晓卫，等. 胃癌外科治疗的远期疗效研究. 中华外科杂志，2005，43:1109~1113.
11. Papachristou DN, Shiu MH. Management by en bloc multiple organ resection of carcinoma of the stomach invading adjacent organs. Surg Gynecol Obstet, 1981, 152:483~487.
12. Shiu MH, Papacristou DN, Kosloff C, et al. Selection of operative procedure for adenocarcinoma of the midstomach. Twenty years' experience with implications for future treatment strategy. Ann Surg, 1980, 192:730~737.
13. Maruyama K, Gunven P, Okabayashi K, et al. Lymph node metastases of gastric cancer. General pattern in 1931 patients. Ann Surg, 1989, 210:596~602.
14. 袁兴华，崔修铮，郑朝旭，等. T_1 和 T_2 期胃癌的外科治疗. 中华肿瘤杂志，1999，21:379~382.
15. Dittler HJ, Siewert JR. Role of endoscopic ultrasonography in gastric carcinoma. Endoscopy, 1993, 25:162~166.
16. AJCC cancer staging manual. 6th ed, New York: Springer-Verlag, 2005.
17. Japanese Gastric Cancer A. Japanese classification of gastric carcinoma - 2nd English Edition. Gastric Cancer, 1998, 1:10~24.
18. Kattan MW, Karpeh MS, Mazumdar M, et al. Postoperative nomogram for disease-specific survival after an R0 resection for gastric carcinoma. J Clin Oncol, 2003, 21:3647~3650.
19. Karpeh MS, Leon L, Klimstra D, et al. Lymph node staging in gastric cancer: is location more important than Number? An analysis of 1,038 patients. Ann Surg, 2000, 232:362~371.
20. Nitti D, Marchet A, Olivieri M, et al. Ratio between metastatic and examined lymph nodes is an independent prognostic factor after D2 resection for gastric cancer: Analysis of a large European monoinstitutional experience. Ann Surg Oncol, 2003, 10:1077~1085.

21. 李凯，徐惠绵，陈峻青．淋巴结转移率和数量分级与胃癌预后及病理因关系的研究．中华医学杂志，2005，85：2113～2116．

22. Allum WH, Hallissey MT, Kelly KA. Adjuvant chemotherapy in operable gastric cancer. 5 year follow－up of first British Stomach Cancer Group trial. Lancet, 1989, 1：571～574.

23. Landry J, Tepper JE, Wood WC, et al. Patterns of failure following curative resection of gastric carcinoma. Int J Radiat Oncol Biol Phys, 1990, 19：1357～1362.

24. Roviello F, Marrelli D, de Manzoni G, et al. Prospective study of peritoneal recurrence after curative surgery for gastric cancer. Br J Surg, 2003, 90：1113～1119.

25. Gunderson LL, Sosin H. Adenocarcinoma of the stomach: areas of failure in a re－operation series (second or symptomatic look) clinicopathologic correlation and implications for adjuvant therapy. Int J Radiat Oncol Biol Phys, 1982, 8：1～11.

26. Wisbeck WM, Becher EM, Russell AH. Adenocarcinoma of the stomach: autopsy observations with therapeutic implications for the radiation oncologist. Radiother Oncol, 1986, 7：13～18.

27. Hundahl SA, Menck HR, Mansour EG, et al. The national cancer data base report on gastric carcinoma. Cancer, 1997, 80：2333～2341.

28. Siewert JR, Bottcher K, Stein HJ, et al. Relevant prognostic factors in gastric cancer: Ten－year results of the German Gastric Cancer Study. Ann Surg, 1998, 228：449～461.

29. Wanebo HJ, Kennedy BJ, Chmiel J, et al. Cancer of the stomach. A patient care study by the American College of Surgeons. Ann Surg, 1993, 218：583～592.

30. Kim JP, Lee JH, Kim SJ, et al. Clinicopathologic characteristics and prognostic factors in 10 783 patients with gastric cancer. Gastric Cancer, 1998, 1：125～133.

31. Hayashi H, Ochiai T, Suzuki T, et al. Superiority of a new UICC－TNM staging system for gastric carcinoma. Surgery, 2000, 127：129～135.

32. Moriwaki Y, Kunisaki C, Kobayashi S, et al. Progressive improvement of prognosis for patients with gastric cancer (dynamic stage grouping) with increasing survival interval from initial staging: how much longer can a given survivor expect to live? Surgery, 2003, 133：135～140.

33. Hermanek P. Prognostic factors in stomach cancer surgery. Eur J Surg Oncol, 1986, 12：241～246.

34. Noguchi Y, Imada T, Matsumoto A, et al. Radical surgery for gastric cancer. A review of the Japanese experience. Cancer, 1989, 64：2053～2062.

35. Boku N, Chin K, Hosokawa K, et al. Biological markers as a predictor for response and prognosis of unresectable gastric cancer patients treated with 5－fluorouracil and cis－platinum. Clin Cancer Res, 1998, 4：1469～1474.

36. Baba H, Korenaga D, Okamura T, et al. Prognostic factors in gastric cancer with serosal invasion. Univariate and multivariate analyses. Arch Surg, 1989, 124：1061～1064.

37. Bozzetti F, Bonfanti G, Morabito A, et al. A multifactorial approach for the prognosis of patients with carcinoma of the stomach after curative resection. Surg Gynecol Obstet, 1986, 162：229～234.

38. 朱正纲．胃癌术后复发的有关问题及综合治疗．中国实用外科杂志，2005，25：181～183．

39. Yoo CH, Noh SH, Shin DW, et al. Recurrence following curative resection for gastric carcinoma. Br J Surg, 2000, 87：236～242.

40. Maehara Y, Hasuda S, Koga T, et al. Postoperative outcome and sites of recurrence in patients following curative resection of gastric cancer. Br J Surg, 2000, 87：353～357.

41. 阚永丰，李世拥，郑毅，等．胃癌的广泛性淋巴结清除术 10 年经验总结．中华普通外科杂志，2005，20：89～91．

42. Gouzi JL, Huguier M, Fagniez PL, et al. Total versus subtotal gastrectomy for adenocarcinoma of the gastric antrum. A French prospective controlled study. Ann Surg, 1989, 209：162～166.

43. Robertson CS, Chung SC, Woods SD, et al. A prospective randomized trial comparing R1 subtotal gastrectomy with R3 total gastrectomy for antral cancer. Ann Surg, 1994, 220：176～182.

44. Bozzetti F, Marubini E, Bonfanti G, et al. Subtotal versus total gastrectomy for gastric cancer: five－year survival rates in a multicenter randomized Italian trial. Italian Gastrointestinal Tumor Study Group. Ann Surg, 1999, 230：170～178.

45. Bozzetti F, Marubini E, Bonfanti G, et al. Total versus subtotal gastrectomy: surgical morbidity and mortality rates in a multicenter Italian randomized trial. The Italian Gastrointestinal Tumor Study Group. Ann Surg, 1997, 226:613~620.
46. Kodama Y, Sugimachi K, Soejima K, et al. Evaluation of extensive lymph node dissection for carcinoma of the stomach. World J Surg, 1981, 5:241~248.
47. Otsuji E, Toma A, Kobayashi S, et al. Long-term benefit of extended lymphadenectomy with gastrectomy in distally located early gastric carcinoma. Am J Surg, 2000, 180:127~132.
48. Dent DM, Madden MV, Price SK. Randomized comparison of R1 and R2 gastrectomy for gastric carcinoma. Br J Surg, 1988, 75:110~112.
49. Cuschieri A, Weeden S, Fielding J, et al. Patient survival after D1 and D2 resections for gastric cancer: long-term results of the MRC randomized surgical trial. Surgical Co-operative Group. Br J Cancer, 1999, 79:1522~1530.
50. Cuschieri A, Fayers P, Fielding J, et al. Postoperative morbidity and mortality after D1 and D2 resections for gastric cancer: preliminary results of the MRC randomised controlled surgical trial. The Surgical Cooperative Group. Lancet, 1996, 347:995~999.
51. Bonenkamp JJ, Songun I, Hermans J, et al. Randomised comparison of morbidity after D1 and D2 dissection for gastric cancer in 996 Dutch patients. Lancet, 1995, 345:745~748.
52. Bonenkamp JJ, Hermans J, Sasako M, et al. Extended lymph-node dissection for gastric cancer. N Engl J Med, 1999, 340:908~914.
53. Degiuli M, Sasako M, Calgaro M, et al. Morbidity and mortality after D1 and D2 gastrectomy for cancer: Interim analysis of the Italian Gastric Cancer Study Group (IGCSG) randomised surgical trial. Eur J Surg Oncol, 2004, 30:303~308.
54. Wu CW, Hsiung CA, Lo SS, et al. Nodal dissection for patients with gastric cancer: A randomised controlled trial. Lancet Oncol, 2006, 7:309~315.
55. Bunt TM, Bonenkamp HJ, Hermans J, et al. Factors influencing noncompliance and contamination in a randomized trial of "Western" (r1) versus "Japanese" (r2) type surgery in gastric cancer. Cancer, 1994, 73:1544~1551.
56. Degiuli M, Sasako M, Ponti A, et al. Survival results of a multicentre phase Ⅱ study to evaluate D2 gastrectomy for gastric cancer. Br J Cancer, 2004, 90:1727~1732.
57. Degiuli M, Sasako M, Ponti A, et al. Morbidity and mortality after D2 gastrectomy for gastric cancer: results of the Italian Gastric Cancer Study Group prospective multicenter surgical study. J Clin Oncol, 1998, 16:1490~1493.
58. Sano T, Sasako M, Yamamoto S, et al. Gastric cancer surgery: morbidity and mortality results from a prospective randomized controlled trial comparing D2 and extended para-aortic lymphadenectomy——Japan Clinical Oncology Group study 9501. J Clin Oncol, 2004, 22:2767~2773.
59. Maeta M, Yamashiro H, Saito H, et al. A prospective pilot study of extended (D3) and superextended para-aortic lymphadenectomy (D4) in patients with T3 or T4 gastric cancer managed by total gastrectomy. Surgery, 1999, 125:325~331.
60. van de Velde CJ, Peeters KC. The gastric cancer treatment controversy. J Clin Oncol, 2003, 21:2234~2236.
61. Sasako M. Risk factors for surgical treatment in the Dutch Gastric Cancer Trial. Br J Surg, 1997, 84:1567~1571.
62. Csendes A, Burdiles P, Rojas J, et al. A prospective randomized study comparing D2 total gastrectomy versus D2 total gastrectomy plus splenectomy in 187 patients with gastric carcinoma. Surgery, 2002, 131:401~407.
63. Sano T, Yamamoto S, Sasako M. Randomized controlled trial to evaluate splenectomy in total gastrectomy for proximal gastric carcinoma: Japan clinical oncology group study JCOG 0110-MF. Jpn J Clin Oncol, 2002, 32:363~364.
64. Childs DS, Jr., Moertel CG, Holbrook MA, et al. Treatment of unresectable adenocarcinomas of the stomach with a combination of 5-fluorouracil and radiation. Am J Roentgenol Radium Ther Nucl Med, 1968, 102:541~544.
65. Moertel CG, Childs DS Jr, Reitemeier RJ, et al. Combined 5-fluorouracil and supervoltage radiation therapy of locally unresectable gastrointestinal cancer. Lancet, 1969, 2:865~867.
66. Dent DM, Werner ID, Novis B, et al. Prospective randomized trial of combined oncological therapy for gastric carcinoma. Cancer, 1979, 44:385~391.
67. Moertel CG, Childs DS, O'Fallon JR, et al. Combined 5-fluorouracil and radiation therapy as a surgical adjuvant for poor prognosis gastric carcinoma. J Clin Oncol, 1984, 2:1249~1254.
68. Bleiberg H, Goffin JC, Dalesio O, et al. Adjuvant radiotherapy and chemotherapy in resectable gastric cancer. A ran-

domized trial of the gastro - intestinal tract cancer cooperative group of the EORTC. Eur J Surg Oncol, 1989, 15 : 535 ~ 543.

69. Macdonald JS, Smalley SR, Benedetti J, et al. Chemoradiotherapy after surgery compared with surgery alone for adenocarcinoma of the stomach or gastroesophageal junction. N Engl J Med, 2001, 345 : 725 ~ 730.

70. Lim DH, Kim DY, Kang MK, et al. Patterns of failure in gastric carcinoma after D2 gastrectomy and chemoradiotherapy: a radiation oncologist's view. Br J Cancer, 2004, 91 : 11 ~ 17.

71. Kim S, Lim do H, Lee J, et al. An observational study suggesting clinical benefit for adjuvant postoperative chemoradiation in a population of over 500 cases after gastric resection with D2 nodal dissection for adenocarcinoma of the stomach. Int J Radiat Oncol Biol Phys, 2005, 63 : 1279 ~ 1285.

72. Hallissey MT, Dunn JA, Ward LC, et al. The second British Stomach Cancer Group trial of adjuvant radiotherapy or chemotherapy in resectable gastric cancer: Five - year follow - up. Lancet, 1994, 343 : 1309 ~ 1312.

73. Hermans J, Bonenkamp JJ, Boon MC, et al. Adjuvant therapy after curative resection for gastric cancer: meta - analysis of randomized trials. J Clin Oncol, 1993, 11 : 1441 ~ 1447.

74. Earle CC, Maroun JA. Adjuvant chemotherapy after curative resection for gastric cancer in non - Asian patients: revisiting a meta - analysis of randomised trials. Eur J Cancer, 1999, 35 : 1059 ~ 1064.

75. Mari E, Floriani I, Tinazzi A, et al. Efficacy of adjuvant chemotherapy after curative resection for gastric cancer: a meta - analysis of published randomised trials. A study of the GISCAD (Gruppo Italiano per lo Studio dei Carcinomi dell'Apparato Digerente). Ann Oncol, 2000, 11 : 837 ~ 843.

76. Janunger KG, Hafstrom L, Glimelius B. Chemotherapy in gastric cancer: A review and updated meta - analysis. Eur J Surg, 2002, 168 : 597 ~ 608.

77. Janunger KG, Hafstrom L, Nygren P, et al. A systematic overview of chemotherapy effects in gastric cancer. Acta Oncol, 2001, 40 : 309 ~ 326.

78. Hu JK, Chen ZX, Zhou ZG, et al. Intravenous chemotherapy for resected gastric cancer: Meta - analysis of randomized controlled trials. World J Gastroenterol, 2002, 8 : 1023 ~ 1028.

79. Zhang ZX, Gu XZ, Yin WB, et al. Randomized clinical trial on the combination of preoperative irradiation and surgery in the treatment of adenocarcinoma of gastric cardia (AGC) ——report on 370 patients. Int J Radiat Oncol Biol Phys, 1998, 42 : 929 ~ 934.

80. Ajani JA, Ota DM, Jessup JM, et al. Resectable gastric carcinoma. An evaluation of preoperative and postoperative chemotherapy. Cancer, 1991, 68 : 1501 ~ 1506.

81. Ajani JA, Mayer RJ, Ota DM, et al. Preoperative and postoperative combination chemotherapy for potentially resectable gastric carcinoma. J Natl Cancer Inst, 1993, 85 : 1839 ~ 1844.

82. Wilke H, Preusser P, Fink U, et al. Preoperative chemotherapy in locally advanced and nonresectable gastric cancer: a phase Ⅱ study with etoposide, doxorubicin, and cisplatin. J Clin Oncol, 1989, 7 : 1318 ~ 1326.

83. Crookes P, Leichman CG, Leichman L, et al. Systemic chemotherapy for gastric carcinoma followed by postoperative intraperitoneal therapy: A final report. Cancer, 1997, 79 : 1767 ~ 1775.

84. Siewert JR, Bottcher K, Roder JD, et al. Prognostic relevance of systematic lymph node dissection in gastric carcinoma. German Gastric Carcinoma Study Group. Br J Surg, 1993, 80 : 1015 ~ 1018.

85. Kelsen D, Karpeh M, Schwartz G, et al. Neoadjuvant therapy of high - risk gastric cancer: A phase Ⅱ trial of preoperative FAMTX and postoperative intraperitoneal fluorouracil - cisplatin plus intravenous fluorouracil. J Clin Oncol, 1996, 14: 1818 ~ 1828.

86. Alexander HR, Grem JL, Pass HI, et al. Neoadjuvant chemotherapy for locally advanced gastric adenocarcinoma. Oncology (Williston Park), 1993, 7, 37 ~ 42; discussion 42 ~ 44, 49 ~ 50, 53.

87. Allum WH, Cunningham D, Weeden S, et al.. Perioperative chemotherapy in operable gastric and lower esophageal cancer: A randomized, controlled trial (the MAGIC trial ISRCNT93793971). Proc Am Soc Clin Oncol, 2003, 22: A998.

88. D Cunningham, Allum WH, S P Stenning, et al. Perioprative chemotherapy in operable gastric and lower oesophageal cancer: final results of a randomised, controlled trial (the MAGIC trial, ISRCTN 93793971). 2005 ASCO Annual Meeting 2005; Abstract No. 4001.

89. Cunningham D, Allum WH, Stenning SP, et al. Perioperative chemotherapy versus surgery alone for resectable gastroesophageal cancer. N Engl J Med, 2006, 355 : 11 ~ 20.

90. Lowy AM, Feig BW, Janjan N, et al. A pilot study of preoperative chemoradiotherapy for resectable gastric cancer. Ann Surg Oncol, 2001, 8 : 519 ~ 524.

91. Ajani JA, Mansfield PF, Crane CH, et al. Paclitaxel – based chemoradiotherapy in localized gastric carcinoma: Degree of pathologic response and not clinical parameters dictated patient outcome. J Clin Oncol, 2005, 23 : 1237 ~ 1244.

92. Ajani JA, Mansfield PF, Janjan N, et al. Multi – institutional trial of preoperative chemoradiotherapy in patients with potentially resectable gastric carcinoma. J Clin Oncol, 2004, 22 : 2774 ~ 2780.

93. Ajani JA, Walsh G, Komaki R, et al. Preoperative induction of CPT – 11 and cisplatin chemotherapy followed by chemoradiotherapy in patients with locoregional carcinoma of the esophagus or gastroesophageal junction. Cancer, 2004, 100 : 2347 ~ 2354.

94. Balandraud P, Moutardier V, Giovannini M, et al. Locally advanced adenocarcinomas of the gastric cardia: results of pre – operative chemoradiotherapy. Gastroenterol Clin Biol, 2004, 28 : 651 ~ 657.

95. Klautke G, Foitzik T, Ludwig K, et al. Neoadjuvant radiochemotherapy in locally advanced gastric carcinoma. Strahlenther Onkol, 2004, 180 : 695 ~ 700.

96. Smalley SR, Gunderson L, Tepper J, et al. Gastric surgical adjuvant radiotherapy consensus report: rationale and treatment implementation. Int J Radiat Oncol Biol Phys, 2002, 52 : 283 ~ 293.

97. Ringash J, Perkins G, Brierley J, et al. IMRT for adjuvant radiation in gastric cancer : A preferred plan? Int J Radiat Oncol Biol Phys, 2005, 63 : 732 ~ 738.

98. Leong T, Willis D, Joon DL, et al. 3D conformal radiotherapy for gastric cancer – results of a comparative planning study. Radiother Oncol, 2005, 74 : 301 ~ 306.

99. Chung HT, Shakespeare TP, Wynne CJ, et al. Evaluation of a radiotherapy protocol based on INT0116 for completely resected gastric adenocarcinoma. Int J Radiat Oncol Biol Phys, 2004, 59 : 1446 ~ 1453.

第二章　原发性肝癌

第一节　概　　述

原发性肝癌是严重危害人民健康的常见恶性肿瘤。全国肿瘤登记中心对我国部分市县1998～2002年恶性肿瘤的发病与死亡情况的调查分析表明，肝癌的发病率及死亡率均居我国恶性肿瘤的前3位

一、应用解剖

肝脏是人体内最大的脏器，重1200～1500g，左右径约25cm、前后径约15cm、上下径约6cm。肝脏正中裂将肝分为左右半肝。尾状叶（Ⅰ段）是一自主段，不依赖4个门静脉蒂和3支主肝静脉，它同时接受肝动脉和左右门静脉分支的供血，经肝短静脉注入下腔静脉。左半肝被左叶间裂分为内外两叶，左外叶被段间裂分为后（Ⅱ段）前（Ⅲ段）两段；内叶（Ⅳ段）分为上部（Ⅳa段）和下部（Ⅳb段——方叶）。右半肝被右叶间裂分为前后两叶，右前叶分为两部分，内侧的Ⅴ段和外侧的Ⅵ段；右后叶分为外侧的Ⅶ段和内侧的Ⅷ段。第一肝门包括：肝脏的横沟和肝蒂。肝固有动脉、门静脉、肝管、神经和淋巴组织共同包于肝十二指肠韧带的右侧，构成肝蒂。第二肝门位于肝脏的膈面顶部，是肝左、中、右静脉汇入下腔静脉处，多被肝组织覆盖。第三肝门主要汇集尾状叶和右后叶的静脉血流。肝脏的淋巴引流分深浅两层。浅淋巴管位于肝被膜的深面，形成淋巴管网，与深淋巴管相通。浅淋巴引流至：①肝左叶淋巴引流经贲门淋巴结注入胃上和胃胰淋巴结或直接注入腹腔淋巴结；②肝右叶、方叶和尾状叶淋巴引流至肝门区后入腹腔淋巴结；③肝左右叶膈面即镰状韧带附近及冠状韧带、三角韧带内的淋巴引流至膈淋巴结后汇入胸骨和纵隔前后淋巴结；④肝左右叶外侧部淋巴引流至腰淋巴结。深淋巴引流：一部分沿肝静脉至膈淋巴结；一部分沿门静脉至肝门部淋巴结。

二、病理分类

原发性肝癌包括肝细胞癌、胆管细胞癌、混合性肝癌及一些少见类型，其中以肝细胞癌占绝大多数。

三、Child－Pugh肝硬化分级

我国原发性肝癌患者大多有慢性肝炎及肝硬化病史。肝硬化的严重程度是影响原发性肝癌患者治疗及预后的重要因素。目前，临床上普遍采用Child－Pugh分级来评估肝硬化的严重程度，并以此作为选择治疗方式和评估预后的重要指标（图8－2－1）。

表8－2－1　Child－Pugh肝硬化分级

临床和生化指标	异常情况得分		
	1	2	3
Bil（mg/dl）	<2	2～3	>3
ALB（g/dl）	>3.5	2.8～3.5	<2.8
凝血酶原时间（s）	<3	3～6	>6
腹腔积液	无	少，易控制	中等，难控制
脑病	无	轻	昏迷

A 级：5~6 分；B 级：7~9 分；C 级：10~15 分。

四、临床分期

1. UICC 的 TNM 分期（2002）

T：原发肿瘤

T_x：原发肿瘤不能确定

T_0：无原发肿瘤证据

T_1：孤立结节，无血管侵犯

T_2：孤立结节，有血管侵犯；或多个结节均 <5cm

T_3：多个结节，>5cm 或肿瘤侵犯门静脉或肝静脉的大分支

T_4：肿瘤直接侵犯胆囊外的邻近器官；或伴肿瘤性穿孔

N：区域淋巴结

N_x：局部区域淋巴结转移不能确定

N_0：无局部淋巴结转移

N_1：有局部淋巴结转移

M：远处转移

M_x：远处转移不能确定

M_0：无远处转移

M_1：有远处转移

分期

Ⅰ期：$T_1N_0M_0$

Ⅱ期：$T_2N_0M_0$

Ⅲ期：

ⅢA 期：$T_3N_0M_0$

ⅢB 期：$T_4N_0M_0$

ⅢC 期：$T_{0\sim4}N_1M_0$

Ⅳ期：$T_{0\sim4}N_{0\sim1}M_1$

2. 中国抗癌协会于 2001 年底广州全国肝癌学术会议提出下列分期标准，建议全国肝癌治疗中心推广使用。分期方案如下：

Ⅰa：单个肿瘤直径≤3cm，无癌栓、腹腔淋巴结及远处转移；Child A

Ⅰb：单个或两个肿瘤直径之和≤5cm，在半肝，无癌栓、腹腔淋巴结及远处转移；Child A

Ⅱa：单个或两个肿瘤直径之和≤10cm，在半肝或两个肿瘤直径之和≤5cm，在左右两半肝，无癌栓、腹腔淋巴结及远处转移；Child A

Ⅱb：单个或两个肿瘤直径之和 >10cm，在半肝或两个肿瘤直径之和 > 5cm，在左右两半肝，无癌栓、腹腔淋巴结及远处转移；Child A。有门静脉分支、肝静脉或胆管癌栓和（或）Child B

Ⅲa：肿瘤情况不论，有门脉主干或下腔静脉癌栓、腹腔淋巴结或远处转移之一，Child A 或 B

Ⅲb：肿瘤情况不论，癌栓、转移情况不论；Child C

第二节 不能手术的原发性肝癌的治疗

目前对原发性肝癌的治疗仍以外科治疗为主。近年来肝癌外科治疗的疗效有了明显的提高，文献报道≤2cm、无临床症状的孤立性小肝癌术后 1、3 和 5 年生存率为 90%、75% 和 53%。但是临床上大多数病人在求诊时，病期已属于中晚期，失去了手术治疗的机会，目前手术切除率只占 20% 左右。

不能手术切除的原发性肝癌的治疗方法很多，包括肝动脉插管栓塞化疗、病灶局部注射无水酒精、冷冻治疗、瘤体内射频高温治疗和体外超声波聚焦治疗等局部消融治疗都取得了一定的疗效。

一、肝动脉插管栓塞化疗（TACE）

在国内已普遍采用，国内外文献中有不少关于TACE疗效的报道。Liouet 2002年报道了对不能手术切除的肝细胞肝癌随机分组研究结果，35例作对症和支持疗法的患者的1、2和3年生存率分别为63%、27%和17%；40例作TACE患者的生存率分别为82%、63%和39%，$P<0.01$。LO的随机分组研究也获得了相似的结果。40例作TACE患者的1、2和3年生存率分别为57%、31%和26%；而仅作对症和支持疗法的39例生存率分别为32%、11%和3%，$P<0.01$。林贵等报告上海医科大学中山医院TACE治疗308例1、2和3年生存率为64.6%、35.2%和22.6%。陈曙光等报告北京协和医院TACE治疗664例的1、3和5年生存率分别为61.1%、15.2%和6.2%。中国医学科学院肿瘤医院介入科报告1993年1月～1997年10月间132例原发性肝癌经肝动脉灌注化疗及栓塞治疗后，1、2和3年生存率分别为81.8%、36.4%和18.2%。这些资料说明，只要病例选择合适，TACE能提高部分患者的生存率。

二、瘤体内注射无水酒精（PEI）

PEI亦是一种常用的局部消融方法。文献报道病变<5cm的，肿瘤坏死率可达70%～100%，1年生存率60%～98%，5年生存率为0%～20%，与肿瘤大小、个数及Child－Pugh分级有关。

三、瘤体内射频消融（RFA）

RFA在临床上应用也很多。文献报道病变<3cm的作RFA疗后影像学评价80%～90%肿瘤完全坏死；肿瘤在3.5～5.0cm肿瘤完全坏死率为50%～70%。有关长期生存率的报道很少。Buscarini于2001年报告88例肝细胞肝癌作RFA后1、3和5年生存率为89%、62%和33%。Rossi于1996年报告39例的疗效，1、3和5年生存率为94%、68%和40%。陈敏华等报告北京肿瘤医院用RFA治疗肝肿瘤的疗效。原发性肝癌140例268个病灶，肿瘤大小中位值为4.1cm（1.2～10.8），灭活率91.7%。肝转移癌87例202个病灶，肿瘤大小中位值4.1cm（1.4～7.7），灭活率96.5%。肝肿瘤RFA治疗后1和2年生存率为74.4%和47.8%。

这些局部消融治疗方法都有其适应证和禁忌证，也有并发症，有的还有死亡率，其疗效还需进一步临床试验来验证。

四、放射治疗

以往，原发性肝癌的放射治疗由于受到肝脏放射耐受量差的限制，全肝放射治疗的疗效不理想，很少应用。近年来随着放疗技术的发展，对肝癌原发灶作三维适形放疗（3D－CRT）已成为可能。此方法克服了肝脏放疗耐受性差的障碍，可以提高肿瘤局部的照射剂量，使原发性肝癌放射治疗的疗效有了明显的提高。放射治疗在原发性肝癌的治疗 中将发挥日益重要的作用。

第三节　原发性肝癌的放射治疗

一、肝脏的放射耐受性

原发性肝癌放射治疗的并发症主要是放射诱发的肝病（radiation induced liver disease，RILD），它有两种类型：①经典的RILD，临床表现为无黄疸性的碱性磷酸酶增高（超过正常值2倍以上），伴有非肿瘤性腹腔积液；②非经典型RILD，主要表现为转氨酶增高，超过正常值或疗前水平的5倍或更多。目前，以 RILD 发生率 5% 的剂量作为肝脏放射治疗的耐受量。

（一）全肝照射的耐受量 实验和临床研究都表明，肝脏对放射线的耐受性差，与受照体积、单次照射剂量、化疗药物的影响及肝脏是否有并发病如慢性肝炎、肝硬化等因素密切相关。单独放疗时单次照射剂量为 200cGy，全肝照射 30～35Gy 后，放射诱发的肝病（RILD）发生率为 5%；单次照射剂量增加，全肝照射耐受量下降，单次剂量为 225cGy 时，全肝照射 18Gy 是安全的；单次剂量为 350cGy，全肝照射总量达 28Gy 时，肝放射性并发症发生率达 8/25。肝脏的放射耐受性还受化疗药物的影响，文献报道放疗同时合并全身化疗时，全肝放疗耐受量仅为 20～25 Gy/2～3 周。肝动脉内灌注化疗时，对肝耐受量的影响与所用药物有关。FUdR 对肝耐受量无影响，其他化疗药如放线菌素 D 或阿霉素则可使全肝耐受量降低。

（二）部分肝照射的耐受量 目前已知，部分肝照射时影响 RILD 发生率的主要因素有：无肿瘤肝脏受照射的体积；肝硬化的严重程度及放疗与化疗的综合。预测 RILD 发生率的指标主要有：①无肿瘤肝组织体积超过 1000cm^3 者 V50% 的大小；②肝照射的平均剂量。

肝脏在解剖上由无数肝小叶组成，肝小叶为肝脏的功能亚单位，其组合方式为并连型。因此，肝脏放射损伤的严重程度与它受照射的体积密切相关。美国 Michigan 大学放射肿瘤科的 Lawrence、Dawson 及 Robertson 等用三维适形放疗技术对原发性肝癌患者作超分割照射，放疗同时还做肝动脉灌注化疗。通过体积剂量直方图利用 LKB、NCTP 模型和肝平均剂量研究肝受照的体积、剂量和 RILD 发生率的关系。Michigan 大学的指导原则为：无肿瘤肝 V50% <33%，33%～66% 和 >66% 时病灶区照射总量分别可达 66～72.6Gy，48～52.8Gy 和 36Gy；RILD 发生率分别为 13.6%，11.3% 和 20%。用肝平均剂量（mean liver dose）来预测 RILD 发生的研究结果是：①肝平均剂量的阈值为 30Gy，照射剂量低于 30Gy 未见有 RILD 发生；②肝原发肿瘤患者产生 5% RILD 的肝平均剂量为 32Gy（1.5Gy，每日 2 次的等效剂量）；产生 50% RILD 肝平均剂量为 39.8Gy。

肝癌作适形放疗时，它的耐受性还与是否有慢性肝炎、肝硬化等合并症有关。Seong 等用与 Michigan 大学相似的方法治疗原发性肝癌，但病人有慢性肝病史，研究结果发现无肿瘤肝 V50% < 25%，25%～49%，50%～75% 的病灶区照射总量为≥59.4Gy，45～54Gy 及 30.6～41.4Gy；RILD 发生率分别为 14.3%，14% 和 10.9%。无肿瘤肝 V50% >75% 者不作放疗。该作者又比较了肝硬化不同分级患者 RILD 发生率，发现无肿瘤肝 V50% <25%，25%～49%，50%～75% Child－Pugh A 级 RILD 发生率分别为 12.5%，7.5% 和 9.8%；Child－Pugh B 者分别为 0/2，60%（3/5）和 14.3%。Cheng 等报告伴有慢性肝炎的原发性肝癌患者作适形放疗时 RILD 发生情况。他的研究发现，RILD 病人的肝平均照射剂量为 25.04 Gy，无 RILD 病人的肝平均照射剂量为 19.65 Gy。肝平均照射剂量 >28 Gy 时，RILD 发生率明显增高，达 4/5。国内梁世雄、朱小东、蒋国梁等对原发性肝癌作三维适形放疗后 RILD 的影响因素作了研究。多因素分析显示肝硬化严重程度是一个独立预后因素。对 Child－Pugh A 患者而言正常肝组织平均剂量 23 Gy 为肝照射耐受量。<23 Gy 患者 RILD 发生率为 1.6%，≥23 Gy 患者 RILD 发生率为 21.9%，P 值等于 0.002。可耐受的体积百分数为：V5 <86%，V10 < 68%，V15 <59%，V20 <49%，V25 <35%，V30 <28%，V35 <25%，V40 <20%。这些结果与西方学者报告的不伴有慢性肝炎的原发性肝癌患者 RILD 发生情况不同，这也可说明原发性肝癌病人伴有慢性肝炎者肝的放射耐受性降低。

二、原发性肝癌放射治疗的剂量效应关系

临床研究证明原发性肝癌放射治疗的疗效与照射剂量有关，存在着明显的剂量效应关系。Park 等对 158 例原发性肝癌作适形放疗，总的有效率为 67.1%，照射剂量 <40 Gy、40～50 Gy 和 >50 Gy 的有效率分别为 29.2%、68.6% 和 77.1%。Seoug 等于 2003 年进一步报告照射剂量 >50Gy，40～50Gy 和 <40Gy 的 5 年生存率为 6.4%、3.8% 和 0%；中位生存期为 13 月、8 月和 6 月，有显著差异。Takayama 等对 31 例原发性肝癌作适形放疗，生物等效剂量≥60 Gy 时，有效率为 71.4%，<60 Gy 时

为45.5%，有显著差异。于尔辛等用全肝移动条放疗大肝癌时发现：肝中心平面剂量<20 Gy、20～34 Gy和>35 Gy者，1年生存率分别为42.86%、70.39%和100%。上述资料都表明原发性肝癌作放疗时，在不增加正常肝放射损伤的前提下，提高肿瘤区的照射剂量是提高放射治疗疗效的重要因素。

三、不能手术切除原发性肝癌的放射治疗

（一）三维适形放疗　三维适形放疗（3D CRT）是放射治疗的一个新技术，依靠CT、MRI或PET等影像技术及先进的计算机三维治疗计划系统，可以使放射线在体内的高剂量分布与肿瘤的形状在三维空间上一致，使体内放射线的剂量主要集中在肿瘤区内，周围正常组织仅受到小剂量的照射，从而可以明显的提高肿瘤区的照射剂量，却不造成周围正常组织的损伤，可明显的提高放射治疗的疗效。美国Michigan大学医学中心于20世纪90年代初开始进行临床研究，对不能手术切除的原发性肝癌作病变区部分肝的适形放疗。每天照射两次，每次剂量为1.5～1.65Gy，总剂量依照正常肝组织受照射的体积和剂量而定。正常肝组织受50%剂量照射的体积<33%时，病灶区剂量可达66Gy，体积在33%～66%时，剂量为48Gy，受照体积>66%时，病灶区总量为36Gy，适形放疗同时还做肝动脉内灌注化疗：FdUrd 0.2mg/（kg·d），放疗前1～2天开始，持续两周。休息两周后，放化疗再重复一次。Robertson等1997年报告22例的疗效，其中原发性肝细胞肝癌11例，胆管细胞癌11例。在可评价肿瘤消退情况的11例中10例有效（CR 1例，PR 9例）。总的肝病变无进展率为50%，中位生存期16月，4年生存率20%。我国台湾、韩国和日本近年来也有类似的报道。Seong等报告158例不能手术切除肝细胞肝癌适形放疗的结果，其中107例同时做肝动脉栓塞化疗。疗后有效率为67.1%，放疗后2和5年生存率为19.9%和4.7%，中位生存期为10月。国内学者近年来也开展了3D－CRT治疗原发性肝癌的研究，与国外不同的是分割方式多采用单次大剂量（3～10Gy），照射次数少（3～6次）的治疗方法，总剂量为20～40Gy。至今还无长期疗效的报告。徐志勇、梁世雄和蒋国梁等对109例原发性肝癌做大分割3D CRT治疗，其中33例在3D CRT前还做了肝动脉化疗栓塞治疗，中位次数2次（1～4次）。所用化疗药物为表阿霉素50～60mg/m^2＋顺铂30～40mg/m^{2}或羟基喜树碱10～15mg/m^2＋丝裂霉素6～7mg/m^2。三维适形放疗时PTV为GTV＋1cm周围肝组织＋肝的呼吸动度。肿瘤>5cm时单次剂量为4～5Gy，肿瘤<5cm时单次剂量为5～6Gy，每周照射3次；中位总剂量为54Gy（38～68Gy）。中位随访期14月（1～52月）。中位生存期20月，1、2和3年生存率为64%、42%和35%。全组有17例（16%）发生RILD，典型的8例，不典型的9例，其中13例（76%）RILD患者死于肝衰竭。从近期疗效看，肝原发病灶的局部控制率有提高，放射治疗的反应明显减轻。3D CRT的应用使原发性肝癌的放射治疗进入一个新的阶段（图8－2－1）。放射治疗在原发性肝癌的综合治疗中将发挥日益重要的作用。

（二）肝动脉栓塞化疗（TACE）与放疗的综合治疗　肝动脉栓塞化疗是目前治疗不能手术原发性肝癌的主要方法。由于栓塞后侧支循环形成及门脉血供等原因，单纯肝动脉栓塞化疗难以使肿瘤完全坏死，所以其近期疗效较好，但远期疗效差。文献报道肝动脉栓塞化疗后3年生存率约为20%，5年生存率约为6%。近年来，不少学者探索应用肝动脉栓塞化疗与放射治疗的综合疗法治疗不能手术的原发性肝癌，以求提高肝癌的疗效。从理论上考虑，这两者的综合可以起到互补的作用：①放射治疗能抑制TACE治疗后残存的癌细胞，尤其是对肿瘤边缘区由门静脉血供，氧合较好的癌细胞，放射治疗的作用更强；②TACE中应用的化疗药物对放疗均有增敏作用；③TACE后肿瘤缩小，可以减少放射治疗的范围，减少对正常肝组织的损伤。从国内文献资料看，TACE和放射治疗的综合尚无统一的做法。一般事先作TACE 3～5次，休息1个月后再做放疗。多数作者仍采用全肝移动条照射技术，照射总量在20～35Gy左右，然后缩野对原发病灶追量照射10～25Gy，总量30～50Gy左右。初步结果显示，TACE加放射治疗与单独TACE比较生存率有明显提高，对病灶的局部控制率也有提高，见表8－2－2。曾昭冲等报告不能手术切除的肝细胞肝癌栓塞化疗和局部放疗的综合治疗疗效优于单独栓塞化疗。栓塞化疗平均2.41次（1～6次），化疗方案为5-FU 1g，DDP80mg，MMC10mg，并用碘

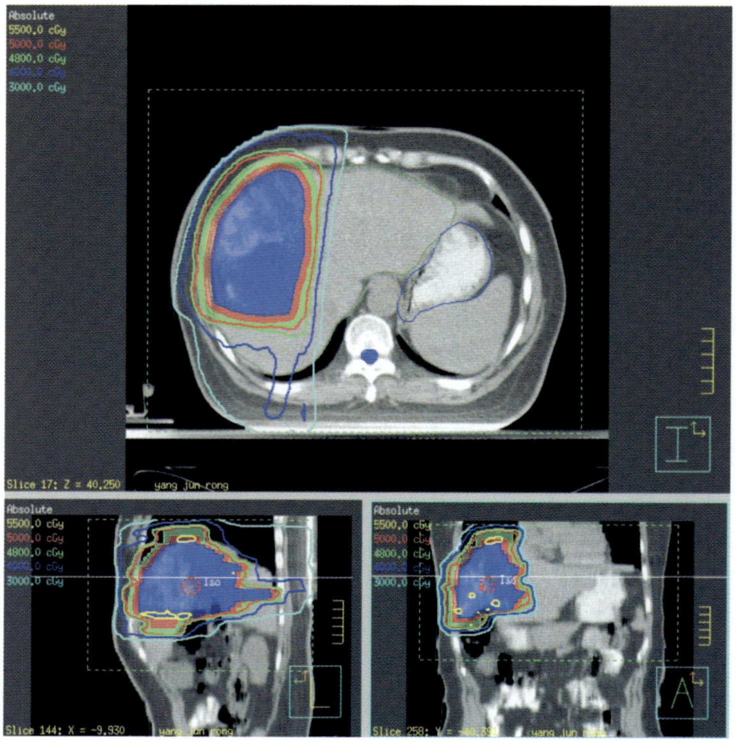

图 8-2-1 肝癌的三维适形放疗（3D CRT）剂量分布图

油栓塞。体外照射用瘤灶局部野治疗，照射野超出病灶边缘 1.5cm，每次 2Gy，每周 5 次，总量中位数 50Gy（36～60Gy）。单独栓塞化疗组 149 例，综合治疗组 54 例。CT 扫描评估 CR + PR 综合治疗组为 76.0%，单独栓塞化疗组为 30.9%，$P < 0.001$。综合治疗组 1、2、3 和 5 年生存率为 71.5%、42.3%、24.0% 和 6.1%；栓塞化疗组为 59.6%、26.5%、11.1% 和 1.3%；$P = 0.026$。Shim 等报告 73 例Ⅲ期和Ⅳa 期无肝外转移的肝细胞肝癌患者做 TACE 加放疗与单独 TACE 的疗效。肿瘤 5～7cm，8～10cm 和 >10cm 者 TACE 和放疗组的 2 年生存率为 63%，50% 和 17%；单独 TACE 组为 42%，0% 和 0%，P 值分别为 0.22，0.03 和 0.02。TACE 加放疗组总的 2 年生存率为 36.8%，单独 TACE 组为 14.3%，$P = 0.001$。但综合治疗组肝及胃肠道亚急性或慢性副作用比单独 TACE 组增加。综合应用 TACE 和放射治疗对不能手术原发性肝癌的治疗值得进一步的临床研究。

表 8-2-2 原发性肝癌 TACE 和全肝放疗的疗效

作者	治疗方法	病例数	CR（%）	PR（%）	中位生存期（月）	生存率（%）		P
						1 年	3 年	
冷祝强等	TACE	39			17.0	24.8	19.8	<0.05
1990～1995	TACE + RT	36			36.5	61.3	40.4	
王国民等	TACE	20	15	50	6.1	33.3		
1989	TACE + RT	20	25	60	14	50		
薛涣洲等	TACE	20	0	50	-	25		<0.05
1991～1993	TACE + RT	21	9.5	81	-	61.9		
郭伟剑等	TACE	68	1/68	22/68	-	51.8	17.3	
1983～1997	TACE + RT	76	4/76	37/76	-	71.6	44.5	
彭开桂等	TACE	48	-	27	-	52	11.8	<0.05
1988～1997	TACE + RT	43	-	58.1	-	72.9	35.6	

（三）原发性肝癌伴脉管癌栓的放射治疗　不能手术切除的原发性肝癌常伴有门脉或下腔静脉癌栓，由此引起腹腔积液、食管静脉曲张破裂出血等严重并发症，影响病人的生活质量，甚至引起死亡。外科手术取栓很困难，疗效不佳。如果门脉主干完全阻塞，侧支循环未形成时肝动脉栓塞化疗属禁忌。近年来国内外学者报告用放射治疗门静脉或下腔静脉癌栓取得了较好的疗效。复旦大学中山医院放疗科报告对30例肝细胞肝癌伴门静脉和/或下腔静脉癌栓患者用病变局部常规分割放疗，照射剂量中位值为50Gy（36～60Gy），与同期114例未作放疗的患者比较，结果显示：放疗组癌栓完全缓解10例（33%），部分缓解4例（13%），稳定15例（50%），进展1例（3%）。放疗组中位生存期12个月，1年生存率46.4%；未作放疗组分别为4个月及11.4%。通过多因素分析比较，显示放射治疗能延长脉管癌栓患者生存期，值得作进一步的临床研究。

（四）放射治疗并发症　原发性肝癌放射治疗的并发症主要是放射诱发的肝病（radiation induced liver disease，RILD）。台湾的Cheng报告81例原发性肝癌做适形放疗后，RILD 12例，占14.8%，其中经典型2例，非经典型10例。Dawson等报告3级或4级的RILD10.38%（19/183）。RILD尚无特效的处理方法，主要治疗方法为保肝、支持对症治疗及激素的应用。大多数病人能够恢复，但严重的也可因RILD致死。原发性肝癌的放射治疗的其他并发症还有：胃、十二指肠炎以及由此引起的上消化道出血，经治疗均可恢复。

（余子豪）

参 考 文 献

1. 董志伟，谷铣之主编. 临床肿瘤学. 北京：人民卫生出版社，2002，991～999.
2. 芮静安. 现代肝癌诊断治疗学. 北京：清华大学出版社，2004，281～331.
3. Jansen MC，Hillegersberg RV，Chamuleau RAFM，et al. Outcome of regional and local ablative therapies for hepatocellular carcinoma：A collective review. EJSO，2005，31：331～347.
4. Dawson LA，Normolle D，Balter JM，et al. Analysis of radiation induced liver disease using the Lyman NTCP model. Int J Raidat Oncol Biol Phys，2002，53（4）：810～821.
5. Lee I，Seong J，Shim S，et al. Reappraisal of radiotherapeutic parameters in terms of predicting liver complication. Int J Radiat Oncol Biol Phys，2006，66（S3）：S307.
6. Cheng JC，Wu J，Huang C，et al. Radiation－induced liver disease after three－dimensional conformal radiotherapy in patients with hepatocellular carcinoma：Dosimetric analysis and implication. Int J Radiat Oncol Biol Phys，2002，54（1）：156～162.
7. Liang SX，Zhu XD，Xu ZY，et al. Radiation－induced liver disease in three－dimensional conformal radiation therapy for primary liver carcinoma：The risk factors and hepatic radiation tolerance. Int J Radiat Oncol Biol Phys，2006，65（2）：426～434.
8. Park HC，Seong J，Han KH，et al. Dose response relationship in local radiotherapy for hepatocellular carcinoma. Int J Raidat Oncol Biol Phys，2001，51（Suppl 1）：257～258.
9. Takayama K，Nagata Y，Negoro Y，et al. A retrospective analysis of conformal radiotherapy for advanced hepatocellular carcinoma using dose volume histogram. Int J Raidat Oncol Biol Phys，2001，51（Suppl 1）：258～259.
10. 于尔辛，刘鲁明，宋明志，等. 全肝移动条野放射结合中药治疗大肝癌的临床研究，中华肿瘤杂志，1992，14：57～59.
11. Robertson JM，Lawrence TS，Andrews JC，et al. Long－term results of hepatic artery fluorodeoxyuridine and conformal radiation therapy for primary hepatobiliary cancers. Int J Radiat Oncol Biol Phys，1997，37：325～330.
12. Seong J，Park HC，Han KH，et al. Clinical results and prognostic factors in radiotherapy for unresectable hepatocellular carcinoma：A retrospective study of 158 patients. Int J Radiat Oncol Biol Phys，2003，55（2）：329～336.
13. Xu ZY，Liang SX，Zhu J et al. Prediction of radiation－induced liver disease by Lyman normal－tissue complication probability model in three－dimensional conformal radiation therapy for primary liver carcinoma. Int J Radiat Oncol Biol Phys，2006，65（1）：189～195.

14. Zeng ZC, Tang ZY, Fan J et al. A comparison of chemoembolization combination with and without radiotherapy for unresectable hepatocellular carcinoma. Cancer J, 2004, 10:307~316.
15. Shmi S, Seong J, Han K, et al. The effect of additional local radiotherapy after transcatheter arterial chemoembolization in unrescetable hepatocellular carcinoma. Int J Radiat Oncol Biol Phys, 2004, 60 (S1):S417.
16. 王国民，宋美芳，徐怀玉，等. 肝癌动脉栓塞化疗配合全肝移动条野放疗，中华放射肿瘤学杂志，1992，1：148~150.
17. 薛涣洲，孟广典，王跃伟，等. 肝动脉栓塞和门静脉化疗配合放疗治疗肝癌. 中华放射肿瘤学杂志，1995，4：84~85.
18. 冷祝强，梁赵玉，石珊，等. 肿瘤介入治疗放射治疗及综合治疗的疗效分析. 中华放射肿瘤学杂志，2000，9：99~101.
19. 郭伟剑，宋明志，于尔辛，等. 肝动脉化疗栓塞结合外放射治疗原发肝癌的研究. 中华肿瘤杂志，1999，21：25~28.
20. 彭开桂，韩福生，刘辉，等. 对不能切除的原发性肝癌综合治疗的临床研究. 中华放射肿瘤学杂志，2000，9：11~13.
21. Zeng ZC, Fan J, Tang ZY et al. A comparison of treatment combinations with and without radiotherapy for hepatocellular carcinoma with portal vein and/or inferior vena cava tumor thrombus. Int J Radiat Oncol Biol Phys, 2005, 61 (2):432~443.

第三章　胰　腺　癌

第一节　概　　述

胰腺癌是一种较常见的消化道恶性肿瘤，男女发病率相似，2005 年美国男性发病率为 16 100 人/年，女性 16 080 人/年，均为十大常见肿瘤中的第 10 位。胰腺癌多发生在 40 岁以上，在青少年中少见，其早期症状不典型，容易被忽略或被误认为胃肠道疾患，不易早期发现。待肿瘤侵及或压迫胆道出现黄疸、或侵及周围组织出现疼痛症状而诊断明确时，肿瘤往往已为疾病晚期，因此胰腺癌的预后很差。在美国，2005 年预测将分别有 15 820 个男性病人和 15 980 位女性病人死于胰腺癌，分别列肿瘤死亡病人的第 4 和第 5 位。因此深入进行胰腺癌的防治研究，提高早诊率，加强综合治疗，是提高治疗水平的重要途径。

第二节　应用解剖

一、胰腺的形态

胰腺在胃的后方，横卧于腹膜后，呈棱柱状。外观灰红或淡黄色，质地柔软。表面被覆透明的薄层被膜。一般长约 15 ~ 18cm，宽 3 ~ 4cm，厚约 1. 5 ~ 2. 5cm，重 60 ~ 100g。胰腺右端膨大并向下行成钩状突起为胰头及钩突；稍向左略有变细的部分为胰颈；胰腺向左逐渐变狭窄形成胰尾；胰腺颈、尾之间的部分为胰体。

二、胰腺的位置

胰腺横卧于第一、二腰椎前方，其长轴自右下向左上倾斜，与水平面约 15 ~ 20° 角。胰腺全程前面被覆后腹膜，显露于小网膜腔中，为网膜腔的后壁。胰腺上缘紧邻腹腔动脉、腹腔神经丛和脾血管。下缘为横结肠系膜的根部。胰头被十二指肠包绕，其后方为下腔静脉；胰头钩突部向下突起并向后包绕肠系膜上动静脉。胰腺颈部狭窄，深面是肠系膜上静脉与门静脉交界处。胰体部后方为腹主动脉、左肾及左肾上腺。胰尾部是胰腺左端的狭细部分，与胰体无明确分界。由于胰腺后方即为腰椎，腹部受顿挫伤时极易受到挤压造成损伤；又因胰腺前方有胃、胃结肠韧带和横结肠及其系膜掩盖，位置深在、隐蔽，腹部手术探查时，极易忽略胰腺病变，造成误诊。

三、胰腺的血液供应

供应胰腺的血液主要来自胰十二指肠上动脉、胰十二指肠下动脉和脾动脉。静脉回流伴随相应的同名动脉，头部经胰十二指肠静脉，体尾部经脾静脉流入门静脉。胰腺周围重要血管很多，胰腺钩突包绕肠系膜上动静脉，头部深面为下腔静脉和肾静脉，颈部深面有肠系膜上动静脉和门静脉，体尾部深面有腹主动脉，体尾部上缘为脾动静脉。胰腺癌极易侵犯这些血管，致使肿瘤难以切除；此外，胰腺损伤时常伴有血管损伤，引起大出血。

四、胰腺的淋巴引流

胰腺上部的淋巴回流到腹腔动脉周围淋巴结。胰头部前上、后上部淋巴回流至幽门下淋巴结，再回流到肝总动脉淋巴结；胰体右上部淋巴直接回流到肝总动脉干淋巴结；胰体左上部淋巴回流到脾动脉干淋巴结；胰尾淋巴经脾门淋巴结或脾动脉干淋巴结回流，而后均回流到腹腔动脉周围淋巴结。胰腺下部淋巴结回流到腹主动脉淋巴结。胰头前下、后下部淋巴回流到胰下淋巴结、肠系膜根部淋巴结；胰体左下部淋巴经结肠中动脉起始部淋巴结回流至肠系膜根部淋巴结；胰体右下部淋巴直接回流至肠系膜根部淋巴结。最后，肠系膜根部淋巴均注入腹主动脉周围淋巴结。

五、胰腺的神经支配

胰腺神经是腹腔神经丛及肠系膜上神经丛的分支，腹腔神经丛和肠系膜上神经丛均位于胰体后部或后上部。胰腺炎症或肿瘤均可刺激或压迫神经丛，造成顽固性的、剧烈的腰背部疼痛，故腰背部疼痛常常是晚期胰腺癌的主要症状。晚期胰腺癌患者可通过神经丛阻滞达到镇痛的目的。胰腺的外分泌受迷走神经支配，在胰腺炎或其他需要抑制外分泌的情况下，可以应用迷走神经抑制药物加以控制。

六、胰腺的组织结构和功能

胰腺实质被胰腺被膜伸入其间的结缔组织分隔成许多小叶，表面呈细分叶状。每个小叶由无数腺泡构成，腺泡由数个或数十个腺泡细胞和腺泡中心细胞组成。细胞构成腺泡腔与胰毛细管相通，胰毛细管汇集成小叶间胰管，再汇集成胰管，引流胰液。胰管位于胰腺实质内，分成主胰管和副胰管，主胰管在实质内靠近后面，贯通胰腺全长；副胰管引流胰头腹侧胰液。胰腺外分泌的功能是分泌含有消化酶的胰液，其中有水、电解质、蛋白分解酶及碳水化合物分解酶等，参与食物的消化吸收。胰腺的内分泌功能由胰腺腺泡之间的胰岛细胞群组成，主要分泌胰岛素、胰高血糖素和促胃液素等激素。

第三节 病 理

胰腺癌大体上根据发生的解剖部位可以分为胰头癌、胰体癌、胰尾癌和全胰癌，其中胰头癌占60% ~70%，胰体癌占20% ~30%，胰尾癌占5% ~10%，全胰癌约占5%。

胰腺癌组织学上80% ~90%为腺癌结构。肿瘤主要由分化程度不同的导管样结构的腺体构成，伴有丰富的纤维间质。高分化腺癌主要由分化好的导管样结构构成，内衬高柱状上皮细胞，有的为粘液上皮细胞。胰腺癌的腺管常常不规则、分支状、上皮呈假复层、癌细胞核极向消失。中分化腺癌由不同分化程度的导管样结构组成，有的与高分化腺癌相似，有的可出现实性癌巢。低分化导管腺癌则少见不规则腺腔，大部分为实性癌巢，细胞异型性大，可有少量粘液。其余10% ~20%的胰腺癌组织学可以表现为特殊类型的导管起源的癌（如多形性癌、腺鳞癌、粘液腺癌、粘液表皮样癌、纤毛细胞腺癌、腺泡细胞癌等）。

胰腺为腹膜后位器官，胰腺组织直接被周围纤维结缔组织包绕，胰腺组织富含血管、淋巴管；加之胰腺癌发展快，在早期即有局部外侵。肿瘤可直接侵犯周围纤维组织、神经组织、淋巴组织、血管，癌细胞还可经血管、淋巴管向远处组织器官转移。胰腺癌最常见浸润部位为肠系膜根部血管或腔静脉，其次为胃窦、十二指肠、胆总管、横结肠及区域淋巴结，远处转移以肝转移最常见。

第四节 临床表现和体征

一、临床症状

胰腺癌初期症状与其他消化道疾病的症状难以鉴别，由于部位深在，往往难以早期发现。胰头部肿瘤由于压迫邻近胆总管末端，可以出现黄疸，症状出现比胰体尾癌早；胰体尾癌往往发展到侵犯周围脏器或腹腔神经丛时方出现疼痛及相应症状。自出现不典型症状到确诊一般病程为1 ~6月，平均

3 个月；临床出现典型症状如黄疸、疼痛的病程平均不超过 20 天。胰腺癌的恶性程度很高，一般不治生存期 6 ~ 12 个月；胰头癌更短，往往由于梗阻性黄疸造成肝损坏死亡。

胰腺肿瘤造成胰管阻塞，使肿瘤周围及胰管受阻致使远端胰腺组织呈炎症状态，表现为局部胰腺组织水肿，胰液分泌减少及/或胰液排泄受阻，导致消化功能障碍，食物吸收不良而出现消瘦、体重下降。上述症状不典型，因而称为非特异性症状，在早期容易误诊；待晚期出现典型的胰腺癌症状和体征时，病变已为晚期，治疗效果差或已无法治疗。下面就胰腺癌的非特异症状和典型症状进行说明：

（一）初期非特异性症状

1. 上腹不适或腹部隐痛　以往一般认为胰头癌的典型症状为无痛性黄疸，实际上无论胰头癌或胰体尾部癌，初期均有上腹部不适或隐痛，往往为首发症状，一般占 90%。患者临床表现为上腹部“粗糙感”，往往自认为胃痛或饮食不适，容易误诊为“胃癌”。

2. 腹部胀闷、食欲减退　为胰腺癌常见症状，约占 80% 左右。病人表现为进食后不消化，且食欲改变，厌食油腻及动物蛋白食物。

3. 消瘦乏力　胰腺癌患者多有消瘦乏力，休息后很难完全缓解。

（二）晚期症状

1. 黄疸　胰腺癌患者出现的黄疸应为阻塞性黄疸，为胰管受阻造成，表现为：皮肤、巩膜黄染、皮肤瘙痒和粪便颜色变白，是胰头癌的重要症状，约 90% 胰头癌可出现梗阻性黄疸。

2. 疼痛　无论胰头癌还是胰体尾部癌，疼痛均是重要的症状，常常预示晚期。疼痛的性质和肿瘤的部位有关。胰腺癌肿物或腹膜后淋巴结转移及压迫胰腺周围腹腔神经丛时，患者常有顽固性、难以缓解、持续性的腰背部不适、酸胀疼痛，疼痛性质为隐痛或钝痛，以夜间为明显，仰卧时加重，从而使患者呈强迫性弯腰抱膝体位，以减轻疼痛。胰头癌侵及或压迫胰管、胆总管末端形成胆道梗阻时，胆汁排泄不畅，胆道内压力增高，可致绞痛，往往在剧烈腹痛的同时伴有发热、黄疸，形成“三联征”，此时意味着已合并胆道感染。

3. 消瘦、体重减轻　90% 的患者在疾病初期就有消瘦、体重减轻，发展到疾病后期可以形成恶病质。形成消瘦的原因为：肿瘤对正常组织的慢性消耗；消化液分泌排泄障碍，致使食物消化不良；疼痛致使患者不能正常休息或伴有高热等增加身体的消耗。

4. 胃肠道症状　进展期胰腺癌患者均有严重的腹胀和食欲不振。对于有消化道梗阻的患者，甚至出现食物消化不良和严重呕吐，部分患者出现腹泻。

5. 发热　胰腺肿块压迫胆道并继发胆道感染时，可出现高热经久不退。另外，胰腺肿物巨大，中央坏死形成组织吸收热，也是发热的原因之一。

二、体征

胰腺癌患者在发病初期常无明确的体征，出现明确体征时往往意味着肿瘤已发展到晚期。主要的体征表现为：患者全身皮肤和巩膜黄染；消瘦，甚至形成恶病质；形成梗阻时，可扪及肿大的肝脾和胆囊，甚至可以扪及肿物。胰腺癌侵犯或转移到腹膜时，可出现腹腔积液。胰腺癌远处淋巴结转移最常见的部位是左锁骨上淋巴结。胰腺癌若出现血行转移，如肝、胸膜、骨等，则出现相应的症状和体征。

第五节　诊断与分期

胰腺癌解剖部位深在，早期症状不典型，而且目前没有特异性的肿瘤标志物检测，因此胰腺癌的早期诊断目前仍很困难。根据患者的临床症状和体征进行胰腺癌的诊断，往往胰腺癌已经临近晚期。

一、分期检查

临床分期检查包括详细病史的询问、体格检查。CA19-9 是筛查胰腺癌的重要肿瘤标志物。影像学检查包括腹部 B 超、腹部 CT/MRI、胸部 X 线片，以及十二指肠低张造影等。如果患者伴有黄疸，可行逆行性胰胆管造影（ERCP）。腔内超声内镜可以显示胰头占位情况以及胰头周围淋巴结有无肿大。

二、分期

胰腺癌的 TNM 分期（2002 AJCC）见表 3－8－1。$T_{1\sim2}$以及部分 T_3 病变一般可以切除，肿瘤侵出胰腺或与腹腔大血管关系密切，被认为是局部晚期，无法手术切除。

表 8－3－1 胰腺癌的 TNM 分期（2002 AJCC）

T：原发肿瘤
- T_x：原发肿瘤无法评价
- T_0：未见原发肿瘤
- T_{is}：原位癌
- T_1：肿瘤侵局限于胰腺，最大径≤2cm
- T_2：肿瘤侵局限于胰腺，最大径＞2cm
- T_3：肿瘤超出胰腺，未累及腹腔干或肠系膜上动脉
- T_4：肿瘤侵及腹腔干或肠系膜上动脉（原发肿瘤不能切除）

N：区域淋巴结
- N_x：区域淋巴结不能评价
- N_0：无区域淋巴结转移
- N_1：有区域淋巴结转移

M：远地转移
- M_x：远地转移不能评价
- M_0：无远地转移
- M_1：远地转移

TNM 临床分期

0：	T_{is}	N_0	M_0
ⅠA：	T_1	N_0	M_0
ⅠB：	T_2	N_0	M_0
ⅡA：	T_3	N_0	M_0
ⅡB：	T_1	N_1	M_0
	T_2	N_1	M_0
	T_3	N_1	M_0
Ⅲ：	T_4	任何 N	M_0
Ⅳ：	任何 T	任何 N	M_1

第六节 放射治疗

一、简介

胰腺癌治疗疗效极差，5 年的总生存率仅为 2%～3%。80%～90% 以上胰腺癌就诊时已无法手术切除，其中 50%～60% 为局部晚期胰腺癌。不能手术切除的胰腺癌只能通过同步放化疗或化疗进行

治疗。胰腺癌手术后，局部复发率高达 50% ~86%，5 年生存率小于 20%；而无法手术切除的胰腺癌，中位生存率一般小于 1 年。

80% 以上的胰腺癌为不可手术切除者，因此放射治疗，尤其是同步放化疗是局部晚期胰腺癌的主要治疗手段。以健择为基础的同步放化疗可以提高局部晚期胰腺癌的中位生存期、缓解疼痛症状从而提高临床获益率，成为局部晚期胰腺癌的标准治疗手段。另外，对于胰腺癌术后局部残存或切缘不净者，术后同步放化疗可以弥补手术的不足。

近年来放疗技术的提高以及多种放射治疗方法的运用，如术中照射、粒子植入和重粒子的治疗，使一度被认为是放射治疗禁区的胰腺癌的放疗成为可能。同时随着新一代化疗药物以及分子靶向药物的问世，人们对胰腺癌治疗又萌发了新的兴趣，希望在新一代治疗药物和放射物理学方面进展的帮助下，使胰腺癌的治疗能发生质的飞跃。

二、放射治疗在胰腺癌治疗中的价值

放射治疗是绝大多数胰腺癌患者的主要治疗选择，主要的适应证为：①局部晚期胰腺癌；②晚期胰腺癌的镇痛放疗（腹痛或者骨转移造成的疼痛等）；③胰腺癌术后肿瘤切缘不净或肿瘤残存者（R1 或 R2 手术）。

（一）不可手术切除胰腺癌的放射治疗

1. 局部晚期胰腺癌的放射治疗　绝大多数胰腺癌就诊时不能手术切除，其中局部晚期、无远地转移的患者是放射治疗的主要适应证，这也是放射治疗在胰腺癌治疗中的最大治疗领域。放射治疗可以提高患者的生存率，并改善症状和生存质量。自 20 个世纪 60 年代以来，欧美国家对不能手术切除、局部晚期的胰腺癌进行了一系列前瞻性随机分组的研究，包括以下几个方面：放射治疗与同步放化疗的比较、同步放化疗与单纯化疗的比较、同步放化疗中不同照射剂量的比较以及同步放化疗中不同化疗药物的比较等，结果见表 8 -3 -2。

表 8 -3 -2　不能手术切除胰腺癌放、化疗的前瞻性临床实验结果

研究方案	病例数	中位生存期（月）	局部失败率（%）	2 年生存率（%）	P
Mayo Clinic					
EBRT（35 ~37.5Gy/4w）	32	6.3	/	/	<0.05
EBRT（35 ~37.5Gy/4w） +5-FU	32	10.4	/	/	
GITSG					
EBRT（60Gy/10w）	25	5.7	24	5	<0.01*
EBRT（40Gy/6w） +5-FU	83	9.1	26	10	=0.19**
EBRT（60Gy/10w） +5-FU	86	12.4	27	10	
ECOG					
EBRT（40Gy/4w） +5-FU	47	8.2	32	6	>0.05
单纯 5-FU	44	8.3	32	13	
GITSG					
EBRT（54Gy/6w） +5-FU	31	10.5	38	41（1 年）	<0.02
单纯 SMF	26	8	29	19（1 年）	
GITSG					
EBRT（60Gy/10w） +5-FU	73	8.4	58	12	>0.05
EBRT（40Gy/4w） + ADM	73	7.5	51	6	
Taiwan					
EBRT（50.4 ~61.2Gy） +5-FU	16	6.7	/	0	=0.027
EBRT（50.4 ~61.2Gy） + Gem	18	14.5	/	15	

*：单纯高剂量放疗与放疗 + 化疗之比，差别有显著统计学意义（$P<0.01$）；**：高剂量放疗 + 化疗与中剂量放疗 + 化疗相比，差别无显著性统计学意义（$P=0.19$）。（本表引自文献 6 ~11）

（1）同步放化疗与单纯放射治疗疗效比较　共有 2 个前瞻性随机分组研究着眼于这方面的研究：Mayo Clinic 研究所将 64 例局部晚期胰腺癌分为两组：放射治疗 + 安慰剂与放射治疗 +5-氟尿嘧啶。放射治疗剂量为 DT35 ~ 37.5Gy，4 周内完成。同步放化疗组中位生存期显著高于单纯放射治疗组（10.4 月 vs 6.3 月，$P<0.05$）。美国胃肠肿瘤研究组（GITSG）又进行了进一步研究：他们将高剂量单纯放射治疗作为对照组（60Gy，10 周内完成，即每照射 DT20Gy 后，休息 2 周再进行下一轮放射治疗），另两个同步放化疗组为实验组，放射治疗的剂量有所不同（DT40Gy/6 周 + 5-氟尿嘧啶，DT60Gy/10 周 +5-氟尿嘧啶）。放射治疗采用前后对穿野治疗，高剂量放疗组在 DT40Gy 后缩野至肿瘤区继续放射至 60Gy。在每个放射治疗阶段开始的前 3 天给予静脉注射 5-FU 500mg/m^2，同步放化疗或单纯放射治疗结束后，继续化疗 5-FU 500 mg/m^2/周，持续 2 年或到肿瘤进展为止。由于在实验开始后不久，初步结果显示综合治疗组的近期疗效显著高于单纯放射治疗组，研究者停止了单纯放射治疗组的研究，而继续随机分组研究高放射剂量同步放、化疗组与中放射剂量同步放、化疗组。这项研究得出了两个重要结论：一是综合治疗（无论是高放射剂量同步放化疗还是中放射剂量同步放化疗）与单纯放射治疗相比，综合治疗组的中位生存期均显著高于单纯放射治疗组，是单纯放射治疗组结果的将近两倍（12.4 月 vs 9.1 月 vs 5.7 月，$P<0.01$）；二是在同步放化疗的两组中，高放射剂量组与中放射剂量组相比，尽管前者的中位生存期比后者长，但是未达到统计学意义（12.4 月 vs 9.1 月，$P=0.19$），即高放射剂量组同步放、化疗的疗效与中放射剂量组的疗效相近。

（2）同步放化疗与单纯化疗疗效比较　ECOG1985 年报告同步放化疗（40Gy/4 周 +5-氟尿嘧啶）与单纯化疗（5-氟尿嘧啶）的随机分组实验。在这个方案中，与以往分段放射治疗不同，放射治疗是在 4 周内连续完成的，每周 5 次。可供分析的病例数 91 例，结果显示综合治疗疗效并未显著优于单纯化疗（中位生存率 8.2 月 vs8.3 月，$P>0.05$）。但是美国胃肠肿瘤研究组（GITSG）进行的类似研究（放射治疗 +5-氟尿嘧啶 vs 链脲霉素 + 丝裂霉素 +5-氟尿嘧啶）得出了相反的结论，综合治疗组疗效显著优于单纯化疗组，1 年生存率综合组 41%，化疗组 19%（$P<0.02$）。

（3）同步放化疗与支持治疗的比较　Shinchi 报告同步放化疗与支持治疗的回顾性比较分析，接受同步放化疗的胰腺癌患者中位生存期和 1 年生存率显著高于支持治疗组（13.2 月 vs 6.4 月，53.3% vs 0%，$P=0.0009$），其 KPS 评分、生活质量评分、平均住院天数亦显著优于接受支持治疗的患者，说明局部晚期胰腺癌应给予积极的治疗，可以延长生存时间以及提高生活质量。

根据以上的随机分组研究结果，尤其是美国胃肠肿瘤研究组（GITSG）对局部晚期胰腺癌治疗的系列研究，认为对于局部晚期胰腺癌，综合治疗（同步放、化疗）疗效显著优于单一治疗（无论单纯放射治疗还是单纯化疗）。对局部晚期胰腺癌，同步放、化疗是标准的治疗方案。

（4）同步放化疗中不同化疗方案的选择　在明确同步放、化疗在局部晚期胰腺癌的治疗地位后，来自中国台湾的一项随机分组研究，以三维照射技术为基础，比较同步化疗药物 5-氟尿嘧啶与新一代化疗药物健择的疗效。结果表明，健择放化组无论是在治疗反应率（50% vs 12.5%，$P=0.005$）、临床受益率（39% vs 6%，$P=0.043$）、中位进展时间（7.1 月 vs 2.7 月，$P=0.019$）和中位生存期（14.5 月 vs 6.7 月，$P=0.027$）均显著高于 5-氟尿嘧啶放化组。美国胃肠肿瘤研究组（GITSG）也在探索最优的同步化疗药物。1985 年发表了同步放化疗中 5-氟尿嘧啶与阿霉素的疗效比较结果（表 8-3-2），两组的治疗效果相当，但阿霉素组的治疗毒性反应显著高于 5-氟尿嘧啶组（53% vs 36%，$P<0.05$）。

简而言之，对于局部晚期、不能手术切除的胰腺癌，无论现有何种治疗，治疗效果均不佳，中位生存期在 5.7 ~ 14.5 月。根据欧美国家一系列研究结果显示，同步放、化疗治疗局部晚期胰腺癌，疗效好于单纯放射治疗或单纯化疗，所以欧美国家把以 5-FU 为主的同步放、化疗作为局部晚期胰腺癌的标准治疗手段。另外，新一代化疗药物如健择的同步放化疗结果好于 5-FU 同步放化疗方案，同时其他化疗药物也不断涌现，如泰素、希罗达、CPT-11 和奥沙利铂等，均给胰腺癌的治疗带来一线希望。在放射治疗领域，三维适形放射治疗/三维调强适形放射治疗的出现，是放射治疗技术的一个飞跃，这项技术增加对正常组织保护同时增加剂量，给局部晚期胰腺癌的治疗带来了新的尝试，期望通过先进技术和药物的结合，使局部晚期胰腺癌的治疗取得突破。

2．术前同步放化疗对不能手术切除胰腺癌的作用　手术是胰腺癌唯一的治愈手段，对疗前判断不能手术的患者，一些研究者尝试用术前放化疗的方法缩小原发肿瘤，取得降低分期效果，从而使原来不能手术的病例成为可以手术。但事实上，疗前明确判断能否手术比较困难，各家医院、各位外科医师判断的标准不同。表 8－3－3 列举了进行不能手术切除胰腺癌术前同步放化疗的临床Ⅱ期结果。虽然进行了术前中－高剂量照射（45～50.4Gy），大多数研究结果并未显示期望的降期疗效。近年来，人们将新一代化疗药物（如泰素、健择等）与术前放射治疗结合，但并未取得优于 5-FU 为主的术前同步放化疗的疗效。

表 8－3－3　不能手术切除胰腺癌的术前放化疗

作者	时间	例数	治疗	结　果
Jessup（14）	1993	16	CI 5-FU＋RT	2 例可切除，生存 20、22 个月
Bajetta（15）	1999	32	5-FU＋RT	7 例 PR 行探查，5 例切除，其中 3 例存活 18、27、65 个月
White（16）	1999	25	CI 5-FU＋RT	8 例探查，6 例切除；64% SD 或缩小
Safran（17）	2001	14	紫杉醇＋RT	4 例切除，1 例达病理 CR，9 例肝转移

CI：持续静脉滴注；RT：放射治疗；CR：完全缓解；PR：部分缓解；SD：稳定。

（二）可手术切除胰腺癌的放射治疗

1．术前放化疗　术前放、化疗同术后放射治疗相比有以下优势：①不必推迟放射治疗时间，据报道 25% 胰腺癌患者因需要术后恢复，术后放射治疗需要推迟到 10 周后进行，甚至因术后恢复差，放弃了术后的放射治疗；②在术前放射治疗期间出现远地转移的患者避免了不必要的剖腹探查；③术前放化疗可以降低局部肿瘤分期，提高切除率；④术前放化疗可以防止手术操作造成的腹腔内种植转移。日本和美国几家医院报告了术前放化疗治疗可手术切除胰腺癌的初步结果（表 8－3－4）。研究的初步结果表明，术前放射治疗胰腺癌的局部控制率令人鼓舞，局部复发率为 9%～20%，而治疗导致的并发症和死亡率均在可接受的范围。在此基础上，ECOG 收入了更多的病例数（n＝53），其中 22.6% 患者术前放化疗期间因毒性反应、病情进展和死亡未行计划性剖腹探查，在剩余 41 例中，17 例剖腹探查发现局部进展或远地转移未行根治性切除，24 例（45.3%）最终行计划性根治手术，其中位生存期为 15.7 月，而全组的中位生存期为 9.7 月。在该组中，43% 患者疗中出现 3～5 级的肝功能损害。为了降低术前放化疗胃肠道的毒性反应，MDACC 肿瘤中心将术前放射治疗剂量降低到 30Gy（30Gy/10 次/2 周），术中还进行了 10～15Gy 的术中照射，8.6%（3/35）患者出现 3 度恶心和呕吐，其余未见 3 度以上的放化疗反应。随后，MDACC 分析了在 1990～1999 年收治的可手术切除术前放化疗的 132 例患者，发现短疗程的术前放化疗与常规分割的术前放化疗相比，生存期无显著差别。总之，虽然可手术切除胰腺癌的术前放化疗的初步结果尚可，不过，由于预测可否行根治性手术的标准不明确，而且治疗中发现病变出现远地转移的几率大、患者的身体状况不允许等，最终可行根治手术的患者比例很低，目前仅有少数研究所在进行术前放化疗的研究，具体结论需要前瞻性随机分组研究来证实。

2．胰腺癌根治术后放射治疗　胰腺癌根治术后辅助治疗共有 3 个前瞻性随机分组研究。1985 年，美国胃肠肿瘤研究组（GITSG）率先发表了胰腺癌术后辅助治疗里程碑式的文章，在 GITSG 这一研究中，胰腺癌术后分为观察组（22 例）和术后辅助治疗组（21 例）。辅助治疗方案为分段放射治疗（DT40Gy，20 次，6 周完成；中间休息 2 周）与 5-氟尿嘧啶（5-FU）同步放、化疗，5-FU 500mg/m^2，在两段放射治疗的头 3 天静脉注射，在以后的 2 年间继续每周静脉注射同样剂量的 5-FU。结果表明，接受术后辅助治疗的患者中位生存时间显著高于术后观察组（20 月 vs 11 月），2 年生存率治疗组 43%，对照组 18%（$P<0.03$），5 年生存率治疗组 19%，对照组 5%。这是人们首次认识到术后辅助治疗可以显著延长胰腺癌的生存率，但因为收治进度太慢（7 年内收治不到 50 例）和术后辅助治疗的显著优越性而提前终止了该研究。后来，GITSG 又补充分析了 30 例进行术后同步放化疗的病例，得出相似的结论。

表 8－3－4 术前放射治疗 ± 化疗治疗可手术切除胰腺癌的初步结果

作 者	例数	照射剂量（Gy）	化疗	中位生存期（月）	4 年生存率（%）	局部复发率（%）
Ishikawa et al（22）	23	50	－	15	22	20
Hoffman et al（21）	11	50.4	5-FU/MMC	33	40	9
Staley et al（24）	39	30～50.4 10（IORT）	5-FU	19	19	11
Pisters et al（23）	35	30 10～15（IORT）	5-FU	25	23	10

IORT（intraoperative radiation therapy）：术中放射治疗；5-FU：5－氟尿嘧啶；MMC：丝裂霉素。（本表引自文献 21～24）

与上述结果不同的是，1999 年欧洲 EORTC40891 报告了一个“有意义的阴性结果”。该研究收入胰头癌和壶腹癌病例 208 例，随机分为单纯手术组和术后同步放化疗组（化疗仅在放疗期间进行且为 24 小时静脉持续滴注，25mg/m^2，在每段放射治疗的 1～5 天进行），结果显示中位生存期两组无显著差别（治疗组 24.5 月，观察组 19 月，$P=0.208$），2 年生存率治疗组和对照组亦无区别（51% vs 41%，$P=0.208$）。但是在胰头癌患者中，治疗组的 5 年生存率高于对照组（20% vs 10%），但是差别仍无显著意义（$P=0.099$）。虽然这个结果是阴性结果，但是因为在治疗组有 20% 左右的患者因术后并发症等原因未按要求进行术后辅助治疗，本着意向性分析（intent－to－treat）的原则，仍将这 23 例列入治疗组分析，因而人们认为本研究的结论是一个值得探讨的阴性结论，同时认为 5-FU 和放射治疗同步进行是安全的，能为绝大部分患者所耐受，仅 7 例（7/81）患者出现恶心和呕吐为主的Ⅲ度反应（WHO 评级）。值得注意的是另一个关于胰腺癌术后辅助治疗的研究，这是迄今为止有关胰腺癌术后辅助治疗最大的临床报告（ESPAC-1，n＝541），随后在 2004 年的新英格兰杂志上，作者对该研究又做了追踪报告。这两个研究结果显示胰腺癌根治术后的辅助化疗结果比非化疗组好（$P=0.009$），术后同步放化疗疗效比非术后同步放化疗差（$P=0.05$）。由于研究本身的设计问题和统计分析的偏倚，以及治疗的依从性差，人们对该研究得出的结论持怀疑态度。随后，陆续报告了多家非随机分组的关于胰腺癌术后辅助性放射治疗的结果（表 8－3－5）。

总之，由于胰腺癌能行手术切除的比例少，术前对能否行根治切除的预测标准不统一，术前放化疗的研究不能广泛开展，但是术前放射治疗期间，由于发现远地转移，会使部分患者避免不必要的剖腹探查。完成胰十二指肠切除术（Whipper's 手术）后的患者，术后放化疗可以提高一部分患者的局部控制率和长期生存率，但是不同的研究组结论不完全相同，需要进一步验证。2006 年 ASCO/ASTRO 对 RTOG97-04 的随机分组研究进行了初步报告，该研究对胰腺癌患者进行了术前化疗＋手术＋术后同步放化疗＋术后化疗，比较术前/术后化疗中 5-FU 与健择的疗效，两组的术后同步放化疗均为 5-FU 的同步放化疗。初步结果表明，在 442 例可供分析的胰腺癌中，381 例胰头癌患者接受健择化疗者中位生存期、3 年生存率分别为 20.6 月、32%，接受 5-FU 者为 16.9 月和 21%，前者显著优于后者（$P=0.033$），但是对全部 442 例患者进行生存分析时，两组的生存率未显示明显差别（$P=0.20$）。

表 8-3-5 胰腺癌术后放射治疗结果

研究方案	病例数	照射剂量(Gy)	化疗	中位生存期(月)	2年生存率(%)	局部复发率(%)
随机分组结果						
GITSG						
单纯手术	22	/	/	10.9	18*	33
术后放化疗	21	40	5-FU	21	43	47
EORTC40891						
单纯手术	103	/	/	19	41	/
术后放化疗	104	40	5-FU	24.5	51	/
ESPAC-1 (n=541)						
无放化疗+	178	/	/	16.1	20	/
术后放化疗+	175	40	5-FU	15.5	10	/
ESPAC-1 (n=289)						
无放化疗+	144	/	/	17.9	41	20
术后放化疗+	145	40	5-FU	15.9#	29	10
非随机分组结果						
Whittington						
单纯手术	29	/	/	15	35	85
术后放化疗	19	>45	5-FU	15	30	55
Bosset	14	54	/	23	50	50
Foo						
单纯手术	89	/	/	12	25	/
术后放化疗	29	45~54	5-FU	22.7	48	7
Yeo						
单纯手术	53	/	/	13.5	30	/
术后放化疗(常规组)	29	40~45	5-FU	21	44	/
术后放化疗(加强组)	21	50~57	5-FU+LV	17.5	22	/

*：$P=0.03$；#：$P=0.05$；+：无放化疗：包括单纯手术后和术后化疗者；术后放化疗者：包括术后放化疗者和术后放化疗+化疗者；5-FU：5-氟尿嘧啶；LV：四氢叶酸。(本表引自文献27~35)

（三）术中放射治疗　术中放射治疗第一次由日本的Abe医师采用，用来治疗局部晚期恶性肿瘤，随后广泛运用于临床。术中放射治疗是将高能加速器产生的高能电子线通过限光筒引导到需照射的部位进行照射，避开周围敏感组织和器官，因而术中照射的优点是靶向性好，对肿瘤部位集中剂量照射，同时保护周围正常组织和器官。术中放射治疗在胰腺癌治疗中的作用分为两方面：胰十二指肠切除术+术中放射治疗和不可手术切除胰腺癌探查术后的照射。

1. 胰十二指肠切除术后（Whipper's 手术）的术中放射治疗　术中放射治疗在肿瘤大部切除后或部分切除后进行，肿瘤区域可能存在切缘不净、瘤床肿瘤局部残存或淋巴结残存等因素，但大体肿瘤已被切除。术中放射治疗的目的是进一步提高局部控制率，因而治疗是以根治为目的。Zerbi等回顾性比较Whipper's 手术+术中放射治疗（n=43）和单纯Whipper's 手术（n=47）两组病例的治疗疗效，术中放射治疗可以显著降低局部复发率（27% vs 56%，$P<0.01$），但并没有显著提高总生存

率。Reni 等详细分析了术中放射治疗对不同分期胰腺癌的疗效。对于Ⅰ/Ⅱ期胰腺癌，胰十二指肠术后行术中放射治疗同单纯手术比较，术中放射治疗组可以显著降低局部复发率（27% vs 60%，P = 0.04）、延长术后至局部复发时间（17.5 月 vs 12 月，P = 0.003）、提高 5 年总生存率（22 ±10% vs 6 ±6%，P = 0.01）。对于Ⅲ/Ⅳ期胰腺癌，如果术中放射治疗的射线能量大于 9MeV，则可显著降低局部复发率，但对总生存时间无明显疗效。

Kawamura 回顾性分析 37 例术中放射的疗效，并与同期无术中放射治疗的 40 例（对照组）做比较。两组病例在年龄、性别、分期、手术切除率和手术方式等方面具有可比性：在 37 例术中放射治疗组中，28 例为Ⅲ/Ⅳ期胰腺癌（75.7%），40 例对照组中为 26 例（65.0%）；手术分为完全切除、部分切除和未切除，未切除比例在术中放射治疗组为 21/37（56.8%），在对照组为 18/40（45.0%）。结果表明术中放射治疗组的中位生存期长于对照组（9.4 月 vs 6.6 月，P = 0.091），手术性质对两组的生存期无影响，例如无论是肿瘤完全切除术、部分肿物切除术，还是肿瘤未切除，术中放射治疗均不能显著延长中位生存期，但在未切除组中，术中放射治疗 + 术后同步放、化疗（12 例）与单纯接受术中放射治疗（9 例）相比，术后同步放、化疗可以明显延长中位生存期（11.2 月 vs 5.8 月，P = 0.065），并且术中放射治疗 ± 术后同步放、化疗可以使 95% 未切除肿瘤患者缓解疼痛症状。腹膜腔内播散和肝转移是最主要的治疗失败原因，另外术中放射治疗组有 5 例出现严重的并发症，主要为十二指肠瘘、胃十二指肠溃疡出血，以及十二指肠穿孔。其中 4 例因并发症死亡，1 例经胃十二指肠切除术后好转，这 5 例患者的 4 例为手术不能切除的局部晚期患者，他们在接受术中放射治疗后又进行了术后的同步放、化疗。其他研究报告认为术中放射治疗可以降低局部复发率（33% ~ 36%），但中位生存期没有明显延长（表 8-3-6）。

表 8-3-6 胰十二指肠切除术后行术中放射治疗的疗效

研究组	病例数（个）		肿瘤大体	LN +	中位生存期（月）	
	IORT IORT	无	切除（%）	（%）	IORT	无 IORT
Zarbi	43	47	37	61	19	12
Reni						
临床Ⅰ/Ⅱ期	30	19	14	不详	18.5⁺	13⁺
临床Ⅲ/Ⅳ期	97	57	48	90	14.5	12
Staley	33	0	18	38	19	--
Nishimura	55	102	45	68	6.5 ~ 15.5 5.5 ~ 13	
Pisters	20	0	10	65	25	
Kasperk	19	25	32	不详	10.5⁺	12⁺
Sindelar	11	9	不详	75	12	10
Dobelbower	16	28	不详	不详	9 ~ 17.5 6.5 ~ 14.5	

IORT：术中放射治疗；⁺：统计学显著意义。（本表引自文献 40 ~ 41，43 ~ 48）

术前同步放、化疗 + 手术探查 + 术中放射治疗是术中放射治疗的另一种形式，目的通过术前同步放、化疗使肿瘤缩小，达到降低分期的目的，使术前不能手术的患者可以进行手术，并在术中进行照射，尽量控制肿瘤的局部播散。Breslin 等报告了 132 例进行术前同步放、化疗 + 手术探查 + 术中放射治疗的病例。132 例患者根据术前临床检查均可实施手术切除，44 例术前同步放化疗剂量为 45 ~ 50.4Gy/25 ~ 28 次，88 例为 30Gy/10 次/2 周，5-FU 为主要的同步化疗方案。其中 70.5% 患者接受了术中放射治疗。可供分析的 129 例中仅 8% 出现局部瘤床复发，与术前放射剂量无关（30Gy，9%；45 ~ 50.4Gy，11%）。多因素回归分析结果认为无论是术前放射剂量高低（30Gy vs 45 ~ 50.4Gy）、同步化疗的应用，还是术中放射治疗对该组患者的生存期均无显著影响，但是短疗程同步放、化疗（30Gy/10 次/2 周）+胰十二指肠切除术+术中放射治疗对局部复发的控制有一定作用。

Mayo Clinic 报道了一个临床Ⅰ/Ⅱ期结果，入组病例为疗前诊断为局部晚期不能手术切除的患者。这 27 例患者进行术前同步放疗±化疗+手术探查+术中放射治疗。全组局部控制率为 78%（21/27），1、2 和 5 年局部控制率为 86%、68% 和 45%，70% 患者最终出现腹膜腔内播散和/或肝转移。中位生存期为 14.9 月。2 和 5 年生存率为 27% 和 7%。27 例入组患者与该医院同期进行手术探查+术中放射治疗+术后放疗±化疗的 56 例患者相比，2 年和 5 年生存率高于后者（6%，0%，$P=0.001$）。作者认为术前放射治疗±化疗对分期具有更好的确定，因为部分患者在术前治疗期间出现远地转移，因而避免了不必要的局部治疗（手术探查或/和术后放射治疗），这个高选性导致术前治疗组患者的生存率高于术后治疗组。

Dobelbower 文中总结了 31 家报道不足 1 000 例不可手术切除胰腺癌患者进行术前/术后放射治疗+术中照射的治疗结果，中位生存期为 5.8～13.5 月，50%～92% 患者的疼痛症状得到缓解，30% 患者疗后出现包括胃肠道出血、梗阻和穿孔在内的严重并发症。

2. 不可手术切除胰腺癌探查术+术中放射治疗　许多家研究机构报告了例数有限的局部晚期胰腺癌术中放射治疗的结果，部分研究者认为与单纯放射治疗±同步化疗相比，术中放射治疗可以提高局部晚期胰腺癌患者的局部控制率和中位生存期（11.2～16 月 vs 5.8～12 月），同时患者可以耐受治疗的副作用；但也有相反的意见，认为术中放射治疗+外照射与单纯外照射相比，并不能明显延长中位生存期，且治疗副作用显著。在 Nishimura 研究中，局部晚期胰腺癌患者在术中照射 20～25Gy 后，进行外照射 45～50Gy，胃和十二指肠的术中照射剂量限定在 12Gy 以下。尽管中位生存期在术中照射+外照射组并未比单纯外照射组延长，但术中照射组长期存活的病例数多于单纯外照射组。根据治疗后 CT 显示，术中照射+外照射后肿瘤完全消退率为 7%（3/42），部分缓解率为 45%（19/42）；在术中照射野内复发者 33%（12/42），明显低于单纯外照射组（60%）。但是 Nishimura 的这个研究同样报告了术中放射治疗+外照射导致较高的治疗并发症，如消化道溃疡、穿孔、十二指肠纤维化和胰腺局部坏死。这些副作用提示无论是术中放射治疗还是单纯外照射，大分割单次放射治疗的剂量应有所限制，例如同样是术中放射治疗+外照射，术中放射治疗剂量在 10～20Gy 就很少引起非常严重的放射反应。达成共识的是，无论是已切除还是未被切除的胰腺癌，术中放射治疗剂量均不能一次给予 20Gy 以上的剂量，如果照射野内包括的胃、十二指肠或小肠的体积过多，术中放射治疗的剂量应限定在 12.5Gy 以下。表 8-3-7 为美国安德森肿瘤中心放射治疗科对于胰腺癌术中放射治疗剂量的限定。

表 8-3-7　美国 MD 安德森肿瘤中心放射治疗科对胰腺癌术中放射治疗的推荐剂量

肿瘤情况	剂量（Gy）
根治切除，切缘阴性	10.0
无论何种术式，十二指肠全部在照射野内	12.5
切缘阳性；或肿瘤未切除但十二指肠部分在照射野内	15.0
肿瘤大体切除；或肿瘤未切除，十二指肠全部在照射野外	20.0

本表引自文献 55。

为了进一步明确术中照射在局部晚期胰腺癌治疗中的作用，NCI 和 RTOG 分别进行了术中放射治疗的随机分组研究。在 NCI 的研究中，术中照射组接受能量为 18～22MeV 电子线 25Gy 的术中照射+50Gy 术后放射治疗+5-FU 同步化疗，对照组仅为同步放、化疗（60Gy 分段放疗+5-FU），两组的中位生存期均为 8 个月，局部控制时间术中照射组略长于对照组。在 RTOG85-05 的研究中，术中放射治疗组进行术中照射20Gy后，接受同步放、化疗（50Gy+5-FU），对照组仅接受同步放化疗（50Gy+5-FU），该研究结果示两组的平均生存期均为9个月，术中照射20Gy与常规同步放、化疗方案相比，并没有提高局部晚期胰腺癌患者的生存期。

总之，由于胰腺癌发现时分期较晚，术前诊断往往与术中肿瘤情况不符，所以很难确定随机分组的入组条件，同时许多研究单位不具备术中放射治疗设备，个别治疗单位的小样本的报告结果很难阐述术中放射治疗在胰腺癌不同肿瘤情况时的治疗疗效，因而，目前无法肯定术中放射治疗的价值。

（四）其他照射方法　碘125（^{125}I）粒子植入配合外照射是另一个胰腺癌的治疗方法，20世纪70年代许多研究单位进行了尝试，^{125}I与外照射相结合的治疗一般适用于不能手术切除的胰腺癌。^{125}I经皮穿刺进入胰腺肿瘤部位，存在精确定位问题，同时常造成出血、胰瘘和胰腺炎等并发症，因而该方法仅有少数医院使用，没有大宗病例的临床报道。用^{125}I结合外照射治疗胰腺癌的中位生存期为7～11月，与单纯放化疗或术中照射相比，治疗效果无明显优势。

还有少数医院尝试性地用快中子、质子等重粒子治疗胰腺癌，前者是试图通过中子比常规高能X线优越的生物学效应以期得到更好的治疗比，后者期望通过物理学的效应得到更优的治疗比。Cohen发表了目前最大宗的中子治疗结果，173例胰腺癌患者接受中子治疗，其中106例为单纯快中子治疗，另外67例同时接受5-FU化疗。快中子的剂量分别为20，21～23和24～25 nGy。虽然治疗后大部分患者的症状得到缓解，但是中位生存期仅为6个月，并且18%的患者出现WHO3度以上的晚期并发症并导致2人死亡。接受中子治疗后最常见的晚期并发症是胃肠溃疡，常发生于疗后6～12个月。如果治疗剂量高于21nGy，并发症的发生率将显著增高。治疗后主要失败于远地转移，提示与化疗配合进行综合治疗的必要性。RTOG研究组在1989年报道了快中子治疗局部晚期胰腺癌的随机分组研究。患者随机分为单纯接受快中子治疗组（n=23），快中子与常规射线混合线治疗组（n=11）和常规射线治疗组（n=15）。3组的中位生存期依次为5.6个月、7.8个月和8.3个月，中位局部控制时间分别为6.7个月、6.5个月和2.3个月，虽然常规射线治疗组的局部控制时间低于前两个快中子治疗组，但3组之间的差别无统计学意义。由此显示，与常规射线的治疗结果相比，快中子治疗胰腺癌无明显优势。鉴于以上的结果，近年来欧美国家很少再进行胰腺癌快中子治疗的研究。

三、胰腺癌放射治疗的研究方向

胰腺癌今后治疗的研究方向包括以下两个方面：①寻求新一代化疗药物与放射治疗的最佳组合；②放射治疗方面：以3D－CRT/IMRT治疗技术为基础，探讨适宜的治疗范围以及适宜的分割方式，以提高肿瘤照射剂量、降低胰腺周围正常组织和器官的受照射剂量，提高患者对治疗的耐受性。

（一）选择最优的同步放化疗方案　对于局部晚期不能手术切除的胰腺癌，以5-FU为主的同步放、化疗方案是标准的治疗方案，其他化疗方案与5-FU相比，未显示更优的疗效。近年来，由于新一代化疗药物的出现，如健择、希罗达、泰素、奥沙利铂、CPT-11和R11577，人们希望可以将新一代化疗药物与放射治疗结合，得到比5-FU为主的同步化放疗更优的效果。目前这一类的研究尚处于临床Ⅰ/Ⅱ期试验，初步结果认为放射治疗与这些新一代药物结合，患者的耐受性尚可，无严重毒性反应发生，但是疗效如何尚待Ⅲ期临床试验的结果。

（二）探讨适宜的放射治疗范围和适宜的分割方式　既往的放射治疗野不仅要求包括肿瘤区域（原发肿瘤和转移的淋巴结），还要包括相应部位的淋巴引流区，放射范围大，治疗的副作用大，运用同步放化疗后，治疗的副反应更大。有学者认为，同步放化疗中出现严重的胃肠道急性或晚期毒性反应归因于放射治疗野过大，同时治疗失败的患者中仅有少数为单纯的野内复发，大多数为远地转移，说明局部治疗并不能阻止肿瘤的转移，故而缩小放射治疗野或降低局部剂量对治疗结果无不良影响，反而可提高治疗的耐受性。目前在不能手术切除的胰腺癌治疗的临床研究中，放射治疗多采用3D－CRT/IMRT技术，照射野仅包括病变区。

还有的研究者进行了放射治疗剂量的递增试验。McGinn等在该研究中，使用标准的健择化疗剂量1 000mg/m²/w，放射治疗剂量从单次剂量1.6Gy递增到最大单次剂量2.8Gy，相应的总治疗剂量为24～42Gy/3w。在这个研究中放射治疗范围较常规的范围小，仅仅包括病变区和外周1.0cm的范围，不进行周围淋巴结引流区的预防照射，目的是减轻局部治疗反应。作者认为该研究中的健择的毒性反应与其他类似研究一致，毒性反应程度是可以接受的。

此外，还有其他关于大分割放射治疗与健择的Ⅰ/Ⅱ期临床试验，隔周1次的健择化疗与放射治疗的联合治疗等临床研究。

四、放射治疗技术

表8－3－8列举了胰腺癌放射治疗的原则，无论是常规技术，还是三维适形/调强适形放射治疗(3D CRT/IMRT)，其靶区定义、射野安排等均须遵从以上原则。

表8－3－8 胰腺癌放射治疗原则

用高能X线（≥6MV）
多野照射，每日每野均予照射
每周拍摄校位片
用计划系统进行计划设计，减少靶区内热点，可适当使用楔形板
CT模拟定位下进行三维适形照射，勾画正常组织器官，并定义剂量－体积限制条件
靶区照射剂量DT45～50Gy，1.8～2.0 Gy/d，5次/周
仅进行肿瘤局部照射，不必照射全胰腺
可以进行区域淋巴结的预防照射，也可根据病期、患者的一般状况不必进行淋巴结预防照射

（一）常规体外照射技

1. 照射前准备和照射体位 患者进行模拟定位前应嘱咐患者喝一定量水，以充盈胃部。以后在每次治疗前，应喝相同量水，使胃的充盈度每次相似。模拟定位和每次治疗体位均为仰卧位，双手上举，抱肘置于额头。

2. 照射范围和照射剂量 胰腺癌术后放疗时，应要求外科医师术中在怀疑未切净的部位、或未切除的肿瘤附近放置金属标志物，便于确定术后放射治疗的范围。如果未进行手术或未放置金属标志，应根据治疗前的CT、钡餐造影和术中所见来确定照射范围。

（1）无法手术切除的胰头癌的照射范围 可以仅照射胰头癌以及周围外放的区域，如果进行区域淋巴结预防照射，照射野还应包括胰十二指肠淋巴结、肝门区淋巴结、腹腔淋巴结和胰上淋巴结区。因为胰头与十二指肠内侧壁关系极为紧密或有时甚至胰头癌已经侵犯了十二指肠内侧壁，所以十二指肠内侧壁应包括在胰头癌照射的高剂量区内。胰头癌＋区域淋巴结照射的范围包括：前后野的上界为胸11椎体的上缘或中1/2椎体，下界为第2或3腰椎椎体下缘；内侧界应包括十二指肠降段（C环），或肿瘤内侧缘向右放2～3cm，外侧界在肿瘤外界向外（左侧方向）2～3cm。右肾的50%可能在照射范围内，为了保证不损伤肾脏的功能，需保证左肾的2/3在照射范围外（图8－3－1A）。侧野的边界：上、下界与前后野的上下界相同，侧野的前界应在肿瘤前界前2～3cm，后界应在椎体后1/3左右以避免照射脊髓（图8－3－1B）。由于侧野的照射范围内包括了大部分肝脏和部分双侧肾脏的体积，所以侧野的照射权重应限制在DT15～18Gy以下。

（2）胰体、尾癌的照射范围 胰体肿瘤有时可能位置略高于胰头肿瘤，所以上界按CT所示应高于胸椎11上缘以完全包括肿瘤，下界与胰头肿瘤设野相同。内、外侧界均距肿瘤边缘2～3cm，这样内侧界不必包括胰头/十二指肠降部（C环），就至少避免照射右肾的2/3，但左肾的一半在照射野内（图8－3－2）。侧野的照射野设计原则与胰头癌相同，最重要的是要使双侧肾脏照射剂量在DT20Gy以下（图8－3－2）。

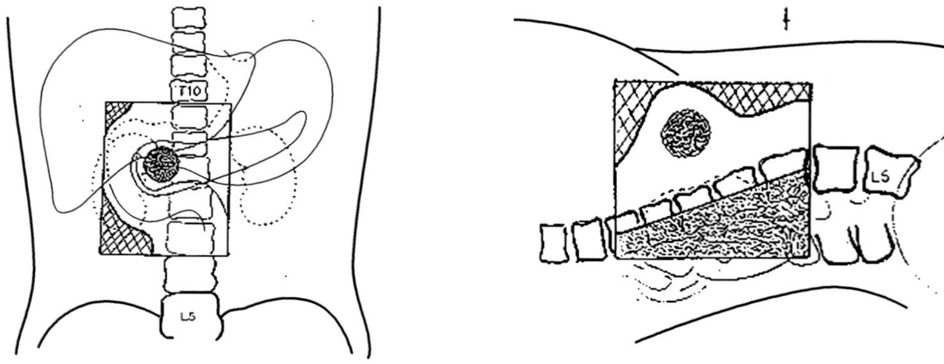

A　　B

图 8－3－1 胰头癌原发灶＋区域淋巴结照射范围

A. 前后野；B. 侧野照射。

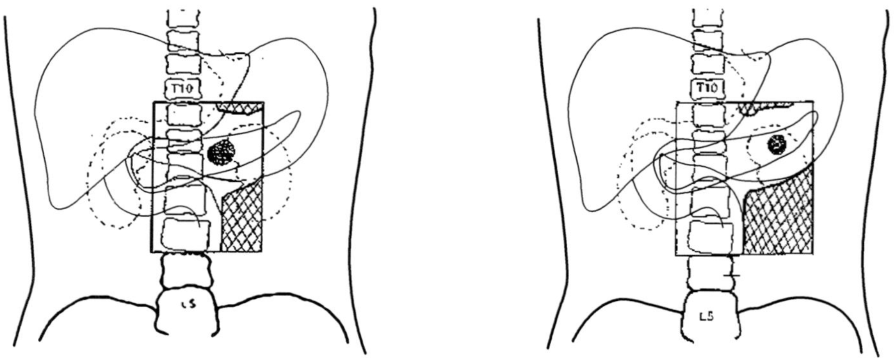

A　　B

图 8－3－2 胰体（A）、胰尾（B）肿瘤的照射野

（二）三维适形照射/适形调强照射（3D CRT/IMRT） 3D CRT/IMRT 通过在每一个照射野与肿瘤的形状相一致，使高剂量曲线集中在肿瘤区，从而使肿瘤得到高剂量的照射，而同时可以避免其周围正常组织和器官的不必要的照射，IMRT 比 3D CRT 的适形度更好，对正常组织和器官保护得更好。

1. 治疗前准备和 CT 模拟定位 为了显示胃和小肠的位置，在定位前 1.5～2 小时口服 800ml，定位前 40 分钟～1 小时口服 500～800ml，做 CT 模拟定位前口服剩余的 200～400ml。患者仰卧位，双手抱肘置于头上，真空垫或体膜固定。扫描范围一般在呼气位的膈顶至第四腰椎椎体下缘，确保肿瘤范围、淋巴引流区和感兴趣的正常组织器官（一般指全部肝脏、双侧肾脏、胃和部分小肠）包括在扫描的范围内，CT 扫描层距为 3～5mm。

2. 靶区及处方剂量的定义 靶区勾画包括：肿瘤区（GTV）、临床靶区（CTV）、计划靶区（PTV）和危及器官（图 8－3－3）。根据 CT 图像或根据术中置放的金属标志勾画 GTV（包括原发肿瘤和转移的淋巴结），CTV 则 GTV 外放的区域以及淋巴引流范围，PTV 为 CTV 外放 5～10mm。要勾画的危及器官包括肝脏、双侧肾脏、胃和小肠、扫描范围内的脊髓。靶区处方剂量的确定与常规技术的外照射相同（表 8－3－8）。危及器官的限量为：脊髓≤40Gy，50% 肝脏体积接受的照射剂量≤30Gy，30% 双侧肾脏的体积接受的照射剂量≤20Gy。

3. 照射野的设计 用计划系统进行照射野的设计，一般可用共面或非共面技术进行二维或三维的照射野设计，或用 IMRT 技术设计照射计划。通过 BEV 显示每一个投照方向，用多叶光栅设备遮挡不必照射的正常组织或器官，使照射野的形状与该方向上的靶区形状相一致，对靶区和危及器官进行剂量计算并用剂量－体积直方图（DVH）评价，最终得到满意的照射计划（图 8－3－4）。

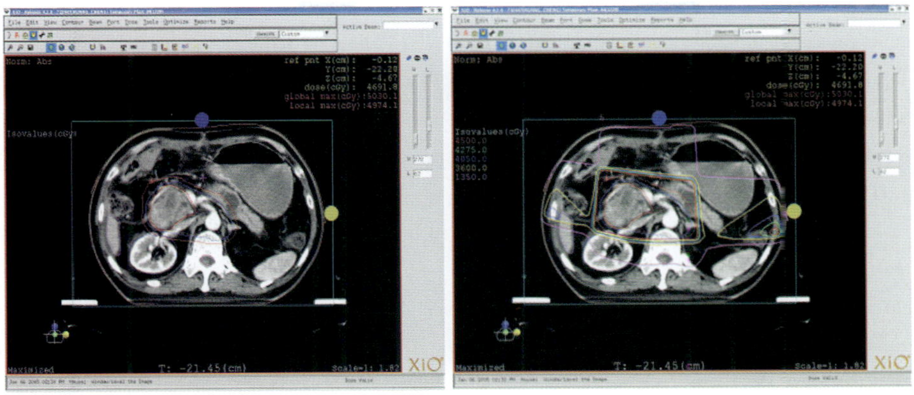

a　　　　b

图 8－3－3　3D CRT/IMRT 计划中勾画的靶区及危及器官（a）以及等剂量曲线（b）

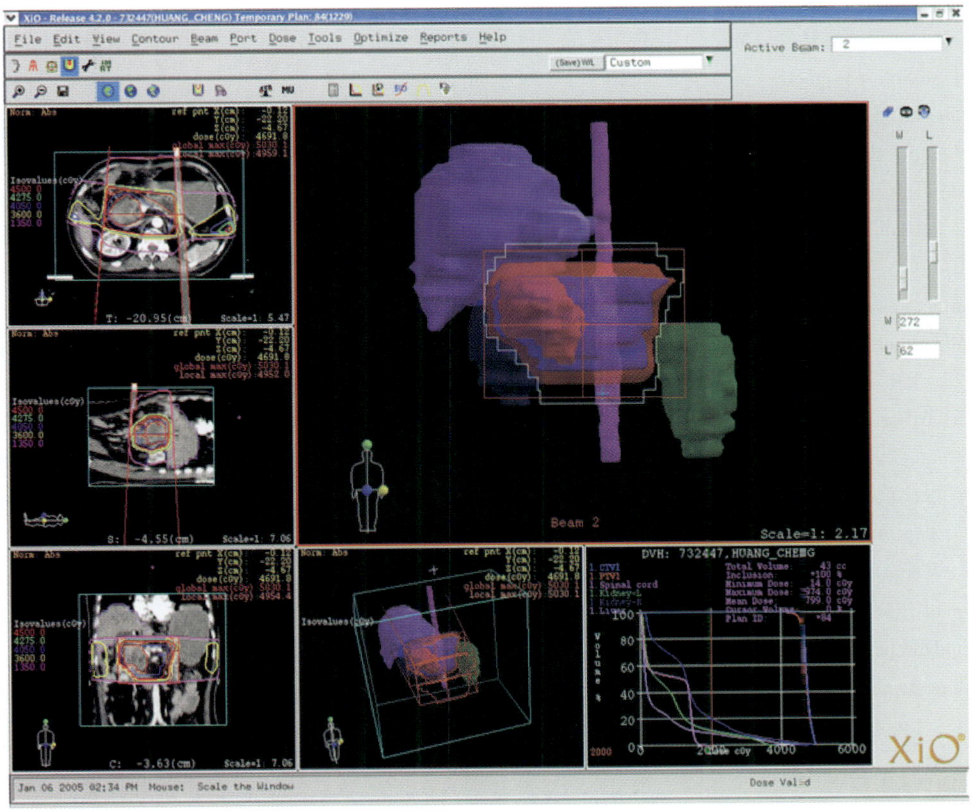

图 8－3－4　BEV 显示各个治疗野的情况并用剂量－体积直方图（DVH）评价计划

（金　晶）

参 考 文 献

1. Giffin JF, Smalley SR, Jewell W. et al. Patterns of failure after cerative resection of pancreatic carcinoma. Cancer, 1990, 66:56～61.
2. Ozaki H. Improvement of pancreatic cancer treatment from the Japanese experience in the 1980s. Int J Pancreatol, 1992,

12:5~9.

3. Tepper J, Nardi G, Sutt H. Carcinoma of the pancreas: review of MGH experience from 1963 to 1973. Analysis of surgical failure and implications for radiation therapy. Cancer, 1976, 37:1519~1524.
4. Westerndahl J, Andren-Sandberg A, Ihse I. Recurrence of exocrine pancreatic cancer—local or hepatic? Hepatogastroenterology, 1993, 40:384~387.
5. Whittington R, Bryer MP, Haller DG, et al. Ajuvant therapy of resected adenocarcinoma of the pancreas. Int J Radiat Oncol Biol Phys, 1991, 21:1137~1143.
6. Moertel CG, Childs DS Jr, Reitemeier RJ, et al. Combined 5-fluorouracil and supervoltage radiation therapy of locally unresectable gastrointestinal cancer. Lancet, 1969, 2:865~867.
7. Gastrointestinal Tumor Study Group. Therapy of locally unresectable pancreatic carcinoma: A randomized comparison of high dose (6000 rads) radiation alone, moderate dose radiation (4000 rads + 5-fluorouracil), and high dose radiation + 5-fluorouracil. Cancer, 1981, 48:1705~1710.
8. Klaassen DJ, MacIntyre JM, Catton GE, et al. Treatment of locally unresectable cancer of the stomach and pancreas. A randomized comparison of 5-fluorouracil alone with radiation plus concurrent and maintenance 5-fluorouracil—an Eastern Cooperative Oncology Group study. J Clin Oncol, 1985, 3:373~378.
9. Gastrointestinal Tumor Study Group. Treatment of locally unresectable carcinoma of the pancreas: comparison of combined-modality therapy (chemotherapy plus radiotherapy) to chemotherapy alone. J Natl Cancer Inst, 1988, 80:751~755.
10. Gastrointestinal Tumor Study Group. Radiation therapy combined with adriamycin or 5-fluorouracil for the treatment of locally unresectable pancreatic carcinoma. Cancer, 1985, 56:2563~2568.
11. Li CP, Chao Y, Chi KH, et al. Concurrent chemoradiotherapy treatment of locally advanced pancreatic cancer: Gemcitabine versus 5-fluorouracil, a randomized controlled study. Int J Radiat Oncol Biol Phys, 2003, 57 (1):98~104.
12. Shinchi H, Takao S, Noma H, et al. Lengh and quality of survival after external beam radiotherapy with concurrent continous 5-fluorouracil infusion for locally unresectable pancereatic cancer. Int J Radiat Oncol Biol Phys, 2002, 53, (1): 146~150.
13. NCCN Clinical Practice Guidelines in Oncology. Version, 2004.
14. Jessup JM, Steele G, Mayer R, et al. Neoadjuvant therapy for unresectable pancreatic adenocarcinoma. Arch Surg, 1993, 128:559~564.
15. Bajetta E, DiBartiolomeo M, Stani SC, et al. Cheomoradiotherapy as preoperative treatment in locally advanced unresectable pancreatic cancer patients: Results of a feasibility study. Int J Radiat Oncol Biol Phys, 1999, 45:285~289.
16. White R, Lee C, Anscher M, et al. Preoperative chemoradiation for patients with locally advanced adenocarcinoma of the pancreas. Ann Surg Oncol, 1999, 6:38~45.
17. Safran H, Moore T, Lannitti D, et al. Paclitaxel and concurrent radiation for locally advanced pancreatic cancer. Int J Radiat Oncol Biol Phys, 2001, 49:1275~1279.
18. Safran H, DiPetrillo T, Iannitti D, et al. Gemcitabine, paclitaxel, and radiation for locally advanced pancreatic cancer: A phase I trial. Int J Radiat Oncol Biol Phys, 2002, 54:137~141.
19. Willett CG, Lewandrowski K, Warshaw AL, et al. Resection margins in carcinoma of the head of the pancreas. Implications for radiation therapy. Ann Surg, 1993, 217:144~148.
20. Spitz FR, Abbruzzese JL, Lee JE, et al. Preoperative and postoperative chemoradiation strategies in patients treated with pancreaticoduodenectomy for adenocarcinom of the pancreas. J Clin Oncol, 1997, 15:928~937.
21. Hoffman JP, Weese JL, Solin LJ, et al. A pilot study of preoperative chemoradiation for patients with localized adenocarcinoma of the pancreas. Am J Surg, 1995, 169:71~77 (discussion 77~78).
22. Ishikawa O, Ohigashi H, Imaoka S, et al. Is the long-term survival rate improved by preoperative irradiation prior to Whipple's procedure for adenocarcinoma of the pancreatic head? Arch Surg, 1994, 129:1075~1080.
23. Pisters PW, Abbruzzese JL, Janjan NA, et al. Rapid-fractionation pre-operative chemoradiation, pancreaticoduodenectomy, and intraoperative radiation therapy for respectable pancreatic adenocarcinoma. J Clin Oncol, 1998, 16:3843~3850.
24. Staley CA, Lee JE, Cleary KR, et al. Preoperative chemoradiation, pancreaticoduodenectomy, and introperative radiation therapy for adenocarcinoma of the pancreatic head. Am J Surg, 1996, 171:118~124 (discussion 124~125).

25. Hoffman JP, Lipsitz S, Pisansky T, et al. Phase Ⅱ trial of preoperative radiation therapy and chemotherapy for patients with localized, resectable adenocarcinoma of the pancreas: An Eastern Cooperative Oncology Group study. J Clin Oncol, 1998, 16:317 ~ 323.
26. Breslin TM, Hess KR, Harbison DB, et al. Neoadjuvant chemoradiotherapy for adenocarcinoma of the pancreas: treatment variables and survival duration. Ann Surg Oncol, 2001, 8 (2) :123 ~ 132.
27. Kalser MH, Ellenberg SS. Pancreatic cancer: Adjuvant combined radiation and chemotherapy following curative resection. Arch Surg, 1985, 120:899 ~ 903.
28. Gastrointestinal Tumor Study Group. Further evidence of effective adjuvant combined radiation and chemotherapy following curative resection of pancreatic cancer. Cancer, 1987, 59:2006 ~ 2010.
29. Klinkenbijl JH, Jeekel J, Sahmoud T, et al. Adjuvant radiotherapyand 5 – fluorouracil after curative resection of cancer of the pancreas and perampullary region—phase Ⅲ trial of the EORTC Gastrointestional Tract Cancer Cooperative Group. Ann Surg, 1999, 230 (6) :776 ~ 784.
30. Neoptolemos JP, Dunn JA, Stocken DD, et al. Adjuvant chemoradiotherapy and chemotherapy in respectable pancreatic cancer: a randomized controlled trial. Lancet, 2001, 358:1576 ~ 1585.
31. Neoptolemos JP, Stocken DD, Friess H. A randomized trial of chemoradiotherapy and chemotherapy after resection of pancreatic cancer. N Eng J Med, 2004, 350 (12) :1200 ~ 1210.
32. Whittington R, Dobelbower RR, Mohiuddin M, et al. Radiotherapy of unresectable pancreatic carcinoma: a six year experience with 104 patients. Int J Radiat Oncol Biol Phys, 1981, 7:1639 ~ 1644.
33. Bosset JF, Pavy JJ, Gillet M, et al. Conventional external irradiation alone as adjuvant treatment in respectable pancreatic cancer: Results of a prospective study. Radiother Oncol, 1992, 24:191 ~ 192.
34. Foo ML, Guderson LL, Nagorney DM, et al. Patterns of failure in grossly resected pancreatic ductal adenocarcinoma treated with adjuvant irradiation +/– 5 fluorouracil. Int J Radiat Oncol Biol Phys, 1993, 26:483 ~ 489.
35. Yeo CJ, Abrams RA, Grochow LB, et al. Pancreaticoduodenectomy for pancreatic adenocarcinoma: postoperative adjuvant chemoradiation improves survival. A prospective, single – institution experience. Ann Surg, 1997, 225:621 ~ 633 (discussion 633 ~ 636).
36. Abrams RA, Lillemoe KD, Piantadosi S. Continuing controversy over adjuvant therapy of pancreatic cancer. Lancet, 2001, 358:1565 ~ 1566.
37. Choti, MA. Adjuvant therapy for pancreatic cancer—The debate Continues. Eng J Med, 2004, 350 (12) : 1249 ~ 1251.
38. A phase Ⅲ study of pre and post chemoradiation 5-FU vs pre and post chemoradiation gemcitabine for postoperative adjuvant treatment of resected pancreatic adenocarcinoma. RTOG 97 – 04. 2006, ASTRO/ASCO.
39. Abe M, Takahashi M, Yabumoto E, et al. Clinical experience with intraoperative radiotherapy of locally advanced cancer. Cancer, 1980, 45:40 ~ 48.
40. Zerbi A, Fossati V, Parolini D, et al. Intraoperative radiation therapy adjuvant to resection in the treatment of pancreatic cancer. Cancer, 1994, 73 (12) :2930 ~ 2935.
41. Reni M, Panucci MG, Maria Ferreri AJ, et al. Effect on local control and survival of electron beam intraoperative irradiation for respectable pancreatic adenocarcinoma. Int J Radiat Oncol Biol Phys, 2001, 50 (3) :651 ~ 658.
42. Kawamura M, Dataoka M, Fujii T, et al. Electron beam intraoperative radiation therapy (EBIORT) for localized pancreatic carcinoma. Int J Radiat Oncol Biol Phys, 1992, 23 (4) :751 ~ 757.
43. Staley CA, Lee JE, Cleary KR, et al. Preoperative chemoradiation, pancreaaticoduodenectomy, and introoperative radiation therapy for adenocarcinoma of the pancreatic head. Am J Surg, 1996, 171:118 ~ 125.
44. Nishimura Y, Hosotani R, Shibamoto Y, et al. External and intraoperative radiotherapy for respectable and unresectable pancreatic cancer: Analysis of survival rates and complications. Int J Radiat Oncol Biol Phys, 1997, 39:39 ~ 49.
45. Pisters PWT, Abbruzzese JL, Janjan NA, et al. Rapid – fractionation preoperative chemoradiation, pancreaticoduodenectomy, and intraoperative radiation therapy for respectable pancreatic adenocarcinoma. J Clin Oncol, 1998, 16: 3843 ~ 3850.
46. Kasperk R, Klever P, Andreopoulos D, et al. Intraoperative radiotherapy for pancreatic carcinoma. Br J Surg, 1995, 82:1259 ~ 1261.

47. Sindelar WF. Clinical experience with regional pancreatectomy for adenocarcinoma of the pancreas. Arch Surg, 1989, 124: 127 ~ 132.

48. Dobelbower RR, Merrick HW, Khuder S, et al. Adjuvant radiation therapy for pancreatic cancer: A 15 – year experience. Int J Radiat Oncol Biol Phys, 1997, 39 : 34 ~ 37.

49. Garton GR, Gunderson LL, Nagorney DM, et al. High – dose preoperative external beam and intraoperative irradiation for locally advanced pancreatic cancer. Int J Radiat Oncol Biol Phys, 1993, 27 (5) : 1153 ~ 1157.

50. Dobelbower PR, Konski AA, Merrick HW, et al. Intraoperative electron beam radiation therapy (IOEBRT) for carcinoma of the exocrine pancreas. Int J Radiat Oncol Biol Phys, 1991, 20 (1) : 113 ~ 119.

51. The Gastrointestinal tumor studay group. A multi – institutional comparative trial of radiation therapy alone and in combination with 5 – fluorouracil for locally unresectable pancreatic carcinoma. Ann Surg, 1979, 189 (2) : 205 ~ 208.

52. Mohiuddin M, Regine WF, Stevens J, et al. Combined intraoperative radiatiom and perioperative chemotherapy for unresectable cancers of the pancreas. J Clin Oncol, 1995, 13 (11) : 2764 ~ 2768.

53. Roldan GE, Gunderson LL, Nagorney DM, et al. External beam vesus intraoperative and external beam irradiation for locally advanced pancreatic cancer. Cancer, 1988, 61 (6) : 1110 ~ 1116.

54. Crane CH, Abbruzzese JL, Evans DB, et al. Is the therapeutic index better with gemcitabine – based chemoradiation than the 5 – fluorouracil – based cheoradiaton in locally advanced pancreatic cancer? Int J Radiat Oncol Biol Phys, 2002, 52 (5) : 1293 ~ 1302.

55. Crane CH, Beddar AS, Evans DB. The role of intraoperative radiotherapy in pancreatic cancer. Surg Oncol Clin N Am, 2003, 12 : 965 ~ 977.

56. Sindelar WF, Kinsella TJ. Randomized trial of introperative radiotherapy in unresectable carcinoma of the pancreas. Int J Radiat Oncol Biol Phys, 1986, 12 (1) : 148.

57. Tepper J, Noyes D, Krall J, et al. Introperative radiation therapy of pancreatic carcinoma: A report of RTOG 85 – 05. Int J Radiat Oncol Biol Phys, 1991, 21 : 1145.

58. Peretz T, Nori D, Hilaris B, et al. Treatment of primary unresectable carcinoma of the pancreas with ^{125}I implantation. Int J Radiat Oncol Biol Phys, 1989, 17 (5) : 931 ~ 935.

59. Shipley WU, Nardi GL, Cohen AM, et al. Iodine – 125 implant and external beam irradiation in patients with localized pancreatic carcinoma. Cancer, 1980, 45 : 709 ~ 714.

60. Morrow M, Hilaris B and Brennan MF. Comparison of convensional surgical resection, radioactive implantation, and bypass procedures for exocrine carcinoma of the pancreas. Annals of Surgery, 1984, 199 : 1 ~ 5.

61. Whittington R, Solin L, Mohiuddin M, et al. Multimodality therapy of localized unresectable pancreatic adenocarcinoma. Cancer, 1984, 54 : 1519 ~ 1998.

62. Cohen L, Hendrickson FR, Lennox AJ, et al. Pancreatic cancer: treatment with neutron irradiation alone and with chemotherapy. Radiology, 1996, 200 (3) : 627 ~ 630.

63. Thomas FJ, Krall J, Hendrickson F, et al. Evaluation of neutron irradiation of pancreatic cancer: Results of a randomized Radiation Therapy Oncology Group clinical trial. Am J Clin Oncol, 1989, 12 (4) : 283 ~ 289.

64. McGinn CJ, Zalupski MM. Radiaton therapy with once – weekly gemcitabine in pancreatic cancer: Current status of clinical trial. Int J Radia Oncol Biol Phys, 2003, 56 (4, Suppl) : 10 ~ 15.

65. McGinn CJ, Zalupski MM, Shureiqi I, et al. Phase I trial of radiation dose escalation with concurrent weekly full – dose gemcitabine in patients with advanced pancreatic cancer. J Clin Oncol, 2001, 19 : 4202 ~ 4208.

第四章　直　肠　癌

第一节　概　　述

一、流行病学

直肠癌是常见的恶性肿瘤，在欧美国家直肠癌的发病率很高，每年新发病例数约为14万，男、女发病率均为恶性肿瘤发病率的第三位，每年的死亡率约为5.5万，为恶性肿瘤死亡率的第三位。据我国1985年常见各部位肿瘤发病分类构成统计，结直肠癌发病率男性为第五位，女性的发病率为第六位。近年来，由于生活水平的提高，直肠癌在我国的发病率可能有上升趋势。

直肠癌的发病率男性略高于女性，约为1.3∶1。发病的危险性在40岁以后开始增长，到50～55岁达到发病高峰。据美国国立癌症中心对1973～1995年癌症发病统计分析，大约6%的美国人在其一生中可能患直肠癌。

遗传病学和流行病学的研究表明，直肠癌的发生、发展与遗传的易感性和环境因素有密切的关系。由于有效的一级和二级预防，美国国立癌症中心的统计分析表明，1998～2001年美国男、女直肠癌的发病率已有明显下降，证明一级和二级预防的重要性。

二、直肠癌的病因

关于结直肠癌的病因虽然在世界各国做了大量的研究，但至今尚未完全阐明。现代生物学、遗传学和流行病学的研究表明，结直肠癌的发病原因主要与环境因素、生活方式和遗传因素有密切关系，是多因素相互作用的结果。

（一）环境因素　研究发现，低发病地区的居民如中国、日本、非洲等一些国家移居到高发病率的西方国家后，结直肠发生率随之增高，在第一代即可迅速增高，至第二代即与当地发病率趋于一致，说明发病情况随环境的改变有非常明显的上升趋势。研究各种环境因素，发现饮食因素最重要。调查资料显示，高发病率国家的饮食具有高脂肪、高动物蛋白，尤其是牛肉、少纤维及精致碳水化合物，即所谓“西方化饮食”的特点，其中高脂肪饮食的影响最明显。

高纤维饮食是否对结直肠癌的发生具有保护作用也存在争议。对9个国家13个病例对照研究进行荟萃分析，显示高纤维饮食与结直肠癌的发生呈负相关。不过，一个涵盖88 757例病例数的大型前瞻性临床研究表明，高纤维饮食对结直肠癌的发生并无保护作用，纤维素的摄入量与大肠腺瘤无明显相关性。

（二）胆汁酸　高脂肪饮食促使结直肠癌发生的机制可能为：①某些胆汁酸可与肠粘膜细胞相互作用，改变细胞的通透性，促进肠道对致癌物的吸收；②初级胆汁酸与次级胆汁酸增加多胺合成酶的活性；③胆汁酸能促进肠上皮增生。虽然目前对胆盐在结直肠癌中所起的作用尚不清楚，但胆汁酸尤其是次级胆汁酸可能是促癌物。鉴于此，有些研究认为，胆囊切除术会增加结直肠癌的发生。但是Reid对一些相关研究进行了复习，认为目前所观察的现象可能是由于对阳性结果报道的偏差或研究所含有的误差所致，目前还不能肯定切除胆囊会导致结直肠癌发生率的提高。

（三）遗传因素　约6%～10%的结直肠癌的发生与遗传有关，如遗传性非家族性息肉病性结直肠癌（HNPCC）和多发性家族性息肉病。遗传性结直肠癌的特点为：发病年龄早，多中心发病，常伴有合并症。随着分子生物学技术的发展，人们认识到结直肠癌的发生是多阶段的、多个基因连续性缺失所造成的。目前认为以下基因异常造成结直肠癌的发生：5q，ras，DCC，17p12～17p13.3，p53。Jen 等学者认为 18q 等位基因的缺失是结直肠癌患者 5 年总生存率的独立预后指标。18q 基因缺失的结直肠癌患者的 5 年生存率为 54%，而无缺失者为 93%；Ⅱ期患者但伴有 18q 等位基因缺失者的预后与Ⅲ期患者相似。

（四）其他因素 伴有溃疡性结肠炎或 Crohn 病的患者，发生大肠癌的危险性显著高于同年龄人群，大肠腺瘤与结直肠癌的发生关系密切，血吸虫病流行区也是结直肠癌的高发区。一般认为大肠粘膜被血吸虫虫卵长期积累，理化作用导致肠粘膜反复溃疡、修复以致发展为反复炎症，出现腺瘤样增生，逐年累月，发生癌变。另外，有盆腔的放射治疗史的患者也可能诱发盆腔结直肠癌的发生。

第二节 临床表现和诊断

一、直肠的解剖

直肠为大肠的终末端，下界由齿状线与肛管分界，上端在相当于第三骶椎水平与乙状结肠相连，长度约为 12～15cm。直肠的具体长度因人而异，与不同体型、不同身高和不同的骨盆宽度有关。通常直肠被人为分为 3 段：齿状线上 5cm 为直肠下段，5～10cm 为中段，10～15cm 为上段，肿瘤位于不同区段可采取不同手术术式。

直肠的血供主要来自直肠上动脉和直肠下动脉。直肠上动脉是由肠系膜下动脉延伸向下，在直肠上端后方分为二支，沿直肠两侧向下形成的，主要供应齿状线以上的直肠血运。直肠下动脉起自髂内动脉或阴部内动脉，沿直肠两侧韧带进入直肠，主要供应直肠下段血运。

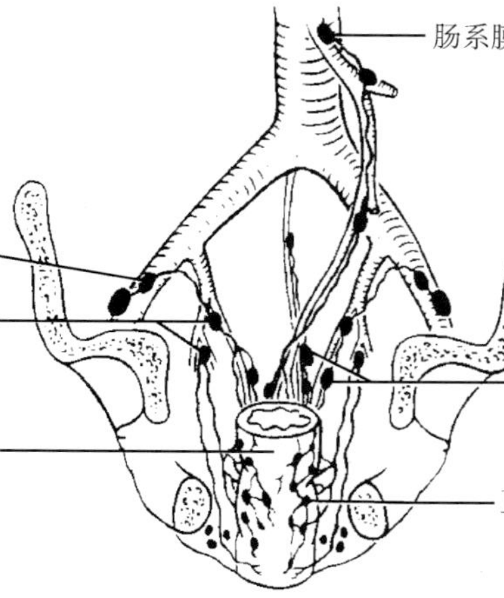

图 8－4－1 直肠癌的解剖和淋巴引流

直肠的淋巴引流通常沿同名血管走行。以齿状线为界，直肠的淋巴引流分为上下两组：齿状线以上的直肠淋巴为上组，以下为下组。上组的淋巴引流分为 3 个方向：①向上沿直肠上动脉引流至肠系膜下动脉和腹主动脉旁淋巴结；②向两侧经直肠下动脉延伸至骶前淋巴结；③向下可至肛提肌上淋巴结或穿过肛提肌至坐骨直肠窝淋巴结，然后沿肛内血管至髂内淋巴结。齿状线以下的下组淋巴经会阴引流至双腹股沟淋巴结（图 8－4－1）。由于上下两组淋巴引流网存在广泛吻合，所以少数直肠癌也可以通过淋巴道转移到腹股沟淋巴结。

二、临床表现

与结肠癌不同，直肠癌的局部症状比较明显，而全身症状不明显。直肠癌的症状主要是：排便习惯改变，如排便次数增多、便秘，以及排便性状的改变，如排便不成形、稀便、排便困难或排便带血、肛门疼痛或肛门下坠等。局部晚期直肠癌伴有直肠全周性受侵时，通常表现为排便困难，排不尽感或里急后重感；如果伴有排尿困难或会阴区疼痛，通常提示肿瘤已有明显外侵。

三、直肠癌的分期检查

直肠癌的分期检查包括详尽的病史检查、仔细的体格检查、一系列的影像学检查以及病理检查，具体如下：

（一）详细病史询问　包括家族史。

（二）全身体格检查　重点为直肠指诊。直肠指诊简单易行，是早期发现直肠癌的关键检查手段之一。一般可以发现距肛门7～8cm之内的直肠肿物，但是直肠指诊容易被忽略，凡遇病人主诉便血、直肠刺激症状、粪便变形等均应行直肠指诊。检查时应注意：肿瘤下界距肛门口的距离、肿瘤的质地、大小、活动度、粘膜是否光滑、有无压痛以及与周围组织的关系。如果肿瘤位于直肠前壁，男性应明确肿瘤与前列腺的关系，女性应进行阴道双合诊，查明肿瘤是否侵犯阴道的后壁，指诊结束时应注意指套有无染血。

（三）乙状结肠镜检查及活检　乙状结肠镜可检查距肛缘25cm以内的全部直肠和部分乙状结肠，可发现60%～70%以上的大肠癌，发现肿物后进行活检，其病理结果是诊断结直肠癌最可靠的诊断。

（四）结肠气钡双重造影　结肠气钡双重造影是诊断结直肠癌最常用而有效的方法，它能提供病变的部位、大小、形态和类型，并可以观察结直肠癌多发病变以及腺瘤，是诊断结直肠癌的首选方法。

（五）盆腔CT或MRI或直肠腔内B超　直肠癌的CT主要表现为局部肠壁增厚。CT可以显示肿瘤向腔内、腔外生长的状态、肿瘤与周围脏器之间的关系，如前列腺、精囊、阴道或膀胱、坐骨直肠窝及骶骨。如果肿瘤有外侵，通常表现为肠壁不规则增厚，与周围脏器之间的脂肪层消失，提示肿瘤已浸润邻近器官或组织。术前CT扫描对判断分期及手术完全切除可能性的判断有一定帮助。与CT相比，直肠的MRI具有更高的分辨率，可以清楚地显示盆内软组织和脏器的毗邻关系，对肿瘤是否有外侵有更明确的判断，因而对直肠癌的术前分期有更肯定的提示。直肠内超声检查可以判断肿瘤的浸润深度、周围淋巴结有无转移，其效果优于CT或MRI。通常认为，T分期诊断的准确性，直肠内超声为50%～90%，CT或MRI为50%～70%。

（六）腹部B超或CT　主要观察肝脏和腹膜后淋巴结有无远地转移。

（七）胸部正侧位X线片　直肠癌远地转移的常见部位为肝脏和肺。胸部正侧位相是治疗前最主要的分期检查之一，目的是排除肺转移。

（八）实验室检查　包括粪便潜血检查、全血细胞计数、肝肾功能检查和血清癌胚抗原（CEA）。

四、直肠癌的分期

直肠癌根据肿瘤浸润的深度、局部/区域淋巴结的转移情况和有无远地转移进行分期。Dukes于1932年提出将结直肠癌分为三期：A期为肿瘤局限于肠壁，B期肿瘤已侵及肠壁外但无淋巴结转移，无论肿瘤是否局限于肠壁，只要出现淋巴结转移即为C期。目前，TNM分期成为最常用的分期方法（表8－4－1）。

直肠癌局部/区域复发率与直肠癌的分期密切相关（表8－4－2）。一般认为，$T_{1,2}N_0$直肠癌根治术后局部/区域复发率小于15%，T_3N_0为16%～34%，T_4或N＋高达34%～65%。因此，对于$T_3/T_4N_0M_0$，或无论T分期，有淋巴结转移的患者，都应该进行盆腔的放射治疗，以降低局部/区域复发率。

表 8-4-1 直肠癌 TNM 分期（2002 年，AJCC）

T：原发肿瘤

T_x：原发肿瘤不能确定

T_0：未见原发肿瘤

T_{is}：原位癌

T_1：肿瘤侵犯粘膜下层

T_2：肿瘤侵犯肌层

T_3：肿瘤侵透肌层，侵到浆膜层或纤维层或直肠周围组织

T_4：肿瘤固定或直接侵犯周围器官或结构和/或穿透脏层浆膜

N：区域淋巴结

N_x：区域淋巴结不能确定

N_0：未见区域淋巴结转移

N_1：1～3 个结肠或直肠周围淋巴结转移

N_2：≥4 个结肠或直肠周围淋巴结转移

M：远地转移

M_x：远地转移不能确定

M_0：无远地转移

M_1：远地转移

THN：临床分期

0：T_{is}	N_0	M_0
Ⅰ：$T_{1\sim2}$	N_0	M_0
ⅡA：T_3	N_0	M_0
ⅡB：T_4	N_0	M_0
ⅢA：$T_{1\sim2}$	N_1	M_0
ⅢB：$T_{3\sim4}$	N_1	M_0
ⅢC：$T_{1\sim4}$	N_2	M_0
Ⅳ：$T_{1\sim4}$	$N_{0\sim2}$	M_1

注：肉眼显示肿瘤与周围脏器和/或组织粘连，T 分期应为 T_4；若显微镜下显示粘连，则分为 pT_3。

表 8-4-2 直肠癌局部/区域复发率与分期的关系

作者	复发率（%）					
	$T_{1,2}N_0$	T_3N_0	T_4N_0	$T_{1,2}N+$	T_3N+	T_4N+
Rich	8	24	53	2/4	47	4/6
Mendenhall	15	26	x	52	41	x
Walz	6	16	x	x	36	x
Pilipshen	11	34	x	x	44	x
Stockholm	13	28	x	x	34	x

本表引自文献 1～5。

第三节　直肠癌的放射治疗

直肠癌的治疗主要依据临床分期，是多学科的综合治疗。手术是直肠癌根治性的治疗手段。对于Ⅰ期直肠癌，单纯根治性手术即可获得较满意的长期生存率，术后无需其他治疗；如果Ⅰ期直肠肿瘤距离肛门缘较近，可行肿瘤局部切除手术±术后放射治疗，在保留肛门的同时，可以获得与根治性手术相同的疗效。对于Ⅱ～Ⅲ期可进行手术切除的直肠癌（T_{3-4}/N+），多项随机分组研究表明，术前放疗、术前同步放化疗、术后同步放化疗与手术相比，降低了Ⅱ/Ⅲ期直肠癌的局部区域复发率，并显著提高了长期生存率，成为Ⅱ/Ⅲ期直肠癌的标准治疗手段。术前同步放化疗与术后同步放化疗相比，取得了与术后同步放化疗相似的长期生存，并在此基础上进一步降低了局部区域复发率，同时不良反应发生率更低并且可能提高保肛率。因此，越来越多的研究单位选择术前同步放化疗作为Ⅱ～Ⅲ期可进行手术切除的直肠癌的标准方法。

近年来，结直肠癌辅助化疗取得长足的进展，涌现出各种新一代的化疗药物以及靶向药物。以第三代铂类药物奥沙利铂为基础的FOLFOX4化疗方案、以拓扑酶抑制剂I CPT-11为基础的FOLFIRI化疗方案与传统的5-FU/CF方案比较，前者可以进一步提高Ⅱ/Ⅲ期结肠癌的长期疗效，而5-FU类似物的口服制剂希罗达与传统方案比较，不仅可以取得相似的疗效，并且不良反应发生率显著低于传统的5-FU/CF方案。

对于局部晚期不可手术切除的直肠癌，术前同步放化疗是推荐的首选治疗手段。通过同步放化疗，可以使部分患者得到手术的机会；而对放疗后无法切除的患者，同步放化疗也可以缓解症状，达到姑息治疗的目的。

以下围绕放射治疗在直肠癌治疗中的作用就以下方面进行分别阐述，内容包括：Ⅱ/Ⅲ期可手术切除直肠癌的术前放射治疗、术前同步放化疗、术后放射治疗和术后同步放化疗，主要目的是提高局部控制率和总生存率；早期低位直肠癌放射治疗与手术的联合治疗，主要以保留肛门为目的；以及局部晚期/复发直肠癌的姑息治疗。

一、Ⅱ/Ⅲ期可手术切除直肠癌的综合治疗

临床分期为Ⅱ、Ⅲ期的直肠癌，即$T_{3\sim4}N_{1\sim2}M_0$，治疗首选根治性手术。但是单纯根治术后的局部复发率为15%～65%，为降低局部复发率，提高长期生存率，手术前后的辅助性治疗是必需的。Ⅱ、Ⅲ期直肠癌的综合治疗包括：术前放射治疗/术前同步放化疗、术后放射治疗/术后同步放化疗。

（一）术前放射治疗　术前放射治疗的优点是：①减少手术中肿瘤的种植，使肿瘤缩小、使淋巴结转移数目减少以降低分期；②对于低位Ⅱ、Ⅲ期直肠癌，术前放射治疗可以增加保留肛门括约肌手术的可能性，从而提高患者的生活质量；③由于未手术前小肠在腹膜返折线上，且未粘连固定，所以术前放射治疗导致小肠不良反应比较低；④由于腹盆未行手术，无瘢痕形成，肿瘤细胞氧合好，对放射治疗更敏感。但是，由于术前不能准确分期，术前放射治疗可能使一部分早期不必进行放射治疗的患者（$T_{1\sim2}N_0M_0$）进行了过度治疗。随着影像诊断技术的不断发展（如直肠内B超、盆腔MRI），术前分期诊断越来越准确，也许能够弥补这个不足。

1. 单纯术前放射治疗的疗效　20世纪八九十年代，欧美国家，尤其是欧洲各国对可手术切除直肠癌（$T_{2\sim3}N_xM_0$，或Duke's B&C期）的单纯术前放射治疗，有一系列的临床报道，但是这些研究中，术前放射范围、剂量分割以及总剂量均各不相同。例如，术前放射治疗剂量和分割方式分布在DT5 Gy/1次～DT 40 Gy/20次范围内。有的研究中，术前放射治疗范围不仅包括了真骨盆，还包括了腹主动脉旁的区域。表8－4－3总结了临床Ⅱ、Ⅲ期直肠癌单纯术前放射治疗的11个随机分组的研究结果。

表 8-4-3 可切除直肠癌术前放射治疗的随机分组治疗结果

研究组（年代）	治疗组及病例数	总量/单次剂量（Gy）	治疗间隔（天）	5-LF[&]（%）	*P*	5-OS[$]（%）	*P*
美国 VASOG Ⅰ，（1975）	R+S S	20/2	14	29 40	–	43.4[#] 31.6	0.042
英国 MRC Ⅰ，（1984）	SF+S=277 MF+S=272 S=275	5/5 20/2	7 7	55.4* 52.9* 56.8*	0.7	41.7 40.0 38.0	>0.9
美国 VASOG Ⅱ（1986）	R+S=180 S=181	31.5/1.75	立即	37.8 36.3	–	50.3[#] 49.6	0.997
欧洲 EORTC，（1988）	R+S=224 S=226	34.5/2.3	11	15 30	0.003	51.6 49	0.69
斯德哥尔摩Ⅰ，（1990）	R+S=424 S=425	25/5	7	不详	<0.01	36 36	NS
Goldberg，（1994）	R+S=228 S=239	15/5	2	17 24	<0.05	39 40	NS
Marsh，（1994）	R+S=143 S=141	20/5	7	12.8 36.5	0.0001	30.1 30.5	0.21
斯德哥尔摩 Ⅱ，（1996）	R+S=272 S=285	25/5	7	10 21	<0.05	不详	不详
英国 MRC Ⅱ，（1996）	R+S=139 S=140	40/2	45	40 52	0.04	31 28	0.10
瑞典研究组，1997	R+S=573 S=574	25/5	7	11 27	<0.001	58 48	0.004
荷兰研究组，（2001）	R+TME=924 TME=937	25/5	<10 87%	占 2.4 8.2（2y）	<0.001	82.0 81.8（2y）	0.84

[#]：进行根治性手术患者的结果分析；*：局部控制率；[&]：5 年局部控制率；[$]：5 年总生存率。（本表引自文献 5～13）

从表 8-4-3 中可以看到，11 个大宗随机对比试验中，其中 8 组结果认为单纯术前放射治疗能够显著降低局部复发率，但是只有美国 VASOG I 和瑞典研究组表明术前放射治疗不仅能显著增加局部控制率，还能显著提高长期生存率。美国在 20 世纪 70 年代首先开展了Ⅱ、Ⅲ期直肠癌术前放射治疗的尝试，其 VASOG Ⅰ的实验组采用常规低剂量术前放射治疗（DT20Gy/10 次），结果表明术前低剂量放射治疗后，患者的局部控制率和总生存率均显著高于单纯手术组（5 年总生存率，术前放射治疗组 vs 单纯手术组 =43.4% vs 31.6%，$P=0.042$）。为了进一步提高疗效，他们将术前放射剂量提高至 31.5Gy/18 次（VASOG Ⅱ），这个实验再次证明术前放射治疗可以显著降低局部复发率（术前放射治疗组 vs 单纯手术组 =10% vs 21%，$P<0.05$），但并未显著提高生存率。对于这两个随机研究，人们批评在 VASOG Ⅰ组中，手术组的 5 年总生存率太低（仅为 36%），因而对其结果的真实性产生质疑。英国 MRC 也进行两个不同阶段的随机系列研究，前一个为低剂量照射（DT5Gy/1 次/1 天和 DT20Gy/10 次/2 周与单纯手术对比），后一个研究为常规分割的中等剂量照射（DT40 Gy/20 次）。接受常规分割中等剂量照射的 MRC Ⅱ研究结果表明，术前放射治疗可以显著降低局部复发率（52% vs 40%，$P=0.04$），但未提高长期生存率。斯德哥尔摩研究对不同分期进行了分层分析，结果表明术前放射治疗对提高 Duke's B&C 的局部控制率尤为有效，但不能进一步提高 Duke's A 期的局部控制率。

在瑞典研究组研究中（n=1168），可切除的、分期为 $T_{1\sim3}N_xM_0$ 的直肠癌患者被随机分为术前放射治疗组（DT25Gy/5 次/7 天）和单纯手术组。结果表明，术前放射治疗组的局部复发率显著低于单纯手术组（12% vs 27%），术前放射治疗组的 5 年总生存率比单纯手术组高 10%（58% vs 48%），差别具有非常显著的统计学意义（$P=0.004$）。

在以上的随机对照组中，手术均为常规直肠癌根治术，即直肠癌前切除术（Dixon 手术）或者直肠、腹会阴联合根治术（Mile's 手术）。荷兰直肠癌研究组进行了术前放射治疗 + 全直肠系膜切除术（TME）与单纯 TME 手术的对比研究（n = 1861）。全直肠系膜切除术（TME）与常规术式相比，可以显著降低局部复发率，其局部治疗疗效与常规手术 + 术后同步放化疗相同，因此在欧洲许多国家 TME 手术是中下段直肠癌的标准术式。在荷兰研究组中，TME 手术后的 2 年局部复发率仅为 8.2%，术前放射治疗则可以更进一步降低 2 年局部复发率（2.4% vs 8.2%，$P<0.001$），但两组的 2 年生存率无显著差别。

可切除直肠癌术前放射治疗究竟有何价值？有两个荟萃分析对这个问题进行了探讨。Calogero Camma 对 14 个可切除直肠癌术前放射治疗随机研究组进行了荟萃分析（n = 6 426），结果显示与单纯手术相比，术前放射治疗不但可以显著降低可切除直肠癌的局部复发率（OR = 0.49；95% CI，0.38 ~ 0.62；$P<0.001$），还可以显著降低总死亡率（OR = 0.84；95% CI，0.72 ~ 0.98；$P=0.03$），并可以显著降低癌症相关死亡率（OR = 0.71；95% CI，0.61 ~ 0.82；$P<0.001$），尤其是对于 Duke's B&C 的患者，受益更大。结直肠癌协作组（Colorectal Cancer Collaborative Group）2001 年发表了另一个荟萃分析结果。文中分析了术前放射治疗和术后放疗对直肠癌治疗的影响。结果表明，将术前不同的放射剂量和分割方式换算成等效放射生物学剂量（BED），当该剂量≥30Gy 时，术前放射治疗不仅可以显著降低局部复发率（45.9% vs 52.9%，$P<0.00001$）和癌症相关死亡率，还可能提高直肠癌的总生存率，其差别具有显著性的统计学意义。

术前放射治疗最常见的并发症为脓肿（18.3%）、吻合口瘘（5.2%）和小肠梗阻（5.2%）。术前放射治疗组出现吻合口瘘的比率显著高于单纯手术组（21% vs 15.2%，$P<0.001$），其他并发症发病率亦显著高于单纯手术组（21% vs 17.8%，$P=0.03$），尤其当 BED 剂量≥ 30Gy 时，不良反应发生率会更高（$P=0.002$）。但是，术前放射治疗并未显著增加手术后的死亡率。术前放射治疗组副作用出现的比例高，可能跟各个不同研究组所的照射野大小和照射技术有关。12 个研究组中，美国 VASOG Ⅱ、EORTC 和斯德哥尔摩 Ⅰ 均照射了腹主动脉旁（上界达 L_2 水平），有 6 个研究组采用前后对穿野的照射技术。瑞士研究组发现，用两野技术与用 3 或 4 野技术相比，患者的住院期间死亡率前者显著高于后者（15% vs 3%，$P<0.001$）。荷兰研究组采用 3 或 4 野照射技术进行真骨盆区域照射，除了放射组失血量比手术组多 100ml，并伴有略多的会阴区域的并发症外，术前放射治疗未增加围手术期的死亡率（4.3% vs 3.3%）。

总之，对于可切除的Ⅱ/Ⅲ期直肠癌，术前放射治疗可以降低局部复发率。BED < 30Gy 未提高生存率，而术前较高剂量照射（BED≥30Gy）可能延长总生存率。但同时应注意照射技术和照射范围，应采用多野治疗，仅照射包括瘤床和区域淋巴结的真骨盆，这样有助于降低治疗相关的并发症和死亡率。另外，没有证据表明，术前放射治疗对 $T_{1\sim2}N_0$ 直肠癌有益，因此，应使用有效的术前分期来避免对 $T_{1\sim2}N_0$ 早期直肠癌的放化疗。

2. 术前放疗与术前同步放化疗的随机对照研究　在 20 世纪 90 年代，$T_{3\sim4}$ 期直肠癌的术前放射治疗是欧洲国家的标准治疗方法，而随着同步放化疗在恶性肿瘤治疗中的成功应用，法国于 1993 ~ 2003 年完成一项比较术前放疗与术前同步放化疗的随机分组研究（FFCD 9203）。该研究收入临床分期为 $T_{3\sim4}N_xM_0$ 的可手术切除直肠癌，分别进行了单纯放疗（DT45Gy/25F）和同步放化疗（化疗为 5-FU 325mg/m^2 + 四氢叶酸钙 20mg/m^2，d1 ~ 5，放疗第 1、5 周进行），手术在放疗或同步放化疗结束 3 ~ 10 周后进行。在 724 例可供分析的患者中，接受同步放化疗者取得了更高的病理无瘤率（11.4% vs 3.6%，$P<0.0001$）以及更低的局部失败率（8.1% vs 16.5%，$P=0.004$），但是两组在保留肛门括约肌、5 年无瘤生存率和总生存率上无显著差别，而术前同步放化疗有更多的Ⅲ ~ Ⅳ度不良反应

(14.9% vs 2.9%，$P<0.0001$)（表 8-4-4）。

EORTC 22921 进行了另外一项术前放疗或同步放化疗的随机分组研究。与 FFCD 9203 不同的是，EORTC 22921 设计成 2×2 析因分析的模式，将可手术切除的临床诊断为 $T_{3\sim4}$、距肛缘<15cm 的患者分为术前放疗组、术前同步放化疗组、术前放疗+术后化疗组和术前同步放化疗+术后化疗组，分别比较术前放疗与术前同步放化疗、术后化疗与无术后化疗的疗效。EORTC 22921 的研究结果与 FFCD 9203 相似，术前同步放化疗可以更进一步降低局部复发率，降低了临床分期，但并未能提高长期总生存率和无瘤生存率，术前同步放化疗也并没有提高肛门括约肌保留率（表 8-4-4）。但是，FFCD 9203 和 EORTC 22921 研究均采用静脉冲入 5-FU，而非静脉持续滴注，FFCD 9203 在研究后期建议使用全直肠系膜切除术（TME），EORTC 22921 则推荐 TME 手术。

表 8-4-4 术前放疗和术前同步放化疗在 2 个随机分组研究的疗效对比

	FFCD 9203			EORTC 22921		
	术前放疗 (n=367)	术前同步放化疗 (n=375)	*P*	术前放疗 (n=505)	术前同步放化疗 (n=506)	*P*
病理无瘤率（%）	3.6	11.4	<0.0001	/	/	/
5 年局部失败率（%）	16.5	8.1	0.004	17.1	8.7	0.002
5 年无瘤生存率（%）	55.5	59.4	/	54.4	56.1	0.52
5 年总生存率（%）	67.9	67.4	0.684	64.8	65.8	0.84
括约肌保留率（%）	58.3	57.7	0.837	50.5	52.8	0.47

本表引自文献 16~18。

3. 术前放射治疗对于低位直肠癌肛门括约肌保存的影响因素　病理学家的研究证实，直肠癌很少沿直肠肠壁纵轴方向浸润，仅 2.5% 患者的浸润长度超过 2.5cm，手术切缘距肿瘤小于 2cm 和大于 2cm 的局部控制率无显著差别。因此，如果肿瘤下缘距肛管大于 3cm，可以通过努力使患者的肛门得以保留。如果术前放射治疗可以使肿瘤进一步缩小，则直肠下段癌的肛门保留率可以大大提高。有 3 个随机分组对术前放射治疗保留低位直肠癌肛门括约肌分别进行了以下 3 个方面的研究，即 Lyon R90-01 的放射治疗结束至手术的时间间隔的研究、Lyon R96-02 的术前放射治疗的剂量的研究及波兰（Poland）的术前短疗程放疗与术前常规分割的同步放化疗的随机分组研究。

（1）术前放射治疗至手术之间的间隔长短对疗效的影响　Lyon R 90-01 研究的主要目的是术前放射治疗至手术之间的间隔长短对疗效的影响。入组要求包括可手术切除（$T_{2\sim3}N_{0\sim3}M_0$）病理证实的直肠腺癌，肿瘤下缘距肛门的中位距离为 5.7cm（1~11cm）。入组患者在接受了 DT39 Gy/13 次/17 天的术前放射治疗后被随机分为两周内手术组（短间隔组，n=99 例）和 6~8 周内手术（长间隔组，n=102 例）。结果是无论是总反应率还是病理分期下降率，放疗长间隔组均显著高于短间隔组，临床总反应率分别为 71.7% 和 53.1%（$P=0.007$），病理分期下降分别为 26% 和 10.3%（$P=0.005$），括约肌保存率分别为 76% 和 68%（$P=0.27$），但两组局部控制率和总生存率无显著差别（表 8-4-5）。该研究认为，对于肿瘤距离肛门>6cm，行保留肛门括约肌手术的可能性比较大，如果肿瘤距离肛门很近，即使进行了术前放疗也很可能不能保留肛门，在这两种情况下，术前放射治疗与手术的间隔不必考虑很长，一般 4 周左右即可。术前放疗后，盆腔处于充血、水肿状态，立即实施手术可能会增加手术的并发症；但是如果拖延过久，也可能造成放射区域的纤维化，增加手术的难度。如果外科医师术前对能否实施保留肛门括约肌的手术把握性不大，期望通过术前放疗可以使肿瘤缩小，并增加保留肛门括约肌手术的可能性，建议延长放射治疗后的休息时间。

表 8-4-5 术前放射治疗与手术的时间间隔对肛门括约肌保存的关系（Lyon R 90-01）

	短间隔组（n=99）	长间隔组（n=102）	P
总反应率（%）	53.1	71.7	0.007
病理分期下降率（%）	10.3	26.0	0.005
肛门括约肌保存率（%）	68.0	76.0	0.27
肿瘤距肛缘≤5cm（%）	23.0	41.0	NS
3 年总生存率（%）	78.0	73.0	NS
局部控制率（%）	78.8	80.4	NS

本表引自文献 20。

（2）术前放射治疗剂量对疗效的影响 Lyon R96-02 试图阐述术前放射治疗剂量对保留肛门率的影响。研究对象为腔内超声诊断为 $uT_{2\sim3}N_xM_0$ 患者，肿瘤距离肛门≤6cm，肿瘤侵犯周径<2/3。治疗随机分为低剂量组（单纯外照射 DT39Gy/13 次/17 天，n=43）和高剂量组（单纯外照射 DT39Gy/13 次/17 天+腔内低剂量照射 DT46Gy，n=43）。高剂量组的病理完全缓解率显著高于低剂量组（24% vs 2%，$P=0.004$），保留肛门括约肌的比率显著高于低剂量组（76% vs 40%，$P=0.004$），但两组的 2 年无局部复发生存率无显著差别（92% vs 88%）。保留肛门术后，两组患者对肛门括约肌的功能进行了自我评价，分为极好、好、一般和差。两组的自评在 4 个评价组的比例相似，也就是说，接受高剂量放射治疗并没有损伤肛门括约肌的功能。

（3）术前短疗程放射治疗与术前常规分割同步放化疗的随机对照研究 术前短疗程放射治疗（5Gy×5 次）一直是欧洲各国进行可手术切除直肠癌术前放疗的标准模式，但是在北美各国，术前常规分割的同步放化疗越来越被接受。两种方法都被各自国家所视为常规治疗，孰优孰劣存在争议。波兰进行了这项非常有意思的随机分组研究，就欧洲模式的短疗程术前放疗与美洲模式的常规分割的术前同步放化疗进行了随机分组研究。所有入组的 316 例患者均为可切除的 $T_{3\sim4}$ 直肠癌，肿物距离肛门 2~10cm。在分别进行了上述两种术前治疗后，所有患者均进行了 TME 手术。术前同步放化疗并没有显著提高肛门括约肌保留率（58% vs 61%，$P=0.57$），但是可以显著肿瘤的病理完全缓解率（15% vs 1%，$P<0.001$）以及达到降低分期的目的。

综上所述，可手术切除的直肠癌术前放疗可以降低局部复发率，但是由于治疗剂量、分割方法、治疗部位在各研究单位不尽相同，较高剂量照射，如 5×5 或 50Gy/25f 可能提高生存率。随着欧洲 3 项大宗的随机分组的研究，术前同步放化疗与术前放疗或术前短疗程的放疗相比，可以更进一步降低局部复发率和降低分期，提高病理的无瘤率，但是对于肛门括约肌的保留以及长期生存率，术前同步放化疗并没有显示优于术前常规分割单纯放疗或短程单纯放疗。由于上述几项研究都是基于 5-FU 和四氢叶酸钙的同步化疗，期望未来进行更优的同步化疗方案可以取得更好的结果。

（二）术后放射治疗 术后放疗的适应证为Ⅱ~Ⅲ期可切除直肠癌。直肠癌术后放疗的优点在于有准确的病理分期，避免了 $T_{1\sim2}N_0M_0$ 病人的不必要照射，但不利点在于，第一由于术后腹盆解剖结构的破坏，术后照射了更多的小肠；第二手术后瘢痕的出现使瘤床在术后潜在乏氧；第三腹会阴联合切除术时需包括会阴手术瘢痕，照射野大，毒副作用较多。

1. 直肠癌根治术后的单纯放疗 在 20 世纪 90 年代以前，开展了一系列Ⅱ~Ⅲ期直肠癌术后放疗和单纯手术的随机对照研究，这些研究结果证明了术后 40~50Gy 照射显著降低了局部区域复发率，但未提高总生存率。荟萃分析结果显示，术后单纯放疗和单纯手术的 5 年单纯局部区域复发率分别为 22.9% 和 15.3%（$P=0.0002$）。中国医学科学院肿瘤医院在 1994~1997 年共治疗 243 例Ⅱ~Ⅲ期直肠癌，192 例根治术后放疗，51 例单纯根治术，术后放疗显著降低了局部区域复发，5 年局部区域复发率从 26.8% 降低至 15.8%（$P=0.043$），但未提高无病生存率和总生存率，结果和国内外文献报道相同。

2. 直肠癌根治术后同步放化疗

（1）术后同步化放疗与手术、术后放疗、术后化疗比较　由于根治术后单纯放疗未提高生存率，在此之后开展了一系列术后同步化放疗的研究。全世界共有4项研究将Ⅱ～Ⅲ期直肠癌术后同步化放疗分别与单纯手术、术后放疗、术后化疗进行了随机对照分析。这4个研究结果均显示，作为实验组的术后同步化放疗与对照组相比，进一步降低了局部区域复发率和提高了无病生存率和总生存率。4个不同侧面的研究得到的结论一致，因此Ⅱ/Ⅲ期直肠癌根治术后同步放化疗可以提高局部控制率和长期生存率为Ⅰ类证据，根治术后的同步放化疗是Ⅱ/Ⅲ期直肠癌治疗的金标准（表8-4-6）。

表8-4-6　Ⅱ/Ⅲ期直肠癌根治术后同步放化疗的随机分组研究

随机分组研究	局部复发率		5年总生存率	
	(%)	P	(%)	P
Mayo/NCCTG 794751				
术后同步放化疗（n=104）	13.5	0.036	58	0.025
术后放疗（n=100）	25		48	
Norway				
术后同步放化疗（n=66）	12	0.01	64	0.01
单纯手术（n=70）	30		50	
NSABP R02				
术后同步放化疗（n=346）	8	0.02	66	0.89
术后化疗（n=348）	13		66	

本表引自文献25～27。

早在1985年，GTSG-7175的研究结果证明，Ⅱ/Ⅲ期直肠癌根治术后同步化放疗优于单纯手术，无病生存率分别为70%和46%（$P=0.009$），总生存率分别为58%和45%（$P=0.005$）。此后，1991年NCCTG-794751发表了一项随机对照研究结果，204例直肠癌$T_{3\sim4}$或N+的病人在手术后随机分成放疗同步5-FU化疗或单纯放疗两组，同步放化疗显著降低了局部区域复发率（13.5% vs 25%，$P=0.036$），显著提高了无病生存率（59% vs 37%，$P=0.002$）和总生存率（58% vs 48%，$P=0.025$）。因此，从1991年开始，直肠癌术后同步化放疗已成为标准的辅助治疗原则。1997年挪威发表了第三项随机对照研究，比较术后同步放化疗和单纯手术的疗效，两组的局部复发率分别为12%和30%（$P=0.01$），5年无病生存率分别为64%和46%（$P=0.05$），5年总生存率分别为64%和50%（$P=0.01$）。2000年NSABP-R02的研究比较Duke B和C期直肠癌根治术后同步化放疗（n=346）和单纯化疗（n=348）的疗效，术后同步化放疗显著降低了局部复发率（8% vs 13%，$P=0.02$），但未提高无病生存率和总生存率。但是，在这项研究中，放射治疗开始于术后3个月（先做化疗），延迟同步化放疗将显著降低放疗疗效，这是人们对这项研究普遍的批评意见。

综上所述，Ⅱ～Ⅲ期直肠癌根治术后以5-FU为基础的同步化放疗与单纯手术、单纯术后放射治疗或术后化疗相比，不仅可以显著提高局部控制率，还能显著提高长期生存率，是Ⅰ类的治疗根据，已成为标准治疗原则。据此，美国国立癌症研究所（NCI）已明确规定，针对Ⅱ～Ⅲ期直肠癌根治术后的临床研究，必须以5-FU同步放化疗为对照组，以避免损伤患者的利益。

（2）术后同步化放疗的5-FU给药方式　在上述研究中，同步化放疗采用的都是5-FU静脉滴注的给药方式，在GTSG 7180/ NCCTG 864751的随机对照研究中，比较了同步放化疗时，5-FU持续静脉注射（5-FU 225mg/m^2）（n=328）和滴注给药（500mg/m^2）（n=332）的疗效。研究对象为$T_{3\sim4}$/N+M_0的直肠癌根治术后的患者，一组采用持续静脉给药，一组采用5-FU静脉滴注。5-FU持续静脉给药和放疗同步应用显著降低了局部复发率，并提高了生存率。两组的总复发率分别为37%和47%

（P＝0.01），4 年无病生存率分别为63%和53%（P＝0.01），4 年总生存率分别为70%和60%（P＝0.005）。因此，直肠癌根治术后的同步化放疗中，5-FU 连续静脉给药方式是标准给药模式。

（3）生物调节剂在直肠癌根治术后同步化放疗中的价值　直肠癌根治术后同步化放疗以5-FU 为主的方案是标准化疗方案，但5-FU 联合生物调节剂如甲酰四氢叶酸（LV）和左旋咪唑（Lev）并未提高疗效。2002 年发表的 INT-0114 随机对照研究结果显示，5-FU 联合甲酰四氢叶酸和/或左旋咪唑未改善无病生存率和总生存率，但加入生物调节剂后同步放化疗出现的不良反应不同。INT-0114 入组条件为 $T_{3\sim4}$或 N＋直肠癌，年龄＞18 岁，共1792 例接受了同步放化疗并随机分成四组：5-FU＋放疗，5-FU＋LV＋放疗，5-FU＋Lev＋放疗，5-FU＋LV＋Lev＋放疗。单用5-FU 同步放疗时的Ⅲ～Ⅳ度白细胞减少和血小板减少显著高于5-FU 联合甲酰四氢叶酸和左旋咪唑，而Ⅲ～Ⅳ腹泻较少（表 8－4－7）。另外，GTSG 7180/ NCCTG 864751 研究组在进行直肠癌根治术后同步放化疗5-FU 的最佳给药方法的随机研究的同时，也对比了5-FU 与5-FU＋四氢叶酸的疗效，加入四氢叶酸不能显著降低局部复发率（9% vs 11%，P＞0.05），亦不能提高无病生存率（60% vs 60%，P＝0.33）和总生存率（62% vs 62%，P0.61）。

表 8－4－7　同步放化疗时5-FU 不同联合方案的疗效和毒副作用比较（INT－0114）

	5-FU	5-FU＋LV	5-FU＋Lev	5-FU＋LV＋Lev
3 年无病生存率（%）	62	68	62	63
3 年生存率（%）	78	80	79	79
局部复发率（%）	12	9	13	9
Ⅲ～Ⅳ度白细胞减少	33	23	23	24
Ⅲ～Ⅳ度血小板减少	49	37	39	38
Ⅲ～Ⅳ度腹泻	19	28	20	35

5-FU：5－氟尿嘧啶；LV：四氢叶酸；Lev：左旋咪唑。（本表引自文献 29）

（4）术后同步化放疗的放疗时间　直肠癌根治术后同步化放疗时，放疗应尽早进行，延迟放疗将降低治疗疗效。韩国进行了一项随机对照研究，308 例Ⅱ～Ⅲ期直肠癌根治术后随机分成两组，一组的同步放化疗在手术后立即开始，然后给予6 周期辅助性化疗（早放疗组）；另一组术后先化疗2 周期，然后接受同步放化疗，再继续4 周期化疗（晚放疗组），两组的同步放化疗用药、放疗剂量以及辅助化疗均一样。该研究的结果表明，早放疗组显著提高了无病生存率和降低了局部复发率，但总生存率无差别。早放疗组和晚放疗组的4 年无病生存率分别为81%和70%（P＝0.043），4 年总生存率分别为84%和82%（P＝0.387），复发率分别为17%和27%（P＝0.047）。

（三）术前同步化放疗和术后同步化放疗比较　以上介绍的Ⅱ/Ⅲ期直肠癌辅助性放化疗都是术前治疗模式之间或术后治疗模式之间的相互比较。德国 CAO/ARO-094 的随机对照研究则比较了可手术切除直肠癌术前同步化放疗和术后同步化放疗的疗效。全部病人经过盆腔 CT 和直肠腔内超声检查诊断为 $T_{3\sim4}$或 N＋（临床分期），无远处转移，年龄≤75 岁，肿瘤距肛门 16cm 以内，既往未做过化疗或放疗。同步化放疗时5-FU 剂量为 1000mg/（m^2·d），d1～5，连续静脉滴注，放疗开始第一周和第五周，巩固化疗方案为5-FU 500mg/（m^2·d），d1～5，静脉滴注，每4 周为一周期，共4 周期。放疗为全盆腔照射，DT50.4Gy/28 次，1.8Gy/次，术后放疗组局部补量 5.4Gy。入组的 799 例随机分成两组：术前化放疗（n＝405）和术后化放疗（n＝394）组。前者显著降低了局部复发率（6% vs 13%，P＝0.006），但总生存率无病生存率在两组间无显著差别（76% vs 74%，68% vs 65%）。全组患者在手术前均经外科医师检查，共有 194 例病人被认为需要做腹会阴联合切除术（不能保肛），其中术前同步化放疗组 116 例，术后同步化放疗组 78 例。结果表明，术前同步放化疗组的实际保肛率为39%，术后同步放化疗组为19%（P＝0.004），术前同步化放疗显著提高了保肛率。另外，需引起人们注意的是，术前同步化放疗组的急性和长期毒副作用显著低于术后同步化放疗组（表 8 －4 －8），而且，术前同步化放疗未增加吻合口瘘、术后出血和肠梗阻的发生率，虽然伤口延迟愈合高于术后同步化放疗组，但未达到统计学差别。

表 8 －4 －8 术前同步化放疗和术后同步化放疗疗效和毒副作用比较（German－CAO/ARO－94）

	术前同步化放疗 （n＝405）	术后同步化放疗 （n＝394）	*P*
5 年局部复发率（%）	13	6	0.006
5 年总生存率（%）	76	74	0.80
5 年无病生存率（%）	68	65	0.32
Ⅲ～Ⅳ急性毒性反应（%）			
腹泻	12	18	0.04
血液毒性	6	8	0.27
皮肤	11	15	0.09
其他	27	40	0.001
长期毒性反应（%）			
胃肠道	9	15	0.07
狭窄	4	12	0.003
膀胱	2	4	0.21
其他	14	24	0.01
围手术期并发症（%）	36	34	0.68
吻合口瘘	11	12	0.77
伤口延迟愈合	10	4	0.10
肠梗阻绞痛	2	1	0.26
术后出血	3	2	0.50
住院死亡率（%）	0.7	1.3	0.41

本表引自文献 32。

根据该项研究，术前同步放化疗尽管未能提高总生存率，但是至少可以保持与术后同步放化疗相同的长期生存率，并且在术后同步放化疗的基础上可以进一步降低局部复发率，且毒副作用显著低于术后同步放化疗，应有可能使更多的病人能保留肛门括约肌。因此，在欧洲和美国，越来越多的医院倾向于术前同步化放疗，而不是术后同步化放疗。2007 年 NCCN 治疗指南中，对于可手术切除的Ⅱ/Ⅲ期直肠癌，推荐的标准治疗方案不仅包括术后同步放化疗，亦包括术前同步化放疗。

根据以上临床研究证据，表 8 －4 －9 提供了Ⅱ～Ⅲ期可手术切除直肠癌术前/术后辅助性治疗的建议。

（四）新化疗药物在直肠癌同步化放疗中的作用　过去几十年来，大肠癌的化疗一直以 5-FU 为基础的标准化疗方案。最近几年，新的化疗药物的出现如奥沙利铂、开普拓（CPT-11）和希罗达等，使大肠癌的化疗取得了长足的进步。有多项随机对照研究证明，奥沙利铂或 CPT-11 联合 5-FU 提高了转移性结直肠癌的疗效，而口服单药希罗达可以取得和 5-FU 方案同样的疗效。另外，靶向治疗（抗表皮生长因子受体的抗体 C225 和抗血管内皮生长因子受体的抗体 avastin）与上述新一代化疗方案结合，也显示出初步的可喜成果。这几种新型药物目前也正在被广泛地运用于直肠癌的同步放化疗Ⅰ～Ⅲ期临床试验，期望可以取得比 5-FU 同步放化疗更优的治疗疗效。

表 8 -4 -9　Ⅱ ~ Ⅲ期可手术切除直肠癌术前和术后辅助治疗建议

1. 适应证：临床或病理分期为Ⅱ ~ Ⅲ期直肠癌（$T_{3\sim4}N_0M_0$，或任何 T 分期，$N+M_0$）
2. 无论术前还是术后的同步放化疗均是Ⅱ ~ Ⅲ期可手术切除直肠癌的标准辅助治疗方案
3. 术前对于 T 和 N，建议采用盆腔 MRI 或直肠腔内 B 超
4. 肿瘤位于直肠中低位、有保肛意愿者，推荐进行术前同步放化疗
5. 同步化疗采用 5-FU 为基础的化疗药物，放射治疗剂量 DT50Gy/25 次/5 周
6. 建议给予 5-FU 持续静脉滴注的给药方式，从放射治疗第一天至最后一天，或者放疗期间给药，周末不用药
7. 同步放化疗的同时不必使用生物调节剂，如四氢叶酸或左旋咪唑，但是可以利用生物调节剂缓解不良反应
8. 接受术后同步放化疗者，建议先进行同步放化疗，然后进行辅助化疗
9. 建议进行全直肠系膜切除术（TME）

1. 希罗达　希罗达是最新一代的氟脲类药物类似物，与其他化疗药物相比，希罗达最突出的特点是口服用药并且安全可靠。希罗达口服后迅速通过胃肠道粘膜吸收入血，运送到肝脏。在肝脏中，大部分希罗达被羧酸酯酶水化为 5′-脱氧 5-氟胞苷（5′-DFCR），在胞苷脱氨酶（CyD）作用下转变为 5′-脱氧-5-氟尿苷（5′-DFUR），后者再在胸苷磷酸化酶（TP）作用下转化为最终的活性产物 5-氟尿嘧啶（5-FU）。最关键的转化酶胸苷磷酸化酶（TP）仅存在于肝脏和肿瘤细胞中，在后者的浓度更高，所以关键的转化是在希罗达代谢物进入肿瘤细胞内完成的，因而认为靶向性好，对正常组织、细胞危害较小。

在用于晚期结直肠癌治疗的两项随机分组研究中，与 5-氟尿嘧啶 + 四氢叶酸钙（5-FU + LV）标准的化疗方案相比，希罗达的总有效率（CR + PR）显著高于标准方案，肿瘤进展时间（TTP）和中位生存期两组接近。但是口服制剂的希罗达显著降低了严重不良反应的发生率，与 5-FU/LV 静脉输液相比，希罗达用药更安全，也更容易被患者接受（表 8 -4 -10）。

表 8 -4 -10　希罗达在转移性结直肠癌的随机分组研究

	欧洲组随机分组研究			北美组随机分组研究		
	5-FU/LV（n = 301）	希罗达（n = 301）	*P*	5-FU/LV（n = 303）	希罗达（n = 302）	*P*
总反应率（%）	15	18.9	0.002	15.5	24.8	0.005
中位无进展时间（月）	4.7	5.2	0.65	4.7	4.3	0.72
治疗失败时间（月）	4.0	4.2	0.89	3.1	4.1	0.89
中位生存时间（月）	12.1	13.2	0.33	13.3	12.5	0.974
Ⅲ ~ Ⅳ度腹泻（%）	10.4	10.1	>0.05	13.9	15.4	>0.05
Ⅲ ~ Ⅳ度胃炎（%）	13.3	1.3	<0.05	16.0	3.0	<0.05
发热性白细胞下降（%）	–	–	<0.05	–	–	<0.05
Ⅲ度手足综合征（%）	1.9	12.4	<0.05	0.7	18.1	<0.05

本表引自文献 37 ~ 39。

希罗达不仅在晚期结直肠癌的治疗中显示与 5-FU/LV 传统方案相似的疗效，而且在结肠癌根治术后辅助化疗中也得出类似的结论。一项旨在研究结肠癌根治术后希罗达单药与 5-FU/LV 传统化疗比较的 X-ACT 方案中（n = 1987），患者随机分入希罗达组［2500mg/（m^2 · d），d1 ~ 14，休息 7 天为一个周期，共 8 个周期，n = 1004］和 5-FU + LV（Mayo 方案：5-FU 425 mg/m^2，d1 ~ 5，每 28 天重复；LV 20 mg/m^2，d1 ~ 5，每 28 天重复，每 28 天为一周期，共 6 个周期。n = 983），入组的患者为根治术后的Ⅱ ~ Ⅲ期结肠癌患者。结果显示无论是无病生存率（64.2% vs 60.6%，$P = 0.05$）、3 年无复发生存率（65.5% vs 61.9%，$P = 0.04$）还是 3 年总生存率（81.3% vs77.6%，$P = 0.05$），

希罗达组均显著高于Mayo方案，而希罗达组的不良反应显著低于标准5-FU方案。因此，无论用于晚期结直肠癌化疗，还是用于结肠癌根治术后的辅助治疗，希罗达均显示与传统结肠癌化疗相似的结果，而不良反应显著下降，代表了其特有的安全性，有取代静脉5-FU/LV标准化疗的趋势。

希罗达与放射治疗的同步治疗亦被广泛研究，目前已经有多家Ⅰ期临床试验，证明希罗达与放射治疗同步治疗的安全性，并初步认为Ⅱ～Ⅲ期临床试验的推荐剂量为1650mg/（m^2·d），从放疗第一日开始，分为每日2次口服，每周5次，直到放射治疗结束；或者采用从放射治疗第一日开始用药，连续口服14天，休息一周的3周用药方式（表8－4－11）。中国医学科学院于2004年3月～2005年5月完成Ⅱ～Ⅲ期直肠癌术后希罗达同步放化疗Ⅰ期临床研究，采用希罗达连续服用2周休息1周的方案，放射治疗采用标准的盆腔野照射，DT50Gy/25F/5周。在24例入组患者中得到同步放化疗希罗达的最大耐受剂量（MTD）为1600mg/（m^2·d），剂量限制性不良反应为Ⅲ度腹泻。血液学不良反应表现为轻度～中度，75%患者出现Ⅰ～Ⅱ度白细胞下降（18/24），20.8%出现Ⅰ度贫血（5/24），8.3%为Ⅰ度血小板下降（2/24），另外上消化道反应（恶心、呕吐）亦较轻微，均为Ⅰ～Ⅱ度。与国外报道不同的是，本方案没有观察到严重的手足综合征，治疗过程中仅2例出现Ⅰ度手足综合征。

表8－4－11 直肠癌同步放化疗希罗达Ⅰ期临床试验

作者	时间	例数	入组	希罗达递增 [mg/（m^2·d）]	MTD [mg/（m^2·d）]	DLT
Dunst	2002	36	术前或术后 DT≥45Gy	250－2500，D1～42	1700	Ⅲ度手足综合征
Ngan	2004	28	术前，DT50.4Gy	850～2000，每周5次	1800	Ⅲ度腹泻、Ⅲ度皮肤反应
Souglakos	2003	31	术后，DT50.4 Gy	1000～1700，D1～42	1600	Ⅲ度腹泻、Ⅲ度手足综合征
医科院肿瘤医院	2005	24	术后，DT 50 Gy	1000～1700，D1～14，D22～35	1700	Ⅲ度腹泻

注：MTD：最大耐受剂量；DLT：剂量限制性不良反应。（本表引自文献41～44）

在同步放化疗中，希罗达能否代替5-FU静脉滴注？美国Anderson癌症中心和韩国分别回顾性分析术前5-FU/LV和希罗达同步放化疗的对照研究，前者运用回顾性配对试验，在术前同步放化疗后进行了TME手术，5-FU采用静脉持续滴注的方式；后者将不同的随机分组研究接受5-FU/LV术前同步放化疗与希罗达同步放化疗的患者抽取出来进行对比分析，未要求进行TME手术，且5-FU为静脉冲入的注射方式。两个研究均显示5-FU/LV同步放化疗组在病理无瘤率、降低分期率与希罗达同步放化疗相似，Anderson癌症中心的研究还表明希罗达同步放化疗组在3年局部控制率、远地转移率和长期生存率均与5-FU/LV组无显著差别，表明希罗达可望代替静脉用5-FU/LV进行同步放化疗，不过最终还有待于Ⅲ期随机分组的临床研究证实。

2. 奥沙利铂 奥沙利铂是第三代铂类衍生物，其细胞毒作用与顺铂一样，通过铂化后链间和链内嵌合物的形成而抑制DNA合成。与其他铂类衍生物的毒性反应不同的是，奥沙利铂主要毒性反应为血液系统毒性、胃肠道毒性和神经毒性反应，目前尚无肾毒性反应报道。

对于晚期结直肠癌，两项Ⅲ期临床研究表明奥沙利铂联合5-FU和四氢叶酸与5-FU＋四氢叶酸相比，可以显著延长无进展生存期和提高肿瘤反应率。随后，著名的法国MOSAIC Ⅲ期临床研究首次证明，以奥沙利铂为主的FOLFOX4方案在Ⅱ～Ⅲ期结肠癌根治术后的辅助化疗中，3年无瘤生存率显著高于5-FU为主的化疗（78.2% vs 72.9% $P=0.002$），两组的3年总生存率无统计学显著性差别。

奥沙利铂同步放化疗的Ⅰ/Ⅱ期临床研究正在广泛开展。Lyon R9703进行了奥沙利铂＋5-FU＋LV

与放射治疗同步的临床Ⅰ期试验，旨在确定奥沙利铂的最大耐受剂量。放射治疗为真骨盆DT45Gy/25F/5w，在放射治疗第1、5周同步进行化疗：LV100mg/（m^2·d），d1，5-FU 350mg/（m^2·d），持续5天静脉滴注，奥沙利铂80、100、130mg/（m^2·d）进行剂量递增。该试验未达到奥沙利铂的最大耐受剂量，仅确定奥沙利铂在随后Ⅱ/Ⅲ期临床试验的初步推荐剂量为130mg/m^2，放射治疗的第1、5周时使用。

Lyon R0-04沿用上述治疗方案对可手术切除的$T_{3\sim4}$直肠癌患者进行术前同步放化疗的Ⅱ期临床研究，总的治疗反应率高达75%，病理无瘤率为15%，另外30%患者的病理标本中仅有少量肿瘤残存。

奥沙利铂+希罗达（XELOX）同步放化疗方案国外同行也有初步的尝试，但目前仅有2篇正式发表的Ⅰ期临床研究结果（表8-4-12）。Rodel所发起的Ⅰ期临床实验是个不成功的临床实验，仅进行了2个剂量水平就观察到了剂量限制性不良反应。该实验的对象是T_3/T_4或低位直肠癌，进行术前同步放化疗。希罗达为固定剂量1650mg/m^2/d，奥沙利铂进行剂量递增试验，50mg/（m^2·w）开始，以10mg为一个剂量水平递增，希罗达和奥沙利铂均在第1、2、4、5周使用。另一个奥沙利铂+希罗达同步放化疗的Ⅰ期临床研究是由Fakih完成，该研究采用希罗达、奥沙利铂交替爬坡剂量递增试验，放疗每周的周一至周五口服希罗达，静脉用奥沙利铂每周注射1次，术前放疗的5周内完成同步化疗然后接受手术治疗。中国医学科学院肿瘤医院于2005年2月~2006年8月同样进行了奥沙利铂+希罗达同步放化疗的临床Ⅰ期试验，与上述两个研究不同的是，本试验对象为Ⅱ/Ⅲ期直肠癌根治术后的患者，而不是术前同步放化疗。希罗达采用固定剂量1300mg/（m^2·d），在放疗的第1~14、22~35天服用，奥沙利铂进行剂量递增，从40mg/（m^2·w）开始，以10mg/m^2为剂量间隔，在放疗的第1、2、4、5进行静脉输注。该试验得到剂量限制性不良反应为Ⅲ度腹泻和Ⅲ度白细胞下降，奥沙利铂的最大耐受剂量为80 mg/m^2，推荐剂量为70 mg/m^2。3个Ⅰ期临床研究结果见表8-4-12。

表8-4-12 直肠癌同步放化疗奥沙利铂+希罗达Ⅰ期临床试验

作者	时间	例数	入组	希罗达 [mg/（m^2·d）]	奥沙利铂（mg/m^2）	奥沙利铂推荐剂量（mg/m^2）	剂量限制性不良反应
Rodel	2003	32	术前 DT 50.4Gy	1650，D1~14，22~35	50、60 w1、2、4、5	50	Ⅲ度腹泻和Ⅲ度肛周皮肤反应
Fakih	2007	12	术前 DT 50.4Gy	1450、1650、1800 MON-FRI	50、60、70 Weekly	希罗达：1450 奥沙利铂：50	Ⅲ度腹泻
医科院肿瘤医院	待发表	21	术后 DT 50Gy	1300 D1~14，22~35	40、50、60、70、80 w1、2、4、5	70	Ⅲ度白细胞下降Ⅲ度腹泻

本表引自文献52~54。

二、Ⅰ期低位直肠癌的治疗

低位直肠癌，是指肿瘤位于距离肛门缘7~10cm以内。不能保留肛门的低位直肠癌的标准治疗通常是腹会阴联合切除术（Mile's手术），患者术后将在腹壁终生留置人工肛门。低位直肠癌保留肛门治疗方式通常包括肿瘤局部切除手术治疗、单纯放射治疗和局部肿瘤切除手术+放射治疗的综合治疗，前者包括经肛门肿物切除术、经肛门局部电灼/激光手术、经耻骨肿物切除术和直肠/结肠镜下肿物切除术等；单纯放射治疗包括单纯腔内接触治疗、插植治疗、或腔内照射+外照射相结合；根据肿瘤局部切除手术的情况和术后的病理检查，决定是否进行术后辅助性放射治疗。保留肛门治疗一般适用于肿瘤位于直肠中下段，分期比较早（T_1或T_2）的患者。

对Ⅰ期低位直肠癌治疗模式的选择，在不同地区治疗倾向不同。欧洲等国，尤其法国多倾向于进行单纯放射治疗（接触/插植治疗 ± 外照射）；而北美地区通常选择肿瘤局部切除手术 ± 术后辅助治疗。目前没有前瞻性随机研究证明单纯放射治疗与局部切除治疗相比，哪一种疗效更优。只要病例选择恰当，两种治疗方法的局部控制率、生存率和保肛率相当（表8－4－13），但是近年来，越来越多的国家选择保守手术 ± 术后辅助治疗。

表8－4－13 Ⅰ期低位直肠癌（$T_{1,2}N_0$）局部切除术和单纯放射治疗的治疗疗效

作者（年代）	例数	分期	治疗	局部控制率（%）	生存率（%）	保肛率（%）
Gerard（1996）	101	$T_{1,2}N_0$	单纯接触治疗	98.0（挽救性手术后）	83.3（5年OS）	92.9
Willett（1989）	66	活动病变，N_0	单纯局部切除术 局部切除术＋外照射	15 15.4[@]	70（5年OS）	87.5 92.4
Wong（1993）	25	可切除病变，无区域/远地转移	局部切除＋外照射	76	80（6年OS）	80
CALGB（1999）	110	$T_{1,2}N_0$	单纯局部肿物切除（T_1N_0） 单纯切除＋同步放化疗（T_2N_0）	96.6 86.3	85（6年OS）	91.8
RTOG8902（2000）	65	直径小于4cm，活动肿物	单纯局部肿物切除 局部切除＋外照射（50～56Gy）＋化疗 局部切除＋外照射（59.4～65Gy）＋化疗	7 11 15[$]	x	91.8
Aumock（2001）	199	$T_{1,2}N_0$	单纯接触治疗 接触治疗＋外照射	45 72＊	x	x
Maingon（1998）	151	$T_{1,2}N_0$	单纯接触治疗 接触治疗＋腔内治疗 外照射＋接触治疗/腔内治疗	81 100 77[#]	57（5年OS）	84
Papillon（1990）	310	$T_{1,2}N_0$	接触治疗 ± 插植治疗	4.5（局部失败率） 3.8（区域复发率）	73.8（5年OS）	x
Chakravarti（1999）	99	$T_{1,2}N_0$	单纯局部切除术 局部切除术＋外照射	72 90	66 74[&]	90.9

＊：P＝0.013；[#]：挽救性手术后最终的局部控制率；[&]：5年无复发生存率；[@]：局部复发率；本表引自文献55～63。OS：总生存率；[$]：局部区域复发率。

（一）Ⅰ期低位直肠癌单纯局部肿瘤切除手术　多组回顾性研究资料表明，Ⅰ期的低位直肠癌（$T_{1,2}N_0$，肿瘤距肛缘小于10cm）经肿瘤局部切除术后可以达到与常规手术同样的局部控制率（85%～90%），而术后并发症显著少于常规手术，更重要的是保全了肛门，提高了患者的生活质量。

这样的治疗尤其适用于合并其他疾病，不能耐受常规手术的病人。

Ⅰ期低位直肠癌单纯局部肿瘤切除手术的适应证：

1. 中低位直肠肿物，肿物距肛门距离小于10cm。

2. 临床或直肠超声诊断为T_1病变。

3. 肿瘤最大直径小于3cm或肿瘤侵犯直肠周径小于40%。

4. 病理分化程度良好或中等。

5. 手术切缘净。

6. 无血管/淋巴管受侵。

（二）Ⅰ期低位直肠癌单纯放射治疗　法国Lyon医院的Papillon在20世纪70年代开始报道了一系列单纯放射治疗低位Ⅰ期直肠癌的临床报告。肿瘤直径小于3cm、外生型、仅侵犯粘膜层，单纯腔内接触治疗的局部复发率仅为0～6.9%。肿瘤最大径大于3cm、T_2病变、病理为低分化、溃疡型肿瘤，盆腔外照射（DT45～50Gy/1.8～2.0Gy/25次）是必需的，全盆外照射可以降低局部/区域复发率。直肠内B超可以提高分期的准确性，经直肠内B超确定的T_1病变，放射治疗后的局部控制率显著高于临床诊断T_1的局部控制率。

（三）Ⅰ期低位直肠癌的局部肿瘤切除术后的放射治疗　低位直肠癌进行保留肛门的局部手术后，根据病理分期和预后因素，决定是否给予术后放射治疗±化疗。一般认为，T_2N_0、任何T，淋巴结阳性或T_1N_0但是有不良病理预后因素者，如切缘近或阳性、低分化肿瘤、有血管/淋巴管侵犯，均应进行术后放射治疗。Chakraarti对99例$T_{1,2}N_0$的Ⅰ期低位直肠癌局部切除加或不加术后放射治疗进行分析，两组5年局部控制率无显著性差异，但是术后放射治疗组中T_2或T_1病变同时伴不良病理因素的比例显著高于行单纯肿物局部切除术者，术后放射治疗可显著提高这部分患者的局部控制率（85% vs 33%，$P=0.0004$）。

目前，有两个关于局部切除术治疗Ⅰ期低位直肠癌的前瞻性、多中心的Ⅱ期临床研究：RTOG8902和CALGB/SWOG/RTOG/ECOG的多中心报告。两组的研究对象均为临床诊断为$T_{1,2}N_0$的直肠癌患者，肿瘤最大径小于4cm，侵犯范围小于直肠周径的40%，肿瘤下界至肛门距离小于10cm。两组的治疗略有不同：在RTOG8902研究组，T_1N_0、无不良病理因素的患者仅行单纯肿物切除，伴有不良病理因素者（T_2N_0、切缘小于3mm，病理分级Ⅲ级或侵犯了脉管）接受术后放射治疗+化疗（5-FU连续静脉灌注），放射治疗依剂量再分为两组：DT50～56Gy和DT59.4～65Gy。在CALGB组，T_1和切缘阴性者，局部手术后观察；T_2且切缘阴性者，局部手术后行DT50Gy的外照射+5-FU静脉冲入化疗。RTOG8902组的5年后随访结果表明，T_1N_0的局部控制率优异，达96%（26/27），T_2、T_3的局部区域控制率分别为86%（21/25）和77%（10/13），对于有不良病理因素的患者，局部给予更高剂量的放射治疗并未能进一步降低局部复发率（11% vs 15%）；CALGB组4年随访期内T_1患者局部区域复发率为7.8%（4/51），T_2的局部区域复发率为20%。

综上所述，对于Ⅰ期低位T_1N_0直肠癌，如果无不良病理因素，无论单纯放射治疗还是单纯肿物切除术均可以达到满意的局部控制率。当分期为T_2N_0，或T_1N_0伴有不良病理预后因素，如肿物大于3～4cm、侵犯肠周大于40%、分化程度差、溃疡或浸润生长、切缘阳性和侵犯血管/淋巴管时，应在局部保守治疗（单纯放射治疗或单纯局部切除术）后给予全盆腔的外照射±化疗，以降低局部/区域复发率。直肠腔内B超可以进一步提高诊断的准确性，可以更好地指导治疗。而T_3病变，除非患者无手术适应证，一般不推荐行保守治疗；淋巴结转移是保守治疗的禁忌证。

三、局部晚期直肠癌的放射治疗

局部晚期直肠癌是指局部肿瘤巨大、浸润盆壁、肿瘤固定、失去了手术切除机会的直肠癌（不可手术的$T_4N_{0\sim2}M_0$）。对这部分患者，术前的同步放化疗是标准的治疗方法。一部分患者通过术前同步放化疗，可以使局部病变分期降低，变为可以手术，使治愈的可能性提高。而对放射治疗/同步放化疗无反应的患者，则治疗仅为姑息性，治疗的目的仅为缓解症状，提高患者生活质量。局部晚期直肠癌患者一般都伴有肠梗阻、出血或疼痛等局部症状。对于已有肠梗阻或出现不全梗阻的患者，在治疗前应请多学科会诊，可以施行金属内支架解除梗阻，也可请外科医师进行乙状结肠造瘘或横结肠造瘘，以缓解症状或预防放射治疗造成肿瘤水肿。在一项研究中，29 例局部晚期患者同步放化疗后，23 例进行了手术，其中 18 例为根治性手术。术后病理完全缓解率为 13%，而手术后分期降低的比率高达 90%。在中位随访了 28 个月后，15 例手术患者无瘤生存。瑞士的一项研究表明对于局部晚期的直肠癌，术前同步放化疗与单纯术前放射治疗相比，可以显著提高切除率。局部晚期不能立即手术的患者随机分为单纯放射组（n=36）和同步放化疗组（n=34）。经术前治疗后，术前同步放化疗组的手术切除率比单纯术前放射治疗组高 10%（74% vs 64%），5 年无局部复发生存率显著高于单纯术前放疗组（66% vs 38%，$P=0.003$），但是 5 年总生存率两组无显著差别。

对于肿瘤非常巨大，侵犯多个周围器官/组织，手术根本不可能进行的患者，应先予全身化疗。放射治疗仅仅为减轻症状，放射治疗可以缓解 70% 患者的疼痛或出血症状。放射治疗可以进行大分割的放射治疗，以尽快缓解症状。Princess Margaret 医院对于此类患者予 DT50Gy/20 次/4 周，4 野放疗技术。根据肿瘤局部侵犯的范围和程度，姑息放射治疗的疗效不同。如果肿瘤活动，姑息放射治疗后 5 年总生存率为 48%，半活动者为 27%，肿瘤固定者仅为 5%。此外，肿瘤固定与否预示对放射治疗反应率：肿瘤活动者对放疗的反应率为 50%，半固定者为 30%，固定肿瘤仅为 9%。

四、直肠癌局部复发后的治疗

直肠癌术后局部复发可行姑息性放射治疗。除少数病人因为吻合口复发、发现早，可以有再次手术的机会，多数复发病例已无手术机会。复发病人往往有骶丛神经刺激症状，如会阴区下坠感，会阴部疼痛，臀部疼痛，下肢痛，便血和分泌物增多等。因此，对这部分患者进行放射治疗可以缓解症状，改善生活质量，延长生命。中国医学科学院放疗科于 1993～1998 对 87 例直肠癌术后复发患者进行放射治疗，症状缓解率为 100%，82% 患者的缓解时间为 1～1.5 年，姑息疗效较好；而术后放疗后复发的患者，再程放射治疗的疗效则较差，症状缓解期仅 1～6 个月。

直肠癌术后放疗后复发，照射野应仅局限于复发肿瘤区域，运用三维适形技术或调强放射治疗的技术，尽量减少正常组织受到照射。意大利进行了一项前瞻性Ⅱ期临床研究，59 例入组患者为既往接受 DT≤55Gy 放疗的患者。对复发病灶进行再程超分割放疗（DT1.2Gy，bid，两次照射间隔 6 小时）。PTV1 为 GTV 外放 4cm，总剂量达到 DT30Gy 后，予 PTV2 加量放疗（为 GTV 外放 2cm）至总量为 40.8Gy。在再程放疗的同时给予 5-FU 225mg/m^2 持续静脉滴注，在同步放化疗结束后 6～8 周实施手术。经过再程同步放化疗后，8.5% 患者评价为完全缓解，35.6% 为部分缓解（CR + PR% 为 44.1%）。最终 50.8% 患者接受了手术，其中 R0 和 R1 切除者分别为 35.6% 和 5.1%。再程同步放化疗中，仅 5.1% 患者出现小于等于 3 度的不良反应。该试验结果初步提示对于已经接受放射治疗的直肠癌复发患者，再程超分割同步放化疗是安全的，并可以使一半患者获得再次手术的机会，因此是个可以尝试的治疗方法。

第四节 放射治疗技术

直肠癌最主要的局部区域失败部位依次为骶前区、吻合口附近或会阴部、髂血管淋巴结以及真骨盆内其他部位，发生髂总血管旁或腹主动脉旁（即真骨盆外）复发的比例小于 10%。中国医学科学院肿瘤医院回顾性分析了 1994 年 1 月～1997 年 10 月收治的 327 例直肠癌根治术后的病例，发现直肠癌根治术后最常见的复发部位是骶前区，占全部复发病例的 31.5%，其次是髂内血管旁，占 15.8%，会阴部居第三位，为 12.3%。本节重点阐述直肠癌放射治疗靶区的设定、盆腔照射时正常组织的保护以及三维适形/调强技术在直肠癌放疗中的运用。

一、直肠癌放疗靶区的定义

（一）临床靶区的定义　Roels 对 17 篇直肠癌术后复发部位的文章进行综合分析，认为直肠癌术后最常见的局部复发部位为骶前区（22%），其余为盆侧壁、坐骨直肠窝/会阴区和盆前前部，而上述部位复发的比率在全部复发病人中分别为 49%、21%、12% 和 17%，吻合口复发者在全部复发病人中占 10%～21%。最常见的区域淋巴结复发部位为：直肠系膜区（46%）直肠上动脉/肠系膜下动脉（28%）髂内/闭孔区（27%）髂外区（4%），而腹股沟区淋巴结转移最少见（小于 1%）。因此，无论是术前放射治疗还是术后放射治疗，治疗部位应包括直肠系膜区、骶前区、髂内血管区（盆侧壁区）。当肿瘤位于距肛门 <6cm 时或进行了 Mile's 手术后，必须包括坐骨直肠窝/肛门括约肌区；当肿瘤位于距肛门大于 10cm 处，下界可适当上提，不必包括全部的坐骨直肠窝。

但是，如果根治术后病理显示肠系膜淋巴结转移时，是否需要照射腹主动脉旁的区域？EORTC 专门就这一问题进行了一项随机分组研究。T_{3-4}N+、年龄小于 70 岁的患者随机分为盆腔照射组（DT 50Gy/25 次）和盆腔+腹主动脉旁照射组，结果无论是 5、10 年无病生存率、5、10 年总生存率还是 10 年盆腔复发率，两组的差别均无统计学意义。盆腔照射组的 5、10 年总生存率为 45%、40%，盆腔+腹主动脉旁照射组为 48% 和 37%；5、10 年无病生存率盆腔组为 42%、31%，盆腔+腹主动脉旁照射组为 47%、31%；10 年盆腔复发率两组均为 30%，说明加照腹主动脉旁并没有提高长期生存率和局部控制率。

（二）计划靶区的定义（PTV 的定义）　PTV 的概念只有当进行 CT 模拟定位、进行三维适形照射时才有。直肠癌放疗时的 PTV 一般指摆位误差。中国医学科学院肿瘤医院刘跃平医师对直肠癌患者放射治疗的摆位误差进行了分析。5 位患者连续 5 天进行摆位研究，每位患者均用 CT 模拟定位，定位时患者俯卧于有孔腹部定位装置上，在体表描记摆位标记，用体膜固定。治疗时，用上述方法进行摆位，将中心标有"+"及刻度的刻度盘插入治疗机头，将 3 个金点贴于体表标记点上，每位患者每次摆位均摄正侧位两张 X 线片。在 X 线片上可以看到刻度尺和金点，以第一次金点与中心"+"的位置为标准，以后 4 次摆位将金点的位置与第一次对比，得出每次摆位在头尾、腹背和左右方向的移动范围，进行统计学分析（图 8-4-2）。结果表明，直肠癌摆位误差在腹背方向最大，为 0.98±0.68cm，有 9 次摆位误差 =1cm，占测算次数的 45%，其中 2 次误差 =2cm；头尾方向摆位误差为 0.5～0.7±0.45cm，正位测定头尾方向误差小于侧位，分别为 0.51±0.46cm 和 0.70±0.45cm，正位和侧位分别有 4 次和 7 次摆位误差 =1cm；左右方向误差最小，为 0.37±0.28cm，仅 1 次误差 =1cm。

根据刘跃平医师的分析数据，直肠癌摆位在腹背方向误差最大，头尾次之，左右方向最小。这些数据也为我们进行直肠癌三维适形放射治疗时，决定 PTV 的范围提供了理论数据。根据这些测量数据，直肠癌进行三维适形放射治疗时，应在 CTV 的基础上，至少在患者的左右方向放 0.5cm 作为 PTV，在患者腹背方向和头脚方向至少放 1cm 作为 PTV。

目前很多单位开展了图像引导下的放射治疗（IGRT），可以在 IGRT 下进行摆位误差的研究，并在治疗前进行摆位误差的矫正，使三维适形治疗更为精准。

二、正常组织的保护

1. 多野照射技术　随机分组研究表明，盆腔前后两野照射可导致较高的治疗并发症。瑞士研究组在对可手术切除直肠癌术前放射治疗与单纯手术随机对照研究中发现，如果患者接受两野照射，其住院期间死亡率显著高于接受 3～4 野照射的病人（15% vs 3%）。因此，无论是直肠癌术前还是术后放射治疗，放射治疗野均应以 3 野或 4 野治疗为宜。3 野或 4 野照射可以更好地保护膀胱、小肠以及盆腔周围的软组织，降低盆腔正常组织的照射剂量。

2. 正常组织的保护措施　小肠是盆腔照射的剂量限制性器官，一般小肠的限制剂量为≤45～50Gy。当小肠受到过多体积或过高剂量照射时，容易出现消化道症状，严重者出现肠粘连、肠梗阻，

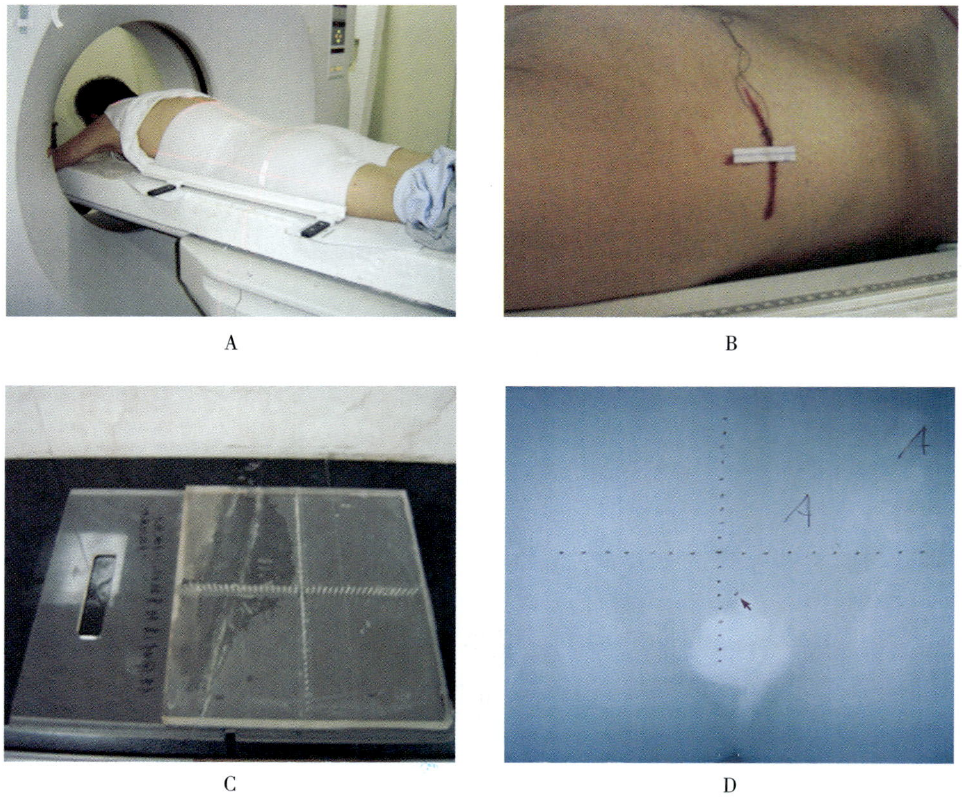

图 8-4-2 直肠癌摆位误差的研究

A：患者俯卧位于有孔腹部定位装置上，用体膜固定，激光灯标记射野中心；B：皮肤墨水标记摆位中心，用金点标记中心，用于在定位相上标记摆位位置；C：有“+”标记及刻度的标记盘，插于治疗机上，用于摄复位相；D：治疗体位后前位相，可见标记点、射野中心标记点和标记摆位位置的金点——红色箭头处。

甚至肠穿孔。在进行盆腔照射时，应该充分保护小肠，尤其是直肠癌术后，由于腹膜的破坏，使更多的小肠落入盆腔。目前有多种方法限制小肠受照射的体积和剂量，主要分为各种手术方法和非手术方法。用手术的方法来防止小肠进入盆腔即可避免小肠受到照射，其方法包括：盆腔底壁重建、术中置放金属标记以便于术后精确定位、用大网膜或可吸收的人工网兜织补盆底等，上述方法主要是重建盆底，阻止小肠落入盆腔。非手术法防止过多小肠进入盆腔的方法包括：不同体位的研究（仰卧位、俯卧位或斜位）充盈膀胱法和有孔腹部定位装置（belly - board）的运用。有孔腹部定位装置是在一个平板上在相当于腹部的地方留置一个 30cm × 30cm 或 40cm × 40cm 的正方形孔（图 8-4-3），定位时让患者俯卧位于平板上，腹部置于孔的位置，这样由于重力的作用，更多的小肠可以落于孔中（图 8-4-4）。

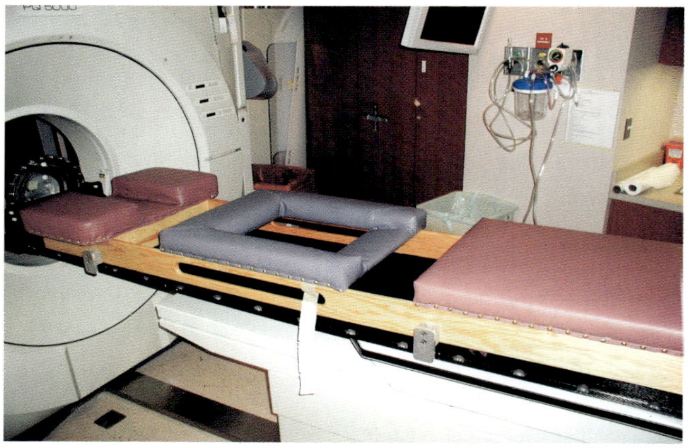

图 8-4-3 用于腹、盆腔肿瘤定位的腹部定位板

有孔腹部定位装置早在20世纪90年代广泛用于直肠癌的放射治疗，已经成为直肠癌的标准定位装置。但是，以往的研究是基于将小肠显影在普通X线片上，计算显影小肠在直肠癌照射野内的体积。近几年，由于CT模拟定位的广泛应用，可以在每一层CT扫描图像上勾画小肠来精确计算放射治疗范围内的体积。

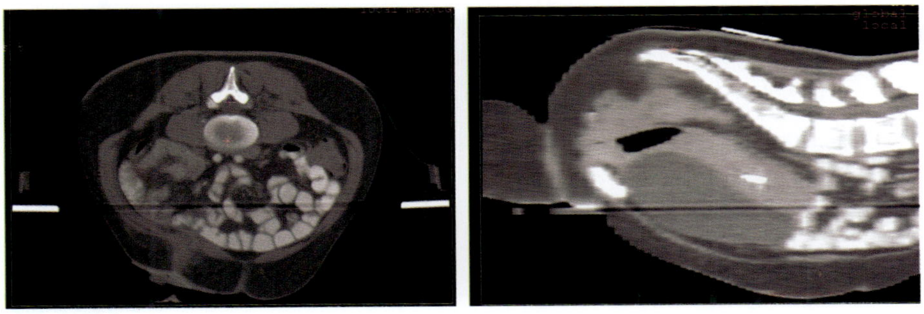

A　　　　B

图8-4-4　CT模拟定位显示小肠落入有孔腹部定位装置

A. 横断面；B. 矢状位。

DAS进行了一项使用有孔腹部定位装置对小肠照射体积影响的研究。患者进行CT扫描前1~1.5小时口服500ml水+20%泛影葡胺10ml用来显影小肠，扫描前15分钟再口服450ml上述混合液，同一个患者用或不用有孔腹部定位装置分别进行2次CT扫描，根据ICRU的定义在两个融合的CT图像上逐层勾画CTV、膀胱和显影的小肠并得出相应的体积（图8-4-5）。通过t检验计算显示，应用有孔腹部定位装置在各个剂量水平均可显著降低膀胱和小肠受照射的体积，尤其以低剂量区段更为明显。

来自韩国的一项研究亦证明使用有孔腹部定位装置对于小肠的保护，另外这个研究还表明照射时充盈膀胱对小肠的保护作用。定位前的准备、CT扫描和靶区勾画同DAS研究。患者分为4组：Ⅰ组为排空膀胱、不使用有孔腹部定位装置；Ⅱ组为排空膀胱、使用有孔腹部定位装置；Ⅲ组为充盈膀胱、不使用有孔腹部定位装置；Ⅳ组为充盈膀胱、使用有孔腹部定位装置。实验表明，小肠受照射体积在4组中呈显著下降趋势（$P<0.05$）；以Ⅰ组作为基数，小肠平均受照射体积在Ⅱ组中下降14.5%~65.4%，Ⅲ组为48.4%~82.2%，Ⅳ组为51.4%~96.4%，以Ⅳ下降幅度最大。该实验说明直肠癌治疗中，用有孔腹部定位装置和充盈膀胱两种方法可以有效地降低小肠受照射体积，如果两种方法同时使用，小肠受照射体积将最小。

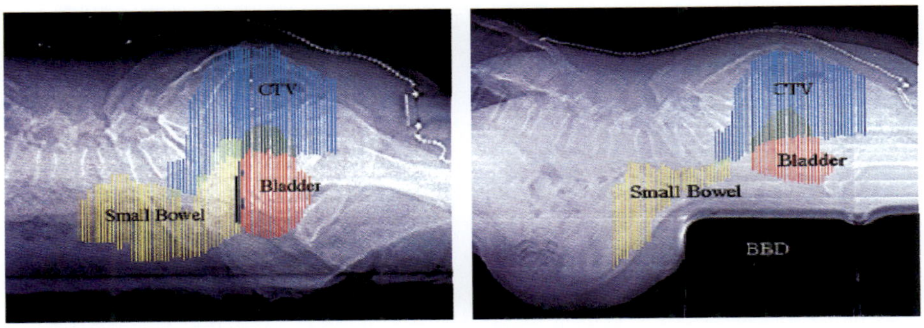

A　　　　B

图8-4-5　用或不用有孔腹部定位装置小肠与CTV的关系

A. 未用有孔腹部定位装置；B. 使用有孔腹部定位装置。Small Bowel：小肠；Bladder：膀胱；CTV：临床靶区。

综上所述，为减少正常组织的反应，降低小肠受照射的体积，将直肠癌放射治疗的建议归纳于表8－4－14。

表8－4－14 直肠癌放射治疗过程中保护正常组织的措施

用高能X线，能量≥6MV
常规分割放射治疗，每日照射所有的治疗野
俯卧位，运用多野照射技术，侧野用楔形板，射野挡铅或用多叶光栅
仅照射真骨盆：上界位于L_5/S_1交界；如果需要局部加量，尽量使用两个对穿侧野
模拟定位时，直肠内注入造影剂（Mile's手术者除外）
使用有孔腹部定位装置，充盈膀胱
靶区剂量均匀，避免高剂量区域位于小肠
尽量保证小肠最高剂量≤45Gy

三、放射治疗具体实施步骤

（一）常规放射治疗（普通三野等中心照射）

1．定位方法 定位前经肛门注入约20～50ml钡剂（术前放射治疗和Dixon手术后患者），在肛门处、或会阴瘢痕处放置金属标记（Mile's手术患者）。俯卧位，垫有孔腹部定位装置；一后两侧野照射，剂量比为2∶1∶1，侧野用30°楔形板（或者根据治疗计划决定剂量比和楔形板的度数）。

2．照射范围 包括瘤床（吻合口）、直肠系膜区、骶前软组织、髂内血管周围淋巴引流区和/或坐骨直肠窝以及会阴手术瘢痕（mile's术后）。上界L_5/S_1椎体之间，下界为肿瘤下缘下3cm（术前放射治疗）或闭孔下缘（Dixon手术）或会阴瘢痕放置金属标记处下1～1.5cm（Mile's手术），外界真骨盆外1cm。两侧野后界包括骶骨外侧皮质，前界在造影剂显示直肠前壁前2～3cm（术前放射治疗和Dixon手术后），或根据术后盆腔CT片，包括膀胱后1/3处（Mile's手术，见图8－4－6）。

3．摄定位片，根据上述治疗范围勾画治疗靶区，制作射野挡块（图8－4－6）。

4．第一次治疗时以及定期（每周1次）摄校位片。

5．照射剂量 术前放射治疗/术后放射治疗：DT50Gy/25次/5周；局部晚期直肠癌或复发直肠癌：真骨盆照射DT50Gy/25次/5周后，缩野至肿瘤处补量DT16～20Gy。

（二）三维适形放射治疗/三维调强适形放射治疗 直肠癌三维适形或调强适形照射的价值尚不明确。中国医学科学院肿瘤医院医师钱立庭试图对这一问题进行分析。他将直肠癌根治术后的患者进行CT模拟定位，在同一个定位图像上分别设计3种治疗计划：在CT模拟图像上观察常规模拟定位下三野照射的剂量分布（常规计划）在CT模拟定位图像上勾画CTV、PTV设计三野适形治疗计划（三维适形计划）和在CT模拟定位图像上勾画CTV、PTV设计IMRT治疗计划（IMRT治疗计划）。结果表明，在常规定位片上设计的治疗计划明显不能很好地涵盖需照射的靶区，靶区剂量分布不均匀。三维计划和IMRT计划可以准确包括需要照射的范围，治疗准确，但是三野三维计划靶区剂量分布也不均匀，只有IMRT计划的靶区适形度最好。另外，在治疗的低剂量区，小肠和膀胱受照射的体积在三种计划中无明显差别，但是在80%以上的高剂量区，小肠和膀胱的体积有明显差别，二者的体积在第一、二、三计划中依次降低。

因此，建议将CT模拟定位用于直肠癌放射治疗计划的设计，用来进行个体化治疗，精确定位治疗范围，尽量减少正常器官的照射，评价治疗靶区的适形度，均匀照射剂量，并在患者复发时可以进行复发部位与照射范围的复位，规范今后的靶区勾画。

直肠癌三维适形靶区的勾画如前所述，需要定义CTV和PTV，如果是术前放疗，还需定义GTV（图8－4－7）。直肠癌三维适形放疗具体实施步骤为：

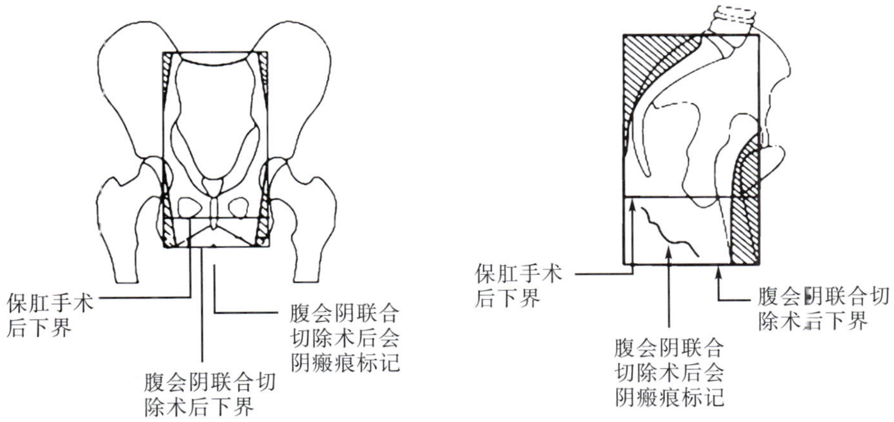

A

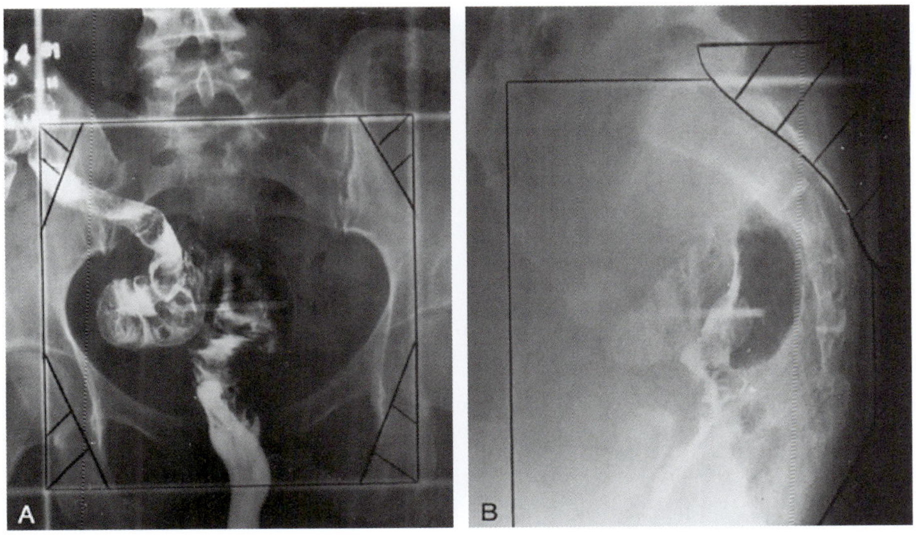

B

图 8－4－6　直肠癌常规三野放射治疗盆腔野正侧位治疗野（A）和定位图（B）

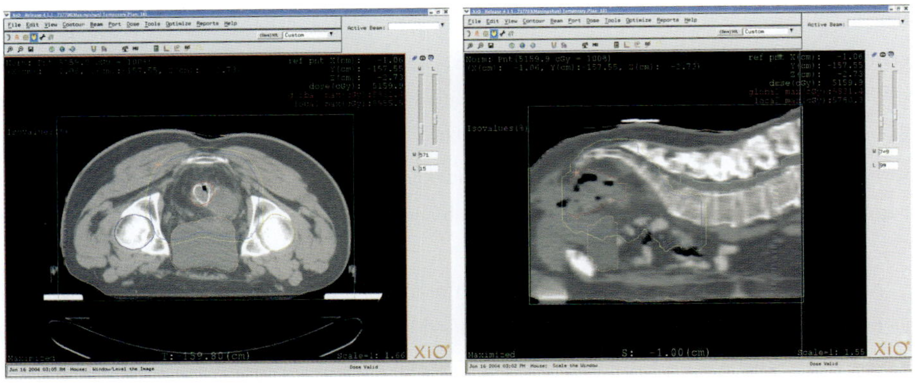

A　　　　B

图 8－4－7　直肠癌术后三维适形/调强适形放射治疗靶区的勾画（A）（B）

黄线为 PTV，蓝线为 CTV。

1．CT 模拟定位　定位前 1～1.5 小时至定位时，排空膀胱后间隔半小时左右分次口服泛影葡胺 20ml＋1000～1500ml 水，每次 400～600ml；或者定位前 1 小时排空膀胱后，一次口服 20％泛影葡胺 10ml＋500～800ml 水，目的是显影小肠；并嘱患者服造影剂后至 CT 扫描前憋尿，目的是充分充盈膀胱，避免小肠落入盆腔。定位时垫有孔腹部定位装置，俯卧位，在体表大致确定摆位中心，以层厚 0.5 cm 进行扫描，采集约 50～80 张 CT 图像。要求进行 CT 增强扫描，但如果患者对造影剂过敏或高龄、有合并症时，也可以进行平扫。

2．靶区的定义及勾画（见前文所述）。

3．正常组织和器官的勾画　包括双侧股骨头、膀胱、照射范围内的小肠和睾丸（男性）。

4．靶区剂量以及正常组织限量

（1）术前放射治疗/术后放射治疗：95％ PTV 接受的最小剂量为 DT50Gy/25 次/5 周。晚期/复发直肠癌：真骨盆 95％ PTV 接受的最小剂量为 DT50Gy/25 次/5 周，肿瘤区补量至 DT66～70Gy。

（2）正常组织限量　50％膀胱照射剂量小于 50Gy，照射 50Gy 的股骨头体积小于 5％，50％小肠照射剂量小于 15～20Gy。

（3）由于小肠是直肠癌照射剂量的限制因素，如果小肠在盆腔内的体积过大，可以全骨盆照射 DT45Gy 后，缩野至瘤床（主要将上界缩到骶 3 水平）补量至 DT50Gy，以保证小肠受照射的最高剂量小于 DT50Gy。

（金　晶）

参　考　文　献

1. Rich T, Gunderson LL, Lew R, et al. Patterns of recurrence of rectal cancer after potentially curative surgery. Cancer, 1983, 52∶1317～1329.
2. Mendenhall WM, Million RR, Pfaff WW. Patterns of recurrence in adenocarcinoma of the rectum and rectosigmoid treated with surgery alone: implications in treatment planning with adjuvant radiation therapy. Int J Radiat Oncol Biol Phys, 1983, 9∶977～985.
3. Walz BJ, Green MR, Lindstrom ER, et al. Anatomical prognostic factors after abdominal perineal resection. Int J Radiat Oncol Biol Phys, 1981, 7∶477～484.
4. Pilipshen SJ, Heilweil M, Quan SH, et al. Patterns of pelvic recurrence following definitive resections of rectal cancer. Cancer, 1984, 53∶1354～1362.
5. Preoperative short－term radiation therapy in operable rectal carcinoma. A prospective randomized trial. Stockholm Rectal Cancer Study Group. Cancer, 1990, 66∶49～55.
6. Roswit B, Higgins GA, Keehn RJ. Preoperative irradiation for carcinoma of the rectum and rectosigmoid colon: reportof a National Veterans Administration randomized study. Cancer, 1975, 35∶1597～1602.
7. Higgins GA, Humphrey EW, Dwight RW, et al. Preoperative radiation and surgery for cancer of the rectum. Veterans Administration Surgical Oncology Group Trial Ⅱ. Cancer, 1986, 58∶352～359.
8. Gerard A, Buyse M, Nordlinger B, et al. Preoperative radiotherapy as adjuvant treatment in rectal cancer. Final results of a randomized study of the European Organization for Research and Treatment of Cancer (EORTC). Ann Surg, 1988, 208∶606～614.
9. Goldberg PA, Nicholls RJ, Porter NH, et al. Long－term results of a randomised trial of short－course low－dose adjuvant pre－operative radiotherapy for rectal cancer: reduction in local treatment failure. Eur J Cancer, 1994, 30A∶1602～1606.
10. Marsh PJ, James RD, Schofield PF. Adjuvant preoperative radiotherapy for locally advanced rectal carcinoma. Results of a prospective, randomized trial. Dis Colon Rectum, 1994, 37∶1205～1214.
11. Randomised trial of surgery alone versus radiotherapy followed by surgery for potentially operable locally advanced rectal cancer. Medical Research Council Rectal Cancer Working Party. Lancet, 1996, 348∶1605～1610.
12. Improved survival with preoperative radiotherapy in resectable rectal cancer. Swedish Rectal Cancer Trial. N Engl J Med, 1997, 336∶980～987.

13. Kapiteijn E, Marijnen CA, Nagtegaal ID, et al. Preoperative radiotherapy combined with total mesorectal excision for resectable rectal cancer. N Engl J Med, 2001, 345：638～646.
14. Camma C, Giunta M, Fiorica F, et al. Preoperative radiotherapy for resectable rectal cancer: A meta－analysis, JAMA, 2000, 284：1008～1015.
15. Adjuvant radiotherapy for rectal cancer: A systematic overview of 8, 507 patients from 22 randomised trials. Lancet, 2001, 358：1291～1304.
16. Gerard JP, Conroy T, Bonnetain F, et al. Preoperative radiotherapy with or without concurrent fluorouracil and leucovorin in T3－4 rectal cancers: results of FFCD 9203. J Clin Oncol, 2006, 24：4620～4625.
17. Bosset JF, Calais G, Daban A, et al. Preoperative chemoradiotherapy versus preoperative radiotherapy in rectal cancer patients: assessment of acute toxicity and treatment compliance. Report of the 22921 randomised trial conducted by the EORTC Radiotherapy Group. Eur J Cancer, 2004, 40：219～224.
18. Bosset JF, Collette L, Calais G, et al. Chemotherapy with preoperative radiotherapy in rectal cancer. N Engl J, Med, 2006, 355：1114～1123.
19. Bosset JF, Calais G, Mineur L, et al. Enhanced tumorocidal effect of chemotherapy with preoperative radiotherapy for rectal cancer: preliminary results－－EORTC 22921. J Clin Oncol, 2005, 23：5620～5627.
20. Francois Y, Nemoz CJ, Baulieux J, et al. Influence of the interval between preoperative radiation therapy and surgery on downstaging and on the rate of sphincter－sparing surgery for rectal cancer: the Lyon R90－01 randomized trial. J Clin Oncol, 1999, 17：2396.
21. Gerard JP, Chapet O, Nemoz C, et al. Improved sphincter preservation in low rectal cancer with high－dose preoperative radiotherapy: the lyon R96－02 randomized trial. J Clin Oncol, 2004, 22：2404～2409.
22. Bujko K, Nowacki MP, Nasierowska－Guttmejer A, et al. Sphincter preservation following preoperative radiotherapy for rectal cancer: report of a randomised trial comparing short－term radiotherapy vs. conventionally fractionated radiochemotherapy. Radiother Oncol, 2004, 72：15～24.
23. 宋永文，钱立庭，刘新帆．直肠癌的预后因素和治疗失败原因分析．中国肿瘤，2006，07：484～487.
24. Prolongation of the disease－free interval in surgically treated rectal carcinoma. Gastrointestinal Tumor Study Group. N Engl J Med, 1985, 312：1465～1472.
25. Krook JE, Moertel CG, Gunderson LL, et al. Effective surgical adjuvant therapy for high－risk rectal carcinoma. N Engl J Med, 1991, 324：709～715.
26. Tveit KM, Guldvog I, Hagen S, et al. Randomized controlled trial of postoperative radiotherapy and short－term time－scheduled 5－fluorouracil against surgery alone in the treatment of Dukes B and C rectal cancer. Norwegian Adjuvant Rectal Cancer Project Group. Br J Surg, 1997, 84：1130～1135.
27. Wolmark N, Wieand HS, Hyams DM, et al. Randomized trial of postoperative adjuvant chemotherapy with or without radiotherapy for carcinoma of the rectum: National Surgical Adjuvant Breast and Bowel Project Protocol R－02. J Natl Cancer Inst, 2000, 92：388～396.
28. O'Connell MJ, Martenson JA, Wieand HS, et al. Improving adjuvant therapy for rectal cancer by combining protracted－infusion fluorouracil with radiation therapy after curative surgery. N Engl J Med, 1994, 331：502～507.
29. Tepper JE, O'Connell MJ, Petroni GR, et al. Adjuvant postoperative fluorouracil－modulated chemotherapy combined with pelvic radiation therapy for rectal cancer: initial results of intergroup 0114. J Clin Oncol, 1997, 15：2030～2039.
30. Lee JH, Lee JH, Ahn JH, et al. Randomized trial of postoperative adjuvant therapy in stage Ⅱ and Ⅲ rectal cancer to define the optimal sequence of chemotherapy and radiotherapy: A preliminary report. J Clin Oncol, 2002, 20：1751～1758.
31. Sauer R, Fietkau R, Wittekind C, et al. Adjuvant versus neoadjuvant radiochemotherapy for locally advanced rectal cancer. A progress report of a phase－Ⅲ randomized trial (protocol CAO/ARO/AIO－94). Strahlenther Onkol, 2001, 177：173～181.
32. Sauer R, Becker H, Hohenberger W, et al. Preoperative versus postoperative chemoradiotherapy for rectal cancer. N Engl J Med, 2004, 351：1731～1740.
33. NCCN Guideline. *http://www.nccn.org/.*
34. Cunningham D, Pyrhonen S, James RD, et al. Randomised trial of irinotecan plus supportive care versus supportive care

alone after fluorouracil failure for patients with metastatic colorectal cancer. Lancet, 1998, 352 : 1413 ~ 1418.
35. Douillard JY, Cunningham D, Roth AD, et al. Irinotecan combined with fluorouracil compared with fluorouracil alone as first – line treatment for metastatic colorectal cancer: a multicentre randomised trial. Lancet, 2000, 355 : 1041 ~ 1047.
36. Saltz LB, Cox JV, Blanke C, et al. Irinotecan plus fluorouracil and leucovorin for metastatic colorectal cancer. Irinotecan Study Group. N Engl J Med, 2000, 343 : 905 ~ 914.
37. Van Cutsem E, Twelves C, Cassidy J, et al. Oral capecitabine compared with intravenous fluorouracil plus leucovorin in patients with metastatic colorectal cancer: results of a large phase Ⅲ study. J Clin Oncol, 2001, 19 : 4097 ~ 4106.
38. Van Cutsem E, Hoff PM, Harper P, et al. Oral capecitabine vs intravenous 5 – fluorouracil and leucovorin: Integrated efficacy data and novel analyses from two large, randomised, phase Ⅲ trials. Br J Cancer, 2004, 90 : 1190 ~ 1197.
39. Hoff PM, Ansari R, Batist G, et al. Comparison of oral capecitabine versus intravenous fluorouracil plus leucovorin as first – line treatment in 605 patients with metastatic colorectal cancer: results of a randomized phase Ⅲ study. J Clin Oncol, 2001, 19 : 2282 ~ 2292.
40. Twelves C, Wong A, Nowacki MP, et al. Capecitabine as adjuvant treatment for stage Ⅲ colon cancer. N Engl J Med, 2005, 352 : 2696 ~ 2704.
41. Dunst J, Reese T, Sutter T, et al. Phase I trial evaluating the concurrent combination of radiotherapy and capecitabine in rectal cancer. J Clin Oncol, 2002, 20 : 3983 ~ 3991.
42. Souglakos J, Androulakis N, Mavroudis D, et al. Multicenter dose – finding study of concurrent capecitabine and radiotherapy as adjuvant treatment for operable rectal cancer. Int J Radiat Oncol Biol Phys, 2003, 56 : 1284 ~ 1287.
43. Ngan SY, Michael M, Mackay J, et al. A phase Ⅰ trial of preoperative radiotherapy and capecitabine for locally advanced, potentially resectable rectal cancer. Br J Cancer, 2004, 91 : 1019 ~ 1024.
44. Jin J, Li YX, Liu YP, et al. A phase I study of concurrent radiotherapy and capecitabine as adjuvant treatment for operable rectal cancer. Int J Radiat Oncol Biol Phys, 2006, 64 : 725 ~ 729.
45. Das P, Lin EH, Bhatia S, et al. Preoperative chemoradiotherapy with capecitabine versus protracted infusion 5 – fluorouracil for rectal cancer: a matched – pair analysis. Int J Radiat Oncol Biol Phys, 2006, 66 : 1378 ~ 1383.
46. Kim DY, Jung KH, Kim TH, et al. Comparison of 5 – fluorouracil/leucovorin and capecitabine in preoperative chemoradiotherapy for locally advanced rectal cancer. Int J Radiat Oncol Biol Phys, 2007, 67 : 378 ~ 384.
47. Giacchetti S, Perpoint B, Zidani R, et al. Phase Ⅲ multicenter randomized trial of oxaliplatin added to chronomodulated fluorouracil – leucovorin as first – line treatment of metastatic colorectal cancer. J Clin Oncol, 2000, 18 : 136 ~ 147.
48. de Gramont A, Figer A, Seymour M, et al. Leucovorin and fluorouracil with or without oxaliplatin as first – line treatment in advanced colorectal cancer. J Clin Oncol, 2000, 18 : 2938 ~ 2947.
49. Andre T, Boni C, Mounedji – Boudiaf L, et al. Oxaliplatin, fluorouracil, and leucovorin as adjuvant treatment for colon cancer. N Engl J Med, 2004, 350 : 2343 ~ 2351.
50. Freyer G, Bossard N, Romestaing P, et al. Addition of oxaliplatin to continuous fluorouracil, l – folinic acid, and concomitant radiotherapy in rectal cancer: The Lyon R 97 – 03 phase Ⅰ trial. J Clin Oncol, 2001, 19 : 2433 ~ 2438.
51. Gerard JP, Chapet O, Nemoz C, et al. Preoperative concurrent chemoradiotherapy in locally advanced rectal cancer with high – dose radiation and oxaliplatin – containing regimen: The Lyon R0 – 04 phase Ⅱ trial. J Clin Oncol, 2003, 21 : 1119 ~ 1124.
52. Rodel C, Grabenbauer GG, Papadopoulos T, et al. Phase Ⅰ/Ⅱ trial of capecitabine, oxaliplatin, and radiation for rectal cancer. J Clin Oncol, 2003, 21 : 3098 ~ 3104.
53. Fakih MG, Rajput A, Yang GY, et al. A Phase Ⅰ study of weekly intravenous oxaliplatin in combination with oral daily capecitabine and radiation therapy in the neoadjuvant treatment of rectal adenocarcinoma. Int J Radiat Oncol Biol Phys, 2006, 65 : 1462 ~ 1470.
54. 金晶，李晔雄，王维虎，等. Ⅱ/Ⅲ期直肠癌根治术后奥沙利铂（乐沙定）+希罗达同步放化疗的Ⅰ期临床试验. 待发表.
55. Gerard JP, Ayzac L, Coquard R, et al. Endocavitary irradiation for early rectal carcinomas T_1 (T_2). A series of 101 patients treated with the Papillon's technique. Int J Radiat Oncol Biol Phys, 1996, 34 : 775 ~ 783.
56. Willett CG, Tepper JE, Donnelly S, et al. Patterns of failure following local excision and local excision and postoperative radiation therapy for invasive rectal adenocarcinoma. J Clin Oncol, 1989, 7 : 1003 ~ 1008.

57. Wong CS, Stern H, Cummings BJ. Local excision and post - operative radiation therapy for rectal carcinoma. Int J Radiat Oncol Biol Phys, 1993, 25:669 ~ 675.
58. Russell AH, Harris J, Rosenberg PJ, et al. Anal sphincter conservation for patients with adenocarcinoma of the distal rectum: Long - term results of radiation therapy oncology group protocol 89 - 02. Int J Radiat Oncol Biol Phys, 2000, 46: 313 ~ 322.
59. Steele GD, Jr, Herndon JE, Bleday R, et al. Sphincter - sparing treatment for distal rectal adenocarcinoma. Ann Surg Oncol, 1999, 6:433 ~ 441.
60. Aumock A, Birnbaum EH, Fleshman JW, et al. Treatment of rectal adenocarcinoma with endocavitary and external beam radiotherapy: results for 199 patients with localized tumors. Int J Radiat Oncol Biol Phys, 2001, 51:363 ~ 370.
61. Maingon P, Guerif S, Darsouni R, et al. Conservative management of rectal adenocarcinoma by radiotherapy. Int J Radiat Oncol Biol Phys. 1998, 40:1077 ~ 1085.
62. Papillon J. Present status of radiation therapy in the conservative management of rectal cancer. Radiother Oncol, 1990, 17:275 ~ 283.
63. Chakravarti A, Compton CC, Shellito PC, et al. Long - term follow - up of patients with rectal cancer managed by local excision with and without adjuvant irradiation. Ann Surg, 1999, 230:49 ~ 54.
64. Biggers OR, Beart RW, Jr, Ilstrup DM. Local excision of rectal cancer. Dis Colon Rectum, 1986, 29:374 ~ 377.
65. Coco C, Magistrelli P, Granone P, et al. Conservative surgery for early cancer of the distal rectum. Dis Colon Rectum, 1992, 35:131 ~ 136.
66. Fortunato L, Ahmad NR, Yeung RS, et al. Long - term follow - up of local excision and radiation therapy for invasive rectal cancer. Dis Colon Rectum, 1995, 38:1193 ~ 1199.
67. Roth SL, Horiot JC, Calais G, et al. Prognostic factors in limited rectal cancer treated with intracavitary irradiation. Int J Radiat Oncol Biol Phys, 1989, 16:1445 ~ 1451.
68. Frykholm GJ, Pahlman L, Glimelius B. Combined chemo - and radiotherapy vs. radiotherapy alone in the treatment of primary, nonresectable adenocarcinoma of the rectum. Int J Radiat Oncol Biol Phys, 2001, 50:427 ~ 434.
69. Valentini V, Morganti AG, Gambacorta MA, et al. Preoperative hyperfractionated chemoradiation for locally recurrent rectal cancer in patients previously irradiated to the pelvis: A multicentric phase Ⅱ study. Int J Radiat Oncol Biol Phys, 2006, 64:1129 ~ 1139.
70. Gilbert SG. Symptomatic local tumor failure following abdomino - perineal resection. Int J Radiat Oncol Biol Phys, 1978, 4:801 ~ 807.
71. Gunderson LL, Sosin H. Areas of failure found at reoperation (second or symptomatic look) following "curative surgery" for adenocarcinoma of the rectum. Clinicopathologic correlation and implications for adjuvant therapy. Cancer, 1974, 34: 1278 ~ 1292.
72. 钱立庭，宋永文，刘新帆. Ⅱ、Ⅲ期直肠癌根治术后放射治疗的疗效观察. 中华放射肿瘤学杂志，2003，12: 101 ~ 105.
73. Roels S, Duthoy W, Haustermans K, et al. Definition and delineation of the clinical target volume for rectal cancer. Int J Radiat Oncol Biol Phys, 2006, 65:1129 ~ 1142.
74. Bosset JF, Horiot JC, Hamers HP, et al. Postoperative pelvic radiotherapy with or without elective irradiation of para - aortic nodes and liver in rectal cancer patients. A controlled clinical trial of the EORTC Radiotherapy Group. Radiother Oncol, 2001, 61:7 ~ 13.
75. Das IJ, Lanciano RM, Movsas B, et al. Efficacy of a belly board device with CT - simulation in reducing small bowel volume within pelvic irradiation fields. Int J Radiat Oncol Biol Phys, 1997, 39:67 ~ 76.
76. Kim TH, Chie EK, Kim DY, et al. Comparison of the belly board device method and the distended bladder method for reducing irradiated small bowel volumes in preoperative radiotherapy of rectal cancer patients. Int J Radiat Oncol Biol Phys, 2005, 62:769 ~ 775.
77. 钱立庭，金大伟，刘新帆，等. 直肠癌术后辅助性放疗不同照射技术的剂量学研究. 中华放射肿瘤学杂志，2005，14:483 ~ 486.

第五章 肛门区癌

肛门区癌（anal cancer）根据解剖部位，分为肛管癌（anal canal cancer）和肛周癌（anal margin cancer）。发生于肛门区恶性肿瘤最常见的病理为上皮性恶性肿瘤，如鳞癌和腺癌，其次为黑色素瘤等。本文主要讨论发生于肛门区的上皮性恶性肿瘤鳞状细胞癌。肛门区癌大约占全部大肠癌的2%～4%，大多数为鳞状细胞癌（80%），其次为腺癌。近二三十年来，肛门区癌的治疗经历了一系列的变迁。以往的治疗方法为手术切除，即腹会阴联合切除术（Mile's 手术），接受该手术后，患者将终生需要人工肛门。随着放化疗的介入，肛门区鳞状细胞的治疗模式产生了显著变化。同步放化疗的使用，不仅可以使肛门区鳞癌得到与手术相同的疗效，而且还可以保留肛门。目前，同步放化疗已成为肛门区癌的标准治疗方案。

第一节 概 述

一、流行病学

肛门区癌大约是直肠癌发生率的1/10，肿瘤多原发于肛管，是原发于肛周的3～4倍。肛门区癌的中位发病年龄在60～65岁之间，并呈地域性分布，发病率最高的地方位于瑞典、波兰和巴西；其病理也因地域的不同而不同，例如，在北美和欧洲，80%肛门癌的病理为鳞癌，而在日本，鳞癌仅占20%，其余为腺癌。

近年来，欧美国家的肛门癌发病率逐步递增。美国1973～1979男性肛门癌的发病率为1.06/10万人口，1994～2000年增长为2.04/10万人口，女性由1.39到2.06/10万人口（$P<0.01$）。美国预测在2006年将有新发肛门区癌病例4 660例，其中男性1 910例，女性2 750例；同一年，将有660例死于该肿瘤。男性发病率增长速度高于女性，尤其是当男性年龄小于45岁、同性恋或双性恋男性中，或感染了艾滋病的男性，肛门癌的发病率显著上升。另外，黑人肛门癌的发病率高于其他人种，尤其是男性黑人肛门癌发病率的增长速度最快，由1973～1979年的1.09/10万增长到1994～2000年的2.71/10万人口，而白人在同期则分别为1.08/10万及2.07/10万人口。另外，肛门癌的发病率随年龄增长而升高，65岁以上无论男女，发病率均为最高；绝大多数肛门癌病理为鳞癌（表8-5-1）。

二、病因

肛门区癌的发生与生殖性疾病、多个性伴侣、感染人乳头状瘤病毒（human paplillomavirus, HPV）等因素有关，而与结直肠炎症无明显的相关性（表8-5-2）。

（一）肛门癌与性行为 流行病学调查表明，肛门癌的发生与生殖器疣感染和性行为有关。Daling用结肠癌患者作为对照，将1978～1985年发生的肛门癌进行了病例对照研究。结果表明，既往曾感染过生殖器疣或单纯疱疹病毒的女性与未感染过的结肠癌女性患者相比，更易发生肛门癌；有同性恋性交史、曾进行过肛交的男性、既往感染过生殖器疣或淋病的男性，与结肠癌男性相比，肛门癌的发病率亦显著增高。以后的一系列的研究，证实了男性肛门癌的发生与经肛门性交有密切关系。

表8-5-1 肛门癌发病率与性别、人种、年龄和年代的关系

	男性发病率/10 万人口	女性发病率/10 万人口
年龄（岁）		
20~49	0.74	0.55
50~64	2.09	2.59
≥65	3.73	5.11
人种		
白人	1.54	1.83
黑人	2.19	1.92
其他	0.71	0.90
病理		
鳞癌	0.92	1.05
泄殖腔源癌	0.22	0.43
腺癌	0.37	0.25
人种/时期		
白人		
1973~1979	1.08	1.40
1980~1986	1.27	1.72
1987~1993	1.54	1.90
1994~2000	2.07	2.45
黑人		
1973~1979	1.09	1.49
1980~1986	1.72	2.09
1987~1993	2.62	1.92
1994~2000	2.71	2.06

本表引自文献2。

表8-5-2 肛门癌的病因

关键病因
人乳头状瘤病毒感染（HPV）
经肛门性交史
性传播疾病感染史
超过10个性伴侣
既往患有宫颈癌、外阴癌或阴道癌
器官移植后的免疫抑制治疗
次要病因
人类免疫缺陷病毒感染史（HIV）
长期服用类固醇激素
吸烟

本表引自文献5。

无论男女，多个性伴侣和性病的伴随感染与肛门癌的发生有着必然的联系。Frisch 等将417 例肛门癌患者与554 例正常人群进行了一项病例对照研究，多因素分析结果表明，导致女性肛门癌发生相对危险度最高的因素为：超过10 个以上的性伴侣、既往患有肛门疣、生殖器疣、淋病或宫颈肿瘤；另外，造成肛门癌患病危险度增高的因素还包括患者同时伴有人类免疫缺陷性病毒（HIV）感染和性伴侣有性传播性疾病。多因素分析结果表明，对于异性恋的男性，超过10 个性伴侣或既往患肛门疣、梅毒或肝炎者，肛门癌的患病风险显著升高。另有一些研究证实了患生殖器肿瘤（如宫颈癌、外阴癌或阴道癌）的女性患者，发生肛门癌的可能性增高。

（二）肛门癌与人乳头状瘤病毒（HPV）感染 宫颈上皮内瘤变（cervical intraepithelial neoplasia）与HPV 感染有密切关系，而HPV 感染同样也可以导致肛门上皮内瘤变，从而导致肛门癌。Frisch 等进行的病例对照研究发现，388 例肛门癌患者中的88% 例中携带HPV 的DNA，而在20 例对照组中，无一例携带HPV 的DNA。目前已经明确，HPV 的16 型与肛门癌的发生有必然的联系，它可导致高分化的肛门上皮内瘤变，而HPV 的其他类型可导致低分化的肛门上皮内瘤变，不过，合并HPV 感染似乎与肛门癌的预后并没有直接的关系。

（三）肛门癌与HIV 感染 HIV 感染后的患者更容易合并HPV 感染，HIV 阳性者，合并HPV 感染的机会是HIV 阴性患者的2~6 倍，HIV 阳性者合并长期HPV 感染的机会是阴性者的7 倍。尽管很多研究证实了HIV 感染的患者显著增加了HPV 感染的可能性，尤其是当$CD4^{+}$ T 细胞计数显著下降时，可导致肛门癌的发生，但是，目前还没有证据证实HIV 感染直接影响了肛门癌的发生。

（四）肛门癌与吸烟 一些病例对照研究表明吸烟可使肛门癌的发生危险度提高2~5 倍，同时，还有一些研究表明，肛门癌患者中患肺癌的几率是普通人群的2 倍，间接证实了吸烟与肛门癌的关系。

（五）肛门癌与结直肠炎症性疾病 一项病例对照研究表明，痔疮、肛瘘和肛裂不会影响肛门癌的发生，结直肠炎症亦不会导致肛门癌。根据丹麦一家医院对68 549 例病例的分析，651 例患有克罗恩（Crohn）病或509 例患有溃疡性结肠炎的患者，无一例发生肛门癌。

第二节 临床表现和诊断

一、肛门区的解剖和病理

（一）肛门区的解剖 肛门区分为肛管（anal canal）和肛周（anal margin），发生于肛管的上皮性恶性肿瘤，称为肛管癌；发生于肛周的，为肛周癌。肛管和肛周的界限划定，在不同的文献中有不同的定义。2002 年第 6 版 AJCC 和 UICCTNM 分期对肛管和肛周的定义为：肛管为直肠的末端，上界起自肛直肠环（anorectal ring，由肛门内括约肌上界、肛门外括约肌深层和皮层、肛提肌和结直肠肠壁纵行肌的末端组成，肛门触诊可触及），下界为肛门放松状态下的肛门缘（anal verge），长度约为 3～4cm。肛管由齿状线上和齿状线下两部分组成，其中齿状线上部分占肛管 2/3，齿状线下至肛缘占肛管大约 1/3。肛周是指以肛门缘为中心，周围 5cm 范围内的皮肤和会阴区域。该区域覆盖着角化的鳞状上皮，淋巴引流至腹股沟淋巴结区。发生该区域的恶性肿瘤包括鳞状细胞癌、疣状瘤、粘液表皮样癌、基底细胞癌、Bowen 病和 Paget 病，其分期按照皮肤癌的分期原则进行。

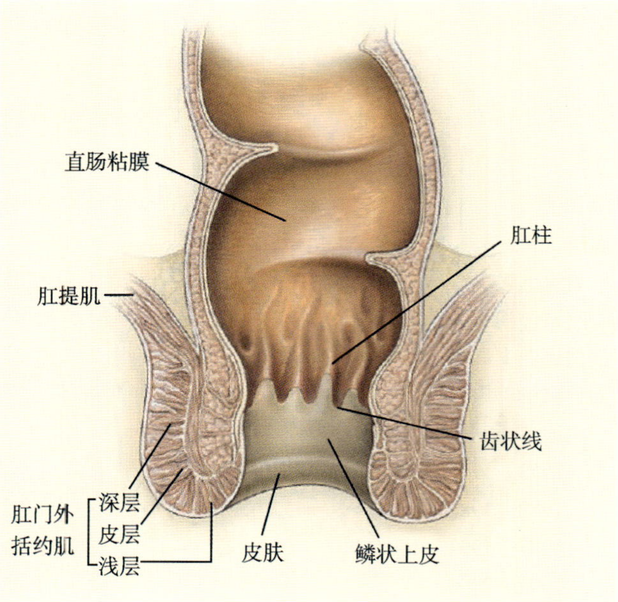

图 8－5－1 肛门区解剖示意图
（引自文献 5）

（二）肛门区的上皮组成、血液供应、淋巴引流和神经支配 肛管从胚胎发育上来说，来源于两个胚胎层。以齿状线为组织学的分界线，在齿状线以上的部分来自内胚层泄殖腔，齿状线以下的 1/3 肛管来自于外胚层，因此齿状线对于肛门区域的解剖具有重要的意义。由于胚胎发育的不同，齿状线上下肛管粘膜覆盖的表皮细胞、动静脉血液供应、淋巴回流以及神经支配都不同（表 8－5－3）。

表 8－5－3 齿状线的重要作用

	齿状线上	齿状线下
组织胚胎发育	内胚层	外胚层
粘膜表皮细胞	柱状细胞	鳞状上皮细胞
恶性肿瘤命名	腺癌	鳞癌
动脉供应血管	直肠上中动脉	直肠下动脉
静脉回流血管	直肠上中静脉	直肠下静脉
淋巴回流	髂内血管周围淋巴结	腹股沟淋巴结、髂外淋巴结
神经支配	内脏神经	外周神经

齿状线距离肛缘大约 2cm，由肛柱的连线组成。在齿状线以上，肛管粘膜覆盖的上皮为柱状上皮，发生于齿状线以上的肛管癌，病理为腺癌，与结直肠癌病理一样；齿状线以下的肛管粘膜覆盖细胞为鳞状上皮细胞，与肛周皮肤鳞状上皮细胞一样，但不包括毛发附属器、汗腺和脂肪腺体，发生于该部位的肛管癌，病理应该为鳞状上皮细胞癌。但是肛管粘膜覆盖的上皮组织来源不是在齿状线上截

然分开的，在齿状线上 6～12mm 区域，有一个上皮细胞由柱状上皮过渡到鳞状上皮的区域，被称之为移行区或泄殖腔源区（transitional zone 或 cloacogenic zone）。该区域由多种细胞组成，如柱状细胞、基底细胞、移行细胞和鳞状上皮细胞，发生于该区域的肿瘤因此可以有多种上皮来源的可能，通常称为移行细胞癌、基底细胞癌或泄殖腔源细胞癌，这几种称谓均指同一种病理类型。

供应齿状线以上肛管的动脉为直肠上、中动脉，它们自髂内动脉分支；供应齿状线以下肛管的动脉为直扬下动脉，来自阴部内动脉分支；静脉沿相应的同名动脉回流到髂内、髂外静脉，直到门静脉系统。另外，外周静脉与门静脉系统在肛管远端、肛管粘膜深面的静脉丛相吻合。肛管癌的淋巴回流主要有 3 种通路：位于齿状线以上的近端肛管癌，其淋巴回流经直肠周围淋巴结，至肠系膜下血管周围淋巴结；位于齿状线周围的肛管癌，其淋巴回流经阴部内血管周围淋巴结，至髂内血管周围；在齿状线以下和肛周的肿瘤，淋巴回流到腹股沟淋巴结区。

肛周癌主要是鳞癌，其结构与皮肤鳞状上皮一样，血液供应为髂外动静脉、淋巴回流经腹股沟淋巴区到髂外血管周围，再到腹主动脉。

（三）肛门区癌的病理类型　80% 肛门区肿瘤的病理类型为鳞状上皮细胞癌。绝大多数肛周癌为角化型、分化好的鳞状上皮细胞癌，而发生于肛管的上皮细胞一般表现为非角化型、分化较差。来自移行区或泄殖腔源区的恶性肿瘤可以表现为多种形式，如腺癌、移行细胞癌或鳞癌。腺癌在肛门区癌肿比较少见，约占 5%～10%。肛管癌如果为腺癌，治疗原则与肛门区鳞癌不同，而与直肠癌的处理一样，因此，本章仅讨论肛门区鳞状细胞癌的治疗。

二、临床表现

肛门区癌患者来就诊时，30%～50% 患者已经为局部晚期，贻误诊断的原因主要是患者误将癌肿为肛门区良性病变，如痔疮、肛瘘或肛裂。大约 50% 肛周癌在出现症状 2 年后才来就诊（图 8－5－2）。肛门区癌常见的主诉为：疼痛（60% 患者）、出血（59% 患者）、肛门区肿物（23%～30% 患者）和肛门区不适（28% 患者）。除此以外，还包括肛门区瘙痒、里急后重、大便习惯改变等。

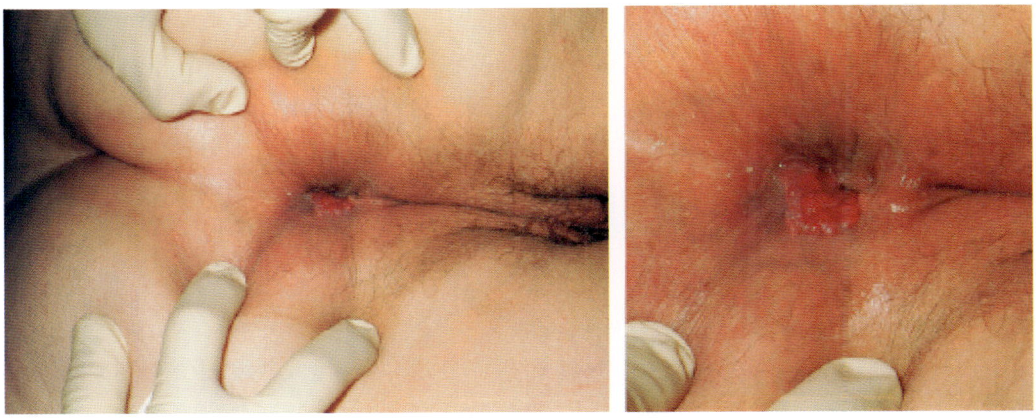

图 8－5－2　肛门区癌的临床表现
（引自文献 26）

肛管癌就诊时，只有 12% 患者的病变局限于粘膜或粘膜下，34% 已侵犯肛周括约肌，将近一半肿瘤侵犯周围皮肤、直肠。10% 患者就诊时肿瘤侵犯到周围组织和脏器，但是男性很少侵犯前列腺。

三、分期和预后

（一）肛门区癌的分期

1. 分期检查　肛门区癌的分期检查包括：详细的体格检查，包括肛门肿物的触诊和腹部沟淋巴结区检查。在检查肛门区的肿物时，如果患者疼痛剧烈，应在局部麻醉下进行肛门的触诊。应注意记录肛门区肿物的大小、位于肛周还是肛管、与齿状线的关系等。如果扪及肿大的腹股沟淋巴结，应注意肿大淋巴结的大小、质地、活动度以及对侧腹股沟的情况。一旦扪及腹股沟淋巴结，应进行细针下穿刺细胞学检查。女性病人在做肛查的同时，还应进行妇科的检查，尤其当肿瘤位于肛管前壁或已经侵犯会阴时。如果发现阴道粘膜受侵，则可能发生或已经发生了阴道直肠瘘，应考虑暂行结肠造瘘术以避免放化疗当中出现并发症。其他的分期检查包括：纤维直肠镜、肿瘤活检、内镜 B 超、腹盆腔 CT 和胸正侧位 X 线片。内镜下 B 超可以显示肿瘤侵犯周围组织的深度，有利于分期诊断；腹盆腔 CT 可以显示肿瘤与周围组织和脏器的关系，还可以显示盆腔、腹股沟区淋巴结转移情况，另外，如果有肝转移，也可以在腹部 CT 片上显示。

2. 分期 肛门区癌的区域淋巴结定义为直肠周围、髂内血管周围和腹股沟区淋巴结。肛门区癌区域淋巴结发生转移的时间较早，但与局部分期有关。局部早期肛门区癌淋巴结转移率为 10% ~ 20%，局部晚期者则上升到 60%。10% ~20% 患者首诊时发现腹股沟淋巴结肿大，一般为单侧淋巴结肿大，25% 为双侧腹股沟淋巴结肿大。局部晚期肛门区癌（T_3 以上），合并腹股沟淋巴结转移的几率上升到 30% ~60%。盆腔和肠系膜下淋巴结转移率为 26%（10% ~40%），上段肛管癌转移到肠系膜淋巴结的几率显著高于位于肛管下段肿瘤（50% vs 14%）。

肛门区癌首诊时较少出现远地转移，一般少于 5%。10% ~17% 患者治疗后发生远地转移，最常见的远地转移部位是肝脏、肺以及盆腔以外的淋巴结区，骨转移、脑转移少见。

肛管癌的分期依照 2002 年 AJCC（表 8 -5 -4），肛周癌依照皮肤癌的 TNM 分期，本文不在这里表述。

表 8 -5 -4 肛管癌的 TNM 分期（2002 年，AJCC）

T：原发肿瘤
- T_x：原发肿瘤无法查明
- T_0：无原发肿瘤的证据
- T_{is}：原位癌
- T_1：原发肿瘤最大径≤2cm
- T_2：2cm < 原发肿瘤最大径≤5cm
- T_3：原发肿瘤最大径 > 5cm
- T_4：无论肿瘤大小，肿瘤侵犯邻近器官（如阴道、尿道、膀胱；单纯侵犯肛门括约肌不可评为 T_4）

N：区域淋巴结
- N_x：区域淋巴结转移无法查明
- N_0：无区域淋巴结转移
- N_1：直肠周围淋巴结转移
- N_2：单侧髂内淋巴结和/或单侧腹股沟淋巴结转移
- N_3：直肠周围以及腹股沟淋巴结转移，和/或单/双侧髂内淋巴结转移，和/或单/双侧腹股沟淋巴结转移

M：远地转移
- M_x：远地转移无法查明
- M_0：无远地转移
- M_1：出现远地转移

分期
- 0 期：$T_{is} N_0 M_0$
- Ⅰ期：$T_1 N_0 M_0$
- Ⅱ期：$T_{2\sim3} N_0 M_0$
- Ⅲa 期：T_1，T_2，$T_3 N_1 M_0$；$T_4 N_0 M_0$
- Ⅲb 期：$T_4 N_1 M_0$，任何 T，N_2，N_3，M_0
- Ⅳ期：任何 T，任何 N，M_1

本表引自文献 22。

（二）预后因素　肛门区癌的预后与性别、年龄、人种、治疗年代、病理类型和分期有关。美国对 1973 ~ 2000 年间发生的肛门区癌进行了分析，男性患者的疗效显著低于女性（5 年生存率男性 58%，女性 64%）。在 1973 ~ 2002 年间，女性肛门区癌的治疗疗效随时代的渐进而提高（1973 ~ 1979 年 5 年生存率为 59%，1994 ~ 2000 年间 5 年生存率上升为 73%），而男性则无此现象，5 年生存率基本稳定在 60% 左右。在该篇文章中，肛门区癌的疗效还与种族有关，男性黑人的疗效最差，比男性白人的 5 年生存率低 23% 左右（男性白人为 61%，男性黑人仅为 38%）。如果男性白人和黑人按治疗年代分组，可以看出，男性白人在 1973 ~ 2000 年间的治疗疗效稳定在 60% 左右，而男性黑人近年来的治疗疗效明显差于以往（1994 ~ 2000 年 5 年生存率 27%，1973 ~ 1979 年为 45%）；而对于女性，白人的生存率随年代接近而提高，黑人则无明显提高，稳定在 65% 左右。还有，腺癌与鳞状上皮细胞癌相比，治疗疗效差于后者；年龄大于 65 岁的患者，无论男女，其疗效均低于年轻者（表 8 -5 -5）。

表 8 -5 -5　1973 ~ 2000 年美国肛门区癌的治疗疗效

预后因素	男性		女性	
	例数（%）	5 年生存率（%）	例数（%）	5 年生存率（%）
总数	1875（100）	58	2874（100）	64
时代				
1973 ~ 1979	321（17.1）	60	517（18.0）	59
1980 ~ 1986	414（22.1）	55	722（25.1）	64
1987 ~ 1993	550（29.3）	56	838（29.2）	62
1994 ~ 2000	590（31.5）	61	797（27.7）	73
人种				
白人	1576（84.1）	61	2524（87.8）	65
黑人	228（12.2）	38	259（9.0）	57
其他	71（3.8）	40	91（3.2）	68
病理				
鳞癌	1029（56.8）	62	1560（56.1）	67
泄殖腔源癌	320（17.7）	55	786（28.3）	71
腺癌	463（25.6）	51	433（15.6）	48
年龄（岁）				
20 ~ 49	474（25.3）	56	418（14.5）	72
50 ~ 64	671（35.8）	62	869（30.2）	69
≥65	730（38.9）	54	1587（55.2）	59
人种/时代				
白人				
1973 ~ 1979	284（18.0）	63	467（18.5）	59
1980 ~ 1986	358（22.7）	57	637（25.2）	65
1987 ~ 1993	451（28.6）	59	732（29.0）	63
1994 ~ 2000	483（30.6）	66	688（27.3）	73
黑人				
1973 ~ 1979	30（13.2）	45	39（15.1）	59
1980 ~ 1986	44（19.3）	36	68（26.3）	55
1987 ~ 1993	74（32.5）	39	75（29.0）	53
1994 ~ 2000	80（35.1）	27	77（29.7）	57

本表引自文献 2。

与大多数恶性肿瘤相似，肛门区癌最重要的预后因素是分期。局限于局部的肛门区癌，5年生存率为78%，有区域淋巴结受侵者为56%，伴有远地转移者仅为18%，且男性的生存率和局部控制率总是比女性差（图8－5－3）。Peiffert报告肛门区癌的局部复发率随T分期增大而升高（T_1，11%；T_2，24%；T_3，45%；T_4，43%），5年生存率随T分期增大而下降（T_1，94%；T_2，79%；T_3，53%；T_4，19%）。$T_{1\sim2}$与$T_{3\sim4}$期相比，5年保留肛门生存率后者显著低于前者（T_1，83%；T_2，89%；T_3，50%；T_4，54%）。中国医学科学院肿瘤医院分析了1958～1988年收治的61例肛门癌患者的疗效，全组5年总生存率44.3%，其中T_1N_0 81.8%，T_2N_0 68.5%，$T_{3\sim4}N_0$ 25.0%，分期是影响预后的重要因素。

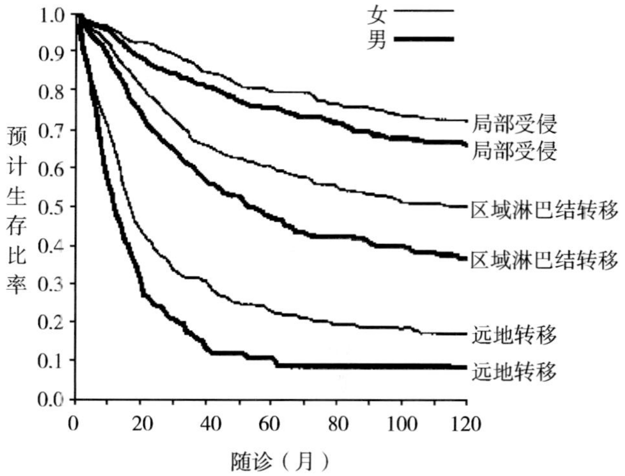

图8－5－3 美国1973～2000年肛门区癌的治疗疗效

（引自文献2）

与T分期相同的是，N分期也对预后有影响作用。中国医学科学院肿瘤医院61例肛门癌疗效分析中，伴淋巴结转移患者的5年生存率为10.0%，而无淋巴结转移患者的5年生存率均超过25.0%。Cumming等人的分析认为，淋巴结阳性者经同步放化疗后5年癌症相关生存率显著低于淋巴结阴性者（57%∶81%）。Allal在单因素分析中表明，肛门区癌患者接受同步放化疗后，淋巴结阴性者的局部复发率显著低于淋巴结阳性者（19% vs 36%，$P=0.03$）。另外，欧洲肿瘤研究和治疗组织（European Organization for Research and Treatment of Cancer，EORTC）的一项Ⅲ期临床研究表明，肛门区癌淋巴结阳性者无论是局部复发率（$P=0.035$）还是5年生存率（$P=0.038$）都显著劣于淋巴结阴性者。

除了TNM分期对肛门区癌治疗疗效的影响，Weber认为总的放射治疗时间对疗效也有直接影响（$P=0.09$）。EORTC的多因素回归分析结果表明，淋巴结转移、皮肤溃疡和男性是局部控制和长期生存的预后不良影响因素。其他的影响因素还包括：放射治疗剂量、患者的血红蛋白水平、DNA的含量以及p53的过度表达。

第三节 治 疗

1974年Nigro首次将同步放化疗运用于肛门区癌的治疗。以前，手术是肛门区癌的标准治疗，其术式为腹会阴联合切除术（Mile's手术），意味着手术将把患者的会阴、肛门全部切除、腹壁进行永久性造瘘术（人工肛门）。根据美国1988～1993年国家癌症数据库的登记资料，单纯手术治疗肛门区癌的比率随年代而递减（1988年24%患者行Mile's手术，1993年下降到20%），而接受放化疗的患者逐年递增（1988年34%，1993年为39.6%）。近年来，随着一系列肛门区癌综合治疗的Ⅲ期随机分组临床研究的完成，同步放化疗取代了单纯手术，成为肛门区癌的标准治疗手段。

一、肛管癌的治疗

（一）手术治疗 虽然手术治疗肛管癌，5年局部复发率为27%～47%，生存率可达到50%～70%，但是目前手术已经不再是肛管癌首选的治疗手段。肿瘤的局部切除术仅适用于一些高选患者：如T_1病变以及高分化肿瘤，其区域淋巴结转移率低于5%，可以通过肿瘤局部切除得到良好的疗效；局部晚期的肛管癌如果接受局部切除术，只能带来较差的预后。目前，手术通常用来作为挽救性治疗手段，用于同步放化疗后肿瘤残存或复发。肛管癌的手术适应证还包括：第一，如果预计患者因身体原因不能顺利地完成同步放化疗，或者患者可能出现了直肠阴道瘘，可行暂时性腹壁造瘘术，以避免并发症的出现，或直接进行根治性 Mile's 手术；第二，如果肿瘤已侵犯肛门括约肌，排便功能已经丧失，可以在同步放化疗前进行腹壁造瘘，视治疗后的疗效，决定二次手术方式。

（二）单纯放射治疗　为了保留肛门，避免 Mile's 手术的缺点，同时因为绝大多数肛管癌为鳞癌，对放疗比较敏感，所以单纯放射治疗也是肛管癌的治疗选择之一。肛管癌的放疗可以是单纯外照射，也可以是外照射与腔内照射的结合。肛管癌放疗后，大约 75% 患者可以最终保留肛门，部分患者放疗后的局部控制率和生存率可达到 70% ~90% 。很多回顾性研究表明，放疗剂量是影响治疗疗效的重要因素，剂量≥54Gy 疗效优于低剂量者。但是，高剂量也会带来严重的治疗并发症。肛管癌患者放疗后，大约 4% ~17% 会出现放疗后并发症，如排便失禁、溃疡不愈、肛门狭窄和肛周坏死等，这些并发症需要手术治疗，最终使患者不能保留肛门。

（三）同步放化疗　1974 年 Nigro 等人创新性地最早将同步放化疗运用于肛管癌治疗。他们采用术前同步放化疗随后手术的形式，对 3 例肛管癌的患者进行了实验性研究。放射治疗剂量为 DT30Gy，同步予 5 - 氟尿嘧啶（5-FU）和丝裂霉素（MMC），放射治疗后进行 Mile's 手术。令人惊讶的是，3 例患者的术后病理均显示无肿瘤残存，显示了同步放化疗的优异结果。这一结果提示人们，手术不是肛管癌的唯一有效治疗手段，也许可以另辟蹊径，不必让患者遭受终生人造肛门的痛苦。随后，他们在 45 例肛门区癌患者中进一步验证了同步放化疗的有效性，初步确定了同步放化疗在肛门区癌的治疗地位。而 Mile's 手术则在同步放化疗后肿瘤残存或复发时，成为有效的挽救性治疗手段。

最终确定放化疗在肛管癌治疗地位的是 3 个前瞻性随机分组研究，分别来自英联邦肿瘤研究协作组（United Kingdom Coordinating Committee for Cancer Research，UKCCCR）、欧洲肿瘤研究与治疗组织（European organization for research and treatment of cancer，EORTC）和北美放射治疗研究组/东部肿瘤研究协作组（Radiation Therapy Oncology Group，RTOG/Eastern Cooperative Oncology Group，ECOG）。

UKCCCR 和 EORTC 设计方案类似，前瞻性随机比较了肛门区癌单纯放疗与同步放化疗的疗效，两个研究结果均表明，同步放化疗可以显著降低局部复发率和腹壁造瘘术的发生率，但对生存率无明显提高（表 8 -5 -6）。

表 8 -5 -6　肛门区癌单纯放疗与同步放化疗的随机分组研究

研究组（发表年代）	单纯放疗组	同步放化疗组	*P*
EORTC（1997）			
例数	52	51	
CR（%）*	54	80	<0.05
3 年局部控制率（%）	39	58	0.02
3 年生存率（%）	65	72	0.17
UKCCR（1996）			
例数	285	292	
CR（%）*	30	39	0.08
3 年局部复发率（%）	61	39	<0.001
3 年癌症相关生存率（%）	61	72	0.001
3 年生存率（%）	58	65	0.25

UKCCR：英联邦肿瘤研究协作组（United kingdom coordinating committee for cancer research，UKCCCR）；EORTC：欧洲肿瘤研究与治疗组织（European organization for research and treatment of cancer，EORTC）；CR：完全缓解率（complete remission）。

*第一程放疗/同步放化疗后评价肿瘤对治疗的完全缓解率。（本表引自文献 33、34）

在 UKCCR 研究中，585 例患者有 75% 为肛管癌，25% 为肛周癌，且包括部分 $T_{1\sim2}$的早期肛门区癌。585 例患者随机分为单纯放疗组（n =290）和同步放化疗组（n =295）。放疗和化疗的具体治疗方案见图 8 –5 –4。局部失败定义为：完成治疗后活检证实肿瘤残存/复发、治疗产生严重并发症进行手术、治疗 6 个月后，暂时性腹壁造瘘口仍未缝合。第一程放疗 DT45Gy 后，两组绝大多数患者肿瘤消退大于 50% 而进入第二程补量放疗（共 89%），但两组间的反应率无显著差异（CR%，同步放化疗 39%，单纯放疗 30%；PR%，同步放化疗 53%，单纯放疗 62%；*P* =0. 08）。随访 42 个月后，全部患者的 3 年局部控制率为 50%，绝大多数患者复发在疗后 18 个月内，其中同步放化疗组的局部控制率显著高于单纯放疗组（表 8 –5 –6，图 8 –5 –5A）。同时，3 年内死于肛门区癌的患者在同步放化疗组显著低于单纯放疗组（28% vs 39%，*P* =0. 02）（图 8 –5 –5B），但是两组的总生存率无显著差别（表 8 –5 –6）。

EORTC22861 研究对象仅为肛管癌，且全部为局部晚期的肛管癌。与 UKCCR 一样，重点研究肛管癌患者接受同步放化疗的疗效是否与单纯放疗不同，两个研究的治疗方案类似。该方案的结果表明，同步放化疗组的患者在第一程治疗后，肿瘤 CR 率显著高于单纯放疗组（80% vs 54%），肿瘤局部控制率、无进展生存率亦显著高于单纯放疗组（表 8 –5 –6），另外，与 UKCCR 结论一致的是，同步放化疗并没有显著提高总生存率。

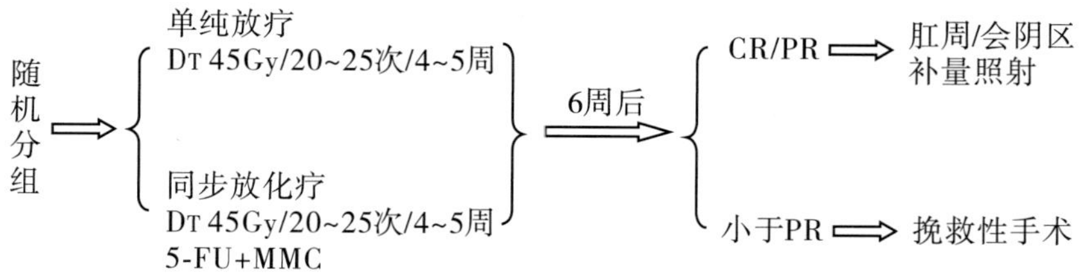

第一程放射治疗：

DT45Gy/20 ~25 次/4 ~5 周，前后野对穿照射，照射范围包括肛门区和双侧腹股沟淋巴结，上界：骶尾骨交界，下界包括全部肛门区和会阴区。

化疗：

5-氟尿嘧啶（5-fluorouracil，5-FU）：1000mg/m^2，在放疗第 1 周和最后 1 周，24 小时持续静脉滴注共 4 天；或者 750mg/m^2，放疗第 1 周和最后 1 周，连续 5 天持续静脉滴注丝裂霉素（mitomycin，MMC）：12mg/m^2，放疗第 1 天静脉滴注

第二程补量放射治疗：

当第一阶段治疗结束后 6 周，不论放疗组还是同步放化疗组，如果肿瘤达到完全缓解或部分缓解（complete remission/partial remission，CR/PR），则进行第二程补量放疗：DT15Gy/6 次，缩野照射会阴/肛周区，用电子线或 X 线；或者用 192Ir 插植，DT25Gy，10Gy/次，共 2 ~3 次。

图 8 –5 –4　UKCCR 随机分组研究的治疗流程图

由北美放射治疗研究组/东部肿瘤研究协作组（Radiation Therapy Oncology Group，RTOG/Eastern Cooperative Oncology Group，ECOG）倡导的肛管癌Ⅲ期前瞻性随机分组研究，在 EORTC 和 UKCCR 研究的基础上，进一步阐明 MMC 在肛管癌同步放化疗中的必要性；同时，通过这个研究，明确了挽救性同步放化疗的价值。具体的治疗设计见图 8 –5 –6。研究的结果表明，MMC 的加入，有助于提高同步放化疗后的肿瘤完全缓解率（5-FU/MMC 组，92% vs 5-FU 组，86%，*P* =0. 135）4 年无瘤生存率（5-FU/MMC 组，73% vs 5-FU 组，51%，*P* =0. 0003）降低腹壁造瘘手术比率（5-FU/MMC 组，9% vs 5-FU 组，22%，*P* =0. 002）以及显著提高了 4 年无腹壁造瘘术存活率（5-FU/MMC 组，71% vs 5-FU 组，59%，*P* =0. 014），但是未能显著提高长期生存率（*P* =0. 31）（表 8 –5 –7）。尽管 DT45Gy 同步放化疗后两组的病理活检阴性率无显著差别，但是，如果原发肿瘤最大径小于 5cm，5-FU/MMC 同步放化疗后的活检阴性率显著高于 5-FU 同步放化疗组（93% vs 83%，*P* =0. 02），说明肿瘤大小

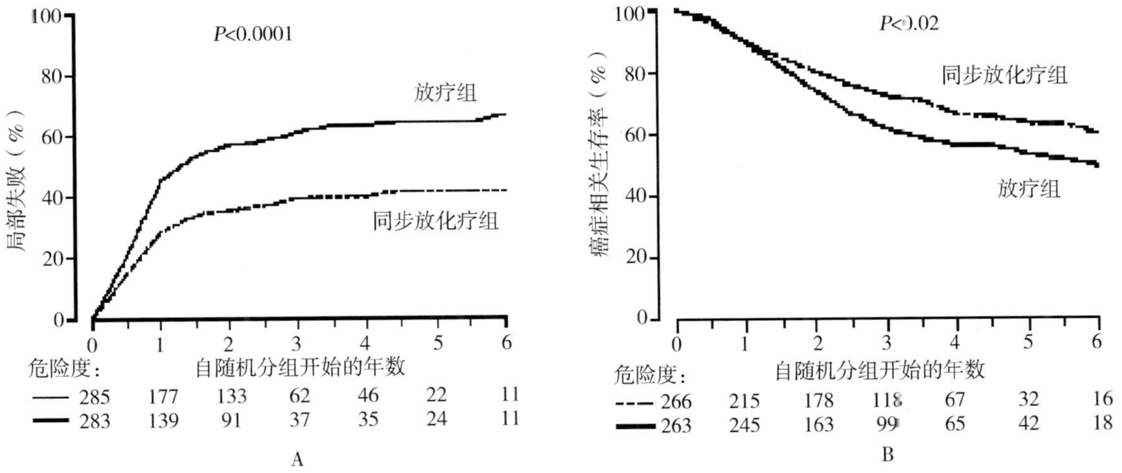

图8－5－5　UKCCR随机分组研究的局部复发率（A）和癌症相关生存率（B）

（引自文献33）

是不同治疗方案近期疗效的影响因子。该篇文章虽然并没有直接分析不同放化疗方案后对肿瘤的局部疗效，而是将未保留肛门的腹壁造瘘术进行了分析，不过进行腹壁造瘘术就意味着局部区域的失败。全部治疗结束后4年，5-FU/MMC组腹壁造瘘术发生率显著低于5-FU组（9% vs 23%，$P=0.002$）。5-FU/MMC组中13例进行腹壁造瘘术患者中，11例因为局部肿瘤治疗失败，只有2例为同步放化疗引起的不良反应；5-FU组中，32例中的29例因为局部失败进行了腹壁造瘘术，2例因为不良反应，1例不详。另外，早期肿瘤进行不同方案的治疗后，腹壁造瘘术发生率无显著差别（$P=0.141$），但是局部晚期肿瘤（$T_{3\sim4}$）经5-FU/MMC治疗后，腹壁造瘘术的发生率显著低于5-FU组（$P=0.019$），说明MMC对于局部晚期肿瘤的治疗疗效有显著的影响作用。

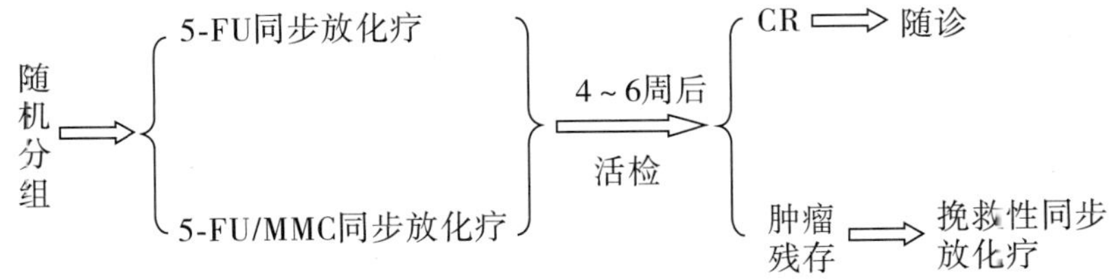

放射治疗：

DT45Gy/25次/5w，照射范围包括肛门区和双侧腹股沟淋巴结，DT30.6Gy后缩野仅照射局部肿瘤区；如果DT45Gy结束，腹股沟淋巴结或原发灶残存，则加量至DT50.4Gy。

化疗：

5-FU组：5-FU 1000mg/m²，在放疗第1周和最后1周，24小时持续静脉滴注共4天

5-FU/MMC组：5-FU用法同上＋MMC 10mg/m²，5-FU注射的第一天

在放疗过程中，以上两组化疗均进行2周期。

手术：

治疗前活检：对临床可触及的腹股沟淋巴结进行活检

肿瘤活检：同步放化疗后4～6周，肛门肿瘤区进行活检，以明确是否有肿瘤残存

肿瘤再次活检：挽救性治疗后21～28天，再次进行肛门肿瘤区活检，明确挽救性治疗的疗效

挽救性同步放化疗：

电子线/X线对残存原发灶/腹股沟淋巴结进行补量照射

放疗同时，予5-FU（剂量用法同上）＋顺铂（100mg/m²，放疗第一天）同步化疗。

图8－5－6　RTOG8804/ECOG1289随机分组研究的治疗流程图

（引自文献50）

当同步放化疗后，25 例患者病理证实仍有肿瘤残存。按照方案设计，其中 22 例继续进行 5-FU/DDP 挽救性同步放化疗。疗后 55% 患者经病理证实最终达到了无瘤残存（12/22）。4 年随访后，50% 无瘤存活。

RTOG8804/ECOG1289 随机分组研究，得到以下几个结论：MMC 在肛管癌的治疗中有明确的作用，可以提高肿瘤对治疗的完全缓解率、提高保留肛门率和无瘤生存率，5-FU/MMC 同步放化疗是肛管癌的标准治疗方案；无论患者是否有腹股沟淋巴结和/或伴有直肠周围淋巴结转移，5-FU/MMC 同步放化疗均可以提高疗效；当患者在同步放化疗结束后仍有肿瘤残存时，可以尝试挽救性同步放化疗，或密切随诊，不能保留肛门的 Mile's 手术应当保留到挽救性同步放化疗失败后或随诊时肿瘤进一步进展时再进行。

表 8-5-7 RTOG8804/ECOG1289 随机分组研究结果

	5-FU 同步放化疗（n=145）	5-FU/MMC 同步放化疗（n=146）	P
活检阴性率（%）	86	92	0.135
腹壁造瘘术发生率（%）	22	9	0.002
4 年无腹壁造瘘术存活率（%）	59	71	0.014
4 年无瘤生存率（%）	51	73	0.0003
4 年总生存率（%）	–	–	0.31

本表引自文献 50。

根据以上 3 个随机分组研究，确定同步放化疗是肛门区癌、尤其是肛管鳞癌的标准治疗方案，其中 5-FU/MMC 同步放化疗疗效优于 5-FU 同步放化疗。但是，同步放化疗就像一个双刃剑，虽然提高了疗效，但是不可避免地带来更高、更严重的不良反应。在 UKCCR 研究中，早期不良反应发生率在同步放化疗组显著高于单纯放疗组（47.9% vs 38.6%，$P=0.03$），主要为骨髓抑制、血小板减少、放射性皮炎、消化道和泌尿系不良反应，；其中 6 人死于与化疗相关的不良反应，不过未发现同步放化疗可产生显著的晚期不良反应。在 RTGO/ECOG 研究中，非血液性不良反应在 5-FU 和 5-FU/MMC 同步放化疗两组中相似（如消化道、皮肤和粘膜反应），但是 5-FU/MMC 同步放化疗显著加重了骨髓抑制和由此产生的感染，也严重影响了血小板的水平，Ⅲ、Ⅳ级不良反应发生率在 5-FU/MMC 同步放化组中显著高于 5-FU 同步放化疗组（$P\leqslant0001$），因此，文章对于 HIV 阳性或伴有免疫抑制的肛管癌患者不推荐进行 5-FU/MMC 同步放化疗。

上述治疗结果均发表于 20 世纪 90 年代中叶，随着同步放化疗这一理念广泛应用于其他肿瘤，如局部晚期头颈部鳞癌、局部晚期非小细胞肺癌、中晚期可手术切除直肠癌、宫颈癌等，发现了越来越多的、有效而副作用低的同步化疗药物，如顺铂（DDP）卡铂、泰素、博来霉素等。长期的临床随诊观察认为 MMC 可能会增加肾脏、肺和骨髓的长期毒性反应，而顺铂与放疗同步进行，产生的不良反应可能低于 MMC 同步放化疗，因此近年来陆续对肛门区癌进行了多个顺铂/5-FU 同步放化疗的临床研究（表 8-5-8）。初步的结果显示，顺铂/5-FU 同步放化疗可以取得与 MMC/5-FU 同步放化疗相似的近期和远期疗效，而前者组合未发现严重的骨髓抑制等不良反应。目前，顺铂/5-FU 同步放化疗与 MMC/5-FU 同步放化疗前瞻性临床研究正在进行。

表 8－5－8 顺铂/5-FU 同步放化疗治疗肛门区癌的临床研究结果

方案（发表年代）	例数	化疗		放疗（Gy/次/天）	CR（%）	5y OS（%）
		5-FU	DDP			
Gerard（1998）	95	10g/m²/24h，共4天	25mg/m²，第1～4天	40/10/10～17	81	84
Martenson（1996）	19	10g/m²/24h，第1～4、43～46天	75mg/m²，第1、43天	59.4/33/59，36Gy时中断	68	－
Doci（1992）	35	0.75g/m²/24h，第1～4、22～25天	100mg/m²，第1、22天	54/30/42	94	－
Hung（2003）	92	250mg/m²/24h，每周1～5持续静脉滴注	4mg/m²/24h，每周1～5持续静脉滴注	55/30/42	82	91
Rich（1993）	18	250～300mg/m²/24h，每周1～5持续静脉滴注	4 mg/m²/24h，每周1～5持续静脉滴注	55 /30/42	－	94（2y）
Chie（2004）	14	1.0g/m²/次，第1～5天	60 mg/m²/次，第1天	50.4/25/35	－	85.1

本表引自文献36，51～55。

尽管5-FU/MMC同步放化疗是肛门区癌的标准治疗方案，但是局部复发率仍可达30%～40%，占全部复发原因的60%～70%。而放化疗的总治疗时间（OTT）是影响局部复发率的影响因素。若OTT＞41天，5年局部控制率为58%；OTT≤41天，则为79%（$P=0.04$）。因此，EORTC发起一项Ⅱ期临床研究（EORTC 22953），旨在了解缩短放化疗时间以及更积极的同步化疗方案的可行性。EORTC 22953与EORTC22861相比，有以下不同：第一阶段放疗剂量由DT45Gy降至DT36Gy，第二阶段放疗为DT23.4Gy，总放疗剂量不变；两阶段治疗间隔由原来的6周，缩短为2周；MMC化疗由原来1次，改为2次，分别在两阶段放疗的第一天进行，5-FU化疗也改为在两个阶段放疗期间予持续静脉滴注。在2阶段放化疗结束后，90.7%患者达到了完全缓解，与EORTC22861方案相比，局部控制率（68% vs 88%）无腹壁造瘘生存率（72% vs 81%）长期生存率（70% vs 81%），EORTC 22953均比前者高，而3度皮肤急性反应、腹泻和血液学反应发生率分别为28%、12%和2%。通过EORTC 22953研究，认为两阶段放化疗间的2周间隔时间可以为患者接受，初步疗效好于6周间隔，建议以后的临床研究以2周间隔为主。

（四）未来的治疗进展 目前各个国家或组织至少有4项关于肛门区癌同步放化疗的前瞻性随机分组临床研究正在进行，着重于同步放化疗的各个不同方面（表8－5－9）。

美国RTOG 9811研究目的是比较DDP/5-FU诱导＋同步放化疗与MMC/5-FU同步放化疗的近期和长期疗效，主要是比较用顺铂化疗的疗效是否比MMC疗效更佳。对照组为MMC/5-FU同步放化疗，其治疗方案与RTOG8804/ECOG1289相同。实验组先进行2周期DDP/5-FU新辅助化疗，每周期方案为：每次DDP75 mg/m²，第一天静滴；5-FU 1g/m²/24h，持续静脉滴注，共4天；2周期新辅助化疗后进行DDP/5-FU同步放化疗，化疗药物用法与诱导方案相同，放射治疗分为3个阶段：第一阶段照射全骨盆，同时包括双侧腹股沟淋巴结区（DT30.6 Gy/17次，上界为腰5/骶1交界），第二阶段将上界缩回到骶尾交界处，只照射中下段骨盆和肛周/会阴区，如果腹股沟淋巴结疗区无肿瘤，则不再照射，第二阶段照射区照射DT14.4Gy，两阶段总剂量达DT45Gy；第三阶段的照射仅针对以下人群：$T_{3\sim4}$、N＋或T_2病变，但是DT45Gy后肿瘤残存者。放射野进一步缩小到肿瘤区，照射10～14Gy，使总剂量达到55～59Gy。在2006年的ASTRO会议上，报告了该研究的初步结果：682例入组，其中634例可供分析。MMC＋FU同步放化疗组与DDP/5-FU诱导＋同步放化疗组相比，其3、5年无瘤生存率分别为68% vs 62%；59% vs 53%（$P=0.33$）；3、5年总生存率分别为84% vs 76%；73% vs 70%（$P=0.13$）。3～4度不良反应前组高于后组（60% vs 42%，$P=0.0013$），但是前组发生结肠造瘘术者显著低于后者（3年发生率：10% vs 17%，$P=0.04$）。作者认为，MMC＋5-FU同步放化疗仍然是肛管癌的标准治疗方案。

英国的 UKCCR ACT Ⅱ 研究（United Kingdom Coordinating Committee on Cancer Research，Anal Cancer Trial Ⅱ）是个 2×2 析因分析的设计，第一个目的是比较 5-FU/MMC 同步放化疗和 5-FU/DDP 同步放化疗两个治疗方案，第二个目的是比较同步放化疗后，再进行辅助性 5-FU/DDP 化疗与无辅助化疗的区别。放射治疗剂量为 50.4Gy/28 次/5.5 周，放疗中间无中断。

表 8-5-9 正在进行的肛门区癌随机分组研究

研究	具体方案
RTOG 9811	实验组：DDP/5-FU 新辅助化疗 + DDP/5-FU 同步放化疗 对照组：MMC/5-FU 同步放化疗
UKCCR ACT Ⅱ	实验 1：实验组：5-FU/MMC 同步放化疗 对照组：5-FU/DDP 同步放化疗 实验 2：实验组：同步放化疗 +5-FU/DDP 辅助化疗 对照组：同步放化疗
EORTC 22011	实验组：MMC/DDP 同步放化疗 对照组：MMC/5-FU 同步放化疗
法国 FFCD 9804	实验 1：实验组：5-FU/DDP 新辅助化疗 +5-FU/DDP 同步放化疗 对照组：5-FU/DDP 同步放化疗 实验 2：对照组：5-FU/DDP 同步放化疗 + 局部补量 15Gy 实验组：5-FU/DDP 同步放化疗 + 局部补量 20~25Gy

EORTC 22011 比较 MMC/DDP 同步放化疗与传统的 MMC/5-FU 同步放化疗方案，前者化疗 MMC 采用单剂量，放疗第 1 天注射，DDP 为放疗每周注射。本研究放射治疗起初先予 DT 36Gy/20 次，再缩野放疗到总量 DT59.4Gy。

法国 FFCD 9804（French Federation Francaise de Cancerologie Digestive，FFCD）也是一个 2×2 的析因分析方案，首先要证实 5-FU/DDP 新辅助化疗的疗效，其次比较放疗补量剂量高低对治疗的影响。放射治疗在两组中均先给予 DT45Gy/25 次/5 周，同时予 2 周期 5-FU/DDP 同步化疗，结束后，两组分别给予不同放疗补量：15Gy 或 20~25Gy，补量阶段同时使用同步化疗。

这几个随机分组研究完成后就可以明确：新辅助化疗的作用、DDP 在肛门区癌同步放化疗中的地位以及辅助化疗的作用，期待着这些研究的顺利完成。

二、肛周癌的治疗

肛周癌除了鳞状上皮细胞癌，还包括 Bowen 病和 Paget 病等，在本节中将不讨论后两种病的治疗和预后。肛周的鳞癌可以局限于局部生长，也可以侵犯肛管，如果原发病灶很难确定是在肛周还是肛管，一般归之为肛管癌。早期的肛周鳞癌，如 T_1 病变，以单纯局部切除术为主；局部中晚期的肛周癌，只要手术可以保留肛门括约肌，一般仍推荐先手术治疗，因为同步放化疗后肛周皮肤和肛门括约肌的不良反应，有可能在同步放化疗后不能保存肛门的功能。只有当肛门括约肌已经受侵，治疗才以同步放化疗为主，手术作为同步放化疗失败后的挽救性治疗。在 UKCCR 研究中，肛周癌占入组人数的 25%，该实验证明了同步放化疗的疗效优于单纯放射治疗，但是没有对肛周癌的随机分组疗效进行分层分析，因此，肛周癌单纯放疗与同步放化疗疗效的区别，目前尚不能提供随机分组研究的结果。一个小样本的回顾性研究表明，无论单纯放疗还是同步放化疗，对肛周癌的治疗结果并无区别。肛周癌放疗失败后的手术治疗，除了需要进行 Mile's 手术，还必须依照肿瘤的部位和切除的范围，考虑是否需要会阴部的整形手术。

肛周癌主要的淋巴引流区为腹股沟区，罕见直肠周围和盆腔淋巴结转移。肛周癌腹股沟淋巴结转移率并不高，一般小于 10%。T_3、T_4 病变、分化差的鳞癌腹股沟淋巴结转移几率较大，对于上述这些情况，可以考虑进行选择性腹股沟淋巴结清扫或预防性照射。

综上所述，北美国家癌症治疗网 2006 版（National Comprehensive Cancer Network，NCCN v. 2. 2006）给出肛管癌以及肛周癌的治疗指南，各国可参考这个指南，根据肛门区癌不同的临床分期给予不同方案的治疗（图 8－5－7）。

三、合并 HIV 阳性或艾滋病患者的治疗

由于在 HIV 感染或艾滋病患者中，肛门区癌的发生率越来越高，很多研究者对这一人群进行了研究分析，重点在于常规剂量的同步放化疗是否可以为这些患者所接受。根据目前已完成的小样本临床研究结果，标准剂量的同步放化疗可以为 HIV 阳性患者或艾滋病患者接受，未发现产生严重的治疗不良反应。但是，淋巴细胞 CD4 水平是评价 HIV 感染患者或艾滋病患者对同步放化疗耐受性的一个指标。美国一项研究表明，当 CD4 计数小于 200/L 时，HIV 感染患者或艾滋病患者因同步放化疗不良反应死亡的人数显著高于 CD4 计数大于 200/L 者。因此，对于 CD4 计数小于 200/L 的患者，建议将同步放化疗的剂量予以调整，以避免发生严重的不良反应。另外，由于在 RTOG8804/ECOG1289 研究中，MMC 的加入显著增加了骨髓抑制的严重程度，因此，也不建议给予 MMC/5-FU 同步放化疗。

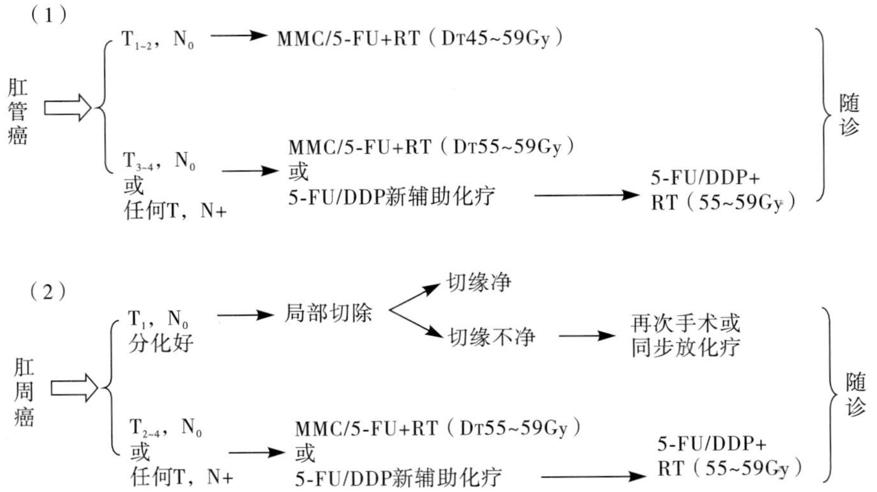

图 8－5－7　肛管癌（1）和肛周鳞癌（2）治疗指南

（引自文献 61）

第四节　放射治疗技术

肛门区癌的放射治疗范围和剂量在不同的研究单位可能不尽相同。有的单位照射范围仅包括直肠下段和肛门/会阴区，有的包括全盆腔，有的不仅包括全盆腔，同时也做腹股沟区的预防照射。可以说，目前肛门区癌常规的照射范围还没有一个达成共识的标准。另外，由于盆腔野和腹股沟区照射深度不同，给常规照射野的设计带来困难。随着三维适形技术的开展，在 CT 图像引导下，可以更好地设计照射野，使照射野内的剂量分布更均匀。

一、放射治疗范围以及常规照射技术

（一）腹股沟区预防性照射的原则　无论是肛管癌还是肛周癌，腹股沟淋巴结是其区域淋巴结转

移区。肛门区癌发病的同时，发生腹股沟淋巴结转移者比较少见，一般在10%～20%左右。当肿瘤为$T_{1\sim2}$期时，腹股沟淋巴结转移率更低，小于5%。因此，对于N_0的患者，是否需要预防性照射腹股沟淋巴引流区是大家一直在讨论的问题。在UKCCR、EORTC和RTOG8804/ECOG1289 3个随机分组研究中，实验设计者对N_0患者腹股沟淋巴引流区的处理是各不相同的。UKCCR中，无论N的状态，均予DT45Gy照射；EORTC中，N_0患者不予腹股沟区预防性照射；而在RTOG8804/ECOG1289中，N_0患者仅接受DT30.6Gy的预防性照时。近年来，新设计的随机分组研究（如UKCCR ACT Ⅱ和RTOG 9802研究）以及一些大的医疗机构，如Anderson癌症治疗中心倾向于给N_0患者予腹股沟区低剂量预防照射（DT30.6Gy/17次）。

（二）原发病灶的放射治疗范围及常规照射技术　在不同的研究中，原发肿瘤的常规照射范围也有不同。UKCCR的照射范围较小，仅包括了低位直肠和会阴/肛周区；而EORTC和RTOG8804第一程放疗则包括了真骨盆（上界为腰5/骶1交界处），然后再针对肿瘤区缩野加量放疗。Anderson癌症中心医院和中国医学科学院肿瘤医院认为肛门区鳞癌放射治疗应包括原发肿瘤的照射和区域淋巴结区的预防或治疗照射，即包括原发灶和区域淋巴结。为了尽量减少治疗过程中出现严重不良反应，肛门区癌的照射是随阶段进行缩野加量的。简而言之，肛门区癌的照射应包括3个阶段：第一阶段照射真骨盆区和区域淋巴结引流区；第二阶段将上界缩到骶尾交界处，腹股沟淋巴结无转移者，在这一阶段可不再照射腹股沟区，因此，侧界为真骨盆外0.5～1.0cm（仅低位直肠周围以及肛门区）；第三阶段，进一步将放射野缩小到肛门区/会阴部和转移的淋巴结区加量放疗，照射剂量参照NCCN治疗指南（表8－5－10，图8－5－8）。不过，肛门区癌同步放化疗期间可产生严重的急性不良反应，如3度以上急性放射性皮炎、腹泻或骨髓反应，一般在放化疗的第2、3周开始出现，最严重时为第4周，因此肛门区癌在同步放化疗期间一般需要休息一段时间以防止不良反应进一步恶化。这个休息间隔可以在第一、二阶段之间（DT30.6Gy后），也可以在第二、三阶段治疗间（DT45Gy后），时间间隔可以为6周，也可以为2周，目前倾向于休息2周。

第一阶段因为要照射腹股沟区，患者采用仰卧位，前后野对穿照射，DT30.6Gy/17次。在第二阶段，如果无腹股沟淋巴结转移，按图8－5－8A所示照射野进行照射，上界下移到骶尾交界。患者可采用俯卧位，垫腹部定位器（belly－board），以避免过量照射小肠。与直肠癌的照射技术相似，采用后野＋两个侧野的技术，可使用楔形板以及采用适当的剂量配比；如果需要照射腹股沟淋巴结区，则采用图8－5－8B的射野，上界下移到骶尾交界处；腹股沟区在前后X线照射时可以用铅挡住，然后用电子线将挡去的部分补足剂量，根据CT图像计算腹股沟淋巴结的深度，据此计算需要补足的电子线剂量。参照表8－5－8，部分有第三阶段照射适应证的患者需要接受进一步补量照射，一般用X线或电子线，仅针对原发灶或转移的淋巴结进行照射；或者可以用^{192}Ir插植治疗原发病灶。

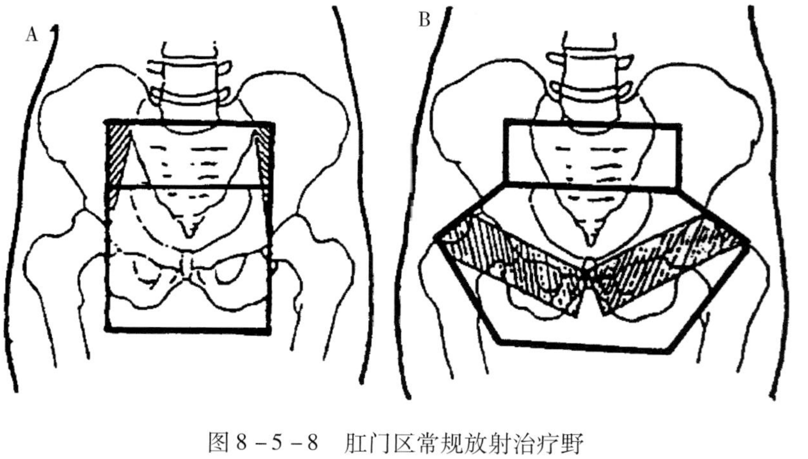

图8－5－8　肛门区常规放射治疗野

A. 腹股沟淋巴结阴性；B. 腹股沟淋巴结阳性。（引自文献50）

二、照射剂量

目前尚无针对肛门区鳞癌照射剂量的随机分组研究。一般认为，如果肿瘤最大径小于 3cm，MMC/5-FU 同步放化疗 30Gy/3 周，可以使 90% 患者的肿瘤完全消失；而当肿瘤大于 4cm 时，需要照射 45Gy/5 周到 54Gy/6 周，如果肿瘤仍未完全消失，有时还需要休息 6 ~ 8 周后再补量至总量 60 ~ 65Gy，该方法可使 65% ~75% 患者大于 4cm 的肿瘤完全消失。提高放疗剂量可以获得更高的肿瘤局部控制率，这种剂量 - 效应关系已经在多种肿瘤的治疗中得以验证，肛门区癌也存在这种量效关系。但是，如果一味追求高剂量，势必会造成严重的不良反应。因此，对于肛门区癌，当肿瘤为 $T_{1\sim2}$时，局部照射剂量为 30 ~45Gy，如果肿瘤治疗后 6 ~8 周仍残存，可以局部加量到总量 55Gy；当肿瘤为 $T_{3\sim4}$期，局部治疗剂量应为 DT55Gy 以上。

三、肛门区癌的三维适形/调强适形照射（3D CRT/IMRT）

肛门区癌照射范围较大，各个照射区域的照射深度不同（如真骨盆区和腹股沟淋巴结区），在照射区周围分布着会阴/睾丸、膀胱、小肠、整个骨盆的扁骨造血系统等重要组织和器官，因此肛门区癌的放疗适合用三维适形/调强适形照射技术（3D CRT/IMRT），使不同解剖区域得到适合的剂量、合理的剂量分布，同时可以保护周围重要的器官和组织。

肛门区癌进行 3D CRT 照射时，按照 ICRU 50 号报告，分别定义 GTV（肿瘤区，gross tumer volume）CTV（临床靶区，clinical target volume）PTV（计划靶区，planning target volume）。GTV 是指 CT 图像所显示的原发肿瘤和转移的淋巴结；CTV 的定义可遵从表 8 - 5 - 10 所示的三阶段剂量逐步加量的原则，分别定义 3 个 CTV。CTV1 包括真骨盆和双侧腹股沟区，上界为腰 5/骶 1 交界，下界包括全部的肛门/会阴区；CTV2 包括低位直肠及其周围区域、肛门/会阴区和转移淋巴结区域；CTV3 则为 GTV 外放 2 ~ 3cm。PTV 在 CTV 基础上外放 1cm，依据不同的 CTV，可定义为 PTV1、PTV2、PTV3 等。同样遵从表 8 - 5 - 10 的三阶段剂量逐步加量原则，分别给出不同 PTV 的处方剂量，如 95% PTV1 定义剂量为 DT30. 6Gy，95% PTV2 剂量为 DT14. 4Gy，95% PTV3 剂量为 DT10 ~ 15Gy，最后进行最终的剂量合成（图 8 - 5 - 9）。

表 8 - 5 - 10　MD Anderson 肿瘤中心对肛门区癌照射野和照射剂量的考虑

放射治疗	放射治疗野边界	剂量（Gy）
第一阶段	上界：腰 5/骶 1 交界	30. 6
	下界：肛门区肿物下 3cm	
	侧界：侧界如图 8 - 5 - 8B 所示，包括腹股沟外侧区淋巴结	
第二阶段	上界：骶尾骨交界处	补量 14. 4，总量 DT45
	下界：不变	
	侧界：1. 腹股沟淋巴结阴性：真骨盆外侧 0. 5 ~ 1. 0cm，见图 8 - 5 - 8A	
	2. 腹股沟淋巴结阳性：同第一阶段，腹股沟区可用电子线补量，见图 8 - 5 - 8B	
第三阶段 *	会阴/肛周区/转移淋巴结，肿瘤外放 2 - 3cm。用电子线、X 线或 ^{192}Ir 插植（$T_{3\sim4}$、N + 或 T_2 病变，但是 DT45Gy 后肿瘤残存者）	补量 10 ~ 15，总量 DT55 ~ 60

*：第三阶段补量照射的治疗对象为肿瘤残存、$T_{3\sim4}$、N + 或 T_2 病变，但是 DT45Gy 后肿瘤残存者。（引自文献 66）

另外，需要对靶区周围组织和器官进行勾画和定义，包括阴道/睾丸、靶区内的小肠、膀胱、双侧股骨头和骨盆。利用剂量 - 体积直方图（DVH）评价计划。

进行 IMRT 的计划设计时，可采用同步加量法，将不同的第一、第二阶段的剂量在相同的时间内完成，然后另设野对局部肿瘤区进行第三阶段补量放疗。总的治疗次数/时间相同而总剂量不同，两个 PTV 接受的单次剂量则必不相同；或者将第一、二阶段的剂量均定义为相同剂量，如 DT45Gy，靶区也完全一样（图 8－5－10），完成后再另设一个 3D CRT 计划对肿瘤区进行补量放疗。

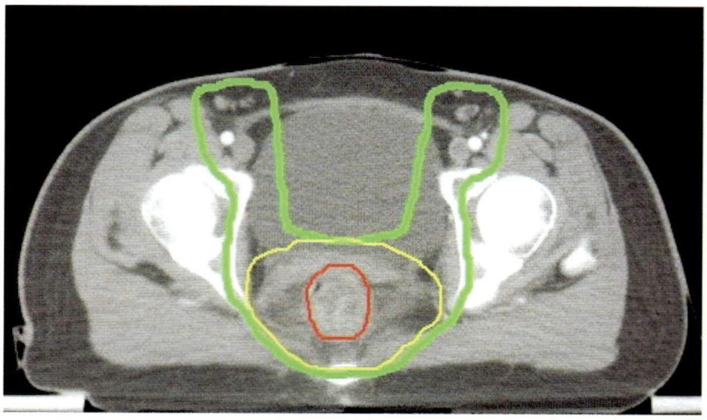

图 8－5－9 中国医学科学院肿瘤医院对肛管癌的靶区定义

CTV1（绿线），为真骨盆＋双腹股沟区，DT30.6Gy；CTV2（黄线），上界缩到骶尾骨交界，下界不变，双侧界到骨盆外 1cm（当腹股沟区淋巴结阴性时），补量 DT14.4Gy、总量 DT45Gy；CTV3（红线），仅包括肿瘤区，补量 DT10～15Gy、总量达 DT55～60Gy。

肛门区癌发病率比较低，因此 3D CRT/IMRT 治疗该病的报告并不多见。目前已经发表的两篇文章显示，3D CRT/IMRT 同步放化疗治疗肛门区癌与常规技术的同步放化疗相比，靶区的剂量分布显著优于常规计划，更重要的是 3D CRT/IMRT 照射技术可以显著降低小肠、膀胱和生殖器的受照射剂量，患者的耐受性很好。所有患者无 1 例因皮肤或其他不良反应而中断 3D CRT/IMRT 的治疗，无一例出现 3 度以上的血液学不良反应，而 3 度的骨髓、胃肠道和皮肤反应分别仅为 13.3%、3.3% 和 20%。

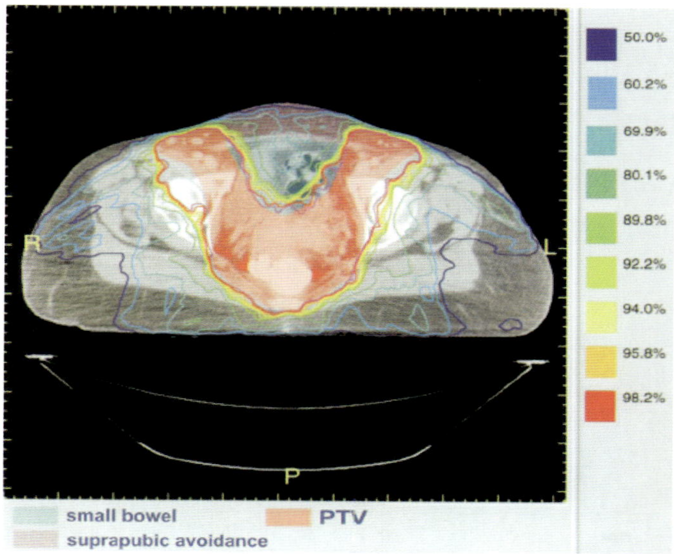

图 8－5－10 肛门区癌 IMRT 治疗计划

（引自文献 68）

（金 晶）

参 考 文 献

1. Jemal A, Siegel R, Ward E, et al. Cancer statistics, 2006. CA Cancer J Clin, 2006, 56:106~130.
2. Johnson LG, Madeleine MM, Newcomer LM, et al. Anal cancer incidence and survival: the surveillance, epidemiology, and end results experience, 1973-2000. Cancer, 2004, 101:281~288.
3. Melbye M, Cote TR, Kessler L, et al. High incidence of anal cancer among AIDS patients. The AIDS/Cancer Working Group. Lancet, 1994, 343:636~639.
4. Daling JR, Weiss NS, Hislop TG, et al. Sexual practices, sexually transmitted diseases, and the incidence of anal cancer. N Engl J Med, 1987, 317:973~977.
5. Ryan DP, Compton CC, Mayer RJ. Carcinoma of the anal canal. N Engl J Med, 2000, 342 792~800.
6. Daling JR, Weiss NS, Klopfenstein LL, et al. Correlates of homosexual behavior and the incidence of anal cancer. TAMA, 1982, 247:1988~1990.
7. Holly EA, Whittemore AS, Aston DA, et al. Anal cancer incidence: genital warts, anal fissure or fistula, hemorrhoids, and smoking. J Natl Cancer Inst, 1989, 81:1726~1731.
8. Melbye M, Rabkin C, Frisch M, et al. Changing patterns of anal cancer incidence in the United States, 1940-1989. Am J Epidemiol, 1994, 139:772~780.
9. Frisch M, Melbye M, Moller H. Trends in incidence of anal cancer in Denmark. BMJ, 1993, 306:419~422.
10. Frisch M, Glimelius B, van den Brule AJ, et al. Sexually transmitted infection as a cause of anal cancer. N Engl J Med, 1997, 337:1350~1358.
11. Peters RK, Mack TM, Bernstein L. Parallels in the epidemiology of selected anogenital carcinomas. J Natl Cancer Inst, 1984, 72:609~615.
12. Melbye M, Sprogel P. Aetiological parallel between anal cancer and cervical cancer. Lancet, 1991, 338:657~659.
13. Frisch M, Olsen JH, Melbye M. Malignancies that occur before and after anal cancer: Clues to their etiology. Am J Epidemiol, 1994, 140:12~19.
14. Duggan MA, Boras VF, Inoue M, et al. Human papillomavirus DNA determination of anal condylomata, dysplasias, and squamous carcinomas with in situ hybridization. Am J Clin, Pathol, 1989, 92:16~21.
15. Williams GR, Lu QL, Love SB, et al. Properties of HPV-positive and HPV-negative anal carcinomas. J Pathol, 1996, 180:378~382.
16. Critchlow CW, Surawicz CM, Holmes KK, et al. Prospective study of high grade anal squamous intraepithelial neoplasia in a cohort of homosexual men: Influence of HIV infection, immunosuppression and human papillomavirus infection. AIDS, 1995, 9:1255~1262.
17. Goedert JJ, Cote TR, Virgo P, et al. Spectrum of AIDS-associated malignant disorders. Lancet, 1998, 351:1833~1839.
18. Rabkin CS, Yellin F. Cancer incidence in a population with a high prevalence of infection with human immunodeficiency virus type 1. J Natl Cancer Inst, 1994, 86:1711~1716.
19. Holmes F, Borek D, Owen-Kummer M, et al. Anal cancer in women. Gastroenterology, 1988, 95:107~111.
20. Daling JR, Sherman KJ, Hislop TG, et al. Cigarette smoking and the risk of anogenital cancer. Am J Epidemiol, 1992, 135:180~189.
21. Frisch M, Olsen JH, Bautz A, et al. Benign anal lesions and the risk of anal cancer. N Engl J Med, 1994, 331:300~302.
22. Greene FL, Page DL, Fleming D, et al. American joint committee on cancer, AJCC cancer staging manual, 6th. Philadelphia: Lippincott~Raven, 2002.
23. Dujovny N, Quiros RM, Saclarides TJ. Anorectal anatomy and embryology. Surg Oncol Clin N Am, 2004, 13:277~293.
24. Rousseau DL, Jr, Petrelli NJ, Kahlenberg MS. Overview of anal cancer for the surgeon. Surg Oncol Clin N Am, 2004, 13:249~262.

25. Licitra L, Spinazze S, Doci R, et al. Cancer of the anal region. Crit Rev Oncol Hematol, 2002, 43：77 ~ 92.

26. Clark MA, Hartley A, Geh JI. Cancer of the anal canal. Lancet Oncol, 2004, 5：149 ~ 157.

27. Leichman LP, Cummings BJ. Anal carcinoma. Curr Probl Cancer, 1990, 14：117 ~ 159.

28. Winburn GB. Anal carcinoma or "just hemorrhoids"? Am Surg, 2001, 67：1048 ~ 1058.

29. Boman BM, Moertel CG, O'Connell MJ, et al. Carcinoma of the anal canal. A clinical and pathologic study of 188 cases. Cancer, 1984, 54：114 ~ 125.

30. Noffsinger A, Witte D, Fenoglio – Preiser CM. The relationship of human papillomaviruses to anorectal neoplasia. Cancer, 1992, 70：1276 ~ 1287.

31. Stearns MW, Jr, Urmacher C, Sternberg SS, et al. Cancer of the anal canal. Curr Probl Cancer, 1980, 4：1 ~ 44.

32. Clark J, Petrelli N, Herrera L, et al. Epidermoid carcinoma of the anal canal. Cancer, 1986, 57：400 ~ 406

33. Epidermoid anal cancer：Results from the UKCCCR randomised trial of radiotherapy alone versus radiotherapy, 5 – fluorouracil, and mitomycin. UKCCCR Anal Cancer Trial Working Party. UK Co – ordinating Committee on Cancer Research. Lancet, 1996, 348：1049 ~ 1054.

34. Bartelink H, Roelofsen F, Eschwege F, et al. Concomitant radiotherapy and chemotherapy is superior to radiotherapy alone in the treatment of locally advanced anal cancer：Results of a phase Ⅲ randomized trial of the European Organization for Research and Treatment of Cancer Radiotherapy and Gastrointestinal Cooperative Groups. J Clin Oncol, 1997, 15：2040 ~ 2049.

35. Peiffert D, Bey P, Pernot M, et al. Conservative treatment by irradiation of epidermoid cancers of the anal canal：prognostic factors of tumoral control and complications. Int J Radiat Oncol Biol Phys, 1997, 37：313 ~ 324.

36. Gerard JP, Ayzac L, Hun D, et al. Treatment of anal canal carcinoma with high dose radiation therapy and concomitant fluorouracil – cisplatinum. Long – term results in 95 patients. Radiother Oncol, 1998, 46：249 ~ 256.

37. 王绿化，余子豪，钱图南，等. 肛门癌61例治疗结果分析. 中华放射肿瘤学杂志，1999，8：87 ~ 89.

38. Cummings BJ, Keane TJ, O'Sullivan B, et al. Epidermoid anal cancer：treatment by radiation alone or by radiation and 5 – fluorouracil with and without mitomycin C. Int J Radiat Oncol Biol Phys, 1991, 21：1115 ~ 1125.

39. Allal AS, Mermillod B, Roth AD, et al. The impact of treatment factors on local control in $T_2 - T_3$ anal carcinomas treated by radiotherapy with or without chemotherapy. Cancer, 1997, 79：2329 ~ 2335.

40. Weber DC, Kurtz JM, Allal AS. The impact of gap duration on local control in anal canal carcinoma treated by split – course radiotherapy and concomitant chemotherapy. Int J Radiat Oncol Biol Phys, 2001, 50：675 ~ 680.

41. Wong CS, Tsao MS, Sharma V, et al. Prognostic role of p53 protein expression in epidermoid carcinoma of the anal canal. Int J Radiat Oncol Biol Phys. 1999, 45：309 ~ 314.

42. Bonin SR, Pajak TF, Russell AH, et al. Overexpression of p53 protein and outcome of patients treated with chemoradiation for carcinoma of the anal canal：a report of randomized trial RTOG 87 – 04. Radiation Therapy Oncology Group. Cancer, 1999, 85：1226 ~ 1233.

43. Myerson RJ, Karnell LH, Menck HR. The National Cancer Data Base report on carcinoma of the anus. Cancer, 1997, 80：805 ~ 815.

44. Esiashvili N, Landry J, Matthews RH. Carcinoma of the anus：Strategies in management. Oncologist, 2002, 7：188 ~ 199.

45. Schraut WH, Wang CH, Dawson PJ, et al. Depth of invasion, location, and size of cancer of the anus dictate operative treatment. Cancer, 1983, 51：1291 ~ 1296.

46. Gervasoni JE, Jr, Wanebo HJ. Cancers of the anal canal and anal margin. Cancer Invest, 2003, 21：452 ~ 464.

47. Touboul E, Schlienger M, Buffat L, et al. Epidermoid carcinoma of the anal canal. Results of curative – intent radiation therapy in a series of 270 patients. Cancer, 1994, 73：1569 ~ 1579.

48. Nigro ND, Vaitkevicius VK, Considine B, Jr. Combined therapy for cancer of the anal canal：A preliminary report. Dis Colon Rectum, 1974, 17：354 ~ 356.

49. Leichman L, Nigro N, Vaitkevicius VK, et al. Cancer of the anal canal. Model for preoperative adjuvant combined modality therapy. Am J Med, 1985, 78：211 ~ 215.

50. Flam M, John M, Pajak TF, et al. Role of mitomycin in combination with fluorouracil and radiotherapy, and of salvage chemoradiation in the definitive nonsurgical treatment of epidermoid carcinoma of the anal canal：Results of a phase Ⅲ ran-

domized intergroup study. J Clin Oncol, 1996, 14:2527~2539.

51. Martenson JA, Lipsitz SR, Wagner H Jr, et al. Initial results of a phase Ⅱ trial of high dose radiation therapy, 5-fluorouracil, and cisplatin for patients with anal cancer (E4292): An Eastern Cooperative Oncology Group study. Int J Radiat Oncol Biol Phys, 1996, 35:745~749.

52. Doci R, Zucali R, La Monica G, et al. Primary chemoradiation therapy with fluorouracil and cisplatin for cancer of the anus: Results in 35 consecutive patients. J Clin Oncol, 1996, 14:3121~3125.

53. Hung A, Crane C, Delclos M, et al. Cisplatin-based combined modality therapy for anal carcinoma: a wider therapeutic index. Cancer, 2003, 97:1195~1202.

54. Rich TA, Ajani JA, Morrison WH, et al. Chemoradiation therapy for anal cancer: Radiation plus continuous infusion of 5-fluorouracil with or without cisplatin. Radiother Oncol, 1993, 27:209~215.

55. Chie EK, Wu HG, Heo DS, et al. Neoadjuvant chemotherapy followed by radiotherapy in epidermoid carcinoma of anus. Tumori, 2004, 90:299~302.

56. Bosset JF, Roelofsen F, Morgan DA, et al. Shortened irradiation scheme, continuous infusion of 5-fluorouracil and fractionation of mitomycin C in locally advanced anal carcinomas. Results of a phase Ⅱ study of the European Organization for Research and Treatment of Cancer. Radiotherapy and Gastrointestinal Cooperative Groups. Eur J Cancer, 2003, 39: 45~51.

57. Graf R, Wust P, Hildebrandt B, et al. Impact of overall treatment time on local control of anal cancer treated with radiochemotherapy. Oncology, 2003, 65:14~22.

58. Radiation Therapy Oncology Group. *http://www. rtog. org/members/protocols/98-11/9811. pdf* access Jul 2006.

59. Intergroup RTOG 9811 Phase Ⅲ Comparison of Chemoradiation with 5FU and Mitomycin Vs 5FU and Cisplatin for Anal Canal Carcinoma: Impact on Disease free, Overall and Colostomy-free Survival, 2006 ASTRO, 2006.

60. Bieri S, Allal AS, Kurtz JM. Sphincter-conserving treatment of carcinomas of the anal margin. Acta Oncol, 2001, 40: 29~33.

61. Anal Carcinoma Version 2. 2006. National Comprehensive Cancer Network, Clinical Practice Guidelines in Oncology-v. 2. 2006. *http://www. nccn. org/professionals/physician_ gls/PDF/anal. pdf* access July. 2006.

62. Cleator S, Fife K, Nelson M, et al. Treatment of HIV-associated invasive anal cancer with combined chemoradiation. Eur J Cancer, 2000, 36:754~758.

63. Holland JM, Swift PS. Tolerance of patients with human immunodeficiency virus and anal carcinoma to treatment with combined chemotherapy and radiation therapy. Radiology, 1994, 193:251~254.

64. Peddada AV, Smith DE, Rao AR, et al. Chemotherapy and low-dose radiotherapy in the treatment of HIV-infected patients with carcinoma of the anal canal. Int J Radiat Oncol Biol Phys, 1997, 37:1101~1105.

65. Hoffman R, Welton ML, Klencke B, et al. The significance of pretreatment CD4 count on the outcome and treatment tolerance of HIV-positive patients with anal cancer. Int J Radiat Oncol Biol Phys, 1999, 44:127~131.

66. Nora A, Janjan MTB, Marc E Delclos, et al. The anal region. In: James D, Cox KKA, (eds). Radiatiion oncology rationale, technique. results. 8th ed, (eds). St. Louis, Missouri: Mosby, Inc, 2003, 537~556.

67. Cummings BJ BJ. Anal Cancer. In: Perez CA BL, Halperin EC (eds). Principles and practice of radiaton oncology. 4th ed, Philadelphia: Lippincott, Williams and Wilkins, 2003. 1630~1648.

68. Milano MT, Jani AB, Farrey KJ, et al. Intensity-modulated radiation therapy (IMRT) in the treatment of anal cancer: toxicity and clinical outcome. Int J Radiat Oncol Biol Phys, 2005, 63:354~361.

69. Vuong T, Devic S, Belliveau P, et al. Contribution of conformal therapy in the treatment of anal canal carcinoma with combined chemotherapy and radiotherapy: Results of a phase Ⅱ study. Int J Radiat Oncol Biol Phys, 2003, 56: 823~831.

第九篇 泌尿生殖系统肿瘤

第一章 肾细胞癌

第一节 概　　述

肾恶性肿瘤中85%以上为肾细胞癌，其余为肾盂移行细胞癌和肾母细胞瘤，本章只讨论肾细胞癌。

肾细胞癌约占成人恶性肿瘤的3%，每年新诊断和死亡的病例中，男性病例约占60%。尽管肾细胞癌可见于各个年龄段，但更常见于60～80岁之间。吸烟与肾细胞癌的发生存在明显的相关性，随着吸烟数量和年限的增加其患病率逐渐增加。肾功能衰竭的病人由于长期利尿治疗易形成肾囊肿，肾囊肿可发展成肾细胞癌，因此长期利尿治疗也是高危因素。其他病因还包括肥胖、3号染色体短臂等位基因缺失等。

第二节 解剖与侵犯、转移

肾脏为分布于腹膜后大致对称的一对器官，内侧与腰肌平行走行。肾长约11～12cm，相当于自身的3～3.5个椎体长。双肾常以L_1或L_2为中心，从T_{12}延伸至L_3水平（图9－1－1）。由于膈肌的影响，吸气位双肾可下移多达2.5cm。右侧由于肝脏的推压，右肾低于左肾1～2cm，与十二指肠、结肠肝曲、11和12后肋相邻，左肾与脾、胃、胰腺、结肠脾曲、左11、12后肋等相邻。

肾外被纤维膜，纤维膜外为肾周脂肪覆盖。肾、肾周脂肪，以及肾上腺又为Gerota's筋膜所包绕。在根治性肾切除时以上结构均被完整清除。

肾细胞癌转移途径包括：直接侵犯、淋巴转移、血行转移。肾边缘肿瘤易通过肾包膜向外扩展，肾中心型肿瘤易于侵犯肾静脉，包括破坏肾静脉壁和形成肾静脉瘤栓。就诊时，约40%病例的局部病变局限于肾脏，12%存在肾周侵犯，20%有肾静脉受侵，5%具有区域淋巴结转移，另约20%已扩展至邻近器官。

肾的淋巴引流起源于肾门，沿肾动脉引流至腹主动脉旁及腔静脉旁淋巴结。区域淋巴引流从膈肌脚延伸至腹主动脉分叉水平，左右侧略有不同。右侧易于引流至腔静脉周围以及腹主动脉前淋巴结，左侧易于引流至腹主动脉周围以及腔静脉前淋巴结（图9－1－2）。

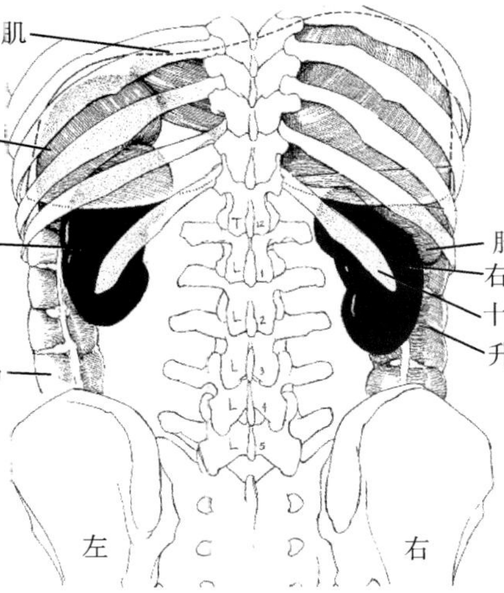

图 9-1-1　肾的解剖（后面观）

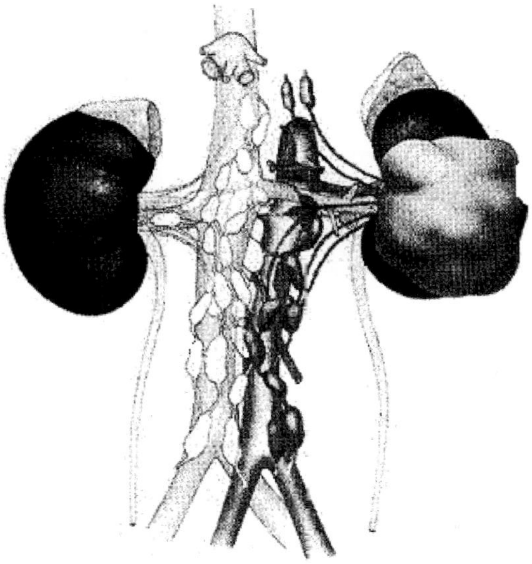

图 9-1-2　肾脏淋巴引流途径

黑色为左肾淋巴引流，白色为右肾淋巴引流。（摘自：Wood DP Jr. Role of lymphadenectomy in renal cell carcinoma）

肾静脉侵犯较常见，故肾细胞癌的血行转移发生率较高。约 1/3 的病例就诊时即存在远处转移（血行转移），局部病例治疗后失败原因主要是远处转移而并非局部复发，远处转移部位最多见为肺（占 50%）。

第三节　病理与分类

肾细胞癌是起源于近端肾小管上皮的肿瘤。肉眼观察呈典型的棕黄色脂肪样表现，偶伴局灶坏死和出血，有时可见钙化、液性囊肿、或纤维化。尽管肿瘤无真实包膜包绕，但可见因肿瘤膨胀性生长压迫肾周组织所形成的假包膜。

肾细胞癌镜下有多种细胞类型，主要细胞类型包括：①透明细胞；②颗粒细胞；③梭形细胞或肉瘤样变异细胞。其中肾透明细胞癌最常见，约占肾细胞癌的 75%。同一肿瘤也可以包含多种细胞成分。肾梭形细胞癌（肉瘤样细胞癌）分化差，预后也差，70%～80% 以转移表现就诊。

第四节　临床检查与分期

肾组胞癌的临床症状多种多样，或由肿瘤直接侵犯所致，或因副癌综合征引起。最常见的症状包括：肉眼血尿、腰背疼痛、侧腹肿块，此统称为肾癌三联征，见于约 10% 的就诊病例中。当肾集合管受侵时表现为镜下或肉眼血尿，侧腹肿块表现为固定、无触痛、较规则的质韧肿物。男性突发精索静脉曲张，尤其是左侧，应警惕肾肿瘤压迫阻塞性腺静脉可能。

贫血常被认为是副癌综合征的一种表现，贫血严重程度并不与血尿成比例。红细胞增多症尽管并不多见，但也是副癌综合征之一。其他如异位甲状旁腺素类似物分泌，是产生高钙血症的原因。随着超声和 CT 技术的应用，无症状肾细胞癌的检出率越来越高。筛检有可能发现更多早期可手术切除的肾癌，提高肾细胞癌的治疗疗效。Tsui 回顾性分析了 633 例肾细胞癌，发现因症状就诊的病例中，54% 为Ⅳ期，而偶然发现的病例中，Ⅳ期只占 27.4%。因此，作者认为，无症状偶然发现的病例分期早，预后好，有必要建立起发现早期病例的筛查机制。

肾细胞癌最早和最常用的分期系统是 Charles Robson 于 1969 年提出的肾癌 Robson 分期（表 9－1－1）。美国抗癌协会（AJCC）的 TNM 最新分期对原发灶和区域淋巴结提出了更详尽的定义，这一分期即可用于临床也适用于病理（表 9－1－2）。

表 9－1－1 Robson 分期系统

1 期：肿瘤局限于肾脏，无淋巴结转移
2 期：肾周脂肪受侵，但局限于 Gerota 筋膜，无淋巴结转移
3 期：
　3a：肾静脉和下腔静脉受侵，无淋巴结转移
　3b：淋巴结转移（原发灶为 1～3a 期）
　3c：肾静脉受侵伴有淋巴结转移
4 期：
　4a：肿瘤侵及肾上腺之外的邻近器官
　4b：远处转移

表 9－1－2 AJCC 肾癌分期系统（2002）

T：原发肿瘤
　T_x：原发肿瘤不能评估
　T_0：无原发肿瘤
　T_1：原发肿瘤最大直径≤7cm，局限于肾脏
　T_{1a}：原发肿瘤最大直径≤4cm，局限于肾脏
　T_{1b}：原发肿瘤最大直径（ϕ）$4cm < \phi \leq 7cm$，局限于肾脏
　T_2：原发肿瘤最大直径 > 7cm，局限于肾脏
　T_3：肿瘤侵及大静脉、肾上腺、或肾周组织但没有超出 Gerota 筋膜
　T_{3a}：肿瘤直接侵犯肾上腺、肾周组织、和/或肾窦脂肪但没有超出 Gerota 筋膜
　T_{3b}：肿瘤明显侵犯肾静脉，或其主要分支，或膈肌以下腔静脉内形成瘤栓
　T_{3c}：肿瘤扩展至膈肌以上腔静脉，或直接破坏腔静脉壁
　T_4：肿瘤扩展超出 Gerota 筋膜
N：区域淋巴结*
　N_x：区域淋巴结不能评价
　N_0：无区域淋巴结
　N_1：单个区域淋巴结转移
　N_2：一个以上区域淋巴结转移
注意：* 淋巴结所在左右侧并不影响 N 分期，若作了淋巴清扫，病理评价通常至少包含 8 个或以上淋巴结。
M：远处转移
　M_x：远处转移不能评价
　M_0：无远处转移
　M_1：存在远处转移
综合分期
　Ⅰ期：$T_1N_0M_0$
　Ⅱ期：$T_2N_0M_0$
　Ⅲ期：$T_3N_0M_0$；$T_{1\sim3}N_1M_0$
　Ⅳ期：$T_4N_{0\sim2}M_0$；$T_{0\sim4}N_2M_0$；$T_{0\sim4}N_{0\sim2}M_1$

第五节　诊　　断

怀疑存在肾肿物时，为明确诊断和准确分期，完整的病史记录和全面的体格检查是必不可少的。常规血生化检查包括：血细胞计数、肝肾功能检查、电解质、碱性磷酸酶测定。肾专项检查包括：尿检、静脉肾盂造影或腹部 CT 增强扫描。静脉肾盂造影和腹部 CT 增强扫描不仅能发现肾脏肿瘤，还能明确对侧肾的位置和对全肾功能作出评价，另外增强 CT 扫描还能明确区域淋巴结转移情况，为诊断和分期提供重要依据。

一旦确定存在肾脏肿瘤，胸部 X 线光照像和骨扫描是必要的。只有在无远处转移和无肾功能障碍的情况下，方可入手术室接受手术治疗。选择性肾动脉造影和下腔静脉造影有助于明确血管受侵情况以及局部肿瘤扩展范围，为选择手术适应证提供参考。不能手术治疗的肾脏肿瘤，建议细针穿刺活检明确诊断。其他辅助诊断手段还有：超声、MRI、经皮穿刺肾囊肿检查等。

第六节　治　　疗

一、外科治疗

手术治疗是肾细胞癌最重要的治疗手段。手术包括根治性肾切除术，即从腹膜后将肾、Gerota 筋膜及其内容物完整切除，这是标准的肾癌根治术。肾癌接受根治性手术治疗后，Ⅰ期 5 年总生存率约为 80% ~100%，Ⅱ期为 60% ~70%，Ⅲ期为 35% ~50%，Ⅳ期为 10%。

部分肾切除术适用于双侧肾癌、孤立肾、单侧肾发育不良、马蹄肾，以及各种用于保存部分肾实质功能的肾癌切除术。肾癌部分肾切除术后约 10% 出现局部失败。对于局部复发病例，如果对侧肾功能许可，可补行根治性肾癌切除术，仍可取得一定疗效。

术后失败原因：美国纪念癌症中心（MSKCC）全面分析了肾癌术后的失败原因。7 年局部失败率为 5%，局部失败与区域淋巴结受侵和手术切缘不净有关。7 年远处转移率为 26%。但奇怪的是，局部复发与生存率并无明显相关性，因此作者对局部辅助治疗（放疗）的价值提出了质疑。

二、放射治疗

自 20 世纪 30 年代即开始了放射治疗的临床研究，已发表的多数非随机研究结果均认为，手术辅助放射治疗的生存率和局部控制率要优于单纯手术。加拿大温尼伯总医院的总结分析结果认为：肾癌术后放疗提高了 5 年总生存率，使术后局部复发率从 25% 降低到了 7%。但以色列一项统计分析了 123 例肾癌的研究表明肾癌术后辅助放疗并没有明显提高总生存率和局部控制率。1997 年加拿大渥太华地区肿瘤中心分析了肾癌肾切除术后的失败模式，发现单纯的局部失败率是较罕见的，远处转移是主要的失败模式，因此得出结论：肾癌术后放疗并非必要。

肾癌辅助性放疗的前瞻性随机临床研究共有 4 个（表 9 - 1 - 3），两个为术前放疗，两个为术后放疗。早期的 3 个随机临床研究缺少准确的临床分期，并且毫无区分地包含了各期病例，包括 $T_1N_0M_0$，致使难以确定放疗对局部晚期病例（T_3、T_4）的益处，只有 Kjaer 的研究排除了早期病例的影响。

两个术前放疗的研究均报道放疗对 5 年总生存率无影响，没有报道放疗对局部控制率的影响。两个研究的放疗剂量均只有 30Gy，没有达到根除显微病灶所需剂量，并且包含了各期病例，存在一定的研究设计缺陷。两个术后辅助放疗研究所用剂量已达到了根除显微病灶的水平（≥50 Gy），但结果都认为辅助放疗不能提高生存率，由于局部复发极少见，也认为辅助放疗对局部控制率影响不大。两个术后辅助放疗研究均强调了放疗引起的毒副反应。Finny 报道了 51 例病例中有 4 例死于肝损伤的情况，4 例均为右侧肾瘤床放疗。Kjaer 术后辅助放疗了 27 例病例，12 例出现了明显的放疗毒性，其中 3 例为肝功能不全，9 例出现了十二指肠狭窄或出血，5 例病例直接死于肠损伤。严重的毒性反应考虑与作者使用高分割剂量（250cGy/次，总量 50Gy）和常规外照射难以有效回避周围正常组织有关。目前应用的三维适形放疗和调强适形放疗技术能更好地保护靶区周围重要脏器，降低治疗毒性。

尽管这 4 个前瞻性随机临床研究均存在一定的缺陷，其结果难以相互比较，但 4 项研究均发现辅助性放疗对生存率无影响。由于局部复发率较低，局部放疗对局部控制率影响也不大。远处转移是肾癌治疗后的主要失败方式，这说明了辅助放疗对生存率无影响的原因。因此直到现在，肾癌的标准治疗并不包括辅助放疗。但对于切缘阳性、存在淋巴结转移或不能手术的病例，由于目前没有随机临床研究来确定放疗的意义，给予放射治疗也是合乎情理的，但放疗方案必须仔细设计，最好使用三维适形放疗或调强放疗技术以减少对正常组织的损伤，并且分割剂量要合理。

脑转移的放疗：约 10% 的肾癌病例会在病程中出现脑转移，手术切除或立体定向治疗是首选治疗方案，全脑放疗疗效不尽理想。脑转移病灶手术切除后中位生存期可达 17 个月，而 Anderscn 肿瘤中心总结分析了 119 例肾癌脑转移全脑放疗的结果，中位生存期仅 4.4 个月。Muacevic 报道了 85 例病例 376 个病灶的立体定向治疗结果，中位生存期 11.1 个月，局部控制率为 94%，可与手术相比。因此，目前肾癌脑转移的治疗可根据病情和患者要求选择手术或立体定向治疗。

放射治疗还可用于肾癌骨转移的姑息镇痛治疗，放射治疗肿瘤协会（RTOG）报道局部高剂量放疗更有利于缓解骨转移症状。

肾脏的放射损伤：放射性肾炎的临床表现包括：高血压、贫血、氮质血症、蛋白尿等、从照射开始到出现肾炎表现的平均时间约为 8 个月，致死的主要原因为恶性高血压和肾功能衰竭。放射性肾炎的镜下表现为：肾小球内皮细胞肿胀，肾小球玻璃样变性，间质水肿或纤维化，基底膜增厚和破裂等。造成永久性肾损伤的双肾受量为：T_D 5/5：2000 cGy；T_D 50/5：2500 cGy。因此肾癌放疗时至少要使 1/3 的全肾体积得到保护，剂量 < 1500 cGy。

表 9－1－3 辅助放射治疗的前瞻性随机临床研究

作者	放疗方案	病例数	剂量（cGy）	5 年生存率（%）		局部复发率（%）	
				手术	手术＋放疗	手术	手术＋放疗
Van der Werf－Messing	术前	126	3000 (200×15)	*	*	—	—
Juusela	术前	88	3000 (220×15)	63	47	—	—
Finney	术后	100	5500 (204×27)	47	36	13	13
Kjaer	术后	65	5000 (250×20)	64	38	3	0

* 没给数据，但统计学无意义。

总之，根治术后辅助放疗在肾癌治疗中无明显意义，放疗作为一种治疗手段，在肾癌中的应用价值有限，仅适用于：切缘阳性、有淋巴结转移、或不能手术的病例以及肾癌骨转移的姑息镇痛治疗，立体定向放疗适用于肾癌脑转移。放疗时应尽量采用三维适形放疗或调强放疗技术以给予靶区有效剂量照射的同时尽可能保护好周边重要脏器，靶区勾画应根据具体病变情况及相邻脏器的保护要求确定，推荐照射剂量为 50Gy/25 次/5 周，放疗中注意保护对侧肾脏。姑息镇痛放疗及脑转移立体定向放疗的剂量方案应视病变所在部位及范围个体化。

三、内科治疗

跟放疗一样，化疗和生物免疫治疗也并不是局部可手术肾癌的标准治疗组成部分，迄今为止，没有找到对肾癌非常有效的化疗药物或化疗联合方案，单药的有效率在0% ~16%之间。Yagoda荟萃分析了1983年以来的所有单药化疗临床研究，累计病例达3 502例，其有效率仅为5.6%，因此他指出，作为新辅助治疗或辅助治疗，化疗是无意义的。

用于肾癌生物免疫治疗的药物主要是干扰素（IFN）和白介素2（IL－2）。干扰素各家报道的有效率为0% ~38%，平均为14%。疗效反应多在3个月内，超过3月无反应可视为无效，有效期通常短于2年。白介素2的有效率低于干扰素，因此白介素2多与干扰素联合应用。总之，无论是单药应用还是联合应用，生物免疫治疗的有效率仅为20%左右，且并没有改善生存率。

第七节　预　　后

总体统计，经治疗后肾细胞癌的5年总生存率约为60%。单因素分析的预后影响因素包括：原发灶分期（T）、淋巴结转移、远处扩散、组织细胞学类型、病理分级、手术切除程度、性别、年龄、KPS评分等。但一项包含了172例可手术病例的多因素分析结果显示，只有肾静脉侵犯和淋巴结转移是独立的预后影响因素，分子生物学和肿瘤标志物的预后意义仍在研究中。

（刘跃平　李晔雄）

参　考　文　献

1. Motzer RJ, Russo P, Nanus DM, et al. Renal cell carcinoma. Curr Probl Cancer, 1997; 21：185 ~232.
2. Schefter T, Rabinovitch RA. Cancer of the Kidney. In: Leibel SA, Phillips TL (eds). Textbook of radiation oncology. 2 ed, Philadelphia: SAUNDERS, 2004, 923 ~938.
3. Drucker BJ. Renal cell carcinoma: Current status and future prospects. Cancer Treat Rev, 2005, 31：536 ~545.
4. Tsui KH, Shvarts O, Smith RB, et al. Renal cell carcinoma: prognostic significance of incidentally detected tumors. J Urol, 2000, 163：426 ~430.
5. Robson CJ, Churchill BM, Anderson W. The results of radical nephrectomy for renal cell carcinoma. J Urol, 1969, 101: 297 ~301.
6. American Joint Committee on Cancer: Kidney. In: Greene FL, Page DL, Fleming ID, et al (eds). AJCC Cancer staging manual. 6 ed, New York: Springer－Verlag, 2002, 231.
7. Rabinovitch RA, Zelefsky MJ, Gaynor JJ, et al. Patterns of failure following surgical resection of renal cell carcinoma: Implications for adjuvant local and systemic therapy. J Clin Oncol, 1994, 12：206 ~212.
8. Rafla S. Renal cell carcinoma. Natural history and results of treatment. Cancer, 1970, 25：26 ~40.
9. Stein M, Kuten A, Halpern J, et al. The value of postoperative irradiation in renal cell cancer. Radiother Oncol, 1992, 24：41 ~44.
10. Aref I, Bociek RG, Salhani D. Is post－operative radiation for renal cell carcinoma justified? Radiother Oncol, 1997, 43: 155 ~157.
11. Kjaer M, Iversen P, Hvidt V, et al. A randomized trial of postoperative radiotherapy versus observation in stage II and III renal adenocarcinoma. A study by the Copenhagen Renal Cancer Study Group. Scand J Urol Nephrol, 1987, 21：285 ~289.
12. Finney R. The value of radiotherapy in the treatment of hypernephroma——a clinical trial. Br J Urol, 1973, 45：258 ~269.
13. Kjaer M, Frederiksen PL, Engelholm SA. Postoperative radiotherapy in stage Ⅱ and Ⅲ renal adenocarcinoma. A randomized trial by the Copenhagen Renal Cancer Study Group. Int J Radiat Oncol Biol Phys, 1987, 13：665 ~672.
14. Wronski M, Maor MH, Davis BJ, et al. External radiation of brain metastases from renal carcinoma: A retrospective

study of 119 patients from the M. D. Anderson Cancer Center. Int J Radiat Oncol Biol Phys, 1997, 37:753~759.

15. Muacevic A, Kreth FW, Mack A, et al. Stereotactic radiosurgery without radiation therapy providing high local tumor control of multiple brain metastases from renal cell carcinoma. Minim Invasive Neurosurg, 2004, 47:203~208.

16. Tong D, Gillick L, Hendrickson FR. The palliation of symptomatic osseous metastases: Final results of the study by the Radiation Therapy Oncology Group. Cancer, 1982, 50:893~899.

17. Redman BG, Chang AE. Advanced renal cell carcinoma. Curr Treat Options Oncol, 2000, 1:417~422.

18. Yagoda A, Petrylak D, Thompson S. Cytotoxic chemotherapy for advanced renal cell carcinoma. Urol Clin North Am, 1993, 20:303~321.

19. Milowsky MI, Nanus DM. Advanced renal cell carcinoma. Curr Treat Options Oncol, 2001, 2:437~445.

第二章　膀　胱　癌

第一节　概　　述

膀胱癌是泌尿系统常见恶性肿瘤，其发病率地区差异较大，北美和北非为高发地区，而我国发病率较低，约为3/10万，但却占泌尿系统肿瘤的第一位，男性发病率为女性的4～5倍，高发年龄为60～70岁，近年来发病率有上升趋势，其发病原因与环境污染、接触工业原料、吸烟等因素有关。膀胱癌经局部治疗后复发率较高，Ta，T_1 期病例经尿道膀胱肿瘤切除后，局部复发率高达70%，其中约1/3将发展为多处病灶，约20%在5年内进展为膀胱肌壁浸润癌。50%的原位癌（T_{is}）最终会发展为膀胱浸润癌。浸润癌根治性手术切除后50%将会出现远地转移，远地转移常见部位为肺和骨，出现远地转移的几率与原发肿瘤的分期和分级有关。过去放射治疗曾作为膀胱癌的单一治疗手段，但治疗失败率较高，近20年来，放射治疗作为膀胱癌的单一治疗手段使用愈来愈少，而更多的则是与手术、化疗配合作为综合治疗的一部分用于控制肿瘤并保存器官功能。

第二节　解剖及淋巴引流

膀胱是一个中空的肌性器官，占据盆腔的前部分，位于耻骨联合后上方，充盈时上界可达脐水平。膀胱前方紧邻耻骨，前上为膀胱顶，覆以腹膜，与回肠、乙状结肠、女性的子宫体等相邻，后方为输尿管、直肠、男性的输精管、精囊腺、女性的子宫颈、阴道等结构，后下为膀胱颈，与尿道和男性前列腺相邻，双侧输尿管开口与尿道开口相连在膀胱后壁区域形成膀胱三角，为膀胱癌好发部位。膀胱两侧及下方与肛提肌和闭孔内肌等盆底肌群相邻。（膀胱与相邻器官的关系见图9－2－1）。膀胱粘膜内衬移行上皮细胞。

膀胱的淋巴引流途径为：膀胱周围淋巴结，髂内、髂外淋巴结，髂总淋巴结，腹主动脉旁及腔静脉旁淋巴结。膀胱癌的淋巴结转移率与原发肿瘤膀胱壁病理浸润深度相关（表9－2－1）。

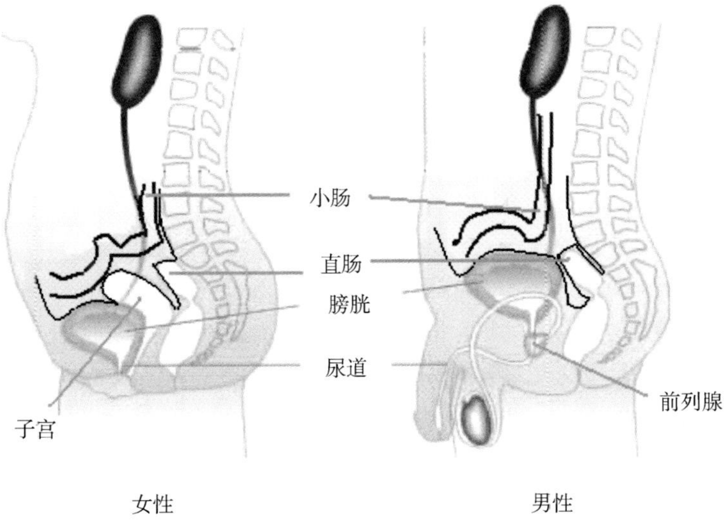

图9－2－1　膀胱与相邻器官关系

表 9-2-1 原发肿瘤病理期别与区域淋巴结转移率的关系

病理期别	淋巴结转移率（%）
pT_{is}，pT_a，pT_1	5
pT_2	18
pT_{3a}	27
pT_{3b}	45
pT_4	43

表 9-2-2 膀胱癌的病理分级

G	分化
G_x	分级无法评价
G_1	分化较好
G_2	中度分化
G_3	分化较差
G_4	未分化

第三节 病理和临床分期

膀胱癌多起源于内衬的移行上皮细胞，因此移行细胞癌约占 90%，其余为鳞癌、腺癌、小细胞癌、肉瘤等。准确的病理分级和临床分期是评价膀胱癌预后和合理选择治疗的前提和基础，故疗前通过影像学和膀胱镜检查获得准确的病理分级和临床分期至关重要。根据肿瘤分化程度确定的临床病理分级见表 9-2-2。美国癌症联合会（AJCC）的 TNM 分期是应用较广泛的膀胱癌国际分期（表 9-2-3）。分子和基因水平的预后影响因素是近年来研究的热点。

表 9-2-3 美国癌症联合会（AJCC）2002 年膀胱癌分期系统

T：原发肿瘤

- T_x：原发肿瘤无法评估
- T_0：无原发肿瘤
- T_a：非侵袭性乳头状癌
- T_{is}：原位癌
- T_1：肿瘤侵及粘膜下结缔组织
- T_2：肿瘤侵及肌层
- T_{2a}：肿瘤侵及浅肌层（内 1/2 肌层）
- T_{2b}：肿瘤侵及深肌层（外 1/2 肌层）
- T_3：肿瘤侵及膀胱周围组织
- T_{3a}：显微受侵
- T_{3b}：肉眼受侵（形成膀胱外肿块）
- T_4：肿瘤侵及如下结构：前列腺、子宫、阴道、盆壁、腹壁
- T_{4a}：肿瘤侵及前列腺、子宫、阴道
- T_{4b}：肿瘤侵及盆壁、腹壁

N：区域淋巴结指局限于真骨盆内的淋巴结，超出此范围为远处转移

- N_x：区域淋巴结无法评估
- N_0：无区域淋巴结转移
- N_1：区域单个淋巴结转移，最大径 =2cm
- N_2：区域单个淋巴结转移，最大径 >2cm，但 <5cm，或区域多个淋巴结转移，最大径 =5cm
- N_3：区域淋巴结转移，最大径 >5cm

M：远地转移

- M_x：远地转移无法评价
- M_0：无远地转移
- M_1：有远地转移

分期

- 0_a 期：$T_aN_0M_0$
- 0_{is} 期：$T_{is}N_0M_0$
- Ⅰ期：$T_1N_0M_0$
- Ⅱ期：$T_{2a}/T_{2b}N_0M_0$
- Ⅲ期：$T_{3a}/T_{3b}/T_{4a}N_0M_0$
- Ⅳ期：$T_{4b}N_0M_0$；任何 T $N_{1-3}M_0$；任何 T 任何 NM_1

本表引自文献 1。

第四节 放射治疗在膀胱癌治疗中的价值

膀胱癌根据其临床表现和预后的不同可分为3型：粘膜表浅型、肌壁浸润型、远处播散型。三者治疗原则不同：粘膜表浅型治疗目的为控制局部肿瘤，防止肿瘤复发和进展；肌壁浸润型的治疗原则主要是通过综合多种治疗手段控制肿瘤并尽可能保存膀胱功能；已存在远处播散的病例，应以全身化疗为主，期望能提高生存率和延长生存时间，并可配合局部姑息放疗减轻患者痛苦，改善生存质量。

一、放射治疗在膀胱癌治疗中的价值：

（一）粘膜表浅型病变（临床分期 T_a、T_1、T_{is}） 以分化较好的乳头状移行细胞癌为主，约占初诊病例的70%～80%，多以保存膀胱的保守治疗为主，包括经尿道膀胱肿瘤完整切除，卡介苗或化疗药物膀胱灌注，光动力学治疗等。这部分病例经上述手段治疗后5年生存率可达75%～90%，但其中70%将在随诊过程中出现复发，约20%～25%将发展为肌壁浸润癌。有报道放射治疗用于治疗 T_1、G_3 病例取得了较好疗效：53例经尿道膀胱肿瘤切除后的 T_1、G_3 病例，术后附以同步化放疗，结果5、10年生存率分别达77%和61%，5和10年膀胱功能保存率为55%和45%。

（二）肌壁浸润型（临床分期 T_2～T_4） 以分化差的移行细胞癌为主，约占初诊病例的20%，其中50%就诊时或在随后的两年内将发展为远处播散。根治性膀胱切除并尿路改道术是肌壁浸润型膀胱癌的标准治疗。根治性膀胱切除后，该型病例的5年生存率可达50%。单纯放射治疗其肿瘤完全消除率（CR）只有40%，而5年生存率约为25%，治疗疗效低于根治性膀胱切除术。但近年来欧美等国家综合多种治疗手段进行了多项保存膀胱功能的临床研究，其治疗包括经尿道膀胱肿瘤最大限度切除，综合术后同步放化疗，将根治性膀胱切除作为保守治疗失败的补救措施，取得了与根治性膀胱切除相似的疗效，并使相当部分的病例保存了膀胱功能和性功能，保证了患者的生活质量。通过这一方案治疗，肿瘤CR率可提高到66%～85%，40%～80%的病例5年内保存了膀胱功能，总的5年生存率可达50%，能与根治性膀胱切除术相比，因此该治疗方案在部分选择病例中可作为根治性膀胱切除术的替代治疗。近年来有关膀胱癌综合治疗保存膀胱功能的临床研究列于表9－2－4。

表9－2－4 手术综合同步化放疗保存膀胱功能的研究

作　者	病例数	分期	疗效（%）		
			CR率	5年生存率	膀胱保存率
Saucer	205	T_1～T_4	77	59	79
Saracino	52	T_1～T_4	82	77[a]	87[a]
Tester	47	T_2～T_{4a}	66	52	42
Houssett	120	T_2～T_{4a}	77	63	－
Kachnic	106	T_2～T_{4a}	66	52	43
Shipley	106	T_2～T_{4a}	66	52	43

a：4年结果，放疗为超分割方案治疗。（引自文献7～12）

通过多年的临床实践和研究探索，Shipley等总结出了保存膀胱功能的膀胱癌治疗方案以及最佳适应证和禁忌证。

1. 保存膀胱功能的膀胱癌治疗方案 见图9－2－2。

2. 保存膀胱功能的膀胱癌治疗适应证

（1）存在不适合于根治性膀胱切除的合并症。

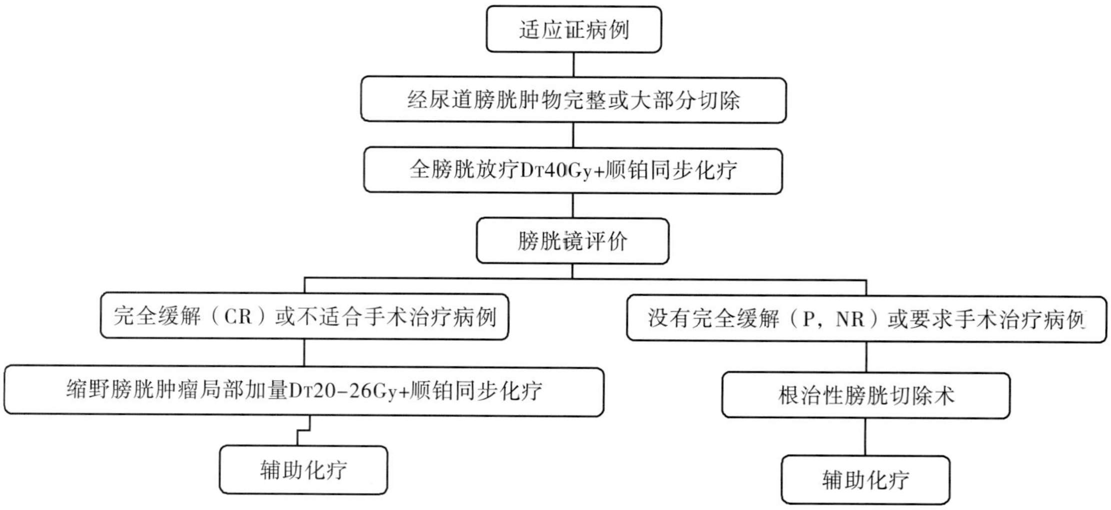

图9－2－2 保存膀胱功能的膀胱癌治疗方案

（2）患者拒绝行根治性膀胱切除术。

（3）单发病灶。

（4）临床分期为 T_2（最适合）。

（5）没有输尿管梗阻。

3．保存膀胱功能的膀胱癌治疗禁忌证

（1）肿瘤已导致肾盂积水。

（2）肾功能异常。

（3）易激惹膀胱。

（4）低容量膀胱。

（5）T_4 病例。

（6）弥漫性原位癌存在。

（三）膀胱癌的根治性放疗 膀胱癌根治性放疗在20世纪80年代以前曾作为膀胱癌的重要治疗手段应用，80年代以后被安全有效的根治性膀胱切除术取代。许多研究对比了根治性膀胱切除术与根治性放疗的疗效，发现根治性膀胱切除术疗效优于根治性放疗。但这种比较是基于非均衡病情分配和不同分期标准之上的，与接受根治性放疗的病例相比，接受根治性膀胱切除术的病例就诊时病期偏早、年轻、具有更好的身体状况；疗效比较时，根治性放疗只能基于临床分期，而根治性手术则通常基于病理分期之上。因此两组治疗病例不具有完全可比性。过去多年的治疗经验表明，膀胱癌根治性放射治疗可取得20%～40%的5年生存率和40%以上的局部控制率，约70%的病例可保存正常膀胱功能，但约有50%的病例最终因病变残存或局部复发而导致治疗失败。放疗后肿瘤残存病例或局部复发病例通过挽救性膀胱切除术仍可取得30%～50%的5年生存率，超分割放疗或与化疗、热疗配合的根治性放疗能进一步提高治疗疗效。目前根治性放疗的适应证主要为高龄或有严重合并症不能耐受手术的病人。膀胱癌根治性放疗疗效列于表9－2－5。

（四）膀胱癌的术前放疗 从过去30年的临床研究结果分析，膀胱癌的术前放疗没有肯定的结论，因此常规应用术前放疗仍存在争议，支持和反对术前放疗的证据均有报道，但支持 T_3 膀胱癌术前放疗的证据较多，T_3 膀胱癌术前放疗疗效见表9－2－6。

表 9-2-5 膀胱癌根治性放疗疗效

作 者	病例数	平均年龄	放疗剂量	分期	疗效（%）	
					CR 率	5 年生存率
Duncan	963	66	55	$T_1 \sim T_4$	46	30
Blandy	704	68	55	$T_1 \sim T_4$	-	40
Goffinet	384	60	70	$T_1 \sim T_4$	-	30
Goodman	470	66	50	$T_2 \sim T_3$	-	38
Quilty	333	67	55	T_3	41	26
Gospodarowicz	121	70	60	$T_2 \sim T_{4b}$	-	32
Hayter	1372	70	60	$T_2 \sim T_4$	-	28
Jahnson	319	>70	64	$T_1 \sim T_4$	-	28
Daehlin	90	71	64	$T_1 \sim T_4$	-	29
Fossa	271	73	60	$T_2 \sim T_4$	-	22
Bell	120	70	50[a]	$T_2 \sim T_4$	44	50
Moonen	379	73	60	$T_2 \sim T_3$	-	22
总计	5526	70	60	$T_1 \sim T_4$	43	31

CR：完全缓解，a：250cGy/次。（引自文献 1）

表 9-2-6 T_3 膀胱癌术前放疗结果

作 者	病例数	分期	疗效（%）		
			病理 CR 率	分期下降率	5 年生存率
Miller	125	T_3	29	-	23
Anderson	35	T_3	-	-	46
Bloom	98	T_3	31	49	38
Whitmore	205	T_3	-	-	42
Smith	140	T_3	-	-	43
Cole	92	T_{3b}	-	73	52
Parson	1185	T_3	1/3	2/3	提高 15~20[a]

a：与单纯手术相比。（本表引自文献 16~21）

Anderson 医院报道了 724 例临床分期为 B2、C 期（T_3）的膀胱癌治疗疗效，其中 125 例按计划接受了术前放疗（Ⅰ组），术前膀胱照射 50Gy/25 次，术后 6 周行根治性膀胱癌切除术，其结果与同期接受单纯放疗的 533 例（Ⅱ组）和术后放疗的 61 例（Ⅲ组）相比，5、10 年生存率和局部复发率均有差别，术前放疗组 10 年生存率高于其他各组，局部复发率低于其余组。Ⅰ组根治性膀胱切除后，病理提示 29% 的病例无瘤残存。在随后针对 T_3 膀胱癌的随机研究结果也支持术前放疗，5 年生存率术前放疗组高于单纯放疗组，为 46% 和 16%。该院还对比了术前放疗与单纯手术在 T_{3b} 膀胱癌治疗中的差别，结果表明 5 年局部控制率术前放疗组高于单纯手术组，分别为 91% 和 72%，总生存率和无病生存率也以术前放疗组为优。术前放疗使 70% 以上病例的分期得到改善。英国 Marsden 皇家医院通过前瞻性研究对比了 T_3 膀胱癌术前放疗和单纯放疗的差别，在 60 岁以下男性病例中，术前放疗组疗效明显优于单纯放疗组，5 年生存率为 38% 和 29%，术前放疗后，49% 的病例分期得到改善，手术标本显示 31% 的病例无瘤残存。美国 Sloan-Kettering 纪念医院总结了 205 例接受术前放疗的 B2、C 期（T_3）膀胱癌病例，其 5 年无瘤生存率为 42%，约为单纯膀胱癌根治术的 2 倍。Sloan-Kettering 纪念医院对该院多年治疗的膀胱癌全面分析的结果表明，接受术前放疗的病例其盆腔复发率最低（<10%）。一项 Meta 分析总结了术前放疗在 T_3 期膀胱癌治疗中的优势：术前放疗改善了约 2/3 病例

的临床分期，使1/3病例的肿瘤完全消失，与单纯手术相比，能提高其5年生存率约15%～20%。术前放疗并没有增加手术并发症和死亡率，也没有增加远处转移率。

丹麦膀胱癌研究组前瞻性对比研究了154例T_2～T_{4a}膀胱癌的术前放疗意义，尽管术前放疗生存率高于根治性放疗，但两组的差别未达统计学意义。一项总结了5个肌壁受侵膀胱癌临床研究的Meta分析未能发现术前放疗较单纯手术的优势；另一入组了140例病例的Ⅲ期临床研究结论也相似。

（五）膀胱癌的术后辅助放疗　术后放疗能在准确病理分期的基础之上，给予局部复发高风险病例以辅助治疗，降低复发风险。有关膀胱癌术后辅助放疗的临床研究及大宗病例报道较罕见。RTOG结合术前和术后的Ⅱ期临床研究可供借鉴，其65例病理为高分级的膀胱癌，有29例接受了术前一次5Gy和术后5周45Gy的放射治疗，接受放疗病例3年内无盆腔复发，3年实际生存率为78%。对于手术切缘不净，局部病变较晚（T_{4b}），仅行姑息手术的病例，应当考虑术后放疗。

（六）术中放疗　尽管术中放疗能有效避开正常组织给予肿瘤区域以精确照射，但由于其设备条件要求较高，只能给予单次照射，疗效不肯定，故缺少临床研究。

（七）放疗在膀胱癌中的其他应用　放疗配合其他治疗手段除可在部分肌壁浸润型病例中作为根治性膀胱切除术的替代治疗外，还是晚期病例姑息减症治疗的重要手段，对改善血尿、疼痛、尿频尿急和排尿困难等症状，提高患者生活质量起到重要作用。晚期病例通过放疗，90%以上能达到姑息减症目的，约50%病例症状完全缓解，22%的病例中位生存期得以延长7个月。膀胱鳞癌术后局部区域复发是主要的失败原因，因此建议采用手术与术后放疗的综合治疗以提高局部控制率。膀胱小细胞癌通过术后同步化放疗，可取得与膀胱移行细胞癌相似的疗效。至于癌肉瘤和肉瘤样癌，因其高度侵袭性和恶劣的预后，需采用更积极的综合治疗。

（八）后装治疗　配合外照射的后装插植在欧洲和日本使用较多，并有较好的疗效报道，但鉴于手术置管的损伤性操作和三维适形外照射技术的发展，后装治疗越来越多地已被三维适形技术取代。

二、放射治疗毒副作用

放疗的毒副作用表现在急性和晚期反应上，急性反应多出现在治疗中，表现为放射性膀胱炎、尿道炎、直肠炎、小肠炎以及骨髓抑制等，出现程度各异，但多在可耐受范围之内；晚期反应出现在放疗结束3个月以后，主要因间质纤维化和闭塞性血管内膜炎所致，表现为无痛性血尿、尿频，以及膀胱挛缩或尿道狭窄等，约50%病例放疗后会出现不同程度的性功能障碍。严重的晚期损伤发生几率并不高，一旦出现首先应排除肿瘤复发可能。放疗毒性与放疗剂量和放射野大小成正相关，化放疗同步可加重毒性反应，高龄病人和合并糖尿病、严重高血压病者毒性增加。

三、总结

放射治疗适用范围：

1．表浅型T_1、G_3病例，经尿道肿瘤切除后配合术后同步化放疗有可能提高局部控制率和长期生存率。

2．肌壁浸润型T_2病例，经尿道膀胱肿瘤最大限度切除配合术后同步放化疗可作为根治性膀胱切除的替代治疗，将根治性膀胱切除作为同步放化疗失败后的补救措施，可取得与根治性膀胱切除相当的疗效并能最大限度保存膀胱功能。

3．存在手术禁忌证的病例或拒绝手术的病例，可行根治性放疗或同步放化疗，5年生存率为20%～40%的，局部控制率约为40%，约70%的病例可保存正常膀胱功能。

4．T_3病例通过术前放疗，能降低临床T分期，并使盆腔复发率降低至10%以下（约减少20%～30%），很有可能提高5年生存率。

5．术后具有局部复发高风险病例（切缘不净，高分级，T_{4b}），通过术后同步放化疗有可能提高局部控制率和5年生存率。

6. 放疗是晚期不可手术病例姑息减症治疗的重要手段，能有效改善血尿、疼痛、尿频尿急和排尿困难等症状，提高患者生活质量并姑息延长寿命。

7. 膀胱鳞癌通过术后辅助放疗可提高局部控制率，膀胱小细胞癌通过术后同步放化疗可提高生存率。

第五节 放射治疗技术

本节所谈治疗技术为外照射，外照射可通过常规整体挡铅技术或三维适形技术实现。膀胱癌的近距离治疗在国内应用较少，在此不做讨论。常规整体挡铅技术由普通 X 线模拟机定位，操作简单，适于在设备条件不足的基层单位应用，其缺点为定位准确性差，无法对靶区和正常器官进行剂量评估；基于 CT 模拟定位的三维适形放疗能克服以上缺点，提高治疗精度，因此为越来越多的单位采用。无论是常规整体挡铅技术还是高精度的三维适形放疗，减少病人治疗中的体位变动，保证治疗摆位的重复性是准确放疗的前提。为实现这一前提，临床上多采用各种各样的体位固定技术，其中热塑料快速成形和真空袋快速成形固定技术已广泛应用于临床。

一、放射治疗技术

（一）定位 病人取仰卧位，普通模拟机定位前膀胱插管留置导尿，定位时注入膀胱造影剂 350 ~ 400ml，拍摄定位片；CT 定位前 1 小时排空膀胱，分别于定位前 1 小时、半小时口服 0.5% 泛影葡胺各 500ml，然后 CT 定位扫描。

（二）射线能量选择 大部分膀胱位于盆腔中央，常规照射或应用三维适形放疗技术时应选择 6 MV 或更高能量的 X 线，以保证靶区剂量高于周边正常组织剂量。

（三）放射治疗剂量 根治量放疗的推荐剂量为 60 ~ 66Gy，分次剂量为 1.8 ~ 2Gy，术前放疗以 40 ~ 50Gy/4 ~ 5 周为宜，术后辅助放疗以 50Gy/5 周为宜，术后有残存者应局部推量至根治剂量。给以根治剂量放疗的病例采用后程缩野计划，大野照射 D_T 45 ~ 50Gy 后再缩野至局部加量 D_T 15 ~ 20Gy。术中放疗常用 4 ~ 9MeV 电子线照射 25 ~ 30Gy/1 次，姑息放疗多采用大分割剂量照射，30Gy/10F/2w 与 30Gy/5F/6w 为参考方案，再根据治疗反应和病人身体状况酌情缩野加量。

（四）治疗靶区 CTV1（预防照射范围）包括膀胱、近端尿道（男性包括前列腺及其相应尿道）、区域淋巴结（邻近膀胱的区域淋巴结指髂内、髂外和闭孔淋巴结）。CTV2（缩野加量范围）包括膀胱或部分膀胱及周边 2cm 外放边界。治疗 CTV1 时应采用膀胱充盈还是排空状态目前有争议，膀胱充盈可使更多的小肠和直肠排挤出照射野外避免照射，但射野较大，且难以保证每次治疗时保持相同的膀胱充盈状态；排空膀胱治疗，射野小，膀胱变化小，但填充入膀胱位置的小肠和直肠难以避开。无论采用何种膀胱充盈状态，原则应保证定位时状态与治疗时状态一致。治疗 CTV2 时若照射全膀胱则应排空膀胱以缩小射野，保护正常组织；若仅照射部分膀胱则需充盈膀胱以减少正常膀胱照射。

（五）常规外照射靶区范围定义 前后左右对称 4 野“盒”式治疗是最常用治疗技术，适用于全盆腔预防照射和局部缩野加量治疗。

1. 膀胱癌全盆腔预防照射野野界 见图 9 - 2 - 3。

前后野：

上界：腰 5 与骶 1 椎体间隙；

下界：闭孔下缘；

侧界：真骨盆外 1.5cm，下外方保护股骨头，上外方保护部分髂骨。

双侧野：

上界：腰 5 与骶 1 椎体间隙；

下界：闭孔下缘；

前界：造影或 CT 影像所见膀胱最前端外放 1.5 ~2cm，前上方可 保护位于髂外淋巴结前的小肠，前下方可保护耻骨联合外的软组织；

后界：造影或 CT 影像所见膀胱最后端外放 2 ~2.5cm，后上方应包全髂内外淋巴结，后下方可保护部分直肠后壁和肛管。

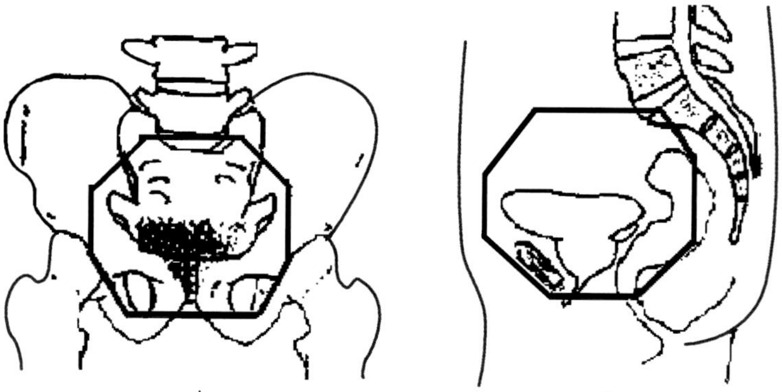

图 9-2-3 膀胱癌放射治疗射野边界

A：前后野；B：双侧野。

通过 4 野“盒”式治疗技术，治疗靶区可得到均匀的剂量分布，而治疗靶区以外均在 50% 剂量线以下。考虑膀胱充盈时大部分偏向盆腔前方，因此前后对穿野的剂量权重可适当向前野倾斜，前野权重增加会导致靶区剂量分布不均匀，另外人体正常轮廓的倾斜也会影响剂量分布，这些可通过双侧野加用适当角度楔形板来调整控制。

2. 局部缩野治疗范围 根治剂量放疗时，全盆腔照射 DT 45 ~50Gy 后，应缩野至膀胱或肿瘤局部加量，缩野后射野以包全膀胱及周边 2cm 边界或包全肿瘤并外放 2cm 为宜，4 野“盒”式治疗仍是最常用的放疗技术，也可根据残余肿瘤部位和大小，重要器官受量要求，以及医师爱好的不同，设计双侧野、3 ~4 斜野或旋转弧形照射技术。

二、适形放疗和调强适形放疗

这两种治疗技术是放射治疗近年来的新发展，是在 CT 影像上勾画靶区和可能受照射的正常器官，所勾画的靶区范围应与前述治疗范围相同。适形放疗和调强适形放疗能在各射野方向上保持射野形状与所需治疗靶区形状一致，调强适形放疗还能对射野内各处的剂量分布按照需要进行调整，另外适形放疗和调强适形放疗能对治疗靶区和周边重要器官的受量进行准确评估，因此在给予治疗靶区以精确集中照射的同时能最大限度保护未受肿瘤侵犯的正常组织和器官，故近年来适形放疗和调强适形放疗在膀胱癌治疗中的应用越来越多。但膀胱体积和形状随充盈程度不同而变化，因此，在应用三维适形放疗或调强适形放疗时，应保持治疗过程中膀胱充盈一致并使用体位固定，以减少器官移动和摆位误差，保证准确照射靶区。

三、膀胱周边正常器官放疗耐受量限制

膀胱与许多重要器官相邻，膀胱癌放疗中不可避免会对这些器官产生影响，其中影响最大的为直肠、股骨头和小肠，这些正常组织一定体积下的放疗耐受参考剂量为：

1. 直肠

50%，50Gy。

40%，65Gy。

25%，70Gy。

2. 股骨头

100%，35Gy

60%，45Gy

30%，60Gy

3. 小肠

=50Gy。

（刘跃平 李晔雄）

参考文献

1. Petrovich Z, Stein JP, Jozsef G, et al. Bladder. In: Pejrez GA, Brady LW, Halperin EC et al (eds). Principles and practice of radiation oncology. fourth ed, Philadelphia: Lippincott Williams & Wilkins, 2004, 1164～1691.
2. Skinner DG, Lieskovsky G. Management of invasive high－grade bladder cancer. In: Skinner DG, Lieskovsky G (eds). Diagnosis and management of genitourinary cancer. Philadelphia: WB Saunders, 1988, 295～312.
3. Duncan W, Quilty PM. The results of a series of 963 patients with transitional cell carcinoma of the urinary bladder primarily treated by radical megavoltage x－ray therapy. Radiother Oncol, 1986, 7:299～310.
4. Shipley WU, Zietman AL. Genitourinary malignancies. In: Wang CC (ed). Clinical radiation oncology: Indications, techniques, and results. 2nd ed, 2000, 379～398.
5. 钱图南. 膀胱癌. 见：殷蔚伯、谷铣之，主编. 肿瘤放射治疗学. 第3版，北京：中国协和医科大学出版社，2002，788～789.
6. Montie JE, Abrahams NA, Bahnson RR, et al. NCCN clinical practice guidelines in oncology: Bladder cancer. NCCN, 2007.
7. Saucer R, Birkenhake S, Kuhn R, et al. Efficacy of radiochemotherapy with platin derivatives compared to radiotherapy alone in otgan－sparing treatment of bladder cancer. Int J Radiat Oncol Biol Phys, 1998, 40:121～127.
8. Saracino B, Arcangeli G, Meccozi A, et al. Combined hyperfractionated radiotherapy and protracted infusion chemotherapy in bladder cancer for organ preservation. Clin Ter, 1998, 149:183～189.
9. Tester W, Caplan R, Heaney J, et al. Neoadjuvant combined modality program with selective organ preservation for invasive bladder cancer: Results of radiation therapy oncology group phase Ⅱ trial 8802. J Clin Oncol, 1996, 14:119～126.
10. Houssett M, Dufour E, Maulard－Durtux C, et al. Concomitant 5－fluorouracil－cisplatin and bifractionated split course radiation therapy for invasive bladder carcer. Proc Am Soc Clin Oncol, 1997, 16:319.
11. Kachnic LA, Kaufman DS, Heney NM, et al. Bladder preservation by combined modality therapy for invasive bladder cancer. J Clin Oncol, 1997, 15:1022～1029.
12. Shipley WU, Winter KA, Kaufman DS, et al. Phase Ⅲ trial of neoadjuvant chemotherapy in Phase Ⅲ trial of neoadjuvant chemotherapy in patients with invasive bladder cancer treated with selective bladder preservation by combined radiation therapy and chemotherapy: Initial results of radiation therapy oncology group 89－03. J Clin Oncol, 1998, 16:3576～3583.
13. Shipley WU, Kaufman DS, Heney NM, et al. An update of combined modality therapy for patients with muscle invading bladder cancer using selective bladder preservation or cystectomy. J Urol, 1999, 162:445～451.
14. Cooke PW, Dunn JA, Latief T, et al. Long－term risk od salvage cystectomy after radiotherapy for muscle－invasive bladder cancer. Eur Urol, 2000, 38:279～286.
15. Johnson DE, Lamy S, JRB. B. Salvage cystectomy after radiation failure in patients with bladder carcinoma. South Med J, 1977, 70:1279～1281.
16. Miller LS. Bladder cancer. Superiority of preoperative irradiation and cystectomy in clinical stages B2 and C. Cancer, 1977, 39:973～980.
17. Bloom HJG, Hendry WF, Wallace DM, et al. Treatment of T_3 bladder cancer: Controlled trial of pre－operative radiotherapy and radical cystectomy versus radical radiotherapy. Br J Urol, 1982, 54:136～151.
18. Whitmore Jr. WF, Batata MA, Hilaria BS, et al. A comparative study of two preoperative radiation regimens with cystec-

tomy for bladder cancer. Cancer, 1977, 40 : 1077 ~ 1086.

19. Smith Jr JA, Crawford ED, Paradelo JC, et al. Treatment of advanced bladder cancer with combined preoperative irradiation and radical cystectomy versus radiacl cystectomy alone: A phase Ⅲ intergroup study. J Urol, 1997, 157 : 805 ~ 808.
20. Cole CJ, Pollack A, Zagars GK, et al. Local control of muscle – invasive bladder cancer: Preoperative radiotherapy and cystectomy versus cystectomy alone. Int J Radiat Oncol Biol Phys, 1995, 32 : 331 ~ 340.
21. Parsons JT, Million RR. Planned preoperative irradiation in the management of clinical stage B2 – C (T3) bladder carcinoma. Int J Radiat Oncol Biol Phys, 1988, 14 : 797 ~ 810.
22. Pollack A, Zagars GK, Cole CJ, et al. Significance of downstaging in muscle – invasive bladder cancer treated with preoperative radiotherapy. Int J Radiat Oncol Biol Phys, 1997, 37 : 41 ~ 49.
23. Smith JAJr. Summary of preoperative irradiation and cystectomy for bladder cancer. Semin Urol Oncol, 1997, 15 : 86 ~ 93.
24. Shell A, Jakobsen A, Nerstrom B, et al. Treatment of advanced bladder cancer category T_2, T_3 and T_{4a}. Scan J Urol Nephrol Suppl, 1991, 138 : 193 ~ 201.
25. Huncharek M, Muscat J, Geschwind JF. Planned preoperative radiation therapy in muscle invasive bladder cancer: Results of a meta – analysis. Anticancer Res, 1998, 18 : 1931 ~ 1934.
26. Mohiuddin M KS, Newall J, et al. Combined pre – and postoperative ajuvant radiotherapy for bladder cancer: results of RTOG/Jefferson Study. Cancer, 1981, 47 : 2840 ~ 2843.
27. Serretta V, Pomara G, Piazza F, et al. Pure squamous cell carcinoma of the bladder in western countries. Eur Urol, 2000, 37 : 85 ~ 89.
28. Lohrisch C, Murray N, Pickles T, et al. Small cell carcinoma of the bladder. Cancer, 1999, 86 : 2346 ~ 2352.
29. Van Der Werf – Messing BHP, Van Putten WLJ. Carcinoma of the urinary bladder category T2, T3NxM0 treated by 40 Gy external irradiation followed by cesium^{137} implant at reduced dose (50%). Int J Radiat Oncol Biol Phys, 1989, 16 : 369 ~ 371.
30. Wijnmaalen A, Helle PA, Koper PCM, et al. Muscle invasive bladder cancer treated by trasurethral resection, followed by external beam radiation and interstitial iridium – 192. Int J Radiat Oncol Biol Phys, 1997, 39 : 1043 ~ 1052.
31. Skala M, Berry M, Duchesne G, et al. Australian and New Zealand three – dimensional conformal radiation therapy consensus guidelines for prostate cancer. Australasian Radiology., 2004, 48 : 493 ~ 501.

第三章　睾丸恶性肿瘤

睾丸恶性肿瘤包括组织形态学和临床表现不同的一大类恶性肿瘤，绝大部分发生于阴囊内睾丸，也可发生于异位睾丸，如盆腔隐睾或腹股沟隐睾。睾丸恶性肿瘤在病理上分为生殖细胞瘤和非生殖细胞瘤两大类，主要病理类型为生殖细胞瘤（germ cell tumor，GCT），将近95%的睾丸恶性肿瘤为GCT。睾丸恶性肿瘤的治疗取决于病理类型。放疗是早期睾丸精原细胞瘤的重要治疗手段。最近十多年来，化疗显著改善了睾丸GCT的生存率。本章将重点讨论睾丸精原细胞瘤的治疗，并简单介绍睾丸非精原细胞性生殖细胞瘤的治疗原则。

第一节　流行病学与病因

睾丸肿瘤相对少见，仅占男性恶性肿瘤的1%。但是，睾丸生殖细胞瘤是20～35岁男性青壮年最常见的恶性肿瘤。睾丸恶性肿瘤主要有3个发病高峰：儿童，25～40岁和>60岁。睾丸恶性肿瘤的发生率有明显的地理分布，瑞士、德国和新西兰发病率最高，美国和英国次之，非洲和亚洲发病率最低。在2005年，美国有8 010例新病人，其中390例死亡。

睾丸生殖细胞瘤的病因不明，某些情况是可能的危险因素。

一、隐睾

隐睾发生恶性肿瘤的危险性显著高于正常下降的睾丸，达15～45倍，盆腔隐睾更易发生恶性肿瘤，其危险性比腹股沟隐睾高约6倍。异位睾丸发生的恶性肿瘤以精原细胞瘤较常见，达60%～80%。就目前的资料来看，还很难确定睾丸固定术能够减少隐睾肿瘤的发生率，但大部分研究认为，青春期前睾丸固定术能够减少睾丸生殖细胞瘤的发生。如果隐睾位于腹股沟、有功能、且容易检查，建议临床观察。如果隐睾（如盆腔隐睾）不容易检查，则应考虑做睾丸固定术。

二、己烯雌酚

动物实验证明，妊娠小鼠服用外源性己烯雌酚能导致雄性后代睾丸下降不全和发育不全。育龄妇女使用己烯雌酚或口服避孕药可导致其所生男婴产生隐睾或发育不全。虽然非对照性研究证明了己烯雌酚和生殖细胞瘤发生的相关性，但流行病学研究并不支持这一观点。

三、克兰费尔特综合征（Klinefelter’s syndrome）

克兰费尔特综合征的特征为睾丸小，伴有细精管透明性变，精子缺乏与不育，身高腿长，尿中促性腺激素增加，男子乳房女性化，主要与第47对性染色体XXY表型有关。克兰费尔特综合征的病人和纵隔生殖细胞瘤发生率高相关。

四、其他

睾丸恶性肿瘤病人常有外伤病史，但没有证据证明外伤和肿瘤发生有关。外伤常常使病人注意到睾丸肿块，因而就诊。流行性腮腺炎病毒引起的病毒性睾丸炎可导致睾丸萎缩，但是，流行病学研究未能证明感染是睾丸恶性肿瘤的病因。在HIV感染的病人也可发生睾丸肿瘤，但没有足够的证明其发病率高于健康人群。

第二节 解剖、转移途径和病理

一、解剖和转移途径

正常睾丸大小约 4cm×3cm×2.5cm，胚胎发育过程中从腹膜后生殖脊位置通过腹股沟管下降至阴囊。睾丸被膜包括睾丸鞘膜、精索外膜和阴囊。睾丸被致密的白膜被覆，睾丸上极为附睾。致密的白膜对睾丸肿瘤的生长有一定的限制作用，肿瘤很少穿透白膜侵及阴囊皮肤。

睾丸淋巴网分深浅 2 层，深层淋巴网来自睾丸实质和附睾，沿精索上行达腹膜后，顺腰大肌上行至第四腰椎水平，跨过输尿管，再分支向上，向内进入腹主动脉旁和下腔静脉旁淋巴结（图 9－3－1A）。两侧睾丸的淋巴引流均终止于下腔静脉外侧或前方及下腔静脉与腹主动脉之间（图 9－3－1B）。腹膜后淋巴结可通过乳糜池及胸导管到纵隔和左锁骨上淋巴结。浅层为睾丸鞘膜和阴囊皮肤的淋巴引流，汇集于腹股沟淋巴结，以后经髂淋巴链上行。

睾丸为腹腔器官，在胎儿期从腹腔下降至阴囊，因此，睾丸肿瘤的第一站淋巴转移为腹主动脉旁淋巴结。腹股沟淋巴结转移只有在极少见的情况下出现，如肿瘤侵及阴囊皮肤，既往有腹股沟手术史如腹股沟疝手术和睾丸固定术，腹膜后淋巴结广泛转移引起梗阻可使癌细胞逆流至腹股沟。晚期睾丸恶性肿瘤可出现血行转移，以肺转移最多见。

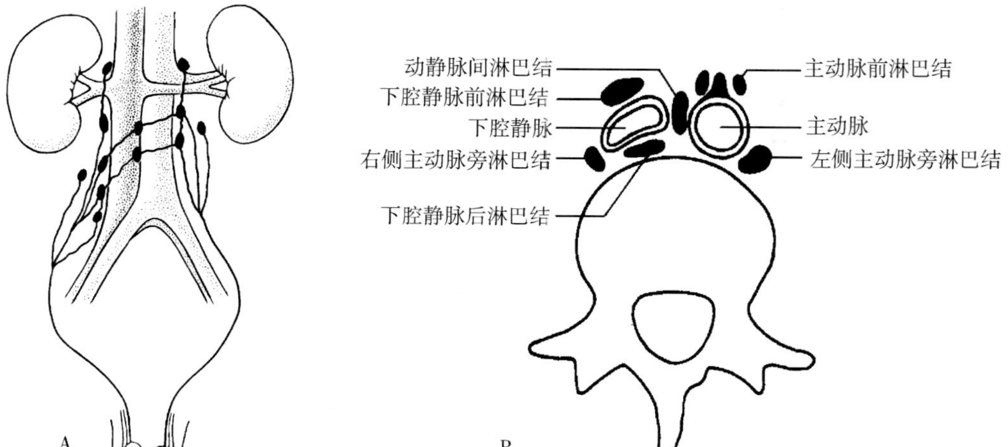

图 9－3－1 睾丸的淋巴引流途径

二、病理分类

睾丸恶性肿瘤来源于睾丸生殖细胞及其支持细胞。95% 的睾丸肿瘤为恶性，且绝大部分来源于生殖细胞。睾丸肿瘤病理分成两大类：生殖细胞瘤和非生殖细胞瘤。睾丸肿瘤的病理分类详见表 9－3－1。

睾丸生殖细胞瘤（germ cell tumor，GCT）又可分为精原细胞瘤（seminoma）和非精原细胞性生殖细胞瘤（nonseminomatous germ cell tumor，NSGCT）两大类。表 9－3－2 是全世界广泛应用的生殖细胞瘤的三大分类原则，世界卫生组织（World Health Organization，WHO）主要采用 Dixon/Moore 分类方案，在北美、欧洲和中国得到广泛应用。英国的生殖细胞瘤分类法主要应用于英国和澳大利亚。

表 9－3－1　睾丸恶性肿瘤的组织病理分类

A. 生殖细胞瘤
  1. 精原细胞瘤
  2. 胚胎癌
  3. 畸胎瘤
  4. 绒癌
  5. 内胚窦癌（yolk sac tumor）
B. 性腺基质肿瘤
  1. 间质细胞瘤（leydig cell tumor）
  2. 滋养细胞瘤（sertoli cell tumor）
  3. 颗粒细胞瘤（granulosa cell tumor）
C. 生殖细胞和基质瘤
  1. 性腺胚胎细胞瘤（gonadoblastoma）
D. 附件和睾丸旁肿瘤
  1. 间皮瘤
  2. 软组织肿瘤（肉瘤等）
  3. Adnexal（如腺癌）of the rete testis
E. 其他肿瘤
  1. 类癌
  2. 淋巴瘤
  3. 囊肿
F. 转移瘤

睾丸精原细胞瘤占全部 GCT 的 50%，可分为经典型、间变型和精母细胞型。精原细胞瘤病理亚型对预后影响不大。精母细胞型精原细胞瘤是极少见的病理类型，常发生于 65 岁以上，生长缓慢，极少转移，预后极好。15%～20% 精原细胞瘤血清 HCG 增高，但 AFP 阴性。

非精原细胞性生殖细胞瘤（NSGCT）占 GCT 的 50%，包括胚胎癌、绒癌、内胚窦癌和畸胎瘤，畸胎瘤分为成熟或不成熟。大部分 NSGCT 为混合性生殖细胞瘤，含有多种非精原细胞瘤成分。病理上任何非精原细胞性生殖细胞瘤成分都影响预后，当精原细胞瘤和 NSGCT 同时存在时，治疗上必须根据 NSGCT 处理。因此，纯的精原细胞瘤指组织学上纯精原细胞瘤和血清 AFP 阴性，AFP 仅由非精原细胞分泌。

表 9－3－2　睾丸生殖细胞瘤的病理分类比较

Dixon & Moore	WHO	British Tumor Panel
精原细胞瘤	精原细胞瘤	精原细胞瘤
	经典型	
	间变型	
胚胎癌	胚胎癌	恶性畸胎瘤，未分化
畸胎瘤	畸胎瘤	恶性畸胎瘤，分化
	成熟	
	未成熟伴恶性分化	
绒癌	绒癌	恶性畸胎瘤，滋养层细胞
内胎窦癌	内胎窦癌	内胎窦癌
畸胎癌	混合性生殖细胞瘤	恶性畸胎瘤，中度
畸胎瘤＋胚胎癌		
伴或不伴其他成分		

第三节　诊断与临床分期

一、症状与体征

睾丸恶性肿瘤常见的症状和体征为无痛性或疼痛性睾丸肿块，质地硬，大小从几毫米到十几厘米。大部分肿块伴有疼痛，部分病人同时伴有睾丸肿胀或下坠感。急性疼痛少见，如有则表示肿瘤内急性出血或睾丸急性蒂扭转。睾丸恶性肿瘤的症状和体征与睾丸的部位有关，隐睾肿瘤表现为阴囊内无睾丸，肿块位于腹股沟或盆腔。盆腔隐睾恶性肿瘤因为部位深，早期不容易发现，原发肿瘤大小比腹股沟隐睾和阴囊睾丸肿瘤大，原发病灶容易侵犯邻近器官和结构，产生特有的临床症状和体征，例如下肢水肿、尿频、尿急和尿痛等。

二、诊断与肿瘤抗原

（一）睾丸切除术　睾丸肿瘤切除是首要的诊断和治疗手段，睾丸切除术必须经腹股沟切口，在深部腹股沟内环处行精索高位结扎术，以减少局部复发和异常淋巴引流。经腹股沟高位睾丸切除术是唯一正确的治疗和诊断技术。禁止经阴囊行睾丸肿瘤切除术，此手术干扰正常淋巴引流，使淋巴引流至腹股沟和盆腔淋巴结。此外，经阴囊睾丸切除术遗留从腹股沟外环至内环的部分精索于体内。无论术前诊断如何，所有原发睾丸肿瘤都必须从腹股沟进行手术。未切除睾丸肿瘤之前，手术中不应解剖肿瘤进行观察。

盆腔隐睾精原细胞瘤需经下腹腔剖腹探查，因原发肿瘤与周围组织粘连或侵犯邻近器官，部分病人不能行隐睾肿瘤全切，仅做活检或肿瘤部分切除即可。

睾丸外（异位）生殖细胞瘤占所有生殖细胞瘤的 10%，纵隔和腹膜后是最常见的原发部位。儿童垂体常发生 GCT，有时 GCT 可发生于极罕见部位，如阴囊、甲状腺、鼻窦和头颈软组织。异位生殖细胞瘤病人必须做睾丸检查，以除外睾丸 GCT 转移的可能性。

（二）肿瘤标志物　血清肿瘤标志物甲胎蛋白（AFP）和绒毛膜促性腺激素（HCG）在睾丸生殖细胞瘤的诊断、预后、治疗和随诊中起非常重要的作用。纯的精原细胞瘤 AFP 阴性，但 HCG 可增加。NSGCT 血清 AFP 和/或 HCG 均可增高（表 9－3－3）。

1. AFP　AFP 由肝、胃肠道和睾丸内胚窦（fetal yolk sac）细胞分泌，是一种分子量为 7 万的糖蛋白。放射免疫法可用于测定血清 AFP 含量，正常值一般低于 15 ng/ml。AFP 阳性仅限于非精原细胞性生殖细胞瘤，特别是胚胎癌和内胎窦癌。纯的精原细胞瘤 AFP 阴性。如果病理报告为精原细胞瘤，而血清 AFP 阳性，表明含有非精原细胞性生殖细胞瘤成分，治疗原则上应按照非精原细胞性生殖细胞瘤处理。

2. HCG　HCG 由合体滋养层细胞分泌，单纯精原细胞瘤和 NSGCT 均可见血清 HCG 增高。晚期精原细胞瘤约 15% ~25% 可见 HCG 增高，非精原细胞性生殖细胞瘤 HCG 的阳性率和临床分期相关，见表 9－3－3。HCG 假阳性可见于 LH 交叉反应、治疗引起的性腺功能减退和垂体分泌的 HCG。

3. LDH　乳酸脱氢酶（LDH）是晚期睾丸生殖细胞瘤的重要预后因素，血清浓度的增高反映了肿瘤负荷、肿瘤生长率和细胞增殖。所有病人都应该做 LDH 检查，在临床分期中，考虑了 LDH 增高对预后的影响。

表 9－3－3　生殖细胞瘤的血清标志物

	AFP（%）	HCG（%）	LDH（%）
精原细胞瘤	阴性	15 ~ 25	80（晚期）
非精原细胞性生殖细胞瘤			
Ⅰ期	10 ~ 20	10 ~ 20	
Ⅱ期	20 ~ 40	20 ~ 30	
Ⅲ/Ⅳ期	40 ~ 60	40 ~ 60	60
半衰期	5 ~ 7 天	18 ~ 36 小时	

三、临床分期

临床分期检查包括病理，尿常规，血清 AFP 和 HCG，血液生化，LDH，胸正侧位 X 线片，腹盆腔 CT 和 B 超。所有睾丸生殖细胞瘤的病人，治疗前均应做精子和血雄激素水平的检查，并保留精子于精子库备用。

CT 扫描是膈上和膈下淋巴结病变最有效的检查方法。腹部 CT 扫描能很好地发现腹膜后淋巴结病变。70% ~80% 的精原细胞瘤和 1/3 的 NSGCT 诊断时 CT 扫描阴性。由于 NSGCT 病变进展较快，最后一次 CT 应在治疗开始前 4 周内做。腹腔淋巴结转移或胸片发现异常时，应做胸部 CT。

1997 年 AJCC/UICC 提出的睾丸恶性肿瘤 TNM 分期见表 9 –3 –4，9 –3 –6。AFP、HCG 和 LDH 是 GCT 独立的预后因素，在 TNM 分期中将血清 AFP、HCG 和 LDH 考虑为 S。TNM 总的分期原则如下：Ⅰ期指肿瘤局限于睾丸；Ⅱ期指肿瘤限于膈下淋巴结转移；Ⅲ期指膈上淋巴结转移，或远处转移，而 AFP、HCG 和 LDH 决定了总的分期。

腹膜后转移淋巴结的大小影响治疗的选择。精原细胞瘤腹膜后淋巴结转移 <5 cm 或 >5 cm，根治性放疗后的复发率分别为 15% 和 40% ~60%。NSGCT 的治疗选择取决于腹膜后淋巴结大小和部位，血清肿瘤标记物的上升浓度和程度。根据血清肿瘤标志物增高将 S 分为 S_1、S_2 和 S_3，总结如表 9 –3 –5。

表 9 –3 –4 UICC/AJCC 1997 年 TNM 分期原则

原发肿瘤

- pT_x：原发肿瘤不能评价
- pT_0：无原发肿瘤证据
- pT_{is}：原位癌
- pT_1：肿瘤局限于睾丸和附睾，无血管和淋巴管浸润；肿瘤可侵及白膜，但未侵及睾丸鞘膜
- pT_2：肿瘤局限于睾丸和附睾，合并血管和淋巴管浸润，或肿瘤侵透白膜并侵及睾丸鞘膜
- pT_3：肿瘤侵及精索，有或无血管和淋巴管浸润
- pT_4：肿瘤侵及阴囊，有或无血管和淋巴管浸润

区域淋巴结

临床或病理（pN）

- N_x：淋巴结不能评价
- N_0：无淋巴结转移
- N_1：淋巴结转移最大直径≤2cm；多个淋巴结，最大直径≤2cm
- N_2：淋巴结转移最大直径 >2cm，但≤5cm
- N_3：淋巴结转移最大直径 >5cm

远处转移

- M_0：无远处转移
- M_1：区域外淋巴结转移或肺转移
- M_2：肺以外其他部位远处转移

表 9 –3 –5 血清肿瘤抗原

	LDH	HCG（mU/ml）	AFP（ng/ml）
S_1	<1.5 倍正常值	<5 000	<1 000
S_2	1.5 ~10 倍正常值	5 000 ~5 0000	1 000 ~10 000
S_3	>10 倍正常值	>50 000	>10 000

英国 Royal Marsden 医院和中国医学科学院肿瘤医院应用简化的睾丸 GCT 临床分期原则，见表 9－3－7。原发于腹股沟隐睾和盆腔隐睾的精原细胞瘤同样适用这一分期原则。Ⅰ期指肿瘤局限于睾丸，无淋巴结或远处转移；Ⅱ期指膈下淋巴结转移，根据腹主动脉旁转移淋巴结大小分为ⅡA、ⅡB 和ⅡC。ⅡA 和ⅡB 期肿瘤负荷小，而ⅡC 期指腹腔大肿块。Ⅲ期合并膈上淋巴结转移，但无远处转移。Ⅳ期指有远处转移，根据肺转移病灶的大小分为 L_1、L_2 和 L_3。

表 9－3－6 TNM 临床分期分组

0 期：$pT_{is}N_0M_0S_0$
Ⅰ期：$T_{1\sim4}N_0M_0S_X$
ⅠA：$T_1N_0M_0S_0$
ⅠB：$T_{2\sim4}N_0M_0S_0$
ⅠS：$T_{1\sim4}N_0M_0S_{1\sim3}$
Ⅱ期：$T_{0\sim4}N_{1\sim3}M_0S_X$
ⅡA：$T_{1\sim4}N_1M_0S_{0\sim1}$
ⅡB：$T_{1\sim4}N_2M_0S_{0\sim1}$
ⅡC：$T_{1\sim4}N_3M_0S_{0\sim1}$
Ⅲ期
ⅢA：$T_{1\sim4}N_{0\sim3}M_1S_{0\sim1}$
ⅢB：$T_{1\sim4}N_{0\sim3}M_{0\sim1}S_2$
ⅢC：$T_{1\sim4}N_{0\sim3}M_{0\sim1}S_3$
$T_{1\sim4}$：$N_{0\sim3}M_2S_{0\sim2}$

表 9－3－7 睾丸生殖细胞瘤 Royal Marsden 医院临床分期

分期	定义
Ⅰ	肿瘤局限于睾丸，无淋巴结或远处转移
Ⅱ	膈下淋巴结转移
ⅡA	肿瘤最大直径＜2cm
ⅡB	肿瘤最大直径 2～5cm
ⅡC	最大直径＞5cm
Ⅲ	膈上淋巴结转移
O	无腹腔病变
ABC	腹腔淋巴结转移如Ⅱ期
Ⅳ	远处转移
L1	≤3 个肺转移灶
L2	＞3 个肺转移灶，所有病变直径＜2cm
L3	＞3 个肺转移灶，1 个或多个病变直径＞2cm
H＋	肝转移

第四节 睾丸精原细胞瘤的治疗

所有睾丸恶性肿瘤都应经腹股沟高位睾丸切除术。睾丸精原细胞瘤的术后治疗主要取决于肿瘤的临床分期。放射治疗是Ⅰ期和ⅡA～B 期的标准治疗，腹腔大肿块Ⅱ期（ⅡC 期）和Ⅲ～Ⅳ期以化疗为主要治疗手段。本节主要讨论Ⅰ期和ⅡA～B 期的治疗，晚期精原细胞瘤的化疗和晚期 GCT 的治疗一起讨论。

一、睾丸高位切除术

所有睾丸恶性肿瘤都应经腹股沟高位睾丸切除术，避免经阴囊手术切除睾丸或经阴囊肿物穿刺。由于睾丸的淋巴引流途径主要为腹主动脉旁淋巴结，而阴囊皮肤引流至腹股沟淋巴结，经阴囊手术或穿刺可能破坏淋巴引流途径，导致腹股沟淋巴结的转移。睾丸肿瘤切除的另一个重要目的为明确病理诊断，指导临床治疗。

二、Ⅰ期睾丸精原细胞瘤的术后治疗

放疗是Ⅰ期睾丸精原细胞瘤的术后标准治疗手段，照射野包括腹主动脉旁及同侧髂血管淋巴引流区（狗腿野）。5 年总生存率 98%～100%，5 年无病生存率达 95% 以上，死亡率低于 2%（表 9－3－8）。无隐睾病史或腹股沟手术史的阴囊内睾丸Ⅰ期精原细胞瘤可采用省略盆腔的单纯腹主动脉旁照射。预防照射剂量为 20～25Gy/10～13 次。同时，卡铂单药化疗可取得和放疗同样的疗效，并开展了Ⅰ期密切随诊的研究。中国医学科学院肿瘤医院报道 200 例Ⅰ期睾丸精原细胞瘤放疗结果，5 年总生存率为 99%，复发率为 3.5%。

（一）放射治疗

1. 照射靶区　睾丸精原细胞瘤最常见的转移途径为腹主动脉旁淋巴结，而盆腔淋巴结转移少见。

Thomas 研究 261 例Ⅰ期睾丸精原细胞瘤，睾丸切除术后仅行密切随诊，共 49 例复发。复发部位主要在腹主动脉旁淋巴结复发（41 例），然后是盆腔淋巴结（5 例）、腹股沟淋巴结（2 例）和肺（1 例）。盆腔淋巴结转移率仅为 2%（5/261）。盆腔淋巴结转移率低为Ⅰ期睾丸精原细胞瘤缩小照射野至腹主动脉旁提供了依据。省略同侧盆腔淋巴引流区照射，减少了照射体积，可能降低急性毒副作用，并减少远期并发症如胃溃疡和第二原发肿瘤的发生，并降低了对侧睾丸的散射剂量，减少了放射治疗对生育能力的影响。

表 9-3-8 Ⅰ期睾丸精原细胞瘤单纯放疗结果

作者	发表时间	例数	总生存率（%）	复发率（%）
Duncan 等	1987	103	96	5
Dosmann and Zagars	1993	282	97	3
Fossa 等	1989	365	99	4
Giacchetti 等	1993	184	96	2
Kellokumpu - Lehtinen 等	1990	129	95	6
Sommer 等	1990	133	100	0
Willan and McGowan	1985	149	98	7
Warde 等	1995	194	100	5
Melchior 等	2001	129	96.6	3.4
Livsey 等	2001	409*	96.8	97.2（3 年 DFS）
Santoni 等	2003	487	97（10 年）	94（10 年 DFS）
钱图南等	1995	200	99	3.5

*63例腹主动脉旁照射。

1999 年英国 Fossa 等报道 MRC 的随机对照研究，比较单纯腹主动脉旁照射（PA）和狗腿野照射（DL）的毒副作用及疗效。入组条件为病理证实的Ⅰ期睾丸精原细胞瘤，经腹股沟睾丸肿瘤切除术，T_1～T_3，无阴囊皮肤受侵。既往无同侧腹股沟或阴囊手术史。术后 8 周内随机分成 PA 和 DL 两组，照射剂量均为 DT 30Gy。腹主动脉旁照射野从 T_{11} 至 L_5，狗腿野包括腹主动脉旁及同侧髂血管淋巴引流区。分别有 236 例和 242 例进入研究，仅有一例病人复发后死于肿瘤，PA 和 DL 组 3 年总生存率分别为 99.3% 和 100%，两组生存率无显著差别。共有 18 例病人治疗后 4～35 个月复发，PA 和 DL 组各 9 例，3 年无病生存率分别为 96.0% 和 96.6%。盆腔复发率 PA 组高于 DL 组，PA 组 4 例病人盆腔淋巴结复发，而 DL 组无盆腔复发，3 年无盆腔复发生存率分别为 98.2% 和 100%，差别有显著意义（$P=0.04$），但盆腔复发率仍然很低，95% 的可信区间为 0～3.7%。近期毒副作用恶心、呕吐和腹泻的程度 PA 组略低于 DL 组（$P=0.08$）。白细胞减少以 DL 组明显且多见，0～1 级白细胞减少 PA 组和 DL 组分别为 95% 和 13%，而 2～3 级白细胞减少两组分别为 5% 和 87%（$P<0.001$）。同时，PA 组精子减少的程度明显低于 DL 组（$P<0.01$）。

目前国际上另有多个非随机对照研究，超过 1000 例病人接受了单纯腹主动脉旁照射，无病生存率在 95%～98%，总复发率在 2%～5%，盆腔复发率为 0～2%（表 9-3-9）。Taylor 等回顾性分析Ⅰ期睾丸精原细胞瘤，338 例接受腹主动脉旁照射，68 例接受腹主动脉和盆腔照射，复发率分别为 3% 和 4.4%，单纯腹主动脉旁照射组有 6 例盆腔复发，而腹主动脉和盆腔照射组未见盆腔复发。

表 9－3－9 Ⅰ期睾丸精原细胞瘤单纯腹主动脉旁照射结果

作者	时间	例数	剂量（Gy）	中位随诊时间（月）	5 年总生存率（%）	复发例数（%）	盆腔复发例数（%）
Kiricuta 等	1996	86	30	63	95.3	4（4.7）	1（1.2）
Fossa 等	1999	236	30	54	96.0（3 年）	9（3.8）	4（1.7）
Melchior 等	2001	42	28	62	100	1（2.4）	0
Taylor 等	2001	338	20	—	96.8	10（3.0）	6（1.8）
Logue 等	2003	431	20	62	98	15（3.5）	9
Classen 等	2004	675	26	61	99.6*	26	22（膈下）
Bamberg 等&	1999	483	26	55	95.8（4 年）	18（3.7）	9（1.9）
Sultanem 和 Niazi 等	1998 2005	71	25	75	98.5*（10 年）	1	（腹股沟）

* 无复发生存率为 95.8%，& 已包括在 Classen 的研究中。

以上结果证明，单纯腹主动脉旁照射可以取得和腹主动脉旁盆腔照射野同样的效果，但毒副作用较低，虽然盆腔复发率在单纯腹主动脉旁照射的病例中仍然很低，但高于常规狗腿野照射。单纯腹主动脉旁照射可能不适于既往有睾丸下降不全、盆腔手术史、腹股沟区和阴囊手术史的患者。此外，Ⅰ期睾丸精原细胞瘤单纯腹主动脉旁照射后，因盆腔复发率高，不清楚是否所有患者均需做盆腔 CT 扫描随诊。

单纯腹主动脉旁照射不适合于Ⅰ期原发盆腔隐睾精原细胞瘤的治疗。原发于盆腔隐睾精原细胞瘤，照射野必须包括位于盆腔的瘤床或残存的原发肿瘤。这点将在隐睾精原细胞瘤中叙述。

2. 照射剂量　精原细胞瘤对放疗高度敏感，多项研究证明，Ⅰ期睾丸精原细胞瘤在腹主动脉旁预防照射时，DT 20～26 Gy 即可取得很好的效果。5 年无病生存率在 95% 以上，这一结果和更高预防照射剂量的疗效一致（表 9－3－10）。低于 20 Gy 照射，腹腔淋巴结复发率增高。DT 30 Gy 对于Ⅰ期睾丸精原细胞瘤预防照射剂量偏高，根据目前的临床研究证据，DT 20～26 Gy 是Ⅰ期睾丸精原细胞瘤的常规照射剂量。

表 9－3－10 照射剂量 20～26Gy 的生存率

作者	时间	例数	剂量（Gy）	中位随诊时间（月）	5 年无病生存率（%）	复发例数（%）
Read 等	1993	94	20	34	96.0	—
Niewald 等	1995	101	20	54	95.8（4 年）	—
Taylor 等	2001	338	20	—	96.8	10（3.0）
Logue 等	2003	431	20	62	98	15（3.5）
Gurkaynak 等	2003	53	20	42	98	1（1.9）
Jones 等	2005	312	20	61	96.4	11（3.5）
Niazi 等	2005	71	25	75	98.5*（10 年）	1
Warde 等	2002	282	25	8.3 年	95.0	14（5）
Sultanem 等	1998	35	25	40	97.1（3 年）	0
Classen 等	2004	675	26	61	95.8	26
Bamberg 等	1999	483	26	55	95.8（4 年）	18（3.7）

* 无复发生存率。

MRC-TE18/EORTC-30942 设计了一项随机对照研究，比较Ⅰ期睾丸精原细胞瘤 30Gy 和 20Gy 照射的复发率，研究目的为检测 4% 的复发率差别，共 625 例Ⅰ期睾丸精原细胞瘤进入此组研究，标准照射野为腹主动脉旁野，如果既往有腹股沟/盆腔或阴囊手术史则用狗腿野包括盆腔淋巴结。两组分别接受 30Gy/15 次和 20Gy/10 次照射，中位随诊 61 个月，分别有 10 例和 11 例复发，局部复发率相同，2 年无复发生存率分别为 97.7% 和 97.0%，5 年无复发生存率分别为 97.0% 和 96.4%。两年复发率差别仅为 0.7%。而 30Gy 组有较多中重度嗜睡（20% vs5%），有较多的病人不能正常工作（46% vs28%），但两组在治疗 3 个月后恢复到同一水平。

3．毒副作用　Ⅰ期睾丸精原细胞瘤放射治疗可以取得非常好的疗效，但放疗可产生轻微的毒副作用。近期毒副作用包括胃肠道反应及骨髓抑制等，远期并发症极少见，主要为不育、胃溃疡和放射所致第二原发肿瘤等。

（二）密切随诊观察

Ⅰ期睾丸精原细胞瘤在睾丸原发肿瘤切除后，仅 15% ~20% 的患者有腹主动脉旁淋巴结亚临床转移，单纯睾丸肿瘤切除术可以治愈大部分Ⅰ期睾丸精原细胞瘤。为减少治疗并发症，在国外开展了Ⅰ期睾丸精原细胞瘤密切随诊（surveillance，wait and see）的研究。治疗方法为睾丸肿瘤切除术后不做任何进一步治疗，仅定期密切随诊，当肿瘤复发时再做放疗或化疗。

1990 ~2006 年，欧美等国研究人员共发表了 1000 多例Ⅰ期睾丸精原细胞瘤密切随诊的结果（表 9 -3 -11），中位随诊时间为 34 ~87 个月，总复发率 9% ~33%，大部分患者的复发率在 11% ~20%。全部病例粗复发率为 18%。中位复发时间 12 个月，较 NSGCT 的复发时间晚。复发后的治疗包括放疗及化疗，总生存率和常规术后放疗无差别。

表 9 -3 -11　Ⅰ期睾丸精原细胞瘤密切随诊结果

作者	时间	例数	中位随诊时间（月）	复发率（%）（例数）	死亡例数	癌症相关生存率（%）
Von der Masse 等	1993	261	48	20	3	
Thomas 等	1993	209	48	13	1	
Horwich 等	1992	103	62	16（17 例）	0	100
Ramakrishnan 等	1992	72	48	18（13 例）	0	100
Oliver 等	1990	26	61	19	0	
Jones 等	1999	60	52	30	0	
Germa 等	1993	45	34	11（5 例）	0	100
Allhoff 等	1991	33	48	9	0	
Miki 等	1992	41	87	12	0	
Yonese 等	1993	22	–	23	0	
Charig 等	1990	15	–	33	–	
Warde 等	1995	172	50	15.7		
Francis 等	2000	120	61	15	0	
Warde 等	2002	345	9.4 年	16（55 例）	1	
Chung 等	2002	203	9.2 年	17（35 例）		
Aparicio 等	2003	143	52	16（23 例）		
Daugaard 等	2003	394	60	17（69 例）		100
Choo 等	2005	88	12 年	20（17 例）	0	100
Warde 等	2005	421	97	15（64 例）		99.7
Aparicino 等*	2005	100	34	6（6 例）		100
Tyldesley 等	2006	93	33	14（16 例）		

*仅包括肿瘤 <4cm、无白膜受侵病人。

Warde 等于 2002 综合报道 638 例 I 期睾丸精原细胞瘤 4 组大的随诊结果，5 年无复发生存率为 82.3%，单因素分析表明，肿瘤大小、白膜受侵和血管受侵是复发的危险因素，多因素分析显示，肿瘤大小和白膜受侵仍是重要的复发预测指标。

I 期睾丸精原细胞瘤密切随诊费用较高，患者精神负担重。Sharda 等报道，随诊观察的费用比放疗高 39%。此外，精原细胞瘤缺乏可靠的肿瘤标志物，给随诊和复发后的诊断带来困难。中位复发时间较长，5 年以上仍有复发病例。Chung 等报道 203 例 I 期精原细胞瘤随诊病人中有 35 例复发，5 例复发在 5 年以上。在复发的患者中，可见腹腔大肿块，潜在影响患者的预后。英国皇家玛斯顿医院（Royal Marsden）报道，在复发的 17 例中，有 4 例为腹腔大肿块，占复发病例的 24%。基于上述原因，I 期睾丸精原细胞瘤密切随诊不是标准治疗，仅用于临床研究。

（三）单纯化疗　精原细胞瘤对化疗高度敏感，复发或晚期精原细胞瘤应用顺铂为基础的化疗方案，完全缓解率达 85% ~100%。因此，I 期睾丸精原细胞瘤单纯化疗可取得很好的疗效，应用单药或减少化疗周期可能降低其毒副作用。

1996 ~2001 年英国 MRC-TE19/EORTC-30982 开展一项临床Ⅲ期随机研究，比较单纯放疗和单纯化疗在 I 期睾丸精原细胞瘤治疗中的毒性和疗效，1 447 例随机分成两组，560 例接受 1 周期卡铂（AUC ×7）化疗，885 例接受单纯放疗（20Gy/10f 或 30Gy/15f）。中位年龄 38 岁，14% 的病人有 HCG 增高，10% 的病人有单侧腹股沟隐睾手术史。中位随诊 4 年，两组的无复发生存率相似。单纯放疗和单药化疗的无复发生存率分别为 95.9% 和 94.8%。

最近 10 年，已有多项研究应用一或二个周期卡铂治疗 I 期睾丸精原细胞瘤，中位随诊时间 28 ~ 74 个月，复发率为 0 ~8.6%，5 年 DFS 为 91% ~97%，5 年 CSS 为 100%（表 9 -3 -12）。因随诊时间较短，绝大部分研究未报道单纯化疗对 I 期睾丸精原细胞瘤的长期毒副作用，Reiter 等报道，2 周期卡铂化疗后精子明显减少，恢复缓慢。

表 9 -3 -12　I 期睾丸精原细胞瘤单药卡铂化疗结果

作者	时间	例数	中位随诊时间（月）	复发例数（%）	5 年 DFS（%）	5 年 CSS（%）
一周期卡铂						
Oliver 等	1994	65	29	0		100
Dieckmann 等	2000	93	48	8（8.6）	91.1	100
Oliver 等	2005	560	48	27（4.8）	94.8	100
二周期卡铂						
Krtazik 等	1993	56	31	1		
Oliver 等	1994	54	62	2（3.7）		
Krege 等	1997	43	28	0		100
Nost 等	1998	36	52	0		
Dieckmann 等	2000	32	48	0		100
Reiter 等	2001	107	74	0		100
Steiner 等	2002	108	60	2（1.85）		100
Aparicio 等	2003	60	52	2（3.3）	96.6	100
Aparicio 等*	2005	204	34	7（3.3）		100

* 仅包括肿瘤 >4cm ± 白膜受侵病人。

综上所述，腹主动脉旁和同侧盆腔照射仍然是 I 期睾丸精原细胞瘤的标准治疗手段，照射剂量为 20 ~26 Gy。单纯腹主动脉旁照射和常规照射野疗效相同，急性毒副作用较少，但盆腔复发略多，其疗效需更长期的随诊和观察。对既往有盆腔、腹股沟、阴囊手术的患者是否适用单纯腹主动脉旁照射需进一步研究。原发于盆腔隐睾精原细胞瘤由于其盆腔淋巴结转移发生率高和原发肿瘤位于盆腔，不适宜省略同侧盆腔照射。密切随诊由于其费用较高，精神压力大，缺乏可靠的肿瘤标志物等原因，仍然是实验治疗，而非标准治疗。特别是随诊有困难的患者，不能采取该方法。术后单药卡铂化疗能取得和术后单纯放疗同样的疗效，但随诊时间短，病例数相对较少，缺少长期毒副作用观察，需进一步研究。

二、Ⅱ期睾丸精原细胞瘤的治疗

放疗仍然是低负荷Ⅱ期（ⅡA～B期）睾丸精原细胞瘤的主要治疗手段。放疗采用腹主动脉旁和盆腔野照射，照射剂量30Gy，然后缩野至肿瘤部位补量DT 6Gy。临床ⅡA～B期精原细胞瘤术后单纯放射治疗的生存率达90%，放疗后复发率在5%～15%，极少有病人死于精原细胞瘤。

腹腔大肿块Ⅱ期（ⅡC期）病人单纯放射治疗的生存率较低，生存率为60%～70%（表9－3－13），主要表现为远处转移和/或膈上淋巴结复发（表9－3－14），复发率达48%。中国医学科学院肿瘤医院治疗65例Ⅱ期睾丸精原细胞瘤，全组5和10年生存率为76%和71%，ⅡA、ⅡB和ⅡC期的5年生存率分别为100%，92%和63%。因此，ⅡC期应以化疗为主要治疗手段。

表9－3－13 Ⅱ期精原细胞瘤放射治疗结果

作者	临床分期	
	ⅡA～B	ⅡC
Lai et al，1994	31/33	
Hunter and Peschel，1989	15/15	
Vallis et al，1995	45/48	
Tombolini et al，1991	20/20	
Bayens et al，1992	22/29	7/9
Thomas et al，1982	37/40	22/46
Mason et al，1988	24/25	18/24
Evensen et al，1985	23/24	38/48
Sagerman et al，1989	19/21	10/11
Ball et al，1982	28/33	14/23
Ellerbroek et al，1980		8/15
Jackson et al，1980		13/16
MGH	48/49	9/12
	312/337	146/212
	（93%）	（69%）
李晔雄等，1995	21/24	29/41

表9－3－14 睾丸精原细胞瘤放射治疗结果及复发类型

临床分期	病例数	复发例数（%）	复发部位（%）	
			纵隔/锁骨上	其他±纵隔/锁骨上
Ⅰ期	1854	81（4）	33（41）	48（59）
ⅡA/B期或未触及	206	14（7）	3（21）	11（79）
ⅡC期或可触及	90	43（48）	12（28）	31（72）

临床Ⅰ期和ⅡA～B期精原细胞瘤放疗的禁忌证主要有：①马蹄肾，此类病人腹膜后照射可产生放射性肾功能衰竭；②非同时发生的睾丸生殖细胞瘤，既往已做腹膜后淋巴结清扫（RPLND）或放射治疗；③结肠炎病人可能也是放疗禁忌证。在这些情况下，可考虑化疗或观察。

四、盆腔和腹股沟隐睾精原细胞瘤的临床特点和治疗

（一）临床特点 隐睾精原细胞瘤指原发于盆腔或腹股沟隐睾的精原细胞瘤。睾丸在胚胎和婴幼儿生长发育过程中，从腹膜后经腹股沟管逐渐下降至阴囊。生长发育障碍造成睾丸停滞于盆腔或腹股沟部位。隐睾发生肿瘤的危险性明显高于阴囊内睾丸。盆腔隐睾和腹股沟隐睾发生GCT时，精原细胞瘤比例多于阴囊内睾丸。

隐睾精原细胞瘤极少见，仅占所有精原细胞瘤的1%～7%，盆腔隐睾精原细胞瘤更少见。在国内，隐睾精原细胞瘤的发生率明显高于国外。中国医学科学院肿瘤医院报道了全世界最大宗的隐睾精原细胞瘤病例，占同期收治精原细胞瘤的30%，其中18%为盆腔隐睾精原细胞瘤，12%为腹股沟隐睾精原细胞瘤。

阴囊内睾丸和腹股沟隐睾位于体表，肿瘤发生时，容易发现和诊断。而盆腔隐睾精原细胞瘤位于盆腔，不容易早期发现，常表现为巨大原发肿瘤，原发肿瘤直径5～28cm，中位直径和平均直径分别为10cm和11cm。原发肿瘤易侵犯或压迫邻近器官，产生特有的临床症状和体征，如下肢水肿，尿频，尿急和肾积水。盆腔原发肿瘤较小时，可发生急性蒂扭转，引起急性腹痛。

（二）转移途径和临床分期 盆腔隐睾精原细胞瘤比阴囊睾丸和腹股沟隐睾精原细胞瘤更容易出现淋巴结转移，临床分期更晚。文献报道盆腔隐睾精原细胞瘤淋巴结转移发生率达30%～76%。中国医学科学院肿瘤医院报道60例盆腔隐睾精原细胞瘤，43%的病人出现淋巴结转移，显著高于阴囊睾丸和腹股沟隐睾精原细胞瘤的淋巴结转移率，后两者分别为20%和26%（$P<0.05$），见表9－3－15。盆腔隐睾精原细胞瘤的盆腔淋巴结转移率高于阴囊睾丸精原细胞瘤（23% vs13%）。

睾丸肿瘤的临床分期原则同样适用于盆腔和腹股沟隐睾精原细胞瘤，应用Royal Marsden分期能很好地反映隐睾精原细胞瘤病人的预后。阴囊内睾丸和腹股沟隐睾精原细胞瘤有更多的病人为Ⅰ期，Ⅱ～Ⅳ期少见，而盆腔隐睾精原细胞瘤以中晚期多见。

表9－3－15 阴囊睾丸和隐睾精原细胞瘤临床分期的比较

	Ⅰ	Ⅱ	Ⅲ/Ⅳ	总数
阴囊内睾丸	189（80%）	29（12%）	19（8%）	237
腹股沟隐睾*	49（74%）	12（20%）	4（6%）	66
盆腔隐睾	34（57%）	29（28%）	9（15%）	60

* 包括原发于腹股沟隐睾或腹股沟隐睾但行睾丸固定术后的病人。

（三）治疗和预后 隐睾精原细胞瘤的治疗原则和阴囊睾丸精原细胞瘤相同，首先应考虑行原发肿瘤切除术以明确病理诊断，但腹腔隐睾精原细胞瘤因原发肿瘤巨大、易侵犯周围邻近器官，部分原发肿瘤难以完全切除，但不影响病人预后。隐睾切除术或活检术后的治疗原则主要根据临床分期，Ⅰ期和ⅡA～B期以放疗为标准治疗，晚期以化疗为主。

1. 隐睾原发肿瘤手术 腹股沟隐睾精原细胞瘤的手术治疗原则和阴囊睾丸精原细胞瘤相同，必须经腹股沟切口高位切除睾丸。盆腔隐睾精原细胞瘤需做剖腹探查术，少数病人已有锁骨上淋巴结转移时，可做锁骨上淋巴结活检。原发肿瘤的手术方式取决于原发肿瘤侵犯程度和腹腔粘连的程度。和阴囊睾丸精原细胞瘤不同的是，原发肿瘤切除不是盆腔隐睾精原细胞瘤的治愈手段。在中国医学科学院肿瘤医院报道的60例原发盆腔隐睾精原细胞瘤中，62%的病人原发肿瘤能被完全切除，38%的病人原发肿瘤不能完全切除，仅做了肿瘤部分切除或活检，肿瘤不能切除的原因有：原发肿瘤和腹腔粘

连、侵犯邻近器官和/或广泛纤维化。原发肿瘤切除与否并未影响盆腔隐睾精原细胞瘤的预后和临床分期。影响隐睾精原细胞瘤预后的重要因素仍然为淋巴结转移及远处转移，和原发肿瘤大小无关，这和精原细胞瘤对放疗和化疗高度敏感有关，原发肿瘤可通过放化疗得到很好的控制。

2. 放疗和化疗 Ⅰ期和ⅡA～B期腹股沟隐睾精原细胞瘤照射野应包括腹主动脉旁和盆腔淋巴结。Ⅰ期和ⅡA～B期盆腔隐睾精原细胞瘤照射野包括腹主动脉旁和盆腔淋巴结，并扩大至原发肿瘤瘤床或残存的原发肿瘤，呈“曲棍球棍（hockey stick）”样或“狗腿”照射野。照射剂量同睾丸精原细胞瘤，但残存原发肿瘤应局部补量。中国医学科学院肿瘤医院的材料证明，Ⅰ期和非腹腔大肿块Ⅱ期盆腔隐睾精原细胞瘤全腹照射未改善总生存率和无病生存率，但毒副作用增加。因此，Ⅰ期和ⅡA～B期盆腔隐睾精原细胞瘤不需做全腹照射。

ⅡC期和Ⅲ～Ⅳ期隐睾丸细胞瘤以化疗为主，在以下将详细讨论。

3. 预后 中国医学科学院肿瘤医院和其他研究均证明，盆腔隐睾精原细胞瘤的预后差和临床分期较晚有关，但腹股沟隐睾精原细胞瘤的预后和阴囊睾丸精原细胞瘤一样。Ⅰ期盆腔隐睾和腹股沟隐睾精原细胞瘤的生存率达97%以上。其余各期的预后和阴囊睾丸精原细胞瘤基本相同。

四、模拟定位和照射技术

在模拟机下定位，仰卧或俯卧，“狗腿野”包括腹主动脉旁和盆腔淋巴结，上界位于T_{10}下缘，两侧在体中线各旁开4～5cm，健侧在L_5下缘至闭孔内缘垂线与耻骨联合上2cm交点之连线，患侧向下延伸至L_4下缘与髋臼外缘连线。然后，双侧沿闭孔内缘或髋臼外缘垂直向下，下界至闭孔下缘，见图9－3－2。

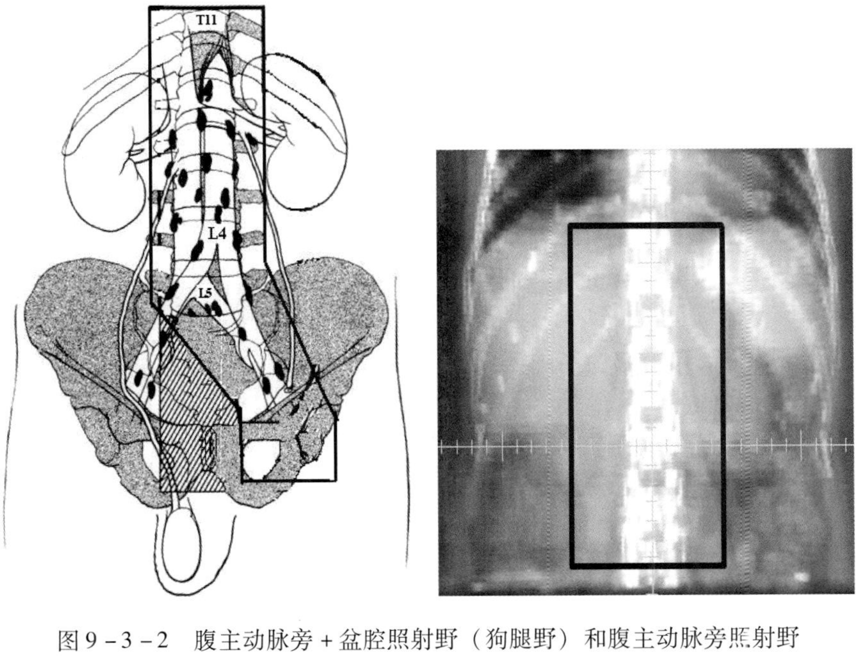

图9－3－2 腹主动脉旁＋盆腔照射野（狗腿野）和腹主动脉旁照射野

腹主动脉旁照射野的上界位于T_{10}下缘，两侧在体中线各旁开4～5cm，下界至L_5下缘。

腹股沟淋巴结不是睾丸精原细胞瘤的照射靶区，未包括在狗腿野和腹主动脉旁照射野内。在既往有腹股沟手术史的病人，如果诊断时未见腹股沟淋巴转移，仍然不需做腹股沟淋巴结的预防照射。

阴囊复发罕见，国外文献报道2 433例精原细胞瘤，仅有5例阴囊复发，约占0.2%。在中国医学科学院肿瘤医院报道的Ⅰ期睾丸精原细胞瘤中，54例经阴囊切除肿瘤，5例肿瘤侵及白膜，30例照射阴囊，13例照射腹股沟，其余病人均未照射阴囊和腹股沟。所有病人均未见阴囊和腹股沟复发。

因此，只有在阴囊皮肤有明显受侵，才考虑照射同侧阴囊。狗腿野照射过程中应用铅挡对侧正常睾丸，放疗铅挡睾丸可使对侧健康睾丸的照射剂量<1%。

ⅡA～B期精原细胞瘤腹主动脉旁和盆腔照射后纵隔复发少见，建议不做纵隔预防照射。此外，纵隔预防照射使化疗耐受性降低，化疗引起的死亡率增高。

应用直线加速器4～8MV X线或钴60γ线照射，Ⅰ期精原细胞瘤的预防照射剂量DT 20～26Gy，单次量150～180 cGy，常规分割。ⅡA～B期精原细胞瘤照射剂量DT 30 Gy，然后缩野至肿瘤区补量DT 6Gy，单次量150～180cGy，常规分割。

第五节 非精原细胞性生殖细胞瘤的治疗

早期NSGCT的治疗主要为手术或化疗，晚期NSGCT应以化疗为主。非精原细胞性生殖细胞瘤对放疗抗拒，放疗在早期非精原细胞性生殖细胞瘤的作用极少，放疗后远处转移复发率高，并降低了化疗耐受性。

一、Ⅰ期非精原细胞性生殖细胞瘤的治疗

Ⅰ期非精原细胞性生殖细胞瘤的治疗主要取决于病理组织学特点及血清肿瘤标志物浓度。Ⅰ期NSGCT亚临床转移在15%～40%，不做治疗而随诊结果发现26%～37%的病人将出现腹膜后淋巴结的复发。

（一）腹膜后淋巴清扫 腹膜后淋巴清扫术是临床Ⅰ期NSGCT的标准治疗，标准的腹膜后淋巴结清扫术包括下腔静脉前、下腔静脉旁、腹主动脉旁、腹主动脉前、动静脉间和双侧髂总淋巴结清扫。腹膜后淋巴结清扫术是Ⅰ期非精原细胞性生殖细胞瘤的治愈手段，极少出现局部复发。手术死亡率低于1%，并发症极少见。严重并发症可见胰腺炎，肾血管或输尿管损伤，出血，动脉壁坏死，肠梗阻，肺栓塞和脓肿等，次要的并发症包括淋巴水肿，肺不张，伤口感染等。

双侧腹膜后淋巴结清扫术常见的并发症为逆行射精，导致不育。神经保留性手术的开展使该并发症发生率下降。神经保留性腹膜后淋巴结清扫术包括两类：神经解剖或神经保留性手术。神经保留性手术保留了髂总动脉神经丛（腹下丛）和对侧负责射精的交感神经。这种手术方式并未解剖特殊的神经，约50%～80%的病人可保留射精功能。临床Ⅰ～ⅡA期经此种手术治疗后极少见腹膜后淋巴结复发。神经解剖性腹膜后淋巴结清扫术能够更好地保留射精功能，达95%以上。任何腹膜后淋巴结清扫术都存在逆行射精的危险性，因此术前应保存精子。

表9-3-16 临床Ⅰ期非精原细胞性生殖细胞瘤腹膜后淋巴结清扫结果

作者	时间	例数	PSⅡ例数（%）	复发/无化疗分期（%）	复发/化疗分期（%）	OS（%）
Donohue等	1993	378	112（30）	PS Ⅰ：12 PS Ⅱ：34	PS Ⅰ：0 PS Ⅱ：42	99
Hermans等	2000	292	66（23）	PS Ⅰ：10 PS Ⅱ：23	PS Ⅰ：0 PS Ⅱ：53	NR
Nicolai等	2004	322	60（19）	15*	NR	99
Stephenson等	2005	308	91（30）	PS Ⅰ：7 PS Ⅱ：34	PS Ⅰ：0 pN1：20 pN2：90	99

PS，病理分期；NR，未报道；*322例病人中59复发。

（二）随诊　Ⅰ期 NSGCT 进行随诊主要基于下列考虑：腹膜后淋巴结清扫引起逆行射精而不育，单纯睾丸切除术可治愈部分病人，这部分病人接受了不必要的治疗，此外，部分病人无腹膜后淋巴结转移或复发而出现远处转移。$T_1N_0M_0$、血清肿瘤标志物正常时，25% 的病人在随诊中出现复发（表 9－3－17）。$T_{2\sim4}$或胚胎癌病人的复发率高，2/3 复发于腹膜后，1/3 复发于肺或肿瘤标志物增高。

T_1、血清肿瘤标志物正常或在半衰期内下降的Ⅰ期非精原细胞瘤生殖细胞瘤应考虑手术治疗或观察。如果选择神经保留性 RPLND，则不需经常做腹部 CT 随诊。随诊方法如下：每月 1 次体格检查，X 线胸片，AFP 和 HCG 至 1 年，然后，每两月 1 次至 2 年，每 3 个月至 3 年，然后减少次数。每 3 个月做腹部 CT 至 1 年，每 4 个月至 2 年，每 6 个月 1 次至第 3 年，然后每年 1 次。随诊病人复发时间常在两年以内，两年以上复发极少见，5 年以上复发罕见。只有对有很好的随诊依从性的病人才能随诊观察。

表 9－3－17 总结了临床Ⅰ期 NSGCT 随诊观察结果，复发率为 25%～37%，中位复发时间在半年左右。复发后病人经化疗挽救治疗，极少死亡。Vergouwe 等进行系统分析临床Ⅰ期非精原细胞性生殖细胞瘤亚临床转移结果，包括 1979～2001 年全世界 23 组发表的文献，共 2 587 例病人，759 例（29.3%）复发。621 例 RPLND 的病人中有 193 例（31.1%）伴有腹膜后淋巴结转移（病理Ⅱ期），1966 例在随诊中有 193 例复发，占随诊病人的 28.8%。

表 9－3－17　临床Ⅰ期 NSGCT 观察结果

作者	时间	例数	中位随诊时间（年）	中位复发时间（月）	复发		死亡	
					例数	%	例数	%
Read 等	1992	373	5	<7	100	27	5	2
Gels 等	1995	154	7	4（2～24）	42	27	2	1
Nicolai 等	1995	85	11	7（2～68）	25	29	3	3
Dunphy 等	1988	93	6.3	6.9（2～21）	28	30	1	
Sogani 等	1998	105	11.3	5	27	25.7	3	3
Tekgul 等	1995	58		5（2～18）	17	29		
Ondrus 等	1994	80		13（3～58）	29	36		
Hao 等	1998	76	4	5.5（1～50）	28	37	2	3
Sturgeon 等	1992	105	5	（2～21）	37	35	1	1
Roeleveld 等	2001	90	8		23	26	1	
Colls 等	1999	248	4.5		70	28	3	2
Francis 等	2000	183	5		52	28	2	1
Sharir 等	1999	170	6		48	28	1	1
Alexandre 等	2001	88	4.3		24	27	0	0
Daugaard 等	2003	394	5	5（1～171）	86	29	0	0
Ernst 等	2005	197	4.5		57	29	0	0

（二）化疗　临床Ⅰ期 NSGCT 首程预防性化疗的资料少见。应用 2 周期顺铂为基础方案化疗后，复发率低于 5%，约 1% 的病人死于 NSGCT。虽然化疗使Ⅰ期病人避免了 RPLND，但化疗可产生一过性的骨髓抑制、永久性神经病变和远期毒副作用，包括肺炎和急性白血病等（表 9－3－17）。

临床Ⅰ期 NSGCT 睾丸切除术后极少出现血清 AFP 和/或 HCG 持久性增高。如随诊一段时间后，血清肿瘤抗原持续增高或达平台，表明有肿瘤转移，应接受全身化疗。

表 9-3-18 临床Ⅰ期高危病人辅助化疗结果

作者	时间	例数	化疗方案	中位随诊时间（月）	复发		死亡	
					例数	%	例数	%
Cullen 等	1996	114	2 BEP	48	2	2	2	2
Oliver 等	2004	46	1 BEP	84（1~165）	3	7	0	7
		28	2 BEP		1	4	1	4
		74	2 BOP		2	2	1	1
Klepp 等	1997	32	3 BEP	40（7~68）	1	3	0	0
Klepp 等	2003	57	2 PVB	40	1		0	0
		71	1 BEP		3		0	0
		42	2 BEP		0	0	0	0
Madej 等	1991	30	2 PVB	（12~60）	0	0	0	0
Pont 等	1996	29	2 BEP	79（27~119）	2	7	1	3
Bohlen 等	1999	59	2 BEP 2 PVB	93（32~146）	1	2	0	0
Pectasides 等	2003	52	2 CEB	112	2	4	2	4
Amato 等	2004	68	2 CEB	38（9~69）	1	2	0	0
Chevreau 等	2004	40	2 BEP	113（63~189）	0	0	0	0
Dearnaley 等	2005	115	2 BOP	70	2	2	1	1

二、Ⅱ期 NSGCT 的治疗

ⅡA~B 期非精原细胞性生殖细胞瘤其腹腔病变通常位于肾门或肾门下，无疼痛，且局限于原发灶同侧。肾门上淋巴病变、双侧腹膜后淋巴结转移、背部疼痛或对侧淋巴结受侵通常表示病变不能切除或广泛转移可能，应首先考虑化疗。淋巴结 3~5cm 和广泛病变有关。

可切除的和肿瘤标志物阴性的临床ⅡA~B 期 NSGCT 的标准治疗为腹膜后淋巴结清扫。ⅡA~B 期伴有血清 AFP 和 HCG 增高，单纯 RNLND 后容易复发。持续性血清抗原增高表明持续性肿瘤存在，常有转移性病变存在，这些病人应做联合化疗，但低负荷肿瘤则应做 RPLND。

ⅡA~B 期手术后如果腹膜后淋巴结转移 >2cm 或侵及周围组织，或淋巴结转移 >6 个，应做术后化疗。2 周期顺铂为基础的联合化疗对预防复发有效，EP 方案可取得和 PEB 方案同样疗效。

ⅡC 期 NSGCT 以化疗为主，详见晚期 GCT 的治疗。

三、晚期 GCT 的治疗

（一）生殖细胞瘤危险度分级　晚期睾丸生殖细胞瘤以化疗为主要治疗手段，70%~80% 的病人能够被顺铂为基础的联合化疗方案治愈。

GCT 治愈率高，为减少化疗引起的毒性，使治疗个体化，根据预后不良因素，将 GCT 进行不同危险度分级。组织病理类型、转移部位、原发部位和血清肿瘤标志物浓度是独立的预后因素。国际生殖细胞瘤合作组（IGCCCG）分析 5 862 例睾丸 GCT 证明，NSGCT 无进展生存率的独立预后不良因素包括血清 LDH、HCG 和 AFP 增高、纵隔原发和肺外远处转移（如骨、脑、肝）。在精原细胞瘤，仅肺外远处器官转移是重要的预后不良因素。根据这些预后因素将 GCT 分为低危、中危和高危 3 组（表 9-3-19），以指导临床治疗和研究。

表 9 -3 -19　睾丸生殖细胞瘤危险度分级（国际生殖细胞瘤合作组，IGCCCG）

	精原细胞瘤	非精原细胞性生殖细胞瘤	生存率（%）
预后好 （低危）	任何原发部位 任何 HCG 任何 LDH 无肺以外远处转移	睾丸或腹膜后原发 无肺以外转移和 AFP <1 000 ng/ml HCG <5 000 mU/ml LDH <1.5 倍正常值上限	91
预后中等 （中危）	任何原发部位 任何 HCG 任何 LDH 肺以外远处转移	睾丸或腹膜后原发 无肺以外转移和 AFP 1 000 ~10 000ng/ml HCG 5 000 ~50 000 mU/ml LDH 1.5 ~10.0 倍正常值上限	79
预后差 （高危）	无病人分入此组中	纵隔原发或肺以外远处转移或 AFP =10 000 ng/ml 或 HCG =50 000 mU/ml 或 LDH =10 倍三常值上限	48

（二）联合化疗　联合化疗方案始于 20 世纪 70 年代，睾丸生殖细胞瘤最初化疗方案为 PVB（顺铂，长春花碱和博莱霉素），转移 GCT 的完全缓解率达 70%。但这一方案有较严重的毒副作用，包括神经肌肉毒性，严重骨髓抑制，肺纤维化和 Raynaud 综合征等。最近几十年，开展了新的联合方案 BEP［顺铂、依托泊苷（VP-16）和博来霉素］和 EP（顺铂和 VP-16）治疗晚期 GCT 化疗的研究，BEP 和 EP 方案已成为晚期 GCT 的标准化疗方案（表 9 -3 -20）。晚期 NSGCT 单纯手术、放疗或单药化疗时的生存率仅为 50% ~60%，多药联合化疗显著改善了 NSGCT 的生存率，联合化疗后生存率增高至 85%。

表 9 -3 -20　睾丸生殖细胞瘤的化疗方案

化疗方案	药物	剂量（mg/m^2）	给药途径	给药时间（天）	周期（天）
标准方案					
EP	VP-16	100	静脉注射	1 ~5	21
	顺铂	20	静脉注射	1 ~5	
BEP	VP-16	100	静脉注射	1 ~5	21
	顺铂	20	静脉注射	1 ~5	
	博来霉素	30U	静脉注射	1，8，15	
挽救方案					
VIP	异环磷酰胺	1200	静脉注射	1 ~5	
	顺铂	20	静脉注射	1 ~5	
	长春花碱	0.11 mg/kg	静脉注射	1 ~2	

1. 低危（预后好）GCT 的化疗　4 周期 EP 或 3 周期 BEP 方案已经成为预后好 GCT 的标准化疗方案，90% 的病人可以治愈。

全世界广泛开展了低危（预后好）GCT 化疗方案的研究，研究重点在去除博来霉素，减少化疗周期数，或者用卡铂代替顺铂。表 9－3－21 总结了大部分研究结果，虽然低危 GCT 的标准在各组研究中略有差别，但通过这些随机研究得出了下述结论：有效的化疗方案必须使用顺铂每周期≥100 mg/m^2，卡铂不能代替顺铂，4 周期 EP 和 3 个周期 BEP（每疗程 VP-16 累计剂量达 500 mg/m^2）的疗效相同。Toner 等于 2001 年报道预后好 GCT 应用较低剂量强度的 VP-16 和博来霉素 PEB 方案和标准 PEB 方案比较，发现低剂量 PEB 方案疗效低于标准 PEB 方案。此外，两项随机对照研究显示，转移性精原细胞瘤单药卡铂的疗效明显低于 EP 联合化疗方案。

表 9－3－21　预后好生殖细胞瘤化疗方案的随机对照研究

作者	低危标准	化疗方案	CR（%）	长期缓解率（%）	疗效
Einhorn LH，1989	Indiana	BEP（4）	97	92	相同
		BEP（3）	98	92	
Bosl GJ，1988	MSKCC	VAB-6（3）	96	85	相同
		EP（4）	93	82	
de Wit R，1997	EORTC	BEP（4）	95	91	BEP 优于 EP
		EP（4）	87	83	生存率相同
Loehrer PJ，1995	Indiana	BEP（3）	94	86[a]	EP（3）差
		EP（3）	88	69	
Bajorin DF，1993	MSKCC	EC（4）	90	87	EC 差
		EP（4）	88	76	
Horwich A，1997	MRC/EORTC	CEB（4）	87	77[b]	CEB 差
		BEP（4）	94	91	
Bokemeyer，1996	GTCST	PEB	81	13[c]	CEB 差
		CEB	76	31	
Culine S，1999	GETUG	BEP（3）	92	—	相同
		EP（4）	91	—	

B：博来霉素；C：卡铂；E：VP-16；P：顺铂；VAB-6；顺铂＋长春花碱＋博来霉素＋环磷酰胺＋dactinomycin。EORTC，欧洲癌症研究与治疗协作组；GETUG：法国癌症研究中心联盟生殖泌尿组；MRC：英国医学研究协会；MSKCC：纽约 Sloan－Kettering 纪念癌症中心；GTCST：德国睾丸恶性肿瘤研究组。a：无失败生存率；b：1 年无失败生存率；c. 复发和进展率。

2. 中高危（预后中等和预后差）GCT 的化疗　中危或高危晚期 GCT 预后差，化疗长期缓解率分别为 75% 和 40%。中高危 GCT 的标准化疗方案仍为 BEP 方案。多项随机研究比较 BEP 标准化疗方案和其他化疗方案的疗效，大多数随机研究均无显著差别（表 9－3－22）。高危 GCT 应用高剂量化疗加骨髓自体干细胞移植和常规 4 周期 BEP 方案比较，并未改善总生存率和无病生存率。

国际生殖细胞瘤合作组总结了 5 862 例生殖细胞瘤的化疗结果，低危、中危和高危 GCT 的 5 年生存率分别为 91%、79% 和 48%。

表 9-3-22 预后不良生殖细胞瘤化疗方案的随机对照研究

作者	高中危标准	治疗方案	例数	CR 率（%）	长期缓解率（%）	优于标准治疗
de Wit R，1995	EORTC	PEB	102	74	—	否
		PEB/PVB	102	75	—	
Williams SD，1987	Indiana	PVB	37	38	—	否
		PEB	35	63	—	
Nichols CR，1991	Indiana	PEB	77	73	61	否
		P（200）EB	76	68	63	
Ozols RF，1988	NCI	PVB	18	67	50	是
		P（200）BVE	34	88	73	
Nichols CR，1995	Indiana	PEB	141	60	57	否
		VIP	145	63	55	
Kaye S，1998	EORTC/MRC	BEP/EP	185	57	55	否
		BOP/VIP-B	186	54	53	

B：博莱霉素；E：VP-16；O：长春新碱；P：顺铂，100 mg/m^2；P（200）：顺铂，200 mg/m^2；V，长春花碱；I：异环磷酰胺。EORTC：欧洲癌症研究与治疗协作组；MRC：英国医学研究协会；NCI：美国国立癌症研究所；SWOG：美国西南肿瘤协作组。

四、睾丸生殖细胞瘤的治疗原则

参照当前临床研究证据和美国综合癌症工作网（National Comprehensive Cancer Network，NCCN）的建议，睾丸精原细胞瘤和 NSGCT 的治疗原则总结如表 9-3-23。睾丸精原细胞瘤的术后治疗原则主要根据临床分期进行放疗或化疗。早期（Ⅰ~ⅡA~B 期）NSGCT 的术后治疗原则需要根据血清肿瘤抗原情况决定观察、腹膜后淋巴结清扫术或化疗。晚期 NSGCT 以化疗为主，化疗标准方案为 EP 或 BEP。

ⅠA 期 NSGCT 的治疗包括随诊或 RPLND，生存率均超过 95%，将近 20% 的临床Ⅰ期 NSGCT 在手术时有淋巴结转移。病人如果选择随诊则需每 3 个月复查腹盆腔 CT 至 2 年，不能密切随诊的病人应做 RPLND。ⅠB 期首先考虑神经保留性 RPLND。ⅠA~B 期腹膜后淋巴结清扫术后，如果病理上无淋巴结转移（pN_0），可考虑观察；pN_1 可观察或化疗；pN_2 可做 2 周期 EP 或 BEP 化疗；pN_3 做 4 周期 EP 或 3 周期 BEP 化疗。

ⅠS 期血清抗原持续阳性，虽然 CT 扫描阴性，但此类病人常有远处转移，建议首程化疗，标准化疗方案为 3 周期 BEP 或 4 周期 EP。

临床ⅡA-B 期，睾丸肿瘤切除术后肿瘤抗原阴性或下降 1/2，CT 发现病变局限于肾门水平或以下时，应考虑做神经保留性 RPLND。术后根据腹腔淋巴结转移情况，pN_1 可不需做进一步治疗，仅观察，复发率 30%，pN_2 复发危险性高，必须考虑术后 2 周期 EP 或 BEP 巩固性化疗，生存率达 100%。如果ⅡA 和ⅡB 期肿瘤不可切除，如伴有背痛，肾门上淋巴结转移或双侧腹主动脉旁淋巴结转移，应做化疗。ⅡA 和ⅡB 期无论肿瘤能否切除，只要 AFP/HCG 持续增高，都应做化疗，化疗后如有肿瘤残存，应进一步做 RPLND。

ⅡC 或Ⅲ期睾丸 NSGCT 的治疗以化疗为主要治疗手段，根据预后不良因素进行危险度分级，低危病人考虑 3 周期 BEP 或 4 周期 EP 化疗，高危病人应考虑 4 周期 BEP 方案化疗，由于这些病人的疗效较差，可考虑临床研究。

表 9 -3 -23 睾丸 GCT 的指导性治疗原则

GCT		治疗原则
精原细胞瘤		
Ⅰ		腹主动脉旁照射或腹主动脉旁 + 盆腔野照射（20 ~ 26Gy）
		观察：马蹄肾，结肠炎或以前做过放疗
ⅡA、ⅡB		放疗：腹主动脉旁 + 盆腔野照射（30 ~ 35Gy）
ⅡC ~ Ⅳ		化疗：4 周期 EP 或 3 周期 BEP
		PET 阳性残存肿瘤：手术或放疗
		PET 阴性残存肿瘤：观察、手术或放疗
NSGCT		
ⅠA（T_1）		观察或神经保留性 RPLND
ⅠB（T_{2-4}）		神经保留性 RPLND 或 2 周期 BEP
ⅠS		4 周期 EP 或 3 周期 BEP 化疗
ⅡA	抗原阴性或下降 1/2	RPLND
	抗原持续阳性或增高	4 × EP 或 3 × BEP 化疗
ⅡB	抗原阴性	可切除病变：RPLND + 辅助性化疗
		不可切除病变：3 × BEP 或 4 × EP 化疗，肿瘤残留做 RPLND
	抗原持续阳性或增高	4 × EP 或 3 × BEP 化疗，肿瘤残留做 RPLND
ⅡC	低危	4 × EP 或 3 × BEP 化疗
	中高危	4 × BEP 或临床研究
Ⅲ	低危	4 × EP 或 3 × BEP 化疗
	中高危	4 × BEP 或临床研究

4. 挽救化疗　睾丸 GCT 一线化疗方案治疗后失败、进展或复发病人的挽救性化疗方案为顺铂、异环磷酰胺和长春花碱，50% 的病人可完全缓解，25% 可长期缓解。

五、残存肿瘤的处理

单纯精原细胞瘤化疗后残存肿瘤小于 3 cm 时应观察，如果残存肿瘤 > 3 cm，处理则有争议，可做观察、手术或放疗，如做放疗，75% 的病人接受了不必要的治疗，而且放疗未减少其复发。手术切除并发症低，并且能够指导进一步治疗。Ⅱ期 NSGCT 化疗后肿瘤残存应考虑做腹膜后淋巴结清扫。

（李晔雄）

参 考 文 献

1. Batata M, Chu F, Hilaris B, et al. Testicular cancer in cryptorchids. Cancer, 1982, 49 : 1023.
2. Fossa SD, Aass N, Kaalhus O. Radiotherapy for testicular seminoma stage Ⅰ: Treatment results and long - term post - irradiation morbidity in 365 patients. Int J Radiat Oncol Biol Phys, 1989, 16 : 383.
3. Dosmann MA, Zagars GK. Postorchiectomy radiotherapy for stages I and II testicular seminoma. Int J Radiat Oncol Biol Phys, 1993, 26 : 381.
4. Hanks GE, Peters T, Owen J. Seminoma of the testis: Long - term beneficial and deleterious results of radiation. Int J Radiat Oncol Biol Phys, 1992, 24 : 913.
5. 钱图南，李晔雄，余子豪，等. Ⅰ期睾丸精原细胞瘤放疗结果和远期并发症. 中华放射肿瘤学杂志，1995，4 : 91.
6. 李晔雄，钱图南，余子豪，等. 睾丸精原细胞瘤Ⅱ期的治疗和预后. 中华肿瘤杂志，1995，17 : 142.
7. Li YX, Coucke PA, Qian TN, et al. Seminoma arising in corrected and uncorrected inguinal cryptorchidism: Treatment

and prognosis in 66 patients. Int J Radiat Oncol Biol Phys, 1997, 38:343.

8. Li YX, Coucke PA, Qian TN, et al. Clinical characteristics, prognosis, and treatment of pelvic cryptorchid seminoma. Int J Radiat Oncol Biol Phys, 1997, 38:351.
9. 李晔雄，钱图南，余子豪，等. 同时或非同时发生的双侧睾丸肿瘤. 中华肿瘤杂志，1993，15:448.
10. Bamberg M, Schmidberger H, Meisner C, et al. Radiotherapy for stages Ⅰ and ⅡA/B testicular seminoma. Int J Cancer, 1999, 83:823.
11. Wanderas EH, Fossa SD, Tretli S. Risk of a second germ cell cancer after treatment of a primary germ－cell cancer in 2201 Norwegian male patients. Eur J Cancer, 1997, 33:244.
12. Wanderas EH, Fossa SD, Tretli S. Risk of subsequent non－germ cell cancer after treatment of germ cell cancer in 2006 Norwegian male patients. Eur J Cancer, 1997, 33:253.
13. von der Masse H, Spect L, Jacobsen A, et al. Surveillance following orchidectomy for stage Ⅰ seminoma of the testis. Eur J Cancer, 1993, 29A:1931.
14. Fossa SD, Horwich A, Russell JM, et al. Optimal planning target volume for stage I testicular seminoma: A medical research council randomized trial. J Clin Oncol, 1999, 17:1146.
15. Kiricuta IC, Sauer J, Bohndorf W. Omission of the pelvic irradiation in stage Ⅰ testicular seminoma: A study of postorchiectomy paraaortic radiotherapy. Int J Radiat Oncol Biol Phys, 1996, 35:293.
16. Sultanem K, Souhami L, Benk V, et al. Para－aortic irradiation only appears to be adequate treatment for patients with stage Ⅰ seminoma of the testis. Int J Radiat Oncol Biol Phys, 1998, 40:455.
17. Niewald M, Waziri A, Walter K, et al. Low－dose radiotherapy for stage Ⅰ seminoma: Early results. Radiother Oncol, 1995, 37:164.
18. Melchior D, Hammer P, Fimmers R, et al. Long term results and morbidity of paraaortic compared with paraaortic and iliac adjuvant radiation in clinical stage Ⅰ seminoma. Anticancer Res, 2001, 21 (4B):2989.
19. Taylor MB, Carrington BM, Livsey JE, et al. The effect of radiotherapy treatment changes on sites of relapse in stage Ⅰ testicular seminoma. Clin Radiol, 2001, 56:116.
20. Read G, Johnston RJ. Short duration radiotherapy in stage Ⅰ seminoma of the testis: preliminary results of a prospective study. Clin Oncol (R Coll Radiol), 1993, 5:364.
21. Thomas GM. Surveillance in stage Ⅰ seminoma of the testis. Urol Clin North Am, 1993, 20:85.
22. Horwich A, Alsanjari N, A' Hern R, et al. Surveillance following orchidectomy for stage Ⅰ testicular seminoma. Br J Cancer, 1992, 65:775.
23. Ramakrishnan S, Champion A, Dorreen M, et al. Stage Ⅰ seminoma of the testis: Is postorechidectomy surveillance a safe alternative to routine postoperative radiotherapy? Clin Oncol (R Coll Radiol), 1992, 4:284.
24. Oliver RT, Lore S, Ong J. Alternatives to radiotherapy in the management of seminoma. Br J Urol, 1990, 65:61.
25. Germa Lluch JR, Climent MA, Villavicencio H, et al. Treatment of stage testicular tumours. Br J Urol, 1993, 71:473.
26. Allhoff EP, Liedke S, de Riese W, et al. Stage Ⅰ seminoma of the testis: Adjuvant radiotherapy or surveillance? Br J Urol, 1991, 68:190.
27. Miki T, Maeda O, Saiki S, et al. Surveillance after orchiectomy for stage Ⅰ testicular seminoma. Nippon Hinyokika Gakkai Zasshi, 1992, 83:1789.
28. Yonese J, Kawai T, Ymauchi T, et al. Surveillance following orchiectomy for stage Ⅰ testicular tumors. Nippon Gakkai Zasshi, 1993, 84:1804.
29. Charig MJ, Hindley AC, Lloyd K, et al. 'Watch policy' in patients with suspected stage Ⅰ testicular seminoma: CT as a sole staging and surveillance technique. Clin Radiol, 1990, 2:40.
30. Warde P, Gospodarowicz MK, Panzarella T, et al. Stage Ⅰ testicular seminoma: Results of adjuvant irradiation and surveillance. J Clin Oncol, 1995, 13:2255.
31. Jones A, Fergus JN, Chapman J, et al. Is surveillance for stage Ⅰ germ cell tumors of the testis appropriate outside a specialist center? BJU Int, 1999, 58:79.
32. Francis R, Bower M, Brunstrom G, et al. Surveillance for stage Ⅰ testicular germ cell tumours: results and cost benefit analysis of management options. Eur J Cancer, 2000, 36:1925.
33. Dieckmann KP, Bruggeboes B, Pichlmeier U, et al. Adjuvant treatment of clinical stage Ⅰ seminoma: Is a single course

of carboplatin sufficient? Urology, 2000, 55 : 102.

34. Oliver RTD, Edmonds PM, Ong JY, et al. Pilot studies of 2 and 1 course carboplatin as adjuvant for stage I seminoma: Should it be tested in a randomized trial against radiotherapy? Int J Radiat Oncol Biol Phys, 1994, 29 : 3.
35. Krege S, Kalund G, Otto T, et al. Phase Ⅱ study: Adjuvant single - agent carboplatin therapy for clinical stage I seminoma. Eur Urol, 1997, 31 : 405.
36. Krtazik C, Kuhrer I, Wiltsche C, et al. Carboplatin - monotherapie bei seminoma in stadium. Acta Chir Aust, 1993, 25 : 27.
37. Nost G, Lipsky H, Wurnschimmel E. Carboplatin monotherapy in clinical stage Ⅰ of seminoma. An acceptable alternative? Urologe A, 1998, 37 (6): 629.
38. Reiter WJ, Brodowicz T, Alavi S, et al. Twelve - year experience with two courses of adjuvant single - agent carboplatin therapy for clinical stage Ⅰ seminoma. J Clin Oncol, 2001, 19 : 101.
39. Timmerman J, Northfelt D, Small E. Malignant germ cell tumors in men infected with the human immunodeficiency virus: natural history and results of therapy. J Clin Oncol, 1995, 13 : 1291.
40. Rorth M, Jacobsen GK, von der Maase H, et al. Surveillance alone versus radiotherapy after orchiectomy for clinical stage Ⅰ non - seminomatous testicular cancer. Danish Testicular Cancer Study Group. J Clin Oncol, 1991, 9 : 1543.
41. Lai PP, Bernstein MJ, Kin H, et al. Radiation therapy of stage Ⅰ and ⅡA testicular seminoma. Int J Radiat Oncol Biol Phys, 1994, 28 : 373.
42. Vallis KA, Howard GCW, Kuncan W, et al. Radiotherapy for stages Ⅰ and Ⅱ testicular seminoma: Results and morbidity in 238 patients. Br J Radiol, 1995, 68 : 400.
43. Bayens YC, Helle PA, Van Putten WL. Orchidectomy followed by radiotherapy in 176 stage Ⅰ and Ⅱ testicular seminoma patients. Benefits of a 10 - year follow - up study. Radiother Oncol, 1992, 25 : 97.
44. Mason BR, Kearsley JH. Radiotherapy for stage 2 testicular seminoma: The prognostic influence of tumor bulk. J Clin Oncol, 1988, 6 : 1856.
45. Evensen JF, Fossa SD, Kjellevold K. Testicular seminoma: Analysis of treatment and failure for stage II disease. Radiother Oncol, 1985, 4 : 55.
46. Sagerman RH, Kotlove DJ, Regine WF. Stage Ⅱ seminoma results of post - orchiectomy radiation. Radiology, 1989, 172 : 565.
47. Ball D, Barrett A, Peckham MJ. The management of metastatic seminoma testis. Cancer, 1982, 50 : 2289.
48. Ellerbroek NA, Tran LM, Selch MT. Testicular seminoma. Am J Clin Oncol, 1988, 11 : 93.
49. Jackson SM, Olivotto I, McLoughlin MG. Radiation therapy for seminoma of the testis. Results in British Columbia. Can Med Assoc J, 1980, 123 : 507.
50. Shipley WU and Zietman AL. Testis Cancer, 427 - 437. In Wang CC ed. Clinical radiation oncology: Indications, techniques, and results. Second ed, Wiley - Liss, 2000.
51. Gauwitz MD, Zagars GK. Treatment of seminoma arising in cryptorchid testes. Int J Radiat Oncol Biol Phys, 1992, 24 : 153.
52. Giacchetti S, Raoul Y, Wibault P, et al. Treatment of stage I testis seminoma by radiotherapy: Long - term results. A 30 - year experience. Int J Radiat Oncol Biol Phys, 1993, 27 : 3.
53. Kulkarni JN, Kamat MR. Tumors in undescended testis. J Surg Oncol, 1991, 46 : 257.
54. Martin DC. Malignancy in the cryptorchid testis. Urol Clin North Am, 1982, 9 : 371.
55. Raina V, Shukla NK, Gupta NP, et al. Germ cell tumours in uncorrected cryptorchid testis at Institute Rotary Cancer Hospital, New Delhi. Br J Cancer, 1995, 71 : 380.
56. Sham JST, Choy D, Chan KW, et al. Seminoma of normally - descended and cryptorchid testis. Eur J Surg Oncol, 1990, 16 : 33.
57. 施学辉, 刘泰福. 103 例隐睾精原细胞瘤的放射治疗. 肿瘤, 1987, 7 : 113.
58. Abratt RP, Reddi VB, Sarembock LA. Testicular cancer and cryptorchidism. Br J Urol, 1992, 70 : 656.
59. Zagars GK, Babian RJ. Stage Ⅰ testicular seminoma: rationale for postorchidectomy radiation therapy. Int J Radiat Oncol Biol Phys, 1987, 13 : 155.
60. de Wit R, Stoter G, Sleijfer DT, et al. Four cycles of BEP versus an alternating regimen of PVB and BEP in patients with

poor－prognosis metastatic testicular non－seminoma；a randomised study of the EORTC Genitourinary Tract Cancer Cooperative Group. Br J Cancer，1995，71：1311.
61. Bajorin D，Katz A，Chan E，et al. Comparison of criteria for assigning germ cell tumor patients to "good risk" and "poor risk" studies. J Clin Oncol，1988，6：786.
62. International Germ Cell Cancer Collaborative Group. International germ cell consensus classification：A prognostic factor－based staging system for metastatic germ cell cancers. J Clin Oncol，1997，15：594.
63. Thomas G，Rider W，Dembo A，et al. Seminoma of the testis：results of treatment and patterns of failure after radiation therapy. Int J Radiat Oncol Biol Phys，1982，8：165.
64. Hamilton C，Horwich A，Easton D，et al. Radiotherapy for stage Ⅰ seminoma testis：Results of treatment and complications. Radiother Oncol，1986，6：115.
65. Willan B，McGowan D. Seminoma of the testis：A 22－year experience with radiation therapy. Int J Radiat Oncol Biol Phys，1985，11：1769.
66. Hanks G，Herring D，Kramer S. Patterns of care outcome studies：results of the national practice in seminoma of the testis. Int J Radiat Oncol Biol Phys，1981，7：1413.
67. Sharir S，Jewett MAS，Sturgeon JFG，et al. Progression detection of stage I onseminomatous testis cancer on surveillance：Implications for the followup protocol. J Urol，1999，161：472.
68. Gels M，Hoekstra H，Sleijfer D，et al. Detection of recurrence in patients with clinical stage Ⅰ nonseminomatous testicular germ cell tumors and consequences for further follow－up：A single－center 10－year experience. J Clin Oncol，1995，13：1188.
69. Read G，Stenning S，Cullen M，et al. Medical research council prospective study of surveillance for stage I testicular teratoma. J Clin Oncol，1992，10：1762.
70. Nicolai N，Pizzocaro G. A surveillance study of clinical stage Ⅰ nonseminomatous germ cell tumors of the testis：10－year followup. J Urol，1995，154：1045.
71. Baniel J，Foster R，Rowland R，et al. Complications of primary retroperitoneal lymph node dissection. J Urol，1994，152：424.
72. Birhle R，Donohue J，Foster R. Complications of retroperitoneal lymph node dissection. Urol Clin North Am，1988，15：237.
73. Dunphy C，Ayala A，Swanson D，et al. Clinical stage I nonseminomatous and mixed germ cell tumors of the testis. A clinicopatholigic study of 93 patients on a surveillance protocol after orchiectomy. Cancer，1988，62：1202.
74. Sogani PC，Perrotti M，Herr HW，et al. Clinical stage Ⅰ testis cancer：long－term outcome of patients on surveillance. J Urol，1998，159：855.
75. Toner GC，Stockler MR，Boyer MJ，et al. Comparison of two standard chemotherapy regimens for good－prognosis germ cell tumours：a randomised trial. Australian and New Zealand Germ Cell Trial Group. Lancet，2001，357：739.
76. Pont J，Holtl W，Kosak D，et al. Risk－adapted treatment choice in stage Ⅰ nonseminomatous testicular germ cell cancer by regarding vascular invasion in the primary tumor：A prospective trial. J Clin Oncol，1990，8：16.
77. Oliver RTD，Raja M，Ong J，et al. Pilot study to evaluate impact of a policy of adjuvant chemotherapy for high risk stage I malignant teratoma on overall relapse rate of stage Ⅰ cancer patients. J Urol，1992，148：1453.
78. Cullen M，Stenning S，Parkinson M，et al. Short course adjuvant chemotherapy in high risk stage Ⅰ nonseminomatous germ cell tumours of the testis（NSGCTT）：An MRC（UK）study report. Proc ASCO，1995，14：244（abst）.
79. Davis B，Herr H，Fair W，et al. The management of patients with nonseminomatous germ cell tumors of the testis with serologic disease only after orchiectomy. J Urol，1994，152：111.
80. Saxman S，Nichols C，Foster R，et al. The management of patients with clinical stage Ⅰ nonseminomatous testicular tumors and persistently elevated serologic markers. J Urol，1996，155：587.
81. Gregory C，Peckham M. Results of radiotherapy for stage Ⅱ testicular seminoma. Radiother Oncol，1986，6：285.
82. Sheinfeld J，Rabbani F，Mohsein H，et al. Elevated serum tumor markers（STM）prior to 1o RPLND predicts clinical outcome and requirements for systemic chemotherapy in patients with pN_1，N_2 and N_3 nonseminomatous germ cell tumor（NSGCT）. Proc ASCO，1999，18：308a.
83. Baniel J，Roth B，Foster R，et al. Cost and risk benefit in the management of clinical stage Ⅱ nonseminomatous testicular

tumors. Cancer, 1995, 75：2897.

84. Bokemeyer C, Kohrmann O, Tischler J, et al. A randomized trial of cisplatin, etoposide and bleomycin (PEB) versus carboplatin, etoposide and bleomycin (CEB) for patients with 'good－risk' metastatic non－seminomatous germ cell tumros. Ann Oncol, 1996, 7：1015.

85. Roeleveld TA, Horenblas S, Meinhardt W, et al. Surveillance can be the standard of care for stage I nonseminomatous testicular tumors and even high risk patients. J Urol, 2001, 166：2166.

86. Ondrus D, Hornak M. Orchiectomy alone for clinical stage nonseminomatous germ cell tumors of the testis (NSGCTT): a minimum follow－up period of 5 years. Tumori, 1994, 80：362.

87. Hao D, Seidel J, Brant R, et al. Compliance of clinical stage Ⅰ nonseminomatous germ cell tumor patients with surveillance. J Urol, 1998, 160：768.

88. Sturgeon JF, Jewett MA, Alison RE, et al. Surveillance after orchidectomy for patients with clinical stage Ⅰ nonseminomatous testis tumors. J Clin Oncol, 1992, 10：564.

89. Sonneveld DJ, Koops HS, Sleijfer DT, et al. Surgery versus surveillance in stage Ⅰ non－seminoma testicular cancer. Semin Surg Oncol, 1999, 17：230.

90. Motzer RJ, Sheinfeld J, Mazumdar M, et al. Etoposide and cisplatin adjuvant therapy for patients with pathologic stage Ⅱ germ cell tumors. J Clin Oncol, 1995, 13：2700.

91. Warde P, Gospodarowicz M, Panzarella T, et al. Management of stage Ⅱ seminoma. J Clin Oncol, 1998, 16：290.

92. Williams SD, Birch R, Einhorn LH, et al. Treatment of disseminated germ－cell tumors with cisplatin, bleomycin, and either vinblastine or etoposide. N Engl J Med, 1987, 316：1435.

93. Einhorn LH, Williams SD, Loehrer PJ, et al. Evaluation of optimal duration of chemotherapy in favorable－prognosis disseminated germ cell tumors: A Southeastern Cancer Study Group protocol. J Clin Oncol, 1989, 7：387.

94. Bosl GJ, Geller NL, Bajorin D, et al. A randomized trial of etoposide + cisplatin versus vinblastine + bleomycin + cisplatin + cyclophosphamide + dactinomycin in patients with good－prognosis germ cell tumors. J Clin Oncol, 1988, 6: 1231.

95. de Wit R, Stoter G, Kaye SB, et al. Importance of bleomycin in combination chemotherapy for good－prognosis testicular nonseminoma: A randomized study of the European Organization for Research and Treatment of Cancer Genitourinary Tract Cooperative Group. J Clin Oncol, 1997, 15：1837.

96. Loehrer PJ, Johnson DH, Elson P, et al. Importance of bleomycin in favorable－prognosis disseminated germ cell tumors: An Eastern Cooperative Oncology Group Trial. J Clin Oncol, 1995, 13：470.

97. Bajorin DF, Sarosdy MF, Pfister DG, et al. Randomized trial of etoposide and cisplatin versus etoposide and carboplatin in patients with good－risk germ cell tumors: A multi－institutional study. J Clin Oncol, 1993, 11：598.

98. Horwich A, Sleijfer D, Fossa S, et al. Randomized trial of bleomycin, etoposide, and cisplatin compared with bleomycin, etoposide, and carboplatin in good－prognosis metastatic nonseminomatous germ cell cancer: a multi－institutional medical research council/European Organization for Research and Treatment of Cancer trial. J Clin Oncol, 1997, 15: 1844.

99. Culine S, Kerbrat P, Bouzy J, et al. Are 3 cycles of bleomycin, etoposide and cisplatin (3BEP) or 4 cycles of etoposide and cisplatin (4EP) equivalent regimens for patients (pts) with good－risk metastatic non seminomatous germ cell tumors (NSGCT)? Preliminary results of a randomized trial. Proc ASCO, 1999, 18：309.

100. Nichols CR, Williams SD, Loehrer PJ, et al. Randomized study of cisplatin dose intensity in poor－risk germ cell tumors: A Southeastern Cancer Study Group and Southwest Oncology Group protocol. J Clin Oncol, 1991, 9：1163.

101. Ozols RF, Ihde DC, Linehan WM, et al. A randomized trial of standard chemotherapy vs a high－dose chemotherapy regimen in the treatment of poor prognosis nonseminomatous germ－cell tumors. J Clin Oncol, 1988, 6：1031.

102. Nichols CR, Loehrer PJ, Einhorn LH, et al. Phase Ⅲ study of cisplatin, etoposide and bleomycin (PVP16B) or etoposide, ifosfamide and cisplatin (VIP) in advanced stage germ cell tumors; an intergroup trial. Proc ASCO, 1995, 1995.

103. Kaye S, Mead G, Fossa S, et al. Intensive induction－sequential chemotherapy with BOP/VIP－B compared with treatment with BEP/EP for poor－prognosis metastatic nonseminomatous germ cell tumor: A randomized Medical Research Council/European Organization for Research and Treatment of Cancer study. J Clin Oncol, 1998, 16：692.

104. Toner GC, Panicek D, Heelan R, et al. Adjunctive surgery after chemotherapy for nonseminomatous germ cell tumors: recommendations for patient selection. J Clin Oncol, 1990, 8:1683.

105. Streyerberg E, Keizer H, Fossa S, et al. Prediction of residual retroperitoneal mass histology after chemotherapy for metastatic nonseminomatous germ cell tumor: multivariate analysis of individual patient data from six study groups. J Clin Oncol, 1995, 13:1177.

106. Horwich A, Paluchowska B, Norman A, et al. Residual mass following chemotherapy of seminoma. Ann Oncol, 1997, 8:37.

107. Puc H, Heelan R, Mazumdar M, et al. Management of residual mass in advanced seminoma: Results and recommendations from the Memorial Sloan-Kettering Cancer Center. J Clin Oncol, 1996, 14:454.

108. Loehrer PJ, Gonin R, Nichols CR, et al. Vinblastine plus ifosfamide plus cisplatin as initial salvage therapy in recurrent germ-cell tumor. J Clin Oncol, 1998, 16:2500.

109. Motzer RJ, Geller NL, Tan CC, et al. Salvage chemotherapy for patients with germ-cell tumors. The Memorial Sloan-Kettering Cancer Center experience. Cancer, 1991, 67:1305.

110. Warde PR, Gospodarowicz M, Panzarella T, et al. Surveillance is an appropriate management strategy in patients with stage Ⅰ seminoma. Int J Radiat Oncol Biol Phys, 2002, 54 (Supple):61.

111. Steiner H, Holtl L, Wirtenberger W, et al. Long-term experience with carboplatin monotherapy for clinical stage Ⅰ seminoma: a retrospective single-center study. Urology, 2002, 60 (2):324.

112. Reiter WJ, Kratzik C, Brodowicz T, et al. Sperm analysis and serum follicle-stimulating hormone levels before and after adjuvant single-agent carboplatin therapy for clinical stage I seminoma. Urology, 1998, 52 (1):117.

113. Warde P, Specht L, Horwich A, et al. Prognostic factors for relapse in stage Ⅰ seminoma managed by surveillance: a pooled analysis. J Clin Oncol, 2002, 20 (22):4448.

114. Aparicio J, Garcia del Muro X, Maroto P, et al. Multicenter study evaluating a dual policy of postorchiectomy surveillance and selective adjuvant single-agent carboplatin for patients with clinical stage I seminoma. Ann Oncol, 2003, 14 (6):867.

115. Gurkaynak M, Akyol F, Zorlu F, et al. Stage I testicular seminoma: para-aortic and iliac irradiation with reduced dose after orchiectomy. Urol Int, 2003, 71 (4):385.

116. Logue JP, Harris MA, Livsey JE, et al. Short course para-aortic radiation for stage Ⅰ seminoma of the testis. Int J Radiat Oncol Biol Phys. 2003, 57 (5):1304.

117. Santoni R, Barbera F, Bertoni F, et al. Stage Ⅰ seminoma of the testis: a bi-institutional retrospective analysis of patients treated with radiation therapy only. BJU Int, 2003, 92 (1):47~52.

118. Daugaard G, Petersen PM, Rorth M. Surveillance in stage Ⅰ testicular cancer. APMIS, 2003, 111 (1):76.

119. Chung P, Parker C, Panzarella T, et al. Surveillance in stage Ⅰ testicular seminoma - risk of late relapse. Can J Urol, 2002, (5):1637.

120. Melchior D, Hammer P, Fimmers R, et al. Long term results and morbidity of paraaortic compared with paraaortic and iliac adjuvant radiation in clinical stage Ⅰ seminoma. Anticancer Res, 2001, 21 (4B) 2989.

121. Livsey JE, Taylor B, Mobarek N, et al. Patterns of relapse following radiotherapy for stage I seminoma of the testis: Implications for follow-up. Clin Oncol (R Coll Radiol), 2001, 13 (4):296.

122. Vergouwe Y, Steyerberg EW, Eijkemans MJC, et al. Predictors of occult metastasis in clinical stage Ⅰ Nonseminoma: A systematic review. J Clin Oncol, 2003, 21:4092.

123. Sharda NN, Kinsella TJ, Ritter MA. Adjuvant radiation versus observation: A cost analysis of alternate management schemes in early stage testicular seminoma. J Clin Oncol, 1996, 14:2933.

124. Classen J, Schmidberger H, Meisner C, et al. Para-aortic irradiation for stage Ⅰ testicular seminoma: Results of a prospective study in 675 patients. A trial of the German testicular cancer study group (GTCSG). Br J Cancer, 2004, 90 (12):2305.

125. Fossa SD, Jones WG, Stenning SP, et al. Quality of life after radiotherapy for stage Ⅰ seminoma: Results from a randomized trial of two RT schedules (MRC TE18). Proc Am Soc Clin Oncol, 2002, 21:188a, (abstr 750).

126. Jones WG, Fossa SD, Mead GM, et al. Randomized trial of 30 versus 20 Gy in the adjuvant treatment of stage Ⅰ testicular seminoma: A report on medical research council trial TE18, European Organisation for the Research and Treatment of

Cancer Trial 30942 (ISRCTN18525328). J Clin Oncol, 2005, 23:1200.

127. Niazi TM, Souhami L, Sultanem K, et al. Long – term results of para – aortic irradiation for patients with stage I seminoma of the testis. Int J Radiat Oncol Biol Phys, 2005, 61:741.

128. Choo R, Thomas G, Woo T, et al. Long – term outcome of postorchiectomy surveillance for stage Ⅰ testicular seminoma. Int J Radiat Oncol Biol Phys, 2005, 61:736.

129. Oliver RTD, Mason MD, Mead GM, et al. Radiotherapy versus single – dose carboplatin in adjuvant treatment of stage I seminoma: a randomised trial. Lancet, 2005, 366:293.

130. Aparicio J, Germa JR, Garcia del Muro X, et al. Risk – adapted management for patients with clinical stage Ⅰ seminoma: The Second Spanish Germ Cell Cancer Cooperative Group study. J Clin Oncol, 2005, 23:8717.

131. Motzer RJ, Nichols CJ, Kim A. Margolin KA, et al. Phase Ⅲ Randomized trial of conventional – dose chemotherapy with or without high – dose chemotherapy and autologous hematopoietic stem – cell rescue as first – line treatment for patients with poor – prognosis metastatic germ cell tumors. J Clin Oncol, 2007, 25:247.

第四章　前 列 腺 癌

第一节　流行病学与病因

前列腺癌是欧美男性最常见的恶性肿瘤。在美国男性中，前列腺癌发病率为第一位，占癌症死亡原因的第二位，2005 年约有 23 万新病人，约 3 万死亡。美国从 20 世纪 80 年代开始应用前列腺特异抗原（PSA）普查前列腺癌，发病率明显增高。PSA 普查前，1/4 病人的病变局限于前列腺，普查后 3/4 病人的病变局限于前列腺，5 年生存率从 70% 提高至 90%。

前列腺癌的发病率在不同国家和地区分布明显不同，北美如美国高达 95.1/10 万，中国和日本发病率最低，仅为 1.08/10 万和 8.51/10 万，西非和中美洲的发病率分别为 23.85/10 万和 24.77/10 万（Parkin 1999）。在中国，前列腺癌较少见，随着人均寿命的延长和 PSA 检查的广泛应用，发病率有上升趋势。前列腺癌主要发生于老年，年龄 <40 岁极少发病，40 岁后发病率缓慢增长。85% 的临床前列腺癌发生在 65 岁以上，发病年龄高峰在 60 ~ 70 岁。尸检证实，随年龄增加前列腺癌组织学阳性率上升，80 岁时前列腺活检 3/4 阳性。

前列腺癌的发生和种族有关，黑人发病率高于白人。同时，黑人前列腺癌出现远处转移的几率 1.3 ~ 1.8 倍于白人，预后较差。前列腺癌的发生可能和遗传、激素水平和雄激素受体有关，其病因与环境、社会和饮食等因素有关，移民美国的亚裔前列腺癌发病率明显高于本国人。日本的饮食结构趋向于西方化的高脂肪饮食，前列腺癌发病率逐年增高。家族中父兄有前列腺癌病史者，危险性高于正常人 3 ~ 4 倍。

第二节　解剖及淋巴引流

一、前列腺的解剖及分区

前列腺形态类似倒置的锥体，位于膀胱和盆底之间，尿道穿越其中。前列腺底部邻接膀胱颈，尖部向下，底部和尖部之间为前列腺体部，体部的后面平坦，中央有一纵行浅沟，为前列腺中央沟。成年前列腺重约 20g，约 3.5cm × 2.5cm × 2.5cm 大小，精囊位于前列腺后上方（图 9 – 4 – 1）。射精管在前列腺后方邻近膀胱处穿入前列腺，并斜行通过腺体约 2 cm，开口于精阜中央和前列腺小囊的两侧。前列腺前壁紧贴耻骨，后壁依托于直肠壶腹部，侧壁和下壁与肛提肌相邻。

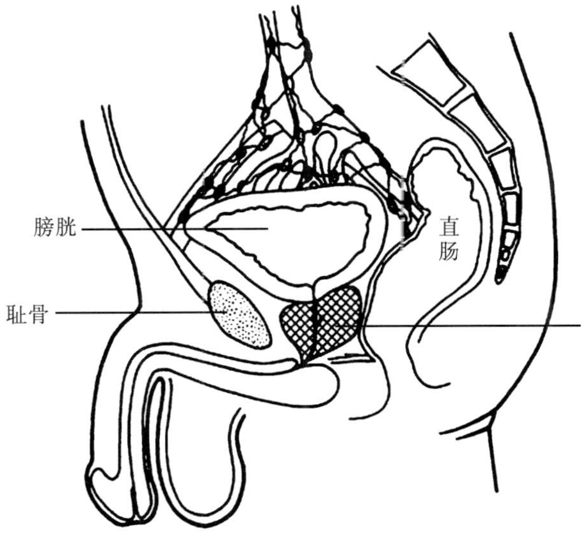

图 9 – 4 – 1　前列腺的解剖和淋巴引流

前列腺由腺体和纤维肌肉组成，腺上皮成分占重量的 70%，余 30% 为纤维肌肉组织。腺体的导管和腺泡由柱状上皮覆盖，腺体成分主要位于前列腺后外侧，其前方主要为纤维肌肉组织。前列腺内部结构可进行分叶或分区，前列腺分为5叶：前叶、后叶、中叶和两侧叶。临床上最常用的前列腺分区，将前列腺分为4个区：纤维肌肉基质区、外周区、中央区和移行区。前列腺纤维肌肉基质区位于前列腺的腹侧（前方）。外周区组成前列腺的外侧、后侧或背侧部分，状似漏斗，占前列腺腺体成分的70%。中央区状似楔形，楔形底部位于膀胱颈下，中央区腺体占前列腺腺体的25%。移行区由两个独立的小叶组成，位于前列腺腹侧，占前列腺腺体的5%～10%。

二、淋巴引流途径

前列腺淋巴引流主要有3条途径，第一组淋巴结沿髂内动脉至髂外淋巴结组，髂外淋巴结有3条淋巴链：外侧链位于髂外动脉外侧，由3～4个淋巴结组成；中链位于髂外静脉前方，由2～3个淋巴结组成；内侧链位于髂外静脉下方，有3～4个淋巴结，内侧链有一附属淋巴链，位于闭孔神经周围，即闭孔神经淋巴结，此组淋巴结为前列腺癌淋巴结转移的第一站。解剖学家描述的“真正”的闭孔淋巴结位于闭孔水平，只有7%的人有此淋巴结，无临床意义。第二组淋巴结从前列腺背侧离开前列腺引流至骶侧淋巴结，然后至髂总动脉周围的髂总淋巴链。第三组淋巴结通过膀胱旁淋巴结引流至髂内周围淋巴结。髂外或髂内淋巴结未转移时，仅有7%的骶前淋巴结转移。前列腺的动脉供应来自膀胱下动脉，静脉则流入前列腺静脉丛，后者与骶前巴氏静脉丛（Batson's plexus）交通。

第三节 病理和转移途径

一、病理类型

正常前列腺含有腺泡腺和导管，前列腺恶性肿瘤的病理类型分成上皮和基质细胞来源两大类（表9-4-1），上皮肿瘤除前列腺腺癌外，还包括鳞癌和移行上皮癌等，非上皮来源恶性肿瘤包括脂肪肉瘤、血管肉瘤和恶性淋巴瘤等。本章的前列腺癌指来源于前列腺腺泡上皮的腺癌，占95%。

表9-4-1 前列腺恶性肿瘤的病理类型

上皮肿瘤	非上皮肿瘤
腺癌	横纹肌肉瘤
粘液腺癌	脂肪肉瘤
腺样囊腺癌	骨肉瘤
印戒细胞癌	血管肉瘤
腺鳞癌	癌肉瘤
鳞癌	纤维肉瘤
移行细胞癌	恶性纤维组织细胞瘤
神经上皮癌	恶性淋巴瘤
粉刺样癌	转移性恶性肿瘤
内膜样癌	

前列腺癌常发生于外周区，而前列腺良性增生常发生于移行区。约75%的前列腺癌发生于外周区，15%发生于中央区，10%～15%发生于移行区。外周区前列腺癌常可通过直肠指检触及肿物，但也可指诊阴性。

二、肿瘤分级

前列腺癌肿瘤分级与预后关系密切，最常用的分级方法为Gleason评分和WHO分级。病理上，通过观察腺体分化程度，细胞异型性和核异常，判断肿瘤的分化程度。肿瘤分级是指导前列腺癌治疗和预后的重要指标，是常规的病理检查方法。

（一）Gleason 分级

Gleason 分级和预后密切相关，在欧美和国内得到广泛应用。Gleason 分级系统于 1966 年提出，后经 1974 年和 1977 年两次修订（Gleason 1977）。此系统是根据前列腺癌腺体的生长方式，即腺体的分化程度来划分的，不包括细胞学的改变。腺体的生长方式是指从腺体分化好至分化差，分为 5 个等级（1 ~ 5 级）。根据肿瘤的异质性，即肿瘤不同区域结构的变异，将肿瘤的生长方式分成主要和次要两种方式。主要生长方式指最占优势面积的生长方式，次要生长方式是指不占主要面积、但至少占 5% 以上面积的生长方式，若肿瘤结构单一，则可看作主要生长方式和次要生长方式相同。Gleason 分级总分为两种生长方式评分相加之和，全部组织学计分范围为 2 ~ 10 分。2 ~4 分表示分化好的腺癌，5 ~6 分为中分化腺癌，7 分为中低分化腺癌，8 ~ 10 分为低分化腺癌。Gleason 绘制模式图表示腺体结构类型和分级，见图 9 －4 －2。

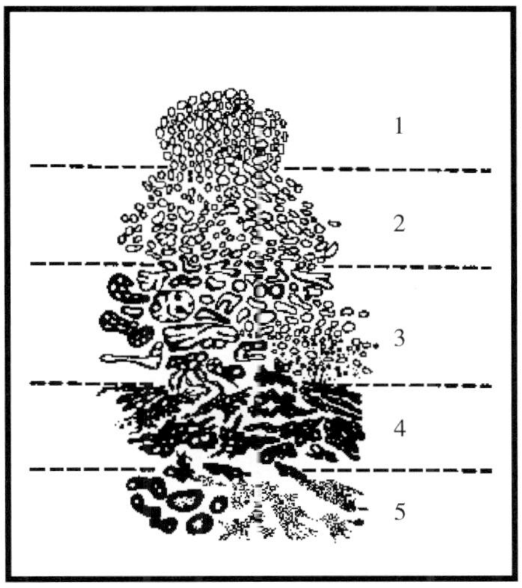

图 9 －4 －2 前列腺癌 Gleason 腺结构类型分级

与前列腺全切标本相比，穿刺活检 Gleason 分级的可重复性为 50%，最高可达 85%。Gleason 分级与肿瘤的临床分期、淋巴结转移率、总生存率和癌症专项生存率密切相关，是影响前列腺癌的重要预后因素。

（二）WHO 分级

世界卫生组织（WHO）建议采用 1975 年由 Mostofi 提出的肿瘤分级，除腺体分化程度外，增加了核间变的指标，根据这两个方面作为进行分级的基准。核间变指核的大小、形状、染色质分布和核仁的变化，分轻、中和重 3 个等级，分别以 Ⅰ、Ⅱ 和 Ⅲ 来表示。腺体分化程度分 4 级，高分化指单纯的小腺体或单纯大腺体组成；中分化指由复杂的腺体、融合的腺体或筛状腺体组成；低分化指肿瘤主要为散在的或成片的细胞构成。WHO 肿瘤分级方法简单，易于使用，但预后与分级的相关性欠佳。

三、局部侵犯和转移途径

（一）局部侵犯　前列腺癌可局部侵犯邻近器官和组织如精囊、膀胱和尿道。前列腺癌易侵犯前列腺包膜和精囊，由于前列腺和直肠间有直肠膀胱筋膜的存在，前列腺癌向后侵犯直肠少见。

临床 $T_{1\sim2}$期（局限于前列腺），经前列腺手术切除后，可见前列腺包膜受侵。前列腺包膜受侵发生率和肿瘤体积、分化程度有关，见表 9 －4 －2。45% ~70% 的临床 $T_{1\sim2}$期前列腺癌在根治性前列腺切除术后有切缘阳性和/或精囊受侵。

（二）淋巴结转移　前列腺癌沿淋巴引流途径逐步出现淋巴结转移，闭孔神经淋巴结是最常见的淋巴结转移部位，然后依次为髂内淋巴结、髂外淋巴结、髂总淋巴结、骶前淋巴结和腹主动脉旁淋巴结。也可转移至纵隔和锁骨上淋巴结，见图 9 －4 －3。

表 9 －4 －2　早期（$T_{1\sim2}$）前列腺癌术后包膜受侵的发生率

临床分期和分级	包膜受侵（%）
T_{1a}，低分级	15 ~30
T_{2b}，低分级	40
T_{2b}，高分级	66

前列腺癌淋巴结转移的发生率与临床分期、Gleason 评分和前列腺特异抗原（PSA）有关，根据上

述3项预后指标计算危险因素，可预测淋巴结转移的发生率。Gleason≥8分，TNM分期≥T_3，PSA>20 ng/ml分别计算为一分，总分为1、2和3个危险因素的淋巴结转移发生率分别为30%，50%和75%。表9-4-3总结了临床分期、Gleason评分、肿瘤大小、PSA状况和淋巴结转移率的相关性，T_3、Gleason≥8分、肿瘤>8 ml或PSA>10 ng/ml时，淋巴结转移率高达60%以上。

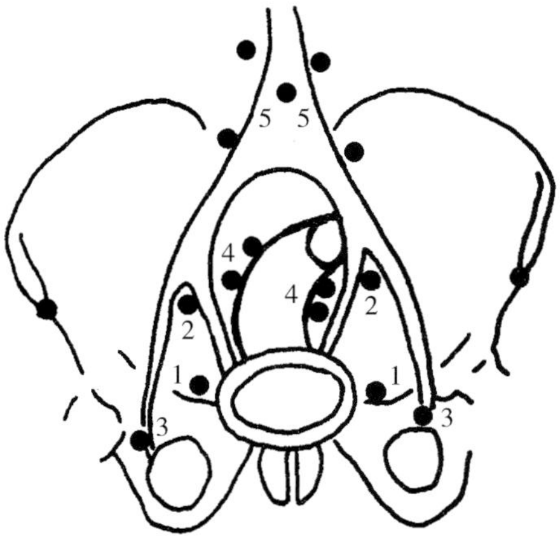

图9-4-3 前列腺癌的淋巴转移途径

1：闭孔神经淋巴结；2：髂内淋巴结；3：髂外淋巴结；4：骶前淋巴结；5：髂总和腹主动脉旁淋巴结。

表9-4-3 淋巴结转移的发生率

因素	淋巴结阳性率（%）
分期	
T_2	25
T_3	60
Gleason评分	
2~4	15
5~7	40
8~10	60
肿瘤大小（cm）	
<0.25	5
2.5~7.9	35
8.0~18	70
PSA（ng/ml）	
<10	极少或阴性
>10	63

（三）远处转移 骨转移是血行转移最常见的部位，死于前列腺癌的病人有85%伴有骨转移。由于前列腺静脉丛和骶前巴氏静脉丛交通，以体部为轴心的骨转移最多见。骨转移最常见的部位为腰椎，然后依次为盆骨、胸椎、股骨近端、肋骨、胸骨和颅骨。前列腺癌骨转移80%为成骨性改变，破骨性改变占5%，破骨和成骨混合性改变占15%。广泛性血行转移少见，以肺和肝转移常见，分别占25%和20%。

第四节 诊断、分期和治疗原则

一、普查和早期诊断

前列腺癌普查和早期检查方法包括血清PSA、直肠指检（DRE）和经直肠超声（TRUS）。PSA和DRE是前列腺癌常规、一线普查手段，TRUS为二线普查手段。普查对象为年龄超过50岁的男性，有前列腺癌家族史或黑人，普查年龄提前到40岁。

PSA检测比DRE敏感，可发现早期病变，直肠指检发现的病人常为局部较晚的前列腺癌。但DRE是必不可少的普查方法，通过直肠指检可发现PSA正常的前列腺癌。TRUS特异性低，价格较高。血清PSA和/或DRE异常的病人，可进一步做TRUS检查，并作为前列腺活检手段。

（一）前列腺特异抗原（PSA） PSA是由前列腺细胞分泌的一种糖蛋白，具有丝氨酸蛋白酶活性，能溶解精液中的胶原蛋白。PSA存在于血液和精浆中，半衰期2.2~3.2天。男性血清PSA标准正常值为0~4 ng/ml（Hybritech分析法）。

PSA在血清中以两种形式存在：游离PSA和结合PSA。血清中大部分PSA和内源性蛋白酶抑制剂如α_1抗糜蛋白酶（ACT）及α_2巨球蛋白（AMG）等结合而失活。另一小部分PSA以同分异构体形式F-PSA（fIA-PSA）存在，无活性，且不与蛋白酶抑制物结合。PSA-ACT和F-PSA可用免疫化学法进行定量检测；PSA-AMG由于分子空间排列的屏蔽作用，没有可用于免疫反应的自由暴露的抗原决定簇，故无法进行免疫学测定。此外，另有一种游离态、有活性的 PSA（faPSA），其暴露的抗原决定簇在细胞外立即被蛋白酶抑制物灭活，变为结合态 PSA，在体外血液中亦不能被检出。

PSA 对前列腺组织有特异性，但不是前列腺癌的特异性抗原。PSA 增高见于良性前列腺增生（前列腺肥大，BPH）、前列腺炎和前列腺癌等。引起 PSA 增高最常见的疾病为良性前列腺增生。PSA 在 4～10 ng/ml 的男性，1/4 的病人在活检时证实为前列腺癌，PSA 超过 10 ng/ml 时，增加至 44%。前列腺炎、活检、射精和经尿道操作都可导致暂时性血清 PSA 增高。常规直肠指检对血清 PSA 的影响极小，但大部分医师都建议在直肠指检后推迟 PSA 检测。PSA 的半衰期为 2.2～3.2 天，前列腺炎或前列腺活检后，需等待 4～8 周以后才能做血清 PSA 的检查。

治疗前列腺增生的某些药物，如黄体激素释放激素（LHRH）类似物，抗雄激素药物缓退瘤或 5α－还原酶抑制剂保列治（finasteride，非那甾胺）可降低血清 PSA 浓度。保列治可降低血清 PSA 浓度 50%，但 α 肾上腺素拮抗剂高特灵（terazosin，特拉唑嗪）对 PSA 浓度无影响。

（二）总 PSA 和 DRE 在早期前列腺癌检查中的作用　血清总 PSA 和 DRE 在前列腺癌的早期诊断中起重要作用，血清 PSA 4.0～10 ng/ml 的阳性预测值为 20%～30%，PSA >10 ng/ml 的阳性预测值为 42%～71.4%。PSA 和 DRE 相结合诊断前列腺癌的可能性总结如表 9－4－4。

PSA 理想的普查频率尚未确定，一般来讲，如果 PSA >2.5 ng/ml 而且 DRE 正常，需每年检查 1 次 PSA，随诊过程中约 50% 的病人 PSA 将超过 4.0 ng/ml；如果 PSA <2.5 ng/ml 和 DRE 正常，可每两年检查 1 次 PSA。

表 9－4－4　PSA 和 DRE 检查对前列腺癌诊断的阳性预测值

作者	PSA <4.0 ng/ml (%)		PSA >4.0 ng/ml (%)	
	DRE 阴性	DRE 阳性	DRE 阴性	DRE 阳性
Cooner 等（1990）	9	17	25	62
Catalona 等（1994）	–	10	32	49
erer 等（1994）	4	21	12	72
Ellis 等（1994）	6	13	24	42

PSA 为基础的普查方案有效地检出了早期前列腺癌，通过 PSA 普查检出的前列腺癌 98% 为局限期。美国前列腺癌普查项目报道了 5 年 PSA 普查结果，临床局限期和病理局限期前列腺癌分别为 94% 和 64%。中国未行 PSA 普查，大部分病人为中期、局部晚期或转移性前列腺癌。

前列腺癌普查的临床意义：前列腺癌的肿瘤负荷和预后有关，大部分经过 PSA 检测出的早期前列腺癌可经过现代放疗或根治术治愈，而转移性前列腺癌不可治愈。部分研究认为，前列腺癌普查降低了癌症相关死亡率，但在其他研究中未得到进一步证实。前列腺癌普查能否降低死亡率需要大的随机对照研究。

（三）其他 PSA 指标在普查和早期诊断中的作用　为提高前列腺癌早期诊断的敏感性和特异性，近年来对 PSA 速度、PSA 密度、年龄调整 PSA 参考值和游离 PSA 做了详细的分析研究。应用这些指标对前列腺诊断性灰区的早期诊断有重要的参考价值。前列腺诊断性灰区指在总 PSA 在 4.0～10.0 ng/ml 之间，筛选前列腺癌和良性前列腺增生有最大的交叉区域。

1. PSA 密度（PSA density）　PSA 密度定义为血清总 PSA 除以前列腺体积（ml），数学表达式如下：

PSAD = 血清 PSA 浓度/前列腺体积 ml

前列腺体积经直肠超声测定，计算公式为长 × 宽 × 厚 ×0.5。

使用前列腺密度的目的在于校正因前列腺增生产生的 PSA 增高。前列腺增生时，PSA 可增高，但前列腺癌可释放更多的 PSA 进入血浆。当 PSA < 4.0 ng/ml 时，PSAD 不能很好地鉴别前列腺癌和前列腺增生，PSA 在 4.0 ~ 10.0 ng/ml 而且 DRE 或 TRUS 正常时，PSAD > 0.15 能很好地鉴别 BPH 和前列腺癌。在 DRE 正常、PSA 4.0 ~ 10.0 ng/ml 时，PSAD 并不优于总 PSA，和前列腺体积计算准确性欠佳有关。

2. PSA 速度（PSA velocity） PSA 速度指血清 PSA 改变的速度。前列腺癌特别是转移性前列腺癌病人每年 PSA 浓度增长最多，而前列腺增生病人增长较少。PSA 速度的数学表达式如下：

PSA 速度 = 1/2（PSA2 - PSA1/时间 1） + （PSA3 - PSA2/时间 2）

PSA1、PSA2 和 PSA3 指 PSA 第一、第二和第三次检查时总 PSA 浓度。时间 1 和时间 2 指 PSA 检测之间的间隔（以年计算）。3 次 PSA 检测时间至少要超过 2 年，或每次检测至少间隔 12 ~ 18 个月。

PSA 速度在前列腺增生和前列腺癌有显著差别，PSA 速度 > 0.75 ng/ml，前列腺癌危险性明显增高，敏感性和特异性分别为 72% 和 95%。PSA 速度需要很长的检测时间，因采血及检测间隔时间长，病人的生理差别较大，前列腺炎和尿路梗阻等均会影响 PSA 水平。PSA 速度只能作为临床参考指标。在早期前列腺癌根治术后，术前 PSA 速度是影响预后的重要因素，PSA 速度 > 2.0 ng/ml 的死亡危险性明显增高。

3. 年龄调整 PSA 参考值 PSA 标准正常参考值为 0.0 ~ 4.0 ng/ml（Hybritech 分析法），但这一数值并不能反映与年龄相关的前列腺增生引起的前列腺体积变化。PSA 标准值并不适宜于所有年龄，应用年龄调整 PSA 参考值能提高年轻前列腺癌病人的诊断敏感性，并改善老年病人的特异性。年轻病人前列腺增生少，PSA 较低，老年人则 PSA 参考值较高。PSA 的年龄参考值和不同种族人群有关，见表 9 - 4 - 5。

应用年龄调整 PSA 参考值，年龄低于 60 岁时，前列腺癌的检出率增加 8% ~ 18%。年龄 > 60 岁时，检出率减少了 4% ~ 22%，活检率降低了 21%。但某些研究认为，和 PSA 标准值 4.0 ng/ml 比较，年龄调整 PSA 参考值并无临床意义。

表 9 - 4 - 5 年龄调整 PSA 参考值

年龄（岁）	白人		黑人		亚洲人	
	范围（ng/ml）	特异性（%）	范围（ng/ml）	特异性（%）	范围（ng/ml）	特异性（%）
40 ~ 49	0.0 ~ 2.5	95	0.0 ~ 2.0	93	0.0 ~ 2.0	95
50 ~ 59	0.0 ~ 3.5	95	0.0 ~ 4.0	88	0.0 ~ 3.0	95
60 ~ 69	0.0 ~ 4.5	95	0.0 ~ 4.5	81	0.0 ~ 4.0	95
70 ~ 79	0.0 ~ 6.5	95	0.0 ~ 5.5	78	0.0 ~ 5.0	95

4. 游离 PSA（free PSA） 前列腺癌和良性前列腺增生比较，总 PSA 高，游离 PSA 较低，而良性前列腺增生总 PSA 较低，而游离 PSA 较高。通过计算游离 PSA 和总 PSA 的比率（F-PSA/T-PSA），可以提高前列腺诊断性灰区时前列腺癌的检出率。

（四）前列腺特异膜抗原（PSMA） 前列腺特异膜抗原是位于细胞膜内的前列腺组织特异性抗原，是含有 750 个氨基酸的一种糖蛋白。在正常前列腺及前列腺癌细胞膜均呈阳性反应，以后者明显。在前列腺癌的淋巴结和骨转移病灶中也呈阳性反应，其中以激素抗拒性前列腺癌细胞最为强烈，有希望成为前列腺癌新的早期诊断和治疗手段。PSMA 在血清中难以检出，常采用 PCR 技术检测外周血中 PSM - mRNA。

二、前列腺活检

前列腺活检的适应证为血清 PSA 高于正常值和/或 DRE 异常。超声引导下前列腺穿刺活检在临床得到广泛应用，可经会阴或直肠穿刺。经直肠超声导引下前列腺穿刺更方便、常见、更精确。超声导引穿刺时，取材部位准确，组织块完整，确认病变区域非常精确。经会阴穿刺适用于有严重痔疮、体弱易感染、肛周或直肠疾病的病人。

为了更好地诊断肿瘤，必须做系统穿刺活检。PSA 在 4.0 ~ 10.0 ng/ml 的病人，通过系统的前列腺穿刺活检，25% 的病人将被确诊为前列腺癌，系统穿刺活检不会漏诊这部分病人。常规的系统前列腺活检采用均匀分布的六点穿刺法，两侧上中下各有一穿刺点（图 9 -4 -4A）。根据前列腺易发生于外周区的特点，实行新的穿刺方法（图 9 -4 -4B），因增加了外周区穿刺点，比传统六点法的肿瘤检出率提高了 14% ~20% 。

前列腺活检可提供病理标本，并对肿瘤进行分级。活检误差可导致活检的肿瘤分级和手术后病理肿瘤分级不同，通常前列腺活检会低估肿瘤的分级。多个穿刺点阳性的病人，其包膜受侵和首程治疗后复发的危险性增高。

经直肠超声引导下的前列腺穿刺术安全可靠，并发症少。24% 的病人有明显疼痛，40% ~50% 的病人会出现血性精液和血尿。感染高热极少见，约为 2.9% ~4.2% 。术前肠道准备，穿刺后预防性使用抗生素可减少术后感染机会。

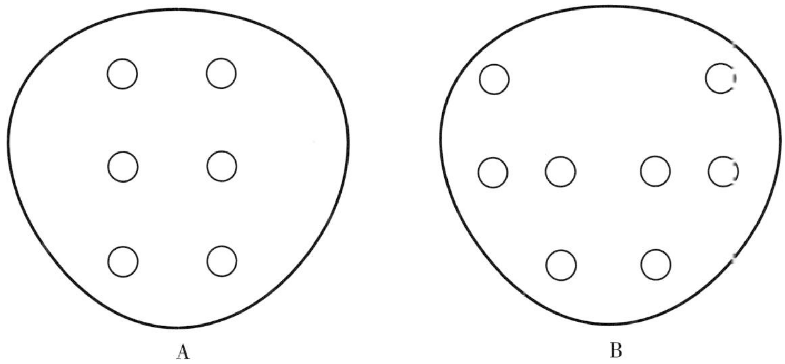

图 9 -4 -4　系统前列腺穿刺点示意图

A：六点法；B：新穿刺方法。

三、临床检查

通过病史、体格检查和影像诊断确定临床分期。临床分期和其他重要参数如肿瘤分级、血清 PSA 水平、肿瘤体积等结合能很好地反映前列腺癌的预后，在治疗前进行危险性分析，指导临床治疗。

临床分期检查：临床分期检查包括病史询问、体格检查、血液生化、PSA、酸性磷酸酶、X 线胸片、腹盆腔 CT 或 MRI 和骨扫描等。

（一）临床症状　早期前列腺癌常无症状，肿瘤增大时压迫邻近器官和组织，出现相应症状和体征，最主要的临床症状为尿路症状，如尿流缓慢，尿频，尿急，尿流中断，排尿不净和排尿困难等，血尿少见。这些症状无特异性，和良性前列腺增生症状相同。晚期前列腺癌可以出现远处器官转移的症状，如骨转移疼痛，病理性骨折，排便困难等。病史询问包括一般状况，夜尿、尿频、尿急、排尿困难等尿路症状和有无性功能障碍。

（二）体格检查和直肠指检　除了常规的体格检查外，直肠指检是首要的诊断步骤，需注意前列腺大小，外形，有无不规则结节，肿块大小、质地、扩展范围及精囊情况，绘画表示检查结果。

（三）实验室检查　实验室检查包括血常规、肝肾功能和肿瘤标志物。前列腺癌的肿瘤标志物包括前列腺特异抗原（PSA）和酸性磷酸酶（PAP）。PSA 是前列腺癌最重要的肿瘤标志物，在早期诊断、治疗和预后中起重要作用。酸性磷酸酶特异性差，明显增高时应考虑骨转移可能。

（四）影像学检查　影像学检查包括胸正侧位 X 线片、腹部 B 超或 CT、盆腔 CT 或/和 MRI。胸正侧位 X 线片用于观察有无肺转移，腹部 B 超或 CT 用于观察腹主动脉旁淋巴结和肝转移情况。

前列腺癌局限于前列腺包膜时，肿瘤和正常前列腺组织密度相近或相等，CT 诊断敏感性低于磁共振（MRI）。前列腺癌已经侵犯包膜及邻近器官时，CT 扫描的敏感性和 MRI 相同。肿瘤穿透包膜后，外形不规则，腺体周围脂肪消失，精囊腺和邻近的肌肉界限模糊或消失。前列腺 MRI 扫描的诊断价值优于 CT，T1 权重像上前列腺为一均匀的中等信号强度，能清楚地显示前列腺周围的脂肪层。前列腺癌在 T2 权重像上表现为在高信号的前列腺周边带内出现低信号的缺损区，病变区包膜中断，则说明肿瘤侵犯了前列腺包膜。

CT、MRI 和超声等观察盆腔淋巴结转移的精确性欠佳，对预后无指导意义。CT 和 MRI 诊断盆腔淋巴结的敏感性分别为 22% 和 36%，特异性为 97%。在盆腔淋巴结转移可能性高的病人，如 Gleason >6 分，直肠指检阳性（$T_{2\sim4}$）和 PSA >25 ng/ml 时，盆腔 CT 和 MRI 诊断淋巴结转移的价值较大。淋巴造影的精确性为 80%。

骨扫描敏感性高，特异性低。临床分期晚（$T_2 \sim T_4$）、肿瘤分级高（Gleason 8 ~ 10 分）或 PSA > 15 ng/ml 的病人建议常规做全身骨扫描。血清 PSA 可以很好地预测骨扫描的阳性率，PSA < 10 ng/ml，10 ~ 20 ng/ml 和 > 20 ng/ml 的骨扫描阳性率分别为 < 1%，4% 和 8%。PSA 结合肿瘤分级、肿瘤分期或其他因素未增加 PSA 预测骨转移阳性率的能力。骨退行性变，炎症或 Paget's 病可出现假阳性。

四、临床分期

前列腺癌最常用的临床分期包括 TNM 分期和 Jewett 分期。Jewett 分期将前列腺癌分为 4 期，从 A 至 D 期，各期再分亚期。A 期指肿瘤在临床不能触及，仅在良性病变后手术标本中发现，A_1 期指分化好、肿瘤≤切除组织的 5%，A_2 期指肿瘤 > 切除组织的 5% 或中到低分化。B 期（T_2）指肿瘤临床上可触及但局限于前列腺，B_1 期肿瘤直径≤1.5 cm，侵犯前列腺一叶；B_2 期指侵犯前列腺两叶或病变 > 1.5 cm。C 期（T_3 和 T_4）指病变超出前列腺，C_1 期指肿瘤侵透前列腺包膜但切缘阴性；C_2 为切缘阳性；C_3 指肿瘤侵及精囊。D 期有肿瘤转移，D_1 指盆腔微小淋巴结转移；D_2 指骨和/或远处器官转移。

大部分临床肿瘤学家都应用 TNM 分期系统，此分期系统仅适用于前列腺腺癌，而不包括前列腺肉瘤和移行细胞癌等，移行细胞癌的分期见泌尿道肿瘤的分期原则。2002 年 AJCC 提出了新的前列腺癌 TNM 分期，T_1 为偶发癌，T_2 指局限于包膜内的癌，$T_{3\sim4}$ 已侵透包膜或周围邻近器官。表 9-4-6 总结了 TNM 分期和 Jewett 分期。

TNM 分期中，区域淋巴结定义为真骨盆淋巴结，指髂动脉分叉以下的盆腔淋巴结，包括盆腔、髂内动脉、闭孔、髂内外、骶前和骶旁淋巴结。区域外淋巴结（远处淋巴结）指超出真骨盆淋巴结，包括腹主动脉旁、髂总、浅表或深部腹股沟、锁骨上和颈部淋巴结，区域外淋巴结转移临床分期为 M_1。

原发肿瘤的病理分期如下：

pT：病理原发肿瘤****

- pT_2：局限于前列腺
- pT_{2a}：肿瘤侵犯前列腺一叶的一半或更少
- pT_{2b}：肿瘤侵犯前列腺一叶、而且多于一半
- pT_{2c}：肿瘤侵犯前列腺的两叶
- pT_3：前列腺外侵犯
- pT_{3a}：单侧或双侧前列腺包膜受侵
- pT_{3b}：精囊受侵
- pT_4：侵犯膀胱或直肠

****无病理 T_1 期

表 9－4－6　前列腺癌 2002 年 AJCC TNM 分期和 Jewett 分期

AJCC 分期系统	Jewett 分期系统（修正）
T：临床原发肿瘤	
T_X：原发肿瘤不能评价	
T_0：无原发肿瘤证据	
T_1：临床检查不能发现肿瘤（触摸或影像学检查均不能发现）	
T_{1a}：切除前列腺组织中病理发现癌，肿瘤体积≤切除组织的 5%	A_1 期：肿瘤≤5%，Gleason≤4
T_{1b}：切除前列腺组织中病理发现癌，肿瘤体积＞切除组织的 5%	A_2 期：肿瘤＞5%，Gleason＞4
T_{1c}：前列腺穿刺活检证实有癌（如 PSA 增高后穿刺）	
T_2：肿瘤局限于前列腺*	
T_{2a}：肿瘤侵犯前列腺一叶的一半或更少	B_1 期：肿瘤可触及，一叶或≤1.5 cm
T_{2b}：肿瘤侵犯前列腺一叶、而且多于一半	B_2 期：肿瘤可触及，两叶或＞1.5 cm
T_{2c}　肿瘤侵犯前列腺的两叶	
T_3：肿瘤侵透前列腺包膜**	
T_{3a}：单侧或双侧前列腺包膜受侵	C_1 期：包膜受侵，切缘阴性 C_2 期：包膜受侵，切缘阳性
T_{3b}：精囊受侵	C_3 期：精囊受侵
T_4：肿瘤固定或侵犯精囊外其他邻近结构，如膀胱颈、外括约肌、直肠、肛提肌、盆壁	
N：区域淋巴结	
N_X：区域淋巴结转移不能评价	D_1 期：盆腔淋巴结微小转移
N_0：无区域淋巴结转移	
N_1：区域淋巴结转移	
M：远处转移***	
M_X：远处转移不能评价	
M_0：无远处转移	
M_1：远处转移	D_2 期：超出盆腔转移
M_{1a}：区域外淋巴结转移	
M_{1b}：骨转移	
M_{1c}：其他部位远处转移	

* 肿瘤局限于一叶或双叶，但未触及或不能被影像学检查发现，经穿刺活检证实，分期为 T_{1c}；** 肿瘤侵犯前列腺尖部或侵及（但未超过）前列腺包膜，应分期为 T_2，而不是 T_3；*** 当有多个部位转移时，应为最高分期为 M_{1c}。

G：肿瘤病理分级

G_X：不能分级

G1：分化好的腺癌

G2：中分化腺癌

G3～4：分化差或未分化腺癌

2002 年 AJCC TNM 分期分组

Ⅰ期：$T_{1a}N_0M_0G_1$

Ⅱ期：$T_{1a}N_1M_0G_{2\sim4}$；$T_{1b\sim c}N_0M_0$ G_X，1～4；$T_{1\sim2}N_0M_0G_X$，1～4

Ⅲ期：$T_3N_0M_0G_X$，1～4

Ⅳ期：$T_4N_{0\sim3}M_0G_X$，1～4；$T_{0\sim4}N_1M_0G_X$，1～4；$T_{0\sim4}N_{0\sim1}M_1G_X$，1～4

五、危险性分析和治疗原则

前列腺癌治疗前根据血清 PSA 浓度、肿瘤分级和临床分期进行危险度分析，判断肿瘤的预后，以确定临床治疗方案。PSA 结合肿瘤分级和临床分期提高了预测淋巴结转移状况、前列腺包膜或精囊受侵几率的敏感性和特异性。

前列腺癌的治疗原则主要根据临床分期、PSA、Gleason 分级和年龄，将前列腺癌分成早期（局限期）前列腺癌和晚期（转移性）前列腺癌。早期前列腺癌定义为肿瘤局限于前列腺，无转移淋巴结或远处转移。根据其危险度高低，可将早期前列腺癌分成低危（预后好）、中危（预后中等）和高危（预后不良）3 组，低危局限期前列腺癌的治疗应考虑局部根治性治疗手段，包括根治性前列腺切除术或根治性放疗。由于前列腺癌自然病程长，根据年龄和预期寿命，部分低危病人可密切随诊；中危病人需做综合治疗，如根治性前列腺切除术加术后辅助性放疗，术后放疗需考虑高剂量照射；高危病人或局部晚期前列腺癌仅单纯手术或放疗不可能治愈，必须考虑放疗和内分泌综合治疗，放疗合并激素治疗优于单纯放疗，或者做临床研究以改善生存率。转移性前列腺癌的治疗主要为内分泌治疗，辅以姑息性放疗，改善其局部控制率和缓解症状。转移性前列腺癌在临床上认为不可治愈，但部分病人可带瘤长期存活（表 9－4－7）。

表 9－4－7 前列腺癌的预后分组和治疗原则（根据 NCCN 指南制订的治疗原则）

预后分组和定义	局部治疗后复发率（%）	治疗建议
局限期低危（预后好）		
$T_{1\sim2a}$，Gleason 2～6 分，PSA＜10 ng/ml	6～20	
预期寿命＜10 年		观察；三维适形/调强适形放疗或粒子植入
预期寿命＝10 年		观察；三维适形/调强适形放疗，粒子植入或根治性手术 ± 盆腔淋巴结清扫
局限期中危（预后中等）	34～60	
$T_{2b\sim2c}$或 Gleason 7 分或 PSA 10～20 ng/ml		
预期寿命＜10 年		观察；三维适形/调强适形放疗（合并或不合并组织间照射）或根治性手术 ± 盆腔淋巴结清扫
预期寿命＝10 年		三维适形/调强适形放疗（合并或不合并组织间照射）或根治性手术＋盆腔淋巴结清扫
局限期高危（预后不良）	50～100	三维适形/调强适形放疗＋激素治疗（2～3 年）
$T_{3\sim4}$或 Gleason 8～10 分或 PSA＞20 ng/ml		
局部晚期（预后不良）		三维适形/调强适形放疗＋激素治疗（2～3 年）
任何 TN＋M_0（盆腔淋巴结转移）		
晚期（转移性）		激素治疗或化疗
任何 T 任何 NM_1		

第五节 自然病程和随诊

一、自然病程

前列腺癌自然病程的资料有限，临床上完全未治而进行随诊观察的病例少，而且随诊病人多为老年，年龄 >70 岁，肿瘤分级低，临床分期早，部分病人合并激素治疗。随诊 4 ~ 14 年，前列腺癌局部进展危险性为 8% ~84%，远处转移危险性为 6% ~74%，数据的巨大差别源于病例选择上的差别。随诊病人多为老年，可能会低估年轻病人疾病进展的危险性。

（一）死亡原因和死亡危险性　前列腺癌直接引起的死亡占全部死亡原因的 34% ~62%。Aus 等分析 1988 ~1991 年 514 例前列腺癌接受激素治疗后死亡的病人，62% 死于前列腺癌，局限期无远处转移的病人中，有 50% 死于前列腺癌。Gronberg 等分析挪威 1971 ~ 1987 年 6 514 例类似病人，随诊 7 ~23 年，55% 死于肿瘤。Albertsen 等报道 451 例保守治疗的病人，随诊 15.5 年，34% 死于前列腺癌。

前列腺癌未治或仅用内分泌保守治疗，死于肿瘤的危险性明显高于健康人群。Brasso 等发现未治的前列腺癌病人死亡危险性 1.6 倍于相同健康人群。未治或仅做保守治疗病人的 5 年无病生存率为 60% ~98%，10 年无病生存率为 34% ~92%，15 年无病生存率为 62% ~81%。

（二）临床分期与自然病程的相关性　前列腺癌未治或保守治疗情况下，进展的危险性和临床分期有关，局限期的预后好于转移性前列腺癌。Brasso 等报道，局限期、局部晚期和转移性前列腺癌的中位生存期分别为 3.7 年、1.8 年和 1.1 年。Johansson 等报道 642 例激素治疗的病人，$T_{0\sim2}$、$T_{3\sim4}$ 和转移性前列腺癌的 15 年生存率分别为 81%、57% 和 6%。局限期前列腺癌的 T 分期和肿瘤局部进展或远处转移有关，$T_{1\sim2}$期 10 ~15 年转移率为 13% ~20%，$T_{3\sim4}$期达 25% ~34%。$T_{1\sim2}$期 10 ~15 年总生存率和疾病专项生存率为 62% ~90%，$T_{3\sim4}$病变为 57% ~70%。Aus 等报道 10% T_{1a}期，47% T_{1b}、52% 的 T_{2a}、53% 的 T_{2b} ~ T_3、70% 的 T_4 死于前列腺癌。

（三）肿瘤分级与自然病程的相关性　在保守治疗的病人，肿瘤分级是预测肿瘤进展危险性和生存率的重要因素。6 组非随机研究，共 828 例前列腺癌激素治疗或观察的结果证明，低分化是疾病专项生存率的唯一重要预后因素。转移性前列腺癌高中分化和低分化的 10 年疾病专项生存率分别为 87% 和 34%。除外其他预后因素如分期和年龄的影响，低分化仍是预后不良因素，肿瘤分级影响长期生存率。高分化、中分化和低分化病人 15 年内分别有 9%、28% 和 51% 死于肿瘤（Albertsen）。比较前列腺癌保守治疗病人和健康人群的生存率发现，高分化、Gleason 2 ~4 分前列腺癌的年龄调整生存率和健康人群相同，而 Gleason 5 ~7 分和 8 ~10 分病人比预计寿命分别低 4 ~5 年和 6 ~8 年。此外，在 767 例年龄 55 ~74 岁前列腺癌的保守治疗或观察研究中，肿瘤分级是肿瘤死亡相关因素：Gleason 2 ~4 分，5 分，6 分，7 分和 8 ~10 分肿瘤分别有 4% ~7%，6% ~11%，18% ~30%，42% ~70% 和 60% ~87% 的病人在 15 年内死于前列腺癌。

二、随诊

经过严格选择的早期低危前列腺癌可随诊观察。前列腺癌进展缓慢，好发于老年，而高龄病人常伴有其他器质性疾病，预期寿命短。低危、高龄前列腺癌病人死于其他疾病或自然死亡的几率明显高于前列腺癌本身，可以考虑密切随诊。

（一）随诊适应证　早期前列腺癌随诊观察在下列情况下可以考虑：预期寿命 8 ~10 年，年龄 > 70 ~75 岁，PSA 低于 10 ng/ml，$T_{1\sim2}$，Gleason <8 分和活检时肿瘤负荷小。活检时肿瘤负荷小是指≤2 个穿刺点阳性。

前列腺癌死亡危险因素与 PSA、临床分期、Gleason 评分和肿瘤体积有关。高分级或低分化前列腺癌不适于临床随诊。Chodak 等观察 $T_{1\sim2}$前列腺癌的随诊结果，Gleason 评分≥8 分的癌症专项生存率和无远处转移生存率明显低于 Gleason 评分 <8 分，其观察结果见表 9 -4 -8。Johansson 等也报道了同样的结果，高分级的生存率仅为 29%，而中、低分级分别为 92% 和 98%。

不同年龄组的平均预期寿命，以及预期寿命和健康状况的相关性见表 9 -4 -9。这组数据来源于西方发达国家，国内尚缺乏相关资料，由于中国人的平均寿命已接近发达国家，此数据可供随诊时参考。

表 9-4-8 T1-2 前列腺癌临床随诊观察结果

	癌症专项生存率（%）		无远处转移生存率（%）	
	5 年	10 年	5 年	10 年
Gleason 2~4 分	98	87	93	81
Gleason 5~7 分	97	87	84	58
Gleason 8~10 分	67	34	51	26

表 9-4-9 前列腺癌预期寿命和健康状况的相关性

实际年龄（岁）	平均预期寿命（年）	健康状况很好预期寿命（年）	健康状况差预期寿命（年）
65	15	17~20	11~13
70	12	13~17	8~11
75	10	10~14	6~8
80	7	8~11	3~6

（二）随诊和激素治疗/手术治疗随机对照研究　早期前列腺癌观察和手术治疗的随机对照研究结果显示，手术治疗显著降低了癌症相关死亡率、总死亡率、远处转移率和局部进展率。Holmberg 和 Bill-Axelson 等报道，695 例高分化或中高分化腺癌、年龄 <75 岁、Gleason 4 分肿瘤体积 < 切除组织的 25% 或 Gleason 5 分肿瘤体积 < 切除组织的 5%、PSA <50 ng/ml、T_0 ~ $T_{1\sim2}$，分别接受手术治疗或随诊，长期随诊 10 年，癌症相关死亡率分别为 9.6% 和 14.9%（$P=0.01$），总死亡率分别为 27% 和 32%（$P=0.04$），10 年远处转移率分别为 15.2% 和 25.4%（$P=0.004$），10 年局部进展率分别为 19.2% 和 44.3%（$P<0.001$）。手术治疗组有较多的病人死于其他疾病（45 例比 34 例），性功能障碍多见，但轻微尿路梗阻少见。

在局限期前列腺癌，EORTC 30892 的随机研究中比较了观察和激素治疗的疗效，立即激素治疗改善了总生存率，但未改善前列腺癌相关生存率。入组条件为 $T_{0\sim4}N_{0\sim2}M_0$，病人拒绝局部根治性治疗或不适于局部治疗（后者包括预期寿命短、合并严重并发症和局部晚期），但未包括年龄大于 80 岁且合并第二原发肿瘤、伴疼痛和梗阻的病人。985 例随机分成两组：493 例立即接受激素治疗，492 例未立即接受激素治疗，等待病变进展或出现严重并发症再应用激素治疗。中位年龄 73 岁（52~81 岁），中位随诊 7.8 年，541 例病人死亡，主要死于前列腺癌（193 例）和心血管疾病（185 例）。立即激素治疗组死亡 257 例（52.5%），延迟治疗组死亡 284 例（57.6%），两组中位生存期分别为 6.5 年和 7.4 年（$P=0.4341$），延迟治疗组死亡危险性增加 1.25 倍，从 5% 到 48%。

英国 MRC 在 900 例 M_0/M_1 前列腺癌随机研究中证实了早期激素治疗改善了 M_0 病人的生存率，但长期随诊后生存率无差别。在最近瑞典的一项小的研究中（Studer 2004），197 例病人中 67% 为 $T_{3\sim4}$，20% 淋巴结转移，22% 远处转移。立即激素治疗可能改善癌症相关生存率（$P=0.09$），但未改善总生存率（$P=0.96$）。

第六节 放射治疗

放射治疗是局限期和局部晚期前列腺癌的根治性治疗手段，适应证为临床 $T_{1\sim4}N_{0\sim1}M_0$ 期。放疗和手术是局限早期（T_1 ~ T_2）前列腺癌的重要治疗手段。美国 2002 年的统计结果表明，分别有 60 000 例和 75 000 例早期前列腺癌接受放疗和手术治疗。现在有更多的病人接受放疗。局部晚期（$T_{3\sim4}N_xM_0$）前列腺癌不能手术切除，放疗和激素治疗是有效的治疗手段，综合治疗提高了局部晚期前列腺癌的局部控制率和生存率。此外，晚期或转移性前列腺癌可以考虑姑息性放疗。

放疗方法包括外照射和近距离照射（组织间粒子植入）。外照射技术包括常规照射、三维适形放疗（3D CRT）和调强适形放疗（IMRT）等。近距离照射应用于预后好的局限早期前列腺癌的治疗。最近10年，通过三维适形放疗、调强适形放疗和质子治疗，提高了肿瘤照射剂量，肿瘤局部控制率和无病生存率提高，而正常组织毒副作用降低或未增加。放射治疗要考虑照射靶区和剂量，是否需做盆腔照射，是否需合并激素治疗等。

一、外照射

（一）外照射原则　根据临床分期、PSA 和 Gleason 分级，将局限期前列腺癌分为3个预后组：预后好、预后中等和预后不良。肿瘤负荷大、预后不良的前列腺癌应用更高照射剂量，并联合激素治疗，局限期前列腺癌外照射的基本原则如下。靶区定义、照射剂量和合并激素治疗的内容将在以下段落中详细讨论。

局限期前列腺癌外照射的基本原则：

1. 建议应用三维适形放疗或调强适形放疗技术；

2. 低危病人适宜的照射剂量为70～75 Gy/35～41次，包括或不包括精囊；

3. 中危或高危病人的照射剂量提高至75～80Gy，提高了局部控制率和无病生存率；

4. 高危或更高危病人应考虑盆腔淋巴结照射，合并辅助内分泌治疗和/或新辅助内分泌治疗；

5. 高剂量照射>75Gy时，建议应用图像引导放疗技术如前列腺粒子标记、腹部超声定位、直肠充盈等，以减少 PTV 边界。

（二）放疗和内分泌综合治疗　局部晚期前列腺癌应考虑放疗和激素综合治疗，多项随机和回顾性研究证明，综合治疗疗效优于单纯放疗，放疗加激素治疗是局部晚期前列腺癌的标准治疗手段。

前列腺正常细胞和肿瘤细胞都对抗雄激素治疗敏感，是放疗前（新辅助治疗）或放疗后（辅助治疗）应用激素治疗的理论基础。新辅助激素治疗的目的在于应用激素治疗减少前列腺体积和照射靶区，降低正常组织毒副作用。放射治疗后辅助性激素治疗的目的在于消灭局部或远处残存的肿瘤细胞。

1. 激素+放疗综合治疗和单纯放疗的随机对照研究

（1）综合治疗和放疗的比较　局部晚期前列腺癌的激素治疗+放疗的综合治疗和单纯放疗的随机对照研究始于20世纪60年代。早年的研究中多应用雌激素类药物，综合治疗显著改善了局部控制率，但甲地孕酮和己烯雌酚有明显的毒副作用，以后不再应用雌激素类药物。

最近十多年，全世界有6个大的随机研究比较局部晚期前列腺癌综合治疗和单纯放疗的疗效，见表9-4-10。这些研究结果显示，放疗联合新辅助或辅助性内分泌治疗和单纯放疗相比，提高了无生化失败生存率、无病生存率和总生存率，降低了局部区域复发率和远处转移率。内分泌治疗应用新辅助治疗（放疗前）或辅助治疗（放疗中和放疗后）方式。RTOG86-10 和 TROG9601 使用新辅助内分泌治疗，激素治疗始于放疗前2～5个月，共3～6个月，放疗结束时终止内分泌治疗。RTOG85-31、EORTC22863、瑞典 Umea 大学和 D'Amico 等4项研究中使用内分泌辅助治疗，激素应用于放疗中或放疗后。

RTOG85-31 随机治疗977例 $T_{1\sim2}N_1M_0$、$T_3N_{0\sim1}M_0$ 或 $pT_3N_{0\sim1}M_0$ 期前列腺癌，放疗加戈舍瑞林（放疗最后一周用）或单纯放疗，常规放疗 DT65～70 Gy。RTOG86-10 观察了短期激素联合治疗和放疗综合治疗局部晚期（T_{2b}、T_3、T_4）前列腺癌的作用。230例接受单纯放疗，226例接受新辅助激素治疗和放疗，后者在放疗前2个月和放疗中应用戈舍瑞林（goserelin，zoladex，诺雷德）和缓退瘤。EORTC22863 比较在放疗第一天开始应用戈舍瑞林至放疗后3年和单纯放疗的疗效。入组条件为 $T_{1\sim2}$ 和 WHO 3级或 $T_{3\sim4}$，大部分为局部晚期，$T_{3\sim4}$ 占91%，其余少部分为 $T_{1\sim2}$ 和 Gleason 3分。瑞典 Umea 大学91例接受根治性前列腺切除术和盆腔淋巴结清扫术，病理分期为 $T_{1\sim4}N_{0\sim3}M_0$，随机接受单

纯放疗和激素 + 放疗，中位随诊 9.3 年。原计划需 500 例病人，但因中期结果分析显阳性而提前中止了此项研究。

TROG 96 -01 的入组条件为 T_{2b} ~ $T_4N_0M_0$，818 例病人随机分成 3 组：单纯放疗、3 个月或 6 个月内分泌治疗加放疗，3 个月综合治疗组分别在放疗前 2 个月或 5 个月开始应用内分泌治疗，到放疗结束，共用 3 个月或 6 个月内分泌治疗。放疗靶区包括前列腺和精囊，DT66 Gy。3 组的 5 年局部失败率分别为 28%、17% 和 12%，5 年远处转移率分别为 19%、22% 和 13%，5 年无生化失败生存率分别为 38%、52% 和 56%，无病生存率分别为 32%、49% 和 52%，癌症相关生存率分别为 91%、92% 和 94%。3 个月激素综合治疗组和单纯放疗相比，显著改善了局部失败率、转移率、无生化失败生存率和无病生存率；与此同时，6 个月激素综合治疗组还提高了癌症相关生存率。

表9 -4 -10 放疗联合内分泌治疗和单纯放疗的随机对照研究结果

研究组（作者）	治疗时间	例数	入组条件	内分泌治疗时间	放疗	观察指标	治疗结果（%）放疗 + 激素	放疗	P
RTOG 85 -31（Pilepich 2005）	1987 ~ 1992	945	$T_{1\sim2}N_1M_0$ $T_3N_{0\sim1}M_0$ $pT_3N_{0\sim1}M_0$	放疗最后1周开始至复发	60 ~ 75Gy	局部复发率（10年）	23	38	<0.0001
						远处转移率	24	39	<0.001
						疾病专项死亡率	16	22	0.0052
						总生存率	49	39	0.002
RTOG 86 -10（Pilepich 2001）	1987 ~ 1991	456	$T_{2b\sim4}$ $N_{0\sim1}M_0$	放疗前2个月和疗中	60 ~ 75Gy	局部控制率（8年）	42	30	0.016
						远处转移率（10年）	34	45	0.04
						无病生存率（8年）	33	21	0.004
						bNED（8年）	24	10	<0.0001
						总生存率（8年）	70	52	0.015
EORTC 22863（Boll 1997,2002）	1987 ~ 1995	401	$T_{1\sim2}$和Gleason 3分或$T_{3\sim4}$	放疗第1天开始，共3年	全盆 + 局部70Gy	局部控制率（8年）	97	79	<0.001
						无转移生存率	98	56	<0.001
						无病生存率	75	40	<0.001
						无 PSA 复发生存率	81	43	<0.001
						总生存率	78	62	<0.001
Swedish（Granfors）	1998	91	$T_{1\sim4}pN_{0\sim3}M_0$			无病生存率（9.3年）	69	39	0.005
						疾病专项生存率	73	56	0.06
Harvard（D'Amico AV,2004）	1995 ~ 2001	206	$T_{1b\sim2b}N_xM_0$ PSA10 -40或Gleason =7分	放疗前2个月开始共6个月	局部适形70 Gy	生存率（5年）	88	78	0.04
						无挽救治疗	82	57	0.002

（2）新辅助和辅助内分泌治疗的比较 放疗联合新辅助或辅助性内分泌治疗的疗效相同。RTOG94 -13 比较了新辅助和辅助内分泌治疗的疗效。入组条件为高危前列腺癌，PSA≤100 ng/ml，淋巴结转移的危险性 >15%，如果未超过 15%、但 T_{2c} ~ T_4 和 Gleason≥6 分也包括在内。淋巴结转移危险性（%）=（2/3）PSA +［（GS -6）×10］。共分成 4 组比较：全盆腔照射后补量照射比前列腺局部野；新辅助激素治疗（放射治疗前 2 个月和放射治疗中 2 个月）比辅助性激素治疗（放射治疗后 4 个月内分泌治疗）。新辅助和辅助性激素治疗的 4 年无进展生存率分别为 52% 和 49%（P =0.56）。

（3）早期前列腺癌综合治疗和放疗的比较 激素和放疗综合治疗能改善高危局限期和局部晚期前列腺癌的局部控制率和无病生存率，但中危和低危的早期（$T_{1\sim2}N_0M_0$）前列腺癌应用激素治疗能否提高放疗疗效尚不清楚。目前正在进行的 RTOG94-08 的研究中，包括了 T_{1b} ~ $T_{2b}N_0M_0$ 前列腺癌，单纯放疗或 2 个月前用戈舍瑞林和缓退瘤 + 放疗。需要注意的是，早期前列腺癌放疗合并激素治疗时，激素治疗产生的毒副作用如性功能障碍，肌力下降和贫血等，将可能影响病人的生活质量。

2. 激素治疗时间

（1）辅助内分泌治疗持续时间　激素治疗和放疗综合治疗时，长期激素治疗疗效优于短期激素治疗。RTOG 92－02 从 1995 年开始治疗 1 554 例局部晚期（T_{2C}～T_4、PSA＜150 ng/ml）前列腺癌，包括 1992 年 AJCC 临床 T_{2c}～T_4、无淋巴结受侵、KPS 评分≥70 和治疗前 PSA＜150 ng/ml 的病人。随机分为短期激素治疗组和长期激素治疗组，在放疗前 2 个月和放疗中都应用戈舍瑞林和缓退瘤，长期激素治疗组在放疗结束后继续使用戈舍瑞林 2 年。所有病人接受全盆腔照射 DT 44～50 Gy，前列腺补量照射 65～70 Gy。除总生存率外，放疗＋长期激素治疗组的 5 年癌症专项生存率和无病生存率均高于放疗＋短期激素治疗组（表 9－4－11），并降低了生化失败率、远处转移率和局部进展率。Horwitz 等综合分析 RTOG 85-31 和 RTOG 86-10 的疗效，局部晚期前列腺癌的长期激素治疗在 bNED，远处转移率和癌症专项失败率均优于短期激素治疗。

表 9－4－11　放射治疗和内分泌治疗随机研究结果（RTOG 92－02）

	观察指标	放疗＋长期激素治疗	放疗＋短期激素治疗	P
全组				
	5 年生化失败率（%）	28.0%	55.5%	<0.0001
	无病生存率（%）	46.4%	28.1%	<0.001
	疾病专项生存率（%）	94.6%	91.2%	0.006
	5 年总生存率（%）	80%	78.5%	0.73
	远处转移率（%）	11.5%	17%	0.0035
	局部进展率（%）	6.4%	12.3%	0.0001
Gleason 8－10				
	总生存率（%）	81%	70.7%	0.044
	疾病专项生存率（%）	93.4%	82%	0.0078

（2）新辅助内分泌治疗持续时间　多项随机对照研究观察更长期新辅助激素治疗联合放疗是否优于短期激素治疗。这些研究显示，长期的新辅助激素治疗并未进一步提高无病生存率，也未改变失败类型。

Crook 等报道，378 例 $T_{1\sim4}$前列腺癌随机分为 3 或 8 个月内分泌去势（缓退瘤＋戈舍瑞林）治疗，再常规照射 66 Gy。8 个月比 3 个月激素治疗显著降低了前列腺体积，但两组的 5 年无失败生存率相同，分别为 62% 和 61%（P＝0.36），失败类型也无差别。放疗后 2 年时 205 例做前列腺活检，活检阴性率 8 个月和 3 个月辅助激素治疗组分别为 77% 和 68%。因此，长期的新辅助激素治疗并未提高无病生存率或未改变失败类型。TROG 96-01 得到了相似的研究结果，3 个月 AST＋放疗和单纯放疗比较，降低了局部复发率，提高了无生化失败生存率、DFS 和无挽救治疗生存率（P<0.05），6 个月长期激素治疗在此基础上，进一步降低了远处转移率，并提高了癌症相关生存率（P<0.05）。6 个月和 3 个月激素治疗＋放疗比较，降低了远处转移率和提高了无挽救治疗生存率（P<0.05），但其他指标均未达统计学差别。另一项研究中则显示，10 个月和 5 个月新辅助激素治疗比较，未提高 bNED（表 9－4－12）。

表 9-4-12 局部晚期前列腺癌新辅助内分泌治疗+放疗综合治疗的随机对照研究

研究组（作者）	入组条件	激素治疗+RT	观察指标	放疗（%）	短 AST+放疗（%）	长 AST+放疗（%）	P
TROG	T_{2b-4}	3 月 AST+RT：265	局部复发（5 年）	28	17	12	
96-01	$N_{0\sim1}$	6 月 AST+RT：267	远处转移	19	22	13	
（Denham 等）	M_0	RT（66 Gy）：270	bNED	38	52	56	
2005			DFS	32	49	52	
			无挽救治疗生存率	63	68	78	
			癌症相关生存率	91	92	94	
Canada	T_{1c-4}	3 月 AST+RT：177	DFS（5 年）		61	62	0.61
（Crook 等）	N_0M_0	8 月 AST+RT：184	bNED		22.2	22.3	0.05
2004			局部复发		10.2	6.5	>0.05
			远处转移		3.4	4.4	>0.05
L-200	$T_{2\sim3}$	5 月 AST+RT	BNED（4 年）		65	65	0.55
（Laverdiere）	N_0M_0	10 月 AST+RT					
2004							
RTOG99-10	$T_{2\sim3}$	4 月 AST+RT	进行之中				
	N_0M_0	8 月 AST+RT					

3. 新辅助激素治疗对前列腺体积和正常组织的影响 放疗前新辅助激素治疗有效地减少了前列腺癌体积，改善了靶区剂量，但未增加正常组织剂量。局部晚期前列腺癌因靶区体积大，周围正常组织照射剂量高，可考虑放疗前使用激素治疗，以减少照射体积，降低正常组织毒副作用。

Forman 等总结了 20 例前列腺癌，放疗前应用激素治疗，前列腺体积减少 37%，膀胱接受 40 Gy、52 Gy 和 64 Gy 照射的体积分别减少了 15%、18% 和 20%，相应直肠体积减少了 13%、20% 和 34%。Zelefsky 等证实，放射治疗前 3 个月用抑那通和缓退瘤治疗，前列腺 PTV 减少 25%（3%~52%）。此后的进一步报道显示，45 例前列腺癌接受 3D-CRT，新辅助激素治疗使膀胱和直肠接受 95% 照射的体积分别减少了 46% 和 18%。Yang 等在放射治疗前用联合抗雄激素治疗 3 个月，前列腺体积从治疗前的 129 cm^3 减少至治疗后的 73cm^3（$P=0.0059$），直肠接受 80% 照射剂量的体积从 83.2cm^3 减少至 59.9cm^3（$P=0.045$），膀胱接受 80% 剂量的体积从 74.5% 下降至 40.2%。

放疗后活检证实了新辅助内分泌治疗能够改善局部控制率，内分泌治疗增加了放疗敏感性，起相加作用。Zelefsky 等报道新辅助内分泌治疗组的活检阳性率为 10%（3/31），显著低于单纯放疗组的 46%（48/105）（$P<0.001$）。Laverdiere 等报道了随机分组研究的初步结果，$T_{2\sim3}$ 前列腺癌放疗后 24 个月做活检，放疗前 3 个月新辅助激素治疗加放疗 64 Gy 的活检阳性率为 28%，而单纯放疗的阳性率为 65%。

（三）照射技术

1. 模拟定位和治疗计划

（1）常规外照射

1）治疗体位和固定 仰卧或俯卧位，体模固定。

2）常规模拟定位 体表标记前列腺中心点。前列腺中心点通常位于体中线耻骨联合上缘下1 cm。模拟定位片包括从 $L_5\sim S_1$ 至坐骨结节下 1 cm。在定位片或 CT 重建的前后位片上勾划靶区和正常组织/器官。为协助定位和确定 PTV，通常在膀胱和直肠内插入导管并注入造影剂。应用 Foley16 号管插入膀胱，注入 90% 泛影葡胺 5 ml 使球囊膨胀，轻轻牵拉球囊使其依附于膀胱三角区固定。然后从导管内注入 30% 泛影葡胺 30 ml 入膀胱。第二个 Foley 管插入直肠，球囊内注入空气，依附于直肠内括约肌并显示肛门位置，导管内注入30%泛影葡胺显示直肠。

3）前列腺照射野　采用前后野和两侧野四野照射法，射野上界位于Foley球囊上2 cm，包括约30%的膀胱，下界位于肛门括约肌下缘，即坐骨结节下缘。侧野前界位于耻骨骨皮质后缘，后界包括直肠前壁后6～10 mm，但需避开直肠后壁。前后野两侧界常为射野中心各旁开3.5～4.0 cm。

4）盆腔照射野　采用前后野和两侧野四野照射法，射野上界位于骶1上缘，下界至坐骨结节下缘，前后野侧界位于真骨盆缘外1.5～2.0 cm，但射野上下方向上可挡铅以尽量保护部分骨髓。侧野前界位于耻骨联合前缘，后界上方在S_2/S_3之间，后界下方则至直肠中部。可做纹身标明前野和侧野射野中心。使用整体挡铅或多叶光栅（MLC）适形。

5）照射剂量　典型的常规外照射计划为四野等中心照射，每日照射剂量1.8～2.0 Gy，每周5次，每天照射四野。总剂量65～70 Gy/7～8周。如果做全盆腔照射，照射剂量为45～50 Gy/5周，然后缩野照射前列腺，补量20～25 Gy。受前列腺周围直肠和膀胱的限制，常规照射时，前列腺的照射剂量通常不超过70Gy。

（2）三维适形放疗和调强适形放疗

1）治疗体位　仰卧或俯卧位，体模固定。前列腺位置受直肠和膀胱体积影响，有人建议每次模拟定位和治疗时排空膀胱和直肠，以减少前列腺的活动。但也有人建议充盈膀胱和直肠，以尽量保护正常组织。对于老年和肥胖的病人，仰卧位更舒适，并且可以应用超声定位（BAT）系统做等中心位置的校正。

前列腺癌治疗体位的研究中，Bayley等进行了一项随机分组试验，评价和比较了仰卧位与俯卧位在器官运动，摆位误差和危及器官受照射剂量之间的差异。28例局限期前列腺癌随机分为以仰卧位开始放疗或者以俯卧位开始放疗两组，治疗进行一半时再分别改为另外一种体位。在仰卧位要排空直肠并且保持膀胱充盈，而在俯卧位均排空直肠和膀胱。临床靶区包括前列腺。结果显示，俯卧位时前列腺的运动显著大于仰卧位，所以其PTV也大于仰卧位，危及器官受到照射的体积增加。两种体位的器官运动差别得到校正后，仰卧位能够显著改善小肠、直肠和膀胱的受照射剂量水平。此外，Kitamura等对不同体位时的前列腺运动进行了研究，结果证明：治疗前列腺癌过程中，在仰卧位时的内部器官的运动明显小于俯卧位时，前者的运动范围不大于5mm。因此，前列腺癌的治疗体位适宜选择仰卧位。

2）治疗固定　体位固定能够减少摆位误差或系统误差，盆腔肿瘤应用体模固定技术显著降低了盆腔肿瘤的等中心位置变化，并且未显著延长治疗时间或降低病人治疗时的舒适度。Kneebone等分析了96例接受根治性放疗的膀胱癌或前列腺癌患者，随机分成使用和不使用体模固定技术两组，均采用俯卧位，每周拍摄前后位和侧位验证片。结果显示，等中心点的平均位移在对照组和使用体模固定技术组分别为8.5mm和6.2mm（$P<0.001$），前者有30.9%的验证片显示等中心点的位移大于10mm，而后者只有10.6%（$P=0.001$）。对照组在前后、左右和上下方向上的位移分别为5.2mm、3.2mm和4.3mm，而使用体模固定技术组分别为2.9mm、2.1mm和3.9mm。两组病人的RTOG2级皮肤毒性反应分别为28%和10%（$P=0.68$），治疗体位的满意度（87%和90%）以及治疗时间（15.5 min和16.1min）方面均无显著差异。

3）CT模拟定位　在体模固定后做CT模拟扫描，CT显像可以准确地显示前列腺和周围正常组织/器官，根据射野内解剖结构的CT密度，计算剂量分布。模拟定位需结合常规模拟定位和CT定位方式。在常规模拟机下决定病人的位置，射野等中心，皮肤参考点标记等。

4）三维适形计划/调强适形放疗计划设计　在CT上三维重建靶区和正常器官，勾画GTV/CTV和PTV，同时勾画正常组织如直肠、膀胱、小肠、睾丸、股骨头、髂骨和软组织。常用5～7个射野共面照射，在各个照射野上对PTV适形。计算等剂量曲线和剂量体积直方图（DVH）。如果肿瘤巨大，放射治疗前可应用激素治疗3个月，使肿瘤缩小，并减少靶区体积和PTV。中国医学科学院肿瘤医院应用简化调强放疗技术（sIMRT），可以满足临床剂量学需要，但简化了计划设计和降低了治疗时间，已广泛应用于临床。

5）校位和射野验证 应用 CT 模拟定位机和常规模拟定位机校对射野中心和各种照射参数，在加速器下应用射野电子成像系统摄射野验证片。

2. 靶区定义

（1）GTV 肿瘤靶区（GTV）指在通过临床检查、CT 或其他影像学检查发现的大体肿瘤。前列腺癌为多灶性，靶区需包括整个前列腺及其包膜。因此，常直接勾画 CTV，不需勾画 GTV。

（2）CTV 临床靶区（CTV）定义为 GTV 加上可能受侵的亚临床病灶。前列腺癌常为多灶性，且多侵犯两叶，15% ~66% 的临床 T_1 和 T_2 病变，在根治性前列腺切除术后证实有包膜受侵，或合并前列腺周围组织侵犯。因此，CTV 应包括整个前列腺及其包膜。在局限于前列腺的 $T_{1\sim2}$期，前列腺包膜外浸润的平均距离为 2mm，范围为 0.5 ~12mm。预后中等或预后不良的局限期前列腺癌，精囊受侵的几率明显增高，CTV 需包括精囊。

低危或中危局限期前列腺癌的 CTV 不需要包括盆腔淋巴引流区，对于高危的病人，盆腔淋巴结预防照射可改善无病生存率。对于淋巴结转移可能性 >15%，或者 T_{2c} ~ T_4 期并且 Gleason 评分≥6 的局限期前列腺癌病人，CTV 可以考虑盆腔淋巴结预防照射。前列腺癌淋巴结转移常见，主要的转移部位包括髂外、髂内和骶前淋巴结，盆腔野可包括这些淋巴引流区。盆腔淋巴结转移的前列腺癌（$T_{0\sim4}$ N_1M_0），预后差，10 年生存率 20% ~30%，10 年无病生存率低于 10%。

有两项随机对照研究比较前列腺癌全盆腔照射和单纯前列腺癌照射的疗效，RTOG 77 -06 报道 449 例 T_{1b}或 $T_2N_0M_0$ 前列腺癌，经双侧淋巴造影（332 例）或剖腹探查分期（117 例）证明无盆腔淋巴结转移，随机分为盆腔预防照射和单纯前列腺照射组。近期和远期结果证明，盆腔预防照射未改善生存率和局部控制率。两组 5 年生存率分别为 80% 和 78%，无病生存率为 90% 和 88%。12 年局部复发率分别为 22% 和 27%（P =0.2），实际生存率为 38% 和 43%（P =0.4）。RTOG 94 -13 包括了淋巴结转移危险性高的前列腺癌：PSA≤100 ng/ml，淋巴结转移的危险性高于 15%（=（2/3）PSA + [（GS -6） ×10]），如果未超过 15%、但 T_{2c} ~ T_4 而且 GS≥6 分也包括在本组内。一组做全盆腔照射后补量照射，另一组应用前列腺局部野；病人同时随机分为新辅助激素治疗和辅助性激素治疗。全盆腔照射和单纯前列腺照射相比可明显提高 4 年 bNED，分别为 54% 和 47%（P =0.022），但未改善总生存率，4 年总生存率为 84.7% 和 84.3%（P =0.94）。两组 2 年≥3 级胃肠道和泌尿系统毒副作用无显著性差异。此项研究证明，全盆腔照射会改善淋巴结转移可能性 >15% 或者 T_{2c} ~ T_4 期并且 Gleason 评分≥6 的局限期前列腺癌病人的 bNED，但未改善总生存率。

（3）PTV 前列腺的运动受到直肠和膀胱的充盈状态、呼吸运动和治疗体位的影响。受直肠和膀胱充盈度的影响，前列腺的运动主要在前后和上下方向，而左右方向的运动幅度较小。前后方向运动距离的标准差从 1.5 ~4.1mm，左右方向的运动距离标准差从 0.7 ~1.9mm，上下方向运动距离的标准差从 1.7 ~4.5mm。精囊运动要大于前列腺的运动，其运动距离的标准差范围在前后方向上为 3.8 ~7.3mm，在上下方向上为 3.5 ~5.5mm，在左右方向为 1.7 ~3.2mm。

各个放疗中心需要分别测量自己的摆位误差，根据照射时直肠和膀胱的充盈状态，决定本单位从 CTV 到 PTV 的外放范围，才能使肿瘤得到准确的治疗。如果未测定，可参考上述数据，PTV 需要在 CTV 外放 10 mm，由于前列腺后方为直肠，直肠前壁多包括在靶区内，为减少直肠照射剂量，PTV 在后方仅放 5mm（图 9 -4 -5）。

3. 照射剂量 应用三维适形放疗或调强适形放疗技术，可以提高肿瘤照射剂量至 76 ~80Gy，并更为有效地保护周围正常组织。提高照射剂量，提高了肿瘤的局部控制率和无生化失败生存率/无 PSA 复发生存率，但在短期随诊条件下，未提高总生存率。分割照射剂量可以采用常规分割照射，即每日照射剂量 1.8 ~2.0 Gy，每周 5 次，每天照射四野。或者采用高剂量分割照射 DT 2.5 ~2.8Gy/次。总照射剂量根据临床分期和预后因素决定，DT 70 ~80 Gy，局部晚期前列腺癌应给予较高的照射剂量。如果做全盆腔照射，照射剂量为 45 ~50 Gy/5w，然后缩野照射前列腺，补量 25 ~30 Gy。

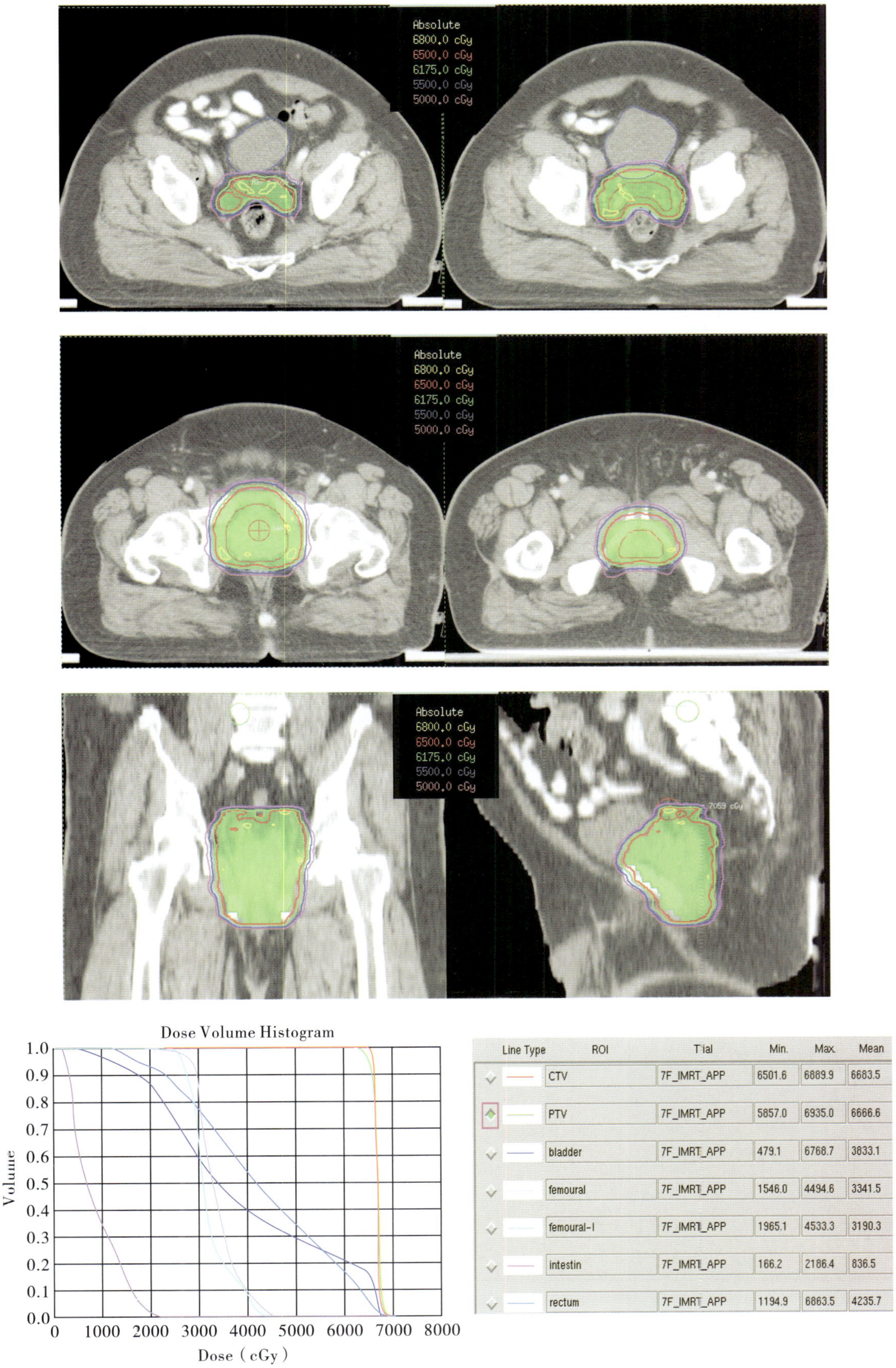

Line Type	ROI	Trial	Min.	Max.	Mean
	CTV	7F_IMRT_APP	6501.6	6889.9	6683.5
	PTV	7F_IMRT_APP	5857.0	6935.0	6666.6
	bladder	7F_IMRT_APP	479.1	6768.7	3833.1
	femoural	7F_IMRT_APP	1546.0	4494.6	3341.5
	femoural-l	7F_IMRT_APP	1965.1	4533.3	3190.3
	intestin	7F_IMRT_APP	166.2	2186.4	836.5
	rectum	7F_IMRT_APP	1194.9	6863.5	4235.7

图 9－4－5　前列腺癌调强适形放疗计划

靶区剂量分布（65Gy/25f/5w）和 DVH 图。

（1）照射剂量对局部控制率的影响　放射生物学证明，放射对肿瘤和正常组织的生物效应和照射剂量有关，为提高治疗增益，应尽量增加肿瘤照射剂量，并减少正常组织照射剂量。前列腺癌放射治疗剂量和肿瘤局部控制率的相关性在临床研究中得到了证实，美国纽约 Sloan－Kettering 癌症中心（MSKCC）建立了前列腺癌照射剂量和肿瘤局部控制率线性关系。前列腺癌三维适形放射治疗后≥2.5 年做前列腺活检，肿瘤照射剂量从 64.8 Gy 增加至 81.0 Gy，活检阴性率从 48% 增加到 94%，随着剂量的增加，局部控制率增高。在分化差的局部晚期前列腺癌（$T_{3-4}N_{0-2}M_0$），常规外照射 75.6 Gy 和 67.2 Gy 比较，高剂量照射提高了局部控制率，5 年局部控制率分别为 94% 和 64%，8 年局部控制率为 84% 和 19%（$P=0.0014$）。

（2）照射剂量对生存率的影响　应用三维适形放疗和调强适形放疗时，提高照射剂量，提高了无生化失败生存率（bNED）或无进展生存率，但未提高总生存率（表 9－4－13）。

目前已有 4 项随机对照研究证明，高剂量照射提高了局限期前列腺癌的无生化失败生存率。在 Anderson 癌症中心开展的前瞻性随机研究中，301 例 $T_1\sim T_3$ 前列腺癌分别接受 70 Gy 或 78 Gy 照射，5 年无 PSA 复发生存率分别为 69% 和 79%（$P=0.058$）。在治疗前 PSA＞10 ng/ml 病人，高剂量照射显著改善了无 PSA 复发生存率，分别为 75% 和 48%（$P=0.011$）。在最近荷兰的一项大的随机对照研究中，78Gy 和 68Gy 比较，无生化失败生存率从 54% 提高到 64%（$P=0.02$）。

结合前列腺癌放射治疗后活检结果，目前认为，前列腺癌获得最大治愈几率的照射剂量至少为 81 Gy。有预后不良因素的前列腺癌，病变仍然局限于前列腺，部分病人仍可能被单纯放射治疗治愈。

表 9－4－13　照射剂量对生存率的影响（RCT）

研究组（作者）	时间	分期	PSA（ng/ml）	例数	照射剂量（Gy）	照射方法	5 年 bNED 或 PFS（%）	5 年 OS（%）
MDACC（Pollack 等）	2002	$T_{1\sim3}N_0M_0$		150	70	常规外照射	64（6 年）	83
				151	78	常规＋适形	70	90
							$P=0.03$	$P=0.67$
PROG 95-09	2005	$T_{1b\sim2b}N_0M_0$	＝15	197	70.2 GyE	光子＋质子	61	97
				195	79.2 GyE	光子＋质子	80	96
							$P<0.001$	$P=0.80$
Dutch（Peeters 等）	2006	$T_{1b\sim4}N_0M_0$	＝60	331	68	常规外照射	54	82
				333	78	常规＋IMRT	64	83
							$P=0.02$	$P>0.05$
Canada（Sathya 等）	2005	$T_{2\sim3}pN_0M_0$		53	66	常规外照射	61#	94
				51	75	IM＋常规	29	92
							$P=0.0024$	$P=0.54$
GETUG（Beckendorf 等）	2004	$T_{2\sim3a}$ T_1＋Gleason ≥7 或 PSA≥ 10ng/ml	＜50	153	70	3D CRT	毒副作用相同	
				153	80			

IM：粒子植入；3D CRT：三维适形放疗；IMRT：调强适形放疗；# 为生化失败率。

此外，多项前瞻性的剂量递增试验都证明了照射剂量对前列腺癌长期生存的重要影响。提高前列腺癌照射剂量，提高了无 PSA 复发生存率。

在美国 MSKCC 的研究中，肿瘤剂量以 5.4 Gy 为剂量梯度从 64.8 Gy 增加到 86.4 Gy，96 例接受

64.8 Gy，268 例接受 70.2 Gy，446 例 75.6 Gy，250 例 81.0 Gy 和 40 例 86.4 Gy。预后因素好（$T_{1\sim2}$，PSA≤10.0 ng/ml 和 Gleason≤6）的前列腺癌接受 64.8～70.2 Gy 和≥75.6 Gy 的 5 年无 PSA 复发生存率分别为 77% 和 90%（$P=0.05$）。预后中等（预后因素中，任一项高于上述值）病人两组照射剂量的 5 年无 PSA 复发生存率分别为 50% 和 70%（$P=0.001$），预后不良病人（预后因素中有至少 2 项高于上述值）5 年无 PSA 复发率分别为 21% 和 47%（$P=0.002$）。MDACC 从 1987 年至 1997 年外照射治疗的 1127 例 $T_{1\sim4}$ 前列腺癌，500 例照射剂量≤67Gy，495 例 67～77Gy，132 例 >77Gy，4 年 bNED 分别为 54%，71% 和 77%（$P<0.0001$）。在 PSA >10ng/ml 或≤10ng/ml，$T_{1\sim2}$ 或 $T_{3\sim4}$，Gleason2～6 分或 7～10 分的分组研究中，高剂量 >67～77Gy 和低剂量≤67Gy 照射比较，bNED 明显提高。PSA >10ng/ml 和 $T_{1\sim2}$ 病人，67～77Gy 和 >77Gy 的 4 年 bNED 分别为 61% 和 93%。Fox Chase 癌症中心报道了放疗剂量和无 PSA 复发生存率的关系。照射剂量 66～79 Gy，各有 357 例病人分别接受≥74 Gy 3D CRT 和 <74 Gy 常规放射治疗或 3D CRT，其 5 年无 PSA 复发率分别为 71% 和 56%（$P=0.003$）。同样，照射剂量对 5 年无远处转移率和疾病专项生存率和总生存率有影响，高剂量组和低剂量组分别为 97% vs 88%（$P=0.0004$），99% vs 94%（$P=0.007$），和 88% vs 79%（$P=0.01$）。UCSF 的 Roach 等（1996）报道 50 例 Gleason 5～10 分和 PSA <20 ng/ml 的前列腺癌接受高剂量三维适形放射治疗，高于 71 Gy 和低于 71 Gy 照射组的 4 年无 PSA 复发生存率分别为 83% 和 0%（$P=0.03$）。Cleveland 医学中心在 1986～1999 年单纯放疗 738 例 $T_{1\sim3}$ 前列腺癌，照射剂量 57.6～78 Gy。照射剂量≥72Gy 和 <72Gy 的 5 年 bNED 分别为 85% 和 54%（$P<0.001$）。预后好（$T_{1\sim2}$，疗前 PSA ≤10 ng/ml 和 Gleason≤6 分）前列腺癌高剂量和低剂量组的 5 年 bNED 为 98% 和 81%（$P=0.023$），预后不良（T3，或疗前 PSA >10 ng/ml，或 Gleason≥7 分）分别为 75% 和 41%（$P=0.001$）。

4. 正常组织耐受剂量　前列腺紧邻直肠和膀胱，放疗时要尽量减少直肠和膀胱的毒副作用。很多研究提示接受≥70Gy 照射的直肠的体积百分比应该 <25%，否则发生 2 级或 2 级以上的毒副作用的可能性会显著增加。正常组织的耐受剂量考虑如下：50% 的膀胱 <50～60 Gy，50% 的直肠 <50～60 Gy，接受 >70 Gy 照射的直肠体积 <75%，95% 的股骨颈 <50 Gy，避免高剂量照射点在直肠壁。

照射剂量相同，应用 3D CRT 比常规放疗能显著降低胃肠道的毒副作用，如果提高照射剂量，膀胱毒性未增加，但直肠毒性随照射剂量增加而增加。IMRT 与 3D CRT 相比，能够降低大于 60Gy 和 70Gy 照射的直肠和膀胱的体积，从而明显降低胃肠道和泌尿系统毒副作用，而且提高放疗剂量后也未增加膀胱和直肠毒性反应。因此，IMRT 能够更好地保护直肠，降低其毒副作用。

5. 剂量分割方式　早期前列腺癌应用三维适形放疗或 IMRT 照射时，高分次剂量照射可缩短疗程，取得了和常规分割照射同样的疗效，而正常组织远期并发症未增加。

Yeoh 等报道的一个临床Ⅲ期随机对照分组试验的结果，共有 120 例 T_1～T_2 期的前列腺癌随机分成常规放疗组和加速放疗组。放疗均采用三野或四野等中心照射技术。常规组放疗剂量为 64Gy，2Gy/次，分 32 次在 6.5 周内完成。加速放疗组照射剂量为 55Gy，2.75Gy/次，分 20 次在 4 周内完成。两组的胃肠及泌尿系统毒副作用和 4 年无生化复发生存率均无显著性差异。Kupelian 等报道的研究结果与此相同（表 9-4-14）。

表 9-4-14. 前列腺癌不同分割照射剂量的研究

研究组（作者）	时间	分期	PSA（ng/ml）	例数	照射剂量（Gy）	分次剂量（Gy）	结果	
							5 年 bNED 或 PFS（%）	5 年 OS（%）
Canada	2005	$T_{1\sim2}N_0M_0$	≤40	470	66 Gy/33f/45d	2.0	53	87.6
（Lukka 等）		随机对照		466	52.5Gy/20f/33d	2.625	60	85.2
Australia	2003	$T_{1\sim2}N_0M_0$		60	64 Gy/32f/6.5w	2.0	85.5（4）	
（Yeoh 等）		随机对照		60	55 Gy/20f/4w	2.75	86.2（4）	
Kupelian 等	2005	$T_{1\sim3}N_0M_0$		100	70 Gy/28f/5.5w（IMRT）	2.5	88	88
Pollack 等	2006	$T_{1\sim3}N_0M_0$		100	76 Gy/38f	2.0	进行之中	
		Gleason =5			70.2 Gy/26f（IMRT）	2.7	急性毒性相同	
Soete 等	2006	$T_{1\sim3}N_0M_0$		36	56 Gy/16f/4w	3.5	进行之中	

（四）结果

1. 常规外照射结果 早期前列腺癌（$T_{1\sim2}N_0M_0$）单纯放疗和根治术疗效相同，长期随访 20 年，手术和放疗后复发率相同。表 9-4-15 总结了常规外照射长期治疗结果，和根治性前列腺切除术结果相似。

表 9-4-15 T1-T3 常规外照射治疗结果

作者	时间	分期	病例数	总生存率（%）			局部无复发生存率（%）		
				5 年	10 年	15 年	5 年	10 年	15 年
Bagshaw 等	1988	T_1	335	85	65	40	90	85	90
		T_2	242	83	55	35	80	70	65
		T_3	409	68	38	20	76	63	40
Hanks 等	1994	T_1	60	84	54	51	96	96	83
		T_2	312	74	43	22	83	71	65
		T_3	216	56	32	23	70	65	60
Zagars 等	1988	T_1	32	76	68		100	100	
		T_2	82	93	70		97	88	
		T_3	551	72	47	27	88	81	75
Perez 等	1993	T_1	48	85	70		90	80	
		T_2	252	82	65		85	76	
		T_3	412	65	42		72	60	

最近 10 年，PSA 已广泛应用于临床。Zietman 等报道 504 例 $T_{1\sim2}$期前列腺癌的 10 年无病生存率为 65%，而无 PSA 复发生存率仅为 40%。其他研究证明，根治性放射治疗后 PSA 复发比影像学诊断的临床复发早约 1～2 年。Kupelian 等回顾性分析 $T_{1\sim2}$前列腺癌 298 例接受根治性前列腺切除术，253 例接受放射治疗，5 年无 PSA 复发生存率分别为 57% 和 43%。

局限期前列腺癌疗前 PSA 和 Gleason 分级是 PSA 复发的独立预后因素。根据这些参数，低危指疗前 PSA≤10.0 ng/ml 或 Gleason ≤6；高危指 PSA >10.0 ng/ml 或 Gleason≥7。低危病人放射治疗和手术治疗的 5 年无 PSA 复发生存率分别为 81% 和 80%，高危病人分别为 26% 和 37%。Zagars（1994）报道 T_1 和 T_2 前列腺癌 PSA≤4 ng/ml 和 Gleason 2～6 分的 6 年无 PSA 复发率为 94%，而 PSA≤4 ng/

ml 和 Gleason 7 ~ 10 分或者 PSA 4 ~ 10 ng/ml 和 Gleason 2 ~ 7 为 70%，PSA > 4 ng/ml 和 Gleason≥8 分为 60%。Shipley 等进一步分析多中心 1 765 例 $T_{1\sim2}$ 前列腺癌放疗的预后因素，剂量从 63 ~ 79 Gy，5 年无 PSA 复发生存率为 65.8%。PSA < 9.2 ng/ml，9.2 ~ 19.7 ng/ml，PSA≥19.7 ng/ml 和 Gleason 2 ~ 6，或 PSA≥19.7 ng/ml 和 Gleason 7 ~ 10 分的 5 年无 PSA 复发生存率分别为 81%，69%，47% 和 29%（表 9 - 4 - 16）。

表 9 - 4 - 16 常规外照射 bNED 结果

作者	时间	临床特点	bNED（%）	随诊时间（年）
Zietman 等	1995	$T_{1\sim2}$	60	5
		$T_{3\sim4}$	32	
Zagars 等	1997	$T_{1\sim2}$	66	6
（MDACC）		$T_{3\sim4}$	37	
		PSA≤4	84	
		PSA 4 ~ 10	66	
		PSA 10 ~ 20	49	
		PSA > 20	11	
Keyser 等	1997	PSA < 4	100	5
（Cleveland Clinic）		PSA 4 ~ 10	65	
D'Amico 等	1995	PSA≤4	82	5
（MGH）		PSA 4 ~ 10	44	
		PSA 10 ~ 20	30	
		PSA 20 ~ 50	8	
		PSA > 50	0	
Kaplan 等	1993	PSA < 10	85	3
（Stanford）		PSA 10 ~ 20	72	
		PSA 20 ~ 50	28	
		PSA > 50	17	
Pisasky 等	1993	PSA < 4	69	3
（EVMS）		PSA 4 ~ 10	57	
		PSA 10 ~ 20	56	
		PSA > 20	20	

注：PSA 单位：ng/ml。

2. 三维适形放疗与 IMRT 结果　三维适形放疗显著改善了病人的 bNED，多个肿瘤中心的 5 ~ 7 年随访资料证明，三维适形放疗增加了 bNED 生存率。治疗前 PSA > 10ng/ml 的病人，3D CRT 和常规外照射比较，提高了 bNED 约 30%。

中国医学科学院肿瘤医院于 1998 年 8 月 ~ 2004 年 7 月应用 3D - CRT 或 IMRT 治疗 36 例局限期无远处转移的前列腺癌。其中 35 例同时接受内分泌治疗，13 例病人先接受盆腔照射，然后前列腺和精囊补量照射；23 例病人的临床靶区仅包括前列腺或前列腺加精囊。3 年和 5 年总生存率为 91.4% 和 83.7%。3 年和 5 年癌症相关生存率均为 91.4%，其无病生存率均为 55.9%。

3. 放疗后 PSA 失败的定义　1997 年美国放射肿瘤学会（ASTRO）制订了 PSA 失败的定义：治疗后 PSA 达到最低值后，连续 3 次 PSA 增高，PSA 检测时间需间隔 6 个月。失败时间指放射治疗后 PSA 最低值到连续 3 次 PSA 增高中首次 PSA 增高的中位时间。ASTRO 没有规定 PSA 最低值，但 PSA 最低值 < 1 ng/ml 是放疗后无 PSA 复发生存率的独立预后因素，可以作为参考最低值。

2006 年 ASTRO 和 RTOG 对 PSA 复发（bNED，生化失败）进行了新的定义：PSA 最低值基础上增加≥2 ng/ml，是放疗±激素治疗后生化失败的标准定义，提高了诊断的敏感性和特异性。

（五）并发症　放疗的近期和远期毒副作用主要为直肠和泌尿道毒性，远期并发症包括直肠出血、前列腺炎、直肠或肛门狭窄、膀胱炎、尿道狭窄、膀胱挛缩等，尿道狭窄主要发生在经尿道前列腺切除的病人。部分病人放疗后出现性功能障碍。放疗后12～15个月，73%～82%的病人能保留性功能，但勃起功能障碍随放疗后时间延长逐渐降低，放射治疗5年后为30%～61%。性功能障碍与放疗引起的血管和神经丛损伤有关。适形放疗或调强适形放疗能更好地保护正常组织，降低直肠或膀胱的毒副作用，改善了病人的生活质量。

1．常规外照射　常规外照射剂量70 Gy时，耐受性好。60%的病人将出现RTOG/EORTC近期直肠和泌尿道2级或2级以上毒性。症状在放射治疗第三周出现，放射治疗结束后几天至数周恢复。通过饮食调节可控制盆腔照射引起的肠道副作用。

晚期毒副作用通常在放疗结束3～6个月后发生，2级以上晚期直肠毒副作用发生的中位时间为12～18个月。常规照射70 Gy的晚期毒副作用发生率非常低，仅有7.3%的病人需住院治疗慢性泌尿道毒副作用，如膀胱炎、尿道狭窄和膀胱挛缩。尿道狭窄易发生于经尿道前列腺切除术病人。3.3%的病人因慢性肠道毒性如慢性腹泻、直肠或肛门狭窄、直肠出血或溃疡等需住院诊断和治疗，仅0.6%的病人出现肠梗阻或穿孔。致命毒性极罕见，<0.2%。

应用常规照射技术，如果照射剂量超过70 Gy，晚期毒副作用危险性增加。Leibel等报道前列腺癌照射>70Gy，6.9%的病人出现3～4级毒副作用，而低于70Gy，仅为3.5%。Sandler等报道照射剂量>68Gy，3年时3～4级直肠毒性为9%，低于68Gy照射仅为2%。Schultheiss等报道712例病人接受常规照射或适形放射治疗，5年2或3级晚期直肠毒性71～74 Gy为27%，74～77 Gy为35%，>77 Gy为43%（$P<0.001$）。直肠并发症和直肠前壁照射的剂量和体积有关，称为体积效应。Lee等报道PTV为76 Gy，使用直肠铅挡块降低2～3级直肠毒性至7%，无直肠铅挡块为22%（$P=0.003$）。

2．三维适形放疗和调强适形放疗　三维适形放疗能更好地保护正常组织，减少膀胱和直肠毒性。M. D. Anderson癌症中心的随机研究证明了三维适形放疗能减少长期毒副作用。$T_{1b\sim3}$前列腺癌随机接受70 Gy和78 Gy照射，常规四野照射46 Gy后，前组缩野至前列腺常规四野补量24～70 Gy，后组用六野三维适形照射补量32～78Gy。根据RTOG标准评价晚期正常组织毒副作用，适形放疗和常规照射后的5年≥2度膀胱毒性分别为9%和20%（$P=0.8$），≥2度直肠毒性分别为21%和14%（$P=0.4$）。晚期直肠毒性有明显的剂量体积效应，25%直肠接受≥70 Gy和<25%直肠接受≥70 Gy的5年≥2度直肠毒性分别为37%和13%（$P=0.05$），所有3度直肠毒性均发生在>30%直肠接受≥70 Gy。因此，适形放疗时，超过70 Gy照射剂量的直肠体积应低于25%。Dearnaley等随机分组，适形放疗或常规照射64 Gy，晚期2级直肠毒性分别为5%和15%（$P=0.01$）。Fox Chase癌症中心报道三维适形放疗和常规放疗比较，2级胃肠和泌尿道毒副作用分别有34%和57%（$P<0.001$）。Zelfsky等用三维适形或IMRT治疗1 100例T_{1c}～T_3期前列腺癌，肿瘤剂量以5.4 Gy为剂量梯度从64.8 Gy增加到86.4 Gy。三维适形放疗时，照射剂量和直肠毒性有关，64.8～70.2 Gy和75.6～81Gy病人在5年时2度直肠毒性分别为5%和14%（$P<0.001$），但调强适形放疗降低了直肠照射剂量和并发症。Zelefsky等报道3D CRT和IMRT直肠壁接受75 Gy照射体积分别为14%和9%（$P<0.001$），而且IMRT显著改善了PTV剂量（81 Gy）。61例病人应用常规六野适形放疗81 Gy，189例应用IMRT 81 Gy，3年2度直肠毒性发生率分别14%和4%（$P<0.001$），但IMRT并未降低泌尿道毒副作用，与MSKCC采用排空膀胱和未限制膀胱照射剂量有关。

二、组织间照射

（一）适应证和治疗原则　组织间插植照射（放射性粒子植入治疗）仅适用于早期局限期前列腺癌。根据临床分期、Gleason评分和血清PSA，评价$T_{1\sim2}$期包膜受侵的危险性（表9－4－2和表9－

4-7）。低危、预后好的早期前列腺癌可考虑单纯组织间照射，预后中等或中危的病人应考虑外照射和粒子植入综合治疗，或放疗前新辅助内分泌治疗，减少照射体积。组织间插植照射的适应证和照射剂量总结如表9-4-17。

表9-4-17　局限早期前列腺癌组织间照射的治疗选择

	单纯粒子植入治疗	外照射+粒子植入治疗
Gleason 评分	2~6分	7~10分
PSA	≤10 ng/ml	>10 ng/ml
原发肿瘤	T_1 或 T_{2a}，孤立结节≤2 cm	T_2，结节>2 cm
活检	单侧病变	双侧病变或局部包膜受侵
前列腺体积	<60 ml	<60 ml
照射剂量	^{125}I：145 Gy	外照射：40~50 Gy
	^{103}Pd：125 Gy	^{125}I / ^{103}Pd：110/100 Gy

局限早期前列腺癌的近距离放疗多采用放射性同位素源永久性植入前列腺进行组织间照射。组织间插植照射具有一定的优点，和根治性前列腺切除相比，粒子植入简单、方便，操作时间短，创伤小，无手术切口和缝合，硬膜外麻醉相对安全，出血少，恢复快。和体外照射比较，超声引导经会阴永久性粒子植入应用实时超声显像，放射源能安全而精确地植入前列腺，保证照射剂量局限于前列腺；低能量放射源如碘-125（^{125}I）和钯-103（^{103}Pd）衰减快，周围正常组织照射少，降低了治疗相关并发症；前列腺运动影响外照射精确性，但组织间照射不存在这一问题；治疗时间短、方便，对医护人员辐射极少。但早期高危和局部晚期前列腺癌不是粒子植入的适应证。

（二）方法　前列腺癌现代近距离放疗技术包括3个步骤：治疗计划、粒子植入和术后剂量计算与评估。粒子植入最常用的放射性同位素源包括碘-125（^{125}I）、钯-103（^{103}Pd）、镱-169（^{169}Yt）、金-198（^{198}Au）和铱-192（^{192}Ir）。目前最常用于永久性粒子植入的放射性核素为^{125}I和^{103}Pd，其物理特性总结如表9-4-18，两者的最大差别为半衰期。随机对照研究认为，^{125}I的副作用略高于^{103}Pd，^{103}Pd治疗病人比^{125}I治疗病人更容易从放射引起的前列腺炎中恢复。

表9-4-18　^{125}I和^{103}Pd的物理特性

物理特性	^{125}I	^{103}Pd
大小（mm）	0.8×4.5	0.8×4.5
半衰期（天）	60	17
能量（keV）	28	21
半价层（cm）	2	1.6
初始剂量率（cGy/h）	8~10	20~24
最大照射剂量（Gy）	160	120

组织间插植技术包括手工插植、超声或CT引导下模型系统。经耻骨后^{125}I插植术的长期随诊结果证明其局部失败率明显高于外照射，失败率高的原因可能与植入的粒子不均匀分布导致剂量分布不均有关，目前已不再应用。

新的现代组织间插植技术应用先进的诊断定位技术和CT辅助的治疗计划系统，改善了源的分布，使靶区照射剂量分布均匀。最常用的方法为经直肠超声导引下经会阴永久性植入^{125}I或^{103}Pd，治疗计划根据 CT 或 TRUS，以 5 mm 为间隔显像，确定粒子的精确位置。治疗体位为仰卧位，硬膜外麻醉。模板置于会阴部，穿刺针在直肠超声导引下经模板插入，植入放射性核素粒子，然后获得 CT 图像，计算等剂量曲线，准确评价前列腺和周围组织的剂量。以 CT 为基础的三维治疗计划系统，病人应用独立的模板，使粒子植入靶区更精确。

（三）结果　精确粒子植入组织间照射技术使靶区得到高剂量照射而正常组织剂量少，预后好的早期前列腺癌的 3 ~5 年无 PSA 复发生存率为 76% ~96%。

至今为止尚没有早期前列腺癌外照射和粒子插植治疗的随机对照研究。最近，Zelefsky 等报道预后好的前列腺癌分别接受三维适形放疗（137 例）或 ^{125}I 粒子插入治疗（145 例），后者剂量在 110 ~257 Gy，中位剂量 150 Gy，5 年无 PSA 复发生存率分别为 88% 和 82%（P =0. 09）。晚期 2 度泌尿道副作用 3D CRT 低于粒子插入治疗，分别为 8% 和 31%，5 年尿道狭窄发生率分别为 2% 和 12%（P < 0. 0002），治疗后性功能障碍分别为 43% 和 53%（P =0. 52），两组直肠毒性相同。此研究说明，预后好的早期前列腺癌三维适形放疗和 ^{125}I 疗效相同，但粒子植入治疗引起的毒副作用高于三维适形放疗，治疗选择时应考虑病人的生存质量（表 9 -4 -19，9 -4 -20，9 -4 -21）。

表 9 -4 -19　$T_{1\sim2}$ 期前列腺癌单一粒子植入治疗结果

研究组（作者）	时间	例数	治疗	T_1（%）	Gleason >6 分（%）	PSA ng/ml（中位值）	5 年 DFS（%）（年）
Ragde 等	2000	147	^{125}I	22	0	8. 8（Mean）	66（12）
Grimm 等	2001	125	^{125}I	24	0	8. 1（Mean）	87（10）
Blasko 等	2000	403	^{103}Pd/^{125}I	21	9% >7 分	8. 4	88（9）
Brachman 等	2000	695	^{103}Pd/^{125}I	17	15	11% >20	71（5）
Potters 等	2000	107	^{103}Pd/^{125}I	49	54	49% ≤10	79（5）
Storey 等	2000	193	^{125}I	24	13	8. 6	63（5）
Grado 等	1998	392	^{103}Pd/^{125}I	6	20（PD）	7. 3	79（5）
Stokes 等	1997	147	^{125}I	15	0	10. 6（Mean）	76（5）
Guedera 等	2006	1050	^{125}I/^{103}Pd	54	9	7. 3	91（3）
Zelefsky 等	2007	2693	^{125}I/^{103}Pd	43	19	25% >10	69（8）

表 9 -4 -20　$T_{1\sim2}$ 期前列腺癌不同预后组的单一粒子植入治疗结果

研究组（作者）	时间	例数	5 年无生化失败生存率（%）			5 年癌症相关生存率（%）		
			低危	中危	高危	低危	中危	高危
Kwok 等	2002	102	85	63	24			
Potters 等	1999	717	92	74	55	99	99	99
Beyer 等	2003	1266				91 ~98（10 年）		66 ~69
Blasko 等	2000	230	94	82	65	100	100	100
Peschel 等	2001	210	85	67	52			
Critz 等	2000	689	93	67 ~82				
Grimm 等	2001	125		87（10 年）				
Guedera 等	2006	1050	93	88	80	（3 年）		
Zelefsky 等	2007	2693	82	70	48	8 81	71（OS）	63
Zelefsky 等	2007	367	96	89				

表 9-4-21　$T_{1\sim2}$期前列腺癌粒子植入加外照射治疗结果

研究组（作者）	时间	例数	粒子+外照射	T_1（%）	Gleason >6（%）	PSA ng/ml（中位值）	DFS/BRFS（%）（年）
Ragde 等	2000	82	^{125}I	16	18	14.7（mean）	79（12）
Blasko 等	2000	231	^{103}Pd	21	35% >7	15.6	79（9）
Lederman 等	2001	348	$^{103}Pd/^{125}I$	53	34	15.2（mean）	77（6）
Critz 等	2000	689	^{125}I	42	23	66% <10	79（5）
Potters 等	2000	108	$^{103}Pd/^{125}I$	47	78	49% ≤10	84（5）
Grado 等	1998	62	$^{103}Pd/^{125}I$	2	37（PD）	8.7	72（5）
Stokes 等	1997	147	^{125}I	15	0	10.6（mean）	76（5）
Sylvester 等*	2007	223	$^{103}Pd/^{125}I$	12	35	15（mean）	74（15）

*包括 3.5% 的 T_3 病人。

（四）并发症　粒子植入的近期并发症有轻度刺激性或梗阻性尿路症状，持续几周至几个月，<5% 的病人发生尿潴留，需要间歇性或永久性导管插入术治疗，前列腺大或治疗前有尿路梗阻症状的病人容易出现急性尿潴留。粒子植入后立即出现的尿路梗阻症状由水肿引起。照射引起尿路梗阻通常出现在粒子植入后数天，^{125}I 或 ^{103}Pd 出现的高峰时间在 7～10 天。粒子植入后阳痿发生率随年龄增高而增加，平均为 30%。1%～12% 的病人出现直肠炎。

三、放疗后或术后局部复发的治疗

前列腺癌局部治疗后部分病人将出现生化复发，然后临床复发。局部治疗后 22% 的病人在 3 年内需再程治疗。低分级、分期早和 PSA <10 ng/ml 常表现为局部复发，而精囊受侵、Gleason >7 分、淋巴结阳性和 PSA >20 ng/ml 更易出现远处转移。

放疗或手术后 PSA 增高，需进一步做影像学检查，部分病人做直肠超声引导下活检。手术后 PSA 增高，吻合口活检阳性率可达 40%～50%，但不必常规做吻合口活检，因为术后再程治疗主要依据 PSA 失败。

放射治疗后复发的治疗以激素治疗为主，某些病人可考虑做挽救性根治性前列腺切除术和组织间照射。根治性前列腺切除术后复发的治疗选择包括观察、全身治疗或前列腺床的放射治疗，复发后再治，30%～65% 的病人 PSA 将降到不能检测到的水平。

四、质子治疗

前列腺癌的质子治疗始于 20 世纪 70 年代，美国麻省总医院（MGH）治疗 17 例前列腺癌。此后在 Loma Linda 大学医学中心和日本较广泛地开展了前列腺癌的质子治疗，最近在日本开展了碳离子治疗。1995 年 Shipley 等报道 T_3～T_4 局部晚期前列腺癌的随机分组研究结果，病人入组条件为 $T_{3\sim4}$，N_x，$N_{0\sim2}$，M_0 的病人，先接受四野全盆腔光子照射 DT 50.4 Gy，然后随机分组为常规光子治疗组（99 例）和质子高量照射组（103 例），增加剂量分别为 16.8 Gy 和 25.2 CGE，总剂量分别为 67.2 Gy 和 75.6 CGE。90% 的病人完成了质子加量治疗，而 97% 的病人完成了常规照射，两组的总生存率、无病生存率无显著差别。但质子治疗显著改善了分化差前列腺癌的局部控制率，质子治疗的 5 年和 8 年局部控制率分别为 94% 和 84%，而光子治疗 5 年和 8 年局部控制率分别为 64% 和 19%（P = 0.0014）。

Slater 等报道了质子治疗早期前列腺癌结果，1990～1995 有 319 例经病理证实的早期前列腺癌，全部病例为 T_1～T_{2b} 和 PSA≤15ng/ml，94% 的病人 Gleason 评分≤7 分。93 例病人在 225～250 MeV 质子治疗 30 CGE 后，用 18～23 MeV 高能 X 线全盆腔照射，DT 30 Gy/25 次。226 例单纯质子治疗，总剂量 74 CGE/37 次。质子治疗应用两侧野照射，照射野包括前列腺和精囊，外放 1.2 cm 边缘。全组 5 年无病生存率为95%，无生化失败率（bNED）为 89%。PSA≤4ng/ml，4.1～10 ng/ml，10.1～15 ng/ml 的 bNED 分别为100%，92%和73%。所有病人未观察到3/4 级胃肠道或泌尿道毒性，3 年修正 RTOG 2 级胃肠道症状为26%，发生时间从4～57 个月，中位时间27 个月。大部分症状为自限性，在数月内消失。3 年 RTOG 2 级泌尿道症状为5%，发生时间从 6～31 个月，中位时间 18 个月。

此后，Loma Linda 大学系统地总结了 1991～1996 年应用质子治疗 911 例局限期前列腺癌的结果，原发肿瘤均为 T_1～T_3。全组病人的 5 年 bNED 为 82%，PSA>20ng/ml、T_3 和 Gleason 评分≥7 的预后较差，bNED 较低。根据 RTOG 标准，Ⅱ度直肠和膀胱毒性分别为 3.5% 和 5.4%。质子治疗改善了 10% 的 bNED，并减少了 10% 的Ⅱ度晚期毒性，全组未观察到Ⅲ/Ⅳ度毒性。早期前列腺癌质子治疗的剂量递增临床Ⅲ期研究正在 Loma Linda 大学进行之中。

MGH 报道了局部晚期前列腺癌光子和质子联合治疗后的晚期毒副作用，中位随访时间为 13 年。根据 RTOG 晚期毒副作用标准，5 年和 15 年的Ⅱ度或Ⅱ度以上血尿的实际发生率分别为21%和47%，Ⅲ度或Ⅲ度以上血尿分别为3%和8%。Ⅱ度或Ⅱ度以上胃肠道长期毒副作用在5年和 15 年时均为 13%，Ⅰ度直肠出血达41%。这些研究表明，前列腺癌应用质子适形治疗，高剂量放疗后，轻度直肠出血增高，但Ⅱ度或Ⅱ度以上胃肠道毒性较低，后者随时间延长并未增加。

第七节 手术治疗

根治性前列腺切除术是局限早期（T_1～T_2）前列腺癌的有效治疗手段之一，局部控制率高，10 年疾病专项生存率超过 90%，70% 的病人在治疗后 5 年内无任何临床症状和体征。治疗引起的严重并发症极少见。

一、适应证

根治性前列腺切除术的适应证为肿瘤局限于前列腺、无淋巴结转移和远处转移的病人，具体指临床分期 $T_{1\sim2}N_0M_0$。前列腺包膜局部少量受侵的病人，也可考虑根治性前列腺切除术。$T_{3\sim4}$或盆腔淋巴结转移的病人，前列腺切除术不能根治切除肿瘤，不是前列腺根治术的适应证。放疗联合激素治疗是这些病人唯一有效的治疗手段。

年龄在 70 岁以上，预期寿命<12 年的早期前列腺癌，不考虑做根治性前列腺切除术，建议根治性放疗。肿瘤侵犯前列腺尖部，手术难以切除干净，这部分病人也可优先考虑根治性放疗。

二、手术方法

根治性前列腺切除术有经下腹部切口（耻骨后根治性前列腺切除术）和经会阴切口（会阴根治性前列腺切除术）两种术式。耻骨后根治性前列腺切除术在做前列腺切除时，可同时做淋巴结清扫，临床应用较广泛。会阴根治性前列腺切除术选择在淋巴结转移率危险性低，不需做淋巴结清扫的病人，如果做淋巴结清扫，则需另做腹部切口或通过腹腔镜。

根治性前列腺切除术首先从盆腔淋巴结探查分期开始，如果盆腔淋巴结冷冻病理阳性，则应终止前列腺切除。预后好的局限早期前列腺癌，淋巴结转移危险性低，不需考虑盆腔淋巴结清扫。下列情况需考虑盆腔淋巴结清扫：Gleason 5～6 分和 PSA≥20 ng/ml，或 Gleason≥7 分和 PSA≥15 ng/ml，或临床 T_3（C 期）。淋巴结清扫范围应包括闭孔神经淋巴结，髂总动脉上方淋巴结，髂外淋巴结等。盆腔淋巴结清扫的治疗价值仍存在争议，多数肿瘤学家认为无治疗意义，未改善生存率。淋巴结阳性时，75% 的病人将在 5 年内出现远处转移。

神经保留性前列腺切除术的开展降低了并发症的发生，特别是性功能障碍的发生率。常规根治性前列腺切除术后大部分病人将发生阳痿，发生率高达 90%。

三、治疗结果

局限期前列腺癌根治术耐受性好，疗效高。早期前列腺癌根治术后10年和15年生存率和经过年龄调整的健康人群相同。Trapasso 等报道 601 例前列腺根治术，10 年总生存率和疾病专项生存率分别为 86% 和 94%。Zincke 等总结了多中心治疗 3 170 例前列腺癌的结果，10 年总生存率和疾病专项生存率分别为 75% 和 90%。

PSA 作为失败指标判断局限期前列腺癌根治性切除术的疗效总结于表 9－4－22，总的 5 年和 10 年无 PSA 复发生存率（bNED）分别为 59%～84% 和 47%～74%。5 年和 10 年无病生存率分别为 84%～86% 和 72%～78%，高于无 PSA 复发生存率，说明 PSA 失败发生于临床复发之前。根治性前列腺切除术后生存率的差别和病例选择、手术技术、生化失败定义、术前 PSA 水平、Gleason 评分、临床分期和切缘状况有关。

表 9－4－22　前列腺根治性切除术的无 PSA 复发生存率

研究组（作者）	时间	例数	bNED 生存率（%）		结果（PSA，ng/ml）	中位随诊时间（年）
			5 年	10 年		
Catalona 等（Washington Univ）	1994	925	78	61	<0.6	2.3（平均）
Iselin 等（Duke）	1998	1 319	65～70		<0.5	4
Ohori 等（Baylor）	1999	500	77	74	<0.4	2.7
Trapasso 等	1994	601	69	47	<0.4	2.8
（UCLA）			86	78	临床无肿瘤	
Zincke 等	1994	3 170	70	52	<0.2	5（平均）
（Mayo Clinic）			85	72	临床无肿瘤	
Kupelian 等	1997	423	59		<0.2	4.3
（Cleveland Clinic）			84		临床无肿瘤	
Pound 等（Johns Hopkins）	1997	1 623	80	68	<0.2	5
UCSF		543	73		<0.2	2.4（平均）

UCLA：加州大学洛杉矶分校；UCSF：加州大学旧金山分校。

四、术后随诊和复发

术后 PSA 的检测是术后残存或复发的重要指标。生化失败指术后 PSA 持续升高，或从术后未检测到 PSA 到可检测到 PSA。根治性前列腺切除术后 PSA 下降速度和术前 PSA 水平有关，需几周时间才能降低到最低值，术后随诊包括症状评价，每 3 个月复查 1 次 PSA 至一年，第二年到第三年每年复查 2 次，以后每年复查 1 次 PSA。

大部分根治性前列腺切除术后肿瘤复发或持续存在的第一证据即表现为生化失败。在应用 PSA 早期，常用较高的 PSA 最低值如 0.6 ng/ml 作为判断肿瘤复发的指标。最近 10 年，检查方法的改进提高了 PSA 检出的敏感性，大部分肿瘤学家应用更低的 PSA 最低值判断有无生化失败。在 Cleveland 医疗中心和 Johns Hopkins 医院报道的 2 000 例病人中，所有病人在临床复发前都表现为 PSA 失败。应用严格的术后随诊方案，几乎所有临床复发或转移的病人在此之前都有 PSA 增高，仅有极少见的散发病例未检测到 PSA 增高。PSA 失败后中位随诊 19 个月，68% 的病人将进展至可检测的临床复发。PSA 失败后做挽救性放射治疗或激素治疗，临床复发率将降低至 21%。PSA 失败后未做任何治疗，34% 的病人将出现远处转移，从 PSA 失败到远处转移发生时间约需 8 年，从转移到死亡约需 5 年。

根治性前列腺切除术后复发率与病理分期、术前 PSA 水平和术后 Gleason 评分直接相关。T_2 期无 PSA 复发生存率为 80% ~84%，T_3 下降至 57% ~67%。所有 T 分期，血清 PSA≤10 ng/ml 的无 PSA 复发生存率为 80% ~95%，PSA 10.1 ~20 ng/ml 为 48% ~75%，PSA >20 ng/ml 为 31% ~55%。Gleason 评分≤6 分、7 分和 8 ~10 分的无 PSA 复发生存率逐渐下降，分别为 75% ~92%、62% ~67% 和 38% ~52%。此外，DNA 多倍体，精囊受侵，切缘阳性都影响术后生存率。

五、辅助治疗

前列腺癌的术前和术后辅助性治疗方法包括术前激素治疗、术后放疗和术后激素治疗。术前激素治疗的目的在于减少术后肿瘤复发，并可能提高生存率。根治性前列腺切除术后，根据肿瘤切缘是否阳性、病理 T 分期、淋巴结转移状况、术后 PSA 水平和 Gleason 分级评估肿瘤复发的危险性，对于高危病人需考虑术后辅助性放疗和/或内分泌治疗。

（一）术后放疗　根治性前列腺切除术后放疗包括两种治疗方式：辅助性放疗和挽救性放疗（延迟放疗）。辅助性放疗指前列腺癌根治术后对局部复发危险性高但远处转移危险性低的病人立即做术后放疗。挽救性放疗指术后观察，肿瘤复发后再做放疗。

1. 复发危险因素　前列腺癌根治术后局部复发的高危因素包括切缘阳性、包膜侵犯、高分级（Gleason 8 ~10 分）和精囊受侵。

根治性前列腺切除术后有 14% ~41% 的病人病理切缘阳性，如果以 PSA 为标准，33% ~62% 的病人术后未达到根治性效果。根治性前列腺切除术后 PSA 持续增高，表明肿瘤残存。PSA 正常并不能保证无肿瘤，微小肿瘤残存时仍可表现为 PSA 阴性。术后切缘阳性的病人，即使有肿瘤残存，PSA 检测也可表现为阴性，占 42% ~70%，见表 9 -4 -23。

表 9 -4 -23　根治性前列腺切除术后切缘阳性病人的 PSA 阴性率

作者	PSA 阴性率（%）	随诊时间（年）
Paulson（1994）	42	5
Epstein（1996）	57.6	5
Ohori（1995）	64	5
D'Amico（1995）*	50	2
Lowe（1997）	70	45 个月（中位）
UCSF	52	3

UCSF：加州大学旧金山分校（University of California at San Francisco）。*：肿瘤 Gleason 分级 >7 或精囊受侵未包括在内。

2. 术后放疗　根治性前列腺切除术后放疗适应证包括：①病理切缘阳性；②前列腺包膜受侵、病理 T_3 或 T_4；③精囊受侵；④术后 PSA 持续增高（生化失败）。Gleason 8 ~10 分也可考虑术后放疗。

术后切缘阳性或前列腺包膜广泛受侵（pT_3）的病人，术后复发率为 30% ~40%，是术后放疗适应证。局限期前列腺癌术后 PSA 持续增高表明有局部肿瘤残存，肿瘤高分级和局部复发率高有关，需考虑术后放疗。虽然精囊受侵和肿瘤远处转移密切有关，但术后放疗加激素治疗可能改善局部控制率和生存率。EORTC 22911 和 Thompson 等的两项随机对照研究显示，术后放疗提高了无生化失败生存率和局部控制率，降低了临床复发率。

EORTC 22911 的入组条件为病理分期 $pT_3N_0M_0$，具有下列预后不良因素：肿瘤侵透包膜或精囊、切缘阳性。1992 ~2001 年共 1 005 例病人分为术后立即放疗（60Gy）组和观察组，观察组病人在复发后再接受治疗。中位随诊 6 年，术后放疗组和观察组的 5 年无生化进展生存率分别为 74% 和 52.8%（$P<0.0001$），5 年生化失败率分别为 21.4% 和 44.2%（$P<0.0001$），5 年局部区域失败率

分别为 5.4% 和 15.4% （$P<0.0001$），5 年临床失败率分别为 8.8% 和 19.0% （$P<0.0001$）。Thompson 等的随机对照研究包括了 425 例病人，入组条件同样为 $pT_3N_0M_0$，手术为盆腔淋巴结清扫加前列腺癌切除，但低危病人未做盆腔淋巴结清扫。中位随诊 10.6 年，术后照射 60 ~ 64Gy 或观察组的无转移生存率分别为 14.7 年（转移率为 35.5%）和 13.2 年（转移率为 43.1%）（$P=0.06$），中位无 PSA 复发生存率分别为 10.3 年（PSA 复发率为 34.9%）和 3.1 年（PSA 复发率为 64%）（$P<0.001$），中位无临床复发生存率分别为 13.8 年（临床复发率 39.3%）和 9.9 年（临床复发率 52.6%）（$P=0.001$）。两组总生存率无差别，中位生存期分别为 14.7 年和 13.8 年（$P=0.16$），但观察组有更多的病人接受了内分泌治疗（21% vs 10%）。

多项回顾性研究报道根治性前列腺切除术后病理 T_3 和 T_4 的病人术后辅助性放疗和单纯手术比较，辅助性放疗改善了局部控制率，单纯手术的 5 年局部失败率为 7% ~ 30%，放疗后为 0 ~ 5%。前列腺包膜受侵根治术后的 5 年无生化失败率仅为 40%。几组回顾性分析研究比较了辅助性放疗和挽救放疗的疗效，术后辅助性放疗的无病生存率优于挽救性放疗（表 9 - 4 - 24）。此外，术后辅助性放疗的毒副作用低于挽救性放疗，严重胃肠道（3 或 4 级）毒副作用极少见，而挽救性放疗需更高的放射剂量，5% ~ 10% 的病人将出现尿失禁。

表 9 - 4 - 24　根治性前列腺切除术后辅助性放疗和挽救性放疗的疗效比较

作者	辅助性放疗		挽救性放疗		随诊时间（月）
	例数	DFS（%）	例数	DFS（%）	
McCarthy（1994）	27	67	37	54	33
Morris（1997）	40	81	48	48	31
Nudell（1999）	36	80	35	55	35
Vicini（1999）	38	67	19	24	48
Valicenti（1998）	52	93	27	44	36/46

注：除 Vicini 的报道外，其余报道均为 3 年无病生存率；除 McCarthy 的报道外，其余各组辅助性放疗疗效优于挽救性放疗，有显著差别。

术后放疗剂量建议为 60 ~ 66 Gy，靶区为前列腺瘤床。术后照射剂量和肿瘤局部控制率、无生化失败率有一定的相关性。Valicenti 等报道术后放射治疗剂量 ≥61.5 Gy 的 3 年无生化失败生存率为 91%，<61.5 Gy 时为 57% （$P<0.01$）。Pisansky 等报道剂量 ≥64 Gy 的 5 年无生化失败率为 56%，相反，低于此剂量的 5 年无生化失败率为 36% （$P=0.18$）。病人在 PSA 增高时，应及早治疗，Forman 等发现在 PSA ≤2 ng/ml 放射治疗疗效明显高于 >2 ng/ml。Schild 等发现了同样的治疗结果，PSA ≤1.1 ng/ml 能得到更好的效果。

（二）术前激素治疗　新辅助激素治疗可减少肿瘤复发，降低手术切缘阳性率 40% ~ 60%，但并未改善临床和生化控制率。新辅助激素治疗不是局限期前列腺癌的标准治疗，疗效有待进一步研究。

Klotz 等报道 213 例局限期前列腺癌随机分为单纯根治术（101 例）和 12 周激素治疗（300 mg/天，醋酸环丙孕酮 cyproterone acetate）后根治术（112 例），新辅助内分泌治疗加手术和单纯手术的 5 年总生存率分别为 88.4% 和 93.9% （$P=0.38$），5 年无生化失败生存率分别为 60.2% 和 68.2% （$P=0.73$）。新辅助内分泌治疗提高了 PSA >20ng/ml 的无生化复发生存率，5 年无生化复发生存率分别为 30.5% 和 18.8% （$P=0.015$）。Soloway 等报道 $T_{2b}N_xM_0$ 前列腺癌随机研究术前新辅助治疗和单纯前列腺癌根治术的疗效，5 年无 PSA 复发率分别为 64.8% 和 69.6%，两组差别无显著意义（$P=0.663$）。

（三）术后激素治疗　根治性前列腺切除术后盆腔淋巴结转移的病人应考虑术后激素治疗。Messing 等报道，98 例根治性前列腺切除 + 盆腔淋巴结清扫，病理淋巴结阳性的病人随机分成早期雄激素治疗和延迟激素治疗，后组在病变复发后再接受激素治疗。本组65%的病人病理切缘阳性，60%精囊受侵，65% Gleason≥7分，中位随诊11.9年。早期激素治疗疗效优于延迟激素治疗，分别有7/47和18/51例死亡（$P=0.02$），其中分别有3例和16例死于前列腺癌（$P<0.01$）。36例和9例病人存活且无PSA复发或肿瘤复发（$P<0.001$）。两组总生存率分别为82%和56%，无病生存率为77%和43%。

六、手术并发症

根治性前列腺切除术并发症和死亡率随经验增多而逐步下降，手术死亡率极罕见，低于0.2%。1988年前和1988年后比较，术中直肠损伤从1%下降至0.6%，直肠损伤需做直肠吻合术的比例从0.2%降至0.06%。其他手术并发症发生率如下：心肌梗死0.1～0.4%，深部静脉血栓1.1%，肺栓塞0.75%，吻合口狭窄4%，腹股沟疝1%和切口疝0.6%。

最常见且影响病人生活质量的并发症为尿便失禁，达80%以上，86%～92%的病人在1年内将恢复排尿控制，1年后尿失禁发生率为3%～36%。通过改进手术方式如保留神经血管丛或保护尿道括约肌，改善了病人的排尿控制。年轻或无吻合口狭窄的病人尿失禁发生率较低。严重、持续性尿失禁发生率为1%～6%，这些病人在正常活动时溢尿或每天需用多个尿垫，需做治疗。排便失禁少见，会阴根治性前列腺切除术高于耻骨后根治性前列腺切除术，分别为5%和18%。

根治性前列腺切除术后另一重要的并发症为性功能障碍，90%的病人在术后出现性功能障碍．保留神经的耻骨后根治性前列腺切除术可保存2/3病人的性功能。Catalona等报道，双侧或单侧神经保留性手术将使68%～47%的病人恢复性功能。根治术后性功能的恢复与术前性功能状态、临床分期和年龄有关。随诊18个月后，40、50、60、70岁病人的性功能正常率分别为90%、80%、60%和47%。

第八节 内分泌治疗和化疗

内分泌治疗是晚期或转移性前列腺癌的主要治疗手段，绝大部分前列腺癌为激素依赖型，对内分泌治疗有效，仅极少部分病人为激素非依赖型，对内分泌治疗抗拒。对内分泌治疗无效的转移性前列腺癌需要考虑化疗。

一、激素治疗

晚期或转移性前列腺癌的主要治疗为激素治疗，激素治疗仅起姑息作用。激素治疗的目的是为了对抗雄激素对前列腺的作用，治疗方法包括双侧睾丸切除术，促黄体激素释放激素（LHRH）类似物，抗雄激素药物和雌激素等。

前列腺上皮存在3种细胞：激素依赖型、激素非依赖型和激素敏感型。激素阻断治疗后，激素依赖型细胞出现细胞凋亡，激素敏感型细胞则停止细胞分裂，而激素非依赖型细胞对激素治疗不敏感，并继续生长。因此，激素治疗不可能治愈前列腺癌。

（一）前列腺的内分泌调节　下丘脑弓状核细胞分泌促黄体释放激素（LHRH）进入垂体血循环，刺激腺垂体性腺受体，脉冲性产生和释放黄体激素（LH）和卵泡刺激素（FSH）。下丘脑和垂体对激素反馈非常敏感，当雌激素下降或睾酮水平上升，将减缓释放LHRH，同时，睾酮和雄激素水平增高能降低垂体对LHRH的敏感性。

LH作用于睾丸间质细胞和肾上腺皮质网状细胞，以胆固醇为前体合成雄激素。睾丸间质细胞合成的雄激素主要为睾酮，占血浆睾酮总量的95%。睾酮和血浆中球蛋白结合，输送到周围组织。在前列腺组织内，睾酮在5α-还原酶作用下转变为双氢睾酮（DHT）。肾上腺产生的雄激素为活性较弱的雄烯二酮及脱氢表雄酮，在前列腺组织内它们通过3β-羟固醇脱氢酶和17β-羟固醇脱氢酶转化为睾酮，睾酮再经5α-还原酶转为DHT。

血浆睾酮90%～95%来源于睾丸，5%～10%来源于肾上腺。前列腺组织中的雄激素大部分来源于睾丸分泌的睾酮，但研究证明，前列腺组织内合成DHT的原料10%～40%来源于肾上腺分泌的雄激素。在前列腺组织中，DHT浓度比睾酮高，DHT同雄激素受体结合的能力比睾酮大4～5倍。前列腺结构和功能的维持主要依赖于DHT。

激素治疗从不同的途径阻断雄激素对前列腺或前列腺癌细胞的作用，图9－4－6总结了前列腺内分泌调节及激素阻断治疗的途径。

（二）激素治疗时间　激素治疗能延长生存期，通过减少肿瘤细胞数量，延缓症状发生时间。肿瘤在进展过程中，可能获得更多的基因改变，对激素治疗抗拒的肿瘤细胞可能增多，理论上，激素治疗越早，疗效可能越好。

有4项研究证明早期激素治疗疗效优于晚期激素治疗。前面已经提到，Bolla等报道EORTC 22863的415例局部晚期或高分级的前列腺癌随机分为单纯外照射或外照射＋3年激素治疗，总生存率综合治疗优于单纯放射治疗。英国MRC随机分成早期或晚期激素（睾丸切除术或LHRH类似物）阻断治疗938例局部晚期或转移的前列腺癌，疾病进展率和死亡在晚期激素阻断治疗更常见（$P<0.001$）。Messing等报道98例根治性前列腺切除术后淋巴结阳性的病人，随机分成早期雄激素阻断治疗或延迟治疗，早期激素阻断治疗疗效明显优于延迟激素治疗。Wirth等报道全世界多中心随机双盲对比研究结果，3603例T_{1b}～$T_4N_{0-1}M_0$前列腺癌随机接受单纯早期激素治疗或根治性治疗后的早期激素辅助性治疗和安慰剂对照组，康士德和安慰剂组比较，减少了疾病进展危险性43%，并延缓了PSA倍增时间。

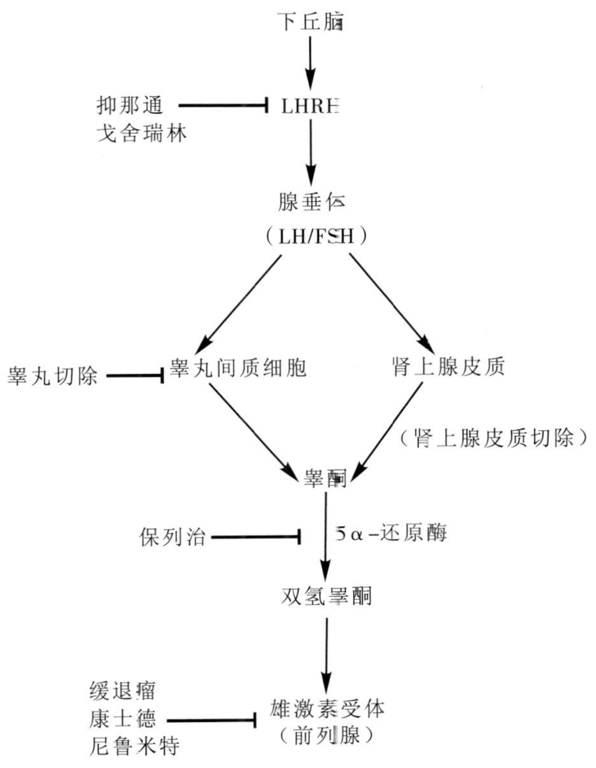

图9－4－6　前列腺内分泌调节及激素阻断治疗的途径

对于转移性前列腺癌，目前尚无证据证明最佳的激素治疗持续时间，什么时候停用激素治疗仍是未解决的临床问题。

（三）单一激素治疗　单一激素治疗方法包括睾丸切除术，LHRH类似物，雌激素，抗雄激素药物和5α-还原酶抑制剂等。肾上腺皮质切除术因为疗效不肯定和副作用多，已经不再在临床应用。多项随机研究比较各种单一激素治疗方法的疗效，10组随机研究共1908例病人的荟萃分析结果显示，LHRH激动剂、睾丸切除术或己烯雌酚（DES）的疗效相同，各种LHRH激动剂的疗效相同。

1．睾丸切除术　双侧睾丸切除术仍是前列腺癌永久性雄激素阻断治疗的标准治疗手段，技术简单，便宜，临床反应迅速。睾丸切除去除了体内雄激素的主要来源，术后24～48小时症状可得到明显改善。由于精神因素，许多病人希望应用药物去势替代睾丸切除术。

2．促黄体释放激素（LHRH）类似物　LHRH类似物作为LHRH拮抗剂在前列腺癌的激素治疗中得到广泛的应用。LHRH类似物戈舍瑞林（goserelin）和抑那通（leuprolide）在治疗开始时可刺激垂体分泌LH和FSH，促使睾丸产生更多的睾酮，继续应用则使垂体出现负反馈调节，促使LH和

FSH 分泌下降，应用药物后几周内血清睾酮水平降低。治疗后两周内血清 LH 和睾酮的短暂性增高（“闪耀”现象）可加重疾病。因此，LHRH 类似物常和抗雄激素类药物如缓退瘤（flutamide，氟他胺）、尼鲁米特（nilutamide）或康士德（bicalutamide，casodex）合并应用，后者能和雄激素受体结合，去除血清 LH 和睾酮的“闪耀”现象。随机研究证明，晚期前列腺癌 LHRH 类似物和睾丸切除术或己烯雌酚（DES）疗效相同。目前正在进行纯 LHRH 类似物的临床研究，这些新药无“闪耀”现象，可能不需要和抗雄激素类药物同时应用。

3. 雌激素 雌激素是最早应用于前列腺癌激素治疗的外源性药物。雌激素类药物如己烯雌酚（DES）通过反馈性抑制下丘脑 LHRH 和垂体 LH 的产生，降低血清睾酮浓度。此外，雌激素可直接作用于前列腺上皮细胞的雌激素受体。1973 年 Byar 等（VACURG Ⅰ）报道单纯 DES 5 mg，睾丸切除术，DES 5 mg + 睾丸切除术和 DES 5 mg + 安慰剂 4 组随机研究结果，DES 和睾丸切除术的总生存率相同，但癌症专项死亡率 DES 组较低。DES 的治疗作用部分被 DES 的心血管副作用抵消。随后，VACURG Ⅱ研究不同剂量 0. 2 mg，1 mg，5 mg DES 的治疗作用，发现 1 mg 和 5 mg DES 疗效相同，但 5 mg DES 毒性较高。DES 每日 1 mg 治疗前列腺癌有效，但未完全阻断血清睾酮水平。

雌激素的副作用多，因而较少应用。55% 的病人在 DES 治疗后将出现乳房增大，在雌激素治疗前，可考虑乳腺照射，垂直野照射，10 MeV 电子线，DT15 Gy，可预防男性乳房增大。

4. 抗雄激素药物 抗雄激素治疗是指应用抗雄激素药物阻断或减少雄激素的作用。雄激素受体阻滞剂直接同雄激素受体结合，是一类对 DHT 和睾酮的竞争性抑制剂。抗雄激素药物分两大类，一类为类固醇抗雄激素药物，包括醋酸环丙孕酮（cyproterone acetate，Androcur）和甲地孕酮（megestrol acetate，Megace）。第二类为非类固醇抗雄激素药物，包括缓退瘤、康士德和尼鲁米特。类固醇抗雄激素药物除具有抗雄激素作用外，还有其他作用如孕激素和糖皮质激素活性。单用醋酸环丙孕酮或甲地孕酮都不能完全抑制血清雄激素水平，这类药物极少单用。类固醇抗雄激素药物和雄激素受体结合阻断雄激素的作用，并通过反馈性抑制垂体和下丘脑激素的产生，从而抑制睾酮水平。

非类固醇抗雄激素药物作用于雄激素受体，竞争性抑制 DHT 与前列腺癌细胞内雄激素受体相结合，从而抑制癌细胞的生长。但它们可同时抑制雄激素对下丘脑的负反馈抑制作用，继发性引起 LHRH 和垂体 LH 分泌增加，血清睾酮水平可能升高或保持不变。非类固醇抗雄激素药物不具有其他生物活性如孕激素和糖皮质激素活性。非类固醇抗雄激素药物在临床上主要应用于：①联合激素治疗的一部分，和手术或药物去势合并应用；②雄激素去势治疗失败后的挽救治疗；③首程激素治疗（未合并手术或药物去势）。非类固醇抗雄激素药物作为首程治疗，可维持一定的睾酮水平，因而副作用较小。缓退瘤是目前临床上最常用的抗雄激素药物，每日 3 次，每次 250 mg，它必须在肝内代谢成有活性的羟基氟他胺才能和雄激素受体结合，产生抗肿瘤作用。

有两组随机研究认为非类固醇抗雄激素药物疗效低于睾丸去势治疗。Chang 等报道 92 例远处转移前列腺癌使用缓退瘤（250 mg，每日 3 次）和 DES（1 mg，每日 3 次），中位生存期分别为 28. 5 月和 43. 2 个月（$P = 0.04$）。Iversen 等比较睾丸切除术和康士德的疗效，前者疗效较高，但这组研究中康士德的剂量偏低。Boccardo 等报道戈舍瑞林加缓退瘤和每日 150 mg 康士德的生存率相同。Tyrrell 等报道康士德每日 150 mg 和睾丸切除术或戈舍瑞林对无远处转移病人的疗效相同，但对有远处转移的前列腺癌疗效差。因此，远处转移的前列腺癌不能单用抗雄激素药物治疗。康士德的疗效可能优于缓退瘤，毒副作用较低，对缓退瘤治疗失败的病人，康士德挽救治疗有效。

抗雄激素治疗作为单一治疗手段疗效可能低于药物或手术去势，但单一治疗对性功能无影响，而且其他副作用较低。抗雄激素药物和 5α-还原酶抑制剂联合应用有待进一步随机研究，仅用于实验治疗，而非常规治疗。

（四）联合激素治疗（combined androgen blockade，CAB） 联合激素治疗的目的为同时阻断睾丸和肾上腺雄激素的作用。前面已经提到，肾上腺雄激素比睾酮作用弱，前列腺组织中 10% ~40% 的 DHT 合成原料来源于肾上腺，但肾上腺雄激素促进前列腺癌细胞生长的作用机制不清。联合激素治疗的方法为应用睾丸切除术或 LHRH 类似物联合应用抗雄激素药物，通过睾丸切除或 LHRH 类似物抑制下丘脑－垂体－性腺轴的雄激素水平，并同时应用抗雄激素药物阻断外周雄激素对前列腺雄激素受体的作用。

20 世纪 80 年代开始使用手术或药物去势和抗雄激素药物联合治疗转移性前列腺癌，取得了很好的效果。1989 年 Crawford 等报道激素治疗转移性前列腺癌 603 例，随机分成抑那通和抑那通加缓退瘤。抑那通加缓退瘤的中位生存期优于抑那通，分别为 35.6 个月和 28.3 个月（$P=0.035$）。在 Denis 等的另外两组研究中，也证明了联合激素治疗可能改善生存率。在 EORTC 随机研究中，326 例随机分为每 4 周 3.6 mg 戈舍瑞林＋每日 3 次 250 mg 缓退瘤或睾丸切除术，中位生存期分别为 34.4 个月和 27.1 个月（$P=0.02$）。Janknegt 等的研究中，457 例随机分为睾丸切除术或睾丸切除术＋尼鲁米特，中位生存期分别为 29.8 月和 37.1 月（$P=0.04$）。然而，大部分的随机研究都未能证明联合激素治疗优于单一治疗，有人认为这些随机研究的样本较少，且随诊时间短，或使用了类固醇抗雄激素药物。Eisenberger 等进行了大宗随机研究，1387 例转移性前列腺癌单纯睾丸切除术或单纯睾丸切除术＋缓退瘤，总生存率仍无差别，但联合激素治疗组的 PSA＜4.0 ng/ml 时明显高于单一治疗组（74% vs 61.5%，$P<0.001$）。

最新的荟萃分析认为联合激素治疗略优于单一治疗，轻微改善了晚期前列腺癌的 5 年生存率和癌症专项生存率，但毒副作用增加，生存质量下降。20 个随机分组研究的 6 320 例病人联合激素治疗和单一激素治疗比较，1、2 和 5 年总生存率相对危险度分别为 1.03，1.16 和 1.29，总生存率和癌症专项生存率仅在 5 年时有差别。

需要说明的是，这些研究大部分来源于转移性前列腺癌，未转移前列腺癌的资料较少。目前认为联合激素治疗转移性前列腺癌的疗效有限，但联合激素治疗早期前列腺癌是否优于单一激素治疗仍不清楚。在临床实践中，转移性前列腺癌可使用 1～2 个月 LHRH 激动剂，并长时间应用抗雄激素药物。转移性前列腺癌在睾丸切除去势后，联合应用抗雄激素药物的意义不明。目前应用的抗雄激素药物对雄激素受体的亲和力低，新的特异性更强的抗雄激素药物应用于临床后，需要重新评价其作用。

（五）间歇性激素治疗　激素依赖型前列腺癌细胞可分泌生长抑制因子从而抑制激素非依赖型细胞的生长。雄激素撤退后再治可导致分化肿瘤细胞的增殖，有利于延缓非依赖雄激素基因表型的表达。这一现象在某些肿瘤模型和临床治疗中得到证实。在临床治疗时，应用抗雄激素药物抑制睾酮水平，维持一段时间后中止治疗，然后根据血清 PSA 情况再次使用激素治疗。有多项研究证实了这一方法的可行性，但该治疗方法仍处于研究阶段，需进行大的随机对照研究比较连续激素治疗和间歇性激素治疗的疗效。

（六）副作用　抗雄激素药物最常见的毒副作用为性欲丧失和性功能下降，次要副作用包括疲劳、情绪变化、体毛增多、水肿和乳房增大。外周水肿在应用 LHRH 类似物最常见，男性乳房增大在应用雌激素、抗雄激素药物单一治疗或抗雄激素和 5α-还原酶抑制剂联合时最常见。激素治疗的心血管副作用和血栓形成等极少见，但雌激素的血栓形成和心血管副作用较多。抗雄激素治疗还可加重老年人的骨质疏松。

（七）激素治疗后复发和再治　内分泌治疗后血清 PSA 下降至最低值，PSA 最低值的持续时间和肿瘤细胞对激素治疗的敏感性、激素非依赖性细胞的生长动力学有关。肿瘤早期复发的证据为血清 PSA 增高，极少有病人表现为临床复发而无血清 PSA 升高，后者和肿瘤细胞向神经内分泌细胞分化有关。通常 PSA 水平和肿瘤细胞数量显正相关，但激素治疗后可改变这种线性关系，单位肿瘤体积内血清 PSA 水平低于激素治疗前水平，PSA 密度存在类似变化。因此，激素治疗后在 PSA 增高至临床复发的时间为几周，而不是几年。

1. 激素撤退反应　激素撤退反应是指晚期前列腺癌经抗雄激素治疗后，病情出现恶化，症状加剧，PSA 升高，停用激素治疗后，病情反而会出现好转，80%～90% 的病人有效。激素撤退反应最早见于缓退瘤，后见于尼鲁米特和康士德，发生率 15%～50%，平均约为 25%。激素撤退反应的发生与抗雄激素治疗时间长短、是否联合激素治疗有关。抗雄激素治疗撤退几周后症状出现好转，因康士德半衰期长，症状好转需更长的时间。撤退反应持续时间常为 3～4 个月，也可持续几年。抗雄激素撤退加用肾上腺雄激素去除药物如酮康唑（ketoconazole）的有效率高于单纯去除抗雄激素治疗。

撤退反应的机制不明，可能机制为前列腺癌细胞的雄激素受体发生突变，突变后的受体使抗雄激素药物对肿瘤细胞生长起激活作用，而不是起拮抗作用。在联合激素治疗中已经证实了突变雄激素受体的存在。由于撤退反应的存在，在应用抗雄激素治疗失败、病变进展时，可以首先考虑中止抗雄激素治疗。

2. 再程激素治疗　激素首程治疗后无效的前列腺癌细胞对第二程激素治疗仍然有效。首程激素治疗后肿瘤进展的机制仍不清楚，可能和多种因素有关。少部分复发病人血清睾酮实际上并未达到去势水平，建议复发病人常规做血清睾酮水平的测定。如果血清睾酮未达去势水平，建议做双侧睾丸切除术。

再程激素治疗有效的机制和下列因素有关：①进一步降低血清睾酮在首程治疗中未完全抑制病人的睾酮水平；②通过和雄激素受体结合，阻断残留血清雄激素的效应；③减少肾上腺雄激素产物；④和其他核受体如雌激素受体结合。

抗雄激素药物：非类固醇类抗雄激素药物无交叉耐药现象，1997 年 Scher 等报道应用康士德每日 200 mg 再程治疗 51 例抗雄激素治疗失败的病人，有效率为 24%，首程治疗应用缓退瘤失败的病人，康士德再程治疗有效率达 38%。Joyce 和 Eastham 等同样观察到缓退瘤治疗失败后可用尼鲁米特或康士德挽救治疗，但尚未见康士德治疗失败后用缓退瘤挽救治疗的报道。

肾上腺雄激素抑制剂：5%～10% 的循环雄激素来源于肾上腺，在前列腺癌细胞可能有更多的雄激素来源于肾上腺。再程治疗最常用的肾上腺雄激素抑制剂为氨基导眠能（aminoglutethimide）和酮康唑（ketoconazole），这两种药物常和皮质类固醇合并应用。酮康唑能抑制细胞色素 P450，并抑制睾丸和肾上腺雄激素的产生，具有重要的生物活性。在一项研究中，酮康唑每日 1200 mg + 氢化可的松治疗 48 例病人，30 例病人的血清 PSA 降低 50%，中位缓解期 3.5 月。由于酮康唑的吸收需要酸性环境，服用时禁止使用 H_2 受体阻滞剂，其近期副作用为恶心、呕吐和肝功能损害。

糖皮质激素：糖皮质激素治疗前列腺癌有效，Kelly 等用氢化可的松每日 40 mg 治疗 30 例激素抗拒型前列腺癌，有效率为 20%。Tannock 等比较强的松每日 10 mg 和泼尼松 + 米托蒽醌的疗效，单用泼尼松有效率为 22%。CALGB 比较氢化可的松和氢化可的松 + 米托蒽醌的疗效，单用氢化可的松的疗效为 22%。甲地孕酮对前列腺癌的作用较小，Dawson 等发现 12% 的病人治疗后 PSA 下降。甲地孕酮常用于治疗厌食，可出现疾病“闪耀”现象。

雌激素：DES 对激素治疗抗拒的前列腺癌再程治疗有一定作用，约有 43% 的有效率。最近，PC - SPES 作为一种中草药混合制剂，具有雌激素样作用，对前列腺癌治疗有效。Kameda 等用 PC-SPES 治疗 34 例激素非依赖型前列腺癌，这些病人都在抗雄激素治疗失败后出现 PSA 增高，PC-SPES 治疗后 53% 的病人 PSA 下降超过 50%。Oh 等治疗 23 例激素非依赖型前列腺癌，有效率为 87%。

二、化疗

前列腺癌对化疗不敏感，以多西紫杉醇为联合方案的化疗能提高对内分泌治疗抗拒的转移性前列腺癌的生存率，降低 PSA。最近，两项随机对照研究证明多西紫杉醇联合泼尼松或雌莫司汀对转移性前列腺癌治疗有效。而在此之前的其他化疗方案包括米托蒽醌和泼尼松能改善症状和提高生活质量，但未改善总生存率。1985 年 Eisenberger 等总结了 17 个随机研究结果，包括 1 464 例病人，完全缓解和部分缓解率仅为 4.5%。1993 年再次分析 26 组化疗结果，总有效率仅为 8.7%。

（一）多西紫杉醇联合化疗方案　有两项随机对照研究证明以多西紫杉醇为基础的联合化疗方案能改善转移性前列腺癌病人的无复发生存率，并延长生存时间。SWOG 99-16 是一项多中心研究，770 例转移性激素耐受前列腺癌病人（可供分析 674 例），随机分成两组，一组给予雌莫司汀 280mg/m^2，

3 次/日，d1～5，多西紫杉醇 60mg/m²，d2（DE 组）；另一组给予米托蒽醌 12mg/m²，d1，泼尼松 5mg，2 次/日（MP 组）。两组均为 3 周方案。DE 和 MP 组的中位生存期分别为 17.5 个月和 15.6 个月（$P=0.02$），中位进展时间分别为 6.3 个月和 3.2 个月（$P<0.001$），50% PSA 降低发生率分别为 50% 和 27%（$P<0.001$）。DE 组的Ⅲ/Ⅳ度毒副作用显著高于 MP 组。TAX327 随机对照研究包括 1 006 例激素抗拒的转移性前列腺癌，随机分成 3 组：多西紫杉醇每周方案（30mg/m²）联合泼尼松；多西紫杉醇 3 周方案（75mg/m²）联合泼尼松和米托蒽醌联合泼尼松。中位生存期分别为 17.4 个月、18.9 个月和 16.5 个月。多西紫杉醇 3 周方案和米托蒽醌联合强的松比较，显著提高了总生存率、肿瘤缓解率、疼痛缓解率和 PSA 缓解率。

（二）雌二醇氮芥为基础的化疗方案　雌二醇氮芥通过结合进核基质的微管蛋白，抑制核分裂，其烷化剂作用较小。单一雌二醇氮芥的抗肿瘤活性小。18 组临床Ⅱ期研究，共 634 例激素非依赖型前列腺癌应用雌二醇氮芥治疗的有效率为 19%。雌二醇氮芥和长春花碱合并使用，50% 的病人 PSA 降低，有效率为 24%。另一组随机研究证明，雌二醇氮芥＋长春花碱和长春花碱比较，中位生存期分别为 11.9 月和 9.2 月（$P=0.08$），无进展生存率分别为 3.7 月和 2.2 月（$P<0.001$）。

体外实验证明，雌二醇氮芥和 VP-16 的综合作用为相乘作用，临床上有 4 组研究共 205 例病人观察到 56% 的 PSA 反应率。雌二醇氮芥和泰素或泰索帝结合，可见少数病人治疗有效，PSA 有效率为 50%～58%。

（三）米托蒽醌　米托蒽醌可应用于激素非依赖型前列腺癌的治疗。最近有两组大的随机研究使用米托蒽醌和皮质激素治疗激素抗拒型前列腺癌，Tannock 等的第一组研究比较强的松（10 mg/d）和强的松＋米托蒽醌（12mg，静脉注射，每 3 周 1 次）的镇痛效果，分别有 12% 和 29% 的病人疼痛得到缓解（$P=0.01$），化疗缓解期高于单用强的松组。Kantoff 等的第二组研究比较激素抗拒型转移性前列腺癌氢化可的松和氢化可的松＋米托蒽醌的疗效，两组生存率无显著差别，但化疗可较好地缓解疼痛和降低 PSA 水平。

（李晔雄）

参考文献

1. Jemal A, Murray T, Ward E, et al. Cancer statistics, 2005. CA Cancer J Clin, 2005, 55：10～30.
2. Gleason DF. Histologic grading of prostatic adenocarcinoma: a perspective. Hum Pathol, 1977, 23：273～279.
3. Partin AW, Yoo J, Carter HB, et al. Use of prostate－specific antigen, clinical stage, and Gleason score to predict pathological stage in men with localized prostate cancer. J Urol, 1993, 150：110.
4. Roehrborn CG, Oesterling JE, Olson PJ, et al. Serial prostate－specific antigen measurements in men with clinically benign prostatic hyperplasia during a 12－month placebo－controlled study with terazosin. HYCAT Investigator Group. Hytrin Community Assessment Trial. Urology, 1997, 50：556.
5. Catalona WJ, Richie JP, Ahmann FR, et al. Comparison of digital rectal examination and serum prostate specific antigen in the early detection of prostate cancer: Results of a multicenter clinical trial of 6630 men. J Urol, 1994, 151：1283.
6. Mettlin CJ, Menck HR, Winchester DP, et al. A comparison of breast, colorectal, lung, and prostate cancers reported to the National Cancer Data Base and the Surveillance, Epidemiology, and End Results program. Cancer, 1997, 79：2052～2061.
7. Labrie F, Candas B, Dupont A, et al. Screening decreases prostate cancer death: first analysis of the 1988 quebec prospective randomized controlled trial. Prostate, 1999, 38：83.
8. Jacobsen SJ, Bergstralh EJ, Katusic SK, et al. Screening digital rectal examination and prostate cancer mortality: A population－based case－control study. Urology, 1998, 52：173.
9. Roberts RO, Bergstralh EJ, Katusic SK, et al. Decline in prostate cancer mortality from 1980 to 1997, and an update on incidence trends in Olmsted County, Minnesota. J Urol, 1999, 161：529.
10. Bazinet M, Meshref AW, Trudel C, et al. Prospective evaluation of prostate－specific antigen density and systematic bi-

opsies for early detection of prostatic carcinoma. Urology, 1994, 43 : 44 ~ 52.

11. Brawer MK, Aramburu EA, Chen GL, et al. The inability of prostate specific antigen index to enhance the predictive value of prostate specific antigen in the diagnosis of prostatic carcinoma. J Urol, 1993, 150 : 369.
12. Carter HB, Pearson JD, Waclawiw Z, et al. Prostate - specific antigen variability in men without prostate cancer: effect of sampling interval on prostate - specific antigen velocity. Urology, 1995, 45 : 591.
13. D'Amico AV, Chen MH, Roehl KA, et al. Preoperative PSA Velocity and the Risk of Death from Prostate Cancer after Radical Prostatectomy. N Engl J Med, 2004, 351 : 125 ~ 35.
14. Catalona WJ, Smith DS, Wolfert RL, et al. Evaluation of percentage of free serum prostate - specific antigen to improve specificity of prostate cancer screening. JAMA, 1995, 274 : 1214.
15. Chang JJ, Shinohara K, Bhargava V, et al. Prospective evaluation of lateral biopsies of the peripheral zone for prostate cancer detection. J Urol, 1998, 160 : 2111.
16. Huland H, Hammerer P, Henke RP, et al. Preoperative prediction of tumor heterogeneity and recurrence after radical prostatectomy for localized prostatic carcinoma with digital rectal, examination prostate specific antigen and the results of 6 systematic biopsies. J Urol, 1996, 155 : 1344.
17. D'Amico AV, Whittington R, Malkowicz SB, et al. Combined modality staging of prostate carcinoma and its utility in predicting pathologic stage and postoperative prostate specific antigen failure. Urology, 1997, 49 : 23.
18. Borirakchanyavat S, Bhargava V, Shinohara K, et al. Systematic sextant biopsies in the prediction of extracapsular extension at radical prostatectomy. Urology, 1997, 50 : 373.
19. Oesterling JE, Martin SK, Bergstralh EJ, et al. The use of prostate - specific antigen in staging patients with newly diagnosed prostate cancer. JAMA, 1993, 269 : 57.
20. Fleming ID, Cooper JS, Henson DE, et al. (eds). AJCC cancer staging manual. 5th ed, Philadelphia: Lippincott - Raven, 1997. 219 ~ 224.
21. Rees MA, Resnick MI, Oesterling JE. Use of prostate - specific antigen, Gleason score, and digital rectal examination in staging patients with newly diagnosed prostate cancer. Urol Clin North Am, 1997, 24 : 379.
22. Kupelian PA, Katcher J, Levin HS, et al. Stage T_{1-2} prostate cancer: A multivariate analysis of factors affecting biochemical and clinical failures after radical prostatectomy. Int J Radiat Oncol Biol Phys, 1997, 37 : 1043.
23. Partin AW, Kattan MW, Subong EN, et al. Combination of prostate - specific antigen, clinical stage, and Gleason score to predict pathological stage of localized prostate cancer. A multi - institutional update. JAMA, 1997, 277 : 1445.
24. Kleer E, Larson - Keller JJ, Zincke H, et al. Ability of preoperative serum prostate - specific antigen value to predict pathologic stage and DNA ploidy. Influence of clinical stage and tumor grade. Urology, 1993, 41 : 207.
25. Epstein JI, Pound CR, Partin AW, et al. Disease progression following radical prostatectomy in men with Gleason score 7 tumor. J Urol, 1998, 160 : 97.
26. Pound CR, Partin AW, Epstein JI, et al. Prostate - specific antigen after anatomic radical retropubic prostatectomy. Patterns of recurrence and cancer control. Urol Clin North Am, 1997, 24 : 395.
27. D'Amico AV, Whittington R, Malkowicz SB, et al. A multivariate analysis of clinical and pathological factors that predict for prostate specific antigen failure after radical prostatectomy for prostate cancer. J Urol, 1995, 154 : 131.
28. Anderson PR, Hanlon AL, Patchefsky A, et al. Perineural invasion and Gleason 7 ~ 10 tumors predict increased failure in prostate cancer patients with pretreatment PSA < 10 ng/ml treated with conformal external beam radiation therapy. Int J Radiat Oncol Biol Phys, 1998, 41 : 1087.
29. Gerber G, Thisted R, Chodak G, et al. Results of radical prostatectomy in men with locally advanced prostate cancer: multi - insititutional pooled analysis. Eur Urol, 1997, 32 : 385.
30. Green GA, Hanlon AL, Al - Saleem T, et al. A Gleason score of 7 predicts a worse outcome for prostate carcinoma patients treated with radiotherapy. Cancer, 1998, 83 : 971.
31. Hanks GE, Lee WR, Schultheiss TE. Clinical and biochemical evidence of control of prostate cancer at 5 years after external beam radiation. J Urol, 1995, 154 : 456.
32. Kuban DA, el - Mahdi AM, Schellhammer PF. Prostate - specific antigen for pretreatment prediction and posttreatment evaluation of outcome after definitive irradiation for prostate cancer. Int J Radiat Oncol Biol Phys, 1995, 32 : 307.
33. Roach M 3rd, Lu J, Pilepich MV, et al. Long - term survival after radiotherapy alone: Radiation therapy oncology group

prostate cancer trials. J Urol, 1999, 161：864.

34. Schellhammer PF, el－Mahdi AM, Kuban DA, Wright GL Jr. Prostate－specific antigen after radiation therapy. Prognosis by pretreatment level and post－treatment nadir. Urol Clin North Am, 1997, 24：407.

35. Zagars GK, Pollack A, Kavadi VS, et al. Prostate－specific antigen and radiation therapy for clinically localized prostate cancer. Int J Radiat Oncol Biol Phys, 1995, 32：293.

36. Zagars GK, Ayala AG, von Eschenbach AC, Pollack. The prognostic importance of Gleason grade in prostatic adenocarcinoma：a long－term follow－up study of 648patients treated with radiation therapy. Int J Radiat Oncol Biol Phys, 1995, 31：237.

37. Zincke H, Bergstralh EJ, Blute ML, et al. Radical prostatectomy for clinically localized prostate cancer：long－term results of 1143 patients from a single institution. J Clin Oncol, 1994, 12：2254.

38. Gronberg H, Damber L, Jonson H, et al. Prostate cancer mortality in northern Sweden, with special reference to tumor grade and patient age. Urology, 1997, 49：374.

39. Albertsen PC, Fryback DG, Storer BE, et al. Long－term survival among men with conservatively treated localized prostate cancer. JAMA, 1995, 274：626.

40. Stattin P, Bergh A, Karlberg L, et al. Long－term outcome of conservative therapy in men presenting with voiding symptoms and prostate cancer. Eur Urol, 1997, 32：404.

41. Brasso K, Friis S, Juel K, et al. Mortality of patients with clinically localized prostate cancer treated with observation for 10 years or longer：a population based registry study. J Urol, 1999, 161：524.

42. Adolfsson J, Steineck G, Hedlund PO. Deferred treatment of clinically localized low－grade prostate cancer：Actual 10－year and projected 15－year follow－up of the Karolinska series. Urology, 1997, 50：722.

43. Johansson JK, Holmberg L, Johansson S, et al. Fifteen－year survival in prostate cancer：a prospective population－based study in Sweden. JAMA, 1997, 277：467.

44. Adolfsson J, Steineck G, Hedlund PO. Deferred treatment of locally advanced nonmetastatic prostate cancer：A long－term follow－up. J Urol, 1999, 161：505.

45. Chodak GW, Thisted RA, Gerber GS, et al. Results of conservative management of clinically localized prostate cancer. N Engl J Med, 1994, 330：242.

46. Trapasso JG, deKernion JB, Smith RB, et al. The incidence and significance of detectable levels of serum prostate specific antigen after radical prostatectomy. J Urol, 1994, 152：1821.

47. Zincke H, Oesterling JE, Blute ML, et al. Long－term (15 years) results after radical prostatectomy for clinically localized (stage T2c or lower) prostate cancer. J Urol, 1994, 152：1850.

48. Catalona WJ, Smith DS. 5－year tumor recurrence rates after anatomical radical retropubic prostatectomy for prostate cancer. J Urol, 1994, 152：1837.

49. Partin AW, Pound CR, Clemens JQ, et al. Serum PSA after anatomic radical prostatectomy. The Johns Hopkins experience after 10 years. Urol Clin North Am, 1993, 20：713.

50. Ohori M, Abbas F, Wheeler TM, et al. Pathological features and prognostic significance of prostate cancer in the apical section determined by whole mount histology. J Urol, 1999, 161：500.

51. Iselin CE, Box JW, Vollmer RT, et al. Surgical control of clinically localized prostate carcinoma is equivalent in African－American and white males. Cancer, 1998, 83：2353.

52. Pound CR, Partin AW, Eisenberger MA, et al. Natural history of progression after PSA elevation following radical prostatectomy. JAMA, 1999, 281：1591.

53. Lerner SE, Blute ML, Bergstralh EJ, et al. Analysis of risk factors for progression in patients with pathologically confined prostate cancers after radical retropubic prostatectomy. J Urol, 1996, 156：137.

54. Blute ML, Bostwick DG, Seay TM, et al. Pathologic classification of prostate carcinoma：The impact of margin status. Cancer, 1998, 82：902.

55. Patel A, Dorey F, Franklin J, et al. Recurrence patterns after radical retropubic prostatectomy：Clinical usefulness of prostate specific antigen doubling times and log slope prostate specific antigen. J Urol, 1997, 158：1441.

56. Epstein JI, Partin AW, Sauvageot J, et al. Prediction of progression following radical prostatectomy. A multivariate analysis of 721 men with long－term follow－up. Am J Surg Pathol, 1996, 20：286.

57. Soloway MS, Sharifi R, Wajsman Z, et al. Randomized prospective study comparing radical prostatectomy alone versus radical prostatectomy preceded by androgen blockade in clinical stage B2 (T2bNxM0) prostate cancer. The Lupron Depot Neoadjuvant Prostate Cancer Study Group. J Urol, 1995, 154:424.
58. Goldenberg SL, Klotz LH, Srigley J, et al. Randomized, prospective, controlled study comparing radical prostatectomy alone and neoadjuvant androgen withdrawal in the treatment of localized prostate cancer. Canadian Urologic Oncology Group. J Urol, 1996, 156:873.
59. Gleave ME, Goldenberg SL, Chin JL, et al. Randomized comparative study of 3 versus 8 - month neoadjuvant hormonal therapy before radical prostatectomy: Biochemical and pathological effects. J Urol, 2001, 166:500.
60. Klotz LH, Goldenberg SL, Jewett M, et al. CUOG randomized trial of neoadjuvant androgen ablation before radical prostatectomy: 36 - month post - treatment PSA results. Canadian Urologic Oncology Group. Urology, 1999, 53:757.
61. Soloway MS, Pareek K, Sharifi R, et al. Neoadjuvant androgen ablation before radical prostatectomy in $cT_2bN_xM_o$ prostate cancer: 5 - year results. J Urol, 2002, 167:112.
62. Watson RB, Civantos F, Soloway MS. Positive surgical margins with radical prostatectomy: Detailed pathological analysis and prognosis. Urology, 1996, 48:80.
63. Epstein JI. Incidence and significance of positive margins in radical prostatectomy specimens. Urol Clin North Am, 1996, 23:651.
64. Pisansky TM, Kozelsky TF, Myers RP, et al. Radiotherapy for isolated serum prostate specific antigen elevation after prostatectomy for prostate cancer. J Urol, 2000, 163:845.
65. Forman JD, Meetze K, Pontes E, et al. Therapeutic irradiation for patients with an elevated post - prostatectomy prostate specific antigen level. J Urol, 1997, 158:1436.
66. Schild SE, Buskirk SJ, Wong WW, et al. The use of radiotherapy for patients with isolated elevation of serum prostate specific antigen following radical prostatectomy. J Urol, 1996, 156:1725.
67. McCarthy J, Catalona W, Hudson M. Effects of radiation therapy on detectable serum prostate specific antigen levels following radical prostatectomy: Early versus delayed treatment. J Urol, 1994, 151:1575.
68. Morris M, Dallow K, Zeitman A, et al. Adjuvant and salvage irradiation following radical prostatectomy for prostate cancer. Int J Radiat Oncol Biol Phys, 1997, 38:731.
69. Nudell D, Grossfeld G, Weinberg V, et al. Radiotherapy after radical prostatectomy: Treatment outcomes and failure patterns. Urology, 1999, 54:1049.
70. Vicini F, Ziaja E, Kestin L, et al. Treatment outcome with adjuvant and salvage irradiation after radical prostatectomy for prostate cancer. Urology, 1999, 54:111.
71. Valicenti R, Gomella L, Ismail M, et al. Durable efficacy of early postoperative radiation therapy for high - risk pT3N0 prostate cancer: The importance of radiation dose. Urology, 1998, 52:1034.
72. Messing EM, Manola J, Sarosdy M, et al. Immediate hormonal therapy compared with observation after radical prostatectomy and pelvic lymphadenectomy in men with node - positive prostate cancer. N Engl J Med, 1999, 341 (24):1781.
73. Messing EM, Manola J, Yao J, et al. Immediate versus deferred androgen deprivation treatment in patients with node - positive prostate cancer after prostatectomy and pelvic lymphadenectomy. Lancet Oncol, 2006, 7:472.
74. Bishoff JT, Motley G, Optenberg SA, et al. Incidence of fecal and urinary incontinence following radical perineal and retropubic prostatectomy in a national population. J Urol, 1998, 160:454.
75. Catalona WJ, Carvalhal GF, Mager DE, Smith DS. Potency, continence and complication rates in 1870 consecutive radical retropubic prostatectomies. J Urol, 1999, 162:433.
76. Levegrun S, Jackson A, Zelefsky MJ, et al. Analysis of biopsy outcome after three - dimensional conformal radiation therapy of prostate cancer using dose - distribution variables and tumor control probability models. Int J Radiat Oncol Biol Phys, 2000, 47:1245.
77. Shipley WU, Verhey LJ, Munzenrider JE, et al. Advanced prostate cancer: the results of a randomized comparative trial of high dose irradiation boosting with conformal protons compared with conventional dose irradiation using photons alone. Int J Radiat Oncol Biol Phys, 1995, 32:3.
78. Hanks GE, Hanlon AL, Pinover WH, et al. Survival advantage for prostate cancer patients treated with high - dose three - dimensional conformal radiotherapy. Cancer J Sci Am, 1999, 5:152.

79. Hanks GE, Hanlon AL, Schultheiss TE, et al. Dose escalation with 3D conformal treatment: Five year outcomes, treatment optimization and future directions. Int J Radiat Oncol Biol Phys, 1998, 41:501.

80. Pollack A, Zagars GK, Smith LG, et al. Preliminary results of a randomized dose escalation study comparing 70 Gy to 78 Gy for the treatment of prostate cancer. J Clin Oncol, 2000, 18:3904.

81. Zelefsky MJ, Leibel SA, Gaudin PB, et al. Dose escalation with three - dimensional conformal radiation therapy affects the outcome in prostate cancer. Int J Radiat Oncol Biol Phys, 1998, 41:491.

82. Roach III M, Meehan S, Kroll S, et al. Radiotherapy for high grade clinically localized adenocarcinoma of the prostate. J Urol, 1996, 156:1719.

83. McLaughlin PW, Sandler HM, Jiroutek MR. Prostate - specific antigen following prostate radiotherapy: How low can you go? J Clin Oncol, 1996, 14:2889.

84. American Society for Therapeutic Radiology and Oncology Consensus Panel. Consensus statement: Guidelines for PSA following radiation therapy. Int J Radiat Oncol Biol Phys, 1997, 37:1035.

85. Shipley WU, Thames HD, Sandler HM, et al. Radiation therapy for clinically localized prostate cancer: a multi - institutional pooled analysis. JAMA, 1999, 281:1598.

86. Zelefsky MJ, Leibel SA, Gaudin PB, et al. Dose escalation with three - dimensional conformal radiation therapy affects the outcome in prostate cancer. Int J Radiat Oncol Biol Phys, 1988, 41:491.

87. Zelefsky MJ, Leibel SA, Wallner KE, et al. The significance of normal serum PSA in the follow - up after definitive radiation therapy for prostatic cancer. J Clin Oncol, 1995, 13:459.

88. Zelefsky MJ, Fuks Z, Hunt M, et al. High dose radiation delivered by intensity modulated conformal radiotherapy improves the outcome of localized prostate cancer. J Urol, 2001, 166:876.

89. ICRU Report 50. Prescribing, recording, and reporting photon beam therapy. Bethesda: International Commission on Radiation Units and Measurements, 1993.

90. Kutcher GJ, Mageras GS, Leibel SA. Control, correction. and modeling of setup errors and organ motion. Semin Radiat Oncol, 1995, 5:134.

91. Asbell SO, Krall JM, Pilepich MV, et al. Elective pelvic irradiation in stage A2, B carcinoma of the prostate: Analysis of RTOG 77 - 06. Int J Radiat Oncol Biol Phys, 1988, 15:1307.

92. Zagars GK, von Eschenbach AC, Johnson DE, et al. Stage C adenocarcinoma of the prostate: an analysis of 551 patients treated with external beam radiation. Cancer 1987, 60:1489.

93. Rosen E, Cassady JR, Connolly J, et al. Radiotherapy for prostate carcinoma: the JCRT experience (1968 ~ 1978) Ⅱ. Factors related to tumor control and complications. Int J Radiat Oncol Biol Phys, 1985, 11:725.

94. Aristizabal SA, Steinbronn D, Heusinkveld RS. External beam radiotherapy in cancer of the prostate: The University of Arizona experience. Radiother Oncol, 1984, 1:309.

95. Perez AA, Pilepich MV, Zivnuska F. Tumor control in definitive irradiation of localized carcinoma of the prostate. Int J Radiat Oncol Biol Phys, 1986, 12:523.

96. McGowan DG. The value of extended field radiation therapy in carcinoma of the prostate. Int J Radiat Oncol Biol Phys, 1981, 7:1333.

97. Ploysongsang SS, Aron BS, Shehata WM. Radiation therapy in prostate cancer: Whole pelvis with prostate boost or small field to prostate? Urology, 1992, 40:18.

98. Seaward SA, Weinberg V, Lewis P, et al. Improved freedom from PSA failure with whole pelvic irradiation for high - risk prostate cancer. Int J Radiat Oncol Biol Phys, 1998, 42:1055.

99. Bagshaw MA. Radiotherapetic treatment of prostatic carcinoma with pelvic node involvement. Urol Clin North Am, 1984, 11:297.

100. Zelefsky MJ, Lebiel SA, Burman CM, et al. Neoadjuvant hormonal therapy improves the therapeutic ration in patients with bulky prostatic cancer treated with three - dimensional conformal radiation therapy. Int J Radiat Oncol Biol Phys, 1994, 29:755.

101. Hanks GE, Asbell S, Krall JM, et al. Outcome for lymph node dissection negative $T_{1\sim b}$, T_2 (A2, B) prostate cancer treated with external beam radiation therapy in RTOG 77 - 06. Int J Radiat Oncol Biol Phys, 1991, 21:1099.

102. Byar DP, Mostofi FK. Carcinoma of the Prostate: prognostic evaluation of certain pathologic features in 208 radical pros-

tatectomies examined by the step – section technique. Cancer, 1972, 30 : 5.

103. Stamey TA, Villers AA, McNeal JE, et al. Positive surgical margins at radical prostatectomy: Importance of the apical dissection. J Urol, 1990, 143 : 1166.

104. Coleman CN, Beard CJ, Kantoff PW, et al. Rate of relapse following treatment for localized prostate cancer: A critical analysis of retrospective reports. Int J Radiat Oncol Biol Phys, 1994, 28 : 303.

105. Hanks GE, Krall JM, Hanlon AL, et al. Patterns of care and RTOG studies in prostate cancer: Long – term survival, hazard rate observations, and possibilities of cure. Int J Radiat Oncol Biol Phys, 1994, 28 : 39.

106. Perez CA, Lee HK, Georgiou A, et al. Technical and tumor – related factors affecting outcome of definitive irradiation for localized carcinoma of the prostate. Int J Radiat Oncol Biol Phys, 1993, 26 : 581.

107. Zagars GK. Prostate – specific antigen as an outcome variable for T_1 and T_2 prostate cancer treated by radiation therapy. J Urol, 1994, 152 : 1786.

108. Zagars GK, Pollack A, von Eschenbach AC. Prognostic factors for clinically localized prostate carcinoma: analysis of 938 patients irradiated in the prostate specific antigen era. Cancer, 1997, 79 : 1370.

109. Pollack A, Smith LG, von Eschenbach AC. External beam radiotherapy dose response characteristics of 1127 men with prostate cancer treated in the PSA era. Int J Radiat Oncol Biol Phys, 2000, 48 : 507.

110. Lyons JA, Kupelian PA, Mohan DS, et al. Importance of high radiation doses (72 Gy or greater) in the treatment of stage $T_1 \sim T_3$ adenocarcinoma of the prostate. Urology, 2000, 55 : 85.

111. Pinover WH, Hanlon AL, Horwitz EM, et al. Defining the appropriate radiation dose for pretreatment PSA < or = 10 ng/mL prostate cancer. Int J Radiat Oncol Biol Phys, 2000, 47 : 649.

112. Teshima T, Hanks GE, Hanlon AL, et al. Rectal bleeding after conformal 3D treatment of prostate cancer: Time to occurrence, response to treatment and duration of morbidity. Int J Radiat Oncol Biol Phys, 1997, 39 : 77.

113. Lawton CA, Wong M, Pilepich MV, et al. Long – term treatment sequelae following external beam irradiation for adenocarcinoma of the prostate: analysis of RTOG studies 7506 and 7706. Int J Radiat Oncol Biol Phys, 1991, 21 : 935.

114. Sandler HM, McLaughlin PW, Ten Haken RK, et al. Three dimensional conformal radiotherapy for the treatment of prostate cancer: Low risk of chronic rectal morbidity observed in a large series of patients. Int J Radiat Oncol Biol Phys, 1995, 33 : 797

115. Benk VA, Adams JA, Shipley WU, et al. Late rectal bleeding following combined x – ray and proton high dose irradiation for stages $T_3 \sim T_4$ prostate cancer. Int J Radiat Oncol Biol Phys, 1993, 26 : 551.

116. Lee WR, Hanks GE, Hanlon AL, et al. Lateral rectal shielding reduces late rectal morbidity following high dose three – dimensional conformal radiation therapy for clinically localized prostate cancer: further evidence for a significant dose effect. Int J Radiat Oncol Biol Phys, 1996, 35 : 251.

117. Hanks GE, Schultheiss TE, Hunt MA, et al. Factors influencing incidence of acute grade 2 morbidity in conformal and standard radiation treatment of prostate cancer. Int J Radiat Oncol Biol Phys, 1995, 31 : 25.

118. Dearnaley DP, Khoo VS, Norman AR, et al. Comparison of radiation side – effects of conformal and conventional radiotherapy in prostate cancer: A randomised trial. Lancet, 1999, 353 : 267.

119. Zelefsky MJ, Fuks Z, Happersett L, et al. Clinical experience with intensity modulated radiation therapy (IMRT) in prostate cancer. Radiother Oncol, 2000, 55 : 241.

120. Shipley WU, Zietman AL, Hanks GE, et al. Treatment related sequelae following external beam radiation for prostate cancer: a review with an update in patients with stages T_1 and T_2 tumor. J Urol, 1994, 152 : 1799.

121. Green N, Bodner H, Broth E, et al. Improved control of bulky prostate carcinoma with sequential estrogen and radiation therapy. Int J Radiat Oncol Biol Phys, 1984, 10 : 971.

122. Sandler HM, Perez – Tamayo C, Ten Haken RK, et al. Dose escalation for stage C (T_3) prostate cancer: minimal rectal toxicity observed using conformal therapy. Radiother Oncol, 1992, 23 : 53.

123. Zelefsky MJ, Lebiel SA, Burman CM, et al. Neoadjuvant hormonal therapy improves the therapeutic ration in patients with bulky prostatic cancer treated with three – dimensional conformal radiation therapy. Int J Radiat Oncol Biol Phys, 1994, 29 : 755.

124. Forman JD, Kumar R, Haas G, et al. Neoadjuvant hormonal downsizing of localized carcinoma of the prostate: Effects on the volume of normal tissue irradiation. Cancer Invest, 1995, 13 : 8.

125. Zelefsky MJ, Harrison A. Neoadjuvant androgen ablation prior to radiotherapy for prostate cancer: Reducing the potential morbicity of therapy. Urology, 1997, 49:38.

126. Yang FE, Chen GE, Ray P, et al. The potential for normal tissue dose reduction with neoadjuvant hormonal therapy in conformal treatment planning for stage C prostate cancer. Int J Radiat Oncol Biol Phys, 1995, 33:1009.

127. Laverdiere J, Gomez JL, Cusan L, et al. Beneficial effect of combination hormonal therapy administered prior and following external beam radiation therapy in localized prostate cancer. Int J Radiat Oncol Biol Phys, 1997, 37:247.

128. Pilepich MV, Krall JM, Sause WT, et al. Extended field (periaortic) irradiation in carcinoma of the prostate - analysis of RTOG 75-06. Int J Radiat Oncol Biol Phys, 1986, 12:345.

129. Pilepich MV, Krall JM, Sause WT, et al. Prognostic factors in carcinoma of the prostate - analysis of RTOG 75-06. Int J Radiat Oncol Biol Phys, 1987, 13:339.

130. Hanks GE, Buzydlowski J, Sause WT, et al. Ten-year outcomes for pathologic node-positive patients treated in RTOG 75-06. Int J Radiat Oncol Biol Phys, 1998, 40:765.

131. Pilepich MV, Krall JM, al-Sarraf M, et al. Androgen deprivation with radiation therapy compared with radiation therapy alone for locally advanced prostatic carcinoma: a randomized comparative trial of the Radiation Therapy Oncology Group. Urology, 1995, 45:616.

132. Pilepich MV, Winter K, Roach M, et al. Phase Ⅲ Radiation Therapy Oncology Group (RTOG) trial 86-10 of androgen deprivation before and during radiotherapy in locally advanced carcinoma of the prostate. Int J Radiat Oncol Biol Phys, 1998, 42:177.

133. Pilepich MV, Winter K, John MJ, et al. Phase Ⅲ radiation therapy oncology group (RTOG) trial 86-10 of androgen deprivation adjuvant to definitive radiotherapy in locally advanced carcinoma of the prostate. Int J Radiat Oncol Biol Phys, 2001, 50:1243.

134. Pilepich MV, Caplan R, Byhardt RW, et al. Phase III trial of androgen suppression using goserelin in unfavorable prognosis carcinoma of the prostate treated with definitive Radiotherapy: Report of Radiation Therapy Oncology Group Protocol 85-31. J Clin Oncol, 1997, 15:1013.

135. Lawton CA, Winter K, Murray K, et al. Updated results of the phase III Radiation Therapy Oncology Group (RTOG) trial 85-31 evaluating the potential benefit of androgen suppression following standard radiation therapy for unfavorable prognosis carcinoma of the prostate. Int J Radiat Oncol Biol Phys, 2001, 49:937.

136. Bolla M, Gonzalez D, Warde P, et al. Improved survival in patients with locally advanced prostate cancer treated with radiotherapy and goserelin. N Engl J Med, 1997, 337:295.

137. Horwitz EM, Hanks GE. External beam radiation therapy for prostate cancer. CA Cancer J Clin, 2000, 50:349.

138. Bolla M, Collette L, Gonzalez D, et al. Long term results of immediate adjuvant hormonal therapy with goserelin in patients with locally advanced prostate cancer treated with radiotherapy. A phase Ⅲ EORTC study. Int J Radiat Oncol Biol Phys, 1999, 45:147.

139. Horwitz EM, Winter K, Hanks GE, et al. Subset analysis of RTOG 85-31 and 86-10 indicates an advantage for long-term vs. short-term adjuvant hormones for patients with locally advanced nonmetastatic prostate cancer treated with radiation therapy. Int J Radiat Oncol Biol Phys, 2001, 49:947.

140. Granfors T, Modig H, Damber JE, et al. Combined orchiectomy and external radiotherapy versus radiotherapy alone for nonmetastatic prostate cancer with or without pelvic lymph node involvement: A prospective randomized study. J Urol, 1998, 159:2030.

141. Kuban DA, EL-Mahdi AM, Schellhammer PF. I-125 interstitial implantation for prostate cancer. What have we learned in 10 years? Cancer, 1989, 69:2515.

142. Fuks Z, Leibel SA, Wallner KE, et al. The effect of local control on metastatic dissemination in carcinoma of the prostate: long-term results in patients treated with ^{125}I implantation. Int J Radiat Oncol Biol Phys, 1991, 21:537.

143. Wallner K, Roy J, Harrison L. Dosimetry guidelines to minimize urethral and rectal morbidity following transperineal I-125 prostate brachytherapy. Int J Radiat Oncol Biol Phys, 1995, 32:465.

144. Blasko JC, Wallner K, Grimm PD, et al. Prostate specific antigen based disease control following ultrasound guided 125 iodine implantation for stage T_1/T_2 prostatic carcinoma. J Urol, 1995, 154:1096.

145. Storey MR, Landgren RC, Cottone JL, et al. Transperineal 125 iodine implantation for treatment of clinically localized

prostate cancer: 5 - year tumor control and morbidity. Int J Radiat Oncol Biol Phys, 1999, 43:565.
146. Ragde H, Korb Lj, Elgamal AA, et al. Modern prostate brachytherapy: Results in 219 patients with up to twelve years of observed follow - up. Cancer, 2000, 89:135.
147. Zelefsky MJ, Wallner KE, Ling CC, et al. Comparison of the 5 - year outcome and morbidity of three - dimensional conformal radiotherapy versus transperineal permanent iodine - 125 implantation for early - stage prostatic cancer. J Clin Oncol, 1999, 17:517.
148. Grossfeld GD, Stier DM, Flanders SC, et al. Use of second treatment following definitive local therapy for prostate cancer: Data from the caPSURE database. J Urol, 1998, 160:1398.
149. Lu - Yao GL, Potosky AL, Albertsen PC, et al. Follow - up prostate cancer treatments after radical prostatectomy: A population - based study. J Natl Cancer Inst, 1996, 88:166.
150. Medical Research Council Prostate Cancer Working Party Investigators Group. Immediate versus differed treatment for advanced prostatic cancer: Initial results of the Medical Research Council trial. Br J Urol, 1997, 79:235.
151. Wirth M, Tyrrell C, Wallace M, et al. Bicalutamide (Casodex) 150 mg as immediate therapy in patients with localized or locally advanced prostate cancer significantly reduces the risk of disease progression. Urology, 2001, 58:146.
152. Labrie F, Dupont A, Belanger A, et al. Flutamide eliminates the risk of disease flare in prostatic cancer patients treated with a luteinizing hormone - releasing hormone agonist. J Urol, 1987, 138:804.
153. Soloway MS, Chodak G, Vogelzang NJ, et al. Zoladex versus orchiectomy in treatment of advanced prostate cancer: A randomized trial. Urology, 1991, 37:46.
154. Chang A, Yeap B, Davis T, et al. Double - blind, randomized study of primary hormonal treatment of stage D2 prostate carcinoma: flutamide versus diethylstilbestrol. J Clin Oncol, 1996, 14:2250.
155. Iversen P, Tveter K, Varenhorst E. Randomized study of Casodex 50 MG monotherapy vs orchiectomy in the treatment of metastatic prostate cancer. The Scandinavian Casodex Cooperative Group. Scand J Urol Nephrol, 1996, 30:93.
156. Boccardo F, Rubagotti A, Barichello M, et al. Bicalutamide monotherapy versus flutamide plus goserelin in prostate cancer patients: results of an Italian Prostate Cancer Project study. J Clin Oncol, 1999, 7:2027.
157. Tyrrell CJ, Kaisary AV, Iversen P, et al. A randomised comparison of "Casodex" (bicalutamide) 150 mg monotherapy versus castration in the treatment of metastatic and locally advanced prostate cancer. Eur Urol, 1998, 33:447.
158. Crawford ED, Eisenberger MA, Mcleod DG, et al. A controlled trial of leuprolide with or without flutamide in prostatic carcinoma. N Engl J Med, 1989, 321:419.
159. Denis LJ, Keuppens F, Smith PH, et al. Maximal androgen blockade: Final analysis of EORTC phase Ⅲ trial 30853. EORTC genitourinary tract cancer cooperative group and the EORTC data center. Eur Urol, 1998, 33:144.
160. Janknegt RA, Abbou CC, Baroletti R, et al. Orchiectomy and nilutamide or placebo as treatment of metastatic prostatic cancer in a multinational double - blind randomized trial. J Urol, 1993, 149:77.
161. Eisenberger MA, Blumenstein BA, Crawford ED, et al. Bilateral orchiectomy with or without flutamide for metastatic prostate cancer. N Engl J Med, 1998, 339:1036.
162. Kirby R, Robertson C, Turkes A, et al. Finasteride in association with either flutamide or goserelin as combination hormonal therapy in patients with stage M_1 carcinoma of the prostate gland. International Prostate Health Council (IPHC) Trial Study Group. Prostate, 1999, 402:105.
163. Oliver RT, Williams G, Paris AM, Blandy JP. Intermittent androgen deprivation after PSA - complete response as a strategy to reduce induction of hormone - resistant prostate cancer. Urology, 1997, 49:79.
164. Goldenberg SL, Bruchovsky N, Gleave ME, et al. Intermittent androgen suppression in the treatment of prostate cancer: A preliminary report. Urology, 1995, 45 (5):839.
165. Eastham JA, Sartor O. Nilutamide response after flutamide failure in postorchiectomy progressive prostate cancer. J Urol, 1998, 159:990.
166. Kantoff P, Halabi S, Conaway M, et al. Hydrocortisone with or without mitoxantrone in men with hormone - refractory prostate cancer: results of the CALGB 9182 study. J Clin Oncol, 1999, 17:2506.
167. Smith DC, Redman BG, Flaherty LE, et al. A phase Ⅱ trial of oral diethylstilbestrol as a second - line hormonal agent in advanced prostate cancer. Urology, 1998, 52:257.
168. Oh WK, George DJ, Hackmann K, et al. Activity of the herbal combinations PC - SPES, in the treatment of patients

with androgen – independent prostate cancer. Urology, 2001, 57 : 122.

169. Small EJ, Srinivas S. The antiandrogen withdrawal syndrome: Experience in a large cohort of unselected patients with advanced prostate cancer. Cancer, 1995, 76 : 1428.

170. Schellhammer P, Venner P, Haas G, et al. Prostate specific antigen decrease after withdrawal of antiandrogen therapy with bicalutamide or flutamide in patients receiving combined androgen blockade. J Urol, 1997, 157 : 1731.

171. Hudes G, Einhorn L, Ross E, et al. Vinblastine versus vinblastine plus oral estramustine phosphate for patients with hormone – refractory prostate cancer: A Hoosier Oncology Group and Fox Chase Network phase Ⅲ trial. J Clin Oncol, 1999, 17 : 3160.

172. Lee WR, Hanks GE, Schultheiss TE, et al. Localized prostate cancer treated by external beam radiotherapy alone: Serum prostate – specific antigen – driven outcome analysis. J Clin Oncol, 1995, 13 : 464.

173. Scehllhammer PF, El – Mahdi AM, Kuban DA, et al. Prostate – specific antigen after radiation therapy. Prognosis by pretreatment level and posttreatment nadir. Urol Clin N Am, 1997, 24 : 407.

174. Lee WR, Hanks GE, Hanlon A. Increasing prostate – specific antigen profile following definitive radiation therapy for localized prostate cancer: Clinical observations. J Clin Oncol, 1997, 15 : 230.

175. Begg CB, Riedel ER, Bach PB, et al. Variations in morbidity after radical prostatectomy. N Engl J Med, 2002, 346 : 1138.

176. Holmberg L, Bill – Axelson A, Helgesen F, et al. A randomized trial comparing radical prostatectomy with watchful waiting in early prostate cancer. N Engl J Med, 2002, 347 : 781.

177. Bill – Axelson A, Holmberg L, Ruutu M, et al. Radical Prostatectomy versus Watchful Waiting in Early Prostate Cancer. N Engl J Med, 2005, 352 : 1977.

178. Steineck G, Helgesen F, Adolfsson J, et al. Quality of life after radical prostatectomy or watchful waiting. N Engl J Med, 2002, 347 : 790.

179. Pollack A, Zagars GK, Starkschall G, et al. Prostate cancer radiation dose response: Results of the M. D. Anderson phase Ⅲ randomized trial. Int J Radiat Oncol Biol Phys, 2002, 53 : 1097.

180. Burkhardt JH, Litwin MS, Rose CM, et al. Comparing the costs of radiation therapy and radical prostatectomy for the initial treatment of early – stage prostate cancer. J Clin Oncol, 2002, 20 (12): 2869.

181. Akakura K, Isaka S, Akimoto S, et al. Long – term results of a randomized trial for the treatment of Stages B2 and C prostate cancer: radical prostatectomy versus external beam radiation therapy with a common endocrine therapy in both modalities. Urology, 1999, 54 (2): 313.

182. Han SH, de Klerk JM, Tan S, et al. The PLACORHEN study: A double – blind, placebo – controlled, randomized radionuclide study with (186) Re – etidronate in hormone – resistant prostate cancer patients with painful bone metastases. Placebo Controlled Rhenium Study. J Nucl Med, 2002, 43 (9): 1150.

183. Bolla M, Collette L, Blank L, et al. Long – term results with immediate androgen suppression and external irradiation in patients with locally advanced prostate cancer (an EORTC study): A phase Ⅲ randomised trial. Lancet, 2002, 13, 360 (9327): 103.

184. Wallner K, Merrick G, True L, et al. I – 125 versus Pd – 103 for low – risk prostate cancer: morbidity outcomes from a prospective randomized multicenter trial. Cancer J, 2002, 8 : 67.

185. Zelefsky MJ, Fuks Z, Hunt M, et al. High – dose intensity modulated radiation therapy for prostate cancer: early toxicity and biochemical outcome in 772 patients. Int J Radiation Oncology Biol Phys, 2002, 53 : 1111.

186. Roach M 3rd, DeSilvio M, Lawton C, et al. Phase Ⅲ Trial Comparing whole – pelvic versus prostate – only radiotherapy and neoadjuvant versus adjuvant combined androgen suppression: Radiation Therapy Oncology Group 9413. J Clin Oncol, 2003, 21 (10): 1904.

187. Hanks GE, Pajak TF, Porter A, et al. Phase III trial of long – term adjuvant androgen deprivation after neoadjuvant hormonal cytoreduction and radiotherapy in locally advanced carcinoma of the prostate: The Radiation Therapy Oncology Group Protocol 92 – 02. J Clin Oncol, 2003, 21 (21): 3972.

188. Small EJ, Halabi S, Dawson NA, et al. Antiandrogen withdrawal alone or in combination with ketoconazole in androgen – independent prostate cancer patients: A phase Ⅲ Trial (CALGB 9583). J Clin Oncol, 2004, 22 : 1025.

189. Crook J, Ludgate C, Malone S, et al. Report of a multicenter Canadian phase III randomized trial of 3 months vs 8

months neoadjuvant androgen reprivation before standard - dose radiotherapy for clinically localized prostate cancer. Int J Radiat Oncol Biol Phys, 2004, 60 : 15.

190. Klotz LH, Goldenberg SL, Jewett MAS, et al. Long - term followup of a randomized trial of 0 versus 3 months of neoadjuvant andreogen ablation before radical prostatectomy. J Urol, 2003, 170 : 791.

191. Petrylak DP, Tangen CM, Hussain MHA, et al. Docetaxel and estramustine compared with mitoxantrone and prednisone for advanced refractory prostate cancer. N Engl J Med, 2004, 351 : 1513.

192. Tannock IF, de Wit R, Berry WR, et al. Docetaxel plus prednisone or mitoxantrone plus prednisone for advanced prostate cancer. N Engl J Med, 2004, 351 : 1502.

193. Colleen A Lawton, Kathryn Winter, David Grignon, et al. Androgen suppression plus radiation versus radiation alone for patients with stage D_1/pathologic node - positive adenocarcinoma of the prostate: Updated results based on National Prospective randomized trial radiation therapy Oncology Group 85 - 31. J Clin Oncol, 2005, 800.

194. Jinka R. Sathya, Ian R Davis, et al. Randomized Trial Comparing Iridium Implant Plus External - Beam Radiation Therapy With External - Beam Radiation Therapy Alone in Node - Negative Locally Advanced Cancer of the Prostate. J Clin Oncol, 2005, 1192.

195. Peeters STH, Heemsbergen WD, van Putten WLJ, et al. Acute and late complications after radiotherapy for prostate cancer: results of a multicenter randomized trial comparing 68 Gy to 78 Gy. Int J Radiat Oncol Biol Phys, 2005, 61: 1019.

196. Pilepich MV, Winter K, Lawton CA, et al. Androgen suppression adjuvant to definitive radiotherapy in prostate carcinoma. Long - term results of phase Ⅲ RTOG 85 - 31. Int J Radiat Oncol Biol Phys, 2005, 61 : 1285.

197. D'Amico AV, Manola J, Loffredo M, et al. 6 - month androgen suppression plus radiation therapy vs radiation therapy alone for patients with clinically localized prostate cancer: A randomized controlled trial. JAMA, 2004, 292 (7): 821.

198. Peeters STH, Heemsbergen WD, Koper PCM, et al. Dose - response in radiotherapy for localized prostate cancer: Results of the dutch multicenter randomized phase Ⅲ trial comparing 68 Gy of Radiotherapy with 78 Gy. J Clin Oncol, 2006, 24 : 1990.

199. Jinka R Sathya, Ian R Davis, Jim A Julian, et al. Randomized Trial comparing iridium implant plus external - beam radiation therapy with external - beam radiation therapy alone in node - negative locally advanced cancer of the prostate. J Clin Oncol, 2005, 23 : 1192.

200. Denham JW, Steigler A, Lamb DS, et al. Short - term androgen deprivation and radiotherapy for locally advanced prostate cancer: results from the Trans - Tasman Radiation Oncology Group 96. 01 randomised controlled trial. Lancet Oncol, 2005, 6 : 841 ~ 50.

201. Lukka H, Hayter C, Julian JA, et al. Randomized trial comparing two fractionation schedules for patients with localized prostate cancer. J Clin Oncol, 2005, 23 : 6132.

202. Studer UE, Hauri D, Hanselmann S, et al. Immediate versus deferred hormonal treatment for patients with prostate cancer who are not suitable for curative local treatment: Results of the Randomized Trial SAKK 08/88. J Clin Oncol, 2004, 22 : 4109.

203. Studer UE, Whelan P, Albrecht W, et al. Immediate or deferred androgen deprivation for patients with prostate cancer not suitable for local treatment with curative intent: European Organisation for Research and Treatment of Cancer (EORTC) Trial 30891. J Clin Oncol, 2006, 24 : 1868.

204. Yeoh EEK, Fraser RJ, McGowan RE, et al. Evidence for efficacy without increased toxicity of hypofractionated radiotherapy for prostate carcinma early results of a phase Ⅲ randomized trial. Int J Radiat Oncol Biol Phys, 2003, 55 : 943.

205. Kupelian PA, Reddy CA, Carlson TP, et al. Preliminary observations on biochemical relapse free survival rates after short course intensity - modulated radiotherapy (70 Gy at 2. 5 Gy/Fraction for localized prostate cancer. Int J Radiat Oncol Biol Phys, 2002, 53 : 904.

206. Bolla M, van Poppel H, Collette L, et al. Postoperative radiotherapy after radical prostatectomy: a randomised controlled trial (EORTC trial 22911). Lancet, 2005, 366 : 572.

207. 刘跃平，刘新帆，李晔雄，等. 前列腺癌三维适形放疗中体位对靶区和正常组织体积及照射剂量的影响. 中华放射肿瘤学杂志，2005，14 : 422.

208. 刘跃平，刘新帆，李晔雄，等. 盆腔肿瘤三维适形放疗摆位重复性研究. 中华放射肿瘤学杂志，2006，15 : 313.

209. 房辉，李晔雄，余子豪，等. 前列腺癌三维适形和调强放疗的初步结果. 中华放射肿瘤学杂志，2006，15：197.
210. 耿辉，戴建荣，李晔雄，等. 一种简单调强放疗技术应用的初步研究. 中华放射肿瘤学杂志，2006，15：411.
211. Pollack A，Hanlon AL，Horwitz EM，et al. Dosimetry and preliminary acute toxicity in the first 100 men treated for prostate cancer on a randomized hypofractionation dose escalation trial. Int J Radiat Oncol Biol Phys，2006，64：518.
212. Roach M，Hanks G，Thames H，et al. Defining biochemical failure following radiotherapy with or without hormonal therapy in men with clinically localized prostate cancer：recommendations of the RTOG - ASTRO phoenix consensus conference. Int J Radiat Oncol Biol Phys，2006，65：965.
213. Shipley WU，Tepper JE，Prout GR，et al. Proton radiation as boost therapy for localized prostatic carcinoma. JAMA，1979，241：1912.
214. Slater JM，Archambear JO，Miller DW，et al. The proton treatment center at Loma Linda University Medical Center：Rationale for and description of its development. Int J Radiat Oncol Biol Phys，1992，22：383.
215. Slater JD，Rossi CJ，Yonemoto LT，et al. Conformal proton therapy for early stage prostate cancer. Urology，1999，53：978.
216. Schulte RW，Slater JD，Rossi CJ，et al. Value and perspectives of proton radiation therapy for limited stage prostate cancer. Strahlenther Onkol，2000，176（1）：3.
217. Shipley WU，Verhey LJ，Munzenrider JE，et al. Advanced prostate cancer：the results of a randomized comparative trial of high dose irradiation boosting with conformal protons compared with conventional dose irradiation using photons alone. Int J Radiat Oncol Biol Phys，1995，30，32（1）：3.
218. Gardner BG，Zietman AL，Shipley WU，et al. Late normal tissue sequelar in the second decade after high dose radiation therapy with combined photons and conformal protons for locally advanced prostate cancer. J Urol，2002，167：123.
219. Zelefsky MJ，Kuban DA，Levy LB，et al. Multi - institutional analysis of long - term outcome for stages T1 - T2 prostate cancer treated with permanent seed implantation. Int J Radiat Oncol Biol Phys，2007，67：327.
220. Zelefsky MJ，Yamada Y，Cohen GN，et al. Five - year outcome of intraoperative conformal permanent I - 125 interstitial implantation for patients with clinically localized prostate cancer. Int J Radiat Oncol Biol Phys，2007，67：65.
221. Sylvester JE，Grimm PD，Blasko JC，et al. 15 - year biochemical relapse free survival in clinical stage T1 - T3 prostate cancer following combined external beam radiotherapy and brachytherapy，Seattle experience. Int J Radiat Oncol Biol Phys，2007，67：57.
222. Thompson IM，Tangen CM，et al. Adjuvant radiotherapy for pathologically advanced prostate cancer：A randomized clinical trial. JAMA，2006，296：2329.

第五章 阴 茎 癌

第一节 流行病学与病因

一、流行病学

阴茎癌占泌尿生殖系统癌症的2%，在北美和中国极少见。在美国，阴茎癌在未做包皮环切术的男性中占所有泌尿系恶性肿瘤的10%～20%，年龄调整后的年发病率为1/10万。在巴拉圭，阴茎癌是最常见的泌尿生殖系统肿瘤，占泌尿生殖系统肿瘤的45%～76%。在非洲的乌干达，男性不做包皮环切术，阴茎癌是男性最常见的恶性肿瘤。阴茎癌的高发年龄在50岁以上。

阴茎癌过去是我国常见的泌尿生殖系统恶性肿瘤。20世纪50年代居男性泌尿生殖系统肿瘤发病率的首位。随着生活水平的提高和卫生条件的改善，发病率逐年下降。阴茎肿瘤在男性泌尿生殖系统肿瘤的构成比20世纪50年代为26.2%，60年代为12.1%，70年代为9.7%。1963～1965年上海防癌普查资料，阴茎癌的发病率为1.62/10万，1972～1978年下降至0.92/10万，这一发病率和西方国家相似。

二、病因

阴茎癌的病因不清，包皮过长、包皮垢和阴茎癌的关系密切。细菌作用于上皮细胞，使之脱皮后产生包皮垢。动物实验证明，包皮垢是致癌物。临床流行病学研究证明，大部分阴茎癌发生于未做包皮环切术的病人，在婴儿时期即做包皮环切术的人极少发生阴茎癌，青春期或成人时期做包皮环切术并不能降低阴茎癌的发生率。阴茎癌在不作包皮环切术的国家和地区发病率较高，而犹太人和穆斯林都行包皮环切，其国家发病率很低。国内1870例阴茎癌统计资料证明，有包茎或包皮过长的病人占86.6%。

第二节 解剖及转移途径

一、解剖

阴茎的基本结构包括两个阴茎海绵体和尿道海绵体，后者前端膨大形成阴茎龟头，龟头近端边缘突起为阴茎冠，其后的环状凹陷为冠状沟，阴茎皮肤薄，松弛滑动，在冠状沟延长反折，掩盖阴茎头的双层皮肤称为包皮。

二、淋巴引流

阴茎的淋巴引流主要有3条途径：①包皮和阴茎干皮肤及皮下组织的淋巴引流到位于阔筋膜上方的浅表腹股沟淋巴结；②阴茎头及海绵体的淋巴引流向耻骨联合前的淋巴丛，由此通向两侧入腹股沟深浅淋巴结或髂外淋巴结，舟状窝和阴茎部尿道的淋巴随着阴茎的淋巴一起引流到腹股沟深浅淋巴结；③尿道球膜部和前列腺部的淋巴：a. 部分经耻骨联合下方进入髂外淋巴结，b. 部分进入闭孔肌和髂内淋巴结，c. 部分进入骶前淋巴结。阴茎两侧的淋巴引流之间有着丰富的交通网，从临床实践来看，阴茎的淋巴引流可以认为是双侧的。位于腹壁静脉和大隐静脉结合部位的上方或中间的前哨淋巴结，是阴茎癌最早的淋巴引流部位，这组淋巴结对判断肿瘤的范围非常重要，如果这组淋巴结未受侵，就没有必要进行腹股沟淋巴结清扫。在腹股沟淋巴结未受侵的情况下，盆腔淋巴结很少受侵。

第三节　病理和临床分期

一、临床表现和自然病程

大多数阴茎癌从包皮区域发病，可起源于阴茎龟头，冠状沟或包皮。常表现为浸润性溃疡或一个赘生的乳头状病灶，多无痛。腹股沟淋巴结是最常见的转移部位。临床上未触及腹股沟淋巴结肿大的患者中有20%已经发生微小转移。所有患者中病理证实有淋巴结转移的占35%，然而在这些有淋巴结转移的患者中只有接近50%有可触及的淋巴结肿大。

二、病理

阴茎癌前病变包括粘膜白斑、增生性红斑、角质增生、乳头状瘤和巨大湿疣等，这些疾病常需局部切除治疗，部分癌前病变可发展为癌。

多数恶性阴茎肿瘤为分化良好的鳞状细胞癌，在中国占92%，其次为乳头状癌，占3.3%，腺癌、基底细胞癌或未分化癌极少见，其他有鲍温病（原位癌）、淋巴瘤和肉瘤。转移性肿瘤或白血病都可侵犯阴茎。

三、分期系统

阴茎肿瘤应做切除或切取活检以明确病理诊断。体格检查需观察局部病变侵犯的范围和淋巴结转移状况。腹股沟淋巴结受侵的患者应接受CT检查，以明确是否有盆腔和主动脉旁淋巴结增大。

Jackson提出的阴茎癌分期系统早期最为常用，见表9－5－1。2005年AJCC的TNM分期见表9－5－2。

表9－5－1　Jackson阴茎癌分期系统

Ⅰ期	肿瘤局限在龟头和/或包皮
Ⅱ期	肿瘤侵犯到阴茎干
Ⅲ期	阴茎肿瘤发生腹股沟淋巴结转移，但可手术切除
Ⅳ期	肿瘤侵犯到阴茎干以外，不能手术切除，或不能手术的淋巴结转移或远位转移

表9－5－3　临床分期分组

0期：$T_{is}N_0M_0$，$T_aN_0M_0$
Ⅰ期：$T_1N_0M_0$
Ⅱ期：$T_{1\sim2}N_1M_0$，$T_2N_0M_0$
Ⅲ期：$T_{1\sim2}N_2M_0$，$T_3N_{0\sim2}M_0$
Ⅳ期：$T_4N_{0\sim3}M_0$，任何TN_3M_0，任何T任何NM_1

表9－5－2　阴茎癌的TNM分期

T：原发肿瘤
T_x：原发肿瘤不能评价
T_0：无原发肿瘤证据
T_{is}：原位癌
T_a：乳头状非浸润性癌
T_1：肿瘤侵犯上皮下结缔组织
T_2：肿瘤侵犯阴茎海绵体或尿道海绵体
T_3：肿瘤侵犯尿道或前列腺
T_4：肿瘤侵犯其他邻近结构
N：区域淋巴结
N_x：区域淋巴结转移不能评价
N_0：无区域淋巴结转移
N_1：单个腹股沟淋巴结转移
N_2：多个或双侧腹股沟淋巴结转移
N_3：腹股沟深部或单侧/双侧盆腔淋巴结转移
M：远处转移
M_x：远处转移不能评价
M_0：无远处转移
M_1：有远处转移
组织病理分级：
G_x：病理分级不能评价
G_1：高分化
G_2：中分化
$G_{3\sim4}$：低分化或未分化癌

四、诊断

对原发灶及腹股沟淋巴结必须进行详细的检查，记录肿瘤大小和范围，也必须取得细胞学或组织学的诊断，对原发灶可疑的地方建议用超声波检查，超声不能明确时可选用 MRI。临床无腹股沟淋巴结肿大时，有人推荐前哨淋巴结活检，但争议较大。临床可触及淋巴结肿大时，必须进行细胞学或组织学检查，腹股沟淋巴结肿大时，建议行盆腔 CT，盆腔 CT 阳性时，建议行腹部 CT 和胸片检查。对有疼痛的病人可行骨扫描。

第四节 治　　疗

一、治疗原则

阴茎癌治疗方法主要有手术、放射治疗、激光治疗和化疗。治疗方法的选择取决于原发肿瘤侵犯范围和淋巴结转移情况。原发肿瘤的处理主要和肿瘤大小，侵犯深度，肿瘤分级有关。对于肿瘤较小，分期早和高分化的原发肿瘤可采取保留阴茎治疗，如器官保留性手术、放射治疗或激光治疗。病变较晚的肿瘤需采用阴茎部分或阴茎全部切除。

对腹股沟淋巴结有明确转移的病人，必须行腹股沟淋巴结清扫术。但对盆腔淋巴结未转移的病人是否需同时做盆腔淋巴结清扫尚存在争议。腹股沟淋巴结临床阴性时，腹股沟淋巴结清扫的意义未明。一般来说，$pT_{2\sim4}$和分化差的阴茎癌，腹股沟亚临床转移达 66% ~83%，腹股沟淋巴结清扫可能改善生存率。

阴茎癌的生存率和淋巴结转移状况有关，淋巴结阴性病人的总生存率可达 85% ~90%。腹股沟淋巴结转移时，5 年生存率降至 50% 以下，特别是同时出现多发淋巴结转移，双侧淋巴结转移或转移淋巴结固定时，预后更差。在有组织病理证实的腹股沟淋巴结转移时，许多作者建议同时做盆腔淋巴结清扫，这部分病人的生存率仅为 9% ~20%，大部分死于远处转移。

二、手术治疗

（一）原发灶处理　阴茎癌手术治疗方式取决于病变范围和程度，包括包皮环切、局部切除、阴茎部分切除和根治性阴茎切除。理想的手术应该是切除病变的同时保留排尿和性功能，但有时由于病变广泛很难做到这一点。根治性手术尤其是阴茎全切术，会对患者的心理造成极大的损伤。局限在包皮的病灶可采用广泛的包皮环切术，包皮环切术的局部复发率为 40%。龟头部的病灶通常可采用阴茎部分切除术，如果能够取得 2cm 的手术边缘区，就应选择阴茎部分切除术，有些患者在经过阴茎部分切除手术后仍有可能保留性交的能力。Jensen 等人曾报道 45% 保留 4 ~6cm 阴茎残端和 25% 保留 2 ~4cm 阴茎残端的患者仍可以有性生活。

阴茎癌部分切除术大部分复发在术后 12 ~18 个月。局部复发应考虑进一步手术挽救治疗。尿道复发时生长迅速，易侵犯阴茎海绵体，手术应考虑切除整个尿道和可能受侵的区域。

（二）区域淋巴结处理

1. 前哨淋巴结检测的价值　腹股沟淋巴结阴性的病人，可考虑做前哨淋巴结检查，以指导临床处理腹股沟淋巴结。但阴茎癌 前哨淋巴结检测的特异性和敏感性均较低，临床价值有待进一步探讨。

2. 腹股沟淋巴结清扫　腹股沟淋巴结阳性时，必须做淋巴结清扫，文献报道淋巴结清扫的 5 年生存率为 20% ~50%；中国医学科学院肿瘤医院寿建忠报道 53 例阴茎癌腹股沟淋巴结转移的病人，其中 22 例为阴茎手术时发现，31 例为术后随访中发现，采用腹股沟淋巴结切除联合术后放疗者 40 例，1、2、5 年生存率分别为 60%、47. 5% 和 37. 5% 副作用少见，说明腹股沟转移淋巴结切除联合放疗是一种有效的治疗手段，生存率与腹股沟淋巴结清扫术的结果相似，但减少了清扫术的并发症。腹股沟淋巴结阴性病人的处理方法包括观察随诊和淋巴结预防性清扫。预防性淋巴清扫结果证明，临床上有20%的病人有亚临床转移；但腹股沟淋巴结阴性时，是否需要做淋巴结清扫仍存在争议。

3．分化好、肿瘤局限于龟头或T_1、腹股沟淋巴结阴性（N_0）　这些病人的腹股沟淋巴结亚临床转移发生率低。如果病人服从随诊和容易随诊，可考虑临床观察，在腹股沟淋巴结复发时再做腹股沟淋巴结的清扫。1993年印度报道一组大的治疗结果表明，预防性淋巴结清扫、活检或观察组的5年生存率相同。

4．分化差、病变较广泛，但腹股沟淋巴结临床阴性时，腹股沟淋巴结的处理仍存争议。预防性腹股沟淋巴结的清扫的缺点在于手术并发症高，30%的病人将发生较严重的并发症，如皮瓣坏死、伤口不愈合、淋巴囊肿和持续性下肢水肿，<3%的病人死亡。目前大部分癌症中心建议在下列情况下作淋巴结清扫：$pT_{2\sim4}$或分化差的阴茎癌。这部分病人腹股沟淋巴结转移的几率高，见表9－5－4。

表9－5－4　淋巴结转移率和肿瘤T分期、肿瘤分级的相关性

作者	例数	T分期（%）		肿瘤分级（%）		
		$T_{a\sim1}$	$T_{2\sim4}$	G_1	G_2	G_3
Ayyapan，1994				50（+G2）		75%
Bocho－t，1989	40	11	61			
Hegns，1997		0	50	4	79	100
Fraley，1989	35			30	70	60
Horenblas，1993	102	14	52	29	46	82
Solsona，1992	66	4	64	19	65	85
Villavicencio，1997	81	5	14	0	13	44
Mcdougal，1986	28	0	67			
Narayana，1982	117	10	56			
Pettaway，1991	53	6	40			
Pizzocaro，1997	121	－	82（T_2）100			
张志贤，1980	68	0	46～93			

（三）并发症　阴茎部分或全部切除可引起较严重的心理和生理功能障碍。研究表明，和同龄健康人群相比，阴茎癌阴茎切除术后的病人生活质量明显下降，特别是性功能障碍，并存在较严重的社会心理障碍和抑制。髂腹股沟淋巴结清扫术术后皮瓣坏死、感染、下肢水肿等并发症发生率可高达50%。

三、放射治疗

阴茎癌的放射治疗是保存器官和功能的重要治疗手段，这一点对于年轻的，仅于龟头部有很小病变的精力充沛的男性患者尤为重要，早期阴茎癌放射治疗可以根治，对经选择的病人90%以上经放射治疗可保留性功能；一般55%～86%的病人可以保留器官，局部控制率在60%～90%（表9－5－5）。部分阴茎切除或全切后，引起明显的心理和生理障碍。对晚期阴茎癌放疗起姑息性或减轻症状的作用。

表 9－5－5 阴茎癌放射治疗局部控制率和器官保存率

	作者	临床病期	病例数	局部控制率（%）	器官保留率（%）
外照射	Grabstald, 1980	Ⅰ～Ⅱ	10	90	
	Kring, 1981	Ⅰ～Ⅱ	12	75	
	Fossa, 1987	Ⅰ～Ⅱ	11	73	
	Sageman, 1984	Ⅰ～Ⅱ	12	66	
	McLean, 1993	Ⅰ～Ⅱ	26	61.5	85
	Sarin, 1997	Ⅰ～Ⅱ	72	66	61
	Ravi, 1994	$T_{1\sim2}N_0$	156	65	
	Gotsadze, 2000		155	84.7	64.5
组织间照射	Daly, 1982	Ⅰ～Ⅱ	19	89	
	Mazeron, 1984	Ⅰ～Ⅱ	36	81	
	Crook, 2002	Ⅰ～Ⅱ	30	76	
	Rozan, 1995	Ⅰ～Ⅱ	184	85	78
	Delanne, 1992	Ⅰ～Ⅱ	51	67	86
	Neave, 1993		24	55	
	Crook, 2005	Ⅰ～Ⅱ	49	85.3	86.5

放疗前准备：①放疗前应做包皮环切术，这一手术可减少放疗并发症，如放疗引起的肿胀，皮肤刺激，湿性脱皮和继发感染等。此外，包皮环切还可以去除放射引起的包茎；②控制感染。阴茎癌几乎全部合并局部感染，必须采取抗感染治疗。对病灶分泌物可做细菌培养和药物敏感实验，选用对细菌高度敏感的抗生素；③局部清洁。局部可用生理盐水冲洗，并用1/5000高锰酸钾水浸泡；④准确记录肿瘤情况。

阴茎放疗的方法包括兆伏X线外照射，铱贴敷治疗，用铱进行的组织间插植治疗。

Grabstald和Kelley曾报道10例Ⅰ期患者应用外照射（51～52Gy/6周）治疗后，90%的局部肿瘤得到控制。一组来自Anderson癌症中心的报道证实，早期病变的患者80%可保留阴茎且病变获局部控制。Duncan和Jackson曾报道Ⅰ期的患者经50～57Gy/3周以上高能X线治疗，90%获得局部控制。

阴茎癌患者受侵区域淋巴结的放疗，可以使部分患者的病灶得到永久控制或治愈。在Staubitz的经典病例报道中，13例证实有区域淋巴结受侵的患者经淋巴结放疗后5例（38%）生存5年。中国医学科学院肿瘤医院寿建忠报告有淋巴结转移的病人经腹股沟淋巴结切除结合术后放疗5年生存率为37.5%，而单纯放疗的13例病人预后明显较差，5年生存只有1/13。

腹股沟预防性照射的资料极少，有报道认为50Gy预防照射能控制90%以上的亚临床转移灶，但病例数较少。临床上，一般不做腹股沟淋巴结预防照射，因腹股沟预防照射可以引起下肢水肿等并发症。

四、放射治疗技术

尽管阴茎癌原发病灶外照射越来越得到广泛应用，但塑料模具敷贴治疗或组织间插植亦仍有应用。外照射需要特殊设计的器具（包括组织补偿），以使整个阴茎达到均匀的剂量分布。通常使用一个中心有圆形开口的塑料盒子，能将阴茎插入。盒子与阴茎之间的空间应用组织等效材料填充，然后对这个盒子用平行对穿的X线进行照射。另外一个巧妙的照射方式是患者处于俯卧位，然后阴茎浸入装满水的容器内，给予箱式照射技术照射。

尽管人们喜欢用单剂量较小（1.8～2.0Gy），总剂量较高的方法，总剂量为60～65Gy，最后的5～10Gy应缩野后进行，这样会减少晚期纤维化的产生。但在很多医疗中心仍采用单剂量2.5～3.5Gy

（总剂量50～55Gy）的治疗方案。

区域淋巴结可用兆伏X线外照射，两侧腹股沟均应进行照射，放射野应包括腹股沟和盆腔（髂外和下腹部）淋巴结。根据淋巴结的范围，肿瘤是否侵犯皮肤表面，皮肤受侵的面积等因素，考虑是否在腹股沟部位应用组织补偿物。

若临床检查和影像学检查均未发现大体可见的盆腔肿大淋巴结，则针对这些淋巴结的剂量可控制在50Gy。若患者有可触及的肿大淋巴结，剂量应在70～75Gy/7～8周（每天剂量1.8～2Gy），建议50Gy后缩野。

近距离放疗：制作一盒状或圆桶状模具，其中央有一开口和数个小沟用以在其周边放置放射源（针或金属丝）。圆桶和放射源应足够长以防止阴茎头部剂量不足。6～7天给予表面剂量60～65Gy，器官中央剂量接近50Gy的治疗。如果持续应用模具，则应放置适当位置的留置导尿管；也有患者间断应用模具照射，则必须准确记录应用时间。另一种方法，在5～7天内应用单平面或双平面插植治疗，剂量为60～70Gy，铱-192是目前最常用的组织间插植方法，组织间照射前建议做包皮环切术。

五、放射治疗并发症

皮肤急性反映包括脱皮，疼痛，肿胀等. 主要长期并发症为尿路狭窄，16%～49%的病人可发生，但易通过尿道扩张达到缓解。阴茎坏死极少见，常发生在肿瘤巨大，且接受高剂量照射的病人。组织间照射并发症和外照射相似，尿道狭窄的发生率为0%～43%。

六、化疗

化疗在阴茎癌治疗中的作用评价较难，大部分研究的病例较少，病例选择和病变程度不同，化疗剂量，方案均有变化。由于多数病变为鳞癌，因此以铂类为基础的化疗方案可望产生疗效，故选择较多，顺铂单药有效率为15%～23%。阿霉素，博来霉素和甲氨蝶呤可用于晚期病变的治疗，有时也用于早期病变。

七、预后因素

中国医学科学院肿瘤医院单纯放射治疗阴茎癌的5年和10年的生存率分别为65%和59%，5年和10年无瘤生存率分别为61%和54%，$T_{1\sim2}N_0$早期阴茎癌单纯放射治疗的5年生存率和无瘤生存率分别为100%和95%，生存质量良好，生存5年以上的29例病人全部保留了阴茎，有性生活。其中6人年轻，治愈后生育健康子女。原发病灶的范围，淋巴结状况是阴茎癌最重要的预后因素。区域淋巴结未受侵预示能够长期生存（85%～90%）或治愈；腹股沟淋巴结受侵的患者预后不良，仅有40%～50%能长期生存；盆腔淋巴结受侵提示预后很差，仅有20%以下的患者能够存活。

（宋永文　李晔雄）

参 考 文 献

1. 张志贤，等. 阴茎癌的放射治疗与综合治疗. 中华肿瘤杂志，1980，2：227.
2. 顾方六. 泌尿男性生殖系肿瘤发病和构成情况的变迁. 中华外科杂志，1980，18（6）：488.
3. 寿建忠，马建辉，毕新刚，等. 阴茎癌淋巴结转移的治疗. 实用癌症杂志，2000，15（3）：308～310.
4. 陈贵平，赵阳，范永田，等. 阴茎癌84例临床分析. 现代泌尿外科杂志，2003，8（3）：164～165.
5. 杨庆，王林辉，孙颖浩，等. 阴茎癌外科治疗36例分析. 肿瘤学杂志，2005，11（4）：285～286.
6. Srinivas V，Morse MJ，Herr HW，et al. Penile cancer：Relaton of extent of nodal metastasis to survival. J Urol，1987，137（5）：880.
7. Ahmed T，Sklaroff R，Yagoda A. Sequential trials of methotrexate，cisplatin and bleomycin for penile cancer. J Urol1984，131：456～468.

8. Crook JM, Jezioranski J, Grimard L, et al. Penile brachytherapy: Results for 49 patients. Int. J Radioation Oncology Biology Physics, 2005, 62 (2):460 ~ 467.
9. Crawford ED, Dawkins CA. Cancer of the penile carcinoma. Cancer, 1977, 39 :456 ~ 466.
10. Skinner DG, Lieskovsky G, et al. Diagnosis and management of genitourianary cancer. Philadelphia: WB Saunders, 1998, 549 ~ 563.
11. deKernion JB, Tynberg P, Persky L, et al. Carcinoma of the penis. Cancer, 1973, 32 : 1256 ~ 1262.
12. Duncan W, Jackson SM. The treatment of early cancer of the penis with megavoltage Xrays. Clin Radiol, 1972, 23 : 246 ~ 248.
13. Ekstrom T, Edsmyr F. Cancer of the penis: a clinical study of 229 cases. Acta Chkir Scand, 1958, 115 : 25 ~ 45.
14. Gagliano RG, Blumenstein BA, Crawford ED, et al. Cisdiamminedichloroplatinum in the treatment of advanced epidermoid carcinoma of the penis: A Southwest Oncoloigy Group study. J Urol, 1989, 141 :66 ~ 67.
15. Grabstald H, Kelley CD. Radiation therapy of penile cancer: six - to ten - year follow - up. Urology, 1980, 15 : 575 ~ 576.
16. Haddad F. Lerrt to the editor. J Uro, 1989, 1141 :959.
17. McLean M, Akl AM, Warde P, et al. The results of primary radiation therapy in the management of aquamous cell carcinoma of penis. Int J Radiat Oncol Biol Phys, 1993, 25 :623 ~ 628.
18. Sageman RH, Yu WS, Chung CT. et al. Externalbeam irradiation. Urology, 1985, 24 :555 ~ 558.
19. Crawford ED, Dawkins CA. Cancer of the penile. In: Skinner DG, Lieskovsky G (eds). Diagnosis and manegement of genitouranary cancer. Philadelphia: WB Saunders, 1998, 549 ~ 563.
20. Jackson SM. The treatment of carcinoma of the penis. Br J Surg, 1966, 53 : 33 ~ 35.
21. Staubitz WJ, Lent MH, Oberkircher OJ. Carcinoma of the penis. Cancer, 1995, 68 :371 ~ 378.

女性生殖系统肿瘤

第十篇

第一章　外　阴　癌

原发外阴癌并不常见，占女性生殖器官恶性肿瘤4%～5%。外阴癌主要是老年人的疾病，多发生在绝经后。国外报道发病年龄高峰60～80岁。中国医学科学院肿瘤医院159例外阴癌，平均年龄为50.1岁。

外阴癌的病因至今不清楚。人类乳头状病毒（HPV）与外阴鳞癌及其癌前病变具有密切关系。慢性外阴营养障碍（又称白色病变，以前称白斑），特别是硬化性苔藓等慢性营养障碍的皮肤疾病发展为癌的危险性为5%～10%。我院外阴癌合并白斑者为31.4%（50/159）。还有学者认为性传播疾病包括淋巴肉芽肿、尖锐湿疣、梅毒、单纯疱疹病毒与外阴癌有一定关系。

一、临床表现及病理

早期病例呈现糜烂状或高度增生的白色病变，其后可出现结节溃疡或菜花样肿瘤。肿瘤在阴唇多见，也可发生在阴蒂或外阴的其他部位。Bornow收集1 537例外阴癌，原发在大小阴唇占71.2%，会阴部4.5%，前庭大腺0.9%。约10%～20%的外阴癌为多发病灶，即多中心病例。

镜下所见：鳞状细胞癌占绝大多数，约为81%～97%。其他尚有黑色素瘤，腺癌（前庭大腺癌，尿道旁腺癌，汗腺癌），基底细胞癌，原位癌，纤维肉瘤等。王淑珍等报道的309例外阴癌中，鳞状上皮癌300例（97.1%），腺癌4例（1.3%），基底细胞癌3例（1%）。

二、蔓延和转移

外阴癌的原发病灶可以直接浸润到邻近的组织和器官，如阴道、尿道口及肛门，或一侧病变直接蔓延到对侧。

外阴癌的转移以淋巴转移为主，血行转移很少，约30%～50%病例有腹股沟淋巴转移。一般先转移到浅腹股沟淋巴结，然后到深腹股沟淋巴结。目前认为深腹股沟淋巴结仅位于股静脉内侧，即大隐静脉与股静脉交界处及其周围股静脉内侧，一般为1～3个。最后到达盆腔淋巴结，外阴淋巴非常丰富，有大量吻合支，所以对侧淋巴结转移也较多见。另外，阴蒂、阴道、尿道口等肿瘤可直接引流到盆腔淋巴结。近年来有些作者进行了前哨淋巴结研究，即肿瘤淋巴引流区的第一站淋巴结为前哨淋巴结，前哨淋巴结多位于腹股沟浅淋巴结区。在外阴肿瘤原发部位注射一定量的染料或核素示踪剂，术中探测示踪剂浓聚的淋巴结为前哨淋巴结。根据对前哨淋巴结的病理检查，判断双侧腹股沟是否发生淋巴结转移。目前，一些研究已经表明外阴癌的淋巴转移多数符合由肿瘤原发部位经前哨淋巴结向腹股沟各站淋巴结转移的普遍规律，但也有前哨淋巴结阴性，而术后数年发现腹股沟淋巴转移的报道。

三、诊断

（一）症状及体征　早期可仅有外阴糜烂、破溃，许多病人都有外阴瘙痒，此为外阴白色病变或其他慢性疾病引起的。患者主诉多为外阴肿物，肿瘤破溃或感染可引起分泌物增多及出血，肿瘤扩散部位不同，出现的症状也各异，如侵犯尿道可出现排尿困难。也可在白色病变基础上增生、破溃，最后癌变。

常见腹股沟淋巴结肿大，转移淋巴结一般较大、质硬，晚期淋巴结可融合一团、固定。腹股沟淋巴结转移最多见在靠近耻骨结节旁淋巴结。

（二）病理　外阴癌最后诊断必须有病理组织学结果证实。依据症状，体征结合病理，诊断一般不困难。但外阴早期病变与良性病变特别应病理检查，必要时可在阴道镜下活检，以提高诊断率。

（三）鉴别诊断　外阴乳头状瘤，外阴尖锐湿疣，外阴慢性溃疡，外阴白色病变（慢性外阴营养不良，白斑）一般经病理组织学检查即可明确诊断。

四、临床分期

外阴癌的分期目前国际上主要是采用 FIGO（International Federation of Gynecology and Obstetrics）分期系统。1989 年制定的 FIGO 新临床分期法，特点以 TNM 法分类

T：原发癌

T_1：局限在外阴或（和）会阴，最大直径 ≤2cm

T_2：局限在外阴或（和）会阴，最大直径 >2cm

T_3：累及尿道或（和）阴道或（和）肛门的任何大小肿瘤

T_4：浸润膀胱粘膜和（或）直肠粘膜和（或）尿道上段和（或）固定在骨头上

N：淋巴结

N_0：淋巴结未能及

N_1：单侧淋巴结转移

N_2：双侧淋巴结转移

M：远处转移

M_0：临床无远处转移

M_1：远处转移（包括盆腔淋巴结转移）

外阴癌的临床分期（FIGO 1989）

0 期

T_{is}：原位癌（表皮内癌）

Ⅰ期：$T_1N_0M_0$

Ⅱ期：$T_2N_0M_0$

Ⅲ期：$T_3N_0M_0$

$T_3N_1M_0$

$T_2N_1M_0$

Ⅳa 期：$T_1N_2M_0$

$T_2N_2M_0$

$T_3N_2M_0$

T_4 任何 NM_0

Ⅳb 期：任何 T N M_1

1988 年 FIGO 对外阴癌制订手术病理分期，其基本内容与临床分期方法相似，但淋巴结是否转移是以病理检查为准。1995 年 FIGO 推荐外阴癌Ⅰ期再分ⅠA 期和ⅠB，外阴浸润深度 <1mm 为ⅠA 期，>1mm 为ⅠB。

外阴癌手术病理分期（1995 年 FIGO）

0 期：原位癌、上皮内癌

Ⅰ期：病灶 =2cm，局限于外阴或会阴，没有淋巴结转移

ⅠA：病灶 =2cm，局限于外阴或会阴，间质浸润深度 =1.0 mm，无淋巴结转移

ⅠB：病灶 =2cm，局限于外阴或会阴，间质浸润深度 > 1.0 mm，无淋巴结转移

Ⅱ期：肿瘤局限于外阴和/或会阴，肿瘤的最大径线 > 2cm，无淋巴结转移

Ⅲ期：任何大小的肿瘤，累及外阴和/或会阴，伴有：①肿瘤累及下尿道和或阴道或肛门，和/或②单侧腹股沟淋巴结转移

Ⅳ期：

ⅣA：肿瘤侵犯下面任何一个部位：上尿道、膀胱粘膜 、直肠粘膜、骨盆和/或双侧腹股沟淋巴结转移

ⅣB：任何远处转移，包括盆腔淋巴结

五、治疗

外阴癌治疗以手术为主，一般采用外阴根治术及双侧腹股沟淋巴清扫，在某种情况下配合术前或术后放射治疗或化学药物治疗。

（一）单纯放射治疗

1. 外阴原发灶的放疗　外阴原发灶一般不首选放射治疗，中国医学科学院肿瘤医院报告的早期病例中，单纯放射治疗 5 年生存率 30%（12/41），但其后不作为首选，其原因如下：

（1）外阴解剖形态特殊，照射剂量不均匀。

（2）外阴皮肤潮湿，放射耐受性低，易造成放射损伤，也不易达到根治剂量。

（3）外阴癌 10% ~20% 多中心病灶，设计放射野有一定困难。

（4）外阴癌常合并白色病变，萎缩病变，不包括在放射野内则有复发之可能，包括在内则放射野过大，放射反应重。

（5）肿瘤接近肛门口及尿道口，放疗中易造成溃破，排尿排便疼痛，患者拒绝进一步治疗。

（6）放射治疗局部复发率高。

在下列情况下可采用外阴单纯放射治疗：患者一般情况差，有重要器官严重病变，不适宜行全麻下外阴根治术（在外阴病灶不大，可在局麻下行外阴局部扩大切除术）；病人拒绝手术治疗或局部肿瘤已超过外阴手术范围或已有远处转移者，可行姑息性放射治疗。放疗方法目前多采用 6 ~18MV 的 X 线外阴部垂直照射，病灶较大时可采取切线照射，放射野应超过肿瘤 2cm。同时设野时要注意在外阴与腹股沟无缝隙遗漏并尽可能避开肛门尿道口。放射能量应根据肿瘤大小和浸润深度选择，总量为 50 ~60Gy/6 ~8w，可先照射 30Gy/3w，若有明显的皮肤反应，可停止放疗，休息 2 周左右后继续至达总剂量。放疗时应尽量保持局部皮肤干燥，对癌灶较大且外突明显者可采用切线照射。放疗摆位时要求病人膀胱截石位仰卧于治疗床上，两下肢外展，充分暴露外阴区，旋转治疗床使之与加速器长轴垂直，旋转调整机架角，使射线与外阴平面垂直，并应将肿瘤基底部切入并尽可能少的包括正常的外阴组织。

2. 区域淋巴结的放疗　对于因岁数大，重要器官严重病变的病例未行淋巴结清扫可先给予活检，或淋巴清扫术后发现多于一个淋巴结转移的病例，可行腹股沟淋巴结区照射，照射野采用左右两个腹股沟野，野中轴相当腹股沟韧带，上下野平行该韧带，内耻骨结节，二野间隔 1cm，野大小 8 ~

10cm×12～14cm，总剂量 Dm60Gy/6w，如采用加速器则先采用高能 X 线（6～10MV），完成 40Gy/4w 后再采用电子线照射，主要依据腹股沟浅淋巴结皮下脂肪厚度，一般给予 20Gy/2w。若有淋巴结转移，最好疗前给予切除，同时针对该部位缩野加 10Gy/1w，总剂量为 70Gy。对需要照射盆腔淋巴结区的病例（深腹股沟淋巴结转移及 CT 有盆腔淋巴结转移），可将野上缘适当上调，在完成腹股沟区照射后，再利用盆腔四野（8cm×15cm）追加照射，盆腔中点剂量 10Gy/2w。也可采用按子宫颈癌的高能 X 线适形盆腔放疗，然后增加腹股沟区的剂量。奥地利 Manavi 报道近 40 年以来，已停止行腹股沟淋巴结切除术，而代以局部放疗对于 135 例 T_1 及 N_0～N_1 外阴癌行简单外阴切除，腹股沟区放疗或不进行任何处理，其 5 年存活率为 91.4% 及 93.7%。

3．组织间的插植放疗　主要用于晚期或复发且病灶较大的患者并在体外照射结束后施行。已有临床报告证实组织间的插植治疗可使晚期或复发患者获得较好的局部控制，局控率可达 60% 左右。采用放射源针直接插入癌灶组织中进行放疗，插植时放射源间距相同，立体插植时中心面源排列成等边三角形或正方形，插植深度视肿瘤大小而定，一般约为 25～35mm，在局麻下操作。达其治疗剂量应视治疗方案为姑息性还是根治性而定。

4．复发灶的放疗　对于复发病灶的放射治疗以局部照射为主，设野大小应视肿瘤大小而定，放射剂量通常为 5～6 周给予 60Gy，若局部皮肤反应，可停止放疗，休息 2 周左右后继续。

5．三维适形放疗和调强适形放疗　近年来，已有学者将三维适形放疗（3D CRT）和调强适形放疗（IMRT）运用于外阴癌的放射治疗。3D CRT 能做到照射的高剂量区分布的形状在三维方向上与病变（靶区）的形状相一致，并最大限度地将放射线集中到靶区内杀灭肿瘤细胞，而同时又使病变周围的正常组织少受或免受不必要的照射，在一定的程度上提高了放射治疗的增益比。调强适形放疗则适用于肿瘤形状不规则、并与周围正常关键性脏器相互交错的情况，尤其是靶区的形态中有着向内凹陷的保护区的病例，它除了照射野形状与靶区在该射线束方向上的投影形状相同外，射野内各处束流强度还能按所需方式进行调整。Harper 等认为 3D CRT 用于外阴癌的放射治疗可使其定位更精确，正常组织少受照射。Beriwal 等采用 IMRT 技术对 15 例外阴癌进行治疗，其中 7 例行术前化放疗（中位剂量 46Gy），8 例行术后放疗（中位剂量 50.4Gy）。结果表明：与 3D CRT 相比，IMRT 时小肠、直肠及膀胱受量超过 30Gy 的平均体积缩小，所有病人均能耐受治疗，2 年存活率达 100%。认为 IMRT 比 3D CRT 有更好的剂量分布，并使小肠、直肠及膀胱等正常器官减少不必要的照射，全组无严重的并发症发生，初步证实其为外阴癌治疗的有效方法。

（二）手术前后的放疗　由于外阴皮肤放射耐受性差，一般采用术前体外放疗：其目的是缩小肿物或外阴肿瘤感染有所控制，提高手术切除率。在下列情况可采用术前体外放疗，肿瘤巨大（超过 5cm），侵犯或接近尿道口，肛门口，阴道，这样有可能保留尿道口及肛门。放疗方法一般采用 6～8MV X 线垂直照射病灶，对病灶大而外突者则可采用切线照射，总剂量 20～30Gy/2～3w，放疗结束后 2～3 周行手术治疗。术前放疗可使得病变范围缩小，增加病变边缘部分手术的彻底性，有时可获得与超大根治术相似的疗效，Boronow 等报道约有 42.5% 手术切除的标本中已找不到残存癌。章文华等报道外阴癌术前外阴放疗 40Gy，50% 的肿瘤缩小 50% 以上，20% 术后镜下无残留癌，5 年生存率 60.8%。阴道受累病例，可先采用阴道圆柱形容器（阴道塞子）进行后装治疗，依肿瘤浸润深度采用不同粘膜下距离的阴道塞子，直径 1.5～2cm，也可采用优化组织间插植治疗，肿瘤基底量 20～30Gy/2～3w，以达到肿瘤缩小，后手术或其他治疗。

术后放射治疗主要用于患者手术切缘距肿瘤边缘小于 1cm，肿瘤基底不净，血管、淋巴管受累，肿瘤浸润深度 > 5 mm，腹股沟淋巴结术后病理证实阳性者（2 个以上微转移，1 个大转移或淋巴结包膜外转移）替代淋巴结引流区域清扫术的放疗。放疗设野主要针对病变部位和淋巴结引流区，并在术后 2 周左右，手术切口愈合后进行照射。如术前已行放疗，则术后完成治疗计划，总剂量 50～60Gy/5～6w。如未行术前照射，则术后照射总剂量 40～50Gy/5～6w。如病理报告手术切缘不净，则采用 6～8MV X 线，剂量同前；如手术切缘距肿瘤 1.5～1.0cm，也可采用 6～8MeV 电子线，剂量为

30 ~ 40Gy/3 ~ 4w。Katz 等的临床观察结果显示，对于腹股沟区淋巴结阳性的患者进行术后辅助放射治疗，其肿瘤复发率相对单纯手术或单纯放疗而言要低。Manavi 等对 65 例 T_1 至 $N_{0\sim1}$ 期的外阴癌患者施行局部外阴肿块切除加腹股沟区照射，其 5 年存活率达 93.7%，与行外阴癌病灶切除加腹股沟区淋巴结清扫的患者相比，差异无显著性。Perez 等的临床观察也得到了类似的结果并认为对于 $T_{1\sim2}$ 的患者采用局部病灶切除加术后辅助放疗或单纯放疗，是降低术后病率的合理治疗且疗效与传统的根治性手术相比，差异无显著性。

（三）综合治疗　有些晚期外阴癌手术有一定困难，可先行放疗、化疗，对手术起辅助作用，能缩小手术范围，并减少手术对患者的创伤及各种手术并发症。文献中有少数报道，如 Leiserowitz 应用 5-FU、DDP 及放疗 36 ~ 62Gy 治疗 23 例晚期癌，14 例（78%）完全缓解，9 例外阴癌临床疑有残存癌，行局部切除，其中 7 例手术标本无癌。一般采用外阴肿瘤量 40 ~ 65Gy，在放疗第 1 ~ 2 周开始化疗，化疗的药物大多是 5-FU 和顺铂联合化疗。5-FU 4g/持续静脉灌注 96 小时，顺铂 30mg/第 1 至第 4 天。Mulayim 等则采用 5-FU + MMC 方案对晚期外阴癌患者进行放化疗同步综合治疗也取得较好疗效，其 5 年存活率明显好于单纯放疗者，但也有些作者报道此种治疗方法有较严重并发症。所以，放疗及化疗的综合治疗对晚期外阴癌除起一些暂时缓解的姑息作用，还对手术治疗起积极的辅助效果，并有望作为一个主要的治疗方法。

（俞高志　李　斌）

参考文献

1. 章文华. 晚期外阴癌的综合治疗. 中华肿瘤杂志，1992，14：375.
2. 王淑珍，孙建衡. 外阴癌临床治疗 309 例报告. 中华肿瘤杂志，2000，22（2）：170.
3. Decesare SL，Fiotica JV，Roberts WS et al. A pilot study utilizing intraoperative lymphoscintigraphy for identification of the sentinal lymphanodes in vulvar cancer. Gynecol Oncol，1997，66：425.
4. Manavi M，Berger A，Kucera E，et al. Does T_1 $N_{0\sim1}$ vulvar cancer treated by vulvectomy but not lymphadenectomy need inguinofencoral radiation. Int J Radial Oncol Biol Phys，1997，38：749.
5. Harper JL，Jenrette JM，Goddu SM，et al. Vulvar cancer in a patient with fanconis anemia，treated with 3D conformal radiotherapy. Am J Hematol，2004，76（2）：148.
6. Beriwal S，Heron DE，Kim H，et al. Intensity-modulated radiotherapy for the treatment of vulvar carcinoma：A comparative dosimetric study with early clinical outcome. Int J Radiat Oncol Biol Phys，2006，64（5）：1395.
7. Boronow RC，Hickman BT，Reagan MT，et al. Combined therapy as an alternative to exenteration for locally advanced vulvovaginal cancer. Ⅱ. Results，complications，and dosimetric and surgical considerations. Am J Clin Oncol，1987，10（2）：171.
8. Katz A，Eifel PJ，Jhingran A，et al. The role of radiation therapy in preventing regional recurrences of invasive squamous cell carcinoma of the vulva. Int J Radiat Oncol Biol Phys，2003，57（2）：409.
9. Manavi M，Berger A，Kucera E，et al. Does T_1，$N_{0\sim1}$ vulvar cancer treated by vulvectomy but not lymphadenectomy need inguinofemoral radiation? Int J Radiat Oncol Biol Phys，1997，38（4）：749.
10. Perez CA，Grigsby PW，Chao C，et al. Irradiation in carcinoma of the vulva：Factors affecting outcome. Int J Radiat Oncol Biol Phys，1998，42（2）：335.
11. Leiserowig GS. Russell AH，Kimney WK. et al. Prophylactic chemoradiation of inguinofemoral lymph nodes in patients with locally extensive vulvar cancer. Gynecol Oncol，1997，66：509.
12. Mulayim N，Silver DF，Schwatz PE，Chemoradiation with 5FU and mitomycin C in the treatment of vulvar squamous cell carcinoma. Gynecol Oncol，2004，93：659.

第二章 阴 道 癌

原发阴道癌非常少见，多数文献报道约占女性生殖系统恶性肿瘤的1% ~2%。因其紧邻尿道、膀胱及直肠，阴道不同部位淋巴引流也不同，并且血管及淋巴管丰富，吻合支多，故本病治疗有一定困难，疗效也较差。国外文献报道原发阴道癌多发于老年。国内资料本病发病年龄高峰 40 ~ 59 岁，中国医学科学院肿瘤医院的统计，其发病年龄为 26 ~ 72 岁，平均为 51. 8 岁。

一、病理

（一）病灶部位 阴道癌最常见部位以阴道后壁及其上 1/3 为多，据中国医学科学院肿瘤医院统计，发生在阴道后壁为主占 49. 4%，以前壁及侧壁为主的各占 20. 7% 及 25. 3%，四壁均受侵者仅为 4. 6%。阴道下 1/3 者占 16. 1%，阴道上 2/3 占 70. 1%（上 1/3 占 40. 2%），一侧阴道全部受累占 13. 8%。

（二）大体所见 该病早期病变为粘膜潮红，表面粗糙，触及易出血，其后可呈结节状，或结节溃疡状，质硬，也可呈菜花样、乳头状、质脆，易出血，个别病例也可呈阴道狭窄，粘膜光滑，僵直，质硬。

（三）镜下所见 原发阴道癌组织学以鳞癌为主，占 90% 以上，腺癌次之。阴道本身无腺体，而发生腺癌可能系迷走腺体所致，但如发生腺癌、首先应排除转移，另外可见恶性黑色素瘤，肉瘤等。

（四）转移 阴道癌在发展过程可向周围组织蔓延，但侵犯直肠和膀胱少见，血行转移也少见，主要为淋巴转移，阴道上段肿瘤淋巴转移似宫颈癌，阴道下段肿瘤淋巴转移似外阴癌，中 1/3 肿瘤则有双向转移之可能。

二、临床症状

早期常无症状，是体检时发现的。阴道癌最常见症状为阴道流血，白带增多，有约 70% 病例表现阴道不规则出血或接触性阴道流血，约 50% 病例表现不同程度阴道排液，可为水样、米汤样或混血白带，合并感染则为脓样、恶臭。有出现肿瘤压迫膀胱、尿道、直肠等症状或其他远处转移症状，则说明疾病已发展到晚期。

三、诊断

原发阴道癌诊断一般不困难，详细病史，仔细的检查，一般可以得到正确诊断。妇检发现阴道肿物，切取送病检即可确诊。但如果阴道充血，浅糜则应涂片送细胞学检查或借助阴道镜下进行活检。在肿瘤接近宫颈或宫颈可疑受侵，应阴道及宫颈分别取活检送病理。应做 B 超或盆腔 CT，以了解盆腔或腹股沟淋巴结是否有转移，也可做 HPV、SCC 或 CA125。

原发阴道癌少见，继发性阴道癌一般多见，故原发性阴道癌诊断原则为：

1. 肿瘤原发部位于阴道，应除外来自妇女生殖器官或生殖器官外的肿瘤转移至阴道的可能。
2. 肿瘤侵犯到宫颈阴道部并达宫颈外口区域应诊断宫颈癌。
3. 肿瘤限于尿道者应诊断尿道癌。

四、分期

FIGO 原发阴道癌分期：

0 期：原位癌，上皮内癌

Ⅰ期：癌限于阴道壁

Ⅱ期：癌侵及阴道旁组织，但未达盆壁

Ⅱa 期：阴道旁浸润，未达盆壁

Ⅱb 期：宫旁浸润，未达盆壁

Ⅲ期：癌扩张达盆壁

Ⅳ期：癌超出真骨盆或侵犯膀胱或直肠粘膜、膀胱粘膜泡样水肿不属Ⅳ期

Ⅳa 期：肿瘤扩散至邻近器官或转移蔓延至真骨盆以外

Ⅳb 期：扩散至远处器官

五、治疗

由于原发阴道癌多为年老患者及解剖原因，绝大多数患者均选择放射治疗，其治疗原则应强调个别对待。阴道癌上段病变可参照宫颈癌，下段病变参照外阴癌。

（一）手术治疗　肿瘤局限于阴道上 1/3 Ⅰ期病例可行广泛子宫附件部分阴道切除术及盆腔淋巴结清扫术，阴道下 1/3 的早期病例，可行部分阴道外阴切除及腹股沟淋巴清扫术。

（二）放射治疗　这是阴道癌主要治疗手段，它适用范围广，疗效也较好。由于肿瘤部位及范围不同，所以要求精心设计、个别对待，特别应减少直肠及膀胱严重放射损伤。

1. 体外放疗　病变位于阴道上 1/3 者，盆腔照射范围基本同宫颈癌，若肿瘤侵犯达中 1/3，体外照射野下缘可随肿瘤下缘有所变动，可下移 1 ~ 2cm 盆腔中心剂量 40 ~ 45Gy（30Gy 后中央挡铅），若肿瘤侵犯几乎整个阴道，则体外照射前野应包括双侧腹股沟及近似盆腔淋巴结，前野在腹股沟部位向外扩展至髂前上棘，宽约 5 ~ 7cm，下缘则到阴道口，即包括全阴道，野中心剂量仍为 40 ~ 45Gy（30Gy 后仍需中央挡铅）然后增加双侧腹股沟剂量，设常规双侧腹股沟野（7 ~ 8cm × 10 ~ 12cm），腹股沟剂量增加 15 ~ 20Gy，而后野位置同常规盆腔外野照射，腹股沟淋巴结区总剂量 60Gy/6w。

如果肿瘤仅位于阴道下 1/3，则应设常规腹股沟放射野（7 ~ 8cm × 10 ~ 12cm）采用加速器先采用高能 X 线（6 ~ 10MV）完成 40Gy/4w，后再改用不同能量电子线给予 20Gy/2w。如肿瘤位于下 1/3 而疑有盆腔淋巴结转移，则按宫颈癌盆腔前后野体外照射，盆腔中心剂量 40 ~ 45Gy，然后设双侧腹股沟照射野，高能 X 线或电子线 Dm20Gy/3w。对于盆腔淋巴结转移者，也可采用调强适形技术，以增加盆腔淋巴结剂量，减少靶区周围正常组织的受量。

2. 腔内放射治疗　目前仍采用高剂量率的后装施用器，可用 2 ~ 3cm 直径的有机玻璃圆柱体，中心置管状后装施源器（阴道塞子），用步行式源照射，控制放射源的驻留时间及位置，得到适合阴道肿瘤范围的剂量分布，其布源长度一般应超过肿瘤长度 1cm，使用柱形的等剂量分布，若不需要照射阴道部位（无肿瘤部位），应在相应塞子表面贴敷一个半价层的铅片防护，特别应保护直肠粘膜。如果像巨块局限病灶，可先采用组织间插植 1 ~ 2 次（源旁 1cm 10 ~ 20Gy），使肿瘤有所缩小，再用阴道塞子。腔内治疗参考点，如病变表浅，一般采用阴道粘膜下 0. 5cm，如阴道肿瘤突出明显或浸润深，则采用阴道粘摸下 1 ~ 1. 5cm，布源长度则依肿瘤侵犯阴道长度有所不司，腔内总剂量为 30 ~ 40Gy/5 ~ 6w（肿瘤基底总剂量 70 ~ 80Gy），如果肿瘤位于阴道前壁或阴道后壁，特别是后壁，参考点的设置应特别小心，以避免膀胱三角区和尿道及直肠粘膜受到过量照射剂量，也可将腔内治疗每周 1 次，每次 7Gy 改为 5Gy，以延长腔内治疗时间。近来三维影像技术腔内治疗临床开始应用，但靶区难以确定，故阴道癌三维腔内治疗有一定困难。

早 Ⅰ期病变，如局部病灶较为浅表，范围为 2 ~ 3cm，可单纯采用腔内治疗，而无需辅加体外放疗，其粘膜表面剂量应为 60 ~ 80Gy 以上。Perez 等报道Ⅰ期应首选放疗，无论是单纯腔内放疗或腔内放疗与体外放疗结合均可获得高的生存率，并且后者无明显增加生存率或肿瘤控制。

六、预后

原发阴道癌疗效文献中报道不一，Tialma 总结 1980 ~ 2000 年共 21 篇文献，6 138 例阴道癌，5 年

生存率 24% ~74% ，中位数 47% ，但临床分期是公认的预后因素。Mock 总结多篇文章，其 5 年生存率 44% ~77% （Ⅰ期），34% ~48% （Ⅱ期），14% ~42% （Ⅲ期），0 ~ 18% （Ⅳ期）。

病理类型与生存率有不同看法，认为鳞癌比腺癌好。Ottan 等报道Ⅰ、Ⅱ期阴道鳞癌 5 年生存率 87% ，而腺癌 22% 。也有报道生存率与病理类型无关或鳞癌比腺癌差。Tjalma 等报道肿瘤大小及年龄为预后因素。Stock 报道阴道受侵长度为预后因素。Mock 认为阴道上 1/3 预后好于其他阴道壁肿物，如肿瘤侵犯大于 1/3 则位于哪一个壁与预后无统计意义。Urbanski 报道，病理分级及年龄为预后因素。

总之原发阴道癌的治疗以放疗为主要手段，早期病例可选择手术治疗，独立的预后因素有分期，肿瘤大小、阴道受侵长度。

（俞高志 李 斌）

参 考 文 献

1. Perez CA，Grigsby PW，Gatipagaoglu M，et al. Factors affecting long – term outcome of irradiation in carcinoma of the vagine. Int J Radiations oncology Biol Phys，1999，44（1）：38 ~45.
2. Tjalma NA，Monaghan JM，Battos LA，et al. The role of surgery in invasive squamas carcinoma of the vagina. Gynecol Oncol，2001（81）：360 ~365.
3. Mock U，Kucera H，Fellner C，et al. High dose rate（HDR）brachytherapy with or without external beam radiotherapy in the treatment of primay vaginal carcinoma long term results and side affects. Int J Radiation oncology Biol Phys，2003，56（4）：950 ~957.
4. Otton GR，Nicklin JC，Dickie G. L，et al. Early stage vaginal carcinoma – an analysis of to patients. Int J Gynecol Cancer，2004，14（2）：304 ~310.
5. Chyle V，Zagars GK，Wheeler JA，et al. Definitive radiotherapy for carcinoma of the vagina：outcome and progonostic foctors. Int J Radio Oncol Biol Phys，1996；35：891 ~905.
6. Fine BA，Piver MS，McAuley M et al. The curative potential of radiation therapy in treatment of primary vaginal carcinoma. Am J Clin Oncol，1996，19：39 ~44.
7. Stock RG，Chen AS，Seski J. A 30 – year experience in the management of primary carcinoma of the vagina：analysis of prognostic factors and treatment modalities. Gynecol Oncol，1995，56：45 ~52.
8. Urbanski K，Kojs Z，Reinfuss M. et al. Primary invasive vaginal carcinoma treated with radiotherapy：Analysis of prognostic factors. Gynecol Oncol，1996，60：16 ~21.

第三章 宫 颈 癌

宫颈癌是严重威胁妇女健康的一种疾病，也是最多见的恶性肿瘤之一，居我国女性生殖道恶性肿瘤的首位。从文献报道中可以看出，由于卫生知识的普及和防癌普查的开展，宫颈癌的发病率逐年下降。

宫颈癌的确切病因尚不清楚。从多年来临床和科研实践中积累的大量资料说明，早婚、早育、多产、宫颈创伤、性生活紊乱、包皮垢刺激及激素失调等，均可能增加宫颈癌患病几率。病毒病因是当前宫颈癌病因研究的一个重要内容，特别是乳头状瘤病毒与宫颈癌的关系值得注意。

在宫颈癌的病因得到阐明之前，不可能从根本上防止宫颈癌的发生。但多年的实践证明，防癌普查及减少与宫颈癌发生可能有关的一些因素，可以降低发病率。一旦宫颈癌发生，应予早期发现、及时治疗。因此，防癌普查和宣传宫颈癌有关的卫生知识，对保障妇女健康具有重大的现实意义。

第一节 病 理

一、大体分型

宫颈癌除Ⅰa期肉眼不易识别者外，肉眼观察可分为4型：

（一）糜烂型 宫颈表面红润，粘膜表面有深浅不等的上皮破坏，呈颗粒状的粗糙面，触之易出血。此种类型多见于早期癌。

（二）菜花型 癌组织明显地向宫颈阴道部表面突出，表面呈大小不等的小乳头，形似菜花、血管丰富、质地较脆、易出血。切面可见癌侵入宫颈组织较浅，有出血及坏死。

（三）结节型 癌侵入宫颈组织融合形成结节状、质硬，宫颈表面多有深浅不等的上皮破坏；亦有较明显外突者。肿瘤切面呈灰白色，出血及坏死组织。

（四）溃疡型 它非一独立类型。在上述类型的基础上，癌组织坏死脱落后而形成深浅不等的溃疡，溃疡表面有大量坏死组织，溃疡边缘不规则，溃疡底及边缘均较硬。切面可见癌侵入宫颈深部，灰白色、质地脆硬，有明显的出血及坏死。

中国医学科学院肿瘤医院2 131例宫颈癌的大体分型如表10－3－1所示。光滑型均为肉眼不能识别的早期癌，糜烂型以早期癌占多数，结节型及溃疡型以晚期癌为多。

表10－3－1 2131例宫颈癌大体分型在各期的分布

分期	分型					
	光滑	糜烂	菜花	结节	溃疡	合计
Ⅰ	13	74	52	63	4	206
Ⅱ		53	289	296	160	798
Ⅲ			322	559	228	1109
Ⅳ			1	10	7	18
合计	13	127	664	928	399	2131

二、宫颈癌的组织学分类

宫颈癌的组织学分类，主要以肿瘤的组织来源、细胞分化程度及细胞形态等进行分类。宫颈癌可分为鳞状细胞癌（包括疣状鳞癌、乳头状鳞癌、淋巴上皮样癌、梭形细胞癌、囊性基底细胞癌）、腺癌（包括乳头状腺癌、内膜样腺癌、透明细胞癌、粘液腺癌、浆液性乳头状腺癌）及混合癌（腺鳞癌）等。鳞状细胞癌占绝大多数，占90%以上；腺癌约占宫颈癌的5%左右；混合癌及其他罕见癌（包括小细胞未分化癌等）占5%以下。有少数宫颈癌由于细胞分化太差，无法辨认其细胞来源，不能归入上述几类者一般称为未分化癌。宫颈癌的组织学类型分布如表10－3－2所示。

表10－3－2 宫颈癌组织学类型分布

	例数	鳞癌（%）	腺癌（%）	混合癌（%）	未分化癌（%）
上海肿瘤医院	3100	95.2	4.1		0.7
医科院肿瘤医院	2131	97.1	2.1	0.7	0.1
济南西郊医院	883	98.9	1.0		0.1
武汉医学院二分院	840	97.2	2.8		
江苏肿瘤防治所	464	97.8	1.3	0.9	
广东省人民医院	448	94.7	4.9	0.4	
天津中心妇产科医院	442	97.3	2.4	0.3	

第二节 蔓延和转移

一、蔓延

宫颈原位癌发展成浸润癌，平均病程（潜伏期）约5～20年。一旦形成浸润癌，则其在生长过程中即可向邻近组织和器官蔓延（图10－3－1）。

宫颈癌向下可浸润至阴道穹隆及阴道。与原发肿瘤邻近的阴道穹隆容易较早受累，前穹隆较浅，更易受侵，可较快蔓延至阴道前壁。后穹隆距原发肿瘤较远，因而阴道后壁常较晚受波及。肿瘤可经阴道粘膜、粘膜下层或肌层，单独或同时向阴道蔓延，亦可借阴道粘膜的丰富淋巴管逆行播散，而在远离原发癌的阴道上出现孤立的肿瘤结节。癌在阴道粘膜下蔓延，则临床上多不易早期发现。

宫颈癌突破子宫峡部屏障后，可向上经子宫内膜、肌层和淋巴管呈连续或跳跃式的向宫体蔓延。

在宫体受侵后，肿瘤可以较久地埋藏在子宫肌层中，但最终还是要侵犯浆膜甚至波及邻近的组织和器官。宫颈癌侵犯宫体较晚，但非罕见，只是临床不易确诊。

宫颈癌在开始一个相当长的时间内，只是局限性的缓慢地发展。一旦穿破宫颈肌层即可通过淋巴管波及宫颈周围结缔组织，迅速扩展到盆壁组织。宫颈两侧的输尿管，可因肿瘤压迫以及浸润形成不同程度的梗阻，导致输尿管或肾盂积水。

膀胱三角区与宫颈及阴道前壁紧密相依，肿瘤扩展到阴道前壁，穿破肌层后，很容易侵犯膀胱，首先受波及的是膀胱三角区。

宫颈癌向后扩展，可侵犯子宫骶骨韧带，甚至直肠。因宫颈及阴道后壁距直肠较远，所以直肠受侵较晚。

二、转移

淋巴管是宫颈癌最多见也是最重要的转移途径(图10－3－1)。宫颈癌向盆腔淋巴结转移，一般是由原发病灶通过附近的淋巴管首先向宫颈旁、闭孔、髂内、髂外等淋巴结向髂总淋巴结转移，进而转移到腹主动脉旁淋巴结。也可以经骶前淋巴结向腹主动脉旁淋巴结转移。晚期可以转移到锁骨上淋巴结及全身其他淋巴结。由于淋巴管道的互相交错，以及由于肿瘤扩展的情况不同，所以其淋巴转移的途径也非固定。

国内外文献报道的关于不同期别子宫颈癌盆腔淋巴结转移率的情况见表10－3－3，转移部位见表10－3－4，各期腹主动脉旁淋巴结转移情况见表10－3－5。淋巴结转移率与期别、原发灶的大小、癌浸润的深度及细胞分化程度密切相关。

血行转移少见，约4%左右。癌细胞侵犯静脉系统，也可通过胸导管或小的淋巴静脉交通支进入血循环而到远处脏器。最常见转移的脏器是肺、肝、骨等。

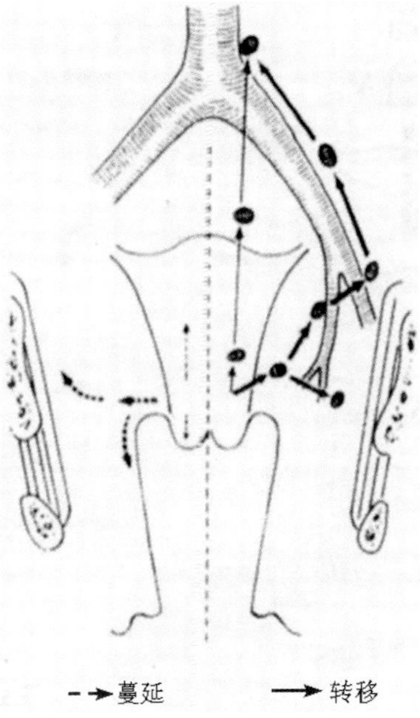

图10－3－1　子宫颈癌蔓延及转移

表10－3－3　子宫颈癌各期盆腔淋巴结转移率（%）

报告单位	报告时间	总例数	临床期别 Ⅰ	Ⅱ A B	Ⅲ A B	Ⅳ A B
国内16各单位	1997	1 775	0	5.7	25.9	
山东医科大学	1980	1 376		11.6	33.3	
广州中山医科大学	1990	820		8.9	24.1	
天津	1992	2 130	12.0～38.0	26.0～58.0	36.0～52.0	56.0～66.0
日本	1991		10.0	30.0	50.0	
Nagell等	1992	1 710	19.8	26.6～36.1	42.7	55.0

表10－3－4　国内8个省2619例宫颈癌淋巴结转移部位（例次）

部位	淋巴结转移部位 闭孔	髂内	髂外	髂总	宫颈旁	腹股沟	其他
例数	141	74	49	22	34	18	8

表10－3－5　子宫颈癌各期腹主动脉旁淋巴结转移率（%）

作者	总例数	临床期别 Ⅰb	Ⅱ Ⅱa	Ⅱ Ⅱb	Ⅲ	Ⅳ
天津	2 130	5～7.0	5.0～18.0		18～38	66.0
Nagell等	3 019	4.2	11.3	19.8	27.5	31.3

第三节 诊 断

正确诊断宫颈癌有赖于详细了解病史，熟悉临床表现以及必要而细致的检查和周密的分析。

一、症状

早期宫颈癌大多无任何症状，或仅有类似宫颈炎的表现，易被忽略。一旦出现症状，癌往往已发展到相当的程度。宫颈癌无特殊症状，最常见的是阴道不规则出血和白带增多，其他表现则随癌侵犯部位及程度不同而异。

（一）阴道出血 这是宫颈癌最常见的症状。在宫颈癌患者中81.4%有阴道出血，尤其是绝经后出血更应注意。开始常为接触性出血，多为少量出血，并经常自行停止，而后又出现不规则阴道出血。血管丰富的菜花型肿瘤或肿瘤晚期侵袭较大血管可引起大量出血，出血时间过久过多均可导致继发性贫血。阴道出血不是宫颈癌特有的症状，普查统计的资料表明，有阴道出血者由宫颈癌而引起者不足1%。

（二）白带增多 这也是宫颈癌最常见的表现。宫颈癌患者中82.3%有各种不同情况和不同程度的白带增多。起初可为浆液性或粘液性白带，随病程的进展白带可呈米汤样，或混有血液。由于肿瘤的坏死、感染，阴道排物就具有特殊的臭味。

（三）压迫症状 疼痛是最常见的压迫症状之一。癌侵及宫旁组织最初只有胀感，而后钝痛。若累及腹膜则有剧痛。癌侵及盆壁后进而压迫或侵犯神经干，这时可引起初为断续性腰痛、后为持续性向下肢放射性疼痛。癌压迫或侵犯输尿管引起肾盂积水，可有腰部钝痛。

宫颈癌向盆壁蔓延，压迫血管或淋巴管可造成循环障碍，可引起患侧下肢和外阴水肿。

宫颈癌向前扩展可压迫或侵犯膀胱，引起尿频、尿血，严重者可产生排尿困难、尿闭或尿瘘，甚至发生尿毒症，但少见。肿瘤向后蔓延可压迫直肠，出现里急后重、粘液便等症状，肿瘤侵犯直肠而发生阴道直肠瘘者极少。

癌在腹腔内破溃而引起癌性腹膜炎者罕见。

（四）全身症状 早期一般无明显的全身症状。但至晚期，除继发的全身症状外，还可以出现体温增高或恶病质。

（五）转移症状 宫颈癌的转移，一般是病变越晚转移的几率越高，但在较早期病变即发现转移者，亦非罕见。由于转移的部位不同，其症状亦各异。盆腔以外的淋巴转移以腹主动脉旁及锁骨上淋巴结为常见，表现为该淋巴部位出现结节或肿块。肺转移可出现胸痛、咳嗽、咯血等症状；骨转移可出现相应部位的持续性疼痛。其他部位的转移亦出现相应的症状。

二、检查

（一）一般检查 除一般的系统查体外，尤应注意检查表浅淋巴结。淋巴结是宫颈癌远处转移的常见部位。正常妇女常可触及腹股沟淋巴结，但宫颈癌转移至腹股沟淋巴结者少见。癌转移的淋巴结一般表现为淋巴结增大，质地较硬而不平，进而可多个淋巴结融合、粘连、固定。腹腔与盆腔相通，所以腹部也应注意检查。

（二）妇科检查

1. 视诊 应在充足照明条件下进行，包括直接观察外阴和通过阴道窥器观察阴道及宫颈。观察外阴应注意大、小阴唇、尿道口、阴道口及会阴其他部分有无癌侵犯表现及异常情况。观察阴道除一般观察外，要注意有无癌浸润，浸润范围。对宫颈的观察要注意肿瘤的位置、范围、形状、体积及与周围组织的关系。如做阴道细胞学涂片检查，则阴道窥器应以水为润滑剂，放置窥器时应注意避免碰伤肿瘤引起出血，以免影响涂片质量。

2. 触诊　肿瘤的质地、浸润范围及其与周围的关系等，必须通过触诊来确定。有些粘膜下及颈管内浸润，触诊比视诊更准确。触诊应由外向内按步进行，首先对外阴、阴道及宫颈进行检查，尤其要注意检查视诊所见的异常的部位。然后进行双合诊检查子宫的位置、大小、质地、活动度等，再查两侧附件及宫旁组织有无肿块、增厚、结节及压痛等。必须注意检查所见与宫颈的关系。双合诊检查之后做三合诊检查，这是诊断妇科肿瘤不可缺少的一个步骤，三合诊检查主要了解旁组织（包括阴道旁、宫颈旁及子宫旁）有无浸润以及盆壁、子宫骶骨韧带、子宫直肠窝、直肠本身及其周围组织等的情况。

3. 宫颈/阴道细胞学涂片检查　它是目前发现早期宫颈癌的主要手段，防癌普查中已广泛应用。特别是对临床不易发现的早期宫颈癌的诊断，细胞学涂片检查起着极其重要的作用。目前临床常用有常规巴氏涂片、液基薄片（ThinPrep/Autocyte）等。为了保证涂片质量，在刮取标本时要先擦净宫颈上的粘液、分泌物，刮取部位要准确，避免出血，涂片要薄而匀，涂片后要立即固定，以提高阳性率。随着细胞学制片技术和阅片技术的提高，宫颈癌前病变及宫颈癌的检出率大大提高。

4. 组织学检查　宫颈癌的诊断均应有活体组织学检查证实。根据不同情况，有下列几种宫颈活体组织采取方法：

（1）咬取法　这是采取宫颈活体组织最常用的方法。绝大多数患者可以用此法得到确诊。此法可自一处或多处用特制的活检钳在病变部位咬取。如病变部位不明显，可用碘试验或行阴道镜检查提示咬取部位。

（2）切取法　多次咬取活检仍不能确诊，需进一步采取较深部组织时可用切取法。此法是在可疑部位以锐利尖刀做楔状切取。

（3）宫颈管内刮取法　宫颈表面活检阴性、细胞学涂片检查阳性或临床不能排除宫颈管癌时，可做宫颈管内膜刮取活检。

（4）宫颈锥形切除　阴道细胞学检查多次异常，但上述检查方法均未得到证实，临床仍不能排除癌，或发现癌但不能确定有无浸润和浸润深度时临床上需要确诊者，可行宫颈锥形切除。一般情况下，建议在阴道镜下多点活检及宫颈管刮术仍未确诊时再采用手术。

活检时应注意尽量减少对组织的挤压破坏；标本应注明采取部位，多点标本应分别注明；标本应立即置于10%甲醛液中固定；活检后用带尾纱布压迫止血，6～8小时后取出；锥形切除术后用纱布压迫，24小时后更换；急性盆腔感染期间不宜活检。

5. 腔镜检查

（1）阴道镜　对早期宫颈癌的发现、确定病变部位有重要作用，可提高活检的阳性率。

（2）膀胱镜　阴道前壁受癌侵犯较深或临床可疑膀胱被累及者，应行膀胱镜检查。

（3）直肠镜　临床可疑直肠受侵犯者。

6. 影像检查

（1）胸部透视　这是治疗前常规检查项目。有胸部症状者尤应注意，必要时摄片检查。

（2）B型超声检查　可通过腹部、阴道或直肠途径进行检查，可显示盆腔及腹腔脏器的情况，有无肿块、肿物的位置、囊性或实性、有无腹腔积液等。

（3）静脉肾盂造影　主要检查输尿管及肾盂有无积水，同时可以了解肾脏排泄功能，以帮助临床分期。晚期宫颈癌可以选择进行。此项检查对治疗后宫旁复发的诊断有一定帮助。

（4）淋巴造影及血管造影　对盆腔及腹主动脉旁淋巴结转移的诊断可有帮助，但准确性尚有待进一步提高，目前尚未广泛应用。

（5）计算机断层扫描（CT）及磁共振（MRI）　可以测出肿块的从属性、结构、部位及大小；鉴定肿瘤向宫旁及盆壁播散情况；可以显示增大的淋巴结。由于淋巴结转移直接影响预后，现在有不少学者建议增加宫颈癌影像学分期。

7. 放射性核素肾图　可以检查输尿管梗阻及肾脏排泄功能。

8. 其他检查 如鳞状细胞癌抗原（SCC），癌胚抗原（CEA）的检测可作为宫颈癌治疗后监测。

三、鉴别诊断

宫颈癌的诊断一般并不困难，但有时也不容易。必须详细询问病史、细致检查病人，常需与下列疾病相鉴别。

（一）宫颈糜烂 表现为宫颈外口附近及周围有鲜红色微小颗粒，亦可有小量多点出血，质地不硬。宫颈糜烂与早期宫颈癌肉眼观察很难区别，需借病理确诊。

（二）宫颈肥大 宫颈明显增大、表面光滑或伴有糜烂，在光滑的表面上常可见多个灰白色带有光泽的宫颈腺体囊肿，刺破后有粘液溢出。

（三）宫颈息肉 有蒂的扁圆形赘生物，表面光滑、色红润、质软。息肉常来自宫颈管内，突出在宫颈管外，应行息肉摘除术，并送组织学检查。

（四）宫颈结核 表现多样。宫颈外观可以正常，亦可以肥大、糜烂、溃疡、乳头状或息肉样表现。好发于青年人，多有月经异常、结核病史及不育史。活体组织检查可以鉴别。

（五）妊娠期间的并发疾患 如流产、前置胎盘等，经仔细检查可以区别。妊娠亦可合并宫颈癌，因此在诊断和处理时要特别慎重。

（六）宫颈肌瘤及子宫粘膜下肌瘤 肌瘤突出在宫颈或阴道，其表面伴感染、坏死者，可似宫颈癌，但仔细检查是可以区别的。宫颈肌瘤由于肿瘤呈膨胀性生长，可将宫颈口挤向对侧；粘膜下肌瘤常来自宫颈管或宫腔，亦可有蒂，光滑的宫颈被挤压变薄包在肿瘤四周，质地均匀，不脆不硬。

（七）宫颈乳头状瘤 一般为局限性，呈乳头状，多无浸润表现，活检可以鉴别。

四、临床分期

临床分期是指导治疗、估计预后的指南。由于各人对盆腔肿瘤扩散情况在检查和判断上的差异，临床分期上常有分歧。因此，应严格按国际临床分期的标准和要求进行分期，以缩小在分期上宽严的差距。目前广泛采用的是国际妇产科联盟提出的宫颈癌国际临床分期标准（图 10－3－2）。此分期法经国际妇产科联盟（International Federation of Gynecology and Obstertrics，FIGO）1994 年会议修改，FIGO 与 TMN 分期（2002 年）具体如下：

（一）临床分期 TMN FIGO 分期。

T：原发灶

T_x：原发肿瘤无法评估

T_0：无原发肿瘤的证据

T_{is}：0 期 原位癌

T_1：Ⅰ期 肿瘤局限于宫颈（不论宫体是否受侵）

T_{1a}：Ⅰa 镜下浸润癌，上皮基底膜下间质浸润深度≤5mm，水平扩散≤7mm，（脉管内浸润不影响分期）

T_{1a1}：Ⅰa1 间质浸润深度≤3mm，水平扩散≤7mm

T_{1a2}：Ⅰa2 间质浸润深度＞3mm，但不超过 5mm，水平扩散≤7mm

T_{1b}：Ⅰb 不论临床或非临床所见、病变范围超过 T_{1a}/Ⅰa2 期，但病灶局限于宫颈

T_{1b1}：Ⅰb1 临床病灶最大直径≤4cm

T_{1b2}：Ⅰb2 临床病灶最大直径＞4cm

T_2：Ⅱ期 肿瘤浸润超出子宫、但未达盆壁或阴道下 1/3

T_{2a}：Ⅱa 无明显宫旁浸润

T_{2b}：Ⅱb 有明显宫旁浸润

T_3：Ⅲ期 肿瘤扩展到盆壁和/或侵犯阴道达下 1/3（包括因肿瘤压迫所致肾盂积水或肾无

功能者）

T_{3a}：Ⅲa　未扩展到盆壁但侵犯阴道下 1/3

T_{3b}：Ⅲb　扩展到盆壁和/或肾盂积水或肾无功能等

T_4：Ⅳ期　肿瘤扩展超出真骨盆，或侵犯膀胱或直肠粘膜（粘膜泡状水肿不归此期）

Ⅳa　肿瘤扩散至邻近器官

Ⅳb　肿瘤扩散至远处器官

N：区域淋巴结

N_x：区域淋巴结无法评估

N_0：无区域淋巴结转移

N_1：有区域淋巴结转移

M：远处转移

M_x：远处转移无法评估

M_0：无远处转移的证据

M_1：有远处转移

TNM 分期（2002 年）

0 期：	$T_{1s}N_0M_0$
Ⅰ期：	$T_1N_0M_0$
ⅠA 期：	$T_{1a}N_0M_0$
ⅠA1 期：	$T_{1a1}N_0M_0$
ⅠA2 期：	$T_{1a2}N_0M_0$
ⅠB 期：	$T_{1b}N_0M_0$
ⅠB1 期：	$T_{1b1}N_0M_0$
ⅠB2 期：	$T_{1b2}N_0M_0$
Ⅱ期：	$T_2N_0M_0$
ⅡA 期：	$T_{2a}N_0M_0$
ⅡB 期：	T_{2b}-N_0M_0
Ⅲ期：	$T_3N_0M_0$
ⅢA 期：	$T_{3a}N_0M_0$
ⅢB 期：	$T_1N_1M_0$
	$T_2N_1M_0$
	$T_{3a}N_1M_0$
	T_{3b}任何 NM_0
ⅣA 期：	T_4 任何 NM_0
ⅥB 期：	任何 T 任何 NM_1

（二）分期注意事项　宫颈癌的临床分期标准已经多次修订，每次修订都有进步。为了减少临床分期上的人为误差，规定了分期的注意事项，现综合如下：

1. 0 期包括上皮全层均有非典型细胞，但无间质浸润。

2. ⅠA 期的诊断必须根据切除组织的显微镜检查结果确定。

3. 只有子宫旁组织增厚是结节状直接蔓延到盆壁，或肿瘤本身扩展到盆壁时，方能定为Ⅲ期。宫旁组织增厚，使肿瘤与盆壁间距离缩短，但子宫组织增厚为非结节状者，应定为ⅡB 期。

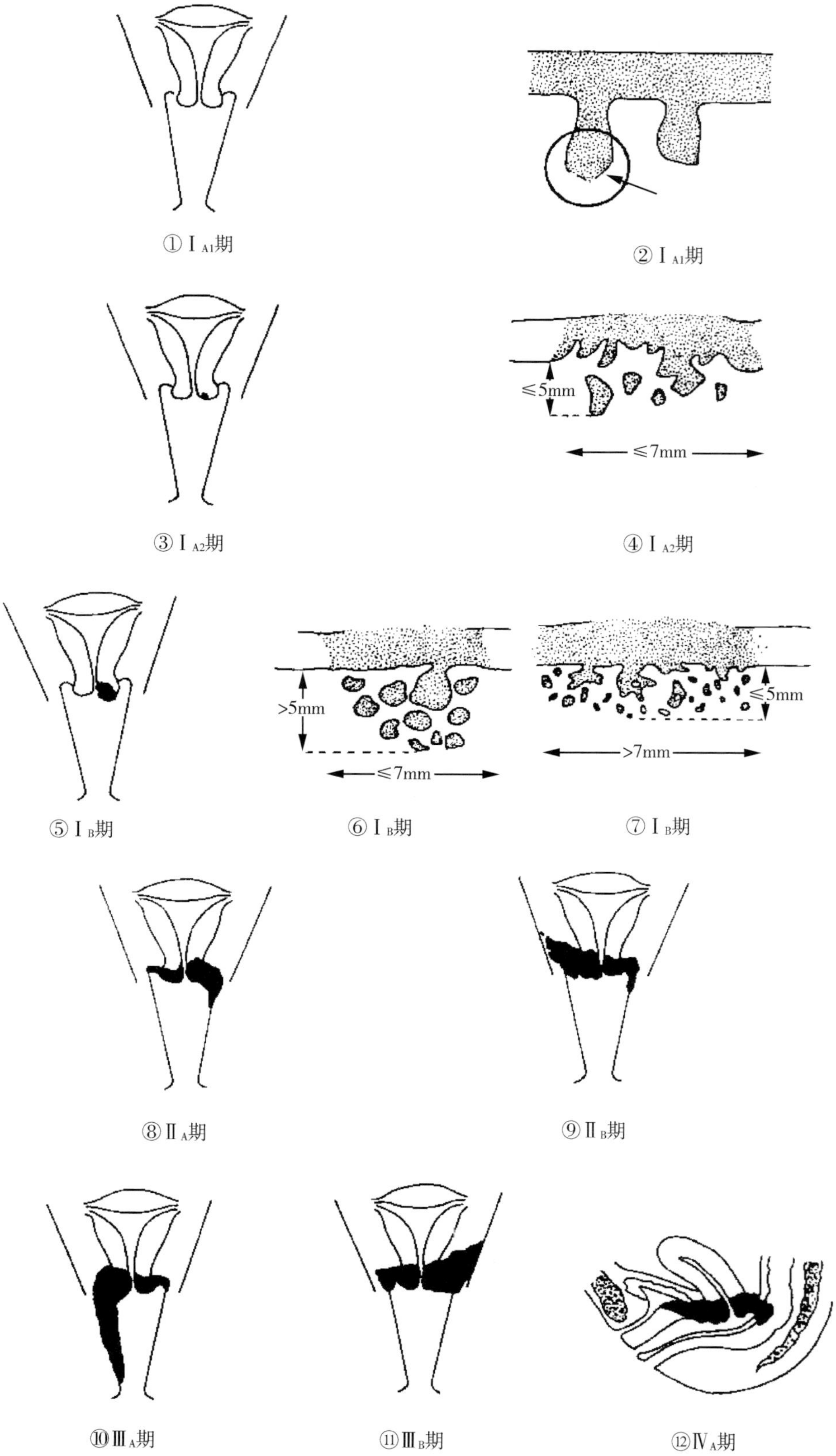

图 10－3－2　子宫颈癌临床分期

4．即使根据其他检查为Ⅰ期或Ⅱ期，但因癌性输尿管狭窄而出现肾盂积水或肾无功能时应定为Ⅲ期。

5．膀胱或直肠粘膜受侵，必须有组织学检查证实。膀胱粘膜泡样水肿，不能定为Ⅳ期。

6．临床分期应由有经验的医师于治疗前确定，不能因治疗后有新发现而改变分期。

7．确定具体期别有困难时，应定为较早的期别。

第四节　治疗的选择

宫颈癌的治疗，目前能达到较好疗效的是放射、手术及综合治疗。各种治疗方法，虽然有各自的适应范围，但根据肿瘤情况、一般状态、设备条件和技术力量的不同，适应范围亦略有差异。众多研究表明早期宫颈癌患者（Ⅰ～ⅡA）单纯根治性手术与单纯根治性放疗两者治疗效果相当，5年生存率、死亡率、并发症几率是相似的。但其中一些具有不良预后因素的患者预后仍较差，5年生存率可下降至50%，甚或更低。影响早期宫颈癌术后预后因素是宫颈局部肿瘤体积大、淋巴结转移、切缘阳性、脉管瘤栓、宫旁浸润以及肌层浸润深度等。临床研究表明，手术、放疗和/或化疗三者的合理应用，能有效地改善早期癌的疗效。对于ⅡB以上中晚期宫颈癌，在过去传统治疗中公认的首选方法是放射治疗。近年来，随着国内外大量的有关宫颈癌同步放化疗与单纯放疗的随机分组临床研究的开展，结果表明以顺铂为基础的同步放化疗较单纯放疗提高了生存率、降低了死亡风险，同步放化疗已成为中晚期宫颈癌治疗的新模式。

一、放射治疗

这是宫颈癌的主要治疗手段，适用范围广，各期均可使用，疗效好。宫颈癌的放射治疗以腔内照射配合体外照射的方法应用最普遍。

（一）腔内照射　主要照射宫颈癌的原发区域。

（二）体外照射　主要照射宫颈癌的盆腔蔓延和转移区域。

二、手术治疗

它也是宫颈癌有效的治疗手段，早期病例可一次清除病灶，治疗期短，年轻患者可以保持正常的卵巢和阴道功能。但手术治疗有严格的适应证，手术范围广，创伤大，手术可能有严重的并发症。

（一）广泛性子宫切除术　适用于0期，ⅠA期及部分ⅠB期患者。此种手术并发症少，疗效亦好。

（二）广泛性子宫切除加盆腔淋巴切除术　适用于ⅠB期及部分ⅡA期患者。

（三）盆腔脏器清除术　分前盆、后盆及全盆清除术3种。它适用于癌侵犯膀胱和/或直肠，无远处转移，不宜放疗而又可能切除者。此种手术损伤性大，疗效也不甚理想，需要输尿管移植和/或结肠造瘘，不易为患者所接受，一般很少采用。

三、综合治疗

恶性肿瘤的手术逐步发展到根治术甚至超根治术，疗效却未随手术范围的扩大而提高。由于手术范围广，创伤大，并发症多，早期癌淋巴转移少，切除太多的正常淋巴结可破坏免疫系统功能，手术切除并不能摆脱生物学行为的限制，增加原发器官的根治范围，并不能改善生存率。由于放射治疗技术及化疗药物的迅速发展，手术治疗走向个别化或缩小手术范围配合以放射治疗和/或化疗，并已取得良好的效果。综合治疗是治疗恶性肿瘤的总趋势，是提高恶性肿瘤疗效的一个重要而有希望的途径。

术前辅助近距离腔内放疗，达到减少肿瘤负荷，创造手术条件，但远期生存率未见提高。对于具有高危因素的早期宫颈癌病人术后辅助放化疗仍被大多数人所采用。

早在20世纪70年代，国外临床已经将羟基脲（hydroxyurea）作为放疗增敏剂应用于宫颈癌治疗中。随后，有不少关于5-氟尿嘧啶（5-fluorouracil）、丝裂霉素C（mitomycin C）、顺铂（cisplatin）等药物作为放疗增敏剂的文献报道。近年来研究较多的是同步化疗和新辅助化疗。

同步放化疗即在放疗期间同时进行化疗，而放疗不间断。其作用机制是：①放化疗直接杀灭原发肿瘤和消灭微小转移病灶；②同步放化疗后使处于不同细胞周期的肿瘤细胞同步化，对放射线产生敏感；③化疗也能通过直接肿瘤细胞毒性、肿瘤细胞周期同步化和抑制亚致死放射修复来增加放射剂量反应曲线的梯度，以达到增加肿瘤细胞死亡。另外，同步放化疗避免了延迟盆腔放疗时间。

1999年先后报道了由GOG（the Gynecologic Oncology Group）、RTOG（the Radiation Therapy Oncology Group）、SWOG（the South West Oncology Group）进行的5个以顺铂为基础的同步放化疗大样本前瞻性随机对照临床研究结果，尽管各研究组内临床期别、放射剂量、放射方法及含顺铂的化疗方案不尽相同，但结果都证明同步放化疗能明显改善生存率，使死亡危险下降30%～50%，因而奠定了同步放化疗在宫颈癌综合治疗中的地位，被美国NCI（the National Cancer Institute）推荐为宫颈癌治疗的新标准（表10-3-6，表10-3-7，表10-3-8）。

表10-3-6 美国5组宫颈癌同步放化疗前瞻性随机研究

研究组	分期	病人例数	药物	生存率（%）		*P*
				CT+RT	RT	
放化疗与放疗						
RTOG 9001	*ⅠB2～ⅣA	388	CF	73	58	0.004
GOG 123	*ⅠB2	369	C	83	74	0.008
SWOG 8797	*ⅠA2～ⅡA	243	CF	80	63	0.01
化疗方案比较						
GOG 85	ⅡB～ⅣA	368	CF versus H	55 CF	43 H	0.018
GOG 120	ⅡB～ⅣA	526	C versus H	66.4 C	49.7 H	0.004
GOG 120			CFH versus H	67.0 CFH	49.7H	0.002

C：cisplatin；F：5-FU；H：hydroxyurea。*具有高危因素。

表10-3-7 以顺铂为基础的同步放化疗方案

研究组	方案	药物	剂量	用法
SWOG8797	CF	DDP	70mg/m^2	放疗第1、29、43和64天
		5-FU	4g/m^2	96小时持续静脉滴入，放疗第1、29、43和64天
GOG 85	CF	DDP	50mg/m^2	放疗第1和29天
		5-FU	4g/m^2	96小时持续静脉滴入，放疗第1和29天
RTOG 9001	CF	DDP	75mg/m^2	放疗第1和29天
		5-FU	4g/m^2	96小时持续静脉滴入，放疗第1和29天
GOG 120	C	DDP	40mg/m^2	放疗第1、8、15、22、29和35天
	或CFH	DDP	50mg/m^2	放疗第1和29天
		5-FU	4g/m^2	96小时持续静脉滴入，放疗第1和29天
		hydroxyurea	2g/m^2	口服，每周两次，共六周
GOG 123	C	DDP	40mg/m^2	放疗第1、8、15、22、29和35天
NCIC	C	DDP	40mg/m^2	放疗第1、8、15、22和29天

表 10-3-8 美国 RTOG（9001）组研究结果（Eifel）

结果	同步放化疗组	单纯放疗组	危险比值	*P*
总生存率（%）			0.48	<0.001
5 年	73	52		
8 年	67	41		
无进展生存率（%）			0.49	<0.001
5 年	68	43		
8 年	61	36		
局部失败率（%）			0.42	<0.001
5 年	18	34		
8 年	18	35		
远处转移率（%）			0.48	0.0013
5 年	18	31		
8 年	20	35		
腹主动脉旁失败率（%）			1.65	0.15
5 年	7	4		
8 年	9	4		

新辅助化疗是一种连续治疗方法，在放疗前或术前先给 1 ~3 疗程化疗，其目的是使肿瘤对化疗产生反应，减少肿瘤负荷和消灭微小转移病灶。化疗药物和放射线作用于肿瘤细胞的不同亚群，化疗后使肿瘤细胞周期同步化。从目前资料来看，新辅助化疗大多数有较高的近期反应率，而对长期生存无改善（表 10-3-9）。为什么新辅助化疗没有比单纯放疗取得更好的效果，目前尚不十分清楚，可能与延迟盆腔放疗时间有关，特别是对化疗无反应者，再者可能与化疗时间和剂量选择不当有关。

表 10-3-9 宫颈癌新辅助化疗随机研究

作者	例数	方案	化疗反应率（%）	生存率（%）		*P*
				CT/RT	RT	
Napolitano	192	BOP	81	78.6	73.2	NS
Symonds	204	MtxP	49	47	40	NS
Tattersall	260	EpP	72	47	70	0.02
Sundfor	94	PF	53	38	40	NS
Kumar	177	BIP	70	38	43	NS
Tabata	61	BOMP	72	43	52	NS
Souhami	107	BOMP	47	23	39	0.02
Chiara	58	P	78	72	83	NS
Leborgne	130	BOP	68	38	49	NS

B：bleomycin；P：cisplatin；Mtx：methotrexate；Ep：epirubicin；F：5-FU；I：ifosfamide；O：vincristine；M：mitomycin C。NS：无统计学意义。

第五节 放射治疗

一、放射治疗原则

恶性肿瘤的放射治疗原则与其他治疗手段一样，要最大限度地杀灭癌细胞，尽最大可能保护正常组织和重要器官，即尽量提高治疗效果，降低并发症。为此，放射治疗应达到以下要求：

（一）适当的治疗工具　目前，可供临床使用的放射治疗工具很多，包括近距离治疗及远距离治疗设备。近距离治疗包括腔内照射、管道内照射、组织间照射等。远距离治疗包括深部X线治疗机、^{60}Co治疗机、加速器等，各有其不同的照射特点。放射治疗就要根据肿瘤的不同情况，选择适当的照射工具。例如，宫颈癌的原发肿瘤区的治疗，选用近距离的腔内照射最为适宜，放射源距肿瘤最近，可以较小强度的放射源照射，而取得对肿瘤的最大治疗效果。由于近距离照射剂量衰减得很快，所以对其周围组织和器官的辐射损伤较小。如宫颈癌局部为大菜花状肿瘤，亦可选用组织间照射，先将局部肿瘤缩小后，再行常规的腔内放疗。对宫旁、宫颈旁、阴道旁、盆腔淋巴区或体表局部病灶的治疗，就必须采用远距离的体外照射，根据其肿瘤的部位及深度的不同，选用钴^{60}治疗机，能量不同的加速器治疗。工具的选择是否适当，是影响治疗效果的因素之一。

（二）适宜的照射范围　恶性肿瘤的放射治疗也和其他治疗一样，除了极少数的早期癌可以对其蔓延转移区不作处理外，其他期别病例的治疗都需要包括肿瘤原发区及其蔓延转移区。照射范围的确定主要是以肿瘤的恶性程度、侵犯周围组织的范围及区域淋巴转移的可能性等方面来考虑的。因此，要求医师要有一定的临床经验。要尽力使照射野既要够大，又不过大。照射野不够大，肿瘤照射不全，疗效肯定不好；照射野过大，则会增加或加重放射治疗并发症，降低疗效，所以要求照射范围要适宜。例如，宫颈癌的体外照射，一般照射野的上缘在髂嵴水平，照射野下缘在耻骨联合下缘水平即可，根据肿瘤期别的早晚可以适当调整其照射范围。一般恶性肿瘤的周边区域的细胞对放射线的敏感性较肿瘤中心为高，因此照射野应在照射到适当时间后，可随肿瘤的缩小而缩小，以提高肿瘤的照射剂量，减少并发症。

（三）足够的照射剂量　是否在一定的时间内给足一定的照射剂量，也是影响放射治疗效果的一个因素。由于肿瘤的组织类型、细胞成分、生长部位、肿瘤体积及患者全身情况等因素不同，肿瘤对放射线的敏感性各异，其所需放射剂量也不尽相同。例如，宫颈鳞癌，它生长在以纤维组织为主的宫颈上，所以宫颈癌的瘤床对放射线有很高的耐受量，一般其受量均在10 000～20 000cGy以上，而其他部位的鳞癌，受到瘤床组织对放射线耐受量的限制是很难做到的。肿瘤的放射剂量必须根据患者的实际情况，给以足够剂量，当然也不能超量。如果照射剂量不足，肿瘤必然复发，照射剂量过高，则造成瘤床坏死，影响组织的修复功能，也影响放射治疗效果。体外照射的剂量计算比较容易，而且准确，而腔内照射剂量的计算，因为影响其剂量的因素很多，所以腔内照射的剂量很难计算，且不甚准确。为此，有条件的单位，应有专业人员，负责临床剂量的确定工作。

（四）均匀的剂量分布　体外照射在治疗体积内，使剂量分布较均匀是较易做到的，而近距离照射在治疗体积内的剂量分布很难均匀，放射剂量随着与放射源距离的增加，组织受量按反平方定律而下降。这种近距离照射的剂量分布特点，既有其不利的一面，又有可利用的一面。宫颈癌常用的腔内照射就是利用其有利一面的范例。近距离照射可以通过合理布置放射源，以减少治疗体积内剂量分布不均匀的程度。宫颈癌放射治疗中，最常用的是体外照射及腔内照射的联合应用，两者的适当配合，可以弥补一部分近距离照射剂量分布不均匀的弊端。

（五）合理的照射体积　靶体积确定以后，就要利用一切可能，使靶体积内的照射剂量最高，而正常组织和器官的辐射剂量在最低范围内。因为组织器官的放射损伤几率与照射剂量和体积成正相关关系，要求在病变范围以外的正常组织和器官受照射的范围和剂量愈小愈好。例如，宫颈癌的肿瘤原发区的腔内放射治疗就明显地优于体外照射，其关键就是腔内放疗的照射体积小于体外照射的照射体积。又如，对盆腔淋巴区的体外照射，前、后野对穿照射优于侧野照射，前者照射距离近，体积小，辐射损伤少，后者则反之。

（六）个别对待治疗原则的正确运用　由于个体的差异及肿瘤的多种多样，肿瘤的治疗不可能有标准的模式。如果按某一标准模式治疗，只有适合某一标准模式治疗的患者可能获得治愈，而不适宜这种标准模式治疗的患者就很难获得较好的效果。因此，对肿瘤的治疗必须正确运用个别对待的治疗

原则，才能取得应有的最好效果

个别对待的治疗原则在治疗方案设计上的体现，就是治疗方针、照射范围、照射剂量、分次方法和治疗工具的选择上，均应根据每位患者的个体及肿瘤情况来决定。例如，宫颈癌菜花状者可先行消除治疗，合并盆腔炎者可先行体外照射，子宫明显偏斜者四野外照射的位置向子宫偏斜方向适当外移。在治疗过程中，必须对病人定期进行仔细而全面的检查，根据肿瘤对放射治疗的反应及全身和局部的放射反应、对照射野的大小、照射野的位置、照射剂量及疗程等进行必要的调整。治疗方针也同样要正确地运用个别对待的治疗原则。个别对待的治疗原则要贯彻在整个治疗过程中。例如，患者治疗前计划行根治性放射治疗，但在治疗过程中出现远处转移，或在治疗过程中肿瘤未得到控制，甚至继续发展，表明放射治疗无效，或因放射治疗反应严重而不能完成根治计划，应根据情况改变治疗手段或改为姑息性治疗。反之，原计划为姑息性放疗者，对放射治疗肿瘤的反应良好，在全身情况允许下，则可以改变治疗计划，转为根治性治疗。

由于肿瘤的种类不同，或同类肿瘤在不同个体的表现不同，以及每个人对放射治疗的反应性不同，所以千篇一律或一成不变的治疗方法不可能取得最好结果，必须正确地运用个别对待的治疗原则，才能提高疗效。

二、治疗计划的制订与实施

（一）放射治疗计划的制订

1. 治疗方针的决定　宫颈癌的治疗目前主要是手术、放疗及综合治疗。在制订治疗计划前要根据恶性肿瘤的类型，病变范围及病人的全身情况等决定采用哪种治疗手段。

对于决定采用单纯放射治疗者，还必须决定是根性治疗还是姑息性治疗。

（1）根治性放射治疗　病人在放射治疗后可望获得长期生存。行根治性放射治疗时，对存在肿瘤的全部组织给以根治剂量的照射，由于照射范围较大，照射剂量也高，因此对肿瘤附近的正常组织和器官，特别是一些对放射线敏感的组织和器官的防护，就成为治疗中的一个重要问题。如果放射治疗方案设计不当就容易引起严重的后遗症。

（2）姑息性放射治疗　其目的是为了减轻病人痛苦，延长病人的生存时间。姑息性放射治疗时，照射范围较小，甚至可以不包括全部肿瘤，而仅照射引发症状的部位，如引起梗阻或压迫症状的那部分肿瘤，照射剂量也较低。因此，所需的照射技术就比较简单。姑息性放射虽较简单，但不能滥用，要以不增加病人痛苦为前提。

根治性治疗与姑息性治疗是相对的，在治疗过程中可根据肿瘤及病人情况而互相转换。若放射治疗作为与手术配合的综合治疗，要根据肿瘤情况及病人条件决定是术前放射治疗还是术后放射治疗。

（3）术前放射治疗　常是计划性的，其目的是通过术前放射治疗，降低癌细胞活力或减少种植和扩散的几率；缩小肿瘤范围，提高手术切除率；杀伤亚临床病灶，降低局部复发率。

（4）术后放射治疗　常是根据手术情况决定的，若手术切除的范围不够广泛，手术可疑有局部残存肿瘤，该肿瘤对放射线有一定的敏感性，可行术后放射治疗，以提高疗效。

2. 确定肿瘤位置、范围及与周围正常组织或器官的关系　放射治疗计划设计的基础，在于准确地定出肿瘤的位置、范围及与周围正常组织或器官的关系，在条件允许的情况下，尽可能精确地画出肿瘤体积，然后根据肿瘤的位置及其生物学行为确定靶体积。

（1）肿瘤体积　即已知的肿瘤侵犯的组织体积，其位置及范围可通过临床检查、X 线检查、放射性核素显像、电子计算机断层扫描（CT）、磁共振、模拟定位机、超声扫描及病理组织学检查等来确定。

（2）靶体积　包括肿瘤体积和其他可能受侵犯的组织。靶体积的确定主要从肿瘤的恶性程度、侵犯周围组织的范围以及区域淋巴结转移的可能性等方面考虑。所以，靶体积必须是有一定临床经验的医师确定。

（3）治疗体积 由于每次摆位时产生的微小体位差异、呼吸运动的影响，治疗过程中靶体积内组织的肿胀或皱缩造成靶体积的变化等因素的存在，照射野必须包括靶体积以外的一部分组织，以保证靶体积内组织无遗漏地获得需要照射的剂量，这个范围就叫作治疗体积。治疗体积在治疗过程中可随肿瘤体积缩小而适当地缩小。

3. 解剖横截面图 该图用于设计照射剂量计划。横截面图应包括：病人躯体轮廓、参考点、肿瘤体积、靶体积及重要器官。作剂量计划时，肿瘤体积与周围组织和重要器官的相互关系，可以在一个或几个有代表性的解剖横截面图上显示出来。这种解剖横截面图，必须在治疗位置上，按实际大小画出。所选横截面图能最好地显示治疗体积的立体状态，以及与病人躯体轮廓的关系。在一般情况下，可以采用靶体积中心部分的横截面，宫颈癌一般以“A”点水平的截面为准。

为了获得横截面所需资料，最简单的方法是在治疗位置上摄取互相垂直的正侧位 X 线片，通过在入射点和出射点中间的体表皮肤上放置标尺校正照相放大率后，即可得到肿瘤体积、位置以及与周围正常组织的关系。目前，可通过 CT、超声波扫描的应用，获得精确的横截面图。

4. 制定放疗剂量计划 通过所得的横截面图，结合治疗方针及其他有关因素，可以制定出一个适合其具体情况的放射治疗剂量计划。剂量计划可以通过手工操作的方法，把不同照射的剂量相加，给以相应的校正而获得，也可以用电子计算机进行。如腔内与体外联合照射，则把腔内与体外照射的剂量相加。使用电子计算机作剂量计划的优点是速度快，准确性高。如要对不均匀性组织进行校正，则计算机方法是为得到一个准确剂量的唯一可行的方法。

5. 治疗计划的选择 同一个病人，可以由于选用的治疗工具、治疗方法、照射途径等因素的不同，制订出几个不同的治疗计划。治疗计划制订以后，可以从中选出最理想的方案执行。最理想的放射治疗计划应该是最符合放射治疗原则的，即对靶区的照射剂量足够而且均匀，对癌组织起到最大的杀灭作用，以提高治愈率，而对正常组织和器官的照射剂量愈低愈好，照射体积愈小愈好，对正常组织和器官最大限度地保护，以降低并发症。宫颈癌肿瘤原发区（宫颈、阴道、宫体及宫旁三角区）的治疗，以腔内照射为主。盆腔转移区（子宫旁组织、宫颈旁组织、阴道旁组织及盆腔淋巴区）以体外照射为主。腔内照射与体外照射相互配合，在盆腔范围形成一个以宫颈为中心的有效放射区（图 10－3－3）。在精心处理的基础上，正确运用个别对待的治疗原则，以达到消灭癌组织，最大限度地保护正常组织和器官。

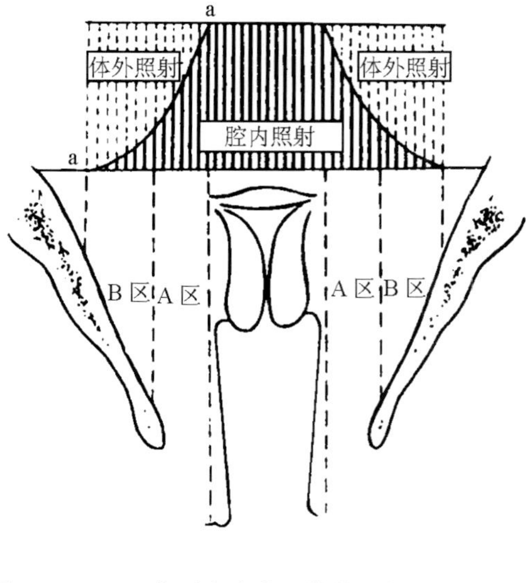

图 10－3－3 宫颈癌腔内及体外照射范围示意图

（二）放射治疗计划的实施

1. 治疗前的准备

（1）作好对病人的解释工作 说明治疗情况，解除思想顾虑，建立治疗信心，取得密切配合。

（2）合并症的处理 肿瘤病人也常合并有其他疾病，如果合并疾患不影响肿瘤治疗，则应先治疗肿瘤。如果合并症影响肿瘤的治疗或疗效，则应尽快对合并症给予积极的处理，以使患者能在全身于最良好的状态下进行放射治疗。例如，合并贫血，感染及营养不良等，应纠正贫血，控制感染及补充营养后再行放射治疗。如果合并心、肝、肾等重要器官的疾病，在急性发作期时，应待病稍稳定后再行放射治疗。

（3）治疗前的肿瘤处理 有些情况宜在正式放射治疗前对肿瘤进行处置后，再行放射治疗。例如，大菜花状的宫颈癌，可以先行局部肿瘤的组织间照射或局部照射，待肿瘤缩小后再行正规的放射治疗。

2. 放射治疗计划的执行

（1）仔细检查，认真记录　放射治疗前要仔细查阅各种实验室检查情况、影像资料及有关的检查结果，特别要注意病理组织学检查结果，因为放射治疗前必须有病理证实。妇科检查对肿瘤的大小、范围、类型与周围组织器官的关系等，要认真记录并绘图示意，以备治疗过程中及随诊检查时对照之用。

（2）治疗体位　放射治疗是通过一系列的照射来完成的，治疗的准确与否在很大程度上与病人的体位及其重复性程度有关。为此，应该选择病人感到舒适而重复性好的体位，在某些情况下，还应采用固定体位的装置，以保证体位的准确。病人应在最少变动的位置上进行治疗，以免因体位的变动致内脏相对位置的改变而影响治疗的准确性。宫颈癌放射治疗，体外照射一般均取仰卧及俯卧位，俯卧位更好些，因俯卧位时的前后径最小，而且小肠向头部方向移动，可以减少腹腔脏器的辐射损伤。腔内照射均取截石位。

（3）体外照射　在实际进行治疗前，均应按照治疗体位在模拟定位机上，透视下按照剂量计划的要求，核对不同照射野和治疗体积及参考点，最后确定照射野的位置，然后开始治疗。每个照射野在体表的具体部位均应在治疗单上标明，以便在需要时可以重新画出，这对研究照射野与放射治疗疗效的关系是很有帮助的。对进行再程放射治疗时，应按照原照射野的标志，重新画出照射野，以避免因照射野重叠而超量照射引起的放射损伤。应尽量利用体表的骨性解剖标志作为照射标志，如剑突、肋骨、脊柱、髂嵴、髂前上棘、耻骨、坐骨结节等，并应注明照射野每边的具体尺寸、体位等，便于复制。

（4）腔内照射　腔内治疗要严格无菌操作。根据宫腔深度、阴道宽窄及肿瘤的具体情况，决定选用容器的大小，将容器放好后填塞固定。有条件时可利用计算机计算出剂量分布曲线，如剂量分布不理想，可以调整放射源的组合至理想为止，然后送入放射源进行治疗。如无计算机设备，也需要在治疗前测出各种组合的主要参考点“A”点与“B”点（阴道穹隆垂直向上2cm，与子宫中轴线外2cm交叉处为“A”点，解剖上相当于子宫动脉与输尿管交叉处。自“A”点水平向外延伸3cm处为“B”点，图10－3－4），肠道及膀胱照射剂量的比例关系，以便在治疗中参考，避免出现严重的放射损伤。

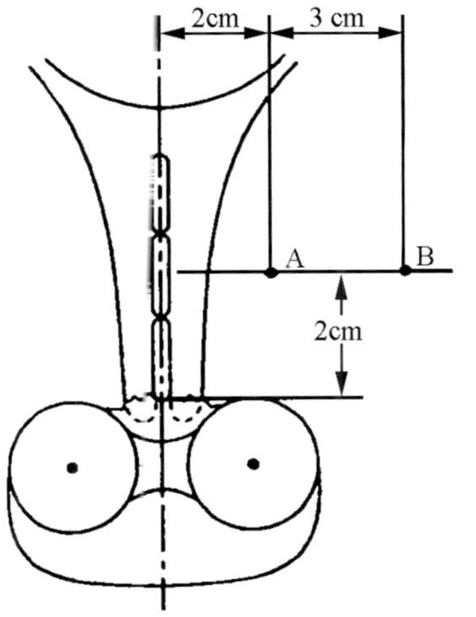

图10－3－4　A、B点位置

（5）有关人员的密切配合　放射治疗包括多个环节，内容复杂。在放射治疗过程中，放射治疗医师与放射物理和技术员间必须密切配合，共同负责放射治疗计划的制定与实施。

放射治疗医师除了必须具有一般临床知识外，还要熟悉和掌握有关放射物理、放射生物、照射技术及肿瘤学方面的知识。放射治疗医生的主要任务是精确定出要照射的范围，决定照射的剂量及分次方法。

放射治疗技术员是放射治疗计划的具体执行者，技术员工作的好坏直接影响到治疗效果。因此，对放射治疗技术员必须进行严格的训练。

放射治疗医师也应与其他有关科室的医师密切配合，有计划地进行综合治疗。

3. 保证放射治疗计划准确执行的措施

（1）腔内照射：有条件时应每次均行放射剂量曲线的计算，并应与体外照射相配合。腔内治疗时对直肠所受照射进行剂量监测。

（2）体外照射　第一次照射时主管医师应亲自参加摆位，在治疗过程中应定时摆位，并核对照射野的位置是否正确。

三、照射方法与适用范围

（一）近距离照射与体外照射的区别　见表 10－3－10。

表 10－3－10　近距离照相与体外照相的区别

	近距离照射	体外照射
放射源强度	弱	强
放射源与肿瘤照射距离	近	远
照射体积	小，对正常组织及器官辐射损伤很少	大，在照射范围内的组织和器官都有损伤

（二）近距离照射　将密封的放射源直接放入人体的天然管腔内（如子宫腔、阴道等）为腔内照射。放射源直接放入肿瘤组织间进行照射为组织间照射，二者统称为近距离照射。宫颈癌的腔内放疗有其自然的有利条件，宫颈、宫体及阴道对放射线耐量高、放射源距肿瘤最近、以小的放射体积剂量可取得最大的放疗效果。

1. 腔内照射的放射源　1898 年 Curie 夫妇首次提炼出天然放射性元素镭之后，1903 年 Margaret Cleaves 报告用腔内镭疗治愈 2 例宫颈癌。镭作为腔内放射治疗的放射源达半个多世纪之后，才相继被钴-60、铯-137、铱-192 所取代，但它功不可没。各种放射源的特点见表 10－3－11。

表 10－3－11　各种放射源的特点

	镭-226	钴-60	铯-137	铱-192	锎-252
放射比度	2.1	1 900	27.5	9 000	
（Ci/cm^3）	最高 3.8	1.17	0.662	0.296～0.612	
有效 γ 能量（MeV）	平均 0.83	1.33			平均 2.35
γ 电离常数在 1cm	8.25	13	3.26	5.0	
处 γ/mCi/h	（0.5mm pt 滤过）				2.3
半衰期（年）	1 590	5.3	33	0.2（74 天）	2.65
特点	半衰期长，剂量恒定	能量高	比度小	比度大	对生长缓
		防护困难	不能用于	目前广泛应用	慢的肿瘤
	衰变产生氡气	比度大	高剂量率	于高剂量率后	更有效
		可用于高剂	后装治疗	装及组织间照射	
	比度小	量率后装治疗			
	已为临床所淘汰			半衰期短	

1952 年 Eniwetok lsland 热核反应堆中，用强力的中子照射，将铀的原子序数提高，产物之一便是放射性核素锎（Cf）-252，衰变发射中子及 γ 射线可用于临床。早在 1975 年就曾用快中子治疗晚期宫颈癌，治疗结果表明快中子在局部控制率、生存率及放疗并发症方面与光子治疗相似。但中子治疗被认为对生长缓慢的肿瘤更有效。而对生长较快的宫颈鳞癌适应证较少。

近些年来，少数几个国家在临床上又再试用锎-252 中子进行腔内放疗，国内某些医院也在试用。

2. 传统的腔内照射法

（1）斯德哥尔摩方法　这是 1914 年建立的宫颈癌镭疗方法（图 10－3－5），根据宫腔深度可置镭 53～74mg，一般在颈管内 1.5～2.0cm 的一段不置放射源。阴道容器有不同大小和形状，可根据肿瘤形状及大小进行选择，阴道容器置镭 60～80mg。本法腔内镭疗一般分两次进行，每次 24～28 小时，两次间隔 3 周，宫腔及阴道照射同时进行，总量 7 000～8 000mg·h，其中宫腔内为 2 400～3 000mg·h，阴道为 3 600～4 500mg·h，“A”点剂量相当于 7 500～8 500cGy。如宫颈旁组织受累，颈管内癌或怀疑盆腔淋巴结转移者，则增加宫腔内照射量，相应减少阴道内照射量。

（2）巴黎方法　是 1919 年建立的宫颈癌镭疗方法（图 10－3－6），根据宫腔深度不同，可置宫腔管 2～4 支，每支含镭 13.3mg 或 6.6mg。阴道容器为橡胶制成的圆柱状体（colpostat），以钢质弹簧片联接，使两个 colpostat 尽量撑向两侧穹隆，阴道两个 calpostat 各置镭 13.3mg，阴道宽松时可在其中间增加一个 colpostat，置镭 6.6mg。置镭时间尽量持续 5 天（120 小时），总量为 8 000mg·h，其中宫腔及阴道各 4 000mg·h，“A”点剂量相当于 8 000cGy 左右。一般腔内放射治疗完成后 48 小时内即可开始体外照射，由于盆腔感染，宫颈大面积溃疡或阴道广泛浸润，可先行体外照射适当时间后，再行腔内镭疗，完成腔内照射后再继续体外照射，以完成整个治疗。

（3）曼彻斯特方法　是 1938 年根据巴黎方法演变而成（图 10－3－7），它的阴道容器为两个卵圆形容器，两卵圆球间以橡皮块支撑和固定，宫腔管置镭 25～35mg，阴道容器置镭 35～45mg，每次置镭 72 小时，分 2～3 次进行，每次间隔 1 周。宫腔及阴道同时照射，总剂量 8 640～11 520mg·h，“A”点剂量相当于 8 000cGy。本法特点是根据容器大小的不同组合，可以计算出各组“A”点的剂量。

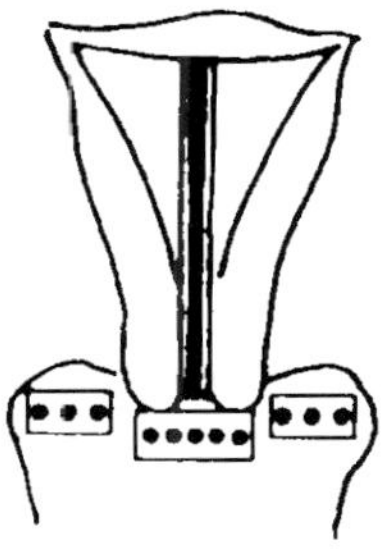

图 10－3－5　斯德哥尔摩方法示意图

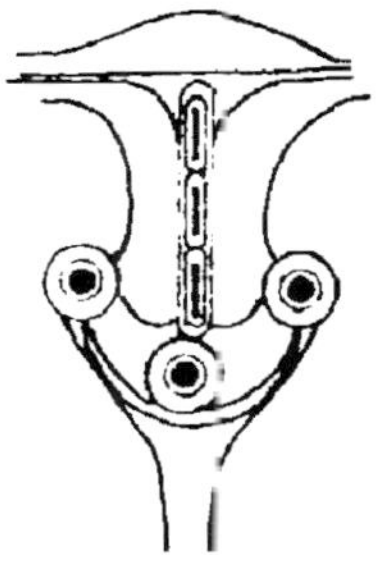

图 10－3－6　巴黎方法示意图

（4）北京方法　此法是中国医学科学院肿瘤医院 1958 年根据斯德哥尔摩方法的原则设计的，其阴道容器是排管式可以任意组装的，并带有防护装置，故也称排管法（图 10－3－8，10－3－9）。宫腔管分长、中、短 3 种，各装放射源为 60、40、20mg 镭当量，阴道容器每管内装放射源 10mg 镭当量，可以根据肿瘤大小及阴道宽窄任意组合 2～6 个放射源。宫腔及阴道同时照射，一般 4～5 次，多者可达 7～8 次。一般每次间隔 1 周，每次照射 20～22 小时，总剂量一般在 6 000～9 000mg·h，个别可超过 10 000mg·h，其中宫腔量在 3 000～4 500mg·h，“A”点剂量相当于 7 000cGy 左右。本法的特点是容器可组合，可适应各种不同局部病灶变化的治疗需要。

（5）Fletcher 方法　宫腔容器根据宫腔深度布镭，一般是 15～10～10mg 或 15～10～10～10mg，颈管内癌时则将末端的镭改为 15mg。阴道布镭则根据阴道宽窄而定，阴道宽度为 2、2.5 及 3cm 各布镭 15mg、20mg 及 25mg，分两次进行，间隔时间为 2 周，置镭时间总计 120～140 小时，原发肿瘤区剂量在 7 000cGy 以上。布镭方法、剂量等亦是根据肿瘤及患者的具体情况而个别对待。本方法与传统腔内照射方法的主要不同在于：宫腔照射剂量高于阴道剂量；强调盆腔大野体外照射在宫颈癌放射治疗中的作用。

经过几十年实践证明了的几个经典的宫颈癌腔内放疗方法，共同都具两个特点：阴道照射的剂量不低于宫腔照射量，因而都能形成宫颈癌需要的理想的扁梨形放射曲线；在治疗上运用个别对待的治疗原则，因而才能取得好的疗效。

3. 组织间照射 由针状容器内置放射源直接插入组织间或肿瘤间进行照射，次数不宜过多，操作宜在麻醉下进行，应尽量减少创伤。巴黎方法被认为在大多数情况下，能较好地进行组织间照射。Pierpuir 1978 年叙述巴黎方法的基本原则为：①放射源为平行的直线源；②放射源长度相等；③放射源中点位于垂直放射源轴的同一平面；④插植面中的每条直线源活性长度相同；⑤插植时放射源间距相等，依插植体积大小的不等，其间距亦不同，可在 5～20mm 间；⑥立体插植时中心平面源排列成等边三角形或正方形。

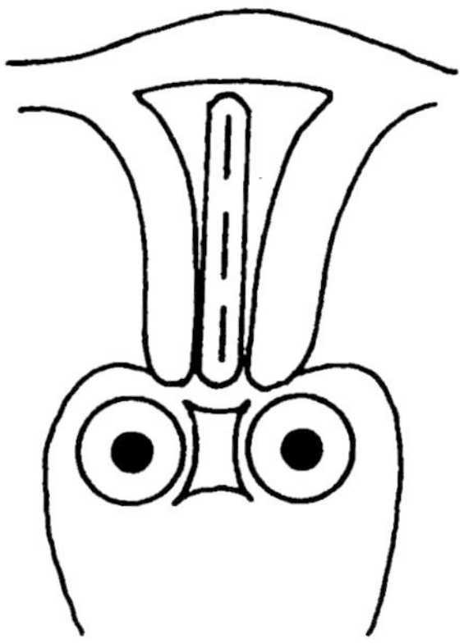

图 10－3－7 曼彻斯特方法示意图

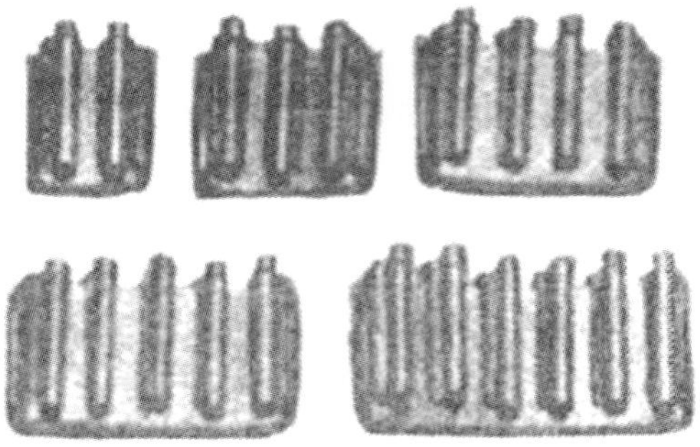

图 10－3－8 北京型阴道容器

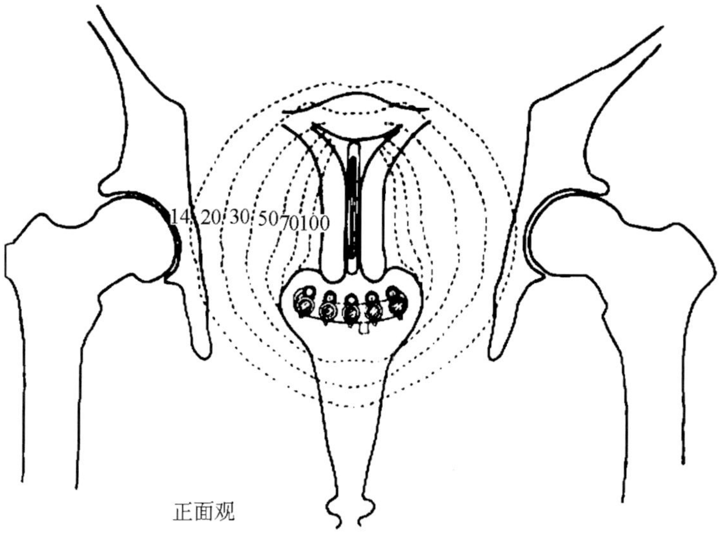

图 10－3－9 腔内照射剂量分布图（cGy）

腔内镭量 20mg×2，宫腔内镭量 10mg×5

按上述原则行组织间治疗剂量计算时，以各源间中心点剂量之和的平均值为基础剂量，参照剂量为基础剂量的 85%。本法适用于病灶清楚，插植部位无感染，插植部位不影响重要器官的肿瘤，如宫颈癌局部大菜花状肿瘤在正规治疗前为缩小局部肿瘤可采用，又如其他的孤立性肿瘤，一般放疗效果不显著者也可选用组织间照射。

4. 后装腔内放射治疗

（1）发展过程 自 1903 年 Margaret Cleaves 用镭治疗宫颈癌后，1914 年及 1919 年相继建立了腔内治疗宫颈癌的斯德哥尔摩及巴黎方法。一直到后装腔内治疗机出现之前，即半个多世纪宫颈癌的腔内放射治疗，医护人员一直是带着放射源进行操作，医护人员受放射线的辐射问题一直未得到很好的解决。同时由于传统腔内治疗时间长，对病人的身心压力都较大，治疗期间难以保持放射容器的准确位置。因此，1960 年 Henschne 及其同事提出了远程低剂量率后装技术，即先将空载的放射容器置于体腔内病变部位，然后在有防护屏蔽的条件下远距离地将放射源通过管道传输到容器内进行治疗。该技术的应用很好地解决了医务人员的辐射防护问题。但由于低剂量率后装治疗时间仍然很长，传统治疗的另两个问题仍然存在。Henschke 等（1964）及 O'connel（1967）开始应用远距离高剂量率后装技术，使得传统腔内放疗的三大缺点得以弥补。随之，各国都有不同的后装机出现，如日本的 Ralstron，加拿大的 Rrachytron，英国的 Cathetron，荷兰的 Selectron，法国的 Curietron，前苏联的 ATAT3 - B3，前西德的 Buchler，以及各种国产后装机（如北京型 192 铱后装腔内治疗机及北京科霖众医学技术研究所生产的多功能后装治疗系统等）。经过多年的临床应用，实践中保留了优者，淘汰了劣者，到 20 世纪 90 年代后装腔内治疗机 Selectron 得到多数学者的认同。我国目前应用最多的后装机除 Selectron 外，国产机大都是仿 Selectron 机。

（2）后装腔内治疗机的分类 后装腔内治疗机根据其对“A”点放射剂量率的高低可分为 3 类：

1）低剂量率后装腔内治疗机 “A”点剂量率在 0.667 ~ 3.33cGy/min 者为低剂量率后装腔内治疗机。其优点是它与传统的腔内放疗极其相似，所以治疗上完全可以借助于传统腔内放疗的原则和经验，如法国的 Curietron 及荷兰的 LDR - Selectron 等。由于治疗时间长，每台后装机只能治疗 1 ~ 2 人次，经济负担很重，防护要求高，要有要求很高的放射防护病房，所以应用很受限制。

2）中剂量率后装腔内治疗机 “A”点剂量率在 3.33 ~ 20cGy/min 者为中剂量率后装腔内治疗机，如法国的 Gynetron。由于它既无低剂量率的优点，又无高剂量率的长处，也无自己突出的特点，所以未得到广泛的应用。

3）高剂量率后装腔内治疗机 “A”点剂量率在 20cGy/min 以上者属高剂量率后装腔内治疗机，是宫颈癌腔内放疗应用最广泛的一种。HDR - Seleelron 机就是高剂量率后装机的代表，北京型铱 - 192 后装机及多数国产后装机也属此类。高剂量率后装机的优点：有防护屏蔽远距离的后装放射源，医师可以根据治疗需要，精心地进行摆位和固定不受放射影响，这样可以更有效地发挥治疗作用，减少对直肠、膀胱的辐射量；由于治疗时间短，病人痛苦少，避免放射容器移位，减少了护理工作，增加了病人的治疗量，降低了感染率，不需要防护条件很高的放射病房。

（3）高剂量率后装腔内治疗机的容器 经过半个多世纪的实践为大家所公认的传统腔内放疗方法的特点与经验：宫腔与阴道的照射剂量要有适当的比例，才能形成宫颈癌腔内放疗所需要的理想的放射曲线；要遵守个别对待的治疗原则。这些特点和经验在高剂量率后装治疗也完全适用，只是高剂量率与低剂量率的放射剂量的计算上略有差别，需要适当的转换（较正系数 0.5 ~ 0.8）。宫颈癌除早期病变较局限外，中、晚期的局部变化均较大，可以蔓延至穹隆、阴道，甚至广泛浸润。肿瘤的表现可以多种多样，也可以产生各种不规则形状。后装治疗机是放射治疗工具，它与临床治疗效果有关的只是它的放射源排列是否合理，即放射容器特别是阴道容器是否理想，它能否形成临床需要的各种放射剂量分布，以满足宫颈局部复杂的病变需要，这是评价后装机质量的关键所在。

1）宫腔容器 一般后装的宫腔管是 4.5 ~ 7mm 直径的金属管，有直管及略弯的两种。靠放射源摆动的长度与速度的不同，可形成各种不同的剂量曲线。

2）阴道容器 形状很多，不管外形如何，基本都是能使阴道放射源与宫腔放射源呈垂直方向的不同有效长度的线源排列，形成宫颈癌放疗所需的剂量曲线。国产后装机的容器设计一般均较合理，其中北京型后装容器更为理想。

北京型后装容器的特点是宫腔管外径仅 4.5mm，不需扩张宫颈即可顺利置入，宫腔放射源可行线性或非线性摆动，形成正梨、倒梨、柱状及梭形等不同形状及大小的各种剂量分布曲线（图 10 - 3 - 10）。阴道容器是以 1、2、3 个排管为基础，可以任意组合成 1 ~ 6 个排管容器（图 10 - 3 - 11）。放射源在阴道容器内自动直立 90°，形成剂量分布较均匀的椭圆形剂量曲线（图 10 - 3 - 12）。宫腔源与阴道源联合使用，可组成宫颈癌放射治疗需要的较理想的多种扁梨形剂量分布（图 10 - 3 - 13，

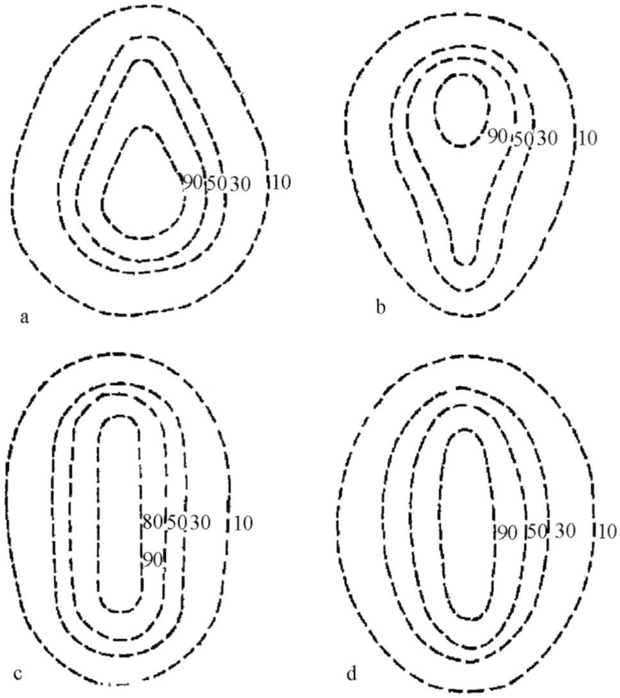

图 10－3－10 北京型后装宫腔放射源形成的剂量曲线

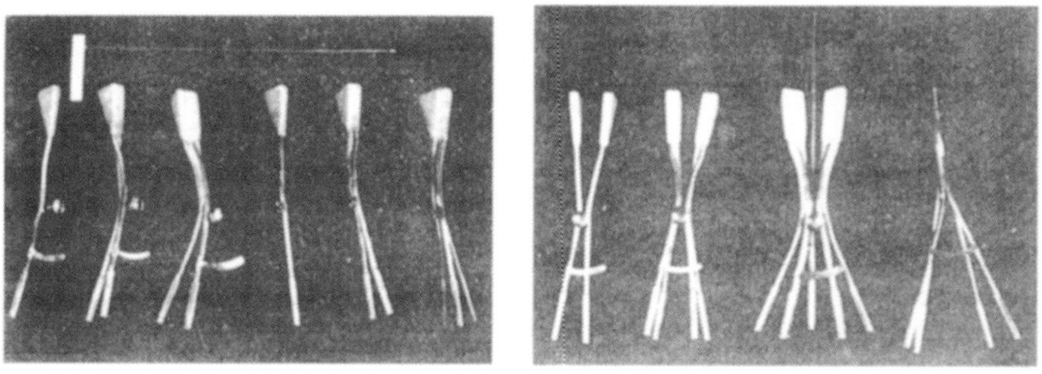

图 10－3－11 北京型后装容器

10－3－14），并有特殊型容器，以适应特殊治疗需要。阴道容器本身带有防护装置，以减少对直肠等正常组织的放射损伤。北京型后装容器是在北京型容器的基础上发展而成的，它比北京型容器更加灵活适用。

（4）后装腔内放疗的方法 后装腔内治疗技术的发展历史较短，至今还没有像传统的腔内放疗那样形成了斯德哥尔摩法、巴黎法等为人们所公认的宫颈癌腔内治疗方法。后装腔内治疗的方法很多，综合如下：一般每周 1 次，个别的每周 2～3 次或每两周 1 次，每次“A”点剂量在 300～1 000 cGy 之间，“A”点每周剂量一般均在 1 000cGy 之内。整个疗程腔内照射的“A”点总量因体外照射方法和剂量的不同而异，一般体外照射与腔内照射给“A”点剂量的总和为 7 000cGy 左右。

（5）腔内放疗剂量的计算 传统的腔内放疗的剂量是以毫克·小时表示，毫克是重量单位，小

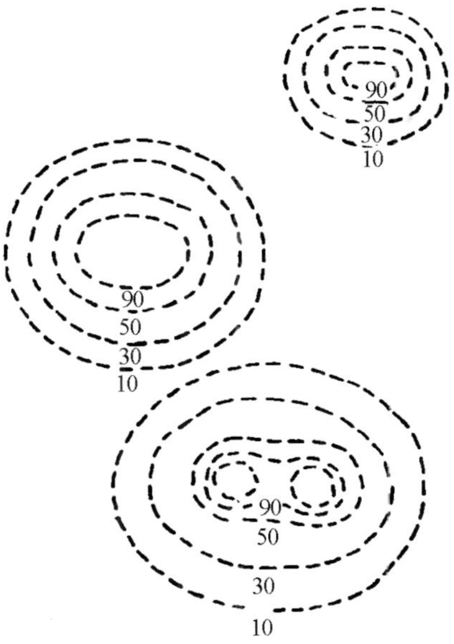

图 10－3－12　不同大小的阴道容器形成的椭圆形剂量曲线（冠状面）

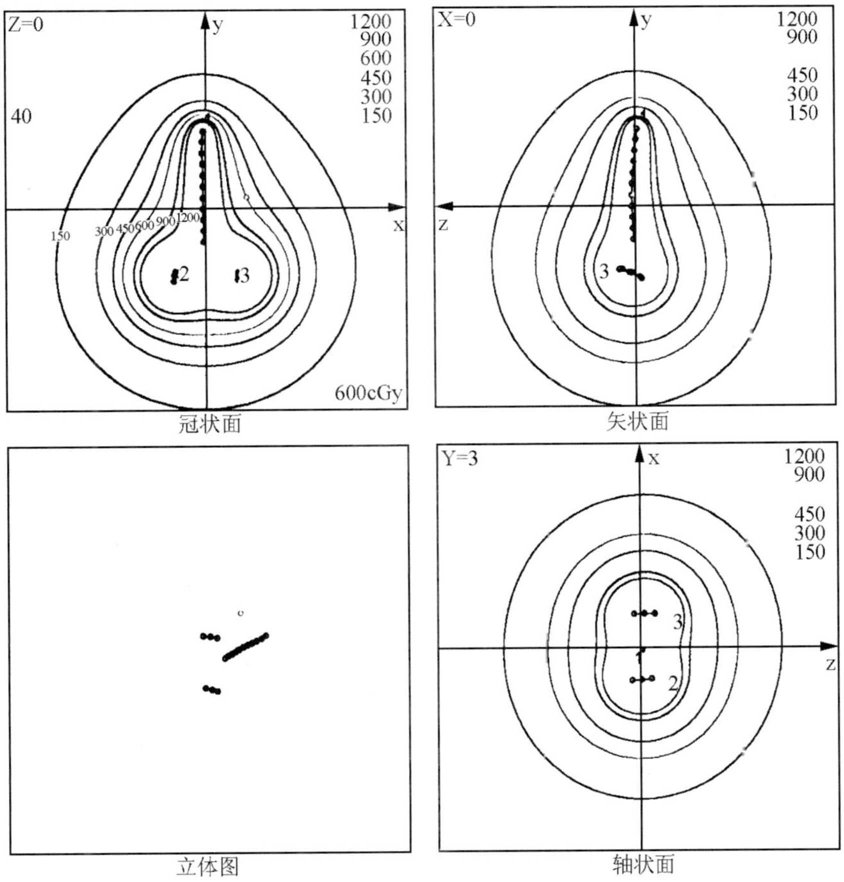

图 10－3－13　宫腔及阴道对 A 点的供给剂量比为 1∶1

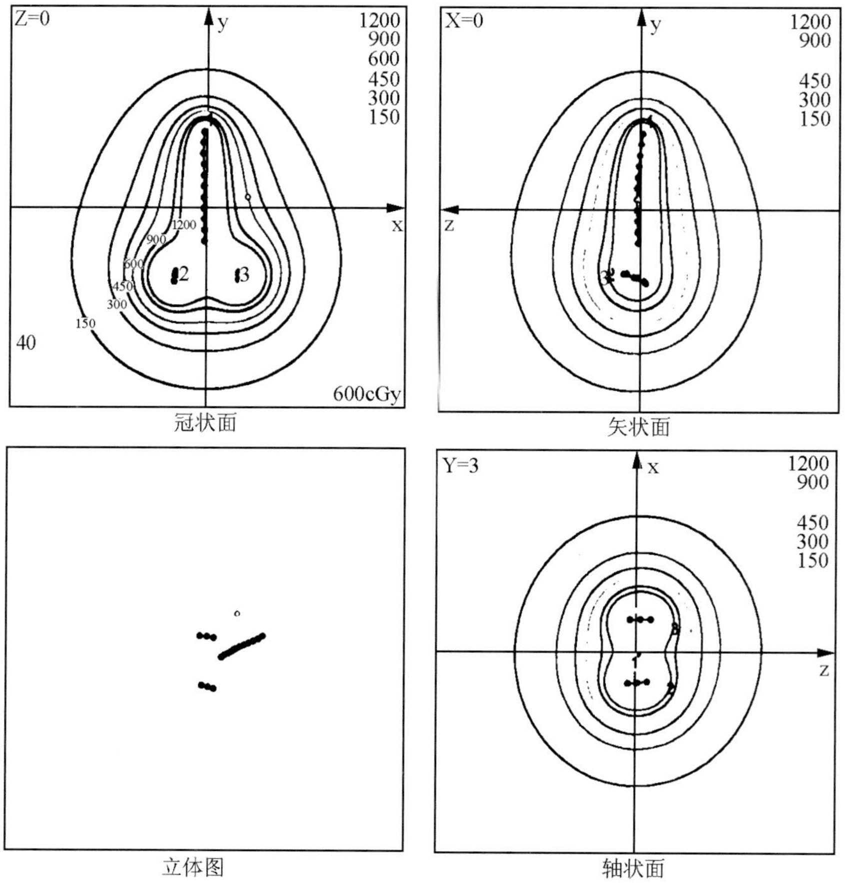

图 10－3－14 宫腔及阴道对 A 点的供给剂量比为 3∶2

时是时间单位，两者都不是放射剂量单位，所以毫克·小时只是经验剂量，它不能确切反映肿瘤剂量。后装腔内放疗剂量是以“A”点为参考点计算的。由于每次治疗时放射源的位置不可能完全相同，肿瘤体积亦经常在变化。理论上的“A”点剂量与实际剂量相差甚远，肿瘤是立体的，只用一点的剂量来表示也同样不能反映出肿瘤的真正受量，后装腔内治疗机的电脑可以设计出较理想的、立体的放射治疗剂量曲线，这比“A”点参考剂量更有意义。“A”点作为参考点只用于宫颈癌的腔内放疗，对宫体癌及阴道癌则不适用。

（三）体外照射

1．盆腔大野照射　应根据肿瘤范围而定。一般包括下腹及盆腔，前后各一野相对垂直照射，野上缘在髂嵴（第 4、5 腰椎）水平，下缘在耻骨联合下缘（盆底），两侧缘在髂前上棘（股骨头内 1/3）附近，包括髂总 1/2，髂外、髂内、闭孔、骶前等淋巴区，照射野大小在 16～20cm×14～15cm，照射野的形状可以多种（图 10－3－15）。每次“B”点照射 180～200cGy，每周 5 次。单纯盆腔大野照射“B”点剂量可给到 4500～5000cGy/5w，如果配合腔内照射时，其剂量根据设计安排，一般是“B”点剂量 800～1000cGy/1w。

2．盆腔四野照射　一般采用 8cm×15cm 的前后各二野垂直照射，即 20cm×15cm 的前后两个大野，前野中间用 4cm×15cm 铅块遮挡，后野中央 4～6cm×15cm 的区域以铅块遮挡（用直线加速器照射时，铅块的两侧缘应为坡形，以防止体外照射与腔内照射交叉部位剂量低谷区的形成）。照射野上缘髂嵴水平附近，下缘在耻骨联合下缘水平，照射野外缘在股骨头内 1/3，照射野的形状可以多种（图 10－3－16）。每日两野轮流照射，每次 180～200cGy，每周照射 5 次，“B”点剂量一般为 4 000～

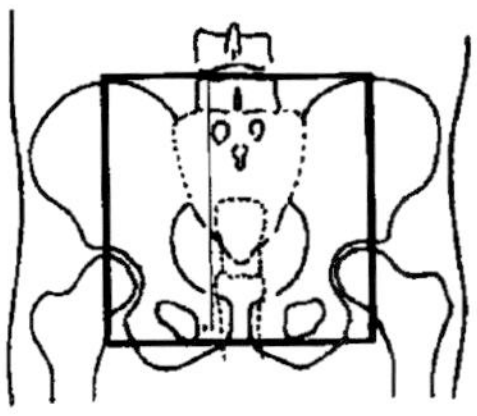

a 一般盆腔大野照射

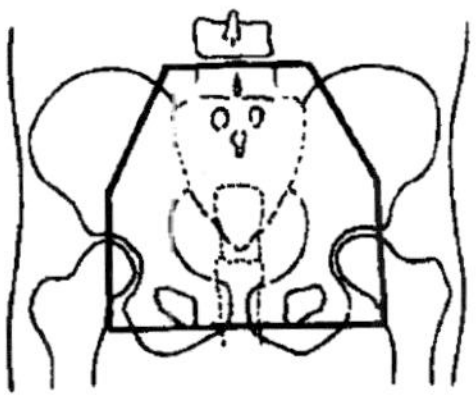

b 去掉大野的两上角
以减少照射体积

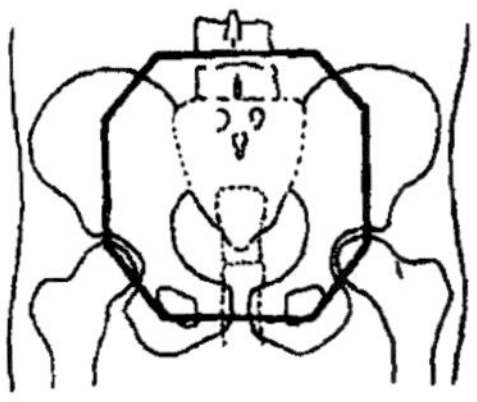

c 去掉大野四角
以减少照射体积

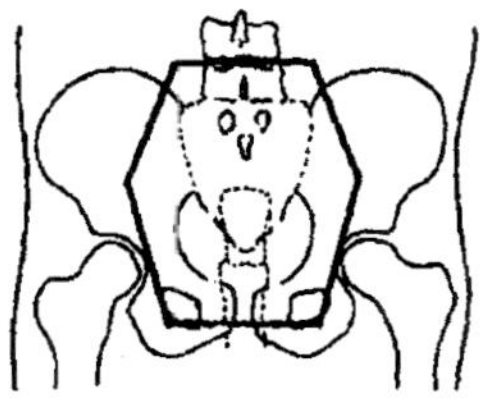

d 改成六角形大野
以减少照射体积

图 10－3－15　盆腔大野模示图

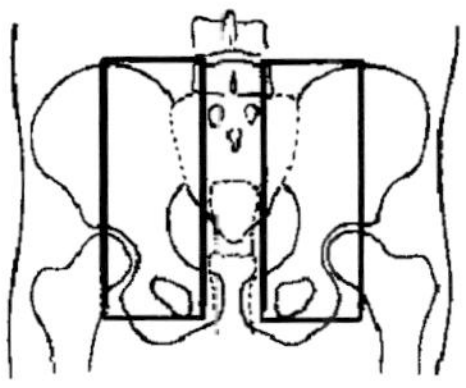

a 一般四野照射

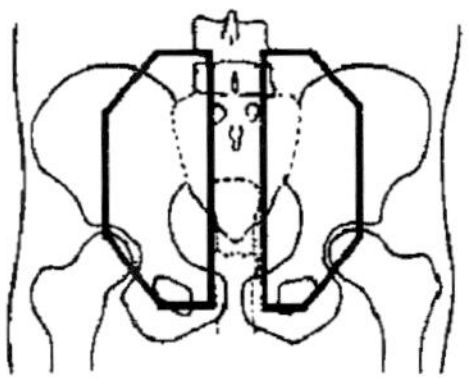

b 减少四个角照射

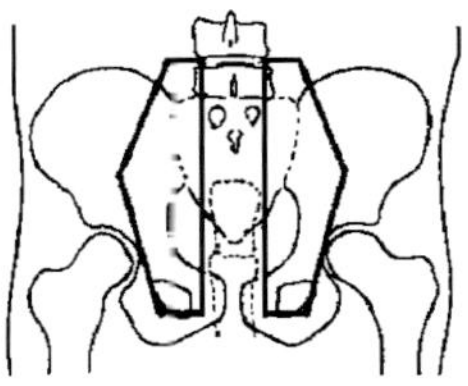

c 减少四角照射
以减少照射体积

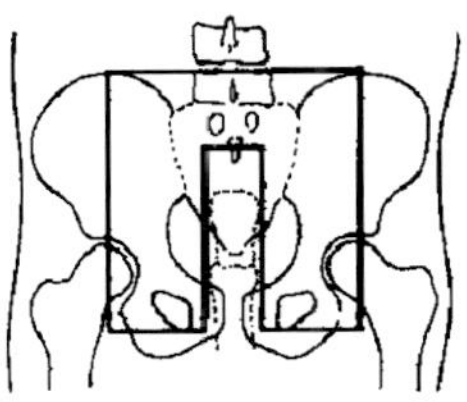

d 一般四野照射
加骶前照射

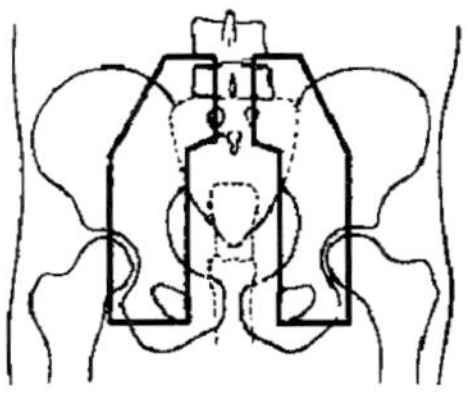

e 减少两上角照射

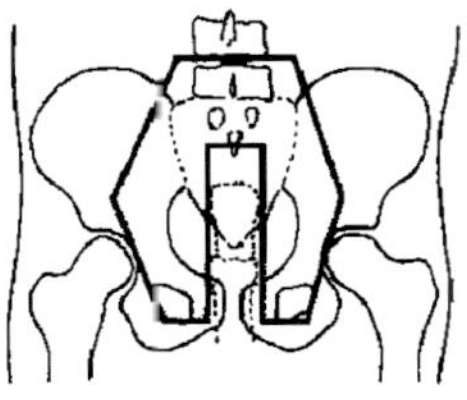

f 减少四角照射
增加骶前照射

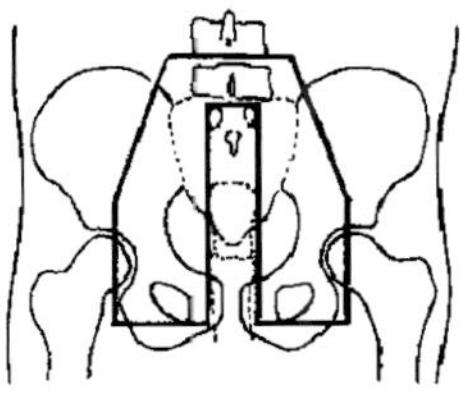

g 减少两角照射

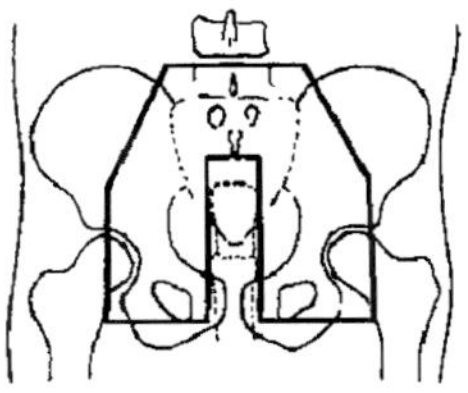

h 减少两角照射
增加骶前照射

图 10－3－16　盆腔四野模示图

5 000cGy，部分患者可在缩小照射野后增加到5 500 ~6 000cGy。体外照射野的大小、位置、剂量和疗程也要根据患者身体条件、子宫位置、肿瘤情况，以及腔内照射剂量的高低等因素进行调整。

3. 盆腔盒式照射（box technique） 即盆腔大野照射加两个侧野照射（图 10 -3 -17），前后野上缘达第 5 腰椎水平（以覆盖髂总淋巴结），下缘在闭孔下缘（达阴道上 1/2），前后野侧缘在骨盆边缘旁开 1. 5 ~2cm，前后野一般为 16cm ×16cm。两侧野前达耻骨联合（包括髂外淋巴结），后在第 2 ~3 骶椎交界水平（包括骶前淋巴结），如宫颈原发灶大，宫骶韧带受侵，后缘应达第 3 ~4 骶椎水平，两侧野一般为 10 ~12cm ×16cm。侧野照射要对小肠进行防护。每次照射剂量为 175 ~180cGy。

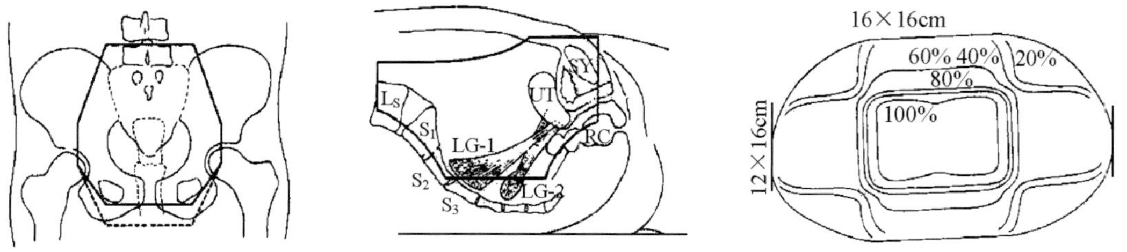

a 全盆照射野　　b 盆腔侧野　　c 6MV x 线盆腔盒式照射剂量曲线

图 10 -3 -17 盆腔盒式体外照射

4. 旋转照射 照射野为 8cm ×15cm。旋转照射分两个方式进行，一种是以宫颈为中心作 300°旋转避开直肠部分 60°（图 10 -3 -18），每周照射 5 次，每次 300cGy，宫颈剂量为 7 000 ~8 000cGy。另一种是以两侧“B”点为各自旋转中心，各旋转 160 度（前后各避开 10 度，以减少对膀胱及直肠的损伤，见图 10 -3 -19），每周照射 5 次，每次两侧各 200cGy，宫颈区域总量为 5 900 ~6 700cGy。两种照射方式的“B”点剂量均在 6 000cGy 以上，疗程为 8 周左右。旋转照射的患者中，近 80% 都补充了不同剂量的腔内照射，放疗并发症明显增高而且严重。因而，任何方式的体外照射也不能取代宫颈癌治疗的腔内照射。但对个别腔内照射有困难的晚期病例，可以采用旋转体外照射治疗。

5. 盆腔延伸野 在盆腔野中央以 8cm 左右的宽度向上延伸至膈下（图 10 -3 -20），此野包括盆腔及腹主动脉旁淋巴区。照射剂量在 4 000 cGy 左右 5 周左右完成。对腹主动脉旁淋巴区的照射，有的学者主张用四野交叉照射（见图 10 -3 -21）。照射时要注意保护肾脏。

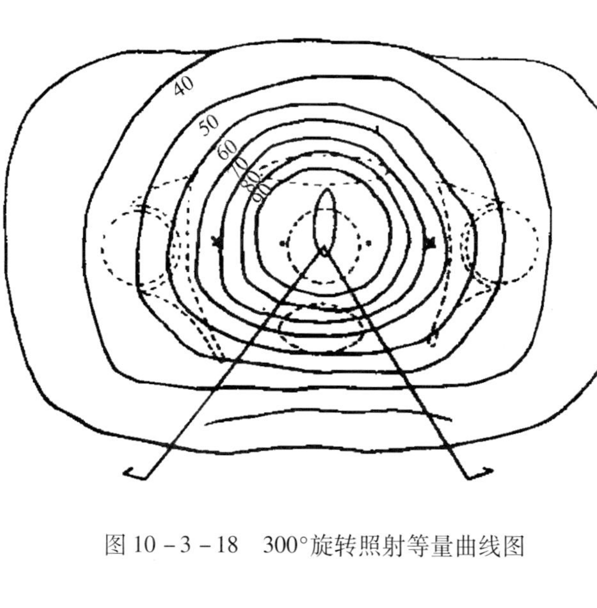

图 10 -3 -18 300°旋转照射等量曲线图

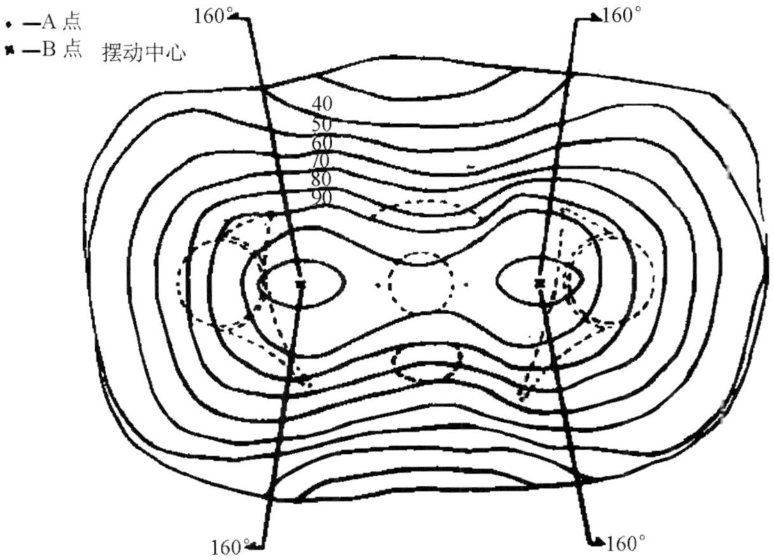

图 10－3－19 双侧 160 度钟摆照射等剂量曲线图

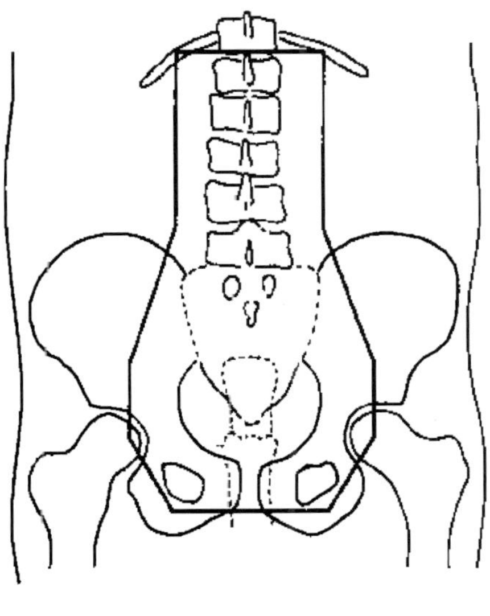

图 10－3－20 盆腔延伸野
（盆腔及腹主动脉旁淋巴区）

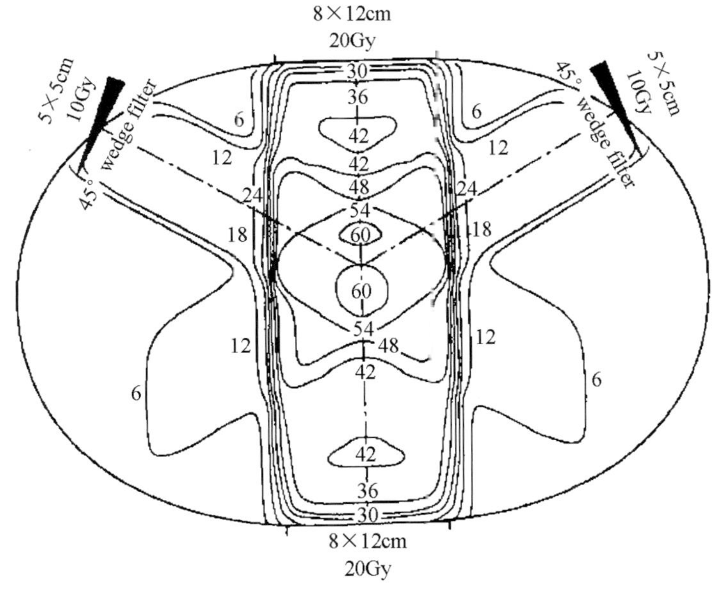

图 10－3－21 腹主动脉旁淋巴区的四野交叉照射

6. 局部照射 是指对肿瘤残余或转移病灶进行小面积的照射。照射范围和剂量则根据不同需要而定。如对盆腔照射后的残留病灶，可用小野补充照射，剂量可加 1 000 ~2 000cGy。如锁骨上淋巴转移灶，可以给 6 000cGy 左右。如因骨转移而剧痛，可给局部照射 2 000 ~3 000cGy。

7. 体外照射剂量参考点 多年来一般均以“B”点为宫颈癌体外照射量的计算点。Fletcher 1980 年提出了淋巴区梯形定位法：从耻骨联合上缘中点至骶骨 1 ~2 之间连线，在此线中点平行向两侧延伸 6cm，此点为髂外淋巴区域。在第 4 腰椎中点平行向两侧延伸 2cm，此点为腹主动脉旁下方淋巴区域。髂外区与腹主动脉旁区连线的中点为髂总淋巴区（图 10－3－22）。Chassagne 等提出：以髋臼上缘最高点作一平行线与髋臼内缘的垂直线交叉为盆壁参考点，代表宫旁组织盆壁端及闭孔淋巴结的区域（图 10－3－23）。

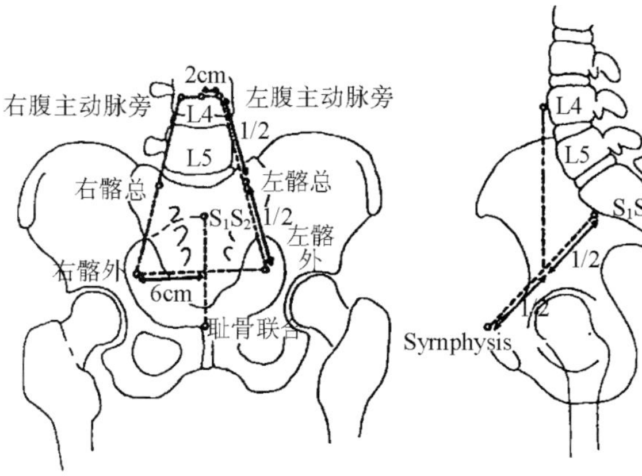

图 10－3－22　Fletcher 梯形淋巴区定位法

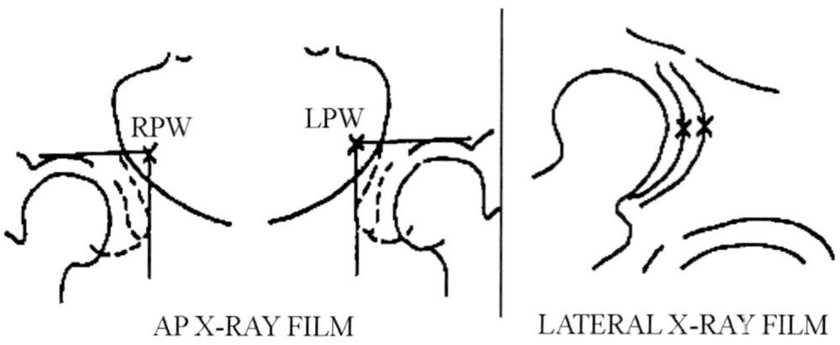

图 10－3－23　Chassagne 宫旁盆壁定位法

8. 射线选择　射线能量越高，其穿透能力越强，需要的防护条件高，因此，一般前后二野照射选择 15～18meV X 线，而多野照射可以选择 6～10 meV X 线。

（四）腔内照射与体外照射的组合　除少数早期宫颈癌只行腔内照射外，均需腔内及体外联合照射，在宫颈癌的靶区内组成剂量分布较均匀的有效治疗。

1. 传统腔内照射与体外照射的组合　几种传统腔内照射方法的体外照射一般均为盆腔四野照射，Fletcher 方法的体外照射是以盆腔大野为主。一般腔内照射与体外照射都是同时交替进行，而疗程都是在最理想的 6～8 周内完成。盆腔内的主要部位的剂量见表 10－3－12（材料来自北京型腔内照射与体外照射的结果）。

个别因盆腔感染不宜腔内治疗者，可先行体外照射，适当时间再加上腔内治疗。个别肿瘤局部出血或肿瘤巨大，可先行阴道腔内照射以达到止血或消除肿瘤的目的。

表 10－3－12　盆腔主要区域放射剂量分布　　单位：cGy

主要受量区	来自腔内照射量	来自体外照射量	合计
宫颈旁区（A 区）	6 000～6 800	1 400～2 400	7 400～9 200
盆腔淋巴区（B 区）	950～1 500	3 000～4 500	3 950～6 000
直肠最高受量区	3 700 以下	2 100 以下	5 800 以下

2. 后装腔内照射与体外照射的组合

（1）北京型铱-192 后装腔内治疗方案　高剂量率后装治疗，每周照射 1 次，“A”点剂量 700cGy，一般照射 5～6 次，“A”点总量 4 000cGy 左右/5w，宫腔与阴道剂量比为 1∶1 左右，体外照射为盆腔四野垂直照射，每日 1 次，每次“B”点剂量为 200cGy，“B”点总量 4 500～5 000cGy/5w，腔内照射与体外照射交替进行。10 年的临床实践证明，北京型后装腔内放疗容器完全能适应宫颈局部复杂的病变需要，而且取得了满意的效果。

（2）日本方案　见表 10－3－13。

（3）综合文献上的治疗方案　见表 10－3－14。

表 10-3-13 日本放射治疗研究会子宫颈癌治疗标准

临床分期及瘤肿大小		体外照射（Gy）		腔内照射（Gy）	
		全盆腔	盆腔四野照射	高剂量率治疗 A点总量	低剂量率治疗 A点总量
Ⅰ		0	45	29，分5次	50，分5次
Ⅱ	小	0	50	29，分5次	50，分5次
	大	20	30	23，分4次	40，分3次
Ⅲ	小~中	20~30	20~30，共50	23，分4次	40，分3次
	大	30~40	15~25，共50~55	15分3次~20分4次	25，分2次~33分3次
Ⅳ		40~50	10~15，共50~60	15分3次~20分4次，	25，分2次~33，分3次

表 10-3-14 高剂量率后装腔内放疗的方案

著者	体外照射剂量（Gy）	高剂量率后装分次剂量（Gy）	次数	间隔（周）	后装与体照射时间
Utely（1984）	50	8~10	5	2	同时
Teshima（1988）	42~60	7~5	3~6	1	同时
Joslin（1989）	24	10	4	1	同时
Chen（1991）	44~58	5~8.5	3	2	外照后
Roman（1991）	30~64	8~10	1~3	1	同时
Arai（1992）	45~65	5~6	4~5	1	同时
Kataoka（1992）	30~60	6~7.5	4~5	1	外照后

3. 宫颈癌放射治疗时体外照射野的选择 宫颈癌的腔内照射与体外照射是各有分工的。原发灶以腔内照射为主（宫腔及阴道是天然的放射治疗容器，是它特有的使用近距离照射的优越条件），宫旁组织及盆腔淋巴区则以体外照射为主，这是已为大家公认的原则。宫颈癌的体外照射有3种选择：盆腔四野照射；盆腔四野照射加部分盆腔大野照射；全盆大野照射。不同体外照射与腔内照射组成的剂量曲线有明显的不同（图10-3-24）。从图中看出体外盆腔大野照射的剂量越高，膀胱（膀胱全部及部分输尿管）及直肠（全部直肠及部分乙状结肠）受的照射剂量也越高。这证明宫颈癌的放射治疗以体外照射代替或减少腔内照射的作法是不符合放射治疗原则的，必然增加并发症。

（五）治疗中及治疗后处理 由于放射敏感性的差异及其他因素的不同，如照射剂量、照射范围等影响，放射反应可大不相同。放射治疗的反应主要表现在消化系统和造血系统。消化系统反应多表现为食欲不振、恶心、呕吐、腹泻等。造血系统的反应主要表现为白细胞减少、血小板减少等。对这些患者应积极处理，保证其充足营养（包括蛋白质、糖及维生素等）、水分及休息，一般都能够使患者在最大限度地保持在良好状态下，按计划完成放射治疗。治疗过程中应定期做化验检查及查体，一般情况下每周查白细胞1次。疗程中间、治疗结束及随诊时均应做全面查体、血、尿常规和胸部透视检查，其他检查根据需要进行。发现并发症应及时处理，以免影响疗效。自治疗开始起即应坚持阴道冲洗，每日或隔日1次，直至治疗后半年以上，无特殊情况可改为每周冲洗1~2次，坚持2年以上为好，以减少感染、促进上皮愈合、避免阴道粘连。按计划完成治疗后，如检查局部肿瘤消失、宫颈原形恢复、质地均匀、硬度正常（如硬橡皮感属正常）、宫旁组织硬结消失、质地变软、弹性好转，则可认为治疗结果满意，可以结束治疗。治疗后恢复期，亦应保证营养和休息。治疗后2~3周行第一次随诊检查，6~8周行第二次随诊检查，并决定是否需要补充治疗。以后根据检查情况3~6月随诊1次。治疗后2年以上者，6月至1年随诊1次。如有可疑情况，可提前随诊。检查情况正常，患者居住外地，来往不便者，可在附近医院按要求项目进行随诊，检查后将结果寄回原治疗单位存档。

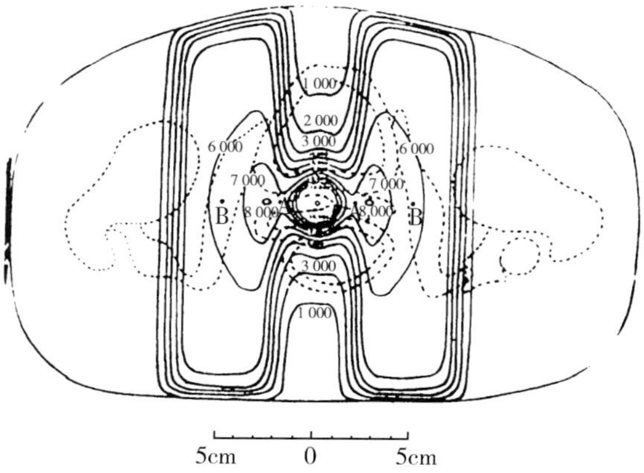

a 盆腔四野外照射“B”点5 00cG
腔内照射“A”点5 000cGy

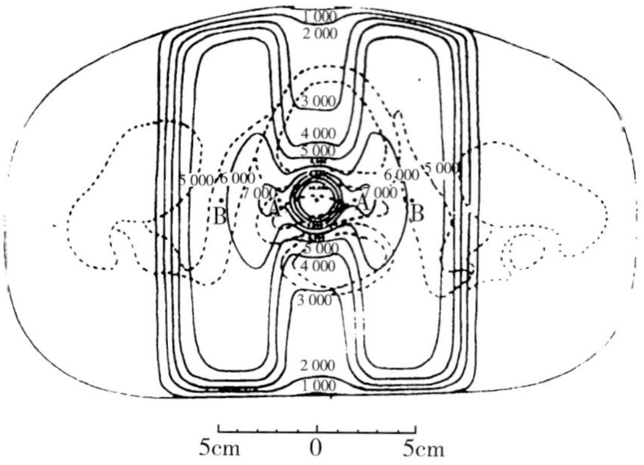

b 盆腔大野外照射“B”点2 000cGy，四野照射
3 000cGy腔内照射“A”点3 500cGy

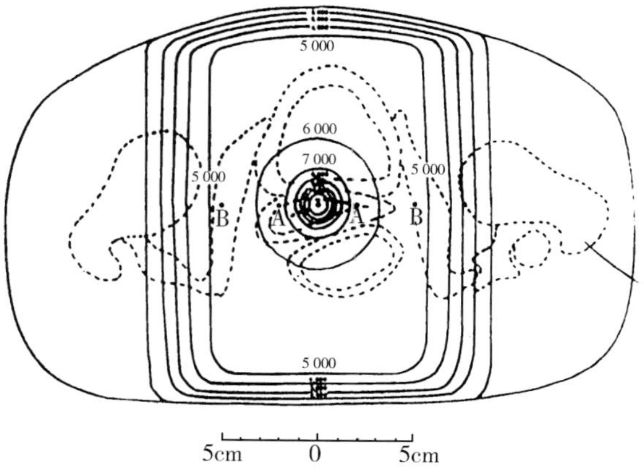

c 盆腔大野照射“B”点5 000cGy腔内照射1 500cGy

图 10－3－24　腔内照射与体外照射组合的剂量曲线

四、放射治疗结果

随着放射物理学、肿瘤放射生物学在临床的应用，以及临床经验的积累和治疗技术的改进，宫颈癌的放射治疗效果虽有提高，但远非理想，尤其是晚期宫颈癌疗效尚差，仍需继续努力。

（一）生存率　综合国内外报道的材料，各期宫颈癌放射治疗的5年生存率见表10－3－15，图10－3－25，10－3－26。

表 10－3－15　各期宫颈癌放疗的五年生存率

		Ⅰ	Ⅱ	Ⅲ	Ⅳ	合计
综合国外资料	例数	35 480	45 844	3 6286	6 195	123 805
	5 年生存率（%）	79.2	58.1	32.5	8.2	54.1
综合国内资料（13 单位）	例数	616	5 005	3 767	82	9 470
	5 年生存率（%）	86.2	66.6	48.7	19.5	60.1
中国医学科学院肿瘤医院	例数	320	2 028	5 509	199	8 056
	5 年生存率（%）	93.4	82.7	63.6	26.6	68.7

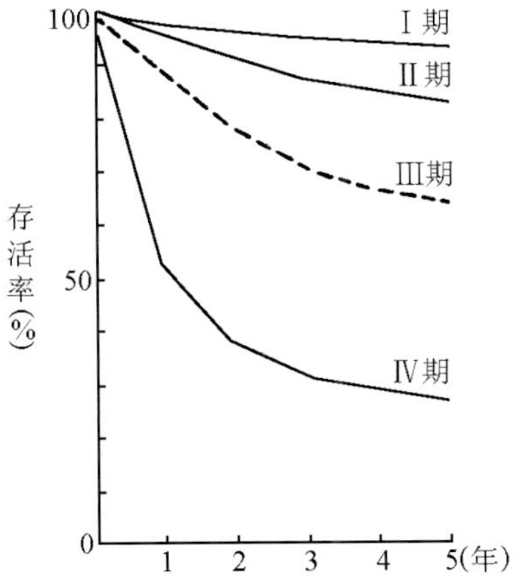

图 10－3－25　8056 例宫颈癌放射治疗的 5 年生存曲线

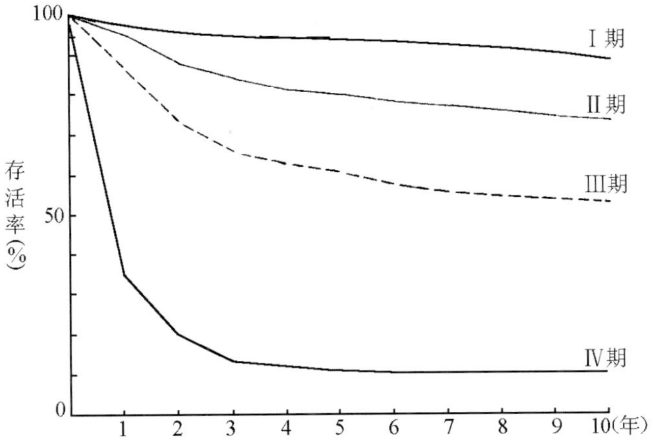

图 10－3－26　3570 例宫颈癌放射治疗的 10 年生存曲线

从治疗方法上看，以腔内加四野体外照射为最好（表 10－3－16，10－3－17），腔内照射是以小强度放射源，距肿瘤最近的位置进行照射，因而它可以使肿瘤得到最大限度的照射，正常组织和器官得到最大限度的保护。这是最符合放射治疗原则的治疗方法，应该取得较好的疗效。从表 10－3－15 看出中国医学科学院肿瘤医院的宫颈癌放疗疗效明显地高于其他报告，其原因有二：一方面是在治疗上比较精心，能够较好地运用个别对待的治疗原则，治疗后的随诊率高，这些是取得较好疗效的正常因素。另一方面是我们收治的病例是有选择的，平均收治率为 55%。分期标准掌握的尺度不一，部分病例分期过宽，这是高疗效的不正常因素。从宫颈癌的治疗结果可以看出，早一个期别，其 5 年生存率可提高 20% 左右，说明宫颈癌的早期发现，早期治疗是当前提高疗效最有效的途径。

表 10－3－16　8 056 例宫颈癌放疗 5 年结果

		单纯镭疗	腔内镭疗加四野外照	体腔管加四野外照	体外旋转照射	合计
Ⅰ	生存/治疗例数	110/114	170/186	9/10	10/10	299/320
	5 年生存率（%）	96.5	91.4	90	100	93.4
Ⅱ	生存/治疗例数		1 298/1 556	173/204	206/268	1 677/2 028
	5 年生存率（%）		83.4	84.8	76.9	82.7
Ⅲ	生存/治疗例数		1 817/2 721	185/336	1 500/2 452	3 502/5 509
	5 年生存率（%）		66.8	55.1	61.2	63.6
Ⅳ	生存/治疗例数		13/62	3/14	37/123	53/199
	5 年生存率（%）		18.6	21.4	30.1	26.6
合计	生存/治疗例数	110/114	3 298/4 525	370/564	1 753/2 853	5 531/8 056
	5 年生存率（%）	96.5	72.9	65.6	61.4	68.7

表 10－3－17　3 590 例宫颈癌放疗 5 年结果

		单纯镭疗	腔内镭疗加四野外照	体腔管加四野外照	体外旋转照射	合计
Ⅰ	生存/治疗例数	98/103	142/163	3/5		243.271
	5 年生存率（%）	95.1	87.1	60		89.7
Ⅱ	生存/治疗例数		836/1 120	87/115	37/63	960/1 298
	5 年生存率（%）		74.6	75.7	58.7	74
Ⅲ	生存/治疗例数		688/1 196	99/235	235/476	1 022/1 907
	5 年生存率（%）		57.5	42.1	49.4	53.6
Ⅳ	生存/治疗例数		4/33	1/9	4/52	9/94
	5 年生存率（%）		12.1	11.1	7.7	9.6
合计	生存/治疗例数	98/103	1 670/2 512	190/364	276/591	2 234/3 570
	5 年生存率（%）	95.1	66.5	52.2	46.7	62.6

图 10－3－27 表明，后装腔内放疗与传统腔内放疗的效果无明显差别。

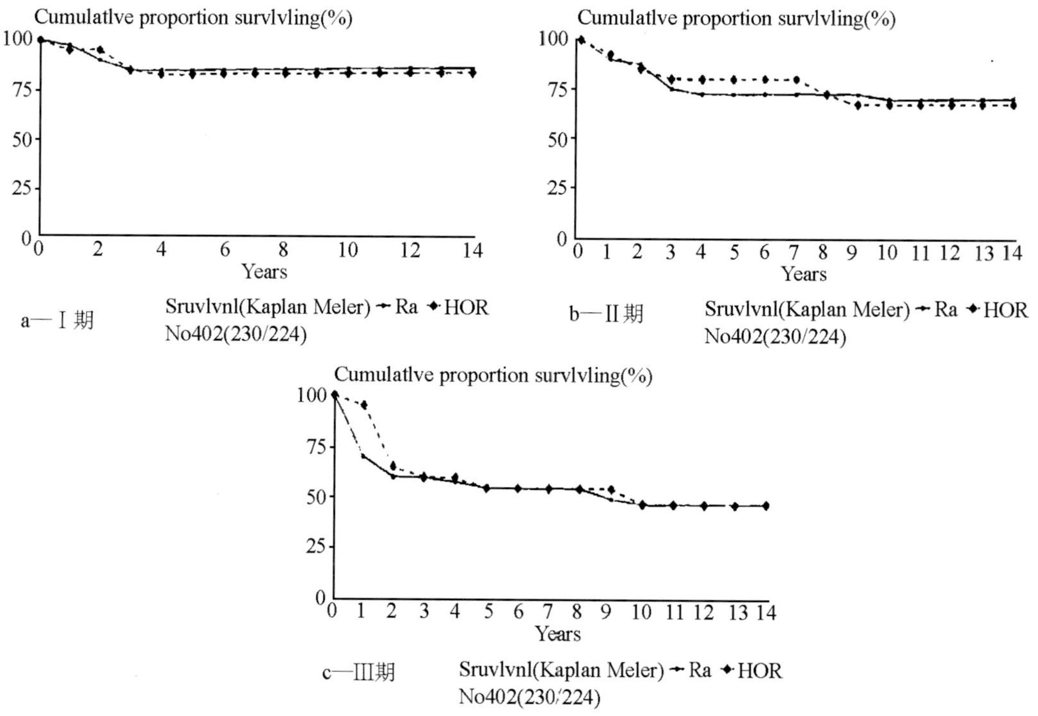

图 10－3－27　宫颈癌Ⅰ至Ⅲ期镭疗与高剂量率后装治疗的生存率比较

从放射治疗结果可看出宫颈癌的放射治疗能在精心处理的基础上，正确地运用个别对待的治疗原则，给以充分而适当的首次治疗，可以得到可能范围内的最好疗效，就是晚期病人也不应放弃治疗，还可争取较好的结果（表 10－3－18）。

表 10-3-18　宫颈癌腹主动脉转移延伸野照射后 5 年生存情况

作者（年代）	病床例数	放射量（Gy）	5 年存活率（%）
Hughes（1980）	38	45～51	30
Tewflk（1982）	23	50～55	22
Potish（1983）	81	43.5～50.75	40
Rubin（1984）	14	40～50	43
LOVecchio（1989）	36	45	50
PodCzask（1990）	35	42.5～51	39

中国医学科学院肿瘤医院统计表明，宫颈癌放射治疗失败的患者中，70% 是盆腔内复发，30% 为远处转移，盆腔内复发者中 60% 以上是宫旁复发，近 40% 局部复发。远处转移以首先发现的部位计算，肺为第一位，其次是锁骨上淋巴结，以下顺序是腹主动脉旁淋巴结、脊柱、肝等（图 10-3-28）。

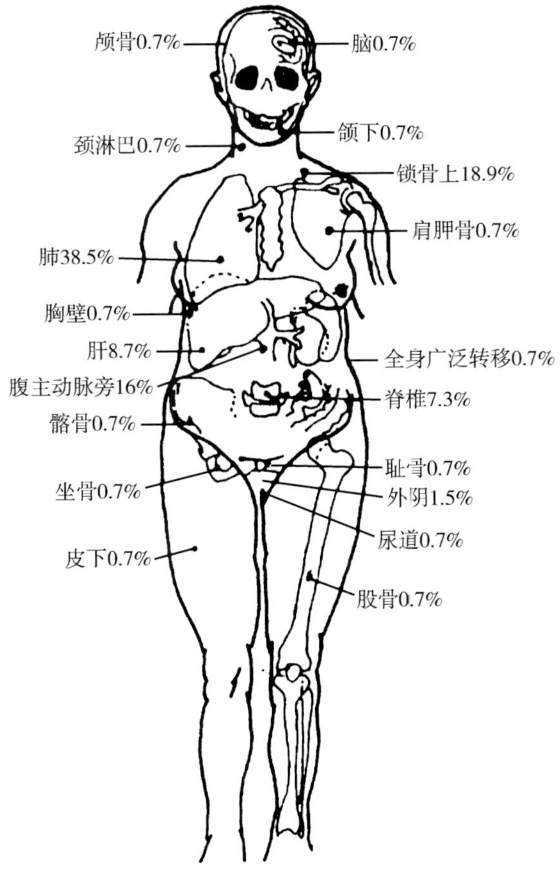

图 10-3-28　宫颈癌 5 年远处转移的分布

宫颈癌不经治疗预后不良。中国医学科学院肿瘤医院统计的各种原因未行治疗的 854 例宫颈癌资料表明，自症状出现开始计算，平均生存时间为 1 年 10 个月，即 22 个月（图 10-3-29）。宫颈癌Ⅲ期患者，自确诊后自然生存时间平均为 8 个月，生存时间最长者不超过 3 年，未见有宫颈癌自然消退的报道。

（二）放射治疗并发症 由于放射源种类、放射方法、照射面积、照射部位、单位剂量、总剂量、总的分割次数及总治疗时间等因素的不同，以及病人对放射线敏感性的差异，放射治疗并发症的发生几率及严重程度也各不相同。放射治疗工作者一方面要了解放射治疗并发症，另一方面要熟悉腹、盆腔器官对放射线的耐受剂量，以减少放射治疗的并发症。

1. 腹部、盆腔器官对放射线的耐受剂量 由于照射部位、照射体积、总剂量及总疗程的不同，各脏器对放射线的耐受剂量也不同，可参考表 10－3－19。

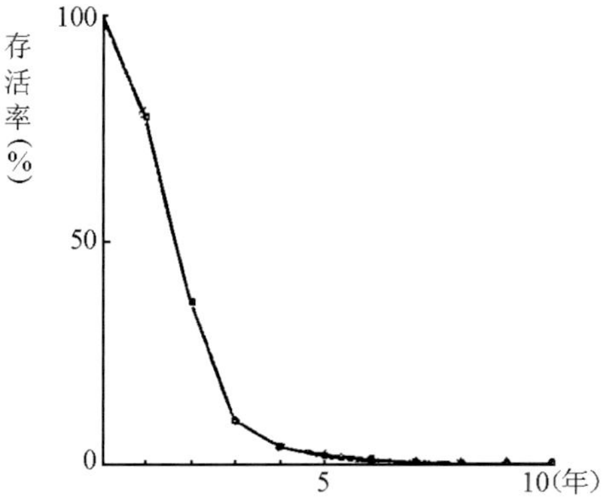

图 10－3－29 宫颈癌自然生存率（自症状出现计算）

表 10－3－19 腹部、盆腔器官对放射线的耐受量（cGy）

器官	表现	损伤几率 1%～5% 所需剂量	损伤几率 25%～50% 所需剂量	照射体积（cm^3）
皮肤	溃疡严重纤维化萎缩	5 500	7 000	100
肌肉		10 000		全
骨	坏死 骨折	6 000	15 000	100
软骨	坏死	6 000	10 000	全
脊髓	坏死	5 000	6 000	5cm
主动脉	粥样硬化	5 000～6 000		
毛细管	扩张，硬化	5 000～6 000	7 000～10 000	
淋巴结	萎缩	4 500	7 000	
淋巴管	硬化	5 000	8 000	
小肠	溃疡，狭窄	4 500	6 500	100
结肠	溃疡，狭窄	4 500	6 500	100
直肠	溃疡，狭窄	5 500	8 000	100
肾	硬变	2 300	2 800	全
膀胱	挛缩，溃疡	6 000	8 000	全
输尿管	狭窄梗阻	7 500	10 000	5～10cm
卵巢	永久绝育	200～300	625～1 200	全
子宫	坏死，穿孔	10 000	20 000	全
阴道	溃疡，瘘	9 000	10 000	5
胚胎	死亡	200	450	

2. 放射治疗的并发症

（1）早期并发症 包括治疗中及治疗后不久发生的并发症。

1）感染 宫颈癌经常合并肿瘤局部感染，有部分患者合并有潜在盆腔感染，在放射治疗中加重或被发现，尤以腔内照射为著，也有由于腔内治疗时无菌操作不严而引起感染者，感染对放射治疗效果有明显的影响。因此，必须积极预防和治疗，除肿瘤不能控制，感染也不能控制的病例外，一般均应在感染控制后再行治疗。

2）阴道炎 在放射治疗过程中，阴道都包括在放射区域内，必然受到辐射，特别是腔内照射，均可引起阴道物理性炎症反应，也可以合并感染，表现为阴道粘膜水肿、充血、疼痛及排物增多。在此期间应加强阴道冲洗，保持局部清洁；局部应用抗生素，控制感染；促进上皮愈合，避免阴道粘连。

3）外阴炎　外阴是较潮湿的部位，由于阴道排物的刺激和辐射的影响，较易出现不同程度的外阴部放射反应。表现为局部充血、肿胀、疼痛，严重时可出现溃疡、感染。出现外阴反应后，应保持局部清洁干燥、保护创面、促进愈合。如在治疗中出现，则在不影响治疗的情况下适当调整照射的位置，减少对外阴的辐射影响。

4）胃肠反应　多发生在体外照射时，特别是腹部照射对胃肠道影响较多，经常出现食欲不振、恶心、甚至呕吐、腹痛及腹泻等。如有上述症状，轻者对症处理，重者调整放射治疗计划。

5）直肠反应　是腔内照射较常见的早期并发症。腔内照射的放射源距直肠很近，虽然可以设法减少其对直肠的辐射，但完全避免是不可能的，直肠反应的主要表现为：里急后重、排便疼痛、甚至有粘液便等；直肠镜检查，可见在宫颈水平附近的直肠前壁粘膜充血、水肿。有直肠反应者，应减少对直肠的刺激、避免便秘、保证供应充足的营养和水分、预防感染。直肠反应在治疗期间很少出现，如出现则应暂缓放射治疗，积极处理，待症状好转后再恢复照射，必要时修改照射计划。

6）机械损伤　主要发生在腔内照射的操作过程中，最多见的是子宫穿孔及阴道撕裂。如宫颈局部肿瘤较大或溃疡较深时，造成宫颈口显示不清，在探测宫腔或向宫腔内放置宫腔管时，可引起子宫穿孔。在宫腔操作时发现患者突然下腹痛或探宫腔已超过正常深度而无宫底感时，应考虑为子宫穿孔。这时应立即停止操作、严密观察、预防感染、严禁反复试探宫腔。如有内出血，应及时手术处理。行阴道腔内照射时，阴道狭窄或阴道弹性不佳者，由于阴道容器过大、操作粗暴，均可造成阴道裂伤。操作过程中如发现有突然出血或剧痛，应检查有无阴道损伤，如有裂伤应即刻中止治疗，充分冲洗阴道、局部用消炎药物、避免感染、促进愈合；如裂伤较深或有活动性出血，应及时缝合。

（2）晚期并发症

1）皮肤及皮下组织的改变　体外照射者最先影响的就是皮肤及皮下组织。由于放射物理条件、照射部位、照射面积、照射剂量及个体差异等不同，并发症的程度也有较大有不同。例如，会阴及腹股沟区的皮肤比腹背部皮肤对放射线的耐受量低。皮肤及皮下组织的并发症出现较晚，常表现为照射区的皮肤，特别是皮下组织甚至肌肉纤维化挛缩。缺血造成组织坏死而形成溃疡者罕见。由于现代体外照射多采用高能射线如加速器的高能X线或电子束，有剂量建成区，皮肤剂量较低，而且多采用二个以上照射野，严重的皮肤及皮下放射损伤已很少见。如果发生，则治疗极其困难，重要的在于预防：要选择合适的放射源；正确掌握时间、剂量；照射范围要适当；在照射一定剂量后要根据肿瘤消退情况缩小照射野；避免照射的重叠而形成的超量区；注意保护照射区的皮肤，避免外伤及刺激。

2）生殖器官的改变　盆腔部的体外照射和腔内照射对生殖器官都有影响。子宫颈、子宫体及阴道对放射线的高度耐受为放射治疗子宫颈癌、子宫体癌及阴道癌提供了极有利的条件。但也都会出现不同的放射反应，最多的是放射治疗后的纤维化，表现在阴道壁弹性消失、阴道变窄，在宫颈及宫体则表现为萎缩变小。若全子宫照射10 000cGy则有不到5%的病人在5年内出现子宫组织坏死和穿孔，宫腔内发生溃疡。宫颈管引流不畅时，则可引起宫腔积液，合并感染后可造成宫腔积脓。卵巢受照射后可使卵巢功能消失而出现绝经期症状。盆腔纤维化严重者，可引起循环障碍或压迫神经导致下肢水肿或疼痛。

3）肠道的改变　盆腹腔放射治疗受影响最多的肠道是小肠（主要是回肠），乙状结肠及直肠。小肠是对放射线耐受量较低的器官之一，小肠在100cm范围内受照射4 500cGy，则在5年内有不到5%的病人发生小肠溃疡、狭窄。但由于小肠的活动性较好，所以减少了局部小肠所受的辐射剂量，因此，盆腔照射一般给予4 500cGy是安全，给至5 000cGy一般也未发现严重并发症。小肠的放射损伤使肠道纤维化，可引起肠粘连、溃疡、狭窄甚至梗阻，临床表现为腹痛、腹泻、血便等。乙状结肠及直肠虽然对放射线的耐受量略高，但由于其活动受到限制，所以也是易受放射（尤其是腔内照射）损伤的器官，常表现为里急后重感、肛门下坠疼痛、粘液便甚至血便，直肠镜检可见肠粘膜水肿、充血、溃疡甚至成瘘，尤以直肠为多见。放射性直肠炎80%在完成放射治疗后6月至2年间出现，大部分在3年内可望恢复。肠道的放射损伤很难治疗，主要是对症处理，重要的是预防，因此，在设计放疗计划时即应慎重，如有肠粘连史，或腹、盆腔手术后的放射治疗，就不能用过高的剂量，以防肠道的严重损伤。

4）泌尿系统的改变　腹、盆腔的放射治疗对泌尿系统器官都有不同程度的影响。妇科放射治疗中，盆腔放疗居多，所以对膀胱及输尿管的影响较大。最多见的是放射性膀胱炎，由于其对放射线的耐受较直肠为高，所以其放射损伤的发生率大大低于放射性直肠炎者，仅为3%左右。其出现的时间也较放射性直肠炎为晚，2/3患者在放疗后1~6年出现，大部分在4年内恢复。其主要表现为尿频、尿急、尿血甚至排尿困难。膀胱镜检查可见：膀胱粘膜充血、水肿、弹性减弱或消失、毛细血管扩张、甚至出现溃疡。处理也只能对症、预防感染、止血、大量补充液体等，出血严重者需在膀胱镜下电灼止血。需手术止血者罕见。放疗对宫旁组织及输尿管的影响均可导致输尿管不同程度的梗阻，进而出现不同程度的肾盂积水及输尿管积水。肾盂积水病人主诉常为腰痛，检查为患侧肾区叩痛，通过B超、放射性核素肾图或肾盂造影即可确诊。

5）对骨骼的影响　宫颈癌放射治疗中盆腔体外照射可以影响骨盆及股骨上段。过去体外照射用低能射线时可见放射性骨炎，严重时可致股骨头坏死或股骨颈骨折等。体外照射改用高能射线后，基本上不存在严重的骨损伤。

6）放射致癌　放射线治癌，也致癌，这已为大家所承认。宫颈癌的治疗，主要是放射治疗，由于治疗效果的不断提高，长期生存的患者逐年增加，因而得以观察到放射治疗的远期并发症——放射癌。于国瑞报告的宫颈癌放射治疗后发生恶性肿瘤的发生率为0.52%。其发生部位最多的是子宫体，其次为直肠、膀胱、卵巢软组织及骨骼，这与该器官所受的放射剂量成正相关。因为放射癌在组织学上没有任何特征，所以诊断比较困难。根据一些学者提出的放射癌的诊断原则，其诊断标准是：①有放射治疗史；②在原放射区域内发生的恶性肿瘤，并能排除原肿瘤的复发、转移；③组织学证实与原发癌不同；④有相当长的潜伏期。于国瑞等报道的潜伏期为5~27年，平均为14.4年。因此，凡恶性肿瘤经放射治疗的患者，应终身随诊检查，除及时发现原肿瘤的晚期复发或转移外，还可以早期发现放射癌。

高剂量率后装腔内照射初期阶段放疗并发症明显高于传统腔内放疗，20世纪80年代以后，由于个体化治疗的应用，放射并发症逐渐下降，从镭疗与后装治疗的并发症看，两者已无明显差别（表10-3-20）。

表10-3-20　宫颈癌近距离治疗（镭疗）高剂量率后装治并发症比较（n=1 512）

并发症	发生率（%）			
	镭疗		高剂量率后装	
	1973~1979	1980~1988	1973~1979	1980~1988
膀胱溃疡	2.4	2.2	5.7	1.1
膀胱瘘	0	0	0	0
直肠溃疡	11.6	5.8	6.9	1.4
直肠瘘	1.2	0.2	1.5	0
总的并发症	15.2	8.2	14.1	2.5

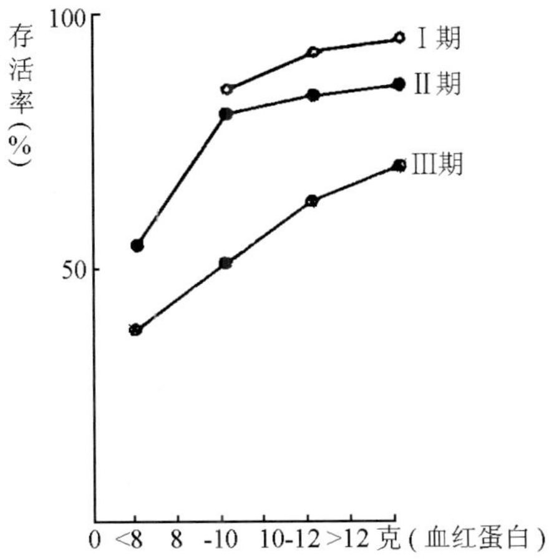

图 10－3－30　放射治疗前血红蛋白水平与5年生存率

（三）影响预后的因素　除临床分期对疗效有明显的影响以外，还有一些因素也不同程度地影响预后。

1. 贫血　宫颈癌的长期慢性失血或急性大出血，均可导致贫血。治疗前的血红蛋白水平在一定程度上反映患者的体质和瘤床血氧供应情况，血红蛋白的高低与放射治疗疗效直接有关。中国医学科学院肿瘤医院宫颈癌Ⅱ、Ⅲ期患者，放射治疗前血红蛋白在80g/L以下者，比120g/L以上者5年生存率各低30%左右（表10－3－21，图10－3－30）。文献上也有类似的报道。

这说明宫颈癌并发贫血是影响放射治疗效果的，贫血愈重，影响愈大。因此，治疗前积极纠正贫血，对提高放射治疗疗效是有益的。

表 10－3－21　宫颈癌患者血红蛋白（Hb/dlRBC）水平与5年生存率（%）

血红蛋白水平		80g/L	80～100g/L	100～120g/L	120g/L 以上	合计
Ⅰ期生存	数		12/14	58/63	124/129	194/206
	率		85.7	92.1	96.1	94.2
Ⅱ期生存	数	17/30	46/57	235/281	374/430	673/798
	率	56.7	80.7	84.0	87.0	84.3
Ⅲ期生存	数	32/83	75/147	240/381	349/498	696/1 109
	率	38.6	51.0	63.0	70.1	62.8
Ⅳ期生存	数	0/3	1/6	2/7	0/2	3/18
	率					16.7
总生存率	数	49/116	134/224	536/732	847/1 059	1 566/2 131
	率	42.2	59.8	73.2	80.0	73.5

2. 宫腔积脓　主要是宫腔感染，宫体被肿瘤侵犯或宫腔局部放射反应等因素所产生的排物，由于肿瘤或放射造成的宫颈管阻塞，引流受到干扰而形成的。其中肿瘤原因占多数。于国瑞报道，宫腔积脓占宫颈癌放疗总数的2.5%。宫腔积脓者，其内膜有癌率为55.6%。宫颈癌合并宫腔积脓的5年生存率比无宫腔积脓者低10%左右，宫腔积脓合并高热及子宫增大者预后不佳。宫腔积脓在宫颈癌放射治疗后仍持续不愈或放射治疗后出现者，则宫颈癌局部未控或复发的可能性极大，放射治疗后出现宫腔积脓者77.8%子宫内膜有癌，因而预后更差。放射治疗后如发现阴道排物增多、发热、腹痛及子宫增大者均应考虑宫腔积脓的可能，均要探宫腔，必要时适当扩宫引流，以明确诊断。宫腔积脓除感染系急性期者外，均应行子宫内膜及宫颈管刮取活体组织检查。如活检无癌则进行抗感染、引流。在放疗前或放疗中活检有癌则应适当增加宫腔或颈管的放射剂量。在最后一次腔内治疗时取子宫内膜活检阳性或放射治疗后取子宫内膜阳性者，均应考虑手术治疗。

3. 盆腔感染　包括附件炎、宫旁组织炎、盆腔腹膜炎及盆腔脓肿等。癌破坏宫颈及阴道的生理防御机制，加之盆腔检查、宫腔操作、较大压力的阴道冲洗、阴道内异物残留及阴道引流受阻等因素，都可以激惹原有的潜在感染急性发作，或引起新的感染。在宫颈癌放射治疗前及治疗中并发盆腔感染者占6.3%。盆腔感染是影响宫颈癌放射治疗效果的重要因素之一，晚期癌尤为明显，Ⅲ、Ⅳ期宫颈癌合并盆腔感染者比无盆腔感染的放疗5年生存率低18%。盆腔感染者体温增高持续的时间愈长、生存率愈低（图10－3－31）。因此，对宫颈癌患者的盆腔检查和操作要特别注意，避免造成感染。如有盆腔感染史者，放射治疗前应行预防处理。如发现急性感染者，要积极治疗，争取在最短时间内得到控制，减少对疗效的影响。

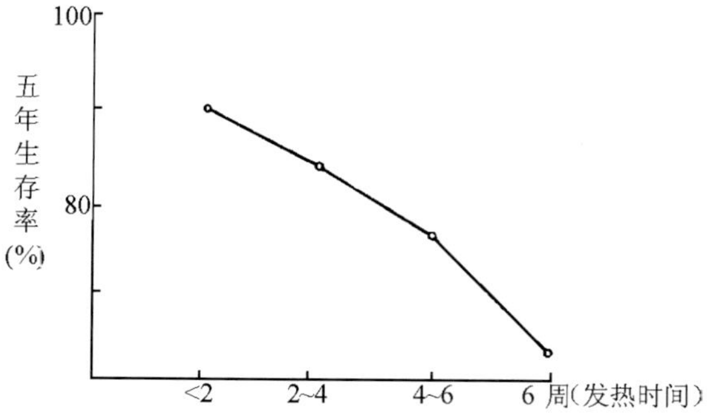

图10－3－31 宫颈癌感染（发热）与预后的关系

4. 输尿管梗阻 宫颈癌向宫旁扩展，可压迫输尿管造成输尿管梗阻，继而发生输尿管或肾盂积水。宫颈癌愈晚，肾盂积水的发生率愈高，其总的发生率为19%（表10－3－22）。宫颈癌合并肾盂积水者预后较差，其5年生存率比无肾盂积水者低13%，而病例最多的Ⅲ、Ⅳ期宫颈癌合并与不合并肾盂积水者，5年生存率相差6%（表10－3－23）。宫颈癌合并肾盂积水者中，轻度肾盂积水者及肾盂积水治疗后好转者，其预后与无肾盂积水无异，而重度肾盂积水者、治疗后肾盂积水加重者或治疗后出现肾盂积水者预后不佳（表10－3－24）。因此，不能将宫颈癌合并肾盂积水者，不分情况统称之为预后不良。

表10－3－22 宫颈癌合并肾盂积水的发生率

宫颈癌分期	宫颈癌例数	肾盂积水例数	肾盂积水发生率（%）
Ⅰ	60	2	3.3
Ⅱ	103	18	17.5
Ⅲ	167	40	22.8
Ⅳ	10	4	40.0
合计	340	64	19.0

表10－3－23 宫颈癌合肾盂积水的5年生存率

	Ⅰ～Ⅳ		Ⅲ、Ⅳ	
	存活例数	生存率（%）	存活例数	生存率（%）
合并肾盂积水者	37/64	57.8	35/58	60.3
无肾盂积水者	195/276	70.7	140/212	66.0

表10－3－24 宫颈癌放疗前后肾盂积水变化与预后

肾盂积水变化	治疗例数	生存例数	5年生存率（%）
放疗后好转者	35	29	82.9
放疗后无变化者	9	4	44.4
放疗后加重者	20	4	20

5. 组织类别　宫颈鳞状细胞癌与宫颈腺癌，对放射线的敏感性和疗效有无差异，意见不一。由于宫颈腺癌的病例少，有不同看法是自然的。一般认为腺癌对放射线的敏感性低于鳞状细胞癌，但有的学者认为宫颈腺癌对放射线的不敏感，主要是因为癌细胞侵犯肌层，距放射源较远，多数并非真正的不敏感；由于宫颈腺癌常在颈管内形成较大肿块，并易于向子宫下段及宫旁蔓延，放射治疗后常易残存，这些都是影响其疗效的因素。中国医学科学院肿瘤医院宫颈癌的治疗统计表明，腔内放疗在10 000mg · h 以上，腺癌占治疗总数的18%，鳞状细胞癌只占5.5%；宫颈腺癌的5年生存率比鳞癌低20%左右（表10-3-25）。这支持宫颈腺癌对放射的敏感性较低，疗效也低的观点。因而有学者主张宫颈腺癌放疗后手术切除残余病灶，即采用放射和手术的综合治疗，可以提高疗效。

表10-3-25　宫颈腺癌与鳞状细胞的5年生存率

分期		腺癌	鳞状细胞癌
Ⅰ	生存数/治疗数	1/2	193/204
	生存率（%）	50.0	94.6
Ⅱ	生存数/治疗数	12/23	660/775
	生存率（%）	56.5	85.2
Ⅲ	生存数/治疗数	14/30	682/1 079
	生存率（%）	46.7	63.2
Ⅳ	生存数/治疗数	0/1	3/17
	生存率（%）	0	17.7
合计	生存数/治疗数	28/56	1 538/2 075
	生存率（%）	50.0	74.1

6. 剂量和疗程　适当的剂量和疗程可以提高"治疗比例"，使放射线给肿瘤以最大的破坏，使正常组织的损伤减少到最低限度，因而放射治疗的剂量与疗程都可以影响疗效。剂量过小或疗程过长，达不到对肿瘤的最大破坏作用，当然影响疗效。剂量过大或疗程过短，可破坏肿瘤周围的屏障和局部组织的修复能力，也会降低治愈率。临床实践的结果表明，宫颈癌放射治疗的适当剂量和疗程是：腔内照射剂量6 000～10 000mg · h（"A"点剂量腔内加体外照射共7 000～8 000cGy）（图10-3-32），体外照射"B"点剂量不应低于4 000～5 000cGy，在附近的组织和器官能耐受的范围内应尽量提高宫旁的照射量，有益于提高疗效；总疗程以6～8周较为理想（图10-3-33）。

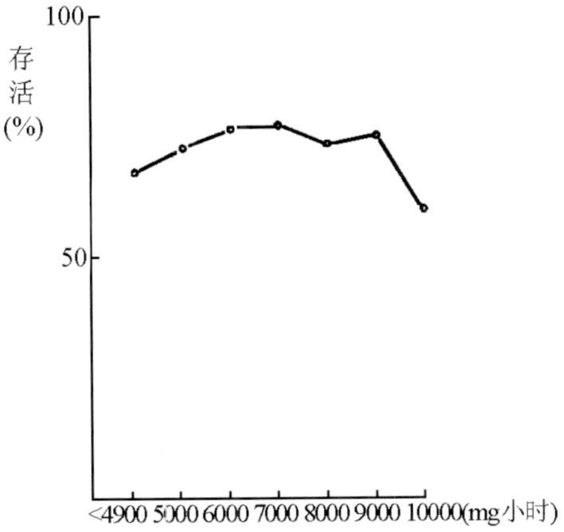

图10-3-32　镭疗剂量与5年生存率

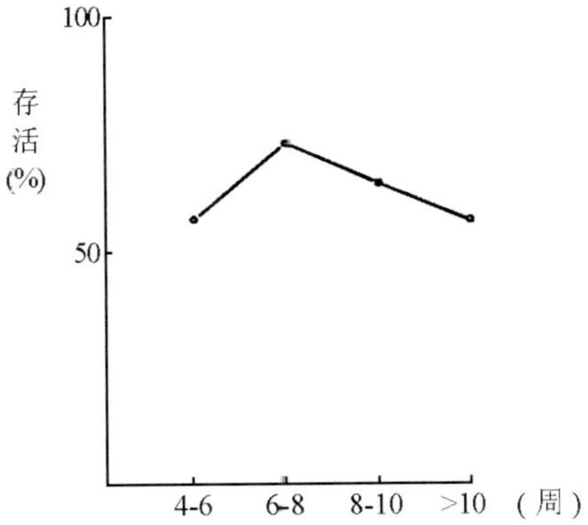

图10-3-33　疗程与5年生存率

第六节 宫颈残端癌

宫颈残端癌是指子宫次全切除术后在残留的宫颈部分发现的癌。宫颈残端可有两种情况：一是子宫次全切除术前宫颈有癌未被发现，在术后较短时间（2～3 年）内被发现者，称为隐性残端癌；另一种是子宫次全切除术前宫颈无癌，在术后较长时间被发现者，称为真性残端癌。

一、发生率

文献报道宫颈残端癌占全部宫颈癌的 0.33%～16.3%，多数报告在 8% 以下，占子宫次全切除患者的 0～23%，一般为 1% 左右。于国瑞报道的宫颈残端癌占全部宫颈癌的 0.55%。由子宫次仝切除至发现残端癌的间隔时间，最短的是 3 个月，最长者为 30 年，真性残端癌占 70%。

二、病理

宫颈残端癌的肿瘤大体分型及扩散途径，基本上与一般宫颈癌相同。但在组织学类型方面，宫颈残端癌的腺癌发生率比一般宫颈癌为高（4.1%～14.2%）。于国瑞报告的为 6.5%，较一般宫颈癌所占的比例 2.1% 为高。

三、治疗

与一般宫颈癌的治疗原则基本相同，各期残端癌均为可行放射治疗。早期宫颈残端癌，若无手术禁忌证，亦可行手术治疗，术式与一般宫颈癌的手术相同。

宫颈残端癌的放射治疗也是采用腔内加体外照射的方法。腔内照射与一般宫颈癌相同，但宫颈管内照射剂量不宜过大，以避免直肠、膀胱受量过高。宫颈管放射源给“A”点剂量以不超过 1 500cGy 为宜。阴道放射源给“A”点剂量 2 000～3 000 cGy，但阴道放射源要避免排列过于集中，使剂量分布尽量均匀。体外照射则根据肿瘤情况及腔内照射剂量，适当缩小体外照射野的间距，在情况允许时，也可适当提高剂量，以补充腔内照射对宫旁剂量的不足。

四、预后

宫颈残端癌由于子宫体已被切除，膀胱及直肠直接粘连于宫颈残端上，其周围组织形成瘢痕和粘连。因此，给手术操作增加困难，使腔内照射剂量受到影响，而对直肠、膀胱的放射损伤的几率可能增加。所以，一般认为宫颈残端癌的预后比一般宫颈癌差，尤其隐性残端癌更坏。中国医学科学院肿瘤医院的资料表明，早期残端癌与一般早期宫颈癌的预后无明显差别，而晚期残端癌则较一般宫颈癌差（表 10－3－26）。这说明宫颈残端的原发病灶其疗效与非残端癌无异，而关键在于蔓延和转移区的治疗。如果能较好地掌握和运用个别对待的治疗原则，适当的提高宫旁组织的照射剂量，治疗效果有可能提高。

表 10－3－26 宫颈残端癌放疗疗效

	Ⅰ	Ⅱ	Ⅲ	Ⅳ	总计
宫颈残端癌的 5 年生存率（%）	100	67.9	41.7	0	58.1
一般宫颈癌的 5 年生存率（%）	93.4	82.7	63.6	26.6	68.7

五、预防

因良性病变需行子宫切除时，要注意宫颈情况，应常规行阴道细胞学涂片检查，必要时行活体组织检查。如需要部分子宫切除时，宫颈检查必需是正常的。年龄较长者一般均应行全部子宫切除。

第七节　宫颈癌合并妊娠的处理

我国宫颈癌合并妊娠的病例，由于计划生育的开展已很少见。一般认为妊娠会促进宫颈癌的扩散和转移，因而，应及时诊断，尽快治疗。

宫颈癌合并妊娠的诊断与一般宫颈癌相同。在宫颈早期癌合并妊娠时应特别慎重，既要与妊娠期的宫颈改变、流产、早产、前置胎盘等相区别，又要注意不要把癌误诊为妊娠并发症。

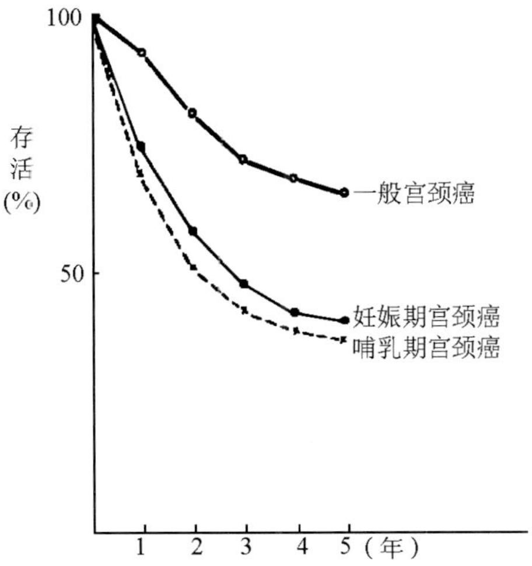

图 10－3－34　合并妊娠的宫颈癌的预后

宫颈癌合并妊娠的治疗，包括宫颈癌和妊娠两个方面。对妊娠的处理，除宫颈癌适于手术者可一并处理外，早期妊娠在放射治疗过程中自然流产。中国医学科学院肿瘤医院统计的宫颈癌合并早期妊娠者23例，全部在放射治疗中自然完全流产，绝大部分在放射治疗开始后2～4周排出胚胎。中、晚期妊娠者，虽有人主张从阴道分娩，但由于有招致宫颈裂伤、出血、感染及癌扩散的危险，一般都主张刮宫中止妊娠。除妊娠已近产期，胎儿可成活者外，有条件者可先行阴道腔内照射“A”点1 000cGy左右，以抑制癌细胞活力和减少癌细胞扩散机会。腔内放射治疗后两周内行古典式剖宫术，手术时避免干扰和损伤癌组织。对宫颈癌的处理应在妊娠中止后尽快进行放射治疗，治疗原则及方法与一般宫颈癌相同。

合并妊娠的宫颈癌预后较不合并妊娠者差，而哺乳期宫颈癌预后更差（表 10－3－27，图 10－3－34）。

表 10－3－27　宫颈癌合并妊娠的放疗五年生存率

	妊娠期		哺乳期		一般宫颈癌	
	生存/治疗数	生存率（%）	生存/治疗数	生存率（%）	生存/治疗数	生存率（%）
Ⅰ	8/9	88.9	10/11	90.0	179/190	90.4
Ⅱ	39/48	81.3	30/47	63.8	628/739	85.0
Ⅲ	24/59	40.7	39/106	36.8	648/998	64.9
Ⅳ	0/5	0	1/7	14.3	2/9	22.2
合计	71/121	58.9	80/171	46.8	1 457/1 936	75.3

第八节　宫颈复发癌与重复癌

一、复发癌

（一）复发癌的诊断　放射治疗失败的患者中，近60%为盆腔内复发，40%左右为远处转移。盆腔内复发的患者中，1/2以上是宫旁及盆壁复发。宫颈癌放疗后复发者中，80%在治疗后两年内复发，但治疗后5～10年间仍有4%复发。

宫颈癌复发的表现，由于复发的部位不同，表现亦各异。宫颈、宫体、阴道的复发，常有阴道出血及排物增多。宫旁及盆腔壁复发，最常见的症状为疼痛及水肿，最多的是患侧下肢疼痛或伴有水肿，有的为腰或腰骶部痛，宫颈癌治疗后复发者有疼痛症状者占44.2%。如累及其他组织和器官，则可出现相应的症状。早期复发可无症状，常在检查中发现。

宫颈、阴道或宫体复发，经临床及病理组织学检查常可证实。但对宫旁及盆腔壁复发的诊断，无特异的客观检查指标，主要靠病史及盆腔检查，临床能确诊者，均属晚期，早期诊断极为困难。因此，在有明显的下肢疼痛和不明原因的下肢水肿时，虽然盆腔检查无阳性体征，也要严密随诊，警惕复发的可能。肾盂造影及放射性核素肾图对宫旁复发的诊断有参考价值，宫旁复发患者肾盂造影的阳性率可达66.7%。

（二）复发癌的治疗　复发的诊断困难，治疗更困难。对治疗后，特别是放射治疗后可疑复发者，在诊断不能肯定之前，切不可轻率地再做放射治疗，否则会造成不可恢复的放射损伤。复发若已确诊，则应根据首次治疗方法，结合复发的部位和时间，认真考虑再治疗的方针。如首次治疗为放射治疗，复发在宫体、宫颈、阴道或宫旁（孤立结节）等部位可以手术者，则以首选手术治疗为宜。不适于手术治疗者，可根据肿瘤情况，治疗后时间的长短及患者一般情况等因素，决定做放射治疗或药物治疗。如手术后复发可行放射治疗或药物治疗，少数可再行手术治疗。

宫颈癌复发放射治疗的具体设计，要根据复发的部位、范围来确定。如是阴道、宫颈、或宫体的局限性复发，可以考虑单纯腔内照射；若局部复发的范围较广，或伴有宫旁及盆壁复发，则应配合体外照射；如是单纯宫旁或盆壁复发，则可根据肿瘤范围设野，给以体外照射；若是术后复发，则按首次放疗处理。放射治疗后复发而再次放射治疗时，照射剂量的掌握较难。对距首次放疗2~3年以上者，可以根据具体情况考虑给以全量照射。但对首次放疗后较短时间复发者，决定剂量要慎重，严防盲目照射，否则既不能治愈肿瘤，又会造成严重的放射并发症。放射治疗后复发的患者，由于组织纤维化，放射敏感性降低，正常组织和器官经过一次放射损伤后再照射，并发症则明显增加。因此，照射时尽量采取可能的措施，以提高肿瘤剂量、降低并发症。例如照射面积要适当，避免过大；照射一定剂量后，随肿瘤缩小而缩小照射野；照射时在照射野部位加压，以缩短肿瘤深度，增加肿瘤照射剂量，又可推开肠管，减少反应；改变照射方向或照射时取头低足高位，尽量避开正常组织和器官，以减少对其影响；根据肿瘤深度选择适当的放射线，以减少对深部组织和器官的损伤；用药物或其他方法（如热疗等）提高肿瘤的放射敏感性，从而提高疗效。

（三）预后　复发后再治疗的效果极差，其5年生存率仅19.9%。复发后再治疗未愈者，平均生存23.4个月，比复发后未治疗者平均生存8.1个月多15个月。这说明当前对宫颈癌复发的治疗，大部分是姑息治疗，只能延长些寿命。因此，适当、充分的首次的治疗是非常重要的。

二、重复癌

同时期或不同时期患两种以上的恶性肿瘤，各肿瘤都是独立存在的、又不是互相转移的，称之为多原发恶性肿瘤，亦称重复癌。

中国医学科学院肿瘤医院1958~1978年的20年间收治宫颈癌共12 421例，随诊到1989年初，发现宫颈癌为第一癌的重复癌261例，占宫颈癌收治总数的2.1%，其中三重癌3例，占重复癌的1.15%。两癌间隔时间最长的为28年，平均11年。间隔时间在20年以内各年段的重复癌发生率是相似的（表10-3-28）。

表10-3-28　重复癌的间隔时间及发生率

间隔（年）	0~4+	5~9+	10~14+	15~19+	20~24+	25~29+	合计
例数	52	67	62	51	21	8	261
占重复癌的%	19.9	25.7	23.8	19.5	8.0	3.1	100
占宫颈癌收治疗总数的%	0.42	0.54	0.5	0.41	0.17	0.06	2.1

以宫颈癌为第一癌的重复癌中食管癌最多，占重复癌的 20.69%，其次为支气管肺癌，占 17.63%，胃癌占 10.03%，子宫体恶性肿瘤占 9.96%，直肠癌占 8.82%，乳腺癌占 3.45%（表 10－3－29）。与日本报道的相似，欧美则以乳腺及支气管肺癌为多。

表 10－3－29　宫颈癌后的重复癌 261 例简介

第二癌	例数	%	平均年龄	平均间隔时间（年）	生存 5 年以上例数
舌	4	1.53	(65～76) 68.3	(10～26) 14.5	
鼻咽	3	1.15	(52～67) 58.3	(2～13) 6	
喉	4	1.53	(52～68) 58.3	(5～18) 11.8	1
上颌窦	2	0.77	(54～67) 60.5	(0～56) 3	
腮腺	4	1.53	(60～78) 69	(4～22) 11.8	1
眼睑	1	0.38	73	6	
甲状腺	1	0.38	57	1	
纵隔肉瘤	1	0.38	49	1	
肺、支气管	46	17.63	(44～79) 55	(1～25) 10	2
食管	54	20.69	(47～80) 63.7	(1～24) 14.5	1
胃及贲门	34	13.03	(47～78) 63.5	(1～27) 10	
结肠	7	2.68	(53～77) 65.1	(1～28) 9.3	
直肠	23	8.82	(43～81) 60.6	(1～26) 10	1
肛门	1	0.38	63	12	1
肝	9	3.45	(52～71) 62	(1～25) 9	
胆	2	0.77	(52～75) 61.5	(1～13) 7	
胰	1	0.38	56	5	
肾	4	1.53	(52～71) 61.5	(3～12) 9	
膀胱	6	2.3	(47～86) 56.2	(13～28) 18	1
乳腺	9	3.45	(50～70) 59.8	(0～18) 10	3
子宫	26	9.96	(47～74) 62.6	(5～26) 13	3
卵巢	7	2.68	(43～70) 59.4	(0～24) 7	1
卵管	1	0.38	66	0	
外阴	5	1.92	(56～69) 65	(0～13) 5	2
骨肉瘤	2	0.77	(46～57) 51.5	(8～14) 11	
臀纤维肉瘤	2	0.77	(31～68) 49.5	(6～22) 14	
肠系膜	1	0.38	72	4	
足黑色素瘤	1	0.38	65	26	
合计	261	100	(31～86) 61.2	(0～28) 11	17

复发癌有增多趋势，因为宫颈癌的发病率随年龄的增长而增加。综合我国普查资料，宫颈癌各年龄组的患病率：30～39 岁组为 39.56/10 万人口；40～49 岁组为 222.2/10 万人口；50～59 岁组为 379.73/10 万人口；60 岁以上组为 491.54/10 万人口。随着寿命的延长，癌发病率增高，重复癌也必然增多。另外宫颈癌放射治疗的广泛应用，治疗效果不断提高，长期生存的患者大量增加，放射治疗的远期严重并发症之一的放射癌也得以发现。重复癌中放射致癌占 23%，而在宫颈癌放射区域内的重复癌中，放射癌占 82.2%，这些是重复癌增加的主要因素。

宫颈癌治疗后重复癌的治疗，除放射癌外，应按重复癌各自的治疗原则进行治疗。如果是放射癌，则应首选非放射疗法。如仍需放射治疗，应考虑重复癌的放射敏感性及其周围组织器官对再次放疗的耐受性，在放疗中采取措施提高放射敏感性，保护正常组织，以减少并发症。重复癌如果能得到完全而恰当的治疗，其疗效与单发癌不应有明显的差别。

（黄曼妮 于国瑞）

参 考 文 献

1. Chara S, Bruzzone M, Merlini L, et al. Randomized study comparing chemotherapy plus radiotherapy versus radiotherapy alone in FIGO stage ⅡB－Ⅲ cervical carcinoma. GONO（North－West Oncologic Cooperative Group）. Am J Clin Oncol, 1994, 17：294～297.
2. Eifel PJ, Winter K, Morris M, et al. Pelvic irradiation with concurrent chemotherapy versus pelvic and para－aortic irradiation for high－risk cervical cancer：An Update of Radiation Therapy Oncology Group Trial（RTOG）90－01. J Clin Oncol, 2004, 22：872～880.
3. Eifel PJ, Moughan J, Owen J, et al, Patterns of radiotherapy practice for patients with squamous carcinoma of the uterine cervix：Patterns of care study. Int J Radiat Oncol BiolPhys, 1999, 43（2）：351～358.
4. Grigsby PW. Radiation Therapy Oncology Group clinical trials for carcinoma of the cervix. Int J Gynecol Cancer, 1999, 9（6）：439～447.
5. HW Vahrson. Radiation Oncology of Gynecologic Cancers. Springr, 1997, 69～99.
6. Kumar L, Kaushal R, Nandy M, et al. Chemotherapy followed by radiotherapy versus radiotherapy alone in locally advanced cervical cancer：A randomized study. Gynecol Oncol, 1994, 54：307～315.
7. Leborgne F, Leborgne JH, Doldan R et al. Induction chemotherapy and radiotherapy of advanced cancer of the cervix：A pilot study and phase Ⅲ randomized trial. Int J Radiat Oncol Biol Phys, 1997, 37：343～350.
8. Lin J, Ho ES, Jan JS, et al. High complete response rate of concomitant chemoradiotherapy for locally advanced squamous cell carcinoma of the uterine cervix. Gynecol Oncol, 1996, 61：101～108.
9. Lorvidhaya V, Chitapanarux I, Sangruchi S, et al. Concurrent mitomycin C, 5－fluorouracil, and radiotherapy in the treatment of locally advanced carcinoma of the cervix：A randomized trial. Int J Radiat Oncol Biol Phys, 2003, 55：1226～1232.
10. Morice P. Haie－Meder C, Rey A, et al, Radiotherapy and radical surgery for treatment of patients with bulky stage ⅠB and Ⅱ cervical carcinoma. Int J Gynecol Cancer, 2000, 10（3）：239～246.
11. Morris M, Eifel PJ, Lu J, et al. Pelvic radiation with concurrent chemotherapy compared with pelvic and para－aortic radiation for high－risk cervical cancer. N Engl J Med, 1999, 340：1137～1143.
12. Napolitano V, Imperato F, Mossa B, et al. The role of neoadjuvant chemotherapy for squamous cell cervical cancer（Ib－Ⅱb）：a long－term randomized trial. Eur J Gynaecol Oncol, 2003, 24：51～59.
13. Park TK, Kim SN, Kwon JY, et al.. Postoperative adjuvant therapy in early invasive cervical cancer patients with histopathologic high－risk factors. Int J Gynecol Cancer, 2001, 11（6）：475～482.
14. Pearcey R, Brundage M, Drouin P, et al. Phase Ⅲ trial comparing radical radiotherapy with and without cisplatin chemotherapy in patients with advanced squamous cell cancer of the cervix. J Clin Oncol, 2002, 20：966～972.
15. Peters Ⅲ WA, Liu PY, Barrett RJ, et al. Concurrent chemotherapy and pelvic radiation therapy compared with pelvic radiation therapy alone as adjuvant therapy after radical surgery in high－risk early－stage cancer of the cervix. J Clin Oncol, 2000, 18：1606～1613.
16. Roberts KB, Urdaneta N, Vera R, et al. Interim results of a randomized trial of mitomycin C as an adjunct to radical radiotherapy in the treatment of locally advanced squamous－cell carcinoma of the cervix. Int J Cancer, 2000, 90：206～223.
17. Rose PG, Bundy BN, Watkins EB, et al. Concurrent cisplatin－based radiotherapy and chemotherapy for locally advanced cervical cancer. N Engl J Med, 1999, 340：1144～1153.
18. Souhami L, Gil R, Allan S, et al. A randomized trial of chemotherapy followed by pelvic radiation therapy in Staage ⅢB

carcinoma of the cervix. Int J Radiat Oncol Biol Phys, 1991, 9:970 ~ 997.

19. Stryker JA, Mortel R. Survival following extended field irradiation in carcinoma of cervix metastatic to para - aortic lymph nodes. Gynecol Oncol, 2000, 79 (3):399 ~ 405.

20. Sundfor K, Trope CG, Hogberg T, et al. Radiotherapy and neoadjuvant chemotherapy for cervical carcinoma. A randomized multicenter study of sequential cisplatin and 5 - fluorouracil and radiotherapy in advanced cervical carcinoma stage 3B and 4A. Cancer, 1996, 77:2371 ~ 2378.

21. Symonds RP, Habeshaw T, Reed NS, et al. The Scottish and Manchester randomized trial of neoadjuvant chemotherapy for advanced cervical cancer. Eur J Cancer, 2000, 36:994 ~ 1001.

22. Tabata T, Takeshima N, Nishida H, et al. A randomized study of primary bleomycin, vincristine, mitomycin and cisplatin (BOMP) chemotherapy followed by radiotherapy versus radiotherapy alone in stage ⅢB and ⅣA squamous cell carcinoma of the cervix. Anticancer Res, 2003, 23:2885 ~ 2890.

23. Tattersall MH, Lorvidhays V, Vootiprux V et al. Randomized trial of epirubicin and cisplatin chemotherapy followed by pelvic vadiation in locally advanced cervical cancer. Cervical Cancer Study Group of the Asian Oceaian Clinical Oncology Association. J Clin Oncol, 1995, 13:444 ~ 451.

24. Whitney CW, Sause W, Bundy BN, et al. A randomized comparison of fluorouracil plus cisplatin versus hydroxyurea as an adjunct to radiation therapy in stages ⅡB ~ ⅣA carcinoma of the cervix with negative para - aortic lymph nodes. A Gynecologic Oncology Group and Southwest Oncology Group study. J Clin Oncol, 1999, 17:1339 ~ 1348.

25. 谷铣之，等主编. 肿瘤放射治疗学. 北京：人民卫生出版社，1993.

26. 王静波等. 腔内后装法放射治疗子宫颈癌的近况. 国外医学肿瘤分册，1984，11:351.

27. 于国瑞. 2131例子宫颈癌腔内及体外照射的总结. 肿瘤防治研究，1978，3:33.

28. 于国瑞. 北京型容器在腔内放疗的应用. 中华医学杂志，1975，55:102.

29. 于国瑞，等. 第一台国产^{192}铱后装腔内治疗机在临床的应用. 中华肿瘤杂志，1986，8:300.

30. 于国瑞，等. 宫颈癌放疗后直肠和/或膀胱阴道瘘34例经验总结. 中华放射肿瘤学杂志，1987，1:31.

31. 于国瑞，等. 关于早期宫颈癌治疗范围的探讨. 中华肿瘤杂志，1988，10:304.

32. 于国瑞，等. 8056例宫颈癌放疗疗效比较和北京型阴道容器的临床应用，中华医学杂志，1978，58:717.

33. 于国瑞，杨培云，王振玲. 宫颈癌放射治疗后发恶性肿瘤55例. 中华放射肿瘤学杂志，1992，1 (2) 110.

34. 于国瑞. 宫颈残端癌的放射治疗——附62例分析. 中华放射肿瘤学杂志，1987，1 (2) 40.

35. 于国瑞. 宫腔积脓与宫颈癌放疗疗效. 中华肿瘤杂志，1987，9:379.

36. 于国瑞. 静脉肾盂造影在宫颈癌的应用. 中华医学杂志，1966，52:285.

第四章 子宫内膜癌

子宫内膜癌是指发生于子宫内膜腺上皮的癌，占子宫体癌的90%，也常被简称为宫体癌（下称宫内膜癌）。根据我国一份全国性调查资料，在我国女性生殖系统肿瘤患病位次排列中，宫内膜癌现居第三位。20年来由于宫内膜癌患病率的上升、组织类型的变化、影像学诊断的发展、分期的修订和后装放射源腔内治疗的推广应用等，对宫内膜癌的认识和重视得以增强。

来源不同的报道较一致地说明宫内膜癌与宫颈癌的比例在变化。20世纪70年代上海市居民发病率的比例为1 vs 13.3/10万人口，80年代全国收治病例数之比为1.59万 vs 13.1万，即1 vs 8.3。中国医学科学院肿瘤医院1958～1996年收治的宫内膜癌与宫颈癌的比例变化为：60年代是1 vs 44.2，70年代是1 vs 21.2，80年代是1 vs 7.7，90年代则为1 vs 3.6。国内其他地区也有类似变化。宫内膜癌是英国最常见的妇科恶性肿瘤，1989年报道宫内膜癌的年龄调整发病率，在50～70年代为23.2/10万，相对稳定至70年代，70年代中叶以后很快达到33.2/10万，上升了43%，1985年又回降到相当于50年代水平，即23.4/10万。分析认为，发病率的升降变化与60年代末期开始滥用雌激素和70年代末开始合并孕酮的合理应用有关，承认了雌激素的致癌趋势。

宫内膜癌的病因尚不明确。许多调查研究指出与发病有关的因素为：①年龄：中国医学科学院肿瘤医院543例宫内膜癌中，50岁以上者占73.2%，50～59岁为高峰组，40岁以下者占8.1%～8.3%或更高；②不育症：宫内膜癌患者不育史者占26.7%；③绝经迟：正常绝经年龄约为47岁，宫内膜癌患者50岁以上绝经者占57.6%，绝经迟者患病机会高于生理性绝经者2.4倍；④肥胖症：超出正常体重9～20kg者危险性增加3倍，超出20kg以上者增加10倍，体重身高平方比值>30者其危险性为比值<20者的7.56倍；⑤糖尿病及高血压：糖尿病患者的危险性增加2.8倍，高血压患者增加1.8倍；⑥多囊卵巢及分泌激素的卵巢肿瘤：虽然中国医学科学院肿瘤医院的543例宫内膜癌中未见有分泌激素的卵巢肿瘤，但报道可有21%～25%者；⑦外源性雌激素：认为单纯雌激素的长时间大剂量应用曾导致20世纪70～80年代宫内膜癌患病率上升。

第一节 病 理

一、大体分型

宫内膜癌可发生在子宫内膜的任何部位，但多发生于宫底部及子宫两角处，后壁多于前壁。其生长方式常为两种：局限型生长，为较小的孤立病灶，常为早期癌；弥漫型生长，累及子宫内膜面积较广，亦可蔓延至子宫颈管内膜。其形态可呈息肉状、菜花状、乳头状或绒毛状等。常侵犯子宫肌层，甚至穿透子宫肌层到达子宫浆膜层。

二、组织学分类

1988年国际妇科病理协会（ISGP）提出的宫内膜癌组织学分类：

子宫内膜样腺癌

亚型

1. 腺癌伴鳞状上皮分化

   腺癌伴鳞状上皮化生（棘腺癌）

   腺鳞癌

2．分泌型
3．纤毛细胞型
浆液性腺癌
透明细胞癌
粘液性腺癌
鳞状细胞癌
未分化癌
混合癌

综合我国3个报道的资料，总数为1 048例宫内膜癌，其中腺癌占88.2%（924例），棘腺癌9%（94例）及腺鳞癌1.5%（16例）等。腺鳞癌的恶性程度较高，预后差。有报道，Ⅰ、Ⅱ期宫内膜癌中乳头状腺癌占35%，其中乳头状浆液性腺癌（UPSC）约占13%；另278例报道，UPSC占8%；认为含乳头状结构者恶性程度高，UPSC更甚。其行为可似卵巢浆液性乳头状癌，有侵袭淋巴倾向，早期即常深侵肌层、子宫外扩散及腹腔转移，复发率高、预后差。据报道5年存活率Ⅰ、Ⅱ期为35%～50%，Ⅲ、Ⅳ期为0～15%。

三、扩散与转移

（一）蔓延　宫内膜癌可沿子宫内膜向四周蔓延，向下至子宫颈管内膜，向两侧可沿子宫内膜蔓延到输卵管，向深层可蔓延到子宫肌层，由浅至深，甚至可达子宫浆膜层。

（二）种植　是卵巢癌和宫内膜癌常有的一种扩散方式。宫内膜癌细胞通过宫颈管可种植到阴道内，通过输卵管可达盆腔，在腹膜、膀胱、子宫直肠窝、直肠等处种植。在手术过程中，如不严格预防可造成盆腔、阴道、伤口等处的种植扩散。

（三）淋巴转移　子宫底部的淋巴引流是沿卵巢血管转移至腹主动脉旁淋巴结，位于子宫角部的癌可经圆韧带转移至腹股沟淋巴结，位于子宫下段或侵犯宫颈管的癌灶可沿宫颈癌的淋巴引流途径转移到宫旁、髂内及髂总淋巴结等。Ⅰ期的盆腔淋巴结转移率为0～3%，腹主动脉旁淋巴结转移率为4.1%～9.3%，Ⅱ期的分别为0及17%。妇科肿瘤组（Gynecologic Oncology Group）报道Ⅰ期宫内膜癌盆腔淋巴结转移率为11%，腹主动脉旁淋巴结转移率为17%。影响淋巴结转移的主要因素是分期、组织分级及子宫肌层浸润（表10－4－1～10－4－3）。盆腔淋巴结转移中髂外淋巴结占61%～78%，其次为髂内、髂总、闭孔和骶前淋巴结。

（四）血行转移　宫内膜癌可经血管转移到肺、肝、骨、脑等部位，有时可在全身许多部位出现散在的病灶，这些都是宫内膜癌进入晚期的表现。

表10－4－1　宫内膜癌分期与淋巴转移

分期	例数	盆腔淋巴结转移率（%）	腹主动脉旁淋巴结转移率（%）	深肌层浸润（%）
Ⅰa*	106	0	2.8	17
Ⅰb*	66	3	6.1	34.9
Ⅰ期总数	172	1.2	4.1	23.8
Ⅱ期总数	17		17.6	23.5

*1971年分期标准

表 10－4－2 宫内膜癌分期、分级与淋巴转移

分期分级		例数	盆腔淋巴结转移		腹主动脉旁淋巴结转移	
			例数	%	例数	%
Ⅰa	G1	101	2	2	0	0
	G2	169	13	8	6	4
	G3	76	8	11	5	7
Ⅰb	G1	79	3	4	3	4
	G2	119	12	10	8	7
	G3	77	20	26	12	16
	计	621	58	9.3	34	5.5

表 10－4－3 宫内膜癌肌层浸润与淋巴转移

浸润深度	例数	盆腔淋巴转移		腹主动脉旁淋巴转移	
		例数	%	例数	%
宫内膜	87	1	1	1	1
浅肌层	279	15	5	8	3
中肌层	116	7	6	1	1
深肌层	139	35	25	24	17

四、子宫内膜不典型增生与宫内膜癌

子宫内膜不典型增生多是在内膜腺瘤样改变的基础上有细胞不典型改变，只要有细胞不典型改变均归属于不典型性增生，此类型的增生有明显的恶变倾向。不典型增生按病变程度分为轻、中、重三度。有的学者对子宫内膜增生过长病例进行平均 13.4 年的组织学检查随访，无腺上皮细胞不典型增生组仅 2% （2/122） 发展为宫内膜癌，不典型增生组恶变率为 23% （11/48）。有些可自行消退仍是增生性内膜，有些经药物治疗恢复正常。子宫内膜不典型增生不应采用放射治疗。

第二节 诊 断

一、症状

（一）阴道出血 这不是宫内膜癌特异症状，但是宫内膜癌最多见、最重要的症状，特别是绝经后的阴道出血更应注意。宫内膜癌患者 80% 以上都有异常阴道出血，表现为淋漓性出血、不规则出血或持续多量出血。

（二）阴道排液 也是宫内膜癌的常见症状。有的患者单纯阴道排液，也有的是阴道排液并发阴道出血。

（三）下腹痛 早期患者无明显症状，在宫腔内有积血或积液时刺激子宫收缩而有下腹痛，合并盆腔感染时亦会有下腹痛。晚期癌压迫或侵犯输尿管或盆腔神经丛，可出现腰腿痛。

（四）其他症状 根据肿瘤扩散的部位而有相应的症状。如骨转移时在相应部位有压痛等。

二、妇科检查

除一般查体要特别注意体表淋巴结外，主要靠妇科盆腔检查。早期患者盆腔检查常为正常，有时宫口可见血性分泌物或液体外溢。随病情发展有 2/3 患者可出现子宫增大，子宫最大可平脐，质地可软或是不均匀感。宫旁组织可因炎症或癌浸润而增厚。晚期癌可根据癌扩散的部位而有相应的体征。

三、病理组织学检查

宫内膜癌的诊断必须有病理组织学证实。

（一）刮取活检　用特制的很细的刮取器，先刮取颈管部分，然后探测子宫位置和深度，进入宫腔刮取前、后、左、右壁子宫内膜，最后咬取宫颈活体组织，分别送检。

（二）诊断性刮宫　在刮取活检不能确诊而又不能排除宫内膜癌时用之。诊断性刮宫应分段进行，刮勺越细越小越好。先刮取颈管内膜，然后探测子宫位置和深度，略扩张宫口，在宫底、宫角及宫体下部分别刮取。如刮出物肉眼观察考虑为癌时，应停止刮宫。

四、辅助检查

（一）B型超声检查　对宫内膜癌的诊断有帮助，子宫内膜增厚超过10 mm者，有10%～20%为癌。阴道超声对宫内膜癌肌层浸润的诊断准确率在80%以上。彩色超声还能观察子宫的血流情况。

（二）宫腔镜检查　宫内膜癌可以通过宫腔镜观察病灶的位置、范围及形态等。可在直视下活检，提高准确率。适于诊断性刮宫为阴性而仍不能排除内膜病变时用之。也可代替诊断性刮宫。

（三）磁共振成像（MRI）和计算机断层扫描（CT）检查　对宫内膜癌的分期以及诊断有无宫颈受侵、子宫肌层浸润的深度、有无子宫外扩散等均有帮助，MRI比CT更好。

（四）脱落细胞检查　因宫内膜癌细胞落入阴道内较少，阳性率不高（15%～20%）。取子宫腔吸取物作涂片行细胞学检查阳性率较高（70%）。负压吸引宫腔或宫腔冲洗吸取的标本行细胞学检查准确率可达80%～90%。

（五）其他检查　血清CA125、CEA及子宫内膜雌、孕激素受体检测等对治疗方案的制定，判断预后及随诊监测等均有所帮助。

五、分期

反映肿瘤发展的临床分期依赖于准确、仔细的盆腔和病理检查。由国际妇产科联盟（FIGO）1970年建议、1971年开始使用的临床分期，1988年FIGO根据大量手术病理研究的资料进行了全面的修改，今后不再引用旧的分期。但以放射治疗为首选治疗的患者，仍采用1971年的临床分期，引用时注明之。两种分期法如表10－4－4。

表10－4－4　宫内膜癌的分期（FIGO）

宫内膜癌临床分期（1971年修订）		宫内膜癌手术病理分期（1988年修订）			
0期	原位癌，组织学所见疑为癌				
Ⅰ期	癌局限于宫体	Ⅰ期	Ⅰa	$G_{1,2,3}$	肿瘤局限于子宫内膜
Ⅰa	宫腔深度8cm以下		Ⅰb	$G_{1,2,3}$	子宫肌层受侵少于1/2
Ⅰb	宫腔深度超过8cm		Ⅰc	$G_{1,2,3}$	子宫肌层受侵多于1/2
Ⅱ期	癌侵犯宫体及宫颈	Ⅱ期	Ⅱa	$G_{1,2,3}$	仅子宫颈腺体受侵
			Ⅱb	$G_{1,2,3}$	子宫颈间质受侵
Ⅲ期	癌侵及宫体以外，但不超过真骨盆（包括阴道）	Ⅲ期	Ⅲa	$G_{1,2,3}$	肿瘤侵犯子宫浆膜和（或）附件，和（或）腹腔积液细胞学阳性
			Ⅲb	$G_{1,2,3}$	阴道转移
			Ⅲc	$G_{1,2,3}$	盆腔淋巴结和（或）腹主动脉旁淋巴结转移
Ⅳ期	癌扩散至真骨盆外，或明显侵犯膀胱或直肠粘膜。泡样水肿不列入Ⅳ期	Ⅳ期	Ⅳa	$G_{1,2,3}$	肿瘤侵犯膀胱和（或）直肠粘膜
			Ⅳb	$G_{1,2,3}$	远处转移包括腹腔内和（或）腹股沟淋巴结转移

按分化程度，宫内膜癌可分3级：

Ⅰ级（G_1）为高分化腺癌：非鳞状或非桑椹状实质性生长类型成分<5%。

Ⅱ级（G_2）为中分化腺癌：非鳞状或非桑椹状实质性生长类型成分为6%～50%。

Ⅲ级（G_3）为低分化腺癌：非鳞状或非桑椹状实质性生长类型成分>50%。

病理组织分级中应注意：应重视细胞核的非典型性，若其与结构分级不相符合，应相应升高1级；浆液性乳头状腺癌、透明细胞癌、鳞状细胞癌，应更重视细胞核的级别，含有不同鳞状成分之腺癌其分级均应根据腺体成分核之分级作决定。

有关分期的规定

1. 由于宫内膜癌现已采用手术分期，以前使用的分段诊刮来区分Ⅰ期或Ⅱ期方法不再应用。
2. 首选放疗的患者，仍采用FIGO1971年公布的临床分期法，但应注明。
3. 肌层厚度与癌侵犯深度一并测量。

第三节 治 疗

宫内膜癌的治疗以手术、放射或手术加放射的综合治疗为主。

一、手术治疗

宫内膜癌Ⅰ期患者占87.5%，手术治疗一向是主要首选手段。手术治疗的优点在于：可以直接切除癌灶及其周围浸润组织（全子宫及其关系密切的附件）；能发现临床检查不易发现的危险因素如腹腔和盆腔内的转移、淋巴结转移、子宫颈及子宫肌层受侵程度以及腹腔积液的有无等，便于术后放疗或化疗等综合治疗方案的设计；手术治疗对晚期癌的作用虽然有限，但在适当情况下，可根据综合放疗或综合化疗的需要，行减瘤术，减轻患者负担使之能更有效的接受术后治疗。

几十年来，全宫及双附件切除术（次广泛全子宫双附件切除及阴道切除1～2cm）一直是宫内膜癌手术治疗的基本术式。虽然有些学者主张宫内膜癌的手术范围应该扩大到盆腔淋巴结清扫，甚至腹主动脉旁淋巴清扫，但都未得到广泛的认同和采用，其关键在于扩大手术范围，从理论上和实效上都不能为人们所接受。其理由：

1. 宫内膜癌原发在子宫底部者居多，其淋巴转移至腹主动脉旁淋巴结为主，只行盆腔淋巴清扫则无意义。

2. 宫内膜癌扩展到宫颈管者行盆腔淋巴结清扫。这是只做了继发病灶的区域淋巴结清扫，而未做原发病灶的区域淋巴结清扫，这种做法是主次不分。

3. 宫内膜癌盆腔淋巴结阳性者，70%以上（或更高）腹主动脉旁淋巴结阳性，有些盆腔淋巴结阴性者，腹主动脉旁淋巴结却为阳性。这样只行盆腔淋巴结清扫也无意义。

4. 腹主动脉旁淋巴结清扫，如果真正做到标准而彻底，其技术难度高、创伤大、并发症多，淋巴结阳性者预后极差，不能改善疗效，如此手术其价值就不言而喻了。

5. 当前的治疗方向是：适当的缩小手术范围，走与放射或和化疗的综合治疗之路。盲目扩大手术范围是不符合当前治疗趋势的。

二、放射治疗

这是宫内膜癌有效的治疗手段之一。可以单独使用，也可以配合手术治疗。

（一）单纯放射治疗　适用于各期宫内膜癌的治疗，放射治疗包括腔内照射及体外照射两部分。

1. 腔内照射　用于宫内膜癌原发区的治疗，包括宫腔、宫颈及阴道，重点照射在宫腔。

腔内照射的方法如下：

（1）传统的腔内照射方法

1）传统的宫颈癌腔内照射方法　最早期对宫内膜癌的腔内放射治疗是采用宫颈癌传统的腔内照射方法，如斯德哥尔摩法、巴黎方法等，只是减少些阴道照射剂量，增加一些宫颈照射剂量而已。由于不能形成宫内膜癌所需要的倒梨形剂量分布，治疗效果很不满意。

2）传统的黑曼（Heymen）宫腔填塞法　一般的宫腔管照射不能使瘤床受到均匀有效剂量。1941年瑞典的Heyman等报道宫腔填充法并发表695例宫内膜癌用宫腔填充方法的腔内放疗疗效，5年生存率由原来的45%提高到65%。此后，宫腔填充法遂被推广应用。其特点是以囊状放射容器（当年盛有镭）将宫腔填满，放射源与肿瘤的间距短，放射源分散，剂量分布均匀。子宫腔因填满放射容器而被撑大、变薄，肌层的浸润或瘤床可得到有效的照射，较一般常用的单管优越。Heyman式填充治疗分两次进行，间隔3周，其中一次并用阴道照射。每次照射时间15～36小时。镭囊数目与大小可根据宫腔容积调整，宫腔总剂量是3 000mg·h，子宫的浆膜面剂量达到2 600cGy。这符合测量离体标本所得的数据，即距放射源1.5cm处的剂量为3 000cGy。图10－4－1为1例宫内膜癌患者腔内填充法放疗的示意图，宫腔内镭容器位置根据实际X线照片描绘。宫腔镭囊填充法的主要缺点是防护要求高、宫腔置囊操作时间长、工作人员接受的放射剂量较大。

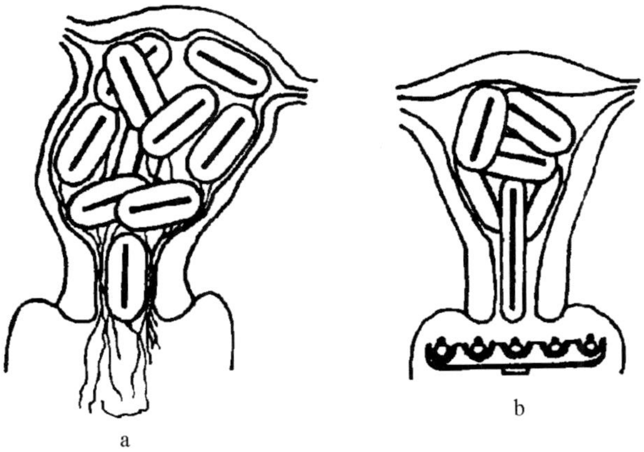

图10－4－1　宫内膜癌宫腔填充法术前放疗

a. 第一次腔内放射22小时镭源共50mg，宫腔填满镭囊，子宫被撑大，宫壁撑薄，标记小囊的线留在阴道内。b. 第二次腔内放射（1周后）22小时，宫腔镭45mg，阴道镭50mg，宫腔容积缩小，镭囊数目减少，阴道放射以防局部复发。

3）其他宫腔容器　为使放射源贴近癌瘤并达到剂量均匀，曾有人试行一些改进以弥补宫腔单管的不足，因而有呈T形、Y形或倒三角形等腔内容器试用，也有用滚珠样、弹簧式容器者，甚至液体放射源也曾被考虑，但皆不及宫腔填充法应用广泛。

（2）后装腔内放射治疗　后装技术的应用可为宫内膜癌腔内放射治疗提供较理想的适合需要的放射剂量曲线，因而为提高其疗效创造了有利条件。

1）后装宫腔单管照射　将宫腔容器置于宫腔内，根据宫腔深度及治疗需要决定宫腔放射源移动的长度，放射源在宫腔容器内根据计划在不同位置上停留不同时间，则形成治疗宫内膜癌需要的与子宫形态相近似的倒梨形剂量分布曲线（图10－4－2）。宫内膜癌癌灶的位置、范围和深度均无法准确判断，肿瘤剂量就更无法计算。因此，固定某一个点作为宫内膜癌剂量计算点是不全面的，应该以实际不同大小的子宫肌层为剂量参考点可能更合理。可以用治疗计划系统计算出子宫肌层的剂量外，还可计算出膀胱、直肠及各主要区域的剂量分布情况，如不理想可以进行调整至理想为止。子宫肌层剂量应争取达到50Gy以上为好，每周1次，每次10Gy，分4～5次进行，同时要适当补充阴道腔内照射，以减少阴道复发。如阴道内有明显的转移灶时，局部应按阴道癌进行照射。

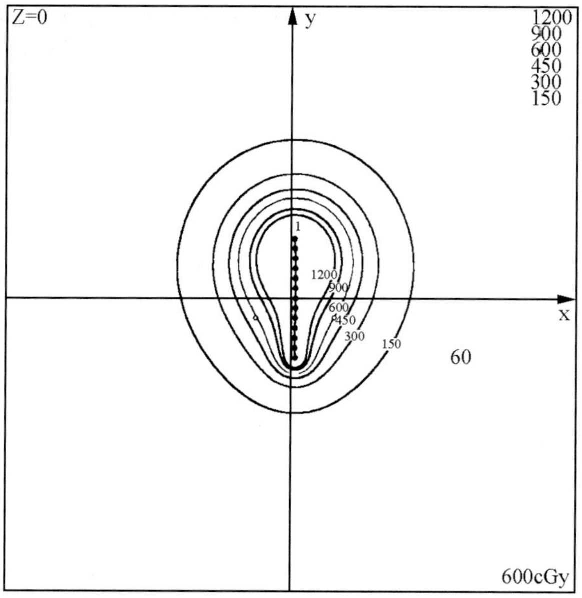

图 10－4－2 梨形曲线

（北京科霖众医学技术研究所提供）

放射源：铱－192 源强（Ci）：10，000

伽玛因子：0.466 R/h/Ci. m^2

重建与优化

重建间距（cm）：0.50 优化方式：SVD 法

治疗管数目：1 时间梯度限制（秒）：0.0

参考点数目：2 误差限制（%）：5.0

驻留点数目：13

2）后装黑曼式宫腔填塞技术 Rotle 设计了 Micro－slectron HDR 遥控后装源囊填充技术（图 10－4－3）。铱－192 源直径 1.1mm。有效长 0.6mm，源囊外径分别为 4、5、6 及 8mm。依据宫腔大小充填不同数目的源囊，一般可填 6～10 个（宫颈管置一个，使剂量分布更合理）。治疗前用 B 超检查源囊位置的正确性，治疗计划系统计算出参考体积及参考点剂量。

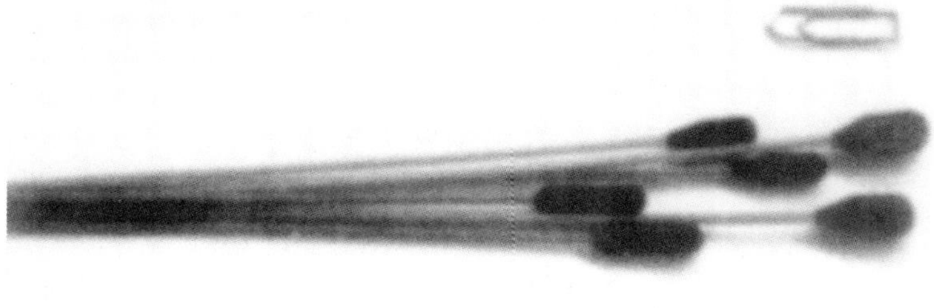

图 10－4－3 黑曼式后装宫腔源囊技术

参考点 My：从剂量分布中轴也就是宫腔中轴顶点向下 2cm、旁开 2cm。参考体积表面基本代表宫体浆膜层。

治疗方法：每次参考剂量 10Gy，间隔 10 天，共 6 次。每次直肠，膀胱最高受量不超过 7Gy（一般 3～5Gy），包括体外照射总量不超过 60Gy/6w。因直肠、膀胱距宫腔容器较远，与宫颈癌治疗相比超过此剂量者较少。

3）其他后装宫腔容器 为了使宫内膜癌腔内照射的剂量分布更为理想，有的学者发明了双管技术（图 10－4－4）、伞装技术等。但仍不如宫腔填充技术。

2. 体外照射 宫内膜癌的体外照射主要负责其蔓延及转移区的治疗。由于不行手术，无法判断其蔓延和转移确切情况，宫内膜癌的体外照射只能凭理论和经验进行。除Ⅰa 期、Ⅰb 期 G_1G_2 者外均应辅以体外照射。宫内膜癌体外照射的范围除盆腔淋巴区外，腹主动脉旁淋巴区是否需要照射意见不一。如果按宫内膜癌转移途径来看，如果需要体外照射就应该包括腹主动脉旁淋巴区。

（1）盆腔照射 应根据肿瘤的范围而定。一般包括下腹及盆腔，前后各一野相对垂直照射，照射野的上缘在腰五水平，下界在闭孔下缘，两侧缘在髂前上棘附近（骨盆最大径外约2cm左右。图10－4－5a～d）。单纯大野照射“B”点（图10－4－6）剂量可达50Gy/5w。大野中间前后用4 1/2半价层的铅块遮挡4cm左右即成为盆腔四野照射（图10－4－7a～h），“B”点剂量一般给40～50Gy/4～5w。各种形状的照射野其设计目的，都是为了减少照射体积，增加剂量分布的均匀度。可以根据病情的需要和个人理解，去选择适合自己要求的照射野。

（2）腹主动脉旁及盆腔照射 照射野是由盆腔大野上缘中央8cm宽向上延伸至膈下（图10－4－8）。照射范围包括腹主动脉旁淋巴区，髂总淋巴区及盆腔淋巴区。对腹主动脉旁淋巴区的照射剂量在40～50Gy/5～6w。

（3）盒式技术（box technique） 由前后两野及两个侧野组成。前后两侧缘达第5腰椎上缘，以覆盖髂总淋巴结，下达阴道上1/2达闭孔下缘。照射野一般为16cm×16cm。两侧缘前达耻骨联合，包括髂外淋巴结，后达骶2～3交界处水平，包括骶前淋巴结，照射野一般为10～12cm×16cm（图10－4－9）。

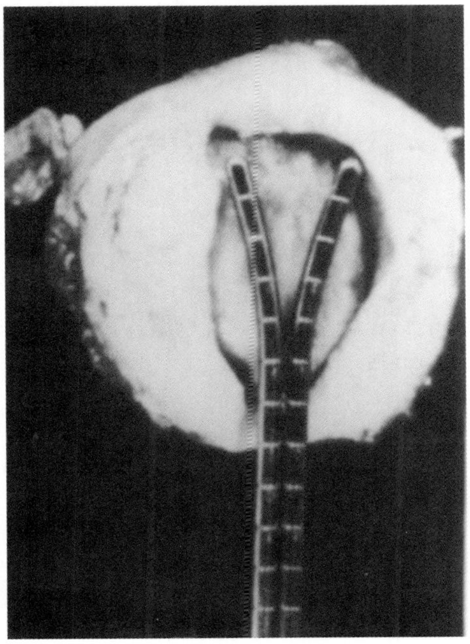

图10－4－4 后装宫腔双管技术

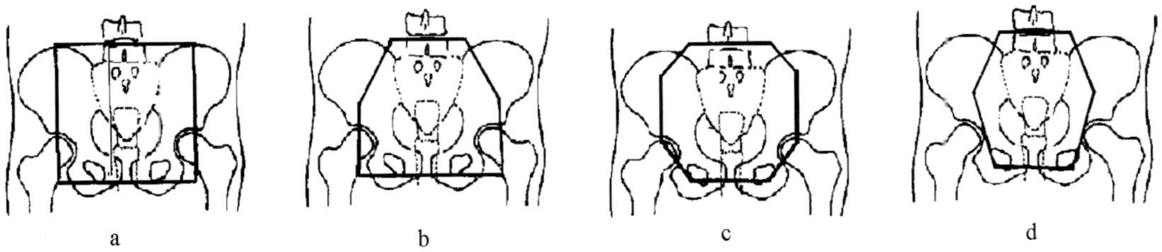

图10－4－5 体外盆腔大野照射野

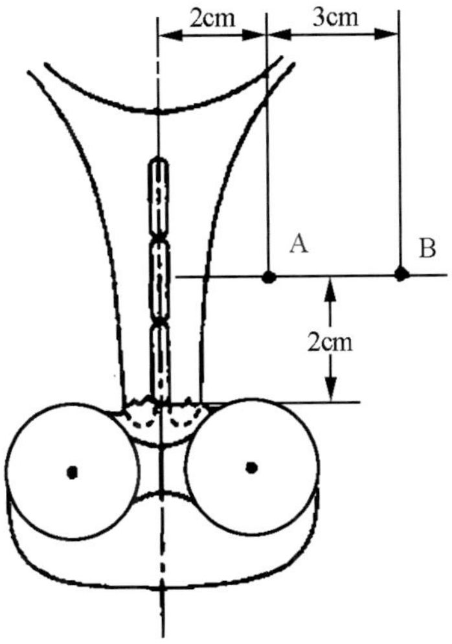

图10－4－6 体外照射A、B参考野

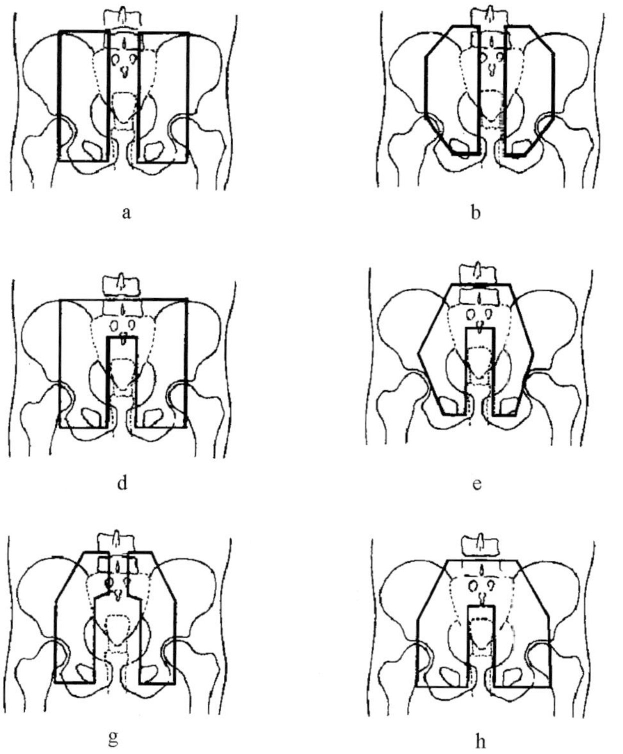

图 10－4－7 体外盆腔四野照射野（中间挡铅）

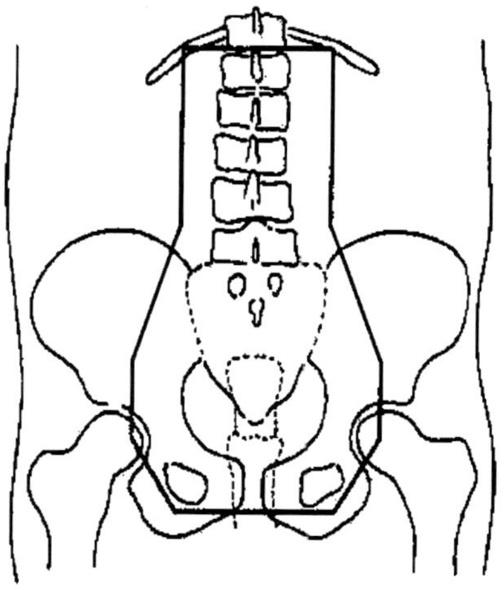

图 10－4－8 腹主动脉旁的盆腔照射野

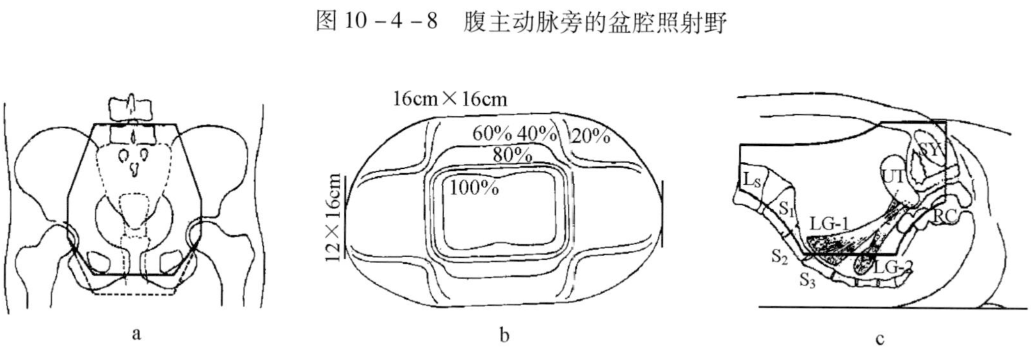

图 10－4－9 盒式技术

（4）局部照射及适形照射　前者是指对肿瘤转移灶的局部进行的照射。照射的范围和剂量则根据不同需要而定。如因癌的骨转移而剧痛，可对转移灶行局部照射，剂量为 20 ~ 30Gy。后者对某些局部病灶或复发病灶行适形放疗，有时剂量可达根治量，正常组织受照射剂量小，减少并发症的发生。

（二）术前放射治疗　术前放射治疗的目的是：降低癌细胞的活性，减少癌细胞种植和转移的几率；缩小肿瘤范围，提高手术切除率。术前放疗的适应范围：

1. Ⅰ、Ⅱ期宫内膜癌　术前给半量腔内照射（包括阴道腔内照射），照射后 2 周内手术。有的学者主张术前行全量放射治疗，6 ~ 8 周后再行子宫切除。术前全量放疗后手术，是用两种根治手段进行治疗，只能增加并发症，不能提高疗效。这有悖于放射治疗的初衷，似无必要。

2. Ⅲ、Ⅳa 期宫内膜癌　应以放疗为主，给予全量的腔内及体外照射，疗后 8 ~ 10 周仍有肿瘤残存有手术可能者，行手术探查，争取根治切除或减瘤术。

总的原则能直接手术则尽量不做术前放疗。

（三）术后放射治疗　其目的是：给可能潜在的亚临床病变区域进行预防照射，从而提高疗效；对有残留的病灶区域进行照射，以减少复发。宫内膜癌Ⅰ、Ⅱ期患者，根据手术中探查的情况及手术后病理检查结果，决定术后是否需要放射治疗，以及放射治疗方法、剂量等。这样使术后放射治疗的目标更为明确。

宫内膜癌Ⅰa 期 G_1、G_2、G_3 及Ⅰb 期 G_1、G_2 者术后不需附加放射治疗。Ⅰb 期 G_3 及Ⅰc 期以晚者、盆腔淋巴结阳性者应加盆腔大野照射 45 ~ 50Gy。有的主张Ⅰa 期 G_3 也加盆腔放疗及化疗。腹主动脉旁淋巴结阳性者应另加腹主动脉旁照射。Ⅱ期患者阴道切除不足者（不足 2cm）应加阴道腔内照射、局部剂量不应低于 30Gy。Ⅳ期患者则根据病变情况采取个别对待的原则进行治疗。

三、药物治疗

宫内膜癌药物治疗的发展，起步较晚于手术治疗和放射治疗。近 30 年激素类药物及非激素类药物的临床与实验研究，肯定了药物治疗对宫内膜癌的有效作用。对晚期癌和复发癌的单独应用和综合应用，缓解率约为 33%。

（一）激素类药物

1. 孕激素类药物　从孕激素类药物治疗晚期宫内膜癌和复发癌 30 年的经验认识到：①高分化癌的缓解率高于低分化者，两者的缓解率可分别为 30% ~ 50% 和 0 ~ 15%；②发展较慢的肿瘤缓解率较高，复发癌高于转移癌；③必须长时间用药，时间少于 7 周者看不出反应，至少超过 12 周才能观察到客观缓解；④一次用药剂量大者比小剂量效果好，以甲孕酮为例，每日 160mg 者优于每日 40 ~ 80mg 者；⑤肺转移癌药物治疗后的缓解率并不是像过去认为那样高于其他部位的转移癌；⑥按放射治疗加或不加孕激素治疗的随机分组临床对比，二者的缓解率及存活率无大差别，不支持孕激素对放疗有增敏作用之说；⑦甲孕酮治疗过程中，宫颈及阴道细胞学观察到，反映雌激素的细胞转为萎缩细胞者缓解率高，认为或可作为监测治疗方案的一个指标；⑧孕激素类药物也应对早期癌进行综合治疗的试用，如 70 年代Ⅰ期宫内膜癌术前宫腔内注入甲地孕酮与术前腔内放疗者对比，观察局部效果，二者术后标本显示癌灶消灭者均为 60%，认为甲地孕酮的优点是无副作用，且从理论讲，药物吸收具有周身性作用。又如，80 年代报道，术前应用己酸氧基孕酮（oxyprogesterone capNate，OPC）的 112 例患者与 164 例术前不用 OPC 者对照，前者 5 年存活率为 85.7%，后者为 78.6%，而两组的分化不良者相比，用 OPC 者 22 例，5 年存活率为 90.9%，不用 OPC 者 49 例，5 年存活率 57.1%（$P < 0.002$）；⑨癌组织孕激素受体阳性者较阴性者缓解率高，所以用药前最好检测孕激素受体。

2. 常用孕激素类药物与治疗方案　文献报道在药物选择、用药剂量与时间等多不一致，一种药物曾有较多不同的治疗方案或剂量与时间的考虑。原则上都主张大剂量用，约 4 ~ 8 周后继以维持量至少 12 周以上，可继续维持半年至 1 年。常用的药物为甲孕酮（肌注）每次 400mg，每日 1 次，1 周后每周3次，显效后每月400～1 000mg维持。醋酸甲地孕酮（口服）每次160mg，每日1次，己酸孕酮（肌注）每天500～1 000mg，1月后改为每周2～3次或每日250mg。孕激素药物可单独使用，也可用于与手术或放射的综合治疗和与非激素类药物综合治疗。

3．抗雌激素药 三苯氧胺（tamoxifen）虽不是激素类药物，因其抗雌激素作用而被列入激素类药物。一般用于孕激素受体阳性的患者，用药量为10mg，每日2次；必要时可增加至20mg，每日2次，长期服用。

（二）非激素类药物 非激素类抗癌药物常用于分化差的、激素治疗失败的、晚期的及复发的宫内膜癌患者。也用于放疗增敏。CP（环磷酰胺、顺铂）或CAP（环磷酰胺、阿霉素、顺铂）方案为宜。阿霉素有效率约26%，完全缓解率为8%，联合应用顺铂是最有效的治疗方案，有效率45%，完全缓解率22%。GOGⅡ期试验显示：28例复发或晚期宫内膜癌应用紫杉醇250mg/m^2，完全缓解率为14.3%，部分缓解率为21.4%。紫杉醇联合应用铂类效果更好。

四、随诊

治疗后应定期随诊。结束治疗后第一年宜每3～4月随诊检查1次，第2～3年中每半年1次；第4年以后，每年1次。根据诊断要点和采用辅助诊断的临床检查及实验措施，可以早期发现近期及远期放射性并发症、复发灶和转移灶，以便于考虑适当的个别对待的再治疗手段。

第四节 预 后

一、5年生存率

自20世纪初开始，宫内膜癌的治疗就是手术、放射和手术加放射的综合治疗。经过近一个世纪的临床实践，对宫内膜癌的发展规律得到进一步的认识，放射技术的发展与进步，手术技术的提高与改善，手术范围的扩大等均未能明显地提高生存率（表10－4－5）。

表10－4－5 宫内膜癌5年生存率（年报16～21）

卷	年代	治疗例数	5年生存率（%）
16	1962～1968	14 506	63.0
17	1969～1972	10 720	65.4
18	1973～1975	11 501	66.6
19	1976～1978	13 581	67.7
20	1979～1981	14 906	65.1
21	1982～1986	19 402	69.7

宫内膜癌解剖和生物学的特点为生长缓慢、扩散和转移较晚、出现症状较早，确诊比较简单容易。所以，宫内膜癌就诊时早期癌占80%以上，总的疗效比较好。

二、影响预后的因素

宫内膜癌的疗效几十年间无突破性的提高。影响其预后的因素如下：

（一）内膜癌的分期与预后 分期是影响预后普遍而重要的因素（表10－4－6）

表 10－4－6 宫内膜癌分期（FIGO）与五年生存率（1979～1981）

临床分期	治疗		5 年存活	
	人数	%	人数	%
Ⅰ	11 035	74.0	7 976	72.3
Ⅱ	2 014	13.5	1 135	56.4
Ⅲ	921	6.2	290	31.5
Ⅳ	409	2.8	43	10.5
未分期	527	3.5	253	47.8
总计	14 906	100.0	9 697	65.1

从表中看出每个期别间的 5 年生存率相差 20% 左右。期别越晚扩散转移率越高则预后越差。

（二）宫内膜癌的组织分级与预后 宫内膜癌的组织分级，已是公认的判断预后的重要指标。组织分级对预后的影响是明显的（表 10－4－7）。由于组织分化越低，淋巴转移、深肌层浸润及阴道复发的几率越高（表 10－4－8），预后越差也是必然的。

表 10－4－7 Ⅰ期宫内膜癌分级与预后

分级	手术治疗			综合治疗		
	治疗例数	存活例数	5 年存活率（%）	治疗例数	存活例数	5 年存活率（%）
1	734	601	82	1 540	1 314	85
2	324	253	78	891	716	80
3	114	69	61	319	205	64

表 10－4－8 宫内膜癌分级与淋巴转移、肌层浸润、阴道复发

分级	淋巴转移（%）	深肌层浸润（%）	阴道复发（%）
1	5.5	20.6	1.1
2	10	34.1	
3	26	53.4	13.2

（三）宫内膜癌的肌层浸润深度与预后 宫内膜癌肌层浸润愈深，其预后愈差。由于肌层受侵犯的愈深，淋巴转移的几率愈高，尤其深肌层受累的 5 年生存率明显降低（表 10－4－9）。

表 10－4－9 宫内膜癌肌层浸润与预后

肌层浸润深度	阴道复发率（%）	5 年生存率（%）
内 1/3	1.2	77.2
中 1/3	6.6	73.3
外 1/3	13	15.2

（四）宫内膜癌的淋巴结转移与预后 宫内膜癌有无淋巴结转移，其预后是有明显差别的。有淋巴结转移的 5 年生存率为 36.4% ～46.5%，而无淋巴结转移的 5 年生存率为 74.4% ～81.3%，两者相差一倍左右。其原因可能是因为宫内膜癌的腹主动脉旁淋巴结转移率较高，而对腹主动脉旁淋巴结的治疗效果不如对盆腔淋巴结的疗效好。

（五）宫内膜癌的治疗方法与预后 宫内膜癌的治疗方法对预后的影响也是明显的（表10－4－10）。从表中可以看出单纯手术治疗与手术加放射综合治疗的差别主要是后者的阴道复发率明显低于前者。单纯放射治疗疗效明显低于前两者。其原因是：单纯放疗一般均为不宜手术的晚期患者；宫内膜癌的放射剂量很难掌握；原发肿瘤的放疗效果无法观察。这些都是影响放疗效果的因素。宫内膜癌的腔内放射治疗，用传统的腔内放疗与高剂量率后装腔内放疗的效果无明显区别（表10－4－11）。

（六）宫内膜癌的病理类型与预后 近些年来通过病理学的研究及临床的实践证实，宫内膜癌的病理类型与预后关系密切（表10－4－12）。

表10－4－10 宫内膜癌的治疗方法与预后

治疗方法	5年生存率（%）	平均5年生存率（%）	阴道复发率（%）
手术	47.4～92.9	76.5（1 383例）	4.3～21.4
手术加放疗	54～92.9	76.5（1 140例）	0～4.5
单纯放疗	35～56.7		0～13.8

表10－4－11 传统腔内放疗与后装放射源腔内放疗比较Ⅰ～Ⅲ期宫内膜癌的5年存活率（1972～1985）

分期	传统剂量率（镭－226）		高剂量率（后装铱－192）	
	例数	%	例数	%
Ⅰ	30/39	76.9	82/103	79.6
Ⅱ	34/46	73.9	81/109	74.3
Ⅲ	6/71	28.5	5/15	33.3
合计	70/106	66.03	168/227	74.0

表10－4－12 宫内膜癌的病理类型与预后

病理类型	例数	5年生存率（%）
内膜腺癌	192	87.5
腺癌	501	79.8
乳头状腺癌	34	67.6
腺鳞癌	49	53.1
透明细胞癌	43	44.2

从表10－4－12中看出：乳头状腺癌、腺鳞癌及透明细胞癌的5年生存率明显的低于内膜腺癌和腺癌。

（七）宫内膜癌的扩散部位与预后 宫内膜癌的扩散部位与预后也有明显关系（表10－4－13）。卵管受累的5年生存率明显地高于卵巢及盆腔淋巴结转移的5年生存率。其不同就是卵管受累是内膜癌直接蔓延的结果，而卵巢及淋巴结受癌侵犯是转移的结果。

表10－4－13 宫内膜癌扩散部位与预后

扩散部位	5年生存率（%）
输卵管受累	86.3～92.9
卵巢转移	28～33.2
盆腔淋巴结转移	30%左右

（八）宫内膜癌的腹腔细胞学检查结果与预后 宫内膜癌手术时应常规进行腹腔冲洗液或腹腔积液的细胞学检查，其阳性率在15%左右。阳性者其5年生存率为49.8%，阴性者可达

81.4%（根据 FIGO 国际年报统计的宫内膜癌 1 495 例）。

三、放射治疗并发症

宫内膜癌放疗后并发症以涉及膀胱和直肠者为主（表 10－4－14）。一般严重并发症是比较少的个别现象。下表对比不同报道中较为常见的，经过一般性对症处理可获好转或痊愈的并发症。

表 10－4－14　宫内膜癌单纯放射后并发症

资料来源	治疗例数	膀胱炎及出血	瘘	直肠炎及出血	瘘
		例数（%）	例数（%）	例数（%）	例数（%）
1. 北京型容器（镭、钴-60、铯-137）	90	4（4.4）	—	17（18.9）	—
2. 宫腔管、卵圆容器（镭）	74	9（12.2）	—	11（14.9）	—
3. Heyman 式容器（镭）	106	2（1.9）	—	6（5.7）	—

1. 1958～1972 年收治；2. 1975～1985 年收治；3. 1972～1985 年收治。

第五节　复发和转移

宫内膜癌治疗后复发指肿瘤达到控制 6 个月后，于原发部位再出现的肿瘤；转移是指治疗后出现的超出原发部位以外的癌灶。表 10－4－15 示两组病例的复发和转移部位及百分比。两组病例复发和转移的时间在治疗后 1 年内者均为 60%，3 年内各为 74.2 % 及 75.0%，5 年内者各为 86.4% 及 85%。5 年以后者各为 13.6% 及 10%。个别的复发出现在治疗 16 年后。

表 10－4－15　治疗后的复发和转移部位（%）

	阴道	子宫	宫旁＋阴道	盆腔内	肺	淋巴结	骨	未肯定其他
1. Ⅰ～Ⅲ期.66/395 例	15（22.7）	13（19.7）	6（9.1）	1（1.5）	12（18.2）	7（10.6）	1（1.5）	11（16.7）
2. Ⅰ～Ⅳ期.379/3393 例	84（22.2）	28（7.4）	29（7.7）	49（12.9）	40（10.6）	3（0.8）	14（3.7）	51（13.5）

对宫内膜癌治疗后的复发和转移的处理，需考虑首次治疗的手段和复发转移部位。如果患者的首次治疗为手术治疗，其复发部位在阴道残端，根据患者情况，选择再手术、腔内放疗或腔内放疗加手术皆可，再放疗的 5 年生存率为 35% ～40%。若为阴道下段复发，视需要补充阴道照射可获 27% 的 5 年存活。盆腔中心复发，则应行全盆放射，如可能争取手术切除，5 年生存率可达 21% ～31%。如果患者的首次治疗为放射治疗，复发癌位于曾行根治性放射区域内，再次根治性放射很可能导致较严重的并发症，因此，应以首选手术治疗。即使进行再放疗，以对首次放疗 5 年以上出现的复发癌，效果尚可。Barber 及 Brunschwig 曾报道中心复发癌的脏器清除术 36 例中，5 例存活 5 年（13.9%）。但并发症高达 61%。1987 年 Russell 报道位于首次放射区域内的妇科肿瘤放疗后的复发癌 13 例及重复癌 12 例（表 10－4－16），25 例再次根治性放射治疗后，14 例存活 10～61 个月。这 14 例中、7 例伴有严重并发症：慢性放射性直肠炎 2 例、放射性膀胱炎 1 例、直肠阴道瘘 1 例、小肠梗阻需手术处理者 1 例及股骨颈坏死 2 例。首次放射曾有并发症者，再放射更较易出现并发症，因此，对原放射区域进行再照射应慎重。放疗前必须了解患者首次放射方案细节及其对放射治疗的反应，进行仔细的胃肠造

影、钡灌肠及泌尿系统的检查等，以排除可能因首次放射治疗引起的粘连或器官移位等。对少数适宜的患者，再放疗可使肿瘤达到控制。若发现首次放疗有后遗症，则不宜进行再放疗。对多部位的复发或转移较广泛者，宜给以抗癌药物及孕激素类药物治疗。

表 10-4-16 根治性盆腔放射后再放射效果

资料	肿瘤	再放射（体外、腔内、体外+腔内）			
		存活例数/再放射例数	%	存活期	远期并发症（%）
Jones（1971）	宫颈复发癌	8/53	15.1	3年	32.0
Puthwala（1982）	妇科肿瘤复发	16/26	61.5	2年	15.0
RuSSell（1987）					
复发癌	宫内膜癌 5	6/13	46.2	10~45月	
	宫颈鳞癌 5				
	宫颈腺癌 1				
	外阴癌 2				
重复癌	阴道鳞癌 10	8/12	66.7	10~45月	
	外阴癌 1				
	宫颈腺癌 1				

（李晓光 于国瑞）

参 考 文 献

1. 刘炽明. 子宫内膜腺癌. 见：谷铣之等主编. 肿瘤放射治疗学. 北京：人民卫生出版社，1989，695.
2. 于国瑞. 188例子宫内膜腺癌疗效总结及治疗方法讨论. 中华肿瘤杂志，1997.1（4）:272.
3. 彭之兰. 子宫内膜癌. 见：曹泽毅主编. 妇科肿瘤学. 北京：北京出版社，1998，757.
4. 高菊珍. 子宫内膜癌. 见：陈惠祯主编. 现代妇科肿瘤治疗学. 武汉：湖北科技出版社，1998.
5. VahrsonHW. Radiation oncology of gynecological cancers. NewYork：Springer. Verlag Berlin Heidelherg，1997.
6. Carcangiu ML，et al. Immunohistochemical evaluation of estrogen and progesterone receptor content in 183 patients with endometrial carcinoma. Part I. Clinical and histologic correlations. Am J Clin Path，1990，94：247.
7. FOx H，Buckley CH. Pathology for gynecologists. 2nd ed，London：Edward Arnold，1991，148.
8. Gallion HH，et al. Stage I serous Papillary carcinoma of the endometrium. Cancer，1989，63：2224
9. Silverberg SB. Pathology of endometrial carcinoma. In：Sciarra JW（ed）. Gynecologyand obstetrics. 2nd ed，Vol 4. Philadelphia：Harper & Row，1988. 1~17.
10. WilSon TO，et al. Evaluation of unfavorable histologic subtypes in endometrial adenocarcinomas. Am J ObStet Gyn，1990，162：48.
11. Zaino RJ. Endometrial carcinoma：The need to pursue a new pathology. Gynecol Oncol，1992，45：233.
12. Jerey JF，et al. Papillary serous adenocarcinoma of en-dometrium. Onstet Gynecol，1986，67：670.

第五章 卵 巢 癌

卵巢癌是妇科常见的三大恶性肿瘤之一。在女性生殖系统恶性肿瘤中，卵巢癌发病率在我国位于宫颈癌和宫体癌之后，居第三位，在美国仅次于宫体癌。卵巢恶性肿瘤约占女性恶性肿瘤的2.5%～5%，占妇科恶性肿瘤的20%。近20年来，卵巢癌发病率逐年上升，并且由于卵巢癌早期缺乏自觉症状及目前尚无有效的筛查方法和措施，大部分病人（60%～70%）就诊时已属晚期，因此，在女性生殖系统癌瘤中，卵巢癌是造成死亡原因最高的一种肿瘤。

卵巢癌（常泛指卵巢恶性肿瘤），主要由上皮癌、恶性生殖细胞肿瘤和性索间质肿瘤等组成。其中，以上皮癌占绝大多数，约为60%～85%；恶性生殖细胞肿瘤在国内资料显示占15%～25%，而国外则玥显较少，约占2%～5%；性索间质肿瘤占5%～10%。

发病年龄因肿瘤类型而异。卵巢上皮癌很少发生在青少年和婴幼儿，常见于中老年妇女，40岁以后发病率急剧上升。85%的卵巢上皮癌患者发病年龄为40～70岁，35岁以下年轻妇女仅占8%。恶性生殖细胞肿瘤多发生于年轻患者，平均年龄18～21岁，有报道年龄范围为14个月～43岁。卵巢性索间质肿瘤可发生在任何年龄组，随年龄增长，发生率缓慢增加。

第一节 组织学分类

根据世界卫生组织（WHO）有关卵巢癌的分类，WHO卵巢肿瘤分类见表10－5－1。

表10－5－1 卵巢肿瘤组织学分类

A 上皮性肿瘤（近似发生率）	B 生殖细胞肿瘤
浆液性囊腺癌（75%～80%）	无性细胞瘤
粘液性囊腺癌（10%）	内胚窦瘤
子宫内膜样癌（10%）	胚胎癌
透明细胞癌（中肾样肿瘤）（<1%）	多胚瘤
未分化癌（<1%）	绒毛膜癌
移行细胞肿瘤（<1%）	畸胎瘤
混合性上皮肿瘤	混合性生殖细胞肿瘤
未分类的上皮性肿瘤	
C 性索间质肿瘤	D 其他肿瘤
支持－间质细胞肿瘤	脂肪细胞肿瘤
颗粒－间质细胞肿瘤	性腺母细胞瘤
两性母细胞瘤	非特异性软组织肿瘤
男性母细胞瘤	未分类

注：常见卵巢上皮肿瘤每种均分为良性、交界性和恶性3种。

第二节 蔓延与转移

一、种植转移

肿瘤种植转移是卵巢癌的主要转移途径。肿瘤穿透包膜，广泛种植在盆、腹腔内，即种植在腹腔壁层腹膜及腹腔脏器浆膜。根据中国医学科学院肿瘤医院 143 例原发卵巢癌统计，有盆、腹腔内广泛种植者占 62%。

二、局部蔓延

肿瘤局部蔓延生长至子宫、输卵管及盆腔其他组织。

三、淋巴转移

近年来发现腹膜后淋巴转移也是卵巢癌的主要转移途径。根据国内外淋巴清扫的资料报道，腹膜后淋巴结转移率达 50% ~60%，Ⅰ~Ⅱ期为 10% ~20%，Ⅲ~Ⅳ期为 60% ~75%。据中国医学科学院肿瘤医院统计，卵巢癌的体表淋巴结转移也并非罕见，占 5.6%，常见部位为锁骨上及腹股沟淋巴结转移。

四、血行播散

肿瘤可通过血行播散至肺、肝、骨、脑等。

第三节 症状与诊断

一、症状

早期卵巢癌常无任何自觉症状，往往难以发现。随着肿瘤的增长和播散，可出现下列症状：

（一）肿块 下腹肿块是常见的主诉之一，肿块迅速增长是其特点。

（二）腹胀 多由腹腔积液引起，卵巢癌患者因腹胀首次就诊者亦不少见。

（三）压迫症状 肿瘤达到一定体积、或侵犯直肠和膀胱，可出现直肠或膀胱的刺激或压迫症状。

（四）胃肠道症状 因肿瘤压迫或侵犯胃肠道引起，常出现肠道梗阻症状，应注意和胃肠道原发肿瘤鉴别。

（五）合并症 卵巢癌和卵巢良性肿瘤一样，可发生肿瘤扭转、破裂、出血、感染等急腹症症状。

二、诊断

卵巢癌的诊断主要依据病史、症状和检查。一般有下腹肿块迅速增长的病史。妇科检查，肿瘤为实性或囊实性，表面结节不平，可侵及邻近的器官，甚至与子宫界限不清，有时可扪到盆腔转移结节或伴腹腔积液。最后诊断依据剖腹或腹腔镜探查的病理结果。

卵巢癌的辅助诊断有以下方法：

（一）细胞学检查 经腹腔或阴道后穹隆穿刺抽取腹腔积液，沉渣涂片行细胞学检查，大部分上皮癌可发现腺癌细胞。

（二）X 线胃肠道检查 了解肿瘤的侵犯范围并和原发胃肠道肿瘤鉴别。

（三）细针穿刺活检 为明确诊断，可做肿瘤细针穿刺组织学检查，多采用 B 超引导或经阴道后穹隆穿刺。

（四）腹腔镜检查 直接了解肿瘤的来源和病变范围，并可取活检明确诊断。

（五）肿瘤标志物测定 CA125 为血清卵巢上皮癌相关抗原，在约 80% ~90% 的上皮癌尤其是浆液性腺癌中升高（正常值为≤35U/ml），且常随病情的进展或好转而出现升高或降低。复发病例有可能先于临床复发数月而出现升高。因此，临床上常作为卵巢癌病情诊断监测和判断疗效的一个指标。

值得注意的是，CA125 在一些妇科良性病变如内膜异位症、结核、炎症等也可轻至中度升高。甲胎蛋白（AFP）是卵巢内胚窦瘤良好的肿瘤标志物，在肿瘤未切除之前，其血清含量大多数为 1 万或数万 ng/ml，成年人正常值 < 20ng/ml。AFP 在部分混合性生殖细胞肿瘤和未成熟畸胎瘤中也可升高，但其血清浓度只是轻至中度升高。人体绒毛膜促性腺激素（HCG）是卵巢绒癌和含绒癌成分生殖细胞瘤的标志物。CA19.9 和 CEA 在粘液性腺癌中常常升高。

（六）B 型超声、CT 扫描及磁共振等影像检查　B 型超声是辨认体内软组织影像最敏感的，应用最广的方法，其图像可分辨肿物的大小、位置及囊实性。CT 扫描和磁共振检查可以勾画出清晰的解剖影像，能了解肿瘤的大小、位置、密度、并可推测肿瘤的性质，但准确鉴别良恶性尚属困难。

（七）剖腹或腹腔镜探查和肿瘤的组织学检查是最后的诊断及分期依据。

第四节　分　　期

现采用的国际分期法（1988 年 FIGO），标准如下：

Ⅰ期：肿瘤局限于卵巢

Ⅰa：肿瘤局限于一侧卵巢，无腹腔积液，包膜完整，表面无肿瘤

Ⅰb：肿瘤局限于双侧卵巢，无腹腔积液，包膜完整，表面无肿瘤

Ⅰc：Ⅰa 或Ⅰb 病变已穿出卵巢表面；或包膜破裂；或在腹腔积液或腹腔冲洗液中发现恶性细胞

Ⅱ期：病变累及一侧或双侧卵巢，伴盆腔转移

Ⅱa：蔓延和/或转移至子宫和/或输卵管

Ⅱb：蔓延至盆腔其他组织

Ⅱc：Ⅱa 或Ⅱb 期，肿瘤已穿出卵巢表面；或包膜破裂；或在腹腔积液或腹腔冲洗液中发现恶性细胞

Ⅲ期：肿瘤侵及一侧或双侧卵巢，且伴盆腔外腹膜转移或区域淋巴结转移，肝脏表面转移为Ⅲ期

Ⅲa：肿瘤局限在真骨盆未侵及淋巴结，但有腹腔腹膜面镜下转移

Ⅲb：盆腔外腹腔转移灶最大径≤2cm，无淋巴结转移

Ⅲc：盆腔外腹腔转移灶最大径超过 2cm 或伴区域淋巴结转移

Ⅳ期：肿瘤侵及一侧或双侧卵巢并有远处转移，胸腔积液存在时需找到恶性细胞，肝转移需累及肝实质

为了更准确地估计预后，对Ⅰc 或Ⅱc　期的病例应注明肿瘤囊肿壁系自发破裂或在手术中破裂，对阳性细胞学发现也应注明系来自腹腔冲洗液或来自腹腔积液。

第五节　治　　疗

卵巢癌的治疗目前主要是手术、化疗和/或放疗的综合治疗。具体治疗措施需根据病变早晚、分化程度、组织学类型等而定。手术切除仅能根治切除少数病变局限的早期肿瘤。但临床上早期病人尚不到 1/3，且其中 10% ~20% 有淋巴转移。大部分病人在就诊时已有盆、腹腔内的广泛转移，手术难以切净。为清除或继续杀灭残存的肿瘤病灶，多数病人需术后辅助治疗。药物治疗和放射治疗是目前治疗卵巢癌的两大辅助治疗手段。多年来在辅助治疗方法上曾做过多种尝试，但到目前为止，尚无一套成熟的、行之有效的综合治疗方案。

一、手术治疗

无论病情早晚，手术切除在卵巢癌的综合治疗中都占有十分重要的位置。卵巢癌手术的目的是：①明确组织学诊断；②进行盆腹腔内的全面探查，了解病变范围，进行准确的分期；③最大限度地减

少肿瘤负荷。

卵巢上皮癌手术范围一般应包括全子宫、双附件、大网膜切除，粘液癌患者同时行阑尾切除。如盆腹腔已有肿瘤广泛转移，尽量彻底切除原发肿瘤、所有的转移灶及部分受累的脏器如膀胱、肠管等。这种尽量彻底切除肿瘤的手术，称为肿瘤减灭术或大块肿瘤切除术。对早期年轻患者，在重视肿瘤恶性程度的基础上，应适当地考虑内分泌及生育功能。若术中盆腹腔探查、腹腔冲洗液细胞学检查及对侧卵巢探查均阴性，对包膜完整、无腹腔积液、无粘连的单侧卵巢肿瘤，可考虑患侧附件切除。

卵巢恶性生殖细胞肿瘤大多发生于儿童和年轻妇女，保留生育功能是在治愈肿瘤的同时，必须考虑的问题。由于近20年抗肿瘤药物的发展，以顺铂为主的联合化疗对恶性生殖细胞肿瘤高度有效，且绝大多数肿瘤来源于单侧卵巢，为保留生育功能提供了有利的条件。早期患者的手术治疗：经过盆腹腔全面探查分期为早期患者，可行单侧附件切除，对侧卵巢外观正常可不必剖探，但值得注意的是，10% ~15%的卵巢无性细胞瘤患者有双侧镜下或肉眼见肿瘤，故应行对侧卵巢切开探查。Ⅱ期以上（包括Ⅲ~Ⅳ期）患者，一般应行全宫、双附件、大网膜切除术及尽可能切除盆、腹腔播散的肿瘤。但对年轻、未生育患者，不管病变期别早晚，在对侧卵巢和子宫正常的情况下，可只做患侧附件切除而保留生育功能，术后及时给予化疗。由于生殖细胞瘤对化疗敏感，减瘤术应以安全和可行为主，一般不主张做脏器切除术，如肠切除、脾切除等，一般也不做腹膜后盆腔及主动脉旁淋巴清扫术。如腹膜后可触及肿大淋巴结，则可取活检以证实诊断。

卵巢性索间质肿瘤，早期患者、年轻并有生育要求者，如为单侧肿瘤，包膜完整，对侧卵巢正常，可行单附件切除，保留生育功能，术后严密观察。对年长、无生育要求，应行全宫双附件切除术。Ⅱ期以上病例应按卵巢上皮癌处理，行肿瘤细胞减灭术，术后辅以化疗。

卵巢癌的疗效和第一次手术切除的彻底性有关，若能将残存肿瘤减小至2cm，甚至0.5cm直径以下，可改善病人的生存率，并可提高术后放疗或化疗的敏感性，进而增加辅助治疗的疗效。对肿瘤复发病人，应争取做二次或多次肿瘤减灭术，术后辅助放疗或化疗，仍可延长部分病人寿命，甚至使少数病人得以根治。

近十余年来许多肿瘤治疗中心，对手术和多疗程化疗后，临床查无肿瘤证据的卵巢癌病人，进行二次剖腹探查手术。通过盆腹腔的探查，腹腔冲洗液的细胞学检查、多点活检等，评价腹腔内的化疗反应。如二次剖腹探查阴性，考虑中止化疗，如发现肿瘤，除尽可能行再次肿瘤减灭术外，术后给予挽救治疗。

二、药物治疗

卵巢癌的化疗开始仅作为放疗失败后的二线治疗，但由于腹腔脏器对放疗的耐受量低及其严重的副反应，使放疗的应用受到限制。化疗不需特殊设备，使用简便，在掌握药物剂量和毒性的基础上，可反复应用多疗程。

卵巢癌是化疗敏感肿瘤，20世纪80年代前采用单药烷化剂如噻替派、环磷酰胺、瘤可宁等治疗，其客观有效率达33% ~65%。非烷化剂药如顺铂、阿霉素、六甲嘧胺，以及抗代谢类药氟尿嘧啶、甲氨蝶呤等也是治疗卵巢癌的有效药物。80年代后联合化疗的应用，其疗效明显优于单药化疗，特别是顺铂为基础的联合化疗有效率高达60% ~90%。目前，顺铂联合化疗已成为被全世界广泛接受的治疗上皮癌的术后常规化疗。80年代后期顺铂的二代衍生物卡铂研制成功，它具有与顺铂疗效相同，毒性小的优点，采用卡铂代替顺铂更拓宽了铂类化疗的应用范围。1989年细胞毒抗癌新药紫杉醇应用于临床，紫杉醇与顺铂和阿霉素等无交叉耐药。90年代初被广泛用于复发卵巢癌的治疗。1996年McGuire等报道美国妇科肿瘤组采用紫杉醇联合顺铂或顺铂联合环磷酰胺治疗晚期卵巢癌的研究，发现前者的疗效明显优于后者。目前国内外已广泛采用紫杉醇与卡铂（顺铂）联合化疗代替以往的顺铂联合化疗，成为初治卵巢癌术后的一线标准化疗。

恶性生殖细胞瘤过去被认为是预后最差的肿瘤，现已被认为是继子宫绒癌之后第二种可用手术、化疗治愈的肿瘤。目前认为恶性生殖细胞瘤中，除Ⅰ期Ⅰ级未成熟畸胎瘤不需化疗外，其余各期的未成熟畸胎瘤、内胚窦瘤、保留生育功能的无性细胞瘤都应手术后辅助化疗。BEP方案已成为90年代以来，国际上治疗各期卵巢恶性生殖细胞肿瘤的标准一线化疗方案（作为术后辅助化疗或术后诱导化疗），而VAC、PVB方案因其疗效不如BEP目前很少应用。

卵巢癌化疗的适应证比较广，主要用于术前、术后及晚期病人的姑息治疗。术前化疗可控制腹腔积液、改善病人的一般状态、使肿瘤缩小，提高肿瘤的切除率。术后化疗除可作为早期病人的预防性治疗外，主要用于晚期病人的术后辅助治疗，继续杀灭残存肿瘤，使部分病人得以根治。对肿瘤不能切除的晚期或复发病人，采用姑息化疗可改善症状，延长病人的寿命。

三、放射治疗

放射治疗作为卵巢癌治疗中的辅助治疗已有50余年的历史，开始它仅用于肿瘤不能切除的病人，后很快就普遍用于各期病变的术后治疗。放射治疗是局部治疗手段，主要通过全腹和/或盆腔体外照射、腹盆腔放射性核素灌注等，达到杀灭和控制肿瘤的目的。虽然铂类和紫杉醇联合化疗已成为卵巢癌病人术后的标准治疗，一些研究表明，谨慎的应用盆腹腔放疗选择性地治疗卵巢癌病人，仍不失为有效的术后治疗。对放射线高敏感的无性细胞瘤、颗粒细胞瘤的放疗效果很好。

（一）放射治疗的剂量和方法

1. 盆腔照射　在过去几十年中，盆腔照射是卵巢癌术后治疗的主要方法。目前，多和腹部照射和/或化疗综合应用。盆腔照射范围包括下腹和盆腔，前后对称垂直照射，肿瘤量4 000～5 000cGy，6～8周完成。

Schray等采用下腹照射（上界第4～5腰椎，下界盆底）治疗Ⅰ、Ⅱ期和选择性Ⅲ期病人（残存肿瘤小）共82例，肿瘤量为4 000～6 000cGy，多数病人采用5 000～5 500cGy，每周900～1 250cGy，4～7周完成，取得较好疗效，10年Ⅰ、Ⅱ和Ⅲ无瘤生存率各为78%、60%和24%。

2. 全腹加盆腔照射　卵巢癌无论病期早晚，术后都主张采用全腹加盆腔照射，其原因有三，一是病人多有盆、腹腔内广泛种植和/或腹腔积液，部分肿瘤细胞是游离的；二是即使Ⅰ和Ⅱ期病人上腹也可能有潜在的播散，或腹膜后淋巴结转移；三是卵巢原发肿瘤在盆腔，盆腔可能有潜在的，或较多的肿瘤残存，尤其是晚期病人。全腹加盆腔照射多用于早期病人的术后预防治疗，或有小的残存肿瘤（<2cm，甚至<0.5cm）中晚期病人的术后治疗。

全腹照射上始于膈上1cm下至盆腔闭孔下缘，包括腹膜在内的盆腹腔（图10－5－1）。照射技术现均采用全腹开放大野照射，曾一度应用的腹部移动条形野技术，后经临床随机分组研究比较，全腹开放大野较移动条形野有较低的并发症，且肿瘤的控制率相同，因此目前腹部照射开放大野技术已基本代替腹部移动条形野技术。

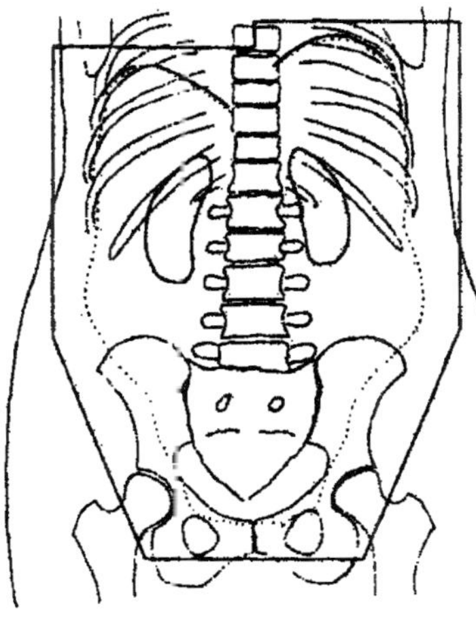
图10－5－1　全腹照射范围

照射剂量：一般全腹照射的肿瘤剂量为22～28Gy/6～8w，前后垂直照射。为减少肝肾损伤，从后方挡肾，剂量限于15～18Gy；从前方挡肝，剂量限于22～25Gy。增加盆腔野照射剂量，使盆腔野总量达45～50Gy。

全腹加盆腔照射的疗效受很多因素影响，为取得较好的疗效，Dembo等（1992年）对选择盆腹腔放疗为术后唯一辅助治疗的病人，制定了以下原则：

（1）上腹部无肉眼可见肿瘤，且盆腔肿瘤<2～3cm，或无肉眼见肿瘤。

（2）整个腹腔必须包括在照射野内，放疗前模拟定位。

（3）肝脏不予遮挡（防护），但上腹部剂量因此限制在2 500～2 800cGy，每日量100～120cGy。

（4）肾脏采用部分遮挡保护，使其受量不超过1 800～2 000cGy

（5）盆腔野每日照射量180～220cGy，总量达4 500cGy。

（6）前、后野对称照射，确保前、后野剂量相差不超过5%。

（7）照射野必须在髂嵴外。

（8）照射野必须达腹膜外。

（9）上缘应在呼气时横膈上1～2cm。

全腹照射的病人放疗反应较大，可有恶心、呕吐、腹泻等胃肠反应，白细胞、血小板减少等骨髓抑制以及不同程度的肝肾损伤，甚至放疗可能因此被迫中断。肠粘连和肠梗阻是主要的晚期放疗反应，据报道肠梗阻的发生率在4%～12%不等，大多数为10%左右，需手术解除的肠梗阻则相对少见，晚期并发症还偶有放射性膀胱炎、严重的吸收不良等。

3. 腹腔内放射性核素的应用　腹腔内灌注放射性核素胶体金－198或胶体磷－32治疗卵巢癌已有30余年的历史。因放射性物质在腹腔内常分布不均，可引起严重的肠道并发症，并对腹膜后淋巴结无作用，目前多被腹腔化疗代替。但腹腔内放射性核素治疗有其独特的优点，在它接触到的体腔表面有限的深度内，可受到高剂量的照射。同时也有给药方法简便和治疗时间短的优点。胶体金-198的β线的能量为0.32MeV，射程不到4mm，其γ线易引起肠损伤。近年来多使用胶体磷-32，磷-32发射纯的β线，平均能量为0.69MeV，射程约8mm，半衰期较长为14.3天，肠道损伤小。

放射性核素的腹腔内灌注主要用于早期病人如肿瘤破裂、有腹腔积液等的预防治疗，及腹腔内有小的散在的残存肿瘤的术后治疗。这些射线穿透软组织的深度＜1～2mm，因此对有大的残存肿瘤患者并不适合。如腹腔内有粘连，则影响了^{32}P灌注液体的流动，既影响疗效，又增加并发症。在腹腔灌注^{32}P之前，最好能先用^{99m}Tc-sulfur colloid腹腔扫描了解腹腔情况，如分布良好，则用10～20mCi铬^{32}P加生理盐水稀释灌入腹腔，并改变体位，使其分布均匀。Ott等评价10～20mCi^{32}P给腹膜表面20～40Gy的治疗，但当分布不均时，局部浓度差异可相差10倍以上。

^{32}P腹腔治疗最常见的并发症是腹痛，发生率为15%～20%。化学性或感染性腹膜炎为2%～3%。最严重的晚期并发症是小肠梗阻约5%～10%。

4. 其他方法　Adelson等报道，采用高剂量单次分割照射治疗晚期卵巢癌，取得姑息疗效。共治疗42例肿瘤主要限于盆腔的病人，盆腔照射肿瘤量1 000cGy，一日完成，每月1次。认为照射1～2次是安全的，超过2次有严重放射反应。25/34人肿瘤缩小，15/21人阴道出血减少或停止，11/20人疼痛缓解。中国医学科学院肿瘤医院采用此法治疗少数几例晚期病人，也取得短期姑息疗效。

膈及腹主动脉旁是卵巢癌常见的转移部位，Schray等提出在全腹放射治疗时，应增加腹主动脉旁和膈下区照射野。腹腔、膈区、腹主动脉旁区及盆腔的剂量分别增至3 000、4 200、4 200、5 100cGy。

Morgon等采用高分割全腹照射技术治疗Ⅲ期卵巢癌，这些病人都接受了手术和多疗程化疗，后经2次或3次剖腹探查证实无或有小的残存肿瘤。放疗采用全腹大野前后垂直照射，每日上下午各照射1次，每次肿瘤量80cGy，总量3 040cGy/19d，并加盆腔照射，认为近期及远期的放疗反应小，优于一般全腹照射方法。中国医学科学院肿瘤医院采用此法治疗6例晚期经手术化疗后，二次剖腹探查残存肿瘤＜2cm的病人，2年后2/6人仍无癌生存。

（二）放射治疗在卵巢癌综合治疗中的应用

1. 卵巢上皮癌

（1）卵巢上皮癌的放射治疗适应证　放射治疗主要用于术前术后的辅助治疗及晚期、复发病人的姑息治疗。放射治疗的部位常有：盆腔、全腹、腹主动脉旁、限局性复发和转移灶。

术前放疗可使肿瘤缩小、粘连松解，提高手术切除率。随着化疗的不断进展，目前术前放疗多被化疗代替，但仍可用于孤立的、限于盆腔手术切除困难的肿瘤，特别是不宜化疗的病人。术前放疗如给肿瘤量2 000cGy，休息两周可手术；如给4 000cGy，应等放疗反应过后，即休息6～8周后再手术。

术后放疗是临床经常应用的治疗方法。可用于初次手术无残存肿瘤，镜下残存瘤或<2cmφ残存肿瘤的患者，以及二探阴性病人的术后巩固治疗和二探阳性病人的术后挽救治疗，其目的是继续杀灭残存肿瘤。术后放疗一般始于术后7～10天。

（2）治疗方法　目前临床应用的方法有术后单纯辅助放疗及术后放、化疗的联合应用等。治疗方法多选择全腹加盆腔放疗。至于磷-32（^{32}P）腹腔灌注，主要用于具高危因素的早期癌，其疗效和应用仍有争论，除极少数单位外，目前大多不采用。一般主张即使是早期癌，也应采用全腹照射，因单纯盆腔照射有较高的盆腔外肿瘤复发率，不宜作为早期病人术后唯一的辅助治疗。全腹加盆腔照射作为早期病人术后唯一的辅助治疗其疗效已得到肯定。晚期卵巢上皮癌的放疗主要应用于肿瘤切除彻底患者（残存肿瘤≤2cm）的根治性治疗或晚期患者的姑息性放疗。治疗效果主要与残存肿瘤大小、分期及分化程度相关。

1）术后单纯辅助放疗　许多已发表的文献可以看出术后单纯全腹放疗在一些特定的卵巢癌病人中具有肯定疗效。加拿大多伦多PMH医院根据分期、残存肿瘤大小和分级，将病人分为高、中、低危三个组，如表10－5－2，经过多年临床研究，表明中危组患者术后单纯全腹加盆腔放疗可取得良好疗效。

表10－5－2　临床预后因素分类

分期	残存瘤	高分化	中分化	低分化
Ⅰ	0	低危组		
Ⅱ	0			
Ⅱ	<2cm		中危组	
Ⅲ	0			高危组
Ⅲ	<2cm			

Ⅰ～Ⅲ期无残存瘤或小残存瘤卵巢癌患者据分期、残存肿瘤和分类的预后因素而分的预后分组。

Dembo等（1985年）报道1971～1981年间PMH医院全腹和盆腔放疗作为术后唯一的辅助方法治疗Ⅰ～Ⅲ期患者，结果为：中危组的5年、10年生存率分别为75%和68%，高危组则为32%和19%。Reinfuss等1992年报道345例Ⅰ～Ⅲ期卵巢癌患者，术后盆腹放疗的结果为总的5年无瘤生存率（DFs）41.7%，Ⅰa～Ⅱc期5年生存率和Dembo等（1985年）结果相同，但Ⅲ期5年生存率仅为8.2%，且初次手术残瘤>3cm者，5年无瘤生存率仅为2.7%。

另外4组回顾性分析资料亦表明，残存肿瘤<2cm和>2cm的术后放疗，两组的10年生存率分别为38%～62%和0～14%。另外一些资料表明，全腹加盆腔放疗可治愈一些残存肿瘤<2cm的Ⅱ～Ⅲ期病人，10～15年无瘤生存或生存率达40%～60%。2005年瑞典报道卵巢上皮癌术后放射治疗疗效和毒性的长期追随结果。1979～1993年共收治ⅠA～ⅡC期共251人，放疗采用全腹照射或下腹盆照射，上腹照射剂量为20Gy、下腹和盆腔为40Gy，其中210人完成治疗。放疗后79人（38%）复发，盆腹腔是最常见的复发部位（22%）。5和10年生存分别为60%和41%。多变量分析表明，期别、组织学形态和分级是主要影响复发的因素。放疗晚期严重并发症占12%，5%需手术处理。

综上所述，全腹盆放疗对细心选择的"中危组"卵巢癌不失为一种有效的治疗方法，且全盆腹放疗疗效较单纯盆腔放疗效果好。

2）术后放、化疗联合应用　术后放、化疗联合应用主要问题在于联合应用放、化疗是否优于单纯术后放疗或化疗，其副作用能否耐受，放、化疗如何联合应用等。从已有的文献报道可以看出，术后放、化疗的联合应用及其疗效仍有争议。一些作者认为术后联合放、化疗较单纯术后放疗或化疗疗效好，但副作用大，肠梗阻的并发症在10%左右，且一些患者需手术解除肠梗阻。另外骨髓抑制亦较常见。也有研究表明，术后联合应用放、化疗，虽然副作用可以接受，但并未改善生存率。Pickel 等（1999）采用前瞻性随机分组研究了 64 例Ⅰc～Ⅳ期卵巢癌患者的治疗，64 例患者均接受根治性切除术，及术后卡铂+表阿霉素+松龙苯芥化疗，32 例被随机分组接受全腹放疗（30Gy），并增加盆腔放疗剂量达 51.6Gy，腹主动脉旁达 40Gy。总的 5 年生存率分别为：单纯化疗组为 26%，而化疗加放疗组则为 59%，差异显著，且治疗的副作用均可接受。而 Wong 等研究发现全腹放疗加化疗并没有较术后单纯全腹盆放疗改善总的生存率，综合分析后得出临床预后因素分类是唯一影响无瘤生存的因素。

临床上如何联合应用放、化疗仍是有待进一步探讨的问题。目前采用的方法有：①序贯疗法即先手术→化疗→二探术→ 放疗；②夹心疗法即手术→化疗→放疗→化疗→二探术或其他 ，或手术→放疗→化疗→放疗；③放、化疗同时进行。有关放、化疗同时进行，因副作用大，且疗效无明显改善，临床较少采用。但在放疗和化疗剂量和方法上的改进，能否增加疗效有待进一步探讨。

3）复发卵巢癌的放疗　主要应用于以下两个方面：①经过初次手术，足够的术后化疗及二次探查术阳性的患者的挽救治疗；②术后化疗后局部肿瘤进展或复发患者的姑息治疗。

复发卵巢癌的挽救治疗：Sorbe 等（1996）报道，Ⅲ～Ⅳ期二次探查术切除理想者 172 例，前瞻性多中心研究结果表明，二探阴性者放、化疗组较不治疗组可延长复发时间，但长期生存率无区别。对二探时有镜下癌者，放、化疗疗效相似，治疗的副作用可接受。

Mychalczak 和 Fuks 等总结文献报道的Ⅲ期接受二探术治疗 365 例病人，采用全腹照射，统计其 2～5 年的生存率表明，生存与放疗前肿瘤大小相关：无或仅有镜下癌者生存率为 45%，肿瘤 <1cm 为 25%，肿瘤 >1cm 仅 4% 。2006 年 Petit 等报道法国 4 个研究所为增加晚期卵巢上皮癌病人的疗效，采用放疗作为巩固治疗的长期结果。1983～1993 年共治疗 106 例Ⅲ期术后顺铂联合化疗后达到完全缓解、经过二次剖腹探查，术后残肿瘤 <1cm 病人，接受放疗作为巩固治疗。盆腹腔照射剂量为 22.5Gy，其中 71 人加 22Gy 的盆腔照射，33 人加 12Gy 主动脉旁照射。中位追随 14 年，5 和 10 年生存分别为 53% 和 36%。11 人因放疗副作用中断放疗，长期主要副反应是放射性肠炎 21 人，9 人需要手术处理肠梗阻，4 人因肠并发症死亡。这些文献表明放射治疗对耐药肿瘤有效，但仅限于二次减瘤术后有小残存肿瘤病人，放疗后肠道并发症是限制其应用的主要原因。一些作者主张在残存肿瘤 < 0.5mm 或仅有镜下癌的病人应采用放射治疗（Radio Oncol，1999，53：217）对此也有不同结集和看法，认为这些肿瘤一线化疗无效，说明肿瘤更具侵袭性；同时放疗也常受以前大剂量化疗后骨髓耐受性差的影响，使放射中断，进而降低了放疗杀灭肿瘤的可能性。

进展或复发卵巢癌的姑息性放疗：对化疗进展的患者，放疗可起到姑息性治疗作用。2006 年 Quon 等报道加拿大采用放疗作为复发或晚期有明显症状病人的姑息治疗，1990～2003 年共收治 53 人，主要症状出血（40%），疼痛（37%）和其他症状（23%）。最常用的局部放射剂量为 30Gy/10 次（从 5Gy/1 次→52.5Gy/20 次），53 人共给 62 个疗程。总症状控制率为 100%，68% 达到完全缓解，对出血、疼痛和其他症状的完全缓解率分别为 85%、65% 和 36%。中位有效时间为 4.8 个月。常见的毒性反应是 $G_{1\sim2}$度胃肠反应。本研究表明放疗对控制症状明显有效。在距末次治疗 6 个月以上的复发患者，如为广泛转移者，化疗仍是首选，但对孤立而较小的病灶或转移灶放疗也许可取得较好效果。

一般认为，如果肿瘤对铂类或紫杉醇为基础的联合化疗耐药，常对放疗也同样不敏感。但一些临床资料表明，体外放疗对顺铂抗拒的卵巢癌患者仍能起到有效的姑息治疗作用。Corn 等（1994）治疗 33 例复发卵巢癌 47 个部位，采用高分割治疗方案，总的症状改善率为 90%，但中位生存时间仅 4 个月。Gelblum 等（1998）报道 47 例顺铂耐药病人进行姑息性放疗。33 例（70%）可评价疗效，23 例（69.7%）症状完全缓解，8 例（24%）部分缓解，另 2 例因其他原因未评价。平均反应（缓解）的时间是 11 个月，接近生存期。39%（13/33）的病人症状缓 解期 >12 个月，仅 30%（10 例）缓解期较短为≤6 个月。另有资料显示，在极少数病例高剂量姑息放疗可以获得长期生存，甚至治愈。

姑息治疗盆腔较大肿块时，为增加疗效，减少放射损伤，可针对肿瘤缩小照射野，追加剂量至总剂量5 000～6 000cGy。近年来放射治疗技术有明显进展，特别是三维适形和调强放射治疗的临床应用，明显地提高治疗靶区剂量强度和减少周围正常组织损伤，对卵巢癌的放疗，特别是局部肿瘤复发将提供有希望的治疗前景。

2．卵巢无性细胞瘤　卵巢无性细胞瘤（单纯型）对放射治疗高度敏感，直到20世纪80年代中，常常采用手术及术后放疗，疗效好，生存率达83%。放射治疗的方法和剂量基本同卵巢上皮癌。一般有术后单纯盆腔放疗或全腹盆放疗等，单纯盆腔放疗剂量40～50Gy，全腹22～26Gy且盆腔野加至40～50Gy。近年来，大量的临床研究表明单纯型无性细胞瘤对顺铂为基础的联合化疗高度敏感，在晚期和复发性患者中，亦取得了高的治愈率。中国医学科学院肿瘤医院1959～1992年共收治卵巢无性细胞瘤（单纯型）60例，除1例单纯手术治疗外，其中39例接受手术加化疗，5年生存率为76.9%，而20例接受手术加放疗患者5年生存率为95.0%。因为放射治疗只是一种局部治疗，对病变广泛的晚期和复发患者疗效不佳，且全盆放射治疗使患者永久性丧失生育功能。因此，目前临床上无性细胞瘤术后首选BEP或EP方案化疗。对化疗耐药者，也许可通过手术和放疗治愈。

（三）放射治疗疗效的影响因素　影响疗效的因素较为复杂，主要包括肿瘤的病变范围（分期）、组织学分类、术后残存肿瘤的大小及肿瘤分级等。

1．病变范围即分期对放疗疗效的影响　Coppleson收集有关卵巢癌各期单纯手术和手术加放疗的疗效见表10－5－3。中国医学科学院肿瘤医院妇科1958～1972年间，对54例卵巢癌病人采用盆腔和/或全腹照射，盆腔肿瘤量3 000～4 000cGy，腹腔为1 500～2 500cGy，放疗组和非放疗组的疗效见表10－5－4。又该院于1978～1986年，采用全腹移动条形照射技术治疗卵巢癌39例，其中31例为上皮癌、4例晚期无性细胞瘤，多数病人曾接受化疗，34例放疗前残存肿瘤为0～2cm。全腹照射的肿瘤剂量为2 300～2 600cGy，19人加盆腔照射2 000cGy，中数生存49个月，其疗效见表10－5－5。

表10－5－3　卵巢癌单纯手术及手术加放疗的疗效

分期	手术			手术加放疗		
	总人数	5年生存数	%	总人数	5年生存数	%
Ⅰ	460	311	67.6（49～84）	401	243	60.6（41～82）
Ⅰa	292	198	67.8（44～83）	204	131	64.2（40～87）
Ⅰb	58	32	55.2（25～91）	77	42	54.5（0～72）
Ⅱ	115	27	23.5（0～33）	303	112	37.0（17～35）
Ⅲ和Ⅳ	498	20	4.0（0～11）	674	75	11.1（）0～30）

表10－5－4　放疗与非放疗组疗效（中国医学科学院肿瘤医院）

分期	放疗组		非放疗组	
	5年生存数/总数	5年生存率/（%）	5年生存数/总数	5年生存率/（%）
Ⅰ	7/13	53.9	32/41	78.0
Ⅱ	3/4	75.0	7/11	63.6
Ⅲ	3/15	20.0	5/55	9
Ⅳ	0/2	-	1*/2	-
复发组	6/20	30.0	3/20	15.0
总计	19/54	35.2	48/129	37.2

*一浆液乳头腺癌病人，术前经病理证实有右腋下淋巴结转移，经术前化疗，全宫双附件切除，术后化疗及腋下区放疗。12年后仍无瘤生存。

表 10－5－5 39 例全腹照射（移动条形照射技术）的疗效

期别	1 年生存（%）		3 年生存（%）		5 年生存（%）	
Ⅰ*	22/23	（96）	16/17	（94）	11/12	（92）
Ⅱ	5/5	（100）	1/2	（50）	1/2	（50）
Ⅲ～Ⅳ	3/5	（60）	1/3	（33）	1/3	（33）
复发	3/6	（50）	1/4	（25）	0/4	（0）
合计	33/39（85）		19/26（73）		13/21（62）	

* Ⅰc 19 例

从表 10－5－3 及 10－5－4 不难看出Ⅰ期病人术后辅助放疗和单纯手术组比益处不大，5 年生存率各为 53.9%～60.6% vs 67.6%～78%。但中国医学科学院肿瘤医院术后采用全腹移动条形照射技术，主要治疗Ⅰc（有腹腔积液和/或包膜受侵或破裂）或Ⅰ期肿瘤分化差的病人，5 年生存率为 92%（11/12），说明提高了这部分Ⅰ期病人的疗效。Ⅱ期病人术后辅助放疗也明显受益，5 年生存率由 23.5% 提高到 37%。生存率提高的主要原因是Ⅱ期肿瘤限于盆腔，盆腔脏器对放疗的耐受量较高，故能达到一定的治疗剂量。Ⅲ期病人的全腹照射受其敏感器官耐受量的限制，特别是肝肾区常需防护，而这些部位又常是肿瘤转移的好发部位，不易达到治疗剂量，故Ⅲ期辅助放疗，生存率无明显改善。近年来，国外的一些研究表明经严格选择的Ⅰ～Ⅲ期卵巢癌患者，术后辅助放疗均可取得满意疗效。

2. 术后残存肿瘤对疗效的影响 以前将卵巢癌归于低度放射敏感肿瘤，近年来多认为是放射中度敏感肿瘤，因此渴望高剂量照射能获得较好的疗效。但由于照射面积大，并包括腹腔内的敏感器官如小肠、肝、肾等，故照射前肿瘤的体积成为影响疗效的主要因素。Rubin 提出卵巢上皮癌的放射致死量：<1cm 直径的原发肿瘤为 5 000cGy，<5mm 的转移灶需 4 500～5 000cGy，1mm 转移灶为 2 500cGy。临床实践也证实肿瘤体积大，疗效差。Dembo 认为残存肿瘤 >2cm 时，放疗后很少病人能长期生存。Schray 研究表明，放疗前无残存肿瘤、残存肿瘤 <2cm 和 ≥2cm 病人的 10 年无癌生存率不同，各为 79%、49% 和 24%。中国医学科学院肿瘤医院采用全腹移动条形照射治疗 39 个病人结果表明，残存肿瘤 0～2cm 和 >2cm 者预后不同，生存率各为 88.2%（30/34）和 20%（1/5）。残存肿瘤的大小是影响晚期病人放疗疗效的主要因素。

3. 肿瘤组织学分类对放疗疗效的影响 卵巢无性细胞瘤（单纯型）是放射高度敏感的肿瘤，直到 20 世纪 80 年代中，常常采用手术及术后放疗，疗效好，生存率达 83%。卵巢颗粒细胞瘤对放疗也较敏感。Ⅰ期患者术后辅助放疗的作用，目前因缺乏随机对照研究，尚无定论。有作者认为可改善生存率，但大部分作者认为无明显优势。可能因为大多数Ⅰ期患者术后复发的危险性较小。晚期和复发卵巢颗粒细胞瘤患者的放疗资料较少。卵巢上皮癌为放射中度敏感的肿瘤，结合手术、化疗综合应用，可取得较好疗效。卵巢生殖细胞瘤中，除无性细胞瘤外，其余的卵巢生殖细胞瘤如卵巢内胚窦瘤、未成熟畸胎瘤等对放疗不敏感。

4. 肿瘤组织的分级对放疗疗效的影响 一般认为组织分化越差对放射治疗越敏感，但因分化差恶性程度高，总的预后不佳。

（吴令英 刘丽影）

参 考 文 献

1. Dembo AJ, et al. The Princess Margaret Hospital study of ovarian cancer: Stage and as. Asymptomatic presentations. Cancer Treat Rev, 1979, 63:249～254 (C3/54).

2. Dembo AJ. Radiation therapy in the management of ovarian canccer. Clin Obstet Gynecol, 1983, 10:261～278.

3. Dembo AJ, et al. Abdominopelvic radiotherapy in ovarian cancer. Cancer, 1985, 55:2285~2290 (R1/415).
4. Sell A, et al. Randomized study of whole-abdomen irradiation versus pelvic irradiation plus cyclophosphamide in treatment of early ovarian cancer. Gynecol Oncol, 1990, 37:367~373.
5. Pickel H, et al. Consolidation radiotherapy after carboplatin-based chemotherapy in radically operated advanced ovarian cancer. Gynecol Oncol, 1999, 72 (2):215~219.
6. Einhorn N, et al. Is there place for radiotherapy in the treatment of advanced ovarian cancer? Radiother Oncol, 1999, 53:213~218.
7. Vahrson HW. Radiation Oncology of Gynecological Cancers. Springer-Verlag Berlin Heidelberg, New York, 1997.
8. Mychalczak BR, Fuks Z. The current role of radiotherapy in the management of ovarian cancer. Hematol Oncol Clin North Am, 1992, 6 (4):895~913.
9. Skirnisdottir I, Nordqvist S, Sorbe B. Is adjuvant radiotherapy in early stages (FIGO Ⅰ~Ⅱ) of epithelial ovarian cancer a treatment of the past. Oncol Rep, 2005, 14 (2):521~529.
10. EC Quon M, Gallant V, Samart R, et al. Effctive palliative radiotherapy for symptlmatic recurrent or residual ovarian cancer. Gynecol Oncol, 2006, 102 (2):204~209.
11. 张蓉，洪婉君，李淑敏，等. 卵巢无性细胞瘤60例临床回顾分析. 中华妇产科杂志，1995，30 (9):550~552.
12. Wong R, Milosevic M, Sturgeon J, et al. Treatment of early epithelial ovarian cancer with chemotherapy and abdominopelvic radiotherapy: Results of a prospective treatment protocol. Int J Radiat Oncol Biol Phys, 1999, 45 (3):657~665.

第十一篇 软组织肉瘤

第一章 发生于躯干及肢体的软组织肉瘤

一、导言

软组织肉瘤包括在发生部位、转化细胞类型和组织病理学特征方面均表现有鲜明异质性的一大类恶性肿瘤，然而它们均发生于起源胚胎中胚层的机体间充质组织，具有局部隐症侵袭性浸润生长以及易于发生血行转移的相似的生物学行为规律和临床转归，因而我们可以视之为同一范畴归属而加以描述和讨论。构建机体主体的软组织约占人类体重的75%，然而发生于间质组织的软组织肉瘤的构成比却相对很小，仅占成人全部恶性肿瘤的1%，20岁以下群体恶性肿瘤的7%，儿童恶性肿瘤的15%，但是种类繁多，世界卫生组织的分类共记录有超过100种的软组织肉瘤分型。

软组织肉瘤50%～60%发生于肢体部位，这应当是易于被发现和早期获得诊断的条件，然而80%的病灶并没有表现出疼痛等引起重视的症状，这使得确诊时50%的瘤体已大于5cm，而其中的一半已超过10cm；约10%的病灶已明显侵犯大的血管和神经结构，显然治疗会因此而复杂且难于治愈。近30年来软组织肉瘤的治疗已发生了很大的变化，20世纪70年代初期肢体软组织肉瘤的5年生存率仅为25%～30%，而目前综合治疗的疗效已可达60%～70%；医疗的主旨已从单纯控制病变转向如何在保持目前已取得的疗效的前提下尽可能保存患者形体和功能完整性的临床模式，显然这是以每一学科本身的技术发展和多学科间的协作为基础的。外科手术曾被认为是唯一可能获得根治的医疗手段，然而在70年代以前，当医疗还不具备上述那样的基础时，善良愿望的局部手术的结果却是医学所无法接受的高达50%～90%的局部复发率。直观来看，消除这种复发的无奈的措施只能是关节离断术或截肢术，医师曾经持有的这样一种认识传染于患者和他们的亲属，认为在有限的预期生命时间内，截肢是为根治软组织肉瘤应当接受的治疗方式。曾认为，软组织肉瘤当然是辐射抗拒的，但常常这是在以同样的射线和剂量方式治疗一个2～3cm的癌巢和超过10cm的软组织巨大肿瘤时，从直接效应的比较中得到的印象，但这种比较显然忽略了一些不公平的地方。当放射生物学家把各种恶性肿瘤细胞株均制成层贴附细胞或悬液培养的球体时，则一系列细胞内在放射敏感性指标的测定提示，软组织肉瘤本质上较头颈鳞癌、卵巢癌或脑胶质细胞瘤对射线均更为敏感，这成为了保存肢体的局部广泛切除术联合以放射治疗基本取代了截肢术的治疗决策的放射生物学基础。术后放疗可以消灭亚临床病灶或显微残留的微小肉瘤灶，甚至可单一手段控制选择性的软组织肉瘤原发病灶，放射亦成为软组织肉瘤的标准治疗。在我们可以把局部复发率控制在10%～20%以后，复发后的生存便成为了应该关注的问题，临床危险因素和相对危险度的分析基本认定局部复发是远位转移和死亡的强相关因素，然而是因果相关还是平行相关，局部失败是否是我们始终难以把局控率不断提高的利益转化为生命时间获益的障碍，可能并不那么简单。如果临床上远位转移是与局部复发同时发生或先于发生，那么远位转移和局部复发就应视为原发肉瘤病灶平等的生物学行为表现，应视为威胁生命的既相关联又相独立的预后因素。然而，面对广泛转移的病变，肿瘤内科的药物治疗尚不能有效地阻止肉瘤细胞脱落、迁徙、组织植入和形成新病灶的进程，我们需要努力去改变的形势包括软组织肉瘤患者最终仍会有 20% 的局部复发和 40% 的广泛转移所导致的死亡。

每一个学科的进展都很快，当分子生物学最终揭示细胞遗传学染色体易位所致基因融合的分子病因；组织病理学的形态描述和上述潜在性分子预后因素可以成为治疗决策的有效依据；诸学科之间的协同综合更趋充分、合理而计划有序时，临床治疗将可取得更优的疗效。

目前，对于软组织肉瘤临床医疗策略，我们可以给予下列概括性的描述：

1. 软组织肉瘤（soft tissue sarcoma，STS）是可能发生于各种年龄，发病部位遍及机体，组织病理学形态纷杂，临床表现、治疗和转归各有其特点，超过 100 种的一大类异质性恶性肿瘤，发生率只占人类全部恶性肿瘤的 1%，属少见病种。

2. 细胞遗传学和分子生物学研究的成果在软组织肉瘤临床诊断的确立，提示预后和寻找新的治疗靶方面，仍处于逐步建立其应用价值的进程中。

3. 软组织肉瘤综合治疗所取得的结果（代表性数据）可达：Ⅰ ~ Ⅳ 期患者的 5 年生存率分别为 93.8%、79.2%、46.3% 和 39.6%；相应于肢体、头颈、躯干和体腔不同部位的软组织肉瘤，5 年生存率分别为 72.4%、55.0%、60.4% 和 51.6%；2 ~、5 ~、10 年的肿瘤生存专率可达 89%、79% 和 73%。上述结果为目前临床治疗程序可能取得的极限效应。医疗的失败模式为，难于改变的、疗后 5 年 15% ~25% 的局部复发和 30% ~40% 的远位转移。

4. 对于肢体和躯体大部分软组织肉瘤，尤其位置较深在，直径 > 5cm，组织学中至高分级的患者，首先推荐保肢局部扩大切除术辅助以放射治疗的首治模式。对于手术边缘 R0 或 R1，均可获得 80% ~90% 的 5 年局部控制率。

5. 放射生物学在理论上更倾向于选择术前放疗，对于组织学高分级（G_{3-4}）、大肿瘤（ >10cm）的ⅡB ~ Ⅲ期的病况，术前照射较术后可能带来潜在的获益。2002 年有一项中等样本大小的临床前瞻性对照研究，认为术前照射患者的生存显著为优。然而，有明确的证据提示，术前照射将增加创口愈合的并发症。

6. 术后放疗，给予足够范围和足够剂量的照射被认定是比肿瘤大小和组织学分级更重要的局部控制的预后因素。一般术后 10 ~20 天开始放疗，二级靶体积剂量应达 50 Gy，一级靶体积剂量应不少于 62 Gy，高危复发区域可缩野推达 65 ~70 Gy。

7. IMRT 技术比常规照射和 3D CRT 可使射线在组织中获更合理的剂量分布，显著降低骨、皮肤和软组织的无辜受量，是否可在保持或提高局部控制率的情况下有效降低治疗性并发症和改善预后，尚需进一步的证据。

8. 有证据表明，低剂量率 BRT 与 EBRT 辅助性放疗，可取得相似的局部控制率和生存状况。对于组织学高分级和Ⅲ期的软组织肉瘤，BRT 比 EBRT 可取得明显为优的局部控制，而对于低分级病灶，BRT 无建树。对于组织学高分级、大肿瘤和边缘（ + ）的临床情况，推荐 BRT 与 EBRT 联合的照射方式。

9. 术后给予高剂量率的组织间照射或 IORT，尚未获得肯定的结论。

10. 相对于常规剂量分割方式，超分割照射未能获益；术后辅助放疗，不推荐增加单次剂量的施治设置。

11. 对于组织学低至中分级，病灶内手术切缘或不能手术切除的软组织肉瘤，中子照射可取得比光子照射更为明确的局部控制，但对于可能发生的严重正常组织损伤，必须有充分的认识。

12. 一项小样本临床随机对照研究提示，肢体肉瘤术前给予 TNF-α、IF-γ 和 Melphalan 的热灌注，术后予放疗，创造了更多保肢外科的机会，取得较常规治疗为优的局部控制，未增加并发症，但未能降低患者远位转移出现的几率。

13. 尚不建议辅助化疗成为软组织肉瘤医疗的标准格式，但对于大肿瘤、深部位、组织学高分级和疗后首次复发的患者，依然推荐新辅助化疗 + 扩大切除术 + 术前或术后辅助放疗的综合治疗。化疗的获益仅明确地体现在疗后的第一年，化疗有可能使 10 年的生存率获得 7% 的改善。对不能手术或广泛播散性的病况，推荐新一代方案的化疗。

14. 局部复发是显著的使生存率下降的原因，局部复发软组织肉瘤患者死于肿瘤的几率是首治者的 3 倍；局部复发是再治疗再复发、同时或先后发生远位转移、更恶劣的临床疗效和生存归宿的最重要的决定因素。在局部复发的综合治疗中，应给予系统化疗。难于遏制的远位转移构成最主要的肿瘤死亡的威胁。

15. 对于腹膜后、头颈、乳腺、子宫、颅内等特殊部位的软组织肉瘤，手术切除后辅助以放射治疗趋向于改善局部控制，对于 R0 状态，放疗被认为是有价值的。

16. 回溯纵观，20 年来软组织肉瘤的临床治疗未能再获得具有显著性意义的进步，这说明目前医疗所应对的策略，基本上已达到了所动员治疗方式的综合可能获得的极限效应；这说明我们需要改变的首先不是施治程序和方法的细节，而是医疗的方式和方向；这说明我们必须寻求去改变同样 20 年来未改变的医疗所面对的威胁，难于遏制的发病率和无法逆转的恶性转化进程，5 年 15% ~25% 的局部复发和 30% ~40% 的系统播散的归宿。

二、流行病学和病因研究

（一）流行病学描述　软组织肉瘤的发病相对少见，这使得流行病学的描述稍为困难。美国癌症协会报告 1992 年新病人数为 5 800 例，年死亡 3 300 例；1996 年发病为 6 300 例，50% 死亡；1999 年确诊的新病例为 7 800 例，死亡 4 400 例，而 2002 年新患继续上升，达 8 300 例。北美发达国家恶性肿瘤的总发病率 男性为 276. 51 /10 万，女性 197. 63 /10 万，软组织肉瘤的年发病为 1. 5 ~ 2. 0 /10 万，相当于 1%，在儿童恶性肿瘤中的构成比则为 15%。我国恶性肿瘤的总发病率为男性 149. 40 /10 万，女性为 137. 80 /10 万，（1993 ~ 1997 年，我国 12 个肿瘤登记试点地区资料，恶性肿瘤发病世调率为：男性 156. 6 /10 万 ~286. 4 /10 万；女性为 80. 5 /10 万 ~ 188. 2/10 万），其中软组织肉瘤的发病率尚缺乏准确的数据资料。软组织肉瘤的发病情况相似于睾丸肿瘤的发生率，然而软组织肉瘤的死亡率却 10 倍于睾丸肿瘤。1990 ~ 1992 年 我国 22 省市区抽样调查的报告中，恶性肿瘤的总死亡率为 108. 26 /10 万，其中有关软组织肉瘤的数据列于表 11 －1 －1。

表 11 －1 －1　1990 －1992 年 全国 22 省市区抽样调查报告（/10 万人口 · 年）

分类及编码	粗死亡率	中调率	世调率	死因构成（%）	中位死亡年龄（岁）	性别比
结缔组织及其他软组织恶性肿瘤 ICD －171	0. 12	0. 11	0. 14	0. 11	59. 05	1. 18
后腹腔和腹膜恶性肿瘤 ICD －158	0. 09	0. 08	0. 10	0. 08	64. 38	1. 00
神经系统其他部位和未明部位恶性肿瘤 ICD －192	0. 07	0. 06	0. 08	0. 07	58. 69	1. 80

（二）病因学研究　软组织肉瘤的发生部位、组织来源及病理类型纷纭，因此，亦不可能是一种环境因素，一种细胞遗传学缺陷 或一个染色体易位畸变、基因的丢失或突变可以终其原因。目前流行病学、细胞遗传学和分子生物学所确定的有关病因叙述如下：

1. 环境因素　流行病学最常观察到的非遗传倾向的病因包括：

（1）化学物质的职业暴露　以农、林、牧为职业，有苯氧基乙酸除莠剂、氯酚、乙烯酚木材加工贮运防腐剂接触史的群体中，发生软组织肉瘤的相对危险度（RR）可能上升，但在有橙剂（TCDD/dioxin）暴露史的越战士兵的调查中却并未证实这种相关性。肝血管肉瘤的发生认为可能与曾使用过二氧化钍悬胶静脉造影对比剂或砷制剂相关。化学病因的报告还见于临床使用烷化剂环磷酰胺治疗后导致骨肉瘤的发生；晚期效应研究协作组（LESG）报告，马法兰、甲基苄肼、nitrosoureas 和苯丁酸氮芥的使用尤其可能增加软组织肉瘤发生的相对危险性，且 RR 与接触量的累积相关。

（2）临床医源性辐射　晚期效应的统计学调查已确定，医疗用放射为临床第二肿瘤发生的危险因素。放射诱导间质组织发生恶性转化所形成的肉瘤称为放射相关肉瘤（RAS，radiation - associated sarcoma 或 RIS，radiation - induced sarcoma 或 PRS，postradiation sarcoma），见于多种恶性肿瘤（淋巴瘤、乳腺癌、头颈肿瘤、生殖系肿瘤以及皮肤肿瘤等）或良性疾病（子宫内膜异位症、结核性关节炎和甲状腺增生等）的放射治疗后。一般认为 RAS 的发生率 <1%。在普通 X 线治疗阶段，曾认为骨 RAS 的发生与骨的相对吸收量较高有关，Tountas 1979 年报告骨 RAS 的发生率为 0.02%，在接受放射、存活 5 年以上患者中的发生率则为 0.035%。RAS 临床所报告的年龄域很大，从 3～81 岁，儿童肿瘤患者第二肿瘤的累积发生率为 12%，而接受过放射的儿童则为 17%，发生于照射野内的肿瘤 42% 为肉瘤。认为最多发生的 RAS 病理型为分化不良的骨肉瘤，但亦有报告恶性纤维组织细胞瘤（MFH）为病理分型的最大构成，Laskin 1988 年 报告 53 例 RAS，其中 MFH 占 68%。RAS 的组织学类型包括有骨肉瘤、MFH、血管肉瘤和其他间质型肉瘤，Murray 1999 年报告 80% 的 RAS 组织学为高分级肉瘤。放疗后子宫发生的肉瘤均属于 MMMT（malignant mixed mullerian tumor），现代概念认为是一种组织化生的肉瘤样癌（metaplastic carcinoma），而不是癌与肉瘤的混合体。文献所报告的 RAS 发生的潜伏期已不再遵循 Cahan 最初所提出的 5 年以上的判断标准，Robinson 报告 最短的潜伏期为 1.2 年；Murray 报告为 1.9 年，最长则可达 50 年。发生横纹肌肉瘤的潜伏期显著较非横纹肌肉瘤为短，原因分析在于横纹肌肉瘤本身就具有发生第二肿瘤尤其是肉瘤的遗传易感性倾向，因此对辐射诱导转化更趋敏感。发生于儿童或成人的 RAS 潜伏期并无明显差异。

RAS 的发生与剂量相关，动物实验和儿童骨肉瘤的研究均获高量高危的结论。LESG 报告，生存超过 2 年的 9 170 例各类型接受过放射的癌症患者，其中 64 例发生了骨肉瘤（0.7%），分析认为照射量 <10Gy 的 RR 为 0.6，而 >60Gy 者 RR 为 38.3，表现明确的剂量相关性。是否高能射线或高量累积会导致 RAS 的潜伏期相对为短，目前尚无结论性的认定，Murray 报告诱导发生 RAS 的平均剂量为 48Gy；中值剂量 49Gy。认为低剂量同样诱导 RAS 的发生，然而原子弹爆炸时受到 6Gy 辐射量的存活者，肉瘤的发生率并无显著性增加。巨细胞瘤放射后发生的 RAS，据报告，剂量均在 40Gy 以上。

RAS 的诊断标准最初由 Cahan 于 1948 年提出，后不断给予讨论，我们建议可参考下述要点来进行判断：

1）RAS 所发生照射区域，在照射前组织病理学或临床影像学均无已存在肉瘤的证据，以尽可能排除与放疗无关诱因所导致的自发性肉瘤。

2）RAS 有组织病理学的证实，需明确与原治疗肿瘤不同的病理学诊断。组织形态学描述不能提供 RAS 的鉴别。

3）曾接受照射，RAS 发生于 5% 等剂量线范围以内。

4）一般有相对长（10～20 年）的潜伏期，但亦接受 <2 年的暂短潜伏期。

RAS 的预后明显为差，组织学的高分级导致更具局部的侵袭性。首选根治性手术，但常会受到限制。由于原放射治疗导致的纤维化，化疗没有满意的疗效。仍不排除放疗联合以手术的治疗，但会受到已放疗正常组织剂量耐受阈的限制。Murray 报告 20 例 RAS 的中值存活期仅为 1 年。临床上我们需要面对例如乳腺癌局部切除联合以根治性放疗可能导致乳腺 RAS 上升的趋势，但 RAS 不应成为临床大量根治性或姑息性放射治疗在作出决策时考虑的主要限制性因素。

（3）慢性淋巴水肿　乳腺癌患者治疗后发生的淋巴管肉瘤可能有根治手术和放射治疗所导致的

上肢慢性淋巴水肿的病因，此外还见于丝虫病引起的下肢慢性淋巴水肿和先天性淋巴水肿的患者。

（4）肢体慢性感染、不愈溃疡的过程、创伤、异物嵌入存留、肌内注射铁制剂或异体移植等因素亦可能与软组织肉瘤的发生相关。

2．细胞遗传学病因　软组织肉瘤的发生与机体内在的遗传易感性相关，即与某些等位基因的丢失、点突变、染色体易位畸变等复合的细胞遗传学缺陷相关。家族性的流行病学病因调查和宗族成员的追踪报告肯定了神经纤维瘤病、Li－Fraumeni 综合征、家族性视网膜母细胞瘤、结节性硬化症、基底细胞痣综合征和 Gardner 综合征与高频软组织肉瘤的发生相关。

神经纤维瘤病的患者在其一生中有7%～10%的危险几率转化而发生神经纤维肉瘤或纤维肉瘤。患者染色体 17q 携带有神经纤维瘤病的相关基因 NF1，它的出现是良性神经纤维瘤的分子病因，而当恶性转化发生时，则表现为17p 的丢失 del（17）（p12－13.1）或突变，而这一定位恰是肿瘤抑制基因 p53 所在的位置。显然可以推断，源于 NF1 存在而发生的 p53 基因的丢失或突变启动转化了恶性外周神经肿瘤（MPNT，malignant peripheral nerve tumor）的发生。Gardner 综合征的变异型表现之一是家族性结肠多发息肉病，患者可在结肠外伴发良性或恶性肿瘤，其终生发生硬 纤维瘤（低分级纤维肉瘤）的几率为8%～12%。家族性视网膜母细胞瘤染色体所携带的 del（13q）遗传缺陷导致了骨肉瘤和包括软组织肉瘤在内的第二个原发肿瘤的高发易感性。在正常细胞内视网膜母细胞瘤（Rb1）蛋白普遍表达，而在骨肉瘤、软组织肉瘤、乳腺癌或小细胞肺癌的发生过程中，Rb1 基因产物表达异常或缺失。推测 Rb1 蛋白与 DNA 键连发挥肿瘤抑制因子的生物功能。Li－Fraumeni 综合征的家族成员常可同时或先后发生多个恶性肿瘤，包括软组织肉瘤、绝经前乳腺癌、脑肿瘤、肾上腺皮质肿瘤、白血病和生殖细胞肿瘤，80%的肿瘤发生于45 岁以前，遗传分布特征符合常染色体显性遗传规律，但发病模式表现有很高的外显率。现代分子遗传学的研究揭示 Li－Fraumeni 综合征患者均携带有 p53 基因突变，但显然不能以这样一个位点的变化来解释综合征的全部特征，因此软组织肉瘤遗传易感性的本质机制尚不清晰。

3．分子病因学　人类癌症90%的病因来自环境因素，机体内在的原因仅占10%，无论最初的诱发因素如何，恶性转化实现的机制必定都隐藏在分子生物学的解释之中；在 DNA 的中心法则以及诸多基因的瀑布式的网络调控之中，也只有随着人类基因工程的完成和对各种基因功能的解密进程，癌症的真正病因才能被揭示。

软组织肉瘤最多发现的细胞遗传学异常为染色体易位、染色体片段的丢失和三体型染色体。易位可导致原本远隔无关的基因之间的融合，当处于封闭状态的增殖基因恰融合于另一活跃基因启动子或增强子的效应领域时，逃逸机体自稳调控机制的某种增殖指令将被疯狂转录，细胞恶性转化的过程很可能就蕴在其中。当滑膜细胞肉瘤发现有一致的 t（X；18）（p11；q11）；Ewing 肉瘤发现有一致的 t（11；22）（q24；q12）时，于是一种临床病症和一种 DNA 水平的变异之间的因果关系即被肯定。当然，上述临床病症可能是一种良性增殖过程，亦可能是恶性肿瘤，但这都不拒绝所发现一致的染色体异常是其分子病因。当常规的组织形态学和免疫组化测定仍不能对一临床病症做出诊断时，这种标志性的染色体重排将有助于确定诊断；当我们进一步建立起这些畸变与肿瘤的临床行为或转归之间的相关性体系时，则这一类潜在性分子预后因素（PMPF，potential molecular prognostic factors）还将为临床的治疗决策、方式的选择、效应评价和预后的推断产生重大意义，而当我们可以肯定某一分子生物学变异为一种恶性转化的发生和后继临床进程事件的唯一或重要原因时，还可能为软组织肉瘤的新型治疗提供有效的分子治疗靶。目前，一些具特征意义的染色体畸变列于表 11－1－2。

表 11-1-2 软组织肉瘤的细胞遗传学标志

肉瘤组织分型	染色体畸变
滑膜细胞肉瘤	t（X；18）（p11.2；q11.2）
神经母细胞瘤	del（1）（p32-36）
粘液样脂肪肉瘤	t（12；16）（q13-14；p11）
胚胎型横纹肌肉瘤	Tri（2q）
滤泡型横纹肌肉瘤	t（2；13）（q35-37；q14）
恶性纤维组织细胞瘤	1q11，3p12，11p11，19p13
恶性外周神经肿瘤	t（11；22）（q24；q11.2-12）
骨外粘液样软骨肉瘤	t（9；15；22）（q31；q25；q12.2）
原始神经外胚盘肿瘤	t（11；22）（q24；q11.2-12）
子宫平滑肌肉瘤	t（12；14）7q-
骨肉瘤	13q14
Ewing 肉瘤	t（11；22）（q24；q11.2-12）

1992 年 Delattre 和 Zucman 在家族性 Ewing 肉瘤发现了标志性的染色体交互易位 t（11；22），这导致了 EWS-FLI type Ⅰ 融合基因的形成。

1996 年 Zoubek 报告，携带上述融合基因的患者，疗后无复发无转移的生存时间会更长，然而 1998 年 Alava 报告，多研究中心，112 例 Ewing 肉瘤的分析，提示 EWS-FLⅠ-Ⅰ的表达与患者预后无相关。1999 年 Ginsberg 多因素分析认为，无论 EWS-FLⅠ-Ⅰ或 EWS-EGR，均未能证实对于病况的险恶和患者的生存具有任何提示意义。

1998 年 Kawai 报告 45 例滑膜肉瘤，在细胞遗传学上几乎均发现有 t（X；18）的染色体易位，这导致了 18 号染色体长臂上的 SYT 基因与 X 染色体上的 SSX1 或 SSX2 基因的异常融合，认为携带有 SYT-SSX1 的局限性滑膜肉瘤临床更具侵袭性。这一结果受到了随后 4 篇回顾性分析和 2002 年 Ladanyi 多中心协作 243 例滑膜肉瘤分子遗传学检测及临床进程相关性研究的支持。然而，2004 年法国 Guillou 发表了相反的结论，同样多中心性 165 例滑膜肉瘤的预后因素层析，融合基因类型的表达与临床转归无相关。

滤泡型胚胎横纹肌肉瘤的分子生物学特征在于 t（2；13）或 t（1；13）的形成及转录表达，亦即位于 2q35 的 PAX3 与位于 1p36 的 PAX7 和位于 13q14 的 FKHR 基因易位而形成 PAX3-FKHR 或 PAX7-FKHR 融合基因；脂肪肉瘤患者的 95% 发现携带有标志性的 TLS-CHOP 异常融合；目前亦均尚未能证实与预后相关。

当一个实验室的报告不能为另一些独立的实验室重复性的工作所印证，或诸多报告、结论纷纭时，固然可解释为回顾研究的时限性，个体选择、组间均衡、临床治疗等许多设置上的差异；也可能解释为统计学上相关因素选择模式或多因素分析模型变量的包容性可能带来的偏性，但是如果用基因芯片检测一下相关基因或调控蛋白表达谱的话，那么相应于每一个病种都会有几百个或更多异常位点的表现，或许真正的病因尚隐蔽其中，或许真实的机制是点所组构的一个网络，因此在目前，使上述分子生物学研究的成果在临床肿瘤学中建立他们的意义，依据尚显不够充分，确证尚显不够成熟。

三、组织病理学和放射生物学研究

（一）组织学分类　应用最广泛的组织学分类依然是基于组织发生来源的 WHO 颁布的软组织肉瘤分类系统，共包括有超过 100 种的软组织肉瘤的分型细目，其中也包括一些至今尚不清楚其组织来源的肉瘤。广义而言，肉瘤分为骨肉瘤和骨周软组织肉瘤，软组织肉瘤进而分为内脏软组织肉瘤（源于胃肠和泌尿生殖器官等）和非内脏软组织肉瘤（源于头颈、躯干和四肢的肌肉、筋腱、脂肪、胸膜、滑膜和结缔组织等）。

通常可依据直观的显微镜下组织结构和细胞特征描述来进行分型，电子显微镜、免疫组化方法和细胞遗传学标志性异常的发现则成为病理诊断的重要辅助手段。电镜主要依据细胞亚结构的观察，如神经原纤维、细胞基质微丝、肌纤蛋白、肌球蛋白以及致密体等来判断组织来源。免疫组化染色特异蛋白的方法则较电镜快捷而简便，标准化和商品化则使其应用日趋广泛，如检测 Vimentin、S-100、desmin、第Ⅷ因子、角蛋白、肌红蛋白和肌纤蛋白常可使困难的病理诊断得到鉴识。如前述，某些细胞遗传学的染色体畸变已成为了相应软组织肉瘤的特征性标志，因此亦可有助于认定组织学的分型。一般而论，对于分化良好的肿瘤，分类系统可以有很详细的描述和分目，而随组织分化程度的愈趋幼稚和原始，则形态学上确定其组织来源愈趋于困难，甚至几乎不可能，这时我们只能以其特征形态来加以命名，如梭形细胞肉瘤或圆形细胞肉瘤等。临床上 25% 的对这类肉瘤组织来源的判定，事实上依据仅是诊断医师个人的经验或意向，带有一定的随意性。

Pollock 1996 年报告了基于美国国家癌症资料库（NCDB，National Cancer Data Base，由 American College of Surgeons Commission on Cancer 和 American Cancer Sosiety 所建立）登记的软组织肉瘤患者的调查分析结果，关于组织来源的分布列于表 11－1－3。所报告的 1993 年的资料为 829 所医院提供的 4 252 例患者，显然，软组织肉瘤主要的来源组织为纤维组织（21.3%）、肌肉组织（15.3%）和脂肪组织（13.7%）。软组织肉瘤可发生于机体几乎所有的解剖部位，大部分约 50%～60% 发生于肢体，其中约 15%～20% 病变位于上肢；35%～40% 位于下肢；20%～25% 发生于腹膜后区或腹腔；15%～20% 位于躯干的胸腹壁或背部，而头颈部发生的软组织肉瘤相对为少，仅占总体构成的 5%。Weitz 2003 年报道 MSKCC 的肢体软组织肉瘤 1 261 例，其中 74% 位于下肢；从病变位于四肢的远近端来看，则恰巧又是 74% 的肿瘤位于肢体的近心端。Gronchi 2005 年报道意大利肢体软组织肉瘤 911 例，位置构成为 59.3% 位于下肢，17.0% 位于上肢，而 23.7% 位于肩胛带或盆骨带区。概括来看，依然是 71% 发生于下肢及肢带区，29% 发生于上肢及肢带区。Eiber 2003 年报道 UCLA 1 290 例软组织肉瘤，肢体肿瘤中 57.2% 是发生于下肢腹股沟和臀区以下到腓肠肌以上这一中区部位，实际上这恐怕是最易发生软组织肉瘤的部位；有 15.8% 的病变发生于上肢肩腋区以下到前臂以上的上肢中区，实际上这是复发性软组织肉瘤最易出现的部位。临床一般认为，肢体软组织肉瘤相对于其他部位有较好的局部控制率和无病生存率，而肢体软组织肉瘤中，预后则以上肢相对于下肢为好；近端相对于远端更易获得局部控制。肿瘤部位较深和体积较大则均为关系生存的重要不利预示性因素。

表 11－1－3 美国 NCDB 登记的 4252 例软组织肉瘤的发生组织分布

部位	病例数	构成比（%）
心脏/纵隔/胸膜	940	22.1
外周/自主神经系统	108	2.5
腹膜/腹膜后	528	12.4
结缔/皮下组织 及其他软组织	2676	63.0
组织来源		
纤维组织	904	21.3
脂肪组织	584	13.7
肌肉组织	653	15.3
血液/淋巴系	122	2.9
外周神经鞘膜	199	4.7
骨/软骨	132	3.1
其他肉瘤	1126	26.5
未能确定	532	12.5

从组织学类型的分布来看，多数报告中最常出现的类型是恶性纤维组织细胞瘤（MFH），约占 25% ~ 35%，脂肪肉瘤约为 25% ~30%，其次为滑膜肉瘤（SS），10% ~15%，其他还包括有纤维肉瘤、平滑肌肉瘤、恶性外周神经鞘瘤（MPNST）、胚胎型横纹肌肉瘤（ERMS）等。一般年青人中以滑膜肉瘤为常见，而老年人多发生脂肪肉瘤和恶性纤维组织细胞瘤。腹膜后软组织肉瘤的构成比一般均报告在 15%，脂肪肉瘤为这一部位最优势的组织型，其次为平滑肌肉瘤，而内脏器官发生的肉瘤则 60% 为平滑肌肉瘤。预后则认为脂肪肉瘤的局部控制要优于恶性纤维组织细胞瘤，而滑膜肉瘤的效果居两者之间（表 11 -1 -4）。

从大的视角来看，其实各异的组织学分型并不是临床医师思考的最重要的事情，因为组织学亚型通常并不直接相关于其临床表现和转归，相对而言，组织学分级更为重要，直接关系其生物学行为。然而，某些种类的软组织肉瘤则应引起临床医师的相应关注，如上皮样肉瘤、透明细胞肉瘤、血管肉瘤、胚胎型横纹肌肉瘤和未分化的肉瘤，常表现有较高的引流区域淋巴结的转移几率，有报告认为其预期发生率可达 20%，一般则报告几率≤15%。Fong 1997 年报告 1 772 例软组织肉瘤，总的区域淋巴结转移率仅为 2.7%，而在血管肉瘤为 13.5%，胚胎型横纹肌肉瘤为 13.6%，上皮样肉瘤则为 16.7%，这对于预示临床进程和决定治疗策略，显然有重要意义。

表 11 -1 -4　一些有代表性的成人软组织肉瘤的部位分布及组织分型构成的报告（%）

报告	病例数	头颈	上肢	下肢	腹腔/腹膜后	内脏器官	躯干	其他
Brennan 美国 1991	1 685	5	11	40	14	12	14	5
Dinges 德国 1994	369	6	24	33	13	25		
Guillou 法国 1997	410	6.3	59.3		12.9		21.5	
Eiber 美国 2003	1290	4.3	23.7	42.6	22.2		7.1	
Pisters 美国 2001	3400	4	14	34	15	14		
组织分型构成								
MFH		16	32	24	6			
脂肪肉瘤			14	28	42	3		
滑膜肉瘤		5	12	13				
纤维肉瘤		18	12	8	6	3		
平滑肌肉瘤		9	8	7	26	59		
ERMS		15				8		
MPNT			6		3			
其他		37	16	19	17	28		

MFH：恶性纤维组织细胞瘤；ERMS：胚胎型横纹肌肉瘤；MPNT：恶性外周神经源性肿瘤。

（二）组织学分级　在临床资料的多因素分析中，组织学的分化程度（分级）被一致认为是判断远位转移相对危险度和肿瘤相关死亡的最重要的预后因素，然而用于软组织肉瘤分级的特异的形态学标准却并不统一。目前，常用的两种分级系统为 1984 年 Costa 提出的美国 NCI（National Cancer Institute）系统和同一年 Trojani 所发表的法国 FNCLCC（Federation Nationale des Centres de Lutte Contrele Cancer; Franch Federation of Cancer Centers Sarcoma Group）所制定的分级标准。NCI 分级系统主要基于细胞型或亚型、发生部位和肿瘤的坏死程度，一定情况下也依据细胞构成、核的多形性和核分裂象的多少来确定分级，分为 3 级：

G_1. 分化良好的粘液型脂肪肉瘤；皮下粘液型恶性纤维组织细胞瘤；有丝分裂 <1 个/10HP、无坏死及出血区、分化良好的恶性血管外皮细胞瘤；分别表现为分化良好特征、无多形性形态、无坏死、低分裂活性 <6 个有丝分裂象/10HP、人字形或束状排列的纤维肉瘤和平滑肌肉瘤；表现为神经纤维瘤特征、高细胞构成、分裂象 <6 个/10HP 的恶性外周神经鞘瘤；还包括较少细胞构成、未发现分裂活性、均一粘液型的软骨肉瘤。

G_3. 包括有骨外 Ewing 肉瘤、PNET、骨外骨肉瘤、间质软骨肉瘤和恶性三硝基甲苯（triton）肿瘤。

G_2. 除上述 G_1 和 G_3 的其他肉瘤，则根据肿瘤坏死的程度分为或者 G_2 或者 G_3，阈值界限为15%的坏死区。原来一些划分为 G_3 的多形性脂肪肉瘤、多形性横纹肌肉瘤和滑膜肉瘤，按照 1990 年Costa的修订标准，现可能归于 G_2。

FNCLCC 系统则根据对肿瘤分化程度、核分裂比率和肿瘤的坏死程度分别记分的累积来进行分级，积分 2～3 为 G_1；4～5 为 G_2，6～8 为 G_3。当我们将同一组临床病人资料分别按两个系统的标准分级，并分析与预后的相关性时，发现两系统有 34.6% 的分级结果不对应相符，在 FNCLCC 系统中 G_3 数量相对于 NCI 系统增加而 G_2 下降。在单因素分析中，两个系统均表现出对转移发生和肿瘤死亡的预后价值；在多因素分析中，两个系统中的高分级、大肿瘤和深部位均鲜明表现为独立的预后因素，且均证实组织学分级具有更高的预后提示性，而相关程度分析则表明 FNCLCC 系统的分级与整体的生存率和无转移生存率之间有更好的相关性。Guillou 1997 年报告 410 例未转移软组织肉瘤的两种系统的对照分级结果与预后的相关程度，列于表 11－1－5。

表 11－1－5　未转移软组织肉瘤两种组织学分级系统的分级结果及其与预后的相关程度。

系统	病例数（%）	5 年生存率（%）	P	5 年无复发生存率（%）	P	5 年无转移生存率（%）	P
NCI							
G_1	64（15.6）	86.4	6.2×10^{-9}	75.9	4.2×10^{-1}	88.0	2.5×10^{-11}
G_2	241（58.8）	70.1		65.3		68.9	
G_3	105（25.6）	43.2		59.6		43.7	
FNCLCC							
G_1	73（17.8）	91.5	5×10^{-13}	71.6	3.3×10^{-3}	90.5	$<10^{-29}$
G_2	189（46.1）	72.6		70.9		76.4	
G_3	148（36.1）	43.8		55.6		39.2	

（三）软组织肉瘤的放射敏感性　临床肿瘤放射治疗的可治愈性是个很大内涵的概念，取决于一定组织型肿瘤细胞的固有放射敏感性，群体肿瘤细胞置于个体各异的机体微环境中所表现的进展及转归的特征性以及临床所实施的治疗策略。就原位肿瘤的放射反应性而言，内在放射敏感性只是相对于损伤修复能力以及诸多微环境因素的重要相关因素之一。存活曲线的多靶模型分析认为，内在放射敏感性的主要生物学参数是 D_0 值和外推数 N。人类肿瘤的多数 D_0 值在 100～160cGy，当 $D_0>180$cGy 时，多提示放射治疗局部失败的可能性。相同的 D_0 值而 N 值较高时，则相应于较大的准阈剂量 D_q，反映肿瘤细胞有较强的累积和修复亚致死性损伤的能力，初始斜率为小，辐射抗拒；而 D_q 值相同时，较高的 N 值则反映在 5～7Gy 剂量段表现有相对为低的存活比例。$\overline{D}$ 亦可视为细胞固有放射敏感性测定的指标，较低的 $\overline{D}$ 值相应于 1～3Gy 照射时存活曲线有较低的细胞存活分数，当然也相应于较低的 SF_2 分数。从 LQ 模式的参数描述来看，α 值较高表明在低剂量区，细胞对放射的反应更近于线性，对辐射敏感；β 值较高则反映生存曲线在高剂量区段有较大的弯曲。当基础研究把诸多治疗前的软组织肉瘤细胞株内在放射敏感性的指标测定结果与头颈鳞癌、卵巢癌和脑胶质细胞瘤加以比较时，从表 11－1－6 不难看出，事实上肉瘤细胞株普遍有较低的 D_0、$\overline{D}$ 和 SF_2 值，有较高的 N 值和有较高的 α 和 β 值。因此，从多靶模型和线性二次方程模式来评价，软组织肉瘤有相对于头颈鳞癌和卵巢癌更为敏感的辐射杀灭效应。当然亦有报告，同一组织型的不同细胞株上述测定值亦可表现有很大的差异，甚至后来复发的软组织肉瘤相对于未复发软组织肉瘤，测定指标显示有相似的敏感性，而前者的 D_0 值和 SF_2 分数还可能低于全部患者的均值。这又说明原位肿瘤的放射敏感性有着复杂的相关因素，固

有放射敏感性是重要的、但不是局部控制与失败的决定因素。这也解释了当我们临床治疗一个超过10cm的软组织肉瘤或腹膜后超过20cm的巨大肉瘤病灶时，我们难能取得敏感疗效的临床现实。软组织肉瘤临床表现治疗抗拒与其他一些肿瘤特征性因素更直接相关，例如肉瘤往往有更大的肿瘤克隆数量；乏氧细胞比例为大；处于静止期状态的细胞为多；而软组织肉瘤通常只有较低的细胞丢失率。

放疗实践中所观察到的治疗时间现象，同样反映于软组织肉瘤的治疗中，亦即总治疗时间（OTT）的延长，将使得肿瘤被控制的几率（TCP）明显下降。Allam将软组织肉瘤株移植于裸鼠，以TCD_{50}作为指标，给予3种不同方式的照射，同样30次分割照射，A组：每日3次等量分割照射×10天；B组：每日两次等量分割照射×15天；C组：每日1次照射×30天。结果3个组的TCD_{50}相应为58.8Gy，63.2Gy和75.6Gy，显然OTT的延长导致了对反应性增殖肉瘤细胞的额外剂量消耗。照射前测定Tpot值为2.4天，而接受照射后B、C组的效应倍增时间Teff则缩短为1.35天。如果保持TCP，则每天需补偿照射量1.35～1.4Gy。

表11-1-6　软组织肉瘤与其他癌肿 固有放射敏感性测定的比较

报告及设计	D_0（cGy）	N	α（Gy^{-1}）	β（Gy^{-2}）	α/β	$\bar{D}$（Gy）	SF_2
楚建军，2001							
人脑胶质瘤	388	3.43	0.083	0.0037	21.79	5.89	0.835
Mundt，1995，							
13个肉瘤细胞株	115.7	2.15	0.66	0.029		1.5	0.262
Stuschke，1992							
5个肉瘤细胞株	SCD_{50}（Gy）						
球形培养	7.70		0.34	0.052	6.74		0.346
克隆形成分析	6.02		0.48	0.078	7.36		0.291
Weichselbaum，1990							
20个头颈癌细胞株	186.3±14	1.70±0.1	0.38±0.04	0.022±0.005		2.3±0.12	0.446±0.025
13个肉瘤细胞株	126.1±6.6	1.49±0.17	0.66±0.08	0.022±0.01		1.5±0.10	0.270±0.035
Weichselbaum，1989							
24个头颈癌细胞株	175.8±9.0	1.6±0.1	0.372±0.035	0.025±0.003		2.31±0.14	0.428±0.025
15个卵巢癌细胞株	173.7±11.4	1.5±0.1	0.352±0.039	0.030±0.005		2.41±0.15	0.459±0.038
14个肉瘤细胞株	95.5±6.5	5.8±1.1	0.438±0.039	0.066±0.009		1.06±0.07	0.339±0.026

四、临床表现和诊断

（一）临床表现　软组织肉瘤可见于幼儿和超过90岁高龄的老人，不同文献报告平均年龄在50～55岁。美国NCDB 1993年4 252例患者的平均年龄为55.8岁，而1988年为52.8岁，似略有增高。软组织肉瘤的男女发病比率基本是稳定的，为1.4∶1。从人种构成分布和社会经济层次分布来看，没有很大的差异。软组织肉瘤可发生于机体的任何部位，其临床表现常与部位的特征有关。四肢及躯干是肉瘤的好发部位，多表现为数周或数月的渐进增大的无痛性肿块，也因此而常被误认为是肌肉损伤或肌肉内血肿、皮脂腺囊肿或良性脂肪-纤维瘤而延误诊断。Lewis 911例和Pisters 1 041例两组大宗病例报告，诊断时瘤体直径为<5cm、5～10cm和>10cm的构成分别为38%、32%、30%和41%、28%与25%。发生于肢体软组织的肉瘤其局部行为主要的是沿肌腔隙的纵向的扩展，而不是直接侵犯、贯穿筋膜层，横断肌肉和骨，但如果没有抑制，肿瘤终会侵袭相邻的肌肉、神经、血管、骨和皮肤，从而导致下述相应的症状。约20%的患者可出现疼痛；10%～15%的患者神经、血管或骨可能已受到侵犯，则会出现局部性无力征、感觉异常、水肿或其他神经血管压迫征；约10%的肿块会有皮肤的浸润。包括肿块，有报告直到确诊时的平均症状时间为5个月。发生于头颈部的肉瘤则在早期就可能出现邻近结构受侵的症状。软组织肉瘤不常发生邻近引流区淋巴结的受侵，然而一旦发生则是预后的凶险征兆。如前所述，少数一些组织型的肉瘤则可能有15% 淋巴结转移的几率。血行转移则是病变广泛播散的途径，肺是最常发生转移的部位，约80% 的远位转移出现在诊断后的2～3年内。

（二）诊断的程序 发生于四肢躯干表浅部位的软组织肉瘤，确诊时为Ⅰ、Ⅱ期病变者约占50%，相对易于早期诊断，其次为发生于外周神经和自主神经的肉瘤（45%），发生于腹膜后的肉瘤常难于早期获得诊断（40%），而胸腔内的肉瘤获得确切诊断时多已属晚期（Ⅰ、Ⅱ期仅占20%）。

早期而准确获得诊断的基础依然是临诊医师常规有序的诊断程序和综合判断能力，组织病理学的认定和影像学 对肿瘤及其范围以及与周围脏器和组织的关系的描述则具有决定性的意义。临诊医师应有针对性地了解患者的家族史和病史，特殊物质的接触史和辐射的暴露史，应对肿块所在部位有详尽的物理检查，包括肿物本身的特征和与周围神经、血管、骨关节、肌肉的筋膜以及皮肤的关系，应对相关的症状与伴发体征有清楚的描述，并应注意检查相应的淋巴结区。应常规给予全血细胞计数、血液生化及肝肾功能状态的检查，对于病变涉及部位应有相应X线片、CT或MRI影像学检查。在决定治疗原则之前常需排除或确认远位转移的可能性，一般认为对于低至中分级的肿瘤或 <5cm 的高分级肿瘤，至少应给予胸部X线片检查，以除外肺转移，其确诊时已发生肺转移的相对危险度为低，然而 >5cm 的高分级肉瘤，则应给予胸部CT的检查。腹膜后或腹腔脏器的肉瘤常可首先出现肝脏的转移，因此除常规的腹盆腔超声波检查外，应给予肝脏CT的检查。对于特殊的临床异常或可疑，则有必要选择性给予骨扫描、血管造影或放射性核素显像的检查，以取得充分的分期诊断依据，并成为治疗决策的基础。

组织病理学的诊断具有决定性的意义，对无症状、持续4～6周、渐增达5cm的软组织肿块，均应给予组织学的检查。活检方式应选择最小创伤性且可获得足够组织取材的方式，所谓足够的取材应不仅可做出准确的诊断且可对组织学分级作出判断。细针的针吸活检（fine－needle aspiration，FNA）由于取材较少，做出确切的诊断有时即使是对于有经验的细胞病理学家也相当困难，因此比较适宜用于可疑复发肉瘤病灶的诊断。采用套针的穿刺取材活检则一般均可取得满意的组织标本完成诊断，表浅病变可在触摸下完成操作，而深部病变则常需在影像学的引导下来完成。穿刺径迹上的肉瘤细胞种植导致复发极少发生，但有报道，因此最宜穿刺部位给予标记，以为根治手术时一并切除。相当一部分患者可能需要切取或切除活检，切口均应取在肿物中央表浅部位、相应解剖部位的纵向切口。应严格肿瘤外科学的技术操作，减少皮瓣的翻动，充分止血，防止冲洗，防止肉瘤细胞局部的扩散与正常组织污染。切口的选择应有利于根治术的一并切除和术后放疗时肢体周径一定范围正常组织的防护。标本取材应考虑到坏死组织的无效和尽可能充分反映肿瘤的异质性；送检标本的界面方位均应予以标示，且应保持新鲜防止污染；显微镜检查则应包括所有的手术切缘部位。

影像学诊断方式和技术上的进展为软组织肉瘤的临床分期诊断提供了准确而有效的支持。对于肢体的软组织肉瘤，MRI是应首先选择的影像学方式，MRI根据增强影像肿瘤与周围肌肉、血管等相邻结构的对比度，可以多向观层面对病变的范围做出精确的描述。对于腹腔腹膜后和盆腔病变，MRI多向层面影像显示以及不同阶度系列影像对肿物与中线血管结构和腰大肌、盆腔肌肉关系的显示，常可对手术的可切除性提供重要依据。RDOG（Radiation Diagnostic Oncology Group）的研究表明，CT在病变与周围结构的解剖位置关系的描述方面，并不亚于MRI，或可提供更为满意的定位。

PET（Positron emission tomography）在给予氟-18标记的脱氧D-葡萄糖后，依据恶性肿瘤的糖代谢摄取率高于正常组织而同样可应用于软组织肉瘤的诊断，且通过对于活性度的测定可能对组织学的分级作出判断，其局限性在于精确解剖定位模糊，价格昂贵，目前尚多应用于临床实验研究的范围。应用共振光谱分析技术，磷-31磁共振光谱学（^{31}P-MRS）检查亦试用于软组织肉瘤的临床评价，借助对于有机磷和无机磷的代谢率分析，可能在良性和恶性软组织病变的鉴别和肿瘤病灶对治疗的反应评价方面有潜在的应用。

放射性核素镓-67的闪烁显像（gallium-67 citrate scintigraphy）诊断初步应用于软组织肉瘤复发或

转移性病灶的判断，认为有很高的敏感性。Schwartz 前瞻性的研究报告，其敏感度为96%，而特异度为87%，其应用价值在于发现临床或常规影像学并未怀疑部位 而事实上已经出现了病灶的判断，亦有助于对治疗后可能残存病变部位有活性位点的发现，其局限性在于无法精确定位且费用较高。碘-125标记的抗肉瘤抗体放射免疫扫描技术，目前也试用于转移性病灶的发现和定位性诊断，初步认为其敏感性可达83% 而特异性为100%。

（三）临床分期　目前 UICC 依然推荐使用 AJCC/UICC 修订颁布的第5版 TNM 分期系统用于软组织肉瘤的临床分期，并将组织学分级（G_1 ~ G_4）作为重要的分期依据充实进了具有普遍意义的 TNM 系统（表11-1-7）。另一项重要的预后相关因素为肿瘤的大小，修订版则进一步将局部肿瘤分为两级，a 示发生于筋膜之外尚未侵犯筋膜的表浅肿瘤；b 则示病变位于浅筋膜之下，或已侵犯或穿透筋膜的深部肿瘤。由于全部软组织肉瘤患者发生淋巴结受侵的几率仅为2%~3%，所以医疗对多数患者均无需常规实施区域淋巴结的清扫术，因此分期可设置为 N_0，而无需像其他癌症一样设置为 pN_X。发生于纵隔、腹膜后和盆腔的软组织肉瘤应归属为深部肿瘤。新版的分期系统可适用于各种软组织肉瘤，常见的组织型不少于30种，但不认为适用于胃肠道的软组织肉瘤。

表11-1-7　软组织肉瘤的AJCC/UICC分期系统

T：原发肿瘤	
T_X：原发肿瘤未能评价	
T_0：无原发肿瘤的证据	
T_1：肿瘤最大径≤5cm	
T_{1a}：浅部肿瘤	
T_{1b}：深部肿瘤	
T_2：肿瘤最大径>5cm	
T_{2a}：浅部肿瘤	
T_{2b}：深部肿瘤	
N：淋巴结转移	
N_X：区域淋巴结未能评价	
N_0：无区域淋巴结转移	
N_1：区域淋巴结转移	
M：远位转移	
M_X：远位转移未能评价	
M_0：无远位转移	
M_1：远位转移	
G：组织学分级	
G_X：分级未能评价	
G_1：良好分化	
G_2：中等分化	
G_3：不良分化	
G_4：未分化	
分期	
ⅠA期（低分级、小、表浅或深部）：	G_{1-2}　T_{1a-1b}　N_0　M_0
ⅠB期（低分级、大、表浅）：	G_{1-2}　T_{2a}　N_0　M_0
ⅡA期（低分级、大、深部）：	G_{1-2}　T_{2b}　N_0　M_0
ⅡB期（高分级、小、表浅或深部）：	G_{3-4}　T_{1a-1b}　N_0　M_0
ⅡC期（高分级、小、表浅）：	G_{3-4}　T_{2a}　N_0　M_0
Ⅲ期（高分级、大、深部）：	G_{3-4}　T_{2b}　N_0　M_0
Ⅳ期（任何转移）：	任何G　任何T　N_1　M_0
	任何G　任何T　N_0　M_1

皮肤隆突型纤维肉瘤（dermatofibrosarcoma protuberans，DFSP）表现为低分级、局部侵袭性行为为主而少转移的皮肤肉瘤，镜下特征为成纤维细胞样细胞的分层排列，真正的组织来源尚未明确。临床局部可发生广泛的浸润，因而极易复发，而多次的复发则可导致转移的出现。硬纤维瘤（desmoid tumor）有时被诊断为 G_1 的纤维肉瘤，临床亦表现为临界恶性的肿瘤。文献中有者将上述肿瘤包括在软组织肉瘤中分析，而有者则除外，正是由于它们特异的临床表现，关系转归的相关因素分析也与一般的软组织肉瘤不同，因此以肿瘤大小和组织学分级为基础的上述 AJCC/UICC 分期系统似不适应用于这类肿瘤。

Guillou 410 例 软组织肉瘤按 AJCC/UICC 系统标准，Ⅰ～Ⅳ期患者的 5 年生存率分别为 93.8%、79.2%、46.3% 和 39.6%，组间有非常显著性差异（$P=1.8\times10^{-15}$）。显然这种分期对临床归宿的预示性是上述分期系统应用价值的很好的印证；组织学分级对临床转归的印证见表 11－1－5。如果按照发病部位来分组，则发生于肢体、头颈、躯干和体腔内的软组织肉瘤，其 5 年生存率分别为 72.4%、55.0%、60.4% 和 51.6%，肢体为最好，体腔内为最差，组间差异明显（$P=0.0037$）。然而在上述分期中，或者可以说在许多我们所应用的分期系统中，部位均未能作为一种取材的标准或推断的依据而其预后价值得到体现，或许这是一点不完美。

五、软组织肉瘤的治疗

1982 年美国 NCI 的 Rosenberg 以其前瞻性的临床对照研究成果，阶段性地改写了软组织肉瘤的治疗，以保留肢体的手术方式辅助以术后放疗，在局部控制、无病生存和整体生存率方面均可取得与截肢术同样的效果。20 年来，局部扩大切除术＋术后放疗 成为了软组织肉瘤临床医疗设置的基础，系统化疗仅可能提供微弱的生存获益。2003 年 Weitz 报告 MSKCC 所收治的 1 706 例 肢体软组织肉瘤，其中 1 261 例 肿瘤完整大体切除，5、10 年的局部无复发生存率为 79% 和 74%；5、10 年的无远位转移生存率为 72% 和 67%；2、5、10 年的肿瘤生存专率分别达到 89%（95% CI：0.87～0.91）、79%（95% CI：0.76～0.84）和 73%（95% CI：0.70～0.77）。其中，247 例 高危（肿瘤＞10cm，深部位、组织学高分级）患者，其相应的 5 年肿瘤生存专率为 51%。2003 年 Eiber 报告 UCLA 所收治的 1 290 例软组织肉瘤，其中肢体、组织学高分级、无远位转移、实施手术切除者 753 例，其 5、10 年局部复发率仅为 12±1.2% 和 14±1.3%，而 5、10 年的全组生存率达到 70±1.8% 和 60±2.1%。上述具有展现性的软组织肉瘤的临床治疗结果，回溯纵观，20 年来未能再获得具有显著性意义的进步，这说明我们需要改变的不是治疗的细节，而是医疗的方式和方向；这说明目前软组织肉瘤医疗所应对的策略，基本上已达到了所动员治疗方式的综合可能获得的极限效应；这说明我们必须设法去改变同样 20 年来未改变的医疗所面对的威胁，5 年 15%～25% 的局部复发和 30%～40% 的系统播散。

（一）外科治疗 尽管多种治疗方式的综合治疗已广泛应用于临床肿瘤学，外科手术依然是软组织肉瘤的首选治疗方式，是整体治疗决策的基础。外科手术的方式包括沿肿瘤假性包膜解剖的肿物去除术（enucleation）和包括不多周围组织的局部边缘切除术（local marginal excision），这类手术依据报道肿瘤大小、深度、部位和组织分级的不同，复发率可高达 60%～90%。广泛的局部切除术（wide local excision）则将肿瘤及其周围一定范围的正常组织一并切除，依据扩大程度的不等，局部复发率一般报告为 25%～50%。发生病变结构整体的根治性切除术（reaical compartmental resection），例如沿肌腔隙将病变所涉及肌肉的起始端整体切除，这类手术的局部失败率仅为 15%～20%。对于病变已侵犯重要大血管和神经或骨，局部性手术已无法实施者，则需被迫接受截肢术，但仍可能有 5%～15% 的局部复发率。1995 年 Mundt 报告成人肢体软组织肉瘤，手术辅助以放射治疗，局部切除术、广泛切除术和根治切除术的 5 年局部控制率分别为 61.5%、86.7% 和 100%。

20 世纪 60 年代，30%～40% 的软组织肉瘤患者，给予了部分截肢术或关节离断术的治疗，当时认为这是唯一可能获得治愈的方式。随着外科手术根治策略向保存肢体联合以计划性放疗和化疗医学模式的转换，截肢术的比例显著减少。从美国 NCDB 所登记 1 988 年 3 500 例 和 1993 年 4 252 例 软组织肉瘤的资料来看，肢体保留术式的比例由22.1% 上升到66.0%，而部分或全肢截肢术由29.3%下降到8.9%。近年报告的截肢率均仅为3% ~5%。例如，Coindre 报告 FNCLCC 546 例 软组织肉瘤仅有4% 实施了截肢。截肢术的另一适应证则在于综合治疗后复发或严重并发症或功能丧失的情况下，约2% ~8% 的患者仍需考虑截肢。Williard 回顾分析了 MSKCC 649 例 肢体软组织肉瘤患者的手术治疗，保肢术式557 例，截肢术92 例，截肢者均为大瘤体、高分级、侵犯主要神经或血管的病例。截肢术者与未截肢但疗后无复发者相比较，生存无显著差异，而截肢术者与肿瘤情况相似、施保肢手术者相比较，总体生存情况亦无差异，但局部病灶表现有严重侵袭性的患者，截肢术却相对于保肢术式取得了显著为优的局部控制率，分别为94% 和85%，P 值为0.007。因此，作为平行于其他治疗方式的一种，截肢术在软组织肉瘤的整体治疗中仍有其应用的价值。目前对于下述临床情况，推荐考虑截肢术：大肿块、高分级、侵犯主要血管、神经、骨膜或骨，尤其是承重骨，手术无法解剖者；或虽尽力切除，然仍有不得已的大体肿瘤残存或广泛手术边缘（+）者；多发病灶者和肢体近端大肿块，疗后复发尤其是野内复发再治者，另外综合治疗后导致严重并发症或严重功能丧失者，亦可考虑截肢。

当我们在努力降低截肢术的比例的同时，需要顾及利益的另一个方向，亦即局部病灶的手术切除可能带来更多的手术边缘（+）状态（R1）。利益的取舍方向为：如果手术切缘 R1 仅仅导致局部复发而不关系最终的生存，那么近缘手术可能会为某些特殊病变位置的患者、更多机会地保留功能和形体上的完整；而如果 R1 状态关系生存，那么我们就必须被迫扩大切除范围而去努力承受可能增多的损伤性后遗症。2005 年 Gronchi 报告911 例 肢体原发和复发性软组织肉瘤，实施外科手术治疗，92%为保肢术式，而82% 手术边缘为R0 状态，亦即截肢率8% 而R1 为18%。美国 MSKCC 1261 例 肢体软组织肉瘤手术施治，截肢率为7%。按时代进程分析，1982 ~1986 年代截肢率为13%，到1997 ~2001 年代，下降为5%，而相应这一进程，手术切缘（+）的比率由14% 上升为22%。当然，由于有放射治疗的联合，上述改变并未能反映为整体生存率的下降。在 UCLA 所收治的1 290 例软组织肉瘤中，手术切除者有753 例，截肢比率为7%，再深入分析一下，在首程治疗患者中，截肢仅占5%；在外院治疗，复发后就医 UCLA 的患者中，则有13% 被迫截肢；而在 UCLA 疗后再度复发的患者中，必须选择截肢挽救的病例高达38%。截肢术依然有指征为临床施治所选择。固然，截肢并不能阻抑远位转移的出现，但这其实也并不是抉择与否的目的。

若我们进一步分析一些临床随机分组实验中作为对照组仅给予广泛切除术而未予辅助治疗的资料时，发现对于实验条件所约束的选择性病例，其局部复发率仅为10% ~30%。这表明对于某些层次的选择性病例，单纯外科手术有可能取得可以接受的治疗结果。2000 年 Fabrizio 报告34 例肢体软组织肉瘤单外科手术治疗的结果，全组的5 年局部控制率、无远位转移生存率和5 年的实际生存率分别为80%、86% 和82%，进一步分析，高分级组（G3，4）和低分级组（G1，2）的上述相应结果为60%、71%、69% 和100%（P =0.01）、100%（P =0.03）以及94%（P =0.05）。显然所有局部复发和出现远位转移者均为高分级病变，低分级组的疗效显著为优。Geer 报告174 例低危、≤5cm 软组织肉瘤，单纯外科手术治疗为主，术后5 年局控率90%，手术边缘未净和年龄大于50 岁者为局部复发的主要相关因素。Karakousis 1995 年报告152 例肢体软组织肉瘤，6% 施截肢术，76%（116 例）予根治性广泛切除术，36 例予局部切除术辅助术后放疗。单纯外科治疗与手术 + 放射组的局部复发率分别为10% 和25%（P =0.05），其5 年生存率和无病生存率组间无显著性差异。Healey 报告54例 T_1 病变，53 例显微镜下边缘（-），单手术治疗，局部复发率7%。Kydholm 报告70 例皮下或肌肉软组织肉瘤，广泛切除术，56 例镜下边缘（-），未予术后放疗，仅4 例（7%）局部复发。Baldini 1999 年报告74 例保持功能单纯手术治疗，10 年局控率93%，认为局部失败的最相关因素是手术切缘到肿瘤的距离，而与大小、部位、深度与分级无关。显然上述这些临床结果均可与文献所报告手术辅助以术前、术中或术后放疗的疗效相比拟，这表明对于选择性的病例，单纯外科手术亦可成为一种标准的治疗方式。问题是什么是选择性的标准，多大的病变，是否要考虑分级对局部复发和潜在远位转移的影响，以及多大的手术边缘限定是适宜的。目前文献报告的标准纷纭，尚缺乏严格临床实验的对照研究认定，因此在选择病人时宜于保守一点，对于病变相对表浅，≤5cm，低分级，切除边缘（-），有术后密切随诊的条件且一旦复发仍有再次手术可能的患者，则可考虑仅予广泛切除术的治疗；对于高分级病变，头颈和手足部位的病变则倾向仍推荐术后予放疗。

软组织肉瘤区域淋巴结转移率很低，但对某些特殊组织型的肉瘤，则应进行临床仔细检查，少数患者发现有引流区域淋巴结转移而无结外侵犯的明确证据时，为淋巴结清扫术的适应证。

（二）外科手术与放射治疗的综合　所有毁形的手术均与医学的至高原则不相符合，手术与放射的综合治疗替代了部分截肢术的被迫选择，如前分析，在保持远期生存率的情况下，截肢术可能有相对更好的局控率，表明更重要决定生死的因素不首先是局控，而对于降低远位转移的发生，各种局部治疗方式的作用其实是相仿的，均无重大建树，这方面需要辅助以有效的全身性治疗。

局部广泛切除术联合术后放疗可以替代截肢术的研究首先是一系列回顾性分析的结论，而后为越来越多的随机对照性临床实验所证实。1982 年美国 NCI Rosenberg 首先报告 48 例软组织肉瘤截肢术与保留肢体手术辅以术后放化疗的前瞻性对照研究的结果，两组患者均给予了 ADM、CTX 和 MTX 的联合化疗。结果表明局控率分别为 94% 和 81% （$P=0.022$），其无病生存率和全组生存率分别为 71% 和 70% （$P=0.97$）以及 71% 和 63% （$P=0.52$），组间无显著性差异。1985 年 Massachusetts 总医院的 Suit 报告大宗患者的回顾对照结果，464 例原发软组织肉瘤接受了根治性切除术/截肢术的治疗，而 416 例所实施为局部广泛切除术加术后的放疗，局部复发率分别为 18.1% 和 18.3%。其中 170 例保守切除手术联合以术前/术后照射的患者，5 年局控率和生存率分别为 84% 和 69%。1996 年 Pisters 报告 MSKCC 164 例肢体及躯干表面部位软组织肉瘤，术中随机决定是否植管、术后给予组织间近距离照射（BRT，brachytherapy）的前瞻性研究结果，手术 + BRT 组和单纯手术组 5 年的局控率分别为 82% 和 69% （$P=0.04$）。进一步分析，组织学高分级（HG）肿瘤，两种治疗方式的局控率分别为 89% 和 66%，差异非常显著（$P=0.0025$），而对于低分级（LG）肿瘤，BRT 未能显著改善局控（$P=0.49$）。1998 年 Yang 报告 NCI 141 例保肢手术联合以术后外照射（external beam radiation therapy，EBRT）或不予放疗的随机对照研究，中值随诊 9.6 年，对于 HG 者，EBRT 组和对照组的局控率为 100% 和 81% （$P=0.0028$）；对于 LG 者则分别为 96% 和 67% （$P=0.016$），同样非常显著地改善了局部控制。正是放射治疗对于手术范围内亚临床病灶和可能的边缘残存灶的进一步清除，使得广泛切除术联合以放疗成为了各种软组织肉瘤的标准选择性治疗。

当我们不再总是提出要患者把身体的一部分留给医院的时候，医学感到了很大的安慰。20 世纪 70 年代初期，肢体软组织肉瘤的生存率仅为 25% ~30%，而近 10 年超过 70% 的患者接受了手术 + 放射 + 化疗的综合治疗，以广泛切除术辅以放射治疗为基本治疗模式的 5 年局部控制率可达 80% ~90%，5 年的生存率亦提高到了 60% ~80%，这是我们 30 年的成绩（表 11-1-9，见章末）。手术切除的方式应予局部肿瘤完整的广泛切除术，如果根据术中解剖的所见或术后病理的检查，怀疑手术切除的范围不够或已确认有一定数量的残留，如果技术上可能，应给予再次的切除，因为有大体的残留或阳性手术边缘将大大增加局部复发的危险性，尽管辅助以放射或化疗。对于无法完全切除的肿瘤部位，术中应予标记或植管以为组织间照射。一般而言，成功的手术，亦应留置瘤床范围的标示物。放射治疗则可予术前、术后的 EBRT 或术中照射（intraoperative brachytherapy）、或术中植管术后给予的 BRT，或上述方式的组合。

1. 术前放疗　术前给予较高剂量的照射见于 Suit 1985 年的回顾性报告，术前大野 EBRT 50 ~56Gy，2 ~3 周后手术。一般临床术前放疗的设置为 50Gy/1.8 ~2.0Gy，4 ~6 周后手术，多认为更适于体积较大（>15cm）或 HG 的肿瘤。有的治疗中心则根据术中所见，术后再给予 BRT 或 EBRT 的补量。从一些术前、术后的对照研究结果来看（表 11-1-8），两种方式临床所取得的局部控制效果是相似的，但往往术前照射的患者表现有更多的局部不利因素。在选择术前亦或术后照射的争议方面，从临床施治的角度来看，通常术前照射的组织体积相对于术后照射为小，剂量相对较低，治疗后的功能保持相对为好，但有明确的证据，术前照射增加了伤口的并发症。从放射生物的角度看，理论上会颇倾向于术前放疗，然而临床实践则认为在 NCICCTG/CSG 所实施的 PhaseⅢ 术前术后对照研究获得明确结论之前，首先考虑选择术后放疗是合理的。术前放疗可使巨大的肿瘤缩小，提高保存肢体手术完整切除肿瘤的可能性；降低肿瘤细胞的活力，减少周围亚临床病灶或局部种植或脱落迁移肉瘤细胞的存活几率，然而软组织肉瘤常体积较大，局部的侵袭性特征明显，复发率高，因此过小的照射范围和过低的剂量均会失去放疗的意义，这就使得术前照射的术后并发症可达 20% ~30%，如 Bujko 报告术前照射的伤口并发症达 37%，其中 16.5% 需二次外科处理。这将使术前放疗在疗效和并发症两方面难于作出平衡的抉择。

2002 年加拿大 O'Sullivan 报告了多伦多大学玛格丽特公主医院所进行的一项临床前瞻性对照实验，94 例肢体软组织肉瘤随机进入术前照射组，50Gy/25 次，如果病理提示手术边缘未净，则术后加量照射 16 ~20Gy；另有 96 例 进入了术后照射组，66Gy/33 次，放射与手术间隔时间 3 ~6 周，中值随诊时间 3.3 年。结果显示全组生存率为 78%，术前组为 85%，术后组为 72%，$P=0.0481$，术前组生存为优。临床研究对术后 4 个月内的创口恢复情况亦进行了比较，伤口并发症包括浆液渗出的引流，未愈创口超过 120 天的填塞，延期不愈，皮瓣游离的修复性清创术或肢体旋周的整复性二次手术。结果显示：术前组伤口并发症的发生率为 35%，术后照射组为 17%，组间差异为 18%（95% CI：0.05 ~0.30，$P=0.01$），显然，术前照射带来了较好的疗效，同时造成了较差的术后伤口非自主性愈合的状态。我们可以先放弃一下作为医师思维上的好恶取舍 和愿望上的取向性再来判断一下，事实上，射线并无法识别肿瘤组织和正常组织，因此同一方式实施的照射，在正常组织出现了较严重的反应 和在肿瘤增殖方面取得更好的控制是平行的同一个问题，只不过在思考的意向上将之区别为了希望的放射疗效和不希望的放射损伤而已。

表 11 -1 -8　一些术前、术后照射、对照研究的结果

作者	例数	照射剂量（Gy）	5 年局部控制率（%）			5 年生存率（%）		
			术前	术后	全组	术前	术后	全组
Suit 1985	170 （1971 ~1982）	术前 50 ~54 术后 60 ~68	84	86	84	73	62	69
Suit 1988	220 （A. 1971 ~1985， B. 1981 ~1985）	术前 50 ~56 术后 66 ~68	A. 90 B. 97	85 91	86 94	65 71	73 81	70 76
Dinges 1994	120	术前 45 术后 45 ~72	89	82 （$P=0.48$）				
Tanabe 1994	95	术前 50		83 LG. 90 HG. 78 （$P=0.050$）			66 LG. 83 HG. 52 （$P=0.003$）	
Mundt 1995	64	术前 50 ~50.4 术后 56 术前/术后 50/15	87.5	75.5 术前/术后 62.5 （$P=0.81$）	74.4			
O'Sullivan 2002	190 随机分组	术前 50，若边缘（+），术后 16 ~20， 术后 66				中值随诊 3.3 年 85	72 （$P=0.0481$）	78

对于高分级、大肿瘤的ⅡB～Ⅲ期 患者，或许术前照射有其理论上的依据，这类患者的生存机会与其说是争取更好的局部控制，不如说是更取决于是否发生远位转移，而大肿瘤、高分级均是转移发生的重要相关因素。Dinges 1994 年报告整体的远位转移发生率为 20.6%，而相对于 G_1、G_2 和 $G_{3\sim4}$，转移率分别为 0%、7.7% 和 34.6%（$P<0.01$），分化不良或未分化是非常高危的远转因素。相对于瘤体≤5cm、5～10cm、10～15cm 和 >15cm，5 年的转移发生率分别为 5.4%、27.8%、29.4% 和 33.3%（$P=0.04$）。EORTC（European Organization for Research and Treatment of Cancer）以 8cm 为大小界定阈值，其远转率则为 ≤8cm，11.5%；>8cm，34.1%（$P=0.005$）；按照 UICC 标准则 T_1 为 5.4%，T_2 为 29.2%（$P=0.037$）。临床行为的特征性如此鲜明而治疗的对策却没有区分，显然是一种缺陷。给予术前放疗的前述放射生物学理论上的优势并不容置疑，因此应认为对于高分级、大肿瘤选择术前照射是合理的，并可能带来潜在的获益。

临床医疗上还有另外一个问题，常常软组织肿瘤的患者已在基层医院以非肿瘤外科的方式实施了肿物的切除，那么就诊中心型医院后，给予再次的扩大切除术就成为了重要的和首要的救助措施，因为检测报告认为，这种情况下，约 25% 的病例会有大体肿瘤的残存；约 50% 为显微镜下的残存；而如果从亚临床病灶的可能来看，则均可认为是不彻底的外科治疗。那么，应该设置二次术前还是术后的照射呢，2003 年 Zagars 回顾了 Anderson 癌症中心 295 例上述经历再次手术的病例，其中 174 例于扩大切除术后给予放疗，手术标本肿瘤的残存率为 54%；121 例先予术前照射，再予扩大切除术，残存率降为 36%（$P=0.024$）。全组 5、10 和 15 年的局部控制率为 86%、84% 和 81%；全组的肿瘤生存专率相应为 83%（95% CI：0.78～0.87）、78%（95% CI：0.72～0.83）和 71%（95% CI：0.64～0.78），这是很优秀的治疗结果，而在无病生存率、无转移生存率、局部控制率和肿瘤生存专率方面，术前照射与术后照射组间均无显著性差异。然而，接受术前照射的患者最初表现出的不利指征要相对多一些；另外，依据手术区术后的乏氧状态和残存恶性细胞克隆加速再增殖的可能，术前照射一般予 50Gy，而术后往往要多一些，照射量 60～68Gy。

2. 术后放疗　术后放疗是最广泛应用的一种放疗与手术联合的方式，然而围绕术后放疗的许多技术问题，观点纷纭，对于剂量、范围、时机、分割、并发症与功能的保持等目前均尚无排它而唯一的结论可以遵循，其中最重要的焦点问题自然是照射剂量与范围。当临床上认为肿瘤的大小是局控有意义的预后因素时，实际上还内涵着组织学分级，以及你选择什么方式 和是否合理地治疗了一定大小的肿瘤。从临床实践角度来看，适宜范围的完全的外科切除和足够范围足够剂量的照射是较病变大小和分级更重要的预后因素。早期阶段（如 Teppe，1982）认为，术后照射的范围应包括病变涉及的整束肌肉的肌腔隙或至少应包括肿瘤边缘外放 10cm 的正常组织。1991 年 Pao 比较了次全肌腔隙（subcompartmental volume）与局部范围（limited volume）照射的效果，前组虽并非整个肌腔隙，但病变远、近端都至少有 5cm 范围的边缘区在照射野内，后组意味着病变纵向不足 5cm，横向亦可能未包括肌腔隙全部横径的照射范围。结果前组理想，后组的照射范围显然是不够的，有相当高的复发率。Mundt 1995 年继续研究了这个问题，当术后最初照射野的边缘相对于原病变外放 <5cm、≥5cm、和 ≥10cm 时，其 5 年局控率分别为 30.4%、93.2% 和 100%，认为，初野边缘至少应外放 5cm（$P=0.0003$），可取得很好的局部控制；而外放 10cm 以上的照射范围，并未能进一步提高局控（$P=0.49$），即使是对于 $G_{2\sim3}$的病变（$P=0.57$）。Dinges 102 例软组织肉瘤术后放疗分析，5 年局部复发率为 18%，其中在一级靶体积（原肿瘤外放 2cm 边缘区）内复发为 72%，二级靶体积（原肿瘤外放 5cm 边缘区）为 11% 而治疗体积外为 17%，显然复发既与照射范围又与剂量相关。上述野内复发患者的中值照射剂量为 50Gy，进一步分析，当照射剂量为 <50Gy、50～65Gy 和≥65Gy 时，患者相应的局部复发率为 31%、16% 和 0%，而 5 年无局部复发生存率分别为 65%、83% 和 100%，亦即当术后照射量超过 65Gy 时，局部无复发。Mundt 报告剂量为 60～64Gy 和 64～66Gy 时，所取得的局部控制率分别为 74.4% 和 87.0%（$P=0.05$），而 Fein 报告剂量 <62.5Gy 和 >62.5Gy 时，局控率分别为 78% 和 95%（$P=0.04$）。然而，当放射治疗医师尽情地去提高局部控制剂量时，一定会受到发生更多的急性及远期并发症的遏制。上述 Dinges 102 例患者的严重并发症为 16%，认为大分割 2.5 ~ 3.0Gy，总剂量较高 65 ~ 70Gy，照射野过大（如腹部，>100cm^2），单野照射和全程电子束照射均是导致严重并发症的原因。Lindberg 将照射量从 75Gy 降到 60Gy 后，发现局部的控制率相同而并发症减少。Stinson 研究认为，剂量超过 63Gy 后，远期后遗症发生的几率将明显增加。Mundt 的结果为相对于 60 ~ 63Gy、63 ~ 66Gy 和≥66Gy 的照射量，其晚期并发症的表现分别为 12.5%、40.9% 和 58.8%（$P<0.05$）。显然，临床医师并不愿意在取得一项成功的同时却又制造了一种遗憾。目前认为，放射治疗在外科手术后 10 ~ 20 天开始，术后照射的初野范围应根据不同的临床情况控制在肿瘤边缘外放 5 ~ 10cm 范围，剂量应达到 50Gy；一级靶体积的照射量一般应不低于 60 ~ 62Gy，如果术后有大体残留病灶或为病灶内切缘，需要提高照射剂量，必须采用缩野技术（conedown fields），递次缩小照射体积的高复发危险区域剂量可达 65 ~ 70Gy。Le Pechoux 曾报道对于组织学中至高分级，切缘靠近肿瘤或病灶内切缘，给予 1.2Gy×2/天，总剂量 72Gy 的照射；Jacob 临床实施 1.5Gy×2/d，总剂量 45Gy 的加速超分割照射。临床上均是可行的，但局部控制和无病生存均不优于常规照射，晚期损伤率亦相同。

关于放射治疗的具体实施，显然体位的固定及摆位的重复性具有重要的意义，例如，来源于大腿肌群的软组织肉瘤，无论俯卧抑或仰卧的正位下肢的摆位均不一定有利于正常组织的保护，而蛙腿的摆位却很可能将前部肌群与中后部肌群分离开而有利于肌肉或股骨的防护。下肢横向的手术瘢痕是很糟糕的，原则上应是纵向的切口。放射治疗野不应横贯下肢横径，至少应留有 2 ~ 3cm 的条形区不受照射，以利于体液的回流。照射野的设置尚需考虑到必要时骨和关节的防护，以保持疗后良好的功能。肢体严重的溃疡、水肿、关节僵直和骨折将使保肢的愿望破灭。放射治疗射线的能量可选择 4 ~ 6MV 或更高一些能量的 X 线，或与适宜权重的电子束相辅应用。危险的皮下表浅部位或已受侵犯的皮肤表层应有足够剂量的照射。治疗计划系统和三维设计将使靶区获得均匀的剂量分布且正常组织得到更好的保护。一般给予两级靶体积的缩野照射，50Gy 和 60Gy 时两次实施。对于头面部和手足部位的病变，上述诸原则均应给予更充分的考虑和更精确的实施。当采用超分割照射方案或与化疗联合应用时，照射量可减少约 10%。当与阿霉素等化疗药物联合时，放疗应在时间上间隔 2 ~ 3 天错序实施，减缓正常组织损伤的协同效应。

为了减少放疗后肢体远端水肿、手术野区环周软组织的挛缩，我们一定不要将整个肢体的横径都置于照射范围内，但肢体软组织肉瘤最好发的部位是上下肢的中区，因此侵及或侵犯股骨，肱骨或关节是经常会遭遇到的问题。肢体软组织肉瘤复发最多的部位是上肢肘关节附近，很可能与医师在不大的区域内完整照射瘤床，而又要防护关节所作出的让步有关。软组织肉瘤的术后照射剂量要求在 63Gy 以上，而骨的受量不应达到 60Gy，疗后生活中偶然的受力导致骨折是软组织肉瘤治疗后常见的另一严重并发症，再修复的机会较少，多数将致残，尤其是肿瘤已侵犯承重骨、已导致骨膜剥离和疗程中亦接受辅助化疗的患者，其骨折的发生率可高达 24%。3D CRT 和 IMRT 技术可使这一治疗矛盾缓解。2004 年 MSKCC Hong 对 10 例大腿软组织肉瘤的术后照射进行了两种高精度治疗设计的比较，CTV 为 GTV 外放 1.5cm，在股骨界面，则只达骨面为止，使 CTV 曲面凹陷；上下方向 CTV 为外放 5 ~ 10cm 的范围；PTV 为 CTV +0.5cm。3D CRT 为 2 ~ 3 个野、适宜楔板和透射挡块作为补偿滤过的设计；IMRT 为 5 个共面野的设计，结果后者获得了医疗更为满意的适形度。IMRT 与 3D CRT 相比较，股骨受到全剂量（63Gy）照射的体积 V63 由 44.7 ± 16.8% 下降为 18.6 ± 9.2%，平均下降了 57%（$P<0.01$）；包括环周体积 5% 的股骨热点剂量 D05 由 67.2 ± 1.8Gy 下降为 65.0 ± 1.2Gy（$P<0.01$）；除外 PTV 和股骨，周围软组织受到全剂量照射的体积 V63 由 997 ± 660cm^3 下降为 201 ± 144cm^3，下降了 78%（$P<0.01$）；相应其 D05 由 67.8 ± 1.3Gy 下降为 58.7 ± 4.7Gy，下降了 13%（$P<0.01$）。皮肤瘢痕区可受到完整剂量的照射，而其余表皮到皮下 5mm 的皮肤体积，接受了全量照射的范围由 115 ± 40cm^2 下降为 61 ± 20cm^2，下降了 48%（$P=0.01$）。IMRT 获得了完整覆盖靶体积，而于股骨界面形成凹陷，于透射皮肤区高剂量线面收缩的合理剂量分布，良好实现了临床意图。

3. 组织间近距离照射 近10年来组织间插植治疗更多地应用于软组织肉瘤的术后照射，同样取得了很好的局部控制效果，尤其是对于组织学高分级的肉瘤。具有代表性的报告为1996年Pisters 164例前瞻性的临床实验报告，患者于术中随机决定是否接受术中植管、术后给予的铱-192（iridium－192）近距离放射治疗（BRT），进入BRT的患者于术后4～6天内接受低剂量率42～45Gy的组织间照射而完成治疗，总住院时间仅为10～14天。BRT组和EBRT组的5年局控率分别为82%和69%（$P=0.04$），进一步分析，对于高分级病变，局控率相应为89%和66%（$P=0.0025$）差异非常显著，而对于低分级病变，BRT没有建树（$P=0.49$）。当外科实施广泛切除术时，手术切缘至少应包括病变边缘外2cm范围的组织，然而实际病灶状况的分析认为，60%以上的情况下，当靠近神经、血管，涉及骨间膜和重要筋膜时均难于完成上述操作而使根治性切除不够完全，这将导致局部复发的危险。大范围的术后EBRT时，很难能像术中直视下置管那样精确地仅对这些部位给予更高剂量的照射，但BRT可以。BRT时在85%～90%等剂量的计划靶体积之外剂量会迅速衰减，而HG肉瘤病灶外5cm甚至达10cm的范围均有很大的几率存在着扩散的微小肉瘤病灶或亚临床病灶，为BRT所不及而EBRT可以。因此，组织间照射的另一种方式为与常规的EBRT联合，作为重点部位的加量照射，如2000年法国Delannes报告58例广泛切除术后BRT与EBRT的组合治疗。BRT采用Ir-192，剂量率为0.56Gy/h，平均治疗厚度19.5 mm，边缘外放2cm，局部照射量20Gy，联合以边缘外放至少5cm，45～50Gy的EBRT。结果为5年的局控率达89%而5年实际生存率为64.9%，取得了非常好的局部控制。2004年Andrews报告美国宾夕法尼亚，费城Fox Chase癌症中心，BRT针对高危瘤床，而EBRT覆盖扩大的亚临床病灶区，130例软组织肉瘤的术后联合放射治疗。仅予EBRT组，平均剂量为59Gy（50～74Gy）；BRT＋EBRT组，植管术后5天内实施组织间照射，平均剂量16Gy（10～20Gy），Ir-192剂量率为0.48Gy/h；BRT后平均32天再予EBRT，平均剂量50Gy（40～70Gy）。结果显示：BRT＋EBRT组相对于EBRT组，5年的局部控制率分别为90%和83%（$P=0.25$）；全组生存率分别为82%和72%（$P=0.93$）。进一步层析，对于Stage Ⅲ者，BRT＋EBRT取得了更好的5年局控率，分别为100%和62%（$P=0.03$）；而对于组织学高分级者5年局控率分别为100%和74%（$P=0.09$）。我们认为，对于大肿瘤、组织学高分级、手术切缘（＋）或由于解剖困难而病灶内切缘的病况，应选择BRT与EBRT组合的辅助放疗。

目前组织间插植的方式多采用术中由外科医师和放射治疗医师共同确定植管的范围和潜在肿瘤负载的重点部位，一般包容瘤床纵向2～3cm，旁向1.5～2.0cm的范围，多以塑管替代了不锈钢的引导管，尤其是深大部位的插植。置管应取与切口一致的纵向，间距1.5～2.0cm，单层插植的治疗厚度为2cm，酌情给予瘢痕区的治疗或不治疗。一般多采用Ir-192低剂量率的后装治疗，因此驻留照射时间需4～6天，总BRT剂量20～60Gy不等。如果是与EBRT的组合治疗，则一般BRT的剂量不超过20Gy。

事实上低剂量率（low dose rate，LDR）的BRT已有很长的历史了，如宫颈癌的镭治疗。从临床医疗和放射生物学的角度来看，LDR-BRT有着如下的一些优点：①术中由手术一放射医师在直视下确定的照射区域和重点部位较任何影像学证据都更加准确；②BRT的中心区域常是潜在肿瘤细胞负载且乏氧细胞所在的区域；③BRT可给予靶体积高剂量照射，而靶体积之外剂量迅速衰减；④LDR使正常组织的亚致死性损伤得到更有利的修复，而肿瘤细胞的杀灭效应不受影响；⑤LDR降低了氧增强比，提高了对乏氧细胞的杀灭能力；⑥缩短了总治疗时间，相对于EBRT减少了肿瘤克隆源细胞再增殖对治疗剂量的消耗；⑦如果不直接治疗瘢痕组织的话，LDR－BRT缓解了急性反应，而不大影响伤口的愈合；⑧避免了EBRT多次重复照射的不准确因素；⑨缩短总住院时间，降低了患者的医疗消费。BRT也带来了一些问题，如覆盖多大的范围对于可能潜在的亚临床病灶才是适宜的完全的治疗；如果与EBRT联合的话，多少剂量的组合是合理的。一些临床报告，BRT导致了较高的并发症，如Delannes报告急性并发症34%，晚期并发症为27%，包括外周神经损伤、血管狭窄、淋巴水肿、关节纤维化等，分析主要的原因在于，限于解剖切除的不充分，60%的情况下施源管都不得不靠近了神经血管结构。如果后装管与神经血管保持一个安全的间隙，将导致高危的复发，而贴近神经血管又将带来一定的远期损伤。为此，有人在试用生物降解填充材料隔离其间，以降低重要结构在 BRT 中的高剂量效应。BRT 所致的伤口并发症则与治疗的时机相关，Arbeit 报告 BRT 伤口并发症为 22% 而对照组仅为 3%。Ormsby 于术后至少 5 天后再予 BRT，则使伤口并发症降为 14%，而对照组为 10%（P = NS）。原因在于如果在术后皮肤愈合的成纤维细胞增殖期内实施 BRT，将会有更多发生伤口并发症的可能。因此 Harrison 推荐术后 6 天后再实施 BRT 治疗。如前所述，BRT 在 LG 肿瘤未能取得疗效，原因可能在于 LG 的细胞周期时间较长，速率明显延迟于 HG 肿瘤，而 BRT 治疗驻留时间仅 4～6 天，难于完全捕捉到所有肿瘤细胞的周期敏感时相，因此多认为 BRT 更适用于 HG 肉瘤，而 LG 肉瘤更适宜予 EBRT。

4. 术前放疗联合加温治疗　对于大肿瘤、高分级的肢体软组织肉瘤，保肢手术常常会发生困难，常采用术前放疗、术前放/化疗或术前加温治疗联合以照射的方式以期提高肿瘤的手术完全切除率，扩展手术加放疗所取得的局部控制疗效，并希望可以改善远期的生存率。处于疯狂增殖状态的肿瘤细胞更易于受到热的损伤而致死亡，其致死性和亚致死性损伤的程度与加热的温度和持续时间呈正相关关系。另外，加热可显著改善肿瘤的乏氧状态而协同于辐射的杀伤效应。软组织肉瘤的大体积使扩散率低，对于累积 T90 的温度等效时间 恰为有利的环境条件。诸多临床报告，加温与放疗的局部控制率均可获得显著的提高。1999 年 Prosnitz 报告 97 例 $G_{2\sim3}$、无远地转移 软组织肉瘤，术前加温联合以术前放疗的临床结果。射频加温于照射后 1 小时实施，肿瘤温度 42.5℃ 或患者可承受的疼痛水平，加热持续 1 小时，中值测温点 11 个，热剂量为 10～100 CEM 43℃ T90，每周两次。术前放疗剂量为 50～50.4Gy/1.8～2.0Gy，完成治疗后 4～6 周手术。10 年的实际局部控制率为 94%，88% 的患者完成了保肢手术，10 年的无复发生存率，实际生存率和肿瘤生存专率分别为 47%、47% 和 50%。在上述治疗后，局部复发的患者仅 2 例，亦说明未能改善生存状况的主要原因是远地转移的发生。

同一目的的另一种加热方式为肢体的热灌注治疗（hyperthermic isolated limb perfusion，HILP）联合以延迟的外科切除术和术后的放射治疗。在加热的环境中化学药物的渗透和吸收率提高，局部的药物浓度可达系统化疗的 20 倍，且肿瘤细胞对药物的反应速度和程度显著提高，可取得明显的肿瘤萎缩的效应，更有利于手术切除，术后放疗则可使局部控制获进一步的巩固。1998 年 Olieman 34 例局部晚期的肢体肉瘤，给予肿瘤坏死因子（TNF-α）、α 干扰素（IFN-γ）和马法兰（Melphalan）的 HILP 治疗；6～8 周后手术；切除术后再给予 EBRT 60～70Gy。结果 85% 的患者保存了肢体，HILP + EBRT 组的超过 90% 体积的 PR 率为 73%，而对照组（未给予 HILP）仅为 2_%，中值随诊 34 个月，HILP + EBRT 组无一例局部复发，而对照组 26% 局部失败（$P<0.05$），然而两组的远转发生率相同（27% vs 29%），未能获得改善。Eilber 对高分级肉瘤动脉灌注阿霉素，同时术前给予 17.5～30Gy 的照射量，亦取得了 98% 的肢体保存率和 49% 肿瘤完全缓解率的、为优的局部控制疗效。加温联合以放疗，需注意急性反应和并发症的上升。

（三）化疗的应用　对于尚未发生转移，且局部原发灶已控制的软组织肉瘤，如何判断其生存的几率，显然最重要的事情是如何判断其远位转移发生的危险度。一般报告的结论是明确的，肿瘤的大小、分级、部位和深度是主要的判断依据，当然也应当考虑到治疗的意义。完全切除术后的照射显著地降低了局部的复发率，那么辅助的化疗是否可以显著地遏止远转的发生从而改善生存的机会呢？1996 年法国 Coindre 报告 546 例原发灶已控、无转移的软组织肉瘤患者，肿瘤死亡具独立预后价值的相关因素多因素分析的结果，在关系局部复发的因素中，化疗无相关；在关系远位转移的因素中，则化疗与否有非常的意义（$P=6.4\times10^{-4}$）；在关系肿瘤死亡的因素中，辅助化疗亦是非常显著相关的预后因素（$P=5.4\times10^{-5}$）。美国 Massachusetts 州总医院在 1988 年开始对 $G_{2\sim3}$、T > 8cm、未完全切除或术后首次复发的患者实施先给予 3 周期化疗（ADM + IFO）然后手术和术后放疗的方案，后来又实施了序贯化放疗（chemoradiation）的治疗策略。3 周期 ADM、IFO、DTIC 和 Mesna 的联合方案化疗和两程 22Gy、术前总照射量 44Gy 的放疗序贯，然后给予广泛切除术。Spiro 报告了上述新辅助化疗

+术前 EBRT 的结果，放化疗患者与无化疗患者历史资料相比较，5 年局部控制率为 100% 和 97%；无病生存率为 84% 和 45%；而全组生存率分别为 93% 和 60%。Frustaci 对于以往化疗在软组织肉瘤治疗中所建立的意义进行了 Meta 分析，认为第一代化疗方案 13 项随机分组研究中，仅有两项结论化疗有利，总体来看，化疗在局部控制（$P=0.016$），远位转移（$P=0.0003$）和无病生存率（$P=0.0001$）方面有成绩，然而未能改善全组的生存状况（$P=0.12$），中值随诊时间 9.4 年，但这才是我们所期待于化疗的。上述 Massachusetts 州总医院 MAID 新辅助方案化疗+术前 EBRT 设置，推进了这方面的工作。2004 年 Pisters 报告 Anderson 医院对于 AJCC 标准 ⅡB~Ⅲ期，组织学中至高分级的软组织肉瘤给予表阿霉素（DOX）连续静脉灌注的新辅助放化疗，术前照射 50Gy/2Gy，同期连续灌注 DOX，首日一个大剂量 $4mg/m^2$，周剂量为 $17.5mg/m^2/w$，放化疗后 4~7 周实施手术。连续灌注较顿量动/静脉注入在原发病灶和潜在的显微转移、放射增敏的延续性和毒性作用的缓解方面均可带来放射生物学的意义。26 例 患者均大体完整切除了肿瘤，50% 的标本表现超过 90% 的肿瘤坏死，其中 2 例获得病理组织学的完全缓解。2001 年意大利一组 104 例肢体软组织肉瘤的随机对照研究，外科切除术+辅助化疗对单纯外科手术，中值生存 75 个月对 46 个月（$P=0.03$），化疗改善了生存。

第一个辅助化疗有益的随机实验报告为 NCI Rosenberg 1982 年的报道，认为术后化疗使软组织肉瘤患者的 DFS 和 OS 均获改善。然而 1985 年 Rosenberg 的追踪报道认为，时间使化疗生存率的获益消失了，无病生存率方面的获益依然保持，但无法转化为改善生存的利益。实际上，对于某一项疾病进程中可能发生的因果性事件，患者所承受的风险是随体现着病程的时间的延续而改变的，我们可以在统计学上计算出相应于每一个时间位点，出现某一种病程归宿的风险比率，因此亦可绘出这种风险的时间函数曲线。2004 年 美国 Anderson 癌症中心和 MSKCC，Cormier 报告了他们这方面的研究结果。674 例 AJCC 标准 Ⅲ期、>5cm，深部位，组织学高分级的肢体软组织肉瘤实施保肢手术联合术前、术后或组织间的近距离放射治疗，336 例 接受了 DOX、IFO、DTIC 和 Mesna 为基础的化疗；338 例 则仅给予局部性治疗。全组 5、10 年的肿瘤生存专率分别为 61%（95% CI：0.57~0.65）和 50%（95% CI：0.46~0.55）；局部无复发生存率为 83% 和 77%；无远位转移生存率为 56% 和 49%。当就肿瘤生存专率分别绘出化疗与未化疗组患者的风险函数曲线后，发现两条曲线是交叉的：未接受化疗者前 5 年有较高的肿瘤死亡的风险，稳定地逐步下降，而化疗干预组最初的肿瘤死亡风险是低的，但在疗后的两年里迅速上升，两风险曲线的交叉在 0.4~1.3 年范围。资料结果显示，化疗为患者带来了利益：在局部无复发生存、无远位转移生存、无瘤生存和肿瘤生存专率方面，化疗第一年的获益分别为 7%、6%、6% 和 8%，而第五年相应仅为 2%、1%、2% 和 2%。化疗使患者在第一年死于肿瘤的风险比，相对于未化疗者为 0.37（95% CI：0.20~0.69，$P=0.002$），而以后则为 1.36（95% CI：1.02~1.81，$P=0.04$），亦即化疗的利益未能延续到 1 年以后。研究所选择的病例均是被认为有高危转移倾向的病况，我们希望在额外承受了化疗痛苦之后，病况能够遏制，然而结果令人欲言而止，不过是无望之中的逐步走向死亡，转换了一种表现形式，充满希望但还是同样的逐步走向死亡。另外有意义的报告还有 1988 年 Paula 的报告，ADM 或 ADIC 方案化疗推迟了转移发生的时间，但未能改善 OS。1988 年 Picci 化疗改善了 HG 肉瘤截肢术后患者的 DFS 和 OS，但保肢手术的患者却未因此而获益。1989 年 Bui 报道，对于ⅡB~Ⅳ期 HG 肉瘤，术后予 ADIC 方案化疗，相对于未化疗者，DFS 为 65% 和 37%；OS 为 83% 和 43%，获得了显著改善。纵观多数的临床报告，则认为以 ADM 为基础药物的化疗可能获得显著为优的局部无复发生存率和无病生存率，然而在整体生存率的改善方面却难以取得统计学上的显著意义。或许，化疗的获益，由于方案的设置、样本数的不足或患者复杂临床与治疗因素在选择上的偏性掩盖了这种获益，即便是如此，诸多的报道也说明我们所要寻找和证实的一定不是很大的获益。Tierney 于 1995 年和 1997 年两次报告了 SMAC（Sarcoma Meta－Analysis Collaboration）所收集资料 Meta 分析的结果，14 项以 DOX 为主化疗方案的临床随机对照研究，降低了局部和远位的复发率，1 项提高了无病生存率，但均未能改变全组生存率。认为术后化疗的收益可能只有 4% 或更少。2003 年 SMAC 更进一步综合分析了近期的报告，认为对于局限性软组织肉瘤，辅助性化疗的创造在于，使10年的整体生存率约提高3%～7%。尽管因此而尚不能认为辅助化疗是软组织肉瘤标准治疗的必要的一部分，但临床依然推荐对于大肿瘤、高分级、深部位、尤其是躯干部的软组织肉瘤、不能手术切除的肉瘤、治疗后首次复发的肉瘤考虑新辅助化疗＋广泛切除术＋放射的综合治疗。临床ⅡC～Ⅲ期的患者，研究认为在接受局部治疗时业已高危存在有肺的显微转移性病灶，因此从放射生物学的角度来看，术前化疗是有益的。对于Ⅰ～ⅡB期的患者，尤其是LG肉瘤，由于有较好的疗效（OS，90%）则不适宜选择入评价辅助化疗效果的临床实验。

阿霉素（ADM）是第一个也是对软组织肉瘤一直保持有很好疗效的化疗药物，直到目前，ADM或以之为基础的联合方案仍不失为化疗主流的选择。ADM表现有剂量相关性，认为应超过50mg/m^{2}的阈值剂量，其单剂量应用的客观有效率可达25%，当与IFO、VCR和DTIC组合（ADIC）应用时，总体有效率更获提高，然而无论ADM或ADIC，随机研究均未能证实在生存方面的确实获益。氮烯咪胺（DTIC）被认为是另一有效的药物，单剂量有效率17%，与ADM联合应用可达30%。SOG（Southwest Oncology Group）报告218例肉瘤患者，ADIC方案的总体有效率达42%（其中CR 11%），但DTIC的骨髓抑制、心脏和胃肠毒性反应较明显，可通过静注改为连续（96h）灌注以缓和毒性，然而30%～40%的有效率是一定会让临床医师注目的。异环磷酰胺（IFO）对ADM治疗无效的患者有效率可达24%～38%，但与ADM联合应用时可能导致超过30%的明显骨髓抑制。IFO与CTX为同系药物，但无交叉抗药，其另一重要毒性反应是出血性膀胱炎，巯乙磺酸钠（mesna）可防止膀胱炎的发生，一起组成MAID方案（IFO、mesna、DTIC和ADM），有效率可达47%。环磷酰胺（CTX）单剂有效率为9%，加入ADIC组合形成CyVADIC方案，SOG报告225例患者CyVADIC的有效率为45%。Santoro 1995年报告EORTC663例患者随机应用ADM、CyVADIC、和IFO＋ADM化疗的比较性研究，结果在有效率、缓解期和生存率方面均无显著性差异。临床许多的报告一致认为ADM依然是疗效可靠的药物，以ADM为基础的联合方案是优于其他组合的方案。1997年Frustaci报告表阿霉素（EPI）与IFO联合应用5个周期的随机对照实验，认为显著改善了生存率，不过尚需进一步更多病例，更长随诊结果的肯定。所有化疗方案的设计、修饰和实验均有两个方向，亦即其一，进一步提高疗效以期最终能改变生存；其二，降低机体的毒性反应。

（四）复发和转移软组织肉瘤的治疗　尽管放射治疗大大提高了外科手术后的局部控制，但一系列的临床报告，疗后仍会有8%～20%的局部复发率，而相对于复发的患者，其发生远位转移的危险度和死亡的危险度均会增加。美国NCDB软组织肉瘤疗后获得局控、有复发记录资料的833例分析报告，局部复发率为13.3%，区域复发率5.1%，远位转移发生率为19.7%，其中以外周/自主神经原发肉瘤的结果最为不利，其局部复发率为25.0%，远位转移率为28.6%，总失败率达57.2%，为最高。2003年Weitz报道MSKCC在20年医疗中所收治的1 706例软组织肉瘤，疗后整体的复发率为37%，包括局部复发19%，远位转移26%，同一病体两种进展形式均出现的几率为8%，全部病人中值随访时间为55（23～103）个月。1997年Lewis报告MSKCC 911例肢体软组织肉瘤，疗后297例（33%）复发，其中局部复发为13%，远位转移为18%，局部复发同时远位转移者为2%。进一步分析，如果对于已发生局部复发的患者预示一下其远位转移和死亡的相对危险度（RR，relative risk，risk ratio）的话，那么HG肉瘤的远转RR为3.5（$P=0.005$），深部位肉瘤相应为2.9（$P=0.02$）；HG肉瘤的死亡RR为3.7（$P=0.007$），大于5cm肉瘤相应为3.2（$P=0.01$）。对于疗后复发的116例患者而言，在复发后两年内出现转移的几率为50±6%，而导致死亡的几率为40±6%。Pisters报告1 041例肢体软组织肉瘤，疗后181例（17%）局部复发，中值时间为17个月；224例（22%）出现远位转移，中值时间为13个月，其中30%的患者同时或随后局部亦复发；已发生远位转移的患者，则中值存活时间仅为14.5个月，中值随诊3.95年，24%的患者死亡。2004年Cormier报道了674例Ⅲ期、>5cm，深部位、组织学高分级，临床认为显著高危肢体软组织肉瘤的治疗转归。中值随诊6.1年，16%局部复发，中值复发时间为1.42年；45%出现远位转移，中值转移时间为1.07年，其中40%转移为首发进展；43%的患者死于肿瘤，中值死亡时间为2年。

临床的复发多表现为在手术瘢痕区或原照射区内复现的肿块，无特异性的症状，MRI 或 PET 将有助于做出诊断。从原发部位来看，腹膜后和头颈的软组织肉瘤有较高的复发率，如 Farhood 报告头颈 HG 肉瘤的复发率为48%，而 NCDB 资料库的分析显示腹膜后肉瘤 5 年的局部复发率高达 60% ~ 70%。原因是显而易见的，在这两个部位足够边缘的外科切除是十分困难的，手术的大体残留或切缘（+）是复发重要的相关因素，而标准的术后照射剂量（60 ~ 65Gy）在这两个部位常会受到周围敏感器官或组织耐受阈的限制。另外，手足部位的肉瘤也常由于治疗受到限制而导致复发。

德国 Dinges 报告 369 例软组织肉瘤，102 例术后放疗后局控患者的 5 年局部复发率为 18%，其中 83% 是发生于疗后的两 年内。按临床的分期来看，Ⅰ ~ Ⅳ期的局部复发率分别为 10%、15%、19% 和 33%。复发亦明显相关于组织学分级，其 G_1、G_2 和 $G_{3\sim4}$ 的 5 年无复发生存率分别为 87.5%、85.1% 和 73.7%。2000 年 Fabrizio 报告，肢体软组织肉瘤单外科治疗，$G_{1\sim2}$ 和 $G_{3\sim4}$ 的 5 年复发率为 0% 和 40%（$P = 0.01$）。Marcus 报告 87 例 LG 软组织肉瘤术后放疗的结果，其 2、5、10 年的局部复发率分别为 6.8%、13.3% 和 16.4%，其远位转移率则仅 6%。Southern District of Swedish National Cancer Registry 的资料显示，相应于 $G_{1\sim2}$，和 G_3 和 G_4 软组织肉瘤的中值局部复发时间为 18、13 和 6 个月；中值远位转移时间为 27、22 和 12 个月。从德国 Dinges365 例、法国 Coindre546 例和美国 Pisters 1 041 例软组织肉瘤的多因素（cox models）分析来看，涉及局部复发的统计学认定的相关因素包括有：年龄，界定 50 岁（$P = 1.1 \times 10^{-2}$）；原发/复发性病灶（$P = 10^{-3}$）；组织学分级 HG/LG（$P = 7.6 \times 10^{-4}$）；病变浅/深部位（$P = 10^{-2}$）；切除边缘（-）/（+）（$P = 10^{-4}$）；组织学分类为恶性外周神经肿瘤（$P = 10^{-2}$）；以及是否给予/是否足够剂量的术后放疗（$P = 3.6 \times 10^{-6}$）。

复发病灶的治疗仍可选择挽救手术，再程的放疗化疗或不同方式的个体化治疗的组合，一般印象复发病灶的治疗会更加困难。例如，一组中值大小为 8cm 的原发肉瘤病灶和中值 4.5cm 的复发病灶（$P = 0.002$），同样给予放射治疗，结果原发灶 T_1、T_2 的 5 年无复发生存率为 94% 和 91%，而复发灶的相应生存率仅为 61% 和 55%（$P = 0.0002$），显然复发病灶的体积显著为小而疗效显著为差。另有关于局部复发因素分析的报告发现，复发病灶疗后的再复发率要明显高于原发病灶疗后的复发率（$P = 0.039$），亦说明复发再控更为困难。如同局部良好的控制难于改善总的生存一样，复发病灶再治而难于控制也并未使总的生存情况更差。Habrand 报告头颈、躯干、四肢 48 例软组织肉瘤给予广泛切除术联合以 BRT 的治疗，22 例首治，26 例为复发挽救治疗，结果总 5 年实际生存率为 58.4%，其中首治者 62.0%，再程者 56.5%（$P = \mathrm{NS}$）。Singes 183 例躯干及腹膜后软组织肉瘤疗后 12 年生存率的报告，躯干肉瘤原发灶和复发灶分别为 58 ± 8% 和 64 ± 13%（$P = 0.945$），而腹膜后肉瘤相应生存率为 54 ± 7% 和 40 ± 14%（$P = 0.755$），总的生存情况是相似的。复发病灶的再程治疗，一般仍应首先考虑切除的可能性，当然必须依据局部解剖的条件及原有的治疗；如果患者没有接受过放疗，则术后应辅助以照射；如果原发病灶曾受到过不足剂量的照射，则术后应酌情给予 EBRT 和 BRT 组合的放射治疗；如果患者曾有全程的正规放疗，则可考虑根据每例不同的情况选择 BRT 或 3D - CRT、加温治疗、热灌注或快中子照射等治疗；如果患者已失去再次挽救手术的机会，常常截肢术和术后化疗会成为唯一的选择。

Rosenberg 报告 NCI 一组（n = 45）临床随机对照研究，保肢手术 + 辅助放疗对比截肢术，结果局部复发率相应为 20% 对 0%，但组间生存却无差异。Brennan 报告 MSKCC 的另一项（n = 126）临床随机对照研究，手术 + 组织间照射对比单纯手术，BRT 明显降低了肢体肉瘤的局部复发率，18% 对 33%，然而组间生存无差异。从上面段落列举的资料来看，会让人想到一个问题，究竟局部复发是否关系患者最终的生存，似乎结果并不一致。回顾更多的文献，局部复发未降低、可能降低和的确降低了生存率的结论均可见到，那么是否由于播散性的病况是较局部进展更可怕的致死性因素，因而掩藏了这个问题呢。美国洛杉矶 UCLA 肉瘤研究组为回答这个问题做了很有意义的工作。2003 年 Eiber 报告，在 22 年的医疗中 UCLA 共收治了 1 290 例软组织肉瘤，其中原发于肢体组织学中至高分级，未发生远位转移的患者共有 753 例，其中首治 607 例，复发再治 146 例，中值随诊时间 88 个月。5、10 年的全组生存率为70±1.8%和60±2.1%，其中首治组为71±2.0%和62±2.3%；复治组为67±4.1%和52±4.6%，$P=0.087$。独立预后因素的多因素分析，局部复发的风险比为2.89（95% CI：2.02～4.11，$P=0.000$），这说明局部复发者死于肉瘤的几率是首治者的3倍。全组5、10年的局部复发率为12±1.2%和14±1.3%，其中首治组为10±1.2%和12±1.4%，复治组为19±3.4%和22±3.6%，$P=0.009$；进一步层析，首治患者疗后一年内未复发对比于复发者5年生存率分别为77±1.9%和29±9.6%，$P=0.000$，这说明复发是最显著的使生存率下降的原因。软组织肉瘤疗后75%的复发是在36个月内出现，中值复发时间为16个月，而首治组为17个月，复治组仅为13个月；患者首程治疗的截肢率为7%，而复发再治的患者高达38%的病况会迫使接受截肢的挽救施治；首治复发者中有11%同时发生了远位转移，而复发再治再复发的患者中有21%同时出现了播散，这说明局部复发是再治疗后再复发，以及更差的治疗结果和更差的生存归宿的最重要的决定因素。这样的一些结论对于临床医师的思考和选择是非常重要的。2005年意大利Gronchi报告911例肢体软组织肉瘤外科手术治疗的结果，其中642例为原发首治，269例为复发再治，中值随诊107个月。5、10年的局部复发率分别为17%（95% CI：0.15～0.20）和19%（95% CI：0.17～0.22），首治组相应为14%和15%，而复发再治组为25%和28%，$P<0.001$。报告还描述了软组织肉瘤复发的另一些特征，全组226例复发肉瘤中66.4%为单一复发病灶；33.6%为局部多灶复发，中值复发时间为15个月。45.6%仅有复发，而超过半数54.4%复发同时出现了转移，在这之中61%为复发先于转移出现，26%为同时发现，仅13%转移先于局部复发。

40% HG肉瘤最终将死于远位转移，成为导致死亡最主要的原因。软组织肉瘤最常发生且首先发生的转移部位是肺，其他部位的转移很少见，肢体及躯干肉瘤90%唯一的转移部位是肺。发生于腹腔脏器和腹膜后的肉瘤则亦常会出现肝转移。临床已发生转移的患者中值存活时间仅为8～15个月。

2005年Gronchi关于911例肢体软组织肉瘤外科治疗的报告中，对于转移病况发生的特征也进行了描述。全组5、10年远位转移的发生率分别为21%（95% CI：0.19～0.24）和22%（95% CI：0.20～0.25），在原发首治组和复发再治组间无显著性差异。全组累计30.6%发生了远位转移，22.4%病况进展首先表现为远位转移。在出现转移的患者中有44.1%同时有局部的复发，转移发生的中值时间为14个月。在全部转移的患者中，65.2%仅为肺转移，20.8%同时有肺外转移，仅14.0%则只有肺外转移。在肺以外的转移可能性中，51%为区域性淋巴引流区，46%为骨，44%为软组织转移，其余还包括有腹腔、肝、脑等多种部位的转移。在20世纪60年代，Martini报告184例骨肉瘤患者在截肢术后的18个月中，75%的病例发生了肺转移，面对事实上当时没有有效医疗手段而又需挽救生命的使命，外科医师采取了治疗上也许并不合理且无法预料以后发生的事情的被动措施，开胸切除肺的转移灶。结果超过80%的手术完全切除了转移肉瘤且取得了32%的5年生存率，这令人感到是有意义的，不是根治但可以使病人有更长的时间处于无病生存的状态。Pogrebniak报告NCI 43例患者在两次开胸清除肺转移后，其中值无病生存时间仍达25个月。Casson报告MDA癌症中心39例两次肺转移病灶清除术，两个或多灶转移的患者在完全切除转移后中值存活14个月，而单灶转移者中值生存期长达65个月。Gadd报告以这种治疗方式取得完全清除了病灶疗效的3年生存率达23%，而未予开胸术的患者仅为2%（$P<0.0001$）。在取得了这样的成绩以后，我们已没有理由面对已发生了肺转移的软组织肉瘤患者说束手无策。

然而我们又必须承认这种开胸清除转移病变的方式只使部分的患者继续了他们的无病生存状态。1996年Brennan报告MSKCC 716例肢体软组织肉瘤，148例（21%）发生了肺转移，135例（91%）仅为肺转移，78例（58%）予开胸术，65例（83%）完全切除了转移灶，其3年生存率为23%，而135例仅有肺转移患者的总体3年生存率为11%。综合文献报告来看，约50%发生肺转移的患者可适用于外科治疗，完全切除转移灶后的中值存活期可达18～27个月，3年生存率为23%～42%。目前认为，手术的方式可选择为楔形切除、区段切除、肺叶切除和必要时的一侧全肺切除术。双侧肺转移亦不排除于外科治疗之外，可同期或分期手术，无需进行纵隔淋巴结的清扫术。普遍采纳选择病人的适应证为：①原发肉瘤病灶已控或可控；②无胸腔外转移；③无开胸术或肺切除的医疗禁忌；④可能切除全部转移病灶。毫无疑问能够把所有转移灶完全地清除掉，且显微镜检边缘（－）是外科成功的标志，也是患者取得继续更长生存的最重要的条件，包括分期手术或复发后的再次开胸术。转移灶为多个、为双侧肺、肉瘤细胞 Tpot 时间过短和术后再次出现转移病变的间期过短均为预后的不利因素。无论如何初衷仅为无可奈何的一种姑息被动的治疗方式，如今已被赋予了积极和颇有成效的意义，那么在完全切除后给予化疗是否更有意义呢，可能，但目前尚无肯定性的报道。

六、预后相关因素分析

软组织肉瘤的预后推断，是由诸多交互影响的复杂条件所决定的，包括患者本身的个异特征，肿瘤发生及表现的个异特征和综合治疗不同方式、序贯和组合的特定性，因此在单因素分析中具有独立意义的因素可能在包容交互影响的多因素分析中被湮没而失去统计学意义。即使是多因素分析所获得的结论，放在系列的诸多报告中去纵横评价，也会发现不同研究所选取病人标准的偏性以及样本数的限定所带来的影响，这就使得相关因素及相对危险度的分析变得异常复杂且具相对性。临床发现导致局部复发、远位转移和生存状态的决定因素亦有异同，并不完全相同，况且临床更关注于局部复发与远位转移发生之间的关系，以及二者与总体生存的关系，并由此而深入到局部复发与远位转移相关性生物学本质的讨论。显然，如果诸多报告从各自不同的观点和研究方式，对同一现象而表达有不同的结论的话，我想我们是能够以宽容的视野来看待的。

推断一个软组织肉瘤的死亡几率，不妨首先逆向分析一下其死亡的原因，尽管某些原发病灶的特殊部位具有破坏的致死性，但对于多数病例而言，无法遏制的转移构成着主要的直接死因。Donahue 报告 130 例 LG 肢体软组织肉瘤，疗后 18 例（14%）发生转移，在中值随诊 28 个月的时间内，14/18（78%）死亡，其中 11/18（61%）仅为远位转移而无局部复发。1997 年 Lewis 报告 911 例 肢体软组织肉瘤，中值随诊 3 年，297 例（33%）疗后复发，其中 167 例（18%）为远位转移，116 例（13%）为局部复发；116 例中的 38 例随后出现转移，均为肺转移，34/38 死于转移；HG 深部位肉瘤在局部复发后 24 个月内发生转移的几率为 50 ± 6%，而复发后 24 个月内死亡的几率为 40 ± 6%。局部复发强相关于随后出现的转移（$P = 0.0001$），因而也强相关于肿瘤的死亡（$P = 0.0001$），而成为重要的不利预后因素。在一般的临床报告中局部复发要少于远位转移，如 Huth 报告 255 例肢体软组织肉瘤局部复发 5%，而同期发生的远转 率为 28%；Heise 报告局部复发率为 17%（100/594），而远转和局复加远转的同期发生率为 39%（231/594）。临床有这样一种观点，较高的局部复发率导致了远转和死亡的增加，不难列举数据资料来说明这一点，然而另一种观点则认为，广泛转移病变的发生独立于局部复发，成为影响生存的最重要因素。如 Abbas 的报告，251 例 不同部位软组织肉瘤，72 例 仅有局部复发的患者于挽救治疗后 5、10 年生存率分别为 43% 和 33%，对比于全组 5、10 年的生存率 45% 和 30%，并不显著为差。Rantakokko 102 例局部复发的软组织肉瘤，与全组 241 例的生存亦无差异。局部复发依然是可控的，因而间接影响到生存。Collin 423 例肢体软组织肉瘤，单因素分析中局复为生存的影响因素，而在多因素分析中 其意义消失了。更何况许多的临床报告都结论，局部控制获改善然而未能转化为生存的获益。从统计学的角度来看，如果我们以截肢术者的 5 年生存率例如为 88%，代表无复发病例的生存状态；以临床手术 + 放疗 20% 局部复发者 44% 的生存率代表复发病例的生存状态的话；如果欲证实组间差异的显著性，要求显著水平 95%（$\alpha = 1.96$），强度 80%（$\beta = 0.84$），则每组样本数需超过 270 个病人。统计学尚需考虑到复发是一项时间依赖性因素，亦即在不同的时间区间内，病例可能是包括在无复发组，抑或复发组，局控与生存的关系需较大样本数，观察事件发生的几率较高和观察时间较长，才能获得肯定性的结论。必须注意到复发也是一个时间依赖性变量，因此亦应采用时间相关的多因素分析模型来进行统计学描述。如果患者疗后 8 年局部复发，于复发后 2 年死亡，在普通多因素分析模式中，病例属于复发而生存了 10 年，属于低危的病况，然而在时间相关因素分析模式中，病例属于复发 2 年而死亡，应归属高危病况。Grochi 对手术边缘

R1 对于生存的影响进行了不同时效风险率的研究，认为在术后 3～5 年的时间里，R1 相对于 R0，风险比率为 0.8，生存无差异，而 5 年以后风险比率上升为 1.8，因而结论 R1 为生存的弱不利预后因素，然而复发一旦发生，则患者具有高危的肿瘤死亡倾向。事实上我们可以这样来理解，局部的复发和转移的发生均是疾病走向死亡的过程，可能类似于两件事同一方向的发展，因相伴而所以相关。复发和转移是否发生，发生的早晚和是否同时发生都是对原发肉瘤恶性行为特征和程度的反映和描述；死亡的危险可以从局部复发和远位转移的发生获得解释，但这仅是中间现象，更根本的原因则存在于原发肿瘤异质的生物学特征性之中。

在各种特征性因素关于局部复发、远位转移和生存状况的相对危险度的分析中，比较有代表性的报告为 Guillou 410 例按照 FNCLCC 系统界定标准的分析（表 11－1－10）和 Pisters 与 Lewis 基于 MSKCC 病例资料的分析（表 11－1－11）。关系于远位转移、无转移生存率和肿瘤生存率的危险因素，在诸多的研究中结论是趋同的，均报告高分级（$G_{2\sim3}$）、大肿瘤（≥10cm）和深在部位是最重要的不利预后因素。关系于局部复发的危险因素则一般报告有高分级、深部位、切除边缘（＋）、复发灶和高龄男性；就组织分型而言，纤维肉瘤和恶性外周神经肿瘤更倾向于局部复发。肿瘤大小不认为是局部复发的危险因素，因为手术是否完全地切除和照射范围是否足够大与照射剂量是否充分显得较病变范围更重要，但肿瘤大小是远转和生存的危险因素。Coindre 546 例无转移软组织肉瘤预后因素分析，局部复发的危险因素包括有术后未予辅助放疗（$P=3.6\times10^{-6}$）、手术方式为局部切除术（$P=2\times10^{-4}$）、G_3（$P=7.6\times10^{-4}$）和深部位肉瘤（$P=10^{-2}$）。普遍认为术后充分的放射治疗是降低局部复发率最重要而有效的治疗因素，而局部手术的方式亦关系于局部复发。Dinges 369 例各部位软组织肉瘤，虽然术后均给予放疗，但大体未完全切除、肿物切除和广泛切除术式的复发率相应为 31%、23% 和 7%。就诊时为复发病灶，显然更难于获得局部控制，但原因可能在于各种治疗手段在实施上都会受到限制。就病变原发部位而言，多认为以肢体的疗效为好。Singer 389 例肢体、躯干和腹膜后软组织肉瘤的 15 年生存率分别为 68.4±3.9%、59.5±7.0% 和 50.0±6.5%（$P=0.0042$）。

表 11－1－10　FNCLCC 系统 界定预后相关因素的相对危险度

变量因素	远位转移		生存率	
	RR	P	RR	P
男性	1.54	2.03×10^{-2}	1.75	2.54×10^{-3}
>50 岁			1.66	6.58×10^{-3}
躯干	0.52	3.39×10^{-2}	1.54	6.02×10^{-2}
≥10cm	2.13	1.83×10^{-4}		
深部位	2.72	2.41×10^{-3}	2.44	3.61×10^{-3}
T_3	1.58	3.55×10^{-2}	2.13	2.10×10^{-4}
G_2	3.01	4.73×10^{-3}	2.83	7.02×10^{-3}
G_3	9.22	3.60×10^{-9}	7.08	1.85×10^{-7}

表 11－1－11　MSKCC 肢体软组织肉瘤预后相关因素分析

变量因素	Pisters 1996 n=1041		Lewis 1997 n=911	
	RR	P	RR	P
局部复发				
年龄>50 岁	1.6	0.011		
原发/复发	2.0	0.001		
边缘（－）/（＋）	1.8	0.0001	1.6	0.019
平滑肌肉瘤			0.25	0.018
纤维肉瘤	2.5	0.058		

续 表

变量因素	Pisters 1996 n = 1041		Lewis 1997 n = 911	
	RR	*P*	R	*P*
MPNT	1.8	0.010		
复发后出现转移				
LG/HG			3.5	0.005
浅/深部位			2.9	0.03
复发后发生死亡				
>5cm			3.2	0.01
LG/HG			3.7	0.007
远位转移				
5～10cm	1.9	0.001	1.8	0.004
>10cm	1.5	0.028	1.7	0.0008
浅/深部位	2.5	0.0007	2.1	0.005
LG/HG	4.3	0.0001	3.7	0.0001
脂肪肉瘤	0.64	0.0031	0.4	0.0001
平滑肌肉瘤	1.7	0.024		
局部复发			4.5	0.0001
肿瘤生存专率				
原发/复发	1.5	0.0033		
5～10cm			2.3	0.0001
>10cm	2.1	0.0001	1.9	0.0001
浅/深部位	2.8	0.0002		
LG/HG	4.0	0.0001	6.0	0.0001
边缘（－）/（＋）	1.7	0.011	1.6	0.009
平滑肌肉瘤	1.9	0.012		
MPNT	1.9	0.0077	2.0	0.02
局部复发			2.4	0.0001
转移后生存率				
>10cm	1.5	0.025		

七、并发症

手术、放疗和化疗均属于损伤性治疗，当我们尽可能使每一种方式的疗效发挥到极限时，必须看到机体有可能会为不当和过度的治疗付出代价。在截肢术的适应证中就包括有严重而不可逆的治疗并发症导致肢体功能几近丧失的患者，显然这是违背病人愿望也是违背医师的初衷的。肢体软组织肉瘤治疗相关的急性并发症包括有皮肤及皮下组织的放射性红斑、水肿、干性或湿性放射性皮炎、伤口的不愈、感染和坏死、皮瓣剥脱、局部的感觉异常或疼痛。晚期损伤则包括有不同程度的皮肤及软组织的纤维化或溃疡、血管的狭窄、纤维化和闭锁、外周神经损伤及部分功能的丧失、放射性骨髓炎和骨折、关节功能障碍和肢体的淋巴水肿。多数临床报告治疗并发症的发生率在10%～30%，如果并发症达到30%应该认为这已超出了医学所能接受的限度，而应重新审视治疗的设置和技术的实施。术前照射较高剂量或过快的分割方式有可能导致术后伤口愈合或皮瓣附着的延迟；术后照射过大的范围、高分割剂量、单野或电子束照射可能造成较重的组织损伤，尤其剂量超过65Gy时。IOBRT时放射源贴近重要的血管神经结构或伤口，是晚期并发症的主要原因。临床常报告下肢发生并发症的比例为高。放射治疗应采用缩野技术，必要时应给予治疗计划的计算机设计和优化选择。尤以头颈或手足部位的病变。临床医师希望取得最好的局部控制；临床医师希望晚期损伤根本就不要发生，然而这两种压迫中间的地带过于狭小了，常常只是束缚容身而没有了余地。

（刘新帆）

表 11-1-9　一些代表性的肢体（躯干）软组织肉瘤的临床治疗报告

作者·发表年	病例数·设置	治疗方案	局部控制率（%）	生存率（%）	并发症发生率（%）
Cormier JN M. D. Anderson MSKCC 2004	674 回顾性分析	高危 STS，Stage Ⅲ 广泛切除术 EBRT 或 BRT 辅助或新辅助化疗	5 年　10 年 83　77	5 年　10 年 DFS　48　41 DSS　61　50	
Weitz J MSKCC 2003	1261 回顾性分析	手术、放射、化疗 综合治疗	5 年　10 年 79　74	2 年　5 年　10 年 DSS　89　79　73	
Eiber FC UCLA 2003	753 回顾性分析	综合治疗 Ⅰ. 首治组 Ⅱ. 复发再治组	5 年　10 年 88　86 Ⅰ.　90　88 Ⅱ.　81　78 $P=0.009$	5 年　10 年 70　60 Ⅰ.　71　62 Ⅱ.　67　52 $P=0.087$	
Delannes M France 2000	58 回顾性分析	广泛切除术/放射/化疗 术中植管 LDR-BRT 20Gy 术后 EBRT 45-50Gy /1.8-2.0Gy	5 年 89	5 年 64.9	急性 34 晚期 27
易俊林 CAMS 2000	139 例 回顾性分析	综合治疗（外科/放射/化疗） Ⅰ. 广泛切除术 Ⅱ. 手术+放射 Ⅲ. 多次手术+放射	5 年　10 年 Ⅰ.　41.1　29.4 Ⅱ.　81.0　68.4 Ⅲ.　67.1　61.9	5 年　10 年 65.3　43.1 62.3　44.5 86.4　86.4 全组　65.7　50.4	
Le Pechoux C France 1999	62 回顾性分析	广泛切除术/放射/化疗 Ⅰ. 术后 CFR　50Gy　/2Gy ±加量 5～20Gy Ⅱ. 术后 HFART 45Gy/1.5Gy×2 ±加量 10Gy	3 年　5 年 Ⅰ.　84 Ⅱ.　64 （$P=0.17$） 全组　78　75	OS　3 年　5 年 Ⅰ.　70 Ⅱ　82 （$P=0.42$） 全组　74　62 DFS　3 年　5 年 Ⅰ.　44 Ⅱ.　47 （$P=0.91$） 全组　45　42	晚期并发症（3 年） Ⅰ. 56 Ⅱ. 41 （$P=0.30$） 全组　55

续 表

作者·发表年	病例数·设置	治疗方案	局部控制率（%）	生存率（%）	并发症发生率（%）
Yang J C NCI 1998	141 前瞻性研究	广泛切除术后 HG Ⅰ. EBRT 63Gy/1.8Gy +Chemo. Ⅱ. Chemo. LG Ⅲ. 手术 Ⅳ. 手术 + EBRT	10 年 Ⅰ. 100 Ⅱ. 78 (P=0.0028) Ⅲ. 8/24 Ⅳ. 1/26 (P=0.016)	10 年 Ⅰ. 75 Ⅱ. 74 (P=0.71)	
Guillou L France 1997	410 回顾性分析	≥16 岁，未发生转移，局部病灶综合治疗	5 年 TNM T_1 75.6 T_2 62.7 T_3 54.3 (P=0.24) FNCLCC 分级 G_1 71.6 G_2 70.9 G_3 55.6 (P= 0.0033)	5 年 T_1 79.9 T_2 65.2 T_3 39.1 ($P=1.1\times10^{-8}$) G_1 91.5 G_2 72.6 G_3 43.8 ($P = 5\times10^{-13}$)	
Pisters P W T MSKCC 1996	1041 回顾性分析	综合治疗	5 年 原发病灶 79.2 复发病灶 60.3 (P=0.001) 手术切缘（-）80.0 手术切缘（+）59.9 (P=0.001) LG HG	5 年 DSS 75.1 74.7 (P=0.57) DSS 77.6 68.6 (P=0.0014) DSS 94.7 65.7 (P=0.0001)	

续　表

作者·发表年	病例数·设置	治疗方案	5年局部控制率（%）	5年生存率（%）	并发症发生率（%）
Pisters　P W T MSKCC 1996	164 前瞻性研究	Ⅰ. 广泛切除术 Ⅱ. 广泛切除术，术中植管 LDR－BRT　42～45Gy Ⅲ. HG. 手术 手术＋BRT Ⅳ. LG. 手术 手术＋BRT	Ⅰ. 69 Ⅱ. 82 （P＝0.04） Ⅲ. 66 89 （P＝0.0025） Ⅳ. P＝NS	DSS　Ⅰ. 81 Ⅱ. 84 （P ＝ 0.65） DSS　Ⅲ. 67 80	Ⅲ.　30 13
Mundt　AI Chicago 1995	64 回顾性分析	广泛切除术 Ⅰ. 术前 50Gy/1.8～2.0Gy Ⅱ. 术后 60～66Gy/2.0Gy Ⅲ. 术前 50Gy＋术后 14－16Gy	全组 74.4 Ⅰ. 87.5 Ⅱ. 75.5 Ⅲ. 62.5 （P＝0.81）	全组 OS　75.8 DFS　60.7 DSS　80.4	严重并发症 纤维化　7.7 水肿　4.7 伤口不愈　3.1
Eilber F UCLA 1995	329 回顾性分析	组织学高分级 术前放射＋chemo	87	70	
Dinges S Germany 1994	102 回顾性分析	广泛切除术 术后 EBRT 59（45～72）Gy	全组　82 G_1　87.5 G_2　85.1 $G_{3\sim4}$　73.7 （P＝0.05）	DSS G_1　100 G_2　85.6 $G_{3\sim4}$　49.7 （P＝0.039）	严重并发症　16 Ⅲ°纤维化　7 淋巴水肿　4 溃疡　2
Tanabe　K K MDA 1994	95 回顾性分析	广泛切除术 术前 EBRT 50Gy/2.0Gy	全组　83 FFR 肿瘤≤10cm　79 肿瘤＞11cm　90 （P＝0.27） LG　90 HG　78 （P＝0.05） 手术切缘（－）　91 手术切缘（＋）　62 （P＝0.005）	全组　66 83 49 （P＝0.0001） 83 52 （P＝0.003） 65 70 （P＝0.90）	

续 表

作者·发表年	病例数·设置	治疗方案	5年局部控制率（%）	5年生存率（%）	并发症发生率（%）
Harrison L B MSKCC 1993	126 前瞻性研究	Ⅰ. 广泛切除术 Ⅱ. 广泛切除术，术中植管 LDR－BRT 42～45Gy	全组 HG 边缘（－） Ⅰ. 67 65 70 Ⅱ. 82 90 85 （P＝0.049）（P＝0.013）（P＝0.044）	DFS Ⅰ. 80 Ⅱ. 81 （P＝NS）	
Marcus S G NCI 1993	87 前瞻性研究	组织学低分级 Ⅰ. 广泛切除术 Ⅱ. 广泛切除术，术后放射 EBRT 60～70Gy/1.8～2.0Gy	5年 10年 Ⅰ. 69.3 69.3 Ⅱ. 100.0 95.5 （P＝0.0008） 切缘（＋）78.6 Ⅰ. 25 Ⅱ. 90 切缘（－）90.2 （P＝0.0031）	全组 10年 94	
Habrand J L France 1991	48 回顾性分析	广泛切除术 术中植管 LDR－BRT 60（25～72）Gy	67	全组 58.4 首程治疗 62 再程治疗 56.5 （P＝NS）	放射性组织坏死 35
Suit H D MGH 1988	220 回顾性分析	广泛切除术＋放射 Ⅰ. 术前 EBRT 50～56Gy ＋术中/术后补量 14～16Gy Ⅱ. 术后 EBRT 66～68Gy	时间 1971～1981 1981～1985 全组 86 94 Ⅰ. 90 97 Ⅱ. 85 91	DSF 71～81 81～85 全组 70 76 Ⅰ. 65 71 Ⅱ. 73 81	
Suit H D MGH 1985	880 回顾性分析	Ⅰ. 根治切除术/截肢术 Ⅱ. 广泛切除术＋术后放射 MGH，170例，手术＋放射 Ⅲ. 术前 50～54Gy/1.8～2.0Gy Ⅳ. 术后 60～68Gy/1.8～2.0Gy	Ⅰ. 81.9 Ⅱ. 81.7 Ⅲ. 86 Ⅳ. 84	Ⅲ. 62 Ⅳ. 73	

注：EBRT：体外照射；LDR：低剂量率；BRT：近距离放射治疗；OS：全组生存率；DFS：无病生存率；DSS：肿瘤生存专率；FFR：无复发生存率；LG：低分级；HG：高分级；CFR：常规分割放射治疗；HFART：加速超分割放射治疗；chemo：化疗。FNCLCC：法国癌症中心联盟肉瘤协作组。

第二章　腹膜后区软组织肿瘤

腹膜后区是指界定于横膈与盆膈（提肛肌和尾骨肌筋膜所形成）之间、前方由壁层腹膜所覆盖的躯干前的一个区域。发生于这一区域的肿瘤包括一大类组织学异质且行为各异的软组织肿瘤。腹膜后区肉瘤约占机体发生全部恶性肿瘤的0.1%，全部软组织肉瘤的15%和全部腹膜后肿瘤的45%～55%。局部的广泛浸润性侵犯和治疗后相当高的复发率是其临床恶性质的突出特征。目前完全的外科切除依然是首选的和最有效的治疗方式，然而剖腹探查只有约50%～60%的患者可完整切除肿瘤，因为约60%～70%的肉瘤确诊时已发生邻近器官的侵犯；即使是在完全的切除术后，其2、5、10年的局部复发率仍高达40%、70%和90%。手术辅助以放疗可改善局部控制率，约1/3的腹膜后区肉瘤患者会发生远位转移，主要是肝和肺转移。完全切除术后的5年生存率目前报告在55%～65%，而未完全切除者仅10%～35%。造成死亡的主要原因是局部的复发，即使已获得5年无病生存的患者，依然以每年5%的几率出现复发，累积40%在第二个5年中复发。部位的特殊性局限了多种治疗的实施，且30年来治疗的状况未获得显著的改观。腹膜后区软组织肿瘤依然是对生命威胁很大的一类恶性肿瘤。

一、组织病理学

腹膜后肿瘤的胚胎学发生源于中胚层、泌尿生殖嵴和神经嵴。成人患者来源于间充质组织的肿瘤为优势构成，临床报告脂肪瘤和脂肪肉瘤是最常见的组织学亚型，可占25%～50%；儿童常见的腹膜后肉瘤则为横纹肌肉瘤、淋巴瘤和生殖细胞肿瘤。一组675例腹膜后肿瘤的组织学报告，18%为良性，82%为恶性，恶性肿瘤中40%为淋巴瘤或泌尿生殖系肿瘤，55%为软组织肉瘤。一组198例腹膜后良性肿瘤的分型报告，18%为脂肪瘤，12%为嗜铬细胞瘤，9%为神经节瘤，平滑肌瘤和畸胎瘤各占6%，神经鞘瘤和神经纤维瘤各占4%。一组1 080例恶性肿瘤的分型构成报告为，淋巴瘤22%，脂肪肉瘤18%，纤维肉瘤11%，平滑肌肉瘤和神经母细胞瘤各占8%，而横纹肌肉瘤占4%。

对于肢体软组织肉瘤而言，肌间隔和筋膜组织尚可能形成阻抑的屏障，而腹膜后区域缺乏这种质韧而解剖清晰的分隔结构，肉瘤表现为弥漫性浸润生长，确诊时60%以上已有毗邻器官的侵犯。由于后腹壁的肌肉和筋膜较为坚实，横膈和盆膈的阻抑，肿瘤最常扩展和侵犯的方向是向前进入腹腔。在临床行为上良性软组织肿瘤和分化较好的肉瘤倾向于膨胀性扩展，而分化不良的肉瘤、淋巴瘤和生殖细胞肿瘤则更易于侵犯或包埋腹膜后的重要血管神经结构，神经细胞肿瘤和横纹肌肉瘤则常可能侵越椎间孔而于两侧形成哑铃状病灶。

二、临床表现和诊断

腹膜后软组织肿瘤的高发年龄域为40～50岁，由于腹膜后区的扩容性较强，确认时肿瘤已达相当体积。80%～90%的就诊原因为腹部肿物，可触及但无触痛；40%～70%的患者由于大肿物导致腹膜张力的增大而出现不定位性的腹部不适和非特异性胃肠道症状；50%表现有自觉的疼痛；25%～35%的患者由于肿物延及或压迫腰骶神经丛或脊神经根部而出现远端神经症状和体征；半数的患者会有体重的下降；约20%～25%可能表现为胃肠道不全梗阻的症状或由于门静脉梗阻而导致的非肿瘤性腹腔积液。当肿瘤侵袭内脏器官时，则可能发生梗阻，出血或穿孔等危重情况。由于肿瘤体积较大，尤高分级肉瘤生长迅速，肉瘤组织可发生坏死，表现为伴有白细胞的增高；生殖细胞肿瘤和淋巴瘤多急性发病。某些腹膜后肿瘤表现有肿瘤源性的综合征，如分化差的肉瘤产生胰岛素样物质或代谢过于活跃而消耗糖储备导致周期性低血糖，常见于脂肪肉瘤；神经母细胞瘤可伴有斜视时的眼肌震颤；生殖细胞肿瘤造成儿童的过早发育；嗜铬细胞瘤则可发生儿茶酚胺分泌过多所致的综合征等。

基于临床病史询问、物理检查、影像学及实验室检查，腹膜后肿瘤的诊断是不难于获得的，男性患者应包括睾丸的物理检查或必要时的超声检查，实验室检查则应包括 β－HCG 和 AFP 等血清肿瘤标志物的检测。有报告腹膜后生殖细胞肿瘤有 1/3 在睾丸活检或尸检时证实有恶性病变的存在。CT 和 MRI 是腹膜后肿瘤理想的影像学诊断方式，CT 可对肿物精确的位置和与周围器官的关系，肿物的实性、囊性或液化坏死区提供描述；MRI 则可对病变的范围和本质做出更好的判断。T1 加权信号可很好地显示肿瘤与其他实性器官的关系；T2 加权信号则可很好地显示肿瘤对毗邻肌肉组织，尤其是腰大肌和股方肌的侵 犯；而冠状断面则可很好地显示肿瘤于腹膜后相关于重要血管系统的关系以及向椎间孔可能的侵犯。腹膜后淋巴瘤常位于中央或稍偏移的位置；生殖细胞肿瘤多较均质；软组织肉瘤多位于一侧，且常压迫侵及一侧肾脏。CT 可提供是否伴有区域性转移病灶、肝转移病灶和对侧肾脏的情况，这对于治疗决策十分重要，腹盆的 CT 影像还成为放射治疗计划设计的基础。肉瘤是血管丰富的肿瘤，主动脉造影术或下腔静脉造影术可提供血管肿瘤填塞的位置和范围，这常对于手术的计划十分重要。当手术需要切除一侧肾脏时，则必须首先确知对侧肾脏的功能状态。胸片或胸部 CT 以除外肺转移，腹膜后软组织肉瘤有同等发生肺转移或肝转移的几率，肺转移多位于肺的边缘带，通常 X 线胸片难于发现。

如无特殊的禁忌理由，剖腹切除肿物或取得病理的诊断是需要的，超声或 CT 引导下的细针穿刺活检有时难于提供足以确定诊断的证据。如果判断手术可完全切除肿物并已计划手术，则活检无需进行；如果影像学认证为淋巴肿瘤或生殖细胞肿瘤，则应实施穿刺活检；如果计划给予术前的放/化疗，则亦应于疗前首先取得组织病理学的证实。当实施剖腹活检时，最重要的技术问题是避免腹膜的种植，如伤口组织需隔离防护，不挤压肿物，正常组织结构的保护推移，防止肿瘤细胞由于压力或出血而飞溅，或随血肿而播散。有证据表明，腹膜的种植和不适当地进入瘤体或肿瘤原位的溢漏均是很危险的预后因素。

美国 NCI 所使用的腹膜后软组织肉瘤的临床分期标准如下：

T_1：肿瘤最大径 ≤5cm

T_2：肿瘤最大径 >5cm

T_3：肿瘤侵犯大血管、神经和骨

G_1：组织学分化良好

G_2：组织学中度分化

G_3：分化差或未分化

Ⅰ期：G_1 T_1 N_0 M_0

Ⅱ期：G_1 T_2 N_0 M_0

G_2 $T_{1\sim2}$ N_0 M_0

Ⅲ期：G_3 $T_{1\sim2}$ N_0 M_0

$G_{1\sim3}$ $T_{1\sim2}$ N_1 M_0

Ⅳ期：$G_{1\sim3}$ T_3 $N_{0\sim1}$ M_0

$G_{1\sim3}$ $T_{1\sim3}$ $N_{0\sim1}$ M_1

三、治疗

（一）外科手术和预后相关因素分析　手术切除腹膜后肿瘤依然是首选的治疗方式，而且是唯一可能取得治愈疗效的治疗方式。手术切口应选择中线位长切口或斜向 Y 型切口，而非侧向切口。腹膜后肿瘤血运丰富，血供则来源于中线，手术需首先控制上游血供，控制出血；另外，沿腹主动脉或下腔静脉侧壁向脊柱和腰大肌/股方肌走向的解剖十分重要，以了解肿瘤是否已侵及脊神经根和椎间孔，这常决定了手术是否还可完全切除。由于肿瘤生长迅速，可能伴有较大区域的液化坏死，因此束缚有一定的压力，常需先予抽吸减压，穿刺口应予荷包缝合并编织缝合加固。多数肿瘤探查时可发现已有周围组织和器官的粘连或侵犯，当病变已侵犯腹主动脉、下腔静脉，髂或肠系膜上动脉、脊髓或神经丛时，手术将无法完整切除；当与腹腔或腹膜后脏器粘连时，常需邻近器官的部分切除；当已有腹膜种植或远位转移、或肿瘤导致肠梗阻等危重临床情况时，部分的切除或减载手术（约占20%）依然是有意义的外科程序。临床报告的手术完全切除率，依据选择性的差异，分布为38% ~95%，平均53% 可获大体肿瘤的完整切除。Storm 收集文献报告410 例 腹膜后软组织肉瘤的分析，其2、5、10 年的平均生存率分别为56%、34% 和18%；240 例 完全切除患者的相应生存率为 81%、54% 和45%；未完全切除者则为34%、17% 和8%；部分切除术或仅予活检患者的2 年生存率分别为52% 和25%。低分级 G_1 肉瘤，主要是纤维肉瘤和脂肪肉瘤，生存则明显优于 G_{2-3} 肉瘤，其2、5、10 年生存率分别为83%、74%、42% 和54%、24%、11%。局部复发是导致失败的主要原因，即使是大体肿瘤已完全切除的患者，其2、5、10 年的局部复发率仍高达40%、72% 和 91%。对于复发病灶，首选的治疗，如果可能不应放弃，依然是尽可能的外科手术切除。

预后相关因素的多因素分析，认为相当大的瘤体（>10cm），组织学高分级，与腹膜后邻近结构相固定，血管、神经和骨的侵犯以及外科是否能完全切除肿瘤均显著相关于预后。Singer83 例腹膜后肉瘤综合治疗后，15 年生存率达 50 ±6.5%，多因素分析，相对于 LG，HG 肉瘤的肿瘤死亡危险度为6.23（$P=0.008$），LG 肉瘤 RR 为5.43（$P=0.009$）；手术切缘大体（+）、显微镜下（+）和镜下（-）的生存率相应为16 ±13%、41 ±10% 和70 ±9%（$P=0.0005$）。Catton 104 例腹膜后肉瘤相关因素分析，<62 岁患者有较好的生存状况（$P=0.002$）；脂肪肉瘤相关于较好的生存状况（$P=0.02$）；平滑肌肉瘤则有较高的远位转移几率（$P=0.003$）；而完全的外科切除术是唯一显著相关于局部区域控制（$P=0.0001$），无远位转移（$P=0.02$）和总体生存状况（$P=0.0001$）的预后相关因素。

（二）放射治疗　由于腹膜后恶性肿瘤向周围软组织广泛浸润扩展的行为特征，多认为应给予术后的照射，然而至今，辅助放疗是否可改善患者的生存尚缺乏有力的证据。临床报告多认为放疗显著降低了局部的复发，1997 年 Heslin 198 例局部复发相关因素分析，放疗是唯一降低了局部复发危险性的有意义的相关因素（$P<0.02$）；Tepper 则认为提高局部控制率首要与剂量相关，照射量<50Gy 局控率仅18%，而超过60Gy 则可提高到83%。对于肢体软组织肉瘤，局部控制剂量为60 ~70Gy，而对于腹膜后区，受到胃肠系统及泌尿器官的耐受限制，难于给到足够剂量的照射。Sindelar 术后给予50 ~55Gy 的照射量，结果导致50% 放射性肠炎的发生率。然而无论如何，任何使局部复发得到的改善，总会是有益的。腹膜后软组织肉瘤在完全切除术后给予的放射治疗，目前尚无标准的治疗模式和方案可循。

Catton 回顾分析36 例完全切除腹膜后肉瘤，术后给予中值剂量40（20 ~50）Gy/4 ~5w 的照射，采用20MV－X 线平行对穿或多野照射，包括影像学病变范围外放5cm 边缘区域，患者对腹部放射良好耐受。结果5、10 年生存率分别为55% 和22%，局部无复发生存率相应为50% 和18%。照射剂量≥35Gy，照射范围内无复发生存率组间有显著性差异（$P=0.02$）；术后照射≥35Gy、<35Gy 和无照射患者，中值复发时间分别为103 个月、60 个月和30 个月，较高剂量的术后放疗在延长局部区域复发的间期方面亦有显著意义。

理论上来说，术中照射可以减少正常组织的损伤，而直视下针对亚临床病灶区给予较高剂量的照射，尤其适合于作为大范围 EBRT 的局部剂量提高的补充，这样可使大范围照射的剂量 ≤40Gy 而局部剂量≥55Gy。如 NCI Sindelar 35 例临床随机对照研究，手术中肿瘤完全切除后，胃肠重建前11 ~15MeV 电子束，20Gy IORT，瘤床区域包括在90% 等剂量线范围内，剂量率4 ~5Gy/分，并在 IORT 实施前静脉推注 misonidazole 3.5mg/m^2；术后3 ~4 周 EBRT，6 ~10 MV X 35 ~40Gy/1.5 ~1.8Gy 照射。对照组则仅予术后 EBRT，采用缩野技术，总量达50 ~55Gy/1.5 ~1.8Gy。肝、肾、脊髓限量分别为30Gy、15Gy 和45Gy。结果局部复发率（6/15 vs16/20）和复发时间（>127 个月 vs 38 个月）

均以 IORT 组显著为优（$P<0.05$），且非常显著地降低了胃肠系统的放射并发症（7% vs 60%，$P<0.01$）；然而无病生存时间和全组中值生存时间，组间无显著性差异（$P=0.39$）。局部控制的改善未能转化为生存的获益，原因是一样的，患者局控但发生远位转移而缺乏有效的治疗手段。IORT 主要的问题是外周神经的损伤，见于解剖范围过大，照射范围过大，覆盖了与下肢有关的神经或腰骶神经丛，组织学表现为神经纤维的丧失，与照射剂量高度相关。临床发生一定程度的外周感觉或运动神经功能障碍，多可经 3～6 个月改善或治愈，然而约 1/3 患者将导致永久性功能损伤。显然在治疗的设置上，应控制 IORT 剂量不超过 15Gy 为宜。

组织间近距离照射在腹膜后软组织肉瘤完全切除术后的辅助放疗中同样有很好的技术性运用，改善局控，降低外周神经及胃肠并发症的发生。例如 2000 年 Alektiar 32 例随机分组的临床实验报告，术中给予 Ir-192 的高剂量率近距离照射（HDR－IOBRT）12～15Gy（约需时 60 分钟），术后再给予瘤床外放 5cm 边缘区的 EBRT 45～50.4Gy/1.8Gy，对照组则仅予 IOBRT 的治疗。对于有残存病变者，HDR－IOBRT 后再予以 Ⅰ－125 粒子的永久性植入，中值周边剂量 140～160Gy。IOBRT 的实施采用 HAM 施用器，为可塑而容易与腹膜后瘤床结构赋形的硅酮树脂板，厚 8 mm，后装源导管间隔 1cm 并排平行穿过 HAM 模板，操作更为简便。结果，整体 5 年局控率为 63%。IOBRT＋EBRT 组为 66%，对照组 50%，显著改善了局部控制，全组 5 年无病生存率和实际生存率分别为 55% 和 45%，外周神经损伤仅 6%，HAM 施用器优于电子限光筒。Petersen 报告 Mayo Clinic 87 例腹膜后肉瘤术中照射的结果，IORT 剂量 15Gy，联合以 EBRT 48.6Gy，5 年局控率达到 58%，5 年生存率为 47%。

将术后照射提前到术前给予在临床上是有利的，首先腹膜后肉瘤常瘤体巨大，从横断影像上看经常是大部分放射敏感的腹腔脏器已被推移向对侧，适当照射范围的设计可明显改善患者的耐受；其次，术前照射有可能使手术完全切除的效果更好；再者，部分肿瘤细胞在受到照射后的退行性病变减少了局部种植和迁移着床的几率；另外，肿瘤细胞的氧合状态通常要较术后照射更为有利。MGH Willett 报告术前照射 40～50Gy，手术切除，术中再予 9～15 MeV－E 10～20Gy 瘤床区域的加量照射。中值随诊 3 年，局控率 75%，对肿瘤完全切除的患者，局控率则高达 90%。然而，目前尚缺乏术前/术后放疗对照性研究确切获益的明确证据。

（三）化疗　对腹膜后的生殖细胞肿瘤和横纹肌肉瘤，常首先选择化疗，尤其是对儿童横纹肌肉瘤，VCR、ADM、ACD 和 CTX 药物的化疗已证明有很好的疗效。生殖细胞肿瘤则对 VP-16、DDP 和 VCR 的疗效较好，对于未取得完全缓解疗效的患者则联合以外科手术和放射治疗。对于多数腹膜后软组织肉瘤而言，完全切除术后给予以 ADM 为基础的化疗，未能证明使患者获益，因此目前无证据认定腹膜后肉瘤在手术与放射治疗后需常规给予化疗。

（刘新帆）

参 考 文 献

1. Gronchi A, et al. Status of surgical margins and prognosis in adult soft tissue sarcomas of the extremities: A series of patients treated at a single institution. J Clin Oncol, 2005, 23 (1): 96～104.
2. Andrews Sf, et al. Soft tissue sarcomas treated qith postoperative external berm radiotherapy with and without low－dose－rate brachytherapy. Int J Radiat Oncol Biol Phys. 2004, 59 (2): 475～480.
3. Pisters PWT, et al. Phase Ⅰ trial of preoperative doxorubicin－based concurrent chemoradiation and surgical resection for localized extremity and body wall soft tissue sarxomas. J Clin Oncol, 2004, 22 (16): 3375～3380.
4. Cormier JN, et al. Cohort analysis of patients with localized , high－risk , extremity soft tissue sarcoma treated at two cancer centers: Chemotherapy－associated ontcoms. J Clin Oncol, 2004, 22 (22): 4567～4574.
5. Hong L, et al. Intensity－modulated radiotherapy for soft tissue sarcoma of the thigh. Int J Radiat Oncol Biol Phys, 2004, 59 (3): 752～759.
6. Meyer WH and Spunt SL. Soft tissue sarcomas of childhood. Cancer Treatment Reviews, 2004, 30: 269～280.

7. Oliveira AM and Fletcher CDM. Molecular prognostication for soft tissue sarcomas. Are we ready yet? J Clin Oncol, 2004, 22 (20):4031 ~4034.

8. Guillou L, et al. Hidtologic grade, but not SYT – SSX fusiontype, is an important prognostic factor in patients with synovial sarcoma: A multicenter, retrospective analysis. J Clin Oncol, 2004, 22 (20):4040 ~4050.

9. Zagarz GK, et al. Prognostic factors for patients with localized soft – tissue sarcoma treated with conservation surgery and radiation therapy: An analysis of 225 patients. Cancer, 2003, 97 :2530 ~2543.

10. Strander H, et al. A systematic overview of radiation effects in soft tissue sarcomas. Acta Oncologica, 2003, 42 (5/6): 516 ~531.

11. Eiber FC, et al. High – grade extremity soft tissue sarcomas factors predictive of local recurrence and its effect on morbidity and mortality. Ann Surg, 2003, 237 (2):218 ~226.

12. Zagarz GK et al. Sequencing radiotherapy for soft tissue sarcoma when re – resection is planed. Int J Radiat Oncol Biol Phys, 2003, 56 (1):21 ~27.

13. Weitz J, et al. Locallized extremity soft tissue sarcoma : improved knowledge with unchanged survival over time. J Clin Oncol, 2003, 21 (14):2719 ~2725.

14. O'Sullivan B, et al. Preoperative versus postoperative radiotherapy in soft – tissuesarcoma of the limbs: A randomized trial. Lancet, 2002, 359 :2235 ~2241.

15. Abeloft MD, et al. Clinical oncology, 2nd ed, Science press and Harcourt Publishers Limited, 2001, 2273 ~2313.

16. Delannes M, et al. Low – dose – rate intraoperative brachytherapy combined with external beam irradiation in the conservative treatment of soft tissue sarcoma. Int J Radiat Oncol Biol Phys, 2000, 47 (1): 165 ~169.

17. Alektiar KM, et al. High – dose – rate intraoperative radiation therapy (HDR – IORT) for retroperitoneal sarcomas. Int J Radiat Oncol Biol Phys, 2000, 47 (1): 157 ~163.

18. Murray EM, et al. Postradiation sarcomas: 20 cases and a literature veview. Int J Radiat Oncol Biol Phys, 1999, 45 (4):951 ~961.

19. Prosnitz LR, et al. The treatnent of high – grade soft tissue sarcomas with preoperative thermoradiotherapy. Int J Radiat Oncol Biol Phys, 1999, 45 (4):941 ~949.

20. Le Pechoux C, et al. Postoperative radiotherapy in the management of adult soft tissue sarcoma of the extremities: results with two different total dose, fractionation, and overall treatment time schedules. Int J Radiat Oncsl Biol Phys, 1999, 44 (4):879 ~886.

21. Ham SJ, et al. Soft tissue sarcoma of the extremities. A multimodality diagnostic and therapeutic approach. Cancer Treatment Reviews, 1998, 24 :373 ~391.

22. Guillow L, et al. Comparative study of the National cancer Institute and French Federation of Cancer Centers Sarcoma Group grading systems in a population of 410 adult patients with soft tissue sarcoma. J Clin Oncol, 1997, 15 (1):350 ~362.

23. Lewis JJ, et al. Association of local recurrence with subsequent survival in extremity soft tissue sarcoma. J Clin Oncol, 1997, 15 (2):646 ~652.

24. Pollock RE, et al. The national cancer data base report on soft tissue sarcoma. Cancer, 1996, 78 :2247 ~2257.

25. Pisters PWT, et al. Analysis of prognostic factors in 1041 patients with localized soft tissue sarcomas of the extremities. J Clin Oncol, 1996, 14 (2):1679 ~1689.

26. Dinges S, et al. Local recurrences of soft tissue sarcomas in adults: A retrospective analysis of prognostic factors in 102 cases after surgery and radiation therapy. Euro J Cancer, 1994, 30A (11):1636 ~1642.

27. Catton CN, et al. Outcome and prognosis in retroperitoneal soft tissue sarcoma. Int J Radiat Oncol Biol Phys, 1994, 29 (5):1005 ~1010.

28. Stuschke M, et al. Radiosensitivity, repair capacity, and stem cell fraction in human soft tissue tumors: An in vitro study using multicellular spheroid and the colony assay. Int J Radiat Oncol Biol Phys, 1992, 23 :69 ~80.

29. Storm FK, Mahvi DM. Diagnosis and management of retroperitoneal soft tissue sarcoma. Ann Surg, 1991, 214 :2 ~10.

30. Weichselbaum RR, et al. Radiobiological characterization of 53 human tumor cell lines. Int J Radiat Biol, 1989, 56 (5):553 ~560.

第十二篇 中枢神经系统肿瘤

第一章 总 论

第一节 概 述

中枢神经系统肿瘤是指发生在颅内和椎管内的肿瘤，分原发和继发两大类。原发性颅内肿瘤指发生于脑组织、脑膜、脑神经（颅内段）、垂体、血管以及胚胎残余组织等的肿瘤。原发性椎管内肿瘤指发生于椎管内各种组织如神经根、硬脊膜、血管、脊髓及脂肪组织的肿瘤。继发性颅内、椎管内肿瘤则是指身体其他部位的恶性肿瘤（如肺癌、乳腺癌、肝癌、肾癌、鼻咽癌等）转移或侵入形成的肿瘤。

据国外统计资料报道，原发性颅内肿瘤的发病率为7.8～12.5/10万人，脑转移瘤为2.1～11.1/10万人，国内平均年发病率为10/10万人。

原发性椎管内肿瘤平均年发病率为0.9～2.5人/10万人，也有达12.9/10万人。原发性椎管内肿瘤较原发性颅内肿瘤发病率低3～12倍。

颅内、椎管内肿瘤均可发生于任何年龄。颅内肿瘤以20～50岁最常见。发病率为3/10万。少年儿童，3～9岁为发病高峰。成人以40岁左右为发病高峰。椎管内肿瘤，以20～40岁最多见，儿童占19%。性别发生比例，男性稍多于女性，但脊膜瘤好发于女性，男女比为1∶2.4。

中枢神经系统肿瘤在成人与儿童也各有其特点。少年儿童以后颅窝及中线肿瘤较常见，如低度恶性星形细胞瘤、髓母细胞瘤、颅咽管瘤及室管膜瘤。成人则以大脑半球胶质瘤最多见，如星形细胞瘤，胶质母细胞瘤，老年人以胶质母细胞瘤和转移癌多见。其他较多见于成人的为脑膜瘤、垂体瘤、听神经瘤等。

第二节 应用解剖

一、中枢神经系统构成

中枢神经系统由脑和脊髓构成。枕骨大孔处作为脑和脊髓的分界点。脑由大脑、间脑、脑干（分中脑、脑桥、延髓）和小脑组成。小脑幕分隔为幕上和幕下两个区域。幕上有大脑、鞍区、松果体区。幕下有中脑、脑桥、延髓、小脑。大脑由大脑镰分隔为左、右大脑半球，由胼胝体相连。大脑半球左右对称，分为额叶、顶叶、枕叶、颞叶。

当小脑肿瘤占位继发脑水肿导致颅内压增高时，小脑扁桃体被疝入枕骨大孔形成枕骨大孔疝，幕上肿瘤或幕下肿瘤发展到一定程度，将邻近脑组织经小脑幕孔疝入小脑幕下或小脑幕上而分别形成小脑幕切迹疝，这两种脑疝均极易导致死亡。

二、大脑皮质功能定位与肿瘤症状体征

（一）额叶

1．皮质运动区　位于中央前回（4区）为锥体系支配对侧躯体随意运动的中枢，位于此区肿瘤导致对侧肢体瘫痪、肌张力增高，腱反射亢进，病理反射出现等一系列上位神经元损伤的表现，临床称为“硬瘫”。

2．皮质运动前区　位于中央前回之前（6区），为锥体外系皮质区，与联合运动，姿势动作协调有关，并具有自主神经皮质中枢的部分功能。此区域肿瘤患者可出现性格改变和精神症状。

3．皮质眼球运动区　额叶8区，与枕叶19区同为眼球运动同向凝视中枢，该区受损出现双眼向患侧凝视。

4．额叶联合区　为额叶前部的9，10，11区与智力和精神活动密切相关。此区受损出现智力、性格、精神等方面的改变。

5．运动语言中枢　位于优势半球（惯用右手称右利者，右利者的优势半球为左大脑半球）额下回后部（又称Broca区，即44.45区），该区占位病变将使患者能发音，但不能组成语言，称为运动性失语。

6．书写中枢　位于额中回后部8、6区，即中央前回手区的前方，此区占位病变导致不能书写，绘画等精细动作，称失写症。

7．旁中央小叶　后部接受对侧足、趾的感觉，旁中央小叶前部支配膀胱和肛门括约肌运动和对侧小腿以下的骨骼肌的运动。上述部位占位将引起尿便控制功能失常等相应症状。

8．内脏皮质区　该区定位不集中，主要分布在额叶的扣带回前部，眶回后部，颞叶前部，海马及海马钩回，以及岛叶，该皮质区病变可引起胃肠道症状，如恶心、呕吐和血压、心率和呼吸等功能的紊乱。

（二）顶叶

1．皮质一般感觉区　位于中央后回（1，2，3区），主管对侧身体痛、温、触觉和本体感觉。顶上小叶（5，7区）为精细触觉和实体觉。

2．视觉语言中枢　位于优势半球顶下小叶的角回（即39区），该区具有理解看到的符号和文字意义的功能。此区受损患者将出现不能理解所视对象的意义，称失读症，一般伴有计算功能的障碍。

3．运用中枢　位于顶下小叶的缘上回（即40区），此区主管精细的协调功能，受损后患者出现丧失使用工具的能力。

（三）颞叶

1．听觉皮质区　位于颞横回中部（41，42区）又称Heschl回。因一侧皮质区接受来自双耳的听觉冲动产生听觉，故一侧此区受损仅产生听力减退或幻听。

2．嗅觉皮质区　位于嗅区，钩回和海马回的前部（25，28，34，和35区的大部分）每侧皮质接受双侧嗅神经传入的冲动，因此一侧此区受损，仅嗅觉灵敏度下降或幻嗅。

（四）枕叶　视觉皮质区，在枕叶的距状裂上，下唇与楔叶，舌回的相邻区（17区）。每侧视觉皮质区接受来自两眼对侧视野的视觉冲动，形成视觉。一侧视皮质受损，表现两眼对侧视野偏盲，但两侧黄斑的中心视野保留，双侧视皮质受损则失明，梭回后部受损表现为视物变形或失认，病人失明但自己否认（Anton征）－精神性视觉障碍，还有表现为视觉如无定形的闪光，色彩等。

大脑皮质细胞构筑分区见图12－1－1。

三、脑神经功能定位与肿瘤症状体征

12对脑神经属周围神经，但它们均与脑中枢神经紧密相连，颅内占位病变若位于12对脑神经与脑连

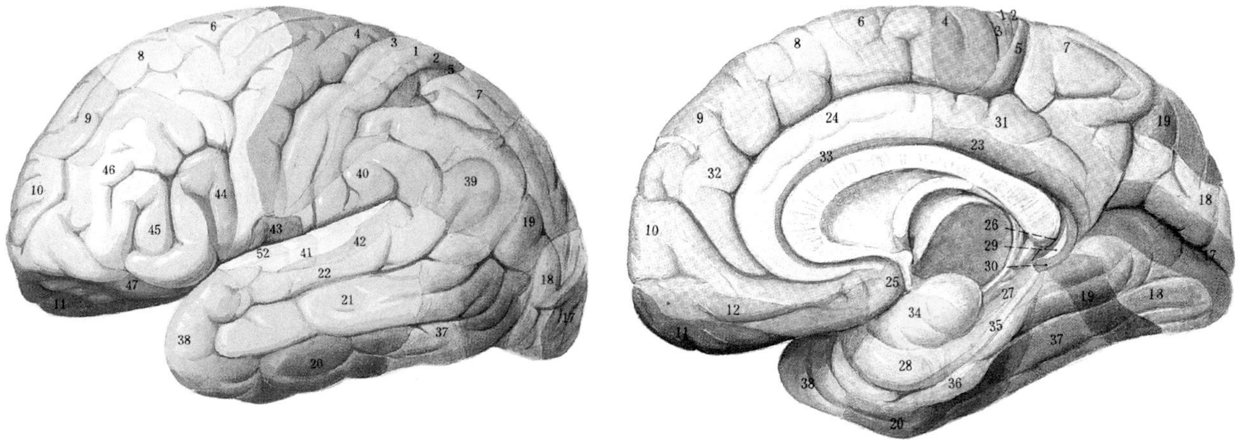

A. 大脑皮质的细胞构筑分区（外侧面）　　B. 大脑皮质的细胞构筑分区（内侧面）

图 12－1－1　大脑皮质的细胞构筑分区

（引自：郭光文，王序主编. 人体解剖彩色图谱. 北京：人民卫生出版社，1986，58，160）

临床较常用的是 Brodmann 的 52 区。Brodmann 分区：按细胞构筑和神经纤维的分布。

第一运动区为 4、6 区，4 区：皮质运动区，位于中央前回；6 区：皮质运动前区，位于中央前回之前。

在人类，还有第 2 躯体运动区和补充运动区。

第 2 躯体运动区：位于中央前、后回下面的岛盖部皮质，管理上、下肢运动。补充运动区位于半球内侧面中央旁小叶的前方，即在额上回的内侧面。

第一感觉区 1、2、3 区：皮质一般感觉区，位于中央后回。

人脑的第 2 躯体感觉区位于中央前回和后回下面的岛盖部皮质，与第 2 躯体运动区相重叠，与双侧感觉有关。

8 区、19 区：皮质眼球运动区，位于额叶，与枕叶 19 区同为眼球运动同向凝视中枢。

9、10、11 区：额叶联合区，位于额叶前部。

22 区：听觉性语言中枢，位于颞上回后部。

39 区：视觉语言中枢，位于优势半球顶下小叶的角回。

44、45 区（又称 Broca 区）：运动语言中枢，位于优势半球额下回后部。

8、6 区：书写中枢，位于额中回后部，即中央前回手区前方。

5、7 区：精细触觉和实体觉，位于顶上小叶。

40 区：运用中枢，位于顶下小叶的缘上回。

41、42 区：听觉皮质区，位于颞横回中部。

25、28、34 和 35 区的大部分：嗅觉皮质区，位于嗅区，钩回和海马回的前部。

17 区：视觉皮质区，位于枕叶的距状裂上，下唇与楔叶，舌回的相邻区。

接的部位或其颅内段都会导致相应的神经功能障碍和临床表现及体征（表 12－1－1）。详见肿瘤各论。

表 12－1－1　各脑神经连接脑部和进出颅腔的部位

顺序及名称	性质	连接脑的部位	进出颅腔的部位
Ⅰ嗅神经	感觉性	端脑	颅前窝筛孔
Ⅱ视神经	感觉性	间脑	颅中窝视神经管
Ⅲ动眼神经	运动性	中脑脚间窝底	眶上裂
Ⅳ滑车神经	运动性	中脑背面－大脑脚－中脑腹侧	眶上裂
Ⅴ三叉神经	混合性	脑桥外侧部	第 1 支眼支、眶上裂 第 2 支上颌支，圆孔 第 3 支下颌支，卵圆孔

续 表

顺序及名称	性质	连接脑的部位	进出颅腔的部位
Ⅵ展神经	运动性	脑桥下缘	眶上裂
Ⅶ面神经	混合性	脑桥小脑三角处	内耳门-茎乳孔
Ⅷ前庭蜗神经	感觉性	脑桥小脑三角处	内耳门
Ⅸ舌咽神经	混合性	延髓	颈静脉孔
Ⅹ迷走神经	混合性	延髓	颈静脉孔
Ⅺ副神经	运动性	延髓	颈静脉孔
Ⅻ舌下神经	运动性	延髓	舌下神经管

四、脊髓节段、椎体水平、脊神经支配区域三者间的水平面关系

掌握脊髓节段、椎体水平、脊神经支配区域三者间的水平面关系（图 12-1-2），对临床医师准确选择哪一位部位脊椎 MRI 检查和及时采取治疗措施极为重要。椎管内肿瘤症状体征详见第三章椎管内肿瘤。

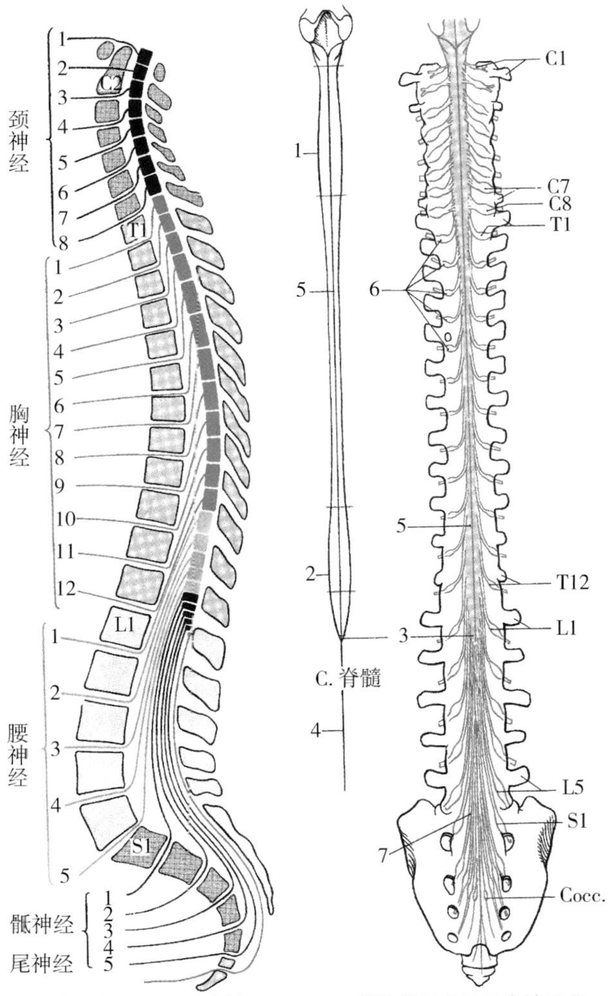

A. 脊髓侧面观显示脊神经　B. 脊髓背面观显示脊神经节

图 12-1-2　脊髓、椎体、脊神经关系示意图

（引自：Werner Kahle，Helmut Leonhardt，Werner Platzer.［德］著. 毕玉顺，李振华主译. 人体解剖学及彩色图谱. 济南：山东科学技术出版社，817）

脊髓：上端在枕骨大孔处与延髓相连，下端呈圆锥形，称脊髓圆锥。脊髓全长 40～45cm，脊髓共分 31 个节段，即颈髓 8 节，胸髓 12 节，腰髓 5 节，骶髓 5 节，尾髓 1 节。脊髓共发出 31 对脊神经。脊髓长度较脊椎短。圆锥末端在成年人可达第一腰椎下缘水平，刚出生的婴儿则至第 3 腰椎水平。在临床上脊髓和椎体的对应关系是脊髓病变定位诊断的重要依据。脊髓节段与椎骨序数关系：颈髓和上胸髓节段比相应的椎骨高 1 个椎骨；中胸髓较相应的椎骨高 2 个椎骨；下胸髓较相应椎骨高 3 个椎骨；腰髓位于第 10 至第 12 胸椎水平；骶髓位于第 12 胸椎至第 1 腰椎水平。从胸髓开始有神经根要向下斜行一段才能到达相应的椎间孔。腰、骶、尾部的脊神经根垂直下降很远才到达相应的椎间孔，这些神经根围绕圆锥下行形成终丝，即为马尾。无论脊髓椎管内的脊神经根或马尾受损均导致其支配区域的临床症状、体征。

31 对脊神经中 12 对胸神经均经同序数椎骨下方的椎间孔穿出。胸神经前支保持明显的节段性，在胸、腹壁皮肤的节段性分布最明显。由上向下按神经序数依次排列。如胸神经 T_2 相当胸骨角平面；胸神经 T_4 相当于乳头平面；胸神经 T_6 相当剑突平

面；胸神经 T_8 相当于肋弓平面；胸神经 T_{10} 相当于脐平面；胸神经 T_{12} 则分布于耻骨联合与脐连线中点平面。临床上常以上述胸骨角、肋骨、剑突、脐等为标志检查感觉障碍和病变的脊髓节段或判断椎骨位置。

第三节 病 理

一、神经系统肿瘤的 WHO 分类

（一）神经上皮组织肿瘤
1. 星形细胞瘤
2. 少突胶质细胞瘤
3. 混合胶质细胞瘤
4. 室管膜肿瘤
5. 脉络丛肿瘤
6. 来源不明的神经上皮肿瘤
7. 神经元和混合神经元——胶质细胞肿瘤
8. 神经母细胞瘤
9. 松果体实质肿瘤
10. 胚胎性肿瘤

（二）外周神经肿瘤
1. 施万（Sch wann）细胞瘤（神经鞘瘤）
2. 神经纤维瘤
3. 神经束膜瘤
4. 恶性外周神经鞘肿瘤

（三）脑膜肿瘤
（四）间质，非脑膜上皮肿瘤
（五）原发黑色素细胞病变
（六）组织来源不明的肿瘤
（七）淋巴瘤和造血系统肿瘤
（八）生殖细胞肿瘤
（九）鞍区肿瘤
（摘自 FL 格林尼，DL 佩基等主编．毛伟征，苏东明等主译．AJCC 癌症分期手册．第六版．）

二、病理特点

在此将中枢神经系统肿瘤分浸润性生长的肿瘤（恶性）和非浸润性生长的肿瘤（良性）两大类介绍。

（一）浸润性生长的肿瘤　肿瘤生长呈浸润性，如沿着脑白质向外扩展，在显微镜下可观察肿瘤细胞通过周围水肿区浸润到距肿瘤较远处如恶性胶质瘤，位于脑中线部位和脑室周围的肿瘤细胞脱落，经脑脊液（CSF）播散于蛛网膜下腔造成单发灶或多发灶，（如髓母细胞瘤，原始神经上皮肿瘤和脑转移瘤）。肉瘤，髓母细胞瘤，星形细胞瘤，生殖细胞瘤和原始神经上皮性肿瘤等易经血管播散。

（二）非浸润性肿瘤（良性肿瘤）　肿瘤生长呈局限性而非浸润性。临床出现的症状体征是肿瘤挤压造成的，如听神经瘤压迫面神经、脑干、垂体瘤压迫视神经等。这类肿瘤还有颅咽管瘤、脑膜瘤、血管瘤等。

程进入中枢衰竭期，继之出现潮式呼吸和呼吸停止，而后血压下降，脉搏快弱。慢性枕骨大孔疝过程为渐进性。临床注意鉴别枕骨大孔疝和小脑幕切迹疝。枕骨大孔疝生命体征中呼吸，循环障碍出现较早，而瞳孔变化和意识障碍在晚期才出现，而小脑幕切迹疝则反之。这是因为枕骨大孔疝部位低于小脑幕切迹疝，所以延髓生命中枢功能受累表现出现在前。

（二）神经系统定位症状和体征 不同部位的肿瘤对周围脑组织造成压迫或破坏导致患者出现相应的神经系统定位症状。按幕上、幕下二大区域简略描述。

1. 幕上区域 大脑半球肿瘤临床表现，额叶肿瘤最常见的症状是人格改变、反应迟钝、记忆力减退甚至丧失、易激惹。位于大脑皮质层或邻近此区域的肿瘤易出现癫痫，有全身大发作和局限性发作两种，局限性发作对诊断脑肿瘤更有意义。易发生癫痫的肿瘤部位由高向低依次为额叶、颞叶、顶叶，枕叶最少见。幻嗅、眩晕为颞叶肿瘤癫痫发作的先兆，而肢体麻木为顶叶肿瘤癫痫发作前异常感觉。位于额叶皮质运动区肿瘤可导致对侧半身或单一肢体不同程度的瘫痪，主要因病变大小不同而异。位于顶叶中内后回肿瘤则引起不同程度的痛、温觉和本体感觉障碍。肿瘤侵及优势半球额叶 Broca 区则表现运动性失语。当肿瘤侵及优势半球颞上回后部时，患者不能理解语言因而无法与人交流——感觉性失语。位于颞叶深部和枕叶肿瘤可出现不同程度的视野受损。鞍区肿瘤由于压迫视交叉或一侧视神经或视束，表现相应视野受损，视力下降症状，这些症状往往是患者就诊的重要原因。眼底检查可见继发性视神经萎缩。此外还伴有内分泌功能紊乱，女性闭经，男性性功能下降，性欲下降，巨人症，肢端肥大症等。位于中脑导水管开口附近的松果体区的肿瘤早期易导致脑脊液循环梗阻，因而多数以颅内压增高为主要首发临床症状。不少患者因此唯一症状和体征行急诊开颅分流减压手术而脱离危险。

2. 幕下区域 位于小脑蚓部肿瘤可导致患者出现步态蹒跚，行走时两足分离过远，左右摇晃等躯干性和下肢远端的共济失调。小脑半球肿瘤则表现患侧肢体共济失调，指鼻试验、跟膝胫试验不能正确完成，行走时常向患侧倾倒，眼球震颤等。脑干肿瘤：交叉性麻痹是其特征，即肿瘤位于节段同侧的核及核下性脑神经受损和节段下对侧的锥体束征，这是因为一侧锥体束在延髓节段交叉行走至对侧，而脑神经与锥体束行走途径不一致。脑干肿瘤所致的脑神经症状因病变水平和范围不同而异。小脑脑桥角肿瘤的临床表现主要为病变同侧Ⅶ，Ⅷ，Ⅸ，Ⅹ，Ⅺ，Ⅻ脑神经受损表现和病变同侧小脑半球受损症状。

二、诊断

中枢神经系统影像学领域的进展十分迅速。20 世纪 70 年代 CT，80 年代 MRI，90 年代正电子发射断层扫描（positron emission tomography，PET），2000 年磁共振波谱分析（magnetic resonance spectroscopy，MRS）开始投入应用。近年来 PET/CT 在临床开始应用。其中 CT 和 MRI 在脑肿瘤诊断中应用广泛并具十分重要的诊断价值。

（一）脑肿瘤影像学的三大特征

1. 增强效应 由于肿瘤破坏了血脑屏障，注射对比剂后在 CT 或 MRI 片上显示出肿瘤增强效应，多见于恶性程度较高的肿瘤。

2. 水肿 在 CT 片上表现为低密度影，MRI T2 加权像上则为高信号影。胶质瘤恶性程度越高，水肿范围越大和程度越重，肿瘤细胞在水肿区浸润周围正常脑组织；对于放疗后的患者，水肿则与所接受的放疗剂量、放射体积大小相关。对于脑转移瘤其水肿程度与下列因素有关：①肿瘤生长速度；②肿瘤部位，转移瘤虽然不大，但压迫邻近静脉，导致回流受阻，则水肿明显；③脑血管病理改变如高龄患者，合并糖尿病，高血压患者在上述①②，状况下发生血管内小血栓形成，而加重水肿。

3. 坏死 存在两种情况：①恶性程度高的肿瘤中央出现坏死，这是肿瘤生长过快，供血供氧不足而形成；②与治疗相关的坏死，如 X 刀，γ 刀治疗或常规放射治疗所致的放射性坏死。

除以上三大特征外，CT 和 MRI 还能在下列方面给予临床诊断提供帮助。①经 CT、MRI 检查，明确肿瘤具体部位，如原发于中枢神经系统内肿瘤还是转移瘤；②CT 较好地显示某些颅内肿瘤具有钙化的特征；③CT、MRI 均能显示脑组织出血或颅内肿瘤灶的出血；④MRI 能较好地鉴别脑肿瘤与脑血管意外（脑梗死，脑溢血）所造成的一侧肢体瘫痪和感觉障碍，失语等；⑤CT、MRI 均能清晰地显示脑肿瘤的囊性变特征；⑥脑肿瘤可因病理种类不同、分化程度各异在 CT 或 MRI 上显示不同的密度，在 CT 图像上采用高密度、低密度描述，在 MRI 影像上采用高信号、低信号表示；⑦能清晰反映肿瘤的数目。MRI 在这一点上占有优势，它能及时发现小的转移灶，而 CT 有时不能显示这类病灶，如多发恶性胶质瘤，多发脑转移瘤等。

（二）MRI 和 CT 的特点　掌握 MRI 和 CT 的各自优点便于有针对性地选择检查。MRI 优点：①信噪比好，干扰伪影少；②多层面；③多图像序列；④具有特殊功能，如功能 MRI（FMRI）MR 血管造影（MRA）MR 波谱成像（MRSI）。简言之，在 MRI T1 图像上观察解剖结构清晰，T2 图像显示水肿范围明显，质子密度影像同时观察肿瘤 + 水肿。CT 优点：①检查时间短；②电子密度信息；③可作治疗计划层面；④可作模拟定位层面；⑤显示钙化清晰。在临床工作中有条件选择二者结合应用为好。治疗计划采用 CT 定位，参考 MRI 确定靶区范围，从而确保精确。有条件采用二者融合技术更好。

具有代谢特点的磁共振图像如 MRS，磁共振波谱成像（magnetic resonance spectrum imaging，MRSI）等，能鉴别肿瘤与坏死，了解肿瘤对治疗的反应，有无肿瘤残存，肿瘤复发等。而 MRI 有助于一般临床诊断、手术和放疗计划的制定。

脊髓 MRI 检查在治疗前有助肿瘤临床分期的确定，因而十分重要。应针对某些肿瘤选作此项检查。如原始神经上皮性肿瘤，室管膜瘤，松果体生殖细胞瘤，采用 3 倍剂量造影剂增强扫描。

（三）脑脊液（CSF）细胞学检查　此检查有助确定脊髓内有无肿瘤播散、种植。

（四）PET 和 PET-CT　在中枢神经系统良、恶性肿瘤诊断和鉴别诊断中有一定的临床意义。有条件采用 PET/CT 定位、定靶具有较大的优势。

第五节　治 疗 原 则

一、病人情况评估

1. 详细、准确的采集病史，认真，全面的体格检查方能获得符合实际的症状和体征，要重视患者是否伴有基础疾病如：脑血管病，糖尿病或脑肿瘤所特有的综合征等。

2. 肿瘤多学科会诊，如神经放射诊断，神经外科，神经放射治疗，神经病理等多学科专家会诊，以确定正确诊治方案。

3. 治疗前认真考虑下列因素，患者年龄，KPS 评分，病理，这些因素对预后非常重要。

二、外科手术

1. 手术切除能达到 3 个目的：①获得组织学诊断；②减轻肿块的占位效应，缓解临床症状；③减少肿瘤细胞，强调最大安全限度切除肿瘤是最适度减少肿瘤细胞和保持功能的方法。一般而言肿瘤切除比率越高，生存率越高。

2. 良性肿瘤由于非浸润生长而边界清晰，通常完全切除，可以治愈。因此，对于完全切除的患者术后放疗可能是不需要的。而部分切除与术后放射治疗结合可能降低或少一些术后不良反应。因此，比不合适的完全切除更具优势。

3. 恶性肿瘤具有侵袭或浸润性生长的特点，因此完全切除是不可能的，术后放射治疗通常是必要的。

4. 新技术应用　①立体定向活检；②术中超声；③超声抽吸法；④手术显微镜应用；⑤外科导

航系统。这些新技术的开展使不能通过传统手术方法治疗的患者获得了新的治疗途径，提高了肿瘤切除率。这些新技术的应用均提高了切除率，减少了病灶残留，使传统方法不能手术的患者接受了有效治疗。

三、激素应用

（一）适应证 ①颅内压增高：头痛，恶心，呕吐；②因肿瘤压迫引起肢体感觉，运动障碍；③CT，MRI 显示瘤周水肿明显；④肿瘤位于或邻近脑干，脑神经，脑皮质功能区，小脑等重要结构并有相应症状；⑤有形成脑疝的倾向。

（二）应用剂量 因人而异。轻度脑水肿、颅压高者：地塞米松每次 5mg，每日 1 次，3～5 天。可配合口服利尿剂脱水降颅压。中度脑水肿：地塞米松 每次 5～10mg，每日 1 次，或分 2 次用，5～7 天，减量渐停。重度脑水肿：地塞米松每次 10mg，每日最高可达 20mg，但使用时间短，3～5 天，症状缓解即减量渐停。还要配合甘露醇，甘油果糖等。长期使用有激素依赖现象，并注意监测肝、肾功能和水电解质平衡。注意补钾。

（三）副作用 高血糖，情绪激动，甚至精神异常，眼压增高，血压增高，口腔溃疡，口腔白色念珠菌感染，关节神经痛，肌瘤，以及免疫功能受到抑制。

（四）应用注意事项 ①有脑水肿症状者，放疗前开始应用；②避免激素危象，减药要早，缓慢，有计划调整用药；③糖尿病，高血压，胃溃疡，青光眼患者慎用。

四、放射治疗

（一）中枢神经系统肿瘤放射治疗原则 用“有效、安全”四个字来概括。符合这一原则的计划必须做到靶区确定准确，靶区剂量适宜，即准确、均匀，同时尽量使靶区周围正常脑组织受量低，而周围未受侵及的重要结构如脑干、脑神经等免受照射或在耐受量以内。

1. 中枢神经系统现代放射治疗常规的特点 ①放射源多为高能 X 线；②采用固定装置的立体定向定位；③三维适形照射（3D－CRT）或调强适形放疗（IMRT）；④立体定向放射治疗（SRT），采用小多叶光栅或准直器。

2. 多年传统技术应用的临床资料为新技术的安全、有效开展奠定了基础，仍按常规剂量分割 1.8～2.0Gy/d，立体定向放射治疗（SRT）则采用单次剂量大分割，视具体情况而定。

3. 最大限度缩小正常组织高剂量体积，避免平行对穿野照射，健侧结构免受照射，保护其功能。

（二）三维适形放射治疗（3D－CRT）和调强适形放射治疗（IMRT） 这两项现代放射治疗新技术用于中枢神经系统肿瘤治疗比传统放疗可减少 30%～50% 正常脑组织受到高剂量照射，因而可安全地使肿瘤靶区剂量适当提高，从而提高治疗增益，降低放疗所致副作用。

（三）立体定向放射外科（stereotactic radiosurgery，SRS）和立体定向放射治疗（stereotactic radiotherapy，SRT） 是采用立体定向等中心旋转照射技术，将高能放射线在空间三维集束聚于某一局限性的病变靶区（target volume）进行单次或分次大剂量照射，使之发生不可逆转的生物毁损，而病变靶区外组织因迅速的剂量递减免受和少受照射，从而在病变靶区边缘形成一如刀割样的损伤边界，达到类似外科手术的效果。目前临床使用的设备有 γ 刀，X 刀（X-knife）。另一类设备为利用高能回旋加速器产生的质子束或其他重离子束进行立体定向等中心旋转照射。典型的治疗方法：单面旋转照射（single plan rotation），非共面多弧度聚束照射（non－coplanarg multi－converging ARC），动态旋转（dynamic rotation），锥形旋转（conical rotation）。临床应用这一技术并进一步发展和扩大其治疗范围，由颅内良性肿瘤发展到脑转移瘤的治疗，其疗效得到一致肯定。采用立体定向放射治疗（SRT）这一分次治疗方法更符合肿瘤放射生物学规律，减轻正常脑组织放射反应和降低并发症发生。选择合适病例采用立体定向放射治疗（SRT）技术治疗脑部肿瘤，能明显提高疗效。

（四）全脑放疗 适应证 ①中枢神经系统恶性淋巴瘤；②多发脑转移瘤；③Gliomatosis cerebri

（大脑胶质瘤病）；④多灶性恶性胶质瘤；⑤软脑膜恶性播散癌（需全中枢神经系统照射）。

（五）全脑全脊髓放疗　主要用于某些经脑脊液播散的恶性肿瘤，如髓母细胞瘤、生殖细胞瘤，室管膜瘤，中枢神经系统恶性淋巴瘤，脉络丛乳头状癌，除髓母细胞瘤外，后四种是有选择地进行全脑全脊髓放疗。

（六）放射治疗分割方式　根据肿瘤放射生物学的“4R”规律：①亚致死损伤的修复（repair of sublethal damage）；②周期内细胞时相的再分布（redistribution with in the cell cycle）；③氧效应及乏氧细胞的再氧合（reoxygenation）；④再群体化（repopulation），国内外放射治疗专家对放疗时间、剂量、分次的模式进行了几十年的探索，确立每日 200cGy，每周 5 次的标准放射治疗方案是一个好的模式，并意识到这可能并不是最好的分次模式，对有些临床情况并不合适。因此，临床放疗专家进行了少分次（大分割短疗程），超分次（超分割），加速治疗（加速超分割）等探索，有些显示出提高局部控制率的结果。

五、毒性反应

（一）放射治疗急性毒性反应

1. 放疗中病情恶化，如脑水肿或肿瘤进展、感染、糖尿病血糖控制不稳定等。

2. 恶心、呕吐。

3. 脱发。

4. 放射性皮炎。

5. 放射性中耳炎或外耳炎。

6. 疲劳、乏力。

（二）放射性亚急性毒性反应　一般发生在放疗后 6 ~ 12 周。

1. 嗜睡、或神经系统症状恶化。

2. 影像学检查显示恶化　如为恶性胶质瘤疑为病变进展的早期阶段，此期间采用 PET、SPECT、PET/CT 和 MRI 能帮助诊断，增加激素用量 4 ~ 8 周后重复影像学检查。

（三）放射性晚期毒性反应

1. 局部损伤、坏死出现、视神经炎、垂体功能低下。

2. 神经精神病，认识，识别能力障碍，症状轻重与损伤的程度、照射体积、分割方式、剂量、年龄有关。

3. 脑白质病　在脑部放疗与 MTX 治疗同时进行者和老年患者易发生此病。

（肖建平）

第二章 颅内肿瘤

第一节 星形胶质细胞瘤

根据WHO中枢神经系统分类方法（表12-2-1），星形胶质细胞瘤主要包括：① 星形细胞瘤（astrocytic tumors）（低度恶性）；② 恶性星形细胞瘤（间变性星形细胞瘤）；③ 胶母细胞瘤。本节主要介绍恶性星形细胞瘤、胶母细胞瘤和低度恶性星形细胞瘤。临床常将恶性星形细胞瘤和胶母细胞瘤统称为恶性胶质瘤。国外报道恶性胶质瘤在原发性脑瘤中占35%～45%，胶母细胞瘤占恶性胶质瘤的85%。国内资料报道：星形胶质细胞瘤在神经上皮性肿瘤中最常见，占47%，占颅内肿瘤13%～26%，占胶质瘤21.2%～51.6%。儿童中枢神经系统肿瘤占儿童恶性肿瘤的20%。国外资料报道：儿童恶性星形细胞瘤（hight grade astrocytoma）发病率占儿童CNS肿瘤的10%～15%，低度恶性星形细胞瘤（low grade astrocytoma）占35%～45%。

表12-2-1 星形细胞瘤几种病理分类，分级比较

Mayo	WHO	Kernohan
Ⅰ级	Ⅰ级毛细胞星形细胞瘤 pilocytic	Ⅰ级
Ⅱ级具有1个特征*	Ⅱ级星形细胞瘤 astrocytoma	Ⅱ、Ⅲ级
Ⅲ级具有2个特征*	Ⅲ级恶性星形细胞瘤 anaplastic astrocytoma	Ⅱ、Ⅲ级
Ⅳ级具有2个以上特征*	Ⅳ级 glioblastoma	Ⅲ、Ⅳ级

*：多形性、核分裂多见、血管增生、坏死四大特征。

一、恶性星形细胞瘤和胶质母细胞瘤

临床常将这两种肿瘤统称为“恶性胶质瘤”（malignant glioma）。据国外资料报道，恶性星形细胞瘤（anaplastic astrocytoma）在10岁以前有一发病高峰，而在其后各年龄段均可发病，胶质母细胞瘤（glioblastoma multiforme）则很少发生在20岁以前，而在40岁以后显著性增加，尤其是在60岁后老年人中发病率2倍增加。

恶性胶质瘤占原发性中枢神经系统肿瘤30%，发病率3/10万人中。

（一）病理 恶性胶质瘤好发于大脑半球白质内，浸润性生长，可侵及2个叶，甚至经胼胝体侵及对侧半球，边界不清，周围水肿明显，核分裂多见，血管多，供血丰富，有出血，坏死，囊性变，胶质母细胞瘤还具有肿瘤细胞多形性，故又称多形胶母。部分低度恶性星形细胞瘤（Ⅰ、Ⅱ级）若干年后可变为恶性星形细胞瘤，由于肿瘤各部细胞分化程度不一，故需全面组织学观察后方能获得正确诊断。少数的肿瘤细胞经水肿向周围浸润至距肿瘤较远的区域，据报道10%在晚期经脑脊液播散，个别出现中枢神经系统外转移。

（二）临床表现

1. 占位效应　此类肿瘤恶性程度高，生长快，占位效应明显并引起颅内压增高，头痛为最常见症状，如肿瘤伴有坏死出血或囊变则症状加剧，出现呕吐和视神经盘水肿等。

2. 局部功能障碍　根据肿瘤所在部位不同而引起相应局部神经功能障碍表现。参见“大脑皮质功能定位”。

3. 癫痫　20%～60%的小脑幕上的恶性胶质瘤出现癫痫，肿瘤位于脑表面者易发生。1/3患者癫痫为首发症状。额叶病变多为大发作，中央区及顶叶多为局灶性发作，颞叶病变则为精神运动性发作。

（三）诊断　CT和MRI是广泛用于诊断中枢神经系统病变的重要方法。在CT扫描或T1 MRI上显示肿瘤低密度影，在T2 MRI上显示高强度信号，在注射增强造影剂后的CT和T1 MRI，肿瘤显示清楚，MRI显示病变范围要大于CT且更清楚并可发现CT片不易发现的病灶，占位征象明显，周围水肿明显（T2 MRI），瘤内可见坏死和出血，囊变，边缘不规则是恶性胶质瘤的特征。可见肿瘤沿白质扩展并经胼胝体扩展到对侧大脑半球，呈“蝴蝶状”，CT或MRI不能区分肿瘤病理类型和分级。结合临床症状，体征不难做出诊断。在诊断是否有肿瘤残存与复发可选择PET/CT。

（四）治疗原则　脑恶性胶质瘤是脑原发性肿瘤中发病率最高、最难治疗的一类肿瘤。首先是应在保护脑功能的前提下尽可能彻底地切除肿瘤，术后外照射已作为常规治疗。有条件可综合体外药敏试验结果和耐药基因表达给予个体化的化疗，另外还可考虑其他辅助治疗。根据患者阶段性临床特点，选择实施上述治疗原则以体现个体化治疗的特点。

1. 手术　目的：①提供病理诊断；②在确保安全情况下，尽可能切除肿瘤，以缓解颅内高压。若位于功能区或肿瘤过大，过中线、部位深且手术切除困难，部分切除同时行外减压术，有利术后放射治疗的实施。国外资料证实，肿瘤切除多的患者与仅作部分切除和仅行活检术的患者相比存活时间长。

2. 立体定向活检术　适应证：①因手术风险不宜行开颅手术者；②肿瘤位于胼胝体、脑干、丘脑或丘脑下部；③明确是放射性坏死还是肿瘤复发（临床无肿块占位效应）；④影像学显示可疑病变进展。

3. 放射治疗　适应证：术后放疗已成常规，高级别胶质瘤（WHO Ⅲ～Ⅳ级）无论手术有、无残留，术后均应辅以放疗；若不能手术或患者拒绝手术，也可作单纯放疗；放射治疗也可作为复发的挽救性治疗措施。治疗技术：常规外放疗、三维适形放射治疗和调强放射治疗。

（1）ICRU50号报告简介关于不同体积的说明　gross tumor volume（GTV）：能证明的大块肿瘤。clinical target volume（CTV）：包括肿瘤周围亚临床病变，纯为解剖－临床概念。planning target volume（PTV）：是一个几何概念，用来保证CTV接受处方剂量，在不同的方向上CTV的动度可能是不同的。

（2）标准放疗靶区设定 CTV　GTV＋2.5～3cm，即在GTV（即增强病灶）的边缘外放2.5～3cm，PTV：CTV＋0.3～0.5cm。有资料证实，以水肿的边缘定为PTV则不确切，肿瘤复发一般在GTV＋2cm的射野内。采用术前增强MRI片定靶为宜。有条件同时参考术后PET/CT定靶。应予总量60Gy，分割剂量为1.8～2.0Gy。DT 50Gy后将CTV缩小至GTV＋1cm，在紧邻重要结构如脑干，视交叉，GTV外放不到1cm，并称为CTV2。PTV设定同前。过早缩野常导致肿瘤复发。临床常将治疗第一阶段的PTV称为PTV1，第二阶段（即缩野后的计划）PTV称为PTV2。

（3）三维适形放疗和调强放射治疗　三维适形放疗或调强放射治疗　与常规外放疗相比，可使30%～50%的正常脑组织避免受到照射，从而提高治疗增益比。因此临床首选三维适形放射治疗和调强放射治疗。如设三野剂量分布能符合临床要求是最为经济实惠的选择。对靶区大、不规则的病例通常需用4个以上的非共面的射野，或必须选择调强放射治疗，方能达到临床要求。选用6～8MV X线照射。三维适形和调强放射治疗计划一般要求：95%的等剂量线涵盖PTV，PTV1剂量DT50Gy，1.8～2.0Gy/1次，一周5次。PTV2剂量DT10Gy，1.8～2.0Gy/1次，一周5次。总剂量60Gy，6周完成。以上靶区确定是基本原则，在肿瘤邻近脑干、垂体、视交叉等重要结构时，则依据重要器官耐受剂量的原则确定靶区。重要器官受量：脑干（若超量体积小于1ml）、视交叉限量低于54Gy（常规分割）。垂体限量低于50Gy。

ASHWATHA等报告58例高度恶性胶质瘤调强放射治疗的结果。总剂量59.4～60Gy，单次剂量1.8～2Gy，采用3～5个非共面，95%的剂量线覆盖靶区。胶质母细胞瘤占70%，间变性少突胶质细胞瘤为15%（单纯和混合性）。26%仅为手术获取活检。80%接受辅助化疗。中位随访24月，85%复发。中位无进展生存率：间变性星形细胞瘤5.6月，胶质母细胞瘤2.5月，总中位生存：间变性星形细胞瘤36个月；胶质母细胞瘤9个月。96%是局部复发。无Ⅳ，Ⅴ级神经毒性反应。与三维适形相比，调强放射治疗在靶区覆盖方面无增进，但降低脊髓，视神经，眼睛受量。平均脑干受量降低7%，与传统放疗相比，调强放射治疗如不提高剂量则不能提高肿瘤局部控制，但能降低晚期神经损伤。

（4）常规放疗　在不具备三维适形和调强放射治疗条件时，常规放疗仍是应选择的放疗方法。当病变广泛，累及两侧大脑可选用左右平行对穿照射野外，一般主张保护一侧正常结构，采用一侧野+顶野，加用楔形板技术治疗一侧脑部病变，而三野照射技术常用于中线部位肿瘤。放疗靶区设定基本同上所述。放射治疗剂量：常规分割DT 60Gy/30F/6w。DT 50Gy后将PTV缩小至GTV+1cm。国外学者还报道多形胶质母细胞瘤常规分割DT 60Gy/30f/6w和超分割：DT 70.4Gy/44F/30D，DT1.6Gy/次，2次/日，间隔6小时，在生存率和无瘤生存率无显著性差异。

（5）立体定向放射治疗（stereotactic radiotherapy，SRT）　中国医学科学院肿瘤医院1995年7月～2003年6月采用SRT治疗术后残存和复发的脑胶质瘤81例，其中27例高分级胶质瘤残存病灶SRT治疗后，中位生存时间13.4个月，10例复发高分级胶质瘤SRT治疗后中位生存时间9.4个月。所得结论显示SRT是治疗手术不能切除、术后放疗后病变残存和复发脑胶质瘤的一种有效手段，长期生存优于单纯常规放疗。影响生存的独立不利预后因素是高分级、头痛、肿瘤最大径>4cm和多病灶。晚期中枢神经毒性反应多见于生存时间较长的低分级胶质瘤和肿瘤体积较小患者。合理选择病例能获满意疗效。（详见本书立体定向放射治疗有关章节）。

Roberge D等认为，对于小的复发病例，立体定向放射治疗更加安全、合理。Nwokedi EC等应用伽马刀立体定向放疗使患者的生存期明显提高。Gennett等报道，30例患者常规放疗44～62Gy后8周，行SRS10Gy，中位生存期13.9个月，未发现严重的早期或晚期放射损伤。Richard等报道，对20例接受过常规外照射（中位剂量60Gy）后残留或复发的患者，行少分割SRS（H－SRS）治疗，与初始外照射的中位间隔期为3.1个月，3Gy/次，总量24Gy或30Gy；或3.5Gy/次，总量35Gy，中位生存期10.5个月，1年生存率为20%，无3级以上毒性反应发生。SRS疗效因病例较少目前尚难下结论。

4. 化疗　国外学者报道，单纯术后放疗与术后放疗+BCNU比较，后组患者生存期延长，临床实验证实BCNU、CCNU、PCNU化疗药物作为辅助治疗或与放疗联合应用都是有效的。有报道替莫唑胺（temozolomide）对恶性胶质瘤能提高治疗疗效。

5. 其他治疗　此外，局部植入放疗、局部缓释化疗、局部免疫治疗、基因治疗等，也在选择性的病例有效果。Fazeny－Dorner和Goetz等于手术及传统的放射治疗后在肿瘤局部应用放射性核素标记的抗体进行放射免疫治疗进一步延长了患者的生存期。Johannesen等研究发现通过在肿瘤腔内植入球囊导管注入放射性核素并利用控制装置使其缓慢释放可以达到与传统放疗相同的效果。

6. 复发恶性胶质瘤的治疗　根据查阅文献，目前对这类患者治疗的基本观点是：复发肿瘤病灶有占位效应，影响病人的生活质量，是再手术的指征，手术还可以达到为其他治疗减少肿瘤负荷量的目的。然而，再手术虽然可以延长病人的生存时间和提高生活质量，但其作用也是有限的。挽救治疗的主要手段是化疗。由于多数病人复发前已接受过化疗，所以复发后的化疗较为困难，方案也众多，但效果相对较好的还是PCV方案。近年的随机研究对新药替莫唑胺（temozolomide）的疗效多数是肯定的，但此药价格高，所以其效/价比还得权衡。由于多数病人在首次手术后已接受过常规放疗，所以很少可以考虑再次常规放射治疗，但放射外科治疗在部分病人还是可以选择的治疗措施，调强放射治疗也是可以考虑的再放疗手段。

（五）预后　在此介绍 1993 年 Curran 等人提出的一种回顾性评价恶性胶质瘤预后因素的分级方法，这一评价方法将被评价病人特点，按好（Ⅰ、Ⅱ级占 12%），中（Ⅲ、Ⅳ级 43%），差（Ⅴ、Ⅵ级 45%）三类划分。这一评价方法有助我们常规治疗后评价病人预后和评价新的治疗方案的疗效（表 12－2－2）。

表 12－2－2　Curran 预后评价

分级	病理	年龄	病人状况	中位生存（月）	2 年生存率（%）
Ⅰ	AAF	＜50	神志、思维正常	58.6	76
Ⅱ	AAF	≥50	KPS70～100，首发症状 3 月前	37.4	68
Ⅲ	AAF	＜50	神志、思维正常		
	GBM	＜50	KPS 90～100	17.9	35
Ⅳ	GBM	＜50	KPS ＜90		
	AAF	≤50	首发症状至就诊时间在 3 月内	11.1	15
	GBM		KPS 70～100 部分或大部分切除，神志，思维能维持工作状况		
Ⅴ	GBM	≥50	KPS 70～100 部分或大部分切除，在家休息或住院	8.9	6
	GBM	≥50	KPS 70～100 仅活检，放疗＞54.4Gy		
	GBM	≥50	KPS＜70，神志、思维正常		
Ⅵ	GBM	≥50	KPS 70～100 仅活检，放疗≤54.4Gy	4.6	4
	GBM	≥50	KPS＜70，神志、思维正常		

AAF：主要指恶性星形细胞瘤Ⅲ、Ⅳ级；GBM：多类型胶母细胞瘤。

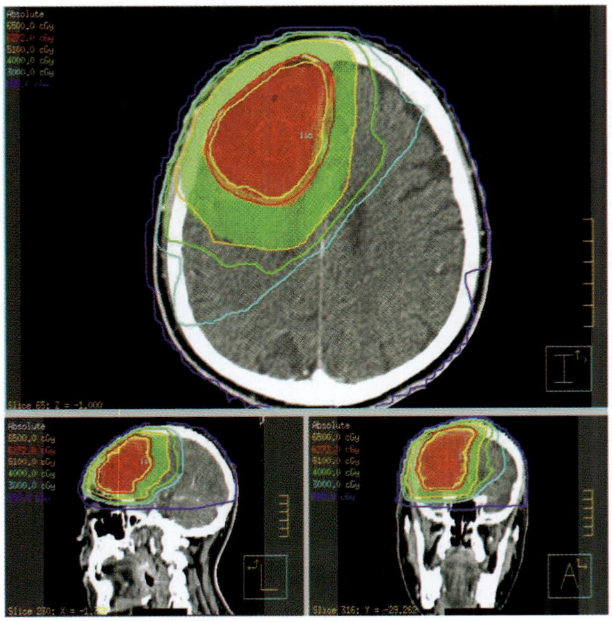

图 12－2－1　1 例胶质母细胞瘤术后 IMRT 剂量分布

胶质母细胞瘤术后，肿瘤过中线。术后放疗，简单调强计划（24 个子野），图 12－2－1 显示的是 PTV1 和 PTV2 二程计划的合成计划。绿色阴影区为 PTV1，95% 剂量线定为参考剂量线，总量

50Gy，2Gy/次，每周5次。红色阴影区为PTV2，95%剂量线定为参考剂量线，总量60Gy，2Gy/次，每周5次。

二、低度恶性星形细胞瘤

低度恶性星形细胞瘤占成人原发性脑瘤5%～15%。发病年龄20～40岁，很少发生在50岁以后。75%～80%最终转变为高度恶性胶质瘤。

（一）病理　低度恶性星形细胞瘤是一种分化好的肿瘤，但多数呈浸润性生长。镜下显示轻度至中度核分裂象，可见囊变，此为与其他分化活跃的胶质瘤相区别的特点。低度恶性星形细胞瘤分为3个亚型；纤维型（fibrillary astrocytoma），原浆型（protoplasmic astrocytoma），肥胖细胞型（gemistocytic astrocytoma）。此外，还包括毛细胞性星形细胞瘤（pilocytic astrocytoma）。按WHO分级法，大多数低度恶性星形细胞瘤分为2级，毛细胞性星形细胞瘤分为1级。纤维型最为常见，纤维型和原浆型被归类为“标准的”星形细胞瘤，预后相似，其中至少50%转变为间变性（恶性）星形细胞瘤。肥胖细胞型通常转变成间变星形细胞瘤，生长活跃。治疗上如同间变性（恶性）星形细胞瘤。毛细胞性星形细胞瘤好发年龄10～20岁，但成人也可见，发展缓慢，自然病程长，很少向恶性转变。不可忽视的是低度恶性星形细胞瘤通常在病理形态极为相似的情况下，他们的生物学行为和预后相差较大。

（二）临床表现　多为年轻患者，2/3的患者发生癫痫，但多以精神运动性发作，其他表现有渐进性头痛，呕吐，肌力下降，视力和感觉丧失，语言障碍，性格改变，这些症状常在诊断确诊前数月或数年出现，有癫痫症状者常伴有较好的生存期，而有功能丧失者常提示较差的预后。年老的患者多有占位症状。

（三）诊断　主要根据脑CT和脑MRI检查，并结合临床症状做出诊断。MRI显示增强信号弱，水肿范围小，轻，边缘清楚。CT：低密度，强化不明显，边缘清晰，可见占位效应。

（四）治疗　著名临床流行病学家，Sackett教授将循证医学定义为“谨慎、准确和明智地应用所能获得的最好证据来确定患者的治疗措施”。多数资料显示，术后放疗对未完全切除的低度恶性胶质瘤是有利的。依据循证医学原则，对低级别胶质瘤（WHO Ⅰ～Ⅱ级）的病人的个体化治疗，陈忠平等建议可以从以下几方面考虑：①手术切除彻底，基因检测不提示有恶性变者，术后可仅用一般辅助治疗，严密随访，除非有更好的证据表明某种治疗可防止此类肿瘤复发，有益于病人生存；②手术切除彻底，基因检测提示有恶性变者，术后则需根据肿瘤对放射线敏感性辅以放疗，体外药敏试验发现有敏感药物者还应辅以化疗，同时配合一般辅助治疗；③手术有残留，基因检测有/无恶性变，肿瘤均有复发可能，应推荐术后放疗，并依据药敏试验和基因表达行个体化的化疗。

目前临床是否作术后放疗遵循以下原则：

1．完全切除和近全切除的毛细胞星形细胞瘤或Ⅰ级星形细胞瘤不作术后放疗，次全切除术后或活检术后就立即开始放疗，有学者认为次全切除术也可密切随诊，若肿瘤进展应接受术后放疗。

2．成人低度恶性星形细胞瘤全切术后，多数学者主张放疗。

3．儿童毛细胞型星形细胞瘤完全切除可不放疗。

放疗前为确定靶体积应行MRI检查，对于术后的病人以明确切除范围。定位CT作放射治疗计划。有条件可应用PET/CT帮助确定靶区。对低度恶性星形细胞瘤应行小野照射，以MRI片确定GTV，PTV1在肿瘤边缘并外放2cm。DT50 Gy缩野，PTV2为肿瘤边缘外放1cm。若采用三维适形放疗计划，则减轻晚期放射性脑损伤。常规剂量54～59.4Gy，每日照射1.8～2.0Gy，5次/每周。

Somaza等对9例位于脑干、丘脑、下丘脑、尾状核等难以手术切除的毛细胞型星型细胞瘤进行了放射外科治疗。随访13～41个月结果：5例显著缩小，4例未见生长。Nishihori等用三维适形放射治疗技术对20例位于脑功能区的脑星形胶质瘤患者进行治疗，观察到5年生存率达（68±13）%。其中14例低级别肿瘤的5年生存率达（79±14）%，6例高级别肿瘤的5年生存率达（50±20）%。

M J van den Bent等报道了一项随机性研究（EORTC22845），是比较低度恶性胶质瘤术后及时进行放疗和延迟放疗的长期疗效结果。314 位病人来自欧洲 24 个治疗中心参加这一研究。治疗组 157 位病人，对照组 157 位病人。及时放疗组，总剂量 54Gy，单次剂量 1.8Gy。对照组直到肿瘤出现进展才放疗，本组病人为低度恶性星型细胞瘤，少突胶质细胞瘤，混合型少突胶质星型细胞瘤和不全切除的毛细胞型星型细胞瘤。按 WHO 细胞分类为 0 到 2 级。中位无进展生存 5.3 年，对照组是 3.4 年，(hazard ratio 0.59，95% CI：0.45 ~ 0.77，$P = 0.0001$）但是两组总的生存率相似，治疗组中位生存是 7.4 年，对照组是 7.2 年，（hazard ratio0.97，95% CI：0.71 ~ 1.34，$P = 0.872$）对照组 65% 在出现病灶进展后接受了放疗。在治疗组疗后一年癫痫获得了较好的控制。术后及早开始放疗延长无进展生存，但没有影响总的生存。对生存质量没有作研究，不知病变进展是否出现临床恶化表现。结论：放疗对于一般情况好的低度恶性胶质瘤的患者可以推迟进行，但是要对他们进行严密的随诊。

Karely J marcas 等报道一组 81 例小的局限性儿童胶质瘤采用 SRT 治疗的疗效及失败类型。1992 ~ 1998 年 50 例低度恶性胶质瘤，23 例术后残存与复发的恶性胶质瘤，4 例后颅窝的室管瘤，4 例其他的病理类型。50 例，26 例男性，24 例女性，中位年龄 9 岁，采用 6MV X 线，SRT，按术前肿瘤外放 2mm 作 PTV，准直器 30 ~ 60mm，中位 47.25，3 ~ 9ARC，总剂量 52.2Gy，1.8Gy/次，中位随诊 6.9 年（0.9 ~ 10.2）年。无进展 5 年生存率生存 97.8%，8 年生存率 82%，6 例局部进展，2 例在 SRT 后 7 年局部进展，病例认定的间变性星型细胞瘤 3 级。所有 6 例临床复发均在原发肿瘤瘤床部位且已接受全量治疗，无边缘部位复发。SRT 对儿童小的局限性低度恶性细胞瘤有很好的局部控制疗效，靶区边缘外放 2mm 是可行的，无严重并发症发生。

（五）预后　国外资料显示：手术 + 放疗，5 年生存率 50% ~ 79%，10 年生存率 30% ~ 67%。此外，年轻，良好的一般状况，完全切除或切除越完全，毛细胞性星形细胞瘤和细胞增殖不活跃者，预后良好。

葛培林等对 98 例有完整回访资料的低级别胶质瘤患者作了回顾性分析。结果：年龄小于 40 岁者，5 年生存率高于年龄大于 40 岁者；仅有癫痫症状者，5 年生存率高于有其他临床表现者；肿瘤体积小于 $20cm^3$ 者，5 年生存率高于肿瘤体积大于 $20cm^3$ 者；肿瘤完全切除或次全切除的患者 5 年生存率没有差别。结论：低级别胶质瘤患者的预后与年龄、临床表现、肿瘤体积大小有关。

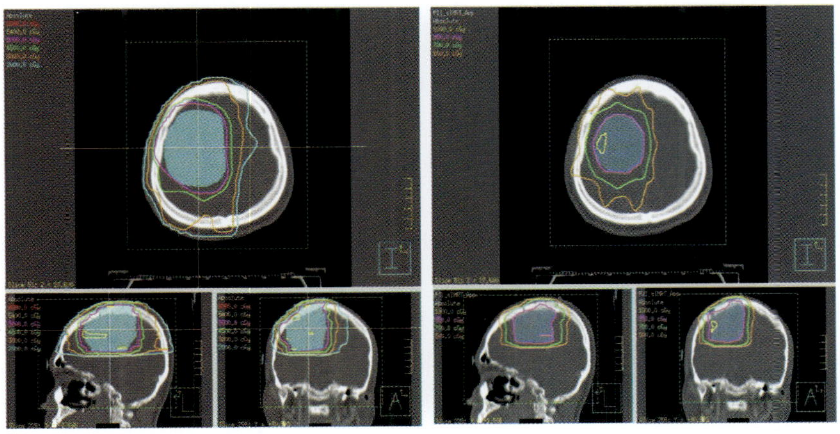

A　　　　B

图 12-2-2　1 例低度恶性胶质瘤术后 IMRT 剂量分布

术后放疗，简单调强计划（24 个子野）。为保护健侧脑组织，勾画 PTV1，FTV2，均未过中线。A 图：1 程计划，淡蓝色阴影区为 PTV1，95% 剂量线定为参考剂量线，总量 51.3Gy，1.9Gy/次，每周 5 次。B 图：2 程计划，深蓝色阴影区为 PTV2，95% 剂量线定为参考剂量线，总量 9.5Gy，1.9Gy/次，每周 5 次。

参 考 文 献

1. Ashwatha narayana MD, Josh yamada MD, Sean berry M S. Intensity - modulated radiotherapy in high - grade Gliomas: Clinical and dosimetric results Int. JRadiation Oncology Biol Phys, 2006, 64 (3): 892 ~ 897.
2. Roberge D. Stereotactic radiosurgery in the management of in 2 t racranial gliomas. Technol Cancer Res Treat, 2003, 2 (2): 117 ~ 126.
3. Nwokedi EC. Gamma knife stereotactic radiosurgery for patients with glioblastomaultiforme. Neurosurgery, 2002, 50 (1): 41 ~ 47.
4. Gannett D, Stea B, Lulu B, et al. Stereotactic radiosurgery as a adjunct to surgery and external beam radiotherapy in the treatment of patients with malignant glioma. Int J Radiat Oncol Biol Phys, 1995, 33 (2): 461 ~ 468.
5. Richard SH, Benjamin WC, Maria WW, et al. A phase I dose escalation of hypofractionated stereotactic radiotherapy as salvage therapy for persistent or recurrent malignant glioma. Int J Radiat Oncol Biol Phys, 1999, 43 (2): 293 ~ 298.
6. Patel S, Breneman JC, Warnick RE, et al. Permanent iodine - 125 interstitial implants for the treatment of recurrent glioblastoma multiforme. Neurosurgery, 2000, 46 (5): 1123 ~ 1128; discussion 1128 ~ 1130.
7. Brem H, Piantadosi S, Burger PC, et al. Placebo - controlled trial of safety and efficacy of intraoperative controlled delivery by biodegradable polymers of chemotherapy for recurrent gliomas. The Polymer - brain Tumor Treatment Group. Lancet, 1995, 345 (8956): 1008 ~ 1012.
8. Huang Y, Hayes RL, Wertheim S, et al. Treatment of refractory recurrent malignant glioma with adoptive cellular immunotherapy: a case report. Crit Rev Oncol Hematol, 2001, 39 (1 - 2): 17 ~ 23.
9. Valery CA, Seilhean D, Boyer O, et al. Long - term survival after gene therapy for a recurrent glioblastoma. Neurology, 2002, 58 (7): 1109 ~ 1112.
10. Fazeny - Dorner . Survival improvement in patient s with glioblastoma multiforme during the last 20 years in a single tertia2ry - care center. Wien Klin Wochenschr, 2003, 115 (11): 389 ~ 397.
11. Goetz. Locoregional radioimmunotherapy in selected patient s with malignant glioma: Experiences, side effect s and survival times. J Neurooncol, 2003, 62 (3): 321 ~ 328.
12. Tatter SB. Recurrent malignant glioma in adults. Curr Treat Options Oncol, 2002, 3 (6): 509 ~ 524.
13. Guyotat J, Signorelli F, Frappaz D, et al. Is reoperation for recurrence of glioblastoma justified? Oncol Rep, 2000, 7 (4): 899 ~ 904.
14. Pinsker M, Lumenta C. Experiences with reoperation on recurrent glioblastoma multiforme. Zentralbl Neurochir, 2001, 62 (2): 43 ~ 47.
15. Huncharek M, Muscat J. Treatment of recurrent high grade astrocytoma; results of a systematic review of 1, 415 patients. Anticancer Res, 1998, 18 (2B): 1303 ~ 1311.
16. Kappelle AC, Postma TJ, Taphoorn MJ, et al . PCV chemotherapy for recurrent glioblastoma multiforme. Neurology, 2001, 56 (1): 118 ~ 120.
17. Dinnes J, Cave C, Huang S, et al. The effectiveness and costeffectiveness of temozolomide for the treatment of recurrent malignant glioma: a rapid and systematic review. Health Technology Assessment, 2001, 5 (13): 1 ~ 81.
18. Larson DA, Prados M, Lamborn KR, et al. Phase Ⅱ study of high central dose Gamma Knife radiosurgery and marimastat in patients with recurrent malignant glioma. Int J Radiat Oncol Biol Phys, 2002, 54 (5): 1397 ~ 1404.
19. Voynov G, Kaufman S, Hong T, et al. Treatment of recurrent malignant gliomas with stereotactic intensity modulated radiation therapy. Am J Clin Oncol, 2002, 25 (6): 606 ~ 611.
20. Sackett DL, Rosenberg WM. , Gray JA, et al . Evidence based medicine: what it is and what it is not. Br Med J, 1996, 312 (7023): 71 ~ 72.
21. 陈忠平，等. 循证医学在神经肿瘤治疗中的应用. 中国神经肿瘤杂志，2003，1 (1): 53 ~ 58.
22. Som aza SC, K ondziolka D, Lunsford LD, et al. Early outcom es after stereotactic radiosurgery forgrow ing pilocytic astrocytom as in children. Pediatr N eurosurg, 1996, 5 (3): 109 ~ 115.
23. N ishihori T, Shirato H, A oyam a H, et al. Three - dim ensional conform alradiotheapy for astrocytic tum ors involving

the eloquent area in children and young adults. J Neurooncol, 2002, 60 (2):177～183.
24. M J van den Bent, D Afra, O de Witte, M Ben Hassel. Long－term efficacy of early versus delayed radiotherapy for low－grade astrocytoma and oligodendroglioma in adults: the EORTC 22845 randomised trial. Lancet, 2005, 366:985～90.
25. Karen J marcus M D, Liliana goumnerova MD, Amyl billet MD. Stereotactic rediotherapy for localized low－grade gliomas in children: Final results of a prospective trial. Int J Radiation Oncology Biol, Phys, 2005, 61 (2):374～379.
26. 葛培林，钟云萍 低级别脑胶质瘤预后分析．肿瘤防治研究，2005，32 (7):438～439.

第二节　少突胶质细胞瘤

少突胶质细胞瘤为低度恶性肿瘤。自然病程长，占成人脑瘤约5%。好发年龄25～49岁，多发生在大脑，以额、颞叶最常见。近年来，随着病理诊断水平的提高，人们发现很多少突胶质细胞肿瘤被误诊为星型胶质细胞瘤或胶质母细胞瘤，其实际占胶质瘤的比例应高于25%。

一、病理

通常使用二级分类评判：即低度恶性少突胶质细胞瘤和间变性少突胶质细胞瘤。

病理特点：①由于福尔马林固定所以细胞核周形成光晕使镜下见细胞如“煎鸡蛋”状，细胞密集；②丰富的血管网被形容为“鸡丝血管”；③钙化为其主要特征之一。

许多少突胶质细胞瘤混有星形细胞瘤或室管膜瘤成分，混入成分占10%～25%则做出混合型少突胶质瘤的诊断。多数少突胶质星形细胞瘤和50%～70%的少突胶质细胞瘤复发常因其有间变性星形细胞瘤和间变性多形胶质瘤。

Barker等发现在低分级的胶质瘤中，间变的发生率随年龄的增大而升高。老年人发生高分级少突胶质细胞瘤的几率较青年人高，复发后病理分级升高的趋势也较青年人明显。病理分级是预后的主要相关因素。单纯型少突胶质细胞瘤（pure oligodendroglioma，POⅡ、pure anaplastic oligodendroglioma，PAOⅢ）与混合型少突胶质细胞瘤（mixed oligo－Astrocytoma MOAⅡ、mixed anaplastic oligo－astrocytoma MAOAⅢ）的预后是否有差别，目前还存在争议。Winger等对21例高分级少突胶质细胞瘤的研究结果显示单纯型较混合型的预后好，中位生存期分别为5.3年和1.1年。但Daumas－Duport等的报道认为单纯型与混合型的预后无显著性差异，其低分级肿瘤的中位生存期单纯型为11.0年、混合型为9.5年，高分级的单纯型为3.5年、混合型为2.5年。De la Monte和Charles的研究发现，少突胶质细胞瘤无论是否含有星型胶质细胞瘤成分，都是由A2B5＋细胞演变而来。因此，肿瘤中是否含有星型胶质瘤成分显得并不是太重要。对临床医师来讲，病理的分级比分型更具有临床指导意义，治疗方案的选择应根据肿瘤的病理分级。

二、临床表现

少突胶质细胞瘤的临床表现与幕上星形细胞瘤相似如头痛、精神状态改变、视盘水肿、局部神经功能障碍等。但它有明显不同的特点是长期慢性病史，一般长达7～8年和70%～90%患者以癫痫为最常见的症状。

诊断：由于绝大多数病例以钙化为其特征，因而选择CT检查优于MRI，在CT上表现边界清楚的低密度区，周围水肿及占位表现均不明显。肿瘤内常可见多发高密度钙化灶。如无临床表现提示脊髓转移，一般不必做脊髓MRI。MR影像上多为长T1和长T2异常信号影，边缘不规则，信号不均匀。

三、治疗

（一）手术　为首选。原则同其他幕上肿瘤。

（二）放疗 对于低分级的肿瘤，是术后及时进行放射治疗，还是等肿瘤复发后再进行补救治疗，即采取“等等看”（wait and see）的策略，欧洲肿瘤治疗组对311例低分级胶质瘤（包括101例少突胶质细胞瘤）进行随机分组研究，结果为术后及时放射治疗组（≤8周）的5年生存率与对照组无显著差异，但术后及时放射治疗可以提高肿瘤无进展生存率，延长肿瘤无进展间期。

对于完全切除的低度恶性少突胶质瘤不必作术后放疗，观察。

无症状，次全切除的小肿瘤可观察，如发展则作术后放疗。

对于病灶大、未完全切除或症状未缓解的需作术后放疗。

对于恶性少突胶质瘤和混合性恶性少突胶质瘤应常规术后放疗。放疗技术同前低度恶性星形细胞瘤相同。

对于低度恶性少突胶质细胞瘤，MRI片上确定GTV，并外放2～2.5cm。此界确定为PTV，剂量54Gy/30f/5w。1.8Gy/d。

对于恶性（间变性）少突胶质细胞瘤和混合性恶性（间变性）少突胶质细胞瘤，靶区设定同恶性胶质瘤。剂量59.4～60Gy/30f/6w。1.8～2Gy/次。

（三）化疗 化疗能有效控制恶性少突胶质瘤和复发的恶性少突胶质瘤，有效率达68%～75%，常用药有PCV方案（procarbazine + CCNU + vincristine.）。

基础研究发现40%～80%的高分级少突胶质细胞瘤伴有染色体1p或（和）19q的缺失，而有1p或（和）19q缺失的肿瘤对PCV（P：甲基苄肼；L：洛莫司汀；V：长春新碱）为主的化疗敏感。与同分级的星型胶质细胞瘤比较，化疗对少突胶质细胞瘤的疗效更好。Gregory Cairncross报道了RTOG9402临床3期的研究结果，辅助性化疗（procarbazine，lomustine，and vincristine）在间变性少突胶质细胞瘤和少突胶质星型细胞瘤近期治疗中只延长无进展生存率，不延长总生存率。无进展生存率延长与明显的毒性反应密切相关。有1p或（和）19q缺失的肿瘤对PCV化疗敏感。同样Martin J van den Bent报道欧洲进行的一项临床Ⅲ期的随机性研究结果显示：辅助性化疗（procarbazine，lomustine，and vincristine）在间变性少突胶质细胞瘤和少突胶质星型细胞瘤近期治疗中只延长无进展生存率，不延长总生存率。而PCV为主的化疗对有1p或（和）19q缺失的肿瘤并未延长生存。

四、预后

Tirath等报道的复发率、5、10年无复发生存率分别为62%、48.5%和36.2%。患者死亡的主要原因是局部复发。

Kant等报道的5、10年生存率分别为61%、33%。

黄荣报道法国巴黎Tenon医院从1979～1997年共诊治109例少突胶质细胞肿瘤的治疗效果。其中单纯少突胶质细胞瘤Ⅱ级38例、Ⅲ级23例，少突星型胶质细胞混合瘤Ⅱ级30例、Ⅲ级18例。13例行肉眼完全切除术，54例为部分切除术，余42例为单纯活检术。5、10年肿瘤无复发生存率和累积生存率分别为47.2%、33.6%和53.8%、39.1%。单因素分析结果显示年龄<50岁、病理分级低（Ⅱ级）、在CT或（和）MRI影像上病变无增强、行肿瘤完全切除术的患者预后较好，而病变在CT或（和）MRI影像增强情况在多因素分析中则不再有意义。结论年龄、病理分级和手术的切除程度是影响少突胶质细胞瘤预后的独立因素。

不少研究认为显影增强的肿瘤预后较差，Daumas－Duport等报道的79例少突胶质细胞肿瘤中，显影不增强的62例中位生存期为11年，显影增强的17例为3年。显影增强与否主要取决于肿瘤微血管的密度。

Vaquero等利用CD34免疫染色技术检测少突胶质细胞瘤血管生成指数，发现79%显影增强的肿瘤血管生成指数>15，而92%不增强肿瘤的血管生成指数<15。一般来说，高分级肿瘤的血管生成能力较低分级的强，显影增强与高分级的病理类型密切相关。不增强并不代表肿瘤就是低分级，显影增强受许多因素的影响，如体积大的肿瘤中央坏死液化、肿瘤组织局部钙化等。显影增强与否可以作

为初步评价肿瘤恶性程度的一个重要指标。对治疗后患者随诊时，如果 CT 或（和）MRI 出现显影增强，应考虑肿瘤复发的可能性。

根据 St. Anne－Mato system，细胞分级Ⅰ～Ⅱ，患者中位生存 9.8 年，5 年生存 73%，10 年生存率 49%、而Ⅲ～Ⅳ级患者中位生存 4.6 年，5 年生存率 45%，10 年生存率 26%。混合型低度恶性少突胶质细胞瘤的中位生存 7 年，5 年生存 63%，10 年生存 33%。

参　考　文　献

1. Coons SW, Johnson PC, Scheithauer BWM, et al. Improving diagnostic accuracy and interobserver concordance in the classification and granding of primary gliomas. Cancer, 1997, 79：1381～1393.
2. Barker FG, Chang SM, Huhn SL, et al. Age and the risk of anaplasia in magnetic resonance－nonenhancing supratentorial cerebral tumors. Cancer, 1997, 80：936～841.
3. Daumas－Duport C, Tucket ML, Kolles H, et al. Oligodendrogliomas. Part Ⅱ：A new grading system based on morphology and Imaging criteria. J Neurooncol, 1997, 34：61～78.
4. De la Monte SM, Charles S. Uniform lineage of oligodendrogliomas. Am J Pathol, 1989, 135：529～540.
5. Smith JS, Perry A, Borell TJ, et al. Alteration of chromosome arms 1p and 19q as predictors of survival in oligodendrogliomas, astrocytomas, and mixed oligoastrocytomas. J Clin Oncol, 2000, 18：636～645.
6. Cairncross JG, Ueki K, Zlatescu MC, et al. Specific genetic predictors of chemotherapeutic response and survival patients with anaplastic oligodendroglioma. J Natl Cancer Inst, 1998, 90：1473～1479.
7. Gregory Cairncross, Brian Berkey, Edward Shaw, et al. Phase Ⅲ trial of chemotherapy plus radiotherapy compared with radiotherapy alone for pure and mixed anaplastic oligodendroglioma：Intergroup Radiation Therapy Oncology Group Trial 9402. J Clin, Oncol 2006, 24：2707～2714.
8. Martin J van den Bent, Antoine F Carpentier, Alba A Brandes, et al. Adjuvant procarbazine lomustine, and vincristine improves progression－free survival but not overall survival in newly diagnosed anaplastic oligodendrogliomas and oligoastrocytomas：A randomizedEuropean organisation for research and treatment of cancer phase Ⅲ Trial. J Clin Oncol, 2006, 24：2715～2722.
9. Tirath SN, Simpson WJ, Tahany G, et al. Oligodendrogliomas：the Princess Margaret Hospital Experience（1958～1984）. Cancer, 1993, 71：4002～4006.
10. Kant EW, Micheael C, Glenn ES, et al. Treatment of 0ligodendroglioma with or without postoperative irradiation. J Neurosurg, 1988, 68：684～688.
11. 黄荧，徐本华，谢海群，等. 109 例脑少突胶质细胞瘤的疗效及预后因素分析. 中华放射肿瘤学杂志，2003，12（3）：158～161.
12. Vacuero J, Zurita M, Morales C, et al. Prognostic significance of tumor－enhancement and angiogenesis in oligodendroglioma. Acta Neurol Scandi, 2002, 106：10～23.
13. Lote K, Egeland T, Hager BM, et al. Prognostic significance of CT contrast enhancement within histological svbgroups of intracranial glioma. J Neurooncol, 1998, 40：161～170.

第三节　脑 干 肿 瘤

脑干肿瘤占成人脑瘤不到 2%，在脑干肿瘤患者中成人占 1/3，儿童占 2/3。病变多局限，低度恶性，侵及丘脑或中脑，临床症状进展缓慢。浸润性脑干胶质瘤几乎全部在 3 年内诊断。除脑干背侧外生性病变能行外科切除外，通常这一部位病变仅能作放疗。

一、临床特点

根据病理特点分下列 4 类：

（一）局限型　占 5%～10%，可见于任何年龄。单侧神经损伤，对侧半身瘫痪。病灶小于 2cm，边界清，无水肿，有囊肿成分。病理多为毛细胞性星形细胞瘤。

（二）外生型　占10%～20%，多见于3岁。出现颅内压升高，脑神经受损，常见肿瘤起于第四脑室底，无脑干组织受侵，多数增强明显。病理为毛细胞性星形细胞瘤。

（三）颈髓型　占5%～10%，可见于任何年龄。轻度脑神经受损，锥体束征，中枢性面瘫，交叉性麻痹。肿瘤发生在颈节，向上生长，膨胀向外生长，达第四脑室。病理多为星形细胞瘤，神经节细胞性神经胶质瘤。

（四）弥漫浸润型　占75%～85%，中位年龄7岁。病程短，多为双侧脑神经受损。锥体束征，共济失调。MRI增强扫描见脑干受侵范围扩大，高信号见T1增强片，T2加权像为稍高信号影。

二、治疗

（一）手术　一般首选手术。局限型、囊肿型、外生型、颈髓型均采用手术切除。部分局限型外科难以切除。弥漫浸润型也难以切除。

（二）放疗　术后放疗适应证：

1. 对于外生型病变放射治疗一般在术后给予，仅适用于恶性病变或有恶变倾向病例。有学者主张对低度恶性脑干胶质瘤术后残存应给予放疗，但对毛细胞性星形细胞瘤术后残存也可观察，待肿瘤进展再放疗。

2. 对于术后复发的外生型病变患者，二次手术应予考虑，对于不能二次手术的提供放疗。

3. 对于弥漫型病变，手术意义不大，活检有必要。放疗为主要治疗手段。要限制放疗靶体积，肿瘤外缘外放1cm。剂量>50Gy，治疗后70%患者能获改善。但较早出现恶化，不到10%的病人生存超过2年之久。

1Gy bid总剂量72Gy的超分割方式与常规分割显示相似的生存率。

不少资料证实，超分割治疗，DT64～66Gy不增加放疗毒性反应。三期临床试验显示，在接受中位剂量70.2～72Gy照射后，延长激素使用期，观察病人出现病灶内坏死。对于脑干弥漫浸润型患者超分割放疗意义不大，这类患者预后差. 化疗效果也不肯定.

照射技术：主要有常规外放疗、三维适形放射治疗、调强放射治疗和立体定向放射治疗。立体定向放射治疗（SRT）或放射外科（SRS）能够在不增加肿瘤周围正常组织受照剂量的基础上增加靶区剂量，因而具有潜在的提高肿瘤局部控制率的可能性。立体定向放射治疗作为推量照射或对体积小、低度恶性脑干肿瘤的单纯治疗和挽救治疗都是可行的。

（三）预后　脑干弥漫浸润型患者预后差。

参考文献

1. Sarah S. Donaldson, Fred laningham, and paul graham fisher advances toward an understanding of brainstem gliomas. J Clin Oncol, 2006, 24：1266～1272.

第四节　原发性中枢神经系统恶性淋巴瘤

原发性中枢神经系统淋巴瘤（primary central nervous system lymphoma, PCNSL）是指发生在脑或脊髓，不伴有全身其他部位播散的非霍奇金淋巴瘤。

原发性中枢神经系统淋巴瘤占颅脑各种肿瘤的1%～6%，在非霍奇金淋巴瘤中不足1%。一般认为与目前较广泛存在的获得性免疫缺陷综合征有关。然而，此病在免疫功能正常的普通人也有增高。在艾滋病病毒阴性患者中，此病发病年龄高峰50～70岁，男∶女为3～2∶1。而在免疫功能低下的患者中，多在30～40岁发病，男性占绝大多数。肿瘤好发部位：幕上、脑室旁，小脑和脑干也可见。

发生在软脑膜和脊髓较少见。多发病灶在免疫功能正常的患者中发生率为25% ~50%，而在伴有艾滋病，免疫功能低下的患者中，发生率为60% ~80%。

一、病理

其肿瘤细胞类似结外非霍奇金淋巴瘤，以B细胞来源为主。B细胞性占96.4%，T细胞性占3.6%。其中，主要是高度恶性大细胞和小无裂细胞，弥漫大细胞性占62%。大细胞免疫母淋巴瘤是最常见的亚型。中度恶性淋巴瘤少见，低度恶性淋巴瘤亚型和T细胞淋巴瘤更少见。

二、临床表现

肿瘤占位压迫所致的神经精神障碍：癫痫、头痛、冷漠、意识障碍、颈背部痛和脊髓受压症状提示肿瘤侵及脊髓，视物模糊、视物成漂浮状提示肿瘤侵及视网膜、脉络膜等。

三、诊断

MRI是主要诊断方法和依据。影像学检查34%表现为多发病灶如能手术或立体定向取得活检，明确病理诊断最为理想。原发性脑恶性淋巴瘤MRI影像表现复杂多样，而与胶质母细胞瘤或转移瘤的区别可根据高培毅等提出的下列特点来判断：①脑淋巴瘤肿瘤位置靠近脑表面或室管膜近中线部位，血管入脑部位，边缘清楚；②T_2WI见肿瘤常有明显水肿；③淋巴瘤以团块样增强为主“握拳”样增强为次；④占位程度与肿瘤大小相关性与其他肿瘤相比相对较轻；⑤位于脑表面时则与脑膜关系密切，需与脑膜瘤鉴别；⑥非免疫功能低下的淋巴瘤患者，肿瘤内囊变坏死少见。

脊髓MRI只是在怀疑脊髓实质受侵时才选择，在初诊时侵及全身是极少见的。中枢神经系统转移性淋巴瘤多见于患有艾滋病的非霍奇金淋巴瘤患者。

Harting等的研究表明，磁共振频谱（magnetic resonance spectroscopy，MRS）对鉴别原发性中枢神经系统恶性淋巴瘤（PCNSL）和胶质瘤有帮助，PCNSL表现为高脂信号（lipid resonances）和高Cho/Cr比率。单光子发射断层扫描（single photon emission computerized tomography，SPECT）可望是PCNSL鉴别诊断的新技术。Shinoda等的研究发现，PCNSL对^{123}I-IMP摄取率高于1，而恶性胶质瘤和脑膜瘤都低于1。Kosuda等采用^{201}Tl和^{67}Ga SPECT检查临床上怀疑为PCNSL的患者，发现在PCNSL或生殖细胞瘤（92.9%，13/14）对^{201}Tl的摄取高于对^{67}Ga的摄取，而胶质母细胞瘤（10/10）、脑膜瘤（13/13）和转移瘤（6/10）则相反，对^{67}Ga的摄取高于对^{201}Tl的摄取。SPECT检查与采用立体定向活检相比，既安全又经济，但还需更多的临床验证和研究探讨。

脑脊液细胞学检查作为诊断依据以了解脊髓受侵情况。

对于患有艾滋病的恶性淋巴瘤患者建议作系统检查。

四、治疗

原发性中枢神经系统恶性淋巴瘤的治疗应多学科协作。

（一）外科　明确病理诊断，最好选择立体定向活检。此病以多病灶为特点，广泛的切除既可能造成生存率降低，且有加大术后功能障碍的危险。在颅内压不易控制时切除大的单发病灶有助于改善临床症状。

（二）激素　在高度怀疑脑恶性淋巴瘤的患者未取活检证实，未获病理诊断前暂不要使用激素治疗，因脑淋巴瘤对激素治疗特别敏感，有可能使CT或MRI上所显示的肿瘤消失，造成活检诊断困难。使用激素后，至少90%患者临床症状明显改善。

（三）化疗　近10年来，PCNSL的治疗效果有了明显的提高。目前较公认的治疗方案由原来的全脑放疗辅以化疗转变为先行大剂量甲氨蝶呤（methotrexate，MTX）为主的化疗再附加或不加（特别是60岁以上的老年人）放疗。这一治疗次序改变使平均生存率由1年增加到3年以上，5年生存率达25%～40%。化疗和放疗的综合治疗有效率可达80%。但不能忽视同时存在10%的与毒性相关的死亡率。

放疗合并化疗的临床随机研究少见，非随机临床研究表明可提高生存率。但有报道，同时进行全脑放疗和MTX化疗增加了脑白质病的发生率。特别是先放疗后给予MTX化疗。因此现在主张先化后放。June Corry推荐的方法是第1天和第8天给予静脉滴注MTX $1g/m^2$，第15天开始给予全脑放疗45Gy，每周5次，每次180cGy，然后再针对肿瘤原发部位推量照射5.4Gy/3次。

（四）放疗 以前对PCNSL全脑照射和局部推量均较高。最近，RTOG的一组研究报道，全脑照射40Gy，然后局部缩野追量到60Gy，与以往全脑照射45～50Gy，局部缩野追量到65Gy治疗方法比较，局部控制和存活率没有明显的下降，总的中位生存期为11.6月，2年存活率为28%，孤立的脊髓复发非常少见（<5%）。如原发性脑淋巴瘤诊断同时发现眼部淋巴瘤，眼部也应同脑一起照射DT36Gy。眼部放疗能明显改善眼部症状，眼部照射剂量不宜>50Gy。常规分割照射后，脑部病灶或眼部病灶推量照射可采用SRT或三维适形放疗推量。对眼部病灶推量，要考虑视神经耐受剂量而决定单次剂量和总剂量。

Paul L. Nguyen等报道27例免疫功能正常的原发性中枢神经系统恶性淋巴瘤患者，在甲氨蝶呤治疗失败全脑照射作为挽救治疗的结果。研究显示：在甲氨蝶呤治疗失败的27例患者，接受中位剂量36Gy，10例（37%）完全缓解，10例（37%）部分缓解，有效控制率74%，中位生存10.9月，晚期治疗相关的神经毒性反应4例（15%）与总剂量大于36Gy明显相关。

全脊髓照射：对脊髓MRI（+），CFS（+）者脊髓转移诊断明确均应行全中枢轴照射。

失败的主要原因为局部复发。PCNSL复发再治：对未接受放疗的患者可行全脑放疗。已接受放疗的患者可改变化疗方案，也可获得较好效果。Tyson等采用卡铂为主的化疗方案治疗复发的PCNSL37例，获得满意效果。完全缓解和部分缓解的患者到失败的平均时间为9.1个月，最长1例为91个月。也可采用立体定向放射治疗作为挽救治疗。

五、预后

据国外学者报告，对于不采取治疗措施或单纯手术治疗的患者，首发症状至死亡时间为0.9～4.6个月，单纯放疗，中位生存期：为12～20个月。5年生存率仅3%～4%，放疗合并化疗，中位生存33～42个月。目前无免疫缺陷的患者多采用化疗加放疗的治疗方案，5年生存率约25%～42%，预后较全身性NHL差。化/放疗获得CR的患者50%在1～2年内复发，其中65%发生于原发部位。颅外受累罕见，即使在病变晚期也很少发生，仅不足7%的患者发展至全身性NHL或颅外复发，患者很少死于颅外病变。

根据多个大宗回顾性研究和文献综合评述，影响PCNSL预后有利因素为年龄≤60岁和一般状态良好（ECOG评分PS 0～1）或KPS评分大于、等于70分；预后不良因素为血清LDH水平增高和CSF蛋白水平增高、深部病灶、多发病灶、脑干脊髓病变、CSF中出现NHL细胞。CSF中出现NHL细胞提示病变广泛，但由于CSF细胞学检测假阴性率过高，削弱了CSF细胞学检测对预后的影响。

PCNSL可分为非免疫抑制型和免疫抑制型两种临床生物学类型，前者预后较好，后者预后较差。PCNSL的疗效虽然获得较大的提高，但仍需要进行更多探索确定最佳的治疗方式。

参考文献

1. Bataille B, Delwail V, Menet E, et al. Primary intracerebral malignant lymphoma: report of 248 cases. J Neurosurg, 2000, 92 (2):261～266.
2. 陈忠平. 重视原发性中枢神经系统淋巴瘤的多学科协作治疗. 中国神经肿瘤杂志，2004，2（1）:1～4.
3. 夏云飞，等. 原发性中枢神经系统淋巴瘤的放射治疗. 中国神经肿瘤杂志，2004，2（1）:23～25.
4. Paul L Nguyen, Arnab Chakravarti, Dianne M Finkelstein. Results of whole－brain radiation as salvage of methotrexate fail-

ure for immunocompetent patients with primary CNS lymphoma. J Clin Oncol, 2005, 23:1507~1513.
5. Blay JY, Conroy T, Chevreau C, et al. High-dose methotrexate for the treatment of primary cerebral lymphomas: Analysis of survival and late neurologic toxicity in a retrospective series. J Clin Oncol, 1998, 16 (3):864~871.
6. Ferreri AJM, Blay JY, Reni M, et al. Prognostic scoring system for primar CNS lymphomas: The international extranodal lymphoma study group experience. J Clin Oncol, 2003, 21 (2):266~272.
7. Basso U, Brandes AA. Diagnostic advances and new trends for the treatment of primary central nervous system lymphoma. Euro J Cancer, 2002, 38 (10):1298~1312.
8. Reni M, Ferreri AJ, Garancini MP, et al. Therapeutic management of primary central nervous system lymphoma in immunocompetent patients: Results of a critical review of the literature. Annal Oncol, 1997, 8 (3):227~234.

第五节 髓母细胞瘤

见第十七篇第五章。

第六节 生殖细胞瘤

见第十七篇第四章。

第七节 室管膜瘤

一、概况

室管膜瘤发病率占儿童脑瘤的6%~12%。占椎管内肿瘤的30%~50%。近半数患儿年龄在5岁以下。近年来，5年生存率由原30%~50%提高至60%~70%。椎管内乳头状室管膜瘤5年生存率高达90%~100%。

二、病理

1/3发生在幕上。2/3发生在幕下。发病部位依次为第四脑室、侧脑室、第三脑室、导水管，椎管内以腰骶部多见，颈部次之。80%为良性，称室管膜瘤。20%为恶性，包括间变性室管膜瘤、室管膜母细胞瘤。有报道，低度恶性相当于WHO Ⅱ级。间变性室管膜瘤相当于WHO Ⅲ级。恶性室管膜瘤多见于侧脑室，肿瘤大，中央可出现坏死、出血。镜下：细胞小、致密、核深染、核分裂多见，经CSF播散率不到10%，按部位统计的结果提示：幕下恶性病变发生脊髓转移率占15.7%，而幕下分化好的病变仅为5.5%。

三、诊断

根据临床表现有局部定位体征，颅内高压征，结合影像学检查可发现占位病变脑积水，做出初步诊断不困难。在此介绍中枢神经轴肿瘤分期诊断检查：① 尽可能在手术前作全脊髓和脑增强MRI扫描，应使用3倍常规增强造影剂剂量；② CSF细胞学检查；③ 手术后MRI检查，了解手术切除范围，最后经手术或立体定向活检所获的病理诊断也是极为重要的。

四、治疗

（一）手术 列为首选。能否完全切除肿瘤将是最重要影响预后的因素。据报道，完全切除肿瘤的可能性在后颅窝病变为20%~40%。幕上病变为80%，椎管内病变为60%。全切的前提还是应在确保脑干和重要结构功能不受影响。

（二）放疗 对于间变性室管膜瘤或不全切除，则术后给予局部野放疗 DT50 ~ 60Gy。如果全切或者是良性室管膜瘤，是否需作术后放疗还有争议。对于室管膜母细胞瘤或有中枢轴转移者应作全脑全脊髓放疗，一般为全中枢轴 30 ~ 36Gy，对可见脊髓病变局部推量 4 ~ 9Gy。对脑内原发部位或残留病灶，推量至 50 ~ 60Gy。

对颅内局部射野可采用三维适形放疗和调强放疗。根据肿瘤恶性度和有无残存病灶决定 GTV 外放范围。不能忽视的是患者的年龄，近半数是 5 岁以下的儿童。Thomas E Merchant，报道他们临床二期适形放疗的结果。1997 ~ 2003 年 88 例儿童接受适形放疗。年龄在 2.85 ~ 4.5 岁，73 例接受 59.4Gy，15 例（大于 18 月）肉眼全切后接受 54.0Gy。靶区边界在肿瘤边缘外放 10mm。肿瘤肉眼全切 74 例，近全切 6 例，次全切 8 例。间变性室管膜瘤 35 例，肿瘤位于幕下 68 例。中位随诊 38.2 月，3 年无进展生存 74.7%，8 例局部失败，8 例远处转移，4 例出现局部失败和远处转移。3 年局部累计失败发生率 14.8%。神经认知功能平均评分稳定在正常范围，本组半数超过 24 月。局限性靶体积照射在儿童室管膜瘤患者可获得高的肿瘤控制率和稳定的神经认知功能。

一般认为提高局部剂量能提高局部控制率，对于明显残存，消退不理想者，可采用立体定向外科技术推量。

有报道，恶性室管膜瘤局部控制组，脊髓发生转移率为 4.3%，而局部未控组则高达 8.5%，按疗后 5 年失败原因分析，分化好的室管膜瘤，局部复发 17%（7/41），同时伴软脑脊膜转移 7%（3/41），恶性室管膜瘤，局部复发 58%（7/12），同时伴软脑脊膜转移 41%（5/12），由此可见局部控制是关键。

一般不主张全中枢神经轴的预防照射。全脑全脊髓照射仅适用于后颅窝病变和恶性室管膜瘤这类具有脊髓播散高危倾向者。已有报道，经全中枢照射能降低 CSF 细胞学阳性复发率。如能严格进行中枢神经轴分期检查（MRI + CSF），无播散倾向则不必作全中枢轴照射。

Beate Timmermann 报道他们的 HIT-SKK 87 和 92 临床二期多中心研究的结果。3 岁以下的间变性室管膜瘤入研究组。他们的结论是：即使在接受加强化疗的情况下延迟放疗也会影响生存期。主要失败原因在原发肿瘤局部。局限性肿瘤不必作全中枢轴照射。

（三）化疗 一般认为化疗无明显疗效，不主张化疗。

五、预后

手术切除是否完全，病理恶性度高低，脑脊液播散有无是影响预后的因素。

参 考 文 献

1. Thomas E Merchant, Raymond K Mulhern, Matthew J Krasin. Preliminary results from a phase Ⅱ trial of conformal radiation therapy and evaluation of radiation – related CNS effects for pediatric patients with localized ependymoma J Clin Oncol, 2004, 22:3156 ~ 3162.
2. Beate Timmermann, Rolf – Dieter Kortmann, Joachim Ku¨hl. Role of radiotherapy in anaplastic ependymoma in children under age of 3 years: Results of the prospective German brain tumor trials HIT – SKK 87 and 92. Radiotherapy and Oncology, 2005, 77:278 ~ 285.

第八节 垂 体 瘤

垂体瘤占中枢神经系统肿瘤 10% ~ 15%。在随机尸解中，无症状的垂体瘤高达 20%。1/3 的垂体瘤无分泌激素功能，2/3 的垂体瘤具有分泌激素的功能。垂体瘤不能根据病理特征区分良、恶性。侵及局部骨质和软组织的垂体瘤经常是良性，而细胞的多形性经常与临床恶性表现不一致，因而垂体瘤有良性、侵袭性和垂体癌之分。90% 以上的垂体瘤为良性垂体瘤。

一、解剖、生理、病理

正常垂体位于颅底中央，蝶鞍上面的垂体窝。垂体由腺垂体（相当于前叶）和神经垂体（相当于后叶）组成。垂体瘤是发生在垂体前叶的肿瘤。垂体的位置：蝶鞍的两侧以海绵窦为界，垂体的前上方是视交叉。因此，垂体瘤向上发展可压迫视交叉导致双颞侧偏盲和挤压丘脑下部而致视野缺损。垂体瘤向两侧侵袭可到海绵窦，其内有第Ⅱ、Ⅲ、Ⅳ、Ⅵ脑神经，向下至蝶窦，向上发展顶起垂体，少数病变若不受限制蔓延可侵袭颞叶、第三脑室和后颅窝。

根据垂体前叶腺细胞普通染色方法，可分为嗜色性（嗜酸性或嗜碱性）和嫌色性（中性）细胞两大类。细胞的着色反映了细胞所产生的激素的化学特性。生长激素（GH）和泌乳素（PRL）可见于嗜酸性细胞。这种细胞被染成橙色。促肾上腺皮质激素（ACTH）和促甲状腺素（TSH）、卵泡刺激素（FSH）、促黄体素（LH）和（MSH）在嗜碱性细胞内产生。这种细胞被染成蓝色。嫌色细胞呈淡粉色，是各种类型的去颗粒细胞或是具有细长突起的腺细胞不完全性包绕的“星形细胞”，这些细长突起具有划分腺体的作用。各类腺细胞的基本上呈散在分布，因此各种类型腺细胞的分类并不是十分严格。有报道约高达70%的垂体瘤产生1～2种激素水平增高并伴有明显的相应临床体征。

侵袭性垂体腺瘤在组织形态学方面具有良性垂体腺瘤特征，常规病理形态学很难区分非侵袭性和侵袭垂体腺瘤，根据光镜所观察到的细胞多形性、核异常、细胞不典型增生、坏死和核分裂均不能可靠判断垂体腺瘤属侵袭性或非侵袭性。

二、临床表现

按分泌激素功能状态分下列两大类：

（一）分泌激素功能活跃的垂体瘤　占垂体瘤的70%。

1. 泌乳素瘤　产生PRL过度分泌（PRL大于200μg/L），占垂体瘤40%。除血液中测的PRL明显增高外，在女性表现月经失调、闭经、溢乳等征。男性则表现性欲、性功能减退、毛发减少，乳房发育，这类肿瘤以微小腺瘤多见，但大的泌乳素瘤则根据肿瘤占位表现不同，如头痛、视野受损、视力下降。

2. 促肾上腺皮质激素瘤　产生ACTH，（正常值：20～30μg/L）占垂体瘤10%。除血液中测的皮质醇浓度增高外，临床典型表现为库欣综合征：满月脸、水牛背、脂肪堆积、皮下紫纹、继发性高血压、电解质紊乱、性功能障碍等。此外，还伴有肿瘤局部压迫所引起相关症状。

3. 生长激素腺瘤　除肿瘤占位所引起的相应症状外，以产生过量生长激素（GH）为特征（GH＞20μg/L），占垂体瘤10%。若在青春期骨垢未闭合前表现为巨人症，成年后则为肢端肥大症，少数患者糖代谢不正常，生长激素水平越高，肿瘤越大，且侵袭性越大。

4. 甲状腺激素腺瘤　占垂体瘤1%。除肿瘤占位症状外，TSH、T_3、T_4均增高。临床出现甲亢表现、甲状腺肿大、心率快、基础代谢增高，严重则突眼，还伴有性功能减退和闭经、不育等。

（二）分泌激素功能不活跃的垂体瘤　主要表现肿瘤占位症状体征，随肿瘤增大，可导致垂体功能发育不全，头痛，视野缺损，海绵窦颅内神经受损症状，蝶鞍骨质破坏等。

三、诊断

结合临床症状、体征、血液中相关激素水平异常，MRI增强扫描做出诊断。对于大垂体瘤，普通X线颅侧位片就能做出诊断。而垂体微腺瘤则需MRI增强扫描。MRI三维扫描能清晰观察肿瘤所在位置及与周围结构的关系。并能观察肿瘤与视交叉的关系和距离。CT骨窗对观察是否伴有骨质破坏很有价值。近几年CT血管造影（CT angiography，CTA）作为一种新的非损伤性血管成像技术广泛应用于临床。对侵袭性垂体腺瘤患者CTA可清楚显示肿瘤与血管、颅骨的三维关系，对术前了解肿瘤与周围血管位置甚为重要。

然而，一般放疗科医师面临的绝大多数垂体瘤患者是手术后患者，且均有明确的病理诊断。对于我们重要的是明确术前肿瘤范围，术后肿瘤残存情况。因而术后，放疗前复查 MRI 增强扫描很必要。对于经蝶窦入路显微手术，术后蝶窦内肿瘤残存和蝶窦内充填脂肪可经术后观察 3 月左右得以区别。充填脂肪在一定时间内可吸收，从影像学上消失。

Knosp 等根据测量冠状位 MRI 片海绵窦受侵犯的程度提出 5 级分类法，对临床诊断和治疗颇有重要价值。垂体腺瘤冠状位 MRI 分级如下：0 级：海绵窦未受侵，肿瘤局限鞍内和颈内动脉内侧壁连线内；Ⅰ级：肿瘤位于颈内动脉中央连线内，内侧静脉丛受侵已消失；Ⅱ级：肿瘤位于颈内动脉外侧壁连线内侧，内侧和上方或下方的静脉丛已消失；Ⅲ级：肿瘤长到 ICA 外侧壁连线外，突到海绵窦外，海绵窦内各静脉丛将消失；Ⅳ级：海绵窦外侧腔也消失，可见外侧壁隆；Ⅴ级：海绵窦内颈内动脉被肿瘤包裹，静脉丛消失。

在此介绍 Wilson 在 Hardy 和 Vizini 分期上修改而成的分期方法。

根据腺瘤与蝶鞍和蝶窦的关系分级

鞍底完整

Ⅰ. 蝶鞍正常，病灶膨胀生长，肿瘤小于 10mm

Ⅱ. 蝶鞍增大，肿瘤大于或等于 10mm

蝶骨

Ⅲ. 局限性蝶鞍底破坏

Ⅳ. 明显的蝶鞍底破坏

远处扩展

Ⅴ. 经脑脊液或血道

蝶鞍外扩展（期）

蝶鞍上扩展

0 期：无蝶鞍上扩展

A 期：占据交叉池

B 期：第三脑室隐窝消失

C 期：第三脑室大的占位病变

鞍旁扩展

D 期：颅内、硬脑膜内、前、中、后颅窝

E 期：侵入或紧邻海绵窦（硬脑膜外）

四、治疗

垂体瘤治疗的目的：在不导致垂体功能不足和不损伤周围正常结构的前提下：①去除和破坏肿瘤；②控制分泌功能；③恢复失去的功能。

（一）内分泌功能活跃的垂体瘤治疗

1. 显微外科手术切除　手术目的是全切或大部分切除肿瘤，解除肿瘤对脑组织及视神经和视交叉的压迫，根据肿瘤大小、肿瘤侵及范围和方向、肿瘤与周围结构的关系应选择不同的手术入路。目前临床主要采用经蝶入路和经颅入路。

2. 术后放射治疗　已成常规，1.8Gy/次，总剂量 DT45～50Gy，每周 5 次，术后放疗适应证：①持续的分泌功能过度的垂体瘤；②不完全切除；③复发再次手术的病例。即使采用单次分割剂量 1.8～2.0Gy，总剂量 45～55Gy，也还是有颞叶坏死和视神经损伤发生。

3. 单纯放疗　首选放疗仅适用于患者不能耐受手术或患者拒绝接受手术。

（二）内分泌功能不活跃的垂体瘤治疗

1. 手术仍为首选　减轻占位效应。

2. 术后尽快放疗 DT45 ~ 50Gy/25 ~ 28 次/5 ~ 6 w。

（三）结果 功能性垂体瘤，经放射治疗后局部控制率 80% ~ 90%，生长激素垂体腺瘤，3/4 在疗后数月至一年显效。垂体泌乳素瘤 1/3 在疗后数年显效。非功能性垂体瘤经放射治疗后局部控制率 80% ~ 90%，但 50% 放射治疗后垂体功能不足，外放疗对激素水平的影响程度依次为：促甲状腺素 > 生长激素 > 促肾上腺皮质激素。

（四）放疗技术

1. 常规放疗 采用钴 60 机、直线加速器。常用方法：一前加两侧野的三野照射技术。参考术前和术后 MRI。一般设 5cm × 5cm 野，少数大的肿瘤则需有较大的野。定位体位：使用斜架面罩固定，将头置于眉弓下缘至外耳孔连线与床面垂直的位置，经前额、两侧颞叶入射，对于肿瘤主要位于蝶窦或蝶窦有残留肿瘤的病例，可选择下列定位体位：使用面罩固定仪将头置于外眦与外耳孔连线与床面垂直的位置。两侧野将垂体窝和蝶窦包全，然后机头转至正前方，0 度，前野经筛窦达蝶窦和垂体窝。设此野有一条件，即前野的左右经线不能大于 5cm（即在患者两野平行前视时两侧角膜内缘之间的距离要等于或大于 5cm，以确定角膜不在射野内），肿瘤横径大于 3 ~ 3.5cm 则不宜用此野。等中心照射，1.8 ~ 2.0Gy/次，总剂量 45 ~ 50.4Gy/5w。

2. 三维适形或调强照射技术 对于较大的肿瘤，可采用多个固定野，每野使用整体适形挡块的技术照射，有条件者还可采用调强照射技术。95% 剂量线定为参考线，1.8Gy/次，总剂量 45 ~ 50.4Gy/5w。

3. 立体定向放射治疗

（1）立体定向放射治疗 根据肿瘤体积选择相应直径准直器，非共面多弧旋转照射技术。但剂量仍为 1.8Gy ~ 2.0Gy/次，在 GTV 外放 2 ~ 3mm。90% 剂量线作为参考线，总剂量 45 ~ 50.4Gy/5w，从剂量曲线图来看，明显优于常规三野照射，适用于比较小的垂体瘤。由于 SRT 技术的优势——靶周剂量跌落快，有利于对靶周重要结构的保护，近年来国外开展这项治疗并已见报道。法国的 Philippe Colin 报道他们的结果中认为：采用 SRT 技术作为垂体瘤术后的治疗方法是有效安全的。

Stefanie Milker - Zabel 报道了德国海德堡大学 68 例垂体瘤（FSRT 63 例，SRS 5 例）的治疗结果。26 例功能性腺瘤，42 例非功能性腺瘤。观察指标包括：CT/MRI，内分泌、眼科等检查。平均随诊 38.7 月。7 例首选放射治疗，39 例因残存病变行术后放疗，22 例因术后复发而放疗。FSRT 总平均剂量 52.2 Gy，单次剂量 1.8 ~ 2Gy，1 周 5 次，7 ~ 8 个野。均采用非共面照射技术，90% 剂量包含 PTV。SRS 剂量是 15Gy，治疗 1 次。总局部控制率 93%（60/65），43 例疗后 CT/MRI 显示稳定，26 例功能性腺瘤显示完全缓解，19% 患者在平均 34 月时激素水平减低。在 54 个月内 2 例促生长激素腺瘤发生激素水平回升，1 例促肾上腺皮质激素腺瘤影像学显示复发，4 例视功能减退，3 例垂体部分功能减退。无放射性脑坏死和放射所致的胶质瘤。立体定向放射治疗垂体腺瘤提高了局部控制，降低了激素非正常高水平，是安全有效的。

Sun Ha Paek 报道 68 例非功能性垂体腺瘤 FSRT 的结果。本组男 36 例，女 32 例。年龄 15 ~ 81 岁。中位随诊 30 月（2 ~ 82 月），中位靶体积 6.2cm^3。FSRT 剂量分割方式：20 例 46Gy，48 例 50 ~ 52 Gy，大多数 50.4Gy，单次剂量 1.8 ~ 2.0Gy，每周 5 次。11 例为复发肿瘤，54 例为残存肿瘤。3 例放疗前未行外科手术。2 例因放射导致视功能损伤，未发现其他放射所致的早期或晚期损伤。随诊截止时，26 例肿瘤缩小，41 例肿瘤稳定。4 例患者分别在 FSRT 疗后 6，11，12，17 个月时发现垂体功能减退。资料完整可分析的患者中，FSRT 疗后视野功能改善 28 例，无改变 24 例，2 例视野损伤加重。他们认为采用 FSRT 技术，1.8Gy 的单次分割剂量，总剂量 50.4Gy，是安全有效的。

（2）立体放射外科 据国外学者 Kjellberg，Abe 和 Kjellberg，Levy 等人报道，采用质子束（particle）立体定向放射外科治疗功能性垂体瘤（如生长激素腺瘤和促肾上腺皮质激素瘤）共 1 161 例。经长达 10 ~ 20 年的随诊观察，肿瘤局部控制率达 85% ~ 95%，且激素水平均恢复正常。其中 0.3% 继发失明，0.7% 继发视野受损，0.9% 继发眼球运动障碍。

X线立体定向放射外科：主要针对垂体肿瘤治疗。由于其物理学特点，定位精确，高剂量集中于靶区，靶区周围剂量衰减迅速，而使肿瘤与周围正常组织所受到的放射剂量相差甚大，肿瘤边缘剂量16～25Gy。对残留或复发的肿瘤可采用X刀或γ刀治疗。自20世纪70年代Back lund等首先应用γ刀治疗垂体腺瘤取得满意疗效，认为伽玛刀治疗垂体腺瘤安全有效，尤其适合术后复发、术后残留海绵窦或蝶窦内的肿瘤。对靠近视交叉及视神经的残留肿瘤，要掌握照射剂量，预防引起放射性视神经损伤。目前临床采用剂量分割或肿瘤体积分割方法，以减少放射性并发症。

（3）质子治疗　Ronson报道罗玛琳达大学医疗中心47例质子适形放射治疗垂体瘤结果。分割剂量1.8或2.0 CGE总剂量54 CGE，从影像学、血清学、症状改善三方面均获疗效。除垂体激素功能减退以外，其他严重并发症少见。本组中位随诊90个月（8～143个月）影像学反应：有资料的41/44（93.2%）10例完全反应（24.4%）；12例部分反应（29.3%）；19例稳定（46.3%）实际肿瘤完全消退率5年22%±7.7%。主观症状反应：随诊42例（89.4%），改善71.4%，无改变11.9%。内分泌反应：23例分泌型随诊21例（91.3%），18例激素水平正常或激素水平降低达到生化控制，8例激素水平正常，10例激素水平降低，5年实际内分泌水平正常是22.8%（±9.2%）。本组大肿瘤体积、无分泌功能垂体瘤和以往曾接受手术的患者比例较高，这些因素与放射治疗后垂体功能减退相关。具有促肾上腺皮质激素（ACTH）功能并伴有库欣综合征的垂体瘤患者控制率较低和死亡率增加。6例死亡，2例与激素功能未控相关，1例颞叶发生坏死，3例继发性视功能减退，11例发生垂体功能减退。

适应证：①垂体微腺瘤（有症状者），但肿瘤边缘距视通路至少5mm；②拒绝或禁忌开颅的患者；③蝶窦内残留，复发的肿瘤。

禁忌证：①在CT，MRI上肿瘤显示不清，瘤内出血或囊性变者；②浸润性大腺瘤周围骨质结构破坏；③肿瘤压迫视交叉发生视力、视野损伤；④肿瘤侵及海绵窦者；⑤肿瘤压迫三室后部，有下视丘功能障碍者。

（五）药物治疗　溴隐亭是长效多巴胺受体激动剂，可减少泌乳素（PRL）的合成和分泌。据早期大量病例报道，长期服用溴隐亭能有效降低泌乳素肿瘤患者PRL的水平、恢复排卵性月经和缩小瘤体，但停药后不久，肿瘤增大，激素水平升高，有潜在副作用。

现有外放疗+溴隐亭联合治疗泌乳素腺瘤，适用于不能手术、对手术未全切除的肿瘤或拒绝手术的泌乳素腺瘤患者。对术后出现高PRL症和复发患者应以药物治疗为主，放射治疗为辅。药物治疗对PRL较高者尤其有效，如果PRL仍不正常，考虑是否用药时间足够长（一般需2～6个月），患者对药物是否存在耐受，考虑增加药物剂量或改变多巴胺受体激动剂类药物用药类型。另有人提出对大腺瘤首先直接行药物治疗，如果肿瘤对药物治疗效果明显，继续应用药物，而对药物反应中度与较差的患者，则可考虑采用经蝶手术治疗，术后再结合其他治疗。

五、预后

垂体瘤放疗后患者需终身随诊。监测垂体激素水平和视野，视力。国外学者长期随诊发现半数以上患者有垂体功能不全，1.5%～2.3%的患者出现继发性视力丧失。据报道，生长激素瘤手术+放疗或单纯放疗后10年，无瘤生存率69%～76%。以GH不超过5ng/ml为恢复正常标准，放疗后5年，30%病人达标；10年，53%；15年，77%；20年，89%。泌乳素瘤手术+放疗或单纯放疗，泌乳素水平恢复到正常，在疗后10年为50%～93%，疗后5～9年，43%～71%。促肾上腺皮质激素瘤放疗后10年，无瘤生存率59%；疗后9.5年，症状缓解率为57%，疗后1～3年，56%～70%。非功能垂体瘤术后+放疗或单纯放疗，病变稳定生存率：疗后10年为89%～91%。无瘤生存率：疗后10年为79.6%～89.9%。

参考文献

1. 周晓平，左长京，刘建民，等. 螺旋 CT3D 图像重建在鞍区肿瘤中的临床应用. 中华神经外科疾病研究杂志，2003，2（1）：19～21.
2. Kno sp E，Steiner E，Kitz K，et al. P ituitary adenomas with in 2 vasion of the cavernous sinus space：A magnetic resonance imaging classification compared w ith surgical findings. Neu rosurgery，1993，33（4）：610～618.
3. Brada M，Rajan B. The toxicity of radiotherapy in the treatment of pituitary adenoma. In：Wass JAH，(ed). Treating acromegaly. Bristol：Journal of Endocrinology，1994. 127～132.
4. Boelaert K，Gittoes NJ. Radiotherapy for non－functioning pituitary adenomas. Eur J Endocrinol，2001，144：569～575.
5. Philippe Colin，Nicolas Jovenin，Brigitte Ddelemer，et al. Treatment of pituitary adenomas by fractionated stereotactic radiotherapy：A prospective study of 110 patients. Int J Radiation Oncology Biol Phys，2005，62（2）：333～341.
6. Stefanie Milker－Zabel，J¨urgen Debus，Christoph Thilmann. Fractionated Stereotactically guided Radiotherapy and radiosurgery in the treatment of functional and nonfunctional adenomas of the pituitary gland. Int J Radiation Oncology Biol Phys，2001，50（5）：1279～1286.
7. Sun Ha Paek，Beverly Downes，Greg Bednarz. Integration of surgery with fractionated stereotactic radiotherapy for treatment of nonfunctioning pituitary macroadenomas. Int J Radiation Oncology Biol Phys，2005，61（3）：795～808.
8. Brian B Ronson，Reinhard W Schulte，Khanh P Han. Fractionated proton beam irradiation of pituitary adenomas. Int J Radiation Oncology Biol Phys，2006，64（2）：425～434.

第九节　脑　膜　瘤

脑膜瘤占颅内肿瘤近 20%，据报道发病率为 0.8～4.9/10 万人。近期加拿大学者采用 CT 检查作为诊断标准，脑膜瘤的发病率为 2.3/10 万人，其中恶性脑膜瘤为 0.17/10 万人。脑膜瘤良性占 90%，恶性占 10%。良性脑膜瘤男：女约 2：1，恶性脑膜瘤男：女则 1：1。发病年龄在 70 岁形成高峰，而恶性脑膜瘤则多见于 30 岁患者。儿童脑膜瘤少见，仅占儿童脑瘤的 1%～4%。发病相关因素可能有：①电离辐射；②外伤；③病毒感染；④性激素。已明确认定电离辐射是致病因素，并公认脑膜瘤与神经纤维瘤病 2 型和乳腺癌相关。

一、临床表现

常见症状按出现频率排列：头痛、性格改变、性格反常、神经麻痹症状、癫痫、视力下降、癫痫小发作、肢体运动障碍、失语症、意识渐下降、感觉异常、复视、头晕、听力下降。常见体征：神经麻痹体征、记忆力下降、脑神经受损体征（非视神经受损症状）、视野缺损、感觉障碍、失语、视盘水肿、视力减退、意识变化、眼球震颤、听力减退。发生在脑凸面或矢状旁窦的脑膜瘤儿童患者通常出现癫痫、局部功能障碍、或颅内压增高症状以及脑室病变伴有典型的颅内压增高，偏瘫、偏盲。发生在脊髓的成人脊膜瘤，2/3 的患者出现头痛、感觉障碍、乏力，继之肠道、膀胱功能障碍。发生在脊髓的儿童脊膜瘤，超过半数发生肢体末端乏力、继之背痛、尿便失禁、肢体末端痛。背和肢体末端痛系神经敏感性增高所致。

二、诊断

CT 和 MRI 增强扫描能提供肿瘤大小，部位，能否手术和对颅内重要结构的危害等重要信息。脑膜 MRI 的特点有助诊断：①增强扫描显示脑膜瘤具有均一强化，其程度高于 CT，提高可辨性，而平扫 T 1 和 T2 加权像信号与正常脑组织相等，有时易漏诊；②硬膜尾征：脑膜瘤广基于硬膜，在形成团块肿瘤的周围的脑膜呈线状增厚，从而成为影像学上的“硬膜尾征”，60% 脑膜瘤具有此特征，但此征还可见于绿色瘤、淋巴瘤类肉瘤病；③皮质扣压征：系生长在脑实质外的脑膜瘤向内挤压脑皮质而使脑皮质呈弓形移位；④假包膜形成：在瘤体周围 T1 相上可见一狭窄的低信号，多系脑脊液缝隙，也可由扣压的硬脑膜、移位的动脉分支或包绕的血管流空效应而形成。在瘤体外发现血管的无信号影或瘤体内低强度信号的血管床是 MRI 诊断脑膜瘤的主要特征；⑤半数以上病例可见瘤周水肿，15% ~20% 可见颅骨改变，包括骨质破坏和骨质增生。MRI 不能区别良恶性脑膜瘤，在显示钙化改变 CT 优于 MRI。

在实际临床工作中，放疗科医师面临的脑膜瘤患者绝大多数为术后患者，均已有明确病理诊断。部分未行手术者绝大多数经脑专科医院诊断明确不宜手术或拒绝手术的病人。对有视、听障碍的患者均应在术前和放疗前作有关视力、视野等视神经功能和听神经功能方面的专科检查。

三、治疗原则

（一）手术 颅内脑膜瘤、椎管内脊膜瘤患者理想选择是全切手术，并仅出现可以接受的轻微而较低比率的并发症。然而 1/3 的脑膜瘤由于肿瘤部位、大小和与重要神经，血管关系十分紧密而不能全切，肿瘤完全切除率较低的部位是：后颅窝、蝶骨、鞍旁。

（二）术后放疗 恶性脑膜瘤术后复发率高达 71%。因而对恶性脑膜瘤或间变性脑膜瘤，次全切患者，需作术后放疗。虽然没有关于术后放疗的随机性研究，但多项回顾性研究显示术后放疗可提高无进展生存和总生存。若有条件采用三维适形调强治疗技术能降低并发症，提高局部控制。既往未接受放疗的复发患者在二次切除后立即开始放疗。脊膜瘤在次全切除术后也应行术后放疗。

放射治疗技术：根据患者情况选择单纯放疗、术后放疗，最好在采用面罩头位固定条件下做增强 MRI 或 CT 定位上确定靶区。靶区包含肿瘤及瘤周蛛网膜间隙，供瘤血管、硬膜尾征及局部骨质异常信号（骨质增生或破坏）。术后放疗则针对瘤床和残存肿瘤尽可能作 TPS 计划。对于良性脑膜瘤 PTV 在 GTV + 外放 1cm，恶性脑膜瘤则外放 2 ~ 3cm。对于视神经鞘脑膜瘤需采用三维适形放疗计划系统设计照射野能获得较为理想的计划。对颅内其他部位选择采用多个固定野和旋转照射能限制非受损的中枢神经组织受量。对于位于一侧的病变采用楔形两野夹角照射。对位于中线部位病变（如蝶鞍旁和蝶骨）可采用旋转照射，避免采用两侧对穿照射，尽可能保护一侧正常的脑重要结构，视神经，视交叉单次剂量从 100% 剂量线计算 180cGy，总剂量不超出或等于 54Gy。良性脑膜瘤总剂量 5400cGy，每次 180cGy，每周 5 次。恶性脑膜瘤单次 180cGy，总剂量 5940cGy/33 次，未手术或术后残留病灶的恶性脑膜瘤有条件者可在外放疗基础上采用 X 线立体定向放射外科技术推量照射。

（三）单纯放疗 对于不宜手术的患者单纯放疗也能使大多数患者获得姑息治疗的效果和控制肿瘤长期生存的疗效。对于既往未接受放疗的复发而又不宜再行手术的患者也可进行放射治疗。

（四）介入治疗 选择对供血丰富的脑膜瘤患者采用术前栓塞治疗有助于术中止血，安全满意切除肿瘤，并已取代以往术前放疗在这方面的作用。

（五）立体定向放射外科 X 刀、γ 刀治疗。适用于：①手术难度大，不易切除，伤残率高的颅底脑膜瘤；②直径小于 30mm 的病灶；③病人不能耐受手术；④恶性脑膜瘤；⑤经手术和放疗后病变残存和复发的患者作为挽救性治疗。禁忌证：①直径大于 30mm 位于上矢状窦旁肿瘤和位于脑脊液循环通路上的肿瘤。因放射外科治疗这类肿瘤有可能导致肿瘤肿胀而使脑脊液循环梗阻，进而导致颅内压高；②因肿瘤导致视力下降、视野受损的病例；③与脑干、脑重要结构、脑神经关系紧密的肿瘤。脑膜瘤通常有包膜、非浸润性、边缘易确定，较适宜作立体定向外科治疗。研究显示，立体定向外科治疗是安全有效的，建议术后结节状残存行此治疗。分次立体定向放射治疗同时具有定位精确和分次治疗的优点，Debus 等报道分次立体定向放射治疗 189 例具有大体肿瘤的患者，中位剂量在 90% 等剂量线处为 56. 8Gy，良性和恶性脑膜瘤 5 年无进展生存率分别为 94% 和 78%。疗前神经功能障碍 45% 改善，7% 恶化。3 级毒性反应发生率 2%。

四、预后

美国报道，全切术后 5 年生存率 85%，10 年生存率 75%，15 年生存率 70%，次全切术后肿瘤无复发生存5年60%，10年45%，15年10%。次全切术后+术后放疗，5年生存率，良性脑膜瘤89%，恶性脑膜瘤49%（$P=0.001$）。

参 考 文 献

1. Longstreth WT Jr, Dennis LK, McGuire VM, et al. Epidemiology of intracranial meningioma. Cancer, 1993, 72 (3): 639～648.
2. Surawicz TS, McCarthy BJ, Kupelian V, et al. Descriptive epidemiology of primary brain and CNS tumors: Results from the Central Brain Tumor Registry of the United States, 1990－1994. Neurooncol, 1999, 1 (1): 14～25.
3. Preston－Martin S. Descriptive epidemiology of primary tumors of the brain, cranial nerves and cranial meninges in Los Angeles County. Neuroepidemiology, 1989, 8 (6): 283～295.
4. Sutherland GR, Florell R, Louw D, et al. Epidemiology of primary intracranial neoplasms in Manitoba, Canada. Can J Neurol Sci, 1987, 14 (4): 586～592.
5. Kurland LT, Schoenberg BS, Annegers JF, et al. The incidence of primary intracranial neoplasms in Rochester, Minnesota, 1935－1977. Ann N Y Acad Sci, 1982, 381: 6～16.
6. Sutherland GR, Florell R, Louw D, et al. Epidemiology of primary intracranial neoplasms in Manitoba, Canada. Can J Neurol Sci, 1987, 14 (4): 586～592.
7. Dziuk T, Woo S, Butler EB, et al. Malignant meningioma: An indication for initial aggressive surgery and adjuvant radiotherapy. J Neurooncol, 1998, 37: 177～188.
8. Milosevic MF, Frost PJ, Lapierre NJ, et al. Radiotherapy for atypical or malignant intracranial meningioma. Int J Radiat Oncol Biol Phys, 1996, 34: 817～822.
9. Pourel N, Auque J, Bracard S, et al. Efficacy of external fractionated radiation therapy in the treatment of meningiomas: A 20－year experience. Radiat Oncol, 2001, 61: 65～70.
10. Hakim R, Alexander E, Loeffler JS, et al. Results of linear accelerator based radiosurgery for intracranial meningiomas. Neurosurgery, 1998, 42: 446～454.
11. Harris AE, Lee JYK, Omalu B, et al. The effect of radiosurgery during management of aggressive meningiomas. Surg Neurol, 2003, 60: 298～305.
12. Kondziolka D, Levy EI, Niranjan A, et al. Long－term outcomes after meningioma radiosurgery: Physician and patient perspectives. J Neurosurg, 1999, 91: 44～50.
13. Ojemann SG, Sneed PK, Lardon DA, et al. Radiosurgery for malignant meningioma: results in 22 patients. J Neurosurg, 2000, 93 (Suppl 3): 62～67.
14. Stafford SL, Pollock BE, Foote RL, et al. Meningioma radiosurgery: Tumor control, outcomes, and complications among 190 consecutive patients. Neurosurgery, 2001, 49: 1029～1037.
15. Debus J, Wuendrich M, Pirzkall A, et al. High efficacy of fractionated stereotactic radiotherapy of large base－of－skull meningiomas: long－term results. J Clin Oncol, 2001, 19: 3547～3553.
16. Adegbite AB, Khan MI, Paine KW, et al. The recurrence of intracranial meningiomas sfter surgical treatment. J Neurosurg, 1983, 58: 51～56.
17. Marks SM, Whitwell HL, Lye RH. Recurrence of meningiomas after operation. Surg Neurol, 1986, 25: 436～440.
18. Mirimanoff Ro, Dosoretz DE, Linggood RMn et al. Meningioma: Analysis of recurrence and progression following neurosurgical resection. J Neurosurg, 1985, 62: 18～24.
19. Jaaskelainen J. Seemingly complete removal of histologically benign intracranial meningioma: Late recurrence rate and factors predicting recurrence in 657 patients. Amultivariate analysis. Surg Neurol, 1986, 26: 461～469.
20. Condra KS, Buatti JM, Mendenhall WM, et al. Benign meningiomas: Primary treatment selection affects survival. Int J Radiat Oncol Biol Phys, 1997, 39: 427～436.
21. Barbaro NM, Gutin PH, Wilson CB, et al. Radiation therapy in the treatment of partially resected meningiomas. Neurosurgery, 1987, 20: 525～528.
22. Taylor BW Jr, Marcus RB Jr, Friedman WA, et al. The meningioma controversy: Postoperative radiation therapy. Int J

Radiat Oncol Biol Phys, 1988, 15:299~304.
23. Miralbell R, Linggood RM, de la Monte S, et al. The role of radiotherapy in the treatment of subtotally resected benign meningiomas. J Nruro Oncol, 1992, 13:157~164.
24. Stafford SL, Perry A, Suman VJ, et al. Primarily resected meningiomas: Outcome and prognostic factors in 581 Mayo Clincin patients. 1978 through 1988. Mayo Clin Proc, 1998, 73:936~942.
25. Mathiesen T, Lindquist C, Kihlstrom L, et al. Recurrence of cranial base meningiomas. Neurosurgery, 1996, 39: 2~7.

第十节 颅咽管瘤

颅咽管瘤是发生在儿童青少年中最常见的先天性颅内肿瘤。占儿童脑瘤5%。颅咽管瘤虽不是恶性肿瘤，但位于鞍区，通常伴有颅内压增高，因此危害不小。

一、病理

颅咽管瘤由位于垂体区先天发育残留组织 Rathke 囊残留细胞发展形成。开始为实性，渐大呈囊性变，部分肿瘤呈囊实性共存。囊壁光，内有钙化成分。

二、临床表现

颅咽管瘤按部位分为下列两型：

（一）鞍内型　肿瘤挤压、垂体出现内分泌障碍症状，儿童表现身材矮小，发育迟缓。女性出现闭经、月经不调。男性性欲下降，第二性征不明显。

（二）鞍上型　肿瘤发展突破鞍隔向前上方压迫视交叉，视神经出现视力、视野受损。肿瘤进一步增长突入第三脑室，可致室间孔阻塞，引起脑积水，压迫下视丘部，也引起视觉障碍和内分泌功能障碍。

三、诊断

（一）CT　在显示颅咽管瘤钙化特征这一点是优于 MRI，根据肿瘤占位部位，囊性，或囊实性在 CT 片上表现低密度区，蛋壳样钙化为特征，实性则呈密度较高，均匀，内有点片状钙化，注入增强剂后囊性、囊实性病变，其囊壁为环状强化，实性病变为均匀强化。

（二）MRI　能从横断面，冠状面，矢状面三维上更好地显示肿瘤形态，以及与周围结构的关系，有助于手术和定位。

结合临床表现，发病年龄，影像学特征一般能做出正确诊断。

四、治疗

（一）手术　首选。即使在显微外科发展的今天，全切难度仍然很大。

（二）术后放疗　绝大多数病例均需术后放疗。不全切除+术后放疗的肿瘤控制率不低于全切术后的肿瘤控制。

（三）单纯放疗　禁忌或拒绝手术者或小的肿瘤，可考虑单纯放疗。采用三维适形放疗。参见“垂体瘤”节。剂量1.8Gy/次，总剂量54Gy。

（四）腔内核素治疗　采用立体定向穿刺抽液，若囊壁完整则可注入胶性治疗性放射性核素，如钯-90、磷-32、碘-125等。

（五）立体定向放射治疗　适合于实性，位置安全，即距脑干、脑神经、重要结构有一定距离、小于3cm的肿瘤。

（六）化疗　部分囊性颅咽管瘤应用博莱霉素囊内化疗可取得良好效果。Hiroshi Takahashi 报道从

1988～2004 年 11 例儿童复发性囊性颅咽管瘤应用博莱霉素囊内注射，随访 3～16 年，7 例肿瘤基本退缩，3 例退缩不佳者加用立体定向放射外科，1 例死于丘脑垂体功能不全，无严重并发症发生。

第十一节 脊 索 瘤

脊索瘤是一种少见的先天性肿瘤。它起源于胚胎脊索残余组织，好发中线部位、颅底斜坡、鞍区、骶尾部，占中线部位肿瘤的1%～4%，占颅底肿瘤的35%～40%。文献报道33%起源于脊柱，32%起源于颅底部，29%起源于骶尾部，6%起源于中轴线以外或不确切位置，可发生于任何年龄，但大多数发生在40岁以后。其中脊索瘤和低度恶性脊索肉瘤几乎各占一半。

一、临床表现

根据肿瘤所在位置不同，表现症状各异。头痛、间歇性复视、视力下降，局部感觉异常、乏力、耳鸣、吞咽困难、发音困难等，也可见部分病人肿瘤侵及鼻咽、蝶窦、位于鞍区可引起垂体功能下降，嗜睡、多饮、多尿等。

二、诊断

（一）影像学改变　CT、MRI 均可见颅底占位病变，CT（骨窗）显示颅底骨质破坏的范围清晰，部分可见点状或片状钙化改变，MRI 显示软组织病变优于 CT，在 T1 相上为等信号，低信号，T2 相呈高信号。

（二）病理　在鼻咽部可见肿瘤可经鼻咽取活检，病理证实。能手术病例可在术后获得病理明确诊断，为术后放疗提供依据。

（三）临床诊断　结合临床表现、影像学特征，疗前大致能做出临床诊断。

三、治疗

（一）手术　扩大切除或完整切除是首选的治疗方式。此部位手术难度大，特别是肿瘤广泛者，神外和头颈外科医师合作，可将手术作得彻底些。

（二）术后放疗　能全部切除的肿瘤不超过总数一半，即使肿瘤全部切除，镜下残留比率也相当高，因此术后放疗很有必要，对于切缘阳性和术后残留的病人推荐术后放疗。

Klekamp、Samii 及 Romero 等人均用传统的分割进行高剂量放疗，其治疗结果相似。Romero 等人发现，对有镜下残留的患者，给予 48Gy 的术后放疗效果优于剂量低于 40Gy 的患者。Klekamp 和 Samii 报道：与次全切除后不作术后放疗相比，术后放疗 60～70Gy 能延长肿瘤无进展时间。

Munzenrider 和 Liebsch 建议对颅底脊索瘤患者使用带电粒子束治疗，他们认为带电粒子束能给予病灶高剂量而避开周围正常结构。Neol 等报道 100 例颅底脊索瘤患者应用光子束和质子束治疗，光子束 1.8Gy/f，质子束儿童 1.8CGE/f，成人 2.0Gy/f，每天 1 次，中位总剂量 67Gy，2 年和 4 年局控率是 86.3%和 53.8%，2 年和 5 年总生存率分别为 94.3%和 80.5%。

适形、调强放疗能在高剂量准确投照同时避开周围正常的结构，因此，以后将以适形放疗、调强放疗为主，有利于提高肿瘤区局部剂量而周围正常脑、重要结构受量控制在可耐受的范围内。但目前还没有关于调强放疗和其他放射治疗技术比较研究的报道。

肿瘤残存范围小，也可采用立体定向放射治疗技术。

靶区剂量：在镜下可见肿瘤区剂量控制在常规分割剂量 66～78cGy，注意正常垂体受量，尽可能在耐受剂量以下，以不超过常规分割总量 50Gy 为宜。三维适形计划，可使视神经、视交叉受量比常规放疗受量降低，可将受量控制在 60Gy 以下（图 12－2－3）。

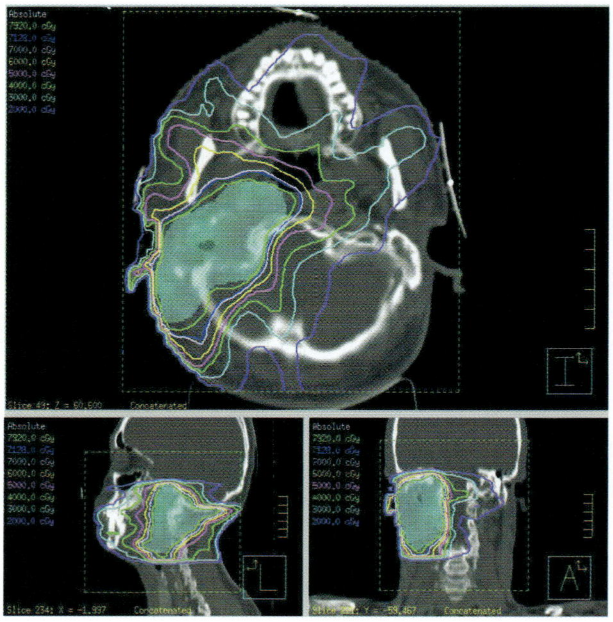

图 12-2-3 脊索瘤术后靶区勾画和剂量分布

蓝色覆盖区为 PTV；95% 剂量线定为参考剂量线，总量 78Gy，2Gy/次，每周 5 次。

四、预后

Liehsch 和 Coworkes 分析报道 334 例成人脊索瘤的结果，中位随诊 5 年。低度恶性脊索肉瘤 5 年、10 年生存率为 97%、64%，明显好于脊索瘤（92%，42%）。钱立庭报道中国医学科学院肿瘤医院 37 例颅底部脊索瘤 1，3，5，10 年总生存率分别为 97.3%、87.3%、71.5% 和 41.0%。颅底部的脊索瘤和低度恶性脊索瘤几乎无远处转移，局部控制率在低度恶性脊索瘤，男、女患者中相仿，在脊索瘤患者中女性控制率要高于男性。

参 考 文 献

1. Mirra JM，Nelson SD，Della Rocca C，Mertens F. Chordoma. In：Fletcher CDM，Unni KK，Mertens F（eds）. World Health Organisation Classification of Tumours. Pathology and Genetics. Tumours of Soft Tissue and Bones. IARC Press，Lyon，2002，315～17.

2. McMaster ML，Goldstein AM，Bromley CM，et al. Chordoma：Incidence and survival patternsin the United States，1973-1995. J Cancer Cause Control，2001，12（1）：1～11.

3. Noel G，Feuvret L，Calugaru V，et al. Chordomas of the base of the skull and upper cervical spine. One hundred patients irradiated by a 3D conformal technique combining photon and proton beams. Acta Oncol. 2005；44（7）：700～708.

4. 钱立庭 刘新帆 李晔雄. 37 例颅底部脊索瘤的治疗与预后. 中华肿瘤杂志，2005 年，27（10）：635～637.

第十二节 脑转移瘤

见第十五篇第二章。

第三章　椎管内肿瘤

本节仅介绍原发于椎管内的常见肿瘤。椎管内肿瘤也称脊髓肿瘤，分为髓内肿瘤，髓外硬脊膜下肿瘤，硬脊膜外肿瘤三大类。

尽管临床已发现既往接受放射治疗与可能与椎管脊膜瘤、软组织肉瘤和椎体肉瘤有关，但其原因不大清楚，而神经纤维瘤病与椎管内神经纤维肉瘤的发生有密切联系。成人原发脑瘤与原发椎管内肿瘤比率为20∶1，儿童则5∶1。椎管内肿瘤多发于青少年儿童。原发椎管内肿瘤10%发生在脊椎骨，65%发生在椎管内，25%发生在脊髓。

一、病理

见表12－3－1。

表12－3－1　原发椎管内肿瘤的病理类型

肿瘤部位	病理	临床转归
脊椎（硬膜外肿瘤）	成骨肉瘤	易经血道转移至肺
	软骨肉瘤	易经血道转移至肺
	脊索瘤（骶骨）	
	血管瘤	
椎管内（硬膜内肿瘤）	神经鞘瘤	
	神经纤维瘤	
	恶性神经鞘瘤	易经血道转移至肺
	脊膜瘤	易经血道转移至肺
脊髓内（髓内肿瘤）	低度恶性星形细胞瘤	
	恶性星形细胞瘤，多形胶母	经CSF播散
	室管膜瘤（髓内）	恶性，易经CSF播散10%～15%
	室管膜瘤（马尾部＋髓内）	

二、临床表现

根据肿瘤所在部位、脊髓节段，椎体平面表现相应症状、体征。

由于椎管内空隙狭窄，脊髓被表面附着结构和神经根所牵连而相对固定，其活动范围有限，一旦肿瘤压迫脊髓超过其代偿、适应能力，脊髓受压症状立刻加重。

（一）临床表现分期　①刺激期：神经根痛；②脊髓部分受压期：脊髓半横断综合征；③脊髓完全受压期：脊髓横惯性损伤。①、②期常无明显时间分界，一旦进入③期，脊髓损伤为不可逆性，即使解除压迫，脊髓功能难以恢复，故对椎管内肿瘤的早期诊断和及时治疗极为重要。

（一）主要症状与体征

1．神经根痛　是无论何类椎管内肿瘤的最常见的首发症状，以硬脊膜外肿瘤最为常见。以硬脊膜外转移癌的疼痛最严重。

2．运动障碍　脊髓肿瘤表现压迫平面以下为上位神经元损伤，即痉挛性瘫痪，反射亢进和无力，脊髓肿瘤平面表现弛缓性瘫痪，反射减弱或消失。圆锥，马尾部肿瘤则表现下位神经元瘫痪，无力和软瘫。

3．感觉障碍 常有麻木，蚁行感，温觉异常，感觉过敏，刺痛，严重到感觉丧失。其感觉异常的最高界常提示肿瘤的下界。

4．尿潴留和尿失禁 腰骶节段肿瘤致膀胱反射中心受损是最常见的自主神经功能障碍之一。

5．直肠功能障碍 腰节以上脊髓受损表现便秘，腰节以下受损则排便失禁。

三、诊断

上述肿瘤一般均以手术治疗为首选，因而放疗科医师面对的绝大多数是术后并已有病理诊断的患者和少数复发的患者。术前、术后的MRI至关重要，据此了解术前病变范围和术后残留病灶的情况。对于脊髓室管膜瘤。脊髓恶性胶质瘤，脊髓多形胶母细胞瘤，需要作全脊髓的MRI。对于脊椎的软骨肉瘤和成骨肉瘤，纤维肉瘤应作肺部CT除外转移。

四、治疗

（一）手术 手术作为首选，并适合于绝大多数病例，手术既能减压又能获得病理。

（二）放射治疗

1．脊椎的成骨肉瘤、软骨肉瘤以及骶骨脊索瘤均很少能完全切除，应作术后放疗。射野：肿瘤边缘上下各放1个椎体（或3～5cm），DT 6000～6600cGy，常规分割。采用三维适形技术，使脊髓受量低于4500cGy。为保护脊髓，可使用非对称限束器，半野照射技术，减小半影区，从而达到脊髓少受或免受照射。

2．椎管内脊膜瘤和低度恶性肉瘤如神经鞘瘤、神经纤维瘤，如完全切除则不用术后放疗。次全切除或部分切除则需作术后放疗。椎管内恶性脊膜瘤和恶性神经鞘瘤、恶性神经纤维瘤需作术后放疗。脊膜瘤术后放疗根据术前病变范围外放1.5～2.5cm，局部野DT 180cGy，常规分割，总剂量DT5040～5400cGy，还可DT 100cGy，bid间隔6小时，总剂量DT 5400cGy，此分割方式有利于对正常脊髓的保护，适用于病变位于颈髓的病例，椎管内的软组织肉瘤放疗技术，放疗剂量同脊椎的肉瘤相似。在尽量包全肿瘤区及肿瘤镜下残留区外，为避免正常脊髓损伤，靠近脊髓的边界只外放0.5～1cm。

3．脊髓内的低度恶性胶质瘤完全切除不必放疗，次全切除应术后常规超高压放疗，局部野，病变上下各外放3～5cm，（一般为1个椎体，约3cm），射野宽不超过7～8cm，DT180cGy/次，总剂量5040cGy/28f/5～6周。脊髓内恶性星形细胞瘤（HAA，GBM）术后一般不主张作全中枢轴放疗。局部野照射包含肿瘤区，镜下肿瘤区即外放3～5cm安全界，DT 180Gy/次，总剂量5400cGy/30f/6周。

脊髓内恶性室管膜瘤和良性多发灶室管膜瘤，需全中枢轴照射DT 180Gy/次，总剂量DT4500cGy，每周治疗5次，然后残存灶或镜下肿瘤残存区域局部推量DT5040～5400cGy/30f/6w。

（三）化疗 BCNU可能对恶性星形细胞瘤和多形胶母细胞瘤复发病例有效，脊椎的软骨肉瘤应化疗。对于恶性度高的骨和软组织肉瘤还是主张化疗，有可能降低复发率。此外CCNU、PCV等可能对恶性脑脊膜瘤有效。

（肖建平）

参考文献

1. Carlos A Perez, Luther W Brady. Principles and practice of radiation oncology. Third ed, Lippincott－Raven, 1998.

2. Glenn Stuart Bauman M D. 42nd Annual Scientific Meeting of the American Society for Therapeutic Radiology and Radiation Oncology. Adult Brain Tumors, 2000.

3. Carolyn R Freeman, M B B S. 41 st Annual Scientific Meeting of the American Society for Therapeutic Radiology and Oncology Radiotherapy for Pediatric Brain Tumors. Standards of Care. Current Clinical Trials And New Directions, 1999.

4. 王忠诚主编. 神经外科学. 武汉：湖北科学技术出版社，1998.
5. 徐思多主编. 局部解剖学. 第四版，北京：人民卫生出版社，1998.
6. 郑思亮主编. 系统解剖学. 第三版，北京：人民卫生出版社，1996.
7. 陈忠平. 脑转移瘤的综合治疗策略. 神经肿瘤简讯，2001，1 (3)：65.
8. 柯春龙，陈明振. 脑转移瘤的神经外科治疗. 神经肿瘤简讯，2001，1 (3)：68.
9. 夏云飞. 脑转移瘤放射治疗进展. 神经肿瘤简讯，2001，1 (3)：71.
10. Edward C Halperin MO41st Annual Scientific Meeting of the American Society for Therapeutic Radiology and Oncology，1999.
11. 高培毅. 原发性脑内恶性淋巴瘤的 MR 影像研究. 中华放射学杂志，1999，33 (11)：749 ~ 753.
12. 冯宁远. 实用放射治疗物理学. 北京医科大学 中国协和医科大学联合出版社，1998.
13. 胡逸民. 肿瘤放射物理学. 北京：原子能出版社，1999.

第十三篇 皮肤癌及恶性黑色素瘤

第一章 皮 肤 癌

随着心血管疾病与癌症的治疗疗效的改善，以及人们的寿命延长，暴露紫外线照射的机会增多，导致非黑色素瘤皮肤肿瘤发生明显增加。虽然，其转移和死亡率非常低，治愈率达94%以上，但是病期发展到晚期时，易毁容和破坏邻近器官。因此，确定哪些人有高危发病机会，哪些病人有高死亡率是非常有价值的，这有利于进行早期诊断和治疗，从而提高治疗疗效和生活质量。

皮肤由表皮、真皮和皮下组织三层组成，表皮为分层排列的鳞状上皮细胞，厚0.05～0.15mm，在基底层的细胞能有序进行有丝分裂替代表皮丢失的鳞状细胞。有一厚度为1～2mm的基底膜（相当于真皮层）分开表皮层和表皮下层，表皮下层为1～2mm，主要为结缔组织中的淋巴管、血管和神经以及汗腺等，与表皮连接者称为毛细血管层，与皮下连接为网状层。皮下组织为脂肪、神经、淋巴管、血管和疏松结缔组织。

第一节 病因与流行病学

皮肤恶性肿瘤常见的组织类型为基底细胞癌（60%）与鳞状细胞癌（30%），其次为恶性黑色素瘤，其他皮肤恶性肿瘤，如汗腺癌、隆突性皮肤纤维肉瘤和血管肉瘤以及Merkel细胞癌少见。

皮肤癌（基底细胞癌与鳞状细胞癌）的发病率因地理纬度和易感人群的不同差异较大，澳大利亚和新西兰发病率较高，约占恶性肿瘤的一半，在我国的发病率较低。发病率还随时间的推移在增加，从1985～1990年，有些地区皮肤基底细胞癌与皮肤鳞癌的发病率分别增加了11%与51%。澳大利亚的发病率最高，年龄标化率为555/10万，0～74岁的累计发病率为67%，即到70岁为止，约有2/3的人将发生皮肤癌。美国的发病率不到澳大利亚的一半，以德克萨斯州为最高，占全部肿瘤的35%，在夏威夷为729/10万，在美国北部为195/10万。在美国，白人中发生基底细胞癌的危险性是28%～33%，鳞状细胞癌为7%～11%。在北京地区的皮肤癌发病率1993～1997年男性为1.2/10万，女性为1.1/10万，80岁时达到13.1/10万，比30岁时高40倍，与上海地区没有明显的差别。

光化性角化病、着色性干皮病是皮肤鳞癌的先兆病灶，迟早将发生皮肤癌；白化病患者也易发生皮肤癌。紫外线，电离辐射是导致皮肤癌的因素；经常接触砷、沥青，慢性皮肤炎症也可能是发病的病因，而大多数为紫外线所致，照射波长为290～320nm。人种也与发病有比较明确的关系，在皮肤白皙、蓝眼睛、金发等浅皮肤颜色的人易患皮肤癌，白种人的发病率是非白种人的45倍多，在黑皮肤人种中，患皮肤癌罕见。

第二节　病理学与临床表现

一、基底细胞癌

男性比女性更容易患基底细胞癌，以颜面部多见，占基底细胞癌的85%，而以眼眶周与颧颞部为高发部位，在躯干四肢仅约占15%。基底细胞癌可根据不同生物学行为、组织学、分化度以及临床特征分为：溃疡性结节、皮下结节、扁平的溃疡性病变、红斑性、鳞性斑块和硬斑病样。病变的中心易破溃，溃疡面清楚，中央区扁平；当病变较大时，边缘翻卷不整齐，甚至向外扩展或深浸润，形成大溃疡，除掉溃疡表面的痂皮易出现出血。病程长，以直接浸润扩散为主，极少发生转移为其特征。

二、鳞状细胞癌

皮肤鳞状细胞癌多见于50～60岁，发病率男性多于女性，好发部位以颞颊耳前、头皮和手背等部位为主。头面部为第一位，占65%，其次为上肢，占25%。早期病变为疣状斑，或淡黄色结节，继之出现中心溃疡的皮肤结节。一般生长慢，但较之基底细胞癌生长快；病变以局部浸润扩散为主，偶有淋巴结转移，血行转移罕见，其转移率约为1%～10%。当出现淋巴结转移时，提示局部病变较晚，累及皮下的周围组织，预示预后较差。头面部的皮肤鳞状细胞癌出现淋巴结转移时，主要在腮腺区和颈部，单侧的转移者的生存率要比双侧者优。

三、Bowen 病

Bowen 病是皮肤鳞状细胞癌的原位癌或表皮内鳞状细胞癌，在 TNM 分期中标记为 T_{is}，可发生在任何部位，但通常易发生在头颈部，约20%～30%的病变在5～10年后发展为浸润癌，2%的病人可能发生淋巴结转移。可选用外科切除、放射治疗、局部5-FU 和 Mohs 病理监控手术方法进行治疗。

四、乳腺外 Paget 病

发生在阴茎阴囊的 Paget 病，为乳晕湿疹样癌，手术后易复发（31%～61%），Mohs 化学手术疗法效果较好，复发率为23%。

五、Merkel 细胞癌

Merkel 细胞癌是一浸润性、具有神经内分泌功能的皮肤癌，发病率低，老年者多见，中位年龄75岁，性别差不明显。然而，尽管给予积极的治疗，它仍有高的局部复发和远处转移率。有研究显示，术后辅以放射治疗能减少局部复发，从而提高疗效。

第三节　诊断与分期

根据病史、病变生长特点、速度及转移情况，可给予初步诊断，病理检查是必要的。对于光化性角化病、角化棘皮瘤、基底细胞癌和鳞状细胞癌，肉眼的区别是困难的，需要通过病理活检才能鉴别。

对于经久不愈或有少量出血的皮肤溃疡，光化性角化病出现溃疡流血，往日的慢性皮肤病变出现溃疡或结节性隆起，经久不消的红色瘢痕并出现表浅糜烂等，应警惕早期恶性病变的可能，给予病理活检。

皮肤鳞状细胞癌的恶性程度与肿瘤的异型性的程度密切相关，低度恶性肿瘤表现为分化良好，细胞大小一致，核分裂象和核异型性较少，细胞间桥无改变。高度恶性肿瘤为细胞几乎未分化，多为梭形，有坏死，核分裂和侵袭性较深。组织学分级为：G_X 为无法评估，G_1 为高分化，G_3 为中分化，G_4

为未分化。

TNM 分期：

T：原发肿瘤

T_X：原发肿瘤无法评价

T_0：无原发肿瘤证据

T_{is}：原位癌

T_1：肿瘤最大径直径≤2cm

T_2：肿瘤最大径直径>2cm，而<5cm

T_3：肿瘤最大径直径>5cm

T_4：肿瘤侵犯深部皮肤外组织，如软骨，骨和肌肉

注：同时多个原发病灶，依据最高的肿瘤分类，并在括号中表明肿瘤数量，如 T_3（5）。

N：区域淋巴结转移

N_X：区域淋巴结无法评价

N_0：无区域淋巴结转移

N_1：有区域淋巴结转移

M：远处转移

M_X：远处转移无法评价

M_0：无远处转移

M_1：远处转移

TNM 分期

0 期 Tis N_0 M_0

Ⅰ期：$T_1N_0M_0$

Ⅱ期：$T_2N_0M_0$ T3N0M0

Ⅲ期：$T_3N_0M_0$ 任何 TN_1M_0

Ⅳ期：任何 T 任何 NM_1

第四节 治 疗

皮肤癌的治疗方式有手术、放射、药物、冷冻、激光以及电灼等，决定哪种治疗方式与病变的位置、范围、病理类型、一般情况以及既往治疗史有关，其治疗原则见表 13－1－1。

表 13－1－1 皮肤基底细胞癌与鳞癌的治疗原则

肿瘤类型	治疗原则
基底细胞癌	
结节型	刮除术＋电干燥法，冷冻疗法，手术切除，放射治疗，Mohs 病理监控手术
表浅型	刮除术＋电干燥法，冷冻疗法，手术切除，放射治疗，激光治疗与局部化疗
硬斑病/浸润型	手术治疗，Mohs 病理监控手术
多发癌	Mohs 病理监控手术
嗜碱性鳞状细胞分化	手术
鳞癌	
原位癌	刮除术＋电干燥法，冷冻疗法，手术切除，放射治疗，Mohs 病理监控手术，激光治疗
浸润型	手术切除，放射治疗，Mohs 病理监控手术

一、手术治疗

皮肤基底细胞癌和鳞状细胞癌诊断后，可根据病变的部位、大小和对治疗后的美容效果的要求等选择治疗方法。如果进行手术切除，在术前精确估计病变范围和浸润深度，评估手术后的美容和器官功能效果，这样才能既达到满意的切除病变，又不出现明显损容。皮肤基底细胞癌和鳞状细胞癌手术效果好，治愈率可高达97%。

对于放射治疗及其他治疗后的复发未控者，或已有淋巴结转移、病变侵犯骨、软骨者、反复复发以及发生在瘢痕基础上的病变，手术治疗应该为首选。

手术方式以Mohs病理监控手术优，它能在较小的切除范围，更完整切除病变。首程治疗的基底细胞癌，Mohs病理监控手术后的5年复发仅为1%，而其他手术治疗为7%～10%。其他手术治疗方式与其他非手术治疗的复发率相似，放射治疗为8.7%，局部化疗为7.5%。对于复发的基底细胞癌和鳞状细胞癌的再程治疗，Mohs病理监控手术治疗仍优于其他治疗方法，治疗后的复发率为5.6%，其他手术切除为17.4%，而放射治疗为9.8%。因此，对于肿瘤体积大、硬斑型、复发病变或位于危险区域的病变，用Mohs病理监控外科切除病变较好，而对于小结节状、浅表型的病变外科切除仍可作为为首选。

对于头颈部皮肤鳞癌，少数可以发生淋巴结转移，第一站淋巴结转移为腮腺部位，第二站为颈部淋巴结转移的第一站。Barzilai报道22例伴有淋巴结转移的头颈部皮肤鳞癌，其中腮腺部位转移占50%，而颈部为59%，病理转移分别为68%与46%，单部位转移分别36%与20%。治疗疗效在单个部位转移的生存率好，分别为60%与100%，而多发部位转移无长期生存。Hong报道在102例发生腮腺区淋巴结转移的头颈部肿瘤中，20例为头面部皮肤鳞癌所致，给予手术（30%）或手术加放疗（70%），30%出现了面神经损伤，有3例（15%）出现局部复发，其中2例为单纯手术者。尽管皮肤癌出现淋巴结转移表示病变较晚，但手术后给予放射治疗仍能有效控制病变，取得比较满意的效果。

Merkel细胞癌是一浸润性、具有神经内分泌功能的皮肤癌，是发病率低、老年者多见、疗效差的恶性肿瘤。Veness报道86例的治疗结果，中位年龄75岁，无明显的性别差别，其中59%诊断时无转移，22%伴有淋巴结转移，有19%不能找到原发病灶，仅有转移病灶。总的生存率与无病生存率分别为47%于25%，约30%的病人将死于此病，因此，它的治疗效果要明显差于皮肤鳞癌和基底细胞癌，手术后加放疗比单纯手术有更好无病生存（10.5个月与4个月）。55%出现区域复发，是最常见的复发部位；单纯手术和手术加放射治疗的复发率相似，分别为14%与12%，但结节性复发在手术加放射治疗要低于单纯手术者，分别为14%于37%，说明Merkel细胞癌的疗效较差，以手术加放射治疗的综合治疗为主。

二、放射治疗

（一）适应证

1. 皮肤癌多发生在头颈部，而头面部血运丰富、对放射耐受性好，治疗后并发症少，疗后多数可保存其功能与面容。因此，对于位于鼻及眼睑周围等头面部，而无淋巴结转移、无骨及软骨侵犯的皮肤癌，放射治疗应作为首选。

2. 因年龄、内科疾患等不能耐受手术或拒绝手术者。

3. 对基底部固定的病变，宜行进行术前放疗，以增加完整切除的几率，减少复发。对病变巨大的肿瘤，单纯手术范围大，术前放射治疗可使肿瘤变小，使手术范围变小，这样容貌能保持更好。也可根据病变的不同情况，选择术后放疗。

4. 对于手术后或其他治疗后复发者又不能进行手术者的晚期病变，可采用放射治疗或综合治疗，放疗仍能取得较好的效果，5年生存率可达39%（表13－1－2）。

表 13-1-2 皮肤癌放射治疗效果

分期	5 年生存率（%）
T_1	94
T_2	82
T_3	59
T_4	39

（二）放射技术

1. 放疗前要明确病理类型，并给予抗炎治疗控制病变感染减轻水肿，这有利于了解病变范围、浸润深度和提高肿瘤的放射敏感性。另外，在颌面部的病变，应给予疗前洁齿，防止发生放射性骨坏死。

2. 根据病变范围和浸润深度设计放射野 Epstein 等（1973）报道 125 例基底小的肿瘤，手术切缘为 2mm，122 例切缘无癌。因此，在病变小者，肿瘤外 3mm 为安全照射边界。随肿瘤病灶增大，照射范围应加大，可在肿瘤周外 2～3cm 或以上，当剂量在 30～40 Gy 时，应根据肿瘤缩小情况调整射野，缩至 1cm 边距，这样可更好的保护正常器官和组织。当有区域淋巴结转移时，应同时设野进行照射。

3. 放疗剂量与能量 放射剂量一般为 60 Gy/6w，通常选用深部 X 线与低能 β 线（15MeV 以下），根据病变范围和浸润深度选择射线能量。在 30～40 Gy 时，除根据肿瘤缩小情况适当调整放射野外，应适当的调整射线的能量，能量过低易导致复发，而能量过高又不能很好保护正常组织。用 β 线照射时，宜在肿瘤表面加 0.5cm 厚的填充物提高肿瘤表面的剂量。Halpern 等对深部 X 线与 β 线治疗皮肤癌的疗效进行对比，发现 β 线治疗的局控率为 90% 以上，而且在保持容貌以及功能保护方面优于深部 X 线治疗者。

（三）放射治疗疗效 Caccialanza 等报道 2002 例进行放射治疗的皮肤肿瘤的结果，病变完全消除者为 98.7%，5 年生存率为 90.73%，保持面容好或可以者占 84.01%，急、慢性并发症发生率分别为 1.94% 与 0.34%，无放射引起的肿瘤发生。Caccialanza 等还报道了 229 例复发皮肤癌的放射治疗结果，剂量 45～70Gy，5 年治愈率为 83.62%，疗后保持面容效果好或可接受占 92.62%。认为放射治疗是安全和有效的，对不能进行广泛切除、复发的病变，首选放射治疗。Petit 等对 174 例放射治疗与手术治疗后的面部基底细胞癌的面容保持效果进行了比较，发现手术者的并发症发生率较放射治疗者高，而在 4 年后的面容保持效果好者分别为 87% 与 69%。然而，随时间推移，外科面容保持效果改善，而放疗者为稳定或恶化。

三、其他治疗

皮肤非黑色素恶性肿瘤（鳞癌和基底细胞癌）的治疗除手术和放射治疗外，在早期病变还可以用冷冻疗法、激光疗法和局部化疗和局部放射性核素治疗。Moskalik 等报道激光治疗 Ⅰ 和 Ⅱ 期皮肤鳞癌和基底细胞癌的结果，发现其复发率小于 4%，比同期进行放射治疗和手术者的复发要低。

四、影响预后的因素

肿瘤细胞的侵袭力与肿瘤大小、存在时间、部位、起源以及间变的程度密切相关。大的肿瘤往往提示存在时间长或生长迅速，长期存在的肿瘤会蔓延生长并侵犯周围其他结构，如局部脉管系统、神经组织或软组织。头面部肿瘤会很快侵犯皮下组织，有较高的亚临床播散的危险。间变的鳞状细胞癌比分化好者，无论生长在任何部位，容易侵犯局部结构和早期转移的可能。大溃疡或复发肿瘤，有发生转移的危险。而基底细胞癌通常只破坏局部组织，极少有扩散。

总之，皮肤癌在白种人发生高，治疗效果好。治疗疗效与肿瘤细胞的侵袭力有关，而肿瘤细胞的侵袭力与肿瘤大小、存在时间、部位、起源以及间变的程度密切相关。因此，了解病变范围、浸润深度对选择治疗方法非常重要。头面部是好发区，手术、放疗以及局部化疗的治疗效果相近。因此，在选择治疗方法时既要考虑控制病变，还要考虑保持好的面容效果，治疗后容貌的保持的好坏成为选择治疗方法很重要的依据。放射治疗疗效不亚于手术治疗，在治疗的早期保持面容效果好，但随时间的增加，放疗的后期影响增加，部分病人面容效果变差，这点也应该给予注意。开始放射治疗时，照射野要适当地扩大约2cm，根据病变浸润深度选择照射能量，随病变缩小改变放射野和放射线的能量，总剂量在6000～7000cGy。

（冯勤付）

参 考 文 献

1. Markes R, Staples M, Giles GG. Trends in non melanocytic skin cancer treated in Australia: the second national survery. Int J Cancer, 1993, 53:585.
2. 孙燕三译. 临床肿瘤学手册. 北京：北京医科大学协和医科大学联合出版社，1992，180.
3. Miler DL, Weinstock MA. Nonmelanoma skin cancer in the United States: Incidence. J Am Acad Dermatol, 1994, 30:774.
4. 全国肿瘤防治研究办公室，卫生部卫生统计信息中心. 中国试点城市、县恶性肿瘤的发病与死亡（1993～1997）. 北京：中国医药出版社，2002，72～73.
5. Kopf AW. Computer analysis of 3531 basal cell carcinomas of the skin. In: Devita VT, et al (eds). Cancer: Principles and practice of oncology. 4rd, Philadephia; J B Lippincott Company, 1989, 1471.
6. Lim J K, et al. Microscopically controlled excision of skin cancer. Med J Aust, 1992, 156:486.
7. Rowe DE, Carroll RJ, Day CL Jr. Long-term recurrence rates in previously untreated (primary) basal cell carcinoma: implications for patient follow-up. J Dermatol Surg Oncol, 1989, 15:315.
7. Rowe DE, Carroll RJ, Day CL Jr. Mohs surgery is the treatment of choice for recurrent (previously treated) basal cell carcinoma. J Dermatol Surg Oncol, 1989, 15:424.
8. 吴雪林，等. 皮肤癌的放射治疗（124例疗效总结）. 癌症，1984，3:140.
9. Barzilai G, Greenberg E, Cohen-Kerem R, et al. Pattern of regional metastases from cutaneous squamous cell carcinoma of the head and neck. Otalaryngol Head Neck Surg, 2005, 132:852～856.
10. Hong TS, Kriesel KJ, Hartig GK, et al. Parotid area lymph node metastases from cutaneous squamous cell carcinoma: Implications for diagnosis, treatment, and prognosis. Head Neck, 2005, 27:851～856.
11. Veness MJ, Perera L, McCourt J, et al. Merkel cell carcinoma: improved outcome with adjuvant radiotherapy. ANZ J Surg, 2005, 75:275～281.
12. Halpern JN. Radiation therapy in skin cancer. A historical perspective and current. Dermatol Surg, 1997, 23:1089～1093.
13. Caccialanza M, Piccinno R, Beretta M, et al. Results and side effects of dermatologic radiotherapy: A retrospective study of irradiated cutaneous epithelial neoplasms. J Am Acad Dermatol, 1999, 41:589～594.
14. Caccialanza M, Piccinno R, Grammatica A, et al. Radiotherapy of recurrent basal and squamous cell skin carcinomas: a study of 249 re-treated carcinomas in 229 patients. Eur J Dermatol, 2001, 11:25～28.
15. Petit JY, Avril MF, Margulis A, et al. Evaluation of cosmetic results of a randomized trial comparing surgery and radiotherapy in the treatment of basal cell carcinoma of the face. Plast Reconstr Surg, 2000, 105:2544～2551.
16. Moskalik KG, Kozlov AP, Bioko EV, et al. Potential of different kinds of laser irradiation in treatment of bengn and malignant tumors of facial skin. Vopr Onkol, 2005, 51:113～116.

第二章 皮肤恶性黑色素瘤

皮肤恶性黑色素瘤是由表皮基底层的黑色素细胞发生的高度恶性肿瘤，仅少数为无色素。发病率较低，占恶性肿瘤的1%～3%，占皮肤恶性肿瘤的第三位，但呈明显上升的趋势。

皮肤由表皮、皮下组织三层组成，表皮为分层排列的鳞状上皮细胞，在基底层的细胞能有序进行有丝分裂替代表皮丢失的鳞状细胞。表皮下层为1～2mm，主要为结缔组织中的淋巴管、血管和神经以及汗腺等，与表皮连接者称为毛细血管层，与皮下连接为网状层。皮下组织为脂肪、神经、淋巴管、血管和疏松结缔组织。

局部病变的早晚、病变的预后与肿瘤的厚度和累及皮肤的深度密切相关。恶性黑色素瘤是一恶性度高，易转移，预后差的肿瘤。

第一节 流行病学与病因学

恶性黑色素瘤的发病率呈上升趋势，其死亡率每年呈5%递增。中位发病年龄为53岁，男女性别比为1∶1。1996年美国估计新发病者38 300例，死于此病者7300例，较之1995年的32 100例，增加了12%。而在2000年为47 700例新发病人和9 200例死亡，发病与死亡均比1996年增加26%以上。发病率最高者为澳大利亚的昆士兰州（Queensland），发病率从1963～1968年的15/10万人口增加到1980年达28.4/10万人口。在我国的发病率低，北京市的总发病率为0.4/10万，75岁为2.8/10万，比30岁的发病率高28倍，在女性高14倍，而在上海市高20倍左右，女性发病率稍低。

恶性黑色素瘤的确切病因尚不十分清楚，常见于浅肤色人种与遭受紫外线照射的皮肤，受照射的强度与黑色素瘤的发生率有明显相关。有发育不良痣或家族史者，发生恶性黑色素瘤的危险性高，60%的恶性黑色素瘤由良性痣恶变产生，在先天性巨痣恶变率约为10%～30%，慢性摩擦损伤可能为恶变的病因。

第二节 病理学与预后因素

皮肤恶性黑色素瘤根据肉眼观可分为3型。①表浅扩散型：占恶性黑色素瘤的70%，扁平状为主，以病变为中心呈放射性生长。5年生存率约为70%，预后较结节型好；②结节型：占15%～30%，好发于躯干与头颈部，通常为1～2cm的结节，组织学上不向侧向蔓延，而是直接向真皮穿透，预后差，5年生存率约为45%；③雀斑型：约占4%～10%，多发生于白种老年妇女的头颈部，一般大于3cm，预后好，5年生存率为95%。

恶性黑色素瘤的皮肤浸润深度对预后有明显的影响，Clark根据肿瘤浸润深度对病变进行了组织学分类。Ⅰ度为病变局限于表皮内，Ⅱ度至真皮乳头，Ⅲ度为真皮乳头与网状层交界处，Ⅳ度穿透网状层，Ⅴ度为病变达皮下组织。目前，临床上常用肿瘤厚度来判断其预后。Breslow等提出以肿瘤表面到浸润最深点的厚度来进行分期，它能更好判断肿瘤预后。表13-2-1为肿瘤厚度与生存的关系，当病变厚度超过1.5cm时，肿瘤预后明显下降。恶性黑色素瘤经淋巴管可扩散到区域淋巴结，其肿瘤厚度与淋巴结转移率也有关系（表13-2-2）。

无淋巴结转移且无远地转移的患者预后好，10年生存率为78%。当有区域淋巴结转移时，5年生存率仅约为40%；而有远地转移时，5年生存率低于7%。另外，其淋巴结转移的数目也是影响病人的预后因素（表13-2-3，13-2-4）。远地转移部位最常见为肺（70%～87%），其次是肝

（54% ~77%）与脑（36% ~54%），少数病变可发生自然消退。

尽管对病变厚度为1.5 mm的皮肤恶性黑色素瘤进行适宜的边界切除后，10年生存率为85%。然而，在病变厚度大于4 mm者，手术后约50%的患者伴有病变复发；有区域淋巴结转移（Ⅲ期）者达60% ~85%；而在远处转移的Ⅳ病变者约有95%的病人伴有病变复发。因此，恶性黑色素瘤是一恶性度高，易转移，预后差的肿瘤。

表13-2-1　肿瘤厚度与生存率的关系

危险度	原发肿瘤厚度（mm）	5年生存率（%）
小危险度	<0.76	95~99
低危险度	0.76~1.5	87~94
中危险度	1.51~4.0	65~77
高危险度	>4.0	<50

本表引自文献4。

表13-2-2　肿瘤厚度与区域淋巴结转移的关系

肿瘤厚度（mm）	区域淋巴结转移率（%）
<0.76	<1
0.76~1.5	10~15
1.51~4.0	20~40
>4.0	50~65

本表引自文献5。

表13-2-3　淋巴结受累与远地转移的关系

淋巴结受累数	远地转移率（%）
1	57
2~4	69
5~10	78
>10	82

本表引自文献4。

表13-2-4　淋巴结受累数与预后的关系

淋巴结受累数	3年生存率（%）	5年生存率（%）	10年生存率（%）
1	66	58	40
1~4	38	27	10
4以上	20	10	<10

本表引自文献7。

第三节　诊断与分期

恶性黑色素瘤可发生于任何部位，但男性多发生于躯干，女性多见于四肢。在男性患者，发病情况有些变化，发生在躯干部位病变有上升，从40%上升至56%，而发生在头颈部者有下降，从36%下降到16%。当皮肤病变出现如下特征时应给予进一步的检查：①棕色及黑色加深，或原病变出现退色等；②病变增大，特别是快速增大者；③原斑块病变出现表面隆起；④持续瘙痒、结痂或出血；⑤病变周有卫星病灶；⑥病变出现锯齿状变化。病变完整切除进行病理检查，这不仅有利于进行诊断，而且不易导致肿瘤细胞扩散；同时也有利于估计肿瘤浸润深度和厚度，为进一步治疗提供指导。

局部淋巴结是常见的转移部位，皮肤淋巴闪烁扫描术、淋巴定位和前哨淋巴结活检能用来提高转移淋巴结的定位与分期。局部淋巴结转移可分为卫星灶性转移淋巴结（原发病变2cm以内的转移淋巴结）和转移途中的淋巴结（原发肿瘤2cm外的淋巴结转移，非第一级淋巴结），通常局限于一簇淋巴结或两簇相邻淋巴结。

恶性黑色素瘤分期多采用AJCC分期（表13－2－5，13－2－6）。

表13－2－5 恶性黑色素瘤AJCC的TNM分期

1992年	2002年
T：原发灶	
T_x：原发肿瘤无法评价	原发肿瘤无法评价（有过活检或肿瘤退变）
T_{is}：原位癌（Tis）	原位癌（T_{is}）
T_1：<0.76 mm（肿瘤厚度）	肿瘤厚度≤1mm
T_{1a}：	肿瘤无溃疡，Clark分类Ⅱ和Ⅲ度
T_{1b}：	肿瘤有溃疡或Ⅳ与Ⅴ度
T_2：0.76～1.5 mm	肿瘤厚度1.01～2 mm
T_{2a}：	无溃疡
T_{2b}：	有溃疡
T_3：1.5～4 mm	肿瘤厚度2.01～4 mm
T_{3a}：	无溃疡
T_{3b}：	有溃疡
T_4：>4 mm	肿瘤厚度>4 mm
T_{4a}：	无溃疡
T_{4b}：	有溃疡
N：局部淋巴结	
N_x：区域淋巴结无法评价	区域淋巴结无法评价
N_1：1（个）	1（个）
N_{1a}：	镜下淋巴结转移
N_{2b}：	肉眼转移
N_2：2～4（个）	2～3个局部淋巴结转移或无局部转移但有淋巴结转移
N_{2a}：	镜下（临床隐性转移）
N_{2b}：	肉眼（临床显性转移）
N_{2c}：	有卫星灶、或有淋巴引流管转移
N_3：5个以上	4个以上淋巴结转移或融合淋巴结转移，淋巴结转移伴卫星灶，或伴淋巴引流管有转移
M：任何部位远处转移	任何部位远处转移
M_{1a}：	皮肤、软组织或病灶外结节转移
M_{1b}：	肺转移
M_{1c}：	其他内脏受累或同时伴血清LDH

本表引自文献9、10。

表 13-2-6 恶性黑色素瘤的 AJCC 分期

病理分期	临床分期
0：$T_{is}N_0M_0$	0：$T_{is}N_0M_0$
ⅠA：$T_{1a}N_0M_0$	ⅠA：$T_{1a}N_0M_0$
ⅠB：T_{1b}，$T_{2a}N_0M_0$	ⅠB：T_{1b}，$T_{2a}N_0M_0$
ⅡA：T_{2b}，$T_{3a}N_0M_0$	ⅡA：T_{2b}，$T_{3a}N_0M_0$
ⅡB：T_{3b}，$T_{4a}N_0M_0$	ⅡB：T_{3b}，$T_{4a}N_0M_0$
ⅡC：$T_{4b}N_0M_0$	ⅡC：$T_{4b}N_0M_0$
ⅢA：$T_{1\sim4a}N_{1a}M_0$	ⅢA：$T_{1\sim4a}N_{1b}M_0$
ⅢB：$T_{1\sim4a}$，$T_{1\sim4b}N_{1b}$，$N_{2a}M_0$	ⅢB：$T_{1\sim4b}N_{2b}M_0$
ⅢC：任何 $TN_{2b}N_{2c}$，N_3M_0	ⅢC：任何 TN_{2c}，N_3M_0
Ⅳ：任何 T 任何 NM	Ⅳ：任何 T 任何 NM

本表引自文献 9、10。

第四节 治　　疗

治疗恶性黑色素瘤时，必须结合肿瘤分期、肿瘤生长部位以及影响预后的因素进行综合考虑，来选择与制定治疗方案。

一、手术治疗

对于无淋巴结转移的Ⅰ～Ⅱ期病变，首选手术治疗。已不进行截肢，肿瘤外 5cm 的切除与选择性淋巴切除治疗恶性黑色素瘤。肿瘤切除的边界依据病理和临床情况而决定，并用监视性淋巴结活检对高危病人进行正规的淋巴结清扫，手术范围趋向更保守。美国 NIH 在 1992 年推荐：原位癌（Clark Ⅰ度）切除边界为 0.5cm，肿瘤厚度小于 1 mm 者为 1cm 边界，当肿瘤厚度 1～2 mm 为 2cm 边界，而 2～4 mm 时为 2cm，大于 4 mm 时切除边界为 3cm。Ackerman 等报道了 936 例病变厚度 <1 mm 的恶性黑色素瘤，手术切缘≤2cm，无局部复发。

预防性区域淋巴结清扫是否改善疗效尚不明确，当有淋巴结转移时，应进行治疗性清扫，在非根治性手术者进行术后放疗有效。一般认为在病变厚度≤1 mm 者，不必进行预防性区域淋巴结清扫，而在大于 3.5～4mm 者，远期生存率低，即使进行了预防性区域淋巴结清扫，其疗效改善也不明显。在介于两者之间者，预防性区域淋巴结清扫可望成为提高生存率的治疗手段。

在Ⅲ期病变，可同时进行治疗性淋巴结清扫来控制局部病变和区域淋巴结转移。尽管无随机分组研究证实治疗性淋巴结清扫后是否可改善生存率，然而，回顾性资料显示治疗性淋巴结清扫的姑息作用是肯定的。淋巴结转移数与预后相关，因而还可为下一步治疗提供指导。有人认为恶性黑色素瘤病人出现淋巴结肿大时，90% 的可能性为转移性，给予治疗性淋巴结清扫后，5 年生存率为 19%～38%。在一个 133 例的回顾性分析显示，1、2、3 和 4 个以上浅淋巴结转移阳性者的中位生存时间分别为 90、78、49 和 15 个月，而在深部淋巴结转移阳性者分别为 53、42、14 和 9 月。根治性切除局部病变与淋巴结清扫术后，有一定的并发症发生率，有作者报道皮瓣坏死为 7%，伤口感染为 10%，淋巴性水肿为 24%，其淋巴性水肿随时间增加可达到 40%。

Ⅱ期和Ⅲ期病变，除手术治疗外，有许多研究进行辅加放疗、白介素、化疗和干扰素的治疗，除有报道显示干扰素有延长无病生存外，没有明显提高无病生存的作用。前哨淋巴结的活检已作为手术治疗的一部分，这样可以减少淋巴结清扫手术，5 年生存率为 50%～90%。

Ⅳ期病变易广泛转移到其他部位，外科治疗无症状的转移病灶的作用仍有争议。在回顾性分析选择性手术者的生存率好于对照组，少数病人可得到长期生存，2 年生存率为 10% ~20%。然而，尚未得到随机分组研究结果的支持。外科治疗仅适用于无局部病变或无局部复发病变的单个部位转移、且能耐受手术者等，术后应给予免疫治疗。

二、放射治疗

（一）放射生物学　早期常规放射治疗恶性黑色素瘤的经验，使临床医师认为恶性黑色素瘤对放射线抗拒，放射治疗对恶性黑色素瘤无效。随放射生物学对恶性黑色素瘤的更多了解，发现恶性黑色素瘤细胞照射后的生存曲线的肩段宽，提示亚致死性损伤的修复能力强，进行大分割放射治疗时有效。许多细胞学水平与临床的研究结果已显示恶性黑色素瘤对放射治疗有效。Bentzen 等分析 121 病人的 239 个复发转移病灶，发现 α/β 比率仅为 0.57（－1.07 到 2.5 Gy）。当正常组织 α/β 比率（皮肤为 1.8）与肿瘤组织（10 左右）α/β 比率相差较大时，常规小剂量放疗，能使低 α/β 比率小的正常组织有更好的修复损伤，使晚期损伤小。由于恶性黑色素瘤的时间效应小，一些大分割剂量照射的研究显示正常组织放射反应比较肿瘤组织要少，使每周两次的大分割比常规分割照射更优。另外，间隔时间长，有利于正常细胞的再增殖，从而使正常组织放射反应小（如粘膜反应）。Habermalz 等回顾分析不同分割剂量放疗的 44 例病灶，发现每次分割剂量大于 6 Gy 者反应率高，为 27/31，而低于 6 Gy 者为 0/9。然而，近期研究并不支持以前结果。美国 RTOG 对 137 例恶性黑色素瘤病人进行了随机分组 32 Gy/4f/3w 与 50 Gy/20f/4w 的研究，完全反应率与部分反应率分别为 24% 与 35% 和 23% 与 34%，3 级以上并发症分别为 6 例与 4 例，两者疗效与并发症相似。Fenig 等也报道了相似结果，在 65 例姑息放疗与辅加放疗的病人中，小于或等于 300 cGy/次的有效率为 52%，而大分割者为 35%，局部控制率分别为 87% 与 82%，大分割放射治疗未发现治疗益处。

影响恶性黑色素瘤放射治疗疗效的因素很多，其中还有肿瘤乏氧、p16 缺失、细胞膜苷脂减少等有关。人们正通过乏氧细胞增敏剂、热疗和化疗增敏剂等来改善疗效。乏氧细胞增敏剂与热疗的目标是提高放射线对乏氧细胞的杀伤。加用热疗后可减少 30% 的肿瘤放疗剂量，从而使肿瘤控制率不减少，而放疗并发症减少。利用肿瘤的选择性药物吸收，使热中子俘获治疗成为治疗恶性黑色素瘤的一潜在方式。N－Ras 或 Myc 基因治疗等也可用于治疗恶性黑色素瘤或增加放射敏感性。

（二）放射治疗适应证与技术　恶性黑色素瘤对放射治疗相对不敏感，通常非第一选择治疗手段。然而，在 60 岁以上、病变厚度大于 1 mm 者，放射治疗可与手术相近的疗效。放射治疗还可用于治疗病变位于面部且病变厚或年龄小，因大手术可极大影响面容而拒绝手术的病人。也可考虑用于头皮部病变的治疗。对不能手术局部晚期、转移或复发的恶性黑色素瘤病变也可进行放射治疗。

用深部 X 线或低能量 β 线进行照射，射线能量依病变厚度而定，肿瘤靶区剂量不能小于 90%，根据病变消退情况调整照射能量。不需非常高的分次剂量，以 2.5 ~5 Gy/次、每周 3 ~5 次、总剂量为 70 ~80 Gy，原位癌以 70 Gy 为宜。射野边界在原位癌为瘤外 1cm，浸润性病变与外科相同，病变厚度小于 1 mm 者为 2cm 边界，而 1 ~4 mm 或 >4 mm 者为 3cm 边界。用 X 线治疗时，宜加约 0.5cm 的填充物改善表面剂量。

（三）Ⅰ ~ Ⅱ期恶性黑色素瘤的放射治疗　对于Ⅰ ~ Ⅱ期恶性黑色素瘤的治疗，除病人拒绝手术或一般情况差不能手术外，极少用放射治疗治疗原发病灶。Seegenschmiedt 等报道 11 例残存或复发的ⅡB 病人，放射治疗后肿瘤均得到控制，而在原发和转移病灶均给予放疗者效果更好，完全反应与总反应率分别为 64% 与 100%。Ⅰ ~ Ⅱ期病人根治术后不需进行常规术后放射治疗。

（四）不能切除的恶性黑色素瘤转移淋巴结或作为转移淋巴结反复切除后的治疗　Harwood 等报道了 40 例单用 45 ~50 Gy/10 ~15 次放射治疗淋巴结转移病灶的结果，14/17 患者的淋巴结转移病灶得到控制；而在 34/37 例有镜下淋巴结转移灶者，疗后 1 个月 ~7 年无瘤存活，有些病灶可能在放疗后 2 年才消失。然而，Fuhrmann 等认为加放射治疗的总生存率、局部复发率与未加放射治疗者相同（在放疗者复发位置为远离放射部位），不支持行术后放射治疗。Ang 等报道了 118 例厚度为 1.5 mm

或 Clark 水平Ⅳ和Ⅴ，没有可触及的结节的病人，给予局部广泛切除后辅加放疗 30 Gy/5 次的结果。5 年局部控制率与生存率分别为 86% 与 63%。在 39 例临床结节阳性和 69 例局部复发的病人给予术后放疗，5 年局部控制率分别为 92% 与 88%，而 5 年生存率分别为 41% 与 45%。另外，观察四肢肿胀和周围神经受损等晚期反应，发现在 224 例病人中有 3 例有轻到中度的晚期反应；给予 500 IU 两次/日或 pentoxifylline 400 mg 两次/日治疗，可减少放疗后的纤维化。Morris 等报道 41 例Ⅲ期以上病变行术后大分割放疗（6 Gy×5 次共 30 Gy）与颈部等高危复发区域，发现并发症轻，无需治疗间断，平均随诊 22 个月，复发率为 4.8%，明显改善疗效。对广泛淋巴结病变切除者，术后放射治疗的作用尚未取得可信有益的结果，不作为常规治疗。放疗后的皮肤改变一般在放射治疗后一年明显。

（五）骨转移的放射治疗　骨转移是相当晚期的病变，中位生存仅为 4 个月，躯干病变较其他部位病变骨转移发生率要高，67% 的病人对放射治疗有效或疼痛缓解，与其他肿瘤相似，治疗剂量为 8 Gy/1 次，20 Gy/5 次，或 30 Gy/10 次。

（六）脑转移的治疗　脑转移发生率在临床上为 8%～46%，而尸检时更高为 55%～75%。脑转移通常要求给予治疗解除症状，其疗效与病变的位置和转移数量有关。激素治疗常用于减轻水肿而减轻症状，达到姑息治疗的目的。如果病变为孤立有症状者，可给予 X 刀或手术治疗，疗后无明显神经损伤。在单个的转移的病人，手术后中位生存为 10 个月，先前对免疫治疗反应的病人疗效更好。美国 NCI 报道 40 例单个的转移的病人，其中 36 例术后无瘤残存。手术前对免疫治疗表现为完全、部分和无反应者的中位生存分别为 23、17 和 7 个月；外科治疗除解除症状外，还可延长脑部无瘤时间。恶性黑色素瘤从诊断到发生脑转移的中位时间为 14.1 个月，脑转移切除术后中位生存 6.7 个月，单发与多发分别为 5.4 与 7.8 个月。术后加与不加全脑放疗中位生存相似（9.5 与 8.3 个月，$P=0.67$），复发率相似（56% 与 45.7%），总的 1、3 和 5 年生存率分别为 36.3%、13.2% 和 6.6%。对于多发脑转移者，应给予全脑预防照射，而后根据病情给予局部补量放射治疗，可解除症状和延长生存期，但疗效差。

（七）快中子治疗　快中子具有对乏氧细胞杀伤大，亚致死性损伤修复少，对细胞周期依赖性小等高 LET 特点。而恶性黑色素瘤细胞在常规射线照射后，生存曲线的肩段宽，提示亚致死性损伤的修复能力强，对常规射线相对不敏感。Hammersmith 医院对不适合手术的 48 例病人的 87 个转移或复发病灶给予快中子治疗的研究观察，发现局部控制率为 62%。Edinburgh 医院用快中子治疗 25 例晚期恶性黑色素瘤，其中 20 例得到明显的姑息疗效。因而，对不能手术局部晚期、转移或复发的恶性黑色素瘤病变，快中子治疗是一有效的治疗方法。

（八）热疗　热疗可作为恶性黑色素瘤姑息治疗的手段，也可与放射治疗和化疗结合使用治疗恶性黑色素瘤，取得了较好的姑息疗效，详见热疗章节。

三、其他治疗

尽管化疗的缓解率很低，然而化疗仍是治疗晚期恶性黑色素瘤的主要手段之一。目前，在许多回顾性总结中辅加化疗治疗恶性黑色素瘤可能有效，但在前瞻性研究中，化疗疗效尚不肯定。在单药治疗中，氮烯咪胺（DTIC）是最有效的，有效率达 20%。但维持时间短（<6 个月），且仅限于皮肤、软组织、淋巴结与肺等转移病变。CDDP、CTX、甲基苄等也有一定缓解率，但缓解率更低。有结果报道 DTIC 与三苯氧胺或 DTIC 与加 CDDP 可提高疗效，部分肿瘤的消退时间可维持在 3 年以上，以内脏转移缓解较明显。

少数恶性黑色素瘤可出现自然消退，使人们想到免疫治疗。非特异性免疫治疗并不能提高生存率。而在随机分组研究中，加生物治疗（如白介素-2 与干扰素）对无复发生存有好处，但在总生存的好处以及剂量等尚不明确。过继性输注肿瘤浸润淋巴细胞和 IL-2，在一些病人中可产生抗癌活性（30%～40% 有效率）。基因治疗也可提高肿瘤细胞的免疫原性，一些临床研究试验正在进行中。

（冯勤付）

参 考 文 献

1. Parker SL, Tona T, Bolden S, et al. Cancer statistics: 1996. CA Cancer J Clin, 1996, 46 : 7.
2. 全国肿瘤防治研究办公室，卫生部卫生统计信息中心. 中国试点城市、县恶性肿瘤的发病与死亡（1993 ~ 1997）. 北京：中国医药出版社，2002，72 ~ 73.
3. Schuchter L M, Haluska F, Fraker D, et al. Skin: Malignant Melanoma. In: Abeloff MD, et al (eds). Clinical oncology. 2th edition, Harcount Asia, Churchill Livingstone, 2001, 1317 ~ 1350.
4. 林本耀. 皮肤恶性黑色素瘤. 张天泽，徐光炜主编. 肿瘤学. 天津科学技术出版社，2005，2162 ~ 2175.
5. Coit D, Rogatko A, Brennan M. Prognostic factors in patients with melanoma metastatic to axillary or inguinal lymph nodes. A multivariate analysis. Ann Surg, 1991, 214 : 627.
6. Barth A, Morton DL. The role of adjuvant therapy in melanoma management. Cancer, 1995, 75 : 726 ~ 734.
7. Blach CM, Soong SJ, Marad TM, et al. A multifacterial analysis of melanoma, Ⅲ. Prognostic factors in melanoma patients with lymph node metastasis. Ann Surg, 1981, 193 : 377 ~ 388.
8. 孙燕主译. 临床肿瘤手册. 北京医科大学中国协和医科大学联合出版社，1992，187.
9. Balch CM, Reintgen DS, Kirkwood JM, et al. Cutaneous melanoma. In: Cancer principles & practices of oncology. 6th ed, Philadelphia: Lippincott – Raven, 2000 (CD).
10. Lang PG Jr. Malignant melanoma. Med Clin North Am, 1998, 82 : 1325 ~ 1588.
11. Ackerman AB. Malignant melanoma in situ: Curable stage of malignant melanoma. Pathology, 1985, 17 : 22.
12. Kissin MW, Simpson DA, Easton D, et al. Prognostic factors related to survival and groin recurrence following therapeutic lymph node dissection for lower limb malignant melanoma. Br J Surg, 1987, 74 : 1023.
13. Bentzen SM, Overgaard J, Thames HD, et al. Clinical radiobiology of malignant melanoma. Radiother Oncol, 1989, 16: 169.
14. Habermalz HJ, Fischer JJ. Radiation therapy of malignant melanoma: experience with high individual. Cancer, 1976, 38 : 2258 ~ 2262.
15. Sause WT, Cooper JS, Rush S, et al. Fraction size in external beam radiation therapy in the treatment of melanoma. Int J Radiat Oncol Biol Phys, 1991, 20 : 429.
16. Fenig E, Eidelevich E, Njuguna E, et al. Role of radiation therapy in the management of cutaneous malignant melanoma. Am J Clin Oncol, 1999, 22 : 184 ~ 186.
17. Seegenschmiedt MH, Keilholz L, Altendorf – Hofmann A, et al. Palliative radiotherapy for recurrent and metastatic malignant melanoma: prognostic factors for tumor response and long – term outcome: A 20 – year experience. Int J Radiat Oncol Biol Phys, 1999, 44 : 607 ~ 618.
17. Harwood AR. Conventional radiotherapy in the treatment of lentigo maligna and lentigo maligna and lentigo maligna melanoma. J Am Acad Dermatol, 1982, 6 : 310.
18. Fuhrmann D, Lippold A, Borrosch F, et al. Should adjuvant radiotherapy be recommended following resection of regional lymph node metastases of malignant melanomas? Br J Dermatol, 2001, 144 : 66 ~ 70.
19. Ang KK, Peters LJ, Weber RS, et al. Postoperative radiotherapy for cutaneous melanoma of the head and neck region. Int J Radiat Oncol Biol Phys, 1994, 30 : 795 ~ 798.
20. Balch CM, Reintgen DS, Kirkwood JM, et al. Cutaneous melanoma. In: Cancer principles & practices of oncology. 5th ed, Philadelphia: Lippincott – Raven, 1997, 1947.
21. Morris KT, Marquez CM, Holland JM. Prevention of local recurrence after surgical debulking of nodal and subcutaneous melanoma deposits by hypofractionated radiation. Ann Surg Oncol, 2000, 7 : 680 ~ 684.
22. Gokaslan ZL, Aladag MA, Ellerhosrt JA. Melanoma metastatic to the spine: a review of 133 cases. Melanoma Res, 2000, 10 : 78.
23. Kirova YM, Chen J, Rabarijaona LI, et al. Radiotherapy as palliative treatment for metastatic melanoma. Melanoma Res, 1999, 9 : 11.
24. Brega K, Robinson WA, Winston K, et al. Surgical treatment of brain metastases in malignant melanoma. Cancer,

1990, 66:2105.

25. Hurst R, White DE, Heiss J, et al. Brain metastasis after immunotherapy in patients with metastatic melanoma or renal cell cancer: is craniotomy indicated? J Immunother, 1999, 22:356.

26. Wronski M, Arbit E. Surgical treatment of brain metastases from melanoma: a retrospective study of 91 patients. J Neurosurg, 2000, 93:9～18.

27. 冯勤付综述, 殷蔚伯校. 快中子治疗进展. 国外医学肿瘤学分册, 1996, 23:321～324.

28. Hoffmann SJ, Yohn JJ, Norris DA, et al. Cutaneous malignant melenoma. Curr Probl Dermatol, 1993, 5:1.

29. Reintgen D, Saba H. Chemotherapy for stage 4 melanoma: a three－year experience with cisplatin, DTIC, BCNU and Tomoxifen. Semin Surg Oncol, 1993, 9:251.

30. Resenberg SA, Yang JC, Topalian ST, et al. Treatment of 283 consecutive patients with metastatic melanoma or renal cell cancer using high－dose bolus interleukin－2. JAMA, 1994, 271:907.

31. Reseberg SA, Packard BS, Aebersold PM, et al. Use of lumar－infiltrating lymphocytes and interleukin－2 in immunotherapy of patient with metastatic melanoma. N Engl J Med, 1988, 319:1676.

32. Kawakamic Y, Nishimura MI, Restifo NP, et al. Tcell recognition at human melanoma antigeus. J Immunother, 1993, 14:88.

33. Kavanagh D, Hill AD, Djikstra B, et al. Adjuvant therapies in the treatment of stage Ⅱ and Ⅲ malignant melanoma. Surgeon, 2005, 3:245～256.

第十四篇 乳 腺 癌

第一节 应 用 解 剖

成年妇女乳腺呈圆锥形，两侧大小相似。乳腺附着于两侧胸大肌筋膜之上，一般位于第2~6前肋之间，内界为胸骨缘，外界达腋前线。其外上极可延伸至腋窝，形成乳腺的腋尾部。乳腺由腺泡及乳管、乳腺小叶所组成。成人乳腺有15~20个乳腺小叶，其乳管系统开口于乳头。乳腺位于支下浅筋膜的浅层与深层之间，浅筋膜的浅层纤维与乳腺腺体之间有纤维束带相连，称乳腺悬韧带。乳腺病变累及此韧带时，即可出现皮肤凹陷。乳腺的后面，在浅筋膜深层与胸大肌筋膜之间组织疏松为乳腺后间隙，可使乳腺在胸前自由推动。

乳腺的淋巴系统包括其内部的淋巴管和向外引流的淋巴管及区域淋巴结。乳腺内的淋巴管起始于腺泡周围的毛细淋巴间隙，引流方向与乳管系统的排列相同，由腺泡沿各级乳管达乳晕下，组成乳晕下淋巴管丛，然后向乳腺周围引流。乳腺向外引流的淋巴管以腋窝及内乳淋巴链为主。(图14－0－1)。

1. 腋窝路线 乳腺外半的淋巴管集合成外侧干，向外直行达腋窝；乳腺内半的淋巴管集合成内侧干，由乳腺内侧向下绕行，亦终于腋窝。通常，以胸小肌作为区分的标志，把腋窝淋巴结分成3组：位于胸小肌下缘以下的淋巴结为第一组；在胸小肌上、下缘之间的为第二组；胸小肌上缘上方的淋巴结为第三组，亦即通常所指的腋顶或锁骨下淋巴结（图14－0－2)。

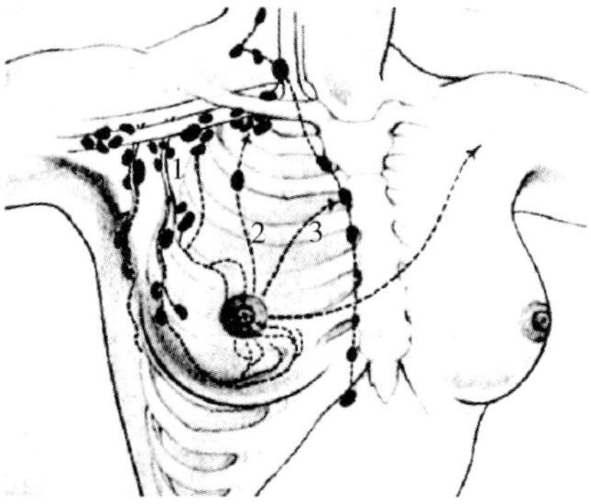

图14－0－1 乳腺的淋巴引流途径

1. 腋窝淋巴结；2. 胸肌间淋巴结；3. 内乳淋巴结。

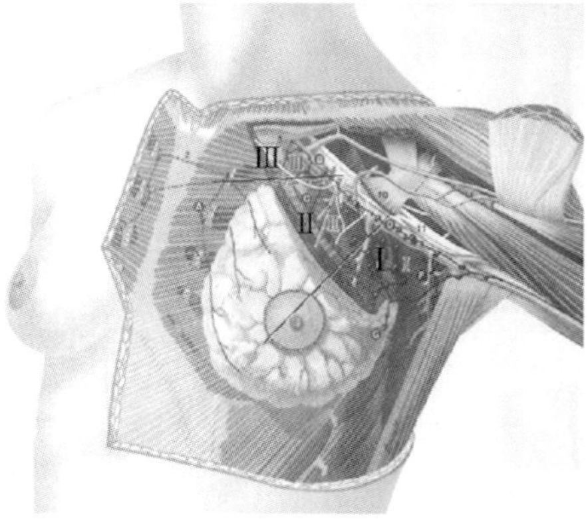

图14－0－2 腋窝淋巴结分组

Veronesi 报告 539 例乳腺癌有腋窝淋巴结转移者腋窝淋巴结清扫术的检查结果。全部标本淋巴结检出总数为 11 082 个，平均每人 20.5 个。第一组淋巴结检出数为 7 454 个（67.3%），第二组为 3 448个（22.1%），第三组为 1 180 个（10.6%）。各组检出淋巴结平均数为 13.8 个，4.5 个及 2.2 个。不同术式对腋淋巴结检出数影响不大。Halsted 根治术平均数为 20.7 个，Patey 改良根治术为 20.9 个，区段切除术及腋淋巴结清扫术为 20.3 个。

2. 胸肌间路线　在胸大、小肌间有胸肌间淋巴结（Rotter's 淋巴结），其淋巴引流到锁骨下静脉组。胸肌间淋巴结亦属腋窝第二组。

3. 内乳路线　主要接受乳腺内半及中央区的淋巴引流，亦为乳腺淋巴引流的第一站。内乳淋巴结位于内乳动、静脉周围在胸骨缘外侧 1 ~ 2cm 处，以第 1 ~ 3 肋间最多见。国内外不少学者用 ^{99m}Tc -硫化锑胶体作内乳淋巴结放射性核素显像检查以测定其解剖位置。钱燕瑜等测定的结果表明，内乳淋巴结主要集中在第 2，3 肋间，在体中线两侧 1.93 ± 1.05cm ~ 2.70 ± 0.93cm 之间，平均深度在皮下 2.42 ± 0.52cm ~ 3.07 ± 0.72cm。内乳淋巴结的淋巴液引流入锁骨内侧端后面的最下一个颈深淋巴结，亦可直接注入胸导管或淋巴导管或直接注入颈内静脉与锁骨下静脉的汇合处，然后进入大静脉。

4. 锁骨上淋巴结　位于锁骨上方，颈阔肌深面的疏松蜂窝组织中；内界为颈内静脉，外界为斜方肌，下界为锁骨下静脉，深面为前斜角肌。在颈内静脉与锁骨下静脉汇合处附近的淋巴结好发转移。

5. 两侧交通路线　在胸骨前方，经皮下淋巴管引流到对侧腋窝淋巴结，第 1 肋间胸骨柄后方有一交通枝，联结两侧内乳淋巴结，其发生率约为 20%。

第二节　病　　理

乳腺癌的病理分类系统很多，目前国内采用的是全国乳腺癌病理分类协作组的分类法。它把乳腺恶性肿瘤分成以下类型：

1. 非浸润性癌

（1）导管内癌：实体型，粉刺样型，筛状型，低乳头型

（2）小叶原位癌

2. 早期浸润性癌

（1）导管内癌伴有早期浸润

（2）小叶癌早期浸润

3. 浸润性癌

（1）浸润性非特殊型癌

1）浸润性导管癌

2）浸润性小叶癌

（2）浸润性特殊型癌

1）髓样癌伴大量淋巴细胞浸润

2）小管癌

3）粘液癌

4）腺样囊性癌

5）乳头状癌

6）大汗腺癌

7）鳞癌

8）乳头派杰病

（3）其他罕见癌

1）分泌性癌
2）富脂质癌
3）印戒细胞癌
4）富含糖原的透明细胞癌
5）神经内分泌癌
6）伴神经内分泌分化的癌
7）伴化生的癌
（4）特殊形式的乳腺癌
1）炎性乳腺癌
2）副乳腺癌
3）男性乳腺癌

乳腺导管内癌常呈多灶性分布。小叶原位癌的特点为多中心病变发生率高，可高达60%左右。虽然两者均为原位癌，但有相当多的病人有隐匿性浸润，前者约21%，后者<10%。小叶原位癌病人对侧乳腺癌的发生率也很高，在30%～40%左右。乳腺浸润癌中以浸润性导管癌最常见，约占63%，其次为浸润性小叶癌，约占10%～15%。粘液癌相当少见，病理形态的特点为有大量的细胞外粘液；临床特点为肿瘤生长缓慢，病程长，腋下淋巴结转移率低，预后较好。髓样癌有三大特征：①镜下肿瘤有明显的边界；②淋巴样基质；③肿瘤细胞大，呈多形性。它的预后比浸润性导管癌好。乳头状癌少见，分化好，特点为淋巴结转移率低，以绝经后妇女多见，常常可长至相当大，但预后好。小管癌分化好，通常肿瘤较小，淋巴结转移率低，预后好。腺样囊性上皮癌少见，形态上与涎腺来源的肿瘤相同，也易发生神经浸润，但预后好，尤其是小的肿瘤。炎性乳癌是一个临床诊断，特点为乳房肿大，红热有压痛，可伴有肿块或只有边界不清的浸润。病理检查时，真皮内淋巴管有瘤栓。病程短，进展快，可很快出现远地转移，预后差。乳头派杰病的特点为管内癌沿管上皮下向外浸润。在乳头或乳晕的表皮内可见散在的癌细胞或癌细胞巢。乳头下见管内癌，它处也可有乳腺癌灶存在。

第三节　蔓延及转移

乳腺癌在局部扩展可侵及皮肤，引起皮肤粘连，水肿（桔皮样变）、卫星结节或溃疡。向深部侵及胸壁肌肉、肋骨等，可与胸壁固定。向外扩散的主要途径为淋巴结转移及血行转移。以往的观点认为乳腺癌在初期是一个局部性病变，随着病变的进展从乳腺内的单个病灶以弥散性扩散方式转移至区域淋巴结，最后才扩散至远地器官。目前则认为乳腺癌淋巴转移的方式不是弥散性，而是以瘤栓的方式进行；淋巴转移和血行转移在时间次序上也不存在先后的关系，两者可同时发生，甚至血行转移可先于淋巴转移；区域淋巴结对肿瘤的扩散并无阻拦作用。这种观念的更新对乳腺癌治疗产生了重要影响。

一、淋巴转移

（一）腋窝淋巴结转移　为乳腺癌淋巴转移的主要途径。在临床Ⅰ、Ⅱ期的病人中其发生率在40%～50%。腋窝淋巴结转移有一定规律性，即由第一组顺序向上扩展。Pigott等报告，第一组淋巴结阴性，二、三组淋巴结有转移占25%；第一、二组淋巴结阴性，单独三组淋巴结有转移者只占1.4%。Veronesi报告539例乳腺癌腋窝淋巴结转移分布情况时指出，只有20例（3.8%）有跳跃现象。单独二组转移者6例（1.2%），单独三组转移2例（0.4%），一和三组转移，跳过二组者12例（2.2%）。因此，早期乳腺癌作保乳手术治疗时只需解剖一、二组的腋窝淋巴结，不必解剖至第三组。此时漏诊的几率很小，因腋窝淋巴结解剖引起的并发症发生率可明显地减少。

腋窝淋巴结转移的临床诊断有一定的假阳性率及假阴性率。临床检查腋窝无淋巴结肿大时，约

30%的病人病理证实有转移；临床诊断腋窝有淋巴结转移时约25%的病人病理检查可为阴性。腋窝淋巴结转移率与乳腺肿瘤的大小、分化程度、脉管淋巴间隙侵犯、ER、PR、C－erbB2、S－Phase及Ploidy等因素有关。文献报告肿瘤<1cm时，腋淋巴结转移率为20%～28%；1.1～2.0cm为26%～39%；2.1～3.0cm为33%～45%；3.1～5.0cm为41%～55%；≥5.1cm为52%～70%。腋窝淋巴结有无转移，转移的程度及转移淋巴结的数目对预后均有重要影响。腋窝淋巴结转移灶已侵及淋巴结外的组织时预后明显变坏。各家报告，见表14－0－1。

（二）内乳淋巴结转移　其发生率与乳腺肿瘤的大小有关。原发灶<5cm者内乳淋巴结转移率为19%；原发灶>5cm者为37%。内乳淋巴结转移还受原发灶的部位及腋窝淋巴结转移的影响见表14－0－2。

表14－0－1　腋窝淋巴结转移与生存率（%）

淋巴结转移	Valagussa10年无瘤生存率	Haagensen10年生存率	Fisher10年无瘤生存率
（－）	72	76	76
（＋）	25	48	24
1～3（＋）	34	63	36
≥4（＋）	16	27	14

Urban及Castro报告单独内乳淋巴结转移的10年生存率与单独腋窝淋巴结转移者相同（52%～53%）；但两者均有转移时预后更差，10年生存率为21%。

（三）锁骨上淋巴结转移　一般在腋窝或内乳淋巴结有转移时才会发生。Dahl－Iversen报告在149例腋窝淋巴结无转移病人中无一例发生锁骨上淋巴结转移；125例腋窝淋巴结有转移者锁骨上淋巴结转移率为18%。它的出现为预后不良的表现。

表14－0－2　内乳淋巴结转移

作者	内乳淋巴转移率（%）						
	腋淋巴无转移				腋淋巴有转移		
	总计	外象限	内象限	中央区	外象限	内象限	中央区
Urban	30		11			48	
Handley	22	4	12	6	22	50	46
Caceres	19				19	44	33
Livingston and Arlen	18	5	14	10	23	59	43
Donegan	22	4	12	0	31	54	29

二、血行转移

很多见，常见的部位有肺、胸膜、骨、脑、眼睛、肝、卵巢、肾上腺和脑下垂体等。近年来的研究发现乳腺癌的血行转移可以发生在疾病的早期，甚至有人认为乳腺癌从一开始就是一个全身性疾病，强调全身性化疗对提高乳腺癌的治愈率有重要意义。但从临床实践来看，许多乳腺癌病人在局部治疗后得到治愈，说明并非所有乳腺癌病人在初次治疗时都已有播散性病变存在，局部病变的控制对预后亦有重要作用。

第四节 临床分期及分期检查措施

一、临床分期

TNM 分期标准（2002 年版）

临床分期 临床分期包括体检、影像以及对乳腺和其他有助于乳腺癌诊断的组织的病理学检查，体检包括对皮肤、乳腺腺体和淋巴结（腋窝、锁骨上和颈部）仔细地视诊和触诊。临床分期要求的病理学检查的组织范围小于病理分期（见以下病理分期）。自诊断起 4 个月（如果肿瘤没有进展）内或到手术完成前（不管时间长短）的影像学检查结果是分期的依据，包括原发肿瘤的大小、胸壁受侵、区域淋巴结或远地转移等。已经接受新辅助化疗、内分泌治疗、免疫治疗或放射治疗的患者的影像学和手术结果不能作为最初分期的依据。

病理分期 病理分期包括所有用于临床分期的资料，以及原发肿瘤、区域淋巴结和转移灶（如果可行的话）的手术探查、切除和病理学检查资料，包括至少在原发肿瘤各切缘病理学检查均未发现肉眼残存肿瘤的切除。如果肿瘤切缘没有肉眼残存，仅有镜下残存，则在病理分期中归为 pT，如果切缘肉眼检查有肿瘤残存，由于无法评价原发肿瘤的所有范围，所以应记录为 pTX。如果原发肿瘤不仅仅是微小浸润，在淋巴结的病理分期（pN）中至少应切除腋窝下部（水平 I）的淋巴结，即切除胸小肌外界外侧的淋巴结。这种切除一般包括 6 个或 6 个以上淋巴结，病理分期中前哨淋巴结的切除数目应为一个或更多。某些组织类型肿瘤的腋窝淋巴结转移率非常低（单纯导管癌 <1cm，单纯粘液癌 <1cm，以及微小浸润癌），毋需腋窝淋巴结清扫。邻近乳房的腋窝脂肪内的癌性结节，如果没有淋巴组织残留的组织学证据，则被定义为区域淋巴结转移（N）。病理分期包括以下任何一种病理和临床分期的组合：pTpNpM，pTpNcM 或 cTcNpM。如果在患者接受新辅助化疗、内分泌治疗、免疫治疗或放射治疗后进行的手术，则应在 TNM 分期前加上前缀“y”，如 ypTNM。

原发肿瘤（T）

临床和病理分期中对 T 分期的定义相同。如果测量方法为体检，在分期中只用主要标题（T1、T2 或 T3），其他测量方法如乳腺片或病理学检查，在 T1 分期中可以使用子标题，肿瘤的测量应精确到 0.1cm。病理学 T 分期中肿瘤的大小仅指对浸润性成分的测量。例如包含 4cm 导管内成分和 0.3cm 浸润性成分的肿瘤的分期为 T1a。如果需从病理标本中切取部分组织进行雌激素受体等检查，则应在切取组织前测量原发肿瘤的大小。对于接受了多次活检的患者，仅测量残余肿块可能导致 T 分期显著降低，从而降低肿瘤分期。对这部分病例，应该在联合影像和组织学结果的基础上重建肿瘤的最初尺寸。

TX	原发肿瘤无法评价
T0	无原发肿瘤证据
Tis	原位癌
Tis（DCIS）	导管原位癌
Tis（LCIS）	小叶原位癌
Tis（Paget's）	不伴肿瘤的乳头 Paget's 病

注：Paget's 病伴有肿瘤时按照肿瘤的大小进行分期

T1	肿瘤最大径≤2cm
T1mic	微小浸润的最大径≤0.1cm
T1a	肿瘤最大径 >0.1cm 但是≤0.5cm
T1b	肿瘤最大径 >0.5cm 但是≤1cm

T1c 肿瘤最大径 >1cm 但是≤2cm
T2 肿瘤最大径 >2cm 但是≤5cm
T3 肿瘤最大径 >5cm
T4 任何大小的肿瘤直接侵及（a）胸壁或（b）皮肤，具体如下所述
T4a 侵及胸壁，但不包括胸肌
T4b 乳腺皮肤水肿（包括桔皮样变）或溃疡，或局限于同侧乳腺皮肤的卫星结节
T4c 同时出现 T4a 和 T4b
T4d 炎性乳癌

区域淋巴结（N）

临床分期

NX 区域淋巴结无法评价（如已被切除）
N0 无区域淋巴结转移
N1 同侧腋窝可活动的淋巴结转移
N2 转移的同侧腋窝淋巴结相互融合固定，或临床显见*的同侧内乳淋巴结转移而无腋窝淋巴结转移的临床证据
N2a 转移的同侧腋窝淋巴结相互融合固定或与其他结构固定
N2b 仅有临床显见*的同侧内乳淋巴结转移，无腋窝淋巴结转移的临床证据
N3 同侧锁骨下淋巴结转移伴或不伴腋窝淋巴结受累；或临床可见*的同侧内乳淋巴结转移伴腋窝淋巴结临床转移；或同侧锁骨上淋巴结转移伴或不伴腋窝或内乳淋巴结转移
N3a 同侧锁骨下淋巴结转移
N3b 同侧内乳淋巴结及腋窝淋巴结转移
N3c 同侧锁骨上淋巴结转移

*临床显见的定义是影像学检查（淋巴闪烁成像除外）或临床检查或病理学大体可见

病理学分期（pN）[a]

pNX 区域淋巴结无法评价（既往已被切除，或未切除行病理学检查）
pN0 组织学检查无区域淋巴结转移，未进一步行孤立瘤细胞群（ITC）检查

注：孤立瘤细胞群（ITC）的定义是指不超过 0.2mm 的孤立细胞群或小簇的肿瘤细胞，通常仅被免疫组化（IHC）或分子学检查发现，但 H－E 染色也可能发现。ITCs 通常没有恶性行为，如增殖或基质反应。

pN0（i－） 组织学检查无区域淋巴结转移，IHC 阴性
pN0（i＋） 组织学检查无区域淋巴结转移，IHC 阳性但最大径不超过 0.2mm
pN0（mol－） 组织学检查无区域淋巴结转移，分子学检查（RT－PCR）阴性
pN0（mol＋） 组织学检查无区域淋巴结转移，分子学检查（RT－PCR）阳性

[a] 依腋窝淋巴结清扫为依据进行分期，伴或不伴前哨淋巴结解剖。仅根据前哨淋巴结解剖进行分期，未进一步行腋窝淋巴结清扫时，用标识（Sn）代表“前哨淋巴结”，如 pN0（i＋）（Sn）

[b] RT－PCR：反转录聚合酶链反应。

pN1 1～3 个腋窝淋巴结转移，和/或临床未见**但前哨淋巴结解剖后发现内乳淋巴结镜下病灶
pN1mi 微小转移（大于 0.2mm 但不超过 2.0mm）
pN1a 1～3 个腋窝淋巴结转移
pN1b 临床未见**但前哨淋巴结解剖后发现内乳淋巴结镜下病灶

pN1c	1～3 个腋窝淋巴结转移伴有临床未见** 但前哨淋巴结解剖后发现内乳淋巴结镜下病灶（如果伴有 3 个以上腋窝淋巴结转移，内乳淋巴结转移的分期为 pN3b，以表示肿瘤负荷增加）
pN2	4～9 个腋窝淋巴结转移，或临床显见* 的内乳淋巴结转移不伴腋窝淋巴结转移
pN2a	4～9 个腋窝淋巴结转移（至少一个肿瘤灶 >2mm）
pN2b	临床显见* 的内乳淋巴结转移不伴腋窝淋巴结转移
pN3	10 个或更多腋窝淋巴结转移，或锁骨下淋巴结转移，或临床显见* 的内乳淋巴结转移伴有一个或更多腋窝阳性淋巴结；或 3 个以上腋窝淋巴结转移伴内乳淋巴结镜下转移但临床阴性；或同侧锁骨上淋巴结转移
pN3a	10 个或更多腋窝淋巴结转移（至少一个肿瘤灶 >2mm），或锁骨下淋巴结转移
pN3b	临床显见* 的内乳淋巴结转移伴有一个或更多腋窝阳性淋巴结，3 个以上腋窝淋巴结转移伴有临床未见** 但前哨淋巴结解剖后发现内乳淋巴结镜下病灶
pN3c	同侧锁骨上淋巴结转移

* 临床显见的定义是影像学检查（淋巴闪烁成像除外）或临床检查发现

** 临床未见的定义是影像学检查（淋巴闪烁成像除外）或临床检查未发现

远地转移（M）

MX	远地转移无法评价
M0	无远地转移
M1	远地转移

乳腺癌分期			
0 期	Tis	N0	M0
Ⅰ期	T1*	N0	M0
ⅡA 期	T0	N1	M0
	T1*	N1	M0
	T2	N0	M0
ⅡB 期	T2	N1	M0
	T3	N0	M0
ⅢA 期	T0	N2	M0
	T1*	N2	M0
	T2	N2	M0
	T3	N1	M0
	T3	N2	M0
ⅢB 期	T4	N0	M0
	T4	N1	M0
	T4	N2	M0
ⅢC 期	任何 T	N3	M0
Ⅳ期	任何 T	任何 N	M1

* T1 包括 T1mic

注：在肿瘤没有进展，患者没有接受新辅助化疗的前提下，诊断 4 个月内所做的术后影像学检查如果发现远地转移，应改变原分期。

二、分期检查措施

（一）全面体格检查　特别注意检查两侧乳房的情况，包括有无乳头溢液、脱屑、糜烂等，乳房皮肤有无水肿或扩张的静脉。皮肤凹陷表明乳房悬韧带受侵，有临床意义。病历中应详细记录乳房内肿块的部位、大小、活动度等，还应仔细检查及记录两侧腋窝及锁骨上区淋巴结肿大情况。

（二）实验室检查　除了血常规，肝、肾功能检查外，对晚期病人应做血钙测定。

（三）X 射线检查　包括双侧乳腺平片，胸部 X 线片等。

（四）其他检查　按病变情况作骨放射性核素扫描，肝脏超声或 CT 扫描及脑 CT 扫描或 MRI 等检查以发现骨、肝、脑等脏器转移病灶。

（五）病理学或细胞学检查　乳腺癌的最后诊断有赖于组织学证实。常用的方法有肿块细针穿刺吸活检做细胞学检查或切除活检做病理学检查。近年来普遍采用空心针穿刺活检，其优点是可取得条状组织块，获得组织学诊断。文献报道它对患者的长期生存率无影响。

第五节　早期乳腺癌的放射治疗

Keynes 于 1924 年首创用肿瘤切除术及镭针插植治疗早期乳腺癌获得成功，其后有不少学者从事这方面的临床研究均取得了令人满意的疗效。目前在欧美各国用保留乳房的保乳手术和放疗的综合疗法已成为治疗早期乳腺癌的主要方法之一。早期乳腺癌保乳治疗的原理是用手术切除乳腺原发病灶，用中等剂量放疗控制乳腺内亚临床病灶，达到与改良根治术相同的疗效，但保留完整的乳房，有很好的美容效果及功能。大量文献资料证明这种综合疗法，无论在长期生存率方面，还是在局部控制率方面，其疗效均和根治术或改良根治术相同。

2005 年国际早期乳癌试验协作组（Early Breast Cancer Trialists' Collaborative Group，EBCTCG）发表了对世界上 7 个随机分组研究的荟萃分析结果，这 7 个随机分组研究比较了改良根治术和保留乳房手术和放疗的疗效。腋窝淋巴结无转移病人改良根治术的 5 年复发率为 5.3%，保乳手术组为 8.6%；腋窝淋巴结有转移病人分别为 7.9% 及 4.7%。2002 年 Fisher 等和 Veronesi 等发表了 NSABP－06 和 Milan 研究所 20 年的随访结果。NSABP－06 20 年局部复发率全乳腺切除组为 10.2%，肿块切除＋放疗组为 2.7%；区域淋巴结复发率为 4.6% 和 5.4%；20 年无病生存率、无远处转移生存率和总生存率全乳腺切除组为 36% ±2%，49% ±2% 和 47% ±2%；肿块切除＋放疗组依次为 35% ±2%、46% ±2% 和 46% ±2%，均无显著差异。Milan 研究所 20 年随访结果为乳腺内复发率根治术组为 2.3%，象限切除术＋放疗组为 8.8%，$P<0.001$；总死亡率和乳腺癌专项死亡率根治组分别为 41.2% 和 26.1%；象限切除术＋放疗组依次为 41.7% 和 26.1%，无显著差异。充分证明了早期乳腺癌保乳手术和放射治疗的疗效，无论是在局部控制率，还是在长期生存率方面均与根治术或改良根治术相同。

国内从 20 世纪 80 年代开始也逐渐开展了这方面的临床研究。从近年来发表的数量有限的临床报道看，Ⅰ、Ⅱ期乳腺癌在保乳手术和放射治疗的综合治疗后，5 年局部复发率为 4.6% ~6.1%；5 年生存率为 78.8% ~100%，美容效果满意和一般者达 92% 左右。中国医学科学院肿瘤医院于 1985 年 1 月 ~2001 年 12 月间共治疗Ⅰ，Ⅱ期乳腺癌 206 例，10 年局部复发率为 7.7%，10 年生存率达 80%。2001 年 11 月至 2004 年 11 月，国内 10 家医院开展了早期乳腺癌保乳治疗的非随机前瞻性多中心研究。适合做保乳治疗的患者共 4 461 例，其中 872 例接受了保乳治疗，占 19.5%，3 589 例接受了改良根治术。全组中位随访期 21 个月（1 ~37 个月）。保乳组复发率，远地转移率及死亡率分别为 1.0%，1.3% 和 0.1%；改良根治术组分别为 0.5%，1.4% 和 0.1%。两组局部复发率，远地转移率和死亡率差异无统计学意义（$P>0.05$），表明国内的疗效已接近国际水平。但各家报告的病例数都很少，说明国内在这方面的工作还刚刚起步，今后还应进一步推广，积累更多的病例，进一步证实其疗效（表 14－0－3）。

表 14-0-3 国内早期乳腺癌保乳治疗研究概况

作者	时间	例数			肿瘤最大径（cm）	5年复发率（%）	5年生存率（%）	美容效果（%）		
		Ⅰ期	Ⅱ期	总数				满意	一般	差
于金明等	1987.10～1990.5	29	34	65	—	4.6	94.4	92.3[△]		—
崔晓利，李瑞英等	1990.4～1998.12	79	30	110	—	6.25	98.9	93.8[*]		—
李文如等	1995.1～1998.10	—	—	52	<3	0	100	—	—	—

注：△：满意；*：乳房保留率。

一、适应证

1. 乳腺单发病灶，最大径≤3cm。
2. 乳腺与肿瘤相比要有足够大小，行肿瘤切除术后乳腺外形无明显畸形。
3. 乳腺肿瘤位于乳晕区以外的部位。
4. 腋窝无肿大淋巴结或有单个可活动的肿大淋巴结。
5. 无胶原血管病病史。
6. 病人愿意接受保乳手术治疗。

二、治疗方法

（一）手术治疗

1. 乳腺原发灶的手术治疗　主要有两种方式：肿瘤切除术（lumpectomy）和乳腺象限切除术（quadrentectomy）。肿瘤切除术要求切除原发肿瘤及其周围至少1cm的乳腺组织。乳腺象限切除术将肿瘤及周围2～3cm正常乳腺组织、表面部分皮肤、肿瘤下方的胸肌筋膜一并切除。乳腺象限切除术切除乳腺组织较多，术后造成的乳腺缺损亦较明显，美容效果不如作肿瘤切除术者。乳腺肿瘤切除术彻底程度是影响局部控制率的重要因素之一。乳腺肿瘤切除术后应对切缘作全面而仔细的病理检查，切缘有肉眼可见残留或有弥漫性显微残留时应再次作扩大切除，切缘呈持续阳性者应改作乳腺改良根治术。切缘有局灶性显微镜下残留时可通过增加对原发病灶区照射剂量来补救。乳腺原发肿瘤切除后应在周围正常乳腺内留置金属标志为术后放疗时对原发病灶区追加剂量照射或做部分乳腺照射时定位参考。

2. 腋窝淋巴结的处理　腋窝淋巴结解剖是保乳手术的重要组成部分。对临床上有淋巴结转移的病人具有治疗作用，对临床上腋窝淋巴结无转移的病人，腋窝淋巴结解剖病理检查结果对辅助性化疗的应用及预后判断提供重要依据。乳腺癌腋窝淋巴结转移有一定规律性，自下而上循序进行，跳跃式转移罕见。一、二组淋巴结无转移，单独三组淋巴结转移的发生率很低（1.4%）；腋窝淋巴结作彻底清扫术后上肢及乳腺水肿的发生率明显增加，因此目前多数学者主张腋窝淋巴结清扫的范围以包括一、二组淋巴结为宜。

3. 手术切口的选择　为了使病人在疗后有满意的美容效果，手术时应注意切口的选择。美国NSABP研究方案推荐乳腺肿瘤切除术和腋窝淋巴结解剖的切口应分开；乳腺上半部肿瘤应该用与乳晕平行的弧形切口，下部肿瘤应做放射状切口（图14-0-3）。

（二）放射治疗

1. 照射范围　腋窝淋巴结未清扫者照射范围应包括乳腺、胸壁、同侧腋窝及锁骨上淋巴结。腋窝淋巴结已清扫的病人，照射范围依腋窝淋巴结转移情况而定。腋窝淋巴结无转移或转移淋巴结为1～3个者只照射乳腺及胸壁。腋窝淋巴结≥4个转移应照射乳腺、胸壁、锁骨上和腋顶淋巴结。腋窝淋巴结仅作低位取样者，淋巴结有转移时应照射腋窝全部。内乳淋巴结的照射目前尚无一致的意见，

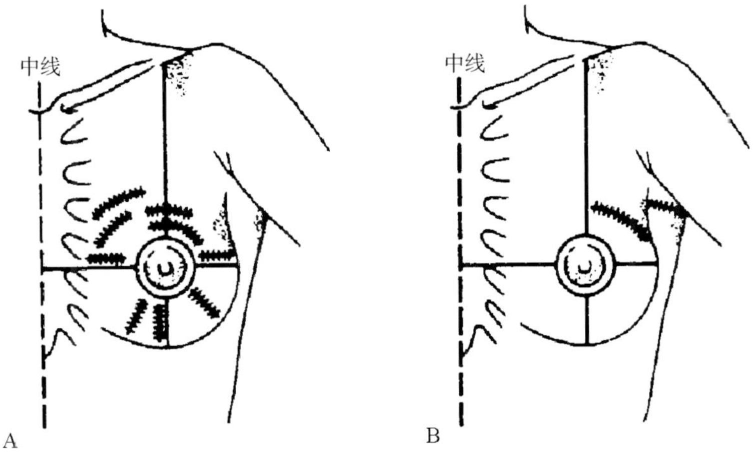

图 14－0－3　NSABP 推荐肿块切除手术切口（A）和 NSABP 推荐腋窝淋巴结清扫切口（B）

由主管医师决定。

2．放射源的选择　以^{60}Co 或 4～6MV X 射线为宜。用更高能量的 X 射线照射时在接近皮肤的乳腺浅层区域内形成低剂量区，可影响疗效。早期乳腺癌皮肤侵犯的可能性不大，用^{60}Co 或 4～6MVX 射线照射时不必加填充物，否则皮肤量过高可引起皮肤的放射反应，影响美容效果。对乳腺原发灶区予追加剂量照射时可用适当能量的电子束（85% 等剂量线包括瘤床最深处）或用^{192}Ir 后装组织间插植照射。

3．照射剂量　全乳腺切线野照射剂量为 4 500～5 000 cGy，4.5～5.5 周，每天 1 次，每次剂量为 180～200 cGy。如原发肿瘤已彻底切除，对原发病灶区再追加照射 1 000 cGy；如原发肿瘤切除不彻底，追加照射剂量为 1 500～2 000 cGy。追加剂量照射的范围根据术中置放的金属标志来定或为手术瘢痕周围各 3cm。区域淋巴引流区的剂量为预防剂量：5 000 cGy，5～5.5 周。腋窝做单独放疗时照射剂量为 6 000～7 000 cGy，6～7 周（表 14－0－4）。

表 14－0－4　腋窝淋巴结单独放疗时照射剂量与局部复发率（%）

分期	腋窝照射总量（Gy）					
	45	45～50	55～60	65～70	>70	总计
N_0	0	2	1	2	0	2
N_{1a}	0	0	5	2	6	3
N_{1b}	0	0	0	4	5	4
N_{1x}	0	1	4	4	0	3
总计	0	1	2	2	3	5

（三）辅助性化疗或内分泌治疗　早期乳腺癌作保乳手术和放疗后还应作辅助性化疗或内分泌治疗。其治疗原则与根治术或改良根治术后辅助性化疗或内分泌治疗相同。

（四）治疗后随访　早期乳癌病人在作保乳手术和放、化疗的综合治疗后必须作密切的随访观察。治疗后 2 年内每 3 个月随访 1 次，第 3～5 年每 6 个月 1 次，5 年后可每年 1 次。随访检查主要是对乳腺及区域淋巴引流区做仔细的体格检查，辅以定期的乳腺钼靶 X 线摄片检查。其目的：一是及时发现局部和区域淋巴结的复发，及时采取挽救治疗；二是对治疗后的美容效果及后期并发症做出准确的评估。

目前对美容效果的评估主要有二个标准：

1. 定性评估标准　Harris 等于 1979 年提出，按美容效果优劣分为 4 等。

（1）佳　无肉眼可见的治疗后遗症。两侧乳房外形相同。

（2）良　病侧乳腺有轻度色素沉着、局限性毛细血管扩张，手术瘢痕可见。

（3）一般　有明显治疗后遗症，乳腺外形有明显变形，乳头移位，有明显的放射性皮肤改变，但还可接受。

（4）差　乳腺有严重回缩或严重的纤维化或毛细血管扩张。

2. 定量评估标准　由 Limbergen 等于 1989 年提出，目的是测量放射性纤维化对美容效果的影响程度。具体方法为在站位摄胸部及双乳的普通 X 线片。双手置于体侧。在头足方向上胸骨切迹和剑突的皮肤表面作标记。分别测量胸骨切迹水平和两侧乳头的距离以及胸骨切迹至两侧乳腺下缘的距离；在左右方向上测量乳头至体中线和乳腺外侧缘至体中线距离。由此可定量评估病侧乳腺在头足方向和左右方向上的移位（图 14－0－4）。

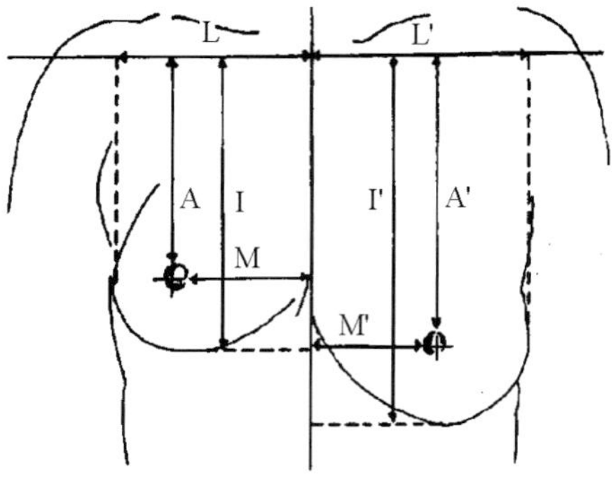

图 14－0－4　早期乳腺癌综合治疗后美容效果定量评估标准示意图

三、局部和区域淋巴结复发

（一）乳腺局部复发　文献报道早期乳腺癌行保守手术和近代放疗技术治疗后 5 年乳腺复发率在 3%～12%之间，10 年复发率为 7%～19%（表 14－0－5）。

表 14－0－5　肿瘤切除术及放疗后乳腺内复发率

作者	T 分期	病例数	剂量（cGy）		5 年复发率（%）
			全乳腺	补量	
Calle，et al	1，2	120	5000	1000	10
Bataini	1，2	39	5500	1000～2000	9
Harris，et al	1，2	176	5000	1500～2500	7
Montague	1，2	345	5000	1000～2000	5
Hellman	1，2	184	5000	1000～2000	6
Danoff，et al	1，2	189	4600～5000	1500～2000	5
Kuske	1，2	215	5000	1000～2000	3.3
Veronesi，et al	1	352	5000	1000	1

乳腺内复发为局部失败的主要形式，75%～90%在原发病灶及其周围的乳腺组织内，乳腺其他部位的复发少见。乳腺局部复发与下列因素有关：

1. 原发肿瘤的大小　Perez 等报告 634 例 T_1 病变局部复发率为 5%，205 例 T_2 病变局部复发率为 11%。

2. 腋窝淋巴结转移　Spitalier 报告 T_{1-2}～N_0 病变乳腺复发率为 9%，而 T_{1-2}～N_1 病变为 23%。Harris 等报告的结果相同：T_{1-2}～N_0 者乳腺复发率为 3.9%，T_{1-2}～N_1 者为 12.5%。

3. 原发病灶区照射总量　多数学者报告乳腺原发病灶区的总量与局部复发率密切相关。在乳腺照射 45～50 Gy 后再对原发灶区追加剂量照射者局部复发率低（表 14－0－6）。

表 14－0－6　乳腺原发灶区追加剂量照射与局部复发率

作者	无追加剂量照射（%）	有追加剂量照射（%）
Bedwinek	8.9	5.2
Chu	20	5.5
Hellman	12	5
Gerard	10	4

EORTC 乳腺癌组于 1989～1996 年对 5569 例Ⅰ、Ⅱ期乳腺癌进行随机分组研究，对乳腺肿瘤切除术显微镜下切缘阴性的病人比较了全乳腺照射 50 Gy 分 25 次，5 周后对原发病灶区作追加剂量照射 16 Gy，8 次或不作追加剂量的疗效。前者 2 661 例，后者 2 657 例，中位随访期 5.1 年，前者局部复发率为 4.3%，后者为 7.3%（$P=0.001$）；其中以年龄≤40 岁组疗效最好，前者局部复发率为 10.2%，后者为 19.5%（$P=0.002$）。两组放射纤维化情况及生存情况无差异。这项随机分组研究的结果再次证实，即使对切缘阴性的病人，在全乳腺照射后再对原发灶作追加剂量照射可以明显地降低局部复发率。但对美容效果有轻度不良影响。

4. 乳腺原发肿瘤切除彻底程度　切缘不净者，局部复发率明显增加。原发肿瘤切除不彻底，切缘有局灶性显微镜下肿瘤时只要局部照射剂量足够，也能达到相同的局部控制率。Ghossein 等报告切缘有肿瘤者局部照射量达 6 500～7 000 cGy 时，乳腺 5 年复发率为 14%，与切缘阴性者相同。Perez 等报告 839 例患者全乳照射后对原发灶作追加剂量照射 16～20 Gy 时，切缘阳性或切缘距肿瘤近邻者局部复发率与切缘阴性者相同。T_1 病变切缘阴性者复发率为 4%，阳性和近邻者为 7%；T_2 病变分别为 17% 和 15%。

5. 肿瘤内导管内癌的比例　这一比例对局部复发率有明显影响。Schnitt 等报告有广泛的导管内癌成分者 5 年局部复发率为 24%，而导管内癌成分所占比重小者复发率为 2%。

6. 年龄　年龄是一个对局部复发率有影响的独立因素。有不少临床研究报告年轻病人，尤其是年龄在≤35～40 岁的病人局部复发率增加。Elkhuizen 等报道早期乳腺癌保乳治疗后＜45 岁病人的局部复发率是＞65 岁病人的 4.09 倍。

（二）区域淋巴结复发　Pierquin 等对 3 353 例分析指出单独腋窝淋巴结复发者 37 例，占 1%，复发时间在 1～114 个月，中位期为 14 个月。腋窝淋巴结复发伴有其他部位复发者 33 例，占 1%，复发时间在 6～85 个月，中位期为 24 个月。腋窝淋巴结的复发率及发生时间与疗前情况有关。N0 及 N1a 病人复发率为 1%～2%，复发中位期为 24～32 个月；N_{1b} 者复发率为 7%，复发中位期为 12 个月。腋窝淋巴结复发率与治疗方法无明显关系。锁骨上淋巴结转移率为 1%，其中 50% 的病人同时伴有腋窝淋巴结或乳腺内复发。锁骨上淋巴结转移的病人中绝大多数会出现远地转移，预后差。而内乳淋巴结转移罕见。

（三）局部和区域性复发的挽救治疗　保乳手术和放疗后乳腺复发的预后比根治术后局部复发者好。Doyle 等报告保乳治疗后乳腺复发患者 112 例（其中 12 例有区域淋巴结复发），经全乳切除挽救治疗后长期疗效。全组病人复发后 10 年总生存率为 69%，乳腺癌专项生存率为 71%，无远地转移生存率为 47%。

总之，早期乳腺癌保乳治疗与改良根治术相比，有如下的特点：①早期乳腺癌保乳手术和放疗综合治疗的疗效与改良根治术相同；②保乳治疗后大多数病人能保留乳房，有良好的美容效果；③乳腺局部和区域淋巴结的复发率在 10% 左右；④局部和区域复发后用全乳腺切除术挽救，仍能得到很好的疗效。

通过几十年的临床研究对早期乳腺癌保乳治疗中一些有争议的问题也有了更明确的认识，对临床实践有重要的指导意义。

1. 乳腺原发灶做了切除后，是否可不做放疗的研究　Vincent Vinh - Hung 等对 15 个有关的临床随机研究，总计 9 422 例的结果作了荟萃分析，得出的结论是：①保乳手术后不做放疗者的复发危险性是做放疗者的 3 倍；不做放疗组同侧乳腺复发率为 875/4 731；放疗组为 279/4 691。②13 个随机研究 8 206 例死亡情况分析表明不做放疗者的死亡率增加 8.6%。EBCTCG 于 2005 年报告对 10 个随机分组研究荟萃分析 15 年的结果。保乳手术后不做放疗的 5 年复发率为 25.9%（1000/23489），15 年乳腺癌死亡率为 35.9%（889/3638）；做放疗组分别为 7.3%（363/28469）及 30.5%（753/3637），均有统计学显著差异。

这些大样本长期随访的研究结果都证明放射治疗在早期乳腺癌保乳治疗中是一个不可缺少的组成部分。近年来亦有研究表明 70 岁以上的乳腺癌患者与年轻患者比肿瘤侵袭性及复发率降低。Hughes 等所作的随机分组研究表明，对于年龄在 70 岁以上雌激素受体阳性的临床 I 期乳癌，保乳手术切缘阴性者，术后单独用三苯氧胺治疗时 5 年局部和区域复发率为 4%，术后予放疗和三苯氧胺组为 1%；但两者的 5 年无远地转移率及生存率均无明显差异。据此认为对于这些乳癌患者单独用三苯氧胺，不做术后放疗是一个合理的选择。究竟选用哪种方案治疗应从病人的意愿，治疗费用及放疗的副作用等方面综合考虑而定。

2. 保乳治疗后放疗化疗的安排次序问题　保乳手术后放疗与化疗的安排次序是一个有争议的问题。有关这方面的研究大多属回顾性，真正的随机分组研究很少。唯一发表的随机分组研究是 Boston 的 JCRT 进行的随机分组研究。1984 ~ 1992 年间 244 例 I 、II 期乳癌患者接受局部扩大肿块切除。1996 年报告 5 年的结果先放后化组的 5 年复发率、远地转移率及生存率分别为 38%、36% 和 73%；先化后放组为 31%、25% 和 81%。5 年局部复发率依次为 5% 及 14%，区域或远地转移率为 32% 及 20%（$P=0.07$）。2005 年 Bellon 等发表了这一随机研究的 10 年结果。先放后化组的 10 年 EFS、OS 及 DMFS 分别为 41%、56% 和 49%；先化后放组为 43%、61% 和 55%，均无统计学差异。在切缘状态与局部复发相关的分析中发现切缘近者先放后化组复发率为 4%，而先化后放组为 32%。Pierce 等报告美国 SWOG 及 ECOG 有关研究的结果：病例 1 230，中位随访期 10.1 年，先放后化和先化后放两组的局部区域复发率、远地转移率，10 年 DFS 及 OS 各项指标上均无差异。Smitt 等则报告保乳术后切缘阴性者放疗和化疗的安排次序对复发无影响。切缘（+）或近（≤2mm）或未作切缘检查的患者先放后化的复发率为 4%（2/48）；先化后放组则为 29%（2/7）。

上述这些临床研究的结果说明早期乳腺癌保乳手术后放疗和化疗安排先后的不同对疗效无明显的影响，但对手术切缘不净的患者而言应选用先放后化的次序为宜。在采用先化后放的序贯中，放疗开始的时间也不得晚于 6 个月。

四、早期乳腺癌放射治疗的进展

早期乳腺癌保乳手术和放射治疗的综合治疗技术已相当成熟，但随着临床经验的积累和发展使得这一疗法更加完美。总的来说其发展方向主要有两个方面：一是适用范围进一步扩大，从近年来报告局部晚期乳腺癌做新辅助化疗后有很多病人可做保乳手术；二是治疗方法或技术更加精练，更加安全有效，使治疗引起的副作用进一步降低。

（一）适应证扩大　Morrow（美国外科学会肿瘤部主任）于 1999 年提出保乳手术和放疗的绝对禁忌证：

1. 在乳腺不同的象限内有两个或两个以上的肿瘤或有弥散性恶性显微钙化。
2. 切缘持续阳性者。
3. 乳腺区以往有放射治疗的病史。
4. 妊娠期妇女。

相对禁忌证：

1. 有胶原性脉管病病史者，主要为硬皮病和活动性红斑狼疮。

2. 肿瘤大小不是一个绝对禁忌证，但肿瘤大乳房小，两者间比例失调是一个相对禁忌证。

3. 大乳房或下垂型乳房

Morrow 还指出有下列情况者，不应成为拒绝作保乳手术的理由：

1. 临床或病理证实有腋窝淋巴结转移。

2. 浅表的乳晕区肿瘤应按具体情况来决定。

3. 有全身转移高危因素的病人。

导管内原位癌传统的治疗方法为乳腺单纯切除术。近年来，国外不少学者月保乳手术疗法取得了成功。Fowbe 等报告 Fox chase Cancer Center 的结果。在 1983 ~ 1992 年间共治疗 110 例。其中病灶仅表现为钙化者占 72%，钙化 + 肿块者 27%，肿块的大小范围在 0.2 ~ 5cm 间，中位值 0.8cm。治疗方法为病灶切除术后全乳放疗 50Gy，然后对原发灶加量照射 10Gy；不作淋巴引流区照射。随访 0.5 ~ 12 年（中位期 5.3 年），乳腺复发 3/110，5 年生存率 96%，10 年生存率 94%，与传统疗法的疗效相当，但生存质量明显提高。

（二）治疗技术的改进

1. 腋窝前哨淋巴结的临床研究　早期乳腺癌行保乳手术时作腋窝淋巴结解剖的主要目的是了解腋窝淋巴结是否有转移及转移的程度，为全身性辅助治疗提供依据，这对年轻病人尤为重要。因此，腋窝淋巴结解剖是保乳手术的一个重要组成部分。但近年来，不少学者对腋窝解剖的必要性提出疑义，其原因为：①由于乳腺 X 线摄片普查的结果，早期乳腺癌的比例逐渐增加，Cady 报告美国≤1cm 早期乳腺癌的比例已从 1979 ~ 1983 年间的 8% 升至 1989 ~ 1993 年间的 18%。乳腺小病灶腋窝淋巴结转移的比例低；②腋窝淋巴结解剖可引起很多长期副作用，如上臂水肿、感觉麻木，上肢活动及肌力的限制等。近年来，在腋窝淋巴结解剖改进的研究中，前哨淋巴结（sentinel lymph node biopsy，SLNB）的研究是一个热点。前哨淋巴结是区域淋巴引流区中最先接受肿瘤淋巴引流，最早发生肿瘤转移的淋巴结。它可通过在肿瘤周围皮下注入活性染料或放射性核素的方法找到。从目前发表的文献资料看利用上述方法，乳腺癌腋窝前哨淋巴结的检出率达 95% 以上，它对腋窝淋巴结转移状况的阳性预测率接近 100%，假阴性率（即前哨淋巴结无转移，而作腋窝解剖时病理证实有转移）在 4% 左右，约 38% ~ 76% 的病人前哨淋巴结为唯一有转移的淋巴结。从这些研究结果看，前哨淋巴结的检测完全有可能替代腋窝淋巴结解剖，为乳癌患者提供可靠的评价预后的指标。与腋窝淋巴结解剖相比，它的一个优点是可对常规病理检查为阴性的病人作分子生物学或免疫组化染色检查，发现淋巴结中的微小转移灶，从而提高检测的精确性。前哨淋巴结检测的应用还对临床上无腋窝淋巴结转移病人的治疗模式产生深刻的影响。前哨淋巴结检测未见转移时可不作局部治疗；前哨淋巴结有转移时可做腋窝淋巴结解剖，也可做腋窝放疗。文献报道，对临床上腋窝淋巴结无转移的病人做放疗后腋窝淋巴结的复发率在 0 ~ 3%，与腋窝解剖的相同；长期生存率两者也无显著差异。EBCTCG 2005 年发表的最新分析结果表明临床上腋窝淋巴结无转移者予以放疗的 5 年复发率为 9.6%，予腋窝解剖的为 10.8%，无显著差异。

近年来，Sylvestre 等报告早期乳腺癌临床上无腋窝淋巴结肿大患者予保乳治疗时腋窝放疗和腋窝解剖随机分组研究 15 年的随访结果。腋窝放疗组 15 年的局部复发率、远地转移率、无病生存率和总生存率分别为：16.3%、24.9%、65.5% 和 73.8%；腋窝解剖组分别为 17.2%、25.8%、64.3% 和 75.5%，均无显著差异。

2. 乳腺癌调强适形放疗的研究　目前，做全乳腺照射时，常规应用两侧切线野加楔形板的照射技术。由此引起的远期并发症发生率不高。但是，由于乳腺上下部外形的变化，导致乳腺不同部位的宽度和源皮距的不一致使得靶区的剂量不均匀，差异可高达 20%。调强适形放疗为进一步提高乳腺癌切线照射的剂量分布提供了可靠的方法。Hong 等于 1999 年报告了应用调强适形放疗的技术照射全乳腺，与常规的切线照射加楔形板的技术相比，左侧乳癌对冠状动脉区域的照射范围减少了 25%，对侧乳腺的照射剂量降低 42%；同侧肺接受剂量 >46Gy 的范围减少了 31%，靶区内的剂量分布更为均匀，尤其是乳腺上下部的剂量均匀性得到了明显的改进。调强适形放疗在乳腺癌放疗中的应用值得作进一步研究。

3. 部分乳腺短程治疗的研究　早期乳腺癌保乳治疗后乳腺内复发主要在原发病灶周围。因此，近年来有些学者提出保乳手术后不需做全乳腺照射，而改做原发病灶所在的象限照射。所用的照射技术为组织间插植或做调强适形放疗，疗程的时间也由常规照射时的6～7周缩短为1周左右。部分乳腺短程治疗的优点为：①减少乳腺及其邻近正常组织的照射，进一步提高病人的生存质量；②解决了放化疗的衔接难题；③方便病人；④提高了设备的利用率。Vicini等报告William Beaumont Hospital于1993年1月～2000年1月间治疗的174例乳腺癌疗效，治疗方法为瘤床组织间插植，LDR 50Gy/96h；HDR 32Gy/8次/4天或34Gy/10次/5天。中位随访期36月。部分乳腺短疗程组在5年乳腺失败、局部区域失败、DMFS、DFS和OS方面与全乳腺体外照射组比，均无显著差异。美国ASTRO乳腺癌工作组已开展两个多中心研究：①用调强适形放疗技术使疗程缩短为≤1周的Ⅱ期临床研究；②早期浸润性乳腺癌标准治疗方法与部分乳腺短程放疗的Ⅲ期随机分组研究。这些研究的结果对今后早期乳腺癌的放疗会产生深远的影响。

第六节　根治术或改良根治术后辅助性放疗

一、术后放疗对降低局部和区域淋巴结复发的作用

在未用全身性辅助治疗的时代，大量临床资料证实，早期乳癌术后放疗可使局部和区域淋巴结复发率降低。EBCTCG1995年对36组随机实验的荟萃分析表明，乳癌根治术或改良根治术后放疗和未放疗组局部和区域淋巴结复发率分别为6.7%和19.6%（$P=0.001$），术后放疗使局部和区域淋巴结复发率降低2/3。近年来，随着化疗和内分泌治疗的发展，其应用日益广泛。全身治疗不但可以提高总生存率，还能一定程度降低局部和区域淋巴结复发率。因此，根治术或改良根治术后进行化疗或内分泌治疗的早期乳腺癌患者是否还需要放疗，尚有争论。

表14－0－7　乳腺癌改良根治术和化疗后10年局部－区域复发率

作者	病例数	化疗	局部－区域复发率（%）	
			1～3＋LN	>3＋LN
ECOG	2 016	CMF	13	29
MDACC	1 031	含阿霉素方案	12	27
IBCSG	5 352	不统一	14（LVSI－） 20～30（LVSI＋）	25～35
Taghiam NSABP	5 758	CAF或CMF	5.8～11.3	14.4～24.2

文献报道术后辅助性化疗或内分泌治疗对局部和区域淋巴结复发率的作用与腋窝淋巴结转移程度及肿瘤的大小有关：腋窝淋巴结阴性或1～3个阳性或$T_{1\sim2}$病变术后、化疗后复发率低（≤10%），再予术后放疗，对降低局部和区域淋巴结复发率意义不大；腋窝淋巴结≥4个阳性和/或T_3，化疗或内分泌治疗后复发率仍高达14%～36%，与单纯手术相似，Taghiam等报告NSABP 5个随机研究5 758例乳癌腋窝淋巴结有转移者根治术和化疗后局部－区域复发结果：淋巴结转移≥4者，局部－区域复发率为14.4%～24.2%；T_3病变者为8.7%～24.2%。化疗或内分泌治疗未能明显降低这部分患者的局部和区域淋巴结复发率，还需进行术后放疗。Woodward等报告乳腺癌切缘近或阳性者。不做术后放疗的10年胸壁复发率为68%，锁骨上淋巴结复发率为41%；做放疗的分别为6.4%和3.4%，有显著差异。国内王淑莲等报道：≥8个腋窝淋巴结阳性术后化疗者放疗和未放疗组5年局部及区域淋

巴结复发率分别为30.8%和57.4%（$P=0.010$），显示对这组高危病人单独用术后化疗局部和区域淋巴结复发率高，而加用术后放疗可使复发率明显下降。Marks 等对 49 例≥10 个腋窝淋巴结阳性的乳癌患者行高剂量化疗加自体骨髓移植治疗，开始 9 例未行术后放疗，有 3 例复发（3/9），后 40 例均辅以放疗，仅 2 例复发（2/40），提示即使采用高剂量化疗，也必须辅以放疗才能最大程度提高局部和区域淋巴结控制率。

所以，对腋窝淋巴结阳性≥4 个或 T_3 患者，术后化疗或内分泌治疗在降低局部和区域淋巴结复发率方面的作用相对较弱，放疗仍是最有效的手段。

二、术后放疗对生存率的影响

术后放疗对生存率的影响尚无肯定的结论。EBCTCG 2000 年的荟萃分析表明术后放疗组 20 年乳腺癌死亡率为 38.4%，未放疗组为 42.1%；非乳腺癌死亡率放疗组为 11.6%，未放疗组为 9.1%。综合的结果是放疗使生存率提高 1.2%（0.06）。DBCG 82b 试验，选择绝经前、根治术后接受化疗的患者 1708 人，（T_3 或淋巴结阳性或肿瘤侵及皮肤或胸肌筋膜）放疗组和对照组 10 年无病生存率分别为48%和38%，总生存率分别为54%和45%，均有显著性差异；DBCG 82c 试验包括了 1 375 名绝经后、术后行内分泌治疗的患者，放疗组与对照组10 年无病生存率分别为36%和24%（$P<0.001$），总生存率分别为45%和36%（$P<0.05$），结果与 DBCG 82b 相似。2003 年 Ragaz 等报告了 British Columbia 试验。20 年随访结果，术后化疗组 20 年乳癌专项生存率、无病生存率和总生存率分别为48.1%、48.7%和50%；化疗＋放疗组分别为 63.6%、65.5%和 61.7%；均有显著意义。这 3 组资料说明在应用全身性辅助治疗的前提下，术后放疗控制局部和区域淋巴结病灶可以提高乳癌患者的生存率。术后化疗或内分泌治疗，可以最大程度减少远处转移的发生率，为术后放疗提高生存率创造前提条件，但是术后放疗是否可以提高生存率，还需更严格的随机分组实验进一步证实。

三、术后放疗适应证

目前多数作者认为乳腺癌术后普遍接受辅助性化疗或内分泌治疗的前提下，术后放疗主要适用于局部和区域淋巴结复发高危（25%～40%）的患者，即 T_3 或腋窝淋巴结阳性≥4 个患者，或 1～3 个淋巴结阳性但腋窝淋巴结检测不彻底者；而 1～3 个淋巴结阳性、腋窝淋巴结检测彻底者是否也应行术后放疗，尚需进一步评价。关于判定腋窝淋巴结检测是否彻底的问题是临床上的一个难点。近年来，Lyer 等建立了评价腋窝检测是否彻底的标准，认为腋窝淋巴结转移程度的准确性与淋巴结阳性数目及检测的淋巴结总数有关：T_1 病变淋巴结 1 个阳性者，至少需要检测 8 个淋巴结才能使淋巴结转移≥4 个的可能性≤10%，要达到同样标准，2、3 个淋巴结阳性者分别需要检测 15、20 个腋窝淋巴结；T_2 病变 1、2、3 个淋巴结阳性者则分别需要检测 10、16、20 个淋巴结。可见，如果检测的淋巴结数目太少，会影响对淋巴结转移严重程度的评价，影响治疗方案的选择和疗效的评价。

四、照射靶区

乳癌术后放疗时对靶区的确定有不同意见。

最近 3 组临床试验认为，术后残留的亚临床病灶不但会导致局部和区域淋巴结复发，还可能成为以后远转的根源，对腋窝淋巴结阳性患者做术后放疗时靶区应包括胸壁和区域淋巴结（内乳、锁骨上、腋窝）在内，结果局部和区域淋巴结控制率及生存率均显著提高。Kuske 等也认为，胸壁/手术瘢痕、内乳、锁骨上及腋窝淋巴结在术后、化疗或内分泌治疗后都可能残留亚临床病灶，在有可靠的手段区分哪一部位受侵或非受侵前，建议对胸壁及淋巴结区广泛照射。但是不少学者对此持有异议。

（一）腋窝　早期乳腺癌经根治术或改良根治术后，腋窝区控制满意，复发率 0～4%，仅占所有局部和区域淋巴结复发的 5%。以往的原则是，腋窝淋巴结阴性或 1～3 个阳性患者不予腋窝照射，但是淋巴结阳性≥4 个或淋巴结包膜受侵者应予腋窝照射。但是近年来的一些临床研究结果却说明根治术或改良根治术后照射腋窝没有好处。Marks 等人观察 49 例腋窝淋巴结≥10 个阳性的患者，发现术后做和不做腋窝放疗，均没有腋窝复发；国内王淑莲等回顾了 78 例腋窝淋巴结≥8 个阳性的患者，术后做和不做腋窝放疗者，腋窝复发率分别为 4% 和 7.7% ，无统计学差异，均不支持把腋窝淋巴结阳性≥4 个当作术后腋窝放疗的指征。Donegan 等观察改良根治术后 48 例肿瘤穿破淋巴结包膜（ETE）、未做腋窝放疗患者，无一例腋窝复发。Leonard 等观察 34 例未行腋窝放疗的 ETE 患者，仅一例出现腋窝复发。Mignano 观察 43 例无腋窝放疗的 ETE 患者，无一例腋窝复发，亦不支持对 ETE 患者行术后腋窝放疗。腋窝淋巴结解剖术后再做腋窝放疗会导致上肢水肿的几率增加，Larson 报道，腋窝淋巴结清扫术后，腋窝放疗者发生同侧上肢水肿率为 36%，不做放疗者仅 12%。术后照射腋窝对降低复发收益不大，也不增加生存率，而且还会导致同侧上肢水肿、皮肤感觉异常及上肢乏力等并发症明显增多，严重影响了患者的生活质量，故不建议术后行腋窝放疗。

（二）内乳淋巴结　是否应行内乳淋巴结照射至今争议仍很大。

资料报道，腋窝淋巴结阴性患者肿瘤位于外象限时，内乳淋巴结受侵率为 5%，肿瘤位于内象限，10% ~15% 受侵；腋窝淋巴结阳性，内乳淋巴结受侵率高达 20% ~70% 。Kuske 等报道，进行内乳淋巴结解剖、腋窝淋巴结阳性的乳癌患者，20% ~50% 有内乳淋巴结亚临床转移。

尽管内乳淋巴结受侵率很高，但临床上内乳淋巴结复发较为少见，Fowble 等，Rech 等及 Cranenbroek 等均报告内乳淋巴结临床复发率为 0.1%。张玉晶等报告中国医学科学院肿瘤医院统计结果为 0.6%。

Veronesi 等把 737 名乳癌患者随机分组，观察内乳淋巴结清扫对疗效的影响，长达 30 年的结果表明：做和不做内乳淋巴结清扫组的总生存率及专项生存率无明显差异。Yamashita 等对 150 例病理证实有 内乳淋巴结转移的乳癌患者做随机分组研究，比较扩大根治术、术后对内乳区做放疗 42Gy 及不做任何局部治疗的疗效。3 组病人均作了辅助性化疗 CMF/6 周期，结果 5 年无病生存率分别为 57%、53% 及 51%；远地转移率为 15/50、15/50 及 11/50；局部复发率为 6/50、0/50 及 8/50 均无显著差异。Romestaing 等报告 SFRO 随机分组研究的结果，乳腺癌改良根治术后未做内乳区照射组 640 例，局部复发率、远地转移及死亡率分别为 3%、20% 及 19%。术后予内乳区照射组 641 例，上述各项指标分别为 4%、17% 和 19%，无统计学显著差异。以上资料均不支持术后放疗时照射内乳淋巴结。

综上所述，目前对内乳淋巴结的处理有两个可行方案：①不做内乳照射或②改善照射技术，在不增加心肺并发症的前提下行内乳区照射。根据病人情况，可采用电子线或电子线/X 线混合射线进行直角或偏角照射，推荐使用 CT 治疗计划系统以减少对心肺照射。Marks 等认为上 3 个肋间内乳淋巴结占大多数（80%），而且更易受侵，故缩小内乳区照射范围，只包括同侧第 1 ~3 肋间，从而使心肺照射体积进一步减少。

EORTC 正在进行有关内乳淋巴结放疗的随机实验，其结果将对是否应行内乳区放疗提供进一步的指导。

（三）胸壁和锁骨上淋巴结　Taghiam 等对 NSABP 研究组 5 758 例乳癌术后化疗后局部—区域失败部位的情况分析表明，胸壁占 49.8%，手术瘢痕 7.4%，两者合计 57.2%。锁骨上淋巴结转移占 22.2%，为复发的主要部位。Woodward 等报告（M. D.）Anderson 肿瘤中心的结果，对胸壁做预防性照射后可使胸壁 10 年复发率由 68% 降至 6.4%，锁骨上区转移率由 41% 降至 3.4%。

Toonkel 对Ⅰ、Ⅱ期乳癌根治术后胸壁照射的作用进行了临床研究。Ⅰ期病人术后单独照射淋巴引流区者 5 年及 10 年生存率为 83% 及 58%，术后照射淋巴引流区及胸壁者依次为 90% 及 74%。Ⅱ期病人术后单独照射淋巴引流区者 5 年及 10 年生存率为 54% 及 36%，而加照胸壁者依次为 71% 及 49%，有显著差异。

总之，乳腺癌在根治术或改良根治术后实施辅助性放疗时，照射范围主要包括胸壁和锁骨上、下淋巴结区，腋窝及内乳淋巴结区辅助性放疗的疗效不肯定，需待临床研究进一步确定。

五、剂量

Fletcher 等的研究指出乳腺癌亚临床病灶的控制率与照射剂量有关。用常规分割方法照射时剂量在 3 500cGy 控制率在 60% ~70%；4 000cGy 时接近 80%；5 000cGy 时局部控制率在 95% 以上。临床结果表明术后放射治疗剂量在 3 500cGy/4 周局部和区域复发率为 7%，剂量在 5 000 ~5 500cGy/5w 时降为 1.3%。目前主张术后放射治疗的剂量以 5 000cGy/5w 为宜。

第七节　局部晚期乳腺癌的放射治疗

局部晚期乳腺癌是指乳腺和区域淋巴引流区有严重病变，但尚无远地脏器转移的一组病变，包括皮肤溃疡、水肿、卫星结节，肿瘤与胸壁固定，腋窝淋巴结 >2.5cm，固定或锁骨上、下淋巴结或内乳淋巴结转移等。这组病变相当于 UICC 分期中的Ⅲ期，其中ⅢA 期病变尚可手术，而ⅢB 期病变则不能手术。局部晚期乳腺癌单独手术治疗效果差，有时单独手术还可能促进病变的扩散，术后短时期内就可出现广泛的胸壁复发，甚至形成“铠甲状”癌，更增加了病人的痛苦。因此，不宜单独手术。

局部晚期乳腺癌单独放射治疗后 5 年局部和区域复发率在 16% ~81%，5 年生存率在 29% 左右。肿瘤的大小及照射剂量与局部控制率有关。

文献资料表明，单独放射治疗时要达到满意的局部控制率，照射剂量应在 8 000cGy 以上，这远远超过了正常组织耐受量。在长期生存的病人中可产生严重的放疗并发症。文献报告 40% 的病人有严重的纤维化，主要发生在乳腺区，其次为腋窝，由此而引起肩关节活动障碍。15% 的病人有软组织及骨坏死，13% 病人发生肋骨骨折。其他的并发症还有：肺损伤、上肢淋巴水肿、臂丛神经损伤等。因此，单独放疗对局部晚期乳腺癌来说也不是一个理想的治疗方法。

放射治疗和手术的综合可提高局部控制率，5 年局部和区域复发率为 9% ~45 %，但对生存率的影响不明显，在 33% 左右。局部晚期乳腺癌治疗失败的原因主要在于远地转移。Langland 等报告其发生率可高达 70% 左右。因此，合理的综合治疗方案应该包括全身性化疗在内。目前，一致的意见是局部晚期乳腺癌应该采用包括化疗、放疗和手术治疗在内的综合治疗。大多数学者主张采用新辅助化疗。新辅助化疗的优点有：①及早开始全身性治疗，这时原发肿瘤的血供未受到放疗的干扰，肿瘤细胞还未产生耐药性，可以提高对显微病灶的疗效；②可以在病人体内评估所用化疗方案的疗效，为选择有效的化疗方案提供可靠的依据；③可以使不能手术的病变转变为可手术病变，并且为一部分病人做保乳手术创造条件。文献报道局部晚期乳腺癌新辅助化疗后保乳率在 28% ~68% 之间。目前，普遍采用的治疗方案为先予新辅助化疗 3 ~4 周期，然后做局部治疗（手术、放疗或手术 + 放疗），最后再予辅助性化疗。新辅助化疗的方案各家不一，但大多数学者均采用含有蒽环类药物的化疗方案。近年来的资料显示，加用或序贯用紫杉类药物疗效更好。文献报道新辅助化疗的有效率在 72% ~93% 之间，完全缓解率在 20%，其中 1/3 为病理 CR。局部晚期乳癌采用新辅助化疗的综合治疗后 5 年生存率在 35% ~76%。在局部治疗方面有的临床研究报告放疗和手术的综合局部控制率最高。有关局部晚期乳腺癌新辅助化疗及手术后是否需做放疗的研究不多。Buchnolz 等报告 MD Anderson 医院的研究结果，建议对疗前临床分期为ⅢB 期或更晚的患者或术后淋巴结转移 >4 个者应做术后放疗。照射范围以胸壁和锁骨上为主。局部晚期乳腺癌新辅助化疗后未做手术者，做放疗时全乳腺剂量在 50 ~60Gy，然后缩野对残留病灶作追加剂量照射，依据残留病灶的大小，追加剂量在 10 ~25Gy。淋巴引流区剂量为 45 ~50Gy/4.5 ~5 周，然后对有肿大淋巴结部位加照 10 ~15Gy。局部晚期乳腺癌皮肤及皮下区肿瘤侵犯的几率很大，放疗时应提高皮肤及皮下区的照射量，可采用隔日加用填充物的办法来解决。

炎性乳腺癌的治疗原则与局部晚期乳癌同。

第八节 根治术后局部和区域淋巴结复发及远地转移的放射治疗

一、根治术或改良根治术后局部和区域淋巴结复发的治疗

根治术或改良根治术后孤立的局部和区域淋巴结的复发率在3%～27%，其中半数病人胸壁为唯一的复发部位。根治术或改良根治术后腋窝淋巴结复发少见，约1.5%～6%。局部和区域淋巴结复发率与腋窝淋巴结有无转移和原发灶大小有关。局部和区域复发病人中只有一小部分适合手术治疗，手术切除再复发率57%～76%，根治性手术切除局部控制率60%～88%，但严重并发症发生率33%左右，5年生存率31%～50%。大多数病人均需放射治疗。文献报道放疗的疗效见表14-0-8。

表14-0-8 乳癌根治术后局部和区域淋巴结复发放疗的疗效

	部位	局部控制率（%）
MDAH	区域淋巴结复发	～86 （早期82例，晚期35例，共117例）
	胸壁复发	50
Memorial Hospital		CR 67 PR 24（215例） NR 9
Manchester	锁骨上转移	60

（一）照射范围 局部和区域淋巴结复发予放射治疗时，不同学者应用的照射范围大小不一，从局部小野照射到包括胸壁和淋巴引流区在内的大范围照射。Bedwinek等则强调对以往未接受术后辅助性放疗的复发患者，要用大范围照射。胸壁复发时只用局部小野照射复发灶者胸壁第二次复发率为14/26，而做全胸壁照射后为3/53。区域淋巴结复发时不做胸壁预防照射者，胸壁复发率为17/40，预防照射后降为1/13，胸壁、腋窝或内乳复发，锁骨上做预防照射时复发为2/28，不做预防照射时复发为17/60。国内余子豪等报告结果大致相同：有胸壁复发的病人中，局部野照射后胸壁第二次复发率为52.94%，全胸壁照射后则降为27.27%。区域淋巴结复发的病人胸壁未预防照射者，胸壁复发率为44.1%。胸壁复发未予区域淋巴结预防照射者淋巴结复发率为16.6%，预防照射后无淋巴结复发。照射范围不同对生存率也有影响：胸壁及淋巴引流区均照射者5年生存率比局部野或单区照射组的好，依次为45.5%和11.1%，有显著差异。Toonkel等报告胸壁和淋巴引流区均照射时5年局部肿瘤控制率为71%，只照射胸壁或淋巴引流区者局部控制率仅50%；前者无瘤生存率为37%，后者为8%。

（二）照射剂量 病灶区剂量与复发灶大小有关，<3cm者，6 000cGy即可；病灶更大者，剂量应在6 500～7 000cGy。预防照射剂量以5 000cGy为宜。

（三）影响疗效的因素

1．根治术至复发时的间隔期 Aberizk等认为复发前无瘤生存期的长短是影响预后的重要因素。无瘤生存期≥2年者；疗后3年无瘤生存率为36%；<2年者为20%。Danoff的结果相同，无瘤期≥2年者3年生存率为63%；<2年者为39%。

2．复发病灶缓解程度 Danoff报告放疗后达CR者3年生存率为62%，病变未控者无3年生存率。Chen等报告胸壁复发CR者5年生存率为63%，病变未控者为34%。

3．复发的部位 文献报告单独胸壁复发者5年生存率为20%～50%；锁骨上淋巴结复发者5年

生存率为10% ~24%，多个淋巴结区复发者5年生存率为22%，胸壁和淋巴结都有复发者为21%。Aberizk报告单独胸壁复发局部控制率为47%；单独淋巴结转移者为78%，胸壁和淋巴结均有复发者局部控制率仅为10%。

（四）乳癌根治术后胸壁和区域淋巴结复发放疗技术

1. 争取切除复发病灶。

2. 全胸壁照射50Gy，复发灶切除者对原病灶区加量至60Gy；有病变残留者，总量达65 ~70Gy或更高。

3. 胸壁复发时应对锁骨上区做预防性照射。

4. 腋窝及内乳区不做预防性照射。

5. 放疗后作全身治疗。

二、乳腺癌远地转移的放射治疗

远地脏器转移在乳腺癌病人中相当常见，文献统计初诊时30%的病人就已有远地转移存在，可手术病变在根治术或改良根治术后50%的病人最终会出现远地转移。远地转移中20%为多个器官受累。单个器官转移的病人中，骨转移占50%，肺或胸膜转移占1/3左右，肝转移<5%，但随着病情的发展大多数病人都会出现其他脏器的受侵，其中中枢神经系统是比较常见的侵犯部位，因此，治疗的目的是姑息性的，主要是缓解症状，减轻病人的痛苦，改善生活质量。目前，晚期乳腺癌的治疗以内分泌治疗及化疗为主，但对某些特殊部位的转移，如骨转移和脑转移仍以放射治疗为首选的治疗手段，其他部位的转移有时也需做放射治疗。姑息性放疗的原则：①应考虑到病人在姑息性治疗后生存期的长短。如治疗后生存期很短，就不一定要采用放射治疗，可用其他更为简便的方法来治疗；②不能因治疗而产生副作用，加重病人的痛苦；③治疗期限应尽可能缩短。

骨转移、脑转移及脊髓压迫的放射治疗与其他肿瘤引起的相同。恶性肿瘤转移至眼球及眼眶者比较少见，乳腺癌是其中最常见的原发灶。脉络膜转移双侧发生率较高，同期或先后发生的可占50%；眼眶双侧转移较少见，在10%左右。脉络膜转移放疗有效率在60% ~90%，症状完全消失者占25%，放疗是唯一有效的治疗方法。脉络膜转移预后差，平均生存期为7 ~17个月。眼眶转移放疗后病变有明显改进者占39%，中度改进者33%。照射剂量为3 000cGy/2周或4 000cGy/4周。肺、肝转移的治疗以化疗为主，一般不做放疗。只是在个别情况下可用三维立体定向照射技术（γ刀或X刀）小野照射多发转移病灶中的部分病灶或照射单个病灶以缓解症状。

第九节　乳腺癌的放射治疗技术

乳腺癌放射治疗的靶区主要包括乳腺、胸壁、腋窝、锁骨上及内乳淋巴结等部位。临床期别及治疗方式不同，放射治疗时靶区的范围也不尽相同，可照射上述全部或只照射其中部分区域。乳腺癌放射治疗时应符合下列的剂量学原则：①靶区内剂量分布要均匀，剂量变动应控制在±5%以内；②尽可能地减少对正常组织如心、肺和对侧乳腺的照射；③避免在照射野邻接处发生重叠或遗漏；④照射技术应尽可能地简便易行，便于技术员操作，重复性要好。

一、乳腺及胸壁的照射技术

早期乳腺癌保乳术后或局部晚期乳腺癌做放射治疗时均需照射完整的乳腺。完整的乳腺予放射治疗时应该使乳腺及胸壁能得到均匀的高剂量照射而不引起心、肺的放射损伤。切线照射野的范围：不做腋锁野照射时，上界应在锁骨头下缘水平；腋锁野照射时，上界一般在第二前肋水平，下界在乳房皱襞下2cm，外切野在腋中线或腋后线，内切野视是否要包括同侧内乳淋巴结而定。如要用切线野来照射内乳淋巴结，内切野的位置应在体中线健侧3cm；如切线野不包括内乳淋巴结，则内切野在体中线或与内乳野相邻接。切线野的宽度足以包括全部乳腺组织及小部分肺组织在内，受照射的肺组织以CLD（射野中心轴处肺组织厚度）2～3cm厚为宜。文献报道CLD在1～3cm者，有症状的放射性肺炎发生率<2%，CLD>4cm时为10%。由于胸廓的前后径上部小，下部大，切线照射时射野底边与胸廓的走向不平行，使得照射野下部包括的肺组织较多（图14－0－5）。

纠正的方法有两个：①调整小机头的角度使照射野的底边与胸廓走行平行；②病人仰卧在专用的乳腺托架上，调整床板的高低，使胸廓走行与射野底边平行。这两种方法以后者为好，调整小机头角度会使切线野与锁骨上野或腋锁野间剂量重叠区增加，应用半野技术照射时此法属禁忌。切线野可用固定源皮距的方式照射，也可用等中心方式照射，以后者为好。

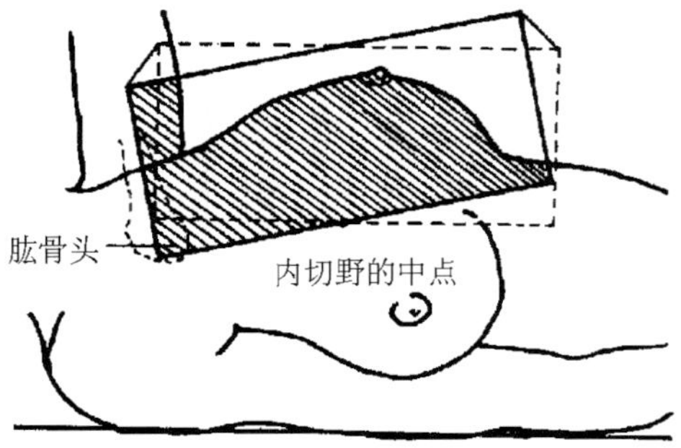

图14－0－5 旋转小机头减少靶区下部靶区受照射肺组织体积

切线野模拟机定位法：病人仰卧于乳腺托架上，调整床板高度，使胸壁走行与模拟定位机床面平行，患侧上臂外展90°，手握立柱。在胸壁皮肤上画出内、外切野及中心的位置，先把铅丝贴在内外切野的皮肤上使两者走行完全吻合。定内切野的入射角时转动机头调整床高度，使射野的底边与内外切野重叠，射野的宽度以超出乳腺的轮廓1～2cm和射野内肺组织厚度在2～3cm为宜。这时的机架角即为内切野的入射角。定外切野的入射角时重复上述过程即可。最后把机头转至零位，测定升床或降床的距离，并于射野中心点及射野上下界内2cm处取体表轮廓，由治疗计划系统作治疗计划。

乳腺切线野照射以钴-60γ线或4～6MV X线为好，使用能量再高的X线作切线照射时在接近皮肤的乳腺浅表组织内产生低量区，对治疗不利。早期乳腺癌作切线照射时不需加填充物，晚期乳腺癌则应加用填充物提高皮肤量。

早期乳腺癌保乳手术后或局部晚期乳腺癌予单纯放射治疗时，全乳腺切线照射后还应缩小照射范围对原发病灶区做追加剂量照射。追加剂量照射时可选用适当能量的电子束或用铱-192作组织间插植术或用钴-60，4～6MV X线作小切线野照射补量。电子束照射的优点是方法简便，可适用于任何部位的病变，缺点是照射剂量受到一定的限制，一般应限制在1 500cGy以下，剂量更高时容易引起皮肤及皮下组织的晚期放疗反应。铱-192组织间插植的优点是可给较高的追加剂量，缺点是需要有专用治疗设备，操作技术较复杂，病人还需接受一次手术操作。

有时对乳腺大的患者做切线照射时，CLD会≥4cm，肺的照射体积过大，增加了放射性肺炎的发生率。为了保护正常肺组织，可以把内切野自体中线向患侧方向外移，使CLD缩小至2～3cm的范围内，乳腺靶区缺失的部分可另设一野用电子束照射来补足。

乳腺癌乳腺切除术后放疗时需做胸壁照射，这时可用钴-60或4～6MV X线切线照射或用适当能量的电子线垂直照射。术后胸壁的厚度一般在1.5～2cm之间，电子线的能量以6MeV为宜。电子线的皮肤量较低，可在胸壁皮肤上隔日加用填充物方法来提高皮肤量。Ung等利用三维治疗计划系统，从靶区包含度、心、肺受照射的体积和剂量等方面对切线照射技术和电子束直接照射技术的剂量学作了比较，认为切线照射可适用于绝大多数患者，只是对心脏位置靠前，桶状胸及手术瘢痕超过体中线的患者不适合。电子束直接照射适用于胸壁平坦而薄的患者（<3cm），以及手术瘢痕短的患者；不适宜于胸壁厚、曲度大或手术瘢痕大的患者。

二、内乳淋巴结的照射技术

内乳淋巴结的照射野与乳腺内切野紧密相邻，设计照射野时应考虑到两野的邻接问题。临床上常用的技术有3种（图14－0－6）。

（一）内乳淋巴结用单独一野垂直照射　内乳野的内界为体中线，外界在体中线患侧 5～6cm 处，与内切野相邻接，上、下界应包括患侧第 1～3 肋间隙在内（图 14－0－6）。这种照射技术的优点是：①内乳淋巴结剂量确实可靠；②肺组织受照射的体积小。缺点是：①与内切野邻接处的胸壁上出现一个楔形低剂量区，体瘦的病人，其体积小，影响不大；体胖或胸廓宽大的病人，这楔形低量区的体积较大，使部分乳腺组织的照射量偏低，有可能影响疗效。为了弥补这一缺点，需要时可把内切野向中线方向移位，和内乳野部分重叠；②用钴-60 或高能 X 线照射时，纵隔大血管及心脏的受照量较大，后期心血管并发症导致的死亡率也高于未照射组。为了克服这一缺点，应根据内乳淋巴结的深度来选用合适的放射线，原则是在内乳淋巴结得到足量照射的同时，降低皮肤及纵隔器官的照射。在临床实践中可选用深部 X 线和钴-60，电子束和钴-60 或高能 X 线混合线束治疗或单独用电子束治疗；③病变位于乳腺内侧，尤其是在胸廓狭小的病人不宜用此技术。

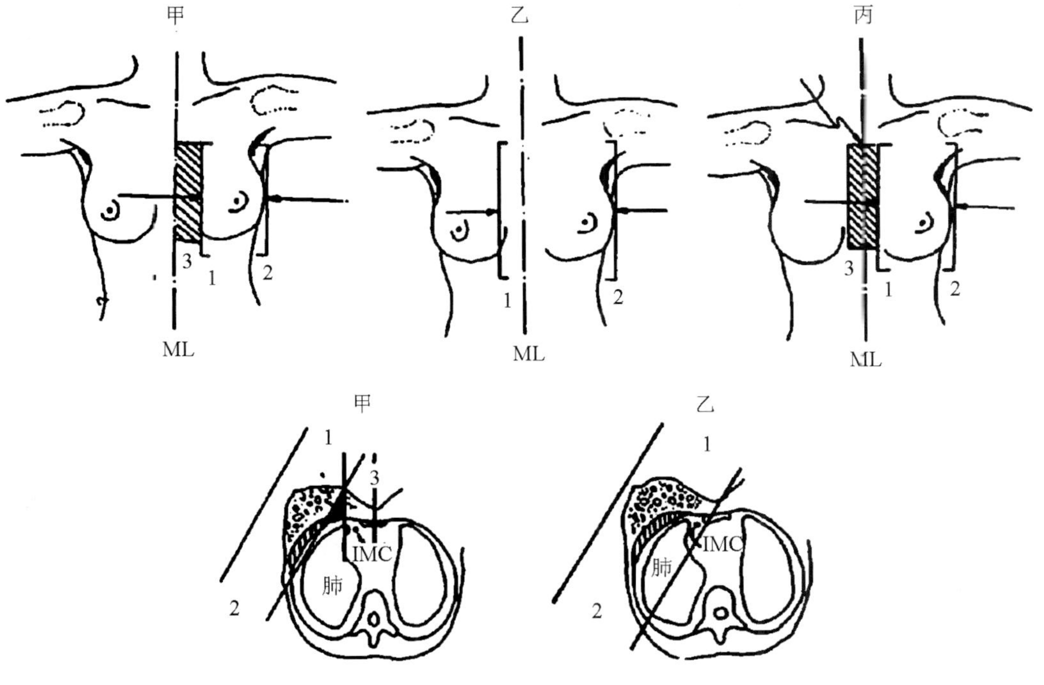

图 14－0－6　内切野与内乳野不同邻接方法示意图

ML. 体中线；1. 内切野；2. 外切野；3. 内乳野；IMC 内乳淋巴结。

（二）用切线野照射内乳淋巴结　内切野的位置在体中线健侧 3cm 处（图 14－0－6）。这种照射技术的优点是：①没有内切野和内乳野之间邻接的问题；②适用于病变在乳腺内象限，尤其是病变较接近体中线或胸廓较窄的病人；③纵隔器官的照射少。缺点是：①内乳淋巴结剂量不够确实可靠，受其深度变化的影响较大，当深度超过皮下 3cm 时就不宜得到足够剂量的照射（图 14－0－7）；②肺组织受照射的体积较多。

（三）内乳淋巴结单独一野电子束偏角照射　内乳野的外缘在患侧距体中线 1～2cm 处与内切野邻接，内缘在体中线健侧，照射野的宽度在 4～5cm；内乳野偏角照射（图 14－0－6）。它的优点是：①内乳淋巴结的剂量确实可靠，受其深度变化的影响较小；②与内切野邻接处胸壁或乳腺组织内不产生低剂量区；③对纵隔及肺组织的照射少；④不受乳腺病变部位及胸廓宽窄的影响。缺点是：①只能用电子束照射，否则肺组织的受量高，可引起损伤；②照射技术比较复杂。

内乳淋巴结单独一野偏角照射时应注意下列几点：①要制作特定的电子束限光筒，其目的是使射野中心束源皮距保持不变的情况下，转动机架使电子束限光筒端与病人身体不接触；②加用体表限光

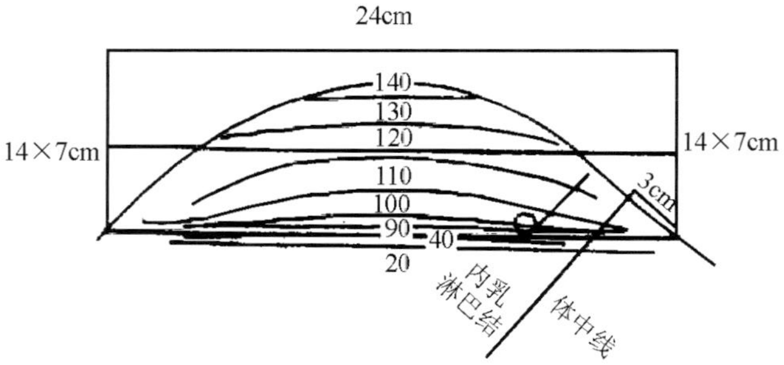

图 14－0－7　乳腺癌用切线野包括内乳淋巴结剂量分布图

筒（图 14－0－8），目的为消除电子束限光筒斜入射时，筒端远离皮肤造成等剂量线发散对剂量分布造成的影响。体表限光筒可用铅或铅合金制作，其厚度依据能量和射野大小而定，用 14MeV 电子束时厚度为 5～6mm 铅皮，用 18MeV 电子束时为 7～8mm 厚铅皮。体表限光筒的大小和形状与皮肤野完全一致；③内乳野入射角及能量的选择最好用治疗计划系统作放疗计划来确定。胡逸民等根据实际测定结果认为用 14MeV 电子束时内乳野的入射角与内切野的入射角相同；用 17MeV 电子束时内乳野的入射角比内切野的入射角小 9°。Alderson 体模内实测结果如图 14－0－9。电子线的能量可根据内乳的深度（AB 距）来选择，一般用 14～17MeV 电子束即可。

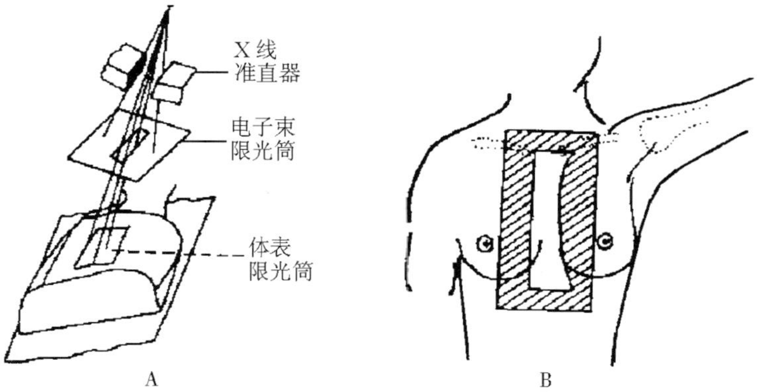

图 14－0－8　内乳野限光筒与体位的相互关系（A）和内乳野体表限光筒（B）示意图

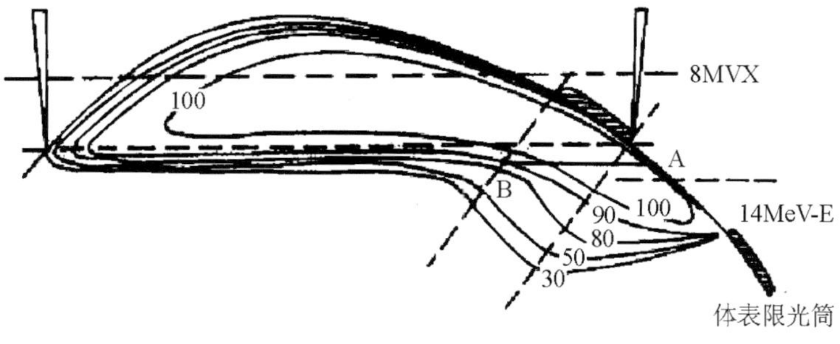

图 14－0－9　胶片试验结果

A 为 Aldeseon 体模内的等剂量分布（切线野，内乳野肿瘤剂量比 1∶1）；B 为内乳淋巴结所在的位置。

由于每个病人肿瘤的位置、大小及胸廓宽窄的不同，只用一种照射技术来治疗所有的病人是很困难的。临床实践中应根据每个病人的具体情况来选用不同的照射技术。乳腺原发灶位于外象限，胸廓较宽者可用内乳单独一野垂直照射的技术；病变位于内象限，胸廓较窄者，可用内乳单独一野电子束偏角照射；如病变很接近体中线时，宜用切线野包括内乳淋巴结的技术。内乳淋巴结单独用电子束照射时，如果剂量较高，部分病人会出现湿性皮肤反应。Shank 和 Hellman 提出可把此法与用切线野包括内乳淋巴结的照射技术混合使用，剂量各半，可得到满意的疗效。混合法照射的复合等剂量分布图见图 14-0-10。

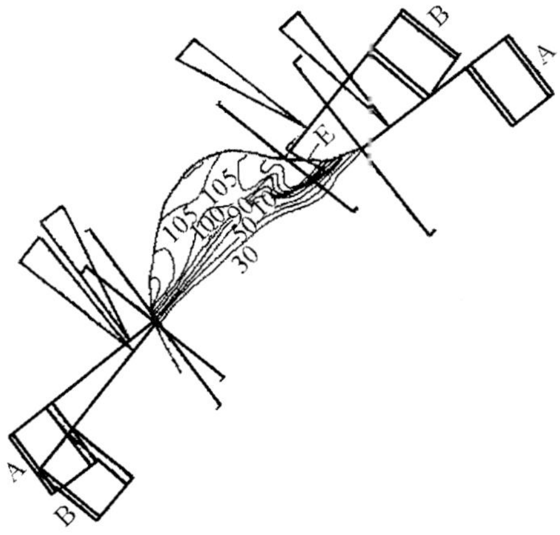

图 14-0-10 混合法照射等剂量曲线分布图

A. 大野切线，包括内乳淋巴结在内；B. 小切线野，不包括内乳淋巴结；C. 内乳淋巴结单野偏角用电子线照射。

Cho 等对左乳腺及内乳淋巴结照射时调强适形照射技术和乳腺切线加内乳电子线斜野照射技术做了三维剂量学比较。调强适形照射时乳腺区的 VD95%、VD107%、VD95～107% 分别为 84.3、2.5 和 86.8；切线和电子线斜野照射为 80.0、0.1 和 79.9，*P* 值分别为 0.1、0.06 和 0.2。内乳区 VD95%、VD107%、VD95～107% 调强适形照射技术分别为 93.7、2.0 和 91.7；切线和电子束斜野照射分别为 97.4、7.8 和 89.6，*P* 值分别为 0.0008、0.0001 和 0.2。心和肺的 NCTP 两种技术无显著差异。作者认为乳腺癌作放射治疗时如要同时照射乳腺及内乳淋巴结时，调强适形照射技术对靶区的包含度比常规切线和内乳斜野电子束照射时稍好，但后者仍不失为一个实用的照射技术。

三、锁骨上及腋窝淋巴结的照射技术

可手术乳腺癌腋窝淋巴结有转移者，不论根治术或保乳手术，有的病人术后需照射锁骨上及腋顶淋巴结；局部晚期乳腺癌放疗时通常需照射锁骨上及腋窝淋巴结。

锁骨上淋巴结及腋顶淋巴结可单用一个前野照射。照射野的上界达环状软骨水平，下界在第一前肋骨端水平，内界应充分包括位于胸锁乳突肌锁骨头附着处深部的淋巴结，头偏向健侧时设在体中线健侧 1cm 处，机架角向健侧偏 15°，以保护气管、食管及脊髓，外界在肩关节内侧。

早期乳腺癌做保守手术未予腋窝淋巴结清扫或取样者，术后需照射全腋窝。全腋窝和锁骨上区照射可用一个前野照射，其上界、内界与前述锁骨上腋顶淋巴结照射野同，外侧界应包括腋窝在内，下界一般在第二前肋水平，与乳腺切线野上界邻接。由于腋窝淋巴结及锁骨上淋巴结不在同一深度，用前面单野照射时腋窝剂量不足部分可从背部另设一野来补充。腋窝后背野只照射腋窝第 1、2 组淋巴结，其上界在锁骨下缘，内界应包括 1cm 的肺组织，外界包括部分肱骨皮质在内。

锁骨上及腋窝淋巴结照射可用钴-60，4～6MV X 线照射。锁骨上区剂量计算参考点为皮下 3cm 处，腋窝淋巴结为腋窝前后径的中点。应用腋锁野时，为了使腋窝淋巴结能受到充分的照射，其下界一般都定在第二前肋上缘水平，使得肺尖及部分上部肺组织受到照射。为了减少肺组织受照的体积，可以在做 X 线照射时用铅挡来保护上述肺组织，同时用适当能量的电子线来照射被铅挡的胸壁及淋巴结。

四、锁骨上和腋窝野与乳腺切线野的邻接

由于射线存在扩散的特点，在两野邻接处可产生剂量重叠区。用钴-60 照射时影响不严重，在两

野邻接处皮下组织只产生轻度的纤维化。用高能X线时，在剂量重叠区可引起明显的皮下组织纤维化，甚至引起肋骨骨折。为了消除两野邻接处的剂量重叠区可采用不同的方法。消除锁骨上野和乳腺切线野间剂量重叠的方法可用半野照射技术（图14-0-11），使无扩散的中心线成为上述两个相邻照射野的衔接线。消除切线野扩散的方法还有：①转动治疗床的位置，使射线方向往足部移位，使切线野上界与锁骨上野下界重合（图14-0-12）；②用悬挂的垂直挡块来消除切线野的扩散（图14-0-13）。

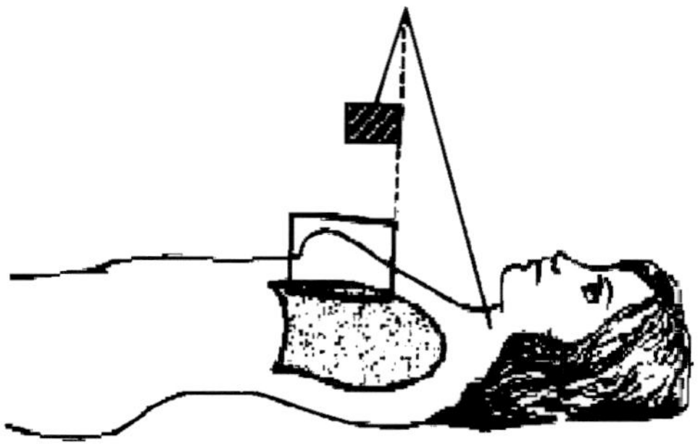

图14-0-11　锁骨上野半野照射技术示意图

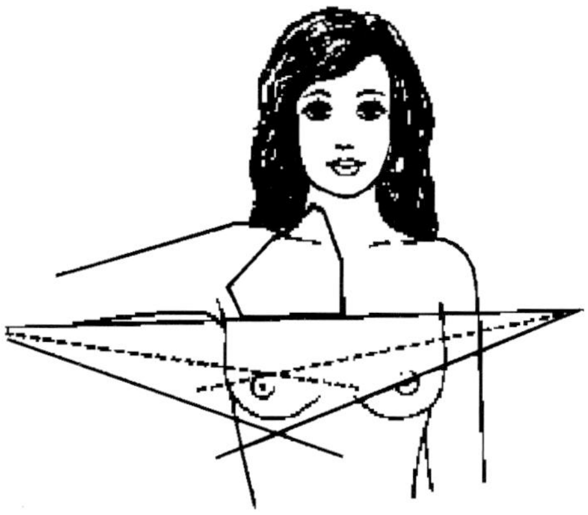

图14-0-12　转动治疗床使切线野上界与锁骨上野下界重合

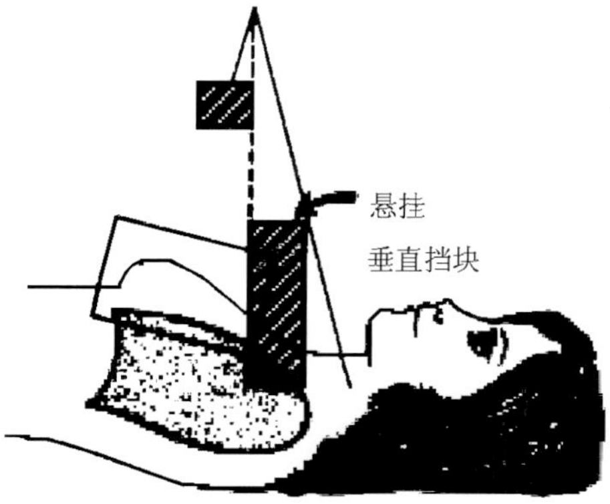

图14-0-13　用悬挂垂直挡块消除切线野扩散的示意图

胡逸民等提出用一个梯形悬挂挡块来代替锁骨上腋窝野挡块和切线野挡块的技术来消除两野邻接处的剂量重叠，获得满意的效果（图14-0-14）。

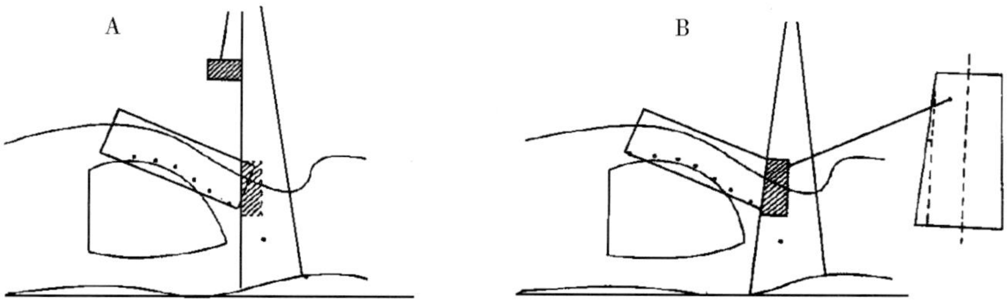

图14-0-14　用梯形挡块代替切线野和锁骨上野挡块

第十节　乳腺癌的化疗和内分泌治疗

乳腺癌是一个全身性疾病。即使在疾病早期都可有显微转移灶存在，因此，化疗或内分泌治疗在乳腺癌的治疗中具有十分重要的作用。已有远地转移的晚期乳腺癌，化疗和内分泌治疗是唯一有效的全身治疗，可使肿瘤缩小，甚至消失，缓解症状，并可使部分病人的生命得以延长。化疗和内分泌治疗的另一作用是用作根治术后的辅助性治疗，目的为消灭隐匿的显微转移灶，提高治愈率。辅助性化疗或内分泌治疗的疗效已为大量的临床研究证实。

辅助性化疗常用的方案为 CMF（环磷酰胺 + 甲氨蝶呤 + 氟尿嘧啶）或 CAF 方案（环磷酰胺 + 阿霉素 + 氟尿嘧啶）共 6 个周期。辅助性内分泌治疗仍以三苯氧胺为主：口服每日两次，每次 10mg，需连续用药 5 年。

辅助性化疗或内分泌治疗应根据病人绝经情况，腋窝淋巴转移情况及雌激素受体状态来选择。绝经前病人，腋窝淋巴结有转移者应首选辅助性化疗；腋窝淋巴结无转移的高危病人亦应作辅助性化疗。绝经后病人，腋窝淋巴结有转移而且雌激素受体阳性者应选用三苯氧胺；腋窝淋巴结有转移、雌激素受体阴性者可予辅助化疗。绝经后病人，腋窝淋巴结无转移的高危病人亦需辅助性治疗。

（余子豪）

参 考 文 献

1. Veronesi U, et al. Distribution of axillary node metastases by level of invasion—an analysis of 539 cases. Cancer, 1987, 56 (4):682.
2. 钱燕瑜，等. 乳腺癌患者内乳淋巴结的分布及其距离和深度的测定. 中华肿瘤杂志，1990，12 (4):307.
3. Pigott J, et al. Metasetases to the upper level of the axillary nodes in carcinoma of the breast and its implication for nodal sampling prodedures. Surg Gynecol Obstet, 1984, 158 (3):255.
4. Early Breast Cancer Trialists' Collaborative Group. Effects of radiotherapy and of differences in the extent of surgery for early breast cancer on local recurrence and 15 - year survival: An overview of the randomised trials. Lancet, 2005, 366:2087 ~ 2106.
5. Veronsesi U, Cascinelli N, Mariani L, et al. Twenty year follow up of a randomi zed study comparing breast conserving surgery with radical mastectomy for early breast cancer. N Engl J Med, 2002, 347 (16):1227 ~ 1232.
6. Fisher B, Auderson S, Brgant J, et al. Twenty year follow up of a randomized t rial comparing total mastectomy, lumpectomy, and lumpectomy plus irradiation for the treatment of invasive breast cancer. N Engl J Med, 2002, 347 (16):1233 ~ 1241
7. National Institutes of Health Consensus Development Panel. Consensus statement: Treatment of early - stage breast cancer. J National Cancer Institute MonoGraphs, 1992, 11:1.
8. Bartelink H, et al. Quality assurance in conservative treatment of early breast cancer. Report on a Consensus Meeting of the EORTC Radiotherapy and Breast Cancer. Radiother Oncol, 1991, 22:323.
9. Bartelink H, et al. Recurrence rates after treatment of breast cancer with standard radiotherapy with or without additional radiation. N Engl J Med, 2001, 345 (19): 1378.
10. Vrieling C, et al. The influence of the boost in breast conserving therapy on cosmetic outcome in the EORTC "Boost versus No Boost trial". Int J Radiat Oncol Biol Phys, 1999, 45 (3): 677.
11. 张保宁，等. 中国乳腺癌保乳治疗的前瞻性多中心研究. 中华肿瘤杂志，2005，27 (11):680.
12. Schnitt SJ, et al. Pathologic predictors of local recurrence in stage Ⅰ and Ⅱ breast cancer treated by primary radiation therapy. Cancer, 1984, 53 (5):1049.
13. Doyle T, Schultz DJ, Peters C, et al. Long - term results of local recurrence after breast conservation treatment for invasive breast cancer. Int J Radiat Oncol Biol Phys, 2001, 51:74 ~ 80.
14. Hong L, Hunt M, Chui C, et al. Intensity modulated tangential beam irradiation o f the intact breast. Int J Radiat Oncol Biol Phys, 1999, 44:1155 ~ 1164.
15. 张保宁，白月奎，陈国际，等. 乳腺癌前哨淋巴结活检的临床意义. 中华肿瘤杂志，2000，22:395 ~ 397.
16. Bellon JR, Come SE, Gelman RS, et al. Sequencing of chemotherapy and radiation therapy in early - stage breast cancer: updated results of a prospective randomized trial. J Clin Oncol, 2005, 23 (9): 1934 ~ 1940.
17. Vinh - Hung V, Verschraegen C. Breast - conserving surgery with or without radiotherapy: pooled - analysis for risks of ipsilateral breast tumor recurrence and mortality. J Natl Cancer Inst, 2004, 96 (2):115 ~ 121.
18. Recht A, et al. Postmastectomy radiotherapy: Clinical practice guidelines of the American Society of Clinical Oncology. J

Clin Oncol, 2001, 19 (5):1539.

19. Fowble B, Gray R, Gilchvist K, et al. Identification of a subgroup of patients with breast cancer and histologically positive axillary nodes receiving adjuvant chemotherapy who may benefit from postoperative radiothera py. J Clin Oncol, 1988, 6: 1107 ~ 1117.
20. Early Breast Cancer Trialists'Collaborative Group. Favourable and unfavourable effects on long - term survival of radiotherapy for early breast cancer: an overview of the randomized trials. Lancet, 2000, 355 : 1757 ~ 1770.
21. Overgarrd M, Hansen PS, Overgarrd J, et al. Postoperative radiotherapy in high - risk premenopausal women with breast cancer who receive adjuvant chemotherapy. Danish Breast Cancer Cooperative Group 82 B Trial. N Engle J Med, 1997, 337 (14):949 ~955.
22. Overgarrd M, Jensen MB, Overgarrd, et al. Postopertive radiotherapy in high risk. Postmenopausal breast cancer patients given adjuvant tamoxifen: Danish Br east Cancer Cooperative Group DBCG 82C randomised trial. Lancet, 1999, 353 (9165):1 641 ~1648.
23. Ragaz J, Jackson SM, Len, et al. Adjuvant radiotherapy and chemotherapy in node positive premenopausal women and breast cancer. N Engl J Med, 1997, 337 (14):956 ~962.
24. Fowble B, Hanlon A, Freedman G, et al. Internal mammary node irradiation neither decreases distant metastases nor improves survival in stage Ⅰ and Ⅱ breast cancer. Int J Radiat Oncol Biol Phys, 2000, 47 : 883 ~ 894.
25. Leonard CE, Corkill M, Tompkin J, et al. Are axillary recurrence and overall survival affected by axillary - extranodal tumor extension in breast Cancer? Implications for radiation therapy. J Clin Oncol, 1995, 13 (1):47 ~53.
26. 王淑莲，李晔雄，余子豪. 早期乳腺癌根治术后放射治疗靶区的确定。中华放射肿瘤学杂志，2001, 10 (4): 223 ~ 227.
27. Howkoop AH, et al. Management of stage Ⅲ breast cancer. Oncology, 1998, 55 : 218.
28. Bedwinek JM, et al. Analysis of failures following local treatment of isolated loco - regional recurrence of breast cancer. Int J Radiat Oncol Biol Phys, 1981, 7 (5): 581.
29. 余子豪，等. 乳腺癌根治术后胸壁和/或区域淋巴结复发放疗方法的探讨. 中国放射肿瘤学，1987, 1 (2):26.
30. 胡逸民，等. 乳腺癌水平切线技术及剂量计算方法. 中国放射肿瘤学，1987, 1 (3):57.
31. 胡逸民，等. 内乳野与切线野的衔接问题. 中国放射肿瘤学，1989, 3 (1):63.
32. Ung YC, Sixel KE, Bell C. The influence of patient geometry on the selection of chest wall irradiation techniques in post - mastectomy breast cancer patients. Radiother Oncol, 2000 , 57 (1):69 ~77.
33. Cho BC, Hurkmans CW, Damen EM, et al. Intensity modulated versus non - intensity modulated radiotherapy in the treatment of the left breast and upper internal mammary lymph node chain: a comparative planning study. Radiother Oncol, 2002, 62 (2): 127 ~36.

姑息性放射治疗

第十五篇

恶性肿瘤发生远处转移属于病变的晚期，大约50%的恶性肿瘤在整个病程中发生转移。因此，对转移性癌的治疗总的说来是姑息性的，其目的是减轻肿瘤所致的症状，提高生存质量和延长生存期。尽管治疗转移性病变为姑息性治疗，但在制定治疗计划时仍应根据病人一般情况、病理类型、原发病变、原发病变范围、转移病变的范围以及既往治疗情况等来综合考虑，达到最大的姑息治疗目的，并使少数病人达到较长期生存的可能。

第一章　骨转移癌

骨转移是常见的转移部位，约占远处转移的近一半。以乳腺癌、肺癌、前列腺癌、肾癌和甲状腺癌最为常见，尽管不同作者报道的骨转移发生率不同，但通常为30%~85%不等（表15-1-1），其中80%由乳腺癌、前列腺癌和肺癌引起。骨转移通常为多发，单发转移者仅约占10%。骨转移多发生在中轴骨，如脊椎骨和骨盆，约占骨转移的80%；其次是肋骨、股骨和肱骨。骨转移的部位与病理类型没有明显的关系，但盆腔内的肿瘤多倾向于转移至盆腔骨。

表15-1-1　恶性肿瘤尸检时的骨转移发生率

原发肿瘤	研究单位数	发生率（%）
乳腺癌	5	47~85（73）
前列腺癌	6	33~85（68）
甲状腺癌	4	28~60（42）
肾癌	3	33~40（35）
肺癌	4	30~55（36）

一、骨转移瘤的发病机制

大多数骨转移癌发生在中轴骨的红骨髓，此处血流丰富，而且血流缓慢。这些是骨转移多为多发转移，而且位于中轴骨的红骨髓的重要的因素。由于血流丰富而且缓慢，肿瘤细胞易停留在这些部位，肿瘤干细胞将在这里形成转移灶。肿瘤和转移部位本身的生物学特性是另一重要因素，如肺转移瘤，为肿瘤细胞不能通过狭窄的毛细管所致，而骨转移为红骨髓腔为一血窦，肿瘤干细胞易停留此处，导致产生转移性病灶。另外，由于乳腺和盆腔的血流不仅入腔静脉，而且与椎体的血管丛相通，当胸腹部压力高时，肿瘤细胞可扩散到椎体。肺肿瘤还可直接浸润肺静脉，肿瘤细胞进入循环发生转移。因此，对于一些浸润性强的肿瘤，其肿瘤干细胞更容易粘附在血管壁，形成瘤栓而发生转移灶。

当肿瘤干细胞到达骨转移部位时，肿瘤细胞不仅在此生长，还释放 TGF-α、β 和 EGF、TNF、IL-1 和 GM-CGF 等细胞因子来达到进一步生长。正常组织和细胞，如破骨细胞、成骨细胞和炎性细胞等也加入此过程。TGF-α、β 和 EGF、TNF、IL-1 和 GM-CGF 等细胞因子将激活破骨细胞，使破骨细胞增生，骨组织破坏增加，骨吸收增加，使肿瘤的生长空间增大。肿瘤细胞逐渐生长成软组织肿块，导致转移处的骨组织出现破坏塌陷、骨折和肿瘤压迫等。另外，肿瘤细胞还可通过刺激肿瘤相关的免疫细胞释放破骨细胞激活因子，参与以上过程。TGF-α、β 不仅有激活破骨细胞导致骨组织破坏吸收能力增加，同时还抑制成骨细胞的活性，导致修复破坏骨组织的能力下降的功能。由于骨破坏和骨吸收增加，骨修复下降，还可导致出现高血钙的高钙血症，大约 10% 的病人发生。

疼痛发生的机制是代谢和生物等因素引起的，当肿瘤细胞转移到骨组织形成骨破坏时，此处的传受疼痛的神经受体将感受到微小骨折片的刺激，或者此处过度骨质增生和骨形状的改变导致这些神经受体受到刺激。另外，因肿瘤转移释放的一些细胞因子和炎性因子可以刺激神经受体，或细胞因子和炎性因子导致周围组织水肿压迫神经受体，导致疼痛的产生。

二、发病情况与临床表现

在乳腺癌病人中，有研究显示激素受体阳性和分化好者易出现骨转移，在整个病程中约有 69% 的患者将发生骨转移，为首发转移者为 47%，占所有转移病变的 24%；而肝、肺转移者分别为 37%。乳腺癌骨转移的 X 线片上的表现为骨破坏和骨增生，两者发生比例以前者稍多。仅发生骨转移病人的中位生存时间为 24 个月，当发生肝转移时仅为 3 月。

前列腺癌发生骨转移非常高，X 线片上的表现以骨增生表现为主，在 CT 扫描上可发现伴有溶骨性改变。与乳腺癌相似，单纯骨转移者可得到长期生存（中位 53 个月），而有其他部位转移者为 30 个月，一般情况差者仅为 12 个月。

除发达国家肺癌的发病率有下降趋势外，肺癌的发病率在世界范围内在上升。小细胞肺癌首次诊断时伴有骨转移发生，而鳞癌相对低，但在尸检结果中，所有病理类型基本相似。X 线片上的表现以溶骨性骨转移为主，预后差，发生转移后的中位生存期仅为几个月。

椎体骨转移是肿瘤发生骨转移的最常见部位，约 40% 发生的骨转移者为椎体骨转移，约 5% ~10% 可能因椎体骨转移出现脊髓压迫症。约 50% ~75% 的骨转移病变产生症状和体征，如转移部位疼痛、神经压迫症状、病理性骨折、高钙血症、神经根受损和脊髓压迫症等。其中约 75% 的骨转移有疼痛，病理性骨折为 8% ~30%，以下肢骨为主，高钙血症约为 10%，脊髓压迫综合征约为 5%。

Van der Linden 报道了椎体转移放射治疗的随机分组结果，在 342 例病人中，男性占 53%，60% 以上有两个以上的转移灶，平均年龄为 66 岁，Karnofsky 评分为 7 分；其中乳腺癌占 42%，前列腺癌为 24%，肺癌为 21%，其他为 13%。在临床治疗中，我们可能发现肺癌导致的椎体转移发生率也非常常见，其原因可能为乳腺癌和前列腺癌的发病率在我国发病率较西方国家相对低，而肺癌发病率相对较高有一定的关系。另外，乳腺癌和前列腺癌疗后生存期长，使在整个病程发生骨转移的几率增加了也是其中原因。

病理性骨折是骨转移的常见且严重的合并症。以四肢骨、骨盆、椎体等承重骨多见，特别是在股骨转移时。发生病理性骨折原因除与转移部位有关外，还与发生转移所在骨的位置、骨本身的质量和肿瘤对放疗等治疗的敏感性有关。骨转移瘤骨折发生率文献报道不一，多为 8% ~30% 不等。

肿瘤是阻止病理性骨折愈合的主要因素。Gainor 等报道 129 例肿瘤长骨转移的病理性骨折的预后，发现能愈合者仅为 36%。而那些生存期在 6 个月以上的病人，约 50% 的骨折能愈合。从原发肿瘤病种导致骨折的愈合来看，以骨髓瘤最高（67%），肾癌和乳腺癌次之，分别为 44% 和 37%；而在肺癌、结直肠癌、恶性黑色素瘤等基本上无骨折愈合，原因是骨转移以骨破坏为主，长期控制率低，常常为疾病晚期。另外，生存期与愈合率呈正相关。疗后病理性骨折能否愈合，对生存时间无明显影响，但对生存质量有明显影响。影响骨愈合的因素为：①骨折诊断时病变的早晚，在骨髓瘤、肾癌和乳腺癌，骨转移瘤多发生在疾病的较早期，有更多有效的治疗选择，愈合的机会较高；而肺癌、结直肠癌、恶性黑色素瘤，常常在疾病晚期，导致骨折不能愈合；②内固定能增加骨折愈合的机会；③与骨转移后的生存期相关，大于6个月者愈合的几率增加；④术后放疗 >3 000cGy 降低愈合的可能性，但增加了肿瘤控制；⑤全身化疗用甲氨蝶呤和阿霉素等可导致愈合能力下降50%。Mirels 等总结了78例随诊半年以上的肢端骨转移者，其中51例发生了骨折，对病理性骨折发生可能性的预测因素的总结见表15-1-2，0~6分者无骨折，7分者为5%，8分为33%，9分为57%，而10分以上为100%。还强调骨折与骨转移病灶占骨直径的大小有明显的关系，当骨转移病灶小于骨直径的2/3时，骨折率为5%，而大于2/3时，骨折发生率达81%。

表15-1-2　病理性骨折的预测评分

	积分		
	1	2	3
位置	上肢	下肢	股骨头
疼痛	轻	中	重
影像学	增生性	混合性	溶骨性
大小（占骨轴%）	0~33	34~67	68~100

三、诊断

（一）X线平片　表现为骨破坏和骨质修复共存，可发现大于1cm、脱钙50%以上的病灶。对于早期和小病灶发现困难，溶骨性转移病灶容易发现。乳腺癌、肺癌、甲状腺癌和恶性黑色素瘤等的骨转移表现，其主要为骨破坏、塌陷和骨折。增生性病灶多见于前列腺癌，也可发生于乳腺癌、肺癌和腺样囊性癌等，表现为骨密度增高，单纯X线平片上诊断比较困难。

（二）放射性核素骨扫描　骨扫描是最常用的诊断方法，对于诊断多发病灶敏感，早期病灶相对敏感，能发现一些无症状骨转移者。另外，对于骨转移病灶定性好。骨转移者以多发性病灶者多见，但在乳腺癌有约20%为单发性转移病灶。由于其阳性检出率与病灶内的破骨细胞活性有关，若病变为纯溶骨性破坏可能出现假阴性，肿瘤生长非常慢者的病灶也有可能不易区别。在恶性黑色素瘤者，快速生长而产生溶骨性病灶易出现假阴性，而且可能出现放射性冷区。其他非肿瘤性所致溶骨性改变和骨组织代谢异常也可表现为假阳性。放射性核素骨扫描总的假阴性和假阳性约为10%~20%。因此，不能确定诊断时，应给予MRI扫描。

（三）CT和MRI扫描　CT扫描可显示骨破坏和软组织肿块病灶，但是，当转移灶的骨破坏或骨质破坏和软组织征象不明显时，CT扫描可能不易发现这些病变，导致检查的假阴性结果，特别是骨皮质骨破坏小于50%。因此，CT扫描不是诊断骨转移的最佳手段。

由于MRI扫描的成像原理是H元素的改变，当肿瘤在骨髓腔内生长时，即使没有明显的骨组织破坏，也会因骨髓内占位性病变显示信号的异常，诊断为骨转移。因此，MRI扫描诊断骨转移比CT扫描有优越性，比CT扫描和骨扫描早诊断、敏感性高，而且能更好了解肿瘤范围，特别是在三维适形放射治疗要求精确确定治疗靶区时，对治疗的帮助作用更大（图15-1-1）。另外，MRI扫描还是骨转移导致的脊髓压迫症更佳的诊断手段，它不仅能确定肿瘤病变范围、位置，还能了解肿瘤压迫脊髓的程度（图15-1-2）。Husband 和 Cook 等对MRI诊断脊髓压迫进行了前瞻性研究，在280例怀疑有脊髓压迫症状的病人进行MRI检查和神经系统检查。在201例有脊髓压迫症状者，MRI表现为186例在硬脊膜外，11例为膜内受压。有两个以上脊髓水平受压者约占25%，69%者累及两个以上椎体水平。在91例有明显脊髓压迫症状者，89例被MRI确诊。值得注意的是，53%的病人在MRI检查后需要修改放疗计划。因此，MRI扫描被认为是肿瘤脊髓压迫症的首选检查方法。

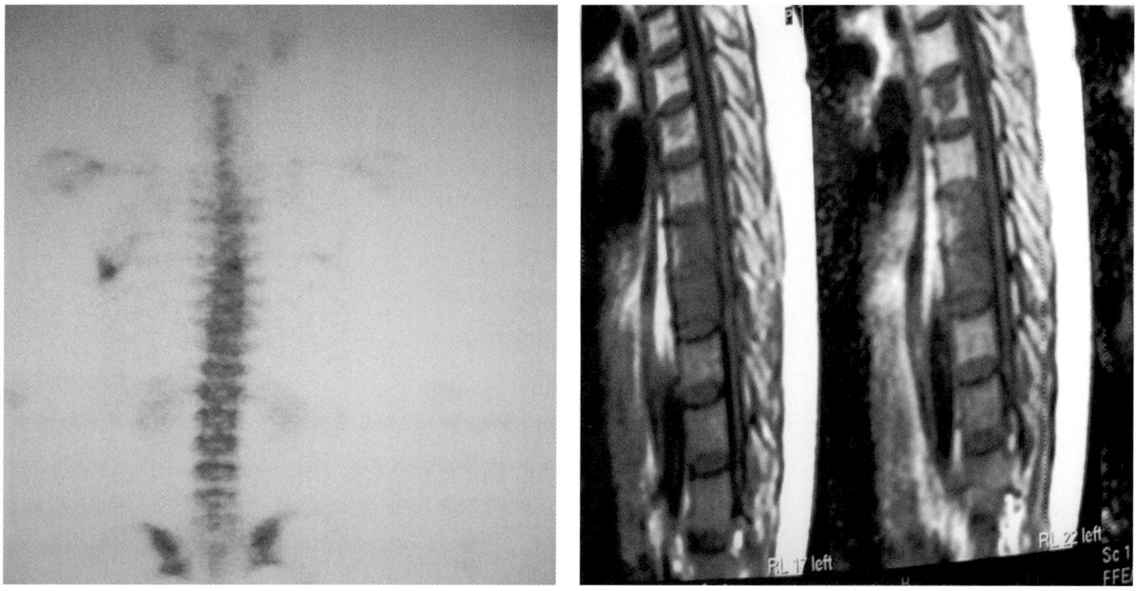

图 15－1－1 女性，38 岁，右上叶肺腺癌手术、化疗放疗后，胸背部不适疼痛半月，骨扫描未见明显异常，胸椎 MRI 扫描见 7、8、5 胸椎骨转移。

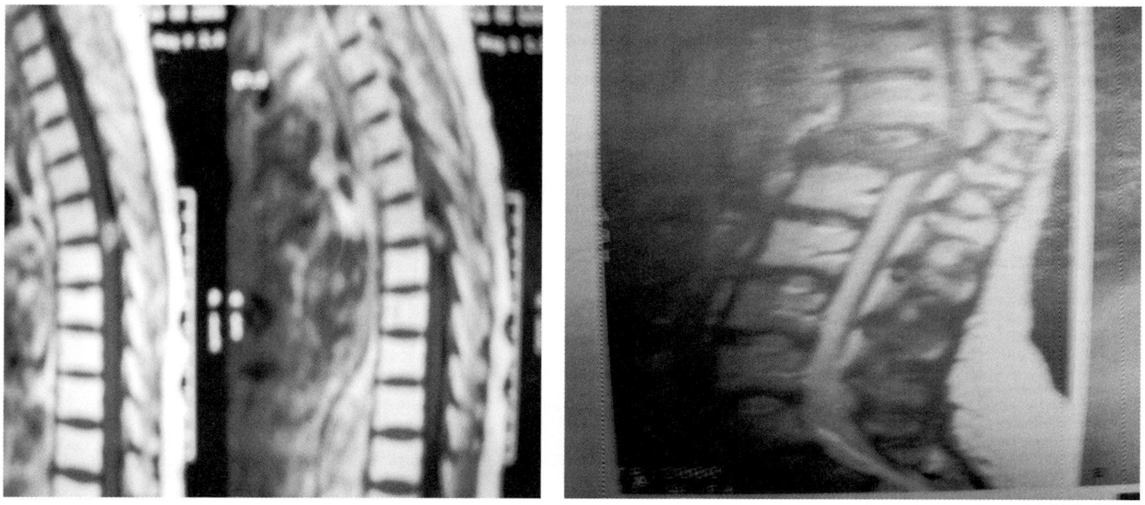

a b

图 15－1－2 图 a 和 b 分别为非小细胞肺癌椎体转移和脊髓硬脊膜内转移导致脊髓压迫的 MRI 表现

（四）生化检查 Ⅰ型胶原蛋白、ALP、BGP 和血尿钙等将出现不同程度的增高，可作为骨转移癌的辅助诊断指标。有研究显示，高钙血症还可能与骨转移的预后有一定关系。另外，对于高钙血症者，应适当给予降低血钙的处理。

四、治疗

骨转移癌的治疗属于姑息性治疗，其主要目的是消除或缓解症状，但也有极少数病人经综合治疗后可达到治愈，主要在单发转移者或对化疗敏感者。骨转移的中位生存时间从 3～12 个月不等，依文献报道的不同部位肿瘤的比例有关；当肺肿瘤比例多时，生存时间短，而乳腺癌和前列腺癌占比例高时则生存期长。因此，在治疗病人或制定治疗计划时，必须依据病人的一般情况、病理类型、原发病变控制如何、原发病变范围、转移病变的范围以及既往治疗情况，制定个体化的治疗方案，才能保证缓解疼痛、预防骨折、预防脊髓压迫症的发生、延长生存期和改善生存质量。主要治疗有局部放射治疗、全身或半身照射、放射性核素治疗、二磷酸盐和全身化疗等。

（一）放射治疗　放射治疗的目的是消除或缓解症状，改善生存质量和延长生存，或对少数单发或化疗敏感的肿瘤达到治愈的目的。放射治疗的局部骨转移的镇痛作用是非常有效的，可达到80%～90%的疼痛缓解率。另外，还可预防病理性骨折和脊髓压迫的发生。放射治疗骨转移癌的作用原理是抑制或杀死肿瘤细胞，使胶原蛋白合成增加。继之，血管纤维基质大量产生，成骨细胞活性增加而形成新骨。溶骨性病变产生再钙化，一般在照射后的3～6周开始，高峰在2～3个月。

放射治疗缓解疼痛率在85%以上，约50%为疼痛完全消失。50%以上的疼痛在治疗开始后的1～2周内出现缓解，90%的疼痛缓解将在3个月内取得。如果治疗后6周，疼痛仍无缓解，表示疼痛缓解的机会非常小。在疼痛缓解的病人，55%～70%患者将不会在原治疗区出现复发。目前，尚无明确的证据证实疼痛缓解率与病理类型有关系。Cook报道在怀疑有脊髓压迫综合征的病人，有53%的病人在MRI检查后需要修改放疗计划。因此，出现疼痛缓解不理想时，我们除了考虑病变本身不敏感外，还要考虑确诊手段的敏感性和其定位的准确性。要检查自己的放疗定位是否准确，是否有病灶遗漏，是根据什么检查结果来设野定位的。如果没有进行MRI扫描，应给予MRI扫描了解病情，并及时调整治疗计划。

1. 照射剂量与剂量分割　尽管对于骨转移癌的放疗技术和剂量与分割进行了许多临床研究，但最佳的技术和剂量与分割仍在探讨之中。美国RTOG进行了不同剂量分割的随机分组研究，1 000个骨转移病灶入组，剂量从15Gy/5次～45Gy/15次不等的4个组。总反应率为90%，约50%病人疼痛缓解保持到死亡，疼痛完全缓解的中位时间为12～15周。但在45Gy/15次者，35%的完全缓解率，而在25Gy/5次者为28%（$P=0.0003$），显示随剂量的增加而疗效改善。Niewald等也报道30Gy/15次比较20Gy/4次的结果，30Gy/15次有改善疗效和增加骨钙化的趋势。然而，Price和Gaze报道的两个随机分组结果，无剂量与疗效差别。Gaze等分组治疗280例病人，22.5 Gy/5次与10Gy/1次的疼痛缓解分别为89.2%与83.7%，完全缓解分别为42.3%与38.8%，中位缓解时间14周与13.5周，疗效相似。但更低剂量是否有效呢？Hoskin等用8 Gy和4 Gy进行随机研究，270病人入组，治疗后4周的疼痛缓解率分别为69%和44%（$P=0.001$），提示较高剂量骨转移灶的放疗有更好的缓解率。

Van der Linden报道了荷兰8Gy/次与24Gy/6次两组1157例的研究结果，对我们了解单次治疗和多次治疗是否有区别有帮助。在这结果中，初次治疗有效率两组相似，分别为71%和73%。在乳腺癌和前列腺癌有效率高，分别为78%与80%和77%与78%，而在肺癌则分别为58%与62%，其他肿瘤分别为63%与60%。开始起效的平均时间两组均为3周（前列腺癌为4周）。14%的病人的疼痛可完全消失，保持其疗效的时间分别为18周和19周，没有明显的差别，但在乳腺癌为24周，前列腺癌为18周好于肺癌（仅为11周）。初次治疗后骨转移病变需再次治疗的时间，在分次治疗者长于单次治疗者，分别为21周和11周。单次治疗者的再放疗率为35%，多次者仅为8%，在单次治疗者再放疗的疗效稍佳。尽管再次治疗有效率在单次治疗者要好些，但两组的初次和再次治疗的总反应率是相同的。另外，在初次治疗有效者中，单次和多次照射组的疼痛进展率是相似的，分别为51%与47%；从肿瘤类型看，在其他肿瘤组发生率高（63%），其次是前列腺癌（56%），乳腺癌与肺癌分别为42%与48%。从此研究我们可以看出，单次高剂量和多次分割照射的疗效相似，在单次大剂量照射的正常组织的治疗反应要重些，而且再次放疗者多，但两组总疗效仍相似。因此，在病人无明显行动困难，或照射区内有重要器官和照射野较大时，仍宜进行多次分割照射。

总之，骨转移放疗的最佳技术和剂量与分割尽管不明确。但对于估计有较长生存期，而且病人一般状况好者，宜给予DT3 000cGy/10次或4 000cGy/20次，不仅副作用较小，而且疼痛缓解维持稍好。单次照射剂量有效，但不要低于6Gy/次。Konski不仅比较了单次和多次照射的疗效，发现在多次照射的花费也要明显高于单次照射者。对乳腺癌等化疗敏感的病人，应给予更高的剂量放疗，甚至可给予根治性剂量并结合全身治疗，部分病人可能达到长期生存，特别是在单发转移者。

2. 多发骨转移的放射治疗　对于多发性骨转移病变，可采用大野照射，甚至半身照射，其疗效可优于小野多野的局部照射。Hoskin 等报道单次 6~7Gy 半身照射，疼痛缓解快，24 小时后开始疼痛缓解，可取得 75% 疼痛缓解率。Chua 等也报道了相似结果，主要为鼻咽癌患者，剂量在 4.5~8Gy（中位 5Gy），疼痛缓解率为 70%，而且在高剂量者好于低剂量者。Salazar 等最近报道了一个随机分组观察不同分割剂量半身照射结果，在 3Gy×5 次、3Gy×2 次和 4Gy×2 次的 3 组中，照射后 3~8 天的疼痛缓解率为 90%。而且在 3Gy/5 次组中，疼痛缓解持续时间明显长于另两组。半身照射骨多发转移能取得明显的疼痛缓解，而且有随剂量提高疼痛缓解率增加的趋势。因此，对于多发性骨转移应给予大野照射，必要时半身照射，这样能达到满意疗效。然而，半身照射可能出现更多的并发症，常见为胃肠道反应、骨髓抑制和放射性肺炎。骨髓抑制为 10%，放射性肺炎的发生与放射剂量相关。因此，在有条件的医院，对于多发性骨转移可采用半身或全身治疗，但要注意保护肺组织、肾等组织，还要注意这些组织器官的照射剂量。因为在全身照射时，肺组织增加剂量约为 1.5Gy，并发症从 0 上升到 59%。

3. 复发病变的再放射治疗　骨转移病变放疗后可出现复发，特别是在其他部位转移控制比较满意者，可给予再次放射治疗，再程放疗率分别在 7%~27% 不等，在单次治疗者的再程放疗多于多次治疗者。再次放射治疗疗效如何？从临床经验和文献报道再次放射治疗治疗是有效可行的，但是应该在放射治疗前仔细了解先前治疗情况（剂量、射野和分次等），尽量保护正常组织给予再放疗。如果不能给予再次高剂量照射，可给予放射性核素治疗或合用放射性核素治疗。有作者报道首次放疗 8Gy/次后再放射治疗 8Gy/次，反应率为 50%。虽然，再次照射的有效率低于首次照射者，但对复发性骨转移病变在仔细了解先前治疗情况下，对于不造成脊髓损伤和其他重要器官损伤时，仍应尽量给予再次放射治疗，能达到改善病人生存质量的目的。

（二）脊髓压迫症（SCC）的治疗　对于有脊髓压迫症或神经症状的病人，在给予大剂量激素治疗（相当于地塞米松 10 mg 或更高）后，应马上进行 MRI 扫描了解病情，尽快给予固定和放射治疗。如果压迫症状明显，病情发展快，在有手术条件者，应先进行肿瘤切除减压和固定，而后再放射治疗，可获得比单纯放射治疗更好的疗效和更好的生存质量。脊髓压迫症的详细诊断和治疗，将在肿瘤急诊放疗的章节中描述。

早期诊断和治疗是影响 SCC 预后的重要因素，另外，还与肿瘤对放射线的敏感性有关。在不完全瘫痪者，放射治疗后 40% 左右可完全恢复，但完全瘫痪者，仅约 10% 可以完全恢复。对症状发展慢者，放射治疗后其功能容易恢复，但恢复慢。而对症状发展快者，有条件者应给予手术固定而后给予放射治疗。

（三）下肢和骨盆承重骨转移与骨折的治疗　承重的原因，骨转移病变容易出现病理性骨折，明显影响病人的生存质量。因此，对于下肢和骨盆等承重骨转移的治疗，预防和治疗骨折处于非常重要的位置。

对于骨折或有骨折风险者进行内固定是有效的镇痛方法，而且外科医师和病人都喜欢，但其镇痛作用是暂时。因而，也可采用外固定。对于孤立性骨转移的骨折，可进行手术切除后给予内固定，而后给予放射治疗可取得比较满意的结果。截肢是治疗骨折的方法之一，但是不常使用。仅仅适用于下列情况：①不用进行重建的肢端病灶；②治疗后并发症，如不能控制的真菌性感染；③难以处理的顽固性疼痛。考虑进行手术截肢时，病人必须具备有第 3 点的症状和体征。

放射治疗不仅有镇痛的作用，还有预防病理性骨折的作用。对于股骨的转移瘤，给予放射治疗后发生骨折者约为 1.3%。Yvette 报道 102 例接受单次 8Gy（43%）和 3Gy/10 次（57%）股骨转移瘤的结果，发现进行再次照射者分别为 20% 与 9%，中位生存为 33 周与 41 周。治疗后发生骨折者在单次治疗者明显多于多次治疗者（分别 23% 与 7%），比多次照射者高 2~3 倍。发生骨折的中位时间分别为疗后 10 周和 20 周，显示多次照射比单次照射者疗效要好。是否发生骨折不影响生存时间，有骨折者的中位时间稍长于没有骨折者，分别为 44 周与 38 周，但在骨折者再程放疗者要多些。

对于局部病变，手术切除后可以减轻疼痛，手术切除肿瘤者是否需要给予放射治疗以及疗效待定，但仅行固定或切除不净者应给予放射治疗。Townsend 和 Haentjens 等人分别报道两个术后加放疗的回顾性结果，认为术后放疗是唯一的预后因素，特别是在仅给予固定者。另外，术后放疗还能预防在手术周围出现新的骨转移病灶。

（四）放射性核素治疗　全身放射性核素治疗也是治疗骨转移的有效方法。甲状腺癌的骨转移用^{131}I 治疗，可优于外照射，可减少正常组织的放射受量。有作者报道浓集碘好的肿瘤，约 25% 的病人可生存 10～15 年；否则，仅为 8%，无 15 年生存。虽然，治疗是可耐受，但也有一些病人出现腮腺的放疗反应和 1%～2% 的放疗所致的白血病。文献报道中，放射性核素治疗骨转移以乳腺癌、前列腺癌和肺癌为主，放射性核素多为^{89}Sr、^{186}Re-HEDP 和^{153}Sm 等，疼痛缓解率为 60%～80% 不等，疗效与放射性核素的种类没有明显的关系。起效的时间为治疗后 1～2 周，疼痛缓解维持时间为 2～4 个月。Piffanelli 等报道 510 例放射性核素^{89}Sr、^{186}Re-HEDP 治疗结果，60% 病人疼痛缓解好，19% 疼痛无缓解。再治疗者，取得了 48% 疼痛缓解。副作用主要为轻到中度的血小板减少，首程治疗者为 25.5%，再程者为 38.9%。放射性核素治疗，适合于病人一般情况较好，多发转移但病灶小、广泛，疼痛不是十分严重者。放射性核素治疗后，出现新病灶较外照射者要少。然而，副作用较大，一般为轻度到中度不等，个别可出现严重的并发症。

（五）全身治疗　乳腺癌是威胁女性生命的癌症第一位杀手。乳腺癌治疗后生存期长，在病程中发生骨转移的几率高。另外，出现骨转移时，因化疗效果好，当给予综合治疗时仍能取得比较满意的效果，5 年生存率可达到约 20%，与中晚期非小细胞肺癌的治疗疗效相当。因此，如何对待乳腺癌的骨转移就显得非常重要，要强调综合治疗。乳腺癌应根据受体 ER 和 PR 等的阳性情况来决定治疗，给予激素治疗或全身化疗，中位反应时间达 9～12 个月。骨转移是前列腺癌常见的转移部位，80% 的病人对激素有不同的敏感性。有外科去势和药物去势方法，近来而以后者多用。对激素不敏感者，可进行 mitoxantrone + prednisone 治疗。对化疗敏感的肿瘤，应给予正规系统的化疗和结合局部的放射治疗。

（六）二膦酸盐类药物（博宁、艾本等）治疗　静脉给药后，约 25%～40% 剂量被肾脏排泄，其余被骨吸收。二膦酸盐类作用机制是抑制破骨细胞对骨组织的吸收，显示能预防和治疗骨破坏病变，还可预防高钙血症。在乳腺癌可取得 33%～75% 疼痛缓解率，其他肿瘤为 30%～71%。一些随机分组研究还显示，在乳腺癌和恶性黑色素瘤长期给予时，可明显减少骨转移和因骨转移致的骨破坏，还有研究显示骨磷长期服用有预防骨转移发生的作用，特别是在乳腺癌。在使用二膦酸盐类抗骨转移药物时，对疼痛明显的骨转移部位配合局部的放射治疗，可达到较长期的缓解。总之，二膦酸盐类有降低骨转移癌产生合并症和减少疼痛的作用，特别是在乳腺癌病人的效果更明显。病人通常能耐受性，约 10% 的病人可能有恶心呕吐，系列药博宁、择太、艾本等的疗效和副作用相似，但后者（第 3、4 代）每次用药的时间短。另外，二膦酸盐类治疗没有发现有生存率改善。

（七）手术治疗　虽然多数外科医师和病人选择内固定来治疗骨折和有高危骨折危险者，在缓解疼痛和保持功能是非常有效的，但这只是暂时的方法。因而，外固定有时也可以起到此目的。有明显脊髓压迫者应进行手术减压，而后结合放疗或放化疗；除骨或周围组织不能耐受再次放疗者，而病变局限者可考虑手术切除外，一般不考虑进行单纯手术治疗。因此，手术介入骨转移的治疗有限的。

总之，大多数（80%）骨转移发生在乳腺癌、前列腺癌和肺癌，转移部位以脊椎、骨盆为多，其次是肋骨、四肢骨等邻近中心的部位。除了疼痛外，还可以出现病理性骨折、丧失肢体功能、神经压迫和脊髓压迫以及高钙血征等。治疗包括外照射、化疗、激素治疗、外科手术、放射性核素治疗和定期注射博宁等和镇痛药等，可根据不同的病情、病理、转移情况，一般情况和预计生命期等决定治疗的方式或综合治疗，目的是最好的姑息和最小的副作用。放射治疗的疼痛缓解率约为 80%，其中 50% 以上的病人的疼痛缓解维持 6 个月以上。放射治疗还能改善生存质量延长生存期，预防骨折和脊髓压迫发生的作用。单次 8Gy 以上和多次 30Gy/10 次，有相似的疗效，但多次照射能减少骨转移后期合并症，如骨折和脊髓压迫的发生。因此，有条件者应倾向于选择多次照射，特别是估计有长期生存可能者。尽管没有病例对照研究，但早期诊断和治疗是脊髓压迫症的两重要的预后因素。放射性核素治疗^{89}Sr 和^{153}Sm 治疗骨转移是有效的，疼痛缓解率为 60% ~80%，中位反应时间为 2 ~4 个月。二膦酸盐类治疗骨转移有效，能减少溶骨性骨破坏和减轻疼痛，而且可能有预防骨转移的作用，但并不明显改善生存期。

（冯勤付）

参 考 文 献

1. Galasko CSB, et al. The anatomy and pathways offskeletal metastases. In Weiss L, Gilbert AH (eds) Bone metastases. Boston: GK Hall, 1981, 49.
2. Coleman RE, Rubens RD. The clinical course of bone metastases in breast cancer. Br J cancer, 1987, 55:61.
3. Robson M, Dawson N. How is androgen dependent metastatic prostate cancer best treated? Haemetol Oncol Clin N Am, 1996, 10:727.
4. Bohm P and Huber J. The surgical treatment of bony metastases of the spine and limbs. J Bone Joint Surg Br, 2002, 84: 521 ~529.
5. Wong DA, Fornasier VL, and MacNab I. Spinal metastases: The obvious, the occult, and the impostors. Spine, 1990, 15:1 ~4.
6. Byrne, TN. Spinal cord compression from epidural metastases. New Engl J Med, 1992, 327:614 ~619.
7. Gerszten P C, and Welch W C. Current surgical management of metastatic spinal disease. Oncology (Huntingt), 2000, 14:1013 ~1024.
8. Pigott KH, baddeley H, Maher EJ. Pattern of disease in spinal cord compression on MRI scan and implications for treatment. Clin Oncol (R Coll Radiol), 1994, 6:7.
9. van der Linden YM, Dijkstra SP, Vonk EJ, et al. Prediction of survival in patients with metastases in the spinal column: results based on a randomized trial of radiotherapy. Cancer, 2005, 103:320 ~328.
10. Mirels H. Metastatic disease in long bones: A proposed scoring system. Clin Orthop, 1989, 249:256.
11. Edelstyn GA, Gillespie PJ, Grebbel FS. The radiological demonstration of osseus metastases: Experimental observations. Clin Radiol, 1967, 18:158.
12. Matsubayashi T, Koga H, Nishiyama Y, et al. The reparative process of metastatic bone lesions after radiotherapy. Jpn J Clin Oncol, 1981, 11:253.
13. Hoskin PJ. Radiotherapy in the management of bone metastases. In Rubens RD, Fogelman I (eds). Bone metastases—Diagnosis and treatment. London: Springer - Vertag, 1991, 207.
14. Porter AT, Fontanesi J. Palliative irradiation for bone metastasis: A new paradigm (Editorial). Int J Radiat Oncol Biol Phys, 1994, 29:1199.
15. Hoskin PJ. Scientific and clinical aspects of radiotherapy in the relief of bone pain. Cancer Surv, 1988, 7:69.
16. Blitzer PH. Reanalysis of the RTOG study of the palliation of symptomatic osseous metastasis. Cancer, 1986, 55:1468.
17. Janjan NA. Radiation for bone metastases: conventional techniques and the role of systemic radiopharmaceuticals. Cancer, 1997, 80:1628 (Suppl).
18. Price P, Hoskin PJ, Easton D, et al. Prospective randomized trial of single and multifraction radiotherapy schedules in the treatment of painful bony metastases. Radiother Oncol, 1986, 6:247.
19. Gaze MN, Kelly CG, Kerr GR, et al. Pain relief and quality of life following radiotherapy for bone metastases: A randomised trial of two fractionation schedules. Radiother Oncol, 1997, 45:109 ~116.
20. Konski A. Radiotherapy is a cost - effective palliative treatment for patients with bone metastasis from prostate cancer. Int J Radiat Oncol Biol Phys, 2004, 60:1373 ~1378.
21. Hoskin PJ, Price P, Easton D, et al. A prospective randomised trial of 4 Gy or 8 Gy single doses in the treatment of metastatic bone pain. Radiother Oncol, 1992, 23:74 ~78.
22. Hoskin PJ, Ford HT, Harmer CL. Hemibody irradiation for metastatic bone pain. Clin Oncol, 1989, 1:41.
23. Chua ET, Chua EJ, Sethi VK. Half body irradiation for palliation of widespread metastatic bone disease. Ann Acad Med

Singapore, 1994, 23 : 204 ~ 208.

24. Salazar OR, Sandhu T, Motta NW, et al. Fractionated halfbody irradiation (HBI) for the rapid palliation of widespread, symptomatic, metastatic bone disease: A randomized phase Ⅲ trial of the international atomic energy agency (IAEA). Int J Radiat Oncol Biol Phys, 2001, 50 : 765 ~ 775.

25. Steenland E, Leer JW, van Houwelingen H, et al. The effect of a single fraction compared to multiple fractions on painful bone metastases: A global analysis of the Dutch Bone Metastasis Study. Radiother Oncol, 1999, 52 : 101 ~ 109.

26. The Bone Pain Trial Working Party. 8 Gy single fraction radiotherapy for the treatment of metastatic skeletal pain: Randomized comparison with a multifraction schedule over 12 months of patient follow - up. Radiother Oncol, 1999, 52 : 111.

27. Tong D, Gillick L, Hendrickson FR. The palliation of symptomatic osseous metastases: final results of the Radiation Oncology Group. Cancer, 1982, 50 : 893.

28. Barnes EA, Palmer JL, Bruera E. Prevalence of symptom control and palliative care abstracts presented at the Annual Meeting of American Society for Therapeutic Radialogy and Oncology. Int J Radiat Oncol Biol Phys, 2002; 54 : 211 ~ 214.

29. Yvette M, Van der Linden, Herman M, et al. Simple radiographic parameter predicts fracturing in metastatic femoral bone lesions: Results fron a randomized trial. Radiother Oncol, 2003, 69 : 21 ~ 31.

30. Haentjens P, De Neve W, Opdecam P. Prosthesis for the treatment of metastatic bone disease of the hip: Effects of radiotherapy. Bull Cancer, 1995, 82 : 961 ~ 970.

31. Townsend PW, Rosenthal HG, Smalley SR, et al. Impact of postoperative radiation therapy and other perioperative factors on outcome after orthopedic stabilization of impending or pathologic fractures due to metastatic disease. J Clin Oncol, 1994, 12 : 2345 ~ 2350.

32. Charbord P, L'heritier C, Cukerstein W, et al. Radio - iodine treatment in differentiated thyroid carcinomas. Treatment of firstlocal recurrences and of bone lung metastases. Ann Radiol, 1977, 20 : 783.

33. Piffanelli A, Dafermou A, Giganti M, et al. Radionuclide therapy for painful bone metastases. An Italian multicentre observational study. Q J Nucl Med, 2001, 45 : 100 ~ 107.

34. Quilty PM, Kirk D, Bolger JJ, et al. A comparison of the palliative effects of strontium - 89 and external beam radiotherapy in metastatic prostate cancer. Radiother Oncol, 1994, 31 : 33 ~ 40.

35. Coleman RE and Rubens RD. Bone metastases. In: Abeloff MD, et al (eds). Clinical oncology. 2th ed, Harcourt Asia, Churchill Livingstone. 2001, 857 ~ 859.

36. Lipton A. Management of bone metastases in breast cancer. Curr Treat Options Oncol, 2005, 6 : 161 ~ 171.

第二章 脑 转 移 癌

脑转移癌是颅外恶性肿瘤累及脑实质、脑脊膜、脑神经和颅内血管的转移性肿瘤，脑实质转移最为常见，其次为脑膜转移。当发生软脑膜转移时，还常常累及软脊膜。约 25% ~40% 的颅外恶性肿瘤在病程中将发生脑转移，常见的原发肿瘤为肺癌、乳腺癌、恶性黑色素瘤、消化道肿瘤以及肾癌，其中肺癌占 64%（表 15 -2 -1）。在生存 2 年以上的小细胞肺癌中，脑转移率高达 80%。尽管人们一直在探索改善脑转移癌治疗疗效，但其预后仍非常差，30% ~50% 的死因为颅内病变未控与复发，50% ~70% 为颅外病变未控复发和转移。随 CT 和 MRI，特别是 MRI 在临床诊断中的广泛应用，早期和无症状性脑转移癌的发现率将增加。另外，由于恶性肿瘤的治疗疗效的改善和生存期的延长，脑转移发生率也出现了增加趋势。

表 15 -2 -1　不同原发肿瘤脑转移发生率

原发肿瘤	病例数	转移发生率（%）
肺癌	122	64
鳞癌	58	30
腺癌	33	17
小细胞	28	15
大细胞	3	2
乳腺癌	26	14
原发不明	16	8
恶性黑色素瘤	8	4
结肠癌	6	3
其他	13	7

一、脑转移癌的扩散方式

通常为肿瘤细胞随血流达到颅内，最常见的原发肿瘤为肺部肿瘤或从其他部位转移到肺内的肿瘤再转移到颅内。其次通过椎静脉（Batson 网）到脊髓和颅内。转移部位常见于灰白质交界处，原因是血流由不同的动脉系统支配（颈内动脉和椎动脉），此处血管发生改变、血管变窄变小，使肿瘤细胞易停留于此。另外，约 80% 的脑转移瘤发生在大脑半球，其次为小脑占 15%，脑干占 5%。

CT 检查诊断脑转移病变时，多发脑转移者的诊断占 50% 以上。MRI 检查诊断脑转移瘤，多发转移者占脑转移的 2/3 到 3/4。显示 MRI 能更精确、更早期地发现更小的病变。对软脑膜转移，MRI 的诊断价值更高。目前，文献报道 70% ~80% 的脑转移为 1 ~3 个转移灶，而 3 个以上者为 20% ~30%。乳腺癌、结肠癌和肾癌倾向于单发转移，而肺癌和恶性黑色素瘤等以多发脑转移多见。随 MRI 的技术的进步，多发脑转移诊断将更多，可能达到 80% ~90%。

肺癌是发生脑转移最常见的原发肿瘤，脑转移发生率在 50% 以上，而且发生早，多因神经系统症状而就诊，其他肿瘤发生脑转移一般在疾病的晚期。其次是乳腺癌，脑转移发生率为 10% ~20%，恶性黑色素瘤为 10%，结肠癌为 5%，原发灶不明的脑转移为 2% ~15% 不等。

二、临床表现与诊断

70%以上的脑转移病人有神经系统方面的症状和体征。头痛为最常见症状，多发生在清晨，一般提示肿瘤为多发或位于后枕部。其次为定位功能差和精神异常。体征为半身瘫痪或活动受限（约为70%），其次是感觉异常和视盘水肿。由于肿瘤可能出血，5% ~10%的病人可能出现急性脑卒中表现。有脑转移症状时，预示病人的预后差。脑转移病变可能与原发肿瘤同时发现与诊断，有些病人可能以脑转移癌症状作为首发症状就诊，但约80%的脑转移病变发生在原发病变诊断以后。

在诊断脑转移癌时，MRI 比 CT 扫描敏感。由于肺部是脑转移的主要发源地，特别是在脑转移为首发者，要仔细进行肺部检查，包括肺部 CT 扫描等。总之，肿瘤病人有以上症状或体征时，应怀疑脑转移，MRI 检查为首选，其次为强化 CT 扫描。

三、治疗

发生脑转移后，如果不进行特殊治疗，中位生存时间仅为4周。尽管给予了积极的治疗，生存期明显延长，但预后仍非常差，不少仍死于脑转移病变。怎样治疗为最佳，目前仍无明确定论。脑转移病变可选择进行激素治疗、外科、外照射放疗和X刀等治疗，依病情结合全身化疗。

（一）激素治疗 脑转移癌的激素既可通过减轻水肿，而降低颅内压，也可减少放疗引起的水肿加重。另外，短期激素治疗也极少产生严重并发症。因此，除无颅高压症状者外，均应适当的给予激素和甘露醇脱水治疗。激素治疗6 ~24小时后，症状开始出现改善，3 ~7天可达到最佳效果，约70%的病人可出现症状改善。在开始放疗等治疗前或治疗中，也应给予激素治疗，治疗的时间和剂量依病人颅内压改善情况而定。

（二）放射治疗 对于脑转移病人，除病人一般情况非常差以外，不应该只行单纯的对症支持处理，如激素治疗。自从1954年有作者报道全脑放射治疗可给病人带来好处以来，全脑放疗（WBRT）为脑转移患者的常规治疗方式。全脑放疗不仅能改善脑转移患者的中位生存时间，由单纯对症处理的1 ~2个月提高到4 ~6个月。而且改善了病人的生存质量。尽管影响全脑放疗的预后因素比较复杂，但多数文献报道主要为卡氏评分和颅外肿瘤病变控制情况。另外，脑转移癌的数量、转移瘤的体积、病理类型等也是可能的预后因素。虽然全脑放疗改善了疗效，而且近20多年来疗效无明显改进。尽管人们一直在寻找更合适的放疗技术和剂量来改善其治疗疗效。然而，不幸的是，脑转移癌的治疗疗效改善有限，而且哪种方法较佳或能取得最佳疗效仍有争议。

1. 常规全脑放疗的时间剂量分割 单纯全脑放疗可明显改善病人的生存时间，中位生存时间由对症支持治疗的1 ~2个月上升到4 ~6个月。然而，常规全脑放疗的时间剂量分割如何？是否有较佳的分割？Nieder 等报道322例行不同剂量放疗的结果，剂量从25 ~60 Gy（α/β 值为37.5 ~72 Gy）不等。尽管脑转移癌的消退率随剂量的增加而增加，1年失败率从44%下降到31%，但在肿瘤完全消失率和病人中位生存时间无明显差别。Murray 等报道的 RTOG 结果，在445例进行了加速超分割（1.6 Gy，2次/天）放疗32 Gy，而后局部补量22.4 Gy 与加速放疗30Gy/10次的研究，中位生存时间均为4.5个月，1年生存率分别为16%与19%，神经系统功能改善与治疗毒性反应也相似。另外，美国 RTOG 还进行了多个剂量分割的研究，未发现最佳剂量分割。Bezjak 等还用20Gy/5次进行全脑放疗的观察，但是，因研究结果差而终止进行。

Tsao 等对8个治疗结果进行了荟萃分析，发现不同剂量分割与3 000cGy/10次比较没有发现治疗益处，包括观察6个月生存期和神经系统症状的改善。另外，增加放疗增敏剂也没有发现能明显改善其疗效。因此，全脑外照射治疗脑转移瘤的最佳时间剂量仍不能确定。增加全脑照射剂量，并不能明显增加治疗疗效，反而可能在长期生存者，有增加神经系统慢性毒性的可能。

尽管全脑放疗的时间剂量分割仍有异议，但一般认为全脑放疗应以 DT 4000cGy/20次或3000cGy/10次为宜，分割剂量不宜大于300cGy/次，可依病情给予病灶局部加量。对于多发转移瘤，而且因转移数多不宜用 X 刀或 γ 刀进行补量照射者，可适当增加到 5 000cGy/25 次以内。另外，在以上剂量水平时，单纯放疗可能不出现明显的神经系统损伤，但合并化疗时要给予密切关注。

2. 全脑放疗加 X 刀局部补量　全脑放疗改善了脑转移癌的疗效，但全脑放疗后有约 1/3 以上的病变未达到局部控制。因此，人们尝试全脑放疗后加 X 刀或 γ 刀来提高肿瘤照射剂量，增加肿瘤控制率和改善治疗疗效。X 刀和 γ 刀治疗的目的是：①从三维上用小野确切照射肿瘤；②给予靶区高剂量；③避免靶区外的正常组织高剂量照射。Auchter 等总结了 4 个用 X 刀或 γ 刀治疗脑转移癌的数据库，共 122 例为单发、先前无手术或全脑放疗史、>18 岁、KPS≥70、能手术切除和非放射不敏感的脑转移，在全脑放疗（中位 37.5Gy）后局部加 X 刀或 γ 刀补量（17Gy）。局部控制率为 86%，中位生存时间 56 周，野内复发 14%，取得了比较满意的结果。Kondziolka 等报道全脑放疗加 X 刀与单纯全脑放疗的随机分别结果，发现 1 年局部失败率分别为 8% 与 100%，中位治疗失败时间分别为 36 个月与 6 个月，中位生存时间分别为 11 与 7.5 个月，而且未见治疗相关死亡，显示出全脑放疗加 X 刀的疗效明显优于单纯全脑放射治疗。其他作者也有相似的结果报道。Andrews 等于 2004 年报道了 RTOG 9508 的结果，入组 333 例，其中 164 例为单纯全脑照射，167 例为全脑加 X 刀放疗。结果显示单发脑转移者用全脑加 X 刀比单纯全脑照射的疗效好，中位生存时间分别为 6.5 个月和 4.9 个月（$P=0.039$）。而且加 X 刀者的卡氏评分也得到了改善明显（43% 与 27%）。作者建议全脑放疗加 X 刀或 γ 刀肿瘤局部加量，应作为脑单发转移癌的标准治疗，而在 2～3 个病灶者也可考虑作为标准治疗。Tsao 等对 8 个治疗结果进行了荟萃分析，其中有 3 个全脑放疗加 X 刀对比较单纯全脑放疗，脑转移病灶数大于 4 个的结果。尽管发现加 X 刀没能改善生存，但明显改善了脑转移病灶的控制率，而且，还有一结果能改善病人的卡氏评分和减少激素的用量。Stafinski 和 Mehta 等分别对脑转移的治疗结果也进行了荟萃分析，发现了相似结果。全脑放疗加 X 刀或 γ 刀，在单发转移者的长期生存时间有改善，而在多发转移者没有明显改善，仅能改善局部控制率和生存质量，但也伴有轻度的副作用增加。

总的说来，在单发转移或转移数少的脑转移癌，全脑放疗加 X 刀和 γ 刀补量比较单纯全脑放疗，能增加脑转移癌的控制率，同时还能延长生存期。而在多发转移者，不能明显增加生存时间。但加 X 刀和 γ 刀治疗后，都能提高脑部转移癌的局部控制率和生存质量，但也伴有轻度的急慢性毒性的增加。

3. 单纯 X 刀或 γ 刀治疗　详见第十八篇第二章第二节。

4. 脑转移癌治疗并发症　全脑放射治疗后，可能出现不同程度的并发症，如脱发，治疗的早期有短期头痛、恶心等神经系统症状加重。在生存 1 年以上的病人可能出现 10% 左右晚期并发症，特别在分割剂量大于 300cGy/次者。

5. 影响放疗疗效的因素　全脑放射治疗能改善病人生存，中位生存时间，从对症治疗的 1 个月增加到 4～6 个月，死于全身肿瘤病变进展者多于脑部病变进展者。脑转移数、病理类型、Karnofsky 评分、原发病灶控制、年龄或是否有颅外转移都可能是影响预后的因素，而以 Karnofsky 评分、原发病灶控制和颅外转移情况最明显。

全脑放射治疗比较对症支持治疗能改善病人生存，而全脑照射后的局部常规外照射加量的实际治疗益处有待观察。全脑照射加 X 刀或 γ 刀补量显示了一定的治疗益处，不仅提高了局部控制率，而在单发或少数转移者还能改善生存率（表 15-2-2）。单纯 X 刀或 γ 刀治疗比较 X 刀或 γ 刀加全脑放疗，在少发转移者，虽然两者的生存情况相似或稍差，但颅内复发明显高。因此，倾向于以全脑放疗结合 X 刀或 γ 刀。对单发脑转移，也可进行手术，而后加全脑放疗较佳。在多发转移者（3～4 个以上者），尽管单纯全脑照射、全脑照射加 X 刀或 γ 刀或单纯 X 刀或 γ 刀的治疗疗效的差别，在有些结果不明显，但提倡全脑放疗加 X 刀或 γ 刀补量为宜，放射性急慢性损伤相似或稍加重。

尽管全脑放疗最佳的时间剂量分割仍不明确，但以 DT 4000cGy/20 次和 3000cGy/10 次为宜，在多发转移而且不宜 X 刀或 γ 刀补量者，可适当增加剂量至 5000cGy/25 次以内。分割剂量不宜过大，不应大于300cGy/次，以免增加神经系统损伤。肿瘤发生脑转移时，为晚期病变。如果仅控制脑转移病变，对疗效的改善是有限的。因此，不仅把对生存率的改善，还要把脑转移的局部控制率和复发未控制率作为判断疗效的指标。

表15-2-2　单发脑转移的治疗情况

	例数	中位生存（周）	野内复发（%）	CNS死亡（%）
X刀+全脑				
Auchter	122	56	14	25
Kondziolka	14	48	8	
手术+全脑				
Patchell	25	40	20	29
Noordijk	32	43		35
单纯全脑				
Patchell	23	15	52	50
Noordijk	31	26		33
Kondziolka	13	30	100	

（三）全脑放疗加化疗　脑转移癌本身与其他部位转移癌有一样的化疗敏感性，而对化疗药物抗拒主要原因是血脑屏障的问题。因此，如果希望对脑转移癌有相似的反应率，化疗应在全脑放疗后进行，或者用能够通过血脑屏障的化疗药。Robinet等报道了176例非小细胞肺癌脑转移接受46周期化疗后加全脑放疗30 Gy/10次/12天（A组）与第一周期化疗时加全脑放疗（B组）的随机研究结果。两个周期化疗后，A组的总反应率为21%，B组为20%；6个月的生存率分别为46%和40%，中位生存期分别为24与21个月，4级并发症发生率分别为35%与36%，两者差别不明显。而Postmus等报道的120例全脑放疗30Gy/10次加teniposide120 mg/m^2，3次/周与单用teniposide120 mg/m^2，3次/周的随机研究结果。放疗加化疗组的有效率为57%，而单用化疗者仅为22%，尽管前者疗效维持时间长，但中位生存时间分别为3.5个月与3.2个月，而且两组的颅外病变的疗效也相似。Guerrieri等报道了全脑放疗（20Gy/5次）加同步卡铂（70 mg/m^2，5天）与单纯全脑照射随机分组的结果，42例非小细胞肺癌脑转移入组。中位生存时间分别为3.7个月与4.4个月，反应率分别为29%与10%。因其结果差，此研究被终止。

关于脑转移癌的化疗疗效，由于血脑屏障对化疗药物在颅内浓度的影响，影响了化疗对脑转移癌的疗效。尽管一些新的化疗药对血脑屏障影响小，而且已有一些小样本作为放射增敏剂的研究显示能改善局部控制率，但仍没有足够证据明显改善脑转移癌的疗效。由于化疗的疗效主要是针对全身转移病灶，对于化疗敏感的肿瘤应给予化疗，可望得到全身治疗的疗效改善。因此，化疗是否能作为脑部转移癌的放疗增敏剂或同步放化疗，有待于进行更多研究与总结。

（四）脑转移病变的手术治疗　脑转移病变外科切除结合放射治疗，可快速消失症状和改善生存。Patchell等认为约占25%单发脑转移病变手术治疗可得到治疗益处。而在术后加全脑放疗者，脑部复发率从70%下降到18%，脑局部复发从37%下降到14%，均明显减少，但中位生存期的改善不明显（48周与43周，$P=0.39$）。Bonnette等也有相似结果。Armstrong等比较了术后加全脑放疗的价值，剂量一般为30Gy/10次。5年生存率在加全脑放疗者分别为8%与16%，而单纯手术者为12%，手术病变区的复发有减少，分别为23%和34%，手术加全脑放疗无明显疗效改善。Hart等对近10年关于单发脑转移手术切除加全脑放疗与单纯全脑放疗的3个随机分组结果，共195例进行了荟萃分析。尽管这3个随机分组一致性比较差，但从中没有发现手术切除加全脑放疗能明显改善生存时间（$P=0.35$）。有一个结果显示手术切除加全脑放疗能增加功能正常的生存时间（FIS）（$P<0.008$），

但总生存时间不改善。然而，手术切除加全脑放疗能减少因颅内病变导致的死亡。

总的说来，手术切除脑转移肿瘤仅适合于单发转移者，手术后加全脑放疗有一些好处。尽管不能明显提高总生存时间，但可减少颅内肿瘤局部复发和提高功能正常的生存时间（FIS），而且治疗并发症不明显。

（五）复发脑转移癌的再程放疗　Shaw 等报道 156 例放疗后复发的原发脑瘤（36%）与转移瘤（64%）的一次 X 刀治疗结果，剂量为 24 Gy、18 Gy 和 15 Gy。随肿瘤体积增大，3 级以上并发症增加，脑坏死发生率在疗后 6、12、18 和 24 个月分别为 5%、8%、9% 和 11%。原发肿瘤易发生肿瘤未控或进展（2.85 倍），常规放疗易发生肿瘤未控或进展（2.84）。Abdel－Wahab 等报道用超分割放疗再治疗脑部复发病变的结果，首程剂量为 30～55Gy，中位间隔为 10 月。再治疗 6～30Gy（中位 30Gy），2 次/天，野 8.8cm，累计总量达 60Gy。60% 的病人取得改善，27% 稳定，中位生存 3.2 个月，无严重并发症。

总之，X 刀治疗对复发性脑转移癌可以缓解病情，使肿瘤缩小，但目前尚没有随机分组研究结果，没有足够的证据证实其临床治疗的好处和坏处。用有限的照射野再常规分割放疗，病人能耐受，能缓解症状和延长生存，局部累计剂量可达 60Gy。对于单发或少发复发病灶，可以进行 X 刀治疗，剂量为 15～18Gy，可望得到病情缓解。

（六）软脑膜转移　软脑膜转移相对少，但容易累及软脊膜。有条件者在治疗前应给予全脊髓的 MRI 检查排除诊断，如果阳性者应给予全脑全脊髓放射治疗。应根据肿瘤对放疗的不同敏感性，其剂量从 2 000～4 000cGy/2～4 周不等。鞘内注射 MTX（每次 10mg），也可适当的改善治疗效果，治疗时应注意骨髓抑制。然而，软脑膜转移的预后极差，无效者的中位生存时间仅为 1 个月。

（冯勤付）

参考文献

1. Zimm S, Wampler GL, Stablein D, et al. Intracranial metastases in solid－tumor patients. Cancer, 1981, 48：384.
2. 冯勤付. 姑息性放射治疗，见：殷蔚伯、谷铣之等主编. 肿瘤放射治疗学. 第三版. 北京：中国协和医科大学出版社，2002，1088.
3. Delattre JY, Krol G, Thaler HT, et al. Distribution of brain metastases. Arch Neurol, 1988, 45：741.
4. Sze G, Milano E, Johnson C, et al. Detection of brain metastases：Comparison of contrast－enhance MR with unenhanced MR and enhanced CT. AJNR Am J Neuroadiol, 1990, 11：785.
5. Delattre JY, Krol G, Thaler HT, et al. Distribution of brain metastases. Arch Neurol, 1988, 45：741～744.
6. Sperduto PW. A review of stereotactic radiosurgery in the management of brain metastases. Technol Cancer Res Treat, 2003, 2：105～110.
7. Robnett TJ, Machtay M, Stevenson JP, et al. Factors affecting the risk of brain metastases after definitive chemoradiation for locally advanced non small cell lung carcinoma. J Clin Oncol, 2001, 19：1344～1349.
8. Posner JB. Neurologic complications of cancer. Philadelphia, PA：F. A. Davis, 1995.
9. Posner JB. Neurologic complication of cancer. Philadelpha：FA Davis Company, 1995, 75～110.
10. Wen PY, Loeffler JS. Management of brain metastases. Oncology, 1999, 13：941～961.
11. Posner JB. Management of brain metastases. Rev Neurol, 1992, 148：477～487.
12. Sawaya R, Bindal RK. Metastatic brain tumors. In：Kaye AH, Laws ER (eds). Brain Tumors. Edinburgh, Scotland, Churchill Livingstone, 1995, 923.
13. Ehrenkranz JR, Posner JB. Adrenocorticosteriod hormones. In：Weiss L, Gilbert HA, Posner JB (eds). Brain metastases. Boston：GK Hall, 1980, 340.
14. Borgelt B, Gelber R, Kramer S, et al. The palliation of brain metastases：Final results of the first two studies by the Radiation Therapy Oncology Group. Int J Radiat Oncol Biol Phys, 1980, 6：1～9.
15. Cairncross JG, Kim JH, Posner JB. Radiation therapy for brain metastases. Ann Neurol, 1980, 7：529～541.

16. Nieder C, Nestle U, Walter K, et al. Dose/effect relationships for brain metastases. J Cancer Res Clin Oncol, 1998, 124 (6): 346 ~ 350.
17. Murray KJ, Scott C, Greenberg HM, et al. A randomized phase Ⅲ study of accelerated hyperfractionation versus standard in patients with unresected brain metastases: A report of the Radiation Therapy Oncology Group (RTOG) 9104. Int J Radiat Oncol Biol Phys, 1997, 39: 571 ~ 574.
18. Borgelt B, Gelber R, Kramer S, et al. The palliation of brain metastases: Final results of the first two studies by the Radiation Therapy Oncology Group. Int J Radiat Oncol Biol Phys, 1980, 6: 1.
19. Bezjak A, Adam J, Barton R, Symptom response after palliative radiotherapy for patients with brain metastases. Eur J Cancer, 2002, 38: 487 ~ 496.
20. Tsao M, Lloyd N, Wong R, et al. Whole brain radiotherapy for the treatment of multiple brain metastases. Cochrane Database Syst Rev, 2006, 3: CD003869.
21. Auchter RM, Lamond JP, Alexander E Ⅲ, et al. A multi - institutional outcome and prognostic factor analysos of radiosurgery for respectable brain metastasis. Int J Radiat Oncol Biol Phys, 1996, 35: 27. I.
22. Kondziolka D, Patel A, Lunsford LD. Stereotactic radiosurgery plus whole brain radiotherapy versus radiotherapy alone for patients with multiple brain metastases. Int J Radiat Oncol Biol Phys, 1999, 45: 427 ~ 434.
23. Noordijk EM, Vecht CJ, Haaxma - Reiche H, et al. The choice of treatment of single brain metastasis should be based on extracranial tumor activity and age. Int J Radiat Oncol Biol Phys. 1994, 29: 711.
24. Andrews DW, Scott CB, Sperduto PW, et al. Whole brain radiation therapy with or without stereotactic radiosurgery boost for patients with one to three brain metastases: Phase Ⅲ results of the RTOG 9508 randomised trial. Lancet, 2004, 363: 1665 ~ 1672.
25. Stafinski T, Jhangri GS, Yan E, et al. Effectiveness of stereotactic radiosurgery alone or in combination with whole brain radiotherapy compared to conventional surgery and/or whole brain radiotherapy for the treatment of one or more brain metastases: a systematic review and meta - analysis. Cancer Treat Rev, 2006, 32: 203 ~ 213.
26. Mehta MP, Tsao MN, Whelan TJ, et al. The American Society for Therapeutic Radiology and Oncology (ASTRO) evidence - based review of the role of radiosurgery for brain metastases. Int J Radiat Oncol Biol Phys, 2005, 63: 37 ~ 46.
27. Simonova G, Liscak R, Novotny J Jr, et al. Solitary brain metastases treated with the Leksell gamma knife: Prognostic factors for patients. Radiother Oncol, 2000, 57: 207 ~ 213.
28. Alexander E Ⅲ, Moriarty TM, Davis RB, et al. Stereotactic radiosurgery for the definitive, non invasive treatment of brain metastases. J Natl Cancer Int, 1995, 87: 34.
29. Aoyama H, Shirato H, Tago M, et al. Stereotactic radiosurgery plus whole - brain radiation therapy vs stereotactic radiosurgery alone for treatment of brain metastases: a randomized controlled trial. JAMA, 2006, 295: 2483 ~ 2491.
30. Deiner - West M, Dobbins TW, Phlillips TL, et al. Identification of an optimal subgroup for treatment evaluation of patients with brain metastases using RTOG study 7916. Int J Radiat Oncol Biol Phys, 1989, 16: 669.
31. Hoskin PJ, Crow J, Ford HJ. The influence of extent and local management on the outcome of radiotherapy for brain metastases. Int J Radiat Oncol Biol Phys, 1990, 19: 111.
32. van den Bent MJ. The role of chemotherapy in brain metastases. Eur J Cancer, 2003, 39: 2114 ~ 2120.
33. Postmus PE, Haaxma - Reiche H, Smit EF, et al. Treatment of brain metastases of small - cell lung cancer: comparing teniposide and teniposide with whole - brain radiotherapy—a phase Ⅲ study of the European Organization for the Research and Treatment of Cancer Lung Cancer Cooperative Group. J Clin Oncol, 2000, 18: 3400 ~ 3408.
34. Robinet G, Thomas P, Breton JL, et al. Results of a phase Ⅲ study of early versus delayed whole brain radiotherapy with concurrent cisplatin and vinorelbine combination in inoperable brain metastasis of non - small - cell lung cancer: Groupe Francais de Pneumo - Cancerologie (GFPC) Protocol 95 - 1. Ann Oncol, 2001, 12: 59 ~ 67.
35. Guerrieri M, Wong K, Ryan G, et al. A randomised phase Ⅲ study of palliative radiation with concomitant carboplatin for brain metastases from non - small cell carcinoma of the lung. Lung Cancer, 2004, 46: 107 ~ 111.
36. Patchell RA, Tibbs PA, Walsj JW, et al. A randomized trial of surgery in the treatment of sigle metastases to the brain. N Engl J Med, 1990, 322: 494 ~ 500.
37. Bonnette P, Puyo Ph, Gabriel CH, et al. Surgical management of non - small cell kung cancer with synchronous brain metastases. Chest, 2001, 119: 1469 ~ 1479.

38. Armstrong JG, Wronski M, Galicich J. Postoperative radiation for lung cancer metastatic to the brain. J Clin Oncol, 1994, 12 : 2340 ~ 2344.

39. Hart MG, Grant R, Walker M, et al. Surgical resection and whole brain radiation therapy versus whole brain radiation therapy alone for single brain metastases. Cochrane Database Syst Rev, 2005, (1): CD003292.

40. Shaw E, Scott C, Souhami L, Single dose radiosurgical treatment of recurrent previously irradiated primary brain tumors and brain metastases: Final report of RTOG protocol 90 - 05. Int J Radiat Oncol Biol Phys, 2000, 47 : 291 ~ 298.

41. Abdel - Wahab MM, Wolfson AH, Raub W, et al, The role of hyperfractionated re - irradiation in metastatic brain disease: A single institutional trial. Am J Clin Oncol, 1997, 20 : 158 ~ 160.

第三章　肝 转 移 瘤

肝脏是恶性肿瘤发生远处转移最常见的部位之一，对大多数肿瘤来说，出现肝转移预示也有其他脏器转移的可能性，如肺转移、神经系统转移和骨转移等，表示肿瘤已属晚期，生存期短预后差。由于肝脏的特殊静脉引流系统，消化系统肿瘤更容易转移到肝脏，而且是远处转移的第一站。另外，有部分病例可能因肝转移瘤而发现原发病灶。

结直肠癌是常见的恶性肿瘤之一，在美国等发达国家的发病率为第二位，美国每年约有5万结直肠癌发生肝转移；而在我国也呈上升的趋势，北京地区为16/10万，位居第四位。因此，肝脏是结直肠癌远处转移的主要部位，也是导致死亡的主要原因。由于肝脏是结直肠癌远处转移的第一站，在进展期结直肠癌有40%～70%者可能发生肝转移，其中30%可能仅为孤立肝转移，10%～20%是在切除原发病灶的同时发现已有肝转移。因此，部分病人给予手术切除等治疗后可控制肝转移病变，而后可能达到治愈的目的。肝转移瘤的治疗方法除手术切除外，还有全身化疗、局部化疗、动脉导管化疗和栓塞、放射治疗、局部冷冻和微波热疗等。为了达到更好的疗效和最小的治疗并发症，必须了解原发肿瘤的生物学特征、原发肿瘤的分期、转移发生的时间、是否有伴有其他部位转移和肝转移的数目，才能制定出较佳的治疗方案，达到治疗的目标。

一、肝转移瘤的自然病程

对于肺癌等恶性肿瘤，出现肝脏转移预示预后极差，而且比发生在其他部位远处转移的预后更差。对于结直肠癌肝转移的自然病程，尽管前瞻性研究少，但有一些回顾性分析结果。大约80%的结直肠癌肝转移发生在治疗后的2年内，中位时间为15个月。尽管结直肠癌出现肝转移也预示为晚期病变，肝脏双叶转移的自然病程为1年生存率约为6%。由于肝脏是结直肠癌远处转移的第一站，当仅一叶肝转移或一段肝转移时，1年生存率则为27%，孤立性转移者高达60%。Wagner等报道了252例仅有肝转移的结直肠癌治疗结果，发现孤立性转移者的1年生存率为70%，而其他类型为40%～60%。在原发灶手术时同时发现有孤立性肝转移者的1年生存率为72%和3年17%，明显好于多发转移者的25%1年生存率和1% 3年生存率。因此，对于结直肠癌肝转移者，选择适合的综合治疗方案和选择合理的病人，仍能取得比较满意的治疗结果。影响结直肠癌肝转移瘤预后的因素较多，尽管文献报道结果不一，但可总结为下列因素：症状超过10月、体重减少10磅、可触及肝脏、白细胞$>12\times10^9/L$、碱性磷酸酶升高、Duke C原发病灶、原发肿瘤不能切除、转移数、血清蛋白减少、不能化疗、KPS<80分、LDH水平>700U/L和肝转移位置等。

二、诊断与分期

肝转移瘤无特异性症状和体征，常见有发热、恶心、食欲低下、体重下降和腹部饱胀等。在肝转移的早期，其症状可能不明显；而在晚期时，可能有黄疸、腹腔积液和腹围增大等。腹部CT扫描、腹部B超、腹部MRI、CT-PET以及肿瘤生物标志物，如CEA水平为诊断肝转移的检查或检测方法。腹部CT扫描诊断肝转移瘤的确诊检出率为68%，腹部MRI为53%，而术中超声为53%；腹部CT扫描的检出敏感性高达90%，但特异性相对稍差（表15－3－1）。PET检查开展较晚，但诊断肝转移瘤的准确性高，在90%左右，而CT扫描仅为76%。另外，它对全身其他部位转移的检出特异性也非常强，约25%～30%的病人因PET检查出现其他部位远处转移改变治疗方式，如不需要进行手术。消化系统肿瘤肝转移后仍有部分病变可以治愈，因而肝转移瘤的分期对于治疗和预后有重要的作用，而且还有利于疗效的对比和治疗方法的评价。表15－3－2为不同作者提议的分期，分术前和术中两种，由实验室检查、症状体征和检查结果，如CT扫描、B超、放射性核素扫描、血管造影和MRI等作为分期指标。对要进行肝转移瘤切除的患者，应该给予腹部CT扫描或PET检查排除全身其他部位的转移和术前或术中B超，综合了解病情来制定治疗方案，才能使病人得到较佳治疗，改善症状和延长生存期，甚至治愈。

表15-3-1 各种方法检测肝转移瘤敏感性和特异性

检测方法	敏感性（%）	特异性（%）
肝脾扫描	50~60	50~60
B超	70~80	60~70
CT扫描	80~90	80~90
MRI	85~95	80~90
术中超声	90~95	70~80

表15-3-2 结肠癌肝转移的分期

作者	分期		
	Ⅰ	Ⅱ	Ⅲ
Pettevel	孤立结节或小非常少	少数，最大小于2cm	数目多、大
Wood	孤立	一个肝叶	双肝叶
Bengtsson	占一叶的25%内	占一叶的25%~75%，无肝外病变和症状	>75%，双肝叶内
August	25%，无肝外病变和症状	25%~75%，无肝外病变和症状	>75%，无肝外病变和症状

三、治疗

（一）手术切除 尽管恶性肿瘤出现肝转移提示为晚期肿瘤，但结直肠癌肝转移是远处转移的第一站，因而手术切除病变可能治愈肝转移瘤。而其他部位的肿瘤出现肝转移时，尽管给予积极的治疗，其疗效仍非常差。在结直肠癌肝转移中，仅有25%是孤立性转移或病灶局限于单叶或段，10%~25%是在切除原发病灶发现有肝转移。尽管手术切除结直肠癌肝转移是有可能治愈的手段，但适合手术切除治疗者仅为少数。Woodington等首先报道25例原发灶和肝转移灶同时手术切除的治疗结果，手术死亡率4%，5年生存率25%。手术死亡从1950~1967年的29%已下降到1968~1981年的2%，目前文献报道中的手术死亡率约为5.6%。Iwatsuki等报道60例手术治疗结直肠癌肝转移的结果，无手术死亡，5年生存率为45%。Fong和Fortner等也报道相似的结果，3年生存率为57%；他们还提出了肝转移瘤疗前分期的建议，Ⅰ期为肝转移病灶局限，边界清楚；Ⅱ期为肿瘤累及大血管或胆管或有区域扩散或浸润；Ⅲ期为淋巴结转移或区域位置外转移。结果发现在Ⅰ期病变的3年生存率为66%，Ⅱ期为58%，在Ⅲ期病变无长期生存。手术治疗的方式多为楔形切除，部分为较大范围切除，总的术后5年生存率从20%~50%不等。因此，对于能切除原发灶和肝转移单发病灶，应该尽力切除治疗，可能取得比较满意的效果。然而，孤立性转移或病灶局限于单一叶或一段者才约25%，而这些病人并不一定都能进行手术切除，因而仅仅部分病人能从选择性手术治疗中得到益处。

尽管对于结直肠癌单发肝转移的手术治疗的益处是肯定，但对于多发性肝转移瘤的手术作用仍有争议。在Iwatsuki报道的60例治疗结果中，多发肝转移者给予较大范围切除后仍能取得较好的疗效，其3年生存率达57%，与32例单发肝转移者的生存率没有明显差别。Tomas-de-la Vega等报道单发和多发的治疗结果，多发肝转移者一般在4个以内，治疗后3年生存率分别为31%与33%。总之，多数报道认为转移瘤小于4个时，其手术治疗的疗效与单发转移者的疗效相似。然而，80%以上的肝转移瘤超过4个病灶。因此，能手术切除者仍为少数。尽管手术治疗多发性结直肠癌肝转移病灶仍有争议，但不少选择性手术治疗结果显示有效，其5年生存率为25%～35%不等。手术并发症发生率约在20%～30%，肝功能异常者为1%～5%，手术死亡率在3%～4%（表15－3－3）。在目前，手术治疗仍是治愈结直肠癌肝转移瘤最有效的手段。因此，如果能耐受手术切除，则应该尽力给予切除。对于其他部位原发肿瘤的肝转移瘤，如果明确没有其他部位转移或化疗等治疗后病情稳定，能手术治疗者，也可给予手术治疗，对于选择性病人也可取得比较好姑息效果。

表15－3－3 结直肠癌肝转移选择性手术治疗的结果

作者	病例数	手术死亡率（%）	生存率（%）	
			3年	5年
Foster	250	5	44	22
Scheele	469	4		33
Adson	141	2	40	25
Gayowski	204	0		32
Fortner	65	8	57	
Butler	62	10	50	34
Fong	577	4		35
Nordinger	80	5	40	25
Hughes	607			33
Schlag	122	4		30
Doci	100	5		30
Nordinger	1568	2		28
Jenkins	131	4		25
Fong，1999	1001	3		37
Jamison	280	4		27

影响手术失败的原因较多，每家的报道不一，包括年龄、原发肿瘤的期别、肿瘤大小、转移个数、卫星结节、双叶转移、转移症状、手术边界和CEA200ng/ml等许多因素。但下列两条肯定与预后有关：①肿瘤是否浸润切缘；②是否有肝脏外的转移。Fong等提议进行临床危险因素积分的评估，此评估有明显的预测预后的作用。其标准为：①肿瘤大于5cm；②无病间隔小于12月；③转移数大于1个；④原发肿瘤有淋巴结转移；⑤CEA＞200ng/ml，每一预后因素积一分，总分相加（图15－3－1）。

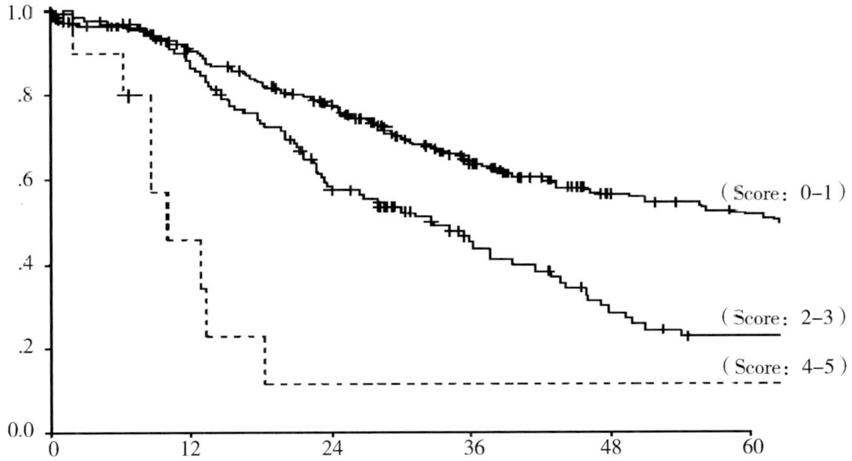

图15－3－1 临床预后因素积分与预后的关系

Khatri 认为对于局限于肝转移的结直肠癌肝转移瘤，手术切除仍是标准治疗，是目前唯一有可能完全治愈肿瘤的方法，已被许多报道结果得到证实。然而，不到 2% ~5% 的肝转移瘤仅局限于肝脏能被手术切除。另外，结直肠癌肝转移仅占肝转移瘤中的 510%。因此，为了更好发挥手术治疗的益处，应该：①确定预后因素，以利于选择更适合的病人；②改善手术治疗的技术，增加切除率和减少并发症，如术中超声引导、控制出血等；③多种治疗结合来追求更佳疗效，如术前部分肝静脉栓塞治疗使减少切除保护正常肝组织。因此，为了改善疗效，首先要用更精确的诊断手段来诊断早期转移病变，这样能确定哪些病人能进行手术；另外，由于单纯手术后仍有 1/3 的病人出现复发，还必须找到更有效的术后综合治疗方法，这样才能取得满意的结果。

（二）化疗

1. 全身性化疗　全身化疗是最常用治疗肝转移的治疗方法，治疗反应率与原发肿瘤的类型有关。原发肿瘤对化疗敏感的肿瘤，应首先选择化疗，而且疗效比较满意；在全身化疗后，选择配合其他治疗可望部分达到长期缓解，甚至治愈。乳腺癌的对化疗的有效率达 80%，尽管对肝转移病灶比其他部位转移者的有效率要低，但化疗仍是有效的。在结肠癌，多为 20% ~30% 的有效率，其中位生存时间为 10 ~13 个月（表 15 -3 -4），以 5-FU + leucovorin 方案疗效好于其他。而在其他肿瘤，如肺癌，肝转移后的化疗疗效极差。

表 15 -3 -4　全身化疗治疗结直肠癌肝转移的疗效

化疗方案及作者	例数	反应率（%）	中位生存（月）
5-FU，Baker LH	42	10	NS
5-FU，Grage TB	31	31	13
5-FU + Methyl - CCNU，Baker LH	152	32	NS
5-FU + Methyl - CCNU，Buroke T	133	16	10
5-FU + Methyl - CCNU + Vincristine，Kemeny N	69	11	11
5-FU + Interferon，Kemeny N	35	26	NS
5-FU + Interferon，Wadler	17	76	12
5-FU + Leucovorin，Doroshow JH	36	44	14
5-FU + Leucovorin，Kunimoto T	89	27	13
5-FU + Methotrexate，Kunimoto T	69	30	12

2. 术后辅助化疗　由于手术后约 1/3 的病人将出现局部复发，使人们想到用全身化疗来消灭亚临床病灶。然而，结果并不理想，有结果显示有好处，有研究没有发现有明显的生存改善。Tono 等对 19 例进行肝转移病灶切除病人给予肝动脉插管和持续性化疗的研究，表示肝动脉插管加持续性 5-FU化疗比较单纯手术者能改善疗效，1 年和 3 年无病生存率分别为 78% 与 50% 和 67% 与 20%，总生存率分别为 89% 与 50% 和 78% 与 50%，无严重并发症。Kemeny 等于 1999 年和 2002 年也分别报道了相似结果，75 例手术加肝动脉插管持续性化疗和单纯手术比较，总生存率和无病生存率分别为 46% 和 25%，中位生存时间分别为 64 个月和 49 个月。因此，目前的共识是：对于手术前没有进行全身化疗的病人，术后应给予 5-FU 为主的化疗，而对于已经进行了化疗，特别是那些化疗中肿瘤敏感者不需要常规给予术后化疗，而肝动脉插管和持续性化疗能改善手术后的疗效。

3. 肝动脉插管化疗　由于化疗疗效与剂量相关，而全身化疗毒性也与剂量有关，其副作用将随剂量的增加而明显增加，从而导致限制疗效。较小药浓度的增加将导致较大的疗效提高，而肝动脉导管化疗就可以使肿瘤的局部药浓度高，正常组织浓度非常低，因此本方法有高的反应率和低的正常组织毒性的特点（表 15 -3 -5），这种特点是肝动脉导管化疗的基础。肝脏血液循环快，能快速清除药物，使药物进入全身循环少，从而减少全身毒性，因此对于全身化疗时清除高的药物更适合导管化疗。另外，消化系统肿瘤转移方式是从肝静脉到肝脏，而后从肝脏转移到肺组织等，这也有利于进行肝动脉插管的化疗。文献报道肝动脉插管化疗有效率约为50%，结合血管栓塞疗效更佳（表15－3－6）。目前，已有研究在导管化疗或导管治疗后，给予三维适形放射治疗来控制病灶周围残留的肿瘤，从而提高疗效。出血、血栓和药物性肝炎是肝动脉导管化疗的并发症。

由于肝动脉插管化疗时采用注射泵使给药更加方便，早期持续注射5-FU已取得45%的中位有效率，中位生存时间17个月的较好结果。MSKCC（Memorial Sloan－Kettering Cancer Center）比较了肝动脉插管化疗和全身化疗的疗效（表15－3－6），肝动脉插管化疗优于全身化疗，而且两者并发症相似。北卡罗那州肿瘤治疗中心也报道了他们的结果，42%总有效率，而全身化疗仅10%（表15－3－7）。法国多中心研究的进行了163例随机治疗研究，肝导管化疗的有效率为49%，而全身化疗仅为14%，肿瘤中位进展时间分别为15个月和6个月，2年生存率分别为22%与10%，中位生存时间分别为14个月和10个月。Allen－Mersh也报道31%～50%的反应率，中位生存时间15～20个月，而全身化疗仅为8%～20%，中位时间为6～12个月。以上说明肝动脉化疗较全身化疗效果好，而且并发症相似或更小。

表15－3－5 肝动脉导管化疗肝脏浓度

	半衰期（mm）	所增加的浓度（倍）
顺铂	20～30	4～7
丝裂霉素	<10	6～8
氟尿嘧啶	10	5～10
5-FU	<10	100
阿霉素	60	2

表15－3－6 比较肝动脉插管化疗和全身化疗的疗效（MSKCC）

	肝内注射（48例）	全身化疗（51例）	*P*
CR	2	0	
PR	23（52%）	10（20%）	0.001
CER减少50%	29	13	
肝脏外转移	27	19	0.09
毒性			
溃疡	8	3	
转氨酶升高	20（42%）	12	
胆红素升高	9	2	
腹泻	1	36（70%）	
总生存（月）	17	12	0.04

表15－3－7 北卡罗来纳州肿瘤组的肝动脉插管化疗和全身化疗的疗效比较

	肝动脉插管化疗	全身化疗	*P*
CR（%）	8	5	
PR（%）	34	5	0.0001
黄疸（%）	10	0	
3级以上腹泻（%）	0	18	
恶心呕吐（%）	14	45	
粘膜炎（%）	0	18	
病变进展的中位时间（天）	401	201	0.009
中位生存时间（天）	503	484	

（三）放射治疗

1. 全肝脏放射治疗　由于恶性肿瘤发生肝转移预示为肿瘤晚期，即使是在消化系统肿瘤，尽管放射治疗是治疗恶性肿瘤的有效工具，但广泛用于治疗肝转移瘤仍受到明显的限制，主要源于肝实质对放射线的耐受性较差。当全肝放疗 3 500cGy 以下，或 1/3 肝照射 50Gy 时，可能导致放射性肝炎或肝坏死，甚至肝衰竭等并发症。给予肝脏放射治疗时，60% 以上患者的症状可以得到的缓解。因此，外照射仍是缓解症状的有效治疗方法之一（表 15－3－8）。全肝外照射加全身性化疗比较单纯全肝照射有更好的疗效，中位生存时间可提高 4～16 个月不等，而并发症无明显增加。然而，除少数报道中位生存超过 1 年外，多数仅不到 1 年（表 15－3－9）。因此，如何选择病人、选择治疗方法、减少肝组织照射和提高肿瘤照射剂量，是改善肝转移瘤的疗效的关键。

表 15－3－8　全肝放射治疗肝转移瘤的结果

作者	原发灶	剂量		例数	反应率（%）	中位生存（月）	肝毒性
		Gy	分次				
Borgelt	结肠癌	20～30	7～10	103	55	3	C
（RTOG76－05）	（38%）						
Leibel	结肠癌	21	7	187	80	4	0
（RTOG80－03）	（48%）						
Phillips	胃癌	20～37	8	36	72	ND	1
Prasad	（56%）	25	16	27	70	4	0
Russell	结肠癌	27	15	53	ND	4	0
（RTOG84－05）	结肠癌	30	20	69		4	0
	（60%）	33	22	51		4	2

表 15－3－9　全肝照射加系统性化疗治疗肝转移瘤

作者	剂量（Gy/次）	化疗方案	例数	有效率（%）	中位时间（月）	肝毒性
Ajlouni	21～30/14～20	FUDR	10	30	9	0
Byfield	15～30 /12	FUDR	28	ND	9	1
Friedman	13.5～21 /5～7	5-FU，阿霉素	22	48	>3	1
Herbsman	25～30/15	FUDR	13	70	16	0
Lawrence	33/22	FUDR	19	39	7	0
	36/24	FUDR	13	ND	ND	3
Raju	14～21	FUDR 或 5-FU	12	83	14	0
Rotman	22.5～32.5/15	5-FU	27	83	6	0
Sherman	15～30/7～10	5-FU	50	90	4	0
Webber	25/10	FUDR	25	72	12	0
Wiley	25.5/17	5-FU	19	37	6	0

2. 立体或三维适形放射治疗与调强放射治疗　美国肿瘤放射治疗学和放射学协会的放射治疗指南中认为立体适形放射治疗是一种高精度治疗方法，单次或大分割少分次给予照射时，它能给予治疗靶区高剂量。不仅可以达到减少正常肝组织照射剂量和体积，使损伤减少；而且也能增加肿瘤剂量，使肿瘤疗效提高，为放射治疗肝转移瘤打下治疗基础。Lawrence 等报道 18 例结直肠癌肝转移瘤的立体适形放射治疗结果，有效率为 48%，中位生存 22 个月。Michigan 大学对 33 例进行了放疗同时加 5-

FU 化疗治疗结直肠癌肝转移的研究，有效率达 48%，中位有效时间为 8 个月。Tracey 等也报道了 18 例来源于结直肠癌和肺癌的肝转移病变，给予化疗加立体放射治疗，先 36 Gy /12Gy/3 次，而后每次进行增加 2 Gy 的剂量爬坡，最高达到 60 Gy/3 次。单发病灶为 14 例，其余为 2 ~ 3 个转移灶，中位 GTV 为 17. 8ml（2 ~ 98 ml），PTV 为 41 ml（8 ~ 210 ml）。在分析结果时，11 例仍存活，中位时间存活为 7 个月（3. 8 ~ 12. 3 个月）。6 例死亡（3. 1 ~ 18. 9），其中 1 例死于肝转移病灶进展，4 例肝外转移病灶，1 例死于与放射治疗无关的其他疾病，无 2 级以上并发症发生。Herfarth 等用 14 ~ 26Gy 单次照射原发性或转移性肝肿瘤，无严重并发症发生。立体适形放射治疗治疗肝转移瘤或原发性肝肿瘤不仅是有效的，而且是安全的。Blomgren 报道用 20 ~ 45Gy 分 2 ~ 4 次进行立体适形放射治疗 17 例，仅观察到 1 例有严重毒性。Wulf 报道 23 例 30Gy 分 3 次照射单发病灶，无 3 级以上严重并发症发生。立体适形或三维适形放射治疗在治疗肝转移瘤取得的比较满意的结果，为放射治疗提供更多地参与肝转移瘤治疗的机会。然而，目前文献报道的病例数仍较少、而且无随机分组研究结果。另外，各报道的入组条件、治疗剂量和分割次数不一，而且没有比较统一的治疗方式。

3. 组织间照射 组织间照射也是一种适形放射治疗，能使肿瘤达到高剂量，而周围组织非常低的照射。总的说来，组织间照射适合治疗肝转移瘤，得到不少结果的证实。Lawrence 等报道 22 例结肠癌肝转移术中插植放射治疗的结果，中位病灶数 3 个（1 ~ 11 个），中位局部控制时间为 8 个月。Ricke 等在 CT 引导下用 ^{192}Ir 治疗 37 例不能手术的肝转移瘤，进行组织间照射的同时加或不加热疗。73% 的原发肿瘤为结直肠癌，转移瘤平均大小为 5cm（2. 5 ~ 11cm），肿瘤周边的剂量为 17Gy/1 次，（10 ~ 20Gy），照射 5Gy 的肝组织体积为 16%（2 ~ 40%）。两例出现严重并发症，其中一例与长期口服化疗药有关；6 个月的中位控制率为 73%，而加热疗者为 87%。Thomas 等对 22 例不能切除的结直肠癌肝转移瘤术中进行组织间照射，剂量分别为 20 Gy、25 Gy、和 30 Gy 分 13、9、和 2 次给予，取得中位控制率 8 月和 26% 的 26 个月局部控制率。

4. 放射性核素粒子植入 Van Hazel 等报道了用铱-90 粒子（SIR – spheres）对肝转移病变进行选择性核素粒子植入加化疗与单纯化疗的随机入组研究结果。把铱-90 粒子通过肝动脉导入肿瘤，而后栓塞此血管，使核素集中于肿瘤，导致肿瘤高剂量照射，而正常肝组织无照射。发现全身化疗（氟尿嘧啶和甲酰四氢叶酸）加单次铱-90 同位素粒子放射治疗者（11 例）的疗效要明显好于单纯化疗者（10 例），其反应率分别为 PR10 例和 SD1 例与 PR0 例、SD6 例和 PD4 例，到病变进展的时间分别为 18. 6 月与 3. 6 月，中位生存时间分别为 29. 4 个月与 12. 8 个月；并发症在结合治疗组稍高，有 1 例因化疗对白细胞低出现脓血症而死亡，3、4 级毒性要高于单纯化疗者。Gray 等报道肝动脉插管化疗加与不加单次铱-90 粒子照射结果，反应率从 17. 6% 增加到 44%，治疗后到肿瘤进展的时间从 9. 7 个月增加到 15. 9 个月。而且发现结直肠癌肝转移经综合治疗后不是主要的死亡原因，其疗效与全身化疗加单次铱-90 粒子照射的结果相似。总之，尽管铱-90 粒子照射的结果不多，而且病例数也不多，但已显示对原发性肝癌和肝转移瘤有比较好的治疗疗效。

（四）其他治疗

1. 肿瘤内注射无水酒精 超声引导下把 30ml 以上的无水酒精直接注射到肿瘤内，使肿瘤细胞坏死和死亡，这是治疗肝转移瘤的治疗方法之一。意大利进行了一个肿瘤内注射无水酒精的研究，在 15 例病灶大于 2cm 中有 13 例有效，4 例为 2 ~ 3cm 者中有 4 例有效，而在 6 例大于 4cm 者，无治疗反应。Giovannini 报道 40 例肝转移瘤的治疗结果，其中结肠癌肝转移 32 例，中位生存时间 28 月。尽管没有随机分组治疗结果，而且此治疗有一定的危险性，另外，结肠癌肝转移病灶质地较硬，使注射困难性增加，可能影响治疗结果。但是，无水酒精注射治疗对不能手术而且病变小者是有效的。无水酒精注射治疗适于病灶少于 4 个和小于 4cm 者，而且也可用于治疗原发病灶和肝转移病灶手术治疗后失败者。

2. 冷冻治疗与射频热疗 除了射频热疗、组织间激光治疗和纯酒精肿瘤内注射外，定向冷冻治疗也是治疗肝转移瘤的可行有效方法。早期的冷冻治疗主要是在手术治疗时进行，而目前已在 CT 和

MRI 引导下进行，但长期结果少。Seifert 等报道他们的 77 例治疗结果，其中 55 例原发灶为结直肠癌，40 例仅仅用冷冻治疗，37 例加手术切除。并发症发生率为 22%，死亡率为 1.3%。总的中位生存期为 28 个月，3 年和 5 年生存率分别为 39% 和 26%；而在结直肠癌肝转移者，分别为 29 个月、44% 和 26%，总的局部复发率为 20%。Silverman 等在 MRI 引导下定向冷冻治疗 12 例大小为 1 ~ 5cm 的肝转移瘤（约 60% 为消化系统肿瘤），结果在 MRI 下发现有 4.9cm × 2.2cm × 2.2cm 冷冻坏死区（一根针）和 6cm × 5.6cm × 4.9cm 冷冻坏死区，无明确并发症和血清学改变等发生（图 15 - 3 - 2）。

射频热疗开展较晚，但已有些结果显示能取得较好疗效，而且比冷冻治疗相对易行。Solbiati 报道了 117 例治疗结果，63% 为单发转移，其余为 2 ~ 4 个，肿瘤中位大小为 2.6cm（0.6 ~ 9.6cm），与肝门、胆囊和大肠壁距 1cm 或以上。取得中位生存 36 个月，1、2 和 3 年生存率分别为 93%、69% 和 46%，其治疗疗效与肝转移数无关。治疗随诊中，新出现病灶占 66%，其中位时间为 12 月；39% 为局部复发，它与肿瘤的大小有关。Livraghi 等报道了 3554 个病灶的多中心射频治疗的初步结果，其结果比较满意，没有发现明显的并发症。因长期结果尚不多，有待于进行大病例数的研究。

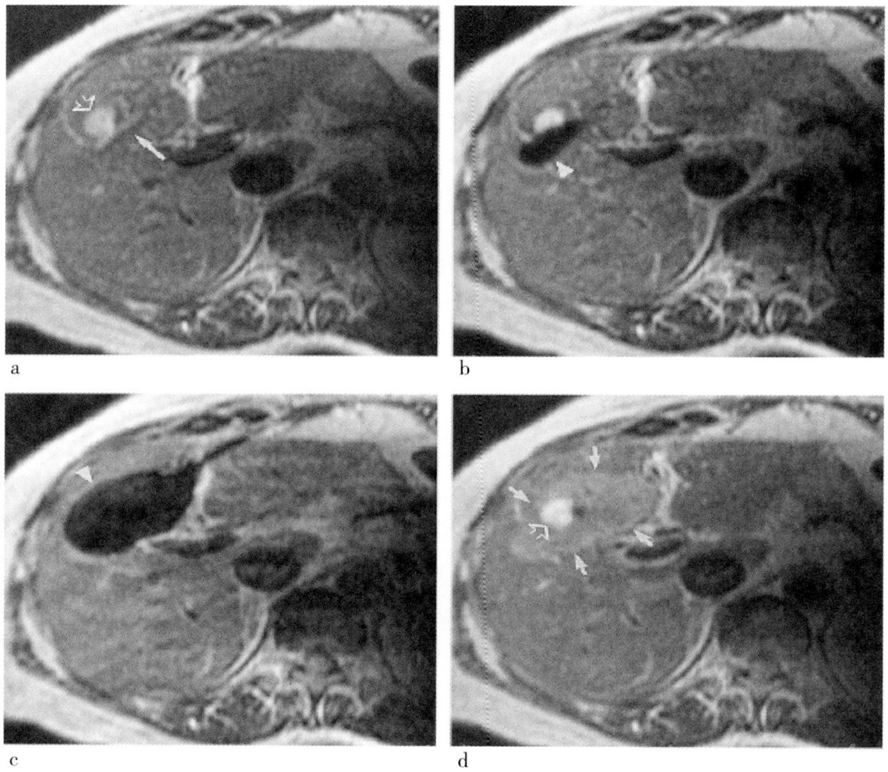

图 15 - 3 - 2 为冷冻治疗 75 岁胃肠道软组织肉瘤肝转移结果

a. 冷冻管插入；b 和 c. 冷冻治疗；d. 治疗后冷冻坏死区。

（冯勤付）

参 考 文 献

1. Blumgart LH, Fong Y. Surgical options in the treatment of hepatic metastasis from colorectal cancer. Curr Probl Surg, 1995, 5:333 ~ 428.

2. 全国肿瘤防治研究办公室 卫生部卫生统计信息中心. 中国试点市、县恶性肿瘤的发病与死亡（1993 - 1997）. 北京：中国医药科技出版社，2002，68 ~ 71.

3. Gilbert J, Jeffery I, Evans M, et al. Sites of recurrent tumor after curative colorectal surgery. Implication for adjuvant ther-

apy. Br J Surg, 1984, 71:203.
4. Foster JH, Lundy J. Liver metastases. Curr Probl Surg. 1981; 18:158.
5. Wagner JS, Adson MA, Heerdon JA, et al. The natural history of hepatic metastases from colorectal cancer. Ann Surg, 1984, 199:502.
6. Lahr CJ, Soong SJ, Clond G, et al. A multifactorial analysis of prognostic factors in patients with liver metastases from colorectal carcinoma. J Clin Oncol, 1983, 1:720.
7. Schreve RH, Terpstra OT, Ausema L, et al. Detection of liver metastases: A prospective study comparing liver enzymes, scintigraphy, ultrasound and computed tomography. Br J Surg, 1984, 71:947.
8. Reing JW, Dwyer AJ, Miller DL, et al. Liver metastases detection: comparative sensitivities of MR imaging and CT scanning. Radiology, 1987, 16:43.
9. Vitola JV, Delbeke D, Sandler MP, et al. Positron emission tomography to stage suspected metastatic colorectal carcinoma to the liver. Am J Surg, 1996, 171:21~26.
10. Lai DT, Fulham M, Stephen MS, et al. The role of whole-body positron emission tomography with [18F] fluorodeoxyglucose in identifying operable colorectal cancer metastases to the liver. Arch Surg, 1996, 131:703~707.
11. Wanebo HJ, Semoglou C, Attiyeh F, et al. Surgical management of patients with primary operable colorectal cancer and synchronous liver metastases. Am J Surg, 1978, 135:81.
12. Woodington GH, Waugh JM. Result of resection of metastases tumors of the liver. Am J Surg, 1963, 105:24.
13. Iwatsuki S, WsQuivel Co, Goodon GD, et al. Liver resection for metastatic colorectal cancer. Surgery, 1986, 100:804.
14. Fong Y, Cohen AM, Forter JG, et al. Liver resection for colorectal metastases. J Clin Oncol, 1997, 15:938~946.
15. Tomas-de-la Vega JE, Donahue EJ, Doolas A, et al. A ten year experience with hepatic resection, Surg Gyn Obst, 1884, 159:223.
16. Fong Y. Surgical therapy of hepatic colorectal metastasis. Ca Cancer J Clin, 1999, 49:231~255.
17. Khatri VP, Petrelli NJ, Belghiti J, et al. Extending the frontiers of surgical therapy for hepatic colorectal metastases: is there a limit? J Clin Oncol, 2005, 23 (33):8490~8499.
18. Khatri VP, Petrelli NJ, Belghiti J, et al. Extending the frontiers of surgical therapy for hepatic colorectal metastases: is there a limit? J Clin Oncol, 2005, 23 (33):8286~8288.
19. Tono T, Hasuike Y, Ohzato H, et al. Limited but definite efficacy of prophylactic hepatic arterial infusion chemotherapy after curative resection of colorectal liver metastases: A randomized study. Cancer, 2000, 88:1549~1556.
20. Kemeny MM, Adak S, Gray B, et al. Combinedmodality treatment for resectable metastatic colorectal carcinoma to the liver: surgical resection of hepatic metastases in combination with continuous infusion of chemotherapy-an intergroup study. J Clin Oncol, 2002, 20:1499~1505.
21. Kemeny N, Huang Y, Cohen AM, et al. Hepatic arterial infusion of chemotherapy after resection of hepatic metastases from colorectal cancer. N Engl J Med, 1999, 341:2039~2048.
22. Kemeny N, Daly J, Reichman B, et al. Intrhepatic or systemic fluorodexyuridine in patients with liver metastases from colorectal carcinoma. Ann Intern Med, 1987, 107:459~468.
23. Hohn D, Stagg R, Friedman M, et al. A randomized trial of continuous intravenous versus hepatic intraarterial floxuridine in patients with colorectal cancer metastatic to the liver: The Northern California Oncology Group trial. J Clin Oncol, 1989, 7:1646.
24. Rougier P, Laplanche A, Huguier M, et al. Hepatic arterial infusion of floxuridine in patients with liver metastases from colorectal carcinoma: Long tern results of a prospective randomized trial. J Clin Oncol, 1992, 10:1112.
25. Allen-Mersh TG, Earlam, Fordy C, et al. Quality of life and survival with continuous hepatic artery floxuridine infusion for colorectal liver metastases. Lancet, 1994, 344:1255.
26. Potters L, Steinberg M, Rose C, et al. American Society for Therapetic Radiotherapy and Oncology and American College of Radiology practice guidelines for the performance of stereotactic body radiation therapy. Int J Radiat Oncol Biol Phys, 2004, 60:1026~1032.
27. Lawrence TS, Dworzanin LM, Walker-andrews SG, et al. Treatment of cancers involving the liver and porta hepatic with external beam irradiation and intraarteial hepatic fluoradexyuridine. Int J Radiat Oncol Biol Phys, 1990, 20:555.
28. Lawrence TS, Kessler ML, Robertson JM, et al. Conformal high-dose radiation plus intraarterial flouridine for hepatic

cancer. Oncology, 1993, 7:51.

29. Tracey E, Schefter MD, Brian D, et al. A phase Ⅰ trial of stereotactic body radiation therapy (SBRT) for liver metastases. Int J Radiat Oncol Biol Phys, 2005, 62:1371~1378.
30. Herfarth KK, Debus J, Lohr F, et al. Stereotactic single-dose radiation therapy of liver tumors: Results of a phase Ⅰ/Ⅱ trial. J Clin Oncol, 2001, 19:164~170.
31. Herfarth KK, Debus J, Wannenmacher M. Stereotactic radiation therapy of liver metastases: Update of the initial phase Ⅰ/Ⅱ trial. Front Radiat Ther Oncol, 2004, 38:100~105.
32. Greco C, Catalano G, Di Grazia A, et al. Radiotherapy of liver malignancies. From whole liver irradiation to stereotactic hypofractionated radiotherapy. Tumori, 2004, 90:73~79.
33. Blomgren J, Lax I, Goranson H, et al. Radiosurgery for tumors in the body: Clinical experience using a new method. J Radiosurg, 1998, 1:63~74.
34. Wulf J, Hadinger U, Oppitz U, et al. Stereotactic radiotherapy of targets in lung and liver. Strahlenther Onkol, 2001, 177:645~655.
35. Stubbs R, Cannan R, Mitchell A, et al. Selective internal radiation therapy (SIRT) with yttrium microspheres for liver tumors. Hepatogastroenterology, 1998, 45 (Suppl 2): LXXVII.
36. Lau W, Leung T, Ho S, et al. Treatment of inoperable hepatocellular carcinoma with yttrium 90 microspheres. A phase 1 and 2 study. Br J Cancer, 1994, 70:994~999.
37. Donath D, Nori D, Turnbull A, et al. Brachytherapy in the treatment of solitary colorectal metastases to the liver. J Surg Oncol, 1990, 44:55~61.
38. Dritschilo A, Grant EG, Harter KW, et al. Interstitial radiation therapy for hepatic metastases: Sonographic guidance for applicator placement. AJR Am J Roentgenol, 1986, 147:275~278.
39. Thomas DS, Nauta RJ, Rodgers JE, et al. Intraoperative high dose rate interstitial irradiation of hepatic metastases from colorectal carcinoma: Results of a phase Ⅰ~Ⅱ trial. Cancer, 1993, 71:1977~1981.
40. Ricks J, Wust P, Stohlmann A, et al. CT-guided interstitial brachytherapy of liver malignancies alone or in combination with thermal ablation: Phase Ⅰ/Ⅱ results of a novel technique. Int J Radiat Oncol Biol Phys, 2004, 58:1496~1505.
41. Van Hazel G, Blackwell A, Anderson J, et al. Randomised phanse 2 trial of SIR-spheres plus Fluorouracil/Leucovorin chemotherapy versus Fluorouracil/Leucovorin chemotherapy alone in advanced colorectal cancer. J Surg Oncol, 2004, 88: 78~85.
42. Gray BN, Van Hazel G, Anderson J, et al. Randomised trial of SIR-spheres plus chemotherapy versus chemotherapy alone for treating patients with liver metastases from primary large bowel cancer. Annals Oncol, 2001, 12:1711~1720.
43. Livraghi T, Bolondi L, Lazzaroni S, et al. Percutaneous ethanol injection in treatment of hepatocellular carcinoma in cirrhosis: a study of 207 patients. Cancer, 1992, 69:925.
44. Giovannini M, Seitz JF. Ultrasound-guided percutaneous injection of small liver metastases. Cancer, 1994, 73:294.
45. Seifert JK, Junginger T. Klinik fur Allgemein-und Abdominalchirurgie, et al. Cryotherapy for liver tumors: Current status, perspectives, clinical results, and review of literature. Technol Cancer Res Treat, 2004, 3:151~63.
46. Silverman SG, Tuncali K, Adams DF, et al. MR imaging-guided percutaneous cryotherapy of liver tunors: initial experieuce. Radiology, 2000, 217:657~664.
47. Solbiati L, Livraghi T, Goldberg SN, et al. Percutaneous radio-frequency ablation of hepatic metastases from colorectal cancer: Long-term results in 117 patients. Radiology, 2001, 221:159~166.
48. Livraghi T, Solbiati L, Meloni MF, et al. Treatment of focal liver tumors with percutaneous radio-frequency ablation: Complications encountered in a multicenter study. Radiology, 2003, 226:441~451.

急诊放射治疗　第十六篇

第一章　脊髓压迫症

脊髓压迫症是脊髓受到急性或亚急性压迫，导致产生一系列的神经压迫症状，甚至出现肢体瘫痪。除外伤以外，脊髓原发肿瘤或转移性肿瘤是导致脊髓压迫症的重要原因。尽管从20世纪70年代后期，人们对肿瘤所致的脊髓压迫症有比较详细的了解与叙述，而且外科手术、放射治疗和结合激素等治疗后其疗效已有改善。然而，其效果仍很不理想，如果诊断和治疗不及时将产生严重的结果——肢体瘫痪，影响病人的生存质量。尽管在出现神经症状之前给予诊断仍比较困难，而且这类病变治愈的几率非常小，但治疗后的神经功能状态将影响病人的生存质量。因此，了解脊髓压迫的早期神经症状，将有利于进行早期诊断；在早期诊断后给予适宜的治疗，将是保持良好的生活质量的关键。

一、发病情况和病理生理

大多数肿瘤导致的脊髓压迫症是恶性病变侵犯硬膜外压迫脊髓所致。主要为肿瘤细胞先血行转移到椎体的骨髓，在此生长累及硬膜外逐渐压迫脊髓。其次为血行转移至脊髓或硬膜外或硬膜内或肿瘤从后纵隔后腹膜直接累及椎间孔、压迫脊髓和压迫神经根和根血管（图16－1－1，16－1－2，16－1－3）。肿瘤椎体转移占85%，椎体旁结构转移占10%～15%，脊髓内或硬膜外转移约占5%。常见

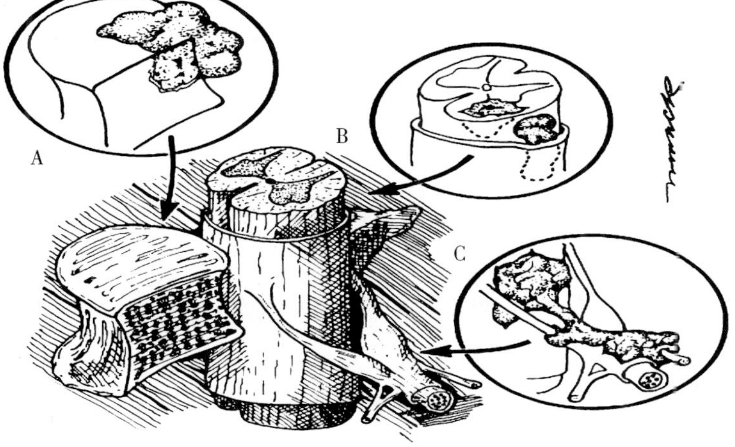

图16－1－1　转移性肿瘤或肿瘤直接浸润导致脊髓压迫症的部位

A：肿瘤转移至椎体；B：肿瘤转移到脊髓或硬脑膜内；C：肿瘤直接累及椎间孔、压迫脊髓和压迫神经根和根血管。

的病因为肺癌、乳腺癌、淋巴瘤和骨髓瘤，还有恶性黑色素瘤和前列腺癌等。其骨转移的表现形式可以是成骨性和溶骨性，肺癌和恶性黑色素瘤以溶骨性骨转移多见，而乳腺癌两者并存。

恶性细胞转移到椎体后破坏骨组织形成肿块，逐渐发展到硬膜外而后先形成压迫脊髓的肿块，使脊髓首先发生脱髓鞘，继之影响血运使神经退化或使静脉梗阻导致水肿和脊髓产生损伤。Pigott 报道，对有脊髓压迫症的病人进行 MRI 扫描，发现 75% 病人有硬膜外软组织肿物，24% 可见椎体骨塌陷，3% 为鞘内病变。一般说来，肿瘤所致的脊髓压迫症是属于亚急性。另外，实验室研究中也发现脊髓能耐受相对较长时间的压迫。因此，如果我们能进行早期诊断并早期治疗，将能达到预期的治疗效果；否则将成为不可逆的损伤，影响病人的生存质量。

椎体骨转移是肿瘤发生骨转移的最常见的部位，约 40% 的肿瘤病人将发生椎体骨转移，5～10% 的肿瘤病人可能因椎体骨转移将出现脊髓压迫症。Van der Linden 报道他们的椎体转移放射治疗的随机分组结果，在 342 例病人中，男性占 53%，60% 以上有两个以上的转移灶，平均年龄为 66 岁，Karnofsky 评分为 7 分；按原发肿瘤分布来看，乳腺癌占 42%，前列腺癌为 24%，肺癌为 21%，其他为 13%。因我国乳腺癌和前列腺癌发病率较西方国家低，而肺癌发病率相对高，所以临床治疗中发现肺癌导致的椎体转移发生率高。

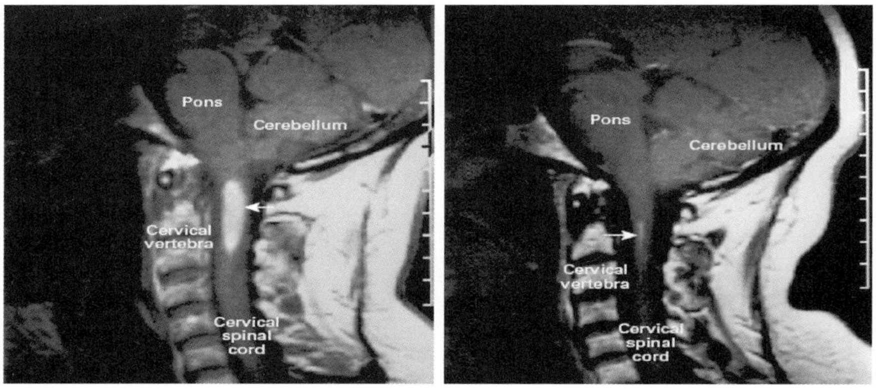

图 16－1－2　肿瘤髓内转移导致发生脊髓压迫综合征

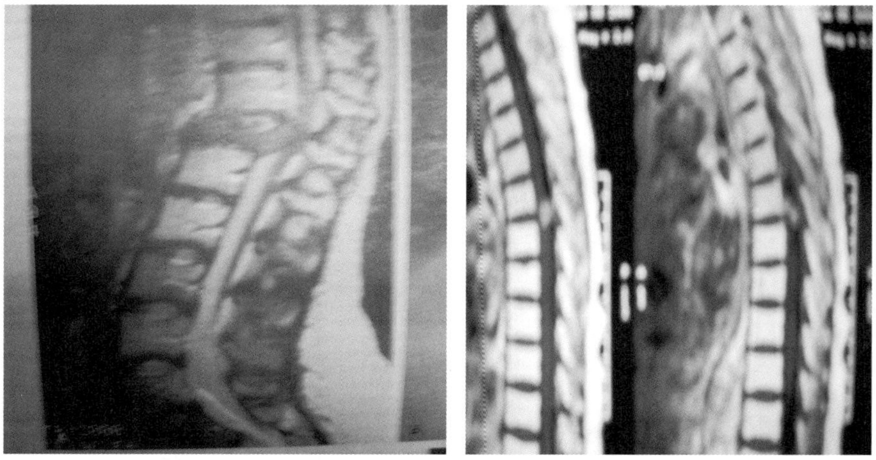

图 16－1－3　MRI 示非小细胞肺癌椎体转移和脊髓硬脊膜内转移导致脊髓压迫

二、症状与体征

90% 以上的病人在发生脊髓压迫前有背部不适，以几周前有背部疼痛或近期疼痛加重的病史为主（表 16－1－1）。这些症状在早期经休息后或一般镇痛治疗可缓解，活动、体位改变或咳嗽时加重疼痛。如具对这些症状能给予足够警惕，并及时进行仔细的神经系统检查和 MRI 或 CT、骨扫描等，可望给予早期诊断，从而能够进行早期治疗。有时背部疼痛可在一段时间内相对稳定，若病情呈进行性进展，有神经症状，表示预后差。因此，若肺癌、乳腺癌和前列腺癌等病人出现背部发紧、疼痛重，应给予重视与随诊，排除早期脊髓压迫的可能性。

表 16－1－1 脊髓压迫症病人临床特征

	Greenberg（1980）（n＝83）	Rodichok（1981）（n＝140）	Milross（1997）（n＝94）
背部疼痛	82	140	88
神经症状	58	73	82
脊髓炎	37	26	51

体征对此病的诊断非常重要，首发为双腿发软、乏力，继之痛温觉消失、行动困难和尿便失禁等。当出现神经症状体征时，应立即给予激素脱水治疗和固定，而后给予神经系统检查与 MRI 或 CT 扫描。

三、诊断

结合病人背痛症状、神经系统体征和椎体 MRI 的发现可以进行诊断。若癌症病人出现背痛或背痛加重，应进行仔细的神经系统检查，由于单次激素治疗并不产生明显副作用，如果发现有神经症状与体征，应及时给予固定和激素脱水等处理，并给予全脊髓 MRI 检查，即使在 MRI 等检查后有可能无脊髓压迫。

MRI 检查无创伤性，它不仅能确定肿瘤病变范围，而且能了解肿瘤压迫脊髓的程度（图 16－1－2，16－1－3）。因此，MRI 应作为首选检查方法；其次为 CT 扫描。表 16－1－2 为 Husband 和 Cook 等对 MRI 诊断脊髓压迫进行的前瞻性研究结果，Husband 等对 280 例怀疑有脊髓压迫的病人进行 MRI 检查，结合神经系统检查后发现 201 例有脊髓压迫表现，其中 186 例发生在硬脊膜外，11 例为膜内受压。两个脊髓水平受压约占 25%，累及两个以上椎体为 69%。在 91 例明显脊髓压迫症状者，89 例被 MRI 检查确定。另外，53% 的病人在 MRI 检查后需要修改放疗计划。

表 16－1－2 MRI 检查与临床怀疑脊髓压迫症

	Husband DJ（280）	Cook AM（127）
MRI 阳性（%）	75	67
多病灶（%）	25	39
需修改放疗计划（%）	53	50

四、治疗

治疗恶性肿瘤导致的脊髓压迫症治疗的目的是控制局部肿瘤、保持脊柱的稳定性、缓解疼痛和恢复神经功能，疗后能否保持较好的生存质量是判断治疗是否成功的标准之一。因此，在设计治疗方案时应考虑原发肿瘤的生物学特征、病情发展速度、脊髓压迫程度与压迫平面以及一般情况等综合因素，这样才能尽可能使疗后能更多更好的达到保持行走活动功能，提高病人的生存质量。病人疗后肢体活动的评分标准见表 16－1－3，可以用于各种治疗的疗效评价方法。

表 16－1－3 病人活动的分级评分

Frankel 评分法		
	A	没有运动和感觉功能
	B	仅有感觉功能
	C	有运动功能，但必须坐轮椅
	D	能下活动，但有神经症状
	E	神经功能正常
Tomlto 分级		
	Ⅰ	行走不需协助
	Ⅱ	活动需帮助
	Ⅲ	不能行走
	Ⅳ	完全瘫痪
Cooper 分级		
	1	没有受损
	2	能自己行走，但不正常
	3	需拐杖协助
	4	能轻微活动，但不能行走
	5	不能活动
Brice 与 Mckissock 分级		
	Ⅰ	能行走，但轻度肌力下降
	Ⅱ	中度肌力下降，腿能活动，但抬腿
	Ⅲ	重度肌力下降，残留轻微运动和感觉功能
	Ⅳ	病灶以下无运动和感觉功能

Harrington 医师等根据神经系统受累和椎体破坏的程度对恶性肿瘤转移椎体转移进行了分级，共分为 5 级（表 16－1－4），首先选择放射治疗主要是在 1～3 级，而对于 4、5 级，有条件者应进行外科处理，而后再进行放射治疗，这样才能有望取得更好的疗效和生存质量。

表 16－1－4 恶性肿瘤椎体转移的 Harrington 分级

分期	分级标准
Ⅰ级	没有神经系统症状表现
Ⅱ级	有椎体骨转移，但没有椎骨塌陷和不稳定
Ⅲ级	有明显的神经症状，但没有椎体骨受累表现
Ⅳ级	疼痛、椎体塌陷和不稳定，但没有明显的神经系统症状
Ⅴ级	疼痛、椎体塌陷和不稳定，有明显的神经症状

（一）激素治疗 激素已被证明可减缓肿瘤压迫脊髓所引起的脊髓水肿，从而减轻压迫，使我们赢得时间在去掉病因后病人有恢复其功能的可能。然而，使用多少剂量和多长疗程的激素为最佳尚不明确。对有神经症状与体征的肿瘤病人，除了进行全脊髓 MRI 外，之前应给予固定和激素脱水治疗，而且其首程应大剂量，即使在 MRI 等检查后无脊髓压迫，因为单次激素治疗并不产生明显副作用。

Delattre 发现激素治疗效果与剂量呈效应关系。在 Memorial Sloan – Kettering 医院使用的剂量大，除首程给予大剂量外，而后给予此剂量每天 4 次维持。也有作者认为在首程应大剂量，但其后的剂量大小与疗效元关。不管维持剂量大小与疗效的关系如何，首次给予大剂量激素治疗是肯定的（10mg 地塞米松或更多）。激素对有症状者疗效明显，特别是在病情呈进行性进展者，而在那些只有背痛或仅影像学改变者是否需要开始就大剂量尚不明确。Maranzano E 对 20 例无神经症状或仅有神经根症状、MRI 无大肿块者，放疗 30Gy/10 次/2 周不加用激素的观察，能保持行走功能达 80%，70% 的神经根症状消失，仅 10% 的病人有急性放疗反应。因此，对只有背痛或影像学改变者通常在放疗合用较低剂量的激素（5mg 地塞米松/d）即可；对症状呈进展性或症状用激素控制不稳或症状复发时，应加大激素用量，没有效果应考虑手术治疗。使用激素的时间应根据病情调整，应缓慢减量到停药。

（二）放射治疗　放射治疗的作用是肯定的，首先它是消除骨转移引起的疼痛的最有效的方法，能取得大约 80% 的缓解率，改善生存和延长病人的生存期。另外，放射治疗可控制肿瘤，减少肿瘤对骨质的破坏和肿瘤对脊髓的压迫，从而达到改善生存质量。Rodichok 报道在诊断时有无脊髓炎、能否行走是影响预后的因素。在疗前能行走者疗后的 6、12 月生存率分别为 88% 与 94%，而在不能行走者仅为 50% 与 67%；疗后原位病变进展为 9%，新出现脊髓压迫病灶为 7%。虽然，在报道中因肺癌转移者的比例较少，疗效好，但说明了早期诊断重要性。另外，脊髓压迫症状体征发展快者，放疗的疗效差于发展慢者（表 16 – 1 – 5）。Brown 也报道结肠癌病人椎体转移导致的脊髓压迫的治疗结果，在放疗剂量大于 3 000 cGy 者的疗效（7 个月）好于低于 3 000 cGy 者（3 个月），较高剂量照射可能增加疗效。

表 16 – 1 – 5　病情进展与放射治疗疗效

	Rades D（1998 ~ 1999）		Rades D（1994 ~ 1997）	
	1 ~ 14 天	> 14 天	1 ~ 13 天	14 天
症状改善（%）	10	93	12	89
病情恶化（%）	45	0	49	2

放疗适应证：①放射高中度敏感的肿瘤，无脊椎不稳定性者；②虽已累及脊椎及附件，但无脊椎不稳定性或有神经损伤但已手术固定或术后放疗；③对于已有病理性骨折、有脊椎不稳定并有脊髓压迫、不敏感的肿瘤并有神经损伤和未确诊者，为了更好的疗效可先考虑手术，如固定、部分肿瘤切除等，而后给予术后放疗。

放射治疗的剂量、单次或多次给予，分次剂量大小等与疗效的关系尚待进一步探讨。尽管有单次大剂量和分次小剂量照射的随机分组研究结果，在这些结果中没有发现其差别，但目前仍多用中等剂量的多分次照射为主，放疗剂量一般为 30 ~ 50Gy/2 ~ 5 周，照射范围为病变上下 1 ~ 2 个椎体。

放射治疗除了较好的解除疼痛外（疼痛缓解率达 80% 左右），还有减少瘫痪发生的作用，Van der Linden 报道在治疗后的随诊中，仅 3% 的病人了发生脊髓压迫症。另外，他们还设计了反映脊

表 16 – 1 – 6　预测脊椎转移预后的评分标准

预后因素	评分
KPS	
80 ~ 100	2
50 ~ 70	1
20 ~ 40	0
原发肿瘤	
乳腺癌	3
前列腺癌	2
肺癌	1
其他	0
其他部位转移	
无	1
是	0
A 组	0 ~ 3
B 组	4 ~ 5
C 组	6

髓压迫症预后的评分系统（表 16－1－6），分别从 KPS、原发肿瘤和是否有其他部位转移为评分指标，分为 A、B、C 3 组，平均生存时间分别为 4.8、13 和 18 个月，此评分系统能反映脊椎转移瘤的治疗预后。

（三）手术治疗　对于疗前能行走者，放疗后 90% 的病人能保持其功能，但在瘫痪者，20% ~ 30% 的病人能恢复行走功能。因此，手术切除肿瘤减压结合放射治疗的适应证为：Harrington 分级为 4、5 级的患者；在放射治疗中出现明显疼痛和神经系统症状，积极的对症处理后无效者；治疗后如果再出现明显疼痛和神经系统症状，因移动骨片有可能压迫脊髓者；而脊髓已到达了耐受剂量时，估计手术处理后能延长生存，应考虑手术处理。

手术一般是切除椎体病变改善压迫症状并进行固定，手术后应给予放疗才能达到较好疗效。Bach 回顾性分析 102 例有脊髓压迫症病人，在手术加放疗可取得 82% 的缓解率，单纯手术为 47%，单纯放疗为 39%。荟萃分析结果也显示手术减压重建固定是有效的，疗后恢复下床活动在手术后加放疗者是单纯放疗者的 1.3 倍，疗后能保持能下床活动者多 2 倍，疗后能下床活动的几率分别为 85% 与 64%。另外，不同原发肿瘤是影响疗后生存的主要因素。尽管是非随机研究结果，但显示减压手术对延长生存和改善生存质量有好处。最近，以美国 Kentucky 大学为主对 101 例有脊髓压迫者进行了一多中心随机分组研究，减压手术在诊断后 24 小时内进行，减压手术 14 天后放疗，而单纯放疗在诊断后 24 小时内进行，放疗剂量为 30Gy/10 次。结果发现减压手术加放疗组能保持下床活动者为 84%，而单纯照射者为 57%；持续保持此功能的中位时间分别为 122 天和 13 天，而在治疗前能下床活动者分别为 153 天与 54 天，对于疗前不能下床活动者治疗后恢复者分别为 62% 与 19%，中位生存时间分别为 126 天和 100 天，显示减压手术加放疗能使病人得到较好的生活质量和延长生存期。然而，在此研究中，肺癌仅占 26 例，而前列腺癌、乳腺癌 32 例，生殖泌尿系统、消化系统和头颈部肿瘤占 20 例，化疗敏感与综合治疗预后较好者。因此，在肺癌和经济条件差者，是否都应手术值得商榷，但在无其他部位转移，而且估计能存活较长者可进行手术减压加放疗。

尽管随早期诊断的实施，需急诊手术减压者可能减少，减压手术可行后椎体减压与前椎体减压（图 16－1－4）。手术治疗有手术风险或手术并发症，而且手术费用较昂贵。然而，能减压手术的病人，在手术后加放疗能使病人得到较好的生活质量，并有可能延长生存期。因此，在有条件者宜提倡先进行减压手术，并结合术后放疗，使病人得到较好的生活质量（表 16－1－7）和延长生存期。

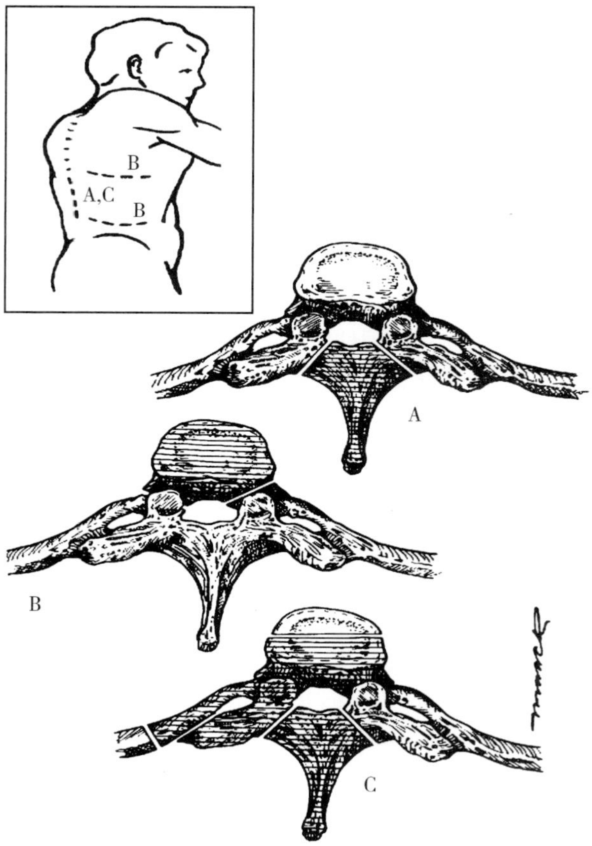

图 16－1－4　手术减压的方式

图中发暗部分为手术区。A：椎板切除术，切除棘突，是除肿瘤位于椎体以外的常用手术方法；B：经胸和后腹膜切除椎体，主要针对肿瘤位于椎体者；C：后侧位，位于前方和后方的肿瘤均适于此手术，适用范围广。

表 16-1-7　不同治疗脊髓压迫症的疗效

	Delaney				Kovner
	椎板切除加放疗		单放疗		单放疗
能行走（%）	14/22	64	46/58	79	90
下肢活动困难（%）	15/33	45	37/83	45	50
瘫痪（%）	1/10	10	1/29	3	14

关于对于髓内转移瘤的治疗，Kalayci 等报道了 284 例脊髓内转移的病变的治疗结果，手术者的生存期是保守治疗的 2 倍，但是仅 32 例能进行手术治疗。尽管手术治疗效果好，但能进行手术治疗的患者有限，手术选择性强。即使微创手术的应用，能够进行或适合手术治疗者不多，能从手术获益将更少。

（四）化疗　化疗一般为辅助治疗，如果是对化疗敏感的儿童肿瘤，而且无明显神经损伤的病人可先化疗，对于放疗后复发而化疗敏感的肿瘤也可给予化疗。

五、预后

对肿瘤所致的脊髓压迫症，如果延误诊断治疗，即使进行了减压手术，瘫痪仍是唯一发展。因此，早期诊断是非常重要的。当肿瘤病人出现新的背痛或背痛加重时，应给予仔细神经系统检查和 MRI 或 CT 扫描检查。治疗前能行走者，给予放疗加激素的非手术治疗，疗后绝大多数能保持其功能，瘫痪者能恢复者少（表 16-1-5）。因此，在病情呈进行性进展，发生明显脊髓受压或瘫痪时间短，放疗后复发或放疗不敏感者需手术减压或对脊椎不稳定者给予固定，在手术后加放疗能取得好的疗效。总之，手术、放射治疗、化疗以及其他有效治疗均为姑息性治疗，目的是缓解症状和延长生存期。如果对病人进行选择性手术治疗，术后给予放射治疗将能取得更佳的疗效。

（冯勤付）

参考文献

1. Byrne, TN. Spinal cord compression from epidural metastases. New Engl J Med, 1992, 327:614~619.
2. Gerszten, PC, and Welch WC. Current surgical management of metastatic spinal disease. Oncology (Huntingt), 2000, 14:1013~1024.
3. Pigott KH, baddeley H, Maher EJ. Pattern of disease in spinal cord compression on MRI scan and implications for treatment. Clin Oncol (R Coll Radiol), 1994, 6:7.
4. Bohm P and Huber J. The surgical treatment of bony metastases of the spine and limbs. J Bone Joint Surg Br, 2002, 84:521~529.
5. Wong DA, Fornasier VL, and MacNab I. Spinal metastases: The obvious, the occult, and the impostors. Spine, 1990, 15:1~4.
6. van der Linden YM, Dijkstra SP, Vonk EJ, et al. Prediction of survival in patients with metastases in the spinal column: Results based on a randomized trial of radiotherapy. Cancer, 2005, 103:320~328.
7. Rodichok LD, Harper GR, Ruckdeschel JC, et al. Early diagnosis of spinal epidural metastases. Am J Med, 1981, 70:1181.
8. Greenberg HS, Kim J-H, Posner JB, et al. Epidural spinal cord compression from metastatic tumor: Results with a new treatment protocol. Ann Neurol, 1980, 8:361.
9. Milross CG, Davies MA, Fisher R, et al. The efficacy of treatment for malignant epidural spinal cord compression. Australas Radiol, 1997, 41:137~142.
10. Husband DJ, Grant KA, Romaniuk CS. MRI in the diagnosis and treatment of suspected malignant spinal cord compression. Br J Radiol, 2001, 74:15~23.

11. Cook AM, Lau TN, Tomlinson MJ, et al. Magnetic resonance imaging of the whole spine in suspected malignant spinal cord compression: impact on management. Clin Oncol, 1998, 10:39~43.
12. Harrington KD. Metastastic disease of the spine. J Bone Joint Surg Am, 1986, 8:1110~1115.
13. Harrington KD. Orthopedic surgical management of skeletal complications of malignancy. Cancer, 1997, 80:1614~1627 (8 suppl).
14. Delattre JY, Arbit E, Thaler HT, et al. A dose of response study of dexamethasone in a model of spinal cord compression caused by epidural tumor. J Neurosury, 1989, 70:920.
15. Vecht CJ, Haaxma-Reiche H, van Putten WLJ, et al. Initial bolus of conventional versus high dose dexamethasone in metastatic spinal cord compression. Neurosurgery, 1979, 39:1255.
16. Maranzano E, Latini P, Beneventi S, et al. Radiotherapy without steroids in selected metastatic spinal cord compression patients. A phase Ⅱ trial. Am J Clin Oncol, 1996, 19:179~183.
17. Kovner F, Spigel S, Rider I, et al. Radiation therapy of metastatic spinal cord compression. Multidisciplinary team diagnosis and treatment. J Neurooncol, 1999, 42:85~92.
18. Rodichok LD, Ruckdeschel JC, Harper GR, et al. Early detection and treatment of spinal epidural metastases: The role of myelography. Ann Neural, 1986, 20:696.
19. Rades D, Blach M, Bremer M et al. Prognostic significance of the time of developing motor deficits before radiation therapy in metastatic spinal cord compression: One-year results of a prospective trial. Int J Radiat Oncol Biol Phys, 2000, 48:1403~1408.
20. Rades D, Blach M, Nerreter V et al. Metastatic spinal cord compression. Influence of time between onset of motoric deficits and start of irradiation on therapeutic effect. Strahlenther Onkol, 1999, 175:378~381.
21. Brown PD, Stafford SL, Schild SE et al. Metastatic spinal cord compression in patients with colorectal cancer. J Neurooncol, 1999, 44:175~180.
22. Delaney TF, Oldfield EH. Spinal cord compression. In: Devita VT, Hellman S & Rosenberg SA (eds). Principles and practice of oncology. 2nd ed, Philadelphia: Lippincott JB, 1985, 1978~1986.
23. Bach F, Agerlin N, Sorensen JB, et al. Metastatic spinal cord compression in patients with lung cancer. Ugeskr Laeger, 1996, 158:5606~5610.
24. Paul K, Clinton JT, John R W, et al. A meta-analysis of surgery versus conventional radiotherapy for the treatment of metastatic spinal epidural diseas disease. Neuro-Oncology, 2005, 7:64~76.
25. Patchell RA, Tibbs PA, Regine WF, et al. Direct decompressive surgical resection in the treatment of spinal cord compression caused by metastatic cancer: A randomized trial. Lancet, 2005, 366:643~648.
26. Kalayci M, Cagavi F, Gul S, et al. Intramedullary spinal cord metastases: Diagnosis and treatment. Acta Neurochir, 2004, 146:1347~1354.

第二章　上腔静脉压迫综合征

上控静脉压迫综合征是由于上腔静脉被压迫或被梗阻而产生的急性或亚急性综合征，其临床特征为颈面部充血肿胀、胸颈部静脉曲张、轻中度的呼吸困难，少数有眼结膜水肿，神经系统症状，如头痛、视物模糊等。虽然属于肿瘤急诊，应该给予紧急治疗处理，但并不是立即危及生命的急症。因此，在进行非手术治疗前，允许获得其病理学诊断，这样有利于根据病理选择较佳治疗方案。

一、解剖

上腔静脉壁薄，血管内压力低，它从升主动脉的右侧下降进入右心房，周围为胸骨、气管、肺动脉、右主支气管、升主动脉和淋巴结，容易被压迫而发生梗阻。上腔静脉压迫的程度与压迫或梗阻的部位有密切的关系，当上腔静脉被压迫的部位位于奇静脉会合以上时，由于奇静脉引流系统的分流，可缓解上腔静脉被压迫或梗阻所导致的症状与体征，比位于奇静脉会合以下时有更好的耐受性。另外，还与发生压迫或梗阻的快慢有关，当梗阻发生慢时，因血管增生和交通支代偿，症状和体征出现慢、而且程度相对较轻。

二、病因与发病率

Schechter 等 1954 年报道，此时 40% 的上腔静脉压迫综合征为良性病变所致。而目前其主要的病因为恶性病变导致，良性病变所引起的上腔静脉压迫综合征仅约占 3%。

1. 肺癌是导致上腔静脉压迫综合征的主要病因，75% ~81% 上腔静脉压迫综合征由支气管肺癌引起，病理类型主要为小细胞肺癌和鳞状细胞。超过 3% 的肺癌病人可能伴有上腔静脉压迫综合征，而在小细胞肺癌可高达 12%。不同病理类型发生上腔静脉压迫综合征是不相同的，虽然小细胞肺癌仅占肺癌的 15% ~20%，但引起 55% 的上腔静脉压迫综合征；其原因与小细胞肺癌多为中心型，而且纵隔淋巴结转移率高和肿瘤生长快有关（表 16 -2 -1）。

表 16 -2 -1　肿瘤病理与发生 SVCS 的关系

细胞类型	中国医学科学院肿瘤医院	
	例数	%
小细胞	98	55
鳞癌	39	22
腺癌	17	8
未分型	24	13.5

2. 非霍奇金淋巴瘤是引起的上腔静脉压迫综合征的第二大病因。Anderson 医院报道治疗的 915 例淋巴瘤中，36 例发生了上腔静脉压迫综合征，主要是在弥漫性大细胞和淋巴母细胞瘤，其上腔静脉压迫综合征发生率分别为 7% 与 20%，而在其他病理类型少见。

3. 纵隔转移性癌也可引起上腔静脉压迫综合征，以原发为乳腺癌、生殖细胞恶性肿瘤与消化道肿瘤为常见，约占上腔静脉压迫综合征病人的 5% ~10%。胸腺瘤或胸腺癌也可导致上腔静脉压迫综合征。

4. 非肿瘤性病因约占 5%，通常为引起血栓的各种病因所致，如安装起搏器、高静脉营养插管和导管化疗，主要治疗为溶栓治疗。其次是网状内皮细胞真菌病和先天性心衰等导致的慢性纵隔炎、甲状腺肿与结核。

5. 在儿童，常见病因为心血管手术后的医源性原因，恶性病因为非霍奇金、霍奇金淋巴瘤以及白血病等。

三、临床特征

主诉多为头面部发胀（81%）和颈部肿胀（78%）、轻度气短（59%）、咳嗽胸痛（37%）等，肩部肿胀、哮喘、发绀和头痛也可发生，其症状的程度与体位有关，特别是在头低位时明显。诊断上腔静脉压迫综合征的依据主要是体征，绝大多数病人有头颈部（75%）或胸部静脉扩张（73%）、面部肿胀，偶伴有发绀，上肢水肿发生者约为15% ~20%。治疗前病程从几天到几周不等，大多数小于4周，时间越长，其诱因为良性病变的可能性就越大。

四、影像学与病因组织学诊断

目前，发现除少数症状发展快伴有严重呼吸困难外，通常不需要急诊放疗或化疗，有时间允许得到组织学诊断。为了达到更好的治疗效果，需根据不同组织学实施不同的治疗，因此取得组织学诊断有利于治疗计划的实施。另外，先行放疗还可导致以后组织学诊断的困难，不利于下一步的治疗。

对于怀疑有上腔静脉压迫综合征的病人，胸部X线片仍是首选，X线片上的表现通常为纵隔增宽（约51%），上纵隔肿块与右肺门肿块（48%），少数可能表现为胸腔积液、右肺塌陷、肋骨凹陷等，其阳性发现可达90%以上；然而，少数胸片也可能显示正常。因此，CT扫描在诊断上腔静脉压迫综合征是很有必要的，特别是增强CT不仅有益于诊断，还可以发现肿瘤与血管的关系，了解是否有血管受压受侵以及血栓形成等。另外，CT扫描还有利于肿瘤的定位，指导穿刺活检与治疗。血管造影是一创伤性检查，除需要进行血管搭桥手术以外，一般以少用于诊断上腔静脉压迫综合征。MRI对于观察肿瘤与上腔静脉的关系以及是否有血管内血栓、梗阻压迫的部位有其优越性，可以用于上腔静脉压迫综合征的诊断。

由于肺癌是最常见病因，痰细胞学检查应首先实施，气管镜、淋巴结活检和纵隔镜也是常用方法，必要时可进行肺穿刺活检。Porte报道88例痰细胞学和气管镜检查无病理学诊断而采用其他方法（淋巴结活检、纵隔镜、CT引导下穿刺或前纵隔开胸活检等）获得病理诊断的结果，其中non-Hodgkin占36例，小细胞肺癌占25例，非小细胞肺癌17例。在肺癌的诊断中，CT引导下穿刺和纵隔镜的阳性率分别为85%与100%，用前纵隔开胸活检诊断NHL为95%，仅1例出现了大出血。Schrayfnagel报道在93例进行以上检查的病人，62解决了组织学诊断问题，无病人出现致命性并发症。

五、治疗

（一）放射治疗　非小细胞肺癌所致上腔静脉压迫综合征进行放射治疗时，应考虑时间剂量分割、放疗总剂量和野射大小3个因素。上腔静脉压迫综合征放射治疗的时间剂量分割随时间有所变化，40年以前，多采用低剂量的分次放疗（100~150cGy），目的是避免放射所致的水肿加重上腔静脉压迫症状。然而，从实验室和临床对上腔静脉压迫综合征的观察研究中，发现其担心是没有必要的，其症状的加重多为对肿瘤的治疗不当所致。Rubin等回顾性分析了400cGy/次与200cGy/次的治疗结果，发现高剂量者面部肿胀的缓解率高。张宏星等也报道了相似的结果（表16-2-2），在冲击放射者，开始出现缓解的时间早于常规与小剂量者，但完全缓解率相似。因此，多采用先给予每天300cGy或400 cGy剂量的放疗或大野（200cGy）套小野（100cGy）放射4~5天，而后改为常规放疗至根治，为目前治疗非小细胞肺癌的上腔静脉压迫综合征的治疗方式。对小细胞肺癌与NHL或纵隔精原细胞等化疗敏感肿瘤，一般首选化疗。

表 16－2－2　放射分割方式与 SVCS 缓解关系

治疗方式	开始缓解（%）		完全缓解（%）		部分缓解（%）
	<1 周	>1 周%	<2 周	>2 周	
冲击	51	49	27	52	21
常规	29	60	26	43	20
小剂量	24	76	10	66	24

放疗总剂量应根据治疗是根治性或姑息性、病理类型与病变范围来决定，也应考虑可能预后、病人一般状况、SVCS 症状进展速度和是否合用化疗等。病因为淋巴瘤者，一般推荐放疗 3 600～4 400cGy，综合治疗时放疗剂量应减少。小细胞肺癌放化疗时的放疗剂量为 5 000～6 000 cGy，非小细胞肺癌应在 6 000 cGy 以上。

常规放射治疗时，放射野主要根据病变范围而定，可采用大野套小野，小野主要包括上腔静脉周围的肿瘤，大野包括纵隔、肺门与原发病灶。由于放射性肺和心血管损伤与放射野和剂量有关，设野时应尽量保护正常组织。在淋巴瘤与小细胞肺癌等化疗敏感的肿瘤，应先给予化疗，化疗后可以减少肿瘤体积，从而减少照射体积和正常组织放射损伤。

三维适形放射治疗已有趋势成为放射治疗肺癌的常规方法，三维适形放射治疗能达到肿瘤靶区（GTV）较高剂量，而在临床靶区和治疗靶区（CTV 和 PTV）达较低剂量，如 GTV 在 220～250 cGy，CTV 和 PTV 在 180～200 cGy。既能达到常规治疗的大野套小野的治疗目的，又能较好的保证靶区剂量的均匀性和较好的减少正常组织照射，使损伤减少。因此，有条件时应尽量使用三维适形放射治疗。

上腔静脉压迫综合征的治疗反应见表 16－2－3，其症状与体征的缓解因不同时间剂量分割有不相同。

表 16－2－3　上腔静脉压迫综合征的临床反应率

作者	病例数	反应率（%）	建议
Yellin et al（1990）	23	78	SVCS 非急症，放疗前应有病理
Armstrong（1987）	125	78～83	开始用 400 cGy/次
张宏星（1994）	320	89	冲击放疗（400 cGy/3～5 次）
Scarantino（1979）	60	86	首先高单次剂量放射
Egelmeers（1996）	34	76（NSCLC）	快速高剂量照射
		94（SCLC）	
Ye M（2001）	34	71	加速超分割加化疗（非小细胞肺癌）
Davenport（1978）	35	91	先 400 cGy/次

（二）化疗　由于上腔静脉压迫综合征主要发生于支气管肺癌，在占肺癌 15%～20% 的小细胞肺癌，引起 55% 左右的上腔静脉压迫综合征，而小细胞肺癌治疗为化疗后加放疗的综合治疗。因此，治疗小细胞肺癌所致的上腔静脉压迫综合征时，除少数明显呼吸困难者为了缓解症状可先放疗外，应首选化疗，先给予以顺铂（或卡铂）和 VP-16 的化疗 2～3 周期，而后给予放疗，对广泛期病变以化疗为主。大多数将在治疗的 7 天内出现完全或部分症状缓解，完全缓解一般发生在 2 周内，总的化疗有效率为 81%，是否伴有上腔静脉压迫综合征不影响疗效。大约 25% 的上腔静脉压迫综合征在化疗后复发，但给予再化疗、放疗或放化疗后，大部分病人仍有效。也有报道认为化疗后的放疗对减少上腔静脉压迫综合征的复发不明显。因此，为了巩固和提高疗效，尽早的结合放射治疗是非常必要的。

化疗也单独用于治疗由非小细胞肺癌所引起 SVCS，但疗效较差。因此，非小细胞肺癌所引起 SVCS 放射治疗是首选的治疗方式，从张氏报道的结果中也显示伴有上腔静脉压迫综合征并不影响治疗结果。

对于非霍奇金淋巴瘤，尽管放射治疗可很好的控制上腔静脉压迫综合征，但淋巴瘤是一全身性病变，而且极少因局部病变致死，因此，其治疗主要为化疗为主的综合治疗，放疗一般在几个周期化疗后进行 。

（三）手术治疗 外科在肿瘤引起的上腔静脉压迫综合征的治疗中的作用是非常有限的，手术治疗一般用于病因为良性病变者，或对于放化疗无效，而估计生存将超过 6 个月者；因血栓治疗效果差者可考虑手术。

（四）血管内支架 肿瘤引起的上腔静脉压迫综合征以放射治疗、化疗或放化疗结合治疗为主，但除了对治疗敏感的肿瘤外，上腔静脉压迫综合征不能在很短的时间内恢复。Bierdrager 报道了 17 例肿瘤伴上腔静脉压迫综合征血管内支架后放射治疗与化疗的结果，15 例完成血管内支架，症状完全缓解，没有并发症。Urruticoechea 报道 52 例肺癌伴上腔静脉压迫综合征的结果，血管内支架后 100% 的主观症状改善，80% 客观症状改善，有 1 例出现出血，有 17% 需重置血管内支架，但大多数因肿瘤发展所致。血管内支架可以在短时间内缓解肿瘤引起的上腔静脉压迫综合征，根据肿瘤生物学特征和肿瘤临床特点和对放射治疗和化疗的敏感性，给予放射治疗或化疗或放化疗结合，这样增加病人对治疗的耐受和治疗后的生存质量，还有利于顺铂化疗的水化治疗，使顺铂能达到治疗所需剂量。因此，在有条件和有经济能力者，在进行放射治疗或化疗或放化疗是前，可先进行血管内支架。

（五）一般处理 给予病人头高位卧床休息，必要时吸氧，下肢输液。在放疗或化疗时，同时给予利尿减轻水肿与激素抑制炎性反应减轻水肿。由于较长期利尿脱水，易发生病人的血容量低、血粘稠度高导致血栓的可能，应注意补充血容量。

六、上腔静脉压迫综合征疗效

从我们医院总结分析的 320 例肺癌合并上腔静脉压迫综合征治疗结果看，先放疗的缓解率要高于先化疗者（表 16－2－4），而完全缓解的 2、3 年生存率要好于部分与无明显效果者，分别为 7. 8%、5% 与 1. 7% 和 0（$P<0.05$）。小细胞肺癌缓解率为 70%，单化疗为 44%，单放疗 95%，化疗加放疗为 83%。Chan 报道 76 例由小细胞肺癌引起上腔静脉压迫综合征，化疗后的缓解率为 93%，先放疗为 94%，化疗加放疗者有更长的缓解率，在先前已化疗的病人，再治疗的缓解率为 77%；上腔静脉压迫综合征的疗后复发率，在小细胞肺癌、淋巴瘤和非小细胞肺癌分别为 14%、5% 与 14%，治疗失败主要为肿瘤未控与远处转移，生存的长短与病理类型有关，淋巴瘤好于小细胞肺癌。在 23 例胸腺瘤，完全缓解 11 例，部分缓解 9 例，中位 25 月，无效者仅为 8. 5 月。在 26 例转移瘤，缓解率为 77%，中位生存 13 月，无效者为 7. 3 月。

表 16－2－4 首程治疗方式与 SVCS 的缓解（%）的关系

治疗方式	例数	开始缓解时间		完全缓解	部分缓解	无缓解
		<2 周	>2 周			
先放疗	169	65	28	72	21	7
先化疗	144	54	18	26	46	28
放化疗同时	7	57	28	43	43	14

Anderson 癌症中心报道，恶性淋巴瘤合并上腔静脉压迫综合征均在治疗中的第 2 周内出现缓解，在弥漫性大细胞 18/22 完全缓解（CR），4 例部分缓解（PR），中位生存 21 个月，化疗后 4/7 复发，放疗 6/6 复发，而化加放为 5/9；而淋巴母细胞瘤 8/8 完全缓解，中位生存 19 个月。

医科院肿瘤医院58例恶性淋巴瘤合并上腔静脉压迫综合征治疗后13例达CR，无效18例，中位生存9月，而无效者仅为4月。在23例胸腺瘤给予放化疗的综合治疗后，CR11/23，PR9/23，中位生存25个月，而无效者仅为8.5个月。26例乳腺癌和生殖细胞为主的转移瘤所致上腔静脉压迫综合征，治疗后缓解率为77%，中位生存13个月，无效者7.3个月。

总之，除少数上腔静脉压迫综合征因呼吸困难外，通常并非真正的肿瘤急症，得到病理学诊断是非常必要的，它有助于根据病理而实施不同治疗方案，从而达到最治疗效果。

（冯勤付）

参 考 文 献

1. 张红星，汪楣，殷蔚伯，等. 320例肺癌合并上腔静脉压迫综合征的治疗分析. 中华放射肿瘤学杂志，1994，3：27～30.
2. Urban T, Lebeau B, Chastang C, et al. Superior vena cava syndrome in small - cell lung cancer. Arch Intern Med, 1993, 153：384～387.
3. Laguna Del Estal P, Gazapo Navarro T, Murillas Angoitti J, et al. Superior vena cava syndrome: A study based on 81 cases. An Med Interna, 1998, 15：470～475.
4. Perez CA, Presant CA, van Amburyg AL. Management of superior vena cava syndrome. Semin Oncol, 1978, 5：123.
5. Gauden SJ. Superior vena cava syndrome induced by bronchogenic carcinoma: Is this an oncological emergency? Australas Radiol, 1993, 37：363.
6. Bell DR, Woods RL, Levi JA. Superior vena caval obstruction: A 10 year experience. Med J Aust, 1986, 145：566.
7. Perez - Soler R, McLaughlin P, Vekasquez WS, et al. Clinical features and results of management of superior vena cava syndrome secondary to lymphoma. J Clin Oncol, 1984, 2：260.
8. Laguna Del Estal P, Gazapo Navarro T, Murillas Angoitti J, et al. Superior vena cava syndrome: A study based on 81 cases. An Med Interna, 1998, 15：470～475.
9. Porte H, Metois D, Finzi L, et al. Superior vena cava syndrome of malignant origin. Which surgical procedure for which diagnosis? Eur J Cardiothorac Surg, 2000, 17：384～388.
10. Schraufnagel DE, Hill R, Leech JA, et al. Superior vena caval obstruction. Is it a medical mergency? Am J Med, 1981, 70：1169.
11. Rubin P, Green J, Holzwasser G, et al. Superior vena cava syndrome: slow - dose versus rapid high - dose schedules. Radiology, 1963, 81：388.
12. Yellin A, Rosen A, Reichert N, et al. Superior vena cava syndrome. The myth—the fact. Am Rev Respir Dis, 1990, 141：1114.
13. Amstrong BA, Perez CA, Simpson JR, et al. Role of irradiation in the management of superior vena caval syndrome. Int J Radiat Oncol Biol Phys, 1987, 13：531.
14. Scarantino C, Salazar OM, Rubin P, et al. The optimum radiation schedule in the treatment of superior vena caval obstruction: Importance of ^{99m}Tc scitiagiograms. Int J Radiat Oncol Biol Phys, 1979, 5：1987.
15. Davenport D, Ferree C, Blacke D, et al. Radiation therapy in the treatment of superior vena caval obstruction. Cancer, 1978, 42：2600.
16. Sculier JP, Evans WK, Feld R, et al. Superior vena caval Obstruction syndrome in small cell lung cancer. Cancer, 1986, 57：847.
17. Chan RH, Dar AR, Yu E, et al. Superior vena cava obstruction in small cell lung cancer. Int J Radiat Oncol Biol Phys, 1997, 38：513～520.
18. 孙燕，王金万. 上腔静脉综合征. 见：张天泽，徐光伟主编. 肿瘤学. 天津科学技术出版社，1996，2605～2607.
19. Bierdrager E, Lampmann LE, Lohle PN, et al. Endovascular stenting in neoplastic superior vena cava syndrome prior to chemotherapy or radiotherapy. Neth J Med, 2005, 63：20～23.
20. Urruticoechea A, Mesia R, Dominguez J, et al. Treatment of malignant superior vena cava syndrome by endovascular stent insertion. Experience on 52 patients with lung cancer. Lung Cancer, 2004, 43：209～214.

第十七篇 儿童肿瘤

第一章 尤文肉瘤和原始神经外胚层肿瘤

Ewing 在 1921 年首先描述了这种疾病，认为来源于血管内皮细胞。近年的研究支持尤文肉瘤来源于原始神经组织。尤文肉瘤是骨最常见的未分化肿瘤，也可以发生于软组织，称为骨外尤文肉瘤。另外，近年来逐渐认识的原始神经外胚层肿瘤（peripheral primitive neuroectodermal tumor，PNET）是一种具有明显神经分化的肿瘤，也认为是源于原始神经组织。因此，将骨和软组织的尤文肉瘤和原始神经外胚层肿瘤统称为尤文肉瘤家族肿瘤。

一、流行病学

尤文肉瘤是儿童中仅次于骨肉瘤而居第二位的原发骨肿瘤，约占儿童肿瘤的 3% ~4%。在年龄小于 19 岁的美国白人儿童中的发生率是 3.4/百万·年。尤文肉瘤以儿童和青少年多见，10 ~20 岁发病者约占 60% 以上，约 30% 的患者发病年龄小于 10 岁，另外约 5% 发病年龄大于 20 岁。男性多于女性，男女比例为 1.5 ~2:1。该病在亚洲和非洲相对少见。

二、分子生物学

95% 的尤文家族肿瘤具有 t（11；22）或 t（21；22）的易位。基因的重组包含了 22 号染色体上 EWS 基因的 N 末端区和 11 号染色体或 21 号染色体上两个密切相关的基因（FLI1 和 ERG）中的一个基因的 C 末端区。FLI1 和 ERG 都是转录活化因子 Ets 的家族成员。大部分这些易位都涉及到 EWS、FLI1 和 t（11；22），进而影响到细胞的生长和转化。尽管由 EWS-FLI1 引起肿瘤发生的机制还不清楚，但有研究表明转化生长因子-β（TGF-β）的Ⅱ型受体是一个作用的靶点。TGF-β 是一个抑癌基因。当 EWS-FLI1 被导入胚胎干细胞后，TGF - BR2 的水平就会下降。应用 EWS - FLI1 的反义寡核苷酸可以使 TGF-β 的敏感性重新恢复，并阻断含有融合基因的细胞系发生肿瘤。

在关于 EWS-FLI1 的研究中证实，在重排基因中存在多种基因断裂点。融合转录的差异被认为导致了尤文肉瘤临床表现的不同。最常见的重排，即Ⅰ型，是 EWS 的前 7 个外显子和 FLI1 的第 6 到 9 外显子的融合。这种融合基因几乎占所有病例的 2/3。Ⅱ型重排是 EWS 与 FLI1 的外显子 5 融合，其余 25% 的病例属于这种情况。Ⅱ型重排所产生的融合产物似乎与肿瘤更差的预后相关。

三、病理学

尤文肉瘤和原始神经外胚层肿瘤被认为是儿童的小圆细胞肿瘤。在光学显微镜下具有这些特征的肿瘤包括神经母细胞瘤、横纹肌肉瘤和非霍奇金淋巴瘤。但是尤文肉瘤家族肿瘤的特征是肿瘤细胞被纤维组织分隔。尤文肉瘤家族肿瘤包括典型的未分化尤文肉瘤、非典型的分化差的尤文肉瘤和分化好的原始神经外胚层肿瘤，其中原始神经外胚层肿瘤具有明显的神经外胚层分化，这种肿瘤在光学显微镜下可见 Homer - Wright 假玫瑰花环结构和免疫组化突触素及神经元特异性烯醇化酶等为阳性。但尤文肉瘤是分化差的肿瘤，它不形成假玫瑰花环结构，神经标志物为阴性。不管神经分化的程度，几乎所有尤文肉瘤家族肿瘤都在细胞膜上表达 CD99（MIC2 基因产物）。

运用荧光原位杂交法可以迅速发现冷冻切片组织中 EWS 基因的重排，通过这种技术很容易辨别尤文肉瘤家族肿瘤和其他在形态学上类似的小圆细胞肿瘤。

四、临床表现和自然病史

（一）发病部位　股骨是尤文肉瘤最常见的原发部位，占所有病例的 20% ~25%。下肢还可以发生在胫骨、腓骨或者足骨。所有发生在下肢的肿瘤占新诊断尤文肉瘤的 45%。盆腔是尤文肉瘤第二常见的原发部位，占新发病例的 20%。盆腔尤文肉瘤可以发生在髂骨、坐骨、耻骨或骶骨。上肢发生的病例占新发病例的 12% ~16%，其中大多数发生在肱骨。另外，尤文肉瘤还可以发生在椎骨、肋骨、锁骨、下颌骨和颅骨，这些部位的病变约占新诊断病例的 13%。

（二）症状和体征　局限性骨痛是尤文肉瘤患者最常见的首发症状，可见于大约 90% 的患者。疼痛早期往往为间断性，逐渐发展为持续性。约 60% 的患者还可以出现局部的肿胀。有时尤文肉瘤患者的临床表现与骨髓炎相似，在诊断时大约有 28% 的患者出现发热。根据肿瘤所在部位的不同，患者可以出现跛行、随着呼吸而加重的胸痛等表现。3% 的患者在诊断时还可以出现截瘫，继发于椎骨的病变。

（三）转移方式　尤文肉瘤的转移大多数为血行转移。诊断时即有 20% ~25% 的患者出现远地转移。最常见的转移部位是双肺和骨，软组织、内脏和中枢神经系统转移少见。淋巴结的转移并不常见。患者可首先由于转移相关的症状来就诊。多发的肺转移可以引起肺功能不全。椎体转移时可引起截瘫。

五、诊断

（一）实验室检查　实验室检查包括全血细胞计数、血沉、肝肾功能和骨髓等。白细胞增多时提示肿瘤负荷大或者病变广泛。另外，白细胞增多时肿瘤复发的危险性可能增加。治疗前血清乳酸脱氢酶（LDH）水平是判断预后的指标之一，LDH 的升高程度与肿瘤的负荷相关。在某些原始神经外胚层肿瘤患者中神经元特异性烯醇化酶（NSE）水平升高，经有效治疗后可以降低。另外，尿 3 - 甲氧 -4 - 羟苦杏仁酸检查用于与神经母细胞瘤的鉴别诊断。在影像学检查没有发现骨转移的尤文肉瘤患者中仍有可能出现骨髓的侵犯，因此无论原发肿瘤的位置和大小均需要进行骨髓检查。

（二）影像学检查　包括胸部 X 线片、原发和转移部位的平片和 CT、MRI 检查、放射性核素扫描等。最常见的 X 线表现为受累骨的溶骨性改变，呈虫蚀样，边界欠清。可有葱皮样或放射状骨膜反应。CT，尤其是 MRI 检查可以清晰地显示原发肿瘤的特征、周围软组织肿物的范围以及肿瘤与周围血管、神经和器官的关系，因此，CT 和 MRI 检查在绝大多数患者中是必需的。放射性核素扫描一方面可以更准确地显示原发肿瘤的范围，另一方面可以明确是否有骨转移。

六、分期

没有正式的专门针对尤文肉瘤的分期系统。临床应用原发骨肿瘤的分期系统，具体如下：

T：原发肿瘤（T）

T_X：原发肿瘤无法评估

T_0：无原发肿瘤

T_1：肿瘤最大径≤8cm

T_2：肿瘤最大径 > 8cm

T_3：原发部位有不连续的肿瘤

N：区域淋巴结

N_X：区域淋巴结无法评估

N_0：无区域淋巴结转移

N_1：有区域淋巴结转移

M：远处转移

M_X：远处转移无法评价

M_0：无远处转移

M_1：有远处转移

M_{1a}：肺转移

M_{1b}：其他部位远处转移

G：组织学分级

G_X：分级无法评估

G_1：高分化——低级

G_2：中分化——低级

G_3：低分化——高级

G_4：未分化——高级

注：尤文肉瘤为 G4

分期

ⅠA 期：$T_1N_0M_0$ G_1，2 低级

ⅠB 期：$T_2N_0M_0$ G_1，2 低级

ⅡA 期：$T_1N_0M_0$ G_3，4 高级

ⅡB 期：$T_2N_0M_0$ G_3，4 高级

Ⅲ期：$T_3N_0M_0$任何 G

ⅣA 期：任何 TN_0M_{1a}任何 G

ⅣB 期：任何 TN1 任何 M 任何 G；任何 T 任何 NM_{1b}任何 G

和其他肉瘤一样，尤文肉瘤患者在胸部平片或 CT 扫描中发现的肺结节并非总是恶性的，所以在诊断孤立的肺结节为转移前要进行肺活检。

七、治疗

尤文肉瘤家族肿瘤治疗的原则是提高生存率和局部控制率，尽量保全功能和减少治疗的并发症。多年的实践证明采用多药联合的全身化疗和手术与放疗的局部治疗，即综合治疗是目前最佳的治疗选择。但是必须提出的是，由于多数患者为儿童和青少年，尤其是长期存活的这些患者中治疗在一定程度上都会造成功能的缺失，因此在选择治疗方式之前，必须考虑到患者的功能恢复和心理接受能力等因素。

放疗对尤文肉瘤敏感，但由于下列原因手术的应用在增多：①放疗后的局部失败率介于 9% ~ 25%；②手术技术的改进使保留肢体和器官的功能成为可能；③化疗的常规应用使得手术变得更加容易；④放疗可引起第二恶性肿瘤等。

但是也要考虑到下列因素对放疗疗效的影响：放疗后的肿瘤局部复发率与肿瘤的原发部位密切相关，四肢病变的局部复发率是5%～10%，而盆腔病变的局部复发率是15%～70%。相信随着肿瘤影像技术和放疗技术如适形调强技术的应用，盆腔肿瘤的复发率会有所下降。另外，肿瘤的大小直接影响肿瘤的局部控制率，事实上更大的肿瘤更多地接受了放疗而不是手术。

研究证实，术前化疗能够明显减少肿瘤的大小、血管的分布和脆性，从而易于手术切除并减少术中肿瘤破裂的几率。因此，手术等局部治疗前的新辅助多药联合化疗已成为标准的治疗方案。

（一）手术　肿瘤的局部控制通过高剂量的放疗或手术切除来达到，但是没有随机分组研究比较在尤文肉瘤的局部治疗中，手术切除和放疗哪种手段的局部控制率更高？多数作者的回顾分析显示手术的疗效优于放疗，如 Wilkins 等的回顾分析结果显示：5 年总生存率手术组为74%，非手术组为27%。但也有报道认为放疗与手术的疗效相当。Dunst 等报道，从1986～1991 年，有177 例局限期尤文肉瘤患者接受了化疗后的根治性手术、手术＋放疗（45Gy）或单纯放疗（60Gy），为了保证治疗的质量，重新复习了治疗的计划。结果显示3 年无复发生存率在单纯放疗组为67%，根治性手术组为65%，手术＋放疗组为62%，3 组的生存率非常接近。当然，如果在功能保护方面手术和放疗相似时，考虑到放疗有诱发第二恶性肿瘤的可能，对于较小的、发生在四肢便于手术和腓骨、肋骨等非重要部位以及患者年龄很小时，局部治疗手段还是推荐手术。也有文献报道，对于有高危因素的患者联合手术和放疗对于提高疗效是有好处的。

（二）放疗　放疗是尤文肉瘤家族肿瘤局部治疗的重要手段之一，但尤文肉瘤单纯放疗后的长期生存率只有9%，因此，需要全身化疗和局部治疗的综合治疗。目前认为主要的放疗适应证是：手术不能切除的肿瘤，如原发在盆腔和椎体的肿瘤；手术切除不彻底、切缘阳性或近切缘肿瘤。

1. 放疗的靶体积　Suit 概括了20 世纪50～60 年代的经验后认为，靶区包括整个受累骨且给予原发肿瘤一个较高的局部补量后，骨髓腔的边缘和远端的复发率很低。为了降低放疗引起的并发症 Marcus 和 Hayes 等使用更小的照射野，肿瘤外放3～5cm 后，局部控制良好。小儿肿瘤组（POG）进一步前瞻性比较了全骨照射和受累野照射的疗效。结果这两种射野放疗后的无病生存率没有差别，因此，这种更局限的、只包括2.0cm 边界的射野已经成为多数学者接受的治疗方案。因此，根据现有的文献，放疗靶区的确定原则是：手术或化疗前 MRI 中所见的骨异常病变和软组织肿块作为 GTV，外放1.5～2.0cm 包括亚临床病灶构成 CTV。另外，根据摆位的误差和患者的移动度进一步确定 PTV。但是若肿瘤在诊断时突入体腔，但化疗后肿瘤缩小使正常组织恢复到原来位置者，GTV 可不包括化疗前突入体腔的肿瘤。

术后放疗野需包括瘤床并外放足够的边界，然后对于手术切除不彻底者进一步缩野至残留肿瘤部位加量。肿瘤切除不彻底者射野包括整个手术切口是必要的。

2. 放疗的剂量　早期的研究显示，与放疗剂量小于45 Gy 相比，放疗剂量为50～60 Gy 时可获得较好的局部控制率。推荐的剂量是全骨髓腔放疗40～45 Gy，然后局部补量至55～60 Gy。但根据可获得的文献资料和 IESS（Intergroup Ewing Sarcoma Group Study）积累的资料，当放疗的剂量大于40 Gy 时没有发现放疗剂量和局部控制率之间存在明显的量效关系，而当放疗剂量大于60 Gy 时也没有明显提高局部控制率，相反却使长期的治疗并发症明显增加。根据目前的研究证据，现在推荐的标准处方剂量是：肉眼可见肿瘤55.8 Gy，显微镜下残留病变50.4Gy。原发椎体肿瘤的放疗剂量为45 Gy。常规分割1.8～2.0 Gy，每日1 次。对于较小的肿瘤不推荐降低放疗剂量，当然肿瘤周围的正常组织在可能的情况下要尽量保护。

3. 放疗的技术　根据肿瘤所在部位和大小等不同采用不同的治疗技术，但总的原则是最大限度地控制肿瘤同时尽量减少与治疗相关的并发症。

对于四肢的肿瘤，如果能充分保护正常组织，常采用前后对穿野照射，当然必要时也可以采用斜野对穿或采用楔形板补偿技术。需特别提醒的是，要避免全周性照射，以减少四肢的水肿和功能障碍。对于原发在表浅部位如手足等处的肿瘤，可采用高能 X 线和电子线混合照射。应采用合适的体位固定技术以保证良好的体位重复性。

对于原发在盆腔的肿瘤，要注意保护直肠、膀胱等正常组织。而对于原发于椎体的肿瘤除了要保护脊髓外，对于年龄小的患者，射野要包括整个椎体，同时尽量使整个椎体的照射剂量均匀，以减少畸形等治疗并发症的发生。射野可采用前后对穿或后斜野同时加用楔形板的技术。

近年来逐渐应用于临床的调强适形放疗技术能够更好地保护周围的正常组织和器官，也可以使靶区剂量分布更均匀，因此可望减少放疗的并发症，提高局部控制率。

（三）化疗 多数尤文肉瘤家族肿瘤患者最终失败于远地的转移，提示多数患者存在隐匿的转移灶。这个发现预示着在尤文肉瘤的治疗中需常规包括全身化疗，正是由于全身化疗的应用使得从20世纪70年代以来尤文肉瘤的疗效有了显著的提高。

早期的研究已经证实了化疗在尤文肉瘤治疗中的重要性。多药联合的化疗方案，包括长春新碱、阿霉素、环磷酰胺和放线菌素D使得在诊断时非转移性患者的总生存率达到50%～75%。POG（Pediatric Oncology Group）和CCG（Children's Cancer Group）的研究比较了长春新碱、阿霉素、环磷酰胺和放线菌素D与这4种药物再加上异环磷酰胺和依托泊苷的疗效。结果显示5年无病生存率前者为54%，后者为69%（$P=0.0005$）。其他研究也证实另加异环磷酰胺后能够提高疗效。

但是剂量强度（dose－intensive）化疗联合全身放疗及外周血干细胞营救的优势并不肯定。

八、预后因素

非转移性尤文肉瘤经合理治疗后的长期生存率可以达到80%。但其预后受到多种因素的影响。传统意义上，尤文肉瘤患者根据患者的年龄、肿瘤的大小、位置、侵犯的范围、诊断时有无远地转移以及血清乳酸脱氢酶水平来评估预后。患者的年龄大于14岁、肿瘤较大（直径大于8cm或体积大于100 ml）、原发肿瘤位于盆腔、原发肿瘤周围软组织有受侵以及诊断时即有远地转移和血清乳酸脱氢酶的升高均是不良的预后因素。

首程化疗后肿瘤在影像和组织学方面的反应是一个明显的反映预后的因素。组织反应差则预后就差，而肿瘤完全或接近完全缓解则预后要明显的好，5年的无病生存率达84%～95%。

维也纳和纽约的研究都证实，在非转移性患者中，EWS－FLI1的融合转录是一个明显的疗效预测因素，两个研究的结果非常相似，5年的无病生存率在转录Ⅰ型约为70%，而所有其他融合转录类型的5年的无病生存率为20%。几乎2/3的患者属于Ⅰ型融合转录。不过在这个指标用于患者的分层治疗前还需要进一步前瞻性研究，以证实它的有效性。

（王维虎）

参考文献

1. Nesbit ME, Gehan EW, Burgert EO Jr, et al. Multimodal therapy for the management of primary nonmetastatic Ewing sarcoma of the bone: A long－term follow－up of the first intergroup study. J Clin Oncol, 1990, 8:1664～1674.
2. Grier HE, Krailo MD, Tarbell NJ, et al. Addition of ifosfamide and etoposide to standard chemotherapy for Ewing sarcoma and primitive neuroectodermal tumor of bone. N Eng J Med, 2003, 348:694～701.
3. Paulussen M, Ahrens S, Winkelmann W, et al. Localized Ewing tumor of the bone: Final results of the Cooperative Ewing Sarcoma Study CESS 86. J Clin Oncol, 2001, 19:1818～1829.
4. Burgert EO Jr, Nesbit ME, Garnsey LA, et al. Multimodal therapy for the management of nonpelvic, localized Ewing sarcoma of bone: Intergroup study IESS－Ⅱ. J Clin Oncol, 1990, 8:1514～1524.
5. Dunst J, Jurgens H, Sauer R, et al. Radiation therapy in Ewing sarcoma: An update of the CESS 86 trial. Int J Radiat Oncol Biol Phys, 1995, 32:919～930.
6. Donaldson SS, Torrey M, Link MP, et al. A multidisciplinary study investigating radiotherapy in Ewing sarcoma: End-results of POG #8346. Pediatric Oncology Group. Int J Radiat Oncol Biol Phys, 1998, 42:125～135.

7. Schuck A, Ahrens S, Paulussen M, et al. Local therapy in localized Ewing tumors: Results of 1058 patients treated in the CESS 81, CESS 86, and EICESS 92 trials. Int J Radiat Oncol Biol Phys, 2003, 55 : 168 ~ 177.

8. Barbieri E, Emiliani E, Zini G, et al. Combined therapy of localized Ewing's sarcoma of bone: Analysis of results in 100 patients. Int J Radiat Oncol Biol Phys, 1990, 19 : 1165 ~ 1176.

9. Carrie C, Mascard E, Gomez F, et al. Nonmetastatic pelvic Ewing sarcoma: Report of the French Society of Pediatric Oncology. Med Pediatr Oncol, 1999, 33 : 444 ~ 449.

10. Rosito P, Mancini AF, Rondelli R, et al. Italian Cooperative Study for the treatment of children and young adults withlocalized Ewing sarcoma of bone: A preliminary report of 6 years of experience. Cancer, 1999, 86 : 421 ~ 428.

11. Cotterill SJ, Ahrens S, Paulussen M, et al. Prognostic factors in Ewing tumor of bone: Analysis of 975 patients from the European Intergroup Cooperative Ewing Sarcoma Study group. J Clin Oncol, 2000, 18 : 3108 ~ 3114.

12. Dunst J, Ahrens S, Paulussen M, et al. Second malignancies after treatment for Ewing sarcoma: A report of the CESS studies. Int J Radiat Oncol Biol Phys, 1998, 42 : 379 ~ 384.

13. Kuttesch JF Jr, Wexler LH, Marcus RB, et al. Second malig – nancies after Ewing sarcoma: Radiation dose – dependency of secondary sarcomas. J Clin Oncol, 1996, 14 : 2818 ~ 2825.

14. Kolb EA, Kushner BH, Gorlick R, et al. Long – term event – free survival after intensive chemotherapy for Ewing's family of tumors in children and young adults. J Clin Oncol, 2003, 21 : 3423 ~ 3430.

15. Kushner BH, Meyers PA, Gerald WL, et al. Very – high – dose short – term chemotherapy for poor – risk peripheral primitive neuroectodermal tumors, including Ewing's sarcoma, in chil – dren and young adults. J Clin Oncol, 1995, 13 : 2796 ~ 2804.

16. Dunst J, Sauer R, Burgers JMV, et al. Radiation therapy as local treatment in Ewing sarcoma: Results of the Coopera – tive Ewing Sarcoma Studies CESS 81 and CESS 86. Cancer, 1991, 67 : 2818 ~ 2825.

17. Bolek TW, Marcus RB, Mendenhall NP, et al. Local control and functional results after twice – daily radiotherapy for Ewing sarcoma of the extremities. Int J Radiat Oncol Biol Phys, 1996, 35 : 687 ~ 692.

18. Krasin MJ, Rodriguez – Galindo C, Billups CA, et al. Definitive irradiation in the multidisciplinary management of localized Ewing sarcoma family of tumors in pediatric patients: Out – comes and prognostic factors. Int J Radiat Oncol Biol Phys, 2004, 60 : 830 ~ 838.

19. Wexler LH, DeLaney TF, Tsokos M, et al. Ifosfamide and etoposide plus vincristine, doxorubicin, and cyclophospha – mide for newly diagnosed Ewing sarcoma family of tumors. Cancer, 1998, 78 : 901 ~ 911.

20. Zoubek A, Dockhorn – Dworniczak B, Delattre O, et al. Does expression of different EWS chimeric transcripts define clin – ically distinct risk groups of Ewing tumor patients? J Clin Oncol, 1996, 14 : 1245 ~ 1251.

21. de Alava E, Kawai A, Healey JH, et al. EWS – FLI1 fusion transcript structure is an independent determinant of prognosis in Ewing sarcoma. J Clin Oncol, 1998, 16 : 1248 ~ 1255.

22. Maitra A, Roberts H, Weinberg AG, et al. Aberrant expression of tumor suppressor proteins in the Ewing family of tumors. Arch Pathol Lab Med, 2001, 125 : 1207 ~ 1212.

23. Teh BS, Woo SY, Butler EB. Intensity modulated radiation therapy (IMRT): A new promising technology in radiationoncology. Oncologist, 1999, 4 : 433 ~ 442.

第二章 肾母细胞瘤

一、概述

在1814年Rance首先描述了肾母细胞瘤，1899年Max Wilms较为详细地描述了这种肿瘤的特征，因此以其姓氏命名的Wilms'瘤（维尔姆斯瘤）被广泛采用并一直沿用至今。近代病理学家研究发现该肿瘤在组织学上由极其类似于胚胎肾母细胞的基本成分组成，因而也称为肾母细胞瘤。

肾母细胞瘤常常在出现临床症状以前就已经形成较大的肿瘤，因此在19世纪30年代之前，肿瘤很少能被切除，所以绝大多数患儿很快就死亡。此后，随着手术方法、麻醉技术以及小儿外科护理水平的提高，到19世纪40年代患儿的生存率达到25%左右。随后人们发现该病对放射治疗敏感，通过手术和放射治疗使肾母细胞瘤患儿的生存率提高到50%左右。1956年美国波士顿儿童医院的Farber首先报道了放线菌素D对肾母细胞瘤有很好的疗效，以后又陆续发现了长春新碱、环磷酰胺等化疗药物在该病中的显著疗效，从而使肾母细胞瘤的生存率进一步大幅提高。近年随着化疗方案和综合治疗手段的不断完善，肾母细胞瘤的预后有了显著的改善，即便是高危组Ⅲ~Ⅳ期的肾母细胞瘤，4年生存率也可以达到90%左右，因此肾母细胞瘤是目前应用综合治疗最成功的小儿实体肿瘤。

二、流行病学

肾母细胞瘤是儿童中最常见的腹部肿瘤，占儿童肿瘤的6%。在年龄小于15岁的白人儿童中其发病率为每百万8.1例，相对于东亚儿童而言，在美国的非洲籍儿童和非洲黑人儿童的发病率大约要高出3倍，欧洲和北美洲的白人儿童的发病率介于二者之间，但在低发国家患儿往往发现得较晚。

我国小儿实体肿瘤协作组曾统计20家医院426例小儿恶性实体肿瘤，肾母细胞瘤76例（17.8%），仅次于神经母细胞瘤（21.4%）而居发病率的第二位。

在美国肾母细胞瘤的发病率男性稍低于女性，一侧肾母细胞瘤的患儿中男女比例是0.92，双侧肾母细胞瘤的患儿中男女比例是0.6。在一侧肾母细胞瘤的患儿中男性诊断时的中位年龄为41.5个月，而女性诊断时的中位年龄为46.9个月；在双侧肾母细胞瘤的患儿中，男性初诊时的中位年龄为29.5个月，而女性初诊时的中位年龄为32.6个月。75%的患儿发病年龄小于5岁，特别多见于2~4岁。复旦大学附属儿科医院统计1959~1996年共收治肾母细胞瘤192例，诊断时年龄在3岁以内者占121例（63%），4~6岁为45例（23.4%），6岁以上仅25例（13%）；男性114例，女性78例；右侧101例，左侧86例，双侧4例，肾外型1例。

三、分子生物学

（一）二次突变假说 像视网膜母细胞瘤一样，肾母细胞瘤可以是单侧发生，也可以是双侧发生，双肾肾母细胞瘤占4%~8%，与单侧肾母细胞瘤相比发病更早，为此肾母细胞瘤的发生被认为遵循Knudson提出的用于解释视网膜母细胞瘤的二次突变假说，但是要注意到与视网膜母细胞瘤相比，肾母细胞瘤发生的家族性和双肾现象少见，因此，二次突变假说虽然有一定的遗传学依据，但导致肾母细胞瘤发生的遗传学改变与视网膜母细胞瘤相比要更为复杂。

（二）肾源性剩余 Beckwith等于1990年首次提出了“肾源性剩余”的概念，认为肾源性剩余是肾母细胞瘤的前期病变。Beckwith等通过对肾源性剩余动态观察发现，绝大多数肾源性剩余最终退化消失，而那些不退化的肾源性剩余可能会进一步发展为肾母细胞瘤。Beckwith 等报道41%的肾母细胞瘤伴发肾源性剩余，而在同时发生的双侧肾母细胞瘤病例中肾源性剩余的发生率几乎为100%。其他文献报道肾母细胞瘤中肾源性剩余的检出率也高达30%～44%。由此推论，肾母细胞瘤发生于后肾胚基的残余细胞，后肾胚基细胞分化延滞、残留导致肾源性剩余发生，后者又进一步发展为肾母细胞瘤。

（三）伴发畸形　肾母细胞瘤的患儿10%～13%合并先天性异常。1%的患儿合并虹膜缺失，2%～3%出现偏身肥大，泌尿生殖系畸形占5%，包括隐睾症，尿道下裂，双收集系统以及融合肾等，这些畸形也可以同时出现，组成 Denys－Drash 综合征（由肾母细胞瘤、性腺异常和肾病组成）或 WAGR 综合征（由肾母细胞瘤、虹膜缺失、泌尿生殖系畸形和智力发育迟缓组成）。在这些先天性异常的肾母细胞瘤的患儿中可能能够找到一些侯选的肾母细胞瘤基因。

（四）与肾母细胞瘤有关的基因　WT1 基因位于染色体的11p13 区域，是肾母细胞瘤的抑癌基因，由 WT1 基因编码的蛋白质称为 WT1 蛋白，研究证实 WT1 蛋白是一个转录调节因子，它能抑制某些细胞增殖因子基因的表达，如早期生长反应因子Ⅰ、转化生长因子 β1 等，而这些基因都被认为与细胞增殖和肿瘤发生有关。如果 WT1 基因功能丧失，则可能导致细胞过度增殖而发生肿瘤。

WT2 基因位于染色体的 11p15 区域，它可引发肿瘤发生和遗传性肾母细胞瘤，但其功能没有涉及 WT1。它与类胰岛素生长因子Ⅱ（IGF－Ⅱ）关系密切，但 WT2 和 IGF－Ⅱ是否为同一基因目前还不清楚。该基因的功能是通过印迹机制，和其他儿童肿瘤的发生有关，包括胚胎性横纹肌肉瘤和肝母细胞瘤等。

研究发现 16q 部位的一个基因也涉及肾母细胞瘤的发生，但并不涉及肾母细胞瘤的初始发病，而与肿瘤的发展有关，16q 缺失的肾母细胞瘤患儿预后差。

有些作者对遗传性肾母细胞瘤的家族进行研究，但没有发现 WT1、WT2 等基因的改变，说明除了以上基因外，还有更多的与肾母细胞瘤有关的基因尚未发现。

四、病理学

肾母细胞瘤具有明显的组织多样性特征，被认为源于原始后肾胚基。大多数肾母细胞瘤为单中心性，尽管有相当数量源于肾的多中心。在 1905 例 NWTS 的病例中，大约5%发生于双肾（包括同时和相继出现），7%属于单侧肾脏的多中心。左、右肾发生肾母细胞瘤的几率相同，肿瘤可发生在肾脏内任何部位，当然肾脏会由于肿瘤巨大而明显变形从而无法辨认其原发部位。

（一）大体形态　在肉眼上肾母细胞瘤多表现为类球形、大小不一的实性肿块，常挤压肾组织而形成一层较明显的薄而脆的假被膜，与正常肾组织边界较清楚，这一特点有助于与其他肿瘤的鉴别诊断。除少数以间质成分为主的肿瘤较坚实外，大多数肾母细胞瘤质软而脆，这一特点使得该肿瘤易于术前或术中破裂而导致局部的播散种植。大多数情况下肿瘤切面呈均匀的灰白色或黄褐色鱼肉状，常伴有出血和坏死，无钙化，有时也可以有较软的和囊性的区域。

（二）镜下所见　肾母细胞瘤是一种复合的胚胎性肾肿瘤，它包括胚基、上皮、间质 3 种细胞成分，各细胞成分间的相互排列及其分化程度存在较大差异，3 种成分的比例在各个肿瘤中各不相同。如果一种成分超过了肿瘤标本的2/3，此肿瘤即以此种主要成分来命名，混合型最常见（约占41%），其次是临床上更有侵袭性的胚基细胞为主型，（约占39%），生长较为缓慢的上皮细胞为主型（18%）以及间质细胞为主型（1%）其生物学行为与混合型相似。

（三）分型　既往认为肾母细胞瘤的组织成分与其预后相关。美国的国家 Wilms' 瘤研究组（National Wilms' Tumor Study，NWTS）经过一系列研究后否认了这一观点，并提出根据肾母细胞瘤的细胞分化程度来分类更有利于反映肿瘤的预后和指导临床治疗。据此将肾母细胞瘤分为两种组织学类型，即良好组织学类型（favorable histology，FH）和不良组织学类型（unfavorable histology，UH）。

（四）良好组织学类型　在第一个 NWTS 中，88%的病例被认为是良好组织学类型，良好组织学类型指的是有典型的肾母细胞瘤的组织学特点，无间变或肉瘤成分。在第三个 NWTS 的报告中这一结论再次被证实，经过重新复阅病理，89% 的病例被认为是良好组织学类型。良好组织学类型不仅占绝大多数，而且预后好。

（五）不良组织学类型　在 NWTS 中传统意义上的不良组织类型包括：间变型肾母细胞瘤、肾透明细胞肉瘤和肾横纹肌样瘤，但是多数学者认为后两者不是肾母细胞瘤的变型，而是不同的肿瘤类型，因此不应当包括在不良组织类型中。

间变型肾母细胞瘤必须具备以下特点：①在间质、上皮或胚基细胞系中，间变细胞的细胞核明显增大，至少是邻近同一细胞类型细胞核直径的 3 倍；②这些增大的细胞核深染，染色质明显增多；③出现多极核分裂象。间变型的 DNA 指数大于 1.5。这种类型在 NWTS-3 中占 4%，在欧洲的国际小儿肿瘤协会（the International Society of Pediatric Oncology，SIOP）中占 5%。间变型在婴儿非常少见，在 2 岁以前少有，但在 5 岁以后诊断的肾母细胞瘤中可以占有 10%。它是一种对化疗更抗拒的肿瘤而不是更有侵袭性的肿瘤，预后差，治疗上要采用更积极的化疗方案。间变型肾母细胞瘤可以是局灶性的或弥漫性的，在 NWTS-1 中局灶性的预后优于弥漫性，但在 NWTS-2 和 NWTS-3 中没有得到统计学方面的证实。

（六）中胚层肾瘤　中胚层肾瘤是新生儿最常见的肾脏肿瘤，初诊时的中位年龄是 3 个月。其与肾母细胞瘤的区别在于中胚层肾瘤通常表现为良性行为，没有肾母细胞瘤中所见的恶性上皮成分，肿瘤由梭形细胞组成，交织成束状，比邻肾实质，其周有灶状囊变和发育不良的小管。治疗的方法是肾脏切除术。局部复发和远地转移均很少见。2 年生存率可达 98%。

（七）肾源性剩余　Beckwith 等于 1990 年首次提出了“肾源性剩余”的概念，他们主张将异常残存于肾组织中的肾源性细胞形成的局灶性病变统称为肾源性剩余，多灶或弥漫性肾源性剩余被称为肾母细胞瘤病。肾源性剩余在组织学上与肾母细胞瘤相似，也由胚基、上皮、间质 3 种细胞成分组成，间质多少不等，大小形态各异。肾源性剩余有小叶内型和小叶周型两大类，根据其动态发展的特点，可分为初期、硬化期、增生期和肿瘤期。由于这种前期病变绝大多数将退化消失而不形成肾母细胞瘤，因而不提倡常规手术切除，但有必要定期进行影像学检查，以便动态观察。

（八）肾横纹肌样瘤　肾横纹肌样瘤是一种高度恶性的肿瘤。肿瘤与横纹肌肉瘤或肾母细胞瘤无关，可能源于神经嵴。横纹肌样细胞的特点是细胞质呈嗜酸性，其中包含玻璃样球状内容物，细胞形态单一。在电子显微镜下，这些内容物为中间丝，多数内容物为中间丝和细胞角蛋白。细胞核大、圆、囊泡状，核仁常常居中，呈嗜酸性。大多数肾横纹肌样瘤在两岁内被诊断，由于肿瘤恶性度高，病变进展快，早期即可经淋巴系统和血行转移，易发生脑转移，预后很差。肾横纹肌样瘤也可以原发在肾外，研究显示肾横纹肌样瘤和原发的中枢神经系统肿瘤之间存在关联。在 NWTS 中肾横纹肌样瘤的患儿对各种治疗的反应都很差，在 NWTS-3 中经长春新碱、放线菌素 D 和阿霉素化疗后的 4 年无复发生存率是 23.1%，4 年总生存率是 25%。

（九）肾透明细胞肉瘤　肾透明细胞肉瘤占儿童肾肿瘤的 4% 左右，诊断时年龄大部分在 3 岁以内。肿瘤组织在肾内呈浸润性生长，因此在肿瘤边缘可以看到原来存在的肾小管和肾小球被肿瘤组织包围。肿瘤细胞的胞质染色差，细胞的边界不清，胞质呈空泡状，其典型的组织学表现是存在特征性的薄壁毛细血管网并将细胞分隔成巢状或网状。肾透明细胞肉瘤最大的临床特点是易发生骨转移，在 NWTS-3 中 23% 的肾透明细胞肉瘤患儿出现骨转移。

在阿霉素化疗和局部放疗应用于治疗以前，该病对治疗的反应较差，但在 NWTS-3 中Ⅰ～Ⅳ期肾透明细胞肉瘤经长春新碱、放线菌素 D 和阿霉素化疗后的 4 年无复发生存率达 71%。

五、播散方式

（一）局部播散　肾母细胞瘤播散最早和最常见的方式是穿透假被膜播散到肾窦、肾内血管和淋巴管，这种早期播散的表现不容易被发现，但是显微镜下所看到的肿瘤细胞融合到血栓、附着在管壁以及管腔扩大可作为证据。肾母细胞瘤局部播散的另一种方式是直接侵犯到肾外组织以及邻近的器官和血管。少数情况下肿瘤还可以侵及肾盂和输尿管，从而引起血尿。

（二）腹腔种植　肾母细胞瘤可以发生肿瘤破裂，从而引起腹腔的种植转移。

（三）淋巴转移　肾母细胞瘤最常见的淋巴结转移部位是肾门以及主动脉旁淋巴结，术中探查常常可以发现这些部位的淋巴结肿大，但是组织病理学检查却往往是阴性，这也证明了病理分期的必要性。

（四）血行转移　肾母细胞瘤血行转移可以发生在全身各个部位，但以肺转移最为常见，另外还可发生肝、骨、脑等其他部位的转移。

六、临床表现

大多数肾母细胞瘤患儿是因为出现了相应的症状后才来医院就诊的，临床表现通常是腹部肿块：约占83%，多是家长在给患儿更衣或洗澡时发现。肿物多位于一侧上腹部，表面光滑、质地中等，多无压痛，较固定，肿瘤巨大时还可以引发压迫症状，如下肢水肿、腹壁静脉曲张等。约1/3患儿由于肿瘤侵犯或压迫邻近器官或肿瘤发生自发性的肿瘤内出血和坏死，从而引起腹痛，腹痛多数是局限性隐痛或胀痛，也可以因为肿瘤破裂而表现为较为广泛的急性腹痛。另外，还可以出现发热、血尿、高血压（肾素活性增加引起）、精索静脉曲张（肾静脉或下腔静脉血栓引起精索静脉阻塞而引起）、疝气、睾丸增大、充血性心衰、低血糖、库欣综合征、脑积水、胸腔积液等表现。

我们需要注意的是肾母细胞瘤的伴发畸形，包括虹膜缺失、偏身肥大、泌尿生殖系异常例如隐睾症和尿道下裂等，一旦发现患儿出现这些异常表现时要常规进行针对肾母细胞瘤的检查，以便早期发现肾母细胞瘤。

七、影像学检查

（一）B超　B超由于其方便和无创的优点，已成为发现肾母细胞瘤的最主要的手段之一，它可用于判断肿瘤的位置和来源，也可以了解肿瘤的大小、性质以及肿瘤与邻近组织和器官的关系。肾母细胞瘤多数表现为特征性的不均匀回声。彩色多普勒超声还可用于发现肾静脉和下腔静脉内的癌栓。另外，B超还可作为判断肾母细胞瘤化疗疗效的手段。但是B超对于小的肿瘤可能会造成漏诊。

（二）静脉肾盂造影　通过静脉肾盂造影可以发现肾盂、肾盏因受压而发生移位、变形和拉长，部分病例患侧肾脏完全不显影。静脉肾盂造影还可以同时了解对侧肾脏的功能状况。但是现在腹部超声检查逐渐代替了静脉肾盂造影。

（三）胸部X线平片　肺是肾母细胞瘤最常见的转移部位，因此不论是疗前、疗中还是疗后，胸部X线平片都是必不可少的，除了常规的正、侧位外，必要时要加拍左右侧斜位片，以便更清晰地显示转移瘤的位置和大小。肾母细胞瘤肺转移的X线表现与其他一般性转移瘤相同，无特殊性。

（四）CT检查　由于CT的分辨率很高，所以通过CT检查可以清晰地显示肿瘤以及肿瘤和周围组织器官包括腹膜后的解剖结构，因此，CT扫描可以明确一侧或双侧肾脏肿瘤的大小、位置、内部结构，甚至可以评价肾脏的功能；有无腹膜后淋巴结转移、有无肾脏收集系统和肾静脉侵犯；评价肿瘤和周围组织结构的关系；明确有无肾静脉和下腔静脉内癌栓及其准确位置；确定有无肝转移；评价对侧肾脏病变的情况。同样也可用于肾母细胞瘤化疗疗效的判断，更好地帮助临床医师选择化疗后手术的时机。CT检查还可以发现胸片遗漏的肺转移病变。肾横纹肌样瘤行脑CT检查也是有价值的。因此，CT已成为肾母细胞瘤的最主要的检查手段之一。

（五）MRI检查　MRI对肾母细胞瘤的诊断价值优于CT，尤其是MRI有横断面、冠状面和矢状面多方位的影像，所以可以更好地显示肿瘤和肾脏、肾上腺以及下腔静脉等的关系，对评估肿瘤的临床分期和手术切除的可能性以及对手术方案的制定具有重要的参考价值。

（六）放射性核素扫描　肾母细胞瘤患儿被怀疑有骨转移时，骨扫描可以协助诊断，尤其是术后诊断是肾透明细胞肉瘤者均应常规进行骨扫描检查。

八、实验室检查

肾母细胞瘤尚无诊断性肿瘤标志物。为了与腹膜后神经母细胞瘤相鉴别，可检查尿儿茶酚胺及其代谢产物香草扁桃酸（VMA）和高香草酸（HVA），AFP 用于鉴别肝母细胞瘤。

常规实验室检查包括血常规、尿常规、肝肾功能，必要时还需要进行肌酐清除率检查。

九、诊断

当小儿以上腹部包块等来诊时，经仔细询问病史和体格检查后若考虑是肾母细胞瘤，B 超或静脉肾盂造影是首选的检查方法，可以初步明确肿瘤的位置、大小、性质以及和周围的毗邻关系，鉴别肾囊肿和肾积水。CT 和 MRI 可以进一步明确肿瘤的性质和范围。血、尿常规和肝肾功能检查可了解重要器官的功能，有无贫血，有无血尿等。测定儿茶酚胺、VMA、HVA、AFP 以及 LDH 有助于和神经母细胞瘤或肝母细胞瘤相鉴别。

肾母细胞瘤的术前诊断检查，要尽可能对下列情况做出评估。①对侧肾脏功能是否正常？肾母细胞瘤首先的治疗手段是患侧肾脏切除，所以要保证对侧肾脏有正常的功能，术前要对有无双侧肾肿瘤发生、有无先天性畸形等作出准确判断，以免出现术后肾功能不全甚至肾功能衰竭等严重后果；②肿瘤有无播散？肾母细胞瘤恶性度高，在临床诊断时即可出现转移，因此对于每个患儿要常规进行胸片检查，疑有骨或脑转移者也要相应进行骨扫描或脑 CT 检查。这样在术前就可以获得比较明确的临床分期，以便于确定合理的综合治疗方案，并且为以后评价疗效和随诊提供基础的对照资料；③手术切除的可能性有多大？大多数肿瘤即使穿透肾被膜也可以手术切除，但术前仔细阅读 CT 和 MRI 等资料，了解肿瘤的范围和毗邻关系，可帮助评估手术切除的可能性以及选择合理的手术方案。

十、分期

正确合理的分期是制订有效的综合治疗方案，提高疗效的最重要的环节之一。随着人们对肾母细胞瘤认识的不断深入，肾母细胞瘤的分期体系也在不断完善。例如 NWTS-3 就对既往的分期做了改进，把原来Ⅱ期中的淋巴结受累归入Ⅲ期，从而更好地区分Ⅱ期和Ⅲ期的病情，更合理地制订相应的治疗方案。在 NWTS-3 的基础上，NWTS-5 对分期系统作了更详细的补充，具体见下表。

NWTS-5 分期系统

分期	描　述
Ⅰ：	肿瘤局限于肾脏，被完全切除。肾包膜未受侵犯；肿瘤被切除前无破溃或未做活检（细针穿刺除外）；肾窦血管未受侵犯；手术切缘或切缘外无肿瘤残留
Ⅱ：	肿瘤超出肾脏，但被完全切除。肿瘤有局部扩散（如肿瘤穿透肾包膜或肾窦广泛受侵）；肾外（包括肾窦）血管内有肿瘤；曾做活检（细针穿刺除外），或术前，术中有肿瘤逸出但仅局限于胁腹部而未污染腹腔；手术切缘或切缘外无肿瘤残留
Ⅲ：	腹部有非血源性肿瘤残留。有下列情况之一：①肾门、主动脉旁或盆腔淋巴结有肿瘤受侵；②肿瘤浸润穿透腹膜；③腹膜表面有肿瘤种植；④肉眼或镜检发现术后有肿瘤残留（如镜检发现手术切缘可见癌细胞）；⑤因为肿瘤侵犯局部重要结构而未能完全切除；⑥术中或术前肿瘤溢出到胁腹部以外
Ⅳ：	血源性肿瘤转移如肺、肝、骨、脑转移等；腹部和盆腔以外的淋巴结有转移
Ⅴ：	诊断时即有双肾受侵，应同时对每一侧病变按上述标准进行分期

十一、治疗选择

（一）治疗原则　肾母细胞瘤对于放线菌素 D 等化疗药物及放射线均非常敏感，因此手术联合化疗和放疗是肾母细胞瘤治疗的基本原则，也是提高患儿生存率的基础。但是各种治疗手段如何更好地配伍，如何更合理地掌握化疗和放疗的时机、剂量以及疗程等，以达到最佳的疗效和最小的损伤，仍需不断深入研究。目前我们采用的综合治疗方案多数是基于 NWTS 的研究结果，提倡尽早手术，多数情况下无需术前治疗，根据分期和组织学类型调整治疗方案。现将 NWTS－4 的化放疗综合治疗方案列举如下：

Ⅰ期良好组织类型和间变型、Ⅱ期良好组织类型，需联合长春新碱和放线菌素 D 的化疗，无需术后腹部放疗；Ⅲ期良好组织类型需联合长春新碱、放线菌素 D 和阿霉素的化疗以及术后腹部放疗；Ⅳ期良好组织类型需联合长春新碱、放线菌素 D 和阿霉素的化疗以及术后腹部放疗（肾脏肿瘤为Ⅲ期），所有肺转移的患儿均需全肺照射。对于Ⅱ～Ⅳ期间变型均需要长春新碱、放线菌素 D、阿霉素再加环磷酰胺的化疗和腹部放疗，所有肺转移的患儿均需全肺照射。Ⅰ～Ⅳ期肾透明细胞肉瘤的患儿需长春新碱、放线菌素 D、阿霉素的化疗和腹部放疗，所有肺转移的患儿均需全肺照射。Ⅰ～Ⅳ期肾横纹肌样瘤的患儿建议卡铂、依托泊苷和环磷酰胺等化疗和腹部放疗。

（二）手术治疗　手术是肾母细胞瘤达到局部控制的主要手段，同时精确的手术分期是至关重要的，因为经手术确定的肿瘤是否穿透肾包膜，是否有区域淋巴结转移等情况是确定下一步放疗和化疗的依据。在 NWTS-4 的一个回顾性研究中显示未进行淋巴结活检的患儿局部复发率升高，可以推测，这些患儿降低了分期，因而接受了非足够的治疗。另外通过手术分期可以预测患儿的预后。

尽管大部分肾母细胞瘤表现为大肿块，但通常手术是可以切除肿瘤的。通过手术不仅要尽可能完整切除肿瘤，还要对肿瘤的受累范围作出准确评估，这不仅包括原发肿瘤的直接受累区域，还包括明确肾门和腹主动脉旁淋巴结转移情况，有无腹膜种植，有无肾静脉和下腔静脉癌栓形成，对侧肾脏和肝脏有无病变等。

研究表明，如果淋巴结有转移，即使行淋巴结清扫术也不能改善预后，因此对于有淋巴结肿大并可疑转移者，只需切取淋巴结活检并放置银夹作为术后放疗的标志即可。有淋巴结受侵时分期则由Ⅱ期上升为Ⅲ期，因此获得淋巴结的病理证实是非常重要的。

肾母细胞瘤手术中肿瘤破裂的几率从 33%～12% 不等，NWTS-4 的研究显示手术中肿瘤破裂不论是局限在肾窝还是弥漫发生于腹膜腔都使局部的复发率升高，这就提示为避免手术中肿瘤破裂应选择合适的切口以便于完整地切除肿瘤。另外，对于手术切除有困难或肿瘤中心有大片坏死者为避免术中肿瘤的破裂，术前放疗或化疗可能是更好的选择，事实上 SIOP 的结果已经证实术前化疗可以明显减少术中肿瘤的溢出和破裂。对于肿瘤巨大直接侵犯肝脏或腹膜后结构而无法手术者也根据 SIOP 的结果可以行术前化疗以争取手术切除的机会，当然对于通过临床发现和影像检查诊断仍有可疑者，可以在 B 超或 CT 导引下行经皮肿瘤穿刺，以便在术前取得组织学的证实。

SIOP 研究建议，尽管治疗前无组织学的证实，肾母细胞瘤患儿也可以行术前放疗或化疗，但这种方法有几个缺点，包括①不能明确原发肿瘤为恶性，可能使部分患儿无为地接受了化疗或放疗；②造成肿瘤组织学的变化；③造成分期信息的丢失；④对一些特殊的组织类型（如肾横纹肌样瘤）造成不恰当的治疗。根据 NWTS 和 SIOP 的研究，在肾切除术前考虑为肾母细胞瘤的患儿，经手术后病理证实仍有 7.6%～9.9% 的几率为良性或其他恶性肿瘤。但是以下情况是公认的术前治疗和延期手术的指征：患儿为孤立肾、双肾肿瘤、肿瘤发生在马蹄肾，需要尽量保留正常肾组织和肾功能；病变广泛累及周围重要脏器，估计手术难以切除；患儿一般情况差，暂时难以耐受手术；腔静脉内癌栓达肝静脉水平或以上。化疗和放疗均可以达到使肿瘤缩小的目的，一般应首选长春新碱和放线菌素 D 的联合化疗，无反应者再加用放疗。延期手术的患儿，无论肿瘤是否完全切除，术后均应按Ⅲ期进行化放疗。

复习在 NWTS-1、NWTS-2 和 NWTS-3 中治疗的患儿后发现，即使改变治疗的方案，对于在诊断时年龄小于 2 岁、肿瘤小于 550g 的预后很好的患儿而言并未改善预后，因此在 NWTS-5 中这些患儿仅仅接受手术治疗。

（三）放射治疗 肾母细胞瘤的患儿处于发育阶段，放疗在提高疗效的同时也不可避免地引起放疗的并发症，因此要严格掌握放疗的适应证。

1. 放疗的时机 手术后放疗的时机选择是很重要的，有几个研究证实如果延迟术后开始放疗的时间超过术后 10 天会使腹部复发的危险性增加，其中复发与延迟治疗时间有关的患儿多数为不良组织类型。在 NWTS-1 和 NWTS-2 中，如果放疗延迟 10 天或更长则预后差。在 NWTS-3 和 NWTS-4 中，在 1 226 例Ⅱ～Ⅳ期良好组织类型的患儿中分析发现，对于术后 0～9 天和至少术后 10 天开始放疗的两组患儿进行比较，结果发现两组在腹部复发率方面无差异。但在 NWTS-5 中建议：术后开始放疗的时间不要迟于术后第 9 天。早期放疗对切口愈合无明显影响。

2. 放疗的靶区 局部区域的放疗野只需包括瘤床，瘤床定义为病变肾脏和整个肿瘤所在的区域。肿瘤的靶区要通过仔细复习术中所见、静脉肾盂造影、超声、CT 以及 MRI 等后来确定。射野的上界放在肾脏上极的水平，若肿瘤位于肾的下极则另外外放 1cm 的安全界即可，射野的下界充分包括肿瘤的下界并外放 2cm。只有证实肿瘤有膈肌受侵时才将上界放在膈顶的水平。当右肾肾母细胞瘤有肝脏受侵时也需将肝脏原发受侵的区域包括在射野内。一般而言，靶区要包括整个椎体，既要考虑到包括对侧的腹主动脉旁淋巴链又要保护正常的肾脏。整个椎体接受相同剂量的照射后，椎体两侧的发育受到同样的抑制从而尽量避免脊柱侧凸的发生。射野的外侧界要包括腹壁。一般采用 4～6MV X 线，前后对穿野照射。

对于术前有腹腔内肿瘤破裂，术中肿瘤破裂并有广泛的肿瘤播散，广泛的腹腔肿瘤种植或巨大的腹腔内病变时照射野要包括整个腹腔。靶区要包括所有腹膜面，上界到膈肌水平，下界到盆腔（一般在闭孔的下缘），但要保护髋臼和股骨头。

全肺照射一定要充分包括双侧肺尖和肺的后下部分。射野一般上界到锁骨上区域，下界到腰 1 水平。双侧肩部应在射野之外。特别注意下界勿将未受累的肾脏包括在射野内。

有些临床情况需要同时进行全肺和腹部的照射，例如腹部间变性肾母细胞瘤合并有肺部转移，一些患儿可以采用一个大野照射，照射至 12Gy 后去掉全肺照射野然后继续腹部照射。通常肺部和腹部是分别照射的，但要注意上下射野之间的适当间隔，以避免肝脏受到过量的照射，也要注意正常肾脏受到不必要的照射。

3. 腹部病变的放疗剂量 早期的资料认为，为了控制腹部病变建议局部放疗的剂量是 24～30Gy。在 NWTS-1 和 NWTS-2 中，放疗剂量根据年龄进行调整，剂量范围是 18～40Gy，复习这些研究显示：在Ⅱ组和Ⅲ组良好组织类型中总的腹部失败率是 2%～4%，各剂量组之间无明显的剂量效应关系，在 18～20Gy、20～24Gy 和 24～40Gy 剂量组之间腹部复发的几率相同。

在 NWTS-3 中，术后Ⅲ期良好组织类型的患儿随机接受 10Gy 或 20Gy 的照射，结果显示：10Gy 组和 20Gy 组之间不论是总生存率还是无复发生存率均没有差异。在 NWTS-5 中建议的放疗剂量是 10.8Gy，对于残留病变较大，直径大于 3cm 的患儿剂量追加到 21.6Gy。SJCRH 对于Ⅲ期患儿术后放疗采用的剂量是 12Gy，结果对于Ⅲ期良好组织类型和Ⅳ期良好组织类型患儿 2 年的无病生存率分别为 88% 和 71%，在所有 52 个患儿中腹部失败只有 3 例。在最近 SIOP 的研究中，局部区域放疗只用于术前化疗和肾切除术后Ⅱ期存在高危因素以及Ⅲ期的患儿，给予瘤床的剂量是 14.4～25.2Gy，包括必要时肿瘤局部区域的补量治疗。

对于间变型肾母细胞瘤患儿综合治疗后即放疗联合阿霉素、放线菌素 D、长春新碱和环磷酰胺化疗后腹部复发率显著降低。但是间变型肾母细胞瘤患儿是否有放疗的剂量效应关系还不清楚。由于在低剂量照射后出现放疗野内复发，有些学者推荐使用年龄调整剂量：小于 12 个月 12～18Gy，13～18 个月 18～24Gy，19～30 个月 24～30Gy，31～40 个月 30～35Gy，41 个月以上 35～40Gy。这样做不是因为年龄与剂量效应有关而是更担心在年幼的患儿中出现治疗引起的毒性反应。

（四）化学治疗　肾母细胞瘤是最早被发现对化疗敏感的小儿恶性实体瘤，也是目前对综合治疗疗效最好的小儿恶性实体瘤。有效的化疗药物除了早期发现的放线菌素 D（ACTD）、长春新碱（VCR）、阿霉素（ADM）和环磷酰胺（CTX）外，近年还报道了一些新的药物，如卡铂、异环磷酰胺和依托泊苷等对肾母细胞瘤也非常有效。目前常用的化疗方案有，EE-4A 方案：ACTD + VCR，共 18 周；K-4A 方案：ACTD + VCR，共 60 周；DD - 4A 方案：ACTD + VCR，共 54 周；J 方案：ACTD + VCR + ADM + CTX，共 65 周。

十二、特殊类型肾母细胞瘤

（一）双侧肾母细胞瘤　V 期或双侧肾母细胞瘤的发生率是 4% ~8%。其 2、5 和 10 年生存率分别为 83%、73% 和 70%。多数是同时发现有双侧肾脏的病变。和双侧视网膜母细胞瘤一样，每侧肾脏的病变范围是不同的，往往是一侧是较大的肿瘤，而对侧是散在结节样病变。不良组织类型占 10%，部分患儿双侧的组织类型不一致（如一侧为不良组织类型，另一侧为良好组织类型）。不良组织类型、诊断时年龄较大以及期别晚均是重要的不良预后因素。

双侧肾母细胞瘤患儿可采用多种治疗手段，治疗的目的不仅包括治愈疾病，而且还要保留肾脏的功能。总的策略是交替进行化疗和手术，最终达到成功地切除肿瘤并能够保留肾脏的功能。

双侧肾母细胞瘤患儿放疗的指征是根治性手术后病理提示一侧或双侧病变属于Ⅲ期良好组织类型、Ⅱ ~ Ⅲ期间变型或Ⅰ ~ Ⅲ期透明细胞肉瘤和横纹肌样瘤，或者是经过术前化疗和一次或两次手术治疗后仍不能彻底切除肿瘤者。对于后者，术前只要给予低剂量放疗即 12 ~ 16Gy 就可以使肿瘤充分缩小到可以手术切除。

非同时发生的双侧肾母细胞瘤较同时发生的双侧肾母细胞瘤的预后差。有作者认为预后差可能是由于非同时发生的双侧肾母细胞瘤实际上是肿瘤的复发转移而不是两个独立的病变。

（二）转移性肾母细胞瘤　对于Ⅳ期肾母细胞瘤在诊断时就发现肺转移的患儿，NWTS 的常规治疗是首先行肾切除，然后是术后化疗，酌情腹部放疗以及全肺放疗。Ⅳ期肾母细胞瘤患儿腹部放疗的指征是腹部病变属于Ⅲ期良好组织类型、Ⅱ ~ Ⅲ期间变型或Ⅰ ~ Ⅲ期透明细胞肉瘤和横纹肌样瘤。对于诊断时即在胸片上发现有肺转移者行肺部放疗是标准治疗。尽管早期的报告显示 16 ~ 18Gy 的剂量水平有良好的局部控制率，但是在最近的报道中发现采用每次 1.5Gy，总剂量为 12Gy 的放疗剂量时，对于肺转移病变的局部控制率也很好。如果肺受照射的体积不大，也可以针对残留病变加量至 30Gy。在 NWTS-3 中，Ⅳ期肾母细胞瘤良好组织类型合并肺转移者的 4 年生存率是 80%，Ⅳ期不良组织类型的 4 年生存率是 55%。

在 SIOP 新的计划中，Ⅳ期肾母细胞瘤首先进行术前化疗然后进行肾切除术。全肺放疗适用于化疗后肺部肿瘤未达到完全缓解以及转移瘤切除不彻底的患儿。

那么全肺照射在Ⅳ期肾母细胞瘤患儿中是否必要呢？在一份英国儿童肿瘤组的研究中，Ⅳ期良好组织类型合并肺转移者如果化疗后肺转移灶完全消失则不做全肺放疗，39 个患儿中 35 个未进行全肺放疗，结果 6 年的无病生存率是 50%，总生存率是 65%。这个结果要比 NWTS 的结果差。在 SIOP 的研究中，36 例Ⅳ期良好组织类型肾母细胞瘤患儿首先接受了化疗，化疗后 36 个患儿中的 27 例肺部病变完全消失，6 个患儿通过手术切除了肺转移灶，只有 7 个患儿最终接受了全肺放疗，结果 5 年的无病生存率是 83%。可见对于Ⅳ期肾母细胞瘤肺转移者经过化疗后达完全缓解以及肺转移灶很小如 CT 检查是阳性而胸片检查是阴性者可以考虑不予全肺放疗，但这有待临床进一步去证实。

肝转移瘤也可以放疗，当病变广泛时可以首先全肝放疗，然后针对较大的病变局部补量照射，如果转移灶是局限性的，也可以采用局部照射。

十三、治疗的毒副作用

（一）畸形 在对幸存的肾母细胞瘤患儿的长期随访中发现，脊柱侧凸和肌肉骨骼异常的发生率在接受放疗组明显高于未接受放疗组。这是由于椎体或脊柱周围肌肉受到照射后引起的，对椎体或脊柱周围肌肉的不均匀和非对称性照射后即可引起畸形。Rate 等对 31 例在 1970～1984 年接受腹部放疗的肾母细胞瘤患儿追随他们后来骨骼的成熟情况。其中 10 例采用深部 X 线放疗，21 例采用兆伏级 X 线放疗，后者中最常见的畸形是肋骨发育不全（57%）和轻度的脊柱侧凸（48%）；而在前者中肋骨发育不全占 50%，轻度的脊柱侧凸占 40%，重度的脊柱侧凸占 40%，20% 患儿肢体长度不一。另外的报道发现在 24 例接受腹部放疗的患儿中 21 例（88%）出现不同程度的脊柱侧凸，其中多数患儿采用钴-60 治疗。

（二）妊娠情况 研究发现女性肾母细胞瘤患儿幸存者中，先兆临产、胎儿胎位不正、妊娠期缩短、出生时低体重的危险性与放疗的剂量直接相关，尤其在行腹盆腔大野放疗和高剂量放疗的患儿以上并发征发生的几率更高。

（三）治疗引起的第二恶性肿瘤 早期报道的肾母细胞瘤患儿治疗后 10 年累计发生第二恶性肿瘤的几率是 1%。近来更新的研究结果显示第二恶性肿瘤发生的几率明显增加，预期相对危险度为 8. 4。患儿接受阿霉素化疗同时采用高剂量放疗时相对危险性最高。

长期随访后发现在长期存活的肾母细胞瘤患儿中有发生急性髓细胞白血病的危险，这可能与使用烷化剂和腹部放疗有关。

（四）发育异常 腹部放疗不仅可以引起坐位时的身高缩短还可以引起站立位时的身高缩短。这种影响对于在放疗时年龄更小的患儿更大，放疗的剂量越高，则对身高的影响越大。这是由于胸、腰椎体受照射后引起的，也与椎体周围的肌肉系统受到不对称的照射有关。

十四、预后

肾母细胞瘤的预后受到诸多因素的影响，包括肿瘤的组织学类型、临床病理学分期、有无淋巴结和血行转移、发病年龄等。另外，治疗方案也是影响预后的非常重要的因素。NWTS-4 经过对治疗方案的进一步完善，使生存率也随之进一步提高，其中良好组织学类型的 4 年生存率Ⅰ期为 97. 3%，Ⅱ期为 95. 1%，Ⅲ期为 95. 2%，Ⅳ期为 81. 8%；不良组织学类型的 4 年生存率为 73. 0%；透明细胞肉瘤Ⅰ～Ⅳ期的 4 年生存率为 95. 8%，但横纹肌样瘤疗效仍很差，仅为 25% 左右。国内对肾母细胞瘤的治疗也有了很大的进步，尤其是对于良好组织类型与国外相近，但对于不良组织类型还有待进一步提高疗效，缩小与国外的差距。

（王维虎）

参 考 文 献

1. 高解春，钱抱平，阎杰，等. 小儿恶性实体肿瘤的发病与治疗现状. 中华小儿外科杂志，1999，20（6）：325.
2. Beckwith JB，Palmer NF. Histopathology and prognosis of Wilms tumors：results from the First National Wilms' Tumor Study. Cancer，1978，41：1937～1948.
3. D'Angio GJ，Evans AE，Breslow，et al. The treatment of Wilms' tumor：Results of the Second National Wilms' Tumor Study. Cancer，1981，47：2302～2311.
4. D'Angio GJ，Breslow N，Beckwith JB，et al. Treatment of Wilms' tumor：Results of the Third National Wilms' Tumor Study. Cancer，1989，64：349～360.
5. Hoglund M，Gisselsson D，Hansen GB，et al. Wilms tumors develop through two distinct karyotypic pathways. Cancer Genet Cytogenet，2004，150：9～15.
6. Steenman M，Redeker B，de Meulemeester M，et al. Comparative genomic hybridization analysis of Wilms tumors. Cyto-

genet Cell Genet , 1997, 77:296 ~ 303.

7. GetmanME, HousealTW, Miller GA, et al. Comparative genomic hybridization and its application to Wilms' tumorigenesis. Cytogenet Cell Genet , 1998, 82:284 ~ 290.

8. Grundy RG, Pritchard J, Scambler P, et al. Loss of heterozygosity on chromosome 16 in sporadic Wilms' tumour. Br J Cancer , 1998, 78:1181 ~ 1187.

9. Baird PN, Santos A, Groves N, et al. Constitutional mutations in the WT1 gene in patients with Denys – Drash syndrome. Hum Mol Genet, 1992, 1:301 ~ 305.

10. Brenner B, Wildhardt G, Schneider S, et al. RNA polymerase chain reaction detects different levels of four alternatively spliced WT1 transcripts in Wilms' tumors. Oncogene , 1992, 7:1431 ~ 1433.

11. Campbell CE, Huang A, Gurney AL, et al. Antisense transcripts and protein binding motifs within the Wilms tumour (WT1) locus. Oncogene, 1994, 9:583 ~ 595.

12. Kreidberg JA, Sariola H, Loring JM, et al. WT – 1 is required for early kidney development. Cell, 1993 , 74: 679 ~ 691.

13. Li W, Kessler P, Yeger H, et al A gene expression signature for relapse of primary Wilms tumors. Cancer Research, 2005, 65:2592 ~ 2601.

14. Green DM, Breslow NE, Beckwith JB, et al. Treatment outcomes in patients less than 2 years of age with small, stage Ⅰ, favorable – histology Wilms' tumors: A report from the National Wilms' Tumor Study. J Clin Oncol , 1993 , 11: 91 ~ 95.

15. Green DM, Breslow NE, Beckwith JB, et al. Treatment with nephrectomy only for small, stage I/favorable histology Wilms tumor. A report from the National Wilms Tumor Study Group. J Clin Oncol , 2001, 19:3719 ~ 3724.

16. Tournade MF, Com – Hougue C, Voute PA, et al. Results of the sixth International Society of Pediatric Oncology Wilms tumor trial and study: A risk – adapted therapeutic approach in Wilms tumor. J Clin Oncol , 1993 , 11:1014 ~ 1023.

17. Green DM, Evans I, Moksness J, et al. The treatment of children with stage Ⅳ Wilms tumor. A report from the National Wilms Tumor Study Group. Med Pediatr Oncol , 1996 , 26:147 ~ 152.

18. Mitchell C, Morris Jones P, Kelsey A, et al. The treatment of Wilms' tumour: Results of the United Kingdom Children's Cancer Study Group (UKCCSG) second Wilms' tumour study. Br J Cancer, 2000, 83:602 ~ 608.

19. Green D. The treatment of stages Ⅰ ~ Ⅳ favorable histology Wilms' tumor. Journal of Clinical Oncology, 2004 , 22: 1366 ~ 1372.

20. Tournade MF, Com – Hougue C, De Kraker J, et al. Optimal duration of preoperative therapy in unilateral and nonmetastatic Wilms' tumor in children older than 6 months: Results of the ninth International Society of Pediatric Oncology Wilms tumor trial and study. J Clin Oncol , 2001, 19:488 ~ 500.

21. Green D, Breslow N, Beckwith JB, et al. Comparison between single – dose and divided dose administration of dactinomycin and doxorubicin for patients with Wilms'tumor: A report from the National Wilms' Tumor Study Group. J Clin Oncol, 1998, 16:237 ~ 245.

22. Jereb B, Tournade MF, Lemerle J, et al. Lymph node invasion and prognosis in nephroblastoma. Cancer , 1980 , 45: 1632 ~ 1635.

23. Green DM, Beckwith JB, Breslow NE, et al. The treatment of children with stages Ⅱ ~ Ⅳ anaplastic Wilms' tumor: A report from the National Wilms' Tumor Study Group. J Clin Oncol , 1994, 12:2126 ~ 2131.

24. Pritchard J, Imeson J, Barnes J, et al. Results of the United Kingdom Children's Cancer Study Group First Wilms'Tumor Study. J Clin Oncol , 1995 , 13:124 ~ 133.

25. Godzinski J, Tournade MF, de Kraker J, et al. Rarity of surgical complications after postchemotherapy nephrectomy for nephroblastoma. Experience of the International Society of Paediatric Oncology Trial and Study "SIOP – 9". Eur J Pediatr Surg , 1997, 7:1 ~ 4.

26. Jereb B, Burgers MVJ, Tournade MF, et al. Radiotherapy in the SIOP (International Society of Pediatric Oncology) nephroblastoma studies: A review. Med Pediatr Oncol , 1994, 22:221 ~ 227.

27. Graf N, TournadeMF, de KrakerJ. The role of preoperative chemotherapy in the management of Wilms' tumor. The SIOP studies. International Society of Pediatric Oncology. Urol Clin North Am , 2000, 27:443 ~ 454.

28. Kalapurakal JA, Dome JS, Perlman EJ, et al. Management of Wilms' tumour: current practice and future goals. Lancet

Oncol, 2004, 5:37~46.

29. De Kraker J, Lemerle J, Voute PA, et al. Wilms' tumor with pulmonary metastases at diagnoses: The significance of primary chemotherapy. J Clin Oncol, 1990, 8:1187~1190.

30. Neglia JP, Friedman DL, Yasui Y, et al. Second malignant neoplasms in five - year survivors of childhood cancer: Childhood Cancer Survivor Study. J Natl Cancer Inst, 2001, 93:618~629.

31. Mertens AC, Yasui Y, Neglia JP, et al. Late mortality experience in five - year survivors of childhood and adolescent cancer: The Childhood Cancer Survivor Study. J Clin Oncol, 2001, 19:3163~3172.

32. Egeler RM, Wolff JE, Anderson RA, et al. Longterm complications and post - treatment follow - up of patients with Wilms' tumor. Semin Urol Oncol, 1999, 17:55~61.

第三章　视网膜母细胞瘤

一、一般情况

视网膜母细胞瘤是儿童最常见的眶内恶性肿瘤，属神经上皮源性肿瘤，可发在单眼或双眼的有核细胞层。该肿瘤的发生无种族，性别或左右眼差异。65% ~80% 的视网膜细胞瘤是单侧的。患儿一般在出生后不久到 7 岁的年龄中被诊断出来。发现时的平均年龄为 2 ~4 月，大多数在 3 岁以内被诊断。

二、遗传学和分子生物学特点

对视网膜母细胞瘤的遗传学和分子生物学特征的认识经历了一个很长的过程。1972 年 Knudson 等提出了一个简单的双突变模型来解释视网膜母细胞瘤发生，在此近 30 年后，他的这一理论得到认识和证实。该理论认为家族性的视网膜母细胞瘤患儿先有胚胎细胞突变的基因，在一个随机的体细胞突变事件后，视网膜母细胞瘤基因（Rb 基因）的双等位基因均发生改变，从而导致家族性视网膜细胞瘤的发生；而散发的视网膜细胞瘤患儿的双等位基因的突变是两个独立的体细胞突变事件导致双等位基因的突变所致。1986 年 Friend 等克隆出抑癌基因 RB1；随后，对 RB 基因的功能进行了广泛的研究，Rb 基因位于 13q14，RB 基因是抑癌基因，编码一个 928 个氨基酸的核蛋白，RB 蛋白的作用机制是转录调节因子，参与细胞周期调控，RB 蛋白与转录因子 E2F 结合形成复合物，下调许多促进细胞通过 G_1 期基因的表达，如：c-myc，c-myb 等，通过这个途径，RB 蛋白抑制细胞复制。RB 蛋白磷酸化后，E2F 离开 pRB 的结合部位，从而促进细胞分化。如果 RB 基因缺失，细胞分化就失去控制力量，导致肿瘤形成。

以前的儿童放射肿瘤学家接受的教育是视网膜母细胞瘤是常染色体显性遗传性疾病，约 80% ~90% 的外显率。现在证实这种说法是不正确的。视网膜母细胞瘤是一种常染色体隐性遗传病，只有在两个等位基因都发生突变（双击模型）时，肿瘤才会发生。事实上，在遗传性的单个等位基因缺失时，另一个等位基因的突变是很常见的，这就是导致先前认为视网膜母细胞瘤是显性遗传的原因。

视网膜母细胞瘤既可以从患病的双亲那里获得遗传性的，也可以是散发突变所致。尽管大多数视网膜母细胞瘤是散发病例，仍有约 25% ~40% 是家族遗传性的。遗传性的通常是多灶性的或多累及双眼，而且发病年龄通常比散发性的小。

在所有新发病例中，大约 10% 有家族史，患儿大多是双侧眼受累；其余 90% 没有家族史的患儿中，20% ~30% 是遗传性的，常累及双侧眼，其余 65% ~80% 累及单侧眼，如图 17 -3 -1 所示。

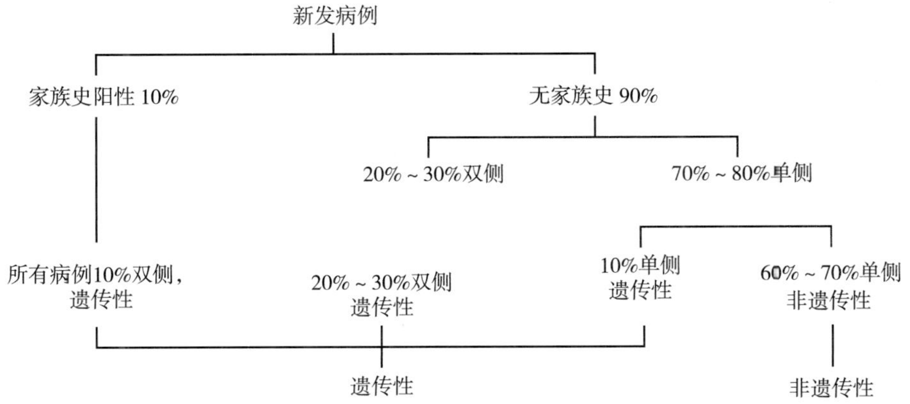

图 17 -3 -1　视网膜母细胞瘤病眼的分布及与遗传性的关系

（引自文献 12）

三、诊断

视网膜母细胞瘤最常见的症状为斜视和白瞳症（leukocoria），白瞳症俗称猫眼症，最常被发现的情况是在给儿童用闪光灯照像时，通常，采用闪光灯照像时，光线通过瞳孔和巩膜后反射回来的光线在相片上呈现红眼现象（现在的照像机都有防红眼的功能，就是这个道理）；而比较大的视网膜母细胞瘤，或者由于视网膜瘤造成视网膜脱离的情况下，反射回来的光线就会使照片上的瞳孔呈现白色，有这种情况的时候，应该引起注意。这种现象在眼科医师给有家族史的儿童或常规筛查时，通过手持眼底镜也可以发现。

肿瘤长大到一定程度会导致视网膜剥离，眼底出血，视力下降，突眼，斜视等体征和相关症状。

在体格检查时，眼底镜可以发现视网膜上隆起的白色、黄白色、或红白色肿块和扭曲的供血血管。肿瘤细胞还可以从大块肿瘤上脱落下来种植到眼球的玻璃体内。

视网膜图示和照片以及文字描述，在诊断和描述肿瘤是单发或是多灶性的以及它们的位置时是最常用的方式。

眼部超声对判断肿瘤位置和大小是非常有用的。用超声测定角膜到晶体后缘的距离，在照射野设计的时候非常有帮助。

眼部 CT/MRI 检测（包括头部）评价肿瘤是否有钙化，肿瘤侵犯范围，是否有颅内受侵，是否合并有松果体肿瘤等。

局限于眼眶的视网膜母细胞瘤出现脑脊液阳性和骨髓阳性的几率很低，一般无必要行脑脊液和骨髓穿刺检查。对于已经有颅内受侵，眶骨破坏，视神经受侵等的局部晚期患者易出现远地转移；或者已有远地转移的患者，行脑脊液和骨髓穿刺/骨扫描检查，以确定是否有受累。

四、大体形态评价

视网膜母细胞瘤有 4 种生长模式：

内生型，从视网膜向玻璃体生长，大肿瘤块突入玻璃体内。这种肿瘤易脆性很明显，通常从大肿块上脱落的肿瘤细胞会在玻璃体内形成卫星病灶，脱落的肿瘤细胞可以在玻璃体内形成局灶性结节，通常称之为玻璃体种植；也可以弥漫性受侵，有人称之为暴风雪效应。

外生型，肿瘤起源于视网膜的外层，在脱落的视网膜下方向脉络膜生长。被挤压的肿瘤可能种植在视网膜的色素上皮并且破坏和长入脉络膜层。

弥漫斑块型，与常见的大体形态类型不一样，在视网膜上弥漫和隐匿生长，不形成可以检查到的肿块，

混合型，内生和外生两种情形同时出现。

五、分期

分期应该满足两个要求，第一，反映预后，这是所有分期系统应该具备的。对视网膜母细胞瘤而言，一个非常重要的目标是，如何能够保留受累眼的视力，因此，第二个要求是，反映保留视力的可能性。

目前没有统一的 UICC/AJCC TNM 分期。应用最广的是 Algernon Reese 和 Robert Ellsworth 等提出的分期（表 17－3－1），这种分期虽然在反映预后方面不甚理想，但在决定是否能给予保守治疗以保存视力方面很有帮助。除此之外，还有两种分期系统试图反映预后及肿瘤侵犯范围，其中，St Jude 儿童研究医院（SJCRH）分类应用稍微广泛些（表 17－3－2）。

表 17-3-1　Reese-Ellsworth 分期系统

分期	定　义
Ⅰ期：预后非常好	
	A. 单个肿瘤，直径小于4个视盘直径，或者肿瘤位于赤道后方
	B. 多个肿瘤，所有肿瘤直径均小于4个视盘直径，均在赤道或赤道后方
Ⅱ期：预后好	
	A. 单个肿瘤，直径为4~10个视盘直径，在赤道上或赤道后方。
	B. 多发肿瘤，直径为4~10个视盘直径，在赤道上或赤道后方。
Ⅲ期：预后欠佳	
	A. 任何在赤道前方的肿瘤
	B. 单个肿瘤，直径大于10视盘直径，在赤道后方
Ⅳ期：预后不好	
	A. 多发肿瘤，部分直径大于10个视盘直径
	B. 任何超过视网膜齿状缘的肿瘤
Ⅴ期：预后极差	
	A. 侵犯超过一半视网膜的巨大肿瘤
	B. 玻璃体种植

表 17-3-2　St Jude 儿童研究医院分期系统

分期	定　义
Ⅰ期：肿瘤局限于眼球内	
	Ⅰa：视网膜肿瘤，单发或多发
	Ⅰb：肿瘤侵犯巩膜筛板
	Ⅰc：肿瘤侵犯葡萄膜层
Ⅱ期：肿瘤局限于眼眶	
	Ⅱa：眼眶肿瘤
	Ⅱa1：巩膜上有散在的肿瘤细胞
	Ⅱa2：眼眶受侵
	Ⅱb：视神经受侵
	Ⅱb1：肿瘤侵犯到视神经断端
	Ⅱb2：肿瘤侵犯视神经断端以远
Ⅲ期：颅内转移	
	Ⅲa：脑脊液阳性
	Ⅲb：中枢神经系统内有占位病变
Ⅳ期：血型转移	
	Ⅳa：骨髓受侵
	Ⅳb：颅面骨破坏，伴或不伴骨髓受侵
	Ⅳc：其他器官受侵

六、治疗

总的治疗原则：争取根治，保存视力。眼球摘除术只能用在已经失明的患眼，或者其他治疗手段无法保存视力的时候。尽最大努力保存尚有视力的眼是必需的，这一原则无论是对单眼受累还是双眼受累的患儿来讲都是应该遵守的。对于双眼受累的患儿，摘除病情严重的患眼也只能在这只眼已经失明的前提下才能做，如果双眼还能看见，就要尽力保存双眼的视力。

早在1809年，James Wardrop 等提出了视网膜母细胞瘤的诊断并将眼球摘除术作为其标准治疗手段，到了1900年左右，视网膜母细胞瘤对放射治疗敏感的特性被发现，Stallard 等人开始对放射治疗在视网膜母细胞瘤治疗中的作用进行了开创性的探索，放射治疗成为视网膜母细胞瘤治疗的主要手段。到了1990年，由于对放射治疗所导致的并发症尤其是第二原发癌的认识，人们开始探索化疗在视网膜母细胞瘤治疗中的作用，诱导化疗+局部治疗在视网膜母细胞瘤的治疗中取得了一定的进展，但仍然不能作为单一治疗手段。

（一）眼球摘除术　适应证：①已失明的单侧患眼；②已失明的双侧患眼；③双眼患病，一侧眼失明，可以摘除失明眼球；④单侧或双侧患病，合并有青光眼及虹膜炎并且视力丧失；⑤局部复发肿瘤，且不能被保守手段保存视力者。

（二）眶内容物剜除术　摘除眼球，眼外肌，眼睑，视神经和眶内脂肪组织。适应证：局部广泛浸润，肿瘤破坏眼球及周围组织，通常在眶内容物剜出术后给予放射治疗和全身化疗。

（三）局部治疗　视网膜母细胞瘤的局部治疗有4种手段：冷冻治疗，光凝固治疗，激光热疗，放射性敷贴治疗。

直到20世纪90年代，许多医师认为，视网膜母细胞瘤的局部治疗只有在患者有条件密切随诊、接受多次局部治疗并且在必要时能够接受外照射放疗时才能采用。因为在双眼受累的患儿中，平均有5个以上的小肿瘤病灶，而且这些病灶可以先后发生，可以在首次成功治疗先发病灶后数月之久出现。

目前这一看法有很大变化，随着全身化疗的应用，局部治疗手段也应用于多发病灶患者。

（四）体外放射治疗　当肿瘤是多灶性或者靠近黄斑或视神经且患眼尚有视力时，上述局部治疗手段就显得不合适了，眼球摘除术也不宜采用。在这种情况下，通常采用外照射或全身化疗 + 局部治疗手段。这种治疗手段对大肿瘤合并有玻璃体种植也合适。

1. 体位固定和麻醉　体位固定和麻醉对视网膜母细胞瘤患儿来讲非常重要，因为，大多数患儿的年龄小，难以在清醒状态下配合治疗。当用热塑膜固定时，应该在眼球处开窗，以便观察照射野是否正确。另外，氯胺酮麻醉可引起眼球水平震颤，如果晶体或角膜需要用挡块遮挡，要求眼球保持稳定时，不要采用氯胺酮麻醉。

2. 照射技术　常规技术条件下的外照射方案。常规照射技术采用一前和一侧野的照射方式，通过挡块保护角膜和晶体，采用电子线与光子线合用，通过治疗计划调整剂量比，使照射野获得较好的剂量分布。

现阶段应该尽量采用（调强）适形放射治疗或质子（重粒子）治疗比较符合现代放射治疗学的原则和技术水准。Krengkli 等针对不同部位的视网膜母细胞瘤，在质子治疗的条件下的射野设计，结果显示采用三维适形的质子照射技术，假定肿瘤在正后方，鼻侧，颞侧等不同部位，给予 GTV 46GyE，CTV 40GyE 的剂量。调整眼球位置（正视前方，向内看，向外看），所设计的治疗计划均能够给予 GTV，CTV 比较均一的剂量，并且能够很好的保护晶体，和眼眶骨的生长中心，从而避免发育畸形及放射诱导的第二原发肿瘤，眼球向内看，给予前斜野照射时能够更好的保护眶骨，只照射到一个骨生长中心，见图 17 – 3 – 2a，2b，2c，2d。

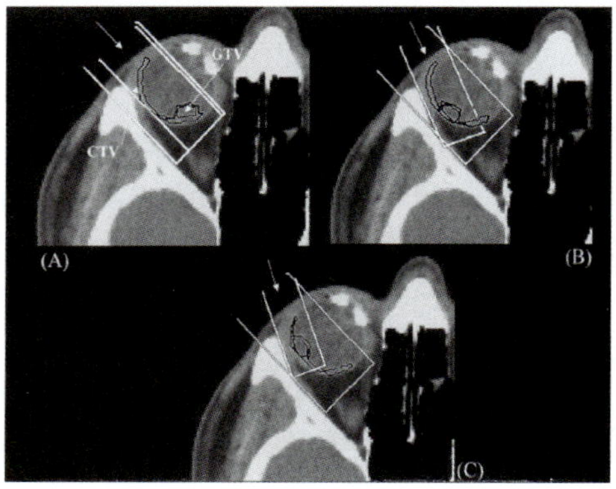

图 17 – 3 – 2a　肿瘤位置及 GTV，CTV 及前外侧射野示意图

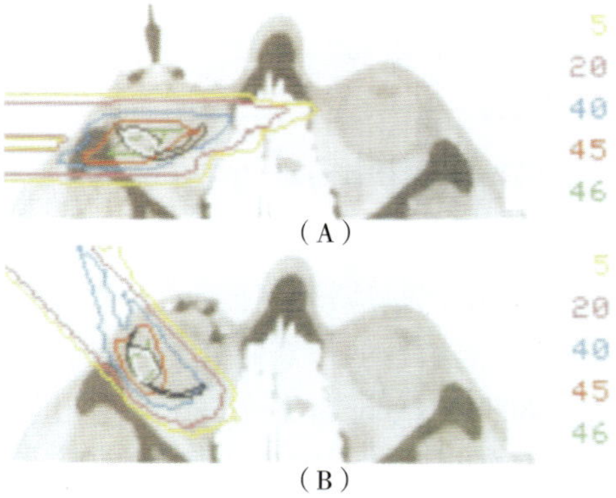

图 17 – 3 – 2b　颞侧肿瘤，眼球向内看，侧野与前外侧斜野剂量分布比较

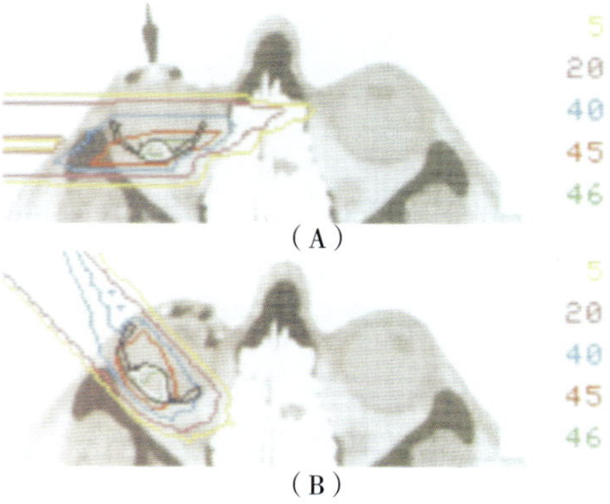

图 17 – 3 – 2c　球后肿瘤，眼球向内看，侧野与前外侧斜野剂量分布比较

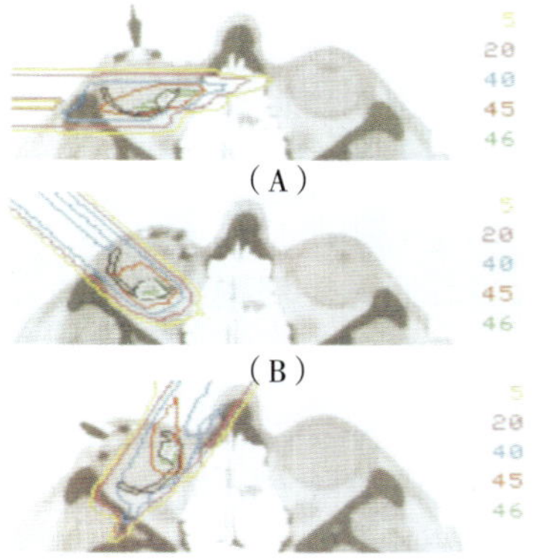

图 17 – 3 – 2d　鼻侧肿瘤，眼球向内和外看，侧野与前外侧斜和前内侧斜野剂量分布比较

Lee 等比较了三维适形，调强放射和质子放射治疗在视网膜母细胞瘤治疗中的剂量分布特点，结果显示质子放射治疗计划获得了最好的肿瘤靶区涵盖和眼眶骨保护，大于5Gy 照射的眶骨体积在质子治疗，三维适形，调强放射治疗条件下分别为 10%，25%，和 69%；三维适形条件下采用单侧野，前斜野挡晶体，前斜野不挡晶体时，大于5Gy 照射的眶骨体积分别为41% 51% 和65%。电子线照射野仅次于质子照射技术。

3. 照射范围　多数医师认为应该在考虑正常组织耐受性的情况下给予患眼整个视网膜原基和玻璃体一个均匀而且根治剂量的照射，因为亚临床病灶有可能存在在未成熟的视网膜内。有以下 5 点支持这一观点：①视网膜母细胞瘤患儿的整个视网膜细胞均具有发生肿瘤的潜在可能性；②肿瘤玻璃体种植时常发生；③视网膜母细胞瘤通常是多灶（中心）性的；④肿瘤可能沿视网膜下腔隙播散；⑤视网膜的发育分化进程是从后向前，从上向下发展的。

4. 剂量　文献中报道的剂量分割模式，剂量水平以及剂量 - 效应关系非常不一致。大多数作者认为应该采用常规分割模式，总剂量水平在 40 ~45Gy 左右，同时应该参考不同年龄患儿正常组织的耐受剂量，尤其是在采用常规照射技术时候。近年来，由于化疗的进展和应用，在化疗诱导后的巩固放疗时，总剂量要相对降低，有文献报道在这种情况下采用的总剂量 26Gy。如果肿瘤对诱导化疗无效，放射治疗的剂量应该在 40 ~45Gy。

（五）化疗在视网膜母细胞瘤治疗中的作用　化疗不能作为单一治疗手段用在局限于眼球的视网膜母细胞瘤的治疗。主要用于化疗加局部治疗；或者诱导化疗后，如果有效，降低巩固放疗的放射治疗剂量，以减轻放射治疗对视网膜，视神经，骨骼发育的影响。

常用的化疗方案为卡铂 + VP-16 + 长春新碱的方案。

（六）晚期损伤和效应　主要包括第二原发肿瘤，白内障，眼眶发育不良，面部发育畸形等。

1. 第二（非视器）原发肿瘤　遗传性视网膜母细胞瘤死于第二原发肿瘤的几率比非遗传性的高很多，相对危险度 3. 8。在长期存活的遗传性视网膜母细胞瘤患儿中，第二原发肿瘤的发生随时间延长而增加，平均潜伏期为 15 年。治疗后 10 年，发生率为 10%；治疗后 20 年，发生率 20%；治疗后 30 年，发生率 25%；治疗后 50 年，发生率为 51%。照射野内最常见的第二原发肿瘤是骨肉瘤，纤维肉瘤和其他梭形细胞肉瘤。照射野以外最常见的第二原发肿瘤为骨肉瘤，软组织肉瘤，黑色素瘤，甲状腺癌等。

2. 白内障　采用放射治疗导致白内障的发生率比较高，文献报道在 26% ~85% 之间。白内障可以通过手术摘除并且能纠正视力。

3. 眼眶和面骨发育畸形　由于受到放射治疗时，患儿处在生长发育过程中，眶骨和颅面骨的生长和发育受到影响，以致出现畸形如眼裂小，马鞍鼻等。

4. 视野缺损　在长期存活的患者中，会出现各种各样的视野缺损，这与肿瘤的位置，大小，治疗方式有关。

5. 泪腺萎缩和角膜炎

由于泪腺受到照射，许多患儿的泪腺分泌减少，导致眼干，进而容易发生角膜炎。由于眼干而发生角膜炎的几率文献报道从 10% ~28% 不等。

七、预后

Schlienger 等报道了 111 例视网膜母细胞瘤的疗效，总的 5、10、20、和 30 年生存率分别为 75%、70%、63% 和 55%。Abramson 等报道了 63 例 Reese - Ellsworth Ⅴb 期患者，首次治疗为外照射的患者情况，49. 2% 的患者肿瘤控制，41. 3% 肿瘤复发，12. 7% 出现新肿瘤，52. 4% 有视觉并发症。1 和 10 年视力保存率分别为 81. 4% 和 53. 4%。

容易出现远地转移的危险因素：视网膜母细胞瘤的治疗是现代医学成功的范例，诊断水平的提高（得益于间接眼底镜，眼球超声和眼部 CT/MRI 等技术的应用），以及早期发现，早期治疗使得远地转移的发生率下降到10%左右。从临床特征来看，葡萄膜，眼眶和视神经受侵是预示远地转移的最重要的因素，双侧以及诊断延误也是重要因素。Kopelman 等分析了 361 例接受眼球摘除术的视网膜母细胞瘤患者远地转移的情况，结果显示如表 17 - 3 - 3。遗传学研究提示遗传性视网膜母细胞瘤容易发生远地转移。

表 17 -3 -3 多因素逻辑回归分析提示远地转移的因素（361 例分析）

危险因素	多因素 Odds Ratio	*P*
侵犯葡萄膜	1. 8	>0. 05
巩膜	3. 9	<0. 05
眼眶	21. 6	<0. 01
视神经		
切除	3. 8	<0. 01
未切除	8. 7	<0. 01
白内障	2. 2	<0. 05
双侧	2. 9	<0. 01
诊断延误	2. 5	<0. 05

（易俊林）

参 考 文 献

1. Cowell JK, Hungerford J, Jay M, et al. Retinalblastoma - clinical and genetic aspects: A review. J R Soc Med, 1987, 81 : 220 ~ 223.
2. Finger PT, Harbour JW, Karcioglu ZA. Risk factors for metastasis in retinoblastoma. Surv Ophthalmol, 2002, 47 : 1 ~ 16.
3. Halperin EC, Kirkpatrick JP. Retinoblastoma. In: Halperin. EC. Constine LS, Tarbell NJ, et al. des pediatric radiootion onclogy. 4th edition. philadelphia: Lippincot Willians Wilkins, 2005, 135 ~ 177.
4. Knowles MA. Molecular genetics of bladder cancer: pathways of development and progression. Cancer Surv, 1998, 31 : 49 ~ 76.
5. Knudson AG. Hereditary cancer, oncogenes, and antioncogenes. Cancer Res, 1985, 45 : 1437 ~ 1443.
6. Knudson AG. Two genetic hits (more or less) to cancer. Nat Rev Cancer, 2001, 1 : 157 ~ 162.
7. Dryja TP, Friend S, Weinberg RA. Genetic sequences that predispose to retinoblastoma and osteosarcoma. Symp Fundam Cancer Res, 1986, 39 : 115 ~ 119.
8. Friend SH, Bernards R, Rogelj S, et al. A human DNA segment with properties of the gene that predisposes to retinoblastoma and osteosarcoma. Nature, 1986, 323 : 643 ~ 646.
9. Classon M, Harlow E. The retinoblastoma tumour suppressor in development and cancer. Nat Rev Cancer, 2002, 2 : 910 ~ 917.
10. Donaldson SS. Egbert PR, Lee WH. Retinoblastoma, In: Pizzo PA. Poplack DG (eds). Principle and practice of pediatric oncology. Philadelphia: JB Lippincott, 1993, 683 ~ 696.
11. Cavenee WK, Hansen MF, Nordenskjold M, et al. Genetic origin of mutations predisposing to retinoblastoma. Science, 1985, 228 : 501 ~ 503.
12. Brantley MA, Jr, Harbour JW. The molecular biology of retinoblastoma. Ocul Immunol Inflamm, 2001, 9 : 1 ~ 8.
13. Amendola BE, Markoe AM, Augsburger JJ, et al. Analysis of treatment results in 36 children with retinoblastoma treated by scleral plaque irradiation. Int J Radiat Oncol Biol Phys, 1989, 17 : 63 ~ 70.
14. Albert DM. Historic review of retinoblastoma. Ophthalmology, 1987, 94 : 654 ~ 662.

15. Stallard HB. Irradiation of retinoblastoma (glioma retinae). Lancet, 1952, 1:1046～1049.
16. Shields CL, Mashayekhi A, Cater J, et al. Chemoreduction for retinoblastoma. Analysis of tumor control and risks for recurrence in 457 tumors. Am J Ophthalmol, 2004, 138:329～337.
17. Gallie BL, Budning A, DeBoer G, et al. Chemotherapy with focal therapy can cure intraocular retinoblastoma without radiotherapy. Arch Ophthalmol, 1996, 114:1321～1328.
18. Harbour JW. What is the best treatment for retinoblastoma? Am J Ophthalmol, 2004, 138:471～473.
19. Kingston JE, Hungerford JL, Madreperla SA, et al. Results of combined chemotherapy and radiotherapy for advanced intraocular retinoblastoma. Arch Ophthalmol, 1996, 114:1339～1343.
20. Wilson MW, Haik BG, Liu T, et al. Effect on ocular survival of adding early intensive focal treatments to a two－drug chemotherapy regimen in patients with retinoblastoma. Am J Ophthalmol, 2005, 140:397～406.
21. Shields CL, Meadows AT, Leahey AM, et al. Continuing challenges in the management of retinoblastoma with chemotherapy. Retina, 2004, 24:849～862.
22. Krengli M, Hug EB, Adams JA, et al. Proton radiation therapy for retinoblastoma: comparison of various intraocular tumor locations and beam arrangements. Int J Radiat Oncol Biol Phys, 2005, 61:583～593.
23. Lee CT, Bilton SD, Famiglietti RM, et al. Treatment planning with protons for pediatric retinoblastoma, medulloblastoma, and pelvic sarcoma: how do protons compare with other conformal techniques? Int J Radiat Oncol Biol Phys, 2005, 63:362～372.
24. Gombos DS, Kelly A, Coen PG, et al. Retinoblastoma treated with primary chemotherapy alone: The significance of tumour size, location, and age. Br J Ophthalmol, 2002, 86:80～83.
25. Chantada GL, Fandino AC, Raslawski EC, et al. Experience with chemoreduction and focal therapy for intraocular retinoblastoma in a developing country. Pediatr Blood Cancer, 2005, 44:455～460.
26. Schiavetti A, Hadjistilianou T, Clerico A, et al. Conservative therapy in intraocular retinoblastoma: response/recurrence rate. J Pediatr Hematol Oncol, 2005, 27:3～6.
27. Aerts I, Pacquement H, Doz F, et al. Outcome of second malignancies after retinoblastoma: a retrospective analysis of 25 patients treated at the Institut Curie. Eur J Cancer, 2004, 40:1522～1529.
28. Abramson DH, Melson MR, Servodidio C. Visual fields in retinoblastoma survivors. Arch Ophthalmol, 2004, 122:1324～1330.
29. Schlienger P, Campana F, Vilcoq JR, et al. Nonocular second primary tumors after retinoblastoma: retrospective study of 111 patients treated by electron beam radiotherapy with or without TEM. Am J Clin Oncol, 2004, 27:411～419.
30. Abramson DH, Beaverson KL, Chang ST, et al. Outcome following initial external beam radiotherapy in patients with Reese－Ellsworth group Vb retinoblastoma. Arch Ophthalmol, 2004, 122:1316～1323.
31. Kopelman JE, McLean IW, Rosenberg SH. Multivariate analysis of risk factors for metastasis in retinoblastoma treated by enucleation. Ophthalmology, 1987, 94:371～377.

第四章 颅内生殖细胞肿瘤

一、一般情况

颅内生殖细胞肿瘤（intracranial germ cell carcinoma），是发生在颅内的，由类似个体发育的胚胎期细胞组成的一组恶性肿瘤。颅内生殖细胞肿瘤的肿瘤细胞成分包括胚细胞形成期的滋养母细胞；卵黄囊内胚层细胞；胚胎多能干细胞；胚胎分化细胞；原始生殖细胞等。通常分为生殖细胞瘤（germinoam）和非生殖细胞瘤的生殖细胞肿瘤（non－germinomatous germ cell tumor）两种类型。WHO将颅内生殖细胞肿瘤分为5个基本类型，生殖细胞瘤（germinoma），畸胎瘤（teratoma），绒癌（choriocarcinoma），卵黄囊/内胚窦肿瘤（yolk sac or endodermal sinus tumors），胚胎癌（embryonal carcinoma）和由上述各种肿瘤细胞混合而成的混合性生殖细胞肿瘤（mixed germ cell carcinoam）。

二、组织病理学特点

含有合胞滋养层巨细胞（STGC）的生殖细胞瘤具有人绒毛膜促性腺激素（β－HCG）分泌功能，β－HCG免疫组化染色阳性。畸胎瘤分为成熟型，未成熟型以及伴有恶性转化的畸胎瘤等3种类型。成熟型畸胎瘤含有3种分化好的生殖细胞层：内胚层，中胚层和外胚层。未成熟型畸胎瘤由类似胚胎组织的不完整分化的组织构成。伴有恶性转化的畸胎瘤指畸胎瘤含有不明确的恶性转化，如癌或肉瘤。后两种畸胎瘤有时甲胎蛋白（AFP）和癌胚抗原（CEA）染色阳性。卵黄囊/内胚窦瘤由原始上皮细胞组成，形成松散的编织网状结构或紧密的片状结构，特征性的诊断结构为PAS染色阳性的Schiller－Duval小体，以及细胞质和细胞外存在AFP免疫组化染色阳性的嗜伊红小滴。绒癌由两种特征性的细胞构成，合胞体滋养层细胞和细胞滋养层细胞组成双层结构，这些细胞的HCG免疫组化染色强阳性。胚胎癌含有原始上皮细胞构成的片状或不完整腺体结构，有时AFP或HCG染色阳性。混合型生殖细胞瘤的最常见的构成成分是生殖细胞瘤，其次是成熟或不成熟的畸胎瘤。

三、影像学表现

头部CT/MRI检查发现松果体区和鞍区占位病变为最常见的颅内生殖细胞肿瘤的影像学表现。生殖细胞瘤在CT平扫时表现为高密度或中等密度，增强扫描时呈均匀强化。MRI扫描时，T1权重像表现为等信号或稍低信号，T2权重像表现为等信号或高信号。成熟畸胎瘤在普通X线平片上表现为边界清楚的肿物，在CT上表现为混杂密度，经常由大的囊性变和钙化区域。不成熟的畸胎瘤和恶性畸胎瘤与成熟型畸胎瘤有类似的影像学表现，但是囊性变和钙化区域的几率比成熟畸胎瘤小。恶性畸胎瘤的边界较模糊，有时伴有病灶周围水肿。卵黄囊肿瘤的边界不规则，平扫CT表现为等密度或低密度的肿块，增强扫描为不均匀强化，有时伴有病灶周围水肿区。MRI对检测混合型生殖细胞瘤中的畸胎瘤成分非常有用，特别是脂肪成分。

区别松果体区生殖细胞瘤和松果体实质细胞肿瘤的影像学特点是，松果体生殖细胞肿瘤通常表现为肿瘤包绕着钙化的松果体，而松果体实质细胞瘤的钙化表现为分散在肿瘤组织中小钙化灶。

全中枢增强MRI检查有助于发现脑膜播散和中枢轴种植病灶，对决定治疗方案和设计照射野有帮助。

四、临床表现

颅内生殖细胞瘤的发生率报道不一，占颅内肿瘤的1% ~3%不等，男性多于女性，约为3∶1。发病高峰年龄为10 ~30岁。它可以发生在大脑的任何部位，最常见的部位是松果体区（50% ~60%）和鞍区（30% ~40%），有时候发生在基底结和下丘部位（3% ~5%）。可以单发，也可能多发，约有10%的肿瘤是多发的，如松果体区和鞍区同时发生或松果体区和脑室壁同时发生等等。来自MRI影像学和尸检的证据表明，鞍区生殖细胞肿瘤起源于垂体神经部（垂体后叶），它们沿下丘脑 - 垂体柄 - 垂体后叶生长，肿瘤生长到一定程度，压迫腺垂体（垂体前叶）导致垂体功能下降，导致生长激素，卵泡刺激素，促黄体生成素，以及垂体后叶素（升压素）等激素水平下降，同时可有泌乳素升高。

临床表现与梗阻性脑水肿，视通路受侵，肿瘤对其邻近结构和组织的压迫以及垂体功能受损所致的相关症状有关。主要表现为头痛，恶心和呕吐，嗜睡，复视，共济失调，偏瘫以及垂体功能受累等症状和体征。

颅内生殖细胞瘤脑脊液播散种植的几率文献报道为7% ~36%。Shibamoto等回顾性分析了42例颅内生殖细胞瘤脑脊液细胞学检查结果与临床特点的关系，42例患者中40例接受了放射治疗，2例只接受了化疗。42例患者中22例脑脊液细胞学阳性（52%），其中有8例在确诊颅内生殖细胞瘤时发现有经脑脊液途径播散的病灶（脑室内/脊髓），而在20例脑脊液细胞学阴性的患者中，没有1例有脑脊液途径播散表现。在以后的随访中，脑脊液细胞学阳性的患者中有4例出现脑脊液途径播散（其中有2例是仅接受化疗的患者），而脑脊液细胞学阴性患者中只有1例出现脑脊液途径播散。

五、诊断及诊断依据

1. 根据临床表现提示颅内病变可能。

2. CT/MRI检查提示松果体区/鞍区占位病变，结合影像学特点考虑颅内生殖细胞肿瘤可能性。

3. 血液及脑脊液肿瘤标志物　β - HCG，AFP，CEA等。

4. 鞍区肿瘤进行垂体功能检查　生长激素，卵泡刺激素，促黄体生成素，以及垂体后叶素，泌乳素等。

5. 脑脊液细胞学检查。

6. 如有可能，取得病理诊断，由于颅内生殖细胞瘤位置深在，一般难以手术切除和取得病理诊断，过去通常为临床诊断。现代微创神经外科技术和麻醉技术使得松果体区肿瘤的外科治疗取得了一定进步，获得病理诊断的机会增加。利用三维立体定向外科技术，可以使得松果体区肿瘤获得病理诊断的机会进一步提高。

六、治疗

（一）外科治疗　由于颅内生殖细胞瘤位置深在，一般难以手术切除。现代微创神经外科技术和麻醉技术使得松果体区肿瘤的外科治疗取得了一定进步。目前推荐的外科治疗手段为在从脑脊液肿瘤标志物和细胞学检查无法获得生殖细胞肿瘤的诊断时，通过外科途径获得组织病理学诊断，如果采用外科手段，由于单纯生殖细胞肿瘤对放射比较敏感，获得组织学诊断即可，无需追求全部切除肿瘤而增加手术难度和风险。对于非生殖细胞瘤的其他类型生殖细胞肿瘤，肿瘤切除非常必要，尤其是对那些放射抗拒的和外科能够治愈的肿瘤（如畸胎瘤，松果体实质细胞肿瘤）。

（二）放射治疗　由于颅内生殖细胞肿瘤的发生部位，以及神经外科技术条件的限制，试图活检或取得病理组织的手术带来的风险较大，放射治疗在颅内单纯生殖细胞肿瘤的治疗中占有重要位置，可以在没有病理诊断的情况下采用，肿瘤对放射治疗的敏感性和肿瘤标志物，影像学表现为诊断提供依据。可以采用诊断性放射治疗，尤其对松果体等深在部位的肿瘤，可以先设肿瘤局部小野照射

20Gy 后复查，如肿瘤消退或大部分消退，临床诊断生殖细胞瘤成立。非生殖细胞瘤的其他类型肿瘤应尽可能手术后给予术后放化疗。

1. 放射治疗技术　颅内生殖细胞瘤（germinoma）如果采用单纯放射治疗，全脑全脊髓预防照射 + 局部肿瘤区域推量照射为通常采用的照射技术。近年来对单纯放射治疗的照射范围和放疗与化疗联合应用时的照射范围存有一些争议，出现了一些新的趋势（图 17 - 4 - 1，后述），下面介绍目前常用的全脑全脊髓照射 + 肿瘤局部推量照射的技术。全脑全脊髓照射可以采用常规照射技术，参见本书第十七篇第五章髓母细胞瘤全脑全脊髓照射技术。也可以采用三维适形放射治疗技术。简要步骤如下：

（1）在普通模拟机下确定体位，通常采用俯卧位，用真空袋固定，头垫船形枕，调整下颌和额部的位置，使外眦外耳孔连线垂直治疗床面，模拟机下摆正体中线，并在后背皮肤作出标记。面罩固定头部，同时在体部与真空袋的相应位置作出定位和摆位标记。

（2）CT 模拟机按治疗体位扫描全脑全脊髓，层厚 3 ~ 5mm。数据传输到计划系统工作站。

（3）靶区勾画和确认。

（4）处方计量确定。

（5）治疗计划设计和评估确认。

（6）治疗计划验证和实施。

2. 靶区确定

（1）全脑全脊髓预防照射靶区，CT 模拟获得的影像上勾画整个全脑和全脊髓范围包括蛛网膜下腔（CTV2），注意不要遗漏前颅窝底（筛板区）。CTV2 外放 0.5cm 形成 PTV2。

（2）肿瘤推量照射区，治疗前大体肿瘤区外放 1.5 ~ 2.0cm 为 CTV1 或者全脑室为 CTV1，CTV1 外放 0.5cm 形成 PTV1。

3. 照射剂量　全脑全脊髓照射预防照射通常给予全脑 30 ~ 36Gy，全脊髓 24 ~ 30Gy。根据患者年龄大小给予适当调整，小于 6 岁儿童给予 18 ~ 24Gy 或者合并使用化疗（后述）。

肿瘤推量区剂量在 50 ~ 54Gy 左右，根据肿瘤对放射治疗的反应以及可能获得的肿瘤为非单纯生殖细胞的证据，可以适当提高照射剂量到 60Gy。

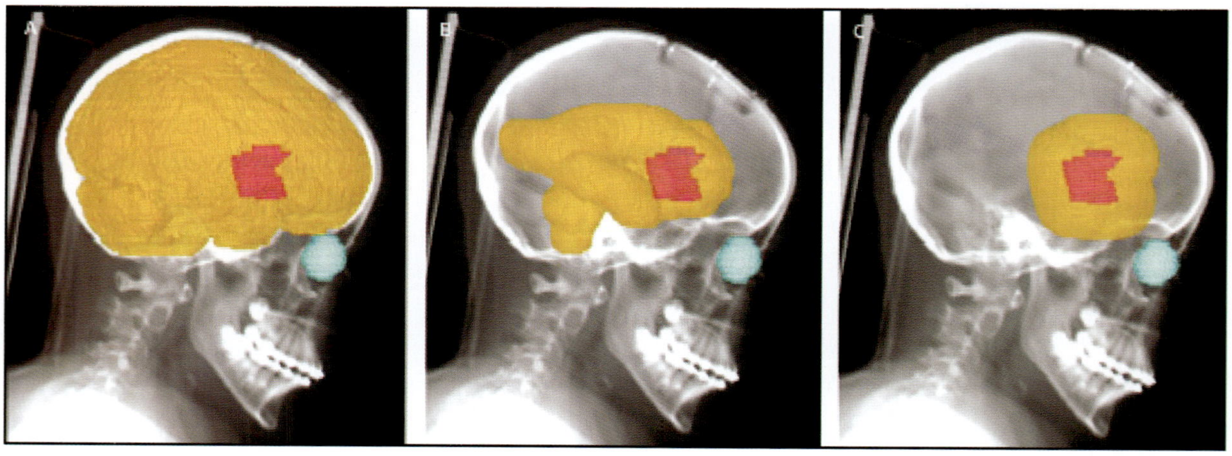

图 17 - 4 - 1　Rogers 等描述的全脑照射，全脑室照射和局部照射时靶区示意图

中国医学科学院肿瘤医院对颅内多灶生殖细胞瘤给予全脑全脊髓三维适形放射治疗，图 17 - 4 - 2 为靶区勾画代表性层面。

4. 颅内生殖细胞瘤单纯放射治疗的疗效　放射治疗在颅内生殖细胞瘤的治疗中取得了非常满意的疗效，5 和 10 年生存率达到 90% 以上，见表 17 - 4 - 1。

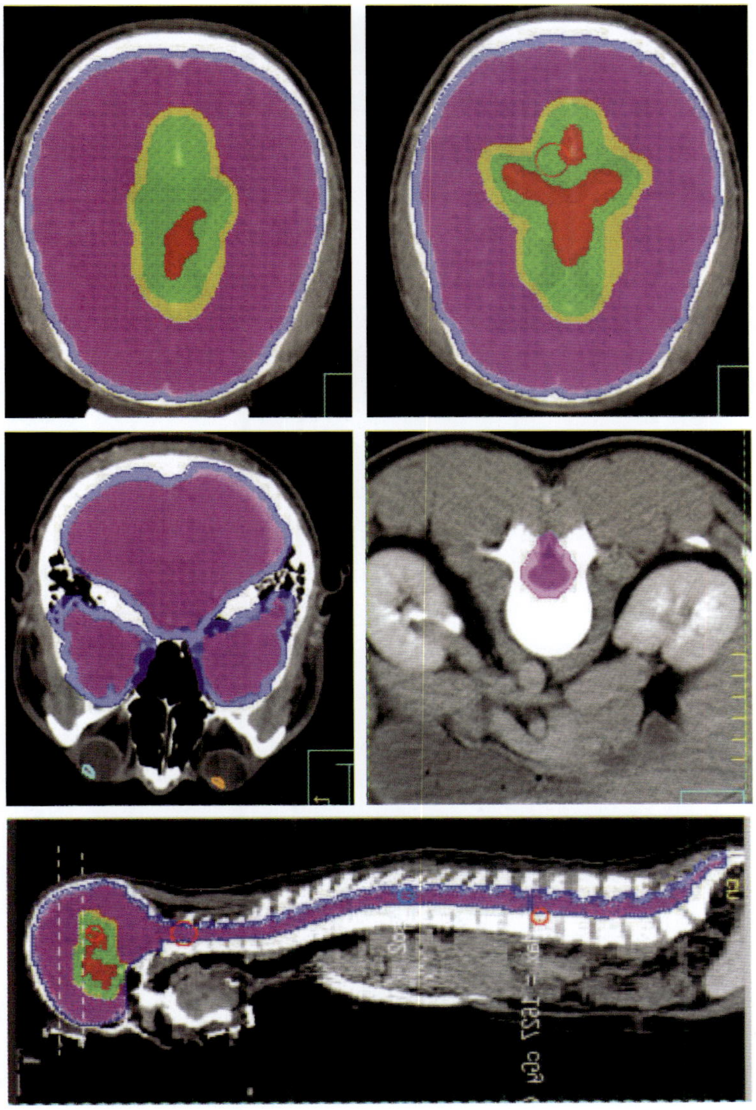

图 17-4-2 全脑全脊髓照射靶区示意图
红色区域 GTV；绿色区域 CTV1（肿瘤外放 2.0cm，包括全脑室）；黄色区域 PTV1；紫色区域 CTV2（全脑全脊髓）；蓝色区域 PTV2。

表 17-4-1 颅内生殖细胞瘤单纯放射治疗疗效

作者	文献年代	病例数	总生存率（%）	无瘤生存率（%）
Wolden	1995	24	100（5 年）	91（5 年）
Huh	1996	32	96.9（5 年） 96.9（10 年）	
Shirato	1997	18 有病理 33 无病理		100 有病理 96 无病理 10 年（DSS）
Matsutani	1997	63	92.7（10 年） 80.6（20 年）	
Aoyama	1998	41	91（5 年） 87（10 年）	94（5 年 DSS） 90（10 年 DSS）
Jaing	2002	27（<17 岁）	92.6（5 年）	92.6（5 年）
Maity	2004	39	100	100
Ogawa	2004	126	90（10 年）	95（10 年 DSS）
Shikama	2005	180，55 例合并有化疗	91（8 年）	89（8 年）

本表引自文献 1、8、12~18。

5. 全中枢轴照射是否必要 全脑全脊髓照射以往是颅内生殖细胞瘤通常采用的技术，主张全脑全脊髓照射的作者从治疗的疗效看，认为该技术非常成功，5年生存率已达到90%以上。Haddock 等分析了 Mayo Clinic 中心 1935～1993 年收治的 48 例病理证实的颅内生殖细胞瘤的失败模式和疗效，2/3 的患者是 1973 年以后治疗的。12 例接受全中枢照射，11 例 接受全脑照射，24 例接受部分脑照射。原发肿瘤中位剂量 44Gy，中位随访 5.5 年，5 年和 10 年总生存率为 80%，1973 年以后（CT 引入临床后）的患者 5 年，10 年生存率为 91%，而 1973 年以前收治的患者为 63%。在 1973 年以后收治 31 例有确切照射范围的患者中，11 例部分脑照射者 5 年脊髓失败率 49%，而接受全脑和全中枢照射的患者中没有脊髓失败者。接受部分脑照射者的脑实质失败率也高于全脑和全中枢照射的患者（45% vs 6%，$P=0.01$），照射剂量低于 40Gy 者与高于 40Gy 者相比，5 年脑实质失败分别为 52% 和 11%，$P=0.002$。作者的结论认为有病理证实的颅内生殖细胞瘤单纯放射治疗的疗效很好，照射范围应该包括全脑或全中枢，原发灶照射剂量应该高于 40Gy。

Bamberg 等报告了一项多中心前瞻性研究—MAKEI 83/86 /89，该研究的目的是探索降低照射剂量在颅内生殖细胞瘤治疗中的疗效。1983～1993 年，60 例病理和细胞学证实的生殖细胞瘤进入研究，照射范围为全中枢预防和局部推量。在 MAKEI 83/86 研究中（11 例）全中枢预防 36Gy，肿瘤局部推量 14Gy；在 MAKEI 89 研究中（49 例）全中枢预防 30Gy，肿瘤局部推量 15Gy。结果显示所有的患者均达到完全缓解。5 年无复发生存率为 91.0% +/ -3.9%，5 年总生存率为 93.7% +/ -3.6%。5 例患者出现复发，1 例在脊髓，4 例在中枢神经系统以外的部位。作者认为全中枢照射 30Gy，原发灶 45Gy 能够取得良好疗效。

由于颅内生殖细胞瘤一部分发生在儿童和青少年，全脑全脊髓照射对儿童和青少年的生长和发育带来影响；肿瘤对放射治疗敏感，而且随着影像诊断技术的进步，我们能够较早发现小的转移灶，关于颅内生殖细胞肿瘤脑脊液播散率也随时间的变迁而下降，尽管关于局限性的颅内生殖细胞瘤在没有接受全中枢预防照射作为一线治疗时，这些患者的自然病程知之甚少，Brada 等就这一问题复习了 1988 年以前发表的文献，共收集到了 202 例局限性患者，其中有 143 例为接受脊髓预防照射，18 例（13%）记录到了单个的脊髓复发，发表于 1980 年以前的文献中共有 70 例患者，脊髓复发率 21%，而 1980 年以后发表的文献中的 73 例患者只有 3 例复发（4%）。接受全脑照射加肿瘤局部推量照射的患者的总复发率为 4%，与接受全中枢预防照射的患者的失败率（5%）相似。Rogers 等复习了在现代诊断，手术，放射治疗技术和条件下，不同照射范围的失败模式。作者收集了 1988 年以后发表的文献，共有 788 例患者满足研究要求。343 例患者接受了全中枢预防照射，除 1 例患者以外，全部获得原发肿瘤控制，4 例（1.2%）患者出现脊髓复发，全中枢照射组总共有 13 例（3.8%）复发，超过一半发生在中枢轴以外；278 例患者接受全脑或/全脑室照射 + 局部推量照射技术，局部控制率 97.5%，孤立的脊髓复发率为 2.9%，与接受全中枢预防照射的患者没有差异，这部分患者总的复发率为 7.6%；133 例患者仅接受局部照射，局部复发率 6.8%，孤立的脊髓复发率为 11.3%，是全脑/全脑室照射患者的 4 倍，总的复发率为 23.3%。作者认为全脑照射或/全脑室照射 + 局部肿瘤推量照射技术对局限性的颅内生殖细胞瘤是比较合适的。

加利福尼亚大学和斯坦福大学在松果体区生殖细胞瘤的治疗上有所区别，前者采用全脑室照射，后者通常采用全中枢照射加局部推量技术，Haas-Kogan 等分析了两所医院治疗的 93 例患者中，5 年生存率和无进展生存率分别为 93% 和 88%，两种照射范围在总生存和失败模式上没有差异。作者认为对于局灶性的单纯生殖细胞瘤而言，全中枢轴照射并无优势，采用单纯放射治疗时，推荐的照射技术为全脑室照射 + 原发肿瘤推量到 45～50Gy。目前，马塞诸塞州综合医院所采用的方式为全脑或全脑室 25.5Gy（1.5Gy/d），局部推量方式为立体定向放射治疗，总剂量推倒 45～50Gy。

Shirato 等根据 51 例颅内单纯生殖细胞肿瘤的放射治疗情况和疗效得出结论：对于有病理证实的松果体区单纯生殖细胞肿瘤，在三维适形放射治疗条件下，照射范围包括全脑室，给予总剂量 DT40Gy 是合理的。

Tseng 等分析了 1990～1999 年收治的 30 例接受单纯放射治疗的患者，中位年龄 16 岁。照射范围包括全中枢的10例，全脑8例，肿瘤局部12例。全中枢的中位剂量为30.6Gy，脑部肿瘤剂量为50.4Gy。有9例患者接受了化疗。30例患者中，7例失败。12例接受部分脑照射的有5例复发，是否接受化疗对这组患者的失败没有影响。接受全脑或全中枢照射的只有2例失败。作者认为，部分脑照射失败率高，全脑照射加局部推量照射可获得良好的肿瘤控制率。

Shikama等收集了6个研究单位从1980～2001年收治的180例颅内生殖细胞瘤，分析了脊髓照射对治疗结果的影响。单发肿瘤129例，多发肿瘤51例，114例患者接受了局部＋全脑或全脑照射，66例患者接受了全中枢照射，55例患者接受了化疗。全组8年总生存率和无瘤生存率分别为91%和89%，原发灶，颅内，脊髓的8年复发率分别为1%，6%和6%。多因素回归分析表明脊髓照射对无瘤生存率的贡献很小。

目前的趋势是，对于病理证实的单发颅内单纯生殖细胞瘤，全脑或脑室照射（30～36Gy）＋局部肿瘤推量照射（14～20Gy）是合适的选择。

（三）化疗

尽管颅内生殖细胞瘤的放射治疗取得了比较好的疗效，由于发病年龄偏小，有一部分发生在儿童和青少年，放射治疗的副作用如生长发育和对垂体内分泌轴的影响，得到较多关注，化疗在颅内生殖细胞瘤的治疗中的作用有比较多的探索，报道了多种有效的药物，包括顺铂，卡铂，博来霉素，环磷酰胺等，联合用药通常为顺铂和VP-16。Kellie等报道了20例颅内生殖细胞瘤以化疗为主的方案的治疗结果，化疗方案为顺铂/VP-16/环磷酰胺/博莱霉素与卡铂/VP-16/博莱霉素交替使用，部分PR患者接受放射治疗作为挽救治疗。在17例可以评价疗效的病例中，16例有效，有效率为94%，5年生存率为75%，无瘤生存率36%。该研究认为化疗为主的治疗有效，但远期疗效差，并且治疗相关的副作用大。目前多数作者认为单纯化疗不能作为颅内生殖细胞肿瘤的标准治疗手段。

（四）放化疗综合治疗时照射野和剂量的研究　Silvani等报道了18例颅内生殖细胞瘤接受诱导化疗（顺铂/长春花碱－博莱霉素）3～4周期，对于孤立的生殖细胞瘤照射范围为大体肿瘤，5例多灶性的生殖细胞瘤的照射范围为全脑室照射，单个播散性生殖细胞瘤的照射范围为全中枢照射，照射剂量为30Gy。中位随访55月，18例患者均无瘤生存。

Shirato等分析了27例颅内生殖细胞瘤在手术和化疗后，放射治疗时照射野的边界对局部控制的影响。CTV的范围是大体肿瘤在二维方向上外放2.0cm，90%等剂量曲线包括CTV，处方剂量24Gy，多灶性肿瘤采用全脑室照射，播散性肿瘤采用全中枢照射。18例单发肿瘤，实际测量后CTV外放边界≤1.5cm的患者中有6例复发，9例接受全脑和全中枢照射者无复发。作者认为诱导化疗后的患者，最小的照射范围应该是全脑室照射。

北京天坛医院报告39例放疗和化疗综合治疗颅内生殖细胞瘤的结果，24例位于松果体区，4例位于鞍上区，11例为多灶性（8例位于松果体区和鞍上区，3例位于松果体区和脑室系统内）化疗方案为2周期的长春新碱/甲氨蝶呤/博莱霉素/顺铂，化疗后1～2月接受放射治疗，照射范围为肿瘤局部照射，剂量为25～35Gy。在随访过程中，只有2例复发。

Aoyama等报道了诱导化疗＋低剂量累及野照射的结果，33例病理证实的颅内生殖细胞瘤，其中16例为单纯生殖细胞瘤，11例合并有HCG分泌功能，还有6例为混合细胞性。单发的单纯生殖细胞瘤的化疗方案为顺铂＋VP-16，其他类型肿瘤的化疗方案为异环磷酰胺＋顺铂＋VP-16。放射治疗剂量为单纯生殖细胞瘤24Gy，其他类型肿瘤40～45Gy。照射野为局部累及野，对于含有高度恶性成分的生殖细胞肿瘤照射野为全中枢照射。全组5年总生存率，无复发生存率分别为93%和69%，单纯生殖细胞瘤组5年总生存率，无复发生存率分别为100%和86%，合并有HCG升高的患者5年总生存率，无复发生存率分别75%，和44%，作者认为对单纯生殖细胞瘤而言，诱导化疗后，采用局部累及野给予原发肿瘤24Gy/12次的方案能够取得很好的疗效。Kitamura等也有类似的报道。

七、HCG阳性与预后的关系

含有合胞滋养层巨细胞成分的颅内生殖细胞瘤（germinoma with STGC）具有β-HCG分泌功能，

它的预后比单纯生殖细胞肿瘤差，这方面报道不少，见表 17－4－2。Inamura 等比较了脑脊液 HCG 阳性和血清 HCG 阳性时，在同样治疗条件下复发率是否有差别，7 例血清 HCG 阳性和 5 例只有脑脊液阳性的患者的复发率相似，应该给予比单纯生殖细胞瘤更强烈的治疗。而 Utsuki 等报道的 30 例患者中，单纯颅内生殖细胞瘤 13 例（第一组），颅内生殖细胞瘤合并血清 HCG/β－HCG 阳性 13 例（第二组），合并脑脊液 HCG/β－HCG 阳性 6 例（第三组）。第一组和第 3 组 10 年生存率相同为 100%，而第二组只有 69.2%，无复发生存率三组分别为 92.3%，69.2%，83.3%。第二组的肿瘤复发率为 30.8%，明显高于其他两组，提示血清 HCG/β－HCG 阳性患者预后差。

Nishizaki 等比较了合并有分泌肿瘤标志物功能的生殖细胞瘤脑脊液播散的情况，19 例患者分为 3 组，第一组，AFP 和 HCG 阴性组，第二组，AFP 和 HCG 轻微升高组（小于 10 倍），第三组，AFP 和 HCG 显著升高组（大于 10 倍）。第一组没有中枢轴的播散，第二组有 4 例肿瘤全部或部分切除者，没有中枢轴播散和肿瘤复发，另外 4 例只接受了放化疗（2 例）和部分切除的（2 例）均出现中枢轴播散。而且第二组大多数患者在初程治疗后 10 月内出现中枢轴播散。第三组，在诊断时就有中枢轴播散。

也有作者认为在根治性放射治疗条件下两者的预后没有差别，可能与病例数和治疗技术有关。Shibamoto 等报道 44 例患者中，20 例有 HCG 水平升高，全组有 29 例接受全中枢轴照射，单纯生殖细胞瘤患者原发灶剂量为 46.4Gy，合并有 HCG 水平升高的原发灶剂量为 47.5Gy。

总体看来，颅内生殖细胞肿瘤合并有血清 HCG 水平升高者，预后比单纯生殖细胞瘤差，局部和中枢轴复发率高，需要比单纯颅内生殖细胞瘤更为有效的治疗，如照射范围和剂量应该比没有 HCG 水平升高者大，在合适的照射技术和剂量条件下，仍然可以获得较好的疗效。

表 17－4－2　血清 HCG 阳性与预后的关系

作者	病例数	β-HCG 阳性		β-HCG 阴性	
		OS（%）	DFS（%）	OS（%）	DFS（%）
Aoyama	27	75	44	100	86
Utsuki	32	血清 69.2	69.2	100	92.3
		脑脊液 100	83.3		
Shin	31	100	100	96	96
Shibamoto	44	100	100	89	89

本表引自文献 29、31、34、35。

八、非生殖细胞瘤的生殖细胞肿瘤

颅内生殖细胞肿瘤除生殖细胞瘤外，另外一类为非生殖细胞瘤的生殖细胞肿瘤（non－germinomatous germ cell tumor），包括 WHO 分型中除生殖细胞瘤以外的其他类型肿瘤，如畸胎瘤，绒癌，卵黄囊/内胚窦肿瘤，胚胎癌和由上述各种肿瘤细胞混合而成的混合性生殖细胞肿瘤。除成熟畸胎瘤预后较好外，其他肿瘤对手术和放射治疗等常规治疗手段的抗拒。Jennings 等报道的 216 例颅内生殖细胞肿瘤中，大部分非生殖细胞瘤的生殖细胞肿瘤存活不超过 3 年。Matsukado 等分析日本颅内生殖细胞肿瘤研究组的结果显示中位生存期为 18 月，45% 的患者有脑脊液系统播散。颅内非生殖细胞瘤的生殖细胞肿瘤需要更为有效的治疗，术后放化疗综合治疗已经成为常用治疗手段。第一个日本研究结果显示，采用顺铂＋长春花碱＋博莱霉素（PVB）化疗方案，取得了 2 年生存率为 67.6% 的效果，比单纯放射治疗的 46.5% 有较大提高。另外，颅内非生殖细胞瘤的生殖细胞肿瘤需要的照射剂量比单纯生殖细胞瘤的剂量高，根据术后残存情况，应该给予 55～60Gy。

九、正在进行的临床研究

由于颅内生殖细胞瘤的发病率低，几乎没有大样本的多中心的随机分组研究，上述绝大多数数据均为回顾性分析的结果。尽管放射治疗在颅内生殖细胞瘤的治疗中取得了很好的疗效，远期副作用仍有争议。另外，其他非生殖细胞瘤的生殖细胞肿瘤采用常规治疗手段预后差，很少患者存活超过 3 年。目前，有几个Ⅱ期和Ⅲ期的临床研究正在就放化疗综合治疗的疗效进行研究，对生殖细胞瘤而言，其目的是减少照射范围和降低照射剂量，对非生殖细胞瘤的生殖细胞肿瘤而言，其目的是提高生存率。

（一）日本儿童脑肿瘤研究组Ⅱ期临床研究　治疗原则：先手术减瘤并获得病理诊断。术后给予化疗和放疗的序贯治疗。化疗方案：方案一，卡铂 450mg/m^2，第 1 天，VP-16 150 mg/m^2，第 1～3 天。方案二，异环磷酰胺（900 mg/m^2）+顺铂（20 mg/m^2）+VP-16（60 mg/m^2）第 1～5 天，4 周为一个周期，诱导化疗 3 周期。生殖细胞瘤患者接受第一化疗方案，放射治疗为局部扩大野（2000 年后修改为照射野包括原发肿瘤和松果体区，鞍区，侧脑室和第三脑室），放射剂量 24Gy。预后中等的（含有绒毛膜促性腺激素成分的生殖细胞肿瘤，不成熟畸胎瘤，畸胎瘤合并有恶性转化，主要由生殖细胞瘤或畸胎瘤成分构成的混合肿瘤）者，接受第一化疗方案，放射治疗为局部扩大野 30Gy，肿瘤原发灶推量 20Gy。放射治疗后每 3～4 月接受一程化疗，总共 5 个疗程。预后差的患者（绒癌，卵黄囊肿瘤，胚胎癌，其他混合型生殖细胞肿瘤）接受第二化疗方案，放射治疗为全脑全脊髓 30Gy 照射，局部扩大野推量 30Gy。放射治疗后每 3～4 个月接受一程第二方案化疗，总共 5 个疗程。

（二）儿童肿瘤组（The Children's Oncology Group，COG）开展了一项Ⅲ期临床研究，对于局灶性生殖细胞瘤，单纯放射治疗（全脑室 24Gy + 累积野 21Gy）与诱导化疗 + 放射治疗比较。诱导化疗方案为卡铂/VP-16 2 周期 + 环磷酰胺/顺铂 2 周期，放射治疗方案根据诱导化疗的疗效决定，完全缓解者，累及野 24Gy。

对于播散性生殖细胞瘤，单纯放射治疗（放射治疗为全中枢 24Gy + 累及野 21Gy）与诱导化疗 + 放射治疗（全中枢 21Gy + 累及野 9Gy）比较。

十、预后分类

根据收集到的颅内生殖细胞肿瘤的治疗结果，颅内生殖细胞肿瘤的预后可以分为 3 类，见表 17－4－3。

表 17－4－3　颅内生殖细胞肿瘤的预后分类

分组	肿瘤类型
预后良好组	
	单纯生殖细胞瘤
	成熟畸胎瘤
预后中等组	
	生殖细胞瘤含有合胞滋养层巨细胞
	未成熟畸胎瘤
	畸胎瘤合并有恶性转化
	主要由生殖细胞瘤和畸胎瘤构成的混合型肿瘤
预后不良组	
	绒癌
	卵黄囊肿瘤
	胚胎癌
	主要由绒癌，卵黄囊肿瘤，胚胎癌组成的混合型肿瘤

（易俊林）

参 考 文 献

1. Matsutani M, Sano K, Takakura K, et al. Primary intracranial germ cell tumors: a clinical analysis of 153 histologically verified cases. J Neurosurg, 1997, 86:446~455.

2. Glenn OA, Barkovich AJ. Intracranial germ cell tumors: a comprehensive review of proposed embryologic derivation. Pediatr Neurosurg, 1996, 24:242~251.

3. Matsutani M. Clinical management of primary central nervous system germ cell tumors. Semin Oncol, 2004, 31: 676~683.

4. The Committee of Brain Tumor Registry of Japan. Report of brain tumor registry of Japan (1969~1993). Neurol Med Chir (Tokyo), 2000, 40:5 (S).

5. CBTRUS: 1996 Annual Report. Hinsdale, IL. Central brain tumor registry of the United States, 1997.

6. 姚斌，李健娟，刘学，等. 原发颅内生殖细胞瘤的临床特点. 中华内科杂志，2005，44:840~843.

7. Brada M, Rajan B. Spinal seeding in cranial germinoma. Br J Cancer, 1990, 61:339~340.

8. Maity A, Shu HK, Janss A, et al. Craniospinal radiation in the treatment of biopsy-proven intracranial germinomas: twenty-five years' experience in a single center. Int J Radiat Oncol Biol Phys, 2004, 58:1165~1170.

9. Shibamoto Y, Oda Y, Yamashita J, et al. The role of cerebrospinal fluid cytology in radiotherapy planning for intracranial germinoma. Int J Radiat Oncol Biol Phys, 1994; 29:1089~1094.

10. Sawamura Y, de Tribolet N, Ishii N, et al. Management of primary intracranial germinomas: Diagnostic surgery or radical resection. J Neurosurg, 1997, 87:262~266.

11. Rogers SJ, Mosleh-Shirazi MA, Saran FH. Radiotherapy of localised intracranial germinoma: Time to sever historical ties. Lancet Oncol, 2005, 6:509~519.

12. Wolden SL, Wara WM, Larson DA, et al. Radiation therapy for primary intracranial germ cell tumors. Int J Radiat Oncol Biol Phys, 1995, 32:943~949.

13. Huh SJ, Shin KH, Kim IH, et al. Radiotherapy of intracranial germinomas. Radiother Oncol, 1996, 38:19~23.

14. Shirato H, Nishio M, Sawamura Y, et al. Analysis of long-term treatment of intracranial germinoma. Int J Radiat Oncol Biol Phys, 1997, 37:511~515.

15. Aoyama H, Shirato H, Kakuto Y, et al. Pathologically-proven intracranial germinoma treated with radiation therapy. Radiother Oncol, 1998, 47:201~205.

16. Jaing TH, Wang HS, Hung IJ, et al. Intracranial germ cell tumors: A retrospective study of 44 children. Pediatr Neurol, 2002, 26:369~373.

17. Ogawa K, Shikama N, Toita T, et al. Long-term results of radiotherapy for intracranial germinoma: a multi-institutional retrospective review of 126 patients. Int J Radiat Oncol Biol Phys, 2004, 58:705~713.

18. Shikama N, Ogawa K, Tanaka S, et al. Lack of benefit of spinal irradiation in the primary treatment of intracranial germinoma: A multiinstitutional, retrospective review of 180 patients. Cancer, 2005, 104:126~134.

19. Wong LC, Yang TL, Gao F, et al. Intracranial germ cell tumour: experience of a Singaporean institution over 11-year period. Singapore Med J, 2002, 43:182~188.

20. Haddock MG, Schild SE, Scheithauer BW, et al. Radiation therapy for histologically confirmed primary central nervous system germinoma. Int J Radiat Oncol Biol Phys, 1997, 38:915~923.

21. Bamberg M, Kortmann RD, Calaminus G, et al. Radiation therapy for intracranial germinoma: results of the German cooperative prospective trials MAKEI 83/86/89. J Clin Oncol, 1999, 17:2585~2592.

22. Haas-Kogan DA, Missett BT, Wara WM, et al. Radiation therapy for intracranial germ cell tumors. Int J Radiat Oncol Biol Phys, 2003, 56:511~518.

23. Tseng CK, Tsang NM, Wei KC, et al. Radiotherapy to primary CNS germinoma: How large an irradiated volume is justified for tumor control? J Neurooncol, 2003, 62:343~348.

24. Kellie SJ, Boyce H, Dunkel IJ, et al. Primary chemotherapy for intracranial nongerminomatous germ cell tumors: results of the second international CNS germ cell study group protocol. J Clin Oncol, 2004, 22:846~853.

25. Kellie SJ, Boyce H, Dunkel IJ, et al. Intensive cisplatin and cyclophosphamide - based chemotherapy without radiotherapy for intracranial germinomas: Failure of a primary chemotherapy approach. Pediatr Blood Cancer, 2004, 43: 126 ~ 133.

26. Silvani A, Eoli M, Salmaggi A, et al. Combined chemotherapy and radiotherapy for intracranial germinomas in adult patients: a single - institution study. J Neurooncol, 2005, 71: 271 ~ 276.

27. Shirato H, Aoyama H, Ikeda J, et al. Impact of margin for target volume in low - dose involved field radiotherapy after induction chemotherapy for intracranial germinoma. Int J Radiat Oncol Biol Phys, 2004, 60: 214 ~ 217.

28. 申戈，罗世祺. 联合化疗和放射治疗颅内生殖细胞瘤的远期疗效观察. 中华医学杂志, 2003, 83: 198 ~ 200.

29. Aoyama H, Shirato H, Ikeda J, et al. Induction chemotherapy followed by low - dose involved - field radiotherapy for intracranial germ cell tumors. J Clin Oncol, 2002, 20: 857 ~ 865.

30. Kitamura K, Shirato H, Sawamura Y, et al. Preirradiation evaluation and technical assessment of involved - field radiotherapy using computed tomographic (CT) simulation and neoadjuvant chemotherapy for intracranial germinoma. Int J Radiat Oncol Biol Phys, 1999, 43: 783 ~ 788.

31. Utsuki S, Oka H, Tanaka S, et al. Long - term outcome of intracranial germinoma with hCG elevation in cerebrospinal fluid but not in serum. Acta Neurochir (Wien), 2002, 144: 1151 ~ 1154; discussion 1154 ~ 1155.

32. Inamura T, Nishio S, Ikezaki K, et al. Human chorionic gonadotrophin in CSF, not serum, predicts outcome in germinoma. J Neurol Neurosurg Psychiatry, 1999, 66: 654 ~ 657.

33. Nishizaki T, Kajiwara K, Adachi N, et al. Detection of craniospinal dissemination of intracranial germ cell tumours based on serum and cerebrospinal fluid levels of tumour markers. J Clin Neurosci, 2001, 8: 27 ~ 30.

34. Shin KH, Kim IH, Choe G. Impacts of elevated level of hCG in serum on clinical course and radiotherapy results in the histology - confirmed intracranial germinomas. Acta Oncol, 2001, 40: 98 ~ 101.

35. Shibamoto Y, Takahashi M, Sasai K. Prognosis of intracranial germinoma with syncytiotrophoblastic giant cells treated by radiation therapy. Int J Radiat Oncol Biol Phys, 1997, 37: 505 ~ 510.

36. Jennings MT, Gelman R, Hochberg F. Intracranial germ - cell tumors: natural history and pathogenesis. J Neurosurg, 1985, 63: 155 ~ 167.

37. Matsukado Y. Japanese Intracranial Germ Cell Tumor Study Group: Cisplatin, vinblastine, bleomycin (PVB) combination chemotherapy in the treatment of intracranial malignant germ cell tumors—A preliminary report of phase Ⅱ study (in Japanese). Jpn J Cancer Clin, 1986, 32: 1387 ~ 1393.

第五章 髓母细胞瘤

髓母细胞瘤（medulloblastoma，MB）是儿童常见的颅内肿瘤之一，约占小儿颅内肿瘤的20%左右，占整个后颅窝肿瘤的40%以上。自1930年首次报道以来，经过不懈努力，其诊断和治疗水平已得到不断提高和完善，治疗疗效有了较大改观，尤其是近年来化学治疗在髓母细胞瘤治疗中的应用，不但进一步提高了治疗疗效而且降低了传统治疗方法所带来的治疗毒性，使更多的髓母细胞瘤患者受益，5年生存率在50%～80%左右。

一、组织学来源

长期以来，对髓母细胞的组织学来源一直有争论，有人认为来源于胚胎期未分化细胞；有人认为来源于胚胎性间叶组织；Rubinstein认为髓母细胞瘤有两种来源，一是起源于小脑发育过程中的皮层外颗粒层细胞残余；另一起源是小脑后髓帆生殖带内的异常细胞。近年主张髓母细胞瘤属于原始神经外胚叶肿瘤（PNET）的一个类型，具有母细胞和干细胞分化特点。髓母细胞瘤有3种变异型：促纤维增生型髓母细胞瘤、髓肌母细胞瘤、黑色素髓母细胞瘤。

二、临床表现

髓母细胞瘤的高发年龄为5～6岁，约有20%左右发生在2岁以下的婴儿，男性略多于女性发病。典型的临床表现主要与肿瘤占据后颅窝，堵塞第四脑室或中脑导水管引起的颅内压增高相关的症状如头痛，恶心，呕吐，视物模糊，以及肿瘤压迫小脑所致的平衡功能障碍，如走路不稳，共济失调等。30%左右的患者有脑脊液播散。

三、诊断

髓母细胞瘤的诊断根据患者有颅高压和/或平衡功能障碍的临床表现，考虑有颅内病变的可能，行脑部MRI/CT检查，发现后颅窝/第四脑室占位病变，MRI表现为边界清楚，通常为均一等信号，也可为不均匀信号，增强明显。CT影响为高密度病变，提示肿瘤血供丰富，根据以上信息可考虑临床诊断髓母细胞瘤。后颅窝肿瘤一般首选手术治疗，术后病理是诊断的金标准。

术后48小时脑MRI检查明确病灶残存情况。

在术中或术后两周进行脑脊液细胞学检查。因为术前多数病例存在颅高压，腰穿检查风险较大，术后短期内脑脊液血细胞成分较多，影响脑脊液病理细胞学检查的准确性。

四、分期

临床分期 颅内肿瘤目前尚无广泛接受的UICC TNM分期，通常采用的是Chang等的TM分期。

T：原发灶

T_1：肿瘤小于3cm，局限于小脑蚓部或第四脑室顶部，很少累及小脑半球

T_2：肿瘤大于3cm，累及一个相邻的结构，或部分进入第四脑室

T_{3a}：肿瘤累及两个相邻的结构，或完全占据第四脑室并扩展至中脑导水管，第四脑室正中孔，Luschka孔，有脑水肿

T_{3b}：肿瘤起源于第四脑室底部并完全占据第四脑室

T_4：肿瘤经中脑导水管侵入第三脑室、中脑或向下侵及上颈髓

M：远处转移

M_0：无蛛网膜下腔和血源性转移

M_1：脑脊液内有肿瘤细胞

M_2：大脑组织内、小脑蛛网膜下腔、第三或第四脑室内有大结节种植

M_3：脊髓蛛网膜下腔有大结节种植

M_4：中枢神经系统外转移

五、治疗

髓母细胞瘤的治疗应该根据患儿的临床分期和风险分期，选择手术、放疗、化疗 3 种治疗手段的合理结合，以提高肿瘤治愈率和降低正常组织的损伤，减少对生长发育、智力的影响。

（一）手术　手术治疗的目的在于尽可能切除肿瘤获得病理诊断和解决颅高压带来的相关症状。单纯手术治疗不能根治髓母细胞瘤，Cushing 在 1930 年报道了他的髓母细胞瘤手术治疗经验，61 例患者在接受手术治疗后，只有 1 例存活超过 3 年。在与放化疗结合的综合治疗中，手术切除的程度对预后有明显的影响，肿瘤全切（外科医师肉眼判断 + 术后影像学检查证实没有肿瘤残存）、肿瘤近全切（大于 90% 的肿瘤切除和术后影像检查肿瘤残存最大面积 < 1.5cm²）比肿瘤次全切除（切除 51% ~ 90%）、部分切除（切除 11% ~50%）、活检术（切除 < 10%）的疗效明显好。

（二）手术加放疗（S + R）　在化学治疗（C）取得进展以前，S + R 是髓母细胞瘤治疗的标准模式，全脑全脊髓是放射治疗的靶区。剂量是影响生存率和局部控制率的主要因素之一。全脑全脊髓的照射剂量根据风险分组，是否与化疗结合来决定，对于后颅窝而言，照射剂量一般不能减少，对于年龄小于 3 岁的可给予 45Gy，年龄在 3 岁以上的，不管是否接受化疗，都应该接受 50 ~ 55Gy 的照射剂量。全脑全脊髓预防照射剂量低风险组一般在 30Gy，接受化疗的患者可适当降低剂量到 23.4Gy。对于高风险组，特别是对于已经有阳性转移灶的患者，全中枢照射的剂量不能降低，36Gy 是标准剂量。Deutsch 等对 126 例预后好的病例进行前瞻性随机分组实验，一组病例接受 PF 54Gy/30 次，CS 36Gy/20 次；另一组病例 PF 照射 54Gy/30 次，CS 23.4Gy/13 次。对无瘤生存率、总生存率、失败模式进行评价，在随访的中期阶段，这一研究就因后组病例出现明显高于前组的中枢神经系统复发率而被迫停止。Garton 等报道的文献中，58 例患者中 39 例接受 CS 放射治疗，18 例接受 PF 和/或全脊髓放射治疗，1 例接受全脑放射治疗，在 18 例接受 PF 和/或全脊髓放射治疗的患者中，16 例出现失败，在接受 CS 放射治疗的 39 例中，只有 18 例失败。即使加上化学治疗，大脑也不能免予照射，Bouffet 等的研究想证明 S + R + C 能否减少中枢神经系统受照射的范围，所有的病例都接受 S + R + C 治疗，放射治疗只照射后颅窝和全脊髓，结果表明，16 例患者中 6 年无瘤生存率只有 18%，13 例出现失败者当中有 9 例在大脑组织。Tarbell 等的报道表明，后颅窝剂量小于 53Gy 组与大于 53Gy 组的局部复发率分别为 50% +/ -13% 和 18% +/ -7%，两者有显著性差异。Saran 等复习了 1979 ~ 1996 年关于髓母细胞瘤放射治疗的文献后，得出的结论是：放射治疗是髓母细胞瘤治疗中不可缺少的手段之一，失败的主要原因是放射治疗的剂量和照射范围不够所造成的。

由于髓母细胞瘤大多发生在儿童，放射治疗是不可缺少的手段之一，儿童处于生长发育阶段，放射治疗不可避免地对儿童的生长、内分泌和智力造成损伤。Hoppe - Hirsch 等报道 120 例患者的智力损伤情况，随放射治疗后时间的延长，智力的损伤呈进行性加剧，放射治疗后 5 年 58% 的患者智商（IQ）高于 80，放射治疗后 10 年，只有 15% 的患者 IQ 高于 80。智力的损伤与开始放射治疗时的年龄有关，年龄越小，最终的 IQ 越低。Kanev 等监测 123 例患者放射治疗后的骨骼 X 线片、甲状腺素、促甲状腺素释放激素、生长调节素 C 的水平，发现 26 例出现身材矮小和内分泌功能失调，大多发生在放射治疗后 2 年内，用生长激素替代疗法可能对内分泌功能失调有好处。Grill 等的结果表明，放射治疗对智力和生长的影响与剂量大小和受照射体积有关。为减轻放射治疗引起的后遗症，放射治疗学家根据放射生物学的研究结果，在改变分割剂量以提高晚反应组织（正常脑组织和脊髓）的耐受量方面做了较多的工作，有的

初期的临床超分割放射治疗实验中得出的结果表明，肿瘤的总剂量提高后，局部控制率和生存率有所提高。也有人认为超分割放射治疗对局控和生存没有好处，3组来自北美的临床研究，全中枢照射30～38.4Gy，分次剂量100～110cGy，后颅窝剂量达到66～72Gy，结果显示在肿瘤控制和降低毒性方面没有证据支持超分割放疗值得进一步研究。最近，SIOP（PNET4）和Uk－CCSG（CNS2001）正在低风险患者中进行超分割的研究，全中枢36Gy/36f，2f/d，后颅窝60～68Gy；在高风险患者中，采用加速超分割给予方式（转移灶39.68Gy，1.24Gy/f，2f/d，后颅窝剂量62Gy/50f/5w），结果仍在等待中。

（三）手术加放疗加化疗（S＋R＋C） 髓母细胞瘤的S＋R治疗总的生存率50%左右，放射治疗带来不可避免的后遗症，而且对预后不良组病例来讲，生存率更低，为提高生存率，S＋R＋C的方案也进行了大量的实验，有效的化学治疗方案有：卡铂加VP-16的有效率72%±10%；Evans等报告了233例髓母细胞瘤前瞻性随机分组的治疗情况，233例患者随机分成S＋R组和S＋R＋C组，化学治疗方案为：VCP，即环己亚硝脲（C），长春新碱（V），泼尼松（P）。结果表明，S＋R组的5年无瘤生存率和总生存率为59%和65%；S＋R＋C组为50%和65%。两组间无显著性差异。但对高危患者，S＋R＋C组明显比手术加放射治疗组好，5年生存率前者48%，后者为0（$P=0.006$），提示对病期晚、预后不良组病例，S＋R＋C对治疗有帮助。Tait等1990年报告了欧洲儿童肿瘤国际合作组的化学治疗对髓母细胞瘤的作用的多中心前瞻性随机分组结果，15个国家46个治疗中心的286例患者进入研究，治疗方案为S＋R和S＋R＋C，放射治疗为全中枢放射治疗，化学治疗方案为放射治疗过程中用长春新碱，巩固治疗用环己亚硝脲和长春新碱。在1979年研究结束时，S＋R组和S＋R＋C组无瘤生存率有显著性差异，但此后S＋R＋C组出现了晚期复发，两组间的显著性差异也不复存在。但对肿瘤部分切除和次全切除、脑干受侵、和T_3、T_4期患者化学治疗对无瘤生存率的显著影响持续存在。Crischer等的报道也表明化学治疗（氮芥，长春新碱，甲基苄肼，泼尼松）能提高5年总生存率，而且能提高年龄大于5岁者的无瘤生存率。Gentet等报道“8 in 1 day”方案，即在化学治疗的第1天，将环己亚硝脲、顺铂、长春新碱、羟基脲、甲基苄肼、阿糖胞苷、甲基泼尼松龙、环磷酰胺这8种药物全部用上，对治疗有好处。Zeltzer比较了VCP方案和“8 in 1 day”方案的治疗效果，203例高危患者（年龄1.5～20岁；TM分期为$M_{1\sim4}$或$T_{3b}\sim T_4$；术后CT或MRI示残存肿瘤＞1.5cm^2）进入研究，治疗方案为A组（101例）手术后给予放射治疗，同时给予8周长春新碱化学治疗，随后给予8疗程VCP化学治疗；B组（102例）手术后给予两疗程“8 in 1 day”方案（14天为一疗程），然后给予放射治疗，放射治疗后给予8疗程“8 in 1 day”化学治疗（6周为一疗程）。放射治疗方案为：年龄大于3岁者，CS 36Gy，PF加量到54Gy；年龄1.5～2.9岁者，CS 23.4Gy，PF加量到45Gy。单次量1.8Gy。结果：5年无瘤生存率A组63%；B组45%。前者明显好与后者，组间有显著性差异。

对于年龄小于3岁的患者，由于放射治疗对生长、内分泌和智力的影响，许多作者就这组病例能否在术后只化疗；或先化疗，待年龄稍大再作放射治疗进行了研究。Duffner等对132例年龄小于24月、手术或活检证实的脑瘤病例术后进行两周期环磷酰胺加长春新碱和一周期顺铂加VP-16为一疗程的化学治疗方案，重复用2年或到肿瘤进展时加做放射治疗，对66例年龄在24～36个月的病例进行为期一年的化学治疗，并对其中102例能评价化学治疗疗效的病进行评价，髓母细胞瘤对化学治疗敏感。认为对年龄小于3岁的儿童，可在手术后先给予一年或更长时间的化学治疗，然后给予放射治疗，以便延长脑组织的发育时间，减轻放射治疗对未成熟脑组织的损伤。Ater等的研究结果表明，对＜3岁的儿童，氮芥，长春新碱、甲基苄肼、泼尼松（MOPP）方案可以替代放射治疗，减少对智力、生长的影响，同时提高存率。而Hartsell等的研究结果表明，放射治疗前化学治疗会增加中枢神经系统的复发率。

对于年龄小的复发患者，大剂量化学治疗加自体骨髓移植（HDC＋AMBT）或自体外周血干细胞移植可能能成为一种有效的治疗方案，Dupuis－Girod等报道20例没有接受放射治疗的复发病例，HDC＋AMBT有效率达到75%，这方案能否替代复发病例的放射治疗，还需要进一步研究。

因此，对于高风险组的患者，手术＋放疗＋化疗应该成为标准治疗方案。

（四）手术加放疗加化疗能否减少全中枢神经系统的照射剂量 S＋R＋C能提高预后不良组病例

的无瘤生存率和总生存率，对预后较好的病例影响不大，有人对 S + R + C 组病例能否减少中枢神经系统的照射剂量，从而减轻放射治疗后遗症进行了研究。Goldwein 等的年龄 < 5 岁的小样本（10 例）实验，CS 18.4Gy，PF 补量到 50.4 ~ 55.8Gy，放射治疗期间给予长春新碱化学治疗，放射治疗后给予顺铂、长春新碱、环己亚硝脲的方案，6 周为一周期，共 8 周期。6 年总生存率 70%，对智力、生长的影响较小。Packer 等选择了 65 例年龄 3 ~ 10 岁，无播散转移的病例，对上述方案进行进一步研究，结果表明 5 年生存率为 79%，认为对无播散转移的病例，以顺铂为基础的化学治疗方案加上中枢神经系统减量照射是一个可行方案。

（五）放射治疗技术　髓母细胞瘤的放射治疗靶区范围是全脑全脊髓照射（CSI） + 后颅窝补量照射（PF）。

1. 常规放射治疗技术　对于 M_0 的患者，后颅窝为治疗区，全脑全脊髓为预防区。值得注意的是，在全脑全脊髓预防照射 + 后颅窝补量照射成为髓母细胞瘤的标准照射技术后，最常见的失败部位除后颅窝原发灶外，前颅窝底（筛板区）是最常见的部位（图 17 - 5 - 1），主要原因是前颅窝底位置低，又与眼睛邻近，通常是由于全脑照射野下界不够造成（表 17 - 5 - 1），在设计照射野时一定要注意不要因为前颅窝未包全，靶区遗漏而导致复发。

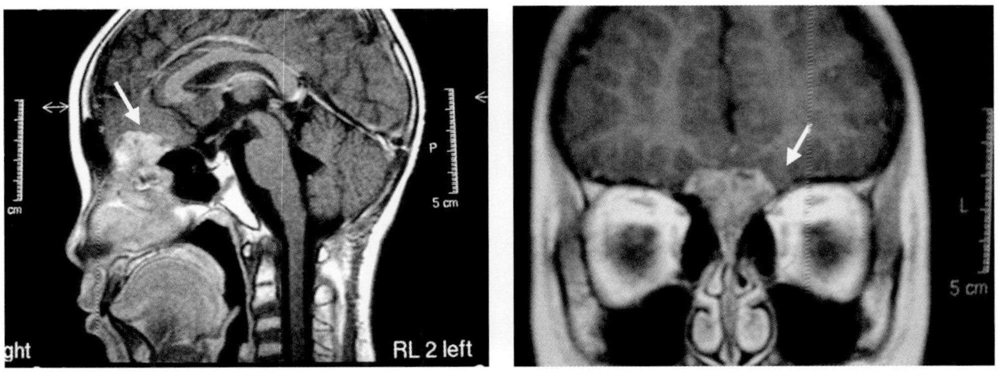

图 17 - 5 - 1　髓母细胞瘤全脑全脊髓放疗后前颅窝筛板区复发
白色箭头所示，注意复发病灶与眼睛的关系。

表 17 - 5 - 1　前颅窝复发情况与原因

作者	前颅窝筛板区失败	原因
Jereb，1982	8/52（15%）	筛板区剂量低
Donnal，1992	5/29（17%）	80% 因为眼睛挡块太大
Miralbell，1997	占总失败的 47%	筛板区位于靶区边缘
Carrie，1999	25%	29/169（17%）筛板区遗漏
Chojnacka，2004	4/158（2.5%）	筛板区被挡

本表引自文献 30 ~ 34。

全脑全脊髓照射野通常分为全脑照射野和全脊髓照射野。

2. 体位及固定　患者取俯卧位，身下垫 10cm 厚的泡沫板，头枕船形枕，调整船形枕的前后垫块位置和角度，使患者的头处于下颌内收，后颈过伸位，模拟机下调整体位，使体中线呈直线，水平透视时，两侧外耳孔重叠，热塑膜固定。

3. 照射野　全脑照射野拍全脑两侧位片，下界在 C_4 水平，上界开放致颅骨外 3cm，为将来与脊髓野移动预留位置，每缩一次野，全脑照射野在 Y 轴方向上、下各缩小 1cm，同时，脊髓电子线照射野向头侧移动 1cm，并保持与全脑照射野有 1cm 的间隙。图 17 - 5 - 2a 为最后一次缩野后全脑照射野

上、下界的位置。图 17－5－2b 为后颅窝推量照射的照射范围

脊髓照射野采用电子线垂直野照射，根据脊髓长度分 2～3 段，每段中间间隔 1cm。没有电子线的单位，也可采用 X 线两后斜野 ±45°交角照射。骶骨区域采用铲形野照射，下界应包括 MRI 显示的硬膜囊下界，通常在骶 2 或以下水平。对于儿童患者，由于其处于生长发育过程，照射野应该包全包括在照射范围内的骨骼，以免将来生长不对称产生畸形，影响生存质量。

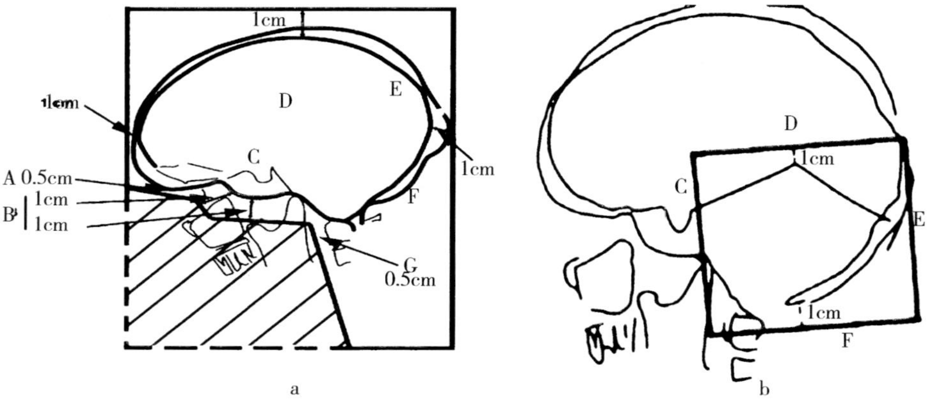

图 17－5－2 全脑照射野和后颅窝补量照射野示意图

全脑照射野设计中，前颅窝挡块至少在眶上缘下 0.5cm，中颅窝挡块位置在颞叶下 1cm，挡块后下界在椎体前 0.5cm。后颅窝补量照射野的重点是确定 D 点位置。图 17－5－2 中示 C 点位后床突，E 点为枕骨粗隆，D 点为 CE 连线的等分垂线与颅底和颅顶交点连线的中点上 1cm。CE 连线的等分垂线与颅底和颅顶交点连线的中点也是小脑幕顶点的位置。

4．三维适形放射治疗技术 三维适形技术在国内已广泛开展。髓母细胞瘤常规照射技术有 3 个不足之处，第一，由于与眼睛的关系，筛板区容易部分或全部漏照，或者处于低量区，导致复发。第二，后颅窝补量照射通常采用两侧对穿野，内耳脑干等重要脏器通常包括在照射范围之内，造成听力脑干的损伤。第三，常规全脑全脊髓照射技术，下丘脑－垂体区，部分颞叶，甲状腺等都处在照射范围内。采用三维适形放射治疗技术可以降低内耳的照射剂量和使前颅窝底筛板区受到确定的足够剂量的照射，减少脑干，颞叶，下丘脑－垂体区，甲状腺的照射剂量，同时，三维适形照射可以在降低正常组织剂量的前提下，提高肿瘤瘤床的剂量，进一步提高治疗疗效，见表 17－5－2。同时全脑全脊髓采用三维适形放射治疗，可以避免射野衔接处重叠或遗漏的问题，有条件的单位可以开展三维适形放射治疗。

表 17－5－2 三维适形放疗技术在髓母细胞瘤治疗中的作用

单位	收治年代	例数	放疗	化疗	DFS（%）	OS（%）
MSKCC	1994～2002	低风险 27，高风险 5	CSI 23.4～36Gy 瘤床 55.8～59.4Gy CTV＝GTV＋1～2cm PTV＝CTV＋0.5cm	DDP＋VCR ＋ CCNU or Cyclo	84 5y	85 5y
SJCRH	1996～2002	73 低风险	CSI23.4Gy， PF 36Gy， 瘤床 55.8 Gy CTV＝GTV＋1～2cm PTV＝CTV＋0.5cm	DDP Cyclo VCR	92 4y	
M－SFOP	1998～2001	55 低风险	CSI 36Gy，100cGy/f bid 瘤床 68Gy，100cGy/f bid	No	83 2.5y	94 2.5y

本表引自文献 36～39。

三维适形放射治疗的靶区：GTV：肿瘤瘤床和残存病灶。CTV：GTV 外放 2cm。PTV：根据不同的单位所使用的机器和摆位误差确定，通常 5～7mm。

六、预后及影响因素

髓母细胞瘤的预后相对较好。影响髓母细胞瘤预后的主要因素有：年龄，手术切除程度，肿瘤的分期，是否有远地转移，高风险患者是否接受化疗等，根据以上预后因素，研究者在 Chang's TM 分期的基础上提出了髓母细胞瘤的风险分期，见表 17－5－3，根据患病时年龄、术后残存病变大小等情况，制定了风险分期，低危组病例 5 年生存率 80% 左右，5 年无瘤生存率 60% 左右，高危组 5 年生存率在 50% 左右，无瘤生存率只有 30%～40% 左右。中国医学科学院肿瘤医院 1996～2001 年收治 64 例髓母细胞瘤接受术后放射治疗，3 年，5 年总生存率和无瘤生存率分别为 68.8%，57.8% 和 55.7%，51.4%。手术和放射治疗的间隔显著影响无瘤生存率。

表 17－5－3 Chang's TM 分期与风险分期的关系

风险分期		Chang's M 分期	
期别	定 义	期别	定 义
低风险组	1. 年龄 > 3 岁 2. 术后局部残存肿瘤 < 1.5cm^3 病变局限于后颅窝无远处转移	M_0	无蛛网膜下腔播散和血源性转移
高风险组	1. 年龄≤3 岁 2. 术后局部残存肿瘤≥1.5cm^3 3. Chang 分期为 $M_{1\sim4}$	M_1	脑脊液中发现肿瘤细胞，但无影像学播散和转移证据
		M_2	影像学发现肿瘤播散至小脑、大脑区域蛛网膜下腔、第三脑室或侧脑室
		M_3	影像学发现肿瘤播散至脊髓段蛛网膜下腔
		M_4	中枢神经系统外转移

七、研究方向

通过手术、放疗和化疗的综合治疗最大限度地提高髓母细胞瘤的治疗疗效，同时降低治疗毒性，仍是今后髓母细胞瘤临床研究的努力方向；寻找最佳的化疗方案、化疗时机和疗程；明确化疗与放疗的最佳配合，通过综合化放疗达到降低全脑及全中枢轴照射剂量，减少高剂量全脑、全中枢照射对患儿生长发育和智力的影响；通过三维适形和调强放射治疗新技术降低正常组织，敏感器官的照射剂量是髓母细胞瘤临床研究的重点。

（易俊林）

参 考 文 献

1. Cushing H. Experiences with the cerebellar medulloblastoma: A critical review. Acta Pathol Microbiol Scand, 1930, 1: 1～86.
2. Evans AE, Jenkin RD, Sposto R, et al. The treatment of medulloblastoma: results of a prospective randomized trial of radiation therapy with and without CCNU, vincristine, and prednisone. J Neurosurg, 1990, 72: 572～582.
3. Tait DM, Thornton－Jones H, Bloom HJ, et al. Adjuvant chemotherapy for medulloblastoma: the first multi－centre con-

trol trial of the International Society of Paediatric Oncology (SIOP I). Eur J Cancer, 1990 , 26:464 ~469.

4. Rubinstein LJ. The cerebellar medulloblastoma: its origin differentiation, morphological, variants and biological beheavior. In: Vinken PJ, Bruyn GW (eds). Handbook of clinical neurology. Amesterdam: North – Holland, 1974, 18:167.
5. Kleihues P, Burger PC, Scheithauer BW. Histological typing of tumors of the central mervous system. 2 nd, Berlin: Springer – verlag, 1993.
6. Chang CH, Housepian EM, Herbert C JR. An operative staging system and a megavoltage radiotherapeutic technic for cerebellar medulloblastoma. Radiology, 1969, 93:1351 ~1359.
7. Albright AL, Wisoff JH, Zelter PM, et al. Effect of medulloblastoma resections on outcome in children: A report from the Children's Cancer Group. J Neurosurg, 1996, 38:265 ~271.
8. Deutsch M, Thomas PR, Krischer J, et al. Results of a prospective randomized trial comparing standard dose neuraxis irradiation (3600 cGy/20) with reduced neuraxis irradiation (2340 cGy/ 13f) in patients with low – stage medulloblastoma. A Combined Children's Cancer Group – Pediatric Oncology Group Study. Pediatr Neurosur, 1996, 24:167 ~176.
9. Garton GR, Schomberg PJ, Scheithauer BW, et al. Medulloblastoma—prognostic factors and outcome of treatment: Review of the Mayo clinic experience. Mayo Clin Proc, 1990, 65:1077 ~1086.
10. Bouffet E, Bernard JL, Frappaz D, et al. M4 protocol for cerebellar medulloblastoma: supratentorial radiotherapy may not be avoided. Int J Radiat Oncol Biol Phys, 1992, 24:79 ~85.
11. Tarbell NJ, Loeffler JS, Silver B, et al. The change in patterns of relapse in medulloblastoma. Cancer, 1991, 68: 1600 ~1604.
12. Saran FH, Driever PH, Thilmann C, et al. Survival of very young children with medulloblastoma (primitive neuroectodermal tumor of the posterior fossa) treated with craniospinal irradiation. Int J Radiat Oncol Biol Phys, 1998, 42:959 ~ 967.
13. Hoppe – Hirsch E, Renier D, Lellouch – Tubiana A, et al. Medulloblastoma in childhood: Progressive intellectual deterioration. Childs Nerv Syst, 1990 , 6:60 ~65.
14. Kanev PM, Lefebvre JF, Mauseth RS, et al. Growth hormone deficiency following radiation therapy of primary brain tumors in children. J Neurosur, 1991, 74:743 ~748.
15. Grill J, Renaux VK, Bulteau C, et al. Long – term intellectual outcome in children with posterior fossa tumors according to radiation doses and volumes. Int J Radiat Oncol Biol Phys, 1999, 45:137 ~145.
16. Marymont MH, Geohas J, Tomita T, et al. Hyperfractionated craniospinal radiation in medulloblastoma. Pediatr Neurosurg, 1996, 24 (4):178 ~184.
17. Allen JC, Nirenberg A, Donahue B. Hyperfractionated radiotherapy and adjuvant chemotherapy for high risk PNET. J Neurooncol, 1992, 12:262.
18. Hudes RS, Gajjar A, Heideman RL, et al. High dose hyperfractionated craniospinal irradiation (HF – CSI): feasibility, acute toxicity, outcome and late sequelae. Proceedings of the 40th Annual ASTRO meting, 1999, 185.
19. Prados MD, Wara WM, Edwards MS, et al. Hyperfractionated craniospinal radiation therapy for primitive neuroectodermal tumors: early results of a pilot study. Int J Radiat Onocol Biol Phys, 1994, 28:431 ~438.
20. Gentet JC, Doz F, Bouffet E, et al. Carboplatin and VP – 16 in medulloblastoma: A phase Ⅱ study of the French Society of Pediatric Oncology (SFOP). Med Pediatr Oncol, 1994, 23:422 ~427.
21. Krischer JP, Ragab AH, Kun L, et al. Nitrogen mustard, vincristine, procarbazine, and prednisone as adjuvant chemotherapy in the treatment of medulloblastoma. A Pediatric Oncology Group study. J Neurosurg, 1991, 74:905 ~909.
22. Gentet JC, Bouffet E, Doz F, et al. Preirradiation chemotherapy including "eight drugs in 1 day" regimen and high – dose methotrexate in childhood medulloblastoma: Results of the M7 French Cooperative Study. J Neurosurg, 1995, 82: 608 ~614.
23. Zeltzer PM, Boyett JM, Finlay JL, et al. Metastasis stage, adjuvant treatment, and residual tumor are prognostic factors for medulloblastoma in children: Conclusions from the Children's Cancer Group 921 randomized phase Ⅲ study. J Clin Oncol, 1999, 17:832 ~845.
24. Duffner PK, Horowitz ME, Krischer JP , et al. Postoperative chemotherapy and delayed radiation in children less than three years of age with malignant brain tumors. N Engl J Med, 1993 , 328:1725 ~1731.
25. Ater JL, van Eys J, Woo SY, et al. MOPP chemotherapy without irradiation as primary postsurgical therapy for brain

tumors in infants and young children. J Neurooncol, 1997, 32 : 243 ~ 252.

26. Hartsell WF, Gajjar A, Heideman RL, et al. Patterns of failure in children with medulloblastoma: effects of preirradiation chemotherapy. Int J Radiat Oncol Biol Phys, 1997, 39 : 15 ~ 24.

27. Dupuis – Girod S, Hartmann O, Benhamou E, et al. Will high dose chemotherapy followed by autologous bone marrow transplantation supplant cranio – spinal irradiation in young children treated for medulloblastoma? J Neurooncol, 1996, 27: 87 ~ 98.

28. Goldwein JW, Radcliffe J, Johnson J, et al. Updated results of a pilot study of low dose craniospinal irradiation plus chemotherapy for children under five with cerebellar primitive neuroectodermal tumors (medulloblastoma). Int J Radiat Oncol Biol Phys, 1996, 34 : 899 ~ 904.

29. Packer RJ, Goldwein J, Nicholson HS, et al. Treatment of children with medulloblastomas with reduced – dose craniospinal radiation therapy and adjuvant chemotherapy: A Children's Cancer Group Study. J Clin Oncol, 1999, 17 : 2127 ~ 2137.

30. Jereb B, Reid A, Ahuja RK. Patterns of failure in patients with medulloblastoma. Cancer, 1982, 50 : 2941 ~ 2947.

31. Donnal J, Halperin EC, Friedman HS, et al. Subfrontal recurrence of medulloblastoma. Am J Neuroradiol, 1992, 13 : 1617 ~ 1618.

32. Miralbell R, Bleher A, Huguenin P, et al. Pediatric medulloblastoma: Radiation treatment technique and patterns of failure. Int J Radiat Oncol Biol Phys, 1997, 37 : 523 ~ 529.

33. Carrie C, Hoffstetter S, Gomez F, et al. Impact of targeting deviations on outcome in medulloblastoma: Study of the French Society of Pediatric Oncology (SFOP). Int J Radiat Oncol Biol Phys, 1999, 45 : 435 ~ 439.

34. Chojnacka, M, Skowron'ska – Gardas A. Medulloblastoma in childhood: Impact of radiation technique upon the outcome of treatment. Pediatr Blood Cancer, 2004, 42 : 155 ~ 160.

35. Nina FJ, Sandler, HM Marsh R, et al. The use of 3D conformal radiotherapy (3D – CRT) to spare the cochlea in patients with Medulloblastoma. Int J Radiat Oncol Biol Phys, 1998, 41 : 77 ~ 82.

36. Wolden SL, Dunkel IJ, Souweidane MM, et al. Pattern of failure using a conformal radiation therapy tumor bed boost for medulloblastoma. J Clin Onco, 2003, 21 : 3079 ~ 3083.

37. Merchant TE, Kun LE, Krasin MJ, et al. Multiinstitute prospective trial of reduced – dose craniospinal irradiation (23.4Gy) followed by conformal posterior fossa (36Gy) and primary site irradiation (55.8Gy) and dose – intensive chemotherapy for average – risk medulloblastoma. Proceedings of the 45th Annual ASTRO meeting, 2003, 57 : S194 ~ 195.

38. Merchant TE, Happersett L, Finlay Jl, et al. Preliminary results of conformal radiation therapy for medulloblastoma. Neuro – Oncology, 1999, 1 : 177 ~ 187.

39. Carrie C, Muracciole X, Gomez F, et al. Conformal radiotherapy, reduced boost volume, hyperfractionated radiotherapy and on – line quality control in standard risk medulloblastoma without chemotherapy, results of French M – SFOP 98. Proceedings of the 45th Annual ASTRO meeting, 2003, 57 : S195.

40. Packer RJ, Cogen P, Vezina G, et al. Medulloblastoma: Clinical and biologic aspects. Neurooncology, 1999, 1 : 232 ~ 250.

41. Deutsch M. Medulloblastoma: Staging and treatment outcome. Int J Radiat Oncol Biol Phys, 1988, 14 : 1103 ~ 1107.

42. Rood, BR, MacDonald TJ, Packer RJ, et al. Current treatment of medulloblastoma: recent advances and future challenges. Semin Oncol, 2004, 31 : 666 ~ 675.

43. Whelan HT, Krouwer HG, Schmidt MH, et al. Current therapy and new perspectives in the treatment of medulloblastoma. Pedatr Neurol, 1998, 18 : 103 ~ 115.

44. Yueping Liu, Yunping Zhu, Li Gao, et al. Radiation Treatment for Medulloblastoma: a Review of 64 Cases at a Single Institute. Jpn J Clin Oncol 2005, 35 : 111 ~ 115.

45. 刘跃平，高黎，李晔雄，等. 64 例髓母细胞瘤放疗的回顾性分析. 中华放射肿瘤学杂志，2005，14 : 280 ~ 283.

第六章 神经母细胞瘤

一、概述

神经母细胞瘤是儿童中最常见的原发于颅外的实体瘤，其行为特点之一是临床表现的异质性。最近的有关基因和生物学研究的结果有助于加深我们对这种肿瘤的生物学行为的了解，但是对晚期肿瘤的治疗仍然面临巨大的挑战。

二、流行病学

在美国，从出生到15岁，神经母细胞瘤总的发生率为10.3/百万·年，在15岁以下的儿童肿瘤中，神经母细胞瘤约占10%，是继白血病、脑瘤、淋巴瘤之后第4位最常见的儿童恶性肿瘤。90%的神经母细胞瘤患者是10岁以前被诊断的。男性发病率略高于女性，诊断时中位年龄为22个月。

流行病学研究表明，胎儿暴露于利尿剂、镇静剂、激素、苯妥英、酒精和烟草中可能增加神经母细胞瘤患病的风险。

三、分子生物学

MYCN（N-myc）扩增是第一个也是目前广为接受的能判断神经母细胞瘤预后的标志物。MYCN的扩增与病期晚及预后差相关，30%～40%的晚期神经母细胞瘤有MYCN的扩增，而早期或IVS病变中这一比例仅有5%～10%。

检测DNA倍体也是判断神经母细胞瘤患者化疗敏感性的重要方法，Look等描述了23例不能手术的神经母细胞瘤患儿，其中17例患者为超二倍体状态，15例患者化疗后获得完全缓解，2例部分缓解，6例二倍体的患者无一例获得缓解。

神经母细胞瘤患者通常还会出现特定的染色体缺失，原发肿瘤中1号染色体短臂缺失的发生率为30%～50%，通常缺失出现在1号染色体1p36区域的远端。染色体1p的缺失与MYCN扩增明显相关，同时也是预后不良的因素。

近期在神经母细胞瘤患者的肿瘤标本中还发现了染色体11q杂合子的缺失，染色体11q不均衡的缺失与预后不良相关，同时与MYCN的扩增负相关。

除遗传物质的增加或缺失，其他有预后指示意义的基因还包括神经生长因子受体的表达、端粒酶活性以及涉及侵袭和转移的基因。

四、病理学

神经母细胞瘤起源于外周交感神经系统的胚胎神经嵴细胞，是一种小圆形细胞。根据其胚胎神经嵴的交感神经元分化情况，神经母细胞肿瘤典型的组织学亚型包括神经母细胞瘤、神经节母细胞瘤、神经节瘤，这反映了不断成熟和分化的一种趋势。神经母细胞瘤细胞很小，而且大小均一，细胞核密集浓染，胞质少。细胞之间被细纤维或纤维束分隔，可见坏死和钙化。多数病例可见神经走行。神经节瘤具有成熟的神经节细胞、神经走行、Schwann细胞，并且有更多的纤维成分。神经节瘤或神经节母细胞瘤的患者通常肿瘤局限，有较好的生物学特点。有3个系统被认为可以评估病理对预后的影响：Shimada分类、Joshi分类、国际神经母细胞瘤病理协会分类。国际神经母细胞瘤分类很大程度上依赖于Shimada分类，并且目前在世界范围内已经被广泛应用于临床。

五、临床表现和诊断

神经母细胞瘤最早出现的症状和体征可能是可触及的腹部肿块，通常较大、固定、形态不规则并越过中线。单侧的颈部肿块通常会引起 Horner's 综合征和其他脊髓压迫症，胸部病变或位于肝顶部的转移病灶可以压迫膈肌引起呼吸困难，盆腔肿块会引起小肠或膀胱功能障碍。儿茶酚胺增加导致的临床表现有潮红、多汗、苍白、头痛、高血压等。约 60% 神经母细胞瘤患者在出现临床症状时就会发生淋巴或血行转移，从而出现相应的表现。

神经母细胞瘤的诊断评估方法包括影像学检查、实验室检查等，目的在于确定疾病范围、预后、及肿瘤相关的标志物。通常采用普通 X 线、CT 和 MRI 检查原发肿瘤，肾上腺原发神经母细胞瘤典型的表现是肾上腺软组织肿块中有钙化。胸腔中的病变，采用 X 线平片就可能发现后纵隔的肿块，但无论是胸腔还是腹腔中的病变，采用 CT 或 MRI 都有助于判断是否有淋巴结转移或脊髓侵犯。

针对骨转移的检查包括^{123}I-聚苯碘胍（^{123}I-MIBG）扫描和锝放射性核素扫描，同时应考虑传统的 X 线片检查。

PET 扫描是一项较新的技术，它在明确肿瘤性质方面可作为 MIBG 的补充。几项研究表明 PET 扫描有时甚至能发现 MIBG 阴性的病变。

年龄较大的儿童，由于肝转移病变通常为结节性或局限性的，因此应采用超声、CT 或肝核素扫描来进行评估。而在婴儿中肝部病变通常为弥漫性，很难被影像学检查所发现，因此有作者推荐在婴儿患者中可采用肝活检来诊断有无肝转移。诊断神经母细胞瘤时肺转移很少见，但复发后约有 7% 的患者 CT 扫描可发现肺转移。

80% ~90% 有转移性病变的患者均有骨髓病变，因此应常规进行骨髓穿刺活检。

90% 的神经母细胞瘤患者会有高水平或异常的儿茶酚氨（或其代谢产物）的产生、分泌、分解，儿茶酚氨及其代谢产物可在尿液中检测到，其中包括去甲肾上腺素、香草扁桃酸、3 - 甲氧 -4 - 间羟苯基甘氨酸、高香草酸。血清或尿液中均可检测多巴胺。

六、分期及危险度分级

目前神经母细胞瘤多采用国际神经母细胞瘤分期系统（International Neuroblastoma Staging System，INSS），见表 17 -6 -1 和 17 -6 -2。

表 17 -6 -1 国际神经母细胞瘤分期系统

分期	定义
1	局部肿瘤可完整切除，有或无微小残存病变；显微镜下同侧淋巴结未见肿瘤转移
2A	局部肿瘤未完整切除；显微镜下同侧淋巴结未见肿瘤转移
2B	局部肿瘤完整或未完整切除，同侧淋巴结转移；增大的对侧淋巴结显微镜下检查是阴性
3	一侧肿瘤越过中线无法切除，有或无区域淋巴结转移；局部的单侧肿瘤合并对侧区域淋巴结侵犯；中线部位肿瘤向两侧侵犯无法切除或淋巴结侵犯
4	任何原发肿瘤有远处淋巴结、骨、骨髓、肝脏以及其他器官（4S 定义以外的部位）的播散
4S	原发肿瘤（定义为 1、2A 或 2B），患者年龄 <1 岁，病变播散局限于皮肤、肝脏或骨髓（骨髓微量肿瘤细胞，恶性细胞占有核细胞总数的比例 <10%）

表 17-6-2 COG（Children's Oncology Group）指导神经母细胞瘤治疗的危险度分级

国际分期系统	年龄（天）	MYCN	组织学	倍体数	危险度
1	任何	任何	任何	任何	低危
2A/2B	<365	任何	任何	任何	低危
	≥365	未扩增	任何	—	低危
	≥365	扩增	良好	—	低危
	≥365	扩增	不良	—	高危
3	<365	未扩增	任何	任何	中危
	<365	扩增	任何	任何	高危
	≥365	未扩增	良好	—	中危
	≥365	未扩增	不良	—	高危
	≥365	未扩增	任何	—	高危
4	<365	未扩增	任何	任何	中危
	<365	扩增	任何	任何	高危
	≥365	任何	任何	—	高危
4S	<365	未扩增	良好	DI>1	低危
	<365	未扩增	良好	DI=1	中危
	<365	未扩增	不良	任何	中危
	<365	扩增	任何	任何	高危

DI：DNA 指数

七、治疗选择

低危组患者除非有脊髓压迫和呼吸系统压迫症状者需要接受短疗程的化疗，一般仅行手术治疗。中危组患者接受原发肿瘤切除及标准 4~8 个月化疗。低危和中危的患者预后较好，并且年龄多小于 1 岁，因此较少应用放射治疗。偶有患者原发肿瘤未能切除、化疗后仍有残留时需要放疗。

高危组患者尽管采用有较高缓解率和较长缓解期的多药联合的强化化疗方案，迄今为止，4 期年龄超过 1 岁的患者长期生存率不超过 15%。对高危组神经母细胞瘤患者的治疗分为 3 个阶段：强化诱导治疗，清髓性治疗，微小残存病灶的治疗。

（一）化疗 化疗在低危组患者中仅用于复发病变或有症状的、影响器官功能的患者。中危组患者接受 4~8 个月中等强度的化疗后，可获得长期生存。能获得 CR 或 PR 的最有效的诱导化疗方案为顺铂为基础的方案。

清髓性治疗合并自体骨髓移植被认为是高危组神经母细胞瘤的标准治疗。多数清髓性治疗方案首选高剂量马法兰单药治疗。目前还有很多方案采用多药联合的方法，常用的联合治疗药物还有顺铂、依托泊苷、阿霉素、卡铂等。

采用清髓性治疗后仍然有很高的复发率。因此，在清髓性治疗后迅速采用可耐受的药物在肿瘤负荷最小时消灭残存病变显得更加重要。体外研究中发现，全反式维甲酸和 13-顺式维甲酸都可抑制神经母细胞瘤细胞系的增殖和分化。体内研究也发现了应用这类药物的好处。另一种控制微小残存病变的方法是采用抗体靶向治疗。其他治疗微小残存病变的方法还包括基因工程疫苗、抗血管生成药物等。

（二）手术 手术是神经母细胞瘤重要的诊断和治疗手段之一。20%~40% 的神经母细胞瘤为局限性病变，原发病变的完整切除与较高的治愈率直接相关。INSS1 和 2 期患者单用手术或手术合并化疗的生存率超过 90%。在一项Ⅲ期研究中，228 例高危 3 期神经母细胞瘤患者，肿物完整切除明显提高了 EFS。另外有研究证实手术对晚期神经母细胞瘤局部控制有一定好处，但在 4 期病变中，手术的意义尚不清楚。

神经母细胞瘤患者通常还需要第二次手术，在化放疗之后有肿瘤残存的患者，肿块切除后可改善预后。晚期患者的原发肿瘤在化放疗之后有时也可进一步手术治疗，这种情况下，化疗后手术比化疗前手术的并发症更少。

（三）放射治疗

1. 适应证的选择

（1）低危病变　仅有极少数病例，当病变复发后手术或化疗均可能影响其功能时，如肝肿大影响呼吸功能或脊髓压迫时可考虑放疗。

（2）4S 期病变　这类患者通常预后较好无需或仅需少量治疗，因此这类患者，仅当疾病进展危及重要器官功能时方可考虑放疗。

（3）中危病变　最近进行的 CCG 研究中，选择中危患者放疗仅限于以下情况：手术或化疗后病变进展；化疗后或第二次手术后肿瘤仍有残存。

（4）高危病变　最近进行的 CCG3891 研究证明，高危的神经母细胞瘤患者接受清髓性化疗、全身放疗（TBI）及净化的自体骨髓移植可显著改善预后。实际上在很多清髓性治疗的方案中，TBI 起了很重要的作用。但由于 TBI 可能限制清髓性化疗的剂量以及潜在的远期并发症，现在采用干细胞移植的临床研究有淘汰 TBI 的趋势。

有大量研究支持对原发病变或大块转移性病变采用放疗。神经母细胞瘤采用骨髓移植治疗后原发部位复发非常常见，移植前或后进行局部放疗均可降低这些部位的复发风险。事实上，目前对于高危病变的标准治疗中即包括对原发病灶和干细胞移植之前^{131}I-MIBG 持续显示阳性的转移性病变的放疗。

（5）转移性病变的姑息性放疗　多数神经母细胞瘤患者诊断时即有转移病变，尽管在一些新诊断的、未接受过化疗的患者中通常首选全身治疗，但放射治疗对骨转移和软组织转移引起的继发症状有很好的治疗作用。

2. 靶区的确定　放射治疗的靶区是由影像学检查和手术医师的描述来决定的。如果怀疑或已经证实有淋巴结侵犯，则照射野不仅包括原发病变部位还要包括引流的淋巴结区域。如果照射野必须包括一部分椎体，则应将整个椎体包括在照射野内，这样会减少发生脊柱侧凸的可能，并保证能覆盖区域淋巴结。对于哑铃形的原发肿瘤，应注意包括椎内和椎外的肿瘤，保证所有肿瘤均包括在照射野内。

放疗可应用于 INSS 4S 期肝脏肿大的患者，但照射野不必包括整个肝脏，以避免肾脏和卵巢受到照射。

3. 放疗的剂量　有两项研究分析了早期神经母细胞瘤患者的放疗剂量，结果认为 20Gy 以下就足以达到局部控制。但是尽管已经证明 20Gy 的剂量对完全切除的病变足以达到局部控制，但对于残存病变仍需要较大剂量的放疗。

对于已经转移到骨和软组织的神经母细胞瘤针对转移灶放疗时，较小的射野可给予 16～20Gy，分 4～5 次完成；较大的照射野可给予 20～30Gy，每次 2～3Gy。对于终末期的患者，采用放疗镇痛，可 1 次或 2 次给予 6～8Gy 就可以达到镇痛的效果。

4S 期合并肝脏肿大的患者，通常分 2～4 次给予 2～6Gy 的放疗。

4. 放疗的技术　腹部和盆腔的病变多采用 4～6MV X 线，前后对穿野照射，在可能的情况下为了避免正常组织的损伤，也可根据 TPS 计划采用多野照射。三维适形放疗对局部的大肿块病变非常有效，而且可以更好地保护周围的正常组织和器官如肾脏和肝脏。后纵隔肿瘤应采用两后斜野并加用楔形板的技术。

八、预后因素

（一）临床预后因素　分期明显地影响预后，手术治疗后，90% 以上 1 期和 2 期患者以及 85% 4S 期患者能够长期存活，然而，即使采用多种治疗手段，INSS 3 期的患者生存率为 60%～90%，而 4

期患者仅为40%左右。

诊断时的年龄是另一个明显影响预后的因素，年龄小于18个月的婴儿在相同分期的情况下，预后明显好于年龄大的患者。成人和青少年的神经母细胞瘤，即使在没有转移的情况下长期生存率仍然很低。

诊断时转移部位的不同也是一个预后因素，出现骨、中枢神经系统、肺等转移的患者生存期较短，而出现肝和皮肤转移的患者生存期相对较长。

（二）生物学预后因素 神经母细胞瘤细胞可产生铁蛋白，它可反映肿瘤负荷和生长状况，或者可能是神经母细胞瘤细胞生长所必需的物质。铁蛋白水平增高的儿童无进展生存率较低。

神经原特异性烯醇化酶（NSE）水平升高（>100ng/ml）时，患者的生存率低。并且NSE升高更多见于晚期患者。

嗜铬蛋白A是年龄大于1岁或晚期患者有效的预测预后的指标。

遗传方面的因素中，DNA指数、MYCN扩增、神经生长因子受体CD44、MMP2、VEGF及其受体，基因的获得或缺失都是较多被关注的对象。

（王维虎）

参 考 文 献

1. Grovas A, Fremgen A, Rauck A, et al. The National Cancer Data Base report on patterns of childhood cancers in the United States. Cancer. 1997; 80: 2321 ~ 2332.
2. Gurney JG, Ross JA, Wall DA, Bleyer WA, Severson RK, Robison LL. Infant cancer in the U. S.: histology—specific incidence and trends, 1973 to 1992. J Pediatr Hematol Oncol. 1997; 19: 428 ~ 432.
3. Bordow SB, Norris MD, Haber PS et al. Prognostic significance of MYCN oncogene expression in childhood neuroblastoma. J Clin Oncol 1998; 16: 3286 ~ 3294.
4. Cohn SL, London WB, Huang D et al. *MYCN* expression is not prognostic of adverse outcome in advanced – stage neuroblastoma with nonamplified *MYCN*. J Clin Oncol, 2000, 18: 3604 ~ 3613.
5. Bown N, Cotterill S, Lastowska M et al. Gain of chromosome arm 17q and adverse outcome in patients with neuroblastoma. N Engl J Med, 1999, 340: 1954 ~ 1961.
6. Maris JM, Weiss MJ, Guo C et al. Loss of heterozygosity at 1p36 independently predicts for disease progression but not decreased overall survival probability in neuroblastoma patients: a Children's Cancer Group study. J Clin Oncol, 2000, 18: 1888 ~ 1899.
7. Ady N, Zucker J – M, Asselain B, et al. A new ^{123}I – MIBG whole body scan scoring method: application to the prediction of the response of metastases to induction chemotherapy of stage IV neuroblastoma. Eur J Cancer, 1995, 31A: 256 ~ 261.
8. Paltiel HJ, Gelfand MJ, Elgazzar AH, et al. Neural crest tumors: I – 123 MIBG imaging in children. Radiology, 1994, 190: 117 ~ 121.
9. Kushner BH, Yeung HWD, Larson SM, Kramer K, Cheung N – KV. Extending PET scan utility to high – risk neuroblastoma: ^{18}F – Fluorodeoxyglucose positron emission tomography as sole imaging modality in follow – up of patients. J Clin Oncol, 2001, 19: 3397 ~ 3405.
10. Kushner BH, Cheung NK, LaQuaglia MP et al. International neuroblastoma staging system stage 1 neuroblastoma: a prospective study and literature review. J Clin Oncol, 1996, 14: 2174 ~ 2180.
11. Brodeur GM, Pritchard J, Berthold F, et al: Revisions of the international criteria for neuroblastoma diagnosis, staging, and response to treatment. J Clin Oncol , 1993, 11: 1466 ~ 1477.
12. Nitschke R, Smith EI, Shochat S, et al: Localized neuroblastoma treated by surgery: A Pediatric Oncology Group study. J Clin Oncol , 1988, 6: 1271 ~ 1279.
13. Strother D, van Hoff J, Rao PV, et al: Event – free survival of children with biologically favourable neuroblastoma based on the degree of initial tumour resection: Results from the Pediatric Oncology Group. Eur J Cancer, 1997, 33: 2121 ~ 2125.

14. Pole JG, Casper J, Elfenbein G, et al: High – dose chemoradiotherapy supported by marrow infusions for advanced neuroblastoma: A Pediatric Oncology Group study. J Clin Oncol, 1991, 9：152 ~ 158.
15. Plantaz D, Rubie H, Michon J, et al: The treatment of neuroblastoma with intraspinal extension with chemotherapy followed by surgical removal of residual disease. Cancer , 1996, 78：311 ~ 319.
16. Perez CA, Matthay KK, Atkinson JB et al. Biologic variables in the outcome of stages I and II neuroblastoma treated with surgery as primary therapy: a Children's Cancer Group study. J Clin Oncol, 2000, 18：18 ~ 26.
17. Schmidt ML, Lukens JN, Seeger RC et al. Biologic factors determine prognosis in infants with stage IV neuroblastoma: a prospective Children's Cancer Group study. J Clin Oncol, 2000, 18：1260 ~ 1268.
18. Matthay KK, Villablanca JG, Seeger RC et al. Treatment of high – risk neuroblastoma with intensive chemotherapy, radiotherapy, autologous bone marrow transplantation, and 13 – *cis* – retinoic acid. N Engl J Med, 1999, 341：1165 ~ 1173.
19. Nickerson HJ, Matthay KK, Seeger RC et al. Favorable biology and outcome of stage IV – S neuroblastoma with supportive care or minimal therapy: a Children's Cancer Group study. J Clin Oncol, 2000, 18：477 ~ 486.
20. Matthay KK, Perez C, Seeger RC et al. Successful treatment of stage III neuroblastoma based on prospective biologic staging: a Children's Cancer Group study. J Clin Oncol, 1998, 16：1256 ~ 1264.
21. Matthay KK, Castleberry RP. Treatment of advanced neuroblastoma: the US experience. In: Brodeur GM, Sawada T, Tsuchida Y et al. , eds. Neuroblastoma, First Edition. Amsterdam: Elsevier Science, 2000, 417 ~ 436.
22. Yanik GA, Levine JE, Matthay KK et al. Pilot study of iodine – 131 – metaiodobenzylguanidine in combination with myeloablative chemotherapy and autologous stem – cell support for the treatment of neuroblastoma. J Clin Oncol, 2002, 20：2142 ~ 2149.
23. Dubois SG, Kalika Y, Lukens JN, et al. Metastatic sites in stage IV and IVS neuroblastoma correlate with age, tumor biology, and survival. J Pediatr Hematol Oncol, 1999, 21：181 ~ 189.
24. Meadows AT, Tsunematsu Y. Late effects of treatment for neuroblastoma. In: Brodeur GM, Sawada T, Tsuchida Y et al. , eds. Neuroblastoma, First Edition. Amsterdam: Elsevier Science, 2000, 561 ~ 570.
25. Friedman DL, Meadows AT. Late effects of childhood cancer therapy. Pediatr Clin North Am 2002, 49：1083 ~ 1106.
26. 高解春、王耀平主编，现代小儿肿瘤学. 神经母细胞瘤. 上海，复旦大学出版社，2003，538 ~ 558.
27. 李佩娟主编，小儿肿瘤病理学. 神经母细胞瘤. 北京，北京出版社，2001，203 ~ 204

第七章 头颈部横纹肌肉瘤

一、一般情况

横纹肌肉瘤是一种高度恶性的肿瘤，起源于具有横纹肌分化潜能的胚胎间叶细胞。它可以发生于身体的各个部位，具有局部侵袭生长，在疾病早期就可以广泛播散。横纹肌肉瘤是儿童软组织肿瘤中最常见的。在小于 15 岁的儿童中，横纹肌肉瘤占所有恶性肿瘤的 3.5%，15～19 岁的青少年中占 2%。70% 患儿发病年龄小于 10 岁，发病高峰年龄为 2～5 岁。约有 1/3 的患者合并有胃肠道、泌尿生殖道、心血管以及中枢神经等系统的先天性异常。头颈部横纹肌肉瘤的发病率低，约占头颈肿瘤的 1%。男女比例为 1.4∶1 左右。淋巴结转移在 20% 左右。

二、病理学分类

头颈部软组织肉瘤以横纹肌肉瘤多见，包括胚胎型横纹肌肉瘤；葡萄簇型横纹肌肉瘤；梭形细胞型横纹肌肉瘤；腺泡型横纹肌肉瘤；多形型横纹肌肉瘤以及横纹肌肉瘤伴有节细胞分化等亚型。

三、生物学特点

尽管横纹肌肉瘤的起源和遗传学特点并不是很清楚，但近年的研究在细胞遗传学、细胞周期调控和癌基因等方面取得一些认识。

腺泡状横纹肌肉瘤常常具有两种特征性的 13 号染色体易位，分别是 t（2；13）（p35；q14） 和 t（1；13）（p36；q14）。前一种易位产生融合基因 PAX3（一种转录调节子），结合到 FKHR 转录因子，这种易位占儿童腺泡状横纹肌肉瘤 70%；后一种易位融合产生 PAX7 基因，也结合到 FKHR 转录因子上，这种易位占儿童腺泡状横纹肌肉瘤的 20%，更常见于年龄小的患者，其预后比有 PAX3 基因重排的患儿好。将来如果能够采用比较敏感的实验技术来检验这些融合基因的产物，对检测治疗后是否有微小残存以及进一步治疗有指导意义。

胚胎性横纹肌肉瘤遗传性特征改变是 11 号染色体 p15.5 杂合子丢失，提示在这个位置存在肿瘤抑制基因。

大约有 50% 的腺泡状横纹肌肉瘤患者有癌基因 n-myc 扩增，这种改变在胚胎性横纹肌肉瘤患者中少见。

四、恶性程度

软组织肿瘤依据组织来源，细胞分化程度，肿瘤的位置（表浅或深在）等因素，来区别不同肿瘤的恶性度。一般分类为：

低度恶性（G_1）：

隆突性皮纤维肉瘤、纤维肉瘤、纤维黄色肉瘤、高分化粘液脂肪肉瘤、脂肪瘤样脂肪肉瘤

中度恶性（G_2）：

多型性横纹肌肉瘤、表浅的恶纤组、低分化的粘液脂肪瘤、腺泡状软组织肉瘤、平滑肌肉瘤

高度恶性（G_3）：

滑膜肉瘤、腺泡状横纹肌肉瘤、深部恶纤组、胚胎性横纹肌肉瘤、血管肉瘤

五、临床表现

横纹肌肉瘤可发生于身体任何一个部位，可以是骨骼肌，也可以是通常不容易发现骨骼肌的部

位，最常见的部位是泌尿生殖道和头颈部。

头颈部横纹肌肉瘤根据部位分为两大类，脑膜旁部位和脑膜旁以外部位。脑膜旁部位主要是指鼻咽、鼻腔、鼻窦，中耳乳突区、颞下窝、翼腭板和咽旁间隙；脑膜旁以外部位指腮腺区、颊部、胸乳肌、口腔、口咽、下咽、喉、头皮、脸部及鼻翼等。

横纹肌肉瘤通常表现为边界不清的包块，临床表现与发生的部位密切相关。脑膜旁横纹肌肉瘤可表现为气道阻塞和局部破坏导致的症状和体征。如颅底侵犯所致头痛和脑神经麻痹，侵入颅内可引起颅高压症状和脑功能区受损症状，如恶心、呕吐、复视和记忆、活动障碍。侵犯颊部和喉引起上消化道症状。眼眶横纹肌肉瘤会导致突眼、幻视和眼球活动障碍等。

六、诊断

根据临床表现，体格检查，确认肿瘤生长部位，取得病理诊断。在诊断时要注意明确肿瘤的侵犯范围和是否有远地转移。结合免疫组化检查，检测与调控肌肉分化的相关基因产物，如 MyoD 蛋白家族中的 myogenin，MYF5，MYF6 等，有助于诊断。

七、分期

肿瘤分期的目的之一是评价和估计预后，软组织肉瘤种类繁多，不同组织来源，不同发病年龄，不同分化程度对预后的影响相差很大。因此，很难有一个广泛接受的分期。应用较为广泛的是 Russell 的 GTNM 分期法。Enneking 等认为软组织肉瘤的分级不需过细，将其简化为低分级和高分级两类，而且认为一旦出现淋巴结转移，其预后与血行转移一致，因此，将其简化为 GTM 分期法。2002 年第 6 版 UICC 分期中加入了肿瘤深度这一预后因素，可作为近期的分期指导原则，了解分期的发展过程对了解软组织肉瘤的预后有帮助。

（一）1977 Russell 分期 GTNM 分期法

T：原发肿瘤

T_x：无法明确原发肿瘤体积

T_0：原发肿瘤未扪及

T_1：原发肿瘤 <5cm

T_2：原发肿瘤 >5cm

T_3：原发肿瘤侵犯邻近骨质和重要神经和血管

N：区域淋巴结

N_0：病理检查无淋巴结转移

N_1：有淋巴结转移

M：远地转移

M_0：无远地转移

M_1：有远地转移

（二）2002，6th，UICC TNM 分期法

T_1：肿瘤最大径 $\leqslant 5$cm

T_{1a}：表浅肿瘤

T_{1b}：深部肿瘤

T_2：肿瘤最大径 $\geqslant 5$cm

T_{2a}：表浅肿瘤

T_{2b}：深部肿瘤

表浅肿瘤：完全在浅筋膜上方且无浅筋膜受侵。

深部肿瘤：浅筋膜下方或虽在浅筋膜上方但有筋膜受侵，腹膜后、盆腔、纵隔视为深部肿瘤。

临床分期

	G	T	N	M
ⅠA期	低分级	1a/b	$N_{0/x}$	0
ⅠB期	低分级	2a/b	$N_{0/x}$	0
ⅡA期	高分级	1a/b	$N_{0/x}$	0
ⅡB期	高分级	2a	$N_{0/x}$	0
Ⅲ期	高分级	2b	$N_{0/x}$	0
Ⅳ期	任何	任何	N_1	0
	任何	任何	任何	1

尽管UICC的TNM分期对软组织肉瘤的分期具有指导意义，但是，横纹肌肉瘤是软组织肉瘤的一部分，具有独特的临床病理特征。欧美国家对横纹肌肉瘤进行了很多的研究，最有名的是北美横纹肌肉瘤协作组（IRSG），从1972年到现在，他们就儿童和青少年（年龄小于21岁）横纹肌肉瘤的综合治疗开展了一系列连续的临床研究，其目的是提高治疗疗效，降低毒副作用，寻找更为合理的手术和放疗化疗的结合方式以及最佳的化疗方案，已经完成了四个研究，这个研究组持续数十年到现在仍在继续中，对横纹肌肉瘤的治疗做出了比较大的贡献。分期的目的是要求反映预后，通常，各种预后因素间有相互影响，因此，IRSG从研究开始就采用一种临床病理分类的办法将病人分组，来指导治疗和进行预后分析，这种分组主要是建立在手术后化疗前肿瘤的范围来确定的（表17－7－1）。

表17－7－1 IRS分组系统

分组	定 义
Group Ⅰ	病变局限，完整切除
	a. 局限于肌肉或原发器官
	b. 侵犯到肌肉或原发器官以外
Group Ⅱ	大体肿瘤切除，但
	a. 显微残存
	b. 区域淋巴结转移，已切除
	c. a和b二者都有
Group Ⅲ	不完全切除，肿瘤大体残存
	a. 仅仅活检
	b. 大部分切除（大于50%）
Group Ⅳ	诊断时有远地转移

目前，IRSG正在进行第五个随机分组研究，从已经完成的临床试验的结果来看，不同部位的横纹肌肉瘤肿瘤的预后是不一样的。在IRSG的临床研究过程中IRSG-Ⅳ和IRSG-Ⅴ使用的TNM分期整合了肿瘤大小，侵犯情况，淋巴结状态，是否有远地转移，以及肿瘤部位等影响预后的因素，对临床治疗方案的选择具有指导意义（表17－7－2）。

表 17-7-2　IRS-V 研究所使用的治疗前 TNM 分期

分期	部位	肿瘤侵犯	肿瘤大小 T	淋巴结（N）	转移（M）
Ⅰ	眼眶 脑膜旁结构以外的头颈部 非膀胱/前列腺的泌尿生殖道 胆管	T_1 或 T_2	a 或 b	任何 N	M_0
Ⅱ	膀胱或前列腺 肢体 邻近脑膜旁结构的头颈部 其他（躯干、腹膜后等）	T_1 或 T_2	a	N_0 或 Nx	M_0
Ⅲ	同Ⅱ	T_1 或 T_2	a b	N_1 任何 N	M_0
Ⅳ	所有部位	T_1 或 T_2	a 或 b	任何 N	M_1

八、治疗

（一）一般治疗原则　北美横纹肌肉瘤协作组第Ⅱ和第Ⅲ研究结果显示，肿瘤原发部位，与预后有密切相关性，发生于眼眶部位的肿瘤预后最好，5 年生存率为 95%。将眼眶和膀胱前列腺以外的泌尿生殖系统归为预后好的部位。因此，在 IRSG-V 的临床研究中，根据患者的预后因素和以前研究的结果按患者的危险程度分为低危、中危和高危 3 个组制定不同的治疗方案，其结果尚在等待中，治疗方案仅供参考，见表 17-7-3。

表 17-7-3　IRSG-V 临床研究

分组	定义	治疗方案
低危组	a. 发生在预后好的部位，完整切除 b. 发生在预后不良的部位，完整切除或有显微残存	化疗： VA 方案：(预后好的部位，Group Ⅰ/Ⅱ，包括眼眶 GroupⅢ患者；预后不好的部位，Group Ⅰ患者) VAC 方案：其他低危组患者 放疗： 对有显微残存但无区域淋巴结转移者给予 36Gy 放疗，对眼眶大体肿瘤残存者给予 45Gy；浅表的头颈部肿瘤给予 36～41.4Gy
中危组	a. 发生在预后不良的部位，大体残存 b. 年龄小于 10 岁，伴有转移 c. 任何部位的无转移的腺泡状横纹肌肉瘤或未分化肉瘤	化疗： VAC 与 VAC/VTC 交替方案随机分组比较 放疗：对诱导化疗有效，二期探查手术后完全缓解者 36Gy，显微残存者 41.4Gy. 同时对 GroupⅢ和对诱导化疗无效的患者进行术前放疗的研究
高危组	诊断时有转移的腺泡状横纹肌肉瘤或未分化肉瘤除外中危组 b 情形	化疗： Irinotecan + Vincristine 化疗，有效者给予 VAC 方案巩固治疗

V：Vincristine，长春新碱；A：Dactinomycin，更生霉素；C：cyclophosphamide，环磷酰胺；T：Topotecan，拓扑替康；Irinotecan：依利替康。

（二）脑膜旁部位的横纹肌肉瘤　脑膜旁部位的横纹肌肉瘤，约占头颈部横纹肌肉瘤的35%，绝大多数患者年龄小于10岁。胚胎性和腺泡状横纹肌肉瘤的比例为4∶1。在IRS－Ⅲ研究中，脑膜旁横纹肌肉瘤占头颈部的41%，所有部位的15%。它能够侵犯到颅内，产生肿瘤性脑膜炎。中耳肿瘤可通过鼓室盖侵犯中颅窝或通过乳突侵犯后颅窝。鼻咽、鼻腔、鼻窦肿瘤可以通过颅底的通路侵犯颅内，鼻咽肿瘤通过侵犯颅底斜坡等到达颅内，与有35%的鼻咽部横纹肌肉瘤破坏颅底，侵及海绵窦并引发颅神经损伤症状。在IRS－Ⅲ的研究中，约20%的患者有淋巴结转移。

对于脑膜旁横纹肌肉瘤，是否有脑膜浸润和蛛网膜种植是治疗前应该做的评价。

1. 手术治疗　对于脑膜旁的横纹肌肉瘤，由于肿瘤和周围重要脏器、正常组织的关系，完整切除肿瘤并保存良好的美容和功能是不可能的。手术的作用主要是取得病理诊断和次全切除肿瘤。在IRS-Ⅲ研究中，约67%的脑膜旁肿瘤为Group Ⅲ。根治性颈淋巴结清扫一般没有必要，因为淋巴结转移率较低。相反，如果有临床怀疑的颈转移淋巴结应该行手术活检或区域清扫。

2. 放射治疗　脑膜旁横纹肌肉瘤，脑膜受侵提示中枢神经系统的复发率高，并且90%的死亡为中枢神经系统复发所致。

在IRS-I研究中，放射治疗后脑膜失败提示与照射野不合适以及剂量低于50Gy有关，同时也提示采用全脑照射野也未能提高控制率，并且增加治疗相关死亡率。

IRS-Ⅱ的研究的结果提示，肿瘤容易侵犯蛛网膜下腔的3个危险因素是：颅底受侵，颅神经麻痹，颅内侵犯。有三者之中任何一个因素的3年无进展生存率为51%，而没有危险因素的患者5年生存率为81%。

在IRS-Ⅲ研究中，如果没有证据表明肿瘤侵犯颅内，脑脊液细胞学阴性，没有颅底骨和颅神经侵犯，照射野范围包括原发肿瘤外放5cm，包括邻近脑膜组织。不符合上述条件者，除放射治疗外，给予鞘内化疗。如果CT或MRI提示原发肿瘤有连续的颅内受侵，但脑脊液细胞学阴性，给予全脑预防照射。如果脑脊液阳性，全脑全脊髓需要照射。

在IRS-Ⅳ研究中，照射野的边界缩小到肿瘤外放2cm，有弥漫性颅内脑膜浸润以及多部位的脑实质病变者才给予全脑放疗。

目前，对于有明确证据表明颅内受侵，如脑脊液细胞学阳性，或MRI影像上有任一证据提示有肿瘤接触，挤占，侵犯，扭曲或其他导致硬脑膜信号改变时，首先给予放射治疗，如果没有上述证据，则先给予化疗，放射治疗在术后第12周给予。鞘内化疗和全中枢照射已不再应用。从1978～1997年，IRS-Ⅱ到Ⅳ的研究中，总共有595例脑膜旁横纹肌肉瘤入组，其中95%是Group Ⅲ的患者。由于年代跨度大，放射治疗剂量从IRS-Ⅱ/Ⅲ的40～50.4Gy，IRS-Ⅳ研究中50～59.4Gy。在这些研究中，如果有颅神经麻痹，颅底骨破坏伴或不伴有颅内受侵，均要求在进入研究的当天开始放射治疗。应用CT或MRI诊断技术后，颅内受侵的阳性率由24%提高到了41%。是否颅内受侵，如果有颅内受侵，放射治疗的间隔时间，放射治疗剂量，肿瘤大小明显影响放射治疗疗效。IRS-Ⅱ～Ⅳ的结果表明，对于有颅底/颅内受侵的患者，放疗开始与确诊间隔时间大于2周和小于2周相比，局部复发率分别为33%和18%，$P=0.03$。而没有颅底/颅内受侵征象的患者，放疗开始与确诊间隔时间大于10周和小于10周相比，局部复发率分别为10%和8%，没有统计学差异。肿瘤大于5cm，Group Ⅲ的患者，放疗剂量大于47.5Gy与小于47.5Gy相比，局部失败率为18%和35%，$P=0.14$。但多因素分析表明，放疗剂量大于47.5Gy局部复发率低。

（1）照射剂量　小于6岁的儿童，肿瘤小于5cm，给予40Gy。年龄大于6岁，肿瘤大于5cm，给予50Gy左右。年龄小于6岁或肿瘤大于5cm者，给予45Gy。对于成年人，根据手术后残存肿瘤的大小，可以通过缩野技术使残存肿瘤接受60Gy照射。

（2）照射野　照射野的边界缩小到肿瘤外放2～3cm，有弥漫性颅内脑膜浸润以及多部位的脑实质病变者才给予全脑放疗。鞘内化疗和全中枢照射已不再应用。如果患者先接受化疗，后接受放疗，Chen等认为采用缩野技术，大野参考化疗前的肿瘤大小设计，给予中位剂量36Gy，然后，缩野到化疗后残存肿瘤的范围，补量照射到中位剂量50.4Gy，作者认为这样给患者带来的损伤较小，尤其是对年龄小的患儿。

随着三维适形和调强放射治疗技术的推广和普及，已有少数文献报道这种技术在横纹肌肉瘤治疗中的作用，Wolden等报道了28例头颈部横纹肌肉瘤调强放射治疗的结果，其中21例为脑膜旁横纹肌肉瘤。临床靶区（CTV）为大体肿瘤（GTV）外放1cm，CTV外放0.5cm形成计划靶区（PTV），处方剂量为50.4Gy。结果显示脑膜旁肿瘤的3年实际生存率为65%。3年局部无失败率为95%，区域无失败率为90%，中枢神经系统无失败率为88%，无远地转移率为80%。所有患者均接受了VA或VAC方案的全身化疗。La等报道了纽约纪念医院三维适形放疗的长期结果，计划靶体积由大体肿瘤外放2cm边界形成，处方剂量为50.4Gy。Yock等比较了质子治疗和光子三维适形放疗的剂量分布情况，以及质子治疗的7例眼眶横纹肌肉瘤患者的生存情况，认为质子治疗比光子三维适形放射治疗优越，能够更好的保护正常组织。

对于肿瘤完全切除，预后好的组织学类型，且没有区域淋巴结转移的患者，不需要行放射治疗。

同为脑膜旁横纹肌肉瘤，起源于中耳的横纹肌肉瘤的预后要比其他部位好。

3. 化学治疗　对于横纹肌肉瘤，手术后必须接受化疗，化疗方案目前通常采用VA或VAC方案。

（三）眼眶和眼睑横纹肌肉瘤　眼眶肿瘤由于较早引起眼球运动障碍和视力障碍，因此通常发现较早。最常见的症状是眼睑肿胀和眼球位置发生改变。

在1960年以前，眶内容物摘除是标准治疗手段，但几乎没有治愈的情况。1960年代，Cassady等发现5个眼眶横纹肌肉瘤患者在活检术后给予放疗，均取得局部控制，因此，目前放射治疗在眼眶横纹肌肉瘤治疗中起主要作用。

在IRSG-Ⅲ/Ⅳ的研究中，Group Ⅰ患者给予手术+VA方案的综合治疗，GroupⅡ的患者给予手术+放射治疗+VA方案的综合治疗，3年无瘤生存率89%~92%，3年总生存率100%。约有2/3的患者是Group Ⅲ期，根据其研究结果，GroupⅡ以上期别肿瘤应该采取活检手术+放疗+化疗的综合治疗手段，化疗方案应该比VA方案更为强烈，如长春新碱+更生霉素+环磷酰胺（VAC）方案，放射治疗的照射野设计应该在原发肿瘤外放2~3cm，并包括受累及的器官或解剖结构，放射治疗剂量根据患者年龄和肿瘤残存大小来决定，参考脑膜旁横纹肌肉瘤的剂量标准，注意保护晶体和角膜免受高剂量照射。

区域淋巴结是否预防照射，目前没有定论，根据原发肿瘤的术前分期，对晚期患者，可考虑给予1~2站淋巴结预防。

（四）其他部位横纹肌肉瘤　腮腺，口腔，口咽和喉部以胚胎性横纹肌肉瘤多见。颊部和头皮则以腺泡状横纹肌肉瘤多见。对于较小的表浅的头颈部横纹肌肉瘤来讲，可以做到完整切除并保存良好的美容效果，由于头颈部的美容和功能的要求，手术安全切缘的要求可以适当降低，1mm安全切缘是可以接受的，术后辅以放疗和/或化疗，可以获得良好的美容效果和局部控制率。对于比较深在的肿瘤，放射治疗是必需的。来源于口腔，颊粘膜，喉，咽旁，腮腺等区域的横纹肌肉瘤的预后相对较好，因此在IRS-Ⅳ和IRS-Ⅴ中，这些部位的肿瘤归为Ⅰ期，接受的化疗强度比脑膜旁横纹肌肉瘤要小。

以上部位的横纹肌肉瘤的淋巴结转移情况，尽管IRS-Ⅰ和IRS-Ⅱ报道的转移几率为8%。这可能与对淋巴结转移的评价不充分有关，在有淋巴结状态描述的文献中，淋巴结转移的几率为20%左右。阳性淋巴结区域可予清扫或放射治疗。因此对上述部位的横纹肌肉瘤，如果分期较晚，临床评价颈部淋巴结N_0时，一般应该给予至少同侧1~2站淋巴结区域预防照射，对于中线结构的肿瘤，应该双颈预防。

九、预后及影响因素

自从IRS开展系列研究以来，横纹肌肉瘤的治疗原则逐渐明确，疗效已经得到很大提高，见表17-7-4。

表 17－7－4 IRSG 各临床研究的结果

研究序列 临床分组	IRS-Ⅰ 5 年		IRS-Ⅱ 5 年		IRS-Ⅲ 5 年		IRS-Ⅳ 3 年	
	OS（%）	DFS（%）	OS（%）	DFS（%）	OS（%）	DFS（%）	OS（%）	DFS（%）
Group Ⅰ	83	75	87	76	93	83	100	89
Group Ⅱ	70	70	84	72	73	66		
Group Ⅲ	52	40	61	52	65	59	82	72
Group Ⅳ	20	15	27	23	29	28	NA	NA
Total	55	NA	63	55	71	65	86	77

OS：总生存；DFS：无瘤生存；NA：无法得到。

影响预后的因素主要有：组织学类型，分期，分组，原发肿瘤部位以及年龄等。

不同组织学类型的横纹肌肉瘤的预后是不一样的，根据横纹肌肉瘤国际分类系统，分为葡萄簇型，梭型细胞型，胚胎型，腺泡型，和未分化型等 5 型。前两种的预后好，胚胎型为中等预后类型。腺泡型和未分化型的预后最差，见表 17－7－5 和 17－7－6。

表 17－7－5 横纹肌肉瘤国际分类不同组织学类型的预后

预后分组	各组织学类型分布（%）	实际 5 年生存率（%）
1. 预后良好组		95
a. 葡萄簇型	6	
b. 梭细胞型	3	
2. 中等预后组		88
胚胎型	79	
3. 预后不良组		
a. 腺泡型	32	54
b. 未分化型	1	40
其他	9	

表 17－7－6 不同原发肿瘤部位的预后情况

部位	病例数	失败例数	3 年生存率（%）	5 年生存率（%）
眼眶	107	2	98	95
头颈部	106	17	87	76
脑膜旁部位	134	33	82	74
非膀胱前列腺的泌尿生殖道	158	14	92	89
膀胱前列腺	104	18	85	81
肢体	156	31	79	74
其他	147	43	70	67

（易俊林）

参 考 文 献

1. Maurer H, Ruymann F, Pochedly C. Rhabdomyosarcoma and related tumors in children and adolescents. Boca Raton, FL: CRC Press, 1991.
2. Gurgey JG, Severson RK, Davis S, et al. Incidence of cancer in children in the United States, Sex, race, and 1 – year age – specific rates by histologic type. Cancer, 1995, 75:2186 ~ 2195.
3. Anonymous. SEER cancer statistics review 1973 ~ 1996. Bethesda, MD: National Caner Insitute, 1999.
4. 金百祥. 小儿肿瘤. 见: 汤钊猷主编. 现代肿瘤学. 上海医科大学出版社, 1993, 1129 ~ 1156.
5. Ruymann FB, Maddux HR, Ragab A, et al. Congenital anormalies associated with rhabdomyosarcoma: an autopsy study of 115 cases. Med Pediatr Oncol, 1988, 16:33 ~ 39.
6. Wharam MD, Beltangady MS, Heyn RM, et al. Pediatric orofacial and laryngopharyngeal rhabdomyosarcoma. An Intergroup Rhabdomysarcoma Study report. Arch Otolaryngol Head Neck Surg, 1987, 113:1225 ~ 1227.
7. Barr FG. Molecular genetics and pathogenesis in rhabdomyosarcoma. J Pediatr Hematol Oncol, 1997, 19:483 ~ 491.
8. Merlino G, Helman LJ. Rhabdomysarcoma: Working out the pathways. Oncogene, 1999, 18:5340 ~ 5348.
9. Sorensen PH, Lynch JC, Qualman SJ, et al. PAX3 – FKHR and PAX7 – FKHR gene fusions are prognostic indicators in alveolar rhabdomyosarcoma: a report from the Children's Oncology Group. J Clin Oncol, 2002, 20:2672 ~ 2679.
10. Barr FG. Molecular genetics and pathogenesis in rhabdomyosarcoma. J Pediatr Hematol Oncol, 1997, 19:483 ~ 491.
11. Edwards RH, Chatten J, Xiong QB, et al. Detection of gene fusions in rhabdomysrcoma by reverse transcriptase – polymerase chain rection assay of archival samples. Diagn Mol Pathol, 1997, 6:91 ~ 97.
12. Kelly KM, Womer RB, Barr FG, et al. Minimal disease detection in patients with alveolar rhabdomyosarcoma using a reverse transcriptase – polymerase chain reaction methods. Cancer, 1996, 78:1320 ~ 1327.
13. Merlino G, Helman LJ. Rhabdomysarcoma: Working out the pathways. Oncogene, 1999, 18:5340 ~ 5348.
14. Dias P, Kumar P, Marsden HB, et al. N – myc gene is amplified in alveolar rhabdomyosarcomas (RMS) but not in embryoal RMS. Int J Cancer, 1990, 45:593 ~ 596.
15. Driman D, Thoner PS, Greenberg ML, et al. MYCN gene amplification in rhabdomyosarcoma. Cancer, 1994, 73:2231 ~ 2237.
16. Maurer HM, Gehan EA, Beltangady M, et al. The intergroup Rhabdomyosarcoma Study Ⅱ. Cancer, 1993, 71:1904 ~ 1922.
17. Russell Wo, Cohen J, Enzinger F. A Clinical and pathological staging system for soft – tissue sarcomas. Cancer, 1977, 40:1562.
18. Maurer HM, Beltangady MB, Gehan EA, et al. The intergroup rhabdomyosarcoma study – I: A final report. Cancer, 1988, 61:209 ~ 220.
19. Crist WM, Gehan EA, Ragab AH, et al. The third intergroup rhabdomyosarcoma study. J Clin Oncol, 1995, 13:610 ~ 630.
20. Crist WM, Anderson JR, Meza JL, et al. Intergroup rhabdomyosarcoma study – Ⅳ: Results for patients with nonmetastatic disease. J clin oncol, 2001, 19:3091 ~ 3102.
21. Rodary C, Gehan EA, Flamant F at al. Prognostic factors in 951 nonmetastatic rhabdomyosarcoma in children: A report from the International Rhabdomyosarcoma workshop. Med Pediatr Oncol, 1991, 19:89 ~ 95.
22. Raney RB, Meza J, Anderson JR, et al. Treatment of children and adolescents with localized parameningeal sarcoma: experience of the intergroup rhabdomyosarcoma study group protocols IRS – Ⅱ through – Ⅳ, 1978 ~ 1997. Med Pediatr Oncol, 2002, 38:22 ~ 32.
23. Michalski JM, Meza J, Breneman JC, et al. Influence of radiation therapy parameters on outcome in children treated with radiation therapy for localized parameningeal rhabdomyosarcoma in Intergroup Rhabdomyosarcoma Study Group trials Ⅱ through Ⅳ. Int J Radiat Oncol Biol Phys, 2004, 59:1027 ~ 1038.
24. Chen CG, Shu HK, Goldein JW, et al. Volumetric considerations in radiotherapy for pediatric parameningeal rhabdomyosarcomas. Int J Radiation Oncology Biol Phys, 2003, 55:1294 ~ 1299.

25. Wolden SL, Wexler LH, Kraus DH, et al. Intensity – modulated radiotherapy for head and neck rhabdomyosarcoma. Int J Radiat Oncol Biol Phys, 2005, 61:1432 ~ 1438.

26. Hein PA, Gladstone DJ, Bellerive MR, et al. Importance of protocol target definition on the ability to spare normal tissue: an IMRT and 3D – CRT planning comparison for intraorbital tumors. Int J Radiat Oncol Biol Phys, 2005, 62: 1540 ~ 1548.

27. La TH, Wexler LH, Laquaglia MP, et al. Long – Term Results of 3 – Dimensional Conformal Radiation Therapy for Rhabdomyosarcoma. Proceedings of the 44th Annual ASTRO Meeting, 2002, 151.

28. Yock T, Schneider R, Friedmann A, et al. Proton radiotherapy for orbital rhabdomyosarcoma Clinical outcome and a dosimetric comparison with photons. Int J Radiat Oncol Biol Phys, 2005, 63:1161 ~ 1168.

29. Hawkins DS, Anderson JR, Paidas CN, et al. Improved outcome for patients with middle ear rhabdomyosarcoma: A Children Oncology Group study. J Clin Oncol, 2001, 19:3073 ~ 3079.

30. Cassady JR, Sagerman RH, Tretter P, et al. Radiation therapy for rhabdomyosarcoma. Radiology, 1968, 91: 116 ~ 120.

31. Pappo AS, Meza Jl, Donaldson SS, et al. Treatment of localized nonoribtal, nonparameningeal head and neck rhabdomyosarcoma: Lesions learned from intergroup rhabdomyosarcoma studies Ⅲ and Ⅳ. J Clin Oncol, 2003, 21:638 ~ 645.

32. Donaldson SS, Castro JR, Wilbur JR, et al. Rhabdomyosarcoma of head and neck in children. Combination treatment by surgery, irradiation, and chemotherapy. Cancer, 1973, 31:26 ~ 35.

33. Newton WA Jr, Gehan EA, Webber BL, et al. Classification of rhabdomyosarcomas and related sarcomas. Pathologic aspects asn proposal for a new classification: An intergroup rhabdomyosarcoma study. Cancer, 1995, 76:1073 ~ 1085.

第八章　郎格汉斯组织细胞增生症

组织细胞增生症是一种较罕见和具有多样性的疾病，在诊断和治疗上往往令临床医师感到困惑。1865 年 Thomas Smith 首先描述了这一疾病，1953 年 Lichtenstein 将嗜酸性肉芽肿、Hand - Schüller - Christian 综合征和 Letterer - Siwe 综合征统一为组织细胞增生症 X 以后，大家更加迷惘了，因为这一名称中的 X 本身就代表未知的含义。由于该病的罕见性，目前尚无确切的流行病学研究资料。该病好发于儿童，但也不乏成人病例报道。

组织细胞增生症包含几种亚型，单凭临床经验是难以确诊其具体亚型的，但准确区分各亚型是至关重要的，不同亚型治疗方法不同。尽管多数组织细胞增生症并非恶性疾病，但诊断和治疗这一疾病的责任往往落到了临床肿瘤学家的身上。过去由于难以准确区分组织细胞增生症的各亚型，治疗上较为混乱，许多病例被当作恶性肿瘤而接受过度治疗。合理的治疗应基于对组织细胞增生症各亚型的正确认识和诊断，这就要求临床肿瘤学家对这一组疾病的生物学特点及其与正常组织细胞的关系有一较全面的认识。

一、生物学基础

历史上由于几种儿童疾病和综合征的组织病理学具有共同特点，故被统一为一种疾病，即组织细胞增生症，其字面上的含义是指组织细胞（骨髓起源的单核巨噬细胞）的增生，表现为受侵组织部位出现大量的单核巨噬细胞浸润和堆积。但并非所有具有组织细胞浸润特点的疾病都确定为组织细胞增生症，某些情况下组织细胞浸润只是继发于某一确定的疾病，而并非原发，如：移植物抗宿主反应、X 相关淋巴增殖综合征、遗传性脂肪沉积症等。这就意味着一些原因不明的组织细胞增生症有可能在将来得到证实是继发性表现而并非原发疾病。

认识组织细胞增生症必须先熟悉正常组织细胞，正常组织细胞起源于骨髓。组织细胞最初的前体细胞是骨髓中的未定向干细胞，往前分化发展一步成为粒 - 巨系干细胞，在集落刺激因子作用下继续分化和增殖成为集落形成细胞和原粒 - 原单核细胞，再发育成熟为单核细胞进入血液，这些循环单核细胞经历终极分化后入住人体的各个器官被冠以不同的名称，并具有不同的功能，如：骨髓中的巨噬细胞、肝内 Kupffer 细胞、皮肤中的郎格汉斯细胞（Langerhans cell）等。

组织细胞可分为两大类：抗原处理细胞（吞噬细胞）和抗原递呈细胞（树突状细胞）。树突状细胞通常没有吞噬能力，但具有向 T 和 B 淋巴细胞递呈抗原信息的功能。树突状细胞包括：①滤泡性树突状网状细胞（follicular dendritic reticulum cell，FDC）；②交织网状细胞（interdigitating reticulum cell，IRC）；③郎格汉斯细胞。滤泡性树突状网状细胞位于淋巴结滤泡中，能递呈抗原至 B 淋巴细胞。FDC 可能为基质细胞，不表达 CD45 抗原（白细胞共同抗原）。交织网状细胞和郎格汉斯细胞的功能相似，均能递呈抗原信息到 T 淋巴细胞。尽管在其他器官中也能发现郎格汉斯细胞，但最多见的主要在皮肤中，在未受抗原刺激的淋巴结中较罕见，但经受一定抗原刺激后，其数量可增加。IRC 多见于正常或反应淋巴结的副皮质区。经粒 - 巨集落刺激因子和肿瘤坏死因子 α 刺激后，CD34 阳性的骨髓干细胞可诱导分化成郎格汉斯细胞。尽管正常郎格汉斯细胞的免疫反应性已经明确，但对于其反应机制却知之甚少。细胞间的相互作用和免疫失调可能是产生郎格汉斯组织细胞增生症（Langerhans cell histiocytosis，LCH）的病理基础，因此，明确细胞因子的异常作用机制将有助于新的特异性治疗方法的研究发现。实际上，现在已经明确，郎格汉斯组织细胞增生症中的郎格汉斯细胞既能产生多种细胞因子，又能对多种细胞因子做出反应。

树突状细胞不同于吞噬细胞，细胞内缺少溶酶体酶，交织网状细胞和郎格汉斯细胞均只含少量的酸性磷酸酶和非特异性的酯酶活性，其反应性仅限于核周和高尔基体局部，滤泡性树突状网状细胞没有溶酶体活性，但以上 3 种树突状细胞却能表现出 ATP 酶的活性。

在树突状细胞膜表面，对人类白细胞抗原（HLA - DR）和主要组织相容性（MHC）Ⅱ类抗原呈强阳性反应，主要组织相容性Ⅱ类抗原在向 T、B 淋巴细胞递呈抗原信息的过程中起着重要作用，CD - 4阳性的 T 细胞亚群在主要组织相容性Ⅱ类抗原存在的情况下能识别抗原，而 CD 8 阳性的 T 细胞亚群则在 MHC Ⅰ类抗原存在的情况下识别抗原。

交织网状细胞和郎格汉斯细胞表达免疫球蛋白（IgG）Fc 受体，在某些情况下也能表达补体受体，FDC 细胞高表达补体受体（即 CR1/CD35 和 CR2/CD21）。交织网状细胞和郎格汉斯细胞高表达 S100 蛋白，FDC 细胞则表达阴性。活化的单核细胞和巨噬细胞可少量表达 S100。

郎格汉斯细胞表达 CD1a 抗原（图 17 - 8 - 1），已有商用抗体能检测石蜡切片中的 CD1a 抗原，有助于郎格汉斯组织细胞增生症（LCH）的诊断，CD1a 抗原表达也可见于皮质胸腺细胞中，交织网状细胞罕见 CD1a 表达，在特定条件下能否诱导表达 CD1a 抗原目前有争议。皮病性淋巴结炎中的 CD1a 反应细胞即是浸润的郎格汉斯细胞。正常郎格汉斯细胞存在于表皮中，骨髓起源的前体细胞（CD34 阳性）可能在粒 - 巨集落刺激因子和肿瘤坏死因子作用下成熟和分化，经抗原刺激后，由表皮经传入淋巴管迁移至区域淋巴结的副皮质区，递呈抗原至 CD4 阳性 T 细胞。郎格汉斯组织细胞增生症中的郎格汉斯细胞高表达淋巴细胞功能相关抗原 3 和白细胞粘附分子 1，而正常上皮中的郎格汉斯细胞并无表达，提示病理郎格汉斯细胞与正常郎格汉斯细胞并非一致。

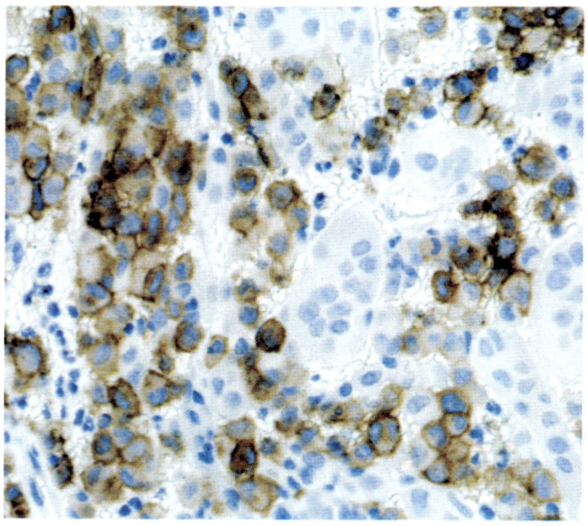

图 17 - 8 - 1 LCH 病例，郎格汉斯细胞免疫组化检查提示 CD1a 呈阳性反应

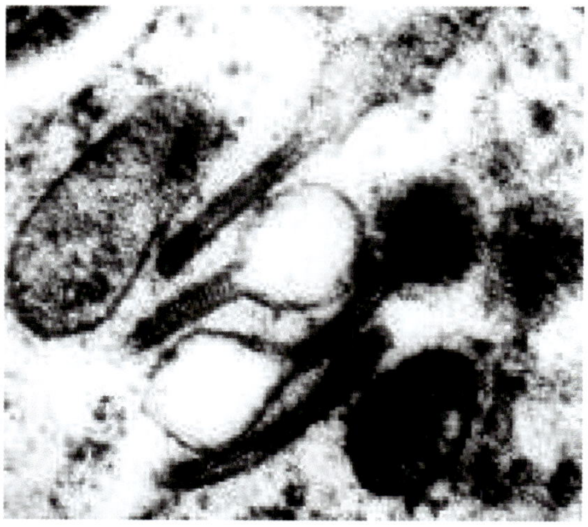

图 17 - 8 - 2 LCH 病例的 Birbeck 颗粒
长短不齐的棒状结构细胞器，可见条状形的中心和囊泡状的末端，在适当角度看来如同网球拍。

郎格汉斯细胞具有特征性的超微结构（细胞器）——电镜下可见的 Birbeck 颗粒（图 17 - 8 - 2）。这种长短不齐的棒状结构细胞器包含条状形的中心和囊泡状的末端，在适当角度看来如同网球拍。Birbeck 颗粒可能是树突状细胞受抗原刺激时细胞膜向内反折形成，也可能是细胞内小体向外分泌所致，其功能目前不明确。Birbeck 颗粒有时如同棒状，在电子显微镜下可通过测量其直径来确定是否为 Birbeck 颗粒，以排除病毒颗粒的影响。

二、病因学

组织细胞增生症 X（现已更名为郎格汉斯组织细胞增生症，LCH）的起因考虑与抗原递呈细胞的免疫刺激有关，郎格汉斯细胞经抗原刺激后无控制的增殖和堆积即形成该疾病。已有研究发现 LCH 病例存在免疫功能缺陷，这一研究结果支持免疫失调是促使这一疾病发生的重要因素。从 LCH 病例上，可以看到自身细胞毒作用，体外试验表明，自身效应细胞可以摧毁自身成纤维细胞和抗体包被的红细胞，这种免疫现象与胸腺异常相关。也就是说在体外试验中，通过加用正常胸腺的提取物后，这种免疫缺陷反应可以改善或逆转。目前关于 LCH 是否应归于恶性疾病是有争论的，局部 LCH 细胞的克隆起源性提示了恶性可能，虽然克隆源性并不是恶性疾病的必要条件，这些细胞也不是非整倍体。从 LCH 的家族性发病倾向和单卵双胞胎 LCH 发病的一致性分析，LCH 的发病存在基因影响。

三、病理学

国际组织细胞学会制定了儿童组织细胞增生症的分类系统，这一分类系统是基于病变细胞与正常组织细胞和网状细胞的关系以及病理表现基础之上的。尽管这一分类系统并没有包全所有的增殖性组织细胞病变，但却为这一疾病的诊断和分类提供了概念性的认识。儿童组织细胞增生症的主要类型分为 3 类，见表 17 - 8 - 1。在本章仅讨论其中相对较常见的第一大类——郎格汉斯组织细胞增生症（LCH）。

表 17 -8 -1　儿童组织细胞增生症分类

Ⅰ类	Ⅱ类	Ⅲ类
郎格汉斯组织细胞增生症（LCH）	郎格汉斯组织细胞增生症之外的组织细胞增生症	恶性组织细胞增生症
1. 嗜酸性肉芽肿	1. 嗜红细胞/淋巴组织细胞增生症（HLH，FHLH）	1. 白血病（M4，M5）
2. Hand - Schuller - Christian 综合征	2. 伴广泛淋巴结肿大的窦性组织细胞增生症	2. 组织细胞淋巴瘤
3. Letterer - Siwe 综合征	3. 黄色肉芽肿	3. 恶性组织细胞增生症/纤维组织细胞瘤

郎格汉斯组织细胞增生症（LCH），既往被称作组织细胞增生症 X，是指主要病理细胞具有郎格汉斯组织细胞病理特点的一组疾病，包括嗜酸性肉芽肿、Hand - Schüller - Christian 综合征和 Letterer - Siwe 综合征。目前 LCH 并没有划归为肿瘤性疾病，仅视为继发于免疫失调的增殖性疾病而已。LCH 的病理细胞表达正常郎格汉斯细胞的特点：S100、CD1a、Birbeck 颗粒均为阳性，但也具有不同于正常郎格汉斯细胞的特点：白细胞粘附分子阳性（如：CD11、CD14）。已有研究表明：LCH 为克隆起源。这一发现一方面印证了 LCH 的增殖过程，另一方面说明目前断定其良恶性尚为时过早，有待进一步研究来明确。

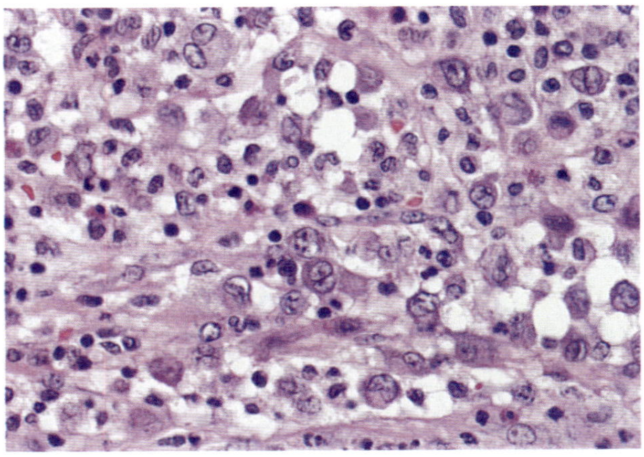

图 17 -8 -3　LCH 病例的郎格汉斯细胞：细胞核多呈肾形，一侧凹陷，核内可见小泡形成，染色质纤细，偶见核仁。

LCH 病灶大体上观察成肉芽肿样，略呈黄褐色，光镜下可见郎格汉斯细胞，细胞特点为：胞核内陷，核质比例较低（图17 - 8 -3）。病变以组织细胞浸润或组织细胞和嗜酸性细胞浸润为主，嗜酸性细胞浸润在溶骨性病灶中较常见。除了不同比例的嗜酸性细胞浸润外，有时可见具有吞噬功能的组织细胞和多核巨细胞，坏死也多见。在受侵的淋巴结中，主要见于副皮质区受累。虽然镜下也可见到郎格汉斯细胞的细胞异型性，但不具有明显意义。

LCH 细胞病理上的另一典型表现为电镜下所见的 Birbeck 颗粒（图 17－8－2），尽管 Birbeck 颗粒也可见于皮肤中的正常郎格汉斯细胞，但其诊断价值仍不容忽略。奇怪的是，当肝和脑组织被 LCH 侵犯时，在这些组织中并不能见到 LCH 细胞的异型性以及 Birbeck 颗粒，因此这些器官中的病灶可能起源于不同病理基础。

已有研究发现在某些恶性肿瘤（如淋巴瘤）的淋巴结中具有 LCH 的组织病理学特点，这些表现可能是整个疾病过程中的伴随改变，并不具有独立的预后价值。较罕见的郎格汉斯细胞类型的恶性疾病也有过报道。

四、临床表现和治疗

LCH 的临床表现多种多样，从轻微的不适和刺痒到特异的溶骨性病灶（图 17－8－4、17－8－5）均可见到。其他表现还包括：慢性中耳炎，尿崩症、发热、体重下降等。多种多样的临床表现使临床诊断 LCH 较困难。确诊仍需在电镜下找到 LCH 特异性的 Birbeck 颗粒或病灶细胞呈现 CD1a 阳性反应。其他检查包括 S100 免疫染色阳性，S100 在正常组织细胞中不表达。送检标本必须取自于病变组织，因在皮肤中的郎格汉斯细胞也可找见 Birbeck 颗粒。

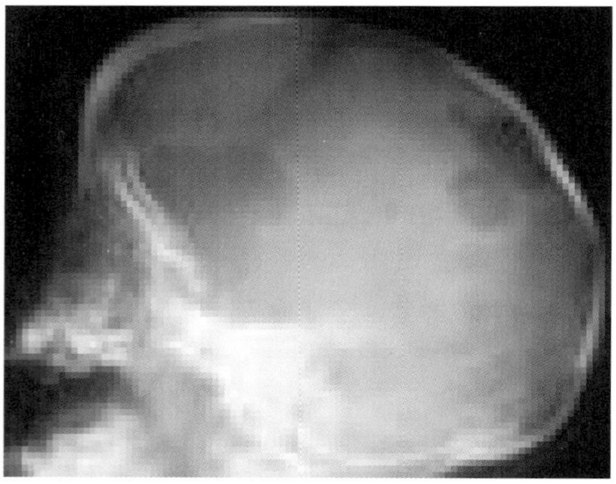

图 17－8－4 LCH 病例，颅骨见多发边界清晰但边缘不规整的溶骨性骨破坏区

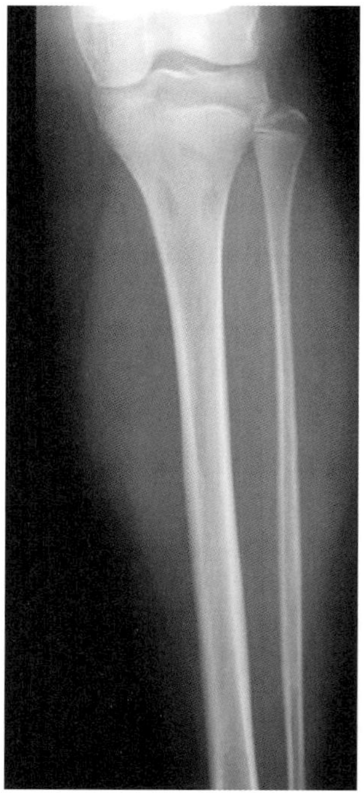

图 17－8－5 LCH 病例，近端胫骨干骺端可见边界清晰的溶骨性骨破坏病灶

溶骨性破坏是 LCH 最典型的临床表现（图 17－8－4、17－8－5），最多见侵犯的骨为：颅骨、长骨、和肋骨。在平片上表现为单发或多发边界清晰但边缘不规则的溶骨性骨破坏，有时伴有邻近软组织肿胀，颌骨受侵时表现为牙齿松动和牙龈肿胀，LCH 的骨受侵率受年龄影响，最多见于 5～15 岁青少年，以后随年龄的增长骨受侵几率减少。部分病例可出现淋巴结肿大，以颈部淋巴结多见。广泛播散病例易侵及骨髓，肝、脾、肺等，成人肺受侵往往为单发病灶，预后较好。偶见原发胃肠道病例。5%～50% 病例可伴有尿崩症，尿崩症多出现在疾病开始后的一年左右，磁共振检查往往可以发

现垂体柄增粗，尿崩症一旦形成目前尚无有效方法可以逆转，伴有尿崩症的病例确诊后一年往往出现生长激素水平低下，由于垂体受侵，也可伴有甲状腺激素分泌不足。侵及脑组织的病例，可伴随相应中枢神经系统症状。过去曾将仅有单发或多发骨破坏的 LCH 称为嗜酸性细胞肉芽肿，如果病变进一步发展，不仅引起骨破坏，还出现尿崩症（垂体受侵）和突眼症（球后肉芽肿），即被称为 Hand – Schüller – Christian 综合征。广泛播散的 LCH 称为 Letterer – Siwe 综合征，这种 LCH 的终末表现最常见于 2 岁以下婴幼儿，主要表现为消瘦、肝脾肿大、全身多发淋巴结肿大、贫血、有时出现全血象下降等。轻症的 LCH 常见于 2 岁以上儿童，也见于成人。LCH 可以表现为脂溢性皮炎，常出现在头皮，在婴幼儿易于与其他非特异性皮炎相混淆，皮肤活检电镜和免疫组化检查容易鉴别。除了前述临床表现外，实际上 LCH 可以侵及全身任何组织和器官，包括肺和胃肠道，因此 LCH 的临床表现是多变的，但没有任何证据表明一个病灶可以引起另一个病灶，不同时间不同部位出现的多个病灶可以认为是完全独立的。这一认识对临床治疗有指导作用，但目前的 LCH 分类方法没有考虑这一认识，有待进一步改进。组织细胞协会已经制定出了指导临床治疗的 LCH 分类方案（表 17 – 8 – 2）。

表 17 – 8 – 2　LCH 国际组织细胞协会临床指导分类

单系统病变	单灶受侵： 　单发骨受侵，孤立的皮肤病变或淋巴结肿大，孤立的肺结节 多灶受侵： 　多发骨受侵或多发淋巴结肿大
多系统病变	低危组： 　多器官系统受侵，但不伴有造血系统，肝，脾，肺等危险器官受侵 高危组： 　多器官系统受侵，同时伴有造血系统，肝，脾或肺等危险器官受侵

本表引自文献 16。

在 LCH 中，中枢神经系统受侵已逐步得到认识，下丘脑和垂体受侵引起的尿崩症已是熟知的 LCH 并发症，但对 LCH 就诊时或就诊后数年出现的轻微脑神经功能障碍却知之甚少，包括肌腱反射减弱、肌强直、共济失调、眩晕、构音障碍、眼球震颤、四肢震颤以及神经心理异常等。近年来对中枢性 LCH 有了一些认识，尤其是 MRI 应用于临床后，使我们能发现颅内病灶，病灶可以是肿物，但更多见的是低密度病灶，这与脑室旁脑白质出现神经脱髓鞘反应以及神经胶质增生相关。病理活检已经证实：MRI 发现的颅内低密度病灶内存在大量典型的郎格汉斯细胞。与 LCH 侵犯脑垂体所致尿崩症不同，LCH 脑弥漫受侵可引起多种症状，目前没有推荐的治疗方案。

LCH 的预后多种多样，大多数病例可经历一个自愈过程，无危险器官受侵的 LCH 预后良好，没有生命影响。就诊时年龄和内脏器官受侵是重要的预后影响因素。就诊时小于 2 岁的婴幼儿其致死率明显高于年长儿童，LCH 侵及重要器官（如：肝、肺、骨髓等）并引起器官功能障碍者，其预后较差，就诊时肝脏受侵预后最差，多器官系统受侵对生存率的影响较明显。所幸的是，带有不良预后影响因素的病例所占比例较小，约为 15%。目前对年龄和器官受侵以外的预后影响因素以及 LCH 的自愈性机制、随机性、自然发病过程、干预影响等都知之甚少。

过去一个世纪里，LCH 的治疗因认识的不同而不同，有人将其当作感染性疾病而给予抗炎治疗，有人将其当作恶性肿瘤而给予化疗，尽管与历史对照相比，化疗似乎改善了其总的生存率，但这些研究往往没有使用标准的诊断和分类方法，当采用统一的诊断和分类标准并基于大样本分析基础上时，广泛播散的 LCH 和多器官受侵的 LCH 预后较差，其预后并没有因治疗方法的改变而明显改善，同时单系统受侵病例由于其预后良好，也并不受特定治疗方法的影响，因此近年来 LCH 的治疗并没有大的突破。由于儿童肿瘤学家已广泛接受了这一观念，目前对轻症 LCH 的治疗较为保守，当需要治疗时，往往以长春花碱或 VP-16 单药加或不加泼尼松化疗，或是低剂量局部放疗，为防止副作用发生，长期激素治疗应尽量避免。

由于目前尚无针对 LCH 特异可靠的治疗方法，对于能最终自发消退的 LCH 病灶，治疗方法的选择应首先考虑能阻止病变发展，并不会对正常组织造成不可逆损伤为主，不必彻底根除所有病变，尤其在治疗儿童病例时。目前这一原则已普遍接受，并应用于对 LCH 单发性骨病灶或更广泛一些的病灶处理。针对国际组织细胞协会临床指导分类的参考治疗方案见表 17 -8 -3。

表 17 -8 -3 参考治疗方案选择

局限性的单系统病灶（皮肤、骨、或淋巴结）	可选： 1. 随诊观察 2. 局部类固醇激素治疗 3. 局部手术切除 4. 局部低剂量放疗（5 ~ 10Gy） 5. PUVA [psoralen（P）增敏紫外线照射（UVA）] 6. 局部皮肤涂抹 20% 氮芥
多发单系统病灶	可选： 1. 按照上述方法分别给以局部治疗 2. 长春花碱（VBL）或 VP-16 + 泼尼松方案治疗 24 周
多系统病变	1. 长春花碱 + 泼尼松 +/- 甲氨蝶呤（MTX）治疗 2. 六周内对治疗反应明显的原方案基础上加用 6-巯基嘌呤维持治疗 3. 总治疗时间一年
其他治疗	1. 核苷抑制剂：嘌呤类似物 2-氯脱氧腺苷（2-CdA） 2. 造血干细胞移植 3. 中枢受侵的维甲酸/松果体素治疗 4. CD1a 单抗体治疗 5. 其他对症支持治疗

一组非随机对照的合作研究报道了化疗的应用价值。病例根据风险分组后接受温和化疗方案的初程治疗（长春花碱或 VP-16 + 泼尼松）和同样的药物加上 6 - 巯基嘌呤和 MTX 的“维持治疗”。病变缓解较快（中位时间：4 个月），初次缓解后复发率较低：多发骨受侵的为 12%，伴有器官功能障碍者为 42%，总计 77% 的病例无复发。就诊后 20% 的病例出现了 LCH 并发症，其中 10% 为尿崩症，低于其他报道（约 23%）。这可能说明 LCH 病例及早治疗可以降低 LCH 并发症发生率，尽管并不能降低其死亡率。

由于有效的大样本的随机临床研究为寻找最佳治疗方案的必要途径，国际组织细胞协会于 1991 年开展了一项多中心的 LCH 随机临床研究试验（LCH - 1），比较了 VP-16 和长春花碱在治疗播散性 LCH 中的疗效差别，这项研究结果表明：长春花碱和 VP-16 在治疗反应、治疗毒性、生存率、复发率、控制 LCH 并发症等各个方面都是相似的，没有明显差别，这项研究还表明治疗后 6 周内有无明显疗效是一项新的预后指标，在危险器官（肺、肝、造血系统、或脾）受侵的儿童病例中，6 周内治疗反应差的有 66% 的死亡率，若治疗反应明显则其死亡率仅为 20%。这组病例的高复发率提示选择更强的治疗方案也许更有意义，从而催生出了目前正在进行的第二个随机临床试验（多药联合化疗，LCH - 2）。对病变较广泛的低风险的 LCH，辅助全身化疗的局部低剂量照射对减少局部组织永久性损伤是有利的，推荐剂量为局部照射 500 ~ 1 000cGy，全身化疗以长春花碱（0.4 mg/kg，每周 1 次）或 VP-16 治疗（每天 150mg/m^2，每 3 周连用 3 天），总治疗疗程为 24 周，其间可加或不加用皮质激素

[甲基泼尼松龙，30mg/（kg·d），疗程开始前3天冲击治疗]，使用皮质激素的目的主要为尽早缓解患者症状。对于有危及器官受侵的多系统病例，应在此方案基础上适当加强，并根据6周内治疗反应情况调整。

有相当一部分病例，尤其是多系统受侵的婴儿病例，有时对温和方案治疗并无反应，应考虑使用新的治疗方案，包括使用环孢霉素等，有些病例经环孢霉素治疗后能很快缓解，但停药后马上复发，研究推测认为环孢霉素只能降低细胞因子的作用，而大量细胞因子的产生是LCH发病的原因，因此环孢霉素的应用价值有赖于与温和化疗方案的结合。其他治疗方手段如骨髓移植，主要应用于较严重且对常规治疗反应较差的病例。

抗代谢药物2-氯脱氧腺苷（2-CdA）是治疗LCH最有希望的新药，已有证据表明其除对淋巴细胞有杀伤作用外，还对单核细胞有杀灭作用。2-CdA尤其对成人慢性LCH有明显疗效，对某些儿童难治性和复发性LCH也有一定效果，这一药物的随机对照研究目前正在进行中。针对CD1a的单克隆抗体治疗也正在研究中。

放射治疗技术：低剂量放疗只适用于单系统病例的局部放疗或多系统病例的局部辅助治疗。LCH发病多为儿童，而儿童正处于生长发育期，射线对其影响较大，而且多数轻症病例都具有自愈倾向，没有危及器官受侵的病例并不具有生命危险，因此LCH的放射治疗方案应个体化，决不可生搬硬套其他恶性肿瘤的治疗，总的治疗原则应考虑到：射线对患儿的影响不应大于LCH本身对患儿的危害。目前LCH局部照射的推荐剂量为500～1 000 cGy，分次剂量依据患儿年龄和生长发育情况选择100～200 cGy/次。LCH病灶多较表浅，因此单野电子线或电子线与高能X线混合照射应用较多，深在病灶可考虑适形治疗，射野以病灶并外放1～2cm为宜，并可根据病灶所在部位及与重要器官关系作适当调整，不相邻的病灶可以认为是相互独立的，应分别治疗。

总之，尽管LCH并不多见，但有关LCH的临床和基础研究却在不断进展，使我们能有机会提高对这一疾病的认识并为临床提供更加合理和准确的诊断和治疗。

（刘跃平）

参考文献

1. Lichtenstein L. Histiocytosis X：Integration of eosinophilic granuloma of bone，Letterer－Siwe and Schüler－Christian disease as related manifestations of a single nosologic entity. Arch Pathol，1953，56：84.
2. 刘跃平，曲媛，高黎，等. 郎格汉斯细胞组织细胞增多症临床特点和诊治进展. 中华放射肿瘤学杂志，2005，14：185～188.
3. Saven A and Burian C. Cladribine activity in adult langerhans－cell histiocytosis. Blood，1999，93：4125～4130.
4. Islinger R，Kuklo T and Owens B，et al. Langerhans cell histiocytosis in patients older than 21 years. Clin Orthop，2000，379：231～235.
5. Baumgartner IvH，A，Baumert B，et al. Langerhans'－cell histiocytosis in adults. Med Pediatr Oncol，1997，28：9～14.
6. Arico M. Langerhans cell histiocytosis in adults：More questions than answers? Eur J Cancer，2004，40：1467～1473.
7. Arceci R. Langerhans cell histiocytosis in children and adults：Pathogenesis，clinical manifestations，and treatment. Hematology，2002，1：297～304.
8. Ladisch S and Jaffe E. Histiocytoses. In：Pizzo PA and Poplack DG（eds）. Principles and practice of pediatric oncology. Fourth ed，Philadelphia：Lippincott Williams & Wilkins，2002，733～750.
9. de Graaf JH，Tamminga RY，Kamps WA，et al. Langerhans' cell histiocytosis：expression of leukocyte cellular adhesion molecules suggests abnormal homing and differentiation. Am J Pathol，1994，144：466～472.
10. Hamoudi AB，Newton WA Jr，Mancer K，et al. Thymic changes in histiocytosis. Am J Clin Pathol，1982，77：169～173.
11. Stepp SE，Dufourcq－Lagelouse R，Le Deist F，et al. Perforin gene defects in familial hemophagocytic lymphohistiocytosis. Science，1999，286：1957～1959.

12. Willman CL, Busque L, Griffith BB, et al. Langerhans' - cell histiocytosis (histiocytosis X) —a clonal proliferative disease. N Engl J Med, 1994, 331:154 ~ 160.

13. Grois NG, Favara BE, Mostbeck GH, et al. Central nervous system disease in Langerhans cell histiocytosis. Hematol Oncol Clin North Am, 1998, 12:287 ~ 305.

14. Daniel SE, Scaravilli F, Hayward R, et al. Primary intracranial histiocytic lymphoma with Langerhans' granules. A light microscopic and ultrastructural study. Cancer, 1985, 56:2816 ~ 2822.

15. Bonetti F, Knowles DM, 2nd, Chilosi M, et al. A distinctive cutaneous malignant neoplasm expressing the Langerhans cell phenotype. Synchronous occurrence with B - chronic lymphocytic leukemia. Cancer, 1985, 55:2417 ~ 2425.

16. Broadbent V, Gadner H, Komp DM, et al. Histiocytosis syndromes in children: Ⅱ. Approach to the clinical and laboratory evaluation of children with Langerhans cell histiocytosis. Clinical Writing Group of the Histiocyte Society. Med Pediatr Oncol, 1989, 17:492 ~ 495.

17. Barthez MA, Araujo E and Donadieu J. Langerhans cell histiocytosis and the central nervous system in childhood: Evolution and prognostic factors. Results of a collaborative study. J Child Neurol, 2000, 15:150 ~ 156.

18. Gadner H, Grois N, Arico M, et al. A randomized trial of treatment for multisystem Langerhans' cell histiocytosis. J Pediatr, 2001, 138:728 ~ 734.

19. Lahey ME. Prognostic factors in histiocytosis X. Am J Pediatr Hematol Oncol, 1981, 3:57 ~ 60.

20. Gadner H, Heitger A, Grois N, et al. Treatment strategy for disseminated Langerhans cell histiocytosis. DAL HX - 83 Study Group. Med Pediatr Oncol, 1994, 23:72 ~ 80.

21. Mahmoud HH, Wang WC and Murphy SB. Cyclosporine therapy for advanced Langerhans cell histiocytosis. Blood, 1991, 77:721 ~ 725.

22. Stine KC, Saylors RL, Saccente S, et al. Efficacy of continuous infusion 2 - CDA (cladribine) in pediatric patients with Langerhans cell histiocytosis. Pediatr Blood Cancer, 2004, 43:81 ~ 84.

立体定向放射外科及立体定向放射治疗

第十八篇

第一章　总　　论

瑞典著名神经外科学专家 Lars Leksell 教授于 1951 年提出立体定向放射治疗概念，1968 年瑞典 Electa 公司研制出世界首台头部 γ 刀应用于临床。目前用于临床治疗的是第三代 γ 刀，用 201 个钴 60 放射源采用静态聚焦方法，使靶区内病变受到高剂量照射损毁而靶区边缘剂量锐减尤如刀割，达到类似外科手术的效果。因此，γ 刀治疗也被称为立体定向放射外科（stereotactic radiosurgery，SRS）。80 年代，Colombo 和 Betti 等人对医用直线加速器加以改进，通过专用准直器和立体定向系统作非共面多弧度小野三维集束照射，取得与 γ 刀相同的治疗效果，俗称 X 刀。X 刀可以作分次、无创治疗，称为立体定向放射治疗（stereotactic radiotherapy，SRT）。SRS 为单次大剂量治疗；SRT 为分次治疗。

图 18－1－1 示出了 γ 刀和 X 刀实现多个小野三维集束照射病变的原理图 。γ 刀装置使用 201 个钴-60 源，每个钴源活度为 1.11TBq（30Ci），分布于头顶部北半球的不同纬度和经度上，201 个钴源经准直后聚焦于一点，该点称为焦点。钴源到焦点的距离为 39.5cm，焦点处射野大小为 4，8，14，18mm（图 18－1－2a）。我国沃发（OUR）公司创造了 γ 刀治疗的中国模式，用 30 个钴-60 源螺旋排列成 6 组分布于 14－43 度的纬度上，经度上每组源间隔 60 度，经度上每个源间隔 1 度。源的直径为 2.6mm，30 个源的总活度为 6 000Ci，源焦距离为 39.5cm，用旋转的方法实现多野集束照射（图 18－1－2b），可用于头、体部病变的治疗。该机已在全国多家医院使用。此外，惠恒集团研发的超级伽玛刀和 KLF-A 型 OPEN 式全身伽玛刀、圣爱科技有限公司研发的圣爱数控全身伽玛刀、海基泰医用机器有限公司研发的全身伽玛刀亦采用类似原理实现多野集束照射。由于加速器单平面旋转（图 18－1－1b）形成的空间剂量分布较差，目前通常采用 4～12 个非共面小野（图 18－1－3）绕等中心旋转，达到 γ 刀集束照射同样的剂量分布。如图 18－1－1c 所示，每个旋转代表治疗床的一个位置，即治疗床固定于不同位置，加速器绕其旋转一定角度。病变（靶区）中心一般位于旋转中心（等中心）位置，图 18－1－1c 所示方法的缺点是每次旋转治疗结束后，必须进入治疗室，变换治疗床的位置，摆位时间和治疗时间加长。图 18－1－1d 的方法称为动态旋转治疗，可大大缩短摆位时间和治疗时间，靠机架和治疗床在出束（照射）过程中的联合运动，实现非共面的连续照射。因现有商售的直线加速器不能作这种联合运动，同时治疗计划系统亦要做相应变动，故目前的 X 刀系统和加速器不能作这种治疗。

立体定向放射治疗的剂量分布有下述特点：小野集束照射，剂量分布集中；靶区周边剂量梯度变化较大；靶区周边正常组织剂量很小。坐标系的建立是实施治疗的基本条件。γ 刀治疗时，通过把作

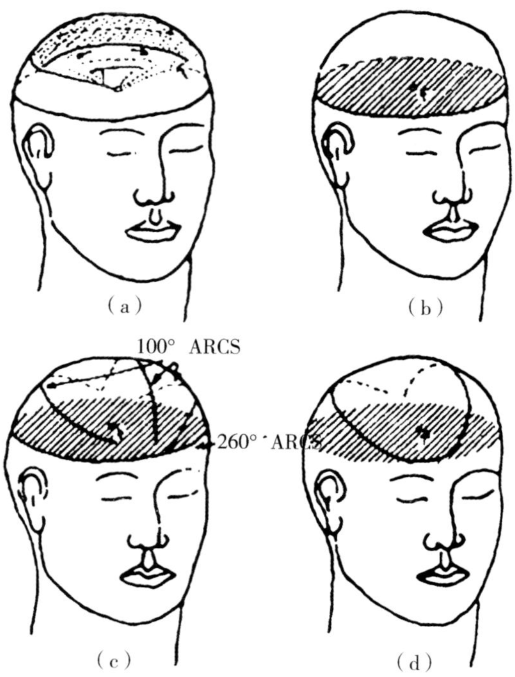

图 18－1－1 X（γ）线立体定向治疗实施原理

图（a）：γ刀通过分布于半球面上的钴源发出γ射线呈锥形聚焦于焦点实现多野集束照射；图（b）：通过加速器机臂旋转可在同一平面上使X线呈扇形聚焦于等中心点。但单平面旋转形成的空间剂量分布较差；图（c）：X刀通过旋转治疗床和加速器机臂旋转使X线在多个平面呈非共面聚焦于等中心，达到γ刀集束照射同样的剂量分布。但每次治疗床的旋转需操作人员进入机房操作；图（d）通过计算机控制机架和治疗床在出束（照射）过程中的联合运动，实现非共面的连续照射。目前的X刀系统和加速器还不能作这种治疗。

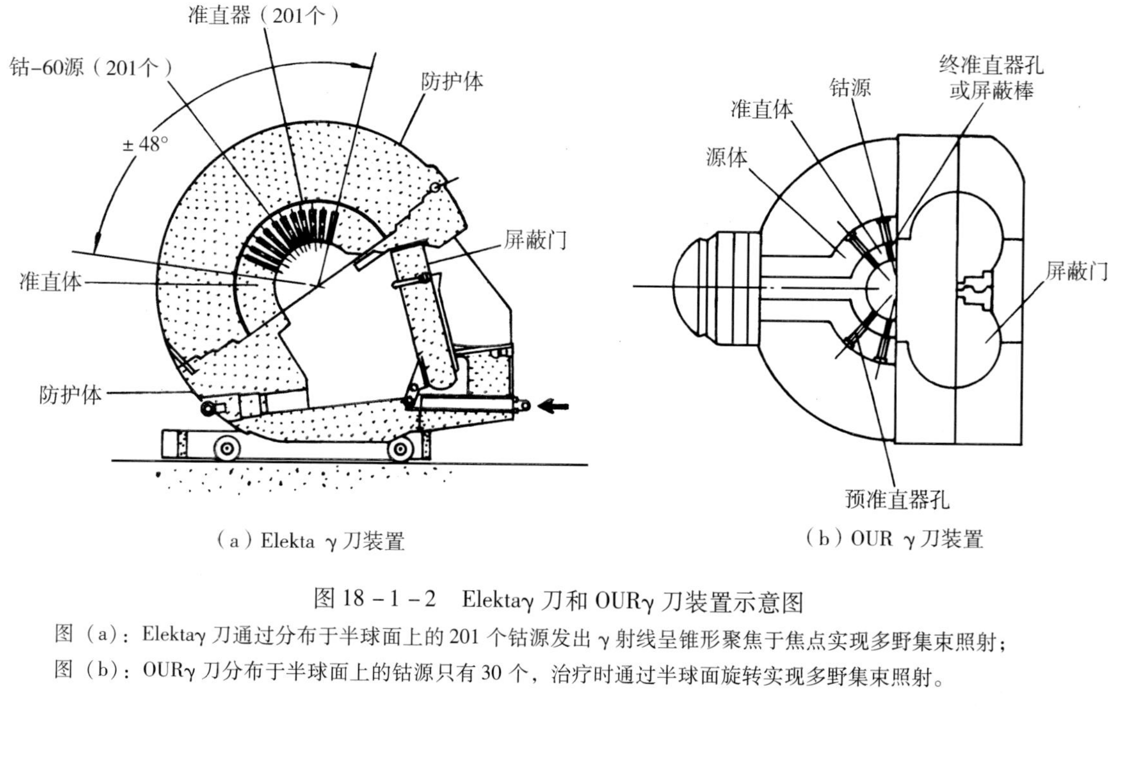

（a）Elekta γ刀装置　　（b）OUR γ刀装置

图 18－1－2 Elektaγ 刀和 OURγ 刀装置示意图

图（a）：Elektaγ 刀通过分布于半球面上的201个钴源发出γ射线呈锥形聚焦于焦点实现多野集束照射；图（b）：OURγ 刀分布于半球面上的钴源只有30个，治疗时通过半球面旋转实现多野集束照射。

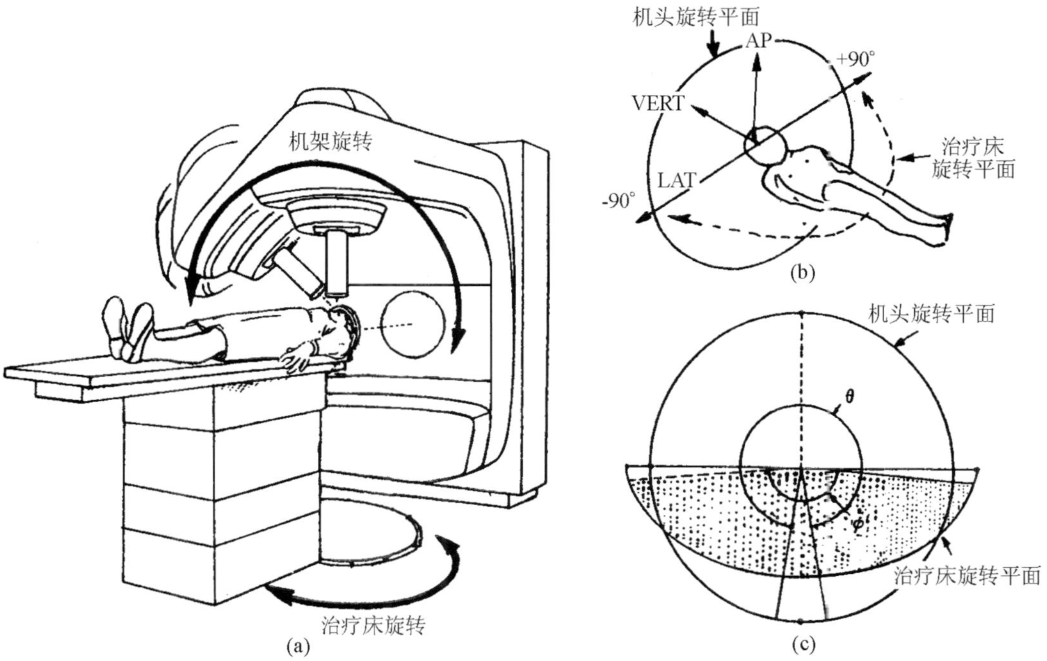

图 18-1-3　直线加速器为基础的 X 刀治疗多弧度非共面旋转原理

为坐标系参照物的基础环固定到患者头骨上，可以建立一个可靠的三维坐标系统。颅内或头颈部 X 刀分次治疗时，用无创基础环替代有创基础环也可建立较可靠的坐标系统。

γ 刀机械精度高，误差范围可达到 0.1mm，X 刀因受直线加速器机械精度的影响，误差范围达 0.1～1mm。治疗精度不仅取决于机械精度，还取决于靶定位精度、固定系统精度和摆位准确性，由于 CT 空间分辨率误差远大于加速器机械精度误差，此外加速器产生的高能 X 射线半影小于 γ 射线的半影，因此，X 刀可以取得与 γ 刀相似的治疗精度。国内外治疗结果也证实了这一点。

由于 γ 刀主要应用于颅内较小病变（≤30mm）的治疗，功能单一、造价昂贵、每 5～8 年需要更换一次钴源，局限了它的使用范围。相较于 γ 刀，X 刀设备简单，造价较低，无需换源，可以治疗体积更大和不规则的病变。此外，可一机多用，在同一台加速器上，既可行常规放疗，又可安装头部或体部治疗适配器进行头、体部肿瘤的 X 刀治疗，故近年来发展迅速。在体部治疗时，因解剖部位的特殊性不能使用基础环这类有环系统，一般采用体外皮肤标记或体内置金点标记的方法。中国医学科学院肿瘤医院放疗科 1995 年在国内首先将体内预埋金点的无环重定位技术应用于体部病变的 SRT 治疗并长期坚持使用这一技术，临床取得满意疗效。用手术方式将金点置入组织内，通过 CT 扫描影像重建，可找到金点或解剖骨结构与病变和定位框架间的相互空间关系，而建立起患者的坐标系统。体内预埋金点的无环重定位技术的定位精度高于体膜固定膜十字定位技术。

近年来随放射物理技术的发展，更加先进的放射治疗设备陆续应用于临床工作。基于 X 线容积影像（XVI）的图像引导放射治疗（image-guided radiation therapy，IGRT）技术是目前世界上最先进放射治疗技术之一，自 2003 年欧美 4 家肿瘤治疗中心的临床实践证明该技术的可行性和先进性以来，现在全球已有约数十家大型医院中得到临床应用。2006 年获中国 SFDA 认证并首次投入临床使用的 Elekta SynergyS 图像引导直线加速器就是这一类型的设备，目前国内已有四家医院具有这类加速器。

在放射治疗图像采集→靶区确定→制定治疗计划→摆位→治疗的全程中，肿瘤及敏感器官的位置甚至形状都是在不断地变化的，这种变化的原因有很多，如：呼吸对肺部及上腹部肿瘤的影响、膀胱充盈程度对前列腺肿瘤的位置影响、在治疗过程中，肿瘤的消退也会造成形状和位置的变化。这些变化直接带来了常规放射治疗的不确定性，而一般的治疗设备无法在治疗时获得靶区的影像和观察靶区在照射时的实际情况。因此，为保证在靶区移动时不会漏照而扩大治疗区域。但这种方法会加大正常组织的伤害，有较大的副作用，影响病人的生存质量。如果减少照射体积，又可能因为靶区移动造成漏照而造成病灶的原位复发。尤其是以大剂量分割为特点的立体定向放射治疗，在临床治疗体部肿瘤时这一矛盾较突出，影响放射治疗精度。

图像引导放射治疗技术正是为解决这一难题而发展起来的。IGRT 指在治疗位置—也就是病人已经完成摆位过程时，用和 CT 机相同的低能 X 射线和相似的成像原理，采集靶区及其周围的一定体积的三维图像——X 线容积影像，从而可以调整病人位置使靶区回到计划的位置，或调整治疗计划适应靶区的变化，这一调整的过程就被称为图像引导的放射治疗。使用 IGRT 技术时可以精确地解决原来困扰放疗医师的大难题——靶区的不确定性。在确保肿瘤得到充分照射的前提下，更好地保护正常组织。图像引导下立体定向放射治疗能保证每次体位重复性好，靶中心精度误差限定在 2mm 内，角度误差在 1～2 度。并能观察到随呼吸而动的靶区是否在计划的 PTV 内。

立体定向放射治疗符合肿瘤放射生物学特点，采用大分割短疗程治疗，使靶区形成放射性毁损，提高了肿瘤局部控制率。根据组织生物学特性和对放射线反应性的不同，将其分为早反应组织和晚反应组织。早反应组织更新较快，如正常粘膜，恶性肿瘤，其 α/β 值较大，缩短总治疗时间，损伤加重。晚反应组织更新较慢，如正常脑组织，神经血管，发育异常的血管，脑胶质细胞等，其 α/β 值较小，加大分次剂量，损伤加重。不同生物效应的组织对分割剂量，治疗疗程时间的反应不同。因此，在不至于引起严重急性放射反应的情况下，为保证肿瘤控制，应尽量缩短治疗时间。临床医师可以根据不同肿瘤情况采用 SRS 和常规放疗之间的剂量进行分次立体定向放疗。单次剂量较 SRS 低，有利于正常组织的保护；靶区剂量又较常规放疗高，不利于肿瘤细胞的修复。分次照射，有利于乏氧细胞的再氧合和周期内细胞敏感时相的再分布。保护周围正常组织的同时，缩短总治疗时间，不利于肿瘤细胞的再增殖，提高了治疗增益比。并可应用于较大病灶的治疗，扩展了治疗范围和病种。

由于立体定向放射治疗单次照射剂量远远大于常规分割剂量，且有多种剂量分割模式，造成各种治疗模式之间进行疗效比较的困难。通常采用线性二次模式（linear quadratic model，LQ）等效换算公式进行生物效应剂量（biological effective dose，BED）的换算。$BED = nd \times [1 + d/(\alpha/\beta)]$。式中 n 为分次数，d 为分割剂量，肿瘤 α/β 值通常取 10。该公式不完全适合大剂量照射的 BED 等效换算，且没有考虑间隔时间和总时间的影响，但可作为各治疗模式间剂量比较的参考。

立体定向放射治疗（X 刀）在恶性肿瘤治疗中日益显示出其临床价值。γ 刀和 X 刀出现之初即用于颅内病变的治疗，因此立体定向放射治疗的经验相对较丰富，常用于脑转移瘤、听神经瘤、垂体瘤、恶性胶质瘤，以及颅内其他良性肿瘤等疾病的治疗，此外，还应用于头颈部肿瘤如鼻咽癌残留或复发的治疗，取得了确切的疗效。由于立体定向放射治疗在颅内、头颈部病变取得了令人鼓舞的疗效，促使这项技术在治疗体部病变的应用。体部立体定向放疗目前较多应用于肺和肝的病变。肺部：用于肺癌常规放疗后局部推量、不能手术的早期非小细胞肺癌、肺癌局部复发、肺转移瘤；肝部：用于不能或不愿手术的体积较小原发性肝癌、转移性肝癌。临床较常应用的主要为肺、肝转移性病变。此外，对于相对局限的腹膜后淋巴结、不能手术和化疗无效的盆腔局部病变也可应用立体定向放疗。体部 X 刀治疗相对于常规放疗取得了较满意的局部控制，但最佳剂量分割模式还未确定，远期疗效和毒性反应也有待进一步观察。

立体定向放射治疗是一种局部治疗，相关并发症的发生主要取决于适应证的把握，其中靶区所在部位和周围是否紧邻重要结构和重要器官是关键因素。根据功能亚单位的组织排布方式可以将器官分为串联器官和并联器官两种。拥有串联功能亚单位的器官（如脊髓、消化道等），其功能可因单个亚单位受损而丧失，而拥有并联亚单位的器官（如肺、肝等）则可能在一定数量的功能单位受损后方出现损伤。因此，当靶区只占并联器官内较小体积时，即使放射治疗引起照射区域内功能单位的损毁也不至于造成整个器官的功能失调，这也是立体定向放射治疗目前较常应用于肺、肝的原因。而串联器官即使有一小部分损伤也会明显影响整体的功能，并且大分割照射较常规分割对正常组织的损伤更严重，因此当靶区周围有串联器官时一定要慎重，尽量避免照射或使其避开高剂量区。

立体定向放射治疗全身反应较少，较轻。颅内肿瘤的立体定向放射治疗面临的主要问题是患者常伴有因肿瘤或既往接受放、化疗导致的脑水肿，治疗前后妥善对症处理可达控制。个别多程多靶立体定向放射治疗或全脑放疗联合化疗所致严重脑水肿可引起脑疝而死亡。尤其需要注意的是当病变位于视交叉附近时（如垂体瘤）一定要避开视交叉，若不能避开则需降低分次剂量并保证总量不超过其耐受量，否则有引起视交叉损伤导致双目失明的危险。对头颈部肿瘤咽旁间隙推量时，要注意颈内动脉出血和后组颅神经损伤的问题。鼻咽部感染若控制不当可引起局部粘膜溃疡经久不愈而加大出血风险。在治疗肺、肝病变时，由于立体定向放射治疗靶区相对较小，治疗后一般不会引起严重功能障碍。当肺转移病人接受多程化疗后，肺基础功能差，再接受多病灶、多程立体定向放射治疗时有可能造成放射性肺炎，应引起注意。肝癌和肝转移病人若合并肝基础疾病如肝炎、肝硬化，或多程化疗后对肝功能已有一定损伤，再接受多病灶、多程立体定向放射治疗也可能导致严重肝功能损害。同时，当病变位于肺、肝周边时，应注意腹壁、胸壁、肋骨受量，剂量过高可能引起皮肤溃疡、肋骨骨折。病变位于胰腺、纵隔时则应注意消化道受量，避免引起消化道溃疡、穿孔。总体说来，立体定向放射治疗引起的严重毒副反应较少见，严格把握适应证，精确制定、实施计划可以将其控制在可接受范围。

随着 SRT 临床应用的普及和应用时间的延续，放射治疗医师将积累更多的临床经验，对 SRT 的适应证、疗效、毒性反应等有更深入的认识。并随着影像技术的进步如功能成像的发展和照射技术的进步如质子加速器应用于临床，SRT 必能更好地应用于临床，与其他治疗措施一同为患者服务。

（姜雪松 肖建平）

参 考 文 献

1. Leksell L. The stereotaxic method and radiosurgery of the brain. Acta Chirurg Scand, 1951, 102:316～319.
2. 胡逸民. 见：殷蔚伯，谷铣之，主编. 肿瘤放射治疗学. 第 3 版，北京：中国协和医科大学出版社，2002. 226～227.
3. 齐宇红，梁军，邵秋菊等，γ 刀与 X 刀治疗中晚期肝癌的疗效. 现代肿瘤医学，2006，14（1）:55～57.
4. Becker G, Kortmann R, Kaulich TW et al. Gamma knife versus stereotactic linear accelerator. Utilization, clinical results and cost－benefit relations. Radiologe, 1996, 36 (4):345～53.
5. MarksLB. The impact of organ structure on radiation response. Int J Radiat Oncol Biol Phys, 1996, 34:1165～1171.

第二章 立体定向放射治疗在颅内及头颈部肿瘤治疗中的作用

第一节 概 述

根据肿瘤和瘤周正常组织的边界是否清晰和是否为早反应组织或晚反应组织，将靶区分为下列4种情况：①晚反应靶组织包埋在晚反应正常组织中，如脑动静脉畸形。由于脑动静脉畸形与正常脑组织如树根与土壤的关系，一旦立体定向放射外科的靶体积大于2～2.5cm，所包含的正常脑组织和重要结构较多，就可能发生临床不能接受的并发症，因而也就不是立体定向放射治疗的适应证；②晚反应靶组织被晚反应正常组织所包绕，如脑膜瘤。发生在脑凸面的脑膜瘤是神经外科治疗的适应证，仅对有手术禁忌证、发生在颅底的脑膜瘤和拒绝手术的患者选择立体定向放射治疗或立体定向放射外科。由于脑膜瘤绝大多数为良性肿瘤，在立体定向放射治疗后出现反应较晚，临床不能过早下“未控”或“无效”的结论而给予推量，从而造成脑出血等严重症状；③早反应靶组织包埋在晚反应正常组织中，如恶性胶质瘤。恶性胶质瘤是浸润性生长，立体定向放射治疗只在常规放疗的基础上针对残存病灶推量或对复发患者行挽救治疗，选择合适病例能获有效控制；④早反应靶组织被晚反应正常组织所包绕，如转移瘤。转移瘤同时具备靶区边界清楚和早反应组织两个特点，因此被公认为SRT的理想靶区。本章主要介绍颅内和头颈部恶性肿瘤的立体定向放射治疗。

头颈部肿瘤立体定向放射治疗的治疗步骤：

一、治疗前准备、疗后处理

1. 对颅内肿瘤控制颅高压是疗前主要准备。（对鼻咽癌残存病灶SRT治疗，控制鼻咽部感染是关键，详见有关章节）

2. 掌握患者有无高血压、糖尿病、青光眼、胃溃疡等，使用激素可能导致这类疾病症状加重。若颅压高需要使用激素时，必须严密监测患者的相关症状，调整原有疾病的基础用药量。

3. 疗中、疗后应根据患者有无颅高压的症状使用激素并逐步减量至停药。

二、定位

1. 制作X刀专用头罩。
2. 将头罩经适配器与CT模拟机相连，安放定位装置。
3. 螺旋CT，mAs：171，KVP：140（颅内肿瘤按此条件）。行3mm间隔，3mm层厚连续扫描。
4. 增强扫描：采用高压注射器静脉注入造影剂。注药速度：3ml/s，延长时间：40秒。
5. 将图像传输到X刀治疗计划系统。

三、靶区确定

各种不同肿瘤SRT治疗的靶区确定有各自的特点，CT/MRI、PET/CT融合技术应用于定位和靶区勾画，有助于临床精确勾画靶区。详见各有关章节。

四、治疗计划

根据转移瘤靶体积的大小，选择合适的准直器。如转移瘤靶体积形状不规则，应选择微型多叶光栅。一般设置4～7个旋转弧。以80%～90%等剂量线包括靶区，并根据DVH优化和评估治疗计划。

五、实施计划

1. 根据X刀计划系统提供的靶中心坐标摆位。
2. 靶中心经CT模拟机核准。
3. 按照X刀计划系统提供的条件等中心旋转照射。

第二节 脑转移瘤立体定向放射治疗

脑转移瘤通常较小，圆形或类圆形，边界清楚，周围浸润较少，脑组织是晚反应组织，转移瘤是早反应组织，SRT治疗后转移瘤缩小明显，而周围脑组织损伤体积小，出现晚。立体定向放射治疗对于小的脑转移灶能够得到很好的剂量分布和控制率。SRT治疗脑转移瘤疗效肯定，临床症状缓解快，是理想的选择。此外，SRT对患者体质要求不高，并发症发生率低，可以门诊无创治疗，患者易于接受。SRT在脑转移瘤治疗中的作用有很多研究。SRT治疗脑转移瘤取得了与手术治疗相似的结果。虽然没有SRT和手术治疗的随机比较研究，SRT在脑转移瘤治疗中的作用得到肯定。并且，SRT具有无需开颅，创伤小，1次可治疗多个病灶的优点。

一、适应证

1. 单发或多发病灶都可考虑接受SRT治疗。单发病灶直径小于5cm；多发病灶的数目多少主要取决于各病灶的直径和总的靶体积。

2. 各种病理来源的脑转移瘤。放射敏感的如小细胞肺癌全脑放疗后残存或复发也可采用SRT治疗。放射抗拒的如恶性黑色素瘤可直接采用SRT。

3. 无论是初发转移瘤还是复发病灶或新出现的病灶。

4. 发生在颅内不同部位的转移瘤。大脑或小脑，功能区或非功能区，脑干等都可经调整SRT治疗剂量和总剂量达到有效控制或姑息减症的目的。

5. 既往因脑转移瘤接受过全脑放疗，化疗，脑部手术的患者，都可考虑接受SRT治疗。

6. 因为转移瘤位于功能区所致一般状况较差、运动障碍的患者，作为减症治疗可先行SRT治疗。

二、禁忌证

1. 颅高压未得到有效控制的不能接受SRT治疗，否则可能加重症状危及生命。

2. 转移瘤内有活动性或较新鲜出血者近期不宜接受SRT治疗。

3. 对难以按SRT治疗体位和时间接受治疗的患者，SRT也是不能收治的。如患者不能平卧、一般状态太差、预计生存期小于3个月、随时有意外发生，都是SRT治疗的禁忌证。

三、靶区确定

如何确定肿瘤边界或治疗体积在立体定向放射治疗中显得格外重要。三要根据磁共振T1增强片在CT定位片上确定靶区。临床中一般采用GTV边界外放1～2mm定为CTV，国外学者在靶区确定上基本类同。Nole分析了在GTV边界上外放1mm边界脑转移瘤的控制率情况，认为在确定CTV时在GTV基础上外放1mm能够显著提高肿瘤控制率，且不增加放疗的毒副作用。目前对于放射外科治疗剂量（治疗区域），剂量参考曲线尚未规范化。γ刀的处方线定为50%的等剂量线。直线加速器X刀处方线多为80%～90%等剂量曲线包含CTV。在带有小多叶光栅的立体定向放射治疗系统能制定适形度较好的治疗计划，即使是形状不规则，大于2cm或椭圆形的转移病灶的治疗计划也能达到临床要求。在仅有准直器的立体定向放射治疗系统的工作条件下，采用何条等剂量线作为参考处方剂量曲线，关键有两点：①此剂量线是否包靶区完整。对圆形，规则，小于 2cm 的转移瘤，一般采用圆形准直器能包含完整，80% ~90% 剂量线包含靶区完全；②要求靶区剂量均匀，精确，尽量剂量梯度小。在仅有准直器的立体定向放射治疗系统对于形状不规则或椭圆形的转移病灶，则不得不以 70% 作为处方剂量线。有时只有采用 1 个靶区 2 个中心的方式设计，采用 50% ~60% 的处方剂量线方能包全靶区。在这种情况下要注意尽量减少野内瘤周正常脑组织体积。高剂量区体积大小，高剂量区的等剂量线高低和实际将受照射剂量，这两个因素均要认真考虑，调整合适，方能收到临床满意疗效。如治疗计划仍然不符合临床要求则改作三维适形放疗或调强适形放疗。

四、剂量分割方式

大多数国外报道采用单次立体定向放射外科治疗，包括伽玛刀或 X 刀治疗。本院采用 X 刀治疗系统。根据多年临床经验，一般采用分次治疗。

1. 全脑放疗后（1 ~2 月内）采用 X 刀推量照射 1cm 以下病灶，一般 1 次，20 ~24Gy。1cm 以上，2cm 以下，总剂量 24 ~26Gy，分 2 次治疗。2cm 以上，3cm 以内，单次剂量 8 ~10Gy，2 ~3 次。3cm 以上，4cm 以下，单次剂量 6 ~8Gy，4 ~5 次。

2. 单纯 X 刀治疗（未作全脑放疗） 单发病灶或多发病灶。

3. 全脑放疗后 1 年，复发或出现新转移瘤 采用 X 刀挽救治疗。

上述两种情况可参考以下剂量（病灶大小以最大径线为例）：① 1cm 以下病灶：总剂量 36Gy，单次 12Gy，治疗 3 次，隔日 1 次，可 1 周完成；② 1cm 以上，2cm 以下：总剂量 40Gy，10Gy/次，治疗 4 次，隔日 1 次，1 周完成；或总剂量 36Gy，12Gy/次，治疗 3 次，隔日 1 次，1 周完成；③ 2cm 以上，3cm 以内：总剂量 36Gy，单次剂量 12Gy，治疗 3 次，隔日 1 次，1 周完成；或总剂量 40Gy，单次剂量 10Gy，治疗 4 次，隔日 1 次或间隔 2 日治疗；或总剂量 40Gy，单次剂量 8Gy，治疗 5 次，隔日 1 次；④ 3cm 以上，4cm 以下：总剂量 40Gy，单次剂量 3 ~4Gy，10 次，每日治疗；或 5Gy/次，8 次，每日治疗；⑤ 4cm 以上，5cm 以下：总剂量 30Gy，单次剂量 3Gy，10 次，每日治疗。观察 2 月，可待缩小后酌情推量。

4. 全脑放疗后（3 ~6 月后）采用 X 刀挽救治疗 对这种情况剂量分割方式参考上述分割方式，酌情决定。对参考剂量线和边缘剂量的确定，X 刀与 γ 刀有很大区别。X 刀大多数均以 80% ~90% 等剂量线涵盖靶区。以上以 90% 等剂量线涵盖靶区为例，仅供临床参考。

5. 对于单发、较大的（3 ~4cm）、放射治疗不敏感的转移肿瘤，可先采用分次立体定向外科治疗。我们的经验：如 90% 剂量参考线，根据不同部位，可选择不同方案：DT3 ~4Gy/次，15 ~10 次，每周一 ~周五治疗；DT6Gy/次，共 6 ~8 次，8Gy/次，共 5 ~6 次，每周一、三、五治疗。对于恶性黑色素瘤脑转移瘤，全脑放疗意义不大，只有选择立体定向外科治疗有望延长生存。如部位安全，病灶直径小于 3cm，分割剂量 8 ~10Gy，总剂量 40 ~50Gy/4 ~5 次/隔日 1 次，或每周 2 次。

6. 转移瘤小于 2cm，数目不超过 4 个的，无颅内压增高或轻度增高症状者，60 岁以上，或伴有糖尿病，高血压，脑栓塞，脑血管硬化而作全脑放疗可能进一步损伤脑血管的患者。根据原发肿瘤对放射治疗的敏感性，X 刀治疗剂量单次 20Gy 或 12Gy/1 次，隔日 1 次，共 3 次，或 15Gy/1 次，间隔 1 ~2次，治疗 2 次。多病灶可选择每次治疗 2 个为宜，轮流治疗不同病灶，以使患者较好耐受治疗和尽量减少一次照射贡献给全脑剂量。

还应考虑下列因素并加以调整。

1. 脑转移瘤是单发灶还是多发灶、肿瘤体积、多发灶肿瘤的总体积。

2. 是否接受全脑放疗、分割方式是 30Gy/10 次还是 40Gy/20 次、全脑放疗与立体定向放射治疗的间隔时间。

3. 如为多发转移瘤，X 刀治疗系统所显示的全脑正常组织受量是多少。

4. 患者年龄、有无高血压、糖尿病、腔隙性脑梗、脑萎缩、阿尔茨海默（Alzheimer）病。

5. 脑水肿程度，控制如何。

6. 如转移灶较大同时位于小脑切迹或枕骨大孔附近，要警惕脑疝形成。

7. 如全脑放疗后或X刀放疗后病情需要进行化疗，一定要警惕原有的脑水肿症状再现，即所谓“记忆反应”。

8. 在X刀单次剂量和总剂量的确定时，不可忽视一系列问题：①该靶区紧邻的正常结构是否为重要器官或重要结构，如脑干、脑脊液循环通路、重要功能区、视通路等。在这种情况下，单次剂量的高低取决于周围重要结构的单次治疗时的实际受量（重要结构限于1～1.5Gy以下，尤其是已接受全脑放疗的患者），以其能耐受为原则。通常可采用肿瘤单次剂量3～3.5Gy，每天治疗，每周5次；②剂量分割方式对这些重要结构会有何不良反应；③有无解决办法；④预测是否能达到缓解症状和控制肿瘤的目的。综合分析后再做决定。

9. 脑转移瘤比其他部位转移瘤对射线反应敏感，立体定向放射治疗也不例外。剂量过高所导致的严重脑水肿是难以挽救的致死原因，为避免严重脑水肿，临床采用立体定向放射治疗剂量要低于其他部位转移瘤。临床医师在决定剂量分割方案时常在既达到控制肿瘤又不至于引起临床不能接受的并发症这两点间保持平衡，但有时是很困难的。在多程立体定向放射治疗和多发转移瘤的情况下，一定要考虑这一特殊性。

10. 转移瘤体积越大，单次剂量应越小，但总剂量应高。可采用分段治疗，给予总剂量40～44Gy/10～11次后，休息1～2月，待肿瘤缩小后，选择较小的准直器，适当推量，能获较好的控制结果。

文献报道的剂量差异较大，剂量分割方式的选择应根据转移瘤部位、大小、病理类型、周围重要器官具体而定。治疗小病变时可以给予单次高剂量照射，随着病变的增大，周围正常组织受量也随之增加，这时应减小单次剂量以避免晚期并发症的发生。同理，当病变位于功能区、重要器官（如脑干、视通路）周围时也要减小单次剂量。对于放射抗拒的病理类型则应尽可能提高单次照射剂量以提高局部控制率。Hasegawa等报道了立体定向放射外科治疗（SRS）在脑转移瘤治疗中的作用。172例脑转移瘤患者均只接受了放射外科治疗，平均边缘剂量为18.5Gy（11～22Gy），平均照射体积4.4cm^3（0.1～24.9cm^3）。80%患者为单发转移瘤。122例患者的资料可供分析。全组中位生存期为8月，肿瘤局部控制率为87%。2年局部控制率SRS治疗区为75%，治疗区以外控制率为41%，总的颅内控制率为27%。Jyothirmayi等有相似的报道，中位生存期9月。根据转移瘤大小，部位，周围有无重要神经组织结构，每次治疗后的反应，灵活进行分次放射外科治疗，正是X刀较γ刀的明显优势。分次放射外科治疗还具有无创，方便，治疗范围广，更安全的特点。

图18－2－1、图18－2－2显示脑转移瘤SRT剂量分布。

五、SRT与其他几种治疗方案的比较和选择

（一）外科手术加全脑放疗　全身肿瘤控制或稳定的单发脑转移瘤标准治疗是手术±全脑放疗，但手术治疗限制多，如要求患者一般情况较好，没有严重的并发疾病，肿瘤位于非功能区，且对患者损伤大，并发症多，需住院治疗等。O'Neill报道97例直径小于3.5cm的单发脑转移患者，74例行手术加全脑放疗，23例行SRS，1年生存率无统计学差异（62%vs56%，$P=0.15$）。

手术切除不适合邻近或位于功能区的脑转移瘤，但对于转移瘤引起的阻塞性脑积水/脑水肿价值比较大。对于体积较大、病理不明、颅内高压者，手术仍有不可替代的作用。此外，囊性转移瘤以手术切除为宜。立体定向放射治疗受到转移瘤大小的限制。一般情况下，γ刀治疗直径不超过3cm的脑转移瘤，X刀分次治疗脑转移瘤最大径应该小于4.0～4.5cm。

SRT治疗脑转移瘤达到与手术相似的疗效，在很大程度上可取代手术治疗。SRT相较于SRS（伽玛刀）有如下优点：通过多分次、降低单次治疗剂量，逐步完成总剂量等方法，可以治疗体积较大

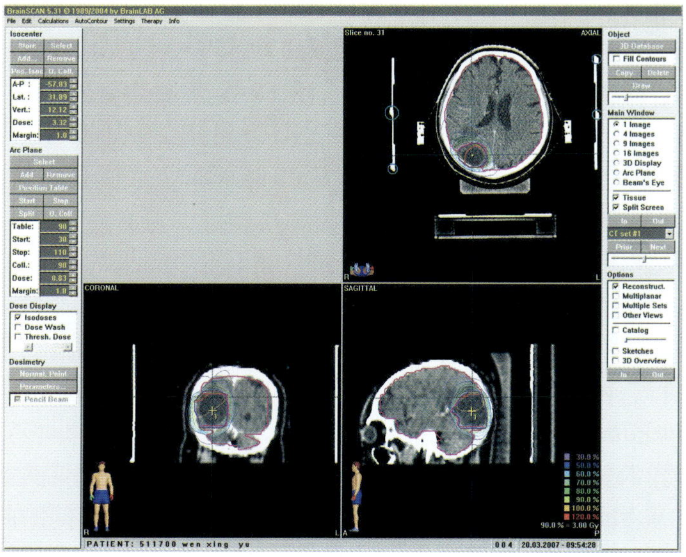

图 18-2-1 多发脑转移瘤全脑放疗 2 月后小灶消失，残留大灶 SRT 推量

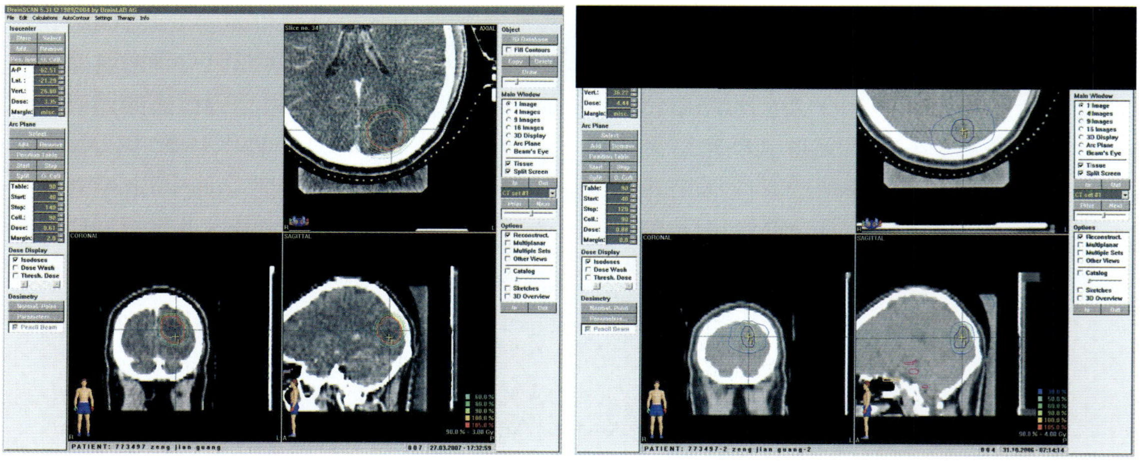

图 18-2-2 单发脑转移瘤一程 SRT 3Gy×10 次病灶缩小后局部推量

（3~5cm）邻近重要结构的脑转移瘤而不增加并发症；无创，易于被病人接受。

（二）全脑放疗（WBRT） 多发脑转移瘤的标准治疗方案是 WBRT。但由于脑组织受量的限制，肿瘤难以完全控制，中位生存期 3~6 个月。目前，单发和少发（2~5 个）脑转移瘤行单纯 SRS 渐成治疗主流。SRS 可以安全地对多发脑转移瘤进行治疗，Yamamoto 报道一次治疗病灶最多达 43 个。而放射敏感肿瘤如小细胞肺癌脑转移仍需行 WBRT。

（三）全脑放疗与放射外科综合治疗 全脑放疗与放射外科综合治疗有下列两种方法：

1. 先全脑放疗，后放射外科 这种方法常规用，适用于多个病灶，病变进展快，对放疗敏感或单个较大病灶。先全脑放疗控制病灶进展，抑制新灶出现，缩小已有病灶后再采用放射外科推量治疗，更安全有效。

Andrews 等报道了美国肿瘤放射治疗协作组（RTOG）组织的一项前瞻性随机研究（RTOG-9508），评价 WBRT 后，SRS 补量能否带来治疗上的好处。结果显示 WBRT+SRS 能够显著提高中位生存期。WBRT+SRS 能够提高所有单发且不能切除脑转移病灶患者的行为状态评分。给予 SRS 的患者，高剂量并不增加急性期和晚期损伤。结论：WBRT + SRS 补量应该是单发且不能切除的脑转移患者的标准治疗方案，也适合 2 ~ 3 个脑转移病灶的患者。国外一项放射外科治疗 1281 例病人的多中心研究报告显示：全脑放疗后用放射刀推量治疗，肿瘤边缘剂量一组是 16Gy，另一组是 29Gy，两组控制率相似，约为 90%。我们建议单次推量治疗 20 ~ 24Gy。

美国放射治疗和肿瘤学会关于放射治疗和立体定向放射外科在脑转移瘤治疗中作用的循证医学述评：在这一系统文献复习中，对临床关键问题作一认定，包括：总体生存、生存质量、脑肿瘤控制、治疗反应及毒性。材料收集包括：MEDLINE（1990 ~ 2004June Week 2），CANCERLIT（1990 ~ 2003），CINAHL（1990 ~ 2004 Jund Week 2），EMBASE（1990 ~ 2004Week 25），和 Cochrane 图书馆（2004 issue 2）使用 OVID 收集资料。此外，还收集医师临床试验数据库、ASCO（1997 ~ 2004），ASTRO（1997 ~ 2004）和 ESTRO（1997 ~ 2003）的会议资料。由上述文献复习收集数据并列表评价作为循证医学证据的级别。结果：对新诊断的脑转移瘤采用单纯全脑照射与全脑照射加立体定向放射外科推量治疗，有 3 个随机研究，无前瞻性研究，7 个回顾性研究（符合入组标准）。对新诊断的脑转移瘤限于 3 个以内并小于 4cm（有 1 个研究限于 4 个转移瘤），全脑照射加 SRS 推量与单纯全脑照射相比能明显提高脑转移瘤的局部控制（Ⅰ ~ Ⅲ级证据）。在一项较大的前瞻性研究中，全脑照射加 SRS 推量组与单纯全脑照射相比，单发脑转移瘤患者能从全脑放疗 SRS 推量获得生存改善，总体上增加了降低糖皮质激素剂量和卡氏评分改善的可能性。但没有关于总体生存质量的 I 级证据的报道。所有前瞻性研究都显示了全脑放疗加 SRS 推量照射提高肿瘤局部控制。对多发脑转移瘤患者，全脑放疗加 SRS 推量照射总体生存未获提高（Ⅰ ~ Ⅲ级证据），采用 SRS 推量或早或晚会有小的毒性反应风险。

2. 先放射外科，后全脑放疗　用于孤立或直径小于 2 ~ 2.5cm 的病灶或病灶数不超过 4 个，无颅内压增高症状，MRI 或 CT 片上无明显水肿者。

立体定向放射治疗是否需要全脑照射结合，这个问题存在两大派不同意见。许多学者对 SRS 加 WBRT 的必要性提出质疑。坚持 SRS 加 WBRT 的理论依据是 WBRT 可以杀灭颅内亚临床转移灶，提高颅内无病生存率。反对 SRS 加 WBRT 的理由是增强 MRI 的应用明显提高了微小转移瘤的检出率及 WBRT 后长期生存患者认知功能障碍危险性增加。Sneed 对美国 10 家医院的 983 例脑转移瘤患者的回顾性分析发现 SRS 加 WBRT 与单纯 SRS 相比未能延长患者生存时间。Chidel 等回顾性分析 135 例脑转移瘤患者，结果显示 SRS 加 WBRT 与单独 SRS 中位生存时间分别为 6.4 和 10.5 个月（$P = 0.07$），但 2 年颅内无病生存率分别为 60% 和 34%（$P = 0.027$），有显著差异。SRS 加 WBRT 虽能提高无病生存率，但考虑到复发后能用 SRS 作成功的挽救性治疗，目前多数治疗中心不主张加 WBRT，尤其是单发、放射抗拒的脑转移瘤。在采用单纯 SRS 作为初程治疗的研究中有 2 个随机性研究，2 个前瞻性研究，16 个回顾性研究。有Ⅰ ~ Ⅲ级证据显示，单纯使用 SRS 治疗与全脑照射相比，生存无改善。然而，有Ⅰ ~ Ⅲ级证据显示若不作全脑照射颅内肿瘤控制差（包括立体定向外科野内和野外）。关于生存质量无具体报道。立体定向外科作为脑转移瘤复发和进展的挽救治疗，虽然影像学反应较好，但仍缺乏有关临床收益和风险的充分依据的报道。

全脑照射后长期生存的患者面临认知功能障碍的危险。回顾性的放射外科 SRS 的研究显示单纯 SRS，全脑照射留做挽救治疗与 SRS + 全脑照射比较在生存期无显著差异。Rafael Manon 对单纯 SRS 治疗脑转移的可能性做一前瞻性的分析。患者入组条件：肾癌，恶性黑色素瘤，肉瘤，1 ~ 3 个转移灶，神经功能评分 0 ~ 2。无软脑脊膜转移，脊髓转移，脑桥、中脑和肝转移者。根据转移瘤大小分别给予 24，18，15Gy 的 SRS 治疗．复发后再做处理。SRS 治疗后 3 个，6 个月观察颅内病灶的进展。1998 年 7 月 ~ 2003 年 8 月 31 位患者符合条件。中位随诊 32.7 个月，中位生存 8.3 月（95% CI：7.4 ~ 12.2）。3 个月和 6 个月单纯 SRS 治疗的颅内失败是 25.8%，和 48.3%。SRS 野内复发或野外（远处颅内）转移分别是 19.3% 和 16.2%（3 个月），32.2% 和 32.2%（6 个月）。约 38% 的患者死亡与神经系统原因相关。3 例发生 3 级与 SRS 有关的毒性。结论：单纯 SRS 治疗颅内失败率 3 个月是

25.8%，6 个月是 48.3%。推迟全脑放疗对某些患有对放射抗拒肿瘤的患者是合适的，全脑照射不做为常规治疗可能是明智的。

单纯放射外科与放射外科 + 全脑放疗，治疗非小细胞肺癌单发转移瘤，有学者认为在控制肿瘤，生存期方面无显著性差异，在未作全脑放射组，以后出现颅内新转移灶，有条件者仍可采用放射外科治疗，从而避免了相当百分比的患者作不必要的全脑放疗。从我们临床观察这类患者生存质量较好。缺点是费用高。Flannery 等报道了非小细胞肺癌单发脑转移瘤 SRS 与 SRS + WBRT 的回顾性研究。72 例诊断为单发脑转移的非小细胞肺癌患者进入该研究。结果显示中位生存期为 15.7 个月，5 年实际生存率为 10.4%。SRS + WBRT 与 SRS 相比，并没有增加患者的生存率，前者的中位生存期为 12 个月，后者的中位生存期为 7.7 个月（$P=0.73$）。

欧洲癌症研究和治疗机构（EORTC）组织的关于 1～3 个脑转移瘤手术切除或立体定向放射治疗后，辅助性全脑放射治疗的作用的Ⅲ期随机分组研究（EORTC-22952，26001）于 1997 年开始，计划收入病例 340 例，目前正在进行中。

表 18－2－1 列出几组不同治疗模式随机对照研究的结果。

表 18－2－1 脑转移瘤治疗方式及结果

作者	病例数	病灶数（个）	治疗方式	中位生存	1 年颅内无进展生存率（%）	1 年颅内控制率（%）（加挽救治疗）	1 年颅内复发率（%）
Sneed PK	62	1～多	SRS	11.3 月	28	62	－
	43	1～多	SRS + WBRT	11.1 月	69	73	－
Patchell	25	1	S	40 周	－	－	－
RA	23	1	S + WBRT	15 周	－	－	－
Aoyama	65	1～4	WBRT + SRS	7.5 月	－	－	6.8
H	67	1～4	SRS	8.0 月	－	－	76.4

六、疗效评价

疗效评价应包括卡氏评分，影像学改变，神经功能评分，晚期神经毒性反应。

脑转移瘤的治疗是姑息性的，即使能满意的控制脑转移瘤的生长，大部分患者在一年内由于全身病变进展或其他原因死亡，而作为高级神经中枢系统，很小的损伤也可能引起严重的后果，因此疗效评价应综合考虑病变缩小程度、患者一般状况、生活质量有无改善、晚期神经毒性反应等多个因素而定。

RTOG 采用的评价标准如下：完全缓解：影像学检查所有病变消失、停用激素后神经系统检查稳定；部分缓解：影像学检查所有病变缩小大于 50%、服用稳定剂量激素时神经系统检查改善或稳定；稳定：病变缩小小于 50%、神经系统检查改善或稳定；进展：任一病变增大、出现新病灶、病变稳定但神经功能检查恶化。

影像学改变与临床转归：SRT 疗后的 MRI 的表现临床观察有下列变化：① 缩小、强化减低直至消失，患者无症状；② 缩小、强化减低直至环形强化，逐步信号降低最终留有痕迹，但临床基本无症状；③先有缩小，信号低，后增大呈囊性变、病灶体积增大，但信号降低，临床症状改善，但时有水肿；④无论病灶是否控制都可能或早或晚出现不同程度的脑水肿症状，经对症治疗基本能缓解，部分难以缓解，最终死于脑水肿，颅压高；⑤有时 SRT 治疗靶区的肿瘤未控和 SRT 疗后改变难以鉴别，有条件可采用 PET 帮助断定，但较多情况下还需临床医生结合 SRT 的治疗剂量，一系列 MRI 片的改变以及患者临床表现综合作出判断。

图 18－2－3 显示 1 例多发脑转移瘤 SRT 前后 MRI 表现及剂量分布。表 18－2－2 列出了该患者各病灶靶体积与剂量分割方式。表 18－2－3 列出了该患者全脑体积与照射剂量的关系。

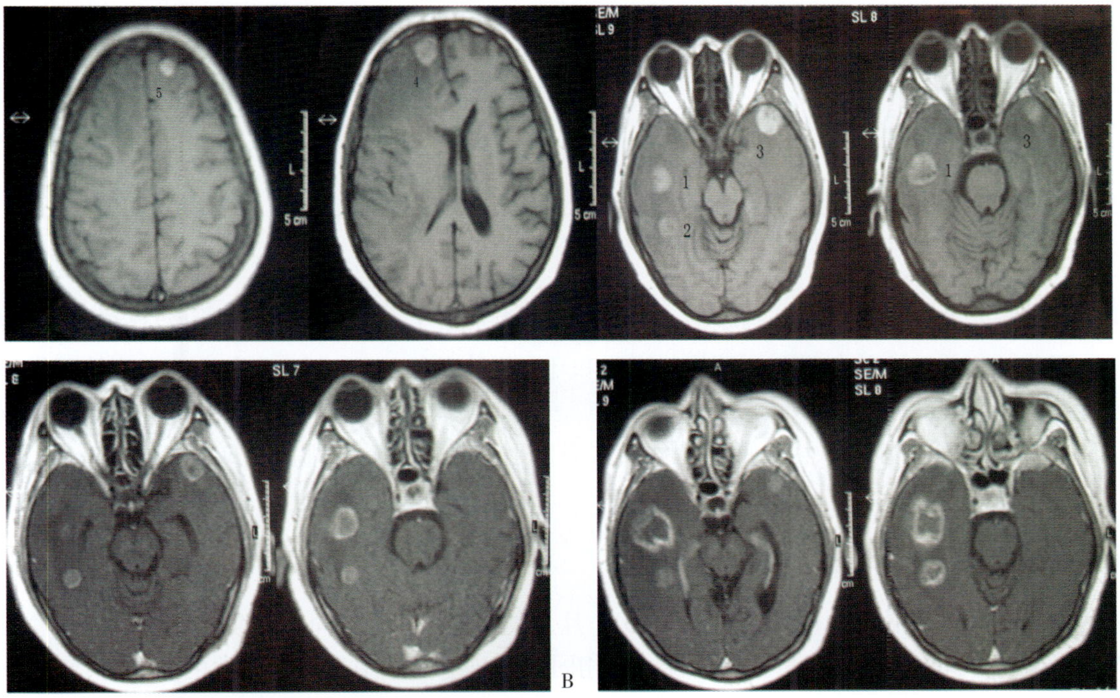

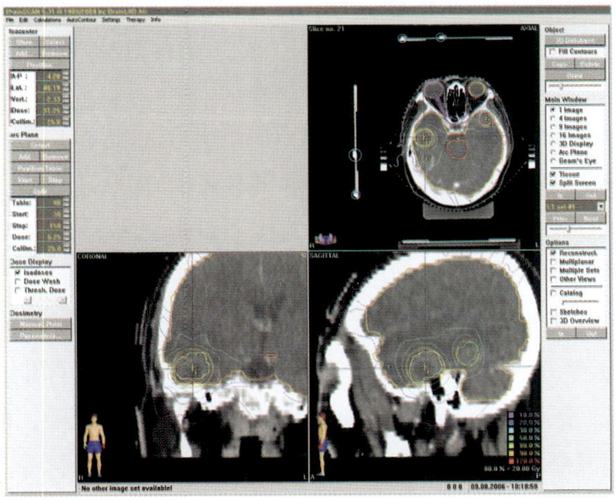

图 18－2－3　该患肺腺癌，多发脑转移（5 个病灶），全脑放疗 39.7Gy/16 次/21 天，1 月后病变未控，采用 SRT 推量治疗至今 1 年，病情好转，KPS 评分由 SRT 治疗前 60 上升为 90，影像学显示为 SRT 治疗后改变：A 图，SRT 治疗前，全脑照射后 1 月；B 图，SRT 治疗后 4 月；C 图，SRT 治疗后 6 月；D 图，靶区剂量分布。

表 18－2－2　SRT 治疗一览表

治疗部位	靶体积（cm^3）	准直器（mm）	剂量分割方式
靶 1	5.99	25	25Gy/5 次/6 天，第 1、2、3、4、7 天
靶 2	1.67	17.5	20Gy/1 次/1 天，第 1 天
靶 3	3.62	20	24Gy/2 次/2 天，12 Gy/次，第 1、3 天
靶 4	3.06	20	24Gy/2 次/2 天，12 Gy/次，第 2、4 天
靶 5	0.26	10	20Gy/1 次/1 天，第 7 天

表 18-2-3 脑体积和剂量关系

全脑体积（1241.55cm^3）（%）	照射剂量（Gy）
5	9.75
10	6.25
15	5.25
25	4.0
50	2.25
100	0

注：全脑体积未剔出 5 个病灶靶体积，照射剂量为一周内 5 次治疗累积剂量。

影像学表现与预后：转移瘤的强化形式：Goodman 等分析了治疗当天脑转移瘤的强化形式对预后的影响。强化的形式分为均匀强化，不均匀强化和环形强化 3 种。193 例患者的 518 个病灶可供分析。均匀强化 59%，不均匀强化 32%，环形强化 8%，三者 1 年局部无进展率分别为 90%，76% 和 57%，多因素分析 $P=0.019$。作者认为环形强化病灶含有放射抗拒的由乏氧细胞构成的坏死区，导致局部病灶控制率低。

七、影响疗效的预后因素

脑转移瘤全脑放疗后，中位生存期是 3～6 个月，放射治疗方法不同生存期而异。Nieder，Noordijk 和 Vecht 等小组研究强调了剂量的重要性，在相同方案放射治疗中，影响疗效的因素有：①Karnofsky 功能状态评分；②年龄；③原发肿瘤是否控制；④有无颅外转移。Diener 和 West 研究认为 4 个有利预后因素是：Karnofsky 评分大于 70；年龄小于 60 岁；原发肿瘤消失或控制；转移灶仅限于颅内。这类患者中位生存期是 7.4 个月。

Sneed 根据 RTOG9508 研究中各种因素对预后的影响，采用分级回归分析方法（recursive partitioning analysis，RPA，见表 18-2-4）将患者分为 3 级，采用 SRS + WBRT 和 SRS 治疗 RPA Ⅰ级患者中位生存时间分别为 14.0 和 15.0 个月（$P=0.98$），RPA Ⅱ级患者为 8.2 和 7.0 个月（$P=0.38$），RPA Ⅲ级患者为 5.3 和 5.5 个月（$P=0.33$）。Andrews 等分析了 RTOG9508 研究中各种因素对预后的影响，探讨 RPA 不同分级患者与预后的关系，多因素分析显示 RPA 分类为独立的预后因素。Jyothirmayi 等根据上述 RTOG 的分类方法，将其治疗的 96 例患者分为预后好和中等及差 3 类，中位生存期分别为 15 个月，8 个月及 2 个月，$P=0.001$。Rodrigus 等报告了 250 例肺癌脑转移的治疗结果，根据 RTOG 的 RPA 分类方法，Ⅰ类患者 73 例，Ⅱ类患者 145 例，Ⅲ类患者 32 例，3 组的 1 年生存率分别为 28.5%，14% 和 6%，再次证明 RPA 分类法对评价患者预后和指导治疗有帮助。

表 18-2-4 脑转移瘤患者 RPA 分级

参数	Ⅰ级	Ⅱ级	Ⅲ级
KPS	≥70	≥70	<70
原发肿瘤状态	控制	未控	
年龄（岁）	<65	≥65	
颅外疾病状态	只有脑转移	伴有其他部位转移	

（一）原发肿瘤的部位及组织来源　Fife 等回顾性分析了悉尼黑色素瘤治疗组的情况，从 1952～2000 年，在 21 000 例患者中，1 137 例出现脑转移。其中，从 1985～2000 年有 686 例脑转移患者，作者主要分析了这 686 例的治疗情况及预后因素。全组诊断脑转移后的中位生存期为 4.1 月。47 例单

纯手术治疗，中位生存期8.7月；158例手术加放疗，中位生存期8.9月，单纯放射治疗236例，中位生存期3.4个月，支持治疗210例，中位生存期2.1月。Sampson等报道的702例黑色素瘤脑转移病人的治疗结果，全组中位生存期为3.65个月，94.5%的患者因脑转移致死。生存期大于3年的患者大多为接受手术切除，且为单发脑转移，没有颅外其他脏器转移的患者。

Masahiko Aoki等报道，应用常规定位适形照射大分割方式（hypofractionated conventional conformation radiotherapy，HCCRT）治疗脑转移瘤44例65个病灶的结果。孤立转移灶26例，多发转移灶18例（不超过3个）。他们采用适形旋转照射或多个共面固定野照射技术，PTV包含肿瘤和外放1cm，90%的剂量线包含肿瘤，肺癌脑转移瘤单次剂量6Gy，其他脑转移瘤单次剂量5Gy，总剂量18～30Gy。单发转移瘤隔日照射，多发转移瘤每日轮流照射。全脑照射不做为初始治疗。实际局部肿瘤控制率6个月78.4%，1年71.9%。10个病灶复发。5个病灶再次应用大分割方式常规定位适形照射。总体实际生存率1年50.8%，2年24.1%，中位生存5.8个月。9例患者发生第二次脑转移瘤。肺癌患者发生脑转移瘤新灶的风险高于其他患者。

（二）脑转移瘤数目和大小 Evans等分析了49例死于脑转移的乳腺癌患者的情况中，多发脑转移比单发脑转移预后差，中位生存期前者2.28个月，后者4.8个月，转移灶直径小于4cm者预后好。在立体定向放射治疗的研究中，肿瘤大小虽然与生存的关系不大，但对局部控制有显著性影响，PTV $<8cm^3$者局部控制好。Hasegawa等报道的122例可供分析的立体定向放射治疗患者的预后因素分析中，肿瘤体积显著影响局部控制率，$P=0.02$。

（三）颅外肿瘤控制情况 几乎所有有关脑转移疗效的分析都证实颅外肿瘤的控制对预后有显著差异性影响。Auchter等的多中心回顾性分析研究中，SRS+WBRT治疗的122例患者均为颅内单发转移灶，在可能影响预后的多因素分析中显示KPS，中枢神经系统以外有无转移灶对预后的影响有显著性差异，P值分别为<0.0001和0.008。Jeremic等就脑转移瘤立体定向放射治疗时颅外肿瘤的控制是不是影响预后的独立因素这一问题进行过综述。总共发现14篇相关的英文文献，单因素分析时，只有3篇文章证明颅外病变进展是预后的影响因素。在9篇进行了多因素分析的文章中，有8篇证明颅外病变活动是预后的影响因素，因此作者认为颅外病变进展是影响生存的独立预后因素之一。

参 考 文 献

1. Noel G, Simon JM, Valery CA, et al. Radiosurgery for brain metastasis: impact of CTV on local control. Radiother Oncol, 2003, 68:15～21.
2. Hasegawa T, Kondziolka D, Flickinger JC, et al. Brain metastases treated withradiosurgery alone: an alternative to whole brain radiotherapy? Neurosurgery, 2003, 52:1318～1326.
3. Jyothirmayi R, Saran FH, Jalali R, et al. Stereotactic radiotherapy forsolitary brain metastases. Clin Oncol (R Coll Radiol), 2001, 13:228～234.
4. O'Neil BP, Iturrian NJ, Link MJ, et al. A comparison of surgical resection andstereotactic radiosurgery in the treatment of solitary brain metastase. Int JRadiat Oncol Biol Phys, 2003, 55 (5):1169～1176.
5. Hoskin PJ, Brada M. Radiotherapy for brain metastases. Clin Oncol (R CollRadiol), 2001, 13:91～94.
6. Yamamoto M, Ide M, Nishio S, et al. Gamma knife radiosurgery for numberous brainmetastases: Is this a safe treatment? Int J Radiat Oncol Biol Phys, 2002, 53 (5):1279～1283.
7. Andrews DW, Scott CB, Sperduto PW, et al. Whole brain radiation therapy withor without stereotactic radiosurgery boost for patients with one to three brainmetastases: Phase Ⅲ results of the RTOG 9508 randomised trial. Lancet, 2004, 363:1665～1672.
8. Sneed PK, Suh JH, Goetsch SJ, et al. A multi-institutional review of radiosurgeryalone vs radiosurgery with whole brain radiotherapy as the initial management ofbrain metastases. Int J Radiat Oncol Biol Phys, 2002, 53 (3):518～526.
9. Chidel MA, Suh JH, Reddy CA, et al. Application of recursive partitioning analysisand evaluation of the use of whole brain radiation among patients treated withstereotactic radiosurgery for newly diagnosed brain metastases. Int J Radiat Oncol Biol

Phys, 2000, 47 (4):993 ~999.
10. Flannery TW, Suntharalingam M, Kwok Y, et al. Gamma knife stereotactic radiosurgery for synchronous versus metachronous solitary brain metastases fromnon - small cell lung cancer. Lung Cancer, 2003, 42 : 327 ~333.
11. Goodman KA, Sneed PK, McDermott MW, et al. Relationship between pattern ofenhancement and local control of brain metastases after radiosurgery. Int JRadiat Oncol Biol Phys, 2001, 50 : 139 ~ 146.
12. Fife KM, Colman MH, Stevens GN, et al. Determinants of outcome in melanomapatients with cerebral metastases. J Clin Oncol, 2004, 22 : 1293 ~ 1300.
13. Sampson JH, Carter JH, Jr., Friedman AH, et al. Demographics, prognosis, andtherapy in 702 patients with brain metastases from malignant melanoma. JNeurosurg, 1998, 88 : 11 ~20.
14. Evans AJ, James JJ, Cornford EJ, et al. Brain metastases from breast cancer: Identification of a high - risk group. Clin Oncol (R Coll Radiol), 2004, 16 : 345 ~ 349.
15. Auchter RM, Lamond JP, Alexander E, et al. A multiinstitutional outcome and prognostic factor analysis of radiosurgery for resectable single brainmetastasis. Int J Radiat Oncol Biol Phys, 1996, 35 : 27 ~35.
16. Sause WT, Crowley JJ, Morantz R, et al. Solitary brain metastasis: results ofan RTOG/SWOG protocol evaluation surgery + RT versus RT alone. Am J Clin Oncol, 1990, 13 : 427 ~432.
17. Rodrigus P, de Brouwer P, Raaymakers E. Brain metastases and non - small celllung cancer. Prognostic factors and correlation with survival after irradiation. Lung Cancer, 2001, 32 : 129 ~ 136.
18. Masahiko Aoki, Yoshinao Abe, Yoshiomi Hatayama, et al. Clinical outcome of hypofractionated conventional conformation radiotherapy for patients with singleand no more than three metastatic brain tumors, with noninvasive fixation of theskull without whole brain irradiation. Int J Radiat Oncol Biol Phys, 2006, 64 : 414 ~418.
19. Georges Noel, Marc A Bollet, Sophie Noel, et al. Linac stereotacticradiosurgery: An effective and safe treatment for elderly patients with brainmetastases. Int J Radiat Oncol Biol Phys, 2005, 63 : 1555 ~ 1561.
20. John M Varlotto, John C Flickinger, Ajay Niranjan, et al. The impact of whole - brain radiation therapy on the long - term control and morbidity of patients surviving more than one year after gamma knife radiosurgery for brain metastases. Int J Radiat Oncol Biol Phys, 2005, 62 : 1125 ~ 1132.
21. Rafael Manon, Anne O'Neill, Jonathan Knisely. Phase Ⅱ trial of radiosurgeryfor one to three newly diagnosed brain metastases from renal cell carcinoma, melanoma, and sarcoma: An Eastern Cooperative Oncology Group Study (E 6397). J Clin Oncol, 2005, 23 : 8870 ~ 8876.
22. Minesh P Mehta, May N Tsao, Timothy J Whelan, et al. Oncology (ASTRO) evidence - based review of the role of radiosurgery for brain metastases. Int J Radiat Oncol Biol Phys, 2005, 63 : 37 ~46.

第三节 原发颅内肿瘤

一、脑胶质瘤

脑胶质瘤首选手术治疗，手术后行放射治疗对大多数情况应为标准治疗。对位于脑深部或重要结构周围不适宜手术的胶质瘤，放射治疗常作为选择。脑胶质瘤治疗后失败模式为复发，大多位于原病变处 1 ~2cm 内，因此，目前术后放疗或单纯放疗多采用局部照射野。常规放射治疗因照射体积较大和受脑重要结构耐受剂量所限，难以给予高剂量照射，因而不能达到满意的治疗效果，中位生存期 9 ~14 个月。由于脑胶质瘤多呈浸润性生长，Kelly 等报道在 MRI 的 T2 高信号改变区外仍可找到肿瘤细胞，立体定向放射治疗用于该病似乎并不合适，是有争议的。但 Plathow 等报道 91% 的复发位于射野内高剂量区，Shaw 等也发现低剂量区外复发只占 5%，因此立体定向放射治疗用于脑胶质瘤成为可能。Shrieve 等认为常规外照射后应用立体定向放射外科（SRS）对生存有益处，但 SRS 治疗后 2 年内有 54.8% 的病人因为有症状的脑坏死或复发而再次手术。立体定向放射治疗是近 10 年新发展的放射治疗技术，在保持 SRS 精确照射优点的同时，采用分次照射，更符合肿瘤放射生物学特点，并保护正常组织，提高治疗增益比。下面分别从四个方面探讨立体定向放射治疗在脑胶质瘤治疗中的作用。

（一）高分级（Ⅲ、Ⅳ级）脑胶质瘤　近十多年来，立体定向放射治疗逐渐引入初治高分级胶质瘤术后常规外照射后的针对残存病灶的推量治疗。RTOG90－05研究采用的剂量是：（采用伽马刀或X刀技术）肿瘤最大径＜20mm、21～30mm和31～40mm者分别接受24Gy，18Gy和15Gy单次照射剂量（参考剂量线定为50%～90%）。多项回顾性研究表明，立体定向放射外科推量治疗后，间变性星形细胞瘤患者中位生存56个月，胶质母细胞瘤患者中位生存时间20～25个月，比常规治疗后间变性星形细胞瘤、胶质母细胞瘤患者中位生存时间24～36个月和9～12个月有明显延长。Prisco等报道32例术后病理证实的高分级胶质瘤患者，在接受60Gy/30次常规放疗后，15例行10Gy（8～12.5Gy）立体定向放射外科推量治疗（推量组）。另外17例未行推量放疗（对照组）。推量组和对照组中位生存时间分别为21.4个月和11.6个月，差异有显著性（$P=0.025$）。在KPS≥80分患者中，两组中位生存时间分别为53.9个月和11.6个月。作者认为立体定向放射外科推量治疗可以提高生存时间，尤其以KPS≥80者最为明显。但另一项随机研究RTOG93-05结果并未显示有生存益处，这一研究组也采用RTOG90-05研究推荐剂量。203例病理证实的胶质母细胞瘤随机分为研究组和对照组，两组均接受60Gy的常规外照射和BCNU80mg/m^2，连用3天，8周为一周期，共用6周期化疗，研究组行15～24Gy立体定向放射外科治疗，研究组和对照组中位生存分别为13.5个月和13.6个月。3年生存率分别为9%和13%。立体定向放射治疗推量主要晚期并发症是肿瘤区域放射坏死，发生率约25%。目前初治高分级胶质瘤不主张常规使用立体定向放射治疗推量。

本院27例高分级胶质瘤残存病灶SRT治疗后有15例实际存活超过1年（12～18个月，6例；18～24个月，3例；24～36个月，3例；36、62、65个月，各1例）。中位生存时间13.4月，1、2、3和5年生存率55.6%、22.2%、11.1%和7.4%，与常规放疗相比，中位生存时间得以改善。

（二）低分级（Ⅰ、Ⅱ级）脑胶质瘤　SRS或SRT推量治疗低分级胶质瘤是否有意义是人们关注的问题。Simonva等报道一组病例，发现SRT能获得较高生存率，并发症发生率低。70例术后残存的低分级胶质瘤（Ⅰ级34例）患者接受SRT治疗，SRT中位靶体积4.2cm^3（0.4～20.0cm^3），中位分次剂量5.0Gy，中位分次数5次（1～5次），中位总剂量25.0Gy，中位随访时间61个月，有效率83.0%，5年无进展生存率88.0%，急性或晚期中枢神经毒性＜5.0%。

本院34例术后残存低分级胶质瘤（Ⅰ级3例）接受SRT治疗，中位靶体积7.9cm^3（0.3～60.8cm^3），5年生存率60.7%，5年无进展生存率65.0%，本组5年无进展生存率低于Simonva报道的结果可能与本组靶体积较大、Ⅰ级胶质瘤较少有关。由于大多数文献病例数少，随访时间短，尚需累积病例方能获得正确结论。

（三）不能手术的脑胶质瘤　对于不能手术的脑胶质瘤，在合理选择病例的前提下，立体定向放射治疗是安全有效的。Schulz－Ertner等报道，SRT治疗脑干胶质瘤中位生存期40个月。

我院分析总结1995年7月～2001年1月，15例不能手术的脑肿瘤采用X刀分次立体定向放射治疗结果。本组15例患者均为神经外科医师认为手术风险大不愿手术治疗的患者。肿瘤位于额叶、顶叶和颞叶深部，脑干及基底节，胼胝体及脑室，3例位于松果体区（经常规放疗40，48，52Gy后，临床反应不敏感）。所有病例经天坛医院神经外科和磁共振室根据临床表现及MRI和/或CT做出临床诊断，多诊断为脑胶质瘤，排除脑淋巴瘤，生殖细胞瘤和髓母细胞瘤。4例单纯立体定向放射治疗，11例立体定向＋常规放射治疗。SRT治疗后6例存活，9例死亡，7例死于肿瘤进展，2例死于并发症。1例疗前KPS评分40的病例生存2个月，其余14例生存7～105个月，中位生存期30.8个月。3例松果体区肿瘤患者均存活（102，100，86个月），3例脑干肿瘤患者均死亡（疗后19，12，8个月）。1例胶质母细胞瘤死亡（疗后7个月）。中位无进展生存时间22.6个月。

（四）手术后复发和手术＋放疗后复发的胶质瘤　在立体定向放射治疗用于初治高分级胶质瘤常规照射后推量治疗的同时，也成为治疗复发高分级胶质瘤的重要方法。主要用于治疗局灶性复发病灶。多项回顾性研究显示，间变性星形细胞瘤患者立体定向放射治疗挽救治疗后，中位生存时间14～16个月，而胶质母细胞瘤患者中位生存时间7～9个月。治疗毒副作用主要是颅内高压（发生率约

14%）和放射性坏死（发生率约12%）。尽管复发高分级胶质瘤采用立体定向放射治疗是姑息性治疗，但能改善生存，尤其是局灶性复发者。

本院结果显示，10例复发高分级胶质瘤SRT治疗后中位生存时间9.4个月，有4例存活超过1年，其余6例生存时间在3～12个月。显而易见，SRT为这类患者开辟了一条新的治疗途径。在治疗复发高分级胶质瘤时，合理选择病例，适当提高剂量将有可能获得更安全有效的结果。

本院采用SRT的多种分割剂量方案是在不断探索中形成的，同时具有个体化特点。为了保持对肿瘤的毁损力度，又保证正常脑组织或重要结构的受量在正常耐受剂量范围内，临床医师确定SRT分割剂量方案时需要参考的患者因素包括：病变体积、病理分级、病变部位、已接受的放疗剂量和本次治疗的时间间隔、临床症状体征、预期生存时间和年龄等。

我们分析总结1995年7月～2003年6月采用SRT治疗术后残存和复发的脑胶质瘤81例所得结论显示，SRT是治疗手术不能切除、术后放疗后病变残存和术后放疗后复发脑胶质瘤的一种有效手段，长期生存优于单纯常规放疗。影响生存的独立不利预后因素是高分级、头痛、肿瘤最大径 > 4cm 和多病灶。晚期中枢神经毒性反应多见于生存时间较长的低分级胶质瘤和肿瘤体积较小患者。合理选择病例能获满意疗效。

参 考 文 献

1. Hochberg PH, Pruitt A. Assumptions in the radiotherapy of glioblastomas. Neurology, 1980, 30:907.
2. Fine HA, Dear KGB, Loeffler JS, et al. Meta - analysis of radiation therapy withand without adjuvant chemotherapy for malignant gliomas in adults. Cancer, 1993, 71:2585.
3. Kelly PJ, Daumas - Duport C, Kispert DB, et al. Imaging - based stereotaxic serial biopsies in untreated intracranial glial neoplasms. J Neurosurg, 1987, 66:865～874.
4. Plathow C, Schulz - Ertner D, Thilman C, et al. Fractionated stereotactic radiotherapy in low - grade astrocytomas: long - time out comes and prognostic factors. Int J Radiation Oncology Biol Phys, 2003, 57:996～1003.
5. Shaw E, Arsell R, Scheithauer B, et al. Prospective randomized trial of low - versus high - dose radiation therapy in adults with supratentorial low - grade glioma: Initial report of a Northern Central Cancer Treatment Group/Radiation Therapy Oncology Group/Eastern Cooperative Oncology Group study. J Clin Oncol, 2002, 20:2267～2276.
6. Shrieve DC, Alexander E 3rd, Black PM, et al. Treatment of patients with primary glioblastoma multiforme with standard postoperative radiotherapy and radiosurgical boost: Prognostic factors and long - term outcome. J Neurosurg, 1999, 90: 72～77.
7. Shaw E, Scott C, Souhami L, et al. Single dose radiosurgical treatment of recurrent previously irradiated primary brain tumors and brain metastases: Final report of RTOG protocol 90 - 05. Int J Radiat Oncol Bioi Phys, 2000, 47:557～561.
8. Kondziolka D, Flickinger JC, Bissonette DJ, et al. Survival benefit of stereotactic radiosurgery for patients with malignant glial neoplasms. Neurosurg, 1997, 41:776～783.
9. Nwokedi EC, Dibiase SJ, Jabbour S, et al. Gamma knife sterotactic radiosurgery for patients with glioblastoma multiforme. Neurosurg, 2002, 50:41～46.
10. Prisco FE, Weltman E, Hanriot RM, et al. Radiosurgical boost for primary high - grade gliomas. J Neuro - Oncol, 2002, 57:151～160.
11. Souhami L, Seiferheld W, Brachman D, et al. Randomized comparison of stereotactic radiosurgery followed by conventional radiotherapy with carmustine to conventional radiotherapy with carmustine for patients with glioblastoma multiforme: Report of Radiation Therapy Oncology Group 93 - 05 protocal. Int J Radiat Oncol Bioi Phys, 2004, 853～860.
12. Simonva G, Novotuy J Jr, Liscak R. Low - grade gliomas treated by fractionated Gamma Knife Surgery. J Neurosurg, 2005, 102 (Suppl): 19～24.
13. Schulz - Ertner D, Debus J, Lohr F, et al. Fractionated stereotactic conformal radiation therapy of brain stem gliomas: outcome and prognostic factors. J Radiother Oncol, 2000, 57:215～223.
14. 肖建平，姜雪松，徐国镇. 不能手术的脑肿瘤患者分次立体定向放射治疗研究. 中国神经免疫学和神经病学杂志，2006，1：43～45.

15. Mc Dermott MW，Berger MS，Kunwar S，et al. Stereotactic radiosurgery and interstitial brachytherapy for glial neoplasms. J Neuro－Oncol，2004，69：83～100.

16. Mc Dermott MW，Sneed P，Chang S，et al. Results of radiosurgery for recurrent malignant glioma. In：Kondziolka D（ed）. Radiosurgery 1995. Karger，Basel，1996，1：102～112.

17. Larson DA，Prados M，Lamborn KR，et al. Phase Ⅱ study of high central dose Gamma knife radiosurgery and marimastat in patients with recurrent malignant glioma. Int J Radiat Oncol Bioi Phys，2002，54：1397～1404.

18. Lederman G，Wronski M，Arbit E，et al. Treatment of recurrent glioblastoma multiforme using fractionated stereotactic radiosurgery and concurrent paclitaxel. Am J Clin Oncol，2000，23：155～159.

第四节　鼻咽癌放射治疗后残存或复发

一、临床研究背景

鼻咽癌常规放疗后约超过10%患者鼻咽病变残存，30%局部复发。采用常规外放疗推量治疗能获得一定疗效，但因正常组织位于照射野内使推量受限和疗后并发症较严重。近距离放疗仅适用于较为浅表的残存病变。也有采用手术方式治疗，使患者获得有效挽救，但入组条件要求较高。自1995年9月采用分次立体定向放射治疗技术针对鼻咽癌放疗后残存推量照射或复发病灶挽救治疗至今已达十余年，积累了一些临床经验，获得较满意的疗效。

二、鼻咽部解剖及生理特点

由图18－2－4和18－2－5我们可清楚地看到如残存肿瘤位于咽隐窝、咽旁间隙或岩尖、破裂孔，则距离颈内动脉颈段很近。肿瘤侵及颈内动脉颈段血管外膜的患者如接受立体定向放射治疗推量，就有可能形成溃疡、合并感染，一旦肿瘤消退可能血管穿孔，从而导致大出血危及生命。对这类患者选择立体定向放射治疗的推量治疗时，一定要谨慎考虑。此外，我们还可看到，距颈内动脉颈段很近的外后方是后组脑神经，有些情况下即使采用立体定向放射治疗也难以避开后组脑神经，因此近年来对这种情况以采用小分割为宜，以尽量降低对血管、神经的损伤，保护其功能。

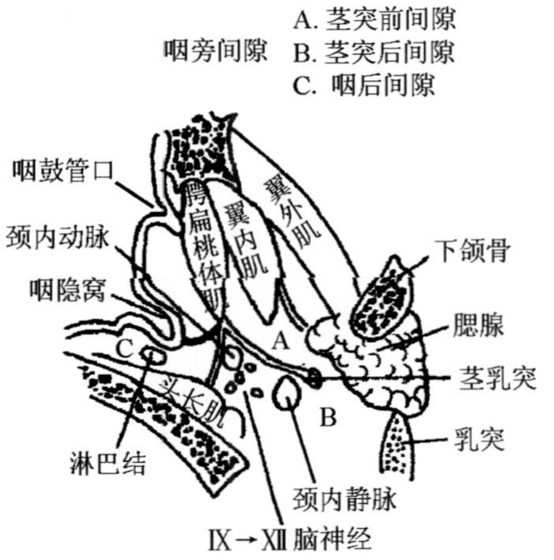

图18－2－4　鼻咽咽旁间隙横切面（鼻咽腔水平）

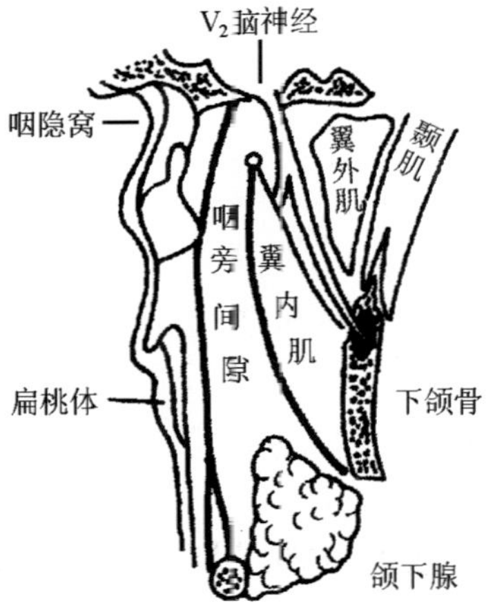

图18－2－5　鼻咽咽旁间隙矢状面

鼻咽部在接受常规放疗和SRT推量照射后，其正常的自洁功能受到明显破坏，因此保持此部的清洁尤为重要。否则鼻咽部长期慢性炎症可导致溃疡，经久不愈，形成深部溃疡可致鼻咽部大出血。

三、作为常规放疗或调强放疗后残存病灶的推量治疗

图 18 -2 -6 显示高剂量线区域主要集中于靶区，有利于保护脑干、视通路、腮腺、颞颌关节、以及周围无瘤区的正常组织。立体定向放射治疗的这一剂量分布特点是独特的，也是其优势所在。图 18 -2 -7 显示应用微型 MLC 靶区剂量分布适形度更好。图 18 -2 -8、18 -2 -9 显示另外 2 例鼻咽癌放疗后残存 SRT 补量照射剂量分布。

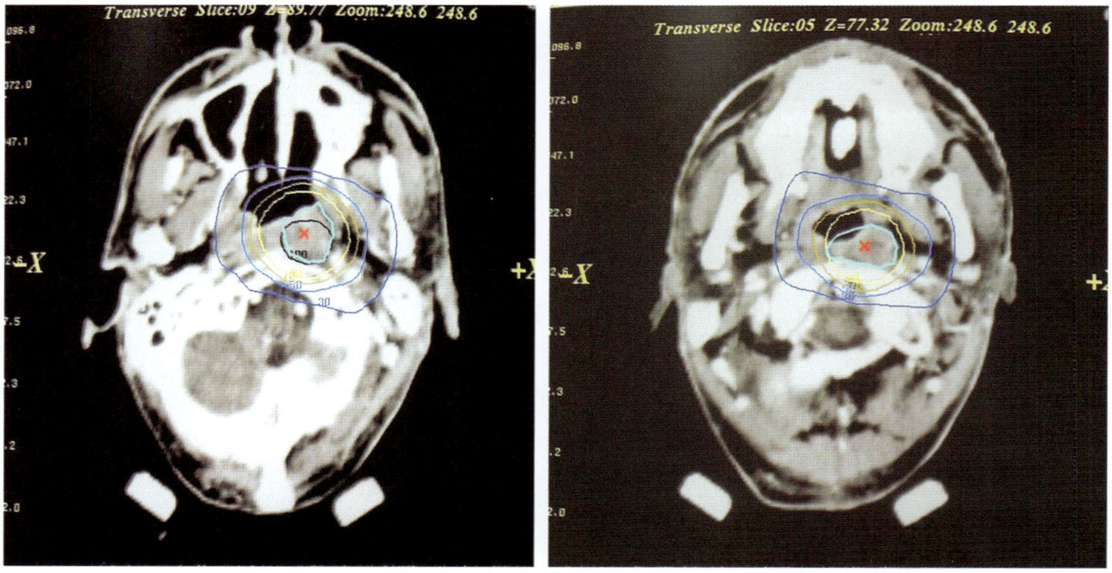

图 18 -2 -6 鼻咽癌 SRT 剂量分布图（采用准直器旋转照射）

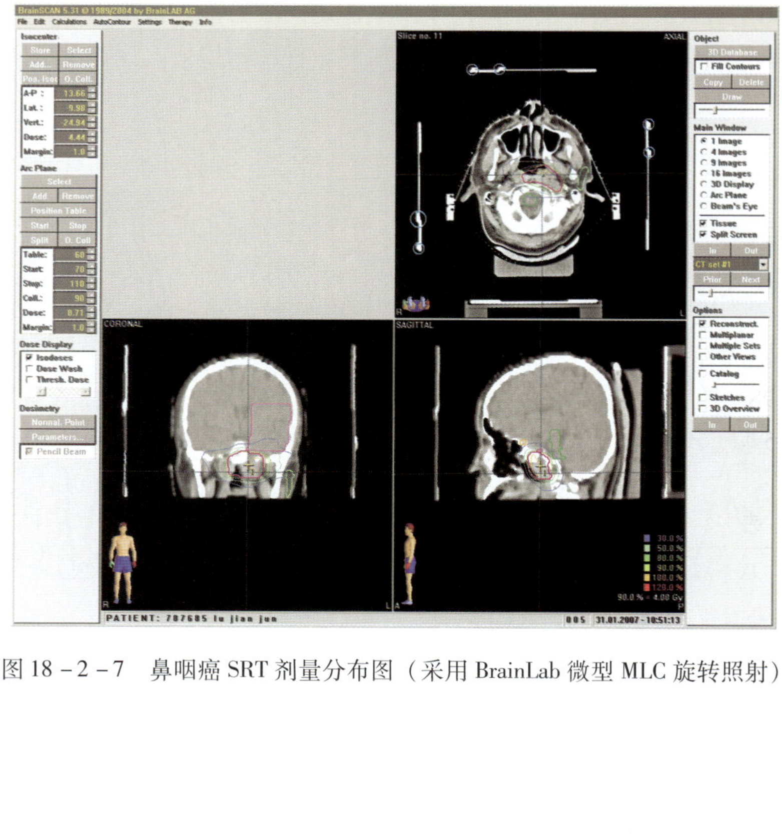

图 18 -2 -7 鼻咽癌 SRT 剂量分布图（采用 BrainLab 微型 MLC 旋转照射）

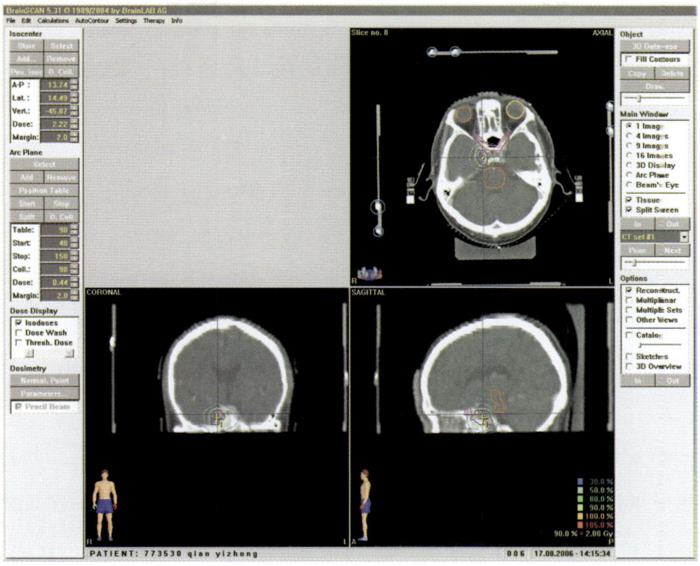

图 18－2－8　NPC 调强放疗后残存病灶补量治疗

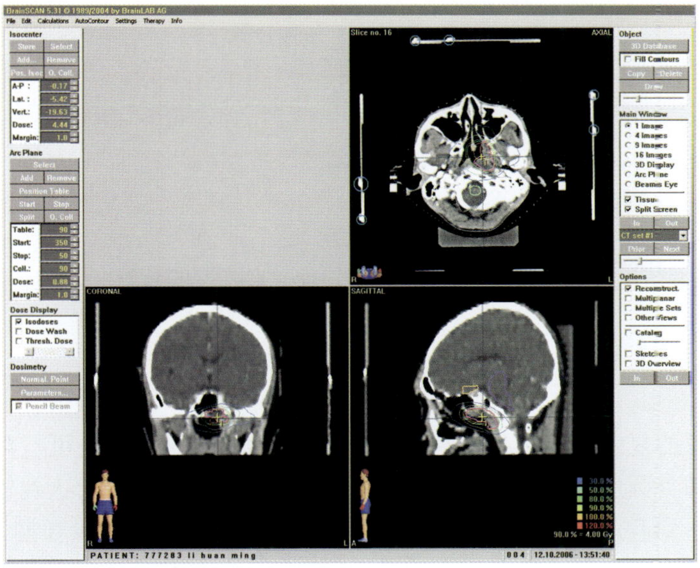

图 18－2－9　NPC 调强放疗后残存病灶补量治疗

我们近期分析总结 98 例鼻咽癌初程放疗后残存病灶采用立体定向放射治疗推量治疗结果，图 18－2－10和表 18－2－5 显示局部控制率达 97%（95/98），3 年局部无失败率 94%。

表 18－2－5　98 例鼻咽癌残存病灶 SRT 推量放疗后局部无失败生存率

	1 年	2 年	3 年	4 年	5 年
局部无失败率（%）	97	96	94	92	90

从图 18－2－11 和表 18－2－6 可见，由于提高了局部控制，Ⅲ期患者生存与Ⅰ、Ⅱ期患者生存相似，两组间无显著性差异。本院近期治疗分析也发现局部残存患者局部推量后的生存与无残存患者生存相似，从这一结果间接说明采用 SRT 为鼻咽局部残存病灶治疗的有效手段。

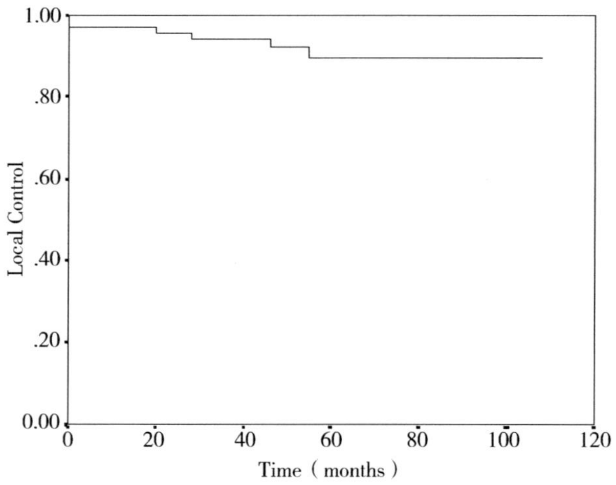

图 18-2-10 98 例鼻咽癌残存病灶 SRT 推量放疗后局部无失败生存率

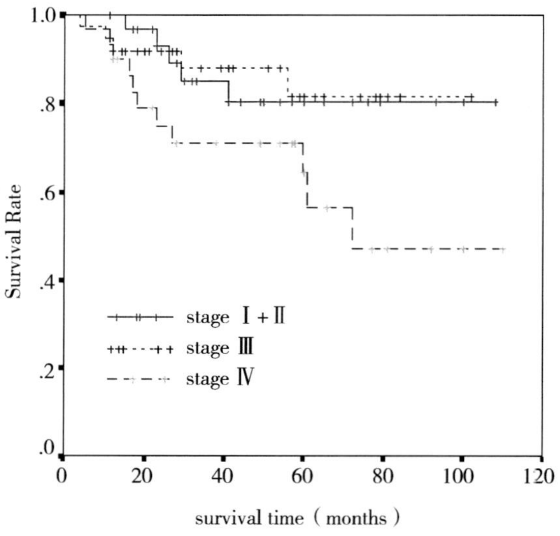

图 18-2-11 98 例鼻咽癌残存病灶 SRT 推量放疗后生存率

表 18-2-6 98 例鼻咽癌残存病灶 SRT 推量放疗后生存率（UICC 分期，2002）

分期	年生存率（%）					生存例数
	1	2	3	4	5	
Ⅰ+Ⅱa					4/4	
Ⅱb	96	92	84	78	78	22/27
Ⅲ	92	92	88	88	82	32/37
Ⅳa	90	76	76	76	69	13/21
Ⅳb	89	61	41	41	41	5/9

四、复发再治疗

对于位于安全部位的复发病例选择单纯 SRT 作为再程治疗的方法是可行可靠的，特别是鼻咽病灶局限，形态规则，即类圆形，与 SRT 的剂量线成一致的球形分布，能达到较好的适形度。采用小分割，分次治疗，能达到有效控制，同时安全，副作用小。我们已有不少长期无瘤生存病例。

SRT 作为鼻咽癌放疗后复发或残存治疗的挽救手段，面临的最严重的并发症是致死性鼻咽部大出血。我们经长期观察，发现肿瘤与颈内动脉颈段的关系与鼻咽部大出血密切相关。将临床面临的情况分为 3 组，供参考，即：①无险组：肿瘤远离颈内动脉颈段，咽隐窝；②有险组：肿瘤邻近颈内动脉颈段、颈内动脉岩段，侵及咽隐窝、破裂孔、岩尖、海绵窦或肿瘤坏死明显；③危险组：肿瘤深侵、紧邻、包绕颈内动脉颈段及颈内动脉岩段，侵及咽隐窝、破裂孔、岩尖、海绵窦或肿瘤坏死明显。

五、SRT 靶区确定、射野设计及分割方式

靶区确定：一定要全面复习全程所作的影像学检查，特别是 MRI 全套片（平扫、增强、抑脂像）一般在 MRI 增强片病灶外缘外放 3~5mm。常规放疗后推量靶区外放少些，单纯 SRT 治疗复发的病例则外放多些。

射野设计：一般设 1 个中心，形状不规则或靶区较大则设 2 个中心。多以 90% 剂量线定为参考线，2 个中心则以 60%~80% 剂量线定为参考线。根据靶区大小和形态选择不同直径的准直器，一般经 4~6 个轨迹等中心旋转照射。同时要监测靶区周围重要结构的受量并要将既往所受的放疗剂量考

虑在内，计算是否超出正常耐受范围。个别情况下需作两套计划，交替使用，达到优势互补，扬长避短。

分割方式：为了保持对肿瘤的毁损力度和保护正常组织或靶周重要结构的受量在正常耐受剂量范围内，临床医生确定 SRT 剂量分割方案时需要考虑的因素包括：①靶区部位、靶体积、靶周重要结构、已接受的放疗剂量和本次 SRT 治疗的时间间隔；②鼻咽部洁净度、有无残存病灶坏死和恶臭、年龄、有无糖尿病、高血压等，这类易导致日后合并鼻咽部感染、溃疡及大出血死亡的因素；③预期生存时间。

一般建议单次剂量 6、5、4、3Gy，总剂量 18Gy～24Gy 为宜。部位安全、残存病灶小：单次剂量 5～6Gy，1 周 2 次，共 3～4 次。也可单次剂量 4Gy，1 周 3 次，共 5～6 次。如靶周重要结构受量较大，可考虑靶区单次剂量 3Gy，1 周 5 次，共 5～6 次。常规放疗剂量在 66～70Gy 范围合适。

确定 SRT 治疗方案：在 SRT 治疗计划、分割方式和患者因素综合分析后方能确定 SRT 治疗方案。注意在 SRT 治疗中个体化特点突出，有时疗中多次行光导镜检，根据具体情况修改方案。

六、疗效评价

方法：磁共振、CT、光导纤维镜。MRI 能较好反应鼻咽部肿瘤范围，对肿瘤分期、疗后评价十分重要，且经济可靠。个别患者不能作 MRI 可以疗后增强 CT 检查。

肿瘤控制评价标准：完全控制：①将 SRT 疗后 2～3 月、6 月的 MRI 增强片与 X 刀治疗前 CT 定位片和 MRI 片相对照，疗后 MRI 增强信号消失，体积缩小大于 50%；CT 增强密度降低；②肿瘤占位消失并恢复正常解剖结构；③在治疗后观察半年至 2 年，未消失的放射性纤维化改变不认为是肿瘤残存；④光导镜检鼻咽肿瘤消失。第 4 条仅作为 1、2、3 条的附加标准。一般残存病灶在 SRT 疗后 2～6 个月消失。

鼻咽癌残存推量后肿瘤一般都能获得满意控制。如常规放疗剂量达 70Gy，SRT 推量在总剂量控制在 20～24Gy。疗后 6～9 个月出现 MRI 增强片显示残存部位肿瘤未完全消失，且有强化改变，一定不能误以为肿瘤未控而再予推量治疗！这种貌似肿瘤未控的改变实为 SRT 推量后的特有改变，经长期观察，与影像学专家达成共识。这类患者仅经观察未作任何处理，日后 MRI 检查显示强化改变消失，鼻咽结构正常，肿瘤获得满意控制。

七、并发症及处理

SRT 治疗后应定期接受医疗检查。

（一）鼻咽部，咽旁肿瘤消退情况，有无溃疡　此点与预后密切相关。重视保持鼻咽部清洁，每日冲洗，点润滑油（薄荷油，液体石蜡油，植物油），如有炎症，中西结合抗感染治疗。立体定向放疗野内出现溃疡，坏死灶：禁用激素；清理腐败组织，禁机械撕拽；局部消炎，使用生肌，表皮生长因子药物，严密随诊。保守治疗，有的可愈合，有的则需要手术修复。

（二）鼻咽部出血　存在 2 种情况：①肿瘤毁损与正常组织的修复未能达到平衡，小血管暴露，导致出血。经鼻咽填塞，压迫止血，配合止血药，能有效制止出血；②肿瘤侵及颈内动脉颈段外膜，随肿瘤坏死、脱落、局部炎症、导致血管壁穿透发生致死性大出血。可采用颈内动脉结扎术挽救生命，但可出现偏瘫和再出血（术后侧支循环建立所致）。

（三）中耳积液　定期经鼓膜穿刺抽液，保持听力。

（四）晚期脑神经、血管损伤　神经损伤难以恢复应引起高度重视。主要因咽旁受侵，无法完全避开血管神经鞘，此外大分割照射也是一重要因素。尽管临床上不能将此结果归结为立体定向放射治疗所致，但对病灶紧邻大血管、脑神经 SRT 治疗前要有充分认识。尤其神经结构在影像上显示不佳，仅凭临床解剖知识判别，有一定难度，容易忽视。这也是我们逐步降低分次剂量的原因。特别强调的是在肿瘤控制率逐步提高，生存期延长的今天，晚期损伤是我们将必须面对的问题。

参 考 文 献

1. Qin DX, Hu YH, Yan JH, et al. Analysis of 1379 patiens with nasopharyngeal carcinoma treated by radiation. Cancer, 1988, 61:1117~1124.

2. Yan JH, Xu GZ, Hu YH, et al. Management of local residual primary lesion of nasopharyngeal carcinoma : Ⅱ. Results of prospective randomized trial on booster dose. Int J Radiat Onncol Biol phys, 1990, 18:295~298.

3. 殷蔚伯，谷铣之主编. 肿瘤放射治疗学. 第三版，中国协和医科大学出版社，2002，537~573.

4. Tu GY, Hu YH, Xu GZ, et al. Selvage surgery for nasopharyngeal carcinoma. Arch otolaryngol Head Neck Surg, 1988, 114 (5):328.

5. 徐震刚，屠规益，唐平章. 鼻咽癌放射治疗失败后的手术治疗. 中华耳鼻喉科杂志，1998，33：103~105.

6. Xiao JP, Xu GZ, Miao YJ, et al. Fractionated stereotactic radiosurgery for 50 patients with recurrent or residual nasopharyngery carcinoma. Int J Radiat Oncol Biol Phys, 2001, 51:164~170.

7. 肖建平，徐国镇，苗延浚. 鼻咽癌复发与残存病变分次立体定向放射治疗. 中华放射肿瘤学杂志，2000，9 (4)：256~260.

8. 肖建平，徐国镇，高黎. 鼻咽癌初程放疗后残存的分次 X 刀治疗初探. 中华放射肿瘤学杂志，2005，14 (2)：77~80.

9. Yi JL, Gao L, Huang XD, et al. Nasopharyngeal carcinoma treated by radical radiotherapy alone：Ten-year experience of a single institution. Int J Radiat Oncol Biol Phys, 2006, 65 (1):161~168.

第五节　脉络膜恶性黑色素瘤

脉络膜恶性黑色素瘤是成人最常见的原发性眼内恶性肿瘤。多年来，眼球摘除术是治疗本病的传统疗法，但并不能完全控制肿瘤远处转移，术后 2 年患者死亡率甚至比未手术随访患者的死亡率高。同时摘除眼球不可避免给患者心理上造成一定的创伤。

在国内，我们较早采用 SRT 治疗脉络膜恶性黑色素瘤，选择拟行眼球摘除术的病例，并预知无法保持长期视力，在患者知情同意的情况下进行治疗。共治疗 16 例，1 个中心 15 例，2 个中心 1 例。准直器 15~40mm：17.5~30mm8 例，32.5~40mm 8 例。剂量分割：单次治疗 2 例，其中 1 例 35Gy，1 例为 25Gy；分次治疗 14 例，剂量分割见表 18-2-7。生存率：随诊率 100%。随访 3~100 个月，中位随访期 66 个月。16 例患者全部存活（其中随访期满 8 年 3 例，7 年 4 例，6 年 2 例，5 年 4 例，4 年 2 例，3 个月 1 例）。生存 5 年以上 13 例，5 年生存率 100% (13/13)。有 1 例经 X 刀治疗后 40 个月发生远处转移。并发症：保留眼球的 9 例患者中无角膜溃疡。8 例因视神经放射性损伤失明。2 例一度继发性青光眼，经降眼压处理后缓解。2 例合并放射性白内障。

表 18-2-7　分次治疗组剂量一览表

分次治疗剂量（总剂量/分次数/治疗总时间，单次剂量）		例数
32.5Gy/3f/13d	10，7.5，15Gy	1
37.5Gy/3f/13d	15，15，7.5Gy	1
45Gy/3f/10~19d	15，15，15Gy	5*
45Gy/3f/4~8d	15，15，15Gy	2
48Gy/4f/16d	12，12，12，12Gy	1
42Gy/3f/4~5d	15，15，12Gy	2
51Gy/4f/7d	12Gy，3 次，15Gy，1 次	1
55Gy/4f/9d	15Gy，3 次，10Gy，1 次	1

* 其中 1 例治疗后 3 月再次治疗，15Gy×2/11d

靶区确定和保留视力：我院治疗的病例肿瘤病变绝大多数都位于眼球后部、视盘附近，视盘、球后视神经难以避免高剂量照射。因此，临床医师对这类患者应以控制肿瘤为主，兼顾视力的保存或恢复。治疗前因为肿瘤占位导致视网膜脱离使视力明显受损；立体定向放射治疗后因肿瘤缩小、网膜复位，视力改善；立体定向放射治疗后1～2年因视神经放射性晚期损伤而丧失视力。与眼球摘除术比，患眼的视力丧失来得缓慢，患者心理较能接受和有一适应过程。

患眼摘除术后生存期与立体定向放射治疗的关系：我院行立体定向放射治疗＋眼球摘除术的7例患者中，有1例发生远处转移但目前生存，6例无转移生存。5年生存4例，4年生存2例，3年生存1例。结果显示，眼球摘除前接受立体定向放射治疗可能有助于降低术后远处转移率，同时证实先立体定向放射治疗不会影响手术伤口愈合和义眼安装。我们的研究结果显示，肿瘤在治疗后6～12月开始明显缩小，血流减少至消失时间则更长些，与有关文献报道相仿。由于国内外少有可供参考的资料，我们在评价肿瘤是否控制时经验不足，担心眼压高致肿瘤向眼球外转移，而在发生并发症未见肿瘤明显缩小时就进行眼球摘除。现在看来完全可以在积极处理继发性青光眼的同时，密切观察以判断是否控制肿瘤。有2例出现并发症后经积极处理而避免眼球摘除术，目前肿瘤控制良好。

脉络膜恶性黑色素瘤预后与X刀治疗的关系：Shields等研究结果显示，脉络膜恶性黑色素瘤眼球摘除术后3年转移率为16%，5年转移率为24%；眼球摘除后5年死亡率为73%，手术后平均生存期为20个月。近年来国内外学者对保留患眼的多种保守疗法进行了探索。如局部切除术、激光治疗、巩膜敷贴放疗等。根据肿瘤大小和部位选择上述方法。局部切除术只限于眼球前部的中等大小肿瘤；激光治疗通常选择性地用于眼球后极的厚度小于4mm的肿瘤；敷贴放疗对于赤道或后部中等大小的肿瘤有效。立体定向放射治疗作为脉络膜恶性黑色素瘤的治疗手段，目前国内外仅有几篇报道。据Cohen报道：78只眼脉络膜恶性黑色素瘤采用立体定向放射治疗的无瘤生存率与118只脉络膜恶性黑色素瘤采用眼球摘除术比较，立体定向放射治疗组5年生存率为74%，眼球摘除组为51%。经分层分析显示立体定向放射治疗结果与眼球摘除术相同，影响无瘤生存的决定因素是肿瘤大小和部位，发生在虹膜睫状体的恶性黑色素瘤以及肿瘤侵及巩膜者预后差。因此，立体定向放射治疗脉络膜恶性黑色素瘤无瘤生存率是否高于眼球摘除术，还有待进一步的研究证实。

X刀治疗与眼位状态：治疗时眼球固定是治疗中的关键，也是争议的焦点。我们采用的方法有①眼外肌缝线固定；②闭目保持不转动；③注视点固视法。选择准直器时，临床医师考虑了各种因素造成的误差，选择25～30mm直径准直器是能充分包含拟照射的区域。因此，从临床实践观察上述3种方法都是可以采用的。①眼外肌缝线固定：该方法固定确切，但局部反应较大，患者有一定痛苦，不宜用于分次治疗。球后注射麻醉剂待吸收后，眼球可向后退缩，影响精度。因此，我们仅使用此方法治疗5例。但对病灶小，距视神经盘有一定距离，有希望保存一定视力的患者应采用眼外肌缝线固定方法（不用球后注射麻醉，采用眼外肌局部浸润麻醉）；②闭目保持不转动：该方法简便可行，患者易于合作。大部分患者可使用此方法进行治疗；③注视点固定：受眼科激光治疗眼位固定方法的启示，同时为降低眼球角膜和晶状体的受量，改用此法，但结果有待于进一步观察。中青年患者能很好合作，且瞬间活动无大影响，因此后两种方法是可行、可靠的。当然，有条件采用发达国家眼球固定系统，使用质子加速器治疗，会使治疗精度提高，但治疗费用也将增高。

剂量分割方式与角膜虹膜受量：　尽量减小角膜虹膜受量可减少继发性青光眼和角膜溃疡的发生率，分次治疗对保护周围正常组织有益。

经多年临床探索，我们体会到选择合适病例和不超过30～27.5mm直径的准直器，1个中心，采用90%剂量参考线，低于30%参考剂量线邻近晶状体和虹膜，低于10%参考线邻近角膜，剂量分割45Gy/3f/5d，或50Gy/4f/7d，可以获得有效、安全的结果并可避免角膜溃疡和继发性青光眼。对于X刀治疗后MRI改变和疗效评价同时门诊密切观察对症处理眼部并发症，也可减少眼球摘除率。

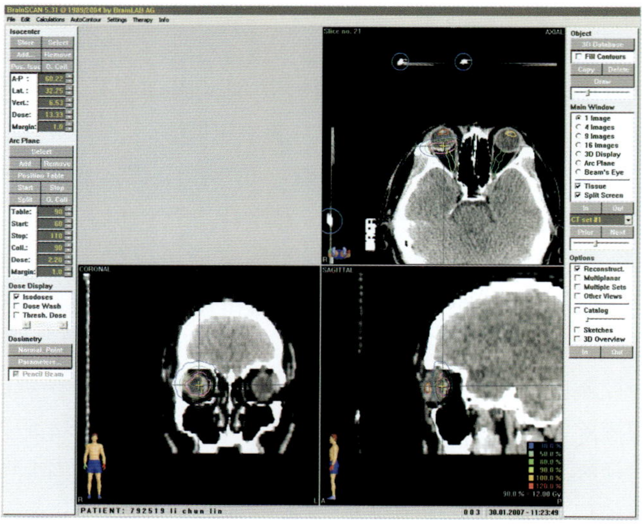

图 18-2-12 脉络膜恶性黑色素瘤采用 Brain LAB 微型 MLC 照射剂量分布

参 考 文 献

1. Zimmerman LE, Mclean IW, Foster WD. Statistcal analysis of follow-up data concerning uveal melanoma and influence of enucleation. Ophthalmology, 1980, 87:557-564.
2. 肖建平，徐国镇. 脉络膜恶性黑色素瘤立体定向放射外科初探. 中华肿瘤学杂志，2005，27 (4):241~244.
3. 高岩，戴虹，陈彤，等. X 刀治疗脉络膜黑色素瘤的疗效评估. 中华眼科杂志，2002，38 (2):94~97.
4. Shields CL, Shield JA, Potter PD. Diffuse choroidal melanoma (clinical feature predictive of metastasis). Arch Ophthalmol, 1996, 114:956~963.
5. Castro JR, Char DH, Petti PL. 15 year experience with helium ion radiotherapy for uveal melanoma. Int J Radiat Oncol Biol Phys, 1997, 39:989~996.
6. Char DH, Kroll SM, Castro J. Long-term follow-up after uveal melanoma charged particle therapy. Trans Am Ophthalmol Soc, 1997, 95:171~187.
7. Naeser P, Blomquist E, Montelius A. Proton irradiation of malignant uveal melanoma: A five year follow-up of patients treated in Uppsala, Sweden. Ups J Med Sci, 1998, 103:203~211.
8. Bellmann C, Fuss M, Holz FG, et al. Sterertactic radiation therapy for malignant chorodal tumors: Preliminary, short-term results. Ophthalmology, 2000, 107 (2):358~365.
9. Vecsei PV, Kircher K, Nagel G, et al. Ocular arterial blood flow of choroidal melanoma eyes before and after stereotactic radiotherapy using Leksell gamm knife: 2 years follow up. Br J Ophthalmol, 1999, 83 (12):1324~1328.
10. Tokuuye K, Akine Y, Sumi M, et al. Fractionated steretactic radiotherapy for choroidal melanoma. Radiother Oncol, 1998, 49 (2):197.
11. Cohen VM, Carter MJ, Kemeny A, et al. Metastasis-free survival following treatment for uveal melanoma with either stereotactic radiosurgery or enucleation. Acta Ophthalmol Scand, 2003, 81 (4):383~388.

第六节 其他头颈部肿瘤

在颅内和头颈部肿瘤中，除常见的脑转移瘤、脑胶质瘤、不能手术的脑肿瘤、鼻咽癌放疗后残存病变、脉络膜恶性黑色素瘤外，SRT 还可应用于下列临床中所面临的一系列常规治疗难以奏效的患者的治疗。

其他头颈部复发、残存、或转移的肿瘤SRT治疗的适应证、治疗目的及结果：

1. 眼眶肿瘤及眼球肿瘤 眼眶横纹肌肉瘤几次手术后复发——挽救性治疗；视网膜母细胞瘤放疗后复发拒绝眼球摘除——挽救性治疗。

2. 上颌窦腺样囊腺癌术后放疗后残存——局部推量（消退理想）。

3. 鼻腔筛窦癌手术后放疗后残存或复发——根治性、挽救性治疗。

4. 嗅母细胞瘤术后放疗后残存——局部推量以达根治性目的（获理想的控制结果）。

5. 颅底斜坡脊索瘤术后残存——术后放疗以达根治目的（有条件选择调强三维适形放疗更合适）。

6. 拒绝手术的晚期中耳癌放疗后推量——挽救性治疗（因手术破坏性太大）。

7. 扁桃体转移瘤（单纯SRT治疗，可获较好局部控制）。

8. 不能手术的鼻咽癌口咽咽旁间隙转移或复发——挽救性治疗。

9. 鼻咽癌放疗1年鼻咽顶壁复发（局限性病灶）——挽救性治疗（单纯SRT治疗，可获根治性治疗疗效）。

10. 听神经瘤术后5年复发，脑脊液侧脑室——腹腔分流术后——挽救性治疗（单纯SRT治疗，可获根治性治疗疗效）。

11. 软腭癌术后放疗后鼻咽顶、侧壁复发（局限性病灶）——挽救性治疗（单纯SRT治疗，可获根治性治疗疗效）。

12. 腮腺癌术后放疗后残存——局部推量（可获根治性治疗疗效）。

13. 颈椎及椎旁转移瘤——高姑息治疗控制肿瘤避免高位截瘫（病灶完全控制）。

以上这些病例都经过长期观察随诊，从而得出当时采用SRT治疗的决策是正确的。患者可从SRT治疗中获益。由于单一病种的病例数有限，在此仅作概括性小结，不做详细介绍。

（姜雪松 肖建平）

第三章 立体定向放射治疗在体部肿瘤治疗中的作用

第一节 概 述

立体定向放射治疗在体部肿瘤治疗中日益显示其优势，逐步得到国内外医学界的认同。X 刀或 γ 刀都有可应用于体部肿瘤治疗的治疗计划系统和相应装置，各有其特点。中国医学科学院肿瘤医院自 1995 年开展体部肿瘤立体定向放射治疗，采用的是体内预置金标记无环重定位技术，4 ~6 个旋转弧，非共面，等中心旋转照射。本院多年一直采用此法，优点是金标记固定好，定位精度高，可靠可行。目前多数医院采用体模加真空垫固定模十字摆位法。随着国外新技术不断引进，采用电子影像 EPID 方法将简化和缩短治疗过程。2007 年中国医学科学院肿瘤医院引进图像引导下立体定向放射治疗系统，从而使体部肿瘤立体定向放射治疗的精度进一提高，简化和缩短了治疗过程。调强放射治疗使用多叶光栅，对不规则、较大的病灶更为合适。小于 3 ~3.5cm 的、形态规则的病灶则采用圆形准直器、非共面旋转照射的方式，其优势在于病灶周边剂量跌落快，有利于正常组织的保护。

国内外报道治疗体部肿瘤的疗效同头部肿瘤一样，X 刀和 γ 刀都相似。疗效的差别在于适应证的掌握、剂量分割方式、治疗过程中各环节的严密性、及治疗前后不同情况的处理等。本章分三部分介绍：①早期非小细胞肺癌及肺部转移瘤；②肝癌及肝部转移瘤；③其他体部转移、复发、残存的肿瘤。

第二节 早期非小细胞肺癌和肺转移瘤

肺是恶性肿瘤最常见原发和转移部位。随着环境污染和社会老龄化，肺癌发病率逐年增高，同时防癌普查的广泛开展，早期肺癌的发现率也增高。近年来立体定向放射治疗逐步引入早期肺癌和肺转移瘤的治疗。

下面将肺癌和肺转移瘤 SRT 的适应证、治疗步骤、评价方法一并介绍，其他内容分别介绍。

一、SRT 适应证

1. 早期非小细胞肺癌最好有病理证实或痰细胞学证实，肺部 CT 检查结合临床诊断有很重要的价值。PET/CT 也可作为临床诊断证据之一。肺转移瘤患者的原发诊断明确。

2. 肺转移瘤患者的原发肿瘤控制或有其他部位转移但已控制或稳定。

3. 肺转移瘤化疗未控、不宜化疗或患者拒绝化疗（已接受多程化疗，尤其是使用对肺损伤较大的化疗药物者应慎重对待），化疗后一定要休息至少 1 个月以上。

4. 不宜手术或患者拒绝手术。

5. 能仰卧或俯卧，并保持固定体位 30 ~40 分钟，临床注重肺功能受损的症状和体征，疗前作肺功能测定。

6. 肺部肿瘤左右径和前后径一般不大于 4cm，上下径一般控制在 3 ~3. 5cm 以内。如呼吸动度小，可将病灶上下径一般控制在 4 ~4. 5cm。

7. 对单一径线大于 5cm，根据具体情况也可收治。

二、立体定向放射治疗步骤

以下简介图像引导下立体定向放射治疗和大剂量分割的调强放射治疗的步骤。

1. 患者双手上伸体位，根据病灶所在部位而分别选择仰卧或俯卧，以病灶距体表最短距离而定。腰腹部采用弹力腹带以减低内脏随呼吸产生的移动度，制作专用固定体位的体模。平静呼吸。

2. 层间距 0.5cm，连续 CT 扫描。CT 定位影像数据输入 X 刀 TPS 系统。

3. 确定靶区，设计计划　PTV：GTV 在左右前后边缘外放 0.3 ~ 0.5cm，在头，足方向各放 0.5 ~ 1.2cm，大多数情况下 0.75cm 即可。一般 90% 剂量线含 PTV，以确保病灶在治疗时始终位于 SRT 照射野中。绝大多数采用 1 个中心，90% 剂量线定为参考剂量线，4 至 5 个野，每野旋转弧度 70 ~ 100°，准直器 2 ~ 5cm。也可采用调强放射治疗，采用共面多个固定野照射技术，也可做出靶区适形度好，周边正常组织剂量跌落快的计划，能达到临床大分割的要求。

4. 确认计划　计划系统优选方案，确定靶中心坐标。除观察病灶是否完整包含、剂量分布均匀外，还要注意周围正常组织或重要器官的受量是否在其正常耐受范围，应尽可能避免发生严重并发症。

5. 验证计划中心。经 CT 模拟机确认。

6. 实施计划　按体表标志摆位，使用安装在加速器的 Cone Beam CT 扫描，重建图像与 TPS 传输的 CT 图像进行骨或灰度配准，按计算机提供的误差数据进行校准摆位，再次 CT 扫描、配准，精度达到临床要求，按计划治疗。

三、评价方法

SRT 治疗后 3 ~ 6 个月分别作 CT 检查，临床注重肺功能受损的症状和体征，必要时作肺功能测定。

疗效评价标准为：根据 2000 年美国和加拿大国立癌症研究所（NCI），欧洲癌症研究和治疗（EORTC）提出了基于单径测量基础上实体瘤疗效反应的评价标准（Response Evaluation Criteria In Solid Tumors，RECIST）：①病灶消失：影像检查肿瘤消失；②病灶缩小：影像检查肿瘤缩小 30% 以上；③病灶稳定：影像检查肿瘤缩小 < 30% 或增大 < 20%；④病灶进展：影像检查肿瘤增大超过 20%。病灶消失和病灶缩小为有效。

四、早期非小细胞肺癌

目前，早期（Ⅰ期）非小细胞肺癌（non - small cell lung cancer，NSCLC）的标准治疗是肺叶切除术，当因为并发疾病或其他因素不能行外科治疗时，放射治疗常作为备选方案。常规放射治疗因为正常肺组织受量的限制不能给肿瘤高剂量照射，局部复发率达 40% ~ 70%，5 年生存率 5% ~ 30%。越来越多的报道显示立体定向放射治疗（stereotactic radiotherapy，SRT）应用于早期 NSCLC 取得了满意的疗效，相较常规放疗局控率明显提高，而治疗中耐受性良好，放疗后肺功能状况也较好。

SRT 是高度精确的放射治疗，目前治疗趋向于分次照射，但体部摆位重复性较差，因此体位固定显得更为重要。国内外已普遍采用真空负压体模或热塑体模和激光定位系统固定体位。即便如此，体位误差仍较大。此外，还需注意呼吸活动引起的病灶移动，应用腹部压迫可减小呼吸移动度，X 线透视下也可观察到部分病变的呼吸移动度，但这并不能满意地解决这个问题。另外，还有两个解决方案，一是在病灶内置入基准点，可用于治疗中的追踪，但这是一个有创过程，对有些病人不可行或不够安全。另一个是所谓的四维治疗（还有一维是时间），通过呼吸门控或治疗中移动治疗床使靶区一直位于照射野内。目前采用图像引导下立体定向放射治疗和大剂量分割的调强放射治疗能较直接观察治疗时靶区是否位于计划的 PTV 内，这给精确治疗提供保证。

SRT 应用于早期肺癌主要治疗Ⅰ期和部分有选择性的Ⅱ期病人，Ⅰ期病人 GTV 为肺原发灶，Ⅱ期病人包括原发灶和转移淋巴结，不作淋巴结引流区预防照射，因此正确地分期和勾画靶区非常重要。由于现代影像学的进步，随着螺旋 CT 和 PET 的应用，临床分期和病理分期的一致性逐步提高，采用临床分期的早期肺癌，无论是手术还是放疗后肺门和纵隔复发都不常见。因此，建议有条件时每个病人都作 PET 检查。至于 PTV 包及 GTV 外多大范围应根据每个病人呼吸活动度具体而定（详见前述）。

为了提高局部控制率需要提高照射剂量已达成共识，这可以通过两种方法实现。一是使用常规分割剂量，但这会延长总治疗时间，由于肿瘤细胞后期再增殖，不利于肿瘤控制。而加大每次分割量，可以使总治疗时间大大缩短，不仅方便了患者，而且不存在肿瘤细胞再增殖，更有利于局控率的提高。文献报道的剂量分割模式很多，McGarry RC 报道的剂量逐步提高试验 T_1 病变从 8Gy/次到 20Gy/次，照射 3 次，仍未达到最大耐受剂量，5～7cm 的 T_2 病变照射 72Gy（24Gy×3 次）达到最大耐受剂量。较具说服力的是 Snishi 总结的日本 13 家医院 245 例 NSCLC 的结果，文中将不同分割剂量用二次线性方程换算成生物效应剂量（biological effective dose，BED），$BED = nd(1 + d/\alpha/\beta)$，中心点 BED 中位值 108Gy（57～180Gy），BED≥100Gy 组局部复发率 8.1%，BED<100Gy 组局部复发率 26.4%，二组间有显著差异。该组病例 3、5 年总生存率为 56%、47%，BED≥100Gy 可手术病例的 5 年总生存率为 88%，其中Ⅰa 期 90%，Ⅰb 期 84%，与手术效果相似。但该研究为回顾性，可能存在病例选择偏差。

SRT 耐受性好，治疗中反应轻微，常见有疲乏、发热、局部疼痛，通常是一过性的。常见急性反应（治疗后 3 个月内）有放射性肺炎、食管炎、皮炎、低氧血症，远期损伤（治疗 3 个月后）有放射性肺纤维化、心包渗出、胸膜渗出，Ⅲ、Ⅳ级毒性反应少见，偶有肋骨骨折、致死性食管溃疡、肺出血报道。

可以看出，早期 NSCLC 应用 SRT 局部控制率和长期生存率都取得了令人满意的疗效，毒副作用在可接受的范围内。虽然目前研究大多是回顾性报道，缺少Ⅲ期临床试验证实疗效，长期生存后的远期损伤资料也不完善，但对于因合并症而不能手术的早期 NSCLC 应用 SRT 可能成为标准治疗。已有报道认为可手术早期 NSCLC 疗效 SRT 与手术相似，若经临床随机试验证实，则为病人提供了另一种新的标准治疗。

图 18－3－1 显示 1 例原发性肺癌 IGRT 剂量分布与治疗适时 CT 校准图像。

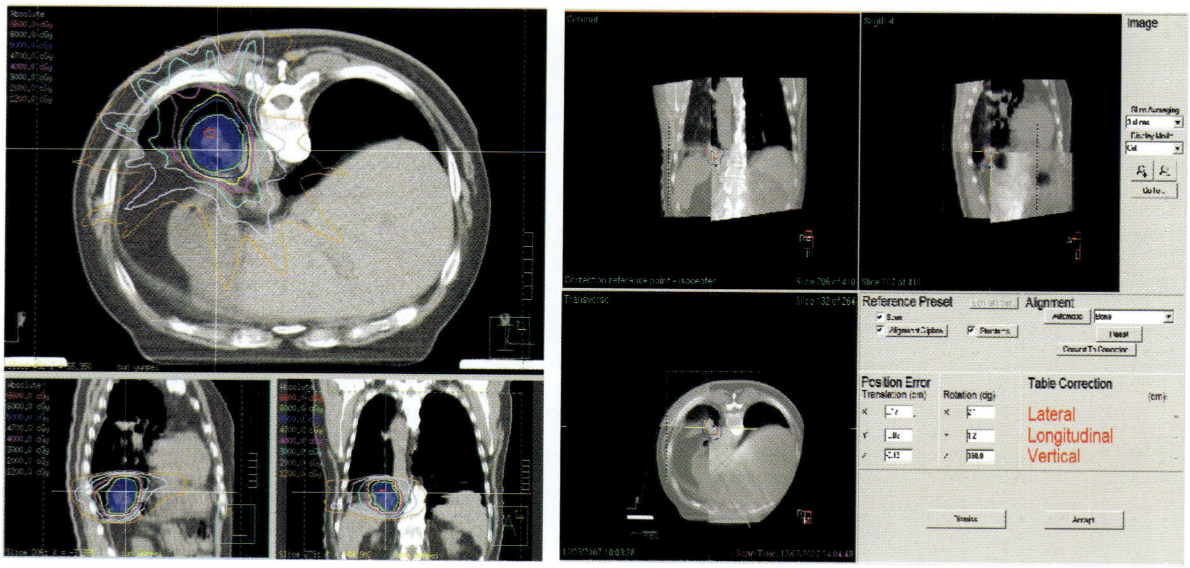

图 18－3－1 81 岁男性原发性肺癌图像引导下的调强放疗，剂量分布满意，10Gy×6 次，每周一，三，五治疗，每次摆位误差小于 2mm。

五、肺转移瘤

肺转移瘤的主要治疗手段包括手术治疗、化学治疗和放射治疗。手术切除对早期肺癌和肺转移瘤疗效肯定，但对患者体质要求较高，且适应证范围较窄。化疗对部分病人有效，但存在多程治疗后耐药的问题。常规放疗因为单次剂量和总剂量难以提高，一般用于放射敏感的肺转移瘤。虽然目前很少有关于肺转移瘤应用 SRT 的前瞻性研究报道，但一些回顾性报道的结果显示取得了较满意的效果，局部控制率一般能达到 80%，甚至 90% 以上。

图 18－3－2 显示 1 例鼻咽癌肺转移 IGRT 剂量分布与 DVH 图。

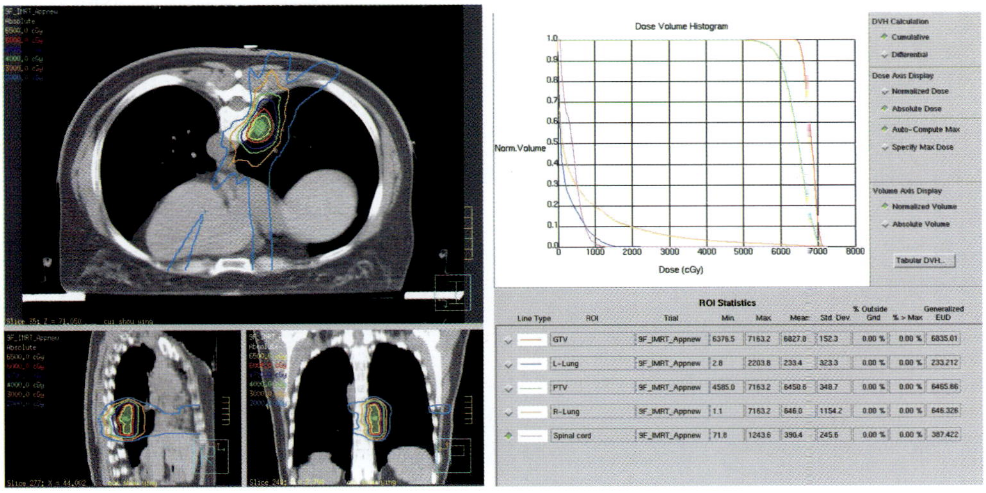

图 18－3－2 鼻咽癌肺转移瘤化疗未控，图像引导下的调强放疗，剂量分布满意，脊髓每次受量低于 1.2 Gy，PTV6Gy×10 次，每周一至五治疗。

我院分析总结 2000 年 1 月～2004 年 12 月采用立体定向放射治疗 52 例肺转移瘤的疗效（表 18－3－1）。

应用 SRT 治疗 52 个病人共 133 个肺转移病灶。绝大多数是对放射线不敏感的病理类型。原发肿瘤病理主要为（按病例计算 52 例 21 种）肺腺癌 12 例，肝细胞癌 8 例，肾透明细胞癌和直肠腺癌各 4 例，乳腺癌和结肠腺癌各 3 例，腮腺癌，甲状腺癌和恶性胸腺瘤各 2 例，食管癌，鼻咽癌，颌下腺粘表癌，鼻腔腺样囊腺癌，腹膜后恶性血管内皮瘤，左掌骨肉瘤，气管腺样囊腺癌，腹膜后平滑肌肉瘤，子宫肉瘤，小腿滑膜肉瘤，恶性胸膜间皮瘤，前列腺平滑肌瘤各 1 例。

转移瘤（按病灶计算）：鳞癌 8/133（6%），腺癌 22/133（17%），肝癌 23/133（17%），肉瘤 11/133（8%），其他放化疗不敏感肿瘤 69/133（52%）。

采用体内预置金点标记无环重定位技术，4～6 个旋转弧，非共面，等中心旋转照射。剂量分割方式（按病灶计算）：48Gy～52Gy/4 次/12～15 天，25 个；54Gy/4 次/12 天或 45Gy/3 次/10 天，8 个；58～60Gy/5～6 次/15～20 天，19

表 18－3－1 52 例肺转移临床资料

临床资料		
病例数		52
性别		
男		34
女		18
年龄（岁）	范围	16～84
	中位	58
KSP 80		6
90		46
单纯肺转移（治疗前）		28（例）
其他部位转移		24（例）
转移灶		133
首程单发		28（例）
首程多发		24（例）
X 刀治疗	1 程	37 例
	2 程	13 例（同一病灶 3 例）
	3 程	1 例（不同病灶）
	6 程	1 例（不同病灶）
化疗未控，进展		26
未化疗（拒绝收治/不接受）		26
X 刀后化疗		15
X 刀前因肺转移瘤手术		4 例（2 例 2 次）
X 刀前因肺原发肿瘤手术		12 例

个；50Gy/5 次/12 天，40Gy/2 次/6～8 天，60～66Gy/10～11 次/12～15 天，21 个；30～36Gy/3 次/14～18 天，28 个；40～48Gy/5～8 次/12 天，32 个。结果：完全缓解 66%（88/133），部分缓解 17%（23/133），稳定 5%（7/133），进展 4%（5/133），无法评价 8%（10/133）。肿瘤局部控制率 89%（119/133）。全组病例无严重并发症。中位随诊 16 月。平均生存 33 月，中位生存 24 月。1、2、3、4 年生存率分别为 79%，50%，45%，33%。1 例生存 60 个月后死亡，2 例生存 42 个月，仍存活。

SRT 的优点还有：安全，对体质要求较低；无创，可以门诊治疗，方便患者和减少治疗费用，易被患者接受。对于不能、不愿手术和化疗无效的病人应积极选择 SRT。本院部分局部控制不满意的患者主要有下列原因：①总剂量或单次剂量偏低（因邻近脊髓，心脏等）；②对放射线抗拒的肿瘤如软组织肉瘤。生存期短主要与全身病变进展相关。

表 18－3－2 列出了一组肺转移瘤 SRT 近期疗效。

表 18－3－2 肺转移瘤立体定向放射治疗近期疗效一览表

作者及年代	转移瘤（数）	中位随诊（月）	分割次、剂量、参考线	局部控制（%）
Blomgren，1998	14	8（3.5～25）	3×10Gy～215Gy/65%等中心	13/14，（93）
Uematsu，1998	43	11（3～31）	5～15 次/30～76Gy 80%等中心	42/43，（98）
Nakagawa，2000	21	10（2～82）	1×15Gy～1×24Gy	20/21，（95）
Nagata，2002	9	19（4～39）	4×10Gy～4×12Gy 80%	6/9，（66）
Hara，2002	18	13（3～24）	1×20～30Gy GTV 最小剂量	14/18（78）
Onimaru，2003	20	18（2～44）	8/48～60Gy 80%	18/20（90）
Lee，2003	25	18（7～35）	3～4×10Gy/90%	23/25（92）
Wulf，2004	51	10（1～61）	3×12～12.5Gy/100% 1×26Gy/80%	46/51（90）
肖建平，2006	133	16	见前文	119/133（89%）

第三节 早期肝癌和肝转移瘤

肝是恶性肿瘤最常见原发和转移部位之一。伴随着乙型病毒肝炎及其病毒感染者的逐年增多，原发肝癌发病率和早期肝癌的发现率也增高；随着恶性肿瘤的发病率逐年升高，肝转移瘤成为临床常见和多发肿瘤。近年来立体定向放射治疗逐步引入早期肝癌和肝转移瘤的治疗。立体定向放射治疗是一局部治疗手段。由于肝肿瘤介入治疗的发展迅速，疗效显著，使得立体定向放射治疗在肝肿瘤治疗中的发展不如在脑转移瘤、肺转移瘤和早期肺癌治疗方面迅速，同时立体定向放射治疗肝肿瘤的积累病例和分析报道相对少些。然而，已有的报道和我们的经验已显示 SRT 在治疗早期肝癌和肝转移瘤令人鼓舞的疗效。

下面将肝癌和肝转移瘤 SRT 的适应证、治疗步骤、评价方法一并介绍，其他内容分别介绍。

一、立体定向放射治疗的适应证

1. 原发肝癌最好有病理证实，如无病理，一定有 MRI 增强扫描诊断，结合临床慢性乙肝病史，肝细胞肝癌应有甲胎蛋白呈阳性反应。肝转移瘤患者的原发诊断明确，也应有 MRI 增强扫描诊断，以免误诊。

2. 原发肿瘤控制或有其他部位转移但已控制或稳定。

3. 介入治疗未控、不宜化疗或患者拒绝化疗。

4. 不宜手术或患者拒绝手术。

5. 能仰卧或俯卧，并保持固定体位 40 ~60 分钟。

6. 临床注重肝功能受损的症状和体征，肝功能基本正常。

7. 转移瘤左右径和前后径一般不大于4cm，上下径一般控制在 3 ~3. 5cm 以内。如呼吸动度小，可将病灶上下径一般控制在 4 ~4. 5cm。

8. 对单一经线大于 5cm，根据具体情况也可收治。

二、立体定向放射治疗步骤

参见本节概述的立体定向放射治疗步骤部分。

三、靶区确定

肝原发癌和肝转移瘤的靶区确定一定要参考肝部 MRI 增强扫描片 CTV 为在病灶增强的边缘外放 2mm，PTV：根据病灶最大径线和呼吸上下移动度，在头、足方向各放 0. 5 ~1. 2cm（在腹部肿瘤治疗时，采取腹部加压措施可降低呼吸移动度），病灶左右前后边缘外放 0. 3 ~0. 5cm，一般 90% 剂量线含 PTV，以确保病灶在治疗时始终位于 SRT 照射野中。绝大多数采用 1 个中心，90% 剂量线定为参考剂量线，4 ~5 个野，每旋转弧度 40 ~90°，准直器 3 ~5cm。也可采用调强放射治疗，采用共面多个固定野照射技术，也可做出靶区适形度好，周边正常组织剂量跌落快的计划，能达到临床大分割的要求。

四、疗效评价

主要根据 MRI、B 超、彩超动态监测。（从略）

五、SRT 剂量分割方式

SRT 治疗肝癌和肝转移瘤的剂量分割方式有多种。Wulf 等报道采用 SRT 治疗肝转移瘤 23 个，靶体积 CTV50cm^3（min/max 5 ~277cm^3），PTV102cm^3（42 ~772cm^3）65% 等剂量线包含 PVT，单次剂量 10Gy，共 3 次。近期局部控制率 83%，疗后 1、2 年实际控制率 76% 和 61%，疗后 1、2 年实际生存率 74% 和 43%。无急性毒性作用。Herfarth 等报道的 43 例肝转移瘤患者 66 个转移病灶采用单次高剂量的立体定向放射治疗，未见明显毒性反应。这组治疗结果：治疗后 18 月实际局部控制率为 82%，中位实际生存率为 24 月。与传统姑息治疗患者相比 82% vs24%，P =0. 001（log - rank）疗效明显提高，SRT 是一无创，安全，有效的方法。Schefte 等近期报道 18 例肝转移患者采用 SRT 治疗的剂量耐受情况。转移灶为 1 ~3 个，4 例多发转移瘤，单次剂量 12Gy，共治疗 3 次，总剂量 36Gy。观察患者能较好耐受。计划中正进行的总剂量 60Gy，分 3 次完成，单次剂量 20Gy。

本院多年来应用 SRT 治疗技术治疗原发肝癌和肝转移瘤，疗效与国外报道相似，毒性反应小，一般能较好耐受。本院剂量分割方式：①单次剂量 10Gy，3 次，隔日 1 次，总剂量 30Gy；②15Gy，3 次，隔日 1 次，总剂量 45Gy；③12Gy，4 次，隔日 1 次，总剂量 48Gy；④10Gy，5 次，隔日 1 次，总剂量 50Gy。逐年来，我们在观察到毒性反应小，为加强转移瘤的局部控制，将单次剂量和总剂量均有所提高，获得了较稳定的完全缓解率和较低的复发率。单次剂量降低主要原因：①转移瘤位于肝周，正常腹壁和肋骨若受量过高可能导致骨折和软组织坏死；②同时肝内有 2 ~3 个转移瘤治疗，如各个转移灶距离较近，应降低每个病灶的剂量，以控制对全肝正常组织的照射剂量和各转移瘤所接受照射剂量对相互间的影响。

图 18－3－3 显示 1 例乳腺癌肝转移 IGRT 剂量分布与治疗适时 CT 校准图像

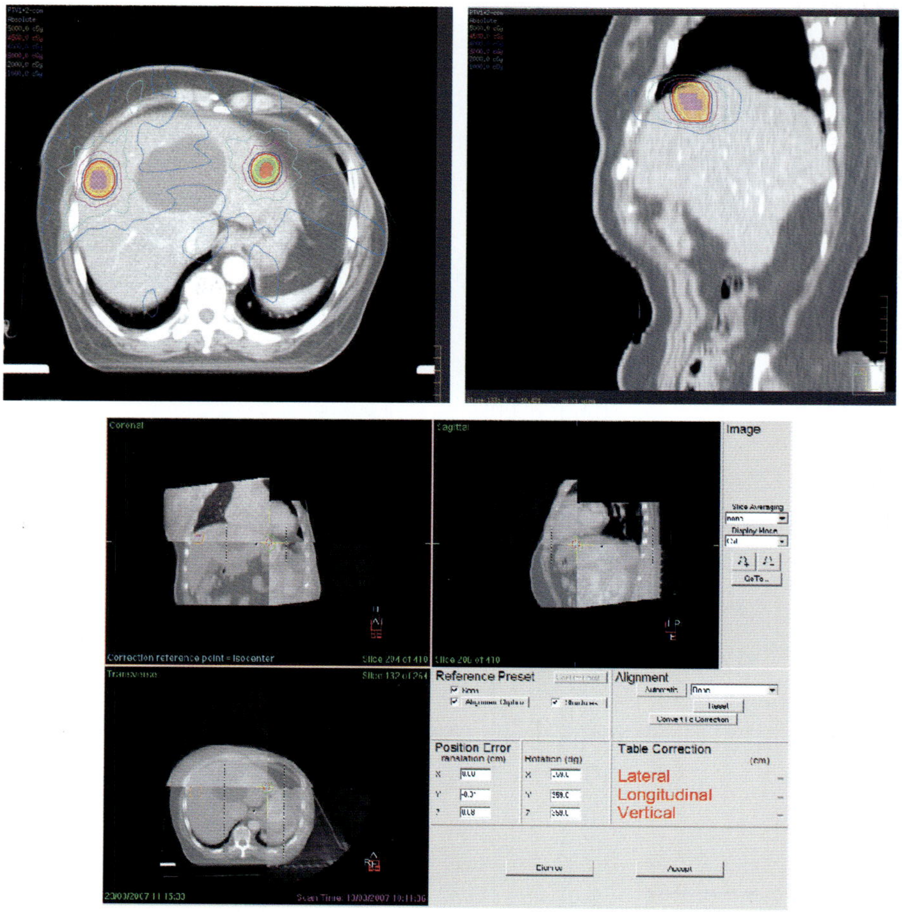

图 18－3－3 乳腺癌肝转移图像引导下的调强放射治疗剂量分布图和摆位校准图

第四节 其他复发、转移、残存肿瘤

立体定向放射治疗技术在引入腹腔，盆腔残存，复发的肿瘤和转移性淋巴结的治疗也获得了无创，安全，有效的结果。由于单一病种的病例数有限，在此我们利用多年来积累的临床资料，对 SRT 在体部肿瘤的应用范围与疗效作一小结：

1. 肺泡细胞癌术后纵隔转移——局部完全控制。
2. 壶腹癌探查术后——局部控制良好，明显延长生存。
3. 胰腺癌探查术后——局部控制较好，明显延长生存。
4. 胃癌术后腹膜后淋巴结转移——局部完全控制。
5. 胃癌术后化疗后胰腺残存病灶——局部完全控制，明显延长生存。
6. 直肠癌术后化疗后放疗后骶前转移——明显减症，局部完全控制。
7. 直肠癌术后化疗后放疗后盆腔淋巴结转移——局部完全控制。
8. 直肠癌术后化疗后放疗后盆腔会阴部转移——明显减症，局部控制较好。
9. 肺腺癌术后化疗后腹膜后转移性淋巴结——局部控制较好。
10. 肾癌术后局部复发——达到姑息减症目的。

11. 肺腺癌术后化疗后肾上腺转移——局部控制较好，明显延长生存。

12. 前列腺癌内分泌治疗盆腔放疗后髂淋巴结转移——局部完全控制。

13. 前列腺癌内分泌治疗盆腔放疗后局部进展——局部控制较好。

13. 肺腺癌化疗放疗后胸椎体转移瘤——减症，控制良好。

14. 纤维肉瘤术后第七至胸一椎体旁转移——局部控制较好。

15. 肝癌5次介入治疗后门静脉大瘤栓——局部控制较好。

本组患者的特点是：

1. SRT的靶区基本不随呼吸运动而活动。

2. 靶体积限定在5cm直径的准直器所完全能包含的范围。

3. 与串联器官有一定距离。如纵隔转移性淋巴结与大血管和食管的关系；壶腹癌，胰腺癌的靶区边界与小肠和十二指肠有安全距离；直肠癌术后放疗后骶前复发肿瘤与大肠距离远等。

4. 利用SRT的剂量分布的优势：如胸椎体转移瘤，使脊髓受照射剂量低。肝癌5次介入治疗后门静脉大瘤栓形成影响肝供血，通过分次立体定向放射治疗，在使瘤栓得到控制的同时门静脉并未发生穿孔。

5. 根据不同情况决定根治剂量或姑息剂量，因此给患者带来迅速有效地止痛，减症的效果，多数患者局部肿瘤完全消失。

6. 病情发展缓慢的患者，能获较长生存期。例如，一例前列腺癌内分泌治疗盆腔放疗后髂淋巴结转移SRT治疗后4年病灶控制，一般情况好（84岁），目前仍存活。

从上述诊断中我们可以看出，本组患者多数是在不宜手术、化疗未控而又不能再程放疗的情况下选择SRT的。无疑SRT给这类患者提供了一条新的治疗途径。如果在掌握好适应证的前提下，合理地采用剂量分割方式，缜密地预测和防范可能发生的并发症，临床上是可以将SRT很好地引入常规治疗难以奏效的肿瘤复发、残存和转移的治疗中，达到解决患者的痛苦，提高生存质量，延长生存的目的。本组患者病期晚，多数疗后未能长期生存，因此晚期放射性毒副作用有可能未能在临床表现，建议采用SRT解决上述问题时多考虑可能发生的并发症，权衡利弊再作选择。

图18-3-4显示1例直肠癌术后盆腔转移IGRT剂量分布与治疗适时CT校准图像。

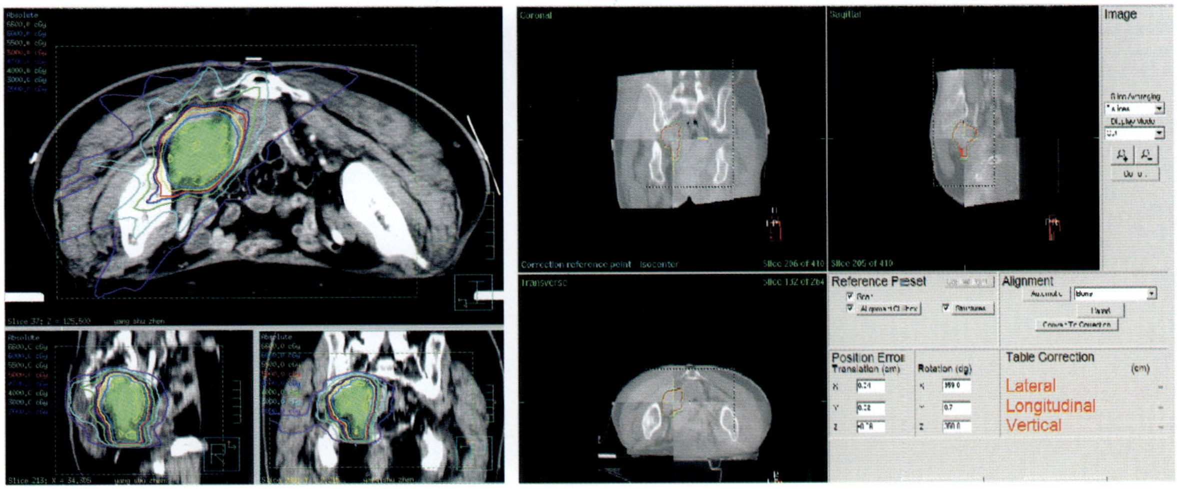

图18-3-4 直肠癌Mile's术后盆腔转移图像引导下的调强放射治疗剂量分布图和摆位校准图

（姜雪松 肖建平）

参 考 文 献

1. Harpole DH, Herndon JE, Young WG, et al. Stage I nonsmall cell lung carcinoma. A multivariate analysis of treatment methods and patterns of recurrence. Cancer, 1995, 76:787~796.
2. Martini N, Bains MS, Burt ME, et al. Incidence of local recurrence and second primary tumors in resected stage Ⅰ lung cancer. J Thorac Cardiovasc Surg, 1995, 109:120~129.
3. Graham PH, Gebski VJ, Langlands AO. Radical radiotherapy for early nonsmall cell lung cancer. Int J Radiat Oncol Biol Phys, 1995, 31:261~266.
4. Timmerman R, Papiez L, McGarry R, et al. Extracranial stereotactic radioablation: Results of a phase Ⅰ study in medically inoperable stage Ⅰ non-small cell lung cancer. Chest, 2003, 124 (5):1946~1955.
5. Kodama K, Doi O, Higashiyama M, et al. Intentional limited resection for selected patients with $T_1 N_0 M_0$ non-small-cell lung cancer: A single-institution study. J Thorac Cardiovasc Surg, 1997, 114 (3):347~353.
6. McGarry RC, Papiez L, Williams M, et al. Stereotactic body radiation therapy of early-stage non-small-cell lung carcinoma: Phase Ⅰ study. Int J Radiat Oncol Biol Phys, 2005, 63 (4):1010~1015.
7. Onishi H, Araki T, Shirato H, et al. Stereotactic hypofractionated high-dose irradiation for stage I nonsmall cell lung carcinoma: clinical outcomes in 245 subjects in a Japanese multiinstitutional study. Cancer, 2004, 101 (7):1623~1631.
8. Blomgren H, Lax I, Naslund I, et al. Stereotactic high dose fraction radiation therapy of extracranial tumors using an accelerator. Acta Oncol, 1995, 34 (6):861~870.
9. Wulf J, Hadinger U, Oppitz U, et al. Stereotactic radiotherapy of targets in the lung and liver. Strahlenther Onkol, 2001, 177 (12):645~655.
10. Nagata Y, Negoro Y, Aoki T, et al. Clinical outcomes of 3D conformal hypofractionated single high-dose radiotherapy for one or two lung tumors using a stereotactic body frame. Int J Radiat Oncol Biol Phys, 2002, 52 (4):1041~1045.
11. Lee SW, Choi EK, Park HJ, et al. Stereotactic body frame based fractionated radiosurgery on consecutive days for primary or metastatic tumors in the lung. Lung Cancer, 2003, 40 (3):309~315.
12. Hara R, Itami J, Kondo T, et al. Stereotactic single high dose irradiation of lung tumors under respiratory gating. Radiother Oncol, 2002, 63 (2):159~163.
13. Nakagawa K, Aoki Y, Tago M, et al. Megavoltage CT-assisted stereotactic radiosurgery for thoracic tumors: Original research in the treatment of thoracic neoplasms. Int J Radiat Oncol Biol Phys, 2000, 48 (2):449~457.
14. Herfarth KK, Debus J, Lohr F, et al. Stereotactic irradiation of liver metastases. Radiologe, 2001, 41 (1):64~68.
15. Schefter TE, Kavanagh BD, Timmerman RD, et al. A phase Ⅰ trial of stereotactic body radiation therapy (SBRT) for liver metastases. Int J Radiat Oncol Biol Phys, 2005, 62 (5):1371~1378.

术中放射治疗　第十九篇

第一章　术中放疗在肿瘤治疗中的作用

术中放疗是指在手术切除肿瘤或手术暴露不能切除的肿瘤的情况下，对瘤床、残存肿瘤、淋巴引流区或原发肿瘤在手术中给予一次大剂量照射。术中放疗按照射的方式不同可分为术中电子线放疗（intraoperative electrons，IOERT）和术中高剂量率后装放疗（inraoperative high-dose-rate brachytherapy，HDR－IORT）。

肿瘤放疗疗效与剂量呈正相关，增加照射剂量可提高肿瘤局部控制率及生存率，但外照射剂量往往受到肿瘤周围正常组织和器官耐受性的限定。术中放疗在术中暴露条件下照射肿瘤区域，可以使肿瘤在直接受到大剂量照射的同时保护了周围正常组织，从而提高了局部控制率、生存率及生存质量。术中放疗已逐渐成为肿瘤综合治疗中的一个组成部分。

一、术中放疗的发展历史

术中放疗（intraoperative irradiation，IORT）已有近百年的历史，1907 年 Beck 首先开展晚期胃癌的术中放疗。早期的术中放疗技术由于低能量 X 线机穿透能力差，百分深度量低，剂量分布不均，照射范围又小，使术中放疗的应用受到限制。自 20 世纪 60 年代，由于超高压装置的使用，特别是电子束照射，辅助工具的改进、临床经验积累和探索，术中放疗发展很快。现代术中放疗技术于 20 世纪 60 年代在日本兴起，70 年代在美国得到发展，80 年代扩展到欧洲、亚洲。特别是近 10 多年来，随着设备改进和肿瘤综合治疗的发展，术中放疗有了更广泛的临床应用。

二、术中放疗的适应证和禁忌证

（一）术中放射治疗的适应证

1. 根治性切除原发肿瘤时，术中对瘤床及淋巴引流区进行预防照射。
2. 外侵肿瘤无法切除或术后有残留病灶者，可进行计划性术中放疗。
3. 由于邻近组织或器官放射敏感，单独外照射无法达到局部控制剂量的。
4. 使用术中放疗和外照射技术结合可获得更满意剂量分布的。

（二）术中放射治疗的禁忌证

1. 临床已明确有转移或肿瘤已有广泛扩散者。
2. 不能耐受麻醉、手术和放射治疗的患者。

三、术中放疗的实施

（一）开展 IORT 的条件

1. 术中放疗加速器 历史上曾使用过钴-60，低能X线等放射源，现在是由加速器产生的高能（6~20MeV）电子线为IORT的最佳选择，充分利用了电子束的有限射程保护靶区后方组织的物理特点。电子线加速器为目前术中放疗最常使用的放射源，主要有两个类型。①移动式术中放疗专用加速器；其特点是设备体积小，可在不同手术室之间移动，且无需进行治疗室防护改建，但是价格昂贵；②常规直线加速器：其特点是使用时需要把患者运送到加速器室进行治疗，或在手术室内安装加速器。

2. 专用限光筒 限光筒根据不同解剖部位、各类肿瘤特点及其发展规律设计不同形状、不同大小的限光筒，一般直径从2~10cm，分圆形、椭圆形、长方形、正方形、菱形及用于胃癌照射的五边形等。体腔筒的出口有平面和斜面。插入病人体腔内的部分，要有足够的长度，保证机头与患者手术区保持一定的距离。联接机头的限光筒底部应配有照明及反射镜，以便观察插至体腔内或颅内的位置是否准确。

3. 术中近距离治疗设备 使用放射性核素进行术中近距离治疗，有专用的施源器和遮挡装置。（详见近距离放射治疗）

4. 术中放疗人员 术中放疗是手术和放射治疗的结合，需设定相对固定的团队。团队人员应包括肿瘤外科医师、放射肿瘤医师、麻醉师、放射物理师、手术室护师和放疗技师，要有明确的术中放疗程序和人员分工职责。

（二）术中放疗实施流程

1. 多学科联合会诊拟定治疗方案。

2. 设备管理及无菌操作程序。

3. 手术麻醉和放疗中患者监护。

4. 照射部位的暴露和周围正常组织的遮挡。

5. 放置限光筒和术中照射。

6. 照射后组织器官复位和切口缝合。

四、术中电子线放疗与近距离术中放射治疗的比较

见表19-1-1。

表19-1-1 术中IOERT与HDR-IORT的比较

	IOERT	HDR-IORT
治疗时间（min）	2~4	5~30
总过程时间（min）	30~45	45~120
治疗部位	可到达的部位	所有的区域距后装容器表面<0.5cm
表面剂量（%）	低75~93	高150~200
2cm深度剂量（%）	高70~100	低30
剂量分布的均一性	<10%变化	>100%变化
治疗分次	一次	可行分次治疗

五、术中放疗的剂量学、放射生物学特点和正常组织耐受

（一）术中放疗的剂量学特点和照射剂量的选择

1. 一次大剂量照射对病灶控制率的重要因素是肿瘤的体积 体积愈小控制率愈高，而不是病变组织类型。这一点与常规低剂量分次照射是大不相同的。

2. 照射剂量选择 亚临床病灶可照射1 000cGy。可视微小灶或直径≤1cm病变照射1 250~

1 500cGy，肿瘤≤2cm 照射 1 750～2 000cGy，直径 >2cm 病灶可考虑照射 2 000～2 500cGy。姑息性治疗，为镇痛或抑制肿瘤生长，可一次照射 1 500～2 000cGy。根据多年术中放疗的临床经验，照射剂量范围在 1 000～2 500cGy，中位剂量为 2 000cGy。

（二）术中放疗的放射生物学特点　肿瘤对单次大剂量治疗的反应主要取决于乏氧细胞，研究主要是针对这群细胞的药物和治疗策略。正常组织的并发症仍是 IORT 的主要限制，避免全器官的照射和通过过程设计以减小非目标器官剂量可减少这种反应。

降低剂量在许多病例上是需要的，实验性及理论性的证据证明这一点。应用低剂量的 IORT 与其他治疗方法一起治疗时可以有效地增强局部控制。组织的晚期反应目前仍难于预测，可能与产生反应的剂量及体积效应有关。由于正常组织耐受剂量肩区的存在，在耐受剂量附近很小的剂量改变可以引发并发症率的明显变化，因此 IORT 一般要结合术后放射治疗。

（三）术中放疗条件下的正常组织耐受量　美国 NCI 针对 IOERT 的正常组织耐受情况进行广泛研究，特别是实验动物（狗）的晚期反应的研究，对临床研究的开展提供了重要依据（表 19－2－2）。

表 19－1－2　狗的正常组织 IORT 耐受量

组织	剂量（Gy）	最大随诊时间（月）	终点反应
食管，全厚	>20	60	溃疡和缩窄
食管，部分厚	40	60	无后遗症
十二指肠侧壁	20	60	溃疡、纤维化和狭窄
胆管	>20	60	纤维化和狭窄
肺	20	60	纤维化
气管	>30	60	粘膜下纤维化
主动脉	30～50	60	纤维化
静脉窦	30～50	60	纤维化
心脏、心房	20	60	轻微纤维化（所有剂量水平）
膀胱	20	60	膀胱萎缩和阻塞
子宫	>30	60	萎缩和阻塞
肾脏	>30	60	完全强化纤维化
外周神经	>15	60	感觉运动神经损伤
脊髓	>20	18	脊髓出血和脊髓病理改变

六、术中放疗的未来

提高术中放疗的治疗效果，未来将考虑以下几方面：

（一）放射增敏剂　IORT 为单次大剂量照射且术中直接暴露了肿瘤及其血供动脉，因此可在 IORT 前使用动脉灌注增敏剂能在肿瘤浸润区获得增益的效益。比如 IORT 合并应用 Ro－07－0582 可获得 1.8 倍的增益效益。

（二）合并加温　高温与放射二者有协同作用，实验证实，乏氧细胞对高温敏感。高温对放射抗拒的 S 期细胞作用强，高温能阻碍放射损伤的修复。

（三）放射保护剂　如 amifostine 等药物的应用，可在多器官取得放射防护效应，有效地保护正常组织。

（四）合并适形治疗　选择三维适形放疗或调强放疗作为外照射技术与术中放疗相结合，可以更好的保护正常组织，相应提高局部照射剂量以提高局部控制率。

（任　骅）

第二章 常见肿瘤术中放疗的疗效

一、结直肠癌

局部晚期直肠癌手术治疗目前主要问题是局部复发，IOERT 与手术、外照射以及化疗的结合有利于提高局部控制率。麻省总医院（Massachusetts General Hospital，MGH）的研究开始于 1978 年，64 例局部晚期直肠癌患者接受术前放疗（部分合并 5-FU），手术和 IOERT 的治疗。结果，40 例完全切除合并 IOERT 的患者 5 年局控率 91%，5 年生存率 63%；24 例部分切除的患者的结果是：镜下残存的患者 5 年局控率 65%，5 年生存率 47%；肉眼残存的患者 5 年局控率 57%，5 年生存率 14%。Mayo Clinic 和 Navarre 大学也有相关报告。这些研究的数据说明了接受 IOERT 的病人获得了更好的局部控制。而且 IOERT 在接受完整切除的患者中比接受部分切除的患者获益更多。

在复发的直肠癌方面，IORT 与其他治疗手段的结合有利于生存率的提高。Mayo Clinic 报道，106 例盆腔复发接受次全切除的直肠癌患者，71 例接受放射治疗。42 例接受 IORT 患者（其中 41 例完成了外照射）的 3 年生存率 42.5%，5 年生存率 19%；29 例只接受了计划性的术后外照射的患者 3 年生存率 18%，5 年生存率 7%。

二、胃癌

术中放疗与胃癌手术相结合，现已有 20 年临床经验。我国胃癌的术中放疗也开展较早，1996 年解放军总医院报道手术配合术中放疗胃癌 99 例，Ⅲ、Ⅳ期患者的 5 年生存率 43%。术中放疗的并发症主要是产生严重的血管毒性，在临床常用的 IORT 15Gy 与 45Gy 的外照射结合，多个 IORT 研究报告了 3% ~12.5% 的胃肠出血率。IORT 加上根治术可以增加局部控制率，IORT 加或不加外照射的局部失败率为 10% ~44%（表 19－2－1）。这超过了同期的单纯手术的局部控制率，但目前并不清楚 IORT 合并 EBRT 是否比单独的 EBRT 或 IORT 好。除个别报道（表 19－2－2）外还没有确切的证据说明 IORT 单独或与 EBRT 结合可延长生存。

表 19－2－1 胃癌 IORT 研究的局部失败率

作者	年代	例数	IORT 剂量（Gy）	外照射剂量（Gy）	局部复发率（%）
Sindelar	1993	41	20	0	44
Calvo	1992	48	15	46	10
Martinez－Monge	1997	62	15	46	11
Avizonis	1995	27	12.5 ~16.5	45	37
Coquard	1997	63	12 ~23	44 ~46	24
Chambert	1996	21	15 ~20	28 ~46	33

表 19-2-2　Ogata/Kochi 医学院研究结果

JSS 分期	5 年生存率（%）	
	单纯手术	手术合并 IORT
Ⅱ	63	100
Ⅲ	42	55
Ⅳ	11	14

三、软组织肿瘤

高剂量的放疗有利于提高软组织肿瘤的局部控制率，应用 IORT 合并外照射可提高放疗剂量并保护正常组织。Mayo Clinic 医疗中心于 1986～1995 年以 IOERT 治疗 91 例肢体软组织肿瘤的患者，外照射剂量 19.8～59.4Gy，IORT 剂量 7.5～20Gy。结果显示患者的 3 年局部控制率为 93%，3 年生存率为 76%。研究提示，肿瘤的分级与生存率相关，低分级肿瘤的 3 年生存率为 87%，高分级肿瘤的 3 年生存率为 70%；研究还提示，肿瘤大小与生存相关，肿瘤直径 >5cm 患者 3 年生存率为 65%，而肿瘤直径 <5cm 患者 3 年生存率为 96%，差异有显著性。

四、腹膜后肉瘤

由于腹膜后脏器的复杂结构和肾脏、脊髓的等正常组织的剂量限定，应用 IORT 与外照射结合可提高局部控制率。NCI 开展的外照射合并 IORT 的随机实验证实这点。35 例腹膜后肉瘤患者均接受肉眼全切术。15 例患者接受 IOERT 20Gy 合并外照射 35～40Gy，20 例患者采用单纯外照射 50～55Gy，15 例接受 IOERT 的患者 5 年局部失败 20%，5 年生存率 38%；20 例单纯外照射的患者 5 年局部失败率 80%，5 年生存率 44%。

五、胰腺肿瘤

IORT 可以给予无法切除的胰腺及胰十二指肠切除术后的胰床和高危淋巴结引流区的高剂量放疗。IORT 主要用于局部晚期无法切除的胰腺癌以减轻疼痛和防止局部肿瘤进展。Mayo Clinic 的初步研究包括 IORT20Gy 在手术后加 EBRT 同步或不同步加 5-FU，中位生存期 13 月，加 IORT 的局部失败均显著减少。MGH 报告提示 IORT 合并外照射的中位生存期为 12～16 月，可增加控制疼痛和减少局部失败。IORT 现在还应用于可切除的胰头癌患者，可降低单纯手术后的局部复发率。Anderson 医院报告术前 5-FU 放化同步合并胰十二指肠切除术和 IOERT 可将局部复发率降低到 11%。

六、中枢神经肿瘤

目前的研究认为 IOERT 作为手术及常规外照射的补充，对于治疗多形性胶质母细胞瘤等高分级肿瘤是可行的治疗措施。常用的剂量是术中放疗 20～25Gy 合并外照射 50～56Gy。多学科的综合治疗包括大范围手术切除、IOERT 和外照射。多家研究中心的报告显示，1 年生存率 20%～90%，中位生存期 6～27.7 个月。Matsutani 报告，经过综合治疗选择性的恶性脑瘤患者，其 1、2、3 年的生存率为 97%，61% 和 33%，中位生存期达 29.7 个月。

七、头颈肿瘤

通过综合治疗提高局部晚期头颈部肿瘤的局部控制率和生存率是目前临床研究的焦点。IORT 在提高局部放疗剂量的同时保护周围正常组织，可以作为局部晚期或局部复发头颈部肿瘤的综合治疗的一个部分。Mayo Clinic 2003 年报道 1991～1996 年 34 例鳞癌和 10 例非鳞癌患者加入前瞻性非随机临床研究。大部分患者接受过术前外照射和化疗的综合治疗，最常见的治疗部位是颅底和颈部。IORT

是在术中放疗手术室进行，IORT 剂量 12.5~22.5Gy。患者的 2 年生存率 32%，无病生存率 21%，局部控制率 46%。对于鳞癌患者，IORT 时镜下残存与无残存患者的生存率无差异，但是肉眼残存患者的无病生存率降低（$P=0.03$）总生存率有降低趋势（$P=0.09$）。Navarre 大学 1984~1995 年收治 31 例患者接受术中放疗，其中局部复发患者 23 例，15 例患者曾经接受过放射治疗。IORT 剂量 10~15Gy，12 例患者接受术后外照射中位剂量 63Gy。结果首程治疗的患者 2 年生存率 57%，复发患者 2 年生存率 31%；局部控制率分别为 42.8% 和 26.2%。曾接受过放射治疗的患者的 2 年生存率 8.6%。局部控制率 19%。

八、乳腺癌

IORT 作为早期乳腺癌患者接受保乳手术及常规外照射治疗的补充，可用于替代常规全乳腺外照射后的局部加量。常用的剂量是术中针对瘤床放疗 10~15Gy，伤口初步愈合后合并外照射 45~50Gy。CRLC（Centre Regional de lutte centre le cancer）和 MCO（Medical College of Ohio）的研究显示，72 例早期乳腺癌患者接受上述治疗，随诊期 >2 年，无局部复发。Reitsamer 报告 156 例早期乳腺癌患者接受保乳手术，术中针对瘤床放疗 9Gy，伤口初步愈合后合并外照射 51~56Gy，中位随诊期 18 月，无局部复发。

九、其他

局部复发的生殖系统和肾脏肿瘤采用包括 IORT 在内的综合治疗，近 30% 的病例获得长期缓解。应用 IORT 治疗儿童肿瘤可获得很好的局部控制率和生存率。肺部 Pancoast 瘤的治疗加入 IORT 获得更好的局部控制率。通过 IORT 与外照射的各种结合，在膀胱、胆道及骨肿瘤等部位肿瘤的治疗方面也取得了疗效的提高。

（任 骅）

参 考 文 献

1. Gunderson LL, Willett CG, Harrison LB, et al. Intraoperative Irradiation: Techniques and Results, 1999, 131~163.
2. 胡逸民主编. 肿瘤放射物理学. 北京：原子能出版社，1999，274~276.
3. Willet CG, Shellito PC, Tepper JE, et al. Intraoperative electron beam radiation therapy for primarily locally advanced rectal and rectosigmoid carcinoma. J Clin Oncol, 1991, 9:843~849.
4. Gunderson LL, Nelson H, Martenson JA, et al. Locally advanced primary colorectal cancer: intraoperative electron and external beam irradiation ±5-FU. Int J Radiat Oncol, Biol Phys, 1997, 37:601~614.
5. 曾狄文，陈国雄，王连元主编. 现代肿瘤术中放射治疗学. 北京：人民军医出版社，1996，182~202.
6. Ogata T, Araki K, Matsuura K, et al. A 10-year experience of intraoperative radiotherapy for gastric carcinoma and a new surgical method of creating a wider irradiation field for cases of total gastrectomy patients. Int J Radiat Oncol Biol Phys, 1995, 32:341~347.
7. Sindelar WF, Kinsella TJ, TepperJE, et al. Randomized trial of intraoperative radiotherapy in carcinoma of the stomach. Am J Surg, 1993, 165:178~186.
8. Calvo FA, Aristu JJ, Azinovic I, et al. Intraoperative and external radiotherapy in resected gastroic cancer: updated report of a phase Ⅱ trial. Int J Radiat Oncol Biol Phys, 1992, 24:729~736.
9. Martinez Monge R, Calvo FA, Azinovic I, et al. Patterns of failure and long-term results in high-risk resected gastric cancer treated with postoperative radiotherapy ± intraoperative electron boost. J Surg Oncol, 1997, 66:24~29.
10. Avizonis VN, Buzydlowski J, Lanciano R, et al. Treatment of adenocarcinoma of the stomach with resection, intraoperative radiotherapy and adjuvent external beam radiation: A phase Ⅱ study from Radiation Therapy Oncology Group 85-04. Ann Surg Oncol, 1995, 2:295~302.
11. Coquard R, Ayzac L, Gilly FN, et al. Intraoperative radiation therapy combinded with limited lymph node resection in

gastric cancer: An alternative to extended dissection? Int. J Radiat Oncol Biol Phys, 1997, 39 (5): 1093 ~ 1098.

12. Chambert M, Schmitt T, Soglu M, et al. Intraoperative radiation therapy (IORT) for locally advanced gastric cancer. Proceedings of the 6th International IORT symposium and 31st San Francisco Cancer Symposium, San Francisco, September, 1996, 23 ~ 25.

13. Petersen I A, Haddock MG, Pritchard D, et al. IORT in the management of extremity and limb girdle soft tissue sarcomas. Front Radiat Ther Oncol, 1997, 31 : 151 ~ 152.

14. Kinsella TJ, Sindelar WF, Lack E, et al. Preliminary results of a randomized study of adjuvent radiation therapy in resectable adult retroperitoneal soft tissue sarcomas. J Clin Oncol, 1988, 6 : 18 ~ 25.

15. Garton GR, Gunderson LL, Nagorney DM, et al. High - dose preoprative external beam and intraoperative irradiation for locally advanced pancreatic cancer. Int J Radiat Oncol Biol Phys, 1993, 27 : 1153 ~ 1157.

16. Tepper JE, Shipley WU, Warshaw AL, et al. The role of misonidazole combined with intraoperative radiation therapy in the treatment of pancreatic carcinoma. J Clin Oncol, 1987, 5 (4): 579 ~ 584.

17. Kasler MH and Ellenberg SS. Panceratic cancer. Adjuvent combined radiation and chemotherapy following curative resection. Arch Surg, 1985, 120 : 899 ~ 903.

18. Matsutani M, Nakamura O, Nagashima T, et al. Intraopratrive radiation therapy for malignant brain tumor: rationale, method, and treatment results of cerebral glioblastoma. Acta Neurochir (Wien), 1994, 131 : 80 ~ 90.

19. PinheiroAD, FooteRL, McCaffreyTV, et al. Intraoperative radiotherapy for head and neck and skull base cancer. Head Neck, 2003, 25 (3): 217 ~ 225.

20. Martinez - Monge R, Azinovic I, Alcalde J, et al. IORT in the management of locally advenced or recurrent head and neck cancer. Front Radiat Ther Oncol, 1997, 31 : 122 ~ 125.

21. Hiraoka M and Abe M. Breast conservation treatment for breast cancer. Jpn J Cancer Chemother, 1993, 20 : 2126 ~ 2132.

22. Merrick HW, Battle JA, Padgett BJ, et al. IORT for early breast cancer: a report on long term results. Front Radiat T-her Oncol, 1997, 31 : 126 ~ 130.

23. ReitsamerR, PeintingerF, SedlmayerF, et al. Intraoperative radiotherapy given as a boost after breast - conserving surgery in breast cancer patients. Eur J Cancer, 2002, 38 (12): 1607 ~ 1610.

第二十篇 肿瘤同步放化疗治疗

综合治疗是肿瘤治疗的基本原则，而放/化综合治疗是肿瘤临床治疗中最常见的综合治疗形式。在20世纪六七十年代，肿瘤化疗出现以后，基于非常朴素的观念——放疗和化疗的空间协同作用，放射治疗是针对局部和区域病变，包括原发肿瘤、原发肿瘤周围的亚临床病变和区域淋巴结；化疗作为全身治疗能够杀灭远处的转移病变。肿瘤内科医师和放疗科医师很快就开展了肿瘤化疗和放射治疗的结合。这一观念时经40多年仍然没有过时。

肿瘤放化综合治疗的发展是临床探索和经验积累的过程，在早期由于化疗药物种类少，对其临床疗效缺乏经验，放射治疗技术和设备简陋，临床放化综合治疗中经历许多的失败和失望。肿瘤放疗和肿瘤内科医师经过长期不懈的努力，应用循证医学的方法探索针对不同肿瘤类型的临床治疗模式。新的化疗药物和新的放射治疗技术的应用，肿瘤放/化综合治疗在逐渐的发展和进步。同步放化疗（chemoradiotherapy）是肿瘤综合治疗的一种形式，是肿瘤临床工作者在综合治疗原则的指导下，经过最近十余年的临床探索而形成的治疗模式。同步放化疗已成为一些临床常见肿瘤的标准治疗模式。

同步放化疗（或放化综合治疗）的形成是临床研究和临床经验积累的结果，而不是实验室研究资料对临床的指导和临床应用。放化疗结合的生物学机制（biological mechanism）是复杂的，并且尚不完全清楚。这也是医学科学的一大特征。然而，对放化疗相互作用的离体细胞研究、分子生物学机制的研究以及动物实验，将有助于阐明综合治疗的生物学机制，对探讨临床最佳综合治疗方案有着重要价值。

一、同步放化的形成

化疗在其发展的早期，在肿瘤治疗中仅处于从属的位置，当时称之为辅助化疗（adjuvant chemotherapy），在放化疗的应用过程中往往在放射治疗之后进行。放化综合治疗的理论基础是基于两者的空间协同作用，其前提是放疗能够有效的控制局部和区域病变，化疗能够有效地控制亚临床转移病灶，从而提高生存率。由于两者都未能有效地达到预期的效果，辅助化疗的结果令人失望。究其原因一是放射治疗未能有效地控制局部病变，二是化疗药的种类少，在用药的剂量，方案和给药时间方面缺乏经验。

到80年代，新的化疗药物不断涌现，肿瘤化疗临床经验的积累，肿瘤化疗与放疗的顺序在不断调整，出现了诱导化疗（induction chemotherapy），新辅助化疗（neo - adjuvant chemotherapy），夹心化疗（alternating chemoradiotherapy）等不同综合治疗形式。总的被称为序贯性放化综合治疗（sequential chemoradiotherapy），该阶段的一个重要特征是综合治疗更具计划性。在对化疗药物敏感的肿瘤的治疗中确立了化疗的地位，在对化疗中度敏感的肿瘤，虽然有一定比例的病例对化疗有效（化疗后肿瘤体积缩小），但在头颈部肿瘤，宫颈癌和食管癌均未能提高生存率。在局部晚期宫颈癌的治疗中，化疗+放疗与单纯放疗比较并未能提高生存率，毒副作用增加。对局部晚期非小细胞肺癌，用含顺铂的化疗方案，化疗加放疗与单纯放疗比较5年生存率提高2%，而在此前应用烷化剂的方案，化疗的应用使生存率降低。

在上述经验和教训的基础上，开始了对同步放化疗的临床探讨。放疗的同时给予化疗其目的一是应用化疗药物的放射增敏作用增加对局部肿瘤的作用和化疗对远地亚临床转移病灶的杀灭作用，二是两种治疗形式在治疗的开始同时介入，对局部病变和远地亚临床转移灶均不存在治疗延迟。近 10 年的临床研究，同步放化疗在多种肿瘤的临床治疗中显示出局部控制率和生存率的提高，是综合治疗临床研究的热点。

二、放化疗相互作用的可能生物学机制

（一）空间协同作用（spatial cooperation）　空间协同作用最早由 STEEL 等于 1979 年提出，认为放射治疗和化疗分别作用于不同的解剖部位和身体的不同的空间位置。放疗作用于局部和区域病变，化疗的作用是预防远地转移。然而，化疗在预防远地转移的同时对局部病变与放疗也应具有相互作用，放疗对血脑屏障的影响有助于化疗药物的通透。

（二）时相协同作用（temporal cooperation）　当两种治疗手段同时给予或在一个短的时间间隔前后给予时，对所治疗的病变将起到联合作用。主要见于同时放化疗。

（三）作用于不同细胞周期时相（selecting toxicity depending on cell cycle phase）　细胞对放射线的敏感性与所处的细胞周期时相有关，G_2/M 期最敏感，S 期对放射抗拒。而一些化疗药物对 S 期细胞具有细胞周期特异性细胞毒作用，如两者同时应用对肿瘤细胞的杀伤具有互补作用。

（四）缩小肿瘤体积增加肿瘤细胞再氧合（decrease in tumor mass and re – oxygenation）　诱导化疗能够使肿瘤体积缩小，肿瘤内组织压降低，有利于改善局部血液循环，改善细胞的乏氧状态，增加放射敏感性。

（五）选择性作用于乏氧细胞（selecting toxicity for hypoxic cells）　多种类型的肿瘤中存在有乏氧细胞，而乏氧细胞对放射线具有抗拒性，肿瘤中乏氧细胞的存在被认为是放射治疗失败的主要原因。这也是肿瘤与正常组织之间的一个重要区别，研究发现一些药物对乏氧细胞具有选择性杀伤作用，如 MMC 及 porfiromycin，MMC 在乏氧条件下对小鼠肿瘤细胞系（EMT6、KHT、CHO、V79）以及人 HeLa 细胞，成纤维细胞有较强的细胞毒作用。在达到与有氧条件下同样细胞杀伤作用时，对乏氧细胞所需要的药物浓度仅是对有氧细胞的 1 ~ 1/6，因此认为 MMC 对乏氧细胞有选择性细胞毒作用。应用 MMC 加放疗治疗头颈部肿瘤的临床研究结果显示，MMC 加放疗组和单纯放疗组比较提高了 5 年局部控制率和生存率。新的乏氧细胞细胞毒药物 tirapazamine 目前正在进行Ⅲ期临床研究。

（六）细胞动力学协同作用（cytokinetic cooperation）　基于细胞周期的不同时相对放射线的敏感性的不同，G_2/M 期细胞对放射敏感，而化疗药物具有细胞周期阻断作用，选择性将细胞阻断在 G_2/M 期，将能够提高对放疗的敏感性。如紫杉类药物能够将肿瘤细胞阻断于 G_2/M 期，体外研究显示其具放射增敏作用。放射治疗同时合并紫杉类药物（泰素、泰索帝）化疗已月于非小细胞肺癌等肿瘤的临床治疗。

（七）对 DNA 损伤和修复的影响（action on DNA repair）　DNA 是放射线和化疗药物对细胞杀伤的靶部位，化疗药物对 DNA 损伤的形式为：形成 DNA 链间的交连（bridge）、DNA 复合物（adducts）、DNA 链的断裂和碱基损伤。放射线对 DNA 的损伤表现为 DNA 的单链断裂和双链断裂。射线对细胞的杀伤决定于 DNA 损伤的量和细胞对损伤的修复能力。放射损伤的修复形式表现为亚致死损伤修复和潜在致死损伤修复。一些化疗药物能够抑制细胞对放射损伤的修复。从而增强放射线对细胞的杀伤作用。如顺铂，5-FU 等药物能够增加 DNA 的损伤，拓扑异构酶抑制剂对放射损伤的修复具有抑制作用。

（八）增加细胞凋亡　细胞凋亡，又称细胞的程序性死亡。细胞在受到各种因素的作用下而不能继续存活时，细胞死亡表现为几种不同的形式，除细胞凋亡，还有程序性坏死（programmed necrosis），间期死亡（mitotic catastrophe）。

三、放化疗相互作用的形式

应用体外培养的肿瘤细胞和动物细胞，进行放射线和/或药物与细胞作用的剂量－效应研究，观察细胞对放射线和药物的敏感性，用于分析放射线和化疗药物联合作用的机制和剂量－效应关系。放射线和化疗药物相互作用表现为如下几种形式。

（一）抑制、拮抗作用（inhibition，antagonism） 抑制作用指当两者联合应用时，其联合作用低于单独使用时两者中的较大的作用。拮抗作用指当两者联合应用时，其联合作用低于单独使用时两者中的较小的作用。

（二）加强作用（subadditive effect） 当两者联合应用时，其联合作用低于单独使用时两者效应之和，但高于两者单独使用时的作用。

（三）相加作用（additive effect） 当两者联合应用时，其联合作用为两者单独使用时的效应之和。

（四）超相加作用（super－additive effect） 也称为协同作用（synergistic or radiopotentiating）。当两者联合应用时，其联合作用大于两者单独使用时的作用之和。

四、药物联合放疗临床应用的形式

药物与放射治疗的联合应用是临床研究的课题，一旦出现有可能应用于临床或已经批准用于临床的抗肿瘤药物，就会有对药物联合放射的实验研究和临床研究，应用放射生物学实验技术探讨两者之间可能的相互作用机制。在临床应用中，根据治疗目的的不同分为两种联合应用形式。

表 20－0－1 新药在同时放化疗中的应用

应用剂量	低剂量（low dose）－放射增敏作用	
	高剂量（higher dose）－细胞毒作用	
应用方案	全量周期给药	cyclic（full dose）
	每周给药	weekly or twice weekly
	每天给药	daily（low dose）
	连续静脉灌注	prolonged continuous infusion
联合放疗	序贯化疗－放疗	
	同步放化疗	
	诱导化疗→同时放化疗	
	同步放化疗→巩固化疗	

（一）以提高局部疗效为目的，应用药物的放射增敏作用 这是传统经典的放疗与药物联合应用形式。其特点是化疗药物的给药剂量较低，给药形式为每天给药或每周给药，选择单一药物（表 20－0－1）。

（二）兼顾局部和全身的联合放化疗 应用目的是同时兼顾到对局部的增敏作用和对全身亚临床灶的作用。是近年来在临床上用于多种肿瘤的治疗模式。特点是采用联合用药，周期给药，足量或接近足量的化疗方案。

五、药物联合放疗的新领域——放疗＋分子靶向治疗

放射治疗是通过物理的手段，采用放射线杀伤肿瘤细胞。放射线杀伤细胞的机制是辐射后造成细胞 DNA 的损伤，导致细胞死亡（凋亡和有丝分裂死亡），在此过程中，涉及一系列复杂的已知和未知的细胞生物学和分子生物学机制，由电离辐射所致的 DNA 的损伤以及对细胞膜、细胞质内生物分子的影响而诱发一系列的细胞生命活动的变化，诸如细胞周期动力学的改变和细胞周期分布的变化，细胞增殖的变化，DNA 损伤的修复。对于上述变化的分子生物学基础和机制的研究，既是放射生物学研究的内容，又是肿瘤分子生物学研究的重要方法。放射生物学提出 DNA 损伤和修复的概念，分子生物学借助放射生物学的手段研究 DNA 损伤、修复过程中的信号传导系统以及相关的酶和基因。细胞周期动力学的研究和相关分子生物学的研究均与放射生物学的研究有密切的关系。

基于上述已知的放射生物学机制和分子靶向治疗的理论基础，不难理解分子靶向治疗与放射治疗会存在相互的作用，激发对两者相互机制的研究和临床联合应用可行性的探索。

（一）放射合并 EGFRI（EGFR 抑制剂）的研究基础

1．EGF 信号传递系统的功能，在正常生长发育中，参与上皮细胞的正常发育和分化，同时也参与上皮细胞的癌变过程。在肿瘤细胞中，EGFR 的过度表达与肿瘤细胞的无限增殖、非停泊依赖性生长以及自分泌生长调节有关。研究显示，多种肿瘤具有表皮生长因子受体（epidermal growth factor receptor EGFR）的过度表达，包括头颈部肿瘤、乳腺癌、脑胶质瘤、胰腺癌、肺癌。应用免疫组织化学的方法研究显示约 2/3 以上的非小细胞肺癌有 EGFR 高表达。

2．从放射反应角度来看，EGFR 的过度表达与放射抗拒有关。表皮生长因子受体的激活至少有以下三种机制——与生长因子结合；电离辐射；具有活性的变异受体的过度表达。

3．放射诱导的 EGFR 的激活　不管是何种机制激活受体，细胞显示的特性是增殖能力增强和放射抗拒增加。EGFR 可以由放射激活，这使得它本身以及与它类似的具有酪氨酸激酶活性的其他家族成员成为放射增敏的靶分子。放射诱导的 EGFR 激活后，导致细胞产生保护性信号主要包括分裂原激活蛋白激酶（MAPK）和磷脂酰肌醇-3-激酶（PI3K）以及介导增殖、生物合成和抗凋亡反应的胞质激酶。基于 EGFR 的放射激活和 MAPK/PI3K 存在的关联关系，Schmidt－Ullrich 等认为这种关系是放射诱导细胞加速增殖的机制。因此，破坏 EGFR 酪氨酸激酶活性应该可以降低肿瘤细胞的增殖潜能和增加肿瘤细胞的放射敏感性。

4．EGFRI 联合放射的实验研究显示，两者的协同作用表现在以下几个方面：①对细胞周期动力学的影响，放射与 EGFRI 联合应用能够阻止细胞进入 S 期，减少 S 期细胞比例，使细胞聚集在 G_1、G_2 期；②增加放射诱导的细胞凋亡；③抑制放射诱导的 EGFR 磷酸化；④抑制放射损伤的修复。体外及本体的研究均显示，EGFRI 具有放射增敏作用。

放疗合并分子靶向治疗在局部晚期头颈部肿瘤的临床研究已获得明显的效果。Bonner 等在 2006 年 NEJM 上报道了 C225 联合放疗治疗局部晚期头颈部肿瘤的Ⅲ期临床研究结果。全组 424 例，随机分为单纯放射治疗组和放疗＋C225 组，C225 初始剂量为 400mg/m^2，而后为 250mg/m^2，每周给药。评价指标为局部控制率、总生存率、无进展生存率、有效率和安全性。研究结果显示，中位局部控制期放疗＋C225 组为 24.4 个月，单纯放疗组为 14.9 个月（$P=0.005$）。中位生存期分别为 49 个月和 29.3 个月（$P=0.03$）；放疗＋C225 明显提高了无进展生存率和总生存率。用药组除皮疹外，两组 3 级以上的毒性反应相同。

分子靶向治疗合并放疗与同步放化疗相比，由于给药方便，无骨髓抑制和消化道副作用小，能够保证较好的生活质量，因此将会是今后临床研究的热点和研究方向。

六、几种常见肿瘤同步放化疗的临床研究

（一）肛管癌　肛管癌是较早开展同步放化疗临床研究的肿瘤，放疗加化疗能够提高局部控制率，降低结肠造瘘的比例，但对生存率影响不明显。1987～1994 年 EORTC 对 $T_{3\sim4}N_{0\sim3}$或 $T_{1\sim2}N_{1\sim3}$期的肛管癌进行随机临床研究，比较单纯放疗（R）与放疗同时合并 5-FU，MMC 化疗（R＋C）。5-FU 750 mg/m^2 d 1～5，MMC 15 mg/m^2 d 1。化疗在放疗的第 1 周和第 5 周给予。放射治疗 45Gy/5 周，休息 6 周后给予追加 15～20Gy。全组 103 例，5 年局部控制率 R＋C 和 R 组分别为 68% 和 53%（$P=0.02$）。5 年无造瘘生存率分别为 75% 和 40%（$P=0.002$）。5 年生存率无差别。UKCCCR 对 577 例肛管癌病例进行放化疗随机临床研究，3 年局部复发率 R＋C 和 R 组分别为 39% 和 61%（$P=0.0001$）。3 年无病生存率（specific survival）分别为 75% 和 40%（$P=0.02$）。3 年生存率分别为 65% 和 58%，统计学无差异。RTOG-ECOG 的联合研究显示与前两个研究类似的结果。同时放化疗组 4 级毒性增加，R＋C 及 R 分别为 23% 和 7%。

同步放化疗已确立了其提高肛管癌局部控制率作用。临床上用于治疗肿瘤直大于 4cm 的病例。

目前临床上在进行顺铂、5-FU 方案合并放疗的临床研究。

（二）宫颈癌　手术或放射治疗是早期宫颈癌（Ⅰ期和ⅡA）的治疗手段。对早期宫颈癌手术和放射治疗可获得相近的结果。对局部晚期病例（stage ⅡB ~ ⅣA）和高危的早期病例（high - risk early - stage disease）的治疗原则是同步放化疗。

1999 年美国 NCI 根据 5 组随机对照临床研究结果为美国医师提出的临床报告指出，对局部晚期、高危早期病例和大肿块的 B 期宫颈癌，应用以顺铂为基础的化疗方案进行的同步放化疗（combined platinum - based chemoradiation）优于单纯放疗。NCI 的报告代表着宫颈癌治疗模式的改变。确定同步放化疗是宫颈癌的治疗模式，但最佳化疗方案仍需进行临床研究。

RTOG 9001 的化疗方案是顺铂 75 mg/m^2 d 1，22，42；5-FU 4 g/m^{2}连续 4 天静脉灌注，每 3 周一次。全组 403 例，3 年生存率放化疗组和单纯放疗组分别为 73% 和 54%（P = 0. 004）（表 20 - 0 - 2）。

表 20 - 0 - 2　NCI 临床报告：宫颈癌同步放化疗（1999）

研究	FIGO 分期	病例数	放疗方案	化疗方案	总生存率（%）
GOG85/SWOG8695	ⅡB - ⅣA	177	盆腔 EBRT/IC	顺铂/5-FU（羟基脲）	67
		191	盆腔 EBRT/IC	——	57
		195	盆腔 EBRT/IC	顺铂/5-FU	75
RTOG 9001	ⅠB ~ ⅣA*	193	盆腔 & 主动脉旁 EBRT/IC	——	63
GOG 120	ⅡB ~ ⅣA	177	盆腔 EBRT/IC	每周顺铂	65
		173	盆腔 EBRT/IC	顺铂/5-FU（羟基脲）	65
		176	盆腔 EBRT/IC	——	47
GOG 109/SWOG8797/RTOG 9112	ⅠA ~ ⅡA select†	127	盆腔 EBRT	顺铂/5-FU	87
		116	盆腔 EBRT	——	77
GOG 123	ⅠB‡	183	盆腔 EBRT/IC	每周顺铂	83
		186	盆腔 EBRT/IC	——	74

RTOG：美国放射肿瘤协作组；GOG：妇科肿瘤组；EBRT：外照射；IC：腔内照射。

* ⅠB、ⅡA 期患者盆腔淋巴结阳性或肿瘤 >5cm；† ⅠA、ⅡA 期患者盆腔淋巴结阳性、子宫旁组织受侵或手术切缘阳性；‡ 筋膜外子宫切除术后同步放化或放疗。

（三）局部晚期非小细胞肺癌　在局部晚期非小细胞肺癌的治疗中，放疗和化疗是其基本治疗手段。序贯性放化的临床研究显示，放疗合并化疗与单纯放疗比较，前者提高了生存率，降低了远地转移率。但局部控制率没有改变。局部失败仍是治疗失败的主要原因，临床研究寄希望于同步放化疗的应用。

最早的同步化放疗研究是 EORTC 应用单药顺铂合并放疗。其目的是试图应用顺铂的放射增敏作用提高局部控制率。该研究分 3 组，放疗 + 顺铂 30mg/m^2 每周一次；放疗 + 顺铂 6mg/m^2 每日 1 次；单纯放疗。结果显示，综合治疗组局部控制率和生存率均优于单纯放疗组。日本的一组研究比较序贯化放疗和同时化放疗对Ⅲ期 NSCLC 的作用。5 年生存率同步放化疗组优于序贯组，分别为 15. 8% vs 8. 9% P = 0. 04。中位生存期为 16. 5 个月和 13. 3 个月。该研究结果认为，同步放化疗能提高局部控制率和生存率。RTOG 9410 将 611 例不能手术切除的（medically inoperable）Ⅱ期和Ⅲ期 NSCLC 随机分为 3 组：①序贯化疗放射治疗（SEQ）：顺铂 100mg/m^2，第 1，29 天；长春花碱 5mg/m^2 每周 1 次连用5周，放射治疗在第50天开始，60Gy/30次，每周5次；②同步化疗放射治疗（CON－QD）：化疗和放射治疗方案和剂量同①，放射治疗在治疗的第一天开始；③同步化疗＋超分割放射治疗（CON－BID）：顺铂 50mg/m^2，第1，8，29，36天，VP－16 50mg bid（第1，2周，和第5，6周），放射治疗在治疗的第一天开始，总量69.6Gy，1.2Gy bid。中位生存期分别为：14.6月，17月，15.6个月。非血液系统毒性反应同步放化疗组高于序贯化放疗组。G_3 急性和晚期非血液系统毒性分别为：30%，48%，62% 和14%，15%，16%。该研究结果显示 CON－BID 并不优于 CON－QD，且前者急性和晚期毒性均大于后者。

同步放/化疗是当前局部晚期 NSCLC 治疗的模式。以往的Ⅲ期临床研究所采用的是旧的化疗方案，放射治疗采用的是传统的二维放射治疗技术。新的临床研究将体现在以下方面：①含有新的化疗药物组成的化疗方案；②采用三维放射治疗技术；③探讨同步放/化疗前或后给予全身化疗（诱导化疗或巩固化疗）对控制远地转移的作用；④生物靶向治疗与放/化疗的联合应用。正在进行的几个大的多中心临床研究，SWOG 采用 PE/RT 加4个周期的多希紫杉醇巩固化疗作为基本方案（reference regimen），然后随机分为口服 ZD1839（易瑞沙）组和观察组。ECOG 评价每周泰素/卡铂方案同时合并放疗加/不加沙利度胺反应停（thalidomide），沙利度胺被认为是抗血管生成剂（antiangiogenic agent）。

（四）局限期小细胞肺癌　局限期小细胞肺癌的治疗原则是放疗、化疗综合治疗。综合治疗的形式为同步放化疗，而在同步放化疗中放疗给予的时间以早给予为好。

Murray 等报道了加拿大国立肿瘤研究所（NCIC）的随机对照研究，比较早放射治疗（化疗开始后的第3周进行）和晚放射治疗（化疗开始后的第15周进行）对预后的影响，化疗采用 CAV/EP 交替。虽然两组的局部控制率相同（55%），远期疗效早放射治疗组优于晚放射治疗组，3、5、7年生存率分别为26%、22%、16%和19%、13%、9%（$P=0.013$）。

Jeremic 等报道了南斯拉夫的研究结果，103例病人随机分为早放疗组和晚放疗组，放疗同时合并 EP 方案化疗分别在第1天和第42天开始，放疗给予54Gy/36次/4周（1.5Gy，bid）。早放疗组优于晚放疗组，局部复发率分别为42%和65%；5年生存率分别为30%和15%。

日本的资料同样显示，早放疗好于晚放疗，可分析病例228例，化疗采用 EP 方案，放疗分别在化疗的第1周期和第4周期进行，45Gy/30次/3周，（1.5Gy，bid）。中位生存期分别为31.3个月和20.8个月，5年生存率分别为30%和15%，$P=0.013$。

放射生物学研究显示，当所有的细胞丢失（all cell loss）停止（shut off）时，肿瘤的克隆源细胞的倍增时间甚至短于潜在倍增时间。可以设想诱导化疗（induction chemotherapy）所产生的肿瘤细胞杀伤将会被因治疗疗程的延长所致的肿瘤细胞的再增殖所抵消。因此，缩短总治疗时间将降低肿瘤细胞在治疗中再增殖的机会。在讨论治疗时间时，包括两个方面，一是放疗的时间（duration of RT），二是放疗与总治疗时间的关系（the time from the start of any therapy to the end of RT）。

当放疗给予早并且与化疗同步应用，化疗药物的同步化与放射的共同作用，不仅放射非常敏感的细胞，而且那些放射不太敏感的或高度增殖的细胞同样将被杀灭。Murry 提出在同时放化疗中，放疗的最佳时间应该是在化疗开始后的6周以内给予。超过上述时间肿瘤加速再增殖将会增加，产生治疗抗拒的细胞克隆。早放疗指放射治疗在化疗的第一周期或第二周期开始，此治疗方法在北美的许多研究中心和多中心临床研究中已被采纳作为标准治疗方案（standard approach）。

（五）鼻咽癌　鼻咽癌的辅助化疗的研究中，中国大陆、香港、台湾和新加坡、日本的研究结果显示辅助化疗（C→R 或 R→C）对生存率和局部控制率无明显影响。

同步放化疗的临床研究结果显示出鼻咽癌综合治疗的新希望。我国台湾 Taichung Veterans 总医院报道一组局部晚期鼻咽癌同步放化疗的Ⅲ期临床研究结果。同步放化疗组（CCRT）给予顺铂 20mg/(m^2·d)，5-FU 400mg/(m^2·d) 连续96小时灌注，分别在放疗的第1周和第5周给药。对照组为单纯放疗（R），全组284例。中位随诊时间65个月，CCRT 组和 R 组局部复发率分别为26.2%

(37/141) 和46.2% (66/143)。5 年生存率 CCRT 和 R 组分别为 72.3% 和 54.2% ($P=0.0022$)。5 年无复发生存率分别为 71.6% 和 53.0% ($P=0.0012$)。CCRT 组毒副作用较严重，但病人的依从性尚好。有 9 例患者拒绝第 2 疗程的化疗，9 例第 2 疗程化疗延迟。

香港 Prince of Wales 医院的研究比较同时顺铂加放疗与单纯放疗，顺铂每周 40mg，连续 8 周。全组 350 例，CCRT 组副作用显著，包括粘膜炎，骨髓抑制和体重减轻，无治疗相关死亡。CCRT 及 RT 组的 2 年 PFS 分别为 76% 和 69% ($P=0.10$)。但对何氏分期 T_3 的病例，CCRT 提高 PFS ($P=0.0075$) 和无远地转移生存率 ($P=0.016$)。

美国 Intergroup study (SWOG，RTOG，ECOG) 的Ⅲ期临床研究，比较 CCRT 与 RT。放射治疗总剂量 70Gy/35～39 次，研究组放疗中给予化疗，顺铂 100mg/m^2 d1，22，43。放疗结束后再给予 3 周期的化疗，顺铂 80mg/ m^2 d1，5-FU 1000mg/m^2 d1～4，28 天为一个周期。共入组 194 例，可分析病例 147 例。3 年 PFS CCRT 组和 RT 组分别为 69% 和 24% ($P=0.001$)，3 年生存率分别为 78% 和 47% ($P=0.005$)。认为同步放化疗优于单纯放射治疗。

(六) 头颈部鳞癌　早期头颈部肿瘤的治疗以手术或放疗为主，局部控制率可达 70%～80%。对局部晚期病例，放射治疗是主要的治疗手段，但其治疗结果却非常之差。在过去的二三十年中，对头颈部鳞癌的放化综合治疗进行了大量的临床研究。在诱导化疗的研究中，多数研究为阴性结果，仅个别研究显示合并化疗优于单纯放疗。Pignon 等对 63 个头颈部肿瘤化疗的随机临床研究，共 10 741 例病人进行荟萃分析，研究结果显示辅助化疗的作用非常微弱，5 年生存率提高 2%，统计学无显著意义。而应用顺铂－5-FU 方案的诱导化疗 [cisplatin/5－fluorouracil (PF)－based induction chemotherapy]，5 年生存率提高 5% ($P<0.01$)。同步放化疗 5 年生存率提高 8% ($P<0.0001$)。顺铂－5-FU 方案的诱导化疗在喉癌和下咽癌的治疗中被用于替代手术作为保留器官功能的治疗方法。近年来的研究应用 PF 方案和紫杉类药物的联合方案 (TPF) 替代 PF 方案，Ⅱ期临床研究结果显示 TPF 优于 PF 方案。

虽然荟萃分析显示与单纯放疗比较，PF 诱导化疗和 PF 同步放疗均能够提高生存率，与单纯手术比较增加了器官保留的机会，但尚无比较诱导化疗和同步化疗的临床研究结果。根据临床研究结果，两者各有所长。同步放化疗提高了局部治疗强度，局部和区域 (local－regional) 复发率低，而远地转移的危险性较高。同步放化疗急性放疗反应明显，尤其在联合应用 5-FU、紫杉醇或应用超分割照射时。诱导化疗远地转移率降低，但对局部控制的作用较弱。

对局部晚期头颈部肿瘤联合应用诱导化疗和同步放化疗似乎应能获得最佳的临床效果。基于上述观念，美国进行了诱导化疗合并同步放化疗的研究。先给予两个周期大剂量卡铂/泰素方案诱导化疗，而后是放疗同步合并每周泰素化疗。近期疗效较乐观，但由于治疗时间长和毒副作用增加等原因而致住院时间延长。

(七) 膀胱癌　根治性膀胱切除术是浸润性膀胱癌的有效治疗手段，但约有 50% 的病例因局部病变广泛或病人不能耐受手术而不能行全膀胱切除术。另一方面，全膀胱切除术后病人的生活质量差。临床研究显示浸润性膀胱癌对化疗敏感，有效率可达 30%，10% 的病例达到 CR。但远期疗效未能证明辅助化疗对生存率的提高。

浸润性膀胱癌同步放化疗已进行了大量的临床研究，显示该治疗方法的可行性和对生存质量的提高。在同步放化疗的临床研究中，在放射剂量 40～45Gy 时行膀胱镜检查评价疗效，放化疗有效的病例给予根治剂量的放疗，对放化疗无效的病例则选择手术治疗。综合多家临床研究报道 (表 20－0－3 和 20－0－4)，其结果认为：①同步放化疗是安全可行的；②同步放化疗局部完全缓解率 (CR) 57%～75%，5 年生存率 35%～65%；③52%～68% 的病例能够保存膀胱功能；④局部复发率为 5%～25%。与根治性全膀胱切除术比较，两种治疗方法的 5 年生存率相差无几，但同步放化疗提高生存质量的作用是显而易见的。化疗采用单药顺铂或顺铂与其他药物的联合方案。顺铂的给药方式有每周给药和每 3 周给药不同。

表 20－0－3　膀胱癌同步放化疗的研究结果

作者	例数	分期	化疗	CR（%）	5 年生存率
Eapen et al	104	$T_1 \sim T_4$	DDP ⅠA	90	65/104
Sauer et al	79	$T_1 \sim T_4$	DDP	76	41/79
Tester et al	91	$T_2 \sim T_4$	DDP	75	62/91（4 年）
Kachnic et al	106	$T_2 \sim T_4$	DDP	70	52/106
Dunst et al	139	$T_1 \sim T_4$	DDP	76	47/139
Chauvet et al	109	$T_1 \sim T_4$	DDP	70	36/109
Housset et al	120	$T_2 \sim T_4$	5-FU DDP	77	63/120

表 20－0－4　膀胱癌同步放化疗膀胱保存率

作者	例数	5 年膀胱保存率
Sauer	79	41/79
Tester	91	44/91（4 年）
Kachnic	106	43/106
Chauvet	109	43/109

因此，自 20 世纪 90 年代后期，对浸润性膀胱癌，$T_2 \sim T_3$ 期，一般状况好，无肾积水的病例，同步放化疗被认为是全膀胱切除术之外的又一治疗方法。对放化疗无效的病例或根治性放化疗后复发病例，给予全膀胱切除术，仍有部分病例可获得治愈。

（王绿化）

参 考 文 献

1. Bourhis J, Pignon JP, Domenge L, et al. Meta－analysis of chemotherapy in head and neck squamous cell carcinoma, on behalf of the MACH－NC collaborative group [abstract]. Proc Am Soc Clin Oncol, 1998, 16：1486A.
2. Leborgne F, Leborgne JH, Doldan R, et al. Induction chemotherapy and radiotherapy of advanced cancer of the cervix: a pilot study and a phase Ⅲ randomized trial. Int J Radiat Oncol Biol Phys, 1997, 10：343～50.
3. Non－Small Cell Lung Cancer Collaborative Group. Chemotherapy in non－small cell lung cancer: a meta－analysis using update individual patient data from 52 randomized trials. BMJ, 1995, 311：899～909.
4. Haffty BG, Son Yh, Sasaki CT, et al. Mitomycin C as an adjunct to postoperative radiation therapy in squamous cell carcinoma of the head and neck: results from two randomized clinical trials. Int J Radiat Oncol Biol Phys, 1993, 27：241～250.
5. W Dobrowsky, J Naudé, J Widder, et al. Continuous hyperfractionated accelerated radiotherapy with/without mitomycin C in head and neck cancer. Int J Radiat Oncol Biol Phys, 1998, 42：803～806.
6. Mike F Janicek MD and Hervy E Averette MD. Cervical Cancer: Prevention, diagnosis, and therapeutics. CA Cancer J Clin, 2001, 51：92～114.
7. Bartelink H, Roelofsen F, Eschwege F et al. Concomitant radiotherapy and chemotherapy is superior to radiotherapy alone ing the treatment of locally advanced anal cancer: results of a phase Ⅲ randomized trial of EORTC radiotherapy and gastrointestinal groups. J Clin Oncol, 1997, 15：2040～2049.
8. Flam M, John M, Pajak TF et al. Role of mitomycin in combination with fluorouracil and radiotherapy and of salvage chemoradiation in the definitive non chirurgical treatment of epidermoid carcinoma of the anal canal: Results of a phase Ⅲ randomized intergroup study. J Clin Oncol, 1996, 14：2527～2539.
9. UKCCR. Anal cancer trial working party. Epidermoid anal cancer: results from the UKCCR randomized trial of radiotherapy

alone versus radiotherapy 5 – fluorouracil and mitomycin. Lancet, 1996, 348 : 1049 ~ 1054.

10. Whitney CW, Sause W, Bundy BN, et al. Randomized comparison of fluorouracil plus cisplatin versus hydroxyurea as an adjunct to radiation therapy in stage ⅡB – ⅣA carcinoma of the cervix with negative para – aortic lymph nodes: A Gynecologic Oncology Group and Southwest Oncology Group study. J Clin Oncol, 1999, 17 : 1339 ~ 1348.
11. Morris M, Eifel PJ, Lu J, et al. Pelvic radiation with concurrent chemotherapy compared with pelvic and para – aortic radiation for high – risk cervical cancer. N Engl J Med, 1999, 340 : 1137 ~ 1143.
12. Rose PG, Bundy BN, Watkins EB, et al. Concurrent cisplatin – based radiotherapy and chemotherapy for locally advanced cervical cancer. N Engl J Med, 1999, 340 : 1144 ~ 1153.
13. Peters WA 3d, Liu PY, Barrett RJ 2d, et al. Concurrent chemotherapy and pelvic radiation therapy compared with pelvic radiation therapy alone as adjuvant therapy after radical surgery in high – risk early – stage cancer of the cervix. J Clin Oncol, 2000, 18 : 1606 ~ 1613.
14. Keys HM, Bundy BN, Stehman FB, et al. Cisplatin, radiation, and adjuvant hysterectomy compared with radiation and adjuvant hysterectomy for bulky stage ⅠB cervical carcinoma. N Engl J Med, 1999, 340 : 1154 ~ 1161.
15. Schaake – Koning C, van den Bogaert W, Dalesio O, et al. Effects of concomitant cisplatin and radiation versus radiotherapy on inoperable non – small – cell lung cancer. N Engl J Med, 1992, 326 : 524 ~ 530.
16. Furuse K, Fukuoka M, Kawahara M, et al. Phase Ⅲ study of concurrent versus sequential thoracic radiotherapy in combination withmitomycin, vinblastine and cisplatin in unresectable stage Ⅲ non – small cell lung cancer. J Clin. Oncol, 1999, 17 : 2692 ~ 2699.
17. Curran W, Scott C, Langer C, et al. Phase Ⅲ comparison of sequential vs. Concurrent chemoradiation of pts with unresected stage Ⅲ non – small cell lung cancer (NSCLC): initial report of Radiation Therapy Oncology Group (RTOG) 9410. Pro Am Soc Clin Oncol J Clin Oncol, 2000, 19 (abstract 1891).
18. Murray N, Coy P, Pater JL, et al. The importance of timing for thoracic irradiation in the combined modality treatment of limited – stage small – cell lung cancer. J Clin Oncol, 1993, 11 : 336 ~ 344.
19. Jeremic B, Shibamato Y, Acimovic L, et al. Initial versus delayed accelerated hyperfractionated radiation therapy and concurrent chemotherapy in limited small – cell lung cancer: A randomized study. J Clin Oncol, 1997, 15 : 893 ~ 900.
20. Takada M, Fukuoka M, Furuse K, et al. Phase Ⅲ study of concurrent vs sequential thoracic radiotherapy (TRT) in combination with cisplatin (C) and etoposide (E) for limited stage (LS) small – cell lung cancer (SCLC): Preliminary results of the Japan Clinical Oncology Group (JCOG). Proc Am Soc Clin Oncol, 1996, 15 : 372. abstract.
21. Ma J, Mai HQ, Hong MH, et al. Results of a prospective randomized trial comparing neoadjuvant chemotherapy plus radiotherapy with radiotherapy alone in patients with locoregionally advanced nasopharyngeal carcinoma. J Clin Oncol, 2001, 19 (5): 1350 ~ 1357.
22. Chan AT, Teo PM, Leung TW, et al. A prospective randomized study of chemotherapy adjunctive to definitive radiotherapy in advanced nasopharyngeal carcinoma. Int J Radiat Oncol Biol Phys, 1995, 33 (3): 569 ~ 577.
23. Hareyama M, Sakata K, Shirato H, et al. A prospective, randomized trial comparing neoadjuvant chemotherapy with radiotherapy alone in patients with advanced nasopharyngeal carcinoma. Cancer, 2002, 94 (8): 2217 ~ 2223.
24. Lin JC, Jan JS, Hsu CY, et al. Phase Ⅲ study of concurrent chemoradiotherapy versus radiotherapy alone for advanced nasopharyngeal carcinoma: positive effect on overall and progression – free survival. J Clin Oncol, 2003, 21 (4): 631 ~ 637.
25. Chan AT, Teo PM, Ngan RK, et al. Concurrent chemotherapy – radiotherapy compared with radiotherapy alone in locoregionally advanced nasopharyngeal carcinoma: progression – free survival analysis of a phase Ⅲ randomized trial. J Clin Oncol, 2002, 20 (8): 2038 ~ 2044.
26. Al – Sarraf M, LeBlanc M, Giri PG, et al. Chemoradiotherapy versus radiotherapy in patients with advanced nasopharyngeal cancer: phase Ⅲ randomized Intergroup study 0099. J Clin Oncol, 1998, 16 (4): 1310 ~ 1317.
27. Pignon JP, Bourhis J, Domenge C et al. Chemotherapy added to locoregional treatment for head and neck squamous – cell cancer: three meta – analyses of updated individual data. Lancet, 2000, 355 : 949 ~ 955.
28. Robert Haddad, Roy B Tishler, Charles M. Norris, docetaxel, cisplatin, 5 – Fluorouracil (TPF) – based induction chemotherapy for head and neck cancer and the case for sequential, combined – modality treatment. The Oncologist, 2003, 8 (1): 35 ~ 44.

附录 I 正常组织的放射耐受剂量

剂量单位：cGy

器官	损伤	1% ~5% (TD5/5)*	25% ~30% (TD50/5)*	照射面积或长度
皮肤	溃疡，严重纤维化	5500	7000	$100cm^2$
口腔粘膜	溃疡，粘膜发炎	6000	7500	$50cm^2$
食管	食管炎，溃疡，狭窄	6000	7500	$75cm^2$
胃	溃疡，穿孔，出血	4500	5500	$100cm^2$
小肠	溃疡，穿孔，出血	5000	6500	$100cm^2$
结肠	溃疡，狭窄	4500	6500	$100cm^2$
直肠	溃疡，狭窄	6000	8000	$100cm^2$
涎腺	口腔干燥	5000	7000	$50cm^2$
肝脏	急性，慢性肝炎	2500	4000	全肝
		1500	2000	全肝条状照射
	肝功能衰竭、腹水	3500	4500	全肝
肾脏	急、慢性肾炎	2000	2500	全肾
		1500	2000	全肾条状照射
膀胱	挛缩	6000	8000	整个膀胱
输尿管	狭窄	7500	10000	5 ~ 10cm
睾丸	永久不育	100	400	整个睾丸 (5cGy/d，散射)
卵巢	永久不育	200 ~ 300	625 ~ 1200	整个卵巢
子宫	坏死，穿孔	>10000	>20000	整个子宫
阴道	溃疡，瘘管	9000	>10000	全部
乳腺 儿童	不发育	1000	1500	全乳
成人	萎缩，坏死	>5000	>10000	全乳
肺	急、慢性肺炎	3000	3500	$100cm^2$
		1500	2500	全肺
毛细血管	扩张，硬化	5000 ~ 6000	7000 ~ 10000	
心脏	心包炎，全心炎	4500	5500	60%
骨及软骨 儿童	生长受阻，侏儒	1000	3000	整块骨或 $10cm^2$
成人	坏死，骨折，硬化	6000	10000	整块骨或 $10cm^2$
脑	梗死，坏死	6000	7000	全脑
	梗死，坏死	7000	8000	25%
脊髓	梗死，坏死	4500	5500	10cm
眼	全眼炎，出血	5500	10000	全眼

续 表

器官	损伤	1% ~5%（TD5/5）*	25% ~30%（TD50/5）*	照射面积或长度
视网膜				全眼
角膜	角膜炎	5000	>6000	整个角膜
晶体	白内障	500	1200	整个或部分晶体
耳（中耳）	严重中耳炎	6000	7000	整个中耳
前庭	梅尼埃综合征	6000	7000	整个前庭
甲状腺	功能低下	4500	15000	整个甲状腺
肾上腺	功能低下	>6000		整个肾上腺
垂体	功能低下	4500	20000 ~ 30000	整个垂体
肌肉 儿童	萎缩	2000 ~ 3000	4000 ~ 5000	整块肌肉
成人	纤维化	6000	8000	整块肌肉
骨髓	再生不良	200	450	全身骨髓
		3000	4000	局部骨髓
淋巴结及淋巴管	萎缩，硬化	5000	>7000	整个淋巴结
胎儿	死亡	200	400	整个胎儿
外周神经	神经炎	6000	10000	$10cm^2$
大动脉	硬化	>8000	>10000	$10cm^2$
大静脉	硬化	>8000	>10000	$10cm^2$

* TD5/5 为最小耐受剂量，指在标准治疗条件下，治疗后 5 年内小于或等于 5% 的病例发生严重并发症的剂量。TD50/5 为最大耐受剂量，指在标准治疗条件下，治疗后 5 年，50% 的病例发生严重并发症的剂量。此处标准治疗条件是指超高压治疗（1 ~ 6MeV），1000cGy/周，每天一次，治疗 5 次，休息 2 天。整个治疗根据总剂量在 2 ~ 8 周内完成。

附录Ⅱ　病人一般状况评分卡氏（KPS）标准

分值	病人身体状况
100	正常、无症状和体征
90	能进行正常活动、有轻微症状和体征
80	勉强可进行正常活动，有一定症状和体征
70	生活可自理，但不能维持正常活动或工作
60	有时需人扶助，但大多数时间可自理
50	常需人照顾
40	生活不能自理，需特别照顾
30	生活严重不能自理
20	病重，需住院积极支持治疗
10	病危，临近死亡
0	死亡

KPS：Karnofsky performance status

ECOG 全身状况评估标准

级别	症　状
0	无症状，活动没有影响
1	有症状，但几乎完全可自由活动
2	有时卧床，但白天卧床时间不超过 50%
3	需要卧床，卧床时间白天超过 50%
4	卧床不起

附录Ⅲ RTOG 急性放射损伤分级标准

器官组织	0	1	2	3	4
皮肤	无变化	滤泡样暗色红斑/脱发/干性脱皮/出汗减少	触痛性或鲜色红斑，片状湿性脱皮/中度水肿	皮肤皱褶以外部位的融合的湿性脱皮，凹陷性水肿	溃疡，出血，坏死
粘膜	无变化	充血/可有轻度疼痛，无需镇痛药	片状粘膜炎，或有炎性血清血液分泌物/或有中度疼痛，需镇痛药	融合的纤维性粘膜炎/可伴重度疼痛，需麻醉药	溃疡，出血，坏死
眼	无变化	轻度粘膜炎，有或无巩膜出血/泪液增多	轻度粘膜炎伴或不伴角膜炎，需激素和/或抗生素治疗/干眼，需用人工泪液/虹膜炎，畏光	严重角膜炎伴角膜溃疡/视敏度或视野有客观性的减退/急性青光眼/全眼球炎	失明（同侧或对侧）
耳	无变化	轻度外耳炎伴红斑、瘙痒，继发干性脱皮，无需用药，听力图与疗前比无变化	中度外耳炎，需外用药物治疗/浆液性中耳炎/仅测试时出现听觉减退	重度外耳炎，伴溢液或湿性脱皮/有症状的听觉减退/耳鸣，与药物无关	耳聋
涎腺	无变化	轻度口干/涎液稍稠/可有味觉的轻度变化如金属味/这些变化不会引起进食行为的改变，如进食时需水量增加	轻度到完全口干/涎液变稠变粘/味觉发生明显改变	——	急性涎腺坏死
咽和食管	无变化	轻度吞咽困难或吞咽疼痛/需麻醉性镇痛药/需进流食	持续声嘶但能发声/牵涉性耳痛，咽喉痛，片状纤维性渗出或轻度喉水肿，无需麻醉剂/咳嗽，需镇咳药	讲话声音低微，咽喉痛或牵涉性耳痛，需麻醉剂/融合的纤维性渗出，明显的喉水肿	明显的呼吸困难，喘鸣或咯血，气管切开或需要插管
上消化道	无变化	厌食伴体重比疗前下降≤5%/恶心，无需镇吐药/腹部不适，无需抗副交感神经药或镇痛药	厌食伴体重比疗前下降≤5%/恶心和/或呕吐，需要镇吐药/腹部不适，需镇吐药	厌食伴体重比疗前下降≥5%/或需鼻胃管或肠胃外支持。恶心和/或呕吐需插管或肠胃外支持/腹痛，用药后仍较重/呕血或黑粪/腹部膨胀，（平片示肠管扩张）	肠梗阻，亚急性或急性梗阻，胃肠道出血需输血/腹痛需置管减压或肠扭转
下消化道包括盆腔	无变化	排便次数增多或排便习惯改变，无需用药/直肠不适，无需镇痛治疗	腹泻，需用抗副交感神经药（如止吐宁）/粘液分泌增多，无需卫生垫/直肠或腹部疼痛，需镇痛药	腹泻，需肠胃外支持/重度粘液或血性分泌物增多，需卫生垫/腹部膨胀（平片示肠管扩张）	急性或亚急性肠梗阻，瘘或穿孔；胃肠道出血需输血；腹痛或里急后重需置管减压，或肠扭转
肺	无变化	轻度干咳或劳累时呼吸困难	持续咳嗽需麻醉性镇咳药/稍活动即呼吸困难，但休息时无呼吸困难	重度咳嗽，对麻醉性镇咳药无效，或休息时呼吸困难/临床或影像有急性放射性肺炎的证据/间断吸氧或可能需皮质激素治疗	严重呼吸功能不全/持续吸氧或辅助通气治疗

续 表

器官组织	0	1	2	3	4
生殖泌尿道	无变化	排尿频率或夜尿为疗前的 2 倍/排尿困难、尿急，无需用药	排尿困难或夜尿少于每小时 1 次，排尿困难、尿急、膀胱痉挛，需局部用麻醉剂（如非那吡啶）	尿频伴尿急和夜尿，每小时 1 次或更频/排尿困难，盆腔痛或膀胱痉挛，需定时、频繁地予麻醉剂/肉眼血尿伴或不伴血块	血尿需输血/急性膀胱梗阻，非继发于血块、溃疡或坏死
心脏	无变化	无症状但有客观的心电图变化证据；或心包异常，无其他心脏病的证据	有症状，伴心电图改变和影像学上充血性心力衰竭的表现，或心包疾病/无需特殊治疗	充血性心力衰竭，心绞痛，心包疾病，对治疗有效	充血性心力衰竭，心绞痛，心包疾病，心律失常，对非手术治疗无效
CNS	无变化	功能完全正常（如能工作），有轻微的神经体征，无需用药	出现神经体征，需家庭照顾/可能需护士帮助/包括皮质激素的用药/可能需抗癫痫的药物	有神经体征，需住院治疗	严重的神经损害，包括瘫痪、昏迷或癫痫发作，即使用药仍每周 > 3 次/需住院治疗
血液学 WBC($\times 10^9$/L)	≥4.0	3.0 ~ <4.0	2.0 ~ <3.0	1.0 ~ <2.0	<1.0
血小板 ($\times 10^9$/L)	>100	75 ~ <100	50 ~ <75	25 ~ <50	<25 或自发性出血
中性粒细胞 ($\times 10^9$/L)	≥1.9	1.5 ~ <1.9	1.0 ~ <1.5	0.5 ~ <1.0	<0.5 或败血症
血红蛋白 (g/L)	>110	110 ~ 95	<95 ~ 75	<75 ~ 52	——
血沉(%)	≥32	28 ~ <32	<28	需输浓红细胞	——

RTOG/EORTC 晚期放射损伤分级方案

器官组织	0	1 级	2 级	3 级	4 级	5 级
皮肤	无	轻度萎缩，色素沉着，些许脱发	片状萎缩，中度毛细血管扩张，完全脱发	明显萎缩，显著的毛细血管扩张	溃疡	直接死于放射晚期反应
皮下组织	无	轻度硬化（纤维化）和皮下脂肪减少	中度纤维化，但无症状；轻度野挛缩；<10%线性减少	重度硬化和皮下组织减少；野挛缩>10%线性单位	坏死	
粘膜	无	轻度萎缩和干燥	中度萎缩和毛细血管扩张，无粘液	危害萎缩伴完全干燥，重度毛细血管扩张	溃疡	
涎腺	无	轻度口干，对刺激有反应	中度口干，对刺激反应差	完全口干，对刺激无反应	纤维化	
脊髓	无	轻度 L'Hermitte 综合征	重度 L'Hermitte 综合征	在低于治疗脊髓水平有客观的神经体征	同侧，对侧象限性瘫痪	
脑	无	轻度头痛，轻度嗜睡	中度头痛，中度嗜睡	重度头痛，严重中枢神经功能失调（行动能力部分丧失或运动障碍）	癫痫发作或瘫痪，昏迷	
眼	无	无症状的白内障，轻微角膜溃疡或角膜炎	有症状的白内障，中度角膜溃疡，轻微视网膜病或青光眼	严重角膜炎，严重视网膜病或视网膜剥脱	全眼球炎，失明	
喉	无	声音嘶哑，轻度喉水肿	中度喉水肿，软骨炎	重度水肿，重度软骨炎	坏死	
肺	无	无症状或轻微症状（干咳）；轻微影像学表现	中度有症状的纤维化或肺炎（重度咳嗽）；低热，影像学片样改变	重度有症状的纤维化或肺炎；影像学致密性改变	严重呼吸功能不全/持续吸氧；辅助通气	
心脏	无	无症状或轻微症状；一过性 T 波倒置和 ST 改变；窦性心动过速>110（静息时）	轻微劳累时心绞痛；轻度心包炎；心脏大小正常；持续不正常 T 波和 ST 改变，QRS 低	严重心绞痛；心包积液；缩窄性心包炎；中度心力衰竭；心脏扩大；心电图正常	心脏压塞/严重心力衰竭/重度缩窄性心包炎	
食管	无	轻度纤维化；轻度吞咽固体食物困难；无吞咽疼痛	不能正常进固体食物；进半固体食物；可能有扩张指征	严重纤维化，只能进流食；可有吞咽疼痛；需扩张	坏死/穿孔，瘘	
小肠/大肠	无	轻度腹泻，轻度痉挛，轻度直肠分泌物增多或出血	中度腹泻和肠绞痛，大便>5 次/日，多量直肠粘液或间断出血	梗阻或出血，需手术	坏死/穿孔，瘘	
肝	无	轻度乏力；恶心，消化不良；轻度肝功能不正常	中度症状；肝功能检测有些不正常；血清白蛋白正常	肝功能不全；肝功能检测不正常；低白蛋白，水肿或腹腔积液	坏死/肝昏迷或肝性脑病	
肾	无	一过性白蛋白尿；无高血压；轻度肾功能损害，尿素 25～35mg/dl，肌酐 1.5～2.0mg/dl，肌酐清除率>75%	持续中度蛋白尿（2+）；中度高血压；无相关贫血；中度肾功能损害，尿素>36～60mg/dl，肌酐清除率 50%～74%	重度蛋白尿；重度高血压；持续贫血（Hb<100g/L）；重度肾功能衰竭，尿素>60mg/dl，肌酐>4.0mg/dl，肌酐清除率<50%	恶性高血压，尿毒症昏迷，尿素>100%	
膀胱	无	轻度上皮萎缩；轻度毛细血管扩张（镜下血尿）	中度尿频；广泛毛细血管扩张，间断性肉眼血尿	重度尿频和排尿困难，重度广泛毛细血管扩张（常伴淤斑），频繁血尿，膀胱容量减少（<150ml）	坏死/膀胱挛缩（容量<100ml），重度出血性膀胱炎	
骨	无	无症状，无生长停滞；骨密度降低	中度疼痛或触痛；生长停滞；不规则骨硬化	重度疼痛或触痛；骨生长完全停滞；致密骨硬化	坏死自发性骨折	
关节	无	轻度关节强直，轻度运动受限	中度关节强直，间断性或中度关节疼痛，中度运动受限	重度关节强直，疼痛伴严重运动受限	坏死/完全固定	

附录Ⅳ　常用药物毒性标准 V3.0（CTCAE）节选

变态反应/免疫反应

评　级					
不良反应	1	2	3	4	5
过敏或超敏反应（包括药物热）	一过性皮疹或面部潮红、药物热＜38℃	皮疹或面部潮红、风疹疹、呼吸困难药物热≥38℃	症状性支气管痉挛、需要静脉用药；过敏反应有关的水肿/血管性水肿，低血压	威胁生命的过敏性反应	死亡
	附注：过敏或超敏性风疹及药物热包括在过敏及免疫反应分级中。也需考虑细胞因子释放综合征，急性输液反应				
过敏性鼻炎（包括打喷嚏、鼻堵、流清涕）	轻微，不需治疗	中度，需要治疗	——	——	——
自身免疫反应	无症状但有血清学或其他证据的自身免疫反应，所有器官功能正常，不需治疗	有侵及非重要器官或功能的自身免疫反应证据（如甲状腺功能减退），需要免疫抑制药物以外的治疗	可逆的自身免疫反应已影响到了一个主要器官的功能或出现其他不良反应（如一过性大肠炎或贫血）	危及生命的自身免疫反应	死亡
	以下情况若明显可归入分级：甲状腺功能减退、大肠炎、贫血、溶血（如自身免疫性溶血性贫血，药物性溶血）				
血清学异常	——	——	有	——	——
如果风疹作为一个独立的症状出现，在皮肤病/皮肤类目中进行评级，若伴随有其他变态反应或过敏反应表现则在上述的变态反应/过敏反应类目中进行分级。脾功能异常归入血液和骨髓反应评级					
脉管炎	轻微，不需治疗	有症状，不需要皮质激素治疗	需要皮质激素治疗	局部缺血改变，需要截肢	死亡
过敏症/免疫学－其他	轻微	中度	重度	危及生命或致残	死亡

耳/听力

评　级					
不良反应	1	2	3	4	5
耳痛评级列于疼痛类目中					
听力（有基线听力测定）	至少一只耳在 2 个以上相邻频率的测定中下降 15～25dB 或主观上有减退	至少一只耳在 2 个相邻频率的测定中下降 25～90dB	成人：至少一只耳在 3 个相邻频率的测定中下降 25～90dB。儿童：需要治疗包括助听器（如双耳在语音频率下降大于 20dB，单耳大于 30dB 和需要语言训练）	成人：严重双耳听力下降大于 90dB。儿童：需要耳蜗种植和语言训练	——
	附注：儿童分级类似成人除非另有说明，没有基线测定的儿童和青少年可以认为听力下降小于 5dB				
听力（无基线听力测定）	——	不需要助听器或治疗，不影响日常生活	需要助听器或治疗，影响日常生活	严重双耳听力下降大于 90dB	——
	附注：儿童分级类似成人除非另有说明，没有基线测定的儿童和青少年可以认为听力下降小于 5dB				
外耳道炎（非感染性）	外耳道炎伴有红斑或干性脱皮	外耳道炎伴有湿性脱皮，水肿，渗出，鼓膜穿孔	外耳道炎伴狭窄，骨髓炎，乳突炎	外耳道软组织或骨组织坏死	死亡
中耳炎（非感染性）	浆液性中耳炎，无需治疗	浆液性中耳炎，需行治疗	中耳炎伴流液或乳突炎	软骨或骨组织坏死	死亡
耳鸣	——	耳鸣，不影响日常生活	耳鸣，影响日常生活	耳聋	——
耳/听力－其他	轻微	中度	重度	致残或危及生命	死亡

血液/骨髓

评 级					
不良反应	1	2	3	4	5
骨髓细胞构成	轻度细胞减少或相应成熟阶段的细胞减少≤25%	中度细胞减少，或相应成熟阶段的细胞减少25%~50%	重度细胞减少，或相应成熟阶段的细胞减少50%~75%	——	死亡
CD4计数	<正常值下限（LLN）-500/μl	200~500/μl	50~200/μl	<50/μl	死亡
结合珠蛋白	降低	——	缺乏	——	死亡
血红蛋白（Hb）	<LLN~10.0g/dl <LLN~100g/L <LLN~6.2mmol/L	8.0~10.0g/dl 80~100g/L 4.9~6.2mmol/L	6.5~8.0g/dl 65~80g/L 4.0~4.9mmol/L	<6.5g/dl <65g/L <4.0mmol/L	死亡
溶血（如免疫性溶血、药物相关性溶血，其他）	只有实验室溶血的证据(如:DAT，Coombs')	有红细胞破损的证据，血红蛋白减少≥2g，不需要输血	需要输血和（或）治疗（如：使用皮质激素）	溶血导致严重后果（如：肾功能减退、低血压、支气管痉挛、急症脾切除）	死亡
铁超负荷	——	无症状，不需要治疗	需要治疗	发生器官损害	死亡
白细胞总数	$<LLN \sim 3.0\times10^9/L$ <LLN~3000/μl	$\geq2.0\times10^9 \sim <3.0\times10^9/L$ ≥2000-<3000/μl	$\geq1.0\times10^9 \sim 2.0\times10^9/L$ ≥1000~2000/μl	$<1.0\times10^9/L$ <1000/μl	死亡
淋巴细胞减少	$<LLN \sim 0.8\times10^9/L$ <LLN~800/μl	$\geq0.5\times10^9 \sim 0.8\times10^9/L$ ≥500~800/μl	$\geq0.2\times10^9/L \sim 0.5\times10^9/L$ <500/μl	$<0.2\times10^9/L$ <200/μl	死亡
骨髓发育不良	——	——	异常骨髓细胞分析	RAEB或RAEB-T	死亡
中性粒细胞/粒细胞(ANC/AGC)	$<1.5\times10^9/L$ <1500/μl	$\geq1.0\times10^9 \sim 1.5\times10^9/L$ ≥1000~1500/μl	$\geq0.5\times10^9 \sim 1.0\times10^9/L$ ≥500~1000/μl	$<0.5\times10^9/L$ <500/μl	死亡
血小板	$<LLN \sim 75.0\times10^9/L$ <LLN~75000/μl	$\geq50.0\times10^9 \sim <75.0\times10^9/L$ ≥50000~<75000/μl	$\geq25.0\times10^9 \sim 50.0\times10^9/L$ ≥25000~50000/μl	$<25.0\times10^9/L$ <25000/μl	死亡
脾功能	有损害依据（如Howell-Jolly小体）	需预防性抗生素治疗	——	危及生命的并发症	死亡
血液/骨髓-其他	轻微	中度	重度	致残或危及生命	死亡

心律失常

评 级					
不良反应	1	2	3	4	5
传导异常/房室阻滞	无症状不需治疗	不需紧急治疗	不需完全用药物或设备控制心律（如起搏器）	危及生命（如晕厥、低血压、休克）	死亡
心悸	有	有并伴有症状（如轻度头晕、气短）	——	——	——
QT间期延长	>0.45~0.47秒	>0.47~0.5秒或较基线≥0.06秒	>0.5秒	>0.5秒；危及生命(如晕厥、低血压、休克)	死亡
窦性和室上性心律失常	无症状不需治疗	不需紧急治疗	不需完全用药物或设备控制心律（如起搏器）	危及生命（如晕厥、低血压、休克）	死亡
血管迷走神经性事件	——	有，无意识丧失	伴意识丧失	危及生命	死亡
室性心律失常	无症状不需治疗	不需紧急治疗	不需完全用药物或设备控制心律（如除颤）	危及生命（如晕厥、低血压、休克）	死亡
心律失常：其他	轻度	中度	重度	危及生命或致残	死亡

心血管

评　级					
不良反应	1	2	3	4	5
心肌缺血/梗死	无症状的动脉狭窄，不伴心肌缺血	无症状，检查发现心肌缺血，稳定性心绞痛	有症状的心肌缺血，不稳定心绞痛，需治疗	急性心肌梗死	死亡
心肌肌钙蛋白I（cTnI）	——	——	达到不稳定的绞痛水平	达到心肌梗死水平	死亡
心肌肌钙蛋白T（cTnT）	0.03～<0.05ng/ml	0.05～<0.1ng/ml	0.1～<0.2ng/ml	≥0.2ng/ml	死亡
心肺功能骤停，不明原因（非致命性）	——	——	——	危及生命	——
高血压	无症状的短暂（<24h）升高>20mmHg（舒张压），>150/100mmHg（以往正常），不需治疗 儿童：无症状，短暂（<24h）血压高于正常上限，不需治疗	复发性或顽固性（>24h）或有症状的升高>20mmHg（舒张压），或>150/100mmHg（以往正常），不需治疗 儿童：复发或顽固的（>24h）血压正常上限，需要单一药物治疗	需多药治疗或需比以往更强的治疗 儿童：同成人	危及生命（如高血压危象） 儿童：同成人	死亡
低血压	不需治疗	需要<24小时输液或其他治疗，无生理功能紊乱	需>24小时治疗，无持续的生理功能紊乱	休克（如酸中毒、重要器官功能损害）	死亡
左室舒张功能不全	无症状，无需治疗	无症状，需要治疗	有症状的慢性心力衰竭，治疗有效	顽固的慢性心力衰竭，控制差，需心室辅助装置或心脏移植	死亡
左室收缩功能不全	无症状，静息时EF<60%～50%，SF<30%～24%	无症状，静息时EF<50～40%　SF<24～15%	有症状的慢性心力衰竭，治疗有效，EF<40%～20%，SF<15%	顽固的慢性心力衰竭，控制差，EF<20%，需心室辅助装置，心室缩减术或心脏移植	死亡
心肌炎	——	——	慢性心力衰竭，治疗有效	严重或顽固的慢性心力衰竭	死亡
心包积液（非恶性）	无症状	——	渗出伴生理功能紊乱	危及生命（如心脏压塞），需紧急治疗	死亡
心包炎	无症状，但ECG或体检可发现	有症状（如胸痛）	心包炎伴生理功能紊乱（如心包压塞）	危及生命，需紧急治疗	死亡
肺动脉高压	无症状，不需治疗	无症状，需要治疗	有症状，治疗有效	有症状，治疗效果差	死亡
限制性心肌病	无症状，不需治疗	无症状，需要治疗	有症状的慢性心力衰竭，治疗有效	顽固性慢性心力衰竭，治疗效果差，需心室辅助装置，或心脏移植	死亡
右心室功能不全（肺源性）	无症状，不需治疗	无症状，需要治疗	有症状，治疗有效	有症状，治疗效果差，需心室辅助装置，或心脏移植	死亡
心瓣膜病	无症状的瓣膜增厚伴或不伴轻度瓣膜反流或狭窄，除预防心内膜炎外，不需其他治疗	无症状，影像学表现为中度瓣膜反流或狭窄	有症状，严重瓣膜反流或狭窄，药物治疗以控制症状	危及生命，致残需治疗（如瓣膜置换，瓣膜成形术）	死亡
心血管：其他	轻度	中度	重度	危及生命或致残	死亡

凝血（LLN 指正常值下限，ULN 指正常值上限）

评 级					
不良反应	1	2	3	4	5
DIC	——	实验室检验异常，但无出血	实验室检验异常伴出血	实验室检验异常，危及生命或致残（如中枢神经系统出血、器官损害）	死亡
纤维蛋白原	<1.0～0.75×LLN 或低于基线<25%	<0.75～0.5×LLN 或低于基线 25%～50%	<0.5～0.25×LLN 或低于基线 50%～75%	<0.25×LLN 或低于基线>75%或绝对值<50mg/dL	死亡
INR	>1～1.5×ULN	>1.5～2×ULN	>2×ULN	——	——
PT	>1～1.5×ULN	>1.5～2×ULN	>2×ULN	——	——
血栓性微血管病[如血栓性血小板减少性紫癜、(TTP)或溶血性尿毒症]	有红细胞破坏的证据但无症状	——	有实验室证据并有临床后果（如肾功能不全，淤点）	有实验室证据，危及生命或致残（如中枢神经系统出血、血栓、栓塞或肾衰）	死亡
凝血：其他	轻微	中度	重度	致残或危及生命	死亡

全身状况

评 级					
不良反应	1	2	3	4	5
疲劳（嗜睡、不适、乏力）	较平常时疲劳加重	中度或某些日常活动困难	重度或妨碍日常活动	卧床或残疾	——
发热（无中性粒细胞减少，中性粒细胞减	38.0～39.0℃	39.1～40.0℃	>40.0℃并且持续<24 小时	>40.0℃并且持续≥24 小时	死亡
少定义为:绝对中性粒细胞计数<1.0×10^9/L)	也可参考过敏反应/超敏反应注意：上述体温的测量是口温或鼓室温度				
低体温	——	35.0～>32.0℃	28.0～>32.0℃	≤28.0℃或危及生命如昏迷、低血压、肺水肿、室颤、酸中毒	死亡
失眠	偶然有，不影响生活	影响功能但不影响日常生活	经常有，影响日常生活	残疾	——
肥胖	——	体重指数（BMI）25～29.9kg/m^2	BMI 30～39.9kg/m^2	BMI 大于 40kg/m^2	——
体味	轻度	明显	——	——	——
寒战	轻度	中度，需麻醉剂治疗	严重的或持续性的，麻醉药物治疗无效	——	——
出汗	轻度或偶尔	经常或湿透衣服	——	——	——
体重增加	5%～<10%基线体重	10%～<20%基线体重	≥20%基线体重	——	——
	也要参考腹腔积液、水肿、胸腔积液（非恶性）				
体重降低	5%～<10%基线体重	10%～<20%基线体重，需营养支持	≥20%基线体重，需鼻饲或 TPN	——	死亡
其他全身状况，（注明）	轻度	中度	重度	危及生命或致残	死亡

皮肤

评　　级					
不良反应	1	2	3	4	5
萎缩	可察觉的	明显的	——	——	
皮下脂肪萎缩	可察觉的	明显的	——	——	
淤斑（无3、4级血小板减少症）	局限或孤立	广泛的	——	——	——
灼伤	轻微症状，不需要治疗	需要治疗，或者需要小清创术	需要中到大的清创术或组织重建	危及生命	——
唇炎	无症状	有症状，不影响日常生活	有症状，影响日常生活	——	——
干燥	无症状	有症状但不影响日常生活	有症状影响日常生活	——	——
面部潮红	有，无症状	有症状	——	——	——
脱发	毛发稀疏或者斑秃	完全脱光	——	——	——
色素沉着	轻微或局限	明显的或全身性的	——	——	——
色素脱失	轻微或局限	明显的或全身性的	——	——	——
纤维化/硬化	触感变硬	触感明显变硬可有轻挛缩；中度影响功能但不影响日常生活	明显变硬有挛缩或固定；明显影响功能并影响日常生活	——	——
注射部位反应	疼痛或瘙痒或红斑	疼痛或肿胀，伴有炎症或静脉炎	严重或经久不愈的溃疡或坏死，需手术处理	——	——
指甲改变	褪色或指甲凹陷，蚀斑	部分或全部指甲脱落或甲床疼痛	影响日常生活	——	——
光敏反应	无痛性红斑	痛性红斑	剥脱性红斑	危及生命	死亡
瘙痒	轻度或局灶性	严重或广泛	严重或广泛，影响日常生活	——	——
皮疹/脱皮	出现斑疹或丘疹或无相关症状的红斑	斑疹、丘疹或伴有瘙痒/其他症状的红斑；局灶性脱皮或其他病损累及＜50%体表面积	严重的或全身性的红斑或丘疹或水疱；脱皮≥50%的体表面积	全身性剥脱性皮炎，溃疡或大疱性皮炎	死亡
	也可参考过敏反应/超敏反应　注意：Stevens－Johnson 综合征的分级见皮肤病学/皮肤一节中的多形性红斑				
痤疮	无需治疗	需治疗	有疼痛、毁容，溃疡或皮肤剥脱	——	死亡
放射性皮炎	轻微的红斑或干性脱皮	中度或明显的红斑或主要局限于皮肤反折/皱折的小片状湿性脱皮；中度水肿	非皮肤反折/皱折处的湿性脱皮；轻微外伤或磨擦所致的出血	皮肤全层坏死或溃疡；受累部位的自发性出血	死亡
	注意：放射性皮炎相关性疼痛的分级见疼痛一节中的放射引起疼痛				
多形性红斑	——	散在未布满全身	严重的（如疼痛性口腔炎）需 TPN 或鼻饲	危及生命	死亡
手足综合征	无痛性皮肤改变或皮炎（如红斑）	皮肤改变（如水疱，剥脱，出血、水肿）或不影响功能的疼痛	皮肤溃疡或影响功能的皮肤改变	——	——
褥疮	——	需局部护理	需手术清创或其他积极的治疗如高压氧	危及生命需更积极治疗如重建，移植等	死亡
皮纹	轻度	明显影响美容	——	——	——
毛细血管扩张	少量	中等量	大量	——	——
溃疡	——	浅表溃疡＜2cm 或需局部护理	溃疡≥2cm 或需手术清创及其他积极的治疗如高压氧	危及生命常需更积极的治疗如重建，移植	死亡

荨麻疹（风团）	需口服或局部用药或静脉用药或使用激素<24h	需静脉用药或需使用激素24h	——	——	——
风疹	无需治疗	需<24h的治疗	需≥24h的治疗	——	——
切口并发症（非感染性）	≤25%的伤口裂开，深度不超过浅层筋膜	需要局部处理的>25%的切口裂开或无症状切口疝	有症状的切口疝但无肠绞窄；切口裂开但不需行脏器切除；原来切口需缝合或需要手术修复；需住院治疗或高压氧	有症状的切口疝并肠绞窄；切口裂开需行脏器切除；需皮瓣修复、截肢、移植等	死亡
皮肤病/皮肤：其他	轻微	中度	重度	致残或危及生命	死亡

内分泌系统

评　　级					
不良反应	1	2	3	4	5
肾上腺功能不全	无症状	有症状需治疗	需住院治疗	危及生命	死亡
库欣综合征	——	有	——	——	——
男性女性化	——	——	有	——	——
潮热	轻度	中度	影响日常生活	——	——
女性男性化	——	——	有	——	——
ACTH缺乏	无症状	有症状但不影响日常生活，需治疗	有症状影响日常生活，需住院治疗	危及生命	死亡
ADH分泌异常	无症状	有症状但不影响日常生活，需治疗	有症状影响日常生活，	危及生命	死亡
促性腺激素分泌异常	无症状	有症状但不影响日常生活，需治疗	有症状影响日常生活如骨折，脱毛	——	——
生长激素分泌异常	无症状	有症状但不影响日常生活，需治疗	——	——	——
泌乳素分泌异常	无症状	有症状但不影响日常生活，需治疗	有症状影响日常生活如泌乳，闭经	——	死亡
糖耐量异常	无症状	有症状需饮食调整或口服药物	有症状影响日常生活需胰岛素治疗	危及生命	死亡
甲状旁腺功能减退	无症状	有症状需治疗	——	——	——
甲亢	无症状	有症状但不影响日常生活，需治疗	有症状影响日常生活，需住院治疗	危及生命	死亡
甲减	无症状	有症状但不影响日常生活，需治疗	有症状影响日常生活，需住院治疗	危及生命	死亡
内分泌系统：其他	轻微	中度	重度	致残或危及生命	死亡

胃肠道

评　　级					
不良反应	1	2	3	4	5
食欲减退	食欲减退但进食无减少	进食减少无体重明显减少或营养不良；需口服营养补充剂	进食减少伴体重明显减少或营养不良；需鼻饲或TPN	危及生命	死亡
腹腔积液（良性）	无症状	有症状，需治疗	有症状，需积极治疗	危及生命	死亡

大肠炎	无症状	腹痛或伴粘液便血便	腹痛，发热，排便习惯改变伴肠梗阻或腹膜刺激征	危及生命如出血，穿孔	死亡
便密	偶有，需粪便软化或饮食调整	持续性便秘，需规律使用缓泻药物或灌肠剂	便密影响日常生活，需人工通便或灌肠	肠梗阻或中毒性巨结肠症	死亡
脱水	粘膜干燥或皮肤弹性下降；需口服补液	需静脉补液 < 24h	需静脉补液 ≥ 24h	危及生命	死亡
牙科（义齿）	轻度不适，无活动限制	进食时有不适但无其他不适	任何时候不能使用义齿	——	——
牙科（牙周病）	轻度萎缩；探查时局部出血；轻度骨质减少	中度萎缩；探查时多处出血；中度骨质减少	自发出血；严重骨质减少或伴牙脱落；上颌骨或下颌骨坏死	——	——
牙科（牙齿）	龋齿，无牙脱落	牙脱落；牙体或牙冠断裂；需修复	全口牙脱落	——	——
牙科（牙发育）	牙或牙釉质发育不良但不影响功能	需外科行功能修复	功能受损无法外科功能修复	——	——
腹泻	每日排便次数较基线增加 < 4 次；或造口处大便量轻度增加	每日排便次数较基线增加 4 ~ 6 次；或造口处排便量中度增加；需 < 24h 静脉补液；不影响日常生活	每日排便次数较基线增加 ≥ 7 次；或造口处排便量明显增加；需 ≥ 24h 静脉补液影响日常生活	危及生命	死亡
腹胀	无症状	有症状但不影响肠胃功能	有症状，影响肠胃功能	——	——
口干	有症状（涎液变干/粘稠）但无明显饮食改变，非刺激性涎液分泌大于 0.2ml/min	有症状但有明显饮食改变如大量饮水软食，非刺激性涎液分泌 0.1 ~ 0.2ml/min	不能充分进食需鼻饲、静脉营养或全胃肠外营养（TPN），非刺激性涎液分泌小于 0.1ml/min	——	——
吞咽困难	轻度吞咽困难，但可进普食	吞咽困难，主要进软食、半流或流食，静脉补液小于 24h	吞咽困难，需鼻饲或 TPN 大于 24h	危及生命如阻塞，穿孔	死亡
	注意：如果是放射相关性不良反应，其分级见吞咽困难 - 食管放射引起或吞咽困难 - 咽部放射引起				
小肠炎	无症状，影象或内镜检查可见	腹痛或伴粘液便血便	腹痛，发热，排便习惯改变伴肠梗阻或腹膜刺激征	危及生命	死亡
食管炎	无症状，经病理、影像或内镜发现	吞咽困难，主要进软食、半流或流食，静脉补液小于 24h	吞咽困难，需鼻饲或 TPN 大于 24h	危及生命	死亡
消化道瘘	无症状，影像或内镜检查可见	有症状影响肠胃功能，需 < 24h 静脉补液	有症状严重影响肠胃功能，需 ≥ 24h 静脉补液或鼻饲	危及生命	死亡
肠胀气	轻度	中度	——	——	——
胃炎	无症状，影像或内镜检查可见	有症状影响肠胃功能，需 < 24h 静脉补液	有症状严重影响肠胃功能，需 ≥ 24h 静脉补液或鼻饲或 TPN	危及生命；需胃切除	死亡
消化不良/烧心	轻度	中度	重度	——	——
痔疮	无症状	有症状，需治疗	影响日常生活；需手术或内镜治疗	危及生命	死亡
肠梗阻	无症状，影像或内镜检查可见	有症状影响肠胃功能，需 < 24h 静脉补液	有症状严重影响肠胃功能，需 ≥ 24h 静脉补液或鼻饲或 TPN	危及生命	死亡
排便失禁	需偶然使用垫纸	需每日使用垫纸	影响日常生活；需手术治疗	需永久结肠造口	——
消化道漏（Leak）	无症状，只有影像学发现	有症状，需治疗	有症状影响消化，需外科或内镜治疗	危及生命	死亡

吸收不良	——	有饮食改变，需口服药物治疗	不能通过饮食满足需求，需 TPN	危及生命	死亡
粘膜炎（临床检查）	粘膜红斑	散在假膜或溃疡	融合性假膜或溃疡，触之易出血	组织坏死，自发出血，或危及生命	死亡
粘膜炎（功能/症状）	上消化道：轻度不适，普食，轻度呼吸道症状，下消化道：轻度不适，不需治疗	上消化道：轻度症状能进软食，有呼吸道症状不影响日常生活，下消化道：有症状需治疗但不影响日常生活	上消化道：不能充分进食，有呼吸道症状影响日常生活，下消化道：有排便失禁或症状影响日常生活	危及生命	死亡
	注意：放疗相关性粘膜炎的分级见放射性粘膜炎				
恶心	食欲下降，但正常进食	经口纳食明显下降，体重无明显下降，静脉补液小于 24h	进食不足，需静脉补液大于 24h 或鼻饲	危及生命	死亡
消化道坏死	——	——	不能经消化道充分进食需肠外营养或需手术或内镜治疗	危及生命，需脏器切除	死亡
味觉	轻度改变	明显改变	——	——	——
消化道梗阻	无症状，影像或内镜检查可见	有症状影响肠胃功能，需 <24h 静脉补液	有症状严重影响肠胃功能，需≥24h 静脉补液或鼻饲或 TPN	危及生命	死亡
消化道穿孔	无症状，影像或内镜检查可见	需治疗，需 < 24h 静脉补液	需手术治疗；需≥24h 静脉补液或鼻饲或 TPN	危及生命	死亡
直肠炎	轻度不适，不需治疗	需治疗但症状不影响日常生活	症状影响日常生活，需手术治疗	危及生命	死亡
胃下垂	无症状	需注意但不需改变日常生活	胃功能不全，需积极治疗	危及生命	死亡
腮腺改变	涎液轻度变浓，味觉可有轻度改变（如金属味）	涎液浓、粘稠，味觉显著改变，需改变饮食，不影响生活	急性腮腺坏死，严重的（涎液）分泌相关的症状，影响生活	危及生命或致残	死亡
消化道狭窄	无症状，影像或内镜检查可见	有症状影响肠胃功能，需 <24h 静脉补液	严重影响肠胃功能，需≥24h 补液或鼻饲或 TPN；需手术	危及生命	死亡
味觉障碍	轻度改变，饮食无改变	饮食味觉改变，出现不愉快味觉，味觉减退	——	——	——
盲肠炎	无症状，影像或内镜检查可见	腹痛或伴粘液便血便	腹痛，发热，排便习惯改变伴肠梗阻或腹膜刺激征	危及生命	死亡
消化道溃疡	无症状，影像或内镜检查可见	有症状影响肠胃功能，需 <24h 静脉补液	有症状严重影响肠胃功能，需≥24h 静脉补液或鼻饲或 TPN；需手术治疗	危及生命	死亡
呕吐	较疗前呕吐次数多 1 次/24 小时	较疗前呕吐次数多 2～5 次/24 小时，静脉补液小于 24h	较疗前呕吐次数多≥6 次/24 小时，或需静脉补液或 TPN 大于 24h	危及生命	死亡
	也可参考脱水，体重增加的分级见全身症状一节，体重降低的分级见全身症状一节				
胃肠道－其他	轻度	中度	重度	危及生命或致残	死亡

生长和发育

评 级					
不良反应	1	2	3	4	5
骨龄	——	正常 ±2SD	——	——	——
骨发育（股骨头发育）	轻度外翻/内翻畸形	中度外翻/内翻畸形，有症状，影响功能但不影响日常生活	轻度股骨骺滑动，需手术治疗（例如固定），影响日常生活	致残，重度股骨骺滑层 > 60%，无血管性坏死	——
骨发育（肢体长度差异）	轻度长度差异 < 2cm	中度差异 2 ~ 5cm，需鞋垫矫正	严重长度差异 > 5cm，需手术治疗，影响日常生活	致残	——
骨发育：脊柱前凸/后凸	轻度放射学改变	中度凸出，影响功能但不影响日常生活	严重凸出，需手术治疗，妨碍日常生活	致残（例如不能抬头）	——
生长延迟	较生长曲线基线减少 10% ~ 29%	较生长曲线基线减少 30% ~ 49%	较生长曲线基线减少 ≥ 50%	——	——
青春期延迟	——	女性：13 岁无乳腺发育 男性：14.5 岁无 Tanner Stage2 发育	女性：14 岁无性发育 男性：16 岁无性发育 需激素替代治疗	——	——
身材矮小	超过同性别同年龄平均身高 2 个标准差	影响日常生活	——	——	——
生长和发育 - 其他	轻度	中度	重度	危及生命或致残	死亡

出血

评 级					
不良反应	1	2	3	4	5
血肿	轻微症状，不需侵入性治疗	需小的侵入性穿刺或清除	需介入或手术治疗	危及生命，常需紧急治疗	死亡
手术相关出血（术中、术后）	——	——	需输注 2 单位非自体浓缩红细胞，术后需内镜、介入或手术治疗	危及生命	死亡
注：术后时间为手术后 72 小时以内					
中枢神经系统出血	无症状，仅影像学发现	需治疗	需脑室引流，颅内压监护或手术治疗	危及生命，致残或神经功能缺陷	死亡
消化道出血	轻度，不需治疗（口服铁剂除外）	有症状并需治疗，小的烧灼止血	需输血，介入、内镜或手术治疗	危及生命，需紧急治疗	死亡
泌尿生殖道出血	轻微或镜下血尿，不需治疗	肉眼血尿需药物治疗或尿道灌注治疗	需输血，介入、内镜或手术治疗	危及生命，需紧急治疗	死亡
肺及上呼吸道出血	轻度，不需治疗	有症状需治疗	需输血，介入、内镜或手术	危及生命，需紧急治疗	死亡
淤斑（皮肤或粘膜内出血）	少量淤斑	中度淤斑	广泛淤斑	——	——
其他出血	轻度不需输血	——	需输血治疗	大出血，需抢救	死亡

肝胆及胰腺

评 级					
不良反应	1	2	3	4	5
胆囊炎	无症状，仅影像学发现	有症状，需治疗	需介入、内镜或手术治疗	危及生命（如败血症、穿孔）	死亡
肝功能衰竭（临床）	——	黄疸	扑翼样震颤	肝性脑病或昏迷	死亡

胰腺外分泌功能缺陷	——	排便次数增多，量增多，气味加重，脂肪泻	吸收缺陷（如体重下降）	危及生命	死亡
胰腺炎	无症状，血清酶升高和/或影像学发现	有症状，需治疗	需介入放射学或手术治疗	危及生命（如循环衰竭，出血，败血症）	死亡
肝胆及胰腺－其他	轻度	中度	重度	危及生命或致残	死亡

感染

评　　级					
不良反应	1	2	3	4	5
传染性结肠炎（如梭状杆菌感染）	无症状，仅病理学或影像学发现	腹痛伴粘液和/或血便	需静脉输注抗生素或 TPN	危及生命（例如穿孔，出血，局部缺血，坏死或中毒性巨结肠），需要手术切除	死亡
中性粒细胞减少性发热（不明原因的，无临床或微生物学证据的感染）（ANC < 1.0 × 10^9/L，发热≥38.5°C）	——	——	有	危及生命的败血症（如感染性休克、低血压、酸中毒）	死亡
感染（有临床或微生物学证据）伴 3 或 4 级粒细胞减少	——	局限，需要局部治疗	需静脉注射抗生素、抗真菌或抗病毒药物；介入或手术治疗	危及生命（例如感染性休克，低血压，酸中毒，坏死）	死亡
感染伴正常或 1 或 2 级中性粒细胞减少	——	局限，需要局部治疗	需静脉注射抗生素、抗真菌或抗病毒药物；介入或手术治疗	危及生命（例如感染性休克，低血压，酸中毒，坏死）	死亡
感染伴中性粒细胞计数不祥	——	局限，需要局部治疗	需静脉注射抗生素、抗真菌或抗病毒药物；介入或手术治疗	危及生命（例如感染性休克，低血压，酸中毒，坏死）	死亡
机会性感染伴≥2 级淋巴细胞减少症	——	局限，需要局部治疗	需静脉注射抗生素、抗真菌或抗病毒药物；介入或手术治疗	危及生命（例如感染性休克，低血压，酸中毒，坏死）	死亡
病毒性肝炎	有但转氨酶和肝功能正常	转氨酶异常，肝功能正常	有症状的肝功能异常，活检证实的纤维化；代偿性肝硬化	肝功能失代偿（如腹腔积液、凝血障碍，肝性脑病、昏迷）	死亡
感染：其他	轻度	中度	重度	危及生命或致残	死亡

淋巴管

评　　级					
不良反应	1	2	3	4	5
乳糜或淋巴漏	无症状，临床或影像学发现	有症状，需药物治疗	需介入或手术治疗	危及生命	死亡
皮肤淋巴水肿，静脉淋巴水肿	压痕增厚或轻微脱色	明显脱色，皮肤似革状，小乳突形成	——	——	——
头颈部水肿	局限于相关区域，无致残或功能损害	伴功能损害的局限面或颈部水肿	伴功能损害的广泛面颈水肿（例如转颈困难或张口困难）	重度伴溃疡形成或脑水肿；需气管切开或鼻饲	死亡

上肢水肿	在目视双侧肢体差异最大处体积或周径相差5%～10%；经仔细检查发现解剖结构不清或肿胀；凹陷性水肿	在目视双侧肢体差异最大处体积或周径相差＞10%～30%；正常解剖结构明显模糊；皮肤皱褶消失；外形明显异常	在目视双侧肢体差异最大处体积或周径相差≥30%；外形严重异常；影响日常生活	进展为恶性肿瘤（如淋巴管肉瘤）；需截肢术；致残	死亡
躯干/生殖器水肿	经仔细检查发现解剖结构不清；凹陷性水肿	明显的解剖结构不清；皮肤皱褶消失；外形明显异常	影响日常生活；外形严重异常	进展为恶性肿瘤（如淋巴管肉瘤）；致残	死亡
内脏水肿	无症状；仅临床或影像学检查发现	有症状；需治疗	有症状不能经口摄取足够营养，需介入或手术治疗	危及生命	死亡
淋巴水肿性纤维化	轻到中度软组织赘肉，对抬高或挤压无反应，触之中等硬度或海绵状感觉	硬度明显增高	≥40%水肿范围质地显著增高	——	——
淋巴囊肿	无症状，仅临床或影像学检查发现	有症状；需治疗	有症状并需介入或手术治疗	——	——
静脉淋巴条索	无症状，仅临床检查发现	有症状，需治疗	有症状并可导致挛缩或活动度受限	——	——
淋巴：其他	轻度	中度	重度	危及生命或致残	死亡

生化指标

评　　级					
不良反应	1	2	3	4	5
酸中毒	7.3≤pH＜正常	——	7.3＞pH	7.3＞pH并危及生命	死亡
低白蛋白血症	＜LLN～3g/dl	≥2～＜3g/dl	＜2g/dl	——	死亡
碱性磷酸酶	＞ULN～2.5×ULN	＞2.5×ULN～5.0×ULN	＞5.0×ULN～20.0×ULN	＞20.0×ULN	——
碱中毒	7.5≥pH＞正常	——	7.5＜pH	7.5＜pH并危及生命	死亡
SGpT（ALT）	＞ULN～2.5×ULN	＞2.5×ULN～5.0×ULN	＞5.0×ULN～20.0×ULN	＞20.0×ULN	——
淀粉酶	＞ULN～1.5×ULN	＞1.5×ULN～2.0×ULN	＞2.0×ULN～5.0×ULN	＞5.0×ULN	死亡
SGOT（AST）	＞ULN～2.5×ULN	＞2.5×ULN～5.0×ULN	＞5.0×ULN～20.0×ULN	＞20.0×ULN	——
低 HCO_3^-	＜LLN～16mmol/L	＜16～11mmol/L	＜11～8mmol/L	＜8mmol/L	死亡
胆红素	＞ULN～1.5×ULN	＞1.5×ULN～3.0×ULN	＞3.0×ULN～10.0×ULN	＞10.0×ULN	——
低钙血症	＜LLN～2.0mmol/L 离子型＜LLN～1.0mmol/L	＜2.0～1.75mmol/L 离子型＜1.0～0.9mmol/L	＜1.75～1.5mmol/L 离子型＜0.9～0.8mmol/L	＜1.5mmol/L 离子型＜0.8mmol/L	死亡
高钙血症	＞ULN～2.9mmol/L 离子型＞ULN～1.5mmol/L	＞2.9～3.1mmol/L 离子型＞1.5～1.6mmol/L	＞3.1～3.4mmol/L 离子型＞1.6～1.8mmol/L	＞3.4mmol/L 离子型＞1.8mmol/L	死亡
高胆固醇	＞ULN～7.75mmol/L	＞7.75～10.34mmol/L	＞10.34～12.92mmol/L	＞12.92mmol/L	——
CPK	＞ULN～2.5×ULN	＞2.5×ULN～5.0×ULN	＞5.0×ULN～10.0×ULN	＞10.0×ULN	死亡
肌酐	＞ULN～1.5×ULN	＞1.5×ULN～3.0×ULN	＞3.0×ULN～6.0×ULN	＞6.0×ULN	死亡
GGT（γ-谷氨酰转肽酶）	＞ULN～2.5×ULN	＞2.5×ULN～5.0×ULN	＞5.0×ULN～20.0×ULN	＞20.0×ULN	——
GFR	＜75%～50% LLN	＜50%～25% LLN	＜25% LLN，不需长期透析	长期透析或肾移植	死亡
高血糖	＞ULN～8.9mmol/L	＞8.9～13.9mmol/L	＞13.9～27.8mmol/L	＞27.8mmol/L或酸中毒	死亡
低血糖	＜LLN～3.0mmol/L	＜3.0～2.2mmol/L	＜2.2～1.7mmol/L	＜1.7mmol/L	死亡
血红蛋白尿	有	——	——	——	——
脂肪酶	＞ULN～1.5×ULN	＞1.5×ULN～2.0×ULN	＞2.0×ULN～5.0×ULN	＞5.0×ULN	——
高镁血症	＞ULN～1.23mmol/L	——	＞1.23～3.30mmol/L	＞3.30mmol/L	死亡
低镁血症	＜LLN～0.5mmol/L	＜0.5～0.4mmol/L	＜0.4～0.3mmol/L	＜0.3mmol/L	死亡

低磷血症	< LLN ~ 0.8mmol/L	< 0.8 ~ 0.6mmol/L	< 0.6 ~ 0.3mmol/L	< 0.3mmol/L	死亡
高钾血症	> ULN ~ 5.5mmol/L	> 5.5 ~ 6.0mmol/L	> 6.0 ~ 7.0mmol/L	> 7.0mmol/L	死亡
低钾血症	< LLN ~ 3.0mmol/L	——	< 3.0 ~ 2.5mmol/L	< 2.5mmol/L	死亡
蛋白尿	1 + 或0.15 ~ 1.0g/24h	2 + 或3 + 或 > 1.0 ~ 3.5g/24h	4 + 或 > 3.5g/24h	肾病综合征	死亡
高钠血症	> ULN ~ 150mmol/L	> 150 ~ 155mmol/L	> 155 ~ 160mmol/L	> 160mmol/L	死亡
低钠血症	< LLN ~ 130mmol/L	——	< 130 ~ 120mmol/L	< 120mmol/L	死亡
高甘油三酯	> ULN ~ 2.5 × ULN	> 2.5 × ULN ~ 5.0 × ULN	> 5.0 × ULN ~ 10.0 × ULN	> 10.0 × ULN	——
高尿酸血症	≤0.59mmol/L 没有体检异常	——	≤0.59mmol/L 有体检异常	> 0.59mmol/L	死亡
生化指标：其他	轻度	中度	重度	危及生命或致残	死亡

骨骼和肌肉异常

评　级					
不良反应	1	2	3	4	5
关节炎	轻度疼痛，伴有炎症，水肿或关节肿胀，但不影响功能	中度疼痛，伴有炎症，水肿或关节肿胀，影响功能，但不影响日常活动	重度疼痛，伴有炎症，水肿或关节肿胀，影响功能，影响日常活动	致残	死亡
注：当关节炎（如关节炎症或关节的炎症状态）的诊断确认时。关节痛的分级见疼痛项					
脊柱侧凸	≤20°；临床查体不能检出	> 20° ~ 45°；可见前屈；影响功能但不影响日常生活活动	> 45°；肩胛骨隆起前屈；需手术治疗；影响日常生活活动	致残（例如影响心肺功能）	死亡
颈椎活动度	旋转或屈曲轻度受限 60° ~ 70°	左右旋转 < 60°，屈曲 < 60°	关节僵硬、多段椎体融合	——	——
注：旋转 60° ~ 65°可练习倒车动作；屈曲 60° ~ 65°可练习系鞋带动作					
外生骨疣	无症状	多处；疼痛或影响功能	需切除治疗	发展为恶性肿瘤（例如软骨肉瘤）	死亡
下肢功能（步态）	只有经验者才能发现的跛行步行 ≥ 1km；行走需要手杖支撑	显著跛行或肢体功能受限，但能行走 ≥ 0.1km；行走需要拐杖支撑	重度跛行伴迈步蹒跚；行走受限	不能行走	——
尚需考虑共济失调；全身或特定区域（非神经性）肌无力					
上肢功能	患肢能完成大部分家务活动或工作	在健肢协助下可完成大部分家务活动或工作	影响日常生活活动	致残；患肢无功能	——
纤维化（美容）	仔细检查可发现	比较容易发现但未毁容	明显毁容；若患者愿意有手术治疗的适应证	——	——
结缔组织纤维化	密度增加，如海绵样感觉	密度增加变硬或活动受限	密度增加伴组织固定；需手术治疗；影响日常生活活动	危及生命；致残；肢体缺损；影响重要器官功能	死亡
尚需考虑硬化/纤维化（皮肤和皮下组织）；全身或特定区域（非神经性）肌无力 - 选择；神经病学：运动；神经病学：感觉					
骨折	无症状，仅放射影像学发现	有症状但无错位；需要固定	有症状有错位或开放性骨折；需手术治疗	致残；需截肢术	死亡
关节积液	无症状，仅临床或放射影像学发现	有症状；影响功能但不影响日常生活活动	有症状并影响日常生活活动	致残	死亡
尚需考虑关节炎（非化脓性）					
关节功能	僵硬并影响体育活动；≤25% 活动范围丧失	僵硬影响功能但不影响日常生活活动；> 25% ~ 50% 活动范围丧失	僵硬影响日常生活；> 50% ~ 75% 活动范围丧失	关节固定或无功能（关节融合术）；≥ 75% 活动范围丧失	——
尚需考虑关节炎（非化脓性）					

局部并发症－装置/假体	无症状	有症状，但不影响日常生活活动；局部伤口护理；需药物治疗	有症状；影响日常生活活动；需手术治疗（如装置置换，重建）	危及生命；致残；肢体或器官丧失	死亡
腰椎活动度	僵硬，弯腰拾起地板上极轻物品困难但可以完成	能弯曲但需要辅助设施以拾起地板上极轻物品	多节段关节僵硬、融合不能屈曲（如不能拾起地板上极轻物品）	——	——
全身或特定区域（非神经性）肌无力	无症状，体格检查无力	有症状并影响功能，但不影响日常生活活动	有症状并影响日常生活活动	危及生命；致残	死亡
尚需考虑疲劳（衰弱，嗜睡，不适）					
肌肉/骨骼发育不全	美观上和功能上轻微发育不全	畸形，发育不全，或可修复的不对称（如鞋底垫高）或以衣物掩饰	明显功能性畸形，发育不全，或不对称，通过修复或衣物不能纠正	致残	——
肌炎（肌肉炎症/损伤）	轻度疼痛，不影响功能	疼痛影响功能，但不影响日常生活	疼痛影响日常生活活动	致残	死亡
注：肌炎包括肌肉损伤（如肌酸磷酸激酶升高）					
尚需考虑肌酸磷酸激酶；疼痛－选择					
骨坏死（缺血性坏死）	无症状，仅放射影像学发现	有症状并影响功能，但不影响日常生活活动；需少量骨摘除（如较小死骨摘除术）	有症状并影响日常生活活动；需手术或高压氧治疗	致残	死亡
骨质疏松症	有影像学表现或骨密度T值－1至－2.5并无身高减少、不需治疗	骨密度T值<－2.5；身高减少<2cm；需抗骨质疏松治疗	骨折；身高减少≥2cm	致残	死亡
血肿	无症状	有症状；需药物治疗或简单穿刺治疗	有症状，需放射介入或手术治疗	——	——
软组织坏死（注明部位）	——	局部伤口护理；需药物治疗	手术清创或其他有创性治疗（如高压氧）	危及生命；较大的有创性治疗（例如组织重建，皮瓣或移植）	死亡
张口受限（张口困难，受限制或疼痛）	活动受限，不影响进食	活动受限，需小口进食，进软食或流质	不能经口摄取足够营养	——	——
伤口感染分级见感染项					
非感染性伤口分级见皮肤病学非感染性创伤并发症					
肌肉和骨骼异常：其他	轻度	中度	重度	危及生命；致残	死亡

神经系统

评　级					
不良反应	1	2	3	4	5
运动性/感受性失语症的分级见言语障碍（例如言语障碍或失语症）					
呼吸暂停	——	——	存在	需插管	死亡
蛛网膜炎、假性脑膜炎、神经根炎	有症状不影响功能；需药物治疗	有症状（如畏光、恶心），影响功能，但不影响日常活动和生活	有症状，影响日常活动和生活	危及生命；致残（例如截瘫）	死亡
尚需考虑发热、感染、疼痛、呕吐					
共济失调	无症状	有症状，不影响日常生活活动	有症状，影响日常生活活动；需机械辅助设备	致残	死亡
注：共济失调指药物或手术治疗所致					

臂丛神经	无症状	有症状，不影响日常生活	有症状，影响日常生活活动；需机械辅助设备	致残	死亡
脑缺血	——	无症状，仅放射影像学发现	一过性脑缺血发作（TIA）持续时间≤24h	脑血管意外（卒中等），神经功能缺陷>24h	死亡
中枢系统出血的分级见出血部分					
中枢神经系统坏死	无症状，仅放射影像学发现	有症状，不影响日常生活活动；需药物治疗	有症状并影响日常生活活动；需高压氧治疗	危及生命；致残；需手术干预或治疗中枢神经系统坏死进展	死亡
认知障碍	轻度认知无能；不影响工作、学习、生活能力；不需特殊教育和设施	中度认知障碍；影响工作、学习、生活能力但能独自生活；部分时间需要专用设施	严重认知障碍，明显妨碍工作、学习、生活能力	不能完成日常生活活动；全部时间需要特殊设施	死亡
注：认知障碍用于注意力缺陷障碍					
意识模糊	一过性精神错乱，定向力障碍或注意力不集中	影响功能的精神错乱，定向力障碍或注意力不集中，但不影响日常生活活动	精神错乱或谵妄影响日常生活活动	自残或对他人有伤害性；需住院治疗	死亡
注：注意力缺陷障碍应用认知障碍分级					
眩晕	仅伴有头不随意运动或眼震；不影响功能	影响功能但不影响日常生活活动	影响日常生活活动	致残	——
注：眩晕包括平衡失稳，头晕					
运动性/感受性失语症的分级见言语障碍（例如言语障碍或失语症）					
脑病	——	轻度症状或体征；不影响日常生活活动	影响日常生活活动的症状和体征；需住院治疗	危及生命；致残	死亡
尚考虑：认知障碍；精神错乱；眩晕；记忆力受损；精神状态；心境改变；精神病；嗜睡或抑郁的意识状态					
锥体外系/不随意运动	轻度不随意运动，不影响功能	中度不随意运动，影响功能，不影响日常生活活动	严重不随意运动或斜颈，影响日常生活	致残	死亡
脑水肿	无症状，经放射影像学发现	轻度到中度症状，不影响日常生活活动	严重症状或神经功能缺陷，影响日常生活活动	致残	死亡
易激惹（<3岁儿童）	轻度；容易安慰	中度；需多照料	严重；安慰无效	——	——
喉神经功能障碍	无症状，仅临床检查或测验发现	有症状，不影响日常生活活动；不需治疗	有症状，影响日常生活活动；需要治疗（甲状软骨成形术，声带注射）	危及生命；需气管造口术	死亡
脑脊液漏	一过性头痛；需改变体位治疗	有症状，不影响日常生活活动；需补充血容量	有症状，影响日常生活活动；需手术治疗	危及生命；致残	死亡
注：脑脊液漏用于手术关联性脑脊液漏并且持续时间超过72小时					
脑白质病（放射影像学发现）	蛛网膜下腔轻度扩张；脑室轻度扩大；小灶性T2高信号区，累及室周白质或小于1/3大脑易受损区域	蛛网膜下腔中度扩张；脑室中度扩大；局灶T2高信号区累及室管膜下区域白质或1/3~2/3大脑易受损区域	蛛网膜下腔重度扩张；脑室重度扩大；T2高信号区累及几乎全部白质或弥漫性密度减低（CT）	——	——
注：脑白质病是弥漫性白质病变，与坏死无关联。脑白质病（放射影像学发现）不包括无神经组织的腔隙					
记忆力损害	记忆力损害不影响功能	记忆力损害影响功能，但不妨碍日常生活	记忆力损害妨碍日常生活	健忘症	——
精神状态	——	通过Folstein简明精神状态量表（MMSE）发现低于正常年龄和教育标准1~3点	通过Folstein MMSE发现低于正常年龄和教育标准>3点	——	——

心境改变 焦虑 抑郁 欣快	轻度心境改变不影响功能	中度心境改变影响功能，但不影响日常生活；需药物治疗	重度心境改变妨碍日常生活	自杀倾向；危及自己或他人	死亡
脊髓炎	无症状或轻微症状（例如 Lhermitte's 征）	感觉减弱或缺失不影响日常生活活动	感觉减弱或缺失影响日常生活活动	致残	死亡
神经痛分级见疼痛					
脑神经病（十二对脑颅神经）	无症状，仅体检发现	有症状，不妨碍日常生活活动	有症状，妨碍日常生活活动	危及生命；致残	死亡
运动性神经病	无症状，仅体检发现减弱	有乏力症状，影响功能，但不妨碍日常生活活动	有乏力，妨碍日常生活；行走需要支撑或辅助设施（如拐杖）	危及生命；致残（如麻痹）	死亡
尚需考虑喉神经功能障碍；膈神经功能障碍					
感觉性神经病	无症状；深腱反射丧失或感觉异常（如麻刺感）但不影响功能	感觉改变或异常（如麻刺感），影响功能但不妨碍日常生活活动	感觉改变或异常妨碍日常生活活动	感觉丧失	死亡
个性/行为	有改变，但对病人的个人和家庭无负面影响	改变，对病人个人和家庭有负面影响	需要心理治疗	对他人或自己产生危害，需住院治疗	死亡
膈神经功能障碍	无症状，仅体检发现	有症状但不影响日常生活；不需治疗	明显功能障碍；需要治疗（例如膈肌折叠术）	危及生命的呼吸障碍；需机械通气	死亡
精神病	——	短暂发作	影响日常生活活动；需要药物，监管或限制	对他人或自己构成伤害；危及生命	死亡
锥体系功能障碍（例如音调上升，反射亢进，巴氏征阳性，精细运动不协调）	无症状，仅体检/检查异常	有症状；影响功能但不妨碍日常生活活动	妨碍日常生活活动	致残	死亡
抽搐	——	一次短暂全身发作；抗癫痫药物容易控制或偶有局部运动性发作，不妨碍日常生活活动	发作时伴意识改变；药物控制差，治疗时仍有突破性发作	任何难控制，发作时间延长或反复的抽搐（如难治性癫痫）	死亡
嗜睡	——	嗜睡或处于镇静状态，影响功能，但不影响日常生活	反应迟钝，难于唤醒；影响日常生活	昏迷	死亡
言语障碍（例如言语障碍或失语症）	——	可发现有语言理解或表达困难，但不影响交流能力	语言理解或表达困难，影响交流能力	无法交流	——
注：言语障碍指原发性中枢神经病变，非神经病变或效应器障碍					
尚需考虑喉神经功能障碍；声音改变/发音困难（例如声嘶，失声，嗓音改变或喉炎）					
晕厥	——	——	有	危及生命	死亡
尚需考虑中枢神经系统脑血管局部缺血，传导异常/房室传导阻滞，室上性和节性心律失常，血管迷走神经亢进、室性心律失常					
味觉改变（第Ⅶ、Ⅸ脑神经）分级见消化道味觉分级					
震颤	轻度和短暂或间歇性震颤不影响功能	中度震颤影响功能，不妨碍日常生活	重度震颤妨碍日常生活	致残	——
神经系统：其他	轻度	中度	重度	危及生命；致残	死亡

视觉、视力

评　　级					
不良反应	1	2	3	4	5
白内障	无症状；仅检查发现	有症状，视力中度下降；视力下降可被眼镜矫正	有症状，视力明显下降；需手术治疗（如白内障手术）	—	—
干眼综合征	轻度，不需治疗	有症状，影响功能但不妨碍日常生活活动；需药物治疗	有症状或视力下降妨碍日常生活活动；需手术治疗	—	—
眼睑功能障碍	无症状	有症状，影响功能但不妨碍日常生活；需要局部用药或脱毛	有症状；妨碍日常生活；需手术治疗	—	—
注：眼睑功能障碍包括泪管狭窄，睑外翻，睑内翻，红斑，睫毛脱落，睑球粘连，毛细血管扩张，变厚或倒睫					
尚需考虑脑神经病变					
青光眼	眼内压升高需一种药物局部治疗，无视野缺损	眼内压升高致视野缺损（例如鼻侧或颞侧）；需多种药物局部治疗或口服药物	眼内压升高致视野明显缺损（例如累及上下视野）；需手术治疗	眼内压升高致失明；需要摘除术	—
角膜炎（角膜炎症/角膜溃疡）	仅异常眼科学改变；不需要治疗	有症状，影响功能但不妨碍日常生活	有症状并妨碍日常生活；需要手术治疗	穿孔或失明	—
眼肌无力分级见肌肉骨骼/软组织分类全身或特定区域肌无力					
夜盲	有症状，不影响功能	有症状，影响功能但不妨碍日常生活	有症状并妨碍日常生活	致残	—
眼震	无症状	有症状，影响功能但不妨碍日常生活	有症状并妨碍日常生活	致残	—
尚需考虑脑神经病、眼肌麻痹、复视					
眼表疾病	无症状或微小症状但不影响功能	有症状，影响功能但不妨碍日常生活活动；需要表面抗生素或其他表面治疗	有症状，妨碍日常生活活动；需手术治疗	—	—
注：眼表疾病包括结膜炎，角膜结膜炎，结膜水肿，角化，和睑结膜角化					
眼肌麻痹/复视	间歇性有症状，不需治疗	有症状并影响功能但不妨碍日常生活活动	有症状并妨碍日常生活活动；需手术治疗	致残	—
尚需考虑脑神经病变					
视盘水肿	无症状	视力下降；视野缺失	视力下降；明显视野缺失但中央缺失小于20°	失明	—
尚需考虑脑神经病变					
眼球前突/内陷	无症状，不需治疗	有症状并影响功能，但不妨碍日常生活活动	有症状并妨碍日常生活活动	—	—
视网膜剥离	渗出性；无中心视野缺失；不需治疗	渗出性伴视力下降但不需治疗	孔源性或渗出性剥离；需手术治疗	失明	—
视网膜病	无症状	有症状伴视力中度下降	有症状伴视力明显下降	失明	—
巩膜坏死	无症状或有症状但不影响功能	有症状，影响功能但不妨碍日常生活；视力中度下降；需要药物治疗	有症状，妨碍日常生活；视力明显下降；需要手术治疗	失明；疼痛眼需要摘除术	—
葡萄膜炎	无症状	前葡萄膜炎；需要药物治疗	后或平葡萄膜炎；需要手术治疗	失明	—
视物模糊	有症状不影响功能	有症状并影响功能但不妨碍日常生活	有症状并妨碍日常生活	致残	—

视觉闪光	有症状不影响功能	有症状并影响功能但不妨碍日常生活	有症状并妨碍日常生活	致残	——
畏光	有症状不影响功能	有症状并影响功能但不妨碍日常生活	有症状并妨碍日常生活	致残	——
玻璃体出血	无症状，仅临床检查发现	有症状并影响功能但不妨碍日常生活；不需治疗	有症状并妨碍日常生活，需要玻璃体手术	——	——
溢泪	有症状，不需治疗	有症状并影响功能但不妨碍日常生活	有症状并妨碍日常生活	——	——
视觉、视力：其他	有症状，不影响功能	有症状，影响功能，但不影响日常活动和生活	有症状，影响日常活动和生活	失明	死亡

疼痛

评　级					
不良反应	1	2	3	4	5
疼痛 选择—— 见下面分类	轻度疼痛不影响功能	中度疼痛；疼痛或镇痛药物影响功能，但不影响日常生活活动。	重度疼痛；疼痛或镇痛药物影响日常生活活动。	致残	——
分类					
听力/耳		肝胆/胰腺		肺/上呼吸道（续）	
－外耳		－胆囊		－窦	
－中耳		－肝脏		－咽喉	
心血管		淋巴系统		肾/泌尿	
－心脏		－淋巴结		－膀胱	
－心包		肌肉骨骼		－肾脏	
皮肤病学/皮肤		－背部		性/生殖功能	
－面		－骨骼		－乳腺	
－唇		－臀		－卵巢	
－齿龈		－四肢		－盆腔	
－头皮		－关节		－阴茎	
－皮肤		－肌肉		－会阴	
消化道		－颈		－前列腺	
－腹部 未作特殊说明		－幻肢痛		－睾丸	
－肛门		神经病学		－阴囊	
－牙齿/牙周		－头痛		－尿道	
－食管		－周围神经痛		－子宫	
－口腔		视力		－	
－腹膜		－眼			
－直肠		肺/上呼吸道			
－胃		－胸壁			
全身		－胸部 未作特殊说明			
－疼痛 未作特殊说明		－喉			
－肿瘤疼痛		－胸膜			

上呼吸道和肺

评级					
不良反应	1	2	3	4	5
ARDS	——	——	有，但无需气管插管	有，但需气管插管	死亡
误吸	无症状（静息性误吸）；仅内镜或影像学发现	有症状（如进食习惯改变，因误吸致咳嗽、憋气）；需要药物治疗（例如抗生素，或吸氧）	有临床或影像学证据的肺炎；不能经口进食	危及生命（如吸入性肺炎）	死亡
肺不张	无症状	有症状（如胸闷，咳嗽），需要治疗（例如气管镜下吸出，胸部理疗，吸痰）	需要手术治疗（如支架，激光）	危及生命的呼吸道症状	死亡
支气管痉挛、哮喘	无症状	有症状但不影响功能	有症状并影响功能	危及生命	死亡
一氧化碳弥散功能	预期值的90%～75%	预期值的<75%～50%	预期值的<50%～25%	预期值的<25%	死亡
乳糜胸	无症状	有症状；需胸腔穿刺或引流	需手术治疗	危及生命（如血流动力学不稳定或需要通气支持）	死亡
咳嗽	有症状，仅需非麻醉镇咳药物	有症状并需麻醉性镇咳药	有症状并显著影响睡眠或日常生活	——	——
呼吸困难	活动后呼吸困难，但可爬一段楼梯而无需停顿	活动后呼吸困难，不能无停顿爬一段楼梯或走一个街区（0.1km）	呼吸困难影响日常生活	休息时呼吸困难；需要插管或通气支持	死亡
喉水肿	无症状性，仅检查发现	有症状性，无呼吸窘迫	喘鸣；呼吸窘迫；影响日常生活	危及生命的气道症状；需要气管切开，插管或喉切开	死亡
FEV_1	预期值的90%～75%	预期值的<75%～50%	预期值的<50%～25%	预期值的<25%	死亡
肺/上呼吸道瘘	无症状，仅影像学发现	有症状，需要插管引流或药物治疗；呼吸功能有改变但不影响日常生活	有症状并伴呼吸功能改变影响日常生活；或需内镜治疗（如支架）或需要手术	危及生命的后果；需胸廓成形术，长期开放引流术或多处胸廓切开术	死亡
呃逆	无症状	有症状，需治疗	有症状，明显影响睡眠或日常生活	—	——
缺氧	——	活动时氧饱和度减少（例如血氧饱和度<88%）；需间断性氧气吸入	休息时氧饱和度减少；持续氧气吸入	危及生命；需要插管或机械通气	死亡
鼻腔/鼻窦反应	无症状的粘膜结痂，血色分泌物	有症状的狭窄或水肿影响通气	狭窄伴明显鼻塞；影响日常生活	软组织或骨坏死	死亡
气道阻塞\狭窄	无症状，体检、内镜或放射学检查发现	有症状（例如呼吸声音变粗），但无呼吸窘迫；需要药物治疗（如类固醇）	影响日常生活；喘鸣，或需内镜下治疗（如支架、激光）	危及生命的气道症状；需气管切开或插管	死亡
胸腔积液（非恶性）	无症状	有症状，需利尿剂治疗或不超过2次胸腔穿刺治疗	有症状并需要吸氧，>2次胸腔穿刺治疗，置管引流或胸膜剥脱术	危及生命（例如血流动力学不稳定或需要机械通气支持）	死亡
肺炎	无症状，仅影像学发现	有症状，但不影响日常生活	有症状，影响日常生活；需要吸氧	危及生命；需要机械通气治疗	死亡

气胸	无症状，仅影像学发现	有症状；需要治疗（如住院观察，不用硬化症的置管治疗）	需使用硬化症和/或需要手术治疗	危及生命，引起血流动力学不稳定（如张力性气胸）；需机械通气	死亡
肺切除术后胸部长期置引流管或气管漏	——	需硬化症或胸廓造口术	需手术治疗（如应用封闭剂的开胸术）	危及生命；虚弱；需器官切除	死亡
肺切除术后插管时间延长（术后 > 24 小时）	——	术后 24 ~ 72 小时拔管	术后 >72 小时拔管，但在需气管造口术前	需气管造口术	死亡
肺纤维化（影像学改变）	轻微的影像学改变（或斑片状改变），影像学估计纤维化体积 <25% 全肺	影像学斑片状的改变，影像学估计纤维化体积占 25% ~ <50% 全肺	密度增高或广泛浸润、实变影，估计纤维化体积占 50% ~ <75% 全肺	影像学估计纤维化体积占 ≥75% 全肺；呈蜂窝样	死亡
肺活量	预期值的 90% ~75%	预期值的 <75% ~50%	预期值的 <50% ~25%	预期值的 <25%	死亡
声音改变/发音困难（如声嘶，失声或音调改变，喉炎）	轻度或间断声嘶或声音改变，但可以理解	中度或持续声音改变，偶尔需要重复，可用电话交谈	声音严重改变包括长期低语；需要频繁重复或面对面交流以方便理解；需要器械辅助（如电子喉）交流 ≤50%	致残；声音不可理解或失音；需要器械辅助（例如电子喉）交流 >50% 或需书写交流 >50%	死亡
上呼吸道和肺：其他	轻度	中度	重度	危及生命；致残	死亡

肾、泌尿生殖系统

评 级					
不良反应	1	2	3	4	5
膀胱痉挛	无症状，不需治疗	有症状，需要抗痉挛药治疗	需要麻醉类药物治疗	需要大的手术治疗（如膀胱切除术）	——
膀胱炎	无症状	有排尿困难；肉眼血尿	需输液；静脉镇痛治疗；膀胱灌洗	大出血	死亡
尚需考虑感染					
泌尿生殖瘘	无症状，仅放射影像学发现	有症状；需要非侵入性治疗	有症状影响日常生活；需要侵入性治疗	危及生命；需要手术治疗切除部分或全部器官；持续导尿	死亡
注：瘘指两个体腔，潜在腔隙和/或皮肤的异常交通。其位置指异常发生的原发位置					
尿失禁	偶尔（如咳嗽，打喷嚏时），不需要尿垫	自发性，需要尿垫	影响日常生活；需要治疗（如夹闭，注射胶原）	需要手术治疗（例如膀胱切除或持续导尿）	——
泌尿生殖道漏（包括吻合口）	无症状，仅放射影像学发现	有症状；需要非侵袭性治疗	有症状影响日常生活；需要侵入性治疗	危及生命；需要手术治疗切除部分或全部器官；持续导尿	死亡
注：泌尿生殖道漏（包括吻合口）指临床症状和体征或放射影像学证实吻合口发生漏但尚未发展成为瘘道					
泌尿生殖道梗阻	无症状，仅放射影像学或内镜发现	有症状但无肾盂积水、脓毒血症或肾功能衰竭；需要扩张或内镜下修补或支架治疗	有症状伴器官功能改变（例如脓毒血症或肾盂积水或肾功能衰竭）；需要手术治疗	危及生命；器官功能衰竭或需手术切除全部器官	死亡
手术损伤的分级见外科/手术过程损失分类部分					

泌尿生殖道穿孔	无症状仅放射影像学发现	有症状，合并肾功能、泌尿道功能改变	有症状；需要手术治疗	危及生命或器官功能衰竭；需要手术切除全部器官	死亡
泌尿生殖道脱垂	无症状，不需治疗或特别护理	需特殊护理；局麻下小的修补治疗	功能障碍；需要手术治疗或大的修补手术	危及生命	死亡
注：其他吻合口并发症分级可见泌尿生殖道瘘；泌尿生殖道漏；泌尿生殖道阻塞；泌尿生殖道穿孔；泌尿生殖道狭窄（包括吻合口）					
肾功能衰竭	——	——	不需长期透析	需要长期透析治疗或需肾移植	死亡
泌尿生殖道狭窄（包括吻合口）	无症状，仅放射影像学或内镜发现	有症状但无肾盂积水、脓毒血症或肾功能衰竭；需要扩张或内镜修补或支架治疗	有症状并伴器官功能改变（如脓毒血症或肾盂积水或肾功能衰竭）；需要手术治疗	危及生命；器官功能衰竭或需手术切除器官	死亡
尚需考虑泌尿生殖道阻塞					
泌尿性电解质丢失（例如Fanconi's 综合征，肾小管性酸中毒）	无症状，不需治疗	轻度，可逆并可替代治疗控制	不可逆，需要持续替代治疗	——	——
尚需考虑酸中毒（代谢性或呼吸性）；低碳酸氢盐血症；低钙血症；低磷酸盐血症					
尿频/尿急	尿频或夜尿为正常的2倍；遗尿	大于正常的2倍但少于每小时1次	每小时超过1次，尿急；需要导尿	——	——
尿潴留（包括神经源性膀胱）	排尿慢或滴沥，无明显残留尿；术后即发生的尿潴留	需要药物治疗的排尿困难；手术后有尿潴留，需留置导尿少于6周	超过每天1次的导尿治疗；需要泌尿外科治疗（例如TURP，耻骨上置管，尿道切开术）	危及生命；器官衰竭（如膀胱破裂）；需要手术切除器官	死亡
注：如知道潴留病因其分级见泌尿生殖道阻塞；泌尿生殖道狭窄					
尚需考虑泌尿生殖道阻塞；泌尿生殖道狭窄					
尿色改变	存在	——	——	——	——
注：尿色改变指与饮食或生理原因无关（如胆红素，浓缩尿和血尿）					
肾脏/泌尿生殖道：其他	轻度	中度	重度	危及生命；致残	死亡

第二恶性肿瘤

评　　级					
不良反应	1	2	3	4	5
可能与治疗相关的第二恶性肿瘤	——	——	不危及生命的皮肤基底细胞或鳞状细胞癌	实体瘤，白血病或淋巴瘤	死亡

性和生殖功能

评　　级					
不良反应	1	2	3	4	5
乳腺功能/泌乳	乳腺异常，无显著功能改变	乳腺异常，显著功能改变	——	——	——
乳头变形	轻度乳头不对称，不影响泌乳功能	乳头不对称并轻微影响泌乳	明显影响泌乳	——	——
乳腺外形/发育不良	轻微不对称；轻度发育不良	不对称存在≤1/3乳腺；中度乳腺发育不良	不对称存在≥1/3乳腺；严重乳腺发育不良	——	——

勃起功能障碍	勃起功能下降（勃起频次/硬度），但不需辅助措施	勃起功能下降（勃起频次/硬度），需要辅助措施	勃起功能下降（勃起频次/硬度），辅助措施无效；需阴茎修补	——	——
射精功能障碍	射精减少	不射精或反向射精	——	——	——
男乳发育	——	无症状乳腺增大	有症状乳腺增大；需治疗	——	——
不孕/不育	——	男性：精子数目减少 女性：排卵减少	男性：精子缺乏 女性：无卵症	——	——
月经不调	1～3个月无月经	>3～6个月无月经但月经周期尚存在	持续闭经>6个月	——	——
性欲	减退但不影响性关系；不需治疗	减退并给性关系带来负面影响；需要治疗	——	——	——
性高潮障碍	一过性减少	性高潮减少，需要治疗	无性高潮；对治疗无反应	——	——
阴道分泌物(非感染性)	轻度	中到重度；需要加衬垫	——	——	——
阴道干燥	轻度	影响性功能；性交困难；需要治疗	——	——	——
阴道粘膜炎	粘膜红斑；轻微症状	斑片状溃疡；中度症状或性交困难	融合性溃疡；触之易出血；不能耐受阴道检查、性交或置止血垫	组织坏死；明显自发性出血；危及生命	——
阴道狭窄/长度	阴道狭窄和/或缩短，不影响功能	阴道狭窄和/或缩短，影响功能	完全消失；手术无法矫正	——	——
阴道炎（非感染性）	轻度，不需治疗	中度，需要治疗	严重，治疗不能减轻；溃疡，但不需手术治疗	溃疡并需手术治疗	——
性/生殖功能：其他	轻度	中度	重度	致残	死亡

手术损伤

评 级					
不良反应	1	2	3	4	5
术中损伤	受损组织、器官需修补	受损组织、器官需部分切除	受损组织、器官需完全切除或重建	致残，危及生命	——
术中损伤：其他	受损组织、器官需修补	受损组织、器官需部分切除	受损组织、器官需完全切除或重建	致残，危及生命	——
注：被选择的不良反应定义为显著的、非预期的损伤					
手术出血分级见出血分类的外科手术，手术中或术后出血项					

综合征

评 级					
不良反应	1	2	3	4	5
酒精不耐受综合征	——	——	存在	——	死亡
细胞因子释放综合征/急性输液反应	轻度反应；不需中断输液；不需治疗	需要治疗或中断输液但对症治疗敏感（如抗组胺类、非甾体抗炎药、麻醉药、静脉输液）；预防性药物治疗≤24h	时间延长（如对症治疗和/或中断输液效果欠佳）；初步改进后症状复发；需要针对后遗症的住院治疗（如肾功能损害，肺水肿）	危及生命；加压或辅助呼吸支持治疗	死亡
流感综合征	有症状但不影响功能	中度或导致部分影响日常生活	重度症状，影响日常生活	致残	死亡

维甲酸综合征	体液潴留；体重增加不超过3kg；需要限制液体入量和/或利尿剂	轻至中度症状；需要皮质激素治疗	严重；需要住院治疗	危及生命；需要机械通气	死亡
肿瘤症状闪耀现象	轻度疼痛不影响功能	中度疼痛；疼痛或镇痛药影响功能，但不影响日常生活	严重疼痛；疼痛或镇痛药影响功能和日常生活	致残	死亡
肿瘤溶解综合征	——	——	存在	——	死亡
综合征：其他	轻度	中度	重度	危及生命；致残	死亡

血管

评　　级					
不良反应	1	2	3	4	5
急性血管渗漏综合征	——	无症状，不需要补液治疗	影响呼吸或需要补液治疗	危及生命；升压或机械通气支持	死亡
外周动脉缺血	——	偶发短暂缺血（＜24小时）非手术方法可控制，非持久性缺血	反复发作或延长（≥24小时）和/或需要侵入性治疗	危及生命，致残和/或合并肢体损害（例如截肢）	死亡
静脉炎（包括浅静脉血栓形成）	——	存在	——	——	——
门静脉血流	——	门静脉血流减少	门静脉血流反流	——	——
血栓/栓塞（与血管通路相关）	——	深静脉血栓或心内血栓形成；不需要治疗（例如抗凝、溶栓、滤过、侵入性治疗）	深静脉血栓或心内血栓形成；需要治疗（例如抗凝、溶栓、滤过、侵入性治疗）	包括肺栓塞的血栓事件发生或危及生命的血栓	死亡
血栓/栓塞	——	深静脉血栓或心内血栓形成；不需要治疗（例如抗凝、溶栓、滤过、侵入性治疗）	深静脉血栓或心内血栓形成；需要治疗（例如抗凝、溶栓、滤过、侵入性治疗）	包括肺栓塞的血栓事件发生或危及生命的血栓	死亡
动脉损伤	无症状，只诊断发现；不需治疗	有症状（例如跛行）；不影响日常生活；不需要修补	有症状影响日常生活；需要修补	危及生命；致残；终末器官受损（例如中、器官或肢体丧失）	死亡
静脉损伤	无症状，只诊断发现；不需治疗	有症状（例如跛行）；不影响日常生活；不需要修补	有症状影响日常生活；需要修补	危及生命；致残；终末器官受损	死亡
内脏动脉缺血（非心肌梗死）	——	偶发短暂缺血（＜24小时）非手术方法可控制，非持续性缺血	反复发作或延长（≥24小时）和/或需要侵入性治疗	危及生命，致残和/或合并终末器官损害	死亡
血管：其他	轻度	中度	重度	危及生命；致残	死亡

注：原文来自：http：//ctep. info. nih. gov/reporting/ctc_ v30. html，“Common Terminology Criteria for Adverse Events v3. 0（CTCAE）（PDF）（Publish Date August 9，2006）”，本文仅供参考，内容如有出入，请以原文为准。